AF277050

Trasplantes

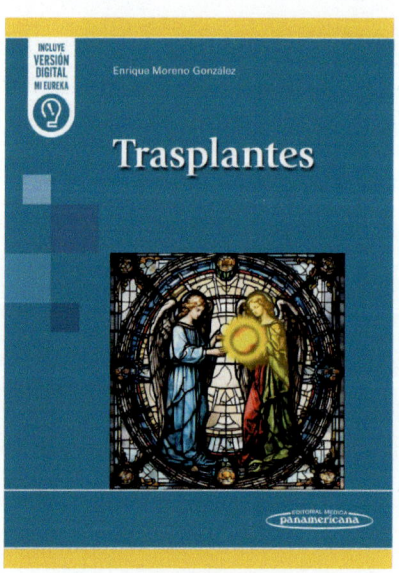

Al observar la portada de este libro llamará poderosamente la atención su composición. En primer lugar su título, *Trasplantes*, porque en este término se ha incluido todo lo relacionado con el acto de trasplantar vísceras, células, etc. A continuación, ocupa un gran espacio una vidriera, en la que destacan dos ángeles. El ángel situado a la izquierda presenta o aproxima un sol radiante que extiende su fuerza al ángel que se halla a la derecha, llenando la mayor parte de su anatomía.

El simbolismo de esta imagen para algunos será demasiado religioso. En este acto interviene la familia del donante, que acepta la extracción de los órganos válidos para los enfermos condenados a muerte, representados por ese sol radiante, y de esta forma consiguen su curación. Este acto absolutamente altruista no se entiende sin la bondad de los que aceptan la donación. Esta acción los eleva por encima de la sociedad a la que pertenecen y los aproxima a Dios, crean o no en él. Este es el acto que he querido representar, impregnado de bondad y de amor que se extiende a médicos, enfermeras y auxiliares, partícipes de las manos, el sol radiante y la sonrisa de los dos ángeles.

Trasplantes

Director

Enrique Moreno González

Catedrático Emérito, Facultad de Medicina, Universidad Complutense de Madrid

Jefe del Servicio Emérito, Servicio de Cirugía General, Aparato Digestivo y Trasplante de Órganos Abdominales

Hospital Universitario 12 de Octubre, Madrid

Académico de Número de la Real Academia Nacional de Medicina de España

Premio Príncipe de Asturias de Investigación Científica y Técnica

Coordinadores

Carlos Jiménez Romero

Catedrático Emérito,
Departamento de Cirugía
Universidad Complutense de Madrid

Álvaro García-Sesma Pérez-Fuentes

Profesor Asociado, Facultad de Medicina,
Universidad Complutense de Madrid
Facultativo Especialista de Área
Servicio de Cirugía General, Aparato Digestivo
y Trasplante de Órganos Abdominales
Hospital Universitario 12 de Octubre, Madrid

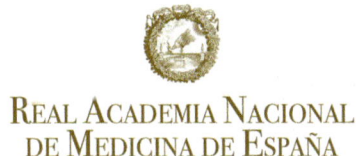

REAL ACADEMIA NACIONAL DE MEDICINA DE ESPAÑA

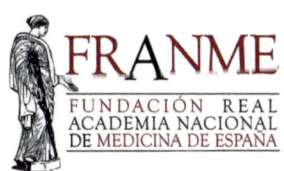

FRANME
FUNDACIÓN REAL
ACADEMIA NACIONAL
DE MEDICINA DE ESPAÑA

Avalado por:

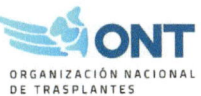

ONT
ORGANIZACIÓN NACIONAL
DE TRASPLANTES

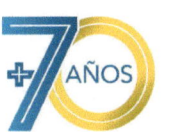

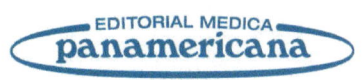

EDITORIAL MÉDICA panamericana

Desde 1953 formando Profesionales de la Salud

Buenos Aires - Bogotá - Madrid - México
www.medicapanamericana.com

Realización técnica de los vídeos
José Manuel Pino Escudero. CVM. Centro de Vídeo Médico-Científico.

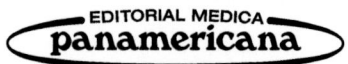

Visite nuestra página web:
http://www.medicapanamericana.com

ARGENTINA
Maipú 1300 (C 1300 ACT)
Ciudad Autónoma de Buenos Aires, Argentina
Tel.: (54-11) 5031-6919
e-mail: info@medicapanamericana.com

COLOMBIA
Carrera 7a A. N.º 69-19 - Bogotá DC - Colombia
Tel.: (57-1) 235-4068
e-mail: infomp@medicapanamericana.com.co

ESPAÑA
Sauceda, 10 - 5ª planta - 28050 Madrid, España
Tel.: (34-91) 131-78-00
e-mail: info@medicapanamericana.es

MÉXICO
Av. Miguel de Cervantes Saavedra, nº 233, piso 8, oficina 801 Col. Granada, Alcaldía Miguel Hidalgo
CP 11520 Ciudad de México, México
Tel.: (52-55) 5250-0664
e-mail: infomp@medicapanamericana.com.mx

ISBN: 978-84-1106-332-6 (Versión impresa + Versión digital).
ISBN: 978-84-1106-333-3 (Versión digital).

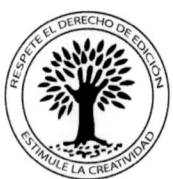

© 2025, EDITORIAL MÉDICA PANAMERICANA, S. A.
Sauceda, 10, 5ª planta - 28050 Madrid
Depósito Legal: M-5877-2025
Impreso en España

Coordinadores asociados

Jorge Calvo Pulido
Profesor Asociado, Facultad de Medicina, Universidad Complutense de Madrid; Facultativo Especialista de Área, Servicio de Cirugía General, Aparato Digestivo y Trasplante de Órganos Abdominales, Hospital Universitario 12 de Octubre, Madrid.

Félix Cambra Molero
Profesor Asociado, Facultad de Medicina, Universidad Complutense de Madrid; Facultativo Especialista de Área, Servicio de Cirugía General, Aparato Digestivo y Trasplante de Órganos Abdominales, Hospital Universitario 12 de Octubre, Madrid.

Óscar Caso Maestro
Profesor Asociado, Facultad de Medicina, Universidad Complutense de Madrid; Facultativo Especialista de Área, Servicio de Cirugía General, Aparato Digestivo y Trasplante de Órganos Abdominales Hospital Universitario 12 de Octubre, Madrid.

Iago Justo Alonso
Profesor Asociado, Facultad de Medicina, Universidad Complutense de Madrid; Facultativo Especialista de Área, Servicio de Cirugía General, Aparato Digestivo y Trasplante de Órganos Abdominales, Hospital Universitario 12 de Octubre, Madrid.

Alberto Marcacuzco Quinto
Profesor Asociado, Facultad de Medicina, Universidad Complutense de Madrid; Facultativo Especialista de Área, Servicio de Cirugía General, Aparato Digestivo y Trasplante de Órganos Abdominales, Hospital Universitario 12 de Octubre, Madrid.

Manrique Municio, Alejandro
Profesor Asociado, Facultad de Medicina, Universidad Complutense de Madrid; Facultativo Especialista de Área, Servicio de Cirugía General, Aparato Digestivo y Trasplante de Órganos Abdominales, Hospital Universitario 12 de Octubre, Madrid.

Autores

Aguado García, José María
Catedrático, Departamento de Medicina, Universidad Complutense de Madrid; Exjefe de Sección de la Unidad de Enfermedades Infecciosas, Hospital Universitario 12 de Octubre, Madrid.

Aguilar Pérez, Myriam
Colaboradora Docente, Facultad de Medicina, Universidad Autónoma de Madrid; Facultativa Especialista de Área, Servicio de Neumología, Hospital Universitario Puerta de Hierro Majadahonda, Madrid.

Alfaro Goday, Javier
Unidad de Autoinmunidad, Servicio de Inmunología, Hospital Universitario 12 de Octubre, Madrid.

Alfonso Bartolozzi, Belén
Médico Especialista Adjunto, Unidad de Córnea y Cristalino, Servicio de Oftalmología, Instituto Oftalmológico Fernández-Vega, Oviedo, Asturias.

Alfonso Sánchez, José
Profesor Asociado, Facultad de Medicina, Universidad de Oviedo; Servicio de Oftalmología, Instituto Oftalmológico Fernández-Vega, Oviedo, Asturias.

Alonso Riaño, Marina
Profesora Asociada, Facultad de Medicina, Universidad Complutense de Madrid; Servicio de Anatomía Patológica, Hospital Universitario 12 de Octubre, Madrid.

Amor Fernández, Antonio Jesús
Profesor Asociado, Facultad de Medicina, Universidad de Barcelona; Facultativo Especialista de Área, Servicio de Endocrinología y Nutrición, Hospital Clínic de Barcelona.

Andrés Belmonte, Amado
Profesor Titular, Facultad de Medicina, Universidad Complutense de Madrid; Servicio de Nefrología, Hospital Universitario 12 de Octubre, Madrid.

Aranda Arcas, José Luis
Médico Jubilado, Servicio de Medicina Interna, Hospital Universitario 12 de Octubre, Madrid.

Bacián Martínez, Sandra
Facultativa Especialista de Área, Servicio de Cirugía Oral y Maxilofacial, Hospital Universitario de Toledo.

Ballester Vallés, Carmen
Jefa de Sección, Área Clínica de Imagen, Hospital Universitario y Politécnico La Fe, Valencia.

Barret Nerín, Juan Pedro
Profesor Titular, Facultad de Medicina, Universidad Autónoma de Barcelona; Jefe del Servicio de Cirugía Plástica y Quemados, Hospital Universitari Vall D'Hebron, Barcelona.

Berardinelli Isea, Anna
Médica Residente, Servicio de Medicina Nuclear, Hospital Clínico San Carlos, Madrid.

Berrazueta Fernández, José Ramón
Académico de Número, Real Academia Nacional de
Medicina de España.

Blanco Echevarría, Agustín
Profesor Asociado, Facultad de Medicina, Universidad
Complutense de Madrid; Facultativo Especialista de Área,
Responsable de la Unidad de Lípidos y Arterioesclerosis,
Servicio de Medicina Interna. Hospital Universitario
12 de Octubre, Madrid.

Cabrera Martín, María Nieves
Profesora Asociada, Facultad de Medicina, Universidad
Complutense de Madrid; Jefa de Sección, Servicio
de Medicina Nuclear, Hospital Clínico San Carlos, Madrid.

Calderón Barajas, Adriana
Facultativa Especialista de Área, Servicio de Anestesiología
y Reanimación, Hospital Universitario 12 de Octubre, Madrid.

Calvo Pulido, Jorge
Profesor Asociado, Facultad de Medicina, Universidad
Complutense de Madrid; Facultativo Especialista de Área,
Servicio de Cirugía General, Aparato Digestivo y Trasplante
de Órganos Abdominales, Hospital Universitario
12 de Octubre, Madrid.

Cambra Molero, Félix
Profesor Asociado, Facultad de Medicina, Universidad
Complutense de Madrid; Facultativo Especialista de Área,
Servicio de Cirugía General, Aparato Digestivo y Trasplante
de Órganos Abdominales, Hospital Universitario
12 de Octubre, Madrid.

Campo-Cañaveral de la Cruz, José Luis
Profesor Asociado, Universidad Europea de Madrid;
Facultativo Especialista de Área, Servicio de Cirugía
Torácica, Hospital Universitario 12 de Octubre, Madrid.

Cañas García, Inés
Facultativa Especialista de Área, Servicio de Cirugía General
y Aparato Digestivo, Hospital Universitario Costa del Sol,
Marbella, Málaga.

Carreras Delgado, José Luis
Catedrático Emérito, Universidad Complutense de Madrid;
Emérito Asistencial, Servicio de Medicina Nuclear,
Hospital Clínico San Carlos, Madrid.

Caso Maestro, Óscar
Profesor Asociado, Facultad de Medicina, Universidad
Complutense de Madrid; Facultativo Especialista de Área,
Servicio de Cirugía General, Aparato Digestivo y Trasplante
de Órganos Abdominales Hospital Universitario
12 de Octubre, Madrid.

Castillo Gallo, Ernesto
Profesor Asociado, Facultad de Medicina, Universidad
Europea de Madrid; Médico Especialista, Servicio
de Radiodiagnóstico, Hospital Universitario Infanta Sofía,
San Sebastián de los Reyes, Madrid.

Catalán González, Mercedes
Profesora Asociada, Departamento de Cirugía, Facultad
de Medicina, Universidad Complutense de Madrid;
Jefa de Sección, Servicio de Medicina Intensiva,
Hospital Universitario 12 de Octubre, Madrid.

Colina Ruiz-Delgado, Francisco
Exprofesor Asociado, Universidad Complutense
de Madrid; Médico Jubilado, Unidad de Patología
Hepatobiliopancreática y Gastrointestinal, Hospital
Universitario 12 de Octubre, Madrid.

Córdoba Peláez, María del Mar
Facultativa Especialista de Área, Servicio de Cirugía
Torácica, Hospital Universitario Puerta de Hierro
Majadahonda, Madrid.

Crowley Carrasco, Silvana
Colaboradora Docente, Facultad de Medicina, Universidad
Autónoma de Madrid; Facultativa Especialista de Área,
Servicio de Cirugía Torácica, Hospital Universitario
Puerta de Hierro Majadahonda, Madrid.

Cuesta Domingo, Gonzalo
Colaborador Docente, Facultad de Medicina, Universidad
Complutense de Madrid; Médico Residente, Servicio
de Medicina Nuclear, Hospital Clínico San Carlos,
Madrid.

Daudén Oñate, Paloma
Colaboradora Docente, Facultad de Medicina, Universidad
Complutense de Madrid; Médica Residente, Servicio
de Medicina Nuclear, Hospital Clínico San Carlos,
Madrid.

De la Rosa Kehrmann, Federico
Jefe de Sección, Servicio de Urología, Hospital Universitario
12 de Octubre, Madrid.

Delgado Jiménez, Juan Francisco
Catedrático, Facultad de Medicina, Universidad
Complutense de Madrid; Facultativo Especialista de Área,
Servicio de Cardiología, Hospital Universitario
12 de Octubre, Madrid.

Díaz González, Rafael
Profesor Asociado, Facultad de Medicina, Universidad
Complutense de Madrid; Jefe del Servicio de Urología,
Hospital Universitario 12 de Octubre, Madrid.

Fernández Fernández, Clara
Facultativa Especialista de Área, Servicio de Cirugía
General, Aparato Digestivo y Trasplante de Órganos
Abdominales, Hospital Universitario 12 de Octubre, Madrid.

Fernández Jaén, Tomás Fernando
Jefe del Servicio de Medicina y Traumatología del Deporte,
Unidad de Docencia e Investigación, Clínica CEMTRO,
Madrid.

Fernández-Cruz Pérez, Laureano
Catedrático Emérito, Facultad de Medicina, Universidad
de Barcelona; Exjefe del Servicio de Cirugía General
y Digestiva, Hospital Clínic de Barcelona, Barcelona.

Fernández-Rañada, José María
Jefe del Servicio de Hematología, Hospital Universitario
Quirónsalud Madrid, Pozuelo de Alarcón, Madrid.

Fernández-Vega Cueto-Felgueroso, Luis
Profesor Asociado, Facultad de Medicina, Universidad
de Oviedo; Servicio de Oftalmología, Instituto Oftalmológico
Fernández-Vega, Oviedo, Asturias.

Fernández-Vega Sanz, Luis
Catedrático, Facultad de Medicina, Universidad de Oviedo; Unidad de Córnea y Cristalino, Servicio de Oftalmología, Instituto Oftalmológico Fernández-Vega, Oviedo, Asturias.

Ferrer Fàbrega, Joana
Profesora Asociada, Facultad de Medicina, Universidad de Barcelona; Médica Especialista, Servicio de Cirugía General y Digestiva, Hospital Clínic de Barcelona.

Fundora Suárez, Yiliam
Profesora Asociada, Facultad de Medicina, Universidad de Barcelona; Coordinadora de Cirugía de Trasplante, Servicio de Cirugía General y Digestiva, Hospital Clínic de Barcelona.

García Gutiérrez, Adolfo
Profesor Asociado, Facultad de Medicina, Universidad Complutense de Madrid; Jefe de Sección, Servicio de Anestesiología, Reanimación y Terapéutica del Dolor, Hospital Universitario 12 de Octubre, Madrid.

García Nebreda, María
Colaboradora Docente, Facultad de Medicina, Universidad Complutense de Madrid; Facultativa Especialista de Área, Servicio de Cirugía General y del Aparato Digestivo, Hospital Universitario Infanta Leonor, Madrid.

García Sánchez, Julián
Catedrático Emérito, Departamento de Oftalmología y Otorrinolaringología, Universidad Complutense de Madrid; Jefe del Servicio de Oftalmología, Hospital Clínico San Carlos, Madrid.

García Vilariño, Elena
Facultativa Especialista de Área, Servicio de Cirugía Plástica y Quemados, Hospital Universitari Doctor Peset, Valencia.

García-Sesma Pérez-Fuentes, Álvaro
Profesor Asociado, Facultad de Medicina, Universidad Complutense de Madrid; Facultativo Especialista de Área, Servicio de Cirugía General, Aparato Digestivo y Trasplante de Órganos Abdominales, Hospital Universitario 12 de Octubre, Madrid.

García-Valdecasas, Juan Carlos
Catedrático de Cirugía, Facultad de Medicina, Universidad de Barcelona; Jefe del Servicio de Cirugía Hepatobiliopancreatica y Trasplante, Hospital Clínic de Barcelona.

Gil Barturen, Mariana
Médica Residente, Servicio de Cirugía Torácica, Hospital Universitario Puerta de Hierro Majadahonda, Madrid.

Gómez de Antonio, David
Profesor Asociado, Facultad de Medicina, Universidad Autónoma de Madrid; Facultativo Especialista de Área, Servicio de Cirugía Torácica, Hospital Universitario Puerta de Hierro Majadahonda, Madrid.

González Martín, Javier
Facultativo Especialista de Área, Servicio de Cardiología, Hospital Universitario 12 de Octubre, Madrid.

González-Pinto Arrillaga, Ignacio
Catedrático, Facultad de Medicina y Ciencias de la Salud, Universidad de Oviedo; Jefe de Sección, Servicio de Cirugía General y del Aparato Digestivo, Hospital Universitario Central de Asturias, Oviedo.

Gracia Guillén, Diego
Catedrático, Departamento de Historia de la Medicina, Universidad Complutense de Madrid; Académico de Número de la Real Academia Nacional de Medicina de España.

Guerrero Díez, María
Facultativa Especialista de Área, Servicio de Anestesiología y Reanimación, Hospital Universitario 12 de Octubre, Madrid.

Guillén García, Pedro
Jefe del Servicio de Traumatología, Clínica CEMTRO, Madrid.

Guillén Vicente, Isabel
Jefa de la Unidad de Tobillo y Pie, Servicio de Traumatología, Clínica CEMTRO, Madrid.

Guillén Vicente, Marta
Jefa de la Unidad de Mano y Miembro Superior, Servicio de Traumatología, Clínica CEMTRO, Madrid.

Ibarrola de Andrés, Carolina
Profesora Asociada, Facultad de Medicina, Universidad Complutense de Madrid; Facultativa Especialista de Área, Servicio de Anatomía Patológica, Hospital Universitario 12 de Octubre, Madrid.

Jiménez Romero, Carlos
Catedrático Emérito, Departamento de Cirugía, Universidad Complutense de Madrid.

Justo Alonso, Iago
Profesor Asociado, Facultad de Medicina, Universidad Complutense de Madrid; Facultativo Especialista de Área, Servicio de Cirugía General, Aparato Digestivo y Trasplante de Órganos Abdominales, Hospital Universitario 12 de Octubre, Madrid.

Laporta Hernández, Rosalía
Profesora Asociada, Facultad de Medicina, Universidad Autónoma de Madrid; Facultativa Especialista de Área, Servicio de Neumología, Hospital Universitario Puerta de Hierro Majadahonda, Madrid.

Lisa Fernández, Carlos
Colaborador de Honor, Departamento de Cirugía y Especialidades Médico-Quirúrgicas de la Universidad de Oviedo; Unidad de Córnea y Cristalino, Servicio de Oftalmología, Instituto Oftalmológico Fernández-Vega, Oviedo, Asturias

Loinaz Segurola, Carmelo
Profesor Titular, Facultad de Medicina, Universidad Complutense de Madrid; Jefe de Sección, Cirugía General Aparato Digestivo y Trasplante de Órganos Abdominales, Hospital Universitario 12 de Octubre, Madrid.

López Alcorocho, Juan Manuel
Director Técnico e Investigador de la Unidad de Terapia Celular de Amplicel, Clínica CEMTRO, Madrid.

López Andújar, Rafael
Jefe de Servicio, Servicio de Cirugía General y del Aparato Digestivo, Hospital Universitario y Politécnico La Fe, Valencia.

López López, Ana
Facultad de Medicina, Universidad Complutense de Madrid; Facultativa Especialista de Área, Servicio de Cirugía Oral y Maxilofacial, Hospital General Universitario Gregorio Marañón, Madrid.

López Medrano, Francisco
Profesor Titular, Facultad de Medicina, Universidad Complutense de Madrid; Facultativo Especialista de Área, Unidad de Enfermedades Infecciosas, Hospital Universitario 12 de Octubre, Madrid.

López Santamaría, Manuel
Jefe del Servicio de Cirugía Pediátrica, Hospital Universitario La Paz, Madrid.

Mancebo Sierra, Esther
Facultativa Especialista de Área, Servicio de Inmunología, Hospital Universitario 12 de Octubre, Madrid.

Manrique Municio, Alejandro
Profesor Asociado, Facultad de Medicina, Universidad Complutense de Madrid; Facultativo Especialista de Área, Servicio de Cirugía General, Aparato Digestivo y Trasplante de Órganos Abdominales, Hospital Universitario 12 de Octubre, Madrid.

Marcacuzco Quinto, Alberto
Profesor Asociado, Facultad de Medicina, Universidad Complutense de Madrid; Facultativo Especialista de Área, Servicio de Cirugía General, Aparato Digestivo y Trasplante de Órganos Abdominales, Hospital Universitario 12 de Octubre, Madrid.

Marco Clement, Irene
Facultativa Especialista de Área, Servicio de Cardiología, Hospital Clínico San Carlos, Madrid.

Martí Bonmatí, Luis
Profesor Titular, Facultad de Medicina y Odontología, Universidad de Valencia; Jefe del Servicio de Radiología y Director del Área Clínica de Imagen Médica, Hospital Universitario y Politécnico La Fe, Valencia.

Martínez Chamorro, Carmen
Profesora Titular, Facultad de Medicina, Salud y Deporte, Universidad Europea de Madrid; Jefa del Servicio de Hematología, Hospital Universitario Quirónsalud Madrid, Pozuelo de Alarcón, Madrid.

Medina Polo, José
Colaborador Docente, Facultad de Medicina, Universidad Complutense de Madrid; Facultativo Especialista de Área, Servicio de Urología, Hospital Universitario 12 de Octubre, Madrid.

Melo Villamarín, José Fernando
Facultativo Especialista de Área, Servicio de Radiología, Área Clínica de Imagen Médica, Hospital Universitario y Politécnico La Fe, Valencia.

Mesa Pineda, Alex
Facultativo Especialista de Área, Servicio de Endocrinología y Nutrición, Hospital Clínic de Barcelona.

Montejo González, Juan Carlos
Instituto de Investigación Sanitaria i+12, Área del Paciente Crítico, Hospital Universitario 12 de Octubre, Madrid.

Morales Cerdán, José María
Exprofesor Titular, Facultad de Medicina, Universidad Complutense de Madrid; Jefe de Sección, Servicio de Nefrología, Hospital Universitario 12 de Octubre, Madrid.

Moreno González, Enrique
Catedrático Emérito, Facultad de Medicina, Universidad Complutense de Madrid; Jefe de Servicio Emérito, Servicio de Cirugía General, Aparato Digestivo y Trasplante de Órganos Abdominales, Hospital Universitario 12 de Octubre, Madrid.

Naranjo Gómez, José Manuel
Médico Especialista, Servicio de Cirugía Torácica, Hospital Universitario Puerta de Hierro Majadahonda, Madrid.

Navarro Aguilar, Vicente
Facultativo Especialista de Área, Servicio de Radiodiagnóstico, Hospital Universitario y Politécnico La Fe, Valencia.

Navarro Cuéllar, Carlos
Profesor Titular, Facultad de Medicina, Universidad Complutense de Madrid; Jefe de Sección, Servicio de Cirugía Oral y Maxilofacial, Hospital General Universitario Gregorio Marañón, Madrid.

Navarro Cuéllar, Ignacio
Profesor Asociado, Facultad de Medicina, Universidad Complutense de Madrid; Facultativo Especialista de Área, Servicio de Cirugía Oral y Maxilofacial, Hospital General Universitario Gregorio Marañón, Madrid.

Navarro Vila, Carlos
Catedrático, Facultad de Medicina, Universidad Complutense de Madrid; Exjefe del Servicio de Cirugía Maxilofacial, Hospital General Universitario Gregorio Marañón, Madrid.

Nespral Torres, Pedro
Colaborador Docente, Facultad de Medicina, Universidad Complutense de Madrid; Médico Residente, Servicio de Medicina Nuclear, Hospital Clínico San Carlos, Madrid.

Nutu, Oana Anisa
Facultativa Especialista de Área, Servicio de Cirugía General, Aparato Digestivo y Trasplante de Órganos Abdominales, Hospital Universitario 12 de Octubre, Madrid.

Obeso Inchausti, José Ángel
Jefe de Servicio, Centro Integral Neurociencias Abarca Campal, Hospital Universitario HM Puerta del Sur, Madrid.

Olea Vielba, Claudia
Colaboradora Docente, Facultad de Medicina, Universidad Complutense de Madrid; Facultativa Especialista de Área, Servicio de Anestesiología, Reanimación y Terapéutica del Dolor, Hospital Universitario 12 de Octubre, Madrid.

Pamplona Casamayor, Manuel
Profesor Asociado, Facultad de Medicina, Universidad
Complutense de Madrid; Jefe del Servicio de Urología,
Hospital Universitario 12 de Octubre, Madrid.

Pavón Fuentes, Nancy
Profesora Titular, Departamento de Neurología/CIREN,
Universidad de Ciencias Médicas de La Habana;
Jefa de Departamento, Centro Internacional
de Restauración Neurológica.

Paz Artal, Estela
Profesora Titular, Facultad de Medicina, Universidad
Complutense de Madrid; Jefa del Servicio de Inmunología,
Hospital Universitario 12 de Octubre, Madrid.

Pérez Girbés, Alexandre
Facultativo Especialista de Área, Servicio
de Radiodiagnóstico, Hospital Universitario y Politécnico
La Fe, Valencia.

Pradillo Fernández, Virginia
Facultativa Especialista de Área, Servicio de Hematología,
Hospital Universitario Quirónsalud Madrid, Pozuelo
de Alarcón, Madrid.

Rodríguez Antolín, Alfredo
Profesor Asociado, Facultad de Medicina, Universidad
Complutense de Madrid; Jefe del Servicio de Urología,
Hospital Universitario 12 de Octubre, Madrid.

Rodríguez Gil, Yolanda
Profesora Asociada, Departamento de Medicina Legal
y Anatomía Patológica, Universidad Complutense de Madrid;
Servicio de Anatomía Patológica, Hospital Universitario
12 de Octubre, Madrid.

Rodríguez Goncer, Isabel
Docente Investigadora, Facultad de Medicina, Universidad
Complutense de Madrid; Facultativa Especialista de Área,
Servicio de Medicina Interna, Hospital Universitario
12 de Octubre, Madrid.

Rodríguez Íñigo, Elena
Servicio de Investigación, Clínica CEMTRO, Madrid.

Romero Román, Alejandra
Profesora Asociada, Facultad de Medicina, Universidad
Autónoma de Madrid; Médica Especialista, Servicio
de Cirugía Torácica, Hospital Universitario Puerta de Hierro
Majadahonda, Madrid.

Ruiz Yanzi, Agustina
Médica Especialista, Centro Integral de Neurociencias
Abarca Campal, Hospital Universitario HM Puerta del Sur,
Madrid.

Salmerón González, Enrique
Jefe del Servicio de Cirugía Plástica y Quemados,
Hospital Universitari Doctor Peset, Valencia.

San Juan Garrido, Rafael
Profesor Asociado, Facultad de Medicina, Universidad
Complutense de Madrid; Facultativo Especialista de Área,
Servicio de Medicina Interna, Hospital Universitario
12 de Octubre, Madrid.

Sánchez Cabús, Santiago
Profesor Asociado, Facultad de Medicina, Universidad
Autónoma de Barcelona; Jefe de Sección, Servicio de Cirugía
General y Digestiva, Hospital de la Santa Creu i Sant Pau,
Barcelona.

Santoyo Santoyo, Julio
Profesor Titular, Facultad de Medicina, Universidad
de Málaga; Jefe de Departamento Servicio de Cirugía
General, Digestiva y Trasplantes, Hospital Universitario
Regional de Málaga.

Santoyo Villalba, Julio
Facultativo Especialista de Área, Servicio de Cirugía General
y Aparato Digestivo, Hospital Universitario Regional
de Málaga.

Sequeira Lopes da Silva, José Tiago
Profesor Asociado, Facultad de Medicina, Universidad
Complutense de Madrid; Facultativo Especialista de Área,
Servicio de Medicina Interna, Hospital Universitario
12 de Octubre, Madrid.

Serrano Blanco, Manuel
Médico Especialista, Servicio de Inmunología, Hospital
Universitario 12 de Octubre, Madrid.

Serrano Hernández, Antonio
Médico Especialista, Servicio de Inmunología, Hospital
Universitario 12 de Octubre, Madrid.

Talayero Giménez de Azcárate, Paloma
Facultativa Especialista de Área, Inmunología, Hospital
Universitario 12 de Octubre, Madrid.

Teijo Quintáns, Ana
Profesora del Máster Universitario de Investigación en
Medicina Traslacional, Facultad de Medicina, Universidad
Complutense de Madrid; Facultativa Especialista de Área,
Servicio de Anatomía Patológica, Hospital Universitario
12 de Octubre, Madrid.

Téllez de Peralta, Gabriel
Catedrático Emérito de Cirugía Cardiovascular y Torácica,
Universidad Autónoma de Madrid; Jefe de Sección Emérito,
Servicio de Cirugía Cardiovascular y Torácica, Hospital
Universitario Puerta de Hierro Majadahonda, Madrid.

Thione, Alessandro
Jefe de Sección, Servicio de Cirugía Plástica y Quemados,
Hospital Universitario y Politécnico La Fe, Valencia.

Torres García, Antonio
Catedrático, Facultad de Medicina, Universidad
Complutense de Madrid; Jefe del Servicio de Cirugía
General y Aparato Digestivo, Hospital Clínico San Carlos,
Madrid.

Torroella Vallejo, Alba
Médica Especialista, Servicio de Cirugía General y Digestiva,
Hospital Clínic de Barcelona.

Tovar Larrucea, Juan Antonio
Catedrático Emérito, Facultad de Medicina, Universidad
Autónoma de Madrid; Jefe del Servicio de Cirugía Pediátrica,
Hospital Universitario La Paz, Madrid.

Vaillant López, Marta
Médica Residente, Servicio de Medicina Nuclear, Hospital Clínico San Carlos, Madrid.

Varela de Ugarte, Andrés
Profesor Titular Emérito, Universidad Autónoma de Madrid; Coordinador del Programa de Trasplante, Servicio de Cirugía Torácica, Hospital Universitario Puerta de Hierro Majadahonda, Madrid.

Villar Esnal, Roberto
Coordinador del Área de Radiología Intervencionista, Servicio de Radiodiagnóstico, Hospital Universitario 12 de Octubre, Madrid.

Zapardiel Martínez-Falero, María
Médica Residente, Servicio de Medicina Nuclear, Hospital Clínico San Carlos, Madrid.

Realización técnica de los vídeos

Pino Escudero, José Manuel
CVM. Centro de Vídeo Médico-Científico

Agradecimientos

La colaboración de las siguientes personalidades fue esencial para realizar esta obra:

- Excmo. Sr. D. Cayetano Martínez de Irujo Fitz-James. Duque de Arjona. Conde de Salvatierra.
- Ilmo. Sr. D. Enrique Cerezo.
- Ilmo. Sr. D. Flavio Ortuondo Bujarda. Fundación para el Desarrollo e Investigación del Trasplante Hepático.
- D. Rafael Martos (Raphael).
- D. Pedro Barral, D. José Luis Barral y D. Miguel Ángel Barral. Hermanos Barral.

Fue un honor recibir su apoyo en este proyecto que ahora culmina. Su sensibilidad e ilusión han constituido el factor esencial para trabajar en este tratado de trasplantes durante los cuatro últimos años. De la misma forma, agradezco a Editorial Médica Panamericana su experiencia y comprensión.

Prólogo 1

La Real Academia Nacional de Medicina de España (RANME) tiene, entre otras misiones, la realización y objetivo de mejorar la equidad y el acceso a la mejor medicina posible, dentro del concepto de excelencia.

Como tal, hay que enmarcar la realización durante el año 2023 del curso sobre trasplantes que fue coordinado y dirigido por los profesores Enrique Moreno González y Carlos Jiménez Romero, que suscitó un enorme interés entre todos los expertos españoles. Este II Curso de Trasplantes de Órganos organizado por la Fundación RANME se desarrolló durante los días 15 y 23 de febrero y 1 y 8 de marzo de 2023, con un éxito rotundo tanto en lo que se refiere a asistencia como a contenido científico.

No es preciso presentar al profesor Enrique Moreno González, de sobra conocido, no solo en el mundo médico, sino en toda la sociedad española. Catedrático Emérito de la Universidad Complutense, Jefe de Servicio emérito del sistema madrileño de salud, Premio Príncipe de Asturias y Académico de Número de la RANME, es una referencia mundial del trasplante hepático, cuya historia no puede escribirse sin su aportación. Gran maestro de la cirugía, es el artífice de una escuela que ha cambiado la historia natural de las enfermedades del hígado y de los procesos complejos gastrointestinales, pancreáticos y biliares.

El curso mencionado ha derivado en una monumental obra escrita, *Trasplantes*, que deja constancia del conocimiento y las contribuciones de numerosos expertos en la materia y que significa una aportación sin igual y de obligado uso para cuantos interesados estén en el tema. Se trata de una obra monumental que contiene nada menos que 84 capítulos, en los que se aborda el trasplante de hígado, páncreas, intestino, riñón, cardiopulmonar, médula ósea, cartílago articular, córnea, etc. Además, se analiza el papel actual de los xenotrasplantes y los autotrasplantes, sin olvidar los problemas éticos e inmunológicos.

Mención especial tiene en el libro la Organización Nacional de Trasplantes (ONT), creada en 1989, que es un modelo único de referencia internacional y, sin duda, uno de los grandes logros de la medicina española. A través de la ONT no solo se ha conseguido una medicina de excelencia, sino que se ha hecho dentro de un modelo de equidad en toda la geografía española, lo que en definitiva significa que el acceso a la mejor medicina es posible para todos, sin importar el distrito donde uno viva. Este modelo de organización es, sin duda, un ejemplo para imitar en muchas enfermedades, de modo que el trabajo en red sea una realidad para conseguir la necesaria equidad y disminuir la variabilidad en los resultados.

Desde la RANME queremos agradecer al profesor Enrique Moreno y a cuantos han participado en este libro su extraordinaria aportación, en una obra que quedará indeleble y como referencia imprescindible del mundo de los trasplantes.

EDUARDO DÍAZ-RUBIO
Presidente del Instituto de España
y de la Real Academia Nacional de Medicina de España

Prólogo 2

Constituye una verdadera satisfacción y un auténtico privilegio prologar, siquiera sea de forma breve, aunque no exenta de cierta osadía, una investigación sobre un área de conocimiento tan alejada, al menos *prima faciae*, de las preocupaciones propias de un jurista. Lo hago, no puedo ocultarlo, desde el temor casi reverencial del que se adentra, con lógica prevención y humildad, en unas procelosas aguas que le resultan ajenas a su formación y actividad profesional.

Me mueve a ello la admiración académica y el afecto de muchos años al doctor Enrique Moreno, una de las personalidades más destacadas de la medicina y la cirugía, no solo española sino internacional. Su trayectoria habla por sí sola de su cualificación, solvencia y renombre: Catedrático de Patología Quirúrgica de la Universidad Complutense de Madrid; Jefe del Servicio de Cirugía General, Aparato Digestivo y Trasplante de Órganos Abdominales del Hospital 12 de Octubre de Madrid; Académico de Número de la Real Academia Nacional de Medicina; Premio Príncipe de Asturias de Investigación Científica y Técnica; doctor *honoris causa* por un amplio elenco de universidades. Un maestro que transmite, como diría Ortega y Gasset, no solo conocimiento sino valores y sabiduría. Así pues, cuando siendo Rector de la Universidad Rey Juan Carlos se implantó la titulación de Medicina (2008), no albergué la menor duda: investir doctor honoris causa, como ejemplo para las generaciones venideras, al profesor Enrique Moreno. Junto a él, hicimos lo propio con otras personalidades del ámbito de la Medicina y la Bioquímica, como los doctores Juan José López Ibor Aliño, Pedro Guillén o Margarita Salas. Todos ellos representantes, como lo son los diferentes reputados colaboradores de esta obra, de la más lograda expresión de rigurosidad científica y responsabilidad social.

De entrada, la Medicina y el Derecho, el Derecho y la Medicina, son ciencias que responden, como ya argumentaron Windelband y Rickert, a objetos de conocimientos distintos y con metodologías dispares. La primera, asentada, como las ciencias naturales –hoy denominadas, asimismo, experimentales y tecnológicas– en el ámbito del ser, mientras que el Derecho lo está en el deber ser. Por no hablar de la dimensión primigeniamente individual de todo paciente frente a la genérica concepción socializada del hombre; esto es, en tanto que *zoon politikon*, en feliz manifestación de Aristóteles, que forja sus reglas de alteridad y convivencia con los demás. Así, en tanto la Medicina observa la persona desde una dimensión biológica y antropológica, el Derecho lo hace desde su caracterización esencialmente social. Y ello, sin incidir en determinadas argumentaciones de interdisciplinariedad, cuando no de transdisciplinariedad, en una sociedad abierta, analítica y transversal. Dejo pues, para los especialistas, la muy positiva valoración sobre los contenidos de la presente obra: la apasionante historia de los trasplantes de órganos, las problemáticas de los trasplantes de hígado, páncreas, intestinales, renales, así como sus irrenunciables consideraciones éticas.

Pero siendo esto así, hay relaciones de implicación entre ambas realidades que no pueden ignorarse. En primer lugar, nos hallamos ante dos disciplinas que han gozado, desde los albores del conocimiento científico, de reconocimiento continuado durante siglos, al versar sobre contenidos estructurales y definitorios, junto a la Teología y la Filosofía, del mejor inveterado saber humano. En segundo término, y mientras la Medicina se centra en la preservación y la mejora de la calidad de vida, el Derecho es, por encima de cualquier otra consideración, una ciencia «viva» que tiene por finalidad la resolución, de forma pacífica, de los conflictos humanos. Y es que lo jurídico ha de acomodarse, en clarividentes palabras del célebre romanista Arangio Ruiz, «a las singulares circunstancias de cada hecho, negocio o relación, si no se quiere que el espíritu de los tiempos envejezca». Y, en tercer lugar, no es excepcional el interés de destacados médicos por la Historia, el Derecho y las Ciencias Políticas, como fue el caso, entre nosotros, de Gregorio Marañón, o de juristas que prestaron atención a alguna rama de la Medicina, como acredita el trato de Hans Kelsen –el jurista más importante del siglo xx– y Sigmund Freud en la Viena de principios del siglo pasado.

Pero, más allá de las disímiles consideraciones de naturaleza ontológica y epistemológica entre ambas ciencias, tampoco cabe orillar los ineludibles referentes éticos que han de inspirar el recto ejercicio de ambas profesiones. El mandato prescriptivo de Kant, al hilo de la formulación de su imperativo categórico –«Obra solo de forma que puedas desear que la máxima de tu acción se convierta en una ley universal»–, se extiende por igual, sin excepciones, a facultativos y juristas. Un dato curioso que explicita cierta relación de connivencia que no me resisto a dejar de apuntar: la Real Academia de Medicina y Cirugía de Sevilla disfruta desde su constitución, en el año 1737, de un Académico de Número, llamado de «erudición» en sus estatutos, que recae siempre en un jurista. Una plaza cubierta en los últimos cuarenta años por dos incuestionables maestros del Derecho: los profesores Clavero Arévalo y Olivenza, a quienes he tenido la fortuna de sustituir en la corporación hispalense en la actualidad.

Por lo demás, el Derecho, y en particular el Derecho constitucional, otorga específica tutela, además al máximo nivel jerárquico del ordenamiento jurídico, del derecho a la protección de la salud. Dice así el artículo 43 de la Constitución Española de 1978, dentro del Capítulo 111 de su Título 1, siguiendo la estela de las Constituciones de 1812 (artículos 141.23, 321.6 y 335.8) y 1931 (artículos 14.15, 15.7 y 43.6): «Se reconoce el derecho a la protección de la salud. Compete a los poderes públicos organizar y tutelar la salud pública a través de medidas preventivas y de las prestaciones y servicios necesarios. La ley establecerá los derechos y deberes de todos al respecto». Un mandato que requiere, no obstante, de dos tan obligadas como evidentes aclaraciones. Por una parte, hablamos de derecho a la protección de la salud, que no de tutela de la salud, pues tenemos que partir de una certeza axiomática: en el campo de la salud –como en el de la vida– el Derecho no puede vencer a la naturaleza, ni garantizar resultados. No corresponde al Derecho amparar lo que la naturaleza no permite, esto es, la indemnidad de la salud, sino una aspiración bastante más modesta: requerir de los poderes públicos la más completa defensa de la salud integral de sus ciudadanos. Y, por otra otra, su naturaleza consustancialmente limitada, puesto que, como reseñaba con su conocido cinismo iconoclasta Winston Churchill, «la salud es un estado provisional que no augura nada bueno».

Sea como fuere, hasta llegar a ese momento que a todos indefectiblemente alcanza, el excelente hacer de prestigiosos facultativos que participan en la presente obra que el lector tiene entre sus manos, y que personalizamos, sin preterir a nadie, en el profesor Enrique Moreno, nos impele al mayor de nuestros agradecimientos con mayúsculas. A ellos hemos de brindar, tanto a título singular, como en nuestra condición de conciudadanos, la más merecida gratitud por su compromiso, generosidad y disponibilidad. El incesante incremento de nuestras expectativas y mejoras de vida, gracias al imparable desarrollo y mejoramiento de los trasplantes, es una deuda impagable. Enhorabuena y muchas gracias, por lo tanto, a todos y cada uno de sus coautores.

PEDRO GONZÁLEZ-TREVIJANO
Catedrático de Derecho Constitucional
Exrector de la Universidad Rey Juan Carlos
Expresidente del Tribunal Constitucional
Académico de Número de la Real Academia
de Jurisprudencia y Legislación de España

Prólogo 3

Es un honor y un privilegio contribuir al libro *Trasplantes*. Desde el inicio, la vasta experiencia del profesor Moreno González y del distinguido grupo de profesionales que participan en esta obra es un sólido respaldo de su calidad. En sus páginas se encuentra un extenso compendio de conocimientos que abarcan desde la historia de los trasplantes de órganos abdominales, hasta los aspectos inmunológicos y éticos que rodean esta práctica. Cada capítulo nos sumerge en el borde del conocimiento, explorando los logros más recientes y los desafíos que enfrenta cada aspecto abordado.

La sección inicial nos lleva a los fundamentos de esta disciplina. La historia de los trasplantes se relata con maestría, recordándonos que cada trasplante es un hito en la lucha contra la enfermedad. Los aspectos inmunológicos, incluyendo la tolerancia y el quimerismo, reciben especial atención y ponen de manifiesto la compleja interacción entre el donante y el receptor, señalando perspectivas fascinantes para el futuro. No podemos pasar por alto la crucial coordinación de trasplantes, un componente vital del modelo español de donación y trasplante, presentado por el profesor Andrés Belmonte.

Los diversos trasplantes de órganos, incluidos los de tejidos y células progenitoras, se tratan de manera exhaustiva en los sucesivos capítulos. En particular, el trasplante hepático se explora en profundidad, desde el manejo del donante en situación de muerte encefálica, hasta los desafíos relacionados con los donantes hepáticos de criterios ampliados, analizados por el profesor Enrique Moreno y su equipo, quienes también abordan el trasplante hepático con injertos de donantes en muerte circulatoria, tanto controlada como no controlada, un terreno donde la ciencia y la ética se entrelazan.

En estas páginas, la ciencia se encuentra con la humanidad. Los trasplantes no son solo procedimientos quirúrgicos, sino también historias de esperanza, valentía y solidaridad. Agradezco a los autores por compartir su sabiduría, contribuyendo con páginas brillantes a estas historias.

Javier Arias Díaz
Catedrático de Cirugía
Universidad Complutense de Madrid
Decano de la Facultad de Medicina

Prólogo 4

Los trasplantes representan el tratamiento de elección para la mayoría de los pacientes que presentan un déficit funcional grave de sus respectivos órganos y sistemas afectados. Aunque la historia de los trasplantes se inició a principios del siglo xx, no fue hasta mediados de este mismo siglo que comenzaron a darse los primeros pasos de trasplantes realizados con éxito en seres humanos. Desde entonces, la actividad de trasplantes ha ido creciendo exponencialmente en las últimas décadas, fruto de los grandes avances inmunológicos, el advenimiento de nuevas terapias inmunosupresoras, el perfeccionamiento de las técnicas quirúrgicas y el manejo multidisciplinar de estos pacientes. España tiene una larga y exitosa trayectoria en la realización de trasplantes y, con ellos, se han salvado cientos de miles de vidas y se han sustituido años de sufrimiento por calidad de vida.

Los buenos resultados obtenidos a lo largo de los años en términos de supervivencia y el bajo índice de complicaciones para el donante y el receptor, más el ingente esfuerzo común de la Organización Nacional de Trasplantes, las coordinaciones autonómicas y hospitalarias de trasplantes, las sociedades científicas, los profesionales sanitarios y las asociaciones de enfermos, han hecho posible que en el momento actual España lidere las cifras mundiales en donación y trasplante, con resultados excelentes a medio y largo plazo. A todo ello se unen la generosidad y el altruismo de los donantes de órganos y sus familias. Representa para nosotros un orgullo que muchos países y organizaciones sanitarias del mundo intenten emular el éxito español.

Esta obra dirigida por el profesor Enrique Moreno González reúne los requisitos imprescindibles para la enseñanza de los profesionales relacionados con el mundo de los trasplantes. El profesor Moreno ha sabido aglutinar el conocimiento de múltiples expertos especialistas que realizan un recorrido exhaustivo por todos los aspectos legales, psicosociales, éticos y médico-quirúrgicos de los trasplantes de órganos sólidos y de tejidos y células, profundizando en sus resultados, sus complicaciones y las alternativas a ellos, sin dejar de explorar las innovaciones diagnósticas y terapéuticas que, sin duda, contribuirán a mejorar el pronóstico de estos pacientes. El rigor en los contenidos, el carácter pedagógico en la estructura y exposición de la materia, así como la puesta al día de los conocimientos a partir de la mejor evidencia científica, hacen de *Trasplantes* una obra de calidad y un excelente material docente y formativo. Es incuestionable que las futuras generaciones tendrán un conocimiento profundo de todos los aspectos médico-quirúrgicos de los trasplantes en aras de mejorar la calidad de vida y la supervivencia de todos los enfermos que lo precisen. Y así se lo agradecerán durante muchos años.

Vaya mi más sincero agradecimiento y más cordial felicitación para todos los que han hecho posible la publicación de este libro, que servirá de guía clínica para los profesionales sanitarios y no sanitarios que contribuyen cada día a que los trasplantes representen un tratamiento de excelencia y calidad en nuestra sociedad.

Domingo J. Hernández Marrero
Catedrático de Medicina
Universidad de La Laguna
Jefe del Servicio de Nefrología
Hospital Universitario de Canarias
Presidente de la Sociedad Española de Trasplantes

Prólogo 5

Es para mí un gran honor y un enorme placer escribir el prólogo de una obra dedicada a los trasplantes, liderada y llevada a cabo por el profesor Enrique Moreno González, con la inestimable y destacada contribución de numerosos colaboradores, todos ellos de reconocido prestigio y expertos en los muy diversos tipos de trasplantes que en este libro se abordan.

Los trasplantes constituyen en la actualidad uno de los mayores desafíos de la ciencia médico-quirúrgica. Los aspectos éticos de la donación de órganos de donantes vivos, los xenotrasplantes, la inducción y modulación de la tolerancia y los quimerismos son cuestiones *cutting-edge* en la medicina del siglo XXI. La obra se inicia abordando estas cuestiones con enorme precisión y solidez en la sección I del tratado. La sección II, dedicada al trasplante hepático, analiza con destacada precisión y extensión todos los aspectos relacionados con este trasplante, lo que refleja la muy extensa y relevante experiencia del profesor Moreno y colaboradores en este tema. Es de destacar la importancia que los autores dan a la indicación clínica del trasplante hepático actualmente más frecuente, una vez alcanzadas cifras extraordinarias de curación farmacológica de la hepatitis B. Me refiero a la esteatohepatitis no alcohólica. En las secciones III y IV se abordan los trasplantes de órganos abdominales menos frecuentes, pero de gran importancia clínica, los trasplantes de páncreas y los de intestino. Es de especial relevancia la inclusión de la evaluación funcional de los injertos mediante técnicas radiológicas superinnovadoras.

Las secciones V y VI se dedican a actualizar los conocimientos sobre los trasplantes de órganos no abdominales: riñón, corazón y pulmón. Se describen los aspectos clínicos, técnicos e inmunológicos más relevantes y controvertidos de estos trasplantes. La sección VII destaca porque en ella los autores se centran en los trasplantes viscerales y celulares que en la actualidad están en la vanguardia de la ciencia médica: los trasplantes celulares para el control de enfermedades neurodegenerativas, las lesiones degenerativas articulares y las afecciones corneales, entre otras. Es especialmente recomendable para los interesados, la lectura y análisis del capítulo dedicado al trasplante de útero. Por último, en la sección VIII, el profesor Moreno aborda los diferentes aspectos de los autotrasplantes: gástricos, intestino delgado, intestino grueso, etc. Asimismo, los autores no han dejado de lado los trasplantes de extremidades y de cara, con los que algunos grupos están alcanzando resultados realmente espectaculares.

El profesor Moreno González y los coautores exponen en el presente tratado de forma perfectamente clara, homogénea y ordenada el material necesario para estar al día en los diferentes aspectos clínicos, quirúrgicos, inmunológicos, éticos y sociales de los diferentes trasplantes. No existe otro tratado de tan alta calidad, en lengua española, que reúna los contenidos de la presente obra. Por todo ello, este libro supone una extraordinaria contribución al mundo de los trasplantes en su acepción más amplia. Será una inestimable ayuda para todos los profesionales y no profesionales interesados en abordar los trasplantes con un alto grado de calidad y excelencia.

El profesor Moreno González y todos los colaboradores de *Trasplantes* merecen un justo reconocimiento por ello, así como mi más profunda admiración por la ingente y descomunal labor llevada a cabo.

ANTONIO J. TORRES
Catedrático de Cirugía
Universidad Complutense de Madrid
Hospital Clínico San Carlos de Madrid
Presidente IFSO (2011-2012)
Chairman IFSO's Board of Trustees (2015-2019)

Prólogo 6

Acepté la propuesta del profesor Enrique Moreno González, de introducir este tratado a cirujanos, patólogos y personas interesadas en este rápido giro de la terapéutica del fallo orgánico, por motivos esenciales. Nos conocemos desde hace casi 40 años, y desde nuestras ambiciones juveniles, yo inicié y proseguí la aventura fascinante de dedicarme a los enfermos en situación crítica y al tratamiento de una nueva especialidad: traumatología. De forma paralela, el profesor Moreno se dedicó con ese ahínco tan personal que le caracteriza a la terapéutica quirúrgica del cáncer, a las reintervenciones que permiten continuar la vida a los condenados y, pronto, al trasplante de órganos, primero el hígado, rápidamente, páncreas, intestino, multiorgánico, con la máxima apuesta en los *clusters* o trasplantes en racimo. La cirugía que ejerzo, «el trauma», es similar a la que siempre ha realizado Enrique Moreno con su expertísimo grupo de colaboradores; nuestro ámbito ha sido la unidad de cuidados intensivos, donde tantas veces teníamos que decidir la validación de un donante, para el aprovechamiento de los órganos de un fallecido. Solo teníamos llamadas perentorias, tratamientos inmediatos, reparaciones vasculares de lo más sofisticadas.

Enrique Moreno siempre decía que éramos cirujanos «abrepuertas», siempre buscando una solución para el que no la tenía, una prolongación de la vida para restablecer la salud. En este tratado, fruto de tanto esfuerzo, se ha incluido todo lo que se relaciona con su significado: trasplante de órganos, vísceras, células, cultivos celulares, autotrasplante, etc., a los que se asocian 63 casos clínicos en los que se expresan a través de «QR» todos los detalles técnicos necesarios para ayudar a la enseñanza.

Una de las características de *Trasplantes* es que se basa en la experiencia española, extendiendo la auditoría, en especial a los Excelentísimos e Ilustrísimos señores Académicos de Número o Correspondientes de la Real Academia Nacional de Medicina de España, a la cual también me honro en pertenecer como Académico Correspondiente Extranjero.

Se trata de una obra espléndidamente ilustrada, con fotografías, dibujos y algoritmos, que tratan con sencillez de favorecer el entendimiento y el aprendizaje.

Marco Patti, respetado Profesor de Cirugía, experto y renombrado cirujano universitario que tanto ha influido en la cirugía hepatobiliointestinal norteamericana, se une a estas recomendaciones con gran interés, recordando la trayectoria inicial hace tantos años con el profesor Moreno en la Universidad de San Francisco, California.

JUAN ANTONIO ASENSIO
Chief of the Division of Trauma Surgery & Surgical Care
Creighton University School of Medicina (Omaha, Nebraska, USA)

MARCO PATTI
Professor of Surgery, Department of Surgery
University of North Carolina at Chapell Hill, USA

Prólogo 7

Como presidente de la Sociedad Madrileña de Trasplante es un orgullo prologar esta obra magna sobre el trasplante, que nos presenta lo más candente y nuevo en este apasionante campo de la medicina, dirigida por el profesor Enrique Moreno González, cirujano del máximo prestigio nacional e internacional en esta actividad, con la participación de profesionales de primer nivel en el universo médico y quirúrgico.

El trasplante de órganos y tejidos es uno de los procedimientos terapéuticos más transversales en medicina. Para que se realice con éxito, es necesario aunar la excelencia en la cirugía, la medicina, la inmunología y la anestesiología. Los programas de trasplante renuevan y revitalizan toda la actividad de un hospital, ya que en ellos participan la mayoría de los servicios centrales, médicos y quirúrgicos y todos sus estamentos profesionales.

El trasplante, como terapéutica consolidada con buenos resultados a medio y largo plazo, es una realidad relativamente reciente, dado que, aunque las bases de su técnica quirúrgica eran conocidas desde hace más de un siglo, el control de rechazo no fue posible hasta los años ochenta del pasado siglo xx, con la introducción de la inmunosupresión basada en los fármacos anticalcineurínicos, primero la ciclosporina y posteriormente el tacrólimus. Sin embargo, en esta corta historia de cuatro décadas, los avances, tanto en la donación como en el trasplante, han sido extraordinarios, ampliándose tanto la utilización de donantes mayores y complejos como las indicaciones de este tratamiento. Justamente estos avances que, en su mayor parte, son plasmados en este libro son los que han permitido una reducción drástica en la mortalidad y un aumento en la supervivencia de pacientes que presentan insuficiencia crítica y terminal de la función de un órgano sólido.

El profesor Enrique Moreno González, catedrático de cirugía, director de esta obra, que ha desarrollado su carrera quirúrgica en el Hospital 12 de Octubre de Madrid y es miembro activo de la Sociedad Madrileña de Trasplantes, ha hecho el esfuerzo de reunir a un conjunto de especialistas de todas la disciplinas relacionadas con el trasplante para describir lo más vanguardista en áreas como la donación, las indicaciones del trasplante, las técnicas quirúrgicas, el manejo anestésico, los cuidados perioperatorios, la inmunosupresión, el diagnóstico y tratamiento del rechazo, la anatomía patológica del injerto y las supervivencias a corto y largo plazo. Al mismo tiempo, se han incluido en los diversos capítulos relacionados con el trasplante de tejido, tejidos vascularizados (compuestos) y autotrasplantes. En resumen, el libro recopila toda la información relacionada con la terapéutica del trasplante actualizada y pretende servir de guía a todos los profesionales inmersos en esta actividad.

La Comunidad de Madrid ha sido pionera en el desarrollo de la donación y el trasplante en España, y cuenta en sus hospitales con servicios vanguardistas en esta terapéutica que han introducido innovaciones con trascendencia nacional e internacional debidamente publicadas en revistas médicas de impacto. Son conocidas las aportaciones a la génesis y el desarrollo del Modelo Español de Donación y Trasplantes de los profesionales dedicados a la identificación de potenciales donantes en la Comunidad de Madrid. Esta comunidad, con el liderazgo del profesor Enrique Moreno González, ha sido punta de lanza en los trasplantes hepáticos de donante vivo, los *splits*, los trasplantes intestinales y multiviscerales, los trasplantes de páncreas y los hepáticos de donantes extremadamente mayores y de donantes fallecidos en paro cardíaco no controlado. Desde mi condición de Coordinador de Trasplantes del Hospital 12 de Octubre y de nefrólogo relacionado con el trasplante renal, he podido vivir el desarrollo de todos y cada uno de estos avances que *Trasplantes* quiere dejar plasmados.

No quisiera terminar este breve prólogo a esta magnífica obra sin hacer referencia a la salud de que gozan los trasplantes en nuestro país gracias al importante número de donantes fallecidos que nos ofrece el Modelo Español de Donación. Sin donantes no es posible el trasplante. Y gracias a que España tiene la mayor tasa mundial de donantes por millón de población, es posible atender, de forma muy eficaz, la demanda de esta terapéutica.

Precisamente, la gran experiencia acumulada en los trasplantes en nuestro país y en nuestra Comunidad de Madrid, vivida en primera persona por el director y los colaboradores de esta obra, es lo que ha impulsado la elaboración de este texto para trasmitir estos valiosos conocimientos a los futuros protagonistas de esta actividad.

Enhorabuena a los autores, con el convencimiento de que *Trasplantes* se convertirá en referencia obligada en el mundo del trasplante de órganos y tejidos.

AMADO ANDRÉS BELMONTE
Presidente de la Sociedad Madrileña de Trasplantes

Prefacio

Constituye un honor muy especial presentar el tratado *Trasplantes*, el cual representa un término especialmente amplio. Según el Diccionario de la Lengua Española, «trasplante es la acción y efecto de trasplantar» y, desde el punto de vista médico, en el mismo diccionario se define como: «insertar en un cuerpo humano o de animal un órgano sano o parte de él, procedente de un individuo de la misma o distinta especie, para sustituir a un órgano enfermo o parte de él».

El término autotrasplante está bien definido en el Diccionario de Términos Médicos de la Real Academia Nacional de Medicina de España: «órgano o tejido transferido de una parte a otra, del mismo individuo, como injertos, cutáneos o venosos y trasplantes óseos, de cartílagos y nervios», y la acción de autotrasplantar se define en él como «operación quirúrgica, que consiste en la transferencia de un órgano o tejido de una parte a otra del mismo individuo. Es el más frecuente de los trasplantes».

Sin embargo, parecen quedar fuera de estas definiciones los trasplantes de vísceras huecas como estómago, intestino delgado y grueso, la infusión de cultivos celulares, como de hepatocitos, islotes de Langerhans, células madre mesenquimales, médula ósea, células o tejido neuronal del sistema nervioso central, tejido adiposo o muscular.

Tras una búsqueda que consideramos completa, nos ratificamos en la ausencia de un tratado que acogiera el conocimiento desarrollado sobre estas formas de trasplante, que supusiera una guía para el interesado y estudioso, permitiéndole introducirse en la investigación, desarrollo, formas técnicas, procedimientos y resultados obtenidos a lo largo de los años.

De esta forma, abordamos el proyecto de ofrecer a médicos generales, biólogos, microbiólogos, anatomopatólogos, hepatólogos, nefrólogos, cirujanos generales y cirujanos en todas sus especialidades –hepatobiliopancreática, cardiopulmonar, urología, cirugía plástica y reparadora, cirugía maxilofacial, u otras afines como odontología, bioquímica, cirugía experimental o veterinaria– el nuevo idioma que podríamos definir como «lengua común de los trasplantadores». Se trata de un cambio necesario, sin duda, porque en la extracción de órganos de un donante se incorporan para trabajar conjuntamente cirujanos cardíacos y pulmonares, cirujanos generales, especialistas en cirugía hepatobiliopancreática e intestinal, urólogos, cirujanos plásticos, maxilofaciales, ortopedas, hematólogos y un largo etcétera, dependiendo de las necesidades.

En principio podría decirse que ha nacido una nueva especialidad, el cirujano de trasplantes, pero nada más fuera de la realidad, porque lo que ha cambiado es la extensión o el ámbito de las especialidades, al aumentar los límites de su conocimiento, mejorando y empleando los correspondientes a cada especialidad en concreto, sin necesidad de extender su título (p. ej., cirugía cardíaca y trasplante cardíaco, cirugía pulmonar y trasplante pulmonar, cirugía del aparato digestivo y trasplante de órganos abdominales, etc.), aunque asumiendo que las áreas, departamentos, unidades e institutos sí adquieren esta prolongación de su título, porque, al igual que los cirujanos amplían su conocimiento, estas áreas obligan a un diseño diferente en cuanto a los quirófanos, áreas de hospitalización, consultas, laboratorios anejos diferenciados, espacios en las zonas de investigación, servicios de anestesia, reanimación posquirúrgica y cuidados intensivos.

Debe entenderse que el mayor cambio producido es el correspondiente a la formación de los especialistas que han de involucrarse en el trasplante de órganos, vísceras, tejidos, etc., puesto que deben seguir un programa distinto que les permita adentrarse en una terapéutica diferente que obliga antes al estudio pormenorizado del receptor, analizando de forma exhaustiva sus características individuales, y al análisis y evaluación del donante del injerto que se va a extraer, dado que este constituye el factor de mayor importancia para obtener el éxito.

Todo lo anterior exige el reconocimiento absoluto del trabajo de los especialistas mencionados, pero también de las enfermeras en el quirófano, en los cuidados postoperatorios, que han de ser diferenciados en las áreas de hospitalización en la planta y, muy especialmente, en las unidades de cuidados intensivos.

Tal vez se salga de los límites de la presentación de este tratado, pero quiero expresar, como en tantas ocasiones, que ninguna organización, hospital, autonomía, consejería, universidad u otra entidad han mostrado deseos por conocer la dedicación de los médicos involucrados en los trasplantes de órganos, ni de las enfermeras, en especial las instrumentistas u otras actuantes en los quirófanos. Nadie ha manifestado interés por comprender la influencia que esa dedicación ha tenido en sus familias, en su propia situación, física o psicológica, en su alimentación o en sus descansos. Puedo asegurar que nunca he recibido una protesta, un mal gesto, una demanda de mejora laboral. Este importante grupo de profesionales sanitarios siempre ha aceptado prolongar su excelente trabajo a dos, cinco o seis trasplantes seguidos, lo que les ha obligado a permanecer en el hospital, sin salir de él, varios días. Si obviara este comentario, el lector solo vería las frías páginas de un tratado, pero no se adentraría en la vida, en el esfuerzo, de aquellos que han hecho posible su publicación y de forma más profunda salvar tantas vidas, abriendo entre todos una puerta a la esperanza para aquellos que estaban condenados a morir.

En este tratado se ha dado una justa importancia a la selección de candidatos al trasplante y de donantes, tanto de fallecidos, por muerte encefálica o asistolia, haciendo hincapié en los procedimientos de recogida y detección de muerte, como en los cuidados del donante en las unidades de cuidados intensivos o sistemas de infusión en hipotermia y normotermia. Se ha concedido especial reconocimiento a la oficina de coordinación de trasplantes, porque constituye el motor apropiado para incrementar el número de donaciones. Personalmente elegí la descripción de la actividad en el Hospital Universitario 12 de Octubre porque, sin menoscabo de otras, siempre me pareció excelente en su actividad y planteamientos.

La posibilidad de utilizar «donantes vivos» que se ofrecían para que familiares enfermos pudieran ser tratados de forma rápida me pareció una opción terapéutica válida. Por ese motivo, tras los estudios oportunos, en el año 1990 realizamos el que fue el primer trasplante de estas características en España. Como parte de nuestra obligación para mejorar la utilización de los injertos hepáticos, se expone con suficiente extensión la partición del injerto *split* realizado con mi equipo, que constituyó el primer trasplante en nuestro país con este tipo de injertos entre pacientes adultos. Por supuesto, no podían faltar las consideraciones éticas de la donación «en vivo». Como es lógico, tienen para nosotros gran relevancia las bases inmunológicas del rechazo y la evolución de los procedimientos de inmunosupresión, con la inclusión del diagnóstico anatomopatológico.

En el planteamiento de esta obra se ha prestado especial atención al estudio y la descripción, por separado, de los trasplantes de órganos sólidos: hígado, corazón, pulmón, páncreas y riñón. En todos ellos se explican desde los inicios de sus diferentes técnicas hasta los resultados obtenidos, al igual que en el trasplante intestinal y en el más completo, el multivisceral, también denominado multiorgánico o *cluster* o en racimo, variedad de la que llevamos a cabo el primer trasplante en nuestro país en 2004.

Ampliamos la extensión de esta obra con el trasplante de células, cultivos celulares e infusión de estos cultivos a otros órganos sólidos, porque su práctica nos abre la puerta para tratar a enfermos en situación terminal que recuperarán su salud hasta poder ser tratados de una forma más radical.

Un campo antes no explorado, pero ya desarrollado en todos sus aspectos desde el año 2005, es sin duda el trasplante de cara y de miembros, utilizando injertos complejos como terapéutica a pérdidas tisulares de mayor o menor extensión. Este tipo de trasplantes ha remodelado los conceptos y el alcance de la cirugía plástica y reparadora, ampliando de forma antes inverosímil el campo de actuación de esa especialidad, y se ha ganado el puesto que ahora ocupa, por su utilidad e influencia social.

Un capítulo ya investigado en los inicios de 1940 y 1950 fue el correspondiente al xenotrasplante. La utilización de animales transgénicos, genéticamente manipulados, en especial el cerdo, destinado desde hace tantos años a nuestra alimentación, cambiará las formas de trasplante, en particular los aspectos relativos a la donación, a la coordinación, así como a las listas de espera, y permitirá que en un breve período todos los enfermos a los que se indique este procedimiento sean trasplantados, eliminando así la espera para ser tratados, la mortalidad y el empeoramiento de los pacientes que precisan con urgencia esta terapéutica. El xenotrasplante es la gran esperanza, el talismán que permitirá salvar a muchos pacientes de una muerte cierta.

Es seguro que el xenotrasplante tendrá poca influencia en los trasplantes de cara y de miembros, debido sin duda a las diferencias morfológicas entre donante y receptor, pero es innegable la gran ayuda de este trasplante no vital en una sociedad cambiante, cada vez más próxima a estas lesiones producidas por la violencia, las guerras, las acciones terroristas, los desastres naturales en incendios de gran magnitud, terremotos, erupciones volcánicas, entre otros.

En las definiciones aceptadas en textos y diccionarios, como las citadas en los primeros párrafos, el autotrasplante ocupa un lugar privilegiado en la definición de trasplante, pero también en el ámbito de la cirugía general. La utilización de segmentos de vísceras huecas para reconstruir la continuidad del aparato digestivo tras la exéresis de tumores, fístulas, obstrucción intestinal, etc., supone en gran medida el recurso mejor conocido por los cirujanos y, al mismo tiempo, el más utilizado para reparar la continuidad intestinal. Debe tenerse en cuenta la diferencia entre injertos pediculados, que para ser viables mantienen el pedículo vascular responsable de su vitalidad, y aquellos otros completamente aislados que se trasladan a la zona donde se creó el defecto y allí se realizan las anastomosis arterial y venosa, que proporcionan el necesario flujo arterial y drenaje sanguíneo. Este grupo de intervenciones ha mantenido su título inicial: «autotrasplantes».

En el desarrollo de este tratado no podía faltar el trasplante de pared abdominal, procedimiento que no es frecuente, pero que supone un recurso esencial en los enfermos sometidos a un trasplante intestinal, quienes carecen de pared abdominal debido a que fue progresivamente perdida en las múltiples intervenciones sufridas en el tratamiento de obstrucciones intestinales, fístulas, necrosis visceral, etcétera.

Un libro como este, que recoge toda la variedad de trasplantes, no podría calificarse de «completo» si no ofreciera los ejemplos de sus relatos mediante la exposición de casos clínicos que ayudan a comprender las diferentes técnicas utilizadas. Así, pues, en la versión digital del libro incluimos 62 intervenciones quirúrgicas, con una duración de 25 minutos cada una, precedidas por el relato del caso clínico.

Una obra de estas dimensiones no habría podido llevarse a término sin el extenuante trabajo y apoyo de sus autores, expertos conocedores de los trasplantes de órganos, que han vivido día a día la absorbente dedicación a pacientes y donantes, participando activamente en el desarrollo técnico, en los cambios terapéuticos, en las innovaciones en la investigación, aceptando la triste y tal vez humillante paradoja de que sus viajes a otros países, sus a veces largas estancias de aprendizaje en otros hospitales en países foráneos, fueron económicamente cubiertos por ellos mismos.

La mayor parte de los autores son Académicos de Número y Académicos honorarios de la Real Academia Nacional de Medicina de España o representan a las universidades de mayor prestigio en nuestro país, así como a otras Academias Nacionales o Autonómicas, destacando, como no, el papel de los integrantes del Hospital Universitario 12 de Octubre de Madrid. Mención muy especial debo hacer de la importante labor del profesor Carlos Jiménez –experto cirujano, Académico Correspondiente Honorario y Premio de la Real Academia Nacional de Medicina de España– en la organización, selección y corrección de esta obra.

Quiero destacar la labor de Editorial Médica Panamericana, que nos ha dirigido, con su vasta experiencia, en la confección de una obra que posee, junto a una impresión impecable, todos los recursos más modernos para poder disfrutar en la lectura, en la búsqueda del conocimiento y en el entendimiento de los aspectos técnicos, con la amplitud necesaria para constituirse en un tratado de consulta y aprendizaje donde nada falte, para que cumpla con el compromiso de su título: *Trasplantes*.

ENRIQUE MORENO GONZÁLEZ

Introducción

Hasta ahora, en un número singular de publicaciones, tanto en revistas de nuestra especialidad como en capítulos de libros o en libros completos, nos hemos referido a un tipo específico de trasplante, esencial o mayormente a los trasplantes hepático, pancreático e intestinal, amén de otros órganos que con menor frecuencia son incluidos por formar parte de los menos frecuentemente realizados.

Particular interés han tenido para nosotros la selección y el tratamiento de los donantes, la preparación de los injertos, líquidos y formas de preservación de estos, la clasificación de los donantes, la selección de los pacientes candidatos, las indicaciones de las enfermedades que justifican esta terapéutica, las complicaciones inherentes al tratamiento quirúrgico y los resultados del trasplante a corto y largo plazo que, en definitiva, establecen las indicaciones de este procedimiento.

Todo este material acumulado, revisado, seleccionado y difundido ha constituido la base compartida de un conocimiento adquirido a lo largo de los años de práctica clínica, en sus vertientes técnica y de expresión del seguimiento y evolución de los enfermos, tratamiento inmunosupresor y sus cambios, diagnóstico precoz de las complicaciones terapéuticas inmediatas y un largo etcétera. De esta forma, hemos tenido la oportunidad de ayudar a mejorar los distintos procedimientos de trasplante, sirviendo como ejemplo el primer trasplante en Europa, utilizando el lóbulo hepático izquierdo procedente de donante vivo (1990), o el primer trasplante con injerto multiorgánico en racimo *(cluster)* (2004) realizado en España, al igual que el primer neonato de 29 días de vida y 1.750 g de peso trasplantado con injerto total (1992) o el primer trasplante *split in situ* entre adultos (1994). Se constituyó, así, el primer grupo de cirujanos que mantienen la responsabilidad de la práctica conjunta del trasplante de órganos abdominales (hígado, páncreas, intestino, *cluster* tanto en pacientes pediátricos como adultos), siempre manteniendo al mismo tiempo su actividad en la cirugía general, especialmente en el tratamiento del cáncer.

Por supuesto, el lector debe tener en cuenta que otros importantes grupos en nuestro país dedicados al trasplante de órganos han abierto también líneas fundamentales en la terapéutica e investigación de los trasplantes de órganos, modificando sus prácticas, introduciendo detalles y procedimientos personales, que sin duda han ayudado en gran medida a mejorar los resultados de este tratamiento.

El trasplante de órganos debe mucho al incesante trabajo de «soñadores» de la ciencia, como John Hunter y sus continuos estudios anatómicos en el laboratorio, o Alexis Carrel, cuya técnica depurada y su permanente trabajo en el área experimental facilitaron el primer trasplante de extremidades en el perro con el desarrollo de su técnica de «triangulación» que permitía la anastomosis arterial con éxito. Estos ejemplos en la actualidad llenarían todas las páginas de los periódicos, como el de V. P. Demijov, tras el implante de la cabeza de un perro cachorro en el cuello de la madre, referido en su extraordinario libro *Trasplante experimental de órganos vitales*, publicado en 1960 y en lengua española en 1967, donde expone su gran experiencia como Jefe del Laboratorio para el Trasplante de Órganos del Instituto de Urgencias Sklifosovsky de Moscú. En él describe las modificaciones que introdujo en la técnica de Carrel (1902) en la anastomosis atriofemoral en el trasplante cardíaco en el gato (1940) y a la practicada por Goyanes (1902). No puede olvidarse la realización por Carrel del primer autotrasplante renal en el perro, ni del primer trasplante de extremidades entre dos perros (1908), ni tampoco el esfuerzo de tantos magníficos cirujanos-investigadores, como Thomas Starzl, quien se definía con el título de cirujano experimental, o investigadores, como Metchnikoff (Premio Nobel de Medicina, 1908). Dio comienzo una nueva etapa con el inicio de los trasplantes en el humano, en los que sin duda destacan Thomas Starzl (Denver), J. Fisher (Boston, Harvard), Norman Shumway (Stanford), Christiaan Barnard (Ciudad del Cabo), Roy Calne (Inglaterra) y Rudolf Pichlmayr (Alemania) y tantos otros que con fidelidad y agradecimiento no olvido, pero es imposible enumerar.

En este libro hemos querido expresar el agradecimiento que los pacientes deben mantener siempre hacia los «cirujanos soñadores» o los «cirujanos experimentales» y también a los «cirujanos investigadores». Nadie mejor que ellos conoce el dolor del esfuerzo, la rápida transitoriedad del éxito y, al mismo tiempo, las denuncias sociales, la fuerza negativa de los periódicos y tantos medios de comunicación, pero también ha de resaltarse la satisfacción del deber cumplido, a veces obteniendo prolongar la vida o desterrar de forma definitiva la enfermedad.

Constituye esta la primera publicación en la cual se incluyen los trasplantes de órganos sólidos, vísceras huecas, segmentos anatómicos, miembros, cara, partes del esqueleto, troncos vasculares, tejidos, células y cultivos celulares, por lo que se recuerdan los conceptos de autoinjerto (autotrasplante, injerto autógeno o autólogo), heterotrasplante (órgano o tejido trasplantado de un individuo a otro, de distinta especie), xenotrasplante (heteroinjerto, injerto heterólogo, injerto xenógeno, xenoinjerto), alotrasplante (órgano o tejido trasplantado de un individuo a otro de la misma especie, pero genéticamente distintos), isotrasplante (trasplante isogénico; órgano o tejido trasplantado de un individuo a otro de la misma especie y genéticamente idénticos, es decir, gemelos univitelinos) o trasplante de progenitores hematopoyéticos (proceso para restituir la hematopoyesis total o parcialmente defectuosa, insuficiente o neoplásica de un paciente) (Real Academia Nacional de Medicina de España).

De la misma forma, se han incluido los a menudo confundidos conceptos de homotrasplante, heterotrasplante, alotrasplante y autotrasplante, y se ha expuesto una clasificación en relación con las características del donante y del receptor y la definición del proceso realizado, siempre teniendo en cuenta las diferencias entre definición, selección, técnicas de extracción y de realización, separando donante y receptor: trasplante de órganos sólidos, vísceras huecas, células, tejidos, cultivos celulares, remarcando las diferencias entre trasplante de órganos vitales y no vitales, órganos artificiales, reposición celular de tejidos complejos, trasplante de segmentos vasculares y otros anatómicos. Asimismo, se han incluido el trasplante de donante vivo, *split*, órganos procedentes de eutanasia o de donantes con tumores del sistema nervioso central.

En definitiva, en esta publicación se ha querido aunar todo lo relacionado con los trasplantes, a fin de que no falte ningún dato, conocimiento o experiencia relacionada con ellos y con el acto de trasplantar.

Asimismo, para un mejor entendimiento de las técnicas quirúrgicas, en la versión digital del libro se incluyen 62 casos clínicos en los que consta su exposición junto a un vídeo explicativo de 20-25 minutos de duración, con los detalles técnicos del procedimiento seguido. La técnica cinematográfica es muy compleja, pero tuve el acierto de encomendársela a José Pino, mi experto cámara, que filmó más de 1.500 intervenciones realizadas por mí durante los últimos 45 años. De la misma forma he disfrutado al realizar personalmente la mayor parte de los dibujos que ilustran esta obra. También se incluye un vídeo de un caso clínico del Dr. Alessandro Thione.

Espero que el lector interesado en ampliar sus conocimientos en cirugía general pueda aprovechar las exposiciones de este tratado.

ENRIQUE MORENO GONZÁLEZ

Índice de capítulos

Listado de casos clínicos

Cada caso clínico incluye una descripción y un vídeo explicativo con los detalles técnicos del procedimiento, para un mejor entendimiento de la técnica quirúrgica detallada en el capítulo correspondiente.

1	Utilización del lóbulo hepático derecho de donante vivo en el trasplante hepático (**cap. 5**)
2	Trasplante hepático con utilización del lóbulo hepático izquierdo de donante vivo de padre a hija (**caps. 5** y **13**)
3	Utilización de lows segmentos II y III de donante vivo en el trasplante hepático (**caps. 5** y **13**)
4	Utilización del lóbulo hepático derecho en el trasplante hepático de donante vivo de hijo a padre (**cap. 8**)
5	Utilización del lóbulo hepático izquierdo en el trasplante hepático de donante vivo entre hermanos (**cap. 8**)
6	Retrasplante hepático con utilización del lóbulo hepático izquierdo, con preservación del segmento I, procedente de donante vivo y posterior faringolaringoesofagectomía por carcinoma (**cap. 12**)
7	Trasplante hepático con utilización del lóbulo hepático derecho de donante vivo (**cap. 12**)
8	Trasplante hepático con utilización del lóbulo hepático izquierdo de donante vivo de madre a hija (**cap. 12**)
9	Utilización del lóbulo hepático izquierdo en el trasplante hepático de donante vivo entre hermanos (**cap. 17**)
10	Trasplante hepático con donante vivo (lóbulo hepático izquierdo, segmentos II y III) de padre a hijo (**cap. 17**)
11	Trasplante hepático ortotópico en la edad pediátrica (**cap. 16**)
12	Indicaciones excepcionales de la utilización de injerto hepático reducido en la edad pediátrica (**caps. 12** y **16**)
13	Trasplante hepático parcial en la edad pediátrica (**caps. 12** y **16**)
14	Técnica del trasplante pancreático en la nefropatía diabética avanzada (**cap. 34**)
15	Trasplante sincrónico de páncreas-riñón (**cap. 39**)
16	Trasplante pancreático-renal sincrónico (**cap. 35**)
17	Tratamiento del hígado poliquístico: abstención, fenestración, resección hepática o trasplante (**cap. 19**)
18	Trasplante hepático en *situs inversus* (**cap. 25**)
19	Trasplante hepático en la cirrosis biliar secundaria (**cap. 25**)
20	Tratamiento de las metástasis hepáticas procedentes de tumor carcinoide mediante trasplante hepático ortotópico (**cap. 7**)
21	Trasplantes hepáticos «en dominó» (**cap. 8**)
22	Trasplante hepático urgente por fallo hepático fulminante. Posterior retrasplante y evolución con estenosis de la vía biliar tratada mediante hepaticoyeyunostomía (**cap. 28**)
23	Trasplante hepático urgente por fallo hepático fulminante (**cap. 27**)
24	Resección intestinal masiva. Trasplante intestinal (**cap. 51**)
25	Resección multiorgánica y trasplante «en racimo» (**cap. 47**)
26	Tratamiento definitivo de poliposis rectocólica y tumor desmoide mediante resección y trasplante intestinal (**cap. 50**)
27	Tratamiento de la estenosis de la coledococoledocostomía terminoterminal postrasplante (**cap. 28**)
28	Tratamiento de la litiasis biliar en el injerto hepático postrasplante (**cap. 28**)
29 A	Tratamiento radical del quiste congénito de colédoco malignizado (**cap. 29**)
29 B	Adenocarcinoma sobre quiste de colédoco malignizado con extensión locorregional (**cap. 29**)
30 A	Resección y reconstrucción en el quiste congénito de colédoco. Relación con quistes hepáticos congénitos. Cistectomía y derivación *versus* trasplante hepático (**cap. 29**)
30 B	Quistes hepáticos congénitos. Cistectomía y derivación *versus* trasplante hepático (**cap. 29**)
31	Autotrasplante segmentario pediculado de colon. Esofagectomía distal e interposición de colon como tratamiento definitivo de la acalasia tras distintas intervenciones (**cap. 73.3**)
32	Posibilidades del autotrasplante intestinal en el tratamiento de la destrucción esofágica por cáusticos tras distintas intervenciones por sepsis y fístulas broncoesofágicas (**cap. 73.3**)
33	El estómago tubulizado como autotrasplante con anastomosis extratorácica transmediastínica (**cap. 70**)
34	Reconstrucción tras faringolaringoesofagectomía mediante autotrasplante. Valoración de la coloplastia izquierda isoperistáltica (**cap. 71**)
35	Utilización del autotrasplante yeyunal segmentario interpuesto «interesofagogástrico» en la estenosis esofágica grave (**cap. 70**)
36	Esofagectomía distal y gastrectomía proximal ampliada en el cáncer de cardias. Indicaciones de la reparación mediante autotrasplante. Ventajas de la anastomosis con doble grapado (**cap. 73.3**)
37	Esofagogastrectomía y esofagogastrostomía transhiatal en leiomioma esofagogástrico. Ventajas adicionales mediante autotrasplante visceral (**cap. 70**)
38	Elección del autotrasplante intestinal en la esofagogastrectomía distal y reparación mediante interposición intestinal en adenocarcinoma sobre esófago de Barrett (**cap. 73.3**)

Generalidades

I

Historia de los trasplantes de órganos abdominales

1

A. Manrique Municio, J. Calvo Pulido, F. Cambra Molero, Á. García-Sesma, I. Justo Alonso y C. Jiménez Romero

INTRODUCCIÓN

El trasplante ha motivado el interés de la humanidad desde hace siglos, como se ha reflejado en diferentes relatos tanto de la cultura occidental como de la oriental. En su obra *La Ilíada*, Homero describe la quimera como un monstruo creado por los dioses con partes trasplantadas de otros animales. Esta figura híbrida y mítica tenía cuerpo de cabra, cabeza de león y cola de serpiente, de su dorso nacía la cabeza de una cabra. Las tres cabezas exhalaban fuego[1]. Actualmente, el término quimera se utiliza para denominar a individuos que tienen características híbridas, como son la presencia de células del donante y del receptor después de un trasplante de médula ósea.

Existe una referencia china hacia el año 300 a.C. acerca del intercambio de órganos por parte de un cirujano entre dos individuos, consiguiéndose la recuperación de ambos[2].

La leyenda de San Cosme y San Damián describe el trasplante como uno de los milagros de estos dos médicos mártires. El milagro ocurrió en el año 348 de forma póstuma, cuando un anciano que tenía una pierna cancerosa y gangrenada dormía en el pórtico de la basílica de San Cosme y San Damián. Los santos le cortaron la pierna enferma con una sierra y pusieron en su lugar la de un moro que había sido enterrado ese mismo día en el cementerio de San Pedro. El anciano despertó sin dolores y pudo caminar con su nueva pierna de piel oscura[3].

En 1492, para intentar salvar la vida del papa Inocencio VIII por medio de transfusión de sangre joven, se desangró a dos niños hasta la muerte[2].

Los datos más antiguos de injertos con fines terapéuticos se encontraron en los restos de cráneos prehistóricos trepanados, como un cráneo de la Edad del Bronce que presentaba un defecto mayor en el que se reimplantó el fragmento previamente extraído[4].

Los antiguos cirujanos hindúes describieron técnicas similares a las actuales para la reparación de defectos en la nariz o en las orejas, mediante el empleo de injertos, como se relata en un manuscrito hacia el año 700 a.C.[5] Este método de reconstrucción se perdió para la medicina occidental hasta 1794, cuando fue referenciado por cirujanos ingleses destacados en la India al ver cómo lo realizaba un cirujano hindú[6].

En el Renacimiento, Gasparo Tagliacozzi desarrolló una técnica de reconstrucción nasal consistente en la aplicación de un colgajo de la piel de la cara interna del brazo, seccionando la unión con la piel del brazo cuando se había restablecido la vascularización desde la cara[7].

El cirujano escocés John Hunter (1728-1793) es reconocido como el padre de la cirugía experimental por sus trabajos en este campo. Este cirujano revivió la práctica de trasplantar dientes según se había utilizado en las antiguas culturas de Egipto, Grecia, Roma, Arabia y en la América precolombina, y también como la había realizado Ambroise Paré en París en el siglo XVI[8]. Hunter escribió: «El éxito de la intervención se debe a la disposición de todas las sustancias vivas a unirse cuando se ponen en contacto mutuo, aunque sean de diferente estructura, aun cuando solo una de ellas posea circulación»[9]. En otros experimentos llevó a cabo autoinjertos y aloinjertos de testículos en animales, además de observar el crecimiento del tejido conectivo al suturar el tendón de Aquiles.

Se denomina alotrasplante al trasplante que se realiza entre miembros no idénticos de la misma especie, y xenotrasplante al efectuado entre miembros de diferentes especies. El autotrasplante es el que se lleva a cabo en el mismo individuo, y el isotrasplante el que se realiza entre miembros de la misma especie y con identidad genética. Según el sitio en el que se efectúa el implante, se denomina ortotópico si una vez trasplantado ocupa la misma zona anatómica a la que pertenece, y heterotópico en caso contrario.

A lo largo de los siglos XVIII y XIX se practicaron por primera vez diversos trasplantes del tejido conectivo con éxito, siendo los más destacados los trasplantes de córnea y los injertos de piel.

INJERTOS DE PIEL

El primer autoinjerto libre de piel realizado de forma satisfactoria fue llevado a cabo en 1804 por Baronio. Este ci-

3

rujano practicó experimentos con corderos, aunque se cree que se habrían efectuado autoinjertos libres de piel humana desde hace siglos[9,10]. En 1822, Bunger reparó un defecto nasal con un autoinjerto libre de piel humana con buenos resultados. En los años posteriores, Reverdin, Thiersch y Ollier realizaron procedimientos similares. Durante y después de la Segunda Guerra Mundial, Medawar estudió el rechazo de los injertos cutáneos demostrando el potencial del sistema inmunitario[11].

TRASPLANTES CORNEALES

Al inicio del siglo XIX se intentó efectuar xenoinjertos de córnea, siendo este procedimiento un fracaso. En 1835, Bigger practicó con éxito un aloinjerto de córnea entre dos gacelas[6,8]. No obstante, la necesidad de utilizar tejido de la misma especie no se reconoció hasta el período entre 1872 y 1880, en el que se informó sobre buenos resultados con aloinjertos de córnea en animales y personas. Más adelante se perfeccionó la técnica de extracción, de conservación y de implante, y el trasplante de córnea se estableció como un procedimiento aceptado y ampliamente realizado entre 1925 y 1945[6,8].

DESARROLLO DE LOS TRASPLANTES A PARTIR DEL SIGLO XX

A partir del siglo XX, con la mejoría progresiva de la técnica quirúrgica, de la preservación de los injertos, de los cuidados anestésicos, perioperatorios y postoperatorios, del tratamiento inmunosupresor y de los antibióticos, los trasplantes de órganos constituyeron un tratamiento eficaz para salvar y prolongar la vida de muchos enfermos. Gracias al esfuerzo de los primeros cirujanos que trabajaron en este campo, fue posible trasplantar órganos vascularizados como riñones, hígado, corazón, pulmones, páncreas, intestino y múltiples vísceras (trasplante multivisceral) a partir del desarrollo de las técnicas de las anastomosis vasculares.

El primer trasplante renal funcionante lo realizó en marzo de 1902 Emerich Ullmann, quien llevó a cabo trasplantes de riñones en perros con sondas de magnesio y ligaduras para las anastomosis vasculares[12]. Ese mismo año, Alexis Carrel comunicó su nueva técnica de anastomosis vasculares mediante triangulación de las estructuras unidas[13]. Esta técnica se aplicó pronto al trasplante de órganos, realizando Carrel y Guthrie una serie de trasplantes experimentales entre 1902 y 1912. Debido a este trabajo, Carrel recibió el Premio Nobel de Fisiología y Medicina en 1912.

Para el desarrollo de los trasplantes fue fundamental el conocimiento del fenómeno del rechazo y el desarrollo de la inmunosupresión. A comienzos de la década de 1960, Schwartz y Dameshek descubrieron que la 6-mercaptopurina tenía capacidad inmunosupresora[14]. El empleo de su derivado imidazólico, la azatioprina, en el tratamiento del rechazo posterior al trasplante renal ofreció unos resultados esperanzadores. Esta inmunosupresión farmacológica fue posible también por los estudios realizados en perros con 6-mercaptopurina y azatioprina por Roy Calne (primero en Londres), posteriormente por Murray (en Boston) y por

Charles Zukoski (con David Hume en Richmond). A mitad de esta década, la asociación de azatioprina y corticoides en los receptores de trasplante renal de donante cadáver permitió una supervivencia al año del 50-60 %, siendo del 70-80 % cuando se utilizaban órganos procedentes de donante vivo. Con esta combinación inmunosupresora y la eficacia de los corticoides en dosis altas en el tratamiento del rechazo agudo renal, proliferaron los grupos de trasplante. En 1966, Waksman en Edimburgo y Najarian en Minnesota introdujeron el uso de sueros antilinfocíticos para el tratamiento del rechazo corticorresistente, con el que se pudo revertir el rechazo agudo. Consistía en unas mezclas heterogéneas de anticuerpos, obtenidos al inyectar linfocitos humanos en animales (caballos o conejos).

Una importante contribución al tratamiento inmunosupresor fue realizada por Guy P. J. Alexandre[15] en receptores de trasplante renal. Comenzó sus trabajos con Joseph Murray y, tras su regreso a Bélgica, llevó a cabo el primer trasplante clínico renal, utilizando donantes con muerte encefálica. Además, realizó una serie de trasplantes renales AB0 incompatibles, usando plasmaféresis pretrasplante. En 1989 hizo trabajos en xenotrasplante de riñón de cerdo a babuino. En la década de 1990 trabajó en el concepto de trasplante de timo para inducir tolerancia.

En 1972 se descubrieron las propiedades inmunosupresoras de la ciclosporina, lo que mejoró los resultados de los trasplantes hepático, cardíaco y cardiopulmonar. Hasta la introducción clínica de la ciclosporina en 1980[16,17], la morbilidad ocasionada por el tratamiento continuado con corticoides constituía una «nueva» enfermedad. Una década más tarde se introdujo el tacrólimus[18], con el que mejoraron aún más los resultados y dejó de ser un problema el rechazo agudo, pero persistieron otros problemas sin resolver, como el rechazo crónico, la toxicidad farmacológica y los riesgos de la inmunosupresión[19].

Trasplante renal

En los inicios del siglo XX, Ullmann[12] y Carrel[20] habían superado las barreras técnicas que impedían el trasplante renal. En 1908, Carrel escribió: «Cabe concluir que un animal sometido a doble nefrectomía para trasplante de ambos riñones de otro animal secreta orina prácticamente normal con sus nuevos órganos y vive en buen estado, por lo menos unas semanas. Esto demuestra la posibilidad de restablecer en grado suficiente las funciones de los riñones trasplantados».

En 1906, Jaboulay intentó implantar dos xenoinjertos de riñones de cerdo y de cabra en un paciente con insuficiencia renal crónica, fallando ambos a los 60 minutos. En 1909, Unger trató de trasplantar el riñón de un mono a una joven con insuficiencia renal crónica, implantándolo sobre los vasos del muslo, pero no produjo orina[21]. El primer aloinjerto humano de riñón fue realizado en Ucrania en 1933 por Voronoy, quien trasplantó el riñón de un donante con traumatismo craneoencefálico a un paciente con insuficiencia renal aguda por intoxicación con cloruro de mercurio. El procedimiento se llevó a cabo con anestesia local sobre los vasos del muslo durante 6 horas sin conseguir función del injerto. Este mismo autor informó de otros seis intentos fallidos entre 1933 y 1949. Hufnagel, Hume y Landsteiner implantaron en 1946 un aloinjerto renal en los vasos del brazo con funcionamiento transitorio, hasta que recuperaron la función los riñones nativos de la paciente, permitiendo su mejoría[22]. En 1953 empezaron a realizarse los trasplantes de familiares vivos. Michon en París implantó un riñón de una madre a su hijo, ya que este había tenido un traumatismo sobre su único riñón. El riñón funcionó 22 días antes de su pérdida por rechazo[21]. En 1954, en el hospital Peter Bent Brigham en Boston, Murray efectuó el primer trasplante renal entre gemelos monocigóticos, el cual funcionó de forma correcta durante bastante tiempo[23]. El órgano funcionó de forma inmediata, con supervivencia del receptor 9 años y del donante 50, fallando el injerto al recurrir la glomerulonefritis. Fue el primer trasplante alogénico e isogénico de la historia de la humanidad y marcó las bases del futuro y la aplicabilidad del alotrasplante. En marzo de 1958, Murray en Boston y Hamburger en París implantaron una serie de aloinjertos renales humanos con radiación corporal total como inmunosupresión[21], para intentar resolver el mayor problema, es decir, el rechazo.

Utilizando la azatioprina como inmunosupresor, Murray trasplantó un injerto renal de un donante no relacionado genéticamente, consiguiendo una supervivencia de 17 meses en 1963[24].

Trasplante hepático

En 1955, Welch demostró el funcionamiento de injertos hepáticos implantados en la pelvis en perros. Cannon intentó en 1956 el trasplante ortotópico en perros, y Moore lo consiguió en 1959. El primer intento de alotrasplante hepático en seres humanos lo realizó Thomas Starzl en la Universidad de Colorado el 1 de marzo de 1963[25]. El procedimiento se practicó en un niño de 3 años de edad, con atresia de vías biliares extrahepáticas, al que se le implantó el órgano de otro niño muerto a causa de un tumor cerebral, falleciendo el receptor por hemorragia el mismo día del trasplante. Dos meses más tarde, el 5 de mayo, se efectuó el segundo trasplante, siendo el receptor un varón de 48 años afecto de un tumor hepático, que vivió durante 22 días y falleció a causa de una embolia pulmonar, pero con una correcta función del órgano trasplantado. Los siguientes intentos realizados en Denver, Boston y París fracasaron, hasta que, en 1967, Starzl consiguió la primera supervivencia prolongada.

El primer trasplante hepático en Europa fue llevado a cabo en 1968 por Roy Calne[26], al que siguieron otros tres, con una supervivencia máxima de más de 4 meses.

El avance logrado en el campo de los trasplantes obligó a que se replanteasen ciertos principios éticos, legislativos y religiosos. Los conceptos de «muerte cerebral» y «donación de órganos» se convirtieron en realidades con el establecimiento de legislación sobre ellos. En la introducción del Congreso Mundial de Trasplantes de Órganos, que se celebró en 1956 en Londres, Pío XII definió la muerte como el abandono por el espíritu del cuerpo humano, es decir, como el cese de las funciones cerebrales y no como el paro cardíaco, como se había considerado hasta entonces. Esto supuso el origen de las reformas que permitieron el surgimiento de los programas de trasplantes de órganos de donantes cadáver.

En 1978, Calne introdujo la ciclosporina, y en 1980 Starzl[17] comenzó a utilizar la combinación de ciclosporina y prednisona, hecho que inició, junto con la mejoría de la preservación del injerto y de la técnica quirúrgica, el aumento del éxito del trasplante hepático. Los éxitos en el trasplante de órganos se debieron fundamentalmente a la utilización de la ciclosporina y a su combinación con azatioprina y corticoides. Esto llevó asociada la aceptación del trasplante como opción terapéutica, con un incremento de las listas de candidatos y de las indicaciones, con el consiguiente aumento del tiempo en lista de espera y de la mortalidad.

El rechazo crónico continuaba siendo un problema importante, responsable del 15 % de las pérdidas de los injertos, y el rechazo agudo no estaba bien controlado, tratándose con corticoides y, en caso de resistencia, con los sueros antilinfocíticos.

En la década de 1990 aparecieron los anticuerpos monoclonales (OKT3) dirigidos contra los antígenos (CD3) de la superficie de los linfocitos, los cuales sustituyeron de esta forma a las globulinas antilinfocíticas. Con esta mayor potencia de inmunosupresión surgieron problemas como la aparición de anticuerpos en el receptor frente a OKT3 y linfomas en relación con el virus de Epstein-Barr. En esta década aparecieron también otros fármacos inmunosupresores, como el tacrólimus y el micofenolato mofetilo.

Posteriormente, con el aumento de la mortalidad en la lista de espera, surgieron diferentes estrategias dirigidas a aumentar el número de órganos disponibles para el trasplante. Así, se extendió la utilización de órganos extraídos de donantes fallecidos por paro cardíaco irreversible (donación en asistolia), el uso de injertos reducidos, el empleo de un mismo injerto para dos receptores distintos mediante su bipartición y el empleo de órganos extraídos de donante vivo.

La utilización de donantes en asistolia supuso volver al inicio del trasplante hepático, ya que antes de aceptarse el concepto de muerte cerebral únicamente se podían usar órganos después del cese de la actividad cardíaca. De esta forma Thomas Starzl realizó los primeros 18 trasplantes en 1969.

El empleo de injertos reducidos abrió la posibilidad de trasplantar a receptores de un peso inferior al del donante sin generar un conflicto de espacio para el injerto, facilitando sus posibilidades de funcionamiento. De esta idea surgió posteriormente y sobre la base de los conocimientos anatómicos, la posibilidad de trasplantar a dos receptores, generalmente un niño y un adulto, o dos adultos de bajo peso. Previamente, sobre todo cuando se trasplantaba a un receptor infantil, se desechaba en muchas ocasiones el lóbulo hepático derecho. Con esta nueva técnica se podía aumentar la posibilidad de trasplante y así reducir la mortalidad en lista de espera. El primer trasplante con bipartición hepática lo realizó Pichlmayr[27,28] en Alemania en 1988, utilizando los segmentos I y IV-VIII (derechos) para un adulto y los segmentos II-III para un receptor pediátrico.

En relación con la mortalidad en lista de espera debida a la escasez de órganos se desarrolló el trasplante hepático de donante vivo. El primero fue efectuado por Silvano Raia el 8 de diciembre de 1988 en San Pablo[29]. El primero que tuvo una supervivencia prolongada fue realizado por Russell Strong en Brisbane, poco tiempo después del anterior, a un niño japonés, siendo la donante su madre[30].

En la historia de los trasplantes de órganos también se han utilizado injertos hepáticos procedentes de otras especies animales para su implante en seres humanos, debido fundamentalmente a la imposibilidad, en un principio y hasta la definición de la muerte cerebral, de utilizar donantes humanos. El primer heterotrasplante hepático fue realizado por Thomas Starzl en 1970 en Denver, Colorado, en el que el donante fue un chimpancé y el injerto se implantó a un paciente de 21 años afecto de esclerosis biliar. El receptor falleció a los 21 días del trasplante por un cuadro séptico, y en la necropsia se constató un rechazo incontrolable. Entre 1969 y 1973 se llevaron a cabo otros intentos sin conseguir supervivencias significativas. Otros casos se realizaron utilizando babuinos en 1992 y 1993, sobreviviendo el primer enfermo 70 días, y un tercer trasplante se efectuó con injerto procedente de un cerdo en California, con una supervivencia de 26 horas.

En España, la primera regulación legal del implante de órganos y tejidos se produjo con la promulgación de la Ley de 27/10/79. El papel coordinador de la Organización Nacional de Trasplantes (ONT) permitió el desarrollo de la actividad de trasplante, con unos índices de donación por millón de habitantes a la cabeza de los países más desarrollados del mundo. La primera intervención con éxito fue realizada por los doctores Carles Margarit y Eduardo Jaurrieta en el Hospital de Bellvitge de l'Hospitalet, en Barcelona, en 1984. Según datos de la ONT, desde 1984 y hasta 2021 se han practicado en España 30.721 trasplantes hepáticos en 28 centros, de los que 2.139 se realizaron en el Hospital Universitario 12 de Octubre de Madrid[31].

Trasplante cardíaco

El primer trasplante cardíaco fue efectuado por Carrel y Guthrie en 1905 en la Universidad de Chicago[32]. Trasplantaron el corazón de un perro en el cuello de otro, contrayéndose durante 2 horas hasta que se coaguló. En 1933, Mann et al.[33] realizaron este procedimiento con mejores resultados, ya que uno sobrevivió 8 días y permitió así diagnosticar el rechazo. El primer trasplante cardíaco en seres humanos lo realizó Hardy en Jackson, Mississippi, en enero de 1964[34]. El trasplante se llevó a cabo en un paciente de 68 años al que se le implantó el corazón de un chimpancé, al no ser válido el injerto del donante humano. El paciente falleció una hora después al resultar el injerto insuficiente para impulsar el retorno venoso.

Los experimentos efectuados en animales por el cirujano norteamericano Norman Shumway[35], dejando parte de la aurícula *in situ* para reducir el número de anastomosis, fueron fundamentales para el desarrollo de esta técnica. El primer trasplante clínico satisfactorio lo realizó Christiaan Neethling Barnard en Ciudad del Cabo en 1967[36], con una supervivencia del receptor de 18 días antes de fallecer por una neumonía.

Trasplante pulmonar

El desarrollo del trasplante pulmonar en seres humanos ha sido más dificultoso que el cardíaco. El primer trasplante pulmonar lo realizó James D. Hardy el 11 de junio de 1963 en un paciente de 58 años con un carcinoma pulmonar y neumonía crónica, que sobrevivió 18 días antes de fallecer por insuficiencia renal. El receptor se llamaba John Russel y era un condenado a muerte por haber cometido un asesinato en 1957.

Los resultados continuaron sin éxito. En 1968, Denton Cooley practicó el primer trasplante en bloque de corazón y ambos pulmones. También ese año, en Bélgica, Fritz Derom consiguió que un paciente sobreviviera 10 meses tras un implante pulmonar. Los malos resultados supusieron que la técnica prácticamente desapareciera en los años setenta. En 1981, ya con la aparición de la ciclosporina, empezaron a realizarse nuevamente los trasplantes en bloque de corazón y pulmón en Stanford de la mano de Shumway y Reitz. Las bases del trasplante unipulmonar se sentaron a principios de los años ochenta y del bipulmonar en 1986 en Toronto (Canadá) por el grupo liderado por Cooper.

Debido a la dificultad para encontrar donantes adecuados con períodos de isquemia cortos, a las complicaciones en la anastomosis bronquial y al rechazo del injerto, el desarrollo inicial de este trasplante ha sido escaso, con 38 trasplantes realizados en los primeros 15 años[37].

En España, el primer trasplante de pulmón fue llevado a cabo por el doctor Ramón Arcas en 1990 en el Hospital Gregorio Marañón de Madrid.

Trasplante de páncreas

El primer trasplante experimental de páncreas lo realizó Hedon[38] en 1982, implantando una porción de páncreas en el tejido subcutáneo de un perro, para prevenir así el desarrollo de una diabetes. El descubrimiento de la insulina en 1922 por Banting y Best[39] supuso un freno para la investigación en el trasplante de páncreas, ya que con este tratamiento aumentó la supervivencia de los pacientes diabéticos. Sin embargo, empezaron a observarse las complicaciones evolutivas de la enfermedad, que constituyeron a partir de entonces las causas principales de morbimortalidad. Posteriormente, a finales de los sesenta y principios de los setenta comenzaron a tratarse algunas de estas complicaciones, como la nefropatía terminal, mediante trasplante renal[40], y la retinopatía con láser. Aunque se habían establecido tratamientos para la diabetes, las complicaciones evolutivas persistían, por lo que se continuaba investigando en el campo del trasplante. Así, en 1966, Lillehei y Kelly[41] realizaron el primer trasplante en seres humanos, en la Universidad de Minnesota. Este trasplante fue simultáneo de páncreas y riñón, con el cual el paciente recuperó el estado euglucémico, pero falleció a los 2 meses por rechazo y sepsis. Posteriormente, Lillehei et al.[42], en el mismo hospital, trasplantaron una serie de 13 pacientes, de los cuales al cabo de 1 año funcionaba solo un injerto. En otros lugares del mundo, como Nueva York, Estocolmo y Minnesota, los cirujanos Gliedman, Groth y Sutherland, respectivamente, continuaron con este procedimiento y con un pequeño número de casos, aunque creciente, desde 1978 hasta el momento actual, en que se realizan más de 1.000 trasplantes pancreáticos anuales en todo el mundo.

Desde el primer trasplante se han descrito diferentes técnicas de drenaje de las secreciones endocrina y exocrina. En cuanto a la secreción exocrina, la técnica original consistió en implantar un injerto segmentario con el conducto de Wirsung ocluido. Posteriormente se fueron sucediendo la derivación con una duodenostomía cutánea, la duodeno-yeyunostomía en «Y» de Roux, la anastomosis de la papila de Vater del injerto con el intestino del receptor, el abandono del conducto pancreático drenando libremente en la cavidad abdominal y la inyección de polímeros en el conducto de Wirsung[43]. En 1979 se realizó el primer trasplante con un injerto procedente de donante vivo[44]. El drenaje a la vía urinaria, inicialmente descrito por Gliedman et al.[45] al principio de la década de 1970, consistía en anastomosar el conducto pancreático de un injerto segmentario al uréter del receptor. Esta técnica fue modificada por Sollinger et al.[46] en la década de 1980, anastomosando el injerto pancreatoduodenal completo a la vejiga. Con esta técnica se puede utilizar la cifra de amilasa en orina como marcador de rechazo, pero la pérdida de la secreción pancreática de forma crónica puede producir deshidratación, alteraciones hidroelectrolíticas (acidosis metabólica), cistitis tanto infecciosa como química y pancreatitis del injerto por reflujo urinario. Debido a esto, un porcentaje importante de los pacientes requerirán una nueva intervención para reconvertir la derivación de la secreción exocrina al intestino[47]. En la mayoría de los casos, la derivación de la secreción endocrina se efectuaba a la circulación sistémica. Sin embargo, en 1993, Gaber et al.[48] describieron una nueva técnica con drenaje endocrino venoso portal y exocrino al intestino, disminuyendo así la hiperinsulinemia periférica asociada al drenaje sistémico.

En España, el primer trasplante de páncreas fue realizado en Barcelona por Gil-Vernet y su equipo en el Hospital Clínic en febrero de 1983. Desde entonces, el número de trasplantes ha ido en aumento. Según datos de la ONT, hasta 2021 se habían efectuado 2.088 trasplantes de páncreas en nuestro país, 263 de ellos en el Hospital 12 de Octubre de Madrid[49].

Trasplante de intestino

El surgimiento y desarrollo del trasplante intestinal ha ido de la mano con el de otros trasplantes. En un inicio alentó grandes esperanzas y expectativas, ya que parecía la panacea para pacientes que iban a morir por inanición y desnutrición en una época en la que la nutrición parenteral tenía aún mucho que mejorar. Sin embargo, los inicios no fueron tan gloriosos, y los malos resultados que se obtuvieron deben considerarse en el contexto de que se contaba con una técnica quirúrgica poco avanzada y un escaso desarrollo de una buena y potente inmunosupresión. Por otro lado, comenzó a desarrollarse y aportar buenos resultados la utilización de una terapia enteral y parenteral sustitutiva para este tipo de pacientes.

La llave para el inicio y el desarrollo clínico del trasplante de órganos sólidos la aportó Alexis Carrel, según se ha señalado previamente. A finales de 1800 y principios de 1900, Carrel se trasladó a Chicago, donde llevó a cabo varios trasplantes de órganos en perros, incluyendo el intestino[50]. No obstante, aunque Alexis Carrel logró vencer las dificultades y limitaciones técnicas del trasplante de órganos, aún no se conocía con exactitud su biología e inmunología.

A lo largo de la historia, el trasplante intestinal ha sido el más decepcionante sin ningún género de duda. Durante casi tres décadas, el intestino era considerado un órgano prohibido para trasplantar debido a la enorme masa de tejido linfoide, la potencia antigénica y su colonización bacteriana[50]. Hasta este momento, se ha comunicado un número limitado de casos en comparación con los realizados en el ámbito de otros órganos. Finalmente, con la introducción de una terapia inmunosupresora eficaz y nuevos protocolos de inmunosupresión, la mejora de la técnica quirúrgica y un mejor manejo operatorio y postoperatorio, se consiguió reducir la tasa de rechazo agudo, con el consiguiente riesgo de infección y otras complicaciones en el receptor, y mejoraron los resultados enormemente, llegando a constituir, como se verá con el paso del tiempo, una opción válida y real con buenos resultados[51].

El propio concepto de trasplante intestinal surgió tras los progresos realizados en el terreno de la nutrición clínica y, en concreto, los relacionados con el aporte de soluciones de alimentación por vía intravenosa como la nutrición parenteral total (NPT), que permitieron identificar y registrar a una población de pacientes con insuficiencia intestinal crónica subsidiaria y en régimen de NPT, en la que el trasplante del aparato de absorción aparecía como la única alternativa válida e ideal para el tratamiento de las complicaciones, en ocasiones mortales, de la asistencia nutritiva artificial.

El trasplante intestinal es contemporáneo de los primeros trasplantes renales, hepáticos y cardíacos. Sin embargo, no ha tenido el mismo auge. Al comienzo se realizaron, por supuesto, trabajos experimentales que permitieron definir las condiciones de conservación del injerto intestinal y los lugares de implantación más apropiados, ya fueran en una posición heterotópica, con implantación de los vasos en el eje ilíaco, o en una posición ortotópica, en la que la vena mesentérica superior que drena el injerto intestinal se implanta directamente en el sistema venoso portal. Asimismo, se propusieron numerosas técnicas en un intento de determinar la mejor manera de restablecer la continuidad digestiva.

Técnicamente, el nacimiento y la paternidad del trasplante intestinal podrían atribuirse a Lillehei y a Starzl. El rigor metodológico de sus trabajos experimentales y la precisión de sus observaciones clínicas constituyen modelos inigualables hasta la fecha. Lillehei llevó a cabo autotrasplantes y homotrasplantes de intestino en perros en la Universidad de Minnesota. Con estos trabajos consiguió demostrar que el intestino podía preservarse fuera del perro con una tolerancia aceptable y funcionar posteriormente al ser reimplantado en otro perro receptor[52]. Más adelante, Starzl trabajando también con modelos caninos ideó la técnica y sentó las bases filosóficas de lo que en la actualidad se conoce como trasplante en racimo, *cluster* o multivisceral, y llevó a cabo, junto a otros miembros de la *American Association of Surgeons*, el primer trasplante multivisceral del que hay referencia de manera experimental en 1959[53].

Los buenos resultados que se estaban obteniendo con el trasplante renal, junto con las mejoras técnicas que introdujo Lillehei[54] y el escaso desarrollo que tenía la nutrición parenteral por entonces, sirvieron de estímulo a un gran número de cirujanos que comenzaron durante las décadas de 1960 y 1970 a realizar múltiples intentos. Así, en 1964, Deterling et al., en el Boston Floating Hospital, realizaron los dos primeros trasplantes de intestino entre seres humanos, que acabaron con el fallecimiento de los dos enfermos[55,56]; posteriormente, entre los años 1964 y 1970 (**Tabla 1-1**), antes de la aparición de la ciclosporina, se llevaron a cabo numerosos intentos clínicos. Todos estos trabajos, que intentaban establecer una técnica sistemática para la ejecución del trasplante de intestino, permitían, indirectamente, tomar conciencia de una evidencia: la barrera que representaba el rechazo al injerto por parte de un huésped a un órgano ajeno en ausencia de un tratamiento inmunosupresor eficaz[57]. El rechazo que era difícilmente franqueable para el riñón, el corazón o el hígado, se revelaba insuperable en el caso del trasplante de intestino debido a su enorme riqueza en tejido linfoide, y ningún enfermo consiguió sobrevivir al procedimiento (v. **Tabla 1-1**).

Lillehei llevó a cabo su primer trasplante en un ser humano en marzo de 1967 en la Universidad de Minnesota[58] (v. **Tabla 1-1**), en una mujer de 46 años que había sido sometida a una resección extensa de intestino delgado después de una trombosis venosa mesentérica avanzada. La resección fue tan extensa que al final de la intervención solo se pudo preservar el estómago, el bloque duodenopancreático y el muñón rectal. Inmediatamente, se inició un programa de nutrición parenteral; sin embargo, ante esta situación, Lillehei decidió intervenir a la paciente para trasplantar la totalidad del yeyuno-íleon extraído a un donante en estado de muerte cerebral. En este primer trasplante, el órgano fue implantado en situación heterotópica y, por lo tanto, la vena mesentérica superior (VMS) del injerto se anastomosó en sentido terminolateral a la vena ilíaca primitiva izquierda, y la arteria mesentérica superior (AMS), en la cara lateral de la arteria ilíaca primitiva izquierda. El postoperatorio inmediato de la paciente fue especialmente alentador, como indicaba la buena coloración del injerto tras su reperfusión, seguida de una recuperación rápida del peristaltismo intestinal. Los dos extremos del intestino se abocaron a la piel en forma de una ileostomía y de una colostomía transversa. La enferma falleció unas horas después de la operación y en la necropsia, además de los pulmones congestivos, se descubrió una trombosis portal extensa y una trombosis de la vena cava que obstruía parcialmente el retorno venoso del injerto, que se hallaba muy congestionado[59].

En julio de 1967, Lillehei realizó un triple trasplante combinado de riñón, páncreas e intestino, obteniendo apenas 1 mes de supervivencia para la paciente operada. Lo intentó en una tercera ocasión en noviembre del mismo año en Minneápolis, pero fue seguido de un nuevo fracaso. Igualmente fracasaron en sus intentos en serie Zerbini y Okamura en San Pablo, en 1968, y más tarde, en enero de 1969, en París, Claude Olivier y René Rettori (v. **Tabla 1-1**). El receptor era un paciente de 35 años que estaba afecto de un síndrome de Gardner. El trasplante efectuado por el equipo parisino fue el primero en posición ortotópica. El injerto se perdió a los 26 días por rechazo y la supervivencia del paciente fue de 32 días. Un nuevo intento tuvo lugar en septiembre de 1970 en el hospital Jackson Memorial de Miami, donde James D. Hardy, el autor del primer xenotrasplante cardíaco y del primer trasplante unipulmonar, practicó el trasplante de un segmento de 90 cm de íleon, extraído de la madre de un niño de 8 años, en el que había sido necesario la exéresis del yeyuno y del íleon después de una enterocolitis necrosante generalizada. En 1970 se comunicaron otros cuatro intentos sin éxito a largo plazo, siendo el paciente de Fortner (v. **Tabla 1-1**) el único que sobrevivió durante 76 días, habiéndose beneficiado de un injerto con identidad en los antígenos leucocitarios humanos (HLA).

Estos fracasos no eran debidos a defectos de la técnica quirúrgica, sino que parecían estar ligados a la ineficacia de los fármacos inmunosupresores que se utilizaban de forma convencional en aquella época (corticoides en dosis altas, junto con azatioprina y globulina antilinfocito) y que tan buenos resultados habían dado en el trasplante renal. La complejidad de las interacciones inmunitarias existentes entre el injerto intestinal y el receptor de dicho injerto fue clarificada por Monchik y Russel, quienes demostraron en un modelo experimental con animales pequeños que el injerto intestinal tenía la particularidad de inducir, por su condición de órgano linfoide, además de una reacción clásica de rechazo del injerto por el huésped, una reacción consistente

Tabla 1-1. Trasplantes de intestino previos a la ciclosporina				
Año	**Centro**	**Injerto**	**Trasplante**	**Resultado**
1964	Boston	Segmento de íleon	Madre a hijo	Necrosis del injerto (12 horas)
1964	Boston	Intestino delgado[a]	Cadáver a niño	Necrosis del injerto (2 días)
1967	Minnesota	Intestino delgado y colon	Cadáver a adulto	Necrosis del injerto (12 horas)
1968	San Pablo	Intestino delgado	Cadáver a adulto	Necrosis del injerto (10 días)
1969	París	Intestino delgado y colon derecho	Cadáver a adulto	Rechazo (26 días)
1969	Jackson	Íleon (100 cm)	Madre a niño	Necrosis del injerto (7 días)
1970	San Pablo	Intestino delgado	Cadáver a niño	Necrosis del injerto (5 días)
1970	Nueva York	Íleon (170 cm)	Hermana a adulto[b]	Muerte por sepsis (76 días)

[a] Intestino delgado completo.
[b] Gemelos HLA idénticos.

en la destrucción de los órganos y tejidos del huésped por las propias células inmunocompetentes del donante, presentes en el propio injerto. Se trata de la enfermedad del injerto contra el huésped (EICH). Así, durante unos 25 años, aproximadamente, se llevaron a cabo múltiples intentos sin ningún claro superviviente a largo plazo[60]. Por este motivo, el trasplante intestinal caería más adelante en el olvido, hasta la aparición de nuevos fármacos inmunosupresores, hecho que fue potenciado por los enormes avances y aportaciones que introdujo la nutrición clínica, con el advenimiento de la nutrición por vía parenteral[61]. Esta ofrecía grandes ventajas y aportaba soluciones para este tipo de pacientes, contando además con el aval de unos buenos resultados a largo plazo y escasos efectos secundarios tras una experiencia a sus espaldas de 10 años.

A finales de los años setenta y comienzos de los ochenta del pasado siglo se introdujo la ciclosporina, que se impuso como fármaco inmunosupresor eficaz para procedimientos como los trasplantes renal, hepático y cardíaco. Consiguió transformar de manera sustancial los resultados y el pronóstico de todos ellos, que hasta ese momento no eran nada buenos[16], siendo considerado en poco tiempo como procedimiento terapéutico convencional. También mejoró los resultados del alotrasplante de médula ósea, conocido por provocar la temible EICH. Sin embargo, como se verá a continuación, no ocurrió lo mismo con el trasplante intestinal, que, aunque consiguió mejorar, siguió ofreciendo malos resultados a expensas de problemas de índole infecciosa y/o inmunitaria[62] (**Tabla 1-2**).

Gracias a los buenos resultados obtenidos con el trasplante de otros órganos con la ayuda de este inmunosupresor (ciclosporina) y a que empezaron a hacerse evidentes las limitaciones de la nutrición parenteral, se reanudaron los trabajos de laboratorio. Graddock en 1981, Thiéde en 1982 y Ricourt en 1983 comunicaron las primeras supervivencias en animales de experimentación más o menos prolongadas. Consi-

guieron demostrar que, con una inmunosupresión adecuada, el trasplante de intestino no solo era viable, sino que además era capaz de garantizar la digestión y la absorción de los alimentos, así como de los distintos nutrientes necesarios para el desarrollo morfológico normal de los receptores.

Valiéndose de estas nuevas bases experimentales que resultaban alentadoras se reanudaron los intentos clínicos (v. **Tabla 1-2**). El primero en intentarlo fue Cohen, en 1985, en Toronto. La operación se saldó con el fallecimiento precoz e inexplicado del receptor a los 11 días del postoperatorio, ya que en la autopsia el injerto era estructuralmente normal. También lo intentó Dazza, en París. Técnicamente, el procedimiento se desarrolló de manera satisfactoria, pero el paciente murió de manera precoz como consecuencia de una septicemia por *Candida*, fruto probablemente del mal estado general con el que el paciente llegó al trasplante.

La experiencia con el trasplante intestinal aislado fue decepcionante, ya que, aunque mejoraron los resultados con respecto al período previo a la ciclosporina, el rechazo y la pérdida del injerto ocurrían casi en el 100 % de los casos. Se consiguió un escaso número de enfermos con supervivencia prolongada, siendo el más relevante el de un niño trasplantado en París en 1989 (v. **Tabla 1-2**), con una supervivencia a largo plazo y con un injerto normofuncionante. En este caso, hay que destacar que la maduración inmunitaria del tubo digestivo era incompleta, y que este aspecto podría explicar el hecho de que el receptor nunca haya desarrollado episodios de rechazo[63]. Este es el caso de mayor supervivencia con un trasplante intestinal hasta la fecha[64].

La idea del trasplante de intestino asociado al de hígado ya había surgido a principios de la década de 1960[53]. Starzl es quien sospecha y demuestra la capacidad de un injerto hepático de proporcionar protección inmunológica a otro injerto procedente del mismo donante e implantado simultáneamente[65]. Así, el hígado trasplantado de forma simultánea con otros órganos es conocido por haber influido

Tabla 1-2. Trasplantes de intestino en seres humanos en la era de la ciclosporina

Año	Centro	Inmunosupresión	Trasplante	Resultado
1985	Toronto	CSA + corticoides	Cadáver a adulto[a]	Hemólisis-muerte (11 días)
1987	Chicago	CSA + corticoides	Cadáver a niño	Rechazo (10 días)
1987	París	CSA + corticoides	Cadáver a niño[b]	Trombosis (3 horas)
1987	París	CSA + corticoides	Cadáver a niño	Fallo hepático-renal (6 meses)
1987	Kiel	CSA + corticoides + ATG	Madre a niño	Rechazo (12 días)
1988	London (Ontario)	CSA + corticoides + AZA + ALG	Cadáver a niño[c]	Rechazo (14 días)
1988	Kiel	CSA + corticoides + ATG	Hermanastra a adulto[d]	Libre de nutrición parenteral. Linfoma-vivo
1988	París	CSA + corticoides + ALG	Cadáver a niño	Rechazo crónico (17 meses)
1989	París	CSA + corticoides + AZA + ALG	Cadáver a niño[b]	Rechazo (2 meses)
1989	París	CSA + corticoides + AZA + ALG	Cadáver a niño	Libre de nutrición parenteral. Linfoma-vivo
1989	Uppsala	CSA + corticoides + AZA + ALG	Cadáver a niño	Rechazo crónico (17 meses)
1990	París	CSA + corticoides + AZA + ALG	Cadáver a niño	Hemólisis-rechazo (21 días)
1990	París	CSA + corticoides + AZA + ALG	Cadáver a niño	*Shock* perioperatorio

[a] No identidad de grupo sanguíneo (de 0 a A).
[b] El mismo paciente retrasplantado 2 años más tarde.
[c] Pretratamiento del donante con OKT3 y ALG.
[d] Identidad parcial de HLA.
ALG: globulina antilinfocítica; ATG: globulina antitimocítica; AZA: azatioprina; CSA: ciclosporina.

favorablemente en la evolución de estos, como el corazón, el páncreas y los riñones. Es aquí donde surge la idea y el concepto del trasplante multivisceral, es decir, el implante en bloque y en un mismo tiempo de la totalidad de los órganos abdominales (trasplante en bloque o en «racimo»), incluyendo el hígado, el páncreas, el estómago, el intestino delgado y el colon.

Dos décadas después del primer intento experimental con perros se aplicó en clínica bajo dos modalidades distintas: el trasplante combinado hepatointestinal y el trasplante multivisceral.

En 1983, el grupo de Pittsburgh realizó el primer trasplante multivisceral con colon en un niño, pero este falleció por una hemorragia masiva en el quirófano. Cuatro años más tarde lo intentó el grupo de Chicago con resultados similares, falleciendo el niño a los 4 días. Finalmente, en 1988, el equipo de Pittsburgh llevó a cabo el primer trasplante multivisceral de estómago, duodeno, páncreas, intestino delgado, colon e hígado a una niña de 3 años utilizando ciclosporina como fármaco inmunosupresor[66]. El injerto funcionó durante 6 meses, pero la niña falleció a causa de un linfoma.

Este tipo de intervenciones fueron inicialmente propuestas para pacientes portadores de neoplasias pancreáticas, hepáticas o de vísceras del compartimento supramesocólico difusas e inextirpables sin una resección completa de todas las vísceras de este compartimento o de estructuras vasculares vitales como el tronco celíaco o la AMS. Progresivamente se fueron extendiendo a otros pacientes portadores de una patología benigna, pero con afectación irreversible y combinada tanto del hígado como del intestino. Este es el caso, por ejemplo, de un paciente con un síndrome de intestino corto, cualquiera que sea su causa, sometido a un período más o menos largo de NPT y con una enfermedad terminal e irreversible del hígado por daño directo de la NPT. Debido al papel que puede desempeñar el injerto hepático en la modulación inmunitaria y en la protección de otros órganos trasplantados simultáneamente con él, y en este caso con un injerto intestinal, los distintos autores comunican supervivencias más elevadas en este tipo de trasplante que de forma aislada, incluso utilizando una inmunosupresión convencional basada en la ciclosporina. No obstante, los resultados eran desalentadores, puesto que, aunque se conseguían en muchos casos supervivencias inmediatas al procedimiento, los enfermos fallecían tras un postoperatorio tormentoso (**Tabla 1-3**).

Con esta experiencia, escasa pero satisfactoria, Grant decidió dar un paso más y realizar un trasplante combinado de hígado y de intestino en una mujer de 41 años a la que se le había extirpado el intestino y se mantenía con NPT desde hacía muchos meses, pero que a pesar de ello no presentaba ninguna enfermedad hepática (v. **Tabla 1-3**). En 1988, Grant efectuó un doble trasplante hepático e intestinal, sin resección del estómago ni del bloque duodenopancreático de la receptora; el drenaje venoso se llevó a cabo por medio de la reimplantación de la VMS del injerto sobre la vena porta del receptor, sobreviviendo así 3 años[63]. El éxito de este trasplante hepatointestinal realizado por Grant planteó el debate –aún hoy presente– acerca del posible efecto protector del hígado. No obstante, y a pesar de las esperanzas que se depositaron en este hecho, se observó un nuevo tipo de complicación consistente en el desarrollo de linfomas en un número importante de casos. Este hecho podía estar en relación con el precondicionamiento de los donantes con globulina antilinfocito o bien ser consecuencia de la inmunosupresión tan importante que debían llevar asociada estos pacientes (v. **Tabla 1-3**).

Además, estos éxitos aislados no deben llevar, sin embargo, a concluir que la protección del injerto intestinal por el injerto hepático es total, sistemática y garantizada, ya que en la práctica se realizan trasplantes multiviscerales incluyendo un injerto hepático en los que aparecen episodios de rechazo, algunos de ellos incluso refractarios al tratamiento inmunosupresor.

El mérito de haber iniciado un verdadero programa de trasplante intestinal se debe a Picaurt y Pellerin, del Hospital Necker de París. Dicho programa nació de la asociación entre un experto en nutrición clínica infantil y un equipo de cirugía pediátrica. En 1988 realizaron el primer trasplante de una serie de ocho trasplantes intestinales en los que estuvieron involucrados múltiples especialistas (internistas, ci-

Tabla 1-3. Trasplantes de intestino combinado en seres humanos en la era de la ciclosporina

Año	Centro	Inmunosupresión	Trasplante	Resultado
1983	Pittsburgh		TMV[a] infantil con colon	Hemorragia masiva intraoperatoria
1987	Chicago	CSA + corticoides	TMV[a] infantil sin colon	Hemorragia (4 días)
1988	Pittsburgh	CSA + corticoides	TMV[a] infantil con colon	Linfoma (192 días)
1988	Chicago	CSA + corticoides	TMV[a] infantil sin colon	Linfoma (109 días)
1988	London (Ontario)	OKT3 + CSA + corticoides + AZA	THI[a] adulto	Libre de nutrición parenteral. Vivo
1989	London (Ontario)	OKT3 + CSA + corticoides + AZA	THI[a] adulto	*Shock* (90 días)
1989	London (Ontario)	OKT3 + CSA + corticoides + AZA	THI[a] adulto	Libre de nutrición parenteral. Vivo
1990	London (Ontario)	OKT3 + CSA + corticoides + AZA	TMV[a] adulto sin colon	Linfoma (210 días)
1990	Innsbruck	CSA + corticoides + AZA	TMV adulto sin colon	Recurrencia tumoral (210 días)
1991	London (Ontario)	OKT3 + CSA + corticoides	TMV[a] adulto sin colon	Linfoma (320 días)
1991	Wisconsin	OKT3 + CSA + corticoides + AZA	THI[a] infantil	Fallo multiorgánico (52 días)

[a] Tratamiento del donante con globulina antilinfocítica.
AZA: azatioprina; CSA: ciclosporina; THI: trasplante hepatointestinal; TMV: trasplante multivisceral.

rujanos, radiólogos, anatomopatólogos e inmunólogos). De los ocho trasplantes solo uno funcionó durante un período superior a los 2 años después del trasplante.

En esta época se produjeron múltiples intentos, no solo por parte del equipo multidisciplinar de París sino en el mundo entero y, fundamentalmente, por otros equipos norteamericanos, que también fracasaron; se puso en el punto de mira a la ciclosporina y se llegó a la conclusión de que no era un fármaco suficientemente potente y, por consiguiente, adecuado para el trasplante intestinal.

Finalmente, a finales de los años ochenta, gracias al éxito obtenido por Grant, a la comprobación de los problemas que ocasionaba la nutrición parenteral con complicaciones graves y potencialmente mortales y al advenimiento de nuevos y más potentes fármacos inmunosupresores, en particular el tacrólimus (FK-506) en 1989[18], se abrieron nuevas esperanzas respecto al control del rechazo en el campo de todos los trasplantes y, en concreto, para el intestinal y el multivisceral. Después de sus estudios experimentales, el equipo de Pittsburgh se convertiría, a finales de la década de 1980, en el adalid del uso de este nuevo fármaco y el que más experiencia acumularía en los siguientes años, demostrando su eficacia en el control del rechazo en el trasplante intestinal por encima de la ciclosporina tras su instauración en la clínica en febrero de 1990[58,67,68]. Además, el perfeccionamiento de las técnicas quirúrgicas, la optimización de las profilaxis y una mejor selección de los pacientes contribuyeron de manera clara a la consecución de mejores resultados, logrando un incremento en la supervivencia de todos los tipos de trasplante intestinal. Estos hechos consolidaron el trasplante intestinal y sus variantes en una opción terapéutica convencional[51]. En Estados Unidos, el reconocimiento de este hecho se produjo en octubre del 2000, con la aprobación por la *Health Care Financing Administration* (HCFA) del trasplante intestinal y del trasplante multivisceral como prestación clínica, que obliga a las compañías de seguros sanitarios a sufragar el procedimiento, aunque limitándolo a un determinado número de centros, norma que entró en vigor en abril de 2001[52].

Actualmente existe un registro internacional, creado en 1994, en el que se recogen todos los casos de trasplante intestinal y sus distintas variantes, practicados desde 1985 hasta nuestros días, que se actualiza cada 2 años. La última actualización de toda la base de datos se ha llevado a cabo con los datos recogidos hasta 2019, que incluye un total de 97 centros registrados acreditados para realizarlo en todo el mundo, habiéndose efectuado un total de 4.103 trasplantes[69].

El Hospital Infantil La Paz fue el primero en iniciar un programa de trasplante intestinal infantil en España en octubre de 1999, realizando su primer trasplante intestinal en un niño el 21 de octubre de 1999[71]. A continuación, el 17 de julio de 2002, de Vicente et al. llevaron a cabo el primer trasplante intestinal en un adulto en el Hospital Ramón y Cajal. Más adelante, el Hospital Universitario 12 de Octubre, gracias a la experiencia acumulada con más de 1.600 trasplantes de otros órganos sólidos (1.464 trasplantes hepáticos y 143 pancreáticos) y a todo lo aprendido con la experiencia mundial en relación con los trasplantes intestinal y multivisceral, decidió empezar un programa de estos trasplantes para adultos en 2004. Así, el 26 de diciembre de 2004, se efectuó su primer trasplante intestinal en un adulto, que constituyó, a la vez, el primer retrasplante en un adulto en España. En la actualidad, además del programa de trasplante intestinal infantil solo existen dos programas acreditados para adulto, el del Hospital Universitario 12 de Octubre y el del Hospital Vall d'Hebron.

REFERENCIAS BIBLIOGRÁFICAS

1. Homero. La Ilíada, libro 6.
2. Worshofsky F. The rebuilt man. New York: Thomas Y. Crowell, 1965.
3. Kahan BD. Cosmas and Damian revisited. Transplant Proc 1983; 15: 2211-16.
4. Guthrie D. A history of medicine. Philadelphia: J.B. Lippincott, 1946; p. 12.
5. Bhisragratna KK. The Sushruta Samhita. An English translation based on the original Sanscrit text. Calcuta, 1907.
6. Woodruff MFA. The transplantation of tissues and organs. Springfield: Charles C. Thomas, 1960.
7. Tagliacozzi G. De curtorum chirurgia per instionem. Venice, 1597; p. 61.
8. Peer LA. Transplantation of tissues. Baltimore: Willians & Wilkins, 1955.
9. Caine RY. Renal transplantation. London: Edward Arnold, 1967.
10. Converse JM, Casson PR. The historical aspects of transplantation. En: Rapaport PT, Dausset J, eds. Human transplantation. New York: Grune & Stratton, 1968.
11. Gibson T, Medawar PB. The fate of skin homografts in man. J Anat 1943; 77: 299-310.4.
12. Ullmann E. Experimentelle Nierentransplantation. Wien Klin Wochenschr 1902; 15: 281.
13. Carrel A. La technique opératoire des anastomoses vasculaires et la transplantation des viscères. Lyon Med 1902; 98: 859.
14. Schwartz R, Eisner A, Dameshek W. The effect of 6-mercaptopurine on primary and secondary immune responses. J Clin Invest 1959; 38: 1394-403.
15. Cooper DKC. Guy Alexandre–An appreciation of his innovative contributions to organ transplantation. Transpl Immunol 2020; 61: 101309.
16. Calne RY, Rolles K, White DJG et al. Cyclosporin A initially as the only immunosuppressant in 34 recipients of cadaveric organs; 32 kidneys, 2 pancreases, and 2 livers. Lancet 1979; 2: 1033-6.
17. Starzl TE, Weil R III, Iwatsuki S et al. The use of cyclosporin A and prednisone in cadaver kidney transplantation. Surg Gynecol Obstet 1980; 151: 17-26.
18. Starzl TE, Todo S, Fung J et al. FK 506 for human liver, kidney and pancreas transplantation. Lancet 1989; 2: 1000-4.
19. Starzl TE. The mystique of organ transplantation. J Am Coll Surg 2005; 201; 160-70.
20. Carrel A. Transplantation in mass of the kidney. J Exp Med 1908; 10: 98-140.
21. Hamilton D. Kidney transplantation: a history. En: Morris PJ, ed. Kidney transplantation: principles and practice. London: Grune & Stratton, 1984.
22. Moore PD. Give and take: the development of tissue transplantation. Philadelphia: WB Saunders, 1964.
23. Murray JE. Remembrances of the early days of renal transplantation. Transplant Proc 1981; 13: 9-15.
24. Murray JE, Merril JP, Harrison JH et al. Prolonged survival of human-kidney homografts by immunosuppressive drug therapy. N Engl J Med 1963; 268: 1315-23.
25. Starzl TE, Iwatsuki S, Van Thiel DH et al. Evolution of liver transplantation. Hepatology 1982; 2: 614-36.
26. Calne RY, Williams R. Liver transplantation in man. Observations on technique and organization in five cases. Br Med J 1968; 4: 535-40.
27. Pichlmayr R, Ringe B, Gubernatis G, Hauss J, Bunzendahk H. Transplantation of a donor liver to 2 recipients (splitting transplantation)– a new method in the further development of segmental liver transplantation (in German). Langenbecks Arch Chir 1988; 373: 127-30.
28. Dangoor JY, Hakim DN, Singh RP, Hakim NS. Transplantation: a brief history. Exp Clin Transplant 2015; 13: 1-5.

29. Raia S, Nery JR, Mies S. Liver transplantation from live donors. Lancet 1989; 2: 497.
30. Strong RW, Lynch SV, Ong TH, Matsunami H, Koido Y, Balderson GA. Successful liver transplantation from a living donor to her son. N Engl J Med 1990; 322: 1505-1507.
31. Actividad de donación y trasplante hepático. España 2021. Organización Nacional de Trasplantes. Disponible en: www.ont.es/wp-content/uploads/2023/06/Actividad-de-Donacion-y-Trasplante-Hepatico-en-España-2021.pdf
32. Carrel A, Guthrie CC. The transplantation of veins and organs. Am Med 1905; 10: 1101.
33. Mann FC, Priestley JT, Markowitz J, Yater WM. Transplantation of the intact mammalian heart. Arch Surg 1933; 26: 219.
34. Hardy JD, Kurrus FD, Chavez CM et al. Heart transplantation in man: developmental studies and report of a case. JAMA 1964; 188: 1132-40.
35. Dong E Jr, Lower RR, Hurley EJ, Shumway NE. Transplantation of the heart. Dis Chest 1965; 48: 455-7.
36. Barnard CN. The operation. A human cardiac transplant: an interim report of a successful operation performed at Groote Schuur Hospital, Cape Town. S Afr Med J 1967; 41: 1271-4.
37. Veith FJ. Lung transplantation. Surg Clin North Am 1978; 58: 357-64.
38. Hedon E. Greffe sous-cutanée du pancréas. Archs Physiol Norm Pathol 1892; 5: 617-28.
39. Banting FG, Best CR. The internal secretion of the pancreas. J Lat Clin Med 1922; 7: 251-66.
40. Najarian JS, Kjellstrand CM, Simmons RL, Buselmeier TJ, Von Hartitzsch B, Goetz FC. Renal transplantation for diabetic glomerulosclerosis. Ann Surg 1973; 178: 477-85.
41. Kelly WD, Lillehei RC, Merkel FK, Idezuki Y, Goetz FC. Allotransplantation of the pancreas and duodenum along with the kidney in diabetic nephropathy. Surgery 1967; 61: 827-37.
42. Lillehei RC, Ruiz JO, Acquino C, Goetz F. Transplantation of the pancreas. Acta Endocrinol 1976; 83: 303-18.
43. Sutherland DE, Gruessner RW, Dunn DL et al. Lessons learned from more than 1,000 pancreas transplants at a single institution. Ann Surg 2001; 233: 463-501.
44. Sutherland DE, Goetz FC, Rynasiewicz JJ et al. Segmental pancreas transplantation from living related and cadaver donors: a clinical experience. Surgery 1981; 90: 159-69.
45. Gliedman ML, Gold M, Whittaker J et al. Clinical segmental pancreatic transplantation with ureter-pancreatic duct anastomosisfor exocrine drainage. Surgery 1973; 74: 171-80.
46. Sollinger HW, Cook K, Kamps D. Clinical and experimental experience with pancreaticocystostomy for exocrine pancreatic drainage in pancreas transplantation. Transplant Proc 1984; 16: 749-51.
47. West M, Gruessner AC, Metrakos P et al. Conversion from bladder to enteric drainage after pancreaticoduodenal transplantations. Surgery 1998; 124: 883-93.
48. Gaber AO, Shokouh-Amiri H, Grewal HP, Britt LG. A technique for portal pancreatic transplantation with enteric drainage. Surg Gynecol Obstet 1993; 177: 417-9.
49. Actividad de donación y trasplante pancreático. España 2021. Organización Nacional de Trasplantes. Disponible en, https://www.ont.es/wp-content/uploads/2023/06/Actividad-de-Donacion-y-Trasplante-Pancreatico-en-España-2021.pdf
50. Carrel A. The transplantation of organs: a preliminary communication. JAMA 1905; 45: 1645-6.
51. Abu-Elmagd KM, Bond G, Reyes J, Fung J. Intestinal transplantation: a coming of age. Adv Surg 2002; 6: 65-101.
52. Abu-Elmagd KM. Intestinal transplantation for short bowel syndrome and gastrointestinal failure: current consensus, rewarding outcomes, and practical guidelines. Gastroenterology 2006; 130 (2 Suppl 1): S132-7.
53. Lillehei RC, Miller AV. The physiological response of small bowel of the dog to ischemia including prolonged in vitro preservation of the small bowel with successful replacement and survival. Ann Surg 1959; 150: 543-60.
54. Starzl TE, Kaupp HA Jr. Mass homotransplantation of abdominal organs in dogs. Surg Forum 1960; 11: 28-30.
55. Alican F, Hardy JD, Cayirli M et al. Intestinal transplantation: laboratory experience and report of a clinical case. Am J Surg 1971; 121: 150-9.
56. Mittal NK, Tzakis AG, Kato T et al. Current status of small bowel transplantation in children: update 2003. Pediatr Clin North Am 2003; 50: 1419-33.
57. Grant D. Intestinal transplantation: current status. Transplant Proc 1989; 21: 2869-71.
58. Lillehei RC, Idezuki Y, Feemster JA et al. Transplantation of stomach, intestine, and pancreas: experimental and clinical observations. Surgery 1967; 62: 721-41.
59. Todo S, Tzakis AG, Abu-Elmagd K et al. Intestinal transplantation in composite visceral grafts or alone. Ann Surg 1992; 216: 223-33.
60. Reyes J, Bueno J, Kocoshis S et al. Current status of intestinal transplantation in children. J Pediatr Surg 1998; 33: 243-54.
61. Dudrick SJ, Wilmore DW, Vars HM et al. Can intravenous feeding as the sole means of nutrition support growth in the child and restore weight loss in an adult? An affirmative answer. Ann Surg 1969; 169: 974-84.
62. Schroeder P, Goulet O, Lear PA et al. Small-bowel transplantation: European experience. Lancet 1990; 336: 110-1.
63. Grant D, Wall W, Mimeault R et al. Successful small bowel/liver transplantation. Lancet 1990; 335: 181-4.
64. Ruemmele FM, Sauvat F, Colomb V et al. Seventeen years after successful small bowel transplantation: long term graft acceptance without immune tolerant. Gut 2006; 55: 903-4.
65. Starzl TE, Kaupp HA, Brock DR. Homotransplantation of multiple visceral organs. Am J Surg 1962; 103: 219-29.
66. Starzl TE, Rowe M, Todo S et al. Transplantation of multiple abdominal viscera. JAMA 1989; 261: 1449-57.
67. Hoffman AL, Makowka L, Banner B et al. The use of FK-506 for small intestine allotransplantation. Transplantation 1990; 49: 483-90.
68. Todo S, Tzakis AG, Abu-Elmagd KM et al. Cadaveric small bowel and small bowel-liver transplantation in humans. Transplantation 1992; 53: 369-76.
69. International intestinal transplant registry (ITR). Intestinal Rehabilitation & Transplant Association. Disponible en: https://intestinalregistry.org/iitr
70. López Santamaría M. Trasplante intestinal: presente y futuro. An Esp Pediatr 1999; 50: 222-4.

Aspectos inmunológicos del trasplante de órganos sólidos

2

E. Paz Artal, E. Mancebo Sierra, P. Talayero Giménez de Azcárate y M. Serrano Blanco

HISTORIA DE LA INMUNOLOGÍA DEL TRASPLANTE

Orígenes

La posibilidad de sustituir órganos deteriorados o no funcionantes por órganos sanos ha estado presente en la historia de la humanidad durante varios milenios. Las referencias a dioses y héroes quiméricos formados por partes corporales de distintas especies (xenotrasplantes) son constantes en la mitología. La Biblia y otros textos cristianos, así como textos de la antigua China, recogen también referencias a curaciones por sustitución o reposición de órganos propios que habían sido amputados en torturas y batallas. El «milagro de la pierna negra», recogido en el texto *Leggenda Aura* de Jacopo da Varagine publicado en el año 348, que relata cómo San Cosme y San Damián reemplazan la pierna gangrenada del romano Justiniano por la de un etíope recientemente enterrado, es probablemente uno de los más populares y tempranos ejemplos documentados de alotrasplante de cadáver[1].

Durante el Renacimiento, el famoso cirujano y anatomista de Bolonia Gaspare Tagliacozzi utilizaba colgajos del brazo para reconstruir la nariz en personas que la habían perdido, con éxito cuando se trataba de autotrasplantes, pero fracasando frecuentemente si el colgajo se había tomado de un siervo. En su tratado *De Curtorum Chirurgia per Insitionem*, Tagliacozzi concluye: «el carácter singular de un individuo disuade por completo de realizar este trabajo en otra persona...», con lo que parece reconocer el concepto de que las diferencias interindividuales eran la causa del fracaso de los aloinjertos.

Otros ejemplos de autotrasplante, xenotrasplante y alotrasplante existieron en la cirugía europea de los siglos XVII y XVIII. En el siglo XIX, las técnicas de reemplazo de epidermis con fines terapéuticos habían alcanzado, gracias a los trabajos de Reverdin y Thiers, cierto grado de éxito. Winston Churchill relata cómo, durante la Guerra de Sudán (1898), es requerido y dona un fragmento de piel para otro oficial, herido en batalla: «Este precioso fragmento se injertó en la herida de mi amigo. Ahí permanece hasta el día de hoy...»[1].

Gracias a los avances en las técnicas de sutura, hacia el final del siglo XIX los cirujanos comenzaron a trasplantar órganos, particularmente riñones, entre perros. Tras el perfeccionamiento de las anastomosis vasculares por Alexis Carrell se multiplicaron todos los tipos de trasplantes experimentales, alotrasplantes y xenotrasplantes, que invariablemente fracasaron, como lo hizo el primer trasplante de riñón de cadáver humano llevado a cabo por el cirujano ucraniano Voronoy.

En paralelo a los avances quirúrgicos de aquella época, el área de la inmunología experimentó una notable expansión durante la última etapa del siglo XIX y principios del XX, como ponen de manifiesto la creación de las vacunas de cólera, ántrax y rabia de Pasteur, el desarrollo del concepto de hipersensibilidad tuberculosa de Koch o el descubrimiento de los grupos sanguíneos AB0 de Landsteiner, entre otros importantes avances. No obstante, todos ellos formaban parte de la inmunidad humoral y nada se conocía, todavía, de la inmunidad celular y la función linfocitaria[1].

Durante la primera mitad del siglo XX se adquirieron algunos conceptos sobre la inmunología de los trasplantes gracias a los experimentos de trasplantes de tumores, aunque en un primer momento no se reconoció tal relación. Muchas de las observaciones correspondientes a los mecanismos de rechazo se atribuyeron erróneamente a un particular efecto de los tejidos tumorales. Medawar, en una de sus conferencias, resume esta confusión, al declarar: «Prácticamente todo aquel que creía estar usando el trasplante para el estudio de los tumores, en realidad estaba usando los tumores para el estudio del trasplante». No obstante, este contexto permitió importantes descubrimientos, como el del locus H-2 (sistema principal de histocompatibilidad en el ratón), que controlaba el rechazo de injertos tumorales entre ratones, llevado a cabo por George Snell y Peter Gorer. La fructífera colaboración entre estos investigadores estableció las principales cepas endogámicas de ratones de laboratorio y las denominadas cepas congénicas, que difieren solo en el locus H-2. Muchos de estos ratones se siguen utilizando en la actualidad en los laboratorios de inmunología del trasplante[2].

En la Segunda Guerra Mundial, el *British Medical Council* encargó a Medawar el estudio del problema del rechazo de los aloinjertos de piel en los heridos por quemaduras y la forma de superarlo. En una serie de injertos realizados a una mujer en dos fases separadas por una semana, y con su hermano como donante, Medawar observó un rechazo acelerado de los injertos realizados en la segunda fase. Tras una serie de experimentos en ratones y conejos para estudiar esta reacción, Medawar concluyó que «la resistencia a la piel homóloga injertada pertenece a la categoría general de las reacciones inmunológicas adquiridas activamente», estableciendo formalmente la relación entre las áreas del trasplante clínico y de la inmunología.

Alrededor de una década más tarde, Medawar llevó a cabo estudios de lo que él denominó *transferencia adoptiva* (transferencia pasiva de células linfoides de donantes sensibilizados) en un modelo de aloinjerto de piel, y con sus resultados estableció de manera firme la base celular de la inmunidad frente a los trasplantes. La importancia del linfocito como mediador de la respuesta alogénica fue desarrollada posteriormente por numerosos investigadores que establecieron conceptos y herramientas tan importantes para el conocimiento de la inmunología del trasplante como el cultivo mixto linfocitario, el leucocito pasajero o la reacción del injerto contra el huésped[1].

Principios y descubrimiento de la inmunogenética

Los roedores han sido un modelo de enorme valor para el estudio de las bases genéticas del rechazo del injerto, sobre todo por la disponibilidad de un considerable número de cepas endogámicas. Estas cepas están formadas por animales procedentes de cruces secuenciales entre hermanos durante al menos 20 generaciones, tras las cuales la probabilidad de que cualquier locus no haya alcanzado la homocigosidad es mínima, por lo que por razones prácticas a los individuos procedentes de estos cruces se los considera una cepa endogámica. En otras especies, como ratas, cobayas o conejos, se han desarrollado también cepas endogámicas. Sin embargo, factores como el mayor requerimiento de espacio, el tiempo de gestación más prolongado, la edad de madurez sexual más tardía y un menor tamaño de descendencia hacen más difícil la producción de estas cepas endogámicas en estas especies de mayor tamaño. Los cerdos en miniatura tienen descendencias relativamente numerosas (entre 3 y 10 individuos), un tiempo de gestación corto (3 meses), alcanzan la madurez sexual a los 6 meses de edad y sus ciclos de ovulación son de 3 semanas. Estas características hacen posible la generación de líneas de cerdos en miniatura homocigotas para el complejo principal de histocompatibilidad (MHC) en un tiempo relativamente corto, la identificación de recombinantes y el cruce entre ellos para la obtención de homocigotos. El cerdo en miniatura representa en la actualidad el único modelo animal de gran tamaño en el que la genética del MHC puede controlarse. Estos animales pueden reproducir, por lo tanto, las combinaciones relevantes del trasplante en seres humanos. Han sido de enorme utilidad en el estudio de los efectos de la compatibilidad MHC en el rechazo y la inducción de tolerancia[3]. Más recientemente este modelo animal,

en combinación con la edición génica por CRISPR-Cas, está siendo clave para avanzar en el área del xenotrasplante[4].

Durante el estudio sistemático del rechazo de tumores entre ratones, Little generó y caracterizó un importante número de cepas de ratones endogámicos. Resumiendo los resultados de sus estudios, Little enunció las que a partir de entonces se denominaron «5 leyes del trasplante» (**Tabla 2-1**). Little fue capaz de armonizar sus observaciones con los principios mendelianos clásicos, al proponer que los receptores rechazarían los injertos si el donante expresara un producto de cualquier locus de histocompatibilidad (compatibilidad tisular) que no fuera expresado por dichos receptores. Su explicación para el patrón de herencia derivado de sus observaciones fue que los genes de histocompatibilidad debían expresarse de forma codominante y con seguridad existiría un número considerablemente extenso de locus de histocompatibilidad.

En estas condiciones, los miembros de la primera generación de la descendencia (F1) expresarán ambos alelos parentales en todos los locus de histocompatibilidad y, por lo tanto, no rechazarán injertos de los individuos parentales, de la segunda generación de la descendencia (F2) o de generaciones siguientes, y los miembros de F2 probablemente no expresarán todos los productos de los genes de histocompatibilidad de su generación parental y rechazarán injertos de estos.

Durante su trabajo en los laboratorios Jackson, Snell creó cepas de ratones que solamente diferían unas de otras en uno de los locus de histocompatibilidad. Para crear estas cepas, llamadas congénicas, utilizó como rasgo genético el comportamiento del rechazo de injertos de piel parentales, realizando de acuerdo con ello los sucesivos cruces. Durante este proceso se puso de manifiesto que un locus de histocompatibilidad podía diferenciarse de todos los demás por la velocidad con que causaba el rechazo del injerto. Ese locus es el que se conoció posteriormente como complejo principal de histocompatibilidad (H-2 en el ratón). Los restantes locus de histocompatibilidad (de 30 a 50) se denominan antígenos menores. En la práctica, se considera que, tras 9 ciclos de cruces seleccionados de acuerdo con el comportamiento en el rechazo del injerto, se obtiene una cepa congénica respecto a la inicial. En la actualidad existen muchas cepas congénicas para H-2; algunas de las más populares se muestran en la **tabla 2-2**[3].

Tabla 2-1. Leyes del trasplante

1. Los trasplantes entre individuos endogámicos tendrán éxito
2. Los trasplantes entre individuos de distintas cepas endogámicas fracasarán
3. Los trasplantes de un individuo endogámico parental a un individuo F1 tendrán éxito, pero los trasplantes en la dirección contraria fracasarán
4. Los trasplantes de F2 y siguientes generaciones a un individuo F1 tendrán éxito
5. Los trasplantes de un individuo endogámico parental a un individuo de la generación F2, normalmente, aunque no siempre, fracasarán

Adaptado de Little CC. Genética del trasplante de tejidos en mamíferos. Cancer Res 1924; 8: 75-95.
F1: primera generación de la descendencia; F2: segunda generación de la descendencia.

Tabla 2-2. Cepas de ratones congénicas para H-2^a

Cepa	Haplotipo H-2	Origen genético	MHC
A	a	A	–
A./BY	b	A	Brackyury
A./CA	f	A	Caracal
A./SW	s	A	Swiss
BALB/c	d	BALB/c	BALB/c
BALB.B	b	BALB/c	C57BL/10
B10	b	C57BL/10	C57BL/10
B10.D2	d	C57BL/10	DBA/2
C3H	k	C3H	C3H
C3H.SW	b	C3H	Swiss

Adaptado de Sykes M et al.^{3}
^{a} Por ejemplo, la cepa C57BL/10 lleva el haplotipo H-2b, y la cepa DBA/2 lleva el H-2d. Por lo tanto, la cepa congénica B10.D2 consiste en ratones basados genéticamente en C57BL/10 pero con el MHC de DBA/2.

Durante la producción de las cepas congénicas se puso de manifiesto que en el interior de la región genética H-2 podían ocurrir recombinaciones. El estudio de estos recombinantes permitió la construcción del mapa de ligamiento genético de H-2 y proporcionó el concepto de que los genes incluidos en el MHC correspondían a dos grandes grupos antigénicos, que se conocen hoy en día como antígenos MHC de clases I y II.

Los estudios más tempranos sobre el sistema de antígenos leucocitarios humanos (HLA), el MHC humano, se llevaron a cabo por expertos en serología de células rojas durante los años cincuenta del pasado siglo. Jean Dausset reconoció el origen inmunitario de la aglutinación de los glóbulos blancos mediada por el suero de pacientes transfundidos, identificando el primer antígeno, al que llamó Mac, equivalente del denominado HLA-A2 en la actualidad. Rose Payne, en Stanford, describió poco después los anticuerpos leucoaglutinantes en mujeres multíparas. El holandés Van Rood obtuvo resultados similares y fue el primero en aplicar la estadística y la computación para agrupar los antígenos leucocitarios a partir de los patrones de reacción de los anticuerpos leucoaglutinantes. Paul Terasaki introdujo la técnica de microlinfocitotoxicidad mediada por complemento que es, hasta la actualidad, la prueba serológica estándar para la tipificación HLA. A partir de la década de 1960, la celebración periódica de talleres de cooperación internacional con intercambio de sueros permitió delinear con claridad familias y especificidades antigénicas en el sistema HLA e incorporó paulatinamente las especificidades HLA-A, HLA-B, HLA-C, HLA-DR, HLA-DQ y HLA-DP.

La influencia de la compatibilidad HLA en el resultado del trasplante renal se puso inicialmente de manifiesto por la alta tasa de éxito en trasplantes entre hermanos idénticos para HLA. Debido sobre todo a la falta de reactivos de calidad y al uso de técnicas con baja reproducibilidad, a estas observaciones iniciales siguió una etapa de controversia sobre la utilidad de la tipificación HLA para predecir el resultado del trasplante. La mejora en reactivos, la estandarización

de técnicas serológicas y la aplicación de tecnología basada en el ADN han permitido una caracterización rigurosa de los antígenos HLA y han asentado el concepto de que la compatibilidad HLA se asocia con menor tasa de rechazo y prolongación en la supervivencia del trasplante. La identificación de las reacciones de rechazo hiperagudo por Thomas Starlz y otros científicos, en pacientes con anticuerpos frente al donante capaces de activar el complemento, dio lugar al establecimiento de la prueba cruzada como prueba principal en los laboratorios de histocompatibilidad. Por último, en la década de 1970 se estableció el concepto de anticuerpos reactivos frente al panel (PRA), que permite identificar individuos presensibilizados y, por lo tanto, con mayor riesgo de rechazar el trasplante^5.

BASES DE LA RESPUESTA INMUNOLÓGICA EN EL TRASPLANTE

La principal función del sistema inmunitario es distinguir lo propio de lo ajeno. Tras la identificación de estructuras que se consideran propias, el sistema inmunitario se comporta de una forma tolerante, mientras que si las considera extrañas desarrolla una potente respuesta efectora. Los mecanismos efectores del sistema inmunitario están destinados a la inactivación y erradicación de microorganismos patógenos, aunque en algunas situaciones estas respuestas pueden acabar poniéndose en contra del propio cuerpo bajo la forma de respuestas autoinmunes.

Reconocimiento de lo ajeno

El sistema inmunitario cuenta con dos redes celulares altamente organizadas para reconocer y eliminar las amenazas: la inmunidad innata y la inmunidad adaptativa.

La inmunidad innata reconoce a los microorganismos y células peligrosas mediante un conjunto de receptores de reconocimiento de patrones asociados a patógenos (RPAP) que permiten identificar como peligrosa a cualquier célula o partícula que sea portadora de ellos. Los patrones reconocidos son estructuras moleculares que con toda certeza no pertenecen a la especie humana como, por ejemplo, ARN de doble cadena, la flagelina o la endotoxina bacteriana. Los RPAP están presentes en las células de la inmunidad innata: monocitos, macrófagos, células dendríticas, polimorfonucleares y linfocitos *natural killer* (NK).

La inmunidad adaptativa reconoce estructuras moleculares patogénicas cuyas diferencias con las humanas son mucho más sutiles; por ello, el sistema de reconocimiento, basado sobre todo en la sinapsis inmunitaria, es altamente sofisticado y especializado y requiere la interacción y coordinación de varios tipos celulares. Las células especializadas en reconocer lo ajeno son los linfocitos B y T, y las moléculas encargadas del reconocimiento específico de los antígenos son las inmunoglobulinas en los linfocitos B y el receptor antigénico de los linfocitos T (TCR).

Mientras que las inmunoglobulinas pueden existir asociadas a la membrana celular del linfocito B o secretadas como moléculas independientes y pueden reconocer los antígenos en cualquier situación, el TCR solo existe como molécula de membrana del linfocito T y únicamente puede reconocer los antígenos si estos son presentados por otra célula distinta en el interior de una molécula del MHC, el cual forma parte de una estructura multimolecular compleja: la sinapsis inmunitaria.

Las moléculas del MHC humanas, denominadas HLA, se subdividen en dos tipos:

- Los HLA de clase I (A, B y C) están presentes en todas las células del organismo, menos en los hematíes, y tienen como función presentar antígenos elaborados por la propia maquinaria celular, de modo que si es infectada por un virus, los antígenos de proteínas víricas, como las de la cápside, se expresan en el HLA de clase I y la infección es detectada inmediatamente.
- Los HLA de clase II (DR, DP y DQ) solo son expresados por las células que están especializadas en presentar antígenos (linfocitos B, monocitos, macrófagos y células dendríticas) y sirven para presentar antígenos extraños que las células deben capturar (fagocitosis o endocitosis) y luego procesar[6,7].

Sinapsis inmunitaria

La sinapsis inmunitaria es una estructura de comunicación entre células destinada a la producción de una respuesta en la célula receptora del mensaje. A diferencia de la sinapsis neurológica, que es permanente y en la que el flujo de información es unidireccional, la sinapsis inmunitaria es una estructura temporal que se forma por la unión de dos células que establecen un diálogo molecular con intercambio de información entre ambas (bidireccional) y compuesta por muchas señales distintas que, en conjunto, constituyen el mensaje de activación de la respuesta inmunitaria. Una vez intercambiada la información, la sinapsis inmunitaria se deshace con la separación de las dos células.

Físicamente, la sinapsis inmunitaria es una estructura molecular formada en la zona de unión de dos células, una presentadora del antígeno y otra reconocedora. En lo sucesivo se hará referencia, por su importancia, solamente a la sinapsis inmunitaria formada entre los linfocitos T y las células presentadoras tipo monocito, macrófago o células dendríticas.

El anillo más externo de la sinapsis inmunitaria está formado por moléculas de adhesión intercelular que garantizan la estabilidad de la unión; en el interior de este anillo es donde tiene lugar el intercambio de información[6,7] (**Fig. 2-1**).

Funcionalmente, la sinapsis inmunitaria consiste en una «conversación» molecular que se organiza en torno a tres mensajes, o señales, claramente definidos (**Fig. 2-2**). La primera señal consiste en el reconocimiento específico del antígeno, presentado por moléculas del MHC, por parte de los linfocitos T mediante la unión MHC-TCR. Los linfocitos T CD4+ solamente pueden reconocer los antígenos si estos son presentados en el interior de moléculas del MHC de clase II (HLA DR, DP y DQ), y los linfocitos T CD8+ solo pueden reconocer antígenos si están presentados dentro de moléculas de clase I (HLA A, B y C). La ciclosporina y el tacrólimus son fármacos que realizan su actividad inmunosupresora por

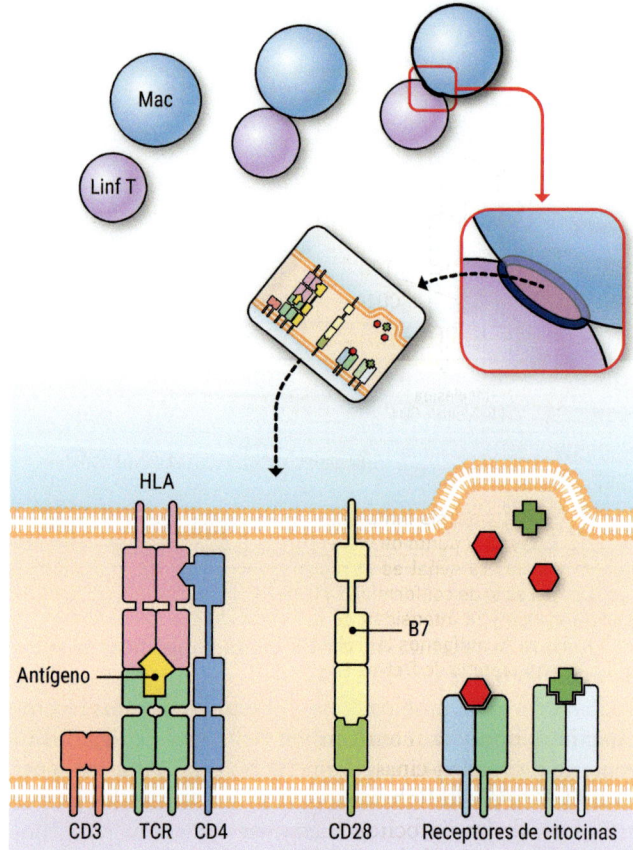

Figura 2-1. La sinapsis inmunitaria es una interacción temporal destinada a la comunicación entre dos células del sistema inmunitario. Se forma por la unión (mediada por moléculas de adhesión) de dos células, primero de forma puntual y luego a través de una estructura con forma de anillo. En el interior de este anillo se sitúan las moléculas que participan en este proceso de comunicación: antígenos leucocitarios humanos (HLA), receptor de linfocito T (TCR), receptores de citocinas, etc. CD: *cluster* de diferenciación; Mac: macrófago. (Adaptado de Delves PJ y Roitt IM[6]).

bloqueo de la señalización intracelular de la primera señal (v. más adelante).

La segunda señal es la de conformidad: la indicación de que el antígeno que se acaba de reconocer es peligroso y que debe establecerse una acción clara y contundente contra él. Solo se puede producir la activación del linfocito T si coexisten la primera y la segunda señal. El reconocimiento de un antígeno sin la presencia de segunda señal impide que el linfocito se active (**Fig. 2-3**), pasando a un estado de inactividad (anergia) en el que es incapaz de llevar a cabo la respuesta efectora. Aunque existen varios conjuntos de segundas señales, la más conocida es la que recibe el linfocito T a través de su receptor CD28 tras interactuar con las moléculas B7-1 (CD80) o B7-2 (CD86) situadas en la célula presentadora de antígenos. La acción terapéutica del belatacept se debe a que bloquea el establecimiento de la segunda señal.

Las terceras señales son un conjunto de señales generadas por moléculas solubles que actúan a corta distancia del lugar donde se produjeron, las citocinas, que actúan en receptores específicos y, según cuáles sean liberadas y en qué cantidad,

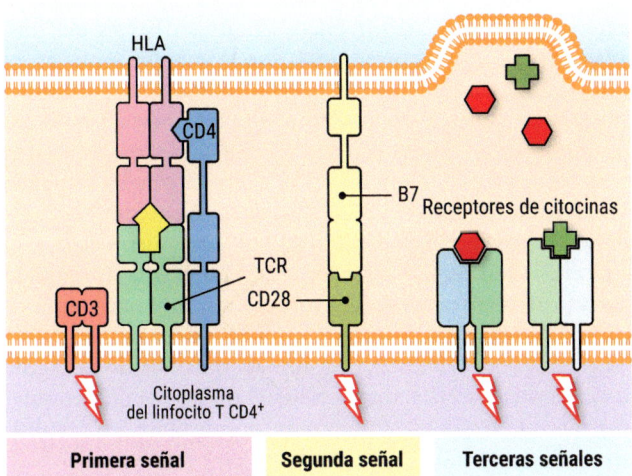

Figura 2-2. La sinapsis inmunitaria conducente a la activación del linfocito T, desde el punto de vista funcional, está organizada en tres etapas: la primera señal es el reconocimiento del antígeno, la segunda señal es la de conformidad y la tercera (mediada por citocinas) modula el tipo y la intensidad de la respuesta desarrollada tras la activación. HLA: antígenos leucocitarios humanos; TCR: receptor de linfocito T. (Adaptado de Delves PJ y Roitt IM[6]).

variarán el tipo y la intensidad de la respuesta. Los inhibidores de la proteína-cinasa diana de la rapamicina de mamíferos (mTOR) y los inhibidores de JAK cinasas bloquean la activación de los linfocitos T mediante interferencia en las rutas intracelulares de las terceras señales.

Reconocimiento de lo propio

La ausencia de respuesta frente a lo propio, conocida como autotolerancia, es un estado aprendido de las células del sistema inmunitario, es decir que las células tienen que aprender a conocer los antígenos del propio cuerpo durante su proceso de maduración. Los linfocitos utilizan varios sistemas para distinguir entre lo propio y lo ajeno:

- *Anergia o apoptosis:* el reconocimiento de estructuras del propio cuerpo por parte de linfocitos inmaduros implica un peligro potencial, por lo que se activa un programa genético que conlleva su muerte o inactivación. Este es el principal mecanismo por el que se consigue la tolerancia a nivel central (timo, para los linfocitos T y médula ósea para los linfocitos B).
- *Saturación por abundancia de antígenos:* las moléculas expresadas de forma muy común en el organismo proporcionan a los linfocitos señales de tolerización mediadas por sus receptores de antígeno.
- *Ausencia de señales coestimuladoras:* cuando no hay una infección, si se produce una sinapsis inmunitaria, las células presentadoras de antígenos no expresan las segundas señales, por lo que la presentación de autoantígenos no se acompaña de señal de conformidad y no se desencadena la activación, pasando el linfocito T a un estado de anergia (incapacidad de responder a ese antígeno).

Todos estos mecanismos pueden fallar, apareciendo respuestas frente a lo propio que son la base del inicio de las enfermedades autoinmunes[8].

Trasplante, alorreactividad y rechazo

Tras un trasplante, el sistema inmunitario del receptor puede tener dos comportamientos: considerar como propio el órgano trasplantado o considerarlo como peligroso e iniciar una respuesta para su destrucción y neutralización: el rechazo.

Aunque la mayoría de las moléculas humanas son iguales entre todos los individuos, existen algunas que muestran pequeñas variaciones entre distintas personas. El reconocimiento de los antígenos presentes en el órgano trasplantado que son distintos a los del receptor (aloantígenos) se considera una situación de peligro (equivalente a la presencia de un virus), y las células que los expresan se convierten en diana de una fuerte respuesta de la inmunidad adaptativa que desemboca en el rechazo del órgano[8].

Los antígenos de los grupos sanguíneos son el primer factor que se debe considerar antes de realizar un trasplante. Debido a la expresión de estos antígenos en todas las células y a la presencia en los individuos sanos de anticuerpos preformados frente a los grupos sanguíneos no compatibles, antes de plantearse una pareja donante-receptor hay que asegurar la compatibilidad de grupo sanguíneo AB0. No obstante, dada la escasez de donantes, existen a nivel mundial cada vez más programas que aplican técnicas diversas para poder realizar trasplantes entre personas AB0-incompatibles, con resultados que paulatinamente van mejorando[9].

Excluyendo a los grupos sanguíneos, las moléculas que, por su alta tasa de variabilidad dentro de la especie humana, tienen mayor probabilidad de desencadenar respuestas de rechazo son las moléculas HLA.

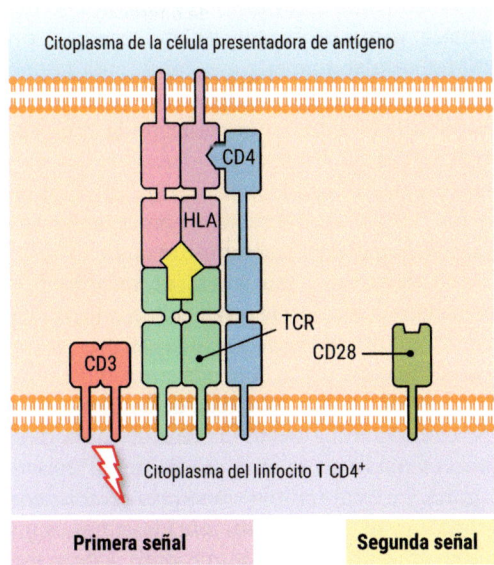

Figura 2-3. Para la activación del linfocito T es imprescindible la presencia de la segunda señal; si esta no tiene lugar, el linfocito no puede activarse, quedando en una especie de estado de latencia, conocido por el nombre de anergia. HLA: antígenos leucocitarios humanos; TCR: receptor de linfocito T. (Adaptado de Delves PJ y Roitt IM[6]).

Se denomina alorreconocimiento directo a la interacción que se produce entre los linfocitos T del receptor y las moléculas HLA de las células presentadoras de antígeno del donante. Los linfocitos alorreactivos, cuando están en condiciones fisiológicas, reconocen antígenos extraños asociados al HLA propio, pero cuando interaccionan con el HLA de otra persona, como el de las células del donante, interpretan que están reconociendo un HLA propio que lleva incorporados antígenos extraños, es decir, atribuyen la diferencia antigénica a una posible infección y actúan en consecuencia.

Un segundo mecanismo de reconocimiento de los aloantígenos procedentes del injerto es la captura y procesado de las moléculas alogénicas por parte de las células presentadoras de antígeno del receptor, con la posterior presentación a los linfocitos T (reconocimiento indirecto). Los antígenos que más comúnmente participan en esta vía son los procedentes del procesado de las moléculas de HLA alogénicas. Este mecanismo es especialmente importante en la activación de los macrófagos y en el inicio de las respuestas de anticuerpos frente al injerto. Aunque se considera que la alorreactividad directa es la principal causa de la instauración del rechazo, una vez puesto en marcha el proceso de rechazo también se activa el mecanismo indirecto y ambos participan en el desarrollo de las respuestas[8].

Por último, más recientemente se ha descrito un tercer mecanismo de reconocimiento de aloantígenos –denominado semidirecto–, mediante el cual una molécula HLA del donante sería adquirida por células dendríticas del receptor y, en lugar de procesarse en el interior de esta célula, se presentaría como un antígeno conformacionalmente intacto en su superficie[10].

Tipos de rechazo

Existen diversas clasificaciones del rechazo basadas en criterios biológicos o anatomopatológicos, aunque, sin duda, la más utilizada es la clasificación clínica en función de la aparición del rechazo a partir del momento del trasplante y que establece tres tipos de rechazo: hiperagudo, agudo y crónico[8].

El rechazo hiperagudo es una reacción mediada por anticuerpos y dirigida contra las células endoteliales del órgano trasplantado. Se produce sobre órganos sólidos vascularizados al interactuar los anticuerpos con las primeras moléculas del donante con que se encuentra: las situadas en las células endoteliales de los vasos sanguíneos del órgano trasplantado. Aunque en la sangre existen anticuerpos preformados frente a antígenos de los grupos sanguíneos, su efecto puede evitarse aplicando las reglas de las transfusiones sanguíneas también al trasplante de órganos. No obstante, en algunas personas también pueden existir anticuerpos frente a aloantígenos, como el HLA, que se generaron como consecuencia de una inmunización previa (p. ej., por transfusiones o trasplantes previos o por embarazos). Si se trasplanta un órgano que es reconocido por esos anticuerpos, se puede desencadenar un proceso de rechazo humoral al unirse anticuerpo y antígeno, con lo que se activan las cascadas del complemento y la coagulación, se produce agregación plaquetaria y los vasos se obstruyen impidiendo el flujo de sangre, lo que conduce a la rápida necrosis del órgano.

El rechazo hiperagudo es una reacción extremadamente rápida que puede ocurrir pocos minutos después del trasplante, pero es fácil prevenirlo. Puesto que los anticuerpos que lo originan están presentes previamente al trasplante, es posible identificar a los pacientes que los portan y que, por lo tanto, tienen riesgo de rechazo hiperagudo, mediante una prueba cruzada donante-receptor. En esta prueba se ponen en contacto células del donante (generalmente linfocitos de ganglio, bazo o sangre periférica) con suero del receptor. Si las células son reconocidas por los anticuerpos, el resultado de la prueba cruzada es positivo y el trasplante está contraindicado por el riesgo de rechazo hiperagudo. La prueba cruzada positiva por la presencia de anticuerpos específicos frente a determinados HLA imposibilita el trasplante de cualquier órgano que tenga esas moléculas; no obstante, en los últimos años, esta actitud tan restrictiva está cambiando debido a que se han desarrollado protocolos desensibilizadores que permiten trasplantar con buenos resultados a pacientes que previamente tenían anticuerpos específicos frente a HLA presentes en el injerto[11].

El rechazo agudo de trasplante es una respuesta de la inmunidad adaptativa mediada fundamentalmente por linfocitos T. Se sabe por los modelos experimentales de trasplante de piel en ratones que, tras recibir un injerto, los ratones sanos sufren un proceso de rechazo agudo aproximadamente a las 2 semanas del trasplante; en cambio, los ratones inmunodeficientes que carecen de linfocitos T toleran el tejido y lo integran como algo propio. Las respuestas de rechazo agudo son llevadas a cabo fundamentalmente por la inmunidad celular (mediadas por linfocitos T CD4 y CD8). Los mecanismos efectores del rechazo son desempeñados fundamentalmente por los linfocitos T CD8+, que inducen citotoxicidad tras reconocer el HLA de clase I alogénico. La respuesta de la inmunidad celular también se acompaña de una respuesta de inmunidad humoral (anticuerpos) desarrollada en paralelo y que contribuye a la destrucción del órgano. El rechazo agudo de órganos es una respuesta primaria de inmunidad celular adaptativa y, como toda respuesta de inmunidad adaptativa, tiene memoria, es decir, si se produce una respuesta secundaria por un segundo trasplante este último es rechazado con mayor rapidez.

Durante el rechazo agudo celular se produce infiltración por linfocitos activados, monocitos y macrófagos en el parénquima y el intersticio (generalmente de forma focal) que suele estar asociada con algún grado de inflamación. También puede observarse infiltración de linfocitos en la pared de venas y vénulas, aunque, pese a ser la lesión más frecuente, el hallazgo no tiene correlación con la evolución del injerto. La presencia de eosinófilos y células plasmocitoides es más infrecuente. Se considera que existe un importante componente humoral aproximadamente en el 25 % de los episodios de rechazo agudo. Es importante reconocerlo precozmente porque es refractario al tratamiento con los inmunosupresores más comúnmente utilizados, ya que estos actúan sobre los linfocitos T y no sobre la inmunidad humoral. Los pacientes con rechazo humoral presentan anticuerpos específicos frente al donante en sangre y depósitos del componente C4d en los tejidos del órgano trasplantado, lo que demuestra que ha habido activación del complemento, aunque también puede existir rechazo humoral con negatividad de C4d. El tratamiento del rechazo humoral difiere del utilizado en el rechazo celular y está destinado a la eliminación de los anticuerpos y de las células que los elaboran (plasmaféresis, inmunoglobulina intravenosa, anti-CD20, etc.).

La introducción de los inmunosupresores que se utilizan en la actualidad ha permitido controlar la aparición del rechazo agudo, obteniéndose una supervivencia de los trasplantes de órganos sólidos cercana al 90 % al año y al 75 % a los 5 años. Sin embargo, la tasa de supervivencia de los injertos a largo plazo prácticamente no ha cambiado desde hace décadas, siendo la causa de la pérdida del órgano trasplantado la progresiva disfunción debida a daño vascular: el rechazo crónico.

Dependiendo del órgano, las lesiones del rechazo crónico son distintas, aunque todas ellas tienen en común fibrosis y atrofia del parénquima y reorganización de la estructura de la pared de las arteriolas con desaparición de la capa media y formación de una neoíntima constituida por anillos concéntricos de músculo liso que van obstruyendo la luz del vaso (arteriosclerosis del trasplante). Los mecanismos que contribuyen a esta reorganización tisular pueden deberse tanto a eventos precoces en el trasplante (estrés oxidativo y/o inflamación) como a procesos más tardíos (toxicidad por fármacos inmunosupresores). Entre los procesos precoces destacan las infecciones (citomegalovirus y adenovirus) y la lesión por isquemia-reperfusión. La respuesta frente a estas agresiones en los días posteriores al trasplante supone liberación de citocinas y quimiocinas proinflamatorias que inician un lento proceso de agresión vascular que acaba desestructurando la arquitectura tisular de las arteriolas. El tratamiento generalizado con inmunosupresores hace que a veces sea difícil diferenciar entre un rechazo crónico y episodios prolongados de rechazo agudo subclínico que producen un daño lento y progresivo bajo la forma de una pérdida de función gradual, similar a la observada en el rechazo crónico vascular[8].

INMUNOSUPRESIÓN

Fármacos inmunosupresores y farmacogenética

La utilización de fármacos inmunosupresores es la herramienta fundamental en el trasplante de órganos para controlar la respuesta inmunitaria desencadenada por la presencia de antígenos ajenos al propio organismo. La mayoría de los fármacos inmunosupresores interfiere con los linfocitos T, células centrales en la regulación de la respuesta inmunitaria. Por su mecanismo de acción se dividen en:

- Fármacos que interfieren en la transmisión del estímulo al núcleo celular:
  - Corticosteroides.
  - Fármacos que se fijan a las inmunofilinas:
    - Inhibidores de la calcineurina: ciclosporina y tacrólimus.
    - Inhibidores de mTOR: sirólimus y everólimus.
- Fármacos que interfieren en la división celular: azatioprina y ácido micofenólico.

- Fármacos que interfieren en las interacciones ligando-receptor: anticuerpos.

En la **figura 2-4** se representan, en el modelo de tres señales de activación, los lugares en los que actúan los inmunosupresores mayoritariamente utilizados en la clínica.

En la tendencia actual de la *medicina personalizada*, el conocimiento de datos del genotipo del paciente puede ayudar a «diseñar» su tratamiento de forma individualizada, con el fin de reducir las complicaciones y mejorar la evolución. En este contexto ha adquirido especial relevancia la posibilidad de personalización de la terapia farmacológica basándose en la información genética del paciente, área de estudio conocida con el nombre de *farmacogenética*. Esta puede definirse como el estudio de las diferencias en la respuesta a los medicamentos debidas a la variación alélica de los genes que actúan sobre su metabolismo. La farmacogenética es relevante en la respuesta farmacológica a través de dos pilares que la sustentan. El primero es la variación en la farmacocinética, es decir, la velocidad con la que el organismo absorbe, transporta, metaboliza o elimina el fármaco o sus metabolitos. El segundo es la variación en la farmacodinamia, es decir, la variabilidad genética de los elementos que puedan condicionar el objetivo del fármaco, como receptores, enzimas o rutas metabólicas.

En la actualidad, en el entorno asistencial se recurre a la monitorización de los fármacos inmunosupresores mediante la determinación de los niveles en plasma del metabolito correspondiente, lo cual permite ajustar las dosis terapéuticas idóneas. La principal limitación de este método es que solo se puede aplicar cuando el fármaco ya ha sido administrado al paciente. Tras la primera medición, se recurre al método estándar de ensayo y error en el ajuste de dosis, teniendo en cuenta solo peso y edad del paciente, para alcanzar los niveles plasmáticos considerados terapéuticos, lo cual puede implicar el transcurso de cierto tiempo, con aumento del riesgo de rechazo si los niveles de fármaco son insuficientes o de toxicidad si son excesivos. En esta difícil tarea de conseguir la mejor inmunosupresión del paciente, la farmacogenética puede ayudar al médico a analizar su perfil genético para así prescribir el mejor tratamiento farmacológico disponible desde el principio, acelerando el tiempo de recuperación y aumentado la seguridad del paciente.

Entre todos los genes que podrían estar involucrados directamente en los efectos de la terapia inmunosupresora (www.fda.gov y www.pharmgkb.org), dos de ellos muestran correlaciones particulares claras en distintos estudios: *ABCB1* (o *MRD1*), que codifica el transportador de la glucoproteína P, y *CYP3A5*, que codifica una extensa familia de enzimas metabolizadoras de fármacos de la familia del citocromo P-450. Ambos genes se relacionan con los requerimientos de ciclosporina y tacrólimus. La utilidad del genotipado para el ajuste de dosis de inmunosupresores está especialmente demostrada para los polimorfismos en *CYP3A5* y los niveles de tacrólimus. Individuos homocigotos para los alelos CYP3A5*3 (individuos *3*3) presentan ausencia completa de la proteína, que se traduce en un metabolismo más lento del fármaco y, por lo tanto, requerimientos de menor dosis para alcanzar el nivel terapéutico. Los indivi-

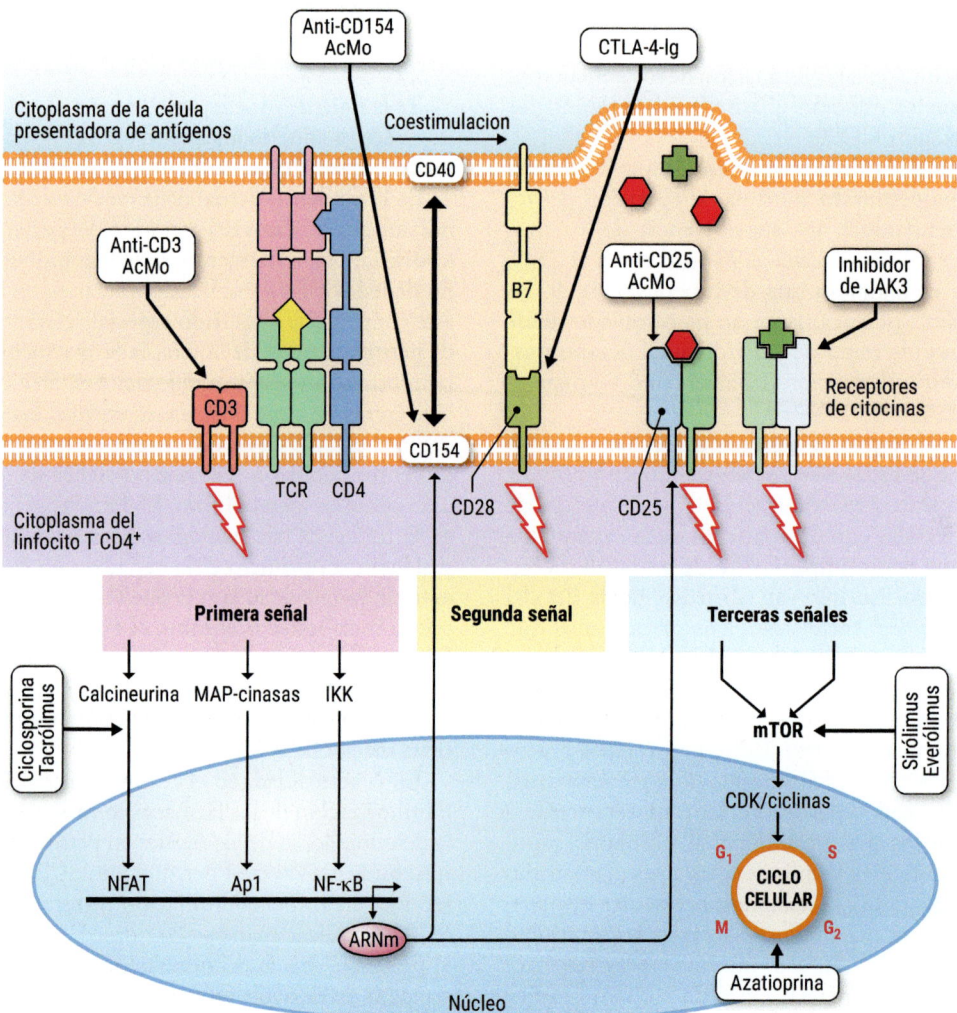

Figura 2-4. Lugares de actuación de los principales inmunosupresores utilizados en trasplantes en el modelo de tres señales de activación del linfocito T. AcMo: anticuerpo monoclonal; Ap1: proteína activadora 1; CDK: cinasas dependientes de ciclina; IKK: cinasa I kappa; MAP-cinasas: proteínas cinasas activadas por mitógenos; mTOR: proteína-cinasa diana de la rapamicina de mamíferos NFAT: factor nuclear de células T activadas; NF-κB: factor nuclear kappa B; TCR: receptor de linfocito T.

duos con, al menos, un alelo CYP3A5*1 expresan la proteína; pacientes que presenten uno o dos alelos de CYP3A5*1 necesitaran una mayor dosis de tacrólimus para alcanzar la dosis óptima en plasma del fármaco. Aunque hoy por hoy el análisis farmacogenético de *CYP3A5* no puede sustituir la monitorización del fármaco, sirve para ajustar mejor la dosis inicial, alcanzar niveles terapéuticos más rápidamente y disminuir el riesgo de rechazo o toxicidad[12].

Inducción y tolerancia

El éxito en el trasplante de órgano sólido requiere el desarrollo de cierto grado de tolerancia frente a los aloantígenos. La inducción de tolerancia inmunológica en la que el sistema inmunitario no responde frente al injerto, pero continúa siendo funcional en ausencia de inmunosupresión, supone un reto en el campo del trasplante. Existen fenómenos de tolerancia espontánea que se han descrito principalmente en receptores de trasplante hepático que dejan de tomar fármacos inmunosupresores (tolerancia operacional). Sin embar-

go, estos casos son poco frecuentes, por lo que la alternativa es la inducción de tolerancia mediante la depleción o el bloqueo de parte del sistema inmunitario del receptor (mediante fármacos inmunosupresores) y su reeducación para la tolerancia del injerto (mediante terapias celulares).

Como se ha señalado con anterioridad, la principal barrera para la tolerancia del injerto la constituye el enorme repertorio de linfocitos T capaz de responder frente a los aloantígenos. Se calcula que aproximadamente el 5-10 % del repertorio de linfocitos T es capaz de reconocer antígenos del injerto y desarrollar una respuesta inmunitaria frente a él. La memoria inmunitaria es otra de las grandes barreras frente a la tolerancia. Las células T de memoria tienen un umbral de activación más bajo, requieren señales menos estrictas por moléculas coestimuladoras, no necesitan la presentación antigénica mediada por células dendríticas (a diferencia de los linfocitos T *naïve*), migran de manera más rápida y son más resistentes a la depleción por fármacos. Modelos animales de inducción de tolerancia mediante transfusiones de células del donante junto con la administración de anti-CD40L, han demostrado que la presencia de linfocitos T de memoria preformados específicos frente a antígenos del donante anulan completamente el desarrollo de tolerancia. En ocasiones, además, las infecciones víricas o bacterianas suponen un mecanismo contra la tolerancia, ya que linfocitos T de memoria son capaces de reconocer aloantígenos del injerto como resultado de la reacción cruzada frente a antígenos de dichos patógenos.

Inducción de tolerancia con fármacos inmunosupresores

Se denomina terapia de inducción a la administración inicial de altas dosis de inmunosupresores en el momento previo al trasplante, con el fin de prevenir los fenómenos de rechazo agudo en los primeros meses postrasplante y de inducir tolerancia hacia el órgano trasplantado[13]. Los fármacos inmunosupresores más empleados para las terapias de inducción pueden clasificarse, según su acción sobre el sistema inmunitario, en dos grandes grupos: agentes deplecionantes y no deplecionantes (**Tabla 2-3**).

Por otro lado, ante la necesidad de una modulación del sistema inmunitario más específica que la que proporcionan los fármacos inmunosupresores, cada día se avanza más en la investigación de la inducción de tolerancia mediante terapia celular. En este aspecto caben destacar las terapias con linfocitos T reguladores (Treg), células dendríticas y células estromales mesenquimales.

Inducción de tolerancia con terapia celular

Las células Treg son linfocitos T CD4+ que se caracterizan fenotípicamente por la expresión estable de niveles altos de la cadena alfa del receptor de la interleucina 2 (IL-2Rα o CD25) y el factor de transcripción Foxp3 *(forkhead box protein 3)*. Las células Treg tienen la capacidad de suprimir funcionalmente a los linfocitos T CD4+ y CD8+, impidiendo su diferenciación, activación y proliferación mediante el contacto célula-célula mediada, por ejemplo, por CTLA-4 *(cytotoxic-T-lymphocyte associated protein 4:* antígeno 4 asociado al linfocito T citotóxico, y la secreción de citocinas inhibidoras como la IL-10, el factor de crecimiento transformante beta (TGF-β) o la IL-35. Ejercen también una función citolítica directa mediada por granzimas-perforinas sobre las células T efectoras, y son capaces de modular la actividad de las células dendríticas atenuando la presentación antigénica y las funciones coestimuladoras.

La utilidad de aplicar las células Treg en el contexto del trasplante de órganos se ha puesto de manifiesto en diversos estudios con modelos murinos preclínicos de trasplante de piel y corazón. En estos trabajos se demuestra que los linfocitos Treg son capaces de prevenir el rechazo cuando son transfundidos y que tienen un papel crítico en la inducción y el mantenimiento de la tolerancia. Otros estudios con administración de células Treg expandidas *in vitro* han demostrado su efectividad en la inducción de supervivencia de injertos MHC no idénticos y su capacidad para inducir tolerancia donante-específica. En modelos de trasplante de médula ósea se ha observado también que la trasfusión de células Treg junto con la médula ósea facilita el prendimiento del injerto y reduce la enfermedad del injerto contra el huésped. Se han propuesto muchas estrategias para el aislamiento, expansión y administración de estas células, pero son aún muchos los retos que hay que afrontar en el laboratorio para dar el salto a la terapia celular con Treg en seres humanos. Por último, varios grupos han desarrollado células Treg modificadas con la tecnología CAR *(chimeric antigen receptor,* receptor quimérico para el antígeno) específicas para HLA-A2, y se ha mostrado que tienen mayor capacidad supresora que las Treg policlonales y que son capaces de prevenir el rechazo de un injerto de piel HLA-A2+ en modelos de ratón con sistema inmunitario humanizado[14].

Las células dendríticas son conocidas por ser células presentadoras de antígenos profesionales. Mediante el contacto célula-célula y la producción de citocinas inducen una respuesta organizada frente a los antígenos, regulando así el balance entre inmunidad y tolerancia. Son capaces de inducir apoptosis en los linfocitos T autorreactivos del timo (tolerancia central) o de inducir anergia, deleción y tolerancia gracias a la cooperación con las Treg (tolerancia periférica). Debido a estas propiedades tolerogénicas intrínsecas, las células dendríticas constituyen una diana idónea en el estudio de la terapia celular aplicada al trasplante.

En modelos murinos, la infusión de células dendríticas con propiedades tolerogénicas derivadas del donante o del receptor prolonga la supervivencia del injerto indefinidamente, en particular cuando se administran en combinación con agentes inmunosupresores (CTLA-4-inmunoglobulina y anti-CD154). Estos hallazgos se han confirmado también en estudios con primates no humanos, en los que la administración de CTLA-4-inmunoglobulina y rapamicina junto con células dendríticas reguladoras alogénicas generadas a partir de monocitos de sangre periférica inhibe la maduración de las células dendríticas en el receptor y reduce la ratio

Tabla 2-3. Fármacos inmunosupresores más empleados en las terapias de inducción

Fármaco	Origen	Especificidad	Clonalidad	Acción
Globulina antitimocítica Thymoglobulina®	Equino Conejo	Timocitos Timocitos	Policlonal Policlonal	Depleción de LT Depleción de LT
Muromonab (OKT3)	Ratón	Anti-CD3	Monoclonal	Depleción de LT
Alemtuzumab	Humanizado	Anti-CD52	Monoclonal	Depleción de células mononucleares, especialmente LT y LB
Basiliximab	Quimérico	Anti-IL-2Rα	Monoclonal	Bloqueo de la proliferación de LT

LB: linfocitos B; LT: linfocitos T.

linfocitos T de memoria/Treg, aumentando significativamente la supervivencia del injerto renal. En ensayos muy reducidos se ha observado que la administración de células dendríticas tolerogénicas derivadas del donante, generadas con vitamina D_3 e IL-10, 1 semana antes del trasplante, prolongó la supervivencia del injerto atenuando las respuestas de células T $CD8^+$ de memoria[15].

Por último, las células estromales mesenquimales multipotentes derivadas de la médula ósea resultan una de las alternativas más prometedoras de la terapia celular inmunomoduladora en el trasplante de órgano sólido dada su capacidad reguladora sobre la inmunidad innata y adaptativa[16]. Suprimen los linfocitos T efectores y de memoria induciendo además su diferenciación hacia Treg. Desde el primer estudio realizado hace una década sobre la capacidad de las células estromales mesenquimales de prolongar la supervivencia del injerto de piel en primates no humanos, se han llevado a cabo muchos otros trabajos en modelos de ratón y primates no humanos de trasplante de riñón, hígado, corazón, islotes pancreáticos y tejidos compuestos que confirman el potencial inmunomodulador de las células estromales mesenquimales en el alotrasplante gracias a la expansión de Treg y células dendríticas tolerogénicas. Se ha demostrado, además, el efecto sinérgico de la infusión de células estromales mesenquimales junto a bajas dosis de fármacos inmunosupresores, lo que induce la supervivencia del injerto a largo plazo minimizando los efectos colaterales de la terapia farmacológica.

En los últimos años, la terapia con células estromales mesenquimales se ha aplicado en varios ensayos clínicos en fase I en trasplante renal, hepático, pulmonar e intestinal. Los resultados hasta ahora muestran indicaciones de eficacia en la prevención del rechazo celular agudo, la funcionalidad del injerto a largo plazo y la posibilidad de reducción de los niveles de inmunosupresión de inducción y mantenimiento. Además, se ha observado una disminución de la proliferación de las células mononucleares de sangre, con un incremento de la ratio linfocitos Treg/T de memoria. Sin embargo, aspectos como el tiempo apropiado para la infusión, la inmunosupresión concomitante y la fuente, inmunogenicidad y capacidad oncogénica de las células estromales mesenquimales están aún pendientes de resolver.

BIOMARCADORES

Definiciones y significado de los biomarcadores en el trasplante de órganos

En 1999 un grupo de expertos del *National Institute of Health* (NIH) definió biomarcador como toda característica objetivamente cuantificable y evaluable indicadora de procesos biológicos normales o patológicos o respuestas farmacológicas a una intervención terapéutica[17]. A los marcadores clásicos, como la presión arterial, la temperatura corporal o la frecuencia cardíaca, se sumaron con posterioridad las herramientas bioquímicas que permitieron medir en sangre, plasma y otros fluidos una enorme cantidad de parámetros (glucosa, colesterol, creatinina, etc.) de forma sistemática en la práctica clínica. En la actual era del genoma humano se considera biomarcadores a moléculas o productos génicos

que pueden ser causantes o determinantes de enfermedad o sencillamente «sucedáneos» o «suplentes» *(surrogate)*[18].

Un biomarcador debe ser simple y económico y tener especificidad y sensibilidad suficientes para predecir un suceso clínico relevante antes de que suceda. Para que un biomarcador se convierta en una herramienta útil en la práctica clínica debe ser validado de forma prospectiva en una cohorte de pacientes independiente y de forma multicéntrica. Debe estandarizarse de forma que sus resultados puedan reproducirse entre distintos laboratorios y, finalmente, debe comercializarse para su uso en la práctica clínica[19].

Para el descubrimiento de biomarcadores existen dos aproximaciones. La primera de ellas es *sesgada*, y se basa en conocimientos preexistentes sobre mecanismos científicos básicos, individuales, que podrían estar en relación con un suceso clínico determinado. El descubrimiento *no sesgado* aplica por el contrario herramientas de alto rendimiento como la genómica, la proteómica o la metabolómica (llamadas en conjunto «ómicas») para identificar patrones moleculares que puedan correlacionarse con fenotipos clínicos. Mientras que la primera aproximación persigue la comprobación de una hipótesis predefinida, los ensayos a gran escala derivados del uso de tecnologías ómicas son, por el contrario, generadores de nuevas hipótesis y pueden resultar en el descubrimiento de nuevos biomarcadores y la puesta en marcha de estudios mecanísticos nuevos (**Fig. 2-5**).

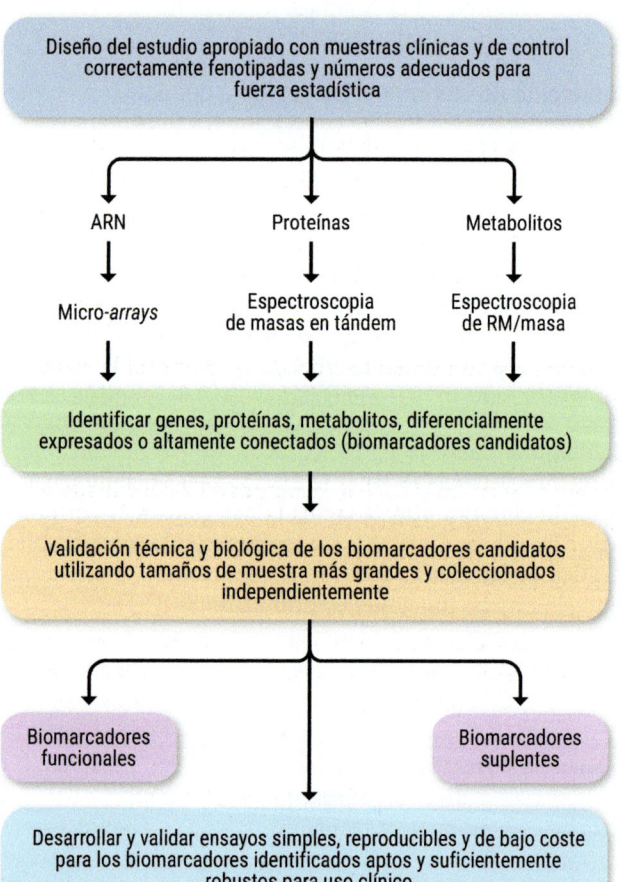

Figura 2-5. Esquema para el descubrimiento y la validación de biomarcadores.

En el contexto del trasplante de órganos, los biomarcadores pueden ser útiles para: *a)* evaluar la calidad del injerto antes del trasplante, *b)* predecir o diagnosticar el retraso en la función del injerto, *c)* predecir o diagnosticar el rechazo agudo, *d)* definir inmunosupresión insuficiente o excesiva, *e)* predecir o diagnosticar el daño crónico y *f)* identificar la tolerancia operacional[19]. El estudio del estatus del injerto trasplantado se lleva a cabo mediante el análisis de la biopsia del órgano. Esta práctica cuenta con ciertos inconvenientes, como la heterogeneidad en la evaluación por distintos observadores o la invasividad no exenta de riesgos para el injerto. Para superar esta última se están dedicando muchos esfuerzos en la actualidad en la búsqueda de biomarcadores en otros compartimentos biológicos que impliquen una invasividad mínima o nula. Derivados de estudios muy recientes existen propuestas de biomarcadores identificados en plasma, linfocitos de sangre periférica u orina, que podrían tener utilidad para diagnosticar o predecir acontecimientos relevantes en la evolución del órgano trasplantado[20,21]. El objetivo de contar con biomarcadores en los trasplantes es, en última instancia, alcanzar la posibilidad de personalizar el tipo y la dosis de inmunosupresión para cada paciente, es decir, encontrar el umbral entre rechazo e infección de forma que en cada individuo se evite el alorreconocimiento pero se mantenga la inmunidad antiinfecciosa normal[20].

Biomarcadores en la práctica asistencial para el trasplante de órganos

Anticuerpos anti-HLA y otros anticuerpos

Como complemento a la prueba cruzada donante-receptor existe la posibilidad de identificar anticuerpos anti-HLA en trasplante mediante la citometría de flujo convencional o la citometría de flujo en *arrays* de microesferas recubiertas de antígenos HLA (Luminex®)[22]. Basándose en las evidencias que demuestran que en los pacientes en espera de un trasplante renal la presencia de anticuerpos anti-HLA, especialmente si son donante-específicos, empeora la evolución de los injertos, las especificidades anti-HLA se determinan antes del trasplante de forma sistemática. Ello permite evitar trasplantes de donantes que expresen los antígenos HLA frente a los cuales existen anticuerpos en determinado receptor (prueba cruzada virtual). Se ha demostrado también que la aparición de anticuerpos anti-HLA clase II, *de novo*, en pacientes con un trasplante de riñón o corazón y más recientemente de hígado se asocia con deterioro en la función del injerto, por lo cual cada vez más centros están determinando los anticuerpos anti-HLA postrasplante de forma habitual. Con el fin de potenciar la utilidad de la determinación de anticuerpos anti-HLA se están realizando esfuerzos para disminuir la variabilidad entre lotes de reactivos en el punto de producción y para consensuar protocolos y rangos de significación entre usuarios. En la actualidad es posible analizar también si los anticuerpos anti-HLA son fijadores de complemento (ensayo C1q) y pueden, por lo tanto, resultar más lesivos para el injerto.

Por otro lado, existen evidencias que demuestran el papel de anticuerpos frente a antígenos distintos de HLA en el deterioro de los órganos trasplantados, que incluyen por ejemplo los anticuerpos frente al sistema polimórfico MICA (proteínas A relacionadas con cadenas del MHC de clase I), los anticuerpos antirreceptor de la angiotensina II tipo 1, que en el trasplante renal se han asociado a rechazos vasculares refractarios a tratamiento, y los anticuerpos anticélulas endoteliales específicos del donante. En comparación con la alogenicidad humoral anti-HLA, el papel de estos anticuerpos no-HLA en clínica es minoritario y en la mayoría de los centros no se analizan de forma sistemática[23].

C4d

En la década de 1990 se reconoció la existencia de rechazos agudos de injertos renales asociados a anticuerpos anti-HLA, de mayor gravedad que los mediados por células, resistentes a la terapia y causantes de daño endotelial y vasculitis. Estas observaciones se continuaron con la identificación de depósitos del fragmento C4d del complemento en los tejidos de los aloinjertos rechazados como marcador de la actividad de los anticuerpos sobre el endotelio[24], y posteriormente se relacionó el daño crónico del injerto con la presencia de anticuerpos y C4d[25]. La existencia de rechazo agudo mediado por anticuerpos se ha demostrado en aloinjertos de riñón, corazón, páncreas y pulmón, y no es exclusiva de pacientes presensibilizados. En trasplante renal, el rechazo mediado por anticuerpos con tinción positiva para C4d sucede aproximadamente en el 20-30 % de las biopsias con rechazo agudo y en el 20-48 % de los pacientes con prueba cruzada positiva. Los rechazos crónicos mediados por anticuerpos y asociados a C4d se han definido histológicamente por glomerulopatía, desdoblamientos de la membrana basal de capilares peritubulares y cicatrización del parénquima. Sin embargo, más del 50 % de las glomerulopatías del injerto con aloanticuerpos no se acompañan de tinción positiva para C4d, lo que resta sensibilidad a este biomarcador para la detección del rechazo crónico mediado por anticuerpos[26].

Otros biomarcadores

La detección de CD30 soluble en suero o plasma es reflejo del estado de activación linfocitaria. Tras el trasplante, los niveles de CD30 generalmente descienden, excepto durante los episodios de rechazo. No obstante, metaanálisis recientes han concluido que la cuantificación de CD30 soluble pretrasplante tiene un valor discreto como biomarcador predictivo de rechazo y, en cualquier caso, son necesarios más estudios prospectivos para delinear definitivamente su utilidad.

El test ImmuKnow® aprobado por la *Food and Drug Administration* (FDA) mide la producción de ATP de las células T CD4+ estimuladas por mitógenos, considerándose una estimación funcional del nivel de inmunosupresión del paciente. La relación entre niveles bajos de ATP y riesgo infeccioso parece más sólidamente establecida en la literatura científica que la relación entre niveles altos y riesgo de rechazo, aunque este marcador no está trasladado a la clínica para la predicción de infección[27].

La utilidad de la cuantificación de células T de memoria específicas frente al donante mediante ensayos Elispot, que identifican estas células por su producción de citocinas (generalmente, interferón gamma [IFN-γ])[28] como biomarcador con potencialidad de estratificar el riesgo en pacientes trasplantados de riñón se ha demostrado en un buen número de estudios. De forma análoga a la cuantificación del riesgo humoral de acuerdo con los paneles de reactividad de anticuerpos (porcentaje de PRA), se ha establecido una cuantificación de la alorreactividad mediada por células T mediante su evaluación frente a paneles de posibles donantes con distinta tipificación HLA (porcentaje de PTR), y se ha observado que valores elevados en estas reactividades se asocian a daño del injerto de origen inmunológico[29]. Se ha demostrado también que los niveles elevados de células T reactivas frente a donantes productoras de IFN-γ, evaluados tanto antes como después del trasplante, son un factor de riesgo para el rechazo agudo y predictores de la función del injerto y que los pacientes con mayor nivel de reactividad pretrasplante pueden beneficiarse de terapias de inducción, en particular con globulina antitimocítica de conejo, que disminuye los niveles de células T reactivas frente al donante y aumenta las células Treg[30]. Hay estudios en marcha para estandarizar protocolos y validar la utilidad de esta determinación como biomarcador del daño del injerto. La complejidad técnica del ensayo y su coste relativamente alto son las principales barreras para su comercialización.

En otros estudios se ha propuesto la medición de poblaciones celulares en sangre periférica como biomarcadores de riesgo y/o evolución del órgano trasplantado. Entre las poblaciones más analizadas se encuentran las células Treg de fenotipo $CD4^+ CD25^+ CD45RO^+ CD127^{low}$, que define las células T humanas con mayor capacidad reguladora[31]. También se ha propuesto la utilidad de la medición de linfocitos T de memoria ($CD45RA^+ CCR7^+ CD62L^+$), que son más resistentes a la inmunosupresión que otras subpoblaciones de linfocitos T, como indicador de mayor riesgo de rechazo, en combinación con la medición del nivel de expresión de marcadores de activación (CD8, CD69, CD28 y CD38, entre otras) en su membrana. Estos marcadores, sin embargo, no permiten diferenciar la activación celular T en respuesta al aloantígeno (y mediador de rechazo) o en respuesta a una infección, por lo que su especificidad como biomarcador es probablemente baja[32].

Inicialmente en estudios individuales y posteriormente en los estudios colaborativos *Reprogramming the Immune System for Establishment of Tolerance* (RISET) e *Immune Tolerance Network* (INT) se han identificado las células B con fenotipo regulador ($CD1d^+ CD5^+$) en sangre periférica como potenciales biomarcadores de tolerancia, hallazgos que permanecen todavía pendientes de confirmación definitiva[33].

Existen otras poblaciones circulantes en sangre periférica, minoritarias, cuyo papel se ha demostrado en modelos animales de tolerancia y rechazo, entre las que se encuentran las células supresoras de estirpe mieloide (MDSC) o distintas subpoblaciones de células $CD4_+$, como las Th17 o las células T foliculares cooperadoras (Tfh). Su papel potencial como biomarcadores no invasivos en el contexto del trasplante clínico está todavía por investigar. Es preciso también un esfuerzo de estandarización de la citometría de flujo entre distintos laboratorios con el fin de hacer de esta técnica una

posibilidad sólida en la determinación de poblaciones linfocitarias como biomarcadores en trasplante.

Por último, se ha propuesto la medición de quimiocinas (CXCL9 y CXCL10) en suero, y en el caso del trasplante renal también en orina, así como de ARN mensajeros (ARNm) (granzima B, perforina y FasL) como potenciales marcadores suplentes del daño del injerto. De forma específica para el trasplante intestinal se analizan la citrulina plasmática y la calprotectina fecal como posibles marcadores no invasivos de rechazo. Existen grandes variaciones interindividuales en los niveles de ambas moléculas, lo que dificulta el establecimiento de rangos de normalidad. Por otro lado, la disminución de la primera o el aumento de la segunda se asocian con rechazo, pero no permiten preverlo. La validez de estos marcadores es más bien de exclusión de rechazo, pero no pueden hoy por hoy utilizarse como marcadores no invasivos en sustitución de la endoscopia y la biopsia del injerto intestinal[34].

Tecnologías ómicas para el descubrimiento de biomarcadores

Analizar el ARNm de un tejido mediante tecnologías transcriptómicas significa obtener una información completa de la actividad transcripcional de los miles de genes de las células que lo componen. Las técnicas iniciales en las que el ARN total se hibridaba con miles de sondas inmovilizadas en un *array* se han sustituido paulatinamente por técnicas de secuenciación masiva del ARN (ARN-Seq) y, más recientemente, por técnicas de ARN-Seq de célula única[35].

Uno de los trabajos más tempranos en el campo de la transcriptómica en trasplante renal tuvo como objetivo definir la heterogeneidad del rechazo agudo a nivel molecular, postulando que tal heterogeneidad podría explicar la variabilidad en el curso clínico y en la respuesta al tratamiento[36]. El análisis transcriptómico de las biopsias dio como resultado tres patrones específicos para otros tantos subtipos de rechazo agudo indistinguibles por microscopia y reveló la asociación entre la presencia de infiltrados de células B con la resistencia al tratamiento con glucocorticoides y la pérdida del injerto.

Por técnicas transcriptómicas se ha buscado intensamente una «firma» molecular de tolerancia que permitiera identificar a los individuos que podrían beneficiarse de una disminución o la eliminación completa de la terapia inmunosupresora y que, además, pudiera proporcionar nuevas dianas terapéuticas. En estudios de sangre periférica de pacientes trasplantados, el transcriptoma asociado con células *natural killer* (NK) es el más robustamente asociado con tolerancia en el trasplante hepático, mientras que en receptores de injertos renales tolerantes se ha encontrado un enriquecimiento de transcritos relacionados con la estirpe celular B[37].

Los estudios de secuenciación masiva pueden también orientarse a la identificación de los denominados micro-ARN (miARN). Los miARN son ARN cortos (aproximadamente 22 nucleótidos) no codificantes que regulan la expresión génica postranscripcional alterando la degradación y la traducción de ARNm diana. Cada miARN maduro puede regular la expresión de cientos de ARNm mediante apareamiento de bases. En el ámbito del trasplante de órganos se ha analizado el perfil de miARN como potencial biomarcador de la calidad del órgano donante y su relación con el funcionamiento del injerto a corto y largo plazo, para optimizar el manejo de los órganos ofertados evitando tanto desechar órganos viables como el trasplante de órganos de inferior calidad. Por ejemplo, en un estudio se analizó la presencia de miARN específicos de hepatocitos (miARN-30e y miARN-296) y específicos de colangiocitos (miARN 30c y miARN-148a) en los líquidos de perfusión de injertos hepáticos al finalizar el tiempo de isquemia fría. El resultado demostró que el patrón de miARN permitía distinguir injertos procedentes de muerte encefálica de los procedentes de donantes en muerte circulatoria. La expresión de miARN se correlacionaba además con tiempos prolongados de isquemia fría y aumento de γ-glutamiltransferasa (GGT) en el suero de los pacientes tras el trasplante[38].

Con el objetivo de identificar biomarcadores de rechazo, algunos estudios han demostrado un papel crítico de los miARN en la modulación de la respuesta inmunitaria innata y adaptativa frente a los trasplantes. Puesto que los miARN pueden encontrarse de forma estable no solo en tejidos sino también en suero, plasma, orina, saliva y otros fluidos corporales, reviste interés su estudio en estos compartimentos con el fin de evitar la invasividad de otros procedimientos diagnósticos. Lorenzen et al.[39] realizaron la primera evaluación clínica de la identificación de miARN en orina en pacientes con rechazo renal agudo. Estos investigadores cuantificaron miARN en la orina de 62 pacientes con rechazo agudo, incluyendo 19 en los que evaluaron miARN antes del episodio de rechazo y tras aplicarles con éxito terapia antirrechazo, y otros 19 con función renal estable. De un total de 21 miARN expresados diferencialmente que se validaron en un grupo de 88 nuevas muestras de orina por reacción en cadena de la polimerasa (PCR) cuantitativa, el miARN-210 se identificó como marcador específico de rechazo agudo. La expresión de miARN fue además significativamente inferior en las muestras de orina de pacientes con rechazo agudo tratados con éxito que en las muestras anteriores al rechazo, lo que sugiere su utilidad para monitorizar la respuesta al tratamiento.

Otro estudio identificó una «firma» miARN que incluye los miARN 142-3p, 204, 107, 211 y 32, que se expresan de forma diferencial en tejido renal con disfunción crónica frente a biopsias normales. Tres de estos miARN se expresan además de forma diferencial en la orina, siendo, por lo tanto, de potencial utilidad como marcadores no invasivos del deterioro crónico con atrofia tubular y fibrosis intersticial y para monitorizar la función del injerto[40].

En el ámbito de la tolerancia operacional, Danger et al.[41] estudiaron miARN en las células mononucleares de sangre periférica de receptores renales sin terapia inmunosupresora y con función renal estable. De los 8 miARN diferencialmente expresados entre este grupo de pacientes y los pacientes inmunosuprimidos, los autores estudiaron miARN-142-3p por su significado biológico como regulador de funciones en la estirpe hematopoyética de linfocitos B y encontraron un aumento significativamente diferente de su expresión en las células B de los pacientes tolerantes. Además, el aumento de miARN-142-3p en pacientes tolerantes no se debía a la ausencia de fármacos inmunosupresores.

La rápida evolución de las tecnologías proteómicas, que incluyen en la actualidad las llamadas SELDI-TOF-MS *(surface-enhanced laser desorption/ionization with time-of-flight mass spectrometry)*, LC-MS *(liquid chromatography mass spectrometry)* y MALDI *(matrix-assisted laser desorption/ionization)*, entre otras, han permitido el análisis de los proteomas de suero, orina y aloinjertos de pacientes trasplantados. En uno de los estudios iniciales se comparó el perfil proteómico urinario con biopsias renales en pacientes con función renal estable, rechazo agudo, necrosis tubular aguda, glomerulopatías recurrentes, cistitis aguda y controles sanos. Utilizando SELDI-TOF-MS se identificó un patrón de rechazo en el que posteriormente se observó un enriquecimiento de la β_2-microglobulina y sus productos[42]. Otro estudio proteómico identificó la proteína β-defensina 1 como marcador con capacidad predictiva de rechazo agudo[43]. En las proteínas plasmáticas de pacientes con rechazo renal agudo temprano se identificaron tres proteínas (titina, cininógeno I y proteína de unión a los lipopolisacáridos) capaces de diferenciar entre pacientes con rechazo y sin este[44]. En un análisis del proteoma del tejido del injerto renal en pacientes con atrofia tubular y fibrosis intersticial se encontró una sobreexpresión de componentes de la vía alternativa del complemento[45].

La metabolómica examina paneles de metabolitos como resultantes de procesos celulares específicos. Los metabolitos son moléculas de pequeño tamaño (generalmente inferior a 2.000 Da) que incluyen moléculas endógenas, como hormonas, lípidos o nucleótidos, y exógenas, por ejemplo, derivadas del metabolismo de fármacos. La naturaleza de los componentes de un metaboloma es, por lo tanto, muy distinta y en ello radica su especial dificultad analítica. Las dos plataformas más utilizadas en metabolómica son la resonancia magnética (RM) y la espectrometría de masas (MS). Los niveles urinarios de la amina orgánica N-óxido de trimetilamina (TMAO) se han encontrado sistemáticamente aumentados en pacientes con disfunción del injerto 7 días después del trasplante en comparación con los injertos con función estable. El TMAO es un marcador de daño renal medular que se cree protege a las proteínas plasmáticas de los efectos de toxinas como la guanidina y el nitrógeno ureico que se acumulan durante el fallo renal[46]. En relación con la disfunción del injerto renal se han observado aumentos en suero y en orina de los metabolitos lactato, acetato, succinato, etanol y nitrógeno ureico y un descenso de nitratos y nitritos[47].

Se ha denominado *antibodiómica* al análisis de las especificidades del conjunto de los anticuerpos de un individuo que pueden identificarse mediante su hibridación en *arrays* de miles de antígenos conocidos. En el área del trasplante, el estudio del antibodioma es una aproximación de alto rendimiento para el análisis de la respuesta humoral. El uso de la plataforma *Protoarray de Invitrogen* reveló, por ejemplo, que en pacientes con trasplante renal los autoanticuerpos frente al antígeno peroxisoma-trans-2-enoil-CoA-reductasa se asocian con el desarrollo de la glomerulopatía del injerto, hallazgo validado posteriormente mediante enzimoinmunoanálisis (ELISA)[48].

El término microbioma hace referencia a la comunidad global de microorganismos, incluyendo bacterias, parásitos, hongos y virus, que pueblan nuestro organismo y que probablemente constituyen la fuente principal de exposición microbiana para nuestro sistema inmunitario. El microbioma incluye infecciones agudas y crónicas y microorganismos colonizadores y sufre alteraciones con la vacunación o la antibioticoterapia. El colon contiene más de mil especies bacterianas diferentes que se agrupan en 10 divisiones. Dos de ellas, *Bacteroides* y *Firmicutes*, y un miembro del grupo *Arquea*, que incluye bacterias filamentosas segmentadas anaerobias obligadas, consittuyen más del 98 % de las secuencias de ARN ribosómico obtenidas en esta localización. El interés del estudio del microbioma en relación con el trasplante radica en los conceptos de que la inmunosupresión necesaria para evitar el rechazo va a alterar profundamente el microbioma del paciente. Y, por su parte, el microbioma, a través de su influencia en la activación del sistema inmunitario, tiene capacidad de impactar de forma importante en el resultado del trasplante[49].

Uno de los estudios pioneros en este campo demostró que, de modo muy diferente a lo que se observa en intestinos de individuos sanos, las comunidades microbianas del intestino de los pacientes trasplantados están dominadas por lactobacilos y enterobacterias[50]. Un estudio posterior en el trasplante intestinal demostró además que los episodios de rechazo eran coincidentes con una notable alteración (disbiosis) en las comunidades que habitan el injerto intestinal en ausencia de rechazo[51]. Aunque la piel, los pulmones y el intestino son órganos más expuestos a microbios externos y, por lo tanto, probablemente más inmunogénicos y susceptibles de sufrir rechazo, la influencia del microbioma no se limita a ellos. En este contexto tiene interés el hallazgo de que ciertos clones de células B infiltrantes de injertos renales con daño crónico no producen anticuerpos anti-HLA o autoanticuerpos, como cabría esperar, sino anticuerpos antiendotoxina (lipopolisacárido) de *Escherichia coli*[52].

Finalmente, la expresión génica es modificada por unos mecanismos, denominados epigenéticos, cuyo impacto en la evolución de los órganos trasplantados está todavía por descubrir (**Fig. 2-6**). Estos mecanismos incluyen la metilación del ADN, la modificación de histonas o la interferencia de ARN. La mejor comprensión de cómo operan estos mecanismos en el trasplante de órganos puede conducir al desarrollo de agentes terapéuticos que actúen selectivamente sobre dianas epigenéticas.

Biomarcadores derivados de ómicas más próximos al ámbito asistencial en el trasplante

Los tests AlloMap® y AlloSure® representan dos ejemplos de éxito de cómo las ómicas y la biopsia líquida pueden mejorar la medicina de precisión en el trasplante[53]. AlloMap® es una prueba que analiza un perfil de expresión génica en trasplante cardíaco (http://www.allomap.com/). En 2008, la FDA autorizó AlloMap® como dispositivo médico de clase II. Es un ensayo que mide en sangre periférica los niveles de expresión génica de un panel de 11 genes de células mononucleares (linfocitos) y proporciona una puntuación capaz de diferenciar en los trasplantados de corazón con función de aloinjerto estable si tienen una baja o una alta probabilidad de sufrir un rechazo celular agudo moderado/grave, sin el apoyo de una biopsia endomiocárdica.

La secuenciación dirigida del ADN y el análisis del ADN libre circulante (cfADN) en oncología están bien establecidos para identificar mutaciones somáticas tumorales. El uso diagnóstico del cfADN en los trasplantes se centra en la detección de regiones polimórficas de la línea germinal que difieren entre el receptor y el donante. Basándose en el uso de la PCR digital en gotas (ddPCR) para detectar polimorfismos de un solo nucleótido (SNP), el ensayo AlloSure® identifica cfADN derivado de donante (dd-cfADN) para la vigilancia de pacientes sometidos a trasplante de corazón y riñón, proporcionando una medida cuantificada del daño del aloinjerto mediante una plataforma de secuenciación masiva.

En el ámbito de los trasplantes de corazón, AlloSure® explora 266 SNP y cuantifica la fracción dd-cfADN en pares donante-receptor, proporcionando información no invasiva para el control del rechazo agudo. En el ámbito del trasplante renal, la prueba AlloSure® está destinada a evaluar la probabilidad de rechazo mediado por anticuerpos en receptores con sospecha clínica de rechazo y como ayuda para la decisión de realizar una biopsia renal.

Estos y otros análisis ómicos están sentando las bases de la medicina personalizada en los trasplantes, que algunos autores han llamado *transplantómica*, y quienes defienden que un mejor conocimiento del *interactoma* es esencial para progresar en los resultados clínicos del trasplante.

INMUNOLOGÍA DEL TRASPLANTE RENAL

El trasplante renal es el tratamiento de elección para procesos renales de diferente etiología, en estado de cronicidad y requerimiento de diálisis, que mejora la calidad de vida del paciente dializado y su supervivencia. Es el trasplante de órgano sólido más frecuente en España; según datos de la Organización Nacional de Trasplantes (ONT), la media anual de trasplantes renales en los últimos 10 años es de 2.934 (ONT-memoria anual 2021).

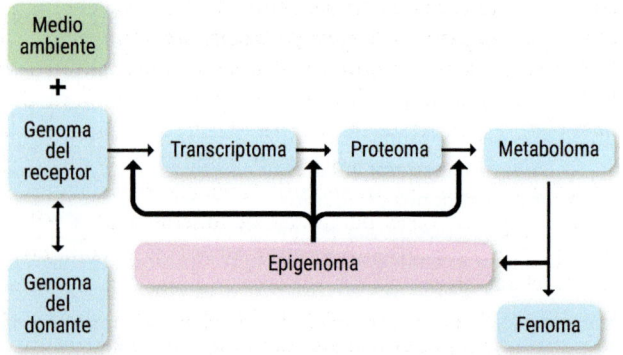

Figura 2-6. Dianas epigenéticas en trasplante desde el genoma hasta el fenoma (Adaptado de McCauhan JA et al. Epigenetics, time to translate into transplantation. Transplantation 2012; 94: 1-7).

Estudios inmunológicos previos al trasplante renal

Tipificación HLA y evaluación de los alelos HLA compartidos

Cuando se incluye a un paciente en lista de espera, se realiza su tipificación HLA, con el fin de elegir un futuro donante, que idealmente comparta el mayor número de alelos HLA con el receptor. Una mayor compatibilidad favorecerá la tolerancia del injerto, siendo la situación ideal realizar el trasplante cuando donante y receptor comparten todos los alelos HLA. En la realidad, se realizan pocos trasplantes HLA idénticos, y estos ocurren sobre todo en donación de vivo entre hermanos.

La compatibilidad HLA clásicamente se ha establecido determinando los alelos HLA-A, B y DR compartidos entre donante y receptor. Un mayor número de diferencias (*mismatches*) tenía impacto en la supervivencia del injerto, sobre todo antes de la introducción de los fármacos anticalcineurínicos en la terapia inmunosupresora. En particular, la compatibilidad en HLA-DR se asocia con mejor supervivencia del injerto y disminución de la alorreactividad. Cada incompatibilidad añadida es una oportunidad para la activación del sistema inmunitario y la posible generación de anticuerpos anti-HLA dirigidos frente al donante (DSA, del inglés *donor specific antibodies*), siendo el rechazo humoral crónico una de las principales causas de pérdida del injerto. Otros alelos HLA, históricamente no estudiados al establecer la compatibilidad, como HLA-DQ y HLA-DP, ahora se consideran también clínicamente relevantes[54].

Los avances de las técnicas bioinformáticas han permitido la implantación de algoritmos de compatibilidad que estudian los epítopos funcionales o *eplets* que participan en la respuesta inmunogénica. HLAMatchmaker es un algoritmo de base estructural que considera las regiones moleculares distintas (*eplets*) de los alelos HLA que pueden ser reconocidas por los anticuerpos anti-HLA. Los epítopos están verificados experimentalmente, actualizados y recogidos en el registro Internacional (www.epregistry.com.br). Introduciendo en el programa HLAMatchmaker (www.epitopes.net) la tipificación HLA de alta resolución de donante y receptor, se calcula automáticamente el número de epítopos diferentes presentes en el donante: un mayor número se asocia a mayores tasas de rechazo y generación de DSA *de novo*[55].

Detección de los anticuerpos anti-HLA con la tecnología Luminex®

Desde que se describieron los anticuerpos anti-HLA como principal causa del rechazo humoral del injerto, las técnicas empleadas para detectarlos y estudiar su significado se han optimizado. Actualmente los anticuerpos se estudian de forma sistemática utilizando ensayos Luminex® con microesferas cubiertas con distintos antígenos HLA en su superficie (*screening*) y microesferas cubiertas con un solo antígeno HLA (estudio de especificidades). Modificaciones de esta técnica permiten detectar la unión a las microesferas de anticuerpos fijadores de complemento (ensayo Luminex® C1q/C3d)[56].

Los ensayos Luminex® de especificidades permiten conocer frente a qué antígenos HLA concretos (p. ej., A1, A2, B7, B18, B44) se dirigen los anticuerpos y semicuantificarlos según el valor de la intensidad media de fluorescencia (IMF). El trasplante en presencia de DSA se asocia a mayor tasa de rechazo mediado por anticuerpos temprano, que impacta en la supervivencia del injerto, especialmente si los DSA son de alta IMF y capaces de iniciar la activación del complemento. En 2010, la mayoría de los centros comenzaron a utilizar esta tecnología y a seleccionar la pareja donante-receptor tras evaluar que el receptor no tenía anticuerpos frente a los alelos HLA del donante (sin DSA), es decir, tras obtener una prueba cruzada virtual negativa. Para evaluar la relevancia de la sensibilización HLA, en términos de dificultad para encontrar un donante adecuado y trasplantarse sin DSA, actualmente se emplea el PRA calculado (PRAc). Los alelos HLA reconocidos por los anticuerpos del receptor se introducen en bases de datos que contienen la tipificación HLA de cientos o miles de donantes y se calcula el porcentaje de donantes que presentan estos alelos (porcentaje de donantes no validos o con prueba cruzada virtual positiva)[56].

En 2015, la ONT puso en marcha el Programa nacional de acceso al trasplante para hipersensibilizados (PATHI), con el fin de priorizar el acceso al trasplante de los pacientes con un PRAc ≥ 98 %. En el PATHI se introduce la tipificación de los donantes de todos los centros participantes y se realiza una prueba cruzada virtual con todos los receptores incluidos. Si alguno de ellos no presenta DSA, será considerado candidato prioritario al trasplante, con independencia de su situación geográfica. El programa ha facilitado el acceso al trasplante de cientos de pacientes con especial dificultad de acceso al trasplante. Sin embargo, a pesar de estas iniciativas, en algunos pacientes la sensibilización es tal que no se encuentra un donante compatible. Sin duda, el trasplante sin DSA es la opción más segura, pero si no es posible, es mejor optar por trasplantar con DSA tras desensibilización pretrasplante o peritrasplante que mantener indefinidamente al paciente en diálisis. La presencia de DSA reconocidos en el ensayo Luminex® no contraindica el trasplante[57].

Detección de los anticuerpos anti-HLA en ensayos basados en células

Antes del trasplante se realizan pruebas cruzadas por citotoxicidad dependiente de complemento (CDC-XM, del inglés *complement-dependent lymphocytotoxicity cross-matching*), en la pareja donante-receptor en algunos centros también se realizan en paralelo pruebas cruzadas por citometría de flujo (FC-XM, del inglés *flow citometry cross-matching*). En la CDC-XM se incuban las células del donante con el suero del paciente y, si ocurre activación de la vía clásica del complemento, se puede ver el porcentaje de muerte celular, reflejo de la presencia de anticuerpos citotóxicos preformados en el suero del posible receptor. Una reacción positiva contraindica el trasplante por el alto riesgo de rechazo hiperagudo. Si se sospecha que el paciente tiene reacciones mediadas por anticuerpos de isotipo IgM (no contraindicados en el trasplante) se realiza la CDC-XM tras tratar el suero con ditiotreitol, que elimina la IgM y evita su interferencia.

Antes de la implantación de la tecnología Luminex® en el estudio de anticuerpos anti-HLA, el grado de sensibilización de un receptor se evaluaba con el panel de anticuerpos reactivos (PRA-CDC)[56]. Se realiza enfrentando el suero de un paciente con un mínimo de 35 células diferentes, con distinto tipaje HLA, obteniéndose el porcentaje de pocillos con resultado CDC-XM positivo. Aunque por su laboriosidad estas técnicas ya no se llevan a cabo de forma sistemática en la mayoría de los centros, proporcionan una información real de la verdadera contraindicación al trasplante, al calcular el porcentaje de donantes que resultarán en CDC-XM positivas. Es frecuente que un receptor con un alto porcentaje de PRAc (con DSA detectados por Luminex® frente a un alto porcentaje de donantes) tenga un 0 % de PRA-CDC (sin anticuerpos citotóxicos detectados por CDC-XM). Esto es debido a que la tecnología Luminex® es mucho más sensible y detecta anticuerpos citotóxicos y no citotóxicos.

En las FC-XM, la unión de los anticuerpos del receptor a las células del donante se visualiza en un citómetro de flujo. Una reacción positiva indica el reconocimiento anticuerpo-antígeno, con independencia de si el anticuerpo es capaz o no de activar la cascada del complemento (al igual que la tecnología Luminex® detecta anticuerpos citotóxicos y no citotóxicos). La presencia de DSA (detectados por Luminex®) con elevada IMF (> 6.000) suele correlacionarse bien con una FC-XM positiva; no es así en el caso de la CDC-XM, más dependiente del isotipo de IgG y de si fija o no complemento[56].

La detección de anticuerpos con la tecnología Luminex® es más sensible, seguida de la FC-XM, que es más específica porque utiliza las células del donante, y por último de la CDC-XM, que detecta únicamente los anticuerpos citotóxicos (**Tabla 2-4**).

Paciente trasplantado: tratamiento y monitorización

El tipo de donante (edad, óptimo o con criterios expandidos, de vivo o cadáver) condicionará en gran medida el margen de elección de los posibles receptores. Los mejores resultados se obtienen con donaciones de vivo, que permiten en ocasiones seleccionar un donante con buena compatibilidad HLA y reducir el tiempo de isquemia. Además, el trasplante se planifica, permitiendo optimizar los tiempos y si es necesario pautar desensibilización previa.

En el donante cadáver la rapidez del proceso es vital para reducir los tiempos de isquemia fría y caliente. Mayores tiempos de isquemia pueden causar un retraso en la función del injerto, haciendo que en ciertos casos el paciente requiera diálisis postoperatoria. Además, durante la isquemia, el sistema inmunitario innato se activa al detectar daño celular, lo que favorece la posterior estimulación de la respuesta inmunitaria adaptativa y aumenta la probabilidad de rechazo del injerto.

La evolución de un trasplante dependerá del estado inicial del paciente, del estado del donante y del proceso quirúrgico. A corto plazo, con la prueba cruzada se evita el rechazo hiperagudo. Con la actual inmunosupresión, la incidencia de rechazo agudo ha disminuido, siendo los principales factores de riesgo para su desarrollo el trasplante en presencia de DSA, la aparición de DSA *de novo* (dnDSA) y no alcanzar los niveles de inmunosupresión óptimos. En la mayoría de los casos es posible tratarlo, pero su presencia causa disfunción crónica, disminuyendo la supervivencia del injerto. Aunque se ha reducido mucho la pérdida temprana de los injertos renales, y muchos pacientes alcanzan más de una década de estabilidad, no se consigue todavía incrementar la supervivencia a largo plazo, siendo la disfunción crónica del injerto una de las causas principales de pérdida del trasplante[54].

La sospecha de rechazo se basa en la presencia de disfunción renal, aumento de proteinuria, hipertensión, aumento de la creatinina o sintomatología (dolor en región del injerto, malestar, fiebre u oliguria). Para establecer el diagnóstico se requiere la realización de una biopsia renal, que ayudará a definir el tipo y la gravedad del rechazo. Algunos centros realizan biopsias de forma sistemática a todos los pacientes

Tabla 2-4. Enfoque en la evaluación de donante-receptor antes del trasplante para determinar el riesgo de una posible activación de la respuesta inmunitaria de memoria o de una respuesta aloinmunitaria *de novo*

CDC-XM	FC-XM	Estudio Luminex®	Historia de sensibilización	HLA *mismatch*	Memoria inmunitaria	Evaluación del riesgo
+	+	DSA +			Memoria humoral activa	Riesgo de rechazo hiperagudo
–	+	DSA +				Riesgo de rechazo mediado por anticuerpos y de rechazo celular
–	–	DSA +				
–	–	–	Sí (embarazo y/o trasplante previo)		Posible memoria latente	Respuesta de recuperación de linfocitos B y T
–	–	–	¿? PRAc, *mismatch* desconocidos			
–	–	–	No	Alto	Ausente	Alto riesgo de respuesta aloinmunitaria *de novo*
–	–	–	No	Bajo		Medio
–	–	–	No	Ninguno		Bajo

Adaptado de Tambur AR et al.[57]
CDC-XM: pruebas cruzadas por citotoxicidad dependiente de complemento; DSA: anticuerpos específicos frente al donante; FC-XM: pruebas cruzadas por citometría de flujo; amarillo: riesgo medio; rosa: riesgo alto; verde: riesgo bajo.

trasplantados (biopsias por protocolo) con el fin de detectar rechazos precoces subclínicos y prever el tratamiento. Otros centros solo efectúan biopsias por indicación clínica dado que consideran que el riesgo del procedimiento invasivo supera al beneficio. Se necesitan técnicas diagnósticas de rechazo, menos invasivas que la biopsia renal, que empleen biomarcadores en sangre u orina.

Rechazo agudo celular y humoral

La clasificación de Banff establece las categorías diagnósticas de rechazo. La histopatología del rechazo agudo celular está bien establecida. Se caracteriza por la infiltración del injerto por linfocitos y monocitos/macrófagos y se categoriza según el grado de inflamación intersticial, el grado y la extensión de la tubulitis y/o la presencia y el grado de arteritis de la íntima.

La histopatología del rechazo agudo mediado por anticuerpos o rechazo humoral no es tan clara. Con los años se han establecido la aparición de dnDSA y la presencia de depósitos de C4d en las biopsias como marcadores de un mecanismo humoral de rechazo del injerto. Los criterios diagnósticos de rechazo agudo humoral se han ido modificando con la inclusión de nuevas evidencias. Actualmente, el rechazo agudo humoral activo se diagnostica por la suma de tres criterios[58]:

1. Evidencia histológica de lesión tisular aguda: inflamación microvascular (en ausencia de glomerulonefritis) y/o arteritis intimal o transmural y/o microangiopatía trombótica aguda, en ausencia de otra causa y/o lesión tubular aguda, sin otra causa aparente.

2. Evidencia de interacción actual/reciente de anticuerpos con el endotelio vascular, incluyendo: depósitos de C4d en los capilares peritubulares o vasos rectos medulares y/o inflamación microvascular (en ausencia de glomerulonefritis recurrente o *de novo*) moderada o grave y/o aumento de expresión en el tejido de transcritos fuertemente asociado con rechazo agudo humoral.

3. Presencia de DSA contra HLA u otros antígenos no HLA. Este criterio no es imprescindible para el diagnóstico, si hay tinción con C4d o expresión de transcritos validados (criterio 2). Sin embargo, se recomienda realizar una búsqueda exhaustiva de DSA.

El diagnóstico de rechazo mixto se establece cuando coexisten rechazo agudo humoral y celular[58].

El rechazo se trata con inmunosupresión. El rechazo agudo celular suele responder a tratamiento con altas dosis de corticoides y en casos de corticorresistencia se aplica globulina antitimocítica. El rechazo agudo humoral se trata con terapias que intentan disminuir los anticuerpos circulantes (plasmaféresis, inmunoglobulina intravenosa) o su impacto (anticuerpo anti-C5 [eculizumab]).

Rechazo crónico y pérdida del trasplante

El diagnóstico del rechazo crónico requiere la evidencia morfológica de lesión tisular crónica. El rechazo crónico puede ser causado por arteritis celular que conduce al desarrollo de fibrosis intersticial/atrofia tubular o por lesiones mediadas por los anticuerpos causantes de glomerulopatía del trasplante, multilaminación de la membrana basal de capilares peritubulares y/o fibrosis intimal[58]. El rechazo crónico se considera la principal causa de pérdida del injerto, que carece de tratamiento efectivo, conduce al retorno a diálisis y a la necesidad de otro trasplante. En la mayoría de los casos es debido a una alorreactividad humoral, causada en gran medida por una inmunosupresión inadecuada, por incumplimiento terapéutico o minimización pautada de la inmunosupresión (en pacientes con infección grave o cáncer)[59].

INMUNOLOGÍA DEL TRASPLANTE HEPÁTICO

Además de numerosas funciones metabólicas, el hígado desempeña un papel importante en la respuesta inmunitaria. Interviene en la producción de proteínas de fase aguda y factores del complemento, participa en la fagocitosis no específica de la inmunidad innata y en la deleción de linfocitos T activados y constituye un lugar de proliferación extratímica de células T. En el hígado adulto de un ser humano el 25 % de las células no parenquimatosas son linfocitos, lo que supone unos 10 billones de células, aunque este número varía en condiciones de estrés. Además, contiene una población de macrófagos residentes especializados (células de Kupffer) con función fagocítica e implicados en los mecanismos de tolerancia[60]. Todas estas características determinan que el trasplante hepático presente ciertas peculiaridades inmunológicas, como son la relativa resistencia al rechazo mediado por anticuerpos o la elevada frecuencia de pacientes que desarrollan tolerancia operacional.

Rechazo celular del injerto hepático

El rechazo celular del injerto hepático puede presentarse de manera temprana (rechazo celular agudo) o tardía, asociándose a la disfunción del injerto (rechazo celular crónico). El rechazo celular agudo se caracteriza a nivel histológico por la presencia de infiltrado inflamatorio mononuclear, endotelitis y necrosis de los hepatocitos[61] (**Fig. 2-7** y **Tabla 2-5**). Con frecuencia aparece en las primeras semanas tras el trasplante (el 60 % de los casos se produce en las primeras 6 semanas) y habitualmente responde al aumento de la inmunosupresión acompañado de bolos de corticosteroides. Existe también una forma de presentación tardía (entre el primero y el sexto mes postrasplante), que tiene una incidencia del 7-23 % y que se caracteriza por un infiltrado portal inflamatorio de células mononucleares (a diferencia del infiltrado mixto que aparece en la forma temprana), inflamación menos acusada de los conductos biliares y las vénulas portales y mayor tendencia al desarrollo de hepatitis. Además, se asocia con peor pronóstico y es más refractaria al tratamiento[62].

El rechazo celular crónico se caracteriza por pérdida progresiva de los conductos biliares, arteriopatía obliterativa y colestasis. Aunque puede manifestarse dentro de los primeros 12 meses postrasplante, gracias a las mejoras en las terapias inmunosupresoras cada vez aparece de manera más tardía y con menos incidencia (2-5 % a los 5 años en la población adulta). El factor de mayor riesgo asociado a su aparición es el número

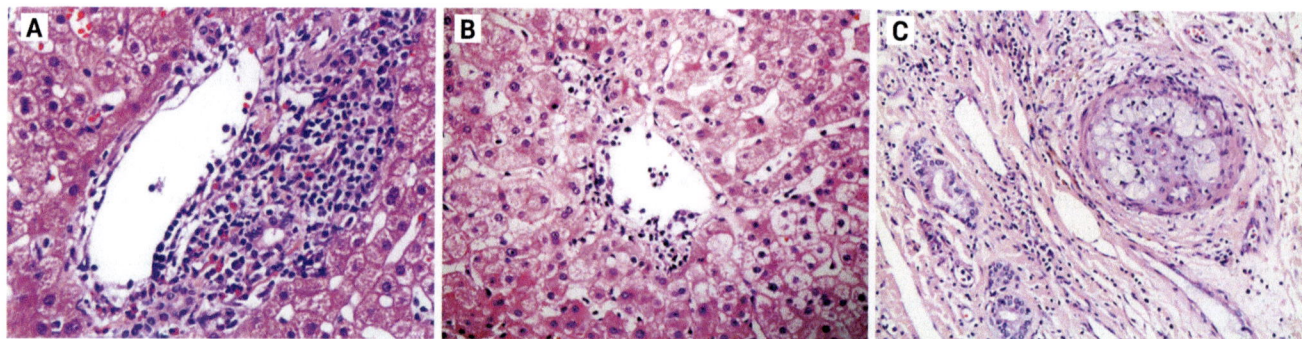

Figura 2-7. A) Rechazo agudo con endotelitis, daño ductal e infiltrado inflamatorio agudo con eosinofilia (H-E × 40). **B)** Rechazo agudo con endotelitis en la vena centrolobulillar (H-E × 20). **C)** Rechazo crónico: arteria hepática del hilio con depósitos de células espumosas (H-E × 10).

y la gravedad de episodios previos de rechazo celular agudo del injerto hepático, siendo otros factores la etiología autoinmune del fallo hepático, la no adherencia a la terapia inmunosupresora, el uso de ciclosporina (frente al tacrólimus), los trasplantes previos, la discordancia de género entre donante y receptor y una edad del donante mayor de 40 años.

Desde el punto de vista histopatológico, el rechazo celular crónico del injerto hepático puede clasificarse en temprano o tardío, hecho que reviste importancia clínica a la hora de la detección precoz y el tratamiento. Así, el rechazo temprano puede ser reversible hasta en el 80-85 % de los casos con una adecuación temprana de la terapia inmunosupresora (basada en aumento de la inmunosupresión, cambio a tacrólimus o incorporación de inhibidores de mTOR)[63].

Rechazo mediado por anticuerpos en el trasplante hepático

El injerto hepático se ha considerado más resistente al rechazo mediado por anticuerpos que otros órganos, y esto se debe a factores protectores como son la amplia superficie endotelial que produce un efecto de dilución de los DSA, la presencia de células de Kupffer con función fagocítica que aclaran los inmunocomplejos y los agregados plaquetarios, la expresión disminuida de HLA de clase II en la microvasculatura, junto con la secreción de moléculas solubles de HLA de clase I y la elevada capacidad regenerativa del hígado.

El rechazo hiperagudo constituye, por lo tanto, un fenómeno muy poco frecuente en el trasplante hepático, asociándose principalmente al trasplante AB0 incompatible. En las biopsias posreperfusión de estos receptores se ha descrito la presencia de trombos y agregados plaquetarios en sinusoides y venas, así como hemorragia y apoptosis en los hepatocitos y depósitos de neutrófilos. En los injertos AB0 compatibles, pero altamente sensibilizados con anticuerpos anti-HLA, los hallazgos histológicos incluyen hipertrofia del endotelio microvascular con eosinofilia, agregados plaquetarios y depósitos de C4d. Clínicamente se presenta como una disfunción grave del injerto en las primeras 2 semanas tras el trasplante, a diferencia de los signos de rechazo hiperagudo

Tabla 2-5. Clasificación de Banff para el rechazo celular del injerto en el trasplante hepático	
Rechazo celular agudo	
Indeterminado	1. Infiltrado inflamatorio sin cumplir criterios diagnósticos de rechazo
Leve	2. Infiltrado inflamatorio leve confinado a espacios porta
Moderado	3. Infiltrado inflamatorio expandido en la mayoría de las tríadas hepáticas 4. Necrosis de hepatocitos limitada a una minoría de áreas perivenulares
Grave	5. Expansión de la inflamación en la mayoría de las tríadas hepáticas y en el parénquima hepático periportal 6. Necrosis de hepatocitos en la mayoría de las áreas perivenulares
Rechazo celular crónico (al menos 2 criterios presentes)	
Temprano	• Pérdida < 50 % de los conductos biliares pequeños (< 60 mm) • Pérdida < 25 % de las arteriolas hepáticas • Fibrosis perivenular leve con inflamación mononuclear • Inflamación de la íntima sin compromiso luminal, con depósitos focales de células espumosas • Daño inflamatorio y depósitos focales de células espumosas en los conductos biliares perihiliares • Necrosis parcheada de hepatocitos
Tardío	• Pérdida ≥ 50 % de los conductos biliares pequeños (< 60 mm) • Pérdida > 25 % de las arteriolas hepáticas • Fibrosis perivenular moderada-grave, con inflamación variable y obliteración focal • Hiperplasia de la íntima con estrechamiento de la luz por depósitos de células espumosas • Fibrosis mural en los conductos biliares perihiliares • Acumulación sinusoidal de células espumosas • Colestasis
Tomado de Demetris AJ et al.[61]	

del trasplante renal que se manifiestan a los pocos minutos de la reperfusión del órgano. Tras un período de latencia de horas o incluso días en los que la función del injerto parece normal, se produce un incremento rápido de transaminasas en suero y del tiempo de protrombina, asociado a signos de fallo hepático agudo[61].

El papel de los DSA ha sido ampliamente discutido en el pasado; sin embargo, en los últimos años se ha demostrado su importancia en la patogenia del rechazo mediado por anticuerpos, asociándose a una mayor frecuencia y gravedad de rechazo y a una menor supervivencia del injerto y del paciente. Se estima que la presencia de DSA preformados puede constituir hasta un 10 % de las pérdidas del injerto, si bien tienen una elevada tendencia a desaparecer sin tratamiento específico. Los factores que se asocian a un peor pronóstico son, al igual que en otros órganos, los valores de IMF elevados, la especificidad frente a HLA de clase II y más especialmente frente a DQ y la capacidad fijadora de complemento. En cuanto a los dnDSA, se dan con una frecuencia del 4-25 % en adultos y del 28-78 % en receptores pediátricos, ya que existe una mayor predisposición a su desarrollo en órganos con menos tamaño. El 85 % de los dnDSA están dirigidos frente a HLA de clase II, y su presencia se asocia a fibrosis, inflamación y disfunción crónica del injerto.

El conjunto de estas evidencias ha conducido a la actualización de la clasificación histopatológica de Banff, definiéndose en 2016 los criterios para el diagnóstico de rechazo mediado por anticuerpos tanto agudo como crónico (**Tabla 2-6**)[61].

El rechazo mediado por anticuerpos agudo se produce normalmente en las primeras semanas postrasplante en pacientes previamente sensibilizados, con una aparición clínica poco llamativa caracterizada por hiperbilirrubinemia, trans-

minasemia postrasplante desproporcionada, trombocitopenia, niveles séricos de complemento bajos, persistencia de DSA y daño histológico microvascular. Su frecuencia varía entre el 1 y el 30 %, y esto se debe a la dificultad diagnóstica determinada por la concomitancia con el rechazo celular del injerto, la falta de estandarización de la tinción C4d y de la monitorización de DSA, así como de los diferentes protocolos de tomas de biopsia[61].

El desarrollo del rechazo mediado por anticuerpos crónico parece estar ligado a la aparición previa de fenómenos inflamatorios (rechazos agudos previos y baja inmunosupresión) que desencadenarían el aumento de expresión de moléculas HLA de clase II haciendo más susceptible al injerto al daño mediado por los DSA. Su frecuencia se estima en el 8-15 % y puede presentarse de manera aislada o junto con rechazo mediado por anticuerpos crónico, por lo que la monitorización de los DSA es fundamental para el abordaje terapéutico, ya que, además, el rechazo crónico carece de marcadores clínicos o bioquímicos específicos[61,63].

En relación con el tratamiento del rechazo mediado por anticuerpos, no existe un consenso claro, dada su baja frecuencia. Sin embargo, las aproximaciones más empleadas son el refuerzo de la inmunosupresión basal con la introducción de otros agentes, como el micofenolato y los inhibidores de mTOR, así como el uso de terapias destinadas a la eliminación de anticuerpos, fundamentalmente la combinación de plasmaféresis con γ-globulina y rituximab[61,63].

Rechazo rico en células plasmáticas

Además del rechazo celular y del rechazo mediado por anticuerpos, en la última actualización de la clasificación de Banff[61] se define y caracteriza el rechazo rico en células plasmáticas, considerado previamente como una presentación atípica del rechazo. Su frecuencia se estima en alrededor del 3-5 %. Se presenta como una disfunción hepática similar a la de una hepatitis autoinmune del órgano nativo, pero en receptores sin antecedentes previos de autoinmunidad, después de los 6 meses postrasplante y, más frecuentemente, en receptores positivos para el virus de la hepatitis C (VHC) tratados con interferón. Sus características principales son:

- Colangitis linfocítica grave.
- Sobrerrepresentación (> 30 %) de células plasmáticas IgG4 positivas.
- Perivenulits central agresiva rica en células plasmáticas.
- Depósitos microvasculares portales de C4d.
- Enfermedad de base diferente de la hepatitis autoinmune.

Además, se ha asociado con la presencia de DSA hasta en el 60 % de los casos y con la coexistencia de rechazo celular y/o rechazo crónico en el 18-24 %. La terapia principal consiste en corticoides (habitualmente en altas dosis) con azatioprina o sin ella.

Tolerancia operacional

La tolerancia operacional se define como la situación en la que existe una función normal del injerto, con ausencia de

---

Tabla 2-6. Clasificación de Banff para el rechazo mediado por anticuerpos en el trasplante hepático

Rechazo humoral agudo

1. Patrón histopatológico caracterizado por:
   - Hipertrofia del endotelio de la microvasculatura portal
   - Dilatación de capilares portales y vénula de entrada
   - Microvasculitis portal con infiltrado de eosinófilos, monocitos y neutrófilos
   - Edema portal
   - Necrosis periportal de hepatocitos
   - Colestasis
2. Presencia de DSA en suero
3. Depósitos difusos de C4d a nivel microvascular (la optimización de la técnica es crítica para su evaluación)
4. Exclusión razonable de otras causas que puedan provocar un patrón de daño parecido

Rechazo humoral crónico

1. Patrón histopatológico compatible con rehazo humoral crónico:
   - Inflamación leve perivenular y/o portal leve
   - Fibrosis moderada portal/periportal, sinusoidal y/o perivenular
2. Positividad reciente (< 3 meses) de DSA en suero
3. Depósito focal de Cd4
4. Exclusión razonable de otras causas que puedan provocar un patrón de daño parecido

Tomado de Demetris AJ et al.[61]
DSA: anticuerpos específicos frente al donante.

rechazo en pacientes inmunocompetentes a los que se les retira la inmunosupresión de manera completa. Este fenómeno ocurre en el trasplante hepático con mucha mayor frecuencia que en otros órganos, con una incidencia del 20 % en adultos y de hasta un 60 % en receptores pediátricos.

Además de los mecanismos de resistencia al daño mediado por anticuerpos ya mencionados en apartados anteriores, el hígado cuenta con diversos mecanismos celulares que promueven la tolerancia del injerto[64]:

- *Células dendríticas.* En condiciones normales sin inflamación, las células dendríticas expresan un bajo nivel de moléculas coestimuladoras que, junto con la alta expresión del ligando 1 para la muerte celular programada (PD-L1, inducen la anergia de los linfocitos T o la eliminación de los clones alorreactivos. Las células dendríticas también promueven la tolerancia mediante la secreción de IL-10 y TGF-β que inducen la diferenciación de linfocitos Treg.
- *Treg.* Estas células contribuyen al microambiente tolerogénico mediante la expresión de CTLA4, que se une a la molécula B7 de las células dendríticas con una mayor afinidad que el CD28 de los linfocitos T activados, compitiendo además con estos por la IL-2, gracias a la elevada expresión del receptor de alta afinidad CD25. También refuerzan la secreción de citocinas reguladoras (IL-10 y TGF-β) y son capaces de ejercer citotoxicidad directa sobre los linfocitos T efectores a través de la vía granzima/perforina y Fas-FasL.
- *Células NK.* A diferencia de las células NK derivadas del receptor, que tienden a mediar el rechazo, las células NK derivadas del donante trasplantadas como células pasajeras dentro del aloinjerto hepático pueden lisar directamente las células alorreactivas del receptor a través de las interacciones NKG2D-MICA y TRAIL-TRAILR que conducen a la muerte celular inducida por caspasas.
- *Células estromales mesenquimales.* Suprimen la proliferación y diferenciación de células T a través de la vía IDO (indoleamina 2,3-dioxigenasa) y el contacto célula-célula mediado por PDL1.
- *Células de Kupffer.* Como macrófagos especializados, pueden polarizarse al fenotipo M2 produciendo IL-10 y TGF-β. También pueden liberar óxido nítrico en respuesta a IFN-γ para inhibir la proliferación de células T.
- *Células endoteliales sinusoidales.* Actúan como células presentadoras de antígenos no profesionales con niveles generalmente bajos de expresión de HLA de clase II. Junto con las células estrelladas hepáticas, las células endoteliales sinusoidales pueden inducir además la apoptosis de las células T a través de las interacciones de la vía PD-L1/PD1 (ligando 1 para la muerte programada/muerte programada 1).

La reducción de la inmunosupresión es una práctica de gran riesgo para el paciente, y aunque todos los protocolos coinciden en la selección de pacientes con una función estable mantenida en el tiempo, cada vez son más los estudios que buscan biomarcadores que permitan la detección de estos pacientes susceptibles de tolerar el injerto con una mínima o nula inmunosupresión.

INMUNOLOGÍA DEL TRASPLANTE INTESTINAL

El intestino representa el mayor órgano inmunitario con estructuras linfoides especializadas y diferentes poblaciones celulares. Este tejido linfoide asociado a la mucosa intestinal se compone de zonas inductoras organizadas (que incluyen las placas de Peyer, los ganglios linfoides aislados, el apéndice y los ganglios mesentéricos) y de zonas efectoras (comprendidas por las poblaciones linfoides de la lámina propia y el epitelio intestinal). La función de este sistema inmunitario especializado resulta en un complejo balance entre la prevención de la penetración y la diseminación de microorganismos patógenos y comensales y la tolerancia a antígenos de la dieta, evitando una respuesta excesiva y manteniendo la homeostasis intestinal.

En este aspecto, el injerto intestinal resulta único en el trasplante de órgano sólido por la gran cantidad de sistema inmunitario del donante que lleva consigo, así como la carga bacteriana que porta. Aproximadamente el 80 % de las células del sistema inmunitario residen en el tracto gastrointestinal, el cual es repoblado por células del receptor tras el trasplante, resultando un órgano altamente inmunogénico y quimérico con un elevado potencial para el desarrollo de enfermedad del injerto contra el receptor (EICR). El balance entre rechazo, infección y EICR resulta, por lo tanto, delicado y fundamental para la funcionalidad del injerto.

Rechazo agudo celular

Según los datos del Registro Internacional de Trasplante Intestinal, el rechazo celular agudo es la segunda causa más frecuente de pérdida del injerto y muerte del paciente (13 %) y ocurre con más frecuencia (45 % en el primer año postrasplante) y mayor gravedad que en otros órganos abdominales debido a la elevada inmunogenicidad del intestino. Los síntomas clínicos incluyen náuseas, fiebre, vómitos, aumento del débito de la ileostomía y dolor y distensión abdominales. En las formas graves puede manifestarse como un *shock* séptico con acidosis metabólica e hipotensión, probablemente debidos a la translocación de bacterias por la pérdida de la integridad de la barrera epitelial. Edema, fragilidad de la pared intestinal con hemorragia y acortamiento de las vellosidades son signos sugestivos de rechazo agudo que pueden observarse mediante endoscopia[65].

Desde el punto de vista histológico, el rechazo celular agudo se caracteriza por infiltración de células mononucleares, daño de las criptas (manifestado por basofilia citoplasmática, aumento del tamaño e hipercromasia del núcleo, acortamiento de las células epiteliales y pérdida de células de Paneth), aumento de cuerpos apoptóticos en las criptas y distorsión de la arquitectura de las criptas y las vellosidades (**Fig. 2-8**). Según estos criterios, el rechazo celular agudo puede clasificarse en indeterminado, leve, moderado o grave[66] (**Tabla 2-7**).

Rechazo mediado por anticuerpos

El rechazo mediado por anticuerpos es un fenómeno que cada vez cobra más relevancia en el trasplante intestinal gra-

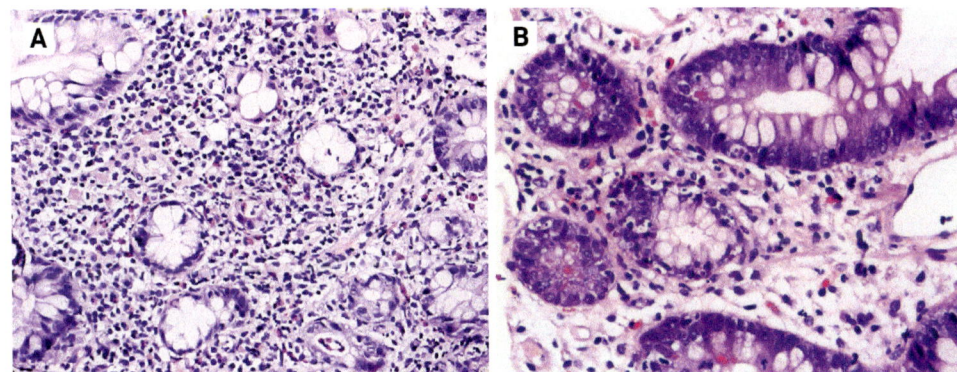

Figura 2-8. Rechazo celular agudo en el injerto intestinal. **A)** Infiltrado inflamatorio difuso con eosinófilos y deterioro de las criptas (H-E × 20). **B)** Rechazo agudo grave. Múltiples cariorrexis y apoptosis en el epitelio de las criptas, acompañadas de infiltrado inflamatorio mixto con eosinófilos (H-E × 40).

cias a los hallazgos de los últimos años que demuestran el efecto perjudicial de los DSA sobre la supervivencia del injerto[67].

El rechazo hiperagudo es poco frecuente, incluso en los pacientes que presentan DSA preformados y dan como resultado una prueba cruzada positiva. El único caso descrito en la bibliografía se refiere a un paciente con múltiples DSA preformados que presentó acidosis, hipotensión e hipoxia tras la reperfusión del injerto, el cual oscureció mostrando congestión vascular, trombos, hemorragia, infiltración leucocitaria y depósitos de IgG, IgM, C3 y C4d en la biopsia. Hasta la fecha, tampoco existe un consenso en los criterios

diagnósticos del rechazo agudo mediado por anticuerpos. Los hallazgos histológicos característicos del daño vascular se han descrito en biopsias de pacientes con prueba cruzada positiva a los pocos días del trasplante o en resecciones de injertos, pero no resultan frecuentes. En un intento por definir los criterios del rechazo mediado por anticuerpos, el grupo de París describió como principales características la positividad para la tinción de C4d, capilaritis y trombosis en biopsias de pacientes pediátricos con DSA y características clínicas de rechazo[67].

Rechazo crónico

El rechazo crónico constituye la causa principal de fracaso tardío del injerto y enterectomía, con una frecuencia aproximada del 15 %, aunque continúa siendo una entidad de diagnóstico y tratamiento difíciles en el trasplante intestinal. Su aparición se asocia a múltiples episodios de rechazo celular agudo, al daño grave por isquemia-reperfusión y a la presencia de DSA. Desde el punto de vista clínico se consideran signos compatibles: dolor crónico abdominal, diarrea crónica, obstrucción intestinal, aparición de fístulas, intolerancia a la alimentación oral, retraso en el crecimiento y complicaciones en la zona de la ostomía[65,68].

En cuanto a los hallazgos histológicos, el rechazo crónico se define por arteriopatía obliterativa con hiperplasia miointimal y estrechamiento de la luz de la vasculatura mesentérica media, serosa y submucosa, observándose además pérdida de mucinas y fibrosis de la submucosa. Debido a que estos cambios tienen lugar en las capas más profundas, son difícilmente observables en las biopsias tomadas de forma sistemática por endoscopia, lo que dificulta su diagnóstico. Por ello se recomienda el estudio de imagen por tomografía computarizada o resonancia magnética, donde se puede observar el engrosamiento del mesenterio así como de la pared intestinal[65,68].

Enfermedad del injerto contra el receptor

La interacción entre los linfocitos del donante y del receptor en el trasplante intestinal resulta única. En los restantes trasplantes de órgano sólido, el intercambio linfoide sucede principalmente desde el receptor hacia el donante, mientras

Tabla 2-7. Criterios histológicos para la gradación del rechazo celular agudo en el trasplante intestinal	
Indeterminado	• Infiltrado inflamatorio mínimo localizado • Daño mínimo de las criptas • Apoptosis en las criptas (≤ 6 cuerpos apoptóticos/10 criptas) • Mínima distorsión de la arquitectura • Criterios insuficientes de rechazo agudo
Leve	• Infiltrado inflamatorio leve con linfocitos activados • Daño leve de las criptas • Apoptosis en las criptas (> 6 cuerpos apoptóticos/10 criptas) • Leve distorsión de la arquitectura
Moderado	• Infiltrado inflamatorio ampliamente extendido en la lámina propia • Daño difuso de las criptas • Apoptosis en las criptas con confluencia de apoptosis focales • Distorsión pronunciada de la arquitectura • Inflamación leve o moderada de la íntima arterial
Grave	• Infiltrado inflamatorio ampliamente extendido en la lámina propia • Daño difuso de las criptas • Apoptosis en las criptas con confluencia de apoptosis focales • Distorsión pronunciada de la arquitectura • Ulceración de la mucosa • Inflamación intensa de la íntima arterial con posible afectación transmural

Tomado de Wu T et al.[66]

que en el trasplante de médula ósea (en el que la EICR es frecuente) el intercambio se realiza en sentido opuesto. Sin embargo, en el injerto intestinal este flujo de células inmunitarias es bidireccional y genera complejas interacciones que pueden dar lugar a rechazo o EICR, si no están compensadas, o bien a tolerancia y quimerismo.

La incidencia de EICR en el trasplante intestinal es del 5-10 %, aunque el tratamiento no suele ser efectivo y se asocia con altas tasas de mortalidad (de hasta el 77 %). La EICR en este contexto afecta principalmente a la piel, el tracto digestivo nativo del receptor, la médula ósea y en ocasiones los pulmones y el hígado. El diagnóstico es histológico, incluyendo necrosis de los queratinocitos y apoptosis en el epitelio gastrointestinal. Factores como la menor edad de los receptores, la esplenectomía y los trasplantes multivisceral y multivisceral modificado se han asociado a una mayor incidencia[69].

Los tratamientos para la EICR incluyen inicialmente el aumento de la inmunosupresión basal, con la adición de inhibidores de mTOR y principalmente el uso de corticosteroides. En una segunda línea se incluyen los tratamientos deplecionantes como la timoglobulina o el alemtuzumab, el inhibidor de JAK ruxolitinib o la fotoféresis extracorpórea.

Enfermedad linfoproliferativa postrasplante

La enfermedad linfoproliferativa postrasplante es una complicación importante en el trasplante intestinal que tiene una incidencia del 10-30 %, con mayor incidencia en receptores pediátricos. Bajo el término enfermedad linfoproliferativa postrasplante se incluye un grupo heterogéneo de trastornos linfoproliferativos con un amplio espectro de manifestaciones clínicas y hematológicas, siendo la mayoría de estirpe linfoide B y relacionados en más del 90 % de los casos con infección por virus de Epstein-Barr (VEB). Suele aparecer a partir de los 2 años después del trasplante, aunque otros cambios precursores de la enfermedad pueden suceder en etapas más tempranas.

El diagnóstico de la enfermedad linfoproliferativa postrasplante se basa principalmente en los hallazgos histológicos. A diferencia de otros trasplantes de órgano sólido en los que la enfermedad linfoproliferativa se desarrolla en un órgano diferente al trasplantado, en el trasplante intestinal el injerto es la misma diana, dificultando en muchas ocasiones el diagnóstico diferencial entre la infiltración causada por células propia de los episodios de rechazo y la linfoproliferación característica de la enfermedad linfoproliferativa postrasplante. Sin embargo, debido a su elevada asociación con el VEB, la detección de este en las biopsias mediante técnicas de hibridación *in situ* junto con técnicas de inmunohistoquímica facilita el diagnóstico final[70].

Las opciones terapéuticas de la enfermedad linfoproliferativa postrasplante se basan inicialmente en una profilaxis frente al VEB con ganciclovir, seguida de la reducción de la inmunosupresión basal en caso de evidencia de infección activa y del tratamiento con rituximab (anticuerpo monoclonal frente a CD20, deplecionante de linfocitos B). Si bien el tratamiento con este último suele ser efectivo, en ocasiones es necesaria la combinación con quimioterapia[70].

INMUNOLOGÍA DEL TRASPLANTE DE PÁNCREAS E ISLOTES PANCREÁTICOS

La historia del trasplante de páncreas es un caso excepcional entre los trasplantes de órganos sólidos, pues la gran mayoría de los trasplantes pancreáticos son combinados con riñón. La evolución en el número de trasplantes de este órgano no ha sido igual que la de otros órganos, debido a la complejidad quirúrgica derivada tanto de la extracción del donante como de la implantación del injerto en el receptor (**Fig. 2-9**).

La principal causa de trasplante de páncreas es la diabetes mellitus de tipo 1 (DM1), aunque en Estados Unidos

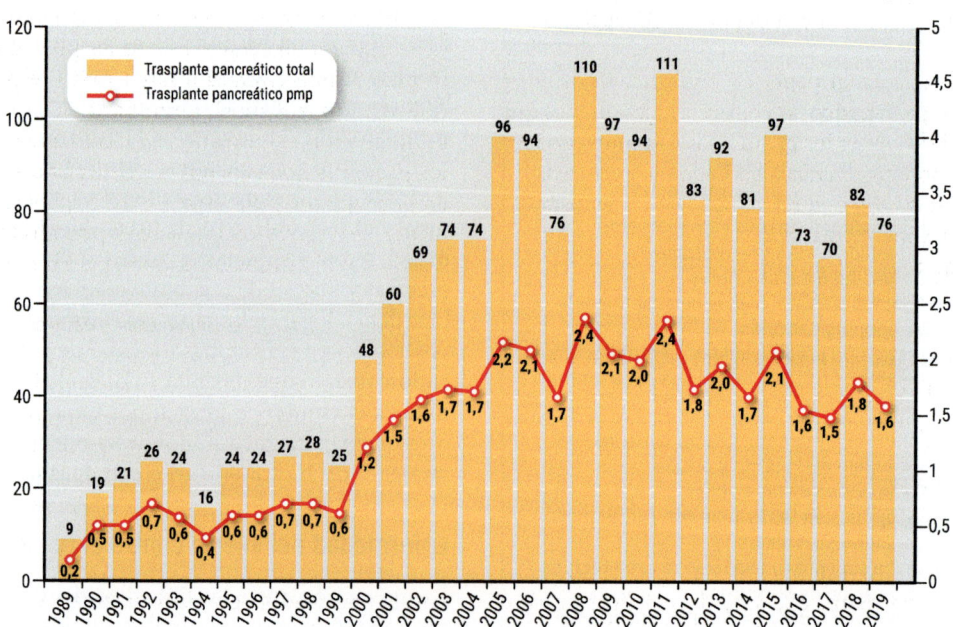

Figura 2-9. Representación gráfica del número de trasplantes pancreáticos anuales según los datos recogidos por la Organización Nacional de Trasplantes. pmp: por millón de población.

también se trasplantan pacientes con diabetes mellitus de tipo 2 (DM2) en condiciones muy seleccionadas, siendo los pacientes con DM2 solo el 6 % de la lista de espera. Existe una elevada coexistencia de insuficiencia renal grave por la nefropatía diabética en estos pacientes, razón por la cual es tan frecuente el trasplante combinado páncreas-riñón en el mismo acto quirúrgico.

El trasplante de páncreas aislado es otra opción para el manejo de pacientes diabéticos con función renal normal. Además, en los pacientes en los que solo se requiera restituir la función endocrina del páncreas, el trasplante de los islotes de Langerhans sería una alternativa al trasplante de páncreas completo que puede proporcionar un control glucémico adecuado sin exponer al receptor a intervenciones quirúrgicas importantes. Por otro lado, esta opción terapéutica enfrenta importantes desafíos. Lograr la independencia de la insulina precisa el trasplante de una masa de islotes adecuada, lo que requiere el aislamiento de múltiples donantes (típicamente de 2 a 4 donantes), por lo que los receptores de células de los islotes están expuestos a numerosos haplotipos HLA de los diferentes donantes, que pueden poner en peligro la posibilidad de un trasplante futuro debido a la sensibilización y formación de DSA. El paciente requeriría inmunosupresión de por vida, incluso si solo recibiera un trasplante de células de los islotes[71-73]. El primer trasplante de islotes data de 1974, mientras que en España se realizaron varios trasplantes de islotes, en 1992, en el Hospital Clínico de Madrid, sin que haya actividad actual en España con este tipo de trasplante.

Al principio, la supervivencia del injerto pancreático era bastante limitada; sin embargo, los meticulosos criterios de selección de donantes y receptores, junto con los modernos protocolos de supresión inmunitaria, han reducido de forma sostenida la incidencia de rechazo pancreático hasta un rango de entre el 10 y el 20 % en el primer año posterior al trasplante. La supervivencia del injerto pancreático al año es de alrededor del 80 % y la del paciente de alrededor del 95 %.

Por último, en cuanto al papel de los anticuerpos en el rechazo del injerto pancreático, se conoce mucho menos que en otro tipo de tejidos, pues los protocolos son muy variados y las biopsias no son sistemáticas en todos los centros. En algunos estudios se ha visto la relación entre el depósito de C4d en los capilares interacinares pancreáticos y la existencia de un episodio de rechazo, que se ha asimilado al rechazo mediado por anticuerpos descrito para el trasplante renal (**Fig. 2-10**).

La mayoría de los casos de rechazo del aloinjerto de páncreas son asintomáticos, por lo que se debe mantener un alto índice de sospecha para detectar el rechazo de aloinjerto suficientemente temprano como para permitir el inicio precoz de la terapia adecuada. Las células de los islotes se respetan en la fase inicial de rechazo y la hiperglucemia es un hallazgo tardío.

Se debe comenzar el estudio una vez que se sospeche disfunción del aloinjerto (p. ej., amilasa y/o lipasa séricas elevadas). Existe, como para otros órganos, una clasificación de Banff, actualizada en 2017, para los distintos tipos de rechazo pancreático (**Tabla 2-8**).

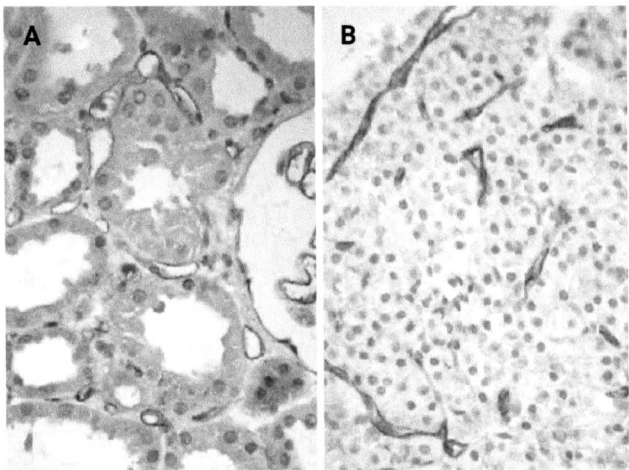

Figura 2-10. Cortes histológicos con inmunotinción para C4d en una biopsia renal **(A)** y una pancreática **(B)**[73].

INMUNOLOGÍA DEL TRASPLANTE DE ÓRGANO TORÁCICO: CARDÍACO Y PULMONAR

El trasplante de órgano torácico constituye la última alternativa de tratamiento para los pacientes con insuficiencia cardíaca o pulmonar avanzada. Los resultados del trasplante han mejorado considerablemente en las últimas décadas, especialmente en el período posquirúrgico inmediato. La supervivencia de los pacientes trasplantados depende en gran medida de la edad del paciente, la enfermedad de base y la presencia o ausencia de factores de riesgo (p. ej., de la necesidad de asistencia circulatoria avanzada o de ventilación mecánica, diabetes o insuficiencia renal). El registro de la Sociedad Internacional de Trasplante de Corazón y Pulmón (ISHLT) de 2019 indica una mediana de supervivencia de 6,7 años, para adultos con un trasplante de pulmón primario, y de 6,5 años en los trasplantados de corazón, situándose por debajo de otros trasplantes de órgano sólido. El trasplante de pulmón bilateral (81 % de los procedimientos) presenta mayor supervivencia a largo plazo respecto al unilateral (7,8 frente a 4,8 años). Gran parte de la mortalidad ocurre temprano tras el trasplante, de modo que la supervivencia de los pacientes que superan el primer año se eleva a 8,9 años en el trasplante pulmonar y a 12,8 años en el cardíaco. Las principales complicaciones en el período temprano postrasplante son la disfunción primaria del injerto, las infecciones y el rechazo agudo[74].

A largo plazo la supervivencia está condicionada principalmente por la aparición de neoplasias, los efectos adversos de la inmunosupresión y la enfermedad vascular del injerto cardíaco o la disfunción crónica del injerto pulmonar, ambas influidas por fenómenos inmunomediados y no inmunomediados. El factor inmunitario predominante responsable del desarrollo de enfermedad vascular del injerto cardíaco y disfunción crónica del injerto pulmonar es la lesión del injerto por rechazo agudo celular o humoral, aumentando el riesgo con la gravedad y con la frecuencia de los episodios de rechazo[74]. Por lo tanto, la identificación temprana del rechazo agudo y su tratamiento oportuno son importantes para proteger la función del injerto y la supervivencia del receptor.

Tabla 2-8. Categorías diagnósticas de Banff actualizadas para biopsias de rechazo pancreático

Normal

Sin inflamación o con inflamación septal inactiva, mononuclear que no afecta conductos, venas, arterias o ácinos
- Ausencia de esclerosis del injerto
- El componente fibroso se limita a los tabiques normales, y su cantidad es proporcional al tamaño de las estructuras adyacentes (conductos y vasos). El parénquima acinar no muestra signos de atrofia o lesión

Indeterminado

Inflamación septal que parece activa pero la mayor parte de las características no cumplen los criterios de rechazo agudo leve

Rechazo agudo mediado por linfocitos T
- Rechazo agudo leve/grado I
  - Inflamación septal activa (linfocitos activados tipo blasto y/o eosinófilos) que afecta a estructuras septales: venulitis (acumulación subendotelial de células inflamatorias y daño endotelial en venas septales), ductitis (inflamación epitelial y daño de los ductos) y/o
  - Inflamación acinar focal (≤ 2 focos inflamatorios por lóbulo) con daño mínimo o ausencia de daño de las células acinares
- Rechazo agudo moderado/grado II (requiere diferenciación del rechazo mediado por anticuerpos)
  - Inflamación acinar (≥ 3 focos por lóbulo) multifocal (pero no confluente o difusa) con daño celular acinar granulado (individual) y/o
  - Arteritis mínima de la íntima (compromiso < 25 % de la luz)
- Rechazo agudo grave mediado por células/grado III
  - Inflamación acinar difusa (amplia, extendida) con necrosis celular acinar confluente/multicelular difusa o focal
  - Arteritis moderada o grave (compromiso > 25 % de la luz) y/o
  - Inflamación transmural: arteritis necrosante

Rechazo mediado por anticuerpos (mediado por linfocitos B)
- 1/3 componentes diagnósticos: requiere la exclusión de rechazo mediado por anticuerpos
- 2/3 componentes diagnósticos: considerar rechazo agudo humoral
- 3/3 componentes diagnósticos: rechazo agudo humoral definido

Componentes diagnósticos
- Evidencia histológica de daño agudo tisular:
  - Grado I (leve): arquitectura pancreática bien preservada, infiltrados interacinares monocíticos o mixtos (monocitos y polimorfonucleares) leves que raramente asocian lesión de las células acinares (hinchazón, necrosis)
  - Grado II (moderado): preservación general de la arquitectura con infiltrados interacinares monocíticos o mixtos (monocíticos-macrófagos/neutrófilos), dilatación capilar, capilaritis interacinar, arteritis de la íntima, congestión, pérdida de células acinares multicelulares y extravasación de glóbulos rojos
  - Grado III (grave): arquitectura pancreática dañada, infiltrados inflamatorios dispersos en un trasfondo de hemorragia intersticial, necrosis parenquimatosa multifocal y confluente, necrosis de la pared arterial y venosa, arteritis transmural/necrosante y trombosis (en ausencia de cualquier otra causa aparente)
- Presencia de C4d en capilares interacinares (≥ 1 % de superficie lobulillar acinar para inmunohistoquímica)
- Evidencia serológica de anticuerpos donante específicos (HLA u otros antígenos)

Rechazo crónico humoral activo

Características combinadas de categorías 3 y/o 4 con arteriopatía crónica activa y/o categoría 6; especificar si es celular, humoral o mixto

Arteriopatía crónica
- Engrosamiento arterial fibrointimal con estrechamiento de la luz:
  - Inactiva: engrosamiento arterial fibrointimal con estrechamiento de la luz
  - Activa: infiltración de la subíntima fibrosa y proliferación por células mononucleares (células T y macrófagos)
- Distinguir en la arteria más afectada:
  - Grado 0, negativo: sin estrechamiento del área luminal
  - Grado 1, leve: ≤ 25 % de estrechamiento del área luminal
  - Grado 2, moderado: 26–50 % de estrechamiento del área luminal
  - Grado 3, grave: ≥ 50 % de estrechamiento del área luminal

Rechazo crónico del injerto/esclerosis del injerto
- Grado I (esclerosis leve del injerto): expansión del tabique fibroso; la fibrosis ocupa < 30 % de la superficie central pero los lóbulos acinares tienen contornos irregulares erosionados. Las áreas centrales lobulares son normales
- Grado II (esclerosis moderada del injerto): la fibrosis ocupa el 30-60 % de la superficie central. La atrofia exocrina afecta a la mayoría de los lóbulos en su periferia (contornos irregulares) y sus zonas centrales (hebras fibrosas delgadas entrecruzadas entre ácinos individuales)
- Grado III (esclerosis grave del injerto): las áreas fibróticas son predominantes y ocupan más del 60 % de la superficie central solo con algunas zonas aisladas de tejido acinar residual y/o islotes presentes

Patología de los islotes
- Recurrencia de diabetes mellitus autoinmune (insulitis y/o pérdida selectiva de células β)
- Depósito de islotes de amiloide (amilina)
- Toxicidad del inhibidor de la calcineurina de las células de los islotes

Otros diagnósticos histológicos

Cambios patológicos que no se consideran debidos a rechazo crónico y/o agudo (p. ej.: pancreatitis por citomegalovirus, trastorno linfoproliferativo postrasplante)

Tomado de Loupy A et al.[72]

Alosensibilización. Importancia y monitorización de anticuerpos anti-HLA en el trasplante cardíaco y pulmonar

Acceso al trasplante de órgano torácico de pacientes sensibilizados

Al igual que en los receptores de trasplante renal, el estudio inicial de los candidatos a trasplante de órgano torácico incluye la detección de anticuerpos anti-HLA con la tecnología Luminex, el cálculo del grado de sensibilización con el PRAc y, en ocasiones, la evaluación de la probabilidad de obtener pruebas cruzadas por citotoxicidad dependiente del complemento (CDC-XM) positivas con porcentaje de PRA-CDC (v. «Inmunología del trasplante renal», antes)[75]. Las posibilidades de acceso al trasplante de órgano torácico del paciente altamente sensibilizado son reducidas. La disponibilidad de donantes es baja y el tiempo de isquemia reducido. Así pues, para reducir el tiempo de isquemia, en el receptor no sensibilizado o sin anticuerpos anti-HLA DSA, las CDC-XM y las FC-XM con su donante suelen realizarse durante o después del trasplante.

¿En qué situación quedan los receptores altamente sensibilizados? Si el PRAc es mayor del 50 %, las pruebas cruzadas virtuales son mayoritariamente positivas, y el tiempo en lista de espera aumenta. Al igual que en el trasplante renal, el trasplante con DSA se ha relacionado con una mayor tasa de complicaciones postrasplante a corto y largo plazo, que impactan en la supervivencia. Sin embargo, el reducido número de donantes y la crítica situación clínica de muchos pacientes determina que algunos centros permitan el trasplante en presencia de DSA, tratando de evitar los DSA con elevada IMF y los fijadores de complemento en estudio Luminex® y/o CDC-XM[75.]

Se puede realizar una estratificación del riesgo de rechazo similar a la representada en la **tabla 2-9**. El trasplante con DSA preformados fijadores de complemento (CDC-XM positiva) se considera de riesgo muy alto; con DSA preformados, CDC-XM negativa y FC-XM positiva de riesgo alto; con DSA solo detectados por Luminex® de riesgo moderado, y sin DSA de riesgo bajo.

Cabe destacar que actualmente en muchos pacientes con enfermedad cardíaca terminal se colocan dispositivos de

asistencia ventricular como puente al trasplante. Muchos portadores de estos dispositivos quedan sensibilizados. Aunque aún es controvertido, la mayoría de los autores consideran que esta sensibilización tiene menor impacto en el trasplante que las causas de sensibilización clásicas, es decir, las verdaderamente alogénicas (trasplantes previos, embarazo y transfusiones).

Monitorización de anticuerpos anti-HLA postrasplante cardíaco y pulmonar

Después del trasplante cardíaco y pulmonar, el desarrollo de dnDSA se asocia con el aumento de los episodios de rechazo y con la aparición de enfermedad vascular del injerto en el trasplante cardíaco y de disfunción crónica del injerto en el pulmonar, y tiene impacto en la supervivencia del injerto y del paciente. Los anticuerpos anti-HLA se unen a antígenos de clases I y II en la superficie del endotelio, favoreciendo la activación de la cascada del complemento, el reclutamiento de células inflamatorias y la citotoxicidad celular dependiente de anticuerpos y transmitiendo señales intracelulares proinflamatorias y proliferativas que, en conjunto, promueven el rechazo agudo o crónico. En el trasplante cardíaco, la unión de anticuerpos anti-HLA al endotelio promueve la expresión de moléculas antiapoptóticas como Bcl-2 y regula al alza la producción de factor de crecimiento de fibroblastos, aumentando el grosor endotelial. La monitorización de anticuerpos anti-HLA postrasplante es importante en el diagnóstico y tratamiento del rechazo agudo mediado por anticuerpos así como para identificar temprano a los pacientes en riesgo de padecerlo[76].

Rechazo en el trasplante cardíaco y pulmonar

Rechazo agudo humoral

Gracias a los avances en la detección de los anticuerpos anti-HLA, el rechazo hiperagudo es una complicación rara. Sin embargo, en pacientes aloinmunizados puede desarrollarse una forma menos fulminante de rechazo agudo mediado por anticuerpos o humoral durante la primera semana postrasplante. El rechazo agudo humoral puede estar causado por DSA preformados o *de novo* dirigidos contra el HLA del donante o frente a otros antígenos no HLA (miosina cardíaca, otros antígenos del músculo esquelético, vimentina, MICA, etc.).

A menudo, el rechazo agudo humoral se presenta en los primeros meses postrasplante, con un aumento concomitante de los DSA, pero también puede ser más tardío (> 6 meses, incluso años después del trasplante), ya que los DSA pueden desarrollarse en cualquier momento. En el trasplante cardíaco el rechazo agudo humoral tardío se asocia a mayores tasas de la disfunción del injerto, peor respuesta al tratamiento y al desarrollo acelerado de enfermedad vascular del injerto *de novo*, asociándose por consiguiente a menor supervivencia[76].

En el caso del trasplante de órgano torácico, el estudio de las biopsias puede ser poco resolutivo para identificar el rechazo agudo humoral y hay amplias variaciones en la de-

Tabla 2-9. Recomendaciones de la ISHLT para estratificar el rechazo mediado por anticuerpos. Clasificación de 2005 revisada en 2011	
Grado	**Características**
pAMR 0	Sin hallazgos inmunológicos o histopatológicos de rechazo agudo humoral
pAMR 1 (H+)	Solo hallazgos histopatológicos
pAMR 1 (I+)	Solo hallazgos inmunopatológicos
pAMR 2	Rechazo agudo mediado por anticuerpos patológico
pAMR 3	Rechazo agudo mediado por anticuerpos grave

Tomado de Berry GJ et al.[77]
AMR: rechazo agudo humoral; ISHLT: Sociedad Internacional de Trasplante de Corazón y Pulmón; p: patológico.

finición y detección, por lo que las tasas de rechazo agudo humoral notificadas son muy variables.

Determinados factores, como sexo femenino, estatus del citomegalovirus donante positivo/receptor negativo, sensibilización previa (retrasplante, embarazos, transfusiones), implante de mecanismos de asistencia ventricular previos y enfermedad cardíaca congénita, se asocian a mayor incidencia de rechazo agudo humoral.

Las manifestaciones del rechazo agudo humoral en el injerto cardíaco varían desde signos subclínicos a disfunción grave del órgano. Las formas más graves de rechazo habitualmente son causadas por anticuerpos que activan el complemento, mediando la lisis celular de las células endoteliales y causando la separación del endotelio de la matriz extracelular. Además, las células endoteliales aumentan la expresión de moléculas de adhesión, liberan citocinas e inducen reacciones de coagulación y fibrinólisis. Todo ello produce trombosis microvascular, edema intersticial, hemorragia e inflamación y necrosis de la vasculatura y el miocardio del injerto[77].

En 2016, la ISHLT desarrolló una definición de rechazo agudo humoral para el trasplante pulmonar, que requiere múltiples criterios y basa el grado de certeza clínica en el número de criterios presentes. El diagnóstico de rechazo agudo humoral definitivo se considera si se cumplen todos los criterios, probable si falta un criterio y posible si faltan dos.

Los criterios diagnósticos de rechazo agudo humoral en el trasplante pulmonar son:

- Disfunción del aloinjerto.
- DSA circulantes.
- Histología pulmonar anormal.
- Depósito de C4d en el endotelio capilar.
- Exclusión de otras posibles causas de disfunción del aloinjerto.

Se puede establecer un diagnóstico fiable en ausencia de depósito de C4d (marcador que evidencia la activación de la cascada del complemento en el aloinjerto); de hecho, en el trasplante pulmonar se informan muchos casos de rechazo agudo humoral C4d negativos, con presentación clínica, hallazgos histológicos y resultados clínicos similares a los casos C4d positivos. Estos datos sugieren que el rechazo agudo humoral puede ocurrir sin la activación de la cascada del complemento; en estos casos se cree que la patogenia está mediada por interacciones de células NK con los DSA unidos a células endoteliales[78].

Rechazo agudo celular

A pesar de los avances en los regímenes inmunosupresores, el rechazo agudo celular sigue siendo una de las principales complicaciones en el trasplante de órgano torácico durante el primer año. Se produce por una continua activación y respuesta de los linfocitos T y de otras células como monocitos o granulocitos frente al injerto. La activación del sistema inmunitario innato genera un efecto proinflamatorio que desencadena la respuesta inmunitaria adaptativa.

El diagnóstico del rechazo celular se realiza mediante biopsia. En el trasplante cardíaco aparecen infiltrados linfo-

citarios con gran proporción de linfocitos T $CD4^+$ y $CD8^+$, con mayor proporción de células $CD8^+$ y $CD25^+$ (receptor de IL-2 de alta afinidad) en pacientes con rechazo graves. Además, las células endoteliales y miocárdicas aumentan la expresión en superficie de moléculas de adhesión y MHC de clase II. Los infiltrados con linfocitos B y NK son poco frecuentes, pero cuando están presentes son indicativos de rechazos más graves.

La ISHLT[79] propone la clasificación del rechazo celular del injerto cardíaco en tres grados:

- Grado 1: rechazo leve focal. Infiltrado linfocitario (perivascular o intersticial) sin miocitos.
- Grado 2: rechazo moderado multifocal. Infiltrados agresivos con miocitólisis multifocal en una o más piezas. Puede haber eosinófilos. Miocardio normal entre los infiltrados.
- Grado 3: rechazo grave. Inflamación difusa agresiva con miocitólisis, endotelitis y vasculitis, hemorragia, polimorfonucleares (neutrófilos y eosinófilos).

En el trasplante cardíaco, las manifestaciones clínicas más comunes del rechazo celular son las relacionadas con la disfunción ventricular izquierda: disnea de esfuerzo o en reposo, disnea paroxística nocturna, ortopnea, palpitaciones y síncope. También son comunes las molestias gastrointestinales secundarias a la congestión hepática producida por el aumento de la presión venosa central.

El rechazo agudo celular en el pulmón afecta a la vasculatura y las vías respiratorias pequeñas, lo que puede provocar daños irreversibles en el injerto. Los principales factores de riesgo implicados en el rechazo celular son el tiempo postrasplante, el tipo de inmunosupresión y un mayor número de incompatibilidades HLA entre donante y receptor.

Los receptores de trasplante pulmonar con rechazo agudo celular pueden ser asintomáticos o presentar síntomas inespecíficos, como disnea, fiebre, tos o producción de esputo. Esta presentación inespecífica complica el diagnóstico y retrasa el tratamiento. Las pruebas de función pulmonar (espirometría) y las imágenes son poco específicas, por lo que el análisis histopatológico de las biopsias transbronquiales es la herramienta de monitorización más fiable en el diagnóstico de rechazo agudo celular, pero es un procedimiento invasivo con riesgos. Aproximadamente el 87 % de los centros realizan biopsias transbronquiales de vigilancia, y el resto solo en presencia de problemas clínicos sospechosos. Existe una variabilidad significativa en la interpretación de las muestras patológicas, sobre todo en el rechazo agudo celular de bajo grado, siendo un desafío en el manejo de los pacientes[78].

En 2007, el Grupo de Trabajo del Consejo de Patología de la ISHLT revisó la nomenclatura de la patología del trasplante de pulmón para el diagnóstico de rechazo agudo celular y estableció criterios estandarizados. Definió el rechazo agudo celular como el infiltrado de linfocitos mononucleares intersticiales y perivasculares. Incluye infiltrados inflamatorios linfohistiocíticos parcheados centrados en vasos sanguíneos pequeños o en bronquiolos. La clasificación de rechazo agudo celular se basa en la gravedad del proceso inflamatorio y las estructuras involucradas. Cuando afecta al componente vascular varía desde grado A0 (sin rechazo) hasta A4 (grave), siendo la mayoría de los casos A1 o A2. Cuando afecta a los bronquiolos (bronquiolitis linfocítica) se caracteriza por una inflamación sin causa identificable de las vías respiratorias y varía su gravedad desde B0 (sin rechazo) hasta B2R (grado alto). Existe una categoría no clasificable (BX) para las biopsias sin suficiente tejido de las vías respiratorias para clasificar. Ambos rechazos –agudo vascular y de las vías respiratorias– pueden ser independientes o coexistir en el mismo paciente[78].

Rechazo crónico

La enfermedad vascular del injerto cardíaco es una forma de aterosclerosis acelerada, con engrosamiento difuso y concéntrico de la capa íntima de las arterias epicárdicas e intramurales, y representa la segunda causa de muerte en el trasplante cardíaco después de la neoplasia. Según el registro de la ISHLT, aproximadamente el 32 % de los pacientes trasplantados padecen enfermedad vascular del injerto a los 5 años y el 53 % a los 10 años. Su origen es multifactorial, con implicación de factores inmunitarios y no inmunitarios. Los primeros parecen ser los más relevantes, dado que la enfermedad se desarrolla únicamente en las arterias del injerto y no del receptor. La activación de linfocitos T y su interacción con las células endoteliales causa cambios secuenciales en los subtipos de células T que infiltran las arterias coronarias.

Las citocinas liberadas en el ambiente inflamatorio (IL-6, factor de necrosis tumoral alfa [TNF-α], factores de crecimiento, TGF-α, TGF-β, IFN-γ) retroalimentan la inflamación y activan la expresión de moléculas de adhesión (ICAM-1 y VCAM-1) en las células endoteliales, aumentando la respuesta inmunitaria celular. Los factores involucrados comprenden mecanismos de la respuesta inmunitaria tanto celular como humoral, siendo factores de susceptibilidad asociados al desarrollo de vasculopatía: el trasplante con alto número de incompatibilidades HLA, el desarrollo de dnDSA, haber sufrido episodios de rechazo celular agudo moderado o grave y haber sufrido episodios de rechazo mediados por anticuerpos[76].

En el trasplante pulmonar, el 50 % de los pacientes desarrollan disfunción crónica del injerto a los 5 años postrasplante, que constituye la principal causa de morbilidad y mortalidad postrasplante (causa más del 40 % de las muertes después del primer año del trasplante). El diagnóstico preciso del fenotipo de disfunción crónica del injerto, obstructivo o restrictivo, es de suma importancia. El síndrome de bronquiolitis obliterante es el principal fenotipo (70 %), con una supervivencia entre 3 y 5 años tras el diagnóstico. Existen varias opciones terapéuticas en estudio para prevenir o atenuar su progresión (azitromicina, montelukast, fotoféresis extracorpórea e irradiación linfoide total), pero no se dispone de un tratamiento claramente efectivo. Comienza con inflamación linfocítica de la submucosa y desestructuración del epitelio de los alvéolos. Posteriormente se produce el engrosamiento del lumen de las vías aéreas, con obstrucción parcial o completa. El tejido granuloso se fibrosa causando la obliteración del lumen aéreo. Los factores de riesgo inmunitarios incluyen la existencia de episodios de rechazo agudo humoral, rechazo alogénico mediado por linfocitos T, desarrollo de DSA, presencia de autoanticuerpos frente al colágeno V y a la K-α1-tubulina y la activación de la respuesta inmunitaria innata[77].

El fenotipo restrictivo se corresponde con el síndrome de aloinjerto restrictivo, se manifiesta con arteriosclerosis de la vasculatura pulmonar y se asocia a peor supervivencia (1 a 2 años tras el diagnóstico), con opciones de tratamiento experimentales y limitadas[80].

Terapia inmunosupresora de inducción, mantenimiento y desensibilización

Las estrategias de inducción están focalizadas en la inhibición de la activación y proliferación de los linfocitos T; las más utilizadas actualmente en todos los trasplantes de órgano sólido son anticuerpos frente a CD25 (basiliximab) y globulina antitimocítica. El daño producido en el injerto relacionado con la muerte del donante y la isquemia-reperfusión generan un ambiente proinflamatorio que estimula a los linfocitos T. Además, en el trasplante pulmonar el injerto contiene numerosas células dendríticas capaces de estimular a los linfocitos T del receptor de manera alogénica y es un órgano continuamente expuesto a toxinas y patógenos externos, capaces de estimular la respuesta inmunitaria innata y adaptativa. Por ello, prácticamente todos los receptores cardíacos y pulmonares reciben uno de estos fármacos. El bloqueo del receptor de la IL-2 (CD25) es una inmunosupresión más leve, se pauta en receptores de bajo riesgo inmunológico y genera una ventana temporal para conseguir unos niveles de inmunosupresión de mantenimiento adecuados (sobre todo de tacrólimus). La globulina antitimocítica causa una acusada depleción de los linfocitos T, por lo que su utilización se relega a pacientes con alto riesgo de rechazo, ya que se asocia a mayor incidencia y gravedad de infección postrasplante. Según el registro de ISHLT, el basiliximab es la terapia de inducción más utilizada[74].

Las terapias de inmunosupresión de mantenimiento más usadas combinan corticosteroides, tacrólimus y micofenolato. Las dosis de estos fármacos en pacientes con trasplante de órgano torácico (especialmente de pulmón) son más elevadas que en el trasplante renal, causando aumento de toxicidad y de susceptibilidad a cáncer e infección.

Para la eliminación de anticuerpos anti-HLA circulantes, tanto preformados como *de novo*, en los pacientes con rechazo agudo humoral o capilaritis pulmonar que no responde a los corticosteroides se utilizan, como en el trasplante renal, gammaglobulina intravenosa, plasmaféresis y terapia con anticuerpos monoclonales anti-CD20 (rituximab) u otros como inhibidores de la proteasoma (bortezomib). Sin embargo, conseguir la completa eliminación de los DSA mediante terapia antihumoral es poco frecuente, y estas terapias han demostrado ser poco efectivas en el control de la enfermedad vascular del injerto o la disfunción crónica del injerto pulmonar.

REFERENCIAS BIBLIOGRÁFICAS

1. Duquesnoy RJ. Early history of transplantation immunology, part I. ASHI Quarterly 2005; 77.
2. Klein J. Natural history of the major histocompatibility complex. New York: John Wiley, 1986.
3. Sykes M, Chong AS, Mapara MY. Transplantation immunology. En: William E. Paul, ed. Fundamental immunology, 8ª ed. Baltimore: LWW, 2022; p. 1549-88.
4. Naeimi Kararoudi M, Hejazi SS, Elmas E et al. Clustered regularly interspaced short palindromic repeats/cas9 gene editing technique in xenotransplantation. Front Immunol 2018; 9: 1711.
5. Duquesnoy RJ. Early history of transplantation immunology, part II. ASHI Quarterly 2005; 114, .
6. Delves PJ, Roitt IM. The immune system. First of two parts. N Engl J Med. 2000; 343: 37-49.
7. Delves PJ, Roitt IM. The immune system. Second of two parts. N Engl J Med 2000; 343: 108-17.
8. Abbas AK, Lichtman AH, Pillai S. Cellular and molecular immunology. Philadelphia: Elsevier, 2022.
9. Rummler S, Bauschke A, Bärthel E et al. Current techniques for AB0-incompatible living donor liver transplantation. World J Transplant 2016; 6: 548-55.
10. Siu JHI, Surendrakumar V, Richards JA, Pettigrew GJ. T cell allorecognition pathways in solid organ transplantation. Front Immunol 2018; 9: 2548.
11. Choi AY, Manook M, Olaso D et al. Emerging new approaches in desensitization: targeted therapies for HLA sensitization. Front Immunol 2021; 12: 694763.
12. Pouché L, Stojanova J, Marquet P, Picard N. New challenges and promises in solid organ transplantation pharmacogenetics: the genetic variability of proteins involved in the pharmacodynamics of immunosuppressive drugs. Pharmacogenomics 2016; 17: 277-96.
13. Newell KA. Clinical transplantation tolerance. Semin Immunopathol 2011; 33: 91-104.
14. Oberholtzer N, Atkinson C, Nadig SN. Adoptive transfer of regulatory immune cells in organ transplantation. Front Immunol 2021; 12: 631365.
15. Fortunato M, Morali K, Passeri L, Gregori S. Regulatory cell therapy in organ transplantation: achievements and open questions. Front Immunol 2021; 12: 641596.
16. Podestà MA, Remuzzi G, Casiraghi F. Mesenchymal stromal cell therapy in solid organ transplantation. Front Immunol 2021; 11: 618243.
17. Biomarkers definitions working group. Biomarkers and surrogate endopoints: preferred definition and conceptual framework. Clin Pharmacol Ther 2001; 69: 89-95.
18. Kurian S, Grigoryev Y, Head S, Campbell D, Mondala T, Salomon DR. Applying genomics to organ transplantation medicine in both discovery and validation of biomarkers. Int Immunopharmacol 2007; 7: 1948-60.
19. Cravedi P, Heeger PS. Immunologic monitoring in transplantation revisited. Curr Opin Organ Transplant 2012; 17: 26-32.
20. Sarwal MM. Deconvoluting the 'omics' for organ transplantation. Curr Opin Organ Transplant 2009; 14: 544-51.
21. Perkins D. Transplantation and tolerance. Semin Immunopathol 2011; 33: 89-90.
22. Louis K, Lefaucheur C. DSA in solid organ transplantation: is it a matter of specificity, amount, or functional characteristics? Curr Opin Organ Transplant 2022; 27: 392-8.
23. Lefaucheur C, Louis K, Philippe A, Loupy A, Coates PT. The emerging field of non-human leukocyte antigen antibodies in transplant medicine and beyond. Kidney Int 2021; 100: 787-98.
24. Feucht HE, Schneeberger H, Hillebrand G et al. Capillary deposition of C4d complement fragment and early renal graft loss. Kidney Int 1993; 43: 1333-8.
25. Mauiyyedi S, Della Pelle P, Saidman S et al. Chronic humoral rejection: identification of antibody-mediated chronic renal allograft rejection by C4d deposits in peritubular capillaries. J Am Soc Nephrol 2001; 12: 574-82.
26. Sis B, Halloran PF. Endothelial transcripts uncover a previously unknown phenotype: C4d-negative antibody-mediated rejection. Curr Opin Organ Transplant 2010; 15: 42-8.
27. Dendle C, Mulley WR, Holdsworth S. Can immune biomarkers predict infections in solid organ transplant recipients? A review of current evidence. Transplant Rev 2019; 33: 87-98.
28. Heeger PS, Greenspan NS, Kuhlenschmidt S et al. Pretransplant frequency of donor-specific, IFN-gamma-producing lymphocytes is a manifestation of immunologic memory and correlates with the risk of posttransplant rejection episodes. J Immunol 1999; 163: 2267-75.
29. Poggio ED, Augustine JJ, Clemente M et al. Pretransplant cellular alloimmunity as assessed by a panel of reactive T cells assay correlates with acute renal graft rejection. Transplantation 2007; 83: 847-52.
30. Cherkassky L, Lanning M, Lalli PN et al. Evaluation of alloreactivity in kidney transplant recipients treated with antithymocyte globulin versus IL-2 receptor blocker. Am J Transplant 2011; 11: 1388-96.
31. Wood KJ, Sakaguchi S. Regulatory T cells in transplantation tolerance. Nat Rev Immunol 2003; 3: 199-210.
32. Codarri L, Vallotton L, Ciuffreda D et al. Expansion and tissue infiltration of an allospecific CD4+CD25+CD45RO+IL-7R alpha high cell population in solid organ transplant recipients. J Exp Med 2007; 204: 1533-41.
33. Newell KA, Asare A, Kirk AD et al. Identification of a B cell signature associated with renal transplant tolerance in humans. J Clin Invest 2010; 120: 1836-47.
34. Venick RS. Graft monitoring after intestinal transplantation. Curr Opin Organ Transplant 2021; 26: 234-9.
35. Peereboom ETM, Matern BM, Spierings E, Geneugelijk K. The value of single-cell technologies in solid organ transplantation studies. Transplantation 2022; 106: 2325-37.
36. Sarwal M, Chua M-S, Kambham N et al. Molecular heterogeneity in acute renal allograft rejection identified by DNA microarray profiling N Engl J Med 2003; 349: 125-38.
37. Londoño MC, Danger R, Giral M et al. A need for biomarkers of operational tolerance in liver and kidney transplantation. Am J Transplant 2012; 12: 1370-7.
38. Clifford JS, Subramanian S. Circulating microRNAs as biomarkers: a new frontier in diagnostics. Liver Transpl 2012; 18: 265-9.
39. Lorenzen JM, Volkmann I, Fiedler J et al. Urinary miR-210 as a mediator of acute T-cell mediated rejection in renal allograft recipients. Am J Transplant 2011; 11: 2221-7.
40. Scian MJ, Maluf DG, David KG et al. MicroRNA profiles in allograft tissues and paired urines associate with chronic allograft dysfunction with IF/TA. Am J Transplant 2011; 11: 2110-22.
41. Danger R, Pallier A, Giral M et al. Upregulation of miR-142-3p in peripheral blood mononuclear cells of operationally tolerant patients with a renal transplant. J Am Soc Nephrol 2012; 23: 597-606.
42. Schaub S, Rush D, Wilkins J et al. Proteomic-based detection of urine proteins associated with acute renal allograft rejection. J Am Soc Nephrol 2004; 15: 219-27.
43. O'Riordan E, Orlova TN, Podust VN et al. Characterization of urinary peptide biomarkers of acute rejection in renal allografts. Am J Transplant 2007; 7: 930-40.
44. Cohen Freue GV, Sasaki M, Meredith A et al. Proteomic signatures in plasma during early acute renal allograft rejection. Mol Cell Proteomics 2010; 9: 1954-67.
45. Nakorchevsky A, Hewel JA, Kurian SM et al. Molecular mechanisms of chronic kidney transplant rejection via large-scale proteogenomic analysis of tissue biopsies. J Am Soc Nephrol 2010; 21: 362-73.
46. Bell JD, Lee JA, Lee HA, Sadler PJ, Wilkie DR, Woodham RH. Nuclear magnetic resonance studies of blood plasma and urine from subjects with chronic renal failure: identification of trimethylamine-N-oxide. Biochim Biophys Acta 1991; 1096: 101-7.
47. Wang JH, J Byun, S Pennathur. Analytical approaches to metabolomics and applications to systems biology. Semin Nephrol 2010; 30: 500-11.
48. Dinavahi R, George A, Tretin A et al. Antibodies reactive to non-HLA antigens in transplant glomerulopathy. J Am Soc Nephrol 2011; 22: 1168-78.
49. Pondrom S. You aren't who you think you are: microbial cells outnumber human cells 10 to one, and could prove to be new players in transplantation. Am J Transplant 2012; 12: 3167-8.
50. Hartman AL, Lough DM, Barupal DK et al. Human gut microbiome adopts an alternative state following small bowel transplantation. Pro Natl Acad Sci U S A 2009; 106: 17187-92.
51. Oh PL, Martínez I, Sun Y, Walter J, Peterson DA, Mercer DF. Characterization of the ileal microbiota in rejecting and nonrejecting recipients of small bowel transplants. Am J Transplant 2012; 12: 753-62.
52. Grover RK, Cheng J, Peng Y et al. The costimulatory immunogen LPS induces the B-cell clones that infiltrate transplanted human kidneys. Proc Natl Acad Sci U S A 2012;109: 6036-6041.
53. Benincasa G, Viglietti M, Coscioni E, Napoli C. "Transplantomics" for predicting allograft rejection: real-life applications and new strategies from Network Medicine. Hum Immunol 2022; 84: 89-97.

54. Montgomery RA, Tatapudi VS, Leffell MS, Zachary AA. HLA in transplantation. Nat Rev Nephrol 2018; 14: 558-70.
55. Wiebe C, Pochinco D, Blydt-Hansen TD et al. Class II HLA epitope matching. A strategy to minimize de novo donor-specific antibody development and improve outcomes. Am J Transplant 2013; 13: 3114-22.
56. Tait BD, Süsal C, Gebel HM et al. Consensus guidelines on the testing and clinical management issues associated with HLA and non-HLA antibodies in transplantation. Transplantation 2013; 95: 19-47.
57. Tambur AR, Campbell P, Claas FH et al. Sensitization in transplantation: assessment of risk (STAR) 2017 Working Group Meeting Report. Am J Transplant 2018; 18: 1604-14.
58. Loupy A, Haas M, Roufosse C et al. The Banff 2019 Kidney Meeting Report (I): updates on and clarification of criteria for T cell- and antibody-mediated rejection. Am J Transplant 2020; 20: 2318-31.
59. Sellarés J, de Freitas DG, Mengel M et al. Understanding the causes of kidney transplant failure: the dominant role of antibody-mediated rejection and nonadherence. Am J Transplant 2012; 12: 388-99.
60. Selmi C, Mackay IR, Gershwin ME. The immunological milieu of the liver. Semin Liv Dis 2007; 27: 129-39.
61. Demetris AJ, Bellamy C, Hubscher SG et al. Comprehensive update of the Banff Working Group on Liver Allograft Pathology: introduction of antibody-mediated rejection. Am J Transplant 2016; 16: 2816-35.
62. Thurairajah PH, Carbone M, Bridgestock H et al. Late acute liver allograft rejection; a study of its natural history and graft survival in the current era. Transplantation 2013; 95: 955-9.
63. Angelico R, Sensi B, Manzia TM et al. Chronic rejection after liver transplantation: opening the Pandora's box. World J Gastroenterol 2021; 27: 7771-83.
64. Ronca V, Wootton G, Milani C, Cain O. The immunological basis of liver allograft rejection. Front Immunol 2020; 11: 2155.
65. Loo L, Vrakas G, Reddy S, Allan P. Intestinal transplantation: a review. Curr Opin Gastroenterol 2017; 33: 203-11.
66. Wu T, Abu-Elmagd K, Bond G et al. A schema for histologic grading of small intestine allograft acute rejection. Transplantation 2003; 75: 1241-8.
67. Matsumoto CS, Rosen-Bronson S. Donor-specific antibody and sensitized patients in intestinal transplantation. Curr Opin Organ Transplant 2021; 26: 245-9.
68. Amin A, Farmer DG. Current outcomes after pediatric and adult intestinal transplantation. Curr Opin Organ Transplant 2019; 24: 193-8.
69. Ganoza A, Mazariegos GV, Khanna A. Current status of graft-versus-host disease after intestinal transplantation. Curr Opin Organ Transplant 2019; 24: 199-206.
70. Lauro A, Arpinati M, Pinna AD. Managing the challenge of PTLD in liver and bowel transplant recipients. Br J Haematol 2015; 169: 157-72.
71. Aref A, Zayan T, Pararajasingam R, Sharma A, Halawa A. Pancreatic transplantation: brief review of the current evidence. World J Transplant 2019; 9: 81-93.
72. Loupy A, Haas M, Solez K, Racusen L, Glotz D, Seron D et al. The Banff 2015 Kidney Meeting Report: current challenges in rejection classification and prospects for adopting molecular pathology. Am J Transplant 2017; 17: 28-41.
73. de Kort H, Roufosse C, Bajema IM, Drachenberg CB. Pancreas transplantation, antibodies and rejection: where do we stand? Curr Opin Organ Transplant 2013; 18: 337-344.
74. Chambers DC, Cherikh WS, Harhay MO, et al. The international thoracic organ transplant registry of the international society for heart and lung transplantation: thirty-sixth adult lung and heart-lung transplantation report – 2019; focus theme: donor and recipient size match. J Heart Lung Transpl 2019; 38: 1042-55.
75. Tambur AR, Campbell P, Claas FH et al. Sensitization in transplantation: Assessment of Risk (STAR) 2017 Working Group Meeting Report. Am J Transplant 2018; 18: 1604-14.
76. Su JA, Baxter-Lowe LA, Kantor PF et al. The clinical impact of donor-specific antibodies on antibody-mediated rejection and long-term prognosis after heart transplantation. Curr Opin Organ Transplant 2019; 24: 245-51.
77. Berry GJ, Angelini A, Burke MM et al. The ISHLT working formulation for pathologic diagnosis of antibody-mediated rejection in heart transplantation: evolution and current status (2005-2011). J Heart Lung Transplant 2011; 30: 601-11.
78. Levine DJ, Glanville AR, Aboyoun C et al. Antibodymediated rejection of the lung: a consensus report of the International Society for Heart and Lung Transplantation. J Heart Lung Transplant 2016; 35: 397-406.
79. Stewart S, Winters GL, Fishbein MC et al. Revision of the 1990 working formulation for the standardization of nomenclature in the diagnosis of heart rejection. J Heart Lung Transplant 2005; 24: 1710.
80. Levine DJ, Hachem RR. Lung allograft rejection. Thorac Surg Clin 2022; 32: 221-9.

Tolerancia y quimerismo en el trasplante de órganos abdominales

3

Á. García-Sesma, J. Calvo Pulido, A. Manrique Municio, Ó. Caso Maestro, I. Justo Alonso, C. Loinaz Segurola, C. Jiménez Romero y E. Moreno González

LA QUIMERA. EL QUIMERISMO

Los animales fantásticos son comunes en la mitología clásica. Quimera era un monstruo fabuloso que atemorizaba Asia menor, vomitaba llamas y tenía cuerpo de cabra, cabeza de león y cola de dragón o serpiente (**Fig. 3-1**). En otras descripciones tenía tres cabezas: una de león, otra de macho cabrío en el lomo y otra de dragón en la cola. Lobates, rey de Licia, encargó la misión suicida de matar a Quimera al héroe Belerofonte, quien finalmente lo consiguió con la ayuda de su corcel Pegaso, el caballo alado.

Se emplea el adjetivo quimérico para referirse a algo fabuloso, irreal o irrealizable. En otros contextos, metafóricamente, se usa la palabra quimera para describir cosas que tienen atributos combinados procedentes de fuentes diferentes.

En biología, el término quimera se utiliza generalmente para designar a un organismo que contiene poblaciones celulares que proceden de individuos genéticamente distintos, bien sean de la misma especie, bien de especies distintas.

Hay que distinguir el quimerismo, los híbridos y el mosaicismo, términos que a veces se confunden entre sí o se utilizan como sinónimos, aunque no lo son.

En el caso de una quimera, en un solo individuo coexisten dos o más poblaciones celulares con distintas constituciones cromosómicas, derivadas de individuos distintos.

Los híbridos son organismos formados por el cruce de dos individuos de distinta especie. En el caso de las plantas, los híbridos son muy frecuentes y se utilizan con asiduidad en agricultura. En el caso de los animales híbridos, más raros, la mayoría de ellos son estériles; un ejemplo habitual es el caso de la mula, resultado del cruce de una yegua y un burro.

En el caso del mosaicismo existen en el individuo diferentes poblaciones celulares, pero todas proceden de un mismo individuo. Esto ocurre cuando, en las primeras fases del desarrollo del embrión, alguna célula en continua división sufre una mutación que origina que todas las células que deriven de ella en el individuo tengan dicha mutación y, por lo tanto, una constitución genéticamente distinta a la de las restantes células del organismo.

Se puede producir excepcionalmente una quimera por fusión de gametos. Un espermatozoide fecundaría un óvulo y, después, otro espermatozoide fecundaría un segundo óvulo (en mujeres con ovulación múltiple o en casos de fecundación *in vitro*); acto seguido, los dos cigotos destinados a ser mellizos se fusionarían convirtiéndose en un único individuo quimérico. Si los dos cigotos eran de sexos distintos se producirá un hermafroditismo verdadero (genéticamente, el individuo es de sexo femenino y masculino al mismo tiempo). También se puede producir una quimera cuando un cigoto se divide formando dos gemelos y estos se vuelven a fusionar (no se debe confundir con los llamados gemelos siameses, en los cuales lo que ocurre es una división incompleta del cigoto). Este tipo de quimera sería imposible de detectar, dado que las dos líneas celulares resultantes serían genéticamente idénticas.

Sin embargo, el tipo más frecuente de quimeras ocurre de forma natural a través de la sangre. Si dos mellizos comparten parte de la placenta, se puede producir entre ellos un intercambio de células hematopoyéticas que se asientan en la médula ósea. En estos casos, la constitución genética

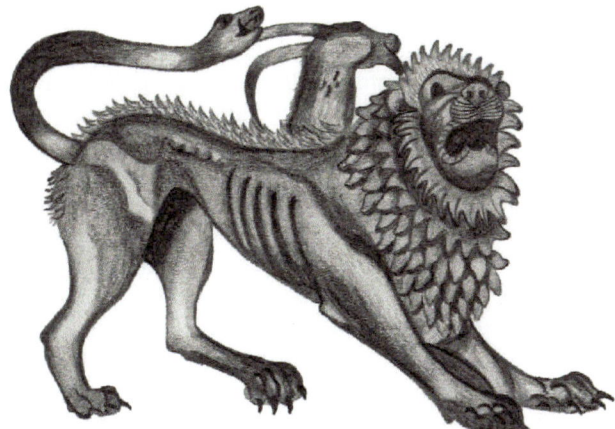

Figura 3-1. Quimera. Dibujo cortesía de Nadia Suliman.

de cada mellizo será la propia salvo en su sangre, donde tendrán células con una carga genética procedente de su hermano. Esto hace posible el hecho de que una persona pueda tener por ejemplo dos grupos sanguíneos AB0 distintos. Hoy se sabe que hasta el 8 % de los mellizos son quimeras de sangre en algún grado; se denominan *microquimeras fetofetales*.

También es posible la aparición de quimerismo en las mujeres tras un embarazo, si se produce paso de células fetales a través de la placenta y asientan en la madre. Son las llamadas *microquimeras fetomaternales*.

No se conocen bien los mecanismos que permiten que en ocasiones dichas células extrañas sean toleradas y puedan persistir durante largos períodos de tiempo, pero este conocimiento evidentemente tendría importancia en el campo del trasplante.

TRASPLANTE DE MÉDULA ÓSEA Y QUIMERISMO LINFOHEMATOPOYÉTICO

El quimerismo adquirió en primer lugar especial importancia en hematología, en el campo del trasplante de médula ósea.

El término *quimerismo hematopoyético* se refiere a la presencia de células linfohematopoyéticas no propias del receptor que aparecen como resultado de un trasplante alogénico. Para que este fenómeno se produzca es necesaria la inmunosupresión, mieloablación o inmunodeficiencia en el receptor y la presencia de células hematopoyéticas del donante.

Si un trasplante de médula ósea tiene éxito y «prende», se produce una quimera hematopoyética completa (especialmente si se utilizan regímenes mieloablativos). Sin embargo, en ocasiones, tras un trasplante de médula ósea pueden coexistir células hematopoyéticas del receptor junto con las del donante, lo que se denomina quimerismo mixto (esto es más frecuente si en vez de regímenes mieloablativos se utilizan otros de toxicidad reducida, en los que el acondicionamiento que se lleva a cabo con el paciente es solo el suficiente para que se logre la implantación del injerto).

La incidencia de dicho quimerismo mixto depende en gran medida de la sensibilidad de las técnicas de detección que se utilicen.

Hoy en día, el estudio del quimerismo linfohematopoyético es una herramienta cada vez más útil en la evaluación del éxito o el fracaso de los trasplantes de células hematopoyéticas. Estudiando dicho quimerismo es posible saber si el sistema linfohematopoyético del donante ha sido capaz de implantarse en el receptor y si lo ha hecho desplazando totalmente al sistema linfohematopoyético del receptor (quimerismo completo) o coexistiendo en equilibrio con este (quimerismo mixto). De esta manera, es posible conocer la evolución o el comportamiento de la quimera con vistas a confirmar el fallo primario del injerto o detectar a tiempo que existe un posible fallo secundario. Además, es posible estudiar los efectos de los diferentes regímenes de acondicionamiento, así como relacionar el grado de quimerismo establecido con la enfermedad del injerto contra el huésped (EICH) y la actividad de injerto contra la leucemia (AICL)[1-3].

Atendiendo a la presencia de células del donante en el receptor, el quimerismo puede clasificarse como:

- Quimerismo total o completo: todas las células que se detectan proceden del donante.
- Quimerismo mixto: coexisten células del donante y del receptor en un compartimento celular dado (p. ej., los linfocitos).
- Quimerismo dividido: una o más líneas celulares proceden en su totalidad del donante y, a su vez, una o más proceden totalmente del receptor.
- Microquimerismo: existe menos del 1 % de células del donante. Este grado de quimerismo únicamente se puede detectar cuando se utilizan técnicas muy sensibles (de ahí la importancia de la implementación de las nuevas tecnologías disponibles en la detección del microquimerismo).

QUIMERISMO Y TRASPLANTE DE ÓRGANOS SÓLIDOS: QUIMERISMO Y TRASPLANTE HEPÁTICO. EL CAMBIO DE PARADIGMA

Cuando en 1953 Billingham, Brent y Medawar demostraron que la tolerancia a un trasplante podía ser adquirida, abrieron el camino que finalmente condujo al trasplante de órganos en la clínica médica. Estos autores observaron experimentalmente en ratones recién nacidos, inmunológicamente inmaduros, en los que habían sustituido las células hematopoyéticas de la médula ósea por las de un individuo adulto donante (se trataba así de un quimerismo leucocitario del donante), que estos podían aceptar injertos de piel del mismo individuo donante, pero no de otro (se trataba, por lo tanto, de una tolerancia donante-específica)[4].

Una demostración similar de tolerancia en quimeras irradiadas por parte de Main y Prehn en 1955 estableció el modelo experimental que condujo finalmente en la clínica al trasplante de médula ósea[5].

Sin embargo, aunque los primeros trasplantes de órganos sólidos se desarrollaron en seres humanos irradiados, los avances en el trasplante de estos órganos fueron por otro camino distinto del quimerismo y vinieron de la mano del desarrollo de fármacos inmunosupresores cada vez más potentes.

Como se vio que era posible conseguir éxitos empíricos en la práctica clínica y cada vez mejores supervivencias sin que fuera necesaria la infusión de células hematolinfopoyéticas del donante, parecía que los mecanismos inmunológicos que hacían esto posible, aunque poco conocidos, debían ser muy distintos de aquellos fenómenos de quimerismo leucocitario a los que tanta importancia se daba en el campo del trasplante de médula ósea.

Esta creencia era reforzada, además, porque no se disponía de métodos sensibles y fiables que permitieran demostrar la existencia de quimerismo leucocitario del donante en pacientes receptores de un trasplante de órgano sólido que hubiera tenido éxito.

Se llegó de esta forma a un consenso en el que se asumía que los mecanismos de injerto de órganos sólidos eran diferentes de los mecanismos asociados con el quimerismo leucocitario del donante, de los modelos de tolerancia murinos y del trasplante de médula ósea. Al fin y al cabo, el éxito en el trasplante de órganos sólidos había sido posible sin la administración de células linfohematopoyéticas en los receptores.

Este fue el paradigma que prevaleció hasta que, en 1992, principalmente por la aportación de las publicaciones de Thomas Starzl, se descubrió que en supervivientes a largo plazo de trasplantes de órganos sólidos (riñón o hígado) estaba presente un quimerismo leucocitario del donante, aunque en niveles bajos (microquimerismo), que hasta entonces había pasado casi inadvertido y que aún hoy se conoce solo parcialmente.

Estos nuevos hallazgos determinaron que empezara a hablarse de un posible cambio de paradigma, sugiriendo que tanto el trasplante de médula ósea como el de órganos sólidos eran variaciones del mismo tema, que implicaban mecanismos inmunológicos similares o relacionados, aunque con una imagen especular[6,7].

Por otro lado, se sabía que el hígado era un órgano con una tolerogenicidad especial, aunque no se conocían los mecanismos que podían estar implicados, y desde luego no se pensaba que los fenómenos de quimerismo hematopoyético pudieran ser importantes en el trasplante hepático.

Desde hace más de cincuenta años se sabe que los leucocitos viajeros originados en la médula ósea son el principal componente inmunogénico de los aloinjertos, por lo que se pensaba que para que un trasplante de órgano sólido tuviera éxito, el sistema inmunitario del receptor debía destruir selectivamente los leucocitos inmunogénicos del donante, preservando las células parenquimatosas especializadas. Esto se apoyaba en el hecho de que en receptores de trasplante hepático con supervivencias prolongadas se producía un reemplazo casi total de los leucocitos del donante en el hígado por leucocitos de la misma línea del receptor. Esto hacía pensar que ese reemplazo de los leucocitos viajeros era un factor importante en la tolerogenicidad hepática.

Ya en 1968, en la Universidad de Colorado, se obtuvo la evidencia de que los injertos hepáticos sufrían una transformación de este tipo, al estudiar los hígados de donantes masculinos que habían sido implantados en pacientes receptores de sexo femenino. Mediante estudio del cariotipo pudo demostrarse que, mientras que los hepatocitos y las células endoteliales de los vasos sanguíneos principales mantenían el sexo masculino del donante, los leucocitos pasajeros, derivados de la médula ósea del donante, incluidas las células de Kupffer, eran mayoritariamente reemplazados por células del receptor, femeninas. Esta sustitución era completa en los primeros 100 días del trasplante hepático. Inicialmente se pensó que dicho reemplazo era algo específico del trasplante hepático y que se relacionaba con la especial inmunotolerancia que presentaban los injertos hepáticos con respecto a otros órganos sólidos[8-16].

Posteriormente se constató que existía un reemplazo similar en otros tipos de trasplante como los intestinales, por lo que ese mecanismo, al no ser exclusivo del hígado, sino quizás algo mucho más general, tampoco explicaba la especial tolerogenicidad hepática. Dicho fenómeno se ha confirmado también posteriormente en trasplantes renales,

cardiopulmonares e incluso en modelos de xenotrasplante de órganos[17-23].

Los receptores de los dos primeros trasplantes renales del mundo entre hermanos gemelos que tuvieron éxito había sido sometidos a irradiación corporal total, pero no fueron tratados posteriormente con inmunosupresión de mantenimiento y, pese a ello, mantuvieron sus injertos funcionantes durante muchos años.

Desde hace años se sabe que los episodios de rechazo tienen un alto grado de reversibilidad y que con frecuencia van seguidos de cierto grado de tolerancia parcial. Además, existía un número no desdeñable de receptores de injertos renales que habían permanecido largos períodos de tiempo con injertos funcionantes sin necesidad de recibir tratamiento inmunosupresor continuado, como el grupo de pacientes trasplantados en Colorado a comienzos de la década de 1960 y referido por Starzl.

Sin embargo, el hecho de que la utilización de prednisona en altas dosis redujera de manera importante la pérdida de injertos renales debido a rechazo refractario, facilitó la instauración generalizada a nivel mundial de una inmunosupresión profiláctica potente. El éxito del trasplante de órganos sólidos llegó de la mano de los avances en una inmunosupresión cada vez más intensa. Sin embargo, la utilización de esta potente inmunosupresión ayudó poco a que se avanzara en el conocimiento de los fenómenos implicados en la tolerancia[24-28].

Hasta la década de 1990 se aceptaba que los leucocitos del donante que desaparecían de los órganos trasplantados habían sufrido una destrucción inmunológica con una preservación selectiva de las células parenquimatosas especializadas.

Algunos trabajos, sin embargo, sugerían que al menos una parte de los leucocitos pasajeros se habían reubicado en el receptor, ya que existían datos en la clínica que se explicarían a través de ese fenómeno. Por ejemplo, algunos receptores con pruebas cutáneas preoperatorios negativas para la tuberculina, la histoplasmina, etc., tenían pruebas positivas posteriormente al trasplante. Esto sugería que se podía haber producido una transferencia adoptiva de la inmunidad celular del donante por los leucocitos presentes a nivel vascular en los injertos. Incluso se asoció un fallo de dicha transferencia de inmunidad celular con la existencia de rechazo precoz del injerto. Posteriormente se demostró la existencia de nuevos tipos de inmunoglobulinas procedentes del donante en receptores de trasplantes hepáticos, así como anticuerpos antiglóbulos rojos (isoaglutininas) originados en el donante, responsables de fenómenos hemolíticos en receptores hepáticos AB0 compatibles, pero no del mismo grupo sanguíneo.

En este sentido, y casi como anécdota, Henri Bismuth trasplantó con éxito el hígado de un donante que había fallecido por un *shock* anafiláctico tras ingerir cacahuetes, y el receptor de dicho injerto hepático presentó síntomas importantes al consumir cacahuetes meses después[16,29-32].

En 1981, Nemlander y Hayry, en estudios sobre la cinética del rechazo en injertos renales, describieron por primera vez la migración celular. Las células del donante que se habían transportado en el injerto eran los leucocitos pasajeros hematolinfopoyéticos del donante y de origen medular (incluidas las células dendríticas) que fueron propuestos por Snell como la causa principal de inmunogenicidad[33-36].

En 1991, Murase puso de manifiesto que los leucocitos que eran liberados del intestino y de los injertos multiviscerales en los receptores experimentales, que eran tratados con tacrólimus, migraban rápidamente y en gran número por vía vascular a los tejidos linfáticos del receptor. Esta migración creaba un estado inestable de quimerismo sanguíneo durante 30-45 días, período en el cual el 20 % de las células mononucleares circulantes del receptor eran originarias del donante. Además, estos hallazgos no se asociaban con estados detectables ni mucho menos letales de EICH. Por otro lado, como las células del donante circulantes rápidamente se hacían indetectables por técnicas de citometría de flujo (en un máximo de 60 días), la convicción de la mayoría de los investigadores siguió siendo que dichas células del donante eran eliminadas en ese margen de tiempo[17,37-40].

Hasta muchos años después (el paso decisivo ocurrió en 1992) no se aceptó la posibilidad de que los leucocitos del donante no hubieran desaparecido sino simplemente migrado a otro lugar del receptor, donde podían sobrevivir, dado que no se consideraba el posible papel del quimerismo leucocitario del donante.

Debido a las características especiales de los cromosomas X e Y, fueron posibles estudios en los que se pudo demostrar, buscando células hematolinfopoyéticas del donante en sangre o tejidos de pacientes a los que se había realizado años antes un trasplante de órgano sólido, que existían células del donante en receptores de trasplantes funcionantes realizados 30 años antes. La presencia de cromosomas X o Y en receptores de sexo opuesto al del donante podía considerarse una evidencia contundente de quimerismo sistémico, años después de realizado el trasplante, lo cual echaba por tierra la teoría aceptada de que las células del donante eran eliminadas totalmente tras un corto período de quimerismo inestable[6,7,19,41].

En un primer momento era difícil esclarecer el tipo de quimerismo, debido a que las técnicas empleadas eran poco sensibles, pero actualmente se dispone de técnicas de una sensibilidad mucho mayor.

La amplificación de pequeñas zonas del ADN muy polimórficas por técnicas de reacción en cadena de la polimerasa (PCR) se ha convertido en el análisis sistemático para la detección de quimerismo. La PCR puede distinguir ADN del donante o del receptor con una sensibilidad de 1 célula del donante entre 100.000 células del receptor $(1/10^5)$[6,7,41].

Estos avances han hecho posible demostrar que existe un microquimerismo leucocitario en tejidos o en sangre de casi todos los pacientes receptores de órganos sólidos funcionantes con supervivencias prolongadas (renales o hepáticos).

Se ha encontrado quimerismo leucocitario del donante en niveles bajos en múltiples localizaciones, como la piel, los ganglios linfáticos, el corazón, los pulmones, el bazo, el intestino, los riñones, la médula ósea o el timo. En todas las localizaciones se encuentra un mayor número de leucocitos del donante en caso de receptores de trasplante hepático que en receptores de trasplante renal, para un momento postrasplante equivalente[6,7,19,41,42].

A raíz de este hallazgo se dedujo que el proceso del injerto de órganos es un fenómeno dinámico, que comienza en el momento del trasplante, y en el que tienen lugar extensas respuestas inmunitarias coexistentes del donante y del receptor, enfrentadas, que causan una expansión clonal recíproca seguida de una deleción clonal periférica[6,7].

El hecho de que décadas después del trasplante puedan demostrarse, con los medios actuales, leucocitos del donante diseminados en el receptor implica que entre los leucocitos viajeros de los órganos trasplantados deben existir células madre o precursoras[18,37-40,43-54].

Después de un trasplante de órgano sólido realizado con éxito, los leucocitos del donante constituyen escasamente el 1-2 % de las células mononucleares circulantes del receptor. Aunque la presencia de leucocitos del donante es mayor en el caso de trasplantes como el hepático al ser un órgano más rico en leucocitos, los mismos sucesos, aunque en una escala menor, ocurren en otros tipos de trasplante, como el renal o el cardíaco.

En cualquier tipo de órgano sólido, estas células del donante que conformarán el estado de quimerismo son de distintas líneas celulares e incluyen a muchas de las células dendríticas que anteriormente se pensaba que tenían más relación con la antigenicidad y el rechazo de los órganos que con fenómenos de tolerancia[6,7,22,37,45-47,55,56].

Hoy en día puede aceptarse como un hecho que, tras un trasplante de órgano sólido, tanto el injerto como el receptor se convierten de alguna manera en compuestos o mezclas genéticas.

En el trasplante de médula ósea existiría una imagen especular de lo que se ve en el trasplante hepático, de forma que, tras un trasplante de médula exitoso, la población leucocitaria predominante es del donante[57]. Sin embargo, incluso en estos casos de supuesto quimerismo completo es posible encontrar un rastro de población de leucocitos residuales del receptor[58,59].

La situación de modulación dinámica de ambas poblaciones leucocitarias del donante y del receptor explica el escaso valor pronóstico que tiene el emparejamiento por antígenos leucocitarios humanos (HLA) en los trasplantes de órganos sólidos, muy especialmente en el trasplante de órganos tan ricos en leucocitos como el hígado[6,7,60-62].

Este efecto de modulación de ambas poblaciones leucocitarias también explicaría el porqué es tan poco frecuente la EICH en el trasplante de órganos inmunológicamente activos como el intestino o el hígado, si los receptores no son previamente preacondicionados con citoablación o no presentan trastornos subyacentes de inmunodeficiencia.

Cuando se produce una ablación de los leucocitos del receptor, como se efectúa de forma sistemática antes de un trasplante de médula ósea, se invierte la dominancia inmunológica a favor de las células hematolinfopoyéticas del donante, y este hecho es el principal responsable de las importantes diferencias observadas entre el trasplante de médula ósea y el trasplante de órganos sólidos, haciendo también mucho más frecuente la aparición de la EICH.

El hecho de que el hígado posea una carga leucocitaria varias veces mayor que la de cualquier otro órgano sólido y, a su vez, contenga una mayor proporción de células precursoras inmaduras y de células de estirpe mieloide, puede explicar por qué el hígado parece ser más tolerogénico que otros órganos y por qué parece que el trasplante hepático simultáneo en trasplantes de varios órganos puede «proteger» del rechazo a los demás órganos[47,63].

Esto ha llevado a plantear la posibilidad de infundir células de médula ósea del donante al receptor de un trasplante de órgano sólido, lo cual se ha realizado dentro de diversos protocolos clínicos[64-66].

Evidentemente, el objetivo de conseguir una tolerancia de los injertos sin necesidad de inmunosupresión y sin la aparición del temido rechazo crónico es muy difícil de lograr, pero en el caso del trasplante hepático (con su rica población leucocitaria) ese objetivo se ha conseguido con más frecuencia que en otros tipos de trasplante, y casi todos los grupos de trasplante hepático con suficiente experiencia acumulan algunos casos de injertos hepáticos funcionantes durante años en pacientes que no toman tratamiento inmunosupresor alguno.

Si la inducción de la tolerancia depende de la activación clonal inducida por la migración de los leucocitos del donante, es fácil entender por qué el uso de potentes fármacos inmunosupresores durante el tiempo necesario para evitar el rechazo (lo cual por otro lado ha permitido los buenos resultados actuales de supervivencia de los injertos y de los pacientes) tendría un papel en contra de la inducción de la tolerancia, alejando la posibilidad de que dicha terapia pudiera suspenderse en algún momento (manteniéndose la mayor parte de los pacientes trasplantados bajo tratamiento inmunodepresor de forma indefinida). Los inmunosupresores inhibirían tanto el paso crítico de la migración de los leucocitos viajeros del donante a los órganos linfáticos del receptor como la activación inmunológica posterior. Esto favorece que, cuando se reduce la inmunosupresión de mantenimiento por debajo del umbral necesario para complementar una tolerancia incompleta, desapareciendo los leucocitos del donante de los tejidos del receptor y del órgano trasplantado, se desarrolle un rechazo crónico.

El conocimiento de los fenómenos de microquimerismo leucocitario y de la inducción de la tolerancia inmunológica, así como de los fenómenos implicados en su desarrollo, podría facilitar la búsqueda de regímenes de inmunosupresión que favorezcan el desarrollo de la tolerancia, permitiendo no solo una inmunosupresión a medio o largo plazo con fármacos en monoterapia o con niveles bajos (considerados infraterapéuticos), sino en algunos casos incluso la supresión total del tratamiento inmunosupresor sin la temida aparición de fenómenos de rechazo crónico que puedan hacer perder el injerto[67-70].

TOLERANCIA INMUNOLÓGICA

Se denomina tolerancia inmunológica a la ausencia específica de respuesta del sistema inmunitario frente a distintos antígenos, sean propios (autoantígenos) o extraños (aloantígenos). En condiciones fisiológicas, la tolerancia inmunológica a los antígenos propios se adquiere en etapas tempranas de la vida.

Hasta no hace demasiado tiempo se pensaba que la tolerancia se producía únicamente en los órganos linfoides centrales mediante un fenómeno de deleción clonal de los clones de linfocitos autorreactivos, tanto en la médula ósea como en el timo (clones de linfocitos B y T, respectivamente). Se aceptaba que, de esta forma, el adulto no poseía, en condiciones normales (salvo en enfermedades autoinmunes), clones con capacidad de reconocer autoantígenos.

Sin embargo, hoy se sabe que estos fenómenos son mucho más complicados, ya que en los adultos sí que hay clones de linfocitos capaces de reconocer antígenos propios, lo cual implica, por un lado, que no se ha producido una deleción clonal completa en el timo y en la médula ósea y, por otro lado, que deben existir mecanismos fisiológicos de control periférico de dichos clones de células autorreactivas que escapan al primer control central, para evitar que se produzca una destrucción masiva de antígenos propios y de los órganos donde asientan dichos antígenos.

Los principales mecanismos de adquisición y mantenimiento de la tolerancia a lo propio serían, a nivel central (el timo para las células T, y la médula ósea para las células B), la deleción clonal, y a nivel periférico (en órganos linfáticos secundarios y otros tejidos), la anergia o la indiferencia clonales. Además, existen otros fenómenos de supresión o de interacciones idiotípicas que pueden intervenir en el mantenimiento de la tolerancia[71,72].

Tolerancia de linfocitos T

Entre los mecanismos implicados en la tolerancia a los antígenos propios se describirán en primer lugar aquellos en los que intervienen los linfocitos T, tanto a nivel central como periférico.

Tolerancia central

En el timo tiene lugar, por un lado, una selección positiva de los linfocitos cuyo receptor es capaz de reconocer las moléculas propias del complejo principal de histocompatibilidad (MHC) y, por otro lado, una selección negativa, eliminando las células T autorreactivas, mediante deleción clonal. En el timo también se produce tolerancia por generación de células reguladoras o estableciendo una anergia clonal, pero estos mecanismos son más importantes a nivel periférico.

Tolerancia periférica

En condiciones normales se mantienen clones capaces de reconocer antígenos propios; sin embargo, estos clones autorreactivos habitualmente no responden a antígenos propios periféricos debido a mecanismos muy variados de ignorancia clonal, anergia, deleción, inhibición y supresión. La ignorancia clonal es el mecanismo por el cual los linfocitos T no detectan adecuadamente la presencia de antígenos en células propias. Esto puede deberse a barreras anatómicas y a otras causas, como el hecho de que la mayoría de las células parenquimatosas periféricas (p. ej., musculares, neuronas, etc.) no expresen moléculas de MHC de clase II, requeridas para el reconocimiento antigénico por las células T cooperadoras *(helper)* $CD4^+$. Por otro lado, tampoco expresan moléculas de adhesión que faciliten el contacto con ellas de linfocitos o de células presentadoras de antígenos (APC), ni tampoco las células endoteliales de los capilares que las rodean expresan niveles altos de moléculas de adhesión o de anidamiento. Por todo ello, la circulación de linfocitos a través de estos tejidos periféricos normalmente es muy escasa, disminuyendo de forma importante la probabilidad de que se encuentren con sus autoantígenos en una forma inmunogénica. El resultado de esta ignorancia clonal es que los clones de linfocitos autorreactivos se mantienen indiferentes frente a células periféricas que contienen antígenos reconocibles por ellos, pero de una forma inmunológicamente no reconocible.

La *anergia clonal* es un fenómeno por el cual algunos linfocitos T circulantes se mantienen en una situación de no respuesta y no proliferan pese a la presentación del autoantígeno en un contexto que debería ser adecuado para una respuesta contraria. Este estado de anergia se debería a una activación incompleta del linfocito T, ya que una activación completa no solo requiere una primera señal por unión con el complejo MHC-péptido adecuado, sino también un conjunto de señales coestimuladoras, que habitualmente son proporcionadas por las principales APC, pero solo cuando las APC entran en contacto con determinadas moléculas presentes en agentes patógenos. Si las APC presentan solo antígenos propios (p. ej., por fagocitosis de tejidos propios dañados), no expresan moléculas coestimuladoras, y los linfocitos que reconocen dichos autoantígenos no solo no responden sino que quedan en un estado de anergia clonal ante estímulos posteriores (este fenómeno podría ser fundamental para evitar fenómenos autoinmunes). Parece que la anergia se desarrolla cuando se activa el linfocito sin recibir una suficiente coestimulación para producir la interleucina (IL) 2 necesaria. Dado que las células parenquimatosas periféricas, incluso cuando expresan MHC de clase II, no parecen poseer actividad coestimuladora, al interaccionar con los linfocitos autorreactivos los llevarán a una situación de anergia[73,74].

La *inhibición clonal* se debe a una serie de mecanismos reguladores que se ponen en marcha en el momento de la estimulación del linfocito y que terminan produciendo una inhibición del clon correspondiente. El mecanismo inhibidor mejor conocido es el que implica a la molécula de superficie CD152 o CTLA-4 (*cytotoxic-T-lymphocyte associated protein 4*, antígeno 4 del linfocito T citotóxico).

En cuanto a la *supresión clonal*, en 1974 Gershon descubrió que en el curso de la respuesta inmunitaria también se generaba una actividad supresora, con mediadores capaces de inhibir la reacción inmunológica. Esto llevó a pensar que debían existir células T con actividad supresora de la respuesta inmunitaria; según esta hipótesis, existía un repertorio de células T supresoras, que inicialmente se pensó que serían CD8$^+$, aunque hoy parece haber más evidencias de que se trata de linfocitos T CD4$^+$, que inhibirían constantemente a las células T *helper* CD4$^+$ autorreactivas[75,76].

Tolerancia de linfocitos B

Entre el repertorio de linfocitos B circulantes es muy frecuente encontrar células que reconocen autoantígenos, dado que las células B no sufren un proceso de selección negativa tan riguroso como el que sufren los linfocitos T en el timo, pero como para la mayoría de las respuestas estos linfocitos necesitan señales de las células T cooperadoras o *helper* que están mucho más reguladas y tienen un repertorio mucho menos autorreactivo, generalmente no se activan. Por la tendencia de las células B a la autorreactividad es por lo que deben existir mecanismos de deleción clonal y de anergia clonal de los linfocitos B para asegurar la necesaria tolerancia B. Como en el caso de las células T, la deleción clonal sería el principal mecanismo a nivel central (en la médula ósea), y la anergia clonal, a nivel periférico.

Parece que la expresión muy abundante de un antígeno propio en las membranas celulares induce la deleción clonal de las células B reactivas, debido a que se induce una multimerización del receptor del linfocito B, y al no existir una segunda señal (probablemente mediada por una célula T *helper*) esto llevará a la apoptosis de la célula B autorreactiva.

A pesar de los múltiples mecanismos que se han descrito encargados de inducir y mantener un estado de tolerancia, estos a veces fallan, produciéndose fenómenos o enfermedades autoinmunes[77].

EL HÍGADO COMO ÓRGANO CON ESPECIAL TOLERANCIA INMUNOLÓGICA

La respuesta inmunológica normal al injerto hepático consiste en una activación del sistema inmunitario del receptor, con proliferación y diferenciación de linfocitos.

Este proceso, sin embargo, puede dar lugar a dos vías distintas: por un lado, la vía del rechazo, que estaría dirigida a la destrucción del injerto hepático extraño, y, por otro lado, la vía de la tolerancia o tolerogénica. Los mecanismos implicados en esta vía tolerogénica actuarían tanto en la tolerancia central como en la tolerancia periférica.

Son hechos conocidos que el hígado es un órgano inmunológicamente privilegiado, y que la incidencia de rechazo es menor que en el trasplante de otros órganos sólidos. Los receptores de trasplante hepático tienen menos episodios de rechazo mediados por anticuerpos que los receptores de otros tipos de trasplante.

Con frecuencia, el trasplante hepático se lleva a cabo pese a una prueba cruzada positiva y la evolución del injerto guarda poca relación con la existencia de dicha prueba positiva. En la mayoría de los receptores con anticuerpos específicos frente al donante (DSA) preformados, los niveles de dichos anticuerpos disminuyen después del trasplante y, si persisten, no parecen tener un impacto negativo sobre la supervivencia de la mayoría de los injertos. La disminución de los DSA parece relacionarse con la salud general del injerto, de forma que su persistencia o la aparición *de novo* se ve con frecuencia en pacientes con recidiva de su enfermedad de base o fibrosis del injerto. Sin embargo, esta protección no es absoluta. En pacientes con DSA *de novo* contra HLA de clase II, la supervivencia es menor que en los pacientes sin DSA[63].

En todos los grupos de trasplante de ámbito mundial existen ciertos pacientes trasplantados hepáticos en seguimiento que por un motivo u otro no están en tratamiento inmunosupresor de ningún tipo y mantienen un injerto hepático funcionante durante años[78].

El hígado tiene una posición estratégica en la circulación sanguínea que le permite llevar a cabo sus funciones metabólicas en la generación de lípidos, proteínas e hidratos de carbono y en la degradación de tóxicos y productos de desecho.

La estructura hepática tiene importantes implicaciones en su función como órgano inmunitario. Aproximadamente el 30 % de la volemia pasa por el hígado cada minuto, llegando al hígado unos 100 millones de linfocitos periféricos.

El hígado es cada vez más reconocido como un órgano inmunitario[79,80].

A través del sistema venoso portal llega al hígado gran cantidad de antígenos procedentes del tracto gastrointestinal. Tanto estos antígenos como los aloantígenos, cuando se trata de un hígado trasplantado, son presentados por una compleja red de APC a los linfocitos.

Anatómicamente, el hígado comprende una repetición de unidades funcionales definidas por sus aportes vasculares que dan lugar a una red de vasos sinusoidales que aportan sangre a las unidades metabólicas, los hepatocitos, los cuales están separados del flujo sanguíneo por células hepáticas no parenquimatosas: una fina capa de células endoteliales fenestradas en los sinusoides hepáticos, desprovistas de membrana basal, y células estrelladas, localizadas en el pequeño espacio de Dissé entre los hepatocitos y las células endoteliales sinusoidales. Otras poblaciones de células hepáticas no parenquimatosas incluyen las células de Kupffer, que son macrófagos inmóviles residentes en el hígado, localizados en la luz de los sinusoides (principalmente en la zona periportal), células dendríticas (que se encuentran preferentemente en las áreas periportal y pericentral, y que junto con las células de Kupffer y las células endoteliales de los sinusoides constituyen el sistema reticuloendotelial hepático), células *natural killer* (NK) y células T *natural killer* (NKT), que migran a través de los sinusoides hepáticos, y una población considerable de linfocitos dispersos asociados al hígado.

En el hígado existen mecanismos únicos que previenen la inducción de mecanismos inmunológicos contra antígenos inocuos, derivados de los alimentos, de antígenos de células añosas o dañadas que son limpiadas de la circulación en el hígado, de neoantígenos formados como productos metabólicos, y han de resistir la estimulación secundaria a productos de degradación bacteriana (como el lipopolisacárido de las bacterias gramnegativas intestinales) de la sangre venosa portal[81].

El hígado ejerce una función de barrera frente a antígenos ambientales y, al mismo tiempo, para evitar una sobreactivación de la respuesta inmunitaria, ha desarrollado mecanismos adquiridos especializados de tolerancia inmunológica.

El efecto hepático de tolerancia se describió por vez primera en 1969, al demostrarse que los aloinjertos hepáticos podían ser tolerados a pesar de una discordancia de HLA en cerdos, sin inmunosupresión[82].

Asimismo, se observó que el rechazo en curso de órganos previamente trasplantados (corazón, páncreas o piel) podía revertirse mediante el trasplante hepático (el hígado se comportaba así como un inmunosupresor) y, por otro lado, el trasplante hepático simultáneo con un trasplante renal o pulmonar del mismo donante podía proteger al injerto no hepático del rechazo y aumentar la supervivencia de los aloinjertos[46,83-86].

El efecto de la tolerancia oral según el cual la administración oral de antígenos puede inducir la tolerancia ha sido relacionado, al menos en parte, con el hígado, dado que este efecto desaparece si se realiza un *shunt* portocava. Según la denominada tolerancia venosa portal, la llegada de un antígeno al hígado a través del sistema venoso portal puede inducir la tolerancia periférica a dicho antígeno[87]. El microambiente hepático está programado de forma inherente al inducir la tolerancia como resultado de evitar una activación excesiva del sistema inmunitario con la exposición de antígenos provenientes del intestino[63].

Además, el desarrollo de algunas infecciones crónicas, como la hepatitis B o C o la esquistosomiasis, en las cuales los virus o el parásito persisten pese al desarrollo de una reacción inmunológica, puede deberse en parte a las propiedades tolerogénicas del hígado. Por otro lado, algunos tumores pueden metastatizar en el hígado evitando la vigilancia inmunológica[88].

Parece que el hígado puede contener células especializadas que median las propiedades tolerogénicas del órgano.

La estimulación de los linfocitos T en el microambiente hepático con frecuencia conduce al desarrollo de tolerancia. Esto explica que antígenos liberados en la vena porta puedan ser tolerados o que órganos trasplantados junto con injertos hepáticos alogénicos del mismo donante no sean rechazados en la misma medida que si se trasplantan de forma aislada[89].

Hoy se conoce, además, que en el hígado hay una población importante de linfocitos no convencionales que rara vez se presentan en sangre periférica, como células NK y NKT, que expresan el receptor de los linfocitos T (TCR) $\gamma\delta$. Estas células NKT-$\gamma\delta$ tienen propiedades inmunorreguladoras y reconocen CD1d expresado en las células de Kupffer y en los hepatocitos.

Mientras que las células NK ($CD3^-$ $CD16^+$ $CD56^+$) solo representan el 15 % de las células mononucleares periféricas, suponen el 45 % de los linfocitos hepáticos y liberan señales negativas hacia los linfocitos T del receptor cuando migran hacia el hígado después del trasplante, favoreciendo la tolerancia del injerto hepático.

La forma y el contexto en que se presentan los distintos antígenos a los linfocitos T en el hígado favorece de alguna forma la tolerancia de estos.

TOLERANCIA INMUNOLÓGICA, TOLERANCIA OPERACIONAL Y TOLERANCIA DE MÍNIMA INMUNOSUPRESIÓN

La tolerancia inmunológica se define como un estado de no reactividad inmunitaria frente a antígenos específicos, que se mantiene de forma indefinida en el tiempo sin necesidad de inmunosupresión.

En el ámbito del trasplante hepático clínico se habla de tolerancia operacional (o tolerancia clínica operacional) para hacer referencia a una situación en la que el injerto hepático funciona con normalidad, sin existir fenómenos de rechazo agudo o crónico, en un paciente inmunocompetente en el que se ha retirado completamente la inmunosupresión. Se sabe que esto es posible de alcanzar hasta en el 25-33 % de los pacientes trasplantados hepáticos, aunque la dificultad reside en determinar en qué pacientes será posible alcanzar dicho estado de tolerancia operacional con seguridad, dado que una tolerancia estable es difícil de alcanzar.

Otra situación más frecuente en la práctica clínica es la denominada tolerancia de mínima inmunosupresión (*prope tolerance* o *almost tolerance*), en la cual el paciente mantiene una buena función del injerto hepático con dosis significativamente reducidas de inmunosupresión, aunque manteniendo esta[90-93].

INMUNOSUPRESIÓN TOLEROGÉNICA Y MARCADORES DE TOLERANCIA

Evidentemente, sería muy interesante conocer de qué forma es posible inducir dichos estados de tolerancia clínica, qué factores favorecen o determinan la tolerancia espontánea tras el trasplante hepático y qué marcadores pueden existir para identificar a los pacientes en los que sería más probable alcanzar dicha tolerancia operacional.

Muchos estudios han puesto de manifiesto el importante papel de las denominadas células reguladoras del sistema inmunitario para la aparición de tolerancia y su mantenimiento en el tiempo.

Es discutible que el microquimerismo leucocitario del donante pueda tener un papel importante en el mantenimiento de la tolerancia, aunque esta opinión es defendida por autores como Starzl.

Según Starzl, la inmunosupresión permite la realización del trasplante debido a que, al reducir la respuesta aloinmunitaria, esta se mantiene en un rango en el que es posible la deleción clonal, no porque la elimine totalmente. Con el objetivo de utilizar una inmunosupresión que sea más tolerogénica se utilizarían dos principios terapéuticos. En primer lugar, tratar previamente al receptor a fin de que disminuya su capacidad de respuesta a la llegada de aloantígenos y, de esta forma, que la respuesta contra las células del donante esté dentro de unos niveles más controlables. En segundo lugar, utilizar una mínima inmunosupresión postrasplante, para prevenir un daño inmunológico irreversible del órgano trasplantado. Un tratamiento inmunosupresor excesivo, tratando de alcanzar una incidencia cero de rechazo, reduciría la activación clonal donante-específica y, por lo tanto, el agotamiento-deleción deseados. Un tratamiento inmunosupresor excesivo desde el principio provoca que, al intentar reducir con posterioridad la inmunosupresión, se recuperen los clones no delecionados, condenando al paciente a la necesidad de una inmunosupresión inaceptablemente alta de por vida[70,94,95].

CÉLULAS PRESENTADORAS DE ANTÍGENOS EN EL HÍGADO

La característica distintiva del hígado es que no solo las células dendríticas son capaces de presentar antígenos, sino también las células endoteliales de los sinusoides hepáticos, las células de Kupffer, las células estrelladas hepáticas (o células de Ito) y los propios hepatocitos.

Tanto las células dendríticas como las células endoteliales de los sinusoides hepáticos, las células de Kupffer y las células de Ito ejercen un efecto inmunosupresor mediante la producción de citocinas antiinflamatorias como IL-10 y factor de crecimiento transformante beta (TGF-β) y expresan el coestimulador negativo para las células T PD-L1 (ligando 1 para la muerte celular programada). Además, los hepatocitos contribuyen también al efecto de tolerancia hepática expresando moléculas MHC de clase II, bajos niveles de moléculas coestimuladoras y altos niveles de la molécula inhibidora PD-L1[96].

En el hígado se encuentran distintas poblaciones de células dendríticas, principalmente en las áreas periportales y alrededor de las venas centrales. Como en el bazo, la población principal es de células dendríticas mieloides (DC-m) convencionales (CD11c$^+$ CD123$^-$ BDCA-1$^+$), que producen cantidades importantes de IL-10, inducen una disminución de la respuesta antígeno-específica de las células T y generan tanto linfocitos T reguladores (Treg) como células Th2 productoras de IL-4, por un mecanismo dependiente de la IL-10. Además, existen células dendríticas plasmocitoides (DC-p) (CD11c$^-$ CD123$^+$ BDCA-2$^+$ BDCA4$^+$) aún no suficientemente estudiadas.

De esta forma, las células dendríticas presentan propiedades tolerogénicas, expresando bajos niveles de moléculas MHC de clase II y moléculas coestimuladoras (CD40, CD80, CD86) con un fenotipo inmaduro.

Las células dendríticas inmaduras pueden inducir a los linfocitos Treg CD4$^+$ CD25$^+$ Foxp3$^+$. Las células dendríticas mieloides (DC1 o DC-m) inducirían preferentemente una respuesta de Th1 (IL-2), mientras que las células dendríticas plasmocitoides (DC2 o DC-p) inducirían una respuesta de células Th2 (IL-10).

Se ha observado que en pacientes trasplantados hepáticos con injertos funcionantes en ausencia de tratamiento inmunosupresor existe una proporción de precursores inmaduros DC2 mayor que en pacientes trasplantados que no han tolerado la retirada de la inmunosupresión[79,97-104].

Aunque ambos tipos de células dendríticas pueden tener propiedades tolerogénicas, parece que para la inducción de la tolerancia serían más importantes las DC-p. Mazariegos, del grupo de Pittsburg, ha podido demostrar un aumento de la proporción de DC-p con respecto a DC-m en pacientes con tolerancia operacional o en pacientes en fase de retirada de la inmunosupresión. El estudio cuantitativo de las DC-p e incluso de subtipos de estas podría tener interés en la identificación de pacientes con tolerancia operacional, aunque los hallazgos no han podido ser reproducidos en todos los estudios[99,105-108].

Por otro lado, el grupo de Pittsburg describió que la expresión de moléculas coinhibidoras en las células dendríticas podría también servir para identificar pacientes con tolerancia operacional. Las señales PD-L1/PD-1 regulan negativamente la activación de las células T y facilitan la supervivencia del injerto hepático. Los pacientes con tolerancia operacional expresarían en las DC-p una alta proporción de PD-L1/CD86, no así en las células dendríticas mieloides[109,110].

Las células endoteliales de los sinusoides hepáticos son también APC, que expresan constitutivamente moléculas MHC de clases I y II, así como moléculas coestimuladoras (CD40, CD80, CD86). Aunque estas células endoteliales estimulan la proliferación de linfocitos T CD4$^+$, parece que predominantemente favorecen que los linfocitos T CD4$^+$ no se diferencien a células Th1, sino a la producción de citocinas propias de células Th0^{111}.

Finalmente, parece que pueden estar relacionadas con favorecer una anergia de las células T$^{112-114}$.

En condiciones normales se encuentra una cantidad fisiológica de endotoxina de forma constante en la sangre venosa portal, procedente de los productos bacterianos del intestino. Dichas endotoxinas inducen la liberación de IL-10 de las células endoteliales sinusoidales y de las células de Kupffer, con una regulación a la baja de la activación de linfocitos T CD4$^+$, mediante una disminución de la expresión de moléculas MHC de clase II, CD80 y CD86^{102,115}.

Las células endoteliales de los sinusoides también expresan moléculas MHC de clase I, por lo que pueden presentar antígenos a los linfocitos T CD8$^+$; sin embargo, esta presentación deriva más en una tolerancia de linfocitos T CD8$^+$ que en inmunidad, produciendo bajas concentraciones de IL-2 e interferón gamma (IFN-γ) y una baja citotoxicidad. La inducción de la tolerancia se correlaciona con la inducción de la molécula coestimuladora negativa PD-L1 por las células endoteliales^{116}.

Tras el trasplante hepático, las células endoteliales sinusoidales del injerto, es decir, derivadas del donante, pueden controlar la función de las células T aloreactivas, y contribuir posiblemente a la función tolerogénica de los injertos hepáticos^{82}.

Algunos estudios se han centrado en la renovación de las células endoteliales en los órganos trasplantados y su posible relación con fenómenos de tolerancia o rechazo. Se ha publicado que en pacientes trasplantados renales el recambio de células endoteliales del donante por células endoteliales del receptor se relacionaba con la aparición de fenómenos de rechazo vascular. Esto lleva a pensar que el recambio endotelial por células endoteliales del donante procedentes de médula ósea podría favorecer la tolerancia. Sin embargo, no se ha podido demostrar que en el trasplante hepático el quimerismo endotelial del donante se relacione con la inducción de la tolerancia y la posibilidad de retirar la inmunosupresión alcanzando un estado de tolerancia operacional$^{117-121}$.

Las células de Kupffer representan la mayor cantidad de macrófagos residentes tisulares del organismo y median la resistencia del huésped a la infección. Son capaces de liberar citocinas proinflamatorias (IL-1, IL-6, factor de necrosis tumoral alfa [TNF-α]) que promueven la infiltración por granulocitos neutrófilos para eliminar las bacterias. El TNF-α es un factor citotóxico que induce la apoptosis de los hepatocitos; sin embargo, en cantidades pequeñas (probablemente inducidas por cantidades fisiológicas de endotoxinas) inducen una resistencia de los hepatocitos a la apoptosis. Las células de Kupffer producen citocinas que estimulan a las células NK a producir IFN-γ antivírico; sin embargo, tras liberar citocinas activadoras, las células de Kupffer liberan IL-10, que regula a la baja la producción de TNF-α, IL-6 y otras citocinas y probablemente formen parte de las células hepáticas capaces de inducir la tolerancia a antígenos solubles y desempeñen un papel en la tolerancia venosa portal y en la tolerancia al trasplante hepático$^{122-127}$.

Las células estrelladas hepáticas o células de Ito, que tienen una participación bien conocida en la fibrosis hepática y en el almacenamiento de la vitamina A, también actúan como APC^{128}. Tras ser activadas en los procesos inflamatorios, las células de Ito se diferencian en miofibroblastos, produciendo matriz extracelular que conduce a la fibrosis.

Junto con las células de Kupffer, las células de Ito son la fuente más importante de TGF-β, y producen esta citocina antiinflamatoria y profibrogénica en respuesta a la inflamación hepática.

Sin embargo, se ha demostrado que un bloqueo de la señal del TGF-β en los linfocitos T *helper* contribuye a una pérdida de la autotolerancia a los autoantígenos hepáticos, produciendo trastornos autoinmunes^{129}.

Aunque los hepatocitos, las células parenquimatosas hepáticas, principalmente desarrollan funciones metabólicas, también participan en la inmunorregulación, dado que pueden actuar como APC.

Se pensaba que las células T inactivas o *naïve* (que no se han encontrado con un antígeno) no podían interactuar con células parenquimatosas fuera de los órganos linfoides. Sin embargo, se ha observado que los linfocitos intrahepáticos y los linfocitos CD8$^+$ *naïve* circulantes pueden interactuar con los hepatocitos a través de extensiones citoplasmáticas que pueden penetrar a través de las fenestraciones de las células endoteliales de los sinusoides. Esta activación local de los linfocitos T es un fenómeno importante implicado en el desarrollo de tolerancia^{130,131}.

Además de la expresión constitutiva de moléculas MHC de clase I por los hepatocitos, también pueden expresar moléculas MHC de clase II en condiciones inflamatorias (p. ej., en hepatitis víricas o autoinmunes), presentar antígenos y activar células T CD4$^+$. Sin embargo, parece que la expresión de moléculas MHC de clase II por los hepatocitos se relaciona, por un lado, con el efecto tolerogénico hepático y, por otro, con la cronificación de las infecciones víricas hepáticas^{132}.

La expresión de la molécula PD-L1 que produce una coestimulación negativa es inducible en células parenquimatosas como los hepatocitos por citocinas como la IL-10, que es producida en el hígado por las células dendríticas, de Kupffer o endoteliales sinusoidales. La inducción de la PD-L1 en los hepatocitos en respuesta a la inflamación contribuye al efecto tolerogénico mediado por dichas células^{133,134}.

De esta forma, parece que los hepatocitos, junto con las distintas APC residentes en el hígado, median la tolerancia de los linfocitos T.

Los linfocitos Treg CD4$^+$ CD25$^+$ FoxP3$^+$ son muy importantes para mantener la tolerancia periférica. Mediante la secreción de IL-10 y TGF-β, los linfocitos Treg pueden ser inducidos a crear un medio regulador que produce un efecto inmunosupresor.

La capacidad del hígado de inducir la conversión de células T CD4$^+$ convencionales en linfocitos Treg CD4$^+$ CD25$^+$ Foxp3$^+$ parece depender del TGF-β.

Se ha descrito una importante liberación de las citocinas antiinflamatorias IL-10 y TGF-β por los linfocitos T CD8$^+$ en respuesta a la infección por el virus de la hepatitis C (VHC), pudiendo este hecho estar implicado en la regulación de las respuestas inmunitariass durante la infección crónica por el VHC[133-137].

La relación cruzada de las células inmunitariass residentes hepáticas (células dendríticas, linfocitos T, células de Kupffer y células NK) con las células endoteliales de los sinusoides hepáticos y con los hepatocitos en conjunción con citocinas antiinflamatorias específicas contribuirá a la creación de un microambiente tolerogénico.

Las células madre mesenquimales, especialmente las derivadas del propio injerto, pueden suprimir la respuesta inmunitaria de los linfocitos T[138].

LINFOCITOS REGULADORES

Los linfocitos Treg desempeñan un papel primordial en la tolerancia inmunológica. Se conocen distintos tipos de células reguladoras: linfocitos T $CD4^+CD25^+$ supresores, linfocitos Treg tipo 1 (Treg1) productores de IL-10, linfocitos Th3 productores de TGF-β, células NKT, $CD8^+$ $CD28^-$ $CD27^+$ y células CD4-CD8.

Los linfocitos Treg descritos por Sakaguchi en 1990, $CD4^+$ $CD25^+$, se ha demostrado que tienen además como marcador el factor de transcripción Foxp3.

El gen *FoxP3* se considera el regulador principal de los linfocitos Treg $CD4^+$ $CD25^+$ y en la inducción de la tolerancia[139-141].

Los linfocitos Treg producen un efecto inhibidor de la respuesta inmunitaria por varias vías distintas, pero además son capaces de convertir otras células reguladoras $CD4^+$ $CD25^-$ en un fenotipo regulador, de forma que se amplifica su efecto mediante lo que se ha denominado *tolerancia infecciosa*.

Estos linfocitos Treg en sangre periférica disminuyen la respuesta inmunitaria alogénica mediante distintos mediadores, entre los que destacan la IL-10 y el TGF-β[142-149].

En la práctica, se ha observado que en pacientes con trasplante hepático y desarrollo de tolerancia operacional existe un incremento de los linfocitos T $CD4^+$ $CD25^+$ Foxp3, por lo que se piensa que dicho aumento de este tipo de células podría constituir un marcador que podría de alguna manera ayudar a identificar pacientes en los que se puede retirar la inmunosupresión de forma segura tras el trasplante hepático.

QUIMERISMO HEMATOPOYÉTICO Y TOLERANCIA

Existen distintos mecanismos tolerogénicos que implican a las células hematopoyéticas del donante que migran al receptor tras el trasplante y producen un estado de microquimerismo natural en el que coexistirían células hematopoyéticas del receptor de trasplante con células hematopoyéticas alogénicas del donante.

Como ya se ha mencionado, el principal difusor de las teorías que implican al quimerismo hematopoyético del donante en la producción de tolerancia alogénica tras el trasplante hepático o renal ha sido Thomas Starzl, quien en 1992 describió que en pacientes trasplantados de riñón o hígado con injertos funcionantes tras 30 años de evolución desde el trasplante era demostrable la existencia de un microquimerismo leucocitario del donante.

Es evidente que el hígado posee una importante población de células hematopoyéticas (que incluirían células madre y células dendríticas) que migran al receptor después del trasplante, y que un estado de microquimerismo puede inducir una situación en la que exista una hiporrespuesta de los linfocitos T alorreactivos.

Sin embargo, como ocurre con otros hallazgos descritos en pacientes en los que ha sido posible un estado de tolerancia operacional, es difícil saber qué hallazgos (y posibles marcadores clínicos o experimentales) se relacionan con la causa de la tolerancia y cuáles son solo una consecuencia de esta[42,150-153].

EXPERIENCIAS EN TOLERANCIA CLÍNICA OPERACIONAL

En casi todos los grupos de trasplante hepático clínico existe la experiencia de pacientes que por algún motivo mantienen un injerto hepático funcionante más o menos tiempo después de haber suspendido por completo cualquier tratamiento inmunosupresor. La mayoría de estos pacientes no están dentro de ningún protocolo de inducción de la tolerancia y algunos de ellos ni siquiera han tenido una interrupción de la inmunosupresión controlada por sus médicos especialistas en trasplante, sino al margen de las recomendaciones de tratamiento de sus médicos o bien debido al desarrollo de tumores malignos. Esto hace que se trate de un grupo muy heterogéneo de pacientes y dificulta reconocer qué marcadores clínicos sería posible utilizar para identificar a este tipo de pacientes con más posibilidades de tolerancia a los aloinjertos.

Por otro lado, tampoco es bien conocido en estos pacientes cuánto tiempo es posible mantener la tolerancia clínica operacional, y cuántos de estos pacientes desarrollarán en un futuro algún grado de lesión histológica hepática.

La mayor parte de los estudios de tolerancia clínica operacional se han efectuado sin la utilización de tratamientos encaminados a tener un efecto tolerogénico.

Sin embargo, se han realizado grandes esfuerzos para tratar de inducir de forma intencionada la tolerancia al trasplante en la práctica clínica. Algunas estrategias parecen tener éxito, al menos en una parte de los pacientes, pero generalmente requieren regímenes agresivos de acondicionamiento que limitan de forma importante su aplicabilidad clínica[121,140,154-160].

Aun así, estos estudios permiten afirmar que en un grupo importante de pacientes con trasplante hepático (que llega hasta un tercio de los pacientes) es posible retirar por completo la inmunosupresión tras alcanzar un estado de tolerancia operacional.

Por otro lado, hay otros grupos de pacientes en los que se ha retirado la inmunosupresión tras la utilización de tratamientos con supuestas propiedades tolerogénicas, ya sean terapias moleculares (anticuerpos policlonales, etc.) o terapias celulares (trasplante de células madre o de médula ósea del donante, etc.)[161,162].

MONITORIZACIÓN DE LA TOLERANCIA TRAS EL TRASPLANTE HEPÁTICO

Como ya se ha mencionado, es difícil muchas veces distinguir qué marcadores pueden servir para identificar a los pacientes en los que puede ser más fácil alcanzar un estado de tolerancia al injerto hepático y cuáles son solo una consecuencia de que dicho estado de tolerancia se ha producido.

En esta línea se ha analizado el hecho de que el microquimerismo leucocitario del donante sea un mecanismo primordial en el mantenimiento de la tolerancia y que, por lo tanto, su monitorización pueda servir para el manejo clínico de los pacientes trasplantados hepáticos.

Dados los importantes efectos adversos que presenta la inmunosupresión a medio y largo plazo y la evidencia de que muchos pacientes trasplantados pueden dejar de precisarla, en los últimos años se han multiplicado los estudios encaminados a encontrar marcadores clínicos o biomarcadores que ayuden a identificar en qué pacientes es segura la retirada de la inmunosupresión.

Un biomarcador es un indicador objetivo y mensurable de un proceso fisiológico, de una situación patológica o de una respuesta farmacológica[163].

Aunque distintos ensayos han demostrado la posibilidad de suspender intencionadamente la inmunosupresión en pacientes receptores de un trasplante hepático estables, ninguno de ellos ha podido proporcionar una herramienta diagnóstica eficaz para identificar a los individuos tolerantes bajo tratamiento inmunosupresor de mantenimiento[93,164,165].

Algunos biomarcadores descritos en este sentido son los siguientes:

- Microquimerismo leucocitario del donante.
- Análisis de los subtipos de células dendríticas con estudio de la proporción de células dendríticas mieloides o plasmocitoides.
- Proporción de expresión de PD-L1/CD86 en las células dendríticas.
- Análisis de linfocitos Treg:
  - Incremento de células Treg $CD4^+$ $CD25^+$ $Foxp3^{+161}$.
  - Población de células T $CD8^+$ $CD28^-$ que tienen propiedades supresoras. Se ha demostrado una asociación entre una mayor población de dichas células y una menor frecuencia de rechazo postrasplante renal[166].
  - Menor frecuencia de células NKT, descrita en niños con trasplante hepático de donante vivo y tolerancia operacional.
- Análisis funcional de los linfocitos T. Producción de ATP en las células T $CD4^+$ circulantes medida con la prueba ImmuKnow®. Se ha observado que una respuesta fuerte (más ATP intracelular) tiene 30 veces más riesgo de rechazo, y una respuesta baja tiene 12 veces más riesgo de infección. La mayoría de los pacientes están sin embargo en la zona de respuesta inmunitaria moderada. Esta prueba no se ha utilizado aún suficientemente para predecir o monitorizar la tolerancia clínica operacional[167-171].
- Análisis de HLA-G. Algunos estudios realizados en pacientes trasplantados hepáticos han relacionado la existencia de niveles altos de HLA-G soluble con una función hepática normal y una menor incidencia de rechazo, debido a los efectos inmunosupresores de HLA-G. Un descenso de los niveles de HLA-G soluble se seguiría de un deterioro de la función hepática[172].

- Anticuerpos específicos frente al donante. La aparición de DSA *de novo* se asocia negativamente con la tolerancia.
- Niveles de IL-17 e IL-23. La IL-17 y la IL-23, ambas con papel proinflamatorio, se elevan durante episodios de rechazo agudo, por lo que su determinación durante la retirada de la inmunosupresión podría tener utilidad para detectar a los pacientes que no la toleran[173].
- Polimorfismo genético. Distintos fenotipos genéticos pueden presentar respuestas aloinmunitarias diferentes, por lo que su estudio podría ser útil para entender dichas respuestas inmunológicas en distintos pacientes trasplantados.
- Expresión genética y perfiles transcripcionales. El análisis de la expresión de genes con *microarray* tanto en pacientes en los que se ha conseguido la tolerancia clínica operacional como en pacientes en los que fracasó la retirada de inmunosupresión, una vez resuelto el rechazo del injerto, demuestra múltiples diferencias en la expresión de un gran número de genes en distintos estudios. La detección de los genes más informativos tendría interés para detectar anticipadamente qué pacientes van a tolerar una retirada de la inmunosupresión y cuáles no[59,88,89,108,174,175].

Los biomarcadores no invasivos para predecir el rechazo o la tolerancia al injerto hepático son prometedores. Sin embargo, no se dispone aún de criterios diagnósticos definitivos aprobados y validados, por lo que los hallazgos histopatológicos siguen constituyendo la prueba de referencia para monitorizar el estado del injerto hepático[138].

Algunos ensayos en curso se enfocan en detectar pacientes en los que es más probable conseguir la tolerancia operacional[161,176-178].

ESTRATEGIAS PARA CONSEGUIR LA TOLERANCIA OPERACIONAL

La probabilidad de éxito en la retirada de la inmunosupresión sin ninguna otra manipulación inmunológica se incrementa si se seleccionan receptores de mayor edad, con un mayor tiempo postrasplante y con biopsias hepáticas normales antes de la retirada de la inmunosupresión. El género masculino también podría disminuir el riesgo[179].

Sin embargo, incluso en este grupo de pacientes el beneficio clínico de la retirada de la inmunosupresión es discutible en relación con el riesgo.

Una retirada precoz de la inmunosupresión tendría un mayor beneficio clínico potencial pero también un mayor riesgo de rechazo celular agudo, especialmente si no se aplica alguna estrategia inmunológica tolerogénica.

Generalmente, en los estudios se excluye a los pacientes con un mayor riesgo de rechazo, como aquellos con episodios recientes de rechazo o aquellos con una etiología autoinmune (hepatitis autoinmune, colangitis esclerosante primaria o cirrosis biliar primaria)[162].

El trasplante de donante vivo emparentado podría asociar una menor incidencia de rechazo.

La utilización de terapias deplecionantes de linfocitos como la globulina antitimocítica (ATG) o los anticuerpos monoclonales anti-CD52 (alemtuzumab) para eliminar células T efectoras se ha intentado sin demasiado éxito. Además, hay que considerar los riesgos infecciosos y de toxicidad potencial, nada desdeñables[162].

Los fármacos inmunosupresores anticalcineurínicos, aunque son muy eficaces para evitar el rechazo, paradójicamente pueden disminuir el desarrollo de tolerancia al reducir el número y la función de los linfocitos Treg[180].

Otros inmunosupresores, como los inhibidores de la proteína-cinasa diana de la rapamicina de mamíferos (mTOR), inhiben a las células T efectoras sin disminuir las Treg y podrían facilitar la retirada de la inmunosupresión.

Los linfocitos Treg están disminuidos en los pacientes en tratamiento con tacrólimus (anticalcineurínico) en comparación con aquellos en tratamiento con sirólimus (inhibidor de mTOR), y aumentan (junto con las células dendríticas reguladoras) cuando se pasa de tacrólimus a sirólimus.

Se ha intentado la infusión precoz de células de médula ósea del donante tras el trasplante sin otras medidas asociadas, sin encontrar diferencias significativas en la probabilidad de alcanzar la tolerancia operacional.

Las terapias basadas en células Treg tienen más probabilidad de éxito, como atestiguan algunos estudios realizados fundamentalmente en receptores de trasplante de donante vivo[181,182].

Recientemente se han realizando estudios con la utilización de células dendríticas reguladoras (DCreg) procedentes del donante[182].

El doctor Sánchez-Fueyo, del King's College de Londres, está realizando estudios con la utilización de IL-2 recombinante en dosis bajas para expandir las células Treg y facilitar la tolerancia operacional[182-184].

Basándose en el papel que el quimerismo de células hematopoyéticas puede tener en el desarrollo de tolerancia al trasplante, distintos estudios, especialmente en trasplante renal, han utilizado el trasplante de células hematopoyéticas del donante para favorecer un macroquimerismo y la suspensión de la inmunosupresión, aunque se requieren regímenes de acondicionamiento con el consiguiente riesgo de mielosupresión[185,186].

REFERENCIAS BIBLIOGRÁFICAS

1. Spitzer TR. Nonmyeloablative allogeneic stem cell transplant strategies and the role of mixed chimerism. Oncologist 2000; 3: 215-23.
2. Vindelov L. Allogeneic bone marrow transplantation with reduced conditioning. Eur J Haematol 2001; 66: 73-82.
3. McCann SR, Lawler M. Mixed chimaerism; detection and significance following BMT. Bone Marrow Trasplant 1993; 11: 91-4.
4. Billingham RE, Brent L, Medawar PB. Actively acquired tolerance of foreign cells. Nature 1953; 172: 603-6.
5. Main JM, Prehn RT. Successful skin homografts after the administration of high dosage x radiation and homologous bone marrow. J Natl Cancer Inst 1955; 15: 1023-9.
6. Starzl TE, Demetris AJ, Murase N, Ildstad S, Ricordi C, Trucco M. Cell migration, chimerism and graft acceptance. Lancet 1992; 339: 1579-82.
7. Starzl TE, Demetris AJ, Trucco M et al. Cell migration and chimerism after whole-organ transplantation: the basis of graft acceptance. Hepatology 1993; 17: 1127-52.
8. Calne R, Davies H. Organ graft tolerance: the liver effect. Lancet 1994; 343: 67-8.
9. Calne RY, Watson CJ, Brons IG et al. Tolerance of porcine renal allografts induced by donor spleen cells and seven days' treatment with cyclosporine. Transplantation 1994; 57: 1433-5.
10. Steinmuller D. Immunization with skin isografts taken from tolerant mice. Science 1967; 158: 127-9.
11. Elkins WL, Guttmann RD. Pathogenesis of a local graft versus host reaction: immunogenicity of circulating host leukocytes. Science 1968; 159: 1250-1.
12. Talmage DW, Dart G, Radovich J, Lafferty KJ. Activation of transplant immunity: effect of donor leukocytes on thyroid allograft rejection. Science 1976; 191: 385-8.
13. Lafferty KJ, Prowse SJ, Simeonovic CJ. Immunobiology of tissue transplantation: a return to the passenger leukocyte concept. Ann Rev Immunol 1983; 1: 143-73.
14. Lechler RI, Batchelor JR. Restoration of immunogenicity to passenger cell-depleted kidney allografts by the addition of donorstrain dendritic cells. J Exp Med 1982; 155: 31-41.
15. Porter KA. Pathology of the orthotopic homograft and heterograft. En: experience in hepatic transplantation. Starzl TE, ed. Philadelphia: WB Saunders,1969; p. 422-71.
16. Kashiwagi N, Porter KA, Penn I, Brettschneider L, Starzl TE. Studies of homograft sex and of gamma globulin phenotypes after orthotopic homotransplantation of the human liver. Surg Forum 1969; 20: 374-6.
17. Iwaki Y, Starzl TE, Yagihashi A et al. Replacement of donor lymphoid tissue in human small bowel transplants under FK 506 immunosuppression. Lancet 1991; 337: 818-9.
18. Murase N, Demetris AJ, Matsuzaki T et al. Long survival in rats after multivisceral versus isolated small bowel allotransplantation under FK 506. Surgery 1991; 110: 87-98.
19. Starzl TE, Demetris AJ, Trucco M et al. Chimerism and donor specific nonreactivity 27 to 29 years after kidney allotransplantation. Transplantation 1993; 55: 1272-7.
20. Randhawa PS, Starzl TE, Ramos H, Nalesnik MA, Demetris J. Allografts surviving for 26-29 years following living related kidney transplantation: analysis by light microscopy, in situ hybridization for the Y chromosome, and anti-HLA antibodies. Am J Kidney Dis 1994; 24: 72-7.
21. Fung JJ, Zeevi A, Kaufman C et al. Interactions between bronchoalveolar lymphocytes and macrophages in heart-lung transplant recipients. Hum Immunol 1985; 14: 287-94.
22. Demetris AJ, Murase N, Starzl TE. Donor dendritic cells after liver and heart allotransplantation under short-term immunosuppression. Lancet 1992; 339: 1610.
23. Valdivia LA, Demetris AJ, Langer AM, Celli S, Fung JJ, Starzl TE. Dendritic cell replacement in long-surviving liver and cardiac xenografts. Transplantation 1993; 56: 482-4.
24. Murray JE, Merrill JP, Dammin GJ et al. Study of transplantation immunity after total body irradiation: clinical and experimental investigation. Surgery 1960; 48: 272-84.
25. Hamburger J, Vaysse J, Crosnier J, Auvert J, Dormont J. Transplantation of a kidney between nonmonozygotic twins after irradiation of the receiver. Good function at the fourth month. Presse Med 1959; 67: 1771-5.
26. Starzl TE, Marchioro TL, Waddell WR. The reversal of rejection in human renal homografts with subsequent development of homograft tolerance. Surg Gynecol Obstet 1963; 117: 385-95.
27. Starzl TE. The saga of liver replacement, with particular reference to the reciprocal influence of liver and kidney transplantation (1955-1967). J Am Coll Surg 2002; 195: 587-610.
28. Starzl TE. Pretreatment with prednisone. En: Starzl TE, ed. Experience in renal transplantation. Philadelphia: WB Saunders, 1964; p. 171-8.
29. Wilson WEC, Kirkpatrick CH. Immunologic aspects of renal homotransplantation. En: Starzl TE, ed. Experience in renal transplantation. Philadelphia: WB Saunders, 1964; p. 239-61.
30. Kashiwagi N. Special immunochemical studies. En Starzl TE, ed. Experience in hepatic transplantation. Philadelphia: WB Saunders, 1969; p. 394-407.
31. Ramsey G, Nusbacher J, Starzl TE, Lindsay GD. Isohemagglutinins of graft origin after AB0-unmatched liver transplantation. N Engl J Med 1984; 311: 1167-70.
32. Legendre C, Caillat-Zucman S, Samuel D et al. Transfer of symptomatic peanut allergy to the recipient of a combined liver and kidney transplant. N Engl J Med 1997; 337: 822-4.
33. Nemlander A, Soots A, Von Willebrand E, Husberg B, Hayry P. Redistribution of renal allograft-responding leukocytes during rejection. II. Kinetics and specificity. J Exp Med 1982; 156: 1087-100.

34. Larsen CP, Morris PJ, Austyn JM. Migration of dendritic leukocytes from cardiac allografts into host spleens. A novel route for initiation of rejection. J Exp Med 1990; 171: 307-14.
35. Demetris AJ, Qian S, Sun H et al. Early events in liver allograft rejection. Delineation of sites of simultaneous intragraft and recipient lymphoid tissue sensitization. Am J Pathol 1991; 138: 609-18.
36. Snelll GD. The homograft reaction. Annu Rev Microbiol 1957; 11: 439-58.
37. Murase N, Demetris AJ, Woo J et al. Lymphocyte traffic and graft-versus-host disease after fully allogeneic small bowel transplantation. Transplant Proc 1991; 23: 3246-7.
38. Murase N, Demetris AJ, Woo J et al. Graft versus host disease after brown Norway-to-Lewis and Lewis-to-Brown Norway rat intestinal transplantation under FK 506. Transplantation 1993; 55: 1-7.
39. Tanabe M, Murase N, Demetris AJ et al. The influence of donor and recipient strains in isolated small bowel transplantation in rats. Transplant Proc 1994; 26: 3733-40.
40. Starzl TE, Murase N, Thomson AW, Trucco M, Rao A. Immunity and tolerance are related, and governed by antigen migration and localization. Transplant Proc 1999; 31: 1406-11.
41. Starzl TE, Demetris AJ, Trucco M et al. Chimerism after liver transplantation for type IV glycogen storage disease and type I Gaucher's disease. N Engl J Med 1993; 328: 745-9.
42. Starzl TE, Demetris AJ, Trucco M et al. Systemic chimerism in human female recipients of male livers. Lancet 1992; 340: 876-7.
43. Murase N, Kim DG, Todo S, Cramer DV, Fung J, Starzl TE. FK 506 suppression of heart and liver allograft rejection. II: the induction of graft acceptance in rats. Transplantation 1990; 50: 739-44.
44. Murase N, Demetris AJ, Kim DG, Todo S, Fung JJ, Starzl TE. Rejection of the multivisceral allografts in rats: a sequential analysis with comparison to isolated orthotopic small bowel and liver grafts. Surgery 1990; 108: 880-9.
45. Demetris AJ, Murase N, Fujisaki S, Fung JJ, Rao AS, Starzl TE. Hematolymphoid cell trafficking, microchimerism, and GVHD reactions after liver, bone marrow, and heart transplantation. Transplant Proc 1993; 25: 3337-44.
46. Qian S, Demetris AJ, Murase N, Rao AS, Fung JJ, Starzl TE. Murine liver allograft transplantation: tolerance and donor cell chimerism. Hepatology 1994; 19: 916-24.
47. Murase N, Starzl TE, Tanabe M et al. Variable chimerism, graft versus host disease, and tolerance after different kinds of cell and whole organ transplantation from Lewis to Brown-Norway rats. Transplantation 1995; 60: 158-71.
48. Lu L, Rudert WA, Qian S et al. Growth of donor-derived dendritic cells from the bone marrow of murine liver allograft recipients in response to granulocyte/macrophage colony-stimulating factor. J Exp Med 1995; 182: 379-87.
49. Murase N, Starzl TE, Ye Q et al. Multilineage hematopoietic reconstitution of supralethally irradiated rats by sinergeic whole organ transplantation. With particular reference to the liver. Transplantation 1996; 61: 1-4.
50. Qian S, Lu L, Fu F et al. Apoptosis within spontaneously accepted mouse liver allografts: evidence for deletion of cytotoxic T cells and implications for tolerance induction. J Immunol 1997; 158: 4654-61.
51. Terakura M, Murase N, Demetris AJ, Ye Q, Thomson AW, Starzl TE. Lymphoid/non-lymphoid compartmentalization of donor leukocyte chimerism in rat recipients of heart allografts, with or without adjunct bone marrow. Transplantation 1998; 66: 350-7.
52. Sakamoto T, Ye Q, Lu L, Demetris AJ, Starzl TE, Murase N. Donor hematopoietic progenitor cells in non myeloablated rat recipients of allogeneic bone marrow and liver grafts. Transplantation 1999; 67: 833-40.
53. Ichikawa N, Demetris AJ, Starzl TE et al. Donor and recipient leukocytes in organ allografts of recipients with variable donor-specific tolerance: with particular reference to chronic rejection. Liver Transpl 2000; 6: 686-702.
54. Taniguchi H, Toyoshima T, Fukao K, Nakauchi H. Presence of hematopoietic stem cells in the adult liver. Nat Med 1996; 2: 198-203.
55. Steinman RM. The dendritic cell system and its role in immunogenicity. Annu Rev Immunol 1991; 9: 271-96.
56. Thomson AW, Lu L, Murase N, Demetris AJ, Rao AS, Starzl TE. Microchimerism, dendritic cell progenitors and transplantation tolerance. Stem Cells 1995; 13: 622-39.
57. Starzl TE, Demetris AJ. Transplantation milestones: viewed with one- and two-way paradigms of tolerance. JAMA 1995; 273: 876-9.
58. Przepiorka D, Thomas ED, Durham DM, Fisher L. Use of a probe to repeat sequence of the y chromosome for detection of host cells in pe-

59. ripheral blood of bone marrow transplant recipients. Am J Clin Pathol 1991; 95: 201-6.
59. Wessman M, Popp S, Ruutu T, Volin L, Cremer T, Knuutila S. Detection of residual host cells after bone marrow transplantation using non-isotopic in situ hybridization and karyotype analysis. Bone Marrow Transplant 1993; 11: 279-84.
60. Starzl TE, Rao AS, Trucco M, Fontes P, Fung JJ, Demetris AJ. Explanation for loss of the HLA matching effect. Transplant Proc 1995; 27: 57-60.
61. Markus BH, Duquesnoy RJ, Gordon RD et al. Histocompatibility and liver transplant outcome. Does HLA exert a dualistic effect? Transplantation 1998; 46: 372-7.
62. Donaldson P, Underhill J, Doherty D et al. Influence of human leukocyte antigen matching on liver allograft survival and rejection: "the dualistic effect". Hepatology 1993; 17: 1008-15.
63. Abrol N, Taner T, Jadlowiec CC. Revisiting the liver's role in transplant alloimmunity. World J Gastroenterol 2019; 25: 3123-35.
64. Fontes P, Rao A, Demetris JA et al. Augmentation with bone marrow of donor leukocyte migration for kidney, liver, heart, and pancreas islet transplantation. Lancet 1994; 344: 151-5.
65. Rao AS, Fontes P, Dodson F et al. Augmentation of natural chimerism with donor bone marrow in orthotopic liver recipients. Transplant Proc 1996; 28: 2959-65.
66. García Morales R, Esquenazi V, Zucker K et al. Assessment of the effects of cadaver donor bone marrow on kidney allograft recipient blood cell chimerism by a novel technique combining PCR and flow cytometry (PCR-flow). Transplantation 1996; 62: 1149-60.
67. Starzl TE, Murase N, Demetris AJ et al. Cell migration, chimerism, and graft acceptance, with particular reference to the liver. En: Busuttil RW, Klintmalm GB, eds. Transplantation of the liver. Philadelphia: Elsevier Saunders, 2005; p. 1183-98.
68. Starzl TE, Murase N, Demetris A, Trucco M, Fung J. The mistique of hepatic tolerogenicity. Semin Liver Dis 2000; 20: 497-510.
69. Starzl TE, Lakkis FG. The unfinished legacy of liver transplantation: emphasis on immunology. Hepatology 2006; 43: s151-63.
70. Starzl TE, Murase N, Abu-Elmagd K et al. Tolerogenic immunosuppression for organ transplantation. Lancet 2003; 361: 1502-10.
71. Kamradt T, Mitchinson NA. Tolerance and autoimmunity. N Engl J Med 2001; 344: 655-64.
72. Macián F, García-Cózar F, Im SH, Horton HF, Byrne MC, Rao A. Transcriptional mechanisms underlying lymphocyte tolerance. Cell 2002; 109: 719-31.
73. Li Y, Li XC, Zheng XX, Wells AD, Turka LA, Strom TB. Blocking both signal 1 and signal 2 of T-cell activation prevents apoptosis of alloreactive T cells and induction of peripheral allograft tolerance. Nat Med 1999; 5: 1298-302.
74. Sprent J, Gao EK, Webb SR. T cell reactivity to MHC molecules: immunity versus tolerance. Science 1990; 248: 1357-63.
75. Gershon RK. Clonal selection and after. N Engl J Med 1979; 300: 1105-7.
76. Fowlkes BJ, Ramsdell F. T cell tolerance. Current Opin Immunol 1993; 5: 873-9.
77. Sinha AA, Lopez MT, McDevitt HO. Autoimmune diseases: the failure of self tolerance. Science 1990; 248: 1380-8.
78. Martínez OM, Rosen HR. Basic concepts in transplant immunology. Liver Transpl 2005; 11: 370-81.
79. Racanelli V, Rehermann B. The liver as an immunological organ. Hepatology 2006; 43: S54-62.
80. Wick MJ, Leithauser F, Reimann J. The hepatic immune system. Crit Rev Immunol 2002; 22: 47-103.
81. Thomson AW, Knolle PA. Antigen-presenting cell function in the tolerogenic liver environment. Nat Rev Immunol 2010; 10: 753-66.
82. Calne RY, Sells RA, Pena RJ et al. Induction of immunological tolerance by porcine liver allografts. Nature 1969; 223: 472-6.
83. Kamada N, Wight DG. Antigen-specific immunosuppression induced by liver transplantation in the rat. Transplantation 1984; 38: 217-21.
84. Wang C, Sun J, Li L, Wang L, Dolan P, Sheil AGR. Conversion of pancreas allograft rejection to acceptance by liver transplantation. Transplantation 1997; 65: 188-92.
85. Benselever V, McCaughan GW, Schlitt HJ, Bishop GA, Bowen DG, Bertolino P. The liver: a special case in transplantation tolerance. Semin Liver Dis 2007; 27: 194-213.
86. Weiner HL. Oral tolerance: immune mechanisms and treatment of autoimmune diseases. Immunol Today 1997; 18: 335-43.
87. Callery MP, Kamei T, Flye MW. The effect of portocaval shunt on de-

layed-hypersensitivity responses following antigen feeding. J Surg Res 1989; 46: 391-4.

88. Rehermann B, Nascimbeni M. Immunology of hepatitis B virus and hepatitis C virus infection. Nat Rev Immunol 2005; 5: 215-29.

89. Carambia A, Herkel J. CD4 T cells in hepatic immune tolerance. J Autoimmun 2010; 34: 23-8.

90. Sánchez-Fueyo A, Strom TB. Immunological tolerance and liver transplantation. J Hepatol 2004; 41: 698-705.

91. Orlando G, Soker SH, Wood K. Operational tolerance after liver transplantation. J Hepatol 2009; 50: 1247-57.

92. Calne RY. Prope tolerance: the future of organ transplantation – from the laboratory to the clinic. Transplantation 2004; 77: 930-2.

93. Lerut J, Sanchez-Fueyo A. An appraisal of tolerance in liver transplantation. Am J Transplant 2006; 6: 1774-80.

94. Starzl TE, Zinkernagel RM. Transplantation tolerance from a historical perspective. Nat Rev Immunol 2001; 1: 233-9.

95. Shapiro R, Jordan M, Basu A et al. Kidney transplantation under a tolerogenic regimen of recipient pre-treatment and low-dose postoperative immunosuppression, with subsequent weaning. Ann Surg 2003; 238: 520-5, discussion 525-7.

96. Tiegs G, Lohse AW. Immune tolerance: what is unique about the liver. J Autoimmun 2010; 34: 1-6.

97. Yamazaki S, Iyoda T, Tarbell K et al. Direct expansion of functional CD25+CD4+ regulatory T cells by antigen-processing dendritic cells. J Exp Med 2003; 198: 235-47.

98. Robinson SP, Patterson S, English N, Davies D, Knight SC, Reid CD. Human peripheral blood contains two distinct lineages of dendritic cells. Eur J Immunol 1999; 29: 2769-78.

99. Mazariegos GV, Zahorchak AF, Reyes J, Chapman H, Zeevi A, Thomson AW. Dendritic cell subset ratio in peripheral blood correlates with successful withdrawal of immunosuppression in liver transplantation. Am J Transplant 2003; 3: 689-96.

100. Sumpter TL, Abe M, Tokita D, Thomson AW. Dendritic cells, the liver, and transplantation. Hepatology 2007; 46: 2021-31.

101. Selmi C, Mackay IR, Gershwin ME. The immunological milieu of the liver. Sem Liver Dis 2007; 27: 129-39.

102. Crispe NC. The liver as a lymphoid organ. Annu Rev Immunol 2009; 27: 147-63.

103. Goddard S, Youster J, Morgan E, Adams DH. Interleukin-10 secretion differentiates dendritic cells from human liver and skin. Am J Pathol 2004; 164: 511-9.

104. Bamboat ZM, Stableford JA, Plitas G et al. Human liver dendritic cells promote T cell hyporesponsiveness. J Immunol 2009; 182: 1901-11.

105. Shortman K, Liu YJ. Mouse and human dendritic cell subtypes. Nat Rev Immunol 2002; 2: 151-61.

106. Ito T, Yang M, Wang YH et al. Plasmacytoid dendritic cells prime IL-10-producing T regulatory cells by inducible costimulador ligand. J Exp Med 2007; 204: 105-15.

107. Mazariegos GV, Zahorchak A, Reyes J, Chapman H, Zeevi A, Thomson A. Dendritic cell subset ratio in tolerant, weaning and nontolerant liver recipients is not affected by extent of immunosuppression. Am J Transpl 2005; 5: 314-22.

108. Martínez-Llordella M, Puig-Pey I, Orlando G et al. Multiparameter immune profiling of operacional tolerance in liver transplantation. Am J Transplant 2007; 7: 309-19.

109. Okazaki T, Honjo T. The PD-1-PD-L pathway in immunological tolerance. Trends Immunol 2006; 27: 195-201.

110. Freeman GJ, Long AJ, Iwai Y et al. Engagement of the PD-1 immunoinhibitory receptor by a novel B7 family member leads to negative regulation of lymphocyte activation. J Exp Med 2000; 192: 1027-34.

111. Knolle PA, Schmidt E, Jin S et al. Induction of cytokine production in naïve CD4+T cells by antigen-presenting murine liver sinusoidal endothelial cells but failure to induce differentiation toward Th1 cells. Gastroenterology 1999; 116: 1428-40.

112. Knolle PA, Uhrig A, Hegenbarth S et al. IL-10 down-regulates T cell activation by antigen-presenting liver sinusoidal endothelial cells through decreased antigen uptake via the mannose receptor and lowered surface expression of accessory molecules. Clin Exp Immunol 1998; 114: 427-33.

113. Erhardt A, Biburguer M, Papadopoulos T, Tiegs G. IL-10, regulatory T cells and Kupffer cells mediate tolerance in concanavalin A-induced liver injury in mice. Hepatology 2007; 45: 475-85.

114. You Q, Cheng L, Kedl RM, Ju C. Mechanism of T cell tolerance induction by murine hepatic kupffer cells. Hepatology 2008; 48: 978-90.

115. Knolle PA, Germann T, Treichel U et al. Endotoxin down-regulates T cell activation by antigen-presenting liver sinusoidal endothelial cells. J Immunol 1999; 162: 1401-7.

116. Diehl L, Schurich A, Grochtmann R, Hegenbarth S, Chen L, Knolle PA. Tolerogenic maturation of liver sinusoidal endothelial cells promotes B7-homolog 1-dependent CD8+ T cell tolerance. Hepatology 2008; 47: 296-305.

117. O´Connell JB, Renlund DG, Bristol MR, Hammond EH. Detection of allograft endothelial cells of recipient origin following AB0-compatible, nonidentical cardiac transplantation. Transplantation 1991; 51: 438-42.

118. Lagaaij EL, Cramer-Knijnenburg GF, Van Kemenade FJ, Van Es LA, Bruijn JA, Van Krieken JH. Endothelial cell chimerism after renal transplantation and vascular rejection. Lancet 2001; 357: 33-7.

119. Gao ZH, McAlister VC, Williams GM. Repopulation of liver endothelium by bone marrow-derived cells. Lancet 2001; 357: 932-3.

120. Starzl TE. The "privileged" liver and hepatic tolerogenicity. Liver Transpl 2001; 7: 918-20.

121. Pons JA, Yelamos J, Ramirez P et al. Endothelial cell chimerism does not influence allograft tolerance in liver transplant patients after withdrawal of immunosuppression. Transplantation 2003; 75: 1045-7.

122. Schümann J, Tiegs G. Pathophysiological mechanisms of TNF during intoxication with natural or man-made toxins. Toxicology 1999; 138: 103-26.

123. Sass G, Shembade ND, Haimerl F et al. TNF-induced inhibition of mitochondrial apoptosis is mediated by A20-dependent down-modulation of Bax. J Immunol 2007; 179: 7042-9.

124. Haimerl F, Erhardt A, Sass G, Tiegs G. Down-regulation of the de-ubiquitinating enzyme ubiquitin-specific-protease 2 contributes to tumor necrosis factor-alpha-induced hepatocyte survival. J Biol Chem 2009; 284: 495-540.

125. Ju C, McCoy KP, Chung CJ, Graf ML, Pohl LR. Tolerogenic role of Kupffer cells in allergic reactions. Chem Res Toxicol 2003; 16: 1514-9.

126. Callery MP, Kamei T, Flye MW. Kupffer cell blockade inhibits induction of tolerance by the portal venous route. Transplantation 1989; 47: 1092-4.

127. Sato K, Yabuki K, Haba T, Maekawa T. Role of Kupffer cells in the induction of tolerance after liver transplantation. J Surg Res 1996; 63: 433-8.

128. Winau F, Hegasy G, Weiskirchen R et al. Ito cells are liver-resident antigen-presenting cells for activating T cell responses. Immunity 2007; 26: 117-29.

129. Oertelt S, Lian ZX, Cheng CM et al. Antimitochondrial antibodies and primary biliary cirrhosis in TGF-beta receptor II dominant-negative mice. J Immunol 2006; 177: 1655-60.

130. Warren A, Le Couteur DG, Fraser R, Bowen DG, McCaughan GW, Bertolino P. T lymphocytes interact with hepatocytes through fenestrations in murine liver sinusoidal endothelial cells. Hepatology 2006; 44: 1182-90.

131. McAvoy EF, Kubes P. Holey endothelium: gateways for naïve T cell activation. Hepatology 2006; 44: 1083-5.

132. Herkel J, Jagemann B, Wiegard C et al. MHC class II-expressing hepatocytes function as antigen-presenting cells and activate specific CD4+ T lymphocytes. Hepatology 2003; 37: 1079-85.

133. Sharpe AH, Wherry EJ, Ahmed R, Freeman GJ. The function of programmed cell death 1 and its ligands in regulating autoimmunity and infection. Nat Immunol 2007; 8: 239-45.

134. Mühlbauer M, Fleck M, Schütz C et al. PD-L1 is induced in hepatocytes by viral infection and by interferon-alpha and -gamma and mediates T cell apoptosis. J Hepatol 2006; 45: 520-8.

135. Abel M, Sene D, Pol S et al. Intrahepatic virus-specific IL-10-producing CD8 T cells prevent liver damage during chronic hepatitis C virus infection. Hepatology 2006; 44: 1607-16.

136. Sakaguchi S, Yamaguchi T, Nombra T, Ono M. Regulatory T cells and immune tolerance. Cell 2008; 133: 775-87.

137. Tang Q, Bluestone JA. The FoxP3+ regulatory T cells: a jack of all trades, master of regulation. Nat Immunol 2008; 9: 239-44.

138. Dai H, Zheng Y, Thomson AW, Rogers NM. Transplant tolerance induction: insights from the liver. Front Immunol 2020; 11: 1044.

139. Li Y, Zhao X, Cheng D et al. The presence of Foxp3 expressing T cells within grafos of tolerant human liver transplant recipients. Transplantation 2008; 86: 1837-43.

140. Pons JA, Revilla-Nuin B, Baroja-Mazo A et al. FoxP3 in peripheral blood is associated with operacional tolerance in liver transplant patients during immunosuppression withdrawal. Transplantation 2008; 86: 1370-8.

141. Hall BM, Verma ND, Tran GT, Hodgkinson SJ. Transplant tolerance, not only clonal deletion. Front Immunol 2022; 13: 810798.

142. Rifle G, Hervé P. Regulatory (supressor) T cells in peripheral allograft

tolerance and graft-versus-host reaction. Transplantation 2004; 77 Suppl 1: S5.

143. Saas PH, Kleinclauss F, Tiberghien P. Immune regulation and transplantation. An exciting challenge. Transplantation 2004; 77 (Suppl 1): S38-40.

144. Schiopu A, Wood KJ. Regulatory T cells: hypes and limitations. Curr Opin Organ Transplant 2008; 13: 333-8.

145. Sakaguchi S, Sakaguchi N, Asano M, Itoh M, Toda M. Immunologic self-tolerance maintained by activated T cells expressing IL-2 receptor alpha-chains (CD25). Breakdown of a single mechanism of self-tolerance causes various autoimmune diseases. J Immunol 1995; 155: 1151-64.

146. Hori S, Nomura T, Sakaguchi S. Control of regulatory T cell development by the transcription factor FOXP3. Science 2003; 299: 1057-61.

147. Taams L, Vukmanovic-Stejic M, Salmon M, Akbar A. Immune regulation by CD4+CD25+ regulatory T cells: implications for transplantation tolerance. Transplant Immunol 2003; 11: 277-85.

148. Jonuleit H, Schmitt E, Kakirman H, Stassen M, Knop J, Enk AH. Infectious tolerance: human CD25q regulatory T cells convey supressor activity to conventional CD4q T helper cells. J Exp Med 2002; 196: 255-60.

149. Zhang GY, Hu M, Ming Wang Y, Alexander SI. FoxP3 as a marker of tolerance induction versus rejection. Curr Opin Organ Transplant 2009; 14: 40-5.

150. Fung JJ. Toward tolerance: lessons learned from liver transplantation. Liver Transpl Surg 1999; 5 Suppl 1: S90-7.

151. Bishop GA, McCaughan W. Immune activation is required for the induction of liver allograft tolerance: implications for immunosuppressive therapy. Liver Transpl 2001; 7: 161-72.

152. Starzl TE. Chimerism and tolerance in transplantation. PNAS 2004; 101 Suppl 2: 14607-14.

153. Wood K, Sachs DH. Chimerism and transplantation tolerance: cause and effect. Immunol Today 1996; 17: 584-7.

154. Scandling JD, Busque S, Dejbakhsh-Jones S et al. Tolerance and chimerism after renal and hematopoietic-cell transplantation. N Engl J Med 2008; 358: 362-8.

155. Kawai T, Cosimi AB, Spitzer TR et al. HLA-mismatched renal transplantation without manteinance immunosuppression. N Engl J Med 2008; 358: 353-61.

156. Mazariegos GV, Reyes J, Marino IR et al. Weaning of immunosuppression in liver transplant recipients. Transplantation 1997; 63: 243-9.

157. Devlin J, Doherty D, Thomson L et al. Defining the outcome of immunosuppression withdrawal after liver transplantation. Hepatology 1998; 27: 926-33.

158. Takatsuki M, Uemoto S, Inomata Y et al. Weaning of immunosuppression in living donor liver transplant recipients. Transplantation 2001; 72: 449-54.

159. Pons JA, Ramírez P, Revilla-Nuin B et al. Immunosuppression withdrawal improves long-term metabolic parameters, cardiovascular risk factors and renal function in liver transplant patients. Clin Transplant 2009; 23: 329-36.

160. Orlando G, Manzia T, Baiocchi L, Sanchez-Fueyo A, Angelico M, Tisone G. The Tor vergata weaning off immunosuppression protocol in stable HCV liver transplant patients. the updated follow up at 78 months. Transpl Immunol 2008; 20: 43-7.

161. Toti L, Manzia TM, Sensi B et al. Towards tolerance in liver transplantation. Best Pract Res Clin Gastroenterol 2021; 54-55: 101770.

162. Levitsky J, Feng S. Tolerance in clinical liver transplantation. Human Immunol 2018; 79: 283-7.

163. Biomarkers Definitions Working Group. Biomarkers and surrogate endpoints: preferred definitions and conceptual framework. Clin Pharmacol Ther 2001; 69: 89-95.

164. Pons JA, Revilla-Nuin B, Ramírez P, Baroja-Mazo A, Parrilla P. Desarrollo de inmunotolerancia en el trasplante hepático. Gastroenterol Hepatol 2011; 34: 155-69.

165. Sánchez-Fueyo A. Identification of tolerant recipients following liver transplantation. Int Immunopharmacol 2010; 10: 1501-4.

166. Cortesini R, Renna-Molajoni E, Cinti P et al. Tailoring of immunosuppression in renal and liver allograft recipients displaying donor specific T-suppressor cells. Hum Immunol 2002; 63: 1010-8.

167. Kowalski RJ, Post DR, Mannon RB et al. Assessing relative risks of infection and rejection: a metaanalysis using an immune function assay. Transplantation 2006; 82: 663-8.

168. Millán O, Sánchez-Fueyo A, Rimola A et al. Is the intracellular ATP concentration of CD4+ T-cells a predictive biomarker of immune status in stable transplant recipients? Transplantation 2009; 88 Suppl 3: S78-84.

169. Dong JY, Yin H, Li RD et al. The relationship between adenosine triphosphate within CD4+ T lymphocytes and acute rejection after liver transplantation. Clin Transplant 2011; 25: E292-6.

170. Sánchez Velasco P, Rodrigo E, Valero R et al. Intracellular ATP concentrations of CD4 cells in kidney transplant patients with and without infection. Clin Transplant 2008; 22: 55-60.

171. Husain S, Raza K, Pilewski JM et al. Experience with immune monitoring in lung transplant recipients: correlation of low immune function with infection. Transplantation 2009; 87: 1852-7.

172. Bastürk B, Karakayali F, Emiroglu R et al. Human leukocyte antigen-G, a new parameter in the follow-up of liver transplantation. Transplant Proc 2006; 38: 571-4.

173. Fabrega E, Unzueta MG, Cobo M, Casafont F, Amado JA, Romero FP. Value of soluble CD30 in liver transplantation. Transplant Proc 2007; 39: 2295-6.

174. Kawasaki M, Iwasaki M, Koshiba T et al. Gene expression profile analysis of the peripheral blood mononuclear cells from tolerant living donor liver transplant recipients. Int Surg 2007; 92: 276-86.

175. Martínez-Llordella M, Lozano JJ, Puig-Pey I et al. Using transcriptional profiling to develop a diagnostic test of operational tolerance in liver transplant recipients. J Clin Invest 2008; 118: 2845-57.

176. Bontha SV, Fernández-Piñeros A, Maluf DG Más VR. Messengers of tolerance. Hum Immunol 2018; 79: 362-72.

177. Pérez-Escobar J, Jiménez JV, Rodríguez-Aguilar EF et al. Immunotolerance in liver transplantation: a primer for the clinician. Ann Hepatol 2023; 28: 100760.

178. Vionnet J, Sánchez-Fueyo A. Biomarkers of immune tolerance in liver transplantation. Hum Immunol 2018; 79: 388-94.

179. Benítez C, Londono MC, Miquel R et al. Prospective multicenter clinical trial of immunosuppressive drug withdrawal in stable adult liver transplant recipients. Hepatology 2013; 58: 1824-35.

180. McCaughan GW, Bowen DG, Bertolino PJ. Induction phase of spontaneous liver transplant tolerance. Front Immunol 2020; 11: 1908.

181. Todo S, Yamashita K, Goto R et al. A pilot study of operational tolerance with a regulatory T-cell based therapy in living donor liver transplantation. Hepatology 2016; 64: 632-43.

182. Issa F, Strober S, Leventhal JR et al. The Fourth International workshop on Clinical Transplant Tolerance. Am J Transplant 2021; 21: 21-31.

183. Du X, Chang S, Guo W et al. Progress in liver transplant tolerance and tolerance-inducing cellular therapies. Front Immunol 2020; 11: 1326.

184. Wang P, Jiang Z, Wang C et al. Immune tolerance induction using cell-based strategies in liver transplantation: clinical perspectives. Front Immunol 2020; 11: 1723.

185. Scandling JD, Busque S, Lowsky R et al. Macrochimerism and clinical transplant tolerance. Hum Immunol 2018; 79: 266-71.

186. Rickert CG, Markmann JF. Current state of organ transplant tolerance. Curr Opin Organ Transplant 2019; 24: 441-50.

Coordinación de trasplantes: modelo español de donación y trasplante

4

A. Andrés Belmonte

INTRODUCCIÓN

El trasplante de órganos sólidos es una medida terapéutica indicada cuando se pierde irreversiblemente la función de algún órgano de la economía. Esta terapia combina la cirugía y tratamientos médicos que evitan el rechazo del órgano trasplantado, con el objetivo de mantener una función óptima del injerto durante períodos de tiempo prologados. Así pues, el éxito quirúrgico en un trasplante es el inicio de una singladura donde los cuidados médicos y sanitarios, en general, son esenciales para la supervivencia a largo plazo del órgano trasplantado.

Lo cierto es que para que el trasplante se haya convertido en una realidad cotidiana se han tenido que salvar diversas barreras en los últimos 120 años. Básicamente, para realizar los trasplantes, hubo que desarrollar la técnica quirúrgica, vencer las barreras inmunológicas del receptor para que no se destruyerab los órganos «no propios» trasplantados y obtener órganos humanos viables de semejantes vivos o fallecidos (**Fig. 4-1**).

DESARROLLO DE LA TÉCNICA QUIRÚRGICA DEL TRASPLANTE

Curiosamente, la técnica quirúrgica se desarrolló a principios del siglo xx y su gran precursor fue Alexis Carrell, con la descripción minuciosa de la sutura vascular. Esto permitía unir vasos sanguíneos del donante en el receptor (arterias con arterias y venas con venas) y, por lo tanto, realizar trasplantes. Desgraciadamente, se observó que, aunque las suturas vasculares se realizaban con éxito y en un primer momento fluía la sangre por el órgano trasplantado, en pocos minutos u horas el órgano se deterioraba y se trombosaba, fenómeno al que se denominó rechazo. El análisis microscópico revelaba trombosis de los pequeños vasos e invasión del tejido por células redondas que posteriormente se sabría que eran linfocitos. En un intento de salvar vidas, se hicieron algunos trasplantes a la desesperada, usando donantes animales o humanos, pero sin éxito por la inexorable aparición

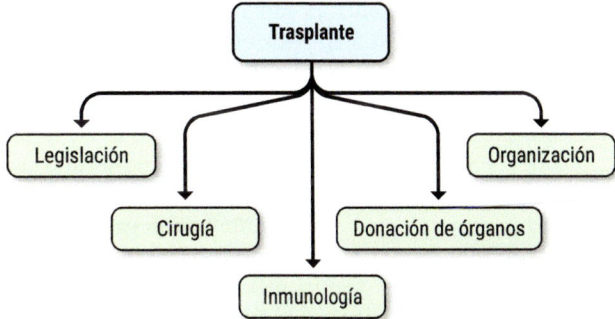

Figura 4-1. Bases en las que se asienta la terapéutica del trasplante.

de rechazos. De hecho, el rechazo fue el responsable de que se abandonara este procedimiento quirúrgico en las primeras décadas del siglo xx.

CONOCIMIENTO Y MANEJO INMUNOLÓGICO: CONTROL DEL RECHAZO AGUDO

Mecanismo del rechazo agudo

Fue necesario el desarrollo de la inmunología para que se volviera a plantear el trasplante como una opción terapéutica, cuando los órganos pierden irreversiblemente su función. En la década de 1940 Peter Brian Medawar, considerado el padre de la inmunología, describió el sistema inmunitario formado por linfocitos ubicados en diferentes lugares del organismo como ganglios linfáticos, bazo, timo, hígado, intestino, etc., y cuya principal función era la defensa frente a gérmenes y noxas externas. Esta función la llevaban a cabo mediante el reconocimiento de lo propio (que es tolerado) y de lo ajeno (que es rechazado). Sin duda, este sistema inmunitario era el responsable del rechazo de los órganos trasplantados al reconocerlos como ajenos.

El siguiente avance inmunológico de gran importancia para el desarrollo del trasplante fue la descripción del sistema principal de histocompatibilidad en los seres humanos, el sistema HLA *(human leukocyte antigens),* por parte de Jean Dausset. Se trata de estructuras proteicas en las superficies de las células, propias de cada individuo, que se heredan de los progenitores de acuerdo con las leyes mendelianas. Se han descrito diferentes tipos de antígenos HLA: A, B, C, DR, Dq, Dp, etc. Cada individuo tiene sus particulares moléculas HLA de los diferentes grupos A, B, C, DR, Dp, Dq, etc., heredadas de sus dos progenitores y expresadas en la superficie de muchísimas células del organismo, entre las que cabe destacar las células endoteliales. Al trasplantar órganos de un semejante a otro con diferentes moléculas HLA, el sistema inmunitario lo detecta con gran precisión y desencadena una agresión con los linfocitos y las sustancias líticas que estos producen, que se conoce como rechazo y cuyo objetivo es la destrucción del órgano trasplantado.

Sistema HLA y primeros trasplantes

Estos nuevos conocimientos sobre los mecanismos del rechazo permitieron retomar la actividad del trasplante con algún resultado positivo. Así, pues, en 1954 se realizó el primer trasplante renal con éxito, entre gemelos univitelinos. Al ser univitelinos, el receptor no detectó ningún antígeno HLA extraño en la superficie de las células. No hubo rechazo. Tanto el equipo médico quirúrgico que llevó a cabo este primer trasplante renal funcionante como los pioneros en la cirugía e inmunología del trasplante fueron galardonados con el premio Nobel.

En las tres décadas siguientes a 1954 comenzaron a realizarse trasplantes renales, fundamentalmente con riñones de donantes vivos emparentados, aunque no necesariamente gemelos univitelinos, y de donantes fallecidos, utilizando fármacos inmunosupresores en el receptor para inhibir el sistema inmunitario y evitar el rechazo. Los corticosteroides en dosis altas eran extraordinariamente efectivos en evitar el rechazo, pero su toxicidad en las dosis utilizadas era letal, produciendo una alta morbimortalidad. Seguidamente se utilizaron antimitóticos, como la 6-mercatopurina y su posterior precursor, la azatioprina, que bloqueaban las purinas e impedían la formación de ADN y, por lo tanto, la proliferación de linfocitos necesaria para el rechazo. Aunque este fármaco permitía mantener a algunos enfermos sin rechazo utilizando dosis menores de corticoides, los resultados finales aún estaban lejos de ser los más adecuados. Los pacientes tenían incidencias de rechazo por encima del 70 % y la supervivencia de los injertos apenas llegaba a un 30 % a los 10 años. Con esta combinación de antimitóticos y corticoides en dosis bajas se efectuaron también los primeros trasplantes cardíacos, hepáticos, pancreáticos y pulmonares con pobres resultados, por lo que la actividad trasplantadora de estos órganos no renales era muy escasa en estas décadas.

No ocurrió lo mismo con el trasplante renal, en el que se paliaba la escasa potencia de estos fármacos inmunosupresores con unas compatibilidades HLA óptimas, con el fin de disminuir al máximo las incompatibilidades en los locus HLA y así evitar que se desencadenara el rechazo. La inmunosupresión con prednisona y azatioprina era comple-

mentada con el uso de globulinas antilinfocítica o antitimocítica obtenidas de suero de caballo o conejo inmunizados con linfocitos o timocitos humanos. Se infundían a los receptores los primeros días postrasplante, produciendo una importante depleción de linfocitos que impedía el rechazo durante este período del postrasplante inmediato. Sin embargo, pasadas unas semanas desde la suspensión de las globulinas y al recuperarse los linfocitos, retornaba el riesgo de rechazo. Muchas de los rechazos agudos que se desencadenaban se revertían con bolos de altas dosis de corticoides (0,5 o 1 g/día de prednisolona por vía intravenosa, durante 3 días) y, si no era suficiente para su control, se podían tratar con un ciclo de globulina antilinfocíticas, siempre y cuando no se hubiera administrado durante los primeros días postrasplante. Con estas pautas se conseguía una supervivencia del trasplante renal a los 5 años del 50 % y a los 10 años del 30 %. Los trasplantes renales iban perdiendo su función paulatinamente en un proceso que se denominó rechazo crónico hasta obligar a los pacientes a retornar a diálisis.

Desarrollo de la inmunosupresión: anticalcineurínicos, ciclosporina y tacrólimus

Todo cambió durante los años ochenta con la introducción de la ciclosporina como terapia inmunosupresora, un fármaco muchísimo más potente en la prevención del rechazo agudo. La ciclosporina inhibe la producción de interleucina 2 (IL-2), citocina que producen los linfocitos cuando detectan ese antígeno HLA diferente en la superficie de las células del órgano trasplantado y que tiene como misión que proliferen rápidamente los restantes linfocitos que aún no detectaron lo «no propio» para invadir y destruir el órgano trasplantado.

Con este fármaco cambió radicalmente la gravedad del rechazo agudo y su incidencia, que bajó a cifras del 40 %. Esto permitió prolongar las supervivencias de los trasplantes renales por encima del 50 % a los 10 años, así como la realización habitual, con éxito, de trasplantes no renales, como los cardíacos, hepáticos pulmonares pancreáticos e intestinales.

En la década de 1990 tomó el relevo de los inhibidores de la IL-2 el tacrólimus, que presenta una mayor potencia inmunosupresora que la ciclosporina, y apareció el ácido micofenólico, un antimitótico más potente que la azatioprina, cuyo mecanismo de acción es inhibir la producción de las purinas. Desde su desarrollo se utilizó unido a la ciclosporina y luego al tacrólimus con excelentes resultados, consiguiéndose tasas bajas de rechazo agudo y mejores supervivencias de los órganos a largo plazo. Por esta época también se desarrollaron los inhibidores de la enzima mTOR (proteína-cinasa diana de la rapamicina de mamíferos) que bloquean también la proliferación de los linfocitos, pero inhibiendo la señal de proliferación que induce la IL-2 al acoplarse al receptor que para ella que tienen en la superficie los linfocitos. Como el ácido micofenólico, la eficacia inmunosupresora de los imTOR en solitario es muy inferior a la de los anticalcineurínicos, pero han mostrado su utilidad cuando se usan unidos a ellos, tanto en eficacia como en seguridad.

DONANTES DE ÓRGANOS

Donantes de órganos vivos

Con los pilares de la cirugía y la inmunología desarrollados, el trasplante necesitó consolidar el pilar de la donación, porque sin donantes no es posible realizar trasplantes. En los primeros tiempos del trasplante renal la mayoría de los donantes eran vivos, a los que se les extraía uno de sus dos riñones. Esta situación se mantiene, hoy en día, en muchos países incluso con alto nivel de desarrollo, debido a la escasez de donantes fallecidos. Incluso el desarrollo de las técnicas quirúrgicas permite la donación de segmentos hepáticos de vivo para trasplante.

Donantes de órganos fallecidos en muerte encefálica

No cabe duda de que el gran impulso a la actividad del trasplante lo dio la disponibilidad de órganos viables procedentes de donantes fallecidos. Obviamente, para que los órganos de un donante fallecido sean viables y utilizables, la muerte de este paciente debe producirse en circunstancias controladas que permitan la preservación de los órganos. Por lo tanto, los donantes fallecidos pueden serlo en muerte encefálica, es decir, pacientes en apnea conectados a un respirador en unidades de cuidados intensivos (UCI), en los que se detecta el cese irreversible de la función cortical y del tronco encefálico debido a una lesión encefálica estructural por hemorragias traumáticas o espontáneas, infartos masivos, anoxias o toxicidades y que, precisamente por su conexión al respirador que mecánicamente ventila sus pulmones, mantiene la oxigenación del organismo, el latido cardíaco y la hemodinámica. Esta situación neurológica se considera médica y legalmente como la muerte del individuo, por lo que se puede certificar su fallecimiento. Al estar perfundidos, los órganos pueden extraerse viables para ser trasplantados con garantías de que su función se restablecerá en el receptor, con mínimos o nulos daños isquémicos. Es un proceso realmente prodigioso recoger un corazón latiendo en una persona fallecida y restablecer su latido pocas horas después en el receptor, logrando sustituir su antiguo corazón irreversiblemente enfermo. Al igual que el corazón, los restantes órganos sólidos, como los riñones, el hígado, los pulmones, el páncreas y el intestino.

Donantes fallecidos tras un paro cardíaco controlado

El segundo tipo de donante fallecido es aquel cuya muerte se certifica después de un paro cardíaco. Como fácilmente puede deducirse, los órganos de estos donantes tendrán mayor riesgo isquémico, ya que su extracción se realiza en un fallecido que no conserva su hemodinámica natural a través de un corazón latiente. Por consiguiente, para reducir los daños isquémicos, la recogida de los órganos de pacientes fallecidos por paro cardíaco debe ser inmediata a este y con dispositivos que intenten suplir la perfusión sanguínea y la oxigenación tisular.

Existen varias modalidades de donantes tras un paro cardíaco. La primera es el donante en el que se prevé el paro

tras un proceso catastrófico cerebral sin tratamiento, que no ha llegado a provocar muerte encefálica, pero con gravísimos daños funcionales corticales y subcorticales. Este fue el primer tipo de donante fallecido del que se dispuso para realizar los primeros trasplantes renales y de otros órganos durante las décadas de 1950 y 1960, ya que en esos tiempos no existían los respiradores o el acceso a ellos era muy escaso y, por lo tanto, no podían verse pacientes en muerte encefálica. Es fácilmente imaginable la gran cantidad de órganos que se extraían isquémicos, con trombosis o con daños que no se apreciaban macroscópicamente, pero que al trasplantarlos se manifestaban con una inadecuada reperfusión y el consiguiente fracaso en la función, que hacía necesario el inmediato o diferido explante del injerto. Por estas razones se abandonó este tipo de donante a partir de los años setenta, coincidiendo con la disponibilidad de los respiradores en las UCI, y la presencia de pacientes fallecidos en muerte encefálica. Posteriormente, en los años noventa, dada la escasez de donantes en muerte encefálica para afrontar las abultadas listas de espera de trasplante, se retomó este tipo de donante fallecido en algunos países, como Holanda, Reino Unido y Estados Unidos. España entró en esta práctica, con gran éxito, en los últimos 15 años. Lo cierto es que este tipo de donación sigue presentando más riesgo para la viabilidad de los órganos, aunque puede contemplar incluso la donación cardíaca. Sin embargo, los resultados fueron mejorando al introducir técnicas quirúrgicas de extracción superrápida o catéteres diseñados para la perfusión selectiva de órganos como el riñón, con líquido frío de preservación antes de la extracción.

No obstante, lo que ha mejorado definitivamente el estrés isquémico de los órganos donados tras un paro cardíaco ha sido la incorporación de los sistemas de oxigenación con membrana extracorpórea (ECMO), que permiten obtener órganos extrarrenales, como hígados, páncreas, intestinos, pulmones y corazones, viables. Estos dispositivos de ECMO entran en funcionamiento tras el paro cardíaco y la certificación médica del fallecimiento, en un circuito circunscrito al abdomen donde la sangre es oxigenada en un oxigenador externo y reperfundida para mantener oxigenados los órganos abdominales hasta que se realiza su procuración. Este procedimiento reduce los daños isquémicos de los órganos procurados aumentando así su viabilidad y la probabilidad de funcionamiento una vez trasplantados. Si se contempla la procuración del corazón, el circuito de la ECMO se ampliará al tórax, excluyendo la circulación cerebral.

Donantes fallecidos tras un paro cardíaco no controlado

Existe una segunda modalidad de donante tras el fallecimiento por paro cardíaco que es el paciente que sufre un paro cardíaco súbito, inesperado e irreversible a pesar de las medidas de reanimación cardiopulmonar (RCP) avanzada. Este tipo de sucesos clínicos ocurren con más frecuencia fuera del hospital, y son los servicios de emergencia extrahospitalarios los encargados de manejar en un primer momento a este tipo de pacientes. Cabe señalar que el desarrollo de la RCP avanzada y la excelente profesionalización de la medicina de emergencia extrahospitalaria permiten salvar la vida a cientos de paciente que sufren un paro cardíaco inesperado en su domicilio, en la calle o su en lugar de trabajo. Pero esta medicina de emergencias da un paso más a favor de la vida, vehiculado como donantes a aquellos pacientes que no responden al masaje cardíaco y que son declarados como fallecidos. Si el estrés isquémico de los órganos aumentaba en los donantes en los que se preveía el paro cardíaco respecto a los de muerte encefálica, en estos con paro cardíaco inesperado, la isquemia crítica alcanza su máxima expresión. Todo paciente que sufre un paro cardíaco inesperado y entra en un proceso de RCP avanzada es oxigenado con un respirador, a través de un tubo endotraqueal, que se le coloca de inmediato a la llegada de los servicios de emergencia, y se restablece la circulación sanguínea mediante masaje cardíaco externo, intentando restablecer el latido cardíaco con fármacos inotrópicos positivos o choques eléctricos externos. Si pasados unos 30 minutos esto no se consigue, se da por fracasado el procedimiento y pueden cesar estas maniobras de reanimación. Antes de suspender estas maniobras se evalúa si el paciente cumple criterios de potencial donante de órganos. Si es así, se continua la precaria perfusión con masaje cardíaco externo y oxigenación por respirador, trasladando al paciente al hospital en menos de 120 minutos desde el inicio del paro. Al llegar al hospital se certifica su fallecimiento por paro cardíaco y se le conecta a un sistema de ECMO para mantener los órganos viables hasta su procuración, que no podrá demorarse más de 4 horas desde el inicio de la oxigenación externa. Analizando el procedimiento es fácil advertir el alto riesgo de isquemia de los órganos, que luego se traducirá en un mayor número de órganos descartados para trasplante por estar mal perfundidos y en un mayor número de fracaso precoz de los trasplantes por lesiones isquémicas irreversibles no perceptibles ni macroscópica ni microscópicamente.

MODELO ESPAÑOL DE DONACIÓN Y TRASPLANTE

Es evidente que para que funcionen los programas de trasplante es necesario disponer de donantes fallecidos. Por muy grandes que sean los desarrollos técnicos y tecnológicos de un país en este campo, si no hay una base sólida de donantes, los programas de trasplante se vienen abajo (**Fig. 4-2**).

Como ya se ha mencionado, los donantes pueden ser vivos (de riñón y con menos frecuencia de lóbulos hepáticos) o fallecidos en muerte encefálica o tras un paro cardíaco. Estos últimos pueden producirse tras un paro controlado y presenciado (categoría Maastricht tipo III)[1,2], tras un paro no controlado o no presenciado y tras ausencia de respuesta a una RCP avanzada (categoría Maastricht tipos I y II) o tras un paro en pacientes en muerte encefálica (categoría Maastricht tipo IV). Últimamente se ha añadido la categoría V, que sería donante tras paro cardíaco después de una prestación de ayuda a morir (**Tablas 4-1** y **4-2**).

España está a la cabeza del mundo en número de donantes fallecidos por millón de población (pmp) gracias al desarrollo de un sistema de donación denominado *Modelo español de donación*. En 2019, justo antes de la pandemia de COVID-19, se alcanzó la cifra récord de 49,6 donantes pmp y aunque durante los años 2020 y 2021 cayeron las tasas de donación, en 2022 se han vuelto a recuperar números muy cercanos a 2019, con 46,3 donantes pmp[3]. La dimensión de este logro se comprueba al comparar nuestras cifras de donación de 2022 con las disponibles de 2021 de la Unión Europea (19,5 donantes pmp) y con la de otros países con mayor desarrollo también en 2021, como Alemania (11,5 donantes pmp), Reino Unido (19,5 donantes pmp), Francia (24 donantes pmp) o Estados Unidos (41 donantes pmp)[4]. Estas importantes cifras de donación en España hacen que sea el país del mundo donde los ciudadanos tienen las mayores oportunidades de recibir un trasplante de cualquier órgano sólido, con el menor tiempo de espera.

La base del éxito del modelo español para la donación y el trasplante reside en dos pilares añadidos a los tres clásicos del trasplante: el de la legislación y el de la organización (v. **Fig. 4-1**).

Tabla 4-1. Tipos de donantes de órganos
Donante vivo
Donantes fallecidos
• Donantes fallecidos en muerte encefálica
• Donantes fallecidos tras paro cardíaco
– No controlado (tipos I y II)
– Controlado (tipo III)
– Paro tras muerte encefálica (tipo IV)

Tabla 4-2. Clasificación de Maastricht de donantes en asistolia modificada e inclusión de pacientes con prestación de ayuda a morir

Tipo	Descripción
I	Paciente fallecido fuera del hospital
II	Paro cardíaco con reanimación infructuosa extrahospitalaria (tipo IIa) o intrahospitalaria (tipo IIb)
III	A la espera de paro cardíaco tras limitación del tratamiento de soporte vital indicado por el equipo sanitario y de acuerdo con los familiares
IV	Asistolia irreversible en donantes de órganos en muerte encefálica antes de la extracción
V	Asistolia tras prestación de ayuda a morir

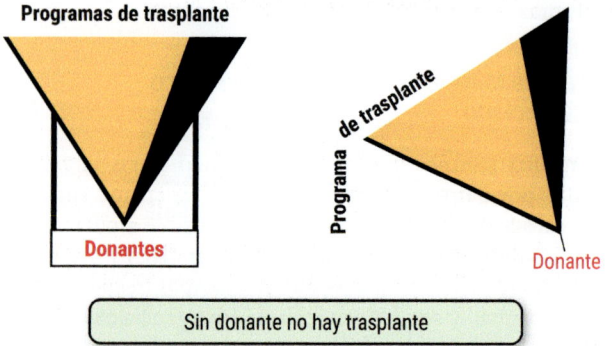

Figura 4-2. Proceso de donación y trasplante. Influencia de la donación en los programas de trasplante.

LEGISLACIÓN ESPAÑOLA RELACIONADA CON LA DONACIÓN Y EL TRASPLANTE

En España, la actividad de trasplante y todos los tipos de donación están contemplados en leyes que regulan los requisitos que deben cumplir los centros trasplantadores y los procedimientos que obligatoriamente deben realizarse con los donantes vivos y fallecidos. Nuestra ley sobre donación y trasplante es pionera en el mundo ya que data de 1979 y sobre ella se han ido desarrollando reales decretos que actualizaban los conocimientos científicos; el último es el Real Decreto 1723/2012, de 28 de diciembre, por el que «se regulan las actividades de obtención, utilización clínica y coordinación territorial de los órganos humanos destinados al trasplante y se establecen requisitos de calidad y seguridad» (**Fig. 4-3**). Básicamente, la legislación contempla aspectos clave sobre cómo debe hacerse la determinación de la muerte antes de la donación, la presunción de no oposición a la donación tras el fallecimiento (consentimiento presunto), la tutela judicial en los casos de fallecimientos traumáticos o no aclarados, la autorización administrativa a los centros de donación y trasplante y la regularización de la donación de vivo para garantizar la libertad y seguridad del donante, entre otros.

ORGANIZACIÓN DE LA DONACIÓN EN ESPAÑA

A la sólida legislación española en materia de donación y trasplante hay que sumarle el pilar de la organización, es decir, el modelo español de donación y trasplante (v. **Fig. 4-1**). Esta organización se ha venido desarrollando desde final de la década de los años ochenta del siglo xx. En su base se encuentra la creación de los departamentos de coordinación de trasplantes en todos los hospitales españoles, en los que un equipo de médicos y enfermeras se encarga de identificar a los fallecidos que pueden ser potenciales donantes e iniciar el proceso de donación. Este departamento es totalmente independiente de los servicios de trasplante. Así, se crea una unidad más en todos los hospitales (con el mismo nivel que otros servicios médicos o quirúrgicos de los hospitales), con una actividad específica orientada a generar donantes de órganos. Dependiendo de la potencialidad en la donación, este nuevo

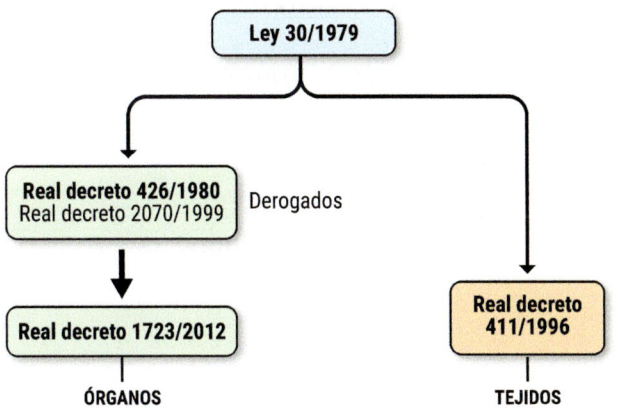

Figura 4-3. Legislación española en materia de donación y trasplante.

Tabla 4-3. Recursos humanos y actividades de unidades/servicios de coordinación de trasplantes

Recursos humanos
- Médicos: especialistas en cuidados intensivos o anestesia
- Tiempo de dedicación: total o parcial pero siempre localizado 365 días al año.
- Equipo de apoyo: enfermeras y administrativo a tiempo completo

Actividades
Principales
- Identificación de potenciales donantes: muerte encefálica, limitación del esfuerzo terapéutico, cuidado intensivo orientado a la donación
- Aplicar el proceso de donación desde la identificación hasta la procuración de órganos y trasplante
Otras actividades
- Docencia y entrenamiento del personal médico y de enfermería sobre el proceso de donación y trasplante
- Relación con los equipos de trasplante, la administración, la judicatura y los agentes sociales

Tabla 4-4. Funciones de las coordinaciones de trasplante autonómicas y de la Organización Nacional de Trasplantes

- Nexo entre los profesionales de la donación y el trasplante
- Nexo con la administración y los agentes sociales
- Impulsar los cambios legislativos
- Coordinar documentos de consenso
- Financiar la docencia en materia de donación y trasplante
- Gestionar los datos de donación y trasplante y sus resultados
- Distribuir los órganos donados[a]

[a] De acuerdo con los consensos aprobados por todos los grupos trasplantadores.

servicio de coordinación de trasplantes estará dotado de unos recursos humanos variables con actividades inequívocamente orientadas a generar donantes de órganos (**Tabla 4-3**).

Por encima de las coordinaciones hospitalarias, en el modelo español se crearon organismos administrativos a nivel autonómico (coordinaciones autonómicas de trasplantes) y nacional (Organización Nacional de Trasplantes [ONT]) que sirven de nexo entre los profesionales de la donación y el trasplante y entre la administración y los agentes sociales. Además, impulsan cambios legislativos y documentos de consenso. Asimismo, financian la docencia en materia de donación y trasplante y gestionan datos de donación y trasplante y sus resultados. Específicamente, la ONT se encarga de la distribución de órganos con criterios aprobados por los grupos trasplantadores de cada órgano (**Tabla 4-4**).

Identificación o detección de potenciales donantes

En la base del modelo español se encuentra la identificación por parte de la unidad hospitalaria de coordinación de trasplantes de todos los fallecidos con potencialidad de donación con el fin de aplicarles el proceso de donación (**Fig. 4-4**). La actividad de la coordinación de trasplantes nace con la identificación y se desarrolla con la aplicación del proceso de donación, que continúa con la evaluación del donante, el mantenimiento hemodinámico, la entrevista familiar y la coordinación de la procuración de los órganos, su distribución y finalmente la coordinación de la logística de los tras-

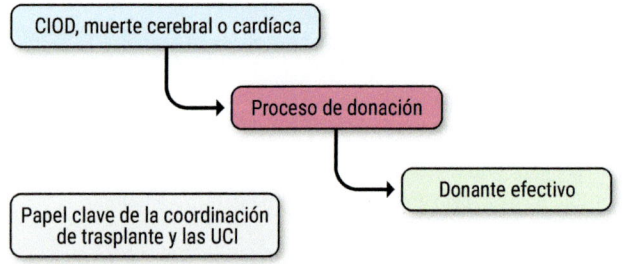

Figura 4-4. Vía clínica del proceso de donación desde la identificación de un potencial donante hasta su conversión en donante efectivo en el modelo español. CIOD: cuidado intensivo orientado a la donación; UCI: unidad de cuidados intensivos.

plantes (**Tabla 4-5**). De los pacientes identificados, llegarán a ser donantes efectivos aproximadamente el 50 % de ellos (tasa de conversión), ya que el resto se perderá por contraindicaciones o negativas a la donación[5] (**Tabla 4-6**).

De todos los puntos del proceso, el más importante es la identificación o detección de potenciales donantes ya que, cuantos más donantes potenciales se identifiquen, mayor será el número de donantes efectivos teniendo en cuenta la tasa de conversión previamente mencionada. Muchos países desarrollados no tienen unidades de coordinación y la identificación de los potenciales donantes no está estructurada, sino que depende de la voluntad de colaboración de los médicos de las UCI y de otras unidades de urgencias y cuidados críticos, sin protocolos de actuación ante casos de pacientes que fallecen y pueden ser potenciales donantes. Hasta hace

---

Tabla 4-5. Descripción del proceso de donación y trasplante según el modelo español

- **Identificación** de todas las muertes encefálicas, asistolias, limitaciones del esfuerzo terapéutico y pacientes candidatos a cuidados intensivos orientados a la donación, que se producen en la urgencia, las camas de hospitalización y en todas las unidades de cuidados intensivos de un país
- **Evaluación** clínica de todas las muertes encefálicas identificadas para determinar su validez como donantes
- **Mantenimiento hemodinámico** de los individuos en muerte encefálica mientras se realizan los trámites de donación
- **Entrevista familiar** para obtener el consentimiento de la donación
- **Procuración y distribución de órganos**
- **Trasplantes**

---

unos años y antes de la puesta en marcha de la donación en asistolia tras la limitación del esfuerzo terapéutico, todos los donantes en España eran pacientes que desarrollaban muerte encefálica. Existen indicadores de calidad generados en nuestro país en relación con la identificación de pacientes en muerte encefálica en un hospital. Como puede verse en la **tabla 4-6**, del total de fallecidos en un hospital hasta el 2,8 % lo hacen en muerte encefálica, y de los que fallecen en las UCI que tienen neurocirugía, hasta casi el 14 %. La experiencia de nuestro hospital confirma estas cifras en los indicadores, como se observa en la **figura 4-5**.

Con la limitación del esfuerzo terapéutico y la posibilidad de donación en asistolia controlada se abrieron nuevas vías para la identificación de potenciales donantes y la disponibilidad de más donantes efectivos. La posibilidad de utilizar dispositivos ECMO en este tipo de donaciones ha aumentado la viabilidad de los órganos procurados, incluido el corazón, y ha mejorado los resultados de los trasplantes realizados con ellos, abriendo las posibilidades de donación por esta vía también a pacientes de edad avanzada.

Las limitaciones del esfuerzo terapéutico se hallan en pacientes intubados en la UCI. Son pacientes que tienen daño cerebral catastrófico, traumático, isquémico, anóxico, tóxico o hemorrágico, que no tienen viabilidad vital y que no cumplen criterios de muerte encefálica o que presentan una insuficiencia respiratoria irreversible. Tras la limitación del esfuerzo terapéutico, se espera el paro cardíaco, se certifica la muerte y se conectan los dispositivos ECMO locorregionales y se procede a la procuración de los órganos.

Pero en los hospitales también hay limitaciones del esfuerzo terapéutico en pacientes que no están intubados. Son pacientes idénticos a los descritos anteriormente, con daño cerebral catastrófico o insuficiencia respiratoria irreversible, que no tienen indicación de intubación y ventilación mecánica por su pronóstico ominoso. Si se identifican, con la autorización del paciente o la familia se pueden intubar y ventilar solo con fines de donación en muerte encefálica, si la desarrollan en las horas siguientes, o a través de una asistolia tipo III. Estos enfermos se localizan fundamentalmente en los servicios de urgencias, neurología, neurocirugía, neumología y medicina interna. La coordinación de trasplante deberá establecer unos protocolos de actuación con estos servicios clínicos para la identificación y el manejo de estos casos. En España se ha elaborado un documento de consenso para

---

Tabla 4-6. Programa español de garantía de calidad en el proceso de donación

	Todos los hospitales (n = 140)	Hospitales con neurocirugía (n = 71)	Hospitales sin neurocirugía (n = 69)
Muertes en UCI	206.345	158.167	48.178
Donantes potenciales	25.653	4.000	21.653
Donantes reales	14.011	12.013	1.998
Potencial de donación Donantes potenciales/muerte hospitalaria Donantes potenciales/muerte en UCI	 2,3 % 12,4 %	 2,8 % 13,7 %	 1,1 % 8,3 %
Tasa de conversión Donantes reales/donantes potenciales	 54,6 %	 55,5 %	 49,9 %

Tomado de De la Rosa G et al.[5]
UCI: unidad de cuidados intensivos.

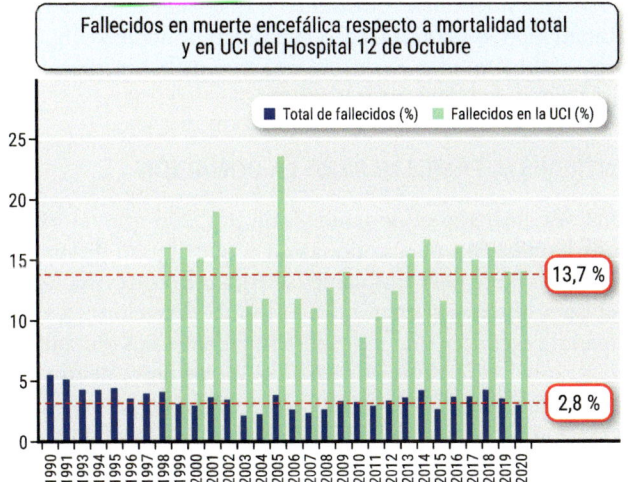

Figura 4-5. Tasa de potenciales donantes en muerte encefálica en el Hospital 12 de Octubre de Madrid relacionados con la mortalidad total y la especifica de las unidades de cuidados intensivos (UCI).

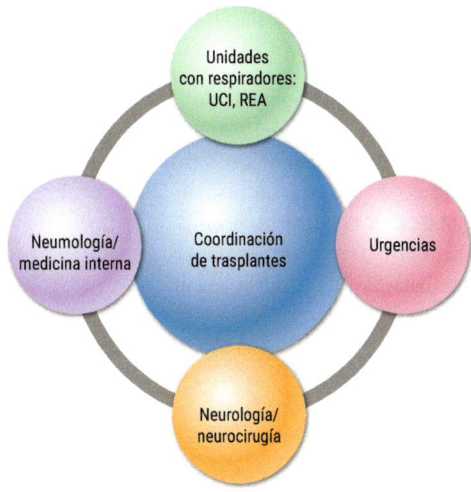

Figura 4-7. Áreas de máximo control por parte de la Coordinación de Trasplantes para la identificación de potenciales donantes de órganos en el hospital. REA: reanimación; UCI: unidad de cuidados intensivos.

el cuidado intensivo orientado a la donación (CIOD), que se ha complementado con un documento de consenso sobre el profesional de la urgencia y el proceso de donación. En la **figura 4-6** se muestra la logística que debe seguirse en los procedimientos de CIOD. En ellos estarán implicados el servicio donde esté el paciente (urgencias, neurología, neumología, etc.), la coordinación de trasplantes y la UCI.

Con el CIOD se ha ampliado el espectro de potenciales donantes y, por lo tanto, la coordinación de trasplantes debe identificarlos también fuera de las UCI (**Fig. 4-7**).

Recientemente, en España, con la aprobación de la Ley Orgánica 3/2021, de 24 de marzo, de regulación de la eutanasia, los enfermos que solicitan prestaciones de ayuda a morir pueden también ser donantes de órganos. Desde la ONT se los ha denominado asistolias tipo V. Este tipo de paciente, una vez que se produce el paro cardíaco, entra en un procedimiento similar al de las asistolias tipo III.

Por último, hay hospitales que tienen donantes a corazón parado de asistolias no controladas. La emergencia extrahospitalaria es clave en este procedimiento, y en los paros cardíacos en los que la RCP no es efectiva puede continuarse con ella con fines de donación durante el traslado del paciente al hospital. Esta es una actuación de logística compleja que requiere la participación urgente de múltiples equipos multidisciplinares extrahospitalarios e intrahospitalarios, con la intervención de decenas de profesionales sanitarios.

Es posible obtener órganos viables, aunque el estrés isquémico de los órganos del donante es máximo por el tiempo en el que la perfusión es precaria al estar mantenida únicamente con masaje cardíaco externo. Curiosamente, este estrés isquémico afecta en menor medida al pulmón, que en muchas ocasiones puede ser utilizado junto a los riñones y al hígado[6-8].

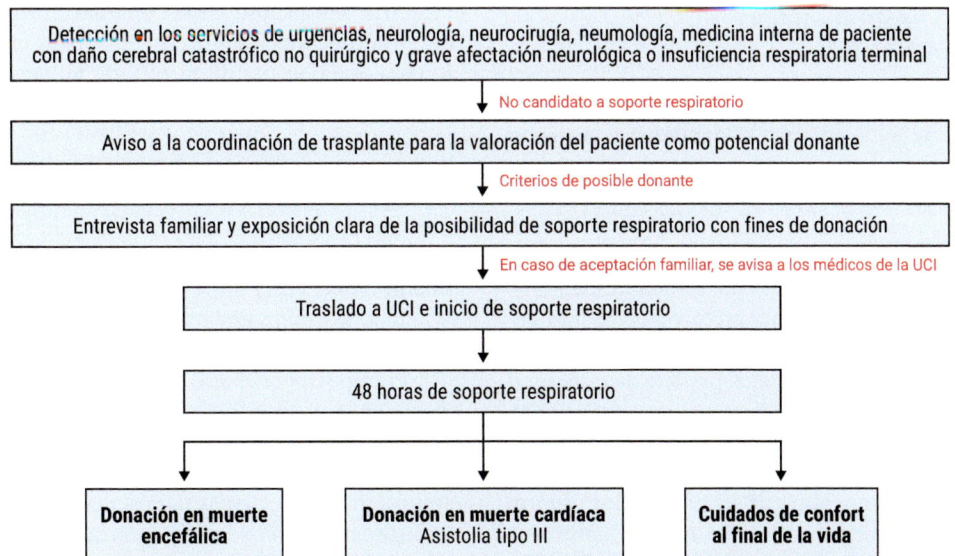

Figura 4-6. Logística del procedimiento del cuidado intensivo orientado a la donación. UCI: unidad de cuidados intensivos.

EVALUACIÓN CLÍNICA DEL DONANTE Y DE LA VIABILIDAD DE SUS ÓRGANOS

Una vez identificado el potencial donante, se debe proceder a su evaluación clínica y analítica para identificar posibles contraindicaciones a la donación y analizar la viabilidad de cada uno de sus órganos[9-11]. La historia clínica debe ser completa, con la descripción minuciosa del proceso actual y los antecedentes familiares y personales. Para completar el estudio se debe realizar una amplia serología y cultivos microbiológicos para descartar procesos infecciosos trasmisibles, pruebas de imagen y analíticas que indiquen la situación morfológica y funcional de cada órgano con potencialidad de donación. Hay muy pocas contradicciones absolutas para la donación, aunque un porcentaje relativamente amplio (25-30 %) de los potenciales donantes las tendrán. Estas son el fracaso multiorgánico, las infecciones víricas, bacterianas, fúngicas o de otros microorganismos (parásitos, priones, etc., trasmisibles) y sin tratamientos efectivos en los potenciales receptores y el cáncer no controlado con riesgo de trasmisibilidad[9-11].

Descartada la contraindicación absoluta a la donación, se debe llevar a cabo un análisis particular de la morfología y la función de cada uno de los órganos con potencialidad de donación. Es destacable que no hay limite de edad para la donación de riñón, hígado y pulmón y cada día se amplía más la edad del donante cardíaco con circulación coronaria no patológica. El páncreas y el intestino aún mantienen edades de donantes limitadas. En cuanto a la función alterada de los órganos, hay que delimitar si es aguda y reversible (frecuente en el riñón) o si se trata de déficits de función crónicos debido a alteraciones estructurales del órgano analizado. En este sentido, además de la evolución analítica serán de ayuda las pruebas de imagen y, en última instancia, la biopsia durante el proceso de procuración del órgano[11]. Los órganos con fracaso agudo en fase de resolución antes de la donación son viables y, por lo tanto, pueden ser ofertados para trasplante, particularmente el riñón.

MANTENIMIENTO HEMODINÁMICO DEL POTENCIAL DONANTE

El mantenimiento hemodinámico de los potenciales donantes es importante para asegurar la viabilidad y la mejor evolución funcional de los órganos una vez trasplantados. La inestabilidad hemodinámica es prácticamente una norma en los potenciales donantes en muerte encefálica. A esta hipotensión contribuyen la hipovolemia fundamentalmente generada por la diabetes insípida que se desencadena, el fracaso del sistema nervioso simpático (con repercusión en el gasto y la frecuencia cardíacos) y la vasodilatación (por reducción de las resistencias arteriales periféricas). Mantener la volemia sin insuficiencia cardíaca y la presión arterial con fármacos vasoactivos está en la base, por este orden, del mantenimiento hemodinámico que asegure la mejor perfusión y función de los órganos antes de ser procurados[9]. Junto al mantenimiento hemodinámico se debe atender también a los desequilibrios hidroelectrolíticos y ácido-básicos, fundamentalmente a las alteraciones del sodio, del potasio, del bicarbonato y del calcio, que tienen trascendencia en la inestabilidad hemodinámica y en la viabilidad de algunos órganos para trasplante (p. ej., el efecto negativo de la hipernatremia en la viabilidad del hígado).

ENTREVISTA FAMILIAR PARA LA DONACIÓN

Una vez evaluado el donante y comprobado que no existe contraindicación para la donación y que alguno de sus órganos es viable para trasplante, se pasa a la entrevista familiar para obtener el consentimiento a la donación[12]. La ley española establece que todos los ciudadanos son donantes a no ser que hayan expresado en vida lo contrario, de manera que, si un individuo no se ha pronunciado en contras de la donación, se considera que puede ser donante por no haber expresado una negativa en vida de forma verbal o documental. Los depositarios de esta información (sobre todo la verbal) es la familia, que finalmente tomará la decisión sobre la donación teniendo en cuenta la opinión del paciente fallecido. Pero es muy frecuente que no conozcan la opinión del potencial donante sobre la posibilidad de donar sus órganos y tejidos una vez fallecido y haya que convencer a la familia de esta donación. Para obtener el consentimiento familiar es crucial una correcta entrevista con la familia para hablar de la donación. Debe hacerla el departamento de coordinación de trasplantes, que estará bien entrenado en la realización de estas entrevistas. El acercamiento a la familia en los casos de muerte encefálica o de asistolia tipo II debe hacerse una vez que han comprendido el fallecimiento del paciente y ya están en proceso de duelo. Cuando se trata de una limitación del esfuerzo terapéutico, al tener que acordar esta actitud terapéutica con la familia, la solicitud de donación se realiza inmediatamente después de obtener el consenso para practicar esta actuación. En los casos de CIOD, el acercamiento es para solicitar la donación, y aquí la familia debe entender la irreversibilidad de la enfermedad que afecta al potencial donante y la futilidad de cualquier tratamiento que se le indique. En cualquier caso, la diligencia que firma la familia como consentimiento, ajustándose a nuestra legislación, debe contener el siguiente texto: «la ausencia de conocimiento de oposición expresa del fallecido para que después de su muerte se haga la extracción de sus órganos y tejidos con fines terapéuticos». El porcentaje de negativas a la donación en España fue solo del 16 % en 2022[3], muy inferior al de otros países de la Unión Europea. Este logro se basa en la preparación de los equipos de coordinación en las entrevistas familiares. Hay diversos cursos de formación que preparan a los profesionales que realizan las entrevistas en el acercamiento a las familias y en como vehicular los mensajes para que, en momentos tan dolorosos, afloren sentimiento de generosidad y solidaridad. Siendo importante el alto porcentaje de aceptación a la donación en la población española, no es el factor más importante del éxito de nuestro sistema. El factor diferenciador es la identificación de todos los pacientes que fallecen en circunstancias adecuadas para ser donantes. Cuanto mayor es el número de partida, mayor será el resultado final, y esto es lo que muchos países con un excelente sistema sanitario no acaban de entender, dejando la donación en manos de voluntariado y no de profesionales médicos coordinadores de trasplante especializados en ello, como ocurre en España, en todos y cada uno de nuestros hospitales. Los países que han aplicado el modelo español han experimentado un incremento superlativo en el número de donante, como, por ejemplo, Portugal, Croacia e Italia.

PROCURACIÓN DE ÓRGANOS DE DONANTES FALLECIDOS

Tras completar el proceso de donación, se pasa a la procuración de los órganos del donante y a su posterior trasplante. Hay casos en los que se procuran órganos del donante y ninguno de ellos finalmente es trasplantado por su aspecto macroscópico o microscópico o por ausencia de potenciales receptores adecuados. Los donantes son eficaces en cuanto se les extrae algún órgano (sea o no trasplantado) y efectivos si alguno de los órganos extraídos es finalmente trasplantado. Finalmente, se denomina donante multiorgánico aquel que se utiliza para trasplante de un órgano solido no renal. En las memorias de la ONT se proporcionan datos de efectividad, de eficacia y de extracciones multiorgánicas globales y por tipo de donante, así como por las características epidemiológicas de estos (edad, etc.)[3]. En 2022, la tasa de donación eficaz en España fue de 46,3 donantes pmp, pero la tasa de donantes efectiva cayó a 41,1 donantes pmp, es decir un 89 % de los eficaces. En otras palabras, hubo un 11 % de donantes en los que ninguno de sus órganos extraídos llegó a trasplantarse[3] (**Fig 4-8**).

ASIGNACIÓN DE ÓRGANOS PARA TRASPLANTE

Una vez procurados los órganos, estos deben ser asignados a los receptores que están en las listas de espera. Existen en España 47 equipos de trasplante renal (7 de ellos infantiles), 27 hepáticos (2 de ellos infantiles), 19 cardíacos (2 de ellos infantiles), 13 pancreáticos (1 de ellos infantil), 8 pulmonares (1 de ellos infantil) y 2 intestinales (1 de ellos infantil). En el caso de trasplantes no renales, si el donante procede del mismo hospital del equipo trasplantador, tiene prioridad para utilizar este órgano. Los órganos generados en hospitales no trasplantadores o sin equipo específico de trasplante para un órgano determinado son distribuidos por la ONT de acuerdo con criterios consensuados anualmente por la reunión nacional de los diferentes grupos de trasplante. Cuando hay receptores en urgencia, tienen prioridad para cualquier órgano generado en un hospital trasplantador o no trasplantador.

En cuanto al riñón, se mantiene también la regla de que los generados en hospitales donde hay programa de trasplante renal se quedan localmente. Los generados en hospitales no trasplantadores se distribuyen de acuerdo con normas particulares de cada Comunidad Autónoma. Hay programas de intercambio renal para hiperinmunizados que obligan a la cesión de riñones cuando se encuentran receptores idóneos, con unas normas de devolución de estos órganos cedidos. Además, están priorizados los niños y los dobles trasplantes de páncreas y riñón, estos últimos también con normas de devolución de riñones.

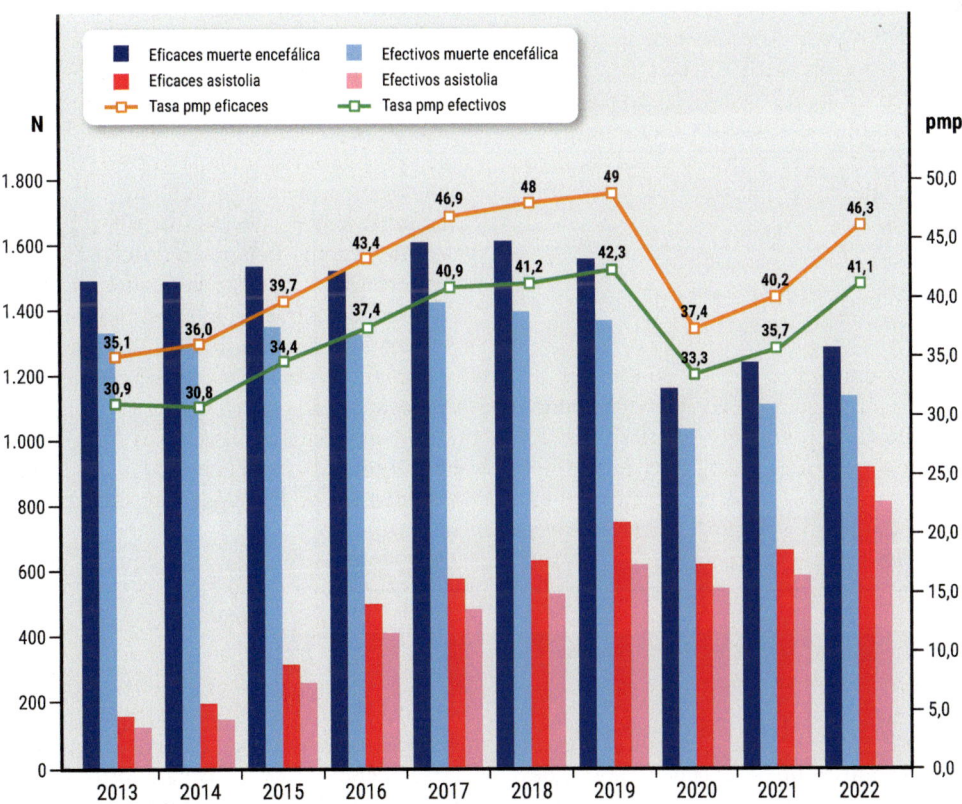

Figura 4-8. Donantes eficaces (con órganos extraídos, trasplantados o no) y donantes efectivos (con órganos extraídos y trasplantados) en España en 2022. pmp: por millón de población (Tomado de Memorias de actividad de donación y trasplante[3]).

ACTIVIDAD DE DONACIÓN Y TRASPLANTE EN ESPAÑA EN 2022

En 2022 se dispuso de un total de 2.196 donantes de órganos eficaces (46,3 donantes pmp), de los cuales el 42 % lo fue tras un paro cardíaco (**Fig. 4-9**). De estos donantes tras paro cardíaco, el tipo mayoritario es el tipo III, que es donde confluyen las limitaciones del esfuerzo terapéutico, bien sea en pacientes primariamente ingresados en UCI, bien en pacientes a los que se le ha aplicado un CIOD. Cabe destacar el incremento de la donación en paro cardíaco tras la prestación de ayuda a morir (**Fig. 4-10**).

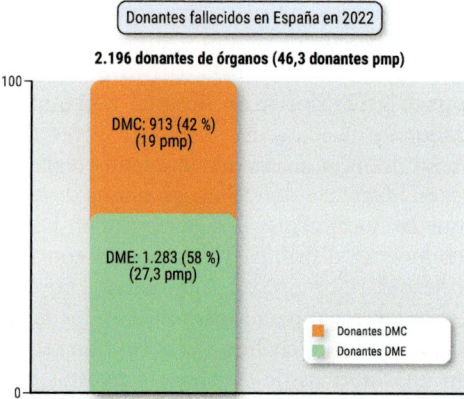

Figura 4-9. Distribución de los donantes eficaces en España según el tipo de fallecimiento tras muerte encefálica o tras paro cardíaco en España en 2022. DMC: donantes tras paro cardíaco; DME: donantes en muerte encefálica; pmp: por millón de población. (Tomado de Memorias de actividad de donación y trasplante[3]).

Con estos donantes fallecidos y 350 donantes vivos renales más 5 hepáticos de donantes vivos, en 2022 se realizaron en España 5.385 trasplantes (3.404 renales, 1.159 hepáticos, 415 pulmonares, 311 cardíacos, 92 páncreas y 4 intestinales).

REFLEXIONES FINALES Y CONCLUSIONES

Con la amplia disponibilidad de donantes ya se han cerrado los requisitos para que la terapéutica del trasplante sea una realidad cotidiana, dado que disponemos de excelentes cirujanos que realizan los procedimientos quirúrgicos de procuración e implante de los órganos, donantes en un numero envidiable para el resto del mundo y fármacos inmunosupresores manejados por médicos de trasplante que permiten prevenir el rechazo y logran mantener funcionantes los injertos durante décadas en la mayoría de los trasplantes de órganos sólidos.

En conclusión, las bases del modelo español de donación y trasplante son:

- Legislación sólida que sustenta esta actividad.
- Creación de un departamento de coordinación de trasplantes en cada hospital formado por médicos, con el apoyo de enfermería, independiente de los programas de trasplante, con actividad especializada y profesional tendente a identificar a todos los donantes potenciales del hospital y aplicarles el proceso de donación.
- Profesionalización de la actividad de los coordinadores de trasplantes para identificar todas las muertes encefálicas, limitaciones al esfuerzo terapéutico y CIOD.

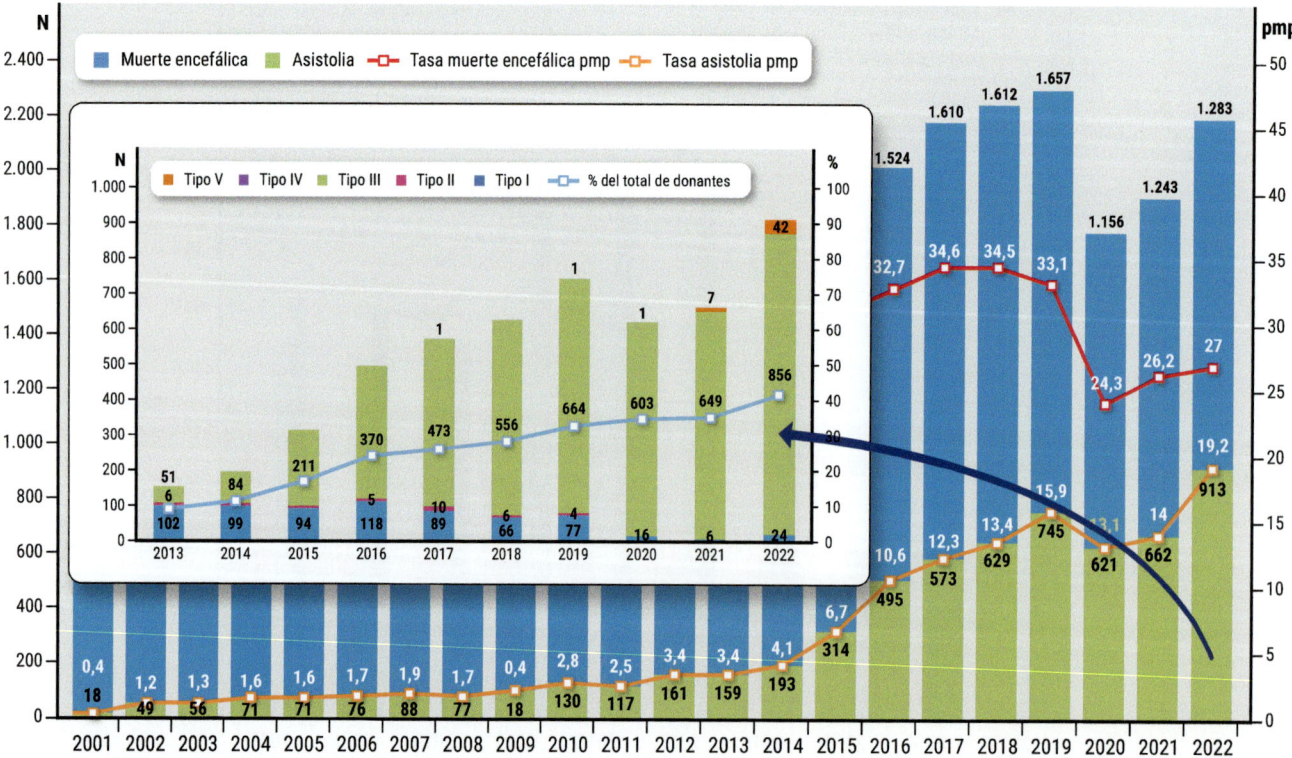

Figura 4-10. Distribución de los diferentes tipos de donantes tras paro cardíaco. Cabe destacar la aparición de un número significativo de donantes tras la prestación de ayuda a morir (asistolia tipo V) en España 2022. (Tomado de Memorias de actividad de donación y trasplante[3]).

- Equipos de trasplantes multidisciplinarios con alta cualificación.
- Creación de organismos suprahospitalarios (como la ONT o las coordinaciones autonómicas) que sean el nexo de unión entre los profesionales de la donación y el trasplante y la administración y los agentes sociales para: impulsar los cambios legislativos, coordinar documentos de consenso, financiar la docencia en materia de donación, gestionar los datos de donación y trasplante y sus resultados y realizar la distribución de los órganos donados, de acuerdo con consensos aprobados por todos los grupos trasplantadores.

A pesar de las altas tasas de donación en España, las listas de espera de trasplante siguen siendo abultadas (**Tabla 4-7**)[3], por lo que es necesario optimizar la identificación y el proceso de donación, mejorando también la tasa de utilización de órganos extraídos. Es de prever que la principal vía para incrementar donantes está en identificarlos fuera de las UCI

Tabla 4-7. Pacientes en lista de espera para trasplante en España al 31/12/2022

Trasplante	Total	Infantil
Renal	4.004	26
Hepático	317	14
Cardíaco	152	20
Pulmonar	193	4
Pancreático	76	0
Intestinal/multivisceral	4	2
Total	**4.746**	**66**
Frente a 31/12/2021 → 4.762 (66 niños)		
Tomado de Memorias de actividad de donación y trasplante[3].		

y aplicarles un CIOD. Ya se ha mencionado el gran incremento en nuestro país de los donantes en asistolia tipo III, muchos de los cuales llegan por esta vía del CIOD.

REFERENCIAS BIBLIOGRÁFICAS

1. Kootstra G, Daemen JH, Oomen AP. Categories of non-heart-beating donors. Transplant Proc 1995; 27: 2893-4.
2. Donación en asistolia en España: situación actual y recomendaciones. Documento de Consenso Nacional 2012. Disponible en: http://www.ont.es/infesp/DocumentosDeConsenso/donacion en asistolia en España. Situación actual y recomendaciones.pdf
3. Información especializada. Memorias de actividad de donación y trasplante. Disponible en: https://www.ont.es
4. Global Observatory of Transplant. https://www.transplant-observatory.org
5. De la Rosa G, Domínguez-Gil B, Matesanz R et al. Continuous evaluating performance in deceased donation: The Spanish Quality Assurance Program. Am J Transplant 2012; 12: 2507-13.
6. Molina M, Guerrero-Ramos F, Fernández-Ruiz M et al. Kidney transplant from uncontrolled donation after circulatory death donors maintained by nECMO has long-term outcomes comparable to standard criteria donation after brain death. Am J Transplant 2019; 19: 434-47.
7. Jiménez-Romero C, Manrique A, Calvo J et al. Liver transplantation using uncontrolled donors after circulatory death: a 10-year single-center experience. Transplantation 2019; 103: 2497-505.
8. Gámez P, Córdoba M, Ussetti P et al; Lung Transplant Group of the Puerta de Hierro Hospital. Lung transplantation from out-of-hospital non-heart-beating lung donors. One-year experience and results. J Heart Lung Transplant 2005; 24: 1098-102.
9. Caballero F y Matesanz R. ABC de la donación y trasplante de órganos humanos, 2023. Disponible en: https://www.ont.es/wp-content/uploads/2024/05/ABC-de-la-Donacion-y-Trasplante-de-Organos-Humanos-2023.pdf
10. Domínguez-Gil B, Delmonico FL, Shaheen FA, Matesanz R, O'Connor K et al. The critical pathway for deceased donation: reportable uniformity in the approach to deceased donation. Transpl Int 2011; 24: 373-8.
11. Andres A. Organ viability. En: Domínguez-Roldán JM, ed. Transplant procurement management manual. Barcelona: TPM DTI Foundation, 2020; p. 115-35.
12. Coco T, Pont T, Masnou N. Family approach for organ donation. En: Domínguez-Roldán JM, ed. Transplant procurement management manual. Barcelona: TPM DTI Foundation, 2020; p. 189-2012.

Donación *ex vivo*: problemas éticos

5

D. Gracia Guillén

INTRODUCCIÓN

La donación y el trasplante de órganos han planteado problemas éticos desde sus mismos orígenes. En un trabajo publicado hace 10 años el autor analizó las diferentes cuestiones que el trasplante ha ido planteando a la ética[1]. En los años cincuenta del pasado siglo, el gran problema ético fue la mutilación infringida al donante vivo. En la década de los sesenta, la cuestión fue el carácter experimental de los trasplantes. En los setenta, la ética de la donación. En los ochenta, los criterios de distribución de órganos escasos. En los noventa, la ética de la organización, en la que España se ha convertido en modelo europeo y mundial. Al final del artículo surgía la pregunta de si el comienzo del milenio daría lugar a nuevos problemas. Y así ha sido. Aquí interesa uno muy concreto, que curiosamente repite el que se planteó en los orígenes de la era de los trasplantes. Se trata de la donación *ex vivo*. Los primeros trasplantes se realizaron con donantes vivos emparentados, y hoy nos encontramos en una situación en este punto similar, ya que las mayores medidas de seguridad en los transportes por carretera han hecho que la principal fuente de órganos para trasplante en décadas anteriores haya disminuido de modo drástico, pero no así las necesidades de los pacientes. Esto, unido a los avances técnicos y farmacológicos, ha hecho cada vez más necesario recurrir a la donación *ex vivo*, a pesar de que plantea problemas éticos obviamente mayores que la donación de cadáver.

Uno de los padres de la cirugía de trasplantes, Thomas E. Starzl, publicó en 1985 en la revista de bioética más conocida, el *Hastings Center Report*, un breve artículo titulado: *Will live organ donations no longer be justified?*[2]. El «no longer» venía determinado por la aparición de la ciclosporina como fármaco para controlar el rechazo del órgano trasplantado por parte del receptor. La actividad inmunosupresora de la ciclosporina la descubrió J. F. Borel en 1976, pero no pudo utilizarse hasta 1979 como producto farmacológico. Hasta entonces, la supervivencia de los trasplantados con donantes procedentes de familiares emparentados era, como mínimo, un 30 % superior a la de los trasplantados con

órganos procedentes de cadáver. Tras la introducción de la ciclosporina se comprobó que el porcentaje de éxitos se igualaba en las dos series. Tenía sentido, por ello, que en 1985 Starzl se preguntara si, habida cuenta del mejor control del rechazo de órganos procedentes de personas no emparentadas, y más en concreto de cadáveres, seguía estando justificada la donación de órganos, en ese tiempo, concretamente, de riñones procedentes de personas vivas.

Starzl se hacía la pregunta porque le asaltaban serias dudas sobre la licitud de la donación *ex vivo*. «*If current trends continue, it may be hard to justify using living donors*», sentenciaba. ¿Por qué la donación *ex vivo* le parecía a Starzl cada vez más difícil de justificar? Él mismo lo aclara: «La extracción de un riñón de una persona sana con voluntad explícita de donar se ha dicho que es segura, lo cual es verdad estadísticamente hablando. Pero se estima que unos veinte donantes han muerto tras la extracción de uno de sus riñones y muchas de estas trágicas muertes han tenido lugar en instituciones muy buenas. Además, la morbilidad declarada por todos los centros que realizan un número significativo de trasplantes ha sido sorprendente y desdichadamente alta». Tras dar cifras concretas de estas complicaciones, clasificándolas en leves y graves, Starzl se pregunta: «*In view of such clinical information, is it ever ethical to encourage relatives to donate organs?*»

Pero ese no era el único inconveniente que preocupaba a Starzl. Había otro más solapado, pero no menos importante. Puesto que la donación se efectúa entre familiares o allegados para evitar el comercio, se trataba de la sutil presión psicológica que la familia puede ejercer, incluso inconscientemente, sobre el potencial donante, que caso de no donar sería visto casi como un asesino: «La presión emocional incluye el posible uso de la coacción y la persuasión sobre los potenciales donantes, que pueden sentirse no absolutamente libres de elegir. Los críticos se han preguntado si es correcto promover las donaciones, teniendo en cuenta la ambivalencia de los donantes, su miedo a la cirugía, sus preocupaciones sobre el futuro y el rencor que pueden llegar a sentir hacia la persona que necesita el órgano. Una importante cuestión ética es la del grado de presión que la familia ejerce sobre el donante, tanto si esta es real como si es solo percibida como tal por el donante. En años pasados ha habido bastantes casos de donantes que se sintieron coaccionados por otros miembros de la familia y no se vieron capaces de resistir esas presiones, incluso cuando los miembros del equipo de trasplantes, conscientes de su renuencia, les ofrecieron excusas médicas para evitar la donación. En nuestra sociedad judeocristiana, en la que la autoinmolación conserva su vigencia ética, se requiere más coraje para resistirse a la donación que para aceptarla».

Starzl también reconoce que la donación puede tener efectos psicológicos y humanos muy positivos para el donante, al tratarse de un acto altruista a favor de otra persona, más en concreto de un miembro de su familia. «Los estudios demuestran que los donantes se sienten más dichosos y mejor consigo mismos tras una cirugía de trasplante coronada con el éxito, y que estos sentimientos pueden incrementarse durante el primer año. También hay beneficios para la sociedad que permite y promueve estos actos altruistas. Además, se ha argumentado que una persona tiene la obligación de ayudar a otro ser humano a vivir, habida cuenta de que el riesgo de hacer esto es mínimo».

Estos aspectos positivos, dice Starzl, compensaban los negativos cuando era evidente que los trasplantes de personas vivas tenían mucho más éxito que los procedentes de cadáver. Pero esto, concluye, «*may no longer be the case*». A pesar de ello, piensa que aún no hay motivos para no realizar trasplantes a partir de donantes vivos. La razón principal es que «*there are not nearly enough cadaver organs to go round*». El artículo concluye con una llamada a promover activamente la donación de cadáver, a fin de evitar todas esas cuestiones.

Se ha querido describir el contenido del artículo de Starzl no solo por la relevancia del autor y el peso de sus argumentos, sino también porque plantea muy claramente cuáles son los principales conflictos éticos de la donación *ex vivo*. Es evidente que del año 1985 a la fecha han pasado muchas cosas en el mundo de los trasplantes. Una de ellas es que, a pesar de los avances en la obtención de órganos procedentes de cadáver, la inadecuación entre la oferta y la demanda sigue siendo enorme, hasta el punto de que hoy el problema de la escasez de órganos es mayor que entonces. El tiempo, lejos de haber solucionado este asunto, como Starzl creía, no ha hecho más que incrementarlo. Con lo cual nos deja frente al problema de la donación *ex vivo* hoy, en nuestro momento científico y social.

El objetivo de este capítulo es hacer un análisis ético de las principales cuestiones planteadas por la donación *ex vivo*. Para ello es necesario comenzar por explicar las reglas del análisis ético, a fin de poder aplicarlas luego al caso que nos ocupa, la donación de órganos procedentes de personas vivas.

PLANOS DEL ANÁLISIS ÉTICO

En ética, como en cirugía, puede procederse de modo informal, sin seguir los procedimientos propios del arte, o ateniéndose a ellos. Un cirujano que al operar un cáncer de estómago no siguiera los pasos establecidos por Billroth o por Polya o por cualquiera de los otros que han abierto caminos y establecido vías en el abordaje de ese tipo de tumo-

res, diríamos que no actúa de manera correcta. Pues bien, exactamente lo mismo sucede en ética[3], solo que, si bien muy pocos osados se atreverían a resecar un estómago sin seguir los pasos marcados por el buen arte quirúrgico, casi todo el mundo se cree legitimado para sentar cátedra sobre cuestiones morales. Y ello a pesar de que no puede presumirse *a priori* que la solución de este tipo de problemas sea más sencilla y requiera menos entrenamiento que la otra[4].

Un primer dato que ha de tenerse en cuenta es que, tanto en un caso como en otro, es necesario proceder por planos. El cirujano tiene un exquisito cuidado en ir trabajando plano por plano, hasta llegar al último, aquel que le interesa o donde tiene que actuar. Pues bien, en ética sucede exactamente lo mismo. El análisis ético es preciso hacerlo paso a paso, plano a plano, hasta llegar al objetivo que nos hayamos propuesto, que en el caso de la ética no puede ser otro que el de buscar la solución a un conflicto moral.

Los planos por los que necesariamente pasa un cirujano antes de llegar al órgano afectado se estudian en los libros de anatomía y, más en concreto, en una anatomía que se denomina topográfica. De modo similar, los planos por los que ha de pasar el análisis moral, si se quiere que este sea técnicamente correcto, se estudian en ética y constituyen una parte importante del contenido de esta disciplina. Estos planos son fundamentalmente tres: el de los hechos, el de los valores y el de los deberes[5]. El error que suelen cometer los noveles es creer que puede irse directamente a este último plano sin pasar por los otros dos. Es algo tan absurdo como pensar que el cirujano puede abordar directamente un órgano abdominal sin pasar por los planos previos[6,7].

En el análisis ético, el primer nivel lo constituyen siempre los hechos, entendiendo por tales los datos objetivos de que se dispone sobre la cuestión de que se trate. Cada vez más, esos datos no pueden limitarse a la experiencia natural de los seres humanos, sino que han de contar con los resultados de la investigación científica; por lo tanto, con los datos de la ciencia. Hoy en día, en una época de tan enorme e importante desarrollo científico, esto es por completo imprescindible. De malos datos no puede salir un buen análisis ético. De ahí que la primera obligación sea recopilar los datos más relevantes e intentar interpretarlos del modo más preciso posible. Esto en muchas ocasiones no resulta fácil, porque el conocimiento y la comprensión de los resultados científicos se hace cada vez más difícil para la población general. Ello explica la importancia de que dicho análisis, en los casos complejos, no se realice aislada o individualmente sino en grupo, de modo colectivo, a fin de que la formación y la experiencia plural de los participantes permitan enriquecer las perspectivas de análisis y, de ese modo, aclarar los hechos del caso lo más posible.

Este proceso de análisis, sea individual o colectivo, de las cuestiones de hecho de un asunto o problema recibe técnicamente el nombre de *deliberación*[8]. El médico conoce muy bien este procedimiento, porque lo utiliza cotidianamente en las llamadas sesiones clínicas[9]. En ellas se busca analizar con el mayor detalle posible los hechos relativos a un paciente concreto, a fin de precisar su diagnóstico, su pronóstico y las alternativas de tratamiento. Pues bien, esto que hace el médico en su práctica diaria resulta imprescindible en el análisis de un problema ético. Hay que partir del estudio minucioso de los hechos, de modo que se dé respuesta razonable o prudente a estas tres cuestiones: qué está pasando (diagnóstico de la situación), cómo va a evolucionar el problema (pronóstico) y cuáles son las posibilidades de intervención que existen (alternativas de tratamiento).

Resulta obvio que el análisis de cualquier problema humano –y por descontado también el de los problemas éticos– debe comenzar por aquí. Pero esto que parece tan obvio, en la práctica no suele hacerse así. Es claro que la ética no trata de los hechos sino de los deberes, razón por la que existe la tendencia a ir directamente a estos sin pasar por aquellos. El resultado es un diagnóstico superficial, cuando no erróneo, de la situación, que sesga de raíz los otros dos planos del análisis. Los valores, como veremos, están soportados por los hechos, de modo que, si equivocamos estos, erraremos también en aquellos. Algunos ejemplos servirán para evidenciarlo. El hecho de la muerte encefálica nos permite afirmar que una persona ha fallecido, de modo que ya no es soporte adecuado de los valores propios de un ser vivo. No hay duda de que tendremos con él obligaciones de respeto, cuidado, etc., pero precisamente porque ha cambiado la situación de hecho, hay valores para los que ya no es soporte adecuado, lo cual nos permite, entre otras cosas, enterrarlo, incinerarlo o extraerle órganos. Si el diagnóstico no es de muerte encefálica sino de enfermedad terminal, estaremos ante un paciente que aún está vivo y que es soporte de los valores propios de un ser humano vivo, pero en una situación de hecho muy concreta y distinta, por ejemplo, de la propia de un enfermo agudo reversible o de un enfermo oncológico en fase no terminal. Ni que decir tiene que cada situación de hecho vuelve al paciente sujeto de unos valores específicos y no de otros, lo que acabará determinando nuestros deberes. De ahí la importancia de fijar bien las cuestiones de hecho. Un error en el diagnóstico de la muerte encefálica o del carácter terminal de una enfermedad lleva aparejado el error sobre los valores en juego en cada caso y, por lo tanto, también sobre nuestros deberes.

Los hechos constituyen el primer nivel del análisis ético, pero obviamente no el único. Los hechos, como se ha mencionado, soportan valores. Las cosas son bellas o feas, útiles o inútiles, etc. No hay ningún hecho que no conlleve algún valor. Hasta tal punto es esto así, que en realidad la distinción entre hechos y valores es puramente analítica, porque en la realidad se dan siempre juntos. Tan pronto como vemos algo, o lo pensamos, inmediatamente, de modo automático, lo sometemos a un proceso de valoración. Valorar no es opcional en la especie humana. Todo el mundo valora, y valora necesariamente. Vivir es valorar, tanto como ver, pensar, recordar o imaginar.

El mundo de los valores es tan complejo como el de los hechos[10]. No es este el lugar de efectuar su análisis. Pero sí resulta necesario decir que los valores entran en conflicto entre sí. Es lo que técnicamente se denomina *conflicto de valores*. La expresión ha pasado al lenguaje común, de modo que todos decimos a veces que tenemos un conflicto. Probablemente no sabemos muy bien lo que pretendemos expresar con ello, pero es claro que estamos aludiendo a conflictos de valores. Hay veces que dos o más valores entran en conflicto, y entonces se nos plantea el problema de qué debemos hacer. Esto es lo que suele entenderse por un problema moral.

La conflictividad es un carácter inherente al mundo del valor. Este mundo no es armónico, como en principio cabría suponer. Cumplir con un valor conlleva a veces la lesión de otro. Esto explica que siempre se haya visto como un problema aplicar a Dios valores como la justicia y la misericordia. Si Dios es infinitamente justo, debería dar a cada uno su merecido, porque de esta vida es claro que mucha gente se va sin haber recibido el castigo que merece. Pero, por otra parte, Dios, que según la teología cristiana es puro amor, ha de ser infinitamente misericordioso, en cuyo caso parece que debería perdonar a todos. Naturalmente, no sabemos muy bien cómo pueden aplicarse esos atributos a Dios. Pero es claro que en el orden humano sigue dándose la misma paradoja: que los valores entran en conflicto. La vida es un valor muy importante, aunque también lo es el valor económico o la creencia religiosa de una persona. El problema es que el cuidado de la vida puede entrar en conflicto con las disponibilidades económicas o con las creencias religiosas. Son típicos ejemplos de conflictos de valores.

De igual modo que los valores están siempre soportados por los hechos, habida cuenta de que es una realidad concreta la que está viva o muerta, es sana o enferma, guapa o fea, etc., los deberes dependen de los valores. Todo el mundo sabe cuál es, en principio, su deber, realizar valores, añadir valor a los hechos. Dado que la justicia no se halla completamente realizada en el mundo, tenemos el deber de incrementar la justicia. Y lo mismo cabe decir de cualquier otro valor: la paz, la solidaridad, el amor, la amistad, la salud, la vida, la belleza, el bienestar, el placer, etcétera.

Nuestro deber consiste siempre en la realización de valores. El problema es que, cuando los valores entran en conflicto, no sabemos muy bien qué debemos hacer, porque la promoción de uno lleva implícita la lesión del otro, etc. Si la salud entra en conflicto con las creencias religiosas, como sucede en el caso de los Testigos de Jehová, el respeto de uno de esos dos valores lleva a la lesión del otro, y viceversa. Y como nuestro deber primario consiste en la promoción de valores o al menos en su no lesión, resulta que se convierte en problema determinar qué es lo que en tal caso debe hacerse.

Para resolver el conflicto hay que comenzar identificando las diferentes salidas o los distintos cursos de acción posibles. Si un conflicto no tiene salida, no existe curso de acción viable, estaremos ante una tragedia, pero no ante un verdadero conflicto, habida cuenta de que no hay nada que decidir. Existe una tragedia siempre que se lesiona un valor sin que esté en nuestra mano evitarlo. La ética no trata de eso, sino de aquellos conflictos en los que existen dos o más cursos de acción viables.

Cuando las salidas de un conflicto se reducen a dos, cuando no existen más que dos cursos de acción, entonces nos hallamos ante un *dilema*. Esos dos cursos serán siempre extremos, ya que uno de ellos consistirá en optar por uno de los valores en conflicto lesionando completamente el otro, y viceversa. Los dilemas son muy caros en términos de valor, ya que en ellos se pierde completamente uno de los valores en juego.

La experiencia demuestra que los dilemas son muy poco frecuentes en la vida humana. Esto choca frontalmente con lo que parece ser la experiencia común de las personas, que creen hallarse ante dilemas con una gran frecuencia. Generalmente se trata de falsos dilemas. Nos hallamos ante un falso dilema cuando reducimos artificialmente todos los cursos posibles a dos, que por lo común son los extremos. Esta es una tendencia casi natural de la mente humana, que de este modo reduce las posibilidades a dos, lo que simplifica, por supuesto artificialmente, el proceso de toma de decisiones.

El problema está en que la reducción a dos de todos los posibles cursos lleva siempre a elegir los extremos, aquellos que son más onerosos en términos de valor y que, por lo tanto, cabe considerar, en principio, pésimos. Los cursos óptimos son siempre los intermedios, dado que en ellos se busca salvar los dos valores en conflicto o lesionarlos lo menos posible. La búsqueda de cursos intermedios es difícil, porque nuestra mente ve con mayor claridad los extremos, el blanco y el negro, que los intermedios, la gama de grises. Pero el esfuerzo por identificarlos resulta fundamental, puesto que entre ellos se encuentra generalmente el curso óptimo. Como ya enseñó Aristóteles y expresa un conocido dicho popular, la virtud suele estar en el medio.

La deliberación sobre deberes tiene que comenzar identificando el mayor número de cursos de acción posibles. Los cursos de acción son siempre concretos, de modo que han de tener en cuenta las circunstancias del caso y la previsión de consecuencias. El deber es realizar valores, todos los valores, en las condiciones en que tenga que ser tomada la decisión. Dicho de otro modo, lo que hemos de buscar es el curso óptimo, entendiendo por tal el que promueve más la realización de valores o lesiona menos estos. Ello significa que en ética cualquier curso distinto del óptimo es malo. La ética no trata de lo bueno sino de lo óptimo. Mejor aun, solo es bueno hacer lo óptimo.

El término de todo este proceso es la toma de decisiones. De lo que se trata es de saber qué debe hacerse. Parecería que una pregunta tan grave ha de tener necesariamente una sola respuesta. Pero no es así. Las decisiones morales no son verdaderas o falsas, como los teoremas de matemáticas, sino prudentes o imprudentes. Y es claro que dos decisiones pueden ser prudentes por más que sean distintas entre sí. La deliberación no tiene por objeto la búsqueda de la unanimidad o el consenso, sino el incremento de la prudencia en las decisiones, de todas las decisiones, incluso de las que son distintas o hasta opuestas entre sí. Dos decisiones opuestas pueden ser ambas prudentes. Y dos decisiones coincidentes pueden haberse tomado sin prudencia. El no cobrar conciencia de esto es fuente continua de sesgos en la toma de decisiones[11].

Este es el procedimiento que se ha de aplicar ahora al caso concreto de la donación de órganos procedentes de un ser humano vivo, lo cual significa que resulta necesario comenzar por el análisis de los hechos más relevantes, para luego identificar los valores en conflicto y, finalmente, determinar cuáles son nuestros deberes.

DELIBERACIÓN SOBRE LOS «HECHOS»

Como ante cualquier otro problema ético, en el de la donación y el trasplante de órganos hay que empezar estableciendo con la mayor precisión posible los hechos relevantes. Y también como en los casos anteriores, esto obliga a reducir

la incertidumbre en el orden diagnóstico, en el pronóstico y en el terapéutico.

En primer lugar, el diagnóstico. El hecho clínico básico es la pérdida total e irreversible de función de ciertos órganos indispensables para la vida, como son el corazón, el hígado o el pulmón. En lo que sigue se pondrá siempre como ejemplo el caso del hígado, pero lo dicho a propósito de este órgano vale en su totalidad para los otros tipos de trasplantes.

El pronóstico es, en principio, infausto. Cuando un órgano vital fracasa en su función de modo total e irreversible, el pronóstico es siempre letal, ya que esta disfunción aboca necesariamente a la muerte del individuo.

El tratamiento no puede consistir más que en la suplencia de la función del órgano vital afectado. En ciertos órganos, esa suplencia puede lograrse por vías distintas a las del trasplante. El ejemplo paradigmático de esto es el caso del riñón, cuya funcionalidad puede suplirse mediante la hemodiálisis, la diálisis peritoneal y el trasplante. En otros órganos, como el hígado, la única solución es el trasplante. Dicho esto, hay que añadir que incluso en el riñón, la solución final es el trasplante, no solo porque es más fisiológica, sino también porque a la postre resulta más económica, es decir, porque tiene una mejor relación coste/beneficio.

Si esos fueran todos los hechos, el panorama no ofrecería mayor gravedad. Los problemas surgen porque los órganos para trasplante proceden, hoy por hoy, de otros seres humanos, sean vivos o cadáveres. En principio, es obvio que la donación de cadáver resulta preferible, no por una cuestión de hecho, dado que los órganos de un ser vivo son más fisiológicos, sino por los conflictos de valor que presentan estos últimos. Pero el problema reside en la escasez de órganos, es decir, en el hecho de que las necesidades son muy superiores a la disponibilidad de órganos. La escasez de órganos de cadáver es un hecho, y un hecho que obliga a buscar otras fuentes de aprovisionamiento de órganos, que hoy por hoy se reducen a la posibilidad de utilizar órganos procedentes de individuos vivos.

Por lo dicho, el problema más grave de los trasplantes es el de la donación *ex vivo*. En el análisis que sigue nos ocuparemos de los problemas que plantea el trasplante de un órgano único, como es el hígado, a partir de un donante vivo.

DELIBERACIÓN SOBRE LOS «VALORES»

Como ya se ha mencionado, los valores no están en el aire, sino soportados por los hechos, de modo que distintos hechos hacen posible la existencia de unos valores e imposible la de otros. De ahí la importancia de comenzar siempre por un análisis detenido de los hechos.

En relación con el receptor del trasplante, los conflictos de valores tienen que ver, sobre todo, con la escasez de órganos y los criterios de distribución. Otro conflicto importante es el económico, el que se da entre la necesidad de proteger y promover el valor vida, por un lado, y el coste o valor económico, por otro. Pero como este no es un conflicto que en nuestro medio se considere hoy importante, el conflicto fundamental es el de los criterios de asignación de los órganos para trasplante: inclusión en listas de espera y orden de asignación de órganos entre las personas incluidas en las listas. Aquí, el conflicto se plantea, por lo tanto, entre dos valores: por una parte, la vida del paciente al que se asigna el órgano y, por otra, la vida de los otros pacientes a los que no se les asigna y a los que, por consiguiente, no les llega ese recurso vital.

Pero los mayores conflictos de valor en el mundo de los trasplantes no son los relativos al receptor sino al donante, sobre todo cuando la donación es de un ser vivo. Por eso, este es el punto que se analizará a continuación.

En la donación *ex vivo* no hay uno sino varios, sobre todo dos, conflictos fundamentales. El primero es el conflicto entre la «vida» del receptor y la «salud» o la «integridad física» del donante. El trabajo de identificar valores no es fácil, y conviene hacerlo correctamente. En este caso, por ejemplo, sería posible pensar que el conflicto de valores se da entre el beneficio que se busca producir en el receptor y el perjuicio que se infringe al donante. Pero debe tenerse en cuenta que el beneficio no es un valor sino un deber; por eso consiste en un *facere*, como su propio nombre indica. Lo mismo le sucede al perjuicio. Son, pues, cursos de acción, más que valores. La confusión procede de que beneficio y perjuicio son valores morales, que aparecen como consecuencia de la realización de otros valores no directamente morales. Así, el beneficio consiste, en este caso, en el curso de acción denominado trasplante de un órgano. Lo que quiere decirse con la palabra beneficio es que trasplantar un órgano a una persona que tiene comprometida su vida es «bueno»; por lo tanto, que ese curso de acción realiza un valor, la vida, razón por la que es bueno. Lo contrario sucede con el perjuicio. El perjuicio es un valor «moral» negativo, lo que significa que hacer algo que mutila a una persona, como es extraerle un órgano, es moralmente malo, porque decrementa un valor, en este caso, la integridad física o la salud. Adviértase, por otra parte, que si se pusiera el perjuicio como valor en oposición al beneficio, no habría conflicto moral, porque un valor negativo como el perjuicio no puede entrar en conflicto con un valor positivo como el beneficio. Lo que es un valor positivo, pero no extramoral sino moral, es no hacer mal, la no maleficencia, el no perjudicar. Lo que sucede es que en tanto que valor moral, es un deber y no propiamente un valor. Resumiendo, el primer conflicto se plantea entre la «vida» del receptor y la «integridad física» del donante.

Hay otro conflicto de valores no menos importante que el citado, y es el que existe entre la «salud» y la «vida» del receptor y la «libertad» del donante. También aquí es frecuente la confusión entre valores y deberes. En efecto, hay una propiedad inherente al mundo del valor que es la fortaleza o urgencia de los valores. Esto significa que cuando dos valores entran en conflicto, se tiende a pensar que el más básico, que en este caso es la vida, ha de tener prioridad sobre el otro, la libertad, entre otras cosas porque al perderse la vida se viene abajo también la libertad. Parece, pues, que es «urgente» optar por la vida en detrimento de la libertad. El problema es que hay otra propiedad de los valores, no solo distinta sino en buena medida opuesta a la citada, que es la «jerarquía». Esta nos dice que no todos los valores están al mismo nivel, que hay unos superiores a otros. Ni que decir tiene que un valor espiritual como es la libertad es jerárquicamente superior a otro meramente vital, como la vida. De

hecho, la vida puede darse por múltiples causas espirituales, como por defender la religión, o la patria, o la familia, o por la ciencia, etc. La vida no es el único valor que tener en cuenta, ni es el valor de mayor rango o jerarquía. A quienes dan la vida por la religión se los valora positivamente y se los llama «mártires», de igual modo que a quienes la dan por la patria se los denomina «héroes», etc. Pero optar por un valor es ya un curso de acción, no el mero análisis de los valores. Por eso aquí lo único que se debe hacer es explicitar los valores en conflicto, sin sesgar nuestro análisis yendo directamente de la identificación de un valor –como por ejemplo la vida, que en el caso del potencial receptor de un trasplante no hay duda de que está en muy grave riesgo– a concluir que nuestro deber no puede ser otro que la opción por salvar ese valor y con él la vida de la persona, de modo que cualquier medio sería lícito para conseguir la donación del segmento hepático que puede salvar la vida del receptor. Al hacer eso estamos utilizando el criterio de fortaleza o urgencia, que si bien es importante, no puede ni debe monopolizar la deliberación sobre los deberes, como se verá inmediatamente. La defensa del valor vida no nos legitima para lesionar otros valores. De ahí nuestra obligación de tener en cuenta todos los valores que se hallen en juego, que en este caso son, por una parte, la «vida» y la «salud» del receptor y, por otra, la «libertad» del donante.

La deliberación sobre los valores nos ha permitido identificar, por lo tanto, dos conflictos fundamentales. Uno entre la vida del receptor y la integridad física del donante, y otro entre la vida del receptor y la libertad del donante. Una vez explicitados los valores, es preciso analizar ahora los cursos de acción posibles en cada caso, habida cuenta de que de ellos dependerán nuestros deberes.

DELIBERACIÓN SOBRE LOS «DEBERES»

En el conflicto entre vida del receptor y salud o integridad física del donante, un curso extremo será optar por el primer valor en exclusiva, lesionando completamente el segundo, lo que llevará a buscar por todos los medios doblegar la voluntad del donante, a fin de salvar la vida del receptor. El otro curso extremo consistirá en no mutilar al donante bajo ningún concepto, por más que ello conlleve la muerte del receptor.

Los cursos extremos, como ya se ha visto, no suelen ser óptimos sino pésimos, habida cuenta de que en cada uno de ellos perdemos un valor por completo. De ahí que a los cursos extremos no sea correcto acudir más que cuando han fracasado previamente todos los cursos intermedios, que son los que se han de identificar ahora. Esto es preciso tenerlo muy presente, pues la apelación a los criterios antes descritos de «jerarquía» y de «urgencia» lleva muchas veces a no ver o despreciar los cursos intermedios, al creerse uno moralmente legitimado por el principio de jerarquía o por el de urgencia para optar por uno u otro de los extremos. Conviene advertir, en cualquier caso, que el curso extremo elegido será distinto según el criterio que se elija. Así, en el presente caso, el criterio de jerarquía llevará a optar por el respeto de la libertad del donante, en tanto que el criterio de urgencia conducirá a promover la vida del receptor con todos los medios disponibles.

Nuestra obligación primaria es identificar todos los cursos intermedios que seamos capaces de encontrar. En este caso concreto son posibles, como mínimo, los siguientes:

- El primer curso intermedio tiene que ser salvar la vida del receptor sin lesionar la integridad física del donante. Eso nos obliga a buscar todas las vías alternativas a la donación *ex vivo*, en especial la donación de cadáver. Esto significa que, en principio, la donación *ex vivo* no puede ponerse en condición de paridad con la donación de cadáver, ya que lesiona más valores que esta última, y que, por lo tanto, debe verse como «rescate» en situaciones excepcionales. No hay duda de que este rescate conlleva lesión de un valor, la integridad física de una persona, que solo cabe justificar de modo excepcional, habida cuenta del riesgo en que se halla el otro valor en juego, la vida del receptor. Esta excepción es hasta cierto punto similar a la que se realiza continuamente en cirugía, al amputar un órgano o miembro en beneficio del todo, algo que ampara el llamado *principio de totalidad*, ya presente en el Nuevo Testamento (Mt 5, 29-30), según el cual puede mutilarse un miembro para salvar el cuerpo entero, es decir, la propia vida. Bien es verdad que el caso de la donación de órganos es similar a la mencionada amputación solo en parte, dado que se mutila a un individuo sano para salvar la vida no de ese propio individuo, ya que está sano, sino la de otro ser humano. Es obvio que esto es algo más difícil de justificar, pero que, en situación de extrema gravedad, y por lo tanto de grave peligro de perder la vida del receptor, la lesión del valor integridad física, es decir, la mutilación, resulta justificable. También cabe justificar este curso de acción apelando al llamado *principio de subsidiariedad*, según el cual la donación *ex vivo* solo sería justificable al fallar la de cadáver, habida cuenta de la gravedad del enfermo. En otras palabras, lo que la subsidiariedad exige es que la donación de cadáver y la *ex vivo* no sean vistas como opciones paritarias, sino que la primera tenga prioridad sobre la segunda, de modo que no sea correcto acudir a esta más que tras el fracaso de aquella. La donación *ex vivo* debe verse como lo que es: una opción excepcional que tiene el carácter de rescate. Esto es aún más evidente en la donación de adulto, en la que las complicaciones de la donación hepática son más frecuentes y graves que en la donación de niño (riesgo de muerte, porcentaje relativamente alto de complicaciones, etc.).

- En el curso de acción anterior se parte de la idea de que el órgano de cadáver es de una calidad similar a la del segmento hepático extraído *ex vivo*. Puede suceder que las ventajas del trasplante *ex vivo* sean o lleguen a ser muy superiores a las de la donación de cadáver (órganos de más calidad, con mejor pronóstico y menos complicaciones, etc.). En ese caso, habida cuenta de que las listas de espera son crónicas y, obviamente, no hay órganos para todos, se podría considerar que todo paciente en esas condiciones se halla en situación vital comprometida (dado que, al ocupar un lugar en la lista de espera durante mucho tiempo, dificulta que los órganos de cadáver lleguen a otros que acabarán hallándose en situación crítica y dado también que probablemente él mismo habrá de permanecer

en esa lista durante mucho tiempo si no se produce la donación *ex vivo*, quizás hasta encontrarse en situación crítica y que incluso no pueda ser rescatado entonces). De ser esto así, sería correcto ofertar la donación *ex vivo* en condición de paridad con la de cadáver. Esta tendría ventajas e inconvenientes equiparables a las ventajas y los inconvenientes de la donación *ex vivo*, lo cual permitiría verlas como equiparables en riesgos y beneficios y, por lo tanto, ofertables en condición de paridad, dejando al donante libertad plena para asumir su riesgo o no.

- Pudiera suceder que los riesgos y beneficios de la donación infantil y de adulto fueran sensiblemente distintos, a favor de la primera. En este caso, es posible que en los adultos se dieran las condiciones descritas en el primer curso intermedio de acción, y con los niños las del segundo.

A partir de aquí es posible plantearse identificar el curso óptimo. Se trata, siempre, de aquel que promueve más la realización de todos los valores en conflicto o que los lesiona menos. En este caso, es evidente que no se consigue salvar los dos valores, ya que se lesiona, aunque sea parcialmente, uno, que es la integridad física y quizá también la salud del donante. En los tres cursos intermedios propuestos se produce la lesión del valor integridad física. La elección entre uno u otro como curso óptimo depende, de hecho, de una cuestión, la de si el órgano procedente de vivo es sensiblemente más fisiológico que el de cadáver, de modo que el trasplante tenga mejor pronóstico. Ni que decir tiene que esta es una cuestión que ha de responder la ciencia médica.

El segundo conflicto es el que se da entre la «vida» del receptor y la «libertad» del donante. Aquí, los cursos extremos serán, por una parte, optar por la protección de la vida del receptor, utilizando todos los medios, incluso coactivos, para conseguir el órgano del donante y, por otra, aceptar la decisión del donante, sea ella la que fuere, sin más averiguaciones. En ambos casos se lesiona completamente un valor, ya sea la libertad del donante, ya la vida del receptor.

A fin de evitar tanta pérdida de valor, habrá que ver si existen cursos intermedios y cuáles son estos:

- Es importante no perder de vista que la donación, como su propio nombre indica, es un acto altruista, y en tanto que tal uno de los deberes llamados imperfectos o de beneficencia, no de los perfectos o de justicia. Si se tratara de un deber perfecto, no sería correcto llamarlo donación. Cuando pagamos los impuestos al Estado, no estamos haciendo una donación, sino cumpliendo con un deber de justicia, en tanto que cuando contribuimos a una obra benéfica o hacemos un donativo a una ONG, llevamos a cabo una donación. Es importante aclarar que la donación exige siempre libertad por parte del individuo, de modo que nos aseguremos de que es un acto autónomo, no exigido ni exigible por nadie distinto del propio individuo. Este puede sentirse moralmente obligado a donar, pero nadie más que él puede exigírselo, ni el propio Estado. Esta es una diferencia fundamental entre la donación *ex vivo* y la de cadáver. La de cadáver debería verse como un deber perfecto o de justicia, habida cuenta de que esos órganos han perdido la condición de bien individual, pero siguen siendo un importantísimo bien social, de modo que la extracción de órganos de cadáver cabe verse como un deber de justicia, no de beneficencia, razón por la que esta no debería llamarse donación sino «contribución». Pero en el caso de los órganos procedentes de donante vivo, que es el que nos ocupa, resulta necesario dejar claro que se trata de pura donación y, en consecuencia, de un deber moral imperfecto, que nadie excepto el propio individuo puede exigirse. Muchos conflictos del tipo del que analizamos se resuelven simplemente aclarando estos conceptos, que tanto los profesionales como los usuarios tienen confusos.

- Lo anterior significa que no puede justificarse de ningún modo la coacción física como medio para conseguir el órgano, por más que este vaya a salvar la vida de una persona. Ese no sería un curso intermedio sino uno de los cursos extremos. Tal curso no suele tentar a los profesionales, pero sí a los familiares o a los propios receptores, que por conseguir el órgano han llegado a veces al rapto de una persona, extrayéndole el preciado órgano sin su consentimiento.

- Por más que el citado sea un curso extremo y no intermedio, se ha expuesto ahora para diferenciarlo de otro ya no extremo, pero sí cercano a él, que es el «soborno», es decir, la compra del órgano mediante sumas más o menos elevadas de dinero. Para evitar esto, las legislaciones suelen prohibir la donación entre extraños, limitándola a familiares o allegados. Pero, de este modo, si bien se pone coto a la coacción y al soborno, se abre la puerta a otros cursos que, si bien son intermedios, nunca pueden ser considerararos óptimos ni, incluso, correctos. Tales son la manipulación y la persuasión excesiva.

- Menos extremo que el de la compraventa, es otro curso que sí puede tentar a los profesionales. No se trata de la coacción física, ni del soborno, sino de la manipulación del donante. La manipulación lo es siempre del lenguaje, y consiste en restringir información, sesgarla o limitarla, a fin de que el donante decida aquello que nosotros queremos que decida. Esto se hace silenciando algunos de los riesgos que conlleva, o restándoles importancia, o exagerando la gravedad del receptor, etcétera.

- Hay todavía otra figura que debe tenerse en cuenta. Es la «persuasión», que se diferencia de la manipulación en que, como ella, se busca conseguir que el donante decida lo que nosotros queremos, pero en este caso con argumentos verdaderos, es decir, no manipulados. La persuasión no solo es lícita, sino que muchas veces resulta obligatoria, y todos la utilizamos para convencer a otros de las cosas que consideramos buenas y correctas. Pero cuando la persuasión supera ciertos límites prudenciales, se convierte en un nuevo tipo de coacción. Hay personas que uno no puede quitarse de encima, de modo que acaba haciendo lo que quieren simplemente para poner término a la insoportable presión que ejercen. Ese tipo de persuasión es coactiva y, por lo tanto, incorrecta. No hay duda de que esto puede darse también en el caso de la donación *ex vivo*, sobre todo en el ámbito familiar.

- Decirle a una persona que es candidato a una mutilación, es darle una muy mala noticia. Ello significa que esa persona puede pasar por todas o por varias de las clásicas fases descritas por Elisabeth Kübler-Ross: la negación, la ira, el regateo, la depresión y la aceptación. El profesional no solo tiene que dar al donante toda la información que necesite, sino que además debe acompañarle emocionalmente hasta la última fase, aquella en la que sea capaz de aceptar el asunto de que se trate de modo más equilibrado, serio, razonable, responsable y prudente. Ni que decir tiene que por aceptar no se entiende aquí aceptar la donación, sino decidir de modo razonable, maduro o prudente, ya sea esa decisión la de donar o la de no donar. La estabilidad emocional que precisa ese último estadio exige dar tiempo al tiempo y procurar el apoyo que resulta imprescindible para la asimilación de una noticia como esa.

Sólo tras identificar el abanico entero de los cursos intermedios de acción tiene sentido preguntarse por el curso óptimo. No hay duda de que este ha de consistir en informar adecuadamente al donante del riesgo vital real del receptor y de los riesgos que para él tiene la donación, aclarándole que nadie más que él puede inducirle a donar y que puede tomarse todo el tiempo que juzgue necesario antes de decidir, y procurándole durante ese tiempo la información y el apoyo emocional que precise. Lo ideal sería que el respeto de la decisión del donante en el interior de la familia fuera tal que esta la aceptara sin indagar más ni hacer preguntas a los profesionales o al propio individuo sobre las razones de su decisión o por qué no ha donado. De este modo, nunca sabrían si ha sido por razones médicas (esteatosis hepática, disparidad de grupo sanguíneo, falta de histocompatibilidad, hepatitis, etc.) o por miedo a la operación o a sus consecuencias. De hecho, este sería el curso óptimo.

Como resulta difícil que la familia no indague las razones de la no donación, es probable que alguno de sus miembros acabe preguntando a los profesionales por la causa. Los médicos no deben revelar la causa, afirmando que esa es información confidencial que solo puede desvelar el propio interesado. El médico no está autorizado a romper el secreto profesional, y menos en este caso que puede tener terribles consecuencias para el individuo, como el que su propia familia lo considere causante de la muerte del fallido receptor.

Es posible que el potencial donante comunique al médico su deseo de no donar, bien por miedo, bien por cualquier otra causa. El médico debe aclararle todas las dudas, dejarle tiempo y acompañarlo emocionalmente. También debe dejarle claro que no informará a su familia de su decisión y que, por lo tanto, es él quien deberá decírselo. Y puede sugerirle que, en caso de que se vea en una situación muy comprometida, utilice como razón, si quiere, la de que hay un problema médico que desaconseja la donación. Es preciso tener en cuenta que esa persona tendrá que convivir con esa familia que es la suya, lo que hace comprensible el recurso a la restricción mental o incluso a la mentira para salvar todos los otros valores en conflicto. ¿Se trata realmente de una mentira? Podría discutirse. Kant diría que sí, pero otros muchos autores, a la cabeza de todos san Agustín, dirían que no, ya que solo hay mentira cuando alguien pregunta por algo que tiene derecho a saber. Cuando se carece de tal derecho, no puede hablarse en el rigor de los términos de mentira sino de falsedad, de modo que al responder algo incorrecto se está diciendo una falsedad, pero en el rigor de los términos no una mentira. Esta podría ser la solución a ofertar al donante frustrado.

ÚLTIMOS DESARROLLOS Y PROBLEMAS PENDIENTES

En los últimos años han surgido algunos problemas nuevos que requieren una detenida atención. En este tiempo han tenido un incremento fundamental las llamadas terapias biológicas (en especial el tratamiento de las células T del sistema inmunitario del propio paciente, modificadas en el laboratorio para introducir en ellas el gen del receptor quimérico Car *[chimeric antigen receptor]* y retornarlas el paciente como células CarT). Esto ha hecho que la clásica distinción drástica entre productos biológicos y medicamentos (entendidos estos como productos de síntesis química, a diferencia de los productos de síntesis biológica) resulte cada vez más difusa. De hecho, las terapias biológicas no son fármacos en el rigor de los términos, pero sin embargo están reguladas y producidas como medicamentos. Los tejidos y órganos humanos, y por lo tanto los órganos para trasplante, pertenecen al grupo de los productos biológicos, pero cada vez se utilizan con mayor frecuencia células, tejidos y órganos humanos sometidos a procesos de manipulación técnica y que se comercializan como medicamentos. Esto, naturalmente, pone en cuestión principios básicos de la ética de los trasplantes, como es el de no comercialización del cuerpo humano[12], que en el trasplante de células, tejidos y órganos humanos había tenido vigencia hasta ahora. Lo más probable es que en el futuro no pueda seguirse manteniendo ese principio en su forma actual, y que sea preciso llegar a un acuerdo con las compañías farmacéuticas para conseguir unos precios razonables, muy por debajo del precio actual de los medicamentos biológicos. Las compañías argumentan que necesitan rentabilizar el producto durante los años de patente, pero a veces se olvida que estos medicamentos biológicos, por su propia naturaleza, resultan muy difíciles de reproducir y convertir en genéricos.

REFERENCIAS BIBLIOGRÁFICAS

1. Gracia D. Trasplante de órganos: medio siglo de reflexión ética. Nefrología 2001; XXI (Supl. 4): 13-29.
2. Starzl TE. Will live organ donation no longer be justified? Hastings Cent Rep 1985; 15: 5.
3. Gracia D. Origen, fundamentación y método de la bioética. En: Gracia Diego, ed. La bioética en la educación secundaria. Madrid: Ministerio de Educación y Ciencia, 2007; p. 9-50.
4. Gracia D. La deliberación moral: el papel de las metodologías en ética clínica. En: Sarabia y Álvarez-Ude J, de los Reyes López M, eds. Jornada de debate sobre comités asistenciales de ética. Madrid: Asociación de Bioética Fundamental y Clínica, 2000; p. 21-41.
5. Gracia D. Deliberation and consensus. En: Chadwick R, ten Have H, Meslin EM, eds. The SAGE handbook of health care ethics: core and emerging issues. London: SAGE Publications, 2011; p. 84-94.
6. Gracia D. La construcción de la salud: hechos, valores, deberes. En: Sanfeliú I, ed. Sujeto encarnado, sujeto desencarnado: estudios psicosomáticos. Madrid: Biblioteca Nueva, 2008; p. 103-30.

Mientras llega la revolución que sin duda producirá la irrupción en el mundo de los trasplantes de la biología molecular y la ingeniería genética, cosa no lejana, otras nuevas vías de donación han ido abriéndose paso, cada una de las cuales plantea sus particulares problemas éticos. Las fundamentales son tres:

- La llamada *donación cruzada* (aquella en la que el donante y su receptor no son compatibles para un trasplante, pero en la que el donante de cada par es compatible con el receptor del otro par, de modo que si los donantes y los receptores expresan su voluntad, puede llevarse a cabo el intercambio de órganos).
- La *donación altruista* (personas que tienen la voluntad de donar en vida un riñón o un sector hepático a otras que no conocen).
- La *donación de órganos procedentes de personas a las que se aplica la eutanasia* o, en ciertos países, de personas condenadas a muerte y ajusticiadas. ¿Debe aceptarse este tipo de órganos?[13] ¿Qué requisitos especiales debería tener esta donación?[14]

A MODO DE CONCLUSIÓN

La exposición anterior puede parecer compleja, quizá demasiado compleja. No está dicho que tomar decisiones correctas sea tarea fácil y, en cualquier caso, el criterio no puede ser la facilidad o la dificultad. Las cosas son como son y así han de aceptarse. Trasplantar un hígado es complejo, y ello no nos legitima para descalificar el procedimiento que se ha de seguir. Pues bien, las cuestiones éticas deben verse como una parte de ese procedimiento. Reducirlo a los asuntos puramente técnicos o instrumentales es un grave error que no puede más que disminuir la calidad del proceso y redundar en perjuicio del paciente o de los pacientes. La ética no es un apéndice de la técnica, sino el núcleo central de toda intervención llevada a cabo en seres humanos, por seres humanos y para seres humanos.

7. Gracia D. Toma de decisiones en ética. En: VVAA, Ética de la sanidad militar en operaciones. Madrid: Ministerio de Defensa, 2022; p. 59-76.
8. Gracia D. Moral deliberation: the role of methodologies in clinical ethics. Med Health Care Philos 2001; 4: 223-32.
9. Gracia D. La deliberación moral: el método de la ética clínica. En: Gracia D, Júdez J, eds. Ética en la práctica clínica. Madrid: Triacastela, 2004; p. 21-32.
10. Gracia D. La cuestión del valor. Madrid: Real Academia de Ciencias Morales y Políticas, 2011.
11. Gracia D. Problemas con la deliberación. Folia Humanistica 2016; 3: 1-16.
12. Domínguez-Gil B. El principio de no comercialización de sustancias de origen humano para uso clínico. Disponible en: https://www.ranm.tv/index.php/video/1539/el-principio-de-no-comercializacion-de-sustancias-de-origen-humano-para-uso-clinico-13-de-diciembre-de-2022/
13. Sas C, Sklar M. Medical aid in dying and organ donation: Canada's Autonomy Gap. Hastings Bioethics Forum, 24 de enero, 2023.
14. Mulder J, Sonneveld H, Raemdonck DV et al. Practice and challenges for organ donation after medical assistance in dying: a scoping review including the results of the first international roundtable in 2021. Am J Transplant 2022; 22: 2759-2780.

 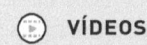 VÍDEOS

Trasplante hepático

II

Manejo del donante de órganos en situación de muerte encefálica en las unidades de cuidados intensivos

6

M. Catalán González y J. C. Montejo González

INTRODUCCIÓN

La muerte encefálica desencadena una respuesta fisiopatológica, especialmente cardiorrespiratoria y endocrina, que obliga a una monitorización y un tratamiento estrechos, para evitar el rápido deterioro de la función de los distintos órganos. Esto plantea un desafío muy importante en el manejo de los donantes, para conseguir la máxima viabilidad de los órganos.

El manejo hemodinámico y respiratorio de los donantes con muerte encefálica no difiere mucho del manejo del paciente críticamente enfermo. A menudo se indican terapias endocrinas específicas, como el uso de vasopresina o análogos, terapia con corticoides y reemplazo de la hormona tiroidea. Las infecciones en el donante son un desafío especial, en particular debido al riesgo de transmisión a través de los órganos.

Se denomina *mantenimiento del donante* al conjunto de procedimientos diagnósticos y terapéuticos que se implementan en el donante durante el período de tiempo que transcurre desde el establecimiento de la muerte encefálica hasta el inicio de técnicas de preservación durante la intervención quirúrgica de recuperación de órganos.

Como en cualquier paciente crítico, se ha demostrado que el cuidado y el tratamiento de un donante de órganos en una unidad de cuidados intensivos (UCI) incrementa el número de donantes y de órganos disponibles para trasplante[1].

DONANTE DE ÓRGANOS EN MUERTE ENCEFÁLICA

Fisiopatología de la muerte encefálica

Uno de los mecanismos más importantes de la muerte encefálica implica el aumento de la presión intracraneal (PIC), que induce ingurgitación venosa, edema cerebral, compresión del tronco encefálico e isquemia y, finalmente, el cese completo del flujo sanguíneo intracraneal[2,3]. Progresa a necrosis aséptica y ausencia de flujo sanguíneo en el tejido cerebral[4-6]. Otro mecanismo de muerte encefálica, propuesto por

Palmer y Bader, se basa en que la PIC no supera la presión arterial media, manteniendo el flujo sanguíneo intracraneal normal. En este caso, aunque el aporte de oxígeno, glucosa y otros nutrientes esenciales está preservado, la oxigenación del tejido cerebral disminuye a cero debido al colapso del sistema nervioso en el capilar y niveles celulares[7,8].

Con independencia del mecanismo, la isquemia inherente a la muerte encefálica induce una serie de cambios hormonales, metabólicos y hemodinámicos. La isquemia pontina causa estimulación vagal y del simpático que se manifiestan como bradicardia, hipertensión y un patrón de respiración irregular (conocido como tríada de Cushing) que evoluciona a apnea[9]. La isquemia afecta a la hipófisis, al hipotálamo y al bulbo raquídeo, provoca un fracaso de los sistemas reguladores centrales, estimulación simpática, pérdida de la respuesta simpática de las vías espinales y después de la denervación simpática[4,10]. Este proceso provoca un gran aumento en la liberación de catecolaminas a la circulación (conocida como *tormenta catecolaminérgica*). La concentración sérica de dopamina aumenta en un 800 %, la adrenalina en un 700 % y la noradrenalina en un 100 %, induciendo una vasoconstricción grave y, en consecuencia, hipertensión, taquicardia y aumento de la presión miocárdica y de la demanda de oxígeno[9].

Después de la muerte encefálica se produce un amplio abanico de alteraciones fisiológicas: cardiovasculares (hipotensión, arritmias)[4], pulmonares (edema pulmonar, lesión pulmonar inducida por ventilador)[4], de la termorregulación (hipotermia)[4], endocrinas (diabetes insípida, hipoglucemia)[11], renales (lesión aguda) y hematológicas (coagulación intravascular diseminada)[4,9]. Paralelamente, como consecuencia del aumento de la PIC se desencadena una respuesta inflamatoria sistémica con liberación masiva de citocinas y mediadores proinflamatorios y antiinflamatorios, que puede poner en peligro la supervivencia del injerto después del trasplante[4,12-14].

Las concentraciones séricas de interleucina 1 y 6 (IL-1 y IL-6), factor de necrosis tumoral alfa (TNF-α), proteína C reactiva (PCR) y procalcitonina (PCT) están muy elevadas[15,16].

Tabla 6-1. Cambios fisiopatológicos producidos en la pérdida irreversible de la función cerebral

Manifestaciones clínicas	Causa	Frecuencia (%)
Hipotermia	Disfunción hipotalámica, vasoplejía	100
Hipotensión	Vasoplejía, hipovolemia, disfunción miocárdica	80-97
Diabetes insípida	Disfunción hipotalámica/hipofisaria	65-90
Arritmias	Liberación de catecolaminas, lesión miocárdica	25-32
Edema pulmonar	Lesión de endotelio vascular	15-20
Paro cardíaco	Hipotensión prolongada, arritmia	5-10

Los profundos cambios fisiopatológicos que se producen cuando ocurre la muerte encefálica obligan a una monitorización y un tratamiento estrechos, para evitar el rápido deterioro de la función de los distintos órganos[17] (**Tabla 6-1**).

Causas de muerte encefálica

La muerte encefálica puede estar causada por lesiones cerebrales intracraneales y extracraneales. Las causas intracraneales de muerte encefálica se pueden clasificar como global (edema cerebral difuso) o localizada (accidente cerebrovascular extenso de la arteria media derecha) y como isquémica (isquemia extensa) o hemorrágica (hemorragia subaracnoidea, hemorragia intraventricular, hematoma subdural)[18,19]. La causa extracraneal más importante de muerte encefálica es el paro cardiopulmonar recuperado, pero con daño cerebral isquémico grave[9,20].

Diagnóstico de muerte encefálica

La muerte encefálica se define como el cese irreversible de todas las funciones cerebrales. La guía de la *American Academy of Neurology* establece el diagnóstico clínico y a pie de cama de la muerte encefálica[21].

Condiciones previas

Antes de iniciar la exploración neurológica de un posible donante, hay que comprobar que el paciente se encuentra en condiciones clínicas adecuadas que no alteren los hallazgos de la exploración clínica.

Identificación de la causa del coma y su irreversibilidad

El coma debe ser irreversible y la causa debe conocerse y explicarse mediante pruebas de neuroimagen.

Hay que descartar todas aquellas causas que pueden producir coma con pérdida parcial de los reflejos del tronco encefálico, aunque se conserva la respuesta pupilar a la luz: administración de organofosforados, lidocaína, baclofeno, vecuronio y depresores del sistema nervioso central (narcóticos, benzodiazepinas, tricíclicos antidepresivos, anticoli-

nérgicos, barbitúricos y sus metabolitos). Debe excluirse el síndrome de enclaustramiento causado por un infarto de la protuberancia ventral (generalmente debido a una oclusión aguda de la arteria basilar) o por el síndrome de Guillain-Barré (una polineuropatía aguda y reversible).

Antes de iniciar el protocolo de muerte encefálica es fundamental evaluar la historia clínica del paciente, la medicación recibida y la determinación de drogas y sus niveles plasmáticos, si es posible. Si se conocen las drogas, pero no el nivel plasmático, es necesario observar al paciente durante un período ≥ 4 veces la vida media de eliminación de la sustancia. También es importante considerar la influencia que pueden tener las funciones hepática y renal en la eliminación de los fármacos, así como el nivel de hipotermia.

Temperatura corporal

Los reflejos del tronco encefálico pueden desaparecer a temperaturas inferiores a 32 °C[22] por lo que se recomienda mantener la temperatura central normal o cerca de la normal (por encima de 36 °C) para realizar el diagnóstico de muerte encefálica.

Presión arterial sistólica normal

Para realizar un examen neurológico adecuado es necesario mantener la presión arterial sistólica ≥ 100 mmHg. En caso de hipotensión, se requiere su corrección mediante el uso de fármacos vasopresores o vasopresina.

Exploración física

El diagnóstico clínico de muerte encefálica se basa en tres pilares fundamentales: coma arreactivo, ausencia de reflejos troncoencefálicos y apnea.

Coma

Los pacientes deben carecer de toda evidencia de capacidad de respuesta. Ausencia de la apertura de los ojos o el movimiento de los ojos a estímulos nocivos. Los estímulos nocivos no deben producir una respuesta motora que no sean los reflejos mediados por la columna vertebral. La diferenciación clínica de las respuestas espinales de las respuestas motoras retenidas asociadas con la actividad cerebral requiere experiencia.

El paciente debe presentar hipotonía muscular generalizada, coma profundo y arreactivo con nivel 3 en la escala de coma de Glasgow. La estimulación algésica se realiza en el territorio de los nervios craneales (trigémino), provocando dolor intenso a nivel supraorbitario, del labio superior o en la articulación temporomandibular. No puede haber ningún tipo de respuesta motora o vegetativa, como tampoco respuestas o actitudes motoras en descerebración ni descorticación.

Ausencia de reflejos del tronco encefálico

La exploración ha de ser bilateral y se debe constatar la ausencia de todos los reflejos:

- *Ausencia de respuesta pupilar a una luz bilateral:* por lo general, las pupilas se fijan en una posición mediana o midriática (4-9 mm), pero siempre son arreactivas a la luz. La miosis pupilar sugiere la posibilidad de intoxicación por drogas. Tampoco debe haber respuesta consensual.
- *Ausencia de movimientos oculares mediante los reflejos oculocefálico y oculovestibular:* una vez que se garantiza la integridad de la columna cervical, manteniendo los ojos abiertos se gira enérgicamente la cabeza horizontal y verticalmente. En muerte encefálica no debe haber movimiento de los ojos en relación con el movimiento de la cabeza. El reflejo oculovestibular se investiga irrigando cada oído con agua helada (prueba calórica) después de que se confirma la permeabilidad del conducto auditivo externo. La cabeza se eleva a 30°. Cada conducto auditivo externo se irriga (una oreja por vez) con aproximadamente 50 ml de agua helada. El movimiento de los ojos debe estar ausente durante 1 minuto de observación. Se realiza la prueba en ambos lados, con un intervalo de varios minutos.
- *Ausencia de reflejo corneal:* la ausencia del reflejo corneal se demuestra tocando la córnea con un trozo de papel de seda, un hisopo de algodón o chorros de agua. No se debe ver ningún movimiento del párpado.
- *Ausencia de movimiento muscular facial a un estímulo nocivo:* la presión profunda sobre los cóndilos en las articulaciones temporomandibulares y la presión profunda en la cresta supraorbitaria no deben producir muecas ni movimiento muscular facial.
- *Ausencia de reflejos faríngeo y tusígeno:* el reflejo faríngeo o nauseoso se prueba después de la estimulación de la faringe posterior con una hoja lingual o dispositivo de succión. El reflejo tusígeno se prueba examinando la respuesta de la tos a la succión traqueal. El catéter debe insertarse en la tráquea y avanzar hasta el nivel de la carina, seguido de 1 o 2 pasadas de succión.

Apnea

En el donante con muerte encefálica, el impulso respiratorio está ausente. Cronológicamente, debe realizarse la prueba de apnea al final de toda la exploración neurológica. La prueba de apnea clásica, consistente en la desconexión de la ventilación mecánica y la aplicación de un flujo pasivo de 6-12 l/min de oxígeno a través de una cánula intratraqueal, puede ocasionar atelectasias por el colapso pulmonar y se desaconseja su utilización[23-25].

Actualmente, la recomendación es realizar la prueba de apnea utilizando presión positiva continua en la vía aérea (CPAP) en lugar de efectuar la desconexión simple de la vía aérea para evitar la despresurización y la disminución de la capacidad residual funcional.

El procedimiento de la prueba de apnea utilizando CPAP se realiza siguiendo los siguientes pasos:

- Preoxigenación con una fracción inspirada de oxígeno (FiO_2) de 1 en 10-15 minutos. Se debe iniciar con una $PaCO_2$ de 45-50 mmHg a fin de reducir el tiempo preciso para completar la prueba.

- Extraer gasometría arterial para analizar valores de PaO_2, $PaCO_2$ y pH.
- La $PaCO_2$ aumenta 2-3 mmHg por cada minuto de apnea, considerándose positiva la prueba cuando se alcanza una $PaCO_2$ > 60 mmHg o un incremento de la $PaCO_2$ basal > 20 mmHg en pacientes retenedores de CO_2. Se recomienda comenzar esta prueba con una $PaCO_2$ de, al menos, 45 mmHg, de forma que se acorte el tiempo de esta prueba diagnóstica y se reduzca el riesgo de afectación pulmonar.
- La prueba de apnea con CPAP se puede realizar de distintos modos:
  - Empleando el respirador. Seleccionando el modo CPAP, con presión de soporte 0 cmH_2O y presión positiva telespiratoria (PEEP) de 10 cmH_2O. Se deben anular los mecanismos de seguridad del respirador que inicien la ventilación al detectar una apnea mantenida.
  - Otra forma de aplicar CPAP es con respiradores específicos de ventilación no invasiva, de turbina o con generadores de alto flujo, que mantienen el flujo de oxígeno de forma continua durante la prueba de apnea, evitando desaturaciones.
  - Se puede lleva a cabo mediante un tubo en «T» con oxígeno a 15 l/min y colocación de una válvula de PEEP en la rama espiratoria del tipo de resistencia por muelle. Se recomienda conseguir al menos 10 cm H_2O[26].
- Al finalizar la prueba se reconectará al paciente a la ventilación mecánica con los parámetros previos. Tras unos minutos, se realizarán maniobras de reclutamiento alveolar y se continuará con el protocolo de mantenimiento del donante[27].

Si se objetiva una hipotensión relevante (presión arterial media < 60 mmHg) o una saturación de oxígeno < 90 mmHg durante la realización de la prueba de apnea, se debe suspender el procedimiento y considerar al potencial donante como intolerante a la prueba de apnea. No hay una duración mínima para realizar esta prueba.

Pruebas complementarias

Electroencefalografía

En el donante con muerte encefálica se comprueba la ausencia de trazado en el electroencefalograma (EEG) ≥ 2 μV cuando se registra a partir de pares de electrodos del cuero cabelludo separados ≥ 10 cm, con impedancia interelectrodo > 100 Ω y < 10.000 Ω en, al menos, 30 minutos de tiempo[28].

Esta técnica tiene las ventajas de que puede realizarse a pie de cama, entraña un bajo riesgo y no es invasiva, pero tiene varias limitaciones porque el EEG puede ser plano e inducir falsos positivos en condiciones reversibles (bajo efecto del fármaco, hipotermia, intoxicaciones, alteraciones metabólicas)[29,30] y, además, los campos electromagnéticos típicos en el entorno de la unidad de cuidados intensivos pueden inducir falsos negativos[31-33].

Angiografía cerebral de cuatro vasos

La ausencia de flujo sanguíneo cerebral es la principal evidencia en el donante en muerte encefálica. La angiografía cerebral de cuatro vasos se considera el método estándar de referencia en el diagnóstico de muerte encefálica. Cuando el paciente tiene muerte encefálica, no se espera flujo sanguíneo en la bifurcación carotídea y el polígono de Willis, aunque el flujo carotídeo externo está presente con frecuencia y también puede aparecer cierta opacificación en las arterias cerebrales proximales medias o anteriores[32-34]. Las principales limitaciones de la angiografía son las siguientes: *a)* la necesidad de infusión de contraste iónico y transporte a la sala de hemodinámica puede ser problemática en pacientes inestables; *b)* es un método invasivo, y *c)* tiene una disponibilidad limitada. En estados de hipotensión, el flujo sanguíneo puede no ser detectado, lo que resulta en un diagnóstico falso positivo, mientras que en situaciones de «cráneo abierto» (como fracturas traumáticas de cráneo, drenaje ventricular o craneotomía descompresiva) pueden ocurrir falsos negativos. Se debe mantener una presión arterial media adecuada (> 100 mmHg) durante el examen[35].

Doppler transcraneal

El Doppler cerebral evalúa el flujo sanguíneo intracraneal y en donantes en muerte encefálica demuestra patrones de flujo reverberantes o pequeños picos sin flujo diastólico[33,36]. Es una técnica que se puede realizar al lado de la cama, no es invasiva, no necesita administración de contraste, puede evaluar la circulación anterior y posterior y es más barata que la angiografía. La sensibilidad oscila entre 86 y 99 % y la especificidad entre 98 y 99 %[37]. Sin embargo, también presenta algunas limitaciones: la calidad del examen depende de la experiencia del personal que realiza la prueba, y la ventana ósea es limitada para la evaluación Doppler (bitemporal, suboccipital, transorbital) y alrededor del 10 % de los pacientes no tienen una ventana ósea adecuada[38,39].

Imágenes con radionúclidos

Es un método no invasivo que utiliza radioisótopos para evaluar la perfusión cerebral. Actualmente, los radioisótopos más utilizados son ^{99m}Tc-hexametilpropilenaminooxima (HMPAO) y ^{99m}Tc-etilencisteindietiléster (ECD), que presentan buena lipofilicidad y penetración en el parénquima cerebral[40,41]. El examen debe realizarse con proyección anteroposterior y lateral, siendo la falta de captación de radiotrazador por las estructuras cerebrales en la imagen plana, conocida como el «signo del cráneo vacío», un hallazgo compatible con muerte encefálica. Esta técnica tiene una sensibilidad (78-100 %) y una especificidad (100 %) elevadas.

Las principales limitaciones de este método son que su disponibilidad es limitada, requiere mucho tiempo y tiene una evaluación limitada de la fosa posterior y las estructuras del tronco encefálico.

Para mejorar la evaluación de la fosa posterior, la imagen plana se ha asociado con la tomografía computarizada por emisión de fotón único (SPECT). Cuando se combinan esos métodos, los resultados tienen una excelente coincidencia con la angiografía de cuatro vasos[42].

Otras técnicas

Los potenciales evocados somatosensoriales, la angiografía por tomografía computarizada, la resonancia magnética (RM), la angiografía por resonancia magnética (ARM) y el índice biespectral son técnicas que todavía no han sido validadas por la *American Academy of Neurology* para realizar el diagnóstico de muerte encefálica[21].

Manejo del donante de órganos en muerte encefálica

Monitorización del donante multiorgánico

Los donantes de órganos precisan una estricta monitorización y un tratamiento con objetivos terapéuticos precisos, claros y fácilmente medibles[43]. En situaciones de inestabilidad hemodinámica, uso de elevadas dosis de vasopresores o donación de órganos torácicos es recomendable una monitorización hemodinámica avanzada (**Tabla 6-2**).

La monitorización ideal en el donante de órganos torácicos debe basarse en la utilización de sistemas mínimamente invasivos que permitan conocer el gasto cardíaco continuo y la estimación de parámetros dinámicos de precarga-dependencia, sobre todo cuando el mantenimiento del paciente requiere la administración de dosis altas de catecolaminas. El uso de catéteres de arteria pulmonar (Swan-Ganz) también es útil, aunque en la práctica se utilizan menos por su mayor complejidad frente a los dispositivos mínimamente invasivos[44,45].

El ecocardiograma es una alternativa a la monitorización mínimamente invasiva porque, además de valorar la función cardíaca, permite monitorizar el gasto cardíaco y evaluar la respuesta al tratamiento con fluidos, inotrópicos y/o vasopresores.

Los parámetros mínimos que se han de monitorizar, los objetivos buscados, así como la frecuencia de medida de los diferentes parámetros definidos tanto en la monitorización básica como avanzada se detallan en las **tablas 6-3 y 6-4**.

Manejo hemodinámico

El manejo hemodinámico es, sin duda, uno de los mayores desafíos en los cuidados intensivos de un donante[46]. La inestabilidad hemodinámica puede ser consecuencia de múltiples factores: hipovolemia intravascular relativa, deterioro de la función miocárdica, vasoplejía, etc., por lo que su tratamiento es complejo.

Una lesión devastadora primaria en el cerebro y/o en el tronco encefálico desencadena una activación inmediata masiva del sistema nervioso simpático, lo que lleva a un aumento de la presión arterial y de la poscarga cardíaca, seguido de una elevación de la presión auricular izquierda, aumento de la presión en el lecho capilar pulmonar, vasoconstricción pulmonar y daño endotelial[2].

Tabla 6-2. Manejo del donante de órganos en una unidad de cuidados intensivos

Parámetros	Objetivos
Monitorización	• Admisión en la UCI • Acceso venoso central • Presión arterial invasiva • Monitorización continua de electrocardiograma, saturación periférica de oxígeno, duresis horaria
Soporte hemodinámico	• Mantener la presión arterial en 60-80 mmHg o, al menos, una presión arterial sistólica de 100 mmHg • Reanimación con líquidos: infusión inicial de 20-30 ml/kg de solución cristaloide calentada (43 °C) durante 30 min. Si la PVC es < 4 mmHg se puede aumentar el volumen de la infusión • Vasopresina en bolo, seguida de dosis de 0,5-2,4 U/hora • La bradicardia y la taquiarritmia deben tratarse siguiendo los protocolos de la *American Heart Association*. No usar atropina para el tratamiento de la bradiarritmia
Control de temperatura	• Mantener la temperatura corporal entre 36 y 37,5 °C • Identificar la hipotermia lo antes posible: mediciones centrales en membrana timpánica, nasofaringe y esófago • En hipotermia se deben proporcionar mantas térmicas al paciente
Soporte ventilatorio	• Volumen corriente de 6-8 ml/kg de peso corporal ideal • FiO_2 ajustada para obtener $PaO_2 \geqslant 90$ mmHg, PEEP 8-10 cmH_2O y presión meseta o plateau < 30 cmH_2O
Soporte nutricional	• Ingesta calórica equivalente al 70-85 % del gasto energético inicial • Contraindicado en condiciones de inestabilidad hemodinámica grave
Terapia hormonal	• Glucosa en sangre capilar medida cada 6 horas • Los niveles persistentes de glucosa en sangre por encima de 180 mg/dl deben controlarse siguiendo los protocolos institucionales • El pH debe mantenerse entre 7,35 y 7,45 • Sodio sérico de 130-150 mEq/l y diuresis de 0,5-4 ml/kg/hora • En presencia de hipernatremia se debe corregir con solución salina al 0,45 % o solución de glucosa al 5 % • Alteraciones en otros electrólitos (como calcio, fósforo, magnesio y potasio) también deben ser monitorizados cada 6 horas • Metilprednisolona 15 mg/kg/día tras el diagnóstico • Reemplazo de T_3 si el paciente está inestable y bajo administración de dopamina en dosis >10 mg/kg/min o con fracción de eyección < 45 %
Soporte transfusional	• Transfusión de sangre si los niveles de hemoglobina < 7 g/dl. Cuando el nivel de hemoglobina está entre 7 y 10 g/dl, la transfusión de sangre debe realizarse exclusivamente si las medidas de reanimación no están logrando los objetivos de presión arterial media • El hematócrito debe mantenerse > 30 % • Transfusión de crioprecipitado si el valor de fibrinógeno es < 100 mg/dl (incluso después de la administración de plasma fresco) y se sospecha coagulación intravascular diseminada • La transfusión de plaquetas se recomienda cuando el recuento de plaquetas es < 80.000/mm³

FiO_2: fracción inspirada de oxígeno; PEEP: presión positiva telespiratoria; PVC: presión venosa central.

A medida que el daño cerebral progresa y la PIC aumenta hasta el punto de que la perfusión cerebral se ve afectada, el daño isquémico progresivo a través de todo el cerebro y el tronco cerebral causará la activación hipotalámica del sistema autónomo (la llamada *tormenta autónoma*), caracterizada por una respuesta sistémica al estrés con aumento de las catecolaminas circulantes. La activación de los receptores α_1-adrenérgicos provoca vasoconstricción y aumento de la presión arterial *(primera fase del reflejo de Cushing)*. Los altos niveles circulantes de catecolaminas pueden conducir a un mayor consumo de oxígeno, arritmias y lesiones cardíacas. Como resultado de la activación de los barorreceptores en el arco aórtico y el daño a los núcleos vasomotores del tronco encefálico con pérdida del tono vascular periférico, la activación parasimpática conduce a hipotensión, contractilidad cardíaca reducida y bradicardia *(segunda fase del reflejo de Cushing)*.

El aumento agudo de la PIC y la consiguiente liberación de catecolaminas y respuesta inflamatoria generalizada produce un incremento transitorio de la presión intravascular sistémica que daña las células epiteliales alveolares y aumenta la permeabilidad capilar pulmonar a las proteínas. El sistema respiratorio es entonces vulnerable a nuevos daños inflamatorios (el llamado *segundo golpe*) causado por el estrés mecánico inducido por la ventilación mecánica, que activa un círculo vicioso en el que la función respiratoria puede empeorar el daño del sistema nervioso central (**Fig. 6-1**).

Esta tormenta simpática puede provocar aturdimiento miocárdico neurogénico[47] y problemas respiratorios. La vasoplejía se convierte en la característica hemodinámica dominante, requiriendo fluidos y/o vasopresores. La muerte del tronco encefálico incluye los núcleos vagales y, por lo tanto, solo el sistema nervioso simpático influye en la frecuencia cardíaca. La administración intravenosa de atropina no aumentará la frecuencia cardíaca después de producirse la herniación del tronco encefálico[48].

No hay evidencia del procedimiento óptimo para monitorizar a un donante y optimizar la terapia hemodinámica. La monitorización de la presión arterial invasiva, la determinación seriada de los niveles de lactato, saturaciones venosas de oxígeno (mixtas) y la ecocardiografía transtorácica repetida[49] son, sin duda, medidas útiles y menos invasivas.

Tabla 6-3. Parámetros y objetivos en la monitorización básica del potencial donante de órganos

Parámetro	Objetivo	Frecuencia de medición
Temperatura corporal central	> 35 °C	Continua
Presión arterial media invasiva	60-110 mmHg	Continua
Frecuencia cardíaca	70-100 lat./min	Continua
Diuresis	> 0,5-1 ml/kg/hora	Horaria
Presión venosa central	4-12 mmHg < 8 mmHg en donante pulmonar	Continua
Saturación arterial de oxígeno	> 95 %	Continua
pH sangre arterial	7,3-7,5	c/2-4 horas o según necesidad
Sodio plasmático	135-145 mmol/l	c/2-4 horas o según necesidad
Potasio plasmático	3,5-5 mmol/l	c/2-4 horas o según necesidad
Glucemia	< 180 mg/dl (8,3 mmol/l)	c/2-4 horas o según necesidad
Bioquímica plasmática	Valores normales	c/12 horas o según necesidad
Sedimento de orina	Valores normales	c/12 horas o según necesidad
Calcio plasmático	Valores normales	c/2-4 horas o según necesidad
Hemoglobina/hematócrito	≥ 7-9 g/dl / ≥ 20-30 %	c/12 horas o según necesidad
Plaquetas	> 50.000/μl	c/12 horas o según necesidad
Tiempo de protrombina	Valores aceptables para evitar sangrados	c/12 horas o según necesidad
Tiempo de tromboplastina parcial activada	Valores aceptables para evitar sangrados	c/12 horas o según necesidad

Tomado de Council of Europe52.

En algunos casos, la monitorización invasiva específica mediante catéter de arteria pulmonar (Swan-Ganz)[43] o las técnicas de termodilución transpulmonar, como el sistema PICCO®[50], pueden ser útiles para dirigir el tratamiento. Es difícil establecer objetivos terapéuticos hemodinámicos universales para todos los donantes. Los objetivos recomendados de presión arterial media son 60-70 mmHg[43,51] y una diuresis ≥ 0,5 ml/kg/hora pero no se basan en evidencia de ensayos controlados aleatorizados.

La administración de fluidos es el primer paso en el tratamiento de la hipotensión, intentando en todo momento mantener una perfusión adecuada de los órganos que se van a preservar, asegurando un volumen intravascular y un gasto cardíaco apropiados.

La elección del soporte vasopresor dependerá de la situación clínica del donante y los recursos disponibles en ese momento.

La *noradrenalina* es el vasopresor de primera elección en el manejo del donante de órganos[52]. Debe utilizarse la dosis mínima necesaria para alcanzar el objetivo establecido de presión arterial media, siendo la dosis ideal < 0,2 μg/kg/min. No obstante, dosis persistentes > 0,2 μg/kg/min obligan a descartar otras situaciones, como la disfunción miocárdica. Se recomienda el empleo de dosis bajas de *dobutamina* en combinación con noradrenalina en situaciones de disfunción miocárdica, tanto en caso de aturdimiento miocárdico (potencialmente reversible), como en miocardiopatías estructurales con una fracción de eyección del ventrículo izquierdo (FEVI) < 50 % con el objeto de garantizar una adecuada perfusión de los restantes órganos. La dosis ideal de dobutamina es ≤ 10 μg/kg/min. La administración de *vasopresina* en dosis de 1 U en bolo intravenoso o 0,5-4 U/hora por vía intravenosa puede permitir reducir las dosis elevadas de otras catecolaminas[53], por lo que algunos grupos abogan por incluirla como fármaco vasoactivo de primera línea en el manejo del donante[54]. Si persiste la hipotensión refractaria a pesar del tratamiento inotrópico convencional, se puede utilizar bolos de *terlipresina*, 1-2 mg/bolo intravenoso cada 4 horas.

El uso de dopamina en el donante de órganos es controvertido. Algunos estudios han observado que el tratamiento previo de los donantes con dosis < 4 μg/kg/min reduce la necesidad de diálisis en el trasplantado renal, aunque no produce cambios en la supervivencia a largo plazo[55]. Dosis

Tabla 6-4. Parámetros y objetivos de la monitorización hemodinámica avanzada en el potencial donante de órganos

Parámetro	Objetivo
Índice cardíaco	3-5 l/min/m²
Índice de volumen sistólico	40-60 ml/m²
Presión capilar pulmonar	< 12 mmHg
Índice de resistencias vasculares sistémicas	1.600-2.400 din·seg·m²/cm⁵
Volumen de sangre intratorácica	850-1.000 ml/m²
Volumen de agua extravascular pulmonar	< 10 ml/kg
Saturación venosa central de oxígeno	65-80 %
Variación de volumen sistólico	< 10 %
Variación de presión de pulso	< 13 %

Tomado de Council of Europe[52].

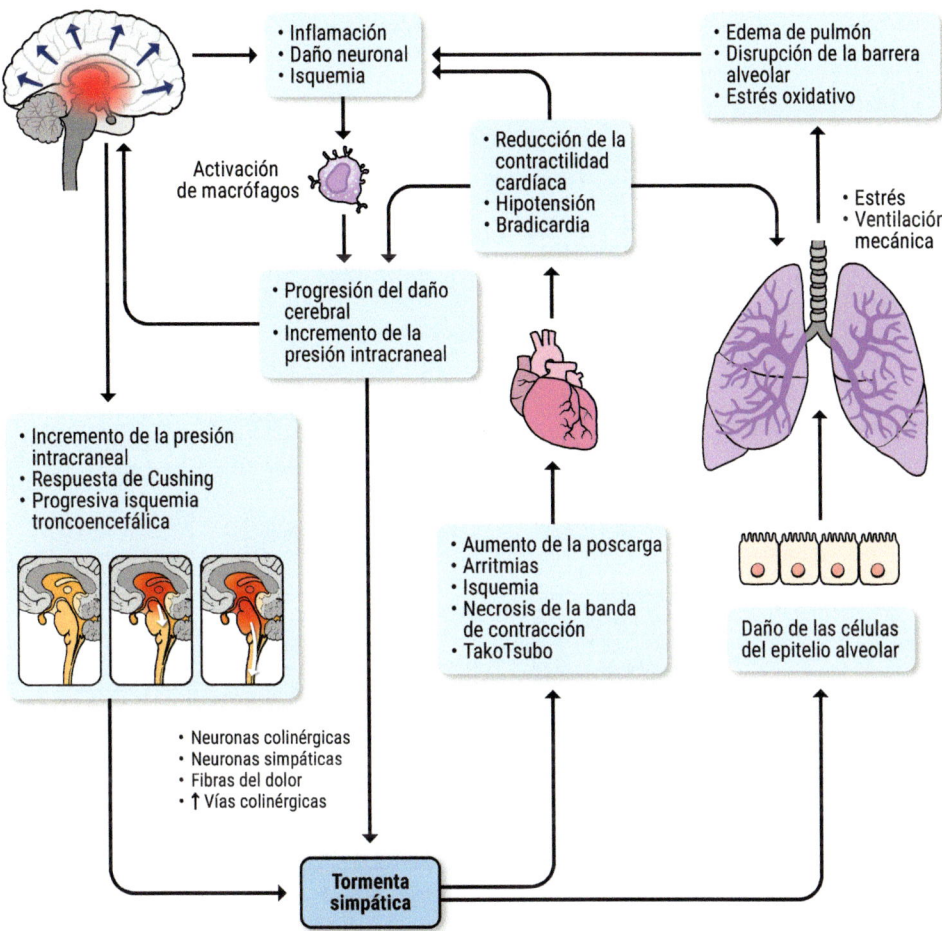

Figura 6-1. Descripción general de la tormenta simpática y la cascada proinflamatoria causada por una lesión cerebral devastadora con isquemia troncoencefálica. (Tomado de Meyfroidt G et al.[46]).

de dopamina > 10 μg/kg/min deben evitarse debido a la vasoconstricción renal y sistémica por su efecto α-adrenérgico, así como la depleción endógena de noradrenalina (**Fig. 6-2**).

La tormenta catecolaminérgica del proceso de muerte encefálica puede desencadenar arritmias tanto de origen auricular como ventricular, así como diferentes grados de bloqueo auriculoventricular. La *taquicardia* y la *hipertensión arterial* provocadas por la descarga autónoma en las fases iniciales deben tratarse, puesto que pueden producir microinfartos cardíacos y dañar todos los órganos. El tratamiento de primera opción lo constituyen los bloqueantes β de vida media corta, como el esmolol (dosis: bolo de 250 μg/kg en 1 minuto, seguido de 25-50 μg/kg hasta eliminar el episodio de taquicardia), solo o en combinación con otros vasodilatadores, como urapidilo, nitroprusiato o nicardipino, en función de la presión arterial y la frecuencia cardíaca[56].

La *bradicardia* se origina por la ausencia de estímulo simpático debido a la destrucción del núcleo ambiguo del tronco cerebral y no responde a la administración de atropina. Puede administrarse dopamina en dosis < 10 μg/kg/min o fármacos simpaticomiméticos con acción sobre receptores β-adrenérgicos cardíacos (isoproterenol o adrenalina) e, incluso, si fuera necesario, se puede implantar un marcapasos provisional para controlar la situación hemodinámica.

Las arritmias supraventriculares y ventriculares, una vez corregidos los factores desencadenantes (hipotermia, diselectrolitemias, hipoxemia), pueden controlarse con antiarrítmicos como la amiodarona o la lidocaína. Puede producirse alargamiento del intervalo QT que desencadene taquicardia ventricular tipo *torsade de pointes* que requiera la administración de sulfato de magnesio para mantener una frecuencia cardíaca no inferior a 80-100 lat./min.

Fluidoterapia y electrólitos

La hipovolemia es un hallazgo frecuente en el donante potencial de órganos, debido a la vasodilatación periférica y la diabetes insípida central, como consecuencia de la simpatólisis central relacionada con la muerte encefálica y la disregulación hormonal, respectivamente. La prevención o corrección inmediata de la hipovolemia para mantener la perfusión en órganos potencialmente trasplantables es fundamental[43,53,57].

El uso de fluidos ha generado una importante controversia en el tratamiento del donante multiorgánico, pues los requerimientos son distintos según los órganos que se vayan a trasplantar. Sin embargo, se ha demostrado que, en donantes adecuadamente monitorizados y tratados, con un manejo restrictivo del balance hídrico, incluso con una presión

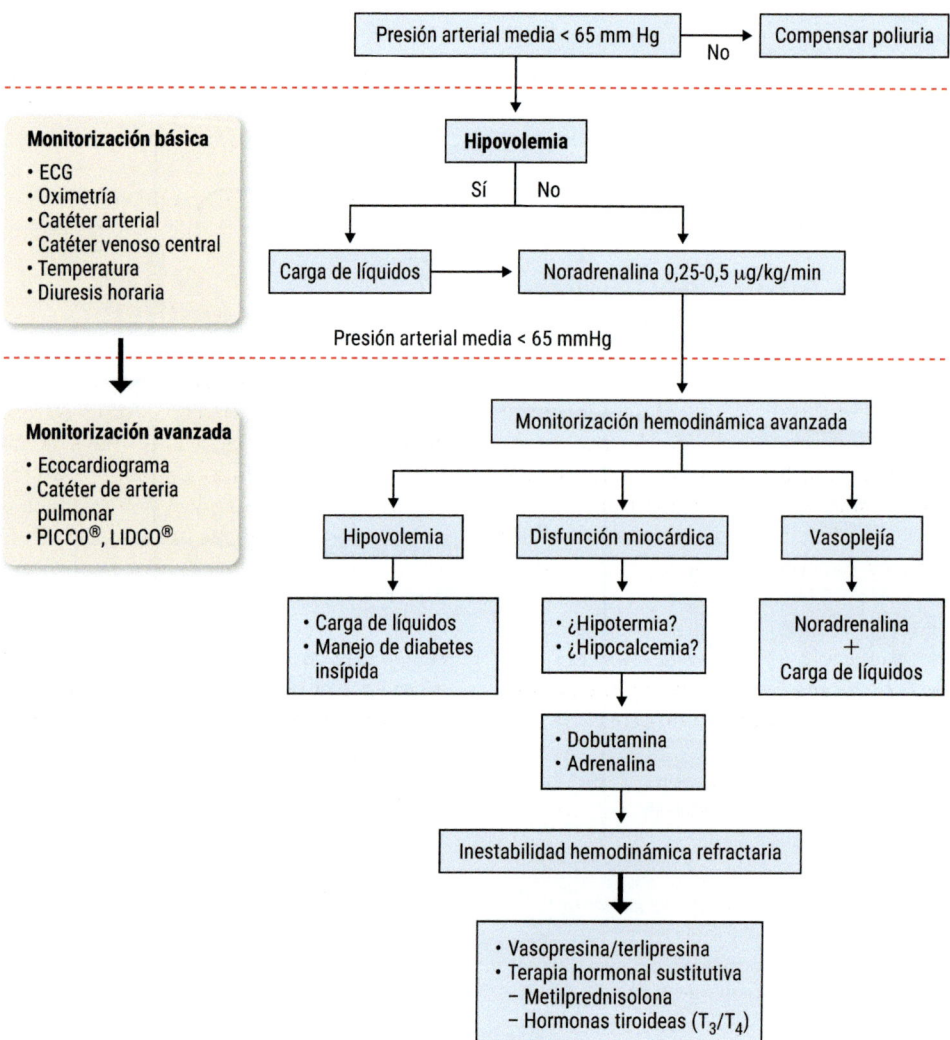

Figura 6-2. Objetivos hemodinámicos en el donante de órganos y tratamiento de la hipotensión arterial. (Modificado de Council of Europe[52]).

venosa central (PVC) < 6 mmHg, se puede asegurar una perfusión adecuada de los órganos trasplantables y podrían evitarse la sobrecarga hídrica y el edema pulmonar neurogénico, incrementando el número de pulmones válidos para el trasplante sin que haya impacto en la supervivencia del injerto renal o en la función retardada del injerto renal[58]. Si los injertos pulmonares no se consideran aptos para trasplante se puede ser más flexible con el uso de fluidos y llegar a valores de PVC en torno a 10-12 mmHg.

En cuanto al tipo de fluidoterapia, la primera opción será reponer la volemia con cristaloides con soluciones isotónicas. En ausencia de evidencia de superioridad de una sobre otra, se recomienda solución salina al 0,9 % o solución de Ringer lactato[43]. En situaciones de acidosis metabólica hiperclorémica se desaconseja la utilización de soluciones salinas al 0,9 %. Los coloides se asocian a coagulopatía, fracaso renal agudo y alteración del sistema reticuloendotelial hepático, por lo que su uso no debe ser recomendado en el tratamiento del donante multiorgánico. El hidroxietilalmidón se ha asociado con un aumento del 41 % en el riesgo de fracaso retardado del injerto después del trasplante renal[59].

Manejo endocrinometabólico

Diabetes insípida

La diabetes insípida es un signo temprano de endocrinopatía relacionada con la muerte encefálica, que ocurre en el 46-86 % de los donantes[58]. Es una consecuencia del fracaso de la función hipofisaria posterior y el agotamiento de la hormona antidiurética (ADH), que se caracteriza por poliuria de comienzo súbito; si no se trata adecuadamente se produce una pérdida importante de volemia, un aumento progresivo de la osmolaridad plasmática y una hipernatremia que deteriora la situación hemodinámica y metabólica del potencial donante. La diuresis masiva causa también otras alteraciones electrolíticas (p. ej., hipopotasemia, hipomagnesemia), que deben corregirse.

Se deben excluir otras causas de diuresis elevada e hipernatremia, como la diuresis osmótica secundaria a hiperglucemia o la administración previa de manitol. El diagnóstico de diabetes insípida debe confirmarse utilizando criterios clínicos establecidos antes de comenzar el tratamiento (**Tabla 6-5**).

Tabla 6-5. Criterios diagnósticos de diabetes insípida central

Características clínicas	Hallazgo diagnóstico
Aumento del volumen de orina/poliuria	Diuresis: > 3-4 l/día o > 2,5-3 ml/kg/h
Hipernatremia	Sodio sérico > 145 mmol/l
Osmolalidad sérica normal o aumentada	Osmolalidad sérica > 305 mmol/kg
Orina diluida inapropiadamente	Osmolalidad urinaria < 200 mmol/kg o concentración urinaria < 1,005 g/ml

La diabetes insípida debe tratarse con desmopresina o vasopresina dependiendo del estado clínico del paciente[60]. La desmopresina (1-desamino-8-D-arginina vasopresina o DDAVP) es un análogo sintético de la vasopresina con mayor afinidad por el receptor V2, con una acción antidiurética primaria sin efecto vasopresor significativo, por lo que debe usarse preferiblemente para el tratamiento de la diabetes insípida siempre que no haya hipotensión. En la práctica, es habitual una dosis intravenosa inicial de desmopresina de 1-4 µg, seguida de 1-2 µg cada 6 horas por vía intravenosa según sea necesario hasta que el volumen de orina y la concentración sérica de sodio estén bajo control. No se han descrito efectos negativos por sobredosificación, mientras que la infradosificación puede hacer perder el valor de la diuresis como indicador indirecto del gasto cardíaco.

Si se requiere una corrección adicional de la hipernatremia una vez que se estabiliza el estado del volumen, se pueden considerar líquidos hipotónicos como la dextrosa al 5 %.

La infusión de vasopresina en dosis de 0,05-0,5 U/hora está indicada cuando la diabetes insípida se produce en asociación con hipotensión refractaria a la fluidoterapia[61,62]. Actúa por igual en los tres receptores de vasopresina, por lo que tiene efecto vasopresor, además de acciones antidiuréticas. Se recomienda mantener el sodio sérico < 155 mEq/l durante el tratamiento de la diabetes insípida porque algunos estudios informan una peor supervivencia del injerto hepático con concentraciones más altas[43].

Función tiroidea

Las alteraciones en el eje tiroideo son comunes después de la muerte encefálica, con niveles generalmente bajos de la triyodotironina biológicamente activa (T_3), niveles de tiroxina (T_4) generalmente en el rango normal y niveles de T_3 inversa inactiva normales o elevados.

El uso de la hormona tiroidea es muy controvertido y actualmente no puede recomendarse su utilización sistemática en el tratamiento del donante de órganos en muerte encefálica[52,63]. Las guías de consenso han recomendado considerar el reemplazo de hormona tiroidea en donantes hemodinámicamente inestables que no responden al tratamiento con fluidos y vasopresores[43]. Para este propósito se han utilizado tanto la sustitución con T_4 como con T_3, aunque la T_4 se degrada cada vez más a T_3 inversa inactiva. En este caso, su administración debería ir asociada a la de corticoides[52].

La dosis comúnmente utilizada de T_3 es de 4 µg en bolo intravenoso, seguido de una perfusión continua de 2-3 µg/hora. La dosis de T_4 es de un bolo de 20 µg intravenoso, seguido de una perfusión continua de 10 µg/hora. Tanto la T_3 como la T_4 se administrarán en los donantes potenciales inestables que no responden a la administración de cargas de volumen mediante la restauración del tono vascular como terapia de rescate combinada con vasopresina y metilprednisolona.

Hiperglucemia

Al igual que en los pacientes críticos, los donantes con muerte encefálica suelen tener hiperglucemia con frecuencia debido a la resistencia a la insulina, la gluconeogénesis no suprimida, la tormenta catecolamínica y el estado inflamatorio. La hiperglucemia grave puede inducir diuresis osmótica, que conduce a hipovolemia y a anomalías electrolíticas y se asocia con un mayor riesgo de infecciones en pacientes críticamente enfermos[64].

El objetivo ideal de glucosa en sangre para los donantes potenciales aún no está claro, debido a la falta de ensayos clínicos en esta población; sin embargo, las guías de consenso aconsejan mantener una glucemia < 180 mg/dl[43,65] porque se ha asociado a un mayor número de órganos viables por donante.

El tratamiento de la hiperglucemia se basa en la reducción del aporte de glucosa y la perfusión intravenosa continua de insulina rápida en dosis de 4-10 U/hora, con monitorización horaria de la glucemia hasta alcanzar el objetivo terapéutico.

Aunque en ocasiones la hipernatremia asociada a diabetes insípida requiere como tratamiento el aporte de fluidoterapia en forma de dextrosa, asociando frecuentemente insulina, esto no contraindica la donación del páncreas.

Hipernatremia

La hipernatremia en el donante en muerte encefálica es frecuente y multifactorial porque el tratamiento previo para control de la hipertensión intracraneal incluye medidas de terapia osmolar (cargas de sodio hipertónico o manitol), y la diabetes insípida que se desencadena después contribuye. Además, la necesidad de incrementar la fluidoterapia para el control de la volemia con soluciones isotónicas como el suero salino (Na 154 mmol/l) y la hiperglucemia con glucosuria son otros factores contribuyentes.

Aunque todavía no se dispone en la literatura científica de información concluyente sobre el efecto de una hipernatremia grave en la viabilidad de los órganos, parece razonable mantener los niveles de sodio plasmático en el intervalo de la normalidad.

El tratamiento de la hipernatremia se basa en la corrección de la diabetes insípida, de la hiperglucemia y de la hipovolemia (preferentemente mediante el aporte intravenoso de líquidos). Debe evitarse una corrección rápida con dosis elevadas de fluidos en caso de donación pulmonar, por el riesgo de edema pulmonar y el deterioro del intercambio gaseoso resultante[44].

Tratamiento corticoideo

En donantes de órganos con muerte encefálica se ha recomendado la administración de corticoides por dos razones: para tratar la presunta insuficiencia del eje hipotálamo-hipófiso-suprarrenal, que podría mediar en la inestabilidad hemodinámica, y para reducir la inflamación, que puede afectar negativamente la función del injerto[43].

En estudios observacionales, la administración de corticoides se acompaña de mayores tasas de obtención de órganos viables y una mejor supervivencia del injerto y del receptor[66,67]. Sin embargo, faltan ensayos clínicos de alta calidad.

En la mayoría de los estudios se administraron dosis altas de metilprednisolona en bolo único intravenoso de 15 mg/kg; como alternativa puede utilizarse hidrocortisona: 100 mg en bolo intravenoso, seguido de 200 mg en perfusión continua intravenosa durante 24 horas.

Las indicaciones para el tratamiento con corticoides en donantes de órganos con muerte encefálica aún no están claras, pero podrían considerarse en caso de inestabilidad hemodinámica. Es importante destacar que solo deben administrarse después del muestreo para la tipificación de tejidos, ya que pueden reducir la expresión del antígeno leucocitario humano[43].

Manejo de la hemostasia

Actualmente, no es posible hacer recomendaciones universales sobre los objetivos de transfusión de concentrados de hematíes en donantes con muerte cerebral. Se debe decidir transfundir en el contexto de una estrategia terapéutica global dirigida a la estabilización hemodinámica y el adecuado transporte de oxígeno tisular[50]. En general, debe mantenerse un hematócrito > 20 % en todos los casos y en torno al 30 % si hay inestabilidad hemodinámica.

La muerte encefálica se asocia con una respuesta inflamatoria sistémica importante, junto con una activación de la coagulación, que desencadena un aumento de la formación de fibrina, hipofibrinólisis y una mayor activación plaquetaria junto con una disregulación en la producción del factor de Von Willebrand (que promueve la unión plaquetaria a la vasculatura dañada)[68]. Este estado protrombótico puede contribuir a la formación de microtrombos y, potencialmente, a un deterioro de la función de los órganos.

En los donantes con muerte encefálica debido a una lesión cerebral traumática, la incidencia de coagulación intravascular diseminada (CID) puede oscilar entre el 15 y el 25 %[69], sobre todo si previamente se produjo un sangrado importante y fueron precisas múltiples unidades de productos sanguíneos. La presencia de CID no es una contraindicación para la donación. No obstante, su tratamiento es obligatorio y es análogo a la terapia para otros pacientes críticos.

La trombocitopenia grave podría complicar los procedimientos quirúrgicos de obtención de órganos, pero hay evidencia clara con respecto al nivel plaquetario mínimo seguro para la cirugía.

La coagulación debe optimizarse para la explantación de órganos. El objetivo es mantener los valores de plaquetas > 50.000/µl, el fibrinógeno > 1 g/l, el índice internacional normalizado (INR) < 1,5 y la actividad de protrombina > 40 %.

No hay datos concluyentes basados en la evidencia sobre la tromboprofilaxis en el donante de órganos con muerte cerebral. Podría ser razonable en pacientes con coagulación y plaquetas normales prescribir heparina de bajo peso molecular debido al estado procoagulativo.

Manejo de la hipotermia

La disregulación de la temperatura después de la muerte encefálica es inevitable y se manifiesta como una reducción progresiva de la temperatura interna, a menos que la temperatura se corrija activamente. Este fenómeno es consecuencia de la pérdida de control hipotalámico, la reducción de la tasa metabólica, la ausencia de actividad muscular y el aumento de la pérdida de calor debido a la vasoplejía profunda[70].

La hipotermia puede tener consecuencias negativas porque puede activar la coagulación intravascular y producir daño orgánico[71]; la contractilidad miocárdica se reduce produciendo inestabilidad hemodinámica y es más susceptible a las arritmias, con alto riesgo de fibrilación ventricular y asistolia en hipotermia grave (< 28 °C). Pueden aparecer también hiperglucemia y cetosis por disminución de la liberación de insulina y atelectasias pulmonares por disminución de la actividad.

Es importante identificar la hipotermia lo antes posible, a través de mediciones centrales en la membrana timpánica, la nasofaringe y el esófago. Las mediciones en la axila, la cavidad oral o el recto no están respaldadas para su utilización en este entorno[72].

El objetivo del tratamiento es conseguir una temperatura corporal > 35 °C con medidas que incluyen mantas térmicas que reducen la pérdida pasiva de calor, dispositivos de aire caliente, infusiones de fluidos calentados y, en condiciones extremas, dispositivos intravasculares.

Manejo nutricional

La nutrición enteral en cualquier paciente crítico es fundamental para asegurar un aporte calórico adecuado, reponer las reservas de glucógeno hepático y prevenir la sepsis por translocación bacteriana[73].

Una vez que se desarrolla la muerte encefálica, la intensa respuesta inflamatoria sistémica induce estrés metabólico, que produce un estado hipercatabólico responsable de un gasto energético hasta 2,5 veces superior a la tasa basal[74]. La *tormenta simpática*, a través de la liberación de adrenalina, glucagón y corticoides, es crucial en estos cambios metabólicos[75]. Después de la tormenta simpática, el gasto total de energía se reduce aproximadamente en un 30 % debido a la hipotermia, la ausencia de actividad muscular y el metabolismo cerebral más bajo.

Por otra parte, se pierde el tono vagal y disminuyen la motilidad y la capacidad de absorción intestinal, lo cual desencadena intolerancia a la nutrición enteral. No hay evidencia científica clara sobre el mantenimiento de la nutrición enteral en un donante en muerte encefálica, por lo que parece razonable mantenerla únicamente si hay una buena tolerancia.

No se recomienda el uso de nutrición parenteral temprana en los donantes por los efectos adversos que puede generar.

Manejo respiratorio

El daño respiratorio que produce la muerte encefálica es consecuencia de varios factores relacionados con mecanismos fisiopatológicos en el endotelio pulmonar, que causan la fuga de plasma hacia el intersticio y el espacio alveolar, lo que favorece el edema pulmonar neurogénico, y con la mayor expresión de mediadores inflamatorios, infiltración de neutrófilos y macrófagos activados en el espacio alveolar, peroxidación lipídica de membrana y hemorragia alveolar, las cuales provocan una mayor vulnerabilidad de los pulmones a la lesión mecánica o isquemia-reperfusión. Este doble mecanismo de agresividad hemodinámico e inflamatorio provoca un cuadro clínico similar al síndrome de distrés respiratorio agudo (SDRA) con las consecuencias ominosas que puede tener en los órganos si no se realiza un manejo clínico exquisito.

Los objetivos respiratorios incluyen un pH fisiológico (7,35-7,45), con el uso de la FiO_2 necesaria para alcanzar una presión arterial de oxígeno (PaO_2) por encima de 100 mmHg, una saturación de oxígeno (SpO_2) por encima del 95 % y una presión arterial de dióxido de carbono ($PaCO_2$) de 35-40 mmHg.

Para optimizar la viabilidad de los pulmones se recomienda una estrategia ventilatoria protectora[76]:

- Volumen corriente (*tidal*): 6-8 ml/kg de peso ideal.
- FiO_2 mínima posible para mantener una PaO_2 > 80-100 mmHg o una saturación de oxígeno > 95 %.
- PEEP de 8-10 cmH_2O, que durante la evaluación pulmonar debe reducirse a 5 cmH_2O.
- Límite máximo de presión alveolar meseta o *plateau* < 30-35 cmH_2O para minimizar el daño pulmonar.
- Niveles de $PaCO_2$ de 35-45 mm Hg.
- Empleo de maniobras de reclutamiento pulmonar al menos cada 2 horas, y siempre que se realice una aspiración de secreciones o una broncoscopia. Las maniobras de reclutamiento se practican en todos los donantes, incluso con PaO_2/FiO_2 > 300 mmHg, con objeto de prevenir el colapso de alvéolos distales
- Prueba de apnea con CPAP. No debe realizarse la prueba de apnea mediante desconexión del tubo al respirador.
- Circuito cerrado de aspiración.
- Medición continua de la presión del neumotaponamiento.
- Disponer de sistema de aspiración subglótica.

Además, se recomiendan medidas para evitar el desarrollo de infección respiratoria, como protocolo de posicionamiento del paciente con cabecero > 30º; desinfección de las manos antes de manejo de la vía aérea y cuidado y descontaminación bucales.

Manejo de las infecciones

Las infecciones en el donante pueden complicar la donación de órganos. La tasa real de transmisión inesperada de infecciones del donante al receptor de trasplantes de órganos sólidos es baja (< 1 %)[77,78]. Sin embargo, las consecuencias pueden ser devastadoras y, a veces, incluso son mortales.

La evaluación del donante debe incluir una revisión de la historia clínica y social exhaustiva, que comprenda infecciones previas, viajes, contacto con animales, otras exposiciones ambientales, antecedentes sexuales y abuso de drogas intravenosas. Los protocolos de detección de infecciones varían según los centros y las regiones geográficas[78-80].

En el documento de consenso del Grupo de Estudio de la Infección en el Trasplante (GESITRA) perteneciente a la Sociedad Española de Enfermedades Infecciosas y Microbiología Clínica (SEIMC) y la Organización de Trasplante (ONT) se describen los criterios de selección de donantes de órganos sólidos en relación a las enfermedades infecciosas 2019 (**Fig. 6-3**).

En la UCI, la incidencia de infección (principalmente neumonía asociada a ventilación mecánica o bacteriemia primaria) puede alcanzar hasta el 40 %, en particular cuando la estancia es prolongada[81]. La bacteriemia o la sepsis no son contraindicaciones para la donación, siempre que se hayan administrado antibióticos apropiados durante al menos 48 horas antes de la extracción y en ausencia de *shock* séptico, fracaso multiorgánico o mala respuesta al tratamiento con antibióticos.

La meningitis bacteriana en el donante tampoco es una contraindicación absoluta, después de un tratamiento dirigido adecuado durante al menos 24-48 horas y el tratamiento del receptor con los mismos antibióticos durante 5-10 días. Sin embargo, la meningoencefalitis debida a patógenos raros (incluyendo *Mycobacterium*, virus linfocítico coriomeningitis, virus del Nilo Occidental, virus de la rabia, *Cryptococcus*, *Coccidioides*, *Aspergillus* y *Balamuthia*) puede ser un desafío. Se puede encontrar orientación específica en el sitio web de la Red de Obtención y Trasplante de Órganos[82].

No hay evidencia de la utilidad de la profilaxis antibiótica en el donante.

MENSAJES PRÁCTICOS

Un punto fundamental es la identificación del momento en el que los objetivos terapéuticos cambian de tratar a un paciente con daño cerebral catastrófico a tratar a un donante en muerte encefálica con el fin de conseguir la optimización de la función de los distintos órganos para ser trasplantados.

El conocimiento de los procesos fisiopatológicos que ocurren en la pérdida irreversible de la función cerebral es un requisito imprescindible para realizar un manejo adecuado del donante.

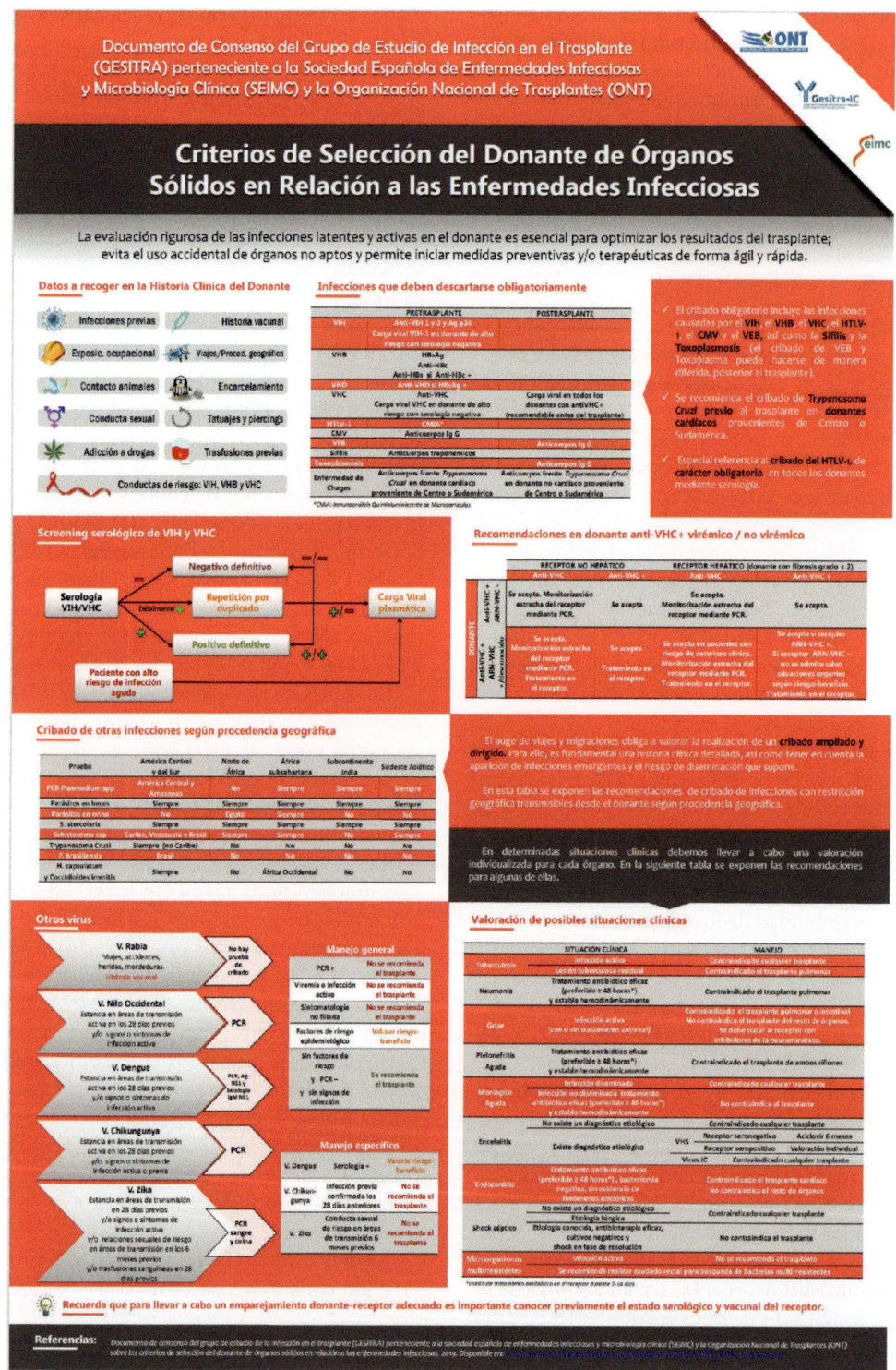

Figura 6-3. Criterios de selección del donante de órganos sólidos en relación con las enfermedades infecciosas. (Disponible en: http://www.ont.es/infesp/Documentos DeConsenso/ GESITRA_ONT_SEIMC_20190726.pdf).

Debe recomendarse iniciar el tratamiento de un donante tan pronto se sospeche la muerte encefálica y no descartar los órganos susceptibles de sufrir un daño funcional sin un período de, al menos, 3-4 horas de tratamiento óptimo.

REFERENCIAS BIBLIOGRÁFICAS

1. Singbartl K, Murugan R, Kaynar AM et al. Intensivist-led management of brain-dead donors is associated with an increase in organ recovery for transplantation. Am J Transplant 2011; 11: 1517-21.

2. Van Loon J, Shivalkar B, Plets C et al. Catecholamine response to a gradual increase of intracranial pressure. J Neurosurg 1993; 79: 705-9.

3. Smith M. Physiologic changes during brain stem death–lessons for management of the organ donor. J Heart Lung Transplant 2004; 23: S217-22.

4. McKeown DW, Bonser RS, Kellum JA. Management of the heartbeating brain-dead organ donor. Br J Anaesth 2012; 108 (suppl 1): i96-i107.
5. Machado C. Brain death. A reappraisal. New York: Springer, 2007; p. 1-223.
6. Holzman BH, Curless RG, Sfakianakis GN, Ajmone-Marsan C, Montes JE. Radionuclide cerebral perfusion scintigraphy in determination of brain death in children. Neurology 1983; 33: 1027-31.
7. Palmer S, Bader MK. Brain tissue oxygenation in brain death. Neurocrit Care 2005; 2: 17-22.
8. Palmer S, Bader MK. Cerebral oxygenation. J Neurosurg 2008; 108: 198-9.
9. Robba C, Iaquaniello C, Citerio G. Death by neurologic criteria: pathophysiology, definition, diagnostic criteria and tests. Minerva Anestesiol 2019; 85: 774-81.
10. Wijdicks EF. Brain death. Handb Clin Neurol 2013; 118: 191-203.
11. Am R, Rs B. Endocrine changes in brain death and transplantation. Best Pract Res Clin Endocrinol Metab 2011; 25: 799-812.
12. Powner DJ, Hendrich A, Nyhuis A, Strate R. Changes in serum catecholamine levels in patients who are brain dead. J Heart Lung Transplant 1992; 11: 1046-53.
13. Barklin A. Systemic inflammation in the brain-dead organ donor. Acta Anaesthesiol Scand 2009; 53: 425-35.
14. Amado JA, López-Espadas F, Vázquez-Barquero A et al. Blood levels of cytokines in brain-dead patients: relationship with circulating hormones and acute-phase reactants. Metabolism 1995; 44: 812-6.
15. Venkateswaran RV, Dronavalli V, Lambert PA et al. The proinflammatory environment in potential heart and lung donors: prevalence and impact of donor management and hormonal therapy. Transplantation 2009; 88: 582-8.
16. Weiss S, Kotsch K, Francuski M et al. Brain death activates donor organs and is associated with a worse I/R injury after liver transplantation. Am J Transplant 2007; 7: 1584-93.
17. Hahnenkamp K, Böhler K, Wolters H, Wiebe K, Schneider D, Schmidt HH. Organ-protective intensive care in organ donors. Dtsch Arztebl Int 2016; 113: 552-8.
18. Wijdicks EF. Determining brain death in adults. Neurology 1995; 45: 1003-11.
19. Ashwal S, Schneider S. Brain death in children. Pediatr Neurol 1987; 3: 5-11.
20. Spinello IM. Brain death determination. J Intensive Care Med 2015; 30: 326-37.
21. Wijdicks EF, Varelas PN, Gronseth GS, Greer DM. American Academy of Neurology. Evidence-based guideline update: determining brain death in adults: report of the Quality Standards Subcommittee of the American Academy of Neurology. Neurology 2010; 74: 1911-8.
22. Westphal GA, Garcia VD, de Souza RL et al. Guidelines for the assessment and acceptance of potential brain-dead organ donors. Rev Bras Ter Intensiva 2016; 28: 220-55.
23. Angel LF, Levine DJ, Restrepo MI et al. Impact of a lung transplantation donor-management protocol on lung donation and recipient outcomes. Am J Respir Crit Care Med 2006; 174: 710-6.
24. Mascia L, Pasero D, Slutsky AS et al. Effect of a lung protective strategy for organ donors on eligibility and availability of lungs for transplantation: a randomized controlled trial. JAMA 2010; 304: 2620-7.
25. Del Río F, Escudero D, de La Calle B, Vidal FG, Paredes MV, Núñez JR. Evaluación y mantenimiento del donante pulmonar. Med Intensiva 2009; 33: 40-9.
26. Lévesque S, Lessard MR, Nicole PC et al. Efficacy of a T-piece system and a continuous positive airway pressure system for apnea testing in the diagnosis of brain death. Crit Care Med 2006; 34: 2213-6.
27. Paries M, Boccheciampe N, Raux M et al. Benefit of a single recruitment maneuver after an apnea test for the diagnosis of brain death. Crit Care 2012; 16: R116.
28. American Clinical Neurophysiology Society. Guideline 3: minimum technical standards for EEG recording in suspected cerebral death. J Clin Neurophysiol 2006; 23: 97-104.
29. Haupt WF, Rudolf J. European brain death codes: a comparison of national guidelines. J Neurol 1999; 246: 432-7.
30. Bennett DR. The EEG in determination of brain death. Ann N Y Acad Sci 1978; 315: 110-20.
31. Savard M, Turgeon AF, Gariepy JL, Trottier F, Langevin S. Selective 4 vessels angiography in brain death: a retrospective study. Can J Neurol Sci 2010; 37: 492-7.
32. Bradac GB, Simon RS. Angiography in brain death. Neuroradiology 1974; 7: 25-8.
33. Yoneda S, Nishimoto A, Nukada T, Kuriyama Y, Katsurada K. To-and-fro movement and external escape of carotid arterial blood in brain death cases. A Doppler ultrasonic study. Stroke 1974; 5: 707-13.
34. Greitz T, Gordon E, Kolmodin G, Widen L. Aortocranial and carotid angiography in determination of brain death. Neuroradiology 1973; 5: 13-9.
35. Lewis A, Greer D. Current controversies in brain death determination. Nat Rev Neurol 2017; 13: 505-9.
36. Ropper AH, Kehne SM, Wechsler L. Transcranial Doppler in brain death. Neurology 1987; 37: 1733-5.
37. Monteiro LM, Bollen CW, Van Huffelen AC, Ackerstaff RGA, Jansen NJG, Van Vught A. Transcranial Doppler ultrasonography to confirm brain death: a meta-analysis. Intensive Care Med 2006; 32: 1937-44.
38. Conti A, Iacopino DG, Spada A et al. Transcranial Doppler ultrasonography in the assessment of cerebral circulation arrest: improving sensitivity by transcervical and transorbital carotid insonation and serial examinations. Neurocrit Care 2009; 10: 326-35.
39. Soldatos T, Karakitsos D, Wachtel M et al. The value of transcranial Doppler sonography with a transorbital approach in the confirmation of cerebral circulatory arrest. Transplant Proc 2010; 42: 1502-6.
40. Donohoe KJ, Frey KA, Gerbaudo VH, Mariani G, Nagel JS, Shulkin B. J Nucl Med 2003; 44: 846-51.
41. Kramer AH. Ancillary testing in brain death. Semin Neurol 2015; 35: 125-38.
42. Sinha P, Conrad GR. Scintigraphic confirmation of brain death. Semin Nucl Med 2012; 42: 27-32.
43. Kotloff RM, Blosser S, Fulda GJ et al. Management of the potential organ donor in the ICU: Society of Critical Care Medicine/American College of Chest Physicians/Association of Organ Procurement Organizations consensus statement. Crit Care Med 2015; 43: 1291-325.
44. Miñambres E, Coll E, Duerto J et al. Effect of an intensive lung donor management protocol on lung transplantation outcomes. J Heart Lung Transplant 2014; 33: 178-84.
45. Miñambres E, Pérez-Villares JM, Chico M et al. Lung donor treatment protocol in brain dead donors: a multicenter study. J Heart Lung Transplant 2015; 34: 773-80.
46. Meyfroidt G, Gunst J, Martin-Loeches I et al. Management of the brain-dead donor in the ICU: general and specific therapy to improve transplantable organ quality. Intensive Care Med 2019; 45: 343-53.
47. Novitzky D, Rhodin J, Cooper DK et al Ultrastructure changes associated with brain death in the human donor heart. Transpl Int 1997; 10: 24-32.
48. Drory Y, Ouaknine G, Kosary IZ, Kellermann JJ. Electrocardiographic findings in brain death; description and presumed mechanism. Chest 1975; 67: 425-32.
49. Lazzeri C, Guetti C, Migliaccio ML, Ciapetti M, Peris A. The utility of serial echocardiograms for organ procurement in brain death. Clin Transplant 2017; 31: e13094.
50. Dictus C, Vienenkoetter B, Esmaeilzadeh M, Unterberg A, Ahmadi R. Critical care management of potential organ donors: our current standard. Clin Transplant 2009; 23: 2-9.
51. Tullius SG, Rabb H. Improving the supply and quality of deceased donor organs for transplantation. N Engl J Med 2018; 378: 1920-9.
52. European Directorate for the Quality of Medicines and Healthcare, ed. Management of the potential donor after brain death. En: Guide to the quality and safety of organs for transplantation. Council of Europe, 2018; p. 95-107.
53. McKeown DW, Bonser RS, Kellum JA. Management of the heartbeating brain-dead organ donor. Br J Anaesth 2012; 108 (Suppl 1): i96-107.
54. Plurad DS, Bricker S, Neville A, Bongard F, Putnam B. Argininne vasopressin significantly increases the rate of successful organ procurement in potential donors. Am J Surg 2012; 204: 856-60; discussion 860-1.
55. Schnuelle P, Gottmann U, Hoeger S et al. Effects of donor pretreatment with dopamine on graft function after kidney transplantation: a randomized controlled trial. JAMA 2009; 302: 1067-75.
56. Audibert G, Charpentier C, Seguin-Devaux C et al. Improvement of donor myocardial function after treatment of autonomic storm during brain death. Transplantation 2006; 82: 1031-6.
57. Maciel CB, Greer DM. ICU management of the potential organ donor: state of the art. Curr Neurol Neurosci Rep 2016; 16: 86.
58. Miñambres E, Ballesteros MA, Rodrigo E et al. Aggressive lung donor management increases graft procurement without increasing renal graft loss after transplantation. Clin Transplant 2013; 27: 52-9.
59. Patel MS, Niemann CU, Sally MB et al. The impact of hydroxyethyl starch use in deceased organ donors on the development of delayed graft function in kidney transplant recipients: a propensity-adjusted analysis. Am J Transplant 2015; 15: 2152-8.

60. Youn TS, Greer DM. Brain death and management of a potential organ donor in the intensive care unit. Crit Care Clin 2014; 30: 813-31.
61. Opdam HI. Hormonal therapy in organ donors. Crit Care Clin 2019; 35: 389-405.
62. Westphal GA, Robinson CC, Cavalcanti AB et al. Brazilian guidelines for the management of brain-dead potential organ donors. The task force of the AMIB, ABTO, BRICNet, and the General Coordination of the National Transplant System. Ann Intensive Care 2020; 10: 169.
63. Pérez-Blanco A, Caturla-Such J, Cánovas-Robles J, Sanchez-Payá J. Efficiency of triiodothyronine treatment on organ donor hemodynamic management and adenine nucleotide concentration. Intensive Care Med 2005; 31: 943-8.
64. Marvin MR, Morton V. Glycemic control and organ transplantation. J Diabetes Sci Technol 2009; 3: 1365-72.
65. Sally MB, Ewing T, Crutchfield M et al. Determining optimal threshold for glucose control in organ donors after neurologic determination of death: a United Network for Organ Sharing Region 5 Donor Management Goals Workgroup prospective analysis. J Trauma Acute Care Surg 2014; 76: 62-8; discussion 68-9.
66. Novitzky D, Mi Z, Sun Q, Collins JF, Cooper DK. Thyroid hormone therapy in the management of 63,593 brain-dead organ donors. Transplantation 2014; 98: 1119-27.
67. Dupuis S, Amiel JA, Desgroseilliers M et al. Corticosteroids in the management of brain-dead potential organ donors: a systematic review. Br J Anaesth 2014; 113: 346-59.
68. Lisman T, Leuvenink HGD, Porte RJ, Ploeg RJ. Activation of hemostasis in brain dead organ donors: an observational study. J Thromb Haemost 2011; 9: 1959-65.
69. Valdivia M, Chamorro C, Romera MA, Balandín B, Pérez M. Effect of post-traumatic donor's disseminated intravascular coagulation in intrathoracic organ donation and transplantation. Transplant Proc 2007; 39: 2427-8.
70. Hahnenkamp K, Böhler K, Wolters H, Wiebe K, Schneider D, Schmidt HH. Organ-protective intensive care in organ donors. Dtsch Arztebl Int 2016; 113: 552-8.
71. Weiss S, Kotsch K, Francuski M et al. Brain death activates donor organs and is associated with a worse I/R injury after liver transplantation. Am J Transplant 2007; 7: 1584-93.
72. Koenig MA, Kaplan PW. Brain death [Internet]. Handbook of clinical neurology. Cambridge: Elsevier., 2019; 161 89-102.
73. Vaquerizo Alonso C, Bordejé Laguna L, Fernández-Ortega JF; panel de expertos. Recommendations for specialized nutritional-metabolic management of the critical patient: introduction, methodology and list of recommendations. Metabolism and Nutrition Working Group of the Spanish Society of Intensive and Critical Care Medicine and Coronary Units (SEMICYUC). Med Intens (Engl Ed) 2020 Suppl 1: 1-14.
74. Singer P, Cohen J, Cynober L. Effect of nutritional state of brain-dead organ donor on transplantation. Nutrition. 2001; 17: 948-52.
75. Westphal GA, Caldeira Filho M, Vieira KD et al. Guidelines for potential multiple organ donors (adult): part II. Mechanical ventilation, endocrine metabolic management, hematological and infectious aspects. Rev Bras Ter Intensiva 2011; 23: 269-82.
76. Slutsky AS, Ranieri VM. Ventilator-induced lung injury. N Engl J Med 2013; 369: 2126-36.
77. Fishman JA, Greenwald MA, Grossi PA. Transmission of infection with human allografts: essential considerations in donor screening. Clin Infect Dis 2012; 55: 720-7.
78. Aguilar C, Husain S, Lortholary O. Recent advances in understand ing and managing infectious diseases in solid organ transplant recipients. F1000Res 2018; 7: 661.
79. Fischer SA. Is this organ donor safe? Donor-derived infections in solid organ transplantation. Surg Clin North Am 2019; 99: 117-28.
80. Len O, Garzoni C, Lumbreras C et al. Recommendations for screening of donor and recipient prior to solid organ transplantation and to minimize transmission of donor-derived infections. Clin Microbiol Infect 2014; 20: 10-8.
81. Vincent J-L, Marshall JC, Namendys-Silva SA et al. Assessment of the worldwide burden of critical illness: the intensive care over nations (ICON) audit. Lancet Respir Med 2014; 2: 380-6.
82. Organ Procurement and Transplantation Network Guidance for Recognizing Central Nervous System Infections in Potential Deceased Organ Donors. Disponible en: https://neds.org/wp-content/uploads/2016/04/DTAC_Guidance-for-Recognizing-CNS-Infections-in-Potential-Deceased-Organ-Donors.pdf

Donantes hepáticos con criterios ampliados

7

C. Jiménez Romero, Ó. Caso Maestro, A. Marcacuzco Quinto, A. Manrique Municio, Á. García-Sesma, J. Calvo Pulido, I. Justo Alonso y E. Moreno González

INTRODUCCIÓN

El trasplante hepático es el tratamiento de elección en pacientes con hepatopatía crónica en fase terminal, fallo hepático fulminante y varias enfermedades metabólicas. El problema actual sigue siendo la escasez de donantes, lo cual limita el acceso al trasplante y, por lo tanto, da lugar a la mortalidad del candidato en lista de espera.

Por otro lado, los mejores resultados con el trasplante hepático se obtienen cuando se utiliza un injerto ideal, es decir, un donante < 40 años, fallecido por un traumatismo craneoencefálico, hemodinámicamente estable en el momento de la extracción de hígado, y ausencia de esteatosis, hepatopatía crónica y enfermedad transmisible[1]. De acuerdo con estas características, el donante ideal es cada vez menos frecuente, fundamentalmente debido al progresivo y significativo descenso de los accidentes de tráfico cuyos donantes eran más jóvenes (en España, el 22 % de los donantes fallecidos eran por accidente de tráfico en el año 2000 frente al 4,7 % en 2017). Por otro lado, durante el año 2000, la edad media global de los donantes hepáticos era de 47 años, mientras que en 2017 la edad media fue de 60,8 años[2]. El envejecimiento de los donantes es claro y evidente, tanto en España como en el resto del mundo.

La escasez de órganos ha conducido a utilizar los donantes con criterios ampliados o expandidos. No obstante, no hay una definición de criterios ampliados universalmente aceptada. Así, se consideran injertos hepáticos con criterios ampliados los procedentes de donantes > 60 años, con hipernatremia, esteatosis > 30 % o serologías positivas para los virus de las hepatitis C (VHC) o B (VHB), alteración de la función hepática con isquemia fría > 12 horas, procedentes de asistolia controlada o no controlada, de traumatismos, de trasplante en dominó, de receptores con muerte cerebral cuyo hígado es reutilizado para otro receptor, considerándose también por algunos autores los injertos procedentes de bipartición hepática *(split-liver)* o de donante vivo[3-11]. Más recientemente, *Eurotransplant* definió los donantes con criterios ampliados: donantes > 65 años, estancia en unidad de cuidados intensivos (UCI) con ventilación > 7 días, índice de masa corporal > 30, macroesteatosis > 40 %, sodio sérico > 165 mmol/l, alanina-aminotransferasa (GPT) > 105 U/l, aspartato-aminotransferasa (GOT) > 90 U/l, bilirrubina > 3 mg/dl, donantes por muerte circulatoria o por eutanasia[12].

La medida más frecuente y práctica para incrementar el número de injertos hepáticos es aumentar la edad del donante[4,13,14], utilizando incluso donantes nonagenarios en casos seleccionados[15]. No obstante, esta ampliación de la edad del injerto hepático para trasplante está sujeta a debate, en base a que varios grupos refieren un impacto negativo sobre la supervivencia del paciente con trasplante hepático[16,17], mientras que otros han obtenido resultados similares cuando utilizan injertos hepáticos > 60 años, e incluso > 70 y > 80 años[4,14,18,19].

La definición de injerto ideal es diferente a la de donante ideal, ya que el funcionamiento del injerto ideal puede alterarse por variables que aparecen después de la extracción multiorgánica, como el tiempo prolongado de isquemia fría o isquemia caliente, injertos parciales o de bipartición[11]. Los donantes se consideran marginales o con criterios ampliados si tienen algún riesgo de disfunción precoz del injerto o de fallo primario. El fallo primario del injerto se define como el requerimiento de un retrasplante durante los primeros 10 días postrasplante hepático o el fallecimiento del paciente debido al no funcionamiento del injerto, habiendo previamente descartado factores extrahepáticos, mientras que la disfunción precoz del injerto se define como la presencia de una de estas variables al 7º día del trasplante: bilirrubina ≥ 10 mg/dl, índice internacional normalizado (INR) > 1,6 y GOT y GPT > 2.000 UI/l[20].

Actualmente no hay una definición clara de donante hepático con criterios ampliados o marginal. Entre los factores más importantes de los donantes que pueden influir sobre el desarrollo de fallo primario o disfunción precoz del injerto en el receptor se han señalado: edad avanzada del donante

(> 70-80 años), hipernatremia > 155 mEq/l, macroesteatosis > 30 %, isquemia fría > 12 horas, paro cardíaco, obesidad, elevación de transaminasas, hipotensión y uso de fármacos inotrópicos, estancia prolongada en UCI > 5 días, donantes de asistolia controlada o no controlada, injertos de donante vivo o de bipartición hepática[1,6,21].

EDAD AVANZADA DEL INJERTO HEPÁTICO

El envejecimiento se caracteriza por un deterioro progresivo en las funciones, que reduce la capacidad de las células y los órganos para responder a los estímulos intrínsecos y extrínsecos. Los cambios funcionales desarrollados en el proceso de envejecimiento van a desembocar en alteraciones significativas en la práctica clínica.

Los cambios sintéticos, excretores y metabólicos de la función hepática se asocian a la edad y tienen, por lo tanto, una influencia clínica relevante[22]. Aunque el proceso de envejecimiento no causa la muerte, sí parece contribuir al inicio de las enfermedades, incluidas las hepatopatías[23].

Valoración y mantenimiento de los donantes de edad avanzada

Los cambios fundamentales en el hígado relacionados con la edad son la reducción de la masa hepática y del flujo sanguíneo. En población sana, el hígado supone el 2,5 % del peso total del cuerpo hasta los 50 años. Sin embargo, gradualmente, el hígado es cada vez más pequeño, de modo que a los 90 años representa alrededor del 1,6 % del peso total. Se observa asimismo un aumento en el volumen medio y mayor variación en el tamaño de las células hepáticas, descenso del número de hepatocitos y aumento del tamaño del núcleo celular y del volumen del ADN nuclear. Estos cambios morfológicos sugieren que con el envejecimiento los hepatocitos se hallan en estado hiperfuncionante posiblemente tratando de compensar su descenso en número absoluto[24].

No obstante, las principales diferencias con otros órganos y, por consiguiente, las mayores ventajas del hígado son el mantenimiento de una buena reserva funcional, de la capacidad regenerativa y del buen flujo sanguíneo, argumentos de peso para la utilización de los injertos hepáticos de edad avanzada para trasplante hepático[25,26]. Este descenso del volumen y del flujo sanguíneos asociado al envejecimiento (40-45 % a los 65 años) contribuye a una caída en el aclaramiento de muchos fármacos cuyas farmacocinéticas se han alterado con la edad[27]. La enfermedad aterosclerótica oclusiva de las ramas arteriales viscerales de la aorta (tronco celíaco y sus ramas, arterias mesentéricas y renales) se presenta en el 2,6 % de todos los casos y tiende a localizarse en las vertientes proximal o media del lecho arterial, siendo quirúrgicamente abordable, pero no en ocasiones cuando la aterosclerosis se sitúa en la vertiente o trayecto distal[28] donde la arteria hepática puede estar afectada[29,30].

La tasa global de síntesis de proteínas es < 37 % en personas de 69-91 años en comparación con personas de 20-23 años, y la síntesis hepática de los factores de coagulación presumiblemente empeora en pacientes añosos[24]. El envejecimiento tiene un efecto limitado sobre las funciones hepáticas, pero el efecto es más acusado en presencia de factores extrahepáticos[31], enfermedades o demandas metabólicas aumentadas ante las cuales la población envejecida tiene disminuida la capacidad de respuesta[24,25].

El 70-88 % de los donantes mayores de 70 años fallecen por enfermedad cerebrovascular[4,32,33]. Cuando se declara la muerte cerebral y se considera la donación hepática, el objetivo principal es el mantenimiento de la viabilidad de los órganos. Así, las medidas de protección del injerto hepático serán: reanimación cardiopulmonar en caso de paro cardíaco, mantenimiento de una circulación efectiva para prevenir la lesión de isquemia, terapia de la volemia para mantener una presión arterial sistólica o una presión venosa central < 10 cmH$_2$O, transfusión sanguínea cuando el hematócrito es < 25 %, oxigenación para mantener una presión arterial de oxígeno (PaO$_2$) de 70-100 mH$_2$O y una saturación de oxígeno del 95 %, prevención de la infección y mantenimiento de la normotermia y la diuresis > 1 ml/kg/hora. Una presión arterial sistólica de 80-100 mmHg, mantenida durante > 1 hora, es considerada por algunos autores como un criterio de donante marginal[4]. Algunos grupos definen como criterio de marginalidad una dosis de dopamina > 15 μg/kg/min[4,33]. El paro cardíaco durante un período de 15 minutos no influye significativamente sobre la disfunción o el fallo primario del injerto [34], aunque hay grupos que no utilizan los injertos hepáticos de los donantes septuagenarios que han presentado un paro cardíaco[35].

La estancia prolongada de los donantes en la UCI puede modificar la función hepática debido a las alteraciones hemodinámicas, hormonales y nutricionales y las producidas por los fármacos vasopresores[36]. Para algunos autores, las tasas de fallo primario y disfunción del injerto aumentan a partir de una estancia media en UCI > 3 días[37]. Más recientemente, se ha considerado que una estancia en UCI > 4 días constituye un criterio marginal debido a la asociación de una mayor tasa de lesión de preservación. Según varias series que han utilizado injertos hepáticos > 70 años, la estancia media en la UCI es > 3,5 días[4,19,32,33,38]. El mecanismo del efecto deletéreo de la hipernatremia (pico de Na > 155 mEq/l) sobre la función del injerto se piensa que es la inflamación celular y exacerbación de la lesión de isquemia-reperfusión[6]. La hipernatremia se asocia a una acusada disfunción del injerto[39], e incluso a una supervivencia del injerto significativamente < 1 mes[40]. No obstante, el sodio sérico del donante presenta valores normales en series en las que se han utilizado donantes > 70 años[32,33,35]. La elevación de enzimas hepáticas (GOT, GPT y γ-glutamiltransferasa [GGT]) en donantes puede reflejar un proceso de citólisis, colestasis, hipoperfusión debida a hipovolemia o paro cardíaco, y los niveles de enzimas hepáticas pueden alcanzar hasta 400 UI/l durante períodos cortos de asistolia o isquemia[41]. Se han considerado criterios marginales la presencia de valores de GOT > 150 UI/l, GPT > 170 UI/l y GGT > 100 UI/l en donantes > 70 años[4]. En estudios en los que se han utilizado injertos hepáticos de donantes > 70 años, los valores medios de GOT, GPT y GGT se hallan entre los límites normales[4,19,33,35]. En ausencia de enfermedad hepatobiliar, la presencia de hiperbilirrubinemia en el donante puede ser debida a hemólisis, y no se ha demostrado que la bilirrubina > 2 mg/dl se asocie a una menor supervivencia del injerto o una disfunción en comparación con valores menores de bilirrubina[42]. En varios trabajos publicados, los valores medios de bilirrubina de donantes > 70 años son de 0,7-0,95 mg/dl[4,32,33,35]. En series comparativas que analizaron donantes > 70 años, los parámetros de función hepática son más favorables en donantes añosos, un hallazgo que refleja la selección meticulosa de estos donantes[32,33] para neutralizar los riesgos asociados al proceso de envejecimiento[33].

En el proceso de evaluación de los donantes > 70 años se recomienda utilizar una ecografía para descartar enfermedades hepatobiliares benignas y malignas, esteatosis u otros tumores abdominales. Durante el proceso de extracción de órganos también es necesario explorar la cavidad abdominal para descartar tumores o abscesos. Se recomienda realizar una biopsia hepática en donantes octogenarios[26,32], así como en septuagenarios para excluir enfermedad hepática (esteatosis, colestasis, hepatitis o fibrosis).

La consideración de un injerto hepático como marginal en función de la edad avanzada ha cambiado en base a los mejores resultados por la experiencia acumulada relacionada con la selección y el mantenimiento de los donantes en UCI, selección de receptores y cuidados postoperatorios, emparejamiento entre donante y receptor, manejo anestésico, técnica quirúrgica e introducción de inmunosupresores más potentes.

Resultados de la utilización de injertos de edad avanzada

Se ha demostrado que la utilización de donantes septuagenarios[4,33,43], octogenarios[44,45] e incluso nonagenarios[15] es una alternativa segura, siempre que se lleven a cabo un mantenimiento y una selección cuidadosos de los donantes para aumentar el número de injertos hepáticos y así disminuir la mortalidad de los pacientes en lista de espera. La realidad es que los donantes > 70 años representan en España más del 30 % del total[46]. Se ha demostrado que con un adecuado emparejamiento entre el donante de edad avanzada y el receptor, la supervivencia del injerto y la del paciente son comparables con la de injertos de menor edad[47]. Antes de la introducción de los antivíricos de acción directa, la recurrencia del VHC era casi universal en los pacientes trasplantados por cirrosis-VHC con injertos de donantes > 60 años. El cambio ha sido radical con el tratamiento del VHC mediante los antivíricos de acción directa, ya que se ha conseguido una respuesta vírica sostenida postrasplante hepático del 96,8 % de los pacientes así tratados, lo cual hace posible utilizar libremente cualquier injerto hepático de cualquier edad en pacientes con cirrosis-VHC sin riesgo de recidiva[48]. Actualmente, los criterios generales para emplear injertos hepáticos > 80 años son evitar los injertos con aspecto macroscópico anormal, alteración moderada de las pruebas de función hepática, inestabilidad hemodinámica, estancia en UCI > 3 días, tiempo de isquemia fría > 9 horas, macroesteatosis > 25-30% o fibrosis en la biopsia pretrasplante y aterosclerosis de la arteria hepática o gastroduodenal[19,44,45]. La utilización de los injertos octogenarios debe realizarse en receptores > 50 años, evitándose en pacientes con factores de riesgo como mala función hepática, MELD (modelo para el estadio final de la enfermedad hepática) > 24 y cirugías previas[44,45]. Los injertos hepáticos octogenarios son muy sensibles a la isquemia, por lo que debe prevenirse mediante la disminución de los factores de riesgo como la inestabilidad hemodinámica, la estancia en UCI y el tiempo de isquemia fría prolongados y la macroesteatosis[18,45]. Otra medida que puede reducir la lesión de isquemia-reperfusión asociada a colangiopatía isquémica es la utilización de soluciones de preservación de baja viscosidad (soluciones de histidina-triptófano-cetoglutarato [HTK], Celsior® y del Instituto George López [IGL-1]) por su mejor perfusión del plexo peribiliar[45,49]. La alteración de la función hepática asociada a la lesión de isquemia-reperfusión suele normalizarse al cabo de 1 mes del trasplante hepático en receptores de donantes octogenarios[15,32,33]. En un reciente metaanálisis de series de donantes octogenarios, la incidencia de complicaciones biliares, pero no la de fallo primario del injerto ni de retrasplante, fue superior en comparación con los receptores de donantes < 80 años[50], en contraste con nuestra experiencia, en la que se constató que la incidencia de complicaciones biliares era inferior entre los receptores de 80 años en comparación con los < 65 años[45].

TIEMPO DE ISQUEMIA FRÍA

El tiempo prolongado de isquemia fría del hígado ocasiona una lesión microvascular llamada lesión de isquemia-reperfusión que puede evolucionar a disfunción precoz o fallo primario del injerto y aumentar la tasa de rechazo y la morbilidad. La lesión de isquemia-reperfusión del hígado se desarrolla en cuatro estadios: en el donante, durante la preservación en frío, en el recalentamiento y en la reperfusión. La incidencia y el grado de lesión de isquemia-reperfusión se deben a varios factores: edad > 60 años e historia médica del donante, estancia prolongada en UCI, ingesta etílica, consumo de drogas, inestabilidad hemodinámica después de la muerte cerebral, hipotensión, dosis altas de fármacos inotrópicos, tiempo prolongado de isquemia y traumatismo quirúrgico durante la extracción de órganos[6]. Los injertos hepáticos de donantes mayores y/o con esteatosis son más sensibles a la isquemia, desarrollando lesión de isquemia-reperfusión que se manifiesta por un patrón colestásico después del trasplante hepático[32,51].

En series que compararon donantes menores y mayores de 65 años no se constató un impacto significativo de la edad del donante o el tiempo de isquemia fría (inferior o superior a 8 horas) sobre la incidencia de lesión de isquemia-reperfusión, función hepática a corto plazo y supervivencia del paciente y del injerto a 1 año[52]. Por lo tanto, el tiempo de isquemia fría de los donantes añosos y, en general, de los donantes con criterios ampliados debe mantenerse lo más corto posible para conseguir una buena función postrasplante hepático[4,11,32,33,53], específicamente entre 5 y 8 horas en series de donantes septuagenarios[19,33,35,38]. Los injertos añosos con tiempos de isquemia fría > 8 horas presentan mayor riesgo de fallo primario, siendo el doble cuando el tiempo de isquemia fría es > 12 horas[54]. La prolongación del tiempo de isquemia caliente aumenta la lesión de isquemia fría y, consecuentemente, empeora la función hepática postrasplante hepático. Se han descrito efectos deletéreos sobre la supervivencia del injerto cuando el tiempo de isquemia caliente es > 45 minutos[55], pero habitualmente la mayoría de las series de donantes > 70 años refieren un tiempo de isquemia caliente medio de 45-65 minutos[4,33,35,38]. Con la utilización de la máquina de perfusión oxigenada hipotérmica en injertos hepáticos de donantes con muerte cerebral con criterios ampliados se ha conseguido una reducción de la lesión de isquemia y una mejora de los resultados en trasplante hepático en comparación con el mantenimiento frío estático del injerto[56].

ESTEATOSIS HEPÁTICA

El hígado se considera esteatósico cuando el contenido de lípidos supera el 5 % del peso corporal, siendo la incidencia de los donantes hepáticos del 9-26%[57,58]. Se considera microesteatosis cuando el citoplasma del hepatocito está ocupado por múltiples vacuolas, y macroesteatosis cuando una gran vacuola reemplaza la mayor parte del citoplasma y desplaza el núcleo del hepatocito[59]. La esteatosis es más frecuente entre los donantes añosos, y se atribuye a ingesta etílica, obesidad, malnutrición y diabetes[60,61]. La esteatosis se clasifica en leve (< 30 %), moderada (30-60 %) o grave (> 60 %)[60]. Los injertos esteatósicos son más propensos al desarrollo de lesión de isquemia-reperfusión. La experiencia del cirujano es de suma importancia para sospechar o reconocer la esteatosis durante la extracción multiorgánica, que debe ser confirmada por biopsia hepática. En nuestra experiencia, hemos observado una alta tasa de esteatosis en donantes > 60 años a expensas de macroesteatosis[33]. Los injertos hepáticos con cualquier porcentaje de microesteatosis pueden utilizarse de forma segura, ya que el riesgo de disfunción precoz no afecta a la supervivencia del paciente o del injerto, aunque es aconsejable utilizar tiempos cortos de isquemia fría[61]. Se ha confirmado que la combinación de un índice de masa corporal elevado, aumento de GPT, diabetes de tipo 2, antecedente de consumo importante de alcohol y signos ecográficos de esteatosis > 30 % puede identificar una macroesteatosis > 30 %[62]. Los resultados del trasplante hepático con injertos macroesteatósicos < 30 % son similares a los obtenidos con injertos no esteatósicos, siempre que se descarten otros factores de riesgo añadidos del donante o del receptor[6]. El implante de un injerto hepático con macroesteatosis > 30 % precipitará una lesión grave de isquemia-reperfusión y sitúa al paciente en riesgo aumentado de disfunción precoz del injerto, fallo primario y menor supervivencia del paciente y del injerto[57,60,61,63,64]. La utilización de injertos con macroesteatosis moderada se asocia al 35 % de disfunción precoz del injerto y fallo primario del 15 %[11]. En una serie reciente utilizando injertos hepáticos con macroesteatosis grave se concluyó que dichos injertos se deben trasplantar solo en pacientes seleccionados con buena función hepática pretrasplante hepático (p. ej., colangitis esclerosante) y MELD, favorable evitando los injertos por muerte circulatoria[65]. En todas las series de trasplante hepático con injertos octogenarios se evita la utilización de hígados con macroesteatosis > 30 %[66].

TRASPLANTE HEPÁTICO EN DOMINÓ

El trasplante hepático en dominó utiliza el hígado explantado del primer receptor de trasplante hepático como donante de un segundo receptor, en cuyo caso el injerto donante estándar propicia la realización de dos trasplantes hepáticos. Los injertos dominó proceden de pacientes con polineuropatía amiloidótica familiar, una enfermedad autosómica dominante que produce un trastorno multisistémico caracterizado por una neuropatía progresiva periférica y autónoma debida a depósitos neurales y sistémicos de amiloide[67]. La polineuropatía amiloidótica familiar portuguesa es la forma más frecuente y está causada por la mutación de la proteína transtirretina, que induce la agregación en fibrillas de amiloide que se acumulan en el corazón, los riñones y el sistema nervioso central, manifestándose por cardiomiopatía, fallo renal y neuropatía periférica y autónoma[68]. Más del 95 % de la transtirretina se produce en el hígado, siendo el trasplante hepático curativo para la polineuropatía amiloidótica familiar[69].

Los pacientes ideales para trasplante hepático con injerto en dominó son los que por su situación clínica no pueden permanecer mucho tiempo en lista de espera, pacientes mayores (> 60 años) con escasa probabilidad de desarrollar una enfermedad metabólica *de novo*[70]. Según el registro de trasplante hepático en dominó, las principales indicaciones de utilización de donantes dominó son los tumores hepáticos, la cirrosis por VHC y VHB y la cirrosis etílica[71].

El injerto hepático del paciente con polineuropatía amiloidótica familiar puede extraerse con la vena cava (técnica clásica) o sin ella *(piggy-back)*, requiriendo a veces reconstrucciones venosas complejas. No obstante, se trata de injertos hepáticos de buena calidad, con función hepática adecuada, tiempo corto de cirugía e isquemia caliente con características similares a las de un donante vivo, pudiendo incluso utilizarse para bipartición. En la serie más amplia de trasplante hepático en dominó (335 trasplantes hepáticos por polineuropatía amiloidótica familiar) la incidencia de esta *de novo* fue del 16,4 %, iniciándose los síntomas, típicamente dolor neuropático y pérdida de sensibilidad, a los 105 meses (44-158) del trasplante hepático[71].

LESIONES TRAUMÁTICAS HEPÁTICAS

Los donantes que presentan traumatismo hepático leve-moderado pueden utilizarse sin que esto influya desfavorablemente sobre la supervivencia del receptor, aunque si el traumatismo es grave la incidencia de fallo primario es alta[72]. Un injerto con isquemia parcial puede usarse, pero no si presenta isquemia generalizada. A veces, las lesiones vasculares hiliares, suprahepáticas o de vena cava pueden repararse y utilizar el injerto para trasplante hepático.

INJERTOS HEPÁTICOS CON TUMORES BENIGNOS

El hallazgo en el donante de un quiste hidatídico calcificado en el hígado, no comunicado con la vía biliar y, por lo tanto, sin riesgo de transmitir una infección no es una contraindicación para su utilización para trasplante hepático. Antes de su implante debe realizarse en banco una quistoperiquistectomía total cerrada. Tanto en nuestro caso publicado[73] como en otros dos practicados con posterioridad no se presentaron complicaciones relacionadas con la hidatidosis. Asimismo, se ha referido la enucleación en banco de un hemangioma cavernoso de 10 × 8 × 8 cm en un injerto hepático con posterior implante y evolución sin complicaciones[74].

DONANTES DE ÓRGANOS CON ANTECEDENTES DE TUMOR

Debido a la escasez de órganos para trasplante, los donantes con antecedentes de tumor deben ser evaluados para aumentar el *pool* de injertos; están contraindicados de manera absoluta los donantes que presentan un tumor activo o metastásico por el inaceptable riesgo de transmisión tumoral. En un estudio de la *Organ Procurement and Transplantation Network/United Network for Organ Sharing* (OPTN/UNOS) sobre 39.455 donantes con muerte cerebral, el antecedente de tumor antes del trasplante se evidenció en 1.069 donantes, con los que se realizó un total de 2.508 trasplantes, de los cuales 891 fueron de hígado. Los antecedentes tumorales más frecuentes fueron: tumor de piel no melanoma (n = 776), tumores de sistema nervioso central (n = 642), carcinoma de cérvix uterino (n = 336), melanoma (n = 140), mama (n = 126), ovario (n = 75), próstata (n = 66) y endometrio uterino (n = 65)[75].

Si se efectúa una evaluación cuidadosa del donante y del receptor, el riesgo de transmisión del tumor suele ser bajo, del 0,03-0,06 %, y se establece el diagnóstico del tumor transmitido al receptor durante el primer año del trasplante hepático en el 78 % de los casos[76]. El bajo riesgo de transmisión tumoral debe considerarse contra el importante beneficio de conseguir más injertos para trasplantar los pacientes en lista de espera de trasplante hepático[77]. Asimismo, los pacientes con trasplante hepático de donantes con cáncer deben seguirse minuciosamente por el riesgo potencial de transmisión tumoral[76]. No obstante, aunque el riesgo de transmisión tumoral es bajo, existe una tasa de mortalidad del 38 % cuando esto se produce[78].

MUERTE CEREBRAL POR ENVENENAMIENTO O INTOXICACIÓN

Actualmente no existe un consenso respecto a la utilización para trasplante de los órganos procedentes de donantes fallecidos por envenenamiento, y la mayoría de los trabajos publicados corresponden a casos únicos[79].

La muerte cerebral por envenenamiento es causada por diversas sustancias tóxicas, como uso de múltiples drogas simultáneas, metadona, metanfetamina, tramadol, opio, metanol, monóxido de carbono, barbitúricos, fosfatos orgánicos, benzodiazepinas y antidepresivos tricíclicos, polietilenglicol, etc.[79-81]. La evaluación de estos donantes puede dar lugar a la disposición de injertos hepáticos, cardíacos y renales para trasplante, como en una serie multicéntrica de 16 donantes fallecidos por envenenamiento por metanol, con los que se trasplantaron 38 pacientes (29 renales, 5 hepático y 4 cardíacos), consiguiendo supervivencias similares que con otros órganos de causas diferentes de fallecimiento. Los autores concluyeron que, aunque el metanol es un tóxico que se distribuye por todos los sistemas y vísceras del organismo del donante y tiende a causar acidosis metabólica, no transfiere la intoxicación metanólica al receptor[80]. En una serie reciente de 115 donantes con muerte encefálica por envenenamiento por las sustancias referidas, después de descartar los donantes con inestabilidad hemodinámica y con biopsia hepática patológica, se utilizó el hígado en 74 pacientes, con una supervivencia postrasplante hepático similar a 5 años al comparar con otro grupo igual de pacientes trasplantados con injertos de donantes fallecidos por traumatismo cerebral (80 % y 82,5 %, respectivamente)[81].

REUTILIZACIÓN DE INJERTOS HEPÁTICOS

Los injertos hepáticos implantados en receptores que posteriormente presentaron muerte cerebral postrasplante hepático pueden ser extraídos y reutilizados para trasplante en un segundo receptor, donde seguirán funcionando adecuadamente, sobre todo si se tienen en cuenta una serie de normas y cuidados: compatibilidad AB0, isogrupo y pruebas cruzadas donante-receptor negativas, cultivos y serología vírica negativos. Asimismo, de nuestros 3 casos realizados, los donantes no superaban los 40 años de edad, el tiempo de isquemia era < 5 horas y el período de implante entre el primero y el segundo receptores no superó las 5 horas[82]. Igualmente, se ha comunicado la utilización de dos injertos hepáticos procedentes de receptores de corazón y riñón, respectivamente, que habían fallecido por hemorragia cerebral a los 8 meses y a los 4 años de sus respectivos trasplantes[83].

DONANTES CON SEROLOGÍA VHC POSITIVA

En Europa y Estados Unidos, aproximadamente el 5 % de todos los potenciales donantes presentan positividad de anticuerpos para el VHC, y la mitad de estos donantes son positivos para el ARN del VHC mediante la reacción en cadena de la polimerasa (PCR)[7]. Los injertos VHC-ARN+ sin inflamación grave o fibrosis se han utilizado en receptores con enfermedad relacionada con el VHC, y se han comunicado en la literatura científica los mismos resultados en cuanto a supervivencia del paciente o del injerto y tasa de recidiva del VHC al comparar con pacientes trasplantados con injertos con serología VHC− [84]. Sin embargo, los resultados han cambiado drásticamente desde que se inició el tratamiento con los antivíricos de acción directa, ya que los injertos VHC+ con viremia se han trasplantado en receptores VHC+ sin viremia[85] o incluso en receptores VHC−, avalando estos resultados la utilización de injertos VHC+ en receptores VHC+ o VHC− tratados con antivíricos de acción directa[86]. Más recientemente, se ha demostrado que los injertos hepáticos sin límite de edad pueden trasplantarse en receptores VHC+ sin riesgo de recidiva vírica, siempre que sean tratados con antivíricos de acción directa, antes o después del trasplante hepático[48].

REFERENCIAS BIBLIOGRÁFICAS

1. Feng S, Goodrich NP, Bragg-Gresham JL et al. Characteristics associated with liver graft failure: the concept of a donor risk index. Am J Transplant 2006; 6: 783-90.
2. Dossier del Registro Español de Trasplante Hepático 2017 (ONT) (Disponible en: http://www.ont.es).
3. Strasberg SM, Howard TK, Molmenti EP, Hertl M. Selecting the donor liver: risk factors for poor function after orthotopic liver transplantation. Hepatology 1994; 20: 829-38.
4. Emre S, Schwartz ME, Altaca G et al. Safe use of hepatic allograft from donors older than 70 years. Transplantation 1996; 62: 62-5.
5. Ureña MAG, Colina F, Moreno E et al. Assessing risk of the use of livers with macro and microsteatoosis in a liver transplant program. Transplant Proc 1998; 30: 3288-91.
6. Busuttil RW, Tanaka K. The utility of marginal donors in liver transplantation. Liver Transplant 2003; 9: 651-63.
7. López-Navidad A, Caballero F. Extended criteria for organ acceptance. Strategies for achieving organ safety and for increasing organ pool. Clin Transplant 2003; 17: 308-24.
8. Yersiz H, Renz JF, Farmer DG, Hisatake GM, McDiarmid SV, Busuttil RW. One-hundred in situ split-liver transplantation: a single center experience. Ann Surg 2003; 238: 496-505.
9. Renz JF, Kin C, Kinkhabwala M et al. Utilization of extended donor criteria liver allografts maximizes donor use and patient access to liver transplantation. Ann Surg 2005; 242: 556-65.
10. Bernat JL, D'Alessandro AM, Port FK et al. Report of a National Conference on donation after cardiac death. Am J Transplant 2006; 6: 281-91.
11. Durand F, Renz JF, Alkofer B et al. Report of the Paris Consensus Meeting on expanded criteria donors in liver transplantation. Liver Transpl 2008; 14: 1694-1707.
12. Organ match characteristics. Criteria for expanded liver donors. Disponible en: https://www.eurotransplant.org>organ-match-characteristics
13. Cescon M, Grazi GL, Ercolani G et al. Long-term survival of recipients of liver grafts from donors older than 80 years: is it achievable? Liver Transpl 2003; 9: 1174-80.
14. Anderson CD, Vachharajani N, Doyle M et al. Advanced donor age alone does not affect patient or graft survival after liver transplantation. J Am Coll Surg 2008; 207: 847-52.
15. Caso Maestro Ó, Justo Alonso I, Marcacuzco Quinto A et al. Expanding donor age in liver transplantation using liver grafts from nonagenarian donors. Clin Transplant 2022; 36: e14684.
16. Hoofnagle JH, Lombardero M, Zetterman RK et al. Donor age and outcome of liver transplantation. Hepatology 1996; 24: 89-96.
17. Busquets J, Xiol X, Figueras J et al. The impact of donor age on liver transplantation: influence of donor age on early liver function and on subsequent patient and graft survival. Transplantation 2001; 71: 1765-71.
18. Segev DR, Maley WR, Simpkins CE et al. Minimizing risk associated with elderly liver donors by matching to preferred recipients. Hepatology 2007; 46: 1907-18.
19. Cescon M, Grazi GL, Cucchetti A et al. Improving the outcome of liver transplantation with very old donors with updated selection and management criteria. Liver Transpl 2008; 14: 672-9.
20. Olthoff KM, Kulik L, Samstein B et al. Validation of a current definition of early allograft dysfunction in liver transplant recipients and analysis of risk factors. Liver Transpl 2010; 16: 943-9.
21. Cameron AM, Ghobrial RM, Yersiz H et al. Optimal utilization of donor grafts with extended criteria. A single-center experience in over 1000 liver transplants. Ann Surg 2006; 243: 748-55.
22. Mooney H, Roberts R, Cooksley WGE, Halliday JW, Powell LW. Alterations in the liver with ageing. Clin Gastroenterol 1985; 14: 757-71.
23. Schmucker DL. Age-related changes in liver structure and function: implications for disease? Exp Gerontol 2005; 40: 650-9.
24. James OFW. Gastrointestinal and liver function in old age. Clin Gastroenterol 1983; 12: 671-89.
25. Winne HA, James OFW. The ageing liver. Comentary. Age Ageing 1990; 19: 1-3.
26. Jiménez C, Moreno E, Colina F et al. Use of octogenarian livers safely expands the donor pool. Transplantation 1999; 68: 572-6.
27. Winne HA, Cope LH, Mutch E, Rawlins MD, Woodhouse KW, James OFW. The effect of age upon liver volume and apparent liver blood flow in healthy man. Hepatology 1989; 9: 297-301.
28. DeBakey ME, Lawrie GM, Glaeser DH. Patterns of atheroesclerosis and their surgical significance. Ann Surg 1985; 101: 115-31.
29. Sato T, Miwa T, Tauchi H. Age changes in the human liver of the different races. Gerontología 1970; 16: 368-80.
30. Findor J, Pérez V, Igartua EB, Giovanetti M, Fiovaranti N. Structure and ultrastructure of the liver in aged persons. Acta Hepatogastroenterol 1973; 20: 200-4.
31. Popper H. Cwoming of age. Hepatology 1985; 5: 1224-6.
32. Nardo B, Massetti M, Urbani L et al. Liver transplantation from donors aged 80 years and over: pushing the limits. Am J Transplant 2004; 4: 1139-47.
33. Jiménez-Romero C, Clemares-Lama M, Manrique-Municio A et al. Long-term results using old liver grafts for transplantation: sexagenarian versus liver donors older than 70 years. World J Surg 2013; 37: 2211-21.
34. Busuttil RW, Shaked A, Millis JM et al. One thousand liver transplants. The leasons learned. Ann Surg 1994; 219: 490-9.
35. Darius T, Monbaliu D, Jochmans I et al. Septuagenarian and octogenarian donors provide excellent liver grafts for transplantation. Transplant Proc 2012; 44: 2861-7.
36. Novitzky D, Cooper DKC, Wicomb WN. Endocrine changes and metabolic responses. Transplant Proc 1988; 20 (Suppl 7): 33-8.
37. Greig PD, Forster J, Superina RA et al. Donor-specific factors predict graft function following liver transplantation. Transplant Proc 1990; 22: 2072-3.
38. Lai Q, Melandro F, Sandri GBL et al. Use of elderly donors for liver transplantation: has the limit been reached? J Gastrointest Liver Dis 2011; 20: 383-387.
39. Avolio AW, Agnes S, Magalini SC, Foco M, Castagneto M. Importance of donor blood chemistry data (AST, serum sodium) in predicting liver transplant outcome. Transplant Proc 1991; 23: 2451-2.
40. Figueras J, Busquets J, Grande L et al. The deleterious effect of donor high plasma sodium and extended preservation in liver transplantation. Transplantation 1996; 61: 410-3.
41. Klintmalm GBC. The liver donor: especial considerations. Transplant Proc 1988; 20 (Suppl 7): 9-11.
42. Mor E, Klintmalm GB, Gonwa TA et al. The use of marginal donors for liver transplantation. Transplantation 1992; 53: 383-6.
43. Caso O, Jiménez C, Justo I et al. Analyzing predictors of graft survival in patients undergoing liver transplantation with donors aged 70 years and over. World J Gastroenterol 2018; 24: 5391-402.
44. Ghinolfi D, Marti J, De Simone P et al. Use of octogenarian donors for liver transplantation: a survival analysis. Am J Transplant 2014; 14: 2062-71.
45. Jiménez-Romero C, Cambra F, Caso O et al. Octogenarian liver grafts: is their use for transplant currently justified? World J Gastroenterol 2017; 23: 3099-110.
46. Actividad de donación y trasplante hepático en España. Año 2023. Disponible en: https://www.ont.es/wp-content/uploads/2024/03/DONACION-Y-TRASPLANTE-HEPATICO-2023.pdf
47. Haugen CE, Thomas AG, Garonzik-Wang J et al. Minimizing risk associated with older liver donors by matching to preferred recipients: a national registry and validation study. Transplantation 2018; 102: 1514-9.
48. Jiménez-Romero C, Justo I, Marcacuzco A et al. Safe use of livers from deceased donors older than 70 years in recipients with HCV cirrhosis treated with direct-action antivirals. Retrospective cohort study. Int J Surg 2021; 91: 105981.
49. Heidenhain C, Pratschke J, Puhl G et al. Incidence and risk factors for ischemic-type biliary lesions following orthotopic liver transplantation. Transpl Int 2010; 23: 14-22.
50. Dogamala P, Takagi K, Ijzermans JN, Polak WG. Grafts from selected donors over 80 years old can safely expand the number of liver transplants: a systematic review and meta-analysis. Transplant Rev 2019; 33: 209-18.
51. Yersiz H, Shaked A, Olthoff K et al. Correlation between donor age and the pattern of liver graft recovery after transplantation. Transplantation 1995; 60: 790-4.
52. Martins PN, Chang S, Mahadevapa B, Martins AB, Sheiner P. Liver grafts from selected older donors do not have significantly more ischemia reperfusion injury. HPB (Oxford) 2011; 13: 212-20.
53. Gao Q, Mulvihill MS, Scheuermann U et al. Improvement in liver transplantation from older donors. A US National Analysis. Ann Surg 2019; 270: 333-9.
54. Cassuto JR, Patel SA, Tsoulfas G, Orloff MS, Abt PL. The cumulative effects of cold ischemia time and older donor age on liver graft survival. J Surg Res 2008; 148: 38-44.
55. Ghobrial RM, Gornbein J, Steadman R et al. Pretransplant model to predict posttransplant survival in liver transplant patients. Ann Surg 2002; 236: 315-22.

56. Czigany Z, Pratschke J, Fronek J et al. Hypothermic oxigenated machine perfusion reduces early allograft injury and improves post-transplant outcomes in extended criteria donation liver transplantation from donation after brain death. Results from a multicenter randomized controlled trial (HOPE ECD-DBD). Ann Surg 2021; 274: 705-12.
57. Markin RS, Wisecarver JL, Radio SJ et al. Frozen section evaluation of donor livers before transplantation. Transplantation 1993; 56: 1403-9.
58. Karayalcin K, Mirza DF, Harrison RF et al. The role of dynamic and morphological studies in the assessment of potential liver donors. Transplantation 1994; 57: 1323-7.
59. Nativ NI, Maguire TJ, Yarmush G et al. Liver defatting: an alternative approach to enable steatotic liver transplantation. Am J Transplant 2012; 12: 3176-83.
60. D'Alessandro AM, Kalayoglu M, Sollinger HW et al. The predictive value of donor liver biopsies for the development of primary nonfunction after orthotopic liver transplantation. Transplantation 1991; 51: 157-63.
61. García-Ureña MA, Colina F, Moreno E et al. Hepatic steatosis in liver transplant donors: common feature of donor population? World J Surg 1998; 22: 837-44.
62. Cucchetti A, Vivarelli M, Ravaioli M et al. Assessment of donor steatosis in liver transplantation: is it possible without liver biopsy? Clin Transplant 2009; 23: 519-24.
63. Moreno C, Jiménez C, Moreno E et al. Disfunción primaria del injerto en el trasplante hepático ¿Es posible predecir esta complicación? Rev Esp Enferm Dig 1999; 91: 401-10.
64. Verran D, Kusyk T, Painter D et al. Clinical experience gained from the use of 120 steatotic donor livers for orthotopic liver transplantation. Liver Transpl 2003; 9: 500-5.
65. Deroose JP, Kazemier G, Zondervan P, Ijzermans JNM, Metselaar HJ, Alwayn PJ. Hepatic steatosis is not always a contraindication for cadaveric transplantation. HPB (Oxford) 2011; 13: 417-25.
66. Jiménez-Romero C, Caso Maestro O, Cambra Molero F et al. Using old liver grafts for liver transplantation: where are the limits? World J Gastroenterol 2014; 20: 10691-702.
67. Monteiro E, Freire A, Barroso E. Familial amyloid polyneuropathy and liver transplantation. J Hepatol 2004; 41: 188-94.
68. Ando Y, Nakamura M, Araki S. Transthiretin-related familial amyloidotic polyneuropathy. Arch Neurol 2005; 62: 1057-62.
69. Ericzon BG, Wilczek HE, Larsson M et al. Liver transplantation for hereditary transthyretin amyloidosis: after 20 years still the best therapeutic alternative? Transplantation 2015; 99: 1847-54.
70. Wilczek HE, Larsson M, Yamamoto S, Ericzon BG. Domino liver transplantation. J Hepatobiliary Pancreat Surg 2008; 15: 139-48.
71. Marques HP, Barros I, Li J, Murad SD, di Benedetto F. Current update in domino liver transplantation. Int J Surg 2020; 82: 163-8.
72. Avolio AW, Agnes S, Chirico AS et al. Successful transplantation of an injured liver. Transplant Proc 2000; 32: 131-3.
73. Jiménez C, Moreno E, García I et al. Successful transplantation of a liver graft with a calcified hydatid cyst after back-table resection. Transplantation 1995; 60: 883-4.
74. Mor E, Boccagni P, Thung SN et al. Backtable resection of a giant cavernous hemangioma in a donor liver. Transplantation 1995; 60: 616-7.
75. Kauffman HM, Cheikh WS, McBride MA, Cheng Y, Hanto DW. Deceased donors with a past history of malignancy. An organ procurement and transplantation network/united network for organ sharing update. Transplantation 2007; 84: 272-4.
76. Eccher A, Girolami I, Marletta S et al. Donor-transmitted cancers in transplanted livers: analysis of clinical outcomes. Liver Transpl 2021; 27: 55-66.
77. Benkö T, Hoyer DP, Saner FH, Treckmann JW, Paul A, Radunz S. Liver transplantation from donors with a history of malignancy: a single-center experience. Transplantat Direct 2017; 3: e224.
78. Kauffman HM, McBride MA, Cheikh WS et al. Transplant tumor registry: donors with central nervous system tumors. Transplantation 2002; 73: 579.
79. Matar AJ, Magliocca JF, Kitchens WH. Successful liver transplantation from a deceased donor after ethylene glycol ingestion: a case report and review of the literature of organ donation from poisoned donors. Transplant Proc 2022; 54: 128-34.
80. López-Navidad A, Caballero F, González-Segura C, Cabrer C, Frutos MA. Short- and long-term success of organs transplanted from acute methanol poisoned donors. Clin Transplant 2002; 16: 151-62.
81. Mojtabaee M, Ghorbani F, Nikeghbalian S, Fischer-Fröhlich CL, Sadegh-Beigee F. Liver procurement from poisoned donors: a survival study. Exp Clin Transplant 2020; 3: 334-8.
82. Moreno E, Gómez R, González-Pinto I et al. Reuse of liver grafts after early death of the first recipient. World J Surg 1996; 20: 309-13.
83. Arvieux C, Cornforth B, Gunson B et al. Use of grafts procured from organ transplant recipients. Transplantation 1999; 67: 1074-6.
84. Berenguer M. Risk of extended criteria donors in hepatitis C virus-positive recipients. Liver Transpl 2008; 14 (Suppl 2): S45-50.
85. Kwong A, Wall A, Melcher M et al. Liver transplantation for hepatitis C virus (HCV) non-viremic recipients with HCV viremic donors. Am J Transplant 2019; 19: 1380-7.
86. Cotter TG, Paul S, Sandikci B et al. Increasing utilization and excellent initial outcomes following liver transplant of hepatitis C virus (HCV)-viremic donors into HCV-negative recipients: outcomes following liver transplant of HCV-viremic donors. Hepatology 2019; 69: 2381-95.

 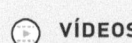 VÍDEOS

Trasplante hepático con injertos de donantes en muerte circulatoria no controlada

8

I. Justo Alonso, A. Marcacuzco Quinto, Ó. Caso Maestro, A. Manrique Municio, Á. García-Sesma, J. Calvo Pulido, E. Moreno González y C. Jiménez Romero

INTRODUCCIÓN

El trasplante hepático es el tratamiento de elección para los pacientes con insuficiencia hepática terminal, enfermedades hepáticas fulminantes y ciertas enfermedades metabólicas. Sin embargo, el número de donaciones hepáticas no es suficiente para tratar a todos los pacientes que lo necesitan. En España, alrededor del 2,8 % de los candidatos a trasplante hepático fallecen en lista de espera, mientras que hasta el 9,5 % de los pacientes salen de lista de espera por empeoramiento clínico que impide el trasplante o por progresión de su enfermedad de base[1].

Con la intención de mitigar esta carestía de injertos y para disminuir la mortalidad en lista de espera, muchos equipos han propuesto la utilización de donantes con criterios ampliados, también llamados donantes marginales o subóptimos, para aumentar el total de injertos hepáticos para trasplante[2-7]. Entre el grupo de donantes con criterios ampliados se incluyen los donantes en muerte circulatoria, que ya representan el 26,7 % de todas las donaciones en España en 2021[1].

La muerte circulatoria es aquella definida por el cese de circulación periférica, en ausencia de pulsos periféricos y presión arterial[8]. Asimismo, la donación en muerte circulatoria puede ser controlada o de tipo III o no controlada o de tipo II. Existe controversia respecto a si los resultados actuales de la donación en muerte circulatoria justifican su equiparación con la donación en muerte encefálica, y se puede considerar, fuera del contexto de marginalidad[9], especialmente con el empleo cada vez más común de la perfusión regional normotérmica o circulación normotérmica extracorpórea (NECMO)[10].

Sin embargo, la donación en muerte circulatoria no controlada se considera claramente un criterio de marginalidad, debido a la elevada presión isquémica a la que se someten estos injertos. De hecho, hoy por hoy, no se acepta la donación en muerte circulatoria no controlada tipo I, en la que se desconoce el momento exacto del paro cardíaco del donante[11].

La donación en muerte circulatoria no controlada crece en el soporte que le da la NECMO para el mantenimiento de la perfusión abdominal del donante y la posibilidad de evaluación de su viabilidad con controles analíticos y medición de flujos, desde las primeras experiencias pioneras hasta la actualidad[12-15].

La donación en muerte circulatoria no controlada se define como la donación procedente de un paciente que ha sufrido un paro cardiorrespiratorio presenciado fuera de un centro hospitalario, en el que las maniobras de reanimación cardiopulmonar (RCP) resultaron inútiles. Este tipo de donación requiere un esfuerzo enorme desde los servicios de asistencia extrahospitalarios hasta el personal hospitalario, personal de la unidad de cuidados intensivos (UCI), de la coordinación de trasplante y de los cirujanos de trasplante[15]. Este hecho ha condicionado su baja difusión entre los equipos de trasplante, y determinado que solo se emplee en centros con una importante presión de lista de espera, ya que el aprovechamiento último de estos donantes ronda el 13 %, con unas altas tasas de fallo primario del injerto y de colangiopatía isquémica. Por ello, la experiencia mundial con este tipo de donación está limitada actualmente a unos pocos centros en España, Italia y Francia[12,13,15-20] (**Tabla 8-1**).

PROTOCOLO DE ACTUACIÓN

El protocolo de donación en muerte circulatoria no controlada del Hospital 12 de Octubre de Madrid se realizó en 2005[17] y es similar a otros previamente publicados en España[12,13]. Después de un paro cardíaco no recuperado (en España suelen intentarse maniobras de reanimación durante al menos 30 minutos, antes de declararla ineficaz), el servicio médico de emergencias extrahospitalarias acude a la escena para después continuar con las maniobras de RCP empleando un sistema de cardiocompresión mecánico (LUCAS) e intubación endotraqueal. El paciente es trasladado hasta la UCI de nuestro hospital y, de acuerdo con la ley española, se confirma el fallecimiento por la ausencia de función car-

Tabla 8-1. Resultados globales de la donación en muerte circulatoria no controlada publicados

Autor	Centro	Año	Nº	Supervivencia del injerto (%)	Fallo primario del injerto (%)	Trombosis de la arteria hepática (%)	Complicación biliar (%)
Otero	A Coruña	2004	20	Global: 83	25		30 frente a 8
Fondevila	Barcelona	2007	10	1 año: 50	10		10
Suárez	A Coruña	2008	27	5 años: 49	18	3,6	41,7 frente a 16,8 CI: 25
Jiménez-Galanes	Madrid	2009	20	1 año: 80	10	0	CI: 5
Savier	Francia	2015	13	1 año: 69	23	8	CI: 8
Hessheimer	Barcelona	2016	40	1 año: 70	8		CI: 7
CI: cardiopatía isquémica.							

díaca y respiración espontánea (después del paro del sistema de cardiocompresión) durante al menos 5 minutos. Una vez confirmado el deceso, se reinician el sistema de cardiocompresión mecánica y la ventilación mecánica del potencial donante. En España se permite la canulación de los vasos del donante y el comienzo de la NECMO, así como la anticoagulación del donante con heparina, sin el consentimiento de la familia o de un juez.

Se suele realizar la canulación femoral por una incisión longitudinal bilateral. La arteria y la vena femorales derechas habitualmente se emplean para las cánulas de entrada y salida de la NECMO, mientras que la arteria femoral izquierda se utiliza para la colocación del balón de Fogarty, por encima de la salida del tronco celíaco, para evitar la perfusión de las estructuras torácicas y cefálicas y limitar la circulación de NECMO a la cavidad abdominal (**Fig. 8-1**).

Dichas maniobras aseguran una adecuada perfusión del hígado y de los riñones del donante y, por consiguiente, su utilización para un potencial trasplante. Una vez con el circuito de la NECMO establecido, los coordinadores de trasplante intentan contactar con la familia del donante u obtener permiso del juez de guardia para la donación de órganos. Si se obtiene el consentimiento y no existe contraindicación para la donación, se inicia el proceso de extracción multiorgánica. El período establecido de paro cardíaco inicial debe

ser inferior a 15 minutos. El tiempo de isquemia caliente pre-NECMO se define como el período desde el paro cardíaco hasta el inicio de la perfusión regional normotérmica (la suma de paro cardíaco + tiempo de traslado + 5 minutos para confirmar fallecimiento + tiempo de canulación hasta entrada en NECMO). De acuerdo con nuestro protocolo, el tiempo entre la RCP avanzada y el inicio de la NECMO debe ser inferior a los 150 minutos. De ahí que el máximo tiempo permitido de isquemia caliente pre-NECMO sea inferior o igual a 165 minutos.

Los donantes son mantenidos en NECMO por un período máximo de tiempo de 300 minutos, hasta el inicio de la perfusión de órganos con solución de preservación (idealmente en nuestro medio se utiliza la solución Celsior® por su baja viscosidad y consiguiente mayor poder de penetración en radicales periféricos). Durante este tiempo se realizan varias determinaciones analíticas. Así, desde el inicio de la NECMO cuando entra en bomba se efectúa una analítica cada media hora, en la que se evalúan el hemograma, la función hepática, la función renal y el equilibrio ácido-base. El flujo de la bomba se mantiene entre 2,5 y 3,5 l/min, manteniendo la temperatura en 36-37,5 °C, el pH en 7,1-7,4 con la administración a demanda de bicarbonato sódico a 1/6 M. Las dosis de anticoagulación se realizan a razón de 3 mg/kg, administrándose la primera dosis de heparina tras la confirmación de fallecimiento y repitiendo cada 90 minutos dosis de 1,5 mg/kg durante el mantenimiento en NECMO.

CRITERIOS DE ACEPTACIÓN DE DONANTES

Para la aceptación de un hígado procedente de un donante en muerte circulatoria no controlada, el nivel máximo de transaminasas debe ser inferior a 4 veces el valor superior del límite de normalidad. Se exigen otras condiciones para la aceptación hepática, como las siguientes:

- Edad del donante de 14-55 años.
- Ausencia de enfermedad alcohólica.
- Ausencia de adicción a drogas por vía parenteral.
- Ausencia de signos de muerte violenta o de traumatismo abdominal.
- Ausencia de antecedentes de cáncer, hepatitis B o C o infección por VIH.
- Curva de enzimas hepáticas descendente.

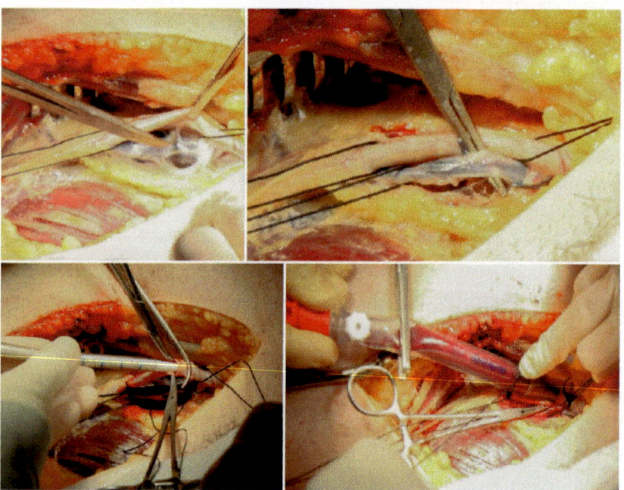

Figura 8-1. Canulación de arterias femorales antes de la entrada en circulación normotérmica extracorpórea.

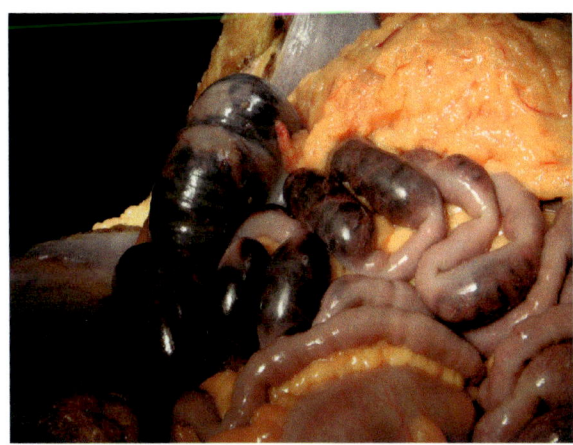

Figura 8-2. Signos de isquemia en el colon derecho y el intestino delgado que invalidan la donación hepática.

Durante la extracción de órganos se exigen otras condiciones antes y después de la perfusión, para la aceptación del injerto hepático: un buen aspecto general del hígado, una consistencia adecuada y la ausencia de áreas isquémicas. Además, es especialmente relevante la ausencia de signos de isquemia en la vesícula biliar, la vía biliar y el intestino delgado (**Fig. 8-2**).

En el Hospital 12 de Octubre llevamos a cabo una biopsia hepática bilateral sistemática antes de la perfusión en frío de todos los donantes en muerte circulatoria no controlada, para descartar hígados con fibrosis, esteatosis macrovacular > 30 % o signos de sufrimiento isquémico. Por desgracia, no existen parámetros en la biopsia por congelación que indiquen la posibilidad de complicación biliar, ni parámetros más finos para la detección del fallo primario del injerto. En la donación por muerte encefálica solo realizamos biopsias en los hígados que presenten anormalidades macroscópicas, como esteatosis, color anormal, consistencia endurecida o edema.

Los órganos procedentes de donación en muerte circulatoria no controlada no son empleados cuando se superan los tiempos establecidos en el protocolo (**Fig. 8-3**).

El sistema de NECMO se mantiene hasta la perfusión multiorgánica con solución de Celsior® o de Belzer®. La extracción de órganos la realiza nuestro equipo mediante una técnica estándar rápida[21].

SELECCIÓN DE CANDIDATOS

Todo candidato aceptado para trasplante hepático en nuestro centro es informado en la consulta, previamente a su inclusión en lista de espera, acerca de la posibilidad de recibir un hígado procedente de donante en muerte circulatoria no controlada, así como de los posibles riesgos asociados a dicha donación. Aunque esta donación suele ofrecerse a todos los candidatos, habitualmente evitamos aquellos con antecedentes de cirugía abdominal o con un índice de MELD (modelo para el estadio final de la enfermedad hepática) elevado (usualmente > 30, para intentar evitar la suma de dos factores de riesgo), así como a los candidatos a retrasplante, a pesar de que existe algún caso en nuestra serie en el que se empleó con éxito[22], y los casos en los que se considere que

el tiempo de hepatectomía va a ser prolongado para intentar evitar la coincidencia de donación en muerte circulatoria no controlada con tiempos excesivos de isquemia fría (> 6 horas). Los pacientes que aceptan este tipo de donación deben firmar un consentimiento informado aparte, debido a los resultados inferiores obtenidos con este tipo de donantes en nuestra experiencia. Los pacientes que aceptan la donación en muerte circulatoria no controlada son incluidos en ambas listas de espera, la lista de donación en muerte encefálica y en muerte circulatoria.

En la mayoría de nuestros receptores utilizamos la misma técnica de hepatectomía con preservación de la vena cava inferior, sin el empleo de *bypass* venovenoso. En nuestra serie de donación en muerte circulatoria no controlada no hemos optado por la realización de una hepaticoyeyunostomía ni la colocación de un tubo en «T» de Kehr, empleando en la mayoría de los receptores la clásica reconstrucción coledococoledociana terminoterminal[23].

No hemos obtenido mejores resultados con la variación del régimen de inmunosupresión de estos pacientes, por lo que habitualmente los tratamos con un régimen de tacrólimus + ácido micofenólico + prednisona. Habitualmente retiramos los corticoides alrededor de los 3 meses del trasplante hepático.

COMPLICACIONES BILIARES

Las complicaciones biliares en la donación en muerte circulatoria no controlada son causadas en gran parte por el doble período de asistolia intrínseco a este tipo de donación[24-26]. Especialmente típicas son las estenosis biliares no anastomóticas (EBNA) que causan colangiopatía isquémica[27-29].

Hasta el 80 % de las EBNA se localizan alrededor de la bifurcación hiliar en los donantes en muerte encefálica y menos del 20 % en las ramas biliares periféricas[30]. Comparada con la donación en muerte circulatoria controlada, la no contro-

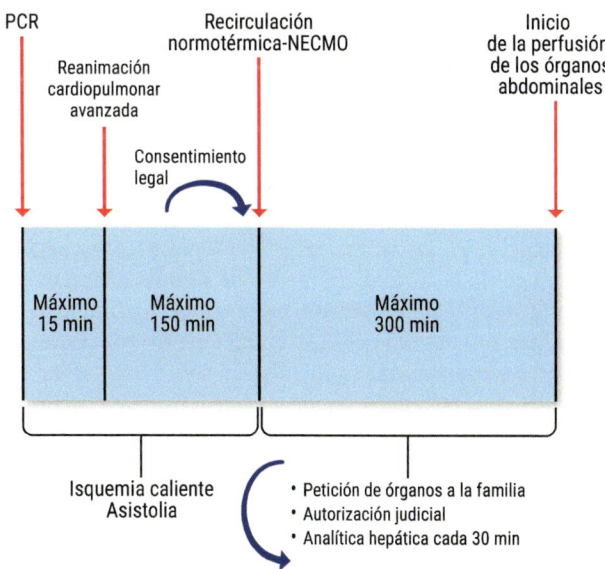

Figura 8-3. Cronograma con tiempos máximos de donación aceptados en el Hospital 12 de Octubre. NECMO: circulación normotérmica extracorpórea; PCR: paro cardiorrespiratorio.

Tabla 8-2. Resultados de la donación en muerte circulatoria no controlada en el Hospital 12 de Octubre comparados con la donación en muerte encefálica

Complicación	Donación en muerte circulatoria no controlada (n = 75)	Donación en muerte encefálica (n = 265)	p
Fallo primario del injerto	6 (8,1 %)	4(2,1%)	0,031
Trombosis de la arteria hepática	3 (4,5 %)	9(3,8%)	0,732
Retrasplante	9 (12 %)	12 (4,6%)	0,028
Complicación biliar	23 (30,7 %)	32 (12,1 %)	0,000
• Fístula biliar	2 (2,7 %)	7 (2,6 %)	0,999
• Estenosis anastomótica	10 (13,3 %)	15 (5,7 %)	0,025
• Colangiopatía isquémica	15 (20 %)	12 (4,5 %)	0,000
• Estenosis anastomótica + colangiopatía isquémica	4 (5,3 %)	8 (3 %)	0,688

lada representa una doble ventana de isquemia biliar. En la donación en muerte circulatoria controlada dicha ventana es el período desde el paro cardíaco a la entrada en NECMO o al inicio de perfusión en la modalidad ultrarrápida; sin embargo, en la donación en muerte circulatoria no controlada existe la ventana durante la que se realizan maniobras de reanimación extrahospitalarias y la ventana de confirmación de fallecimiento intrahospitalaria[15], siendo especialmente difícil de determinar el período exacto de la primera por las circunstancias que suelen rodear el intento de reanimación.

La EBNA se define como cualquier estenosis, dilatación o irregularidad de los conductos biliares intrahepáticos y extrahepáticos, salvo a nivel de la anastomosis; mientras que la estenosis biliar anastomótica se define como aquella localizada en el lugar de la anastomosis biliar. Las estenosis biliares mixtas son las que afectan a la anastomosis biliar, pero también a los radicales intrahepáticos o del hilio hepático. Las estenosis biliares se sospechan ante alteraciones analíticas de las pruebas de función hepática en el seguimiento, especialmente GGT, clínica acompañante (sobre todo colangitis con fiebre, dolor e ictericia) o por hallazgos ecográficos que deben confirmarse mediante colangiorresonancia.

En nuestra experiencia, la donación en muerte circulatoria no controlada es un factor de riesgo en particular de colangiopatía isquémica, con unos porcentajes cercanos al 20 %, si bien es cierto que con tendencia a disminuir cuando supraseleccionamos a los donantes (especialmente cuando nos ceñimos más al perfil de enzimas de citólisis tanto en valor absoluto como en curva)[23]. La colangiopatía isquémica es una complicación que puede presentarse en este tipo de donación sin relación con la trombosis arterial. Su rango es muy variable en las series, desde el 7 % al 41,7 %, seguramente debido al corto seguimiento de algunas series, ya que es una complicación esperable hasta en los 2 primeros años del trasplante. Posiblemente, el empleo de máquinas de perfusión pueda disminuir su incidencia, sobre todo si las máquinas se conjugan con una mayor restricción de criterios de aceptación del donante en muerte circulatoria no controlada con la contrapartida de disminuir aún más la rentabilidad de este procedimiento)[23] (**Tabla 8-2**).

FALLO PRIMARIO DEL INJERTO

El fallo primario del injerto constituye el segundo talón de Aquiles de este tipo de donación. Su etiología es descono-

cida, ya que existe una falta de consenso entre los distintos artículos tanto en su definición, como en el período de tiempo postrasplante hepático durante el cual se considera fallo primario[31,32]. Nosotros definimos el fallo primario como la necesidad de retrasplante dentro de los 10 primeros días tras el implante o fallecimiento por no función del injerto[33]. En la donación en muerte circulatoria no controlada la causa podría estar motivada por el daño isquémico del injerto, infraestimado durante la extracción (**Fig. 8-4**). Según nuestra experiencia, la incidencia de fallo primario del injerto alcanza el 8 %. Sin embargo, si se divide nuestra serie en dos períodos en función del seguimiento estricto o no de los criterios, se constata una disminución del fallo primario desde el 10,4 % (5/48 pacientes) hasta el 3,7 % (1/27 pacientes), aunque sin alcanzar una diferencia significativa[33].

Se han realizado biopsias en todos los donantes en muerte circulatoria no controlada. Sin embargo, no hemos encontrado parámetros histológicos en cortes de congelación predictores de fallo primario. No hallamos parámetros de tiempos extrahospitalarios predictores de fallo primario, y el único parámetro en NECMO asociado al fallo primario fue el bajo flujo, que podría traducir una mayor vasoconstricción secundaria a la isquemia del donante.

Las tasas de fallo primario en la mayoría de las series oscilan entre el 0 % de la experiencia francesa[18] y el 25 % de la experiencia inicial de La Coruña[12], con una tendencia en todos los grupos hacia una menor tasa de fallo primario según avanza la experiencia con estos donantes, que redunda en unos mejores criterios de selección durante el proceso de mantenimiento en NECMO.

A medida que los grupos se han ido haciendo más restrictivos con los criterios de selección (que en nuestro centro se basan en el flujo en bomba superior a 3 l, transaminasas al final de bomba inferior a 4 veces su valor normal y

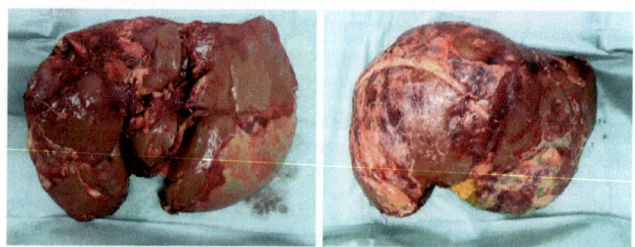

Figura 8-4. Injerto hepático de donación en muerte circulatoria no controlada con fallo primario.

una tendencia descendente de estas), se observa una menor tasa de fallo primario, pero a su vez un menor aprovechamiento de los órganos válidos mediante este tipo de donación[33].

NUEVAS PERSPECTIVAS

La donación en muerte circulatoria no controlada sigue siendo una de las fuentes más prometedoras y desaprovechadas de donación. Su baja rentabilidad asociada a la alta tasa de complicaciones limitan su expansión. Una alternativa que ha surgido en los últimos años para intentar optimizar estos injertos podría ser el empleo de máquinas de preservación. Tanto la perfusión hipotérmica, que podría mejorar las condiciones del colangiocito, como la normotérmica, que podría predecir con mayor fiabilidad el fallo primario del injerto, parecen buenas alternativas para mejorar el *pool* de donantes[34-36].

Otro aspecto que se ha de considerar para intentar ampliar este tipo de donación sería el legislativo. En muchos países europeos, la confirmación de la muerte circulatoria se retrasa a 10-20 minutos[37]. Todo este tiempo añadido de isquemia fría funcional aumenta el daño isquémico biliar, existiendo estudios que confirman la ausencia de recuperación tras 5 minutos de asistolia[38]. Por otro lado, la posibilidad de heparinización *premortem* sería fundamental para minimizar el daño biliar[14].

Por último, el empleo de este tipo de donación exige una implicación muy importante de los equipos de trasplante y la coordinación de posibles donantes por parte de la administración, así como el empleo universal de NECMO. A pesar del esfuerzo logístico que supone, puede llegar a ser una fuente de donación muy importante, especialmente si somos capaces de definir qué parámetros del donante, especialmente durante el período de NECMO, se asocian con una menor tasa de fallo primario y de colangiopatía isquémica.

REFERENCIAS BIBLIOGRÁFICAS

1. Spanish National Transplant Organization (ONT). Dossier de Actividad en Trasplante Hepático. Disponible en: http://www.ont.es/infesp/Memorias/ACTIVIDAD%20DE%20DONACI%C3%93N%20Y%20TRASPLANTE%20HEP%C3%81TICO%20ESPA%C3%91A%202021.pdf 2021
2. Strasberg SM, Howard TK, Molmenti EP et al. Selecting the donor liver: risk factors for poor function after orthotopic liver transplantation. Hepatology 1994; 20 (4 Pt 1): 829-38.
3. Ureña MA, Ruiz-Delgado FC, González EM et al. Assessing risk of the use of livers with macro and microsteatosis in a liver transplant program. Transplant Proc 1998; 30: 3288-91.
4. Busuttil RW, Tanaka K. The utility of marginal donors in liver transplantation. Liver Transpl 2003; 9: 651-63.
5. Yersiz H, Renz JF, Farmer DG et al. One hundred in situ split-liver transplantations: a single-center experience. Ann Surg 2003; 238: 496-505; discussion 506.
6. Bernat JL, D'Alessandro AM, Port FK et al. Report of a National Conference on Donation after cardiac death. Am J Transplant 2006; 6: 281-91.
7. Jiménez-Romero C, Caso Maestro O, Cambra Molero F et al. Using old liver grafts for liver transplantation: where are the limits? World J Gastroenterol 2014; 20: 10691-702.
8. Morrissey PE, Monaco AP. Donation after circulatory death: current practices, ongoing challenges, and potential improvements. Transplantation 2014, 97. 258-64.
9. Hobeika MJ, Baio FE, Saharia A. Improving DCD liver utilization by challenging the status quo. Liver Transpl 2022; 28: 1699-700.
10. Hessheimer AJ, de la Rosa G, Gastaca M et al. Abdominal normothermic regional perfusion in controlled donation after circulatory determination of death liver transplantation: outcomes and risk factors for graft loss. Am J Transplant 2022; 22: 1169-81.
11. Miñambres E, Royo-Villanova M, Domínguez-Gil B. Normothermic regional perfusion provides a great opportunity to maximize organ procurement in donation after the circulatory determination of death. Crit Care Med 2022; 50: 1649-53.
12. Otero A, Gómez-Gutiérrez M, Suárez F et al. Liver transplantation from Maastricht category 2 non-heart-beating donors. Transplantation 2003; 76: 1068-73.
13. Fondevila C, Hessheimer AJ, Flores E et al. Applicability and results of Maastricht type 2 donation after cardiac death liver transplantation. Am J Transplant 2012; 12: 162-70.
14. Smith M, Domínguez-Gil B, Greer DM, Manara AR, Souter MJ. Organ donation after circulatory death: current status and future potential. Intensive Care Med 2019; 45: 310-21.
15. Jiménez-Romero C, Manrique A, Calvo J et al. Liver transplantation using uncontrolled donors after circulatory death: a 10-year single center experience. Transplantation 2019; 103: 2497-505.
16. Suárez F, Otero A, Solla M et al. Biliary complications after liver transplan-

17. Jiménez-Galanes S, Meneu-Diaz MJ, Elola-Olaso AM et al. Liver transplantation using uncontrolled non-heart-beating donors under normothermic extracorporeal membrane oxygenation. Liver Transpl 2009; 15: 1110-8.
18. Savier E, Dondero F, Vibert E et al. Donation first experience after cardiac death study group. Liver Transpl 2015; 21: 631-43.
19. Blasi A, Hessheimer AJ, Beltrán J et al. Liver transplant from unexpected donation after circulatory determination of death donors: a challenge in perioperative management. Am J Transplant 2016; 16: 1901-18.
20. De Carlis R, Di Sandro S, Lauterio A et al. Successful donation after cardiac death liver transplants with prolonged warm ischemia time using normothermic regional perfusion. Liver Transpl 2017; 23: 166-73.
21. Starzl TE, Miller C, Broznick B et al. An improved technique for multiple organ harvesting. Surg Gynecol Obstet 1987; 165: 343-8.
22. Justo I, Caso O, Marcacuzco A, García-Conde M, Jiménez-Romero C. First case of successful urgent liver retransplantation using a graft from a donor after uncontrolled circulatory death. Transplantation 2021; 105: e109-10.
23. Jiménez-Romero C, Manrique A, García-Conde M et al. Biliary complications after liver transplantation from uncontrolled donors after circulatory death: incidence, management, and outcome. Liver Transpl 2020; 26: 80-91.
24. Abt P, Crawford M, Desai N, Markmann J, Olthoff K, Shaked A. Liver transplantation from controlled non-heart-beating donors: an increased incidence of biliary complications. Transplantation 2003; 75: 1659-63.
25. Foley DP, Fernández LA, Leverson G et al. Biliary complications after liver transplantation from donation after cardiac death donors: an analysis of risk factors and long-term outcomes from a single center. Ann Surg 2011; 253: 817-25.
26. Axelrod DA, Lentine KL, Xiao H et al. National assessment of early biliary complications following liver transplantation: incidence and outcomes. Liver Transpl 2014; 20: 446-56.
27. Dubbeld J, Hoekstra H, Farid W et al. Similar liver transplantation survival with selected cardiac death donors and brain death donors. Br J Surg 2010; 97: 744-53.
28. de Vera ME, López-Solís R, Dvorchik I et al. Liver transplantation using donation after cardiac death donors: long-term follow-up from a single center. Am J Transplant 2009; 9: 773-81.
29. Goldberg DS, Karp SJ, McCauley ME et al. Interpreting outcomes in DCDD liver transplantation: first report of the multicenter IDOL consortium. Transplantation 2017; 101: 1067-73.
30. Buis CI, Verdonk RC, Van der Jagt EJ et al. Nonanastomotic biliary strictures after liver transplantation, part 1: radiological features and risk factors for early vs. late presentation. Liver Transpl 2007; 13: 708-18.
31. Kremers WK, Van Ijperen M, Kim WR et al. MELD score as a predictor of pretransplant and posttransplant survival in OPTN/UNOS status 1 patients. Hepatology 2004; 39: 764-9.

32. Monbaliu D, Libbrecht L, De Vos R et al. The extent of vacuolation in non-heart-beating porcine donor liver grafts prior to transplantation predicts their viability. Liver Transpl 2008; 14: 1256-65.

33. Justo I, Nutu A, García-Conde M et al. Incidence and risk factors of primary non-function after liver transplantation using grafts from uncontrolled donors after circulatory death. Clin Transplant 2021; 35: e14134.

34. Dingfelder J, Rauter L, Berlakovich GA, Kollmann D. Biliary viability assessment and treatment options of biliary injury during normothermic liver perfusion: a systematic review. Transpl Int 2022; 35: 10398.

35. Patrono D, Zanierato M, Vergano M et al. Normothermic regional perfusion and hypothermic oxygenated machine perfusion for livers donated after controlled circulatory death with prolonged warm ischemia time: a matched comparison with livers from brain-dead donors. Transpl Int 2022; 35: 10390.

36. Schlegel A, Porte R, Dutkowski P. Protective mechanisms and current clinical evidence of hypothermic oxygenated machine perfusion (HOPE) in preventing post-transplant cholangiopathy. J Hepatol 2022; 76: 1330-47.

37. Domínguez-Gil B, Ascher N, Capron AM et al. Expanding controlled donation after the circulatory determination of death: statement from an international collaborative. Intensive Care Med 2021; 47: 265-81.

38. Reich DJ, Mulligan DC, Abt PL et al. ASTS recommended practice guidelines for controlled donation after cardiac death organ procurement and transplantation. Am J Transplant 2009; 9: 2004-11.

 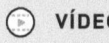

Trasplante hepático con injertos de donantes en muerte circulatoria controlada

9

A. Marcacuzco Quinto, A. Manrique Municio, J. Calvo Pulido, C. Loinaz Segurola, O. A. Nutu, C. Jiménez Romero y E. Moreno González

INTRODUCCIÓN

La escasez relativa de donantes y órganos para satisfacer las necesidades crecientes de trasplante es sin duda el mayor obstáculo que impide el pleno desarrollo de esta terapia[1]. Este problema, de envergadura global, se ha resuelto de manera muy desigual en los diferentes países, entre los cuales España ocupa una situación privilegiada, con unos niveles de donación (prepandemia) de personas fallecidas próximas a 50 donantes por millón de habitantes.

El éxito español se fundamenta principalmente en la implementación de una serie de medidas, sobre todo de índole organizativa, encaminadas a optimizar la identificación de donantes potenciales y su conversión en donantes reales, sobre un sustrato legislativo, estructural sanitario, técnico y político adecuado[1,2].

Sin embargo, a pesar de la importante actividad lograda, nuestro sistema no puede cubrir por completo la necesidad de trasplante de la población, lo que implica un deterioro clínico y mortalidad en lista de espera. Además, se han producido en nuestro país cambios epidemiológicos notables determinantes de un descenso en los índices de mortalidad relevante para la donación, así como modificaciones en el abordaje del paciente con daño neurológico irreversible. Ambos fenómenos han derivado en un descenso en el potencial de donación en muerte encefálica y en un progresivo cambio en el perfil del donante de órganos.

DONACIÓN EN MUERTE CIRCULATORIA

La terminología aplicada a la donación en asistolia en el mundo anglosajón ha ido evolucionando a lo largo de los años, siendo actualmente reconocido el término *donation after the circulatory determination of death* como el más apropiado, si bien todavía coexiste con otros términos. El motivo que subyace a la selección de la denominación antes mencionada como la más adecuada es el reconocimiento de que el fallecimiento de la persona no está determinado por la pérdida irreversible de la función cardíaca, sino por la pérdida irreversible de las funciones circulatoria y respiratoria.

Por lo tanto, la terminología utilizada para referirnos a este tipo de donación en nuestro entorno ha evolucionado en un sentido similar. No obstante, dado que la nomenclatura en el ámbito internacional aún no es homogénea, se ha optado por no formalizar un cambio en la denominación de este tipo de donación. Así, el término que más se usa es el de donación en asistolia, por ser el más integrado en nuestra jerga y literatura[3].

La donación en muerte circulatoria o donación a partir de personas cuyo fallecimiento se ha establecido por criterios circulatorios y respiratorios, se ha identificado como una de las áreas con mayor espacio para la mejora en España[4-6].

El interés por desarrollar la donación en muerte circulatoria en España quedó reflejado en el *Documento de consenso español sobre extracción de órganos de donantes en asistolia*, que se publicó en 1996[7], inmediatamente después de la Primera Conferencia Internacional sobre la entonces denominada *Non Heart Beating Donation Conference*, que tuvo lugar en la ciudad holandesa de Maastricht. Dicho documento establecía las bases para el desarrollo de programas de donación en muerte circulatoria no controlada y una moratoria para el desarrollo de programas de donación en muerte circulatoria controlada.

Por lo tanto, con la publicación del Real Decreto 2070/1999 se estableció el marco legal para el desarrollo de la donación en muerte circulatoria en nuestro país. Dicho texto legal se concibió para el desarrollo de la donación en muerte circulatoria no controlada, sin hacer referencia específica a la práctica de la donación controlada, ni en el sentido de limitarla ni en el de establecer requisitos para su práctica. La política con respecto a la donación en muerte circulatoria se ha modificado a lo largo de los últimos años en España, como se refleja en el *Documento de consenso nacional de donación en asistolia del año 2012*[8] y en el nuevo Real Decreto 1723/2012, que entró en vigor en enero de 2013 y da cabida a ambos tipos de donación en muerte circulatoria[9].

CLASIFICACIÓN DE DONANTES EN ASISTOLIA

La clasificación de Maastricht sigue siendo ampliamente utilizada en el ámbito internacional[10]. Sin embargo, en nuestro país es reconocido que tal clasificación no capta con precisión y claridad la realidad del tipo de donación en muerte circulatoria llevada a cabo en España. De esta forma, consideramos que es muy importante discernir claramente entre el paro cardiorrespiratorio que ocurre en el entorno extrahospitalario y el que se produce dentro del hospital.

La donación en muerte circulatoria controlada o donación tipo III de la clasificación de Maastricht modificada de Madrid (2011) hace referencia a la donación de órganos que acontece a partir de personas fallecidas por criterios circulatorios y respiratorios tras una limitación del tratamiento de soporte vital.

CUIDADOS INTENSIVOS ORIENTADOS A LA DONACIÓN

La consideración de la donación de órganos y tejidos tras el fallecimiento ha de formar parte integral de los cuidados al final de la vida. En este contexto, nuestro sistema ha de estar preparado para facilitar la donación en los casos de personas que van a fallecer tras la limitación del tratamiento de soporte vital, posibilitando la donación tipo III de Maastricht. Los cuidados intensivos orientados a la donación (CIOD) se definen como el inicio o la continuación de cuidados intensivos en pacientes con daño cerebral catastrófico en los que se ha desestimado cualquier tratamiento con finalidad curativa por criterios de futilidad y que son considerados posibles donantes, con el objetivo de incorporar la opción de la donación de órganos en muerte encefálica como parte de sus cuidados al final de la vida[11,12].

Desde el punto de vista ético, un programa de CIOD respeta el principio de autonomía, pues permite incorporar la voluntad del paciente en su proceso asistencial, incluyendo las instrucciones respecto al destino de sus órganos y/o cuerpo, así como tener en consideración los valores morales y principios que han configurado su proyecto de vida[13]. Respecto a la familia del posible donante, la donación puede suponer un consuelo ante la pérdida y una oportunidad para la expresión de valores como la solidaridad y el compromiso social. Respecto a los pacientes en lista de espera para trasplante, al posibilitar la donación de órganos, los CIOD permiten mejorar su supervivencia y calidad de vida.

Los CIOD exigen que el profesional explore la voluntad del paciente con respecto a la donación, comprobando si hizo patente su voluntad a otras personas o a través de los medios previstos por la ley. También exige que el profesional asegure un proceso informativo adecuado a la familia que preceda a la obtención del consentimiento por representación necesario para los CIOD.

La utilización de recursos de la unidad de cuidados intensivos (UCI) necesaria para los CIOD se justifica no solo por los beneficios clínicos derivados del trasplante, sino también por su contribución a la sostenibilidad del sistema sanitario, al ser el trasplante un procedimiento coste-efectivo.

SELECCIÓN DEL DONANTE

Se considerarán potenciales donantes en asistolia tipo III los pacientes sin contraindicaciones aparentes para la donación en los que, por su enfermedad de ingreso y su evolución posterior, se ha decidido juntamente con la familia la limitación del tratamiento de soporte vital y en los que se espera que, tras la retirada de estas medidas, se produzca el paro cardiorrespiratorio dentro de un período de tiempo que posibilite la donación de órganos[14].

Los posibles donantes en muerte circulatoria controlada son los siguientes:

- Pacientes con enfermedad neurológica grave con pronóstico funcional catastrófico y en los que no sea previsible la evolución a muerte encefálica, principalmente hemorragia cerebral, ictus isquémico y encefalopatía postanóxica.
- Pacientes con enfermedades respiratorias y/o cardiológicas con evolución y pronóstico desfavorables, en los que las medidas terapéuticas aplicadas hayan resultado ineficaces.
- Pacientes con enfermedades neuromusculares degenerativas, en cuya evolución sufren una insuficiencia respiratoria, desestimando la realización de una traqueotomía y soporte con técnicas de ventilación mecánica invasiva o no invasiva.
- No hay un límite de edad absoluto para la donación en muerte circulatoria controlada, aunque el límite de edad cada vez se ha ido ampliando con la experiencia obtenida con este tipo de donación. Sin embargo, se tiende a ser más restrictivo que en la donación en muerte encefálica.

LIMITACIÓN DE LAS TERAPIAS DE SOPORTE VITAL

La decisión sobre la limitación del tratamiento de soporte vital siempre precede y es independiente de la posibilidad de la donación.

El proceso de limitación del tratamiento de soporte vital y la solicitud de la donación de órganos a la familia se harán según el siguiente esquema:

1. El médico responsable del paciente, basándose en el pronóstico y la respuesta al tratamiento, propone en sesión clínica la limitación del tratamiento de soporte vital cuando percibe que existe una desproporción entre los fines y las medidas terapéuticas aplicadas. Esta propuesta ha de ser discutida, colegiada y consensuada con el equipo médico y de enfermería de la unidad correspondiente.

2. Se intentará adoptar la decisión de limitación del tratamiento de soporte vital en horario laboral de lunes a viernes, sin dejar el peso de la decisión a los médicos de guardia y con el fin de que sea discutida y consensuada, salvo en casos en los que no sea posible.

3. La propuesta de limitación del tratamiento de soporte vital debe ser expuesta a los familiares del enfermo, argumentando los motivos y explicando su implicación en cuanto al cambio de objetivo terapéutico que han llevado a proponerla. Para llegar a un acuerdo con ellos, en ningún caso, la coordinación de trasplantes del hospital participa-

rá en la decisión y nunca se planteará la posibilidad de la donación antes de la limitación del tratamiento de soporte vital.

4. Si existen conflictos o desacuerdos entre el equipo profesional y/o con los familiares, se pospondrá la decisión sobre la limitación del tratamiento de soporte vital.

5. Después de que la familia acepte la limitación del tratamiento de soporte vital, se procederá a la petición del permiso para la donación de órganos y tejidos.

6. En caso de que se requiera autorización judicial, se hará la correspondiente notificación antes de la limitación del tratamiento de soporte vital y se pedirá el consentimiento judicial para la donación.

SOLICITUD DE CONSENTIMIENTO FAMILIAR PARA LA DONACIÓN

Una vez decidida junto con la familia la aplicación de la limitación del tratamiento de soporte vital, se comunicará al coordinador de trasplantes del hospital la existencia de un posible donante. Este revisará la historia clínica y realizará las pruebas encaminadas a descartar posibles contraindicaciones para la donación.

El coordinador de trasplantes, solo o junto con el médico y el enfermero que haya estado informando previamente a la familia, explicará la posibilidad de la donación en paro cardiocirculatorio tras la desconexión de la ventilación mecánica o la extubación. En ningún caso se planteará la donación hasta tener constancia de que la familia ha entendido la situación de su ser querido.

Si la familia es partidaria de la donación, se les explicará el procedimiento completo y se solicitará un consentimiento específico cuando se requiera la canulación *premortem* de los vasos femorales y la administración de fármacos destinados a la preservación de los órganos antes del fallecimiento.

En todos los casos se informará a la familia de la posibilidad de que la donación no sea posible si el paro cardiorrespiratorio tras la desconexión de la ventilación mecánica o la extubación no ocurre en el tiempo adecuado. Por lo tanto, el paciente regresará a la UCI, donde será atendido hasta el momento en el que definitivamente ocurra la muerte.

EXTUBACIÓN, PARO CARDÍACO Y CERTIFICACIÓN DE LA MUERTE

Se considera que el lugar más adecuado para la desconexión de la ventilación mecánica o la extubación es la propia UCI. No obstante, el lugar seleccionado dependerá de la infraestructura de cada centro, las posibilidades de atención al paciente y sus familiares y el método de preservación y extracción empleado.

En todo caso, dependiendo de la opción escogida (superrápida o recirculación extracorpórea), se llevará a cabo en el quirófano en el primer caso o en la UCI en el segundo caso. Se dará a la familia la oportunidad de estar presente inmediatamente antes, durante su retirada y hasta que la asistolia ocurra si es su deseo.

La sedación se administra con el fin de alcanzar el bienestar del paciente en los cuidados al final de la vida. Nunca será el fin de estas medidas acelerar el paro circulatorio. El objetivo será tratar el dolor, la ansiedad y cualquier signo físico de sufrimiento.

Desde el momento de la extubación se continuará con la monitorización y registro de las siguientes constantes: presión arterial media invasiva, frecuencia y ritmo cardíacos, frecuencia respiratoria y saturación arterial de oxígeno.

Para el protocolo australiano *National Protocol for Donation after Cardiac Death* de julio de 2010[15], se contará el tiempo de isquemia caliente cuando la presión arterial media sea < 50 mmHg y/o la saturación de oxígeno sea < 50 %. Tras la caída de estas constantes vitales comienza el período denominado hipoperfusión significativa, el cual no debe superar los 30 minutos para la validez del hígado y el páncreas, 60 minutos para la validez del riñón y 90 minutos para la validez del pulmón. En el caso de que el paciente no fallezca tras este período de tiempo se suspenderá la donación de órganos y se ofrecerá la posibilidad de la donación de tejidos.

La muerte del paciente será confirmada por el médico responsable de la UCI donde se encuentre ingresado el paciente y ajeno al proceso de donación, tras constatar la ausencia de curva en la monitorización arterial, ausencia de respiración y de respuesta a estímulos durante un período de 5 minutos.

PRESERVACIÓN, EXTRACCIÓN Y ESTUDIO DE VIABILIDAD DE LOS ÓRGANOS

Se recomienda administrar 20.000-30.000 UI de heparina sódica por vía intravenosa antes de la retirada del soporte vital o en el momento comprendido entre la extubación terminal y el paro circulatorio. No se aplicará en caso de existir hemorragia activa. Algunos protocolos administran 10-20 mg de fentolamina intravenosa antes o después de la retirada del soporte, para evitar el vasoespasmo. No se aplicará en caso de hipotensión profunda. Si se realiza perfusión fría *in situ*, puede administrase un bolo de 1,5 millones UI de estreptoquinasa tras el fallecimiento, por la cánula arterial, al comienzo de la perfusión fría.

Existen cuatro métodos de preservación y extracción. De menor a mayor complejidad son: *a)* técnica de extracción de órganos super rápida, sin ninguna medida de preservación previa; *b)* canulación de arteria y vena femorales, *premortem* o *post mortem*, con perfusión fría *in situ* a través de cánula arterial estándar; *c)* canulación de arteria y vena femorales *premortem* y perfusión fría *in situ* a través de un catéter de doble balón y triple luz, y *d)* canulación *premortem* y preservación con oxigenación de membrana extracorpórea a través de la perfusión regional normotérmica. Cada centro seleccionará el método que aplicar teniendo en cuenta su experiencia y entorno institucional.

En los casos en los que se decida realizar la preservación preextracción, el método de elección para el mantenimiento de los órganos tras el paro circulatorio será la canulación y la perfusión regional normotérmica. El objetivo es la restauración del flujo sanguíneo en los órganos abdominales, con sangre oxigenada y normotermia, ocluyendo al tiempo la aorta torácica descendente con un catéter con balón, a fin de evitar la perfusión coronaria y cerebral durante el procedimiento.

Con autorización familiar, se realizará, antes de la retirada de las medidas de soporte vital, la colocación de unas guías en ambas arteriales femorales y en una vena femoral, para la posterior canulación del donante.

Tras la certificación de la muerte, se pedirá la retirada de la familia, si esta ha estado presente, se hinchará el balón intraaórtico por encima del tronco celíaco, con el fin de preservar la recirculación abdominal exclusivamente. Seguidamente, se despinzarán los catéteres arterial y venoso y se pondrá en marcha la perfusión normotérmica de los órganos abdominales, mediante perfusión regional normotérmica. La perfusión se mantendrá hasta la extracción de los órganos en el quirófano. Durante la recirculación normotérmica se mantendrán las siguientes condiciones:

- Debe mantenerse un flujo de perfusión de 1,7-2,5 l/min/m^2.
- Deben realizarse determinaciones seriadas cada 30 minutos de: equilibrio ácido-base, perfil iónico, hematología y bioquímica hepática y renal.
- Se debe reheparinizar cada 90 minutos con una dosis de 1,5 mg/kg o 250 UI/kg.
- El tiempo mínimo de recirculación normotérmica es de 30-60 minutos y el máximo hasta la extracción de los órganos es de 4 horas, que puede alargarse hasta 6 horas si los parámetros bioquímicos, gasométricos y hematológicos se mantienen controlados.

Con independencia del método utilizado para la preservación de los órganos, durante el proceso se realizará un control estricto de los tiempos, ya que uno de los parámetros determinantes de los resultados del trasplante es la isquemia caliente, evaluada mediante el tiempo de isquemia caliente.

El *tiempo de isquemia caliente total* es el que transcurre desde la retirada del soporte vital hasta el inicio de la perfusión normotérmica de los órganos.

El *tiempo de isquemia caliente verdadera o funcional* comprende desde el comienzo de una hipoperfusión significativa hasta el inicio de la perfusión normotérmica de los órganos. Se utilizará como marcador del inicio de una situación de hipoperfusión significativa el primer episodio en el que se registra una presión arterial sistólica ≤ 60 mmHg determinada por monitorización arterial invasiva y/o una saturación de oxígeno ≤ 80 % determinada por pulsioximetría.

El *tiempo de isquemia fría* es el que transcurre desde el inicio de la perfusión fría hasta el trasplante. Se sabe que la isquemia caliente vuelve a los órganos mucho más sensibles a la isquemia fría.

Es difícil establecer un límite absoluto de los tiempos de isquemia para la viabilidad de los órganos, y en la práctica dependerá también de la edad y del estado previo del donante y del curso temporal de la isquemia durante el fallecimiento. Con estas consideraciones, los tiempos máximos de isquemia aceptables son:

- Tiempo de isquemia caliente total: 90 minutos.
- Tiempo de isquemia caliente verdadera o funcional: 30 minutos.

CRITERIOS DE SELECCIÓN DE RECEPTORES HEPÁTICOS

No existe consenso entre las diferentes unidades de trasplantes del territorio nacional. Determinados centros consideran que el receptor no ha de ser preseleccionado. Otros, sin embargo, evitan trasplantar estos órganos a pacientes con alguna de las siguientes características:

- Mala situación funcional, por limitada tolerancia a eventuales complicaciones postrasplante más frecuentes en la asistolia que en la muerte encefálica (es decir, fallo primario del injerto con necesidad de retrasplante).
- Anticoagulación o antiagregación, pues ciertas series han registrado mayores tasas de coagulopatía y necesidad de hemoderivados.
- Cirugía previa del compartimento supramesocólico o trasplante hepático previo, a efectos de disminuir los tiempos de isquemia fría.
- Grupo sanguíneo B o AB, por presentar estos pacientes tiempos relativamente cortos en lista de espera.
- Colangitis esclerosante primaria como causa del trasplante, también por problemas de diagnóstico diferencial entre la recidiva postrasplante y la colangiopatía isquémica.

Para el manejo perioperatorio no existen aspectos específicos destacables. En ciertos equipos de trasplante, sobre una base empírica, se administran prostaglandinas intravenosas por vía sistémica o intraportal, con la intención de mejorar la perfusión tisular en los primeros días postrasplante.

Por otro lado, la tasa de colangiopatía isquémica observada por algunos equipos, así como la aparición tardía de este fenómeno, ha obligado a incluir la realización de pruebas de imagen en el seguimiento para descartar la presencia de tal complicación.

Por último, el manejo inmunosupresor del receptor hepático de donante en asistolia es el mismo que el utilizado en receptores de donantes en muerte encefálica.

RESULTADOS DE LA UTILIZACIÓN DE INJERTOS PROCEDENTES DE LA DONACIÓN EN MUERTE CIRCULATORIA CONTROLADA EN EL TRASPLANTE HEPÁTICO

A pesar de las múltiples estrategias para aumentar el número de donantes, particularmente el uso de donantes de edad avanzada, sigue existiendo un desequilibrio significativo entre la oferta y la demanda[16]. Como consecuencia, en la mayoría de los centros de trasplante, la donación en muerte circulatoria representa una fuente importante para expandir el grupo de donantes.

Aunque se han descrito preocupaciones relacionadas con la isquemia caliente y el daño del árbol biliar, la introducción de la perfusión regional normotérmica ha mejorado los resultados tanto en España como en otros países[17]. España se mantiene como líder mundial en trasplante de órganos, con unos niveles de donación (prepandemia) de personas fallecidas próximos a 50 donantes por millón de población. Sin embargo, en otros países, los números de donantes son insuficientes para satisfacer la demanda de órganos, por lo que el uso de donación en muerte circulatoria controlada con perfusión regional normotérmica ha permitido aumentar el grupo total de donantes de órganos en los últimos años.

En un principio, los injertos procedentes de donación en muerte circulatoria controlada sin perfusión regional normotérmica se utilizaron con cautela, debido a que presentaban una mayor incidencia de colangiopatía isquémica, fallo primario del injerto, complicaciones vasculares, como trombosis arterial, rechazo agudo e insuficiencia renal, entre otras[18-20]. La complicación más frecuente observada con este tipo de donantes fue la colangiopatía isquémica, dado que el árbol biliar parece ser más sensible a la isquemia caliente y a la isquemia-reperfusión que los hepatocitos[21]. El riesgo de colangiopatía isquémica difiere en relación con el tipo de donación en muerte circulatoria y la técnica de recuperación hepática utilizada[22-24]. Como se describió anteriormente, el uso generalizado de la técnica de perfusión regional normotérmica ha reducido la tasa de colangiopatía isquémica[25]. Además, un mejor criterio de selección de donantes también ha dado lugar a mejores resultados. Es importante destacar que el uso extendido reciente de la donación en muerte circulatoria controlada con perfusión regional normotérmica ha demostrado mejorar sustancialmente los resultados, que en algunas series se aproximan a los logrados con donantes en muerte encefálica.

Curiosamente, los injertos de donantes en muerte circulatoria han demostrado ser una fuente importante de órganos para pacientes con carcinoma hepatocelular en lista de espera. Estos pacientes tienden a tener un MELD (estadio final de la enfermedad hepática) bajo, por lo que en un inicio se pensó que esto podría ser uno de los factores que influyeran de forma favorable en los resultados cuando se usaban donantes en muerte circulatoria[26], lo que hacía que esta fuera una buena opción para reducir su tiempo en lista de espera antes de que estos candidatos excedieran los criterios de Milán.

A pesar de la falta de estudios controlados bien hechos que comparen los resultados de los donantes en muerte circulatoria frente a los donantes en muerte encefálica, el uso de donantes en muerte circulatoria controlada ha aumentado sustancialmente en España en los últimos años, particularmente desde la introducción de la perfusión regional normotérmica, ampliando el grupo de donantes.

Aunque todavía existe controversia sobre el potencial aumento de las complicaciones con el uso de este tipo de injertos, las series más recientes han demostrado una incidencia similar de complicaciones entre la donación en muerte circulatoria controlada y la donación en muerte encefálica. Las razones que explican la mejora de los resultados probablemente estén relacionadas con la curva de aprendizaje de la técnica quirúrgica, la implementación de perfusión regional normotérmica en la mayoría de los centros y una mejor selección de donantes y receptores de donantes en muerte circulatoria[27].

Se ha descrito una mayor frecuencia de insuficiencia renal con los injertos de donantes en muerte circulatoria, potencialmente relacionada con la lesión por isquemia-reperfusión hepática. Si bien solo unas pocas series han analizado la función renal a largo plazo en este entorno, la mayoría de los estudios no han encontrado un aumento significativo en la incidencia de enfermedad renal crónica en los receptores de donantes en muerte circulatoria.

REFERENCIAS BIBLIOGRÁFICAS

1. Pérez Villares JM. Donación en asistolia. Cuad Med Forense 2015; 21: 43-9.
2. Domínguez-Gil B, Haase-Kromwijk B, Van Leiden H et al. Current situation of donation after circulatory death in European countries. Transpl Int 2011; 24: 676-86.
3. Del Río F, Núñez Peña JR, Soria García, Moreno Roy MA, Varela A, Calatayud J. Non heart beating donors. Succesfully expanding the donor's pool. Ann Transpl 2004; 9: 19-20.
4. Deshpande R, Heaton N. Can non-heart-beating donors replace cadaveric heart-beating liver donors? J Hepatol 2006; 45: 499-503.
5. Sánchez Fructuoso AI, Prats D, Torrente J et al. Renal transplantation from non-heart-beating donors: a promising alternative to enlarge the donor pool. J Am Soc Nephrol 2000; 11: 30-8.
6. Cuidados intensivos orientados a la donación. Recomendaciones del grupo de trabajo Semicyuc-ONT. Disponible en: https://www.ont.es/wp-content/uploads/2023/06/Cuidados-Intensivos-Orientados-a-la-Donacion-de-Organos.-Septiembre-2017.pdf
7. Matesanz R. Documento de consenso español sobre extracción de órganos de donantes en asistolia. Nefrología 1996; 19 (Suppl 2): 48-53.
8. Donación en asistolia en España: situación actual y recomendaciones. Documento de Consenso 2012. Disponible en: https://www.ont.es/wp-content/uploads/2023/06/Doc-de-Consenso-Nacional-sobre-Donacion-en-Asistolia.-Ano-2012.pdf
9. BOE número 313. Real Decreto 1723/2012, de 28 de diciembre, por el que se regulan las actividades de obtención, utilización clínica y coordinación territorial de los órganos humanos destinados al trasplante y se establecen requisitos de calidad y seguridad. Sec. 1, p. 89315-48.
10. Kootstra G, Daemen JH, Oomen A. Categories of non-heart-beating donors. Transplant Proc 1995; 27: 2983-4.
11. Bernat JL, Capron AM, Bleck TP et al. The circulatory-respiratory determination of death in organ donation. Crit Care Med 2010; 38: 963-70.
12. Monzón JL, Saralegui R, Abizanda L, Cabré I, Iribarren MC, Martín Delgado, por el Grupo de Bioética de la SEMICYUC. Recomendaciones de tratamiento al final de la vida del paciente crítico. Med Intensiva 2008; 32: 121-33.
13. Bos MA. Ethical and legal issues in non-heart-beating organ donation. Transplantation 2005; 79: 1143-7.
14. Andrews PA, Burnapp L, Manas D; British Transplantation Society. Summary of the British Transplantation Society guidelines for transplantation from donors after deceased circulatory death. Transplantation 2014; 97: 265-70.
15. Australian Government Organ and Tissue Authority. National Protocol for Donation after Cardiac Death, July 2010.
16. Ruiz P, Gastaca M, Bustamante FJ et al. Favorable outcomes after liver transplantacion with normothermic regional perfusion from donors after circulatory death: a single-center experience. Transplantation 2019; 103: 938-43.
17. Hessheimer AJ, Coll E, Torres E et al. Normothermic regional perfusión vs. super-rapid recovery in controlled donation after circulatory death liver transplantation. J Hepatol 2019; 70: 658-65.
18. Pine JK, Aldouri A, Young AL et al. Liver transplantation following donation after death: an analysis using matched pairs. Liver Transplant 2009; 15: 1072-82.
19. O´Neill S, Roebuck A, Khoo E, Wigmore SJ, Harrison EM. A meta-analysis and meta-regression of outcomes including biliary complications in donation after cardiac death liver transplantation. Transpl Int 2014; 27: 1159-74.
20. Kalisvaart M, De Haan JE, Polak WG et al. Comparation of postoperative outcomes between donation after circulatory death and donation after brain death liver transplantation using the comprehensive complication index. Ann Surg 2017; 266: 772-78.
21. Casavilla A, Ramírez C, Shapiro R et al. Experience with liver and kidney allografts from non-heart-beating donors. Transplantation 1995; 59: 197-203.

22. Miñanbres E, Suberviola B, Domínguez-Gil B et al. Improving the outcomes of organs obtained from controlled donation after circulatory death donors using abdominal normothermic regional perfusion. Am J Transplant 2017; 17: 2165-72.

23. Oniscu GC, Randle LV, Muiesan P et al. In situ normothermic regional perfusion for controlled donation after circulatory death –the United Kingdom experience. Am J Transplant 2014; 14: 2846-54.

24. Jiménez Romero C, Manrique A, Calvo J et al. Liver transplantation using uncontrolled donors after circulatory death: a 10-year single-center experience. Transplantation 2019; 103: 2497-505.

25. Watson CJE, Hunt F, Messer S et al. In situ normothermic perfusion of livers in controlled circulatory death donation may present ischemic cholangiopathy and improve graft survival. Am J Transplant 2019; 19: 1745-58.

26. Sapisochin G, Bruix J. Liver transplantation for hepatocellular carcinoma: outcomes and novel surgical approaches. Nat Rev Gastroenterol Hepatol 2017; 14: 203-17.

27. Fernández de la Vara M, Pozo del Valle P, Béjar Serrano S et al. Good post-transplant outcomes liver donors after circulatory death using liver donors after circulatory death when applying strict selection criteria: a propensity-score matched-cohort study. Ann Hepatol 2022; 27: 100724.

Técnicas de extracción hepática y soluciones de preservación

10

C. Jiménez Romero, F. Cambra Molero, I. Justo Alonso, Ó. Caso Maestro, C. Fernández Fernández,
A. Marcacuzco Quinto y E. Moreno González

INTRODUCCIÓN

Desde la realización del primer trasplante hepático por Starzl et al.[1] en 1963, el trasplante de órganos sólidos se ha ido perfeccionando de manera progresiva, fundamentalmente por las mejoras en el mantenimiento de los donantes, las soluciones de preservación de órganos más eficaces, el mantenimiento intraoperatorio de los receptores, el perfeccionamiento de las técnicas de extracción de órganos e implante de los injertos en el receptor, el mantenimiento de los pacientes en cuidados intensivos y la utilización de inmunosupresores más potentes. El desarrollo de una buena técnica quirúrgica ha propiciado las extracciones multiorgánicas, lo cual ha permitido obtener varios órganos para trasplante (corazón, pulmón, hígado, páncreas, intestino y riñones) procedentes de un solo donante[2,3].

Si bien todas estas técnicas presentan sus peculiaridades según el órgano que se ha de extraer, deben ir encaminadas a unos principios básicos, como son la extracción adecuada de los injertos, la perfusión y el mantenimiento con la solución de preservación y la ausencia de lesiones anatómicas para su correcto funcionamiento posterior, por lo que en ocasiones se deben planear detalles técnicos de antemano por los diferentes equipos quirúrgicos con el fin de evitar fricciones y decisiones entre los diferentes equipos quirúrgicos que pongan en riesgo la viabilidad de los diferentes órganos[2].

Dos fases claramente diferenciadas son comunes a todo el proceso de extracción de órganos. Una primera fase *in situ* (o fase de extracción), que es la que se lleva a cabo en el donante, y otra segunda fase *ex situ* (cirugía de banco), que es la realizada fuera del cuerpo del donante.

En la actualidad se dispone de diferentes técnicas de extracción hepática en donante cadáver, todas ellas válidas para su correcta obtención, entre las cuales el cirujano puede optar para su empleo en función de su experiencia, de los órganos que se han de extraer y de las condiciones hemodinámicas del donante. De este modo, las extracciones se clasifican en las siguientes:

- *Extracción clásica/convencional o estándar*[4]. Se realiza cuando el donante se encuentra hemodinámicamente estable y permite la disección reglada de los órganos.
- *Extracción clásica modificada*[5]. Técnica empleada fundamentalmente durante el proceso de formación del cirujano o en caso de extracción de hígado y riñones de forma exclusiva.
- *Extracción rápida y superrápida*[6,7]. Se realiza sin una disección elaborada de los órganos que se van a extraer y cuyo objetivo es la preservación de los máximos órganos posibles. Se utiliza en casos de inestabilidad hemodinámica del donante.
- *Split in situ*[8]. Técnica empleada para la bipartición hepática con el objetivo de obtener dos injertos: uno para un receptor pediátrico y otro para un adulto. Puede realizarse también *ex situ*.

Posteriormente se han ido describiendo diferentes variedades, entre las que se encuentran técnicas con acceso aórtico como único medio de perfusión hepática[9] y técnicas que asocian a lo anterior un acceso venoso del eje esplenoportomesentérico para la extracción hepática y otros órganos abdominales en bloque[10-12].

Con independencia de los órganos que se vayan a extraer y de la técnica realizada, los principios generales de la incisión de acceso, exploración y disección de las estructuras abdominales, la disección y el manejo de la aorta abdominal, la canulación y heparinización, el enfriamiento de los órganos y el cierre de la incisión son similares en todas las circunstancias.

TÉCNICAS DE EXTRACCIÓN HEPÁTICA

Técnica clásica o estándar

La técnica estándar es la efectuada por nuestro equipo de trasplante del Hospital 12 de Octubre siempre que el donante se mantenga estable. El tiempo requerido para realizar la extracción es de 2-2,5 horas, y se precisan aproximadamente

45 minutos más en banco para concluir la preparación del injerto hepático. Solo realizamos algunas modificaciones de la técnica descrita por Starzl et al[5].

La extracción comienza con una laparotomía xifopubiana y una esternotomía en caso de extracción cardíaca y/o pulmonar simultáneas. Para obtener un campo mejor, la incisión vertical se completa con otra horizontal perpendicular que transcurre desde el flanco derecho al izquierdo pasando por encima del ombligo.

Se exploran las posibles anomalías vasculares: origen de la arteria hepática común o derecha en la arteria mesentérica superior, y de la hepática izquierda en la arteria gástrica izquierda. Posteriormente se aborda el espacio retroperitoneal, mediante la sección y electrocoagulación de la reflexión peritoneal del colon derecho y la región ileocecal, rechazando hacia arriba y adelante todo el intestino, alcanzando así la base del mesocolon (por encima de las venas renales), donde se diseca y rodea con ligadura la arteria mesentérica inferior en su origen. Acto seguido se diseca la aorta abdominal infrarrenal, que se rodea con ligaduras del Nº 2 sin anudar, y se ligan las ramas lumbares si se va a realizar la perfusión a través de la aorta. En caso de preferir la perfusión a través de una de las arterias ilíacas, se disecan y rodean con ligaduras ambas arterias ilíacas comunes. Un proceso similar se sigue con la vena cava infrarrenal, a través de la cual se drenará la sangre del cadáver al iniciar la perfusión, optando alternativamente por el drenaje a través de una incisión en la aurícula.

En el hilio hepático, la disección y sección del colédoco se realiza lo más distalmente posible (vertiente suprarretroduodenal), ligando el extremo distal. Se lleva a cabo una colecistotomía del fundus para lavar a continuación la vesícula y la vía biliar intrahepática con 150 ml de suero salino y así evitar la autólisis de la mucosa.

La disección vascular hiliar se inicia con la ligadura y la sección de los vasos pilóricos y la arteria gastroduodenal. Siguiendo este plano horizontal nos situamos debajo de la arteria hepática común, llegando hacia la izquierda hasta la arteria esplénica, que se diseca y secciona entre ligaduras en su proximidad al tronco celíaco. Con la tracción de la curvatura menor gástrica hacia delante y arriba se ligan y seccionan, de modo sucesivo, la vena y la arteria gástricas izquierdas, permaneciendo, de esta manera, la arteria hepática común como única rama permeable del tronco celíaco.

A la aorta supracelíaca se accede seccionando los pilares diafragmáticos y el ligamento arcuato, pasando ligaduras del Nº 2 alrededor de la aorta.

Cuando no se utiliza el páncreas, la cabeza se secciona entre ligaduras para disecar más fácilmente el tronco venoso esplenoportomesentérico. La vena esplénica es la que habitualmente se utiliza para perfundir el hígado; alternativamente puede usarse la vena mesentérica superior cuando el calibre de la primera es pequeño. En este momento (colocación de la cánula en la vena) se procede a la heparinización sistémica del cadáver (3 mg/kg de peso de heparina sódica).

Los extremos distales de la aorta y de la cava o de los vasos ilíacos se ligan, canulando después los extremos proximales de estos vasos. Se continúa con la ligadura de la arteria mesentérica superior, la vena mesentérica superior y la aorta supracelíaca, momento preciso en el que se inicia la perfusión con solución de preservación a través de la aorta infrarrenal y de la vena esplénica, y la evacuación de la sangre del cadáver a través de una cánula Nº 32 colocada en la vena cava o mediante la sección de la vena cava en su unión con la aurícula, y se exanguina así el cadáver en la cavidad torácica derecha. A la vez que se inicia la perfusión, se coloca suero salino helado dentro de la cavidad abdominal con el objetivo de aumentar rápidamente el enfriamiento de las vísceras que se van a extraer (hígado, páncreas, intestino, riñones). La cantidad total de solución de preservación empleada (histidina-triptófano-cetoglutarato [HTK], Celsior® y del Instituto George López [IGL-1]) es proporcional al peso del donante, siendo de unos 4 l cuando este es de 70 kg. La solución de preservación elegida, a una temperatura de 4 °C, debe fluir sin presión a través de la aorta o la arteria ilíaca y la vena mesentérica superior.

Mientras se lleva a cabo la perfusión, se completa la hepatectomía: sección de diafragma, aurícula derecha, glándula suprarrenal derecha, aorta supracelíaca y vena cava por encima de las venas renales; se extrae entonces el injerto, que se coloca dentro de una bolsa estéril de plástico con 1 l de solución de preservación a 4 °C, igual a la empleada en la perfusión, y rodeada de otra bolsa con suero salino helado triturado. Se deben extraer injertos de arterias y venas ilíacas ante una eventual utilización en el proceso de implante del órgano en el receptor.

Técnica de extracción rápida

La técnica de extracción rápida solo la indicamos en los donantes con inestabilidad hemodinámica y riesgo inminente de paro cardíaco.

La técnica rápida consiste en disecar, ligar y seccionar la arteria mesentérica inferior y aislar y canular la vena mesentérica inferior, disecando y rodeando con ligaduras la aorta supracelíaca y también realizando la disección e introducción de una cánula en la aorta abdominal distal o una de las arterias ilíacas para posterior perfusión arterial con solución de preservación. Una vez ligada la aorta supracelíaca, se inicia la perfusión con solución de preservación a través de la aorta abdominal distal o la arteria ilíaca y la vena mesentérica inferior. Hasta el momento de la perfusión, con un total de 4-5 l de solución de preservación, solo se precisan 15-20 minutos y 45-80 minutos más, a partir de este momento, para completar la extracción, que se realiza como en la técnica estándar (**Fig. 10-1**).

Técnica superrápida

Esta técnica se utiliza en donantes muy inestables que requieren una canulación aórtica y una perfusión muy rápida para preservar la viabilidad de los injertos. Se emplea en la donación por muerte circulatoria controlada, aunque muchos grupos de trasplante hepático la han sustituido por la perfusión regional normotérmica. Las fases de esta técnica son las siguientes: *a)* laparotomía media o cruciforme para canular la aorta abdominal e iniciar la perfusión de los órganos lo más rápido posible (**Fig. 10-2**); *b)* esternotomía

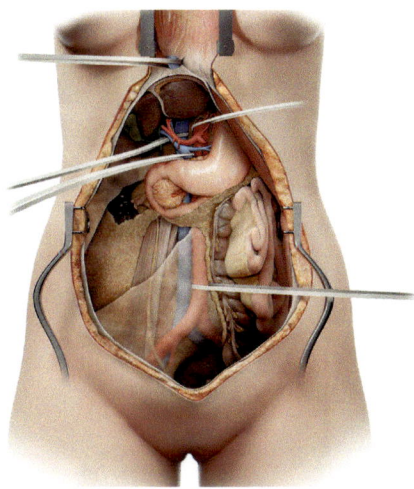

Figura 10-1. Técnica de extracción rápida.

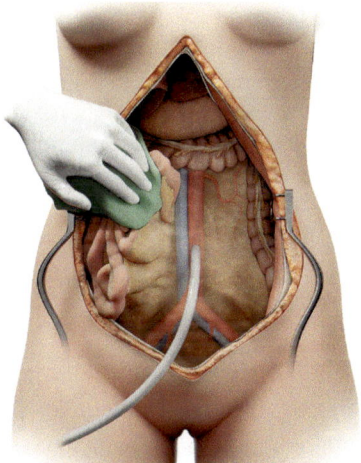

Figura 10-2. Técnica de extracción superrápida (canulación de la aorta abdominal distal).

media con exposición del pericardio y la aorta torácica descendente que se pinza después de realizar una incisión en la vena cava suprahepática para exanguinar al donante, y *c)* canulación de la vena mesentérica inferior para perfundir el territorio portal.

Técnicas de bipartición *(split)*

La técnica del trasplante de *split* consiste en dividir el hígado en dos partes que se implantan en dos receptores (uno infantil y uno adulto, más frecuente, o bien en dos adultos). Esta técnica se originó en la década de 1980 como una respuesta al mayor tiempo en lista de espera de los candidatos pediátricos frente a los adultos que resultaba en una mortalidad superior al 25 % en los principales centros de referencia de trasplante hepático infantil[13,14].

En 1989, Pichlmayr et al.[15] y Bismuth et al.[16] publicaron de forma simultánea la división *ex vivo* de un hígado de cadáver en un injerto de segmento lateral izquierdo para un donante pediátrico y un injerto trisegmentario para un adulto. La técnica que se utilizaba para la disección vascular

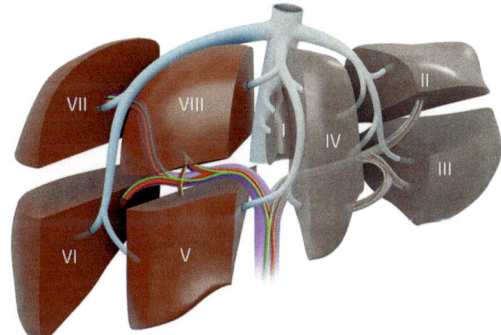

Figura 10-3. Posibilidades del trasplante de *split*. Trasplante de segmentos II-III en un niño y de segmentos I, IV-VIII en un adulto. Trasplante de segmentos II-IV en un niño y segmentos I, V-VIII en un adulto.

y la separación de ambos injertos era muy minuciosa, lo cual aumentaba de forma considerable el tiempo de isquemia fría. Goss et al.[17] propusieron la separación *in situ* como un recurso para reducir la isquemia fría y mejorar la identificación de las estructuras biliares y vasculares.

La técnica descrita a continuación genera un injerto con los segmentos II y III, de aproximadamente 250 ml, para receptores pediátricos, y un injerto con los segmentos I y IV-VIII (trisegmentario), de aproximadamente 1.100 ml para implantar en los receptores adultos (**Fig. 10-3**).

Antes de efectuar la técnica de *split*, los procedimientos que se han de realizar son los estándar para la obtención de órganos abdominales (disección aórtica supracelíaca e infrarrenal, canalización de la vena del eje esplenoportomesentérico) con el fin de que, si un donante se inestabiliza, se pueda interrumpir y finalizar la extracción con una técnica rápida de canulación aórtica y enfriamiento de los órganos a extraer.

La disección se inicia con la división del ligamento falciforme hasta alcanzar el diafragma e identificación de las venas suprahepáticas. La vena suprahepática izquierda se aísla y rodea con un lazo vascular. La preparación del injerto lateral izquierdo (segmentos II y III) se inicia con la disección hiliar en la base del ligamento redondo, con aislamiento de la arteria hepática izquierda, la vena porta izquierda y el radical biliar izquierdo. Se debe prestar especial atención a la preservación de las arterias que irrigan el segmento IV. Si estas tienen un origen alto y proporcionan un flujo arterial importante, habría que volver a anastomosarlas, siendo uno de los sitios más factibles la arteria gastroduodenal. Las ramas de la vena porta al segmento IV se ligan y se dividen lateralmente a la fisura umbilical con el fin de aislar toda la vena porta izquierda. Por otro lado, las ramas portales del segmento I no se deben ligar, ya que no provienen de la izquierda, sino que son originarias de la vena porta principal.

Una vez controlada la vascularización del segmento lateral izquierdo, se procede a la transección del parénquima mediante disector-aspirador ultrasónico y electrocoagulación convencional a la derecha del ligamento falciforme. El parénquima hepático se divide entre el segmento lateral izquierdo y el segmento IV y a 1 cm por arriba de la vía biliar izquierda en la fisura umbilical. Cuando se finaliza la transección del parénquima, los injertos están listos para su perfusión fría y separación.

Posteriormente, estas técnicas de *split* sirvieron de base para la introducción de las técnicas de extracción de injertos procedentes de donante vivo. Así, Strong et al.[18] fueron los primeros en realizar un trasplante de hígado pediátrico utilizando un injerto parcial procedente de un donante vivo adulto, mientras que Broelsch et al.[19], en la Universidad de Chicago, fueron los primeros en publicar una serie utilizando también injertos hepáticos de donante vivo adulto para trasplante infantil, obteniendo una supervivencia similar a los injertos procedentes de cadáver.

CIRUGÍA DE BANCO

Esta fase de la cirugía se lleva a cabo en el hospital donde se efectúa el implante y mientras se realiza la hepatectomía del receptor. El injerto se sumerge en una bolsa de plástico dentro de una batea con solución de preservación a 4 °C, rodeada a su vez de hielo triturado. En primer lugar, se efectúa una exploración minuciosa del injerto para detectar y reparar, si esto accidentalmente ocurre, eventuales lesiones vasculares producidas durante la fase de extracción en el donante.

El injerto se coloca con su cara inferior frente al cirujano para la correcta exposición del pedículo vascular, así como de toda la vena cava retrohepática. La disección arterial se lleva a cabo partiendo del tronco celíaco hacia el hígado. Se colocan suturas tractoras del parche aórtico, así como de las arterias esplénica, gástrica izquierda y gastrodudenal, con el fin de realizar una mínima tensión sobre estas estructuras y obtener una buena exposición vascular que permita efectuar una mejor disección de ellas. Cada una de estas estructuras debe permanecer intacta hasta la colocación del injerto con el fin de practicar una anastomosis vascular lo más cómoda y con la menor tensión posible en el receptor o si, por el contrario, se objetiva alguna anomalía vascular en el injerto, permita su reconstrucción que garantice la viabilidad de la víscera.

La disección arterial debe efectuarse hasta el origen de la arteria gastroduodenal, ya que más distal a este punto, además de ser innecesaria, se corre el riesgo de provocar una lesión vascular y la consiguiente isquemia de la vía biliar extrahepática y estenosis biliar. Para la preparación portal, el ayudante debe realizar una elevación de la vena porta con una tracción de sus vértices proximales hacia las 3:00 y las 9:00 horas de la esfera del reloj mientras el cirujano retira todo el tejido conectivo presente en la cara posterior de la vena porta hasta encontrarse cerca de la bifurcación, teniendo en cuenta que puede haber algún componente arterial en esta localización que conviene preservar. Posteriormente, se procede a la disección por su cara lateral con la ligadura de pequeñas venas accesorias que también es posible encontrar en la cara anterior de la vena. Una vez identificada la bifurcación portal, se da por finalizada la disección a este nivel, ya que este es punto de referencia para realizar una correcta anastomosis con la porta del receptor.

Respecto a la vena cava retrohepática, se procede a la eliminación de todo el tejido conectivo que presenta en su recorrido con especial atención a la ligadura de la vena su-

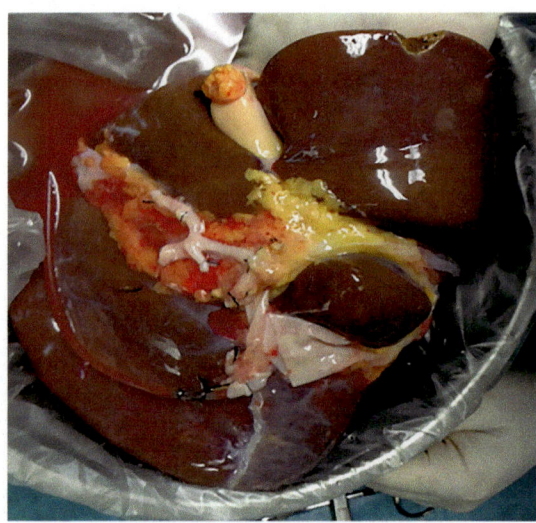

Figura 10-4. Injerto en batea, sumergido en solución de preservación para su preparación en banco.

prarrenal derecha y venas accesorias de drenaje del lóbulo caudado en su porción más proximal y a las venas diafragmáticas en la zona distal. La vena cava inferior infrahepática se puede ligar en este punto si en la técnica de hepatectomía en el receptor se ha conservado la vena cava (técnica de *piggyback*) o se puede dejar esta ligadura para el momento en que se ha reperfundido el injerto, lo cual permite el lavado del injerto con solución de Ringer (250 ml) o con sangre procedente del territorio portal del receptor (250 ml), con el consiguiente menor riesgo de síndrome posreperfusión en el receptor.

A continuación, se efectúa la exposición completa del diafragma, separándolo del injerto mediante la disección de su unión a la vena cava suprahepática.

En caso de observar alguna anomalía vascular hay que intentar, para disminuir los riesgos de complicación arterial posterior, unificar todas ellas en una posterior anastomosis en el receptor. La anomalía más frecuente es una arteria hepática derecha procedente de la arteria mesentérica superior. En banco (injerto en batea), el origen de esta arteria mesentérica superior suele anastomosarse con la arteria esplénica también del injerto (**Fig. 10-4**).

La otra variante anatómica arterial también frecuente es la de la arteria hepática izquierda que se origina de la arteria gástrica izquierda. En este caso, hay que disecar con cuidado la arteria gástrica izquierda y realizar la anastomosis arterial del tronco celíaco del donante (por debajo del origen de la arteria gástrica izquierda) con la arteria del receptor (habitualmente la bifurcación de la arteria hepática propia con la arteria gástrica derecha).

SOLUCIONES DE PRESERVACIÓN ESTÁTICA

La solución de preservación de Collins, introducida en 1969, permitía la preservación de los injertos renales unas 24-36 horas, pero solo 4-8 horas los injertos hepáticos[20]. Esta situación obligaba a tener que realizar el trasplante hepático durante un período de 6 horas con el riesgo de lesión grave de isquemia-reperfusión y consiguiente inviabilidad del injerto cuando dicho período se excedía. La introducción de la solución de preservación de Belzer (Universidad de Wisconsin) en Estados Unidos, en 1987, permitió la preservación de los injertos hepáticos hasta 15 horas[21], lo cual supuso uno de los grandes avances en el mundo del trasplante hepático. A partir de entonces, la solución de Belzer fue la solución estándar para la preservación de injertos hepáticos, renales y pancreáticos hasta la introducción de otras soluciones, como HTK, Celsior® e IGL, con potenciales mayores beneficios que la solución de Belzer[22]. La solución de Belzer es una solución coloide intracelular con alta concentración en potasio, lo cual aumenta el riesgo de paro cardíaco por hiperpotasemia. Para su prevención debe realizarse un lavado del injerto con sangre o suero fisiológico antes de la reperfusión.

La solución HTK fue desarrollada por Bretschneider y utilizada primero como solución cardiopléjica y posteriormente, en 1980, como solución de preservación en el trasplante cardíaco[23]. En teoría, debido a su muy baja viscosidad, facilita un rápido enfriamiento y lavado de las células sanguíneas del hígado[24], lo cual permitió su aprobación para trasplante hepático en muchos centros de Estados Unidos[25]. La solución de Celsior® fue también inicialmente utilizada en el trasplante cardíaco y posteriormente en los trasplantes renal, hepático y pancreático[26,27]. La solución de Celsior® es también de muy baja viscosidad, alta concentración en sodio y baja en potasio, con propiedades antioxidantes y exenta de coloides, lo cual facilita una mejor perfusión y lavado del injerto hepático en comparación con la solución de Belzer[26,28]. La solución del Instituto Georges López (IGL-1), la última en aplicarse, tiene una baja concentración en potasio y se ha sustituido el hidroxietilalmidón por polietilenglicol. Estos cambios en la composición podrían disminuir las lesiones de isquemia-reperfusión[29]. En un reciente estudio comparativo del Registro Europeo de Trasplante Hepático entre las cuatro soluciones de preservación referidas, se demostró que la supervivencia del injerto a los 3 años fue significativamente superior con la utilización de las soluciones de Belzer, Celsior® e IGL-1 (75, 75 y 73 %, respectivamente) que con la solución HTK (69 %).

El empleo de injertos parciales perfundidos con IGL-1 ofreció la mejor supervivencia del injerto a los 3 años en comparación con las restantes soluciones, mientras que fue similar entre las cuatro soluciones cuando se utilizaron en injertos hepáticos completos. Por último, en el análisis multivariable, la utilización de HTK se confirmó como factor independiente de pérdida del injerto en receptores positivos para el virus de la inmunodeficiencia humana (VIH+) o el virus de la hepatitis (VHC+), con fallo hepático fulminante, > 60 años, incompatibilidad AB0, edad del donante > 65 años y utilización en injertos parciales[30]. Sin embargo, en un metaanálisis más reciente, en el que se analizaron 15 estudios aleatorizados controlados con un total de 1.830 injertos hepáticos perfundidos con una de las cuatro soluciones referidas, se demostró que las tasas de fallo primario y supervivencia del injerto a 1 año fueron similares entre los grupos[31]. No obstante, según la discordancia en los resultados de los estudios referidos, se precisan otros estudios adicionales, prospectivos aleatorizados, que incluyan donantes marginales con tiempos prolongados de isquemia para poder evaluar la superioridad de una de estas soluciones sobre las otras[30,31].

MÁQUINAS DE PRESERVACIÓN

La máquina de perfusión es una estrategia de preservación dinámica para evaluar, preservar y mejorar la viabilidad de los órganos en tiempo real. La técnica es beneficiosa especialmente para órganos con mayor daño isquémico, como los derivados de la donación tras muerte circulatoria y los donantes de criterio extendido tras muerte encefálica[32-36]. Dichos órganos muestran un aumento de la lesión por isquemia-reperfusión después de la revascularización[37-39] y están asociados con un mayor riesgo de disfunción primaria, función retardada o fallo del injerto[40-43]. La máquina de perfusión disminuye los efectos de la lesión por isquemia-reperfusión, así como también las complicaciones postrasplante.

Con el aumento del uso de órganos marginales para el trasplante, la máquina de perfusión se utiliza cada vez más en el entorno clínico[44]. En muchos centros, es el método de conservación estándar para el trasplante renal. En el trasplante de hígado, pulmón y corazón, la máquina de perfusión también se emplea cada vez más. En comparación con la de riñón, la máquina de perfusión de hígado, pulmón y corazón es más compleja y se utiliza principalmente en el hospital de trasplantes y no durante el transporte del órgano. Por lo tanto, la máquina de perfusión de órganos no renales se ha introducido recientemente en el entorno clínico. Por ejemplo, en la actualidad, todos los hígados de donantes holandeses que donan su hígado en paro cardíaco controlado (Maastricht 3) están incluidos en un ensayo controlado aleatorizado de máquina de perfusión oxigenada hipotérmica, y recientemente se ha iniciado la máquina de perfusión normotérmica para hígados procedentes de donantes con criterios expandidos.

Se han observado desarrollos similares en el trasplante de corazón y pulmón, como lo demuestran los ensayos clínicos sobre máquina de perfusión de pulmones con edema neurogénico y corazones con asistolia[45-47]. En el entorno experimental, todavía se investigan varias modalidades de máquina de perfusión, empleando diferentes temperaturas, tiempos y tipos de solución de conservación[48]. Asimismo, se ha utilizado en la clínica para partición hepática *(split)*, dado que el hígado que recibe el receptor adulto habitualmente se considera de riesgo o subóptimo y es posible disminuir el tiempo de isquemia fría con las máquinas de perfusión. En una reciente serie de donantes con muerte circulatoria, mediante la utilización de la máquina de perfusión hipotérmica oxigenada se ha conseguido un menor riesgo de estenosis biliar no anastomótica que con la perfusión estática y conservación convencional en frío[49]. No obstante, estos son datos preliminares, teniendo en cuenta los múltiples estudios que se están realizando en la actualidad por muchos grupos de trasplante hepático.

REFERENCIAS BIBLIOGRÁFICAS

1. Starzl TE, Marchioro TL, Vonhaullla KM et al. Homotransplantation of the liver in humans. Surg Gynecol Obstet 1963; 117: 659-76.
2. Peters TG, Vaughn WK, Spees EK. Multiple organ procurement and sharing: The SEOPF Experience. Transplant Proc 1988; 20: 829.
3. Rosenthal JT, Shaw BW, Hardesty RL, Griffith BP, Starzl TE, Hakala TR. Principles of multiple organ procurement from cadaveric donors. Ann Surg 1983; 198: 617-21.
4. Starzl TE. Experience in hepatic transplantation. Philadelphia: WB Saunders, 1969.
5. Starzl TE, Hakala T, Shaw B et al. A flexible procedure for multiple cadaveric organ procurement. Surg Gynecol Obstet 1984; 158: 223-30.
6. Starzl TE, Miller C, Broznick B, Makowka L. An improved technique for multiple organ harvesting. Surg Gynecol Obstet 1987; 165: 343-8.
7. Casavilla A, Ramírez C, Shapiro R et al. Experience with liver and kidney allografts from non-heart beating donors. Transplantation 1995; 59: 197-203.
8. Yersiz H, Renz JF, Hisatake GM, Farmer DG, Busuttil RW. The conventional technique in in-situ split-liver transplantation. J Hepatobiliary Pancreat Surg 2003; 10: 11-5.
9. De Ville de Goyet J, Hausleithner V, Malaise J et al. Liver procurement without in situ portal perfusion. Transplantation 1994; 54: 1328-32.
10. Dodson F, Pinna A, Jabbour N et al. Advantages of the rapid en bloc technique for pancreas/liver recovery. Transplant Proc 1995; 27: 3050.
11. Nakazato PZ, Concepcion W, Bry W et al. Total abdominal evisceration: an en bloc technique for abdominal organ harvesting. Surgery 1992; 111: 37-47.
12. Squifflet JP, de Hemptinne B, Gianello P et al. A new technique for en bloc liver and pancreas harvesting. Transplant Proc 1990; 22: 2070-1.
13. Broelsch CE, Emond JC, Thistlethwaite JR, Rouch DA, Whitington PF, Lichtor JL. Liver transplantation with reduced-size donor organs. Transplantation 1988; 45: 519-24.
14. Zitelli BJ, Gartner JC, Malatack JJ et al. Pediatric liver transplantation: patient evaluation and selection, infectious complications, and life-style after transplantation. Transplant Proc 1987; 19: 3309-16.
15. Pichlmayr R, Ringe B, Gubernatis G. Transplantation of a donor liver to two recipients (splitting transplantation) –a new method in the further development of segmental liver transplantation. Langenbecks Arch Chir 1989; 373: 127-30.
16. Bismuth H, Morino M, Castaing D et al. Emergency orthotopic liver transplantation in two patients using one donor liver. Br J Surg 1989; 76: 722-4
17. Goss JA, Yersiz H, Shackleton CR et al. In situ splitting of the cadaveric liver for transplantation. Transplantation 1997; 64: 871-7.
18. Strong RW, Lynch SV, Ong TH, Matsunami H, Koido Y, Balderson GA. Successful liver transplantation from a living donor to her son. N Engl J Med 1990; 322: 1505-7.
19. Broelsch CE, Whitington PF, Emond JC et al. Liver transplantation in children from living related donors. Surgical techniques and results. Ann Surg 1991; 214: 428-37; discussion 437-9.
20. Collins GM, Bravo-Shugarman M, Terasaki PL. Kidney preservation for transportation. Initial perfusion and 30 hours ice storage. Lancet 1969; 2: 1219-22.
21. Todo S, Nery J, Yanaga K et al. Extended preservation of human liver grafts with UW solution. JAMA 1989; 261: 711-4.
22. Fridell JA, Rogers J, Stratta RJ. The pancreas allograft donor: current status, controversies, and challenges for the future. Clin Transplant 2010; 24: 433-9.
23. Budny TB, Spiegel HU. Hans Jurgen Bretschneider: German surgical research pioneer. J Invest Surg 2008; 21: 169-70.
24. Meine MH, Leipnitz I, Zanotelli ML et al. Comparison between IGL-1 and HTK preservation solutions in deceased donor liver transplantation. Transplant Proc 2015; 47: 888-93.
25. Eghtesad B, Aucejo F, Fung JJ. Preservation solutions in liver transplantation: what are the options? Liver Transpl 2006; 12: 196-8.
26. Manrique A, Jiménez C, Herrero ML et al. Pancreas preservation with the University of Wisconsin versus Celsior solutions. Transplant Proc 2006; 38: 2582-4.
27. Nardo B, Bertelli R, Montalti R et al. Preliminary results of a clinical randomized study comparing Celsior and HTK solutions in liver preservation for transplantation. Transplant Proc 2005; 37: 320-2.
28. Cavallari A, Cillo U, Nardo B et al. A multicenter pilot prospective study comparing Celsior and University of Wisconsin preservation solutions for use in liver transplantation. Transplant Proc 2003; 9: 814-21.
29. Tabka D, Bejaoui M, Javellaud J, Roselló-Catafau J, Achard JM, Abdennebi HB. Effects of Institut Georges Lopez-1 and Celsior preservation solutions on liver graft injury. World J Gastroenterol 2015; 21: 4159-68.
30. Adam R, Delvart V, Karam V et al. Compared efficacy of preservation solutions in liver transplantation: a long-term graft outcome study from the European Liver Transplant Registry. Am J Transplant 2015; 15: 395-406.
31. Szilágyi AL, Mátrai P, Hegyi P et al. Compared efficacy of preservation solutions on the outcome of liver transplantation: meta-analysis. World J Gastroenterol 2018; 24: 1812-24.
32. Moers C, Smits JM, Maathuis MH et al. Machine perfusion or cold storage in deceased-donor kidney transplantation. N Engl J Med 2009; 360: 7-19.
33. Guarrera JV, Henry SD, Samstein B et al. Hypothermic machine preservation in human liver transplantation: the first clinical series. Am J Transplant 2010; 10: 372-81.
34. Cypel M, Yeung JC, Liu M et al. Normothermic ex vivo lung perfusion in clinical lung transplantation. N Engl J Med 2011; 364: 1431-40.
35. Nicholson ML, Hosgood SA. Renal transplantation after ex vivo normothermic perfusion: the first clinical study. Am J Transplant 2013; 13: 1246-52.
36. Dutkowski P, Schlegel A, de Oliveira M, Mullhaupt B, Neff F, Clavien PA. HOPE for human liver grafts obtained from donors after cardiac death. J Hepatol 2014; 60: 765-72.
37. Eltzschig HK, Eckle T. Ischemia and reperfusion –from mechanism to translation. Nat Med 2011; 17: 1391-401.
38. Van Golen RF, Van Gulik TM, Heger M. The sterile immune response during hepatic ischemia/reperfusion. Cytokine Growth Factor Rev 2012; 23: 69-84.
39. Saat TC, Van den Akker EK, JN IJ, Dor FJ, de Bruin RW. Improving the outcome of kidney transplantation by ameliorating renal ischemia reperfusion injury: lost in translation? J Transl Med 2016; 14: 20.
40. O'Neill S, Roebuck A, Khoo E, Wigmore SJ, Harrison EM. A meta-analysis and meta-regression of outcomes including biliary complications in donation after cardiac death liver transplantation. Transpl Int 2014; 27: 1159-74.
41. Aubert O, Kamar N, Vernerey D et al. Long term outcomes of transplantation using kidneys from expanded criteria donors: prospective, population based cohort study. BMJ 2015; 351: 3557.
42. Chu MJ, Dare AJ, Phillips AR, Bartlett AS. Donor hepatic steatosis and outcome after liver transplantation: a systematic review. J Gastrointest Surg 2015; 19: 1713-24.
43. Grimm JC, Valero V, Kilic A et al. Association between prolonged graft ischemia and primary graft failure or survival following lung transplantation. JAMA Surg 2015; 150: 547-53.
44. Jochmans I, Akhtar MZ, Nasralla D et al. Past, present, and future of dynamic kidney and liver preservation and resuscitation. Am J Transplant 2016; 16: 2545-55.
45. Ardehali A, Esmailian F, Deng M et al. Ex-vivo perfusion of donor hearts for human heart transplantation (PROCEED II): a prospective, open-label, multicentre, randomised non-inferiority trial. Lancet 2015; 385: 2577-84.
46. Dhital KK, Iyer A, Connellan M et al. Adult heart transplantation with distant procurement and ex-vivo preservation of donor hearts after circulatory death: a case series. Lancet 2015; 385: 2585-91.
47. Van Raemdonck D, Neyrinck A, Rega F, Devos T, Pirenne J. Machine perfusion in organ transplantation: a tool for ex-vivo graft conditioning with mesenchymal stem cells? Curr Opin Organ Transplant 2013; 18: 24-33.
48. Karangwa SA, Dutkowski P, Fontes P et al. Machine perfusion of donor livers for transplantation: a proposal for standardized nomenclature and reporting guidelines. Am J Transplant 2016; 16: 2932-42.
49. Van Rijn R, Schurink IJ, de Vries Y et al. Hypothermic machine perfusion in liver transplantation –a randomized trial. N Engl J Med 2021; 384: 1391-401.

Bombas de preservación normotérmica *ex situ*: innovación y futuro en el trasplante hepático

11

J. C. García-Valdecasas y Y. Fundora Suárez

INTRODUCCIÓN

Desde hace más de 100 años se investiga en la preservación de órganos humanos. Los pioneros en este campo desarrollaron estrategias de perfusión con sangre oxigenada para mantener la vialidad de los órganos fuera del organismo[1]. De hecho, en la década de 1960 algunos de los trasplantes de hígado realizados con éxito utilizaron la perfusión mecánica con sangre diluida en condiciones hiperbáricas[2]. Sin embargo, esta técnica nunca llegó a imponerse debido a la posterior introducción de soluciones de preservación en frío, estrategia conocida como preservación estática en frío[3].

PRESERVACIÓN ESTÁTICA EN FRÍO

La preservación estática en frío del hígado consiste en lavar el órgano con varios litros de solución de preservación a través de la arteria hepática y la vena porta y posteriormente colocarlo en una bolsa bañado por la solución de preservación. El injerto hepático se coloca en una nevera para su transporte. Con esta técnica se pretende enfriar rápidamente el órgano y reducir su tasa metabólica, optimizando su preservación antes del trasplante. Se ha demostrado que la función y la supervivencia del injerto hepático disminuyen tras 12 horas de preservación estática en frío en el caso de órganos de bajo riesgo y tras 8 horas en casos de injertos subóptimos[4].

Debido a este mayor riesgo, una proporción considerable de estos órganos no se utiliza para trasplantes.

Los resultados de los trasplantes han mejorado mucho en los últimos años. Las tasas de supervivencia publicadas a 1 y 5 años se estiman en > 90 % y > 80 %, respectivamente[5].

En el contexto de esta escasez de órganos, los potenciales beneficios de la perfusión mecánica son considerables, especialmente en los órganos de riesgo, que son más sensibles a la isquemia-reperfusión. La preservación dinámica puede reponer las reservas energéticas durante la perfusión y, por lo tanto, brindar mayor protección del injerto. La mayor ventaja es la posibilidad de determinar la viabilidad del injerto antes de su implante, permitiendo la reducción del riesgo asociado al trasplante con un injerto procedente de un donante con criterios extendidos tras preservación estática en frío, en el que la decisión se basa en las características del donante y el aspecto del hígado[6].

PERFUSIÓN MECÁNICA NORMOTÉRMICA

Procedimiento

La perfusión mecánica normotérmica es una técnica en la que se perfunde el hígado con concentrados de hematíes oxigenados en una solución coloide u otros transportadores de oxígeno[7], medicamentos y nutrientes a temperatura corporal que reproducen el ambiente fisiológico ideal para la preservación del órgano.

La primera serie clínica publicada de 20 trasplantes hepáticos utilizando perfusión mecánica normotérmica fue un estudio de fase I realizado en el Reino Unido, que demostró que la preservación era factible y segura[8]. Posteriormente, en un estudio multicéntrico de fase III en el que se incluyeron 137 hígados con perfusión mecánica normotérmica y 133 hígados con preservación estática en frío, los órganos sometidos a perfusión mecánica normotérmica tenían menos probabilidades de ser descartados que los sometidos a preservación estática en frío (12 % frente a 24 %; $p = 0,008$)[9]. Los órganos con perfusión mecánica normotérmica trasplantados se conservaron durante períodos significativamente más prolongados (714 minutos frente a 465 minutos; $p < 0,001$). La función inicial del injerto fue superior en el grupo con perfusión mecánica normotérmica que en el grupo con preservación estática en frío, como demostraron los niveles de aspartato-aminotransferasa (GOT) 488 UI/l frente a 965 UI/l ($p < 0,001$) y una menor incidencia de disfunción inicial del injerto (10 % frente a 30 %, $p < 0,001$), lo cual se tradujo en una mejor supervivencia del injerto y del receptor[9].

Los parámetros de viabilidad medidos durante la perfusión mecánica normotérmica, como la eliminación del lactato, el mantenimiento del pH, el consumo de glucosa y la producción de bilis, resultaron útiles para predecir la calidad del injerto. La supervivencia del injerto fue similar en ambos grupos.

Se demostró un menor daño celular con una preservación más prolongada (54 %) y, por lo tanto, una mayor utilización de injertos para trasplante (20 %)[9].

La perfusión mecánica normotérmica se inicia con frecuencia después de que el hígado ha sido transportado al centro trasplantador, tras un período variable de preservación estática en frío. A lo largo de todo el proceso de preservación, es fundamental considerar diversas disposiciones logísticas. En el hospital donante, se requiere personal con formación especializada, además de un transporte adecuado que disponga de suficiente espacio y suministro de energía para el dispositivo. Esta práctica pone de relieve los desafíos logísticos inherentes a la implementación de la perfusión mecánica normotérmica.

El primer caso publicado utilizando la estrategia de colocar el hígado en preservación estática en frío hasta su colocación en bomba en el hospital trasplantador (*back to base* en términos anglosajones) describió la recuperación de un hígado después de donación en asistolia tras 7 horas de preservación estática en frío[10]. Este caso se incluyó en una serie de 6 casos descartados por todos los centros del Reino Unido, se colocaron en perfusión mecánica normotérmica y se recuperaron para trasplante 5 casos[11].

En dos series de casos (> 50 casos) que analizaron los resultados de esta estrategia, se comunicaron resultados comparables, tras la evaluación de la viabilidad en perfusión mecánica normotérmica. A pesar de este período inicial de preservación estática en frío, los hígados presentaron resultados comparables en cuanto a biomarcadores de lesión aguda[12]. Sin embargo, la recuperación de hígados con esteatosis grave en perfusión mecánica normotérmica, seguida de un período de preservación estática en frío, se ve limitada por los efectos nocivos del enfriamiento que condicionaría la disfunción grave del injerto[6].

Aunque la aplicación clínica de la perfusión mecánica normotérmica en el trasplante hepático está bien documentada, faltan estudios prospectivos que ayuden a definir biomarcadores de viabilidad que permitan recuperar injertos con daños de preservación grave y maximicen la utilización de esta tecnología en el trasplante hepático.

Un estudio en el que se comparó la expresión génica en las biopsias antes y después de perfusión mecánica normotérmica demostró que los genes reguladores al alza tras la preservación dinámica fueron los relacionados con la regeneración celular y la reparación tisular y los implicados en el control de la inflamación. Por el contrario, los genes reguladores encontrados tras preservación estática en frío fueron principalmente los relacionados con la inflamación, la apoptosis y la activación de la coagulación[13].

Nuestra experiencia, iniciada en 2017 dentro del estudio aleatorizado del Consorcio Europeo para la Preservación de Órganos (COPE)[9], se extendió en noviembre de 2021 con la implementación clínica del uso de perfusión mecánica normotérmica para evaluar la viabilidad de los injertos destinados a trasplante.

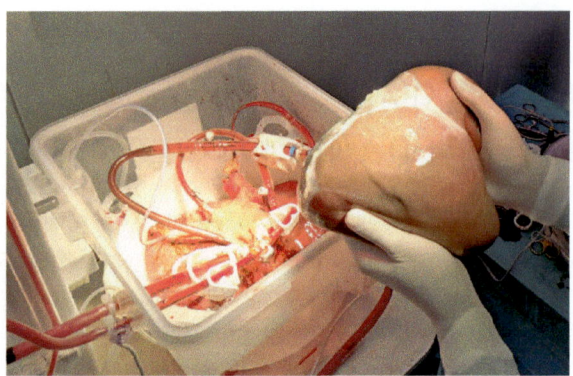

Figura 11-1. Colocación de injerto en perfusión mecánica normotérmica para la realización de dos trasplantes.

Se ha realizado un total de 17 procedimientos, con la recuperación de 13 hígados descartados para trasplante y un injerto que se mantuvo en la bomba con la finalidad de realizar dos trasplantes secuenciales. Catorce pacientes fueron trasplantados con éxito, todos vivos y con injerto normofuncionante (**Figs. 11-1 y 11-2**).

Aunque la preservación estática en frío sigue siendo una estrategia coste-beneficio adecuada para los injertos hepáticos de bajo riesgo, la perfusión mecánica normotérmica se se está consolidando como la opción preferida para la recuperación de hígados de alto riesgo, con el objetivo de aumentar el número de injertos hepáticos viables para trasplante. Un análisis económico reciente indica que, a pesar de su mayor coste, esta tecnología sugiere que sigue siendo una estrategia rentable[14].

Los resultados de los próximos ensayos clínicos mostrarán el diseño que se ha de seguir en las estrategias locales y nacionales, para la optimización de órganos para trasplante hepático.

Aplicaciones futuras

En la práctica clínica, los primeros que adoptaron la perfusión mecánica normotérmica la utilizaron principalmente con dos fines: evaluar la viabilidad de los órganos y aumentar el tiempo de perfusión cuando es necesario debido a la complejidad del receptor o a limitaciones logísticas locales. Más allá de estas aplicaciones, algunos investigadores están explorando ahora el potencial de un modelo fisiológico funcional de perfusión hepática aislada para desarrollar intervenciones terapéuticas o dilucidar mecanismos de enfermedad hepática.

Evaluación de la viabilidad de los órganos

Al inicio del desarrollo de la perfusión mecánica normotérmica, los estudios preclínicos en modelos porcinos mostraron la capacidad de predecir la viabilidad del hígado basándose en parámetros medidos durante perfusión *ex situ*. Parámetros que incluían el mantenimiento de la homeostasis, el equilibrio ácido-base, el aclaramiento del ácido láctico, los niveles de transaminasas, los niveles de factor V y producción de bilis se correlacionaron con la supervivencia

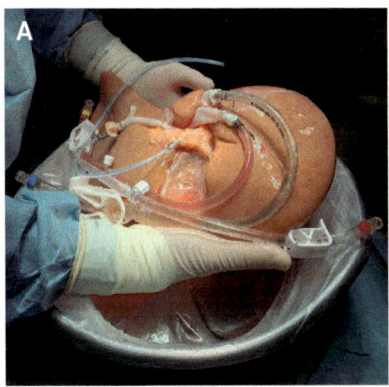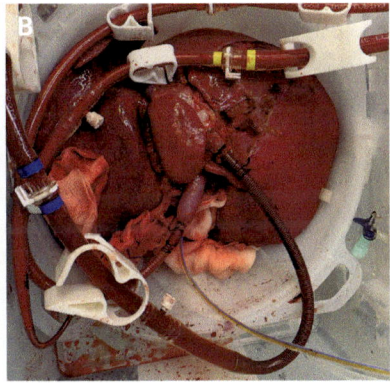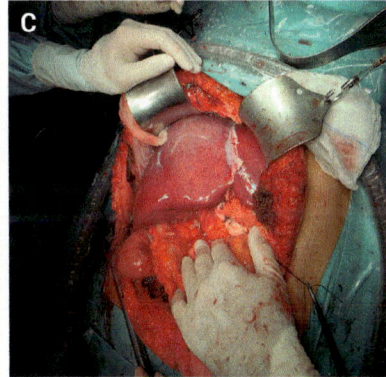

Figura 11-2. Injerto hepático descartado por esteatosis. **A)** Aspecto tras la extracción en el donante. **B)** Perfusión mecánica normotérmica. **C)** Aspecto posperfusión en el receptor.

y constituyeron la base de los criterios que se utilizan actualmente para evaluar la viabilidad y la aceptación de hígados para trasplante[15].

La posibilidad de definir la viabilidad de hígados marginales fue investigada en el estudio VITTAL, en el que hígados descartados por todos los centros trasplantadores en el Reino Unido se colocaron durante 4 horas en perfusión mecánica normotérmica. La viabilidad se confirmó si alcanzaba niveles de lactato < 2,5 mmol/l y dos o más de los siguientes criterios: producción de bilis, consumo de glucosa, aspecto homogéneo, flujo arterial > 150 ml/min y flujo portal > 500 ml/min. De los 31 hígados evaluados, 22 cumplían estos criterios y fueron trasplantados. Se consiguió una supervivencia del 100 % a los 3 meses, y se realizaron 4 retrasplantes por colangiopatía isquémica. Estos resultados sugieren en primer lugar que los criterios existentes son adecuados para confirmar la viabilidad hepatocelular, pero requieren un perfeccionamiento para la evaluación de la integridad del epitelio biliar[16].

Otro estudio incluyó una serie de 47 hígados perfundidos, todos ellos de alto riesgo, 25 de los cuales fueron rechazados por todos los centros de trasplante del Reino Unido. En los 22 hígados trasplantados, los que posteriormente desarrollaron colangiopatía isquémica, la bilis producida durante la perfusión mecánica normotérmica era menos alcalina (pH < 7,4) que en los que no presentaban complicaciones biliares. La evaluación histológica de estos hígados mostró > 50 % de necrosis circunferencial del estroma de los conductos biliares septales[17].

Marcadores moleculares de viabilidad

El aclaramiento de lactato es el biomarcador de viabilidad hepática más ampliamente aceptado para uso clínico, aunque solo evalúa la función hepatocelular y no es útil en la evaluación del árbol biliar. Las funciones bioquímicas principales no se expresan de manera uniforme en todo el hígado, lo que ha dado lugar al concepto de «zonación»[18]. En una serie de trasplantes hepáticos porcinos, cinco hígados procedentes de donación en muerte encefálica no dañados y 15 hígados de donación en asistolia fueron expuestos a 30 minutos (n = 5), 70 minutos (n = 5) o 120 minutos (n = 5) de lesión por isquemia caliente previa al trasplante.

Todos los órganos se expusieron a 2 horas de preservación estática en frío inicial y a 4 horas de perfusión mecánica normotérmica y luego se trasplantaron. El grupo expuesto a 120 minutos de isquemia caliente se incluyó como control negativo, ya que este nivel de lesión está muy por encima del que se considera soportable en un modelo de trasplante hepático porcino. Se midieron diversos parámetros para establecer la hemodinámica, la lesión hepatocelular (GOT, GPT y pH), la función hepatocelular (urea, albúmina, consumo de oxígeno, aclaramiento de lactato, aclaramiento de rocuronio y producción de bilis), los marcadores de lesión de las vías biliares y la función de los colangiocitos (bicarbonato biliar, glucosa y pH). Se observó que el aclaramiento de rocuronio (función de la zona 3) tenía el mayor poder de discriminación entre hígados viables y no viables, y era bajo en todos los hígados que desarrollaron una no función primaria. El aclaramiento de lactato y la producción de urea (zona 1) también fueron bajos en los hígados que desarrollaron no función primaria (grupo de 120 minutos), pero no diferenciaron tan eficazmente como el aclaramiento con rocuronio[19]. Estos mismos estudios en modelo porcino mostraron que el grado de lesión biliar histológica podía predecirse después de 3 horas de perfusión mecánica normotérmica mediante una relación glucosa bilis/perfusato ≤ 0,7 y sodio ≥ 1,1[17]. Cabe destacar que los niveles de bicarbonato no resultaron útiles, hallazgo que no coincide con las pruebas clínicas de otros estudios. Uno de estos estudios estratificó 23 hígados humanos perfundidos (perfusión mecánica normotérmica) con evidencia histológica de lesión leve frente a lesión grave de la vía biliar. Una lesión más leve de la vía biliar se predijo por un pH biliar > 7,48, un bicarbonato biliar > 18 mmol y una relación glucosa bilis/perfusato < 0,67[20].

Otro estudio del mismo grupo investigó el potencial de los micro-ARN (miARN) como nuevos biomarcadores para predecir lesiones hepatocelulares o biliares. Los hígados humanos descartados se sometieron a perfusión mecánica normotérmica y se recogieron y analizaron muestras de perfusato y bilis para detectar miARN derivados de hepatocitos y colangiocitos y su correlación con marcadores bioquímicos de lesión hepatocelular y biliar. A los 30 minutos se correlacionaron los niveles de miARN 122 y 222 en el perfusato, con marcadores bioquímicos de lesión hepatocitaria y biliar, respectivamente. Además, miARN 222 estaba elevado en la bilis de hígados con evidencia de daño biliar[21]. Estos hallazgos deben validarse en el contexto clínico del trasplante hepático.

Logística del trasplante

Las limitaciones de la preservación estática en frío condicionan importantes restricciones logísticas en la práctica clínica del trasplante hepático. Para órganos con factores de riesgo, los tiempos de preservación superiores a 10 horas no son bien tolerados[4]. Por lo tanto, este tiempo de mantenimiento repercute en las distancias a las que pueden transportarse los órganos y en la urgencia con la que estos deben trasplantarse.

Los trasplantes suelen realizarse de un día para otro. En el caso de los receptores complejos, incluidos los pacientes que se someten a un nuevo trasplante y los que padecen trombosis de la vena porta, la hepatectomía puede durar hasta 6 horas, lo que prolonga el tiempo de isquemia fría. Los pacientes que esperan en casa, a gran distancia de la unidad de trasplante, pueden verse privados de la oportunidad de recibir órganos de alto riesgo debido al tiempo que tardan en llegar al hospital. Además, otro escenario menos frecuente pero relevante, especialmente en períodos como la pandemia de COVID, es que el receptor de primera elección no está en condiciones de ser operado ese mismo día, por lo que es preciso buscar un receptor alternativo, ya sea en el mismo centro o en otro.

Por último, la capacidad de una unidad de trasplante hepático de aceptar una oferta de órgano depende de que se pueda proceder a la cirugía de forma urgente; los equipos de trasplante a menudo tienen que rechazar ofertas de donantes si ya se ha aceptado o está en marcha otro trasplante.

En estas situaciones, la capacidad de ampliar los tiempos de preservación puede resolverse con la colocación del injerto en perfusión mecánica normotérmica.

En el Reino Unido, durante los años 2017 y 2018, la mediana de tiempo de isquemia fría fue de 8,5 horas para los hígados procedentes de donación en muerte encefálica y 7,4 horas para los hígados procedentes de donación en asistolia. En un ensayo aleatorizado, la mediana de preservación en el grupo sometido a perfusión mecánica normotérmica fue de casi 12 horas (intervalo intercuartílico de 5 horas 2 minutos a 14 horas 36 minutos), sin evidencia de un impacto negativo sobre el injerto. No se constató ninguna relación entre la duración de la perfusión mecánica normotérmica y los resultados[9].

Se ha publicado la preservación de hígados en modelos porcinos y humanos (hígados descartados para trasplante) durante 7 días. El dispositivo utilizado añadió modificaciones novedosas que permitieron mejorar el control glucémico y la hemofiltración, consiguiendo por lo tanto una mayor aproximación a las condiciones fisiológicas para asegurar las funciones del hígado[22]. El mismo grupo publicó recientemente el mantenimiento de un hígado en perfusión mecánica normotérmica descartado para trasplante por un tumor de etiología incierta en el segmento I. El injerto se mantuvo

en la bomba y se vigilaron los parámetros de viabilidad durante la preservación. Una vez descartada la malignidad del tumor y confirmada la viabilidad del injerto, se procedió a la realización del trasplante con éxito[23].

Los períodos prolongados de preservación de órganos pueden tener implicaciones en el desarrollo de modelos de investigación más allá del trasplante.

Perfusión normotérmica y esteatosis hepática

En consonancia con la creciente incidencia de obesidad en la población mundial, la esteatosis es un hallazgo cada vez más frecuente en los donantes de órganos. La presencia de más de 30 % de esteatosis macrovesicular es un factor de riesgo independiente de no función primaria y disfunción precoz[24]. La esteatosis es la razón más frecuente para descartar un hígado tras la extracción; aproximadamente 1.000 hígados son rechazados en Estados Unidos cada año por este motivo[25].

Muchos estudios han identificado la perfusión mecánica normotérmica como un método potencial para eliminar la grasa del hígado. Los modelos animales de hígado graso han sido difíciles de conseguir, dado que la inducción artificial de esteatosis lleva mucho tiempo, es costosa y es poco probable que represente el mismo proceso fisiopatológico de depósito que se produce en los seres humanos. Un modelo porcino consistió en alimentar a cerdos diabéticos con una dieta rica en hidratos de carbono y grasas durante varias semanas hasta alcanzar un 28 % de esteatosis hepática. Tras 48 horas de perfusión mecánica normotérmica, la esteatosis hepática se redujo un 15 %, aunque no se produjeron cambios medibles en la función hepática[26].

Para movilizar la grasa de los hepatocitos, en otro estudio se desarrolló un cóctel desengrasante compuesto por fosfocolina (un mimético del glucagón), visfatina (un mimético de la insulina), hipericina (un ligando del receptor X de pregnano), un ligando constitutivo del receptor de androstano, un ligando del receptor activado por proliferadores de los peroxisomas (PPAR) α y δ. Esta combinación de agentes, cuando se añadió al perfusato de la perfusión mecánica normotérmica de hígados grasos de ratas obesas Zucker, produjo una reducción > 50 % en el contenido de lípidos intracelulares en solo 3 horas[27].

En otro estudio se exploró la eliminación de la grasa a través de fármacos en un circuito de perfusión mecánica normotérmica modificado que incorporaba una máquina de diálisis con la adición de L-carnitina y exendina 4. En los dos hígados humanos en los que se añadieron los agentes desengrasantes, se observó una liberación importante de triglicéridos y lipoproteínas de baja densidad, acompañada de una reducción del 10 % de la esteatosis macrovesicular[28].

Un estudio más amplio asignó aleatoriamente 10 hígados humanos descartados por esteatosis a la perfusión mecánica normotérmica convencional o suplementada con el cóctel desengrasante utilizado en el modelo murino descrito antes. En contraste, los hígados no tratados no mostraron ningún cambio histológico de esteatosis, mientras que los órganos que recibieron el tratamiento presentaron una reducción del

40 % de esteatosis macroscópica en las muestras analizadas a las 6 horas de inicio de la perfusión. Esta reducción se acompañó de un aumento de la oxidación de lípidos, una mejora de la función mitocondrial y una disminución de los marcadores de lesión hepatocelular e inflamación, con una adecuada función biliar. Cabe destacar que solo dos de los 10 hígados presentaban esteatosis grave, y cuatro, esteatosis leve, lo que sugiere que la reducción del contenido lipídico hepatocelular es beneficiosa con independencia de la gravedad de la esteatosis[29].

Estas estrategias parecen ser aplicables únicamente a hígados que se recuperan en perfusión mecánica normotérmica, pero no restauran la función en hígado con daño estructural grave.

Aunque los hallazgos sugieren que las estrategias de disminuir la grasa en el injerto hepático mejoran la función hepatocelular, no parecen transformar un hígado no viable en trasplantable. Estas estrategias, ninguna de ellas demostrada en la práctica clínica, podrían optimizar la calidad de un hígado para su utilización en trasplante.

Inmunomodulación del hígado

La tolerancia operativa, definida como el funcionamiento adecuado del injerto sin necesidad de inmunosupresores, es poco habitual entre los pacientes que reciben un injerto hepático.

Varios estudios han intentado caracterizar el inmunofenotipo asociado a este proceso. Se han utilizado células mononucleares de sangre periférica para tipificar las poblaciones linfocitarias circulantes. Se han comparado perfiles de citocinas y expresión génica de pacientes que habían desarrollado tolerancia operativa con pacientes que dependían del tratamiento[30]. Se identificó un fenotipo distinto asociado a la tolerancia que incluía un mayor número de linfocitos T reguladores (Treg) ($CD4^+CD25^+FOXP3^+$) y linfocitos B y niveles reducidos de células *natural killer* (NK).

Las células Treg se identificaron por primera vez en 1995 y su papel en el desarrollo de la tolerancia operativa está bien documentado[31]. La aplicación clínica en el trasplante hepático se ha limitado a estudios piloto, en uno de los cuales se administraron linfocitos Treg a 10 receptores de trasplantes hepáticos de donantes vivos[32] con expansión *ex vivo* de la población de células Treg. El producto celular enriquecido con linfocitos Treg no purificados se infundió en el receptor el día 13 tras el trasplante. La retirada de la inmunosupresión se inició a los 6 meses y se redujo gradualmente hasta que se interrumpió completamente a los 18 meses. De los 10 pacientes de esta serie, 7 pudieron suspender el tratamiento y permanecieron libres de inmunosupresión a los 5 años. Los tres pacientes en los que el destete no tuvo éxito tenían una base autoinmune en su enfermedad hepática original.

Ninguna de estas estrategias se ha trasladado a la práctica clínica, al menos en parte, debido a las dificultades para generar células de calidad y a las grandes dosis necesarias cuando se administran por vía sistémica. La eficacia de la inmunoterapia podría aumentar considerablemente si se administrara al órgano aislado en condiciones fisiológicas.

La perfusión hepática normotérmica es suficiente por sí misma para inducir una mayor expresión de células Treg en comparación con la preservación estática en frío, lo que se correlaciona con una lesión de isquemia-reperfusión menos grave observada en la histología[33]. Si la inmunoterapia celular se administrara durante la perfusión mecánica normotérmica, el número de células necesario sería probablemente muy inferior al de la inmunoterapia administrada después del trasplante.

Terapia génica dirigida al hígado

La perfusión normotérmica del órgano aislado proporciona una oportunidad para administrar terapia génica, y existen pruebas de la optimización de las tasas de transducción de genes durante la perfusión mecánica normotérmica[34]. Esto plantea la posibilidad de tratar los órganos de donantes con terapia génica con la intención de mejorar la calidad de los injertos y, asimismo, asegurar los resultados a corto y largo plazo.

Las estrategias podrían incluir tratamientos para reducir/anular la lesión por isquemia-reperfusión, por ejemplo, mediante la administración de interleucina 10 (demostrado en un modelo de trasplante pulmonar[35]). Recientemente, se publicaron los resultados de un modelo murino en el que se utilizó la perfusión de células de fibroblastos genéticamente modificadas. Durante la perfusión mecánica normotérmica se logró injertar estas células en el hígado del donante, asegurando su viabilidad durante la preservación[36].

El hígado se ve afectado por una amplia gama de trastornos genéticos, lo que lo convierte en una diana atractiva para la terapia génica. Aunque la perfusión *in situ* permite al vector de terapia génica eludir los sistemas efectores inmunitarios circulantes, la gran población de leucocitos residentes en el hígado podría seguir limitando la transducción de vectores víricos en el hígado. Por lo tanto, conseguir un beneficio terapéutico con terapias génicas dirigidas al hígado se convierte en un reto[37].

CONCLUSIONES

La perfusión mecánica ha despertado el interés de los profesionales del trasplante de hígado de todo el mundo y tiene un enorme potencial para mejorar la utilización de los órganos y los resultados de los pacientes.

Sin embargo, la preservación estática en frío es barata, sencilla y sigue siendo un método de conservación eficaz para muchos injertos. La creciente complejidad de otras técnicas conlleva mayores riesgos y costes.

Más allá de la ventaja de prolongar el tiempo de preservación en el trasplante de hígado, la perfusión mecánica normotérmica debe demostrar otras ventajas para justificar su coste dada su complejidad. Los resultados del trasplante de hígados según los criterios estándar ya son tan buenos que es poco probable que la perfusión mecánica normotérmica mejore la supervivencia del injerto en esta clase de órganos de donantes. Sin embargo, la capacidad de evaluar la viabilidad de donantes subóptimos aportará grandes beneficios.

REFERENCIAS BIBLIOGRÁFICAS

1. Carrel A, Lindbergh CA. The culture of whole. Science 1935; 81: 621-3.
2. Starzl TE, Groth CG, Brettschneider L et al. Orthotopic homotransplantation of the human liver. Ann Surg 1968; 168: 392-415.
3. Wahlberg JA, Southard JH, Belzer FO. Development of a cold storage solution for pancreas preservation. Cryobiology 1986; 23: 477-82.
4. Adam R, Bismuth H, Diamond T et al. Effect of extended cold ischaemia with UW solution on graft function after liver transplantation. Lancet 1992; 340: 1373-6.
5. Memoria General de Resultados. Registro Español de Trasplante Hepático, 2021. Disponible en: https://www.ont.es/informacion-a-los-profesionales-4/registros-de-donacion-de-trasplantes-4-9/registro-espanol-de-trasplante-hepatico-4-9-1/
6. Ceresa CDL, Nasralla D, Pollok JM, Friend PJ. Machine perfusion of the liver: applications in transplantation and beyond. Nat Rev Gastroenterol Hepatol 2022; 19: 199-209.
7. Eshmuminov D, Leoni F, Schneider MA et al. Perfusion settings and additives in liver normothermic machine perfusion with red blood cells as oxygen carrier. A systematic review of human and porcine perfusion protocols. Transpl Int 2018; doi: 10.1111/tri.13306.
8. Ravikumar R, Jassem W, Mergental H et al. Liver transplantation after ex vivo normothermic machine preservation: a phase 1 (first-in-man) clinical trial. Am J Transplant 2016; 16: 1779-87.
9. Nasralla D, Coussios CC, Mergental H et al.; Consortium for Organ Preservation in Europe. A randomized trial of normothermic preservation in liver transplantation. Nature 2018; 557: 50-6.
10. Perera T, Mergental H, Stephenson B et al. First human liver transplantation using a marginal allograft resuscitated by normothermic machine perfusion. Liver Transpl 2016; 22: 120-4.
11. Mergental H, Perera MT, Laing RW et al. Transplantation of declined liver allografts following normothermic ex-situ evaluation. Am J Transplant 2016; 16: 3235-45.
12. Ceresa CDL, Nasralla D, Watson CJE et al. Transient cold storage prior to normothermic liver perfusion may facilitate adoption of a novel technology. Liver Transpl 2019; 25: 1503-13.
13. Jassem W, Xystrakis E, Ghnewa YG et al. Normothermic machine perfusion (NMP) inhibits proinflammatory responses in the liver and promotes regeneration. Hepatology 2019; 70: 682-95.
14. Javanbakht M, Mashayekhi A, Trevor M, Branagan-Harris M, Atkinson J. Cost-utility analysis of normothermic liver perfusion with the OrganOx metra compared to static cold storage in the United Kingdom. J Med Econ 2020; 23: 1284-92.
15. Imber CJ, St Peter SD, Lopez de Cenarruzabeitia I et al. Advantages of normothermic perfusion over cold storage in liver preservation. Transplantation 2002; 73: 701-9.
16. Mergental H, Laing RW, Kirkham AJ et al. Transplantation of discarded livers following viability testing with normothermic machine perfusion. Nat Commun 2020; 11: 2939.
17. Watson CJE, Kosmoliaptsis V, Pley C et al. Observations on the ex situ perfusion of livers for transplantation. Am J Transplant 2018; 18: 2005-20.
18. Ben-Moshe S, Itzkovitz S. Spatial heterogeneity in the mammalian liver. Nat Rev Gastroenterol Hepatol 2019; 16: 395-410.
19. Linares-Cervantes I, Echeverri J, Cleland S et al. Predictor parameters of liver viability during porcine normothermic ex situ liver perfusion in a model of liver transplantation with marginal grafts. Am J Transplant 2019; 19: 2991-3005.
20. Matton APM, de Vries Y, Burlage LC et al. Biliary bicarbonate, pH, and glucose are suitable biomarkers of biliary viability during ex situ normothermic machine perfusion of human donor livers. Transplantation 2019; 103: 1405-13.
21. Matton APM, Selten JW, Roest HP et al. Cell-free microRNAs as early predictors of graft viability during ex vivo normothermic machine perfusion of human donor livers. Clin Transplant 2020; 34: e13790.
22. Eshmuminov D, Becker D, Bautista Borrego L et al. An integrated perfusion machine preserves injured human livers for 1 week. Nat Biotechnol 2020; 38: 189-98.
23. Clavien PA, Dutkowski P, Mueller M et al. Transplantation of a human liver following 3 days of ex situ normothermic preservation. Nat Biotechnol 2022; 40: 1610-6.
24. Dutkowski P, Schlegel A, Slankamenac K et al. The use of fatty liver grafts in modern allocation systems: risk assessment by the balance of risk (BAR) score. Ann Surg 2012; 256: 861-8; discussion 868-9.
25. Nativ NI, Maguire TJ, Yarmush G et al. Liver defatting: an alternative approach to enable steatotic liver transplantation. Am J Transplant 2012; 12: 3176-83.
26. Jamieson RW, Zilvetti M, Roy D et al. Hepatic steatosis and normothermic perfusion-preliminary experiments in a porcine model. Transplantation 2011; 92: 289-95.
27. Nagrath D, Xu H, Tanimura Y et al. Metabolic preconditioning of donor organs: defatting fatty livers by normothermic perfusion ex vivo. Metab Eng 2009; 11: 274-83.
28. Banan B, Watson R, Xu M, Lin Y, Chapman W. Development of a normothermic extracorporeal liver perfusion system toward improving viability and function of human extended criteria donor livers. Liver Transpl 2016; 22: 979-93.
29. Boteon YL, Attard J, Boteon APCS et al. Manipulation of lipid metabolism during normothermic machine perfusion: effect of defatting therapies on donor liver functional recovery. Liver Transpl 2019; 25: 1007-22.
30. Lau AH, Vitalone MJ, Haas K et al. Mass cytometry reveals a distinct immunoprofile of operational tolerance in pediatric liver transplantation. Pediatr Transplant 2016; 20: 1072-80.
31. Sakaguchi S, Sakaguchi N, Asano M, Itoh M, Toda M. Immunologic self-tolerance maintained by activated T cells expressing IL-2 receptor alpha-chains (CD25). Breakdown of a single mechanism of self-tolerance causes various autoimmune diseases. J Immunol 1995; 155: 1151-64.
32. Todo S, Yamashita K, Goto R et al. A pilot study of operational tolerance with a regulatory T-cell-based cell therapy in living donor liver transplantation. Hepatology 2016; 64: 632-43.
33. Jassem W, Xystrakis E, Ghnewa YG et al. Normothermic machine perfusion (NMP) inhibits proinflammatory responses in the liver and promotes regeneration. Hepatology 2019; 70: 682-95.
34. Goldaracena N, Spetzler VN, Echeverri J et al. Inducing hepatitis C virus resistance after pig liver transplantation-a proof of concept of liver graft modification using warm ex vivo perfusion. Am J Transplant 2017; 17: 970-8.
35. Machuca TN, Cypel M, Bonato R et al. Safety and efficacy of ex vivo donor lung adenoviral IL-10 gene therapy in a large animal lung transplant survival model. Hum Gene Ther 2017; 28: 757-65.
36. Chin LY, Carroll C, Raigani S et al. Ex vivo perfusion-based engraftment of genetically engineered cell sensors into transplantable organs. PLoS One 2019; 14: e0225222.
37. Baruteau J, Waddington SN, Alexander IE, Gissen P. Delivering efficient liver-directed AAV-mediated gene therapy. Gene Ther 2017; 24: 263-4.

Trasplante hepático con injerto reducido, con *split* y de donante vivo

12

C. Loinaz Segurola, E. Moreno González, C. Jiménez Romero, J. Calvo Pulido y Á. García-Sesma

INTRODUCCIÓN

El trasplante hepático con injerto reducido, con *split* y de donante vivo son alternativas a la utilización de injerto completo, cuyo origen y desarrollo se describirán en las siguientes páginas. El uso de injertos parciales de hígado está condicionado por la imposibilidad de obtener injertos de cadáver adecuados en número y tamaño a las necesidades de los receptores.

TRASPLANTE HEPÁTICO CON INJERTO REDUCIDO

El trasplante hepático con injerto reducido es la primera de estas técnicas que se desarrolló en el tiempo, siendo la primera publicación de H. Bismuth y H. Houssin de 1984[1]. La dificultad de conseguir donantes pediátricos para receptores pediátricos, con alta mortalidad en lista de espera, hizo que esta técnica se popularizara a finales de los años ochenta del siglo pasado. La técnica más habitual consiste en utilizar el hígado izquierdo (segmentos II, III y IV) o únicamente el sector lateral izquierdo (segmentos II y III), pero en ocasiones se extirpa solo una porción menor, por ejemplo, el sector posterior derecho, para adaptar el tamaño del injerto a la cavidad del receptor, intentando maximizar la cantidad de parénquima. En casos de mayor discordancia entre tamaño de donante y receptor se puede optar por el trasplante monosegmentario, como modificación de la técnica de obtención del sector lateral[2].

Las ventajas de la utilización de injertos reducidos radican en la posibilidad de disminuir el tiempo en lista de espera, y por lo tanto de la posible mortalidad, su posible uso en urgencias y también la utilización de vasos de mayor calibre, lo que puede reducir la incidencia de trombosis arterial.

Los inconvenientes derivan del mayor tiempo de isquemia por la necesaria reducción de parénquima mediante hepatectomía, la superficie cruenta tras la resección de parénquima (lo que puede aumentar la frecuencia de fístula biliar), la mayor pérdida sanguínea en el perioperatorio, el desaprovechar parte del injerto y la competencia que puede suponer para candidatos a trasplante de mayor peso.

Desde el punto de vista técnico, cabe hacer algunas consideraciones:

- En la obtención de un sector lateral izquierdo, desechando el lóbulo hepático derecho y los segmentos I y IV, el drenaje venoso será a través de la vena suprahepática del injerto. Su implantación se hará en la cava del receptor, que se preservará, utilizando una ampliación de la zona de desembocadura en la cava del injerto (*cuff* o manguito). La sección del parénquima suele hacerse 1 cm a la derecha del ligamento falciforme. Puede ser útil la rectificación de la porta izquierda ligando ramas para el lóbulo caudado, que consigue alargar su longitud, incluso para su utilización en la anastomosis, que puede ser de un calibre más adecuado, y la corrección de la disposición de la porta, evitando su acodadura tras el cierre de pared[3].

- En el caso del lóbulo izquierdo (segmentos II, III y IV) es también preferible la preservación de la vena cava del receptor. El drenaje venoso se realiza a través de las venas suprahepáticas media e izquierda, por lo que la sección debe practicarse a la derecha de la vena media, tras la liberación de la vena cava. La liberación de la porta derecha determinará su sección cercana a la bifurcación y el cierre con sutura continua con cuidado de no estrechar la luz portal remanente. La disección del hilio debe ser cuidadosa, con sección de las estructuras vasculobiliares de la porción desechada lo más alta posible, para evitar lesiones y una disección excesiva de las estructuras que permanecen. Algunos autores prefieren utilizar «kellyclasia» para la sección parenquimatosa, mientras otros utilizan un corte limpio con dermatomo o instrumento similar. No obstante, posteriormente hay que cerrar con cuidado todas las boquillas vasculobiliares con suturas y comprobación con inyección vascular de líquido de preservación.

Una revisión británica reciente de 11.245 trasplantes entre 2000 y 2020[4] puso de manifiesto el efecto nocivo de injertos demasiado grandes o pequeños. La relación de superficie corporal entre donante y receptor (BSAi) > 1,3 se asoció con mayor tasa de trombosis portal en los 3 primeros meses (5,5 %), y la supervivencia del injerto en BSAi > 1,4 se redujo en un 20 %.

Una revisión sistemática reciente[5] sobre alternativas a la utilización del sector lateral izquierdo en niños, como son el injerto monosegmentario o la reducción o hiperreducción del sector lateral, de 16 estudios con 330 pacientes (de 5 días a 22 meses, de 2,6 a 8 kg, utilizando injertos de 124 a 264 g, mediana de 209), constató una supervivencia de los injertos del 84 % y de los pacientes del 89 %, a los 39 meses de mediana de seguimiento (rango, 6-87 meses).

En la actualidad, la reducción hepática con eliminación del resto del parénquima se intenta utilizar el menor número de veces posible, a favor de la técnica del hígado compartido o *split*, con el que se pretende obtener dos injertos con un solo hígado procedente de cadáver, como se verá más adelante en este capítulo.

TRASPLANTE CON *SPLIT* O INJERTO HEPÁTICO COMPARTIDO

Esta modalidad de utilización de injerto supone compartir el hígado. La primera experiencia se debe a R. Pichlmayr et al.[6] Los segmentos II y III se utilizaron para un trasplante infantil y el lóbulo derecho (I, IV, V-VIII) en adulto. El conducto hepático común y la arteria hepática común quedaron con el injerto izquierdo, y la vena porta con el hígado derecho. La vena suprahepática izquierda del injerto pediátrico se anastomosó con la vena cava inferior, que se preservó. La arteria derecha del injerto derecho se anastomosó con la hepática común con interposición de un injerto de safena. En este injerto había dos conductos biliares separados que se derivaron a un asa de yeyuno en «Y» de Roux. Se demostró así la posibilidad de utilizar un injerto hepático para dos receptores.

La posibilidad de realizar la bipartición en el propio donante, descrita inicialmente por X. Rogiers et al.[7], mejora los tiempos de isquemia e intenta reducir los problemas con el injerto derecho.

La estandarización de la técnica hizo que, en algunos centros, como Bérgamo, ya a finales del siglo XX se redujera de forma importante el tiempo en lista de espera de receptores pediátricos con muy buenos resultados[8]. En niños con 42 *splits* se comunicó una supervivencia de los pacientes a los 2 años del 85 %, y con la utilización del lóbulo derecho en adultos se consiguió una supervivencia del 84 % de los pacientes y del 67 % de los injertos.

A pesar de la evolución de la técnica y de los esfuerzos de coordinación de los centros, sigue existiendo una limitación de acceso a los órganos necesarios para receptores de bajo peso, con mortalidad en lista de espera. Un artículo estadounidense reciente proveniente de la *Starzl Network for Excellence in Pediatric Transplant Surgeon's Working Group*[9] sobre el estado del trasplante hepático pediátrico en Estados Unidos y el objetivo de mortalidad cero en lista de espera con resultados ideales llega a la conclusión de que la mortalidad puede y debe ser eliminada y plantea soluciones. La mortalidad pediátrica en lista de espera está relacionada

con la disponibilidad de órganos, la política de distribución y las prácticas de cada centro. Se ha visto que los cambios en la asignación pueden beneficiar a los pacientes pediátricos sin afectar de forma adversa a los adultos en lista en varios países[10,11]. Las variantes técnicas como *split* o trasplante con donante vivo deben considerarse estándar de cuidados en centros con trasplante pediátrico; la colaboración entre programas de adultos e infantiles beneficia a todos los centros y los pacientes, y en relación con ello hay oportunidades para definir y desarrollar entrenamiento quirúrgico y tutorías requeridas para ser independientes en la realización del trasplante pediátrico. Todas las partes interesadas, incluidas las familias de los pacientes, deberían estar involucradas en las políticas de distribución y establecimiento de mejores prácticas de cuidados. Un análisis previo de la situación[12] entre 2010 y 2015 identificaba un 6,3 % de hígados utilizables para *split* en Estados Unidos, sobre 37.333 hígados. En el mismo tiempo fallecieron 299 niños en espera. Con que solo el 15 % de los hígados utilizables lo hubieran sido, se habría evitado la mortalidad en lista de espera.

En España, en el intento de reducir el tiempo de espera y la mortalidad de receptores infantiles, se ha consensuado el Plan nacional para el fomento de la bipartición hepática en 2020, con el aval de la Sociedad Española de Trasplante Hepático y aprobado por la Comisión de Trasplantes del Consejo Interterritorial[13]. El principal objetivo es fomentar la bipartición hepática de un injerto idóneo para su implante en dos receptores (adulto/niño o niño/niño) destinando los segmentos laterales izquierdo para receptores infantiles y el injerto derecho (lóbulo derecho + segmento 1) para receptores adultos. Hubo en 2014 un programa nacional de trasplante hepático *split* que no dio los resultados esperados. En 2019 fue aprobada por parte de las unidades de trasplante la asignación a lista de espera hepática pediátrica de los injertos hepáticos de todos los donantes < 35 años, en ausencia de urgencias hepáticas y trasplantes multiviscerales. Este plan define que la decisión de dividir, o no, el hígado recae en el equipo infantil en donantes < 35 años. Los criterios principales para injertos potencialmente divisibles considerados son:

- Edad ≤ 50 años.
- Peso ≥ 60 kg.
- Transaminasas (GOT y GPT) cuyo valor triplique, como máximo, el valor mayor del rango normal del laboratorio.
- Ausencia de evidencia de esteatosis en la ecografía.

Se consideran criterios opcionales un índice de masa corporal (IMC) < 28, una estancia en la unidad de cuidados intensivos (UCI) ≤ 7 días, natremia ≤ 160 mmol/l, necesidad como máximo de un solo fármaco vasoactivo y distancia entre el hospital donante y el de trasplante que permita un traslado no superior a 2 horas.

Este plan ha tenido un resultado favorable en la probabilidad de trasplante de los niños tras unos meses de su aplicación, con una reducción del 60 % de la lista de espera infantil, un 40 % de incremento de probabilidad de trasplante hepático pediátrico, un 60 % de reducción del tiempo en lista de espera, un 40 % de reducción de la mortalidad en lista

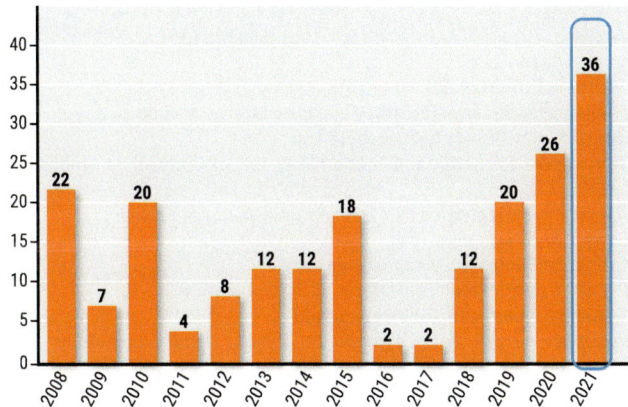

Figura 12-1. Actividad de trasplante con *split* en España de 2008 a 2021. (Tomado de Organización Nacional de Trasplante).

de espera y una minimización de la necesidad de utilización de donante vivo (F. Hernández, comunicación presentada en el Congreso Mundial de TTS, 2022, Buenos Aires). La actividad de *split* ha comenzado a incrementarse de forma evidente, como se puede observar en la **figura 12-1**.

TRASPLANTE HEPÁTICO DE DONANTE VIVO

El primer trasplante hepático de donante vivo en clínica fue llevado a cabo en São Paulo en diciembre de 1988 por Silvano Raia y su equipo[14]. Calculaban que la mortalidad en lista de espera para niños era del 73 %. El primer THDV con supervivencia prolongada fue realizado en Brisbane por Russell Strong et al.[15] poco después, siendo el receptor un niño japonés de 17 meses con atresia biliar y su madre de 29 años la donante. Se había realizado una portoenterostomía cuando tenía 6 semanas, sin mejora de la ictericia, y dos curetajes más del hilio sin éxito. A los 5 meses se efectuó otro intento quirúrgico infructuoso, con curetaje y un estoma. En ese momento no era posible practicar este tipo de trasplante en Japón.

El primer programa de trasplante hepático de donante vivo se desarrolló en la Universidad de Chicago por parte de C. Broelsch et al.[16], y el propio Broelsch inició la primera serie de THDV en Europa[17], con 20 trasplantes en el curso de 13 meses, con una supervivencia del 100 %. Un caso precisó un retrasplante por trombosis arterial y hubo 5 fugas biliares que necesitaron reintervención. Ningún donante tuvo complicaciones intraoperatorias ni tuvo que ser reintervenido. No precisaron transfusión de sangre heteróloga. Dos pacientes desarrollaron hernias incisionales tras la infección de la herida.

El desarrollo del THDV tuvo un carácter exponencial, dado que en algunos países era prácticamente imposible obtener donantes cadavéricos, aun cuando las técnicas de cirugía hepática estaban muy desarrolladas, sobre todo en Oriente, y en otros la limitación del número de donantes y el tiempo y la mortalidad en lista de espera hicieron que se desarrollara la técnica en muchos centros (EE.UU. y Europa).

En la Universidad de Kioto comenzó el programa clínico en junio de 1990. Los primeros casos se realizaron con arterialización portal transitoria desde la femoral[18]. En 9 meses ya se habían realizado 14 trasplantes, 3 de ellos urgentes.

Dos de estos últimos pacientes fallecieron a los 21 y 25 días, y de los pacientes programados sobrevivieron 10, con un fallecido a los 170 días del trasplante. El primer trasplante de adulto a adulto se efectuó en Matsumoto con un lóbulo izquierdo[19], y el primer lóbulo derecho se utilizó en Kioto para un receptor de 9 años[20], por la anatomía arterial del lóbulo izquierdo. El primer lóbulo derecho en adulto se utilizó en Hong Kong en 1996, e incluía la vena hepática media[21].

Los aspectos éticos de la donación de vivo son de suma importancia. Se somete a una cirugía de riesgo a un individuo sano que, de forma altruista, se ofrece para ayudar a una persona cercana. La utilización de este procedimiento se ha debatido extensamente durante estos más de 30 años y se sigue haciendo. La seguridad del donante es de extrema importancia, y se debe tener un cuidado exquisito en todo el perioperatorio. A pesar de la exquisitez en los cuidados y de que el procedimiento se realiza en centros de referencia con experiencia, ha habido que lamentar complicaciones importantes infrecuentes en algunos donantes, incluida la muerte y la necesidad de un trasplante hepático en alguno de ellos. Las complicaciones más frecuentes son infección de herida, íleo y fuga biliar. Se calcula que la hepatectomía derecha en el donante conlleva una mortalidad aproximada del 0,5 %[22]. Es de capital importancia, por lo tanto, que los donantes sean personas físicamente sanas y emocionalmente estables.

Para el THDV se deben considerar las mismas indicaciones que para el trasplante de donante cadavérico. Dado que inicialmente se utilizó sobre todo en niños, la indicación más frecuente era la atresia de vías biliares extrahepáticas. Aun cuando el THDV no se consideraba inicialmente en situación de urgencia[23], los buenos resultados obtenidos con la técnica hicieron que en algunos centros, con agilidad para el estudio de los donantes, se pudiera utilizar también en este contexto. En España, la ley de trasplante dictamina que deben pasar al menos 24 horas desde la obtención del permiso del juez hasta la realización de la cirugía. En nuestro medio, los aspectos éticos despertaron tal interés que se llegó a celebrar un congreso sobre bioética y trasplante, con el tema específico de trasplante hepático de donante vivo, en noviembre de 2003 en Pamplona, en el que participamos expertos en bioética y representantes de los centros de trasplante.

Por otro lado, los buenos resultados obtenidos también hicieron que algunos centros, como el de Essen[24], se plantearan indicaciones expandidas en el contexto de THDV para intentar incluir a pacientes que de otra manera no se trasplantarían por la escasez de donantes, como en tumores hepáticos en los que se podría obtener una supervivencia aceptable que justificaría el procedimiento.

Selección de donantes y estudio preoperatorio

El potencial donante acude espontáneamente para su estudio o tras ser informado por los especialistas del centro de la posibilidad de dicho procedimiento. La información debe ser exhaustiva, explicando de forma comprensible la técnica, las posibles complicaciones y los beneficios del procedimiento. El estudio como candidato a donante comenzará una vez que se disponga de su consentimiento informado por escrito (**Tabla 12-1**).

Tabla 12-1. Protocolo de estudio de donante vivo de hígado en el Hospital Universitario 12 de Octubre de Madrid

Primer paso
- Grupo sanguíneo: si hay compatibilidad se continuará con el segundo paso

Segundo paso
- Estudio analítico y de imagen:
- Serología: virus de la inmunodeficiencia humana, sífilis, virus de hepatitis A, B (con PCR-ADN) y C (con PCR-ARN), citomegalovirus, virus del herpes zóster, virus del herpes simple, virus de Epstein-Barr, *Toxoplasma*
- Sistemático de sangre con coagulación. Estudio de hipercoagulabilidad
- Bioquímica, con perfil hepático, iones, etc. Laboratorio de bioquímica
- Seudocolinesterasa
- Proteinograma
- Sistemático de orina (con prueba de embarazo HCG)
- HCG (mujeres)
- α-Fetoproteína
- α_1-Antitripsina
- Fe y ferritina
- Cu y ceruloplasmina
- Cu en orina
- Porfirinas en orina de 24 horas
- Hormonas tiroideas. Homocisteína

Segundo paso *(cont.)*
- Mantoux (tuberculina)
- Radiografía de tórax (posteroanterior y lateral) y abdomen
- Eco-Doppler dúplex hepatoesplénico
- Tomografía computarizada abdominal, con volumetría de ambos lóbulos hepáticos
- Resonancia magnética (RM) con estudio vascular y biliar (angio-RM y colangio-RM)
- Electrocardiograma y ecocardiograma
- Pruebas de función respiratoria
- Consulta anestésica (anestesiología)
- Vacunación de hepatitis b (medicina preventiva o área de salud correspondiente)
- Sistema HLA y prueba cruzada *(crossmatch)*

Tercer paso
- Solicitud de autodonación (banco de sangre)

Cuarto paso
- Valoración por la comisión de bioética[a]
- Informe a la dirección del hospital

Séptimo paso
- Documento firmado ante el juez[a]

[a] Preceptivo por la actual ley de trasplante.
HCG: gonadotropina coriónica humana

El donante debe ser una persona sana y mayor de edad, sin que esté claramente establecido el límite superior de edad. No debe tener ninguna afección hepática ni ninguna otra enfermedad de importancia (cardíaca, respiratoria, renal, etc.) que complique una cirugía mayor. Por supuesto, tampoco debe tener ninguna enfermedad transmisible al receptor (tumor, infección, etc.) y debe ser una persona sin problemas psiquiátricos ni sociopatía.

Es preferible que tenga el mismo grupo sanguíneo que el receptor. No obstante, se han comunicado también buenos resultados con grupos incompatibles[25] con la utilización de plasmaféresis e inmunoabsorción. Conviene realizar un estudio de antígenos leucocitarios humanos (HLA) de donante y receptor, y la prueba cruzada *(crossmatch)* debe ser preferiblemente negativa.

Los análisis de bioquímica general, perfil hepático, hemograma y estudio de coagulación e hipercoagulabilidad deben ser normales, así como la serología de hepatitis, sífilis y virus de la inmunodeficiencia humana (VIH). En los estudios de imagen se busca la información suficiente para saber el volumen y la morfología del hipotético injerto, su vascularización y la anatomía biliar, descartando por supuesto cualquier proceso patológico. El volumen del injerto debe cubrir las necesidades del receptor y no exceder el espacio para su adecuada instalación. En la mayoría de los centros se exige al menos una tasa de peso de injerto/receptor (GRWR: *graft-to-recipient weight ratio*) superior a 0,7[26]. El estudio inicial debería ser ultrasonográfico, complementado con estudio Doppler dúplex. Es importante la volumetría hepática, ya sea por tomografía computarizada (TC) o por resonancia magnética (RM). La reconstrucción vascular mediante angio-TC o angio-RM permite conocer en detalle la anatomía vascular, tanto de las arterias hepáticas como de la vena porta y las suprahepáticas. La colangiorresonancia es importante también para disponer de un mapa biliar bastante preciso.

Una vez decidida la validez de un donante determinado, se puede establecer un programa de autodonación, evitando los posibles problemas asociados a la transfusión autóloga. El candidato a donante debe pasar además una consulta con un especialista en hepatología ajeno al equipo de trasplante para comprobar la idoneidad del caso, y este será evaluado por el comité de ética del centro para comprobar que cumple todos los requisitos de voluntariedad y las condiciones adecuadas. Asimismo, de acuerdo con la legislación española, el caso se presentará ante el juez para su aprobación, teniendo 24 horas para retractarse en caso de reconsideración.

Ventajas e inconvenientes

Las ventajas teóricas del THDV para el receptor son las siguientes:

- Reducción del tiempo de espera para la realización del trasplante dada la posibilidad de programar la intervención y evitar el deterioro, por lo que el resultado puede ser mejor.
- Injerto óptimo, evitando las alteraciones *post mortem* del donante, y con un tiempo de isquemia mínimo. El donante se estudia exhaustivamente descartándose en gran medida la posible transmisión de enfermedades.
- Hay además ventajas teóricas desde el punto de vista inmunológico, por la similitud genética.

Los inconvenientes para el receptor están en relación con la preocupación derivada del riesgo que corre una persona cercana que va a sufrir una intervención mayor estando sana.

Las ventajas teóricas para el donante son de orden psico-lógico-emocional, ya que es consciente de ayudar al receptor mediante el sacrificio de su integridad física, con independencia del resultado que se pueda obtener, y el inconveniente es el hecho de someter a una persona sana a una cirugía mayor, con cierto riesgo de complicaciones, incluida la muerte.

Un estudio reciente de Taiwán[27] que estudió la relación entre ansiedad, intensidad de dolor agudo y arrepentimiento de la decisión en donantes vivos de hígado en el postoperatorio llegó a la conclusión de que el postoperatorio puede ser difícil para los donantes por el dolor, moderado, y por la ansiedad y que, aunque el arrepentimiento de la decisión fue bajo, el nivel de satisfacción con el manejo del dolor podía afectarlo negativamente. Por lo tanto, deberían asegurarse la efectividad del manejo del dolor y la ansiedad de forma continuada en el período postoperatorio.

Congestión del lóbulo hepático derecho

La experiencia inicial con algunos lóbulos derechos de donante vivo para trasplante sin vena suprahepática media resultó complicada con congestión del segmento anterior[28]. Una estrategia cuidadosa para prevenir dicha complicación llevó a la reconstrucción del drenaje de la vena suprahepática media. En la experiencia inicial del grupo de Asan, en Corea, dos de cinco injertos derechos sin drenaje de la vena hepática media sufrieron congestión venosa importante. Con posterioridad, en 42 receptores con tributarias de la vena media de tamaño considerable (> 5 mm) se realizó reconstrucción del drenaje con injertos venosos al muñón de la vena suprahepática media o izquierda. La permeabilidad de dichos injertos a los 30 días fue del 90,5 % (38/42), y no se observó congestión del segmento anterior.

El mismo grupo señaló que, con el tiempo, los injertos interpuestos tendían a la oclusión por diversos factores, como compresión extrínseca, desarrollo de colaterales intra-hepáticas y encogimiento de los injertos, y que el tiempo de oclusión se correlacionaba con el de neocolateralización, pero que la permeabilidad de los injertos debería mantenerse al menos 6 meses tras el trasplante[29]. Posteriormente mostraron su experiencia con injertos criopreservados de aorta[30], para sustituir a los de politetrafluoroetileno (PTFE), que podían producir penetración gástrica accidental o comportarse como cuerpos extraños no degradables. Constataron que su permeabilidad al año era del 69,7 %, siendo la de los injertos venosos de ilíaca del 39,2 % y la de los de PTFE de 57,2 %.

Además, con el tiempo se desarrollaron técnicas para estimar el volumen de congestión en el donante cuando se efectúa una hepatectomía derecha ampliada, pudiendo quedar afectado el sector paramediano izquierdo[31], dependiendo sobre todo de si el drenaje de la porción superior del segmento IV drenaba en la vena suprahepática izquierda o distal al drenaje del segmento VIII o lo hacía proximal a este.

RESULTADOS DE LA UTILIZACIÓN DE VARIANTES TÉCNICAS DE INJERTOS

Los resultados obtenidos con la utilización de las variantes técnicas de injertos han ido mejorando con el paso de los años. Como ejemplo, valga la experiencia norteamericana del registro de SPLIT *(Society of Pediatric Liver Transplantation)*, publicada recientemente. En ella se observa que no hay diferencias significativas en la supervivencia de pacientes e injertos en relación con el tipo de injerto utilizado, bien fueran injertos completos o variantes técnicas. La supervivencia de pacientes e injertos a los 3 años fue de 96, 93 y 96 % y de 95, 89 y 92 % para donante vivo, variantes de donante cadavérico e injerto completo, respectivamente. Las complicaciones biliares fueron más frecuentes con las variantes, y la trombosis de la arteria hepática fue más frecuente en el trasplante de hígado completo. El análisis multivariante mostró que el único predictor de supervivencia del paciente fue el diagnóstico primario. Los predictores de supervivencia del injerto fueron el desarrollo de complicaciones biliares y vasculares.

En Europa, el informe del Registro Europeo de Trasplante Hepático (ELTR), del 31 de diciembre de 2021, comunicó 164.536 trasplantes, de los cuales 136.423 eran de hígado completo y 28.112 de otros tipos de injertos. La tendencia ha sido hacia una mayor proporción de estos últimos en el tiempo. Pero en estos números, además de los injertos reducidos (1.906), los injertos de partición (9.313) y los de vivos (11.214), están también incluidos los procedentes de dominó (1.046) y de muerte circulatoria (4.833). En niños < 2 años, más del 80 % de los injertos son parciales, y en el grupo de 2 a 18 años cerca del 50 %. En los demás grupos de edad, esta proporción es algo mayor del 10 % desde 1988, incluyendo los injertos procedentes de muerte circulatoria (**Fig. 12-2**). Esta última fuente de órganos está teniendo un crecimiento

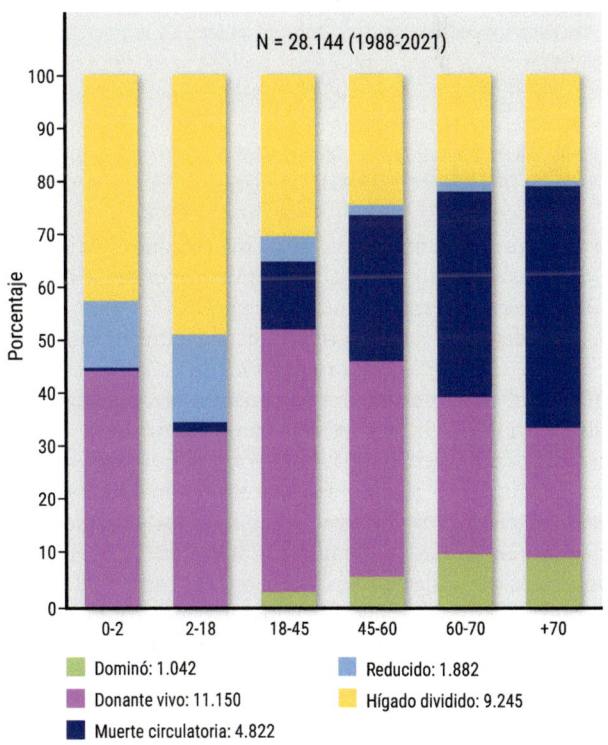

Figura 12-2. Alternativas al uso de injerto hepático completo procedente de donante de muerte cerebral, por grupos de edad. (Tomado de Registro Europeo de Trasplante Hepático, 31 de diciembre de 2021).

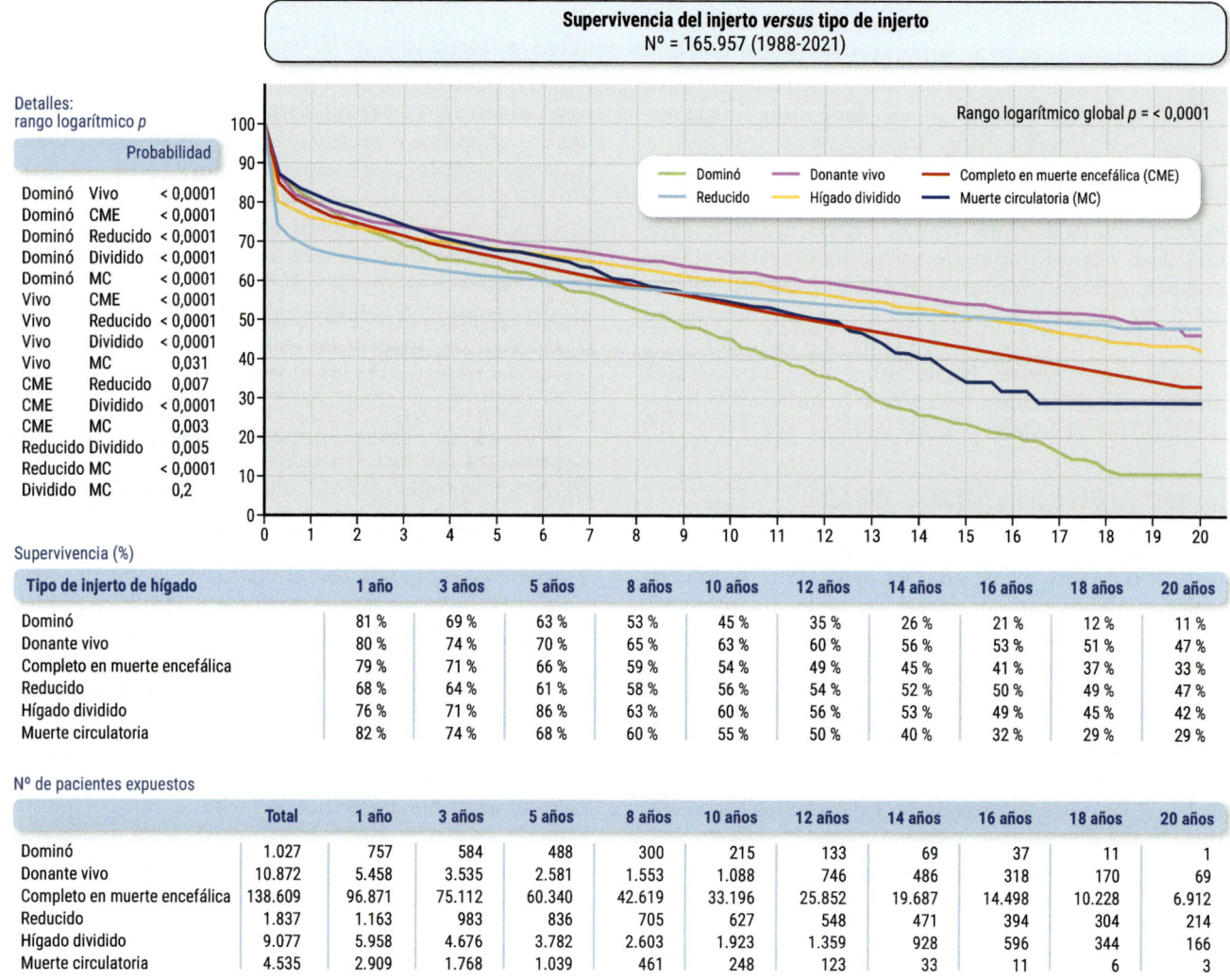

Supervivencia del injerto *versus* tipo de injerto
N° = 165.957 (1988-2021)

Rango logarítmico global p = < 0,0001

Detalles: rango logarítmico p

		Probabilidad
Dominó	Vivo	< 0,0001
Dominó	CME	< 0,0001
Dominó	Reducido	< 0,0001
Dominó	Dividido	< 0,0001
Dominó	MC	< 0,0001
Vivo	CME	< 0,0001
Vivo	Reducido	< 0,0001
Vivo	Dividido	< 0,0001
Vivo	MC	0,031
CME	Reducido	0,007
CME	Dividido	< 0,0001
CME	MC	0,003
Reducido	Dividido	0,005
Reducido	MC	< 0,0001
Dividido	MC	0,2

Supervivencia (%)

Tipo de injerto de hígado	1 año	3 años	5 años	8 años	10 años	12 años	14 años	16 años	18 años	20 años
Dominó	81 %	69 %	63 %	53 %	45 %	35 %	26 %	21 %	12 %	11 %
Donante vivo	80 %	74 %	70 %	65 %	63 %	60 %	56 %	53 %	51 %	47 %
Completo en muerte encefálica	79 %	71 %	66 %	59 %	54 %	49 %	45 %	41 %	37 %	33 %
Reducido	68 %	64 %	61 %	58 %	56 %	54 %	52 %	50 %	49 %	47 %
Hígado dividido	76 %	71 %	86 %	63 %	60 %	56 %	53 %	49 %	45 %	42 %
Muerte circulatoria	82 %	74 %	68 %	60 %	55 %	50 %	40 %	32 %	29 %	29 %

N° de pacientes expuestos

	Total	1 año	3 años	5 años	8 años	10 años	12 años	14 años	16 años	18 años	20 años
Dominó	1.027	757	584	488	300	215	133	69	37	11	1
Donante vivo	10.872	5.458	3.535	2.581	1.553	1.088	746	486	318	170	69
Completo en muerte encefálica	138.609	96.871	75.112	60.340	42.619	33.196	25.852	19.687	14.498	10.228	6.912
Reducido	1.837	1.163	983	836	705	627	548	471	394	304	214
Hígado dividido	9.077	5.958	4.676	3.782	2.603	1.923	1.359	928	596	344	166
Muerte circulatoria	4.535	2.909	1.768	1.039	461	248	123	33	11	6	3

Figura 12-3. Supervivencia de los injertos según el tipo de injerto (1988-2021): dominó, donante vivo, injerto completo de muerte cerebral, reducido, *split* y de donante en muerte circulatoria. (Tomado de Registro Europeo de Trasplante Hepático, diciembre de 2021).

importante en la última década, de manera que es ya la modalidad más frecuente de órganos después de los procedentes de donantes en muerte cerebral en receptores > 60 años.

Los datos de supervivencia de este último análisis del ELTR (que incluye la experiencia de 1988 a 2021) muestran que los injertos procedentes de donantes vivo siguen funcionando en un 80 % en el primer año y 70 % a los 5 años, los reducidos 68 % al año y 61 % a los 5 años y los procedentes de *split* 76 % al año y 68 % a los 5 años. En el caso de injertos completos, la supervivencia de los procedentes de donante en muerte cerebral es de 79 % al año y 66 % a los 5 años, y los de muerte circulatoria 82 % al año y 68 % a los 5 años (**Fig. 12-3**). Hay que tener en cuenta que son datos que recogen la experiencia de una época muy extensa, con

resultados que han ido mejorando con los años, de manera que, por ejemplo, la supervivencia al año de los pacientes trasplantados entre 1995 y 1999 era de 81 %, y entre 2015 y 2021, del 89 %. Los procedentes de muerte circulatoria son en su conjunto mucho más recientes que el bloque de pacientes con injerto procedente de muerte cerebral.

En conclusión, puede decirse que la utilización de los injertos diferentes al hígado completo se ha hecho algo habitual de forma progresiva desde finales de los años ochenta del siglo pasado, y con el perfeccionamiento técnico los resultados obtenidos son equiparables. Además, en los países con altas tasas de donación, el uso frecuente del *split* puede reducir drásticamente la indicación de trasplante hepático con injerto procedente de donante vivo.

REFERENCIAS BIBLIOGRÁFICAS

1. Bismuth H, Houssin D. Reduced-size orthotopic liver graft in hepatic transplantation in children. Surgery 1984; 95: 367-70.
2. Srinivasan P, Vilca-Melendez H, Muiesan P, Prachalias A, Heaton ND, Rela M. Liver transplantation with monosegments. Surgery 1999; 126: 10-2.
3. López Santamaría M, Gámez Arance M. Trasplante hepático pediátrico: técnicas quirúrgicas. En: Vicente E, Loinaz C, eds. El trasplante hepático en el comienzo del milenio. Sao Paulo: Atheneu, 2006; p. 527-37.
4. Kostakis ID, Raptis DA, Davidson BR et al. Donor-recipient body surface area mismatch and the outcome of liver transplantation in the UK. Prog Transplant 2023; 33: 61-8.

5. Gavriilidis P, Hidalgo E. Alternatives to left lateral sector in paediatric liver transplantation –a systematic review on monosegmental and reduced grafts. Hepatobiliary Surg Nutr 2022; 11: 567-76.
6. Pichlmayr R, Ringe B, Gubernatis G, Hauss J, Bunzendahl H. Transplantation einer Spenderleber auf zwei Empfänger (Splitting-Transplantation)-Eine neue Methode in der Weiterentwicklung der Lebersegment-transplantation. Langenbecks Arch Chir 1988; 373: 127-30.
7. Rogiers X, Malago M, Habib N et al. In situ splitting of the liver in the heart-beating cadaveric organ donor for transplantation in two recipients. Transplantation 1995; 59: 1081-3.
8. Spada M, Gridelli B, Colledan M et al. Extensive use of split liver for pediatric liver transplantation: a single-center experience. Liver Transpl 2000; 6: 415-28.
9. Rasmussen SK, Lemoine CP, Superina R et al. State of pediatric liver transplantation in the United States and achieving zero wait list mortality with ideal outcomes: a statement from the Starzl Network for Excellence in Pediatric Transplant Surgeon's Working Group. Pediatr Transplant 2023; 27 (Suppl 1): e14283.
10. Angelico R, Trapani S, Spada M et al. A national mandatory-split liver policy: a report from the Italian experience. Am J Transplant 2019; 19: 2029-43.
11. Fischler B, Baumann U, D'Agostino D et al. Similarities and differences in allocation policies for pediatric liver transplantation across the world. J Pediatr Gastroenterol Nutr 2019; 68: 700-5.
12. Perito ER, Roll G, Dodge JL et al. Split liver transplantation and pediatric waitlist mortality in the United Sates: potential for improvement. Transplantation 2019; 103: 552-7.
13. Plan Nacional para el fomento de la bipartición hepática. Disponible en: https://www.ont.es/wp-content/uploads/2023/06/Plan-Nacional-para-el-Fomento-de-la-Biparticion-Hepatica.-Abril-2020.pdf
14. Raia S, Nery JS, Mies S. Liver transplantation from live donors. Lancet 1989; ii: 497.
15. Strong RW, Lynch SV, Ong TH, Matsunami H, Koido Y, Balderson GA. Succesful liver transplantation from a living donor to her son. N Engl J Med 1990; 322: 1505-7.
16. Broelsch CE, Emond JC, Whitington PF, Thistlethwaite JR, Baker AL, Lichtor JL. Application of reduced-size liver transplants as split grafts, auxiliary orthotopic grafts, and living related segmental transplants. Ann Surg 1990; 212: 368-75; discussion 375-7.
17. Broelsch CE, Burdelski M, Rogiers X et al. Living donor for liver transplantation. Hepatology 1994; 20 (1-Pt 2): 49S-55S.
18. Morimoto T, Terasaki M, Higashiyama H et al. Clinical application of arterialization of portal vein in living related donor partial liver transplantation. Transpl Int 1992; 5: 151-4.
19. Hashikura Y, Makuuchi M, Kawasaki S et al. Successful living-related partial liver transplantation to an adult patient. Lancet 1994; 343: 1233-4.
20. Yamaoka Y, Washida M, Honda K et al. Liver transplantation using a right lobe graft from a living related donor. Transplantation 1994; 57: 1127-30.
21. Lo CM, Fan ST, Liu CL et al. Extending the limit on the size of adult recipient in living donor liver transplantation using extended right lobe graft. Transplantation 1997; 63: 1524-8.
22. Barr ML, Belghiti J, Villamil FG et al. A report of the Vancouver Forum on the care of the live organ donor: lung, liver, pancreas, and intestine data and medical guidelines. Transplantation 2006; 81: 1373-85.
23. Singer PA, Siegler M, Whitington PF et al. Ethics of liver transplantation with living donors. N Engl J Med 1989; 321: 620-2.
24. Sotiropoulos GC, Malagó M, Molmenti EP et al. Impact of a living donor liver transplant program for hepatocellular carcinoma to the running local deceased donor liver transplant program. Dig Dis Sci 2010; 55: 872-3.
25. Han CZ, Wei Q, Yang MF, Zhuang L, Xu X. The critical role of therapeutic plasma exchange in AB0-incompatible liver transplantation. Hepatobiliary Pancreat Dis Int 2022; 21: 538-42.
26. Soin AS, Chaudhary RJ, Pahari H, Pomfret EA. A worldwide survey of live liver donor selection policies at 24 centers with a combined experience of 19 009 adult living donor liver transplants. Transplantation 2019; 103(2): e39-47.
27. Tseng SC, Lee WC, Chen KH, Tsai HH, Kuo MC, Weng LC. Anxiety, pain intensity, and decision regret of living liver donors during postoperative period. Appl Nurs Res 2023; 69: 151662.
28. Gyu Lee S, Min Park K, Hwang S et al. Modified right liver graft from a living donor to prevent congestion. Transplantation 2002; 74: 54-9.
29. Kirchner VA, Hwang S, Song GW et al. Resolution of hepatic venous congestion following gradual occlusion of middle hepatic vein interposition graft in living donor liver transplantation. Ann Transplant 2016; 21: 619-25.
30. Kim SH, Hwang S, Ha TY et al. Usability of cryopreserved aortic allografts for middle hepatic vein reconstruction during living-donor liver transplantation. J Gastrointest Surg 2016; 20: 1049-55.
31. McElroy LM, Martin AE, Feldman AG et al.; Society of Pediatric Liver Transplantation (SPLIT) Research Committee. An appraisal of technical variant grafts compared to whole liver grafts in pediatric liver transplant recipients: multicenter analysis from the SPLIT registry. Pediatr Transplant 2023; 27: e14415.

 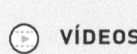

VÍDEOS

Trasplante hepático procedente de donante vivo en el adulto. Utilización del lóbulo izquierdo

13

S. Sánchez Cabús y J. C. García-Valdecasas

INTRODUCCIÓN

Hoy en día, resaltar la importancia que ha tenido el trasplante hepático en el tratamiento de distintas enfermedades tanto terminales como metabólicas o neoplásicas del hígado no es necesario. El trasplante hepático ha demostrado ser una herramienta muy eficiente para la curación de diversas enfermedades del hígado, mayoritariamente en fase terminal, para aumentar de forma considerable la supervivencia de los pacientes y conferir a gran parte de los pacientes una calidad de vida completamente normal. A pesar de los buenos resultados obtenidos en Occidente con el trasplante hepático convencional y una relativa abundancia de injertos disponibles para realizarlo, no se trata de un sistema perfecto: continúa habiendo pacientes que deben salir de la lista de trasplante por progresión de su enfermedad y continúa existiendo un desequilibrio entre el número de receptores y de donantes disponibles. Además, en un mundo competitivo como el del trasplante hepático existen determinadas indicaciones para trasplante que no pueden aplicarse simplemente debido a que no se dispone de un número suficiente de injertos para todos los receptores posibles. Este y otros hechos propiciaron la búsqueda de injertos alternativos que culminaron, entre otras soluciones, con el trasplante hepático de donante vivo (THDV)[1].

En nuestro entorno occidental y gracias a las políticas que surgieron durante las décadas 1980 y 1990, el trasplante hepático se realizó de forma mayoritaria mediante la utilización del injerto proveniente de donante cadavérico. En España, disfrutamos de una de las mayores tasas de donación del mundo occidental, hecho que permite mantener una alta actividad de trasplante hepático con una lista de espera relativamente ágil y corta, lo cual incide de forma muy positiva en los resultados globales. No obstante, esta no es la situación predominante en el resto del mundo, en especial en los países orientales, donde debido a razones ideológicas el trasplante hepático proveniente de donantes cadavéricos no es posible.

Fue precisamente en Japón, a principios de la década de 1990, donde se desarrolló por primera vez la técnica quirúrgica del THDV, consistente en la utilización de parte del hígado de un donante sano y seleccionado para trasplantarlo a un receptor, por lo general emparentado familiarmente[2]. En Occidente, las primeras experiencias de THDV se realizaron en Estados Unidos a finales de la década de 2000, y los resultados en cuanto a la supervivencia del receptor son perfectamente equivalentes, e incluso en algunas series superiores, a los obtenidos mediante el trasplante hepático convencional[3]. No obstante, a pesar de los buenos resultados obtenidos, se trata de una modalidad de trasplante que presenta muchos factores diferenciales con el trasplante hepático convencional; algunas complicaciones, como las de origen biliar o las de origen hemodinámico, son claramente superiores en el THDV, sin olvidar que hay que incluir necesariamente en la valoración del proceso del THDV los resultados en los donantes, verdadera pieza angular de este trasplante.

ASPECTOS SINGULARES DEL TRASPLANTE HEPÁTICO DE DONANTE VIVO

El objetivo de adaptar el procedimiento del THDV realizado en Japón a los países occidentales requería la adaptación en distintos aspectos; probablemente uno de los más importantes es la significativamente mayor masa corporal de los receptores occidentales en comparación con los orientales, tanto por talla como por índice de masa corporal. Por lo tanto, el TDHV izquierdo (THDV-I) realizado de forma frecuente en Oriente no podía traducirse directamente en los países occidentales por el riesgo que presentaba para un paciente metabólicamente muy demandante como es el paciente cirrótico.

Necesidad de proteger al donante

Un donante vivo es una persona sana, seleccionada por su compatibilidad tanto genética como anatómica con el receptor y, muy importante, que de forma altruista y voluntaria dona una parte de su hígado para el receptor. Por supuesto, el procedimiento quirúrgico para obtener el injerto está gravado con unas tasas de morbilidad y mortalidad que, si

135

bien con el refinamiento de las técnicas quirúrgicas y perioperatorias ha ido disminuyendo con el tiempo, nada despreciables[4-7]. Desde el inicio de los programas de THDV, en el mundo occidental cada fallecimiento de un donante vivo ha supuesto una problemática tan importante que en muchas ocasiones ha obligado al cierre del programa en una institución determinada[8]. Además, el donante está sujeto a otros riesgos que se extienden más allá del derivado puramente del procedimiento quirúrgico: el donante no recibe ningún tipo de compensación ni del receptor, ni de la institución, ni tampoco del gobierno; sin embargo, como consecuencia del proceso de donación, los donantes vivos de hígado pueden experimentar dificultades económicas y de inclusión profesional debido a un prolongado proceso de recuperación, en especial si existen complicaciones en el postoperatorio; por último, el hecho de presentar el antecedente de una resección hepática mayor puede hipotéticamente comprometer una eventual cirugía hepática en el futuro.

Aspectos fundamentales para el éxito del trasplante hepático de donante vivo

El éxito del trasplante hepático de donante vivo depende de diversos factores que se analizan a continuación.

Calidad del tejido hepático

A diferencia del trasplante hepático convencional, el THDV es único en cuanto a que el donante puede evaluarse en su totalidad con el suficiente tiempo como para poder asegurar que el injerto es óptimo en todos los sentidos. Esto incluye una evaluación anatómica detallada mediante pruebas de imagen como tomografía computarizada (TC) abdominal y resonancia magnética (RM) y un estudio profundo de la función hepática, así como una evaluación detallada por aparatos y sistemas del estado de salud del donante. Por lo general, el papel de la biopsia hepática es controvertido, optando la mayor parte de los centros por realizarla en casos de duda razonable de la calidad en base a las pruebas efectuadas. Además, se llevan a cabo otros estudios, como una evaluación psicológica y del entorno del donante, y finalmente tras ello es necesaria una aprobación judicial. Mediante esta evaluación nos aseguramos, por un lado, de que el injerto va a ser de la más alta calidad posible, minimizando el riesgo de fracaso primario del injerto hepático, y por otro lado, de que todo el proceso se basa en la voluntad libre y altruista del donante. No obstante, se trata de un proceso largo y escrupuloso que finalmente puede comprometer la aplicabilidad del proceso del THDV, dado que no es infrecuente tener que desestimar potenciales donantes por incompatibilidad o por haber diagnosticado alguna enfermedad en el donante previamente desconocida[9].

Compatibilidad anatómica y volumetría

Gracias al estudio anatómico preoperatorio es posible identificar con seguridad eventuales variantes anatómicas y, en el caso de existir, plantear alternativas o posibles soluciones durante el acto quirúrgico. Estas variantes cobran especial interés en la anatomía arterial y, sobre todo, la biliar, sujeta con frecuencia a variantes anatómicas que en algunos casos pueden llevar a desestimar un determinado donante por una imposibilidad técnica de realización del procedimiento del THDV.

Un aspecto fundamental de la evaluación anatómica, aparte de la propia anatomía del futuro injerto, es el cálculo de volumen hepático. Disponer de una correcta volumetría es básico para evitar una eventual aparición de una insuficiencia hepática en el postoperatorio tanto en el donante como en el receptor, en especial en los casos de trasplante hepático de donante vivo con injerto izquierdo. Por lo general, se acepta que el volumen necesario mínimo para el donante tiene que ser un 35 % del volumen hepático original, mientras que generalmente en el receptor se acepta una cifra de relación entre el peso del injerto y el peso corporal del receptor (GBWR, *graft to body weight ratio*) de alrededor del 0,8 %[10]. Este proceso, fundamental para evitar complicaciones en el postoperatorio, está sujeto a evolución continua. Asimismo, se ha mejorado la capacidad de predicción del tamaño del injerto hepático mediante técnicas de *machine learning* (aprendizaje automático), según un estudio multicéntrico reciente. Este modelo mostró un margen de error muy pequeño (menor al 10 %) de aproximadamente unos 50 g de tejido, resultados que son significativamente mejores que los observados previamente con otros modelos[11].

Aspectos hemodinámicos

La necesidad de disponer de un volumen hepático suficiente responde en realidad a dos características fundamentales que deben respetarse en todo momento. Por una parte, como es lógico, a mayor cantidad de tejido hepático mayor cantidad de función hepática. Hay que tener en cuenta que, por lo general, el receptor de un trasplante hepático es un paciente enfermo que va a necesitar una mayor cantidad de reserva hepática para sostener las necesidades de su metabolismo. En segundo lugar, y de forma menos evidente, el volumen hepático traduce también una cantidad determinada de lecho vascular hepático. Dado que el receptor de trasplante hepático en múltiples ocasiones es un paciente que tiene una circulación esplácnica hiperdinámica (es decir, un aumento del gasto cardíaco que comporta al mismo tiempo un aumento del flujo mesentérico y, por lo tanto, de la vena porta), la reperfusión portal con un lecho disminuido va a comportar, si el flujo o la presión portal son excesivas, una lesión endotelial por cizalla, aparentemente responsable del síndrome de *small-for-size* (SFSS, «síndrome de hígado pequeño»)[12-18]. Este síndrome es una forma de insuficiencia hepática en el postoperatorio del trasplante hepático, característica del THDV, dado que va ligado a un injerto de pequeño tamaño y en cuya génesis se encuentran los problemas hemodinámicos anteriormente citados, y que adquiere suma importancia dado que puede afectar la supervivencia tanto del injerto como del receptor. Estudios experimentales y clínicos han demostrado que el flujo portal óptimo en el momento de la reperfusión debe situarse alrededor del doble del flujo portal presente en el donante con un aumento moderado de la presión portal[19-22]. Por lo tanto, es necesaria una

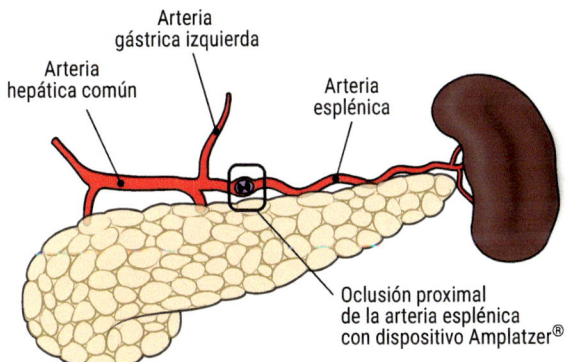

Figura 13-1. La oclusión percutánea proximal de la arteria esplénica mediante la colocación del dispositivo Amplatzer® permite, a diferencia de la embolización arterial convencional, una adecuada modulación del flujo portal y evita fenómenos isquémicos en el bazo.

modulación del flujo portal para conseguir las cifras de flujo y presión deseadas. Esta modulación puede realizarse de distintos métodos: de forma directa actuando sobre la vena porta/mesentérica superior, generalmente con la confección de un *shunt* portocava, o bien de forma indirecta disminuyendo el flujo de la arteria hepática, hecho que comportará una disminución del flujo portal. Este último método es el preferido en muchas ocasiones por no afectar la vena porta y su anastomosis; puede realizarse tanto intraoperatoriamente, mediante una ligadura de la arteria esplénica, como preoperatoria o postoperatoriamente mediante técnicas de angiorradiología; en los últimos años la oclusión proximal mediante la colocación de un dispositivo intravascular Amplatzer® permite una modulación efectiva del flujo portal evitando los fenómenos isquémicos esplénicos observados con la embolización convencional de la arteria esplénica (**Fig. 13-1**).

Por consiguiente, hoy en día, los aspectos hemodinámicos del THDV se consideran uno de los aspectos más importantes para el éxito de todo el procedimiento[23]. Además, el estado hemodinámico del receptor se afecta de forma significativa durante la intervención por distintos motivos (relajación muscular, abdomen abierto, fármacos vasoactivos, etc.), por lo que no puede extrapolarse directamente un estudio hemodinámico preoperatorio a lo que puede suceder durante el procedimiento del trasplante[24]. Por tal motivo, y dado que las consecuencias de la instauración de un SFSS pueden llegar a significar la pérdida del injerto, es fundamental que exista una monitorización hemodinámica precisa durante el procedimiento quirúrgico del trasplante para poder modular el flujo portal en caso de que sea necesario, antes de la reperfusión portal del injerto, evitando así la lesión por cizalla descrita[13,25-31].

TRASPLANTE HEPÁTICO IZQUIERDO DE DONANTE VIVO. TRANSFERIR EL RIESGO DEL DONANTE AL RECEPTOR

Según lo anteriormente expuesto, es fácil de comprender por qué motivo, en especial en los países occidentales, se ha optado mayoritariamente por realizar un THDV utilizando un injerto derecho (THDV-D). Por un lado, existe la posi-

bilidad de evaluar de forma exhaustiva al donante para poder realizar el trasplante en las mejores condiciones posibles, incluyendo el poder escoger un donante que *a priori* no desarrolle una insuficiencia hepática en el postoperatorio. Por otro lado, optar por un injerto de mayor tamaño, como es el hígado derecho, disminuye las posibilidades de aparición de complicaciones derivadas de un injerto pequeño, como se ha explicado anteriormente.

Sin embargo, es innegable que mientras que el receptor es un paciente que puede considerarse con una baja expectativa de vida y que no tiene otra alternativa que someterse a un trasplante hepático, el donante es una persona sana que de forma voluntaria y altruista dona una parte de su hígado sin recibir nada a cambio. Esta acción altruista de los donantes comporta una serie de connotaciones éticas de primer nivel; históricamente, cuando ha habido alguna complicación grave, en especial si ha terminado en el fallecimiento del donante, ha significado una problemática suficientemente importante como para que diversos centros hayan finalizado el programa de trasplante hepático de donante vivo[32].

Por este motivo, cobra sentido intentar hacer una transferencia de riesgo del donante al receptor[33-35]; si bien en la actualidad la tasa de morbimortalidad de una hepatectomía derecha es baja, es claramente mayor que la asociada a la práctica de una hepatectomía izquierda[36]. Además, se trata de un procedimiento que puede realizarse con mayor facilidad técnica mediante cirugía mínimamente invasiva[37-40]. Por otro lado, dado que el injerto se escoge con antelación, puede asumirse un leve incremento de complicaciones en el receptor como consecuencia de la presencia de un injerto de menor tamaño. En este sentido, a menudo es difícil obtener un injerto izquierdo con un GBWR mayor de 0,8 %, por lo que las cifras oscilan alrededor de 0,6-0,8 %, a pesar de precisar con mayor frecuencia una modulación del flujo portal[25,41]. Por último, otro punto a favor de la realización de un trasplante de hígado izquierdo es la mayor facilidad técnica del manejo de la vía biliar; por lo general, el conducto hepático izquierdo se asocia con una baja tasa de variaciones anatómicas y tiene una longitud significativamente mayor que el conducto hepático derecho, hecho que comporta una menor tasa de complicaciones biliares, consideradas de forma universal como el talón de Aquiles del trasplante hepático de donante vivo, tanto en el donante como en el receptor[42-47].

No obstante, la clave para el éxito del trasplante hepático de donante vivo es una selección apropiada tanto del donante como del receptor. Una reciente revisión de la casuística realizada en Europa con THDV-I muestra que cuando la selección es adecuada (edad del donante < 45 años, MELD (modelo para el estadio final de la enfermedad hepática) del receptor < 14, GBWR > 0,6 %), los resultados son muy satisfactorios[48] (**Fig. 13-2**).

Resultados para el donante

Uno de los objetivos fundamentales para la realización de un THDV-I es la menor agresión sufrida por parte del donante. Las tasas de complicaciones atribuibles a la cirugía después de una hepatectomía derecha y de una hepatectomía izquierda son significativamente distintas según un estudio

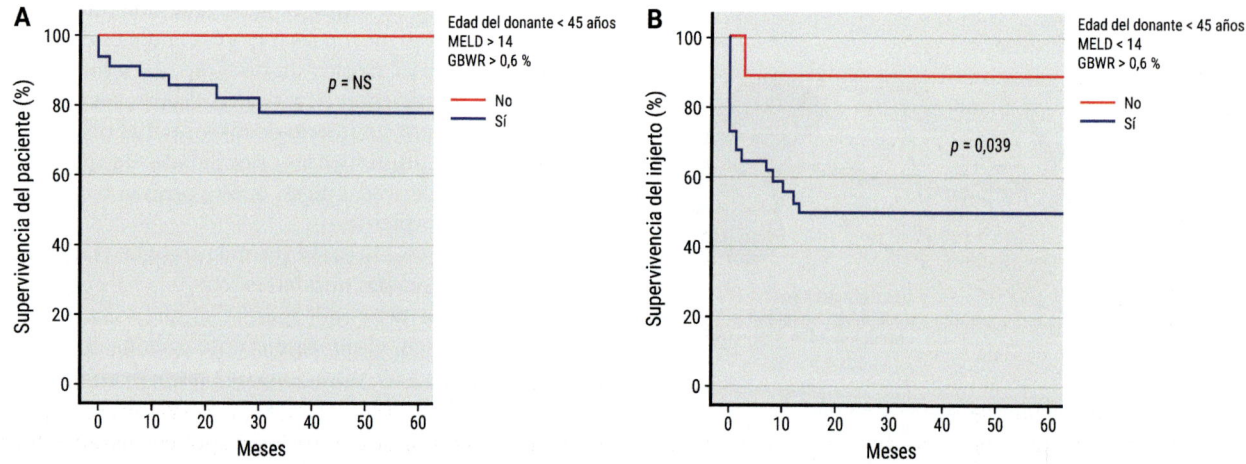

Figura 13-2. La selección adecuada del grupo donante-receptor es fundamental para obtener resultados óptimos en el trasplante hepático de donante vivo (THDV) izquierdo. **A)** Supervivencia del receptor de THDV-I en función de los criterios óptimos de selección. **B)** Supervivencia del injerto parcial en función de los óptimos criterios de selección. GBWR: *graft to body weight ratio;* MELD: modelo para el estadio final de la enfermedad hepática. (Adaptado de Sánchez-Cabús S et al.[48])

multicéntrico internacional que analizó los resultados de 5.202 donantes vivos (4.206 derechos y 996 izquierdos)[49]. En concreto, el 12 % de los pacientes desarrollaron al menos una complicación, de las cuales el 3,8 % fueron eventos mayores (superior a grado III de la escala de Clavien-Dindo, incluida una muerte), en su mayoría relacionados con afecciones biliares o hemorragia, y fueron dos veces más altos después de la hepatectomía derecha. Las complicaciones generales tras el proceso de donación se muestran en la **tabla 13-1**. La incidencia de insuficiencia hepática postoperatoria fue baja; según los criterios del *International Study Group for Liver Surgery* (ISGLS), 259 donantes (5 %) desarrollaron insuficiencia hepática tras el proceso de donación, la gran mayoría después de hepatectomía derecha (99 %, n = 256) frente a solo 1 % (n = 3) después de hepatectomía izquierda ($p < 0,01$). Finalmente, el efecto del volumen de pacientes por centro quedó bien patente: los centros que realizaron más de 100 hepatectomías tuvieron tasas significativamente más bajas de complicaciones generales (10,2 % frente a 35,9 %, $p < 0,001$) y mayores (3 % frente a 12,1 %, $p < 0,001$). Esta menor agresión quirúrgica debería comportar mejores resultados en el postoperatorio inmediato, una menor estancia hospitalaria y una vuelta a las actividades normales de la vida incluyendo el aspecto laboral. No obstante, estudios más recientes niegan que existan tales diferencias, sugiriendo que los resultados publicados hasta la fecha pueden presentar un sesgo importante y que un estudio prospectivo estandarizado ayudaría a cuantificar la cantidad de complicaciones en los donantes tras el proceso de donación[50]. Una reciente revisión sistemática de los resultados en cuanto a donante de THDV derecho o izquierdo también apoya estos resultados al comprobar que los donantes izquierdos presentan menos complicaciones que los donantes de hígado derecho[51].

La agresión quirúrgica al donante puede disminuirse de forma apreciable mediante el procedimiento laparoscópico de obtención del injerto, aunque no se han descrito diferencias significativas en cuanto a complicaciones en los donantes sometidos a un abordaje mínimamente invasivo o abierto, con excepción de la estancia hospitalaria, que es menor en aquellos sometidos a procedimiento laparoscópico[37].

Resultados para el receptor

En el caso del receptor, el THDV-I pone al receptor en una posición algo más delicada con respecto a la modalidad de THDV-D, dada la menor cantidad de tejido hepático trasplantado y, por consiguiente, el aumento del riesgo de una insuficiencia hepática postoperatoria o de un SFSS[52]. Por

Tabla 13-1. Complicaciones generales tras el proceso de donación de semihígado izquierdo y derecho								
	Al alta			**A los 3 meses**			**A los 6 meses**		
	Total	**HD**	**HI**	**Total**	**HD**	**HI**	**Total**	**HD**	**HI**
Cualquier complicación	9,4	9,9	7,1	11,9	12,6	9	12,1	12,7	9,2
		$p < 0,001$			$p = 0,01$			$p = 0,01$	
Complicaciones mayores (≥ IIIa)	2,7	3	1,4	3,6	4	2	3,8	4,1	2,2
		$p = 0,001$			$p = 0,008$			$p = 0,01$	
Complicaciones menores (≤ II)	6,7	7	5,7	8,3	8,6	7	8,3	8,6	7
		$p = 0,07$			$p = 0,06$			$p = 0,1$	

Adaptado de Rössler F et al.[49]
HD: semihígado derecho; HI: semihígado izquierdo.

lo general, cuanto mejor está clínicamente el receptor, mejores son los resultados, hecho que refuerza el concepto de la importancia de la selección de la pareja donante-receptor en esta modalidad de trasplante, fundamental para asegurar el éxito. Un estudio reciente sugiere que la presencia de un buen estado nutricional pretrasplante puede tener un papel en la regeneración hepática postrasplante hepático de donante vivo. De forma adicional a los factores hemodinámicos de la circulación portal y de la calidad del injerto, el estatus metabólico de los receptores desempeña un papel significativo en la regeneración hepática, de forma que una masa muscular esquelética pretrasplante baja se asocia con un bajo grado de regeneración hepática, siendo este impacto negativo todavía más evidente en receptores de sexo masculino[53].

Se han realizado múltiples estudios comparativos que analizan los resultados clínicos de los receptores de THDV entre ambas modalidades; globalmente, y en especial en el mundo occidental, los resultados publicados son similares si bien en algún aspecto los receptores de THDV-I presentan alguna complicación derivada de un injerto de menor tamaño en mayor proporción que los receptores de THDV-D. No obstante, la evidencia acumulada sugiere que aunque una disfunción del injerto precoz tras un THDV-I puede prolongar la estancia hospitalaria, no parece que pueda predecir la supervivencia del injerto o del receptor[54].

Una reciente revisión sistemática de los resultados del receptor de THDV-D o THDV-I mostró resultados equiparables en ambas modalidades. Las conclusiones a las que lleva este trabajo es que los receptores de THDV-I presentaban resultados similares a los trasplantados con hígado derecho y, por lo tanto, el THDV-I es preferible dado que ofrece los mejores resultados para los donantes, con efectos similares en los receptores cuando se realizan medidas para prevenir la presencia de un SFSS[51]. Recientemente, un estudio retrospectivo mostró resultados comparables entre las dos modalidades de trasplante, con excepción de un incremento en la tasa de SFSS (16 % frente a 3,2 %, $p = 0,036$). Asimismo, la modulación del flujo portal –en este estudio mediante ligadura de la arteria esplénica– fue practicada con mayor frecuencia en el grupo de THDV-I que en el de THDV-D (20 % frente a 12,9 %, $p = 0,035$)[55]. Mediante el estudio de la relación entre los valores de presión portal y la cantidad de drenaje de ascitis, existe la posibilidad de una mejor caracterización de la cantidad de ascitis postoperatoria en los pacientes que son sometidos a un THDV-I mediante análisis de biofluido. En un estudio que comparó 30 receptores de THDV-I con 26 receptores de THDV-D, los resultados mostraron una cantidad de fluido tres veces superior en el primer grupo[56]. Un estudio de 2022 realizado en la Cleveland Clinic mostró resultados comparables desde el punto de vista de la supervivencia de los receptores entre THDV-I y THDV-D, según los autores gracias a una estrategia agresiva de modulación del flujo portal durante el procedimiento del trasplante mediante una esplenectomía. De hecho, los pacientes que fueron sometidos a una esplenectomía en el momento previo a la reperfusión presentaron una tendencia a una mejor supervivencia al año que aquellos receptores que recibieron una modulación posterior a la reperfusión, reforzando el concepto de evitar a toda costa el daño endotelial durante la reperfusión del injerto[57]. Finalmente, un estudio retrospectivo realizado en la India que comparó los resultados de 458 THDV-D y 58 THDV-I mostró qué no hubo diferencias clínicas entre los grupos en cuanto a distintos factores analizados (pérdidas hemáticas, complicaciones mayores, duración de la estancia en la unidad de cuidados intensivos y duración hospitalaria), y llegó a la conclusión de que, a pesar del hallazgo de diferencias bioquímicas entre los grupos, no se constataron diferencias clínicas significativas[58].

CONCLUSIONES

El THDV ha resultado ser una fuente eficaz de injertos hepáticos adicionales, tanto para las indicaciones estándar de trasplante hepático como para otras indicaciones expandidas, y ha demostrado que, a pesar de presentar una mayor cantidad de determinadas complicaciones, supone una alternativa perfectamente válida al trasplante hepático convencional en cuanto a supervivencia del receptor. No obstante, hay que tener siempre en cuenta que presenta ciertas particularidades que lo hacen único y que hay que evaluar en conjunto para tener una imagen completa del procedimiento, como la presencia de complicaciones específicas y, por supuesto, los resultados del donante.

En Occidente, la introducción del THDV fue con utilización del hígado derecho del donante como injerto debido a múltiples causas, fundamentalmente obtener una buena masa de tejido hepático para trasplantar. El THDV-I, introducido posteriormente en los países occidentales, supone la última evolución de esta modalidad de trasplante. Siempre que se realice una selección óptima tanto del donante como del receptor, este tipo de trasplante hepático comporta mejores resultados en los donantes –al realizar una cirugía menos agresiva dada la menor resección hepática y, con frecuencia, un abordaje mínimamente invasivo– preservando unos buenos resultados en los receptores, del mismo orden que el trasplante hepático convencional.

REFERENCIAS BIBLIOGRÁFICAS

1. Kawasaki S, Makuuchi M, Matsunami H. Living related liver transplantation in adults. Ann Surg 1998; 227: 269-74.
2. Hashikura Y, Makuuchi M, Kawasaki S et al. Successful living-related partial liver transplantation to an adult patient. Lancet 1994; 343: 1233-4.
3. Sánchez Cabús S, Estalella L, Pavel M et al. Análisis de los resultados a largo plazo del trasplante hepático de donante vivo en adulto. Cir Esp 2017; 95: 313-20.
4. Beavers KL, Sandler RS, Shrestha R. Donor morbidity associated with right lobectomy for living donor liver transplantation to adult recipients: a systematic review. Liver Transpl 2002; 8: 110-7.
5. Umeshita K, Fujiwara K, Kiyosawa K et al. Operative morbidity of living liver donors in Japan. Lancet 2003; 362: 687-90.
6. Ito T, Kiuchi T, Egawa H et al. Surgery-related morbidity in living donors of right-lobe liver graft: lessons from the first 200 cases. Transplantation 2003; 76: 158-63.
7. Ghobrial RM, Freise CE, Trotter JF et al. Donor morbidity after living donation for liver transplantation. Gastroenterology 2008; 135: 468-76.
8. Trotter JF, Adam R, Lo CM et al. Documented deaths of hepatic lobe donors for living donor liver transplantation. Liver Transpl 2006; 12: 1485-8.
9. Rimola A, Llovet JM, Navasa M et al. Applicability of adult-to-adult living donor liver transplantation. J Hepatol 2005; 43: 104-9.
10. Ikegami T, Shimada M, Imura S et al. Current concept of small-for-size

grafts in living donor liver transplantation. Surg Today 2008; 38: 971-82.

11. Giglio MC, Zanfardino M, Franzese M et al. Machine learning improves the accuracy of graft weight prediction in living donor liver transplantation. Liver Transpl 2023; 29: 172-83.

12. Jeon H, Lee S. Living donor liver transplantation. Curr Opin Organ Transplant 2010; 15: 283-7.

13. Sainz-Barriga M, Reyntjens K, Costa MG et al. Prospective evaluation of intraoperative hemodynamics in liver transplantation with whole, partial and DCD grafts. Am J Transplant 2010; 10: 1850-60.

14. Gruttadauria S. Small-for-size syndrome in adult-to-adult living-related liver transplantation. World J Gastroenterol 2010; 16: 5011.

15. Troisi R, Praet M, de Hemptinne B. Small-for-size syndrome: what is the problem? Liver Transpl 2003; 9: S1.

16. Dahm F, Georgiev P, Clavien PA. Small-for-size syndrome after partial liver transplantation: definition, mechanisms of disease and clinical implications. Am J Transplant 2005; 5: 2605-10.

17. Gonzalez HD, Liu ZW, Cashman S, Fusai GK. Small for size syndrome following living donor and split liver transplantation. World J Gastrointest Surg 2010; 2: 389-94.

18. Tucker ON, Heaton N. The "small for size" liver syndrome. Curr Opin Crit Care 2005; 11: 150-5.

19. Fondevila C, Hessheimer AJ, Taura P et al. Portal hyperperfusion: mechanism of injury and stimulus for regeneration in porcine small-for-size transplantation. Liver Transpl 2010; 16: 364-74.

20. Kiuchi T, Onishi Y, Nakamura T. Small-for-size graft: not defined solely by being small for size. Liver Transpl 2010; 16: 815-7.

21. Glanemann M, Eipel C, Nussler AK et al. Hyperperfusion syndrome in small-for-size livers. Eur Surg Res 2005; 37: 335-41.

22. Hessheimer AJ, Fondevila C, Taurá P et al. Decompression of the portal bed and twice-baseline portal inflow are necessary for the functional recovery of a "small-for-size" graft. Ann Surg 2011; 253: 1.

23. Sánchez Cabús S, Calatayud D, Fondevila C et al. Hemodynamic monitoring protocol during living donor liver transplantation. Cir Esp 2013; 91: 169-76.

24. Sánchez-Cabús S, Abraldes JG, Taurá P et al. Lack of correlation between preoperative and intraoperative liver hemodynamics. Transplantation 2014; 97: 116-21.

25. Troisi R, Cammu G, Militerno G et al. Modulation of portal graft inflow: a necessity in adult living-donor liver transplantation? Ann Surg 2003; 237: 429-36.

26. Troisi RI, Berardi G, Tomassini F et al. Graft inflow modulation in adult-to-adult living donor liver transplantation: a systematic review. Transplant Rev (Orlando) 2017; 31: 127-35.

27. Konishi N, Ishizaki Y, Sugo H et al. Impact of a left-lobe graft without modulation of portal flow in adult-to-adult living donor liver transplantation. Am J Transplant 2008; 8: 170-4.

28. Emond JC, Goodrich NP, Pomposelli JJ et al. Hepatic hemodynamics and portal flow modulation. Transplantation 2017; 101: 2375-84.

29. Ou HY, Huang TL, Chen TY et al. Early modulation of portal graft inflow in adult living donor liver transplant recipients with high portal inflow detected by intraoperative color Doppler ultrasound. Transplant Proc 2010; 42: 876-8.

30. Sánchez Cabús S, Fondevila C, Calatayud D et al. Importance of temporary portocaval shunt during adult living donor liver transplantation. Liver Transpl 2013; 19: 174-83.

31. Wu T, Dahiya D, Lee C et al. Impact of portal venous hemodynamics on indices of liver function and graft regeneration after right lobe living donor liver transplantation. Liver Transpl 2011; 17: 1035-45.

32. Miller C, Smith ML, Fujiki M et al. Preparing for the inevitable: the death of a living liver donor. Liver Transpl 2013; 19: 656-60.

33. Halazun KJ, Przybyszewski EM, Griesemer AD et al. Leaning to the left: increasing the donor pool by using the left lobe, outcomes of the largest single-center North American experience of left lobe adult-to-adult living donor liver transplantation. Ann Surg 2016; 264: 448-54.

34. Roll GR, Parekh JR, Parker WF et al. Left hepatectomy versus right hepatectomy for living donor liver transplantation: shifting the risk from the donor to the recipient. Liver Transpl 2013; 19: 472-81.

35. Bathla L, Vargas LM, Langnas A. Left lobe liver transplants. Surg Clin North Am 2013; 93: 1325-42.

36. Iwasaki J, Iida T, Mizumoto M et al. Donor morbidity in right and left hemiliver living donor liver transplantation: the impact of graft selection and surgical innovation on donor safety. Transpl Int 2014; 27: 1205-13.

37. Hong SK, Suh K-S, Kim KA et al. Pure laparoscopic versus open left hepatectomy including the middle hepatic vein for living donor liver transplantation. Liver Transpl 2020; 26: 370-8.

38. Troisi RI, Wojcicki M, Tomassini F et al. Pure laparoscopic full-left living donor hepatectomy for calculated small-for-size LDLT in adults: proof of concept. Am J Transplant 2013; 13: 2472-8.

39. Samstein B, Cherqui D, Rotellar F et al. Totally laparoscopic full left hepatectomy for living donor liver transplantation in adolescents and adults. Am J Transplant 2013; 13: 2462-6.

40. Cauchy F, Schwarz L, Scatton O et al. Laparoscopic liver resection for living donation: where do we stand? World J Gastroenterol 2014; 20: 15590-8.

41. Lauro A, Diago Uso T, Quintini C et al. Adult-to-adult living donor liver transplantation using left lobes: the importance of surgical modulations on portal graft inflow. Transplant Proc 2007; 39: 1874-6.

42. Renz JF, Roberts JP. Long-term complications of living donor liver transplantation. Liver Transpl 2000; 6: S73-6.

43. Fondevila C. Biliary complications after adult living donor liver transplantation. Transplant Proc 2003; 35: 1902-3.

44. Shaji Mathew J, Manikandan K, Santosh Kumar KY et al. Biliary complications among live donors following live donor liver transplantation. Surgeon 2017; 91: 8-13.

45. Sánchez Cabús S, Calatayud D, García-Roca R et al. The biliary complications in live donor liver transplant do not affect the long-term results. Cir Esp 2013; 91: 17-24.

46. Usta S, Ates M, Dirican A et al. Outcomes of left-lobe donor hepatectomy for living-donor liver transplantation: a single-center experience. Transplant Proc 2013; 45: 961-5.

47. García-Valdecasas JC, Calatayud D, Fuster J et al. Controversies in living donor liver transplants. Cir Esp 2009; 86: 278-82.

48. Sánchez-Cabús S, Cherqui D, Rashidian N et al. Left-liver adult-to-adult living donor liver transplantation: can it be improved? A retrospective multicenter European study. Ann Surg 2018; 268: 876-84.

49. Rössler F, Sapisochin G, Song G et al. Defining benchmarks for major liver surgery. Ann Surg 2016; 264: 492-500.

50. Vargas PA, McCracken EKE, Mallawaarachchi I et al. Donor morbidity is equivalent between right and left hepatectomy for living liver donation: a meta-analysis. Liver Transpl 2021; 27: 1412-23.

51. Acuna SA, Zhang W, Yoon PD et al. Right lobe versus left lobe living donor liver transplantation: a systematic review and meta-analysis of donor and recipient outcomes. Transplantation 2022; 106: 2370-8.

52. Pomposelli JJ, Goodrich NP, Emond JC et al. Patterns of early allograft dysfunction (EAD) in adult live donor liver transplantation: the A2ALL experience. Transplantation 2016; 100: 1490-9.

53. Pravisani R, Soyama A, Ono S et al. Is there any correlation between liver graft regeneration and recipient's pretransplant skeletal muscle mass? –a study in extended left lobe graft living-donor liver transplantation. Hepatobiliary Surg Nutr 2020; 9: 183-94.

54. Braun HJ, Roberts JP. Current status of left lobe adult to adult living donor liver transplantation. Curr Opin Organ Transplant 2021; 26: 139-45.

55. Jo HS, Yu YD, Choi YJ et al. Left liver graft in adult-to-adult living donor liver transplantation with an optimal portal flow modulation strategy to overcome the small-for-size syndrome –a retrospective cohort study. Int J Surg 2022; 106: 106953.

56. Qu W, Li X, Huang H et al. Mechanisms of the ascites volume differences between patients receiving a left or right hemi-liver graft liver transplantation: from biofluidic analysis. Comput Methods Programs Biomed 2022; 226: 107196.

57. Fujiki M, Hashimoto K, Quintini C et al. Living donor liver transplantation with augmented venous outflow and splenectomy: a promised land for small left lobe grafts. Ann Surg 2022; 276: 838-45.

58. Rammohan A, Reddy MS, Narasimhan G et al. Live liver donors: is right still right? World J Surg 2020; 44: 2385-93.

 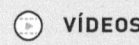 VÍDEOS

Tratamiento de la hipertensión portal en la época del trasplante hepático

14

E. Moreno González, Ó. Caso Maestro, A. Marcacuzco Quinto, Á. García-Sesma, M. García Nebreda, I. González-Pinto Arrillaga y C. Jiménez Romero

INTRODUCCIÓN

El estudio, el diagnóstico y el tratamiento de la hipertensión portal han ocupado gran parte del quehacer de un sinnúmero de internistas y cirujanos y, en menor número, de los tal vez erróneamente calificados como hepatólogos, porque mayoritariamente dedicados al estudio funcional de una víscera tan compleja como el hígado, no han sido asociados a las unidades de mayor riesgo para tratar las principales complicaciones de la hipertensión portal como son: *a)* hemorragia digestiva frecuentemente exanguinante, *b)* insuficiencia hepática progresiva y *c)* intoxicación amoniacal debida al cortocircuito que se establece entre las circulaciones esplácnica y sistémica.

Desde los inicios de la década de 1950 ha existido un interés creciente por el tratamiento de las complicaciones que la hipertensión portal en su evolución progresiva produce y, muy especialmente, la hemorragia por rotura de varices esofágicas o fundugástricas. La disyuntiva entonces era el diagnóstico y a continuación la terapéutica urgente como única posibilidad de salvar la vida del paciente. Debido a la gravedad de esta complicación, sobre todo producida en enfermos afectos de insuficiencia hepática, a menudo terminal, la mortalidad era especialmente elevada.

HIPERTENSIÓN PORTAL

En el algoritmo de la **figura 14-1** se ilustra la definición de hipertensión portal, como un aumento de la presión en el territorio venoso esplácnico, en principio en los troncos principales, que se transmite posteriormente a todas las pequeñas ramas dependientes de ellos y provoca la rotura de su pared y la extravasación de su contenido, tratando erróneamente de reducir la hipertensión y facilitar el cierre del orificio a través del cual se produjo la pérdida sanguínea.

Las causas más frecuentes de este incremento de la presión intravascular en el territorio esplácnico son la cirrosis hepática, que aumenta la dureza del parénquima hepático reduciendo el flujo sanguíneo hepatótropo; las alteraciones de las estructuras del ligamento hepatoduodenal, causadas más a menudo por intervenciones quirúrgicas previas o enfermedades de crecimiento expansivo (hidatidosis, adenomatosis, pancreatitis aguda o crónica); enfermedades intersticiales difusas (poliquistosis, cistoadenomas, esteatosis extensa, colangitis, etc.) o alteraciones del drenaje sanguíneo por afectación de los troncos suprahepáticos (enfermedades hematológicas, fibrosis diafragmática que obstruye la vena cava o el tronco de las venas suprahepáticas).

Las características mencionadas en la localización del obstáculo determinan la división de la hipertensión portal en prehepática, intrahepática y posthepática.

En el algoritmo se exponen los síntomas de mayor gravedad que conforman el cuadro clínico de la hipertensión portal, relacionados con el grado de afectación funcional hepática, pero muy especialmente con la pérdida sanguínea que se origina por la rotura de las varices esofágicas, que se extienden por el plexo submucoso, y las también existentes en la superficie del fundus gástrico.

Se han aceptado tres grupos: hemorragia cataclísmica en su inicio, de extrema gravedad, que obliga a la colocación de la sonda balón de Sengstaken-Blackmore o de Linton-Nachlas para detener la salida de sangre, asociando la administración de propranolol o, si es posible determinar el punto de sangrado, la escleroterapia o la ligadura transendoscópica. Si estos procedimientos no dieran el resultado esperado, la opción terapéutica más correcta sería el *shunt* portosistémico intrahepático transyugular, más conocido por el acrónimo TIPS *(transyugular intrahepatic portosystemic shunt)* instalando una prótesis autoexpandible introducida por vía percutánea en la vena yugular interna derecha, que atraviesa la vena suprahepática elegida, penetra en una rama de la vena porta ipsilateral y llega hasta la luz de su tronco.

Este tipo de *shunt* puede causar un efecto deletéreo sobre la función hepática que obligue a realizar un trasplante hepático. En otros casos, la colocación de un TIPS puede no ser técnicamente realizable, y entonces la alternativa terapéutica sería la práctica de una derivación portosistémica (la más eficaz sería la derivación portocava, a pesar de la elevada

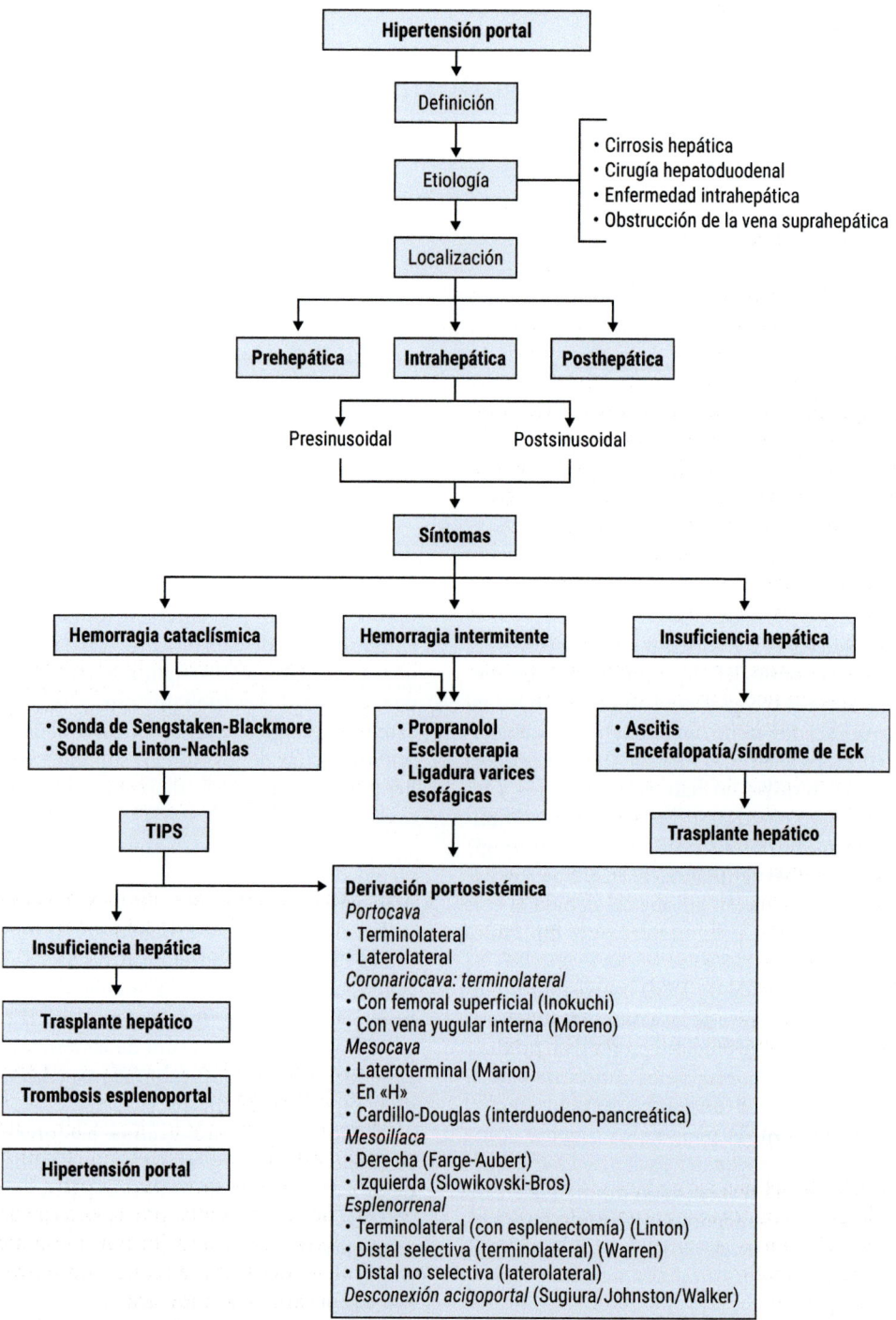

Figura 14-1. Algoritmo de la hipertensión portal. TIPS: *shunt* portosistémico intrahepático transyugular.

mortalidad del procedimiento o de la insuficiencia funcional que provoca).

En otros casos, se asiste a la presentación de una hemorragia intermitente o que no cesa. Generalmente, la utilización de propranolol, plasma fresco y otras medidas es suficiente, pero si no lo es estaría indicada la escleroterapia o ligadura de las varices sangrantes. Sin embargo, si el procedimiento no fuera eficaz, estaría indicada la derivación portosistémica (en estos enfermos, la técnica más correcta sería la derivación esplenorrenal distal selectiva de Warren).

El último grupo sería el constituido por enfermos de mayor gravedad, por insuficiencia hepática terminal, con antecedentes de encefalopatía, ascitis, ictericia y a veces hepatocarcinoma. Estos enfermos deberían ser estabilizados, estudiados de forma urgente y, muy probablemente, considerados para trasplante hepático.

Ha de tenerse en cuenta un grupo singular de enfermos trasplantados, en quienes se detecta recidiva de la hipertensión portal (trombosis, esplenomesentericoportal, con esteatosis superior al 60 %), pero que mantienen una función hepática estimable. En estos enfermos estaría indicada la realización de un *shunt* selectivo al no considerarse indicado un retrasplante.

Desconexión acigoportal

Las derivaciones vasculares poseen siempre este efecto deletéreo sobre la función hepática, que es secundario a la reducción del flujo vascular hepatópeto en el que se ha insistido al principio del capítulo.

Para evitar la elevada morbimortalidad mencionada, se idearon diferentes procedimientos de separación del territorio esplácnico con la circulación general, adquiriendo la pared visceral aislada un tinte azulado, característico de obstrucción vascular, que llega a producir necrosis parietal de la víscera expuesta con producción de fístulas, pérdida de pared visceral, etc., más frecuentes, sin duda, en pacientes con hipoalbuminemia, insuficiencia hepatorrenal, etcétera.

Por otro lado, la técnica de desconexión acigoportal es más fácil para un cirujano general, menos avezado en los procedimientos vasculares de disección y anastomosis entre estos segmentos anatómicos. Se podría pensar que las variantes de este procedimiento son casi infinitas, porque se incorporan matices y variantes personales, tratando de conseguir la desvascularización necesaria con menor riesgo.

Sin embargo, como se advierte en la **figura 14-2** (a, b y c), este procedimiento se fundamenta en tres pilares: cirugía esofágica (Walker). La práctica de la esofagomiotomía longitudinal permite el acceso al plexo submucoso del esófago. Mediante una incisión transversal, cada vena de este plexo es aislada, separada, ocluida entre ligaduras y seccionada, lo cual recuerda el extraordinario número de ligaduras que han de practicarse para separar ambos plexos, a lo que ha de añadirse la disección, ligadura y sección de los elementos del plexo periesofágico. La sección de la pared esofágica obliga, al finalizar la intervención, a un cierre hermético que evite la aparición de fístulas o dehiscencias que serían sin duda el final del enfermo.

Desconexión gastroesplénica

Generalmente, la pérdida del drenaje en esta vía obstaculiza el flujo ya invertido en la vena esplénica, por lo que permite reducir la hipertensión portal remanente. Para la mayoría de los cirujanos, estas maniobras referidas constituyen una terapéutica suficiente para el objetivo que se busca, pero los mejores resultados se obtienen asociando esplenectomía (Sugiura-Futagawa). Sin embargo, este es el procedimiento que más ascitis genera y el de más difícil tratamiento médico, responsable de que el síndrome hepatorrenal acabe con la vida del enfermo.

Como puede observarse en la **figura 14-2**, el plexo venoso correspondiente a la curvatura menor es tal vez el de mayor relieve, por el número de conexiones que posee, considerando que su colector principal es la vena coronaria estomáquica izquierda (d).

De esta forma y con los cuidados necesarios se obtiene un área de escasa vascularización que da lugar a una hemostasia estable. Un sinnúmero de cirujanos utiliza el fundus y el esó-

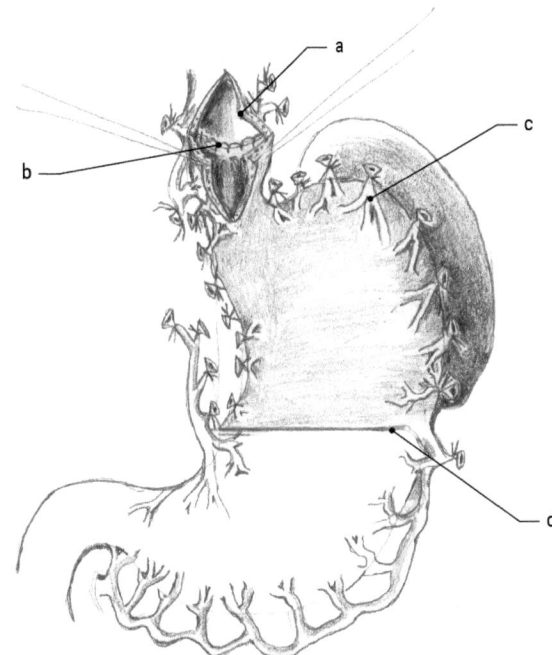

Figura 14-2. Desconexión acigoportal: pasos técnicos. Como puede observarse en la parte proximal, el esófago se ha seccionado, primero de forma longitudinal y a continuación transversal para ocluir las ramas correspondientes a los plexos venosos submucoso y periesofágico. La intervención continúa con la desvascularizacion esofagogástrica hasta el límite antrocorporal y la sección del ligamento gastroesplénico. Más eficaz sin duda es la esplenectomía, aunque su evolución sea más mórbida.

fago-cardias para realizar una esófago-funduplastia de 180° o 360° que protege el cierre esofágico e incrementa la presión en esta zona, evitando el reflujo gastroesofágico.

Derivación portosistémica

Como ya se ha referido, es la más eficaz en cuanto a su capacidad derivativa, ya que pone en contacto de forma rápida la circulación esplácnica y la circulación general. De esta forma, reduce de forma drástica la hipertensión portal existente y cierra las erosiones mucosas, a pesar de los trastornos de la coagulación, incluidos por la enfermedad hepática. Esta técnica derivativa es la mejor por no ser ascitógena, aunque es inductora del siempre temido síndrome de Eck o de intoxicación cárnica o amoniacal.

En la **figura 14-3** se han separado los tres pasos fundamentales del procedimiento técnico de la derivación portosistémica: disección del tronco de la vena porta, oclusión lateral de su luz y apertura longitudinal extensa de esta.

Anastomosis portocava laterolateral

Permite el paso del flujo sanguíneo esplácnico en todas las direcciones. La derivación terminolateral es más fácil; sin embargo, da lugar a extensa trombosis del árbol portal intrahepático que puede inducir al fallo hepático fulminante y fallecimiento del enfermo, que tras un procedimiento brillantemente ejecutado no permite la recuperación del estado de conciencia.

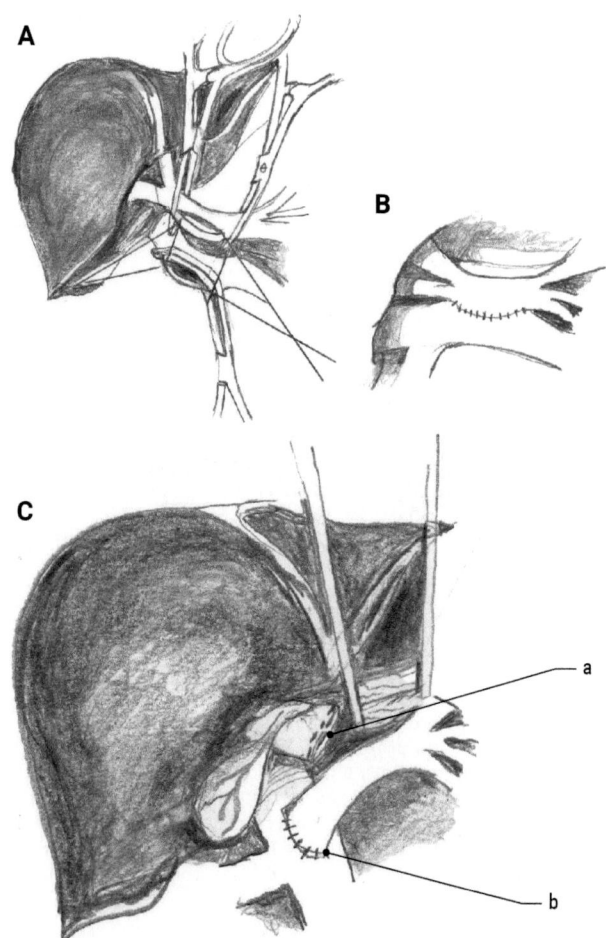

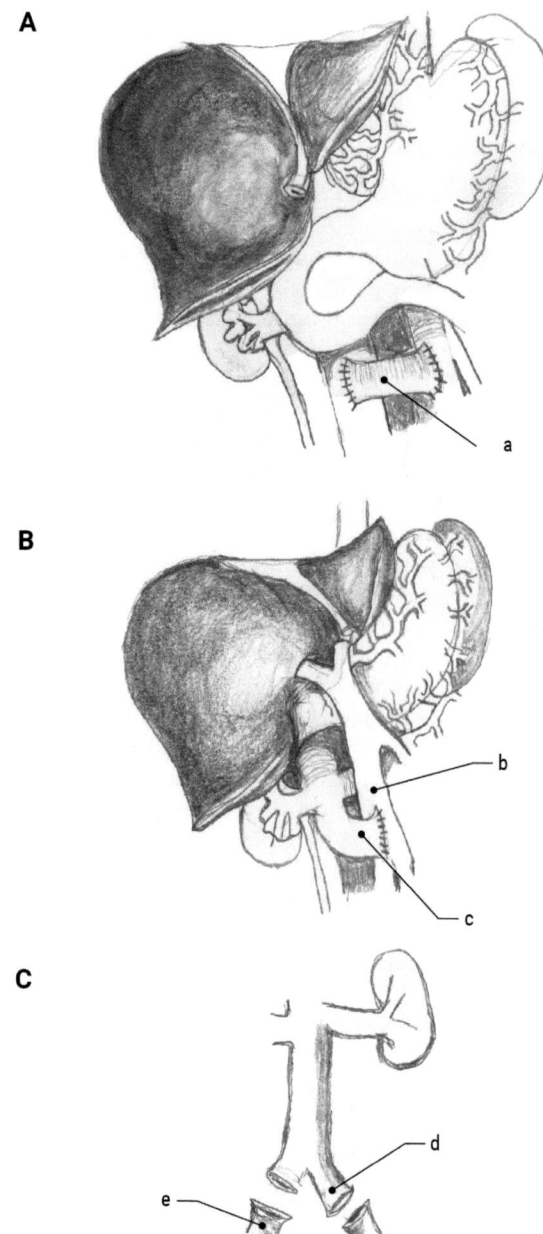

Figura 14-3. Derivación portosistémica. Se exponen las diferentes formas técnicas, en tres secuencias diferentes. **A)** La vena porta y la vena cava infrahepática han sido disecadas, aisladas y ocluidas parcialmente de forma longitudinal. Se muestra la oclusión del flujo sanguíneo mediante *clamps* vasculares. **B)** Se ha realizado la anastomosis portocava laterolateral, que permite el flujo sanguíneo bidireccional y, por lo tanto, mantiene cierto flujo, aunque reducido, hepatotropo. **C)** Anastomosis portocava terminolateral. La vena porta ha sido aislada y ocluida (a) permitiendo la movilización de la vena porta aferente, y su anastomosis a la vena cava yuxtarrenal (b).

Derivaciones sustitutivas

Como modificación de la anastomosis portocava en cualquiera de sus variantes, en la **figura 14-4** se muestran las tres variantes que posibilitan derivaciones aparentemente de mayor facilidad y que evitan, por sus características hemodinámicas, el traslado del flujo sanguíneo en mayor cuantía, reduciendo el porcentaje de episodios de encefalopatía portosistémica, sin incidir en la aparición de ascitis. El ejemplo más característico es la derivación mesentérico-cava, que permite la unión del tronco de la vena mesentérica superior con el correspondiente a la vena cava (derivación mesentérico-cava en «H»), que tuvimos la primicia de describir y publicar, por primera vez, utilizando un injerto de vena yugular interna autóloga (Prensa Médica Argentina). En la **figura 14-4 A** se puede observar el segmento de vena yugular interna (a) interpuesto entre los elementos vasculares ya referidos.

Figura 14-4. A) Para evitar la disección de elementos vasculobiliares a nivel del hilio hepático y, en mayor medida, ante la presencia de trombosis portal o de la vena mesentérica superior, en estos casos, como describimos hace años, la derivación mesocava en «H» utiliza un segmento de vena yugular interna autóloga (a). Este procedimiento obliga, en los enfermos pediátricos, a utilizar la vena cava inferior, lo que permite desplazar el flujo sistémico junto con el correspondiente flujo esplácnico. **B)** Se ilustra la disección de la vena mesentérica superior (b) y el tronco de la vena cava (c). **C)** Se muestran distintas zonas de sección de la vena cava y sus afluentes para obtener la máxima longitud. El colon transverso y el estómago se han seccionado para visualizar los datos del retroperitoneo. d: ramas de la arteria coronaria; e: vena esplénica.

Derivación mesentérico-cava lateroterminal

La derivación mesentérico-cava en «H» está indicada especialmente en los niños, en quienes los diámetros vasculares son muy inferiores a los adultos (**Figs. 14-5 y 14-6**). Desde

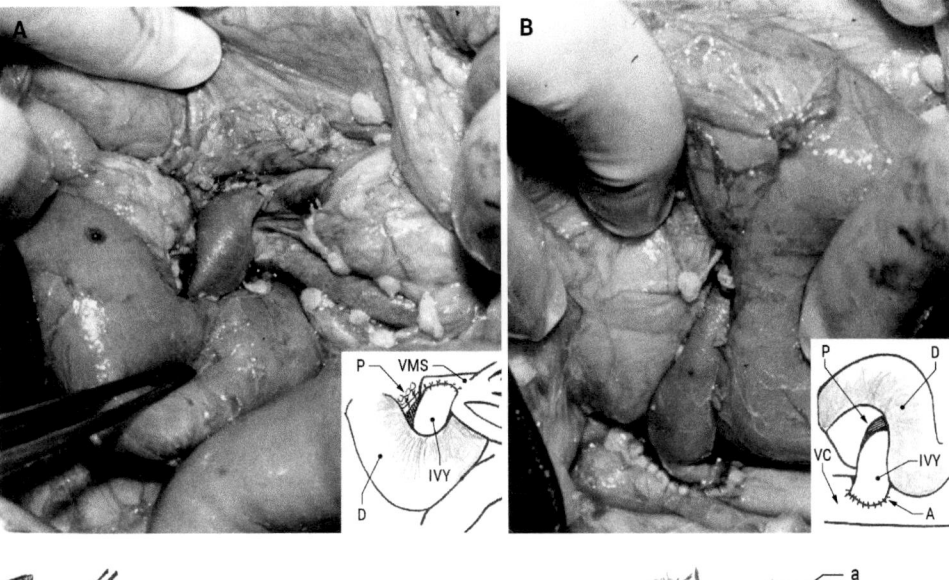

Figura 14-5. A) Derivación mesocava interduodenopancreática. **B)** El injerto yugular pasa entre el duodeno y el páncreas. A: segmento de vena yugular interna; D: duodeno; IVY: injerto de vena yugular; P: páncreas; VC: vena cava; VMS: vena mesentérica superior.

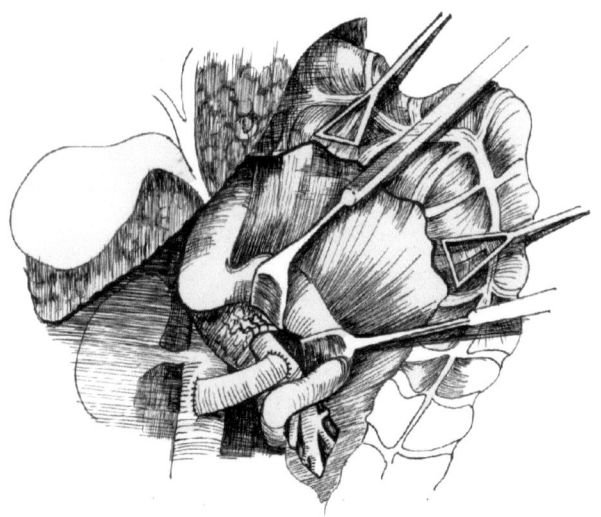

Figura 14-6. Esquema de la intervención de Cardillo-Douglas. Se ha practicado la resección del pequeño páncreas de Winslow para pasar el injerto de la vena yugular interna a través de la ventana creada (derivación mesocava en «H»). Más eficaz sin duda es la esplenectomía, aunque su evolución sea más mórbida.

el punto de vista hemodinámico, la sangre esplácnica es derivada absolutamente a la circulación general. La única diferencia depende de los cambios en la presión de la circulación general, igualando estas presiones ya no dependientes de los cambios hemodinámicos en el territorio esplácnico. En la **figura 14-4 B** se aprecia la sección de la vena mesentérica superior, por encima de la confluencia de las venas ilíacas (Marion, 1953).

Sin embargo, la longitud de la vena cava aislada no es suficiente, por lo que se describió la extensión a través de la vena ilíaca derecha (Farge-Aubert) o izquierda, de mayor longitud (Slowikowsky-Bross). (Véanse los cambios expuestos en la **figura 14-4 B y C**).

Derivación de fortuna

Consiste en la utilización de un vaso, a nivel troncular o radicular, que por condiciones a menudo desconocidas ad-

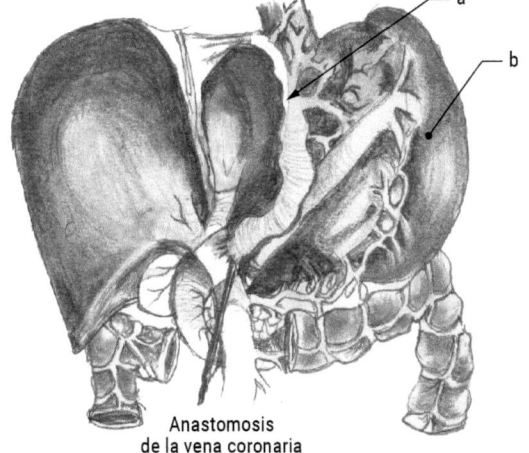

Anastomosis de la vena coronaria

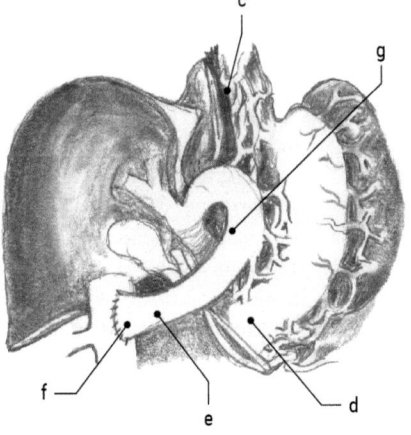

Figura 14-7. La vena coronaria mantiene su dirección y se anastomosa con la vena cava. El procedimiento es sin duda una derivación troncular. a: vena coronaria muy dilatada; b: esplenomegalia, dilatación de la vena esplénica; c: plexo submucoso y periesofágico; d: sección gástrica para desplazar el estómago y visualizar el duodeno-páncreas (e-f); g: superficie de vena coronaria.

quiere un diámetro inusitado que permite su utilización como un canal derivativo, un ejemplo absolutamente infrecuente, que puede apreciarse en la **figura 14-7**. La vena

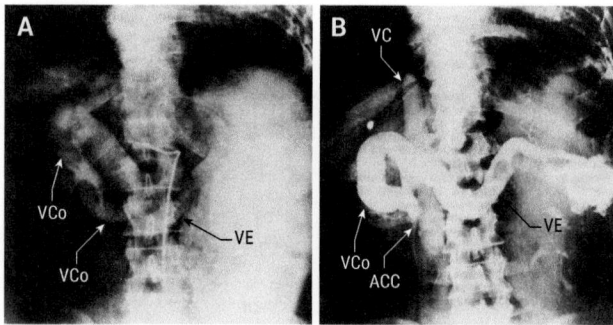

Figura 14-8. A) Control radiológico del procedimiento. Cirrosis. Derivación coronaria no selectiva (Gutgeman). VCo: vena coronaria dilatada; VE: vena esplénica. **B)** Control postoperatorio mediante esplenoportografía. ACC: anastomosis coronaria-cava; VCo: vena coronaria; VC: vena cava infrahepática; VE: vena esplénica.

coronaria estomáquica ha aumentado su diámetro, demostrando la permeabilidad con la vena porta izquierda, la vena umbilical y la vena del ligamento redondo. En esta figura se ha extirpado el colon transverso derecho para visualizar el espacio retroperitoneal, así como la importante esplenomegalia y dilatación de la vena esplénica. La vena coronaria ha invertido la dirección de su flujo y puede anastomosarse al tronco de la vena porta, traduciéndose en un nuevo canal del flujo esplácnico. Al anastomosarse con la vena cava, su comportamiento es el de una derivación portocava, terminolateral, que desplaza el territorio esplácnico a la circulación sistémica (Gutgeman) (**Fig. 14-8**).

Derivación coronaria selectiva

Con la idea de conseguir la derivación selectiva del territorio esofagogástrico proximal (territorio limitado), el grupo de la Universidad de Kyushu (Fukuoka) pensó recuperar el flujo coronario y su dirección, derivando la sangre de este pequeño territorio a la circulación general. Debido a la frecuente longitud reducida de esta vena, Inokuchi la ampliaba con un segmento de vena femoral superficial y anastomosis instrumental mediante «grapadora» vascular ideada por él. Nosotros, como única experiencia europea, preferimos un segmento de vena yugular interna autóloga. Inokuchi asociaba desvascularización gastroesplénica o esplenectomía al proceso derivativo.

En la **figura 14-9** se aprecia la disección de la vena coronaria, que ha sido seccionada, y la separación de la vena porta. Acto seguido, se ha seccionado el estómago para visualizar el espacio retrogástrico; la vena porta mantiene su luz y se ha ocluido la unión entre la vena coronaria y la vena porta. Puede apreciarse la anastomosis directa entre la vena coronaria y la vena cava retrohepática, mientras que la vena mesentérica superior mantiene su estructura.

En la última secuencia del procedimiento, se mantiene la vena coronaria, visualizándose mejor la separación del tronco esplenomesentérico. La anastomosis coronaria-cava es directa. Se ha practicado la desvascularización gastroesplénica. Debe recordarse que, como se mencionó, la mayor parte de los enfermos finaliza con esplenectomía (procedimiento mixto).

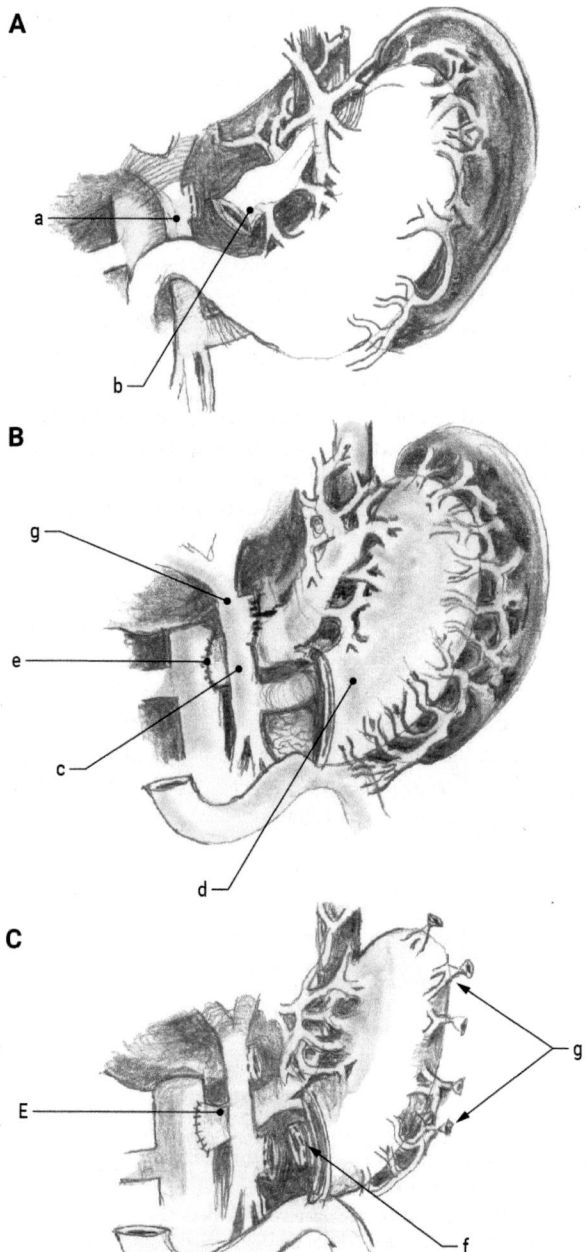

Figura 14-9. A) Se aprecia, en los primeros pasos de la técnica, la sección de la vena coronaria (b). Se advierte la superficie cerrada, de la confluencia esplenomesentérica (a). **B)** El estómago se ha seccionado a nivel antral para permitir su desplazamiento (d). La vena mesentérica superior se mantiene indemne, observándose el cierre de la unión esplenomesentérica (g). La vena coronaria se ha anastomosado en sentido terminolateral (e). **C)** Se han seccionado los vasos correspondientes al ligamento gastroesplénico (g). Los restantes detalles son semejantes al tiempo anterior (c). Tal vez se aprecia mejor la sección de la vena esplénica (f) y la anastomosis coronaria-cava (e).

Derivaciones selectivas y superselectivas

El concepto teórico ha sido la búsqueda de un procedimiento que consiga derivar el territorio afecto y que detenga la hemorragia digestiva, pero no modifique la presión esplácnica, permitiendo que la circulación hepatotropa se mantenga y con ello la función hepática.

En 1963, Dean Warren y Duane Hutson en las universidades Emory (Atlanta) y Jackson (Miami, Florida) describieron, tras repetidos estudios, un procedimiento inteligente, aunque complejo, mediante el cual se conseguía mantener los dos parámetros que se buscaban: reducción de la presión portal, manteniendo la mayor parte del flujo portal.

Como se observa en la **figura 14-10**, la primera imagen corresponde a un hígado cirrótico. La vena esplénica ha sido movilizada y seccionada; su extremo distal ocluido y separado de la vena porta. La vena renal izquierda, aislada, permite la anastomosis esplenorrenal, definida como derivación esplenorrenal distal selectiva (sin esplenectomía).

Para evitar la disección de la vena esplénica, se introdujo la derivación esplenorrenal lateroterminal manteniendo la vena renal izquierda. En la secuencia, el estómago se ha seccionado para visualizar el espacio retrogástrico; el bazo reduce su tamaño; la vena esplénica se anastomosa a la vena renal izquierda y la vena renal mantiene su posición. La vena porta, ahora sin otras colaterales, mantiene su anatomía.

Las dificultades del procedimiento se centran en la aproximación de estos dos troncos venosos, toda vez que en la hipertensión portal, especialmente en enfermos cirróticos, existe un importante engrosamiento del tejido linfograso con drenado directo desde la cisterna de Pequet, que obliga a minuciosas ligaduras para evitar la pérdida de linfa, creando un túnel utilizado por el tronco de la vena esplénica para anastomosar esta a la vena renal ipsilateral.

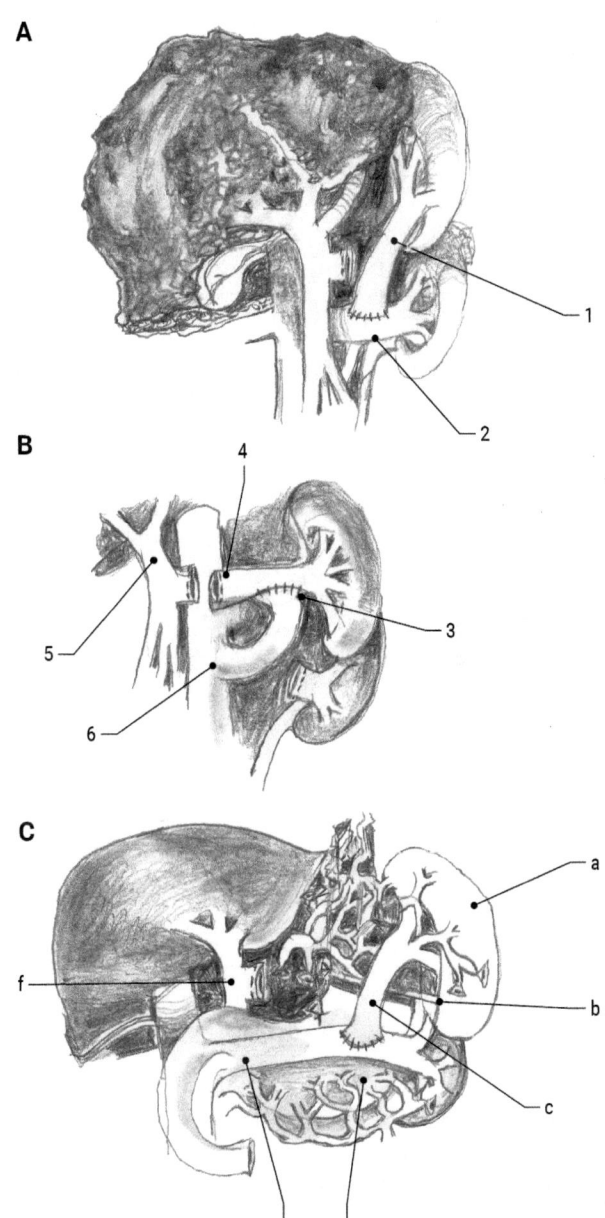

Figura 14-10. Derivaciones selectivas y superselectivas. **A)** Aspecto del hígado cirrótico. Se ha seccionado la vena esplénica (1) y a continuación se ha anastomosado a la vena renal izquierda (2) 3: anastomosis esplenorrenal. **B)** Posee mayor facilidad la anastomosis esplenorrenal lateroterminal (5). La vena esplénica se ha seccionado (4). La vena mesentérica se mantiene (6). La vena renal izquierda es seccionada, pudiendo evolucionar a atrofia renal e insuficiencia renal, atrofia y anulación funcional. **C)** La última secuencia de la anastomosis esplenorrenal ha finalizado. Sin embargo, el procedimiento de Dean Warren lleva aparejada la desvascularización gastrohepática y, en casos excepcionales, la desconexión gastroesplénica coronaria-cava (e). a: bazo; b y d: venas varicosas; c: vena esplénica anastomosa a la vena renal (anastomosis esplenorrenal de Warren); f: vena porta.

BIBLIOGRAFÍA CONSULTADA

González E, San Martín J, García I. Selective coronary-caval shunt using internal jugular autograft in the treatment of portal hypertension. Jpn J Surg 1979; 9: 17-23.

González EM, García-Blanch G, Blanco JM, García IG, García Ocaña A. Treatment of splenic artery aneurism after distal splenorenal shunt. A case report. Jpn J Surg 1981; 11: 377-81.

Hebrero San Martín J, Moreno González E, Rico Selas P, del Campo R. An experimental study on interposition distal splenorenal shunt using autologous vein graft. Chir Gastroenterol 1979; 13; 3; 353-9.

Hebrero San Martín J, Rico Selas P, Colina F, de Miguel E, Moreno González E. Modificaciones de la técnica de derivación esplenorrenal. Estudio experimental. Rev Esp Enf Ap Dig 1977; 7: 739-50.

Moreno E, García l, Loinaz C, Pinto LG, Gómez R, Riaño D et al. Reduced size. Liver transplantation in children and adults. Transplant Proc 1991; 23: 1953-4.

Moreno E, Hidalgo M, Hebrero J, Ruiz LP, Jelavic D, Solozábal J et al. Anastomosis coronario-cava en el tratamiento de la hipertensión portal. Rev Clin Esp 1976; 141: 565-72.

Moreno E, Rico P, Seone J, Gómez R, Loinaz C, Bercedo J et al. Long-term results after shunt operation for portal hypertension. Hepatogastroenterol 1991; Suppl 1: 1-338.

Moreno González E. Estudio experimental de la anastomosis mesentérico-cava, mediante interposición de vena yugular autóloga. Bases anatomofisiológicas que indican su práctica en la hipertensión portal del humano. Hosp Gen 1972; XII; 5: 367-82.

Moreno González E. La devascularización esofagogástrica. Gastroenterol Hepatol 1982; 7: 335.

Moreno González E, Arias Vallejo E, Hidalgo Pascual M, Hebrero San Martín J, Pérez Mota A, García Ocaña A et al. Indicaciones y resultados de la derivación coronario-cava distal selectiva en la hipertensión portal. Rev Esp Enf Ap Dig 1977; 4: 1-26.

Moreno González E, Calle Santiuste A, García Blanch G, Landa García L, García García L. Unselective end-to-side proximal left-gastric-caval shunt without splenectomy. Indications and technique. Int Surg 1987; 72: 197-200.

Moreno González E, Canales López R, García García L, Torres JF. Nuestra experiencia en el trasplante experimental de hígado con la técnica de Fonkalsrud modificada. Hosp Gen XII 1972; 6; 649-66.

Moreno González E, Canales López R, Hidalgo Pascual M. A new technique of mesenterico-caval shunt for the treatment of portal hypertension. Act Ped Scan 1974; 63: 314.

Moreno González E, de la Calle Santiuste A, García Blanch G, Landa García I, García García I. Non selective left gastric-caval shunt Indication, technique and results. Year book of vascular surgery. En: Bergan JJ, Yao JST, eds. Year Book Publishers 1986; 1321-2.

Moreno González E, García Blanch G, Calle Santiuste A, Jelavic D, Landaz García I, Rodríguez Agulló JL et al. Derivación espleno-renal. Ocho años de experiencia. Rev Esp Enferm Ap Dig 1982; 62: 1-17.

Moreno González E, García Blanch G, García García I. Ein nicht selektiver proximaler End-su-shunt zwischen vena coronaria ventriculi und vena cava inferior (coronario-cavalershunt). lndikation, technik und Ergebnisse. Chirurg 1984; SS: 575-8.

Moreno González E, García Blanch G, Landa García I, García García I, Calle Santiuste A. Angiographic evaluation of distal splenorrenal shunt. Hep Bil Surg 1982; 1: 129-36.

Moreno González E, García Blanch G, Sánchez Blanco JM, García García I, García Ocaña A. Treatment of splenic artery aneurism after distal splenorenal shunt. A case report. Jpn J Surg 1981; 11: 377-81.

Moreno González E, García García I, García Blanch G, Landaz García I, Seoane González J. Left gastric arterio-venous fistula after selective distal splenorenal shunt. Surgery 1983; 93: 510-1.

Moreno González E, García García I, Gómez Sanz R, González Pinto l, Loinaz Segurola C, lbáñez Aguirre J et al. Successful liver transplantation during pregnancy (first clinical report). Transplantation 1991; 52: 923-6.

Moreno González E, García García I, González Pinto l, Gómez Sanz R, Loinaz Segurola C, Bercedo Martínez J et al. Successful re-use of a liver graft (after death of the first recipient). Br J Surg 1991; 18: 813-4.

Moreno González E, Hebrero J, Carda Abella P, Rodríguez Agullo JL, Jelavic D. lnterposition left gastric-caval shunt using internal jugular vein autograft in the treatment of portal hypertension. Br J Surg 1978; 6S; 115-117.

Moreno González E, Hebrero San Martín J, Carda Abella P, Solís Herruzo J, Rodríguez García J, Solozábal J. L'anastomose mésenterique cave avec veine jugulaire interne autologue. Ann Chir 1977; 31; 8: 655-64.

Moreno González E, Hebrero San Martín J, Hidalgo Pascual M. Total resection in hydatidyc cyst ofthe liver. Chirurg Gastroenterol Surg 1979; 13: 333-8.

Moreno González E, Hebrero San Martín J, Solís Herruzo JA, Rico Setas P, Rodríguez Agullo JL. Transduodenopancreatic interposition mesocaval shunt using an internal jugular vein autograft. Surg Gynecol Obstet 1977; 145: 565-9.

Moreno González E, Hebrero San Martín J. Surgical treatment of portal hypertension. Surgery International. Philadelphia: Division of SmithKline Corporation, 1980; p. 6-26.

Moreno González E, Hidalgo M, Hebrero J, Calle A, SolozábaJ J, Zubicoa A, Solís J. Anastomosis meso-cava en "H" mediante interposición de vena yugular interna autóloga. Rev Esp Enferm Ap Dig 1976; 48: 515-42.

Moreno González E, Hidalgo Pascual M, Figueroa Andollo J, Landa García I. Selective distal spleno-suprarenal derivation. Exceptional option of the selective shunt in hemorrhage due to esophageal varices. The presentation of a case. It J Surg Sc 1981; 11: 205-8.

Moreno González E, Hidalgo Pascual M, Hebrero San Martín J, Calle A, García Ocafta A, Belda A, Rodríguez J, Alberdi E, Pozuelo A, Solozábal J, García I. La derivación mesentérico-cava con interposición de vena yugular interna autóloga en la hipertensión portal. Pren Med Arg 1977; 64: 31-9.

Moreno González E, Hidalgo Pascual M, Hebrero San Martín J, Rico Selas P. Derivazione mesenterico-cava. Act. 2º Cong. Nat Coll Int Chir. Digest. Trieste, 1975; p. 825-9.

Moreno González E, Jover Navalón JM, Arias Díaz J, Calleja Kempin J, García García I, Landa García I, Gómez Gutiérrez M, Rico Selas P, García Ocaña A. Resultados del tratamiento de la hemorragia recidivante por varices esofágicas mediante derivación esplenorenal distal selectiva. Cirug Esp 1988; 43: 832-44.

Moreno González E, Landa García I, Calleja Kempin J, Gómez Gutiérrez M, Arias Díaz J, Riaño D. Früch-und Spätresultate nach Orthotoper Lebertransplantation. Chirurg 1990; 61: 701-4.

Moreno González E, Landa García I, Calleja Kempin J, Santoyo Santoyo J, Gómez Gutiérrez M, Jover Navalón JM et al. Indicationen und resultate der chirurgischen behandlung von kavernöses Hämsngiomen. Chirurg 1988; 59; 338-40.

Moreno González E, Martínez Piñeiro M. Un nuevo tipo de derivación portal: la anastomosis mesentérico-cava mediante interposición de vena yugular interna autóloga. Rev Clin Esp 1973; 130: 427-32.

Moreno González E, Martínez Piñeiro M, Hidalgo Pascual M, Canales López R, García García I. Nuestra experiencia en el tratamiento quirúrgico del cáncer gástrico. Rev Esp Enferm Ap Dig 1972; 38: 803-16.

Moreno González E, Vara Thorbeck R. Stapler versus manuelle Anastomose in der gastrointestinal chirugie. Langenbecks Arch Chir 1987; 372: 99-103.

Rico Selas P, Hebrero San Martín J, de Miguel E, Colina F, García Blanch G, Moreno González E. Modificación de la técnica de Warren para el tratamiento de las varices esofágicas sangrantes. Estudio experimental. Rev Quir Esp 1978; 5: 341-5.

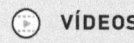

VÍDEOS

Trasplante hepático en niños y adolescentes

15

M. López Santamaría y J. A. Tovar Larrucea

INTRODUCCIÓN

Las particularidades anatómicas y fisiológicas del niño, así como las indicaciones claramente diferentes en él y su larga esperanza de vida justifican la consideración separada del trasplante hepático a estas edades.

Cierto es que las técnicas básicas y los principios son comunes a los del trasplante hepático en el adulto, pero, por una parte, el tamaño más reducido y, por otra, la naturaleza de las indicaciones y la fragilidad que imponen al candidato, dificultan sobremanera la práctica de este procedimiento terapéutico. Por esta razón, aunque el primer intento de trasplante en seres humanos por Thomas Starzl en 1963[1] fue llevado a cabo en un niño de 3 años con atresia biliar, la generalización de este procedimiento en los niños fue más tardía que en los adultos hasta que el desarrollo de fármacos inmunosupresores efectivos desencadenó un rápido progreso.

Desde entonces, sucesivos avances en la inmunosupresión, técnicas quirúrgicas, anestesia, manejo perioperatorio y una mejor selección de los receptores han permitido que el trasplante hepático sea también aceptado como la mejor opción terapéutica en muchos casos de enfermedad hepática terminal en niños.

INDICACIONES DE TRASPLANTE HEPÁTICO EN EL NIÑO

A continuación se describen las principales indicaciones de trasplante hepático en el niño.

Enfermedades hepáticas primarias que cursan con daño hepático progresivo

Atresia biliar

Se trata de una colangiopatía obstructiva de naturaleza desconocida que afecta a las vías biliares extrahepática e intrahepática y que probablemente es un fenotipo común de varios procesos que destruyen una vía biliar previamente desarro-

llada. El 20 % de los casos se asocian a heterotaxia abdominal en sus distintas presentaciones, como polisplenia, vena porta preduodenal, ausencia de segmento retrohepático de la vena cava inferior, malrotación intestinal, cardiopatía o *situs inversus* abdominal. Dejada a su evolución natural, la enfermedad conduce a cirrosis biliar y muerte precoz, habitualmente en los 2 primeros años de vida. La portoenteroanastomosis u operación de Kasai puede restablecer el flujo biliar en alrededor del 50 % de los casos, retrasando la necesidad de un trasplante hepático. La indicación más frecuente en niños con atresia biliar es la ausencia de flujo biliar, ya sea por no haber sido operados o tras el fracaso de la operación de Kasai; este puede ser inmediato o agravarse más adelante tras episodios de colangitis de repetición, tras el restablecimiento del flujo biliar completo después de la operación. La hipertensión portal, la ascitis refractaria, la falta de medro, la disminución significativa del flujo portal o la aparición de flujo portal hepatófugo son indicaciones para el trasplante hepático.

Síndrome de Alagille

Se caracteriza por escasez de conductos biliares intrahepáticos, asociada a una o varias de las anomalías siguientes: *a)* facies peculiar, *b)* vértebras en mariposa, *c)* embriotoxon posterior (banda prominente blanca o línea de Swalbe en el ángulo de la cámara anterior del ojo), *d)* hipoplasia o estenosis de la arteria pulmonar y *e)* anomalías renales, fracturas óseas, retraso en el crecimiento y la pubertad. El patrón de herencia es autosómico dominante por mutación o deleción del gen *JAG1* del cromosoma 20 o, con menor frecuencia, del *NOTCH 2* del cromosoma 1, aunque existen también casos esporádicos. La penetrancia es muy variable, así como la expresión clínica, por lo que solo alrededor del 20 % de los niños con síndrome de Alagille requieren un trasplante hepático, siendo más frecuente en las formas de comienzo precoz. Es característica la hipercolesterolemia con formación precoz de xantomas, así como el prurito intenso.

Colestasis progresivas intrahepáticas familiares

Se trata de un grupo heterogéneo de enfermedades caracterizadas por defectos en el transporte de bilis desde el hepatocito hacia el canalículo, que generan retención de sales biliares hidrofóbicas. Todas las formas identificadas hasta ahora tienen una herencia autosómica recesiva y comparten características clínicas, bioquímicas e histológicas, destacando la escasez de conductos biliares intrahepáticos, que, a diferencia del síndrome de Alagille, no se acompaña de otras malformaciones (formas no sindrómicas). Típicamente, el cuadro comienza en los primeros 6 meses de vida, con hepatomegalia, colestasis, prurito, falta de medro y déficit de vitaminas liposolubles. En algunos casos, la enfermedad progresa rápidamente y hace necesario recurrir al trasplante a muy corta edad, y en otros la progresión no es tan rápida. Clásicamente se han agrupado en función de si los niveles séricos de γ-glutamiltransferasa (GGT) eran bajos (tipos 1 y 2) o altos (tipo 3). En muchas de ellas, el gen o los genes involucrados han sido identificados, lo que permite tanto el consejo genético como el cribado de portadores asintomáticos.

Enfermedades metabólicas de base hepática

El trasplante hepático permite curar enfermedades asociadas a defectos metabólicos de base genética, como la tirosinemia tipo I, la enfermedad de Wilson, la hemocromatosis neonatal o las glucogenosis tipos III y IV, que afectan principalmente al hígado y causan daño estructural que evoluciona a cirrosis. El trasplante hepático se lleva a cabo para tratar el fallo hepático, que puede ser agudo o crónico, así como para evitar el potencial de malignización presente en algunas de estas enfermedades metabólicas. El trasplante hepático corrige además el defecto metabólico.

El trasplante hepático puede, afortunadamente, corregir también trastornos congénitos del metabolismo que cursan sin daño estructural hepático, siendo en estos casos el objetivo lograrlo antes de que se produzca el daño irreparable de otros órganos, como el riñón, el corazón, el sistema nervioso central, etc. También permite mejorar la calidad de vida de niños sometidos a dietas muy restrictivas en proteínas para evitar daño neurológico irreversible. La decisión de trasplante está determinada por la evidencia de que este curará el trastorno metabólico, el hecho de que no exista terapia alternativa eficaz y que el paciente no haya desarrollado una complicación irreversible que lo contraindique. En este grupo se incluyen algunos trastornos del ciclo de la urea (defecto de ornitina-transcarbamilasa, citrulinemia, etc.), oxaluria primaria tipo I (que causa daño irreversible renal), síndrome de Crigler-Najjar, enfermedad de jarabe de arce, hipercolesterolemia familiar homocigota, acidemia propiónica, acidemia metilamónica, etcétera.

Un tercer grupo de enfermedades susceptibles de tratamiento mediante trasplante hepático lo constituyen algunos trastornos metabólicos congénitos en los que el daño estructural hepático forma parte de una enfermedad sistémica. Entre ellas se incluyen el déficit de a1-antitripsina, especialmente los de genotipo PiZZ, de los que el 15 % desarrolla

colestasis neonatal. De estos, el 25 % desarrollará cirrosis durante la primera década de la vida, y otro 25 % durante la segunda década. El hígado trasplantado conserva el fenotipo del donante, lo que permite normalizar los niveles séricos de α_1-antitripsina. Hasta la fecha, ningún paciente trasplantado ha desarrollado posteriormente enfisema, pero el genotipo del paciente permanece en las células germinales, por lo que se ha de considerar a la hora del consejo genético. Otra enfermedad dentro de este grupo es la fibrosis quística, uno de los trastornos congénitos más frecuentes, que afecta a 1 de cada 2.000 nacidos vivos. La hepatopatía asociada a la enfermedad es un cuadro muy heterogéneo, que abarca desde formas asintomáticas que cursan solo con alteraciones bioquímicas hasta formas graves con cirrosis y/o hipertensión portal. Entre el 30 y el 50 % de los fibróticos quísticos desarrollan esta complicación antes de los 30 años. De ellos, menos del 10 % sufren las formas más graves, pudiendo algunos precisar un trasplante hepático. Este no tiene impacto sobre otros órganos afectados, especialmente el pulmón, pero mejora la supervivencia y la calidad de vida de los fibróticos quísticos que desarrollan cirrosis, especialmente en los más jóvenes, y cuando el daño pulmonar previo no es muy intenso. Tras el trasplante hepático, muchos enfermos se convierten en insulinodependientes, dado que más del 90 % de los niños que desarrollan cirrosis presentan mutaciones graves de la enfermedad, tipo I o II, que a su vez se asocian al desarrollo de insuficiencia pancreática exocrina y endocrina, a lo que hay que añadir el efecto hiperglucemiante de la medicación inmunosupresora. Una alternativa sería el trasplante combinado de hígado-páncreas.

Insuficiencia hepática aguda grave

Se trata de un cuadro de fallo hepático agudo en ausencia de enfermedad hepática previa, que cursa con coagulopatía significativa (actividad de protrombina < 50 % sin respuesta a las 8 horas de administrar vitamina K). La encefalopatía no es un criterio útil en los niños, ya que puede ser difícil de detectar e incluso puede estar ausente en los muy pequeños al tener aun las fontanelas no fusionadas. El fallo hepático se clasifica en hiperagudo (cuando la coagulopatía se pone de manifiesto antes de los 10 primeros días de comienzo de la sintomatología), agudo (11-30 días) y subagudo (31 días-6 meses). La etiología es muy variable e incluye virus (de las hepatitis A, B y B + delta, parvovirus B19, virus de Epstein-Barr, herpes simple, herpes 6, tóxicos (algunas setas, especialmente la *Amanita phalloides*), fármacos (paracetamol) y drogas (éxtasis). También algunas enfermedades metabólicas de aparición brusca en forma de fallo hepático agudo a diferentes edades (hemocromatosis neonatal, tirosinemia tipo I, galactosemia, enfermedad de Wilson, defectos del ciclo de la urea, etc.) o la hepatitis autoinmune u otras causas, como infiltración hepática tumoral (linfomas), síndrome hemofagocítico, golpe de calor, hipertermia maligna, hepatitis isquémica por hipoperfusión, etcétera.

Debe destacarse que la etiología queda sin aclarar en alrededor del 50 % de los casos.

El pronóstico depende de la posibilidad de tratamiento eficaz (tirosinemia, intoxicación por paracetamol, setas, galactosemia), posibilidad de regeneración hepática (frecuente en la intoxicación por paracetamol y hepatitis A, intermedia en la hepatitis autoinmune), edad (peor en niños < 2 años), índice internacional normalizado (INR) > 4, encefalopatía grado III.

La decisión de trasplante hepático es compleja e incluye descartar enfermedades que por su condición sistémica lo contraindican (p. ej., enfermedad mitocondrial). La persistencia o progresión de la insuficiencia hepática es una indicación para el trasplante hepático, cuyos resultados son peores que los de los trasplantes por hepatopatías crónicas (supervivencias al año del 60-75 %).

Tumores hepáticos

Hepatoblastoma

El tumor maligno más frecuente en el niño es el hepatoblastoma que, aunque es muy sensible a la quimioterapia, requiere para su curación la extirpación total de la masa tumoral. Cuando el tumor no es resecable y está exclusivamente confinado al hígado, la hepatectomía total y el trasplante hepático ofrecen unos resultados, que, aunque inferiores a los del trasplante hepático por otras causas, superan el 75 % de supervivencia libre de enfermedad a los 5 años. El sistema de estadificación PRETEXT (acrónimo de *Pretreatment Extension of Disease*), desarrollado por la Sociedad Internacional de Oncología Pediátrica (SIOP) y universalmente adoptado, proporciona criterios objetivos de indicación de trasplante hepático[2].

Hepatocarcinoma

El hepatocarcinoma es el segundo tumor más frecuente en los niños. Su presentación puede ser *de novo*, en niños sin hepatopatía previa, siendo en estos casos de crecimiento explosivo de tal modo que cuando se diagnostica el tumor es ya irresecable y la única opción posible es el trasplante hepático, aunque sus mediocres resultados requieren una reevaluación crítica de esta indicación. Hay casos documentados de desarrollo de hepatocarcinoma en enfermos con hepatopatías crónicas, como atresia biliar, síndrome de Alagille y colestasis intrahepática familiar. Algunas enfermedades metabólicas tienen una especial susceptibilidad a desarrollar hepatocarcinomas. Entre ellas cabe destacar la tirosinemia, en la que el riesgo de desarrollar un hepatocarcinoma es del 33 % antes de los 2 años de vida (**Fig. 15-1**), que parece haberse reducido con el tratamiento con 2-(2 nitro-4-trifluorometilbenzoil)-1,3-ciclohexanodiona (NTBC) actualmente disponible para estos enfermos.

Angiomas hepáticos multifocales

Algunos angiomas hepáticos multifocales (antes denominados hemangioendoteliomas) han sido tratados mediante trasplante hepático, aunque la tendencia a la curación espontánea o inducida hace que cada vez sean menos los casos en los que este se indica. Los angiomas hepáticos difusos no regresan espontáneamente y, si la resección no es posible, pueden ser susceptibles de trasplante hepático.

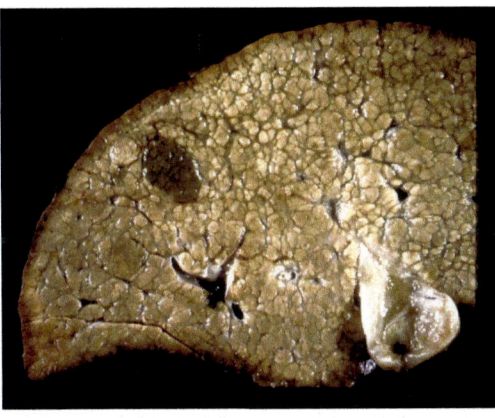

Figura 15-1. Hepatocarcinoma en el hígado de un niño de 2 años con tirosinemia sometido a trasplante hepático. Cuando se trata de hallazgo incidental, como en este caso, no afecta al pronóstico del trasplante. Si se diagnostica previamente al trasplante por la presencia de signos, el pronóstico es peor.

Retrasplantes

La necesidad de retrasplante agudo en niños se estima en el 10-15 % de los casos, aunque ha bajado significativamente en los últimos 10 años. La indicación más frecuente es la trombosis de la arteria hepática, seguida de ausencia o mala función inicial del injerto. La identificación precoz de los pacientes susceptibles de retrasplante agudo es primordial, antes de que el deterioro del enfermo sea importante, ya que los resultados del retrasplante agudo en el contexto de un fallo multiorgánico son mediocres.

La posibilidad de retrasplante tardío aumenta a medida que transcurre el tiempo de evolución de los niños trasplantados, que en muchos casos supera las dos o tres décadas, y la causa principal es el rechazo crónico. El retrasplante contribuye de forma significativa a mejorar la supervivencia de los niños trasplantados.

La **tabla 15-1** muestra las indicaciones de trasplante hepático en el Hospital Universitario La Paz.

CONTRAINDICACIONES

Actualmente se consideran contraindicaciones para el trasplante hepático las siguientes: coexistencia de tumor maligno extrahepático irresecable, fallo terminal de órgano extrahepático asociado que no pueda ser tratado mediante un trasplante combinado, infección sistémica no controlable o daño neurológico grave e irreversible.

EVALUACIÓN DEL CANDIDATO A TRASPLANTE HEPÁTICO

Tiene por objeto identificar a los candidatos adecuados para un trasplante hepático y establecer un plan de actuaciones pretrasplante. Debe llevarla a cabo un equipo multidisciplinar e incluye las siguientes medidas:

- Establecer criterios específicos de referencia en función de la enfermedad de base (dirigido a profesionales).
- Confirmar la indicación de trasplante.

Tabla 15-1. Indicaciones de trasplante hepático en niños[a]

Diagnóstico	Pacientes	
	Nº	%
Atresia biliar	287	44,5
Enfermedades metabólicas (varias)	65	10,1
Síndrome de Alagille	50	7,8
Insuficiencia hepática aguda grave	47	7,3
Tumores (principalmente hepatoblastomas)	40	6,2
Colestasis progresiva intrahepática familiar	36	5,6
Déficit de α_1-antitripsina	30	4,6
Cirrosis	23	3,6
Hepatitis autoinmune	13	2,0
Fibrosis quística	12	1,9
Poliquistosis hepatorrenal	7	1,1
Hepatitis neonatal	6	0,9
Síndrome de Budd-Chiari	5	0,8
Colangitis esclerosante	3	0,4
Otras indicaciones	21	3,2
Total primeros trasplantes	**645**	**100**
Retrasplantes agudos	78	
Retrasplantes tardíos	40	
Total trasplantes	**763**	

[a] Hospital Universitario La Paz, 1986-2019. Incluye 12 trasplantes hepatorrenales, 2 de hígado-páncreas y 1 de hígado-páncreas-riñón.

- Determinar la gravedad de la enfermedad y el grado de urgencia del trasplante.
- Considerar posibles terapias alternativas.
- Excluir contraindicaciones de trasplante.
- Realizar una evaluación cardiopulmonar, renal, anestésica, estado nutricional, dental, psicosocial y neurocognitiva.
- Identificar infecciones activas y evaluar el estado inmunológico del posible candidato.
- Descartar otras patologías que deban ser corregidas antes del trasplante.
- Establecer un plan terapéutico pretrasplante que incluya inmunizaciones (tras el trasplante no serán posible vacunaciones con gérmenes atenuados), optimización del estado nutricional, cuidados dentales, prevención de posibles complicaciones y efectos secundarios de las medicaciones postrasplante (p. ej., osteopenia por administración de corticoides).
- Informar a los padres del procedimiento, alternativas (valorar la posibilidad de una donación de vivo), período postoperatorio y posibles complicaciones.
- Evaluar el estado social y cuestiones logísticas[3].

CIRUGÍA DEL TRASPLANTE

Aunque en niños mayores y adolescentes pueden usarse como injertos hígados enteros, esto no es posible en los más pequeños, que son mayoría, lo que obliga más a menudo que en el adulto a usar técnicas de reducción del injerto. La masa hepática contenida en una porción de órgano trasplantado puede mantener la función siempre que sea suficiente y que su vascularización (arterial y portal) y drenaje, tanto venoso como biliar, sean adecuados. Estas técnicas de reducción se han desarrollado gracias al conocimiento de la anatomía sectorial vasculobiliar intrahepática, a la que contribuyó especialmente Couinaud[4], y que fue sistematizada por consenso en Brisbane en el año 2000[5].

Las primeras técnicas alternativas de trasplante hepático que se desarrollaron fueron las reducciones de injerto de cadáver o hepatectomías *ex situ* (segmentos hepáticos II y III o II, III y IV), cuyo único objetivo era adecuar la desproporción existente entre peso de donante y peso de receptor. Posteriormente, a medida que los cirujanos se familiarizaron con estas técnicas fue posible desarrollar otras, como el trasplante de donante vivo y la bipartición o *split*, que plantean como objetivo incrementar también el número total de donantes.

Obtención de un injerto mediante reducción hepática *ex situ*

La técnica de reducción hepática *ex situ* (*reduced size liver grafts* o *cut down*) fue la primera técnica alternativa al trasplante hepático que se desarrolló. Bismuth en 1984 fue quien primero publicó el implante con éxito de un injerto reducido[6], al que siguieron al poco tiempo Broelsch et al.[7] y Otte et al.[8]

Consiste en la utilización de la porción de hígado adecuada al peso del donante, desechando el resto del hígado. Con la técnica original, el injerto que se obtiene es un hemihígado izquierdo (segmentos hepáticos II, III y IV) o un lóbulo izquierdo (segmentos II y III), lo que permite utilizar donantes de un peso hasta 10 veces superior al del receptor. Ante casos de mayor desproporción, es posible implantar un único segmento (trasplante monosegmentario o injerto hiperreducido), mediante una simple modificación de la técnica de obtención de un segmento lateral izquierdo.

Entre las ventajas de las técnicas de reducción *ex situ* destaca una menor incidencia de trombosis de la arteria hepática, la posibilidad de aplicación en casos urgentes y la disminución del tiempo en lista de espera, en particular de los niños de muy bajo peso. Sin embargo, se desecha una porción importante del injerto, lo que afecta negativamente al *pool* de donantes para receptores adultos, por lo que en la actualidad esta técnica se considera obsoleta, y su utilización se limita a casos en los que el injerto es muy pequeño e impide una bipartición segura, casos en los que existe una lesión focal del hígado (traumatismos, etc.) o en injertos extraídos de donantes marginales, en los que no está justificado someter a riesgo de ausencia de función del injerto a dos receptores.

Obtención de un injerto procedente de bipartición (*split*)

Con esta técnica, un hígado de donante cadáver es dividido en dos segmentos funcionales para trasplantar a dos enfermos diferentes. La bipartición incrementa el número total de órganos y resuelve los inconvenientes del trasplante de donante vivo y de las reducciones hepáticas *ex vivo*. Ambos injertos deben proporcionar suficiente masa hepática funcionante y todas las estructuras vasculares y biliares correspondientes para su receptor.

La primera bipartición fue realizada en 1988 por Pichlmayr et al.[9] Un año después, Bismuth la aplicó en dos casos simultáneos de fallo hepático fulminante. La primera serie importante (30 trasplantes en 25 niños y 5 adultos) es de Broelsch et al.[7], quienes refieren unos resultados inferiores a los del trasplante convencional. Actualmente, es posible obtener unos resultados comparables gracias al refinamiento de las técnicas quirúrgicas, a una mejor selección del receptor limitándola a trasplantes no urgentes y al reconocimiento y la prevención del daño isquémico del injerto.

La preocupación por un mayor riesgo de pérdida del injerto o de los injertos y una tasa más elevada de complicaciones, especialmente en el receptor que recibe el lóbulo derecho (candidato adulto), sigue siendo el principal factor limitante a un uso más extendido de esta modalidad de trasplante. Es por ello por lo que la correcta selección del donante es un factor crítico. Los criterios varían de un grupo a otro, pero el denominador común es que se seleccione un donante óptimo. Los criterios vigentes en nuestro grupo son los siguientes:

- Edad < 50 años, peso > 50 kg e índice de masa corporal < 26.
- Paciente hemodinámicamente estable. Necesidad de un solo fármaco vasoactivo.
- Valor de enzimas hepáticas (GOT y GPT) como máximo del triple del valor de referencia del laboratorio.
- Estancia en unidad de cuidados intensivos (UCI) < 7 días.
- Sin evidencia de esteatosis en ecografía abdominal.

Modalidades de bipartición

Las modalidades de partición son dos:

- Modalidad adulto-niño: injerto izquierdo formado por el lóbulo izquierdo (segmentos II y III) e injerto derecho formado por el lóbulo derecho (segmentos IV a VIII) más el segmento I (**Fig. 15-2**).
- Modalidad hemihígado derecho-hemihígado izquierdo, adulto-adulto o *full right-full left*: injerto izquierdo constituido por hemihígado izquierdo (segmentos II-IV) más el segmento I, e injerto derecho formado por los segmentos V-VIII.

Solo la modalidad adulto-niño está en la actualidad suficientemente contrastada en lo que se refiere a resultados, experiencia acumulada y tiempo de evolución, y es la única que se describirá en este epígrafe.

Modos de bipartición

Actualmente, la bipartición hepática se puede realizar mediante dos técnicas:

- Bipartición *ex situ*, desarrollada a partir de las reducciones hepáticas *ex vivo*: consiste en extraer el hígado en bloque y proceder a la bipartición en banco.
- Bipartición *in situ*, que se realiza en el donante cadavérico con el corazón latiendo: la técnica se basa en la técnica de obtención de un segmento lateral izquierdo a partir de un donante vivo.

Existe consenso casi general en aceptar que la técnica *in situ* presenta ventajas sobre el procedimiento de bipartición tradicional. Sin embargo, no está exenta de inconvenientes, y los resultados con la modalidad *ex situ* actualmente son comparables a los del procedimiento *in situ*, excepto en los trasplantes urgentes, en los que existen grandes diferencias entre ambos procedimientos. Se trata, además, de técnicas intercambiables, de forma que una bipartición que se inicia con el corazón latiendo por el procedimiento *in situ* puede ser finalizada en banco por el procedimiento *ex vivo*, en caso de inestabilidad hemodinámica del donante o ante otras situaciones.

Técnica de bipartición hepática ex situ

Una vez extraído y perfundido el hígado, la bipartición se realiza en el banco, con el injerto en un recipiente, introducido en una bolsa y sumergido en solución de preservación, que se mantiene a baja temperatura con hielo y suero frío. Puede practicarse una colangiografía del injerto previamente a cualquier maniobra de disección, con el propósito de precisar mejor la anatomía; en su defecto, se debe explorar

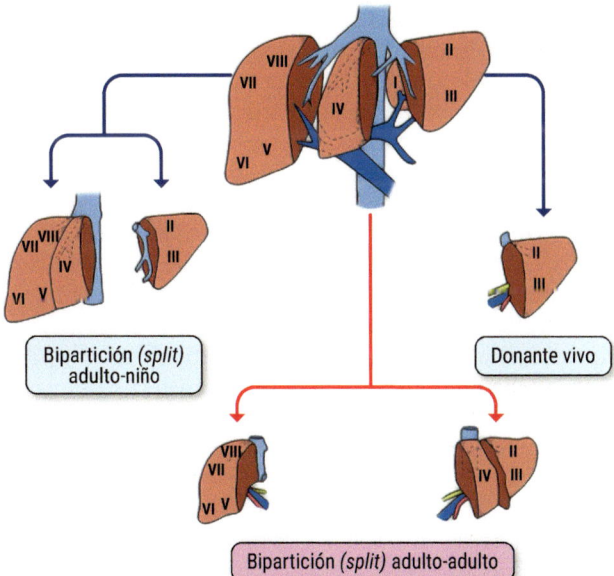

Figura 15-2. Anatomía intrahepática mostrada en el lado izquierdo hasta su segundo nivel (de tres) de división. En un primer nivel de división se considera un hemihígado izquierdo (segmentos II-IV) y derecho (segmentos V-VIII), siendo el plano de separación el plano sagital que pasa a través de la vena hepática media. En un segundo nivel de división, la inserción del ligamento falciforme separa el hemihígado izquierdo en un sector medial (segmento IV) y otro lateral (segmentos II y III; coincide con el lóbulo anatómico izquierdo). Las flechas azules señalan los posibles injertos que se pueden obtener habitualmente en el niño. La línea roja señala la bipartición tipo adulto-adulto.

la vía biliar con sondas metálicas adecuadas. Las estructuras vasculares lobulares son identificadas en el hilio, y su distribución se realiza en función de la anatomía y del tipo de bipartición. Habitualmente, esta consiste en un sector lateral izquierdo y un lóbulo derecho, en cuyo caso lo más habitual es dejar la arteria hepática derecha y el tronco principal de la porta en el lado derecho, y el tronco celíaco y la vena porta izquierda en el lado izquierdo. Esta disposición puede ser alterada en función de las variantes anatómicas encontradas; además, la práctica sistemática de anastomosis arteriales microquirúrgicas permite, al igual que en el trasplante de donante vivo, dejar solo la rama izquierda de la arteria hepática para el segmento lateral izquierdo. La vía biliar principal siempre queda en el lado derecho, ya que su vascularización depende en gran parte de ramas de la arteria hepática derecha. La vena hepática media drena una porción importante del lóbulo derecho, por lo que el drenaje venoso del injerto izquierdo se efectúa exclusivamente a través de la vena hepática izquierda, dejando en el derecho toda la cava retrohepática con las venas hepáticas derecha y media. La sección parenquimatosa se realiza entre 0,5 y 1 cm a la derecha del ligamento falciforme, desde la confluencia de las venas hepática izquierda y media por arriba hasta la placa hilar por debajo. Durante la hepatectomía del donante siempre se han de obtener injertos vasculares, arteriales y venosos que podrían ser utilizados en el implante, tanto del injerto izquierdo como del derecho.

Técnica de bipartición hepática in situ

Esta técnica es una extensión de la hepatectomía de un segmento lateral izquierdo de donante vivo (v. más adelante) aplicada a un donante cadáver con corazón latiendo. En primer lugar, se controla la aorta infrarrenal y supracelíaca, de forma que se pueda comenzar la perfusión si el donante hemodinámicamente se inestabiliza o ante cualquier otra eventualidad. En caso de que esto ocurra, es posible extraer el hígado en bloque y proceder a la bipartición por el método *ex situ*. La exposición del pedículo, la disección y liberación de las ramas izquierdas arterial y portal y la sección de la vía biliar izquierda se realizan igual que en el donante vivo. Si, como es habitual y por razones logísticas, no es posible llevar a cabo una colangiografía, se recomienda seccionar la vía biliar izquierda algo más a la derecha que en el donante vivo para así poder obtener un conducto único. La sección parenquimatosa se efectúa entre 0,5 y 1 cm a la derecha de la inserción del ligamento falciforme, controlando la hemostasia y biliostasia en ambas zonas de corte. El segmento lateral izquierdo puede ser extraído y perfundido en el banco, mientras que el injerto derecho (formado generalmente por los segmentos IV a VIII más I) es extraído tras enfriamiento y perfusión del cadáver, tal como se practica en la extracción multiorgánica convencional. Alternativamente, el hígado puede ser extraído en bloque y finalizar la división en el banco; la distribución de pedículos vasculares y biliares es similar a la descrita en el caso anterior.

La modalidad *in situ* favorece una actitud más flexible a la hora de distribuir los pedículos arteriales, no siendo ya un «dogma» la inclusión del tronco celíaco en continuidad con

la arteria hepática izquierda. Dos alternativas cada vez más usadas son: *a)* dejar la arteria hepática izquierda para el injerto izquierdo (como se hace en el trasplante de donante vivo), y la arteria hepática derecha en continuidad con las arterias hepáticas propia y común y el tronco celíaco para el injerto derecho, y *b)* dejar la arteria hepática izquierda en continuidad con la arteria hepática propia hasta la bifurcación con la arteria gastroduodenal para el injerto izquierdo, y la arteria hepática derecha más (no en continuidad) el tronco celíaco en continuidad con la arteria hepática común, que podría ser anastomosada en el banco a la arteria hepática derecha si se considera conveniente.

Obtención de un injerto procedente de donante vivo

La obtención de un injerto de donante vivo fue realizada por primera vez por Raia[10] en Brasil en 1988. Broelsch en Chicago[7] y Tanaka en Kyoto[11] iniciaron poco después sendos programas de trasplante de donante vivo, siendo ambos responsables del impulso y la divulgación actual del procedimiento que pude generar algunas preocupaciones éticas[12].

En una revisión de 11.553 hepatectomías (derechas e izquierdas) para donación de vivo realizadas en 148 centros de cuatro continentes se registraron 23 fallecimientos del donante (mortalidad 0,2 %) en los primeros 60 días tras la cirugía; 5 de las muertes fueron en hemihepatectomías izquierdas o sectorectomías laterales izquierdas (segmentos II y III). La tasa de reintervenciones quirúrgicas no planificadas fue del 1,1 % y la morbilidad global del 23,9 %; la mayoría de las complicaciones fueron menores (Clavien-Dindo I-II), pero 5 donantes requirieron un trasplante hepático y otro precisó un trasplante renal por complicaciones relacionadas con el procedimiento[13]. El trasplante con injertos de donante vivo plantea el dilema ético único de exponer al donante sano a un riesgo innecesario frente al posible beneficio que obtiene el receptor. El dilema es complejo y la respuesta depende en gran medida de la disponibilidad de donantes cadavéricos, que es diferente en cada país. En nuestro entorno, en el que es posible la donación de cadáver, los niños de corta edad con atresia biliar y los niños con hepatoblastomas irresecables son las mejores indicaciones para esta modalidad de trasplante hepático, ya que son los que menos probabilidades tienen de acceder a un injerto de cadáver. Es, por supuesto, indispensable tener la seguridad del donante como principal prioridad; para ello se precisa una estricta adherencia a un protocolo que incluya: una evaluación y una valoración completas del donante, el uso de técnicas quirúrgicas adecuadas, un tratamiento perioperatorio exhaustivo y un seguimiento del donante a largo plazo, incluyendo apoyo psicológico.

Elección del tipo de injerto

En el niño, el injerto más habitual es un sector lateral izquierdo (segmentos II y III), aunque no es infrecuente la obtención de hemihígados izquierdos (segmentos II-IV) para niños mayores. En casos intermedios puede utilizarse también un segmento lateral izquierdo extendido (segmentos II y III y parte del IV). Al ser un trasplante programado, es

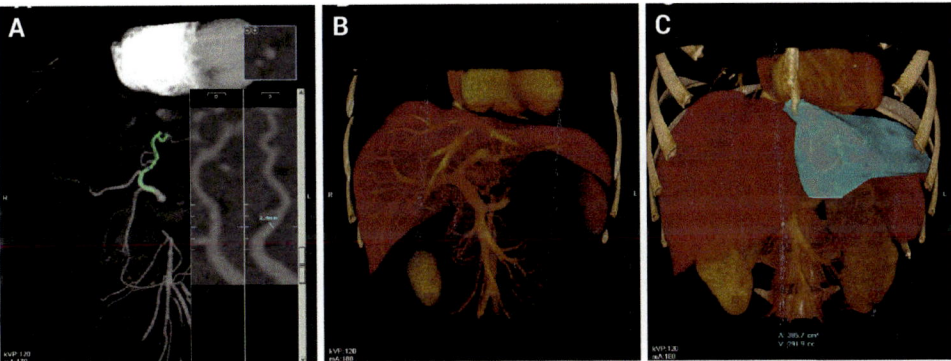

Figura 15-3. Tomografía computarizada en la evaluación del donante para trasplante de vivo. **A)** Fase arterial. El *software* del sistema permite medir el calibre de la arteria hepática izquierda (mostrada en el recuadro, 2,4 mm de diámetro). **B)** Fase venosa que muestra las ramas principales de la porta y las venas hepáticas. **C)** Volumetría del segmento lateral izquierdo (291,9 ml en el caso mostrado).

posible realizar las pruebas de diagnóstico por imagen necesarias (tomografía computarizada y/o resonancia magnética) para conocer de antemano la anatomía vasculobiliar del donante, calcular el volumen de la masa hepática que se ha de trasplantar, así como la masa hepática residual que quedará en el donante (**Fig. 15-3**). El injerto ha de ser superior al 1 % del peso del receptor e, idealmente, de un 2 %. Otro procedimiento más preciso es la valoración del volumen hepático estándar (VHS) del receptor mediante la fórmula de Urata:

VHS (en ml) = 706,2 × Superficie corporal (en m^2) + 2,4

Esta fórmula permite calcular la relación entre volumen del injerto y VHS, que ha de ser superior al 40 %.

Técnica de obtención del injerto

Se moviliza primero el lóbulo izquierdo seccionando el ligamento triangular. En caso de existir una arteria hepática izquierda tributaria de la gástrica izquierda, esta debe respetarse y ser incluida con el injerto. A continuación, se aborda el pedículo hepático, localizando e individualizando la rama izquierda de la arteria hepática en toda su longitud, así como la arteria para el segmento IV cuando sea rama de la anterior. El uso sistemático de colangiografía permite prevenir las frecuentes complicaciones biliares descritas en las primeras series; en el caso más habitual, los conductos biliares para los segmentos II y III confluyen inmediatamente a la derecha de la cisura umbilical. Si la unión es más proximal, se deben seccionar por separado, lo que obliga a realizar durante el implante una doble anastomosis biliar. Seguidamente, se diseca la vena porta izquierda, ligando y seccionando ramas portales para el lóbulo caudado. El control de la vena hepática izquierda se facilita seccionando el conducto de Arancio justo en su desembocadura en la vena hepática izquierda. La sección de una vena frénica izquierda casi constante ayuda a esta maniobra. No es necesario disecar el conducto hepático izquierdo en su totalidad, pero se debe identificar; en general se localiza encima y por delante del borde superior de la vena porta izquierda, en el ángulo formado entre las ramas arteriales izquierda y media. La sección parenquimatosa se

hace entre 0,5 y 1 cm a la derecha de la inserción del ligamento falciforme, evitando cranealmente acercarse a la vena hepática media. Por lo común se usa un disector ultrasónico, combinando la coagulación monopolar y bipolar. Una vez seccionada aproximadamente una tercera parte del parénquima, la línea de sección se dirige hacia abajo buscando la placa hiliar izquierda; la sección de la vía biliar izquierda se realiza dentro del parénquima, con un corte limpio mediante un instrumento agudo, y sin ningún tipo de hemostasia, para evitar lesionar su vascularización. Cuando el segmento lateral izquierdo esté unido solo por los pedículos (porta, arteria y vena hepáticas izquierdas), se puede iniciar la perfusión *in situ* a través de la porta izquierda canalizada (previa sección de la rama izquierda de la arteria y dejando abierta la vena hepática izquierda). Tras comprobar la hemostasia y la ausencia de fístulas biliares en la zona de corte, es conveniente extraer injertos venosos que podrían ser necesarios durante la reconstrucción portal. Si el donante es mujer, habitualmente se extrae la vena ovárica derecha, y la vena mesentérica inferior en caso contrario. La yugular interna se extrae para sustituir la cava del receptor en casos de trasplante por tumor hepático con afectación de ella.

El último refinamiento técnico consiste en extraer el injerto mediante laparoscopia. No obstante, para que se convierta en la técnica de elección ha de probarse que mantiene la seguridad para el donante y la viabilidad del injerto en el receptor, que también podría afectarse, ya que en la hepatectomía laparoscópica se hace un uso frecuente de la maniobra de Pringle, que es innecesaria en el procedimiento abierto.

Técnica quirúrgica en el receptor

Aunque los principios son idénticos a los que rigen la técnica de implante de un injerto de hígado entero, el trasplante pediátrico tiene peculiaridades técnicas diferentes de las habituales. En primer lugar, la necesidad de usar injertos alternativos hace que las anastomosis vasculares suelan ser poco congruentes por la diferencia de calibres entre los vasos de donante y los del receptor; el uso de injertos procedentes de donantes vivos limita además la disponibilidad de injertos vasculares. Por otra parte, en la atresia biliar que representa por sí sola alrededor del 50 % de las indicaciones de trasplante hepático en niños, la hepatectomía suele ser extremadamente difícil y hemorrágica, como consecuencia de las operaciones previas sobre el pedículo hepático, episodios previos de colangitis y peritonitis y la gran hipertensión portal. La vena porta en estos casos sufre un proceso progresivo de escleroatrofia que dificulta la anastomosis portal, a la vez que produce un flujo portal inadecuado, pudiendo afectar negativamente la viabilidad del injerto; alrededor de un 20 % de los niños con atresia biliar presentan malformaciones asociadas, la mayoría de las veces del tipo de heterotaxia visceral, que pueden incrementar el riesgo anestésico (cardiopatías) o dificultar la técnica quirúrgica (vena porta preduodenal, ausencia de cava inferior, arterias hepáticas múltiples, *situs inversus*). Finalmente, el pequeño calibre de las arterias, especialmente en los niños de muy bajo peso, incrementa el riesgo de trombosis arterial y obliga a utilizar técnicas de anastomosis muy depuradas o procedimientos de rearterialización alternativos infrecuentes en el adulto.

Drenaje venoso del injerto

Es la primera anastomosis vascular del trasplante hepático. La conservación de la vena cava retrohepática (maniobra de *piggy-back*) puede ser aconsejable, si hay desproporción entre los calibres de la vena cava del receptor y del injerto, o necesaria como en el caso del injerto procedente de bipartición *(split)* o de donante vivo. Cuando el tumor abraza por completo la vena cava retrohepática, esta debe ser extirpada. Esto no excluye la posibilidad de donante vivo ya que la cava puede sustituirse por un aloinjerto de vena yugular interna del donante (**Fig. 15-4**) o por una vena ilíaca procedente de banco de tejidos.

La anastomosis venosa es crucial en la técnica del implante. Si la técnica es incorrecta, el drenaje venoso del injerto será inadecuado, lo que afectará su funcionalidad; en el caso de injertos segmentarios, condiciona además la posición del injerto, y este detalle puede ser especialmente importante en el caso del trasplante de donante vivo, en el que los pedículos son cortos y no se dispone de suficientes injertos vasculares; finalmente, y a diferencia de las restantes anastomosis, no es posible rehacerla una vez revascularizado el injerto. La anastomosis ha de ser, por lo tanto, lo más grande y directa posible, valorando además la desproporción de tamaños y la posición del injerto. De acuerdo con estos principios, en el lado de la cava receptora el cirujano debe decidir entre las siguientes posibilidades:

- Cloaca común con las tres venas hepáticas.
- Vena hepática derecha suturando la boca de la media y la izquierda.
- Boca común de estas dos últimas, cerrando la derecha. En este caso es frecuente ampliar la boca cortando la cava a nivel del ángulo derecho de la vena hepática media (triangulación de Tanaka).

Otro procedimiento usado con injertos parciales de cadáver es la triangulación propuesta por Emond et al.[14] Se crea una cloaca común con las tres venas y se amplía en forma de triángulo de vértice inferior seccionando longitudinalmente

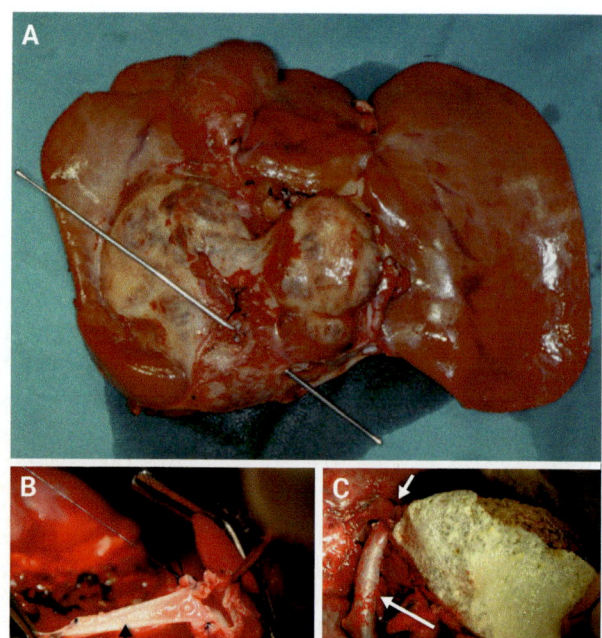

Figura 15-4. Sustitución de la vena cava retrohepática en trasplante de donante vivo por hepatoblastoma irresecable. **A)** Pieza de hepatectomía. La erina está introducida en la vena cava inferior, totalmente englobada por el tumor. **B)** Sustitución de la vena cava inferior por aloinjerto de vena yugular interna del donante (flecha negra). **C)** Imagen tras revascularización. El hígado es levantado hacia arriba para permitir ver el aloinjerto venoso (flecha negra en **B**) y la anastomosis a las venas suprahepáticas del receptor (flechas blancas).

la cara anterior de la cava (**Fig. 15-5**). En algunos casos de trasplante de donante vivo, la vena hepática izquierda puede ser doble, pero en general es posible realizar una plastia y convertirla en una boca única (**Fig. 15-6**). La alternativa, en caso de no ser posible, es una doble anastomosis. Cualquiera que sea la técnica de drenaje venoso, en el niño siempre hay que usar material de sutura reabsorbible.

Reconstrucción portal

En el trasplante hepático pediátrico, la reconstrucción portal a menudo plantea dificultades inhabituales en el trasplante del adulto como consecuencia principalmente de: *a)* el uso habitual de injertos parciales, con la consiguiente desproporción de calibres entre porta de donante y receptor; *b)* la escasa disponibilidad de injertos venosos de interposición, si se usa injerto de donante vivo, y *c)* la escleroatrofia portal, muy frecuente en niños con hepatopatías crónicas, especialmente en la atresia biliar, en la que la escleroatrofia se desarrolla muy precozmente, con frecuencia antes del primer año de edad. Como consecuencia de ella, el flujo portal disminuye de manera progresiva, a la vez que se forman colaterales hepatófugas que pueden interferir en un adecuado aporte venoso portal tras el trasplante. La naturaleza patológica de la pared venosa en un 80 % de los casos dificulta aún más la anastomosis.

Figura 15-5. Triangulación de Emond. **A** y **B)** Esquemas. **C** y **D)** Imágenes de un caso. En **A** y **C** se muestra la confección de una boca única seccionando el istmo entre las venas hepáticas media izquierda y derecha. En **B**, la imagen de la izquierda muestra la boca anastomótica de la vena cava inferior receptora (se corresponde con **D)**, y la imagen de la derecha muestra la boca que se confecciona en la vena hepática izquierda del injerto hepático (generalmente un sector lateral izquierdo). Obsérvese que se prepara de modo que sea congruente con la boca correspondiente a la vena cava inferior del receptor. a, b y c son los vértices que se superponen para la confección de la anastomosis.

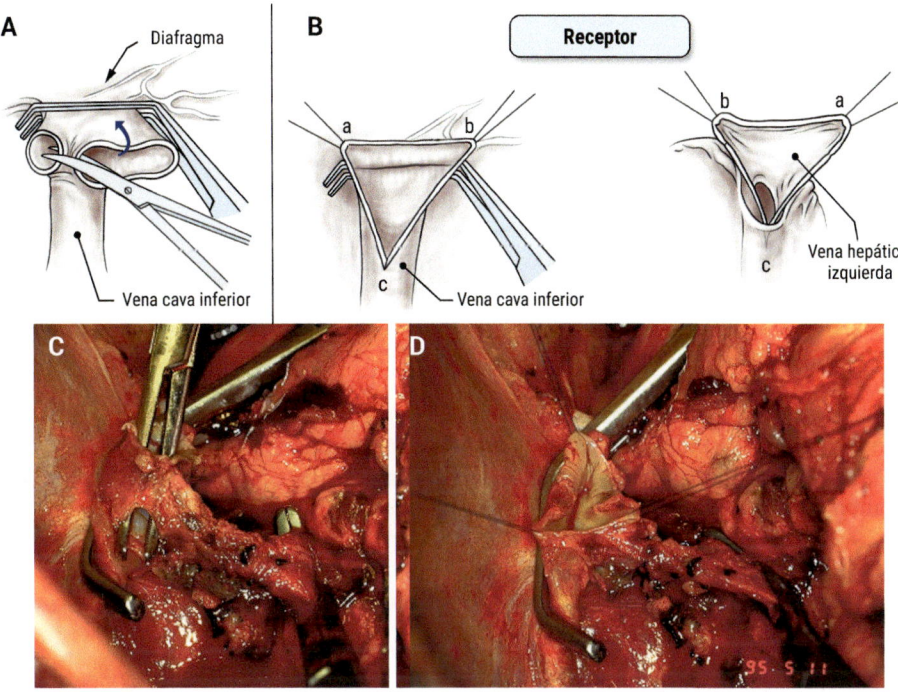

De acuerdo con estas consideraciones, la técnica de anastomosis portal puede realizarse usando la más conveniente de las opciones que se describen a continuación.

Anastomosis terminoterminal

Es la técnica de elección en injertos de hígado entero en los que no suele haber desproporción de calibres, siempre que los cabos que se han de anastomosar se aproximen sin tensión y el flujo portal sea adecuado. En caso de desproporción de calibres (habitual en injertos parciales) se puede usar la bifurcación entre porta izquierda y derecha del receptor *(branch patch)* o ampliar la porta receptora cortándola en bisel; ambos procedimientos alargan la boca anastomótica pero no incrementan el flujo portal.

En los casos de vena porta esclerótica y con mal flujo, es preferible anastomosar la porta del injerto a la confluencia de las venas mesentérica superior y esplénica del receptor o bien utilizar alguna de las técnicas que se describen seguidamente.

Injertos venosos interpuestos

Estos injertos están indicados cuando no es posible aproximar ambos cabos de la anastomosis, bien por brevedad de la porta donante, bien porque la porta receptora es escleroatrófica e inutilizable. Si es difícil exponer la confluencia portomesentérica por encima del duodeno, la porta puede disecarse en su trayecto a través del proceso unciforme del páncreas y realizar la anastomosis por debajo del duodeno, lo que facilita la anastomosis y permite un mejor control vascular. En los casos de trasplante de donante cadáver se dispone de una gran variedad de posibilidades para obtención de injertos venosos; en el caso del trasplante de donante vivo, los injertos que se pueden obtener son más limitados.

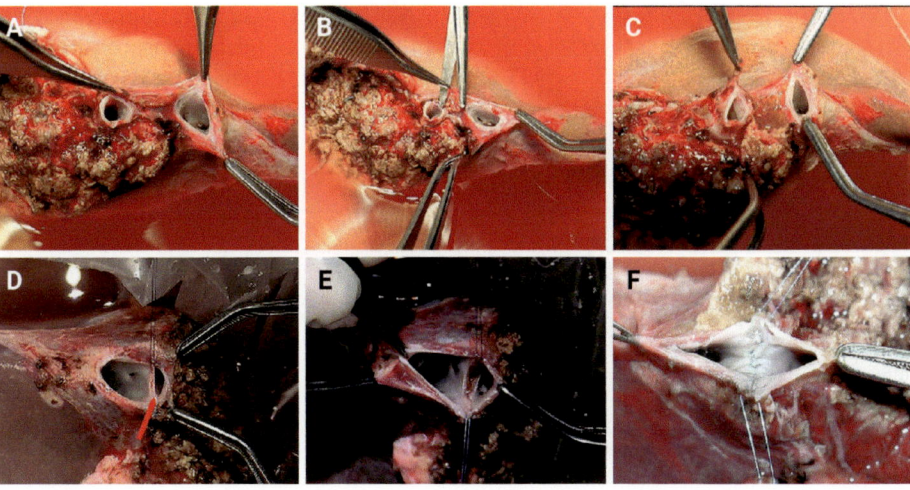

Figura 15-6. Plastia en un caso de vena hepática izquierda doble en trasplante de donante vivo. **A)** Lóbulo izquierdo con dos venas hepáticas. **B** y **C)** Sección de puente parenquimatoso. **D)** Aproximación de los bordes internos. Espolón central (flecha). **E)** Sección del espolón central. **F)** Resultado final. Una boca única dejando hundida la bifurcación de ambas venas.

Portoplastia anterior con injerto venoso

Es la técnica original de Tanaka, diseñada para el trasplante de donante vivo, en los casos en los que tanto la porta receptora como el injerto venoso obtenido del donante (vena ovárica derecha, vena mesentérica superior) tienen un calibre insuficiente para asegurar un flujo portal adecuado. La porta receptora se diseca desde la bifurcación portal hasta la confluencia esplenomesentérica; la porta se abre longitudinalmente por su cara anterior, en forma de «Y» invertida, y sobre ella se anastomosa el parche rectangular de vena ovárica o mesentérica inferior del donante, que se obtiene abriendo longitudinalmente el injerto venoso (**Fig. 15-7**). De este modo, la porta receptora queda formada por la propia del enfermo, en sus caras posterior y laterales, y por el injerto de vena del donante por su cara anterior, lo que incrementa el calibre, disminuyendo la resistencia y mejorando el flujo portal.

Cualquiera que sea el tipo de reconstrucción portal, en el niño hay que utilizar siempre material absorbible para evitar estenosis tardías ocasionadas por el crecimiento.

Reconstrucción arterial

Una de las preocupaciones más importantes en el trasplante hepático pediátrico ha sido la tasa de trombosis de la arteria hepática, muy superior a la del adulto. En el postrasplante inmediato, el hígado trasplantado soporta mal la insuficiencia de flujo arterial y puede desarrollar fallo hepático fulminante, complicaciones biliares y septicemias de repetición, con una mortalidad muy elevada a menos que el enfermo sea retrasplantado de urgencia. Aunque los factores de riesgo de trombosis arterial no han sido completamente identificados, problemas técnicos, como el menor calibre de los vasos, es-

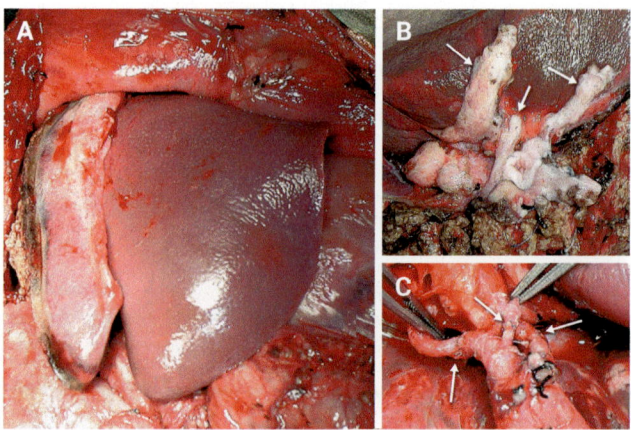

Figura 15-8. Reconstrucción microquirúrgica arterial en trasplante de donante vivo. **A)** Imagen tras la revascularización portal y arterial. El injerto es un sector lateral izquierdo extendido (segmentos II, III y parte del IV). **B)** Cada segmento hepático tenía su arteria propia (flechas). **C)** Las flechas señalan el punto de las correspondientes anastomosis. En caso de arterias dobles o múltiples, no siempre es necesario reconstruirlas todas, pero en este caso se optó por seguridad por esta opción, imposible si no es realizada bajo el microscopio quirúrgico.

tán sin duda implicados. La técnica de reconstrucción arterial, delicada en cualquier trasplante, ha de ser, por lo tanto, especialmente depurada en el caso del trasplante pediátrico, siendo uno de los procedimientos que más han evolucionado con el tiempo.

La técnica de elección es la anastomosis terminoterminal entre el tronco celíaco del donante y la arteria hepática del receptor, utilizando la confluencia de la arteria hepática con la gastroduodenal o con la esplénica. Siempre hay que usar aumento, y es preferible efectuar la anastomosis con puntos sueltos (polipropileno 7/0) (**Fig. 15-8**).

Cuando la anastomosis terminoterminal no es posible, se utilizan conductos arteriales de donante (arteria ilíaca o arteria carótida), interpuestos entre la aorta infrarrenal del receptor y el tronco celíaco del injerto, a través de un túnel que habitualmente es retrogástrico y prepancreático. Una alternativa es el abordaje de la aorta supracelíaca, técnica descrita especialmente para niños de peso inferior a 10 kg; en estos casos la técnica del trasplante varía, ya que el acceso a la aorta supracelíaca es muy difícil tras la revascularización, debiéndose realizar durante la fase anhepática; la primera anastomosis que se lleva a cabo es la arterial, y la revascularización del injerto es simultánea, arterial y portal.

La frecuencia con la que se recurre al abordaje aórtico ha disminuido con la introducción de técnicas microquirúrgicas que permiten en muchos casos realizar una anastomosis terminoterminal. El uso del microscopio quirúrgico posibilita estas anastomosis en vasos de muy pequeño calibre (menos de 2 mm de diámetro), lo que ha contribuido a disminuir la tasa de trombosis arterial, que es actualmente del 2-5 %, y a una mayor difusión del trasplante de donante vivo, que hoy en día representa casi el 50 % de la actividad de nuestro grupo. La contribución de esta técnica a una mayor difusión de las biparticiones hepáticas *(split)* es también importante, al permitir una variedad de opcio-

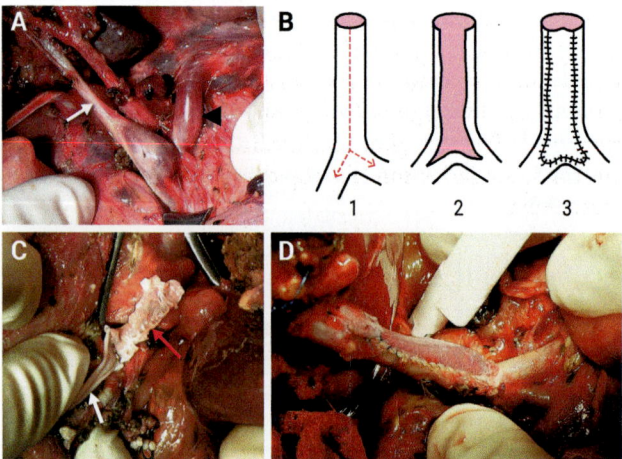

Figura 15-7. Porta escleroatrófica. Plastia de Tanaka en trasplante de donante vivo. **A)** La vena se afina sin apenas flujo (flecha blanca). Flujo hepatófugo a través de vena gástrica izquierda (triángulo negro). **B)** Esquema de la técnica: 1 líneas de corte en la cara anterior de la porta; 2: porta abierta por su cara anterior; 3: anastomosis del aloinjerto venoso para incrementar el calibre de la porta. **C)** Aloinjerto de vena mesentérica inferior de donante (flecha blanca). La flecha roja muestra la pared interna de la vena porta receptora, muy patológica. **D)** Resultado final. Duplicando el calibre de la vena porta, se disminuye 16 veces la resistencia al flujo (ley de Poiseuille).

nes en la distribución de los pedículos arteriales imposibles previamente.

Reconstrucción biliar

Habitualmente, la reconstrucción biliar se lleva a cabo mediante una hepatoyeyunostomía, que está indicada en niños de peso inferior a 40 kg o con atresia biliar. Si el niño previamente es portador de una «Y» de Roux (operación de Kasai previa), suele ser posible reutilizarla. El uso de tutores anastomóticos *(stents)* es aconsejado por algunos. En niños con un peso superior a 40 kg sin patología biliar previa, el procedimiento de elección es la anastomosis terminoterminal; el uso de tubo en «T» (Kehr) es igualmente discutible, excepto en el caso del implante de un lóbulo derecho procedente de bipartición *(split)*, para evitar fístulas en la zona de corte.

Cierre de la pared abdominal

Se trata de un problema particularmente importante en el trasplante hepático del niño, en quien no debe cerrarse la pared bajo tensión para evitar interferir en la hemodinámica arterial y/o portal, disminuyendo el flujo al hígado. En ocasiones, el cierre primario no es posible debido al edema del injerto y del intestino tras el clampaje portal. Dos estrategias son posibles:

- Uso de injertos hiperreducidos para anticiparse al problema, cuando el injerto es un sector lateral izquierdo y su masa excede un 4 % de la masa corporal del receptor.
- Cierre diferido de la pared abdominal, mediante una malla de material protésico (p. ej., Goretex®), aproximando progresivamente los bordes hasta que permita el cierre total, que por lo general es posible a los 5-10 días.

TRATAMIENTO INMUNOSUPRESOR POSTRASPLANTE

Corticosteroides

Son eficaces tanto en la prevención como en el tratamiento del rechazo. Suelen usarse inicialmente asociados a un anticalcineurínico y se retiran de forma progresiva o se reduce significativamente la dosis (en nuestro programa, por ejemplo, se administra en días alternos a partir del primer año postrasplante) para evitar los efectos adversos asociados a la administración crónica de corticoides. En trasplantes por hepatitis autoinmune, cirrosis biliar primaria o colangitis esclerosante, su retirada incrementa el riesgo de rechazo, por lo que suelen mantenerse.

Anticalcineurínicos

Se denominan así porque inhiben el gen de la calcineurina y, en consecuencia, la producción de interleucina 2 (IL-2), que interviene en la activación de linfocitos T. Son la base del tratamiento inmunosupresor de todos los trasplantes de órganos sólidos. La ciclosporina, disponible desde 1976, fue la primera en usarse y la que marcó el comienzo de la era de los trasplantes como procedimiento no experimental, al permi-

tir un control eficaz del rechazo que condujo a la expansión de estos programas. Posteriormente, el tacrólimus sustituyó a la ciclosporina por su mayor actividad inmunosupresora y ausencia de efectos estéticos adversos (hipertrofia gingival e hipertricosis ligadas a la ciclosporina). El tacrólimus es en la actualidad la base del tratamiento inmunosupresor en el trasplante hepático, y su dosificación se ajusta mediante monitorización de los niveles. Tanto la ciclosporina como el tacrólimus tienen efectos adversos comunes, como nefrotoxicidad, alteraciones neurológicas y trastornos linfoproliferativos postrasplante. El hígado es un órgano privilegiado para el trasplante, ya que el 20-25 % de los pacientes tolerarían la retirada del tacrólimus sin desarrollar rechazo. En la actualidad, en enfermedades y situaciones concretas, algunos grupos retiran progresivamente la inmunosupresión a partir del primer año postrasplante. No obstante, no se dispone de indicadores que permitan pronosticar qué pacientes serán tolerantes; además, en pacientes en los que la retirada de la inmunosupresión fue por indicación médica (trastorno linfoproliferativo o insuficiencia renal), se ha observado que el rechazo puede ocurrir muchos años después.

Micofenolato mofetilo

Su principio activo es el ácido micofenólico, cuya acción inmunosupresora se ejerce mediante inhibición de la síntesis de purinas, esenciales en la replicación de los linfocitos. Se usa como segunda línea en pacientes con rechazo refractario o crónico y en los que no toleran los anticalcineurínicos. También se utiliza asociado a tacrólimus en regímenes sin corticoides. Los principales efectos adversos son trastornos gastrointestinales y supresión de la médula ósea.

Sirólimus o rapamicina

Es un macrólido que ejerce su acción inmunosupresora por un mecanismo diferente al de la ciclosporina, el tacrólimus y otros inmunosupresores, por lo que puede usarse asociado a los anticalcineurínicos (con el objeto de disminuir su nefrotoxicidad) o en regímenes sin corticoides. Sus principales efectos secundarios son hiperlipidemia, trombocitopenia y leucopenia.

Anticuerpos antirreceptores de interleucina 2

Bloquean las cadenas α de los receptores de IL-2, evitando la proliferación clonal de células T activadas. Carecen de toxicidad y efectos adversos y su uso está muy difundido como inductor de la inmunosupresión.

COMPLICACIONES

Complicaciones quirúrgicas

Ausencia de función o mala función primaria del injerto

Esta complicación es menos frecuente tras el trasplante hepático pediátrico que en el del adulto, seguramente por la mejor calidad de los injertos usados. Obliga a retrasplante urgente.

Hemorragia postoperatoria

Ocurre en el 5-10 % de los casos. Cuando es significativa, requiere revisión quirúrgica, aunque en alrededor de la mitad de los casos que se intervienen no se encuentra la causa del sangrado y se asume que es debida a coagulopatía.

Trombosis de la arteria hepática

Trombosis precoz

La incidencia solía ser del 10 %, pero ha disminuido progresivamente gracias a sucesivos refinamientos de la técnica de reconstrucción arterial, así como a los protocolos de anticoagulación profiláctica. Los factores de riesgo reconocidos son: donantes < 6 meses, vasos de pequeño calibre en el receptor, necesidad de interposición de injerto arterial, tiempo de isquemia fría prolongado, ascitis grave postrasplante y estado de hipercoagulabilidad. Más de la mitad de los casos cursan con infartos hepáticos y requieren un retrasplante urgente.

Algunos casos pueden ser rescatados mediante reintervención precoz o repermeabilización y/o fibrinólisis mediante acceso intravascular percutáneo, pero muchos terminan siendo retrasplantados a más largo plazo por disfunción crónica residual del injerto.

Trombosis tardía

Es una complicación infrecuente, y en muchos casos pueden ser más bien retrasos en el diagnóstico. La función hepática suele estar conservada, dado que es habitual el desarrollo de colaterales a través de la «Y» de Roux, la superficie de corte (en injertos parciales) y la cápsula hepática, siendo las complicaciones biliares su principal manifestación. Su naturaleza es isquémica, y en su forma más grave ocurre en forma de estenosis no anastomóticas, intrahepáticas, múltiples y arrosariadas. El tratamiento de elección es el retrasplante. Las estenosis anastomóticas pueden ser tratadas con dilataciones, pero tienden a recidivar.

Trombosis portal y obstrucción extrahepática de la vena porta

La trombosis portal aguda precoz es infrecuente. La trombosis tardía tiene un curso crónico y puede ocurrir de forma insidiosa, ya que la arteria puede compensar el déficit de aporte de oxígeno al hígado, sin que se altere la función hepática, y manifestarse tardíamente mediante signos de hipertensión portal. Es un factor predisponente el uso de injertos parciales en niños pequeños (la discrepancia de calibres produce alteraciones hemodinámicas alrededor de la anastomosis que pueden favorecer la trombosis), pero sobre todo la existencia de una porta escleroatrófica. La medición del tamaño del bazo y la plaquetopenia, así como la aceleración del flujo portal postanastomosis, permiten prevenir el cuadro y evitar la trombosis mediante dilatación portal percutánea. Una vez establecida, el *shunt* mesoportal (*shunt* de Rex) puede resolver el cuadro.

Drenaje venoso del injerto

Es una complicación infrecuente, que siempre se debe a problemas técnicos. El tratamiento de elección es la dilatación percutánea.

Complicaciones biliares

El uso de injertos hepáticos parciales y la reconstrucción biliar mediante hepatoyeyunostomía justifican que las complicaciones biliares (fugas biliares y estenosis anastomóticas precoces) sean mucho más frecuentes (hasta un 30 %) en el niño que en el adulto. A veces ambas se producen en el contexto de una trombosis de la arteria hepática, que debe ser siempre descartada. Las estenosis tardías pueden desarrollarse sin apenas expresión clínica, siendo la elevación de la GGT el indicador más sensible. Una vez establecidas, cursan con colangitis y responden a la dilatación percutánea, aunque tienen tendencia a recidivar. Las estenosis tardías no anastomóticas se relacionan con isquemia del injerto hepático, por trombosis arterial o daño de preservación, respuesta inmunológica (rechazo crónico) y uso de injertos AB0 incompatibles. Tienden a ser progresivas y a requerir un retrasplante tardío. El asa de hepatoyeyunostomía rara vez es fuente de complicaciones, pero puede causar colangitis de repetición si está dificultado el drenaje al intestino ya sea por acodamiento o estrechez de la anastomosis, con la que puede confundirse. La gammagrafía hepática con tecnecio marcado permite diferenciar un cuadro del otro.

Perforación intestinal

Ocurre en el 6 % de los casos, en particular en niños previamente operados por atresia biliar. Además de los factores quirúrgicos predisponentes (uso de diatermia, liberación de adherencias, hipertensión portal) pueden contribuir a ella otras causas, como la enteritis por citomegalovirus, trastornos linfoproliferativos, malnutrición, corticoides, uso de inotrópicos, etc. Aunque requieren una reintervención, en general no influyen en el pronóstico.

Complicaciones no quirúrgicas

Rechazo agudo

La incidencia de rechazo agudo precoz se ha reducido gracias a los nuevos inmunosupresores y a la aplicación de protocolos de inducción. El tratamiento inicial es con bolos de metilprednisolona, que es eficaz en la mayoría de los casos; así, en una revisión de 2.291 niños trasplantados en Estados Unidos, el 46 % tuvo algún episodio de rechazo (agudo o crónico), sin que el rechazo precoz (antes de los 6 meses) fuese en ningún caso causa de mortalidad o pérdida del injerto[15]. El rechazo celular agudo tardío, definido como el que aparece pasados 3 meses del trasplante, es una entidad peor conocida y, a diferencia del rechazo precoz, se asocia a una tasa elevada de disfunción crónica y pérdida del injerto. Cuando aparece, se debe sospechar la no adherencia al tratamiento, así como la asociación con factores humorales.

Rechazo crónico

La frecuencia del rechazo crónico aumenta con el paso del tiempo en los niños trasplantados. Se caracteriza histológicamente por ductopenia y arteriopatía obliterante, aunque las lesiones histológicas pueden no ser específicas, especialmente en los estadios iniciales. En muchos casos, coexiste una infección por citomegalovirus o virus de Epstein-Barr, lo que podría sugerir una posible causalidad. Existen aún lagunas importantes en el conocimiento de los mecanismos implicados, pero cada vez hay más evidencia que sugiere la participación de factores humorales que actúan simultáneamente con la respuesta inmunitaria celular, típica del rechazo agudo. El retrasplante es la única solución viable en los casos más graves de rechazo crónico.

Rechazo humoral

Los anticuerpos específicos frente a antígenos leucocitarios humanos (HLA) del donante, ya sea preformados o de aparición *de novo*, no tienen efecto importante en la incidencia de rechazo agudo en el trasplante hepático, a diferencia de otros aloinjertos, como el de riñón, pero cada vez es mayor la evidencia que los relaciona con disfunción crónica del injerto, rechazo crónico y pérdida del injerto. Datos recientes sugieren también la participación de anticuerpos específicos frente a antígenos del donante no HLA.

Hepatitis autoinmune *de novo*

Descrita inicialmente en el niño, es más prevalente en este grupo de edad que en el adulto, con una incidencia del 2-6 %. A menudo se asocia a otros fenómenos de autoinmunidad, como citopenias e hipotiroidismo. El tratamiento es idéntico al de la hepatitis autoinmune y generalmente responde a los corticoides y análogos de las purinas.

Infecciones

Las infecciones son las complicaciones más frecuentes, como puso de manifiesto una revisión de 2.291 casos en la que el 52 % de los niños sufrió algún tipo de infección bacteriana, vírica o fúngica. El impacto en los resultados es considerable, dado que la infección fue la causa directa o indirecta de muerte en 125 pacientes (5,5 % del total), representando el 46 % (125/274) de todas las muertes, mientras que el rechazo, en cualquiera de sus modalidades, fue la causa principal de muerte en solo 4 pacientes (0,2 %, 1,5 % de los fallecimientos)[15]. Las infecciones pueden ser por cualquier tipo de germen, y cada período tiene un patrón característico, que está en relación con el uso de procedimientos de monitorización invasivos y el nivel de inmunosupresión (**Tabla 15-2**).

En el postrasplante inmediato son más frecuentes las infecciones bacterianas, seguidas por las fúngicas y las víricas. Las infecciones tardías por gérmenes oportunistas son también comunes, especialmente las causadas por el virus del herpes simple y el herpes zoster, el citomegalovirus y el virus de Epstein-Barr. Los dos últimos son muy relevantes en trasplantes de órganos sólidos por su frecuencia y gravedad, estando además el último relacionado con el desarrollo de los trastornos linfoproliferativos postrasplante. La situación de inmunosupresión crónica de estos niños hace que sean también frecuentes las neumonitis intersticiales por *Pneumocystis jirovecii*, que se intenta prevenir con la administración de cotrimoxazol.

Trastornos linfoproliferativos postrasplante

Los trastornos linfoproliferativos constituyen un cuadro heterogéneo de lesiones que pueden oscilar desde una hiperplasia linfática benigna hasta el desarrollo de un linfoma generalmente de células B. Se trata del tumor más frecuente en niños trasplantados y se relaciona habitualmente con infección por el virus de Epstein-Barr. Las formas precoces (en los primeros 2 años postrasplante) tienen mejor pronóstico que las tardías. El tratamiento consiste en la reducción o la retirada de la inmunosupresión, la administración de rituximab (anticuerpo monoclonal anti-CD20 en los casos en los que el tumor es de células B) y, como último escalón, la quimioterapia, basada habitualmente en ciclofosfamida.

Tabla 15-2. Patrones habituales de las infecciones postrasplante hepático

Fase	Características	Gérmenes habituales	
Período inmediato (primer mes postrasplante)	Por lo general relacionadas con patógenos nosocomiales y complicaciones técnicas Por lo común localizadas en orina, sangre, herida o abdomen	Gramnegativos entéricos Estafilococos Enterococos	Cándidas *Clostridium difficile*
Período intermedio (1-6 meses postrasplante)	Período de máxima inmunosupresión Por lo general localizadas en sangre, intestino, pulmón e injerto Habitualmente por gérmenes oportunistas, recaídas, o enfermedad residual	Herpesvirus (citomegalovirus, herpes simple) Virus de Epstein-Barr Adenovirus Virus respiratorio sincitial	Rotavirus Listeria *Pneumocystis jirovecii* Toxoplasmosis Hepatitis B y C
Período tardío (> 6 meses postrasplante)	Período de inmunosupresión baja Cualquier tipo de infección Si la presentación es típica, tratar como a pacientes no inmunodeprimidos Si es atípica, sospechar que puede estar relacionada con el trasplante o con la inmunosupresión (p. ej., trastornos linfoproliferativos postrasplante)	Cualquier tipo de gérmenes	

Complicaciones cardiovasculares

Los anticalcineurínicos y los corticoides producen, a menudo, hipertensión arterial, especialmente en el período inicial postrasplante, en el que la inmunosupresión es más elevada. El tacrólimus se ha asociado al desarrollo de miocardiopatía en algunos casos.

Complicaciones renales

La función renal puede deteriorarse a corto y a largo plazo en el candidato a trasplante hepático, por lo que su monitorización es esencial a lo largo de todo el proceso, para tratar, pero sobre todo para prevenir o controlar, este deterioro.

En nuestra casuística, hasta el 15 % de los candidatos ya tenían disminuido el filtrado glomerular antes del trasplante por síndrome hepatorrenal previo (debido a la hepatopatía crónica), por toxicidad a fármacos o quimioterápicos (en casos de tumores hepáticos) o por daño estructural previo (p. ej., hipoplasia renal asociada a síndrome de Alagille).

En el postoperatorio inmediato, más de la mitad de los niños presentaron disfunción renal, también de causa multifactorial (hipovolemia, clampaje de la vena cava inferior durante el trasplante, secreción de citocinas y productos vasoactivos retenidos durante la fase anhepática y liberados al revascularizar, hiperpresión abdominal o daño tubulointersticial por anticalcineurínicos). El 7 % de los casos progresaron a insuficiencia renal aguda con anuria que, una vez establecida, tardó entre 2 y 4 semanas en recuperarse, por lo que necesitaron técnicas de depuración extrarrenal. Transcurridos 6 años postrasplante, el 17 % de los niños presentaron filtrado glomerular disminuido, atribuible en el 30 % de los casos exclusivamente a la administración de anticalcineurínicos, y en el 70 % restante en coexistencia con otros factores ya mencionados. El 6 % de los niños sufrieron hipertensión arterial, independiente de la función glomerular. La tubulopatía fue también frecuente, así como la hipomagnesemia con acidosis metabólica.

Complicaciones metabólicas

La incidencia de diabetes postrasplante se aproxima al 10 % en niños, y cuando se asocia a disfunción renal, esta actúa como factor de riesgo de resistencia a la insulina. En una serie norteamericana de 461 niños que sobrevivieron más de 5 años a un trasplante hepático, el 12 % sufría obesidad, el 20 % hipertensión y el 7 % hiperlipidemia, que aumentó hasta el 20 % en los supervivientes de más de 10 años. Diabetes, hiperlipidemia y obesidad son la base del síndrome metabólico, cuyo impacto en el trasplante hepático del adulto está bien reconocido. En los niños se ha descrito una incidencia de hasta el 20 % tras el trasplante frente al 3,3 % de prevalencia en la población pediátrica general. El síndrome metabólico incrementa el riesgo de enfermedad cardiovascular y, frente a la actual epidemia de obesidad, este será uno de los retos, aún sin resolver, del seguimiento de algunos adultos que recibieron un trasplante hepático en la edad pediátrica. El mejor tratamiento es la prevención, reduciendo los esteroides y promoviendo hábitos de vida saludable.

Fibrosis hepática y esteatohepatitis no alcohólica

La fibrosis hepática no sintomática aparecida a largo plazo en niños trasplantados es una fuente creciente de preocupación, especialmente en el período actual, en el que se ensayan protocolos de retirada progresiva de la inmunosupresión. La causa es desconocida, aunque se sospecha que puede ser de naturaleza inmunológica, hipótesis apoyada por la observación de que es menos frecuente en los grupos que mantienen los corticoides. Un hecho preocupante es que evoluciona hacia cirrosis en alrededor del 15 % de los casos.

Algunos grupos han comenzado ya a describir casos de esteatosis no alcohólica en adolescentes, años después de haber sido sometidos a trasplante hepático. En los adultos, se sabe que hasta el 33 % desarrolla esteatosis hepática y esteatohepatitis no alcohólica, que puede progresar a fibrosis y cirrosis. No hay aún datos contrastados en los niños, pero, de nuevo, la epidemia de obesidad que abarca a todos los grupos de edad y estamentos sociales plantea una incógnita en el pronóstico a largo plazo de estos pacientes.

Falta de adherencia al tratamiento

La curación de la enfermedad y la posibilidad de vida que ofrece el trasplante hepático es a cambio de una dependencia crónica de inmunosupresión, que en la mayoría de los casos ha de mantenerse de por vida. La falta de adherencia al tratamiento es muy frecuente en adolescentes, muchos de los cuales han sido trasplantados durante la infancia y no tienen ningún recuerdo del proceso de trasplante, y se ha convertido en la primera causa de pérdida del injerto en este grupo de edad. La falta de adherencia al tratamiento puede ser intencionada o no intencionada, y su diagnóstico requiere un alto índice de sospecha. Para prevenirla es imprescindible una adecuada concienciación por parte del paciente, sus familiares y otros cuidadores implicados.

Recidiva de la enfermedad

Las indicaciones de trasplante hepático en el adulto se deben a menudo a enfermedades que pueden recidivar (hepatitis vírica crónica, enfermedad hepática alcohólica, hepatocarcinoma). En el niño, por el contrario, las principales indicaciones son trastornos congénitos o adquiridos sin tendencia a recidivar. Hasta la fecha, no se ha descrito ningún caso de recidiva de atresia biliar, la indicación de trasplante más frecuente en el niño, pero una pequeña proporción de los niños requiere el trasplante por enfermedades que pueden recidivar, como hepatitis autoinmune, colangitis esclerosante, hepatoblastoma, etc. Nuestro grupo fue el primero en demostrar la posibilidad de recidiva de la colestasis progresiva familiar tipo 2 (defecto de la bomba de trasporte de sales biliares).

RESULTADOS Y FUTURO

En niños, el trasplante hepático consigue supervivencias cercanas al 90 % a los 5 años en la mayoría de las enfermedades[16]. El margen de mejoría de los resultados a corto-medio plazo es, por lo tanto, limitado (**Fig. 15-9**), y el foco se dirige actualmente a aspectos relacionados con la prevención de complicaciones a largo plazo y la calidad de vida de los niños trasplantados[17]. Actualmente, hay niños que han sobrevivido más de tres décadas al procedimiento, pero el techo de supervivencia y la longevidad de los niños trasplantados son desconocidos.

Cada vez es mayor la evidencia que relaciona los anticuerpos frente a antígenos específicos del donante con la disfunción crónica del injerto, aunque se debe profundizar aún más en el conocimiento de su papel, los mecanismos por los que producen daño en el injerto y los tratamientos más adecuados. Seguramente será uno de los campos de investigación en la presente década[18].

El trasplante hepático es, sin embargo, un procedimiento cuya morbilidad tanto a medio plazo como a largo plazo no es despreciable y que tiene unos costes asociados extraordinariamente elevados. La mejoría en la supervivencia y en la calidad de vida, así como el desarrollo de terapias alternativas, dependerá en gran medida de un conocimiento más profundo de nuestro sistema inmunitario a nivel celular y molecular.

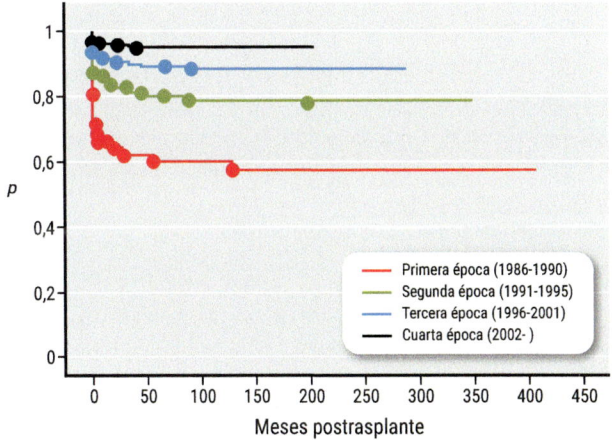

Figura 15-9. Supervivencia actuarial de los pacientes en una serie de 763 trasplantes en 645 niños (Hospital Universitario La Paz). Se han estratificado en cuatro épocas consecutivas para mostrar: *a)* la mejoría progresiva de los resultados; *b)* cómo desde 1991, la supervivencia a los 5 años era ya del 80 % de los casos, y *c)* cómo desde 1996 en adelante, la supervivencia a los 5 años era ya del 90 %, y en el último período considerado, 2002 en adelante, del 93 %. El margen de mejora en este aspecto es, por lo tanto, limitado.

REFERENCIAS BIBLIOGRÁFICAS

1. Starzl TE. The long reach of liver transplantation. Nat Med 2012; 18: 1489-92.
2. Roebuck DJ, Aronson D, Clapuyt P, Czauderna P, de Ville de Goyet J, Gauthier F et al. 2005 PRETEXT: a revised staging system for primary malignant liver tumours of childhood developed by the SIOPEL group. Pediatr Radiol 2007; 37: 123-32; quiz 249-50.
3. Squires RH, Ng V, Romero R, Ekong U, Hardikar W, Emre S et al. Evaluation of the pediatric patient for liver transplantation: 2014 practice guideline by the American Association for the Study of Liver Diseases, American Society of Transplantation and the North American Society for Pediatric Gastroenterology, Hepatology and Nutrition. Hepatology 2014; 60: 362-98.
4. Couinaud C. [The anatomy of the liver]. Ann Ital Chir 1992; 63: 693-7.
5. Strasberg SM, Phillips C. Use and dissemination of the brisbane 2000 nomenclature of liver anatomy and resections. Ann Surg 2013; 257: 377-82.
6. Bismuth H, Houssin D. Reduced-sized orthotopic liver graft in hepatic transplantation in children. Surgery 1984; 95: 367-70.
7. Broelsch CE, Emond JC, Whitington PF, Thistlethwaite JR, Baker AL, Lichtor JL. Application of reduced-size liver transplants as split grafts, auxiliary orthotopic grafts, and living related segmental transplants. Ann Surg 1990; 212: 368-75; discussion 75-7.
8. Otte JB, de Ville de Goyet J, Alberti D, Balladur P, de Hemptinne B. The concept and technique of the split liver in clinical transplantation. Surgery 1990; 107: 605-12.
9. Pichlmayr R, Bretschneider HJ, Kirchner E, Ringe B, Lamesch P, Gubernatis G et al. [Ex situ operation on the liver. A new possibility in liver surgery]. Langenbecks Arch Chir 1988; 373: 122-6.
10. Raia S, Neto JS. Living donor liver transplantation: 35 years of saving lives. Lancet 2024; 403: 614-5.
11. Tanaka K, Uemoto S, Tokunaga Y, Fujita S, Sano K, Yamamoto E et al. Living related liver transplantation. Transplant Proc 1992; 24: 2252-3.
12. Singer PA, Siegler M, Whitington PF, Lantos JD, Emond JC, Thistlethwaite JR et al. Ethics of liver transplantation with living donors. N Engl J Med 1989; 321: 620-2.
13. Cheah YL, Simpson MA, Pomposelli JJ, Pomfret EA. Incidence of death and potentially life-threatening near-miss events in living donor hepatic lobectomy: a world-wide survey. Liver Transpl 2013; 19: 499-506.
14. Emond JC, Heffron TG, Whitington PF, Broelsch CE. Reconstruction of the hepatic vein in reduced size hepatic transplantation. Surg Gynecol Obstet 1993; 176: 11-7.
15. Shepherd RW, Turmelle Y, Nadler M, Lowell JA, Narkewicz MR, McDiarmid SV et al. Risk factors for rejection and infection in pediatric liver transplantation. Am J Transplant 2008; 8: 396-403.
16. Pham YH, Miloh T. Liver transplantation in children. Clin Liver Dis 2018; 22: 807-21.
17. Spada M, Riva S, Maggiore G, Cintorino D, Gridelli B. Pediatric liver transplantation. World J Gastroenterol 2009; 15: 648-74.
18. Yazigi NA. Long term outcomes after pediatric liver transplantation. Pediatr Gastroenterol Hepatol Nutr 2013; 16: 207-18.

Indicaciones, contraindicaciones y resultados del trasplante hepático pediátrico

16

Ó. Caso Maestro, Á. García-Sesma, E. Moreno González, A. Manrique Municio, A. Marcacuzco Quinto y C. Jiménez Romero

INTRODUCCIÓN

El trasplante hepático se ha convertido en un tratamiento efectivo para los niños con enfermedad hepática terminal, ofreciendo a este tipo tan especial de pacientes una oportunidad para lograr una vida larga y saludable. La escasez de órganos era la principal limitación para el desarrollo del trasplante en niños, pero las técnicas más innovadoras han conseguido disminuir al máximo la morbimortalidad en lista de espera. Entre estas nuevas técnicas destacan la técnica de bipartición hepática o *split* y el trasplante hepático de donante vivo (THDV), que se han desarrollado durante la última década como una buena alternativa al trasplante con injertos completos convencionales de donantes en muerte encefálica.

En la actualidad, las tasas de supervivencia del trasplante hepático pediátrico rondan el 85-90 % al año. Una vez transcurrido el primer año del trasplante, menos del 10 % fallecerán en los 5-10 años siguientes; sin embargo, el uso indefinido de medicación inmunosupresora conllevará una serie de complicaciones a largo plazo, como son cierto grado de disfunción renal, enlentecimiento del crecimiento, susceptibilidad a las infecciones y desarrollo de tumores.

INDICACIONES DEL TRASPLANTE HEPÁTICO EN NIÑOS

La relación de enfermedades hepáticas infantiles es muy amplia. Las que se inician en el período neonatal o la lactancia, originadas por causas desconocidas o genéticas, tienen un pronóstico especialmente grave y suponen la mayor parte de los casos en los que será necesario un trasplante. En contraste, en otro gran grupo de hepatopatías pediátricas, como por ejemplo las debidas a hepatitis víricas crónicas, solo de manera excepcional será preciso el trasplante hepático durante la edad infantil o la adolescencia.

Las principales indicaciones de trasplante hepático en la población infantil pueden clasificarse en diferentes grupos (**Tabla 16-1**).

Para establecer un buen plan de actuación previo al trasplante hepático en niños es muy útil considerar previamente los siguientes puntos:

- Confirmar el diagnóstico y la necesidad del trasplante hepático.
- Determinar la urgencia del trasplante.
- Considerar otras alternativas de tratamiento.
- Excluir posibles contraindicaciones.

Tabla 16-1. Indicaciones de trasplante hepático pediátrico

Enfermedades colestásicas
Intrahepáticas
- Colangitis esclerosante primaria
- Síndrome de Alagille
- Atresia de conductos biliares intrahepáticos no sindrómica
- Colestasis familiar intrahepática progresiva

Extrahepáticas
- Atresia biliar congénita

Enfermedades metabólicas
- Déficit de α_1-antitripsina
- Enfermedad de Wilson
- Tirosinemia tipo 1
- Fibrosis quística
- Trastornos del ciclo de la urea
- Hiperoxaluria tipo I

Fallo hepático agudo
- Vírico
- Toxinas/drogas
- Autoinmune
- Idiopático

Tumores hepáticos
- Hepatoblastoma
- Carcinoma hepatocelular

Hepatopatías crónicas
- Vírica (virus C y B)
- Autoinmune
- Criptogénica
- Otras

- Valorar el estado inmunitario del niño.
- Establecer un plan terapéutico pretrasplante (estado nutricional, calendario de vacunas, etc.).
- Planificar la información a los padres.
- Efectuar una evaluación social y logística de cara al postoperatorio.

A comienzos de la década de 1980, el tiempo en lista de espera y la gravedad de la enfermedad expresada por el status de la *United Network for Organ Sharing* (UNOS) (domicilio, hospital, unidad de cuidados intensivos) eran los factores que se tenían en cuenta para la priorización de los pacientes. Más tarde, se comprobó que no había relación directa entre el tiempo en lista de espera y la mortalidad, con excepción del fallo hepático agudo. Fue entonces cuando se creó un nuevo parámetro para la priorización, el modelo para la enfermedad hepática terminal en edad pediátrica (PELD, *pediatric end-stage liver disease*), basado en la bilirrubina, el índice internacional normalizado (INR), la albúmina, la edad y la alteración en el crecimiento normal, añadiéndose puntos extra con determinados factores de riesgo muy específicos, como el síndrome hepatopulmonar, las enfermedades metabólicas y los tumores hepáticos[1]. A pesar de ser un buen marcador de evolución pretrasplante, el PELD aún no ha demostrado su utilidad como predictor de buena evolución a largo plazo postrasplante. Al igual que el modelo para el estadio final de la enfermedad hepática (MELD, *model for end-stage liver disease*) en adultos, su uso está limitado a ciertas situaciones, sobre todo en pacientes con alteración de la función renal[2,3].

Los niños menores de 3 meses representan un grupo etario con unas características médicas y técnicas propias para el trasplante. El trasplante hepático en en este grupo es, afortunadamente, poco común, ya que representa 8-14 casos de los 600 trasplantes hepáticos pediátricos realizados al año en Estados Unidos. Su pequeño tamaño, unido a su situación crítica en el momento de la presentación de la enfermedad hepática terminal, conlleva una mayor tasa de complicaciones tanto operatorias como postoperatorias, con unas tasas de supervivencia del paciente y del injerto mucho menores que en grupos de niños de mayor edad.

La principal indicación para el trasplante hepático en neonatos es el fallo hepático agudo, siendo la hepatitis por células gigantes y la hemocromatosis aguda las dos principales etiologías descritas en la literatura científica por los principales grupos de trasplante hepático. Otras etiologías adicionales son la infección por el virus de la hepatitis B (VHB), la infección por enterovirus, la enfermedad hepática asociada a nutrición parenteral total y la hemangioendoteliomatosis hepática.

Como se ha señalado, se trata de pacientes con un tamaño muy pequeño, lo que dificulta enormemente la disponibilidad de injertos adecuados.

Con el paso de los años y a medida que se ha ganado experiencia en este campo, se ha comprobado que el empleo de injertos de mayor tamaño al necesario se asocia a cierres diferidos de la pared abdominal y a síndrome compartimental por cierres con excesiva tensión, con sus consiguientes complicaciones. El impacto de estas complicaciones no debe ser infraestimado, ya que, en muchas ocasiones, las complicaciones relacionadas con estas situaciones pueden acabar con el fallo del injerto o la muerte del paciente.

Por otro lado, es importante saber que la dificultad técnica de estos trasplantes conlleva un mayor riesgo de sangrado, de trombosis vascular del injerto y de fístula biliar que otros grupos etarios.

Además, desde el punto de vista médico, estos pacientes tienen mayor riesgo de infecciones, habiéndose descrito infecciones bacterianas y fúngicas hasta en el 75 % de los pacientes, infecciones que contribuyen a la mortalidad hasta en el 50 % de los casos. La infección por citomegalovirus (CMV) y/o por el virus de Epstein-Barr (VEB) condiciona más frecuentemente una enfermedad multisistémica y, asimismo, estos pacientes presentan una tasa mayor de enfermedad linfoproliferativa.

Enfermedades colestásicas

Atresia de la vía biliar extrahepática

Es la hepatopatía grave más frecuente en la edad pediátrica y, por lo tanto, la indicación más común de trasplante hepático (hasta el 65 % de las indicaciones en este grupo de pacientes), aunque su incidencia en la población general es de 1 cada 8.000-15.000 recién nacidos, variando en función de la región geográfica.

La enfermedad se caracteriza por la obliteración de una parte o de toda la vía biliar extrahepática. Además, se asocia a una lesión de intensidad variable en el parénquima hepático, con fibrosis en los espacios porta, infiltrado inflamatorio mixto, colestasis, degeneración hepatocitaria y transformación gigantocelular.

La atresia biliar se puede clasificar en formas perinatales (85 %) o embrionarias (15 %), asociándose estas últimas a un síndrome malformativo que presenta otras características. Por otro lado, también se clasifica en función de su afectación:

- *Tipo I* (6 %): cuando existe permeabilidad del conducto hepático común con atresia distal.
- *Tipo II* (14 %): cuando existe permeabilidad del colédoco con estenosis proximal.
- *Tipo III* (80 %) cuando existe atresia de toda la vía biliar extrahepática.

Los síntomas de la enfermedad comienzan en las primeras semanas de vida[4,5] con ictericia y decoloración de las heces (acolia). La aparición de heces grises o blanquecinas es el principal dato clínico para la sospecha de una atresia biliar. Al mes de edad la hepatomegalia es de consistencia dura y comienzan a apreciarse signos clínicos de hipertensión portal. La enfermedad progresa con gran rapidez hacia una cirrosis biliar secundaria, que ocasiona el fallecimiento entre los 6 meses y los 2 años de vida.

El tratamiento definitivo de la atresia biliar es quirúrgico. Tras la confirmación intraoperatoria de la presencia de conductos permeables en el hilio, se aboca un asa yeyunal en el hilio hepático sobre los conductos permeables y su otro extremo se anastomosa al intestino delgado. Esta técnica de derivación (portoenterostomía) fue inicialmente diseñada por Kasai[4,5], y en la actualidad continúa siendo el primer tratamiento de elección en estos pacientes. Hasta en el 50-60 % de los niños podrá restablecerse el paso de bilis al intestino, paliando todos los síntomas de la enfermedad. Sin embargo, hasta el 80 % de los casos requerirán la realización de un trasplante hepático en la edad adulta.

Solo el 16 % de los niños con atresia de la vía biliar extrahepática sobreviven a los 2 años sin trasplante cuando la bilirrubina total es > 6 mg/dl a los 3 meses de haber sido intervenidos mediante una técnica de Kasai comparado con el 84 % cuando la bilirrubina total es < 2 mg/dl. Por eso, en los niños en los que 2-3 meses después de la cirugía haya fracasado el restablecimiento del flujo biliar debe proponerse inmediatamente el trasplante para que pueda practicarse antes del año de edad. En los pacientes con un restablecimiento parcial del flujo biliar, con ictericia leve o moderada y en los niños anictéricos, la indicación del trasplante se realiza cuando la enfermedad compromete el estado nutricional o aparecen complicaciones de la hipertensión portal, como hemorragia, ascitis o hiperesplenismo[4,6].

De manera específica, en esta enfermedad se observa una hipoplasia progresiva de la vena porta a medida que aumentan los signos de hipertension portal: el flujo portal disminuye e incluso se hace hepatófugo. La vigilancia periódica del flujo y del diámetro portal es necesaria para evitar posponer el trasplante en caso de que haya una progresión de la hipoplasia, que podría conducir a una trombosis portal y a importantes dificultades quirúrgicas durante la realización del trasplante, pudiendo ser necesario un trasplante hepatointestinal en caso de que la afectación portal se extienda a la vena mesentérica superior.

Síndrome de Alagille

El síndrome de Alagille es una enfermedad autosómica dominante o esporádica, debida a una mutación o deleción en el gen *JAG1* situado en el cromosoma 20.

El diagnóstico se basa en la existencia de, al menos, tres de los siguientes rasgos mayores: facies peculiar, colestasis intrahepática con escasez ductal, cardiopatía, defectos del cierre del arco posterior vertebral (vértebras en mariposa) y alteraciones oculares (embriotoxon posterior). Además, pueden aparecer otros rasgos menores, como malformaciones renales, alteraciones genitales, retraso mental, otitis recurrentes o voz atiplada[5].

Hay pacientes que cumplen criterios del síndrome de Alagille pero no presentan enfermedad hepática en toda la vida, siendo su principal problema la afectación cardíaca o renal.

Los pacientes con hepatopatía son identificados a partir de síntomas secundarios a la colestasis. El momento más frecuente de inicio es el período neonatal, con ictericia e hipocolia, a las que e añaden prurito a los pocos meses de edad. En la analítica muestran una elevación de la bilirrubina, la γ-glutamiltransferasa (GGT) y el colesterol. La biopsia hepática muestra escasez de conductos biliares interlobulares y colestasis intrahepática. La vía biliar extrahepática es permeable, salvo en el 7 % de los niños, en los que se observa atresia del conducto hepático común.

El pronóstico es muy variable según diferentes series. Hoffenberg et al.[7] describieron una supervivencia a largo plazo en torno al 55-60 % sin trasplante hepático. Otros autores han informado de supervivencias algo mejores.

La indicación del trasplante hepático se realiza cuando el niño desarrolla hipertensión portal o insuficiencia hepatocelular. Sin embargo, la indicación puede considerarse antes si la sintomatología interfiere en la vida diaria del niño, durante el crecimiento o en el aprendizaje[5,8]. El momento de practicar el trasplante hepático, en estas últimas situaciones, debe considerarse de forma cuidadosa, debido a que muchas veces la indicación se hace de manera desesperada ante la falta de mejoría clínica de la enfermedad y en ocasiones la morbimortalidad asociada al procedimiento del trasplante no justifica los síntomas que tiene el niño.

Los problemas postrasplante que van a aparecer típicamente en estos pacientes derivan de la coexistencia de afectación cardíaca o renal.

Colestasis intrahepática familiar progresiva

Es un grupo heterogéneo de enfermedades colestásicas de la infancia que producen colestasis intrahepática grave con daño hepatocelular progresivo que puede ocurrir de forma esporádica o hereditaria.

La clasificación de estas entidades se encuentra continuamente en revisión y es probable que a partir de la identificación de las diferentes mutaciones que motivan cada entidad sea posible establecer grupos con diferente respuesta terapéutica e indicación para trasplante[5,9]. En la **tabla 16-2** se muestra una relación de las principales entidades que se engloban dentro de la colestasis intrahepática familiar progresiva (CIFP).

Los criterios típicos para llegar al diagnóstico de CIFP incluyen la presencia de una colestasis crónica que no remite con tratamiento médico, la ausencia de cualquier alteración anatómica o metabólica, la presencia de un patrón de herencia autosómica recesiva y la combinación de una serie de características clínicas, bioquímicas e histopatológicas[10-12].

Considerados en conjunto, los niños con cualquiera de las entidades englobadas dentro de la CIFP van a presentar colestasis de inicio neonatal con una GGT normal seguida de anicteria o de ictericia mantenida, prurito intenso desde los pocos meses de vida, ausencia de hiperlipemia, esteatorrea grave y retraso de crecimiento[11].

Tabla 16-2. Diferentes entidades englobadas dentro de la colestasis intrahepática familiar progresiva

Alteración del transporte canalicular de ácidos biliares
- CIFP tipo 1 o enfermedad de Byler (alteración del gen *FIC1*)
- CIFP tipo 2 (deficiencia del transportador BSEP)

Alteración del transporte canalicular de fosfolípidos
- CIFP tipo 3: alteración en el transporte canalicular de fosfolípidos (deficiencia de la proteína MDR3)

Alteración en la biosíntesis de ácidos biliares
- Defectos inherentes a las diferentes enzimas implicadas
- Colestasis india norteamericana
- Colestasis familiar groenlándica

CIFP: colestasis intrahepática familiar progresiva.

A la vista del curso progresivo de la enfermedad, es importante llegar a un diagnóstico preciso, proporcionar un soporte nutricional y vitamínico adecuado, tratar el prurito y realizar una evaluación precoz de la posibilidad de trasplante hepático si comienzan a aparecer signos de enfermedad hepática terminal.

Algunos pacientes responden al tratamiento con derivación parcial externa de la bilis y/o con ácido ursodesoxicólico. Los problemas que la CIFP origina en la calidad de vida son tan marcados como en el síndrome de Alagille, con la particularidad de que existe un mayor riesgo de mortalidad por insuficiencia hepática.

La indicación del trasplante sigue las mismas consideraciones que en el Alagille; sin embargo, la tercera parte de los pacientes trasplantados por CIFP van a desarrollar después del trasplante una diarrea crónica idiopática de muy difícil manejo, causante de hospitalizaciones repetidas y trastornos en la vida social. En el subtipo CIFP1 o enfermedad de Byler se ha observado que el gen mutado codifica proteínas que se expresan a nivel pancreático e intestinal, lo que podría justificar estas diarreas crónicas idiopáticas.

Enfermedades metabólicas

Déficit de α_1-antitripsina

El déficit de α_1-antripsina es una de las enfermedades hereditarias más letales que afecta a la población de raza blanca. Se caracteriza por producir enfermedad hepática en niños y enfisema pulmonar en adultos. Existe una variedad rara en la que en ambos grupos etarios se pueden además asociar a un tipo especial de glomerulonefritis[13].

La enfermedad aparece en 1 de cada 2.000-7.000 personas descendientes de europeos, y es la enfermedad metabólica en la que más frecuentemente se indica el trasplante hepático en niños. La α_1-antitripsina se codifica en el cromosoma 14 (14q31-32). Mutaciones en este gen condicionan la síntesis anómala de la enzima. La enzima se va a sintetizar en los hepatocitos, pero también en algunos neutrófilos y macrófagos.

La hepatopatía se atribuye no solo a la retención de la α_1-antitripsina intrahepatocitaria sino a la asociación de un defecto de su degradación en el retículo endoplásmico[14-18].

Las manifestaciones de la enfermedad son variables; causan una ictericia colestásica en el período neonatal similar a la atresia de la vía biliar extrahepática (70 % de los casos) o en cualquier edad de la vida por descompensación de una hepatopatía de larga evolución que ha sido subclínica hasta entonces.

Los niños con ictericia persistente a los 6 meses de edad son el grupo que tiene mayor riesgo de mortalidad precoz, siendo necesario el trasplante antes de los 5 años de edad. La indicación de trasplante hepático debe realizarse ante la presencia de hipertensión portal avanzada o signos analíticos incipientes de insuficiencia hepática, momentos ambos en los que el riesgo de mortalidad, ante una descompensación súbita, aumenta considerablemente[16].

El primer trasplante hepático como tratamiento del déficit de α_1-antitripsina se llevó a cabo en 1973[19], y desde entonces los buenos resultados obtenidos con él han cambiado sustancialmente el pronóstico de estos pacientes.

Tirosinemia tipo 1

La tirosinemia tipo 1 es una enfermedad hereditaria autosómica recesiva en la que la enzima fumaril-acetoacetasa, la última que interviene en el metabolismo de la tirosina, es deficiente. Las más de 30 mutaciones descritas en el cromosoma 15, donde se codifica dicha enzima, explican la amplia variabilidad con la que se presenta esta enfermedad.

La lesión hepática y el trastorno de la función tubular están causados por metabolitos (succinilacetona y succinilacetoacetato) derivados de los productos acumulados por el bloqueo en el catabolismo de la tirosina[20]. Es característico el desarrollo de una enfermedad grave con hepatopatía, disfunción tubular renal con raquitismo hipofosfatémico y es patognomónico de la tirosinemia la detección de succinilacetona en sangre o en orina.

La enfermedad hepática se manifiesta de forma aguda en el 76 % de los casos como un fallo hepático agudo durante los primeros 6 meses de vida, o de forma subaguda en el 14 % restante en forma de retraso ponderal, raquitismo, hepatomegalia y coagulopatía a partir de los 6 meses de vida. El 9 % de estos últimos casos se manifiestan después del primer año de vida (formas crónicas).

Estos pacientes tienen un riesgo elevado de desarrollar un carcinoma hepatocelular antes de los 2 años de edad con alto riesgo de multifocalidad e incluso de metástasis a distancia en el momento del diagnóstico.

Con una reducción de la ingesta dietética de tirosina y fenilalanina a las necesidades mínimas (Tyr + Phe = 90 mg/kg/día en niños pequeños y 700-900 mg/día en niños mayores) puede mejorar el estado clínico y atenuarse la tubulopatía al reducir la producción de succinilacetona[20].

El 2-nitro-4-trifluorometilbenzoilo (NTBC) es una sustancia que bloquea la enzima 4-hidroxifenilpiruvato dioxigenasa, inhibiendo así la degradación de la tirosina acumulada. Con este bloqueo farmacológico se impide la acumulación de los precursores de succinilacetona y succinilacetoacético y la progresión de la insuficiencia hepática; sin embargo, el NTBC no disminuye el riesgo de desarrollar un carcinoma hepatocelular.

Por lo tanto, el tratamiento de elección en estos pacientes es el NTBC, considerándose el trasplante hepático solo cuando la enfermedad progrese a pesar del tratamiento, cuando la alfafetoproteína es > 10 mg/dl o cuando hay presencia de nódulos hepáticos sospechosos de carcinoma hepatocelular.

La disfunción renal persiste después del trasplante hepático, pudiendo incluso empeorar tras la introducción del tratamiento con inhibidores de la calcineurina, por lo que es importante realizar un control exhaustivo de aquella durante el período postrasplante[21].

Enfermedad de Wilson

La enfermedad de Wilson se produce por una alteración genética autosómica recesiva en el cromosoma 13[22], de la que se han identificado más de 200 variantes que afectan a la función o a la propia existencia de la ATPasa tipo P. Debido a esta alta variabilidad resulta imposible llevar a cabo un cribado en toda la población, quedando este limitado a las personas con antecedentes familiares.

Afecta a 1 de cada 30.000 habitantes. Los síntomas de la enfermedad se deben a la acumulación anormal de cobre derivado de un defecto de su excreción biliar. Los recién nacidos normalmente tienen niveles séricos de cobre similares a los pacientes con enfermedad de Wilson, pero durante los primeros 6 meses se produce un descenso progresivo hasta alcanzar valores basales.

Inicialmente el depósito de cobre se lleva a cabo en el hígado y, cuando este sobrepasa los límites normales, pasa a la circulación como cobre libre y se deposita en órganos como el sistema nervioso central, los ojos y los riñones[21].

Los síntomas por el depósito hepático aparecen hasta en el 95 % de los niños en la infancia, mientras que en los adolescentes lo hacen solo en el 52 %. Por otro lado, la enfermedad puede manifestarse desde un cuadro de hepatoesplenomegalia asintomática con elevación de las transaminasas hasta un cuadro de fallo hepático agudo. Esta variabilidad en la forma de presentación determina que muchas veces se retrase el diagnóstico.

La demostración de depósitos de cobre en el hígado mediante una biopsia (> 250 μg/g de tejido seco) es el mejor método para confirmar la enfermedad. Clásicamente, los niveles séricos de ceruloplasmina y cobre están disminuidos (< 20 μg/dl y < 80 μg/dl, respectivamente) y la excreción de cobre en orina está aumentada (> 100 mg/24 horas). Otras enfermedades, como diversas hepatitis crónicas activas o la cirrosis biliar primaria, pueden cursar con niveles séricos altos de cobre, presentando como rasgo diferenciador los niveles de ceruloplasmina, que son normales o incluso pueden estar aumentados[22].

Solo el 19 % de los pacientes presenta el anillo de Kayser-Fleischer secundario al depósito ocular de cobre[23].

El tratamiento indefinido con D-penicilamina es muy eficaz para evitar la progresión de la lesión e incluso revertir el daño previo a través del aumento de eliminación de cobre en orina. Un diagnóstico precoz y el tratamiento con D-penicilamina en los niños con hepatopatía puede conducir a una recuperación funcional completa en un plazo de 1-2 años.

En los pacientes diagnosticados en una fase avanzada de la enfermedad hepática, con insuficiencia hepatocelular e hipertensión portal, puede conseguirse una recuperación completa aplicando medidas de soporte y el tratamiento con D-penicilamina, aunque debe esperarse que dicha recuperación sea lenta, al menos en 6 meses.

El trasplante hepático debe plantearse en los pacientes que no respondan al tratamiento médico, en los que presentan cirrosis hepática que desarrollen una insuficiencia hepatica gradual con signos de hipertensión portal y en aquellos que debuten en forma de fallo hepático agudo[5]. Nazer et al.[24] realizaron un estudio en el que correlacionaron ciertos parámetros analíticos con la tasa de respuesta al tratamiento médico, y encontraron como factores predictores de dicha respuesta la persistencia de la elevación de la bilirrubina, la aspartato-aminotransferasa (GOT) y el tiempo de protrombina y, en menor grado, la persistencia de ictericia y ascitis.

El primer trasplante hepático con regresión completa de las manifestaciones de la enfermedad de Wilson fue realizado en 1971 por Dubois et al[25]. Más tarde, tras comprobar los buenos resultados con elevadas tasas de supervivencia a los 5 años, su indicación en este contexto se estandarizó a todos los pacientes con fallo hepático agudo y cirrosis descompensada con independencia de si habían recibido o no tratamiento médico con D-penicilamina.

Inmediatamente después del trasplante hepático, aumenta de forma importante la eliminación de cobre en orina, con un descenso progresivo de los niveles séricos de cobre y ceruloplasmina. Por otro lado, el característico anillo de Kayser-Fleischer se resuelve lentamente, y en algunos casos tarda en desaparecer incluso más de 3 años después del trasplante.

A pesar de los buenos resultados obtenidos hasta el momento, todavía existen varios campos de debate, como son la indicación del trasplante hepático en pacientes con clínica neurológica en ausencia de enfermedad hepática y el trasplante hepático con donante vivo de los padres, ya que al tratarse de una enfermedad autosómica recesiva los padres suelen ser heterocigotos portadores del gen, lo que puede provocar que muchas veces, incluso después del trasplante, persista una alteración del metabolismo del cobre[25].

Fibrosis quística

La fibrosis quística tiene una incidencia de 1 por cada 2.000 nacidos vivos y es una de las enfermedades letales congénitas más frecuentes.

El gen afectado en esta enfermedad codifica una proteína llamada proteína reguladora de la conductancia transmembrana y se encuentra localizado en el cromosoma 7. Se han descrito más de 600 mutaciones sobre esta proteína y el efecto final es la producción de secreciones anormalmente viscosas debidas al trastorno en la regulación del transporte de iones, con afectación del páncreas, los pulmones, el hígado, el intestino y los conductos deferentes[21].

La enfermedad hepática aparece como consecuencia de la acumulación de bilis con moco muy viscoso dentro de los conductos biliares, que impide el flujo biliar y causa daño del epitelio biliar. Posteriormente se produce una alteración funcional del parénquima hepático proximal a la zona de impactación biliar en el conducto, lo que determina una afectación parcheada del hígado. Esta afectación parcheada explica la posibilidad de una repercusión escasa o nula en los parámetros bioquímicos de función hepática hasta estadios muy avanzados, por lo que muchas veces el diagnóstico se realiza cuando aparece una hemorragia digestiva alta secundaria a la presencia de varices esofágicas.

La incidencia de cirrosis biliar focal es del 19-50 % en niños con fibrosis quística mayores de 1 año. A medida que se consigue una mayor supervivencia de estos pacientes con medidas de soporte de la neumopatía y de la insuficiencia pancreática, se hace más evidente la hepatopatía, que suele manifestarse de forma tardía en la adolescencia, describiéndose en pacientes adultos hasta en un 73 % de los casos la presencia de cirrosis focal.

La indicación del trasplante hepático debe hacerse en el contexto de un grupo multidisciplinario debido a la coexistencia de la enfermedad pulmonar y a la insuficiencia pancreática, ya que, aunque paliará los síntomas derivados de una cirrosis descompensada, la terapia inmusupresora aumentará considerablemente el riesgo de infecciones respiratorias mortales y de descompensaciones derivadas de la insuficiencia pancreática[26,27].

Algunos autores sugieren que el mejor momento para realizar el trasplante es en edades precoces, cuando las manifestaciones pulmonares y las hepáticas son menos graves.

Otros grupos son partidarios de practicar trasplantes combinados o secuenciales de los órganos afectados por la enfermedad: pulmones, hígado, intestino y páncreas.

Hiperoxaluria tipo 1

La hiperoxaluria tipo 1 es una enfermedad autosómica recesiva debida a la sobreproducción de oxalato, con su consiguiente depósito. Esta sobreproducción es secundaria a un defecto enzimático sobre la enzima alanina-glioxilato-aminotransferasa, específica de los peroxisomas de los hepatocitos. Dicha enzima está codificada por un gen situado en el cromosoma 2q35.5[28,29].

Los tejidos donde se produce el depósito son el corazón, los huesos y los riñones, siendo el fallo renal la principal causa de muerte en estos pacientes.

Las terapias médicas no han demostrado ser efectivas y aproximadamente el 50 % de los niños afectados desarrollarán una enfermedad renal terminal a los 15 años de vida, con un riesgo de mortalidad cercano al 30 %.

En la actualidad, el tratamiento de elección es el trasplante hepatorrenal combinado, dado que el trasplante renal aislado no previene la recurrencia de la enfermedad renal. El primer trasplante hepatorrenal combinado para el tratamiento de la hiperoxaluria primaria lo realizaron Watts et al.[30] en 1987. Con el tiempo, los resultados obtenidos en estos casos confirmaron la indicación del trasplante combinado como tratamiento de elección[21].

Algunos grupos han sugerido la realización de un trasplante hepático aislado en los casos en los que la enfermedad renal aún no ha evolucionado a un estadio terminal y pueda recuperarse. Basándose en la experiencia europea, Watts et al.[30] sugieren que cuando la tasa de filtrado glomerular es inferior a 25 ml/min/1,73 m² el tratamiento de elección es el trasplante combinado, mientras que si la tasa de filtrado glomerular es superior a 25 ml/min/1,73m² puede intentarse solo la realización de un trasplante hepático aislado cuando la gravedad de la enfermedad hepática lo requiera.

En la **tabla 16-3** se listan otras enfermedades metabólicas con indicación de trasplante hepático.

Fallo hepático agudo

El fallo hepático agudo es una enfermedad multisistémica, con afectación grave de la función hepática (INR > 1,5 o actividad de protrombina inferior al 50 %), de aparición aguda, con encefalopatía o sin ella, que ocurre en asociación con necrosis hepatocelular en un niño sin enfermedad he-

Tabla 16-3. Otras enfermedades metabólicas con indicación de trasplante hepático

Trastornos del metabolismo de los aminoácidos
- Defectos del ciclo de la urea
  - Déficit de ornitina-transcarboamilasa
  - Déficit de carbamilfosfato-sintetasa
  - Déficit de argininsuccinato-sintetasa
- Otros defectos del metabolismo de los aminoácidos
  - Metilmalonicoacidemia
  - Propionicoacidemia
  - Enfermedad de la orina con olor a jarabe de arce

Trastornos del metabolismo de los hidratos de carbono
- Galactosemia
- Fructosemia
- Enfermedades del almacenamiento del glucógeno

Trastornos del metabolismo de los lípidos
- Hipercolesterolemia familiar
- Lipoidosis
  - Enfermedad de Gaucher
  - Enfermedad de Niemann-Pick
  - Enfermedad de Wolman
  - Enfermedad del almacenamiento de ésteres de colesterol

Trastornos del metabolismo de la bilirrubina
- Síndrome de Crigler-Najjar

Otros trastornos del metabolismo
- Hemocromatosis neonatal
- Defectos de la función mitocondrial
- Mucopolisacaridosis

pática previa conocida. Es la causa de aproximadamente el 10-15 % de los trasplantes hepáticos.

El fallo hepático agudo puede clasificarse en tres tipos en función de una serie de características:

- *Fallo hepático hiperagudo:* coagulopatía de menos de 10 días con importante edema cerebral. La ictericia a veces está ausente y la encefalopatía es variable. Ejemplo: intoxicación por paracetamol, intoxicación por *Amanita phalloides, shock* y enfermedades metabólicas.
- *Fallo hepático agudo:* coagulopatía que dura entre 10 y 30 días con importante edema cerebral y peor pronóstico.
- *Fallo hepático subagudo:* coagulopatía de más de 31 días de duración, con baja incidencia de edema cerebral. La ictericia casi siempre está presente y la encefalopatía generalmente predice un estado preterminal. Las causas más frecuentes son: enfermedad autoinmune, enfermedad de Wilson, fármacos o idiopática.

En el 40-50 % de los casos no se consigue establecer la etiología. Las causas más frecuentes de fallo hepático en niños se recogen en la **tabla 16-4**.

Para llegar al diagnóstico es importante tener un alto índice de sospecha. Se sospechará un fallo hepático agudo en un paciente con encefalopatía, alteración en la coagulación (actividad de protrombina < 50 %) y disfunción hepática grave sin antecedentes de enfermedad hepática. Es importante descartar otras causas que alteren la coagulación y confirmar que la encefalopatía no se deba a un trastorno neurológico de otra etiología[31].

Las principales alteraciones bioquímicas que aparecen en el fallo hepático agudo y que deben evaluarse son:

Tabla 16-4. Causas de fallo hepático agudo en los niños

Infecciones
- Virus: hepatitis A, B, C y E, virus de Epstein-Barr, citomegalovirus, otros herpevirus, echovirus, adenovirus, Coxsackie
- Sepsis bacteriana
- Otros: leptospirosis, sífilis, *Coxiella burnetti*, *Plasmodium falciparum*, *Entamoeba histolytica*

Tóxicos
- Hepatotoxicidad directa: paracetamol, salicilatos, fósforo, disolventes, *Amanita phalloides*, tetracloruro de carbono
- Idiosincrasia: isoniazida, halotano, AINE, valproato, carbamazepina, amiodarona, propiltiouracilo, tetraciclinas

Errores innatos del metabolismo
- Galactosemia
- Fructosemia
- Tirosinemia tipo 1
- Defectos de la síntesis de ácidos biliares
- Errores de la β-oxidación de ácidos grasos
- Enfermedad de Wolman
- Hemocromatosis neonatal
- Enfermedad de Wilson

Hepatopatías autoinmunes

Enfermedades infiltrativas
- Metastásicas
- Leucemias o linfomas
- Tumores primarios

Isquemia o irradiación

- Alteración de la coagulación: aparece en el 100 % de los casos. Un factor V < 17 %, un factor VII < 8 % y un INR > 4 son signos de mal pronóstico.
- Enzimas de necrosis: GOT y GPT están habitualmente muy elevadas, excepto en las metabolopatías.
- Elevación de la bilirrubina directa (la indirecta se eleva más tarde).
- Disminución de la síntesis de albúmina, colesterol, glucemia, colinesterasa y urea.
- Hiperamoniemia.

Para establecer el diagnóstico etiológico debe realizarse una valoración exhaustiva del paciente:

- Historia clínica detallada y exploración física.
- Exploraciones complementarias.
- Serología: virus de hepatitis A (VHA), ADN de VHB, ARN de virus de hepatitis C (VHC), VEB, CMV, virus de la inmunodeficiencia humana (VIH) y otros virus (parvovirus B19, adenovirus, etc.).
- Tóxicos en sangre y orina: niveles de paracetamol.
- Inmunoglobulinas y autoanticuerpos (anticuerpos antinucleares, antimúsculo liso, antimicrosomas de hígado y riñón, prueba de Coombs).
- Cultivos: sangre, orina.
- α_1-Antitripsina (incluyendo fenotipo).
- Estudio de metabolopatías.
- Aminoácidos en sangre y orina, ácido láctico y equilibrio ácido-base en sangre, ácidos orgánicos y cuerpos reductores en orina.

- Galactosa-1-fosfato-uridiltransferasa eritrocitaria (galactosemia).
- En lactantes: succinilacetona en orina (tirosinemia de tipo I).
- En mayores de 3 años: ceruloplasmina y cupremia y eliminación de cobre en orina de 24 horas.
- Otras pruebas: hemograma, eco-Doppler hepático para descartar tumores, abscesos o quistes y valorar signos de hipertensión portal.

El trasplante hepático es la única medida curativa disponible en la actualidad, aunque los resultados son generalmente peores que en el trasplante hepático programado.

Debe llevarse a cabo en el lapso de tiempo que hay entre la certeza de la irreversibilidad del fallo hepático y la aparición de lesiones neurológicas definitivas. Los parámetros de inclusión más valorados son la aparición de encefalopatía (grado III o IV) y coagulopatía (INR > 4 o bien una cuantificación del factor V < 25 %), así como la constatación de una afectación grave persistente o progresiva de la función hepática, pero siempre considerando la presencia de otros factores (etiología, complicaciones)[32]. La principal contraindicación para el trasplante es el daño neurológico irreversible y el fallo multiorgánico[33,34].

Los criterios mas aceptados por los distintos autores son los del *King's College Hospital*[31], pero hay determinadas enfermedades en las que se han establecido criterios específicos de trasplante hepático como:

- Enfermedad de Wilson: puntuación de Nacer.
- Tirosinemia: trasplante hepático si la bilirrubina es > 100 µM/l o la actividad de protrombina no aumenta después de 14 días de tratamiento.
- Hemocromatosis neonatal: elevación mantenida de la bilirrubina (> 20 mg/dl), alteración persistente de la coagulación (tiempo de protrombina > 20 segundos), encefalopatía grado II, hipoglucemia persistente (glucemia < 4 mmol/l) y elevación persistente de la ferritina (> 1.000 µg/l).

El pronóstico depende de la causa del fallo hepático agudo, de la edad del niño y del grado de encefalopatía. La supervivencia sin trasplante cuando la causa es de origen metabólico o idiopática es del 43-44 %, mientras que cuando la causa del fallo hepático agudo es una hepatitis no A, no E o una enfermedad de Wilson raramente sobreviven sin el trasplante. La presencia de ictericia más de 7 días antes del desarrollo de encefalopatía, la persistencia de encefalopatía grave (grado III-IV), un INR > 6 o un tiempo de protrombina > 55 segundos, un descenso en los valores de las transaminasas y un factor V < 25 % de lo normal son factores predictores de mala evolución[35,36].

Tumores hepáticos

Los tumores hepáticos son una indicación poco frecuente de trasplante hepático en niños. El hepatoblastoma y el carcinoma hepatocelular son las neoplasias hepáticas malignas primarias que se encuentran más comúnmente. Los resultados obtenidos con el trasplante hepático en el hepatoblastoma han ido mejorando con el paso del tiempo; sin embargo, la indicación del trasplante hepático en presencia de un carcinoma hepatocelular no está tan clara como en los pacientes adultos.

Hepatoblastoma

El hepatoblastoma es el tumor hepático maligno más común en la niñez y la adolescencia, con una incidencia anual de 1 cada 1.000.000 de niños, y en orden de frecuencias es el tercer tumor maligno intraabdominal después del tumor de Wilms (nefroblastoma) y el neuroblastoma.

La media de edad en el momento del diagnóstico es de 1 año y se da con mayor frecuencia en niños.

La presentación clínica puede ser variable, desde un hallazgo casual en un paciente asintomático hasta manifestarse como un abdomen agudo por rotura del tumor o un tumor de gran tamaño que produce manifestaciones clínicas por compresión de estructuras vecinas. En raras ocasiones, el tumor puede producir la hormona gonadotropina coriónica humana (β-HCG) y ocasionar un síndrome paraneoplásico que conlleva una pubertad precoz[21].

La etiología del tumor es desconocida. Se sabe que pacientes con la variante hemihipertrófica del síndrome de Beckwith-Wiedemann y pacientes con poliposis adenomatosa familiar tienen una mayor incidencia de hepatoblastoma, por lo que estos pacientes deben ser seguidos de cerca durante la infancia.

El hepatoblastoma puede clasificarse desde el punto de vista histológico en epitelial, anaplásico y de células macrotrabeculares. El tipo epitelial, la forma más frecuente, se divide en formas fetales y formas embrionarias. El hepatoblastoma fetal es el que tiene mejor pronóstico de todas las variantes.

Desde el punto de vista analítico, estos pacientes pueden tener anemia, leucocitosis y trombocitosis. Las transaminasas suelen tener unos valores normales. La alfafetoproteína (AFP) está elevada en más del 90 % de los casos y, en ocasiones, como ya se ha mencionado, puede estar elevada la β-HCG.

La realización de pruebas de imagen, como la tomografía computarizada o la resonancia magnética, es indispensable para establecer la estadificación del tumor. Además, proporciona información como la presencia de trombosis portal, adenopatías en el hilio hepático o enfermedad metastásica a distancia.

La clasificación más utilizada para la estadificación del hepatoblastoma es la PRETEXT (*pre-treatment extent of disease*), descrita por el grupo SIOPEL (*International Childhood Liver Tumour Strategy Group*), la cual mediante la división del hígado en cuatro sectores (posterior derecho, anterior derecho, medial izquierdo y lateral izquierdo) clasifica a los pacientes en cuatro grados en función de la afectación hepática[37] (**Fig. 16-1**):

- PRETEXT I: tumor que afecta solo a 1 sector.
- PRETEXT II: tumor que afecta 2 sectores contiguos.
- PRETEXT III: tumor que afecta 3 sectores contiguos o 2 sectores separados.
- PRETEXT IV: tumor que afecta a los 4 sectores.

La cirugía es el tratamiento de elección de estos tumores; es necesaria la resección de todo el parénquima hepático afectado para conseguir bordes libres (R0), quedando relegado por lo tanto el trasplante hepático a los casos no resecables. No obstante, cuando existen dudas sobre la resecabilidad de la lesión se puede administrar tratamiento neoadyuvante y reevaluar de nuevo una posible resección quirúrgica antes de plantear la necesidad de un trasplante hepático. La neoadyuvancia permite no solo rescatar a pacientes inoperables, sino también tratar metástasis a distancia ocultas, que son detectables únicamente en el momento del diagnóstico en el 20 % de los casos.

Mientras que en Estados Unidos la estrategia terapéutica es operar de entrada a todos los pacientes con enfermedad resecable, en Europa se ha extendido desde la década de 1990 la utilización de tratamiento neoadyuvante en todos los casos[38,39].

Los siguientes criterios son los recomendados por el grupo SIOPEL para considerar el trasplante hepático en niños con hepatoblastoma[39]:

- Tumores multicéntricos PRETEXT IV.
- Tumores unifocales PRETEXT IV.
- Tumores PRETEXT III muy cercanos a los grandes vasos que generen dudas a la hora de conseguir un margen de resección R0.
- Tumores con afectación de la vena cava o de las tres venas suprahepáticas.
- Tumores con invasión de la vena porta o de ambas ramas principales, derecha e izquierda.
- Persistencia tumoral o recurrencia después de resección.

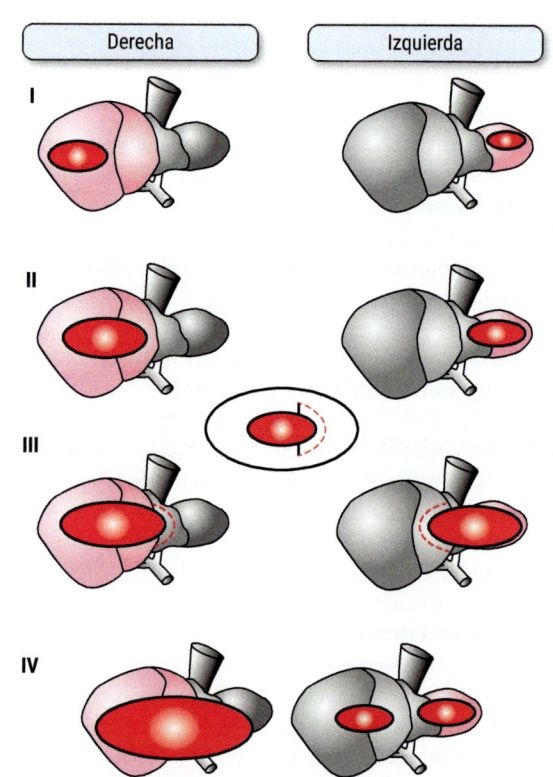

Figura 16-1. Esquema del sistema de estadificación PRETEXT.

Los resultados iniciales del trasplante hepático en estos pacientes fueron malos, con una tasa de supervivencia global próxima al 50 %. Posteriormente, mediante la asociación de tratamiento adyuvante después del trasplante hepático se consiguieron mejores resultados, alcanzando una tasa de supervivencia a los 5 años del 60-90 % en función de los diferentes estudios[39].

La tasa de recidiva después del trasplante supera el 20-25 % en algunas series. El pronóstico en estos pacientes empeora considerablemente y, aunque son varias las opciones de tratamiento, entre ellas el retrasplante hepático, la supervivencia a largo plazo disminuye de forma importante si se compara con los pacientes con un tumor primario[40].

Carcinoma hepatocelular

Es la neoplasia hepática maligna primaria más frecuente en niños mayores. A diferencia del hepatoblastoma, tiende a afectar a niños > 4 años. Su incidencia es más elevada en regiones endémicas para la infección por el VHB y el VHC. De hecho, la vacunación frente al VHB ha disminuido la incidencia de carcinoma hepatocelular en estos pacientes, principalmente en dichas regiones[41].

Las principales diferencias con el hepatoblastoma son su aparición en hígados que ya están enfermos (atresia biliar, tirosinemia, anemia de Fanconi, glucogenosis tipo I, CIFP y hepatitis víricas) y la alta tendencia a presentar metástasis tanto intrahepáticas (multifocalidad) como por vía linfática y hematógena en el momento del diagnóstico, lo que limita las tasas de curación y empeora considerablemente el pronóstico en comparación con el hepatoblastoma[42].

La variante de carcinoma hepatocelular fibrolamelar aparece típicamente en hígados sanos en adolescentes y, a diferencia del carcinoma clásico, las tasas de resecabilidad y curación son mayores[43].

Las manifestaciones clínicas son similares a las descritas en pacientes con hepatoblastoma, siendo los principales síntomas el dolor abdominal y la palpación de una masa abdominal. Aproximadamente el 50 % de los niños con carcinoma hepatocelular tendrán la AFP elevada.

El tratamiento de elección es la cirugía, pero solo el 10-30 % de los casos son resecables en el momento del diagnóstico[44].

En distintas series se ha estudiado el valor de la neoadyuvancia con quimioterapia en el tratamiento del carcinoma hepatocelular. En el estudio SIOPEL se constató una tasa de respuesta parcial del 49 %, con una tasa de resección completa posneoadyuvancia del 36 %. Otros estudios han obtenido resultados similares, llegándose a la conclusión de que la quimioterapia neoadyuvante mejora significativamente el pronóstico de estos pacientes[37].

Al igual que en el hepatoblastoma, el trasplante hepático se reserva para los pacientes con tumores no resecables. Sin embargo, la presencia de enfermedad hepática subyacente aumenta el número de candidatos a trasplante hepático de entrada. El trasplante, además, se asocia a una tasa de resecabilidad de enfermedad subyacente elevada.

La experiencia del trasplante hepático en este escenario es escasa y, a diferencia del adulto, no está claro qué criterios deben aplicarse. En una revisión sistemática reciente se observó que no había diferencias entre los pacientes que cumplían los criterios de Milán y los que no los cumplían, mientras que sí se encontraron cuando se aplicaban los criterios de San Fransciso. Tampoco queda claro el papel de los valores de la AFP ni se conocen otros biomarcadores que puedan ayudar a seleccionar a los pacientes que se vayan a beneficiar del trasplante de aquellos en los que pudiera estar desaconsejado[45,46].

Las tasas de supervivencia a los 5 años publicadas con trasplante hepático son variables en función de los distintos estudios, oscilando entre el 63 y el 89 %[45,46], mientras que la tasa de recurrencia global es superior al 15 %[46].

La principal causa de muerte en estos pacientes es la recurrencia tumoral, ya sea de forma local o como metástasis a distancia.

Hepatopatías crónicas

Las principales indicaciones englobadas en este apartado son las cirrosis víricas, la cirrosis autoimmune y la cirrosis criptogénica. El trasplante hepático en dichas situaciones se da en un contexto similar al de los pacientes adultos, y en los niños el PELD sustituye al MELD como marcador pronóstico pretrasplante, siendo uno de los principales criterios que han de tenerse en cuenta a la hora de realizar la indicación[47].

La fórmula para calcular el PELD es:

$$PELD = 0,436 \text{ edad } (< 1 \text{ año}) - 0,687 \log \text{ albúmina (g/dl)} + 0,480 \log \text{ bilirrubina total (mg/dl)} + 1,857 \log INR + + 0,667 \text{ retraso crecimiento } (z < -2)$$

CONTRAINDICACIONES DEL TRASPLANTE HEPÁTICO EN NIÑOS

La existencia de otras alternativas de tratamiento debe ser una contraindicación para el trasplante hepático mientras se disponga de ellas, dado que el trasplante no deja de ser un procedimiento con una elevada morbimortalidad. No obstante, en estas situaciones es importante valorar los riesgos/beneficios de una opción u otra, y la mejor manera de hacerlo es mediante la decisión multidisciplinaria consensuada en centros de referencia en base a su propia experiencia (**Tabla 16-5**).

En ciertas situaciones en las que la presencia de determinadas enfermedades puede llevar asociada una lesión cerebral difusa (distintos subtipos de la enfermedad de Niemann-Pick, enfermedad de Gaucher y las enfermedades peroxisomales), el trasplante hepático debe considerarse de forma cautelosa, ya que en muchas ocasiones no va a impedir la aparición ni progresión de los síntomas neurológicos causados por esas deficiencias enzimáticas[48]. En determinadas situaciones puede ser muy complicado el pronóstico de la afectación cerebral, como es el caso de los pacientes con fallo hepático agudo. En estos casos, la afectación neurológica habitualmente se recupera tras el trasplante hepático, pero hay casos después de un trasplante exitoso en los que el deterioro neurológico empeora y puede terminar en muerte cerebral[49].

Tabla 16-5. Contraindicaciones para el trasplante hepático en niños

Contraindicaciones absolutas
- Afectación neurológica irreversible
- Metástasis hepáticas de tumores extrahepáticos
- Tumores hepáticos con metástasis no resecables

Situaciones de alto riesgo
- Malformaciones/alteraciones vasculares
- Cirugía abdominal previa
- Edad < 1 año
- Malnutrición grave
- Afectación grave de otros órganos (cardiopatía, síndrome hepatopulmonar)

Enfermedades degenerativas o recidivantes
- Enfermedades mitocondriales
- Enfermedad de Niemann-Pick
- Fallo hepático agudo por ácido valproico
- Acidemia metilmalónica
- Síndrome hemofagocítico
- Hepatitis de células gigantes Coombs positiva
- Histiocitosis de células de Langerhans

La afectación de otros órganos, que a menudo ocurre en estos pacientes con enfermedades congénitas, muchas veces puede contraindicar el trasplante hepático, aunque en ciertas situaciones debe realizarse el trasplante combinado de los órganos afectos. Por ejemplo, el síndrome de Alagille con frecuencia se asocia a una cardiopatía compleja congénita. Por otro lado, tanto el síndrome de Alagille como el déficit de α_1-antitripsina pueden asociarse a cierto grado de nefropatía, que en su fase terminal requiera la indicación de trasplante renal, en cuyo caso deba realizarse un trasplante hepatorrenal simultáneo[50].

En ciertas enfermedades en las que se ha descrito una elevadísima tasa de recidiva sobre el injerto de la enfermedad de base, la indicación también debe establecerse de forma cuidadosa. Suelen ser enfermedades raras en las que la experiencia con el trasplante hepático a menudo es escasa y está limitada a casos aislados o series cortas de casos. Esto ocurre en la enfermedad de Niemann-Pick y la histiocitosis de células de Langerhans. En la primera existe una tasa de recidiva de la enfermedad sobre el injerto muy elevada en la mayoría de las experiencias publicadas, y en la segunda además de haberse visto una recidiva de la colangitis esclerosante que suele originar la disfunción hepática, se ha constatado una alta tasa de síndrome linfoproliferativo en el postrasplante. No obstante, la indicación o la contraindicación en estos casos debe establecerse basándose en la propia experiencia personal en centros de referencia.

Muchas situaciones conllevan mayor dificultad quirúrgica (agenesia portal, cirugía abdominal previa) o un aumento del riesgo de mortalidad postrasplante (sepsis, malnutrición grave, afectación grave renal, pulmonar o cardíaca) sin que supongan una contraindicación absoluta. En la primera de las dos situaciones las mejoras técnicas han permitido que se realice el trasplante hepático en muchos casos en los que previamente era una contraindicación absoluta, pudiendo incluso plantearse un trasplante hepatointestinal en casos seleccionados[51]. En la segunda, la indicación debe realizarse de forma cuidadosa intentando practicar el trasplante en el momento que resulte más beneficioso para el paciente. La corrección o, al menos, la optimización de dichas situaciones previas al trasplante consigue que sus resultados sean mejores y que disminuya el riesgo asociado al propio procedimiento.

Finalmente, la presencia de una infección sistémica debe considerarse una contraindicación relativa, dado que la situación del enfermo muchas veces no puede evitar la realización del trasplante en este contexto. Si la infección condiciona una situación de sepsis grave con fallo multiorgánico asociado, debe replantearse el trasplante, puesto que la tasa de mortalidad asociada en estas situaciones con el trasplante es muy elevada a pesar del éxito del procedimiento[47].

RESULTADOS A LARGO PLAZO DEL TRASPLANTE HEPÁTICO PEDIÁTRICO

El Registro Europeo de Trasplante Hepático (ELTR) recoge una actividad de 14.844 niños trasplantados entre 1988 y 2020, 6.171 menores de 2 años y 8.673 de 2-18 años[48].

Las principales indicaciones en niños menores de 2 años fueron las enfermedades colestásicas (70,6 %) y en niños de 2-18 años las enfermedades colestásicas (33,8 %), las enfermedades metabólicas (24 %) y el fallo hepático agudo (15,1 %).

La supervivencia del paciente al cabo de 1, 3 y 5 años en función de la etiología fue:

- Enfermedades colestásicas: 91 %, 89 % y 87 %, respectivamente.
- Enfermedades metabólicas: 91 %, 89 % y 86 %, respectivamente.
- Cirrosis: 86 %, 83 % y 81 %, respectivamente.
- Fallo hepático agudo: 77 %, 75 % y 73 %, respectivamente.

El impacto de la edad del donante en la supervivencia tanto del injerto como del paciente parece claro, obteniéndose mejores resultados en donantes con edades comprendidas entre los 6 meses y los 50 años; no obstante, se han publicado estudios con injertos de donantes mayores a los 50 años con resultados satisfactorios[49].

Por otro lado, el impacto del tipo de injerto (completo, reducido, *split* o donante vivo) no está del todo claro. En el *Split Registry*, los resultados obtenidos fueron mejores en pacientes que recibieron un injerto total, mientras que en el *Scientific Registry of Transplant Patients* de Estados Unidos se objetivó una mejor supervivencia tanto del paciente como del injerto en pacientes menores de 2 años que recibieron un injerto hepático de donante vivo[50]. Estas conclusiones conflictivas pueden estar en relación con la diferente experiencia acumulada por los distintos centros, si bien en los últimos estudios publicados no existen diferencias estadísticamente significativas para los distintos tipos de injerto en cuanto a supervivencia del paciente, supervivencia del injerto, complicaciones vasculares y complicaciones biliares[51,52].

REFERENCIAS BIBLIOGRÁFICAS

1. McDiarmid SV, Anand R, Lindblad AS. Studies of pediatric liver transplantation: 2002 update. An overview of demographics, indications, timing, and immunosuppressive practices in pediatric liver transplantation in the United States and Canada. Pediatr Transplant 2004; 8: 284-94.
2. Kayler LK, Rasmussen CS, Dykstra DM et al. Liver transplantation in children with metabolic disorders in the United States. Am J Transplant 2003; 3: 334-9.
3. Squires RH Jr, Shneider BL, Bucuvalas J et al. Acute liver failure in children: the first 348 patients in the pediatric acute liver failure study group. J Pediatr 2006; 148: 652-8.
4. Jara P, Martin Ibáñez, de la Vega A. Atresia biliar. En: Berenguer J, Parrilla P, eds. Trasplante hepático. Elba, 1999; p. 455-9.
5. Shneider BL, Brown MB, Haber B et al. A multicenter study of the outcome of biliary atresia in the United States, 1997 to 2000. J Pediatr 2006; 148: 467-74.
6. Otte JB, Ville de Goyet J, Reding R et al. Sequential treatment of biliary atresia with kasai portoenterostomy and liver transplantation: a review. Hepatology 1994; 20: 41S-8S.
7. Hoffenberg EJ, NArkewicz MR, Sondheimer JM et al. Outcome of syndromic paucity of interlobular bile ducts (Alagille syndrome) with onset of cholestasis in infancy. J Pediatr 1995; 127: 220-4.
8. Cardona J, Houssin D, Gauthier F et al. Liver transplantation in children with Alagille syndrome –a study of twelve cases. Transplantation 1995; 60: 339-42.
9. Jacquemin E, Dumont M, Bernard O, Erlinger S, Hadchouel M. Evidence for defective primary bile acid secretion in children with progressive familial intrahepatic cholestasis (Byler disease). Eur J Pediatr 1994; 153: 424-8.
10. Balistreri WF. Intrahepatic cholestasis. J Pediatr Gastroenterol Nutr 2002; 35 (Suppl 1): S17-23.
11. Balistreri WF. Neonatal cholestasis. J Pediatr 1985; 106: 171-84.
12. Whitington PF, Freese DK, Alonso EM et al. Clinical and biochemical findings in progressive familial intrahepatic cholestasis. J Pediatr Gastroenterol Nutr 1994; 18: 134-41.
13. Davis ID, Burke B, Freese D et al. The pathologic spectrum of the neuropathy associated with alpha 1-antitrypsin deficiency. Hum Pathol 1992; 23: 57-62.
14. Khanna A, Jain A, Eghtesad B, Rakela J. Liver transplantation for metabolic liver diseases. Surg Clin North Am 1999; 79: 153-62.
15. Kelly DA. Currents results and evolving indications for liver transplantation in children. J Pediatr Gastroenterol Nutr 1998; 27: 214-21.
16. Manzanares López-Manzanares J, Medina Benítez E, Urruzuno Tellería P. Trasplante hepático por enfermedades metabólicas en el paciente pediátrico. En: Vicente E, Loinaz C, eds. El trasplante hepático en el comienzo del milenio. Atheneu Hispanica, 2006; p. 843-75.
17. http://www.eltr.org/Pediatric-transplantation.html
18. Bourdeaux C, Tri TT, Gras J et al. PELD score and posttransplant outcome in pediatric liver transplantation: a retrospective study of 100 recipients. Transplantation 2005; 79: 1273-6.
19. Menon J, Vij M, Sachan D et al. Pediatric metabolic liver diseases: evolving role of liver transplantation. World J Transplant 2021; 11: 161-79.
20. McDiarmid SV, Millis MJ, Olthoff KM, So SK. Indications for liver transplantation in children for metabolic diseases. Transplant Proc 1998; 30: 1993-1994.
21. McDiarmid SV. Liver transplantation for metabolic disease. En: Busuttil RW, Klintmalm GB, eds. Transplantation of the liver. Elsevier, 2006; p. 337-66.
22. Sánchez-Albisua T, Garde T, Hierro L et al. A high index of suspicion: the key to an early diagnosis of Wilson´s disease in childhood. J Pediatr Gastroenterol Nutr 1999; 28: 186-90.
23. Sternlieb I. Diagnosis of Wilson's disease. Gastroenterology 1978; 74: 787-93.
24. Nazer H, Ede RJ, Mowat AP, Williams R. Wilson´s disease: clinical presentation and use of prognostic index. Gut 1986; 27: 1377-81.
25. Komatsu H, Fujisawa T, Inui A et al. Hepatic copper concentration in children undergoing living related liver transplantation due to Wilsonian fulminant hepatic failure. Clin Transplant 2002; 16: 227-32.
26. Milkiewicz P, Skiba G, Kelly D et al. Transplantation for cystic fibrosis: outcome following early liver transplantation. J Gastroenterol Hepatol 2002; 17: 208-13.
27. Molmenti EP, Squires RH, Nagata D et al. Liver transplantation for cholestasis associated with cystic fibrosis in the pediatric population. Pediatr Transplant 2003; 7: 93-7.
28. Shapira R, Hadzic N, Francavilla R et al. Retrospective review of cystic fibrosis presenting as infantile liver disease. Arch Dis Child 1999; 81: 125-8.
29. Cox KL, Ward RE, Furgiuele TL et al. Orthotopic liver transplantation in patients with cystic fibrosis. Pediatrics 1987; 80: 571-4.
30. Watts RWE, Danpure CJ, De Pauw L et al. Combined liver-kidney and isolated liver transplantation for primary hyperoxaluria type 1: the European experience. Nephrol Dial Transplant 1991; 6: 502-11.
31. Alonso EM, Superina RA, Whitington PF. Fulminant hepatitis and acute liver failure. En: Kelly DA, ed. Diseases of the liver and biliary system in children. Oxford: Blackwell Science, 1999; p. 77- 94.
32. Bhaduri BR, Mieli-Vergani G. Fulminant hepatic failure: pediatric aspects. Semin Liver Dis 1996, 16: 349-55.
33. Manzanares J, Jiménez-Gómez J. Fallo hepático agudo. En: SENGHP, ed. Tratamiento en gastroenterolgía, hepatología y nutrición pediátrica. Ergon 2008; p. 501-23.
34. Durand P, Debray D, Mandel R et al. Acute liver failure in infancy: a 14-year experience of a pediatric liver transplantation center. J Pediatr 2001; 139: 871-6.
35. Kelly DA. Managing liver failure. Postgrad Med J 2002; 78: 660-7.
36. Sabapathy DG, Desai MS. Acute liver failure in children. Pediatric Clin North Am 2022; 69: 465-95.
37. Rogiers X, de Bruyne R. Malignant liver tumors in children. En: Clavien PA, Breitenstein S, eds. Malignant liver tumors: current and emerging therapies. Wiley-Blackwell 2010; 39: 475-86.
38. Kremer N, Walther AE, Tiao GM. Management of hepatoblastoma: an update. Curr Opin Pediatr 2014; 26: 362-9.
39. Perilongo G, Shafford E, Maibach R et al. Risk adapted treatment for childhood hepatoblastoma. Final report of the second study of the International Society of Paediatric Oncology SIOPEL-2. Eur J Cancer 2004; 40: 411-21.
40. Castle JT, Levy BE, Rodeberg DA. Abdominal tumors: Wilms, neuroblastoma, rhabdomyosarcoma, and hepatoblastoma. Surg Clin North Am 2022; 102: 715-37.
41. Exelby PR, Filler RM, Grossfeld JL. Liver tumors in children in the particular reference to hepatoblastoma and hepatocellular carcinoma: American Academy of Pediatrics Surgical Section. J Pediatr Surg 1975; 10: 329-37.
42. Ni YH, Chang MH, Hsy HY et al. Hepatocellular carcinoma in childhood. Clinical manifestations and prognosis. Cancer 1991; 68: 1737-41.
43. El-Sarg HB, Davilla JA. Is fibrolamelar carcinoma different from hepatocellular carcinoma? A US population based study. Hepatology 2004; 39: 798-803.
44. Seung-Beom Y, Hyung-Young K, Hong EO et al. Clinical characteristics and prognosis of pediatric hepatocellular carcinoma. World J Surg 2006; 30: 43-50.
45. Beaunoyer M, Vanatta JM, Ogihara M et al. Outcomes of transplantation in children with primary hepatic malignancy. Pediatr Transplant 2007; 11: 655-60.
46. Kakos CD, Ziogas IA, Demiri CD et al. Liver transplantation for pediatric hepatocellular carcinoma: a systematic review. Cancers 2022; 14: 1294.
47. Austin MT, Leys CM, Feurer ID et al. Liver transplantation in childhood malignancy: a review of the United Network of Organ Sharing (UNOS) database. J Pediatr Surg 2006; 41: 182-6.
48. http://www.eltr.org/Pediatric-transplantation.html
49. Bourdeaux C, Tri TT, Gras J et al. PELD score and posttransplant outcome in pediatric liver transplantation: a retrospective study of 100 recipients. Transplantation 2005; 79: 1273-6.
50. Petz W, Spada M, Sonzogni A et al. Pediatric split liver transplantation using elderly donors. Transplant Proc 2001; 33: 1361-3.
51. Roberts JP, Hulbert-Shearon TE, Merion RM, Wolfe RA, Port FK. Influence of graft type on outcomes after pediatric liver transplantation. Am J Transplant 2004; 4: 373-7.
52. Busuttil RW, Farmer DG, Yersiz H et al. Analysis of long-term outcomes of 3200 liver transplantations over two decades: a single-center experience. Ann Surg 2005; 241: 905-16.

 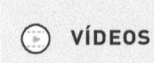

VÍDEOS

Indicaciones y contraindicaciones del trasplante hepático en el adulto

17

A. Marcacuzco Quinto, C. Jiménez Romero, I. Justo Alonso, Ó. Caso Maestro, O. A. Nutu,
A. Manrique Municio, Á. García-Sesma, J. Calvo Pulido, C. Loinaz Segurola y E. Moreno González

INTRODUCCIÓN

El primer trasplante de hígado humano ortotópico realizado en Europa fue llevado a cabo por Roy Calne en Cambridge, en 1968[1], solo un año después de que se hubiese practicado el primer trasplante hepático en Denver (Colorado) por Thomas Starzl[2]. Desde ese momento, el trasplante hepático ha ido creciendo de forma exponencial, convirtiéndose actualmente en el tratamiento de elección para los pacientes con un fallo hepático crónico o agudo con evolución a insuficiencia hepática sin un tratamiento alternativo eficaz. Además, en los últimos años, el trasplante hepático se ha considerado el tratamiento de elección en determinados tipos de enfermedades metabólicas que tienen su origen en el hígado y que causan trastornos importantes en otros órganos, a pesar de que el hígado sea anatómica y funcionalmente normal[3].

INDICACIONES DEL TRASPLANTE HEPÁTICO

El trasplante hepático debe considerarse en cualquier paciente con una enfermedad hepática en estadio avanzado, en la que el trasplante pueda significar un aumento en la esperanza de vida, más allá de lo esperado conforme a la enfermedad subyacente, o un aumento en la calidad de vida de dicho paciente. De esta manera, se deben seleccionar como candidatos a trasplante hepático los pacientes cuya calidad de vida sea mala o inaceptable o cuya expectativa de vida sea menor de 1 año, debiéndose realizar una evaluación médica detallada con el fin asegurar la viabilidad del trasplante[4].

La indicación de trasplante hepático en adultos incluye pacientes con enfermedad hepática avanzada, con un carcinoma hepatocelular y con fallo hepático agudo, siendo la cirrosis hepática la indicación más común en pacientes adultos con enfermedad hepática en estadio avanzado. Por lo tanto, todos los pacientes con complicaciones graves de la cirrosis, como varices hemorrágicas, ascitis intratable, síndrome hepatorrenal y encefalopatía grave, deben ser referi-

dos a centros de referencia que cuenten con un equipo de trasplante hepático[4].

Por otro lado, el fallo hepático fulminante representa una indicación urgente de trasplante hepático, siendo sus causas más comunes los virus hepatótropos, los fármacos (como paracetamol, etc.) y otros agentes tóxicos. La proporción de cada uno de estos agentes como causante de fallo hepático fulminante varía en cada país. Otra causa importante de trasplante hepático son las hepatitis seronegativas, ocupando en el Reino Unido el primer lugar para tal indicación en el fallo hepático fulminante. El pronóstico en estos casos estará especialmente determinado por la afectación neurológica, pero es sensible sobre todo al daño de otros órganos; sin embargo, el trasplante hepático ha revolucionado el pronóstico del fallo hepático fulminante dando lugar a un aumento de la supervivencia para todas las causas desde el 10-20 % hasta el 75-80 % al primer año y 70 % a los 5 años[5,6]. Las indicaciones de trasplante hepático se resumen en la **figura 17-1**.

Cirrosis por el virus de la hepatitis B

La indicación de trasplante hepático por infección del virus de la hepatitis B (VHB) descompensada está disminuyen-

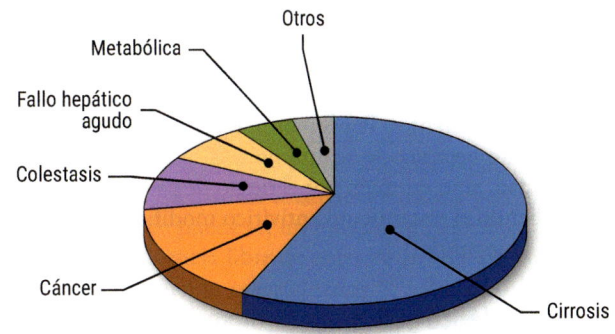

Figura 17-1. Principales indicaciones del trasplante hepático en adultos.

177

Sin embargo, en pacientes con tumores avanzados e irresecables, confinados al hígado, en los que se consigue una respuesta sostenida al tratamiento neoadyuvante, el trasplante hepático puede considerarse una opción dentro de los protocolos prospectivos. Así, el papel de las terapias adyuvantes aún está en debate[30].

Metástasis hepáticas

Clásicamente, los tumores metastásicos del hígado se han considerado una indicación poco frecuente de trasplante hepático, aunque algunos centros han continuado utilizándolo en combinación con otros tratamientos, como la quimioterapia y la radioterapia. En caso de metástasis de tumores endocrinos, el trasplante hepático podría estar indicado en pacientes con síntomas relacionados con la hepatomegalia masiva, la producción de hormonas o la ausencia de una alternativa terapéutica eficaz[31].

En los casos de metástasis hepáticas irresecables secundarias a un cáncer colorrectal, la indicación de trasplante hepático sigue siendo controvertida[32]. El primer ensayo prospectivo que evaluó el trasplante hepático para pacientes con metástasis hepáticas colorrectales no resecables fue el estudio SECA-I, con el que se obtuvo una supervivencia a los 5 años del 60 %. Posteriormente, el estudio SECA-II obtuvo una supervivencia a los 5 años del 83 %, y esto se logró mediante el uso de unos criterios de selección más estrictos[33].

De esta forma, a medida que aumenta el número de trasplantes hepáticos realizados en pacientes con metástasis hepáticas colorrectales no resecables en todo el mundo, se plantea la necesidad urgente de establecer un consenso entre los equipos de trasplante hepático para la toma de decisiones en estos pacientes.

Fallo hepático fulminante

Es una patología infrecuente, pero que debe ser reconocida de forma temprana como una emergencia médica, dado su elevado riesgo de mortalidad[34]. La prevalencia y la incidencia exactas del fallo hepático fulminante son desconocidas y difíciles de establecer, debido a que en muchos países no existen datos epidemiológicos ni registros relacionados con esta afección. Sin embargo, se puede estimar a partir de los registros del trasplante hepático y de los programas de vigilancia de la enfermedad hepática aguda. Así, hay publicaciones que muestran una incidencia de 5 casos por 100.000 habitantes/año en países desarrollados. En Estados Unidos se estima una incidencia de 2.000 casos/año y hasta un 8 % de los trasplantes hepáticos son por esta causa según los datos del Registro Europeo de Trasplante Hepático[35,36].

En una revisión sistemática de la literatura de artículos con alta casuística, publicados entre 2001 y 2011, se constató que 2.981 pacientes se trasplantaron por una hepatitis fulminante; 1.948 se trasplantaron en Norteamérica, 569 en Europa, 193 en Oceanía, 192 en Asia y 79 en Sudamérica. Las etiologías más frecuentes fueron intoxicación por paracetamol, hepatitis vírica y daño tóxico. Asimismo, la supervivencia a 1, 3 y 5 años fue del 76 %, 70 % y 67,8 %, respectivamente.

Definición

El fallo hepático fulminante es consecuencia de un daño agudo y grave provocado por diversas causas que generan una disfunción de la síntesis hepática, definida operacionalmente por la prolongación del índice internacional normalizado (INR) > 1,5 y la encefalopatía hepática de cualquier gravedad (grados I-IV de West Haven).

El fallo hepático fulminante tiene una instauración rápida, en un plazo que va desde varios días a semanas desde el comienzo de los síntomas, y se caracteriza por un deterioro grave de la función hepática en ausencia de una enfermedad preexistente[36].

Diagnóstico

En el fallo hepático fulminante es típico que el paciente, previamente sano, comience a desarrollar síntomas inespecíficos, como náuseas, vómitos y malestar general, acompañados de ictericia y encefalopatía hepática. La ictericia es un signo precoz y rápidamente progresivo; sin embargo, excepcionalmente puede aparecer después de la encefalopatía hepática[37].

Para el diagnóstico es fundamental descartar una enfermedad hepática previa, así como confirmar la presencia de signos clínicos y bioquímicos de una insuficiencia hepatocelular grave como son la encefalopatía hepática y una prolongación del INR[38].

En el proceso diagnóstico de un posible fallo hepático se debe incluir una historia clínica detallada, realizando una anamnesis al paciente y a sus familiares, con el fin de obtener la mayor cantidad posible de información. Se debe indagar sobre viajes, posibilidad de embarazo, exposición a tóxicos, ingesta de fármacos o antecedentes de una exposición potencial a algún virus. Además, se deben realizar pruebas complementarias de laboratorio y estudios de imágenes que ayuden a excluir una cirrosis previa y establecer la etiología de la enfermedad. Asimismo, si fuera posible, debería realizarse una revisión de exámenes previos con el fin de conocer la temporalidad en la evolución del caso. Por último, pero no menos importante, se debe efectuar una exploración física rigurosa.

También es importante realizar la clasificación del fallo hepático fulminante en función del tiempo transcurrido entre la aparición de la ictericia y el desarrollo de encefalopatía hepática, dado que es orientativa de posibles etiologías con diferentes pronósticos. Una de las clasificaciones más utilizadas es la de O'Grady (1993), que se divide según evolución hiperaguda (< 1 semana), aguda (1-4 semanas) y subaguda (5-12 semanas)[39].

El fallo hepático fulminante hiperagudo y agudo evolucionan en un corto período de tiempo (horas o días), y la necrosis es habitualmente masiva, con una probabilidad de recuperación espontánea en torno al 20-30 %. Sin embargo, existe mayor riesgo de fallo multiorgánico. Una de las complicaciones que provoca mayor mortalidad es la hipertensión intracraneal. Este cuadro es más típico en la intoxicación por paracetamol y la hepatitis vírica A y B[40].

El fallo hepático fulminante subagudo evoluciona durante varias semanas. El riesgo de hipertensión intracraneal es menor y la sobrevida espontánea es inferior al 10 %, requiriendo en su mayoría un trasplante para sobrevivir. Los patrones más típicos de fallo hepático fulminante subagudo son: daño hepático por fármacos, hepatitis autoinmune y etiologías desconocidas[40].

Por otro lado, es importante conocer que el papel de la biopsia hepática en estos pacientes es limitado, dado que a menudo no es posible realizarla debido a la inestabilidad hemodinámica del paciente y la coagulopatía asociada.

Etiología

El reconocimiento precoz de la etiología permite administrar un tratamiento específico de la enfermedad en cuestión, cuando es posible, favoreciendo la recuperación cuando se detecta en la fase inicial[41]. En la **tabla 17-1** se resume la etiología del fallo hepático fulminante.

Tratamiento

El manejo terapéutico de los pacientes con fallo hepático fulminante se basa en tres pilares: tratamiento general (medidas generales de soporte y nutricional), tratamiento específico y trasplante hepático.

El tratamiento general que se realiza en la unidad de cuidados intensivos (UCI) engloba un conjunto de medidas que ayudan a la monitorización y soporte de las funciones vitales. Además, se hace especial hincapié en el manejo de la encefalopatía hepática, del edema cerebral y de la hipertensión intracraneal.

Entre las complicaciones más graves relacionadas con el fallo hepático fulminante se incluyen el edema cerebral y la hipertensión intracraneal. Así, debería sospecharse un edema cerebral en todos los pacientes que presenten una encefalopatía hepática progresiva, aunque es muy infrecuente en aquellos con encefalopatía hepática grado I o II. No obstante, su incidencia varía entre el 25-35 % en el grado III y 65-75 % en el grado IV. Para el diagnóstico se requiere un alto índice de sospecha, porque los pacientes pueden no presentar signos característicos. Entre los signos y síntomas más frecuentes destacan: cefalea, vómitos, bradicardia, hi-

pertensión arterial, visión borrosa, edema de papila, reflejos enérgicos y rigidez de descerebración[42]. Por otro lado, la monitorización invasiva de la presión intracraneal no ha demostrado beneficios en la supervivencia de los pacientes con fallo hepático fulminante y puede tener complicaciones hemorrágicas (7 %), con mortalidad asociada. Sin embargo, se mide a menudo para tener un parámetro objetivo para ayudar en el manejo y el pronóstico. Aunque los principales centros de trasplante en Estados Unidos tienden a emplear la medición de la presión intracraneal, no existen estudios aleatorizados o guías de consenso que apoyen esta práctica. Sin embargo, es importante destacar que la medición de la presión intracraneal en sitios donde no cuentan con la infraestructura, tecnología o experiencia suficiente para llevar a cabo dicho procedimiento podría complicar la evolución del paciente, con un cuadro de hemorragia cerebral.

En los casos en que ha sido posible establecer la etiología, se debe iniciar un tratamiento específico. Ente las medidas específicas destacan: el uso de N-acetilcisteína en casos de hepatotoxicidad por paracetamol, de corticoides en la hepatitis autoinmune y de antivíricos en la VHB, la interrupción del embarazo en la preeclampsia/HELLP (hemólisis, enzimas hepáticas elevadas, plaquetopenia), anticoagulación en el síndrome de Budd-Chiari, etcétera.

Por otro lado, los pacientes con diagnóstico de fallo hepático fulminante deben ser tratados en una unidad que cuente con todos los recursos necesarios, incluyendo el programa de trasplante hepático. El éxito del trasplante en el tratamiento de esta enfermedad ha determinado que la predicción de la supervivencia sea particularmente importante para distinguir entre los enfermos que van a requerir un trasplante hepático y los que no lo necesitarán. Así, el trasplante será necesario en todos los pacientes que tengan un daño hepático irreversible. Las contraindicaciones para el trasplante incluyen: sepsis grave, insuficiencia cardiorrespiratoria, neoplasia extrahepática, etc. Los resultados del trasplante hepático en el fallo hepático fulminante son buenos, con una tasa de supervivencia al primer año en torno al 85 %.

Sabiendo que la mayoría de las toxinas del hígado son pequeñas moléculas hidrófobas que se unen a la albúmina, se han introducido métodos de diálisis con albúmina. Uno de estos sistemas es el de recirculación molecular adsorbente (MARS), en el que las toxinas circulantes, como el amonio y los aminoácidos aromáticos, son transferidos desde la sangre al dializado de albúmina a través de la membrana. El fallo hepático fulminante es una de las principales indicaciones del MARS. En particular, entre los pacientes con inestabilidad hemodinámica, el MARS provoca un aumento de la resistencia vascular sistémica que podría resultar en una mejor perfusión tisular. Con este sistema se podría agrandar la ventana para el trasplante hepático y en algunos casos incluso ayudar a evitar el procedimiento.

Para determinar qué pacientes van a requerir un trasplante hepático, se han descrito con varios modelos pronósticos. Sin embargo, no existe un sistema universalmente aceptado. Entre los principales modelos se incluyen los siguientes[43]:

- Los criterios del *King's College* se describieron en 1989 y constituyeron el primer modelo validado y el más amplia-

---

Tabla 17-1. Etiología del fallo hepático fulminante

- Paracetamol (toxicidad dosis-dependiente)
- Antituberculosos (isoniazida)
- Antiepilépticos (fenitoína, ácido valproico, carbamazepina)
- Antibióticos (ácido clavulánico, nitrofurantoína, quinolonas)
- Antifúngicos (ketoconazol, itraconazol)
- Antinflamatorios no esteroideos
- Estatinas
- Anestésicos (halotano)
- Quimioterapia
- Inmunoterapia
- Hierbas y suplementos dietéticos
- Hepatitis autoinmune
- Virus hepatótropos (hepatitis A y B) y no hepatótropos (Epstein-Barr, citomegalovirus)
- Embarazo (síndrome HELLP)
- Síndrome de Budd-Chiari
- Enfermedad de Wilson
- Toxinas (*Amanita phalloides*)
- Otros (cocaína, éxtasis)

Tabla 17-2. Criterios de fallo hepático del *King's College*

Causado por paracetamol	No causado por paracetamol

pH < 7,3
o
Los tres siguientes criterios:
  – INR > 6,5
  – Creatinina > 3, 4 mg/dl
  – Encefalopatía grado III-IV
	INR > 6,5
	o
	Tres o más de los siguientes
	  criterios:
	  – Edad < 10 años o > 40 años
	  – Duración de la ictericia > 7 días
	  – Causa indeterminada
	    (no VHA, no VHB)
	  – INR > 3,5
	  – Bilirrubina > 17,6 mg/dl

INR: índice internacional normalizado; VHA: virus de la hepatitis A; VHB: virus de la hepatitis B.

mente usado a nivel mundial. Presenta una alta especificidad (82-94 %), con una limitada sensibilidad (68-82 %).
- La puntuación para la enfermedad hepática terminal (MELD, modelo para el estadio final de la enfermedad hepática), a partir de 30,5 tiene una sensibilidad del 77 % y una especificidad del 72 %.

Si se comparan ambos modelos, el del *King's College* parece ser más específico, pero el MELD es más sensible. Además, los criterios del *King's College* son más precisos en los casos de fallo hepático fulminante producidos por paracetamol, y el MELD, cuando se debe a otras causas[44] (**Tabla 17-2**).

FACTORES PRONÓSTICOS DE LA ENFERMEDAD HEPÁTICA EN ESTADIO AVANZADO

La elección del momento adecuado para la realización de un trasplante hepático es fundamental, debido a que los candidatos por una enfermedad hepática en estadio avanzado deben ser intervenidos antes de que ocurran complicaciones secundarias a su enfermedad de base potencialmente mortales. No obstante, siempre se deben valorar y sopesar los riesgos y beneficios, dado que en algunas ocasiones los riesgos derivados del trasplante hepático y de la inmunosupresión de por vida podrían superar a los beneficios del trasplante. La asignación de injertos hepáticos a receptores se realiza basándose en la compatibilidad AB0 y la relación peso/talla entre donante-receptor, la antigüedad en lista de espera, la situación de gravedad del receptor, la puntuación MELD y la urgencia cero por fallo hepático fulminante o fallo primario del injerto.

La prioridad de los pacientes candidatos a un trasplante hepático que se encuentran en lista de espera de trasplante siempre ha sido un tema controvertido, ya que podría estar influida por la subjetividad del médico tratante, dado que no habría parámetros objetivos y estaría determinada por el tiempo de espera en lista y la gravedad de su enfermedad hepática. Actualmente, para determinar la prioridad de los pacientes incluidos en lista de trasplante hepático se utiliza la clasificación Child-Pugh-Turcotte y, desde 2002, también la escala MELD que se basa en variables objetivas, como son la creatinina, la bilirrubina y el INR, que se incluyen en una fórmula matemática[45].

La escala MELD fue diseñada inicialmente para determinar el pronóstico a corto plazo de los pacientes que habían recibido un *shunt* portosistémico intrahepático transyugular (TIPS) como terapia de una hemorragia digestiva alta. Posteriormente, el MELD se propuso como una herramienta para predecir la mortalidad a los 3 meses en pacientes con una enfermedad hepática en estadio avanzado.

Debido a que la supervivencia a 1 año en los pacientes con un MELD ≤ 14 es menor en los trasplantados que en los no trasplantados[46], las guías recomiendan incluir en la lista de espera para un trasplante hepático a los pacientes con una puntuación de MELD ≥ 15. No obstante, la escala MELD no ha demostrado servir como predictor de mortalidad posterior a un trasplante, excepto en los pacientes con un MELD > 35[47]. De hecho, en los pacientes con una enfermedad avanzada que presentan un MELD > 30 se debería valorar y considerar la morbimortalidad postrasplante.

Por otro lado, la escala MELD no refleja las consecuencias de la presencia de un carcinoma hepatocelular (riesgo de progresión o muerte en lista), complicaciones como la ascitis refractaria, la hemorragia por varices esofágicas y la encefalopatía hepática pretrasplante. En estos casos, aunque el índice MELD sea < 15 se establece una priorización para el trasplante hepático con el fin de disminuir la mortalidad en lista de espera[48]. La escala MELD tampoco refleja la situación de fallo hepático fulminante o fallo primario del injerto, en las que el trasplante hepático tiene prioridad absoluta.

No obstante, para mejorar el valor predictivo del MELD se han ido adicionando variables como el sodio (MELD-Na) o el sodio y la edad (MELD integrado)[49]. Además, se ha descrito el delta MELD (D-MELD), con el que se evalúa el cambio del MELD a lo largo del tiempo, con el fin de predecir mejor la mortalidad de los pacientes[50,51].

CONTRAINDICACIONES DEL TRASPLANTE HEPÁTICO

Las contraindicaciones absolutas y relativas para el trasplante hepático se muestran en la **tabla 17-3**. La mayoría de los grupos de trasplante hepático recomiendan la abstinencia de alcohol y drogas durante un mínimo de 6 meses. Este tiempo de abstinencia obligatoria es un tema de debate, debido a que el umbral de 6 meses ha demostrado ser insuficiente para predecir la supervivencia a largo plazo del injerto y del paciente. Por otro lado, aunque las infecciones sistémicas no controla-

Tabla 17-3. Contraindicaciones del trasplante hepático en adultos

Contraindicaciones absolutas	Contraindicaciones relativas
• Ingesta activa de alcohol • Drogadicción activa • Carcinoma hepatocelular metastásico • Infección sistémica no controlada • Neoplasia extrahepática no controlada • Trombosis completa de la vena mesentérica superior • Fallo orgánico extrahepático	• Edad avanzada (> 70 años) • Escaso apoyo psicosocial • Carcinoma hepatocelular que excede los criterios de Milán • Obesidad mórbida o desnutrición • Síndrome hepatorrenal • Síndrome hepatopulmonar • Obesidad, malnutrición

das son contraindicaciones absolutas, la posibilidad de realizar un trasplante hepático en pacientes con diagnóstico de infecciones como el VHB y el VIH e infecciones locales controlables debe valorarse para cada caso de forma individual.

Otras contraindicaciones absolutas para el trasplante hepático son las afecciones médicas que limitan la vida, como son los trastornos cardiovasculares, pulmonares o neurológicos avanzados.

Las contraindicaciones relativas suelen ser circunstancias psicosociales que resulten en un cumplimiento deficiente, la edad avanzada y el síndrome hepatopulmonar o hepatorrenal grave que puede no curarse o mejorar después del trasplante hepático, así como la obesidad o la desnutrición graves. En estos casos, la indicación del trasplante hepático debe evaluarse de forma individual para cada paciente[52].

REFERENCIAS BIBLIOGRÁFICAS

1. Calne RY, Williams R, Dawson JL et al. Liver transplantation in man. II. A report of two orthotopic liver transplants in adult recipients. Br Med J 1968; 4: 541-6.
2. Starzl TE, Marchioro TL, Porter KA, Brettschneider L. Homotransplantation of the liver. Transplantation 1967; 5: 790-803.
3. Adam R, Karam V, Delvart V et al. Evolution of indications and results of liver transplantation in Europe. A report from the European Liver Transplant Registry (ELTR). J Hepatol 2012; 57: 675-88.
4. European Association for the Study of the Liver. EASL Clinical Practice Guidelines: liver transplantation. J Hepatol 2016; 64: 433-85.
5. Lee WM, Squires Jr RH, Nyberg SL, Doo E, Hoofnagle JH. Acute liver failure: summary of a workshop. Hepatology 2008; 47: 1401-15.
6. Bernal W. Changing patterns of causation and the use of transplantation in the United Kingdom. Semin Liver Dis 2003; 23: 227-37.
7. EASL Clinical Practice Guidelines. Management of chronic hepatitis. Br J Hepatol 2009; 50: 227-42.
8. Burra P, Germani G, Adam R et al. Liver transplantation for HBV-related cirrhosis in Europe: an ELTR study on evolution and outcomes. J Hepatol 2013; 58: 287-96.
9. Jiménez-Romero C, Justo I, Marcacuzco A et al. Safe use of livers from deceased donors older tan 70 years in recipients with HCV cirrhosis treated with direct-action antivirals. Retrospective cohort study. Int J Surg 2021; 91: 105981.
10. Crespo G, Marino Z, Navasa M, Forns X. Viral hepatitis in liver transplantation. Gastroenterology 2012; 142: 1373-83.
11. Everson GT, Terrault NA, Lok AS et al. A randomized controlled trial of pretransplant antiviral therapy to prevent recurrence of hepatitis C after liver transplantation. Hepatology 2013; 57: 1752-62.
12. Burra P, Senzolo M, Adam R et al. Liver transplantation for alcoholic liver disease in Europe: a study from the ELTR (European Liver Transplant Registry). Am J Transplant 2010; 10: 138-48.
13. Lombardo-Quezada J, Colmenero J, López-Pelayo H et al. Prediction of alcohol relapse among liver transplant candidates with less than 6 months of abstinence using the high-risk alcoholism relapse score. Liver Transpl 2019; 25:1142-54.
14. Yates WR, Martin M, LaBrecque D, Hillebrand D, Voigt M, Pfab D. A model to examine the validity of the 6 month abstinence criterion for liver transplantation. Alcohol Clin Exp Res 1998; 22: 513-7.
15. Pfitzmann R, Schwenzer J, Rayes N, Seehofer D, Neuhaus R, Nussler NC. Long-term survival and predictors of relapse after orthotopic liver transplantation for alcoholic liver disease. Liver Transpl 2007; 13: 197-205.
16. Charlton MR, Burns JM, Pedersen RA, Watt KD, Heimbach JK, Dierkhising RA. Frequency and outcomes of liver transplantation for nonalcoholic steato-hepatitis in the United States. Gastroenterology 2011; 141: 1249-53.
17. Charlton M. Evolving aspects of liver transplantation for nonalcoholic steatohepatitis. Curr Opin Organ Transplant 2013; 18: 251-8.
18. Dare AJ, Plank LD, Phillips AR et al. Additive effect of pretransplant obesity, diabetes, and cardiovascular risk factors on outcomes after liver transplantation. Liver Transpl 2014; 20: 281-90.
19. Carbone M, Neuberger J. Liver transplantation in PBC and PSC: indications and disease recurrence. Clin Res Hepatol Gastroenterol 2011; 35: 446-54.
20. Boberg KM, Lind GE. Primary sclerosing cholangitis and malignancy. Best Pract Res Clin Gastroenterol 2011; 25: 753-64.
21. Singh S, Loftus Jr EV, Talwalkar JA. Inflammatory bowel disease after liver transplantation for primary sclerosing cholangitis. Am J Gastroenterol 2013; 108: 1417-25.
22. Manns MP, Czaja AJ, Gorham JD et al. Diagnosis and management of autoimmune hepatitis. Hepatology 2010; 51: 2193-213.
23. Ichai P, Duclos-Vallee JC, Guettier C et al. Usefulness of corticosteroids for the treatment of severe and fulminant forms of autoimmune hepatitis. Liver Transpl 2007; 13: 996-1003.
24. Mazzaferro V, Regalia E, Doci R et al. Liver transplantation for the treatment of small hepatocellular carcinomas in patients with cirrhosis. N Engl J Med 1996; 334: 693-9.
25. Clavien PA, Lesurtel M, Bossuyt PM, Gores GJ, Langer B, Perrier A. Recommendations for liver transplantation for hepatocellular carcinoma: an international consensus conference report. Lancet Oncol 2012; 13: e11-22.
26. Yao FY, Ferrell L, Bass NM et al. Liver transplantation for hepatocellular carcinoma: expansion of the tumor size limits does not adversely impact survival. Hepatology 2001; 33: 1394-403.
27. Mazzaferro V, Llovet JM, Miceli R, Bhoori S, Schiavo M, Mariani L. Predicting survival after liver transplantation in patients with hepatocellular carcinoma beyond the Milan criteria: a retrospective, exploratory analysis. Lancet Oncol 2009; 10: 35-43.
28. Bridgewater J, Galle PR, Khan SA et al. Guidelines for the diagnosis and management of intrahepatic cholangiocarcinoma. J Hepatol 2014; 60: 1268-89.
29. Rosen CB, Heimbach JK, Gores GJ. Liver transplantation for cholangiocarcinoma. Transpl Int 2010; 23: 692-7.
30. Mazzaferro V, Gorgen A, Roayaie S, Busset M, Sapisochin G. Liver resection and transplantation for intrahepatic cholangiocarcinoma. J Hepatol 2020; 72: 364-77.
31. Hoti E, Adam R. Liver transplantation for primary and metastatic liver cancers. Transpl Int 2008; 21: 1107-17.
32. Hagness M, Foss A, Line PD et al. Liver transplantation for nonresectable liver metastases from colorectal cancer. Ann Surg 2013; 257: 800-6.
33. Campillo A, Bernal V, Serrano MT. Fallo hepático fulminante: indicaciones de trasplante y resultados. Gastroenterol Hepatol 2008; 31: 46-50.
34. Bonney G, Chew C, Lodge C et al. Liver transplantation for non-resectable colorectal liver metastases: The Internacional Hepato-Pancreato-Biliary Association consensus guidelines. Lancet Gastroenterol Hepatol 2021; 6: 933-46.
35. Fernández Hernández JA, Robles Campos R, Hernández Marín C et al. Fulminant hepatic failure and liver transplantation. Experience of the Hospital Virgen de la Arrixaca. Gastroenterol Hepatol 2003; 26: 333-40.
36. Morenos R. Hepatitis fulminante. Rev Gastroenterol Mex 2013; 78: 101-2.
37. Gotthardt D, Riediger C, Weiss KH et al. Fulminant hepatic failure: etiology and indication for liver transplantation. Nephrol Dial Transplant 2007; 22 (Suppl 8): viii5-8.
38. Hessheimer AJ, Nacif L, Flores Villalba E, Fondevila C. Trasplante hepático debido a fallo hepático agudo. Cir Esp 2017; 95: 181-9.
39. Fujiwara K, Mochida S. Indications and criteria for liver transplantation for fulminant hepatic failure. J Gastroenterol 2002; 37 (Suppl 13): 74-7.
40. Núñez-Martínez O, De la Cruz G, De Diego A et al. Liver transplantation for fulminant and subfulminant hepatic failure. Transplant Proc 2003; 35: 1855-6.
41. Mukherjee S, Mahmoudi TM, Mukherjee U. Liver transplant for viral hepatitis and fulminant hepatic failure. Minerva Gastroenterol Dietol 2009; 55: 83-100.
42. Castro L, Nazal L, Silva G et al. Manejo de la falla hepática fulminante: propuesta de protocolo en la Clínica Las Condes. Rev Med Clin Condes 2009; 30: 191-205.
43. Bismuth H, Samuel D, Castaing D et al. Orthotopic liver transplantation in fulminant and subfulminant hepatitis. The Paul Brousse experience. Ann Surg 1995; 222: 109-19.
44. Rivas-Salazar RJ, Baltazar-Torres JA, Centurión-Mora SG. Insuficiencia hepática fulminante por paracetamol. Med Int Mex 2019; 35: 789-94.
45. Wiesner R, Edwards E, Freeman R et al. Model for end-stage liver disease (MELD) and allocation of donor livers. Gastroenterology 2003; 124: 91-6.
46. Merion RM, Schaubel DE, Dykstra DM, Freeman RB, Port FK, Wolfe

RA. The survival benefit of liver transplantation. Am J Transplant 2005; 5: 307-13.

47. Habib S, Berk B, Chang CC et al. MELD and prediction of post-liver transplantation survival. Liver Transpl 2006; 12: 440-7.

48. Freeman Jr RB, Gish RG, Harper A et al. Model for end-stage liver disease (MELD) exception guidelines: results and recommendations from the MELD Exception Study Group and Conference (MESSA-GE) for the approval of patients who need liver transplantation with diseases not considered by the standard MELD formula. Liver Transpl 2006; 12: S128-36.

49. Kim WR, Biggins SW, Kremers WK et al. Hyponatremia and mortality among patients on the liver-transplant waiting list. N Engl J Med 2008; 359: 1018-26.

50. Huo TI, Wu JC, Lin HC et al. Evaluation of the increase in model for end-stage liver disease (Delta MELD) score over time as a prognostic predictor in patients with advanced cirrhosis: risk factor analysis and comparison with initial MELD and Child-Turcotte-Pugh score. J Hepatol 2005; 42: 826-32.

51. Merion RM, Wolfe RA, Dykstra DM, Leichtman AB, Gillespie B, Held PJ. Longitudinal assessment of mortality risk among candidates for liver transplantation. Liver Transpl 2003; 9: 12-8.

52. Farkas S, Hackl C, Jurgen H. Overview of the indications and contraindications for liver transplantation. Cold Spring Harb Perspect Med 2014; 4: a015602.

 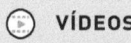

Obesidad y trasplante hepático

18

Á. García-Sesma, A. Torres García, J. Calvo Pulido, A. Manrique Municio, I. Justo Alonso, C. Loinaz Segurola, C. Jiménez Romero y E. Moreno González

INTRODUCCIÓN

En las últimas décadas, la prevalencia de obesidad en la población adulta se ha incrementado de forma dramática a nivel mundial, y no solo en los países desarrollados sino también, y especialmente, en los países en vías de desarrollo.

IMPORTANCIA ACTUAL DE LA OBESIDAD

Prevalencia de obesidad

Según datos de 2021, en Estados Unidos la prevalencia de obesidad en adultos (índice de masa corporal [IMC] ≥ 30 kg/m^2) es ya de un 40,4 %[1].

En España, aunque la situación no ha alcanzado aún cifras similares, en 2021 la prevalencia de obesidad en adultos fue del 22 %[2]. La prevalencia en España solo era superada por el Reino Unido dentro de la Unión Europea antes del Brexit.

La obesidad se relaciona con múltiples problemas de salud, pero especialmente incrementa el riesgo de patología cardiovascular, diabetes mellitus de tipo 2 y resistencia insulínica y la mayoría de los tipos de cáncer.

Enfermedad del hígado graso no alcohólica

En el hígado la obesidad produce la llamada enfermedad del hígado graso no alcohólica (EHGNA o NAFLD: *non-alcoholic fatty liver disease*), que sería la manifestación hepática del denominado síndrome metabólico (constituido no solo por la obesidad sino también por diabetes, insulinorresistencia y dislipidemia).

Esteatohepatitis no alcohólica

La EHGNA es una entidad clinicopatológica que comprende un espectro de enfermedad hepática desde la simple esteatosis aislada, sin inflamación, con acumulación de triglicéridos en los hepatocitos, pero que en aproximadamente el 20 % de los casos se acompaña de una forma más agresiva de la enfermedad, con fenómenos inflamatorios conocidos como esteatohepatitis no alcohólica (EHNA). En estos pacientes, además de esteatosis, se producen cambios inflamatorios, balonización de los hepatocitos y grados variables de fibrosis hepática. Se estima que de los pacientes que presentan EHNA, el 20 % terminarán desarrollando una cirrosis hepática (anteriormente conocida con frecuencia como cirrosis criptogénica o de causa desconocida, en pacientes sin consumo excesivo conocido de alcohol, hepatitis víricas u otras causas de hepatopatía)[3,4]. Cuando se desarrolla una cirrosis, los cambios histológicos típicos de esteatosis e inflamación muchas veces ya no están presentes, pero en pacientes con síndrome metabólico y sin otra causa conocida de cirrosis, puede asumirse que la EHNA es la causa de la cirrosis criptogénica[5].

La EHGNA afecta al 25 % de la población adulta a nivel mundial, con picos de prevalencia en Oriente Medio (31,8 %) y Sudamérica (30,5 %), y una prevalencia menor en África (13,5 %). La EHGNA constituye actualmente la causa principal de enfermedad crónica hepática a nivel mundial, y está presente en el 90 % de los pacientes obesos, pero también en el 25 % de los pacientes con normopeso y en el 70 % de los que presentan diabetes mellitus de tipo 2. La prevalencia de EHNA es más difícil de establecer, ya que para su diagnóstico se requiere una biopsia, pero se estima que oscilaría entre el 1,5 % y el 6,5 % de la población mundial[3].

La EHGNA está asociada con un incremento de la mortalidad global, debido principalmente a diabetes mellitus y riesgo cardiovascular. En pacientes con EHNA estaría aumentada también la mortalidad de causa hepática.

El hepatocarcinoma es el tipo más frecuente de neoplasia maligna hepática primaria (más del 90 %) y es una causa importante de mortalidad por cáncer, por su mal pronóstico, dado que aparece generalmente en pacientes cirróticos, pacientes con tumores grandes o múltiples en el momento del diagnóstico, muchas veces con una mala función hepática que impide un tratamiento quirúrgico con intención curativa, o en pacientes sin acceso a un posible trasplante hepático.

Tanto la incidencia como la mortalidad por hepatocarcinoma están en aumento en Norteamérica, Iberoamérica y Europa.

Es importante tener en cuenta que, mientras que en otras causas de hepatopatía el hepatocarcinoma aparece casi siempre en pacientes en estadio cirrótico, en el caso de la EHGNA, el 30-40 % de los hepatocarcinomas se diagnostican en pacientes aún sin cirrosis establecida. Se ha demostrado que puede existir mayor riesgo de transformación maligna de los adenomas hepáticos en presencia de un síndrome metabólico. Es posible encontrar hepatocarcinomas que aparecen sobre cirrosis con EHGNA, hepatocarcinomas sobre EHGNA sin cirrosis y hepatocarcinomas que se desarrollan sobre adenomas hepáticos en presencia de EHGNA. El hepatocarcinoma de variante esteatohepatítica es el más frecuente en pacientes con EHGNA[6].

Enfermedad grasa hepática asociada a la disfunción metabólica

La inclusión del término negativo «no alcohólica» cuando se habla de EHGNA o EHNA puede ser inadecuado. En primer lugar, porque no está claro qué se considera un consumo no excesivo de alcohol para poder comparar distintos estudios (¿menos de 20 g de alcohol/día? ¿menos de 40 g de alcohol/día? ¿menos de 140 g de alcohol/semana?)[7]. Hay que tener en cuenta que muchos pacientes obesos consumen alcohol de forma más o menos «moderada» y que el alcohol y la esteatosis tienen un efecto sinérgico sobre el daño hepático. La obesidad y la EHGNA aumentan el daño hepático producido por el alcohol o las hepatitis víricas[8].

Por este motivo, en los últimos años se ha propuesto sustituir el término de enfermedad del hígado graso no alcohólica por el de enfermedad grasa hepática asociada a disfunción metabólica (MAFLD, *metabolic dysfunction-associated fatty liver disease*), cuyo diagnóstico se basaría en criterios positivos y no de exclusión. Se trata de una enfermedad de alta incidencia, que puede coexistir con otras enfermedades hepáticas (también con un consumo excesivo de alcohol), de forma que muchos pacientes tendrán una etiología mixta de su cirrosis[9] (**Fig. 18-1**).

En pacientes con cirrosis establecida, cuando la esteatosis puede no ser ya evidente, para evitar el término «cirrosis criptogénica», se ha propuesto que, en presencia de, al menos, un factor de riesgo metabólico se considere cirrosis asociada a MAFLD siempre que el paciente haya tenido en algún momento del pasado alguna biopsia con esteatosis o alguna prueba de imagen compatible con esteatosis[9].

Cirrosis hepática y hepatocarcinoma asociados con la obesidad

La MAFLD es ya la segunda causa de hepatocarcinoma en el mundo, después de la hepatitis C. Debido a la disminución de la prevalencia mundial tanto de la hepatitis B como de la hepatitis C con las campañas de vacunación y los tratamientos antivíricos, se espera que la MAFLD, con cirrosis y sin ella, se convierta próximamente en la principal causa de hepatocarcinoma a nivel mundial.

Se ha demostrado que, en pacientes trasplantados por hepatocarcinoma, la obesidad se asocia a una mayor invasión vascular, una mayor frecuencia de recidiva de hepatocarcinoma y una supervivencia disminuida[10,11].

La mejor forma para aumentar la supervivencia de los pacientes con hepatocarcinoma es su diagnóstico precoz en fases asintomáticas mediante programas de vigilancia o cribado. En los pacientes con cirrosis por MAFLD se recomiendan las mismas medidas de diagnóstico precoz de hepatocarcinoma que en otros tipos de cirrosis, básicamente la realización de ecografías semestrales.

Aunque en los pacientes con MAFLD con EHNA pero sin cirrosis el hepatocarcinoma es más frecuente que en otros tipos de enfermedades hepáticas sin cirrosis, aun así, la incidencia de hepatocarcinoma es demasiado baja para poder recomendar programas de cribado generalizado en la población. En pacientes con MAFLD, fibrosis avanzada (grado F3) y factores de aumento de riesgo de hepatocarcinoma, podría plantearse algún tipo de vigilancia. Hay que tener en cuenta, además, que muchos de los pacientes con MAFLD van a presentar obesidad y, en ellos, la sensibilidad de las ecografías puede estar reducida[12].

La etiopatogenia de la enfermedad grasa hepática es compleja, multifactorial y aún no totalmente conocida. Múltiples factores van a actuar de forma sinérgica y en paralelo en individuos con predisposición genética.

Un análisis detallado de la etiopatogenia de esta enfermedad sobrepasa la intención de este capítulo. Se constatará un aumento de la grasa visceral con aparición de resistencia insulínica, cambios en la lipólisis y en la lipogénesis *de novo*, una mayor llegada de ácidos grasos y distintas citocinas al hígado, con una disfunción mitocondrial y un mayor estrés oxidativo, en pacientes con una situación de estado inflama-

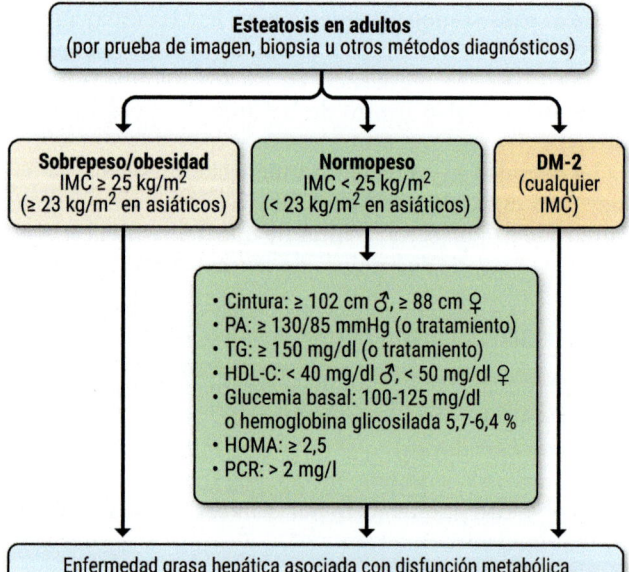

Figura 18-1. Criterios de enfermedad grasa hepática asociada con disfunción metabólica (MAFLD). DM: diabetes mellitus; HDL-C: colesterol unido a las lipoproteínas de alta densidad; HOMA: modelo homeostático para evaluar la resistencia a la insulina; IMC: índice de masa corporal; PA: presión arterial; PCR: proteína C reactiva; TG: triglicéridos séricos.

torio crónico, una activación de las células estrelladas hepáticas de Ito y una tendencia a la fibrogénesis[4].

Un dato importante que ha de tenerse en cuenta en la MAFLD, especialmente sin cirrosis, es que la mayoría de las alteraciones histológicas que pueden encontrarse es posible que sean parcial o totalmente reversibles.

Papel de la cirugía bariátrica en el tratamiento de la obesidad

La cirugía bariátrica (cirugía de la obesidad y cirugía metabólica) constituye el tratamiento más afectivo para conseguir una reducción significativa de peso en los pacientes obesos mórbidos. Además, puede conseguir la desaparición o una mejoría significativa de las enfermedades asociadas con la obesidad: diabetes mellitus (86 %), hipertensión arterial (78 %), síndrome de apnea-hipopnea del sueño (86 %), dislipidemia (70 %), y también de la EHNA[13].

En estudios poblacionales a largo plazo en obesos mórbidos, la cirugía bariátrica ha demostrado que, aun teniendo en cuenta la mortalidad postoperatoria, los obesos mórbidos operados presentan una menor mortalidad debida a cualquier causa a los 5, 10 y más años en relación con la población de obesos mórbidos no intervenidos quirúrgicamente[14].

En los pacientes sometidos a cirugía bariátrica se produce una significativa mejoría de la esteatosis hepática y también, aunque en menor grado, de la fibrosis hepática (**Figs. 18-2** y **18-3**).

La mejoría de la EHGNA tras cirugía bariátrica es similar tanto si se realiza una técnica de tipo gastrectomía vertical como un *bypass* gástrico en «Y» de Roux[15].

Recientemente se ha publicado una revisión sistemática que afirma que la cirugía bariátrica puede conseguir una resolución completa de la esteatosis en el 66 % de los casos, de la inflamación en el 50 %, de la balonización en el 70 % y, de forma llamativa, de la fibrosis en el 40 % de los pacientes, con una reducción en el NAS *(NAFLD Activity Score)*. Sin embargo, una minoría de pacientes puede desarrollar EHGNA *de novo* o empeorar tras la intervención. Hasta el 12 % de los pacientes pueden presentar un empeoramiento histológico de la EHGNA (fibrosis, esteatosis e inflamación). Dicho empeoramiento se relaciona con el tipo de cirugía bariátrica

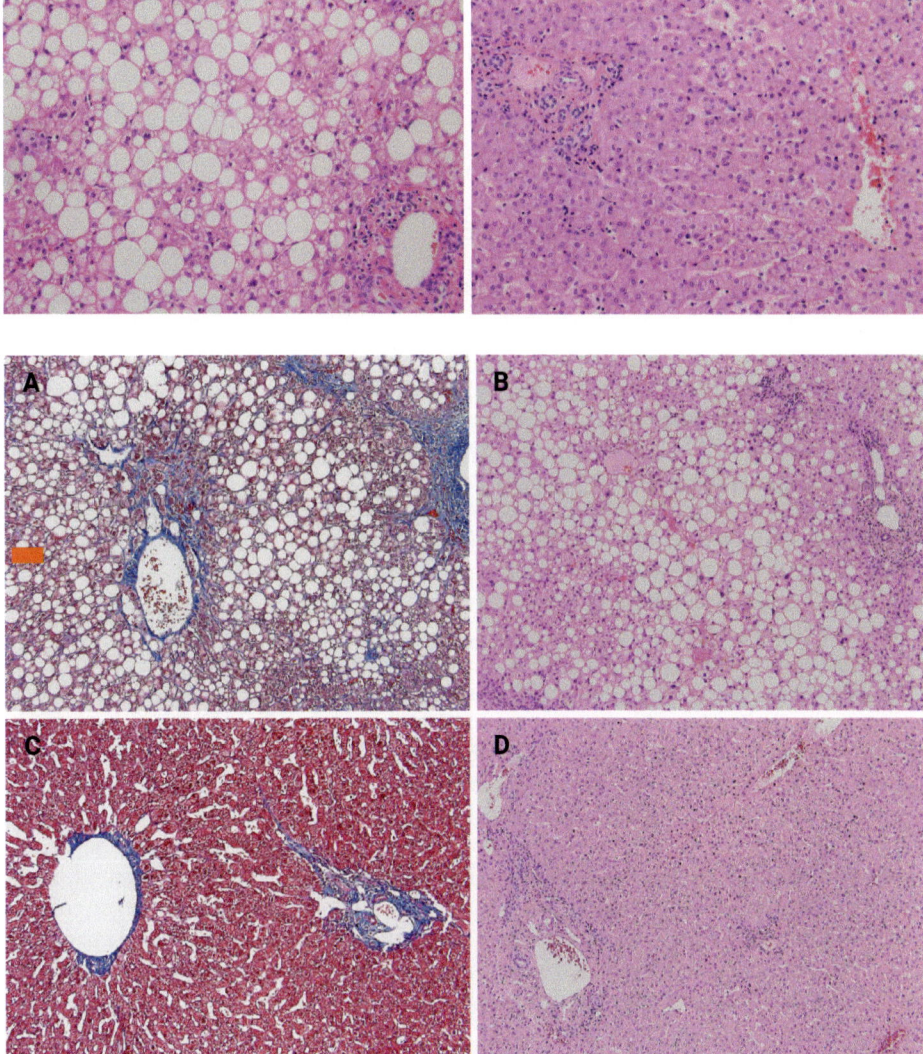

Figura 18-2. Cambios histológicos hepáticos secundarios a la cirugía bariátrica. **A)** Paciente con un índice de masa corporal (IMC) de 48,4 kg/m² sometida a una gastrectomía vertical. Biopsia hepática HE con macroesteatosis del 90 % y fibrosis grado F2. **B)** Biopsia hepática de la misma paciente realizada 4 años después, con un IMC de 30,4 %. Desaparición de la esteatosis y de la fibrosis. (Tinción con hematoxilina-eosina). (Fotos cortesía de la anatomopatóloga Dra. Yolanda Rodríguez).

Figura 18-3. Cambios histológicos secundarios a la pérdida de peso tras cirugía bariátrica. **A** y **B)** Paciente con índice de masa corporal (IMC) de 49,3 kg/m² sometida a una gastrectomía vertical. Biopsia hepática con macroesteatosis del 80 % y fibrosis F1. **C** y **D)** Biopsia hepática de la misma paciente realizada 2 años después, con un IMC de 26,8 %. Desaparición de la esteatosis y de la fibrosis. (Tinción con tricrómico de Masson y hematoxilina-eosina (Fotos cortesía de la anatomopatóloga Dra. Yolanda Rodríguez).

realizada y el grado de malnutrición y malabsorción. Técnicas como el *bypass* yeyunoileal y las derivaciones biliopancreáticas se asocian con un mayor riesgo de morbilidad hepática[16].

FALLO HEPÁTICO TRAS CIRUGÍA BARIÁTRICA

Hoy en día puede asegurarse que, aunque existe el fallo hepático desencadenado por la cirugía bariátrica, se trata de una entidad extremadamente infrecuente. Solo se ha descrito después de técnicas quirúrgicas que asocian un componente malabsortivo importante.

La mayoría de los estudios, además, apenas describen cuál era la situación hepática previa a la cirugía bariátrica u otros factores relacionados, como, por ejemplo, si el paciente era consumidor de alcohol antes y después de la cirugía bariátrica (ya fuera de forma moderada o importante).

Recientemente hemos trasplantado a un paciente en el Hospital Universitario 12 de Octubre de Madrid, al que se le había realizado un *bypass* gástrico en «Y» de Roux un año antes, cuando presentaba una cirrosis MAFLD con un estadio funcional Child A5. El paciente era consumidor de alcohol a diario, en una cantidad de 30-40 g. Mantuvo el mismo consumo de alcohol incluso después del *bypass* gástrico debido a que en ningún momento se había considerado que fuera excesivo, y ese consumo social «moderado», especialmente tras el *bypass* gástrico realizado, probablemente fue el desencadenante de que el paciente comenzara a presentar descompensaciones hidrópicas que motivaron su inclusión en lista de espera de trasplante hepático y, finalmente, se realizara u trasplante, aunque en ese momento el paciente cumplía abstinencia de alcohol superior a 6 meses.

En una revisión sistemática de 2019[16] se recogieron los casos publicados de trasplante por fallo hepático secundario a cirugía bariátrica. Se describió un total de solo 36 pacientes en 14 estudios distintos. De ellos, 32 pacientes fueron finalmente trasplantados y 4 fallecieron antes de poder recibir un injerto compatible. En casi todos ellos la cirugía realizada había tenido un componente malabsortivo importante (16 pacientes con *bypass* yeyunoileal, 14 pacientes con derivación biliopancreática tipo Scopinaro y 3 pacientes cruce duodenal). La mediana hasta el fallo hepático desde la cirugía bariátrica era de 20 meses, con una media de 105 ± 121 meses (rango 5-300 meses), por lo que se trata de pacientes poco comparables.

Un estudio multicéntrico belga[17] recoge 10 pacientes incluidos en lista de espera de trasplante hepático tras cirugía bariátrica en dicho país. De nuevo, 9 pacientes con cirugía tipo Scopinaro y 1 con *bypass* yeyunoileal. Fueron trasplantados 9 de ellos, de los cuales, 1 presentó una rápida recidiva del fallo hepático que requirió un retrasplante a los 10 meses del previo.

Es, sin duda, un número pequeño para la gran cantidad de pacientes sometidos a una cirugía tipo derivación biliopancreática, pero parece razonable realizar un seguimiento de la situación hepática en los pacientes sometidos a este tipo de intervenciones y, especialmente, evitar los factores hepatotóxicos, en particular el consumo de cualquier cantidad de alcohol.

En los pacientes en los que una cirugía bariátrica malabsortiva ha llevado a la necesidad de un trasplante hepático, hay que tener en cuenta que, probablemente, será necesario realizar una cirugía de conversión de la cirugía bariátrica previa a otra técnica menos o nada malabsortiva, sobre todo si el paciente no consume alcohol o presenta una hepatitis vírica. Dicho procedimiento de conversión puede practicarse antes, durante o después del trasplante hepático, pero siempre se debe considerar dicha posibilidad.

Se debe tener en cuenta también el papel de la microbiota intestinal en el desarrollo de EHNA[18]. Los pacientes con EHNA tienen mayor prevalencia de sobrecrecimiento bacteriano en el intestino delgado y cambios en la composición de la microbiota. La microbiota está implicada a través de distintos factores: homeostasis energética, LPS-endotoxina, incremento de la producción endógena de etanol, alteración del metabolismo de los ácidos biliares, etcétera.

En estudios de sobrecrecimiento bacteriano con prueba de hidrógeno espirado antes y después de cirugía bariátrica se ha demostrado que el 15 % de los pacientes presentan sobrecrecimiento bacteriano antes de la cirugía bariátrica, y mientras que este no aumenta tras una cirugía de tipo banda gástrica ajustable, en el caso del *bypass* gástrico en «Y» de Roux, aumenta hasta en el 40 % de los pacientes. Los pacientes con *bypass* gástrico con sobrecrecimiento bacteriano pueden presentar con más frecuencia náuseas, vómitos, distensión abdominal o diarrea, signos que deben hacer sospechar su presencia[19,20].

EVOLUCIÓN DE LAS CAUSAS DE TRASPLANTE HEPÁTICO

En 2002, en Estados Unidos, la primera causa de entrada en una lista de trasplante hepático era la hepatitis C, con o sin hepatocarcinoma (58 % y 37 %, respectivamente); la cirrosis alcohólica ocupaba la segunda posición, mientras que la cirrosis EHNA o criptogénica era una causa minoritaria de trasplante (5 % sin hepatocarcinoma y 1 % con hepatocarcinoma).

Sin embargo, menos de 20 años después, en 2019, la situación ha cambiado de forma significativa. En pacientes sin hepatocarcinoma, la primera causa de trasplante era la cirrosis alcohólica y en pacientes con hepatocarcinoma era la cirrosis por virus de la hepatitis C (VHC; 40 %), pero la segunda posición ya la ocupaba la cirrosis por EHNA o criptogénica (28 % en pacientes sin hepatocarcinoma y 24 % en pacientes con hepatocarcinoma).

Debido al aumento progresivo de la obesidad en la población adulta norteamericana y, al mismo tiempo, al mejor tratamiento de la hepatitis C, se pronosticaba que, en 2025, la cirrosis por EHNA podía convertirse en la primera causa de trasplante hepático en Estados Unidos. Sin embargo, lo cierto es que, ya en 2019 la cirrosis por EHNA ocupaba el primer lugar como indicación de trasplante hepático en mujeres sin hepatocarcinoma (34 %), en pacientes mayores de 54 años (36 %) y en pacientes incluidos en Medicare, siendo la causa de trasplante hepático con un incremento más rápido, tanto en pacientes con hepatocarcinoma como en pacientes sin él[21].

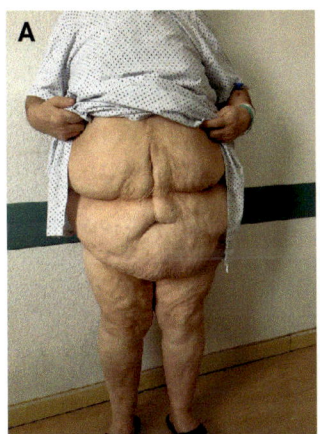
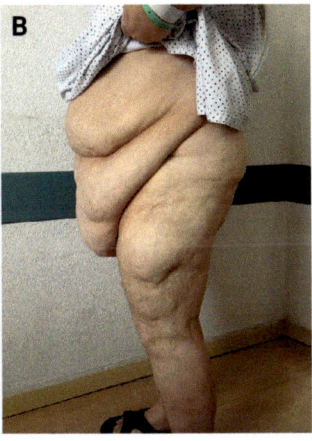

Figura 18-4. Obesidad supermórbida. Ejemplo del tipo de paciente que es cada vez más frecuente como candidato a trasplante hepático.

Según datos del Registro Europeo de Trasplante Hepático (ELTR)[22], en 2002 en Europa, la cirrosis por EHNA constituía solo el 1,2 % de las indicaciones de trasplante hepático. Según dicho registro, en 2016 la cirrosis por EHNA ya había ascendido hasta el 8,4 % de los pacientes que entraban en lista de trasplante (en el 39,1 % de los casos, con hepatocarcinoma), y esto, sin tener en cuenta los actuales criterios de cirrosis por MAFLD y el papel de dicha afección como factor etiológico en los pacientes con cirrosis que hoy se consideran de causa mixta, y que el registro de esta patología tanto a nivel nacional como internacional es, aún hoy día, muy deficiente.

En el Reino Unido, el trasplante por EHNA constituía en 1995 el 4 % de los casos de trasplante, y ya en 2013 había triplicado su incidencia, con un 12 %[23].

Lo cierto es que, mientras que la incidencia de otras causas de hepatopatía se mantiene estable o se halla en clara disminución en la mayoría de los países, la incidencia de obesidad y, consecuentemente, de MAFLD está en crecimiento progresivo. Este hecho condiciona que cada vez con más frecuencia lleguen pacientes a la consulta pretrasplante aquejados de cirrosis por MAFLD, como patología pura o mixta, y lo que es aún peor, por las dificultades de manejo que conlleva, con obesidad mórbida o supermórbida (**Fig- 18-4**).

Por otro lado, la prevalencia de obesidad y de MAFLD no solo es cada vez mayor en la población de pacientes candidatos a un trasplante hepático, sino también entre los posibles donantes hepáticos, lo cual puede llevar a una escasez cada vez mayor de donantes válidos, debido al hallazgo de injertos hepáticos con esteatosis importante o esteatohepatitis.

EL CANDIDATO A TRASPLANTE HEPÁTICO CON OBESIDAD MÓRBIDA

Como ya se ha señalado, la situación actual es que cada vez con más frecuencia los pacientes que son remitidos como posibles candidatos a un trasplante hepático, entre otras comorbilidades, presentan un problema de obesidad mórbida (IMC ≥ 40 kg/m^2).

Hay que tener en cuenta que casi todos los pacientes que son trasplantados siendo obesos, seguirán siéndolo después del trasplante[24,25] (y muchos de ellos con un incremento de su IMC), pero, además, en su evolución postrasplante, se calcula que un tercio de los pacientes que se trasplantan con un IMC < 30 kg/m^2, con los años irán aumentando su IMC hasta presentar un problema de obesidad, a veces en rango de obesidad mórbida. Hasta el 46 % de los pacientes trasplantados hepáticos desarrollarán un síndrome metabólico (evidentemente, con un mayor riesgo en los pacientes con un IMC > 30 kg/m^2 antes del trasplante)[26].

La obesidad con un IMC > 35 aumenta el riesgo de diabetes mellitus postrasplante, constituyendo un importante predictor de supervivencia disminuida tras el trasplante hepático[27,28].

La hipertensión y las complicaciones cardiovasculares son también más prevalentes en la población trasplantada obesa. La insuficiencia renal, frecuente después del trasplante hepático debido a la utilización de fármacos inmunosupresores anticalcineurínicos, también se incrementa por la diabetes mellitus y la hipertensión arterial asociadas con la obesidad. Las complicaciones cardiovasculares son más frecuentes en los pacientes trasplantados hepáticos por EHNA[29].

En estos pacientes trasplantados, la obesidad se asocia, como en obesos no trasplantados, con diabetes mellitus y resistencia insulínica, dislipidemia, aumento de mortalidad cardiovascular, mayor deterioro renal y distintos tipos de cáncer.

Por lo tanto, tratar y, especialmente, evitar la obesidad después de un trasplante hepático ayudará a aumentar la supervivencia postrasplante de los pacientes, ya que la obesidad se relaciona con la mayoría de las causas de mortalidad en esta población.

La obesidad se ha considerado, en particular la obesidad mórbida, una contraindicación absoluta o relativa para el trasplante hepático. Esto es así porque cabe pensar que los pacientes con obesidad mórbida tendrán más complicaciones tras el trasplante[30-33].

Debido a publicaciones de hace un par de décadas, en las que se describían los resultados del trasplante en la población obesa mórbida de forma poco alentadora[34], las guías de trasplante de la *American Association for the Study of the Liver* (AASL) consideraban la obesidad mórbida una contraindicación para el trasplante en 2005.

La mayor parte de los estudios refieren una mayor morbilidad postrasplante hepático en pacientes obesos mórbidos. Sin embargo, la mayoría no encuentra una mayor mortalidad en este grupo de trasplantados[30-33].

Además, la mortalidad en lista de espera de trasplante es muchas veces mayor en la población obesa mórbida, y los cirróticos obesos tienen mayor incidencia de trombosis portal[35].

En 2017, la *American Society of Transplantation*[36] revisó los resultados de una amplia población de pacientes trasplantados en Estados Unidos desde el año 2000 hasta la actualidad y constataron que no había más transfusiones de hemoderivados en los pacientes obesos. Las tasas de fallo primario del injerto, rechazo agudo, complicaciones vasculares y reintervenciones eran similares en pacientes con un IMC > 35 o < 25. La incidencia de complicaciones relacionadas con las incisiones (infecciones y dehiscencias) era mayor en los pacientes con obesidad de grados II o III (IMC > 35 kg/m^2).

También era mayor la incidencia global de infecciones en los pacientes con IMC > 35. Las infecciones respiratorias postoperatorias eran similares, con independencia del peso. Sin embargo, la insuficiencia respiratoria aguda sí era más frecuente en los pacientes obesos.

En el estudio del Reino Unido que describe los resultados postrasplante de la mayor cohorte de pacientes para un solo centro (1.325 trasplantes realizados entre 1994 y 2009[37]) se constató que tanto el ingreso hospitalario postrasplante como el ingreso en una unidad de cuidados intensivos (UCI) fueron más prolongados en los pacientes con un IMC ≥ 35 kg/m^2.

En algún estudio se han descrito más complicaciones biliares postrasplante en los pacientes obesos, pero, en contrapartida, no se ha hallado que estas complicaciones biliares conlleven un mayor número de reintervenciones. Quizás estos pacientes son tratados con preferencia de forma no quirúrgica debido al reto que supone el tratamiento quirúrgico en este tipo de pacientes.

Como ya se ha mencionado, los estudios que han intentado encontrar una mayor mortalidad postrasplante en los pacientes obesos mórbidos con frecuencia tienen resultados contradictorios[38,39]. Algunos autores describen que la obesidad pretrasplante es un factor de riesgo para la recidiva de los hepatocarcinomas, la invasión microvascular y una supervivencia más pobre[10,11].

Es importante tener presente la sarcopenia que tienen muchos de estos pacientes obesos cirróticos, ya que la obesidad sarcopénica se asocia al doble de mortalidad postrasplante a corto y largo plazo[40]. Esto es importante al considerar tratamientos intensivos (quirúrgicos o no) que intentan conseguir una rápida pérdida de peso en estos pacientes para que sean trasplantados más fácilmente. La sarcopenia generalmente empeora inicialmente tras el trasplante hepático y no se recupera hasta, al menos, 1 año después del trasplante[41].

Tanto la cirrosis por MAFLD como la puntuación MELD (modelo para la enfermedad hepática terminal) son factores independientes que predicen la obesidad sarcopénica, y esta afecta de forma negativa a la respuesta ante el estrés, la calidad de vida y los resultados antes, durante y después del trasplante hepático[41].

Se debe tener en cuenta que en la valoración de este tipo de pacientes el IMC de forma aislada no es un buen parámetro. Hay que considerar la ascitis. Sería útil valorar la composición corporal y la masa muscular para obtener una idea más fiable del riesgo operatorio de estos pacientes o de su evolución postrasplante. Una disminución del IMC puede facilitar la entrada del paciente en lista de espera de trasplante, pero, tal vez, a costa de un incremento en la morbimortalidad debido a un aumento de la sarcopenia. En pacientes con una cirrosis descompensada hay que preocuparse más por tratar de mejorar el estado nutricional y la masa muscular que en conseguir una pérdida de peso importante.

Algunos programas de trasplante hepático siguiendo las recomendaciones de la AASL, aunque es una recomendación pobre, con solo una evidencia moderada, aún consideran la obesidad mórbida una contraindicación relativa para el trasplante hepático[42].

Lo que parece claro es que la supervivencia de los pacientes obesos mórbidos que se trasplantan está muy por encima del 50 % a los 5 años, por lo que la obesidad mórbida no puede considerarse una contraindicación absoluta para el trasplante, sin que exista un claro punto de corte en el IMC que así lo aconseje[31].

Hoy en día, la mayoría de los grupos de trasplante hepático, en nuestro país y fuera de él, estarían de acuerdo en que la obesidad mórbida ya no puede considerarse fácilmente una contraindicación absoluta para el trasplante hepático. Pese a ello, la mayoría de los cirróticos obesos mórbidos ven muy dificultado su ingreso en las listas de espera de trasplante o, en caso de entrar en ellas, tienen menos posibilidades de finalmente ser trasplantados que otros pacientes con menor peso. Esto se debe generalmente a un cúmulo de comorbilidades además de la obesidad considerada de forma aislada: diabetes, hipertensión arterial, dislipidemia, síndrome de apnea del sueño, cardiopatía isquémica, entre otras.

En la serie más amplia y contemporánea del registro *United Network for Organ Sharing* (UNOS) norteamericana (2005-2014)[43] se encontró que la mortalidad en la lista de espera era mayor para candidatos con un IMC ≥ 40 kg/m^2 que en aquellos con un IMC < 30 kg/m^2.

TIPOS DE CIRUGÍA BARIÁTRICA Y MOMENTO DE REALIZARLA EN RELACIÓN CON EL TRASPLANTE HEPÁTICO

Excede el objetivo del presente capítulo realizar una descripción o un análisis detallado de las múltiples técnicas quirúrgicas que se han aplicado o aplican para tratar a los pacientes con obesidad mórbida.

Cada año surgen técnicas distintas que poco a poco van desplazando a aquellas que se utilizaban con anterioridad, debido a que ninguna técnica se puede considerar hoy en día la prueba de referencia aplicable a casi todos los pacientes, y todas ellas tienen posibles complicaciones y fracasos.

Aun así, el tratamiento quirúrgico de la obesidad mórbida, en particular de la mano de la subespecialización de los cirujanos, del desarrollo de técnicas mínimamente invasivas y de un enfoque cada vez más multidisciplinar, ha alcanzado altos niveles de calidad, consiguiendo muy buenos resultados tanto desde el punto de vista de la pérdida ponderal como de la mejora de las comorbilidades, con una morbimortalidad mínima.

Aunque los mecanismos por los que las distintas técnicas actúan son más complejos y muchas veces no totalmente conocidos, en general las distintas técnicas se clasifican en tres grupos: restrictivas (en las que el mecanismo básicamente implicado en la pérdida de peso es una disminución de la ingesta de alimentos), malabsortivas (cuando el mecanismo principal involucrado es la malabsorción de parte de los nutrientes ingeridos) o mixtas (cuando se combinan ambos mecanismos).

Entre las técnicas restrictivas solo se mencionarán aquí la banda gástrica ajustable (cada vez menos utilizada) y, especialmente, la gastrectomía vertical, tubular o manga gástrica *(sleeve gastrectomy)*.

El *bypass* gástrico en «Y» de Roux ha sido durante años la técnica bariátrica más empleada (aunque hoy en día ocupa la segunda posición globalmente tras la gastrectomía vertical); se trata de una técnica mixta, que asocia un componente restrictivo más o menos marcado en función del volumen del reservorio gástrico confeccionado y su vaciamiento, con un componente malabsortivo por lo general moderado.

Técnicas claramente malabsortivas incluirían las derivaciones biliopancreáticas tipo Scopinaro con sus múltiples variantes, el *bypass* yeyunoileal y otras. Evidentemente, existen infinidad de otras técnicas quirúrgicas que no se mencionarán siquiera, dado que exceden el interés de este capítulo.

Antes de plantear las ventajas y los inconvenientes de las distintas técnicas quirúrgicas en relación con el trasplante hepático, cabe mencionar también los tratamientos endoscópicos. Existen distintos abordajes endoscópicos que generalmente intentan reducir la capacidad gástrica para conseguir un efecto restrictivo que facilite la pérdida de peso. Hoy en día los endoscopistas pueden realizar mediante diferentes dispositivos suturas intraluminales gástricas para reducir la capacidad de dicha víscera hueca (métodos POSE, APOLLO, etc.). Hay una cantidad muy limitada de publicaciones con resultados a largo plazo en comparación con la cirugía, pero el principal problema en relación con el tipo de pacientes que se aborda aquí, es decir, pacientes con cirrosis conocida y muchos de ellos con indicación de trasplante hepático e hipertensión portal, es que la ausencia de publicaciones es casi total.

Otro capítulo aparte sería la utilización de balones intragástricos de distintos tipos (hoy incluso autoingeribles y reabsorbibles). Estos tienen mayor utilidad probablemente en otros candidatos a trasplantes, como cardíacos o renales, pero podrían ser una opción segura para conseguir una moderada pérdida de peso, especialmente en pacientes con estadio funcional hepático Child A y sin hipertensión portal importante. Sus limitaciones principales se deben, por un lado, a que puede ser difícil convencer a un endoscopista para que coloque un balón en un paciente candidato a trasplante hepático, con un riesgo aumentado de sangrado digestivo y, por otro, a que habitualmente los resultados en cuanto a pérdida de peso se refiere suelen ser solo moderados y transitorios (los balones son tratamientos de duración limitada), su tolerancia por parte del paciente no siempre es buena y no es posible predecir en qué momento se va a realizar el trasplante.

En cuanto a las técnicas quirúrgicas aplicables en este tipo de pacientes, mencionaremos exclusivamente la banda gástrica ajustable, la gastrectomía vertical y el *bypass* gástrico en «Y» de Roux (las dos últimas especialmente ya que son las que se realizan con más frecuencia a nivel mundial).

Las técnicas con un componente malabsortivo importante no deben utilizarse en pacientes con cirrosis conocida, dado que tienen generalmente mayor morbimortalidad (cabe recordar que se trata de pacientes con un alto riesgo *per se*), pueden facilitar las descompensaciones de la hepatopatía, incluso acelerando la necesidad de un trasplante hepático, y aumentar la sarcopenia; además, hay que tener en cuenta que pueden conllevar mayores problemas para conseguir una concentración estable de los fármacos inmuno-

supresores que el paciente va a necesitar si es trasplantado y tienen un estrecho margen terapéutico. Como ya se ha mencionado, en la mayoría de los pocos pacientes publicados en los que una cirugía bariátrica ha llevado, a veces de forma más o menos urgente, a la indicación de trasplante hepático, la técnica empleada había sido claramente malabsortiva[16,17].

La banda gástrica ajustable, aunque ha disminuido mucho su utilización en los últimos tiempos, tendría la ventaja de ser una técnica reversible y relativamente sencilla, que no afecta a la absorción de la medicación inmunosupresora si el paciente es trasplantado, permite mantener el acceso endoscópico a la papila y a la vía biliar y no tiene el inconveniente de dejar una parte del estómago excluido e inaccesible a los estudios endoscópicos. En contrapartida, se trata de una técnica quirúrgica que tiene una alta tasa de reintervenciones y resultados ponderales más mediocres que otros procedimientos. Además, en un paciente con varices esofágicas podría presentar complicaciones y tras el trasplante habría que considerar los posibles inconvenientes de mantener un cuerpo extraño de este tipo en un paciente inmunodeprimido.

El *bypass* gástrico en «Y» de Roux es una técnica con la que se tiene una larga experiencia y que presenta buenos resultados de pérdida de peso, con una baja morbimortalidad, por lo que se ha llegado a considerar en ocasiones la técnica de referencia con la que se han comparado otros procedimientos quirúrgicos. Sin embargo, en pacientes con cirrosis hepática y en relación con el trasplante hepático presenta algunos inconvenientes. Tiene un componente malabsortivo, por lo que la absorción de la medicación inmunosupresora puede verse parcialmente afectada. Al estar excluida una parte del estómago, se pierde el acceso endoscópico habitual a la vía biliar y a dicho estómago (se debe tener en cuenta que el paciente cirrótico puede presentar sangrado gástrico por hipertensión portal y que, incluso después del trasplante hepático, algunos pacientes pueden presentar una hepatopatía que lleve a la reaparición de una cirrosis sobre el injerto). Por otra parte, no es una técnica exenta de posibles complicaciones: fístulas, obstrucción, sangrado, úlcera marginal (requiere especial consideración, puesto que los pacientes trasplantados probablemente se mantengan al menos durante un tiempo en tratamiento con corticoides). Se considera una técnica potencialmente reversible, aunque la cirugía de conversión a una «anatomía normal» es habitualmente compleja y se realiza en muy pocas ocasiones.

La gastrectomía vertical es la técnica quirúrgica bariátrica más realizada en la actualidad en España y en otros países, con buenos resultados en cuanto a la pérdida ponderal a medio y largo plazo. Tiene la ventaja de que no produce malabsorción, por lo que no interfiere en la absorción intestinal de fármacos. Por otro lado, evita los problemas del estómago excluido y permite el acceso endoscópico a la papila y la vía biliar.

Sin embargo, se trata de una técnica irreversible, y también puede presentar complicaciones, en particular sangrado digestivo o fístulas (sobre todo a nivel del ángulo cardioesofágico o de His). Mención aparte merece la posibilidad de que empeore un reflujo gastroesofágico preexistente o bien de que aparezca reflujo *de novo* tras la cirugía.

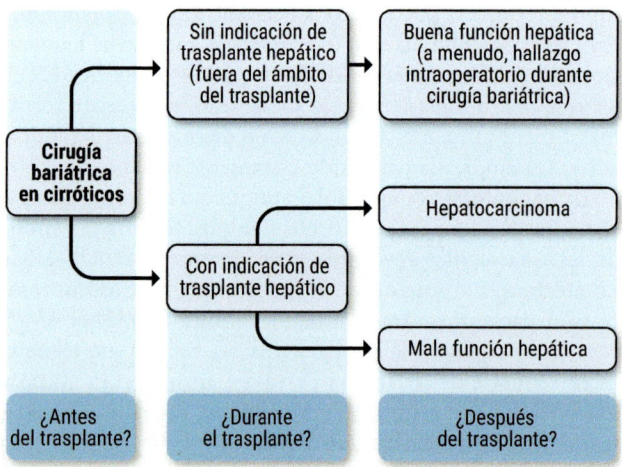

Figura 18-5. Cirugía bariátrica en pacientes cirróticos y en el ámbito del trasplante hepático.

En relación con la cirugía bariátrica en pacientes cirróticos y en el ámbito del trasplante hepático, así como el momento óptimo para realizar dicha cirugía, en la **figura 18-5** se muestra un esquema, que se desarrollará en los apartados siguientes[44].

CIRUGÍA BARIÁTRICA PREVIA AL TRASPLANTE HEPÁTICO EN EL PACIENTE CIRRÓTICO

Cuando los cirujanos bariátricos se refieren a los resultados de la cirugía bariátrica se centran en la pérdida ponderal y en la mejoría o resolución de comorbilidades relacionadas con la obesidad, a medio y, especialmente, a largo plazo.

Sin embargo, cuando se habla de cirugía de la obesidad mórbida en pacientes cirróticos y, sobre todo, en aquellos con indicación de trasplante hepático se debe considerar que muchos de estos pacientes no van a ser incluidos en lista de espera de trasplante debido a su exceso de IMC o, finalmente, no van a ser trasplantados. En este grupo de pacientes esto significa que van a fallecer por su enfermedad de base, muchas veces en un plazo no demasiado prolongado. Esta apreciación debe hacer cambiar el enfoque de la cirugía bariátrica en este campo. De lo que se trata es de llevar a cabo un procedimiento quirúrgico suficientemente seguro, que tenga una morbimortalidad asumible (que siempre será mayor que en un paciente con el mismo IMC no cirrótico) y que, además, consiga en un espacio de tiempo relativamente corto una pérdida de peso suficiente para que el paciente pueda ser incluido en lista de espera y ser finalmente trasplantado. Aquí, los resultados a largo plazo de la técnica quirúrgica bariátrica pasan a un segundo plano, mucho menos relevante, ya que el simple hecho de estar recogiendo dichos resultados a largo plazo ya indicará el éxito en relación con el objetivo primordial que era que el paciente siguiera vivo. Eso no menoscaba la necesidad de tener también en cuenta los resultados a largo plazo, así como la calidad de vida del paciente.

Cuando se habla de cirugía bariátrica en pacientes cirróticos, es posible que se trate de poblaciones de pacientes muy distintos y con una evolución y unos riesgos muy diferentes. Por un lado, habría un grupo de pacientes cirróticos, con buena función hepática, sin necesidad de trasplante hepático y en los cuales a veces, incluso, la cirrosis hepática es un hallazgo casual intraoperatorio en el momento en que se va a realizar una cirugía de obesidad. Estos son los pacientes descritos en la mayoría de las publicaciones.

Por otro lado, habría un grupo de pacientes con cirrosis conocida previamente, pero función hepática relativamente conservada, con indicación de trasplante por aparición de un hepatocarcinoma.

Por último, un tercer grupo de pacientes tendría indicación de trasplante hepático debido a su mala función hepática (con hepatocarcinoma acompañante o sin ella), pero serían obesos mórbidos que necesitan una pérdida importante de peso antes de poder entrar en lista de espera de trasplante. Este último grupo, formado cada vez por más pacientes, constituye un reto muy importante, dado que la cirugía bariátrica entraña un riesgo probablemente excesivo de complicaciones y, al mismo tiempo, el tratamiento médico para conseguir que pierdan el peso necesario, en nuestra experiencia, fracasará en la mayoría de ellos, y terminarán falleciendo sin haber sido sometidos ni a cirugía bariátrica ni a trasplante hepático.

La mayoría de las publicaciones que se refieren a la cirugía bariátrica en pacientes cirróticos incluyen un número relativamente bajo de casos, y la mayoría de ellos son muy poco detallistas en cuanto a la función hepática del paciente, la puntuación Child, MELD, existencia de hipertensión portal, ascitis, varices esofágicas o gástricas, etc. La técnica quirúrgica más empleada es la gastrectomía vertical, por delante del *bypass* o de la banda gástrica. Cuando se describe la situación funcional hepática, la mayoría de los pacientes se encuentran en estadio Child A.

Un estudio canadiense de 2011[45] describía una mortalidad en la cirugía bariátrica sin cirrosis del 0,3 %, que se multiplicaba por tres para alcanzar una mortalidad del 0,9 % en pacientes con cirrosis compensada (probablemente asumible). Sin embargo, en pacientes con cirrosis descompensada, la mortalidad postoperatoria ascendía hasta un prohibitivo 16,3 %.

Pese a que la mayoría de las publicaciones se refieren a pacientes sobre todo con estadio funcional Child A y muchas veces a pacientes con hallazgo casual de cirrosis, llegan a describir una incidencia de complicaciones significativas de hasta el 30 % y una incidencia de fístulas de hasta el 12 %. Otros estudios refieren una morbimortalidad sin diferencias significativas con respecto a la población no cirrótica, siempre que se trate de pacientes con estadio funcional Child A, y sugieren que la cirugía bariátrica puede facilitar el acceso a las listas de trasplante hepático[44,46-49].

Con dicha indicación se comenzó a realizar cirugía bariátrica laparoscópica en candidatos a trasplante hepático en el Hospital Universitario 12 de Octubre de Madrid[50] (**Figs. 18-6 a 18-8**).

Un estudio multicéntrico español retrospectivo de la Sociedad Española de Endocrinología y Nutrición (SEEN) de 2019[51] incluyó 41 pacientes cirróticos sometidos a cirugía de obesidad en 10 centros diferentes y durante un período de 13 años. Casi todos los casos, sin embargo, eran pacientes con estadio funcional Child A (97,6 %), con un

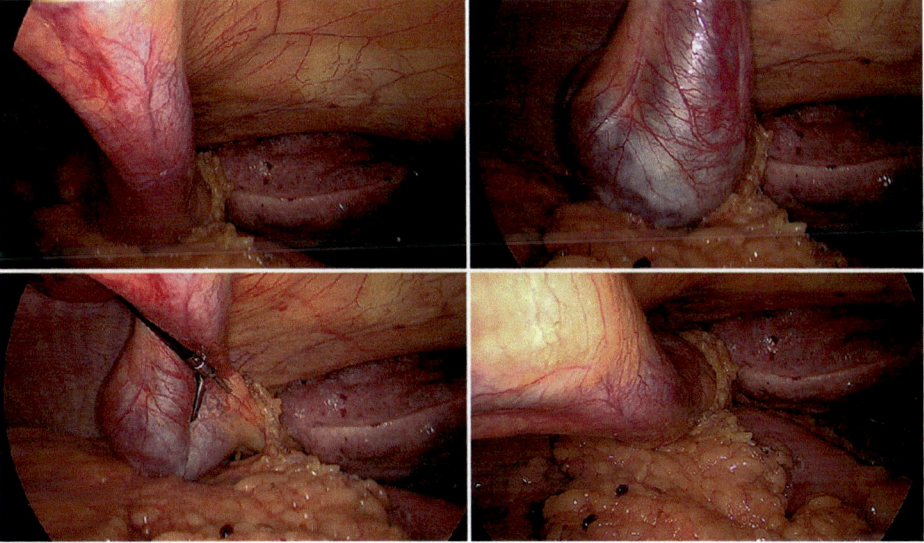

Figura 18-6. Aspecto de un paciente intervenido por obesidad mórbida (gastrectomía vertical laparoscópica) en el Hospital Universitario 12 de Octubre de Madrid para poder ser incluido posteriormente en lista de espera de trasplante hepático. Apréciense la recanalización y la importante dilatación de la vena umbilical debido a la hipertensión portal clínicamente significativa.

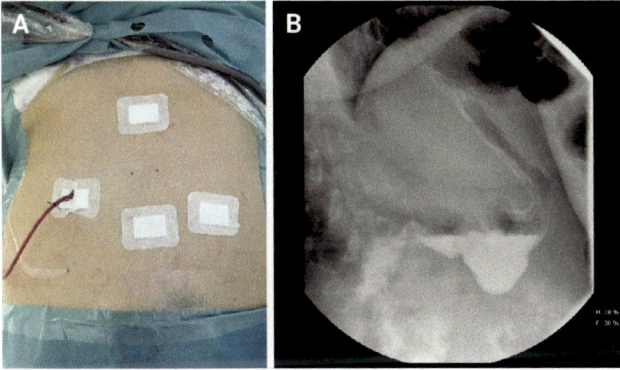

Figura 18-7. A) Aspecto postoperatorio del abdomen de un paciente tras gastrectomía vertical laparoscópica previa al trasplante hepático, con el abordaje habitual con cuatro trocares. **B)** Aspecto del tránsito esofagogástrico postoperatorio en el mismo paciente.

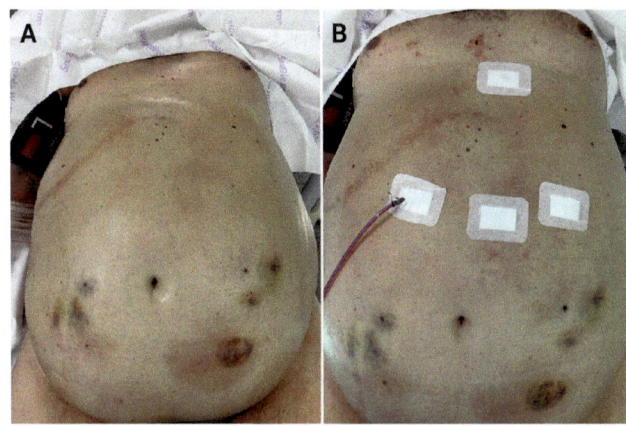

Figura 18-8. Aspecto preoperatorio **(A)** y postoperatorio **(B)** del abdomen de un paciente cirrótico intervenido mediante una gastrectomía vertical laparoscópica que tenía el antecedente de una resección hepática previa por laparotomía.

MELD bajo (7,2) fuera de la indicación de trasplante hepático y en los que no se reflejaba si la cirrosis era conocida en el momento de llevar a cabo la cirugía bariátrica. En dos tercios de los pacientes la cirugía elegida fue una gastrectomía vertical. No se recogía ningún caso de mortalidad, pero la morbilidad fue del 17 %: una fístula con múltiples reintervenciones quirúrgicas, hemoperitoneo, hemorragia digestiva alta, trombosis portal, descompensaciones hidrópicas, etc. Las restantes complicaciones fueron infecciones de herida.

Los resultados en cuanto a pérdida de peso o resolución de comorbilidades fueron comparables a los de otras series con población no cirrótica. El seguimiento mínimo postoperatorio fue de 12 meses, y es destacable que un número no desdeñable de pacientes presentaron, con el tiempo, un empeoramiento de la función hepática, con un incremento de la puntuación MELD, un 20 % de paso al estadio Child B y aparición, en el 14,6 % de ellos, de hepatocarcinoma (similar a los pacientes con cirrosis MAFLD no operados). Hay siempre que tener en cuenta que, aunque se consiga que el paciente pierda peso, la cirrosis seguirá estando presente y una parte de estos pacientes pueden lle-

gar a tener indicación de trasplante en un futuro, debido al empeoramiento de su función hepática o aparición de hepatocarcinoma.

Aunque la mayoría de los estudios de cirugía bariátrica realizados en individuos cirróticos se refieren a pacientes sin indicación de trasplante hepático, poco a poco se va considerando con más frecuencia la posibilidad de una cirugía bariátrica previa al trasplante para facilitar la entrada en lista de espera[44,48-50].

La gastrectomía vertical laparoscópica es probablemente la técnica quirúrgica ideal para estos pacientes, y es posible realizarla con una morbimortalidad asumible, especialmente en pacientes con estadio funcional Child A o, a lo sumo, B, sin hipertensión portal importante ni varices esofágicas con signos de alto riesgo de sangrado. En los pacientes que, pese al tratamiento médico óptimo, continúan con ascitis y/o varices esofágicas importantes, puede plantearse la colocación preoperatoria de un *shunt* portosistémico por radiología intervencionista (*shunt* portosistémico intrahepático transyugular).

CIRUGÍA BARIÁTRICA EN EL MISMO ACTO DEL TRASPLANTE HEPÁTICO

La posibilidad de realizar una cirugía bariátrica en el mismo acto operatorio del trasplante hepático es algo que se ha sugerido como una buena opción en pacientes con obesidad de grados 2 o 3 (IMC > 35) en los últimos 10 años.

Las ventajas son que se trataría de una sola intervención, con una disminución de costes, estancia hospitalaria total, etc., y de que se realizaría la cirugía bariátrica en un momento en el que la hipertensión portal estaría resuelta con el trasplante.

En 2013 se publicó una serie de la Clínica Mayo de Rochester de cirugía bariátrica simultánea con el trasplante, que tuvo una gran difusión, llegando a recomendarse en algunos foros como el momento ideal para realizar este tipo de intervención[52]. En pacientes candidatos a trasplante hepático con un IMC > 35 kg/m^2 indicaban un tratamiento médico intensivo para tratar de reducir el peso, y en caso de que en el momento del trasplante hepático el IMC aún estuviera por encima de 35 kg/m^2, planteaban la realización de una gastrectomía vertical al terminar el implante hepático. Inicialmente publicaron los resultados solo de 7 pacientes, con un MELD medio de 32. La mayoría presentaba una cirrosis hepática por EHNA. Uno de los pacientes tuvo un postoperatorio muy tórpido por una fístula gástrica (14,3 %) que precisó varias reintervenciones. Otro paciente sufrió una pérdida ponderal excesiva y una posterior trombosis arterial.

Una pequeña serie de 3 pacientes fue publicada en 2017 en Israel[53].

El mismo grupo de la Clínica Mayo publicó en 2018 los resultados en un total de 29 pacientes, de los cuales 13 ya tenían un seguimiento que podía considerarse «prolongado», superior a 3 años[54].

La posibilidad de realizar la cirugía bariátrica a continuación del trasplante hepático en el mismo acto plantea varios problemas. Por un lado, para reducir las posibles complicaciones de la cirugía bariátrica al mínimo posible, esta debería ser realizada por un cirujano bariátrico con una amplia experiencia en dicha técnica, lo cual no siempre es fácil, especialmente teniendo en cuenta que los trasplantes hepáticos son realizados con carácter urgente y con frecuencia a altas horas de la madrugada. Por otro lado, aunque en el momento de llevar a cabo la cirugía gástrica el paciente ya no tuviera hipertensión portal debido al funcionamiento del injerto hepático, éste llevaría varias horas de cirugía y con frecuencia mantendría cierto grado de inestabilidad hemodinámica, coagulopatía, etc. Además, en el postoperatorio inmediato el paciente sería sometido a los efectos del tratamiento inmunosupresor, con fármacos anticalcineurínicos, antimetabolitos y, por lo general, corticoides. Todo ello puede aumentar el riesgo de aparición de una temida fístula gastroesofágica postoperatoria que, aunque es tratable, puede comprometer no solo la supervivencia del injerto, sino especialmente del paciente.

Aun así, quizá la principal dificultad del planteamiento del tratamiento simultáneo es que muchas veces no permitirá llegar a trasplantar al paciente o a incluirlo en lista de espera y, en el caso de que se llegue a intentar el trasplante, este se realizará en un paciente obeso mórbido, con el aumento de morbilidad postoperatoria que esto implique, a la que habrá que añadir la morbilidad propia del procedimiento bariátrico.

CIRUGÍA BARIÁTRICA EN EL PACIENTE CON TRASPLANTE HEPÁTICO PREVIO

La realización de la cirugía bariátrica en un paciente que ya ha sido sometido a un trasplante hepático en el pasado tiene la ventaja de que se trata de una cirugía programada y, por lo tanto, se puede elegir no solo al cirujano bariátrico más experto, sino que, además, se elige el momento óptimo para el paciente.

En ese momento el paciente no tendrá hipertensión portal ni inestabilidad hemodinámica, coagulopatía, etc. Aunque el paciente se encontrará bajo tratamiento inmunosupresor de mantenimiento, el nivel de inmunosupresión ya no será tan alto como en los primeros momentos postrasplante.

El inconveniente de este planteamiento es que se trata de dos intervenciones quirúrgicas distintas y, por consiguiente, con un aumento de costes, estancia, etc. Además, la realización de una cirugía bariátrica en un paciente ya trasplantado puede ser más demandante técnicamente debido al posible síndrome adherencial secundario y puede dificultar la práctica de una cirugía por vía laparoscópica.

En 2013, una publicación recogía la experiencia más larga hasta la fecha de cirugía bariátrica postrasplante hepático[55]. Se trataba de solo 9 pacientes, 8 de los cuales pudieron operarse con un abordaje laparoscópico. Aunque no se constató mortalidad y las pérdidas de peso fueron buenas, los pacientes no estuvieron exentos de morbilidad. Fue preciso realizar tres reintervenciones quirúrgicas, una de ellas por fístula biliar producida en el despegamiento de las adherencias del injerto hepático, otra por evisceración y la última por disfagia que obligó a realizar una esofagoyeyunostomía.

Una publicación algo posterior recogió la experiencia de otro centro en cirugía bariátrica en pacientes trasplantados hepáticos[56], con 5 casos, y también se describió una morbilidad postoperatoria importante en un paciente con hemoperitoneo por sangrado de un vaso corto que precisó de la realización de una esplenectomía, con desarrollo posterior de trombosis portal.

Una serie también corta pero más reciente, publicada en 2018[57], recogió 6 casos de cirugía bariátrica en pacientes trasplantados hepáticos, la mitad de ellos operados con un abordaje laparoscópico; en un paciente se presentó la temida fístula esofagogástrica que requirió varias intervenciones quirúrgicas y, finalmente, la realización de un *bypass* gástrico, con nueva fistulización, sepsis, fracaso multiorgánico y fallecimiento del paciente.

En pacientes que se trasplantan con obesidad mórbida podría plantearse la cirugía bariátrica unos meses después del trasplante, cuando la situación está estable. Sin embargo, es sabido que una parte de los pacientes que se trasplantan sin ser obesos mórbidos, durante el seguimiento van a ganar peso y en ellos también es posible que se plantee una cirugía bariátrica años después del trasplante si tienen indicación.

Figura 18-9. Paciente trasplantado hepático sometido posteriormente a una gastrectomía vertical laparoscópica. **A)** Se aprecia la gran incisión en «T invertida» del trasplante hepático. **B)** Aspecto postoperatorio del abdomen tras la cirugía bariátrica laparoscópica realizada mediante un abordaje con solo tres trocares.

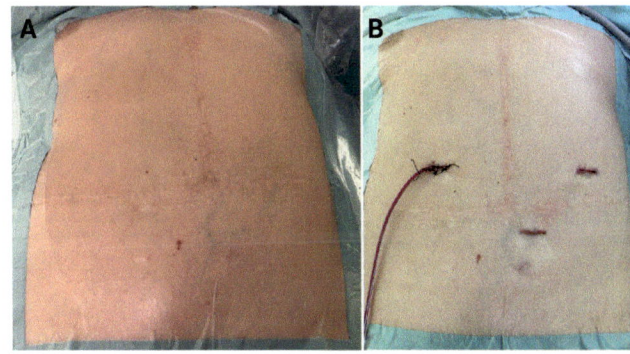
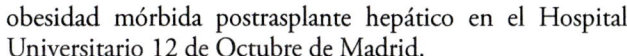

En las **figuras 18-9** a **18-11** se puede apreciar el aspecto postoperatorio de varios de los pacientes intervenidos por obesidad mórbida postrasplante hepático en el Hospital Universitario 12 de Octubre de Madrid.

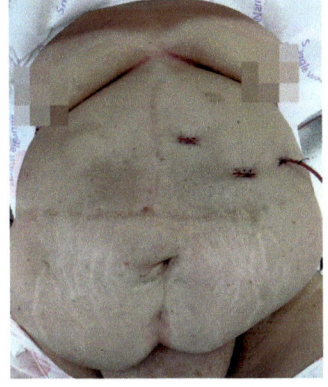

Figura 18-10. Paciente trasplantada hepática y con cirrosis del injerto hepático debido a recidiva de hepatitis C, con desarrollo de obesidad mórbida. Aspecto postoperatorio del abdomen tras realizar una gastrectomía vertical con abordaje laparoscópico de tres trocares, que en este caso se han desplazado hacia el cuadrante superior izquierdo del abdomen (se aprecia la gran incisión en «T invertida» con la que se realizó el trasplante hepático, además de una laparotomía media infraumbilical por una cirugía ginecológica previa).

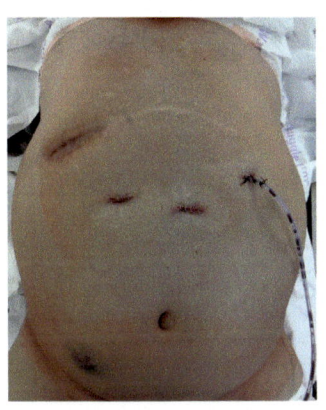

Figura 18-11. Aspecto postoperatorio de un paciente trasplantado hepático. En el postoperatorio del trasplante presentó una fístula biliar que requirió una reintervención por una pequeña laparotomía subcostal derecha y sufrió una infección de herida quirúrgica con cicatrización por segunda intención (se aprecia el aspecto distinto de la vertiente derecha de la laparotomía subcostal bilateral). Se realizó una gastrectomía vertical laparoscópica también con un abordaje reducido a tres únicos trocares y se dejó un drenaje postoperatorio.

REFERENCIAS BIBLIOGRÁFICAS

1. Warren M, Beck S, Lieberman D, Llakkuvan V, Ketchen Lipson S. State of obesity 2021 Report. Trust for America's Health. Disponible en: Tfah.org/Stateofobesity2021
2. Pérez-Rodrigo C, Hervás Barbara G, Gianzo Citores M, Aranzeta-Bartrina J. Prevalencia de obesidad y factores de riesgo cardiovascular asociados en la población española: estudio ENPE. Rev Esp Cardiol 2022; 75: 232-41.
3. Sheka AC, Adeyi O, Thompson J, Hameed B, Crawford PA, Ikramuddin S. Nonalcoholic steatohepatitis. A review. JAMA 2020; 323: 1175-83.
4. Arab JP, Arrese M, Trauner M. Recent insights into the pathogenesis of nonalcoholic fatty liver disease. Annu Rev Pathol Mech Dis 2018; 13: 321-50.
5. Struben VM, Hespenheide EE, Caldwell SH. Nonalcoholic steatohepatitis and cryptogenic cirrhosis within kindreds. Am J Med 2000; 108: 9-13.
6. Nahon P, Allaire M, Nault JC, Paradis V. Characterizing the mechanism behind the progression of NAFLD to hepatocellular carcinoma. Hepat Oncol 2020; 7: HEP36.
7. Lodhi M, Amin J, Eswaran S. Role of alcohol in nonalcoholic steatohepatitis: Rush University (Con) patients with nonalcoholic steatohepatitis should be abstinent from alcohol use. Clin Liver Dis (Hoboken) 2018; 11: 39-42.
8. Zakhari S. Bermuda triangle for the liver: alcohol, obesity, and viral hepatitis. J Gastroenterol Hepatol 2013; 28 (Suppl. 1): 18-25.
9. Eslam M, Newsome PN, Sarin SK, Anstee QM, Targher G, Romero-Gómez M et al. A new definition for metabolic dysfunction-associated fatty liver disease: an international expert consensus statement. J Hepatol 2020; 73: 202-9.
10. Siegel AB, Lim EA, Wang S, Brubaker W, Rodríguez RD, Goyal A et al. Diabetes, body mass index, and outcomes in hepatocellular carcinoma patients undergoing liver transplantation. Transplantation 2012; 94: 539-43.
11. Mathur A, Franco ES, Leone JP, Osman-Mohamed H, Rojas H, Kemmer N et al. Obesity portends increased morbidity and earlier recurrence following liver transplantation for hepatocellular carcinoma. HPB (Oxford) 2013; 15: 504-10.
12. Younossi ZM, Koenig AB, Abdelatif D, Fazel Y, Henry L, Wymer M et al. Global epidemiology of nonalcoholic fatty liver disease-meta-analytic assessment of prevalence, incidence, and outcomes. Hepatology 2016; 64: 73-84.
13. Buchwald H, Avidor Y, Braunwald E, Jensen MD, Pories W, Fahrbach K et al. Bariatric surgery. A systematic review and meta-analysis. JAMA 2004; 292: 1724-37.
14. Arterburn DE, Olsen MK, Smith VA, Livingston EH, Van Scoyoc L, Yancy WS et al. Association between bariatric surgery and long-term survival. JAMA 2015; 313: 62-70.
15. Von Schönfels W, Beckmann JH, Ahrens M, Hendricks A, Röcken C, Szymczak S et al. Histologic improvement of NAFLD in patients with obesity after bariatric surgery based on standardized NAS (NAFLD activity score). Surg Obes Relat Dis 2018; 14: 1607-16.
16. Addeo P, Cesaretti M, Anty R, Iannelli A. Liver transplantation for bariatric surgery-related liver failure: a systematic review of a rare condition. Surg Obes Relat Dis 2019; 15: 1394-401.

17. Geerts A, Darius T, Chapelle T, Roeyen G, Francque S, Libbrecht L et al. The multicenter Belgian survey on liver transplantation for hepatocellular failure after bariatric surgery. Transplant Proc 2010; 42: 4395-8.

18. De Faria Ghetti F, Gonçalves Oliveira D, Machado de Oliveira J, Villela Vieira de Castro Ferreira LE, Cesar DE et al. Influence of gut microbiota on the development and progression of nonalcoholic steatohepatitis. Eur J Nutr 2018; 57: 861-76.

19. Sabate JM, Coupaye M, Ledoux S, Castel B, Msika S, Coffin B et al. Consequences of small intestinal bacterial overgrowth in obese patients before and after bariatric surgery. Obes Surg 2017; 27: 599-605.

20. Dolan RD, Baker J, Harer K, Lee A, Hasler W, Saad R et al. Small intestinal bacterial overgrowth: clinical presentation in patients with Roux-en-Y gastric bypass. Obes Surg 2021; 31: 564-9.

21. Younossi ZM, Stepanova M, Ong J, Trimble G, AlQahtani S, Younossi I et al. Nonalcoholic steatohepatitis is the most rapidly increasing indication for liver transplantation in the United States. Clin Gastroenterol Hepatol 2021; 19: 580-9.

22. Haldar D, Kern B, Hodson J, Armstrong MJ, Adam R, Berlakovich G et al. Outcomes of liver transplantation for non-alcoholic steatohepatitis: a European Liver Transplant Registry study. J Hepatol 2019; 71: 313-22.

23. Palmer M, Schaffner F, Thung SN. Excessive weight gain after liver transplantation. Transplantation 1991; 51: 797-800.

24. Anastácio LR, de Sena Ribeiro H, García Ferreira L, Soares Lima A, García Vilela E, Toulson Davisson Correia MI. Incidence and risk factors for diabetes, hypertension and obesity after liver transplantation. Nutr Hosp 2013; 28: 643-8.

25. Richards J, Gunson B, Johnson J, Neuberger J. Weight gain and obesity after liver transplantation. Transpl Int 2005; 18: 461-6.

26. Watt KD, Pedersen RA, Kremers WK, Heimbach JK, Charlton MR. Evolution of causes and risk factors for mortality post-liver transplant: results of the NIDDK long-term follow-up study. Am J Transplant 2010; 10: 1420-7.

27. Wong RJ, Cheung R, Perumpail RB et al. Diabetes mellitus, and not obesity, is associated with lower survival following liver transplantation. Dig Dis Sci 2015; 60: 1036-44.

28. VanWagner LB, Bhave M, Te HS, Feinglass J, Alvarez L, Rinella ME. Patients transplanted for nonalcoholic steatohepatitis are at increased risk for postoperative cardiovascular events. Hepatology 2012; 56: 1741-50.

29. Leonard J, Heimbach JK, Malinchoc M, Watt K, Charlton M. The impact of obesity on long-term outcomes in liver transplant recipients – results of the NIDDK liver transplant database. Am J Transplant 2008; 8: 667-72.

30. Perez-Protto SE, Quintini C, Reynolds LF, You J, Cywinski JB, Sessler DI et al. Comparable graft and patient survival in lean and obese liver transplant recipients. Liver Transpl 2013; 19: 907-15.

31. Singhal A, Wilson G, Wima K, Quillin C, Cuffy M, Anwar N et al. Transpl Int 2015; 28: 148-55.

32. La Mattina JC, Foley DP, Fernández LA, Pirsch JD, Musat AI, D'Alessandro AM et al. Complications associates with liver transplantation in the obese recipient. Clin Transplant 2012; 26: 910-8.

33. Nair S, Cohen DB, Cohen MP, Tan H, Maley W, Thuluvath PJ. Postoperative morbidity, mortality, costs, and long-term survival in severely obese patients undergoing orthotopic liver transplantation. Am J Gastroenterol 2001; 96: 842-5.

34. Ayala R, Grande S, Bustelos R, Ribera C, García-Sesma A, Jiménez C et al. Obesity is an independent risk factor for pre-transplant portal vein thrombosis in liver recipients. BMC Gastroenterol 2012, 12: 114.

35. Spengler EK, O'Leary JG, Te HS, Rogal S, Pillai AA, Al-Osaimi A et al. Liver transplantation in the obese cirrhotic patient. Transplantation 2017; 101: 2288-96.

36. Hakeem AR, Cockbain AJ, Raza SS, Pollard SG, Toogood GJ, Attia MA et al. Increased morbidity in over weight and obese liver transplant recipients: a single-center experience of 1325 patients from the United Kingdom. Liver Transplant 2013; 19: 551-62.

37. Dick AAS, Spitzer Al, Seifert CF, Deckert A, Carithers RL, Reyes JD et al. Liver transplantation at the extremes of the body mass index. Liver Transplant 2009; 15: 968-77.

38. Conzen KD, Vachharajani N, Collins KM, Anderson CD, Lin Y, Wellen JR et al. Morbid obesity in liver transplant recipients adversely affects longterm graft and patient survival in a single-institution analysis. HPB (Oxford) 2015; 17: 251-7.

39. Hegyi PJ, Soós A, Hegyi P, Szakács Z, Hanánk L, Váncsa S et al. Pre-transplant sarcopenic obesity worsens the survival after liver transplantation: a meta-analysis and a systematic review. Front Med (Lausanne) 2020; 7: 599434.

40. Carias S, Castellanos AL, Vilchez V, Nair R, Dela Cruz AC, Watkins J et al. Nonalcoholic steatohepatitis is strongly associated with sarcopenic obesity in patients with cirrhosis undergoing liver transplant evaluation. J Gastroenterol Hepatol 2016; 31: 628-33.

41. Halegoua-De Marzio DL, Wong SY, Fenkel JM, Doria C, Sass DA. Listing practices for morbidly obese patients at liver transplantation centers in the United States. Exp Clin Transplant 2016; 14: 646-9.

42. Schlansky B, Naugler WE, Orloff SL, Enestvedt CK. Higher mortality and survival benefit in obese patients awaiting liver transplantation. Transplantation 2016; 100: 2648-55.

43. Lee Y, Tian C, Lovrics O, Sam Soon M, Doumouras AG, Anvari M et al. Bariatric surgery before, during, and after liver transplantation: a systematic review and meta-analysis. Surg Obes Relat Dis 2020; 16: 1336-47.

44. Mosko JD, Nguyen GC. Increased perioperative mortality following bariatric surgery among patients with cirrhosis. Clin Gastroenterol Hepatol 2011; 9: 897-901.

45. Takata MC, Campos GM, Ciovica R, Rabl C, Rogers SJ, Cello JP et al. Laparoscopic bariatric surgery improves candidacy in morbidly obese patients awaiting transplantation. Surg Obes Relat Dis 2008; 4: 159-64.

46. Rebibo L, Gerin O, Verhaeghe P, Dhahri A, Cosse C, Regimbeau JM. Laparoscopic sleeve gastrectomy in patients with NASH-related cirrhosis: a casematched study. Surg Obes Relat Dis 2014; 10: 405-10.

47. Shimizu H, Phuong V, Maia M, Kroh M, Chand B, Schauer PR et al. Bariatric surgery in patients with liver cirrhosis. Surg Obes Relat Dis 2013; 9: 1-6.

48. Lin M, Tavakol M, Sarin A, Amirkiai M, Rogers SJ, Carter JT et al. Laparoscopic sleeve gastrectomy is safe and efficacious for pretransplant candidates. Surg Obes Relat Dis 2013; 9: 653-9.

49. García-Sesma A, Calvo J, Manrique A, Cambra F, Justo I, Caso O et al. Morbidly obese patients awaiting liver transplantation. Sleeve gastrectomy: safety and efficacy from a liver transplant unit experience. Transplant Proc 2019; 51: 33-7.

50. Miñambres I, Rubio MA, De Hollanda A, Breton I, Vilarrasa N, Pellitero S et al. Outcomes of bariatric surgery in patients with cirrhosis. Obes Surg 2019; 29: 585-92.

51. Heimbach K, Watt KDS, Poterucha JJ, Ziller NF, Cecco SD, Charlton MR et al. Combined liver transplantation and gastric sleeve resection for patients with medically complicated obesity and end-stage liver disease. Am J Transplant 2013; 13: 363-8.

52. Nesher E, Mor E, Shlomai A, Naftaly-Cohen M, Yemini R, Yussim A et al. Simultaneous liver transplantation and sleeve gastrectomy: prohibitive combination or a necessity? Obes Surg 2017; 27: 1387-90.

53. Zamora-Valdés D, Watt KD, Kellogg TA, Poterucha JJ, Di Cecco SR, Francisco-Ziller NM et al. Long-term outcomes of patients undergoing simultaneous liver transplantation and sleeve gastrectomy. Hepatology 2018; 68: 485-95.

54. Lin MYC, Tavakol MM, Sarin A, Amirkiai SM, Rogers SJ, Carter JT et al. Safety and feasibility of sleeve gastrectomy in morbidly obese patients following liver transplantation. Surg Endosc 2013; 27: 81-5.

55. Khoraki J, Katz MG, Funk LM, Greenberg JA, Fernández LA, Campos GM. Feasibility and outcomes of laparoscopic sleeve gastrectomy after solid organ transplantation. Surg Obes Relat Dis 2016; 12: 75-83.

56. Osseis M, Lazzati A, Salloum C, Gomez Gavara C, Compagnon P, Feray C et al. Sleeve gastrectomy after liver transplantation: feasibility and outcomes. Obes Surg 2018; 28: 242-8.

Trasplante hepatorrenal simultáneo

19

A. Manrique Municio, Á. García-Sesma, Ó. Caso Maestro, C. Loinaz Segurola, A. Marcacuzco Quinto, E. Moreno González, I. Justo Alonso y C. Jiménez Romero

INTRODUCCIÓN

El trasplante combinado hepatorrenal se realiza, en general, en los pacientes que presentan indicación de trasplante hepático y de trasplante renal debido a una insuficiencia renal terminal. El primer trasplante combinado hepático y renal fue realizado en 1983 y publicado por Margreiter et al. en 1984[1]. Se trataba de un hombre de 32 años que había recibido previamente un trasplante renal en 1977 por una glomerulonefritis crónica. Presentó un rechazo crónico y una hepatopatía terminal secundaria a una infección por el virus de la hepatitis B. Previamente, la presencia de un fracaso renal irreversible se consideraba una contraindicación para el trasplante hepático. En la actualidad, el trasplante combinado ofrece unos excelentes resultados tanto en adultos como en la población infantil. La incidencia de este tipo de trasplante ha aumentado en los últimos años, probablemente debido a la utilización del modelo de enfermedad hepática terminal (MELD).

La disfunción renal previa al trasplante hepático es el principal factor de riesgo para el desarrollo de fallo renal posterior, asociándose con un aumento de la morbilidad y de la mortalidad[2]. La enfermedad hepática terminal se asocia con disfunción renal y fracaso renal. La importancia de la disfunción renal se ha reconocido en el MELD, que se introdujo en 2002, con el objetivo de establecer una mejor asignación de los órganos disponibles para los candidatos a trasplante hepático. Un posible receptor de un trasplante hepático que presente una enfermedad renal terminal en diálisis tiene una puntuación de MELD de al menos 20, aunque muestre una cifra de bilirrubina y de índice internacional normalizado (INR) normal.

El síndrome hepatorrenal[3] es el primer ejemplo clínico de la relación fisiológica existente entre la función del hígado y la del riñón; no obstante, esta es una situación reversible con el trasplante hepático aislado[4]. El 10 % de los pacientes con cirrosis avanzada y ascitis pueden presentarse con un síndrome hepatorrenal. Se caracteriza por una vasoconstric-

ción funcional renal que conduce a una disminución de la función, con unas mínimas alteraciones en la histología del riñón[5]. El síndrome hepatorrenal tipo 1 consiste en un deterioro rápido de la función renal, con un aumento de la creatinina > 2,5 mg/dl o un aclaramiento de creatinina de 24 horas < 40 ml/min, falta de recuperación de la función renal después de la expansión del volumen plasmático con 1,5 l de suero salino isotónico, proteinuria < 500 mg/día, ausencia de evidencia de obstrucción ureteral, ausencia de enfermedad intrínseca renal o de causas prerrenales. El síndrome hepatorrenal tipo 1 presenta un comienzo rápido y progresivo, con una supervivencia media de solo 15 días si no se pauta tratamiento. El tipo 2 es menos grave (creatinina > 1,5 mg/dl) y progresa más lentamente, con una supervivencia media de 6 meses. Estudios aleatorizados han mostrado mejoría en el tipo 1 con el empleo de vasoconstrictores como la terlipresina[6]. No obstante, el tratamiento definitivo es el trasplante hepático. A pesar de todo, aproximadamente el 8-10 % de los candidatos a trasplante hepático, en los que no mejora la función renal y requieren hemodiálisis pueden precisar un trasplante renal. La incidencia de enfermedad renal terminal en los receptores de trasplante hepático que presentan un síndrome hepatorrenal es del 11,4 % en comparación con el 4,4 % en los pacientes sin este síndrome antes del trasplante[7].

Los factores que podrían ayudar a predecir la reversibilidad de la función renal no están bien definidos, por lo que la decisión de indicar un doble trasplante en muchas ocasiones es difícil. Algunos estudios demuestran que el riesgo de enfermedad renal terminal aumenta en los pacientes que han requerido diálisis, antes del trasplante durante más de 8-12 semanas[8], indicándose en estos un trasplante combinado hepático y renal.

Además, la decisión de indicar un trasplante combinado podría apoyarse con la realización de una biopsia renal, pero esta no siempre se practica debido al aumento del riesgo de sangrado que puede presentar el paciente, asociado a la coagulopatía motivada por la enfermedad hepática. Esta biop-

197

sia en los pacientes cirróticos también se puede realizar por vía transyugular[9], con el objetivo de minimizar las posibles complicaciones. Si en la biopsia renal se observan fibrosis intersticial y atrofia tubular de más del 30 %, esclerosis glomerular de más del 40 % y arteriosclerosis moderada o grave se recomienda realizar el trasplante combinado[10]. También se ha sugerido la posibilidad de efectuar una biopsia renal intraoperatoria[11] del polo superior del riñón derecho durante la hepatectomía; sin embargo, presenta inconvenientes, como la dificultad para evaluar la fibrosis intersticial y el aumento del tiempo de isquemia renal en caso de tener que destinarse el injerto a otro receptor. La biopsia no solo es importante antes del trasplante, sino también en ocasiones después de un trasplante hepático aislado cuando se presenta disfunción renal. Puede ser clave para diagnosticar la posible implicación de la toxicidad por el inhibidor de la calcineurina u otras causas de enfermedad renal. La mejoría en la supervivencia obtenida con el trasplante hepático hace que la exposición a los inmunosupresores, fundamentalmente a los anticalcineurínicos, durante varios años pueda conducir a insuficiencia renal crónica y, cuando esta avanza, precisar diálisis. Esta situación, que afecta de forma importante a la calidad de vida de los pacientes, puede solucionarse mediante un trasplante renal posterior. No obstante, este procedimiento no está exento de complicaciones.

EVALUACIÓN DE LOS CANDIDATOS A TRASPLANTE HEPATORRENAL

Los pacientes cirróticos tienen menos masa muscular, la síntesis hepática de creatina (precursor de la creatinina) está disminuida y la secreción tubular de creatinina está aumentada, con lo que la función renal está sobreestimada. Además, la elevación de la bilirrubina puede interferir en la determinación de la creatinina si se utiliza un método colorimétrico. También es importante señalar que las mujeres tienen una menor puntuación de MELD que los varones debido a una menor masa muscular, sin que este sistema ajuste la puntuación en función del género[12]. Existen factores que pueden predecir que la función renal no se recuperará o que la disfunción renal crónica progresará posteriormente al trasplante hepático. Estos factores son la diabetes mellitus previa, la hipertensión arterial y la enfermedad arterial coronaria[13].

Debido a la escasez de órganos disponibles, los posibles receptores a un doble trasplante han de ser cuidadosamente seleccionados. La evaluación de los candidatos a un doble trasplante hepático y renal debe cumplir el mismo protocolo existente para la indicación de trasplante hepático[13]:

- Historia clínica detallada, que en estos casos debe prestar especial atención a los antecedentes de diabetes mellitus, hipertensión, función renal previa, medicación actual (en particular diuréticos, antinflamatorios no esteroideos, lactulosa, etc.), presencia de vómitos, diarrea, paracentesis, infecciones y empleo de contraste intravenoso.
- Exploración física completa, con especial atención a la presencia de edemas, ascitis y al volumen de orina en 24 horas.

- Estudios de laboratorio, especialmente creatinina sérica y iones, creatinina y iones en orina, proteinuria, análisis de orina y sedimento, autoinmunidad, complemento, crioglobulinas, factor reumatoide. Medida del filtrado glomerular mediante aclaramiento de creatinina con orina de 24 horas, MDRD, aclaramiento de inulina, iohexol o yodotalamato. En los pacientes cirróticos, la creatinina sérica y las fórmulas basadas en ella no reflejan con exactitud la función renal, ya que sobreestiman el filtrado glomerular cuando se comparan con el aclaramiento de inulina.
- Ecografía renal para determinar el tamaño y la ecogenicidad de los riñones, flujo sanguíneo mediante estudio Doppler y posible hidronefrosis.
- Biopsia renal, para determinar la presencia de enfermedad glomerular, lesión tubular, inflamación, grado de atrofia tubular, fibrosis intersticial, glomerulosclerosis y arteriosclerosis.
- Tratamiento de la disfunción renal, con corrección de los factores funcionales y la hipovolemia (fármacos, posible hemorragia digestiva, etc.), tratamiento del síndrome hepatorrenal y de la posible infección, necesidad de diálisis.

Los pacientes que presenten enfermedades sistémicas como amiloidosis, sarcoidosis, hemocromatosis, enfermedad de Wilson, hiperoxaluria primaria y otras enfermedades que puedan afectar a otros órganos diferentes del hígado y el riñón, como el corazón, deben ser cuidadosamente estudiados. Si el grado de afectación cardíaca es elevado, con una reserva insuficiente, es posible que no se consideren candidatos al doble trasplante. Los pacientes con hipertensión pulmonar (> 45 mmHg) detectada por el ecocardiograma se deben estudiar más exhaustivamente mediante un cateterismo cardíaco derecho para determinar la causa de la hipertensión pulmonar. En ocasiones, la sobrecarga de volumen puede contribuir, por lo que se debe repetir el estudio cuando se ha alcanzado el peso seco del paciente.

INDICACIONES DEL TRASPLANTE COMBINADO HEPATORRENAL

Una vez realizada la evaluación completa, se pueden establecer las indicaciones de un trasplante combinado hepático y renal, de acuerdo con la conferencia de consenso del trasplante simultáneo de hígado y riñón del año 2008[8]:

- Insuficiencia renal terminal y hepatopatía crónica con hipertensión portal sintomática o gradiente de presión portosistémica de, al menos, 10 mmHg. En presencia de hipertensión portal se puede reducir la perfusión del injerto renal después del implante, comprometiendo su función. Además, con un gradiente de presiones de, como mínimo, 10 mmHg el riesgo de descompensación de la hepatopatía es de al menos un 10 % en los siguientes 4 años[14].
- Insuficiencia hepática terminal y enfermedad renal con filtrado glomerular de ≤ 30 ml/min.
- Síndrome hepatorrenal o fallo renal agudo, con creatinina de, al menos, 2,0 mg/dl y hemodiálisis durante más de 8 semanas.

• Enfermedad hepática terminal y evidencia de enfermedad renal crónica en la biopsia realizada, con glomerulosclerosis o fibrosis superior al 30 %.

Las indicaciones de fallo renal para realizar un trasplante combinado incluyen el fracaso renal agudo y la enfermedad renal crónica[12]. Las causas más frecuentes de fracaso renal agudo en estos pacientes son el síndrome hepatorrenal tipo I y la necrosis tubular aguda. Las indicaciones por enfermedad renal crónica más comunes son la hiperoxaluria primaria tipo I, la enfermedad poliquística hepática y renal del adulto, los trastornos metabólicos, las glomerulonefritis, las enfermedades tubulares e intersticiales renales, la nefrosclerosis hipertensiva, la nefropatía diabética y otras entidades con menor incidencia[15].

Para tratar de establecer los criterios de realización de un trasplante hepático y renal simultáneo en nuestro país, atendiendo a los distintos escenarios posibles, se realizó una reunión de consenso de la Sociedad Española de Trasplante Hepático en 2016, publicando un documento de consenso en 2018[16].

Existe un aceptable acuerdo en la indicación de trasplante simultáneo en pacientes con cirrosis descompensada e insuficiencia renal terminal en diálisis crónica.

No obstante, en el ámbito tanto nacional como internacional hay una importante heterogeneidad en los criterios de trasplante combinado hepatorrenal cuando se trata de enfermedades hepáticas no cirróticas o compensadas, o para los candidatos a trasplante hepático con insuficiencia renal orgánica y disminución moderada-grave del filtrado glomerular[17].

La supervivencia de los pacientes con indicación de trasplante hepático y síndrome hepatorrenal se ve reducida de forma importante tras el trasplante hepático aislado, ya que un número considerable de estos pacientes desarrollan insuficiencia renal postrasplante, con necesidad de diálisis, y un mayor número de complicaciones, pudiendo alcanzarse una supervivencia mayor en caso de realizar el doble trasplante simultáneamente[18,19].

Sin embargo, la escasez de donantes obliga a tratar de evitar tanto el trasplante renal en pacientes candidatos a trasplante hepático que puedan recuperar una función adecuada, como el trasplante hepático en candidatos a trasplante renal que puedan conservar una buena función hepática por un tiempo prolongado.

La introducción del MELD en 2002 produjo un incremento en el número de trasplantes hepatorrenales[14]. Sin embargo, aunque en la mayoría de los grupos de trasplante se prioriza a los pacientes en lista de espera en función de su puntuación MELD, esto no ha provocado un incremento del número de trasplantes hepatorrenales en nuestro país en los últimos años.

Candidatos con cirrosis hepática que no requieren un trasplante hepático aislado

En algunos pacientes en los que está indicado el trasplante renal y presentan una hepatopatía crónica avanzada, pero sin criterios *per se* de trasplante hepático, el trasplante renal aislado podría acelerar significativamente la progresión de la hepatopatía (debido a la propia cirugía, complicaciones y necesidad de inmunosupresión a largo plazo).

Se considera aceptable proponer un trasplante combinado hepatorrenal para los pacientes con hepatopatía crónica compensada y elevado riesgo (superior al 10 %) de presentar criterios de trasplante hepático aislado en los 3 años siguientes al trasplante renal.

En el grupo de pacientes con cirrosis compensada, el parámetro que mejor predice el riesgo de descompensación de su enfermedad es el gradiente de presión venosa hepática. En concreto, los pacientes con cirrosis compensada y sin hipertensión portal clínicamente significativa (gradiente < 10 mmHg) tienen una probabilidad de descompensación menor al 10 % a 4 años[8,20,21].

En los pacientes con insuficiencia renal crónica terminal candidatos a trasplante renal y con cirrosis hepática compensada, con buena función hepatocelular, se considera la indicación del trasplante hepatorrenal si existe un gradiente ≥ 10 mmHg o varices esofágicas tributarias de profilaxis primaria (varices medianas-grandes o pequeñas, pero con signos de riesgo).

No se consideran como criterios de hipertensión portal significativa *per se* ni la trombocitopenia (plaquetas < 100.000 µl) ni la hipoalbuminemia (< 2,8 g/dl).

Candidatos con insuficiencia renal crónica terminal

Se define como enfermedad renal crónica la presencia de un daño estructural renal crónico con una tasa de filtrado glomerular < 60 ml/min durante más de 3 meses.

Múltiples estudios indican una supervivencia del trasplante hepático aislado decreciente a medida que disminuye el filtrado glomerular, y constatan una menor supervivencia del trasplante hepático aislado en relación con el trasplante hepatorrenal simultáneo en pacientes con diálisis crónica.

Las fórmulas que calculan el filtrado glomerular a partir de la creatinina sobreestiman de forma notable (hasta un 30-40 %) el filtrado glomerular real en pacientes con cirrosis y deterioro de la función renal[20,22-24].

Los datos procedentes de grandes series de trasplante hepático aislado demuestran que la presencia de enfermedad renal crónica con filtrado glomerular < 30 ml/min persistentemente mantenido antes del trasplante se asocia a mayor riesgo de enfermedad renal crónica terminal y mortalidad a 1 y 3 años postrasplante[25,26].

Por último, la casuística 2005-2013 de la *United Network for Organ Sharing* (UNOS) indica un riesgo de 8-10 % de necesidad de diálisis o trasplante renal en el primer año posterior al trasplante hepático para los receptores con enfermedad renal crónica y filtrado glomerular < 30 ml/min.

Se valoran otros factores predictivos de deterioro de la función renal, como proteinuria, diabetes mellitus y datos histológicos renales.

A los pacientes con indicación de trasplante hepático e insuficiencia renal crónica se les indicará el trasplante hepático y renal simultáneo si se encuentran en diálisis, el filtrado glomerular es < 30 ml/min o bien de 30-40 ml/min con algún signo de mal pronóstico renal, como proteinuria > 1 g/24 horas (más de 3 meses), nefropatía diabética o hallazgos histológicos de mal pronóstico en la biopsia renal (más de 30 % de glomerulosclerosis o más de 30 % de fibrosis intersticial).

El cálculo del filtrado glomerular puede llevarse a cabo mediante fórmulas MDRD6 o MDRD4, aunque se recomienda la medición mediante métodos isotópicos (yodotalamato).

Se recomienda la realización de una biopsia renal atendiendo a riesgo/beneficio en pacientes con mala coagulación.

Candidatos con daño renal agudo

Se deben distinguir los enfermos cirróticos candidatos a trasplante hepático y con fracaso renal agudo o síndrome hepatorrenal que van a recuperar una función renal aceptable después del trasplante hepático aislado, de aquellos que van a presentar una peor evolución postrasplante y que se beneficiarían de un doble trasplante simultáneo.

La falta de recuperación de la función renal en el fallo renal agudo suele relacionarse con el tiempo en diálisis, la persistencia de un filtrado glomerular < 30 y la causa del fallo renal[27].

Hay que valorar la causa de la disfunción renal para poder determinar su potencial reversibilidad e individualizar la necesidad de biopsia renal, en función del riesgo/beneficio.

Algunos pacientes con fallo hepático agudo sobre un fallo crónico e insuficiencia renal se benefician de una mayor supervivencia con el trasplante hepático y renal simultáneo según algunos estudios[28].

Se recomendaría el trasplante simultáneo hepático y renal en los pacientes que, además de presentar un filtrado glomerular < 30 ml/min, precisen diálisis durante 6 semanas consecutivas, ya sea de forma continua o intermitente.

Los pacientes con fallo renal agudo sin necesidad de hemodiálisis o con tiempo de hemodiálisis < 6 semanas tendrían una evolución similar con el trasplante hepático aislado que con el doble trasplante[29].

La presencia de proteinuria > 1-2 g/día o de hallazgos de mal pronóstico en la biopsia renal (> 30 % de fibrosis y glomerulosclerosis), así como la existencia de factores de riesgo para enfermedad renal, como hipertensión arterial o diabetes mellitus se tendrán en cuenta para individualizar la indicación del doble trasplante en estos pacientes[20,22,23,30,31].

En el caso de que el paciente termine recibiendo un trasplante hepático aislado y no recupere la función renal tras el trasplante (manteniendo un filtrado glomerular < 30 ml/min), se recomienda una priorización en la lista de espera de trasplante renal.

Causas inmunológicas. Efecto protector del hígado sobre el injerto renal

El papel inmunoprotector del injerto hepático sobre el trasplante renal es conocido, cuando se realiza el trasplante simultáneo con órganos procedentes de un mismo donante[32]. Los posibles mecanismos de este fenómeno no se han explicado con claridad, sugiriéndose la absorción por el hígado de anticuerpos linfocitotóxicos, la fagocitosis de anticuerpos

por las células de Kupffer y la secreción de antígenos leucocitarios humanos (HLA) solubles como factores que harían posible la inducción de microquimerismo y, con este, el mecanismo de la tolerancia inmunológica. En muchos centros, la prueba cruzada entre donante y receptor no se realiza de forma sistemática cuando se plantea un trasplante combinado, habiéndose descrito casos de conversión de una prueba cruzada positiva a negativa después de efectuar el trasplante. De esta forma, el trasplante combinado disminuye los episodios de rechazo agudo del injerto renal. La supervivencia del injerto renal libre de rechazo es superior a 1 y 3 años para el trasplante combinado (85 y 78 %, respectivamente) cuando se compara con el trasplante renal posterior al trasplante hepático (77 y 67 %, respectivamente)[33].

Trasplante hepatorrenal en la hiperoxaluria primaria

La hiperoxaluria primaria tipo I es un error innato del metabolismo hepático que se trasmite de forma autosómica recesiva. El trasplante se indica por las manifestaciones extrahepáticas de la enfermedad. La enzima responsable de esta enfermedad no se describió hasta 1986[34]. En la enfermedad tipo I existe una deficiencia de la enzima alanina-glioxilato-transaminasa, cuyo resultado es un aumento de la producción de oxalato por el hígado, el cual es aclarado a través de la excreción renal. El oxalato se combina con el calcio produciendo depósitos de oxalato cálcico, sobre todo como cálculos renales y, eventualmente, nefrocalcinosis. El oxalato puede depositarse en los huesos, en los vasos sanguíneos, en el miocardio y en otros órganos. Cuando se asocia fracaso renal se produce un importante aumento de la morbilidad y de la mortalidad.

Las manifestaciones clínicas son lentamente progresivas, con disminución de la función renal, uropatía obstructiva y, típicamente, infecciones urinarias. El tratamiento para prevenir el fracaso renal incluye suplementos de piridoxina, utilización de inhibidores de la cristalización urinaria e hidratación[35]. También se ha ensayado el empleo de probióticos (bacterias que degradan el oxalato), para tratar de impedir la absorción intestinal[36]. Otros tratamientos como el trasplante de hepatocitos o la terapia génica pueden resultar de elección en el futuro[37]. La edad media de los pacientes con enfermedad renal terminal es de 25 años, y el 80 % de ellos se encuentra en diálisis en la tercera década[38]. La supervivencia del injerto renal es superior cuando se realiza el trasplante combinado, comparándolo con el trasplante renal aislado (76 % frente al 47,9 %) a los 8 años de seguimiento[39], pudiendo además revertir la miocardiopatía después del trasplante hepático y renal simultáneo[40]. Si se realiza solo el trasplante renal aislado, al no corregirse el defecto bioquímico, la enfermedad recurre. No obstante, esta puede ser una primera opción en pacientes con elevada morbilidad, fundamentalmente de causa cardiovascular. Se debe tener en cuenta que los niveles de oxalato permanecen elevados bastante tiempo después de la realización de un trasplante simultáneo y pueden depositarse en el injerto renal, por lo que son fundamentales la preparación antes de la intervención y los cuidados postoperatorios. Estos cuidados incluyen diálisis preoperatoria, hidratación postoperatoria, alcalinización de la orina, suplementos vitamínicos y forzar la diuresis[41]. La hemofiltración venovenosa continua puede utilizarse para disminuir los niveles de oxalato, técnica que el equipo de Hamburgo lleva a cabo de forma sistemática en los primeros días del postoperatorio[42].

La variante de la enfermedad tipo II es menos frecuente; provoca también hiperoxaluria y litiasis urinaria, pero es menos común el fracaso renal. El defecto enzimático reside en la glioxilato-hidroxipiruvato-reductasa y está presente en otros órganos además del hígado; esta enfermedad no es una indicación clara de realización de un trasplante combinado. Recientemente, Belostostky et al.[43] han identificado un tercer tipo de hiperoxaluria primaria, variante que no presenta un riesgo de fracaso renal tan alto como la tipo I.

Es imprescindible un estudio genético, porque solo el tipo 1 se cura con el trasplante.

Los criterios de establecidos de doble trasplante son:

- Hiperoxaluria primaria tipo I: filtrado glomerular ≤ 40 ml/min, considerando únicamente el trasplante hepático aislado para casos pediátricos con filtrado glomerular > 40 ml/min.
- Posible priorización, además del MELD, en presencia de oxalosis.
- Contraindicación de utilizar el injerto hepático de pacientes con hiperoxaluria primaria tipo I para trasplante hepático dominó por precipitar la aparición precoz de la enfermedad.

Trasplante hepatorrenal en la enfermedad poliquística

La poliquistosis renal del adulto es una enfermedad autosómica dominante, producida por una mutación en los genes *PKD1* y *PKD2* del cromosoma 16, que afecta a casi 1 de cada 1.000 habitantes. Presenta una penetrancia cercana al 100 % en pacientes que sobreviven a la séptima o la octava décadas de la vida. En estos pacientes, la función renal se mantiene hasta la cuarta o la quinta décadas de la vida. Aproximadamente, el 40 % de estos pacientes presentan quistes en el hígado (enfermedad poliquística hepática), habitualmente asintomáticos. Además, los quistes pueden aparecer en el bazo, el páncreas y los pulmones. En el 10-30 % de los pacientes pueden detectarse aneurismas intracraneales en el polígono de Willis, que causan hemorragia subaracnoidea responsable de la muerte en el 10 % de los casos. También se han observado prolapsos de la válvula mitral. El trasplante combinado ofrece una supervivencia del paciente al año del 87,1 % y de los injertos hepático y renal del 84,3 %[44].

La enfermedad poliquística hepática autosómica dominante es una entidad diferente de la enfermedad poliquística renal autosómica dominante. En la enfermedad hepática, el gen está localizado en el cromosoma 19p. La mutación conduce a una pérdida de función en el sustrato 80 K-H de la proteína-cinasa C o de la subunidad beta no catalítica de la glucosidasa II, produciendo esto la expresión de la condición poliquística. En el epitelio de los quistes existen receptores de estrógenos, razón por la que los síntomas son más frecuentes en las mujeres[44]. Estos se deben al crecimiento de los quistes y suelen aparecer en la tercera o la cuarta décadas

de la vida. La función hepática suele estar conservada y las manifestaciones clínicas consisten en disnea, dolor abdominal y sensación de saciedad precoz, por la compresión debida al volumen de los quistes. Los síntomas son más evidentes si se produce compresión de la vena porta, de la vena cava inferior o de la vía biliar extrahepática. Actualmente, no existe ningún tratamiento médico eficaz para la poliquistosis hepática. La hepatectomía parcial, la fenestración de los quistes (vía laparoscópica o laparotómica) o la punción-aspiración y la escleroterapia de estos se consideran tratamientos paliativos, muchas veces para reducir los síntomas compresivos y antes de plantear un trasplante hepático. El tratamiento inmunosupresor con sirólimus puede disminuir el volumen de los quistes hepáticos según se ha referido en la literatura médica[45]. Además, en la actualidad se están consiguiendo buenos resultados en cuanto a disminución de volumen de los quistes con el empleo de análogos de somatostatina.

Cuando coexisten la enfermedad en el hígado y en el riñón puede estar indicado el doble trasplante simultáneo, si presenta indicación por insuficiencia renal y tiene signos de hipertensión portal o complicaciones a causa del tamaño, contenido, infección, rotura o sangrado de los quistes. El trasplante en la enfermedad poliquística tiene unas consideraciones especiales. En primer lugar, el volumen del hígado que típicamente está muy aumentado distorsiona la anatomía hiliar desplazando las estructuras hacia delante. Además, se puede requerir la exéresis de otros órganos en el momento del trasplante, debido al espacio que ocupan en la cavidad abdominal. También es importante el mantenimiento de la normotensión arterial, teniendo en cuenta la posible existencia de aneurismas intracraneales que pueden sangrar en el postoperatorio.

Cuando esté indicado el trasplante hepático, se realizará trasplante renal simultáneo si el filtrado glomerular es < 40 ml/min.

Trasplante hepatorrenal en pacientes con infección por el VHC

La cirrosis motivada por el virus de la hepatitis C (VHC) es la principal indicación de trasplante hepático. Además de la enfermedad hepática, en ocasiones se asocia una glomerulonefritis, siendo la más frecuente en estos casos la membranoproliferativa tipo I. También puede detectarse una crioglobulinemia mixta, con glomerulonefritis membranoproliferativa y síndrome nefrótico o sin ellos, en los pacientes con infección por el VHC o con reactivación después del trasplante. A medida que avanza la enfermedad hepática, la función renal se puede deteriorar. Si cuando se evalúa el paciente para un trasplante hepático presenta una enfermedad renal terminal, se debe considerar el doble trasplante hepático y renal simultáneo. En una serie de 230 pacientes con insuficiencia renal crónica en diálisis e infectados por el VHC, Roth et al.[46] pusieron de manifiesto la importancia de realizar biopsias hepáticas en estos enfermos. Refirieron que los pacientes con fibrosis grado 3 y 4 deben ser cuidadosamente considerados para trasplante renal aislado y, quizás, indicar un trasplante combinado hepático y renal. Según estos autores, en los pacientes infectados por el VHC, el trasplante renal no acelera la enfermedad hepática; los pacientes tienen más riesgo de mortalidad asociada a infección durante los 6 meses posteriores al trasplante, pero disminuye de forma significativa el riesgo de mortalidad por causa cardiovascular. El trasplante renal aporta un beneficio importante a estos enfermos de forma global en la supervivencia, respecto a los pacientes que permanecen en diálisis.

La recidiva del VHC en los receptores de un trasplante combinado es similar a la que presentan los receptores de un trasplante hepático aislado. El tratamiento antivírico con interferón para la recidiva puede facilitar el rechazo del injerto renal[47], razón por la cual en ocasiones se plantea la duda de si tratar o no la recidiva, aunque se pueden obtener buenos resultados en cuanto a respuesta virológica[48]. Este escenario ha cambiado en los últimos años con el empleo de los fármacos antivíricos de acción directa, que han demostrado una gran eficacia en la erradicación del virus.

Trasplante hepatorrenal en niños

Este tipo de trasplante se realiza con poca frecuencia en la infancia, por lo que las series publicadas recogen un pequeño número de pacientes. Las causas más frecuentes que motivan este trasplante son las enfermedades congénitas que afectan al hígado y al riñón. Las indicaciones más comunes son las alteraciones del metabolismo hepático, como la hiperoxaluria primaria y la enfermedad poliquística renal.

En la población infantil, además de utilizar un órgano completo de un donante pediátrico, se debe tener en cuenta la posibilidad de realizar el trasplante hepático con un injerto parcial, de donante cadáver o de donante vivo. Si el injerto renal procede de un donante infantil de muy bajo peso, puede ser necesario el implante de los dos riñones. Además, debido al calibre de las estructuras vasculares, la complejidad técnica y las posibles complicaciones vasculares de este tipo de trasplante son mayores.

En los receptores de bajo peso, debido al compromiso de espacio en la cavidad abdominal se puede precisar el cierre temporal de la pared abdominal, hasta poder realizar el cierre definitivo.

En las diferentes series publicadas[49,50], la supervivencia del paciente y de los injertos oscila entre el 50 y el 100 %, quizá por una posible influencia de la enfermedad subyacente en cada una de las publicaciones. En una serie reciente publicada por el grupo de Hamburgo[50], la supervivencia del paciente a los 5 años fue del 100 %, la del injerto hepático del 80 % y la del injerto renal del 93 %. En dicha serie, los receptores de menor peso (< 12 kg) tuvieron una supervivencia de los injertos del 100 %, por lo que los autores reflejan que el principal punto de esta modalidad de trasplante es establecer la indicación y no tanto la edad o el peso del receptor.

Trasplante hepatorrenal en los pacientes con infección por el VIH

Debido a la eficacia de los tratamientos antirretrovirales para el virus de la inmunodeficiencia humana (VIH) y el aumento de la supervivencia de los pacientes, es cada vez más frecuente el desarrollo de insuficiencia hepática y renal[51]. La supervivencia del paciente y del injerto renal después del trasplante es similar en los pacientes infectados y sin infección por el VIH[52]; sin embargo, en los casos en que coexista la infección por el VHC, sabiendo que su recidiva es universal y constituye la mayor causa de morbilidad y mortalidad, la indicación de estos enfermos debe ser individualizada. En la actualidad, con los nuevos antivíricos de acción directa, prácticamente ha desaparecido la contribución del VHC en la merma de los resultados.

CRITERIOS ESPECÍFICOS DEL DONANTE PARA EL TRASPLANTE HEPATORRENAL SIMULTÁNEO

Clásicamente se consideran idóneos para trasplante hepatorrenal simultáneo los donantes sin criterios expandidos; sin embargo, este criterio estricto limita el acceso al trasplante y, por otro lado, selecciona a los mejores donantes para este colectivo.

Hoy en día, la Sociedad Española de Trasplante Hepático recomienda la utilización de donantes < 70 años, en ausencia de hipertensión arterial y diabetes mellitus. Se pueden valorar donantes de hasta 60 años si existe el antecedente de hipertensión arterial y/o diabetes mellitus. En caso de duda es preceptivo realizar una biopsia renal[53].

Respecto a la posibilidad de aceptar donantes en asistolia, aún no existe suficiente bibliografía que apoye esta opción, y tampoco para los donantes en asistolia con recirculación normotérmica, así como para la posibilidad de utilización de doble injerto renal asociado al hepático[54,55].

CONSIDERACIONES PARTICULARES DEL DOBLE TRASPLANTE HEPATORRENAL

En los pacientes candidatos a un doble trasplante, el hepático se realiza en primer lugar y luego se implanta el injerto renal procedente del mismo donante. La técnica del trasplante hepático no difiere de la que se realiza habitualmente, excepto por el posible problema técnico que se puede presentar en la enfermedad poliquística debido al volumen de los órganos.

En algunos casos de hiperoxaluria primaria se ha realizado un trasplante auxiliar de los segmentos laterales izquierdos en posición ortotópica, para intentar impedir el aumento de oxalato. Se precisa un volumen hepático suficiente para disminuir el oxalato, ya que el hígado nativo lo sigue produciendo, siendo el procedimiento de elección el trasplante hepático después de una hepatectomía total.

En la mayoría de los casos, el injerto renal se implanta mediante una incisión independiente, que se debe realizar con objeto de minimizar la posible lesión isquémica de las dos incisiones en la pared abdominal.

Los cuidados intraoperatorios del trasplante hepático son bien conocidos. El empleo de la hemodiálisis durante la intervención es particularmente importante en los enfermos urémicos y en anuria, para poder controlar el volumen intravascular y los desequilibrios hidroelectrolíticos y así evitar la sobrecarga de volumen que puede resultar mortal.

En el postoperatorio es fundamental mantener un buen aporte de fluidos, evitando la sobrecarga hídrica, con control de la presión venosa central y de la excreción de orina. En los casos de retraso de la función renal puede ser necesaria la hemodiálisis hasta que el injerto recupere la capacidad del control del volumen y del equilibrio hidroelectrolítico.

RESULTADOS DEL TRASPLANTE HEPATORRENAL

Los resultados obtenidos después de la implantación del modelo MELD se publicaron en 2012[17]. Una revisión del registro UNOS entre los años 2002 y 2008 recoge 4.275 pacientes que presentaban fracaso renal (definido como cifra de creatinina $\geq$ 2,5 mg/dl o diálisis al menos 2 veces a la semana) en el momento del trasplante. El estudio comparó los resultados entre los pacientes que recibieron un doble trasplante de hígado y riñón y los que solo fueron receptores de un injerto hepático. Se excluyeron los pacientes menores de 18 años, los que no presentaban cirrosis, los retrasplantes y los que recibieron múltiples órganos. Los receptores del trasplante combinado eran con más frecuencia mayores de 60 años, presentaban más incidencia de enfermedad hepática mínima (definida por INR $\leq$ 1,7 y bilirrubina total $\leq$ 2,0 mg/dl), estaban con más frecuencia en diálisis, recibieron donantes más jóvenes y presentaron tiempos de isquemia más cortos. La supervivencia del injerto en los receptores de trasplante hepático aislado fue significativa-

mente menor que en los que recibieron un doble trasplante (76 % a 1 año, 65,4 % a los 3 años y 58,9 % a los 5 años para el trasplante aislado frente a 82,9 % a 1 año, 72,8 % a los 3 años y 65,3 % a los 5 años para el trasplante combinado; p < 0,001). La supervivencia del paciente también fue menor para los receptores del trasplante hepático aislado (62,9 % frente al 67,4 % a los 5 años; p < 0,001). Los receptores de trasplante combinado que presentaban un síndrome hepatorrenal tuvieron una supervivencia del injerto y del paciente superior. Además, en aquellos que se realizó un doble trasplante, la supervivencia del injerto hepático, con independencia de si recibieron diálisis antes del trasplante, fue superior. La incidencia de disfunción renal posterior al trasplante fue mayor en los que recibieron solamente el injerto hepático.

La decisión de indicar un trasplante aislado de uno de los dos órganos o un trasplante combinado continúa siendo difícil y requiere una evaluación detallada de cada unos de los candidatos por un equipo multidisciplinar. Es fundamental efectuar una evaluación nefrológica completa, siendo de ayuda en muchos casos la realización de una biopsia renal. La valoración de la función hepática en los pacientes cirróticos con buena función (Child A) puede precisar técnicas invasivas, como es la determinación del gradiente portosistémico. La escasez de los órganos disponibles para el trasplante exige que la indicación sea cuidadosamente estudiada, tratando de evitar destinar un injerto que no sea necesario para un receptor.

REFERENCIAS BIBLIOGRÁFICAS

1. Margreiter R, Kramar R, Huber C et al. Combined liver and kidney transplantation. Lancet 1984; 1: 1077-8.
2. Bahirwani R, Reddy KR. Outcomes after liver transplantation: chronic kidney disease. Liver Transpl 2009; 5: 70-4.
3. Cardenas A, Uriz J, Gines P, Arroyo V. Hepatorenal syndrome. Liver Transpl 2000; 6: S63-71.
4. Iwatsuki S, Popovtzer MM, Corman JL et al. Recovery from "hepatorenal syndrome" after orthotopic liver transplantation. N Engl J Med 1973; 89: 1155-9.
5. Gines P, Schrier RW. Renal failure in cirrhosis. N Engl J Med 2009; 361: 1279-90.
6. Sanyal AJ, Boyer T, Garcia-Tsao G et al. Randomized, prospective, double-blind, placebo controlled trial of terlipressin for type 1 hepatorenal syndrome. Gastroenterology 2008; 134: 1360-8.
7. Gonwa TA, Mai ML, Melton LB et al. End-stage renal disease (ESRD) after orthotopic liver transplantation (OLTX) using calcineurin-based immunotherapy: risk of development and treatment. Transplantation 2001; 72: 1934-9.
8. Eason JD, Gonwa TA, Davis CL et al. Proceedings of consensus conference on simultaneous liver kidney transplantation (SLK). Am J Transplant 2008; 8: 2243-51.
9. Jouet P, Meyrier A, Mal F et al. Transjugular renal biopsy in the treatment of patients with cirrhosis and renal abnormalities. Hepatology 1996; 24: 1143-7.
10. Davis CL, Feng S, Sung R et al. Simultaneous liver-kidney transplantation: Evaluation to decision making. Am J Transplant 2007; 7: 1702-9.
11. Davis CL, Gonwa TA, Wilkinson AH. Identification of patients best suited for combined liver-kidney transplantation. Liver Transpl 2002; 8: 193-211.
12. Chopra A, Cantarovich M, Bain VG. Simultaneous liver and kidney transplants: optimizing use of this double resource. Transplantation 2011; 91: 1305-9.
13. Papafragkakis H, Martin P, Akalin E. Combined liver and kidney transplantation. Curr Opin Organ Transplant 2010; 15: 263-8.
14. Ripoll C, Groszmann R, Garcia-Tsao G et al. Hepatic venous pressure gradient predicts clinical decompensation in patients with compensated cirrhosis. Gastroenterology 2007; 133: 481-8.
15. Sanchez EQ, Klintmalm GB. Combined liver-kidney transplantation. En: Busuttil RW, Klintmalm GB, eds. Transplantation of the liver. Philadelphia: Elsevier Saunders, 2005; p. 803-13.
16. Pardo F, Pons JA, Castells L et al. VI Documento de consenso de la Sociedad Española de Trasplante Hepático (SETH). Cir Esp 2018; 96: 326-41.
17. Stevens PE, Levin A. Kidney disease: improving global outcomes chronic kidney disease guideline development work group members. Evaluation and management of chronic kidney disease: synopsis of the kidney disease: improving global outcomes 2012 clinical practice guideline. Ann Intern Med 2013; 158: 825-30.
18. Fong TL, Khemichian S, Shah T et al. Combined liver-kidney transplantation is preferable to liver transplant alone for cirrhotic patients with renal failure. Transplantation 2012; 94: 411-6.
19. Doyle MB, Subramanian V, Vachharajani N et al. Results of simultaneous liver and kidney transplantation: a single-center review. J Am Coll Surg 2016; 223: 193-201.
20. Paramesh AS, Davis JY, Mallikarjun C et al. Kidney transplantation alone in ESRD patients with hepatitis C cirrhosis. Transplantatio 2012; 94: 250-4.
21. Davis CL, Feng S, Sung R et al. Simultaneous liver-kidney transplantation: evaluation to decision making. Am J Transplant 2007; 7: 1702-9.
22. Nadim MK, Sung RS, Davis CL et al. Simultaneous liver-kidney transplantation summit: current state and future directions. Am J Transplant 2012; 12: 2901-8.
23. Francoz C, Prié D, Abdelrazek W et al. Inaccuracies of creatinine and creatinine-based equations in candidates for liver transplantation with low creatinine: impact on the model for end-stage liver disease score. Liver Transpl 2010; 16: 1169-77.
24. Ruebner R, Goldberg D, Abt PL et al. Risk of end-stage renal disease among liver transplant recipients with pretransplant renal dysfunction. Am J Transplant 2012; 12: 2958-65.
25. Nair S, Verma S, Thuluvath PJ. Pretransplant renal function predicts survival in patients undergoing orthotopic liver transplantation. Hepatology 2002; 35: 1179-85.
26. Nadim MK, Genyk YS, Tokin C et al. Impact of the etiology of acute kidney injury on outcomes following liver transplantation: acute tubular necrosis versus hepatorenal syndrome. Liver Transplant 2012; 18: 539-48.
27. Xing T, Zhong L, Chen D, Peng Z. Experience of combined liver-kidney

transplantation for acute-on-chronic liver failure patients with renal dysfunction. Transplant Proc 2013; 45: 2307-13.

28. Yadav K, Serrano OK, Peterson KJ. The liver recipient with acute renal dysfunction: a single institution evaluation of the simultaneous liver-kidney transplant candidate. Clin Transplant 2018; 32.

29. Formica RN, Aeder M, Boyle G et al. Simultaneous liver-kidney allocation policy: a proposal to optimize appropriate utilization of scarce resources. Am J Transplant 2016; 16: 758-66.

30. Saxena V, Lai JC. Renal failure and liver allocation: current practices and potential improvements. Adv Chronic Kidney Dis 2015; 22: 391-8.

31. Cochat P, Hulton SA, Acquaviva C et al. Primary hyperoxaluria type 1: indications for screening and guidance for diagnosis and treatment. Nephrol Dial Transplant 2012; 27: 1729-36.

32. Rana A, Robles S, Russo MJ et al. The combined organ effect: protection against rejection? Ann Surg 2008; 248: 871-9.

33. Pham PT, Pham PC, Wilkinson AH. Renal function outcomes following liver transplantation and combined liver-kidney transplantation. Nat Clin Pract Nephrol 2007; 3: 507-14.

34. Danpure DJ. Peroxisomal alanine: glyoxylate aminotransferase deficiency in primary hiperoxaluria type I. FEBS Lett 1986; 201: 20-4.

35. Bobrowski AE, Langman CB. The primary hyperoxalurias. Semin Nephrol 2008; 28: 152-62.

36. Hoppe B, Von Unruh G, Laube N et al. Oxalate degrading bacteria: new treatment option for patients with primary and secondary hyperoxaluria? Urol Res 2005; 33: 372-5.

37. Bobroswski AE, Langman CB. Hyperoxaluria and systemic oxalosis: current therapy and future directions. Expert Opin Pharmacother 2006; 7: 1887-96.

38. Cochat P, Deloraine A, Rotily M et al. Epidemiology of primary hiperoxaluria type I. Nephrol Dial Transplant 1995; 10 (Suppl 8): S3-7.

39. Cibrik DM, Kaplan B, Arndorfer JA, Meier-Kriesche H. Renal allograft survival in patients with oxalosis. Transplantation 2002; 74: 707-10.

40. Detry O, Honore P, DeRoover A et al. Reversal of oxalosis cardiomyopathy after combined liver and kidney transplantation. Transpl Int 2002; 15: 50-2.

41. Alkhunaizi AM, Al-Sannaa NA, Raslan WF. Hyperoxaluria and rapid development of renal failure following a combined liver and kidney transplantation: emphasis on sequential transplantation. JIMD Rep 2012; 3: 91-5.

42. Harps E, Brinkert F, Ganschow R et al. Immediate postoperative intensive care treatment of pediatric combined liver-kidney transplantation: outcome and prognostic factors. Transplantation 2011; 91: 1127-31.

43. Belostostky R, Seboun E, Idelson GH el al. Mutations in DHDPSL are responsible for primary hyperoxaluria type III. Am J Hum Genet 2010; 87: 392-9.

44. Torres VE. Treatment of polycystic liver disease: one size does not fit all. Am J Kidney Dis 2007; 49: 725-8.

45. Qian Q, Du H, King BF et al. Sirolimus reduces polycystic liver volume in ADPKD patients. J Am Soc Nephrol 2008; 19: 631-8.

46. Roth D, Gaynor JJ, Reddy KR et al. Effect of kidney transplantation on outcomes among patients with hepatitis C. J Am Soc Nephrol 2011; 22: 1152-60.

47. Baid S, Tolkoff-Rubin N, Saidman S et al. Acute humoral rejection in hepatitis C-infected renal transplant recipients receiving antiviral therapy. Am J Transplant 2003; 3: 74-8.

48. Van Wagner LB, Baker T, Ahya SN et al. Outcomes of patients with hepatitis C undergoing simultaneous liver-kidney transplantation. J Hepatol 2009; 51: 874-80.

49. Sutherland SM, Alexander SR, Sarwal MM, Berquis WE, Concepcion W. Combined liver-kidney transplantation in children: indications and outcome. Pediatr Transplant 2008; 12: 835-46.

50. Herden U, Kemper M, Ganschow R et al. Surgical aspects and outcome of combined liver and kidney transplantation in children. Transpl Int 2011; 24: 805-11.

51. Alter MJ. Epidemiology of viral hepatitis and HIV co-infection. J Hepatol 2006; 44 (Suppl 1): S6-9.

52. Gruber SA, Doshi MD, Cincotta E et al. Preliminary experience with renal transplantation in HIV+ recipients: low acute rejection and infection rates. Transplantation 2008; 86: 269-74.

53. Fraser SM, Rajasundaram R, Aldouri A et al. Acceptable outcome after kidney transplantation using "expanded criteria donor" grafts. Transplantation 2010; 89: 88-96.

54. Di Laudo M, Ravaioli M, La Manna G et al. Combined liver-dual kidney transplant: role in expanded donors. Liver Transpl 2017; 23: 28-34.

55. Alhamad T, Spatz C, Uemura T et al. The outcomes of simultaneous liver and kidney transplantation using donation after cardiac death organs. Transplantation 2014; 98: 1190-98.

 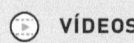

Tratamiento quirúrgico actual del hepatocarcinoma sobre cirrosis en la era de la cirugía mínimamente invasiva

20

J. Santoyo Villalba, I. Cañas García y J. Santoyo Santoyo

INTRODUCCIÓN

El carcinoma hepatocelular es el tumor hepático primario más frecuente. Asienta sobre un hígado cirrótico en la mayoría de los casos. El tratamiento varía en función de la carga tumoral, del grado de insuficiencia hepática y del estado general de paciente. La clasificación más ampliamente utilizada en el tratamiento del carcinoma hepatocelular es la *Barcelona Clinic Liver Cancer* (BCLC). El trasplante hepático representa el único tratamiento que erradica el tumor y la hepatopatía subyacente, por eso se ha considerado el patrón de referencia en pacientes seleccionados. El avance en la cirugía mínimamente invasiva está cambiando la práctica habitual, al permitir que cada vez más pacientes se beneficien de la cirugía hepática, mucho menos agresiva para el paciente que el trasplante hepático y con resultados prometedores.

ESTADO ACTUAL DEL HEPATOCARCINOMA: ¿DE DÓNDE PARTIMOS?

Los tumores hepáticos pueden ser primarios o, con mayor frecuencia, metastásicos. Las metástasis más comunes que involucran al parénquima hepático provienen de cánceres gastrointestinales (principalmente colorrectal), de pulmón y de mama[1,2]. Entre los tumores primarios, el hepatocarcinoma o carcinoma hepatocelular es el más frecuente, representando el 75-85 % de los casos[3].

Los principales factores de riesgo de carcinoma hepatocelular son: infección crónica por virus de la hepatitis C –en franco descenso debido a la aparición de antivíricos de acción directa–, infección crónica por virus de la hepatitis B, consumo excesivo de alcohol, diabetes mellitus y esteatohepatitis no alcohólica (EHNA)[4,5]. La mayoría de estas situaciones favorece la aparición de cirrosis hepática. Según algunas series, en estos pacientes cirróticos, la posibilidad de desarrollar un carcinoma hepatocelular a lo largo de la vida puede alcanzar el 33 %[6].

Existen múltiples armas terapéuticas en el tratamiento del carcinoma hepatocelular, como: técnicas ablativas (radiofre-

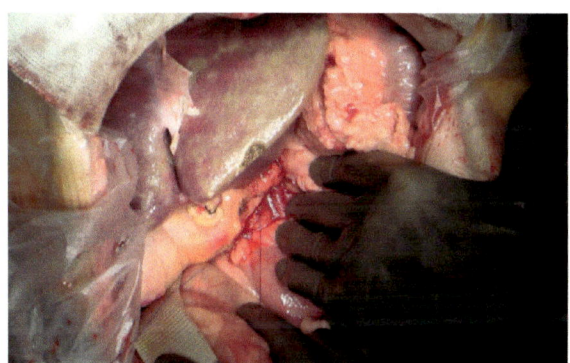

Figura 20-1. Trasplante hepático por hepatocarcinoma. Inicio de reperfusión del injerto (Cortesía del Dr. Santoyo).

cuencia, microondas, crioablación, etc.), quimioembolización, tratamientos sistémicos, cirugía resectiva y trasplante hepático (**Fig. 20-1**), entre otras.

La inmunoterapia utilizada en el carcinoma hepatocelular irresecable, según una reciente revisión sistemática, se asocia con altas tasas de rechazo del injerto y mortalidad (40 % y 80 %, respectivamente). Es por ello que la indicación de este tratamiento debe individualizarse en los pacientes candidatos a trasplante hepático[7].

Según la *Organ Procurement and Transplantation Network* (OPTN), el carcinoma hepatocelular representa el 20 % de las indicaciones actuales de trasplante hepático, con una supervivencia global a los 5 años del 75 %[8]. En España, según el Registro Español de Trasplante Hepático (RETH)[9], el carcinoma hepatocelular representa el 27,9 % de las indicaciones de trasplante hepático, alcanzando el 43,2 % en mayores de 60 años (**Fig. 20-2**).

La estadificación del carcinoma hepatocelular es fundamental para ofrecer el mejor tratamiento disponible para el paciente. Se han utilizado múltiples sistemas de estadificación a lo largo de los últimos años como el TNM o el Okuda, entre otros. Sin embargo, el sistema de estadificación de la BCLC[10] ha sido el único ampliamente aceptado por la comunidad científica para aunar criterios anatómicos,

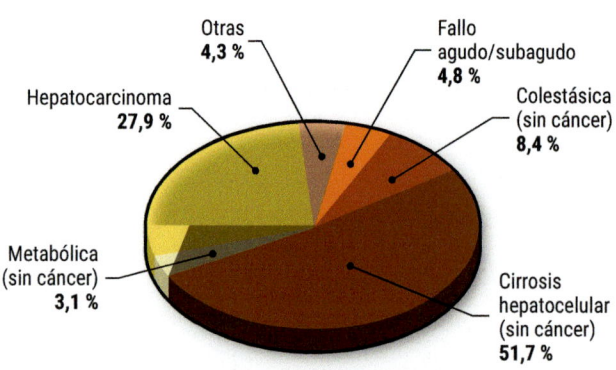

Otras
4,3 %

Fallo
agudo/subagudo
4,8 %

Hepatocarcinoma
27,9 %

Colestásica
(sin cáncer)
8,4 %

Metabólica
(sin cáncer)
3,1 %

Cirrosis
hepatocelular
(sin cáncer)
51,7 %

Figura 20-2. Enfermedad de base del receptor del primer trasplante hepático (todas las edades) en España, 1984-2019 (Registro Español de Trasplante Hepático).

funcionales y biológicos y, además, facilitar una estrategia terapéutica con implicación pronóstica (**Fig. 20-3**).

El sistema actual de la BCLC clasifica a los pacientes con carcinoma hepatocelular en cinco grupos en función de la carga tumoral, el *performance status* (PS) y la función hepática:

- Estadio 0 o muy temprano: pacientes con tumores únicos < 2 cm, con función hepática preservada y PS 0.
- Estadio A o temprano: pacientes con nódulos únicos o hasta 3 tumores < 3 cm, con función hepática preservada y PS 0.
- Estadio B o intermedio: pacientes con tumores multinodulares, con función hepática preservada y PS 0.
- Estadio C o avanzado: pacientes con invasión portal y/o enfermedad extrahepática, con función hepática preservada o PS 1-2.
- Estadio D o terminal: PS 3-4 o disfunción hepática grave.

La clasificación BCLC ha sido modificada recientemente y se han incluido algunos cambios significativos. Algunos de los más importantes son:

- Se incluyen la puntuación albúmina/bilirrubina (ALBI) y la alfafetoproteína (AFP) y se consideran la clasificación de Child-Pugh y el modelo para la enfermedad hepática terminal (MELD) como factores para tener en cuenta en el marco de la valoración multidisciplinar e individualizada de cada caso.
- Debido al auge de la cirugía mínimamente invasiva (laparoscópica y robótica), se consideran candidatos a resección quirúrgica pacientes en estadios iniciales con tumores favorables (nódulos únicos, periféricos y con suficiente remanente hepático) como alternativa a la ablación.
- La hipertensión portal leve deja de ser una contraindicación absoluta para la resección quirúrgica mínimamente invasiva, aunque no existe evidencia suficiente para establecer un límite preciso.
- Como novedad, los pacientes en estadio B o intermedio se han subdivido en tres grupos en función de la carga tumoral y la función hepática. En el primer subgrupo (nódulos bien definidos), los pacientes pueden ser candidatos a trasplante si cumplen los criterios expandidos de trasplante hepático. El segundo subgrupo incluye pacientes no candidatos a trasplante con nódulos bien definidos, flujo portal conservado y buen acceso al vaso arterial tumoral (candidatos a quimioembolización transarterial). El tercer subgrupo incluye pacientes con nódulos mal definidos o infiltrativos en los que la terapia sistémica es la opción recomendada.

El éxito del trasplante hepático en pacientes con carcinoma hepatocelular se debe, entre otros factores, a la selección cuidadosa de los receptores. Actualmente, los pacientes candidatos a trasplante hepático (único tratamiento que erradica el tumor y la hepatopatía subyacente) son aquellos con estadio muy temprano (0) o temprano (A) que cumplen los criterios de Milán[11] (1 nódulo de hasta 5 cm o hasta 3 nódulos < 3 cm sin invasión vascular ni enfermedad extrahepática). También lo son aquellos pacientes en estadio intermedio (B) con nódulos bien definidos y que cumplen los criterios expandidos.

Tras la implantación de los criterios de Milán basada en una experiencia consolidada, existe un debate abierto acerca de la pérdida de potenciales candidatos a trasplante como consecuencia de criterios demasiado restrictivos. Varios grupos han propuesto alternativas a dicha clasificación como *up-to-seven criteria* o criterios de San Francisco, con el objetivo de aumentar el porcentaje de pacientes candidatos a trasplante con tasas de supervivencia similares[12-14].

¿QUÉ PACIENTES CON HEPATOCARCINOMA SE BENEFICIAN DEL TRASPLANTE HEPÁTICO?

La elección cuidadosa del mejor tratamiento para cada paciente con carcinoma hepatocelular implica el estudio de las distintas opciones terapéuticas y la toma de decisiones en el contexto de estrategias multidisciplinares basándose en distintos criterios. La importancia de dichos criterios radica en predecir la probabilidad de recurrencia de carcinoma hepatocelular tras el trasplante. En un reciente estudio de la Universidad de Arizona se observó que algunos de los factores involucrados en la recidiva del carcinoma hepatocelular tras el trasplante hepático fueron: tiempo desde el diagnóstico hasta el trasplante, localización en el lóbulo caudado, uso de terapias de radiación antes del trasplante y número total de terapias locorregionales[15].

Criterios radiológicos

Actualmente, la indicación para el trasplante hepático no queda estrictamente sujeta a los criterios de Milán, aceptando en casos seleccionados que estos pueden sobrepasarse[16]. Desde la creación en 1996 de estos criterios de Milán por Mazzaferro et al.[17] (con baja tasa de recidiva en pacientes trasplantados, aunque en detrimento del número de posibles receptores con hepatocarcinoma), varios autores han tratado de crear otros modelos morfológicos para predecir la recurrencia del carcinoma hepatocelular y, por lo tanto, de los potenciales beneficios del trasplante en estos pacientes. El propio grupo de Mazzaferro trató de expandir en 2009

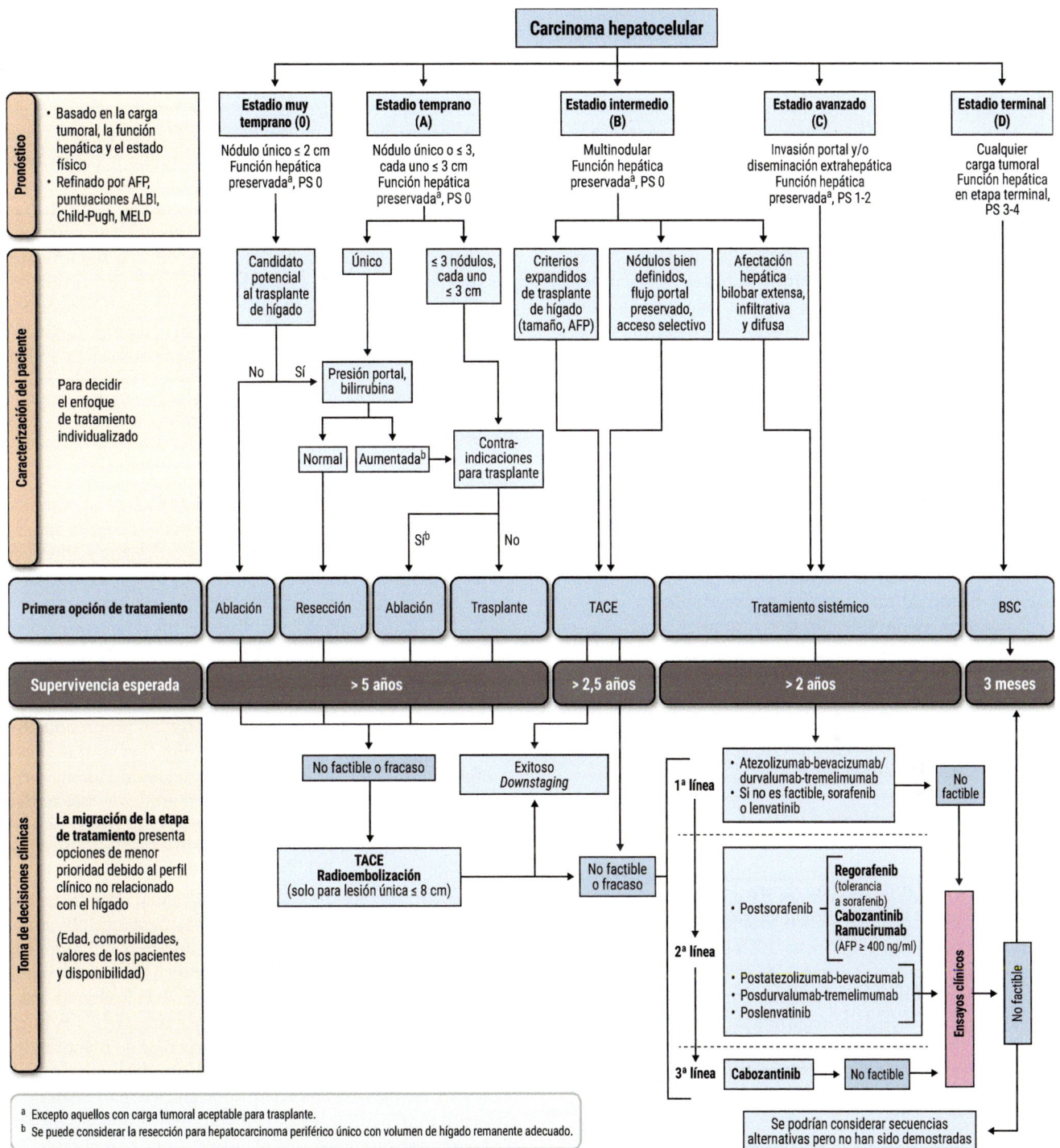

Figura 20-3. Algoritmo de *Barcelona Clinic Liver Cancer* (BCLC), actualizado en 2022, para la estadificación del carcinoma hepatocelular. AFP: alfafetoproteína; ALBI: puntuación albúmina/bilirrubina; BSC: mejor tratamiento de apoyo; MELD: modelo para la enfermedad hepática terminal; PS: *performance status*; TACE: quimioembolizacion transarterial.

los criterios de Milán en los llamados *up-to-seven criteria*, en los que la suma del número de nódulos tumorales y del diámetro en centímetros del nódulo tumoral de mayor tamaño es ≤ 7 cm[18].

Los criterios de la Universidad de California San Francisco evaluaron la influencia del diámetro mayor del carcinoma hepatocelular, concluyendo que tumores < 6,5 cm o < 3 cm con el nódulo mayor < 4,5 cm y un diámetro total de < 8 cm asocian tasas de recurrencia del 10 % y una tasa de supervivencia del 75,2 % a los 5 años[19].

En pacientes cirróticos, debido al alto porcentaje de carcinoma hepatocelular *de novo*, se debe realizar un seguimiento radiológico, usualmente con ecografía abdominal cada 6 meses (tiempo estimado que tarda un carcinoma hepatocelular en duplicar su tamaño). El objetivo de esta vigilancia activa es detectar el carcinoma hepatocelular en una etapa temprana cuando las opciones curativas son aún factibles. Si se descubre un nódulo sólido en la ecografía abdominal, se debe realizar posteriormente una tomografía computarizada (TC) helicoidal multifásica con contraste intravenoso o una resonancia magnética (RM) multifásica para caracterizar mejor la lesión (suele observarse un realce en la fase arterial con un lavado venoso precoz y/o apariencia de cápsula)[20]. Los criterios de la *American Association for the Study of Liver Diseases* (AASLD) para el diagnóstico de carcinoma hepatocelular en un paciente con cirrosis se basan en las pruebas de imagen descritas sin que se requiera una biopsia confirmatoria[21]. La biopsia se reserva para situaciones dudosas en las que el resultado impacta en la toma de decisiones terapéuticas.

Criterios biológicos

La inclusión de parámetros biológicos, junto con los parámetros morfológicos anteriormente descritos, es útil para estimar la agresividad del tumor y definir así los potenciales candidatos a trasplante hepático.

Una AFP elevada (o su incremento progresivo) constituye un factor de mal pronóstico, asociándose a invasión microvascular, pobre diferenciación tumoral, altas tasas de recurrencia del carcinoma hepatocelular y baja supervivencia global tras el trasplante hepático. El riesgo aumenta de manera clara a partir de 100 ng/ml, siendo un valor $\geq$ 400 ng/ml una contraindicación en muchos centros españoles. Valores > 1.000 ng/ml se asocian con un riesgo inasumible de recurrencia postrasplante[22-24].

Criterios combinados

Algunos autores, como Duvoux, Shimamura o Mazzaferro[25-27], han creado puntuaciones de predicción de la recurrencia tras el trasplante hepático basándose en modelos que combinan criterios morfológicos, biológicos (valor de AFP) y respuesta a tratamientos previos *(downstaging)*, para la predicción e identificación de pacientes con carcinoma hepatocelular con bajo riesgo de recurrencia postrasplante. Estos criterios combinados podrían reemplazar a los morfológicos ya existentes, aunque aún deben ser validados prospectivamente[24].

TRATAMIENTO PUENTE Y *DOWNSTAGING*

El tratamiento puente con radiofrecuencia o quimioembolización transarterial es un recurso para intentar disminuir la exclusión de lista de espera, dado que trata de evitar la progresión del carcinoma hepatocelular. También ayuda a reducir la carga tumoral y así disminuir la probabilidad de recurrencia tras el trasplante hepático. Este tratamiento puente suele efectuarse cuando se prevé que el tiempo en lista de espera va a ser superior a los 6 meses.

Los requisitos para el *downstaging* son: 1 lesión > 5 cm y $\leq$ 8 cm o 2-3 lesiones cada una < 5 cm y diámetro total de todas las lesiones $\leq$ 8 cm o 4-5 lesiones cada una < 3 cm y

diámetro total de todas las lesiones $\leq$ 8 cm[28]. Los pacientes que cumplen estos criterios y pasan a cumplir criterios de Milán son elegibles para aumentar la puntuación MELD y así facilitar la posibilidad de trasplante hepático.

La AASLD[29] establece una serie de recomendaciones en pacientes en lista de espera para trasplante hepático que concomitantemente presentan un carcinoma hepatocelular en función del estadio tumoral. En los pacientes con carcinoma estadio T1, la indicación es observación con pruebas de imagen. En los pacientes con tumores T2 que cumplen criterios de Milán recomiendan algún tipo de tratamiento puente, aunque este no está definido. Como conclusión, el trasplante hepático se aconseja en pacientes con carcinoma hepatocelular tras un *downstaging* eficaz: respuesta significativa al tratamiento según criterios radiológicos o RECISTm o cumplimiento de criterios de Milán tras el tratamiento.

PRIORIZACIÓN EN LISTA DE ESPERA

Actualmente, la priorización en lista de espera quirúrgica para trasplante hepático se basa en el MELD. Este sistema de puntuación se diseñó inicialmente para valorar la supervivencia a corto plazo de los pacientes cirróticos sometidos a *shunt* portosistémico intrahepático transyugular (TIPS) y demostró ser un predictor de supervivencia adecuado. Su aplicación se extendió posteriormente al paciente cirrótico candidato a trasplante hepático, y en la hoy en día es un dato de gran valor para la priorización en la lista de espera[30].

En pacientes con carcinoma hepatocelular en lista de espera para trasplante hepático, el riesgo de progresión tumoral en algunos casos es demasiado alto, hecho que limita el acceso al trasplante en ciertos pacientes. Además, en un porcentaje no desdeñable, los pacientes con carcinoma hepatocelular presentan puntuaciones MELD bajas, ya que no tienen insuficiencia hepática significativa. Para afrontar este problema existen excepciones al MELD, siendo el paradigma de estas el carcinoma hepatocelular. Por lo tanto, actualmente, en paciente con carcinoma hepatocelular estadio T2 (lesión única de 2-5 cm de diámetro o 2-3 lesiones, todas ellas < 3 cm de diámetro) se otorgan 22 puntos en el sistema MELD, lo que permite equiparar el acceso al trasplante a las demás indicaciones. En este contexto, a la hora de plasmar esta posibilidad en los protocolos de práctica clínica habitual, debe tenerse en cuenta la posible limitación al trasplante de los pacientes con insuficiencia hepática sin otra alternativa terapéutica. Es por ello por lo que una expansión de los criterios de Milán es plausible siempre y cuando se mantenga un acceso al trasplante equitativo con respecto a pacientes con indicaciones diferentes al carcinoma hepatocelular[24].

Otro escenario en el que el tiempo en lista de espera es menor es en los pacientes con carcinoma hepatocelular que reciben un órgano de un donante vivo compatible (familiar, allegado, etc.). Este tipo de donación, que es frecuentemente utilizada en países asiáticos, está aumentando en el resto del mundo[31], aunque de manera paulatina y puede ser un recurso para lidiar con la escasez actual de órganos, aunque deben tenerse en cuenta los posibles riesgos asociados a los donantes (pacientes sanos sometidos a hepatectomías mayores).

CIRUGÍA MÍNIMAMENTE INVASIVA: ¿CAMBIA LA PRÁCTICA HABITUAL?

El trasplante hepático se postuló hace años como el único tratamiento curativo para pacientes con carcinoma hepatocelular precoz e hipertensión portal significativa. La resección quirúrgica en estos pacientes no estaba indicada. Si bien es cierto que el trasplante cura el carcinoma hepatocelular y la hepatopatía subyacente, en la mayoría de los países la escasez de órganos aumenta el tiempo en lista de espera favoreciendo así la progresión tumoral y el *drop-out* consiguiente. Además, los pacientes mayores de 70 años no se consideran normalmente candidatos a trasplante. Asimismo, siguiendo estrictamente las guías de la BCLC, solo los pacientes con estadios 0 o A, sin hipertensión portal y con lesiones únicas ≤ 3 cm serían candidatos a resección quirúrgica.

Es por esto por lo que, en los últimos años, debido al auge de la cirugía mínimamente invasiva (**Figs. 20-4** y **20-5**), se ha planteado ampliar el *pool* de pacientes candidatos a cirugía resectiva. En centros expertos, debido a las mejoras en la técnica quirúrgica, la selección cuidadosa de los pacientes y los cuidados perioperatorios, la mortalidad se ha reducido al 1-3 % en cirugías con este tipo de abordaje mínimamente invasivo (laparoscópico o robótico)[32]. El candidato ideal para resección es un paciente con un nódulo único y función hepática preservada y estable, sin hipertensión portal clínicamente significativa (ascitis y/o varices gastroesofágicas o gradiente de presión en venas suprahepáticas ≤ 10 mmHg).

Es bien conocido que la resección hepática laparoscópica tiene una ventaja indiscutible en el manejo quirúrgico del

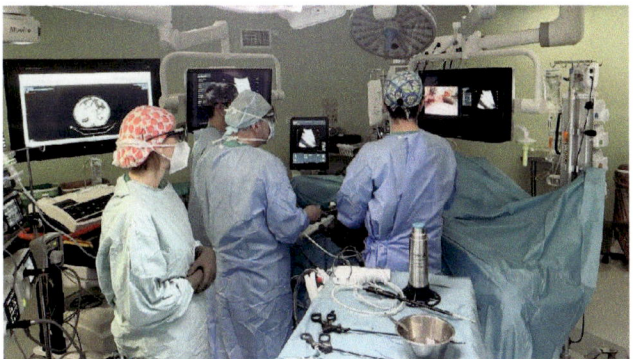

Figura 20-4. Quirófano integrado. Cirugía laparoscópica 3D.

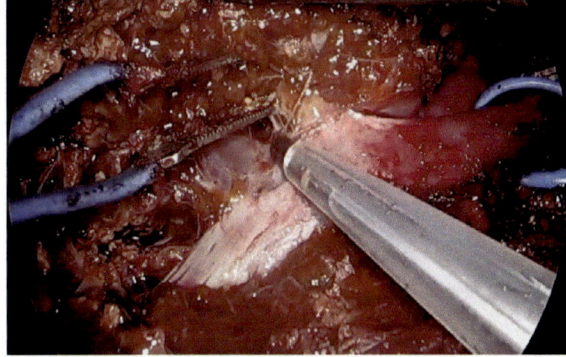

Figura 20-5. Resección laparoscópica del segmento VIII hepático.

carcinoma hepatocelular, con una disminución de la pérdida de sangre intraoperatoria, de la necesidad de transfusión, de la tasa de insuficiencia hepática y de la ascitis postoperatoria, con unos resultados oncológicos similares[33,34].

Asimismo, se ha visto que la resección hepática es superior en cuanto a supervivencia general y supervivencia libre de recurrencia frente a la ablación con radiofrecuencia y/o inyección percutánea de etanol, según un metaanálisis que incluyó a más de 21.000 pacientes de seis ensayos aleatorios[35].

Según Casellas et al.[36], al comparar la resección hepática laparoscópica en individuos cirróticos entre los grupos con hipertensión portal y sin esta, se constata una mayor morbilidad postoperatoria, con más fallo hepático, encefalopatía y estancias más largas en aquellos con hipertensión portal, aunque sin diferencias significativas en cuanto a la mortalidad.

La indicación de resección quirúrgica mínimamente invasiva en el paciente ideal puede extenderse a pacientes con hipertensión portal en centros especializados y ser llevada a cabo por cirujanos expertos. Diversos estudios han demostrado que la resección laparoscópica en estos pacientes con hipertensión portal clínicamente significativa se puede realizar de manera segura[37-39]. Por lo tanto, la tendencia actual en el tratamiento del carcinoma hepatocelular en pacientes con cirrosis e hipertensión portal puede derivar en aumentar la cirugía resectiva (robótica y laparoscópica preferiblemente) de entrada frente al trasplante hepático.

La recurrencia del hepatocarcinoma tras resección hepática o trasplante es uno de los mayores hándicaps en el manejo de esta patología, empobreciendo notablemente los resultados oncológicos; puede ser tan elevada como de hasta el 70 % a los 5 años, siendo la invasión vascular el factor predictivo más fiable para predecir la recurrencia y una baja supervivencia[40].

La mayoría (> 75 %) de las recurrencias tras resección hepática suelen ser intrahepáticas. En estos casos existen dos posibilidades curativas, siendo necesario individualizar cada caso y tomar las decisiones en comités multidisciplinares y en centros con experiencia y volumen suficiente. La primera es una nueva resección, habitualmente laparoscópica o robótica, que se puede plantear sobre todo si son lesiones únicas y existe suficiente remanente hepático.

La otra alternativa es el conocido *salvage liver transplantation* (trasplante de rescate), que consiste en un rescate quirúrgico con un trasplante hepático, siempre que cumpla con los criterios de inclusión de cada centro. Este tratamiento de rescate ha demostrado supervivencias similares al trasplante primario.

CONCLUSIONES

- La toma de decisiones en el tratamiento del hepatocarcinoma debe realizarse en el contexto de comités multidisciplinares de trasplante hepático.
- Los criterios de Milán han sido la piedra angular en la selección de pacientes candidatos a trasplante hepático con hepatocarcinoma. Sin embargo, en los últimos años se han desarrollado nuevos protocolos con criterios más

laxos. Esto permite aumentar el número de potenciales receptores con hepatocarcinoma susceptibles de trasplante hepático.

- Debido al riesgo de progresión tumoral y al elevado tiempo en lista de espera trasplante hepático en pacientes con hepatocarcinoma, es frecuente la necesidad de realizar tratamientos puente (radiofrecuencia, quimioembolización, etc.), así como de otorgar puntos extra en la clasificación MELD para poder competir con otras indicaciones.

- La cirugía mínimamente invasiva cada vez tiene un papel más importante en pacientes con hepatocarcinoma, incluso en aquellos cirróticos con hipertensión portal clínicamente significativa, que hasta ahora era una contraindicación para la cirugía.

- Una evaluación preoperatoria meticulosa y una selección adecuada de pacientes son los puntos clave para garantizar unos buenos resultados a los pacientes sometidos a resección quirúrgica y poder así aumentar la supervivencia.

REFERENCIAS BIBLIOGRÁFICAS

1. Zhang W, Song T. The progress in adjuvant therapy after curative resection of liver metastasis from colorectal cancer. Drug Discov Ther 2014; 8: 194-200.
2. Manfredi S, Lepage C, Hatem C et al. Epidemiology and management of liver metastases from colorectal cancer. Ann Surg 2006; 244: 254-9.
3. Mortality GBD, Causes of Death Collaborators. Global, regional, and national life expectancy, all-cause mortality, and cause-specific mortality for 249 causes of death, 1980-2015: a systematic analysis for the Global Burden of Disease Study 2015. Lancet 2016; 388 (10053): 1459-544.
4. Singal AG, El-Serag HB. Hepatocellular carcinoma from epidemiology to prevention: translating knowledge into practice. Clin Gastroenterol Hepatol 2015; 13: 2140-51.
5. Garuti F, Neri A, Avanzato F et al. The changing scenario of hepatocellular carcinoma in Italy: an update. Liver Int 2021; 41: 585-97.
6. Sangiovanni A, Prati GM, Fasani P et al. The natural history of compensated cirrhosis due to hepatitis C virus: a 17-year cohort study of 214 patients. Hepatology 2006; 43: 1303-10.
7. Ziogas IA, Evangeliou AP, Giannis D et al. The role of immunotherapy in hepatocellular carcinoma: a systematic review and pooled analysis of 2,402 patients. Oncologist 2021; 26: e1036-49.
8. Kwong A, Kim WR, Lake JR et al. OPTN/SRTR 2018 Annual Data Report: Liver. Am J Transplant 2020; 20 (Suppl 1): 193-299.
9. Memoria de Resultados del Registro Español de Trasplante Hepático. Disponible en: http://www.sethepatico.org
10. Reig M, Forner A, Rimola J et al. BCLC strategy for prognosis prediction and treatment recommendation Barcelona Clinic Liver Cancer (BCLC) staging system. The 2022 update. J Hepatol 2022; 76: 681-93.
11. Mazzaferro V, Llovet JM, Miceli R et al. Predicting survival after liver transplantation in patients with hepatocellular carcinoma beyond the Milan criteria: a retrospective, exploratory analysis. Lancet Oncol 2009; 10: 35-43.
12. Lei JY, Wang WT, Yan LN. Up-to-seven criteria for hepatocellular carcinoma liver transplantation: a single center analysis. World J Gastroenterol 2013; 28; 19: 6077-83.
13. Al-Ameri AAM, Wei X, Wen X et al. Systematic review: risk prediction models for recurrence of hepatocellular carcinoma after liver transplantation. Transpl Int 2020; 33: 697-712.
14. León Díaz FJ, Pérez Daga JA, Sánchez Pérez B et al. Up-to-7 criteria for hepatocellular carcinoma liver transplantation: a retrospective analysis of experiences. Transplant Proc 2016; 48: 2969-72.
15. Zucker KM, Gomez PA, Kezirian O, Mehta S. Pre-transplant factors influencing rates of hepatocellular carcinoma recurrence in liver transplant recipients. Gastroenterology Res 2021; 14: 190-3.
16. Mazzaferro V, Sposito C, Zhou J et al. Metroticket 2.0 model for analysis of competing risks of death after liver transplantation for hepatocellular carcinoma. Gastroenterology 2018; 154: 128-39.
17. Mazzaferro V, Regalia E, Doci R et al. Liver transplantation for the treatment of small hepatocellular carcinomas in patients with cirrhosis. N Engl J Med 1996; 334: 693-99.
18. Mazzaferro V, Llovet JM, Miceli R et al. Predicting survival after liver transplantation in patients with hepatocellular carcinoma beyond the Milan criteria: a retrospective, exploratory analysis. Lancet Oncol 2009; 10: 35-43.
19. Yao FY, Ferrell L, Bass NM et al. Liver transplantation for hepatocellular carcinoma: expansion of the tumor size limits does not adversely impact survival. Hepatology 2001; 33: 1394-403.
20. Heimbach JK, Kulik LM, Finn RS et al. AASLD guidelines for the treatment of hepatocellular carcinoma. Hepatology 2018; 67: 358-80.
21. Bruix J, Sherman M. Management of hepatocellular carcinoma: an update. Hepatology 2011; 53: 1020-2.
22. Toso C, Asthana S, Bigam DL et al. Reassessing selection criteria prior to liver transplantation for hepatocellular carcinoma utilizing the Scientific Registry of Transplant Recipients database. Hepatology 2009; 49: 832-8.
23. Yamashita YI, Imai K, Yusa T et al. Microvascular invasion of single small hepatocellular carcinoma </=3 cm: predictors and optimal treatments. Ann Gastroenterol Surg 2018; 2: 197-203.
24. Reig M, Forner A, Ávila MA et al. Diagnosis and treatment of hepatocellular carcinoma. Update of the consensus document of the AEEH, AEC, SEOM, SERAM, SERVEI, and SETH. Diagnóstico y tratamiento del carcinoma hepatocelular. Actualización del documento de consenso de la AEEH, AEC, SEOM, SERAM, SERVEI y SETH. Med Clin (Barc) 2021; 156: 463.e1-e30.
25. Duvoux C, Roudot-Thoraval F, Decaens T et al. Liver transplantation for hepatocellular carcinoma: a model including alpha-fetoprotein improves the performance of Milan criteria. Gastroenterology 2012; 143: 986-94.
26. Shimamura T, Akamatsu N, Fujiyoshi M et al. Expanded living-donor liver transplantation criteria for patients with hepatocellular carcinoma based on the Japanese nationwide survey: the 5-5-500 rule –a retrospective study. Transpl Int 2019; 32: 356-68.
27. Mazzaferro V, Sposito C, Zhou J et al. Metroticket 2.0 model for analysis of competing risks of death after liver transplantation for hepatocellular carcinoma. Gastroenterology 2018; 154: 128-39.
28. Yao FY, Mehta N, Flemming J et al. Downstaging of hepatocellular cancer before liver transplant: long-term outcome compared to tumors within Milan criteria. Hepatology 2015; 61: 1968-77.
29. Heimbach JK, Kulik LM, Finn RS et al. AASLD guidelines for the treatment of hepatocellular carcinoma. Hepatology 2018; 67: 358-80.
30. Colmenero J, Castro-Narro G, Navasa M. Utilidad del MELD para asignar prioridades en el trasplante hepático. Gastroenterol Hepatol 2010; 33: 330-6.
31. Yang JD, Heimbach JK. New advances in the diagnosis and management of hepatocellular carcinoma. BMJ 2020; 371: m3544.
32. Sidali S, Trépo E, Sutter O et al. New concepts in the treatment of hepatocellular carcinoma. United European Gastroenterol J 2022; 10: 767-76.
33. Ciria R, Gómez-Luque I, Ocana S et al. A systematic review and meta-analysis comparing the short- and long-term outcomes for laparoscopic and open liver resections for hepatocellular carcinoma: updated results from the European guidelines meeting on laparoscopic liver surgery, Southampton, UK, 2017. Ann Surg Oncol 2018; 26: 252-63.
34. Xiong JJ, Altaf K, Javed MA et al. Meta-analysis of laparoscopic vs open liver resection for hepatocellular carcinoma. World J Gastroenterol 2012; 18: 6657-68.
35. Ni JY, Xu LF, Sun HL et al. Percutaneous ablation therapy vs. surgical resection in the treatment for early-stage hepatocellular carcinoma: a meta-analysis of 21,494 patients. J Cancer Res Clin Oncol 2013; 139: 2021-33.
36. Casellas-Robert M, Lim C, Lopez-Ben S et al. Laparoscopic liver resection for hepatocellular carcinoma in Child-Pugh. A patients with and without portal hypertension: a multicentre study. World J Surg 2020; 44: 3915-22.
37. Molina V, Sampson-Dávila J, Ferrer J et al. Benefits of laparoscopic liver resection in patients with hepatocellular carcinoma and portal hypertension: a case-matched study. Surg Endosc 2018; 32: 2345-54.
38. Lim C, Osseis M, Lahat E et al. Safety of laparoscopic hepatectomy in patients with hepatocellular carcinoma and portal hypertension: interim analysis of an open prospective study. Surg Endosc 2019; 33: 811-20.
39. Zheng J, Feng X, Liang Y et al. Safety and feasibility of laparoscopic liver resection for hepatocellular carcinoma with clinically significant portal hypertension: a propensity score-matched study. Surg Endosc 2021; 35: 3267-78.
40. Llovet JM, Schwartz M, Mazzaferro V. Resection and liver transplantation for hepatocellular carcinoma. Semin Liver Dis 2005; 25: 181-200.

Cambios técnicos en las diferentes posibilidades de trasplante hepático

21

E. Moreno González

INTRODUCCIÓN

El trasplante hepático constituyó en su inicio la terapéutica esperada como única posibilidad de tratamiento en los enfermos hepáticos condenados a seguir sin interrupción la evolución natural de procesos incurables sin capacidad de detener la enfermedad. El trasplante de órganos no consiguió eliminar la enfermedad de forma radical, y lo que entonces podía entenderse como reparación pasó a ser sustitución o, mejor, recambio de un órgano deteriorado por otro absolutamente sano.

La evolución de esta terapéutica ha cambiado desde su inicio clínico en 1963 hasta la cirugía hepática actual, que mejoró la forma de abordar la enfermedad y consiguió la resección hepática exangüe, la exéresis hasta el 70 % del parénquima hepático, sin riesgo para el enfermo, y la instalación de injertos de forma adecuada.

EFECTOS DESCONOCIDOS

Aunque se desarrollarán en los siguientes subcapítulos que conforman este capítulo, es conveniente agrupar –o al menos intentarlo– los beneficios directos e indirectos del trasplante hepático.

Es necesario recordar que si de algo puede acusarse al inicio del trasplante hepático es del empirismo (que no falta de preparación) que ha acompañado tanto al trasplante hepático como al de riñón, páncreas o intestino. Sin embargo, gracias a la moratoria que se impuso tras la muerte durante la operación del primer receptor, poco se avanzó en el conocimiento de las fases de la coagulación, pero sí, al menos, del efecto terapéutico demostrado por Von Kulla con la administración de plasma fresco para revertir la discrasia sanguínea que se produce en estos enfermos y que sería posteriormente analizada, de la misma forma que el inicio y desarrollo de la inmunosupresión permitiría el mayor conocimiento del efecto de los corticoides, su importancia y sus complicaciones.

Esencialmente el procedimiento técnico es el mismo y, sin embargo, todo ha cambiado. En principio se intentó evitar las complicaciones hemodinámicas, a veces mortales, mediante la utilización del *bypass* portofemoroaxilar y soslayar así el efecto negativo del déficit del retorno sanguíneo a la aurícula derecha. Poco tiempo fue necesario para demostrar el efecto negativo de la bomba de asistencia ventricular izquierda sobre la función renal y, especialmente, pulmonar, siendo sustituida por control hemodinámico farmacológico.

ANÁLISIS DE LA RECONSTRUCCIÓN VASCULAR

Mediante el análisis pormenorizado de los resultados de la reconstrucción arterial se confirmó la importancia de evitar la redundancia y las angulaciones arteriales, prefiriendo la anastomosis del tronco de la arteria hepática del donante con la arteria del receptor, cuyo extremo se amplía con la inclusión en la luz vascular de la arteria gastroduodenal. En la reconstrucción de la vena porta es importante traccionar distalmente del injerto colocando varias compresas entre el diafragma y la superficie del injerto para aproximar al máximo ambos extremos de la vena porta.

IMPORTANCIA DE LA REPARACIÓN BILIAR

La reconstrucción biliar ha sido siempre controvertida, en un intento de evitar fístulas, necrosis de la pared biliar, necesidad de *stents*, etc., hasta el punto de defender la derivación biliointestinal sobre la biliobiliar. La experiencia acumulada a lo largo de los años demostró que la mejor reconstrucción biliar en el adulto era la coledococoledocostomía, preservando la función papilar y la derivación bilioyeyunal en enfermos pediátricos, así como en trasplantes con injertos parciales procedentes de *split*, donante vivo, injerto reducido, etcétera.

AUMENTO DE DONANTES

Uno de los cambios aceptados a tenor de incrementar el número de donaciones fue la utilización de injertos procedentes de pacientes afectados por la polineuropatía de Corino-Andrade, injertos procedentes de pacientes positivos para los virus de las hepatitis C y V o con *situs inversus*.

21.1 Aspectos técnicos en el trasplante con injerto procedente de donante vivo

INTRODUCCIÓN

La premisa más importante en estos trasplantes es no olvidar que el donante es una persona sana, que posee un hígado excelente y desea ayudar para que otra gravemente enferma, por lo general emparentada, recupere la salud volviendo a la normalidad al serle implantada una parte importante (más frecuentemente el lóbulo hepático derecho) de ese hígado sano donado. Por este motivo, el donante pasa a ser el factor de mayor importancia en esta intervención. No solo se debe evitar que fallezca como consecuencia de la intervención, sino que no puede lastrarse su excelente estado físico con ninguna complicación, por nimia que parezca. Por todo ello, la intervención en el donante debe ser absolutamente bien diseñada, precisa en su actuación, de realización correcta, evitando con seguridad la extensión en la sección de la vía biliar que indujera a estenosis o fístulas biliares; ha de buscar el mejor extremo en la arteria hepática que facilite el implante, pero sin menoscabar el flujo arterial en el hígado remanente, que no solo tiene que mantener su actividad en el postoperatorio, sino también adquirir la morfología y el volumen que poseía antes de la intervención y que generalmente llega a los límites anatómicos en los 6-8 meses siguientes.

PREPARACIÓN DE INJERTOS EN EL DONANTE VIVO

Estudios preoperatorios

Tras el estudio volumétrico oportuno y la demostración de normalidad de todos los parámetros de laboratorio, es necesario conocer la anatomía de la vía biliar mediante colangiorresonancia y del árbol vascular a través de una correcta angiorresonancia magnética (angio-RM) esplácnica, que incluya el eje esplenoportal, y la angio-RM retroperitoneal, exploraciones que determinan de forma completa la anatomía vascular del donante.

Preparación del donante

La preparación del donante ya se ha descrito en otro capítulo, pero se debe destacar la necesidad de conseguir que durante la intervención no requiera una transfusión sanguínea, para lo cual se le extraerán dos unidades de concentrado de hematíes y, posteriormente, hasta 1 l de sangre durante la preparación anestésica, para que el acto quirúrgico se practique en hemodilución (con valor de hematócrito de 22 a 26, aproximadamente), reponiendo la sangre extraída y las

dos unidades procedentes de la autodonación al finalizar la intervención quirúrgica.

Inicio de la intervención quirúrgica en el donante

La incisión quirúrgica en el donante debe ser más comedida que en el receptor, eligiendo la incisión subcostal derecha para la extracción del lóbulo hepático derecho y la media xifoumbilical para el izquierdo, así como para injertos segmentarios de menor tamaño. En la realización de cualquiera de ellas deben guardarse los principios cosméticos de la cirugía plástica, para que al finalizar la intervención con la sutura cutánea intradérmica o subcuticular se hayan respetado las premisas necesarias para que posteriormente sea inaparente.

La protección de las vísceras y de los bordes de la incisión con paños a temperatura corporal es absolutamente necesaria para evitar la estasis venosa y el edema de la pared intestinal, impidiendo o reduciendo la incidencia del íleo postoperatorio y la generación de adherencias viscerales, factores ambos que pueden complicar el postoperatorio a corto o largo plazo.

En la **figura 21.1-1** se exponen los límites de los segmentos hepáticos de ambos lóbulos en la cara inferior del hígado. En color más claro se delimitan los correspondientes al lóbulo hepático izquierdo. Llama especialmente la atención la situación del segmento I, apreciándose bien su localización precava en cuyo trayecto desembocan tres venas hepáticas posteriores que suponen el drenaje sanguíneo de este segmento. Ello obliga, en la movilización, a su oclusión y sección, que a menudo da lugar a estasis venosa, con rápido cambio de color, lo que exige la resección del segmento para evitar su necrosis postoperatoria con las complicaciones conocidas. En ocasiones, el drenaje venoso mayor se produce directamente al tronco común de la vena suprahepática sagital e izquierda, por lo que, en el caso de mantener las dos ramas procedentes de la vena porta izquierda y la correspondiente rama arterial originada en la arteria hepática izquierda, el referido segmento I mantendría su vitalidad y funcionalidad y podría conservarse. Sin embargo, hay que considerar que el conducto biliar a través del que fluye el jugo biliar es muy corto, confluyendo de forma vertical sobre la superficie posterior de la confluencia biliar, y ha de ser seccionado u ocluido antes, ya que la reconstrucción biliar en el receptor puede ser compleja y motivar una fístula biliar mantenida que complique el período postoperatorio.

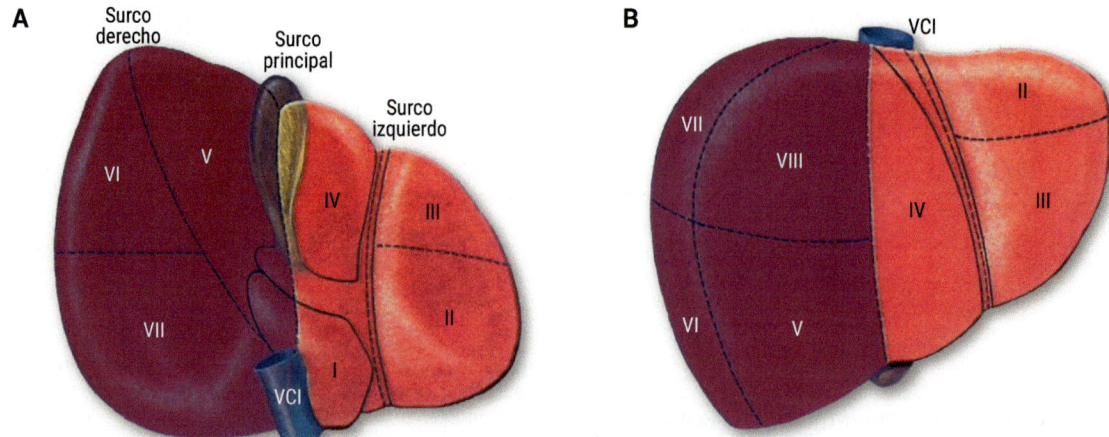

Figura 21.1-1. A) Cara inferior del hígado, con los segmentos correspondientes a los lóbulos hepáticos derecho e izquierdo delimitados. En coloración naranja se observan los segmentos I, II, III y IVb. El lóbulo hepático derecho muestra en su cara inferior la superficie de los segmentos correspondientes a él (V, VI, VII y la porción limitante correspondiente al segmento I, que recubre la cara anterior de la vena cava retrohepática). No se observa el segmento VIII al localizarse en la cúpula hepática. **B)** Se aprecia la superficie correspondiente a la cúpula hepática y a la cara anterior de esta víscera. En color naranja se observa la cisura hepática medial que separa el segmento IV del II y III. Pueden apreciarse los cuatro segmentos correspondientes al lóbulo hepático derecho con la línea limitante correspondiente a la cisura hepática mayor, en color más oscuro. VCI: vena cava inferior.

Preparación del injerto correspondiente al lóbulo hepático izquierdo

La intervención comienza con la sección de los ligamentos triangular izquierdo, redondo y gastrohepático (epiplón menor o gastrohepático). Ha de tenerse especial cuidado en la detección de una posible arteria hepática izquierda originada sobre una más gruesa arteria coronaria estomáquica, que podría sacrificarse para evitar la obstrucción de la anastomosis arterial que se realizará posteriormente.

En la **figura 21.1-2** se muestran los límites entre los segmentos hepáticos, en la superficie hepática anterior, aunque no se exponen los límites entre los segmentos IVa y IVb. La intervención comienza con la tracción del fondo vesicular, movilizando el infundíbulo y aislando el conducto cístico que será seccionado. Si el donante no acepta la colecistectomía podría mantenerse la vesícula dejando solo la parte correspondiente al lecho hepatovesicular en el segmento V (paramediano externo), pero ha de advertirse que su situación cambiará en los meses siguientes debido al crecimiento del lóbulo hepático derecho, que arrastrará sin duda a la vesícula biliar hacia la línea media, obstaculizando el drenaje del jugo biliar a través del conducto cístico hasta el hepatocolédoco. En la **figura 21.1-4**, más adelante, se recordarán mejor la dirección y los contactos de los elementos vasculobiliares en el interior del parénquima hepático.

A continuación, tras la sección de la superficie peritoneal del ligamento hepatoduodenal, se separa el tronco de la arteria hepática izquierda (**Fig. 21.1-3**) de la vena porta izquierda (**Fig. 21.1-4**). La oclusión de estos dos troncos al eliminar el flujo sanguíneo en el lóbulo hepático izquierdo hace que se perciba el cambio de color desde la cisura hepática mayor en los segmentos I, II, III y IV (**Fig. 21.1-5**). Este cambio se marca con el bisturí eléctrico en la superficie de la cara anterior (**Figs. 21.1-6** a **21.1-8**), delimitando la línea a través de la cual se realizará la sección del parénquima

hepático mediante el bisturí ultrasónico. El segmento I es dividido, y la superficie de la vena cava visualizada, ocluyendo y seccionando las ramas de las venas posteriores (**Figs. 21.1-9** a **21.1-11**). Se continúa ahora con la sección del parénquima hepático mediante bisturí ultrasónico (**Fig. 21.1-12**) hasta llegar a la superficie de la vena cava retrohepática (**Fig. 21.1-13**). El conducto biliar izquierdo es aislado y su superficie anterior seccionada (**Figs. 21.1-14** y **21.1-15**). A través del orificio de sección se introduce un explorador para asegurar que, al ocluir el estoma creado en la confluencia, la luz del conducto biliar derecho no será reducida (**Fig. 21.1-16**). La luz del conducto biliar es ocluida sobre la confluen-

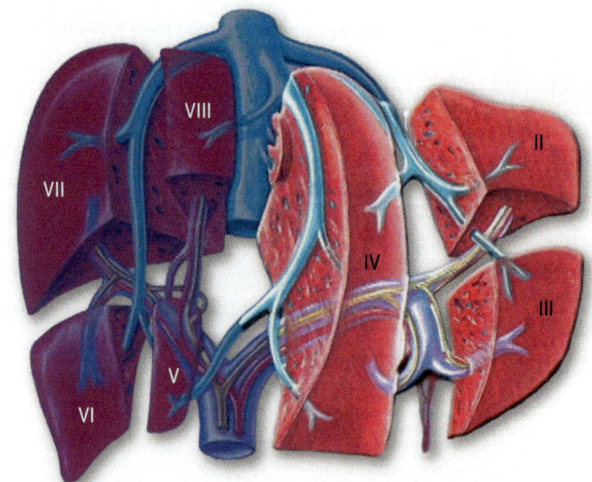

Figura 21.1-2. Se han separado los segmentos correspondientes a cada lóbulo para poder observar la distribución de las ramas vasculares correspondientes a la división de las venas porta derecha e izquierda, así como su paralelismo con respecto a la distribución biliar. Se identifica asimismo la distribución de las venas suprahepática izquierda y sagital o media, con su tronco común, que confluye en la superficie anterior de la vena cava suprahepática. De la misma forma puede observarse la formación de la vena suprahepática derecha.

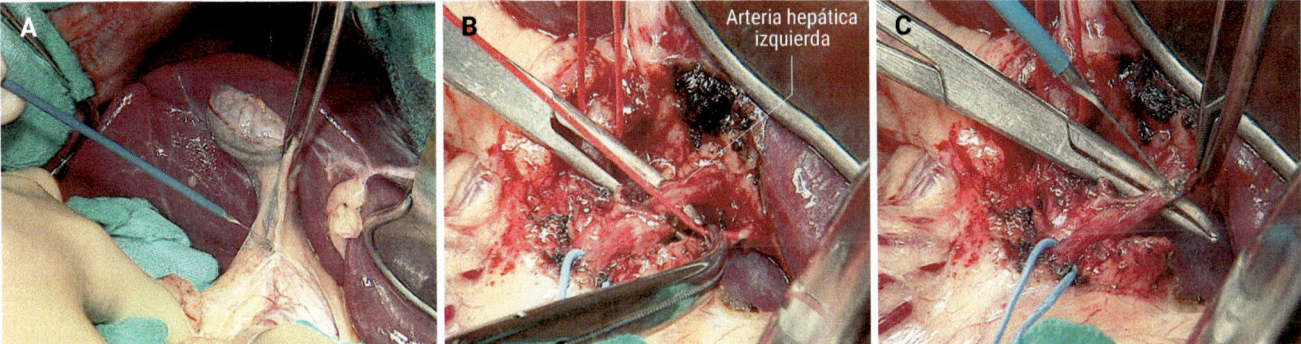

Figura 21.1-3. A) Tras la realización de la incisión laparotómica, desplazando el lóbulo hepático derecho en sentido craneal, se tracciona de la superficie del ligamento hepatoduodenal, y seccionando su superficie, puede observarse el infundíbulo vesicular, con el conducto cístico, que se aproxima a la unión cisticocoledociana. **B)** Se ha iniciado la disección de los elementos vasculares correspondientes al ligamento hepatoduodenal. La superficie de la arteria hepática izquierda se ha aislado mediante una pinza, con la intención de rodearla y, a partir de este punto, iniciar la disección del tronco común y de la superficie de la vena porta. **C)** La disección de la bifurcación arterial ha finalizado. Mediante un tractor de silicona (azul), se aísla el tronco correspondiente a la arteria hepática izquierda, observándose la bifurcación en arteria hepática izquierda y arteria hepática media; entre ambas se visualiza la superficie de la vena porta.

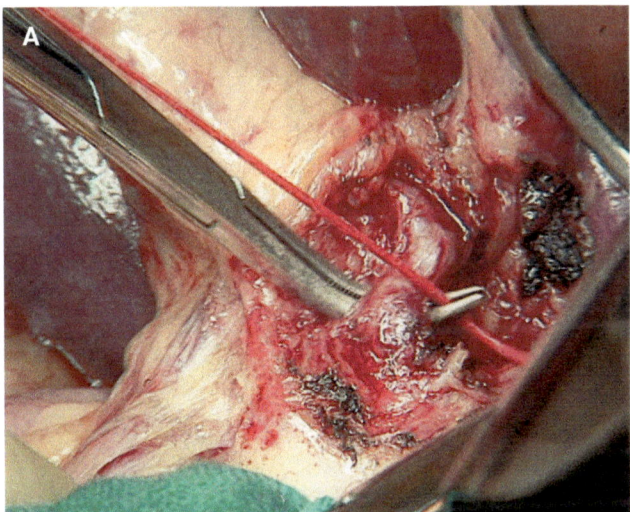

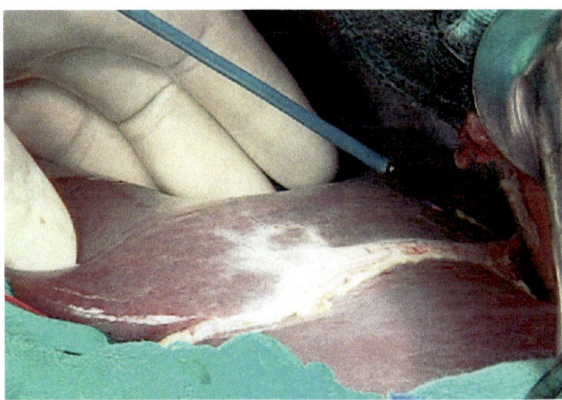

Figura 21.1-5. Al ocluir los elementos vasculares correspondientes al lóbulo hepático izquierdo se advierte el cambio de colon entre el segmento IV y los segmentos V y VIII correspondientes al lóbulo hepático derecho. De esta forma se marca el límite de la cisura hepática mayor.

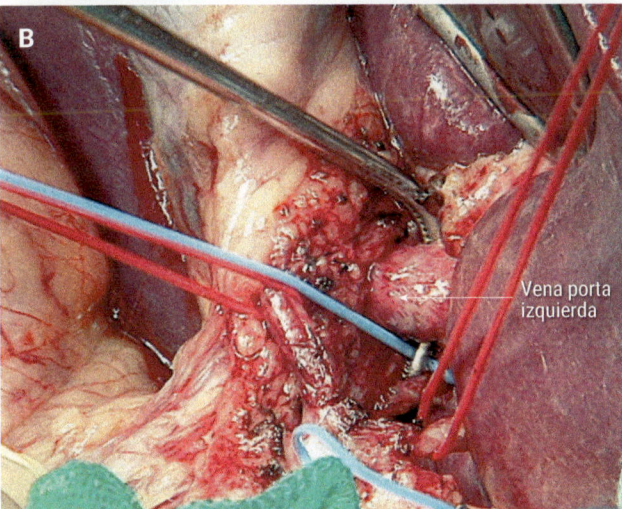

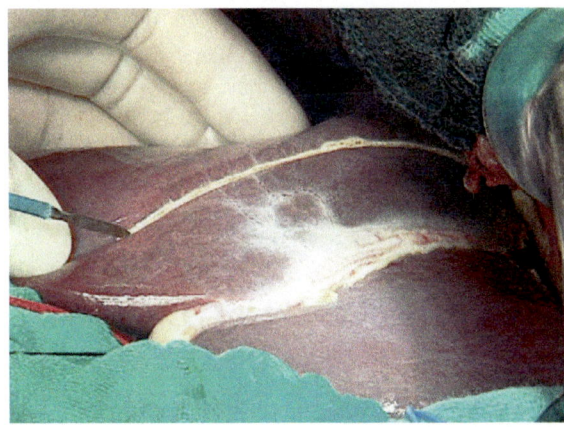

Figura 21.1-4. A) Disección de la superficie del tronco de la vena porta izquierda, la cual se aísla circularmente pasando un tractor de silicona (rojo), que la rodea, para continuar la disección de todo su trayecto y división. **B)** Se ha aislado circularmente el tronco de la vena porta izquierda, rodeando su superficie con un tractor de silicona (azul).

Figura 21.1-6. Siguiendo las marcas realizadas sobre la cápsula de Glisson, se secciona su superficie para delimitar perfectamente la separación de los dos lóbulos.

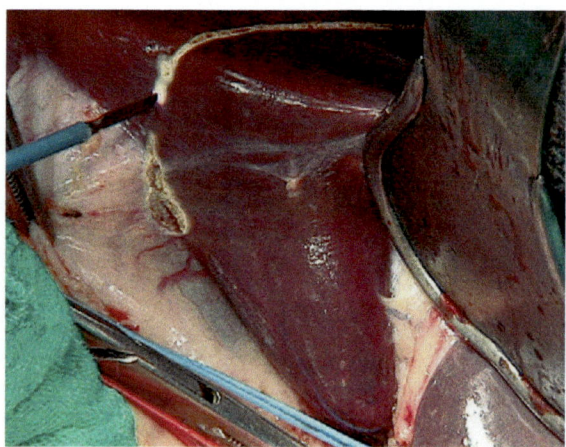

Figura 21.1-7. Desplazando la superficie hepática en sentido craneal se observa en la cara inferior la continuación de la sección en la línea de demarcación que separa los lobulos izquierdo y derecho. Se advierte la superficie del fondo vesicular, de su cuerpo y del infundíbulo.

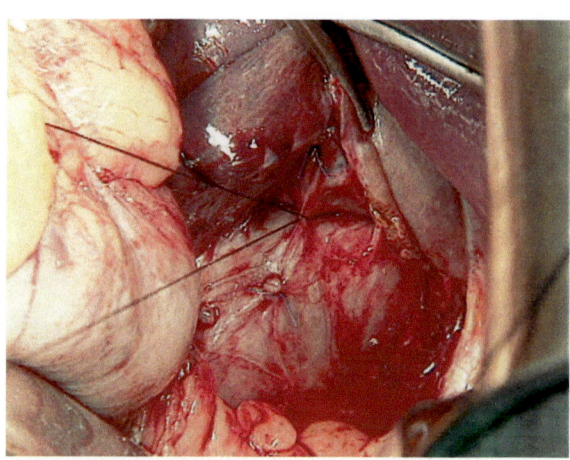

Figura 21.1-10. Se ha continuado la disección de la vena cava retrohepática y se está ocluyendo una de las tres ramas venosas segmentarias de drenaje correspondientes al segmento I. Esta ligadura se practica sobre la misma zona de confluencia vascular.

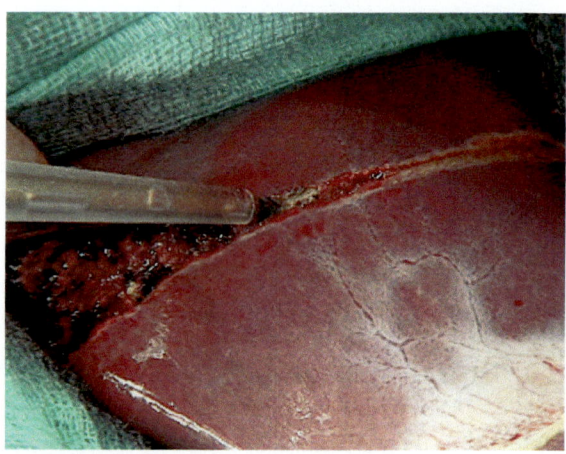

Figura 21.1-8. Siguiendo la línea de delimitación practicada, se inicia la sección del parénquima hepático utilizando el bisturí ultrasónico. Debe remarcarse la escasísima pérdida sanguínea que se produce con este procedimiento.

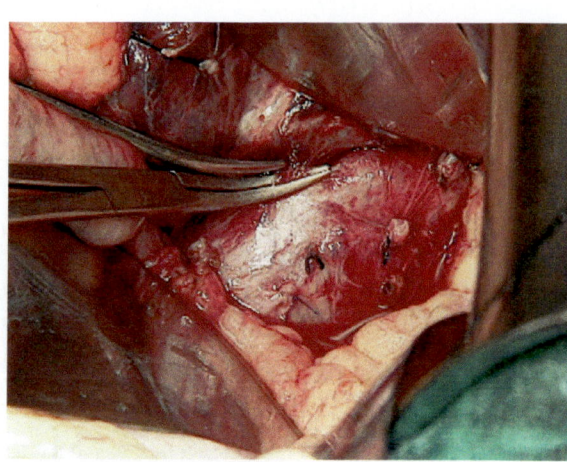

Figura 21.1-11. Se observa la superficie de la vena cava retrohepática, completamente liberada en la zona de contacto con el segmento I, el cual se encuentra desplazado en sentido craneal por una valva.

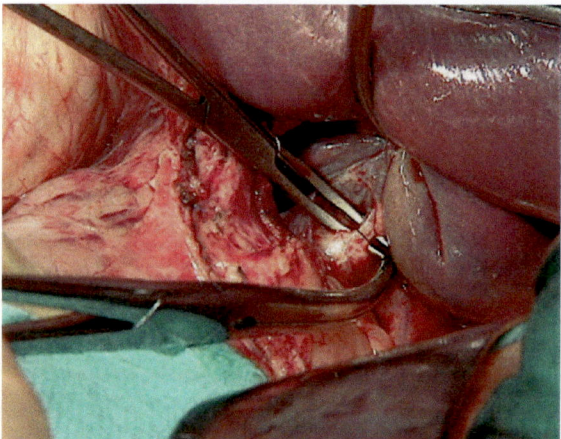

Figura 21.1-9. Desplazando la totalidad del hígado en sentido craneal se identifica la superficie de la vena cava retrohepática, iniciando la sección de las venas de drenaje del segmento I. Llama la atención la diferencia de color de la superficie del segmento I en relación con la superficie del segmento III inmediatamente craneal al primero.

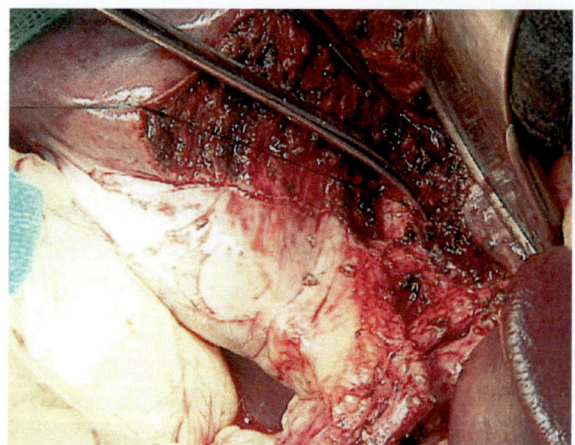

Figura 21.1-12. Se ha progresado en la sección del parénquima hepático a través de la cisura hepática mayor, continuando la separación del lóbulo hepático izquierdo y de la superficie posterior del segmento I. En la parte izquierda de la imagen se advierte la superficie de la vesícula biliar.

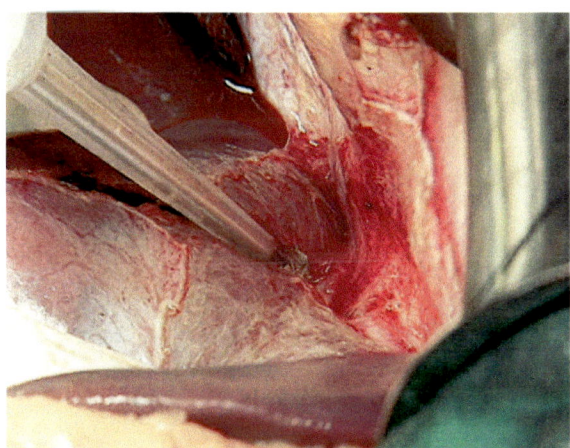

Figura 21.1-13. Ejerciendo tracción en sentido distal del lóbulo hepático izquierdo, se termina la disección del tronco común de la vena suprahepática izquierda y sagital o medial, utilizando para ello también el bisturí ultrasónico.

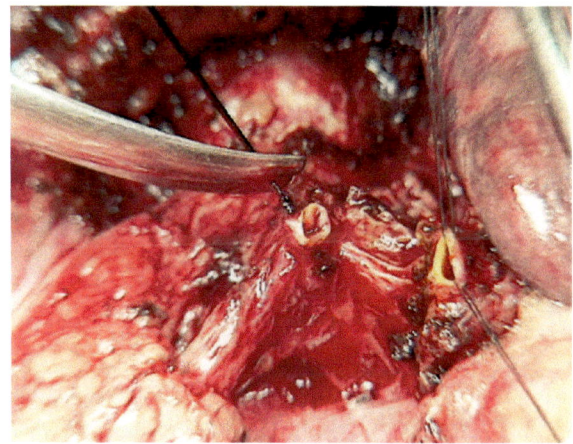

Figura 21.1-15. Se han separado los extremos del conducto biliar hepático izquierdo. Se ha realizado la oclusión en la confluencia de ambas ramas segmentarias, mediante ligadura, y la sección en ese momento (porción central de la imagen). En la parte derecha de la imagen se observa el conducto hepático correspondiente a la confluencia de los segmentos II/III, tras instalar dos tractores: uno a nivel craneal y otro a nivel distal. Debe destacarse la coloración normal de la superficie hepática correspondiente al lóbulo hepático izquierdo.

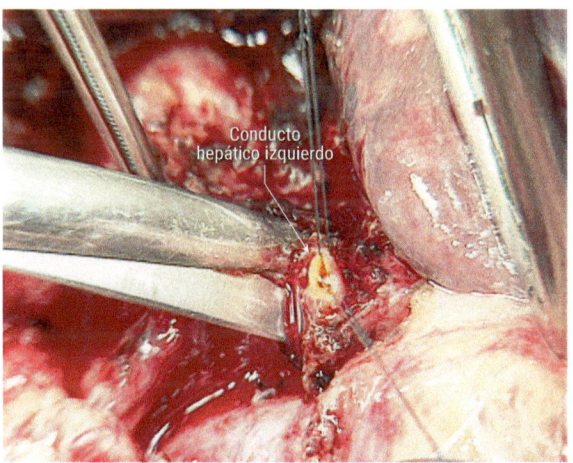

Figura 21.1-14. Se identifica el conducto hepático izquierdo y se secciona, justo en la confluencia correspondiente de los segmentos II/III. En la imagen, sobre las tijeras de disección se observa el conducto hepático izquierdo seccionado y en su centro el tabique correspondiente a la confluencia de las dos ramas segmentarias.

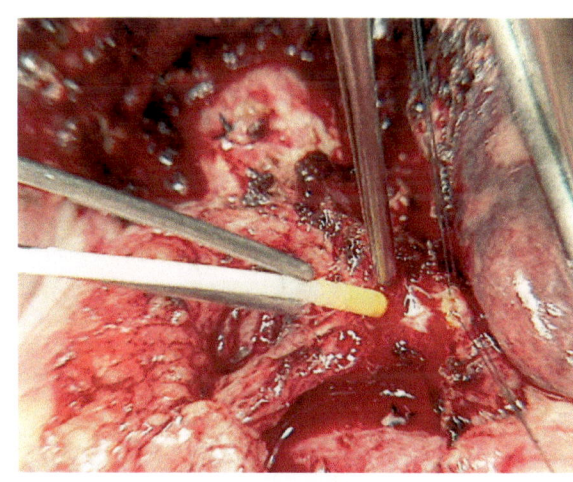

Figura 21.1-16. Con el fin de evitar cualquier tipo de reducción del calibre de los conductos biliares izquierdos, antes de su ligadura, sección o tracción, se introduce una sonda para confirmar la ausencia de reducción de calibre en su confluencia con el conducto hepático derecho. En la parte medial y proximal de la imagen se observa la superficie de la vena cava retrohepática, ya liberada.

cia biliar al confirmar su amplio diámetro, y en el extremo remanente se colocan dos puntos tractores, explorando en su interior la confluencia de las ramas segmentarias (**Fig. 21.1-17**). Se finaliza entonces la sección del parénquima hepático, separando este de la vena cava retrohepática, ocluyendo las venas hepáticas posteriores que constituyen el drenaje venoso del segmento I (**Fig. 21.1-18**). Pueden apreciarse los troncos de la arteria hepática izquierda y la vena porta ipsilateral (**Figs. 21.1-19** a **21.1-22**). A continuación, se aísla el tronco de la vena suprahepática izquierda y sagital, la vena porta izquierda es ocluida y seccionada al igual que la arteria

hepática izquierda, en proximidad, a la bifurcación arterial, respetando el trayecto y el diámetro de la arteria hepática derecha (**Figs. 21.1-23** a **21.1-25**). La sección del tronco de la vena suprahepática izquierda, tras su oclusión, permite la extracción del injerto, que se perfunde a través de la vena porta con solución de Belzer, revisando *ex situ* la superficie hepática cruenta, la longitud y el diámetro de los extremos vasculares seccionados y la posible existencia de fístulas biliares o pérdida sanguínea en la superficie de sección, que serán ocluidas tras su identificación, para evitar la prolongación del período posperfusión (**Fig. 21.1-26**).

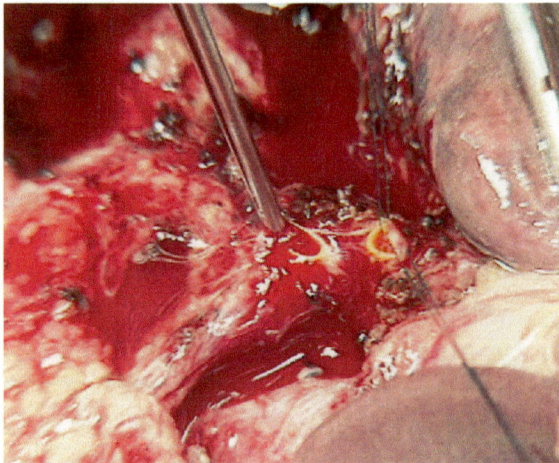

Figura 21.1-17. Para mayor seguridad, es conveniente revisar la zona de confluencia biliar entre el conducto hepático derecho no disecado previamente y el conducto hepático izquierdo previamente ocluido mediante ligadura o sutura-ligadura. En proximidad a esta zona de sección, en sentido lateral derecho, se aprecia la superficie seccionada del conducto hepático izquierdo, cuya luz se amplía mediante sección de la pared anterior de la rama correspondiente al segmento III.

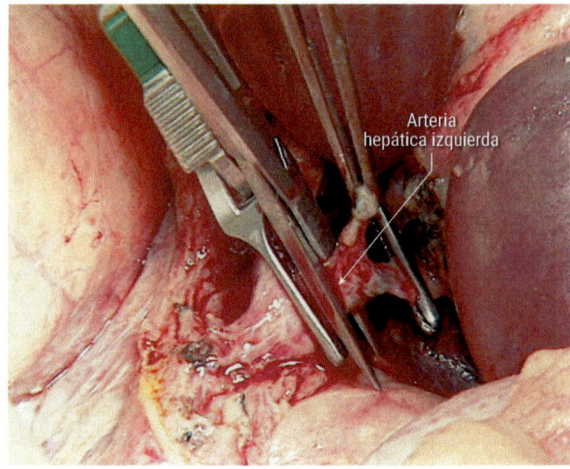

Figura 21.1-19. Una vez aislado completamente el lóbulo hepático izquierdo, está dispuesto para ser extraído, para lo cual se secciona la arteria hepática izquierda ocluyendo su origen sobre la bifurcación de la arteria hepática propia, y se procede de forma inmediata a su sección. Puede observarse la separación de las arterias hepáticas izquierda y media, requiriéndose la sección del tronco común de ambas arterias, para facilitar la anastomosis arterial durante la implantación del injerto.

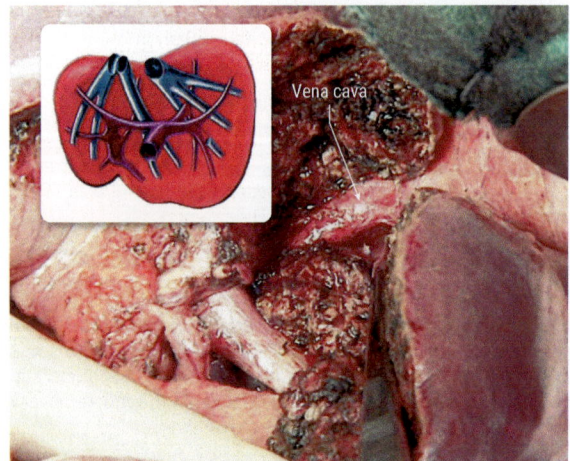

Figura 21.1-18. Separación completa de la superficie de sección del lóbulo hepático derecho y del segmento IV correspondiente al lóbulo hepático izquierdo. Entre ambas superficies cruentas se visualiza la superficie de la vena cava retrohepática y, más distalmente, la correspondiente a la vena porta. Cerca de esta puede identificarse la superficie correspondiente al segmento I.

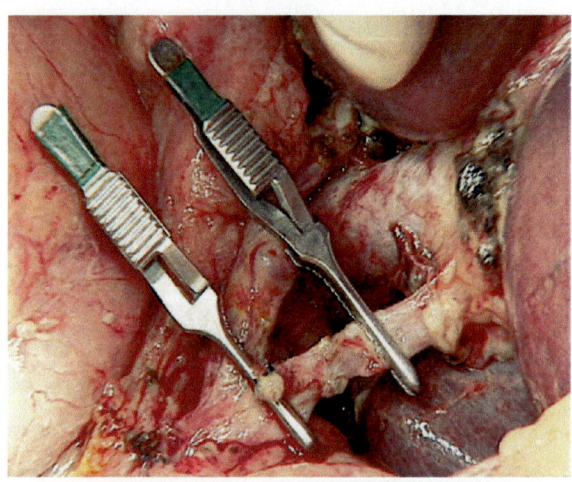

Figura 21.1-20. En este caso, la arteria hepática izquierda posee un único tronco, el cual es ocluido mediante dos *bulldogs*, antes de su sección.

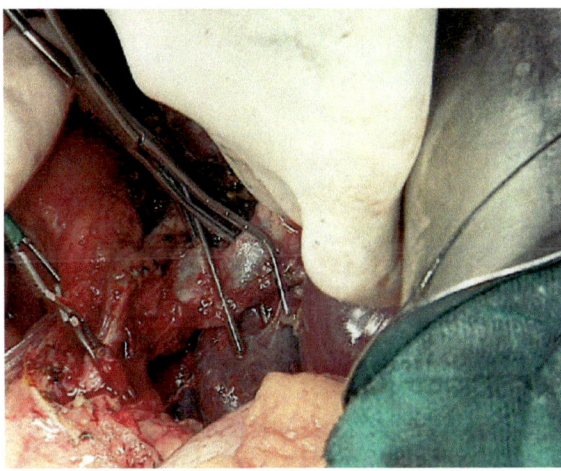

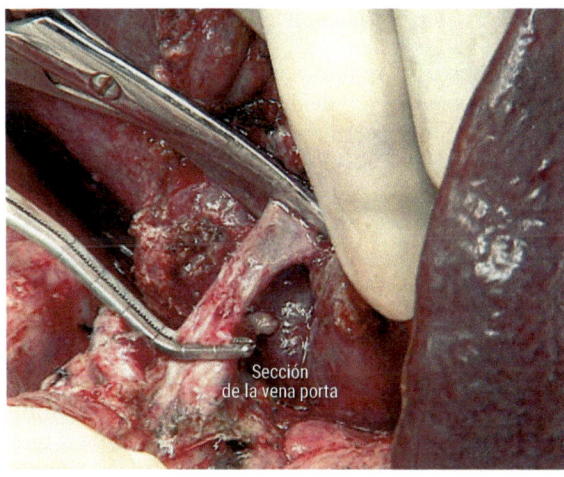

Sección
de la vena porta

Figura 21.1-21. Traccionando del injerto en sentido craneal se puede observar el origen de la vena porta izquierda. En sentido lateral al tronco de la vena porta se identifica, en la porción medial y lateral derecha de la imagen, la vena porta derecha.

Figura 21.1-24. En otros casos (aunque excepcionales) se procede a la sección de la vena porta izquierda inmediatamente antes de la extracción del injerto.

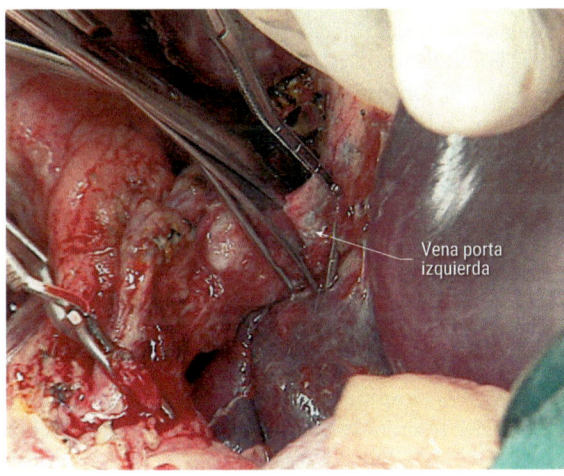

Vena porta
izquierda

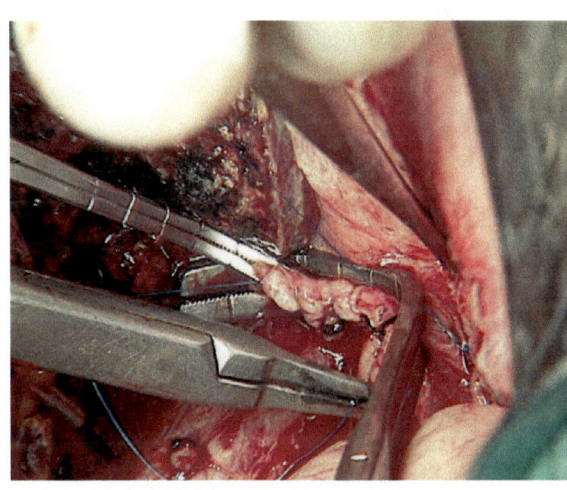

Figura 21.1-22. Al igual que en la figura anterior, puede observarse la sección del tronco de la vena porta izquierda, visible gracias al desplazamiento de los segmentos II, III y I en sentido lateromedial.

Figura 21.1-25. Tras la oclusión del tronco de las venas suprahepáticas izquierdas, se procede al cierre de esta superficie mediante sutura continua utilizando material irreabsorbible 5/0.

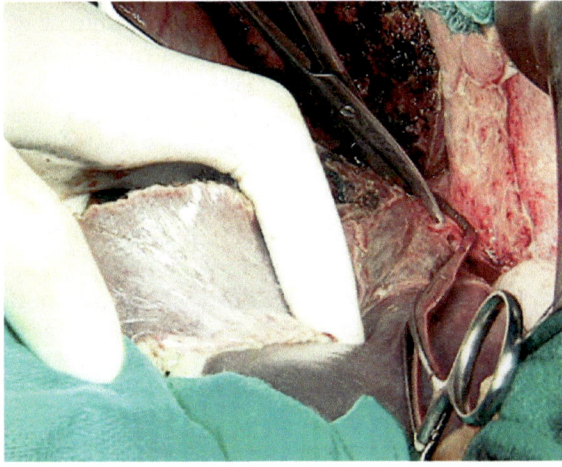

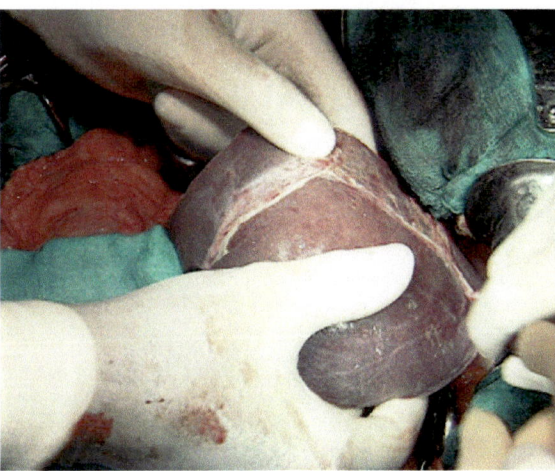

Figura 21.1-23. Traccionando del injerto en sentido distal, se ocluye el tronco correspondiente a las venas suprahépaticas izquierda y media y se procede a su sección.

Figura 21.1-26. Se aprecia el aspecto del injerto en el momento de su extracción de la cavidad abdominal del donante.

Implante del injerto tras la extirpación del hígado enfermo

La implantación del injerto comienza con la anastomosis del tronco de la vena sagital media e izquierda con la vena cava suprahepática del receptor, la cual ha aumentado su diámetro mediante la sección de la pared de la vena cava que separa la confluencia de la vena suprahepática derecha del tronco común izquierdo (**Fig. 21.1-27**). Para ello se dan dos puntos en los extremos, mientras se mantine con una mano el injerto facilitando la aproximación de las dos superficies de sección (**Figs. 21.1-28** y **21.1-29**).

A continuación se desplaza el injerto en sentido caudal mediante varias compresas impregnadas en suero a 4 °C en cuyo interior, para mantener baja la temperatura, se introduce suero helado y troceado en fina escarcha para que los extremos de la vena porta del injerto y del receptor sean aproximados al máximo, de forma que al ocupar el espacio subfrénico no exista exceso en la longitud de la vena porta que produzca angulaciones en su trayecto, lo cual afecta-

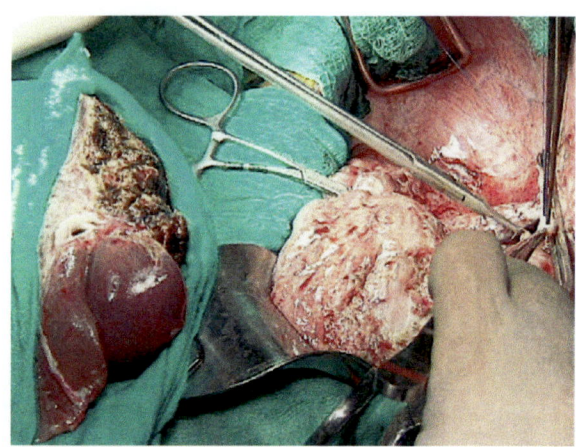

Figura 21.1-28. A la izquierda de la imagen se aprecia el injerto correspondiente al lóbulo hepático izquierdo, incluyendo el segmento I. A la derecha de la imagen se observa la superficie del estoma obtenido mediante la preparación de las venas suprahepáticas, para proceder a la anastomosis entre el injerto y el receptor.

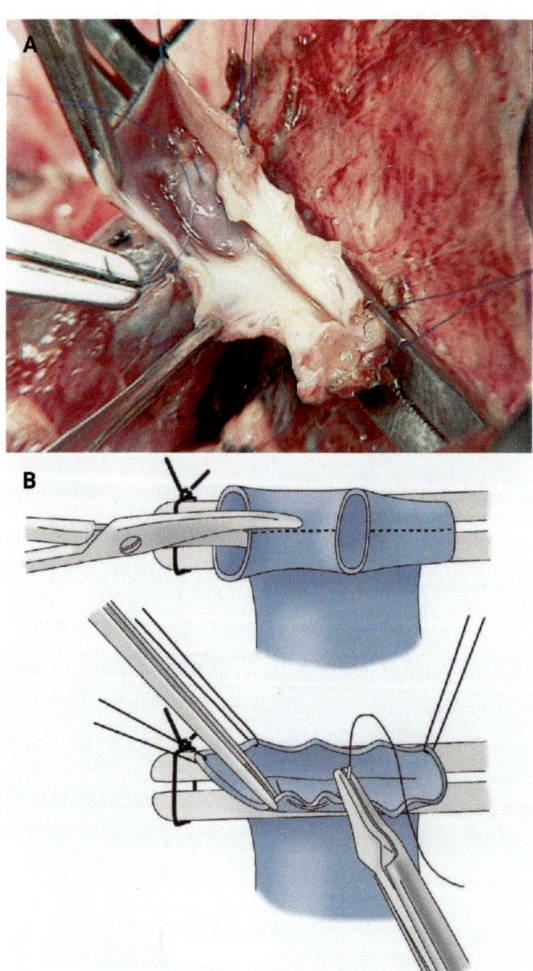

Figura 21.1-27. A) En el receptor y tras la extirpación del hígado enfermo, se ocluyen las venas suprahepáticas izquierda, sagital y derecha y se secciona el puente correspondiente a la pared anterior de la vena cava suprahepática, para obtener un estoma de diámetro suficiente para que el drenaje sanguíneo del injerto sea óptimo. **B)** Se observa la oclusión de las venas suprahepáticas y la sección ya referida de la pared anterior de la vena cava suprahepática, que separa la vena suprahepática derecha del tronco izquierdo.

ría a la perfusión del injerto con sangre portal. Para ello, se acortará la longitud de la vena porta del receptor, dando a la línea de sección un sentido oblicuo para conseguir que el diámetro de los extremos de ambas venas sea semejante (**Figs. 21.1-30** y **21.1-31**). Ha de tenerse en cuenta que en pacientes pediátricos la vena porta del receptor es significativamente más estrecha que el tronco de la vena porta del injerto. Especialmente, el tronco de la vena es hipoplásica, por lo que se extirpa, ampliando el estoma mediante la sección longitudinal de la vena esplénica y la vena mesentérica superior. La mitad posterior de la anastomosis se realizará mediante sutura continua, manteniendo su longitud en forma de arco, y la anterior en puntos entrecortados para evitar reducir la circunferencia de la anastomosis (**Figs. 21.1-32** a **21.1-34**).

Al finalizar se retiran los *clamps* que detenían el flujo porta, penetrando con fuerza la sangre en el injerto. En pocos segundos el lóbulo izquierdo implantado se llena de sangre, observando que, al aumentar progresivamente la presión en él, la sangre se escapa a través de pequeñas venas, antes inapreciables de la superficie cruenta. Este es el momento de retirar el *clamp* vascular que ocluía la vena cava suprahepática del receptor, pasando la sangre del injerto a la aurícula derecha, deteniéndose casi totalmente la pérdida sanguínea a través de la superficie cruenta. La cavidad abdominal y el injerto son calentados con suero templado sobre su superficie, tratando de evitar las complicaciones que podría causar el paso de sangre fría a la cavidad auricular (**Figs. 21.1-35** y **21.1-36**).

Cuando el injerto, pocos minutos después, ha adquirido una coloración casi normal, su textura ha comenzado a hacerse más elástica y en la superficie cruenta no se advierte pérdida sanguínea alguna, se inicia la reconstrucción arterial, y se anastomosa el extremo arterial correspondiente a la arteria hepática izquierda (de la cual se origina la arteria hepática media) con la arteria hepática común del receptor, ampliando su luz mediante sección longitudinal y luego circular de las arterias gastroduodenal y arteria hepática propia (**Figs. 21.1-37** a **21.1-39**). Al retirar los pequeños *clamps*

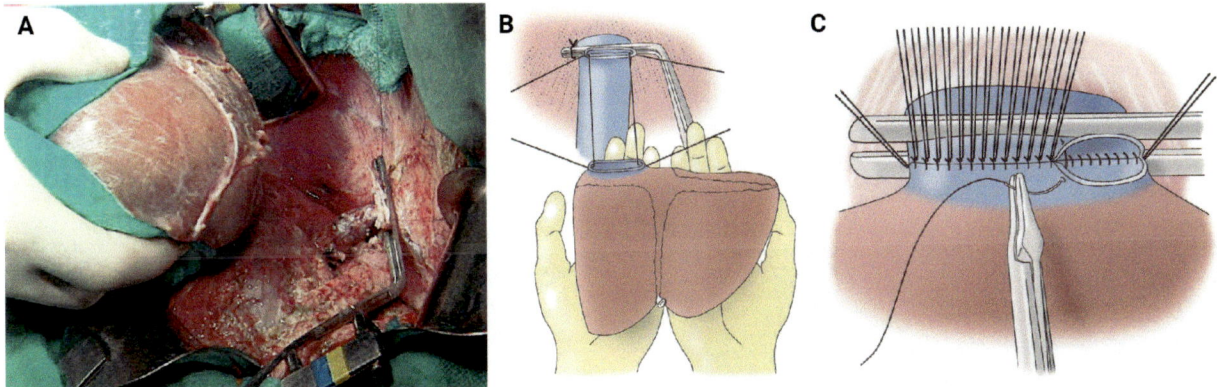

Figura 21.1-29. A) Se aprecia la aproximación de la superficie del injerto envuelto en una compresa con suero helado, a la superficie de sección de las venas suprahepáticas para practicar a continuación la anastomosis. **B)** En este esquema se aprecia más claramente la aproximación de los dos estomas referidos. **C)** La anastomosis se practica mediante sutura continua en la cara posterior y puntos entrecortados en la pared anterior.

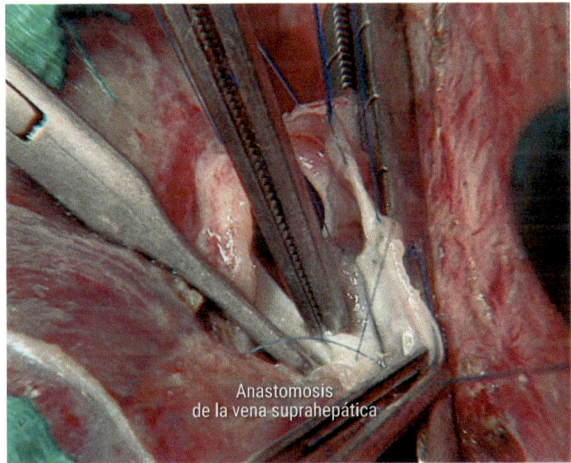

Figura 21.1-30. En el receptor se observa el inicio de la sutura posterior (continua monofilamento irreabsorbible) entre injerto y receptor.

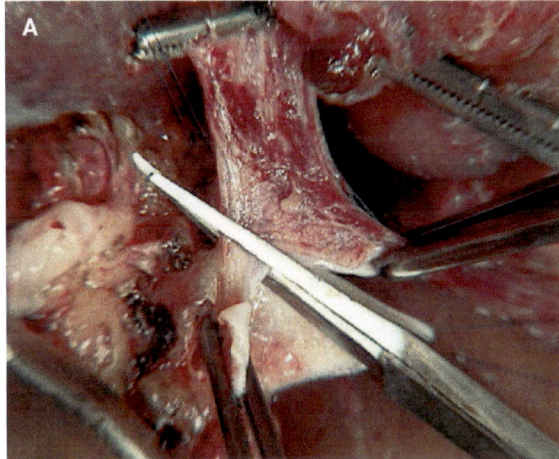

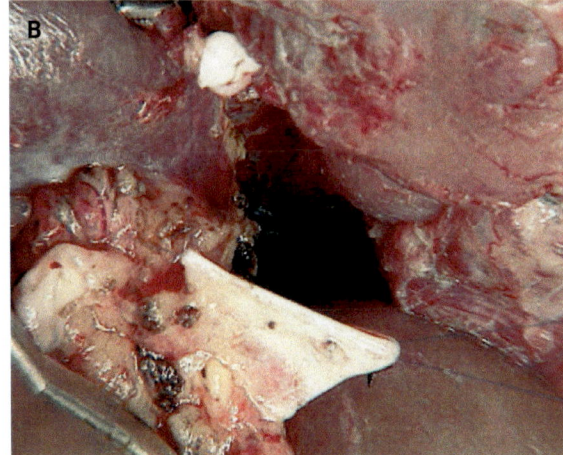

Figura 21.1-32. A) El tronco de la vena porta en el receptor está ocluido y se practica su sección oblicua, para obtener el mayor diámetro posible de la luz de este vaso y proceder a continuación a su anastomosis con la vena porta izquierda del injerto. **B)** La sección de la vena porta ha finalizado, iniciándose a continuación la anastomosis con la vena del injerto.

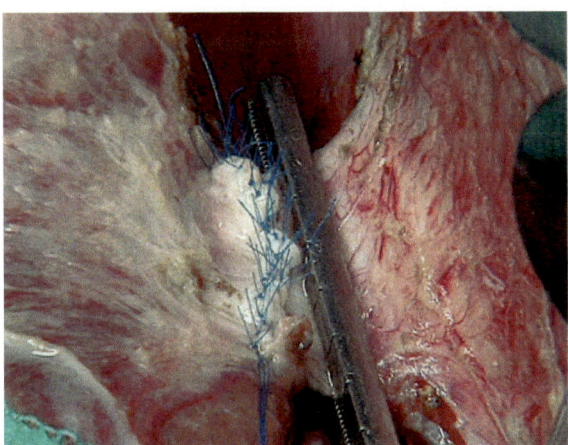

Figura 21.1-31. La anastomosis ha finalizado mediante la sutura de la pared anterior utilizando puntos entrecortados de material irreabsorbible 5/0.

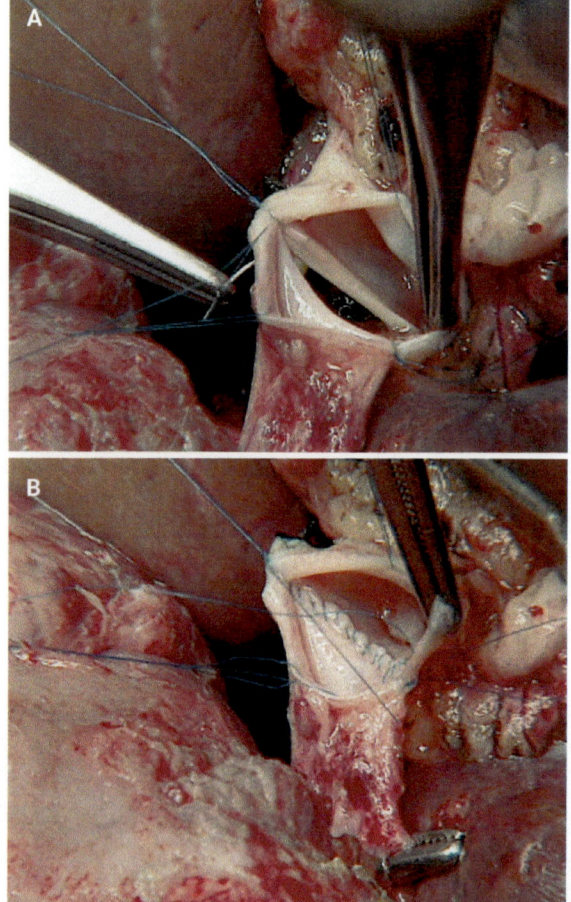

Figura 21.1-33. A) La cara posterior de la anastomosis ha finalizado. Anastomosis portoportal mediante sutura continua en la cara posterior. **B)** La cara posterior de la anastomosis ha terminado.

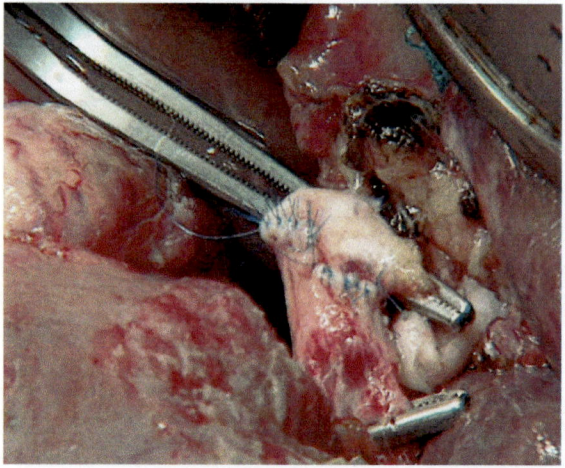

Figura 21.1-34. El flujo sanguíneo a través de este tronco está detenido con los *clamps* vasculares.

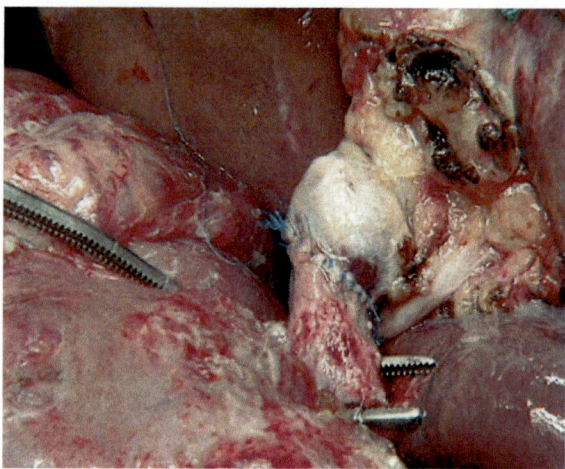

Figura 21.1-35. Se retira el *clamp* vascular proximal y se inicia la apertura del más distal, observando el relleno del tronco de la vena porta ya anastomosada.

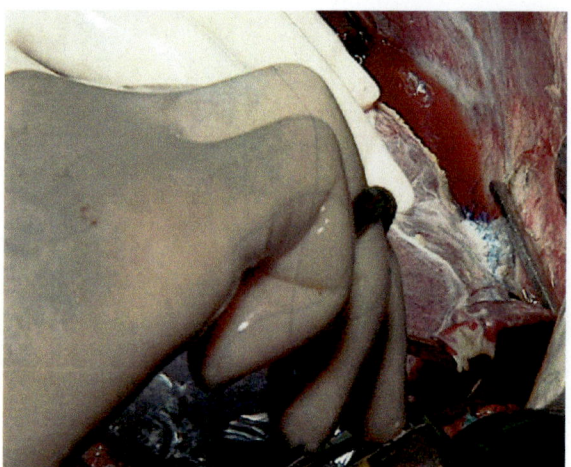

Figura 21.1-36. A continuación se retira el *clamp* vascular que ocluía la vena suprahepática, tras la anastomosis entre injerto y receptor, ya mencionada.

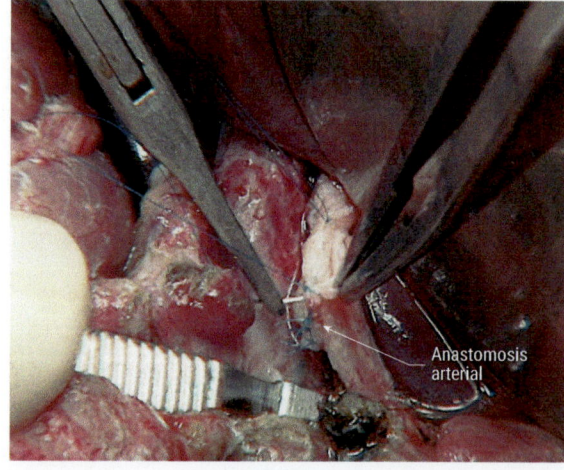

Figura 21.1-37. Se inicia la anastomosis entre la arteria hepática propia del receptor y la arteria hepática izquierda o tronco común izquierdo del injerto. Para ampliar la luz de la arteria hepática del receptor, se ha seccionado la arteria gastroduodenal, ampliando el diámetro de la arteria en el receptor, mediante su sección longitudinal.

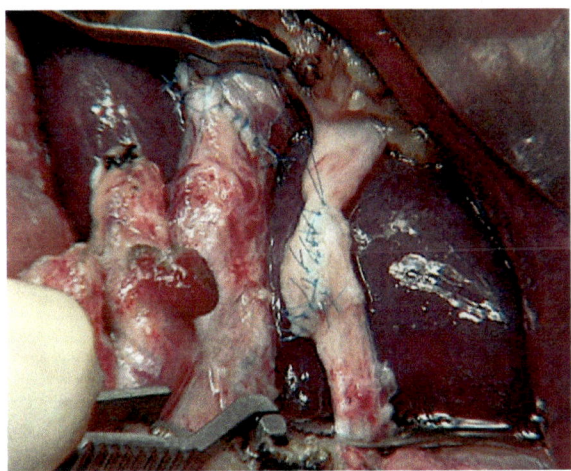

Figura 21.1-38. Se aprecia la anastomosis arterial en la porción lateral derecha de la imagen, la anastomosis portal en el centro, y la superficie correspondiente al conducto biliar en el lado izquierdo.

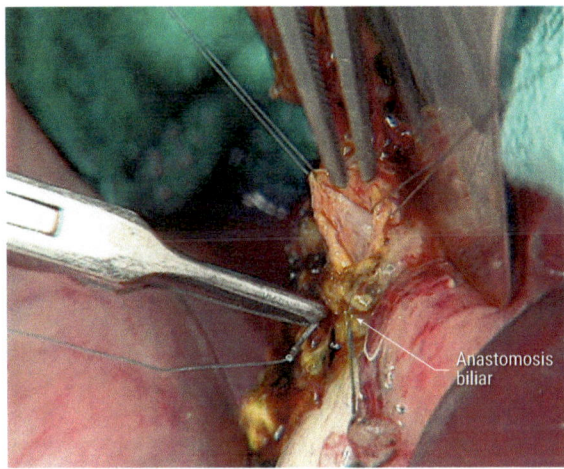

Figura 21.1-40. Finalmente se practica la derivación biliar, que en este caso se realiza mediante colangioyeyunostomía izquierda. En la imagen se observa la sección de la cara anterior del conducto correspondiente al segmento II y de la cara posterior de la luz del segmento III. Se advierte el espolón existente entre ambos conductos que fueron seccionados en su confluencia.

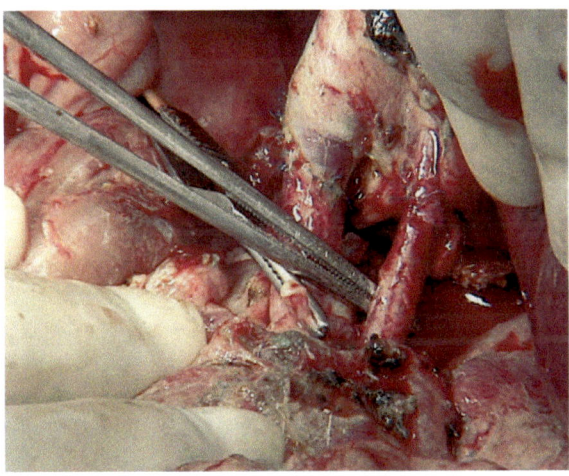

Figura 21.1-39. En ocasiones, al existir dos arterias hepáticas izquierdas diferenciadas, debe realizarse la anastomosis de forma independiente en ambos vasos.

bulldogs, la sangre penetra con fuerza en el interior del árbol arterial del injerto, el cual cambia rápidamente de color y consistencia adquiriendo normalidad absoluta. Cualquier área de hipoperfusión, arterial o de obstáculo al drenaje sanguíneo, será detectada por la demostración de un área bien delimitada de coloración vinosa.

El implante del injerto finaliza con la reconstrucción de la vía biliar, eligiendo más frecuentemente la derivación a un asa yeyunal, de unos 40-60 cm de longitud en forma de «Y» de Roux (sinistrocolangioyeyunostomía). Se incrementa el diámetro del conducto hepático izquierdo del injerto, mediante sección longitudinal de la superficie inferior, la cual no recibe la confluencia o drenaje de ningún conducto biliar. La anastomosis bilioyeyunal se realiza en sentido laterolateral mediante puntos entrecortados de material reabsorbible y monofilamento 6/0 (**Figs. 21.1-40 a 21.1-42**).

En ocasiones, el conducto biliar principal (hepatocolédoco) presenta muy buena irrigación arterial, recubierto de

tejido graso bien vascularizado, y permite la anastomosis directa entre el conducto hepático primitivo del injerto y hepatocolédoco del receptor. Lógicamente, este sería un procedimiento ideal, tutorando la anastomosis mediante un tubo en «T» de Kehr, previamente introducido a través de una pequeña coledocotomía (**Fig. 21.1-43**). La instalación del injerto finaliza con la fijación del ligamento triangular de este a la superficie diafragmática (**Figs. 21.1-44 y 21.1-45**).

Debe esperarse el tiempo suficiente para estar seguros de que el segmento I posee coloración y textura semejantes a los restantes segmentos del injerto. En caso contrario, este pequeño segmento, que entonces pende sin el apoyo de la vena cava de la superficie posteroinferior de los segmentos II y III, debe ser extirpado; para ello basta que esta pequeña unión sea seccionada con una grapadora instrumental longitudinal (Endo GIA), manteniendo, si ya se había realizado, la anastomosis colangioyeyunal junto a la correspondiente a los restantes segmentos.

Preparación del lóbulo hepático derecho como injerto procedente de donante vivo

Una vez cumplidos los requeridos estudios que permitan la donación de individuo vivo, que atañen tanto al receptor como, especialmente, al donante, deben cumplirse aquellos que se relacionan con la cuantificación de la masa hepática, mediante los cálculos volumétricos, conocimiento de la distribución de la vena porta, arteria hepática, vía biliar y drenaje sanguíneo a través del sistema de vías suprahepáticas y confluencia de sus troncos en la vena cava suprahepática. La mejor exploración para obtener tales datos es la RM (angio-RM esplácnica en sus fases arterial y venosa, colangio-RM, angio-RM esplácnica y retroperitoneal) (**Fig. 21.1-46**).

Los datos obtenidos con gran precisión mediante RM evitan estudios intraoperatorios del árbol biliar o de la distribución vascular a nivel del ligamento hepatoduodenal o

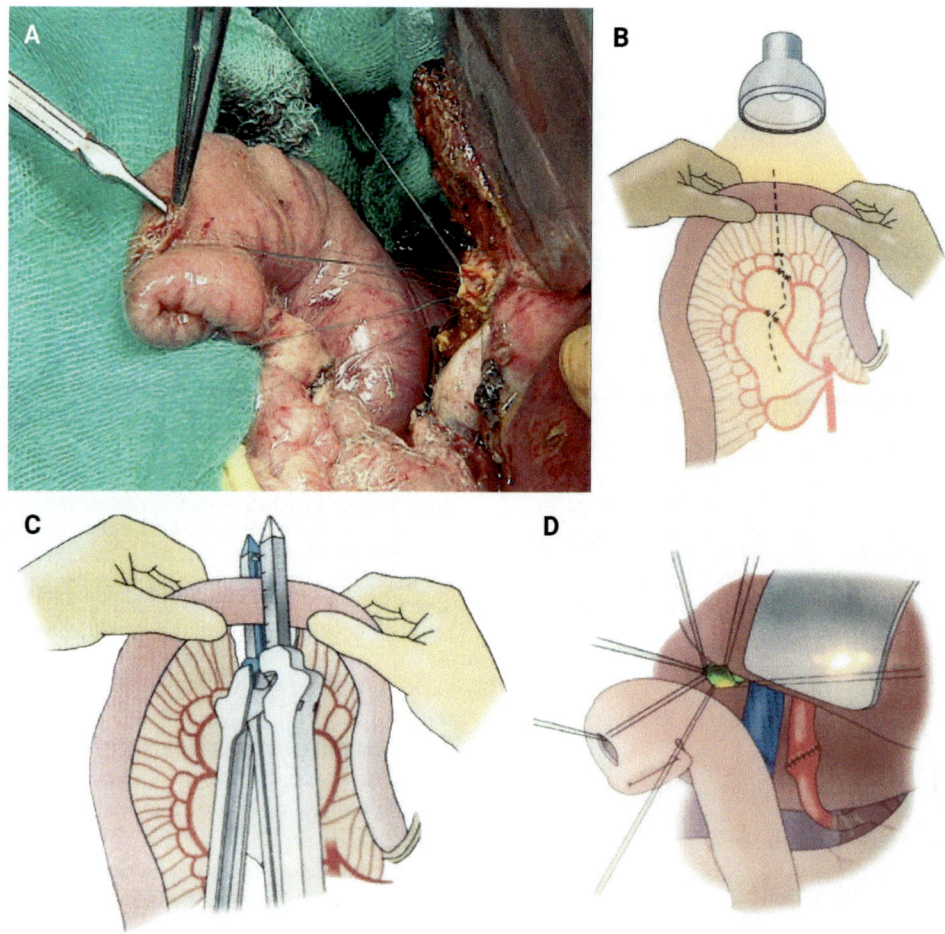

Figura 21.1-41. A) Tras preparar un asa intestinal («Y» de Roux) de unos 50-60 cm de longitud, se inicia la anastomosis colangioyeyunal (sinistrocolangioyeyunostomía). **B)** Mediante transiluminación es más fácil la selección del asa yeyunal, practicando la sección de la arteria y la vena yeyunales en la localización precisa. **C)** Sección del asa yeyunal. **D)** Inicio de la colangioyeyunostomía terminolateral.

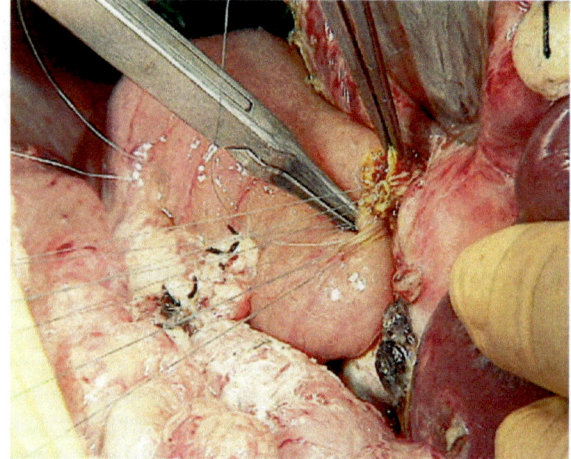

Figura 21.1-42. Una vez finalizada la anastomosis en la cara posterior, se inicia la aproximación de la pared intestinal a la vía biliar, en su mitad anterior.

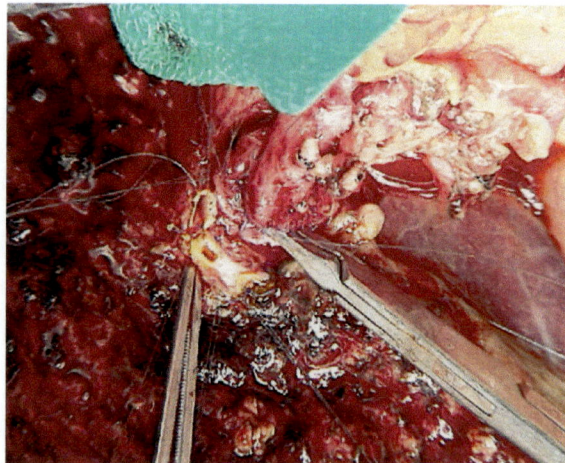

Figura 21.1-43. En otros casos podría practicarse la aproximación de ambos estomas biliares y la anastomosis directa de ambas superficies de sección, tutorando esta unión mediante un *stent* o un tubo en «T» de Kehr.

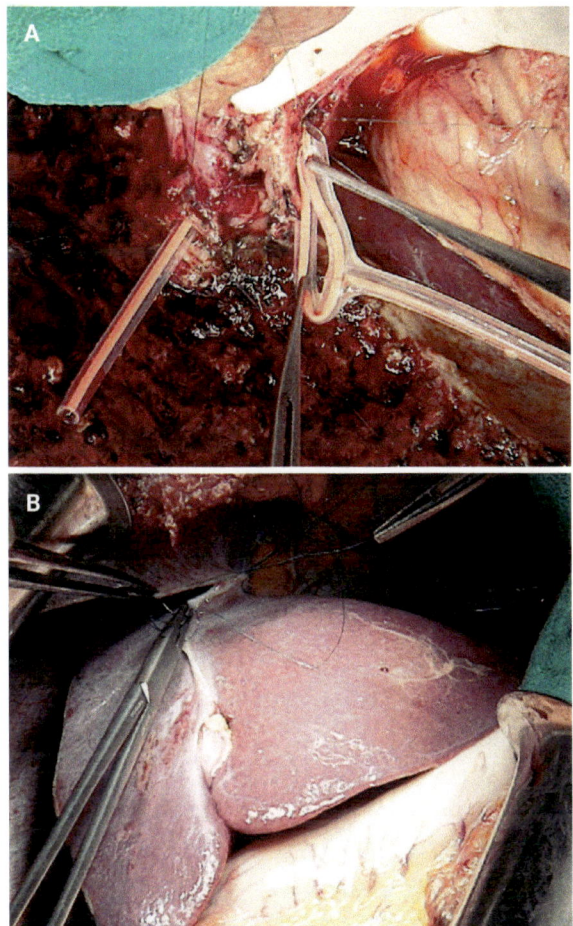

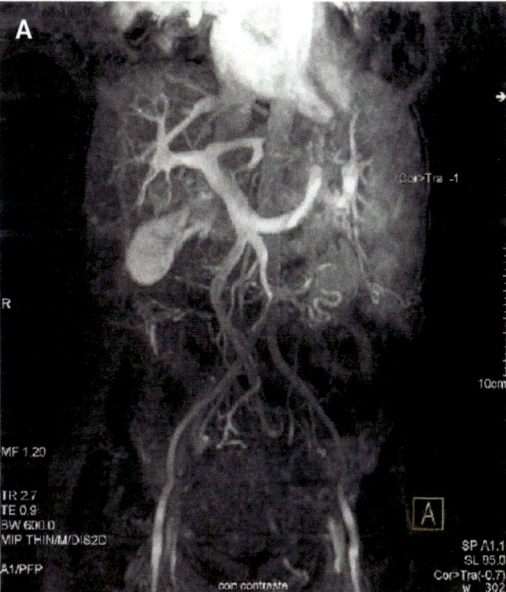

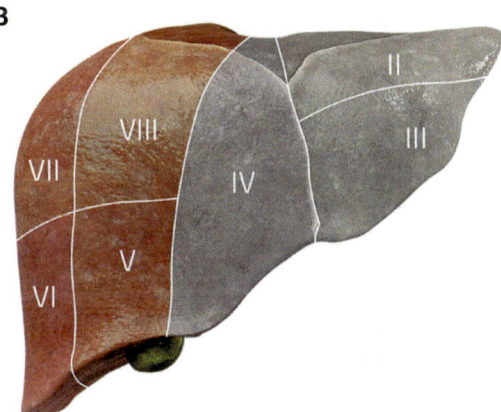

Figura 21.1-44. A) Una vez realizada la anastomosis directa, la tutoración se practica mediante un tubo en «T» de Kehr. En la imagen puede verse la introducción de este drenaje a través de una coledocotomía realizada sobre la cara anterior del receptor. **B)** El injerto ya implantado muestra su buena coloración en todos los segmentos, fijando el ligamento falciforme a la superficie diafragmática para mejor estabilización.

Figura 21.1-46. A) La exploración mediante resonancia magnética ofrece imágenes, tanto vasculares como biliares, suficientes para elegir la extensión del injerto, así como sus vías de perfusión vascular y drenaje biliar. **B)** Diferentes tiempos de la preparación de injerto hepático correspondiente al lóbulo hepático derecho en donante vivo. Se advierte en color naranja los cuatro segmentos que corresponden al lóbulo hepático derecho y en coloración gris los que delimitan anatómicamente el lóbulo hepático izquierdo.

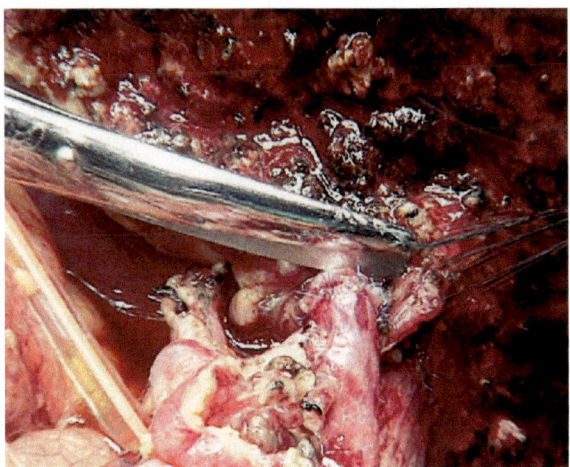

Figura 21.1-45. En la proximidad de la superficie cruenta del injerto se advierte el drenaje en «T», cuya rama larga, que se exterioriza a través de la pared abdominal, se aprecia en el ángulo inferior de la imagen, mientras se procede a la sección de los puntos entrecortados mediante los cuales se ha practicado la anastomosis o reconstrucción biliar.

del origen de las ramas y los troncos vasculares que van a ser aislados, para elegir luego la mejor forma de implantación del injerto, respetando los elementos correspondientes al lóbulo hepático izquierdo o hígado remanente.

La incisión laparotómica más conveniente, según nuestra experiencia, en cuanto a exposición hepática, menor posibilidad de eventración o evisceración y mejores resultados estéticos es sin duda la subcostal derecha, desde la línea axilar anterior a la línea alba o, si fuera necesario, a la línea medioclavicular izquierda. Tras la apertura, los ligamentos triangular derecho, falciforme y redondo deben ser seccionados, para una mejor movilización del lóbulo derecho, y los elementos vasculobiliares revisados (**Figs 21.1-47** y **21.1-48**). La sección de la superficie del ligamento hepatoduodenal debe realizarse solo en el lado derecho, que es la zona donde se identificarán y aislarán la confluencia de ambos conductos

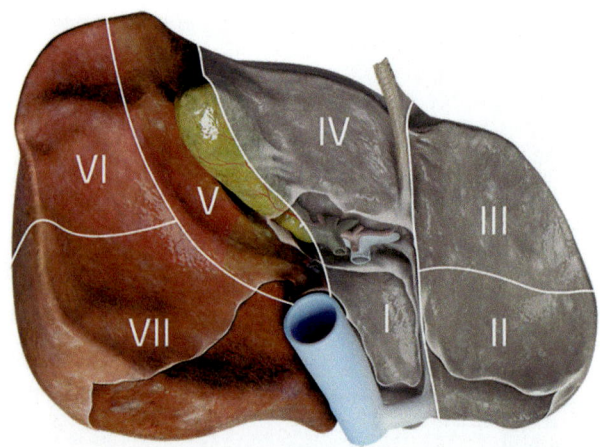

Figura 21.1-47. La cara inferior del hígado muestra el lóbulo hepático derecho con la superficie de los segmentos V, VI y VII, así como parcialmente la correspondiente al segmento I en contacto con la superficie anterior de la vena cava retrohepática.

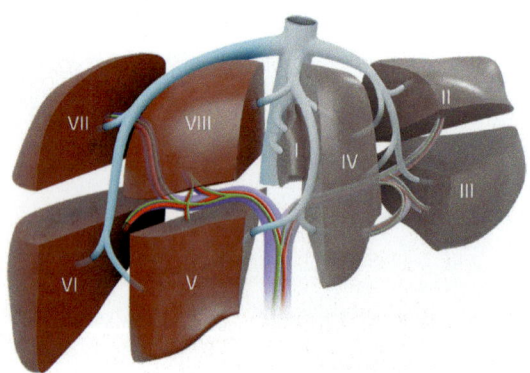

Figura 21.1-48. En este esquema se muestra la separación de los segmentos correspondientes al lóbulo hepático derecho, aunque la masa hepática está reducida para su mejor visualización, con respecto al lóbulo izquierdo. Se aprecian la vena suprahepática derecha y su confluencia en la vena cava suprahepática, así como la distribución de la arteria hepática derecha, la vena porta izquierda y la confluencia del conducto hepático derecho sobre el conducto hepático izquierdo. Cabe notar que en este esquema el diámetro de la vena porta izquierda es muy superior al correspondiente a los detalles anatómicos, así como que la rama derecha no muestra la bifurcación en vena porta medial y lateral derecha.

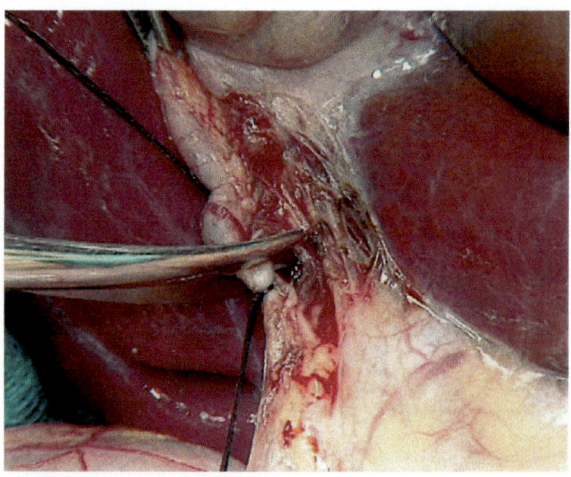

Figura 21.1-49. Se muestra la disección del ligamento hepatoduodenal y la sección del conducto cístico, próximo a la confluencia cisticocoledociana.

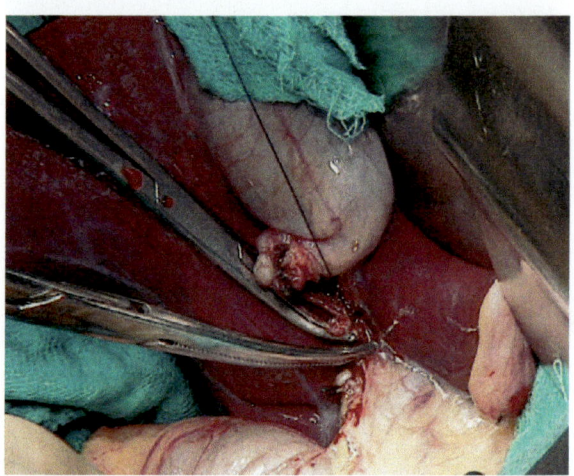

Figura 21.1-50. Se ha separado la vesícula biliar y se inicia la disección de las ramas correspondientes a la arteria hepática derecha.

hepáticos primitivos, derecho e izquierdo, así como la bifurcación de la arteria hepática propia y la división de la vena porta en sus dos troncos, derecho e izquierdo (**Fig. 21.1-49**).

Se identifica la vesícula biliar y, ejerciendo tracción de su fondo, se visualiza la confluencia cisticocoledociana y, en el área del triángulo de Calot, la arteria cística, que es aislada sobre la vesícula biliar, ocluida y seccionada y, a continuación, el conducto cístico, separando luego la vesícula del lecho hepatovesicular (**Fig. 21.1-50**). En este caso, el donante debe haber aceptado en el documento de consentimiento informado la colecistectomía, ya que no puede practicarse la utilización del lóbulo derecho si no se realiza este procedimiento. Como ya se ha expuesto en la preparación del lóbulo hepático derecho, la colecistectomía no es absolutamente precisa como aquí, aunque sí es aconsejable.

A continuación, se aísla la arteria hepática derecha (**Fig. 21.1-51**) y se identifican sus dos ramas, asegurando el trayecto de la rama posterior, que generalmente es retrocoledociano o posterior al conducto hepático primitivo derecho o al infundíbulo vesicular, por lo que puede confundirse en estos casos con la arteria cística y provocar su lesión parcial o su ligadura y sección, lo que obligaría a detener y suspender la intervención quirúrgica planeada. Menos dificultades plantea la disección y movilización de la rama anterior, que se visualiza sobre la confluencia biliar o el conducto hepático derecho (**Figs. 21.1-52** a **21.1-54**).

El último elemento vascular identificado es el tronco de la vena porta, aislando en su bifurcación los troncos respectivos. Ha de tenerse especial cuidado en la identificación del tronco derecho, ya que su longitud no suele sobrepasar los 10 mm, dividiéndose en sus dos ramas, lateral y medial, que penetran a poco de originarse en el parénquima del lóbulo hepático derecho (**Fig. 21.1-55**).

La mayor dificultad en esta preparación recae en la disección de la vena cava retrohepática y el aislamiento de

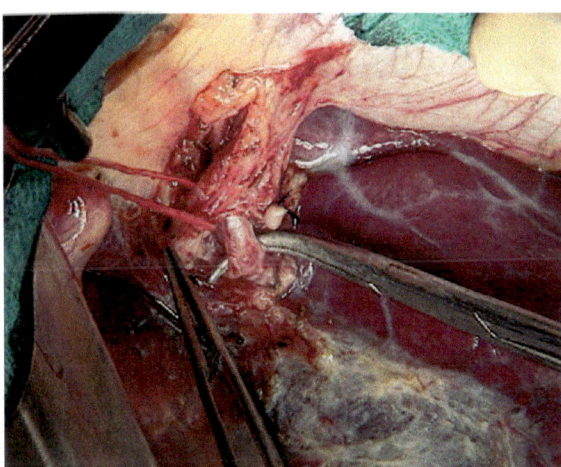

Figura 21.1-51. Separación del lóbulo hepático derecho y disección de la arteria hepática derecha, en proximidad a la división en arteria hepática derecha anterior y posterior.

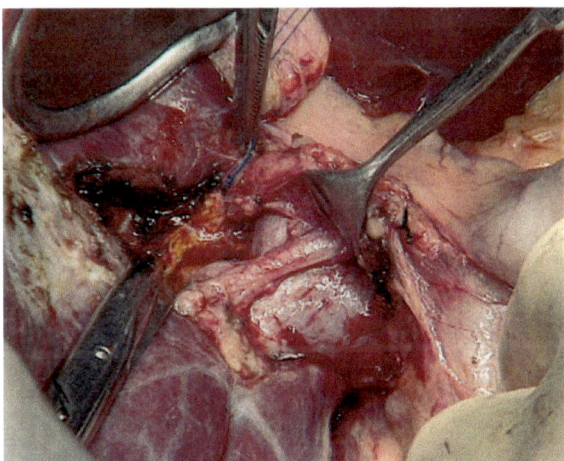

Figura 21.1-52. Disección del hilio hepático, que permite apreciar la separación del parénquima correspondiente a este lóbulo del lóbulo hepático izquierdo visible en el ángulo superior derecho de la imagen. Se ha realizado la disección de la arteria hepática derecha y de sus dos ramas anterior y posterior. Se está iniciando la disección del tronco del conducto hepático derecho.

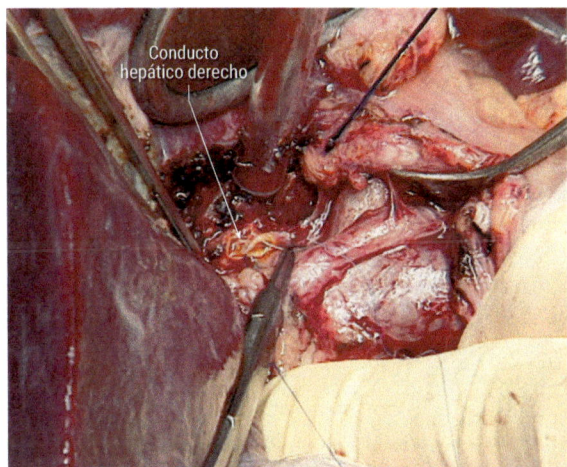

Figura 21.1-53. Se ha disecado la confluencia de ambos conductos hepáticos primitivos y practicado la sección del conducto hepático derecho, cuyo estoma se advierte en el centro de la imagen, donde se está aplicando un punto tractor para facilitar el cierre de la confluencia biliar. Posteriormente a estos elementos se advierte la superficie de la vena porta y su bifurcación en venas porta izquierda y derecha.

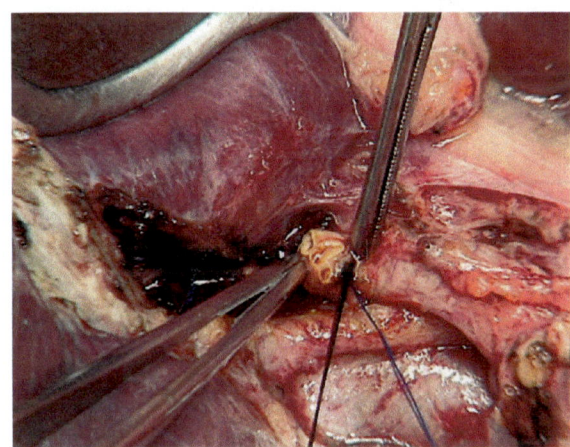

Figura 21.1-54. Para evitar reducir el calibre del conducto hepático izquierdo, se ha realizado la oclusión en bloque de las ramas segmentarias correspondientes al conducto hepático derecho, cuyos estomas se advierten en la figura, realizando un refuerzo del cierre para evitar la fistulización posterior. Distalmente a esta imagen se advierten la arteria hepática derecha y la vena porta.

la vena suprahepática derecha. La vena cava recibe en este segmento la confluencia de las venas hepáticas posteriores, generalmente en personas sanas, de pequeño calibre que son ocluidas entre ligaduras y seccionadas. Sin embargo, aunque con poca frecuencia, una o dos venas preferentemente localizadas en los segmentos mediales (V y VIII) pueden poseer un diámetro de hasta 10 o 12 mm, obligando a su oclusión sobre la superficie hepática mediante un *bulldog* y al cierre definitivo del orificio sobre la vena cava mediante sutura vascular. El estoma temporalmente ocluido deberá ser anastomosado durante el implante a la vena cava del receptor, bien directamente, bien por intermedio de un pequeño segmento de vena yugular interna autóloga. Como parte final de la preparación del injerto *in situ*, se consideran la disección y el aislamiento circular de la vena suprahepática derecha, único colector de drenaje sanguíneo que quedará tras completar la preparación del injerto.

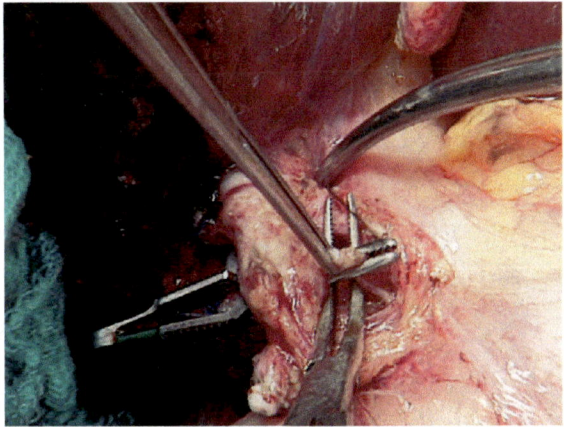

Figura 21.1-55. Se ha aislado la vena porta derecha, para continuar con la disección de su bifurcación.

Una vez aislados los elementos vasculares referidos, se iniciará la sección del parénquima hepático a través de la cisura hepática mayor. Para evitar errores en el reconocimiento del límite exacto entre los lóbulos hepáticos derecho e izquierdo, se ocluyen el tronco de la vena porta derecha y de la arteria hepática ipsilateral. De esta forma se detiene el flujo sanguíneo hepatópeto, demostrando claramente la línea limitante entre el lóbulo hepático derecho, que adquiere una coloración azulada y el izquierdo, que mantiene la coloración correspondiente a una perfusión sanguínea normal (**Figs. 21.1-56** a **21.1-58**). Se inicia a través de ella la sección parenquimatosa mediante bisturí ultrasónico, que permite la disección de los pequeños elementos vasculobiliares, los cuales son ocluidos mediante ligaduras o puntos de «sutura-ligadura». De esta forma, la pérdida sanguínea se minimiza, en especial si se tiene en cuenta que en este tiempo el donante se encuentra en hemodilución. Finalmente, ambos lóbulos son separados y se visualiza la vena cava retrohepática entre ambos, manteniendo ambos lóbulos ya separados

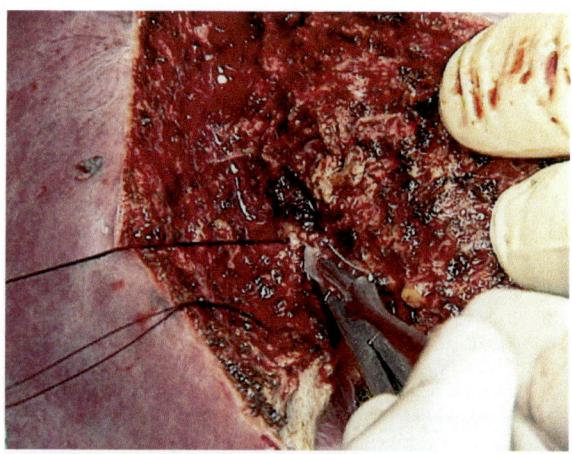

Figura 21.1-58. La sección del parénquima hepático prácticamente se ha completado. Cabe llamar la atención sobre la escasa o mínima pérdida sanguínea debido a la utilización del bisturí ultrasónico.

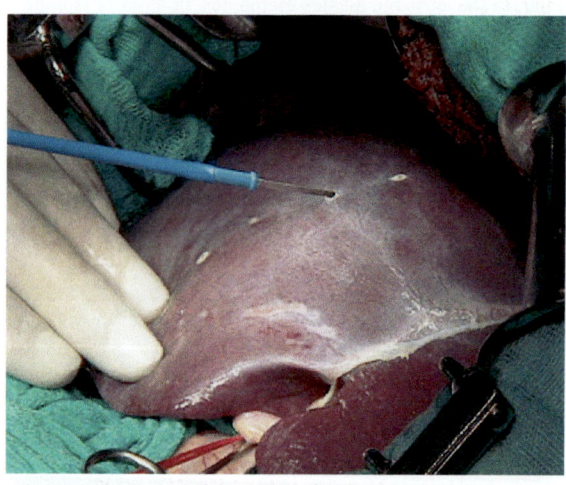

Figura 21.1-56. Mediante la oclusión de los elementos vasculares correspondientes al lóbulo hepático derecho, se advierte el cambio de color, que muestra el límite exacto de la cisura hepática mayor, y la separación de ambos lóbulos.

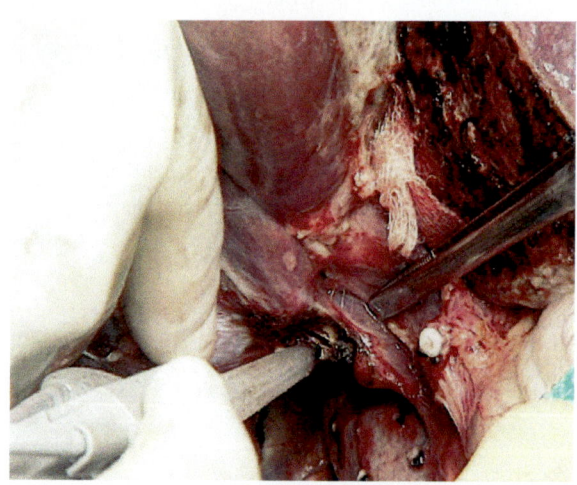

Figura 21.1-59. Se inicia la sección del segmento I en la zona más posterior del ligamento hepatoduodenal, para poder separar completamente el lóbulo hepático derecho.

una coloración normal, con los pedículos correspondientes, visibles y aislados (**Fig. 21.1-59**).

Resección hepática en el receptor del injerto correspondiente al lóbulo hepático derecho

Todas las maniobras referidas deben estar acompasadas con las que se realicen en el receptor, en el cual no se practica ninguna ligadura vascular que impida el flujo sanguíneo en el hígado enfermo. Llegados a este punto, la arteria hepática derecha es seccionada en proximidad a su origen (**Fig. 21.1-60**), al igual que la vena porta derecha (**Fig. 21.1-61**), el conducto biliar derecho (conducto hepático primitivo derecho) en la confluencia biliar y el tronco de la vena suprahepática derecha en su confluencia con la vena cava retrohepática, ocluyendo con un *clamp* de Satinsky unos milímetros de la pared de esta vena para que la sección de la vena suprahepática permita obtener unos milímetros más de su longitud.

El injerto es trasladado a la mesa donde será perfundido con solución de Belzer. Preferimos realizar la perfusión solo

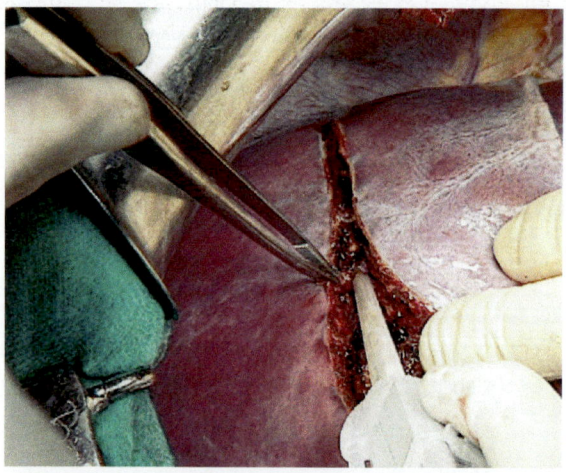

Figura 21.1-57. Se ha iniciado la sección del parénquima hepático mediante bisturí ultrasónico, siguiendo la delimitación practicada en la zona de cambio de coloración entre ambos lóbulos.

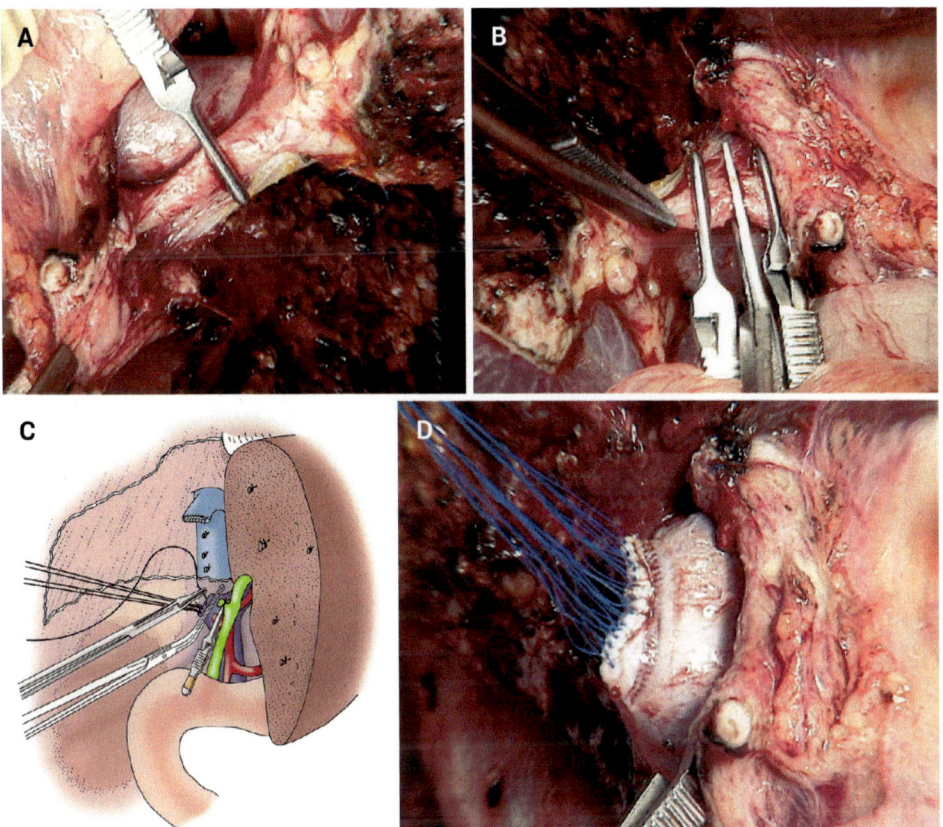

Figura 21.1-60. A) Oclusión de la arteria hepática primitiva, en proximidad a la arteria gastroduodenal, visible en el ángulo superior derecho de la imagen. En el ángulo inferior izquierdo se advierte la ligadura y sección de la arteria cística. **B)** Sección de la arteria hepática derecha. **C)** En el esquema se aprecia la oclusión de la vena porta derecha, que se ha seccionado, procediendo a su oclusión mediante sutura continua. Puede visualizarse el conducto biliar (hepatocolédoco), con la ligadura correspondiente al conducto hepático primitivo derecho. Se observa la sutura de la vena suprahepática derecha y las ligaduras correspondientes a las venas hepáticas posteriores. **D)** Es importante destacar que la sutura que cierra mediante puntos entrecortados el origen de la vena porta derecha debe practicarse en sentido transversal y no longitudinal, como en esta imagen, toda vez que puede reducir la luz de la vena porta.

a través del tronco de la vena porta, porque la introducción de un catéter en la luz de la arteria puede dañar esta y, esencialmente, porque la perfusión venosa es suficiente (**Figs.**

21.1-62 y 21.1-63). Al finalizar esta perfusión comienzan las maniobras de oclusión vascular y preparación de la vena cava retrohepática en el receptor, ocluyendo las venas suprahepáticas mediante el pinzamiento de la vena cava suprahepática y, a continuación, la sección de los troncos. Se separa entonces el estoma de la vena cava, seccionando la

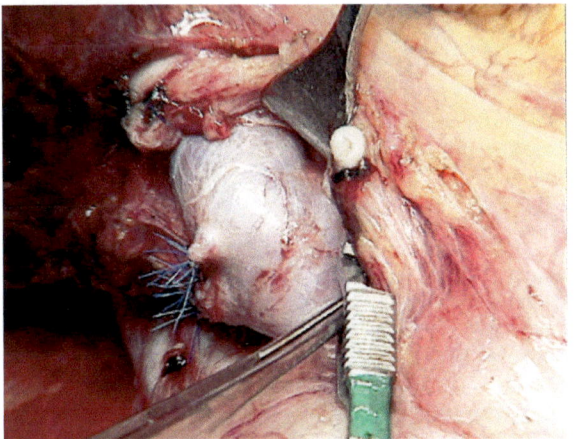

Figura 21.1-61. Se muestra la superficie del tronco de la vena porta y la oclusión en sentido transversal del origen de la vena porta derecha. Se constata la diferencia del calibre con respecto a la **figura 21.1-60**, dado que se demuestra claramente que la luz de este tronco venoso no se ha reducido, como ocurría en la figura citada, en la cual el cierre se había practicado de forma longitudinal.

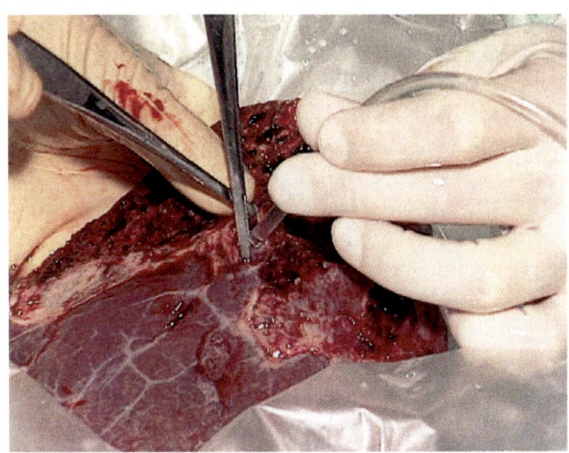

Figura 21.1-62. Cateterización de la vena porta derecha en el injerto ya aislado (ex situ).

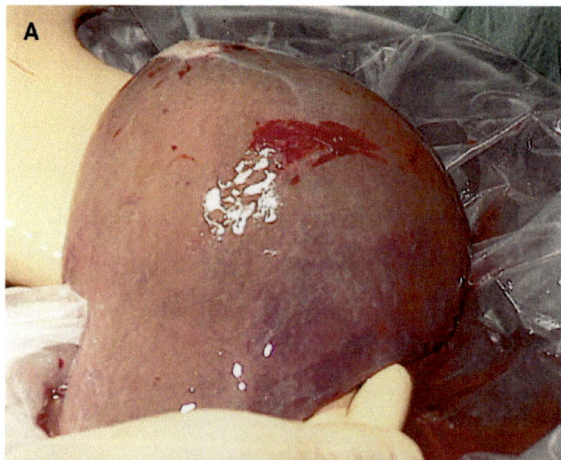

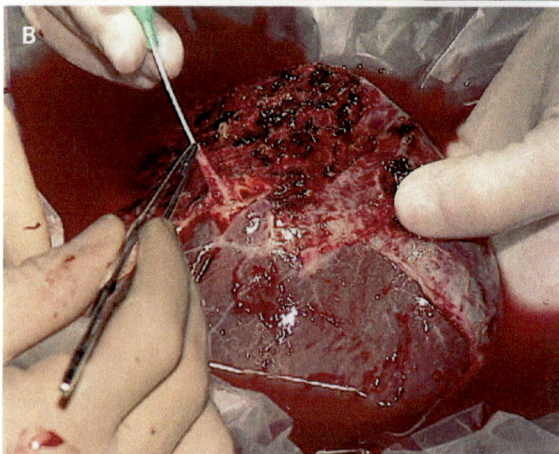

Figura 21.1-63. A) Superficie hepática tras la perfusión a través de la vena porta del injerto. **B)** Se ha canalizado la arteria hepática derecha del injerto. Como se ha descrito en el texto, no es preciso practicar la perfusión con solución de Belzer en el injerto a través de esta vía, dado que puede producir alteraciones endoteliales importantes y, por otro lado, su perfusión por ella no es necesaria.

pared de esta existente entre el tronco de la vena suprahepática izquierda y media y la vena suprahepática derecha, y se regulariza la superficie de sección para obtener el estoma más adecuado para recibir la vena suprahepática derecha del injerto (**Figs. 21.1-64** y **21.1-65**).

Sin embargo, en este tipo de injerto la vena suprahepática sagital es también el colector de drenaje sanguíneo de la porción inferior del segmento V y de la porción medial del segmento VIII (**Fig. 21.1-66**), viéndose ambos orificios seccionados en la superficie cruenta del injerto. Ideamos un procedimiento de drenaje sanguíneo de esta parte de los segmentos, al mismo tiempo que ampliábamos el estoma terminal de la vena suprahepática derecha. Para ello se extrae la vena yugular interna izquierda del receptor, trasladándola al injerto, y se une su extremo distal con el estoma inferior de la vena suprahepática sagital y, tras seccionar longitudinalmente el segmento de vena yugular en su tercio medio, se anastomosa el estoma proximal de la vena suprahepática a la vena yugular. Finalmente, el extremo proximal de la vena yugular es anastomosado al correspondiente de la vena suprahepática. Como puede advertirse, el estoma venoso proximal adquiere prácticamente el mismo diámetro

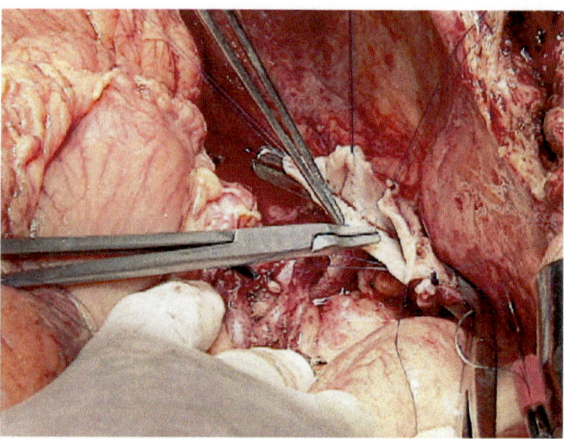

Figura 21.1-64. Se aprecia la oclusión de la vena suprahepática derecha y del tronco de la vena suprahepática izquierda, en el receptor, tras la extracción del hígado enfermo.

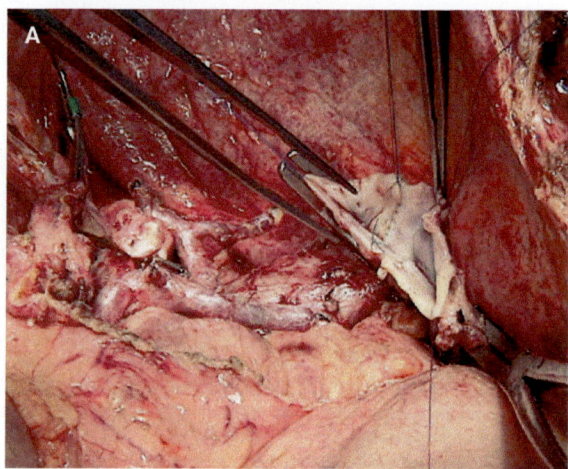

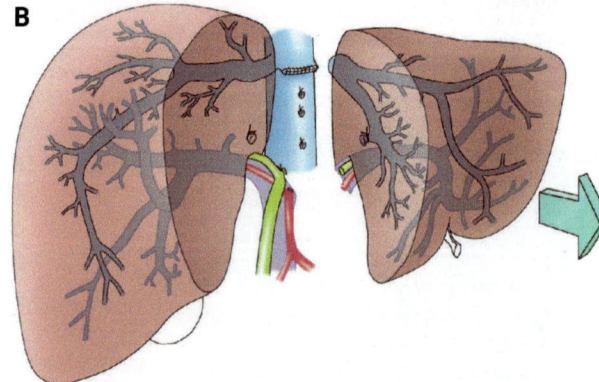

Figura 21.1-65. A) Tras la oclusión de los troncos venosos referidos en la **figura 21.1-64**, se practica aquí la sutura de las paredes anterior y posterior, para ampliar la longitud y el diámetro de este estoma vascular. **B)** Esquema.

que el correspondiente a la vena cava suprahepática. De esta forma se facilita el drenaje sanguíneo del injerto y se evitan alteraciones de este en los segmentos V y VIII. La unión de ambos estomas se realiza, como en el implante de injerto total, mediante sutura continua en la cara posterior y con puntos entrecortados en la anterior (monofilamento 5/0, irreabsorbible) (**Fig. 21.1-67**).

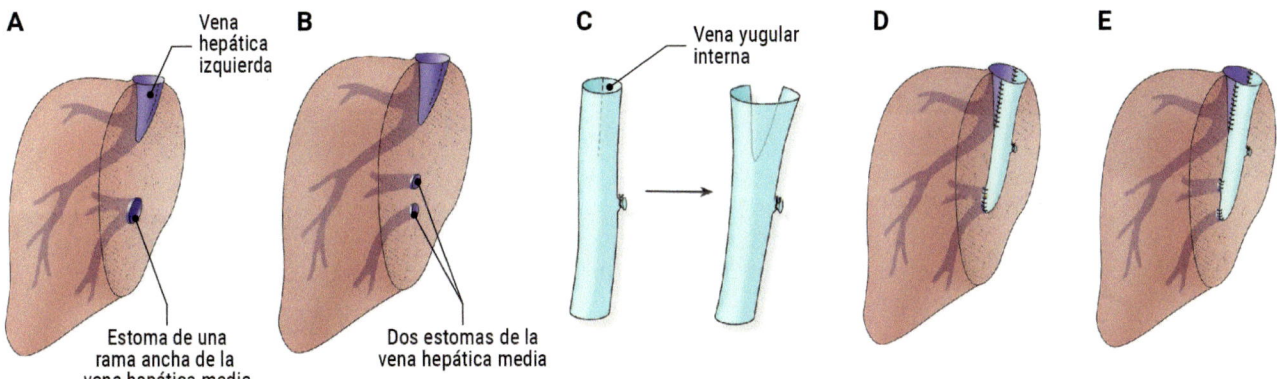

Figura 21.1-66. En este esquema se observa, en las cuatro fases, la sección del tronco de la vena suprahepática derecha **(A)** y la de dos troncos independientes de este mismo tronco venoso **(B)**. **C)** Preparación de un injerto correspondiente a un segmento de la vena yugular interna del receptor, la cual se anastomosa al tronco de la vena suprahepática sagital o a los dos troncos que se muestran en **B**. **D** y **E)** De este injerto de vena yugular, continúa la anastomosis con el tronco de la vena suprahepática derecha, para de esta forma ampliar el diámetro de la luz correspondiente ahora a la vena suprahepática derecha del injerto y poder anastomosarse ampliamente con el estoma correspondiente a la sección de las venas suprahepáticas derecha e izquierda del receptor, como se observa en la **figura 21.1-65**.

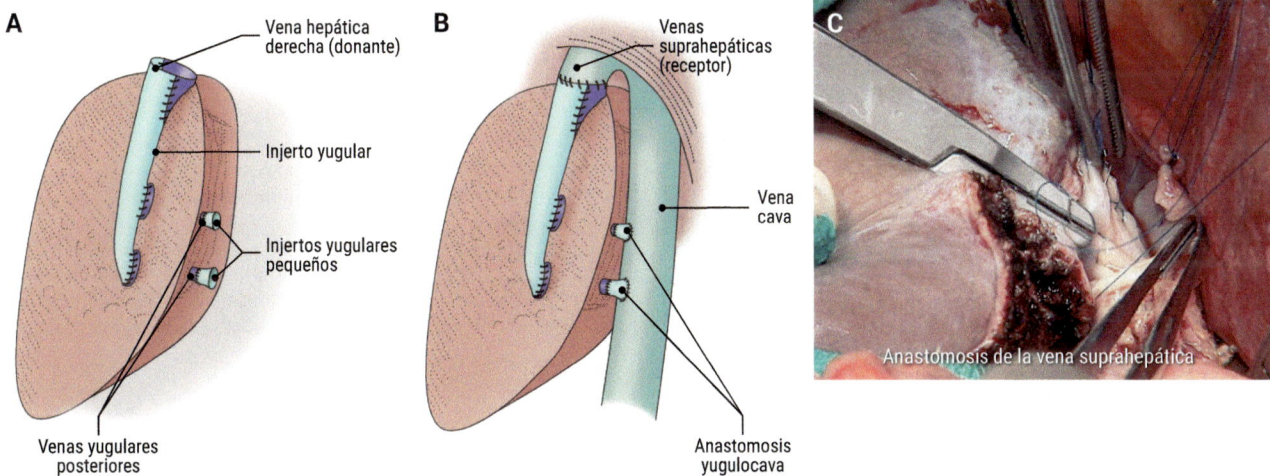

Figura 21.1-67. A y **B)** Esquema que muestra la superficie cruenta del injerto, con la vena yugular interna y la anastomosis de este estoma con el correspondiente a las venas suprahepáticas derecha e izquierda del receptor. **C)** Se observa la anastomosis suprahepática mediante sutura continua de la pared posterior y, a continuación, puntos entrecortados de la pared anterior de la anastomosis. Se puede apreciar la porción superior de la superficie cruenta del injerto.

A continuación, se lleva a cabo la anastomosis del tronco de la vena porta del receptor al estoma correspondiente al tronco de la vena porta derecha del injerto. Generalmente, la anastomosis se efectúa mediante puntos entrecortados, monofilamento, calibre 7/0 reabsorbibles o irreabsorbibles, anudados desde el exterior de la luz vascular (**Fig. 21.1-68**). Al igual que en la implantación de otros injertos, se retira la pinza vascular que detenía el flujo esplácnico, penetrando la sangre con fuerza en el injerto, y cuando se supone que está repleto y la coloración es homogénea, se retira la pinza vascular que ocluía el estoma correspondiente a la vena suprahepática unida al autoinjerto yugular (**Fig. 21.1-69**). En este caso, como la sección parenquimatosa se ha practicado mediante el bisturí ultrasónico que secciona y obstruye al mismo tiempo las pequeñas venas, arterias y mínimas fístulas biliares, prácticamente no

se observa ninguna pérdida hemática o biliar a través de la superficie cruenta del injerto, lo que evita la reposición sanguínea, mayores cuidados y colecciones biliohemáticas durante el postoperatorio que serían fuente de numerosas complicaciones.

Consideramos un dato relevante en el cierre del origen de la vena porta derecha del donante, tanto en su oclusión mediante pinza vascular para extraer el injerto como en la sutura definitiva, que ninguna de estas dos maniobras se practique longitudinalmente, porque la luz del tronco de la vena porta disminuirá su tamaño. Ambas deben realizarse en sentido transversal, aumentando así el diámetro del tronco de la vena porta y el correspondiente al origen de la rama izquierda que la continúa (**Fig. 21.1-70**). Se ha descrito algún caso de obstrucción del tronco de la vena porta, causante del fallecimiento del donante por trombosis portal y fallo hepá-

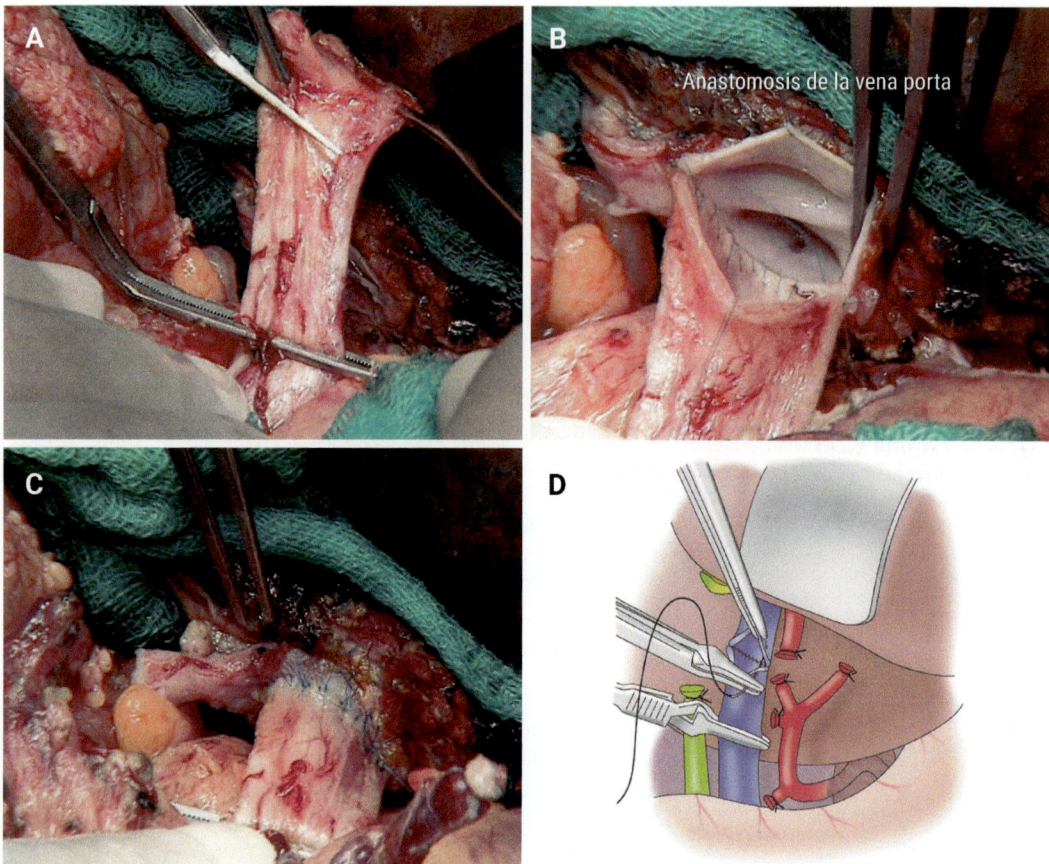

Figura 21.1-68. A) Una vez practicada la anastomosis suprahepática, se prepara el tronco de la vena porta del receptor. **B)** Se inicia la anastomosis del tronco de la vena porta del receptor con la correspondiente al injerto. La sutura posterior ha finalizado, mediante sutura continua utilizando material irreabsorbible 7/0. **C)** La anastomosis portoportal ha finalizado y pueden apreciarse los puntos entrecortados de la superficie anterior. **D)** Esquema que muestra la anastomosis portoportal terminoterminal. Asimismo, se observan la ligadura y la sección de la arteria gastroduodenal y la bifurcación de la arteria hepática en el receptor.

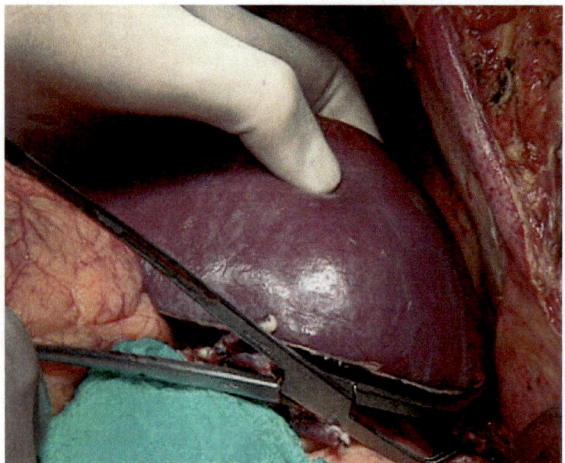

Figura 21.1-69. Una vez que el flujo vascular a través de la vena porta ha rellenado la totalidad del injerto, se retira el *clamp* que ocluía las venas suprahepáticas del receptor. Puede advertirse la mínima pérdida sanguínea y el buen color del injerto al retirar el *clamp* referido.

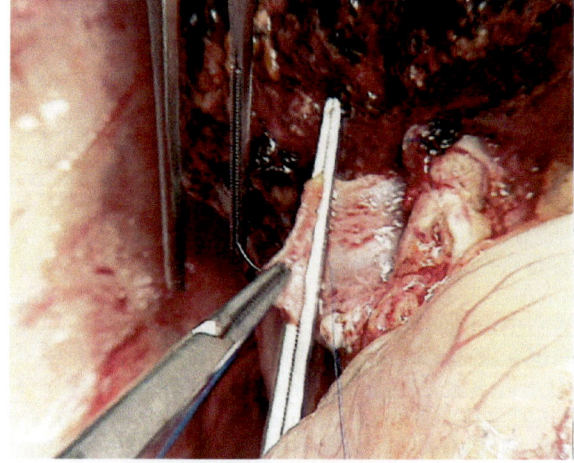

Figura 21.1-70. Como ya se ha advertido, es necesario revisar el cierre de la vena porta derecha por si provoca cualquier grado de estenosis de su diámetro; si esta se produce, habrá que cambiar el sentido de la sutura que ocluye la sección de este tronco.

tico funcionante del injerto, conocimiento que nos ha llegado más por informe verbal que por publicaciones científicas. Aprovechamos este momento para reiterar que ninguno de los donantes tratados por nosotros ha sufrido complicaciones graves o de mediana consideración.

El tiempo siguiente corresponde a la reconstrucción del flujo arterial, que comienza con la preparación del injerto para que, llegado a este término, se trate de una sola anastomosis del mayor diámetro posible para que la unión de las arterias entre donante y receptor no obstaculice sino que facilite esta reconstrucción. El donante ya hace bastante por el receptor al aceptar la donación del lóbulo derecho; la ética nos impide, aunque el donante se hallara de acuerdo, que la arteria ilíaca interna o hipogástrica, útil en este caso, le fuera extraída. En mi opinión no debería ni siquiera comentárselo ni menos aún proponérselo. Otras soluciones podrían ser aceptables, como por ejemplo extraer un segmento arterial en el receptor, siempre que no produjera daño evidente (arteria ilíaca interna, arteria esplénica), o un segmento de vena safena o, tal vez, utilizar un segmento corto de injerto heterólogo de politetrafluoroetileno (PTF) interpuesto entre la arteria hepática común del receptor y la arteria hepática derecha del injerto o, como última posibilidad, usar segmentos arteriales criopreservados.

Preparación de la arteria hepática en el receptor

Como puede advertirse en la **figura 21.1-71**, se debe aislar la arteria hepática común y, especialmente, las arterias gastroduodenal y hepática propia. La oclusión de ambas, seguidas de su sección, permite ampliar la luz de la arteria hepática común y obtener un extremo excelente para realizar la reconstrucción definitiva (**Fig. 21.1-72**). La mayor dificultad se produce en el injerto, en el cual solo se halla la arteria hepática derecha para realizar la anastomosis con la arteria hepática común ya preparada en el receptor (**Fig. 21.1-73**). La diferencia de diámetro entre estos extremos arteriales es demasiado grande y, al mismo tiempo, están

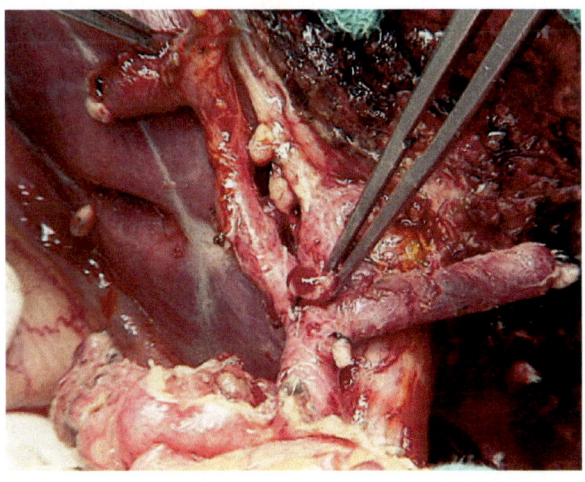

Figura 21.1-71. Tras la disección de la arteria hepática en el receptor, se aprecia el tronco correspondiente a la arteria hepática propia, y la sección de sus dos ramas, para ampliar el estoma que permita anastomosar la arteria hepática del receptor con la arteria hepática derecha del injerto.

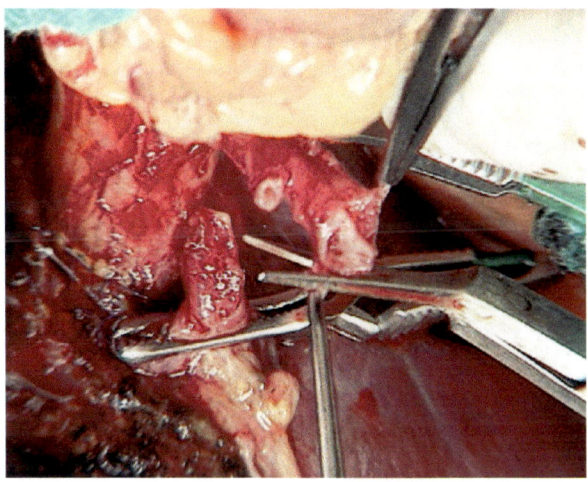

Figura 21.1-72. Sección de la arteria hepática del receptor, para practicar su anastomosis con la arteria hepática del injerto.

demasiado separados como para realizar la unión directamente. Por ese motivo, en la mayoría de los casos adoptamos una reconstrucción más adecuada. Para ello disecamos la arteria hepática propia del receptor y seccionamos su bifurcación ampliando con la sección longitudinal de sus dos ramas la luz vascular. Este pequeño segmento arterial tiene entonces dos extremos: uno, el más proximal, de menor diámetro, que corresponde a la arteria hepática propia del receptor, y otro distal, de mayor diámetro, resultante de la sección de las arterias hepáticas derecha e izquierda como se ha expuesto. Si invertimos la dirección de este segmento, anastomosaremos durante la preparación *ex situ* del hígado donado el extremo de menor calibre a la arteria hepática derecha del injerto, dejando el de mayor calibre para anastomosarlo al extremo ya preparado en el receptor; esta anastomosis es mucho más fácil de realizar que la precedente, en la cual es aconsejable utilizar gafa lupa de 4,5 aumentos o microscopio (**Fig. 21.1-74**).

Una vez finalizada la reconstrucción, extrayendo los pequeños *bulldogs*, el flujo arterial en el injerto se recupera (**Fig. 21.1-75**).

Reconstrucción de la vía biliar

Ya se ha mencionado la importancia de mantener la confluencia biliar, sin menoscabo de su diámetro en el hígado remanente del donante, así como la correspondiente al segmento I que a veces termina su recorrido sobre ella. Por este motivo, debido a que más frecuentemente el conducto hepático derecho solo posee unos 8-10 mm de longitud, la sección de la vía biliar se realiza a nivel de la confluencia de las ramas segmentarias del hígado donado. De esta forma, solo existen dos posibilidades de reconstrucción:

- Anastomosis de las ramas segmentarias al extremo proximal del conducto hepático común (**Fig. 21.1-76**) tutorando la anastomosis con un tubo en «T» de Kehr y separando su extremo proximal en dos o tres láminas (**Figs. 21.1-77** a **21.1-79**) que se introducirán en cada uno de

A

B

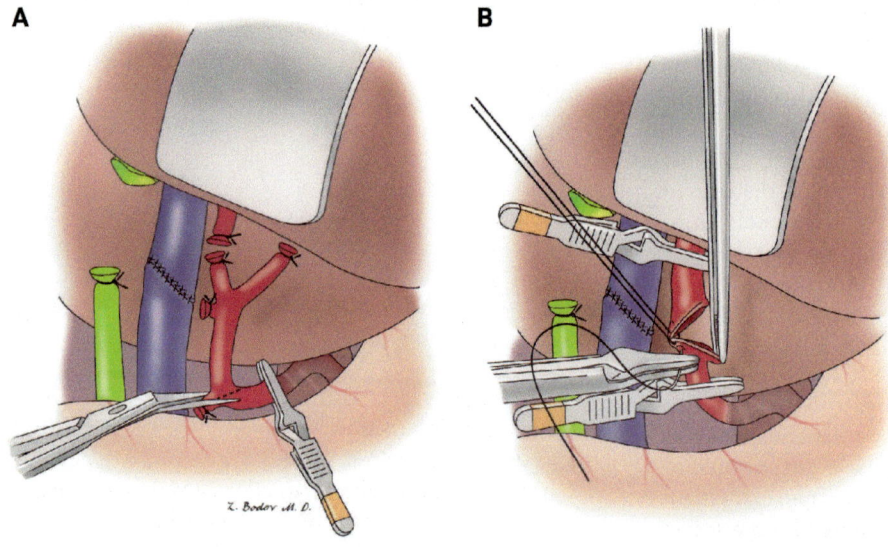

Figura 21.1-73. A) La anastomosis arterial se practicará en el origen de la arteria gastroduodenal, que servirá para ampliar el estoma de la arteria hepática propia del receptor al anastomosarla con la arteria hepática derecha del injerto. **B)** Se aprecia la forma de la anastomosis, que amplía el estoma correspondiente a la arteria hepática del injerto adaptándola a la ya preparada del receptor.

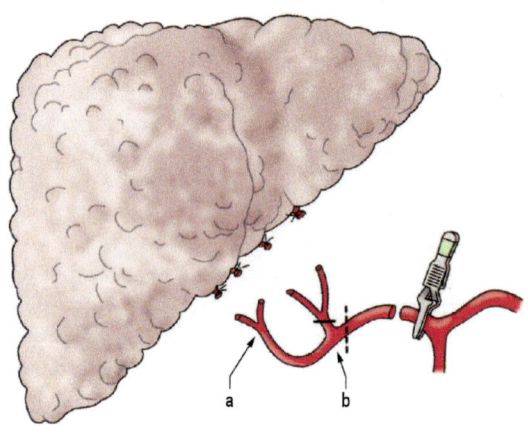

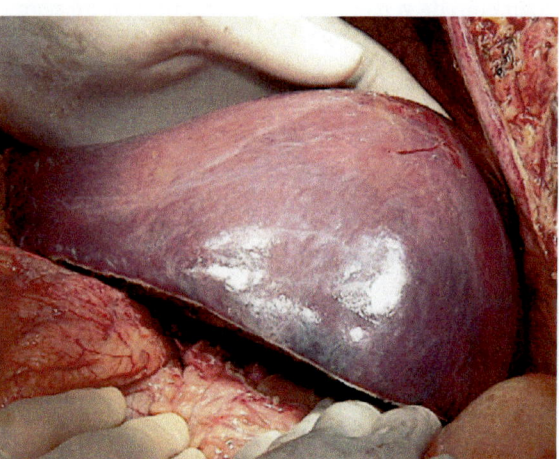

Figura 21.1-75. El lóbulo hepático derecho ya está implantado, quedando solo la reconstrucción biliar.

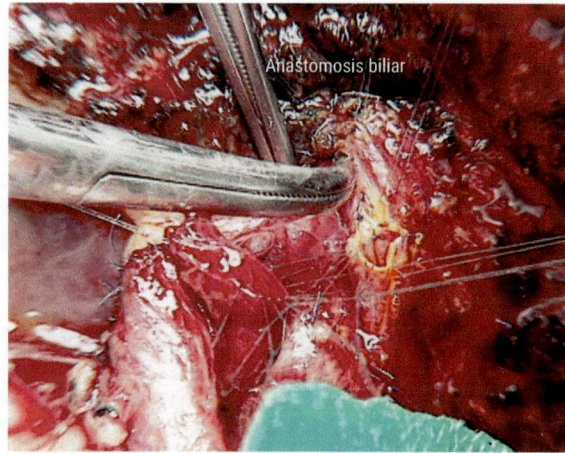

Figura 21.1-76. Anastomosis biliar directa entre hepatocolédoco del receptor y conducto hepático derecho del donante, a nivel de la superficie cruenta del injerto.

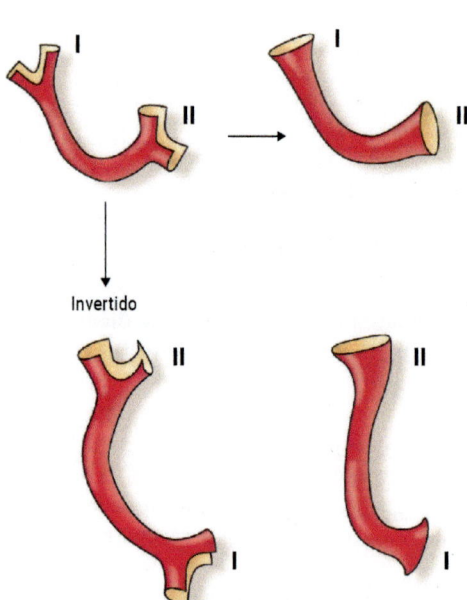

Figura 21.1-74. Se observan los límites de sección de la arteria hepática del receptor, para utilizarla como un injerto que, invirtiendo la dirección de la corriente, puede anastomosarse con mayor facilidad con el injerto y también con el receptor.

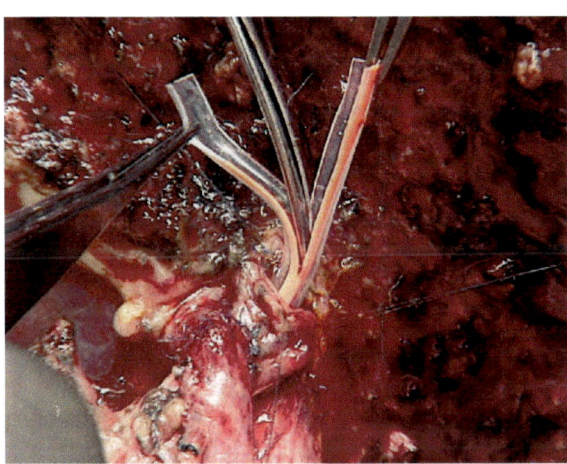

Figura 21.1-77. Una vez introducido el tubo en «T» de Kehr, se advierte cómo se ha realizado la sección en tres distintas láminas, que se introducirán en las ramas segmentarias, a través de los estomas de sección, para tutorar la anastomosis biliobiliar (triple colangiocoledocostomía).

los estomas segmentarios, procedimiento que ya se expuso en la reconstrucción utilizando el procedimiento *split*.

● Derivación colangioyeyunal entre las ramas segmentarias y un asa yeyunal de unos 50-60 cm de longitud en forma de «Y» de Roux (**Figs. 21.1-80** y **21.1-81**). La sutura se realiza sobre una pared biliar muy fina y frágil que deja a esta en situación precaria. Por este motivo, en la mayoría de los enfermos se utilizan *stents* transanastomóticos introducidos por separado en cada conducto y todos juntos en la luz intestinal. Esta reconstrucción es finalmente hermética y se refuerza a los pocos días de su realización con la adherencia de la serosa yeyunal a la superficie hepática cruenta.

Sin embargo, la fistulización y las colecciones perianastomóticas han sido menos frecuentes tras la reconstrucción biliar terminoterminal. El tubo de Kehr permite el control de la evolución de la colangiocoledocostomía y la conservación del círculo enterohepático tras la oclusión de la rama larga del drenaje y la confirmación de la buena evolución mediante colangiografía (**Fig. 21.1-82**).

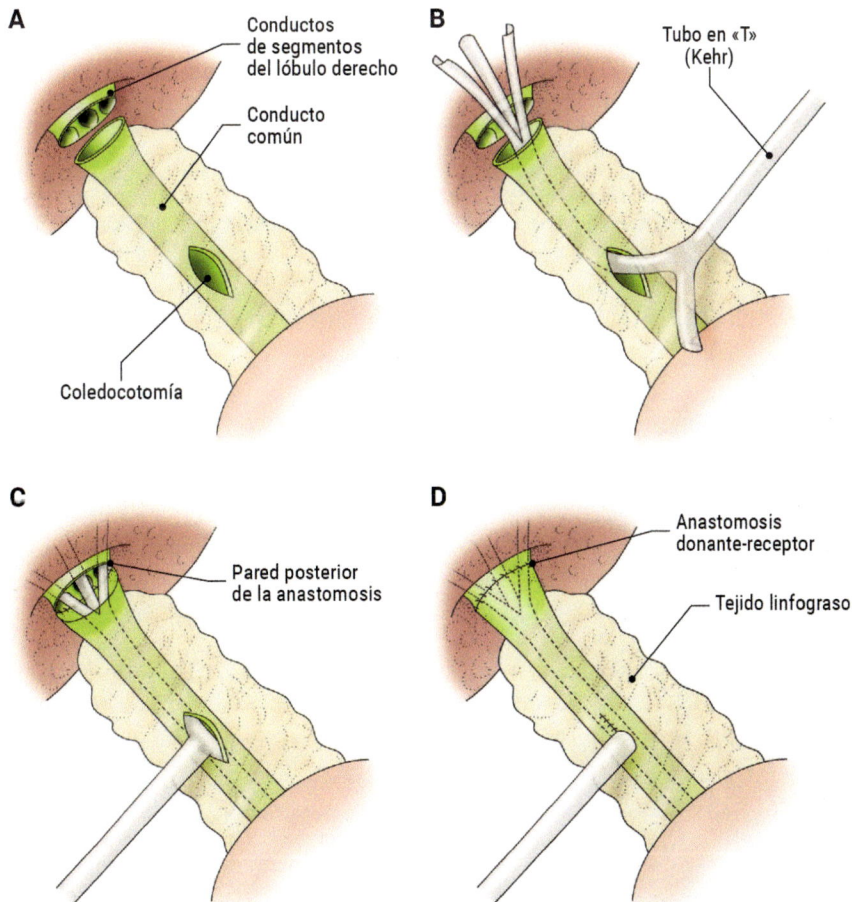

Figura 21.1-78. En las distintas fases se observa la aproximación de los extremos biliares (ramas segmentarias del injerto y hepático común del receptor), así como la coledocotomía practicada sobre la cara anterior del colédoco del receptor **(A)**. **B)** Se observa la introducción de la rama superior del tubo de Kehr, su división en tres lengüetas y la introducción del segmento de menor longitud que seguirá la luz del hepatocolédoco distal. **C)** Ha finalizado la anastomosis de la cara posterior y se inicia la anastomosis de la cara anterior. **D)** Se cierra finalmente la coledocotomía practicada en torno a la rama larga del tubo de Kehr, y se exterioriza a través de la pared abdominal.

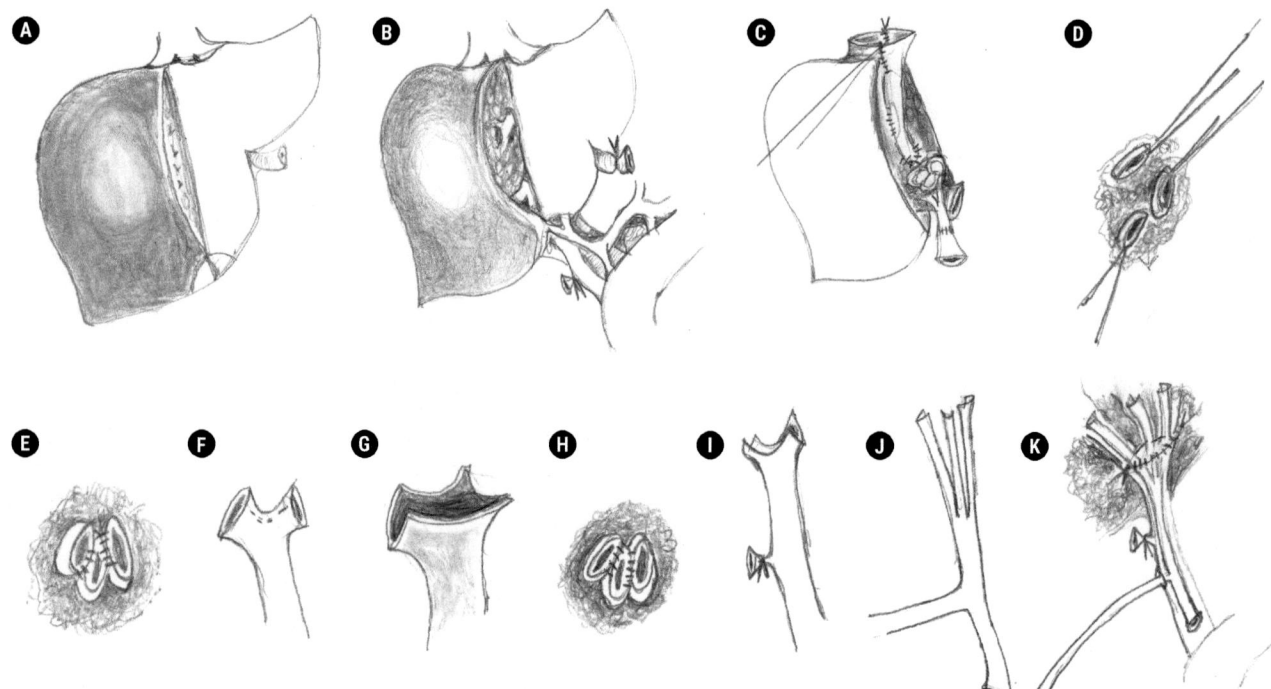

Figura 21.1-79. A) Pueden observarse las distintas fases de esta anastomosis biliar. El injerto ya se ha aislado. **B)** Disección de los elementos vasculobiliares, tanto a nivel del ligamento hepatoduodenal como de la superficie cruenta del hígado, donde se aprecian los troncos de las venas suprahepáticas sagital o media. **C)** Se ha instalado el injerto de la vena yugular interna y, al mismo tiempo, se han disecado los extremos de las ramas biliares segmentarias, y se ha situado el injerto arterial referido. **D)** Revisión de los estomas biliares y de la longitud obtenida entre ellos, con el fin de asegurar la posible aproximación entre los tres estomas. **E)** Cuando es posible, se unen los tres estomas, con lo cual la derivación biliar será más fácil. **F)** Se ha practicado la disección de la confluencia biliar en el receptor. **G)** Tras la sección entre ambos estomas de esta confluencia, se obtiene un opérculo biliar de diámetro más que suficiente. Se muestran con mayor detalle los estomas biliares **(H)**, así como el hepatocolédoco con la ligadura del conducto cístico en el receptor **(I)** y la preparación del tubo en «T» de Kehr **(J)**. **K)** Finalizada la instalación del tubo en «T» de Kehr, se observa la situación de las tres láminas a nivel intrahepático y la rama larga del tubo en «T» de Kehr.

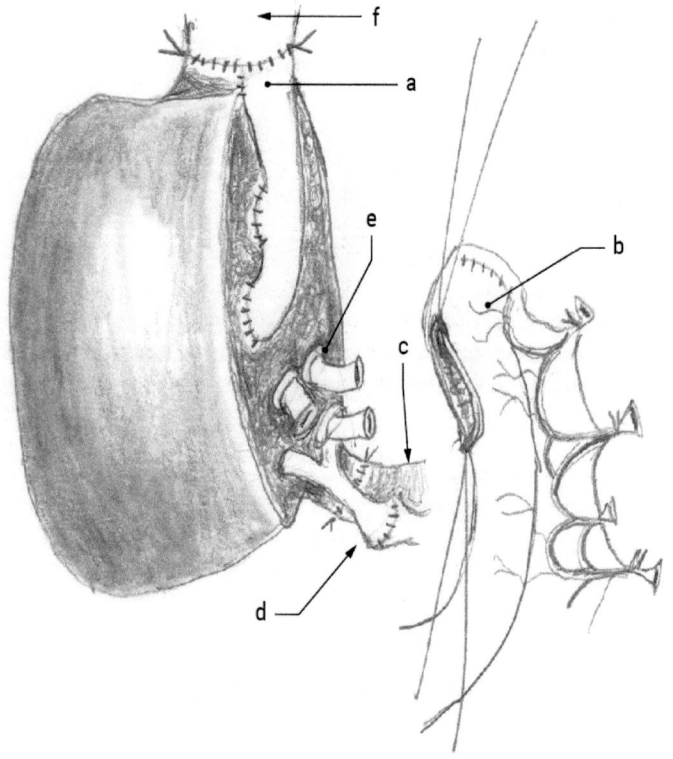

Figura 21.1-80. Esquema que muestra la situación del lóbulo hepático derecho en el cual se ha utilizado la vena yugular interna del receptor así como la anastomosis suprahepática (f), con el importante aumento del diámetro del estoma suprahepático del injerto debido a la vena yugular interna (a). Adviértase la longitud de cada uno de los estomas segmentarios, que en el esquema se muestran de mayor longitud para destacar la importancia de realizar una discreta disección que sirva para la posterior aproximación referida (e), así como la anastomosis portoportal (c) y la reconstrucción arterial (d). Se ha preparado un asa en «Y» de Roux que será anastomosada a las ramas biliares segmentarias preparadas al efecto (b).

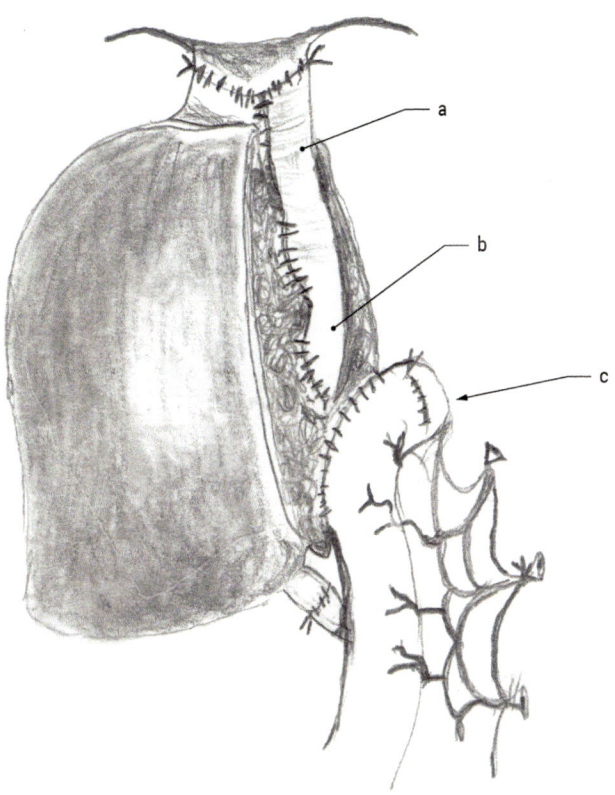

Figura 21.1-81. Ha finalizado la anastomosis biliar, que se ha practicado mediante puntos entrecortados. Se aprecian los extremos del injerto correspondiente a la vena yugular interna del receptor.

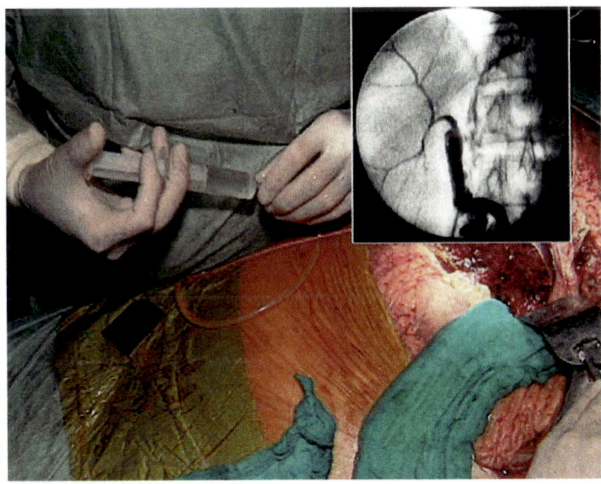

Figura 21.1-82. Una vez finalizada la intervención, en los casos en los que se ha utilizado un tubo en «T» de Kehr con las tres láminas del extremo superior, es conveniente asegurarse de la ausencia de fistulización. En la fotografía intraoperatoria se observa la colangiografía a través del tubo en «T» de Kehr, en la que se aprecia la buena distribución en el injerto del lóbulo hepático derecho de las ramas del árbol biliar intrahepático, así como la ausencia de extravasación de contraste.

RECONSTRUCCIÓN DE LA VÍA BILIAR EN EL TRASPLANTE

En la reconstrucción de la vía biliar en el trasplante utilizando como injerto el lóbulo hepático derecho procedente de donante vivo o *split* por partición del hígado extraído de

donantes con muerte encefálica, la obligación fundamental es evitar complicaciones en el donante, por lo que, tras la oclusión del conducto hepático primitivo derecho, dejando libre la confluencia biliar, la sección de este conducto que posee una longitud aproximada de 7-10 mm se realiza a nivel de la confluencia de las ramas segmentarias, con lo cual el drenaje biliar del injerto poseerá de tres a cuatro estomas, que deberán unirse a la confluencia de los dos conductos hepáticos primitivos del receptor (dextrocolangiocoledocostomía); si esto no fuera posible, la opción sería utilizar un asa yeyunal en «Y» de Roux de unos 50-60 cm de longitud, que ascendería al compartimento supramesocólico a través de un ojal practicado en el mesocolon transverso o descendente (dextrocolangioyeyunostomía terminolateral) (v. **Fig. 21.1-80**). Esta anastomosis siempre precaria, con posibilidad de fistulizarse, estenosarse u obstruirse, obliga a la utilización de tres o cuatro *stents* transanastomóticos de pequeña longitud (3-4 cm), abandonados (tubo perdido) o instalados desde la superficie del injerto a través de una rama segmentaria, sobrepasando la anastomosis (drenaje percutáneo, transhepático, transanastomótico) exteriorizados a través de la superficie cutánea (percutáneo). El inconveniente de este tipo de drenaje es que solo puede tutorarse uno de los tres o cuatro estomas y, aun así, puede producirse una lesión del parénquima hepático, de mayor o menor extensión, con posible hematoma o biloma intraparenquimatoso (v. **Fig. 21.1-81**).

En las **figuras 21.1-81** y **21.1-82** se observa la sección del parénquima hepático a través de la cisura hepática mayor (a), la disección de las ramas de la vena suprahepática sagital o media (b) y la reparación de estas, con anastomosis a un segmento de vena yugular interna, cuyo extremo superior seccionado y unido a la vena suprahepática derecha permitirá ampliar el estoma hasta adquirir un diámetro semejante al de la vena suprahepática de un hígado no reducido (c). En esta figura puede advertirse cómo la arteria hepática del injerto (arteria hepática derecha) se ha prolongado mediante un segmento de la arteria hepática propia, invirtiendo su dirección para que el extremo de mayor calibre se una a la arteria hepática común del receptor cuyo extremo se ha ampliado mediante la sección del origen de la arteria gastroduodenal (c).

Si los estomas correspondientes a las ramas segmentarias pueden unirse, transformando tres orificios en uno solo, esto sería mejor para la reconstrucción biliar. Al mismo tiempo, la confluencia de ambos conductos hepáticos derecho e izquierdo es seccionada, para aumentando el diámetro de la vía biliar en el receptor, obteniendo así una luz semejante a la creada con la anastomosis de las ramas segmentarias en el injerto (v. **Fig. 21.1-79 D**). Se aproximan ambos extremos biliares (donante-receptor) y se prepara un tubo en «T» de Kehr que se introduce a través de la coledocotomía practicada en el colédoco del receptor. La rama proximal de la «T» asciende a través del colédoco y se exterioriza por el orificio correspondiente a la sección del tronco biliar a nivel suprapancreático. Se mide entonces la longitud de las ramas segmentarias intrapancreáticas y se secciona la rama proximal del tubo de Kehr de forma longitudinal para obtener tres láminas, convirtiendo así el tubo en tres tubos de la longitud requerida (v. **Fig. 21.1-79**). Cada una de estas láminas es introducida a través de los orificios de las ramas biliares segmentarias, aproximando entonces la pared de estas ramas del injerto al extremo proximal del colédoco del receptor. La pared biliar se fija en ambos extremos donante-receptor, ajustando luego con varios puntos la coledocotomía a través de la que se introdujo el tubo de Kehr, al grosor de la rama larga de este, la cual será exteriorizada a través de la pared abdominal, evitándose así la extravasación de jugo biliar.

A pesar de su aparente complejidad, esta es la reconstrucción más adecuada, ya que se evita la preparación del asa en «Y» de Roux y se mantiene el flujo biliar hacia el duodeno, cuyas ventajas ya se han señalado. Por otro lado, el tubo de Kehr puede ser retirado con facilidad en cualquier momento, lo cual no sucede con los *stents* instalados en la colangioyeyunostomía, que no excepcionalmente se mantienen de por vida en la posición en que se instalaron; de la misma forma, si estos tutores transanastomóticos se obstruyeran y no hubieran migrado distalmente a través del asa en «Y» de Roux, obligarían sin duda a una intervención quirúrgica, para acceder a la anastomosis (colangioyeyunostomía), penetrar en su interior para retirar los *stents* y volver a suturar, para su cierre, la pared anterior de la referida anastomosis abierta.

En nuestra experiencia, la utilización del drenaje en «T» permitió el paso del jugo biliar al colédoco del receptor sin producir ninguna complicación (fístula, estenosis, obstrucción o colangitis). Por otro lado, este tipo de drenaje permite fácilmente el control de la evolución de la reconstrucción biliar mediante colangiografía trans-Kehr, en todos los momentos en que se considere preciso. Sin embargo, aunque este control es imposible en la colangioyeyunostomía, puede utilizarse la práctica de colangio-RM, que si bien no ofrece unas imágenes tan precisas como la introducción de contraste a través del tubo de Kehr, generalmente es suficiente como control de la reconstrucción biliar, así como del funcionamiento y la posición del asa yeyunal ascendida.

TRASPLANTE DE INJERTOS BISEGMENTARIOS O UNISEGMENTARIOS PROCEDENTES DE DONANTE VIVO

Extracción y utilización de injerto hepático correspondiente al segmento II

Este injerto es tal vez el de más difícil preparación, aunque en ocasiones constituye la única posibilidad debido a la reducida cavidad abdominal de que se dispone para introducir el injerto preparado, como sucede, por ejemplo en neonatos, y teniendo en cuenta el incremento de volumen del injerto tras el implante y la reperfusión especialmente debido al importante edema tisular que se produce, pero no solo en el injerto sino también en el intestino delgado, aunque menos en el grueso, tejido conectivo retroperitoneal y pared abdominal remedando un síndrome compartimental. El segmento II es perfundido por su arteria y por la rama portal segmentaria, manteniéndose ambos vasos dentro del mismo espacio, envueltos en tejido conectivo, junto con la rama biliar correspondiente. El drenaje sanguíneo se produce a través de un tronco de diámetro suficiente al cual confluyen la rama correspondiente al segmento Ia en su porción proxi-

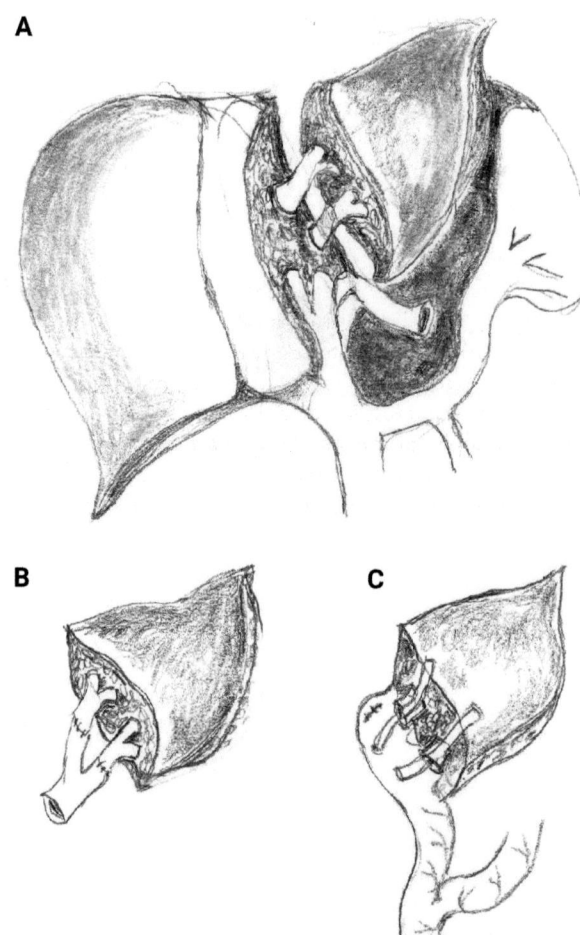

Figura 21.1-83. Trasplante de los segmentos II y III procedentes de donante vivo o de *split* de donante con muerte encefálica. **A)** Sección del parénquima hepático a través de la cisura lateromedial. Los segmentos II y III se han separado de los segmentos I y IV. Los elementos vasculares de estos segmentos permanecen intactos; solo se han representado los troncos venosos correspondientes. De la misma forma, se mantienen a nivel de la vena porta y del ligamento redondo. **B)** La utilización de las ramas segmentarias obliga, debido a su escaso calibre, a la utilización de injertos, especialmente en la reconstrucción arterial. **C)** La reconstrucción biliar siempre obliga a la derivación colangioyeyunal utilizando *stents* transanastomóticos.

mal y la rama procedente del segmento III, que drena la porción proximal de este (**Fig. 21.1-83**). Esto significa que a menudo estas dos ramas del tronco de la vena suprahepática izquierda dan lugar a zonas con dificultad de retorno sanguíneo en los referidos segmentos IVa y III, zonas que sin embargo son toleradas, manteniéndose la viabilidad del segmento tras su correcto implante.

Preparación del injerto hepático que corresponde al segmento III

Como se advierte en la **figura 21.1-83**, la perfusión de este segmento depende de la rama izquierda del tronco terminal de la vena porta y de la arteria hepática izquierda. Al igual que en el segmento II, la arteria se halla englobada en el túnel rodeada de tejido conjuntivo, junto con la rama biliar correspondiente. El drenaje sanguíneo es más precario que el del segmento II, de menor calibre y con mayor dificultad de anastomosis con la vena suprahepática del receptor neonato. De la misma forma, la reconstrucción biliar es difícil, compleja y por ello no exenta de frecuentes fistulizaciones y colecciones (bilomas) perianastomóticas.

Pensamos en neonatos de 1.700 a 2.100 g o niños con un peso inferior a 8 kg, en los que el mejor injerto posible es el que incluye los segmentos II y III preparando la vena porta a nivel del colector de Henle, en cuyo tronco el diámetro es excelente, aunque obligue a sacrificar la pequeña rama que irriga la porción inferior de segmento IVb. De la misma forma, la arteria hepática responsable de distribuir el flujo arterial a los segmentos II y III sufre su división en la proximidad del límite anatómico de ambos, siendo a este nivel su diámetro el doble, al menos, del que poseen sus ramas por separado. De la misma forma, la vía biliar sigue idénticos trayecto y distribución que la arteria, y presenta a nivel de

la confluencia de las dos ramas segmentarias, un diámetro suficiente para practicar la reconstrucción mediante sinistrocolangioyeyunostomía.

La ventaja de la utilización de estos dos segmentos juntos se ha expuesto a tenor de la mayor facilidad en la reconstrucción, aunque el volumen del injerto sea excesivo, porque una vez confirmado el buen flujo hepatópeto y el correcto drenaje sanguíneo, el tamaño del injerto puede reducirse de forma inocua para el mantenimiento de su función mediante la resección de la porción inferior del segmento III, la periferia del injerto obtenido. Practicando la reducción parenquimatosa con el bisturí ultrasónico, la pérdida sanguínea será mínima, la superficie de sección no presentará fístulas biliares y, probablemente, el cierre de la incisión abdominal podrá practicarse sin necesidad de mallas u otro material heterólogo.

21.2 Aspectos técnicos de la preparación de injertos obtenidos por partición hepática *(split) ex situ,* sobre hígado aislado, procedente de donante con muerte encefálica producida por cualquiera de sus causas etiológicas

INTRODUCCIÓN

Ya se han expuesto en el capítulo 12 los distintos procedimientos para llevar a cabo la división hepática y, de esta forma, obtener dos injertos para trasplantar a dos pacientes: *a)* lóbulo hepático derecho para un adulto y lóbulo hepático izquierdo para otro adulto de bajo peso; *b)* lóbulo hepático derecho para un adulto y lóbulo izquierdo para un niño de 3 a 15 años, y *c)* lóbulo hepático derecho y segmento IV para un adulto y segmentos II-III o II/III aislados para un niño menor de 2 o 3 años de edad. Como ya se ha explicado, estos injertos procedentes de donante vivo o fallecidos por muerte encefálica deben obtenerse mediante disección *in situ* para poder disecar y aislar, tras su reconocimiento, los elementos vasculobiliares. Generalmente, la extracción de injertos correspondientes a un solo lóbulo constituye el procedimiento que realizamos en donantes vivos (cap. 21.1).

En el presente capítulo se describe la obtención de dos injertos o partición hepática *ex situ,* para lo cual se moviliza la totalidad del hígado, aislando tras su identificación las venas porta, mesentérica superior, vena cava retrohepática y suprahepática, así como la aorta abdominal y el tronco celíaco. El hígado es perfundido de la misma forma utilizada con la intención de practicar el trasplante total, siendo inmediatamente trasladado a la mesa adicional para realizar todas las maniobras técnicas necesarias para obtener dos injertos o, excepcionalmente, tres, cuando se utilizan por separado los segmentos II y III. Sin embargo, este procedimiento es practicado con carácter excepcional, dado que es frecuente que se encuentren en lista de espera dos niños de tan bajo peso que precisen como única alternativa un injerto solo del segmento II y el otro receptor del segmento III.

Con la sección a través de la cisura hepática mayor se obtienen dos injertos: lóbulo hepático derecho e izquierdo. El lóbulo derecho mantendrá el tronco de la vena porta derecha, el cual se secciona a nivel de la bifurcación portal. El lóbulo hepático izquierdo conservará el tronco de la vena porta para preservar las ramas que penetran en el segmento I, ocluyendo la sección del origen de la vena porta derecha.

La arteria hepática derecha se secciona en su origen en la arteria hepática propia o a nivel del nacimiento de la arteria gastroduodenal para de esta forma ampliar el estoma arterial, que se unirá con la arteria hepática común del receptor. Si es posible se mantendrán el tronco celíaco y el segmento aórtico en el que se origina, siempre que se haya desestimado el donante para obtener injerto pancreático o intestinal.

La vía biliar mantendrá el colédoco y el conducto hepático primitivo derecho como drenaje biliar de este lóbulo. Se secciona el conducto biliar primitivo izquierdo y se ocluye el conducto derecho a nivel de la confluencia biliar. Este procedimiento permite la sección longitudinal del conducto izquierdo, ampliando adecuadamente el estoma biliar que facilite en el receptor la reconstrucción biliar (sinistrocolangiocoledocostomía) o derivación bilioyeyunal (sinistrocolangioyeyunostomía).

La sección del parénquima hepático a través de la cisura hepática mayor se aprecia desde la cara inferior del hígado, observando como la «línea de corte» separa los elementos vasculobiliares según lo expuesto en párrafos anteriores. En el extremo más proximal la línea destaca el límite de sección a nivel del tronco de la vena suprahepática derecha.

Puede apreciarse el aspecto de la superficie interna de la vena cava retrohepática que muestra a nivel proximal la confluencia del tronco de la vena suprahepática derecha y el izquierdo, que constituye la confluencia de la vena suprahepática izquierda y la sagital, que drenan los segmentos I/II/III y esta última el IV. A continuación, se secciona también longitudinalmente la pared anterior de la vena cava y se finaliza la sección del parénquima hepático, mostrando los estomas correspondientes a la sección de los elementos vasculobiliares y las ligaduras de las ramas vasculares y biliares identificadas y divididas en este tiempo.

UTILIZACIÓN DE LA VENA CAVA

Realizamos la reconstrucción de la vena cava remanente en cada injerto mediante la utilización del resto de la vena cava del donante. Para ello, movilizamos la vena cava inferior y ambas venas ilíacas, seccionando longitudinalmente estos tres troncos. Cada uno de los injertos venosos se anastomosan a los segmentos de la vena cava que se mantenían en cada uno de los lóbulos hepáticos preparados para el implante.

De esta forma se obtiene un drenaje anatómico semejante al que existe en el receptor y al que ofrece en el trasplante con injerto hepático total la técnica de preservación de la vena cava en el receptor. Se obtiene de esta forma un estoma de la vena cava suprahepática de ambos injertos (lóbulos hepáticos derecho e izquierdo) que posee un diámetro similar al que se aprecia en el injerto correspondiente a la totalidad del hígado donado. Por lo tanto, en la instalación del injerto en el receptor, se realizará la anastomosis entre la vena cava suprahepática ampliada con el segmento venoso del donante, y la vena cava suprahepática del receptor, de la misma manera que se lleva a cabo en la utilización del injerto hepático total.

RECONSTRUCCIÓN DE LA VENA PORTA

En el injerto correspondiente al lóbulo hepático izquierdo, la vena porta izquierda es seccionada a nivel de la bifurcación portal, sobre su origen, cerrando preferiblemente mediante puntos entrecortados el orificio remanente en el tronco de la vena porta, por lo que el injerto correspondiente al lóbulo hepático derecho mantiene, como en un injerto total, el tronco de la vena porta. Es más frecuente en la preparación del lóbulo hepático izquierdo mantener la arteria hepática izquierda con la arteria gastroduodenal, la cual, una vez seccionada longitudinalmente, permitirá obtener un excelente estoma para anastomosar con la arteria hepática propia, cuyo calibre también se amplía con la arteria gastroduodenal, en el receptor.

La reconstrucción en el injerto que corresponde al lóbulo hepático derecho se realiza interponiendo un segmento arterial del donante, procedente de la arteria hepática común, conservando la pared del tronco celíaco en su origen para realizar la anastomosis de este con la arteria hepática propia del receptor.

PREPARACIÓN ARTERIAL

Aquí desempeña un papel especial la distribución arterial en el donante. Es más frecuente en la preparación del lóbulo hepático izquierdo mantener la arteria hepática izquierda con la arteria gastroduodenal, la cual, una vez seccionada longitudinalmente, permitirá obtener un excelente estoma para anastomosar con la arteria hepática propia, cuyo calibre también se amplía con la arteria gastroduodenal, en el receptor.

La reconstrucción en el injerto que corresponde al lóbulo hepático derecho se realiza interponiendo un segmento arterial del donante, procedente de la arteria hepática común, conservando la pared del tronco celíaco en su origen para realizar la anastomosis de este con la arteria hepática propia del receptor.

RECONSTRUCCIÓN BILIAR: PREPARACIÓN DEL INJERTO

El conducto hepático ya fue seccionado a nivel de la confluencia biliar. A continuación, el conducto hepático izquierdo es seccionado longitudinalmente para ampliar su diámetro y facilitar la reconstrucción mediante sinistrocolangioyeyunostomia sobre el extremo proximal de un asa

yeyunal en «Y» de Roux de, al menos, 60 cm de longitud. En el lóbulo hepático derecho se mantiene el resto de la vía biliar extrahepática, se extirpa la vesícula biliar y se realiza en el receptor, después de la reperfusión a través de la vena porta y la arteria hepática, la reconstrucción biliar mediante coledococoledocostomía terminoterminal sin tutorarla con un drenaje en «T».

SPLIT DESTINADO A RECEPTOR ADULTO Y A RECEPTOR PEDIÁTRICO

En el receptor adulto se utilizará el lóbulo hepático derecho ampliando su tamaño al incorporarle el segmento IV. Por lo tanto, el receptor pediátrico recibirá los segmentos II/III y el segmento I, aunque en este tipo de injerto pueden producirse defectos de perfusión que obligan en ocasiones a la extirpación de este último segmento. Especial cuidado debe tenerse para preservar la rama medial de la vena porta izquierda, que debe anastomosarse a la rama derecha de la vena porta, precisamente con el estoma resultante de la sección de la vena porta izquierda; sin embargo, si fuera posible, durante la preparación del injerto es mejor disecar la rama de la vena porta que irriga el segmento IV y preservarla en su trayecto intrahepático, evitando su sección y reparación mediante la anastomosis referida.

PRESERVACIÓN DEL LIGAMENTO REDONDO

Este ligamento contiene en su interior la rama terminal de la vena porta izquierda, que finaliza abriéndose y tomando la forma de dos cuernos: el más medial irriga el segmento III, y el lateral externo, el segmento IVb. La irrigación portal del segmento II se produce por la rama ascendente que, desde la vena porta izquierda, se origina en esta a unos 3 cm de su bifurcación terminal. Las ramas arteriales siguen el trayecto de las ramas portales, así como los conductos biliares que siguen ese mismo trayecto y alcanzan el tronco del conducto hepático izquierdo cerca de la confluencia biliar.

Por los motivos expuestos, si se moviliza el ligamento redondo seccionando las ramas vasculares referidas y los conductos biliares que corresponden al segmento IV, se producirán alteraciones de la perfusión sanguínea en él, con posterior necrosis de una parte considerable del segmento IVb. Sin embargo, los segmentos II y III, si se mantiene el ligamento redondo, serán más probablemente viables.

De cualquier forma, la sección de la porción más distal de la vena porta izquierda permitirá una anastomosis más correcta con el tronco de la vena porta del receptor pediátrico, aunque a costa de aumentar el déficit de perfusión del segmento IV, especialmente, como hemos referido, del IVb.

No obstante, el mayor inconveniente de la utilización de los segmentos II y III es, sin duda, la reconstrucción durante el implante de la fina arteria que, dividiéndose en dos ramas, ascendente (segmento II) y descendente (segmento III), perfunde ambos segmentos, recordando que el tronco, que precede el origen de estas dos ramas, tiene un diámetro próximo a 0,5 mm. El mismo inconveniente sucede con la reconstrucción biliar, entre el tronco en el que confluyen los colangiolos segmentarios y un asa en «Y» de Roux, toda vez que la indicación más frecuente de trasplante en pediatría es la atresia biliar.

Por todo ello, siempre hemos sido proclives a utilizar un injerto que acoja los segmentos II, III y IV, especialmente si se tiene en cuenta que el abdomen de estos niños está muy distendido, aumentando su espacio debido a la hepatomegalia y la ascitis que padecen. A pesar de todo y para evitar el peligroso incremento de la presión intraabdominal, el cierre de la pared requiere frecuentemente la utilización de «mallas», que se mantendrán una vez instaladas de forma definitiva o transitoria. Estas mallas podrían seccionarse, ampliando el diámetro de la cavidad abdominal, si se detectara el inicio del síndrome compartimental.

Sin embargo, no debe olvidarse que, en niños muy pequeños, por ejemplo, en neonatos, no hay más remedio que utilizar un injerto de pequeño tamaño, incluyendo los referidos segmentos II y III y, en algún caso aislado, el segmento III.

PREPARACIÓN DEL INJERTO QUE INCLUYE EXCLUSIVAMENTE EL SEGMENTO III

Teóricamente, la preparación de este injerto es más fácil, ya que no precisa movilización hepática alguna. La vena porta se secciona a nivel de su bifurcación terminal, obteniéndose en el injerto un estoma venoso fácil de anastomosar con el tronco de la vena porta del receptor. Mayor dificultad plantea la reconstrucción arterial, por lo que es más útil preparar un injerto con un segmento de la arteria hepática del receptor, invirtiendo su dirección para que el estoma arterial que se utilizará en la anastomosis con el receptor sea la consecuencia de la sección longitudinal del origen de las arterias hepáticas derecha e izquierda y el otro extremo del injerto el destinado a anastomosarse con la arteria del segmento III. Otra dificultad adicional sería la preparación de la rama segmentaria de la vena suprahepática izquierda, único drenaje sanguíneo que posee, por su escaso calibre y la fragilidad de su pared.

Consideramos que debe utilizarse un pequeño segmento de vena yugular del niño, uniendo un extremo a la vena suprahepática de este segmento y preparando el proximal para anastomosarse a la vena cava, ampliando previamente el diámetro de su luz. Otros injertos vasculares pueden obtenerse de la vena porta del receptor o de la vena suprahepática izquierda. No obstante, debe recordarse que la vena porta en el receptor pediátrico es generalmente hipoplásica, por lo que carece de utilidad su extracción para obtener un injerto vascular válido. La derivación biliar es la que mayores dificultades presenta, con independencia de que sea un requisito indispensable la práctica de todas las anastomosis referidas mediante técnicas de microcirugía vascular. Generalmente, se requiere la utilización de *stents* transanastomóticos entre el conducto biliar y el asa yeyunal en forma de «Y» de Roux, de unos 30 cm de longitud, que asciende a través de un orificio practicado en el mesocolon transverso. Bastan

tres o como máximo cuatro puntos de material reabsorbible entre mucosa yeyunal y borde del conducto biliar para fijar y estabilizar la anastomosis.

PREPARACIÓN DE INJERTOS MEDIANTE LA TÉCNICA DE *SPLIT IN SITU*

Este es, sin duda alguna, el procedimiento más adecuado para realizar la sección hepática, manteniendo las ventajas de la extracción de injertos en donante vivo. En primer lugar, porque se mantiene la perfusión sanguínea, arterial y venosa, así como el drenaje a través de las ramas y los troncos de las venas suprahepáticas, por lo que cualquier error en la disección transhepática puede advertirse antes de que ocurra. En segundo lugar, al utilizar el bisturí ultrasónico se identifican todos los elementos vasculobiliares, permitiendo su aislamiento, preservación y preparación para las diferentes anastomosis en el tiempo de instalación del injerto. Finalmente, al igual que en el trasplante con donante vivo, se pueden adecuar los tiempos, de forma que, al finalizar la hepatectomía en el receptor o los receptores, los injertos estén preparados para detener el flujo sanguíneo, ser perfundidos con la solución de preservación e instalados en el receptor.

El único inconveniente que aconseja no utilizar este procedimiento de extracción en un hospital distinto de aquel donde va a realizarse el trasplante es la mayor duración de la intervención, la confluencia de varios equipos de distintas especialidades (cirugía cardíaca, urología, cirugía pulmonar o algún otro) o el mismo, para la extracción del páncreas o del intestino, que no pueden someterse a la complejidad de la extracción segmentaria del hígado, *in situ*, permitiendo solo la perfusión rápida de todos los órganos seleccionados y su separación, para que cada grupo con el órgano requerido vuelva con la mayor rapidez a su hospital de referencia.

DISECCIÓN DE LOS ELEMENTOS DEL HILIO HEPÁTICO

La liberación de la vena porta y sus ramas en la *porta hepatis* se diferencia del procedimiento en el donante vivo en que en este la disección vasculobiliar debe hacerse solo en el lóbulo o los segmentos que vayan a extraerse, manteniendo la superficie, el tejido graso y los elementos del ligamento hepatoduodenal correspondientes al parénquima hepático remanente sin tocar. Aquí, en el procedimiento de *split*, el ligamento hepatoduodenal pierde el tejido que envuelve las arterias hepáticas común y propia y sus ramas de distribución, así como la vena porta y la confluencia esplenomesentérica, y de la misma forma la vía biliar desde la confluencia de ambos conductos hepáticos primitivos hasta el colédoco suprapancreático, extirpando la vesícula biliar dejando un muñón cístico largo y ocluyendo las ramas de la arteria cística, no en su tronco sino sobre el infundíbulo vesicular.

De esta forma, las ramas arteriales y venosas aisladas pueden ocluirse por separado o en grupos, delimitando claramente las áreas del hígado que les corresponden, para iniciar sin error la sección hepática.

IMPLANTE DE LOS INJERTOS OBTENIDOS MEDIANTE *SPLIT*

Anastomosis de la vena cava suprahepática

Gracias a la reconstrucción ya expuesta de la vena cava, la anastomosis de la ahora nueva vena cava suprahepática del injerto se realiza de la misma forma cuando se utiliza la totalidad del hígado como injerto y, por supuesto, sin diferencias en el implante del lóbulo hepático derecho o el izquierdo, ni tampoco entre *split in situ* o *ex situ*.

Reconstrucción de la vena porta

A continuación, se reconstruye la vena porta entre injerto y receptor. En el implante del lóbulo derecho la anastomosis se realiza entre el tronco de la vena porta del receptor y el estoma correspondiente a la vena porta derecha del injerto, cuyo diámetro puede ampliarse si es necesario para que los cabos que se van a anastomosar posean la misma luz; a pesar de todo, debe practicarse mediante puntos entrecortados para evitar ángulos o pliegues que puedan inducir a reducir el flujo vascular en el árbol intrahepático.

Reconstrucción arterial

Debe realizarse tras la recuperación del flujo portal y del drenaje venoso a través de las venas suprahepáticas, a pesar de que es necesario atender a las pérdidas sanguíneas que se producen a través de la superficie hepática cruenta. Por este motivo, utilizando *split ex situ*, antes de la reconstrucción arterial debe efectuarse la sutura de pequeñas arterias y venas seccionadas, atendiendo, después de restablecer el flujo arterial, a las pérdidas que se producen y que no fueron advertidas a través de la superficie hepática cruenta.

El injerto arterial «invertido» instalado en el lóbulo derecho se anastomosará a la arteria hepática propia del receptor, aumentando su diámetro al incluir la arteria gastroduodenal. En el injerto del lóbulo izquierdo, en el que se ha conservado la arteria hepática propia, se realizará también la anastomosis entre la arteria hepática propia –con extremo ampliado utilizando la arteria gastroduodenal– y la arteria hepática común con ampliación de su diámetro en el extremo que se va a anastomosar, con la arteria gastroduodenal del receptor. De la misma forma que en la reconstrucción venosa, no existen diferencias entre injertos extraídos *ex situ* e *in situ*.

Reconstrucción de la vía biliar

Debe practicarse mediante anastomosis terminoterminal (coledococoledocostomía) en la implantación del injerto que incluye el lóbulo hepático derecho y la totalidad de la vía biliar extrahepática con el tejido linfograso que la rodea. En el injerto que incluye el lóbulo hepático izquierdo, el conducto biliar ha sido seccionado a nivel de la confluencia biliar. El estoma resultante es muy fino, por lo que debe sec-

cionarse longitudinalmente para realizar la reconstrucción mediante sinistrocolangioyeyunostomía del mayor calibre posible.

En esta anastomosis debe dejarse un *stent* perdido transanastomótico de silicona, para facilitar el drenaje biliar. Sin embargo, en vez de colangioyeyunostomía puede realizarse una anastomosis entre el conducto biliar izquierdo y el colédoco (colangiocoledocostomía) al mantenerse el colédoco remanente en el receptor. Este cambio se efectuará teniendo en cuenta el diámetro de los dos estomas, su proximidad para evitar la tracción excesiva y la irrigación arterial de la pared de la vía biliar en ambos.

No hay diferencias entre los resultados obtenidos con *split in situ* y los procedentes de donante vivo; la actividad funcional, las complicaciones técnicas y los resultados a medio y largo plazo son semejantes, pero son peores, en cambio, con la utilización de injertos obtenidos mediante *split ex situ*.

Debe considerarse por separado la reconstrucción de la vía biliar en el injerto con *split* que incluye el lóbulo hepático derecho cuando la sección se realiza a nivel de la confluencia biliar de las ramas segmentarias sobre el conducto hepático derecho. Este mismo procedimiento se lleva a cabo generalmente en la preparación del lóbulo derecho en el donante vivo, para que la totalidad de la vía biliar se mantenga en el donante vivo, evitando que en este pueda producirse estenosis de la confluencia de las ramas segmentarias sobre el conducto primitivo hepático izquierdo, lo cual supondría una agresión innecesaria y grave en el hígado remanente del donante.

En este caso, la reconstrucción biliar no difiere, por lo tanto, de la diseñada para el injerto de lóbulo derecho procedente de donante vivo. Se utiliza un tubo en «T» de Kehr, que es introducido a través de una coledocotomía practicada en el receptor, hasta sobresalir por el extremo del colédoco la rama de mayor longitud, la cual es seccionada longitudinalmente para poder penetrar en la rama segmentaria cuyo orificio está preparado para ello.

EXPERIENCIA EN EL HOSPITAL 12 DE OCTUBRE

Antecedentes

En la revisión practicada en 2006 (**Fig. 21.2-1**), se habían realizado en España 26 trasplantes hepáticos con injertos obtenidos por *split*, 18 de los cuales correspondían al Hospital 12 de Octubre, 8 en pacientes pediátricos y 10 en adultos. En nuestra experiencia, practicamos el primer trasplante hepático el 26 de abril de 1986 y el primer *split* (dos pacientes adultos) en abril de 1991 (primer *split* realizado en España). En el mes de mayo 1995 llevamos a cabo el primer trasplante con injerto procedente de donante vivo, siendo el primer trasplante de estas características en nuestro país. En octubre de 2007 habíamos practicado 1.271 trasplantes hepáticos, 45 con injertos procedentes de donante vivo y 56 (4 %) de *split*.

En la **tabla 21.2-1** se resumen las características que debe poseer el donante ideal para injerto con *split*. En este período, de 31 donantes utilizados para *split* se obtuvieron

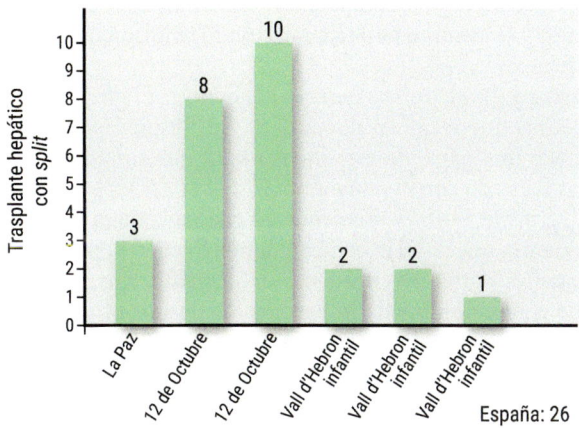

Actividad de trasplante hepático en España
- Abril 1986: primer trasplante hepático realizado en el Hospital 12 de Octubre
- Abril 1991: primer *split* para dos adultos realizado en España
- Mayo 1995: primer trasplante de donante vivo realizado en el Hospital 12 de Octubre

Figura 21.2-1. Actividad del trasplante hepático en España.

56 injertos hepáticos, de los cuales se usó el lóbulo hepático derecho en 10 pacientes (17 %), el izquierdo en el mismo número (17,9 %), segmentos del lóbulo hepático izquierdo en 15 (26,8 %) y segmentos del lóbulo hepático derecho en 21 (37,5 %). De ellos, en 15 pacientes el trasplante se realizó con carácter urgente y en los 41 restantes en cirugía programada.

Los datos técnicos de las intervenciones realizadas pueden apreciarse en la **tabla 21.2-2**. Los resultados de supervivencia del paciente y actividad funcional del injerto se muestran en la **tabla 21.2-3**. En la **figura 21.2-2** se presentan las gráficas del estudio comparativo entre *split* y donante vivo. Los datos son más rotundos cuando se compara el trasplante urgente con el programado (**Fig. 21.2-3**).

Como conclusión puede afirmarse que la utilización de injertos procedentes de *split* y de donante vivo son útiles para incrementar el número de injertos hepáticos. Los mejores resultados se obtienen cuando la intervención se realiza de forma programada (no urgente). El trasplante hepático con injerto procedente de donante vivo mejora la supervivencia del receptor.

Tabla 21.2-1. Actividad de trasplante hepático del Hospital 12 de Octubre de Madrid

Donante ideal para *split*
- Donante de edad menor de 50 años
- Ausencia de antecedentes de enfermedad hepática
- Enzimas hepáticas y estudio de coagulación dentro de la normalidad o que no dupliquen los valores considerados normales
- Estancia en UCI inferior a 72 horas
- Estabilidad hemodinámica sin necesidad de fármacos vasoactivos o con bajas dosis
- Aspecto macroscópico normal del hígado

Trasplante hepático en el Hospital 12 de Octubre
31 donantes utilizados para *split* → 56 injertos hepáticos

Tabla 21.2-2. Características del trasplante con *split* en adultos[a]

Tipos de injerto hepático utilizado	
LHD (segmentos V-VIII)	23 (39,7 %)
LHD ampliado (segmentos IV-VIII)	31 (53,4 %)
LHI	4 (6,9 %)
Tipo de partición hepática	
In situ	6 (10,3 %)
Ex situ	51 (87,9 %)
Anastomosis venosa portal	
Porta principal-porta principal	38 (65,5 %)
Rama porta de donante-porta principal receptor	5 (8,6 %)
Utilización de injerto portal	3 (5,2 %)
Anastomosis arterial	
AHC-AGD (donante) a AHP-AGD (receptor)	17 (29,3 %)
Rama arterial (donante) a AHP-AGD (receptor)	26 (44,8 %)
Utilización de injerto arterial en 15 casos (25,9 %)	
Tronco celíaco donante	7
Arteria ilíaca donante	4
Troncos supraaórticos donante	3
Arteria mesentérica superior donante	1
Tipos de anastomosis biliar	
Coledococoledocostomía *sin* Kehr	27 (46,6 %)
Coledococoledocostomía *con* Kehr	18 (31 %)
Hepaticoyeyunostomía	1 (1,7 %)
Edad del donante hepático: 29,3 ± 14,4 años (9-69)	

[a] Trasplante en receptores adultos 2001-2024: 58 pacientes en el Hospital 12 de Octubre de Madrid.
AGD: arteria gastroduodenal; AHC: arteria hepática común; LHD: lóbulo hepático derecho; LHI: lóbulo hepático izquierdo.

Tabla 21.2-3. Supervivencias actuariales en el trasplante con *split* en adultos

Supervivencia actuarial (%)		
	Injerto	**Paciente**
1 año	75,8	81
3 años	72	77,1
5 años	69,4	74,4
Supervivencia actuarial por períodos (%)		
	2001-2010 (injerto)	**2010-2024 (injerto)**
1 año	76,3	80
3 años	68,4	80
5 años	68,4	80
	2001-2010 (paciente)	**2010-2024 (paciente)**
1 año	76,3	95
3 años	68,4	95
5 años	68,4	95

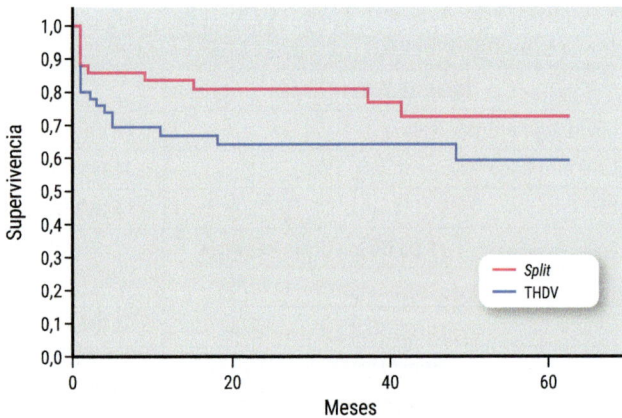

Figura 21.2-2. Estudio comparativo del trasplante hepático de donante vivo (THDV) y el injerto mediante *split* realizado en el Hospital 12 de Octubre.

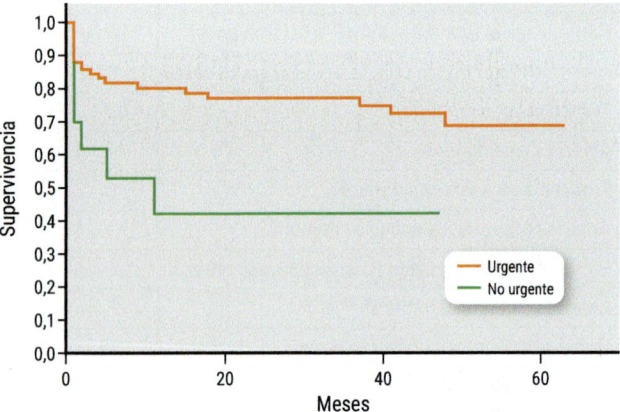

Figura 21.2-3. Estudio comparativo del trasplante urgente y no urgente.

Consideraciones finales

En este capítulo, especialmente en la parte correspondiente a la preparación de los injertos que incluyen los segmentos II y III, queda suficientemente demostrado que el hígado brinda la posibilidad de duplicar el número de injertos y, por lo tanto, de intervenciones y, lo que es más importante, una reducción de la lista de espera y, por consiguiente, de la morbimortalidad en ese tiempo.

Me tomo la libertad de separar los distintos tipos de injertos que, sin duda, se relacionan con la habilidad técnica de los cirujanos, el conocimiento exhaustivo de la anatomía hepática y la siempre perfecta relación interhospitalaria.

- *Preparación del injerto entre dos hospitales.* El grupo de cirujanos que recibe al donante en un hospital pediátrico ofrece una parte de este injerto para que un adulto sea trasplantado con el remanente.
- *Bipartición hepática.* Teniendo en cuenta la masa hepática necesaria que se relaciona con la morfología, el peso y los restantes datos del protocolo de donante vivo, siempre que el órgano donado lo permita, es posible obtener dos injertos, lo cual duplica las intervenciones.
- *Injerto segmentario.* Constituye, sin duda, el injerto de obtención más difícil, en especial si incluye los segmentos II y III por la frecuente distribución irregular, escasos calibres vasculobiliares, que hacen necesaria la utilización de injertos vasculares, o reconstrucciones bilioentéricas difíciles, con utilización de *stents*. En países del área oriental no es excepcional la utilización de injertos que incluyen los segmentos VI y VII y, más excepcionalmente, los dos paramedianos IV y V.
- *Extracción* ex situ-in situ. Ya se han señalado a lo largo del capítulo las diferencias entre estas dos posibilidades. La mejor de ellas, al igual que en el donante vivo, es sin duda la extracción y preparación *in situ*, durante la cual el injerto sufre menos, pero habitualmente se recibe un órgano que solo puede ser manejado *ex situ*.
- *Aspectos éticos de la utilización de injertos por partición* split. Se han expuesto con claridad las condiciones necesarias para que un donante pueda aceptar la resección o división que permite su utilización. En la actualidad cada vez es más infrecuente que se oferten órganos procedentes de donantes de estas características. Los cirujanos conocen por propia experiencia que un órgano completo, poco manipulado, tiene una posibilidad de evolucionar correctamente del 100 %, pero, si sufre los cambios necesarios para su doble aprovechamiento, dicha posibilidad bajaría al menos hasta el 80 %. Por este motivo, la preparación no puede ser obligatoria ni se ha generalizado, aunque desde un punto de vista teórico se ha aceptado.

EXPOSICIÓN GRÁFICA DE LA TÉCNICA QUIRÚRGICA

En las **figuras 21.2-4** a **21.2-50** se describe la técnica paso a paso.

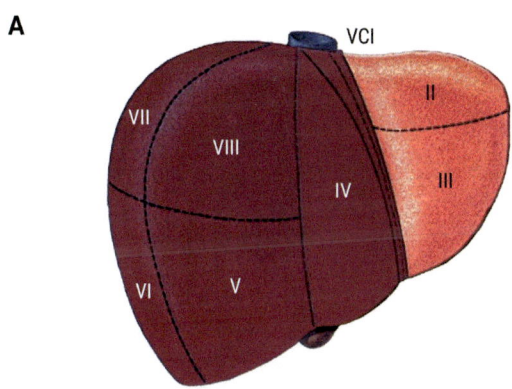

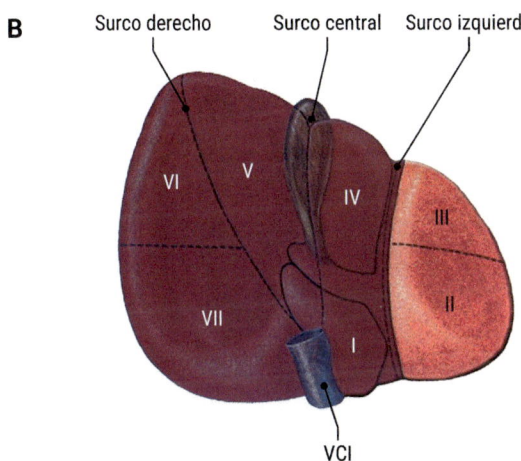

Figura 21.2-4. A) Cara anterior del hígado con las líneas que delimitan los segmentos del lóbulo hepático derecho, incluyendo el segmento IV del lóbulo hepático izquierdo. En color naranja se muestran los segmentos II y III. **B)** Cara inferior del hígado, con los mismos segmentos II y III en color naranja.

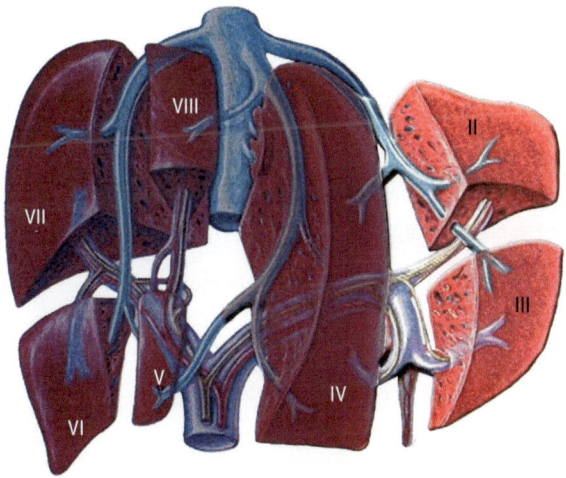

Figura 21.2-5. Separación de los segmentos correspondientes a cada lóbulo. El segmento II muestra el drenaje sanguíneo a través de la rama correspondiente de la vena suprahepática izquierda; asimismo, se exponen la rama correspondiente al segmento III y las ramas de la arteria hepática izquierda con su división para irrigar los segmentos II y III por separado. La rama izquierda de la vena porta muestra su división en las ramas correspondientes a los segmentos II y III, así como la vía biliar en el colector de Henle.

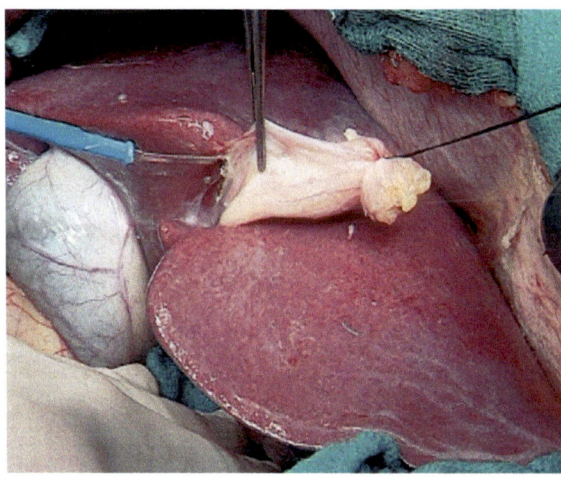

Figura 21.2-6. Tras la práctica de la incisión subcostal, puede advertirse la movilización del ligamento redondo y el aspecto de los segmentos II y III con el límite que corresponde al segmento IV. La vesícula biliar se muestra entre ambos.

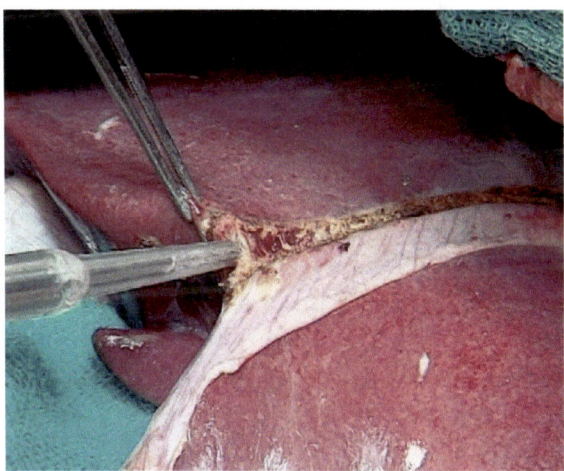

Figura 21.2-7. Se comienza la sección a través de la cisura hepática medial utilizando el bisturí ultrasónico.

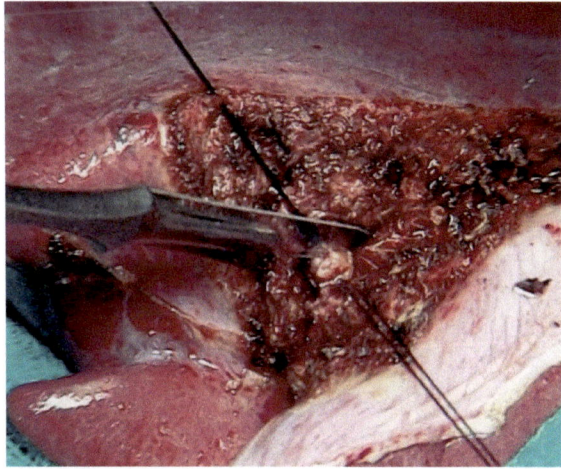

Figura 21.2-8. La utilización de un disector-aspirador ultrasónico permite la disección e individualización de las ramas vasculares y biliares. Se observa la sección de la rama inferior de la vena suprahepática izquierda y el ligamento redondo con el falciforme desplazado hacia la línea media.

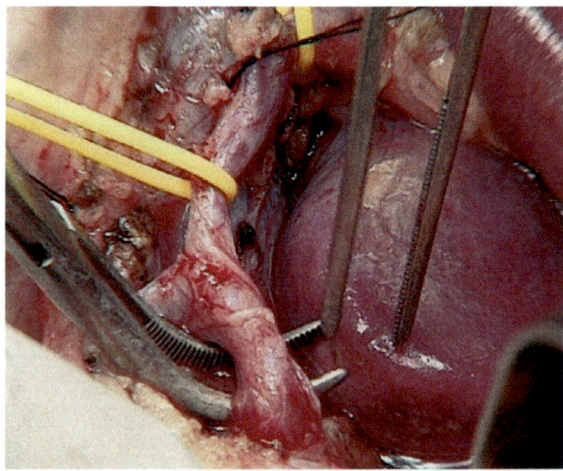

Figura 21.2-9. Disección de la arteria hepática izquierda y sus ramas correspondientes para los segmentos II y III, así como la destinada al segmento IV; medialmente a dicha arteria se observa la superficie azulada de la vena porta.

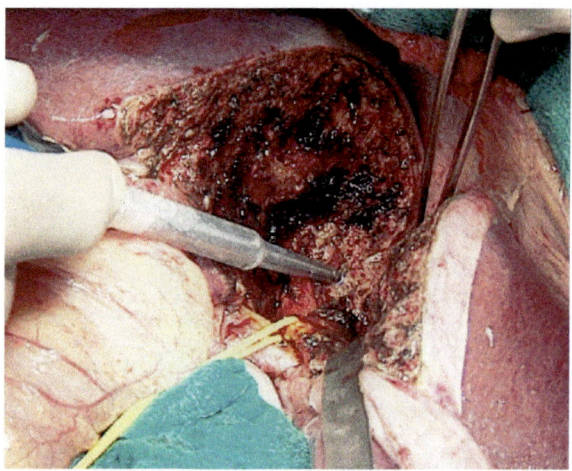

Figura 21.2-12. La sección del parénquima hepático correspondiente a los segmentos II y III está finalizada. Se observa la disección mediante bisturí ultrasónico de la superficie de la vena cava retrohepática y del tronco de la vena suprahepática izquierda.

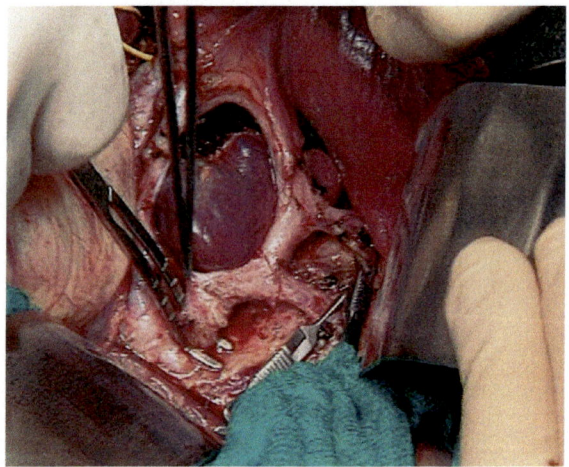

Figura 21.2-10. Oclusión de la arteria hepática izquierda y de las ramas correspondientes a los segmentos II y III.

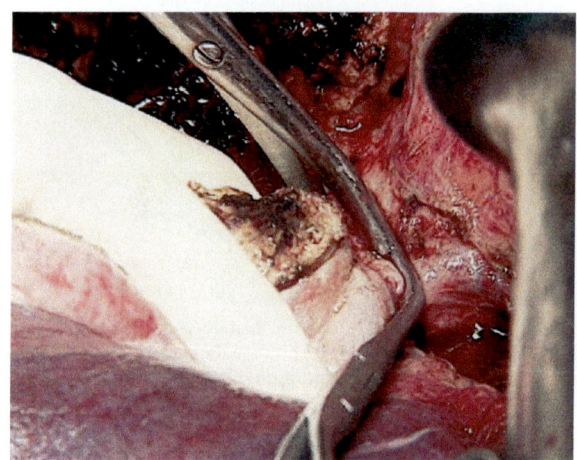

Figura 21.2-13. Una vez practicada la sección de las ramas correspondientes a la arteria hepática que irrigan los segmentos II y III, así como de la vena porta para estos segmentos, y finalizada la disección del tronco lateromedial de la vena suprahepática izquierda, se ocluye este mediante un *clamp* de Satinsky para realizar la sección y extracción del injerto.

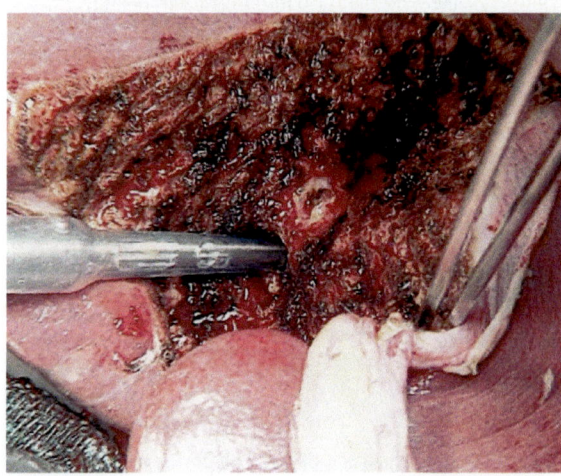

Figura 21.2-11. Superficie de la vía biliar correspondiente al tronco común de los segmentos II y III y disección de sus límites mediante bisturí ultrasónico de última generación.

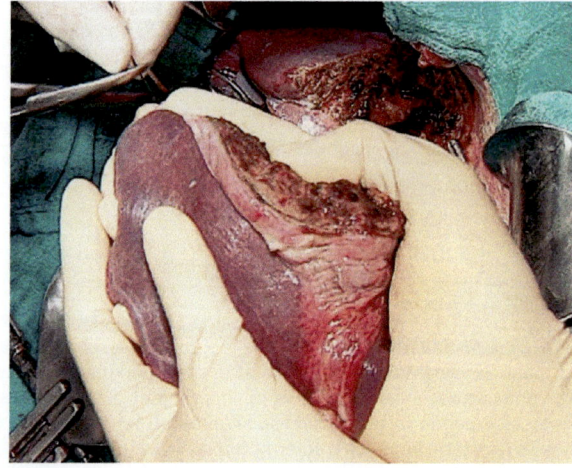

Figura 21.2-14. El injerto ha sido completamente movilizado y se extrae de la cavidad abdominal.

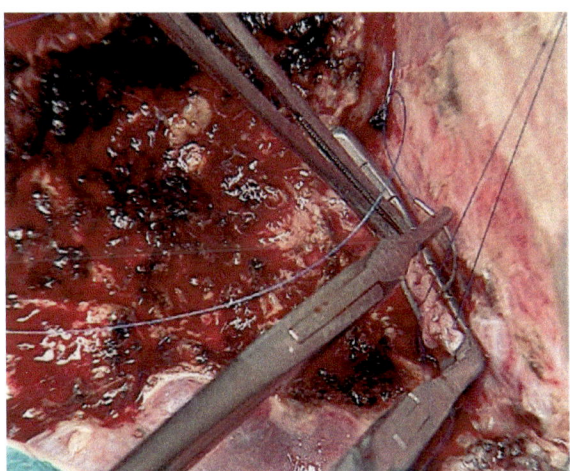

Figura 21.2-15. Oclusión del tronco correspondiente a la vena suprahepática seccionada mediante sutura continua utilizando material irreabsorbible, monofilamento 4/0.

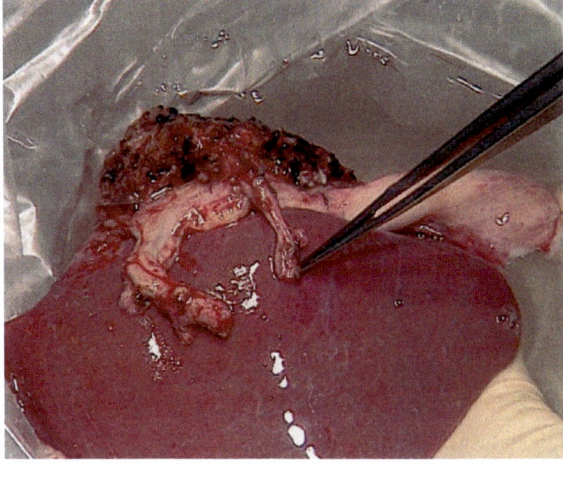

Figura 21.2-18. Superficie inferior del injerto. La pinza de disección indica la arteria hepática izquierda, de cuyo tronco se originarán las ramas correspondientes a los segmentos extraídos.

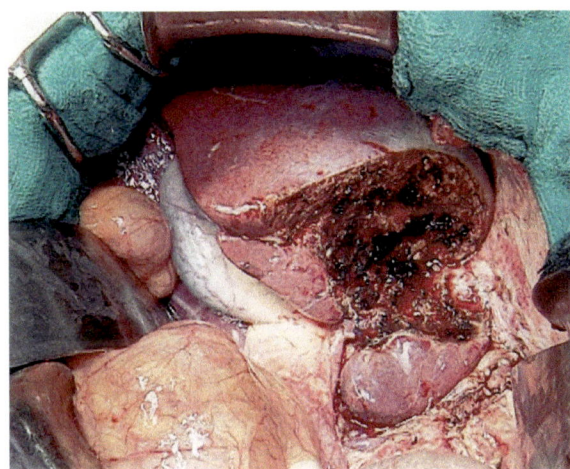

Figura 21.2-16. Aspecto del hígado del donante tras la extracción de los segmentos II y III, manteniendo el segmento I bien vascularizado. Puede advertirse la coloración normal del segmento IV, así como, entre este y el segmento I, la superficie de la vena cava retrohepática.

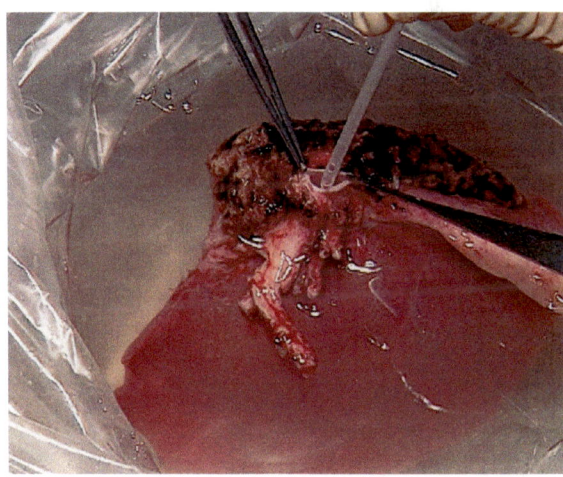

Figura 21.2-19. Introducción de una cánula en el tronco de la vena porta segmentaria para realizar la perfusión con solución de Belzer.

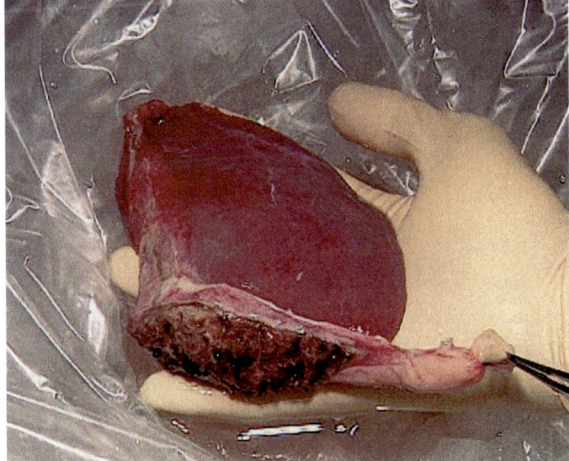

Figura 21.2-17. Los segmentos II y III ya extraídos se introducen en la cápsula repleta de solución de Belzer. Pueden advertirse en la superficie de sección el ligamento falciforme, el ligamento redondo y la bolsa plástica en la cual se realizará la perfusión del injerto.

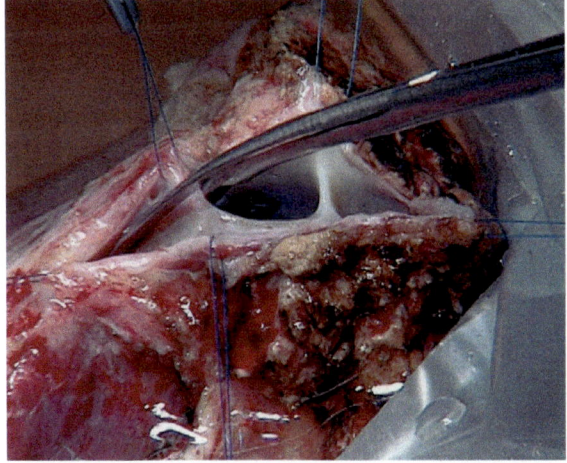

Figura 21.2-20. Aspecto de la vena suprahepática con las dos ramas confluyentes. La tijera inicia la sección del tabique existente entre las dos ramas segmentarias.

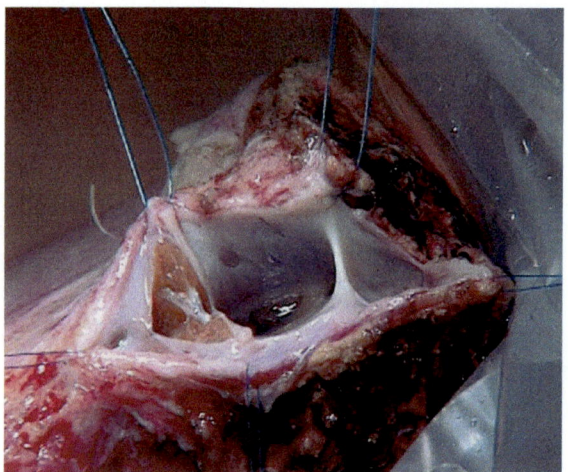

Figura 21.2-21. Una vez practicada la sección, la superficie de la vena seccionada será aproximada mediante sutura continua utilizando material irreabsorbible, monofilamento 7/0.

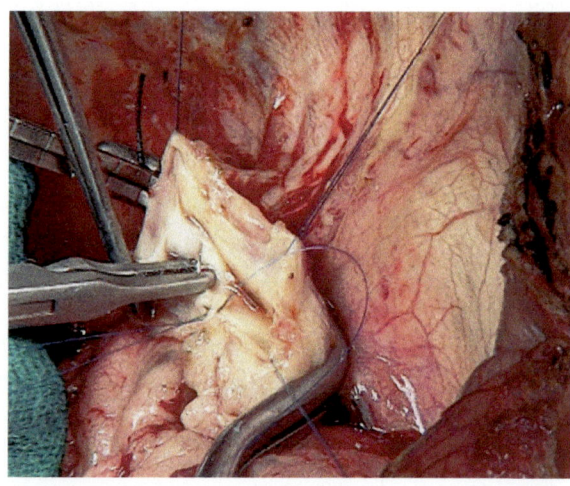

Figura 21.2-24. Se han aproximado ambos elementos vasculares y se está realizando la sutura de la cara posterior de la anastomosis mediante material irreabsorbible 6/0.

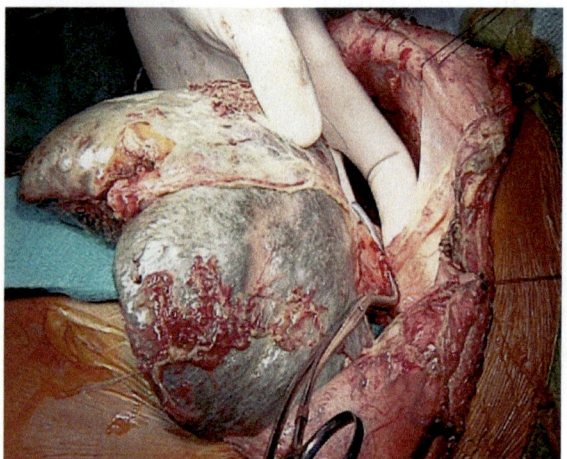

Figura 21.2-22. En el receptor se ha liberado el hígado afectado por atresia biliar y se ha realizado la oclusión de la vena cava suprahepática para practicar la sección de este tronco y extraer el hígado enfermo.

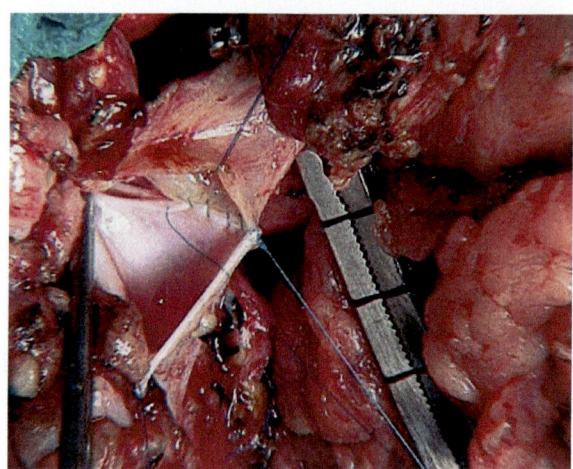

Figura 21.2-25. Se inicia a continuación la anastomosis entre la vena porta del receptor y la rama de la vena porta correspondiente al injerto.

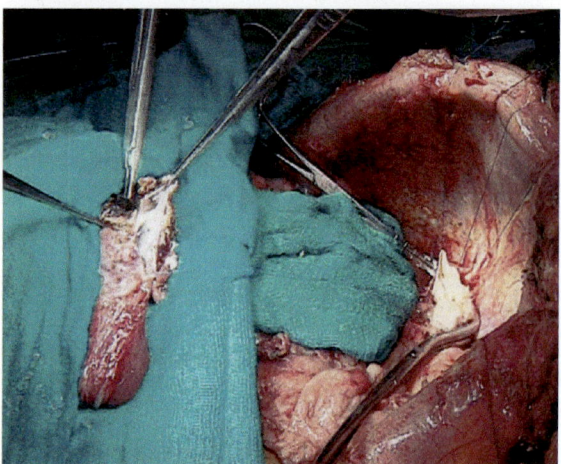

Figura 21.2-23. Se mantiene el *clamp* de Satinsky. Puede verse el injerto recubierto por una compresa rellena de suero helado para mantener su temperatura a 4 °C. Se inicia la anastomosis entre la vena suprahepática izquierda del injerto y la vena cava suprahepática del receptor.

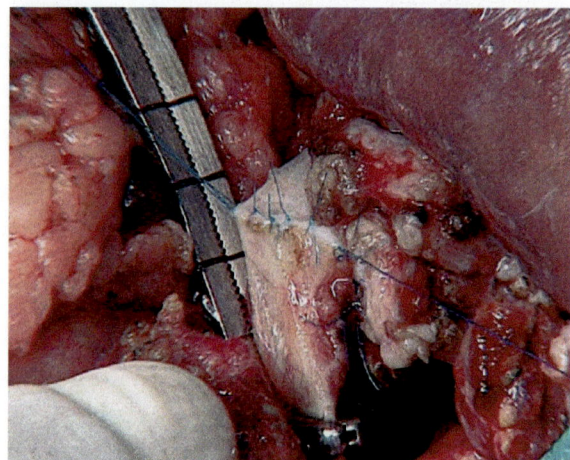

Figura 21.2-26. Se está finalizando la sutura de la vertiente anterior de la anastomosis portal mediante puntos entrecortados.

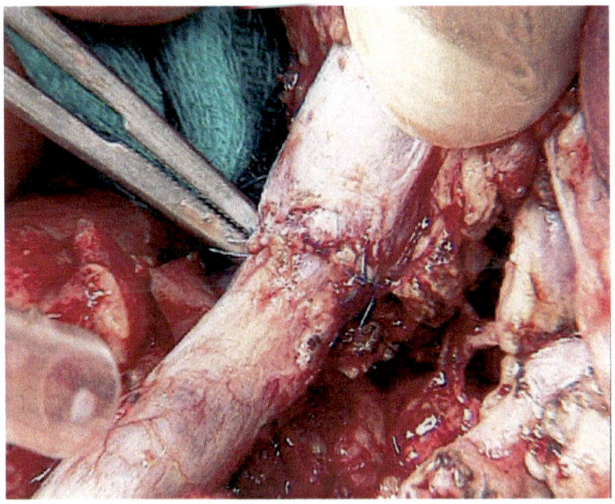

Figura 21.2-27. Anastomosis portoportal entre el injerto y el receptor finalizada.

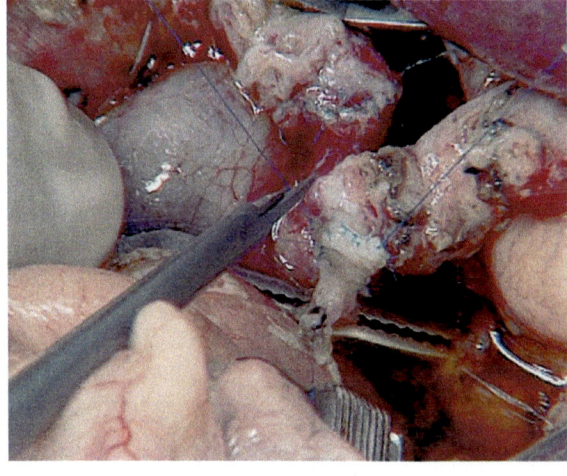

Figura 21.2-30. La segunda anastomosis arterial ha finalizado. Puede verse la superficie de la primera anastomosis arterial sobre ella.

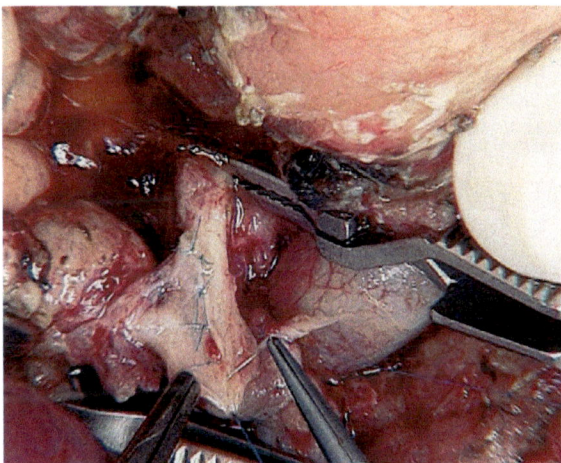

Figura 21.2-28. El injerto posee dos arterias, por lo que se practicará la anastomosis de forma independiente sobre la arteria hepática del receptor. Se está realizando la primera anastomosis mediante puntos entrecortados de material irreabsorbible 8/0.

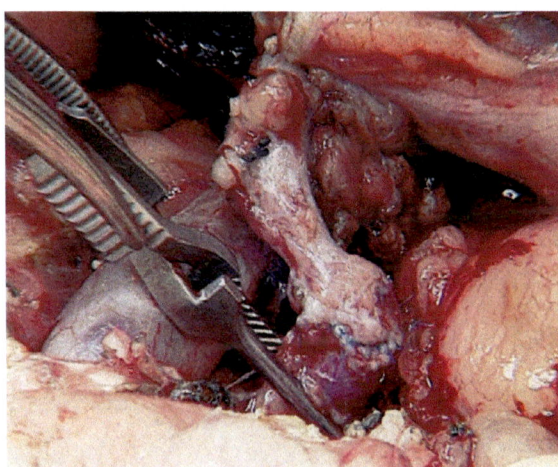

Figura 21.2-31. Se inicia la retirada del *bulldog* que ocluía el tronco de la arteria hepática del receptor.

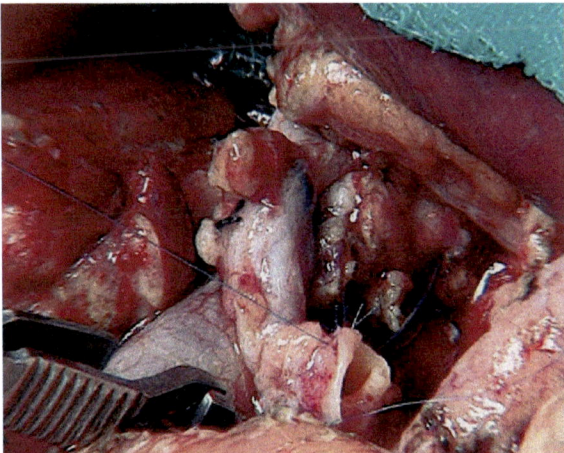

Figura 21.2-29. Una vez finalizada la anastomosis de la primera arteria hepática, se inicia la anastomosis de la segunda arteria hepática del injerto, cuya luz se observa en el borde inferior de la imagen. La superficie de la anastomosis previa puede verse en el centro de la imagen dirigiéndose hacia el parénquima hepático del injerto.

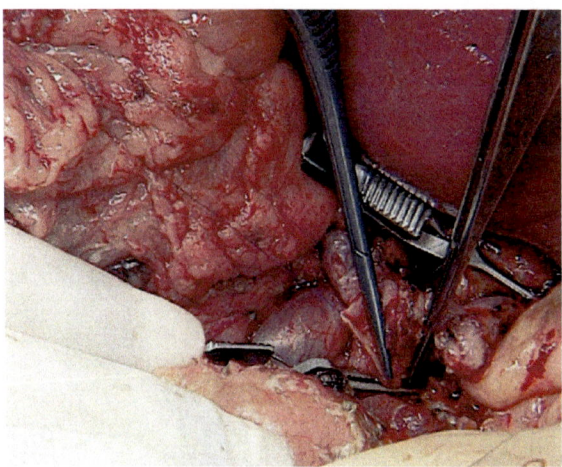

Figura 21.2-32. Finalizadas las anastomosis vasculares se va a iniciar la derivación biliar. En la imagen se aprecia la sección longitudinal de la pared de la vía biliar correspondiente a los segmentos II y III para aumentar su luz y facilitar la anastomosis con el asa yeyunal ascendida.

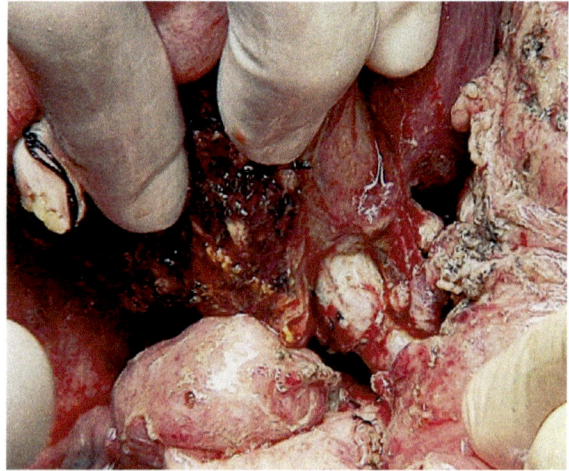

Figura 21.2-33. En la parte inferior de la imagen pueden verse el extremo del asa yeyunal y la anastomosis colangioyeyunal finalizada. A la derecha, en la misma imagen, se observa la anastomosis de la vena porta donante/receptor.

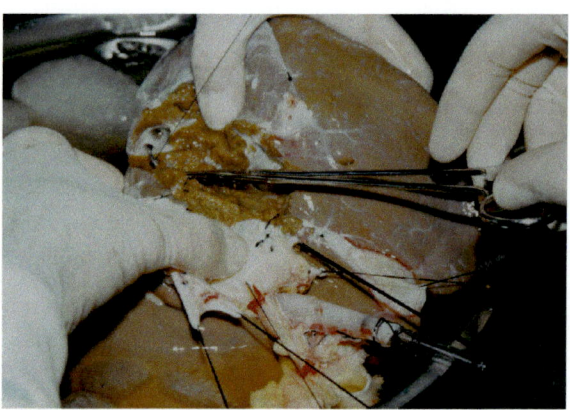

Figura 21.2-36. Se progresa en la sección del parénquima, ocluyendo las ramas ahora de mayor calibre. Puede observarse la vena porta, cuyo tronco se ha seccionado, y la cánula introducida en la arteria hepática para iniciar la perfusión por esta vía.

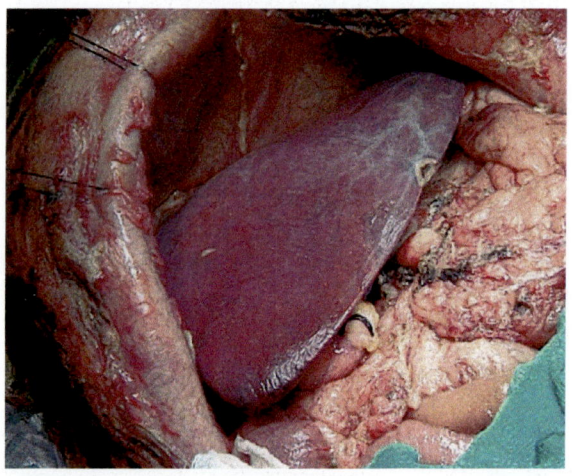

Figura 21.2-34. Aspecto de los dos segmentos II y III que corresponden al injerto ya implantado. Debe destacarse la buena coloración de la superficie del injerto y la ausencia de puntos sangrantes. No se advierte edema o congestión del injerto implantado.

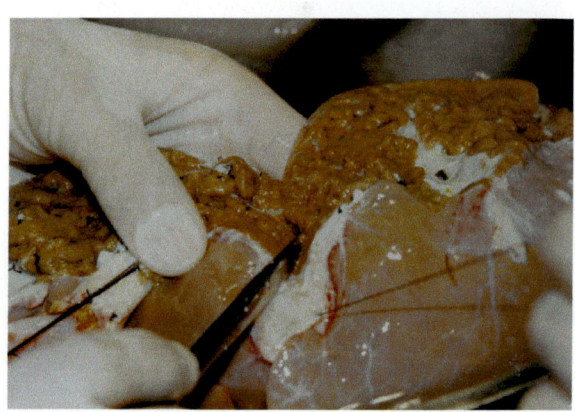

Figura 21.2-37. El lóbulo hepático izquierdo se halla casi totalmente separado del segmento derecho (derecha de la imagen).

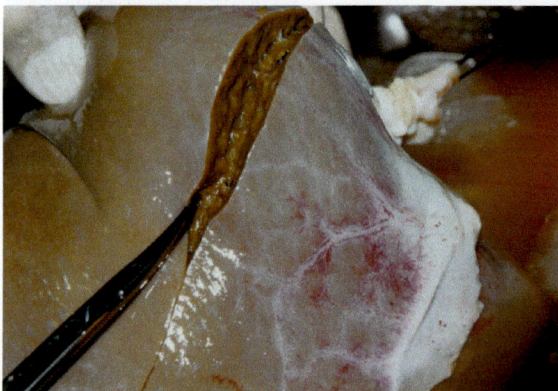

Figura 21.2-35. Se observa la sección practicada mediante bisturí entre los segmentos IV, VIII y V utilizando disección con tijera. Se muestran las ramas vasculobiliares que serán ocluidas entre ligaduras y después seccionadas.

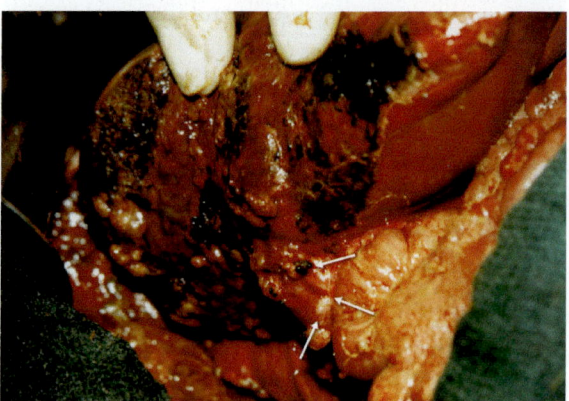

Figura 21.2-38. Aspecto del lóbulo hepático izquierdo separado después de su implante en el receptor mostrando mediante tractores la posición anatómica de sus elementos vasculobiliares.

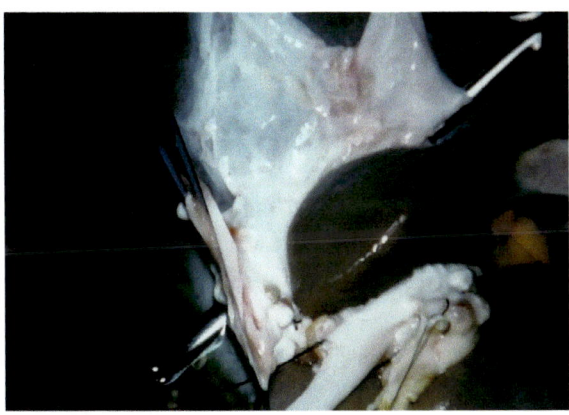

Figura 21.2-39. Finalizada la preparación de los elementos vasculobiliares del injerto, se explora la superficie de la vena cava retrohepática y se aseguran su hermeticidad y la ausencia de cualquier lesión en su pared.

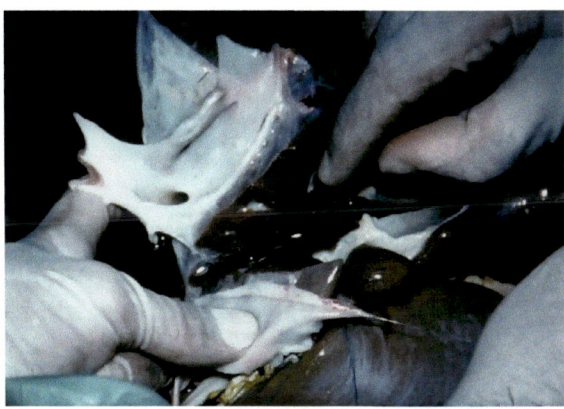

Figura 21.2-42. El parénquima hepático es seccionado siguiendo la línea de división de la vena cava. Esta sección no contempla ningún tipo de ligadura u oclusión vascular. El cierre de las superficies vasculares y biliares seccionadas se realizará como último tiempo mediante ligaduras transfixiantes o suturas continuas, preferiblemente mediante monofilamento muy fino (5/0) reabsorbible.

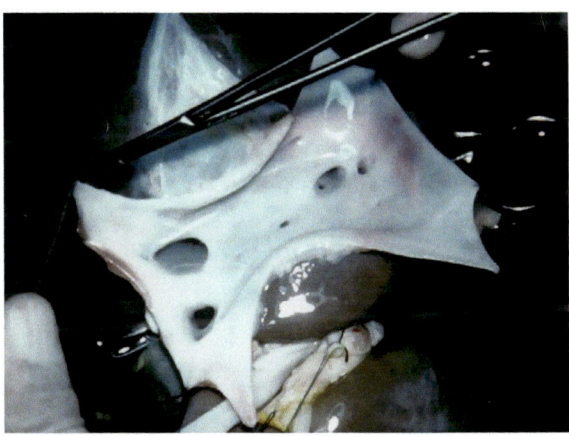

Figura 21.2-40. La pared posterior de la vena cava inferior en sus segmentos infrahepático, retrohepático y suprahepático se incide longitudinalmente mostrando así su luz y, en ella, la confluencia de las venas suprahepáticas (a la izquierda de la imagen) y de las venas hepáticas posteriores (a la derecha), algunas de las cuales poseen un importante diámetro.

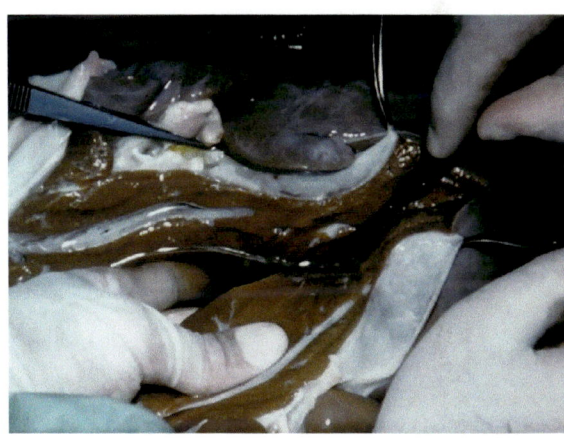

Figura 21.2-43. Sección del parénquima hepático, que divide el injerto en dos lóbulos independientes (lóbulo derecho, segmentos V, VI, VII y VIII, y lóbulo izquierdo, segmentos I, II, III y IV). La rama más lateral (externa) de la vena suprahepática media ha sido seccionada longitudinalmente.

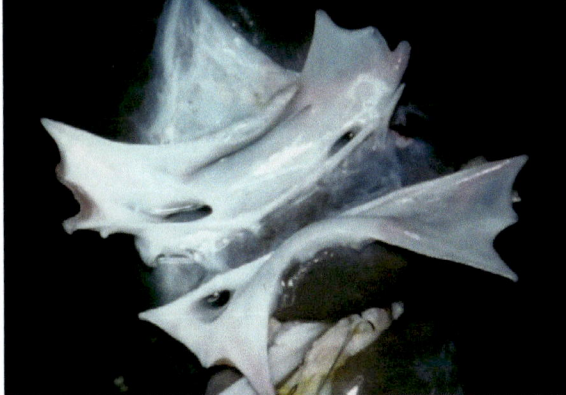

Figura 21.2-41. La pared anterior de la vena cava es separada por el parénquima hepático en una «franja» de unos 5 mm y, a continuación, seccionada longitudinalmente de forma paralela a la sección efectuada en la cara posterior. Esta línea de sección debe evitar aproximarse a la confluencia de las venas de drenaje sanguíneo del hígado.

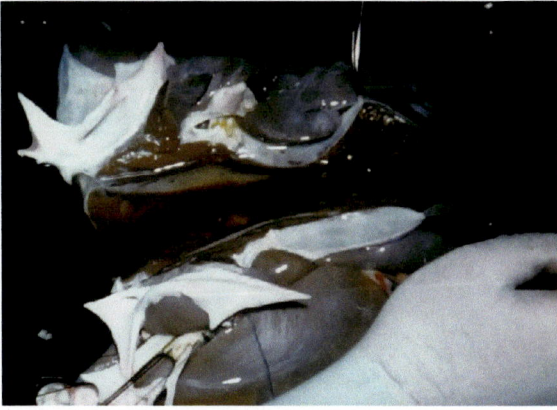

Figura 21.2-44. Se muestra el aspecto de ambos lóbulos hepáticos exponiendo su cara posteroinferior, ya separados, después de realizar el cierre de las superficies vasculares seccionadas, utilizando para su detección la inyección de solución UW fría (4 °C) a través de la arteria hepática y de la vena porta ya preparadas.

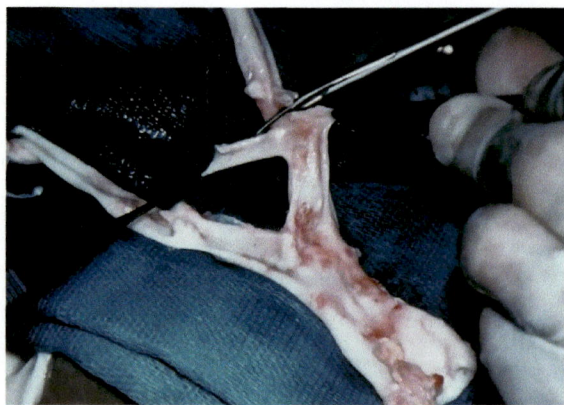

Figura 21.2-45. Se expone la vena cava infrarrenal extraída del donante y se secciona en ambos lados la confluencia de las venas ilíacas externa e interna sobre la vena ilíaca común.

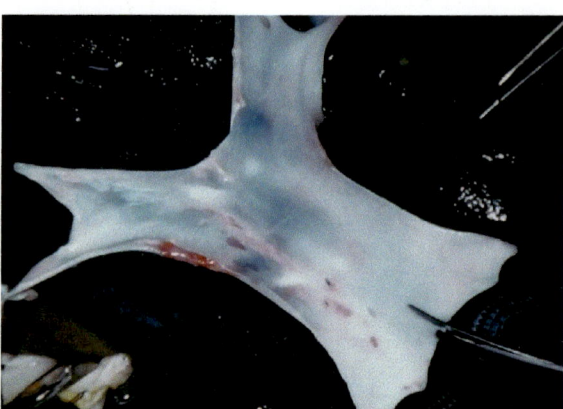

Figura 21.2-48. Traccionando los extremos de sección se realiza la sección longitudinal, en la línea media, de la vena cava inferior.

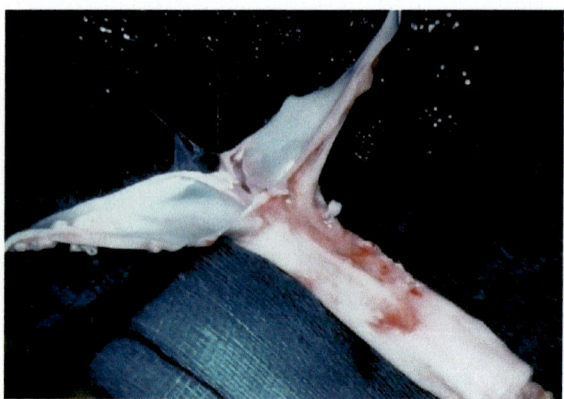

Figura 21.2-46. Se secciona a continuación la pared media de ambas venas ilíacas (tronco común), obteniendo entonces una amplia superficie que incrementa el diámetro de la vena cava inferior.

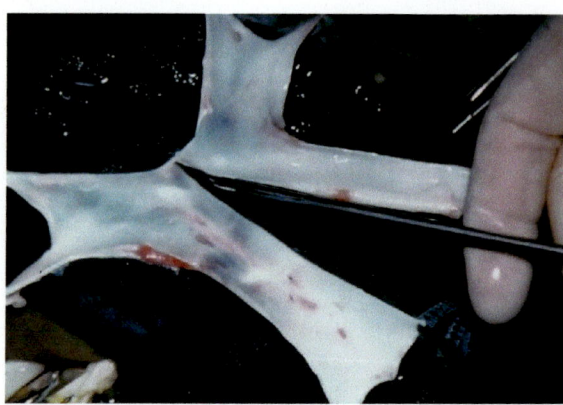

Figura 21.2-49. La sección, ya prácticamente terminada, permite obtener dos injertos venosos de dimensiones similares.

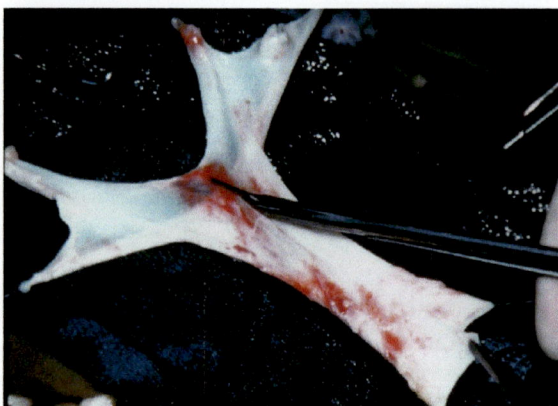

Figura 21.2-47. Ejerciendo tracción de las venas ilíacas seccionadas del extremo proximal de la vena cava inferior se realiza la sección longitudinal de la superficie anterior de la vena cava.

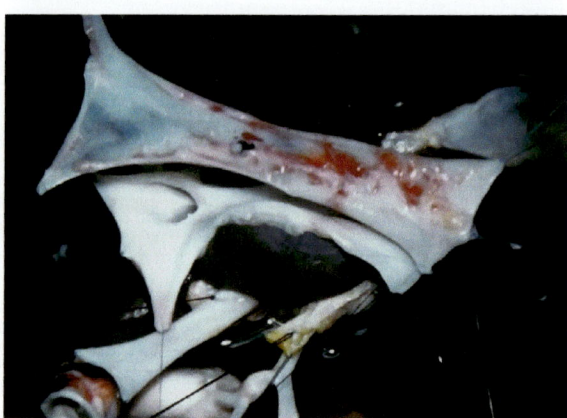

Figura 21.2-50. Cada uno de los injertos obtenidos mediante la sección de la vena cava es suturado con la «hemicava» existente en cada uno de los lóbulos hepáticos obtenidos por la división del hígado donado.

BIBLIOGRAFÍA CONSULTADA

Abradelo M, Jiménez C. Splitting liver grafts for two adults: suboptimal grafts or suboptimal matching? Hepatobiliary Surg Nutr 2013; 2: 242-3.

Abradelo M, Fondevila C. Grupo de Trabajo de la Sociedad Española de Trasplante Hepático. IV Consensus meeting of the Spanish of Liver Transplantation (SETH) 2012. Liver transplant with non-conventional grafts: Split Liver Transplantation and Non-Heart-Beating Donors. Cir Esp 2014; 92: 157-67.

Abradelo M, Sanabria R, Caso O, Álvaro E, Moreno E, Jiménez C. Split liver transplantation. Where? When? How? Transplant Proc 2012; 44: 1513-6.

Adham M, Dumortier J, Abdelaal A et al. Does middle hepatic vein omission in a right split graft affect the outcome of liver transplantation? A comparative study of right split livers with and without the middle hepatic vein. Liver Transpl 2007; 13: 829-37.

Andorno E, Genzone A, Morelli N et al. One liver for two adults: in situ split liver transplantation for two adult recipients. Transplant Proc 2001; 33: 1420.

Azoulay D, Castaing D, Adam R et al. Split-liver transplantation for two adult recipients: feasibility and long-term outcomes. Ann Surg 2001; 233: 565.

Azoulay D, Marin-Hargreaves G, Castaing D et al. Ex situ splitting of the liver. Arch Surg 2001; 136: 956.

Bismuth H, Morino M, Castaing D et al. Emergency orthotopic liver transplantation in two patients using one donor liver. Br J Surg 1989; 76: 722.

Broering DC, Topp S, Schaefer U et al. Split liver transplantation and risk to the adult recipient: analysis using matched pairs. J Am Coll Surg 2002; 195: 648.

Broering DC, Wilms C, Lenk C et al. Technical refinements and results in full-right full-left splitting of the deceased donor liver. Ann Surg 2005; 242: 802.

Cardillo M, De Facio N, Pedotti P et al. Split and whole liver transplantation outcomes: a comparative cohort study. Liver Transpl 2006; 12: 402.

Colledan M, Andorno, E, Valente U et al. A new splitting technique for liver grafts. Lancet 1999; 353: 1763.

Gridello B, Spada M, Petz W et al. Split-liver transplantation eliminates the need for living-donor liver transplantation in children with end-stage cholestatic liver disease. Transplantation 2003; 75: 1197.

Humar A, Ramcharan T, Sielaff TD et al. Split liver transplantation for two adult recipients: an initial experience. Am J Transpl 2001; 1: 366.

Moreno A, Moreno E, García I. Results in split liver transplantation. Transplant Proc 2003; 35: 1810-11.

Moreno-González E, García I, Moreno-Elola A et al. Starting a new program for split liver transplantation after a low learning curve: a reality in centers with large experience in liver surgery and whole liver transplantation. Hepatogastroenterology 2008; 55: 1699-704.

Moreno-González E, Gómez SR, García GI et al. Utilization of split liver grafts in orthotopic liver transplantation. Hepatogastroenterology 1993; 40: 17-20.

Moreno-González E, García-García I, Loinaz-Segurola G. The treatment of acute liver failure due to fulminating hepatitis by total or partial orthotopic liver transplantation. The clinical results. Minerva Chir 1993; 48: 369-79.

Navarro D, Justo I, García A, Loinaz C, Caso O. Ex-situ splitting of a severe injured liver for transplantation. Case report and review of the literature. Cir Esp (Engl Ed) 2023; 101: 145-7.

Otte JB, de Ville de Goyert J, Alberti D et al. The concept and technique of split liver in clinical transplantation. Surgery 1990; 107: 605.

Pichlmayr R, Ringe B, Gubernatis G et al. Transplantation of a donor liver to two recipients (splitting transplantation). A new method for further development of segmental liver transplantation. Langenbecks Arch Chir 1988; 373: 127-30.

Renz JF, Emond JC, Yersiz H et al. Split-liver transplantation in the United States: outcomes of a national survey. Ann Surg 2004; 239: 172.

Rogiers X, Berrevoet F, Troisi R. Technical detail matter. Transpl Int 2009; 22: 588.

Rogiers X, Malago M, Habib N et al. In situ splitting of the liver in the heart-beating cadaveric organ donor for transplantation in two recipients. Transplantation 1995; 59: 1081.

Sommacale D, Farges O, Ettorre G et al. In situ split liver transplantation for two adult recipients. Transplantation 2000; 69: 1005.

Valente S, Andorno E, Santori G et al. Split liver network: a collaborative internet-based scenario to expand the organ pool. Transplant Proc 2007; 39: 1923.

Washburn K, Halff G, Mieles L et al. Split-liver transplantation: results of statewide usage of the right trisegmental graft. Am J Transplant 2005; 5: 1652.

21.3 Características especiales y detalles técnicos en la preparación del lóbulo hepático izquierdo obtenido por partición hepática *(split)* en donante vivo y en donantes en muerte encefálica, con extracción *ex situ* e *in situ*

INTRODUCCIÓN

En este subcapítulo se exponen los detalles específicos que atañen a la preparación del lóbulo hepático izquierdo, como continuación de las páginas anteriores, en las que se ampliaban los puntos expuestos en otros capítulos sobre la preparación e implante del lóbulo hepático derecho. También aquí se trata de comprender algunos detalles especiales que caracterizan la elección, delimitación e implante de esta parte del hígado.

Los aspectos de este injerto permiten, tras el estudio preoperatorio, conocer su volumen exacto y, por lo tanto, elegir el receptor que obtenga la masa de parénquima hepático necesaria para la recuperación del paciente. De la misma forma, mediante angio-RM del territorio esplácnico y colangio-RM se conocerá la distribución de las arterias hepáticas, la vena porta y el árbol biliar, a fin de preparar una u otra forma de reconstrucción vasculobiliar durante el implante.

TÉCNICA QUIRÚRGICA

La intervención se inicia a través de una incisión, siguiendo la línea media xifopubiana, subcostal izquierda o lateromedial, vías que solo excepcionalmente se utilizan en la extracción del lóbulo hepático derecho. Al igual que en el subcapítulo anterior, la compresión del pedículo vascular correspondiente permite determinar con más precisión la línea que separa ambos lóbulos, por el cambio de color desde la cisura hepática mayor (**Fig. 21.3-1**) comenzando la parición a ese nivel. Para su más correcta movilización se secciona el ligamento triangular izquierdo (**Fig. 21.3-2**) y, a continuación, el gastrohepático, que permite el acceso a la transcavidad de los epiplones, a cuyo nivel se han disecado los troncos de ambas arterias, derecha e izquierda, y la vena porta izquierda. Como se ha referido, la oclusión de la arteria hepática y la vena porta izquierda motivará el cambio de coloración (**Fig. 21.3-3**), comenzando la sección parenquimatosa a este nivel (**Fig. 21.3-4**).

Se continúa la sección en profundidad y se accede a la superficie de la vena cava retrohepática, observándose en las ligaduras y suturas-ligaduras correspondientes a las venas hepáticas posteriores, que no excepcionalmente poseen un diámetro superior a los 10 mm, por lo que han de ser ocluidas mediante sutura continua (**Fig. 21.3-5**). En este paciente,

la disección del tronco de la vena porta izquierda se realiza separando ambos lóbulos hepáticos a través de la denominada vía transcisural. En la imagen **figura 21.3-6** se observa la vena porta izquierda ocluida por un *clamp* en su origen en el tronco portal y el inicio de su sección. Se procede, a continuación, al cierre de la superficie de sección mediante puntos entrecortados. Desplazando el segmento I en sentido craneal, se observan las venas hepáticas posteriores, que constituyen el drenaje sanguíneo de este segmento, y, tras su aislamiento, son ocluidas entre ligaduras y seccionadas (**Fig. 21.3-7**). Se muestra en la superficie el conducto biliar izquierdo ocluido con una ligadura en proximidad a la confluencia biliar (**Fig. 21.3-8**).

El extremo aferente a la sección del conducto biliar no se ocluye: se dan dos puntos tractores en su pared, de forma simétrica, para su identificación y anastomosis bilioyeyunal (colangiosinistroyeyunostomía). No se ha realizado en la sección de la arteria hepática izquierda y media, por lo que no se halla en isquemia absoluta (v. **Fig. 21.3-8**).

La extracción del injerto finaliza con la disección y sección tras oclusión mediante *clamp* vascular del tronco común de la vena suprahepática izquierda con la vena suprahepática media. Su sección permite la extracción del injerto correspondiente al lóbulo hepático izquierdo (**Fig. 21.3-9**).

La elección del segmento arterial que permita la reconstrucción arterial (donante en muerte encefálica) de la forma más útil para cada lóbulo es compleja, aunque en el lóbulo izquierdo nosotros preferimos utilizar la arteria hepática izquierda y usar el origen de la arteria gastroduodenal para ampliar el diámetro de su luz, y en el lóbulo hepático derecho, interponer un injerto extraído de la arteria hepática común del donante que, instalado de forma invertida, permite alargar su longitud y exponer en el extremo que se va a anastomosar con la arteria hepática común del receptor un mayor diámetro (**Fig. 21.3-10**).

Las características del injerto mediante *split* en el lóbulo hepático izquierdo procedente de donante en muerte encefálica pueden cambiar sustancialmente dependiendo de las necesidades anatómicas del receptor y de sus características. En la **figura 21-3.11** se expone una de estas excepciones en la preparación del lóbulo hepático izquierdo o de los segmentos II y III, cuando se hace necesario mantener una mayor longitud de la vena porta, el conducto biliar y la arteria hepática. Este último ejemplo nos obliga a mantener parte de los

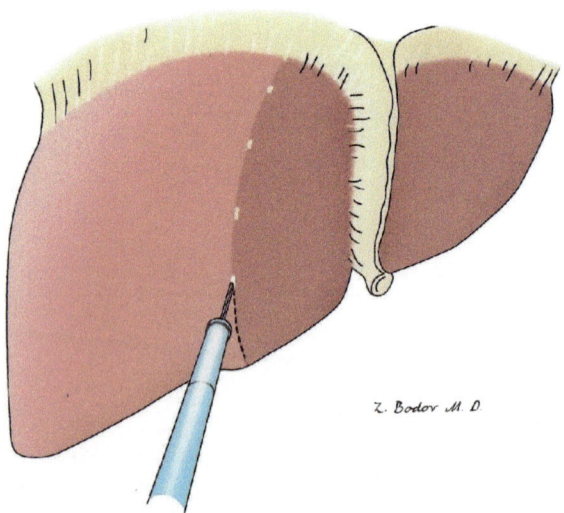

Figura 21.3-1. El pedículo vascular del lóbulo hepático izquierdo está ocluido. Se observa el cambio de color en la fisura hepática mayor.

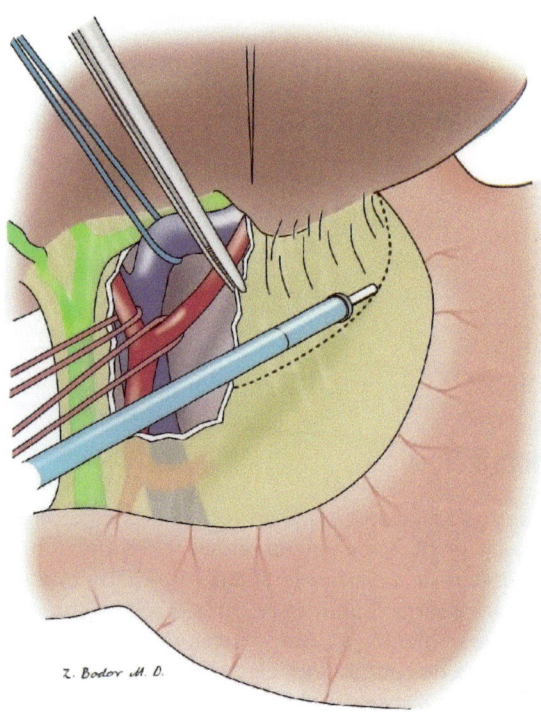

Figura 21.3-3. Oclusión de la arteria hepática izquierda y de la vena porta ipsilateral.

A

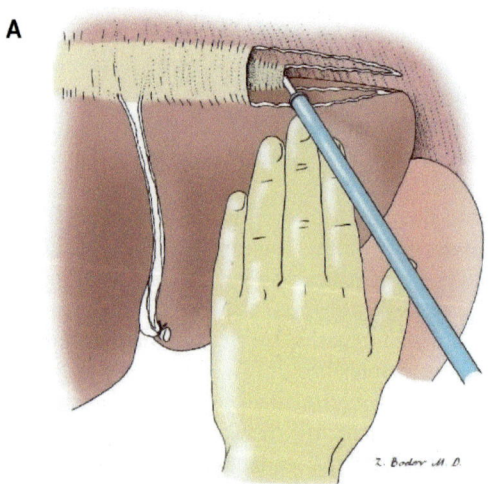

B

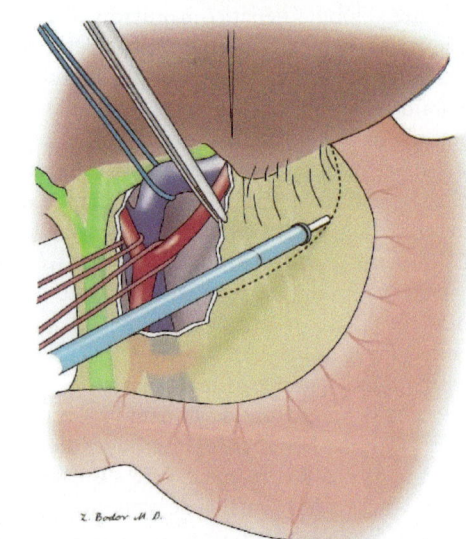

Figura 21.3-2. A) Sección del ligamento triangular izquierdo. **B)** Disección de la arteria hepática y sus ramas. Se inicia la sección del ligamento gastrohepático.

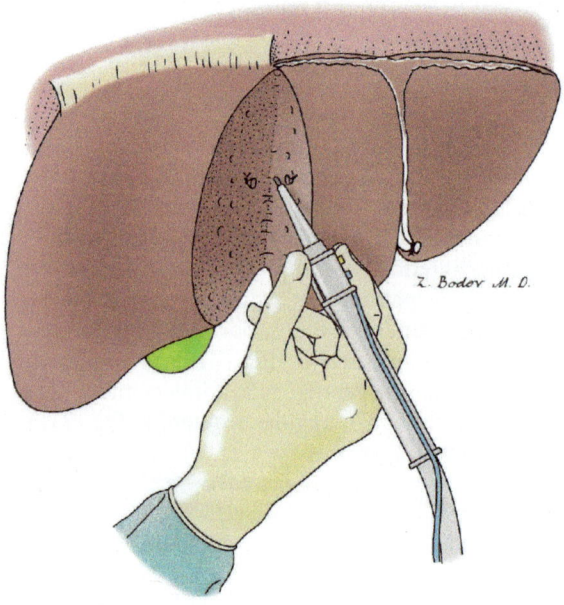

Figura 21.3-4. Se inicia la sección del parénquima hepático a través de la cisura hepática mayor.

¿Sabías que este libro
incluye 63 casos clínicos interactivos con vídeos en alta definición
que cubren en detalle todas las técnicas de trasplante actuales?

Descubre los videocasos con la historia clínica y el desarrollo quirúrgico explicados por los mejores expertos.

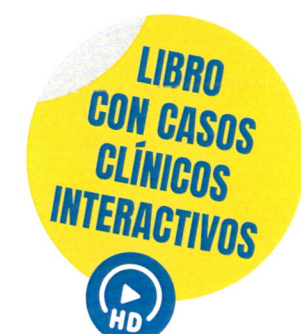

LIBRO CON CASOS CLÍNICOS INTERACTIVOS
HD

¿Cómo accedo a los casos interactivos?

Con el libro impreso

Con la versión digital

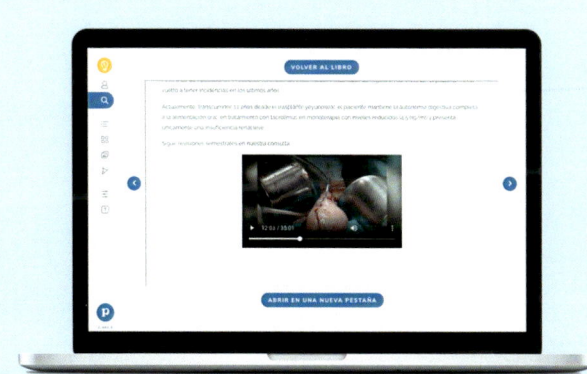

Si estás leyendo el libro impreso, escanea con tu móvil el código QR que aparece al final de cada capítulo que incluye casos clínicos.

Si estás accediendo a la versión digital del libro, Mi Eureka, simplemente haz *clic* en el icono del QR para abrir el caso clínico directamente.

Para ver el vídeo a pantalla completa haz *clic* en **ABRIR EN UNA NUEVA PESTAÑA.**

Información adicional útil

Cada caso clínico se inicia con la presentación del paciente y su estado preoperatorio, a continuación, se hace una breve explicación de la intervención quirúrgica, que se describirá con mayor detalle en el vídeo, y finaliza con una explicación de la evolución postoperatoria.

Puedes consultar en las páginas XXXV y XXXVI el listado completo de los 63 casos clínicos y el capítulo donde se incluyen.

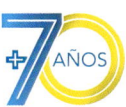

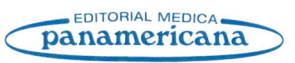

EDITORIAL MEDICA panamericana

Desde 1953 formando Profesionales de la Salud

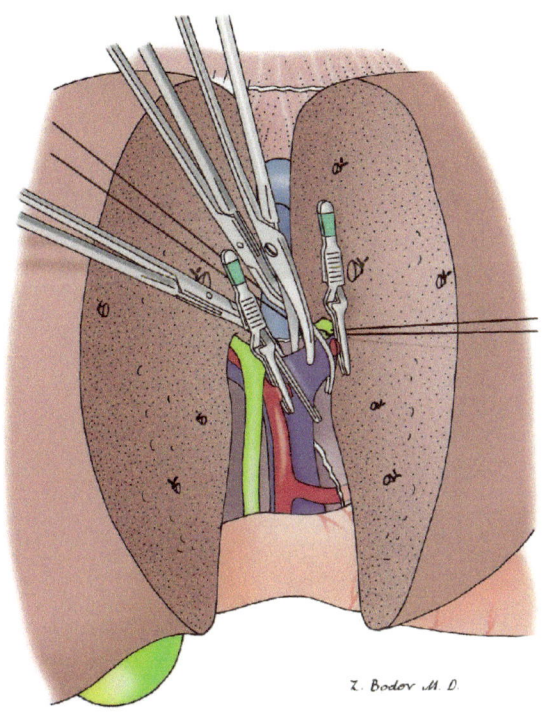

Figura 21.3-5. Los elementos vasculobiliares de mayor tamaño son ocluidos y cerrados mediante sutura-ligadura.

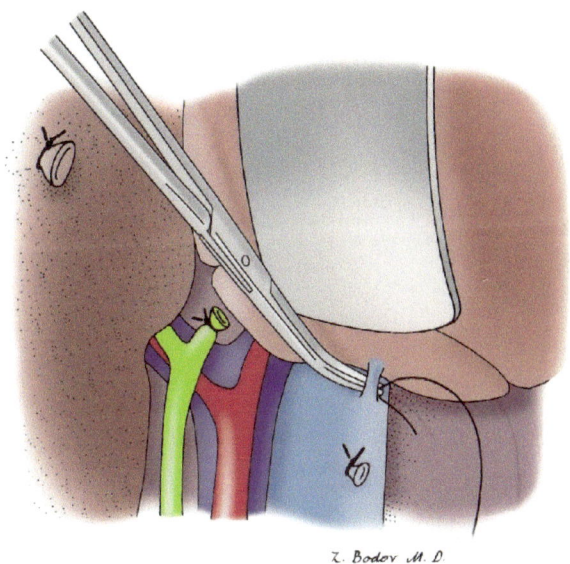

Figura 21.3-7. Desplazando el lóbulo izquierdo en dirección proximal, se advierten otras ramas que son también ocluidas y seccionadas.

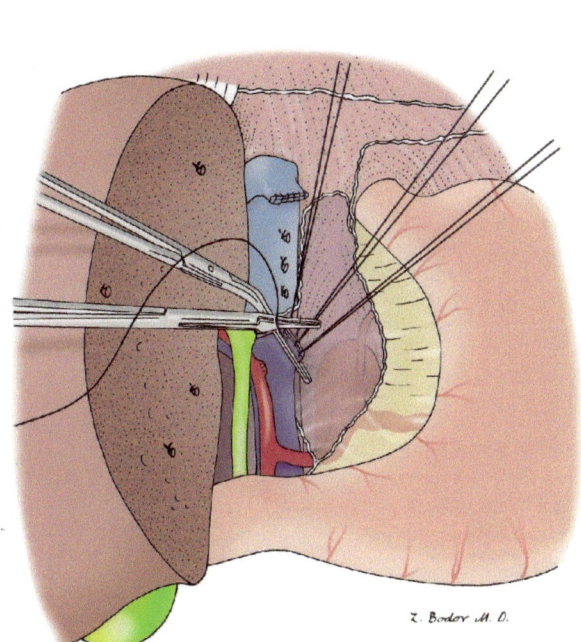

Figura 21.3-6. Disección de la vena cava retrohepática. Se está practicando la ligadura y posterior sección de una rama venosa confluyente con la vena cava.

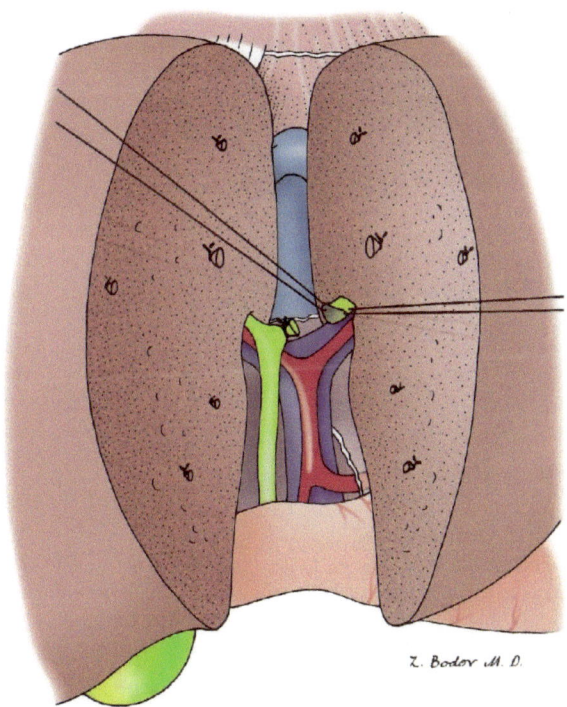

Figura 21.3-8. Tras seccionar el parénquima se observa la confluencia biliar, la disección de la bifurcación arterial junto con la superficie anterior de la vena cava retrohepática. Se ha seccionado el conducto biliar izquierdo.

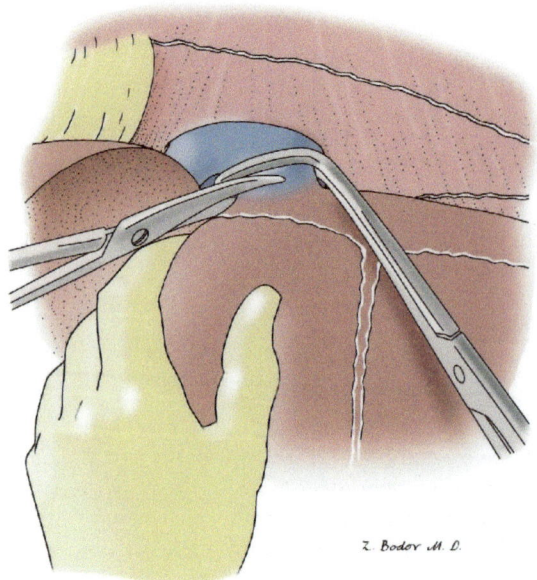

Figura 21.3-9. Oclusión del tronco común y medio de las venas suprahepáticas izquierdas, las cuales se han ocluido con un *clamp* vascular.

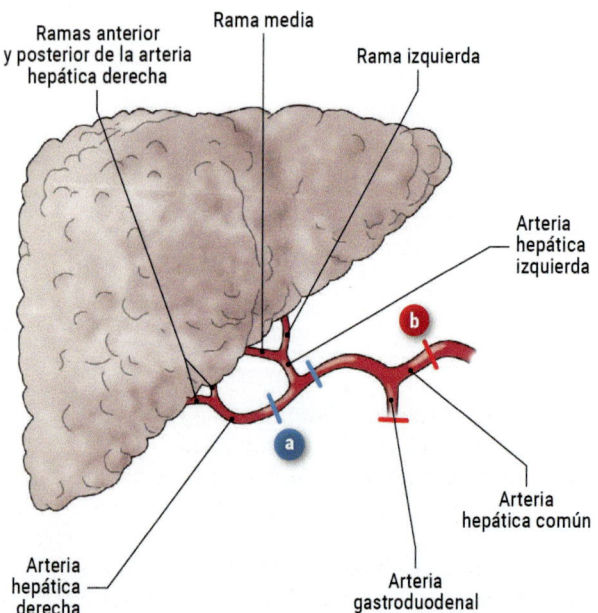

Figura 21.3-10. Esquema de la distribución arterial. a y b son los límites de la sección de la arteria hepática común, la arteria gastroduodenal, la arteria hepática izquierda y la arteria hepática derecha.

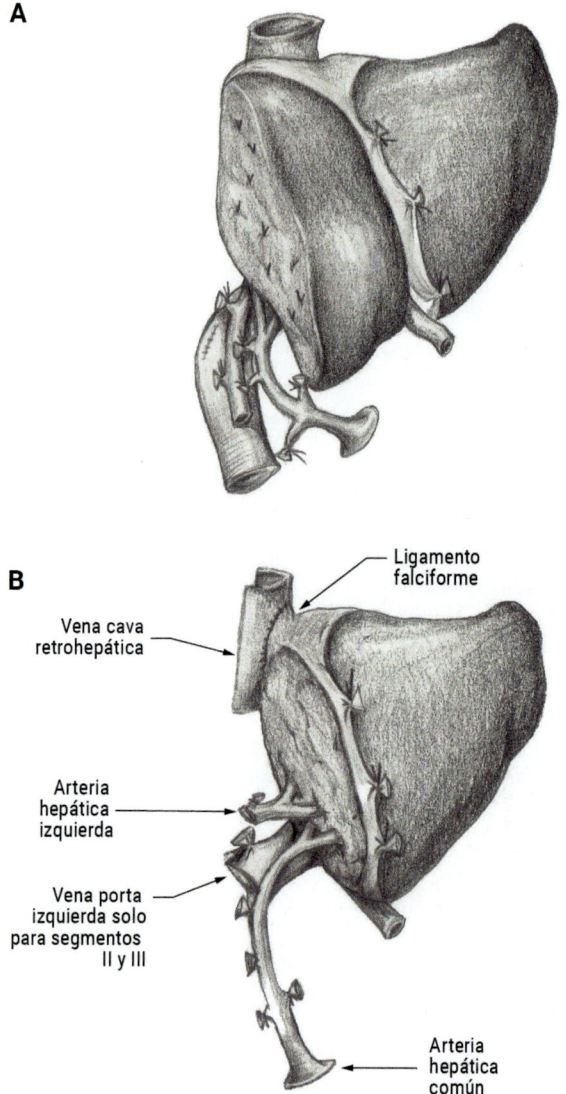

Figura 21.3-11. A) El injerto obtenido *ex situ* o *in situ* comprende la totalidad del lóbulo izquierdo. Se han mantenido la arteria hepática izquierda y la vena porta ipsilateral ocluyendo el origen de la rama derecha. **B)** El injerto se extiende a los segmentos II y III. Se mantienen las ramas correspondientes.

elementos vasculares, con mayor frecuencia procedentes del donante cadáver, pero nunca utilizables en el donante vivo.

En este subcapítulo se han querido exponer los cambios personales para la obtención de injertos de mayor utilidad con la división hepática mediante *split*. Dichos cambios permiten mayor seguridad en el implante, mejoran la reparación vascular y ofrecen menor número de complicaciones en las anastomosis arteriales (trombosis, estenosis y reducción de flujo sanguíneo) y, asimismo, en la reconstrucción biliar (estenosis, fístulas anastomóticas, colangitis).

21.4 Reparación de los defectos vasculares creados en la preparación de injertos obtenidos con la sección hepática mediante *split,* con especial referencia al árbol venoso suprahepático y a la vena cava retrohepática

INTRODUCCIÓN

Uno de los recursos para facilitar el aumento de injertos y, por lo tanto, el número de trasplantes es la división del hígado mediante la separación de los segmentos o lóbulos, para aumentar el número de injertos disponibles e incrementar así las opciones terapéuticas, reduciendo como consecuencia de ello el número de pacientes que esperan en las listas donde se mantienen con la expectativa de ser tratados.

El procedimiento de sección, separación y multiplicación, más conocido como *split,* requiere un conocimiento exhaustivo de la anatomía hepática, a nivel de la *porta hepatis* y, más concretamente, de la anatomía intrahepática. De esta forma, se obtienen injertos que ocupan un solo segmento (segmento III) o dos (segmentos II y III) o incluyen un lóbulo completo (lóbulo izquierdo-segmentos I, II, III y IV) o llegan a incluir el lóbulo hepático derecho (segmentos V, VI, VII y VIII). La preparación de los injertos referidos, su delimitación, el reconocimiento y aislamiento de los pedículos vasculobiliares, ya se han descrito en otros capítulos, con especial referencia a los estudios preoperatorios, para asegurar que el injerto parcial ya preparado incluye la cantidad de tejido hepático necesaria para mantener su actividad funcional y, por lo tanto, la vida del paciente, una vez extirpado el hígado enfermo e implantado el injerto que lo sustituye.

Como también se ha mencionado en la preparación de injertos de pequeño tamaño, es más seguro que esta se realice de la misma forma que en el donante vivo, es decir, *in situ,* porque la disección de los elementos vasculobiliares es más fácil y más segura cuando se mantienen los flujos arterial y venoso, demostrando sus superficies que permiten el reconocimiento de su morfología. La realización de eco-Doppler asegura el reconocimiento del flujo y lo cuantifica, mostrando con su oclusión los cambios de color en el segmento seleccionado y aislado asegurando su viabilidad.

Sin embargo, como también se ha referido, la realización de *split in situ* es prácticamente imposible, ya que la mayoría parte de las extracciones se realizan en hospitales foráneos sobre donantes en muerte encefálica, sobre los que se practica la extracción multiorgánica, convergiendo para ello cirujanos cardíacos, pulmonares, urólogos, cirujanos generales, especialistas en cirugía plástica y reparadora, ortopedas, etc., que llegan al referido hospital donde se ha conseguido la donación, para extraer el órgano de su competencia, en el

más breve tiempo posible, con lo cual los equipos quirúrgicos no permiten, lógicamente, que un equipo determinado dedique un tiempo precioso para todos, en la preparación *in situ* de un injerto determinado cuyo aislamiento es difícil y, muy especialmente, largo. Se suma a estos factores el hecho de que en el referido hospital donde se practica la extracción, pueden carecer del apoyo de material de mayor complejidad (CUSA®, eco-Doppler de alta resolución, etc.), imposible de ser trasladado por el equipo extractor.

Por todo lo anterior, la mayoría de los injertos procedentes de *split* hepático han sido realizados *ex situ,* tras la perfusión de todos los órganos retroperitoneales y los existentes en la cavidad abdominal.

Sin embargo, no puede dejar de reconocerse que el mejor procedimiento para la preparación de un injerto por *split* hepático es, sin duda, el que puede realizarse *in situ,* como ocurre en la extracción en el donante vivo y, muy especialmente, en la partición hepática seccionando su parénquima a través de la cisura hepática, con lo que se obtienen dos injertos (lóbulos hepáticos derecho e izquierdo) que poseen suficiente volumen para trasplantar a dos adultos, con buen resultado en el receptor del lóbulo hepático derecho y con un porcentaje significativo de síndrome de hígado pequeño *(small for size)* cuando se destina el lóbulo hepático izquierdo a otro adulto, aunque los estudios volumétricos preoperatorios lo hayan permitido. Por este motivo, en la realización de *split* preferimos destinar el lóbulo hepático derecho a un adulto y el izquierdo a un niño de edad y volumen suficientes. En otras ocasiones, el lóbulo hepático derecho ampliado al segmento IV se destina a un adulto de mayor volumen y peso, y los segmentos II y III o I, II y III a un niño de escaso peso y tamaño.

PREPARACIÓN DE INJERTOS CORRESPONDIENTES A LOS LÓBULOS HEPÁTICOS DERECHO E IZQUIERDO

Preparación y reconstrucción de la vena cava retrohepática para mantener sin cambios el drenaje sanguíneo posreperfusión en ambos injertos

El procedimiento que se expone a continuación evita la obstrucción de algunas de las ramas intrahepáticas del árbol vascular correspondientes a la distribución de las venas suprahepáticas, obstrucción que, si llegara a producirse, ocasionaría una desvitalización parenquimatosa, con evolución, sin duda, hacia la formación de colecciones que se infectarán dando lugar a abscesos intrahepáticos o extrahepáticos, con fístulas biliares o pérdida hemática en mayor o menor cuantía.

Técnica quirúrgica

En la **figura 21.4-1** se observa la cara posterior (extraperitoneal) y la superficie correspondiente a la cara inferior, en cuya porción central se han disecado y movilizado los elementos vasculares biliares para permitir la sección parenquimatosa a través de la cisura hepática mayor. El tronco celíaco, disecado y aislado, permite localizar el origen de la arteria hepática común. La vena porta se ha seccionado manteniendo la bifurcación portal. Puede observarse la vena cava retrohepática aislada y separada en su extremo proximal y distal, así como la vena suprahepática izquierda y la confluencia de ambos conductos hepáticos primitivos mostrando la sección del colédoco suprapancreático.

En la **figura 21.4-2** se muestra mediante línea discontinua la sección siguiendo la cisura hepática mayor, pero en especial la dirección del corte en los elementos vasculares y biliares mostrados en la **figura 21.4-1**. Esta sección de craneal a caudal determina la superficie de la vena cava, separando el tronco correspondiente a la vena suprahepática izquierda para, inclinándose sobre la vena porta, mantener su tronco irrigando los segmentos del lóbulo hepático derecho y la escasa longitud del tronco de la vena porta izquierda que mantendrá la perfusión venosa de los segmentos I, II, III y IV. Asimismo, la sección de la arteria hepática izquierda separa su tronco de la arteria hepática común.

La sección de la cara posterior de la vena cava iniciada en la figura anterior se continúa longitudinalmente (**Fig. 21.4-3**), observándose en su extremo proximal los orificios de confluencia del tronco suprahepático izquierdo y del corres-

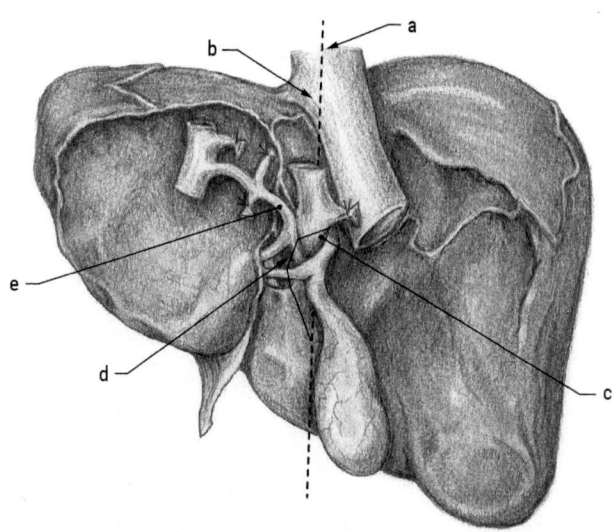

Figura 21.4-2. a) Sección siguiendo la cisura hepática mayor. b) Separación del tronco correspondiente a la vena suprahepática izquierda. c) Tronco de la vena porta izquierda. d) Sección de la arteria hepática izquierda. e) Separación del tronco de la arteria hepática común.

pondiente a la vena suprahepática derecha. A nivel distal se puede observar la confluencia de dos gruesas venas hepáticas posteriores.

La vena cava retrohepática es seccionada longitudinalmente en su superficie anterior (**Fig. 21.4-4**). Cada lóbulo hepático mantiene la mitad de la vena cava seccionada.

Se ha seccionado el parénquima hepático a través de la cisura hepática mayor (**Fig. 21.4-5**). Los dos lóbulos hepáticos están separados, manteniendo cada uno de ellos los elementos vasculares que anatómicamente les corresponden. En este caso, el lóbulo hepático izquierdo mantiene el tronco celíaco, la arteria hepática izquierda con sus dos ramas,

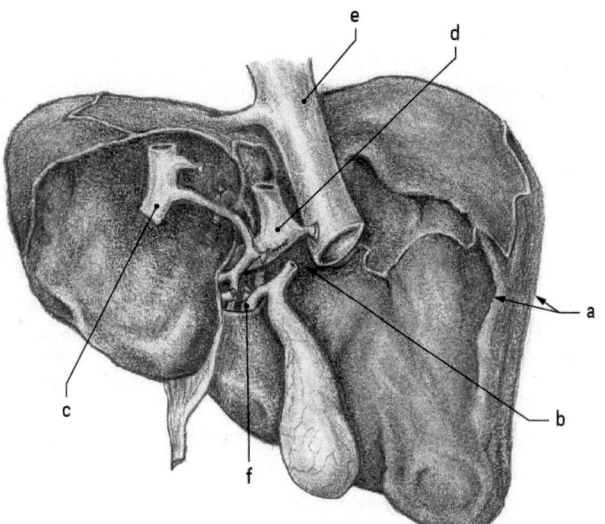

Figura 21.4-1. a) Cara posterior (extraperitoneal). b) Superficie correspondiente a la cara inferior. c) Tronco celíaco, disecado y aislado. d) Sección de la vena porta manteniendo la bifurcación portal. e) Separación de la vena cava retrohepática aislada en su extremo proximal y distal. f) Confluencia de los conductos hepáticos primitivos, mostrando la sección del colédoco suprapancreático.

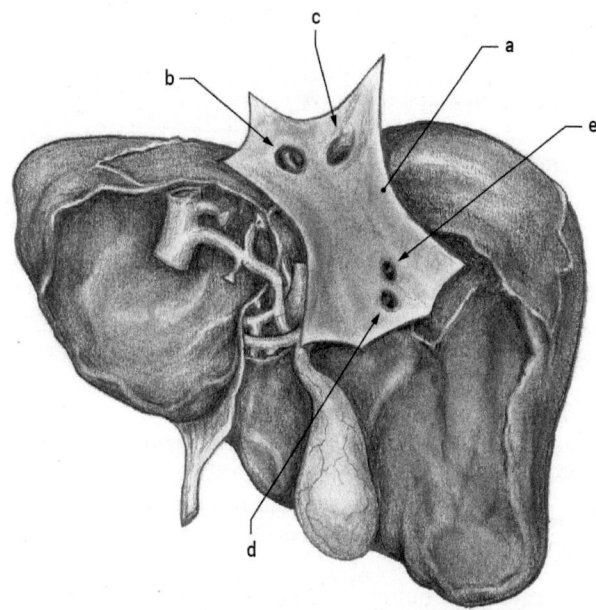

Figura 21.4-3. a) Sección longitudinal de la vena cava. b) Orificio del tronco suprahepático izquierdo. c) Orificio de la vena suprahepática derecha. d y e) Confluencia de dos venas hepáticas posteriores.

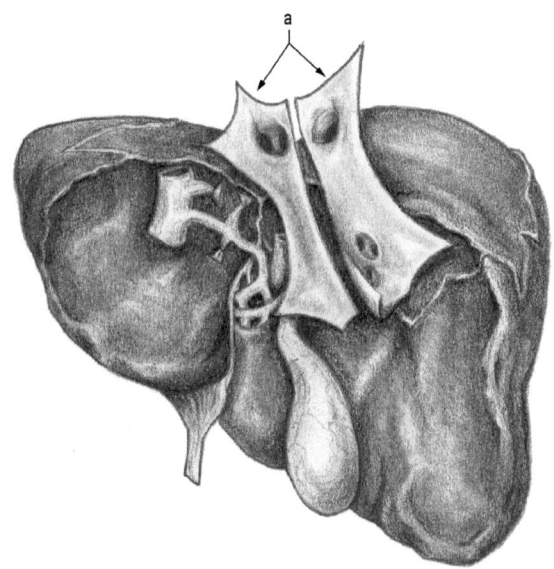

Figura 21.4-4. Sección de la vena cava retrohepática en su superficie anterior (a).

izquierda y media, y la vena porta. El motivo principal es el escaso diámetro de la arteria hepática común y su origen celíaco que facilitará la reconstrucción arterial mediante anastomosis de la pared opercular del origen celíaco de esta arteria hepática común, con el origen de la misma arteria en el receptor, cuya luz ha sido ampliada con la incorporación

de la arteria gastroduodenal al seccionar esta longitudinalmente. En el esquema e de la figura se ha señalado la sección opercular en ambos extremos arteriales para proceder a continuación a su unión.

En el lóbulo hepático derecho se ha seccionado la vena porta derecha en la proximidad de su división y el tronco de la arteria hepática derecha a nivel de su origen sobre la arteria hepática común. En la preparación *ex situ*, este tronco arterial se ampliará con la arteria hepática común del receptor, cuya dirección se invierte para ampliar su luz en la bifurcación de la arteria hepática común (f) y de esta realizar la reconstrucción arterial al implantar el injerto, de una forma más rápida y también más segura.

La vena cava infrarrenal, junto con la confluencia de las venas ilíacas primitivas, se extraen del donante fallecido por muerte encefálica, para reconstruir completamente (**Fig. 21.4-6**) con un segmento de este injerto la vena cava retrohepática de cada lóbulo hepático.

El injerto procedente de la vena cava del donante se secciona longitudinalmente, primero en su cara posterior e inmediatamente en la superficie anterior, obteniendo dos láminas de pared venosa, de dimensiones semejantes, que servirán para reconstruir cada vena cava, recuperando entonces la luz del tronco venoso (**Fig. 21.4-7**).

De esta forma, el drenaje sanguíneo en la vena cava es el que le corresponde a un injerto normal. La sección proximal

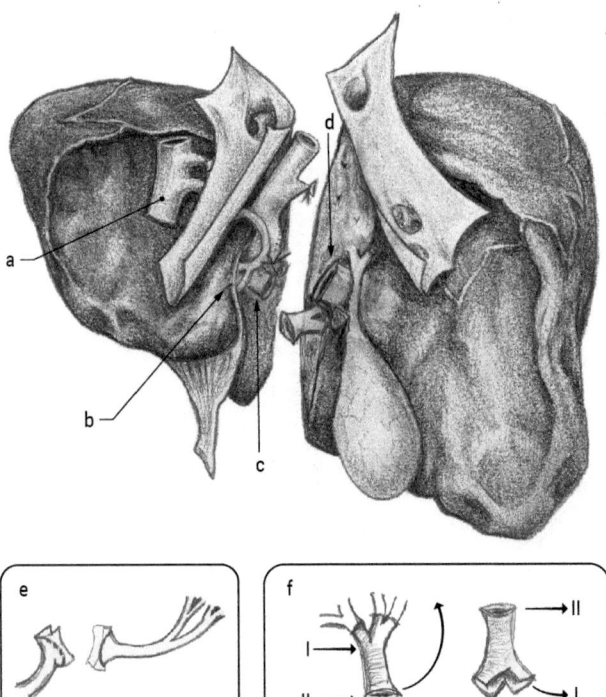

Figura 21.4-5. Sección del parénquima hepático. En el lóbulo hepático izquierdo se mantienen el tronco celíaco (a), la arteria hepática izquierda con sus dos ramas (b) y la vena porta (c). En el lóbulo derecho, sección de la vena porta derecha (d). e) Esquema de la sección opercular de los extremos para su posterior unión. f) Dirección invertida de la arteria hepática común del receptor para la reconstrucción arterial.

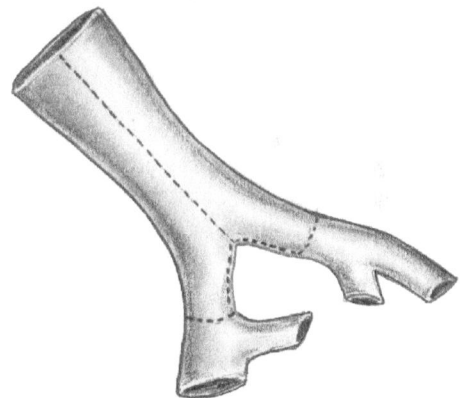

Figura 21.4-6. Reconstrucción de la vena cava retrohepática de cada lóbulo.

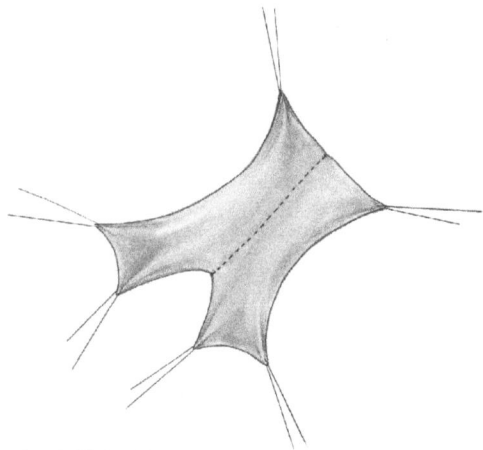

Figura 21.4-7. Sección longitudinal del injerto de la vena cava del donante.

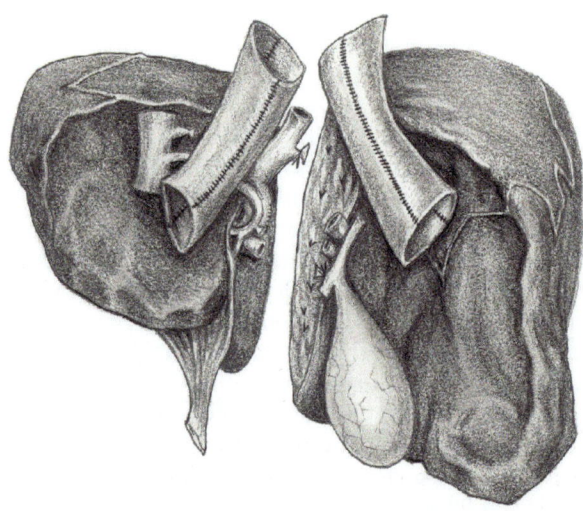

Figura 21.4-8. El drenaje sanguíneo en la vena cava es el que le corresponde a un injerto normal.

posee un diámetro tan amplio como el que se observaría en un trasplante de hígado total. Por otro lado, se mantiene la confluencia de las venas hepáticas posteriores que drenan generalmente en la vena cava retrohepática, lo cual facilita todas las maniobras del implante del injerto (**Fig. 21.4-8**).

RECONSTRUCCIÓN DEL FLUJO DE LAS VENAS SUPRAHEPÁTICAS Y MANTENIMIENTO DEL DRENAJE EN LA VENA CAVA SUPRAHEPÁTICA O EN LA VENA CAVA RETROHEPÁTICA RECONSTRUIDA

A pesar de que siempre se ha dado a entender que la cisura hepática mayor constituye el plano de separación vasculobiliar entre el lóbulo hepático derecho y el izquierdo, esto se cumple en un limitado número de casos, existiendo en la mayoría una estrecha relación entre el árbol vascular de uno y otro lóbulo, de modo que, a pesar de la maniobra referida en otros apartados de ocluir los troncos vasculares de forma alternante para detectar con la mayor exactitud la verdadera cisura hepática mayor (**Figs. 21.4-9** y **21.4-10**) durante la sección parenquimatosa, se observa cómo ramas de la vena porta de un lóbulo cruzan a los segmentos del contralateral, llegando a poseer un diámetro superior a los 5-8 mm. Al igual que otras ramas que confluyen en el tronco de la vena suprahepática sagital y pertenecen al árbol suprahepático, deben ser ocluidas mediante *clamps* vasculares *(bulldog)* de forma inmediata para evitar la entrada de aire, que podría dar lugar en algunos casos a la producción de embolias aéreas (**Fig. 21.4-11**).

De cualquier forma, en este tipo de *split* deben tomarse determinadas consideraciones, ya que el drenaje comprometido de las venas suprahepáticas hará cambiar el color del segmento IVb, que adquirirá el azulado que demarca los límites de este segmento, más evidente al asociar la oclusión de las ramas de la vena porta media. Por este motivo, las ramas correspondientes a las venas suprahepáticas deben drenarse utilizando la totalidad de una vena yugular interna extraída del donante, la cual se interpondrá entre las superficies de sección de las venas suprahepáticas seccionadas y la

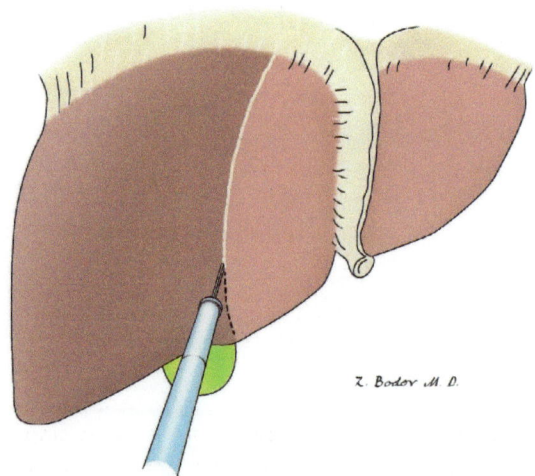

Figura 21.4-9. Delimitación vascular entre los lóbulos hepáticos derecho e izquierdo. Para conseguirla se han aislado y ocluido los elementos vasculares del lóbulo derecho. En el esquema se representa el cambio de color que sufre al perder el flujo vascular en este lóbulo.

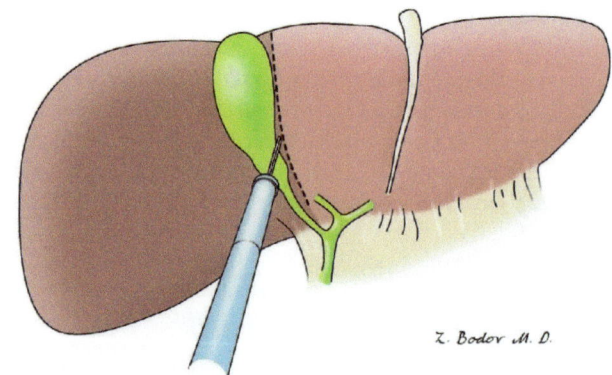

Figura 21.4-10. Los mismos cambios se advierten en la cara inferior del lóbulo derecho, que alcanzan el lecho hepatovesicular en el segmento V (segmento paramediano derecho).

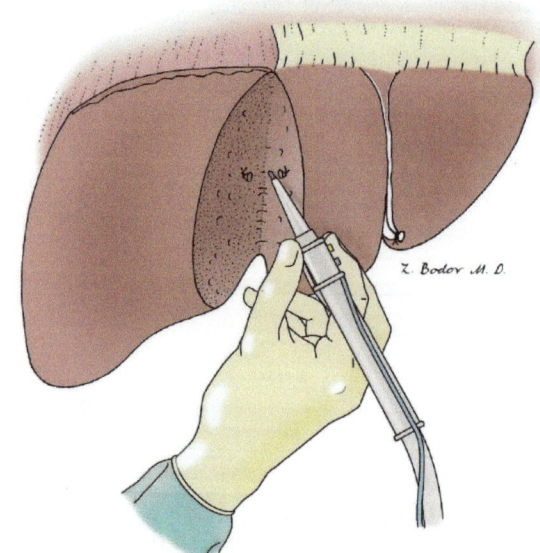

Figura 21.4-11. Comienza a realizarse la sección del parénquima hepático, siguiendo el límite marcado. Puede observarse una pequeña rama de la vena porta que será ocluida antes de seccionarla.

vena cava suprahepática remanente en el injerto (**Figs. 21.4-12 y 21.4-13**).

La anastomosis del extremo de la vena yugular interpuesta y la vena cava remanente aumenta el diámetro de este tronco, que resulta suficiente para unirse al estoma de la vena cava suprahepática del receptor (**Figs. 21.4-14 a 21.4-16**).

La incorporación del injerto de la vena yugular interna no es fácil, pero tal vez puede reducirse la dificultad si se comienza con la anastomosis del extremo yugular al primer estoma de la vena suprahepática, es decir, el más inferior de los dos y, como máximo, tres existentes. Posteriormente, se realiza la anastomosis superior a esta, comenzando en la vertiente posterior y finalizando en la anterior (v. **Fig. 21.4-16**). El implante de la vena yugular en la superficie cruenta del hígado termina con la anastomosis de su extremo proximal a la vena suprahepática derecha o con el estoma entre esta y la vena cava remanente. Como se advierte en la **figura 21.4-17**, las paredes de contacto de estos dos vasos son seccionadas longitudinalmente, uniendo los bordes de

sección e incrementando de forma manifiesta el diámetro del nuevo estoma, que adquiere dos bordes, uno transversal y otro longitudinal, que dan a la luz esta forma de «T». De esta manera, al comenzar el implante del injerto que corresponde al lóbulo hepático derecho, los dos extremos de la vena cava suprahepática poseen diámetros semejantes (**Fig. 21.4-18**).

Finalizada la anastomosis suprahepática, se realiza la reconstrucción del tronco de la vena porta y, finalmente, la reconstrucción biliar, que como ya se ha comentado, se practica mediante coledococoledocostomía terminoterminal, ampliando el estoma biliar mediante la sección de la confluencia biliar (**Fig. 21.4-19**). Esta anastomosis será tutorada por un drenaje en «T» seccionando longitudinalmente su extremo proximal e introduciendo cada una de las ramas obtenidas en cada conducto biliar en las ramas de mayor calibre (**Fig. 21.4-20**).

De esta forma tratamos de exponer las particularidades del procedimiento.

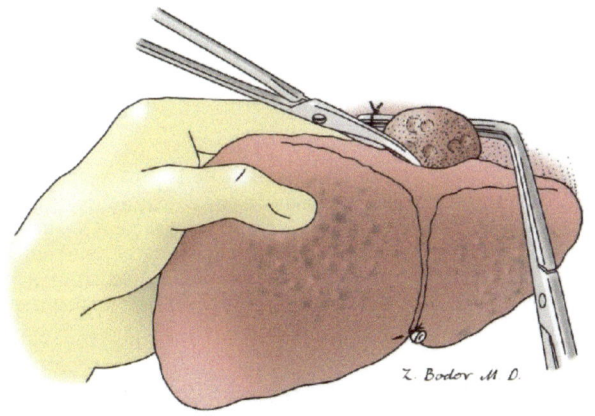

Figura 21.4-12. Se finaliza la disección del tronco de la vena cava suprahepática, con el fin de obtener la longitud necesaria para ser ocluida con *clamp* vascular.

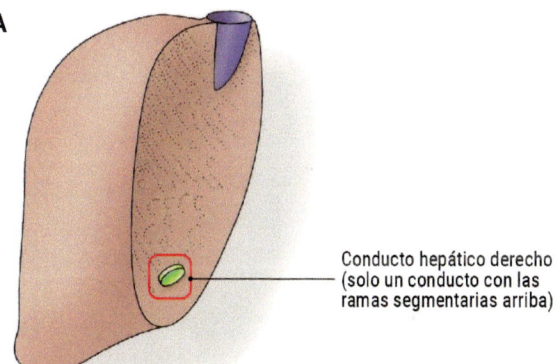

Conducto hepático derecho (solo un conducto con las ramas segmentarias arriba)

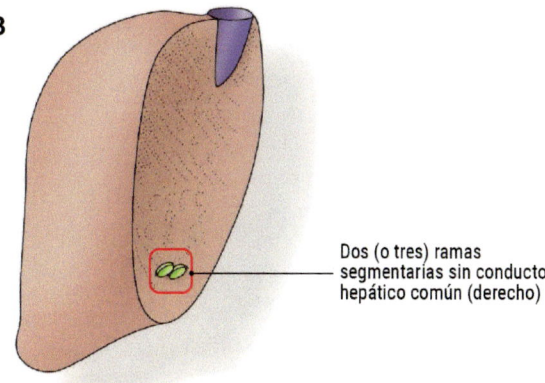

Dos (o tres) ramas segmentarias sin conducto hepático común (derecho)

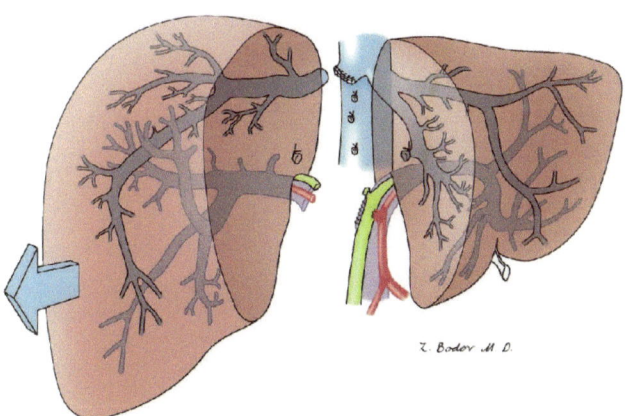

Figura 21.4-13. Se ha disecado la vena cava retrohepática, que queda unida al lóbulo izquierdo. En el lóbulo derecho se ha seccionado el tronco de la vena suprahepática derecha. Los elementos vasculobiliares se han seccionado en la *porta hepatis*. Los elementos vasculobiliares quedan con longitud suficiente unidos al lóbulo hepático izquierdo.

Figura 21.4-14. Se visualiza la superficie de sección del lóbulo derecho. **A)** Se observa el conducto biliar hepático derecho. **B)** En este caso, la vía biliar se ha seccionado a nivel de los conductos segmentarios. Pueden apreciarse dos de ellos en la porción inferior.

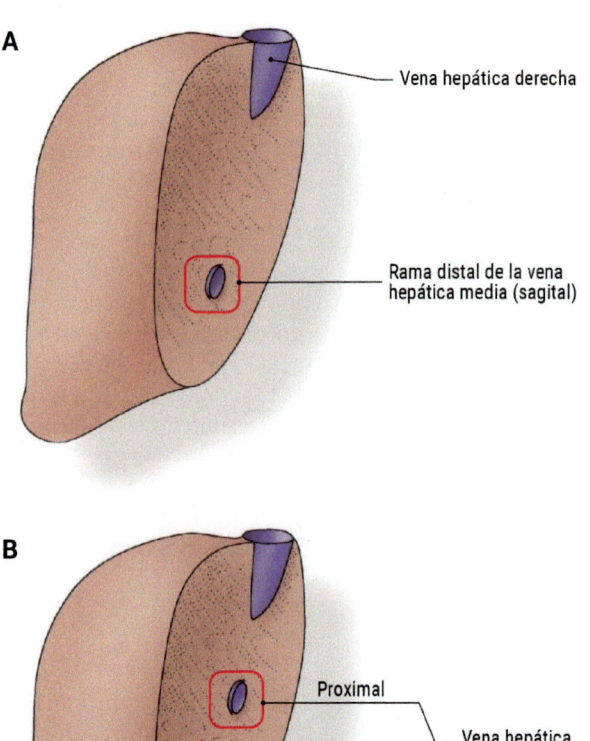

A

Vena hepática derecha

Rama distal de la vena hepática media (sagital)

B

Proximal

Distal

Vena hepática media (sagital)

Figura 21.4-15. Superficie hepática cruenta. **A)** Un solo estoma correspondiente a un extremo de la vena suprahepática derecha. **B)** Se aprecian dos gruesas superficies de sección.

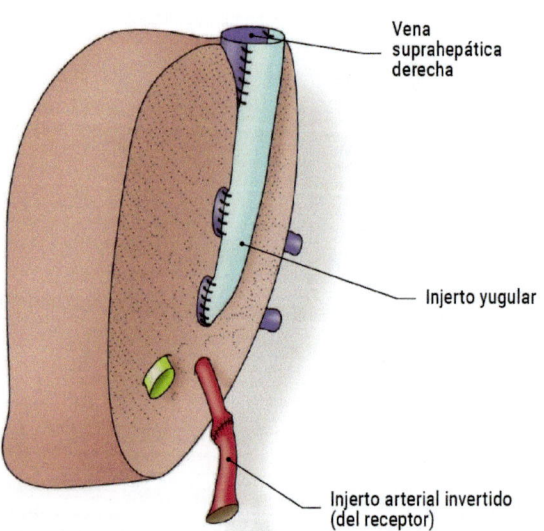

Vena suprahepática derecha

Injerto yugular

Injerto arterial invertido (del receptor)

Figura 21.4-16. La vena yugular interna del donante se ha implantado sirviendo de drenaje sanguíneo del territorio correspondiente a dos venas suprahepáticas. La anastomosis arterial utilizando un segmento arterial invertido del receptor (puede ser también injerto ilíaco del donante) ha finalizado. Pueden observarse dos venas hepáticas posteriores preparadas para anastomosarlas con la vena cava del receptor.

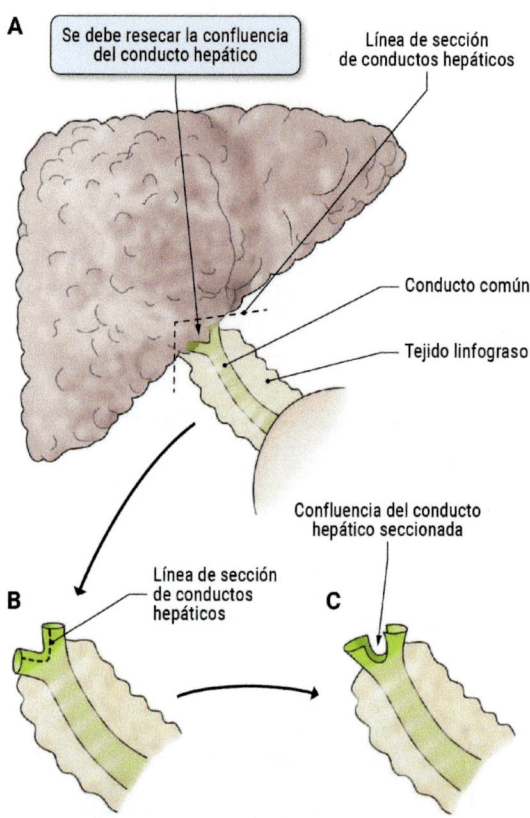

A

Se debe resecar la confluencia del conducto hepático

Línea de sección de conductos hepáticos

Conducto común

Tejido linfograso

Confluencia del conducto hepático seccionada

B

Línea de sección de conductos hepáticos

C

Figura 21.4-17. Ampliación del diámetro de la vena suprahepática mediante la anastomosis e inclusión de este extremo superior con la vena suprahepática derecha del injerto. **A)** Vena yugular implantada. **B)** Vena yugular seccionada que se anastomosa con la vena suprahepática tras seccionar esta longitudinalmente. **C)** Anastomosis de la vena yugular con la vena cava suprahepática remanente finalizada.

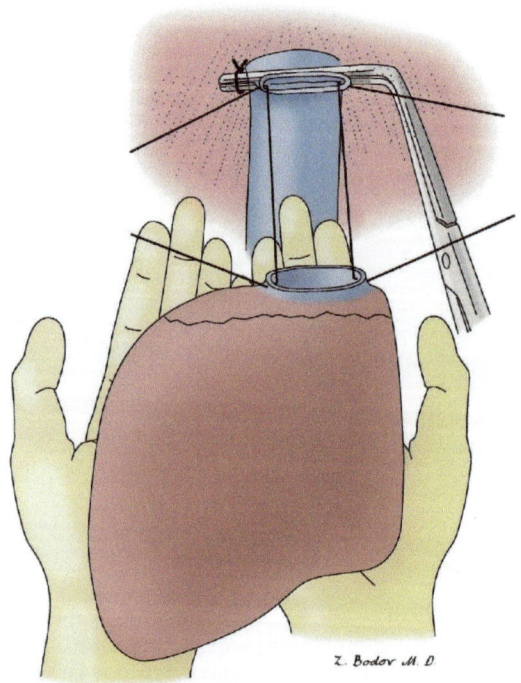

Figura 21.4-18. El lóbulo derecho es ascendido en posición correcta hasta el tronco de las venas suprahepáticas, el cual se encuentra ocluido mediante un *clamp* vascular.

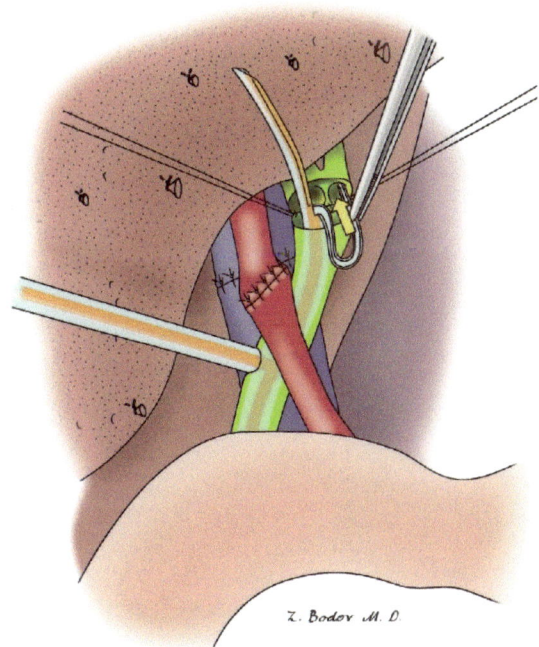

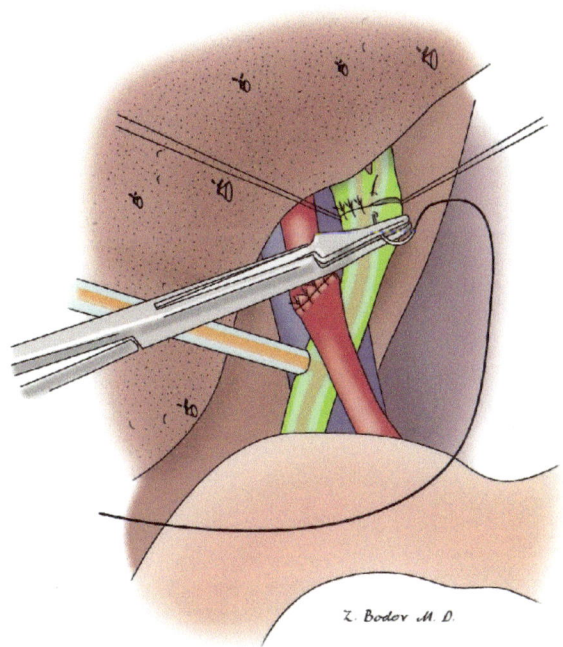

Figura 21.4-19. La vía biliar se ha seccionado a nivel de la confluencia biliar en el receptor para aumentar el diámetro de su luz y evitar la estenosis posterior de la coledococoledocostomía que va a realizarse.

Figura 21.4-20. La anastomosis arterial, portal y suprahepática ha finalizado. Se está introduciendo un tubo de Kehr como tutor. El extremo proximal del drenaje se ha seccionado. Cada uno de los segmentos resultantes se introduce en el conducto biliar segmentario correspondiente.

Implicaciones anestésicas del trasplante hepático

22

A. García Gutiérrez, A. Calderón Barajas, C. Olea Vielba y M. Guerrero Díez

INTRODUCCIÓN

El trasplante hepático se considera el tratamiento de elección para el fallo hepático crónico y agudo de cualquier etiología. Debe contemplarse en pacientes con enfermedad hepática en estadio avanzado, ya que permite, en candidatos seleccionados, un aumento tanto de la esperanza como de la calidad de vida, con una supervivencia que se aproxima al 96 % al año y al 71 % a los 10 años.

Las indicaciones de trasplante no solo abarcan la enfermedad hepática avanzada sino también el carcinoma hepatocelular y el fallo hepático agudo (**Tabla 22-1**).

Las causas más frecuentes de cirrosis hepática son: hepatopatías víricas (virus de las hepatitis B y C), hepatopatía enólica, esteatohepatitis no alcohólica, cirrosis de origen biliar, cirrosis autoinmunes e intoxicación por paracetamol o por ingestión de setas venenosas[1]. Debido a la aparición de las nuevas terapias antivíricas y a las crecientes tasas de obesidad, la esteatohepatitis no alcohólica acabará por convertirse en la principal causa de afectación hepática en el futuro[2].

España sigue siendo pionera en número de donantes, pero el aumento de pacientes en lista de espera de trasplante y la escasez de injertos plantean nuevos retos para la obtención de un mayor número de órganos[3].

CONSIDERACIONES BÁSICAS

Fisiopatología hepática

El hígado recibe un 25 % del gasto cardíaco a través de la vena porta, que supone un 75 % del flujo sanguíneo hepático con un contenido arterial de oxígeno del 50 %. El 25 % restante lo recibe por la arteria hepática, pero su participación es decisiva porque contribuye a la mayoría del aporte de oxígeno que necesita el hígado. El drenaje venoso se realiza a través de las venas suprahepáticas en la vena cava inferior (VCI).

El hígado desempeña un papel fundamental en el metabolismo de hidratos de carbono, ácidos grasos y proteínas, sintetizando más del 90 % de las proteínas plasmáticas (principalmente albúmina) y todos los factores de la coagulación, con excepción del factor VIII y el factor de Von Willebrand (FvW).

Como consecuencia de la enfermedad hepática se produce cirrosis hepática, que anatomopatológicamente se caracteriza por la formación de fibrosis y regeneración nodular en el parénquima hepático que, por un lado, conduce, a obstrucción del flujo venoso portal e hipertensión portal y, por otro, afecta a la capacidad de síntesis de proteínas, aclaramiento de toxinas y productos de desecho, lo que conduce a graves alteraciones metabólicas. Estos cambios histológicos y metabólicos provocarán una amplia constelación de alteraciones clínicas que caracterizan la enfermedad hepática.

Tabla 22-1. Etiología del fallo hepapático agudo y crónico

Toxicometabólicas
- Alcohol
- Esteatohepatitis no alcohólica

Infecciosas
- Virus de las hepatitis B, C y D
- Esquistosomiasis
- Sífilis

Enfermedades biliares idiopáticas o criptogenéticas
- Cirrosis biliar primaria
- Cirrosis biliar secundaria
- Colangitis esclerosante primaria
- Colangitis asociada a IgG4
- Colangiopatía isquémica
- Ductopenia
- Atresia de vías biliares
- Síndrome de Alagille

Autoinmunes
- Hepatitis autoinmune
- Cirrosis biliar primaria
- Colangitis autoinmune

Vasculares
- Insuficiencia cardíaca crónica derecha (cirrosis cardíaca)
- Hígado de estasis crónica
- Enfermedad venooclusiva hepática
- Síndrome de Budd-Chiari
- Enfermedad de Rendu-Osler-Weber

Geneticohereditarias
- Enfermedad de Wilson
- Hemocromatosis
- Déficit de α_1-antitripsina
- Enfermedad por depósitos de glucógeno
- Fibrosis quística

Fármacos
- Arsénico
- Metotrexato
- Isoniazida
- Amiodarona
- α-Metildopa
- Vitamina A

Farmacología en la enfermedad hepática

La mayoría de los fármacos, incluidos los anestésicos, son metabolizados en el hígado. A pesar de la enfermedad, el hígado presenta una vasta reserva funcional en etapas iniciales, por lo que la mayoría de sus funciones están relativamente bien preservadas en estas fases. Es en la enfermedad hepática evolucionada cuando las alteraciones que se describen a continuación se producen de forma más acusada.

La enfermedad hepática afecta a las tres fases farmacocinéticas:

- *Absorción:*
  - La absorción se encuentra enlentecida en el intestino por aumento de la presión portal.
  - Se produce una mayor biodisponibilidad oral por reducción del efecto de primer paso hepático.
- *Distribución:*
  - Está aumentado el volumen de distribución para fármacos hidrosolubles debido a la sobrecarga de volumen unida a la ascitis.
  - Está aumentada la fracción libre de fármacos por hipoalbuminemia.
- *Eliminación:*
  - Está reducida por disminución de la masa hepatocitaria y la producción de sus enzimas.
  - Se ven más afectadas las reacciones de fase I (oxidación, hidrólisis y reducción) siendo la familia del citocromo P-450 la más perjudicada. No obstante, en las fases tempranas de la hepatopatía alcohólica se produce una inducción de la actividad del citocromo P450 que conduce a un metabolismo acelerado de fármacos.
  - Las reacciones de fase II (reacciones de conjugación) están relativamente bien preservadas.

En la **tabla 22-2** se resumen las principales alteraciones farmacocinéticas del fallo hepático y sus consecuencias.

Centrándonos en los fármacos anestésicos y respecto a la inducción, clásicamente el tiopental es el fármaco de elección por producir menor vasodilatación que el propofol. Aunque este último puede emplearse como agente intravenoso para la inducción, no suele usarse para el mante-

nimiento anestésico, principalmente porque puede requerir tiempos de recuperación más prolongados. En los casos con mayor riesgo de inestabilidad hemodinámica, se recomienda decantarse por el etomidato.

Los agentes halogenados son de elección para el mantenimiento anestésico, ya que presentan mayor estabilidad hemodinámica y un mínimo metabolismo hepático y mantienen el flujo sanguíneo hepático constante (la disminución del flujo portal se compensa por el aumento del flujo por la arteria hepática).

Debe realizarse un uso racional de los opiáceos por su mayor riesgo de acumulación y de desencadenar encefalopatía hepática.

Respecto a la relajación neuromuscular, es importante tener en cuenta:

- La prolongación del efecto de la succinilcolina por el descenso de la colinesterasa plasmática.
- La necesidad de emplear dosis más elevadas de bloqueantes neuromusculares no despolarizantes por el mayor volumen de distribución.
- El metabolismo y la excreción de dichos agentes.

Como alternativa a la succinilcolina, en la inducción anestésica se puede valorar la administración de rocuronio en dosis de 1,2 mg/kg. Si bien es un fármaco cuya excreción se produce principalmente por captación hepática acompañada de eliminación hepatobiliar y su vida media de eliminación es más larga en caso de disfunción hepática, los prolongados tiempos quirúrgicos que precisa la realización del trasplante hepático y la incorporación del sugammadex, un agente específico con capacidad de revertir sus efectos, han permitido la utilización segura de este fármaco como agente relajante para la intubación orotraqueal de secuencia rápida en pacientes candidatos a trasplante hepático.

El cisatracurio sigue siendo el relajante de elección para el mantenimiento anestésico porque el 77 % de su degradación se realiza por eliminación de Hofmann, un proceso químico de degradación espontánea a temperatura y pH fisiológicos, para formar laudanosina y el metabolito acrilato monocuaternario. Aunque estos metabolitos se eliminan por vía renal y hepática, carecen de actividad bloqueante neuromuscular En la **tabla 22-3** se resumen las características de los anestésicos en relación con el fallo hepático.

CONSIDERACIONES CLÍNICAS

La enfermedad hepática afecta al normal funcionamiento de sistemas esenciales del organismo, que se traduce en las diferentes manifestaciones clínicas que aparecen en los estadios más avanzados (**Fig. 22-1**).

Alteraciones del sistema nervioso central

Las principales alteraciones del sistema nervioso central (SNC) son:

- La disfunción hepática crónica se asocia con la acumulación de neurotoxinas, amonio, ácidos grasos de cade-

Tabla 22-2. Principales alteraciones farmacocinéticas	
Alteración inicial	**Efecto farmacológico**
Reducción del flujo sanguíneo portal	Disminución del efecto de primer paso
Hipoalbuminemia	Aumento de la fracción libre de fármaco
Ascitis, retención de sodio y agua	Aumento del volumen de distribución
Disminución de enzimas de fase 1 (citocromo P-450)	Disminución de la biotransformación de fármacos
Reducción de masa hepatocitaria	Reducción de la actividad
Ictericia obstructiva	Disminución de la excreción biliar de fármacos

Tabla 22-3. Anestésicos en el fallo hepático			
	Fármacos seguros	**Fármacos que deben usarse con precaución (reducción de dosis)**	**Fármacos contra-indicados**
Premedicación	Lorazepam	Midazolam Diazepam	
Inducción	Propofol Tiopental Etomidato		
Mantenimiento	Sevoflurano Desflurano Isoflurano Protóxido de nitrógeno	Enflurano	Halotano
Relajantes musculares	Atracurio Cisatracurio	Rocuronio Vecuronio Succinilcolina	
Opiáceos	Remifentanilo	Fentanilo Alfentanilo Morfina Petidina	
Analgésicos	Paracetamol	AINE Lidocaína Bupivacaína	
AINE: antiinflamatorios no esteroideos.			

na corta y mercaptanos que atraviesan los *shunt* portosistémicos y alcanzan el SNC, donde se metabolizan a glutamina, lo que propicia el aumento de la osmolaridad celular y la aparición del edema cerebral responsable de la encefalopatía[4].

- En casos graves o agudos, como la hepatitis fulminante con evolución a coma, será necesario emplear terapias de detoxificación puente al trasplante, ya sea mediante plasmaféresis o por adsorción, como la diálisis con albúmina o el sistema de recirculación molecular adsorbente (MARS).

Alteraciones cardiovasculares

La exposición continua a toxinas, pequeños fragmentos baterianos, citocinas y otros tóxicos como consecuencia del fallo hepático produce un estado de vasodilatación sistémica con secuestro de volemia en el territorio esplácnico[5] (mayor aún por la importante circulación colateral) que, sumado a la pérdida de volumen circulante por ascitis, determina un descenso de la precarga con la consecuente hipoperfusión de distintos órganos[6]. Con la intención de mantener las presiones de perfusión, se activan distintos sistemas vasoconstrictores, como el sistema renina-angiotensina-aldosterona (SRAA)[7] y el sistema nervioso simpático (SNS), que consiguen un aumento de la presión arterial media a expensas de un aumento del gasto cardíaco y una reducción de las resistencias vasculares sistémicas en los lechos no esplácnicos. Este estado es característico del cirrótico y se conoce como estado hiperdinámico y se define por los siguientes signos:

- Taquicardia.
- Gasto cardíaco elevado.
- Resistencias vasculares sistémicas bajas.
- Presión arterial baja.
- Vasodilatación arterial periférica y esplácnica.
- Incremento de los *shunt* arteriovenosos (con aumento de la capacitancia venosa).
- Aumento del volumen circulante efectivo por retención de sodio (SRAA, SNS, hormona antidiurética).

Respecto a la etiología de la enfermedad hepática se describen alteraciones más específicas, como la miocardiopatía

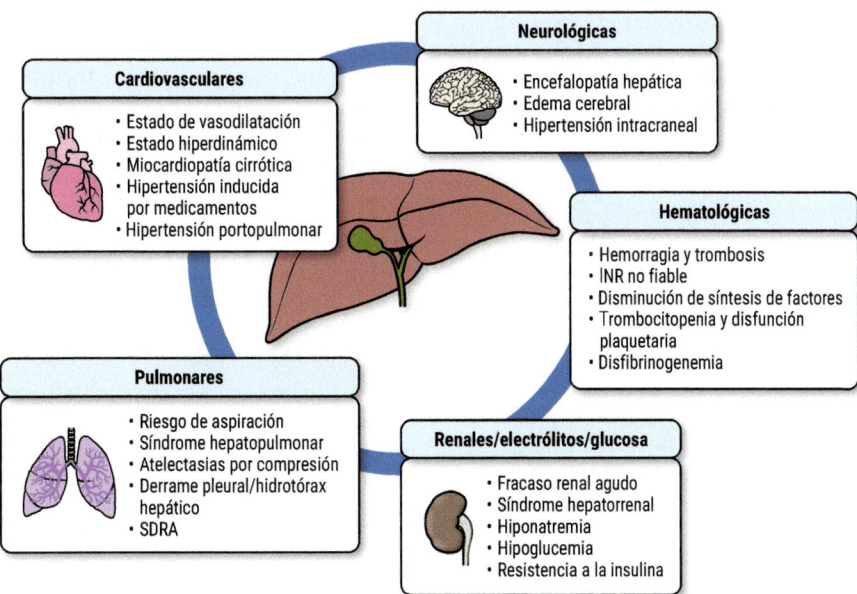

Figura 22-1. Repercusiones clínicas del trasplante hepático. INR: índice internacional normalizado; SDRA: síndrome de distrés respiratorio agudo.

dilatada de origen enólico, la hipertrofia ventricular de la hemocromatosis o la miocardiopatía restrictiva característica de la amiloidosis.

A continuación, se detallan las afecciones con entidad propia e independiente de la etiología.

Miocardiopatía cirrótica

Se estima que el 40-50 % de la población en estadio hepático terminal presenta esta entidad, que está caracterizada por[8]:

- Disfunción sistólica del ventrículo izquierdo, definida como una fracción de eyección < 55 % en reposo o la dificultad para aumentar el gasto cardíaco en respuesta al ejercicio, cambios de volemia o estímulos farmacológicos. Es la forma clínica más grave y en muchos casos puede ser un auténtico reto identificar qué pacientes pueden descompensarse durante el período perioperatorio[9], de ahí que se hayan propuesto múltiples pruebas para revelar este estado.
- Disfunción diastólica del ventrículo izquierdo, presente hasta en el 50 % de los pacientes cirróticos[10], es la manifestación clínica más frecuente y precede a la disfunción sistólica. Se asocia con un mayor riesgo de desarrollar insuficiencia cardíaca y mayor mortalidad postrasplante[11]. Cuanto mayor es el grado de disfunción, peores son las tasas de supervivencia[12].
- Alteraciones electrofisiológicas (como alargamiento del QTc, disfunción cronotropa o asincronismos electromecánicos), cambios en la anatomía cardíaca (crecimiento de la aurícula izquierda o hipertrofia de la pared del ventrículo izquierdo) y aumento de los niveles de biomarcadores cardíacos, como el propéptido natriurético cerebral N-terminal (NT-pro-BNP), el péptido natriurético cerebral (BNP) y troponina.
- Aunque existe suficiente evidencia científica que demuestra la corrección de la miocardiopatía tras el trasplante[13], las alteraciones hemodinámicas perioperatorias pueden precipitar una disfunción cardíaca que desencadene un cuadro de insuficiencia cardíaca descompensada durante el perioperatorio[14]. Tanto las alteraciones anatómicas como las funcionales mejoran a los 6-12 meses postrasplante[15].

Enfermedad arterial coronaria

Los pacientes cirróticos suelen tener un estado hiperdinámico, con baja prevalencia de hipertensión arterial y niveles reducidos de colesterol. Sin embargo, en fases terminales, la prevalencia de enfermedad coronaria suele ser igual o superior a la de la población normal, especialmente si son diabéticos o tienen intolerancia a la glucosa:

- Los pacientes con dos o más factores de riesgo cardiovascular presentan una prevalencia del 50 %[16].
- Según la causa de la cirrosis, puede asociarse con una mayor o menor frecuencia de afectación coronaria, como por ejemplo la esteatosis hepática de causa no alcohólica (con

una incidencia del 21 % respecto al 5 % de otras causas de cirrosis) o cirrosis por el virus de la hepatitis C[17].

Alteraciones pulmonares

En las guías de práctica clínica de la *International Liver Transplant Society*[18] se calcula una incidencia de afecciones pulmonares de hasta el 50 % en los pacientes candidatos a trasplante:

- De origen parenquimatosos: neumonía, enfisema paraacinar (déficit de α_1-antitripsina), neumonía por aspiración en encefalopatía hepática y neumonía linfocítica.
- De origen pleural: hidrotórax, quilotórax y efecto masa por ascitis importante.
- De origen vascular pulmonar: síndrome hepatopulmonar e hipertensión portopulmonar.

Las guías recogen recomendaciones y evidencia particularmente respecto a las dos últimas entidades. El desequilibrio entre sustancias vasoactivas, inflamatorias y factores de crecimiento en el árbol vascular pulmonar puede decantarse bien hacia un estado de vasodilatación y angiogénesis, con apertura de comunicaciones arteriovenosas *(shunts)* intrapulmonares característico del síndrome hepatopulmonar, bien hacia un estado de inflamación crónica, proliferación endotelial, vasoconstricción y acumulación de agregados plaquetarios que conducen a la hipertensión portopulmonar (**Fig. 22-2**).

Síndrome hepatopulmonar

El 10-17 % de los pacientes con cirrosis padecen este síndrome, lo que condiciona un aumento de la morbimortalidad y deterioro de la calidad de vida.

Se caracteriza por una alteración en la oxigenación arterial, con aumento del gradiente alveoloarterial ≥ 15 mmHg respirando aire ambiente en sedestación y en reposo. Se produce como consecuencia a la apertura de dilataciones vasculares intrapulmonares en el marco de la enfermedad hepática avanzada. Esta hipoxemia se debe a la alteración en la relación ventilación/perfusión, a una limitación de la difusión y a los *shunts* anatómicos.

El síntoma principal es la disnea. Los signos típicos son la cianosis, los dedos en palillos de tambor, las telangiectasias difusas u otros más específicos como el síndrome platipnea-ortodesoxia (empeoramiento de la disnea y la PaO_2 con el cambio de posición de decúbito supino a sentado).

La prueba definitiva para establecer el diagnóstico de *shunt* intrapulmonar es la ecocardiografía transtorácica con suero salino agitado: la aparición tardía de microburbujas en cavidades izquierdas al tercero o cuarto latido tras su inyección en cavidades derechas es diagnóstico de la presencia de dilataciones vasculares intrapulmonares (nivel de evidencia 1B).

El tratamiento de esta entidad es de soporte. Excluyendo el oxígeno suplementario, la *Food and Drug Administration* (FDA) no ha establecido ni aceptado ningún tratamiento médico concreto (nivel de evidencia 2B). La descompresión portal con *shunt* portosistémico intrahepático transyugular (TIPS) no parece ofrecer ningún beneficio a estos pacientes (nivel de evidencia 2C). La embolización de las dilataciones

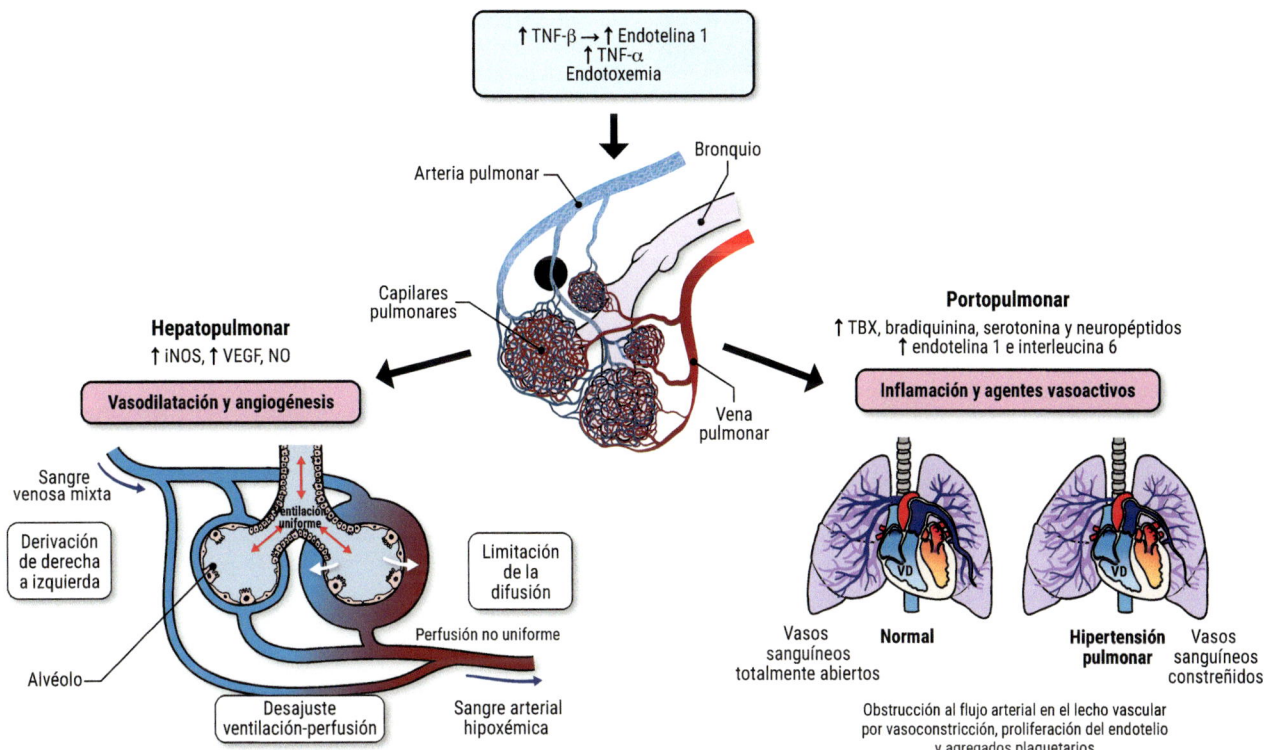

Figura 22-2. Síndrome hepatopulmonar e hipertensión portopulmonar. iNOS: enzima óxido nítrico-sintasa inducible; NO: óxido nítrico; TBX: tromboxano; TNF: factor de necrosis tumoral; VEGF: factor de crecimiento del endotelio vascular.

pulmonares con *coils* en enfermos seleccionados puede mejorar la oxigenación (nivel de evidencia 2C).

El trasplante hepático es el único tratamiento curativo de este síndrome, ya que puede favorecer el cierre de los *shunts* vasculares. Es esperable una completa resolución del síndrome hepatopulmonar tras el trasplante, si bien el paciente puede necesitar oxígeno suplementario durante varios meses (nivel de evidencia 1B). Su recurrencia es rara y ligada a la de la enfermedad hepática[1].

Hipertensión portopulmonar

Los pacientes cirróticos presentan una prevalencia hasta cinco veces mayor de desarrollar hipertensión arterial pulmonar, de hasta el 5% de los pacientes evaluados.

Se postula que la causa puede ser un desequilibrio entre los agentes vasoconstrictores y vasodilatadores, que daría lugar a una angiogénesis defectuosa y, por consiguiente, a hipertensión arterial pulmonar. Esta entidad se asocia a disminución de la supervivencia durante la lista de espera y, en casos no tratados o no controlados con vasodilatadores pulmonares, a un aumento considerable de la mortalidad precoz tras el trasplante. No obstante, esta entidad revierte lentamente tras el trasplante hepático[1].

Los criterios diagnósticos requeridos para este proceso patológico son:

- Presión arterial pulmonar media (PAPm) ≥ 20 mmHg.
- Presión de enclavamiento de arteria pulmonar (PEAP) < 15 mmHg.

- Resistencias vasculares pulmonares > 3 unidades Wood.
- Ausencia de una causa secundaria de hipertensión pulmonar (respiratoria, autoinmune, etc.).

La hipertensión portopulmonar se produce como consecuencia de una obstrucción al flujo arterial en el lecho vascular por vasoconstricción, proliferación del endotelio y agregados plaquetarios.

La gravedad de este proceso patológico se clasifica en función de los valores de PAPm:

- Leve: 20-35 mmHg con buenos resultados tras el trasplante hepático.
- Moderada: 35-45 mmHg, se asocia a una mortalidad del 50 % tras el trasplante hepático.
- Grave: > 45 mmHg con una mortalidad del 100 % tras el trasplante hepático, constituyendo una contraindicación absoluta para el trasplante (nivel de evidencia 1C).

Dada la importancia clínica, todo estudio pretrasplante debe incluir un cribado de hipertensión portopulmonar mediante ecocardiografía (nivel de evidencia 1B), siendo recomendable repetir esta prueba anualmente mientras el paciente se mantenga en lista de espera (nivel de evidencia 2C). Los signos ecocardiográficos de hipertensión arterial pulmonar se describen en la **tabla 22-4**.

La hipertensión pulmonar se sospecha por el chorro de regurgitación por insuficiencia tricuspídea con una velocidad ≥ 2,8 m/seg, por disfunción del ventrículo derecho o por signos indirectos de hipertensión pulmonar.

Tabla 22-4. Signos ecocardiográficos de hipertensión pulmonar

Ventrículos
- Relación diámetro basal VD/VI > 1
- Aplanamiento del tabique interventricular (índice de excentricidad > 1,1 en sístole y/o en diástole)

Arteria pulmonar
- Tiempo de aceleración por Doppler en el tracto de salida del VD > 105 ms y/o muesca mesosistólica
- Regurgitación diastólica pulmonar precoz con una velocidad > 2,2 ms
- Diámetro de la arteria pulmonar > 25 mm

Vena cava inferior y aurícula derecha
- Diámetro de la vena cava inferior > 21 mm con disminución del colapso inspiratorio < 50 %
- Área telediastólica de aurícula derecha > 18 cm^2

VD: ventrículo derecho; VI: ventrículo izquierdo.

Los candidatos con sospecha de hipertensión pulmonar moderada/grave (PAPm > 35 mmHg) o con disfunción del ventrículo derecho deben ser derivados a una unidad de hipertensión pulmonar (UHP) para confirmación mediante la realización de un cateterismo cardíaco de cavidades derechas e iniciar tratamiento vasodilatador, si procediera.

La imposibilidad de determinar la presión sistólica pulmonar por ausencia de insuficiencia tricuspídea no descarta la presencia de hipertensión pulmonar, y la conjunción con signos indirectos catalogarían al paciente con posible hipertensión pulmonar y sería subsidiario de estudio en la UHP.

El cateterismo derecho permite confirmar el diagnóstico, realizar el diagnóstico diferencial (**Tabla 22-5**) y establecer la gravedad.

Alteraciones renales

El síndrome hepatorrenal es una entidad que consiste en un fallo renal rápidamente progresivo que se produce en pacientes con enfermedad hepática avanzada.

Está caracterizado por la presencia de una vasoconstricción renal en el seno de vasodilatación esplácnica. Se produce vasodilatación esplácnica secundaria a la hipertensión portal y acumulación de sustancias como óxido nítrico y prostaglandinas, que provocan una activación del eje renina-angiotensina-aldosterona con vasoconstricción renal y disminución de la tasa de filtración glomerular, con aumento de las cifras de creatinina y alteración de la excreción de sodio y agua. La ascitis y el síndrome hepatorrenal se encuentran dentro de un mismo espectro de alteraciones que presentan una misma etiología.

Se define por proteinuria con baja excreción de sodio en orina (Na urinario < 10 mEq/l), uremia u oligoanuria en ausencia de enfermedad renal previa.

Se describen dos tipos:

- Síndrome hepatorrenal tipo 1, cuando se produce una rápida descompensación de la función renal. Se define por: creatinina > 2,5 mg/dl, disminución del aclaramiento de creatinina más de un 50 %, usualmente asociado a peritonitis bacteriana espontánea. Presenta un desarrollo rápido y mal pronóstico (supervivencia mediana de 2 semanas).
- Síndrome hepatorrenal tipo 2, cuando el deterioro funcional es más gradual. Se define por unas cifras de creatinina de 1,5-2,5 mg/dl, ascitis refractaria a diuréticos y supervivencia mediana de 10 semanas.

El tratamiento se basa en la reposición de la volemia intravascular mediante albúmina, junto al empleo de vasoconstrictores (terlipresina o vasopresina), reservando las técnicas de depuración renal para pacientes inestables o en el intraoperatorio.

Tratamientos más invasivos incluyen la colocación de un TIPS, que disminuye la presión portal y atenúa las complicaciones asociadas, pero puede provocar otras complicaciones, como hemorragia, edema pulmonar, insuficiencia cardíaca y encefalopatía hepática.

Este síndrome es reversible siempre que no se establezca necrosis tubular, en cuyo caso debería plantearse el trasplante combinado hepatorrenal[19].

Alteraciones hematológicas

El hígado realiza una serie de funciones esenciales en el normal funcionamiento de la hemostasia (**Fig. 22-3**).

Los pacientes con enfermedad hepática presentan alteraciones de la hemostasia en todos los niveles: hemostasia primaria, hemostasia secundaria y fibrinólisis.

Hay una disminución de la producción de factores sintetizados por el hígado: factores de la coagulación (factores dependientes de la vitamina K, es decir, II, VII, IX y X, así como de los factores V y XI), fibrinógeno y disfibrinogenemia (factor I), proteínas C y S, antitrombina III, α_2-antiplasmina, plasminógeno e inhibidor de la fibrinólisis activable por la trombina.

Se produce una polimerización de la fibrina alterada por bajos niveles de factor XIII y por la disfibrinogenemia secundaria a excesiva cantidad de ácido siálico. Disminuye el aclaramiento del FvW, con aumento de sus niveles plasmáticos.

Tabla 22-5. Diagnóstico diferencial de la presión arterial pulmonar media elevada

	Presión arterial pulmonar media	Resistencias vasculares pulmonares	Gasto cardíaco	Presión de enclavamiento de la arteria pulmonar
Estado hiperdinámico	20-35 mmHg	↓	↑↑	< 15 mmHg
Exceso de volumen	↑	< 3 UW	↑	↑ (gradiente transpulmonar > 10)
Hipertensión portopulmonar	↑↑	> 3 UW	↓	< 15 mmHg

UW: unidades Wood (1 UW = 80 din.seg.cm^{-5}).

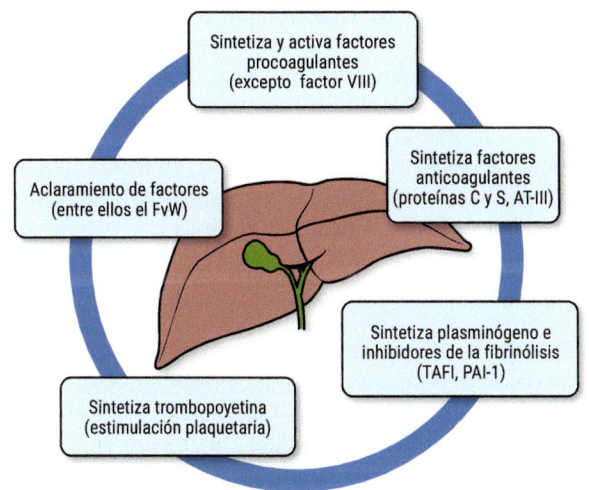

Figura 22-3. Funciones hepáticas relacionadas con la hemostasia. AT-III: antitrombina III; FvW: factor de Von Willebrand; PAI-1: inhibidor del activador tisular del plasminógeno tipo 1; TAFI: inhibidor de la fibrinólisis activado por trombina.

En contrapartida, hay una producción compensatoria de factores sintetizados por el endotelio por daño endotelial[20]: factor VIII, factor tisular, trombomodulina, activador tisular del plasminógeno (t-PA) e inhibidor del activador tisular del plasminógeno tipo 1 (PAI-1).

El descenso de la metaloproteasa de escisión del FvW (ADAMTS-13) puede contribuir a un estado procoagulante.

La fibrinólisis está afectada por la reducción de los niveles de proteasas implicadas en la fibrinólisis (plasminógeno, proteína C, proteína S y α_2-antiplasmina) y por un incremento de los niveles de t-PA por liberación desde el endotelio y reducción de su aclaramiento hepático.

En más del 70 % de los casos hay trombocitopenia, que está causada por el secuestro de las plaquetas en el bazo debido a la hipertensión portal y el hiperesplenismo, por reducción de la producción de trombopoyetina debido al hígado enfermo y por el acortamiento en la supervivencia plaquetaria. Por último, en pacientes con hepatopatía alcohólica aparece un déficit de producción de plaquetas debido a la deficiencia de ácido fólico y los efectos tóxicos del alcohol en los megacariocitos[21].

Los defectos de la función plaquetaria ocurren tanto en el fallo hepático agudo como en la insuficiencia hepática crónica y son patentes por la prolongación del tiempo de hemorragia y una disminución de la retracción del coágulo en presencia de un recuento plaquetario adecuado. Los defectos de la función plaquetaria son resultado de un defecto adquirido de la reserva plaquetaria, la transducción defectuosa de señales transmembrana, la disminución de los niveles de ácido araquidónico necesarios para la producción de tromboxano A_2 en la membrana, la disminución de los niveles de receptores plaquetarios como resultado de la proteólisis por la plasmina y la presencia anormal de lipoproteínas de alta densidad. También el incremento en la producción de prostaciclina y óxido nítrico, dos importantes inhibidores de plaquetarios derivados del endotelio, puede participar en los defectos de activación plaquetaria *in vivo*.

La anemia también es habitual en los candidatos a trasplante debido a la menor producción de hematíes por una respuesta disminuida del hígado a la eritropoyetina[22] y a hemodilución por retención de volumen.

El resultado final, dentro de la imbricada y compleja constelación que conforma la hemostasia, es un frágil equilibrio de la coagulación que fácilmente puede inclinarse hacia un estado de coagulopatía y sangrado o hacia hipercoagulabilidad y desarrollo de complicaciones tromboembólicas (**Fig. 22-4**).

En resumen, es posible simplificar las alteraciones en las siguientes:

- *Estado de hipocoagulabilidad:* está causado por un defecto en la síntesis hepática de factores procoagulantes y un déficit cuantitativo y cualitativo de las plaquetas.
- *Hiperfibrinólisis:* cuando se produce gran cantidad de t-PA que es liberado desde el lecho vascular, con reducción de su aclaramiento hepático y una insuficiente producción de factores inhibidores de la fibrinólisis (α_2-antiplasmina y la glucoproteína histidina).
- *Tendencia a la trombosis:* desencadenada por la disminución de la actividad de los inhibidores de la coagulación o de la fibrinólisis.
- *Coagulación intravascular diseminada (CID):* una excesiva activación de la coagulación o un aclaramiento inadecuado de los factores activados de la coagulación puede conducir a trombosis o incluso CID.

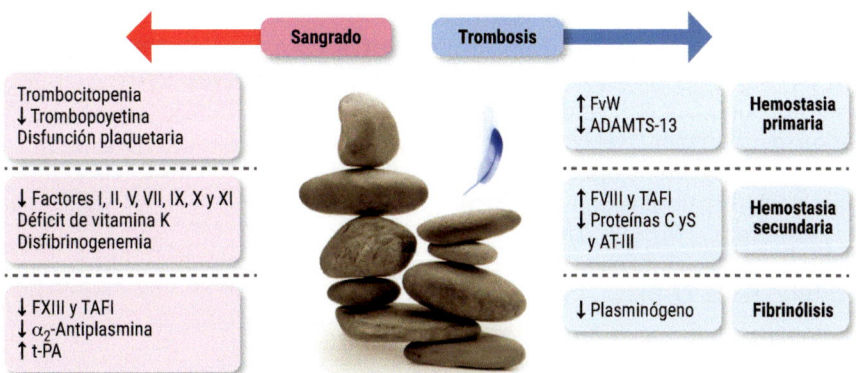

Figura 22-4. Equilibrio sangrado-trombosis en la enfermedad hepática. ADAMTS-13: metaloproteasa de escisión del factor de Von Willebrand; AT-III: antitrombina III; FvW: factor de Von Willebrand; t-PA: activador tisular del plasminógeno; TAFI: inhibidor de la fibrinólisis activado por trombina.

Sin embargo, hay que hacer dos matizaciones:

1. Se describe un «reequilibrio» de la hemostasia en el paciente con enfermedad hepática por:

- Compensación entre déficits de factores procoagulantes, pero también de anticoagulantes.
- No existe una correlación fuerte entre trombocitopenia y riesgo de hemorragia, especialmente cuando el recuento plaquetario es > 50.000/µl.
- El pico de generación de trombina en la enfermedad hepática avanzada está bien preservado.

2. Si bien muchas de las alteraciones de la coagulación son comunes, con independencia de la etiología de la enfermedad hepática, se han descrito algunas diferencias:

- Las cirrosis colestásicas, como la colangitis esclerosante primaria o la cirrosis biliar primaria, parecen tener un efecto menos pronunciado sobre el efecto anticoagulante que sobre el efecto procoagulante y podrían estar sometidas a un mayor riesgo de trombosis portal. Esta tendencia a la hipercoagulabilidad estaría mediada por cambios en la actividad plaquetaria[23].
- La esteatohepatitis no alcohólica conferiría un mayor riesgo protrombótico[24].
- El fallo hepático agudo parece tener una menor incidencia de trombocitopenia y se asocia a marcadas reducciones de factores procoagulantes y anticoagulantes en comparación con la insuficiencia hepática crónica. Sin embargo, la hemorragia clínicamente significativa es poco común en la hepatitis fulminante[25].

Herramientas para evaluar la gravedad de la enfermedad hepática

La gravedad de la disfunción hepática se ha valorado clásicamente mediante la puntuación Child-Pugh-Turcotte, que tiene una correlación fuerte con la mortalidad perioperatoria, y se empleó inicialmente para priorizar a los pacientes. En 2002 fue sustituida por el modelo para la enfermedad hepática terminal (MELD, *model for end-stage liver disease*), que resultaba ser mejor predictor de supervivencia a los 3 meses en lista de espera, y posteriormente, en 2016, por la puntuación MELD-Na⁺. Puntuaciones elevadas de MELD se asocian a fallo renal agudo y descompensación hemodinámica.

Existen determinadas entidades, como el síndrome hepatorrenal, la hipertensión portopulmonar o el síndrome hepatopulmonar, el fallo hepático agudo, la disfunción primaria del injerto o el carcinoma hepatocelular, que reciben puntuaciones extra en la clasificación MELD, dado que su elevada mortalidad durante la espera en lista no se refleja con la puntuación MELD aislada (**Tabla 22-6**).

CONSIDERACIONES QUIRÚRGICAS

Es crucial conocer las diferentes etapas del trasplante hepático, puesto que la progresión a través de ellas determina diferentes estrategias de actuación del anestesiólogo durante el procedimiento.

Existen tres fases bien diferenciadas, que ocurren por este orden: fase de disección, fase anhepática y fase neohepática. Las fases son delimitadas por dos circunstancias: el pinzamiento de las venas suprahepáticas (que diferencia la fase de disección de la anhepática) y la reperfusión del injerto (que separa la fase anhepática de la neohepática).

Fase de disección o preanhepática

Durante esta fase se realiza la hepatectomía del hígado nativo, previamente a la colocación del nuevo injerto. Se realiza la identificación y preparación de la vena porta, la arteria hepática y la vía biliar, así como el aislamiento de la VCI y las venas suprahepáticas. Las peculiaridades de esta fase son:

- La ascitis importante, especialmente si es < 1,5-2 l, puede producir tras su drenaje hipovolemia e hipotensión, que puede manejarse con la administración de albúmina al 5-20 % para compensar la pérdida de proteínas o plasma fresco congelado si ya existe coagulopatía franca. La administración de albúmina no parece presentar beneficios sobre el uso de cristaloides en otros ámbitos[26] y la literatura al respecto durante el trasplante hepático es escasa[27].
- La hemorragia dependerá de la gravedad de la coagulopatía y de la presencia de circulación colateral e hipertensión portal que desembocará en una hipovolemia que puede pasar inicialmente desapercibida. El daño vascular, junto con la falta de aclaramiento de los factores de coagulación por una disminución del flujo sanguíneo hepático, puede dar lugar a una activación excesiva de la coagulación y a coagulopatía de consumo. Como consecuencia puede presentarse una coagulopatía global, incluso cuando se infunden de manera continua hemoderivados ricos en factores de coagulación. La hipotermia y la hipocalcemia pueden afectar también a la coagulación, y los pacientes con enfermedad hepatocelular grave pueden empezar a desarrollar hiperfibrinólisis en esta fase.
- El manejo de la fluidoterapia durante esta fase es controvertido. Algunos centros emplean una terapia restrictiva, manteniendo la presión venosa central < 10 mmHg para disminuir la presión portal y el sangrado y, por lo tanto, la transfusión de hemoderivados durante esta fase[28],

Tabla 22-6. Clasificación de Child-Pugh-Turcotte			
	Child-Pugh-Turcotte		
	1	**2**	**3**
Bilirrubina	< 2	2-3	> 3
INR	< 1,7	1,7-2,3	> 2,3
Albúmina	> 3,5	2,8-3,5	< 2,8
Ascitis	No	Leve-moderada	Grave
Encefalopatía	No	Grado 1-2	Grado 3-4

Child-Pugh-Turcotte A: 5-6 puntos (enfermedad compensada); B: 7-9 puntos (compromiso funcional significativo); C: 10-15 puntos (enfermedad descompensada). Meld-Na es una fórmula matemática que toma valores desde 6 hasta 40 aunque puede llevar a un mayor riesgo de hipotensión e hipoperfusión y a la necesidad de terapias de reemplazo renal en el postoperatorio.

• La hiperpotasemia es una de las alteraciones electrolíticas a las que tienden estos pacientes, que se encuentra incrementada, además, en casos de politransfusión y que debe ser tratada de forma enérgica hasta alcanzar niveles < 4 mEq/l desde la fase de disección, por el alto riesgo de provocar paro cardíaco y muerte, especialmente durante la fase de reperfusión. El tratamiento incluye el empleo de diuréticos (como furosemida o manitol), insulina rápida en bolo o asociada a glucosa hipertónica, calcio por su efecto estabilizador de membrana y bicarbonato para corregir y evitar la acidosis, que producirá hiperpotasemia por la movilización de potasio de dentro afuera de la célula para mantener la electroneutralidad eléctrica.

Fase anhepática

Para algunos autores, esta fase comienza con el pinzamiento de la vena porta, puesto que el hígado ya solo se mantiene con un 25 % del flujo a través de la arteria hepática. El inicio de esta fase, propiamente dicha, se produce con el pinzamiento de la VCI o las venas suprahepáticas. La ausencia de función y metabolismo hepático va a favorecer la aparición de acidosis láctica con empeoramiento de la hiperpotasemia, que será tanto más grave cuanto mayores sean el tamaño del injerto y el tiempo de isquemia y que debe ser controlada durante este período cada 15-20 minutos. El manejo y las complicaciones de esta fase dependerán de la técnica quirúrgica empleada. En los inicios de los programas de trasplante hepático, el hígado se implantaba con reemplazo de la VCI por la necesidad de emplear un pinzamiento completo de dicha vena, lo que producía un descenso acusado de la precarga, con hipotensión y bajo gasto cardíaco asociado, que en muchas ocasiones requería la implantación de un *bypass* portocava o, incluso, femoroyugular para evitar la hipoperfusión de otros órganos.

Con la aparición de la técnica de *piggy-back* o preservación de cava (**Fig. 22-5**) –que consiste en el pinzamiento parcial de la VCI por debajo de las venas suprahepáticas, de manera que se conserva parte del retorno venoso, con menor estasis venosa esplácnica y renal– se demostró que se produce una mejor tolerancia hemodinámica, con una tasa de fallo renal y de otras complicaciones muy similar a la de técnicas previas, siendo un procedimiento quirúrgico más sencillo con menores tiempos de isquemia, motivo por el cual es la técnica más utilizada por los diferentes grupos[29].

Previamente a la liberación del *clamp* se lleva a cabo un lavado del injerto, primero con Ringer lactato frío y a continuación con sangre caliente del paciente, que entra por la vena porta ya anastomosada hasta chocar con el *clamp* y se recoge por la arteria hepática aún sin anastomosar, lo que producirá un lavado del injerto que minimizará el pico de hiperpotasemia de la reperfusión pero que puede aumentar aún más la situación de hipovolemia y que deberá corregirse antes de la reperfusión.

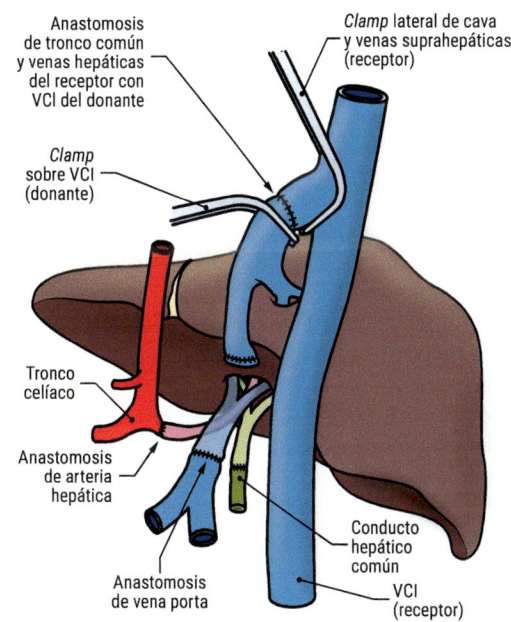

Figura 22-5. Técnica de *piggy-back*. VCI: vena cava inferior. (Cortesía de la Dra. Ana María Jiménez).

Reperfusión

Se produce tras la apertura de la VCI y las venas suprahepáticas por la liberación del *clamp* restableciéndose el flujo sanguíneo de la VCI en su totalidad con las siguientes consecuencias:

• Restauración del flujo sanguíneo de forma brusca y a baja temperatura, que podría conducir a una sobrecarga aguda del ventrículo derecho e hipotermia.
• Liberación de sustancias derivadas del daño tisular producidas por la isquemia del territorio esplácnico durante la fase anhepática y originadas por la preservación del propio injerto: endotoxinas, citocinas y otros mediadores inflamatorios[30], heparinoides, t-PA, potasio, etc., que se generan durante la isquemia; estas sustancias predisponen al fracaso del ventrículo derecho y a la aparición del síndrome posreperfusión, hiperfibrinólisis, efecto similar a la heparina e hiperpotasemia grave.
• Asociación de hipotermia, hiperpotasemia y sobrecarga aguda de volumen del ventrículo derecho, que predispone a la aparición de arritmias, fibrilación ventricular y disociación electromecánica, motivo que justifica la colocación de desfibrilador con palas internas en la inducción en previsión de este momento.
• Síndrome posreperfusión, que se define como la disminución de la presión arterial media (PAM) superior al 30 % durante los 5 primeros minutos posteriores a la reperfusión y/o un elevado requerimiento de fármacos vasoactivos para mantener una PAM > 65 mmHg, que puede ocurrir hasta en el 25-50 % de los pacientes[31]. Este síndrome se asocia con paro cardíaco, fallo renal y disminución de la supervivencia a los 15 días, siendo más frecuente en pacientes sin *bypass* y en aquellos con tiempos alargados de isquemia fría[32]. Su tratamiento incluye el empleo de adrenalina asociada a otros vasopresores hasta la estabilización hemodinámica.

Fase neohepática

Durante esta fase se realizan las anastomosis de la arteria hepática y de la vía biliar, la comprobación de la hemostasia y el cierre. Se comprueban la función del nuevo injerto mediante el descenso de los niveles de lactato, la normalización del equilibrio ácido-base y de las cifras de glucemia, la tendencia a la hipopotasemia (requiriendo en algunos casos dosis extra de cloruro potásico) y el descenso de los requerimientos de vasopresores.

La coagulopatía en esta fase es multifactorial y puede persistir principalmente a expensas de la hiperfibrinólisis que se produce por la liberación de t-PA acumulado en el endotelio del injerto[33], de la sangre congestionada procedente de las vísceras y de los miembros inferiores. La fibrinólisis desaparece gradualmente dentro de las 2 horas posteriores a la reperfusión si el injerto comienza a funcionar adecuadamente. Otros factores que también podrían afectar a la coagulación son: la hipotermia posreperfusión (la temperatura desciende 1-2 °C), la liberación de factores inhibidores de la coagulación desconocidos desde el injerto y la hipocalcemia.

CONSIDERACIONES ANESTÉSICAS

Evaluación preoperatoria

Todos los potenciales candidatos a trasplante hepático deberían ser sometidos a un estudio completo antes de ser incluidos en la lista de espera. Dado que no existe un límite de edad formal, en los pacientes mayores de 65 años debe excluirse cualquier comorbilidad. Aunque se han realizado trasplantes hepáticos con éxito en pacientes mayores de 70 años, estos tienen un mayor riesgo de sufrir complicaciones cardiovasculares. Cada vez es más frecuente encontrar pacientes mayores de 65 años en lista de espera, puesto que los resultados son comparables a los de los pacientes más jóvenes. Este fenómeno de envejecimiento de los receptores se debe tanto a cambios demográficos como a cambios en la epidemiología de la patología hepática. Algunos equipos consideran que la edad fisiológica es más importante que la cronológica, de modo que la decisión final para incluir a un paciente de 65-70 años o mayor de 70 años debería tomarla un equipo multidisciplinar[1].

La valoración preoperatoria debe incluir, además de las pruebas básicas (analítica completa, electrocardiograma, radiografía de tórax, pruebas funcionales respiratorias si se requieren y serologías víricas), los estudios que se consideren oportunos en función de la morbilidad del paciente. La declaración de consenso de valoración de riesgo cardiopulmonar de pacientes candidatos a trasplante hepático de 2018[34] establece las recomendaciones con evidencia demostrable que se describen a continuación.

Ecocardiografía transtorácica

Se recomienda la realización de una ecocardiografía transtorácica de manera sistemática a todos los pacientes que vayan a ser incluidos en lista de espera de trasplante hepático con los objetivos de:

- Evaluar las funciones sistólica y diastólica del ventrículo izquierdo.
- Evaluar la probabilidad de que se desarrolle una obstrucción dinámica en el tracto de salida del ventrículo izquierdo (TSVI).
- Evaluar la función global del ventrículo derecho.
- Descartar alteraciones segmentarias o globales de la contractilidad.
- Descartar presencias de *shunts* intrapulmonares y foramen oval permeable.
- Descartar la asociación con hipertensión pulmonar.

Pruebas funcionales

Incluyen la valoración de la capacidad funcional mediante los equivalentes metabólicos (METS), la prueba de la marcha y la ergometría, en la que se obtienen principalmente dos mediciones: el consumo de oxígeno (VO_2) máximo (capacidad aeróbica máxima) y el umbral ventilatorio o anaeróbico (punto en el que el oxígeno suministrado no es capaz de cubrir las demandas metabólicas).

Ecocardiografía de estrés

Debe realizarse sólo en los pacientes que presenten una probabilidad pretest alta (diabetes mellitus o más de dos factores de riesgo cardiovascular) de sufrir complicaciones cardiovasculares en situaciones de estrés (nivel de evidencia 1C).

Coronariografía

Los pacientes con enfermedad coronaria conocida o pruebas de esfuerzo alteradas deberán someterse a cateterismo con fines no solo diagnósticos sino también terapéuticos, en caso de estenosis significativa.

Cateterismo cardíaco de cavidades derechas

Se lleva a cabo en los pacientes con sospecha de hipertensión arterial pulmonar asociada, como se ha comentado en apartados anteriores y según indicación de la UHP, con el objetivo de realizar un diagnóstico diferencial adecuado e iniciar tratamiento para valorar la viabilidad de su inclusión en lista de espera como candidato a trasplante hepático.

Prehabilitación

Los pacientes con un VO_2 máximo o un umbral ventilatorio alterados se asocian con mayor riesgo de tener complicaciones o peores resultados postoperatorios y pueden beneficiarse de una prehabilitación adecuada (nivel de evidencia 2C).

Intraoperatorio

Recepción del paciente

Se verifican los datos de la consulta de valoración preanestésica con sus consentimientos informados, analítica de ingreso y horas de ayuno.

Se solicitan hemoderivados en función de la estrategia transfusional que se vaya a seguir.

McCluskey et al.[35] identificaron siete predictores independientes de transfusión masiva, definida como la transfusión de más de seis concentrados de hematíes, asignando un punto por cada uno de los siguientes ítems: edad > 40 años, concentración de hemoglobina < 10 g/dl, índice internacional normalizado (INR) >1 ,2 (dos puntos si > 2,0), recuento plaquetario < 70.000 µl, creatinina ≥ 110 µmol/l en mujeres o ≥ 120 µmol/l en varones, albúmina < 2,8 g/dl y en retrasplante. Una puntuación de 0 se considera de bajo riesgo, entre 1 y 2 puntos el riesgo es intermedio y por encima de 3 es alto. La tasa de transfusión de seis o más concentrados en toda la muestra fue del 42 %. Con una puntuación ≥ 3, la probabilidad de transfusión masiva fue del 80 %, con una sensibilidad del 58 % y especificidad del 87% (ROC 0,79). Otros grupos de trasplante han valorado la validez externa de esta escala[36]. A pesar de que son necesarios estudios multicéntricos con un adecuado tamaño muestral, el índice de McCluskey puede ser de utilidad.

Material específico

Debido a las peculiaridades propias de cada fase, es necesario llevar a cabo una preparación adecuada del quirófano con todos los equipos que puedan ser necesarios: máquina de anestesia, sistemas de monitorización básico y avanzado, transfusor rápido de volumen, desfibrilador con opción de marcapasos, dispositivos *point-of-care* (analizador rápido de gases, equipos para la realización de pruebas viscoelásticas como la tromboelastometría rotacional y la tromboelastometría, que miden la impedancia mecánica del coágulo, o la estimación sónica de la elasticidad a través de la sonorreometría de resonancia), bombas de infusión, sistemas de aspiración y convectores de aire caliente. También debe disponerse de toda la medicación que pueda necesitarse a lo largo del trasplante hepático.

Monitorización

Aunque cada centro cuenta con sus protocolos propios, es recomendable que los candidatos a trasplante hepático reciban una monitorización básica (electrocardiograma de 12 derivaciones, saturación periférica de oxígeno, presión arterial no invasiva, CO_2 espirado, monitorización de la profundidad anestésica) y avanzada, incluyendo un acceso venoso central, habitualmente yugular y guiado por ecografía, para monitorización de la presión venosa central y administración de fármacos vasoactivos y una monitorización arterial invasiva. Es habitual la canalización de dos líneas arteriales (una para monitorización y otra para la realización de analíticas), siendo más fiable el acceso femoral, especialmente en pacientes hipotensos para guiar la administración de vasopresores. Debido a que el estímulo simpático, capaz de mantener presiones de perfusión adecuadas en el paciente, desaparece con la anestesia general, muchos protocolos recomiendan la monitorización arterial previa a la inducción.

Es importante a su vez disponer de accesos venosos fiables de gran calibre para poder asegurar una administración rápida de fluidos y/o derivados sanguíneos, así como la administración de fármacos vasoactivos.

El catéter de arteria pulmonar sigue siendo de elección para la monitorización hemodinámica en la mayoría de los grupos[37], ya que permite disponer de datos continuos de presiones pulmonares, gasto cardíaco y saturación venosa mixta y realizar cálculos derivados, siendo mandatorio en pacientes con diagnóstico o sospecha de hipertensión pulmonar.

La ecocardiografía transesofágica (ETE) como monitorización hemodinámica intraoperatoria está especialmente indicada en los siguientes casos[38]:

- Guiar la inserción del catéter de arteria pulmonar.
- Monitorización de pacientes con hipertensión pulmonar de cualquier tipo o con patología cardiovascular importante (miocardiopatía cirrótica, miocardiopatía hipertrófica, disfunción ventricular por enfermedad arterial coronaria, etc.).
- Valorar el estado de volemia y la función biventricular tras la inducción según las recomendaciones de las últimas guías de la *American Society of Echocardiography* y la *Society of Cardiovascular Anesthesiologists*[39].
- Advertir la presencia de foramen oval permeable en condiciones de hipotensión o tras la reperfusión, con la intención de prevenir el paso de émbolos y/o aire.
- Guiar la administración de fluidos durante la fase de disección y la fase anhepática.
- Descartar la disfunción del ventrículo derecho y la obstrucción dinámica del TSVI tras la reperfusión como causas de inestabilidad hemodinámica.
- Valorar la anastomosis de las venas suprahepáticas.

Aunque las varices esofágicas son una contraindicación relativa para el empleo de la ETE, su utilización en los pacientes candidatos a trasplante hepático ha demostrado ser segura y factible a pesar de la coagulopatía o plaquetopenia[40].

La aparición de diferentes monitores hemodinámicos, menos invasivos, ha hecho plantearse a diferentes equipos su fiabilidad en el contexto específico del trasplante hepático, con resultados prometedores[41,42].

En caso de fallo hepático fulminante es importante realizar una estrecha vigilancia neurológica a través de la monitorización de la saturación de oxígeno regional de la sangre cerebral y de la monitorización de la presión intracraneal, si es necesaria.

Inducción de secuencia rápida

Los pacientes cirróticos tienen un riesgo elevado de broncoaspiración, por lo que sigue siendo de elección la intubación de secuencia rápida. Se debe realizar preoxigenación reglada de forma sistemática.

Disposición de fármacos vasoactivos

Con la anestesia general, el estímulo simpático cesa, por lo que puede producirse hipotensión que precise la administración de vasopresores, a veces hasta dosis significativas para mantener presiones de perfusión adecuadas. Se debe mantener una PAM ≥ 65 mmHg, puesto que hipotensiones por debajo de esta cifra por períodos superiores a 5 minutos han demostrado un aumento de complicaciones cardiovasculares, daño renal e incremento de la mortalidad. Aunque no existe consenso sobre la elección del vasopresor[43], suele administrarse noradrenalina de manera sistemática hasta dosis elevadas (0,5 µg/kg/min), momento en el que se ha de valorar su asociación con vasopresina, con intención de compensar su déficit endógeno y reducir la hipertensión portal[44].

Hemoterapia y fluidoterapia

El manejo del sangrado y de la coagulopatía es controvertido. La reposición de hemoderivados oscilará en un espectro desde una *estrategia profiláctica/terapéutica* (con criterios transfusionales más liberales guiados por valores analíticos: concentrado de hematíes cuando la hemoglobina descienda por debajo de 8 g/dl, plasma fresco congelado (PFC) con INR < 1,5 plaquetas con recuentos < 50.000 o fibrinógeno cuando sus niveles se encuentren por debajo de 150 mg/dl) hasta una *estrategia restrictiva o expectante,* cada vez más común[45], siempre que no haya un sangrado incontrolable. Esta táctica reduce los umbrales transfusionales, guiándolos por criterios clínicos (transfusión de concentrados de hematíes cuando el transporte de oxígeno produzca hipoperfusión tisular) y cualitativos mediante pruebas viscoelásticas[46] que proporcionan una visión más amplia y completa sobre la formación del coágulo así como su firmeza y fibrinólisis (datos no medibles mediante las pruebas clásicas de la coagulación, que son meramente cuantitativas), permitiendo reducir la transfusión de hemoderivados[47]. No se aconseja su empleo en pacientes con insuficiencia renal o cardiopatía isquémica y deberá suspenderse siempre que aparezcan signos de baja perfusión tisular o se requieran dosis elevadas de fármacos vasoactivos.

Se recomienda la utilización de cristaloides balanceados, sin que ninguno de ellos haya demostrado mayor evidencia respecto al resto. El uso de suero salino fisiológico al 0,9 % produce mayor tendencia a desarrollar acidosis metabólica hiperclorémica y daño renal[48].

Los sistemas de recuperación intraoperatoria de sangre se emplean en muchos centros siempre y cuando no existan contraindicaciones para su uso: hepatocarcinoma, presencia de infección o contaminación quirúrgica por ascitis, bilis o contenido entérico. Tienen la ventaja de transfundir sangre autóloga baja en potasio, aunque, al estar libre de plasma, pueden favorecer la aparición de una coagulopatía dilucional.

Monitorización de la coagulación

Se transfundirá PFC[49] durante períodos de sangrado significativo o en sábana o bien guiados por las pruebas viscoelásticas, especialmente durante la fase de disección hepática. Es importante recordar que las complejas alteraciones de la coagulación propias de estos pacientes pueden conducir a un estado de hipercoagulabilidad, por lo que si la coagulopatía se corrige de manera muy enérgica puede llevar a complicaciones trombóticas (como la trombosis de la arteria hepática).

Tras la reperfusión, el injerto libera t-PA, que activa la fibrinólisis produciendo hipofibrinogenemia, por lo que en casos de sangrado importante con recuentos de fibrinógeno < 150-200 mg/dl o con alteración de las pruebas viscoelásticas, será imprescindible su administración específica para la corrección total de la coagulopatía.

La administración de factor VII recombinante no ha demostrado ser eficaz y, además, incrementa el riesgo de trombosis arteriales, por lo que no se considera su uso, excepto en situaciones en las que el sangrado es descontrolado y previo consenso de los facultativos implicados[50].

En la actualidad no hay evidencia suficiente que avale el uso de complejo protrombínico, que se asocia a complicaciones trombóticas.

Respecto a las plaquetas, su transfusión tiende a evitarse, sobre todo durante la disección, debido a que, a pesar de sus bajos niveles, su función suele ser normal; los altos niveles de FvW permiten unirse a un menor número de plaquetas activadas, siendo una unión menos susceptible de escindirse por los niveles disminuidos de ADAMTS-13. Además, el sangrado produce una liberación de plaquetas secuestradas por el bazo. La transfusión de plaquetas se ha identificado como un factor de riesgo independiente de malos resultados a largo plazo[51], por lo que su administración se reserva para sangrados masivos, preferiblemente tras la anastomosis arterial.

Antifibrinolíticos

No existe consenso acerca de la administración profiláctica sistemática de agentes antifibrinolíticos para tratar la hiperfibrinólisis que acontece tras la reperfusión, aunque sí se recomienda su uso si esta aparece de manera objetivada en las pruebas viscoelásticas[52]. Estos agentes no solo han resultado seguros, sino que han demostrado disminuir los requerimientos transfusionales, sin diferencias en cuanto a complicaciones tromboembólicas[53].

SITUACIONES ESPECIALES

Hepatitis fulminante

Los pacientes con hepatitis fulminante no son enfermos cirróticos en los que se han establecido mecanismos compensadores, de manera que no cuentan con circulación colateral. Esto, sumado a la ausencia de un patrón hiperdinámico, predispone a una mayor tendencia a la hipotensión durante el pinzamiento de la VCI. Es importante recordar que, en los pacientes con encefalopatía grave, el mantenimiento de la presión de perfusión cerebral será el principal objetivo durante todo el trasplante hepático, e incluso puede requerirse la monitorización de la presión intracraneal mediante la colocación de un catéter tras la corrección de la coagulopatía.

Anticoagulantes orales en candidatos a trasplante hepático

La terapia anticoagulante en pacientes candidatos a trasplante no es infrecuente.

La fibrilación auricular es la arritmia más común y su incidencia se incrementa con la edad. Lee et al.[54] señalaron un riesgo incrementado 1,5 veces superior de incidencia en la población de pacientes cirróticos.

Adicionalmente, el paciente cirrótico presenta un riesgo incrementado de trombosis portal y enfermedad tromboembólica venosa. En un metaanálisis, Ambrosino et al.[55] sugirieron que los pacientes cirróticos presentaban un riesgo 1,7 veces superior de enfermedad tromboembólica venosa, con una mayor prevalencia en los varones.

Mayoritariamente, los pacientes con enfermedad hepática son anticoagulados de forma ambulatoria con antagonistas de la vitamina K por las siguientes ventajas: bajo coste, amplia experiencia y capacidad de reversión. En cambio, estos fármacos presentan inconvenientes: aumento de su eficacia farmacológica por la disminución de los niveles de proteínas C y S, restricciones dietéticas del acenocumarol o warfarina y la dificultad implícita de monitorizar la efectividad de los antagonistas de la vitamina K mediante el INR, dado que estos pacientes presentan de base una alteración del INR[56].

Si bien los anticoagulantes de acción directa no se han estudiado profundamente en la enfermedad hepática, constituyen el tratamiento actual tanto para la enfermedad tromboembólica venosa como para la fibrilación auricular. Presentan las siguientes ventajas: administración por vía oral (en comparación con las HBPM), eficacia similar, mecanismo de acción predictible e independiente de los niveles de antitrombina y dosis estandarizadas; asimismo, no requieren monitorización. Como inconveniente principal destaca la reversión de su efecto de cara a un trasplante inminente, si bien es posible utilizar reversores específicos, como el idarucizumab para el dabigatrán o el andexanet alfa para el apixabán y el riborabán. Su escasa disponibilidad y elevado coste suponen una importante barrera para recomendar el uso extendido de los anticoagulantes de acción directa en el paciente en lista de espera. La utilización de complejos protrombínicos para reversión de sangrado crítico con estos fármacos en situaciones de sangrado crítico en el trasplante hepático debe sopesarse con el riesgo de complicaciones trombóticas como la trombosis de la arteria hepática.

El paciente candidato a trasplante puede presentarse con medicación anticoagulante y requerir la reversión del fármaco.

Técnicas de depuración extrarrenal

Se emplean en los pacientes con insuficiencia renal para un control adecuado de los niveles de potasio y ajuste de la volemia según las necesidades de fluidoterapia y hemoperfusión. Son mandatorias en el trasplante combinado hepatorrenal.

Infección por el virus de la hepatitis B

Durante la fase anhepática se infundirá inmunoglobulina humana antihepatitis B con la intención de prevenir y disminuir la tasa de reinfección del injerto[57].

Donante vivo e injerto parcial

El implante de un injerto parcial presenta una serie de peculiaridades que se ponen de manifiesto principalmente durante la fase neohepática y postrasplante, por sangrado de la zona de disección, así como una mayor tasa de complicaciones de la vía biliar[51]. El trasplante hepático de donante vivo, aunque se asocia a mejores resultados que el de donante cadavérico, tiende a descender en número cada año, tanto por la complejidad en la elección del donante (ya sea por incompatibilidad o por volumen residual insuficiente) como por la tasa de morbimortalidad que, aunque baja, hace que el número de posibles donantes disminuya y muchos equipos abandonen su práctica[58].

Trasplantes combinados cardiohepático, multivisceral y hepatorrenal

En ocasiones, el fracaso irreversible de otros órganos, como consecuencia de la cirrosis o de la causa que provoca la insuficiencia hepática, puede llevar a la necesidad de realizar trasplantes combinados. Tal es el caso de las amiloidosis, en las que los depósitos de sustancia amiloide producen tanto daño hepático como cardíaco. El trasplante multivisceral es poco frecuente, pero supone un reto anestésico en pacientes con malformaciones congénitas, enfermedades metabólicas, trastornos de absorción o resecciones intestinales masivas que se someten en un mismo tiempo al trasplante de estómago, duodeno, intestino, hígado y páncreas.

REFERENCIAS BIBLIOGRÁFICAS

1. Burra P, Burroughsy A, Graziadei I et al. Guías de práctica Clínica EASL: trasplante hepático. European Association for the Study of the Liver. J Hepatol 2016; 64: 433-85.
2. Kimberley D. Watt. Trasplante hepático y enfermedad hepática por hígado graso no alcohólico. Clin Liver Dis (Hoboken) 2013; 2 (Suppl 5): 106-8.
3. http://www.ont.es/infesp/Memorias/ACTIVIDAD%20DE%20DONACI%C3%93N%20Y%20TRASPLANTE%20HEP%C3%81TICO%20ESPA%C3%91A%202021.pdf
4. Suraweera D, Sundaram V, Saab S. Evaluation and management of hepatic encephalopathy: current status and future directions. Gut Liver 2016; 10: 509-19.
5. Martell M, Coll M, Ezkurdia et al. Physiopathology of splancnic vasodilation in portal hypertension. World J Hepatol 2010; 2: 208.
6. Bolognesi M, Di Pascoli M, Verardo A et al. Splanchnic vasodilation and hyperdynamic circulatory syndrome in cirrhosis. World J Gastroenterol 2014; 20: 2555.
7. Simoes E Silva AC, Miranda AS, Rocha NP et al. Renin angiotensin system in liver diseases: friend or foe? World J Gastroenterol 2017; 23: 3396.
8. Zaky A, Bendjelid K. Appraising cardiac dysfunction in liver transplantation: an ongoing challenge. Liver Int 2015; 35: 12-29.
9. Moller S, Henriksen J. Cardiovascular complications of cirrhosis. Gut 2008; 57: 268-78.
10. Wong F. Management of ascites in cirrhosis. J Gastroenterol Hepatol 2012; 27: 11-20.
11. Dowsley TF, Bayne DB, Langnas AN et al. Diastolic dysfunction in patients with end-stage liver disease is associated with development of heart failure early after liver transplantation. Transplantation 2012; 94: 646-51.
12. Karagiannakis DS, Vlachogiannakos J, Anastasiadis G et al. Diastolic cardiac dysfunction is a predictor of dismal prognosis in patients with liver cirrhosis. Hepatol Int 2014; 8: 588-94.
13. Torregrosa M, Aguade S, Dos L et al. Cardiac alterations in cirrhosis: reversibility after liver transplantation. J Hepatol 2005; 42: 68-74.
14. Liu H, Jayakumar S, Traboulsi M et al. Cirrhotic cardiomyopathy: implications for liver transplantation. Liver Transpl 2017; 23: 826-35.

15. Liu H, Lee SS. What happens to cirrhotic cardiomyopathy after liver transplantation? Hepatology 2005; 42: 1203-5.
16. Lee BC, Li F, Hanje AJ et al. Effectively screening for coronary artery diseases in patients undergoing orthotopic liver transplant evaluation. J Transplant 2016: 7187206.
17. Patel SS, Nabi E, Guzman L et al. Coronary artery disease in decompensated patients undergoing liver transplantation evaluation. Liver Transpl 2018; 24: 333-42.
18. Krowka MJ, Fallon MB, Kawut SM et al. International Liver Transplant Society Practice Guidelines: diagnosis and management of hepatopulmonary syndrome and portopulmonary hypertension. Transplantation 2016; 100: 1440-52.
19. Miles CD, Wetphal S, Liapakis A et al. Simultaneous liver-kidney transplantation: impact on liver transplant patients and the kidney transplant waiting list. Curr Transplant Rep 2018; 5: 1-6.
20. Forkin KT, Colquhoun DA, Nemergut EC et al. The coagulation profile of end-stage liver disease and considerations for intraoperative management. Anesth Analg 2018; 126: 46-61.
21. Mitchell O, Feldman DM, Diakow M et al. The pathophysiology of thrombocytopenia in chronic liver disease. Hepat Med 2016; 8: 39-50.
22. Risor LM, Fenger M, Olsen NV et al. Hepatic erythropoietin response in cirrhosis. A contemporary review. Scand J Clin Lab Invest 2016; 76: 234-9.
23. Ben-Ari Z, Panagou M, Patch D et al. Hypercoagulability in patients with primary biliary cirrhosis and primary sclerosing cholangitis evaluated by thrombelastography. J Hepatol 1997; 26 :554-9.
24. Stine JG, Niccum BA, Zimmet AN et al. Increased risk of venous thromboembolism in hospitalized patients with cirrhosis due to non-alcoholic steatohepatitis. Clin Transl Gastroenterol 2018; 9: 140.
25. Stravitz RT, Ellerbe C, Durkalski V et al; Acute Liver Failure Study Group. Bleeding complications in acute liver failure. Hepatology 2018; 67: 1931-42.
26. Finfer S, Bellomo R, Boyce N et al. A comparison of albumin and saline for fluid resuscitation in the intensive care unit. N Engl J Med 2004; 350: 2247-56.
27. Ertmer C, Kampmeier TG, Volkert T et al. Impact of human albumin infusion on organ function in orthotopic liver transplantation –a retrospective matched-pair analysis. Clin Trasplant 2015; 29: 67-75.
28. Massicotte L, Lenis S, Thibeault L et al. Effect of low central venous pressure and phlebotomy on blood product transfusion requirements during liver transplantation. Liver Transpl 2006; 12: 117-23.
29. Widmer JD, Schlegel A, Ghazaly M et al. Piggyback or cava replacement: which implantation technique protects liver recipients from acute kidney injury and complications? Liver Transpl 2018; 24: 1746-56.
30. Bezinover D, Kadry Z, McCullough P et al. Release of cytokines and hemodynamic instability during the reperfusion of a liver graft. Liver Transpl 2011; 17: 324-30.
31. Matsusaki T, Hili IA, Planinsic RM et al. Cardiac arrest during adult liver transplantation: single institution's experience with 1238 deceased donor transplants. Liver Transpl 2013; 19: 1262-71.
32. Paugam-Burtz C, Kavafyan J, Merckx P et al. Postreperfusion syndrome during liver transplantation for cirrhosis: outcome and predictors. Liver Transpl 2009; 15: 522-9.
33. Ferro D, Celestini A, Violi F. Hyperfibrinolysis in liver disease. Clin Liver Dis 2009; 13: 21-31.
34. Van Wagner LB, Harinstein ME, Runo JR et al. Multidisciplinary approach to cardiac and pulmonary vascular disease risk assessment in liver transplantation: an evaluation of the evidence and consensus recommendations. Am J Transplant 2018; 18: 30-42.
35. McCluskey SA, Karkouti K, Wijeysundera DN et al. Derivation of a risk index for the prediction of massive blood transfusion in liver transplantation. Liver Transpl 2006; 12: 1584-93.
36. Escoresca Ortega AM, Mogollón Jiménez MV, Hinojosa Pérez R et al. Application of the McCluskey Index to predict blood products requirements during liver transplantation. Transplant Proc 2008; 40: 2981-2.
37. Schumann R, Mandell MS, Mercaldo N et al. Anesthesia for liver transplantation in United States academic centers: intraoperative practice. J Clin Anesth 2013; 25: 542-50.
38. Vetrungo L, Barnariol F, Bignami E et al. Transoesophageal ultrasonography during orthotopic liver transplantation: show me more. Echocardiography 2018; 35: 1204-15.
39. Hahn RT, Abraham T, Adams MS et al. Guidelines for performing a comprehensive transoesophageal echocardiography examination: recommendations from the American Society of Echocardiography and the Society of Cardiovascular Anesthesiologists. J Am Soc Echocardiogr 2013; 26: 921-64.
40. Martin NW, Sharma A, Grant W et al. The safety of transoesophageal echocardiography in patients undergoing orthotopic liver transplantation. J Cardiothorac Vasc Anesth 2015; 29: 558-93.
41. Lee M, Weinberg L, Pearce B et al. Agreement in hemodynamic monitoring during orthotopic liver transplantation: a comparison of FloTtrac/Vigileo at two monitoring sites with pulmonary artery catheter thermodilution. J Clin Monit Comput 2017; 31: 343-51.
42. Thiele RH, Bartels K, Gan TJ. Inter-device differences in monitoring for goal-directed fluid therapy. Can J Anaesth 2015; 62: 169-81.
43. Skytte Larsson J, Bragadottir G, Redfors B et al. Renal effects of norepinephrine-induced variations in mean arterial pressure after liver transplantation: a randomized cross-over trial. Acta Anaesthesiol Scand 2018; 62: 1229-36.
44. Wagener G, Kovalevskaya G, Minhz M et al. Vasopressin deficiency and vasodilatory state in end-stage liver disease. J Cardiothorac Vasc Anesth 2011; 25: 665-70.
45. Massicotte L, Thibeault L, Roy A. Classical notions of coagulation revisited in relation with blood losses, transfusion rate for 700 consecutive liver transplantations. Semin Thromb Hemost 2015; 41: 538-46.
46. Bezinover D, Dirkmann D, Findlay J et al. Perioperative coagulation management in liver transplant recipients. Transplantation 2018; 102: 578-92.
47. Wang SC, Shieh JF, Chang KY et al. Thromboelastography-guided transfusion decreases intraoperative blood transfusion during orthotopic liver transplantation: randomized clinical trial. Transplant Proc 2010; 42: 2590-3.
48. Burdett E, Dushianthan A, Bennett-Guerrero E et al. Perioperative buffered versus non-buffered fluid administration for surgery in adults. Cochrane Database Syst Rev 2012; 12: CD004089.
49. Badenoch A, Sharma A, Gower S et al. The effectiveness and safety of tranexamic acid in orthotopic liver transplantation clinical practice: a propensity score matched cohort study. Transplantation 2017; 101: 1658-65.
50. Chavez-Tapia NC, Alfaro-Lara R, Tellez-Avila F et al. Prophylactic activated recombinant factor VII in liver resection and liver transplantation: systematic review and meta-analysis. PLoS One 2011; 6: e22581.
51. Pereboom IT, de Boer MT, Haagsma EB et al. Platelet transfusion during liver transplantation is associated with increased postoperative mortality due to acute lung injury. Anesth Analag 2009; 108: 1083-91.
52. Levy JH, Koster A, Quinones QJ et al. Antifibrinolytic therapy and perioperative considerations. Anesthesiology 2018; 128: 657-70.
53. Mutimer D. Review article: hepatitis B and liver transplantation. Aliment Pharmacol Ther 2006; 23: 1031-41.
54. Lee SR, Lee HJ, Choi EK et al. Direct oral anticoagulants in patients with atrial fibrillation and liver disease. J Am Coll Cardiol 2019; 73: 3295-308.
55. Ambrosino P, Tarantino L, Di Minno G et al. The risk of venous thromboembolism in patients with cirrhosis. A systematic review and meta-analysis. Thromb Haemost 2017; 117: 139-48.
56. Tripodi A, Mannucci PM. The coagulopathy of chronic liver disease. N Engl J Med 2011; 365: 147-56.
57. Sociedad Española de Trasplante Hepático. III Reunión de Consenso de la Sociedad Española de Trasplante Hepático (SETH). Hepatitis C, trasplante hepático de donante vivo, calidad de los injertos hepáticos y calidad de los programas de trasplante hepático. Cir Esp 2011; 89: 487-504.
58. Middleton PF, Duffield M, Lynch SV et al. Living donor liver transplantation –adult donor outcomes: a systematic review. Liver Transpl 2006; 12: 24-30.

Cuidados del paciente con trasplante hepático en las unidades de cuidados intensivos

23

M. Catalán González y J. C. Montejo González

INTRODUCCIÓN

La enfermedad hepática en estadio terminal sigue siendo la 12ª causa de muerte en todo el mundo, y el cáncer de hígado es la tercera causa principal de muerte relacionada con el cáncer a nivel mundial[1,2].

El trasplante hepático es la única alternativa terapéutica definitiva para la insuficiencia hepática avanzada y para pacientes seleccionados con cáncer primario de hígado.

En 2021 se realizaron en Estados Unidos 9.236 trasplantes de hígado, un 4 % más que en 2020 y un aumento del 46 % en comparación con 2011[3]. A pesar de la pandemia, en España durante 2020 y 2021 se realizaron 1.034 y 1.078 trasplantes hepáticos, respectivamente, solo 15,7 % y 12 % menos que en 2019[4].

La mayoría de los pacientes que se someten a un trasplante de hígado presentan una enfermedad hepática crónica y manifestaciones asociadas a la cirrosis muy evolucionada, como encefalopatía hepática, coagulopatía, disfunción renal, carencias nutricionales acusadas, hipertensión portal con complicaciones hemorrágicas asociadas a varices y cambios hemodinámicos significativos. El manejo de las complicaciones de la cirrosis repercute en la evolución posterior del paciente[5,6].

Para realizar un manejo adecuado en el postoperatorio inmediato del trasplante hepático es esencial conocer la fisiopatología de las complicaciones del paciente hepatópata crónico, dado que muchas de estas complicaciones persisten, al menos transitoriamente, después del trasplante y pueden influir en el manejo en el perioperatorio.

Además, el comportamiento del injerto dependerá también del tipo de donante. La expansión de criterios de donación de órganos está permitiendo ampliar la oferta en áreas donde antes no estaba disponible. La posibilidad de obtener órganos de donante en muerte encefálica, donante vivo, *split*, donante en asistolia controlada y no controlada, donantes añosos etc., amplía las posibilidades de trasplante hepático, pero implica conocer determinadas características del comportamiento de estos injertos que pueden repercutir directamente en el manejo del postoperatorio inmediato[7,8].

Hay que considerar también que, en los últimos 20 años, las características de los pacientes que necesitan trasplante hepático han cambiado. Los candidatos ahora son a menudo de mayor edad, con más comorbilidades y más frágiles. Un número significativo de pacientes requiere atención en una unidad de cuidados intensivos (UCI) antes del trasplante hepático, que posteriormente puede complicar la atención intraoperatoria y postoperatoria, incluso si se utiliza un injerto de alta calidad. Incluso cuando los pacientes han sido dados de alta de la UCI después del trasplante, alrededor del 20 % requiere readmisión en la UCI, principalmente por complicaciones cardiopulmonares[9].

El cuidado perioperatorio del receptor de trasplante hepático ha cambiado significativamente en las últimas tres décadas debido al avance en los conocimientos y las técnicas quirúrgicas y anestésicas y los cuidados postoperatorios. Además, la investigación en la inmunosupresión ha optimizado el tratamiento y mejora de la supervivencia tanto del injerto como del paciente. En la actualidad, el procedimiento quirúrgico del trasplante hepático está estandarizado.

CUIDADOS POSTOPERATORIOS INMEDIATOS EN LA UCI

Recepción del trasplante hepático en la UCI

En la mayoría de los centros, al finalizar el trasplante hepático, el paciente es trasladado directamente, aún intubado, a la UCI[10,11,12]. Una información importantísima al ingresar en la UCI es la cantidad de hemoderivados y fluidoterapia recibida en quirófano, la necesidad de vasopresores, la diuresis, el comportamiento hemodinámico y otras complicaciones o incidencias intraoperatorias.

La evaluación inicial es similar a la realizada en la UCI después de cualquier procedimiento quirúrgico abdominal mayor e incluirá las consideraciones siguientes:

- **Evaluación hemodinámica.** El paciente ha sido monitorizado durante la cirugía con catéter de arteria pulmonar (Swan-Ganz) y catéter de presión arterial sistémica

283

utilizándose los resultados como valores de referencia para la monitorización hemodinámica en la UCI. Asimismo, la ecocardiografía a pie de cama ayuda a un manejo más exquisito de la situación hemodinámica. No es infrecuente que en las primeras horas el paciente requiera reposición de volumen y/o vasopresores para mantener una presión de perfusión tisular adecuada (objetivo presión arterial media [PAM] > 65-70 mmHg). Generalmente, se utiliza una fluidoterapia con soluciones balanceadas, siempre con una monitorización hemodinámica minuciosa para evitar el edema y la congestión hepática. Un requerimiento esencial en este tipo de pacientes es la optimización de los niveles de hemoglobina. La utilización de fármacos vasoactivos está condicionada si el paciente previamente presenta miocardiopatía y/o alteración de la función ventricular.

- **Electrocardiograma.** Al ingreso en la UCI debe realizarse un electrocardiograma para detectar presencia de isquemia y/o datos indicativos de alteraciones electrolíticas.
- **Evaluación respiratoria.** Aunque el objetivo es extubar a los pacientes lo más precozmente posible tras la realización del trasplante hepático, se utiliza la estrategia ventilatoria de protección pulmonar con volumen corriente ajustado para el peso corporal, con presión positiva telespiratoria (PEEP) titulada para minimizar los aumentos en la presión de la aurícula derecha pero suficiente para evitar atelectasias.

  Al ingreso en la UCI se debe obtener una radiografía de tórax para evaluar el parénquima pulmonar, las cavidades pleurales, el posicionamiento del tubo traqueal y los dispositivos vasculares. Asimismo, se efectuará una radiografía con contraste a través de la sonda nasogástrica para confirmar su posicionamiento correcto.

  Se debe ajustar la analgosedación en función de la adaptación del paciente a la ventilación mecánica y la necesidad de bloqueantes musculares en función de su situación clínica. La analgesia postoperatoria inicial suele proporcionarse mediante bolos de fentanilo o una dosis baja de dosis de infusión de fentanilo o remifentanilo. La sedación habitualmente se realiza con perfusión intravenosa de propofol, hasta asegurar la estabilización hemodinámica, la adecuada evolución respiratoria y la valoración del nivel de conciencia.

- **Evaluación abdominal.** La valoración abdominal, la medición de la presión intraabdominal y el control del débito y de las características del líquido de los drenajes abdominales al ingresar en la UCI es fundamental para descartar sangrado intraabdominal. La naturaleza, el volumen y la cantidad de líquido de los drenajes abdominales guiará la necesidad de transfusión, la corrección de la coagulopatía o la reintervención por sangrado. Si el paciente porta un tubo de Kehr se podrá valorar la producción de contenido biliar, cuantitativa y cualitativamente, como datos relevantes de la función del injerto.
- **Manejo de la temperatura.** A pesar de las técnicas de calentamiento intraoperatorias utilizadas en el manejo anestésico, en ocasiones el trasplante hepático provoca hipotermia debido a la pérdida de calor y al uso de hielo y solución de preservación de órganos fríos, siendo nece-

sario realizar un calentamiento activo para lograr la normotermia en la UCI.

- **Valoración de la función renal.** Es adecuada una diuresis de 0,5 ml/kg/hora en un adulto.
- **Análisis de laboratorio iniciales.** Debe incluir hemograma, electrólitos, urea, creatinina sérica, enzimas hepáticas (de citólisis, colestasis), coagulación, tiempo de tromboplastina parcial activado, fibrinógeno, gasometría arterial. El tromboelastograma puede ser de gran utilidad.
- **Información a la familia.** La información a la familia del paciente por parte del equipo médico de la UCI es esencial para establecer una buena relación y disminuir la ansiedad de la familia.

Complicaciones en el postoperatorio hepático inmediato

Manejo de las complicaciones médicas postrasplante hepático inmediato[13]

Complicaciones hemodinámicas

La hipotensión es probablemente la complicación clínica más frecuente en el postoperatorio inmediato (**Tabla 23-1**) y se debe prevenir activamente y manejarse de forma enérgica porque puede desencadenar isquemia del injerto hepático y comprometer la recuperación de su función[8,14].

La justificación de esta situación se explicaría, en parte, por los cambios hemodinámicos, tanto en la circulación sistémica como en la circulación portal, que sufren los pacientes cirróticos y que se caracterizan por un alto gasto cardíaco y una baja resistencia vascular periférica[15,16,17,18]. Las múltiples derivaciones arteriovenosas determinan la circulación hiperdinámica y la redistribución de los fluidos corporales produciendo una hipovolemia relativa central[16,19]. Las condiciones previas del paciente repercuten en el postoperatorio inmediato debido a que es necesario un tiempo de readaptación del lecho vascular. También hay que tener en cuenta que el trasplante hepático es una agresión quirúrgica que condiciona una respuesta inflamatoria caracterizada por aumento de la permeabilidad capilar y la consiguiente redistribución de los líquidos al espacio intersticial.

Los artículos publicados más recientes favorecen una estrategia restrictiva de manejo de líquidos, que se asocia con una reducción en la cantidad de sangre transfundida[20]. El manejo restrictivo de líquidos en combinación con el soporte vasopresor se asocia con una reducción en la reintubación y la morbilidad asociada a la ventilación[21].

Es necesario realizar una monitorización hemodinámica invasiva de estos pacientes en el postoperatorio inmediato, ya sea con PiCCO® o con catéter de la arteria pulmonar tipo Swan-Ganz, para conseguir un manejo riguroso de líquidos a fin de proporcionar euvolemia, obviar la hipotensión y, al mismo tiempo, evitar la sobrecarga de volumen[22,23]. El manejo de fluidos y vasopresores dependerá de las condiciones hemodinámicas del paciente de manera individualizada.

La ecocardiografía es una técnica no invasiva, muy útil en el manejo hemodinámico de estos pacientes a pie de cama[24].

Tabla 23-1. Complicaciones en el postoperatorio hepático inmediato

Complicaciones médicas	**Complicaciones del injerto**
• Complicaciones hemodinámicas	• Fallo primario del injerto
• Complicaciones hemorrágicas	• Disfunción temprana del injerto
– Hemorragia aguda	
– Coagulopatía	**Complicaciones de la técnica quirúrgica**
• Complicaciones respiratorias	• Complicaciones vasculares
– Derrame pleural	– Trombosis de la arteria hepática
– Síndrome de distrés respiratorio agudo	– Trombosis de la vena porta
– Síndrome hepatopulmonar	– Obstrucción de la vena hepática
– Hipertensión portopulmonar	• Complicaciones biliares
• Complicaciones renales	– Fístula/fuga biliar
– Fracaso renal agudo	– Estenosis biliar
– Hepatotoxicidad por fármacos	
• Complicaciones neurológicas	**Complicaciones secundarias a la inmunosupresión**
• Complicaciones metabólicas	• Complicaciones infecciosas
– Hiperglucemia	• Complicaciones neurológicas
– Hipocalcemia	• Complicaciones metabólicas
– Hipofosfatemia	• Complicaciones renales
– Hipopotasemia/hiperpotasemia	• Otras complicaciones
• Complicaciones infecciosas	
– Órgano donante	
– Productos sanguíneos transfundidos	
– Reactivación de una infección previa	
– Microorganismos exógenos y flora endógena	

La prevalencia de miocardiopatía e insuficiencia cardíaca (definida como una disminución de la fracción de eyección del ventrículo izquierdo) en los receptores de trasplante hepático es del 3-7 % y su tratamiento no difiere del habitual, si bien complica el manejo en el postoperatorio inmediato[25].

Complicaciones hemorrágicas: hemorragia aguda y coagulopatía

El diagnóstico de sangrado postoperatorio es clínico y de laboratorio[8,14,26,27]. Signos clínicos como taquicardia, hipotensión y débito hemático por los drenajes abdominales deben alertar al clínico. El diagnóstico se confirma ante una disminución de los niveles de hemoglobina.

El sangrado postoperatorio temprano se define como aquel que requiere la infusión de más de 3 unidades de concentrados de hematíes en un período de 12 horas o una reintervención quirúrgica[27]. Las causas pueden ser muy diversas: disfunción del injerto, coagulopatía por dilución, hipocalcemia, hipotermia, acidosis, hiperfibrinólisis y problemas quirúrgicos.

Al evaluar las pérdidas sanguíneas se deben diferenciar dos entidades importantes: diátesis hemorrágica y sangrado activo arterial; ambas tienen un manejo totalmente diferente[28]. La diátesis hemorrágica hay que controlarla con productos de coagulación guiados principalmente por técnicas de monitorización viscoelásticas (tromboeslastografía o tromboelastometría rotacional), aunque estás técnicas no están estandarizadas en todos los centros. Generalmente, suelen utilizarse pruebas de coagulación clásicas (tiempo de protrombina, tiempo de tromboplastina parcial activada, tiempo de tromboplastina parcial, dímeros D y factor V), que reflejan la vía procoagulante, y anticoagulantes naturales (antitrombina III, proteínas C y S)[29,30]. El tratamiento de un vaso sangrante suele ser quirúrgico.

El riesgo de efectuar un tratamiento excesivo de la coagulopatía postoperatoria es la trombosis, principalmente de la arteria hepática, mayor morbimortalidad y aumento de lesión pulmonar aguda relacionada con la transfusión e infecciones[31].

Se recomienda mantener un nivel de hemoglobina de 7-9 g/dl, dependiendo de las comorbilidades del paciente: 7 g/dl en los pacientes sin factores de riesgo y hasta 9 g/dl si presenta cardiopatía isquémica o lesión cerebral[32]. El valor de referencia para transfusión de plaquetas es $20 \times 10^9/l$, con la excepción de pacientes con sangrado activo, en quienes el recuento de plaquetas debe ser al menos de $50 \times 10^9/l$[14,27,32].

No se aconseja administrar plasma fresco congelado para corregir elevaciones moderadas del índice internacional normalizado (INR) (INR < 1,8) a menos que haya sangrado activo o se realice reintervención quirúrgica.

Si la coagulopatía es una consecuencia de déficit de factores de coagulación dependientes de vitamina K se recomienda utilizar complejo protrombínico[33].

Como alternativa al plasma fresco congelado se dispone de concentrados de factores de la coagulación. Los productos más empleados en cirugía hepática o en pacientes cirróticos son los concentrados de complejo de protrombina, que incluyen los factores II, VII, IX y X. Además, el complejo de protrombina de cuatro factores contiene heparina y proteínas C y S, lo que lo convierte en un compuesto bien equilibrado. Se ha demostrado que el complejo de protrombina mejora la generación de trombina en pacientes con enfermedad hepática crónica significativamente mejor que el plasma fresco congelado. El uso de concentrados de factores parece seguro cuando se usa en pacientes con hemorragia si es guiado por técnicas de monitorización[31,32,34].

Se recomienda mantener niveles de fibrinógeno entre 1,5 y 2,0 g/l en caso de sangrado activo o antes de procedimientos invasivos.

En la hiperfibrinólisis no controlada con repercusión clínica deben utilizarse los agentes antifibrinolíticos como

como ácido tranexámico[35,36]. A pesar de su seguridad, sin evidencia de aumento de complicaciones tromboembólicas, sólo está indicado en el sangrado activo (y no como medida profiláctica) y debe evitarse en pacientes con alto riesgo trombótico conocido (síndrome de Budd-Chiari, enfermedades tromboembólicas).

Complicaciones respiratorias

La extubación temprana mejora la función del injerto, reduce la estancia en la UCI y disminuye la tasa de infección nosocomial[37,38].

Una revisión sistemática reciente realizada por la *International Liver Transplantation Society* (ILTS) valoró la calidad de la evidencia para practicar una extubación precoz después del trasplante hepático como parte de un proyecto de mejora después de la cirugía[39]. Se encontró que, en general, las complicaciones se redujeron en la cohorte en comparación con los controles (OR = 0,4 [IC 0,2-0,7]), sin diferencias significativas en las tasas de mortalidad o reingreso hospitalario. La duración de la estancia hospitalaria y de la UCI fue más corta en el grupo de estudio.

Aunque esta revisión demuestra que la extubación postoperatoria precoz es segura en los receptores de trasplante hepático, los pacientes en estos estudios tuvieron puntuaciones MELD (modelo para el estadio final de la enfermedad hepática) relativamente bajas (por debajo de 18). Esto indica que los protocolos de extubación utilizados para estos pacientes probablemente no sean directamente aplicables para pacientes con peores puntuaciones de MELD.

La incidencia de complicaciones pulmonares en el postoperatorio del trasplante hepático puede alcanzar hasta un 50 %[40,41,42].

El *derrame pleural* suele ser frecuente y se caracteriza por ser unilateral (generalmente derecho) con características de trasudado resultante del paso de líquido ascítico a través de defectos diafragmáticos y deterioro del drenaje linfático debido a la cirugía. El derrame pleural puede aumentar en la primera semana postrasplante, pero en general se resuelve espontáneamente.

Las causas que pueden favorecer el desarrollo de *atelectasias* en el postoperatorio incluyen derrame pleural, parálisis del diafragma derecho por lesión del nervio frénico derecho durante la cirugía, obstrucción bronquial, inmovilización prolongada e inspiración insuficiente debido al dolor.

El *síndrome de distrés respiratorio agudo* (SDRA) es uno de los problemas respiratorios más graves tras el trasplante hepático. Se caracteriza por insuficiencia respiratoria grave no causada por insuficiencia cardíaca, opacidades bilaterales en la radiografía de tórax y deterioro de la oxigenación, con un índice de Horovitz < 300 mmHg. La mortalidad general depende de la gravedad del SDRA y oscila entre el 20 y el 50 %. Los factores de riesgo para desarrollar SDRA en pacientes con trasplante hepático incluyen síndrome de reperfusión grave intraoperatorio, tiempo quirúrgico prolongado, transfusión masiva, sobrecarga de líquidos, sepsis y aspiración[43]. La incidencia de SDRA después del trasplante hepático varía entre los centros. El tratamiento del SDRA en pacientes con trasplante hepático no difie-

re de su tratamiento en otros grupos de pacientes críticos (ventilación protectora, ajuste de PEEP, analgosedación y bloqueantes musculares en función de la gravedad del cuadro).

El *síndrome hepatopulmonar* puede ser una causa de hipoxia en el postoperatorio inmediato, definido como defecto en la oxigenación arterial inducida por dilatación vascular pulmonar en el contexto de una enfermedad hepática. Este síndrome está presente en el 10-32 % de los pacientes con cirrosis y en ocasiones pasa inadvertido en el estudio pretrasplante y se presenta en las primeras 24 horas postrasplante. El diagnóstico debe confirmarse mediante ecocardiografía con contraste que demuestre macroagregados > 20 μm que aparecen en el ventrículo izquierdo después de tres o más ciclos cardíacos, o en pacientes con enfermedad pulmonar subyacente a los que se realiza una gammagrafía de perfusión pulmonar con macroagregados de albúmina marcadas con ^{99}Tc que demuestre actividad cerebral de albúmina superior al 6 %

Se cree que está relacionado con una vasoconstricción pulmonar postoperatoria resultante de un cambio abrupto en los mediadores vasculares que llegan al pulmón del efluente hepático. Por posible remodelación y alteración de la vasoconstricción en vasos dilatados, los vasos pulmonares no dilatados (normales) pueden producir una vasoconstricción desproporcionada, lo que resulta en mayores aumentos en el flujo a través de vasos dilatados y, en consecuencia, un empeoramiento transitorio de la difusión-perfusión subyacente, que culmina en hipoxemia grave[44].

Las estrategias intraoperatorias para mejorar la oxigenación incluyen el uso de azul de metileno y oxigenación por membrana extracorpórea (ECMO)[45,46].

La mejora en la oxigenación en los pacientes diagnosticados de síndrome hepatopulmonar previo al trasplante hepático no suele ocurrir inmediatamente después del trasplante. El síndrome hepatopulmonar puede asociarse con hipoxia grave postrasplante, definida como la incapacidad de mantener la saturación de oxígeno (SaO_2) > 85% a pesar de una fracción inspirada de oxígeno (FiO_2) del 100 %, y conlleva un riesgo de mortalidad del 45 %. El tiempo para mejorar la oxigenación no se puede pronosticar, ya que puede durar de varias semanas a 1 año. En algunos casos, la dependencia del oxígeno es persistente a pesar de la excelente función del injerto[47].

Otra causa de hipoxemia es la *hipertensión portopulmonar*. Esta situación afecta al 2-5 % de los pacientes con cirrosis hepáticas, con graves implicaciones clínicas; la tasa de mortalidad después del trasplante hepático es del 35 % en pacientes con presión arterial pulmonar media (PAPM) > 35 mmHg.

La hipertensión portopulmonar en pacientes cirróticos es causada por vasoconstricción pulmonar, proliferación de endotelio o músculo liso y agregación plaquetaria con liberación de tromboxano A_2. El diagnóstico de hipertensión portopulmonar se basa en la presencia de hipertensión portal en el contexto de enfermedad hepática crónica con una PAPM ≥ 25 mmHg, resistencia vascular pulmonar ≥ 240 din × seg × cm^{-5}, sin insuficiencia cardíaca ventricular izquierda (presión de enclavamiento capilar pulmonar

[PCWP] ≤ 15 mmHg). La gravedad de la hipertensión portopulmonar depende de la PAPM evaluada por el catéter cardíaco derecho. La hipertensión portopulmonar leve se define como 25 mmHg ≤ PAPM < 35 mmHg, moderada como 35 ≤ PAPM ≤ 45 mmHg y grave como PAPM > 45 mmHg. La hipertensión portopulmonar grave generalmente se asocia con disfunción ventricular derecha y disminución del gasto cardíaco (menos de 2 l/min/m^2)^{48}. En estos pacientes la opción del trasplante hepático solo se plantea cuando, tras la optimización del tratamiento médico, alcanzan a normalizar la PAPM sabiendo que el postoperatorio inmediato en estos casos es muy complicado por el manejo hemodinámico y respiratorio. Son pacientes que requieren altas dosis de análogos de la prostaciclina con efectos vasodilatadores y antitrombóticos; inhibidores de la fosfodiesterasa que modulan el efecto del óxido nítrico y/o antagonistas de los receptores de endotelina que pueden complicar el manejo postrasplante.

Complicaciones renales

La insuficiencia renal aguda es una complicación frecuente en los pacientes con hepatopatía crónica (50 %)^{49,50} secundaria al síndrome hepatorrenal y a menudo es reversible después del trasplante de hígado. Sin embargo, el riesgo de empeoramiento transitorio de la disfunción renal en el perioperatorio inmediato no es banal, precisando terapia de sustitución renal durante un período de tiempo no predecible casi en un 17 %^{51,52}. Los criterios para iniciar las técnicas de depuración extrarrenal no difieren de los utilizados en cualquier paciente crítico. Aproximadamente el 10 % de los pacientes con disfunción renal desarrollan enfermedad terminal renal^{32}.

Los factores que contribuyen al desarrollo de insuficiencia renal aguda en el postoperatorio de trasplante hepático inmediato están relacionados con la situación clínica antes del trasplante (puntuación MELD, diabetes mellitus, síndrome hepatorrenal, enfermedad renal crónica), episodios intraoperatorios (trastornos hemodinámicos, transfusión masiva, complicaciones quirúrgicas intraoperatorias), varias complicaciones postoperatorias (necesidad de fármacos vasoactivos, infecciones, reexploración quirúrgica); administración de fármacos que inducen lesión tubular (ciclosporina, tacrólimus, anfotericina, aminoglucósidos) y exploraciones radiológicas, entre otros factores^{53,54,55,56,57}.

El desarrollo de insuficiencia renal aguda en el postoperatorio inmediato se relaciona con estancias más prolongadas en la UCI^{58}, mayor rechazo del injerto^{59}, costes hospitalarios más altos^{58} y mayor mortalidad^{60,61} independiente de la función renal pretrasplante^{62}.

Complicaciones neurológicas

Tras el trasplante hepático, las complicaciones neurológicas son muy frecuentes, sobre todo encefalopatía, convulsiones y sangrado intracraneal^{63}. La mala función del injerto puede resultar en la recurrencia de la encefalopatía, pero su etiología a menudo es difícil de determinar con precisión debido a que pueden intervenir múltiples factores, como hemorragia subaracnoidea, meningitis, infarto, necrosis de la médula espinal e infección por citomegalovirus (CMV)^{63,64}.

Existe un amplio abanico de complicaciones neurológicas secundarias a accidente cerebrovascular, trastornos metabólicos, trastornos electrolíticos, toxicidad por fármacos, antecedentes de ataques epilépticos e infección.

El infarto cerebral puede ocurrir en el perioperatorio temprano y es principalmente resultado de episodios isquémicos anóxicos, a menudo precedidos por hipotensión.

Pueden producirse manifestaciones neurológicas relacionadas con la inmunosupresión después de una dosis alta de corticoides e inhibidores de la calcineurina. Incluyen dolor de cabeza, confusión/psicosis, disminución del umbral convulsivo, apraxia del habla, mioclonía, alucinaciones visuales, temblor, delirio, ceguera cortical y coma$^{63-65}$.

El síndrome de mielinólisis central pontina es una de las complicaciones neurológicas más graves después del trasplante hepático y se caracteriza por la pérdida simétrica de mielina pontina. No existe un tratamiento definitivo; sin embargo, puede prevenirse mediante la corrección lenta de la hiponatremia y estrecha vigilancia de los niveles séricos de sodio^{64}.

La psicosis puede resultar exclusivamente de una estancia prolongada en la UCI, dosis elevadas de corticoides, inmunosupresión o interacciones medicamentosas^{64}.

Complicaciones metabólicas

La hiperglucemia perioperatoria es causada por el estrés quirúrgico, la resistencia a la insulina y la administración de corticoides y catecolaminas exógenas. En el postoperatorio inmediato el control glucémico se realiza con perfusión de insulina para conseguir un nivel de glucemia ≤ 150 mg/dl.

Más de la mitad de los pacientes en espera de trasplante hepático tienen desnutrición proteicocalórica de moderada a grave y es probable que esto empeore en el postoperatorio^{66,67,68}. Se aconseja iniciar la nutrición enteral por vía enteral en el postoperatorio inmediato lo más precozmente posible para preservar la integridad de la mucosa intestinal. Si es previsible el retraso del inicio de la nutrición enteral se recomienda iniciar nutrición parenteral.

Pueden producirse alteraciones electrolíticas como hipocalcemia e hipofosfatemia en el postoperatorio inmediato, que deben controlarse. Es especialmente importante prevenir el desarrollo de un síndrome de realimentación en pacientes con factores de riesgo (como la desnutrición previa).

Complicaciones infecciosas precoces

En el postoperatorio inmediato del trasplante hepático el riesgo de infección es multifactorial e incrementa la morbimortalidad^{69,70}. La incidencia de infección después del trasplante hepático varía del 53 al 79 %, y la mayoría de las infecciones ocurren en el primer mes postrasplante^{71}.

Los factores de riesgo pueden estar relacionados con el donante, el receptor y el trasplante *per se*. Los *factores de riesgo del trasplante* incluyen lesión por isquemia-reperfusión, transfusión intraoperatoria, nivel y tipo de inmunosupresión, rechazo, complicaciones, estancia prolongada en la

UCI, soportes de diálisis o ventilación, tipo de drenaje biliar, cirugías repetidas, retrasplante, regímenes de antibióticos y antivíricos. Los *factores de riesgo de los donantes* incluyen infección previa, estancia prolongada en la UCI, calidad del hígado y estado vírico. Los *factores de riesgo del receptor* más relevantes son la puntuación MELD superior a 30, otras comorbilidades antes del trasplante hepático, desnutrición, insuficiencia renal, insuficiencia hepática aguda, infección previa o colonización y estado inmunológico vírico (p. ej., CMV)[69,70,72].

En 2019, Berry et al.[73] publicaron un ensayo controlado aleatorizado que comparó dos protocolos de profilaxis antibiótica perioperatoria: uno con una única dosis intraoperatoria y otro con 72 horas de profilaxis. Un total de 102 pacientes fueron aleatorizados: 51 al grupo de antibióticos extendidos y 51 al grupo de antibióticos intraoperatorios. No hubo diferencias significativas en las tasas de infección quirúrgica y nosocomial entre ambos grupos. Asimismo, la duración de la estancia en la UCI y en el hospital, la mortalidad a los 30 días y el tiempo hasta la infección fueron similares en ambos grupos. Los pacientes que desarrollaron infecciones en ambos grupos presentaron estancias en la UCI y hospitalarias más prolongadas y mayor prevalencia de reintervención.

Existe la recomendación general de usar profilaxis antimicótica en pacientes de alto riesgo con una puntuación MELD superior a 20[74,75]. El tratamiento antimicótico también se recomienda para pacientes con puntuaciones MELD superiores a 30, pacientes que necesitan reintervención (por sangrado o fuga biliar), pacientes con terapia de reemplazo renal, que reciben bolos de corticoides para el tratamiento del rechazo o categorizados como de alto riesgo de infección por hongos.

Estudios recientes han demostrado que no se requiere profilaxis antibacteriana prolongada (más de 24 horas). Se debe considerar la profilaxis antimicótica en pacientes de alto riesgo; sin embargo, no se ha demostrado un beneficio claro de supervivencia.

Las infecciones víricas también son un problema importante en el postoperatorio, siendo el CMV el más común. El principal factor de riesgo para desarrollar infección por CMV es el estado seronegativo para CMV del receptor. Sin profilaxis, la prevalencia de infección por CMV es del 78-88 % en receptores seronegativos (R^-) que obtienen un órgano seropositivo (D^+). Esta incidencia disminuye al 13 % si el donante y el receptor son seronegativos para el CMV[76]. El valganciclovir oral y el ganciclovir intravenoso se usan tanto para la profilaxis como para el tratamiento[77]. La dosis recomendada de valganciclovir es de 900 mg/día, que debe ajustarse cuando la función renal está deteriorada. No se ha especificado la duración de la profilaxis en pacientes de alto riesgo (D^+/R^-), pero en general se recomienda durante 6 meses[78]. Para los receptores de R^+, la duración recomendada de la terapia es de 3 meses.

La profilaxis recomendada del CMV incluye valganciclovir o ganciclovir para los órganos D^+ y R^-.

El tratamiento de las infecciones crónicas por hepatitis B (VHB) es muy complejo. En ausencia de profilaxis, la recurrencia de la cirrosis del VHB después del trasplante hepá-

tico es muy alta[79]. El uso de inmunoglobulina contra la hepatitis B (IGHB), disponible solo en los últimos 20 años[80], junto con medicamentos antivíricos como lamivudina, entecavir y tenofovir, mejoró la supervivencia a los 5 años del 45 % al 85 % después del trasplante hepático[81]. Los órganos de donantes HBs-Ag positivos o anti-HBc positivos se consideran órganos de criterio extendido y se pueden usar para trasplante hepático. Se recomienda la profilaxis con medicamentos antivíricos, con IGHB o sin ella, para prevenir la transmisión del VHB, si estos injertos se usan para trasplante hepático[82].

En pacientes trasplantados debido a hepatitis B, o si se utiliza un órgano donante HBc positivo, la profilaxis debe realizarse con IGHB y los medicamentos antivíricos entecavir o tenofovir.

Manejo de las complicaciones del injerto

Fallo primario del injerto

El fallo primario del injerto es un término que se utiliza para definir la disfunción grave del injerto, con elevación progresiva de aminotransferasa, coagulopatía grave, incapacidad del hígado para producir bilis, acidosis láctica, hipoglucemia y fracaso multiorgánico, cuadro clínico similar a la insuficiencia hepática aguda[83]. Generalmente es una situación de máxima urgencia que precisa el retrasplante.

En Estados Unidos se define el fallo primario del injerto cuando el paciente cumple los siguientes criterios dentro de los 7 días posteriores al trasplante: cifra de aspartato-aminotransferasa (AST/GOT) de, como mínimo, 3.000 UI/l y al menos uno de los siguientes: INR de, al menos, 2,5, pH arterial ≤ 7,3, pH venoso ≤ 7,25 y lactato < 4 mmol/l[84]. Los datos de Eurotransplant de 2010-2016 demostraron un valor medio de AST de 4.655 UI/l y de alanina-aminotransferasa (ALT/GPT) de 2.351 UI/l en casos de fallo primario del injerto[85].

La incidencia de fallo primario del injerto ha disminuido a 2,2 % en la era posterior a 2010, aunque el conocimiento de los factores de riesgo puede ayudar a los equipos de trasplante a predecir el fracaso del injerto. Los factores de riesgo para el fallo primario del injerto incluyen: edad del donante, estancia en la UCI, tiempos de isquemia fría, grado de hepatopatía, esteatosis y gravedad de la enfermedad del receptor[86,87,88].

En Estados Unidos y el Reino Unido, para retrasplante en una máxima urgencia solo es posible hasta el 7º día postoperatorio. La desventaja de esta restricción es que el nuevo trasplante podría estar indicado demasiado pronto. En el área de Eurotrasplant, el diagnóstico de fallo primario del injerto puede hacerse hasta el 14º día postrasplante, lo que ayuda a evitar retrasplantes tempranos innecesarios.

Disfunción temprana del injerto

La prevalencia de la disfunción temprana del injerto es del 6-35 %, y conlleva una clara disminución de la supervivencia del paciente. Hoyer et al.[89] encontraron que la mortalidad a los 30 días y al año en estos pacientes era significativamente

Tabla 23-2. Definiciones históricas de la disfunción temprana del aloinjerto

Autor	Año	Valores de laboratorio		Otros
Ploeg RJ et al.[a]	1993	AST > 2.000 UI/l TP > 16 seg	NH_3 < 50 μmol/l Entre los días 2°-7° postoperatorio	
Deschenes M et al.[b]	1998	Bilirrubina > 10 mg/dl	TP ≥ 17 seg	Encefalopatía hepática
Nanashima A et al.[c]	2002	AST o ALT > 1.500 UI/l En dos pruebas consecutivas dentro de las primeras 72 horas		
Olthoff KM et al.[d]	2010	AST o ALT > 2.000 UI/l dentro de los primeros 7 días postoperatorios Bilirrubina ≥ 10 mg/dl INR ≥ 1.6 en los primeros 7 días postoperatorios		

[a] Ploeg RJ, D'Alessandro AM, Knechtle SJ, Stegall MD, Pirsch JD, Hoffmann RM et al. Risk factors for primary dysfunction after liver transplantation –a multivariate analysis. Transplantation 1993; 55: 807-13.
[b] Deschenes M, Belle SH, Krom RA, Zetterman RK, Lake JR. Early allograft dysfunction after liver transplantation: a definition and predictors of outcome. National Institute of Diabetes and Digestive and Kidney Diseases Liver Transplantation Database. Trasplantation 1998; 66: 302-10.
[c] Nanashima A, Pillay P, Verran DJ, Painter D, Nakasuji M, Crawford M et al. Analysis of initial poor graft function after orthotopic liver transplantation: experience of an Australian single liver transplantation center. Transplant Proc 2002; 34: 1231-5.
[d] Olthoff KM, Kulik L, Samstein B, Kaminski M, Abecassis M, Emond J, Shaked A, Christie JD. Validation of a current definition of early allograft dysfunction in liver transplant recipients and analysis of risk factors. Liver Transpl 2010; 16: 943-9.
ALT: alanina-aminotransferasa; AST: aspartato-aminotransferasa; INR: índice internacional normalizado; TP: tiempo de protrombina.

mayor en comparación con los pacientes sin disfunción temprana del injerto (31,5 % frente a 6,9 % y 50,9 % frente a 20,6 %, p < 0,0001, respectivamente).

Existen varios modelos para evaluar la disfunción del injerto después del trasplante, que no solo incluyen parámetros postoperatorios, sino que también pueden evaluar la gravedad de la disfunción temprana del injerto. Ejemplos de estas herramientas de evaluación son el modelo de función temprana del Injerto (*Model for Early Allograft Function Scoring* [MEAF])[87] y la evaluación del injerto hepático tras el trasplante *Liver Graft Assessment Following Transplantation* (L-GrAFT)[90].

El MEAF califica la gravedad de la disfunción del injerto hepático basada en la bilirrubina, la relación internacional normalizada y la alanina aminotransferasa dentro de los 3 días posteriores al trasplante[87].

En la **tabla 23-2** se muestran las clasificaciones históricas de la disfunción del injerto hepático que se han ido utilizando a lo largo del tiempo. Desafortunadamente, todas estas definiciones son estáticas y no incluyen la evaluación de todo el cuadro clínico. En el postoperatorio inmediato no se debe valorar igual a un paciente con niveles de AST y ALT elevados por encima de 5.000 UI/l, pero con un requerimiento vasopresor bajo o nulo, un nivel de lactato que está disminuyendo y una función renal conservada, que a un paciente con un alto requerimiento de vasopresores, aclaramiento de lactato alterado y que está desarrollando insuficiencia renal.

Además del manejo hemodinámico y del tratamiento de la insuficiencia renal y la coagulopatía, el papel de los sistemas de soporte hepático, en particular, los no biológicos, son importantes en el manejo de la disfunción temprano del injerto[91].

Un estudio reciente en el entorno del trasplante hepático de donante vivo informó de tasas más altas de complicaciones sépticas, terapia de reemplazo renal y muertes después del recambio plasmático en pacientes con disfunción temprana del injerto[92]. Por lo tanto, no se puede dar una recomendación general para el recambio plasmático en el contexto de esta entidad y debe decidirse caso por caso.

Manejo de las complicaciones técnicas quirúrgicas

Complicaciones vasculares

La *trombosis de la arteria hepática* representa una de las complicaciones más frecuentes y preocupantes que pueden ocurrir después del trasplante hepático[31]. Como consecuencia se produce hipoperfusión del parénquima hepático y, en particular, del epitelio biliar, dado que los conductos biliares son 100 % dependientes de la arteria hepática para la oxigenación[93], desarrollando disfunción y/o pérdida del injerto[94].

La trombosis de la arteria hepática precoz/temprana se define como la que ocurre dentro de los primeros 10 días postrasplante. Su incidencia ha disminuido en la actualidad, siendo del 2,9 % y con una mortalidad global del 34,3 %[95,96]. La presentación clínica es variable, con un amplio margen desde ser asintomático hasta cursar con disfunción manifiesta del injerto, con anomalías acusadas en las pruebas de bioquímica hepática, coagulopatía, fiebre, fugas biliares y encefalopatía hepática[97,98,99]. Se recomienda realizar eco-Doppler de forma sistemática en el postoperatorio inmediato. En la actualidad no existen guías basadas en la evidencia para el manejo de la trombosis de la arteria hepática postrasplante. Las opciones incluyen la revascularización (quirúrgica o endovascular), el retrasplante y la observación. Las tasas de éxito de la revascularización quirúrgica son irregulares y oscilan entre el 10 y el 55 %[31,96,98]. Los intentos endovasculares de revascularización y trombólisis asistidos por radiología intervencionista han comunicado tasas de éxito de entre 46 y 68 %[100,101]. El retrasplante temprano (< 30 días) en el contexto de la trombosis de la arteria hepática precoz con disfunción del injerto grave se asocia con mejores resultados[102]. Sin embargo, en pacientes asintomáticos, los mejores resultados y la mejor supervivencia del injerto se obtienen con actitud expectante[103].

La *trombosis de la vena porta* ocurre hasta en el 7 % de los trasplantes de hígado[99], pero no se asocia con disfunción grave del injerto y no suele ser indicación de retrasplante urgente. Generalmente se asocia con hipertensión portal y se presenta con ascitis. Al igual que la trombosis de la arteria hepática, puede diagnosticarse mediante eco-Doppler y manejarse de manera conservadora con anticoagulación sin descartar la exploración quirúrgica o un procedimiento endovascular.

Complicaciones biliares

Las complicaciones biliares –estenosis y fuga biliar– son bastante comunes después del trasplante hepático. En el postoperatorio inmediato, las estenosis son debidas a complicaciones técnicas durante la cirugía (lesión en los conductos biliares, discrepancia entre donante y receptor del calibre de los conductos biliares) o a edema. La incidencia de esta complicación se aproxima al 10 %[104]. La estenosis biliar puede ser asintomática, con anomalías en los marcadores bioquímicos, como elevación de bilirrubina, fosfatasa alcalina y γ-glutamiltransferasa, con aumento de las aminotransferasas o sin él[105]. Sin embargo, los pacientes también pueden desarrollar colangitis con fiebre asociada, dolor abdominal e inestabilidad hemodinámica debido a sepsis. La evaluación inicial de la sospecha de estenosis biliar implica una eco-Doppler para valorar el flujo de la arteria hepática, que puede sugerir isquemia biliar y desarrollo de estenosis. Sin embargo, la sensibilidad de esta técnica para detectar esta complicación es baja[106]. Aunque la colangiopancreatografía por resonancia magnética se considera la prueba de referencia diagnóstica para evaluar la estenosis biliar, este procedimiento es invasivo e implica realizar una colangiopancreatografía retrógrada endoscópica (CPRE) o colangiografía transparietohepática (CTHP), dependiendo del tipo de anastomosis biliar[107]. El tratamiento de la estenosis anastomótica puede ser endoscópico, radiológico o quirúrgico. La terapia endoscópica a través de CPRE incluye la colocación de un *stent* o la dilatación de la estenosis. La intervención radiológica intervencionista implica la dilatación guiada y la colocación de *stents*. Se considera como segunda alternativa cuando la CPRE fracasa o no es factible debido a consideraciones técnicas (p. ej., en pacientes con asa en «Y» de Roux) debido a la mayor invasividad de las terapias radiológicas intervencionistas y los riesgos asociados, como hemorragia, fuga e infección.

La incidencia de fugas biliares en el trasplante hepático puede alcanzar el 25 %; están relacionadas con dehiscencia de la anastomosis del conducto cístico o con la superficie cruenta del hígado en el caso de trasplante hepático con injerto de donante vivo[108]. Los principales factores asociados con el desarrollo de fugas biliares incluyen la dehiscencia de la anastomosis biliar (debido a la técnica quirúrgica o a una complicación), la isquemia biliar (debida a complicaciones de la arteria hepática, prolongación de tiempos isquémicos fríos y calientes) y el uso de un injerto de donante vivo[109]. El desarrollo de la fuga biliar aumenta el riesgo de estenosis biliar y reduce la supervivencia del injerto y del paciente después del trasplante de hígado[110].

El tratamiento de las fugas de bilis depende de su débito. Las de débito pequeño pueden tratarse con actitud expectante y las de alto débito pueden requerir tratamiento (CPRE con *stent* biliar con esfinterotomía con el objetivo de reducir la presión en el sitio de la fuga al desviar el flujo de bilis[111]).

Cuando las fugas biliares son persistentes pueden requerir una intervención quirúrgica con anastomosis directa.

Complicaciones secundarias a la inmunosupresión

La inmunosupresión es un componente clave del éxito del trasplante hepático. Los regímenes típicos incluyen corticoides, inhibidores de la calcineurina (tacrólimus y ciclosporina) y antimetabolitos (micofenolato). Aunque son efectivos para mantener la función del injerto, conllevan un riesgo significativo de toxicidad[111]. Esta puede ocurrir incluso con niveles de dosificación terapéutica. Entre las complicaciones de los fármacos inmunosupresores, las infecciones y la toxicidad del sistema nervioso central (SNC) son las más comunes en la UCI.

Complicaciones infecciosas

Los inmunosupresores no son factores de riesgo de infecciones en el postoperatorio inmediato (primeros 30 días). En este período de tiempo, las infecciones son más dependientes de las complicaciones técnicas, las comorbilidades previas al trasplante o las infecciones nosocomiales.

La inmunosupresión se convierte en factor de riesgo de infección en pacientes trasplantados después de los 30 días postoperatorio. El período entre 1 y 6 meses postrasplante es el que entraña más riesgo de infección, y las infecciones oportunistas se vuelven más comunes, incluyendo las víricas, como CMV, virus de Epstein-Barr; las fúngicas, como *Pneumocystis jirovecii* y toxoplasmosis, y las bacterianas, por *Pseudomonas* y patógenos entéricos gramnegativos. Después de los 6 meses postrasplante, el riesgo de complicaciones infecciosas comienza a disminuir en paralelo a la adecuación al descenso de los inmunosupresores. Los pacientes que presentan anomalías anatómicas persistentes de la vía biliar pueden sufrir episodios recurrentes de colangitis. Las infecciones del SNC oportunistas pueden relacionarse con la intensidad de la inmunosupresión recibida.

Complicaciones neurológicas

Las complicaciones neurológicas asociadas con el trasplante pueden ocurrir en cualquier momento postrasplante, pero son más frecuentes en el postrasplante inmediato (20-50 %)[64]. Las complicaciones neurológicas en el postoperatorio inmediato suelen estar asociadas con la neurotoxicidad inducida por fármacos inhibidores calcineurínicos (40 %), con un 5 % de complicaciones graves que incluyen: temblores, convulsiones, pesadillas, agitación, delirio agudo, encefalopatía posterior reversible (o síndrome de leucoencefalopatía posterior reversible), trastornos del movimiento, psicosis, catatonía y otros[112,113,114,115].

El temblor es la complicación neurológica más común en los trasplantados hepáticos que reciben tratamiento con inhibidores calcineurínicos, hasta en el 80 % de los pacientes que reciben tacrólimus y en el 60 % de los que toman ciclosporina[116]. El temblor suele ser transitorio y leve; sin embargo, en algunos casos puede ser grave y limitar la actividad diaria de los pacientes[116]. No se ha demostrado una correlación de la intensidad del temblor con los niveles del inmunosupresor.

La encefalopatía posterior reversible asociada a la dosificación estándar de tacrólimus dos veces al día es un tema de relevancia en el momento actual. Es un trastorno caracterizado por una amplia gama de hallazgos neurológicos, que van desde dolor de cabeza hasta convulsiones, acompañados de signos distintivos en las pruebas de neuroimagen que demuestran edema vasogénico que afecta con mayor frecuencia a los lóbulos parietales y occipitales[117,118].

Complicaciones metabólicas

La diabetes mellitus postrasplante es una complicación frecuente que ocurre hasta en el 30 % de los pacientes[119]. Aparte del tratamiento inmunosupresor (corticoides, tacrólimus, sirólimus), son factores determinantes del desarrollo de diabetes postrasplante la obesidad y la diabetes previa a la realización del trasplante.

Es recomendable en el postoperatorio inmediato, cuando la dosis de corticoides es más alta, realizar el control glucémico con perfusión continua de insulina.

Complicaciones renales

Los inhibidores calcineurínicos son nefrotóxicos y pueden favorecer la insuficiencia renal crónica irreversible. Aunque es una complicación relacionada con niveles supraterapéuticos puede ocurrir también con niveles terapéuticos del inmunosupresor. Ello posiblemente es debido a vasoconstricción intensa relacionada con un desequilibrio de las moléculas vasodilatadoras (prostaglandina E_2 y óxido nítrico) secundario al aumento de la producción de las moléculas vasoconstrictoras tromboxano y endotelina en la arteriola aferente[120]. La toxicidad aguda suele ser reversible con reducción de la dosis o su suspensión temporal.

Debido a la necesidad imperativa de la utilización de inmunosupresores, sobre todo en el postoperatorio precoz,

es necesario controlar los restantes fármacos concomitantes que puede precisar el paciente trasplantado para disminuir al máximo la nefrotoxicidad.

Otras complicaciones

En general, todos los fármacos inmunosupresores se asocian con un aumento de algunas neoplasias malignas, sobre todo a largo plazo, no en el postoperatorio inmediato. Los cánceres de piel son más comunes en personas inmunodeprimidas. El desarrollo de enfermedad linfoproliferativa postrasplante puede aparecer en pacientes que han sido tratados con agentes antiproliferativos como la azatioprina. Cuando se identifica precozmente, la enfermedad linfoproliferativa postrasplante en algunos casos puede responder simplemente a la retirada de la inmunosupresión.

CONCLUSIONES

El número de pacientes con necesidad de trasplante hepático continúa aumentando, superando con creces la disponibilidad de órganos, lo que hace que los pacientes estén más graves en el momento del trasplante debido a la evolución de su enfermedad.

Un factor determinante de las complicaciones que pueden aparecer en el postoperatorio inmediato es la situación clínica del paciente antes del procedimiento quirúrgico.

Las complicaciones comunes del trasplante hepático en la UCI incluyen trombosis de la arteria hepática y complicaciones biliares. Aunque el fallo hepático primario es una complicación rara debe ser detectada lo más precozmente posible.

Los avances en el campo de la terapia inmunosupresora han permitido un éxito espectacular en el trasplante de órganos. El conocimiento de los principios básicos de la inmunosupresión, y sus complicaciones asociadas, es esencial para el manejo de los pacientes que reciben un trasplante hepático.

REFERENCIAS BIBLIOGRÁFICAS

1. World Health Organization. Global Health Estimates for Cause Specific Mortality 2012. Disponible en: 9789241564441_eng.pd.
2. Sung H, Ferlay J, Siegel RL et al. Global Cancer Statistics 2020: GLOBOCAN estimates of incidence and mortality worldwide for 36 cancers in 185 countries. CA Cancer J Clin 2021; 71: 209-49.
3. Organ Procurement and Transplantation Network (OPTN) and Scientific Registry of Transplant Recipients (SRTR). OPTN/SRTR 2010 Annual Data Report. Rockville, MD: Department of Health and Human Services, Health Resources and Services Administration, Healthcare Systems Bureau, Division of Transplantation. Disponible en: OPTN: Red de Procuración y Trasplante de Órganos - OPTN.
4. Organización Nacional de Trasplantes – Web de la Organización Nacional de Trasplantes.
5. Nadim MK, Durand F, Kellum JA et al. Management of the critically ill patient with cirrhosis: a multidisciplinary perspective. J Hepatol 2016; 64: 717-35.
6. Olson JC, Karvellas CJ. Critical care management of the patient with cirrhosis awaiting liver transplant in the intensive care unit. Liver Transpl 2017; 23: 1465-76.
7. Feltracco P, Barbieri S, Galligioni H, Michieletto E, Carollo C, Ori C. Intensive care management of liver transplanted patients. World J Hepatol 2011; 3: 61-71.
8. Keegan MT, Kramer DJ. Perioperative care of the liver transplant patient. Crit Care Clin 2016; 32: 453-73.
9. Levy MF, Greene L, Ramsay MA, Jennings LW, Ramsay KJ, Meng J et al. Readmission to the intensive care unit after liver transplantation. Crit Care Med 2001; 29: 18-24.
10. Brustia R, Monsel A, Skurzak S, Schiffer E, Carrier FM, Patrono D et al. Guidelines for perioperative care for liver transplantation: Enhanced Recovery After Surgery (ERAS) Recommendations. Trasplantation 2022; 106: 552-61.
11. Millson C, Considine A, Cramp ME, Holt A, Hubscher S, Hutchinson J et al. Adult liver transplantation: UK clinical guideline –part 2: surgery and post-operation Frontline Gastroenterol 2020;11: 385-96.
12. Ramsay M. Justification for routine intensive care after liver transplantation. Liver Transpl 2013; 19 (Suppl 2): S1-5.
13. Saner FH, Hoyer DP, Hartmann M, Nowak KM, Bezinover D. The edge of unknown: postoperative critical care in liver transplantation. J Clin Med 2022; 11: 4036.
14. Moreno R, Berenguer M. Post-liver transplantation medical complications. Ann Hepatol 2006; 5: 77-85.
15. Kumar A, Das K, Sharma P, Mehta V, Sharma BC, Sarin SK. Hemodynamic studies in acute-on-chronic liver failure. Dig Dis Sci 2009; 54: 869-78.
16. Al-Hamoudi WK. Cardiovascular changes in cirrhosis: pathogenesis and clinical implications. Saudi J Gastroenterol 2010; 16: 145-53.

17. Mukhtar A, Dabbous H. Modulation of splanchnic circulation: role in perioperative management of liver transplant patients. World J Gastroenterol 2016; 22, 1582-92.

18. Newby DE, Hayes PC. Hyperdynamic circulation in liver cirrhosis: not peripheral vasodilatation but 'splanchnic steal'. QJM 2002; 95: 827-30.

19. Fabbroni, Bellamy M. Anaesthesia for hepatic transplantation. Contin Educ Anaesth Crit Care Pain 2006; 6: 171-5.

20. Carrier FM, Chasse M, Wang HT et al. Restrictive fluid management strategies and outcomes in liver transplantation: a systematic review. Can J Anaesth 2020; 67: 109-27.

21. Ponnudurai RN, Koneru B, Akhtar SA et al. Vasopressor administration during liver transplant surgery and its effect on endotracheal reintubation rate in the postoperative period: a prospective, randomized, double-blind, placebo-controlled trial. Clin Ther 2005; 27: 192-8.

22. Simpson RG, Quayle J, Stylianides N, Carlson G, Soop M. Intravenous fluid and electrolyte administration in elective gastrointestinal surgery: mechanisms of excessive therapy. Ann R Coll Surg Engl 2017; 99: 497-503.

23. Barmparas G, Liou D, Lee D et al. Impact of positive fluid balance on critically ill surgical patients: a prospective observational study. J Crit Care 2014; 29: 936-41.

24. Jiang GQ, Chen P, Bai DS, Tan JW, Su H, Peng MH. Individualized perioperative fluid therapy facilitating early-phase recovery after liver transplantation. World J Gastroenterol 2012; 18: 1981-6.

25. Tandon M, Karna ST, Pandey CK, Chaturvedi R. Diagnostic and therapeutic challenge of heart failure after liver transplant: case series. World J Hepatol 2017; 9: 1253-60.

26. Pietri L, Montalti R, Bolondi G, Serra V, Benedetto FD. Intraoperative thromboelastography as a tool to predict postoperative thrombosis during liver transplantation. World J Transplant 2020; 10: 345-55.

27. Alkozai EM, Lisman T, Porte RJ. Bleeding in liver surgery: prevention and treatment. Clin Liver Dis 2009; 13: 145-54.

28. Pham HP, Shaz BH. Update on massive transfusion. Br J Anaesth 2013; 111 Suppl 1: i71-82.

29. Malleeswaran S, Sivajothi S, Reddy MS. Viscoelastic Monitoring in Liver Transplantation. Liver Transpl 2022; 28: 1090-102.

30. Yoon U, Bartoszko J, Bezinover D, Biancofiore G, Forkin KT, Rahman S et al.; ERAS4OLT.org Working Group. Intraoperative transfusion management, antifibrinolytic therapy, coagulation monitoring and the impact on short-term outcomes after liver transplantation –a systematic review of the literature and expert panel recommendations. Clin Trasplant 2022; 36: e14637.

31. Duffy JP, Hong JC, Farmer DG, Ghobrial RM, Yersiz H, Hiatt JR et al. Vascular complications of orthotopic liver transplantation: experience in more than 4,200 patients. J Am Coll Surg 2009; 208: 896-903; discussion 903-5.

32. Moraes AC, Oliveira PC, Fonseca-Neto OC. The impact of the MELD score on liver transplant allocation and results: an integrative review. Arq Bras Cir Dig 2017; 30: 65-8.

33. Nedel WL, Rodrigues Filho EM, Pasqualotto AC. Thrombin activatable fibrinolysis inhibitor como preditor de sangramento no transplante hepático: estudo piloto observacional. Rev Bras Ter Intens 2016; 28: 161-6.

34. Kozek-Langenecker SA, Ahmed AB, Afshari A, Albaladejo P, Aldecoa C, Barauskas G et al. Management of severe perioperative bleeding: Guidelines from the European Society of Anaesthesiology: first update 2016. Eur J Anestesiol 2017; 34: 332-95.

35. Senzolo M, Burra P, Cholongitas E, Burroughs AK. New insights into the coagulopathy of liver disease and liver transplantation. World J Gastroenterol 2006; 12: 7725-36.

36. Colomina MJ, Contreras L, Guilabert P, Koo M, Mendez E, Sabate A. Clinical use of tranexamic acid: evidences and controversies. Braz J Anestesiol 2022; 72: 795-812.

37. Steadman RH. Con: immediate extubation for liver transplantation. J Cardiothorac Vasc Anesth 2007; 21: 756-7.

38. Arnal García S, Fernández Castellano G, Bastón Castiñeiras M, Gómez Bravo MÁ, Álamo Martínez JM, Benítez Linero I. Role of early extubation in decreased morbidity and mortality in liver transplantation. Transplant Proc 2022; 54: 2522-4.

39. Tinguely P, Morare N, Ramírez-Del Val A, Berenguer M, Niemann CU, Pollok JM et al. Enhanced recovery after surgery programs improve short-term outcomes after liver transplantation –a systematic review and meta-analysis. Clin Transpl 2021; 35: e14453.

40. Bozbas SS, Eyuboglu FO, Ozturk Ergur F, Gullu Arslan N, Sevmis S, Karakayali H et al. Pulmonary complications and mortality after liver transplant. Exp Clin Transpl 2008; 6: 264-70.

41. Hong SK, Hwang S, Lee SG, Lee LS, Ahn CS, Kim KH et al. Pulmonary complications following adult liver transplantation. Transpl Proc 2006; 38: 2979-81.

42. Cardoso FS, Karvellas CJ. Respiratory complications before and after liver transplant. J Intensive Care Med 2019; 34: 355-63.

43. Zhao W, Ge X, Sun K, Agopian VG, Wang Y, Yan M et al. Acute respiratory distress syndrome after orthotopic liver transplantation. J Crit Care 2016; 31: 163-7.

44. Nayyar D, Man HS, Granton J, Lilly LB, Gupta S. Proposed management algorithm for severe hypoxemia after liver transplantation in the hepatopulmonary syndrome. Am J Transplantat 2015; 15: 903-13.

45. Kumar LD, Balakrishnan D, Varghese R, Surendran S. Extracorporeal membrane oxygenation for post-transplant hypoxaemia following very severe hepatopulmonary syndrome. BMJ Case Rep 2017; 2017.

46. Piltcher-da-Silva R, Chedid MF, Grezzana Filho TJ, Leipnitz I, de Araujo A, Gazzana MB et al. Severe hepatopulmonary syndrome with hypoxemia refractory to liver transplant: recovery after 67 days of ECMO support. Int J Artif Organs 2022; 45: 121-3.

47. Nayyar D, Man HS, Granton J, Lilly LB, Gupta S. Proposed management algorithm for severe hypoxemia after liver transplantation in the hepatopulmonary syndrome. Am J Transplant 2015; 15: 903-13.

48. Cartin-Ceba R, Krowka MJ. Pulmonary complications of portal hypertension. Clin Liver Dis 2019; 23: 683-711.

49. Zhou J, Zhang X, Lyu L, Ma X, Miao G, Chu H. Modifiable risk factors of acute kidney injury after liver transplantation: a systematic review and meta-analysis. BMC Nefrol 2021; 22: 149.

50. Sanyal AJ, Boyer TD, Frederick RT et al. Reversal of hepatorenal syndrome type 1 with terlipressin plus albumin vs. placebo plus albumin in a pooled analysis of the OT-0401 and REVERSE randomised clinical studies. Aliment Pharmacol Ther 2017; 45: 1390-402.

51. Lima EQ, Zanetta DMT, Castro I, Massarollo PCB, Mies S, Machado MM et al. Risk factors for development of acute renal failure after liver transplantation. Ren Fail 2003; 25: 553-60.

52. Bilbao I, Charco R, Balsells J, Lazaro JL, Hidalgo E, Llopart L et al. Risk factors for acute renal failure requiring dialysis after liver transplantation. Clin Transplant 1998; 12: 123-9.

53. Barreto AGC, Daher EF, Junior GBS, Garcia JHP, Magalhães CBA, Lima JMC et al. Risk factors for acute kidney injury and 30-day mortality after liver transplantation. Ann Hepatol 2015; 14: 688-94.

54. Romano TG, Schmidtbauer I, Silva FMDQ, Pompilio CE, D'Albuquerque LAC, Macedo E. Role of MELD score and serum creatinine as prognostic tools for the development of acute kidney injury after liver transplantation. PLoS One 2013; 8: e64089.

55. Sharma P, Schaubel DE, Guidinger MK, Goodrich NP, Ojo AO, Merion RM. Impact of MELD-based allocation on end-stage renal disease after liver transplantation. Am J Transplant 2011; 11: 2372-8.

56. Sharma P, Bari K. Chronic kidney disease and related longterm complications after liver transplantation. Adv Chronic Kidney Dis 2015; 22: 404-11.

12. Yoo S, Lee H-J, Lee H, Ryu H-G. Association between perioperative hyperglycemia or glucose variability and postoperative acute kidney injury after liver transplantation: a retrospective observational study. Anest Analg 2017; 124: 35-41.

57. Umbro I, Tinti F, Scalera I, Evison F, Gunson B, Sharif A et al. Acute kidney injury and post-reperfusion syndrome in liver transplantation. World J Gastroenterol 2016; 22: 9314-23.

58. Wyatt CM, Arons RR. The burden of acute renal failure in nonrenal solid organ transplantation. Transplantation 2004; 78: 1351-5.

59. Markmann JF, Markmann JW, Markmann DA, Bacquerizo A, Singer J, Holt CD et al. Preoperative factors associated with outcome and their impact on resource use in 1148 consecutive primary liver transplants. Transplantation 2001; 72: 1113-22.

60. Contreras G, Garces G, Quartin AA, Cely C, LaGatta MA, Barreto GA et al. An epidemiologic study of early renal replacement therapy after orthotopic liver transplantation. J Am Soc Nephrol 2002; 13: 228-33.

61. Gonwa TA, McBride MA, Anderson K, Mai ML, Wadei H, Ahsan N. Continued influence of preoperative renal function on outcome of orthotopic liver transplant (OLTX) in the US: where will MELD lead us? Am J Transplant 2006; 6: 2651-9.

62. Durand F, Francoz C, Asrani SK, Khemichian S, Pham TA, Sung RS et al. Acute kidney injury after liver transplantation. Transplantation 2018; 102: 1636-49.

63. Živković SA. Neurologic complications after liver transplantation. World J Hepatol 2013; 5: 409-16.

64. Wu SY, Chen TW, Feng AC, Fan HL, Hsieh CB, Chung KP. Compre-

hensive risk assessment for early neurologic complications after liver transplantation. World J Hepatol 2016; 22: 5548-57.

65. Campagna F, Biancardi A, Cillo U, Gatta A, Amodio P. Neurocognitive-neurological complications of liver transplantation: a review. Metab Brain Dis 2010; 25: 115-24.

66. Stephenson GR, Moretti EW, El-Moalem H et al. Malnutrition in liver transplant patients: preoperative subjective global assessment is predictive of outcome after liver transplantation. Transplantation 2001; 72: 666-70.

67. Nompleggi DJ, Bonkovsky HL. Nutritional supplementation in chronic liver disease: an analytical review. Hepatology 1994; 19: 518-33.

68. Prakash K, Sam AF, K N, Tandon N. Effect of preoperative sarcopenia, malnutrition, and functional status on postoperative morbidity following liver transplantation. Prog Transplant 2022; 32: 345-50.

69. Van Hoek B, de Rooji BJ, Verspaget HW. Risk factors for infection after liver transplantation. Best Pract Res Clin Gastroenterol 2012; 26: 61-72.

70. Laici C, Gamberini L, Bardi T, Siniscalchi A, Reggiani ML, Faenza S. Early infections in the intensive care unit after liver transplantation etiology and risk factors: a single-center experience. Transpl Infect Dis 2018; 20: e12834.

71. Safdar N, Said A, Lucey MR. The role of selective digestive decontamination in reducing infection in patients undergoing liver transplantation: a systematic review and meta-analysis. Liver Transpl 2004; 10: 817-27.

72. Kim SI. Bacterial infection after liver transplantation. World J Gastroenterol 2014; 20: 6211-20.

73. Berry PS, Rosenberger LH, Guidry CA, Agarwal A, Pelletier S, Sawyer RG. Intraoperative versus extended antibiotic prophylaxis in liver transplant surgery: a randomized controlled pilot trial. Liver Transpl 2019; 25: 1043-53.

74. Pappas PG, Kauffman CA, Andes D, Benjamin DK Jr, Calandra TF, Edwards JE Jr et al. Clinical practice guidelines for the management of candidiasis: 2009 update by the Infectious Diseases Society of America. Clin Infect Dis 2009; 48: 503-35.

75. Saliba F, Delvart V, Ichai P, Kassis N, Botterel F, Mihaila L et al. Fungal infections after liver transplantation: outcomes and risk factors revisited in the MELD era. Clin Transpl 2013; 27: E454-61.

76. Lautenschlager I, Halme L, Hockerstedt K, Krogerus L, Taskinen E. Cytomegalovirus infection of the liver transplant: virological, histological, immunological, and clinical observations. Transpl Infect Dis 2006; 8: 21-30.

77. Paya C, Humar A, Dominguez E, Washburn K, Blumberg E, Alexander B et al.; Valganciclovir Solid Organ Transplant Study Group. Efficacy and safety of valganciclovir vs. oral ganciclovir for prevention of cytomegalovirus disease in solid organ transplant recipients. Am J Transplant 2004; 4: 611-20.

78. Lizaola-Mayo BC, Rodriguez EA. Cytomegalovirus infection after liver transplantation. World J Transpl 2020; 10: 183-90.

79. Burra P, Germani G, Adam R, Karam V, Marzano A, Lampertico P et al. Liver transplantation for HBV-related cirrhosis in Europe: an ELTR study on evolution and outcomes. J Hepatol 2013; 58: 287-96.

80. Samuel D, Muller R, Alexander G, Fassati L, Ducot B, Benhamou JP et al. Liver transplantation in European patients with the hepatitis B surface antigen. N Engl J Med 1993; 329: 1842-7.

81. Kim WR, Poterucha JJ, Kremers WK, Ishitani MB, Dickson ER. Outcome of liver transplantation for hepatitis B in the United States. Liver Transpl 2004; 10: 968-74.

82. Cholongitas E, Papatheodoridis GV, Burroughs AK. Liver grafts from anti-hepatitis B core positive donors: a systematic review. J Hepatol 2010; 52: 272-9.

83. Hartog H, Hann A, Perera M. Primary nonfunction of the liver allograft. Transplantation 2022; 106: 117-28.

84. OPTN Policy-Organ Allocation. Disponible en: Políticas e informes de la Red de Procuración y Trasplante de Órganos | organdonor.gov

85. Annual Report 2016 Eurotransplant International Foundation. Disponible en: www.eurotransplant.org

86. Johnson SR, Alexopoulos S, Curry M, Hanto DW. Primary nonfunction (PNF) in the MELD era: an SRTR database analysis. Am J Transplant 2007; 7: 1003-9.

87. Jochmans I, Fieuws S, Monbaliu D, Pirenne J. Model for early allograft function' outperforms 'early allograft dysfunction' as a predictor of transplant survival. Transplantation 2017; 101: e258-64.

88. Ploeg RJ, D'Alessandro AM, Knechtle SJ, Stegall MD, Pirsch JD, Hoffmann RM et al. Risk factors for primary dysfunction after liver transplantation –a multivariate analysis. Transplantation 1993; 55: 807-13.

89. Hoyer DP, Paul A, Gallinat A, Molmenti EP, Reinhardt R, Minor T et al.

90. Donor information based prediction of early allograft dysfunction and outcome in liver transplantation. Liver Int 2015; 35: 156-63.

90. Agopian VG, Markovic D, Klintmalm GB, Saracino G, Chapman WC, Vachharajani N et al. Multicenter validation of the liver graft assessment following transplantation (L-GrAFT) score for assessment of early allograft dysfunction. J Hepatol 2021; 74: 881-92.

91. Montejo González JC, Catalán González M, Meneu Díaz JC, Moreno Elola-Olaso A, De la Cruz J, Moreno González E. Artificial liver support system in acute liver failure patients waiting liver transplantation. Hepatogastroenterology 2009; 56: 456-61.

92. Hakeem AR, Sandeep J, Subramaniam S, Sachan D, Jothimani D, Rajakumar A et al. Therapeutic plasma exchange for management of early allograft dysfunction after living donor liver transplant: an unmatching cohort study. Exp Clin Transpl 2021; 19: 1182-90.

93. Northover JM, Terblanche J. A new look at the arterial supply of the bile duct in man and its surgical implications. Br J Surg 1979; 66: 379-84.

94. Bekker J, Ploem S, de Jong KP. Early hepatic artery thrombosis after liver transplantation: a systematic review of the incidence, outcome and risk factors. Am J Transplant 2009; 9: 746-57.

95. Mourad MM, Liossis C, Gunson BK et al. Etiology and management of hepatic artery thrombosis after adult liver transplantation. Liver Transpl 2014; 20: 713-23.

96. Scarinci A, Sainz-Barriga M, Berrevoet F et al. Early arterial revascularization after hepatic artery thrombosis may avoid graft loss and improve outcomes in adult liver transplantation. Transplant Proc 2010; 42: 4403-8.

97. Kok T, Slooff MJ, Thijn CJ et al. Routine Doppler ultrasound for the detection of clinically unsuspected vascular complications in the early postoperative phase after orthotopic liver transplantation. Transpl Int 1998; 11: 272-6.

98. Drazan K, Shaked A, Olthoff KM et al. Etiology and management of symptomatic adult hepatic artery thrombosis after orthotopic liver transplantation (OLT). Am Surg 1996; 62: 237-40.

99. Shaked A, McDiarmid SV, Harrison RE et al. Hepatic artery thrombosis resulting in gas gangrene of the transplanted liver. Surgery 1992; 111: 462-5.

100. Singhal A, Stokes K, Sebastian A et al. Endovascular treatment of hepatic artery thrombosis following liver transplantation. Transpl Int 2010; 23: 245-56.

101. Kogut MJ, Shin DS, Padia SA et al. Intra-arterial thrombolysis for hepatic artery thrombosis following liver transplantation. J Vasc Interven Radiol 2015; 26: 1317-22.

102. Lui SK, Garcia CR, Mei X, Gedaly R. Re-transplantation for hepatic artery thrombosis: a national perspective. World J Surg 2018; 42: 3357-63.

103. Sheiner PA, Varma CV, Guarrera JV et al. Selective revascularization of hepatic artery thromboses after liver transplantation improves patient and graft survival. Transplantation 1997; 64: 1295-9.

104. Sharma S, Gurakar A, Jabbour N. Biliary strictures following liver transplantation: past, present and preventive strategies. Liver Transpl 2008; 14: 759-69.

105. Mahajani RV, Cotler SJ, Uzer MF. Efficacy of endoscopic management of anastomotic biliary strictures after hepatic transplantation. Endoscopy 2000; 32: 943-9.

106. Ryu CH, Lee SK. Biliary strictures after liver transplantation. Gut Liver 2011; 5: 133-42.

107. Villa NA, Harrison ME. Management of biliary strictures after liver transplantation. Gastroenterol Hepatol (N Y) 2015; 11: 316-28.

108. Sendino O, Fernández-Simon A, Law R et al. Endoscopic management of bile leaks after liver transplantation: an analysis of two high-volume transplant centers. United Eur Gastroenterol J 2018; 6: 89-96.

109. Lee HW, Shah NH, Lee SK. An update on endoscopic management of postliver transplant biliary complications. Clin Endosc 2017; 50: 451-63.

110. Gondolesi GE, Varotti G, Florman SS et al. Biliary complications in 96 consecutive right lobe living donor transplant recipients. Transplantation 2004; 77: 1842-8.

111. Olson JC. Immunosuppressive drugs and associated complications in abdominal organ transplantation. Curr Opin Crit Care 2022; 28: 208-15.

112. Burnett MM, Hess CP, Roberts JP et al. Presentation of reversible posterior leukoencephalopathy syndrome in patients on calcineurin inhibitors. Clin Neurol Neurosurg 2010; 112: 886-91.

113. Wijdicks EF. Neurotoxicity of immunosuppressive drugs. Liver Transpl 2001; 7: 937-42.

114. Wijdicks EF, Wiesner RH, Dahlke LJ, Krom RA. FK506-induced neurotoxicity in liver transplantation. Ann Neurol 1994; 35: 498-501.

115. Gmitterová K, Minár M, Zigrai M et al. Tacrolimus-induced parkinso-

nism in a patient after liver transplantation –case report. BMC Neurol 2018; 18: 44.

116. Erro R, Bacchin R, Magrinelli F et al. Tremor induced by calcineurin inhibitor immunosuppression: a single-centre observational study in kidney transplanted patients. J Neurol 2018; 265: 1676-83.

117. Bartynski WS. Posterior reversible encephalopathy syndrome, part 1: fundamental imaging and clinical features. AJNR Am J Neuroradiol 2008; 29: 1036-42.

118. Fugate JE, Rabinstein AA. Posterior reversible encephalopathy syndrome: clinical and radiological manifestations, pathophysiology, and outstanding questions. Lancet Neurol 2015; 14: 914-25.

119. Shivaswamy V, Boerner B, Larsen J. Post-transplant diabetes mellitus: causes, treatment, and impact on outcomes. Endocr Rev 2016; 37: 37-61.

120. Farouk SS, Rein JL. The many faces of calcineurin inhibitor toxicity-what the FK? Adv Chronic Kidney Dis 2020; 27: 56-66.

Complicaciones médicas en el trasplante hepático

24

Ó. Caso Maestro, J. L. Aranda Arcas y A. Blanco Echevarría

INTRODUCCIÓN

La realización de un trasplante hepático conlleva asumir un elevado riesgo de complicaciones médicas durante el seguimiento del paciente. El aumento progresivo de la supervivencia de estos pacientes ha hecho que cada vez aparezca un mayor número de complicaciones asociadas, tanto al propio trasplante como al tratamiento inmunosupresor crónico, a la edad y la comorbilidad del paciente, que en estos casos plantean muchas veces un reto para el especialista tanto en su diagnóstico como en su tratamiento. Todas y cada una de estas complicaciones médicas pueden ser causa de mortalidad a largo plazo después del trasplante, por lo que es importante realizar un seguimiento exhaustivo de estos pacientes valorando en cada revisión su aparición o no.

COMPLICACIONES NEUROLÓGICAS

Desde la primera descripción de las complicaciones neurológicas tras el trasplante hepático[1], el tratamiento de las enfermedades hepáticas y del trasplante han evolucionado sustancialmente. Es difícil comparar y contrastar los síntomas descritos por diferentes grupos y centros, sobre todo durante períodos de tiempo distintos; sin embargo, se desprenden tendencias y hallazgos interesantes de los datos y es posible un intento de correlación clinicopatológica.

De todas las complicaciones que pueden aparecer después del trasplante hepático, las neurológicas son particularmente relevantes, dado que van a afectar a un tercio de los pacientes trasplantados. Los pacientes con complicaciones neuropsiquiátricas tendrán una tasa de mortalidad elevada, especialmente cuando ocurren durante el primer período postrasplante[2]. Además, estos pacientes tendrán un ingreso hospitalario más prolongado, mayor riesgo de infecciones concomitantes, mayor tasa de retrasplante y mayor dificultad para la reintegración social que los pacientes que no presentan este tipo de complicaciones.

Las complicaciones neurológicas se han atribuido a varios factores patogénicos, como disfunción del injerto hepático, hemorragia intracraneal, infartos cerebrales, infección o neurotoxicidad secundaria al tratamiento inmunosupresor. Por otro lado, las principales causas desencadenantes del daño neurológico que se han descrito son las alteraciones metabólicas e hidroelectrolíticas, los episodios cardiovasculares, el rechazo agudo y la terapia inmunosupresora[3,4].

Tipos de complicaciones neurológicas

La tasa de complicaciones neurológicas después del trasplante hepático oscila entre el 10 y el 47 % en función de los distintos estudios[5-7]. En un artículo publicado por Blanco et al.[8] en 1995 se encontraron anormalidades neurológicas hasta en el 60-70 % de las autopsias practicadas a pacientes trasplantados (**Fig. 24-1**).

El trasplante hepático con injerto procedente de donante vivo tiene una tasa de complicaciones neurológicas menor que el realizado con injertos convencionales de donantes en muerte encefálica y, aunque la razón se desconoce, esta

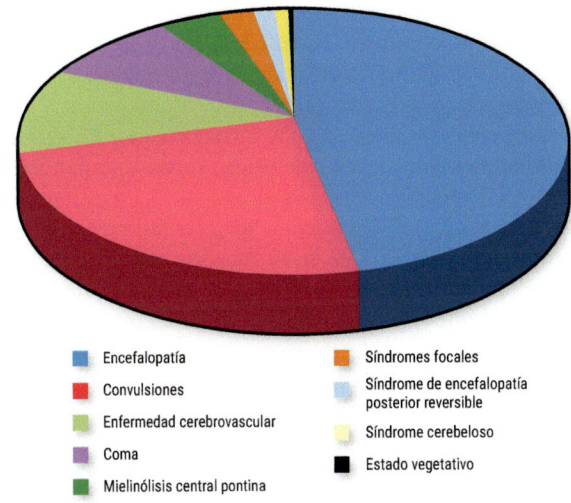

Figura 24-1. Prevalencia de las complicaciones neurológicas mayores después del trasplante hepático.

podría estar en relación con un injerto de mayor calidad, con tiempos de isquemia menores y una mejor tolerancia, con menos requerimientos de tratamiento inmunosupresor. Además de ser menos frecuentes, cuando ocurren, suelen ser transitorias y con menor impacto sobre el paciente. La edad también parece ser un factor determinante, desde que se ha demostrado en distintos estudios que las complicaciones neurológicas son menos frecuentes en niños[9].

En cuanto a la etiología, aunque hay estudios que han demostrado una tasa más elevada en pacientes con cirrosis enólica o cirrosis biliar primaria, otros estudios han encontrado tasas similares para las distintas etiologías[5-7].

Si se compara la frecuencia de este tipo de complicaciones en función del tipo de órgano trasplantado, se advierte que son especialmente frecuentes después del trasplante hepático, sobre todo debido a la complejidad y duración del procedimiento, a la mala situación clínica del paciente previamente al trasplante (malnutrición, coagulopatía, plaquetopenia, etc.) y a la presencia de episodios de encefalopatía hepática previos[10].

Las complicaciones neurológicas se clasifican en función de diferentes parámetros[6,7]:

- Atendiendo a la clínica y la gravedad:
  - Complicaciones menores.
  - Complicaciones mayores.
- Atendiendo al momento de aparición:
  - Complicaciones perioperatorias.
  - Complicaciones postoperatorias:
    o Complicaciones precoces (antes del 1er mes).
    o Complicaciones tardías (después del 1er mes).

Complicaciones perioperatorias

Las principales complicaciones neurológicas que pueden aparecer durante el procedimiento quirúrgico son la mielinólisis central pontina, actualmente denominada síndrome de desmielinización osmótica, las alteraciones de la regulación cerebrovascular y los embolismos cerebrales paradójicos.

Estos cuadros clínicos que aparecen de forma típica durante el tiempo perioperatorio afectan sobre todo al sistema nervioso central como consecuencia de un daño cerebrovascular agudo en forma de encefalopatía hipóxico-isquémica secundaria a la pérdida de sangre, a la hipotensión, a embolismos aéreos y a hemorragias intracraneales. La tasa de complicaciones neurológicas de origen cardiovascular oscila en torno al 4 %[11].

Por otro lado, también pueden aparecer lesiones del sistema nervioso periférico, que en su mayoría son mononeuropatías producidas por compresión o lesión directa de dichas estructuras durante el trasplante hepático. La tasa de mononeuropatías asociadas al procedimiento quirúrgico durante el trasplante hepático es del 2-13 %[7,8].

El síndrome de desmielinización osmótica es una de las complicaciones neurológicas más graves que pueden aparecer durante el trasplante hepático, con una frecuencia del 2-3 %[7-11] aunque se han descrito incidencias de hasta el 10-30 % en los primeros días del trasplante. Se trata de un síndrome clínico caracterizado por tetraplejía y parálisis seudobulbar, asociado a menudo a disminución del nivel de conciencia y a hiponatremia rápidamente corregida que daña los oligodendrocitos. Aunque en ocasiones puede ser reversible y su pronóstico ha mejorado en los últimos años, la mayoría de los pacientes evolucionan con graves secuelas neurológicas. Por otro lado, se han descrito también síndromes de atrapamiento en los que el paciente está despierto y consciente pero es incapaz de moverse y comunicarse[12]. Los focos en el síndrome de desmielinización osmótica aparecen de forma simétrica y pueden localizarse en los ganglios basales, el tálamo, los pedúnculos cerebrales, el cerebelo y la médula espinal. No existe ningún tratamiento efectivo para este síndrome. Se han empleado corticoides e inmunoglobulina intravenosa con resultados dispares. La única terapia efectiva es una buena prevención, realizando una corrección gradual y lenta de la hiponatremia, sin exceder los 8-10 mEq/día.

Complicaciones postoperatorias precoces

Las principales complicaciones que aparecen durante este período son las relacionadas con los efectos secundarios del tratamiento inmunosupresor. Entre estos fármacos destacan principalmente los inhibidores de la calcineurina: ciclosporina y tacrólimus. Su uso es vital para la viabilidad del trasplante hepático, pero entraña un elevado riesgo de neurotoxicidad.

La tasa de complicaciones neurológicas asociadas a la ciclosporina es del 10-30 % y en el caso del tacrólimuspor encima del 32 %. El mecanismo por el que se producen no se conoce con claridad, aunque parecen estar en relación con el mismo mecanismo de acción de la propia inmunosupresión, y la disfunción endotelial y microvascular parece desempeñar un papel importante[13]. Suelen aparecer inmediatamente después del trasplante hepático debido a las altas dosis de tratamiento inmunosupresor necesarias durante la inducción o más tarde debido al efecto acumulativo del fármaco. Estos efectos tóxicos pueden dividirse a su vez en complicaciones mayores y menores. Las alteraciones pueden afectar tanto al sistema nervioso central (SNC) como al sistema nervioso periférico (SNP). Las principales complicaciones son cefaleas, temblor, alteración del nivel de conciencia, crisis convulsivas, ceguera cortical, alucinaciones visuales y auditivas, espasticidad, parestesias y ataxia. En los últimos estudios realizados al respecto no se han encontrado diferencias en los dos grupos de tratamiento (ciclosporina y tacrólimus) en cuanto a un mayor riesgo de neurotoxicidad. Mientras que las complicaciones menores como el temblor o las cefaleas parecen debidas a toxicidad directa del fármaco, la mayoría de las complicaciones mayores parecen ser de origen multifactorial[7,14].

Al margen de los inhibidores de la calcineurina, otros fármacos que pueden producir neurotoxicidad son los corticoides y el OKT3. Los primeros se han relacionado con la aparición de miopatías y alteraciones del comportamiento. En cuanto a las complicaciones relacionadas con el OKT3 (hoy en día, no utilizado), se ha descrito el desarrollo de una meningitis aguda aséptica y un síndrome de encefalopatía atípica en forma de alteración del nivel de conciencia, mioclonías y crisis convulsivas. Por otro lado, el micofenolato mofetilo es el único fármaco que ha demostrado no ocasionar efectos neurológicos adversos[15].

Se han descrito diversas circunstancias que aumentan el riesgo de toxicidad asociada al tratamiento inmunosupresor. Entre ellas cabe citar el daño cerebral previo al trasplante hepático, alteraciones del flujo intracraneal determinantes de la acumulación de unos niveles elevados de fármacos inmunosupresores cerebrales, encefalopatía hepática crónica, trastornos hidroelectrolíticos y alteraciones metabólicas[7].

El tratamiento de la neurotoxicidad por inhibidores de la calcineurina consiste en reducir las dosis y, en caso de ser necesario, sustituir un fármaco por otro. En caso de complicaciones graves puede llegar a ser necesario suspender el fármaco. La aparición de protocolos de tratamiento inmunosupresor con distintos fármacos para disminuir la dosis del inhibidor de la calcineurina es una buena alternativa, sobre todo en los casos en que no es posible administrar ni tacrólimus ni ciclosporina por el efecto neurotóxico de ambos. No obstante, la mejor manera de prevenir posibles episodios de neurotoxicidad es reducir las dosis necesarias dentro del rango eficaz, así como la administración oral tan pronto como sea posible, la monitorización estricta de los niveles plasmáticos, la corrección de las alteraciones hidroelectrolíticas y prestar especial atención a las posibles interacciones farmacológicas.

La manifestación neurológica que más frecuentemente se ha descrito en los diferentes estudios es la encefalopatía. Su etiología suele ser multifactorial y el cuadro clínico puede incluir desde insomnio, apatía, desorientación y confusión hasta episodios psicóticos agudos, alteración de la percepción, disfunción autónoma, estupor y coma.

Las convulsiones son la segunda manifestación más frecuente. Pueden ser parciales o generalizadas y aparecer con lesión estructural asociada o sin ella y con alteraciones del electroencefalograma o sin ellas. En el momento inmediato al trasplante hepático su frecuencia oscila entre el 10 y el 40 % para luego disminuir hasta el 10 %. En los últimos años la aparición de convulsiones asociadas al tratamiento inmunosupresor ha disminuido de forma importante, probablemente en relación a un control más estrecho de los niveles de los fármacos[7].

El síndrome de leucoencefalopatía posterior reversible es una entidad grave pero, como indica su nombre, reversible, que se caracteriza por cefalea, náuseas y vómitos, fiebre y alteraciones de la visión. No es muy frecuente, con una incidencia cercana al 5 %. La resonancia magnética (RM) muestra la presencia de lesiones focales, sobre todo en los lóbulos parietal y occipital, que corresponden a áreas de edema vasogénico[11,16,17]. El síndrome se debe a una disfunción/alteración endotelial cuyas consecuencias provocan dichas lesiones.

Otro síndrome que se ha relacionado con la toxicidad por fármacos inmunosupresores es el síndrome cerebeloso asociado al tratamiento con ciclosporina, que se caracteriza por cefalea, náuseas, vómitos, mareos, encefalopatía, nistagmo y ataxia. Se han descrito en diversos artículos casos de mutismo acinético. La fisiopatología es desconocida, aunque la reversibilidad con la suspensión del inhibidor de la calcineu-

rina ha sugerido que pueda estar directamente relacionada con toxicidad por el fármaco.

Las complicaciones cerebrovasculares se han descrito en el 4 % de los casos, la mayoría en forma de hemorragia cerebral.

Las complicaciones asociadas al SNP son menos frecuentes que las que afectan al SNC, como ya se ha mencionado, y suelen aparecer semanas o meses después del inicio del tratamiento inmunosupresor. Se han descrito casos de neuropatía axonal y neuropatía desmielinizante. Las formas más graves se asocian al tratamiento con tacrólimus.

Entre las complicaciones menores la más frecuente es el temblor. Se trata de un temblor fino, postural, que responde al tratamiento con bloqueantes β. Otras complicaciones menores menos frecuentes son cefalea, alteraciones del sueño, anomalías de la percepción, neuropatía periférica y síndrome de las piernas inquietas.

Complicaciones postoperatorias tardías

Entre las complicaciones neurológicas que aparecen en el postoperatorio tardío destacan las infecciones del SNC, los tumores *de novo* y los trastornos psiquiátricos.

Las infecciones afectan aproximadamente al 5 % de los pacientes trasplantados y se asocian con elevada mortalidad[10,11]. Entre los patógenos involucrados con mayor frecuencia se incluyen *Listeria monocytogenes*, *Aspergillus fumigatus* y *Cryptococcus neoformans*. Las infecciones víricas son raras, y se manifiestan en forma de meningitis, encefalitis, absceso cerebral o una combinación de los tres. Los principales virus que afectan al SNC en pacientes sometidos a trasplante hepático son el citomegalovirus y el virus del herpes humano 6[18].

Los pacientes que toman tratamiento inmunosupresor de forma crónica tienen un riesgo elevado de desarrollar neoplasias primarias *de novo*. Entre estas neoplasias tiene especial importancia el linfoma cerebral, típicamente de células B, que aparece en el 2 % de todos los pacientes trasplantados.

Una adecuada aproximación diagnóstica es fundamental para una correcta identificación de cualquiera de estas complicaciones neurológicas, que permita instaurar un tratamiento precoz y adecuado para mejorar en la medida de lo posible su pronóstico.

Complicaciones neurocognitivas

La mayoría de los estudios han demostrado una mejoría, desde el punto de vista neurológico, de los pacientes después del trasplante hepático. No obstante, en algunos pacientes pueden verse alteraciones cognitivas residuales. Estas alteraciones reflejan directamente el estado y la afectación neurológica que tenía el paciente antes del trasplante. Alteraciones de la memoria, enlentecimiento psicomotor, ansiedad y depresión son los síndromes que más a menudo se han descrito en este grupo de pacientes[19].

Una alteración cerebral, sea funcional u orgánica, en el período pretrasplante será uno de los condicionantes más importantes del desarrollo de complicaciones neurológicas perioperatorias y de la aparición de efectos tóxicos del trata-

Tabla 24-1. Mecanismos y factores de riesgo de la aparición de alteraciones neuropsiquiátricas en función del tiempo desde el trasplante

Período pretrasplante	Período perioperatorio	Período postrasplante precoz	Período postrasplante tardío
Encefalopatía hepática	Encefalopatía hipóxica-isquémica	Inhibidores de la calcineurina	Infecciones
Cirrosis enólica	Hipotensión	Corticoides	Linfoma primario
Alteraciones hidroelectrolíticas	Hemorragia cerebral	OKT3	Recaída en el hábito enólico
Enfermedad cerebrovascular	Embolia cerebral	Hemorragia cerebral	Recurrencia de la enfermedad de base
Malnutrición	Síndrome de desmielinización osmótica	–	Complicaciones cerebrovasculares
Coagulopatía	Embolismo gaseoso	–	–
Ansiedad/depresión Neuroticismo	Embolismo cerebral paradójico	–	–

miento inmunosupresor. A pesar de que la situación previa es un factor determinante, no hay que olvidar que muchas otras causas de daño cerebral pueden estar implicadas (**Tabla 24-1**).

Los pacientes sin una encefalopatía hepática clara pueden tener alteraciones cognitivas leves (encefalopatía hepática mínima). Este síndrome será un predictor del desarrollo de una encefalopatía hepática grave con un deterioro cognitivo más florido. Es fundamental identificar los diferentes grados de encefalopatía previa al trasplante hepático para una correcta interpretación de las alteraciones que puedan aparecer después de aquel.

La evolución del deterioro cognitivo leve adquirido en el período postrasplante hepático es incierta. Unos estudios afirman que la mayoría evolucionan bien, con mejoría progresiva, y otros que la mejoría en estas situaciones es dudosa. Por ello, una adecuada aproximación diagnóstica y terapéutica previa al trasplante hepático es fundamental para evitar la progresión de estos déficits neuropsiquiátricos[20].

En cuanto al impacto en la calidad de vida y en las relaciones sociales, el acuerdo es unánime, y todos los estudios al respecto han demostrado que ambas mejoran después del trasplante hepático con respecto a la situación previa. Sin embargo, aunque esto es así, Tomé et al.[21] en 2008, demostraron que, en comparación con la población general, la mayoría de los pacientes sometidos a trasplante hepático tienen algún grado de déficit en cuanto a la calidad de vida. Por otro lado, se ha visto también que tanto la personalidad como la afectividad en el momento previo al trasplante hepático son factores determinantes de la aparición de alteraciones neuropsiquiátricas a largo plazo.

En cuanto a la causa que motivó el trasplante hepático, los pacientes con cirrosis enólica son más susceptibles de tener mayor grado de ansiedad, depresión y paranoia, debido a la propia enfermedad alcohólica, cuyo riesgo de recaída se sitúa en torno al 10-30 %[21].

COMPLICACIONES RENALES

Insuficiencia renal crónica

La verdadera incidencia de la insuficiencia renal crónica (IRC) después del trasplante hepático es desconocida debi-do a la falta de criterios uniformes en su definición. En el estudio más amplio realizado hasta la fecha, publicado por Ojo et al.[22,] se recogieron 37.000 pacientes trasplantados con órganos sólidos no renales y se constató una tasa de filtrado glomerular < 30 ml/min/$1,73$ m^2 en el 18,1 % de los receptores de trasplante hepático a los 5 años del trasplante, mayor que en receptores de otros órganos sólidos. Se estima que el 78 % de los pacientes con seguimiento superior a 5 años después del trasplante hepático tendrán algún grado de disfunción renal leve-moderada y que aproximadamente el 2-6 % desarrollarán insuficiencia renal terminal. La disminución del filtrado glomerular ocurre principalmente durante los primeros 6 meses después del trasplante, y se ha asociado directamente con la supervivencia del paciente, multiplicando por 3-4 veces el riesgo de mortalidad[22,23].

La etiología de la IRC es multifactorial. Múltiples factores contribuyen a su desarrollo después del trasplante hepático. El factor más importante es la disfunción renal y/o el síndrome hepatorrenal pretrasplante. Estas alteraciones pueden estar en relación con edad avanzada, sexo femenino, presencia de diabetes mellitus y/o hipertensión arterial, enfermedad vascular, hiperbilirrubinemia e hipoalbuminemia[22]. En cuanto a los factores relacionados con el procedimiento quirúrgico, los cambios hemodinámicos que tienen lugar durante la fase anhepática son los responsables del mayor riesgo de compromiso renal. No obstante, la evolución de la técnica quirúrgica con la realización del *bypass* venovenoso o la preservación de la vena cava inferior han contribuido a minimizar estos efectos. Entre los factores que más influyen durante el postoperatorio y que pueden agravar cuadros preexistentes se incluyen la hipotensión, la sepsis, el empleo de agentes nefrotóxicos como el tratamiento inmunosupresor, los antibióticos y los contrastes yodados, la diabetes mellitus, la hipertensión arterial *de novo* y la infección por el virus de la hepatitis C (VHC)[21]. La infección por el VHC provoca un depósito de inmunocomplejos en el glomérulo que, con el paso del tiempo, determina la aparición de distintos grados de IRC. En un estudio realizado por McGuire et al.[24] se practicaron biopsias renales de forma sistemática en pacientes que requirieron un trasplante hepático por cirrosis por VHC, hallándose más de un 80 % de glomerulonefritis por depósito de inmunocomplejos a pesar de tener creatininas séricas normales. No obstante, el principal factor que conrribuye al desarrollo de IRC es el empleo de inhibidores de la calcineurina, tanto ciclosporina como tacrólimus. Como ya se ha señalado, estos fármacos producen una vasoconstricción dosis-dependiente de arteriolas aferentes y eferentes del glomérulo renal, caracterizada por una disminución progresiva del filtrado glomerular que conlleva la aparición de proteinuria en rango subnefrótico que, si persiste en el tiempo, provoca fibrosis intersticial progresiva, arteriosclerosis, glomerulosclerosis y atrofia tubular[21]. Aunque la disfunción renal asociada a toxicidad por los inhibidores de la calcineurina se considera transitoria, la persistencia de alteraciones con el paso del tiempo conduce a la aparición de alguna de estas alteraciones descritas, consideradas irreversibles.

Sin embargo, no se sabe bien por qué mecanismos los inhibidores de la calcineurina causan todas estas alteraciones. Parece ser que el estrés oxidativo, la producción de citocinas fibrogénicas, el factor de crecimiento transformante beta, la activación del sistema renina-angiotensina y el desarrollo de una microangiopatía trombótica van a jugar un papel importante[25].

A lo largo del seguimiento de todos los pacientes después del trasplante hepático, es importante hacer una valoración exhaustiva de la función renal de forma periódica y valorar la posibilidad de tratamiento en todos aquellos que tengan una tasa de filtrado glomerular < 60 ml/min/1,73 m². Sin embargo, no existen guías de consenso acerca del tratamiento de la IRC después del trasplante hepático.

Ente las primeras medidas generales que han de instaurarse desde un principio destacan una dieta hipoproteica (≤ 0,6 g proteínas/kg/día), que ha demostrado retrasar la progresión de la insuficiencia renal en la población general, y un control exhaustivo de la hipertensión arterial. En este caso, la administración de antagonistas del calcio, además de controlar la presión arterial, ejerce un efecto nefroprotector al disminuir la vasoconstricción producida por los inhibidores de la calcineurina[26].

Existen varios fármacos considerados «nefroprotectores», como los inhibidores de la enzima convertidora de angiotensina (IECA) y los antagonistas de los receptores de la angiotensina II (ARA-II), que van a reducir la microalbuminuria y enlentecer la progresión de la IRC. La administración de estos fármacos debería considerarse en los pacientes con disfunción renal[27].

La introducción de pautas de inmunosupresión con terapia de inducción mediante el empleo de anticuerpos monoclonales como el basiliximab, el retraso en la introducción de los inhibidores de la calcineurina y la reducción de sus dosis son las medidas más aceptadas por los distintos grupos de trasplante. Esta estrategia inicialmente se asoció con una elevada tasa de rechazo[28]; sin embargo, la aparición de fármacos inmunosupresores como los inhibidores de la proteína-cinasa diana de la rapamicina de mamíferos (mTOR) sirólimus y everólimus han permitido el empleo de protocolos de inmunosupresión más seguros. Múltiples han sido los estudios publicados con diferentes protocolos de actuación, y aunque en general los resultados son aceptables, no existe un protocolo que se considere el patrón de referencia, por lo que actualmente este se adapta a la propia experiencia de cada centro. No obstante, es importante tener en cuenta que

los inhibidores de mTOR, especialmente el sirólimus, pueden ser nefrotóxicos y agravar cuadros de disfunción renal cuando se intenta una conversión desde un inhibidor de la calcineurina en pacientes con factores predisponentes; es decir, se trata de un fármaco nefroprotector en pacientes con una función renal normal al reducir los requerimientos del inhibidor de la calcineurina, pero en pacientes con alteraciones de la función renal puede ser nefrotóxico y agravar el cuadro. El mecanismo por el cual actúan es el aumento de la eliminación de proteínas en orina, por lo que, previamente a su administración, es fundamental valorar la existencia de proteinuria.

Los pacientes con enfermedad renal terminal previa al trasplante hepático deben ser considerados candidatos para trasplante renal. El riesgo de mortalidad es elevado en pacientes con enfermedad hepática y renal terminal que son sometidos a trasplante hepático y se mantienen en programas de hemodiálisis, mejorando aproximadamente un 50 % cuando son sometidos a un trasplante hepatorrenal secuencial o simultáneo[29]. Por esta razón, todos los pacientes con enfermedad hepatorrenal terminal deben ser evaluados para la realización de un trasplante simultáneo o, en su defecto, un trasplante secuencial si la situación del enfermo lo permite, realizando siempre primero el trasplante renal.

Alteraciones iónicas

Hipomagnesemia

La hipomagnesemia es una de las complicaciones iónicas más frecuentes que ocurren durante el trasplante hepático y su aparición se ha relacionado con el tratamiento con inhibidores de la calcineurina. El mecanismo por el que se produce parece ser que es la disfunción renal causada por estos fármacos, con la consiguiente disminución de la tasa de filtrado glomerular, lo que provoca un aumento de las pérdidas renales de magnesio[30]. La clínica puede ser muy variada, ya que la hipomagnesemia habitualmente se acompaña de otras alteraciones iónicas del calcio, el fósforo y/o el potasio. En la mayoría de los casos se presenta de forma asintomática, pero puede llegar a producir arritmias ventriculares especialmente graves. En cuanto a las manifestaciones crónicas, estas suelen aparecer tras semanas o meses y consisten en anorexia, náuseas, vómitos, parestesias, calambres, etc. Además, el déficit de magnesio produce una vasoconstricción que puede causar hipertensión arterial o agravarla si ya existía.

El tratamiento se realizará mediante aportes de magnesio por vía oral en las formas leves, pudiendo ser necesaria la vía intravenosa en los casos más graves como, por ejemplo, cuando aparecen arritmias graves o tetania.

Hiperpotasemia

La hiperpotasemia es otra alteración iónica muy frecuente en el trasplante hepático, dependiente fundamentalmente de la función renal. Además de la disfunción renal, otros factores que contribuyen a la aparición de hiperpotasemia son la acidosis metabólica, el déficit de insulina y diversos fármacos, como antiinflamatorios no esteroideos (AINE),

IECA, diuréticos distales como la aldosterona y el trimetoprim-sulfametoxazol. Las manifestaciones clínicas de la hiperpotasemia son debilidad muscular y alteraciones de la repolarización y arritmias cardíacas.

El tratamiento es similar al de la población general. En casos de hiperpotasemia leve asintomática suele ser suficiente el seguimiento de una dieta pobre en potasio asociada a la eliminación de todos los fármacos que hayan podido causar la elevación de los niveles de potasio. En los casos graves el primer paso es administrar gluconato cálcico, si existen arritmias, y posteriormente aplicar medidas encaminadas a disminuir los niveles de potasio. Entre estas medidas destaca la administración de diuréticos del asa o de resinas de intercambio iónico que facilitarán la eliminación del ion. Otra forma de disminuir los niveles es la perfusión de glucosa e insulina para favorecer el paso del potasio del espacio extracelular a la célula o de bicarbonato en el caso de que exista acidosis metabólica. Finalmente, en los casos más graves y refractarios al tratamiento médico puede ser necesaria la hemodiálisis[30].

COMPLICACIONES CARDIOVASCULARES

Hipertensión arterial

A pesar de que la hipertensión arterial es infrecuente en pacientes con cirrosis descompensada, la aparición de hipertensión arterial *de novo* después del trasplante hepático, en ocasiones hasta meses después del trasplante, afecta a más del 50 % de los receptores[32]. De hecho, la hipertensión arterial después del trasplante hepático es el factor de riesgo cardiovascular más prevalente. La hipertensión arterial se define como una presión arterial por encima de 140/90 mmHg, y aunque puede aparecer en cualquier momento a partir del trasplante hepático, el 50-75 % de los casos lo hará durante los primeros 6 meses[31-33]. Para una mejor valoración inicial de la presión arterial y el control posterior se aconsejan la monitorización ambulatoria y la autodeterminación de esta por el propio paciente, ya que tienen un valor pronóstico superior a la medición de forma puntual en una consulta.

Los dos factores principales que contribuyen al desarrollo de hipertensión arterial después del trasplante hepático son la corrección del estado hemodinámico desencadenado por la propia cirrosis y el efecto secundario de los inmunosupresores, especialmente los inhibidores de la calcineurina.

Las alteraciones hemodinámicas desencadenadas por la cirrosis consisten principalmente en una disminución de las resistencias vasculares periféricas, una elevación del gasto cardíaco, una disminución de la presión arterial media y una vasoconstricción arteriolar renal. A diferencia de lo que ocurre en la hipertensión arterial en la población general, en la que aparece en el paciente trasplantado no están implicados la actividad de la renina plasmática o el sistema adrenérgico. Estas alteraciones mejoran casi hasta la reversión completa a los pocos días del trasplante hepático, llegando a la normalidad aproximadamente a los 6 meses[34].

Por otro lado, los inmunosupresores, especialmente los inhibidores de la calcineurina, causan una elevación de la presión arterial media dosis-dependiente a través de una vasoconstricción arteriolar tanto renal como sistémica. La ciclosporina parece que tiene un efecto más deletéreo sobre la presión arterial que el tacrólimus. Por otro lado, los corticoides provocan una exacerbación de los efectos sobre la presión arterial de los inhibidores de la calcineurina a través de un efecto mineralocorticoide que produce una expansión del volumen circulante, aumentando la resistencia venosa sistémica[35] (**Tabla 24-2**).

La mayoría de los pacientes trasplantados con hipertensión arterial son asintomáticos; los síntomas más frecuentes, en caso de aparecer, son cefalea y nicturia. Su tratamiento es fundamental para prevenir complicaciones cardíacas, cerebrovasculares e IRC.

A pesar de la elevada tasa de aparición de hipertensión arterial *de novo* después del trasplante hepático, no existen guías de consenso en cuanto a un seguimiento y tratamiento adecuados. No obstante, su tratamiento no difiere mucho de las pautas empleadas en la población general. Lo más recomendado en los distintos estudios publicados es tratar la hipertensión arterial cuando supera los 140/90 mmHg o los 130/80 mmHg en el caso de diabetes o insuficiencia renal crónica[36]. El primer escalón en el tratamiento de estos pacientes consiste en la práctica de medidas higiénico-dietéticas, como perder peso, realizar ejercicio de forma periódica, disminuir la ingesta de sal, abstinencia completa de tabaco y, por supuesto, abstinencia de bebidas alcohólicas. Una vez cumplidas estas premisas es importante la administración de forma precoz de un antihipertensivo adecuado. En cuanto a qué agente antihipertensivo utilizar, existen pocos ensayos clínicos realizados al respecto, por lo que saber cuál es el más idóneo es incierto. Debe tenerse en cuenta una serie de factores, como los antecedentes y la situación clínica del enfermo y, por supuesto, las posibles interacciones farmacológicas con otros medicamentos. Los IECA y los ARA-II son fármacos de elección en diabéticos con niveles normales de potasio, y los bloqueantes β deberían ser la primera opción en los pacientes con enfermedad coronaria. Los antagonistas

Tabla 24-2. Riesgo de complicaciones cardiovasculares de los principales fármacos inmunosupresores utilizados en el trasplante hepático

	Ciclosporina	Tacrólimus	Sirólimus	Micofenolato mofetilo	Corticoides
Hipertensión arterial	+++	++	–	–	+
Diabetes mellitus	–	+	–	–	++
Hipercolesterolemia	+	–	++	–	+
Hipertrigliceridemia	–	+	+++	–	+

del calcio son el tratamiento de elección en la mayoría de los pacientes durante los primeros meses del trasplante porque controlan la presión arterial disminuyendo la vasoconstricción. Es importante saber que los antagonistas del calcio no dihidropiridínicos (verapamil y diltiazem) compiten, al igual que los inhibidores de la calcineurina, con el citocromo P-450, por lo que será de elección el uso de los dihidropiridínicos (amlodipino y nifedipino)[32,34]. Se han descrito varios efectos secundarios asociados a su uso, como edemas, taquicardia y cefaleas, por lo que debe prestarse atención a su aparición durante su administración. Finalmente, los diuréticos se han empleado como fármacos de segunda línea asociados con otros antihipertensivos.

Pocos son los estudios que han comparado el efecto de los antagonistas del calcio con otros antihipertensivos. En un estudio publicado por Neal et al.[37] se constató que, en ausencia de respuesta a la administración de antagonistas del calcio, los IECA parecen ejercer un mejor control de la presión arterial que los bloqueantes β. Otro estudio que solo incluyó a 30 pacientes comparó los efectos de un antagonista del calcio con un bloqueante β, concluyendo que los efectos sobre la presión arterial eran similares[38].

Como conclusión, es importante tener en cuenta que modificaciones en el tratamiento inmunosupresor pueden contribuir a un mejor control de la presión arterial. Entre estas modificaciones cabe destacar la suspensión precoz de los corticoides y la sustitución de ciclosporina por tacrólimus o la combinación de distintos fármacos para reducir la dosis de los inhibidores de la calcineurina. La sustitución de estos por micofenolato mofetilo o por inhibidores de mTOR en monoterapia a partir de 1 o 2 años del trasplante hepático es otra pauta que contribuye al descenso de la presión arterial.

Diabetes mellitus

Estudios recientes han demostrado una tasa de diabetes mellitus de tipo 2 después del trasplante hepático durante el primer año del 15-38 %, siendo diagnosticados la mayoría de los pacientes durante los 3 primeros meses[39].

El riesgo de desarrollar diabetes después del trasplante hepático está inmediatamente relacionado con la inmunosupresión, especialmente con los corticoides y el tacrólimus[40]. La infección por el VHC también se considera un factor de riesgo para el desarrollo de diabetes hasta tal grado que en un estudio se describió que los pacientes con infección por el VHC no diabéticos tenían una incidencia de diabetes alrededor del 42-64 % comparado con los pacientes no VHC cuya incidencia era del 19-28 %.

La diabetes mellitus se ha relacionado con el desarrollo de enfermedad cardiovascular, infecciones, alteraciones neurocognitivas y rechazo agudo, aunque su impacto sobre la mortalidad del paciente es incierto[41].

Tanto la intolerancia a la glucosa como la resistencia periférica a la insulina son dos situaciones que ocurren frecuentemente en los pacientes cirróticos, y ambos son factores de riesgo para el desarrollo de diabetes después del trasplante hepático. Otros factores de riesgo para el desarrollo de diabetes son los siguientes: edad del receptor > 50 años, pacientes afroamericanos, índice de masa corporal (IMC) > 25 kg/m^2,

mayor puntuación de Child-Pugh, edad del donante > 60 años, inmunosupresión con tacrólimus y administración prolongada de corticoides[39]. El empleo de esteroides en dosis altas durante los 3 primeros meses después del trasplante hepático es el principal factor de riesgo para el desarrollo de diabetes mellitus, ya que empeora la resistencia periférica a la insulina preexistente en muchos de estos pacientes por la propia cirrosis. Asimismo, el aumento de peso asociado al uso de corticoides empeora aún más este hecho, incluso aunque se interrumpa el tratamiento.

El efecto del tacrólimus es distinto. Este fármaco actúa directamente produciendo un efecto deletéreo sobre la acción de las células β pancreáticas[42]. En un estudio se demostró un menor riesgo de diabetes mellitus después del trasplante hepático en pacientes inmunodeprimidos con un inhibidor de mTOR que en pacientes que recibieron doble terapia con un inhibidor de mTOR y tacrólimus, lo que demuestra el efecto de este fármaco incluso en dosis mínimas[43].

Un seguimiento estricto de los candidatos a trasplante hepático con indicios de intolerancia a la glucosa o con una diabetes mellitus franca es fundamental para afrontar el período postrasplante hepático. Se debe aconsejar a estos pacientes sobre cambios en el estilo de vida y, en casos necesarios, un inicio precoz de tratamiento antidiabético es fundamental para un adecuado manejo de esta complicación. Es esencial también la individualización de las pautas de inmunosupresión, siendo de elección en estos pacientes las pautas con administración de corticoides y tacrólimus de forma retardada. Después del trasplante hepático, la monitorización de los niveles plasmáticos de glucosa debe realizarse mediante su medición directa o de los niveles de hemoglobina glicosilada (Hb_{A1c}) cada 3 meses y, a partir del primer año, al menos mediante controles anuales o con mayor periodicidad en los pacientes que presenten alguno de los factores de riesgo mencionados con anterioridad. En caso necesario, la indicación de tratamiento antidiabético se guiará por las mismas pautas que para la población general basándose en las recomendaciones de la *American Diabetes Association* y la *European Association for the Study of Diabetes*:

- Glucosa capilar en ayunas ≥ 126 mg/dl.
- Síntomas de diabetes y glucemia capilar ≥ 200 mg/dl en cualquier momento del día.
- Glucemia capilar > 200 mg/dl pasadas 2 horas durante la prueba de tolerancia a la glucosa oral.
- Hb_{A1c} ≥ 6,5 %.

En los casos en los que la Hb_{A1c} sea < 9 % y/o la glucemia capilar en cualquier momento del día sea < 360 mg/dl, el tratamiento con agentes antidiabéticos orales es la estrategia inicial. En los demás casos estará indicada, de inicio, la terapia con insulina basal[44,45].

El abordaje del tratamiento de la diabetes después del trasplante hepático no difiere en exceso del que se plantea en el resto de la población, que consiste en dieta, realización de ejercicio y combinación de tratamiento farmacológico en los casos en que sea necesario. El objetivo de todo tratamiento antidiabético es conseguir unos valores glucémicos dentro de la normalidad o lo más próximo a esta, siempre con un valor de $Hb_{A1c} < 8$ %. Al igual que en el resto de la población, un tratamiento adecuado de forma precoz retrasará el desarrollo de posibles complicaciones microvasculares. Es imprescindible realizar controles previos a las comidas y aproximadamente 2 horas después de cada comida con el objetivo de optimizar en la medida de lo posible el tratamiento, siendo fundamental evitar los picos hiperglucémicos posprandiales, que se asocian de manera independiente con la aparición de complicaciones cardiovasculares.

En cuanto a la dieta, los hidratos de carbono deben limitarse al 50-55 % de las calorías totales, y han de evitarse los azúcares simples y sustituirlos por azúcares complejos de absorción más lenta. Por lo demás, la dieta no difiere considerablemente de las recomendaciones en la población general. La dieta además controla el sobrepeso, otra complicación importante después del trasplante hepático que conllevará un elevado riesgo cardiovascular. Una correcta dieta, además de regular los niveles glucémicos, previene el desarrollo de obesidad.

El ejercicio físico es fundamental. Ayuda a controlar el peso, disminuye los niveles de LDL-colesterol y triglicéridos, aumenta los niveles de HDL-colesterol y disminuye la glucemia y la presión arterial. Se recomienda la realización de ejercicio físico aeróbico de manera regular la mayoría de los días.

En cuanto al tratamiento farmacológico, deberá elegirse en función de las características del paciente, del control de los niveles de la Hb_{A1c}, de los posibles efectos secundarios, del coste y de las posibles interacciones farmacológicas. En los pacientes con suficiente reserva pancreática la glucemia puede controlarse con la administración de antidiabéticos orales, aunque es imprescindible asegurarse una buena función hepática y renal antes de su uso, ya que todos estos fármacos son potencialmente hepatotóxicos y nefrotóxicos por su metabolismo hepático y renal. En los casos en que no se considere indicada la administración de antidiabéticos orales o en los que su uso no sea eficaz, la insulinoterapia debe iniciarse de forma precoz en todos los pacientes[46]. La pauta de elección es la administración de una insulina NPH junto con corticoides, combinándolos con múltiples inyecciones de insulina rápida en función de los valores glucémicos si no se consigue un adecuado control de estos.

Dislipidemia

La dislipidemia más frecuente en la cirrosis es una hipolipidemia consistente en la disminución del colesterol total y el LDL-colesterol en relación con el grado de desnutrición y el deterioro estructural del hígado que suelen presentar estos pacientes en esta fase de la enfermedad hepática. Aproximadamente el 80 % del colesterol plasmático procede de la síntesis hepática. Esta alteración suele desaparecer en los primeros meses después del trasplante hepático, en los que se corrigen la mayoría de los parámetros nutricionales. Sin embargo, desde que Muñoz et al.[47] describieran por primera vez el desarrollo de una dislipidemia en los pacientes sometidos a un trasplante hepático, han sido numerosos los estudios que han confirmado no solo el riesgo de aumento del colesterol total, sino también del LDL-colesterol. En este

estudio se calculó el índice de riesgo cardiovascular en trasplantados hepáticos y se estimó la probabilidad de desarrollar enfermedad coronaria basándose en el riesgo relativo en relación con la edad, el sexo, la presión arterial, los valores de colesterol y el tabaquismo, comprobando que el riesgo se duplicó después de una media de 2,8 años después del trasplante hepático. Estas alteraciones constituyen, con las ya mencionadas en este capítulo, un importante factor de riesgo cardiovascular.

Las dislipidemias aparecen en el 33-50 % de los receptores de un trasplante hepático, contribuyendo de forma importante al desarrollo de episodios cardiovasculares[31]. Esta alteración suele ser de predominio mixto, pero también puede presentarse en forma de hipercolesterolemia o hipertrigliceridemia aislada, dependiendo de los propios factores predisponentes del paciente y sobre todo del régimen de inmunosupresión empleado.

Aunque la dieta, la obesidad y la diabetes mellitus contribuyen de forma importante al desarrollo de dislipidemia, la inmunosupresión empleada es el principal factor determinante. La ciclosporina causa principalmente hipercolesterolemia[48], mientras que el tacrólimus provoca principalmente hipertrigliceridemia, con un mínimo impacto sobre los niveles de colesterol. El sirólimus y el everólimus son los inmunosupresores que entrañan mayor riesgo de dislipidemia, ya que producen una disminución de la hidrólisis periférica de los lípidos séricos e incrementan la síntesis hepática de lipoproteínas. Es importante realizar una monitorización de los niveles tanto de colesterol como de triglicéridos de forma regular después del trasplante hepático, especialmente durante los primeros meses postrasplante hepático y durante los cambios de inmunosupresión. A pesar de que es bien sabido el impacto de la dislipidemia en el desarrollo de episodios cardiovasculares, son pocos los estudios publicados y aun hoy en día es incierto cuál es el momento idóneo para iniciar un tratamiento. Al igual que en la población general, el objetivo de todo tratamiento hipolipemiante es la reducción del LDL-colesterol.

El primer escalón en el tratamiento de las dislipidemias es la modificación de distintos hábitos, como son la dieta y la realización de ejercicio. Se debe recomendar una dieta cuyo contenido en grasas no supere el 30-35 % de las calorías ingeridas. La ingesta de colesterol no debe superar los 300 mg/día. Si el paciente además es obeso o tiene hipertrigliceridemia, la dieta debe ser hipocalórica. Es importante evitar el sedentarismo, el consumo de tabaco y tratar otros factores de riesgo cardiovascular concomitantes.

La decisión de indicar un tratamiento farmacológico dependerá del riesgo cardiovascular del individuo. En prevención secundaria, es decir, si el paciente ha tenido un episodio cardiovascular, no hay que calcular el riesgo cardiovascular. Este sólo se calcula en prevención primaria. Para calcular el riesgo cardiovascular, habitualmente se utilizan tablas elaboradas por la Sociedad Europea de Cardiología y la Sociedad Europea de Arteriosclerosis que son las tablas SCORE2 (*Systematic Coronary Group Risk Estimation*) y SCORE2-OP (*older people*), en las que se calcula el riesgo cardiovascular del individuo ajustado por edad, sexo y país de origen. En general, si el paciente tiene una dislipidemia grave con concentraciones > 190 mg/dl, aunque esté en prevención primaria siempre habrá que indicar tratamiento farmacológico. Si el paciente tiene cifras de LDL-colesterol < 190 mg/dl y está en prevención primaria se debe iniciar tratamiento con medidas higiénico-dietéticas, a no ser que el paciente tenga otra afección que exija el inicio de tratamiento farmacológico, como es padecer diabetes mellitus de tipo 2, insuficiencia renal crónica o hipertensión arterial. Sin embargo, en prevención primaria –entendiendo como tal la de pacientes que no han padecido un episodio cardiovascular–, con riesgo vascular leve o moderado, la corrección de una elevación del LDL-colesterol resulta controvertida, debido también a las interacciones farmacológicas. Respecto a los objetivos que han de alcanzarse se considera que para la población general los niveles de LDL-colesterol deben ser < 116 mg/dI. Si el paciente está en prevención secundaria y ha sufrido un episodio cardiovascular, el objetivo es alcanzar cifras de LDL-colesterol < 55 mg/dl o una reducción de, al menos, el 50 % del LDL-colesterol en el momento del episodio cardiovascular. Si el paciente tiene un riesgo cardiovascular moderado, el LDL-colesterol debe ser < 100 mg/dl, y si el riesgo cardiovascular es alto, < 70 mg/dl.

A la hora de elegir el fármaco hipolipemiante más adecuado hay que tener en cuenta las concentraciones basales de LDL-colesterol, el objetivo buscado y las interacciones farmacológicas. Las estatinas constituyen la piedra angular del tratamiento farmacológico. Las más potentes (atorvastatina en dosis de 40 mg y rosuvastatina en dosis de 20-40 mg) pueden conseguir reducciones de LDL-colesterol plasmático de hasta un 40 %. Como norma general, están contraindicadas si se asocian a ciclosporina. En caso de necesidad podría recurrirse a la pravastatina. Si no se alcanza el objetivo deseado, la adición de ezetimiba, un inhibidor de la absorción intestinal del colesterol, es una opción segura y eficaz. Si aun así no se consiguen los objetivos deseados, los inhibidores de PCSK9 han demostrado ser seguros y eficaces y no presentar interacciones farmacológicas, aunque su elevado coste y las condiciones especiales de financiación dificultan su empleo. En casos de mayor complejidad se aconseja que sean derivados a unidades especializadas[49].

En cuanto a los pacientes con hipertrigliceridemia que no superen los 500 mg/dl, las modificaciones de los hábitos de vida y las medidas higiénico-dietéticas suelen ser suficientes para minimizar su impacto, ya que traducen la presencia de resistencia insulínica y riesgo lipídico residual. Sin embargo, la hipertrigliceridemia grave puede desencadenar pancreatitis aguda cuando los valores de triglicéridos plasmáticos superan los 800-1.000 mg/dl. El tratamiento con fibratos está indicado para estos pacientes si la función renal es normal[50]. A pesar de todas las recomendaciones mencionadas, no existen guías de consenso en cuanto al tratamiento de las dislipidemias en pacientes trasplantados, y el impacto del tratamiento en la mortalidad por episodios cardiovasculares es incierto. De hecho, una revisión reciente de la Cochrane en receptores de trasplante renal no encontró diferencias en cuanto a mortalidad por episodios cardiovasculares entre pacientes con dislipidemias que fueron tratados y los que no recibieron tratamiento.

Obesidad

La obesidad es otra de las complicaciones que aparecen con frecuencia después del trasplante hepático y que favorece el desarrollo de cualquiera de los factores de riesgo cardiovascular descritos previamente. La ganancia de peso se produce sobre todo durante el primer año después del trasplante hepático, debido principalmente a la rápida corrección de los parámetros nutricionales, estimándose que el 10-40 % de los pacientes trasplantados tendrán algún grado de sobrepeso al final del primer año postrasplante hepático. Aproximadamente el 50 % de los pacientes con una supervivencia superior a 5 años presentarán sobrepeso[31,47].

Entre los principales factores que predisponen al sobrepeso están la ingesta calórica excesiva, el sedentarismo y el tratamiento esteroideo. Aunque en algunos pacientes el peso disminuye tras suspender los corticoides, en muchos de ellos persiste a largo plazo. El método más eficaz para disminuir de peso es la combinación de una dieta hipocalórica y la práctica regular de ejercicio. En pacientes con obesidad refractaria puede ser necesario el tratamiento con fármacos anorexígenos, aunque su uso no es recomendable por el riesgo de interacción farmacológica con los inhibidores de la calcineurina. La última opción de tratamiento en pacientes obesos refractarios a otras medidas es la cirugía bariátrica, un procedimiento seguro hoy en día en este tipo de pacientes y que sigue las mismas bases que en la población general. En cuanto al tratamiento de pacientes obesos previamente al trasplante, las pautas son variadas; hay grupos que recomiendan la cirugía bariátrica antes del trasplante hepático y otros que defienden la realización del trasplante antes de la cirugía. Por otro lado, son varios los casos publicados en los que se ha realizado de forma simultánea el trasplante hepático y la cirugía bariátrica[51].

OTRAS COMPLICACIONES

Hiperuricemia y gota

La hiperuricemia es una complicación que se ha descrito hasta en el 50 % de los pacientes trasplantados con un órgano sólido[52]. Su incidencia es menor en el trasplante hepático que en el cardíaco y renal. El mecanismo de aparición de la hiperuricemia está en relación con el tratamiento con inhibidores de la calcineurina, especialmente con ciclosporina. La vasoconstricción renal y el descenso del filtrado glomerular son los principales mecanismos implicados.

En la mayoría de los casos, la hiperuricemia se presenta de forma asintomática, aunque al igual que en la población general, puede manifestarse en forma de artritis gotosa o como gota tofácea. En el trasplante hepático existen pocas referencias al respecto, pero en receptores de trasplante renal el inicio como gota puede darse hasta en el 24 % de los pacientes[53].

En los casos de hiperuricemia asintomática no es necesario el tratamiento farmacológico. Deben llevarse a cabo una serie de medidas higiénico-dietéticas, como la pérdida de peso, la realización de una dieta baja en purinas y grasas animales (mariscos, vísceras, carnes rojas, espinacas, espárragos, etc.), el control de la presión arterial y los niveles de lípidos en sangre, evitar el consumo de alcohol y realizar ejercicio de forma regular. En los casos de crisis agudas, el tratamiento debe realizarse con AINE, corticoides o inhibidores de la ciclooxigenasa de tipo 2 (COX-2). Los inhibidores de la COX-2 parecen más seguros que los AINE, con menor riesgo de nefrotoxicidad, aunque no existen datos concluyentes al respecto. Una vez superado el episodio agudo se puede administrar colchicina durante 6-12 meses, aunque se han descrito casos de interacción con agentes inmunosupresores, diarreas con insuficiencia prerrenal asociada y cuadros de miopatía y neuropatía axonal, especialmente en los pacientes con algún grado de insuficiencia renal, por lo que su uso debe ser cuidadoso. En cuanto al tratamiento crónico con alopurinol como prevención de nuevas crisis, una vez superada la crisis aguda, puede iniciarse de forma segura a las 2-4 semanas. Hay que tener especial cuidado en pacientes que tomen azatioprina, ya que ambos compiten por la misma enzima en su metabolismo, pudiendo incrementarse los niveles de azatioprina con el consiguiente riesgo de que aparezcan efectos tóxicos[53]. Otro fármaco efectivo en la prevención de las crisis gotosas es el losartán, un ARA-II que, además de controlar la presión arterial, disminuye los niveles de ácido úrico, por lo que tiene especial indicación en los pacientes con hipertensión arterial e hiperuricemia[54].

Enfermedad ósea

Las formas de enfermedad ósea más frecuente en los pacientes trasplantados son la osteopenia, la osteoporosis, la osteomalacia y la necrosis avascular de cadera. La ostopenia se define por un *T-score* en una densitometría ósea entre −1 y −2,5, mientras que la osteoporosis se define por un T-*score* < −2,5. Ambas pueden aparecer hasta en el 60 % de los trasplantes hepáticos[54].

La prevalencia de osteoporosis en pacientes cirróticos candidatos a trasplante hepático es del 20-43 %, algo mayor en pacientes con enfermedades colestásicas[55]. A diferencia de la población general, su incidencia después del trasplante hepático es igual en hombres y en mujeres premenopáusicas y posmenopáusicas. El punto de mayor incidencia se encuentra durante los 3 primeros meses, debido principalmente al sedentarismo y a la administración de corticoides. Los pacientes con osteopenia/osteoporosis previa al trasplante hepático son los que tienen mayor riesgo tengan de desarrollar complicaciones asociadas en el postoperatorio. Otros factores que influyen en la pérdida de densidad ósea es el déficit de vitamina D, el hipoparatiroidismo y el hipogonadismo.

La principal complicación de la osteopenia y la osteoporosis son las fracturas óseas, las cuales se asocian a una gran morbilidad, que incrementa el riesgo de mortalidad en estos pacientes. La fractura ósea detectada con mayor frecuencia en estos pacientes es la fractura de cuerpos vertebrales. Algunos estudios han mostrado un riesgo de fracturas patológicas durante los primeros 6 meses del 25-35 %[55]. Aunque la disminución de la densidad ósea se ha asociado más al empleo de corticoides en las pautas de inmunosupresión, también se ha relacionado con el empleo de inhibidores de la calcineurina, sobre todo ciclosporina, a través del aumento de la resorción ósea[56].

El tratamiento farmacológico de elección en estos enfermos es el empleo de bisfosfonatos, que está indicado en pacientes con osteoporosis o antecedentes de fracturas y como uso profiláctico en pacientes con osteopenia dada la pérdida acelerada de densidad ósea durante el primer año después del trasplante hepático. Algunos estudios[57] han demostrado el beneficio de los bisfosfonatos (alendronato, ibandronato, ácido zoledrónico y pamidronato) en la pérdida de densidad ósea después del trasplante hepático. En cuanto al empleo de otros fármacos, no hay estudios publicados en relación con el trasplante hepático.

REFERENCIAS BIBLIOGRÁFICAS

1. Starzl TE, Schneck SA, Mazzoni G et al. Acute neurological complications after liver transplantation with particular reference to intraoperative cerebral air embolus. Ann Surg 1978; 187: 236.
2. Guarino M. Neurological complications of liver transplantation. J Neurol 1996; 243: 137.
3. Mueller AR, Platz KP, Bechtein WO et al. Neurotoxicity after orthotopic liver transplantation. A comparison between cyclosporine and FK506. Transplantation 1994; 58: 155.
4. Wijdicks EF, Wiesner RH, Krom RA. Neurotoxicity in liver transplant recipients with cyclosporine immunosuppression. Neurology 1995; 45: 1962.
5. Puyol A, Graus F, Rimola A et al. Predictive factors of in-hospital CNS complications following liver transplantation. Neurology 1994; 44: 1226.
6. Stracciari A, Guarino M. Neuropsychiatric complications of liver transplantation. Metab Brain Dis 2001; 16: 3.
7. Lewis MB, Howdle PD. Neurologic complications of liver transplantation in adults. Neurology 2003; 61: 1174.
8. Blanco R, De Girolami U, Jenkins RL, Khettry U. Neuropathology of liver transplantation. Clin Neuropathol 1995; 14: 109.
9. Thabut D. Neurological complications occurring after liver transplantation: role of risk factors, hepatic encephalopathy, and acute (on chronic) brain injury. Liver Transpl 2019; 25: 469.
10. Bronster DJ, Emre S, Boccagni P, Sheiner PA, Schwartz ME, Miller CM. Central nervous system complications in liver transplant recipients incidencce, timing, and long-term follow-up. Clin Transplant 2000; 14: 1.
11. Louis G, Megarbane B, Lavoué S et al. Long-term outcome of patients hospitalized in intensive care units with central or extrapontine myelinolysis. Crit Care Med 2012; 40: 970.
12. Crismale JF, Meliambro KA, DeMaria S Jr, Bronster DB, Florman S, Schiano TD. Prevention of the osmotic demyelination syndrome after liver transplantation: a multidisciplinary perspective. Am J Transplant 2017; 17: 2537.
13. Amodio P, Biancardi A, Montagnese S et al. Neurological complications after orthotopic liver transplantation. Dig Liver Dis 2007; 39: 740.
14. Dhar R, Young GB, Marotta P. Perioperative neurological complications after liver transplantation are best predicted by pretransplant hepatic encephalopathy. Neurocrit Care 2008; 8: 253.
15. Braun KP, Glander P, Hambach P et al. Pharmacokinetics and pharmacodynamics of mycophenolate mofetil under oral and intravenous therapy. Transplant Proc 2002; 34: 1745.
16. Moreno E, Gómez A, González I et al. Neurologic complications in liver transplantation. Acta Neurol Scand 1993; 87: 25.
17. Bartynski WS, Tan HP, Boardman JF, Shapiro R, Marsh JW. Posterior reversible encephalopathy syndrome after solid organ transplantation. Am J Neuroradiol 2008; 29: 924.
18. Singh N, Bonham A, Fukui M. Immunosuppressive associated leukoencephalopathy in organ transplant recipients. Transplantation 2000; 69: 467.
19. Mattarozzi K, Stracciari A, Vignatelli L, D'Alessandro R, Morelli MC, Guarino M. Minimal hepatic enphalopathy: longitudinal effects of liver transplantation. Arch Neurol 2004; 61: 242.
20. Mechtcheriakov S, Graziadei IW, Mattedi M et al. Incompleted improve-

ment of visuo-motor deficits in patients with minimal hepatic encephalopathy after liver transplantation. Liver Transpl 2004; 10: 77.

21. Tome S, Wells JT, Said A, Lucey MR. Quality of live after liver transplantation. J Hepatol 2008; 48: 567.

22. Ojo AO, Held PJ, Port FK. Chronic renal failure after transplantation of a nonrenal organ. N Engl J Med 2003; 349: 931.

23. Harma P, Welch K, Eikstadt R. Renal outcomes after liver transplantation in the model end-stage liver disease era. Liver Transpl 2009; 15: 1142.

24. McGuire BM, Julian BA, Bynon JS. Brief communication: glomerulonephritis in patients with hepatitis C cirrhosis undergoing liver transplantation. Ann Intern Med 2006; 144: 735.

25. Moreno JM, Ruiz MC, Ruiz N. Modulation factors of oxidative status in stable renal transplantation. Transplant Proc 2005; 37: 1428.

26. Rahn KH, Barenbrock M, Fritschka E et al. Effect of nitrendipine on renal function in renal transplant patients treated with cyclosporine: a randomised trial. Lancet 1999; 354: 1415.

27. Artz MA, Hilbrands LB, Borm G. Blockade or the renin-angiotensin system increases graft survival in patients with chronic allograft nephropathy. Nephrol Dial Transplant 2004; 19: 2852.

28. Sandborn WJ, Hay JE, Porayko MK et al. Cyclosporine withdrawal for nephrotoxicity in liver transplant recipients does not result in sustained improvement in kidney function and causes cellular and ductopenic rejection. Hepatology 1994; 19: 925.

29. Gonwa TA, Mai ML, Klintmalm GB. Chronic renal failure after transplantation of a nonrenal organ. N Engl J Med 2003; 349: 2563.

30. Gámez Manero N, Herrero Santos JI, Gómez-Acebo BS, Quiroga Vila J. Complicaciones médicas tras el trasplante hepático. En: Vicente E, Loinaz C, eds. El trasplante hepático en el comienzo del milenio. Madrid: Atheneu Hispanica 2006; p. 761.

31. Heiner PA, Magliocca JF, Bodian CA. Long-term medical complications in patients surviving > o = 5 years after liver transplant. Transplantation 2000; 69: 781.

32. Neal DA, Brown MJ, Wilkinson IRB. Mechanism of hypertension after liver transplantation. Transplantation 2005; 79: 935.

33. Rabkin JM, Corless CL, Rosen HR. Immunosuppression impact on long-term cardiovascular complications after liver transplantation. Am J Surg 2002; 183: 595.

34. Textor SC, Wiesner R, Wilson DJ et al. Systemic and renal hemodynamic differences between FK506 and cyclosporine in liver transplant recipients. Transplantation 1993; 55: 1332.

35. Schacke H, Docke WD, Asadullah K. Mechanisms involved in the side effects of glucocorticoids. Pharmacol Ther 2002; 96: 23.

36. Chobanian AV, Bakris GL, Black HR. The 7th report of Joint National Committee on Prevention, Detection, Evaluation, and Treatment of High Blood Pressure: the JNC/report. JAMA 2003; 289: 2560.

37. Neal DA, Brown MJ, Wilkinson IB. Hemodynamics effects of amlodipine, bisoprolol, and lisinopril in hypertensive patients after liver transplantation. Transplantation 2004; 77: 748.

38. Galioto A, Angeli P, Guarda S. Comparison between nifedipine and carvedilol in the treatment of the novo arterial hypertension after liver transplantation: preliminary results of a controlled clinical trial. Transplant Proc 2005; 37: 1245.

39. Kuo HT, Sampaio MS, Ye X. Risk factors for new-onset diabetes mellitus in adult liver transplant recipients, an analysis of the organ procurement and transplant network for organ sharing database. Transplantation 2010; 89: 1134.

40. Navasa M, Bustamante J, Marroni C. Diabetes melllitus after liver transplantation: prevalence and predictive factors. J Hepatol 1996; 25: 64.

41. Veldt BJ, Poterucha JJ, Watt KD. Insulin resistance, serum adipokines and risk fibrosis progression in patients transplanted for hepatitis C. Am J Transplant 2009; 9: 1406.

42. Van Hooff JP, Christiaans MH, Van Duijnhoven EM. Tacrolimus and posttransplant diabetes mellitus in renal transplantation. Transplantation 2005; 79: 1465.

43. Vivarelli M, Dazzi A, Cucchetti A. Sirolimus in liver transplant recipients: a large single-center experience. Transplant Proc 2010; 42: 2579.

44. Wilkinson A, Davidson J, Dotta F. Guidelines for the treatment and management of new-onset diabetes after transplantation. Clin Transplant 2005; 19: 291.

45. Nathan DM, Buse JB, Davidson MB. Medical management of hyperglycemia in type 2 diabetes: a consensus algorithm for the initiation and adjustment of therapy: a consensus statement of the American Diabetes Association and the European Association for the Study of Diabetes. Diabetes Care 2009; 32: 193.

46. Charco R, Cantarell C, Vargas V et al. Serum cholesterol changes in long-term survivors of liver transplantation: a comparison between cyclosporine and tacrolimus therapy. Liver Transpl Surg 1999; 5: 204.

47. Muñoz SJ, Deems RO, Moritz MJ et al. Hyperlipidemia and obesity after ortothopic liver transplantation. Transplant Proc 1991; 23: 1480.

48. Mirrisett JD, Abdel-Fattah G, Kahan BD. Sirolimus changes lipid concentrations and lipoprotein metabolism in kidney transplant recipients. Transplant Proc 2003; 35: 143S.

49. Langone AJ, Chuang P. Ezetimibe in renal transplant patients with hyperlipidemia resistant to HMG-CoA reductase inhibitors. Transplantation 2006; 81: 804.

50. Asberg A. Interactions between cyclosporine and lipid-lowering drugs: implications for organ transplant recipients. Drugs 2003; 63: 367.

51. Heimbach JK, Watt KD, Poterucha JJ et al. Combined liver transplantation and gastric sleeve resection for patients with medically complicated obesity and end-stage liver disease. Am J Transplant 2013; 13: 363.

52. Neal DA, Tom BD, Gimson AR. Hyperuricemia, gout, and renal function after liver transplantation. Transplantation 2001; 72: 1689.

53. Kennedy DT, Hayney MS, Lake KD. Azathioprine and allopurinol: the price of an avoidable drug interaction. Ann Pharmacother 1996; 30: 951.

54. Puig JG, Mateos F, Buno A, Ortega R, Rodriguez F, Dal-Re R. Effect of eprosartan and losartan on uric acid metabolism in patients with essential hypertension. J Hypertens 1999; 17: 1033.

55. Monegal A, Navasa M, Guanabens N. Bone disease after liver transplantation: a long-term prospective study of bone mass changes, hormonal status and histomorphometric characteristics. Osteoporos Int 2001; 12: 484.

56. Guichelaar MM, Schmoll J, Malinchoc M. Fractures and avascular necrosis before and after orthotopic liver transplantation: long-term follow-up and predictive factors. Hepatology 2007; 46: 1198.

57. Kasturi KS, Chennareddygari S, Mummadi RR. Effect of bisphosphonates on bone mineral density in liver transplant patients: a meta-analysis and systematic review of randomized controlled trials. Transpl Int 2010; 23: 200.

Inmunosupresión y rechazo en el trasplante hepático

25

Á. García-Sesma, A. Manrique Municio, J. Calvo Pulido, I. Justo Alonso, A. Marcacuzco Quinto, C. Jiménez Romero y E. Moreno González

INTRODUCCIÓN

Aunque el trasplante de cada órgano abdominal específico presenta unas características inmunológicas particulares que hacen que las pautas de inmunosupresión empleadas en la práctica clínica para cada uno de ellos varíen, existen unas bases generales de la terapia inmunosupresora, comunes a todos los tipos de trasplante de órganos sólidos.

En este capítulo se describirán las generalidades de la terapia inmunosupresora en el trasplante de órganos sólidos abdominales, los distintos tipos de fármacos inmunosupresores empleados, sus características más importantes, así como someramente algunas de las principales complicaciones inherentes a la terapia inmunosupresora. Posteriormente se abordará la inmunosupresión en el caso concreto del trasplante hepático.

El continuo desarrollo, sobre todo en las últimas dos décadas, de nuevos fármacos inmunosupresores, sobre todo en el campo de los anticuerpos monoclonales, hace que una descripción detallada de todos ellos supere los objetivos del presente libro, por lo que básicamente se describirán los fármacos más empleados en la práctica clínica habitual actual o aquellos que han sido importantes históricamente en el desarrollo de las terapias inmunosupresoras, que a la postre hicieron posible el éxito clínico de los trasplantes de órganos abdominales a lo largo de la segunda mitad del siglo pasado.

A finales de la década de 1950 se realizaron en Estados Unidos varios intentos de trasplante en los que se sometió al receptor a irradiación corporal total como estrategia inmunosupresora. Dichos intentos fueron seguidos por el fallecimiento de los pacientes debido a infecciones oportunistas secundarias a la mielosupresión resultante, pese a un período de aislamiento total de los receptores. Aunque hubo algunas otras experiencias más esperanzadoras, todo parecía indicar que conseguir el éxito clínico en el trasplante de órganos debía pasar ineludiblemente por un cambio a la inmunosupresión farmacológica.

Por lo general se diferencian una inmunosupresión de inducción, que es aquella que se administra durante las primeras horas o días tras el trasplante, y una inmunosupresión de mantenimiento.

La inmunosupresión de inducción busca una inhibición rápida y potente de la respuesta inmunitaria del receptor del trasplante para evitar los primeros mecanismos de rechazo del injerto, mientras que la terapia de mantenimiento busca la tolerancia a largo plazo del injerto.

En la práctica habitual, sin embargo, cuando se habla hoy en día de terapias de inducción se hace referencia con frecuencia a la utilización de diferentes anticuerpos dirigidos contra distintos eslabones de la cadena inmunitaria, y que inicialmente se utilizaban en combinación con otros inmunosupresores dentro de triples o cuádruples terapias para evitar en lo posible la aparición de fenómenos de rechazo. En el trasplante de los órganos con altas tasas de rechazo se continúa utilizando por lo general una inmunosupresión inicial muy potente que incluye pautas de inducción con anticuerpos.

Sin embargo, en el caso del trasplante hepático, en el que el rechazo es menos frecuente y, además, en general mejor tolerado, la utilización de pautas de inducción es mucho menor y además suele ir dirigida a intentar disminuir los niveles de otros fármacos inmunosupresores o retrasar su administración (con el objetivo de tratar de disminuir los efectos secundarios o adversos) e, incluso, como un intento de favorecer de alguna manera la tolerancia al injerto.

INMUNOSUPRESIÓN EN EL TRASPLANTE HEPÁTICO

Corticoides

En 1947, Edward C. Kendall en la Fundación de la Clínica Mayo en colaboración con Lewis H. Sarret fabricó los primeros gramos de lo que posteriormente se denominó cortisona. En los años siguientes, la cortisona se utilizó para tratar a pacientes afectos de la enfermedad de Addison, así como de artritis reumatoide. Kendall recibió en 1950 el Premio Nobel de Medicina, y desde ese mismo año la cortisona ya estaba disponible para médicos, al menos en Estados Unidos.

Los primeros ensayos con corticoides e irradiación corporal total en conejos trasplantados se llevaron a cabo entre 1950 y 1951[1].

El primero en incluir los corticoides como parte del tratamiento estándar en los pacientes trasplantados renales fue W. Goodwin en 1962, aunque ya en 1960 se había recurrido a este tratamiento como tratamiento del rechazo[2].

En el campo del trasplante hepático, los corticoides fueron utilizados por primera vez por Thomas Starzl en 1963 junto con la azatioprina[3].

El empleo de este fármaco en pacientes trasplantados no estuvo únicamente dirigido a la terapia de mantenimiento, sino que demostraron su utilidad en el tratamiento del rechazo agudo.

Los corticoides son unos de los fármacos inmunosupresores más importantes en el trasplante de órganos abdominales desde el inicio de este procedimiento. Actualmente siguen formando una parte importante tanto de la inmunosupresión inicial como de la de mantenimiento o del tratamiento del rechazo.

Son potentes inmunosupresores que se absorben rápidamente en el tracto gastrointestinal y se metabolizan en el hígado. En los períodos preoperatorio, intraoperatorio y postoperatorio se administran por vía intravenosa, cuando se inicia la tolerancia digestiva se pasa a la vía oral y durante la inmunosupresión de mantenimiento se disminuyen de manera progresiva las dosis hasta su posible retirada. En el caso del trasplante hepático, 1 semana después del trasplante la mayoría de los pacientes se mantienen con una dosis de 20 mg/día, reduciéndose posteriormente las dosis de forma paulatina, hasta su completa retirada, en general antes del 6º mes postrasplante.

Los corticoides tienen dos mecanismos de acción. Por un lado, pueden producir la lisis selectiva de los linfocitos T; sin embargo, los corticoides solo provocan la lisis de formas inmaduras de ciertas líneas de linfocitos T y timocitos corticales; no producen la lisis de formas maduras, como los timocitos medulares o los linfocitos T maduros de la sangre o de los órganos linfoides periféricos. El segundo y más importante mecanismo es que los corticoides actúan bloqueando la transcripción de los genes de las citocinas y la secreción de citocinas de los fagocitos mononucleares. Inhiben la síntesis de interleucina 1 (IL-1), IL-6 y factor de necrosis tumoral (TNF), lo cual causa una disminución de las reacciones inflamatorias. Además, como dichas citocinas son importantes coestimuladores de la activación de las células T, su descenso produce una disminución de la inmunidad específica[4].

Como inconvenientes, los corticoides tienen numerosos efectos secundarios (gastrointestinales, dermatológicos, hipertensión, diabetes, musculoesqueléticos, oculares, neuropsiquiátricos, infecciones oportunistas, etc.) y, además, interfieren en los procesos de inmunotolerancia, por lo que la tendencia en los últimos años es a limitar su utilización. Inicialmente la supresión de los corticoides en la fase de mantenimiento del trasplante hepático se realizaba a partir de los 6-12 meses de estabilidad del injerto; sin embargo, posteriormente, la tendencia es a su retirada lo antes posible a partir de los 3 meses del trasplante, lo cual ha demostrado tener efectos beneficiosos[5,6].

Más recientemente se ha intentado evitar incluso su empleo en la inmunosupresión de inducción; sin embargo, aunque la experiencia con los protocolos de minimización del uso de corticoides es ya amplia, la experiencia con su no utilización aún es controvertida, sin que se conozca de forma demasiado fiable el impacto real de esta estrategia en la supervivencia a largo plazo de los injertos y en la incidencia de rechazo crónico[7,8].

Las ventajas teóricas de una inmunosupresión de inducción sin corticoides serían la ausencia de dependencia de ellos, lo que evitaría el riesgo de rechazo en el momento de su retirada, menores efectos secundarios, un posible beneficio en los pacientes con infecciones víricas, especialmente de los pacientes trasplantados con virus de la hepatitis C (VHC) positivo, y una menor interferencia con los procesos de inmunotolerancia.

Se entiende por inmunosupresión de inducción sin corticoides aquella en la que estos no llegan a utilizarse en ningún momento o bien solo se emplean en las primeras 72 horas del trasplante. Dentro de este tipo de inmunosupresión se distinguirían fundamentalmente dos tipos de regímenes inmunosupresores: en el primer grupo los corticoides no se emplean, pero tampoco se sustituyen por otros fármacos inmunosupresores; en el segundo grupo, los corticoides se sustituyen por otros fármacos, sobre todo anticuerpos monoclonales o timoglobulina.

Numerosos estudios sugieren que las pautas de inmunosupresión sin esteroides en el caso del trasplante hepático no tienen un impacto negativo sobre la supervivencia de los pacientes o los injertos y disminuyen el riesgo de complicaciones víricas y de algunas complicaciones metabólicas y cardiovasculares vinculadas con los corticoides, pero probablemente, para no aumentar a cambio el riesgo de rechazo celular o ductopénico, los corticoides deberían sustituirse por otros fármacos inmunosupresores (anticuerpos)[9-16].

Por otro lado, numerosos estudios han tratado de diferenciar la evolución de la infección por VHC en pacientes trasplantados hepáticos por este motivo en relación con la terapia con corticoides. La recomendación más aceptada en estos pacientes es utilizar bien una inmunosupresión sin esteroides de entrada, bien un descenso lento, progresivo y tardío de ellos en la fase de mantenimiento, evitando a toda costa un descenso rápido de las dosis de corticoides[17,18]. Lógicamente, la disponibilidad de nuevos tratamientos para el VHC que consiguen la curación de dicha infección en la mayoría de los pacientes ha restado importancia a dichas estrategias para tratar de evitar las recidivas graves del VHC tras el trasplante hepático.

Ciclofosfamida

La ciclofosfamida es un derivado de la mostaza nitrogenada que actúa deteniendo el crecimiento celular y las mitosis, interfiriendo en la replicación del ADN y la transcripción del ARN. Su efecto es mayor en las células que presentan una proliferación rápida. Se absorbe rápidamente por vía oral. Produce alopecia, trastornos gastrointestinales, cistitis hemorrágica y, como efecto más importante, dosis-dependiente, toxicidad hematológica con mielosupresión, inicialmente manifestada con leucopenia. Además, posee potencial mutágeno y carcinogénico. Aunque se empezó a utilizar como uno de los primeros inmunosupresores, su uso actual se limita al tratamiento del cáncer, dentro de distintos regímenes de quimioterapia.

6-Mercaptopurina

Es un antineoplásico que pertenece al grupo de los antimetabolitos del tipo de las purinas. Inhibe la síntesis de nucleótidos purínicos necesarios para la síntesis de ADN y ARN. Su acción es específica en la fase S del ciclo celular, donde actúa como falso sustrato en el proceso de síntesis de los constituyentes esenciales de los ácidos nucleicos, provocando la síntesis de un ADN anómalo o, incluso, la detención del proceso de síntesis de ácidos nucleicos. Se absorbe por vía oral y se metaboliza en el hígado antes de ser eliminada por el riñón, mediante la enzima xantina-oxidasa (como esta enzima es inhibida por el alopurinol, este fármaco aumenta la toxicidad de la mercaptopurina). Sus principales efectos adversos son hematológicos: de anemia, leucopenia y trombocitopenia. Aunque es uno de los primeros fármacos con efecto inmunosupresor que se conocen, se ha empleado con más frecuencia para el tratamiento de la leucemia o de la enfermedad inflamatoria intestinal.

Azatioprina

La azatioprina era una parte fundamental de los protocolos iniciales de inmunosupresión en el trasplante renal junto con los corticoides. Sin embargo, los resultados en el trasplante renal con azatioprina y esteroides fueron aceptables, pero no óptimos, hasta la llegada de la ciclosporina.

La azatioprina es un fármaco del grupo de los denominados antimetabolitos. Es un derivado imidazólico de la mercaptopurina y se metaboliza rápidamente en 6-mercaptopurina, que es su metabolito activo[4].

La azatioprina inhibe la síntesis *de novo* de las purinas, actuando como un análogo de la purina e incorporándose en el ADN celular, y consecuentemente inhibe la síntesis del ADN y del ARN; de esta forma, inhibe la proliferación de las células de división rápida, en particular de los linfocitos T y B.

Presenta importantes efectos secundarios, sobre todo mielotoxicidad, hepatitis y pancreatitis, pero no es nefrotóxica ni neurotóxica.

Utilizada inicialmente en el trasplante renal por Calne, fue una parte fundamental de la inmunosupresión durante más de 30 años, en doble terapia con esteroides y posteriormente utilizada en triple terapia con ciclosporina y corticoides (también en el trasplante hepático).

La azatioprina está disponible para su uso tanto por vía intravenosa como oral (se absorbe de forma rápida tras su administración oral). La dosis habitual es de 2-3 mg/kg en una sola dosis, en la inmunosupresión inicial, sin sobrepasar 200 mg/día. Como la mielosupresión es dosis-dependiente, la dosis se ajusta en función del recuento de glóbulos blancos del paciente. Al igual que con la 6-mercaptopurina, la administración conjunta de alopurinol aumenta el efecto inmunosupresor y la toxicidad hematológica de la azatioprina, al inhibirse su metabolismo.

Ciclosporina

El descubrimiento de la ciclosporina supuso un hito fundamental en el desarrollo del trasplante de órganos sólidos en el siglo XX al mejorar de forma sustancial la inmunosupresión disponible hasta ese momento.

Se trata de un endecapéptido cíclico procedente de un hongo del suelo, el *Tolypocladium inflatum*, que se descubrió en 1971 y se estudió inicialmente como antifúngico. En 1976, Jean Borel descubrió su efecto inmunosupresor, y en 1978, Calne empezó a utilizarla en el trasplante renal[19].

En 1983, la ciclosporina fue registrada en Suiza, y en 1985 se aprobó su uso en España.

La ciclosporina actúa como un profármaco que se activa al unirse a un receptor intracelular, la ciclofilina; el complejo ciclosporina-ciclofilina se une a la calcineurina citoplasmática e inhibe su actividad fosfatasa (por eso se dice que es un fármaco anticalcineurínico). De este modo se bloquean las señales dependientes del calcio que intervienen en la activación del linfocito T. Su efecto principal es bloquear la producción de IL-2 (lo cual provoca una disminución en la respuesta a los antígenos de clase I y de clase II, crítica para la cascada del rechazo). Además de la IL-2, la ciclosporina inhibe la transcripción de los genes de la IL-3, IL-4 y el interferón gamma (IFN-γ)[6].

Por otro lado, la ciclosporina aumenta la síntesis del factor de crecimiento transformante beta (TGF-β), el cual antagoniza muchas respuestas de los linfocitos, actuando como una «anticitocina», y puede ser una señal para detener las respuestas inmunológicas. Sin embargo, dado que el TGF-β es una citocina fibrogénica, el aumento que produce la ciclosporina en ella se ha asociado con un posible efecto fibrogénico de la ciclosporina, relacionado con el desarrollo de rechazo crónico, dado que la fibrosis es un factor común en el rechazo crónico del trasplante de órganos[20,21].

Con el tiempo se fueron conociendo los efectos adversos de la ciclosporina, como hiperplasia gingival, dislipidemia, osteoporosis, hipertensión arterial, diabetes postrasplante o nefrotoxicidad (estos tres últimos efectos adversos en menor medida que con el tacrólimus); sin embargo, el efecto tóxico fundamental de la ciclosporina es la nefrotoxicidad, con mayor importancia aun cuando se constituyó como el inmunosupresor principal para el trasplante renal.

Existe una primera fase de nefrotoxicidad en el primer año de tratamiento, pero a partir del año de evolución, el tratamiento con anticalcineurínicos se asocia a un aumento progresivo de la hialinosis arteriolar, con estrechamiento de la luz vascular, glomerulosclerosis y daño tubulointersticial. Estas lesiones son irreversibles y progresivas y pueden conducir en último término a una insuficiencia renal terminal[22].

La absorción de la ciclosporina, como la de otros fármacos lipofílicos, es muy variable, lo cual hace que sea difícil determinar la dosificación óptima.

La ciclosporina convencional tenía importantes limitaciones farmacocinéticas, con gran variabilidad de absorción intrapaciente e interpaciente (su absorción depende de la presencia de bilis y del contenido en grasa de la dieta). El nivel valle no predice el área bajo la curva y su baja disponibilidad favorecería el rechazo agudo.

Actualmente, la formulación de ciclosporina que se utiliza es una microemulsión, que, gracias a una mayor biodisponibilidad tras su administración oral, sustituyó en 1995 a la formulación clásica oleosa introducida en 1983.

La dosis estándar por vía oral de ciclosporina es de 10-15 mg/kg/día, repartida en dos dosis (por vía intravenosa la dosis es un tercio de la oral, ya que la biodisponibilidad de la ciclosporina cuando se administra por vía oral es de aproximadamente un 30 %).

En la práctica clínica se monitoriza mediante determinación en sangre de niveles valle o C0, previos a la administración de la dosis matutina del fármaco. Sin embargo, se ha sugerido que la monitorización de los niveles del fármaco a las 2 horas de su administración (niveles C2) refleja de forma más fiable la exposición al fármaco, por lo que podría ser preferible[23]. No obstante, la determinación de los niveles de ciclosporina C2 con frecuencia conlleva problemas tácticos en la extracción analítica, por lo que en nuestro medio no se ha generalizado. Por otro lado, especialmente en el período postrasplante inicial, la monitorización de los niveles C2 puede ser poco útil en pacientes con absorción intestinal reducida o retardada.

Tacrólimus

El descubrimiento del tacrólimus o FK-506 no fue fortuito, sino el resultado de una búsqueda intencionada de bacterias y hongos que pudieran producir agentes inmunosupresores que inhibieran la producción de IL-2 pero que fueran menos tóxicos que la ciclosporina. Dicha búsqueda fue realizada por científicos de la Universidad de Tsukuba. En 1984, en una muestra de suelo se descubrió un hongo, *Streptomyces tsukubaensis*, que tenía como metabolito el FK-506. Las primeras comunicaciones del efecto inmunosupresor de dicho FK-506 tuvieron lugar en 1986[4].

Estructuralmente, el tacrólimus es un compuesto macrólido con una potencia inmunosupresora unas 100 veces mayor que la de la ciclosporina, aunque su mecanismo de acción es similar, formando parte también de los inmunosupresores anticalcineurínicos.

El tacrólimus, como la ciclosporina, es un profármaco que necesita unirse a una proteína citosólica o inmunofilina (la proteína de unión del FK-506 o FKBP12, que es distinta de la inmunofilina a la que se une la ciclosporina y que, como ya mencionamos, se conoce como ciclofilina) para ejercer sus efectos, principalmente la inhibición de la calcineurina. Los efectos del tacrólimus son alterar la expresión de varios genes de citocinas que promueven la activación de las células T, como IL-2, IL-4, IFN-γ o TNF-α. Además, inhibe la producción de factores quimiotácticos de los linfocitos, como la IL-8, y posiblemente puede evitar la migración de los linfocitos inhibiendo la señal mediada por la proteína-cinasa C. En el contexto de un rechazo previene la migración de los linfocitos y la quimiotaxis.

A diferencia de la ciclosporina, el tacrólimus no incrementa los niveles de TGF-β (hecho que, como se ha mencionado anteriormente, podía relacionarse con cambios fibróticos). Por otro lado, el tacrólimus y el TGF-β se unen a la misma proteína o inmunofilina, la FKBP12 que forma parte del complejo del receptor TGF-β. El tacrólimus puede disminuir los efectos fibrogénicos del TGF-β manteniendo sus efectos beneficiosos como la inhibición de la activación de los linfocitos T y B[24].

Desde mediados de la década de 1990, el tacrólimus ha reemplazado a la ciclosporina como principal inmunosupresor de mantenimiento en trasplante de páncreas, hígado, riñón e intestino[25].

La disponibilidad del tacrólimus administrado por vía oral es irregular (con una biodisponibilidad que varía entre el 5 y el 67 %), alcanzándose el pico en sangre a las 2 horas de su administración. Se ha estimado que la biodisponibilidad oral media en los pacientes con trasplante hepático y renal es de aproximadamente el 20 % de la dosis administrada. Dado que la bilis no influye sobre la absorción del producto, es posible el comienzo temprano del tratamiento por vía oral. La tasa de absorción en diabéticos es un 25-30 % menos que en los no diabéticos, por lo que debe administrarse con el estómago vacío, 1 hora antes o 2 horas después de las comidas.

Existen en la actualidad distintas formulaciones disponibles de tacrólimus en nuestro país. La formulación clásica en cápsulas para administración repartida en dos dosis por vía oral apareció en 1994. Como tratamiento inmunosupresor inicial, la dosis intravenosa de tacrólimus (5 mg/ml concentrado para solución para perfusión) es de 0,01-0,10 mg/kg/día administrada por infusión continua durante un período de 24 horas, comenzando aproximadamente 6 horas después de finalizada la cirugía. La dosis oral inicial es de 0,10-0,20 mg/kg/día administrada en dos tomas (cada 12 horas). Los pacientes imposibilitados para recibir tacrólimus por vía oral deberán iniciar el tratamiento por vía intravenosa y continuarlo por la vía oral lo más precozmente posible, cuando el estado del paciente lo permita.

En el Hospital Universitario 12 de Octubre de Madrid, la pauta habitual en receptores de trasplante hepático consiste en administrar de forma preferente tacrólimus por vía enteral precoz, ya sea con la colocación de una sonda o por vía oral, para evitar en lo posible el uso intravenoso del fármaco, dado que se conoce que por esta vía causa más efectos adversos que por vía oral.

En 2007 apareció una formulación en cápsulas de liberación prolongada, que permite su administración una sola vez al día por la mañana, con el objetivo de mejorar los resultados y la adherencia al tratamiento. La dosis inicial de esta formulación es de 0,1-0,2 mg/kg/día para la profilaxis del rechazo en el trasplante hepático (0,2-0,3 mg/kg/día en el trasplante renal), una vez al día por la mañana. La administración debe iniciarse dentro de las 24 horas después de finalizada la cirugía. Posteriormente, la dosis se ajustará según los niveles séricos valle, al igual que se realiza con la formulación en dos dosis de tacrólimus.

Existen datos en la literatura científica de que es posible realizar una conversión segura de tacrólimus convencional a tacrólimus de liberación prolongada con una relación de dosis 1:1; sin embargo, existe una variabilidad para los niveles en sangre de ambas formulaciones en torno al 10 %[26-29].

Existe también una presentación de tacrólimus granulado en sobres de 0,2 o 1 mg para suspensión oral disponible desde 2009. La administración debe comenzar con una dosis de 0,20-0,30 mg/kg/día fraccionada en dos dosis. Si la dosis no puede administrarse por vía oral como consecuencia de la situación clínica del paciente, debe iniciarse el tratamiento intravenoso con Prograf en perfusión continua de 24 horas a las dosis ya citadas.

Debido a sus características hidrófobas y a su alta unión a los eritrocitos y a las proteínas plasmáticas, el tacrólimus no es dializable. En pacientes con disfunción renal no es necesario realizar ajustes de dosis desde el punto de vista farmacológico, pero se debe tener precaución debido a los efectos adversos sobre la tasa de filtración glomerular[22].

Ciertos factores, como los valores bajos de hematócrito y proteínas, que producen un aumento en la fracción libre del medicamento, o los aumentos del metabolismo inducidos por el uso de corticoides, se consideran responsables de las elevadas tasas de aclaramiento observadas tras el trasplante.

Al igual que la ciclosporina, el tacrólimus es metabolizado en el hígado por la isoenzima CYP3A4 (citocromo P-450 IIIA). También existe evidencia de metabolismo gastrointestinal a través del CYP3A4 de la pared intestinal. El uso concomitante de sustancias conocidas por inhibir o inducir el CYP3A4 puede afectar al metabolismo de tacrólimus y, por lo tanto, elevar o disminuir su nivel sanguíneo, y son numerosas las interacciones medicamentosas que presenta.

Inhibidores potenciales del CYP3A4 conducen a un aumento de los niveles de tacrólimus en sangre: agentes antifúngicos (ketoconazol, fluconazol, itraconazol y voriconazol), el antibiótico macrólido eritromicina o inhibidores de la proteasa del VIH (p. ej., el ritonavir) o de la proteasa del VHC (telaprevir, boceprevir, etc.). El uso concomitante de estas sustancias puede requerir menores dosis de tacrólimus. El aumento de los niveles sanguíneos es principalmente consecuencia del incremento de la biodisponibilidad oral de tacrólimus debido a la inhibición del metabolismo gastrointestinal. El efecto sobre el aclaramiento hepático es menos pronunciado. Se han observado interacciones más débiles con clotrimazol, claritromicina, nifedipino, nicardipino, diltiazem, verapamilo, danazol, etinilestradiol, omeprazol y nefazodona. También inhiben el metabolismo del tacrólimus *in vitro*: bromocriptina, cortisona, dapsona, ergotamina, gestodeno, lidocaína, mefenitoína, miconazol, midazolam y tamoxifeno.

El zumo de pomelo eleva el nivel sanguíneo de tacrólimus y, por lo tanto, debe evitarse.

El lansoprazol y la ciclosporina pueden inhibir potencialmente el metabolismo de tacrólimus mediado por CYP3A4.

Existen otros fármacos que pueden elevar los niveles de tacrólimus por otras vías. El tacrólimus se une de forma importante a las proteínas plasmáticas, por lo que pueden producirse interacciones con otros fármacos con alta afinidad por las proteínas plasmáticas: antiinflamatorios no esteroideos (AINE), anticoagulantes orales o antidiabéticos orales.

Otras interacciones que pueden aumentar los niveles de tacrólimus incluyen agentes procinéticos (como metoclopramida y cisaprida), cimetidina e hidróxido de magnesio-aluminio.

Inductores potenciales de CYP3A4 que conducen a una disminución de los niveles de tacrólimus en sangre: rifampicina, fenitoína, hierba de San Juan *(Hypericum perforatum)*, fenobarbital, carbamazepina, metamizol e isoniazida.

Dosis elevadas de prednisona o metilprednisolona administradas para el tratamiento del rechazo agudo pueden tanto aumentar como disminuir los niveles sanguíneos de tacrólimus.

Por otro lado, el tacrólimus también tiene efecto sobre el metabolismo de otros fármacos. Al ser un inhibidor del CYP3A4, su uso concomitante con medicamentos que se metabolizan por esta vía puede elevar los niveles de dichos fármacos al disminuir su metabolismo (así el tacrólimus aumenta los niveles sanguíneos de fármacos como la fenitoína). La semivida de la ciclosporina se alarga cuando se administra concomitantemente con tacrólimus. Además, pueden producirse efectos nefrotóxicos aditivos/sinérgicos. Por este motivo, no se recomienda la asociación de ciclosporina y tacrólimus.

Los efectos adversos principales del tacrólimus son gastrointestinales, neurológicos, diabetes, hipertensión, etc., pero quizás el efecto tóxico más importante es renal.

Micofenolato mofetilo y micofenolato sódico

Al igual que la azatioprina, se trata de fármacos antiproliferativos o antimetabolitos. El ácido micofenólico es una molécula aislada por primera vez ya en 1896 a partir de *Penicilium glaucum*. No fue hasta 1972 cuando empezaron a describir sus posibles efectos inmunosupresores y antitumorales, demostrándose en las décadas de 1980 y 1990 la fuerte inhibición sobre la respuesta de los linfocitos humanos ante los estímulos mitógenos que producen estos fármacos. A partir de la década de 1990 se extendió el uso de estos fármacos, que relegaron en gran medida a la azatioprina.

El ácido micofenólico inhibe de forma potente, selectiva, no competitiva y reversible la enzima inosinmonofosfato-deshidrogenasa (IMP-DH), enzima fundamental en la ruta *de novo* de la síntesis de las purinas, que inhibe la síntesis del nucleótido guanosina, el cual no se incorpora al DNA. Tiene unos efectos citostáticos más potentes en los linfocitos que en otras células, ya que los linfocitos T y B dependen de manera decisiva para su proliferación de la síntesis *de novo* de purinas, mientras que otros tipos de células pueden utilizar mecanismos de recuperación de purinas.

Especialmente actúa sobre los linfocitos B y T activados al suprimir la IMP-DH de tipo II presente en los linfocitos activados, y menos la IMP-DH de tipo I presente en células no replicativas, lo que le confiere una menor capacidad mielotóxica y hepatotóxica que la azatioprina.

El hecho de que el mecanismo de acción del ácido micofenólico sea distinto del de los fármacos anticalcineurínicos, al igual que su perfil de toxicidad (no causa nefrotoxicidad ni neurotoxicidad, sino fundamentalmente toxicidad gastrointestinal y medular), determina que tenga un efecto sinérgico con los anticalcineurínicos, lo que permite con frecuencia una disminución de la dosis de estos tanto en las fases iniciales postrasplante como en el mantenimiento, y en algunos casos se puede plantear un uso en monoterapia en ausencia de fármacos más potentes como la ciclosporina o el tacrólimus[4].

Inicialmente se dispuso del ácido micofenólico como profármaco, el micofenolato mofetilo (MMF) y posteriormente también del micofenolato sódico con cubierta entérica con la finalidad de mejorar su tolerancia gastrointestinal. Ambos fármacos se administran por vía oral (en cápsulas o en polvo para suspensión oral), generalmente dos veces al día, aunque el MMF también está disponible para su administración intravenosa.

Después de la administración oral, el MMF se absorbe de forma rápida y se distribuye ampliamente, para transformarse a continuación en ácido micofenólico, su metabolito activo. La biodisponibilidad media del MMF por vía oral es del 94 % en comparación con la del MMF intravenoso, por lo que la dosis a la que se administra por ambas vías es generalmente la misma.

El ácido micofenólico se une a la albúmina en un 97 %, presenta una recirculación enterohepática importante y no se elimina con la hemodiálisis de forma clínicamente significativa. La tolerancia al MMF es generalmente buena, y pocas veces es necesario suspender el tratamiento. Los efectos secundarios más frecuentes son gastrointestinales (diarrea y náuseas) y hematológicos (leucopenia, anemia y más raramente trombocitopenia). La toxicidad digestiva es frecuente (25-30 %) pero generalmente mejora al disminuir la dosis, fraccionar la medicación en 3-4 tomas o administrarlo con las comidas. La administración intravenosa no reduce los efectos secundarios digestivos, ya que estos se deben al efecto sistémico del ácido micofenólico.

La toxicidad hematológica es dosis-dependiente y generalmente se puede manejar con facilidad reduciendo la dosis. Su frecuencia oscila entre un 10 y un 50 % según las series.

Debido al potencial efecto teratogénico del MMF, no se recomienda iniciar el tratamiento con él hasta disponer de una prueba de embarazo negativa, y se aconseja la utilización de medidas anticonceptivas efectivas antes de iniciar el tratamiento, en su transcurso y durante las 6 semanas siguientes a su término. De esta forma, el tratamiento con MMF durante el embarazo estaría contraindicado, quedando reservado a lo sumo para aquellos casos en los que no se disponga de una terapia alternativa más adecuada (si el beneficio para la madre supera el riesgo potencial para el feto). Debido a que la administración de MMF no es aconsejable en niños menores de 2 años, y aunque no se tienen datos concluyentes sobre la eliminación del fármaco en la leche humana (sí se ha demostrado en ratas lactantes la eliminación del fármaco en la leche), se considera contraindicada su administración en mujeres durante el período de lactancia.

Existe una gran controversia sobre la monitorización de los niveles de ácido micofenólico, debido a su variabilidad intrapaciente e interpaciente, que condiciona que la dosis de ácido micofenólico se ajuste por lo general en función de sus efectos secundarios (fundamentalmente gastrointestinales) o de las alteraciones analíticas (citopenias). Existe una escasa correlación entre los niveles, la exposición al fármaco y su toxicidad. Por otro lado, como ocurre con la ciclosporina, aunque generalmente lo que se mide son los niveles basales del fármaco (previos a su administración), los niveles posdosis se correlacionan mejor con el área bajo la curva de la concentración sanguínea[30-34].

Se ha comprobado que los pacientes tratados en la inmunosupresión inicial con triple terapia de tacrólimus, esteroides y MMF tienen una menor incidencia de rechazo agudo e incluso de mortalidad frente a los pacientes tratados con doble terapia de tacrólimus y esteroides, sin que se haya demostrado que esto aumente el riesgo de infecciones o neoplasias como era esperable[35,36].

Este hecho se ha aprovechado para el diseño de pautas de inmunosupresión menos tóxicas. Por un lado, se han propuesto pautas con dosis menores de anticalcineurínicos o pautas en las que se retrasa su inicio, generalmente con empleo de anticuerpos monoclonales, lo que se ha traducido en una menor incidencia de insuficiencia renal[37].

Por otro lado, se han utilizado pautas sin corticoides para disminuir los efectos secundarios asociados a ellos y por su potencial efecto negativo sobre la recidiva de la hepatitis C postrasplante[38].

El MMF se ha empleado también como parte del tratamiento del rechazo agudo, evitando la administración de corticoides o disminuyendo la dosis de estos. Se ha utilizado también para tratar el rechazo crónico con resultados esperanzadores[39].

Además, el empleo del MMF como parte de la inmunosupresión de mantenimiento se ha asociado a una menor incidencia de rechazo agudo tardío (el rechazo agudo precoz en los primeros 6 meses postrasplante no tiene repercusión sobre la supervivencia, pero el tardío tiene una repercusión significativa) y puede además facilitar una disminución de las dosis de otros fármacos inmunosupresores y, por consiguiente, de su toxicidad[40,41].

En algunos casos, el MMF permite una interrupción del tratamiento con anticalcineurínicos, quedando el paciente en monoterapia de mantenimiento con MMF[42].

Por último, dado que una de las indicaciones más importantes para el trasplante hepático en nuestro medio era la infección por VHC y que el MMF tiene un posible efecto antivírico (es capaz *in vitro* de inhibir la replicación del VHC), se postuló que el MMF podría tener un efecto beneficioso en estos pacientes. Sin embargo, existen distintos estudios que sugieren, por el contrario, que el MMF puede tener un efecto negativo sobre la evolución del VHC postrasplante[43-45], quizá por estar asociado en algunos pacientes con una mayor carga de inmunosupresión, en combinación con el tacrólimus.

Estudios realizados con grandes cohortes de pacientes trasplantados hepáticos por VHC no demostraron un efecto negativo en la supervivencia de la triple terapia de anticalcineurínicos, esteroides y MMF sino todo lo contrario. Este efecto beneficioso sobre la evolución de la hepatitis C podría estar relacionado fundamentalmente con las menores dosis de corticoides empleadas en estos pacientes debido a la menor frecuencia de rechazo agudo[46].

Leflunomida

La leflunomida es un fármaco inmunosupresor cuya aplicación clínica principal en la actualidad es el tratamiento de la artriris reumatoide. Se trata de un profármaco, cuyo metabolito activo es el A77-1726, el cual inhibe la enzima dihidroorotato-deshidrogenasa humana, necesaria para la síntesis *de novo* de la pirimidina en los linfocitos y en otras células, e inhibe determinadas tirosina-cinasas ejerciendo una actividad antiproliferativa.

Existen muchos datos experimentales sobre la capacidad de la leflunomida en el control del rechazo agudo, y el hecho de que más recientemente se hayan observado efectos inhibitorios de dicho fármaco en la replicación de algunos virus, en particular el citomegalovirus (CMV) o el virus BK en el trasplante renal, ha abierto nuevas posibilidades a su aplicación en el campo del trasplante de órganos[47-52].

Por otro lado, se trata de un fármaco que no es nefrotóxico ni neurotóxico. Sus principales efectos adversos son la anemia y la elevación de transaminasas en pacientes trasplantados hepáticos. Otros efectos secundarios son la aparición de exantema cutáneo, síntomas gastrointestinales o pancreatitis.

Inhibidores de mTOR

Los inhibidores de mTOR (*mammalian target of rapamycin*: proteína-cinasa diana de la rapamicina de mamíferos) son una familia de fármacos inmunosupresores con un mecanismo de acción específico, distinto del de los anticalcineurínicos, y con un perfil de seguridad propio. Son fármacos inhibidores de la señal de proliferación celular, que no inhiben la producción de citocinas, pero sí la proliferación de células hematopoyéticas B y T y no hematopoyéticas (célula de músculo liso vascular, fibroblastos) desencadenada por varios factores de crecimiento *in vitro* y mediada por IL-2 e IL-5.

Debido a que son fármacos selectivos en su mecanismo de acción, no nefrotóxicos y con capacidad para prevenir a largo plazo la enfermedad cardiovascular y el desarrollo de tumores malignos, podrían considerarse como fármacos ideales en el tratamiento de mantenimiento tras el trasplante de órganos sólidos. Sin embargo, por distintos motivos su uso no se ha generalizado[6,22].

Por otro lado, distintos trabajos experimentales y clínicos sugieren que los inhibidores de mTOR podrían tener un importante papel positivo en la adquisición de inmunotolerancia en el trasplante de órganos sólidos, produciendo un incremento sustancial en la presencia de linfocitos T-reguladores (Treg) en la población de pacientes trasplantados.

Actualmente los fármacos de este grupo comercializados son el sirólimus o rapamicina y el everólimus.

Sirólimus

El sirólimus, descubierto por Suren Sehgal en 1975 en muestras de tierra de la isla de Pascua o Rapa Nui, es un macrólido, como el tacrólimus, producto natural de fermentación de una bacteria actinomiceto, *Streptomyces hygroscopicus*. Conocido también como rapamicina, inicialmente se estudió como antifúngico, aunque ya en las primeras investigaciones se observó *in vitro* que poseía una potente acción inmunosupresora. Los primeros ensayos clínicos con siróli-

mus en pacientes sometidos a trasplante renal se publicaron en 1996[53], y el fármaco fue aprobado por la *Food and Drug Administration* (FDA) norteamericana en 1999.

El sirólimus, como el tacrólimus o la ciclosporina, es un profármaco que se debe unir a una inmunofilina, la FKBP12. A pesar de unirse a la misma proteína que el tacrólimus, por lo que competiría con esta y serían antagónicas, su mecanismo de acción es diferente y no tiene efecto sobre la calcineurina.

La acción del sirólimus es interrumpir el ciclo celular de los linfocitos T desde la fase G_1 a la fase S, inhibiendo las vías de transducción de la señal de la IL-2. Al inhibir la proliferación de los linfocitos T, inhiben la expansión clonal de las células T activadas por antígenos inducida por la IL-2.

El complejo sirólimus-FKBP12 inhibe dos enzimas diana específicas, TOR1 y TOR2, impidiendo la activación del complejo ciclina-cinasa dependiente de ciclina (CDK), necesaria para la transición de la fase G_1 a la fase S; además, inhibe la fosforilación de las cinasas p70 y p34, inducida por la IL-2, que son cruciales para la progresión del ciclo celular.

Al ser el mecanismo de acción del sirólimus diferente del de los anticalcineurínicos, también es distinta su toxicidad. Los fármacos inhibidores de mTOR no son nefrotóxicos ni neurotóxicos, y no se asocian con otros efectos adversos como la hipertensión arterial o la inducción de diabetes mellitus.

Experimentalmente se ha demostrado que el sirólimus ejerce un efecto beneficioso sobre los vasos, ya que inhibe la proliferación de la íntima después del daño vascular (se ha constatado que *stents* utilizados en enfermos con enfermedad coronaria recubiertos de rapamicina tienen un menor índice de estenosis)[54].

El sirólimus ha confirmado su efecto antiangiogénico y antiproliferativo en diversos ensayos. Al inhibir este fármaco la proliferación del endotelio vascular y las células musculares lisas y fibroblastos, podría desempeñar un papel en la profilaxis del rechazo crónico y de la fibrosis hepática[55].

Los efectos secundarios más frecuentes del sirólimus son reversibles y relacionados con la dosis e incluyen dolor abdominal, diarrea, estomatitis, anemia, trombocitopenia, leucopenia (menos frecuente), hiperlipidemia (responde a fibratos), hipercolesterolemia (responde a estatinas), artralgias, acné y trastornos en la cicatrización de las heridas.

Los primeros estudios clínicos sobre la utilidad del sirólimus en pacientes trasplantados se llevaron a cabo en pacientes trasplantados renales especialmente con ciclosporina.

Sin embargo, en modelos experimentales se ha observado un efecto sinérgico sobre la nefrotoxicidad utilizando ciclosporina y sirólimus. Ambos fármacos aumentan los niveles de la citocina fibrogénica TGF-β.

La utilización de inhibidores de la calcineurina asociados a sirólimus en dosis convencionales de ambos no es óptima, ya que, aunque es segura en términos del rechazo, se asocia a una mayor nefrotoxicidad que las pautas que emplean anticalcineurínicos en combinación con MMF. Las alternativas posibles serían la utilización combinada de anticalcineurínicos en dosis bajas junto a inhibidores de mTOR también en dosis bajas, o la utilización de inhibidores de mTOR con supresión en algún momento del tratamiento con anticalcineurínicos.

Uno de los problemas que se plantea en la conversión de anticalcineurínicos a sirólimus es la proteinuria. No se conoce bien el mecanismo por el cual puede empeorar la proteinuria en estos pacientes. Un mecanismo podría ser el cambio hemodinámico intraglomerular tras retirar el anticalcineurínico, ya que los anticalcineurínicos tienen un efecto vasoconstrictor sobre la arteriola aferente y reducen la presión intraglomerular, pero otros mecanismos asociados con los mTOR pueden tener un papel adicional. Se ha recomendado no cambiar de anticalcineurínicos a fármacos inhibidores de mTOR cuando la proteinuria de base del paciente esté por encima de los 800 mg/día[56].

Las primeras experiencias con el uso de sirólimus en el trasplante hepático se publicaron a principios de la década del 2000. En los estudios iniciales se constató una tasa de rechazo celular agudo más elevada de lo esperable, en particular cuando el sirólimus se utilizaba en monoterapia. Además, en algunos estudios se constató con el sirólimus una mayor mortalidad, mayor pérdida del injerto hepático y mayor riesgo de trombosis de la arteria hepática, lo cual llevó a una posición negativa de la FDA y a indicar en la ficha técnica del fármaco que el sirólimus no está indicado en el trasplante hepático[57,58].

Otros estudios tuvieron resultados mucho más positivos con la administración de sirólimus, tanto en cuanto a supervivencia como a rechazo, complicaciones de las heridas o trombosis arteriales[59,60].

A pesar de estos resultados más prometedores, en la práctica clínica diaria se sigue la recomendación vigente, y el sirólimus no se utiliza como inmunosupresor en el trasplante hepático *de novo*, salvo en ocasiones excepcionales.

El sirólimus se absorbe rápidamente tras su administración oral, alcanzando un nivel máximo a las 1-2 horas de la administración. En pacientes trasplantados renales estables, tras dosis repetidas de sirólimus, la semivida final es de 62 ± 16 horas, aunque la semivida efectiva es más corta y las concentraciones medias en el estado estable se alcanzan después de 5-7 días.

El sirólimus es extensamente metabolizado en la pared intestinal y en el hígado por la isoenzima CYP3A4 (citocromo P-450 IIIA). Los inhibidores de CYP3A4 (como ketoconazol, voriconazol, itraconazol, telitromicina o claritromicina) disminuyen su metabolismo y, por lo tanto, incrementan sus niveles. Los inductores de CYP3A4 (como rifampicina o rifabutina) aumentan el metabolismo de sirólimus y disminuyen sus niveles. El zumo de pomelo afecta al metabolismo mediado por CYP3A4 y, por consiguiente, debe evitarse. Presenta una cinética proporcional a la dosis. Su biodisponibilidad se modifica con los alimentos.

Se dispone de sirólimus en forma de solución oral y en comprimidos recubiertos, pero no para administración intravenosa. La dosis inicial es generalmente de 6 mg el primer día (dosis de carga), pasando después a 2 mg/día hasta disponer de sus niveles, que se deben determinar al menos 3-4 días después de la dosis de carga. En combinación con anticalcineurínicos, los niveles diana son de 4-12 ng/ml, pasando a niveles de 12-20 ng/ml tras la supresión del anticalcineurínico, al menos durante el primer año postrasplante.

Everólimus

El everólimus fue el siguiente fármaco inmunosupresor inhibidor de la señal de proliferación celular, del tipo inhibidor mTOR, que se comercializó. Se trata de un derivado semisintético del sirólimus.

Su actividad biológica depende de su unión a la misma diana intracelular de la rapamicina o el tacrólimus, la inmunofilina FKBP12. Comparte mecanismo de acción y efectos secundarios con el sirólimus.

Es activo por vía oral, alcanza sus concentraciones máximas 1-2 horas tras la administración, con una semivida de eliminación de $28 \pm 7h$, alcanza el estado de equilibrio en un período de 5 días y presenta un metabolismo principalmente hepático, de la misma forma que el sirólimus.

El everólimus está disponible en f comprimidos. Se recomienda comenzar el tratamiento con dosis de 0,5-0,75 mg cada 12 horas, reduciendo al mismo tiempo al 50 % la dosis de anticalcineurínico. Los niveles diana de everólimus son de 3-8 ng/ml. Se recomienda la suspensión del anticalcineurínico, si es posible, a las 4 semanas de iniciado el everólimus.

Además de su uso oncológico (aprobado por la FDA para el tratamiento de carcinomas neuroendocrinos avanzados de origen pancreático, carcinoma renal avanzado que no ha respondido a sorafenib o sunitinib o algunos tumores irresecables del sistema nervioso central) se ha utilizado clínicamente en pacientes trasplantados, en particular renales o cardíacos, pero también en el trasplante hepático, aunque su introducción ha sido posterior a la del sirólimus.

Utilización clínica actual de los inhibidores de mTOR en el trasplante hepático

En la actualidad, la utilización clínica de los fármacos inhibidores de mTOR en pacientes trasplantados hepáticos suele reservarse para determinadas situaciones clínicas, por lo general pasadas semanas o meses tras el trasplante. En la práctica, las principales situaciones en las que se utilizan son cuatro: *a)* rechazo refractario a corticoides y rechazo crónico precoz; *b)* como alternativa a los anticalcineurínicos cuando estos se asocian a efectos adversos importantes, como disfunción renal, neurotoxicidad u otros (p. ej., hipertensión arterial o diabetes de difícil manejo); *c)* en el tratamiento de la recidiva tumoral en pacientes trasplantados con hepatocarcinoma, y *d)* en pacientes que desarrollan tumores *de novo* postrasplante.

En los últimos años, la administración de inhibidores de mTOR en receptores de trasplante hepático ha ido en aumento, especialmente debido a su potencial antitumoral.

Inhibidores de mTOR en pacientes con rechazo corticorresistente

La mayoría de los episodios de rechazo agudo pueden controlarse incrementando las dosis y los niveles en sangre de los inmunosupresores que ya se estaban empleando, o añadiendo otros agentes inmunosupresores, generalmente MMF o tandas cortas de corticoides en dosis altas. Sin embargo, cuando estas medidas fracasan o no es posible emplearlas, una opción es la utilización de inhibidores de mTOR.

Inhibidores de mTOR en pacientes con toxicidad renal por anticalcineurínicos

La frecuencia de insuficiencia renal postrasplante hepático es alta y se relaciona de forma significativa con la utilización de fármacos anticalcineurínicos[61].

En los primeros ensayos para utilizar sirólimus de forma precoz tras el trasplante hepático y evitar los anticalcineurínicos se constató una incidencia inaceptable de pérdidas del injerto e incluso mortalidad, que conllevó la alerta de la FDA, como ya se ha mencionado.

Tanto el ensayo H2304 como el estudio controlado aleatorizado (ECA) multicéntrico PROTECT demostraron que la utilización de everólimus desde el día 28 postrasplante junto con niveles reducidos de tacrólimus conseguía una mejoría de la función renal con un riesgo bajo de rechazo. Sin embargo, en el caso del ensayo H2304, el brazo que comprendía al everólimus en monoterapia desde el cuarto mes postrasplante fue suspendido debido a un riesgo inaceptable de rechazo (20 %)[62].

En el ECA multicéntrico REDUCE se encontró un beneficio en la función renal con la utilización de everólimus desde el día 28 postrasplante junto con tacrólimus en dosis reducidas (niveles < 5 ng/ml) frente al empleo de tacrólimus con niveles de 6-10 ng/ml asociado a MMF. Sin embargo, al cabo de 1 año del trasplante no se encontraba un beneficio clínico renal significativo[63].

Pasado 1 año del trasplante, la asociación de MMF con niveles reducidos de tacrólimus produce una mejoría significativa de la función renal con bajo riesgo de rechazo. Sin embargo, la suspensión del tacrólimus entraña un riesgo significativo de rechazo (3-30 %). Por este motivo, la monoterapia con MMF se debe intentar con precaución.

La conversión desde una inmunosupresión basada en anticalcineurínicos a inhibidores de mTOR al cabo de 1 año del trasplante hepático conlleva un beneficio modesto en la función renal, pero con un bajo riesgo de rechazo.

Inhibidores de mTOR en pacientes con toxicidad neurológica por anticalcineurínicos

La mayor parte de las descripciones sobre la sustitución de anticalcineurínicos por inhibidores de mTOR son simples descripciones de casos aislados en los cuales generalmente se han sustituido de forma precoz postrasplante unos fármacos por otros debido a neurotoxicidad importante. Aparentemente, los resultados han sido buenos en la mayoría de los pacientes, con la resolución del cuadro neurológico que motivó el cambio de medicación, con tasas de rechazo aceptable, pero con un aumento de la incidencia de hernias incisionales[64,65].

Inhibidores de mTOR en pacientes trasplantados por hepatocarcinoma

La posibilidad de utilizar fármacos inhibidores de mTOR para prevenir la recidiva tumoral postrasplante (especialmente en pacientes trasplantados hepáticos con hepatocarcinoma con criterios expandidos más allá de Milán) o bien para tratamiento de la recidiva tumoral postrasplante es muy atractiva y constituye una de las principales indicaciones de este grupo farmacológico en la actualidad. Sin embargo, aún hay pocos estudios potentes, prospectivos, aleatorizados, etc., que permitan sacar conclusiones concluyentes sobre la utilidad de estos fármacos en dicho grupo de pacientes[61,66-69].

Algunos estudios asocian niveles altos de anticalcineurínicos con un incremento en el riesgo del hepatocarcinoma[6]. Algunos estudios retrospectivos, principalmente con sirólimus, demostraron una reducción del riesgo de recurrencia del hepatocarcinoma del 50 %, aunque podían estar sesgados por controles históricos[62].

Un estudio multicéntrico aleatorizado no pudo demostrar diferencias en la supervivencia o en el riesgo de recurrencia de hepatocarcinoma con la utilización de sirólimus[70].

Inhibidores de mTOR en pacientes trasplantados con tumores de novo

Los tumores *de novo* son una complicación frecuente que afecta de forma importante a la mortalidad tardía en pacientes trasplantados, los cuales tienen un riesgo de tumores que es aproximadamente el triple que el de la población general.

Los inhibidores de mTOR están aprobados para tratar diversas neoplasias (tumores neuroendocrinos, carcinoma renal, astrocitoma, cáncer de páncreas y algunos cánceres de mama); por este motivo, se emplean con frecuencia en pacientes trasplantados que desarrollan algún tipo de tumor maligno, aunque la experiencia sobre los resultados de esta estrategia aún es escasa. Aun así parece que la tasa de remisión tumoral es alta especialmente en caso de linfomas o sarcoma de Kaposi, siendo más baja en el caso de tumores sólidos[61,71-73].

Otras posibles indicaciones del uso de inhibidores de mTOR

Algunos autores han sugerido el uso de estos fármacos en el caso de hepatitis autoinmune postrasplante resistente al tratamiento habitual, en pacientes con recidiva de hepatitis C postrasplante hepático con fibrogénesis acelerada (debido al potente efecto antifibrogénico de estos fármacos), en pacientes con hepatitis crónica idiopática postrasplante con progresión a fibrosis, en pacientes con esteatohepatitis no alcohólica postrasplante o en pacientes trasplantados hepáticos con VIH (debido al efecto antirreplicativo del sirólimus sobre este virus).

Anticuerpos policlonales. Sueros antilinfocitarios

Como ya se ha mencionado al comienzo del presente capítulo, este tipo de tratamiento inmunosupresor forma parte generalmente de las terapias denominadas de inducción. El objetivo de la administración de anticuerpos antilinfocitarios en el período postoperatorio inmediato es conseguir una depleción rápida de las células inmunitarias para de esta forma facilitar la tolerancia al injerto[6].

Los sueros antilinfocitarios son sueros heterólogos que se obtienen mediante la inyección de linfoblastos o linfocitos maduros a animales de distintas especies (frecuentemente caballos o conejos) que se sabe que responden con la producción de una gran cantidad de anticuerpos.

A veces se utilizan como agentes inmunógenos fragmentos de la membrana de los linfocitos, ya que esto disminuye el riesgo de inducir la producción de anticuerpos antiplaquetarios o antieritrocitarios.

Los sueros obtenidos son procesados para eliminar los anticuerpos contaminantes y separar la fracción IgG que es la que tiene eficacia inmunosupresora. De esta forma se obtienen globulinas antilinfocíticas (ALG) o antitimocíticas (ATG).

Los anticuerpos policlonales dirigidos contra linfocitos se usan en la clínica del trasplante desde finales de los años 1960 (las técnicas que permitieron el uso de anticuerpos monoclonales se desarrollaron posteriormente).

Ya en 1967 Starzl publicó la experiencia de ocho trasplantes renales de donante cadáver utilizando ALG asociada a azatioprina y corticoides[74].

Las células más utilizadas como inmunógenas son cultivos de linfoblastos para producir ALG y de timocitos para producir ATG. Un problema de estos anticuerpos es el diferente grado de inmunosupresión de cada preparado debido a la mezcla polimorfa de anticuerpos que poseen. Es, por lo tanto, imprescindible la monitorización de los niveles de linfocitos T durante el tratamiento (tiene que ser un 10 % de la cifra previa al tratamiento). Por otro lado, estos tratamientos no deben prolongarse más allá de 10-14 días, debido a que en este tiempo el receptor habrá producido anticuerpos contra las globulinas administradas.

La ALG de Minnesota desarrollada por Najarian a finales de la década de 1960 era una globulina antilinfoblástica de origen equino, para uso intravenoso, que se empleó fundamentalmente en las décadas de los años setenta y ochenta del siglo pasado, y sobre la que se publicaron buenos resultados, en particular en el trasplante renal o pancreático-renal. Fue retirada del mercado por la FDA norteamericana en 1992[75,76].

Los dos tipos de anticuerpos policlonales empleados con mayor frecuencia en la clínica del trasplante son anticuerpos obtenidos en distintos animales tras inyección de timocitos: globulina antitimocítica equina y globulina antitimocítica de conejo o timoglobulina[77-81].

Globulina antitimocítica equina

La globulina antitimocítica equina, aprobada por la FDA estadounidense en 1981 para su utilización en el trasplante renal, contiene inmunoglobulinas policlonales dirigidas contra linfocitos T humanos, obtenidas por inmunización con timocitos.

Estas inmunoglobulinas producen una depuración de linfocitos T, con una importante disminución de linfocitos $CD3^+$ y $CD2^+$ en la sangre circulante. Esto evita la activación de las células T, lo que impide el desarrollo de los linfocitos tanto colaboradores como citotóxicos y disminuye en último término tanto la inmunidad celular como humoral. Después de una simple dosis de ATG, el recuento de linfocitos se reduce en un 85-90 %, manteniéndose esta reducción mientras los anticuerpos circulantes persisten en concentra-

ciones altas, incluso varios días después de finalizar su administración. El beneficio de la ATG es que evita el rechazo agudo precoz, lo que permite retrasar la administración de fármacos anticalcineurínicos.

La globulina antitimocítica equina se administra por vía intravenosa, preferentemente en una vía central o en una fístula arteriovenosa para disminuir el riesgo de flebitis o trombosis (debido a la reactividad cruzada de los anticuerpos frente a componentes endoteliales), con un tiempo de infusión de, al menos, 4 horas, y en una dosis de 10-15 mg/kg/día, generalmente durante 14 días.

Debido al riesgo de reacciones anafilácticas, se realiza siempre una prueba epicutánea con globulina antitimocítica equina sin diluir y, si no aparece reacción, a continuación, se efectúa una prueba intradérmica con 0,02 ml de una dilución salina de globulina antitimocítica equina al 1:1000. Un habón en el sitio de inyección mayor de 3 mm de diámetro se considera una reacción positiva con riesgo de desarrollo de una reacción alérgica sistémica si se administra globulina antitimocítica equina por vía intravenosa. Sin embargo, el valor predictivo de esta prueba no ha sido bien establecido, y puede aparecer una reacción alérgica incluso con una prueba negativa.

Como efectos adversos de la globulina antitimocítica equina se han descrito: fiebre, escalofríos, trombocitopenia, leucopenia, exantema e infección sistémica.

Una reacción sistémica como exantema generalizado, taquicardia, disnea, hipotensión o anafilaxis impide toda administración adicional de globulina antitimocítica equina y conlleva el tratamiento con adrenalina y corticoides.

Las infecciones por CMV pueden ser más importantes tras el uso de globulina antitimocítica equina.

Globulina antitimocítica de conejo

La globulina antitimocítica de conejo o timoglobulina, introducida en 1998, contiene anticuerpos policlonales antilinfocitos T obtenidos también por inmunización con timocitos, pero en este caso introducidos en conejos.

La depleción inespecífica de los linfocitos es probablemente el principal mecanismo de inmunosupresión, consiguiéndose por lisis del complemento o por opsonización y subsiguiente fagocitosis por los macrófagos.

La linfopenia producida por la timoglobulina es dosis-dependiente y suprime a los linfocitos T hasta 90 días.

La timoglobulina como terapia de inducción tiene un uso muy extendido entre los grupos de trasplante pancreático, renal e intestinal (pero es menos utilizada en el trasplante hepático).

También se administra por vía intravenosa, preferentemente central, durante 4-6 horas en dosis de 1-1,5 mg/kg/día durante la primera semana postrasplante. La vida media del fármaco es de 2-3 días. Después de la primera dosis, el recuento de linfocitos debe reducirse en un 85 %.

Los efectos secundarios más frecuentes son: fiebre, trombocitopenia, leucopenia y el llamado síndrome de liberación de citocinas, debido a la lisis celular (fiebre, prurito, exantema, artralgia, mialgia, linfadenopatía, disminución del complemento sérico).

No se recomienda realizar una prueba cutánea previa a la administración de timoglobulina, pero debe administrarse bajo estricta supervisión médica hospitalaria.

La premedicación con corticoides, paracetamol y/o antihistamínicos puede reducir la incidencia y la intensidad de los efectos secundarios durante la administración de timoglobulina[4].

La timoglobulina es más eficaz que la equina en la reversión del rechazo agudo.

Anticuerpos monoclonales

En 1975, Georges Kohler y César Milstein[82] en un trabajo que les valdría posteriormente el Premio Nobel de Medicina, describieron un método para inmortalizar células secretoras de anticuerpos individuales procedentes de un animal inmunizado, permitiendo la selección de anticuerpos monoclonales con una especificidad determinada. Demostraron que es posible fusionar o hibridar células de mieloma con linfocitos B, obteniendo los llamados hibridomas, que heredan la capacidad para crecer indefinidamente en cultivo (células «inmortales») y para producir anticuerpos, siendo posible aislar aquellos híbridos productores del anticuerpo en el que se está interesado. En su forma inicial, esta técnica permitía la obtención de anticuerpos monoclonales de ratón.

Sin embargo, el uso de la técnica de Kohler y Milstein en aplicaciones terapéuticas se vio limitado, debido a la presencia de anticuerpos «naturales» antiinmunoglobulina de ratón (HAMA, *human anti-murine antibodies*) y a la aparición de una respuesta inmunitaria humoral secundaria a la administración de estos reactivos en el ser humano. Esto impulsó el desarrollo de técnicas para la producción de anticuerpos monoclonales de origen humano.

Desde 1968 se sabe que la infección de los linfocitos B humanos con el virus de Epstein-Barr (VEB) induce en ellos un proceso de transformación que los faculta para crecer por períodos prolongados en cultivo, generándose así las llamadas líneas linfoblastoides. La primera descripción de una línea linfoblastoide productora de anticuerpos de una especificidad conocida la realizaron Steinitz et al.[83] en 1977.

Se ha intentado combinar las técnicas de transformación con el VEB y de fusión celular para conseguir hibridomas o heterohibridomas. Otros avances en la producción de anticuerpos monoclonales han sido la posibilidad de conseguir anticuerpos biespecíficos (que pueden interactuar con dos antígenos distintos simultáneamente) y anticuerpos recombinantes.

Hoy es posible la realización de un verdadero trabajo de ingeniería molecular a nivel del ADN para preparar moléculas de inmunoglobulina en las que las regiones que determinan la especificidad antigénica proceden de ratón y el resto de la molécula es codificada por genes humanos. El producto de este trabajo son genes híbridos o recombinantes que pueden ser insertados en vectores adecuados, lo cual permite su expresión (transcripción a ARN mensajero y traducción a proteína) en bacterias o en células eucariotas. Han surgido así los denominados anticuerpos «quiméricos» y «humanizados» para intentar evitar la respuesta inmunitaria humana

antiinmunoglobulina de ratón (HAMA). Estas técnicas han permitido obtener los llamados anticuerpos monoclonales de segunda generación.

Un anticuerpo quimérico es una molécula artificial en la cual las porciones constantes de las cadenas ligeras y pesadas provienen de una inmunoglobulina humana, y las regiones variables son obtenidas de anticuerpos monoclonales murinos. Como las porciones más inmunogénicas de la molécula de inmunoglobulina están asociadas a la porción constante de la molécula, se busca que la molécula resultante sea menos extraña para los seres humanos. Sin embargo, el resto de la región variable de las inmunoglobulinas de ratón todavía puede inducir una respuesta inmunitaria humoral al ser administradas a seres humanos. Para tratar de disminuir aún más esta posibilidad, se desarrollaron los denominados anticuerpos humanizados, en los cuales las regiones variables son híbridos ratón-humano, de forma que se confiere la especificidad deseada a una estructura completamente humana.

En la práctica clínica del trasplante de órganos sólidos, los principales anticuerpos monoclonales utilizados son el muromonab y, de segunda generación, los inhibidores de la IL-2 (basiliximab y daclizumab) y el anti-CD52 alemtuzumab[22].

Entre los fármacos empleados en terapias de inducción se pueden distinguir entre los que causan una depleción linfocitaria marcada y aquellos que no producen tal depleción. Entre los agentes de inducción que ocasionan depleción linfocitaria los más empleados serían, dentro de los anticuerpos policlonales, la timoglobulina, y dentro de los anticuerpos monoclonales, el alemtuzumab.

Entre los agentes monoclonales que no causan depleción linfocitaria están los fármacos dirigidos contra el CD25, el receptor de la IL-2 (basiliximab y daclizumab).

Nuevos fármacos son el belatacept (anti-CD80 y anti-CD86 que inhibe la activación de los linfocitos T, se administra una vez al mes y no es nefrotóxico), el efalizumab (anticuerpo contra el antígeno LFA1, que inhibe la estabilización de las células presentadoras de antígenos y bloquea la adhesión de los linfocitos al endotelio), el AEB071 (inhibidor del JAK3, una proteína-cinasa que bloquea la activación precoz de los linfocitos T y la producción de IL-2) y el alefacept (que interfiere en la activación de los linfocitos T y reduce los linfocitos T de memoria)[4,77-81].

Muromonab

Fue el primer anticuerpo monoclonal antilinfocito T autorizado por la FDA y usado con éxito en el trasplante. Se introdujo en 1986 y es de origen murino. Es un anticuerpo monoclonal contra el receptor CD3 que se expresa en la superficie de todos los linfocitos T e inhibe tanto la activación como la proliferación de las células T.

Aunque se ha utilizado como tratamiento de inducción, se ha empleado sobre todo para el tratamiento de rechazo agudo moderado-grave corticorresistente. Sin embargo, actualmente es muy poco empleado, incluso con esta indicación[6].

Su administración produce una depleción rápida de linfocitos T y, al tratarse de un anticuerpo de ratón, es altamente inmunógeno, induciendo con frecuencia una respuesta de anticuerpos humanos antirratón (HAMA). Además, causa frecuentes efectos secundarios, derivados de un síndrome de liberación de citocinas (fiebre, escalofríos, malestar, náuseas y cefalea).

Para evitar el síndrome de liberación de citocinas se administran antihistamínicos, paracetamol y metilprednisolona, 1-4 horas antes de administrar muromonab.

Cuando se utiliza un tratamiento posterior con muromonab se deben medir los niveles de anticuerpos circulantes antimuromonab.

En 2010, el muromonab se retiró del mercado norteamericano debido a su escasa demanda.

Anticuerpos monoclonales contra el receptor de la interleucina 2

Son anticuerpos que compiten con la IL-2 por la unión con su receptor (receptor de la IL-2, CD25), lo que provoca una inhibición de la activación y proliferación clonal de los linfocitos T. Al ser su acción tan selectiva, tienen pocos efectos colaterales y no producen depleción linfocitaria.

Basiliximab

Disponible desde 1998, se trata de un anticuerpo monoclonal quimérico murino/humano que actúa contra la cadena α del receptor de la IL-2 (antígeno CD25) producido en una línea celular de mieloma de ratón mediante tecnología del ADN recombinante. Al unirse y bloquear el receptor de la IL-2 causa una inhibición de la activación de los linfocitos T, sin producir depleción linfocitaria.

El efecto del basiliximab se mantiene hasta 1-2 meses tras la administración.

La dosis total estándar es de 40 mg, administrada en dos dosis de 20 mg cada una (un vial) por vía intravenosa. La primera dosis suele administrarse de forma precoz tras el trasplante (aunque puede también suministrarse en las 2 horas anteriores al trasplante). La segunda dosis se administra 3-4 días después del trasplante. La vida media del fármaco es de 7 días. Como efectos secundarios pueden presentarse reacciones alérgicas, incluso anafilaxia, y linfoma postrasplante[4,84-86].

Daclizumab

El daclizumab, disponible desde 1997, es un anticuerpo monoclonal humanizado de origen recombinante que actúa como antagonista de los receptores de la IL-2, al unirse con gran especificidad a la subunidad α del complejo receptor IL-2 que se expresa en la superficie de las células T activadas (CD25), al igual que el basiliximab. De esta forma inhibe la unión y la actividad biológica de la IL-2, impidiendo la activación de los linfocitos mediada por la IL-2, una vía determinante en la respuesta inmunitaria celular, implicada en el rechazo del aloinjerto. El daclizumab satura el receptor de la IL-2 durante aproximadamente 90 días en la mayoría de los pacientes con la pauta de administración recomendada.

Fue el primer antagonista del receptor de la IL-2 desarrollado para uso clínico en el trasplante, y se ha utilizado fundamentalmente en el trasplante renal.

En 2009 dejó de producirse el daclizumab, debido a una disminución en su demanda, pero los estudios disponibles hasta ese momento sugerían una eficacia similar a la del basiliximab[11,34,35,87,88].

Anticuerpo monoclonal anti-CD52 alemtuzumab

El alemtuzumab, disponible desde 2001, es un anticuerpo monoclonal humanizado, IgG, que se une al antígeno de superficie CD52, presente en más del 95 % de los linfocitos tanto T como B, timocitos, monocitos y macrófagos, provocando su depleción durante hasta 1 mes tras su administración. Sin embargo, su mecanismo de acción no se conoce con exactitud. La depleción linfocitaria se prolonga hasta 1 año tras la administración.

Inicialmente, el alemtuzumab se desarrolló para el tratamiento de los tumores de origen linfoide (especialmente para la leucemia linfocítica crónica de células B), y después se investigó su aplicación en las enfermedades autoinmunes y como prevención del rechazo en el trasplante de órganos sólidos.

Aún es limitada la experiencia con el alemtuzumab en el trasplante renal o hepático, aunque es mayor en otros tipos de trasplante, como el intestinal o multivisceral.

Es inevitable que tras la administración de alemtuzumab se produzca una importante depleción de linfocitos, ya que es un efecto farmacológico esperado que puede tener una duración prolongada. Los recuentos de células T $CD4^+$ y $CD8^+$ comienzan a aumentar entre las semanas 8ª y 12ª de tratamiento. Mientras se mantiene un recuento de $CD4^+$ ≤ 200 células/μl estos pacientes están más expuestos al desarrollo de infecciones oportunistas, siendo recomendable un tratamiento profiláctico de la neumonía por *Pneumocystis jirovecii* y un agente antiherpético efectivo por vía oral hasta que se recupere el recuento de linfocitos T $CD4^+ \geq 200$ células/μl.

Dada la posibilidad de que se produzca una enfermedad del injerto contra el huésped asociada a transfusiones, se recomienda que los pacientes tratados con alemtuzumab reciban los derivados sanguíneos irradiados.

Se ha atribuido al alemtuzumab un papel como posible inductor de inmunotolerancia, que ha llevado a su utilización en trasplante hepático dentro de algunos protocolos de inmunosupresión tolerogénica[15,77,87,90].

Rituximab

Es un anticuerpo monoclonal quimérico murino-humano que se une específicamente al antígeno de membrana CD20 expresado en los linfocitos B. Permite iniciar reacciones inmunológicas que median la lisis de células B.

Se ha utilizado para el tratamiento de los rechazos hiperagudo y agudo mediados por anticuerpos en trasplantes renales y hepáticos[4,88].

Otros agentes inmunosupresores

La búsqueda de nuevos agentes inmunosupresores con nuevos mecanismos de acción, mejor perfil de toxicidad, etc., es incesante. No es objeto de este trabajo una descripción detallada de fármacos inmunosupresores que no han tenido en el pasado o no tienen actualmente una utilidad clínica demostrada en el campo del trasplante de órganos sólidos. Sin embargo, cabe mencionar algunos fármacos, como los inhibidores JAK3 (como el CP-690,550 o el FK778), el efalizumab (un anticuerpo monoclonal humanizado dirigido contra el antígeno leucocitario LFA1; dicho antígeno podría tener utilidad en disminuir el daño por isquemia-reperfusión y en reducir la activación de las células T) y el belatacept.

El belatacept es una proteína de fusión soluble formada por un dominio extracelular modificado del antígeno 4 asociado al linfocito T citotóxico humano (CTLA-4), unido a una porción (región bisagra en los dominios CH2-CH3) del fragmento Fc de un anticuerpo inmunoglobulina G1 humana. El belatacept se produce mediante tecnología de ADN recombinante en un sistema de cultivo celular de mamífero (hámster). Es un inmunosupresor selectivo que se une a los antígenos CD80 y CD86 que se hallan en las células presentadoras de antígenos, bloqueando la estimulación de las células T mediada por CD28 e inhibiendo su activación. Se trata de una molécula aprobada por la Agencia Española de Medicamentos y Productos Sanitarios (AEMPS) para su uso en trasplante renal, sin utilización de fármacos anticalcineurínicos (se ha demostrado que no es inferior a la ciclosporina en cuanto a supervivencia a los 12 meses, con efectos positivos para la función renal). Se utiliza en combinación con corticoides y ácido micofenólico, recomendándose el uso de un antagonista de la IL-2 como tratamiento de inducción.

TERAPIAS DE INDUCCIÓN EN EL TRASPLANTE HEPÁTICO

Las terapias de inducción (principalmente con antagonistas del receptor de la IL-2 o con anticuerpos policlonales antilinfocíticos), pese a sus posibles beneficios teóricos, no se han convertido en parte del protocolo habitual de inmunosupresión en la mayoría de los centros. Los anticuerpos que producen una depleción de linfocitos se han asociado con una mayor incidencia de infecciones postrasplante precoces, leucopenia y tumores *de novo*, aunque no se han asociado generalmente con un incremento en el riesgo de rechazo[13,84,85,90-97].

En algunos regímenes se emplea la inducción como un adyuvante a la inmunosupresión habitual para disminuir el riesgo de rechazo agudo, especialmente en pacientes con un riesgo inmunitario alto; sin embargo, hoy en día el empleo más habitual de la inducción en el campo del trasplante hepático es con el objetivo de disminuir el tratamiento anticalcineurínico en el período postrasplante precoz en pacientes con insuficiencia renal o con alto riesgo de desarrollarla, o bien en pautas que evitan la utilización de esteroides.

Se han descrito pautas con terapias de inducción que tratan de evitar la utilización de corticoides en el postrasplante precoz, para obviar sus efectos adversos, principalmente infecciosos, diabetes mellitus o en relación con la recidiva del VHC. En 2010 se publicó un análisis de la base de datos del registro UNOS de 2003-2009, que demostró que la utilización de inmunosupresión con anticuerpos aumentaría de forma significativa la supervivencia tanto del injerto hepático como del paciente receptor a 3 meses, 1 año y 5 años[16,37,98-102].

En algunos centros en nuestro medio, como en el Hospital Universitario de Bellvitge, se utiliza la inducción con anticuerpos de forma sistemática[12,102].

Existen dos ECA prospectivos que compararon en el trasplante hepático la combinación de timoglobulina e inmunosupresión basada en anticalcineurínicos con la pauta habitual de anticalcineurínicos sin timoglobulina. Ninguno de los dos estudios consiguió demostrar diferencias en cuanto al rechazo agudo, las infecciones o la incidencia de enfermedad maligna[93,103].

Un estudio retrospectivo similar que comparó la adición o no de timoglobulina a un régimen de ciclosporina, azatioprina y esteroides, tampoco consiguió demostrar beneficios en cuanto al rechazo agudo[104].

Un metaanálisis de ECA que comparó los inhibidores del receptor de la IL-2 demostró una reducción significativa del rechazo en el primer año postrasplante hepático. Sin embargo, no encontró diferencias en cuanto a mortalidad, pérdida del injerto, infecciones o tumores *de novo*. Este metaanálisis es, hasta la fecha, la mayor evidencia a favor del uso de la inducción como adyuvante de las terapias inmunosupresoras habituales. El mayor estudio incluido en el metaanálisis es del grupo de Neuhaus[84,105].

Como es bien sabido, el empleo de fármacos anticalcineurínicos ha mejorado de forma significativa la supervivencia tras el trasplante hepático; sin embargo, lamentablemente, también es sabido que dichos fármacos conllevan un importante incremento en la incidencia de insuficiencia renal. Se han publicado incidencias del 8 % de insuficiencia renal al cabo de 1 año del trasplante hepático, y porcentajes superiores al 14-15 % a los 5 o 10 años[106,107].

La insuficiencia renal crónica terminal supone una morbimortalidad significativa para este grupo de pacientes, y el fallo renal postoperatorio se asocia a un incremento significativo del riesgo de desarrollo de esta[108].

Por este motivo muchos estudios se han dirigido a intentar demostrar un beneficio de las terapias de inducción con el objetivo de disminuir la utilización de fármacos anticalcineurínicos.

En los primeros años del presente siglo distintos estudios sugerían que la utilización de inhibidores del receptor de la IL-2, bien con una introducción tardía de los anticalcineurínicos, bien con una introducción inmediata pero en dosis bajas, podía mejorar la función renal postrasplante hepático, con una incidencia de rechazo agudo similar o menor. La mayoría de los estudios se realizaron en pacientes que ya presentaban algún grado de disfunción renal preoperatorio y la mayoría de ellos asociaban la utilización de MMF al anticalcineurínico y a los anticuerpos[109-112].

El mayor estudio, publicado en 2009 por Neuberger et al.[37], comparó tres protocolos de inmunosupresión. En el primero se administraban tacrólimus de forma inmediata en dosis estándar (niveles valle por encima de 10 ng/ml) y corticoides. En el segundo se administraban tacrólimus de forma inmediata, pero en dosis bajas (niveles valle por debajo de 8 ng/ml), corticoides y MMF. En el tercero se administraba inducción con daclizumab, se retrasaba la introducción de dosis bajas de tacrólimus hasta el 5º día, y se asociaban esteroides y MMF. Los pacientes del brazo de la terapia de inducción con daclizumab tuvieron una preservación significativa de la función renal, sin una diferencia significativa en la incidencia de rechazo agudo[37].

Parece que la mejoría de la función renal se debe más a la utilización de dosis menores de tacrólimus que al empleo de una dosis estándar, pero retrasada[113].

El estudio DIAMOND demostró un efecto beneficioso similar de la inducción con anticuerpos sobre la función renal[114].

Distintos estudios, dentro de una estrategia imunosupresora «tolerogénica», han investigado la utilización de una depleción linfocítica inicial mediante timoglobulina o alemtuzumab, con la administración de dosis mínimas de inmunosupresión. Sin embargo, en la mayoría de los casos dichos intentos no han ido acompañados del éxito esperado.

Starzl et al.[115] publicaron los resultados en un grupo de 14 trasplantados hepáticos que recibieron una única dosis de timoglobulina y fueron mantenidos en monoterapia con dosis estándar de tacrólimus durante 4 meses, pasando después los pacientes que no habían presentado episodios de rechazo a una dosis diaria de tacrólimus, luego a una dosis en días alternos y posteriormente a una dosis semanal, con niveles valle medios de 2-4 ng/ml. Al cabo de 1 año, 12 pacientes se mantenían en monoterapia. Los episodios de rechazo fueron manejados mediante bolos de esteroides y un incremento en la frecuencia de administración del tacrólimus[115].

Se ha descrito una pauta tolerogénica similar con alemtuzumab y tacrólimus, con una incidencia de rechazo parecida.

De Ruvo et al.[116] publicaron una experiencia tolerogénica parecida, mediante timoglobulina y tacrólimus, en pacientes con hepatitis C, sin observar diferencias con una pauta estándar de tacrólimus y corticoides en cuanto a frecuencia de episodios de rechazo, supervivencia o recidiva de hepatitis C.

Por el contrario, Benítez et al.[117] intentaron una pauta tolerogénica con timoglobulina y tacrólimus en pacientes sin hepatitis C, pero tuvieron que detener el estudio debido a una incidencia prohibitiva de rechazo agudo.

La terapia de inducción podría disminuir la necesidad de utilizar corticoides de mantenimiento tras el trasplante hepático, lo cual, por un lado, podría disminuir los efectos metabólicos adversos de estos y, por otro, podría desempeñar un papel en la recidiva de la hepatitis C postrasplante.

Eason et al.[118] publicaron, en 2001, los primeros resultados con éxito de un protocolo sin corticoides, mediante inducción con timoglobulina, en el trasplante hepático.

Boillot et al.[98] compararon una pauta de tacrólimus y corticoides con otra de daclizumab y tacrólimus, y señalaron que, aunque la incidencia de rechazo era similar en ambos grupos, en el grupo con corticoides era más frecuente el rechazo corticorresistente.

Distintos estudios han investigado la utilización de antagonistas del receptor de la IL-2 para evitar o disminuir al mínimo la utilización de esteroides, y la mayoría han conseguido una eficacia similar de dichos protocolos en cuanto a rechazo agudo y de recidiva de hepatitis C. Asimismo, en otros estudios se aprecia un aumento en la incidencia de rechazo agudo en las pautas que minimizan la utilización de esteroides, aunque la incidencia de episodios de rechazo que requieren tratamiento a veces es similar[119].

Autores como Lladó compararon la utilización de basiliximab y ciclosporina con basiliximab, ciclosporina y corticoides (añadiendo MMF cuando era necesario debido a la función renal) y hallaron que en los pacientes que reciben corticoides existe un mayor grado de inflamación portal en pacientes con recidiva de hepatitis C, con un mayor riesgo de progresión hacia la cirrosis[18].

En 2007, Klintmalm et al.[120] publicaron un estudio en el que compararon un grupo de pacientes con daclizumab, tacrólimus y MMF con otros dos grupos de tacrólimus y corticoides o tacrólimus, corticoides y MMF. Estos autores constataron que, siendo la incidencia de rechazo menor en el grupo con inducción, la recidiva de hepatitis C era similar.

En otro estudio similar de Otero et al.[13], en 2009, la utilización de daclizumab, tacrólimus y micofenolato en comparación con tacrólimus y esteroides, demostró una incidencia menor de rechazo agudo en el grupo del daclizumab, sin diferencias en cuanto a la recidiva de la hepatitis C.

Sin embargo, aún no existen suficientes datos sobre la evolución de la recidiva de la hepatitis C postrasplante hepático en relación con la utilización de terapia de inducción. Aunque dicha terapia podría disminuir la incidencia de rechazo agudo y evitar la utilización de bolos de corticoides o altas dosis de anticalcineurínicos, lo cual podría ser beneficioso en cuanto a la recidiva de hepatitis, en contraposición, algunos estudios sugieren incluso lo contrario, es decir, una mayor incidencia de rechazo agudo en pacientes trasplantados con VHC, lo cual aumentaría el riesgo de recidiva grave del virus[18,85,102,121,122]. Por otro lado, el desarrollo de nuevas terapias antivíricas para el VHC ha cambiado completamente la problemática de esta infección y le ha restado interés a esta estrategia inmunosupresora.

En 2005 se publicó un estudio que analizó un grupo muy numeroso de trasplantados renales en Estados Unidos en un período de 5 años (1996-2001). Este estudio demostró que la terapia de inducción se acompañaba de un incremento de la incidencia de síndromes linfoproliferativos postrasplante, en comparación con pacientes que no recibían dicha inducción. Sin embargo, cuando se analizaron los distintos agentes empleados en la inducción por separado, no se constató que la timoglobulina o los antagonistas del receptor IL-2 se asociaran con un incremento de los síndromes linfoproliferativos.

Otros estudios tampoco han podido demostrar un aumento en la incidencia de enfermedades malignas con timoglobulina o antagonistas del receptor de la IL-2[92,105,123].

En relación con la incidencia de infecciones, en los estudios más recientes con los agentes actuales empleados en la inducción y las pautas habituales de profilaxis infecciosa, no se demuestra que la timoglobulina o los antagonistas del receptor de IL-2 conlleven un aumento del riesgo de padecer infecciones bacterianas, fúngicas o víricas (como CMV), incluso con pautas que emplean alemtuzumab, aunque existen estudios que sí han comunicado un aumento del riesgo de infecciones, en otros no se encuentran diferencias[15,87,98,102,118,119,124-126].

Pese a todo, la inducción con anticuerpos aún se emplea en una minoría de los pacientes trasplantados hepáticos adultos (aproximadamente el 10 % en Estados Unidos), siendo en la actualidad la pauta de inmunosupresión más ampliamente empleada aquella basada en tacrólimus con esteroides o sin ellos y con asociación con MMF o sin esta[78].

Serán necesarias muchas más evidencias científicas para que las pautas de inducción con anticuerpos se conviertan en sistemáticas a nivel mundial en el campo del trasplante hepático, quizás en el camino de conseguir una inmunosupresión más tolerogénica, sin aumentar por ello el riesgo de rechazo del injerto o de complicaciones infecciosas o tumorales asociadas.

PAUTAS HABITUALES DE INMUNOSUPRESIÓN EN EL TRASPLANTE HEPÁTICO

Aunque la introducción de los modernos agentes inmunosupresores ha sido responsable del éxito del trasplante hepático, existe una importante morbilidad asociada a esta medicación[127].

Pese a que muchos agentes inmunosupresores exhiben una amplia variabilidad en su farmacocinética, combinada con un estrecho margen terapéutico y toxicidad, las pautas actuales de inmunosupresión siguen siendo de «talla única» más que adaptadas a las necesidades individuales de cada enfermo. Muchos pacientes se encuentran sobreinmunodeprimidos, lo cual conlleva una mayor toxicidad de los fármacos, mientras que otros, menos numerosos, están infrainmunodeprimidos, con el consiguiente riesgo de daño inmunitario del injerto.

Predecir la respuesta individual del paciente a la inmunosupresión es difícil, por lo que continúa la búsqueda de métodos que permitan individualizar el tratamiento, encontrando el balance adecuado en cada caso entre una necesaria inmunosupresión y unos menores efectos deletéreos[128].

Debido al miedo existente al rechazo del injerto en pacientes con injertos funcionantes, los intentos encaminados a conseguir una tolerancia operacional siguen siendo minoritarios.

Puede afirmarse que, hoy en día, la pauta de inmunosupresión inicial más aceptada para el trasplante hepático está basada en los fármacos anticalcineurínicos (fundamentalmente tacrólimus), asociados o no a corticoides y un antimetabolito (fundamentalmente MMF).

Las terapias de inducción con anticuerpos bloqueantes del receptor de la IL-2 (basiliximab) o ALG o ATG (timoglobulina) se utilizan con mayor frecuencia que en el pasado, especialmente para permitir un retraso en la administración de anticalcineurínicos en dosis menores en pacientes con deterioro de la función renal, pero su empleo no se ha generalizado[62,129]

El tacrólimus en monoterapia sólo es empleado en el 10 % de los receptores.

Una inmunosupresión sin corticoides, como propuso primero el grupo de Birmingham, puede ser segura pero tampoco es mayoritaria.

La utilización de la azatioprina, de menor coste que el MMF, puede ser una alternativa.

Una inmunosupresión inicial sin anticalcineurínicos, con inhibidores de mTOR, conlleva un riesgo excesivo de rechazo.

En una estrategia de minimización de la inmunosupresión se puede optar por una pauta inicial de inmunosupresión basada en tacrólimus, asociada a antimetabolitos ± corticoides y, a más largo plazo, pasar a monoterapia con tacrólimus, antimetabolitos o inhibidores de mTOR, decidiendo entre el uso de uno u otro en función de la presencia de nefrotoxicidad, neurotoxicidad, perfil metabólico o aparición de tumores *de novo*.

Si la analítica hepática se mantiene estable durante más tiempo, el siguiente paso sería optar por una monoterapia con niveles infraterapéuticos, que puede ser segura y beneficiosa, desde el punto de vista renal, metabólico y de calidad de vida[6,129].

Nuestra pauta de inmunosupresión habitual en el trasplante hepático consiste en la utilización de tacrólimus por vía oral o por sonda (niveles diana iniciales de 8-10 ng/ml) asociado a metilprednisolona intravenosa inmediatamente después del trasplante, seguida al cabo de unos días de prednisona por vía oral. Valoramos la asociación de MMF en pacientes que tardan en alcanzar niveles terapéuticos de tacrólimus, para tratar de minimizar este o en pacientes con deterioro de la función renal.

También valoramos la asociación de antimetabolitos en pacientes con mayor riesgo inmunitario (retrasplantes por rechazo crónico, patología hepática de corte inmunológico previo, etc.).

Generalmente relegamos la inducción con anticuerpos para pacientes con insuficiencia renal pretrasplante, utilizando basiliximab en los días 0 y 4 postrasplante, con una introducción tardía del tacrólimus (el 5º día) a la mitad de la dosis inicial habitual.

Tras el alta hospitalaria, los pacientes se mantienen bajo tratamiento con prednisona, 20 mg/día, y posteriormente se lleva a cabo un descenso lento de esta dosis, de 5 en 5 mg, hasta su supresión, de forma que a los 3 meses del trasplante la mayoría de los pacientes están libres de corticoides, aunque se puede valorar mantenerlos en dosis bajas en casos de alto riesgo inmunitario (cirrosis autoinmune, colangitis esclerosante primaria, antecedentes de enfermedad inflamatoria intestinal, etc.).

A los 3 meses del trasplante, los niveles de tacrólimus deben ser de 6-8 ng/ml (150-200 ng/ml en el caso de la ciclosporina). Al final del primer año, los niveles de tacrólimus pueden ser de 4-5 ng/ml (no mayores de 100 ng/ml si se administra ciclosporina).

Pasado el primer año postrasplante, en pacientes estables y de bajo riesgo inmunitario, los niveles de tacrólimus pueden descenderse incluso hasta los 3 ng/ml. La suspensión completa del tratamiento inmunosupresor se puede intentar en pocas ocasiones y dentro de ensayos clínicos controlados[62].

Cualquier paciente estable en biterapia, especialmente al cabo de 1 año del trasplante, se puede evaluar para monoterapia, ya sea con tacrólimus (niveles en torno a 5 ng/ml), everólimus (niveles 3-8 ng/ml) o MMF con dosis de 1.000 mg cada 12 horas, en función de las distintas características y comorbilidades de los pacientes.

Evitamos la utilización de everólimus durante el primer mes postrasplante, excepto cuando no queda más remedio en pacientes que no toleran una pauta de inmunosupresión basada en anticalcineurínicos.

COMPLICACIONES DE LA INMUNOSUPRESIÓN

Al hablar de cada agente inmunosupresor en concreto ya se han descrito algunos de sus efectos adversos, y en otros capítulos del presente libro se desarrollan más ampliamente los principales problemas clínicos que se presentan en la población trasplantada hepática y que muchas veces se deben principalmente al tratamiento inmunosupresor[127].

Debido a que la supervivencia de los pacientes trasplantados es cada vez mayor, adquiere todavía mayor importancia el reto de evitar o controlar las complicaciones atribuidas total o parcialmente al tratamiento inmunosupresor.

Al menos se mencionarán las principales complicaciones asociadas con la inmunosupresión:

- Aumento de la incidencia y la gravedad de las infecciones por virus, bacterias y hongos, muchas veces oportunistas.
- Aumento de la incidencia de tumores *de novo*, especialmente en pacientes con factores de riesgo asociados (mención especial a los síndromes linfoproliferativos postrasplante) o recidiva de tumores malignos presentes antes del trasplante.
- Insuficiencia renal.
- Diabetes mellitus: empeoramiento de una diabetes preexistente o aparición *de novo* y, muy relacionada con ella, obesidad y otras alteraciones del síndrome metabólico, es decir, hipertensión arterial, dislipidemia, con un aumento importante del riesgo cardiovascular de la población trasplantada.
- Neurotoxicidad.
- Osteopenia y osteoporosis.
- Otras complicaciones.
- Neumonitis intersticial no infecciosa, enfermedad pulmonar intersticial y fibrosis pulmonar (descritas con fármacos inhibidores de mTOR y con el MMF).
- Trastornos mucocutáneos, frecuentes especialmente con inhibidores de mTOR: aftas bucales, epistaxis, erupciones acneiformes, foliculitis del cuero cabelludo.
- Depresión de médula ósea: frecuente con fármacos como el MMF o la azatioprina, pero también con inhibidores de mTOR o anticuerpos.
- Trastornos gastrointestinales.
- Edemas.
- Trastornos en la cicatrización de heridas, especialmente con los inhibidores de mTOR.

TRASPLANTE HEPÁTICO Y RECHAZO

Es fundamental una adecuada definición del rechazo en el trasplante hepático y sus tipos para poder aplicar un tratamiento adecuado[129].

Hoy en día, el diagnóstico del rechazo del injerto hepático sigue basándose fundamentalmente en criterios histopatológicos, por lo que sigue requiriendo la realización de biopsias hepáticas (puntuación de Banff). Las características histológicas del rechazo del injerto hepático se explicarán ampliamente en otro capítulo del presente libro, por lo que en este apartado nos limitaremos a desarrollar el tratamiento habitual del rechazo hepático en la clínica.

Existe una gran variabilidad en la incidencia de rechazo agudo, desde el 10 hasta el 80 % (media de aproximadamente el 40 %), debido a la heterogeneidad de los estudios, con diferentes definiciones de rechazo en ellos (confirmación histológica, sospecha clínica). Por otro lado, el rechazo crónico se describe en el 1-5 % de los receptores de trasplante hepático, pero también requiere confirmación histológica. Hay que tener en cuenta, por un lado, que la incidencia de rechazo tanto agudo como crónico ha variado ampliamente con el paso de los años y, por otro lado, que existen otras enfermedades del injerto hepático que pueden dificultar un diagnóstico adecuado y que, además, pueden coexistir (hepatitis víricas, complicaciones biliares, toxicidad farmacológica, etc.)[129].

Según el grupo de trabajo Banff, se deben reemplazar el antiguo término de rechazo agudo celular por el de rechazo mediado por células T y el antiguo término de rechazo humoral por el de rechazo mediado por anticuerpos[62].

El tacrólimus es más efectivo en la reducción del rechazo mediado por células T que la ciclosporina[62].

El rechazo mediado por células T leve se puede tratar con un incremento de la inmunosupresión de base con anticalcineurínicos, asociando o no otros agentes (MMF o inhibidores de mTOR) generalmente en función de los niveles previos de anticalcineurínicos.

El rechazo mediado por células T moderado o grave se trata, además de con un incremento de la inmunosupresión de base (anticalcineurínicos ± otros agentes), con bolos de corticoides intravenosos (generalmente, 3 dosis de 500-1.000 mg de metilprednisolona durante días sucesivos o alternos), seguidos de una pauta de descenso.

En los pacientes con rechazo moderado-grave que no responden a este tratamiento, habitualmente con nueva confirmación histológica, tendrían un papel los tratamientos con anticuerpos reductores de linfocitos como la timoglobulina (con un menor papel de los anticuerpos contra el receptor de la IL-2)[62].

El rechazo mediado por células T precoz, en los primeros 3 meses tras el trasplante, tiene poco impacto en la supervivencia del paciente o del injerto. Sin embargo, el rechazo tardío, pasados los 3 meses del trasplante, tiene un mayor impacto en la supervivencia del injerto, pero se trata de la misma forma.

El rechazo crónico, que generalmente proviene de un rechazo agudo grave o mantenido, aparece en el 1-5 % de los adultos según series históricas (aunque puede aparecer hasta en el 16 % de los trasplantados pediátricos) y puede conducir a un daño crónico irreversible del injerto.

Aunque en hasta el 25 % de los trasplantados hepáticos es posible encontrar anticuerpos específicos frente al donante (DSA), el rechazo mediado por anticuerpos confirmado con biopsia es raro. Se debe sospechar en pacientes con rechazo mediado por células T que no respondan al tratamiento habitual. El rechazo mediado por anticuerpos leve generalmente responde a bolos de corticoides o a tratamientos de depleción linfocitaria (timoglobulina).

El rechazo mediado por anticuerpos moderado-grave puede tratarse con estrategias reductoras de DSA, aunque no existe consenso (plasmaféresis, inmunoglobulinas intravenosas o agentes anticélulas B o células plasmáticas como el rituximab o el bortezomib).

Tratamientos bloqueantes del complemento, como el eculizumab, se han empleado en el rechazo mediado por anticuerpos de los injertos renales.

En los pacientes que reciben bolos de corticoides o terapias reductoras de linfocitos se deberán aplicar, además, las medidas de prevención de infecciones oportunistas descritas en otros capítulos del presente libro.

REFERENCIAS BIBLIOGRÁFICAS

1. Billingham RE, Krohn PL, Medawar PB. Effect of cortisone on survival of skin homografts in rabbits. Br J Med 1951; 4716: 1157-63.
2. Goodwin WE, Kaufman JJ, Turner RD, Glassock R, Goldman R, Maxwell MM. Human and renal transplantation I. Clinical experiences with six cases. J Urol 1963; 89: 13-24.
3. Starzl TE, Marchioro TL, Von Kaulla KN, Hermann G, Brittain RS, Waddell WR. Homotransplantation of the liver in humans. Surg Gynecol Obstet 1963; 117: 659-76.
4. Meneghini M, Bestard O, Grinyo JM. Immunosuppressive drugs modes of action. Best Pract Res Clin Gastroenterol 2021; 54-5: 101757.
5. Gómez R, Moreno E, Colina F et al. Steroid withdrawal is safe and beneficial in stable cyclosporine-treated liver transplant patients. J Hepatol 1998; 28: 150-6.
6. Di Maira T, Coelho E, Berenguer M. Immunosuppression in liver transplant. Best Pract Res Clin Gastroenterol 2020; 46-7: 101681.
7. Lerut J, Bonaccorsi-Riani E, Finet P, Gianello P. Minimization of steroids in liver transplantation. Transplant Int 2009; 22: 2-19.
8. Kaufman DB, Shapiro R, Lucey MR, Cherikh WS, T Bustami R, Dyke DB. Immunosuppression: practice and trends. Am J Transplant 2004; 4: 38-53.
9. Tisone G, Angelico M, Palmieri G et al. A pilot study on the safety and effectiveness of immunosuppression without prednisone after liver transplantation. Transplantation 1999; 67: 1308-13.
10. Margarit C, Bilbao I, Castells L et al. A prospective randomized trial comparing tacrolimus and steroids with tacrolimus monotherapy in liver transplantation: the impact on recurrence of hepatitis C. Transpl Int 2005; 18: 1336-45.
11. Lerut J, Mathys J, Verbaandert C et al. Tacrolimus monotherapy in liver transplantation. One year results of a prospective, randomized, double-blind, placebo-controlled study. Ann Surg 2008; 248: 956-67.
12. Lladó L, Xiol X, Figueras J et al. Thosin Study Group. Immunosuppression without steroids in liver transplantation is safe and reduces infection and metabolic complications: results from a prospective multicenter randomized study. J Hepatol 2006; 44: 710-6.
13. Otero A, Varo E, Ortiz de Urbina JO. A prospective randomized open study in liver transplant recipients: daclizumab, mycophenolate mofetil and tacrolimus versus tacrolimus and steroids. Liver Transpl 2009; 15: 1542-52.
14. Eason J, Loss GE, Blazer J, Nair S, Mason AL. Steroid-free liver transplantation using rabbit antithymocyte globulin induction: results of a prospective randomized trial. Liver Transpl 2001; 7: 693-7.
15. Tzakis A, Tryphonopoulos P, Kato T et al. Preliminary experience with alemtuzumab (Campath-1H) and low dose tacrolimus immunosuppression in adult liver transplantation. Transplantation 2004; 77: 1209-14.
16. Segev D, Sozio SM, Shin EJ et al. Steroid avoidance in liver transplantation: meta-analysis and meta-regression of randomized trials. Liver Transpl 2008; 14: 512-25.
17. Berenguer M, Aguilera V, Prieto M et al. Significant improvement in the outcome of HCV-infected transplant recipients by avoiding rapid steroid tapering and potent induction immunosuppression. J Hepatol 2006; 44: 717-22.
18. Lladó L, Fabregat J, Castellote J et al. THOSIN Study Group. Impact of immunosuppression without steroids on rejection and hepatitis C virus evolution after liver transplantation: results of a prospective randomized study. Liver Transpl 2008; 14: 1752-60.
19. Calne RY, White DJG, Thiru S et al. Cyclosporin A initially as the only immunosuppressant in 34 recipients of cadaveric organs: 32 kidneys, 2 pancreases and 2 livers. Lancet 1979; 2: 1327-31.
20. Saeta M, Cope GH, Johnson TS, Raftery AT, el Nahas AM. Cyclosporine enhances the expression of TGF-beta in the juxtaglomerular cells of the rat kidney. Kidney Int 1995; 48: 1487-96.
21. Ahuja SS, Shrivastav S, Danilpour D, Balow JE, Boumpas DT. Regulation of transforming growth factor-beta 1 and its receptor by cyclosporine in human T-lymphocytes. Transplantation 1995; 60: 718-23.
22. Tasdogan BE, Ma M, Simsek C et al. Update on immunosuppression in liver transplantation. Euroasian J Hepatogastroenterol 2019; 9: 96-101.
23. Levy G, Burra P, Cavallari A et al. Improved clinical outcomes for liver transplant recipients using cyclosporine monitoring based on 2-hr post-dose levels (C2). Transplantation 2002; 73: 953-9.
24. Wang T, Donahoe PK, Zervas AS. Specific interaction of type I receptors of the TGF-beta family with the immunophilin FKBP-12. Science 1994; 265: 674-6.
25. Jiménez C, Morales JM, Loinaz C et al. Nuevos inmunosupresores en trasplante de órganos abdominales. En: Moreno E, ed. Actualización en cirugía del aparato digestivo, vol. X. Madrid: Jarpyo, 1999; p. 395-417.
26. Cross SA, Perry CM. Tacrolimus once-daily formulation: in the prophylaxis of transplant rejection in renal or liver allograft recipients. Drugs 2007; 67: 1931-43.
27. Trunecka P, Boillot O, Seehofer D et al. Once-daily prolonged release tacrolimus (ADVAGRAF) versus twice-daily tacrolimus (PROGRAF) in liver transplantation. Am J Transplant 2010; 10: 2730.
28. Florman S, Alloway R, Kalayoglu M et al. Once-daily tacrolimus extended release formulation: experience at 2 years post-conversion from a Prograf-based regimen in stable liver transplant recipients. Transplantation 2007; 83: 1639-42.
29. Marín-Gómez LM, Gómez-Bravo MA, Alamo-Martínez JA et al. Evaluation of clinical safety de conversión to Advagraf therapy in liver transplant recipients: observational study. Transplant Proc 2009; 41: 2184-6.
30. Mardigyan V, Tchervenkov J, Metrakos P, Barkon J, Deschenes M, Cantarovich M. Best single time points as surrogates to the tacrolimus and mycophenolic acid area under the curve in adult liver transplant patients beyond 12 months of transplantation. Clin Ther 2005; 27: 463-9.
31. Brunet M, Cirera I, Vidal E et al. Sequential determination of pharmacokinetics and pharmacodynamics of mycophenolic acid in liver transplant recipients treated with mycophenolate mofetil. Transplantation 2006; 81: 541-6.
32. Tredger JM, Brown NW, Adams J et al. Monitoring mycophenolate in liver transplant recipients: towards a therapautic range. Liver Transpl 2004; 10: 492-502.
33. Hao C, Anwei M, Bing C et al. Monitoring mycophenolic acid pharmacokinetic parameters in liver transplant recipients: prediction of occurrence of leukopenia. Liver Transpl 2008; 14: 1165-73.
34. Kamar N, Marquet P, Gandia et al. Mycophenolic acid 12-hour area under the curve in de novo liver transplant patients given mycophenolate mofetil at fixed versus concentration-controlled doses. Ther Drug Monit 2009; 31: 451-6.
35. Wiesner RH, Shorr JS, Steffen BJ, Chu AH, Gordon RD, Lake JR. Mycophenolate mofetil combination therapy improves long-term outcomes alter liver transplantation in patients with and without hepatitis C. Liver Transpl 2005; 11: 750-9.
36. Lake JR, David KM, Steffen BJ, Chu AH, Gordon RD, Wieser RH. Addition of MMF to dual immunosuppression does not increase the risk of malignant short-term death after liver transplantation. Am J Transplant 2005; 5: 2961-7.
37. Neuberger JM, Mamelok RD, Neuhaus P et al. ReSpECT Study Group. Delayed introduction of reduced-dosed tacrolimus, and renal function in liver transplantation: the "ReSpECT" study. Am J Transplant 2009; 9: 327-36.
38. Becker T, Foltys D, Bilbao I et al. MARSILEA Study Group. Patient outcomes in two steroid-free regimens using tacrolimus monotherapy alter daclizumab induction and tacrolimus with mycophenolate mofetil in liver transplantation. Transplantation 2008; 86: 1689-94.
39. Klupp J, Pfitzmann R, Langrehr JM, Neuhaus P. Indications of mycophenolate mofetil in liver transplantation. Transplantation 2005; 80: S142-6.

40. Wiesner RH, Steffen BJ, David KM, Chu AH, Gordon RD, Lake JR. Mycophenolate mofetil is associated with decreased risk of late acute rejection in adult liver transplant recipients. Am J Transplant 2006; 6: 1609-16.

41. Karie-Guigues S, Janus N, Saliba F et al. Long-term renal function in liver transplant recipients and impact of immunosuppressive regimens (calcineurin inhibitors alone or in combination with mycophenolate mofetil): The TRY study. Liver Transpl 2009; 15: 1083-91.

42. Moreno JM, Cuervas-Mons V, Rubio R et al. Mycophenolate mofetil can be used as monotherapy late after liver transplantation. Am J Transplant 2004; 4: 1650-5.

43. Germani G, Pleguezuelo M, Villamil F et al. Azathioprine in liver transplantation: a reevaluation of its use and a comparison with mycophenolate mofetil. Am J Transplant 2009; 9: 1725-31.

44. Zekty A, Gleeson M, Guney S, McCaughan GW. A prospective crossover study comparing the effect of mycophenolate mofetil versus azathioprine on allograft function and viral load in liver transplant recipients with recurrent chronic HCV infection. Liver Transpl 2004; 10: 52-7.

45. Berenguer M, Crippin J, Gish R et al. A model to predict severe HCV-related disease following liver transplantation. Hepatology 2003; 38: 34-41.

46. Lake J, Patel D, David K, Richwine J, Morris J. The association between MMF and risks of progressive renal dysfunction and death in adult liver transplant recipients with HCV. Clin Transplant 2009; 23: 108-15.

47. Chong AS, Huang W, Liu W et al. In vivo activity of leflunomide: pharmacokinetic, analyses and mechanism of immunosuppression. Transplantation 1999; 68: 100-9.

48. Williams JW, Xiao F, Foster P et al. Leflunomide in experimental transplantation: control of rejection and alloantibody production, reversal of acute rejection and interaction with cyclosporine. Transplantation 1994; 57: 1223-31.

49. Waldman WJ, Knight DA, Lurain NS et al. Novel mechanism of inhibition of cytomegalovirus by the experimental immunosuppressive agent leflunomide. Transplantation 1999; 68: 814-25.

50. Teschner S, Burst V. Leflunomide: a drug with a potential beyond rheumatology. Immunotherapy 2010; 2: 637-50.

51. Eid AJ, Razonable RR. New developments in the management of cytomegalovirus infection after solid organ transplantation. Drugs 2010; 70: 965-81.

52. Johnston O, Jaswal D, Gill JS, Doucette S, Fergusson DA, Knoll GA. Treatment of polyomavirus infection in kidney transplant recipients: a systematic review. Transplantation 2010; 89: 1057-70.

53. Murgia MG, Jordan S, Kahan BD. The side effect profile of sirolimus: a phase I study in quiescent cyclosporine-prednisone-treated renal transplant patients. Kidney Int 1996; 49: 209-16.

54. Morice MC, Serruys PW, Sousa JE et al. RAVEL Study Group. A randomized comparison of a sirolimus-eluting stent with a standard stent for coronary revascularization. N Engl J Med 2002; 346: 1773-80.

55. Patsenker E, Schneider V, Ledermann M et al. Potent antifibrotic activity of mTOR inhibitors sirolimus and everolimus but not of cyclosporine A and tacrolimus in experimental liver fibrosis. J Hepatol 2011; 55: 388-98.

56. Diekmann F, Budde K, Oppenheimer F, Fritsche L, Neumayer HH, Campistol JM. Predictors of success in conversion from calcineurin inhibitor to sirolimus in chronic allograft dysfunction. Am J Transplant 2004; 4: 1869-75.

57. Wiesner R; Rapamune Liver Transplant Study Group. The safety and efficacy of sirolimus and low-dose tacrolimus versus tacrolimus in de novo orthotopic liver transplant recipients: results from a pilot study. Hepatology 2002; 36: 208A.

58. Wiesner R, Klintmaln G, McDlarmind S; Rapamune Liver Transplant Study Group. Sirolimus immunotherapy results in reduced rates of acute rejection in de novo orthotopic liver transplant recipients. Am J Transplant 2002; 2: 464.

59. Dunkelberg JC, Trotter JF, Wachs M et al. Sirolimus as primary immunosuppression in liver transplantation is not associated with hepatic artery or wound complications. Liver Transplant 2003; 9: 463-8.

60. McAlister VC, Peltekian KM, Malatjalian DA et al. Orthotopic liver transplantation using low-dose tacrolimus and sirolimus. Liver Transpl 2001; 7: 701-8.

61. Rubin A, Bilbao I, Fernández-Castroagudin J et al. Recomendaciones de uso de everolimus en el trasplante hepático. Gastroenterol Hepatol 2017; 40: 629-40.

62. Charlton M, Levitsky J, Aqel B et al. International Liver Transplantation Society Consensus Statement on immunosuppression in liver transplantation recipients. Transplantation 2018; 102: 727-43.

63. Gómez-Bravo M, Prieto M, Navasa M et al. Effects of everolimus plus minimized tacrolimus on kidney function in liver transplantation: REDUCE, a prospective, randomized controlled study. Rev Esp Enf Digest 2022; 114: 335-42.

64. Forgacs B, Merhav HJ, Lappin J, Mieles L. Successful conversion to rapamycin for calcineurin inhibitor-related neurotoxicity following liver transplantation. Transplant Proc 2005; 37: 1912-4.

65. McKenna GJ, Sanchez EQ, Chinnakotla S et al. Conversion to a sirolimus based calcineurin inhibitor (CNI) free immunosuppression for neurotoxicity in liver transplantation. Liver Transpl 2009; 15 suppl 1: S78.

66. Toso C, Meeberg GA, Bigam DL et al. De novo sirolimus-based immunosuppression after liver transplantation for hepatocellular carcinoma: long-term outcomes and side effects. Transplantation 2007; 83: 1162-8.

67. Mazzaferro V, Llovet JM, Miceli R, Bhoori S et al. Metroticket Investigator Study Group. Predicting survival after liver transplantation in patients with hepatocellular carcinoma beyond the Milan criteria: a retrospective, exploratory analysis. Lancet Oncol 2009; 10: 35-43.

68. Zimmerman MA, Trotter JF, Wachs M et al. Sirolimus-based immunosuppression following liver transplantation for hepatocellular carcinoma. Liver Transpl 2008; 14: 633-8.

69. Kornberg A, Kupper B, Tannapfel A et al. Adjuvant conversion to sirolimus in liver transplant patients with recurrent hepatocellular carcinoma-preliminary results. Transpl Int 2008; 21: 96-9.

70. Geissler EK, Schnitzbauer AA, Zülke C et al. Sirolimus use in liver transplant recipients with hepatocellular carcinoma: a randomized, multicenter, open-label phase 3 trial. Transplantation 2016; 100: 116-25.

71. Gómez-Camarero J, Salcedo M, Rincón D et al. Use of everolimus as a rescue immunosuppressive therapy in liver transplant patients with neoplasms. Transplantation 2007; 84: 786-91.

72. Ho CM, Huang SF, Hu RH, Ho MC, Wu YM, Lee PH. Sirolimus-induced signaling modification in Kaposi's sarcoma with resolution in a liver transplant recipient. Clin Transplant 2010; 24: 127-32.

73. Jiménez-Romero C, Manrique A, Marqués E et al. Switching to sirolimus monotherapy for de novo tumors after liver transplantation. A preliminary experience. Hepatogastroenterology 2011; 58: 115-21.

74. Starzl TE, Marchioro TL, Porter KA, Iwasaki Y, Cerilli GJ. The use of heterologous antilymphocyte agents in canine renal and liver homotransplantation and in human renal homotransplantation. Surg Gynecol Obstet 1967; 124: 301-8.

75. Sollinger HW, Stratta RJ, D'Alessandro AM, Kalayoglu M, Pirsch JD, Belzer FO. Experience with simultaneous pancreas-kidney transplantation. Ann Surg 1988; 208: 475.

76. Sutherland DE, Dunn DL, Goetz FC et al. A 10-year experience with 290 pancreas transplants at a single institution. Ann Surg 1989; 210: 274-85.

77. Hardinger KL, Brennan DC, Klein CL. Selection of induction therapy in kidney transplantation. Transpl Int 2013; 26: 662-72.

78. Turner AP, Knechtle SJ. Induction immunosuppression in liver transplantation: a review. Transpl Int 2013; 26: 673-83.

79. Aliabadi A, Grömmer M, Cochrane A, Salameh O, Zuckermann A. Induction therapy in heart transplantation: where are we now? Transpl Int 2013; 26: 684-95.

80. Sweet SC. Induction therapy in lung transplantation. Transpl Int 2013; 26: 696-703.

81. Niederhaus SV, Kaufman DB, Odorico JS. Induction therapy in pancreas transplantation. Transpl Int 2013; 26: 704-14.

82. Kohler G, Milstein C. Continuous culture of fused cells secreting antibody of predefined specificity. Nature 1975; 256: 495-7.

83. Steinitz M, Klein G, Koskimies S, Makel O. EB virus-induced B lymphocyte cell lines producing specific antibody. Nature 1977; 269: 420-2.

84. Neuhaus P, Clavien PA, Kittur D et al. CHIC 304 International Liver Study Group. Improved treatment response with basiliximab immunoprophylaxis after liver transplantation: results from a double-blind randomized placebo-controlled trial. Liver Transpl 2002; 8: 132-42.

85. Calmus Y, Scheele JR, González-Pinto I et al. Immunoprophylaxis with basiliximab, a chimeric anti-interleukin-2 receptor monoclonal antibody, in combination with azathioprine-containing triple therapy in liver transplant recipients. Liver Transpl 2002; 8: 123-31.

86. Lin CC, Chuang FR, Lee CH et al. The renal-sparing efficacy of basiliximab in adult living donor liver transplantation. Liver Transpl 2005; 11: 1258-64.

87. Marcos A, Eghtesad B, Fung JJ et al. Use of alemtuzumab and tacrolimus monotherapy for cadaveric liver transplantation: with particular reference to hepatitis C virus. Transplantation 2004; 78: 966-71.

88. Schumann A, Fiedler M, Beckebaum S et al. Donor and recipient-derived immunity in AB0 incompatible living-related liver transplantation. Hum Immunol 2015; 76: 631-5.

89. Calne R, Friend P, Moffatt S et al. Prope tolerance, perioperative Campath 1H, and low-dose cyclosporin monotherapy in renal allograft recipients. Lancet 1998; 351: 1701-2.

90. Cosimi AB, Jenkins RL, Rohrer RJ, Delmonico FL, Hoffman M, Monaco AP. A randomized clinical trial of prophylaxis OKT3 monoclonal antibody in liver allograft recipients. Arch Surg 1990; 125: 781-4.

91. Farges O, Ericzon BG, Bresson-Hadni S et al. A randomized trial of OKT3-based versus cyclosporine-based immunoprophylaxis after liver transplantation. Long term results of a European and Australian multicenter study. Transplantation 1994; 58: 891-8.

92. Tchervenkov JI, Tzimas GN, Cantarovich M, Barkun JS, Metrakos P. The impact of thymoglobulin on renal function and calcineurin inhibitor initiation in recipients of orthotopic liver transplant: a retrospective analysis of 298 consecutive patients. Transplant Proc 2004; 36: 1747-52.

93. Boillot O, Seket B, Dumortier J et al. Thymoglobulin induction in liver transplant recipients with a tacrolimus, mycophenolate mofetil, and steroid immunosuppressive regimen: a five-year randomized prospective study. Liver Transpl 2009; 15: 1426-34.

94. Marino IR, Doria C, Scott VL et al. Efficacy and safety of basiliximab with a tacrolimus-based regimen in liver transplant recipients. Transplantation 2004; 78: 886-91.

95. Gruttadauria S, Vasta F, Mandala L et al. Basiliximab in a triple-drug regimen with tacrolimus and steroids in liver transplant recipients. Transpl Proc 2005; 37: 2611-13.

96. Ramírez CB, Doria C, Di Francesco F, Iaria M, Kang Y, Marino IR. Anti-IL2 induction in liver transplantation with 93% rejection-free patient and a graft survival at 18 months. J Surg Res 2007; 138: 198-204.

97. Schmeding M, Saber IM, Kiessling A et al. Influence of basiliximab induction therapy on long term outcome after liver transplantation, a prospective randomized trial. Ann Transplant 2007; 12: 15-21.

98. Boillot O, Mayer DA, Boudjema K et al. Corticosteroid-free immunosuppression with tacrolimus following induction with daclizumab: a large randomized clinical study. Liver Transpl 2005; 11: 61-7.

99. Cai J, Terasaki PI. Induction immunosuppression improves long-term graft and patient outcome in organ transplantation: an analysis of united network for organ sharing registry data. Transplantation 2010; 90: 1511.

100. Soliman T, Hetz H, Burghuber C et al. Short-term induction therapy with anti-thymocyte globulin and delayed use of calcineurin inhibitors in orthotopic liver transplantation. Liver Transpl 2007; 13: 1039-44.

101. Yoshida EM, Marotta PJ, Greig PD et al. Evaluation of renal function in liver transplant recipients receiving daclizumab (Zenapax), mycophenolate mofetil, an a delayed, low-dose tacrolimus regimen vs a standard-dose tacrolimus and mycophenolate mofetil regimen: a multicenter randomized clinical trial. Liver Transpl 2005; 11: 1064-72.

102. Lladó L. Induction therapy in hepatic transplantation. Trends Transplant 2011; 5: 185-95.

103. Bogetti D, Sankary HN, Jarzembowski TM et al. Thymoglobulin induction protects liver allografts from ischemia/reperfusion injury. Clin Transplant 2005; 19: 507.

104. Tchervenkov J, Flemming C, Guttmann RD, Gachons D. Use of thymoglobulin induction therapy in the prevention of acute graft rejection episodes following liver transplantation. Transpl Proc 1997; 29: 13S.

105. Wang XF, LI JD, Peng Y, Dai Y, Shi G, Xu W. Interleukin-2 receptor antagonists in liver transplantation: a meta-analysis of randomized trials. Transpl Proc 2010; 42: 4567.

106. Morard I, Mentha G, Spahr L et al. Long-term renal function after liver transplantation is related to calcineurin inhibitors blood levels. Clin Transplant 2006; 20: 96.

107. Gonwa TA, Mai ML, Melton LB et al. End-stage renal disease (ESRD) after orthotopic liver transplantation (OLTX) using calcineurin-based immunotherapy: risk of development and treatment. Transplantation 2001; 72: 1934.

108. Ojo AO, Held PJ, Port FK et al. Chronic renal failure after transplantation of a non-renal organ. N Engl J Med 2003; 349: 931.

109. Emre S, Gondolesi G, Polat K et al. Use of daclizumab as inicial immunosuppression in liver transplant recipients with impaired renal function. Liver Transpl 2001; 7: 220.

110. Eckhoff DE, McGuire B, Sellers M et al. The safety and efficacy of a two-dose daclizumab (zenapax) induction therapy in liver transplant recipients. Transplantation 2000; 69: 1867-72.

111. Heffron TG, Smallwood GA, Pillen T et al. Liver transplant induction trial of daclizumab to spare calcineurin inhibition. Transpl Proc 2002; 34: 1514.

112. Sellers MT, McGuire BM, Haustein SV, Bynon JS, Hunt SL, Eckhoff DE. Two-dose daclizumab induction therapy in 209 liver transplants: a single center analysis. Transplantation 2004; 78: 1212.

113. Calmus Y, Kamar N, Gugenheim J et al. Assessing renal function with daclizumab induction and delayed tacrolimus introduction in liver transplant recipients. Transplantation 2010; 89: 1504.

114. Trunecka P, Klempnauer J, Bechstein WO et al. Renal function in de novo liver transplant recipients receiving different prolongued-release tacrolimus regimens. The DIAMOND Study. Am J Transplant 2015; 15: 1843-54.

115. Starzl TE, Murase N, Abu-Elmagd K et al. Tolerogenic immunosuppresion for organ transplantation. Lancet 2003; 361: 1502.

116. De Ruvo N, Cucchetti A, Lauro A et al. Preliminary results of a "prope" tolerogenic regimen with thymoglobulin pretreatment and hepatitis C virus recurrent in liver transplantation. Transplantation 2005; 80: 8.

117. Benítez CE, Puig-Pey I, López M et al. ATG-fresenius treatment and low-dose tacrolimus: results of a randomized controlled trial in liver transplantation. Am J Transplant 2010; 10: 2296.

118. Eason JD, Blazek J, Mason A, Nair S, Loss GE. Steroid-free immunosuppression through thymoglobulin induction in liver transplantation. Transpl Proc 2001; 33: 1470.

119. Pageaux GP, Calmus Y, Boillot O et al. Steroid withdrawal at day 14 after liver transplantation: a double-blind, placebo-controlled study. Liver Transpl 2004; 10: 1454.

120. Klintmalm GB, Washburn WK, Rudich SM et al. Corticosteroid-free immunosuppression with daclizumab in HCV (+) liver transplant recipients: 1-year interim results of the HCV-3 study. Liver Transpl 2007; 13: 1521.

121. Ramírez CB, Doria C, Di Francesco F, Iaria M, Kang Y, Marino IR. Anti-IL2 induction in liver transplantation with 93% rejection-free patient and a graft survival at 18 months. J Surg Res 2007; 138: 198-204.

122. Humar A, Crotteau S, Gruessner A et al. Steroid minimization in liver transplant recipients: impact on hepatitis C recurrence and post-trasplant diabetes. Clin Transpl 2007; 21: 526-53.

123. Caillard S, Dhanidharka V, Agodoa L, Bohen E, Abbott K. Posttransplant lymphoproliferative disorders after renal transplantation in the United Status in era of modern immunosuppression. Transplantation 2005; 80: 1233.

124. Rostaing L, Saliba F, Calmus Y, Dharancy S, Boillot O. Review article: use of induction therapy in liver transplantation. Transplant Rev 2012; 26: 246.

125. Bogetti D, Sankary HN, Jarzembowski TM et al. Thymoglobulin induction protects liver allografts from ischemia/reperfusion injury. Clin Transplant 2005; 19: 507.

126. Levitsky J, Thudi K, Ison MG, Wang E, Abecassis M. Alemtuzumab induction in non-hepatitis C positive liver transplant recipients. Liver Transpl 2011; 17: 32.

127. Noble J, Terrec F, Malvezzi P, Rostaing L. Adverse effects of immunosuppression after liver transplantation. Best Pract Res Clin Gastroenterol 2021; 54-55: 101762.

128. Zhu A, Leto A, Shaked A, Keating B. Immunologic monitoring to personalize immunosuppression after liver transplant. Gastroenterol Clin North Am 2018; 47: 281-96.

129. Lerut J, Gondolesi G. Immunosuppression in liver and intestinal transplantation. Best Pract Res Clin Gastroenterol 2021; 54-5: 101767.

 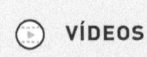 VÍDEOS

Infecciones en el receptor de trasplante de órgano sólido

26

R. San Juan Garrido, J. T. Sequeira Lopes da Silva, I. Rodríguez Goncer, F. López Medrano y J. M. Aguado García

INTRODUCCIÓN

La infección sigue siendo la causa más importante de morbimortalidad en los receptores de un trasplante de órgano sólido (TOS)[1]. El riesgo global de infección y, específicamente, de infecciones oportunistas está determinado principalmente por tres factores: la situación basal del paciente (enfermedad de base, estado nutricional, presencia de insuficiencia renal), el estado neto de inmunosupresión y el tipo y grado de exposición a microorganismos, sobre todo en el ámbito nosocomial, y las maniobras invasivas a las que son sometidos los pacientes en el procedimiento quirúrgico del trasplante y el postoperatorio. El estado neto de inmunosupresión es un concepto individual dinámico para cada receptor de TOS que resulta de la interacción entre distintas circunstancias basales y adquiridas tras el trasplante (enfermedad de base, fármacos inmunosupresores, citopenias, hipogammaglobulinemia, hipocomplementemia), que conllevan un riesgo individual de desarrollar infección y otros efectos adversos relacionados con la inmunosupresión en cada receptor de trasplante[2].

Además de la infección nosocomial y la reactivación de infecciones latentes, el propio injerto trasplantado puede provocar la transmisión de distintas infecciones, entre las que destacan las infecciones latentes del donante fundamentalmente víricas de tipo herpes (citomegalovirus [CMV], virus del herpes simple [VHS], virus de la varicela-zóster [VVZ], virus del herpes humano de tipo 8 [VHH-8]), poliomavirus BK y JC, virus de la hepatitis C (VHC) y B (VHB) o parasitarias como la toxoplasmosis. También se describe la transmisión excepcional de otros microorganismos que infectan de forma aguda al donante previamente al trasplante, tanto virus (virus del oeste del Nilo, virus de la coriomeningitis linfocitaria, virus de la rabia, arenavirus, etc.) como bacterias (micobacterias, infección bacteriana piógena).

En este capítulo se revisarán los aspectos generales de las complicaciones infecciosas en receptores de TOS y se añadirá la exposición de algunas consideraciones específicas para los distintos tipos de trasplante.

Aspectos epidemiológicos y cronología general de la infección

Como se describe en la **tabla 26-1**, la mayoría de los episodios de infección en receptores de TOS se producen durante el primer mes; luego disminuyen paulatinamente, para situarse por debajo de 0,5 episodios por 1.000 días de trasplante a partir del 6º mes[1], con variaciones según el tipo de trasplante y el tiempo que lleva el paciente trasplantado.

Período precoz (primeros 30 días)

La mayoría de las infecciones están determinadas por la hospitalización del paciente y la realización de maniobras invasivas, incluida la presencia de catéteres intravasculares, además de las complicaciones inherentes a la propia técnica quirúrgica de cada trasplante. La bacteriemia relacionada con el catéter es una de las causas más frecuentes de fiebre en estos pacientes, especialmente durante su estancia en la unidad de cuidados intensivos (UCI), donde es responsable del 15 % de los episodios febriles[3]. Las estancias prolongadas de los pacientes trasplantados en UCI, tanto en el postoperatorio como en el preoperatorio, conllevan un riesgo elevado de

Tabla 26-1. Incidencia de infección por tipo de trasplante[a]

Trasplante	Período precoz		Período tardío
	Primer mes postrasplante	2º a 6º mes postrasplante	Después 6º mes postrasplante
Corazón	8,78	2,33	0,34
Hígado	11,52	1,90	0,31
Páncreas-riñón	14,47	4,27	0,76
Pulmón	13,26	3,29	1,4
Riñón	4,91	2,02	0,28
Total	8,27	2,13	0,37

Adaptado de San Juan et al.[1]
[a] Incidencia: episodios/1.000 días de trasplante.

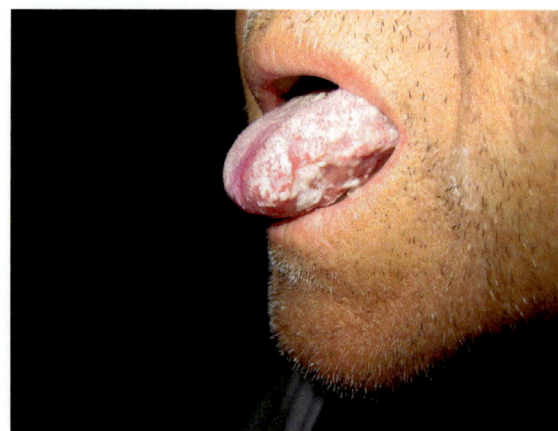

Figura 26-1. Candidiasis oral en un paciente de 36 años durante el primer mes tras trasplante cardíaco.

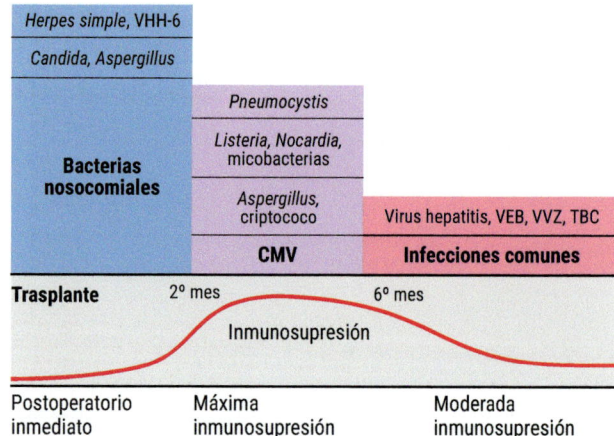

Figura 26-2. Cronograma de las infecciones en el receptor de un trasplante de órgano sólido CMV: citomegalovirus; TBC: tuberculosis; VEB: virus de Epstein-Barr; VHH-6: virus del herpes humano de tipo 6; VVZ: virus de la varicela-zóster.

neumonía asociada o no a ventilación mecánica y de bacteriemia relacionada con el catéter intravascular. La mayoría de los episodios febriles que presentan estos pacientes durante su estancia en la UCI son debidos a infección bacteriana, y más del 40 % de los episodios febriles durante la primera semana de la estancia en UCI se deben a una neumonía[4]. Globalmente, según los datos de la Red Española de Seguimiento de la Infección en el Trasplante (RESITRA), alrededor del 20 % de los episodios de infección bacteriana en los primeros 6 meses del trasplante son debidos a neumonía[1].

Aunque en este período la inmunosupresión celular no es todavía evidente, se describen algunas infecciones oportunistas precoces, como la estomatitis-esofagitis herpética, candidiasis oral y esofágica (**Fig. 26-1**) y, en algunos pacientes de alto riesgo, formas precoces de aspergilosis invasora.

Período de máxima inmunosupresión (2º-6º mes postrasplante)

Los pacientes sometidos a un TOS presentan un déficit permanente de la inmunidad celular, como resultado del tratamiento inmunosupresor, que empieza a ser evidente a partir de la 3ª-4ª semana y, de hecho, la mayoría de los episodios de enfermedad por CMV y otras infecciones oportunistas intracelulares se producen a partir del segundo mes postrasplante[5,6].

Período tardío postrasplante (después del 6º mes)

El riesgo de infección disminuye drásticamente a medida que pasa el tiempo desde el trasplante, dado que la mayoría de los pacientes tienen una buena función del injerto con un nivel de inmunosupresión bajo. En este período, los pacientes son susceptibles de sufrir el mismo tipo de infecciones adquiridas en la comunidad que un huésped inmunocompetente. Sin embargo, estas infecciones en el receptor de TOS pueden tener una presentación y una evolución atípicas. Asimismo, existe un subgrupo de pacientes (alrededor del 15 %) que pueden padecer una disfunción crónica del injerto por rechazo crónico, por lo que requieren tratamiento inmunosupresor intenso y, a menudo, están infectados

de forma crónica por uno o más virus inmunomoduladores como CMV, virus de Epstein-Barr (VEB) o VHC[7]. Se asume que este grupo de pacientes tienen un estado neto de inmunosupresión alterado y, por lo tanto, un riesgo elevado de padecer infecciones por microorganismos oportunistas, con una morbimortalidad similar a la de las infecciones precoces[1]. Los factores que identifican a estos pacientes que siguen en alto riesgo de infección más allá del sexto mes del trasplante son aquellos con postrasplante más tórpido: episodios de rechazo agudo de repetición, disfunción crónica del injerto, infecciones bacterianas de repetición e insuficiencia renal crónica[8]. Otro grupo de riesgo lo componen el 20-30 % de los receptores de TOS seronegativos frente a CMV con donante seropositivo, que reciben profilaxis prolongada con ganciclovir o valganciclovir y que presentan formas tardías de enfermedad por CMV tras la retirada de la profilaxis[1,9].

Durante esta etapa ocurre también la aparición de enfermedades neoplásicas, como tumores sólidos o síndromes linfoproliferativos, algunos de ellos asociados a la infección por VEB.

En la **figura 26-2** se representa el cronograma clásico de las infecciones más frecuentes en el transcurso de un TOS.

INFECCIÓN DURANTE EL PERÍODO PRECOZ POSTRASPLANTE

El período precoz postrasplante se considera el de mayor riesgo de infección de forma global, predominando la infección bacteriana nosocomial respecto a la infección oportunista como tal.

Trasplante renal

La infección del tracto urinario es la complicación infecciosa más frecuente que afecta a estos pacientes. Las formas precoces son las que se consideran más graves y pueden relacionarse con deterioro de la función renal, por lo que se recomienda siempre un tratamiento antibiótico empírico en cualquier cuadro febril con alteración de parámetros funcionales renales. El dolor en el injerto, que suele alojarse en las fosas ilíacas, y la fiebre pueden ser los únicos síntomas. En general está indicado descartar complicaciones posquirúrgicas de la vía renoureteral, especialmente en los casos de infección urinaria recidivantes, en los cuales además se recomienda un tratamiento antibiótico prolongado de 6 semanas. Aparte de los patógenos urinarios habituales, incluyendo *Escherichia coli* y *Pseudomonas aeruginosa*, es necesario pensar en otros menos frecuentes, como *Candida* sp. y *Corynebacterium urealyticum*. Si bien las enterobacterias son la causa más frecuente de infección urinaria y de pancreatitis por reflujo en el trasplante de páncreas-riñón, cada vez es más frecuente la infección por enterobacterias resistentes a las cefalosporinas de tercera generación (enterobacterias con betalactamasa de espectro extendido [BLEE] o con betalactamasa cromosómica tipo AmpC), así como enterobacterias productoras de carbapenemasas en receptores de TOS[10,11]. Por otro lado, *P. aeruginosa* es un patógeno que ha de tenerse en cuenta en este tipo de infecciones.

El linfocele es una complicación de la disección de los vasos linfáticos de la vena ilíaca que ocurre hasta en el 15 % de los pacientes sometidos a trasplante renal[12] y que puede complicarse con una sobreinfección generalmente bacteriana que suele requerir el drenaje quirúrgico o guiado por tomografía computarizada (TC).

Trasplante pancreático

El riesgo de infección aumenta sensiblemente cuando los pacientes son sometidos a un trasplante de páncreas-riñón. En estos pacientes, la incidencia de infección urinaria depende del tipo de derivación exocrina utilizada, siendo sensiblemente superior en aquellos con derivación vesical.

En el momento actual, el drenaje exocrino del injerto pancreático se puede llevar a cabo a la vejiga (derivación vesical) o al intestino delgado (drenaje entérico). No hay consenso acerca del tipo de derivación ideal, dado que ambas técnicas tienen ventajas e inconvenientes (**Tabla 26-2**), si bien la tendencia actual es a la derivación entérica, que se considera más anatómica. La derivación vesical entraña mayor riesgo de pancreatitis secundaria a infección urinaria, mientras que la derivación entérica se relaciona con un riesgo muy importante de absceso intraabdominal[13].

La pancreatitis del injerto es posible por la manipulación de este durante la obtención y preparación para el trasplante o por contaminación retrógrada en pacientes con derivación vesical. Se produce pancreatitis del injerto hasta en el 30 % de los pacientes con infección intraabdominal tras el trasplante pancreático, aunque es difícil precisar si precede a esta o es secundaria a la infección peripancreática. El dolor en la localización donde se aloja el injerto (habitualmente en alguna de las fosas ilíacas) y la fiebre pueden ser los únicos síntomas de presentación, aunque también suelen acompañarse de otros datos analíticos sugerentes de pancreatitis. No existe consenso acerca del manejo más adecuado de la pancreatitis del injerto, por lo que es necesario individualizarlo. Cuando existe un absceso intraabdominal evidente secundario a dehiscencia de sutura duodenal (más frecuente en las derivaciones entéricas), la indicación quirúrgica es más clara y con intención reparadora. En el caso de la pancreatitis del injerto no suele recomendarse la realización de punción con TC debido al alto riesgo de desestructuración del injerto y de empeorar el cuadro agudo. En general suele recomendarse el manejo conservador con antibioticoterapia de amplio espectro y la cirugía en los pacientes con mala evolución, que suele consistir en pancreatectomía (hasta en el 50 % de los pacientes)[13].

Trasplante hepático

La mayoría de los pacientes que son sometidos a trasplante hepático se encuentran en una situación de cirrosis avanzada, lo cual conlleva un riesgo añadido de infección bacteriana, fundamentalmente intraabdominal y de bacteriemia primaria. La disfunción en el reclutamiento de neutrófilos en este tipo de pacientes[14] y otros problemas locales, como la translocación de la flora bacteriana gastrointestinal, podrían explicar este mayor riesgo.

La causa más frecuente globalmente de infección en el período precoz del trasplante hepático es la infección intraabdominal[1], que comprende alrededor del 30 % de los episodios de infección (**Tabla 26-3**). La mayoría de ellos están relacionados con la técnica quirúrgica e incluyen la infección profunda de la herida quirúrgica, los abscesos intrahepáticos y perihepáticos, la peritonitis y la colangitis. Los abscesos intrahepáticos suelen tener un origen isquémico, generalmente por colangiopatía isquémica, secundaria o no a trombosis de la arteria hepática. Los abscesos extrahepáticos y las peritonitis son a menudo secundarios a sobreinfección de colecciones hemáticas o a fístulas en la vía biliar. Las colangitis suelen relacionarse con una obstrucción de la vía biliar, fundamentalmente a nivel de la anastomosis[13].

Tabla 26-2. Complicaciones según el tipo de derivación exocrina en trasplante de páncreas		
	Drenaje vesical	**Drenaje entérico**
Ventajas	• Monitorización de rechazo sencilla • Menor incidencia de infección intraabdominal	• Ausencia de complicaciones metabólicas • Menor incidencia de infección urinaria o de complicaciones urológicas • Menor incidencia de pancreatitis
Inconvenientes	• Deshidratación y acidosis metabólica • Mayor incidencia de pancreatitis del injerto • Mayor incidencia de complicaciones urológicas • Mayor incidencia de infección urinaria	• Monitorización de rechazo más complicada • Mayor incidencia de complicaciones quirúrgicas • Mayor incidencia de infección intraabdominal
Adaptado de Haidar G et al.[13]		

Tabla 26-3. Distribución de los síndromes infecciosos en los 6 primeros meses de un trasplante hepático

Síndrome infeccioso	Porcentaje
Infección intraabdominal	29,3
Neumonía	21,2
Infección de herida quirúrgica	14,1
Infección de catéter intravascular	13,4
Infección de las vías respiratorias superiores	9,3
Bacteriemia primaria	7,1
Infección urinaria	5,6
Adaptado de San Juan R et al.[1]	

Otro grupo de alto riesgo de colangitis lo constituyen los pacientes con problemas isquémicos en el injerto, bien por daños de preservación graves del hígado trasplantado (especialmente en donaciones en asistolia), bien por problemas trombóticos de la arteria hepática. Los pacientes que reciben un injerto hepático parcial tienen un riesgo aumentado de presentar este tipo de infecciones bacterianas, sobre todo derivadas del desarrollo de fístulas biliares[15]. Como en cualquier paciente con un absceso intraabdominal, su drenaje es fundamental para conseguir la curación, aunque en los pacientes sometidos a un trasplante hepático reciente es especialmente aconsejable intentar medidas para evitar la reintervención quirúrgica, como la punción con control de TC[13].

En la **tabla 26-4** se describen las bacterias implicadas en las infecciones desarrolladas durante los primeros 6 meses del trasplante hepático en la cohorte de RESITRA[1]. Cabe destacar que en algunos programas de trasplante se realiza una descontaminación intestinal selectiva, fundamentalmente con antibioticoterapia de amplio espectro, durante los primeros 2-4 días de trasplante y en algunos centros con quinolonas durante las 2 primeras semanas del trasplante. Las bacterias grampositivas son responsables de la mitad de los episodios de infección, en particular *Staphylococcus* coagulasa negativo, enterococo (tanto *E. faecalis* como *E. faecium*, a menudo resistente a ampicilina) y *Staphylococcus aureus*. La otra mitad está causada por bacterias gramnegativas, sobre todo enterobacterias, *Acinetobacter* sp. y *P. aeruginosa*.

El trasplante hepático es el TOS que se complica con mayor frecuencia con infección bacteriémica[16]. La causa principal de bacteriemia en series previas era *S. aureus*, casi siempre en relación con una infección del catéter[17]. En esta cohorte ya se indicaban otras etiologías emergentes de bacteriemia, como *Acinetobacter* sp. y enterococo. Tanto la descontaminación colónica como la presencia de obstrucción en la vía biliar son factores de riesgo de bacteriemia enterocócica en el trasplante hepático[18]. En España se está observando en los últimos años el surgimiento de infecciones por enterobacterias resistentes a cefalosporinas de tercera generación (tanto BLEE como betalactamasas cromosómicas tipo AmpC) en receptores de trasplante hepático (más del 10 % de las bacteriemias por *E. coli*), como reflejan los datos de RESITRA[10], así como infecciones por enterobacterias productoras de carbapenemasas[11,19-23].

Tabla 26-4. Principales microorganismos implicados en distintos síndromes infecciosos durante los 6 primeros meses de un trasplante hepático

Síndrome infeccioso	Porcentaje
Neumonía	
Enterobacterias	30,19
Acinetobacter baumanii	28,30
Pseudomonas aeruginosa	15,09
Staphylococcus aureus	7,55
Infección del lecho quirúrgico	
Enterobacterias	38,5
Staphylococcus aureus	28,8
BGNNF	11,5
Infección intraabdominal	
Enterobacterias	35,23
Enterococcus sp.	30,68
Acinetobacter sp.	11,36
Pseudomonas aeruginosa	10,23
Colangitis	
Escherichia coli	27
Enterococcus sp.	25,4
Acinetobacter sp.	16,9
Staphylococcus coagulasa negativa	8,5
Pseudomonas aeruginosa	6,8
Infección del catéter intravascular	
Staphylococcus coagulasa negativa	58,5
Staphylococcus aureus	13,2
BGNNF	13,2
Enterococcus sp.	9,4
Enterobacterias	5,7
Adaptado de San Juan R et al.[1] BGNNF: bacilos gramnegativos no fermentadores.	

Trasplante cardíaco

La mediastinitis postesternotomía en los receptores de un trasplante cardíaco es del 3-8 %, una incidencia sensiblemente superior a la de otros pacientes sometidos a cirugía cardíaca[24,25]. Sin embargo, la etiología es similar a la de la mediastinitis posquirúrgica en otros grupos de pacientes, siendo *S. aureus* y *S. epidermidis* los más frecuentemente implicados, seguidos de bacilos gramnegativos como *P. aeruginosa* y las enterobacterias hospitalarias, así como la evolución clínica con tratamiento medicoquirúrgico.

Como ocurre en otras cirugías cardíacas, este tipo de trasplante presenta una elevada incidencia de neumonía[26], tanto asociada a ventilación mecánica como neumonía nosocomial en el postoperatorio más tardío.

Trasplante pulmonar

El portador de trasplante pulmonar presenta características y factores de riesgo muy específicos, que determinan su sus-

Tabla 26-5. Factores que predisponen a la infección en el trasplante de pulmón

- Interrupción de la circulación bronquial
  - Disrupción de la integridad del epitelio
  - Función ciliar anormal
  - Producción de esputo reducida
- Denervación del injerto
  - Reflejo tusígeno y respuesta bronquial reducidos
- Disrupción del drenaje linfático
- Complicaciones en las zonas de anastomosis del injerto
  - Isquemia, necrosis y dehiscencia de la zona de suturas bronquiales
  - Estenosis con retención de secreciones
- Colonización pretrasplante por agentes infecciosos
  - Del pulmón nativo del receptor (principalmente en trasplantes unipulmonares)
  - Del donante
- Pauta inmunosupresora
  - Disfunción de linfocitos T (inmunosupresores calcineurínicos)
  - Disfunción de linfocitos B (micofenolato mofetilo/ácido micofenólico)
  - Desregulación de macrófagos y citocinas (corticoides)

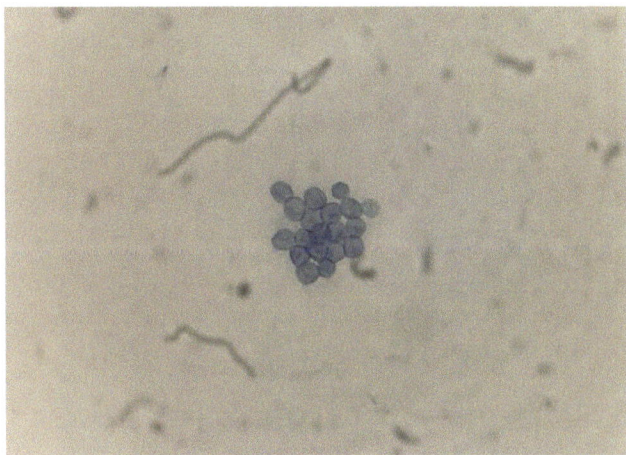

Figura 26-3. Formas quísticas de *Pneumocystis jirovecii* visualizadas mediante tinción de azul de tolouidina en una muestra de lavado broncoalveolar.

ceptibilidad a desarrollar ciertas infecciones (**Tabla 26-5**). De hecho, las infecciones constituyen la principal causa de muerte en el postoperatorio precoz y son una de las causas más importantes de morbimortalidad durante los primeros 6 meses postrasplante[27,28]. Dado que el tracto respiratorio es el área más vulnerable tras el trasplante pulmonar, la neumonía bacteriana es la complicación infecciosa más frecuente, seguida de las reactivaciones víricas y las infecciones fúngicas.

Recientemente se ha demostrado también que ciertas infecciones de la vía aérea predisponen al desarrollo de bronquiolitis obliterante postrasplante, una forma clínica de rechazo crónico en el portador de trasplante pulmonar que se asocia con una mala evolución del injerto[29].

SÍNDROMES INFECCIOSOS ESPECÍFICOS

Neumonía

La neumonía representa entre el 30 y el 80 % de las infecciones que padecen los receptores de un TOS y es una de las causas más frecuentes de fiebre en estos pacientes y conlleva una elevada morbimortalidad[26].

El período con mayor riesgo de neumonía es el del postrasplante inmediato, especialmente en los pacientes que requieren estancias prolongadas en la UCI y ventilación mecánica prolongada, como los receptores de trasplantes de pulmón o hígado. En los receptores de un trasplante hepático, la neumonía es responsable del 40 % de todos los procesos febriles durante la primera semana en la UCI[3].

La incidencia global de neumonía varía según el tipo de TOS, siendo del 22 % en el trasplante de pulmón-corazón, del 17 % en el trasplante hepático, del 5 % en el trasplante cardíaco y del 1-2 % en el trasplante renal.

En la neumonía precoz, generalmente asociada a ventilación mecánica, siempre hay que considerar el papel de microorganismos multirresistentes, como enterobacterias pro-

ductoras de carbapenemasas, *Acinetobacter* sp., *P. aeruginosa* o *Stenotrophomonas maltophilia*. En los pacientes sometidos a un trasplante pulmonar, en particular aquellos con fibrosis quística, hay que considerar otros microorganismos, a menudo multirresistentes, que colonizan el tracto respiratorio inferior de estos pacientes, como es el caso de *Pseudomonas* sp., *Burkholderia cepacia* o *S. aureus*.

En cualquier neumonía grave en un paciente trasplantado, sobre todo cuando el patrón radiológico sugiera la posibilidad de infección oportunista (infiltrado intersticial, nódulos pulmonares), está especialmente indicado intentar el diagnóstico con pruebas invasivas[30]. Esta prueba es clave para el diagnóstico microbiológico en más del 30 % de los pacientes[30], con un excelente rendimiento para el diagnóstico de neumonitis por CMV, *Pneumocystis jirovecii* y muchos casos de tuberculosis o infección fúngica invasora[30], si bien la biopsia transbronquial suele ser necesaria para el diagnóstico definitivo de infección fúngica invasora y para diagnosticar algunos casos de tuberculosis miliar (**Fig. 26-3**).

Enterocolitis

Si bien alrededor del 70 % de los episodios de diarrea no son diagnosticados microbiológicamente[31], *Clostridioides difficile* es el agente etiológico identificado con mayor frecuencia en la diarrea aguda y subaguda tanto de adquisición nosocomial como comunitaria en receptores de un TOS. La incidencia de colitis asociada a *C. difficile* varía según el tipo de trasplante entre el 5 y el 15,5 %[32]; esta infección se ha relacionado con una importante morbilidad en esta población[31].

La diarrea por enteropatógenos habituales es sorprendentemente poco frecuente en esta población, mientras que la enteritis vírica por norovirus se ha descrito como la segunda causa infecciosa de diarrea en receptores de TOS junto con la enterocolitis por CMV[31] y, con menor frecuencia, asociada a brotes de adenovirus o rotavirus[33]. A diferencia de lo que ocurre con el CMV y otras enterocolitis agudas víricas, la diarrea crónica es la forma clínica más frecuente de enterocolitis por norovirus. Se caracteriza por la presencia de atrofia vellositaria con malabsorción[34], que plantea el diagnóstico diferencial con una de las causas más frecuentes no infecciosas de diarrea, como es la toxicidad por micofenolato.

Aunque poco frecuente, en el algoritmo diagnóstico del estudio de heces hay que incluir *Cryptosporidium*, especialmente en cuadros explosivos de diarrea coleriforme[35]. El algoritmo diagnóstico recomendado en receptores de un TOS con diarrea aguda inicialmente debe incluir *C. difficile*, enteropatógenos y CMV y reservar el estudio de norovirus para los casos de diarrea crónica, y el de rotavirus, adenovirus y *Cryptosporidium* para los casos de diarrea aguda persistente sin diagnóstico[36].

CUADROS ESPECÍFICOS DE INFECCIÓN OPORTUNISTA

Legionelosis

Dado su comportamiento intracelular y la importancia de la inmunidad celular en su patogenia, *Legionella* sp. es un patógeno que ha de tenerse en cuenta en un receptor de un TOS con neumonía. *Legionella pneumophila* es la especie más habitual, pero es precisamente en el receptor de TOS donde se han descrito mayor número de infecciones por otras especies como, *L. micdadei, L. bozemanii* y *L. dumoffii*, lo cual es relevante ya que la antigenuria frente a *Legionella* habitualmente utilizada puede ser negativa en la neumonía por estas especies. La prevalencia de seroconversión por *Legionella* en el período postrasplante es de alrededor del 20 %, y la tercera parte presenta neumonía[37]. La infección por *Legionella* suele ser nosocomial o comunitaria y se presenta en brotes epidémicos dependiendo de la época del año y la localización geográfica; es el agente etiológico del 3-12 % de las neumonías en estos pacientes. Suele presentarse semanas después del trasplante coincidiendo con episodios de rechazo o, con mayor frecuencia, de forma más tardía en el período postrasplante[38]. Constituyen factores de riesgo el tratamiento corticoideo en dosis altas y el antecedente de hemodiálisis de larga evolución. El cuadro clínico de la neumonía es similar al que causan otros microorganismos, excepto por la mayor tendencia a presentar manifestaciones clínicas extrapulmonares, como síntomas neurológicos y gastrointestinales.

Listeriosis

La listeriosis es una complicación infecciosa que ha de tenerse en cuenta sobre todo en receptores de trasplante hepático; puede tener una presentación relativamente precoz en el postrasplante, ya que la propia hepatopatía avanzada constituye un factor de riesgo, al que se suma la inmunosupresión celular de estos pacientes. La forma clínica más frecuente es la afectación del sistema nervioso central (más del 60 %, en su mayor parte meningitis, aunque se describen casos de meningoencefalitis y encefalitis) y una tercera parte cursa con bacteriemia primaria. Además, se han descrito neumonías, endoftalmitis, abscesos rectales y miocarditis[39]. En la meningitis por *Listeria*, el líquido cefalorraquídeo suele mostrar pleocitosis con predominio de neutrófilos, aunque no siempre, e hipoglucorraquia.

Nocardiosis

La infección por *Nocardia* debe tenerse siempre en consideración en cualquier paciente trasplantado que está recibiendo corticoterapia y, en particular, si no recibe profilaxis con cotrimoxazol. Se ha comunicado en todo tipo de trasplantes, y en el momento actual, con las pautas de profilaxis de los programas de trasplante, la incidencia global es inferior al 1 %, si bien varía según el tipo de trasplante: pulmón, 3,5 %; cardíaco, 2,5 %; intestinal, 1,3 %; renal, 0,2 %, y hepático, 0,1 %[40]. Sin embargo, las tres cuartas partes de los casos actuales de nocardiosis se producen en pacientes que reciben profilaxis con cotrimoxazol, lo cual implica que la protección no es total, en particular si se administran dosis bajas[41]. Aunque la nocardiosis en estos pacientes debe considerarse una enfermedad sistémica, la forma localizada pulmonar es la más frecuentemente descrita, aunque en más del 20 % de los casos la presentación es en forma de abscesos en otras localizaciones, en particular cerebro, piel y partes blandas, sobre todo en los casos por *Nocardia farcinica*[41] y que no presentan, de forma característica, manifestaciones inflamatorias.

Tuberculosis

El desarrollo de tuberculosis tiene graves consecuencias para el paciente trasplantado. En esta población, la tuberculosis condiciona una gran mortalidad que oscila entre el 15 y el 35 %, muy superior a la ocasionada en la población general o en pacientes trasplantados sin tuberculosis[42].

Aunque la mayoría de los pacientes desarrollan formas pulmonares de tuberculosis, el porcentaje de pacientes que desarrollan formas extrapulmonares o diseminadas supera el 30 %[42,43] (sobre todo en el período de máxima inmunosupresión postrasplante) (Fig. 26-4).

El rango de desarrollo de una tuberculosis tras el trasplante es muy amplio y oscila entre el primer mes y varios años postrasplante[42]. La mayoría de los casos ocurren de forma tardía, si bien los casos de enfermedad diseminada grave sue-

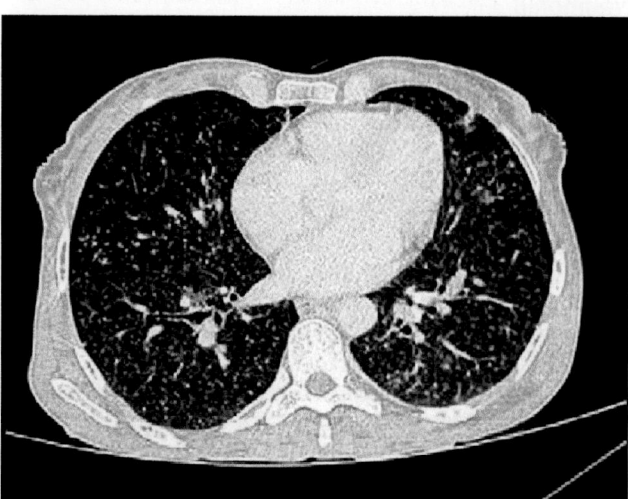

Figura 26-4. Tomografía computarizada que muestra un patrón miliar bilateral en un paciente de 58 años receptor de un trasplante cardíaco.

len producirse en el período de máxima inmunosupresión en la fase precoz postrasplante.

Teniendo en cuenta la elevada mortalidad del cuadro en este tipo de pacientes, se aconseja utilizar en lo posible tuberculostáticos de primera línea: rifampicina, isoniazida, pirazinamida y etambutol. Alternativamente a la rifampicina se podría utilizar rifabutina[42,44,45].

Los receptores de un TOS presentan un riesgo de hepatotoxicidad grave, que puede alcanzar el 30 %, y de interacciones con los anticalcineurínicos, sobre todo la rifampicina, que disminuye drásticamente los niveles de ciclosporina o tacrólimus, con el consiguiente riesgo de rechazo. Suele recomendarse rifabutina en lugar de rifampicina en los períodos precoces postrasplante, en los que es mayor el riesgo de rechazo, dado que presenta menor interacción con los anticalcineurínicos y se deben aumentar las dosis de estos últimos desde el inicio del tratamiento con control estrecho de niveles plasmáticos[42,44,45].

El uso, o no, de profilaxis con isoniazida para la prevención de la tuberculosis del paciente trasplantado es un tema enormemente controvertido y no existen recomendaciones específicas para esta situación. La prevención de la tuberculosis en el receptor de un trasplante presenta numerosos problemas. Por un lado, muchos de ellos tienen una prueba de tuberculina negativa debido a la anergia cutánea condicionada por la inmunosupresión[46], por lo que no es infrecuente que el diagnóstico de tuberculosis en estos pacientes se retrase durante semanas por falta de sospecha clínica. En este sentido, la incorporación de nuevos métodos para detección de la infección tuberculosa latente, como las técnicas de detección de interferón linfocitario tuberculosis-específico (IGRA), podrían complementar la prueba de tuberculina y contribuir al diagnóstico de tuberculosis latente en pacientes inmunodeprimidos[45].

Por otro lado, la profilaxis con isoniazida en estos pacientes, especialmente en el trasplante hepático, no está exenta de riesgos, ya que con frecuencia tienen infección concomitante con el VHB y el VHC.

La profilaxis con isoniazida teóricamente está indicada en todos los pacientes trasplantados o candidatos a trasplante con Mantoux positiva, dado que estos pacientes tienen un riesgo de tuberculosis al menos tres veces mayor que los que son Mantoux negativa[47]. Debido al elevado riesgo de hepatotoxicidad, la tendencia en la mayoría de los centros de trasplante hepático consiste en evitar en lo posible el uso profiláctico de isoniazida[48] o posponerlo hasta el postrasplante, cuando la función hepática esté estable[49], puesto que hasta el 11 % de los pacientes desarrollan algún grado de disfunción hepática que puede ser grave o llegar a producir la muerte del paciente[44,48]. El levofloxacino se ha evaluado positivamente como alternativa no hepatotóxica para el tratamiento de la infección tuberculosa latente en pacientes en lista de trasplante hepático, si bien la elevada incidencia de efectos adversos tenosinoviales limita su uso en esta indicación[50]. El moxifloxacino parece presentar mejor tolerancia y podría ser una alternativa para estos pacientes[51].

En los receptores de otros órganos con menor riesgo de toxicidad hepática suele recomendarse profilaxis en los pacientes con Mantoux o IGRA positivo antes del trasplante o en aquellos con datos radiológicos compatibles con tuberculosis antigua[45].

Candidiasis invasora

Es la infección fúngica más frecuente en el receptor de TOS. En los pacientes sometidos a trasplante hepático su incidencia puede alcanzar el 40 % y, junto con el trasplante de páncreas y de intestino, es el que se asocia con mayor frecuencia a micosis graves[52]. Más del 90 % de las infecciones fúngicas ocurren en los 2 primeros meses postrasplante, y las producidas por *Candida* spp. se presentan habitualmente en el primer mes. La infección vascular del lecho quirúrgico por *Candida* spp. puede provocar seudoaneurismas micóticos con el riesgo concomitante de rotura.

Trasplante hepático

La cirugía del trasplante hepático rompe la integridad de la mucosa intestinal y de la vía biliar y favorece la invasión fúngica de elementos contaminantes del tracto gastrointestinal. Este hecho justifica el protagonismo de *Candida* spp. en la infección intraabdominal de los pacientes con trasplante hepático. Las manifestaciones clínicas de la candidiasis en estos pacientes son muy variadas e incluyen fundamentalmente infecciones de la cavidad oral, esofagitis, abscesos intraabdominales, peritonitis, infección de herida y candidemia (asociada o no a catéter endovascular). La infección de colecciones adyacentes al injerto es la forma clínica de candidiasis más representativa del trasplante hepático[53]. Los factores de riesgo más importantes para presentar una infección intraabdominal por *Candida* spp. son la colonización y manipulación del intestino del receptor durante el procedimiento quirúrgico, la presencia de sangrado intraabdominal, la selección antibiótica ejercida durante la profilaxis perioperatoria y el deterioro inmunológico de estos pacientes[53].

Trasplante de páncreas

Las infecciones fúngicas constituyen hasta el 27 % del total de episodios infecciosos mayores en el receptor de trasplante de páncreas, afectando hasta al 35 % de los pacientes en algunas series[54,55]. El aspecto más relevante en el trasplante de páncreas es su papel en la infección intraabdominal. Por la experiencia en cirugía abdominal no relacionada con el trasplante, se sabe que el páncreas es particularmente susceptible a la infección fúngica. La incidencia de infección intraabdominal fúngica, con infección bacteriana concomitante o sin ella, en el trasplante de páncreas varía según las series entre el 5 y el 25 %[55-57], contribuyendo a prácticamente la mitad de los episodios de infección intraabdominal en series de grupos con amplia experiencia[55,58]. Estas infecciones suelen presentarse en los 2 primeros meses postrasplante, habitualmente antes de los 45 días. Aunque *Candida albicans* ha sido clásicamente la especie aislada, la utilización de azoles de forma profiláctica ha condicionado un incremento en los aislamientos de *Candida* no *albicans* en muestras de infección del lecho pancreático[55]. En más del 60 % de los episodios existe infección bacteriana concomitante por flora mixta constituida por grampositivos y gramnegativos.

En general, el tratamiento antifúngico asociado a drenaje percutáneo de los abscesos intraabdominales por *Candida* no es suficiente en muchos casos y puede ser necesaria una laparotomía con pancreatectomía del injerto en algunos casos refractarios[13].

Aspergilosis invasora

La incidencia global de aspergilosis invasora en el receptor de un TOS se sitúa en nuestro medio alrededor del 1,4 %, con variaciones según el tipo de trasplante: 3 % en el pulmonar, 2,4 % en el cardíaco, 2 % en el hepático y 0,2 % en el renal[59]. En el trasplante pulmonar, los estudios de colonización peritrasplante permiten establecer pautas de profilaxis dirigidas que han disminuido la incidencia de esta infección.

Casi una tercera parte de los casos de aspergilosis invasora pueden ocurrir precozmente tras el TOS[59] (**Tabla 26-6**).

La mayoría de los casos se concentran en pacientes de alto riesgo.

- Aspergilosis invasora precoz (primeros 3 meses del trasplante): afecta a pacientes que presentan insuficiencia renal postrasplante, en particular cuando requiere diálisis. Otros factores que también influyen de forma independiente en el desarrollo de aspergilosis invasora son la necesidad de reingreso en la UCI, las infecciones bacterianas previas y el desarrollo de enfermedad por CMV[59]. En el receptor de un trasplante hepático se han descrito además otros factores de riesgo independientes, como es la necesidad de un retrasplante urgente[60].
- Aspergilosis invasora tardía (después del tercer mes): se relaciona sobre todo con el estado neto de inmunosupresión. El desarrollo de un tumor relacionado con la inmunosupresión, como el linfoma, fue el factor de riesgo que más se relacionó con el desarrollo de aspergilosis invasora[60].

Si bien la determinación de galactomanano de *Aspergillus* en el suero es una técnica que ha demostrado excelente sensibilidad y especificidad en los receptores de trasplante de progenitores hematopoyéticos[61], en el TOS la sensibilidad no supera el 60 %[62], aunque es una prueba muy específica también en estos pacientes.

Aunque existen datos radiológicos que se consideran más específicos de infección invasora por hongos filamentosos (nódulos pulmonares con signo del halo o datos de cavitación en forma de media luna), las dos terceras partes de los receptores de un TOS con aspergilosis pulmonar invasora presentan un patrón radiológico de neumonía inespecífica[59].

Ante la sospecha de una infección fúngica invasora, no existe consenso acerca de la pauta empírica más adecuada. Dado que las posibilidades diagnósticas incluyen tanto *Aspergillus* como cigomicetos, parece adecuada la utilización de un antifúngico con amplio espectro que incluya ambas posibilidades, como es el caso de anfotericina B liposomal, especialmente en los pacientes que estén recibiendo profilaxis con azoles activos frente a *Aspergillus*.

El voriconazol se considera el antifúngico de elección para el tratamiento dirigido de la aspergilosis invasora[63]. Aunque en el TOS este fármaco presenta problemas de interacciones con los anticalcineurínicos y en el trasplante hepático su administración se relaciona con una mayor hepatotoxicidad, su utilización cautelosa con un seguimiento estrecho de las interacciones y la toxicidad permite que este fármaco pueda usarse con seguridad también en el trasplante hepático[64]. El isavuconazol es un nuevo azol de amplio espectro con eficacia similar al voriconazol en la aspergilosis invasora, pero con un perfil de seguridad más favorable y menos interacciones farmacológicas[65,66], por lo que es una alternativa cada vez más utilizada para el tratamiento de la aspergilosis pulmonar invasora en el receptor de TOS. En cuanto al tratamiento antifúngico combinado, no existen recomendaciones acerca de cuándo utilizarlo y con qué antifúngicos. La pauta de combinación más empleada es anfotericina B liposomal con caspofungina, aunque también se podría usar voriconazol y caspofungina[67,68]. En general, la indicación se restringe a los pacientes con formas de aspergilosis invasora diseminada o con fracaso terapéutico de monoterapia.

Desafortunadamente, la mortalidad global de la aspergilosis invasora en los receptores de un TOS supera el 75 %[59] y en el trasplante hepático alcanza el 85 %. La dificultad para el diagnóstico precoz, debido a la escasa especificidad de su presentación, puede influir en la mala evolución de los pacientes a pesar del tratamiento. Por otro lado, para la curación de la aspergilosis invasora es fundamental la reducción de la inmunosupresión, medida que no siempre es posible en estos pacientes, lo que repercute en el mal pronóstico.

Tabla 26-6. Distribución de los episodios de aspergilosis invasora según el momento del diagnóstico en el estudio GESITRA

Trasplante	1-30 días	31-90 días	3-6 meses	6-12 meses	Más de 1 año
Hígado (80)	27 (33,7 %)	17 (21,2 %)	15 (18,7 %)	11 (13,7 %)	10 (12,5 %)
Corazón (47)	12 (25,5 %)	20 (42,5 %)	5 (10,6 %)	5 (10,6 %)	5 (10,6 %)
Pulmón (17)	3 (17,6 %)	2 (11,7 %)	2 (11,7 %)	5 (29,4 %)	5 (29,4 %)
Riñón (10)	3 (30 %)	3 (30 %)	2 (20 %)	0	2 (20 %)
Pancreas-riñón (2)	0	1	1	0	0
Total (156)	45 (28,8 %)	43 (27,6 %)	25 (16 %)	21 (13,5 %)	22 (14,1 %)

Tomado de Gavalda J et al.[59]
GESITRA: Grupo de Estudio de la Infección en el Trasplante,

Neumonía por *Pneumocystis jirovecii*

La incidencia de neumonía por *P. jirovecii* clásicamente ha oscilado en los distintos tipos y centros de trasplante entre el 3 y el 15 %, según que se utilice, o no, profilaxis[69]. Datos españoles más recientes en programas de trasplante que incluyen profilaxis con cotrimoxazol sitúan dicha incidencia por debajo del 1 %[8] y, de hecho, los casos actuales suelen aparecer coincidiendo con la retirada de la profilaxis en pacientes que permanecen con corticoides o con otros factores predisponentes, como linfocitopenia o infección previa por CMV[70,71].

El riesgo de infección por *P. jirovecii* es mayor durante los primeros 6 meses postrasplante y durante los períodos en los que se incrementa el grado de inmunosupresión del paciente con el uso de dosis altas de corticoides o de anticuerpos antilinfocitarios para el tratamiento del rechazo o de la enfermedad del injerto contra el huésped[72,73].

Los síntomas más característicos de la infección por *P. jirovecii* son tos seca, disnea y fiebre, con hipoxemia variable, aunque en el paciente trasplantado la neumonía por *P. jirovecii* es generalmente de comienzo más agudo que en el paciente con síndrome de inmunodeficiencia adquirida (SIDA) y a menudo aparece durante la fase de descenso en las dosis de corticoides, probablemente porque, como consecuencia de este descenso, se deja de frenar la respuesta inflamatoria pulmonar. En el receptor de un trasplante, la infección por *P. jirovecii* suele limitarse al pulmón y, excepcionalmente, a diferencia del paciente con SIDA, se produce diseminación extrapulmonar. Otra diferencia con los pacientes con SIDA es que en el trasplantado es raro que se produzcan recidivas de la enfermedad. Sin embargo, la mortalidad relacionada con la neumonía por *P. jirovecii* en el paciente trasplantado es mayor que en el SIDA y se estima que oscila entre el 11 y el 38 %.

A diferencia de los pacientes con SIDA, la neumonía por *P. jirovecii* en otros inmunodeprimidos suele presentar menor carga fúngica, por lo que las técnicas de tinción tienen mucha menor sensibilidad fuera del paciente con infección por el virus de la inmunodeficiencia humana (VIH)[74]. Las técnicas de biología molecular aumentan considerablemente la sensibilidad para detectar *P. jirovecii* a costa de una menor especificidad, hasta tal punto que las reacciones en cadena de la polimerasa (PCR) cualitativas no permiten distinguir colonización de neumonía por *P. jirovecii*. Sin embargo, el valor predictivo negativo es muy elevado, por lo que actualmente la PCR cualitativa se utiliza para descartar neumonía por *P. jirovecii* cuando la prueba es negativa[74]. Las aproximaciones semicuantitativas de estas técnicas de PCR permiten establecer puntos de corte en el número de ciclos necesarios para la amplificación que pueden ayudar a mejorar la especificidad. Más recientemente se están evaluando métodos de PCR cuantitativa[75].

Otra prueba microbiológica potencialmente útil en el diagnóstico de neumonía por *P. jirovecii* es la determinación de β-D-glucano en suero, que suele ser muy positiva, con valores por encima de 500 pg/ml en los pacientes con neumonía por *P. jirovecii*[74].

El tratamiento debería iniciarse en cuanto se sospeche neumonía por *P. jirovecii*. Como en otros grupos de riesgo, el trimetoprim-sulfametoxazol es el antibiótico de elección y se recomienda añadir corticoides si existen datos de insuficiencia respiratoria.

Enfermedad e infección por citomegalovirus

La enfermedad por CMV es la infección oportunista más prevalente en el receptor de un TOS, con una incidencia variable según el tipo de trasplante que oscila entre el 2-5 % en el trasplante renal, el 5-10 % en los trasplantes hepático y cardíaco y, las mayores tasas, alrededor del 20 %, en los trasplantes de páncreas, pulmonar o intestinal[55]. Aunque la enfermedad por CMV supone una causa muy importante de morbilidad en los receptores de TOS, la mortalidad de la enfermedad por CMV no supera el 5 % en el momento actual[76].

En la **tabla 26-7** se representan las distintas situaciones que suelen producirse en el receptor de un órgano sólido teniendo en cuenta el estatus serológico con respecto al CMV tanto del receptor como del donante. La situación con mayor riesgo de enfermedad es aquella en la que el donante es seropositivo y el receptor seronegativo (D$^+$/R$^-$), ya que se produce en todos los pacientes una primoinfección por CMV en un momento de máxima inmunosupresión celular (entre la 4ª y la 6ª semana postrasplante), por lo general en forma de enfermedad sintomática por CMV, con enfermedad orgánica o sin ella, en más del 60 % de los casos[77]. La mayoría de los receptores adultos con serología positiva pretrasplante presentan un riesgo de enfermedad por CMV menor que los D$^+$/R$^-$, si bien ocurre hasta en el 20-30 % de los pacientes sin profilaxis, habitualmente en el período de máxima inmunosupresión celular a partir del primer mes postrasplante. La introducción de métodos de medición de la inmunidad celular específica para CMV (IMC-CMV) ha permitido detectar que alrededor del 20-30 % de los receptores seropositivos presentan un déficit de inmunidad específica para CMV similar al descrito en los receptores seronegativos, lo cual se traduce en una mayor incidencia acumulada tanto de infección subclínica como de enfermedad sintomática por CMV[78,79].

Los pacientes seronegativos con un donante también seronegativo presentan muy bajo riesgo de infección y enfermedad por CMV, que se restringe a la primoinfección secundaria a transmisión por hemoderivados.

Todos los factores que reduzcan esta respuesta específica, es decir, los inmunosupresores antilinfocitarios, como

Tabla 26-7. Riesgo de enfermedad por citomegalovirus según estatus serológico donante/receptor^a

Donante	Receptor	Tipo de infección por CMV	Riesgo de enfermedad por CMV
IgG CMV (+)	IgG CMV (–)	Primoinfección	Muy alto
IgG CMV (+)	IgG CMV (+)	Reactivación/ reinfección	Alto
IgG CMV (–)	IgG CMV (+)	Reactivación	Alto
IgG CMV (–)	IgG CMV (–)	Ninguna	Bajo (transfusiones)

^{a} Adaptado de Sagedal S et al.[77]

las globulinas antilinfocíticas o antitimocíticas, o los anticuerpos monoclonales OKT3, estimulan de forma intensa la replicación de CMV e incrementan el riesgo de infección[80].

La determinación de la carga viral en unidades internacionales estandarizadas mediante técnicas comerciales de PCR en tiempo real constituye actualmente el método diagnóstico de elección tanto en la monitorización de la infección por CMV como en el diagnóstico y seguimiento de la enfermedad en receptores de TOS[80-82]. Existe una notable variabilidad en la nomenclatura utilizada en la infección-enfermedad por CMV que se ha intentado estandarizar en los últimos años[83].

Infección por citomegalovirus

La infección por CMV se define por el aislamiento del virus o la detección de proteínas víricas o ADN/ARNm del CMV en cualquier líquido o tejido del cuerpo. La infección es *primaria* cuando el CMV se detecta en un individuo que previamente era CMV seronegativo. Infección *recurrente* es la nueva detección de CMV al menos 4 semanas después de controlar la primera infección. La infección recurrente puede resultar de la reactivación de un virus latente (endógeno) o por reinfección (exógeno). «ADNemia» y «ARNemia» se definen como la detección de ADN y ARN, respectivamente, en muestras de plasma, sangre completa o leucocitos.

Enfermedad por citomegalovirus

Se considera que existe enfermedad por CMV cuando el paciente infectado presenta síntomas o signos (síndrome vírico o afectación de órgano). El síndrome vírico o síndrome por CMV se define por la presencia de fiebre (> 38 °C) durante al menos 2 días en un período de 4 días, acompañada de neutropenia, trombocitopenia o elevación de transaminasas, y de la detección de infección por CMV en sangre. El CMV puede causar enfermedad de órgano. Las más comunes son neumonía, enfermedad digestiva, hepatitis, encefalitis, retinitis, nefritis, cistitis, miocarditis y pancreatitis. El diagnóstico de certeza se establece por la presencia de un cuadro clínico-analítico compatible y la demostración de lesiones histológicas en una biopsia y/o un cultivo positivos para CMV (la detección de CMV por PCR en una muestra de tejido no es diagnóstica). En la neumonía se acepta la detección de CMV en el lavado broncoalveolar. Para diagnosticar la enfermedad neurológica se acepta la detección de CMV por cultivo o PCR en muestras de líquido cefalorraquídeo. El diagnóstico de retinitis se basa en la presencia de lesiones típicas en el fondo de ojo. El hallazgo de CMV en la orina de pacientes con disfunción renal o síndrome miccional es insuficiente para diagnosticar la enfermedad de órgano.

Aunque se ha publicado recientemente algún estudio observacional que sugiere que el valganciclovir puede ser seguro y eficaz en el tratamiento de la enfermedad leve por CMV[84], hasta el momento no se han publicado los resultados del ensayo clínico diseñado para comparar el ganciclovir intravenoso y el valganciclovir oral en el tratamiento de la enfermedad por CMV, por lo que siguen vigentes las recomendaciones que posicionan el ganciclovir intravenoso como el tratamiento de elección inicial de la enfermedad por CMV[80]. Sí se recomienda, sin embargo, utilizar valganciclovir para el tratamiento secuencial de mantenimiento de la enfermedad por CMV y para el tratamiento de la infección asintomática por CMV como tratamiento anticipado[85,86].

En los trasplantes renal, cardíaco y hepático, en los que las frecuencias de infección y enfermedad por CMV no superan globalmente el 10-20 %, se recomienda la realización de profilaxis en las situaciones de alto riesgo: *a)* situación D+/R− y *b)* utilización de anticuerpos antilinfocitarios (globulinas antilinfocíticas o antitimocíticas). En los pacientes seropositivos para CMV, la prevención se basa en el tratamiento anticipado guiado por PCR, siempre que pueda garantizarse el cumplimiento del protocolo de monitorización virológica. No se han demostrado diferencias definitivas en cuanto a la eficacia de ambas estrategias (profilaxis frente a tratamiento anticipado) en estos pacientes[87,88]. En los receptores de TOS con elevada incidencia de enfermedad por CMV (páncreas, intestino, pulmón) se recomienda, sin embargo, profilaxis universal[80]. El valganciclovir es el antivírico recomendado para el tratamiento anticipado (2 semanas en dosis de tratamiento) y para la profilaxis (100 a 200 días a la mitad de la dosis de tratamiento). En la **tabla 26-8** se describen las recomendaciones acerca de la profilaxis frente al CMV en el receptor de un TOS del Grupo de Estudio de la Infección en el Trasplante (GESITRA) de la Sociedad Española de Enfermedades Infecciosas y Microbiología Clínica (SEIMC) publicadas en 2016[80]. Cabe destacar que en los últimos años se está intentando introducir en la práctica clínica estrategias individualizadas preventivas para CMV basadas en la monitorización inmunitaria específica del CMV a través de técnicas comerciales de medición de la IMC-CMV[78,79]. Esta aproximación permite un estudio funcional de la inmunidad adaptativa en el receptor de TOS que podría ser particularmente útil en la población considerada de riesgo intermedio (receptores seropositivos para CMV no sometidos a tratamientos de inducción reductor de linfocitos), en los que, como se ha mencionado previamente, en el 20-30 % no se puede demostrar una respuesta IMC-CMV detectable[89].

Otros herpesvirus

Herpes simple

Más del 80 % de los receptores de un TOS tienen anticuerpos frente al VHS y aproximadamente el 40-50 % de ellos desarrollan infección sintomática por este virus[90]. Las manifestaciones más comunes de la infección por VHS son úlceras en la mucosa oral o genital que aparecen en las 3 primeras semanas tras el trasplante. La gravedad de estas úlceras es mayor que en la población general, pudiendo extenderse a la mucosa esofágica y causar dificultades en la alimentación, origen de sobreinfecciones bacterianas y de gran malestar para el paciente. De manera excepcional, la infección por VHS puede presentarse en forma de hepatitis, neumonitis o infección diseminada, con afectación de múltiples órganos, hipotensión y coagulación intravascular

Tabla 26-8. Resumen de las recomendaciones para la prevención de citomegalovirus en trasplantes de órgano sólido

Trasplante	Situación $D^+/R^{-a,b}$	Restantes situaciones^{a,b}
Hepático	PFX: valganciclovir oral 900 mg/día 3-6 meses (AIII), ganciclovir i.v. 5 mg/kg/día (AI) y posteriormente tratamiento anticipado hasta 3 meses tras completar PFX (AII) o bien: Tratamiento anticipado: valganciclovir oral 900 mg/12 h, durante 14 días comprobando negativización de viremia y monitorización cada 1-2 sem, según riesgo, durante 4 primeros meses (AII)	En R$^+$ puede emplearse tanto PFX (valganciclovir oral 900 mg/día 3 meses [BII] o ganciclovir i.v. 5 mg/kg/día [AI], seguido de valganciclovir oral 900 mg/día), como tratamiento anticipado con valganciclovir oral 900 mg/12 h (AII) o bien ganciclovir i.v. 5 mg/kg/12 h (AI), durante 14 días y monitorización posterior En D$^-$/R$^-$ empleo de productos sanguíneos deplecionados de leucocitos y de donantes seronegativos. Tratamiento en caso de primoinfección
Renal	PFX: valganciclovir oral 900 mg/día (AI) 3-6 meses postrasplante (CIII). Alternativas: valaciclovir oral 2 g/6 h (AI) o ganciclovir i.v. 5 mg/kg/día (si no es posible vía oral), hasta un máximo de 3 meses postrasplante (AI)	En R$^+$ se recomienda tratamiento anticipado con valganciclovir oral 900 mg/12 h o ganciclovir i.v. 5 mg/kg/12 h, durante 14-21 días y monitorización (BI). Alternativas: PFX con valganciclovir 900 mg/día, valaciclovir 2 g/6 h o ganciclovir i.v. durante 3 meses (AII) En D$^-$/R$^-$ empleo de productos sanguíneos deplecionados de leucocitos y de donantes seronegativos. Tratamiento en caso de primoinfección En caso de tratamiento con anticuerpos antilinfocitarios: ganciclovir i.v. 5 mg/kg/día, al menos, 14 días (BI) o valganciclovir 3 meses (BI)
Cardíaco	PFX: ganciclovir i.v. 5 mg/kg/día o valganciclovir oral 900 mg/día durante 3-6 meses (AI)	Los pacientes que reciban inducción con anticuerpos antilinfocitarios (con excepción de basiliximab) o que presenten rechazo resistente a corticoides deben recibir ganciclovir 5 mg/kg/día durante al menos 14 días (BI) o valganciclovir 900 mg/día 3 meses (CIII) En R$^+$: PFX o tratamiento anticipado. Monitorización de CMV en pacientes que no reciban PFX. En caso de monitorización positiva ganciclovir i.v. 5 mg/kg/12 h o valganciclovir 900 mg/12 h durante 2-4 semanas (BII) En algunas situaciones puede considerarse gammaglobulina CMV-específica (BII) Descartar hipogammaglobulinemia en pacientes con enfermedad por CMV recidivante (BIII)
Pulmonar	PFX: ganciclovir i.v. 5 mg/kg/12 h hasta tolerancia oral y después valganciclovir 900 mg/día hasta cumplir 6-12 meses (AII) Gammaglobulina anti-CMV asociada con ganciclovir i.v. puede constituir un beneficio en pacientes de alto riesgo (BII) Finalizada la PFX se recomienda monitorización e iniciar tratamiento anticipado con valganciclovir 900 mg/12 h o ganciclovir i.v. 5 mg/kg/12 h (AII)	PFX: ganciclovir i.v. 5 mg/kg/12 h hasta tolerancia oral y después valganciclovir 900 mg/día hasta sexto mes (AII) Gammaglobulina anti-CMV asociada con ganciclovir i.v. puede constituir un beneficio en pacientes de alto riesgo (BII) En el caso de tratamiento con anticuerpos antilinfocitarios o con corticoides en dosis > 10 mg/kg/día deberá reiniciarse valganciclovir en dosis de 900 mg/día hasta un máximo de 3 meses (BIII)
Pancreático y páncreas-riñón	PFX: valganciclovir 900 mg/12 h durante 3 meses (CII). Ante presencia de otros factores de riesgo asociados (coinfecciones, tratamiento antirrechazo, comorbilidades), plantearse prolongar PFX a 6 meses (CIII) Posteriormente, tratamiento anticipado con valganciclovir 900 mg/12 h o ganciclovir 5 mg/kg/12 h (CIII)	En R$^+$ que no hayan recibido anticuerpos antilinfocitarios o dosis altas de corticoides como tratamiento del rechazo se recomienda terapia anticipada (CIII) con valganciclovir 900 mg/12 h o ganciclovir 5 mg/kg/12 h En D$^-$/R$^-$ empleo de productos sanguíneos deplecionados de leucocitos y de donantes seronegativos. Tratamiento en caso de primoinfección En pacientes que hayan recibido durante más de 3 días anticuerpos antilinfocitarios en la fase de inducción se recomienda valganciclovir 900 mg/día durante 3 meses (CIII) En pacientes con rechazo agudo en los que se utilicen anticuerpos antilinfocitarios o corticoides en dosis altas, se recomienda valganciclovir 900 mg/día durante 1-3 meses (CIII)
Intestinal	PFX: ganciclovir i.v. 5 mg/kg/12 h o valganciclovir 900 mg/día mínimo 6 meses, pudiendo prolongarse hasta recuento linfocitos CD4$^+$ > 200 células/ml (CIII) Puede plantearse empleo de gammaglobulina anti-CMV, 150 mg/kg, en semanas 0, 2, 4, 6 y 8, seguido de 100 mg/kg en semanas 12 y 16 (CIII)	En R$^+$ PFX con ganciclovir i.v. 5 mg/kg/día o valganciclovir 900 mg/día durante 3-6 meses postrasplante (CIII) En pacientes que reciben anticuerpos antilinfocitarios o que presentan rechazo corticorresistente se aconseja iniciar profilaxis con ganciclovir i.v. o valganciclovir durante 1-3 meses (CIII)

Tomado de Torre-Cisneros et al.^{80}
^{a} Las dosis de ganciclovir y valganciclovir son las recomendadas para una función renal normal (aclaramiento de creatinina > 70 ml/min y recuento de neutrófilos > 1.000/µl).
^{b} Terapia anticipada: tratamiento antivírico en dosis terapéuticas en caso de replicación del CMV mediante monitorización periódica por PCR.
D^+/R^-: donante positivo/receptor negativo; i.v.: vía intravenosa; PFX: profilaxis universal; R$^+$: receptor positivo.

diseminada, a menudo sin evidencia de afectación muco-cutánea. Estas formas graves de infección herpética son uniformemente letales en ausencia de tratamiento antivírico adecuado. Otras formas clínicas de infección herpética como la encefalitis y la queratitis son excepcionales en el paciente trasplantado.

Está siempre indicado el tratamiento con aciclovir sistémico en cualquiera de las formas de infección por VHS en pacientes trasplantados dado el alto riesgo de extensión. Algunos grupos de trasplante hepático administran dosis bajas de aciclovir durante las primeras semanas tras el trasplante para prevenir la infección sintomática por VHS.

Herpes zóster

La reactivación del VVZ es una complicación relativamente frecuente en el receptor de un TOS. En la mayoría de los receptores de un TOS, la enfermedad suele consistir en un herpes zóster monometamérico que aparece de forma tardía, por lo general después del 6º mes postrasplante constituyendo una de las causas más frecuentes de infección tardía en el receptor de un TOS[1]. Las formas diseminadas son excepcionales, excepto en los casos de primoinfección, habitualmente restringidos a los receptores pediátricos. En el caso del trasplante cardíaco y pulmonar, más del 60 % de los casos se producen en los primeros 6 meses del trasplante y algunos de ellos en el postoperatorio inmediato con la propia cirugía como desencadenante. En el trasplante cardíaco o pulmonar es frecuente la aparición de herpes zóster en dermatomas torácicos y en más del 30 % de los casos presentan más de un dermatoma afectado[91], si bien la evolución con tratamiento suele ser buena, similar a la de esta enfermedad en otros trasplantes (**Fig. 26-5**).

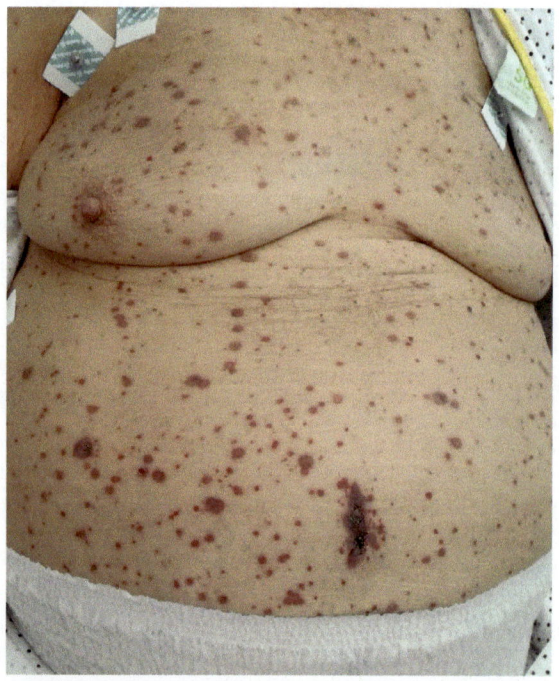

Figura 26-5. Lesiones dérmicas en una paciente de 79 años receptora de un trasplante renal con infección diseminada por el virus de la varicela-zóster.

Virus herpes humano de tipo 6

En los últimos años, el VHH-6 ha sido reconocido como un importante patógeno oportunista en el paciente trasplantado[92]. La enfermedad por VHH-6 se produce habitualmente como consecuencia de la reactivación de la infección latente y muy raramente transmitido por el donante. La frecuencia de la infección por este virus en el receptor de un TOS oscila entre el 30 y el 50 %. La mayoría de las infecciones por este virus ocurren entre la 2ª y la 4ª semana tras el trasplante, siendo una causa frecuente de fiebre con citopenia[93], aunque más rara vez se ha implicado este virus en cuadros de neumonitis intersticial, hepatitis, neumonitis y encefalitis.

Más recientemente se ha llamado la atención sobre el posible papel del VHH-6 como facilitador de la infección por CMV.

Aunque existe escasa experiencia publicada, el tratamiento con ganciclovir y foscarnet, pero no con aciclovir, parece útil para tratar la infección por VHH-6 en pacientes trasplantados. No existe, todavía, experiencia sobre la eficacia de estos u otros fármacos antivíricos en la prevención de esta infección.

Virus de Epstein-Barr

Los receptores seronegativos en el momento del trasplante presentan un riesgo incrementado de complicaciones asociadas a este virus. El aspecto más importante de la infección por VEB es su papel patogénico en el desarrollo de la denominada enfermedad linfoproliferativa postrasplante (ELPT), que se presenta habitualmente con un patrón de incidencia bimodal: un mayor riesgo inicial durante el primer año postrasplante y un segundo incremento del riesgo entre el 5º y el 7º año tras el trasplante. La patogenia de esta enfermedad no está totalmente aclarada, pero parece que la disminución de la vigilancia inmunológica de los linfocitos T específicos frente a antígenos del virus expresados en la superficie de los linfocitos B es incapaz de controlar la proliferación clonal o policlonal inducida por estos, proceso que culminaría en el desarrollo de la ELPT. Desde el punto de vista clínico, la ELPT varía desde la aparición de un síndrome mononucleósico con hiperplasia polimórfica de células B, hasta el desarrollo de verdaderas proliferaciones monoclonales de células B con extensa infiltración nodal o extranodal[94].

La incidencia de ELPT en el receptor de un TOS varía entre el 1,4 % en el trasplante hepático, 2 % en el cardíaco, 6,2 % en el pulmonar y 5,2 % en el de páncreas-riñón[95]. Los factores de riesgo que favorecen la aparición de ELPT son la primoinfección (que explica la elevada incidencia en la población pediátrica), el desarrollo de enfermedad por CMV y la utilización de potentes fármacos inmunosupresores, como los anticuerpos monoclonales anti-OKT3 y, probablemente, tacrólimus. La monitorización de la viremia del VEB en los pacientes de mayor riesgo mediante técnicas de diagnóstico molecular puede ayudar a un diagnóstico precoz.

No existe, por el momento, un tratamiento efectivo para estas neoplasias, aunque en algunos casos la reducción de la inmunosupresión consigue la regresión del proceso[94]. El uso de aciclovir para el tratamiento de la ELPT carece de utilidad, y existen dudas sobre su eficacia profiláctica. En los últimos años se ha comunicado la eficacia del rituximab (anticuerpos monoclonales anti-CD20) en el tratamiento anticipado de las formas precoces de ELPT. La radioterapia y la quimioterapia ofrecen, por el contrario, resultados muy pobres en estos pacientes.

Virus respiratorios

En los receptores de un TOS, la incidencia de infección por virus respiratorios es de alrededor de un caso por paciente y año (fundamentalmente virus influenza y virus respiratorio sincitial)[96]. En este grupo de riesgo, la tasa de complicaciones se aproxima al 20 %, con un 5 % de complicaciones graves que requieren ingreso hospitalario (sobre todo neumonía), una incidencia sensiblemente superior a la descrita en la población general. Por lo tanto, es fundamental incidir en la vacunación antigripal anual de estos pacientes y, dada la elevada tasa de complicaciones, los expertos recomiendan la utilización precoz de tratamiento antivírico frente al virus influenza (oseltamivir o zanamivir) ante cualquier sospecha de gripe en un receptor de TOS, dado que está demostrado que el tratamiento precoz en esta población reduce la tasa de complicaciones[97].

Desde 2020 se ha incorporado el coronavirus del síndrome respiratorio agudo grave 2 (SARS-CoV-2) como un nuevo virus respiratorio capaz de causar cuadros graves de enfermedad pulmonar en esta población de mayor riesgo. Al igual que la gripe, la COVID-19 conlleva un riesgo adicional respecto a la población general de neumonía bilateral grave, mortalidad y persistencia sostenida del virus[98]. El acceso a las técnicas de biología molecular (PCR) ha mejorado mucho el diagnóstico de estos procesos infecciosos en los últimos años. Por otro lado, en esta población la eficacia vacunal es claramente inferior a la de la población general, por lo que es esperable la persistencia de casos en este grupo de riesgo a pesar de la vacunación universal incluso con dosis adicionales[99].

La incorporación de pautas de tratamiento precoz con los antivíricos específicos disponibles (remdesivir, molnupiravir, paxlovid, anticuerpos monoclonales) teóricamente debería reducir la progresión a formas de COVID-19 grave como se ha descrito en la población general[100], por lo que en la actualidad es un grupo de riesgo en el que estas estrategias están especialmente indicadas, pendientes de confirmación de su eficacia. El paxlovid es la combinación con mayor actividad *in vitro* y, por lo tanto, teóricamente ideal para pacientes inmunodeprimidos, pero la inclusión del potenciador ritonavir conlleva un elevado riesgo de interacciones que incluyen los inmunosupresores anticalcineurínicos que dificultan el uso de estos antivíricos en el TOS[101]. En la COVID-19 grave establecida suelen admitirse las mismas indicaciones que en la población general respecto al uso de antivíricos e inmunomoduladores, sin que se hayan determinado todavía las pautas específicas indicadas para estos pacientes con formas clínicas más persistentes y graves.

Virus BK

El virus BK es uno de los más de diez poliomavirus humanos de la familia *Polyomaviridae*, que está compuesta por más de 70 especies[102]. La infección por el virus BK suele ocurrir en la infancia, con tasas de seroprevalencia superiores al 90 % a los 4 años de edad[103]. Se cree que la primoinfección ocurre por vía respiratoria, oral o del tracto gastrointestinal. Después de la viremia primaria, el virus alcanza el tracto urinario, donde es capaz de mantener una infección latente. Aunque el virus BK se detecte en muestras de orina de individuos sanos y varias poblaciones de TOS, el riesgo de progresión de viruria a viremia, nefropatía inducida por el virus BK y, por último, pérdida del injerto está restringido casi exclusivamente a los receptores de trasplante renal[104].

Dado que faltan agentes antivíricos efectivos y seguros con actividad contra el virus BK, la piedra angular para la prevención de nefropatía es la detección precoz del virus en plasma, con reducción del tratamiento inmunosupresor, si es necesario[104,105]. Hay una variabilidad sustancial en la frecuencia y duración de la detección precoz entre las distintas sociedades científicas. La *American Society of Transplantation Infectious Diseases Community of Practice guideline* (AST-IDCOP), por ejemplo, recomienda que la monitorización se realice mensualmente hasta el 9º mes después del trasplante renal y cada 3 meses a partir de entonces hasta el segundo año[104]. También recomienda solicitar la ADNemia del virus BK en el momento de realizar la biopsia del injerto renal[104]. El tratamiento de la viremia y de la nefropatía por el virus BK consiste en la reducción de la inmunosupresión (se debe haber descartado previamente el rechazo agudo o crónico del injerto)[104,105]. No se ha demostrado que el uso de fluoroquinolonas, cidofovir o leflunomida o la administración de inmunoglobulinas intravenosas sean superiores a la reducción del tratamiento inmunosupresor[104]. El retrasplante renal tras la pérdida del injerto por una nefropatía por el virus BK no está contraindicado[106,107]. Se recomienda una selección minuciosa de candidatos, asegurándose de que la carga viral del BK en plasma antes del retrasplante sea indetectable y promoviendo una estrecha vigilancia y un descenso precoz de la inmunosupresión, si es posible[104,105,107]. La retirada del injerto renal previamente al retrasplante permite la suspensión de la inmunosupresión, con la posible reconstitución de la respuesta inmunitaria específica del virus BK, así como la eliminación de una posible fuente de reinfección[105,107].

Leishmaniasis

La infección diseminada por *Leishmania* spp. es una complicación que ha de tenerse en cuenta en el paciente trasplantado y propia de países como España, en el que esta enfermedad es endémica[108,109]. Dada la alteración en la inmunidad celular de estos pacientes, las formas clínicas de leishmaniasis pueden ser más graves y atípicas que en personas inmunocompetentes, por lo que en el momento actual se considera una infección oportunista en el receptor de TOS. La enfermedad suele ocurrir de forma tardía tras el trasplante (mediana 8 meses). El paciente trasplantado desarrolla generalmente una enfermedad diseminada con invasión masiva por

Leishmania de todos los órganos del sistema mononuclear fagocítico (hígado, bazo, médula ósea), por lo que la sintomatología puede ser superponible a la de otras infecciones diseminadas (tuberculosis diseminada, endocarditis) u otras enfermedades no infecciosas (síndrome linfoproliferativo postrasplante). La enfermedad en estos pacientes suele revestir mayor gravedad que en el SIDA, con una mortalidad en torno al 40 %[110]. El tratamiento debe realizarse con los mismos fármacos que en otros grupos de pacientes inmunodeprimidos con leishmaniasis. Cabe destacar que en los pacientes trasplantados la leishmaniasis diseminada recidiva mucho más frecuentemente que en los individuos inmunocompetentes, aunque el grado de recidiva no llega a alcanzar el de los individuos con SIDA.

INFECCIONES DERIVADAS DEL DONANTE

La infección derivada del donante es un suceso poco frecuente, pero que se asocia a una alta morbimortalidad. El objetivo de los programas de trasplante es la evaluación minuciosa de todos los órganos y donantes para disminuir el riesgo de estos episodios. La mayoría de las infecciones transmitidas por el donante (CMV, VEB, etc.) son previsibles y, en base a ello, se ajustan las estrategias de prevención y monitorización postrasplante. Mucho más infrecuente es la transmisión de infecciones no esperables que suelen ocurrir cuando el donante se encuentra en el período de incubación en el momento de la donación o son causadas por microorganismos que no son detectables mediante el cribado pretrasplante o, más raras veces, por la obtención incompleta de información del donante[111].

Las medidas para mitigar estas infecciones se fundamentan en una adecuada estratificación del riesgo antes y después del trasplante. Previamente al trasplante es necesaria una valoración del riesgo mediante la obtención detallada de la historia clínica del donante, que incluya los antecedentes médicos, epidemiológicos y sociales, la realización de una exploración física minuciosa y la obtención de muestras microbiológicas y serológicas en búsqueda de infecciones potencialmente transmisibles al receptor. En la fase postrasplante, las medidas incluyen la administración de profilaxis al receptor, la monitorización postrasplante, la evaluación de los resultados microbiológicos de las muestras obtenidas del donante previamente al trasplante[112] y la vigilancia estrecha de los receptores con la adecuada notificación de los casos detectados.

La evaluación pretrasplante del donante incluye la realización de serologías para CMV, VEB, VIH, VHB, VHC, sífilis (*Treponema pallidum*) y *Toxoplasma gondii*. Según el país del que sea oriundo el donante, podría valorarse la ampliación de estudios serológicos (*Trypanosoma cruzi* [enfermedad de Chagas], *Strongiloides stercolaris*, virus linfotrópico de células T humanas de tipos 1 y 2 [HTLV-1 y HTLV-2], etc.).

INFECCIÓN EN EL XENOTRASPLANTE

Dada la escasez de órganos disponibles en relación con el aumento de la demanda por enfermedades crónicas y el aumento en la esperanza de vida, el xenotrasplante (trasplante de órganos entre especies diferentes) con órganos genética-

mente modificados podría convertirse en una opción emergente en el ámbito del trasplante[113].

El riesgo de infección en el xenotrasplante clínico continúa siendo desconocido debido a la falta de experiencia. Un amplio número de potenciales patógenos podrían ser transferidos desde tejidos animales al humano; sin embargo, los resultados de algunos trabajos sugieren que los episodios de transmisión de infección del xenoinjerto son infrecuentes[114] y que podrían ser irreconocibles entre las infecciones que se prevé se van a producir en los receptores inmunosuprimidos[115]. Aunque se considera que gran parte de los patógenos potencialmente transmisibles podrían ser erradicados del animal antes del xenotrasplante, existe gran incertidumbre sobre la transmisión de ciertos patógenos, como los retrovirus endógenos porcinos. Estos retrovirus[116] podrían entrar a formar parte del código genético del receptor, siendo desconocido su posible papel patogénico en la oncogénesis o recombinación genética.

El desarrollo y perfeccionamiento de métodos diagnósticos sensibles y específicos para la detección pretrasplante y el diagnóstico posterior de estas infecciones es fundamental para comprobar si la transmisión de patógenos realmente puede ocurrir y cuál es su frecuencia y su potencial patogénico[117]. Por el momento, el xenotrasplante continúa siendo una opción esperanzadora para el futuro del trasplante, pero aún queda largo recorrido para su implementación.

ABORDAJE DIAGNÓSTICO-TERAPÉUTICO ANTE LA SOSPECHA DE INFECCIÓN

Aspectos diagnósticos

Aunque en estos pacientes siempre hay que considerar causas no infecciosas tanto para la fiebre como para el infiltrado pulmonar, se asume que en el 75-85 % de los pacientes receptores de un TOS con fiebre, esta se debe a infección[3,93]. Entre las causas no infecciosas de fiebre en el período precoz postrasplante (primeros 6 meses) destacan el rechazo del injerto (hasta el 14 % de los episodios de fiebre), la fiebre farmacológica (relacionada con inmunosupresores, como sirólimus, OKT3 o timoglobulina, o con otros fármacos, como antibióticos, anticonvulsivantes y antiarrítmicos) o la insuficiencia suprarrenal[118].

En cuanto a los infiltrados pulmonares, estos también pueden ser debidos a causas no infecciosas, sobre todo la neumonitis farmacológica (sirólimus, micofenolato, azatioprina) o a edema pulmonar (especialmente frecuente en el trasplante de pulmón). En el receptor de un trasplante hepático es muy frecuente la presencia de derrame pleural posquirúrgico y de atelectasias.

Tanto el rechazo agudo como otras complicaciones en el injerto renal (trombosis venosa o arterial) pueden cursar con fiebre y dolor a nivel del injerto, por lo que deben considerarse en el diagnóstico diferencial.

Tratamiento empírico

No existe evidencia científica que fundamente las pautas que se deben emplear en el tratamiento empírico de una infección bacteriana en el postrasplante inmediato. Por lo tanto, la elección del tratamiento empírico se debe basar en el tipo y la gravedad de la infección, la sensibilidad antibiótica frente a los agentes causales adaptados a las circunstancias locales de la institución, los antecedentes recientes de infección y antibioticoterapia en el paciente y el grado de disfunción renal. Dado que estos pacientes reciben sistemáticamente terapia inmunosupresora (ciclosporina o tacrólimus) con un conocido perfil de nefrotoxicidad, muchos grupos tratan de evitar, si es posible, el uso de aminoglucósidos en estos pacientes[119]. Teniendo en cuenta el perfil etiológico de las infecciones en estos pacientes, se recomienda la utilización de meropenem o imipenem, antibióticos antipseudomónicos con actividad frente a enterobacterias resistentes a cefalosporinas de tercera generación[13]. En pacientes con colonización previa por enterobacterias productoras de carbapenemasas o en ambientes epidemiológicos con elevada prevalencia por estos microorganismos estaría indicada su cobertura en el tratamiento empírico[22,23]. En cualquier caso, una vez confirmado el agente causal, es conveniente adaptar la antibioticoterapia para reducir al mínimo la toxicidad y el grado de selección de microorganismos multirresistentes.

ESTRATEGIAS PREVENTIVAS FRENTE A LA INFECCIÓN

Profilaxis antibacteriana peritrasplante

Se recomienda administrar profilaxis antibacteriana perioperatoria para reducir las tasas de infección del territorio quirúrgico[120,121].

Trasplante renal

En el trasplante renal, las cefalosporinas de primera generación son los fármacos de elección por su espectro antibacteriano y por la baja incidencia de efectos secundarios. La pauta recomendada es cefazolina (1-2 g preoperatorios seguidos de 1 g cada 6-8 horas intraoperatoriamente); en total, un máximo de 3 dosis[121].

Trasplante de hígado y páncreas

Los trasplantes de hígado y páncreas se consideran intervenciones quirúrgicas contaminadas, por lo que los grupos de trasplante suelen utilizar pautas profilácticas de más amplio espectro que en el trasplante renal o cardíaco. Aunque no hay evidencia científica como para apoyar una pauta de profilaxis periquirúrgica concreta, estudios recientes sugieren que las pautas de profilaxis quirúrgica que no incluyen antibióticos eficaces frente a enterococo se relacionan con un mayor riesgo de infección del lecho quirúrgico[122]. Las pautas más frecuentemente utilizadas suelen incluir una cefalosporina de tercera generación y un aminoglucósido que se mantiene durante 2-4 días tras el trasplante[123] o amoxicilina-ácido clavulánico/piperacilina-tazobactam[121].

Trasplante de pulmón

En el trasplante de pulmón, la profilaxis puede hacerse con una cefalosporina de primera o segunda generación, durante 3 días, aunque algunos grupos prolongan la administración o utilizan combinaciones de antibióticos como ceftazidima/clindamicina, ceftazidima/vancomicina o una quinolona y un aminoglucósido. Las fibrobroncoscopias de control pueden guiar el tratamiento anticipado que estos pacientes precisan. Algunos grupos incluyen de forma sistemática la aerosolterapia con colistina.

Además de la profilaxis perioperatoria, puede administrarse un ciclo corto de antibióticos cuando se realicen maniobras invasivas o de riesgo, como la exploración radiológica de la vía biliar por el tubo en «T», la realización de colangiopancreatografías retrógradas endoscópicas o la toma de biopsia del injerto hepático en los trasplantados hepáticos con anastomosis de la vía biliar de tipo coledocoyeyunostomía.

Si bien los metaanálisis demuestran que la descontaminación selectiva frente a gramnegativos consigue reducir hasta en un 84 % el riesgo de infección por gramnegativos[123], esta debe emplearse durante largo tiempo (alrededor del mes postrasplante) y se correlaciona con un aumento en la incidencia de infección por grampositivos, sobre todo enterococo[18], por lo que no se ha demostrado que consiga reducir la incidencia global de infección en el trasplante hepático. En un estudio comparativo en una cohorte de receptores de trasplante hepático en España se confirmó que alrededor de un tercio de los centros utilizan descontaminación selectiva con quinolonas, pero no se consiguió demostrar ningún beneficio de esta estrategia sobre los centros que no la utilizaban[124].

Si bien clásicamente se recomendaba la realización protocolizada de urocultivos en el postrasplante renal para tratar a los pacientes con bacteriuria aunque esta fuera asintomática, los resultados de un ensayo clínico mostraron que esta estrategia no era eficaz para prevenir la pielonefritis del injerto en receptores de TOS después del 2º mes postrasplante[125] ha condicionado que actualmente no se recomiende de forma sistemática el tratamiento de la bacteriuria asintomática en receptores de TOS[126,127].

Profilaxis antifúngica

Aunque no existen estudios concluyentes que lo certifiquen, los expertos[121,128] recomiendan realizar profilaxis frente a *Candida* en trasplantados pancreáticos. Sin embargo, la emergencia en los últimos años de infección del lecho quirúrgico por especies de *Candida* no *albicans* resistente a fluconazol ha condicionado que algunos grupos utilicen equinocandinas como profilaxis antifúngica[55].

En los últimos años se han podido diferenciar los pacientes de alto riesgo para desarrollar una infección fúngica invasora por hongos filamentosos[59,60], y la implantación de profilaxis con anfotericina B liposomal dirigida por factores de riesgo demostró ser eficaz para prevenir el desarrollo de aspergilosis en receptores de un trasplante hepático en un estudio reciente[64]. En este sentido, la utilización de antifúngicos con buena actividad frente a hongos filamentosos, pero con un perfil de seguridad más adecuado como las equinocandinas, parece prometedora para esta indicación según los resultados de dos estudios[129,130]. Los factores de riesgo descritos para la aspergilosis invasora (diálisis, reintervenciones, tratamiento antibiótico extenso, estancia prolongada en la UCI, elevados requerimientos transfusionales, disfunción del injerto y tal vez en pacientes colonizados) coinciden con los factores de riesgo de candidiasis invasora. Si bien algunos centros siguen utilizando profilaxis universal con fluconazol en receptores de trasplante hepático, parece claro que los receptores de bajo riesgo no se benefician de dicha profilaxis[131], hecho que, unido a los problemas de interacciones farmacológicas con anticalcineurínicos de este tratamiento, condiciona que la tendencia es a desaconsejar esta estrategia en pacientes que no cumplan criterios de alto riesgo[132]. Por lo tanto, la tendencia actual es a utilizar como profilaxis anfotericina liposomal o equinocandinas durante los primeros 14 días del trasplante exclusivamente en los pacientes de alto riesgo que se han caracterizado con anterioridad[130,132].

Vacunación

En la evaluación pretrasplante de cualquier candidato a TOS deben determinarse las siguientes serologías: CMV, VIH, VVZ, VEB, VHA, VHB (título de anticuerpos anti-HbsAg y HBsAg), *T. gondii* y serología luética. En algunos pacientes procedentes de países endémicos se incluirá también serología frente al virus *HTLV-1* y frente a *S. stercolaris*. En nuestro medio, previamente al trasplante está indicada la administración de las vacunas frente a *Streptococcus pneumo-niae*, *Bordetella pertussis* (tos ferina), *Corynebacterium diphtheriae* (difteria) y *Clostridium tetani* (tétanos). Está indicada también la vacunación previa al trasplante de los individuos con serología negativa para los virus de sarampión, rubéola, parotiditis, poliomielitis, varicela, hepatitis A y hepatitis B. La vacuna antigripal debe administrarse anualmente y hay que realizar la vacunación completa frente a SARS-CoV-2 con las dosis de recuerdo que se vayan estableciendo. En esplenectomizados, la vacuna antineumocócica debe administrarse cada 5 años.

Dado el mayor riesgo de neoplasias en el receptor de TOS, actualmente se aconseja la vacunación frente al virus del papiloma humano (VPH) en todas las mujeres menores de 26 años en lista de espera de trasplante y ya trasplantadas. De la misma manera, dado el mayor riesgo de infección por VVZ, se recomienda la vacunación mediante la vacuna de subunidades disponible en España desde 2022 para esta población de riesgo. *En el período postrasplante no deben administrarse vacunas de virus vivos atenuados.*

En los pacientes esplenectomizados ha de comprobarse la correcta vacunación frente a bacterias encapsuladas (*Haemophylus influenzae*, *S. pneumoniae* y *Neisseria meningitidis*). En los pacientes que reciben eculizumab como tratamiento inmunosupresor postrasplante debe asegurarse la vacunación frente a *N. meningitidis*, realizar cribado de infección por *Neisseria gonorrhoeae*, además de realizar profilaxis antibiótica continua hasta, al menos, 4 semanas tras la vacunación frente al meningococo.

REFERENCIAS BIBLIOGRÁFICAS

1. San Juan R, Aguado JM, Lumbreras C et al. Incidence, clinical characteristics and risk factors of late infection in solid organ transplant recipients: data from the RESITRA study group. Am J Transplant 2007; 7: 964-71.
2. Fernández-Ruiz M, Seron D, Alonso A et al. Derivation and external validation of the SIMPLICITY score as a simple immune-based risk score to predict infection in kidney transplant recipients. Kidney Int 2020; 98: 1031-43.
3. Singh N, Chang FY, Gayowski T, Wagener M, Marino IR. Fever in liver transplant recipients in the intensive care unit. Clin Transplant 1999; 13: 504-11.
4. Singh N, Gayowski T, Wagener MM, Marino IR. Pulmonary infiltrates in liver transplant recipients in the intensive care unit. Transplantation 1999; 67: 1138-44.
5. Hartmann A, Sagedal S, Hjelmesaeth J. The natural course of cytomegalovirus infection and disease in renal transplant recipients. Transplantation 2006; 82: S15-7.
6. Fishman JA, Rubin RH. Infection in organ-transplant recipients. N Engl J Med 1998; 338: 1741-51.
7. Garrido RS, Aguado JM, Díaz-Pedroche C et al. A review of critical periods for opportunistic infection in the new transplantation era. Transplantation 2006; 82: 1457-62.
8. Cervera C, Fernández-Ruiz M, Valledor A et al. Epidemiology and risk factors for late infection in solid organ transplant recipients. Transpl Infect Dis 2011; 13: 598-607.
9. Slifkin M, Tempesti P, Poutsiaka DD, Snydman DR. Late and atypical cytomegalovirus disease in solid-organ transplant recipients. Clin Infect Dis 2001; 33: 5.
10. Moreno A, Cervera C, Gavalda J et al. Bloodstream infections among transplant recipients: results of a nationwide surveillance in Spain. Am J Transplant 2007; 7: 2579-86.
11. So M, Walti L. Challenges of antimicrobial resistance and stewardship in solid organ transplant patients. Curr Infect Dis Rep 2022; 24: 63-75.
12. Muñoz P. Management of urinary tract infections and lymphocele in renal transplant recipients. Clin Infect Dis 2001; 33 Suppl 1: S53-7.
13. Haidar G, Green M; American Society of Transplantation Infectious Diseases Community of Practice. Intra-abdominal infections in solid organ transplant recipients: guidelines from the American Society of Transplantation Infectious Diseases Community of Practice. Clin Transplant 2019; 33: e13595.
14. Fiuza C, Salcedo M, Clemente G, Tellado JM. In vivo neutrophil dysfunction in cirrhotic patients with advanced liver disease. J Infect Dis 2000; 182: 526-33.
15. Iinuma Y, Senda K, Fujihara N et al. Surgical site infection in living-donor liver transplant recipients: a prospective study. Transplantation 2004; 78: 704-9.
16. McClean K, Kneteman N, Taylor G. Comparative risk of bloodstream infection in organ transplant recipients. Infect Control Hosp Epidemiol 1994; 15: 582-4.
17. Singh N, Gayowski T, Wagener MM, Marino IR. Bloodstream infections in liver transplant recipients receiving tacrolimus. Clin Transplant 1997; 11: 275-81.
18. Patel R, Badley AD, Larson-Keller J et al. Relevance and risk factors of enterococcal bacteremia following liver transplantation. Transplantation 1996; 61: 1192-7.
19. Cervera C, Van Delden C, Gavalda J et al. Multidrug-resistant bacteria in solid organ transplant recipients. Clin Microbiol Infect 2014; 20 Suppl 7: 49-73.
20. Pouch SM, Patel G; AST Infectious Diseases Community of Practice Multidrug-resistant Gram-negative bacterial infections in solid organ transplant recipients-Guidelines from the American Society of Transplantation Infectious Diseases Community of Practice. Clin Transplant 2019; 33: e13594.
21. Aguado JM, Silva JT, Fernández-Ruiz M et al. Management of multidrug resistant Gram-negative bacilli infections in solid organ transplant recipients: SET/GESITRA-SEIMC/REIPI recommendations. Transplant Rev (Orlando) 2018; 32: 36-57.
22. Giannella M, Bartoletti M, Conti M, Righi E. Carbapenemase-producing Enterobacteriaceae in transplant patients. J Antimicrob Chemother 2021; 76: i27-i39.
23. Errico G, Gagliotti C, Monaco M et al. Colonization and infection due

to carbapenemase-producing Enterobacteriaceae in liver and lung transplant recipients and donor-derived transmission: a prospective cohort study conducted in Italy. Clin Microbiol Infect 2019; 25: 203-9.

24. Filsoufi F, Rahmanian PB, Castillo JG, Pinney S, Broumand SR, Adams DH. Incidence, treatment strategies and outcome of deep sternal wound infection after orthotopic heart transplantation. J Heart Lung Transplant 2007; 26: 1084-90.

25. Carrier M, Perrault LP, Pellerin M et al. Sternal wound infection after heart transplantation: incidence and results with aggressive surgical treatment. Ann Thorac Surg 2001; 72: 719-23; discussion 23-4.

26. Mermel LA, Maki DG. Bacterial pneumonia in solid organ transplantation. Semin Respir Infect 1990; 5: 10-29.

27. Burguete SR, Maselli DJ, Fernández JF, Levine SM. Lung transplant infection. Respirology 2013; 18: 22-38.

28. Benden C, Goldfarb SB, Edwards LB et al. The registry of the International Society for Heart and Lung Transplantation: seventeenth official pediatric lung and heart-lung transplantation report –2014; focus theme: retransplantation. J Heart Lung Transplant 2014; 33: 1025-33.

29. Witt CA, Meyers BF, Hachem RR. Pulmonary infections following lung transplantation. Thorac Surg Clin 2012; 22: 403-12.

30. Eyuboglu FO, Kupeli E, Bozbas SS et al. Evaluation of pulmonary infections in solid organ transplant patients: 12 years of experience. Transplant Proc 2013; 45: 3458-61.

31. Echenique IA, Penugonda S, Stosor V, Ison MG, Angarone MP. Diagnostic yields in solid organ transplant recipients admitted with diarrhea. Clin Infect Dis 2015; 60: 729-37.

32. West M, Pirenne J, Chavers B et al. Clostridium difficile colitis after kidney and kidney-pancreas transplantation. Clin Transplant 1999; 13: 318-23.

33. Abbas A, Zimmer AJ, Florescu D. Viral enteritis in solid-organ transplantation. Viruses 2021; 13: 2019.

34. Van Beek J, Van der Eijk AA, Fraaij PL et al. Chronic norovirus infection among solid organ recipients in a tertiary care hospital, the Netherlands, 2006-2014. Clin Microbiol Infect 2017; 23: 265 e9-13.

35. Florescu DF, Sandkovsky U. Cryptosporidium infection in solid organ transplantation. World J Transplant 2016; 6: 460-71.

36. Trinh SA, Echenique IA, Penugonda S, Angarone MP. Optimal strategies for the diagnosis of community-onset diarrhea in solid organ transplant recipients: less is more. Transpl Infect Dis 2017; 19: 10.

37. Dowling JN, Pasculle AW, Frola FN, Zaphyr MK, Yee RB. Infections caused by Legionella micdadei and Legionella pneumophila among renal transplant recipients. J Infect Dis 1984; 149: 703-13.

38. Jernigan DB, Sanders LI, Waites KB, Brookings ES, Benson RF, Pappas PG. Pulmonary infection due to Legionella cincinnatiensis in renal transplant recipients: two cases and implications for laboratory diagnosis. Clin Infect Dis 1994; 18: 385-9.

39. Patel R, Paya CV. Infections in solid-organ transplant recipients. Clin Microbiol Rev 1997; 10: 86-124.

40. Peleg AY, Husain S, Qureshi ZA et al. Risk factors, clinical characteristics, and outcome of Nocardia infection in organ transplant recipients: a matched case-control study. Clin Infect Dis 2007; 44: 1307-14.

41. Coussement J, Lebeaux D, Van Delden C et al. Nocardia infection in solid organ transplant recipients: a multicenter European case-control study. Clin Infect Dis 2016; 63: 338-45.

42. Aguado JM, Herrero JA, Gavalda J et al. Clinical presentation and outcome of tuberculosis in kidney, liver, and heart transplant recipients in Spain. Spanish Transplantation Infection Study Group, GESITRA. Transplantation 1997; 63: 1278-86.

43. Lichtenstein IH, MacGregor RR. Mycobacterial infections in renal transplant recipients: report of five cases and review of the literature. Rev Infect Dis 1983; 5: 216-26.

44. Doblas A, Torre-Cisneros J. The current state of tuberculosis in solid organ transplantation: three principles for optimal management. Am J Transplant 2011; 11: 1769-70.

45. Aguado JM, Silva JT, Samanta P, Singh N. Tuberculosis and transplantation. Microbiol Spectr 2016; 4.

46. John GT, Shankar V, Abraham AM, Mukundan U, Thomas PP, Jacob CK. Risk factors for post-transplant tuberculosis. Kidney Int 2001; 60: 1148-53.

47. Higgins RM, Cahn AP, Porter D et al. Mycobacterial infections after renal transplantation. Q J Med 1991; 78: 145-53.

48. Schluger LK, Sheiner PA, Jonas M et al. Isoniazid hepatotoxicity after orthotopic liver transplantation. Mt Sinai J Med 1996; 63: 364-9.

49. Doblas A, Alcaide F, Benito N, Gurgui M, Torre-Cisneros J. Tuberculosis in solid organ transplant patients. Enferm Infecc Microbiol Clin 2012; 30 Suppl 2: 34-9.

50. Torre-Cisneros J, San-Juan R, Rosso-Fernandez CM et al. Tuberculosis prophylaxis with levofloxacin in liver transplant patients is associated with a high incidence of tenosynovitis: safety analysis of a multicenter randomized trial. Clin Infect Dis 2015; 60: 1642-9.

51. Silva JT, Fernández-Ruiz M, Hernández-Jiménez P et al. Experience with moxifloxacin for the treatment of latent tuberculosis infection in liver transplantation: a single-center prospective study. Liver Transpl 2021; 27: 913-7.

52. Paya CV, Wiesner RH, Hermans PE et al. Risk factors for cytomegalovirus and severe bacterial infections following liver transplantation: a prospective multivariate time-dependent analysis. J Hepatol 1993; 18: 185-95.

53. Hibberd PL, Rubin RH. Clinical aspects of fungal infection in organ transplant recipients. Clin Infect Dis 1994; 19 Suppl 1: S33-40.

54. Lumbreras C, Fernández I, Velosa J, Munn S, Sterioff S, Paya CV. Infectious complications following pancreas transplantation: incidence, microbiological and clinical characteristics, and outcome. Clin Infect Dis 1995; 20: 514-20.

55. Herrero-Martínez JM, Lumbreras C, Manrique A et al. Epidemiology, risk factors and impact on long-term pancreatic function of infection following pancreas-kidney transplantation. Clin Microbiol Infect 2013; 19: 1132-9.

56. Benedetti E, Gruessner AC, Troppmann C et al. Intra-abdominal fungal infections after pancreatic transplantation: incidence, treatment, and outcome. J Am Coll Surg 1996; 183: 307-16.

57. Douzdjian V, Abecassis MM, Cooper JL, Smith JL, Corry RJ. Incidence, management and significance of surgical complications after pancreatic transplantation. Surg Gynecol Obstet 1993; 177: 451-6.

58. Gruessner RW, Sutherland DE, Troppmann C et al. The surgical risk of pancreas transplantation in the cyclosporine era: an overview. J Am Coll Surg 1997; 185: 128-44.

59. Gavalda J, Len O, San Juan R et al. Risk factors for invasive aspergillosis in solid-organ transplant recipients: a case-control study. Clin Infect Dis 2005; 41: 52-9.

60. Fortun J, Martin-Davila P, Moreno S et al. Risk factors for invasive aspergillosis in liver transplant recipients. Liver Transpl 2002; 8: 1065-70.

61. Maertens J, Van Eldere J, Verhaegen J, Verbeken E, Verschakelen J, Boogaerts M. Use of circulating galactomannan screening for early diagnosis of invasive aspergillosis in allogeneic stem cell transplant recipients. J Infect Dis 2002; 186: 1297-306.

62. Fortun J, Martin-Davila P, Álvarez ME et al. Aspergillus antigenemia sandwich-enzyme immunoassay test as a serodiagnostic method for invasive aspergillosis in liver transplant recipients. Transplantation 2001; 71: 145-9.

63. Walsh TJ, Anaissie EJ, Denning DW et al. Treatment of aspergillosis: clinical practice guidelines of the Infectious Diseases Society of America. Clin Infect Dis 2008; 46: 327-60.

64. Fortun J, Martin-Davila P, Sánchez MA et al. Voriconazole in the treatment of invasive mold infections in transplant recipients. Eur J Clin Microbiol Infect Dis 2003; 22: 408-13.

65. Samanta P, Clancy CJ, Marini RV et al. Isavuconazole is as effective as and better tolerated than voriconazole for antifungal prophylaxis in lung transplant recipients. Clin Infect Dis 2021; 73: 416-26.

66. Wu X, Venkataramanan R, Rivosecchi RM et al. Population pharmacokinetics of intravenous isavuconazole in solid-organ transplant recipients. Antimicrob Agents Chemother 2020; 64: e01728-19.

67. Singh N, Limaye AP, Forrest G et al. Combination of voriconazole and caspofungin as primary therapy for invasive aspergillosis in solid organ transplant recipients: a prospective, multicenter, observational study. Transplantation 2006; 81: 320-6.

68. Marr KA, Boeckh M, Carter RA, Kim HW, Corey L. Combination antifungal therapy for invasive aspergillosis. Clin Infect Dis 2004; 39: 797-802.

69. Fishman JA. Pneumocystis carinii and parasitic infections in transplantation. Infect Dis Clin North Am 1995; 9: 1005-44.

70. Iriart X, Challan Belval T, Fillaux J et al. Risk factors of Pneumocystis pneumonia in solid organ recipients in the era of the common use of posttransplantation prophylaxis. Am J Transplant 2015; 15: 190-9.

71. Hosseini-Moghaddam SM, Shokoohi M, Singh G et al. A multicenter case-control study of the effect of acute rejection and cytomegalovirus infection on Pneumocystis pneumonia in solid organ transplant recipients. Clin Infect Dis 2019; 68: 1320-6.

72. Kusne S, Dummer JS, Singh N et al. Infections after liver transplantation. An analysis of 101 consecutive cases. Medicine (Baltimore) 1988; 67: 132-43.

73. Lufft V, Kliem V, Behrend M, Pichlmayr R, Koch KM, Brunkhorst R.

Incidence of Pneumocystis carinii pneumonia after renal transplantation. Impact of immunosuppression. Transplantation 1996; 62: 421-3.

74. White PL, Backx M, Barnes RA. Diagnosis and management of Pneumocystis jirovecii infection. Expert Rev Anti Infect Ther 2017; 15: 435-47.

75. Hoarau G, Le Gal S, Zunic P et al. Evaluation of quantitative FTD-Pneumocystis jirovecii kit for Pneumocystis infection diagnosis. Diagn Microbiol Infect Dis 2017; 89: 212-7.

76. Limaye AP, Bakthavatsalam R, Kim HW et al. Impact of cytomegalovirus in organ transplant recipients in the era of antiviral prophylaxis. Transplantation 2006; 81: 1645-52.

77. Sagedal S, Nordal KP, Hartmann A et al. A prospective study of the natural course of cytomegalovirus infection and disease in renal allograft recipients. Transplantation 2000; 70: 1166-74.

78. Navarro D, Fernández-Ruiz M, Aguado JM, Sandonis V, Pérez-Romero P. Going beyond serology for stratifying the risk of CMV infection in transplant recipients. Rev Med Virol 2019; 29: e2017.

79. Fernández-Ruiz M, Kumar D, Humar A. Clinical immune-monitoring strategies for predicting infection risk in solid organ transplantation. Clin Transl Immunology 2014; 3: e12.

80. Torre-Cisneros J, Aguado JM, Caston JJ et al. Management of cytomegalovirus infection in solid organ transplant recipients: SET/GESITRA-SEIMC/REIPI recommendations. Transplant Rev (Orlando) 2016; 30: 119-43.

81. Navarro D, San-Juan R, Manuel O et al. Cytomegalovirus infection management in solid organ transplant recipients across European centers in the time of molecular diagnostics: an ESGICH survey. Transpl Infect Dis 2017; 19.

82. Natori Y, Alghamdi A, Tazari M et al. Use of viral load as a surrogate marker in clinical studies of cytomegalovirus in solid organ transplantation: a systematic review and meta-analysis. Clin Infect Dis 2018; 66: 617-31.

83. Ljungman P, Griffiths P, Paya C. Definitions of cytomegalovirus infection and disease in transplant recipients. Clin Infect Dis 2002; 34: 1094-7.

84. Len O, Gavalda J, Aguado JM et al. Valganciclovir as treatment for cytomegalovirus disease in solid organ transplant recipients. Clin Infect Dis 2008; 46: 20-7.

85. Singh N, Wannstedt C, Keyes L, Gayowski T, Wagener MM, Cacciarelli TV. Efficacy of valganciclovir administered as preemptive therapy for cytomegalovirus disease in liver transplant recipients: impact on viral load and late-onset cytomegalovirus disease. Transplantation 2005; 79: 85-90.

86. Díaz-Pedroche C, Lumbreras C, San Juan R et al. Valganciclovir preemptive therapy for the prevention of cytomegalovirus disease in high-risk seropositive solid-organ transplant recipients. Transplantation 2006; 82: 30-5.

87. Khoury JA, Storch GA, Bohl DL et al. Prophylactic versus preemptive oral valganciclovir for the management of cytomegalovirus infection in adult renal transplant recipients. Am J Transplant 2006; 6: 2134-43.

88. Reischig T, Jindra P, Hes O, Svecova M, Klaboch J, Treska V. Valacyclovir prophylaxis versus preemptive valganciclovir therapy to prevent cytomegalovirus disease after renal transplantation. Am J Transplant 2008; 8: 69-77.

89. Fernández-Ruiz M, Giménez E, Vinuesa V et al. Regular monitoring of cytomegalovirus-specific cell-mediated immunity in intermediate-risk kidney transplant recipients: predictive value of the immediate post-transplant assessment. Clin Microbiol Infect 2019; 25: 381e1-10.

90. Singh N, Dummer JS, Kusne S et al. Infections with cytomegalovirus and other herpesviruses in 121 liver transplant recipients: transmission by donated organ and the effect of OKT3 antibodies. J Infect Dis 1988; 158: 124-31.

91. Cabezón Ruiz S, Cisneros JM, Lage Galle E et al. Characteristics and repercussion of varicella-zoster virus infection in cardiac transplant. Transplant Proc 2003; 35: 2004-5.

92. Singh N, Carrigan DR. Human herpesvirus-6 in transplantation: an emerging pathogen. Ann Intern Med 1996; 124: 1065-71.

93. Chang FY, Singh N, Gayowski T, Wagener MM, Marino IR. Fever in liver transplant recipients: changing spectrum of etiologic agents. Clin Infect Dis 1998; 26: 59-65.

94. San-Juan R, Manuel O, Hirsch HH et al. Current preventive strategies and management of Epstein-Barr virus-related post-transplant lymphoproliferative disease in solid organ transplantation in Europe. Results of the ESGICH questionnaire-based cross-sectional Survey. Clin Microbiol Infect 2015; 21: 604e1-9.

95. Walker RC, Marshall WF, Strickler JG et al. Pretransplantation assessment of the risk of lymphoproliferative disorder. Clin Infect Dis 1995; 20: 1346-53.

96. López-Medrano F, Aguado JM, Lizasoain M et al. Clinical implications of respiratory virus infections in solid organ transplant recipients: a prospective study. Transplantation 2007; 84: 851-6.

97. Kumar D, Ferreira VH, Blumberg E et al. A 5-year prospective multicenter evaluation of influenza infection in transplant recipients. Clin Infect Dis 2018; 67: 1322-9.

98. Azzi Y, Bartash R, Scalea J, Loarte-Campos P, Akalin E. COVID-19 and solid organ transplantation: a review article. Transplantation 2021; 105: 37-55.

99. Giannella M, Pierrotti LC, Helantera I, Manuel O. SARS-CoV-2 vaccination in solid-organ transplant recipients: what the clinician needs to know. Transpl Int 2021; 34: 1776-88.

100. Ledford H. COVID antiviral pills: what scientists still want to know. Nature 2021; 599: 358-9.

101. Lemaitre F, Budde K, Van Gelder T et al. Therapeutic drug monitoring and dosage adjustments of immunosuppressive drugs when combined with nirmatrelvir/ritonavir in patients with COVID-19. Ther Drug Monit 2023; 45: 191-9.

102. Polyomaviridae Study Group of the International Committee on Taxonomy of V, Calvignac-Spencer S, Feltkamp MC et al. A taxonomy update for the family Polyomaviridae. Arch Virol 2016; 161: 1739-50.

103. Hirsch HH, Randhawa PS; AST Infectious Diseases Community of Practice. BK polyomavirus in solid organ transplantation –guidelines from the American Society of Transplantation Infectious Diseases Community of Practice. Clin Transplant 2019; 33: e13528.

104. Martin-Gandul C, Mueller NJ, Pascual M, Manuel O. The impact of infection on chronic allograft dysfunction and allograft survival after solid organ transplantation. Am J Transplant 2015; 15: 3024-40.

105. Myint TM, Chong CHY, Wyld M, Nankivell B, Kable K, Wong G. Polyoma BK virus in kidney transplant recipients: screening, monitoring, and management. Transplantation 2022; 106: e76-89.

106. Leeaphorn N, Thongprayoon C, Chon WJ, Cummings LS, Mao MA, Cheungpasitporn W. Outcomes of kidney retransplantation after graft loss as a result of BK virus nephropathy in the era of newer immunosuppressant agents. Am J Transplant 2020; 20: 1334-40.

107. Dong R, Shetty A, Tambur AR, Ison MG. Outcomes of repeat kidney transplantation following prior graft failure secondary to BK nephropathy: a single-center retrospective study. Transpl Infect Dis 2021; 23: e13672.

108. Berenguer J, Gómez-Campdera F, Padilla B et al. Visceral leishmaniasis (Kala-Azar) in transplant recipients: case report and review. Transplantation 1998; 65: 1401-4.

109. Aguado JM, Bonet F, Plaza JJ, Escudero A. Visceral leishmaniasis in a renal transplant recipient: a diagnostic and therapeutic challenge. J Infect 1986; 13: 301-3.

110. Fernández-Guerrero ML, Aguado JM, Buzon L et al. Visceral leishmaniasis in immunocompromised hosts. Am J Med 1987; 83: 1098-102.

111. Len O, Los-Arcos I, Aguado JM et al. Executive summary of the Consensus Statement of the Transplant Infection Study Group (GESITRA) of the Spanish Society of Infectious Diseases and Clinical Microbiology (SEIMC) and the National Transplant Organization (ONT) on the Selection Criteria of Donors of Solid Organs in relation to Infectious Diseases. Enferm Infecc Microbiol Clin (Engl Ed) 2020; 38: 379-89.

112. Lumbreras C, Sanz F, Gonzalez A et al. Clinical significance of donor-unrecognized bacteremia in the outcome of solid-organ transplant recipients. Clin Infect Dis 2001; 33: 722-6.

113. Reichart B, Cooper DKC, Langin M, Tonjes RR, Pierson RN, Wolf E. Cardiac xenotransplantation: from concept to clinic. Cardiovasc Res 2023; 118: 3499-516.

114. Wynyard S, Nathu D, Garkavenko O, Denner J, Elliott R. Microbiological safety of the first clinical pig islet xenotransplantation trial in New Zealand. Xenotransplantation 2014; 21: 309-23.

115. Garkavenko O, Croxson MC, Irgang M, Karlas A, Denner J, Elliott RB. Monitoring for presence of potentially xenotic viruses in recipients of pig islet xenotransplantation. J Clin Microbiol 2004; 42: 5353-6.

116. Bobkova M, Stitz J, Engelstadter M, Cichutek K, Buchholz CJ. Identification of R-peptides in envelope proteins of C-type retroviruses. J Gen Virol 2002; 83: 2241-6.

117. Fishman JA. Assessment of infectious risk in clinical xenotransplantation: the lessons for clinical allotransplantation. Xenotransplantation 2014; 21: 307-8.

118. Bouza E, Loeches B, Munoz P. Fever of unknown origin in solid organ transplant recipients. Infect Dis Clin North Am 2007; 21: 1033-54, ix-x.

119. Winston DJ, Emmanouilides C, Busuttil RW. Infections in liver transplant recipients. Clin Infect Dis 1995; 21: 1077-89; quiz 90-1.

120. Soave R. Prophylaxis strategies for solid-organ transplantation. Clin Infect Dis 2001;33 Suppl 1: S26-31.
121. Abbo LM, Grossi PA; AST ID Community of Practice. Surgical site infections: guidelines from the American Society of Transplantation Infectious Diseases Community of Practice. Clin Transplant 2019; 33: e13589.
122. Asensio A, Ramos A, Cuervas-Mons V et al. Effect of antibiotic prophylaxis on the risk of surgical site infection in orthotopic liver transplant. Liver Transpl 2008; 14: 799-805.
123. Safdar N, Said A, Lucey MR. The role of selective digestive decontamination for reducing infection in patients undergoing liver transplantation: a systematic review and meta-analysis. Liver Transpl 2004; 10: 817-27.
124. San-Juan R, Aguado JM, Lumbreras C et al. Selective intestinal decontamination with fluoroquinolones for the prevention of early bacterial infections after liver transplantation. Liver Transpl 2011; 17: 896-904.
125. Origuen J, López-Medrano F, Fernández-Ruiz M et al. Should asymptomatic bacteriuria be systematically treated in kidney transplant recipients? Results from a randomized controlled trial. Am J Transplant 2016; 16: 2943-53.
126. Nicolle LE, Gupta K, Bradley SF et al. Clinical Practice Guideline for the Management of Asymptomatic Bacteriuria: 2019 Update by the Infectious Diseases Society of America. Clin Infect Dis 2019; 68: 1611-5.
127. Goldman JD, Julian K. Urinary tract infections in solid organ transplant recipients: guidelines from the American Society of Transplantation Infectious Diseases Community of Practice. Clin Transplant 2019; 33: e13507.
128. Snydman DR. Epidemiology of infections after solid-organ transplantation. Clin Infect Dis 2001; 33 Suppl 1: S5-8.
129. Fortun J, Martin-Davila P, Montejo M et al. Prophylaxis with caspofungin for invasive fungal infections in high-risk liver transplant recipients. Transplantation 2009; 87: 424-35.
130. Saliba F, Pascher A, Cointault O et al. Randomized trial of micafungin for the prevention of invasive fungal infection in high-risk liver transplant recipients. Clin Infect Dis 2015; 60: 997-1006.
131. San-Juan R, Aguado JM, Lumbreras C et al. Universal prophylaxis with fluconazole for the prevention of early invasive fungal infection in low-risk liver transplant recipients. Transplantation 2011; 92: 346-50.
132. Fortun J, Carratala J, Gavalda J et al. [Guidelines for the treatment of invasive fungal disease by Aspergillus spp. and other fungi issued by the Spanish Society of Infectious Diseases and Clinical Microbiology (SEIMC). 2011 Update]. Enferm Infecc Microbiol Clin 2011; 29: 435-54.

Complicaciones vasculares en el trasplante hepático

27

Ó. Caso Maestro, C. Jiménez Romero, E. Moreno González, C. Loinaz Segurola y Á. García-Sesma

INTRODUCCIÓN

Las complicaciones vasculares después del trasplante hepático, aunque poco frecuentes, son las más graves, con un elevado riesgo de pérdida del injerto hepático y de mortalidad del paciente. De forma general, su incidencia oscila en torno al 7 %, aunque varía entre los diferentes grupos de trasplante y aumenta hasta el 13 % en el trasplante hepático con donante vivo[1,2], si bien en este caso se encuentran tasas inferiores en grupos con gran experiencia.

Un diagnóstico precoz y un manejo terapéutico adecuado de estas complicaciones supone un reto para el cirujano y es fundamental para garantizar el éxito del trasplante. En los últimos años se han propuesto algoritmos de seguimiento desde el primer día del trasplante hepático para realizar un diagnóstico precoz de posibles complicaciones vasculares. En este sentido, el eco-Doppler es la prueba de elección para monitorizar la posible aparición de estas complicaciones tanto en el postrasplante precoz como en el tardío[3,4].

Las opciones de tratamiento son varias, desde el retrasplante en los casos en los que la complicación vascular se asocie a una disfunción grave del injerto hepático, hasta la observación en los casos en los que no exista ningún tipo de repercusión clínica ni analítica. La revascularización quirúrgica sigue siendo el tratamiento de elección, aunque en los últimos años, debido al gran desarrollo de las técnicas de radiología intervencionista, esta alternativa ha pasado a ser la primera opción de tratamiento en muchos centros[5,6]. Cuando la revascularización no es eficaz, la única alternativa de tratamiento es la realización de un retrasplante.

Las principales complicaciones vasculares pueden clasificarse de la siguiente manera:

- Complicaciones arteriales:
  - Trombosis de la arteria hepática.
  - Estenosis de la arteria hepática.
  - Seudoaneurismas y rotura de la arteria hepática.
- Complicaciones venosas:
  - Complicaciones portales.
  - Complicaciones de las venas suprahepáticas y la vena cava.

COMPLICACIONES ARTERIALES

Trombosis de la arteria hepática

Se define como la ausencia de flujo en la arteria hepática. Clásicamente, se ha clasificado en precoz cuando ocurre durante los primeros 30 días del trasplante hepático, y tardía, cuando aparece después del día 30[6,7]. La vascularización del hígado es dual, dependiendo un 80 % aproximadamente de la vena porta y un 20 % de la arteria hepática. Por esta razón, en condiciones fisiológicas, la ligadura de la arteria hepática apenas tiene repercusión, como ocurre en el caso de traumatismos hepáticos graves que obliguen a su ligadura o embolización, debido a la existencia de colaterales que mantienen el aporte arterial al hígado. Sin embargo, en el trasplante estas colaterales se seccionan al realizar la hepatectomía del hígado enfermo y todo el aporte de sangre arterial queda limitado exclusivamente a la anastomosis arterial realizada, lo que explica que una trombosis de esta pueda asociarse a una disfunción grave del injerto (**Fig. 27-1**). Además, la vascularización de la vía biliar procede exclusivamente de la arteria hepática, por lo que la trombosis de esta arteria predispone al desarrollo de complicaciones biliares por la isquemia que sufre[8].

La trombosis de la arteria hepática es la complicación vascular más frecuente, aproximadamente el 50 % de todas las complicaciones vasculares, con una incidencia del 2-10 % en adultos y del 10-15 % en niños. Su incidencia también aumenta en escenarios en los que se requiere la realización de reconstrucciones vasculares o anastomosis de menor calibre, como es el trasplante mediante *split* y el trasplante hepático con donante vivo[9].

En ausencia de revascularización se asocia a una mortalidad del 50 %. En los casos en los que se consigue llevar a cabo la revascularización, ya sea quirúrgica o mediante ra-

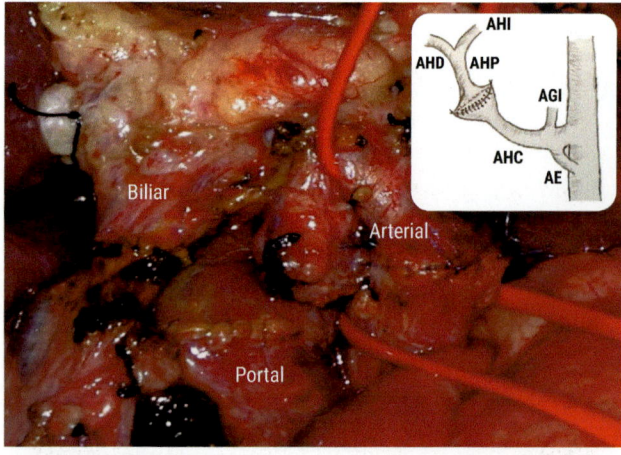

Figura 27-1. Aspecto de una anastomosis arterial convencional durante un trasplante hepático. AE: arteria esplénica; AGI: arteria gástrica izquierda; AHC: arteria hepática común; AHD: arteria hepática derecha; AHP: arteria hepática propia; AHI: arteria hepática izquierda.

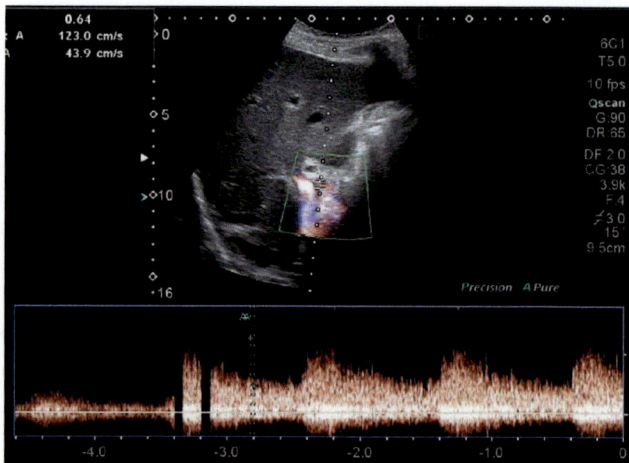

Figura 27-2. Ecografía Doppler que muestra un patrón de flujo arterial normal con un índice de resistencia (IR) = 0,64.

diología intervencionista, la necesidad de un retrasplante es del 28-35 %, mientras que en los casos en los que no se consigue la revascularización, el retrasplante será necesario hasta en el 25-83 % de los casos[7-11]. Esto explica la importancia de realizar un diagnóstico precoz, ya que, cuanto menos tiempo haya transcurrido desde la instauración de la trombosis, más probabilidades hay de conseguir la revascularización y de salvar el injerto sin necesidad de hacer un retrasplante.

Se han descrito múltiples causas que podrían estar relación con el desarrollo de la trombosis arterial[12]:

- **Causas técnicas:** calidad y tamaño del vaso, arteriosclerosis, disección de la íntima, variantes anatómicas que obliguen a la realización de reconstrucciones vasculares o a dejar arterias largas con riesgo de *kinking* o *twisting*, utilización de injertos vasculares, técnica inadecuada, manipulación arterial previa al trasplante como en la quimioembolización transarterial realizada en el tratamiento del carcinoma hepatocelular, etcétera.
- **Causas hematológicas:** tabaco y otros estados de hipercoagulabuilidad, politransfusiones, etcétera.
- **Causas inmunológicas:** incompatibilidad AB0, lesión de preservación, tiempo de isquemia prolongado, rechazo, infección por citomegalovirus (CMV), entre otras.

La trombosis de la arteria hepática puede presentarse clínicamente desde una forma asintomática hasta una disfunción grave del injerto hepático. Habitualmente, cuando ocurre precozmente se manifiesta en forma de una hepatitis aguda con disfunción grave del injerto que requerirá un retrasplante en un número elevado de casos, mientras que cuando la trombosis de la arteria hepática ocurre de forma tardía rara vez tiene repercusión en la función del injerto hepático y se manifiesta en forma de isquemia de la vía biliar que dará lugar a la formación de estenosis biliares más o menos extensas con el consiguiente riesgo de obstrucción y sepsis biliar. En estos casos de inicio tardío, cuando la afectación biliar es extensa y grave puede llegar a ser necesaria también

la realización de un retrasplante[13]. Aunque con menor frecuencia, esta forma de presentación más insidiosa también puede aparecer cuando la trombosis ocurre precozmente, y su manejo estará también determinado por la aparición de complicaciones biliares.

La valoración inicial del flujo arterial debe realizarse intraoperatoriamente mediante eco-Doppler directo sobre el parénquima hepático y mediante flujometría (**Fig. 27-2**). Un flujo inferior a 100 ml/min se ha relacionado con un mayor riesgo de trombosis de la arteria hepática con una sensibilidad del 84,5 % y un valor predictivo positivo del 97,8 %[14]. El síndrome del robo de la arteria esplénica puede ocurrir en casos de grandes esplenomegalias con hipertrofia de la arteria esplénica (situación bastante común en pacientes con cirrosis hepática e hipertensión portal) y se asocia en consecuencia con una disminución del flujo en la arteria hepática. Cuando intraoperatoriamente el flujo en la arteria hepática es insuficiente, es el primer diagnóstico que debe sospecharse; su tratamiento consistirá en la ligadura de la arteria esplénica en su origen de manera que todo el flujo que llega a través del tronco celíaco se dirija hacia la arteria hepática. Cuando la sospecha se produce en el postoperatorio, el tratamiento es la embolización de la arteria esplénica mediante radiología intervencionista. Otro síndrome que puede justificar un flujo insuficiente en la arteria hepática es el síndrome del ligamento arqueado. Consiste en la presencia de un ligamento hipertrofiado en forma de bandas fibrosas en el origen del tronco celíaco en la aorta que obstruye el flujo. Se ha descrito hasta en el 2-10 % de los trasplantes, y el tratamiento en estos casos será la sección de dichas bandas fibrosas o la realización de un conducto aortohepático cuando no se consiga un flujo adecuado a pesar de liberar completamente el tronco celíaco[12].

La técnica de elección para el diagnóstico en el postoperatorio es el eco-Doppler. La implantación de protocolos de seguimiento exhaustivos con esta técnica permite el diagnóstico y tratamiento precoz de la trombosis de la arteria hepática para conseguir salvar la función del injerto. Cuando el eco-Doppler sugiere la existencia de una trombosis de la arteria hepática es necesario realizar una angiotomografía

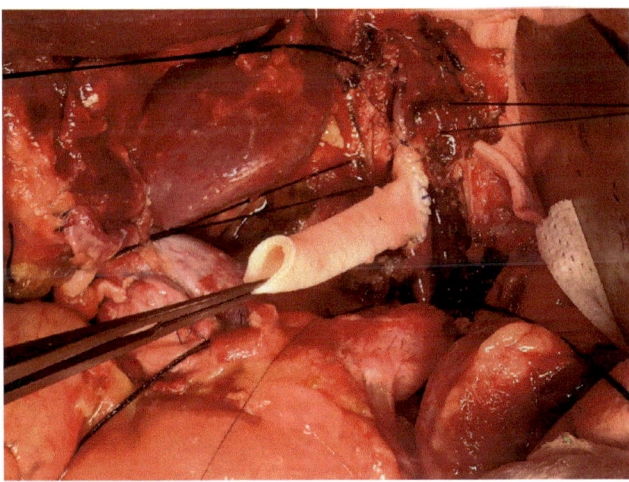

Figura 27-3. Conducto aortohepático con un injerto ilíaco a la aorta supracelíaca del receptor en un paciente retrasplantado por una trombosis arterial.

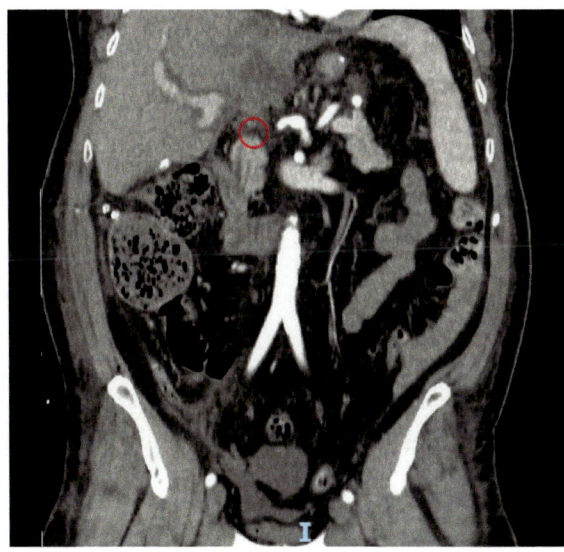

Figura 27-4. Trombosis precoz completa de la arteria hepática después de un trasplante (círculo rojo), con ausencia de paso de contraste a ramas intrahepáticas.

computarizada (angio-TC), una angiorresonancia magnética (angio-RM) o una arteriografía para confirmar el diagnóstico y valorar su extensión. La arteriografía, además de diagnóstica, podrá ser también terapéutica[11-14].

Las opciones de tratamiento son variables en función del momento y la forma de presentación. En los casos de trombosis de la arteria hepática precoz, el tratamiento de elección siempre ha sido el retrasplante urgente, pero la escasez de órganos ha obligado a lo largo de los años a buscar alternativas para poder salvar la función del injerto, por lo que en el momento actual un diagnóstico y una revascularización precoces (**Fig. 27-3**), ya sea quirúrgica o mediante radiología intervencionista, constituyen la primera opción en estos casos[6,15]. Entre las opciones de tratamiento mediante radiología intervencionista se incluye la realización de una fibrinólisis intraarterial, la angioplastia transluminal y la colocación de *stents* vasculares. El principal problema de todas estas alternativas es el riesgo de hemorragia, riesgo que aumenta cuanto más precoz es la trombosis desde el momento del trasplante, sobre todo con la fibrinólisis intraarterial durante los primeros días del trasplante, por lo que muchos grupos optan por la revascularización quirúrgica directamente. En cualquier caso, el tratamiento precoz y enérgico de estos pacientes –ya sea mediante revascularización o con la realización de un retrasplante urgente– se asocia a mejores resultados y una mayor supervivencia del paciente[16] (**Fig. 27-4**).

En el caso de pacientes con una trombosis de la arteria hepática tardía el manejo es completamente diferente, dado que los síntomas que aparecen son sobre todo biliares, y no es necesaria la revascularización del injerto merced a la existencia de colaterales. Además, debido a que pasado este tiempo no se realiza un seguimiento tan estrecho con eco-Doppler como se efectúa habitualmente al principio del trasplante, es imposible predecir en qué momento se ha producido la trombosis, dado que el estudio dirigido a su diagnóstico muchas veces se realiza ante cualquier alteración analítica detectada durante el seguimiento o ante la aparición de complicaciones biliares, días o semanas des-

pués de haberse instaurado la trombosis. El tiempo medio para el desarrollo de colaterales hepáticas, lo que se ha denominado *the neovascularized liver*, es de unos 4 meses, y factores como la trombosis de la arteria hepática tardía, la estenosis de la arteria hepática, la localización de la trombosis y la realización de una hepaticoyeyunostomía contribuyen a su formación[17]. En los casos más leves de trombosis de la arteria hepática tardías, el paciente puede permanecer asintomático o desarrollar estenosis biliares localizadas susceptibles de dilatación por vía percutánea o por vía endoscópica. En los casos más graves pueden aparecer estenosis multifocales no susceptibles de dilatación, colangitis y *shock* séptico secundario, ictericia progresiva y formación de abscesos biliares. Las alternativas terapéuticas en estos casos son limitadas y tienen un papel paliativo, ya que la única opción de tratamiento es el retrasplante. En un estudio reciente, en pacientes con trombosis de la arteria hepática tardía asintomáticos, el retrasplante fue necesario hasta en el 32 % de los casos, mientras que en pacientes que inicialmente presentaron síntomas moderados/graves, el retrasplante tuvo que realizarse en el 68 % de los casos[18]. Factores como el MELD (modelo para el estadio final de la enfermedad hepática), la colonización por microorganismos multirresistentes o la necesidad de tratamiento antibiótico en el momento del retrasplante son factores que se asocian a un peor resultado del retrasplante[19] (**Fig. 27-5**).

Estenosis de la arteria hepática

Una estenosis de la arteria hepática es cualquier disminución del diámetro transversal de su calibre; una estenosis es significativa cuando la disminución del calibre de la arteria hepática es > 50 % y, además, se manifiesta con síntomas asociados y con un índice de resistencia (IR) < 0,5 (IR = flujo pico-sistólico – flujo al final de la diástole/flujo pico-sistólico) y una velocidad pico-sistólica > 400 cm/seg en el eco-Doppler[7].

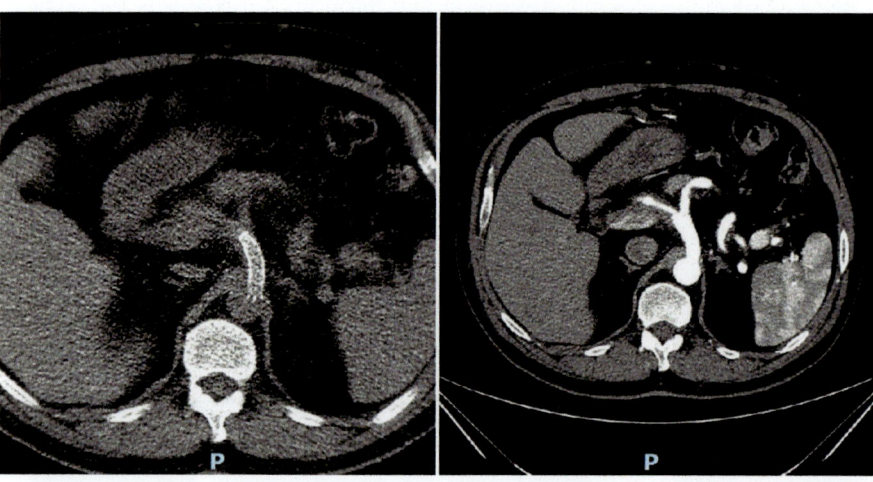

Figura 27-5. *Stent* autoexpandible colocado mediante radiología intervencionista en el origen de la arteria hepática en el tronco celíaco en un paciente con una trombosis aguda precoz después de un trasplante hepático.

La estenosis de la arteria hepática es la segunda complicación más frecuente después de la trombosis, con una incidencia del 5-13 %; en múltiples trabajos se ha descrito la evolución a trombosis hasta en el 65 % de los casos no tratados[20].

La localización más frecuente donde se produce la estenosis es la anastomosis, en relación sobre todo con problemas técnicos, pero también puede aparecer en la arteria del receptor, sobre todo asociada a traumatismos tras la colocación de *clamps* vasculares o a la presencia de arteriosclerosis, y en la arteria del donante, por problemas técnicos cuando hay que dejar arterias muy largas por la presencia de variantes anatómicas o cuando hay que realizar algún tipo de reconstrucción vascular, como es la anastomosis de una arteria hepática derecha a la arteria gastroduodenal, o por causas inmunológicas, como es en el caso de infecciones o de rechazo (**Fig. 27-6**).

La presentación puede ser precoz o tardía, al igual que en la trombosis de la arteria hepática. En cuanto a la clínica, lo más frecuente es que aparezca en pacientes prácticamente asintomáticos, con leves elevaciones de las enzimas hepáticas, y en raras ocasiones se asocia a una disfunción grave del injerto que pueda requerir un retrasplante. Por otro lado, la aparición de complicaciones biliares es menos frecuente que en la trombosis, pero en algunos estudios se ha descrito que pueden aparecer hasta en el 67 % de los casos[20].

El diagnóstico se realiza con eco-Doppler, que presenta una gran sensibilidad y especificidad para la detección de la estenosis de la arteria hepática. La realización posterior de una angio-TC, una angio-RM o una arteriografía permite confirmar el diagnóstico, establecer la localización y la extensión y orientar el manejo terapéutico.

Las opciones terapéuticas son la observación, los tratamientos endovasculares mediante radiología intervencionista, la cirugía y en los casos más graves el retrasplante. La vigilancia asociada a tratamientos antiagregantes o anticoagulantes es la primera opción en pacientes asintomáticos en los que la estenosis ha sido un hallazgo casual al realizar una prueba de imagen por otro motivo. En pacientes con elevaciones de las enzimas hepáticas el tratamiento debe ser enérgico para evitar la progresión a una trombosis, ya sea mediante procedimientos intervencionistas de radiología vascular o mediante la revascularización quirúrgica. En un metaanálisis en el que se analizaron los resultados del tratamiento endovascular de la estenosis de la arteria hepática después del trasplante hepático se concluyó que la dilatación percutánea con o sin colocación de *stent* eran buenas alternativas de tratamiento, con una tasa de complicaciones similares y una disminución de la tasa de retrasplante[21]. De forma similar a lo que ocurre en los casos de trombosis, cuando la estenosis se produce durante los primeros días del trasplante, el riesgo de complicaciones hemorrágicas es elevado con el tratamiento endovascular y no está claro cuándo es el mejor momento para realizarlo. En estos casos parece que la dilatación asociada a la colocación de un *stent* disminuye el riesgo de complicaciones[22].

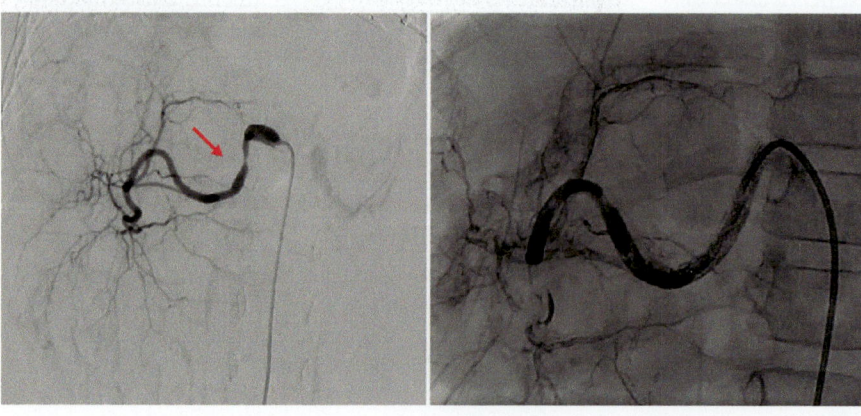

Figura 27-6. Estenosis de la arteria hepática (flecha roja) tratada mediante angioplastia y colocación de *stent*.

En series recientes se ha comprobado que la angioplastia con la colocación de *stent* es una alternativa segura tanto en casos de estenosis de la arteria hepática como en casos de trombosis[23]. En los casos tardíos, el riesgo de hemorragia o rotura de la arteria hepática disminuye considerablemente y las tasas de éxito con la dilatación percutánea sin la necesidad de colocar un *stent* superan el 80 %, con una tasa de complicaciones del 7 %[20].

Seudoaneurismas y rotura de la arteria hepática

El seudoaneurisma de la arteria hepática es la dilatación de la arteria que suele preceder a la rotura arterial, con el consiguiente sangrado a la cavidad abdominal, situación muy grave que puede desencadenar rápidamente un *shock* hemorrágico y la muerte del paciente si no se soluciona de forma urgente.

La incidencia de seudoaneurisma de la arteria hepática es baja 0,27-3 %[7], y los factores de riesgo asociados a su desarrollo son una técnica quirúrgica inadecuada y las infecciones, sobre todo en pacientes con derivaciones bilioentéricas o fístulas biliares en el postoperatorio. La tasa de aislamiento de microorganismos (bacterias y hongos) en el líquido intraabdominal o en la pared arterial en los pacientes intervenidos por un seudoaneurisma es muy elevada, apareciendo hasta en el 80-90 % de los casos[24].

La presentación clínica es variable. El seudoaneurisma de la arteria hepática puede ser un hallazgo incidental en pacientes asintomáticos al realizar una prueba de imagen o puede manifestarse en diferentes formas de hemorragia, ya sea digestiva, hemobilia o hemoperitoneo. La rotura de la arteria hepática se manifiesta con mayor frecuencia en forma de hemoperitoneo.

El diagnóstico se puede realizar con eco-Doppler, angio-TC, angio-RM, arteriografía o, en los casos más graves, intraoperatoriamente cuando la gravedad y la inestabilidad del paciente obligan a su traslado a quirófano sin poder realizar ninguna prueba diagnóstica previa.

El tratamiento en el seudoaneurisma puede ser endovascular o quirúrgico. Cuando se opta por un abordaje intervencionista debe colocarse un *stent* vascular totalmente recubierto que aísle completamente el seudoaneurisma. En los casos en los que se reinterviene al paciente, teniendo en cuenta que en la mayoría de los casos el seudoaneurisma está infectado, es necesario resecar todo el segmento arterial afecto con sospecha de infección y realizar una nueva anastomosis de la arteria mediante la interposición de un injerto habitualmente extraanatómico alejado del lecho infectado. En los casos en que no exista infección se podría realizar una reparación primaria del seudoaneurisma mediante resección y reanastomosis.

En la rotura de la arteria hepática el tratamiento quirúrgico consiste en la ligadura de la arteria hepática para estabilizar al paciente. Si la situación del enfermo lo permite se puede intentar la revascularización del injerto en el mismo acto quirúrgico mediante la interposición de un injerto habitualmente extraanatómico, teniendo en cuenta que en la mayoría de las ocasiones la rotura ha estado precedida por la formación de un seudoaneurisma. Cuando la situación es de extrema gravedad, que por otro lado es lo más frecuente, lo mejor es ligar la arteria hepática para controlar la hemorragia y trasladar al paciente a la unidad de cuidados intensivos (UCI) para su estabilización lo más rápidamente posible. Una vez estabilizado el paciente, en función de la evolución se planteará la necesidad o no de un retrasplante en el futuro para solucionar las secuelas que pueda producir la ausencia de flujo arterial.

COMPLICACIONES VENOSAS

Las complicaciones venosas son menos frecuentes que las arteriales, con una incidencia aproximada del 3 %, pero, al igual que las complicaciones arteriales, su aparición se asocia a una elevada morbimortalidad[7].

Complicaciones portales

Trombosis portal

La incidencia de complicaciones portales después del trasplante hepático es del 1-3 %, incidencia que aumenta en situaciones de mayor complejidad técnica como es el donante vivo, el trasplante mediante *split* o el trasplante hepático pediátrico[2,25] (**Fig. 27-7**).

La principal complicación portal es la trombosis portal, cuya incidencia es del 0,3-2,6 %. Las manifestaciones clínicas dependerán del momento de aparición. Cuando aparece en el postrasplante inmediato lo más frecuente es que se asocie a una disfunción del injerto hepático, que en los casos más extremos puede obligar a la realización de un retrasplante. Más del 70 % de los casos de trombosis portal que aparecen en el postrasplante inmediato ocurrirán durante los primeros 5 días del trasplante[25]. Cuando aparece de forma tardía lo más frecuente es que se manifieste con los signos típicos de la hipertensión portal, aunque esto dependerá de la existencia o no de circulación colateral y de la existencia o no de *shunts* portosistémicos.

Los principales factores de riesgo para la aparición de trombosis portal son factores técnicos, trombosis previa al

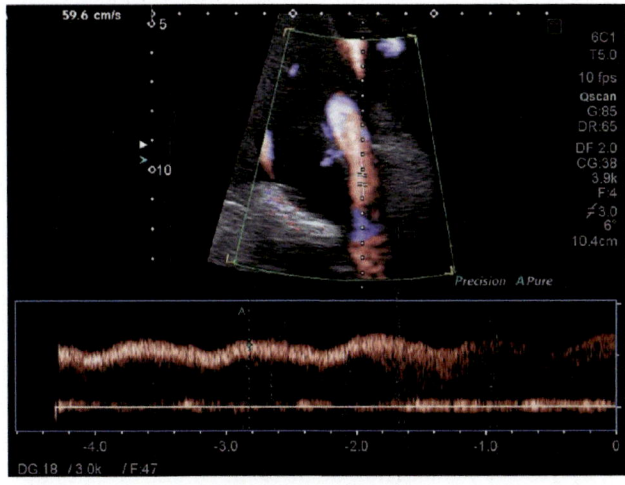

Figura 27-7. Ecografía Doppler que muestra un patrón de flujo portal normal con una velocidad de aproximadamente 60 cm/seg.

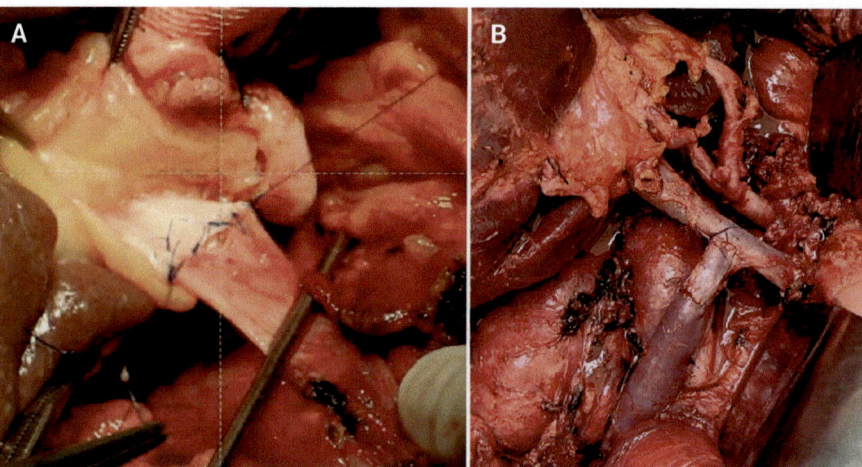

Figura 27-8. **A)** Anastomosis portal convencional. **B)** Reconstrucción portal compleja de alto riesgo, con anastomosis de la vena gonadal izquierda a la porta para aumentar su flujo en un paciente con un shunt mesogonadal permeable.

trasplante, esplenectomía previa, cirugías previas del hilio hepático, estados de hipercoagulabilidad, presencia de grandes *shunt*s portosistémicos que disminuyan el flujo portal y venas de escaso calibre o que precisen la utilización de injertos para su reconstrucción[26,27]. En pacientes con factores de riesgo y ausencia de contraindicaciones, como la presencia de coagulopatía y trombocitopenia < 30.000-50.000/μl, se recomienda la anticoagulación desde el postoperatorio inmediato[28] (**Fig. 27-8**).

La prueba de elección para el diagnóstico es el eco-Doppler. Una disminución del calibre > 50 % y un aumento de tres veces de la velocidad son indicativos de trombosis portal o de alto riesgo de progresión a ella[12]. La administración de contraste intravenoso durante la realización de la prueba puede poner de manifiesto cambios de perfusión parenquimatosa e, incluso, la presencia de trombos en pequeñas ramas portales intrahepáticas[29]. La angio-TC, la angio-RM y la portografía directa o de retorno confirmarán el diagnóstico y la extensión de la trombosis. Un flujo portal < 80 ml/min/100 g se asocia a un mayor riesgo de disfunción del injerto hepático, por lo que en esta situación es imperativo localizar la presencia de *shunts* portosistémicos, que deben conocerse de forma preoperatoria y ligarse para aumentar el flujo por la porta. La ligadura de ramas tributarias, como la vena gástrica izquierda o la vena mesentérica inferior, también puede contribuir a aumentar el flujo portal[30].

El tratamiento de la trombosis portal es variable y depende del momento y la forma de presentación[7]:

- Trombosis portal completa durante las primeras 72 horas asociada a fallo multiorgánico. El tratamiento de elección es la reintervención urgente y el restablecimiento del flujo portal. En los casos en los que no haya respuesta clínica a pesar de conseguir una adecuada revascularización, la única opción de tratamiento es el retrasplante. La anticoagulación en el postoperatorio es recomendable siempre que no existan contraindicaciones (**Fig. 27-9**).
- Trombosis portal parcial o completa entre los días 3 y 30. El tratamiento de elección es el endovascular mediante fibrinólisis y colocación de un *stent*. La tasa de éxito descrita con los abordajes intervencionistas es del 68-100 %, con una morbilidad del 10 %[31].

- Trombosis portal tardía, pasados 30 días del trasplante. El tratamiento de elección es la anticoagulación y el propio de las complicaciones asociadas a la hipertensión portal, como es el sangrado por varices esofágicas o la ascitis.

Al igual que en los casos de trombosis de la arteria hepática, un diagnóstico precoz y un tratamiento enérgico cuando la trombosis portal aparece precozmente en el postrasplante inmediato son fundamentales para garantizar el buen funcionamiento del injerto y evitar la necesidad de un retrasplante.

Estenosis portal

La incidencia de estenosis portal no es del todo conocida porque se trata de una complicación que, en la mayoría de las ocasiones, no cursa con manifestaciones clínicas y, por lo tanto, está infradiagnosticada. En los casos sintomáticos los pacientes presentan signos de hipertensión portal.

Los principales factores de riesgo son técnicos por la existencia de una discrepancia de calibre entre la vena porta del injerto y la del receptor o por la presencia de venas elongadas que pueden producir *kinking* o *twisting*. Sin embargo, en los casos de estenosis portal tardía se asume que es secundaria a fibrosis o hiperplasia de la íntima[32,33] (**Fig. 27-10**).

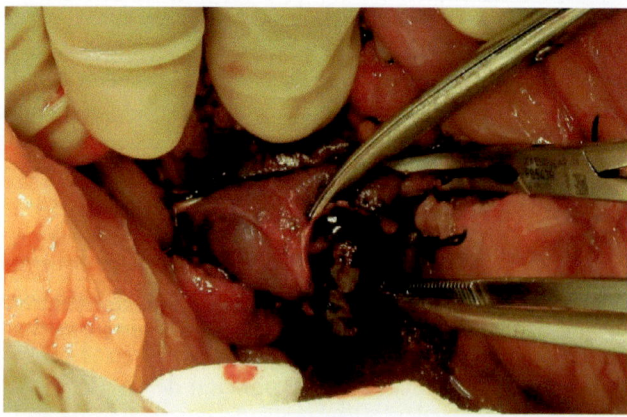

Figura 27-9. Trombectomía portal en un paciente con una trombosis portal precoz en el postrasplante inmediato.

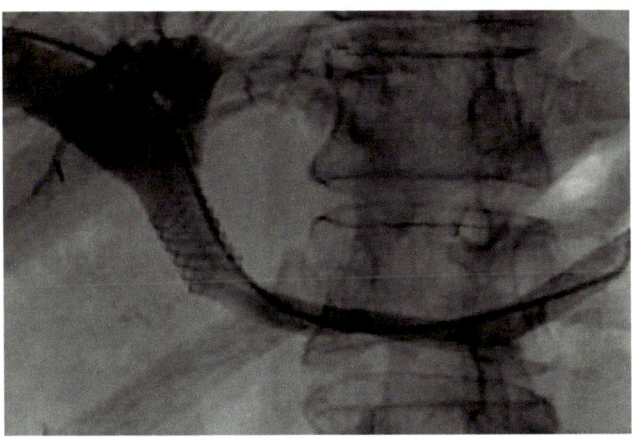

Figura 27-10. Angioplastia y colocación de un *stent* portal en un paciente con una estenosis portal tardía.

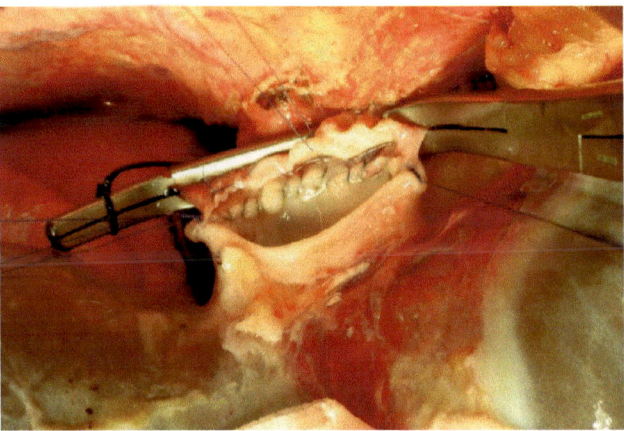

Figura 27-11. Anastomosis de la vena cava confeccionando un ostium común con las tres venas suprahepáticas.

El diagnóstico puede realizarse con eco-Doppler, aunque la confirmación requiere una angio-TC o una angio-RM. Como ya se ha mencionado, la presencia de una velocidad tres veces por encima de la normal en el eco-Doppler sugiere la presencia de una estenosis portal.

En los casos asintomáticos, el tratamiento de elección es la observación, sin que exista consenso sobre la anticoagulación en estos pacientes[7]. Cuando se asocia una alteración de la función del injerto hepático se puede optar por un tratamiento mediante radiología intervencionista con la colocación de un *stent* o mediante cirugía para rehacer la anastomosis. Al igual que en la trombosis portal, cuando la estenosis portal aparece precozmente, la mejor opción terapéutica es la quirúrgica, ya que en la mayoría de las ocasiones se deberá a un error técnico y será necesario deshacer la anastomosis portal y rehacerla de nuevo. Nuevamente, un diagnóstico precoz es fundamental para poder realizar un tratamiento adecuado precoz y evitar la progresión a trombosis portal, con el consiguiente riesgo de disfunción grave del injerto y de mortalidad del paciente.

Complicaciones de las venas suprahepáticas y la vena cava

Las complicaciones de la vena cava son muy poco frecuentes, con una tasa < 3 %[34,35]. El diámetro considerable de la vena cava hace que la anastomosis sea más sencilla y que, por lo tanto, las complicaciones sean más raras. Entre las más frecuentes se incluye la estenosis, el *kinking* y la trombosis. El *kinking* es frecuente cuando existe una importante discrepancia de calibre entre el injerto y la fosa hepática, por lo que en estos casos es importante fijar el injerto al diafragma o rellenar el espacio subfrénico para evitar la caída del hígado.

Los principales factores de riesgo para el desarrollo de complicaciones de la vena cava son puramente técnicos en el postrasplante inmediato; cuando aparecen tardíamente se deben sobre todo a la fibrosis cicatricial perivascular o a la presencia de hiperplasia de la íntima. Con el paso de los años la anastomosis de la vena cava ha sufrido múltiples modificaciones desde la técnica clásica, con sustitución de la vena

cava intrahepática en el receptor descrita ya en 1968 por Starzl[36]. La preservación de la vena cava del receptor con la técnica del *piggy-back* es el procedimiento de elección hoy en día, ya sea con una anastomosis utilizando un *ostium* común amplio creado con las tres venas suprahepáticas y ligando el extremo caudal de la cava del injerto o mediante la realización de una anastomosis cavocava laterolateral. Ambas no son excluyentes y cada una tiene ventajas e incoonvenientes y, por otro lado, la técnica clásica todavía puede ser necesaria en algunos escenarios, por lo que estar familiarizado con las tres técnicas es importante al practicar un trasplante hepático[34,35] (**Fig. 27-11**).

La presentación clínica es variable. Cuando aparece de forma precoz da lugar a una congestión del injerto hepático con sangrado secundario, prolongación del tiempo de isquemia caliente y disfunción grave del injerto hepático que, si no se soluciona precozmente, puede llegar a requerir un retrasplante. Cuando esto ocurre durante la intervención, es fundamental revisar en el momento la anastomosis y, si es necesario, rehacerla. En caso de que la anastomosis no presente ningún error técnico y el drenaje venoso del injerto sea malo, puede realizarse una anastomosis del extremo inferior de la vena cava del injerto a la vena cava del receptor para mejorar el drenaje o transformar la derivación en una anastomosis cavocava laterolateral si lo que se ha hecho es una anastomosis con el *ostium* común de las tres venas suprahepáticas.

Cuando las complicaciones de la vena cava aparecen de forma tardía, el síndrome clínico típico que aparece es un síndrome de Budd-Chiari, que puede asociar, o no, un síndrome de la vena cava inferior en función de la localización y extensión de la afectación[12].

El diagnóstico, al igual que el de las restantes complicaciones vasculares, se inicia con la realización de un eco-Doppler y se confirma mediante una angio-TC o una angio-RM. La cavografía es otra opción que aporta información muy útil y que además permite, en el mismo procedimiento, el tratamiento endovascular (**Fig. 27-12**).

El tratamiento dependerá de las manifestaciones clínicas. En los casos de aparición precoz con alteración secundaria de la función del injerto, como ya se ha mencionado, está in-

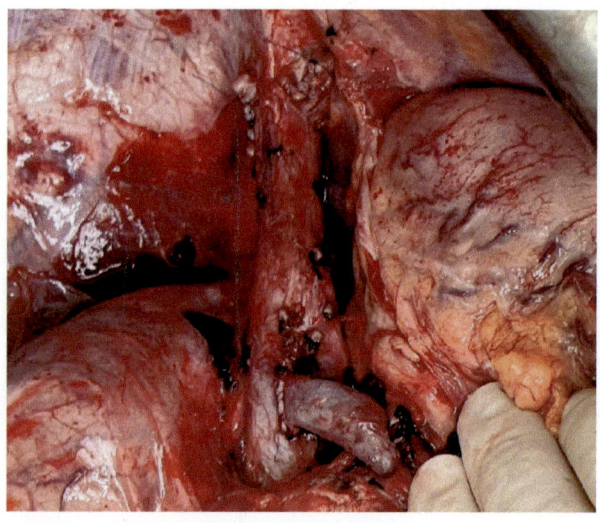

Figura 27-12. Aspecto del campo quirúrgico tras completar la hepatectomía con la realización de un *shunt* portocava y la vena cava preparada para la realización de una anastomosis cavocava laterolateral.

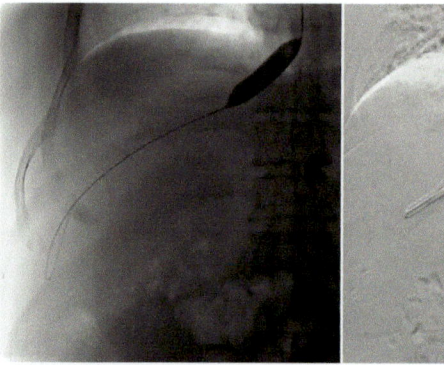
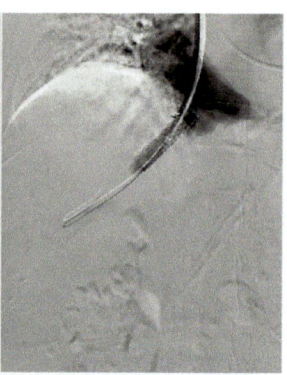

Figura 27-13. Angioplastia y colocación de *stent* en un paciente con una estenosis de la vena suprahepática derecha después de un trasplante hepático.

dicada la cirugía. En los casos más tardíos que se manifiestan con una clínica más insidiosa, los procedimientos intervencionistas son la mejor alternativa. La angioplastia percutánea con la colocación de un *stent* es una opción segura, con tasas de éxito del 73-100 %[37,38] (**Fig. 27-13**).

REFERENCIAS BIBLIOGRÁFICAS

1. Khalaf H. Vascular complications after deceased and living donor liver transplantation: a single center experience. Transplant Proc 2010; 42: 865-70.
2. Duffy JP, Hong JC, Farmer DG, Ghobrial RM, Yersiz H, Hiatt JR et al. Vascular complications of orthotopic liver transplantation: experience in more than 4200 patients. J Am Coll Surg 2009; 208: 896-903.
3. Raia S, Nery JR, Mies S. Liver transplantation from live donors. Lancet 1989; 2: 497.
4. Kwrong AJ, Ebel NH, Kim WR et al. OPTN/SRTR 2020 annual data report: liver. Am J Transplant 2022; 22: 204-309.
5. Li ZW, Wang MQ, Zhou NX, Liu Z, Huang ZQ. Interventional treatment of acute hepatic artery occlusion after liver transplantation. Hepatobiliary Pancreat Dis Int 2007; 6: 474-8.
6. Shingal A, Stokes K, Sebastian A, Wright HI, Kohli V. Endovascular treatment of hepatic artery thrombosis following liver transplantation. Transpl Int 2010; 23: 245-56.
7. Piardi T, Lhuaire M, Bruno O, Memeo R, Pessaux P, Kianmanesh R et al. Vascular complications following liver transplantation: a literature review of advances in 2015. World J Hepatol 2016; 8: 36-57.
8. Panaro F, Gallix B, Bouyabrine H, Ramos J, Addeo P, Testa G et al. Liver transplantation and spontaneous neovascularization after arterial thrombosis: "the neovascularized liver". Transpl Int 2011; 24: 949-57.
9. Stange BJ, Glanemann M, Nuessler NC, Settmacher U, Steinmüller T, Neuhaus P. Hepatic artery thrombosis after adult liver transplantation. Liver Transpl 2003; 9: 612-20.
10. Pinna AD, Smith CV, Furukawa H, Starzl TE, Fung JJ. Urgent revascularization of liver allografts after early hepatic artery thrombosis. Transplantation 1996; 62: 1584-7.
11. Pareja E, Cortes M, Navarro R, Sanjuan F, López R, Mir J. Vascular complications after orthotopic liver transplantation: hepatic artery thrombosis. Transpl Proc 2010; 42: 2970-2.
12. Santoyo Santoyo J, Fernández Aguilar Jl, Sánchez Pérez B, Pérez Daga A, Aranda JM, Montiel C et al. Complicaciones quirúrgicas del trasplante hepático. En: Valdivieso A, eds. Guía de trasplante de órganos abdominales. Madrid: ARAN ediciones, 2016.
13. Pastacaldi S, Texeira R, Montalto P, Rolles K, Burroughs AK. Hepatic artery thrombosis after orthotopic liver transplantation: a review of non-surgical causes. Liver Transpl 2001; 7: 75-81.
14. Marín-Gómez LM, Bernal Bellido C, Álamo Martínez JM, Porras López FM, Suárez Artacho G, Serrano Díaz Canedo J et al. Intraoperative hepatic artery blood flow predicts early hepatic artery thrombosis after liver transplantation. Transpl Proc 2012; 44: 2078-81.
15. Silva MA, Jambulingam PS, Gunson BK, Mayer D, Buckels JA, Mirza

DF, Bramhall SR. Hepatic artery thrombosis following orthotopic liver transplantation: a 10-year experience from a single centre in the United Kingdom. Liver Transpl 2006; 12: 146-51.
16. Fernández Aguilar JL, Suárez Muñoz MA, Santoyo Santoyo J, Sánchez Pérez B, Pérez Daga A, Ramírez Plaza CP et al. Aggressive management of the arterial complications of liver transplantation. Impact upon survival and biliary complications. Cir Esp 2010; 87: 155-8.
17. Fouzas I, Sklavos A, Bismpa K, Paxiadakis I, Antoniadis N, Giakoustidis D et al. Hepatic artery thrombosis after orthotopic liver transplantation: 3 patients with collateral formation and conservative treatment. Transplant Proc 2012; 44: 2741-4.
18. Capelli R, Allard MA, Ciacio O, Pittau G, Golse N, Vibert E et al. Late hepatic artery thrombosis after liver transplantation: which strategy? A single-center retrospective study. Transpl Int 2019; 32: 473-80.
19. Leithead JA, Smith MR, Materacki LB, Sagar VM, Gunson BK, Bramhall SR et al. Intercurrent infection predicts mortality in patients with late hepatic artery thrombosis listed for liver retrasplantation. Liver Transpl 2012; 18: 1353-60.
20. Saad WE, Davies MG, Sahler L, Lee DE, Patel NC, Kitanosono T et al. Hepatic artery stenosis in liver transplant recipients: primary treatment with percutaneous transluminal angioplasty. J Vasc Interv Radiol 2005; 16: 795-805.
21. Rostambeigi N, Hunter D, Duval S, Chinnakotla S, Golzarian J. Stent placement versus angioplasty for hepatic artery stenosis after liver transplant: a meta-analysis of case series. Eur Radiol 2013; 23: 1323-34.
22. Boyvat F, Aytekin C, Harman A, Sevmis S, Karakayali H, Haberal M. Endovascular stent placement in patients with hepatic artery stenoses or thromboses after liver transplant. Transplant Proc 1008; 40: 22-6.
23. Gastaca M, Gómez J, Terreros I, Izquierdo J, Ruiz P, Prieto M et al. Endovascular therapy of arterial complications within the first week after liver transplant. Transplant Proc 2020; 52: 1464-7.
24. Volpin E, Pessaux P, Sauvanet A, Sibert A, Kianmanesh R, Durand F et al. Preservation of the arterial vascularization after hepatic artery pseudoaneurysm following orthotopic liver transplantation: log-term results. Ann Transplant 2014; 19: 346-52.
25. Kyoden Y, Tamura S, Sugawara Y, Matsui Y, Togashi J, Kaneko J et al. Portal vein complications after adult-to-adult living donor liver transplantation. Transpl Int 2008; 21: 1136-44.
26. Sánchez-Bueno F, Hernández Q, Ramírez P, Robles R, Acosta F, Rodríguez JM et al. Vascular complications in a series of 300 orthotopic liver transplants. Transplant Proc 1999; 31: 2409-10.
27. Charco R, Fuster J, Fondevila C, Ferrer J, Mans E, García-Valdecasas JC. Portal vein thrombosis in liver transplantation. Transplant Proc 2005; 37: 3904-5.
28. Montalvá E, Rodríguez-Perálvarez M, Blasi A, Bonanaed S, Gavín O, Hie-

rro L et al. Consensus statement on hemostatic management, anticoagulation, and antiplatelet therapy in liver transplantation. Transplantation 2022; 106: 1123-31.

29. Rennert J, Dornia C, Georgieva M, Roehrl S, Fellner C, Schleder S et al. Identification of early complications following liver transplantation using enhanced ultrasound (CEUS). First results. J Gastronintestin Liver Dis 2012; 21: 407-12.

30. Gastaca M, Prieto M, Valdivieso A, Ruiz P, Ventoso A, Palomares I et al. Intraoperative portal flow of less than 1 liter per minute after orthotopic liver transplantation is not associated per se with an increased rate of early graft dysfunction. Transplant Proc 2016; 48: 2495-8.

31. Cavallari A, Vivarelli M, Bellusci R, Jovine E, Mazziotti A, Rossi C. Treatment of vascular complications following liver transplantation: multidisciplinary approach. Hepatogastroenterology 2001; 48: 179-83.

32. Schneider N, Scanga A, Stokes L, Perri R. Portal vein stenosis: a rare yet clinically important cause of delayed-onset ascites after adult deceased donor liver transplantation: two cases report. Transplant Proc 2011; 43: 3829-34.

33. Wei BJ, Zhai RY, Wang JF, Dai DK, Yun P. Percutaneous portal venoplasty and stenting for anastomotic stenosis after liver transplantation. World J Gastroenterol 2009; 15: 1880-5.

34. Audet M, Piardi T, Panaro F, Cag M, Habibeh H, Gheza F et al. Four hundred and twenty-three consecutive adults piggy-back liver transplantations with the three suprahepatic veins: was the portal systemic shunt required? J Gatroenterol Hepatol 2010; 25: 591-6.

35. Schmitz V, Schoening W, Jelkmann I, Globke B, Pascher A, Bahra M et al. Different cava vein reconstruction techniques in liver transplantation: piggy-back vesus cava resection. Hepatobiliary Pancreat Dis Int 2014; 13: 242-9.

36. Starzl TE, Groth CG, Brettschneider L, Penn I, Fluginiti VA, Moon JB et al. Orthotopic homotransplantation of the human liver. Ann Surg 1968; 168: 392-415.

37. Lee JM, Ko Gy, Sung KB, Gwon DI, Yoon HK, Lee SG et al. Long-term efficacy of stent placement for treating inferior vena cava stenosis following liver transplantation. Liver Transpl 2010; 16: 513-9.

38. Ferro C, Andorno E, Guastavino A, Rossi UG, Seitun S, Bovio G et al. Endovascular treatment with primary stenting of inferior cava vein torsion following orthotopic liver transplantation with modified piggy-back technique. Radiol Med 2014; 119: 183-8.

 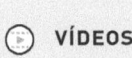 VÍDEOS

Complicaciones biliares en el trasplante hepático

28

C. Jiménez Romero, Ó. Caso Maestro, C. Fernández Fernández, E. Moreno González, R. Villar Esnal e I. Justo Alonso

INTRODUCCIÓN

A pesar de los importantes avances conseguidos en trasplante hepático, la incidencia de complicaciones biliares postrasplante hepático permanece estable durante los últimos 7-8 años, asociándose a un aumento de la morbilidad (reingresos, reintervenciones), mortalidad, costes y disminución de la supervivencia del injerto hepático[1-4]. Las causas atribuibles a esta ausencia de mejora en la incidencia de complicaciones biliares son la cada vez más frecuente utilización de injertos hepáticos de donantes con criterios ampliados: donantes de edad avanzada (> 70-80 años), donantes en muerte circulatoria controlada y no controlada, isquemia fría prolongada (> 10-12 horas), diagnóstico precoz más frecuente ante mínima sospecha diagnóstica con pruebas más sensibles[5], etc. La incidencia global de complicaciones biliares en los receptores de injertos hepáticos de donantes con muerte encefálica es del 9-25 %[4-7], mientras que en los receptores de injertos procedentes de donantes en muerte circulatoria controlada la incidencia es del 19-53 %[2,4,8-12] y, por último, en los receptores de injertos de donantes con muerte circulatoria no controlada es del 9-41,7 %[1,13-17]. Las complicaciones biliares más frecuentes y graves son las fístulas y estenosis biliares anastomóticas y no anastomóticas, siendo menos frecuentes y graves la compresión externa de la vía biliar por quiste peribiliar, neuroma o linfoma y la disfunción del esfínter de Oddi[3].

VASCULARIZACIÓN DE LA VÍA BILIAR Y PATOGENIA DE LA ESTENOSIS BILIAR

La vascularización de la vía biliar es más pobre que la hepática, puesto que la primera tiene solo aporte arterial, mientras que la segunda tiene doble aporte, arterial y portal, de manera que el epitelio biliar es más sensible a la isquemia que los hepatocitos[18]. Así, la vía biliar extrahepática está vascularizada por dos arterias que transcurren por el borde lateral derecho (posición horaria de las 9:00) e izquierdo (posición horaria de las 3:00), las cuales, de forma variable, proceden de

las arterias retroportal, retroduodenal o gastroduodenal que se comunican con la arteria hepática derecha y, con menor frecuencia, con la izquierda. Aproximadamente el 60 % de la perfusión arterial hepática procede de la arteria gastroduodenal y el 40 % de la arteria hepática izquierda[19]. Después del trasplante hepático, la arterialización del extremo distal de la vía biliar del donante es crucial, ya que la perfusión hacia arriba está interrumpida. La vía biliar del hilio y los conductos intrahepáticos se arterializan por el plexo vascular perihiliar o la red capilar procedente de ramas arteriales terminales, que se completa con una arcada arterial comunicante[3]. En la **figura 28-1** se muestra nuestra técnica de reconstrucción arterial (habitualmente entre la bifurcación de las arterias hepática común y gastroduodenal del receptor y la bifurcación de las arterias hepática propia y gastroduodenal del donante) y biliar (entre el colédoco del donante y el colédoco del receptor, en posición terminoterminal con sutura discontinua).

La hipotensión grave en los donantes causa trastornos microcirculatorios y una lesión adicional de isquemia o colangiopatía isquémica[20], que da lugar a necrosis biliar, formación de un molde biliar y estenosis multifocal. La extracción y la preservación óptimas del injerto hepático son fundamentales para prevenir las fístulas y estenosis biliares. Con la intención de prevenir las complicaciones biliares, es importante evitar la denudación del tejido peribiliar y perfundir, de nuevo, fuera del donante, el injerto con solución de preservación, a través de la vía biliar y la arteria para conseguir una mejor perfusión de la microvascularización de la vía biliar[21].

La gravedad de la lesión de isquemia de la vía biliar, evidenciada por la pérdida del epitelio biliar y la necrosis mural, se correlaciona de forma significativa con el desarrollo posterior de una estenosis biliar[22].

FACTORES DE RIESGO DE LAS COMPLICACIONES BILIARES

Entre los múltiples factores de riesgo descritos de complicaciones biliares cabe señalar los siguientes: injerto hepático

357

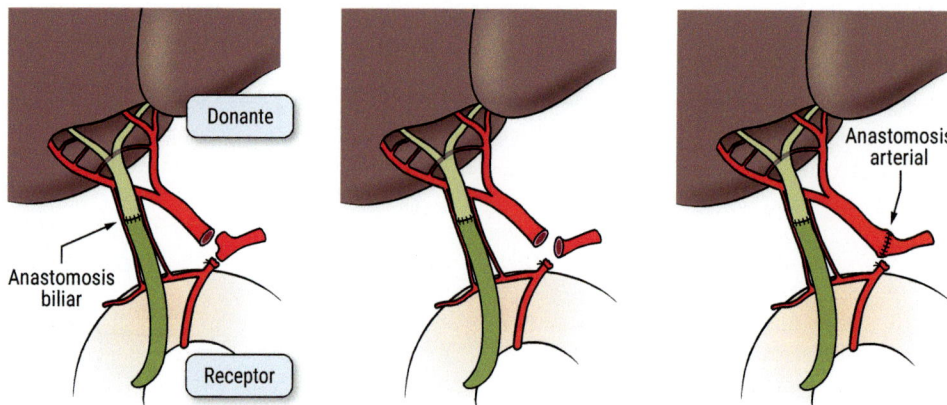

Figura 28-1. Anastomosis biliar (coledococoledocostomía terminoterminal) y anastomosis arterial (entre la bifurcación de la arteria hepática del donante y del receptor).

parcial (reducido, *split*, donante vivo), donante con criterios ampliados (tiempo de isquemia fría > 10-12 horas, paro cardíaco prolongado, edad avanzada del donante, macroesteatosis > 25 %, donantes > 100 kg, injertos de donante con muerte circulatoria controlada y no controlada),conservación con solución de preservación de gran viscosidad como la de Wisconsin, tipo de reconstrucción biliar, edad del receptor > 60 años, colangitis esclerosante del receptor, estadio C de Child-Pugh C del receptor, era pos-MELD (modelo para el estadio final de la enfermedad hepática), técnica quirúrgica inadecuada, complicaciones arteriales (estenosis o trombosis), fístula biliar postrasplante hepático, incompatibilidad AB0, infección por citomegalovirus (CMV), rechazo agudo y rechazo crónico por anticuerpos[2,4,5,7,9,23-25]. Contrariamente a lo referido por otros autores, que han hallado una incidencia alta de estenosis biliares no anastomóticas con la utilización de injertos hepáticos octogenarios[26], en nuestra experiencia comparando la utilización de injertos hepáticos en < 65 años frente a ≥ 80 años, no hubo diferencia significativa en la incidencia de complicaciones biliares[27] (**Tabla 28-1**).

El punto crítico en la donación en muerte circulatoria controlada es el tiempo transcurrido entre la asistolia y el pinzamiento vascular (tiempo de isquemia caliente funcional del donante), momento en el que se inicia la perfusión del injerto hepático, que se recomienda que sea inferior a 30-45 minutos[28]. Si se supera este tiempo de isquemia caliente funcional, el riesgo de colangiopatía isquémica aumenta. El riesgo de colangiopatía isquémica o estenosis biliares no anastomóticas ha disminuido significativamente en la donación en muerte circulatoria controlada por el simple hecho de cambiar el método de extracción multiorgánica realizado por los grupos españoles de trasplante hepático. Así, se pasó de la extracción superrápida a la perfusión regional normotérmica, asociada a menor tiempo de isquemia caliente funcional. Básicamente, en la técnica de perfusión regional normotérmica el tiempo de paro cardíaco y ausencia de respiración para declarar la muerte se establece en 5 minutos, mientras que la presión sistólica < 60 mmHg y/o la saturación de oxígeno < 80 % marca el inicio del tiempo de isquemia caliente funcional. De esta manera, en el estudio comparativo entre extracción supe-

rrápida y perfusión regional normotérmica, el tiempo de isquemia caliente funcional fue de 13,3 minutos en el grupo de perfusión regional normotérmica frente a 16,1 minutos en la extracción superrápida, y el tiempo de isquemia caliente total fue de 19,2 minutos en el grupo de perfusión regional normotérmica frente a 23,1 minutos en la extracción superrápida. En este estudio comparativo multicéntrico español se demostró que la utilización de la perfusión regional normotérmica frente a la extracción hepática superrápida, en el donante con muerte circulatoria controlada,

---

Tabla 28-1. Factores de riesgo de complicaciones biliares en el trasplante hepático

Donantes con criterios ampliados
- Donantes de edad avanzada (> 65 años)
- Episodios de paro cardíaco o hipotensión mantenida
- Tiempo de isquemia fría prolongada (> 10-12 horas)
- Isquemia caliente funcional > 35 minutos en donantes en muerte circulatoria controlada/no controlada
- Macroesteatosis > 30 %
- Injertos hepáticos en donantes en muerte circulatoria controlada y no controlada
- Injertos parciales: reducido, *split*, donante vivo

Otros factores relacionados con el donante
- Isquemia por denudación de la vía biliar durante la extracción o banco
- Utilización excesiva de electrocoagulación alrededor de la vía biliar
- Mala perfusión del injerto o utilización de solución viscosa de preservación

Factores dependientes del receptor
- Colangitis esclerosante primaria como indicación de trasplante hepático
- Incompatibilidad AB0
- Child-Pugh C
- Era pos-MELD

Período del trasplante hepático y postrasplante
- Inestabilidad hemodinámica
- Vía biliar de pequeño calibre
- Mala técnica anastomótica
- Utilización de tubo en «T» de Kehr
- Fístula biliar anastomótica
- Trombosis o estenosis de la arteria hepática
- Infección por citomegalovirus
- Rechazo agudo o crónico

supuso una reducción significativa de la incidencia de complicaciones biliares (8 % frente a 31 %), de colangiopatía isquémica (2 % frente a 13 %) y de pérdida del injerto (11 % frente a 24 %)[29]. Asimismo, en nuestra experiencia, sobre 75 trasplantes hepáticos con injertos de muerte circulatoria no controlada realizados durante 11 años con perfusión regional normotérmica, en los últimos 5 años observamos un descenso significativo de las complicaciones biliares (desde 46 % hasta 16 %), hecho que atribuimos a una mejor selección de donantes y receptores y cuidados perioperatorios (uso de tromboelastografía)[17]. No obstante, la utilización de injertos hepáticos de donación en muerte circulatoria no controlada entraña un riesgo mucho mayor de complicaciones biliares que la donación en muerte circulatoria controlada debido a la suma de varios tiempos de isquemia (tiempo impreciso de paro circulatorio o tiempo de isquemia caliente funcional del donante, tiempo de reanimación cardiorrespiratoria fuera del hospital y tiempo de cardiocompresión)[30].

FÍSTULAS BILIARES

Las fístulas biliares *precoces* (3 primeros meses) pueden localizarse en la anastomosis biliar, el muñón cístico, la inserción del tubo en «T» y la zona de transección del parénquima hepático cuando el injerto es parcial (reducido, *split*, donante vivo). Habitualmente se producen por necrosis isquémica (trombosis arterial) o fallo de la sutura anastomótica. La mayoría de las fístulas biliares suelen producirse durante el primer mes o cuando se retira el tubo en «T», por lo general a partir de los 3 meses del trasplante hepático *(fístulas tardías)*. La incidencia de fístulas biliares ha descendido desde la aplicación del MELD (7,5 % antes y 4,9 % después de la introducción del MELD)[31]. En una serie comparativa reciente, la incidencia de fístulas biliares fue inferior (7,2 %) en los trasplantes hepáticos con injertos de donantes en muerte encefálica que en los trasplantes hepáticos con injerto de donantes en muerte circulatoria controlada (10,1 %) y que en los trasplantes hepáticos de donante vivo (36,2 %)[32]. Cuando aparece una fístula biliar debe descartarse una trombosis de la arteria hepática. Existe cierta controversia en cuanto a la utilización del tubo en «T»; en un metaanálisis se desaconseja su empleo por su alta incidencia de fístulas biliares[33], mientras que en otro estudio prospectivo aleatorizado se defiende su uso debido a la ausencia de diferencias significativas en cuanto a la incidencia de complicaciones biliares con la colocación, o no, del tubo en «T»[34].

Las fístulas biliares asociadas a hepaticoyeyunostomía son menos frecuentes que con la coledococoledocostomía y se presentan en la fase precoz postrasplante hepático. Las fístulas biliares peritubo de Kehr pueden diagnosticarse por una colangiografía trans-Kehr, y tratarse mediante despinzamiento del tubo, esfinterotomía endoscópica o colocación de prótesis biliar. En caso de formación de absceso o biloma debe drenarse por ecografía o por tomografía computarizada (TC). Hay que realizar una relaparotomía cuando fracasan las técnicas intervencionistas, como la colangiopancreatografía retrógrada endoscópica (CPRE) y la colangiografía transparietohepática (CTPH) o cuando el débito biliar es alto y se sospecha una necrosis isquémica de la vía biliar, situación que se presenta en el 30 % de los pacientes con fístulas biliares, en cuyo caso hay que recurrir a una hepaticoyeyunostomía en «Y» de Roux[35].

ESTENOSIS BILIARES

Se denomina estenosis biliar anastomótica a aquella que se localiza en la anastomosis entre el colédoco del donante y el colédoco del receptor o entre el colédoco del donante y el yeyuno del receptor, y estenosis biliar no anastomótica, también llamada colangiopatía isquémica, a la que se localiza en la vía biliar intrahepática o extrahepática del donante, sin afectación anastomótica. Con menor frecuencia se pueden presentar las estenosis mixtas (anastomótica y no anastomótica combinadas) (**Fig. 28-2**). Las manifestaciones clínicas de las estenosis biliares suelen ser las de colangitis (dolor, fiebre, ictericia y elevación de transaminasas). Como primera prueba diagnóstica suele realizarse un eco-Doppler para descartar o confirmar una trombosis arterial o una obstrucción biliar, aunque posteriormente haya que recurrir a una prueba más específica para detectar la zona de obstrucción biliar, como una colangiorresonancia magnética (colangio-RM) y/o una CPRE. En casos de una coledocoyeyunostomía previa se realiza una CTPH[17].

Estenosis biliares anastomóticas

La incidencia de estenosis biliares anastomóticas es del 8,9-13 % en el trasplante hepático de hígado completo y del 19 % en el trasplante hepático de donante vivo[6,36], con una

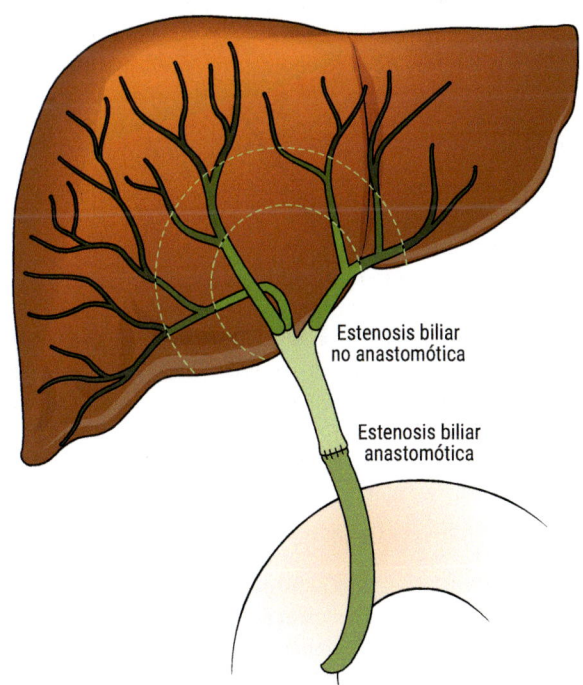

Figura 28-2. Estenosis biliares anastomóticas, no anastomóticas, de localización intrahepática o extrahepática, y mixtas, de localización intrahepática y extrahepática.

incidencia acumulada de 6,6 %, 10,6 % y 12,3 % al cabo de 1, 5 y 10 años del trasplante hepático, respectivamente[36]. En una serie comparativa reciente, la incidencia en trasplante hepático con injertos de donantes en muerte encefálica fue del 18,1 %, seguida del 28,3 % con injertos de donantes con muerte circulatoria controlada y del 43,5 % con donantes vivos[32]. La mayoría de estas estenosis se presentan con clínica de colangitis durante el primer año postrasplante hepático[3,36]. Las estenosis biliares anastomóticas no complicadas se tratan mediante dilatación con balón y eventual colocación de prótesis por CPRE o CTPH[37]. La dilatación mediante CTPH suele reservarse para casos muy complejos en los que no se puede sobrepasar la estenosis por CPRE o en pacientes con una hepaticoyeyunostomía en «Y» de Roux previa[38]. En la actualidad, la dilatación y colocación de prótesis biliares mediante CPRE se considera el tratamiento estándar de primera elección de las estenosis biliares, habiendo sustituido en la mayoría de los casos a otras opciones, como la dilatación por CTPH o la cirugía. Las dilataciones y el recambio de prótesis suelen repetirse cada 2-3 meses hasta una media de 2,5-5 CPRE para corregir la estenosis[39]. Los pacientes con estenosis biliares anastomóticas de estrecho calibre y las que se manifiestan a partir de los 6 meses del trasplante hepático requerirán, en el 10-20 % de los casos, la realización de una hepaticoyeyunostomía en «Y» de Roux por fracaso del tratamiento conservador con CPRE o CTPH[36], previa resección de la vía biliar estenosada por la fibrosis. Por último, hay algunos pacientes con colangitis de repetición y eventual evolución a la cirrosis biliar secundaria, en los que han fracasado todas las técnicas terapéuticas descritas, cuya única opción es el retrasplante[40].

Como *medidas técnicas preventivas* de las estenosis biliares, tanto anastomóticas como no anastomóticas, se desaconsejan la incongruencia del calibre de la vía biliar del donante con la del receptor y la utilización de sutura continua, sobre todo en vías biliares de pequeño calibre, prefiriendo en estos casos una anastomosis laterolateral con puntos entrecortados, que tiene una mejor vascularización[3]. Por otro lado, las mejores condiciones para evitar las estenosis biliares anastomóticas deben ser: preservar con buena vascularización el tejido periductal y los extremos de la vía biliar del donante y del receptor que se van a anastomosar y evitar el uso de la electrocoagulación y la anastomosis a tensión. Asimismo, la perfusión de la vía biliar durante la extracción de órganos, la reducción de los tiempos de isquemia (caliente y fría) y la perfusión arterial con solución de preservación de baja viscosidad para lavar y permeabilizar mejor el plexo arterial peribiliar pueden contribuir a disminuir las estenosis biliares[17,22].

Estenosis biliares no anastomóticas

Las estenosis biliares no anastomóticas se presentan en receptores de injertos con muerte encefálica con una incidencia del 0-7,9 % y en receptores de injertos de donantes con muerte circulatoria controlada con una incidencia del 2,5-34 %[9,11,23,25,28,32,41], mientras que en receptores de injertos hepáticos de donantes con muerte circulatoria no controlada la incidencia oscila entre el 9 y el 41,7 %[1,14-17].

En una serie comparativa reciente, la incidencia de estenosis biliares no anastomóticas con injertos de donantes en muerte encefálica fue del 1,4 %, seguida del 4,3 % con injertos de donante vivo y del 15,2 % con injertos de donante en muerte circulatoria controlada[32]. En los últimos años, la incidencia de estenosis biliares no anastomóticas ha aumentado debido a la más frecuente utilización de donantes con criterios ampliados, sobre todo cuando se trasplantan injertos de donantes con muerte circulatoria no controlada[17,30]. En el desarrollo de las estenosis biliares no anastomóticas se interconectan tres mecanismos patogénicos: isquemia fría y caliente/lesión de reperfusión, inducción de la lesión por sales biliares citotóxicas por perfusión inadecuada durante la extracción de órganos y lesión inmunomediada (trasplante hepático incompatible AB0)[42]. Por lo tanto, la perfusión insuficiente del plexo capilar peribiliar, el tiempo de isquemia caliente funcional prolongado del donante, el tiempo de isquemia fría > 8-10 horas y el uso de la hepaticoyeyunostomía en «Y» de Roux pueden contribuir al desarrollo de estenosis biliares no anastomóticas en receptores de injertos hepáticos de donación por muerte circulatoria controlada[7,42-44]. En nuestra serie de trasplante hepático con injertos procedentes de donantes en muerte circulatoria no controlada, no hallamos diferencias significativas entre los receptores que presentaron, o no, complicaciones biliares, en cuanto a tiempo de isquemia caliente y tiempo de isquemia fría y transfusión de hemoderivados, aunque estos valores fueron más altos en el grupo con complicaciones biliares[17]. Es conocido que estos factores pueden propiciar el desarrollo de complicaciones biliares[11,28,44] y, aunque la diferencia no es significativa, quizá la suma de dichos factores pueda haber contribuido al desarrollo de las complicaciones biliares referidas[17].

Las estenosis biliares no anastomóticas se clasifican en extrahepáticas, intrahepáticas o mixtas, aunque, más recientemente, debido a la relevancia de la afectación intrahepática de las lesiones y de su complejo tratamiento y peor pronóstico se ha sugerido una nueva clasificación en cuatro zonas: A (bifurcación hiliar); B (conductos entre las ramas de 1º y 2º orden; C (entre las ramas de 2º y 3er orden), y D (afectación del hígado periférico). A mayor extensión intrahepática de la estenosis biliar no anastomótica, peores resultados en el tratamiento, siendo más crítica la afectación de la zona C[45]. El cuadro clínico de las estenosis biliares no anastomóticas es similar al de las anastomóticas, es decir, colangitis de repetición con alteración del perfil hepático, de diagnóstico habitual durante el primer año del trasplante hepático mediante eco-Doppler y colangio-RM[11,46]. Se ha observado que las estenosis biliares no anastomóticas aparecen más precozmente en casos de trasplante hepático con injertos de donantes en muerte circulatoria controlada (59 días) que en trasplante hepático con donante vivo (172 días) y que en trasplante hepático en donante en muerte encefálica (409 días)[32]. En el trasplante hepático con injerto de donante con muerte circulatoria se distingue una forma de estenosis biliar no anastomótica precoz relacionada con la isquemia y otra tardía de causa inmunitaria[45]. El lavado incompleto del plexo peribiliar se ha atribuido a la perfusión con solución de alta viscosidad, como la de Wisconsin, en comparación con las soluciones de baja viscosidad, como Celsior®, del Instituto Georges López y de histidina-triptófano-cetoglutarato (HTK), actualmente recomendadas por asociarse a una menor tasa de colangiopatía isquémica[44,47].

El diagnóstico y el tratamiento de las estenosis biliares no anastomóticas deben realizarse lo antes posible debido a la afectación difusa y compleja del sistema biliar, que hace que los resultados de las terapias aplicadas sean peores que en las estenosis biliares anastomóticas. Los peores resultados del tratamiento se obtienen en los pacientes con manifestaciones clínicas durante el primer año de trasplante hepático y cuando se repiten los cuadros de colangitis[36]. La primera medida terapéutica en pacientes con colangitis es administrar ácido ursodesoxicólico, para aumentar el flujo biliar y disminuir la litogenicidad de la bilis, y antibioticoterapia en el período agudo y como profilaxis mantenida para evitar recurrencias en determinados casos. Los casos graves con necrosis biliar y moldes biliares requerirán repetidas intervenciones con CPRE o CTPH para realizar dilataciones y extracción del molde biliar con cesta de Dormia[48]. En casos de estenosis hiliar dominante, la dilatación con balón y colocación de una o varias prótesis puede ser una buena opción[3]. No obstante, en caso de fracaso de las dilataciones por CPRE o CTPH en pacientes con afectación hiliar debe realizarse una hepaticoyeyunostomía en «Y» de Roux[17]. Hay que tener en cuenta que todas estas dilataciones por CPRE o CTPH y reintervenciones repercuten desfavorablemente sobre la calidad de vida del paciente[5]. El retrasplante estará indicado en los pacientes con estenosis biliares no anastomóticas con localización bilateral multifocal o necrosis difusa de los conductos biliares[11,49] o después del fracaso de los procedimientos radiológicos, endoscópicos o quirúrgicos referidos[17]. La necesidad de un retrasplante por estenosis biliar no anastomótica en receptores de injertos de donantes con muerte encefálica fue del 16 %[46], en receptores de injertos de donantes con muerte circulatoria controlada del 6,1-45,8 %[9,11,28,41] y en receptores de injertos de donantes con muerte circulatoria no controlada del 8,8-18,5 %[1,14]. En nuestra experiencia, 16 (24,2 %) receptores desarrollaron estenosis biliar no anastomótica sola o combinada con estenosis anastomótica (mixta), pero solo 3 pacientes precisaron un retrasplante por deterioro clínico y fracaso de las dilataciones mediante CTPH[17].

COMPLICACIONES BILIARES EN EL TRASPLANTE HEPÁTICO DE DONANTE VIVO Y *SPLIT*

La tasa global de complicaciones biliares asociada al trasplante hepático de donante vivo (THDV) es del 10-67 %[50-52] y la tasa asociada al trasplante hepático mediante *split* es del 29 % en adultos y del 40 % en niños[53]. La tasa de fístulas biliares es del 6-36,2 %, la de estenosis biliares anastomóticas del 8-43,5 % y la de estenosis biliares no anastomóticas del 9-32 %[32,54]. Aunque los factores de riesgo para el desarrollo de las complicaciones biliares son similares en el THDV y en el trasplante hepático con *split*, en el THDV se han descrito edad del donante > 50 años, múltiples conductos biliares, estenosis de la arteria hepática, fístula biliar y MELD > 35[39], y para el trasplante hepático con *split*: di-

sección y electrocoagulación excesivas de las vías biliares de donante y receptor, alteración de la vascularización, trombosis de la arteria hepática, exceso de suturas y tensión de la anastomosis[53].

Se deben tener en cuenta tres medidas para prevenir o disminuir la incidencia de las complicaciones biliares en el THDV y el trasplante con *split*: mínima disección durante la hepatectomía del donante para preservar la vascularización de la vía biliar y reconstrucción microquirúrgica con sutura de polipropileno de 8-9/0 y utilización de drenaje biliar durante la cirugía en el receptor[55,56].

Fístulas biliares en trasplante hepático mediante *split*

En el trasplante hepático mediante *split*, las fístulas son las complicaciones biliares más frecuentes (las estenosis son raras) y suelen localizarse en la superficie de sección hepática, mientras que en el THDV las fístulas biliares pueden localizarse tanto en la superficie de sección como en la anastomosis biliar, presentándose habitualmente entre los 2 primeros meses del trasplante hepático en forma de drenaje o ascitis biliar. Debido a las variaciones anatómicas, la disección en el donante debe ser extremadamente cuidadosa para preservar la vascularización de los conductos biliares del injerto y evitar las complicaciones biliares. El riesgo de fístulas biliares en el THDV es mayor cuando hay que anastomosar 3-5 conductos biliares intrahepáticos para confeccionar la boca biliar anastomótica del injerto[57]. La fístula biliar es más frecuente cuando se realiza una hepaticoyeyunostomía que cuando se lleva a cabo una ductocoledocostomía, también llamada ductoductal. Esta última anastomosis es más fácil de realizar, de explorar y tratar por CPRE en caso de presentar una complicación biliar. Aunque la colocación de un drenaje biliar es debatida, los cirujanos coreanos con la mayor experiencia en THDV defienden la colocación sistemática de un drenaje biliar interno-externo que se mantiene durante varios meses para reducir la fístula biliar[56].

En el THDV, las fístulas biliares de bajo débito suelen ceder espontáneamente, mientras que las de mayor débito deben tratarse mediante CPRE con prótesis biliar, con esfinterotomía o sin ella. Si la fístula biliar no cede con las medidas citadas, la reconstrucción o conversión quirúrgica es la mejor indicación[58]. Por otro lado, las fístulas biliares en el trasplante hepático mediante *split* suelen resolverse mediante drenaje percutáneo y, a veces, con una reintervención quirúrgica.

Estenosis anastomóticas

La anastomosis ductoductal se utiliza con mayor frecuencia en el THDV, ya que la incidencia de estenosis biliares anastomóticas es similar a la de la anastomosis ductoyeyunal en «Y» de Roux, pero con la ventaja de poder utilizar una CPRE para tratar las eventuales complicaciones biliares con la primera técnica anastomótica. El tratamiento de las estenosis biliares anastomóticas es similar al referido con las fístulas biliares, consiguiendo con el tratamiento endoscópico la resolución en el 60-75 % de los casos[59].

Estenosis no anastomóticas

Las estenosis biliares no anastomóticas tienen peor pronóstico, ya que solo responden al tratamiento endoscópico en el 25-33 % de los casos. Estos malos resultados se atribuyen a la reconstrucción biliar compleja, con anastomosis más periféricas y conductos biliares de pequeño calibre en comparación con el trasplante hepático utilizando injerto de donante con muerte encefálica[59,60]. En los pacientes que no responden al tratamiento endoscópico puede realizarse una conversión a una hepaticoyeyunostomía y, cuando este tratamiento falla, se recurre a un retrasplante[61].

Complicaciones biliares en el donante vivo

La incidencia de complicaciones biliares en el donante vivo se ha estimado en el 6-18 %, siendo las fístulas biliares más frecuentes que las estenosis. Las complicaciones biliares ocurren durante las 2 primeras semanas del trasplante, y el tratamiento es similar al expuesto previamente para el receptor, es decir, mediante CPRE y colocación de prótesis[54]. El 80 % de las fístulas pueden resolverse mediante CPRE y drenaje[62].

Disfunción del esfínter de Oddi

La disfunción o síndrome del esfínter de Oddi consiste en una dilatación postrasplante hepático del colédoco del donante y del receptor, que en algunos casos se asocia a una alteración de la función hepática sin demostrarse por ello una obstrucción biliar. Su incidencia es de hasta el 7 %[60].

En este síndrome hay una discinesia del esfínter de Oddi producida por un trastorno funcional, diferente de los casos de estenosis orgánica del esfínter de Oddi debida a un proceso inflamatorio crónico con formación de fibrosis. El tratamiento de este síndrome es la papilotomía del esfínter de Oddi, con colocación de prótesis o sin ella. Con este procedimiento se resuelve esta complicación en más del 80 % de los casos[63].

Barro, cálculos y moldes biliares

El barro y los moldes biliares pueden observarse durante el primer año del trasplante hepático, mientras que los cálculos suelen formarse en un período más tardío. En la patogenia de estas complicaciones intervienen varios factores, como la bilis supersaturada propia de los pacientes trasplantados, la lesión de la mucosa biliar propiciada por la isquemia, la infección y la estenosis biliar. Suele manifestarse como una colangitis. En cuanto al tratamiento del barro biliar, puede iniciarse con ácido ursodesoxicólico, mientras que los cálculos se tratan mediante esfinterotomía del Oddi y litotricia por CPRE[64]. Los moldes biliares son difíciles de extraer por CPRE, siendo necesaria una extracción quirúrgica y hepaticoyeyunostomía e, incluso, en casos extremos, un retrasplante.

Biloma

Se define como la rotura de conductos biliares intrahepáticos con extravasación de bilis dentro del parénquima hepático. Los bilomas que comunican con la vía biliar suelen resolverse espontáneamente. Habitualmente se tratan con antibióticos y drenaje percutáneo, aunque algunos pacientes pueden precisar una prótesis de la vía biliar extrahepática[64]. Los bilomas asociados a trombosis de la arteria hepática pueden requerir un retrasplante.

Hemobilia

Se asocia generalmente a una biopsia percutánea o a la realización de una CTPH y suele manifestarse por dolor en hipocondrio derecho, ictericia y hemorragia gastrointestinal. El tratamiento requiere hemostasia, que puede ser espontánea, o precisar embolización del vaso sangrante, además de extraer los coágulos de la vía biliar después de realizar una esfinterotomía del esfínter de Oddi[65].

Máquinas de perfusión hipotérmica como prevención de complicaciones biliares

En un estudio multicéntrico, controlado y aleatorizado, que comparó 78 receptores de injertos de donantes en muerte circulatoria controlada mantenidos con máquina de perfusión oxigenada hipotérmica (MPOH) con otro grupo de 78 receptores de injertos de donantes en muerte circulatoria controlada mantenidos en preservación fría estática, se observó una tasa significativamente menor de estenosis biliares no anastomóticas en el primer grupo (6 % frente a 18 %; $p = 0,03$). Las tasas de síndrome posreperfusión, de disfunción precoz y el número acumulado de tratamientos de las estenosis biliares no anastomóticas fueron también más bajos en los receptores de injertos mantenidos con MPOH[66]. Las MPOH mantienen los injertos hepáticos protegiéndolos de la lesión de isquemia-reperfusión y, por lo tanto, previniendo el desarrollo de la lesión biliar después del trasplante hepático. Al reducirse la inflamación asociada a la lesión de isquemia-reperfusión, los receptores también están protegidos de la activación del sistema inmunitario innato, lo cual repercute sobre una menor incidencia de rechazo agudo[67].

Asimismo, actualmente se están utilizando las máquinas de perfusión en injertos con criterios ampliados (macroesteatosis > 30 %, estancia en unidad de cuidados intensivos > 7 días, edad del donante > 70-80 años, injertos de muerte circulatoria controlada y no controlada, tiempo de isquemia fría > 10-12 horas, etc.) con la intención de disminuir la lesión de reperfusión y reacondicionarlos para aumentar el *pool* de injertos para trasplante hepático[68]. En un futuro próximo se dispondrá de más estudios realizados con las máquinas de perfusión para confirmar la aplicabilidad de estas técnicas que puedan mejorar la función de los injertos hepáticos para trasplante hepático.

REFERENCIAS BIBLIOGRÁFICAS

1. Suárez F, Otero A, Solla M et al. Biliary complications after liver transplantation from Maastricht category-2 non-heart- beating donors. Transplantation 2008; 85: 9-14.
2. Jay CL, Skaro AI, Ladner DP et al. Comparative effectiveness of donation after cardiac death versus donation after brain death liver transplantation: recognizing who can benefit. Liver Transpl 2012; 18: 630-40.
3. Seehofer D, Eurich D, Veltzke-Schlieker W, Neuhauss P. Biliary complications after liver transplantation: old problems and new challenges. Am J Transplant 2013; 13: 253-65.
4. Axelrod DA, Lentine KL, Xiao H et al. National assessment of early biliary complications following liver transplantation: incidence and outcomes. Liver Transpl 2014; 20: 446-56.
5. Lerut J. Biliary tract complications and its prevention. Liver Transpl 2015; 21: S20-3.
6. Akamatsu N, Sugawara Y, Hashimoto D. Biliary reconstruction, its complications and management of biliary complications after adult liver transplantation. Transpl Int 2011; 24: 379-92.
7. Senter-Zapata M, Khan AS, Subramanian T et al. Patient and graft survival: biliary complications after liver transplantation. J Am Coll Surg 2018; 226: 484-94.
8. Abt P, Crawford M, Desai N, Markmann J, Olthoff K, Shaked A. Liver transplantation from controlled non-heart-beating donors: an increased incidence of biliary complications. Transplantation 2003; 75: 1659-63.
9. Dubbeld J, Hoekstra H, Farid W, Ringers J, Porte RJ, Metselaar HJ et al. Similar liver transplantation survival with selected cardiac death donors and brain death donors. Br J Surg 2010; 97: 744-53.
10. De Oliveira ML, Jassem W, Valente R et al. Biliary complications after liver transplantation using grafts from donors after cardiac death: results from matched control study in a single large volume center. Ann Surg 2011; 254: 716-22.
11. Foley DP, Fernández LA, Leverson G et al. Biliary complications after liver transplantation from donation after cardiac death donors. Ann Surg 2011; 253: 817-25.
12. O'Neill S, Roebuck A, Khoo E, Wigmore SJ, Harrison EM. A meta-analysis and meta-regression of outcomes including biliary complications in donation after cardiac death liver transplantation. Transplant Int 2014; 27: 1159-74.
13. Pine JK, Aldouri A, Young AL et al. Liver transplantation following donation after cardiac death: an analysis using matched pairs. Liver Transpl 2009; 15: 1072-82.
14. Fondevila C, Hessheimer AJ, Flores E et al. Applicability and results of Maastricht type 2 donation after cardiac death liver transplantation. Am J Transplant 2012; 12: 162-70.
15. Savier E, Dondero F, Vibert E et al. First experience of liver transplantation with type 2 donation after cardiac death in France. Liver Transpl 2015; 21: 631-43.
16. De Carlis R, Di Sandro S, Lauterio A et al. Liver grafts from donors after circulatory death on regional perfusion with extended warm ischemia compared with donors after brain death. Liver Transpl 2018; 24: 1523-35.
17. Jiménez-Romero C, Manrique A, García-Conde M et al. Biliary complications after liver transplantation from uncontrolled donors after circulatory death: incidence, management, and outcome. Liver Transpl 2020; 26: 80-91.
18. Noack K, Bronk SF, Kato A, Gores GJ. The greater vulnerability of bile duct cells to reoxygenation injury than to anoxia. Transplantation 1993; 56: 495-500.
19. Northover JMA, Terblanche J. A new look of the arterial supply of the bile duct in man and its surgical implications. Br J Surg 1979; 66: 379-84.
20. Deltenre P, Valla DC. Ischemic cholangiopathy. Semin Liv Dis 2008; 28: 235-46.
21. Moench C, Moench K, Lohse AW et al. Prevention of ischemic-type biliary lesions by arterial back-table pressure perfusion. Liver Transpl 2003; 9: 285-9.
22. Op den Dries S, Westerkamp AC, Karimian N et al. Injury to peribiliary glands and vascular plexus before liver transplantation predicts formation of non-anastomotic biliary strictures. J Hepatol 2014; 60: 1172-9.
23. Chan EY, Olson LC, Kisthard JA et al. Ischemic cholangiopathy following liver transplantation from donation after cardiac death donors. Liver Transpl 2008; 14: 604-10.
24. De Vera ME, López-Solís R, Dvorchik I et al. Liver transplantation using donation after cardiac death donors: long-term follow-up from a single center. Am J Transplant 2009; 9: 773-81.
25. Hong JC, Yersiz H, Kositamongkol P et al. Liver transplantation using organ donation after cardiac death. A clinical predictive index for graft failure-free survival. Arch Surg 2011; 146: 1017-23.
26. Ghinolfi D, De Simone P, Lai Q et al. Risk analysis of ischemic type biliary lesions after liver transplant using octogenarian livers. Liver Transpl 2016; 22: 588-98.
27. Jiménez-Romero C, Cambra F, Caso O et al. Octogenarian liver grafts: is their use for transplant currently justified? World J Gastroenterol 2017; 23: 3099-110.
28. Taner BC, Bulatao IG, Willingham DL et al. Events in procurement as risk factors for ischemic cholangiopathy in liver transplantation using donation after cardiac death donors. Liver Transpl 2012; 18: 101-12.
29. Hessheimer A, Coll E, Torres F et al. Normothermic regional perfusion versus super rapid recovery in controlled donation after circulatory death liver transplantation. J Hepatol 2019; 70: 658-65.
30. Jiménez-Romero C, Manrique A, Calvo J et al. Liver transplantation using uncontrolled donors after circulatory death: a 10-year single-center experience. Transplantation 2019; 103: 2497-505.
31. Sundaram V, Jones DT, Shah NH et al. Posttransplant biliary complications in the pre- and the post-model for end-stage liver disease era. Liver Transpl 2011; 17: 428-35.
32. Meier RPH, Kelly Y, Braun H et al. Comparison of biliary complications rates after brain death, donation after circulatory death, and living-donor liver transplantation: a single-center cohort study. Transpl Int 2022; 35: 10855.
33. Sotiropoulos GC, Sgourakis G, Radtke A et al. Orthotopic liver transplantation: T-tube or not T-tube? Systematic review and meta-analysis of results. Transplantation 2009; 87: 1672-8.
34. López-Andújar R, Montalvá E, Frangi A et al. T-tube or no T-tube in cadaveric orthotopic liver transplantation: the eternal dilemma: results of a prospective and randomized clinical trial. Ann Surg 2013; 258: 21-9.
35. Castaldo ET, Pinson CW, Feurer ID et al. Continuous versus interrupted suture for end-to-end biliary anastomosis during liver transplantation gives equal results. Liver Transpl 2007; 13: 234-8.
36. Verdonk RC, Buis CI, Porte RJ et al. Anastomotic biliary strictures after liver transplantation: causes and consequences. Liver Transpl 2006; 12: 726-35.
37. Lee SH, Ryu JK, Woo SM et al. Optimal interventional treatment and long-term outcomes for biliary stricture after liver transplantation. Clin Transplant 2008; 22: 484-93.
38. Mita A, Hashikura Y, Masuda Y et al. Nonsurgical policy for treatment of bilioenteric anastomotic stricture after living donor liver transplantation. Transpl Int 2008; 21: 320-7.
39. Keane MG, Devlin J, Harrison P, Masadeh M, Arain MA, Joshi D. Diagnosis and management of benign biliary strictures post liver transplantation in adults. Transpl Rev 2021; 35: 100593.
40. Albert JG, Filmann N, Elsner J et al. Long-term follow-up of endoscopic therapy in stenosis of the bilio-biliary anastomosis associated with orthotopic liver transplantation. Liver Transpl 2013; 19: 586-93.
41. Doyle MBM, Collins K, Vachharajani N et al. Outcomes using grafts from donors after cardiac death. J Am Coll Surg 2015; 221: 142-52.
42. Op den Dries S, Sutton ME, Lisman T, Porte RJ. Protection of bile ducts in liver transplantation: looking beyond ischemia. Transplantation 2011; 92: 373-9.
43. Lee KW, Simpkins CE, Montgomery RA, Locke JE, Segev DL, Maley WR. Factors affecting graft survival after liver transplantation from donation after cardiac death donors. Transplantation 2006; 82: 1683-8.
44. Heidenhain C, Pratschke J, Puhl G et al. Incidence of and risk factors for ischemic-type biliary lesions following orthotopic liver transplantation. Transpl Int 2010; 23: 14-22.
45. Buis CI, Verdonk RC, Van der Jagt EJ et al. Nonanastomotic biliary strictures after liver transplantation, Part 1: Radiological features and risk factors for early vs late presentation. Liver Transpl 2007; 13: 708-18.
46. Verdonk RC, Buis CI, Van der Jagt EJ et al. Nonanastomotic biliary strictures after liver transplantation, Part 2: Management, outcome, and risk factors for disease progression. Liver Transpl 2007; 13: 725-32.
47. Pirenne J, Van Gelder F, Coosemans W et al. Type of donor aortic preservation solution and not cold ischemia time is a major determinant of biliary strictures after liver transplantation. Liver Transpl 2001; 7: 540-5.
48. Buxbaum JL, Biggins SW, Bagatelos KC, Ostroff JW. Predictors of endoscopic treatment outcomes in the management of biliary problems after liver transplantation at a high-volume academic center. Gastrointest Endosc 2011; 73: 37-44.
49. Lee HW, Suh KS, Shin WY et al. Classification and prognosis of intrahe-

patic biliary stricture after liver transplantation. Liver Transpl 2007; 13: 1736-42.

50. Lin TS, Chen CL, Concejero AM et al. Early and long-term results of routine microsurgical biliary reconstruction in living donor liver transplantation. Liver Transpl 2013; 19: 207-14.

51. Baker TB, Zimmerman MA, Goodrich NP et al. Biliary reconstructive techniques and associated anatomic variants in transplantation cohort study experience. Liver Transpl 2017; 23: 1519-30.

52. Rao HB, Prakash A, Sudhindran S, Venu RP. Biliary strictures complicating living donor liver transplantation: problems, novel insights and solutions. World J Gastroenterol 2018; 24: 2061-72.

53. Vagefi PA, Parekh J, Ascher NL, Roberts JP, Freise CE. Outcomes with split liver transplantation in 106 recipients. The University of California, San Francisco, experience from 1993 to 2010. Arch Surg 2011; 146: 1052-9.

54. Simoes P, Kesar V, Ahmad J. Spectrum of biliary complications following live donor liver transplantation. World J Hepatol 2015; 7: 1856-65.

55. Jeon YM, Lee KW, Yi NJ et al. The right posterior bile duct anatomy of the donor is important in biliary complications of the recipients after living-donor liver transplantation. Ann Surg 2013; 257: 702-7.

56. Lee SG. A complete treatment of adult living donor liver transplantation: a review of surgical technique and current challenges to expand indication of patients. Am J Transplant 2015; 15: 17-38.

57. Iesari S, Inostroza Nuñez ME, Rico Juri JM et al. Adult-to-adult living-donor liver transplantation: the experience of the Université Catholique de Louvain. Hepatobiliary Pancreatic Dis Int 2019; 18: 132-42.

58. Shah SA, Grant DR, McGilvray ID et al. Biliary strictures in 130 consecutive right lobe living donor liver transplant recipients: results of a Western center. Am J Transplant 2007; 7: 161-7.

59. Yazumi S, Yoshimoto T, Hisatsune H et al. Endoscopic treatment of biliary complications after right-lobe living-donor liver transplantation with duct-to-duct biliary anastomosis. J Hepatobiliary Pancreat Surg 2006; 13: 502-10.

60. Tsujino T, Isayama H, Sugawara Y et al. Endoscopic management of biliary complications after adult living donor liver transplantation. Am J Gastroenterol 2006; 101: 2230-6.

61. Park JB, Kwon CH, Choi GS et al. Prolonged cold ischemia time is a risk factor for biliary strictures in duct-to-duct biliary reconstruction in living donor liver transplantation. Transplantation 2008; 86: 1536-42.

62. Shio S, Yazumi S, Ogawa K et al. Biliary complications in donors for living donor liver transplantation. Am J Gastroenterol 2008; 103: 1393-8.

63. Douzdjian V, Abecassis MM, Johlin FG. Sphincter of Oddi dysfunction following liver transplantation. Dig Dis Sci 1994; 39: 253-6.

64. Kochhar G, Parungao JM, Hanouneh IA, Parsi MA. Biliary complications following liver transplantation. World J Gastroenterol 2013; 19: 2841-6.

65. Parsi MA. Hemobilia: endoscopic, fluoroscopic, and cholangioscopic diagnosis. Hepatology 2010; 52: 2237-8.

66. Van Rijn R, Schurink IJ, de Vries Y et al. Hipothermic machine perfusion in liver transplantation –a randomized trial. N Engl J Med 2021; 384: 1391-401.

67. Schlegel A, Porte RJ, Dutkowski P. Protective mechanisms and current clinical evidence of hypothermic oxygenated machine perfusion (HOPE) in preventing post-transplant cholangiopathy. J Hepatol 2022; 76: 1330-47.

68. Widmer J, Flores Carvalho M, Dutkowski P, Schlegel A. Machine perfusion for extended criteria donor livers: what challenges remain? J Clin Med 2022; 11: 5218.

 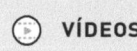 VÍDEOS

Aspectos conceptuales en las decisiones terapéuticas de las complicaciones vasculobiliares en el trasplante hepático

29

E. Moreno González, C. Jiménez Romero, Á. García-Sesma, Ó. Caso Maestro y A. Manrique Municio

INTRODUCCIÓN

En capítulos anteriores ya se ha expuesto la frecuencia, aspectos etiopatogénicos, profilaxis, sintomatología y consecuencias de las complicaciones vasculobiliares del trasplante hepático. Las referencias bibliográficas constituyen una base de apoyo de gran interés para comparar los resultados obtenidos por otros grupos. Sin embargo, para su mejor entendimiento se hace necesario, debido a la importancia de este tema, resumir las pautas de actuación a través de los tres algoritmos que se han creado para esta ocasión.

COMPLICACIONES BILIARES

La sensibilidad del epitelio biliar a la mayor parte de los pasos técnicos en el trasplante hepático, tanto en el receptor como en el donante con muerte encefálica, aunque menos frecuente en el donante vivo, se ha investigado para reducir estas complicaciones. Se observa una mayor presentación en los injertos procedentes de donantes en paro cardiorrespiratorio, al igual que en la ampliación del tiempo de isquemia en hipotermia.

Las alteraciones también se han relacionado con antecedentes genéticos en el donante, como la colangitis esclerosante primaria o secundaria a sepsis. Aún mayor importancia se ha dado en el tratamiento inmunosupresor a determinados agentes, como la globulina antitimocítica (ATG), el OKT3 y la ciclosporina, que han reducido sus expectativas terapéuticas en favor del tacrólimus, el micofenolato mofetilo, el everólimus, etc. En definitiva, los cambios sucedidos durante el tratamiento del rechazo agudo o crónico que, a pesar de ser dominado, dejan una afectación biliar, que requerirá un nuevo trasplante más tarde.

Como se ha descrito en otros capítulos, desde el principio se han observado complicaciones relacionadas con defectos de irrigación arterial en los extremos del colédoco, aconsejándose la anastomosis laterolateral (colédoco donante-receptor) o la interposición de la vesícula biliar entre el colédoco donante-receptor, procedimientos que han tenido mínima repercusión en los resultados de la reconstrucción

biliar y por lo cual fueron abandonados. De cualquier forma, los trastornos capilares en los extremos del colédoco siguen siendo uno de los factores de mayor importancia, junto con la discordancia del diámetro de la vía biliar entre donante y receptor.

No es necesario recordar que la irrigación arterial del colédoco terminal en el receptor es longitudinal, y en la vía biliar principal del injerto, transversal, dependiendo de la arteria hepática propia y en especial de sus dos ramas, anterior y posterior, que abrazan en su trayecto el tronco del conducto hepático primitivo derecho, observando a este nivel el origen y el trayecto de la arteria cística.

El algoritmo que se expondrá a continuación trata de ofrecer, de la forma más precisa, las complicaciones biliares más frecuentes y las posibilidades de su terapéutica más electiva. No se trata de un relato teórico, falsamente academicista o bibliográfico, dado que se ha tenido el cuidado de huir de la teoría y ofrecer los conceptos y las experiencias de aquellos que han tenido que estudiar y tratar a sus pacientes de esta a menudo grave complicación. Se han separado las tres complicaciones de la vía biliar que se producen con mayor frecuencia tras la realización del trasplante hepático: estenosis, fístula anastomótica y colangitis, focalizándose esta última en el árbol biliar intrahepático (**Fig. 29-1**).

Estenosis

La reducción del diámetro de los extremos del hepatocolédoco se produce más a menudo porque: *a)* las suturas se han realizado de forma más grosera; *b)* el diámetro de los extremos del hepatocolédoco son discordantes; *c)* ambas vías de anastomosis poseen escaso calibre; *d)* mala irrigación arterial del extremo del colédoco del injerto; *e)* tracción excesiva de los extremos de las anastomosis, y *f)* utilización de un tutor inadecuado (tubo de Kehr) que permite la extravasación del jugo biliar a través de la anastomosis o de la coledocotomía realizada en el receptor para exteriorizar la rama larga del tutor.

La estenosis provoca, a pesar de la fistulización, retención biliar con dilatación de la vía biliar del injerto y posterior

365

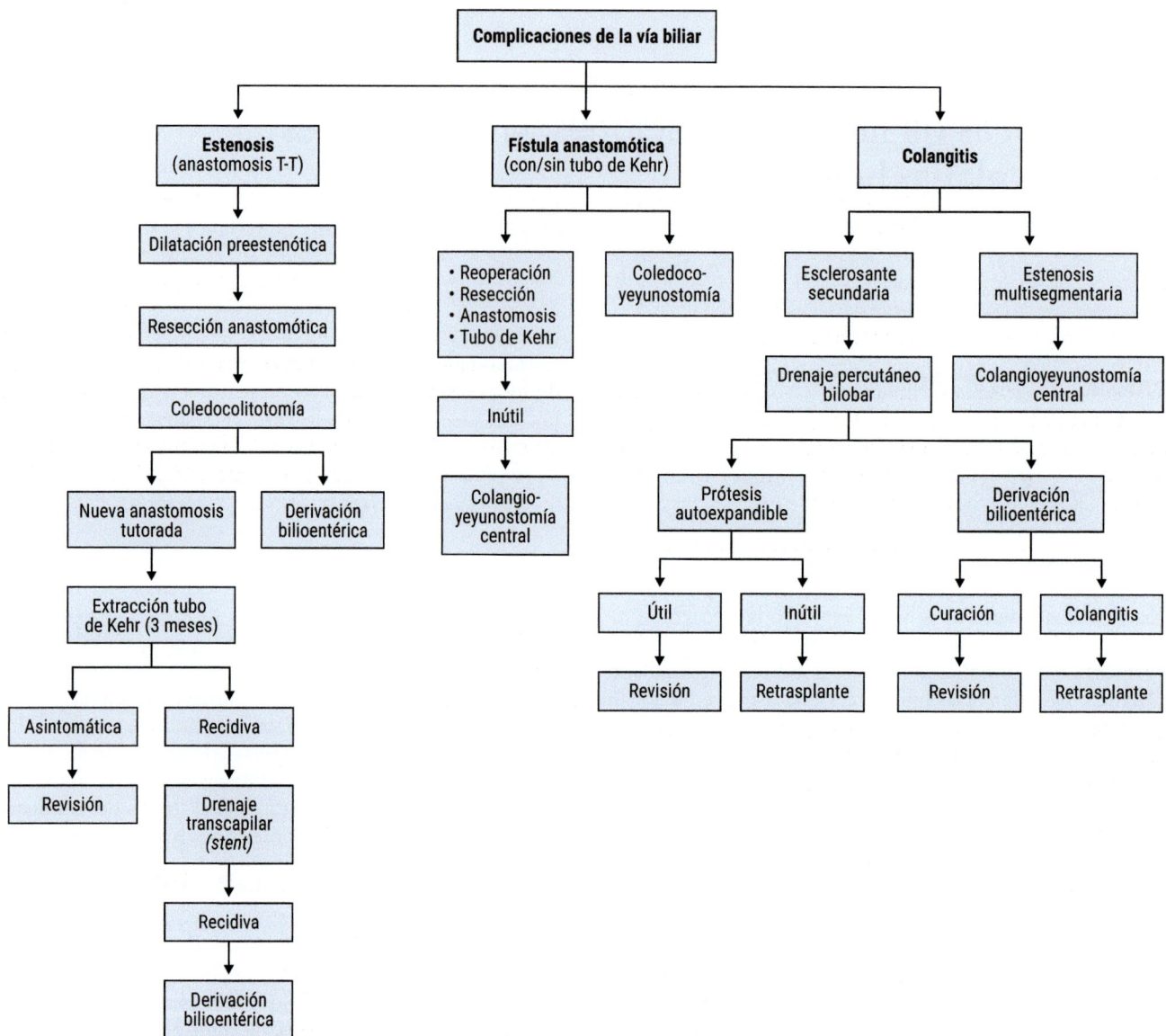

Figura 29-1. Algoritmo de las complicaciones de la vía biliar postrasplante. T-T: terminoterminal.

«relleno» de la vía biliar por cálculos de carácter irregular y consistencia blanda en forma de un bloque intrahepático. Como se indica en el algoritmo (v. **Fig. 29-1**), debe practicarse la resección de la anastomosis, la extracción de los cálculos y, a continuación, una nueva anastomosis; es preferible mantenerla tutorada por espacio de 3 meses y retirar luego el tubo de Kehr. El paciente puede mantenerse asintomático, en cuyo caso solo será sometido a revisiones periódicas. Sin embargo, en otros casos puede producirse la reaparición del cuadro clínico y la progresión hacia el síndrome obstructivo, que ha de tratarse mediante derivación bilioentérica, generalmente en forma de colangioyeyunostomía central.

Fístula anastomótica

Aunque en el algoritmo (v. **Fig. 29-1**) se especifica «con/sin tubo de Kehr», teóricamente la introducción de un tutor transanastomótico supone una salvaguarda de la integridad de la anastomosis biliar. Por este motivo, puede afirmarse que, si no se utiliza tubo de Kehr, la fístula biliar se localizará a nivel de la sutura por cualquiera de los efectos descritos. Si se introduce un tubo de Kehr, la extravasación de jugo biliar se producirá mucho más a menudo a través de la coledocotomía que se utiliza para extraer la rama larga del tubo Kehr.

El paciente debe tratarse de forma inmediata para evitar el aumento del coleperitoneo. Tal vez el procedimiento más correcto es resecar la anastomosis, realizar una nueva y tutorarla mediante un tubo de Kehr. Pero, si no puede practicarse o el resultado es inútil, se pasaría a la resección del colédoco del injerto restableciendo el flujo biliar mediante colangioyeyunostomía central (sobre la confluencia coledociana) utilizando un asa en «Y» de Roux de 50-60 cm de longitud o un asa yeyunal interpuesta de unos 30-40 cm de longitud. Sin embargo, si en la reintervención se demostrara la imposibilidad de estas secuencias, se pasaría directamente a coledocoyeyunostomía.

Colangitis

Están relacionadas siempre con estenosis, colecciones biliares por fístulas y, con menor frecuencia, infección generalizada, abscesos intrahepáticos o irregularidad segmentaria o generalizada de la vía biliar intrahepática. No menos frecuente es la aparición de colangitis esclerosante secundaria que ofrece como tratamiento inmediato el drenaje biliar bilobar mediante catéteres introducidos por vía transparietohepática, que puede servir para instalar una prótesis autoexpandible extrayendo los drenajes percutáneos. Pocas veces es útil, aunque si lo fuera se pasaría a la evaluación de la función del injerto. Sin embargo, si –como sucede más a menudo– el procedimiento no es útil, el paciente tendría como única opción terapéutica el retrasplante. El drenaje bilobar percutáneo frecuentemente complica la evolución, por lo que la mayoría de los cirujanos, al confirmar las complicaciones que induce, prefieren pasar directamente a la derivación bilioentérica, en general curativa, por lo que estos pacientes mantendrían

solo revisiones periódicas. No obstante, si continúan los episodios de colangitis, con el efecto deletéreo sobre la función del injerto, el enfermo tendría que ser retrasplantado.

COMPLICACIONES ARTERIALES

Constituyen, sin duda, las complicaciones más graves que puede sufrir el injerto hepático tras su implantación. A pesar de que el aporte sanguíneo por vía arterial supone el 20-30 % del total, se ha de recordar que este aporte se incrementa con el que se produce a través del plexo retrohepático de Sappey, utilizando los ligamentos de sustentación (triangular derecho, izquierdo, falciforme, redondo, etc.), ligamento hepatoduodenal, gastrohepático, paracardial, etc. A pesar de todas las consideraciones, la reducción del flujo arterial procedente de las arterias hepática propia, común, coronaria estomáquica izquierda y ramas de distribución dará lugar a isquemia hepática, con su grave repercusión funcional. Para entenderlo, se han expuesto en la **figura 29-2** las alteracio-

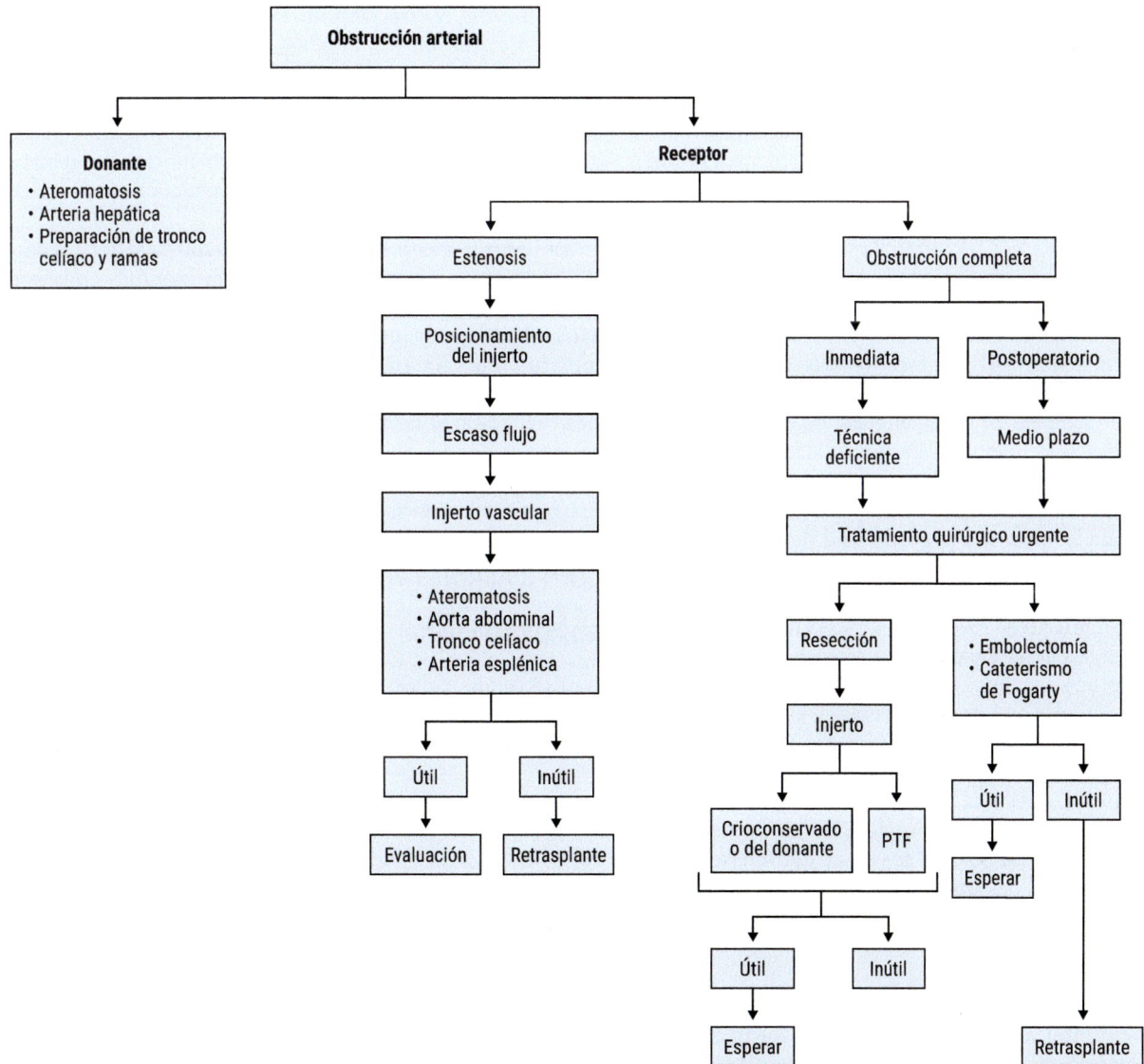

Figura 29-2. Algoritmo de las complicaciones por obstrucción arterial.

nes del plexo arterial en el donante, que pueden ser la base de las complicaciones en el receptor, y las posibilidades terapéuticas para restablecer su actividad funcional.

Alteraciones vasculares en el donante

No es infrecuente la existencia de ateromatosis aortoilíaca que se prologue a lo largo de la arteria hepática común o propia o alguna de sus ramas, obligando a desestimar su utilización o a la endarterectomía de placas o a la resección de segmentos arteriales, que serán sustituidos por injertos procedentes del mismo donante (generalmente bifurcación, ilíaca o aortoilíaca). En ocasiones, debe aislarse el tronco celíaco para su empleo o resección. En otras, durante la preparación arterial en el donante se pueden producir lesiones en el tronco celíaco o sus ramas que impiden su utilización.

Alteraciones vasculares en el receptor

Ya durante la implantación del injerto puede producirse angulación o rotación de los troncos vasculares, especialmente si por las condiciones vasculares la anastomosis ha de realizarse entre el tronco celíaco del injerto y el tronco celíaco o la arteria hepática común del donante. Esto se halla condicionado por los infrecuentes casos en los que el tronco celíaco es amplio, de escasa longitud y da origen a sus ramas (arterias hepática común, esplénica y coronaria estomáquica izquierda, de la cual se origina la arteria hepática izquierda), formando un entramado arterial que debe mantenerse, pero que puede sufrir acodamientos, torsiones o reducción de su luz, debido a la excesiva longitud de las arterias en un espacio reducido como es el existente entre la superficie de la arteria aorta abdominal y el *porta hepatis*. En estos casos se evitarán estas alteraciones si la dirección y el trayecto de las arterias se «acolcha» con una lengüeta de epiplón mayor que se moviliza para mantener sin posibilidades de cambio las ramas arteriales.

Sin embargo, como se expone en la **figura 29-2**, la longitud excesiva de las arterias y la posibilidad de angulaciones, a pesar del «acolchamiento», mantienen una reducción del flujo arterial que obliga a la sustitución de este entramado arterial por un injerto en «Y» que sea anastomosado al tronco celíaco o a la arteria esplénica del receptor y a la arteria hepática derecha e izquierda del injerto.

Si el flujo vascular mejora o se normaliza, el procedimiento se considerará útil, pasando el paciente a evaluaciones periódicas. Si, por el contrario, el injerto no cumple las expectativas esperadas, debería considerarse la necesidad de ser retrasplantado, puesto que la complicación de la isquemia arterial compromete no solo la actividad del injerto, sino también la viabilidad del árbol biliar intrahepático y extrahepático.

Obstrucción completa

Este tipo de complicación se produce con mayor frecuencia en el trasplante pediátrico y, en especial, en trasplantes segmentarios en los que, si bien la arteria hepática propia o co-

mún puede ampliar su luz extendiendo la sección de la pared vascular al origen de la gastroduodenal (v. cap. 13), no existe la misma posibilidad con la rama arterial correspondiente al segmento II/III, por lo que a menudo se utiliza un injerto que se extienda a los segmentos II-IV, aunque se produzcan luego dificultades para el cierre de la incisión laparotómica.

Como se intenta exponer en la **figura 29-2**, generalmente se detecta de forma inmediata y en relación con una técnica deficiente, discordancia de diámetros o mala utilización de *stents* de silicona que canalizan los extremos arteriales, evitando la reducción de la luz de la anastomosis. En estos casos, si el diagnóstico es intraoperatorio, debe procederse de forma inmediata a la resección y nueva anastomosis, utilizando un injerto, idealmente obtenido del mismo donante (en donante vivo puede usarse un segmento de arteria esplénica o arteria hipogástrica) o injertos crioconservados o heterólogos (politetrafluoroetileno [PTF]).

En estos enfermos, si el procedimiento ha sido resolutivo, se debe esperar y realizar un eco-Doppler diario, pero si en estas evaluaciones no se ha conseguido la utilidad esperada, y reaparece la obstrucción arterial, se debe retrasplantar al enfermo como única indicación terapéutica. La última posibilidad de complicación arterial sería que la obstrucción completa se produjera durante un postoperatorio inicialmente correcto, de forma inmediata o a medio plazo, por lo general más relacionada con alteración funcional hepática, rechazo o hipercoagulabilidad, que aumentan las resistencias al flujo hepatópeto.

En estos pacientes, el tratamiento con carácter urgente utilizado ha cubierto todas las expectativas más conservadoras: cateterismo, trombotripsia, embolectomía mediante catéter de Fogarty, instalación de *stent* de mayor o menor longitud, etc. Sin embargo, ha tenido escasa utilidad, por lo que la mayoría de los enfermos sometidos a esta terapéutica tuvieron que ser retrasplantados. En los escasos pacientes que respondieron, se mantuvo la evaluación diaria o en períodos más largos, pero, como se ha mencionado, en la mayoría fue necesario retrasplantar.

COMPICACIONES VENOSAS

Obstrucción portal

La reducción de flujo portal hacia el injerto puede aceptarse básicamente por tres causas bien diferenciadas: *a)* reducción del calibre, *b)* síndrome compartimental y *c)* embolismo.

Reducción del calibre

No es excepcional, especialmente en pacientes pediátricos, que la luz de la vena porta sea diferente en el injerto que se va a implantar, de la que posee el receptor; ambos extremos pueden adaptarse adquiriendo forma de «paracaídas», reduciendo la circunferencia de mayor longitud en cada punto para adquirir la misma medida que, al realizarse entre puntos entrecortados, cambia según la intensidad del flujo sanguíneo. Algunos grupos introdujeron la reducción del diámetro de la luz cerrando una parte de esta: los malos resultados del procedimiento propiciaron su abandono. En otros receptores se observó angulación de la anastomosis por exceso de longitud de los extremos. Se ha de insistir en que el injerto debe desplazarse al máximo en sentido distal, introduciendo compresas embebidas en suero a 4° entre el hemisferio derecho y la cúpula hepática, con lo cual descenderá el injerto unos 4-5 cm y, por lo tanto, la luz de la vena porta del donante. De la misma forma, podría hacerse ascender la raíz del mesenterio. Con estas dos maniobras, ambos extremos serán anastomosados manteniendo la tracción; pero si no fuera suficiente, se resecaría la parte conveniente de uno o los dos extremos de la vena porta.

Como se advierte en la **figura 29-3**, si se confirma la reducción del calibre, debe corregirse de forma inmediata tras su diagnóstico mediante prótesis autoexpandible o *shunt* portosistémico intrahepático transyugular (TIPS). No obstante, debe señalarse que la utilización de prótesis autoexpandibles va seguida, en la mayoría de los enfermos, de obstrucción portal de forma inmediata o a corto plazo de su implantación, y el uso de un TIPS tiene dificultades técnicas para el implante de la prótesis y deriva el flujo portal directamente a la vena suprahepática derecha. Esto causa un efecto deletéreo sobre la función hepática que se ha observado en tantos enfermos intervenidos en el pasado con derivación portocava terminolateral (encefalopatía, síndrome de ECK o insuficiencia cerebral por intoxicación cárnica, atrofia hepática progresiva, especialmente del lóbulo hepático derecho, coagulopatía, etc.), que ha precisado la práctica de retrasplante urgente, ahora con mayores dificultades técnicas debido a trombosis portal y de vena suprahepática a nivel de la anastomosis cavocava suprahepática terminolateral anteriormente practicada. También ha de recordarse la dificultad

de extracción de la prótesis previamente implantada en la vena cava y la vena porta.

Hiperaflujo

En los enfermos cirróticos, la resistencia que opone un hígado de consistencia pétrea aumenta la presión en la vena porta en un intento por mantener el aporte hepatótropo, con la consecuencia negativa del aumento progresivo de la circulación hapatófuga y del flujo sanguíneo en las arterias esplénica, coronaria y hepática, en un intento por permitir un flujo portal que evite el fallo hepático.

Buen ejemplo de esta alteración hemodinámica del territorio esplácnico es el trasplante utilizando injertos de menor tamaño al recomendado, según el peso del receptor, la masa hepática trasplantada, etc., que da lugar al bien estudiado «síndrome de hígado pequeño» o «*small for size*», en el cual la actividad funcional del injerto disminuye progresivamente hasta llegar al fallo hepático irreversible. Para reducir el hiperaflujo, la mayoría de los cirujanos acepta la ligadura de la arteria esplénica distal al origen de la primera rama (arteria esplenopancreática) para que de esta forma no se produzca necrosis esplénica. La ligadura puede ser sustituida por embolización, si bien las complicaciones (pancreatitis, necrosis esplénica, sepsis) son más frecuentes con ella.

Síndrome compartimental

No es infrecuente que, dependiendo del tamaño del injerto y del espacio subfrénico derecho y la porción medial del izquierdo, se produzca compresión del hígado implantado,

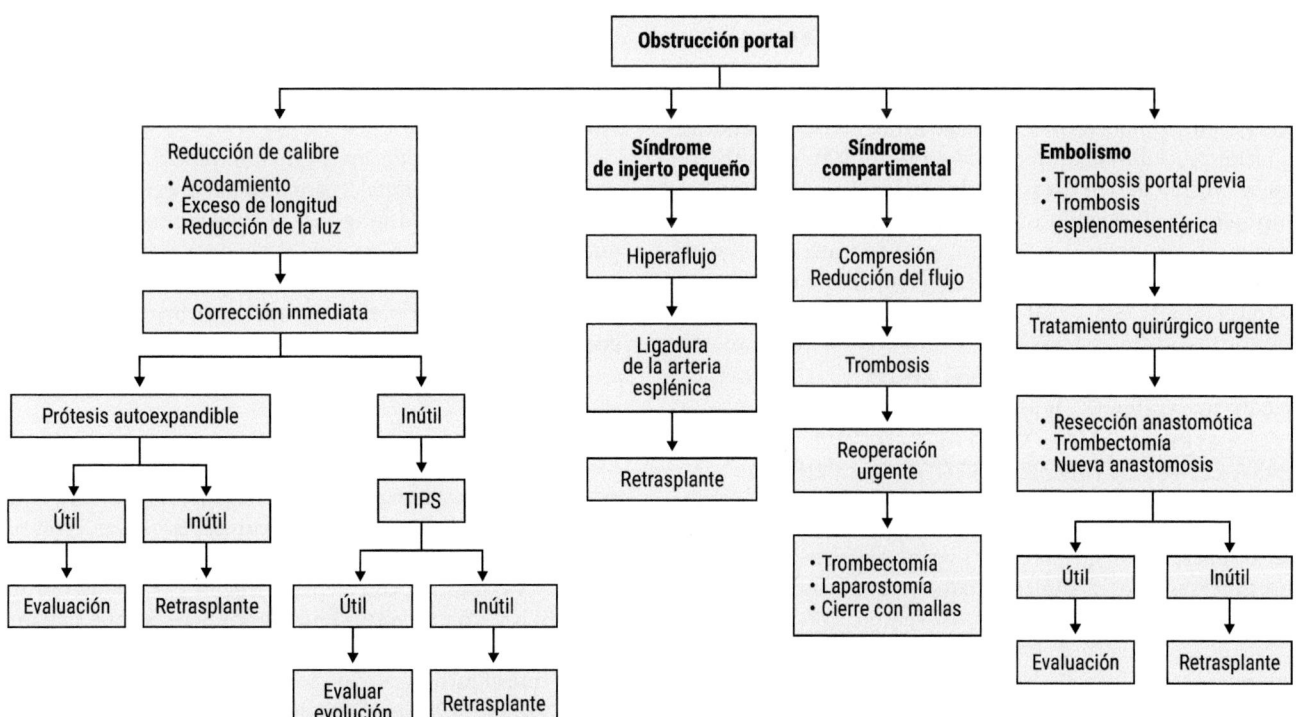

Figura 29-3. Algoritmo de las complicaciones por obstrucción portal.

a lo cual ha de sumarse el edema intersticial del injerto y el incremento de su volumen al permitir el flujo hepatópeto a través de la vena porta, que está aumentado por el cambio direccional al reducirse de forma progresiva la hipertensión portal secundaria a la afectación del hígado enfermo ya exraído.

No excepcionalmente, la pared abdominal permite la aproximación de los bordes de la incisión, aunque con excesiva tracción, lo cual se suma a los factores enunciados agravados por la ascitis postoperatoria, la dilatación intestinal y las contracciones parietoabdominales, que producen incrementos de la presión intraabdominal que, al transmitirse a elementos sensibles, como las venas porta y esplénica, la vena cava y ramas del territorio esplénico, dan lugar a una reducción de la luz vascular y del flujo que provocan trombosis de la vena porta. El diagnóstico es siempre inmediato y el tratamiento debe hacerse con la máxima urgencia para practicar, si aún es posible, trombectomía, lavado de la luz vascular, trombotripsia y, si puede recuperarse el flujo portal, no intentar el cierre laparotómico directo, sino mediante mallas o, en casos excepcionales, laparostomía.

Embolismo

Constituye una causa de obstrucción portal poco frecuente, salvo que se relacione con el trasplante hepático en receptores con trombosis portal o esplenomesentérica previa, en los que se ha practicado la extracción de los trombos, pero en quienes los trombos no extraídos, pero movilizados, pueden desplazarse hasta la anastomosis portal entre donante y receptor y obstruir la luz de la vena porta del receptor o sobrepasarla y detenerse en la bifurcación portal del injerto. La detección, relacionada con una alteración funcional grave e inmediata del injerto, obliga a la intervención quirúrgica urgente, con apertura de la luz portal mediante resección anastomótica o apertura de la hemicircunferencia anterior, para extraer los trombos remanentes y volver a unir los extremos del tronco portal o cerrar la apertura parcial practicada.

Este procedimiento, asociado a trombotripsia y anticoagulación, puede ser eficaz continuando con el tratamiento médico y estableciendo una evaluación periódica o permanente del resultado. En cambio, si se produce recidiva de la trombosis portal, la única posibilidad terapéutica sería el retrasplante (v. **Fig. 29-3**).

RECONSTRUCCIÓN DE LA VENA PORTA EN EL TRASPLANTE HEPÁTICO INDICADA EN LA ATRESIA BILIAR COMO ALTERNATIVA PARA EVITAR LA TROMBOSIS TOTAL DEL INJERTO

Como ya se ha mencionado en otros capítulos, la vena porta de los nacidos con atresia biliar es generalmente hipoplásica, no superando los 2 mm de diámetro en su luz a lo largo de toda la longitud de este tronco venoso. Por este motivo existe una gran discordancia entre la vena porta del donante, aunque sea pediátrico, y este tronco hipoplásico del receptor. Esta diferencia de diámetro es aún mayor si el injerto se ha obtenido de un donante adulto tanto en muerte encefálica *(split)* como de un donante vivo. En estos injertos parcia-

les, que acogen dos segmentos (II y III) o todo el lóbulo izquierdo, las ramas segmentarias y, en especial, la vena porta izquierda poseen un diámetro muy superior al de la referida vena hipoplásica.

Sin embargo, el problema no radica solo en el tronco de la vena porta del enfermo sino en su origen localizado en el tronco esplenomesentérico. Hasta llegar a esta consideración, la reconstrucción se realizaba entre el tronco venoso hipoplásico y el correspondiente al injerto parcial, siendo la trombosis portal frecuente.

Procedimiento quirúrgico

El procedimiento que comenzamos hace más de 18 años se expone en la **figura 29-4**. En primer lugar, la totalidad del tronco estenosado es extirpado (**A**), tras ocluir las ramas de la vena porta a nivel del hilio del hígado enfermo, disecando un segmento de la vena esplénica y de la vena mesentérica superior. Tras la oclusión de ambos troncos con dos pequeños *clamps* tipo *bulldog* (**B**) se extirpa a continuación la pared de esta confluencia y, prolongando esta sección opercular sobre la vena esplénica y la vena mesentérica, de forma longitudinal (**B** y **C**), se obtiene un diámetro del estoma creado que se adaptará al existente en el injerto. Se realiza entonces la reconstrucción mediante anastomosis del extremo del tronco venoso del injerto y el estoma lateral creado, mediante puntos entrecortados de material (preferiblemente irreabsorbible) monofilamento calibre 7/0 (**D** y **E**).

En aquellos casos en los que ambos estomas no pudieran aproximarse o quedaran a tensión traccionando en exceso y, por lo tanto, angulando el tronco esplenomesentérico y obstruyendo entonces la anastomosis creada, se interpondrá un segmento venoso procedente del donante por muerte encefálica, más frecuentemente de vena Ilíaca primitiva (en general se elige la izquierda por su mayor longitud) o un segmento de vena yugular interna cuando se trate de donante vivo (**F** y **G**).

La interposición de un segmento venoso no constituye una dificultad adicional, pero obliga a extremar nuestra atención para que la longitud del segmento venoso interpuesto no sea excesiva, ya que, si quedara redundante, daría lugar a angulaciones o rotaciones que alterarían el flujo sanguíneo hacia el injerto y podrían provocar una trombosis portal completa.

Conclusión

En nuestro criterio, este es el mejor procedimiento para evitar una de las complicaciones más graves del trasplante hepático en pacientes pediátricos con atresia biliar, toda vez que en ellos existe hipertensión portal con importante circulación hepatófuga con hepatomegalia y marcada cirrosis biliar. El injerto precisa un flujo portal hepatótropo máximo dentro de las posibilidades anatómicas de cada enfermo, puesto que al mismo tiempo se asocia una irrigación arterial pobre, aunque suficiente, siempre y cuando no sufra obstrucción arterial que se asocie a la obstrucción portal y agrave la reducción del flujo arterial.

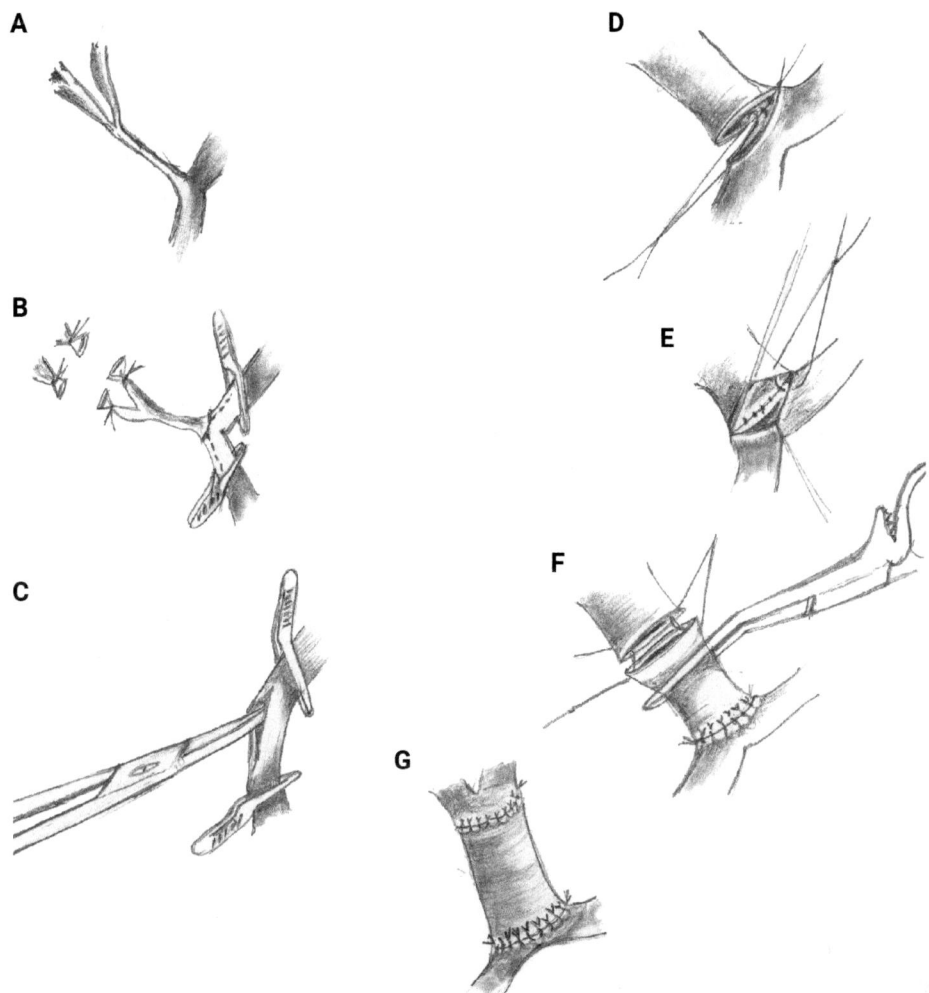

Figura 29-4. Procedimiento quirúrgico en la reconstrucción de la vena porta. **A)** Vena porta hipoplásica en la atresia biliar. La vena esplénica y la vena mesentérica superior poseen un diámetro que corresponde a la edad del paciente pediátrico y a la enfermedad que padece. **B)** Las ramas de la vena porta del receptor han sido ocluidas con ligaduras y seccionadas. El flujo sanguíneo a través de la vena esplénica y la vena mesentérica superior se ha detenido mediante *clamps* vasculares. La línea de puntos indica la dirección y extensión de la sección de la pared de estos troncos para aumentar suficientemente el estoma a cuyo nivel se realizará la anastomosis. **C)** Se ha seccionado la pared venosa de ambos troncos. Para facilitar esta maniobra se ha introducido una pinza vascular en el interior de la luz venosa. **D)** Se inicia la anastomosis entre el tronco de la vena porta del injerto y el estoma creado con la sección vascular descrita. **E)** La pared posterior de la anastomosis ha finalizado, iniciándose la vertiente anterior mediante puntos entrecortados. **F)** Cuando el tronco de la vena porta del injerto no llega a la luz del estoma creado, puede interponerse un segmento de la vena yugular interna del donante o del receptor. La anastomosis entre autoinjerto y estoma ha finalizado, iniciándose la correspondiente al tronco de la vena porta del injerto hepático y el extremo del autoinjerto yugular. **G)** La reconstrucción portal del injerto hepático ha finalizado. Pueden verse las suturas a diferente nivel. En estos casos podría utilizarse un injerto vascular heterólogo (PTF), pero el resultado a largo plazo y la técnica de anastomosis son, según nuestro criterio, más favorables con el autoinjerto yugular.

TROMBOSIS PARCIAL O TOTAL CON EXTENSIÓN A LA VENA ESPLÉNICA Y LA VENA MESENTÉRICA SUPERIOR EN RECEPTORES CON OBSTRUCCIÓN VENOSA PREOPERATORIA

La obstrucción de la vena porta, y muy especialmente si es concomitante con trombosis de la vena esplénica y de la vena mesentérica superior, ha constituido una contraindicación para la realización del trasplante hepático. Uno de los primeros trabajos referidos, que eliminó la barrera de los trombos en dichas localizaciones y permitió así la realización del trasplante fue el publicado por nosotros, en el que resumimos los resultados obtenidos al permitir la insta-

lación y reperfusión del injerto y, por lo tanto, el trasplante hepático.

Trombectomía en el territorio esplácnico del receptor

Con mayor frecuencia no se trata de una obstrucción vascular conocida hasta el inicio de la intervención, debido a que los enfermos en lista de espera se atienen a un protocolo establecido en el que la ecografía y el eco-Doppler únicamente se realizan cada 3 meses, excepto que las alteraciones de la función hepática indiquen acortar ese período (aparición de ascitis masiva, encefalopatía, alteraciones graves de la coagulación, hemorragia por varices esofágicas o fúndicas, entre otras).

Por este motivo, la trombosis portal o de sus ramas afluentes solo se demuestra al llegar el enfermo al hospital para ser trasplantado. Según nuestro criterio, el enfermo debe ser tratado haciendo hincapié en la extracción de los trombos, ya sean diagnosticados o visualizados.

Técnica quirúrgica

Las venas porta, mesentérica superior y esplénica deben ser identificadas y aisladas circularmente. Las ramas de la vena porta son seccionadas (**Fig. 29-5 A**) por lo general sin producirse extravasación sanguínea, lo cual demostraría la obstrucción completa de su luz (**B**). El borde de sección es traccionado mediante dos pinzas «mosquito», separándolo del trombo, antes adherido a su pared (**C**). Se dobla la pared vascular (como un calcetín) y se continúa esta maniobra hacia la vena mesentérica superior y la confluencia esplenomesentérica (**D**). En un momento es posible llegar al límite aferente del trombo, extravasándose sangre que se mantenía detenida por el trombo. La extravasación sanguínea se detiene cogiendo el extremo de la vena porta entre dos dedos (**E**).

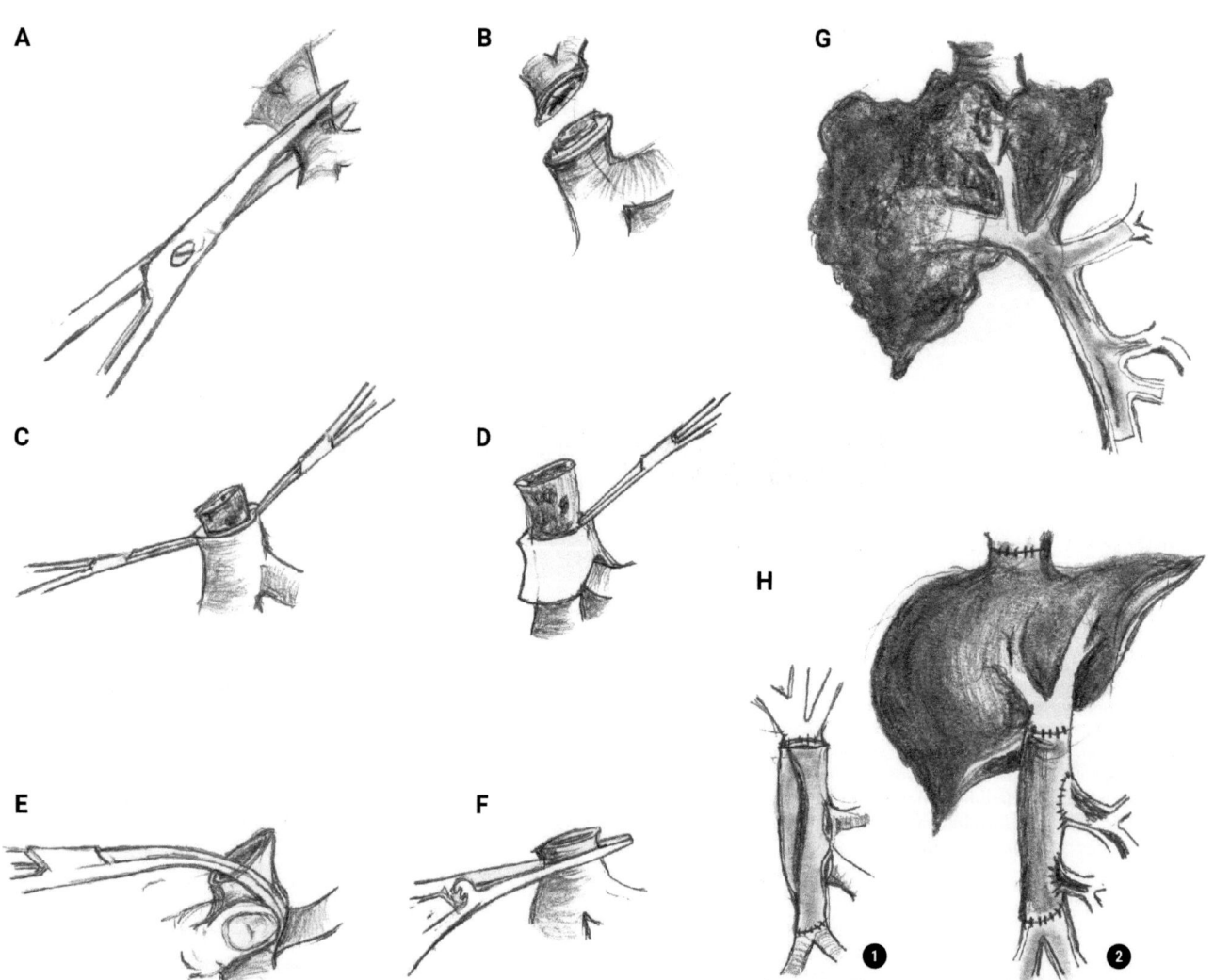

Figura 29-5. Abordaje de la trombosis de la vena porta previa al trasplante. **A)** Sección del tronco de la vena porta trombosada. **B)** Al separar los extremos resultantes de la sección del tronco de la vena porta, no se produce extravasación sanguínea. **C)** El borde correspondiente a la pared venosa se separa del trombo sin dificultad. Mediante dos pequeñas pinzas vasculares se ejerce tracción buscando el plano de clivaje entre el trombo y la pared vascular. **D)** Ejerciendo tracción en sentido aferente a la sección, la pared venosa se va extrayendo como un calcetín. **E)** Se detecta el extremo del trombo y, mediante dos dedos, se ocluye su luz, permitiendo la introducción de una pinza de Rochester-Pean o una de las utilizadas en la coledocolitotomía con el fin de facilitar la extracción de los trombos residuales y aumentar la luz vascular que permita la movilización de estos. Terminado este tiempo se introducirá suero heparinizado para lavar la red vascular y asegurar que se evita la nueva formación de coágulos. **F)** Restablecida la corriente sanguínea y comprobado que el flujo portal es el conveniente, se ocluye el tronco de la vena porta, ya limpia, mediante un pequeño *clamp* vascular, a la espera de iniciar el momento de la reconstrucción vascular en el implante del injerto. **G)** Hígado cirrótico que muestra los troncos venosos (vena esplénica, vena mesentérica superior, vena porta y ramas yeyunales) obstruidos por trombos. **H)** 1. Autoinjerto yugular situado y anastomosado a los troncos venosos. El injerto se mantiene en espera de anastomosar su extremo craneal a la vena porta del injerto. 2. El injerto hepático se ha instalado. El autoinjerto de la vena yugular interna se ha unido al tronco de la vena porta del injerto y en su trayecto submesocólico a las venas yeyunales y por su extremo distal a los últimos afluentes del territorio esplácnico.

Manteniendo la presión sobre la vena porta, se deslizan los dedos hacia la vena mesentérica superior y, traccionando las dos pinzas «mosquito», se introduce una pinza de Rochester-Pean, de extremos muy romos para evitar lesionar la pared vascular. Se abren sus extremos para incrementar el diámetro ductal y con los dedos de la otra mano se movilizan el trombo principal y los remanentes, hasta eliminarlos completamente. A continuación, se introduce suero heparinizado a través de la luz de la vena porta hasta confirmar la extravasación de abundante flujo sanguíneo (**F**). La vena porta del receptor está así preparada para realizar la anastomosis con el injerto, después de practicar en primer lugar el restablecimiento de la continuidad vascular a nivel suprahepático (**G**).

En las **figuras 29-6** a **29-9** se muestra la primera serie controlada de nuestra experiencia (Hospital Universitario 12 de Octubre), así como el porcentaje de trombosis portal preoperatoria completa o parcial. Se expone la supervivencia de los pacientes intervenidos e injertos funcionantes al cabo de 1 año y 5 años de trasplante.

Trombosis de la vena porta previamente al trasplante de hígado

Abril 1986-Octubre 2008
1.354 trasplantes de hígado en 1.247 pacientes
95 casos de pretrasplante
Trombosis de la vena porta 9,5 %

Moreno González, E. et al.
*Liver transplantation in patients with thrombosis
of portal vein and superior mesenteric vein*
Br J Surg 1993; 80: 1

Figura 29-6. En el período de abril de 1986 a octubre de 2008 se realizaron en el Hospital 12 de Octubre trasplantes hepáticos a 1.247 pacientes. En 95 de ellos se detectó trombosis total o parcial de la vena porta (9,5 %) en los estudios preoperatorios.

A

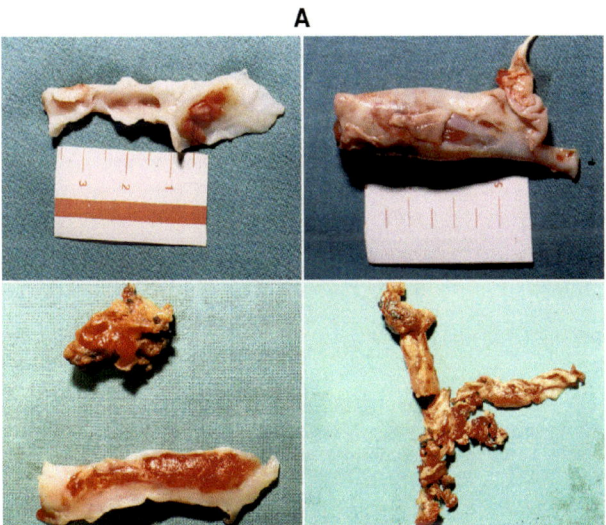

B

Extensión de la trombosis portal

876 Trasplantes de hígado
Abril 1986-Noviembre 2002

	Incidencia	%
< 50 %	16	19,2
50-70 %	28	33,7
75-100 %	39	46,9

Figura 29-7. A) La extensión de la trombosis fue parcial, total o con prolongación a la vena coronaria y la vena esplénica o de mayor extensión a lo largo del tronco de esta o de la vena mesentérica superior y, desde ella, a las venas yeyunales. **B)** En el 19,2 % de los casos la reducción fue de menos del 50 %, en el 33,7 % entre el 50 y 70 % de obstrucción del diámetro vascular y en el 46,9 % entre el 75 y el 100 % de reducción del flujo portal.

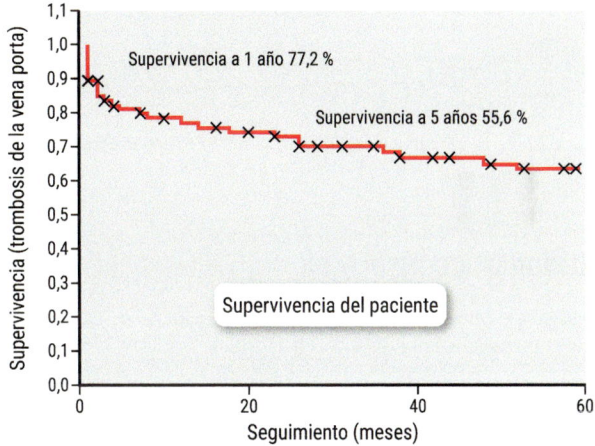

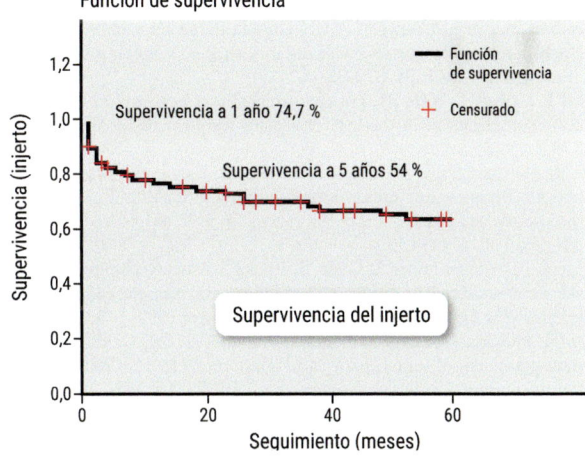

Figura 29-8. Resultados del trasplante: al cabo de 1 año sobrevivía el 77,2 % de los enfermos y a los 5 años el 55,6 % después de la intervención. El 77,4 % de los injertos se hallaban funcionantes al año de su implante y el 54 % a los 5 años.

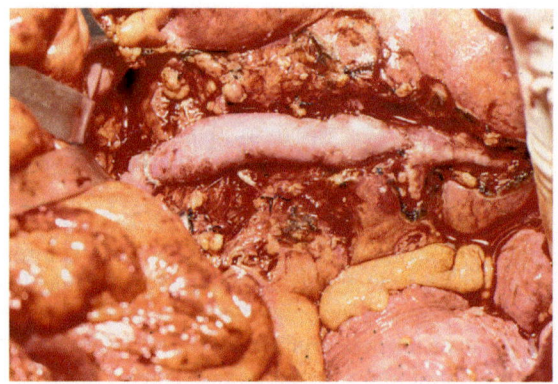
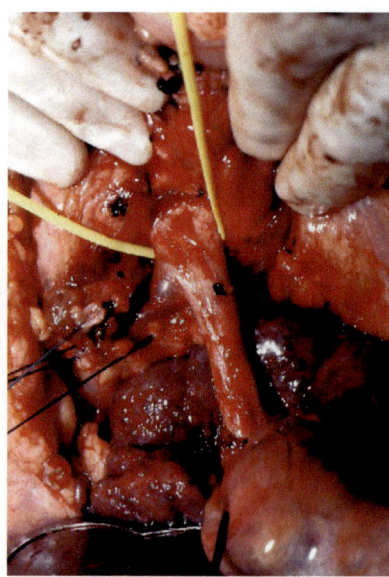

Figura 29-9. Reconstrucción de la vena porta extirpada mediante la vena yugular interna del receptor.

BIBLIOGRAFÍA CONSULTADA

Abassoglu O, Levy MF, Vodapally MS et al. Hepatic artery stenosis after liver transplantation-incidence, presentation, treatment and long term outcome. Transplantation 1997; 63: 250-5.

Ackermann O, Branchereau S, Franchi-Abella S, Pariente D, Chevret L, Debray D et al. The long-term outcome of hepatic artery thrombosis after liver transplantation in children: role of urgent revascularization. Am J Transplant 2012; 12: 1496-503.

Akamatsu N, Sugawara Y, Hashimoto D. Biliary reconstruction, its complications and management of biliary complications after adult liver transplantation: a systematic review of the incidence, risk factors and outcome. Transplant Int 2011; 24: 379-92.

Arshad F, Lisman T, Porte RJ. Hypercoagulability as a contributor to thrombotic complications in the liver transplant recipient. Liver Int 2013; 33: 820-7.

Ayala R, Martínez-López J, Cedena T, Bustelos R, Jimenez C, Moreno E, Ribera C. Recipient and donor thrombophilia and the risk of portal venous thrombosis and hepatic artery thrombosis in liver recipients. BMC Gastroenterol 2011; 11: 130.

Belghiti J, Panis Y, Sauvanet A, Gayet B, Fékété F. A new technique of side to side caval anastomosis during orthotopic hepatic transplantation without inferior vena caval occlusion. Surg Gynecol Obstet 1992; 175: 271-2.

Berger H, Hilbertz T, Zuhlke K, Forst H, Pratschke E. Balloon dilatation and stent placement of suprahepatic caval anastomotic stenosis following liver transplantation. Cardiovasc Intervent Radiol 1993; 16: 384-7.

Bhangui P, Salloum C, Lim C, Andreani P, Ariche A, Adam R et al. Portal vein arterialization: a salvage procedure for a totally de-arterialized liver. The Paul Brousse Hospital experience. HPB (Oxford) 2014; 16: 723-38.

Bismuth H, Castaing D, Sherlock DJ. Liver transplantation by "face-à-face" venacavaplasty. Surgery 1992; 111: 151-5.

Boillot O, Sarfati PO, Bringier J, Moncorge C, Houssin D, Chapuis Y. Pathologie de la veine cave inférieure et transplantation hépatique. Ann Chir 1990; 44: 540-4.

Brems JJ, Millis JM, Hiatt JR et al. Hepatic artery reconstruction during liver transplantation. Transplantation 1989; 47: 403-6.

Burke GW, Asche NL, Hunter D, Najarian JS. Orthotopic liver transplantation: nonoperative management of early acute portal vein thrombosis. Surgery 1988; 104: 924-8.

Calleja IJ, Polo JR, García-Sabrido JL, Ferreiroa JP, Valdecantos E. Two-clamp method to avoid portal anastomotic stenosis in liver transplantation. Am J Surg 1993; 165: 367-8.

Calne RY. A new technique for biliary drainage in orthotopic liver transplantation utilizing the gallbladder as a pedicle graft conduit between the donor and recipient common bile ducts. Ann Surg 1976; 184: 605-9.

Calne RY, McMaster P, Portman B. Observations on preservation, bile drainage and rejection. Ann Surg 1977; 186: 282-90.

Chen WC, Frenette C. Hepatic artery pseudoaneurysm: a rare cause of gastrointestinal bleeding in a post liver transplant patient. J Gastrointestin Liver Dis 2012; 21: 125.

Duffy JP, Hong JC, Farmer DG, Ghobrial RM, Yersiz H, Hiatt JR, Busuttil RW. Vascular complications of orthotopic liver transplantation: experience in more than 4,200 patients. J Am Coll Surg 2009; 208: 896-903.

Erhard J, Lange R, Giebler R, Rauen U, de Groot H, Eigler FW. Arterialization of the portal vein in orthotopic and auxiliary liver transplantation. Transplantation 1995; 27: 877-9.

Fan J, Nishida S, Selvaggi G, Levi D, Tekin A, Weppler D, Tzakis AG. Factor V Leiden mutation is a risk factor for hepatic artery thrombosis in liver transplantation. Transplant Proc 2013; 45: 1990-3.

Farney AC, Gamboa P, Payne WD, Gruessner RWG. Donor iliac vein interposition during liver transplantation in a patient with a migrated transjugular intrahepatic portosystemic shunt. Transplantation 1998; 65: 572-4.

Frongillo F, Grossi U, Lirosi MC, Nure E, Sganga G, Avolio AW et al. Incidence, management, and results of hepatic artery stenosis after liver transplantation in the era of donor to recipient match. Transplantation Proc 2013; 45: 2722.

Gordon RO. Liver transplantation and venous disorders of the liver. Liver Transpl Surg 1997; 5, Suppl 1: S41-51.

Greif F, Bronsther OL, Van Thiel DH, Casavilla A, Iwatsuki S, Tzakis A et al. The incidence, timing, and management of biliary tract complications after orthotopic liver transplantation. Ann Surg 1994; 219: 40-5.

Harada N, Shirabe K, Soejima Y, Taketomi A, Yoshizumi T, Asonuma K et al. Intrahepatic artery pseudoaneurysm associated with a metallic biliary stent after living donor liver transplantation: report of a case. Surg Today 2013; 43: 678-81.

Haskal ZJ, Naji A. Treatment of portal vein thrombosis after liver transplantation with percutaneous thrombolysis and stent placement. J Vasc Interv Radiol 1993; 4: 789-92.

Hibi T, Nishida S, Levi DM, Selvaggi G, Tekin A, Fan J et al. When and why portal vein thrombosis matters in liver transplantation: a critical audit of 174 cases. Ann Surg 2014; 259: 760-6.

Hibi T, Nishida S, Levi DM, Sugiyama D, Fukazawa K, Tekin A et al. Long-term deleterious effects of aortohepatic conduits in primary liver transplantation: proceed with caution. Liver Transpl 2013; 19: 916-25.

Kato T, Levi DM, DeFaria W, Nishida S, Tzakis AG. Liver transplantation with renoportal anastomosis after distal splenorenal shunt. Arch Surg 2000; 135: 1401-4.

Lee HW, Suh KS, Shin WY, Cho EH, Yi NJ, Lee JM et al. Classification and prognosis of intrahepatic biliary stricture after liver transplantation. Liver Transpl 2007; 13: 1736-42.

Leithead JA, Smith MR, Materacki LB, Sagar VM, Gunson BK, Bramhall SR et al. Intercurrent infection predicts mortality in patients with late hepatic artery thrombosis listed for liver retransplantation. Liver Transpl 2012; 18: 1353-60.

Lerut J, Gertsch P. Side-to-side cavo-cavostomy: a useful aid in complicated piggy-back liver transplantation. Transpl Int 1993; 6: 299-301.

Lerut J, Tzakis AG, Bron K, Gordon RD, Iwatsuki S, Esquivel C et al. Complications of venous reconstruction in human orthotopic liver transplantation. Ann Surg 1987; 205: 404-14.

Levi DM, Pararas N, Tzakis AG, Nishida S, Tryphonopoulos P, Gonzalez-Pinto I et al. Hepatic artery pseudoaneurysm ligation after orthotopic liver transplantation –a report of 7 cases. Transplantation 1992; 54: 824-8.

Marwan IK, Fawzy ATI, Egawa H, Inomata Y, Uemoto S, Asonuma K et al. Innovative techniques for and results of portal vein reconstruction in living-related liver transplantation. Surgery 1999; 125: 265-70.

Mazzaferro V, Esquivel CO, Makowka L et al. Hepatic artery thrombosis after pediatric liver transplantation –a medica! or surgical event? Transplantation 1989; 47: 971-7.

Merhav H, Bronsther O, Pinna A, Zajko A, Bron K. Significant stenosis of the vena cava following liver transplantation–A six-year experience. Transplantation 1993; 48: 161-3.

Millis JM, Martin P, Gomes A, Shaked A, Colquhoun SO, Jurim O et al. Transjugular intrahepatic portosystemic shunts: impact on liver transplantation. Liver Transpl Surg 1995; 1: 229-33.

Mor E, Schwartz ME, Sheiner PA, Menesses P, Hytiroglou P, Emre S et al. Prolonged preservation in University of Wisconsin solution associated with hepatic artery thrombosis after orthotopic liver transplantation. Transplantation 1993; 56: 1339-402.

Mossdorf A, Ulmer TF, Kalverkamp S, Neumann U, Heidenhain C. Transposition of the hepatic artery as a salvage procedure for an aortic pseudoaneurysm after liver transplantation. Liver Transpl 2013; 19: 105-7.

Navarro F, Le Maine M-C, Fabre J-M, Belghiti J, Cherqul D, Adam R et al. Specific vascular complications of orthotopic liver transplantation with preservation of the retrohepatic vena cava: review of 1361 cases. Transplantation 1999; 68: 646-50.

Nikeghbalian S, Kazemi K, Davari HR et al. Early hepatic artery thrombosis after liver transplantation: diagnosis and treatment. Transplant Proc 2007; 39: 1195-6.

Nonami T, Yokoyama I, Iwatsuki S, Starzl TE. The incidence of portal vein thrombosis at liver transplantation. Hepatology 1992; 16: 1195-8.

Panaro F, Miggino M, Bouyabrine H, Carabalona JP, Berthet JP, Canaud L et al. Reversed saphenous bypass for hepatic artery pseudoaneurysm after liver transplantation. Ann Vasc Surg 2013; 27: 1088-97.

Parrilla P, Sánchez-Bueno F, Figueras J, Jaurrieta E, Mir J, Margarit C et al. Analysis of the complications of the piggy-back technique in 1112 liver transplants. Transplantation 1999; 67: 1214-7.

Proposito D, Loinaz C, García I et al. Valutazione dei fattori di rischio nell'incidenza di trombosi dell'arteria epatica in una serie consecutiva di 687 trapianti di fegato. Ann Ital Chir 2001; 72: 187-205.

Quiroga S, Sebastià MC, Margarit C, Castells L, Boyé R, Alvarez-Castells A. Complications of orthotopic liver transplantation: spectrum of findings with helical CT. Radiographics 2001; 21: 1085-102.

Rostambeigi N, Hunter D, Duval S, Chinnakotla S, Golzarian J. Stent placement versus angioplasty for hepatic artery stenosis after liver transplant: a meta-analysis of case series. Eur Radial 2013; 23: 1323-34.

Rouch DA, Emond JC, Ferrari M. The successful management of portal vein thrombosis after hepatic transplantation with a splenorenal shunt. Surg Gynecol Obstet 1988; 166: 311-6.

Saad W, Davies MG, Sahler L, Lee DE, Patel NC, Kitanosono T et al. Hepatic artery stenosis in liver transplant recipients: primary treatment with percutaneous transluminal angioplasty. J Vasc Interv Radiol 2005; 16: 795-805.

Saad W, Lippert A, Davies M, Arslan B, Kumer S, Waldman D et al. Prevalence, presentation, and endovascular management of hemodynamically or clinically significant arterio-portal fistulae in living and cadaveric donor liver transplant recipients. Clin Transplant 2012; 26: 532-8.

Saad S, Tanaka K, Inomata Y, Uemoto S, Ozaki N, Okajima H et al. Portal vein reconstruction in pediatric liver transplantation from living donors. Ann Surg 1998; 227: 275-81.

Sabri SS, Saad WE, Schmitt TM, Turba UC, Kumer SC, Park AW et al. Endovascular therapy for hepatic artery stenosis and thrombosis following liver transplantation. Vasc Endovascular Surg. 2011; 45: 447-52.

Sanchez SE, Javid PJ, Lao OB, Dick AA, Perkins JD, Reyes JD et al. Hepatic artery thrombosis and liver malignancy in pediatric liver transplantation. J Pediatr Surg 2012; 47: 1255-60.

Selvaggi AG, Livingstone AS. Liver transplantation with preservation of the inferior vena cava: lessons learned through 2,000 cases. J Am Coll Surg 2012; 214: 691-8.

Settmacher U, Haase R, Heise M, Bechstein WO, Neuhaus P. Variation of surgical reconstruction in liver transplantation depending on vasculature. Langenbecks Arch Surg 1999; 384: 378-83.

Sheil AGR, Thompson JF, Stephens MS, Eyers AA, Bookallil M, McCaughan GW et al. Donor portal vein arterializations during liver transplantation. Transplant Proc 1989; 21: 2343.

Singh AK, Nachiappan AC, Verma HA, Uppot RN, Blake MA, Saini S, Boland GW. Postoperative imaging in liver transplantation: what radiologists should know. Radiographics 2010; 30: 339-51.

Soin AS, Jamieson NV. Native hepatic artery pseudoaneurysm after liver transplantation: an unusual presentation with biliary leak. Eur J Vasc Endovasc Surg 1995; 10: 376-9.

Starzl TE, Iwatsuki S, Shaw BW Jr. A growth factor in fine vascular anastomoses. Surg Gynecol Obstet 1984; 159: 164-5.

Starzl TE, Koep U, Halgrimson CG, Hood J, Schroter G, Porter KA et al. Fifteen years of clinical liver transplantation. Gastroenterology 1979; 77: 375-88.

Starzl TE, Porter KA, Brettschneider L et al. Clinical and pathologic observations after orthotopic transplantation of the human liver. Surg Gynecol Obstet 1969; 128: 327-39.

Stieber AC, Gordon RD, Bassi N. A simple solution to a technical complication in piggy-back liver transplantation. Transplantation 1997; 64: 654-5.

Suárez F, Otero A, Solla M, Arnal F, Lorenzo MJ, Marini M et al. Biliary complications after liver transplantation from Maastricht category-2 non-heartbeating donors. Transplantation 2008; 85: 9-14.

Todo S, Makowka L, Tzakis AG, Marsh JW Jr, Karrer FM, Armany M et al. Hepatic artery in liver transplantation. Transplant Proc 1987; 19: 2406-11.

Tzakis AG, Gordon RD, Shaw BW Jr et al. Clinical presentation of hepatic artery thrombosis after liver transplantation in the cyclosporine era. Transplantation 1985; 40: 667-71.

Tzakis AG, Kirkegaard P, Pinna AD, Jovine E, Misiakos EP, Maziotti A et al. Liver transplantation with cavoportal hemitransposition in the presence of diffuse portal vein thrombosis. Transplantation 1998; 65: 619-24.

Verzaro R, Nishida S, Angelis M, Khan F, Tzakis A. Thoracoabdominal bypass graft with liver retransplantation for the treatment of a pseudoaneurysm of the supraceliac aorta after liver transplantation. Pediatr Transplant 2001; 5: 64-8.

Woodel ES, Thistlethwaite JR, Emond JC, Whitington PF, Vogelbach P, Yousefzadeh DK et al. Succesful hepatic transplantation in congenital absence of recipient portal vein. Surgery 1990; 107: 475-9.

Wozney P, Zajko AB, Bron KM, Point S, Starzl TE. Vascular complications after liver transplantation: a 5-year experience. Am J Radiol 1986; 147: 657-63.

Yao FY, Kinkhabwala M, LaBerge JM et al. The impact of pre-operative loco-regional therapy on outcome after liver transplantation for hepatocellular carcinoma. Am J Transplant 2005; 5: 795-804.

 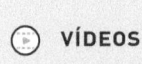

Histopatología del trasplante hepático

30

Y. Rodríguez Gil, C. Ibarrola de Andrés, A. Teijo Quintáns y F. Colina Ruiz-Delgado

INTRODUCCIÓN

El papel del patólogo en el trasplante hepático incluye el diagnóstico de la enfermedad del hígado nativo resecado de forma protocolizada y el diagnóstico del nuevo injerto, el cual se distribuye en tres fases fundamentales:

- Evaluación del órgano donado preimplante y de cualquier lesión sospechosa de malignidad en el donante.
- Evaluación del injerto en el primer período postrasplante, cuando las posibles complicaciones son sobre todo alteraciones de preservación-reperfusión, síndrome de desproporción injerto-receptor, rechazo agudo celular o mediado por anticuerpos, obstrucción biliar, alteraciones atribuibles a su revascularización e infecciones oportunistas.
- Seguimiento en el período más allá de los primeros 3 meses, durante el cual, además de las complicaciones anteriores, como rechazo celular agudo típico, aparecen el rechazo celular agudo tardío (desde los 3-6 meses), el rechazo crónico celular o humoral, la recidiva de hepatitis víricas (y la recidiva de otras enfermedades, como hepatitis autoinmune, colangitis esclerosante, colangitis biliar primaria, colestasis familiar intrahepática progresiva tipo 2, recidiva de enfermedad grasa hepática y hepatopatía alcohólica). Además de las anteriores, a largo plazo aparecen cambios no atribuibles a recidiva de enfermedad previa sino a la propia fisiología y la vascularización alterada del injerto, como la hiperplasia nodular regenerativa o las toxicidades, la hepatitis autoinmune *de novo* o la hepatitis idiopática postrasplante. Todos estas afecciones han de confirmarse realizando los diagnósticos diferenciales adecuados y, asimismo, debe valorarse semicuantitativamente el grado de afectación mediante biopsia hepática[1].

EVALUACIÓN DEL ÓRGANO DONADO PREIMPLANTE

Objetivo

Valorar la idoneidad del hígado para trasplante. Esta valoración no es el único criterio para determinar la conveniencia

---

Tabla 30-1. Indicaciones de biopsia preimplante en el trasplante hepático

Indicación de biopsia en congelación del donante
- Elevación de transaminasas, bilirrubina o GGT > 200 UI/l
- Sospecha de enfermedad grasa hepática (antecedentes de diabetes, obesidad, aspecto macroscópico amarillento del injerto)
- Antecedentes de ingesta de alcohol de riesgo en donante
- Anticuerpos positivos para virus B, C y D
- Hallazgos sospechosos en la inspección macroscópica por parte del cirujano, como alteraciones en el color o contorno lobulado, sospecha de fibrosis, lesión focal, nodulación, etc.

Indicación de biopsia en el donante hepático vivo
- Suele realizarse de forma sistemática y si existe, al menos, alguno de los hallazgos descritos para donante fallecido

Biopsia de otros órganos
- Si existe una lesión sospechosa de malignidad

---

del trasplante, sino que ha de ser tenido en consideración junto a otros factores: edad del donante, causa de muerte, tiempo de isquemia caliente y situación clínica del receptor[2,3]. Las indicaciones para biopsia se resumen en la **tabla 30-1**.

Muestra

La muestra óptima es una cuña de tejido obtenida a la mayor profundidad posible y en ningún caso paralela a la cápsula, sino perpendicular, de al menos 15 mm × 15 mm. Ha de enviarse en solución de preservación, en ningún caso con suero salino, ya que provoca alteraciones osmóticas, ni al aire, lo cual causa retracción de los hepatocitos por desecación. Las gasas o los elementos de celulosa o textil, donde a veces se remiten las muestras, pueden absorber la grasa o desecar la muestra, por lo que siempre deben ir muy húmedas, impregnadas en solución de preservación, aunque la mayoría de los autores no las recomiendan[4].

Criterios histopatológicos que valorar

El criterio histopatológico más determinante como factor predictivo independiente de disfunción del injerto, en hígados que previamente se consideran sanos, suele ser la presencia de esteatosis, aunque no es el único[5], ya que ha de valorarse también la presencia de fibrosis, inflamación, necrosis, granulomas o cualquier otra lesión sospechosa o inexplicada, en particular lesiones sospechosas de malignidad.

Esteatosis

Se denomina esteatosis a la acumulación de vacuolas grasas en el hígado. Aunque existen técnicas específicas para visualizar la grasa (oil red, Sudan black), actualmente se prefiere el método de hematoxilina-eosina, en cortes histológicos en congelación, puesto que las otras técnicas pueden hacer patente contenidos mínimos de grasa en los hepatocitos, con riesgo de sobrevalorar la esteatosis[6].

La esteatosis se subdivide en función del tamaño de las vacuolas en *macrovacuolar* o macroesteatosis, así denominada cuando las vacuolas grasas visibles con hematoxilina-eosina son mayores de dos veces el núcleo[4], aumentan el tamaño del hepatocito y habitualmente desplazan el núcleo celular a la periferia, y vacuolas pequeñas, que no incrementan el tamaño del hepatocito y no desplazan el núcleo. Recientemente, se ha publicado una definición de consenso de la vacuola grande, en el contexto de macroesteatosis, como la vacuola única que distiende el hepatocito y que debe ser ligeramente mayor que el citoplasma de los hepatocitos no esteatósicos adyacentes[7] y, por lo tanto, aumenta el tamaño de la célula y, si el núcleo es visible, suele estar desplazado a la periferia. El tamaño intermedio de vacuola está asociado al proceso de aparición de la macroesteatosis, por incremento progresivo del tamaño y coalescencia, pero estas vacuolas aún pequeñas, que no desplazan el núcleo, llamadas vacuolas de tamaño intermedio o vacuolas grasas no grandes o vacuolas pequeñas, no deben añadirse a la valoración total de la esteatosis macrovacuolar, ya que no se han asociado a mayor riesgo de fallo primario del injerto, y el riesgo de disfunción inicial es poco elevado y asumible[8,9,10]. Un estudio de 2011 las relacionó con mayor riesgo de disfunción transitoria del injerto si ocupan la totalidad del citoplasma y aumentan el tamaño de la célula[11]. Debe diferenciarse la presencia de vacuolas no grandes o intermedias de la verdadera microesteatosis, definida como la presencia de múltiples vacuolas de muy pequeño tamaño, algunas difíciles de visualizar, que dan un aspecto esponjoso o de burbujas al hepatocito y se asocian con frecuencia a toxicidad farmacológica o defectos mitocondriales, aunque existen otras causas posibles, como la degeneración espumosa asociada al alcohol, nutricionales, etcétera.

Hoy en día se acepta la valoración del riesgo asociado a la presencia de esteatosis macrovacuolar en cuatro grupos, con una excelente reproductibilidad incluso en cortes en congelación[6], el punto de corte definido en el último consenso Banff 2022[7]:

0. Mínima-no relevante: esteatosis macrovacuolar que afecta a menos del 5 % de los hepatocitos.
1. Leve: esteatosis macrovacuolar del 6-33 %.
2. Moderada: esteatosis macrovacuolar del 34 al 66 %.
3. Intensa: > 66 %.

Se consideran aptos para trasplante en ausencia de otras lesiones los hígados con hasta 33 % de macroesteatosis, siendo la esteatosis moderada (entre 33 y 66 %) aceptable en condiciones determinadas, que deben valorarse en cada caso, con especial hincapié en el tiempo de isquemia, que ha de ser corto, ya que estos hígados son más susceptibles al daño derivado de la isquemia. En ellos se ha demostrado un mayor riesgo de síndrome posreperfusión aunque sin perjuicio de la supervivencia si se consigue superar este síndrome[8]. La mayoría de los equipos de trasplante rechazan los hígados con más de un 60 % de esteatosis macrovacuolar, excepto en condiciones muy seleccionadas debido al mayor riesgo de fallo primario del injerto y a que asocian una mayor estancia en cuidados intensivos[12,13].

La microesteatosis difusa (masiva) de más del 80 % de los hepatocitos, en forma de aspecto esponjoso-microvacuolado de todo el citoplasma hepatocitario, puede responder a un trastorno mitocondrial, a toxicidad farmacológica previa o, más raramente, a un trastorno del metabolismo lipídico no conocido, en particular en donantes jóvenes o infantiles. Dado que es difícil diferenciarla del artefacto producido por la congelación del tejido en los cortes necesarios para el estudio histológico intraoperatorio y que no se ha asociado a un incremento de fallos primarios en el injerto, no contraindica el trasplante por sí sola, ni debe sumarse a la cantidad de macroesteatosis, aunque se ha postulado que podría influir y ser parte de la explicación del diferente comportamiento de los hígados con macroesteatosis[11]. Si se observa de forma difusa, intensa y sin macroesteatosis asociada y el donante tenía clínica sospechosa de déficit mitocondrial o metabólico, algunos autores[14] recomiendan descartar esos hígados. Por ello, autores como Toberson[6], Scheuer y nuestro grupo, proponen informar el grado de microesteatosis, en los casos en que sea intensa o masiva, de forma independiente de la macroesteatosis, por considerarla un factor adicional, especialmente en hígados en el tramo dudoso o condicional de aceptabilidad que requieren valorar otros factores[6].

Inflamación

La inflamación linfoplasmocitaria, si es leve y focal o heterogénea, sin afectar a todos los espacios porta, se considera inespecífica y no contraindica el trasplante, pero si es leve en todos los espacios porta o intensa al menos en algunos, debe sospecharse la posibilidad de una hepatitis crónica no diagnosticada vírica o autoinmune y valorar su grado, la fibrosis y correlacionarla con los estudios serológicos del donante. Si es neutrofílica focal puede estar en relación con isquemia, toxicidad en el donante o infección y no suele ser contraindicación de utilización del injerto por sí misma. Los neutrófilos difusamente distribuidos en los sinusoides pueden indicar sepsis y deben ser comunicados al cirujano. Si son salpicados sin necrosis pueden responder a hepatitis quirúrgica y estar en relación con la cirugía y la preservación. Los abscesos contraindican el trasplante[15]. No se debe valorar la franja inmediatamente debajo de la cápsula, que suele tener inflamación y necrosis en relación con manipulación y preservación y no es representativa del resto del parénquima[4].

Necrosis

Suele afectar a la zona 3 del lobulillo hepático y puede estar relacionada con isquemia en los donantes por fenómenos *perimortem* o, en algunos casos, por toxicidad. Si es entre moderada (> 10 %) e intensa se acepta que contraindica la utilización de ese injerto, aunque no hay consenso en los puntos de corte[15]. Si es focal o salpicada en forma de hepatocitos con citoplasma intensamente eosinófilo y núcleos picnóticos o desaparecidos, se considera leve y no contraindica la utilización del injerto[6].

Fibrosis

Puede no visualizarse en congelación cuando es leve, pero cuando es mayor, los tabiques o la cirrosis sí pueden valorarse y son causa de no utilización del injerto en la mayoría de las situaciones. Un grado 2 de fibrosis (tabiques incompletos) en un paciente con serología de virus hepatótropos suele descartar el hígado como posible injerto[16,17]. En el estudio posterior de estas muestras preimplante se utilizan técnicas con tricrómico de Masson para tener una línea de base sobre la que ir evaluando la situación del órgano trasplantado durante el seguimiento[6]. En cuñas subcapsulares la fibrosis puede estar sobrevalorada[15].

Depósitos de hierro

Son difíciles de visualizar en congelación, excepto que sean masivos. Existen pocos datos sobre el pronóstico de los pacientes a los que se les ha trasplantado un hígado con sobrecarga de hierro, pero la mayoría de los estudios coinciden en que la evolución clínica fue buena y la función hepática no tenía diferencias significativas con los hígados sin hierro, una vez corregidos otros factores, especialmente en los que los depósitos eran entre leves y moderados (1^+, 2^+ sobre una escala 0-4). Si hay depósitos de hierro hepatocitarios debe valorarse si existe fibrosis, ya que solo en su presencia la siderosis es contraindicación de trasplante hepático. Los depósitos en células de Kupffer no contraindican el trasplante[16,18].

Otros hallazgos

Los granulomas hialinizados no contraindican el trasplante, aunque la presencia de múltiples granulomas puede ser indicador de una enfermedad sistémica que ha de valorarse y registrarse en el informe. Los tumores metastásicos, los adenomas hepáticos o la enfermedad fibropoliquística confirmada descartan el injerto como útil. La hiperplasia nodular regenerativa difusa, las malformaciones vasculares y la ductopenia deben valorarse en cuanto a su grado y de forma individualizada[16]. Los microhamartomas biliares (complejos de Von Meyenburg múltiples sin presencia de quistes) no se han asociado al desarrollo de enfermedad fibropoliquísitica y no contraindican el trasplante. Aunque existen pocas publicaciones de seguimiento de estos pacientes, la experiencia personal de los autores recoge 3 pacientes trasplantados y seguidos durante más de 10 años, en los que se detectaron múltiples microhamartomas biliares en la biop-

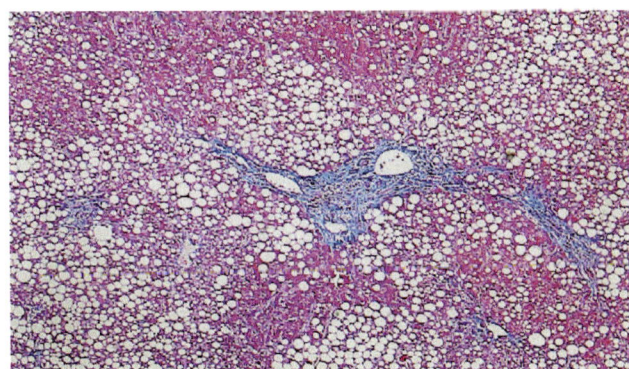

Figura 30-1. Hígado de donante no utilizado. El paciente se estudió de forma intraoperatoria observándose esteatosis macrovacuolar de más del 60 % de los hepatocitos. En el estudio posterior de tricrómico de Masson se comprobó esteatosis y fibrosis central y periportal con septos incompletos. No se realizó trasplante de este órgano. (Tricrómico de Masson, × 40).

sia preimplante, ninguno de los cuales desarrolló quistes de gran tamaño en su evolución (datos no publicados) (**Fig. 30-1**).

EVALUACIÓN DEL INJERTO EN LOS PRIMEROS DÍAS Y SEMANAS POSTRASPLANTE

La biopsia hepática es cara e invasiva, pero proporciona información fundamental para: *a)* determinar la causa de disfunción del injerto; *b)* monitorizar los efectos del tratamiento; *c)* documentar el estado y la progresión de la enfermedad, y *d)* intervenir en el desarrollo de la investigación.

Se requiere una biopsia que contenga al menos 11 espacios porta para ser considerada óptima, aunque algunos autores aceptan que puede ser representativa con 5 espacios porta, lo cual se consigue con dos pases de una aguja de 16 Gauge que obtenga, como mínimo, 2 cm de longitud de cilindro, siguiendo las recomendaciones del grupo de Banff[19].

Síndrome de preservación-reperfusión

Los tres factores que causan este síndrome son la *isquemia caliente* (hasta 120 minutos, siendo lo óptimo solo 20 minutos en donante con asistolia), la *isquemia fría* (óptimo hasta 12 horas) y la *reperfusión*. La isquemia caliente daña los hepatocitos, mientras que la isquemia fría daña fundamentalmente los endotelios y ductos. La reperfusión activa las células de Kupffer que reclutan neutrófilos mediante citocinas y agrava tanto la lesión de los hepatocitos como la endotelial. Los ductos, las células de Kupffer y las células de Ito pueden lesionarse en ambas isquemias[15].

La resolución clínica suele ocurrir en días, aunque oscila entre 1 y 4 semanas; solo si el daño es grave las pruebas analíticas pueden persistir alteradas durante meses.

La evolución suele ser hacia la resolución completa, aunque aumenta el riesgo de rechazo agudo y crónico y de daño de la vía biliar.

Si es grave puede ocasionar fallo primario del injerto, con pérdida o disfunción transitoria del injerto, que se recupera en unos días (retraso en la eliminación de bilirrubina, con lactato sérico alto y elevación de transaminasas y γ-glutamil-transferasa [GGT] > 200 UI/l).

Hallazgos histológicos

Varían según el grado de daño:

- **Daño leve (grado 1):** microesteatosis a causa del daño mitocondrial en isquemia caliente, citoagregación de los hepatocitos (se desprenden unos de otros), hinchazón leve en la zona 3 y presencia de neutrófilos. Para la clasificación a efectos comparativos se ha utilizado el criterio: *leve infiltrado de neutrófilos sinusoidal acompañado de algún cuerpo acidófilo; los neutrófilos pueden formar algún grupo, pero es muy infrecuente.*
- **Daño moderado (grado 2):** junto a los neutrófilos aparecen abundantes cuerpos acidófilos, colestasis más acentuada en la zona 3, balonización central o difusa. Para graduar el daño se utiliza el criterio: *casos de inflamación con predominio de neutrófilos que forman en el lobulillo algunos grupos (> 5 neutrófilos), habitualmente asociados a necrosis de hepatocitos.*
- **Daño intenso (grado 3):** necrosis confluente que puede ser periportal o en puentes y suele combinarse con neutrófilos abundantes[4]. Puede haber daño en la vía biliar con reacción ductulillar, lesiones epiteliales o tapones en los ductulillos. Se gradúa con el criterio de encontrar *necrosis confluente*, más frecuentemente en la zona perivenular, aunque los casos graves pueden presentar *necrosis en puentes.* La necrosis se asocia a grupos de células inflamatorias de tipo neutrófilo[20].
- **Signos de regeneración:** en las biopsias sucesivas pueden aparecer hepatocitos binucleados, leve balonización que persiste semanas, trabéculas dobles, mitosis, colestasis citoplasmática, células inflamatorias en la zona 3 con macrófagos lobulillares.

Si había esteatosis en el hígado donado, esta tiende a disminuir en la primera semana del trasplante, aunque si en el donante era intensa y ha habido isquemia suficiente, puede ocurrir la liberación de vacuolas grasas al espacio de Disse, que compriman los sinusoides (esteatosis seudopeliótica) o raramente intrasinusoidal (verdadera lipopeliosis)[21]. La balonización puede durar hasta 2 semanas; a partir de este tiempo deben descartarse otras causas. La colestasis puede durar varias semanas en grado leve y de predominio en la zona lobulillar 3.

Diagnóstico diferencial

Los diagnósticos diferenciales más frecuentes son:

- Oclusión de la arteria hepática, que puede ser indistinguible (necrosis de hepatocitos y lesiones en los ductos) y requiere estudio con eco-Doppler.
- Rechazo hiperagudo, que presentaría anticuerpos preformados específicos frente al donante; además de necrosis del parénquima, hay intensa hemorragia y podría haber

trombos vasculares y necrosis fibrinoide en las arteriolas de los espacios porta.
- Obstrucción de la vía biliar, que debe sospecharse si hay intensa proliferación ductulillar y edema o neutrófilos acompañantes, e indicar al cirujano la realización de un estudio de imagen o colangiografía.
- Estenosis o trombosis de venas suprahepáticas, que provocan hemorragia en áreas centrolobulillares junto a necrosis hepatocitaria y dilatación de los sinusoides. Requiere estudio con eco-Doppler[15].

Síndrome de hiperperfusión del injerto *(small for size)*

Ocurre cuando el injerto es menor del 0,8 % del volumen del receptor, o menor del 30 % del volumen del órgano del que le correspondería por volumen a ese receptor. El pequeño tamaño del injerto provoca que esté hiperperfundido, congestivo y hemorrágico por hiperaflujo desde la circulación portal. El mecanismo es la disminución de los niveles de adenosina, lo que provoca vasoconstricción de la arteria hepática e isquemia de los ductos.

Puede empezar a manifestarse a los pocos minutos del trasplante hepático y hasta las 2 semanas. Clínicamente se caracteriza por hiperbilirrubinemia, coagulopatía y ascitis, sin otra causa en un receptor para el cual el órgano injertado es pequeño o en trasplantados con injertos de donante vivo. Los cirujanos suelen sospecharlo por la presencia de hipertensión portal y congestión esplácnica en el momento de la revascularización del injerto.

Hallazgos histopatológicos

Se observa hemorragia en el tejido conectivo de los espacios porta y alrededor y denudación del endotelio de las venas porta y sinusoides periportales. Posteriormente se ve regeneración del endotelio, edema subendotelial e hiperplasia subíntima en las venas porta. Puede evolucionar a obliteración de la luz de las venas porta y posterior recanalización. La isquemia de la vía biliar puede asociar leve proliferación ductulillar. En el parénquima se pueden ver colestasis centrolobulillar, hinchazón de hepatocitos, esteatosis de vesícula pequeña central y atrofia de hepatocitos con dilatación de sinusoides, a veces con necrosis de aspecto isquémico, y aparición posterior de signos regenerativos con mitosis y binucleaciones. El parénquima al cabo de unas semanas puede presentar hiperplasia nodular regenerativa[22]. La colangitis isquémica secundaria a lesiones en las venas porta puede producir estenosis biliar. Los hallazgos no son específicos y es un diagnóstico de exclusión en el contexto clínico adecuado.

Rechazo mediado por anticuerpos

Incluye el rechazo hiperagudo y el rechazo agudo humoral o mediado por anticuerpos, según la forma de presentación clínica. Ocurre desde las primeras horas a las semanas iniciales, causado por anticuerpos preformados o desarrollados de forma precoz contra el donante. Además de estas formas bien conocidas, recientemente se ha descrito la implicación de los autoanticuerpos también en el rechazo agudo celular y el rechazo crónico. Habitualmente se evitan, tanto en Europa como en Estados Unidos, los hígados AB0 incompatibles (isoaglutininas), aunque los órganos con antígenos HLA incompatibles suelen aceptarse, ya que los anticuerpos específicos frente al donante (DSA) no suelen alcanzar niveles para causar rechazo mediado por anticuerpos[19].

Diagnóstico

Se establece ante la presencia de DSA, rasgos morfológicos compatibles y C4d en la microvasculatura, tras excluir otras causas de disfunción del injerto[6]. Las dos formas de presentación fundamentales son el rechazo hiperagudo y el rechazo agudo humoral.

Rechazo hiperagudo (mediado por anticuerpos)

Se puede presentar intraoperatoriamente como perfusión inadecuada del hígado al realizar las anastomosis: el hígado se hincha y altera su coloración, quedando oscuro, no secreta bilis y aparece coagulopatía. Puede acabar en fallo primario del injerto.

El endotelio es el punto de ataque inicial. Se observan microtrombos de plaquetas en sinusoides y venas porta, hinchazón del endotelio y sangre en el espacio de Disse, sinusoides dilatados y congestivos, con necrosis salpicada de hepatocitos. Los espacios porta están edematosos y hemorrágicos, con necrosis y hemorragia periportal. Puede haber neutrófilos. Al cabo de 1 semana aparece hipertrofia del endotelio, edema en los espacios porta, depósitos de fibrina focales, con necrosis fibrinoide de las arterias o sin ella, leve inflamación de neutrófilos en los espacios porta y leve reacción ductulillar. Alrededor de los espacios porta puede haber focos de hepatocitos con necrosis coagulativa. En el rechazo mediado por aglutininas (AB0) aparecen depósitos de C4d en los capilares porta, las venas porta y el estroma portal y pueden estar también en sinusoides periportales. Puede evolucionar a infarto hemorrágico o, si se resuelve, a largo plazo dar lugar a estenosis biliar.

Rechazo agudo humoral o mediado por anticuerpos

Es una forma infrecuente de rechazo que presenta anticuerpos DSA preformados. Puede aparecer desde las primeras horas o días (rechazo temprano) hasta la segunda semana (más frecuente) o a veces tardíamente, con DSA neofromados. Recientemente se ha descrito la implicación de los anticuerpos también en el rechazo crónico. Al inicio, las transaminasas (GPT y GOT) y la bilirrubina se elevan y aparece coagulopatía, suele haber trombocitopenia y niveles bajos del complemento. En el hígado, los cambios iniciales se producen en la zona 3, con balonización, necrosis salpicada de hepatocitos y colestasis, con espacios porta con poca lesión, leve inflamación con neutrófilos y, a veces, microtrombos de plaquetas en venas, en la primera semana. Pueden ser similares a los cambios de preservación-reperfusión. Según avanza el cuadro (semanas 2-4 postrasplante) puede verse hinchazón endotelial, dilatación microvascular de capilares portales y capilaritis mediada por monocitos, eosinófilos y neutrófi-

los, así como lesiones con hinchazón en endotelios de venas porta y centrales y a veces necrosis fibrinoide de la pared de las venas. Puede haber lesiones arteriales, con arteritis linfocitaria (raro), y vasoespasmo de la arteria (casos graves) que se manifiesta como necrosis focal del epitelio de ductos biliares, a veces con leve reacción ductulillar. En el lobulillo se observan neutrófilos y cambios de necrosis salpicada, similares a los de preservación, colestasis hepatocanalicular y balonización central en grados leves o infartos hemorrágicos en casos graves. Por ello, el diagnóstico únicamente morfológico es inespecífico (incluso con el apoyo de tinción inmunohistoquímica para C4d). Para diagnosticar un rechazo agudo humoral en un paciente con disfunción del hígado y biopsia compatible se requiere (**Tabla 30-2**): *a)* excluir otras causas, *b)* DSA elevados en suero y *c)* depósitos de C4d, tinción fuerte y difusa en capilares portales y venas porta (la mayoría acepta que debe teñir intensamente más del 50 % de losespacios porta)[6].

La tinción C4d no es específica, y los criterios de valoración aún están en discusión. La positividad puede verse en endotelios de venas centrales, arterias, venas porta y sinusoides; se ha observado que la mayoría de los casos de rechazo agudo humoral muestran tinción de más del 50 % de los capilares portales, en más de un 10 % de los espacios porta[22]. Banff ha propuesto una clasificación de cuatro grados (grado 1, mínimo, tinción positiva en < 10 % de portas; grado 2, focal, tinción del 10-50 % de portas; grado 3, difuso, en > 50 % de portas), considerando que la tinción es positiva si se tiñe más del 50 % de la circunferencia de venas porta y capilares del espacio porta[23].

Al ocurrir en el postrasplante inmediato, el diagnóstico diferencial incluye: *trombosis de la arteria hepática*, que se puede parecer morfológicamente, con colestasis centrolobu-

---

Tabla 30-2. Criterios diagnósticos del rechazo agudo mediado por anticuerpos

Diagnóstico definitivo (se requieren los 4 criterios)
1. Patrón histológico compatible:
   - Intensa hipertrofia del endotelio de la microvasculatura portal
   - Microvasculitis con infiltrado monocítico, eosinofílico y neutrofílico
   - Edema portal, reacción ductulillar y colestasis variable (arteritis linfocitaria o necrosante variable)
2. Depósitos de C4d difuso (puntuación 3; localizado en microvasculatura en AB0 compatibles y en estroma en AB0 incompatibles)
3. DSA circulantes en las 2 semanas previas a la biopsia (> 5.000 MFI) o por reacción cruzada linfocitotóxica
4. Exclusión de otras causas que puedan dar patrón similar

Diagnóstico de sospecha
- DSA positivo
- Puntuación histológica > 0 y suma de puntuación C4d e histológica = 3 o 4

Diagnóstico indeterminado
- Puntuación histológica + valor de C4d (grado) = ⩽ 2
- DSA no disponible o negativo
- C4d no disponible o negativo
- Posible presencia de otra afección que provoque parte de las lesiones

DSA: anticuerpos específicos frente al donante; MFI: media de intensidad de fluorescencia.

lillar y necrosis de hepatocitos, y que debe descartarse con eco-Doppler; *obstrucción de la vía biliar*, que debe descartarse con colangiografía, y *cambios de preservación-reperfusión*, que no presentarían edema portal y que evolucionan a mejoría desde el inicio, sin coagulopatía.

Rechazo agudo celular

Es una respuesta inflamatoria inmunomediada, basada en linfocitos contra el hígado injertado. El grupo de Banff ha propuesto llamarlo rechazo agudo celular mediado por células T (RACT)[24]. Los hallazgos clínicos suelen ser inespecíficos y se detectan por elevación de enzimas hepáticas en el seguimiento rutinario, salvo casos graves en los que puede aparecer dolor a la palpación o incluso fiebre. Habitualmente aparece en los primeros meses (RACT temprano, < 6 meses), siendo más frecuente entre los días 5 y 30 postrasplante[4]. Su incidencia está en descenso gracias a los avances en inmunosupresión. Hoy en día afecta al 30 % de los injertos; en la mayoría de los casos se controla bien con inmunosupresores y pocas veces lleva a la pérdida del injerto. Los casos leves detectados solo histológicamente, sin repercusión analítica, no suelen requerir tratamiento adicional, salvo ajuste de inmunosupresión adecuada[25]. El RACT tardío (> 1 año postrasplante) se asocia con mayor frecuencia a pérdida del injerto a largo plazo. Se relaciona con cambios en la inmunosupresión o enfermedades intercurrentes, como colangitis o infección intestinal, intervención quirúrgica por otra causa, etc. Factores predisponentes son receptor joven, órgano de donante mayor y enfermedad autoinmune previa en el receptor (hepatitis autoinmune [HAI], colangitis esclerosante, etc.)[6].

Histopatología

La estandarización de los hallazgos asociados al rechazo agudo celular ha sido publicada en los sucesivos consensos del grupo Banff[26], que han demostrado utilidad clínica y son universalmente aceptados y reproducibles (**Tablas 30-3** a **30-5**).

Los criterios mínimos incluyen, al menos, dos de los hallazgos siguientes (**Fig. 30-2**):

- Infiltrado inflamatorio mixto portal, con predominio mononuclear, incluyendo blastos, linfocitos activados, neutrófilos y eosinófilos.
- Inflamación subendotelial en venas porta y/o venas centrales, perivenulitis y endotelitis.
- Inflamación y lesión del epitelio de conductos biliares.

El *rechazo agudo celular grave* se diagnostica cuando existen cambios portales típicos e inflamación perivenular, con congestión central, hemorragia y necrosis centrolobulillar de hepatocitos. Puede graduarse en una clasificación semicuantitativa (indeterminado, leve, moderado, grave) o un índice de actividad RAI *(rejection activity index)* (v. **Tablas 30-2** y **30-3**).

En el *período temprano del RACT* estos hallazgos morfológicos suelen estar todos (o al menos leve inflamación por-

Tabla 30-3. Rechazo agudo celular mediado por células T

Valoración global	Criterios
Indeterminado	Inflamación en el espacio porta que no cumple criterios de rechazo agudo
Leve	Infiltrado inflamatorio en una minoría de espacios porta, generalmente leve y limitado a la porta
Moderado	Infiltrado de rechazo que expande la mayor parte de las tríadas portales
Grave	Infiltrado típico de rechazo que expande la mayoría de los espacios porta y, además, muestra actividad necroinflamatoria periportal e inflamación perivenular moderada-intensa que se extiende a los hepatocitos adyacentes perivenulares y muestra necrosis hepatocitaria perivenular

Adaptado de Banff[26].

tal y lesiones ductales) presentes en distinto grado, aunque pueden verse modificados si ha habido un incremento de la inmunosupresión previamente a la biopsia, en cuyo caso se observa menor inflamación portal y menor endotelitis, hinchazón de hepatocitos centrolobulillares y cierto grado de colestasis hepatocanalicular.

Después de los 100 primeros días (RACT tardío), los hallazgos pueden ser similares a los del RACT clásico temprano o presentar algunos cambios, como menor inflamación portal, aunque más componente de interfase, con menos linfoblastos, escasa lesión de ductos, menos lesión subendotelial y más inflamación de interfase que *simula una hepatitis crónica*. En el centro del lobulillo hay menos endotelitis y más inflamación perivenular y actividad inflamatoria lobulillar que puede asociar necrosis; a veces de forma exclusiva se presenta como perivenulitis central o hepatitis idiopática. El grupo de Banff ha establecido una clasificación semicuantitativa para graduarlo que está en revisión actualmente (v. **Tabla 30-5**).

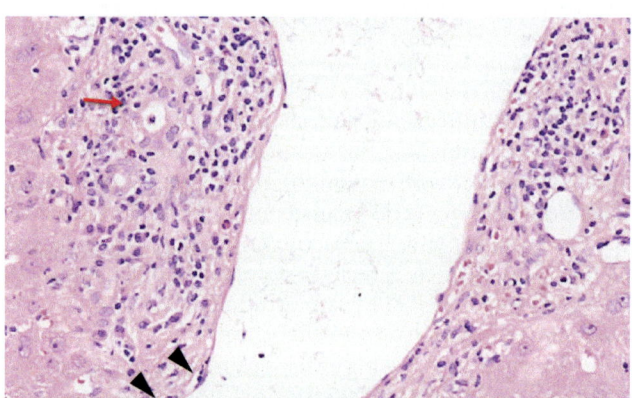

Figura 30-2. Rechazo agudo mediado por células T (RACT) o rechazo agudo celular. Hallazgos característicos con endotelitis y subendotelitis (puntas de flecha) y lesiones ductales con permeación del conducto biliar por linfocitos y cambios en el epitelio con vacuolización y desorganización de los núcleos (flecha roja). En el espacio porta se observa un discreto infiltrado inflamatorio mixto con predominio mononuclear constituido por linfocitos, blastos, eosinófilos y algunas plasmáticas. (H-E, × 200).

Tabla 30-4. Índice de actividad para el rechazo agudo celular mediado por células T típico (RAI)

Categoría de lesión	Criterios	
Inflamación portal	Inflamación predominantemente linfocitaria que afecta sin expandir una minoría de espacios porta	1
	Inflamación mixta (eosinófilos, linfocitos, blastos, neutrófilos) que expande la mayoría de los espacios porta	2
	Inflamación mixta en la mayoría de los espacios porta que además se extiende a zona periportal	3
Lesiones ductales	Una minoría de conductos tienen células inflamatorias y muestran leves cambios reactivos como hipercromatismo de los núcleos o incremento de la proporción N/C	1
	La mayoría de los conductos presentan cambios inflamatorios más que aislados, además de cambios degenerativos (como pleomorfismo de núcleos, polaridad cambiada de núcleos epiteliales y vacuolización del citoplasma)	2
	Inflamación en la mayoría de los conductos y cambios degenerativos también en la mayoría	3
Lesiones endoteliales venosas	Inflamación subendotelial en algunas (no la mayoría) de las venas porta y/o centrales	1
	Inflamación subendotelial en algunas venas porta y/o centrales	2
	Inflamación subendotelial en la mayoría y además perivenulitis con inflamación y necrosis de hepatocitos	3
Grados según puntuación: indeterminado, 1-2; leve, 3-4; moderado, 5-7; grave > 7		

Adaptado de Banff Working Group et al.[32]
N/C: núcleo/citoplasma; RAI: *rejection activity index*.

Tabla 30-5. Grados de perivenulitis central en el rechazo agudo celular tardío según Banff (2016)

Grado	Inflamación	Necrosis
Mínimo o intermedio	Pocas venas centrales afectas	Necrosis focal parcheada, no confluente
Leve	La mayoría de las venas centrales afectas	Necrosis focal parcheada, no confluente
Moderado	La mayoría de las venas centrales afectas	Necrosis confluente. Sin puentes de necrosis
Intenso	La mayoría de las venas centrales afectas	Necrosis forma puentes

Adaptado de Demetris AJ et al.[24]

Este modo de RACT tardío también puede evolucionar a rechazo crónico ductopénico o a fibrosis central perivenular similar al síndrome de oclusión sinusoidal.

Cuando aparece *arteritis* debe considerarse la posibilidad de rechazo mediado por anticuerpos añadido[27].

Otros patrones «atípicos» de rechazo agudo celular (en el período tardío del trasplante)

Hepatitis leve lobulillar y patrón de hepatitis crónica o idiopática postrasplante hepático

Algunos casos de rechazo agudo celular asocian, junto a los rasgos de rechazo agudo celular típico, un componente de hepatitis leve lobulillar, con cuerpos acidófilos y linfocitos sinusoidales dispersos.

Otros casos muestran solo rasgos de *hepatitis linfocitaria lobulillar parcheada* o linfocitos en los sinusoides y posible lesión endotelial en los sinusoides, con cuerpos acidófilos salpicados. Los espacios porta pueden tener, o no, los rasgos de RACT, endotelitis típica y lesiones ductales, o solo un discreto e inespecífico infiltrado inflamatorio portal linfocitario, pero este patrón de hepatitis lobulillar inespecífico, excluidas otras posibles causas de hepatitis y en un contexto de inmunosupresión inadecuada, puede evolucionar a rechazo crónico[28].

Este patrón se manifiesta a veces como una hepatitis portal leve o moderada que puede tener leve actividad de in-

terfase y evolucionar a fibrosis portal. No se conoce bien la etiología; en primer lugar se deben excluir causas conocidas que puedan causar hepatitis, como infecciones víricas recidivadas o *de novo*, especialmente virus de la hepatitis E, y una posible toxicidad farmacológica. Una vez excluidas las otras causas, el patrón se define como *hepatitis idiopática postrasplante hepático*. Puede ser de etiología multifactorial, por lo que debe estudiarse la presencia de DSA, ya que se ha descrito una forma de rechazo mediado por anticuerpos de desarrollo crónico, que cursa con hepatitis portal leve, evoluciona a fibrosis portal y colagenización portal y a veces también a inflamación perivenular y fibrosis sinusoidal, que puede dar lugar a venooclusión portal y más raramente a ductopenia. La oclusión de las venas porta conduce a hiperplasia nodular regenerativa. Suele asociarse con DSA elevados, mientras que la presencia de tinción C4d positiva es variable[29]. Además de DSA, se debe buscar la presencia de autoanticuerpos que pudieran estar en relación con la recidiva de hepatitis autoinmune o HAI *de novo*. Cuando no se identifica una causa para el patrón de hepatitis idiopática postrasplante y, especialmente, si hay perivenulitis central, los pacientes pueden beneficiarse de una optimización de la inmunosupresión[30], por lo que se ha incluido como una forma de rechazo «atípico». Es más frecuente en los niños, que llegan a presentar este patrón de hepatitis en aproximadamente el 60 %, con evolución, pasados los 10 años del trasplante, a fibrosis relevante o cirrosis en el 15 % de los casos[4].

Hepatitis rica en células plasmáticas o rechazo rico en células plasmáticas y hepatitis autoinmune de novo

Aparece un infiltrado inflamatorio rico en células plasmáticas en espacios porta o venas centrales. Si la biopsia asocia un componente de lesiones típicas de RACT (endotelitis y lesiones ductales) el diagnóstico de RACT se sostiene en los otros hallazgos, y el infiltrado de células plasmáticas se relaciona con la gravedad del RACT.

Se asocia mayor presencia de RACT con células plasmáticas en pacientes con predisposición a fenómenos autoinmunes (presencia previa de células plasmáticas, CBP, colangitis esclerosante, HAI) debe considerarse si pudiera tratarse de una recidiva de su enfermedad anterior, para ello deben valorarse otras lesiones (granulomas, fibrosis en capas de cebolla, etc.) y estado serológico con autoanticuerpos. Recientemente se ha descrito en Pittsburgh la presencia de IgG4 en un grupo de pacientes con hepatitis rica en células plasmáticas de peor pronóstico[31].

El concepto de rechazo rico en células plasmáticas se mezcla con el de HAI *de novo* o recidivante. El tratamiento es similar, aunque con algunas diferencias, por lo que debe tratar de sugerirse el diagnóstico de HAI según algunas características diferenciales: la HAI suele ocurrir más de 2 años después del trasplante, mientras que el rechazo rico en células plasmáticas ocurre en los 2 primeros años postrasplante hepático. La sospecha de HAI *de novo* o recidivante se basa en:

- Rasgos clínicos e histológicos no típicos de RACT.
- Positividad para autoanticuerpos y elevación de IgG en plasma.
- Infiltrados inflamatorios portales con abundantes células plasmáticas, que resulta más específico si aparece un patrón de hepatitis lobulillar con necroinflamación. El patrón de perivenulitis central es más propio de rechazo agudo celular o RACT tardío que de HAI *de novo*.

El rechazo rico en células plasmáticas debe sospecharse si su aparición coincide con niveles bajos de inmunosupresión; puede preceder o suceder a episodios previos de rechazo agudo celular más típicos. Suele responder a los corticoides, aunque puede ser difícil de manejar y conduce, en algunos casos, a la pérdida del injerto. Está en debate el patrón rico en células plasmáticas asociado al virus de la hepatitisC y su posible respuesta a la inmunosupresión.

Patrón de perivenulitis central aislada

La perivenulitis central se caracteriza por inflamación perivenular, endotelitis central, pérdida de hepatocitos y fibrosis perivenular en diferentes grados. La inflamación incluye linfocitos, células plasmáticas y algún eosinófilo.

Cuando se acompaña de otras lesiones, como infiltrados portales típicos de RACT, puede ocurrir en cualquier momento postrasplante, incluyendo el RACT precoz (5-30 días) en casos graves, pero es más frecuente en el RACT más tardío (> 100 días); en el 28 % de los trasplantes puede haber perivenulitis central[30]. Esta también puede aparecer en

el contexto de toxicidad, HAI o hepatitis vírica, acompañada de otros hallazgos más típicos. A veces, en raros casos, es la primera manifestación de HAI *de novo* o recidivada.

Cuando la perivenulitis central ocurre de forma aislada, sin lesiones portales, puede denominarse perivenulitis central aislada. Suele ocurrir entre 6 y 12 meses tras episodios previos de RACT más típicos y, si se descartan otras causas, incluidas las víricas, y afecta a más del 50 % de las venas centrales, puede establecerse el diagnóstico de RACT con patrón de perivenulitis central aislada y resolverse con inmunosupresión. Dejada a su libre evolución, esta perivenulitis puede conducir a fibrosis perivenular y ductopenia, por lo que se considera una forma de rechazo agudo celular con patrón de perivenulitis central aislada. Se gradúa de forma similar a la clasificación de Banff para rechazo agudo celular mediado por células T tardío (v. **Tabla 30-5**).

Trastornos debidos a la vascularización

Insuficiencia de la arteria hepática o trombosis

Las alteraciones de la arteria hepática incluyen estenosis y trombosis y suelen ocurrir en los 3 primeros meses postrasplante, siendo la media de 7 días. La frecuencia de trombosis temprana de la arteria hepática es del 3 % en adultos y del 8 % en niños[32]. El riesgo aumenta si hay anomalías anatómicas en el receptor o el donante, en donantes con positividad para el citomegalovirus (CMV) en receptor seronegativo, retrasplantes y centros con bajo número de trasplantes anual[32].

Los hallazgos histológicos dependen del tiempo de evolución de la trombosis. Al inicio se observa necrosis de hepatocitos aislados (apoptosis salpicadas), con escasa inflamación, sin congestión sinusoidal, y que puede ser zonal, en el centro del lobulillo; solo algunos casos presentan mitosis hepatocitarias como signo de regeneración. Estos hallazgos pueden ser indistinguibles de los cuerpos acidófilos en la hepatitis vírica (esta última habitualmente tendría más inflamación). El rechazo agudo humoral grado leve podría tener un patrón similar, pero habitualmente es más heomorrágico. Los cambios atribuibles a isquemia arterial después de semanas o meses dependen de la gravedad de la estenosis y del territorio irrigado por la rama arterial; pueden incluir desde solo hinchazón de hepatocitos a necrosis coagulativa centrolobulillar o de la totalidad del lobulillo (fallo hepático fulminante), y puede asociar, o no, cierto grado de lesión de conductos biliares con escasa inflamación que evoluciona a proliferación ductulillar. La atrofia centrolobulillar a largo plazo puede simular una dilatación de sinusoides «vacíos»[6]. El diagnóstico diferencial en la fase precoz debe hacerse con los cambios de preservación, aunque la presentación clínica es diferente. En la isquemia arterial suele haber una subida repentina de las transaminasas (GOT y GPT), mientras que los cambios de preservación se acompañan de un déficit de excreción de bilirrubina desde el inicio, que en las biopsias suele acompañarse de colestasis centrolobulillar, hiperplasia de células de Kupffer e inflamación con neutrófilos posreperfusión[6]. En la isquemia más avanzada, cuando afecta a los conductos biliares principales, los cambios en los espacios porta pueden parecerse a una obstrucción, con edema y reacción ductulillar, y producir también colestasis hepatocanalicular. Siempre que en el período de la primera semana postrasplante hepático se observe necrosis de hepatocitos salpicada sin inflamación (a menudo asociada a mitosis), con signos de obstrucción parcial de la vía biliar o sin ellos, debe descartarse isquemia arterial. A largo plazo puede producirse ductopenia, con cambios epiteliales de tipo dismórfico similares a los del rechazo crónico asociados a atrofia centrolobulillar, con hepatocitos de pequeño tamaño que, si hay regeneración, puede llevar a un patrón de hiperplasia nodular regenerativa. Se han descrito diferentes formas de tratamiento para restablecer la perfusión si se confirma el diagnóstico con técnicas de imagen[27], pero hasta la mitad requiere retrasplante.

Trombosis de la vena porta y déficit de aporte venoso

Poco frecuente, se produce solo en el 2 % de los injertos. Ocurre en los primeros días postrasplante y es más habitual si existía una trombosis portal previa, se trata de un donante vivo, hay una desproporción por injerto pequeño, el receptor es pediátrico o se utiliza un injerto venoso criopreservado[4]. Clínicamente puede presentarse en los primeros días postrasplante hepático con fallo hepático fulminante o, más tarde, con sangrado de varices, ascitis grave y edema[4].

Histológicamente se observa necrosis coagulativa en el área periportal o mediozonal (zonas 1 y 2), que puede ser lineal, y atrofia de hepatocitos en esas zonas con escasa inflamación. A largo plazo puede haber hiperplasia nodular regenerativa o esteatosis de causa inexplicada[33].

Raras veces se produce flebitis séptica portal sobre un trombo no oclusivo que se asocia a colonización por bacterias de las ramas portales y puede dar lugar a microabscesos hepáticos en patrón miliar.

Trastornos del flujo venoso central

Estos trastornos, que incluyen insuficiencia cardíaca congestiva, obstrucción de venas suprahepáticas o cava y *síndrome de oclusión sinusoidal*, son poco frecuentes (0,8-9 % de todos los trasplantes hepáticos), excepto en caso de síndrome de Budd-Chiari previamente al trasplante. Puede ser debido a diferentes causas, como insuficiencia cardíaca congestiva derecha, anomalías suprahepáticas, incluyendo trombosis de la vena cava o suprahepáticas, dificultades técnicas para anastomosis con vena cava y enfermedad venooclusiva sinusoidal.

La mayoría de los casos se presentan de forma subaguda, aunque ello depende de la gravedad y la causa subyacente. El hígado presenta congestión, dilatación sinusoidal congestiva con hemorragia central o sin ella y distintos grados de necrosis perivenular con escasa inflamación. Los hallazgos son similares a los del hígado no trasplantado. Si la obstrucción del flujo de la cava o las suprahepáticas es grave, cursa con ascitis intratable y síndrome de Budd-Chiari. A largo plazo produce obliteración de ramas venosas y fibrosis en puentes centrocentrales o hiperplasia nodular regenerativa (de forma característica se observa nodulación, con un patrón que deja los espacios porta centrados, lo que produce «nodulación reversa» también llamada cirrosis venocéntrica, que se inicia en la zona 3 y deja conservada la zona 1, en el centro del nódulo).

En la enfermedad venooclusiva por síndrome de obstrucción sinusoidal, la presentación puede ser aguda, subaguda o crónica. Es infrecuente: 1,9 % de los trasplantes en las comunicaciones previas[15]. Las causas suelen ser quimioterapia (ciclofosfamida, busulfano), radioterapia, trasplante de médula ósea y ciertos tóxicos, incluyendo fármacos con alcaloides y azatioprina, tras rechazo celular agudo. Los hallazgos son similares a los del hígado no trasplantado, afectando en mayor grado a la zona 3, con fibrosis perivenular y perisinusoidal y obliteración de venas centrales.

Infecciones oportunistas

Algunos agentes infecciosos raros en el hígado nativo son frecuentes en el órgano trasplantado en el contexto de inmunosupresión y pueden dar lugar a disfunción del injerto. El más frecuente es el CMV, aunque también pueden aparecer herpes simple, adenovirus, virus de la hepatitis E o infecciones fúngicas (*Candida, Aspergillus, Cryptococcus, Mucormicosis* y, según la zona geográfica, *Histoplasma* o *Coccidioides*) y bacterianas, como reactivación de tuberculosis o colangitis ascendente si hay una obstrucción biliar.

Citomegalovirus

Es la infección oportunista más frecuente; habitualmente ocurre entre las 4 y las 12 semanas después del trasplante, en relación con el estado de inmunosupresión. Puede ser debida a reactivación de CMV latente o a infección *de novo* en receptores seronegativos. Las lesiones pueden ser sutiles, desde parches necroinflamatorios con linfocitos a parches salpicados con neutrófilos que rodean hepatocitos lesionados (microabcesos) o a veces son histiocitos los que rodean los hepatocitos dañados (microgranulomas). Pueden aparecer inclusiones características en hepatocitos, endotelios o conductos biliares o incluso en el estroma (nucleares y citoplasmáticas)[25]. Las infecciones más graves presentan más inclusiones, inflamación y necrosis salpicadas de hepatocitos. A veces puede no haber efecto citopático vírico ni inflamación, y solo las técnicas de inmunohistoquímica detectan los antígenos víricos en el hígado. Si se detectan en ausencia de lesiones y de citomegalias, la decisión de tratar depende de la correlación con la situación clínica y la carga vírica en sangre. La infección por CMV aumenta el riesgo de trombosis arterial y de isquemia de la vía biliar.

Herpesvirus

Virus del herpes simple y virus de la varicela-zóster

Actualmente puede utilizarse tratamiento profiláctico frente al virus del herpes simple (VHS) de tipos 1 y 2 y contra el virus de la varicela-zóster (VVZ), por lo que las infecciones por estos virus son raras. Cuando ocurren suelen ser más graves que en el paciente no inmunosuprimido. Se manifiestan con lesiones de mucositis, erupción vesiculosa y a veces fiebre (infección con lesiones cutáneas asociadas en aproximadamente el 50 % de los casos). Si no se tratan pueden evolucionar a necrosis hepática masiva o submasiva con riesgo de muerte. Estos casos son más frecuentes como primoinfección que en reactivación o reinfección. Ocurren en el mismo período que el CMV, ligeramente antes, con un pico de incidencia entre 20 y 35 días postrasplante hepático.

Histológicamente, la infección por VHS muestra necrosis salpicada sin áreas zonales claras, *punched out* o perforaciones, que pueden ser focos pequeños con neutrófilos o grandes áreas. En los hepatocitos perinecrosis puede haber inclusiones de tipo Crowdry A (núcleos con halo claro) o núcleos lavados de tipo Crowdry B, así como células sincitiales y multinucleadas. Los núcleos de CMV pueden ser parecidos, pero el CMV asocia inclusiones citoplasmáticas, no presenta amoldamiento del núcleo y suele tener más inflamación rodeando a la necrosis, mientras que la infección por herpes es muy necrosante, a veces con poca inflamación. Los adenovirus también pueden tener inclusiones nucleares similares y en ocasiones provocan necrosis geográfica, pero la inmunohistoquímica es definitiva para hacer el diagnóstico diferencial. La infección por VHS puede ser muy grave y, si la necrosis es extensa, mortal. La inmunohistoquímica es sensible y específica, aunque presenta reacción cruzada para VHS-1, VHS-2 y VVZ.

Virus del herpes humano de tipo 6

Es un virus de la familia herpes, que habitualmente infecta a los seres humanos en los 2 primeros años de vida y permanece latente. Puede aparecer reactivación o infección en casos raros, habitualmente en las 2 primeras semanas postrasplante. El tratamiento es similar al de otros virus herpes y al del CMV, a los cuales puede exacerbar, por lo que, aunque el diagnóstico de confirmación es difícil clínicamente puesto que la reacción en cadena de la polimerasa (PCR) también detecta infecciones latentes, si se sospecha debe hacerse profilaxis. La presentación es como una hepatitis lobulillar moderada, con componente portal de predominio linfocitario o sin este, a veces con hepatocitos apoptóticos periportales. Además, puede haber microabcesos y lesiones en diana alrededor de los espacios porta en forma de necrosis confluente de los hepatocitos periportales (se describe en 4 de 10 casos en un estudio previo[34]). A veces se manifiesta como hepatitis de células gigantes. La tinción inmunohistoquímica lo detecta más frecuentemente en linfocitos. Puede manifestarse como enfermedad sistémica con neumonía, erupción cutánea y fallo de médula ósea[34].

Virus del herpes humano de tipo 8

Es otro virus de la familia herpes, denominado también virus herpes asociado al sarcoma de Kaposi. Se ha relacionado con el sarcoma de Kaposi, la enfermedad de Castleman multicéntrica y el linfoma de cavidades en individuos inmunosuprimidos. Es muy prevalente en la población subsahariana (> 50 %), en el sur de Italia y menos en otras regiones. Puede ocurrir reactivación, reinfección o primoinfección; esta última tiene un curso más agresivo que puede incluir síndrome linfoproliferativo postrasplante (SLPT), enfermedad de Castleman multicéntrica, sarcoma de Kaposi y hepatitis.

Los hallazgos en el hígado incluyen hepatitis vírica aguda, con hepatocitos balonizados, desordenados, apoptosis y reacción ductulillar variable. Puede evolucionar con necrosis y disfunción hepática[4].

Adenovirus

Suele afectar a niños con primoinfección, habitualmente 50-100 días postrasplante hepático. En adultos con trasplante hepático es rara, pero puede ser grave; los hallazgos son similares a los de la población general, aunque con más agresividad, necrosis y riesgo de muerte.

Suele cursar con fiebre, leucocitosis y síntomas respiratorios o diarrea. El subtipo 5 es el que más afecta al hígado.

El patrón morfológico puede consistir en granulomas sin neutrófilos o áreas de necrosis asociadas a reacción granulomatosa periférica o necrosis con neutrófilos periféricos. En los hepatocitos perilesionales pueden observarse las típicas inclusiones de adenovirus con núcleos «lavados» similares a los del herpes o núcleos intensamente teñidos, con seudoinclusiones y con forma de magdalena. Es importante realizar el diagnóstico diferencial, que puede apoyarse en la inmunohistoquímica o PCR, porque el tratamiento con antivíricos e inmunoglobulinas es efectivo.

Virus de la hepatitis E

Puede causar infección aguda o crónica en pacientes trasplantados. Se transmite por contaminación fecal e ingesta de carnes poco cocidas. Es paucisintomática en individuos inmunocompetentes, pero puede ser grave en embarazadas y cronificarse en inmunodeprimidos. El patrón más común de lesiones es el de hepatitis idiopática postrasplante hepático o de hepatitis colestásica de causa indeterminada. A veces evoluciona con fibrosis acelerada, pero es infrecuente. Los hallazgos histológicos pueden ser leves y poco específicos, con inflamación portal y lobulillar de predominio lobulillar y cuerpos acidófilos salpicados, y solo a veces la inflamación portal se asocia a leve actividad de interfase. A veces presenta colestasis leve. Cuando se cronifica, el patrón es más portal con actividad de interfase necroinflamatoria y fibrosis periportal progresiva. El diagnóstico diferencial incluye otras hepatitis y el rechazo; para ello la utilización de la serología y la carga vírica en sangre (ARN vírico) son muy útiles.

Virus de Epstein-Barr y síndrome linfoproliferativo postrasplante

Infección por el virus de Epstein-Barr

La infección por el virus de Epstein-Barr (VEB) es relativamente frecuente, con una incidencia del 10 %. Se manifiesta de dos formas fundamentales: como mononucleosis infecciosa o como SLPT (inicial, polimorfo, monomorfo y tipo Hodgkin clásico), aunque hay una variedad de presentaciones que incluyen hepatitis, con ictericia o sin ella, artralgias, linfadenopatías mediastínicas u otros tumores hepáticos o extrahepáticos (cáncer de laringe o tumores musculares). Puede tratarse de primoinfección (más frecuente en niños y de más riesgo), reinfección o reactivación. El estado inicial de seropositividad del donante no influye en el riesgo.

La carga vírica puede monitorizarse en sangre mediante la PCR. En los casos de elevación de la carga vírica de Epstein-Barr el tratamiento incluye disminuir la inmunosupresión, siempre que sea posible. Si aparece el SLPT, debe realizarse tratamiento hematológico adecuado con quimioterapia o inmunoterapia.

La hepatitis causada por el VEB en hígados trasplantados tiene rasgos similares a la que se produce en hígados nativos, con presencia de inflamación lobulillar, linfocitos que pueden ser atípicos recorriendo los sinusoides en «fila india», con necrosis o sin ella, cuerpos acidófilos, colestasis hepatocanalicular y actividad degenerativa con hinchazón y regeneración de hepatocitos. Suele haber cierta inflamación portal inespecífica linfoplasmocitaria, con leve endotelitis y, en ocasiones, leve lesión ductal. Si hay necrosis, la proteína LMP1 es más sensible que la hibridación EBER (ARN no codificante asociado con el virus de Epstein-Barr) para detectar el virus en tejido.

Síndrome linfoproliferativo postrasplante

Suele asociarse al VEB, pero hasta el 10 % de los casos pueden ser VEB negativos. Aparece al cabo de 1 año del trasplante y el riesgo se va acumulando, aumentando año a año. Existe más riesgo si hay otros virus o lesiones hepáticas asociados (CMV, virus de la hepatitis C, enfermedad autoinmune, inmunosupresión muy elevada, cirrosis alcohólica, etc.).

Hasta el 10 % de los niños trasplantados desarrollan SLPT (sobre todo menores de 1 año previamente negativos para el VEB o con inmunosupresión elevada o globulinas antitimocito). En los adultos, el SLPT ocurre en alrededor del 2-3 %[35].

Los hallazgos morfológicos se clasifican según el esquema de la Organización Mundial de la Salud (OMS)[36]:

- Lesiones iniciales (early), con hiperplasia plasmocítica reactiva y rasgos similares a mononucleosis infecciosa (hepatitis lobulillar con pequeño número de inmunoblastos, células plasmáticas y linfocitos pequeños que son EBER positivos en hibridación).
- Polimorfo SLPT con una proliferación en sinusoides y espacios porta que los ensancha en forma de «mapa» mononuclear donde se observan frecuentes inmunoblastos y células atípicas. Con hibridación a menudo son EBER positivos (puede haber restricción de cadenas K o L o reordenamientos clonales de inmunoglobulinas).
- Monomorfo SLPT, proliferación uniforme de células transformadas de aspecto atípico, con expresión variable de EBER. Se clasifica como los linfomas del individuo inmunocompetente de acuerdo con las categorías definidas por la OMS en linfomas B (95 %), T o NK.
Raramente SLPT de tipo linfoma de Hodgkin clásico.

El pronóstico depende del tipo de linfoma, aunque suele ser mejor en niños; en las formas iniciales o polimorfas puede ser efectivo bajar la inmunosupresión. A veces se ha intentado tratamiento con antivíricos (aciclovir y derivados)

que reducen la carga vírica, aunque no cambian el pronóstico clínico.

COMPLICACIONES TARDÍAS

Aparecen después de los 3 meses del trasplante y habitualmente más de 1 año postrasplante. Solo el 4-38 % de la disfunción tardía del injerto se debe a RACT o rechazo crónico. Los diagnósticos diferenciales fundamentales incluyen la patología de la vía biliar y la recidiva de la enfermedad original causante del trasplante: infecciones víricas (hepatitis A, B, C, D, E, etc.), trastornos de la inmunidad (colangitis biliar primaria, colangitis esclerosante, HAI, síndrome de superposición, etc.), neoplasias, tóxicos (como recidiva de enfermedad alcohólica, fármacos), trastornos metabólicos o enfermedades por depósito (enfermedad grasa hepática, enfermedad de Gaucher, enfermedad granulomatosa idiopática, etc.).

Para una orientación adecuada de los diagnósticos debe conocerse, por lo tanto, la enfermedad original que dio lugar al trasplante y los posibles cambios en la inmunosupresión o las enfermedades intercurrentes.

Complicaciones biliares

Son frecuentes en el 5-15 % de los trasplantados hepáticos. Hasta dos tercios aparecen en los primeros 3 meses si se deben a causas técnicas, mientras que por otras causas lo hacen típicamente entre 6 y 12 meses postrasplante hepático, la mayoría de las veces algo antes que el rechazo crónico, pero pueden ocurrir tardíamente[37]. Cuando son sintomáticos cursan con ictericia, fiebre, dolor abdominal, patrón colestásico y elevación de bilirrubina en la función hepática. Si hay fuga biliar puede producirse peritonitis. Las técnicas de imagen pueden diagnosticar la presencia de dilatación de la vía biliar, aunque no son del todo sensibles.

Las alteraciones de la vía biliar se dividen en estenosis de anastomosis, las más frecuentes, localizadas en relación con anastomosis y causadas por aspectos técnicos como isquemia local, fugas de bilis, etc., y estenosis no anastomóticas, que aparecen alejadas del punto de anastomosis y se relacionan con isquemia; de hecho, en algunas series se ha demostrado que la mitad de los pacientes trasplantados que desarrollan estenosis biliar tienen también trombosis arterial[38]. La estenosis isquémica puede ocurrir incluso en ausencia de lesiones de isquemia del parénquima, ya que este puede ser perfundido por la vena porta[1]. Las complicaciones de la isquemia sobre la vía biliar pueden causar estenosis, obstrucción, fístulas, necrosis o síndrome «de los moldes biliares». Este síndrome produce obstrucción del árbol biliar y, aunque es frecuente por estenosis del árbol biliar, también puede ocurrir por infección biliar, isquemia o rechazo agudo celular mediado por células T[39].

Características histopatológicas

Son similares a las que aparecen en individuos no trasplantados: edema portal al principio y proliferación ductulillar con neutrófilos acompañantes al evolucionar, en ocasiones con tapones de bilirrubina ductulillar (como en la sepsis o la isquemia biliar). Según avanza es menos acusado el edema, pero se mantiene la reacción ductulillar con un infiltrado inflamatorio portal mixto. Puede evolucionar a fibrosis de los ductos (fibrooliteración en capas de cebolla) con ductopenia y posterior fibrosis portal, hasta cirrosis biliar. En el lobulillo inicialmente se desarrolla colestasis centrolobulillar hepatocanalicular y, después de una larga evolución, aparece estasis de colatos y degeneración plumosa de hepatocitos periportales (este cambio claro hepatocitario es más marcado en los hepatocitos que rodean a los espacios porta de mayor tamaño, se acompaña de depósitos de cobre citoplasmáticos y puede haber hialina y tinción CK7. Puede complicarse con colangitis ascendente (neutrófilos en la pared y la luz de ductos interlobulillares).

Diagnóstico diferencial

En el período muy precoz postrasplante inmediato debe hacerse el diagnóstico diferencial con el rechazo agudo humoral con proliferación ductulillar y realizar estudio de C4d y de anticuerpos DSA. Si se trata de un trasplante muchos años después de una colangiopatía de tipo colangitis biliar primaria o colangitis esclerosante debe pensarse en una recidiva, pero suele haber más inflamación en la colangitis biliar primaria que en la isquemia de la vía biliar, y la estenosis de la colangitis esclerosante no tiene por qué relacionarse con el sitio de anastomosis, como suele ocurrir en las estenosis de causa técnica.

Rechazo crónico ductopénico y rechazo crónico mediado por anticuerpos

Rechazo crónico ductopénico

Se define como una forma de rechazo que incluye pérdida de ductos (ductopenia) y arteriopatía obliterativa (con células espumosas, más frecuente en espacios porta grandes y medianos), que puede evolucionar a pérdida del injerto. Aparece habitualmente al menos 6 meses después del trasplante.

Ha llegado a ser la causa del 20 % de las pérdidas de los injertos en series históricas, con un descenso hasta el 3 % de las pérdidas de injertos en series recientes, gracias a las mejoras de la inmunosupresión y el diagnóstico histológico[40,41]. Es más frecuente si el donante es mayor de 40 años y el receptor es joven (< 30 años) y si ha habido infección previa por CMV. Clínicamente es asintomático, y solo cursa con elevación de las enzimas colestásicas, que después evoluciona a elevación de la bilirrubina. De forma característica suele ir precedido de múltiples episodios de rechazo agudo grave o mal controlado. Para el diagnóstico deben excluirse otras enfermedades colestásicas, especialmente isquemia u obstrucción biliar.

Criterios histológicos

Cualquiera de los siguientes es criterio diagnóstico en un contexto adecuado y descartando otras etiologías que puedan dar lesiones similares:

- Ductopenia de más del 50 % de los ductos.
- Cambios senescentes en > 50 % de los ductos. Arteriopatía del rechazo crónico o de células espumosas.

Se considera ductopenia cuando, en presencia de la arteria porta, más del 50 % de los espacios porta no tienen ducto identificable. Las tinciones CK7 y CK19 pueden ayudar a identificar los ductos si hay inflamación portal que los oculte. Los rasgos en el epitelio biliar que preceden a la ductopenia son los llamados «senescentes»: aplanamiento del epitelio, dispolaridad, hipercromatismo de núcleos, apariencia atrófica o dismórfica del epitelio, sin pérdida obvia de ductos (**Fig. 30-3**).

La arteriopatía de células espumas del rechazo crónico es el hallazgo más específico, pero se encuentra con menor frecuencia que los otros rasgos morfológicos de rechazo crónico (ductopenia y senescencia de ductos). Se observa en los injertos fallidos que son resecados. Se caracteriza por la presencia de células espumosas en el espacio subíntimo y, con menor frecuencia, en capas más profundas de la pared arterial. Puede haber asociado cierto grado de inflamación arterial, proliferación de fibroblastos e hiperplasia fibromuscular. En algunos casos de rechazo crónico con componente vascular puede haber disminución del número de arterias en espacios porta de pequeño tamaño. El 75 % de los injertos resecados por rechazo crónico presentaban ambas lesiones –arteriopatía y rechazo crónico ductopénico–, aunque hay casos en la literatura médica de rechazo puramente ductopénico o puramente vasculopático[42].

Además de las lesiones diagnósticas del rechazo crónico existe también una serie de cambios inespecíficos relacionados con las lesiones ductales y arteriales, como la colestasis hepatocanalicular, más acentuada en el área centrolobulillar, acompañada de hiperplasia de células de Kupffer, que forman grupos de macrófagos espumosos dispersos por el lobulillo, donde también puede haber necrosis salpicada de

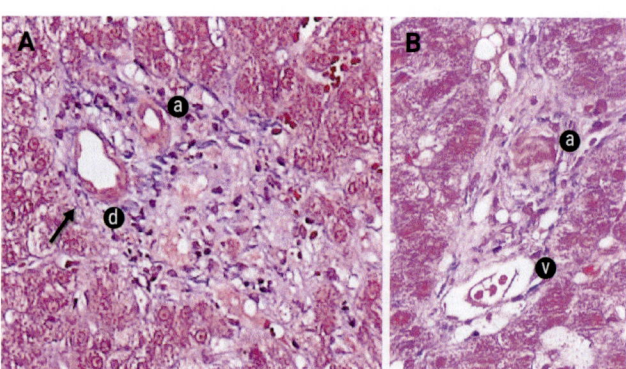

Figura 30-3. Rechazo crónico. **A)** Con la evolución del rechazo llegan a producirse lesiones ductales de tipo «senescentes» (flecha: aplanamiento del epitelio, núcleos desordenados y dismorfias). **B)** Las lesiones ductales conducen a la desaparición de los conductos interlobulillares. Cuando faltan más del 50 % de los conductos que deberían ir emparejados con sus correspondientes arterias se considera ductopenia relevante. Ejemplo de espacio porta con arteria «desemparejada» con vena porta presente y conducto ausente. En general esto ocurre en ausencia de proliferación ductulillar, que raramente se observa y en grado leve en los rechazos crónicos. a: arteria; v: vena porta; d: conducto interlobulillar. (Tricrómico de Masson, × 200).

Tabla 30-6. Rechazo crónico inicial y tardío

Estructura dañada	Rechazo crónico temprano	Rechazo crónico tardío
Daño de ductos pequeños (< 60 µm)	Pérdida de ductos < 50 %	Pérdida de ductos > 50 %
	Cambios degenerativos en la mayoría de los ductos (transformación eosinofílica, ductos solo parcialmente revestidos de epitelio biliar)	Cambios degenerativos en los restantes ductos
Venas hepáticas y hepatocitos perivenulares	Inflamación de la íntima o en la luz	Obliteración focal
	Necrosis en zona 3 e inflamación	Inflamación perivenular variable
	Fibrosis perivenular	Fibrosis perivenular intensa, con puentes C:C
Arteriolas hepáticas	Desaparición ocasional (> 25 % de espacios porta)	Desaparición (> 25 % de espacios porta)
Otros	Hepatitis «de transición» con cuerpos acidófilos salpicados	Macrófagos en sinusoides y colestasis
Ramas perihiliares de la arteria hepática	Inflamación de la íntima Depósito de macrófagos subintimales, sin estenosis	Luz estenosada por depósito de macrófagos subintimales
		Proliferación fibrointimal
Conductos perihiliares grandes	Daño y depósitos de células espumosas	Fibrosis de la pared muscular
Criterio	Rechazo crónico temprano: si solo cumple 1 criterio de rechazo tardío	Rechazo crónico tardío: si cumple dos o más criterios

Modificado de Demetris AJ et al.[32]

hepatocitos o atrofia con hepatocitos de pequeño tamaño y sinusoides falsamente ampliados (en relación con la isquemia crónica). Habitualmente cursa sin proliferación ductulillar. Se puede diagnosticar en etapas tempranas o tardías de su evolución, con diferencias morfológicas que se recogen en la **tabla 30-6**. A largo plazo puede asociar hiperplasia nodular regenerativa o, raras veces, fibrosis portal, siendo característico que la isquemia asociada a la arteriopatía ocasione fibrosis sinusoidal y perivenular que incluso evoluciona a puentes de fibrosis.

Diagnóstico diferencial

El diagnóstico diferencial principal es con la isquemia de la vía biliar, que en ocasiones se presenta de forma tardía; debe recordarse que el rechazo crónico no suele asociar proliferación ductulillar, ni neutrófilos, ni edema portal en las fases iniciales. La isquemia de la vía biliar en el contexto de trombosis arterial puede a largo plazo producir ductopenia; para realizar un diagnóstico diferencial adecuado deben valorarse otros rasgos asociados de isquemia, técnicas de imagen e historia clínica. La toxicidad farmacológica puede en ocasiones producir lesiones ductales y colestasis; para descartarla, la historia clínica con recogida de cambios en los tratamientos y la presencia de inflamación portal o lobulillar asociados a la ductopenia o la presencia de granulomas pueden ayudar al diagnóstico diferencial. Asimismo, deben buscarse otros rasgos morfológicos característicos de colangitis biliar primaria o colangitis esclerosante para hacer el diagnóstico diferencial en casos de ductopenia.

Rechazo crónico mediado por anticuerpos (humoral)

El manejo de los pacientes con DSA pero sin alteraciones bioquímicas puede ser controvertido. Para determinar el pronóstico en estos casos se ha revisado en biopsias de protocolo la evolución clínica de estos pacientes (grupos de Los Ángeles, Pittsburgh y Dallas). Así, se describió un subgrupo de pacientes con peor pronóstico[27] y más riesgo de perder el injerto a largo plazo. Histológicamente mostraban hepatitis portal o lobulillar al menos leve y fibrosis al menos moderada. Los hallazgos histológicos se parecen a los de la hepatitis idiopática postrasplante, pero estos pacientes se caracterizaban por la presencia de DSA elevados (inmunofluorescencia de intensidad media > 10.000) y presentaban con mayor frecuencia depósitos C4d, aunque la tinción de C4d no es requisito para el diagnóstico de sospecha (**Tabla 30-7**).

Puede haber fibrosis tanto en los lobulillos (sinusoidal y perivenular) como en los espacios porta, colagenización y venopatía obliterativa portal, que puede conducir al desarrollo de hiperplasia nodular regenerativa, sobre todo en niños[29].

Tabla 30-7. Criterios para el diagnóstico de rechazo crónico mediado por anticuerpos (Banff, 2016)

Probable rechazo crónico mediado por anticuerpos (requiere cumplir los 4 criterios):
1. Patrón histopatológico: inflamación leve al menos portal o perivenular con actividad periportal o necroinflamación perivenular + al menos fibrosis periportal y/o sinusoidal y perivenular moderada
2. Presencia de DSA circulantes recientes (< 3 meses)
3. Al menos tinción positiva focal para C4d (> 10 % de tractos porta)
4. Excluir otras causas de hepatitis

Posible rechazo crónico mediado por anticuerpos
Los 4 criterios anteriores, excepto C4d que está ausente o la tinción está presente en menos del 10 % de los espacios porta

Adaptado de Demetris AJ et al.[24]
DSA: anticuerpos específicos frente al donante.

Recidiva de enfermedades previas

La recidiva de enfermedades previas (virus de las hepatitis A, B, C, D y E, enfermedades autoinmunes, metabólicas, etc.) es una causa frecuente de disfunción del injerto. La mayoría de las enfermedades primarias pueden recidivar, con rasgos morfológicos similares, aunque algunas presentan diferentes características clínicas o evolutivas, como la colangitis biliar primaria, que tiene un curso lento y puede controlarse con tratamiento, o la hepatitis por virus C, que tiene un curso más rápido y puede progresar a cirrosis en 5 años si no se trata. El papel del patólogo, en consonancia con el equipo de trasplante, es detectar aquellas enfermedades recidivadas en fase precoz para indicar tratamientos adecuados y establecer los factores pronósticos de una posible recidiva.

Recidiva de hepatitis por virus C

La recidiva es muy frecuente si hay carga vírica detectable en el momento del trasplante, pero con los nuevos antivíricos la recidiva aparece en menos del 1 % de los casos[6]. Hubo cierto debate sobre si los nuevos antivíricos podían aumentar el riesgo de carcinoma hepatocelular, pero parece que las series más largas no confirman ese riesgo[43]. El mecanismo es la reinfección del nuevo injerto, que, aunque ocurre a las horas del trasplante, se manifiesta clínicamente al cabo de semanas o pocos meses (4-12 semanas) como una hepatitis con elevación de transaminasas.

Hallazgos histopatológicos

Los hallazgos dependen del momento postrasplante hepático. Al inicio el patrón es de hepatitis aguda, con cuerpos acidófilos en forma de necrosis salpicadas con poca inflamación; la necrosis confluente no es habitual. Luego casi siempre evolucionan a un patrón similar a una hepatitis crónica en no trasplantados: disminuyen las apoptosis y comienza a aparecer más inflamación lobulillar, mayoritariamente de tipo linfocítico, e inflamación portal linfoplasmocitaria, que suele ser moderada, a veces con agregados linfoides, pero por lo general sin centros germinales. Si hay necrosis centrolobulillar en esta fase, debe pensarse en otros diagnósticos. Se discute si el patrón rico en células plasmáticas corresponde a un componente de actividad aloinmune, y la mayoría de los autores coinciden en añadir modificaciones de la inmunosupresión al tratamiento antivírico, por considerarse la posibilidad de un componente de rechazo celular (v. apartado «Otros patrones "atípicos" de rechazo agudo celular [en el período tardío del trasplante], antes).

El 40 % de los casos evolucionan a cirrosis en 10 años, y hasta el 10-30 % lo hace en solo 5 años, más rápido que en no trasplantados.

Hay dos patrones adicionales en casos graves: hepatitis C colestásica (VHC) y hepatitis VHC colestásica fibrosante. El patrón se puede parecer al de una obstrucción biliar, ya que hay proliferación ductulillar y colestasis hepatocanalicular. Los espacios porta pueden tener inflamación linfoplasmocitaria leve y a veces algunos neutrófilos en el contexto de proliferación ductulillar. La de más riesgo para la supervivencia global del paciente y la supervivencia del injerto es la hepatitis colestásica fibrosante. Tiene cuatro características fundamentales: colestasis hepatocanalicular, balonización, reacción ductulillar y fibrosis sinusoidal. La fibrosis es pericelular y más marcada en la zona 1 (periportal), aunque puede producirse también en la zona 3 o en ambas. Asocia inflamación y cambios de hepatitis por virus C, a diferencia de la hepatitis colestásica fibrosante en el virus B, que es pauciinflamatoria.

La carga vírica es fundamental para diferenciar este cuadro de obstrucción, isquemia, fibrosis cardíaca, etc. Igualmente, el patrón de hepatitis por virus C colestásica sin fibrosis presenta proliferación ductulillar, lo que puede llevar a confusión con la obstrucción biliar, que debe descartarse, y con toxicidad farmacológica[6]. Puede haber esteatosis macrovacuolar, como en la hepatitis HVC del hígado nativo, especialmente en el genotipo 3. Si hay mucha inflamación portal en la hepatitis por virus C, puede haber lesión de ductulitis linfocitaria y endotelitis leves, así como eosinófilos aislados, por lo que el diagnostico diferencial con el rechazo requiere valorar el patrón dominante. El virus C no suele tener necrosis perivenular, mientras que el RCMT tardío sí la tiene; adicionalmente, la correlación clínica con la carga vírica y el estado de inmunosupresión son necesarias para el diagnóstico.

Recidiva de hepatitis por virus B

Se presenta como hepatitis aguda que aparece en los primeros meses postrasplante hepático y evoluciona a hepatitis crónica o hepatitis colestásica fibrosante. Es rara con los nuevos tratamientos que incluyen inmunoglobulinas y antivíricos orales. El riesgo de recidiva es del 4 % a los 5 años si se efectúa profilaxis postrasplante hepático. Tienen mayor riesgo los receptores positivos para antígenos de replicación, con presencia de carga vírica positiva pretrasplante, positivos para el VIH y la coinfección por virus de la hepatitis E.

Hallazgos histopatológicos

Son similares a los de la recidiva de la hepatitis C. Hay dos patrones fundamentales:

- **Hepatitis aguda o crónica:** mediada por el ataque de linfocitos T $CD8^+$, en la hepatitis aguda presenta necrosis hepatocitaria salpicada e inflamación lobulillar, y en la fase crónica, hepatitis portal con necroinflamación de interfase y posible evolución a fibrosis; a veces puede presentar seudoinclusiones en vidrio deslustrado.
- **Hepatitis colestásica fibrosante:** efecto citopático vírico con replicación descontrolada que da lugar a balonización de hepatocitos, colestasis hepatocanalicular, reacción ductulillar y fibrosis perisinusoidal con poca inflamación, debido a la infección en el contexto de inmunosupresión. Rara vez este patrón asocia esteatosis, que puede ser de vesícula pequeña y se denomina hepatitis esteatovírica. La hepatitis colestásica fibrosante es rara en la era de los antivíricos, aunque si hay incumplimiento del tratamiento o resistencias podría ocurrir en casos excepcionales.

Ambos patrones se acompañan de la presencia de inmunohistoquímica positiva, que demuestra antígenos del virus HBc en núcleos y HBs en la superficie membranosa de los hepatocitos (suele asociarse a replicación y aumento de la carga vírica en sangre); rara vez son negativos, habitualmente solo si es una reinfección muy inicial. Las seudoinclusiones en vidrio deslustrado características tardan en desarrollarse, así que no se ven en el momento precoz, sino meses después de la recidiva.

Enfermedades autoinmunes

Colangitis biliar primaria

La recidiva aparece en aproximadamente el 10-30 % de los casos. Suele darse tardíamente, con una media de 3-5 años. El diagnóstico puede ser difícil porque los anticuerpos antimitocondriales permanecen elevados en sangre después del trasplante de forma habitual. El diagnóstico histológico es fundamental. Las características son como las de la colangitis biliar primaria en hígados nativos. Es característica la colangitis linfocitaria con inflamación limitada al espacio porta. Puede haber daño epitelial biliar y lesiones granulomatosas de tipo «lesión ductal florida» en casos típicos. Si solo hay colangitis linfocitaria puede parecer un rechazo agudo; en el diagnóstico diferencial es clave la presencia de reacción ductulillar y estasis de colatos y cobre, que favorecen el diagnóstico de recidiva de colangitis biliar primaria. También puede haber toxicidad farmacológica que produzca una reacción granulomatosa con lesiones ductales, pero suelen tener menos inflamación y no hay estasis de colatos. El curso de la recidiva de colangitis biliar primaria suele ser indolente y puede tratarse con ácido ursodesoxicólico; sin embargo, algunos casos se manifiestan con patrón de hepatitis aloinmune o de síndrome de superposición, que deben tratarse como HAI debido al riesgo de progresión a fibrosis y cirrosis[6].

Colangitis esclerosante

La colangitis esclerosante recidiva en aproximadamente el 20-50 % de los individuos. La media es a los 3-5 años postrasplante, aunque puede ocurrir desde 6 meses hasta 10 años postrasplante. Se ha descrito que en los pacientes con colectomía se producen menos recidivas, pero esto aún no está confirmado y la relación con la enfermedad inflamatoria intestinal idiopática no estaba bien estratificada en las series descritas[44].

Los rasgos morfológicos son los mismos que en los no trasplantados, aunque algunos estudios han mostrado que podría haber más inflamación lobulillar y más colangitis linfocítica. El diagnóstico diferencial debe hacerse con obstrucción o estenosis biliares. Morfológicamente, ni la fibrosis en capas de cebolla ni las lesiones fibroobliterativas de los ductos ni ningún otro rasgo son específicos, por lo que se requieren técnicas de imagen con colangiografía y correlación clínica para excluir otras hepatopatías colestásicas. El rechazo crónico puede parecerse, pero no suele tener reacción ductulillar, mientras que la colangitis esclerosante suele

tenerla, al menos focal. El rechazo crónico afecta también al lobulillo, con perivenulitis central, colestasis hepatocanalicular en zona 3 y fibrosis perivenular leve, mientras que la fibrosis portal es más acentuada en la colangitis esclerosante evolucionada.

Hepatitis aloinmune y hepatitis autoinmune de novo

La media de tiempo para el diagnóstico es de 3-5 años, al igual que en la colangitis esclerosante y la colangitis biliar primaria. Aparece aproximadamente en el 20-30 % de los trasplantados, aunque la incidencia es muy heterogénea dependiendo de los criterios que se utilicen para el diagnóstico. Existe confusión con el término «hepatitis idiopática postrasplante hepático» como forma de rechazo celular atípico. En los centros en los que se aplica un protocolo regular de biopsias de seguimiento se detectan más casos, ya que puede cursar sin alteraciones analíticas significativas.

El diagnóstico es similar al de los pacientes no trasplantados. Deben excluirse otras causas de hepatitis de patrón similar, como hepatitis víricas y por toxicidad. Los hallazgos morfológicos incluyen diferentes grados de inflamación portal, que suele ser leve o moderada y puede tener agregados linfoides. Habitualmente tiene células plasmáticas, actividad de interfase e inflamación lobulillar. Si no se trata puede mostrar intensa actividad y abundantes células plasmáticas. La necrosis es variable de leve a confluente, y si se acompaña de actividad intensa puede asociar colestasis. La balonización y las rosetas se asocian a colestasis. El diagnóstico requiere excluir otras entidades y detectar anticuerpos IgG (antinucleares [ANA], antimúsculo liso [SMA2], *anti-liver-kidney microsoma* [LKM2] y habitualmente elevación de IgG.

La presencia de colestasis ha de relacionarse con la actividad lobulillar. Si se confirma HAI *de novo* debe revisarse el hígado nativo por si una HAI hubiera pasado inadvertida en el diagnóstico inicial. Si hay rasgos de rechazo agudo celular (ductulitis y endotelitis) debe considerarse la posibilidad de rechazo agudo celular de patrón atípico «rico en células plasmáticas», para cuyo diagnóstico el grado de plasmocitosis debe relacionarse con el grado de rechazo y ser negativo para autoanticuerpos (v. «Rechazo agudo celular», antes).

Enfermedad grasa hepática metabólica y alcohólica

Enfermedad grasa hepática no alcohólica

Típicamente recidiva en los primeros 5 años postrasplante, aunque también puede presentarse *de novo*. La incidencia aumenta con los años del seguimiento y es difícil de calcular; asimismo, podría ser la causa subyacente de algunas cirrosis criptogénicas. Además, algunos casos de esteatosis podrían ser una manifestación de recidivas o reinfecciones por virus hepatótropos y tener una causa plurietiológica. Aproximadamente el 10 % de los trasplantados con síndrome metabólico y enfermedad grasa hepática tienen recidiva, con progresión a fibrosis avanzada a los 10 años del trasplante. La aparición de enfermedad grasa hepática se relaciona con el síndrome metabólico, los corticoides y los inmunosupresores, especialmente tacrólimus. Otros factores de riesgo son la presencia de esteatosis en el donante o la recidiva de esteatosis en el receptor, aunque la mortalidad por síndrome metabólico está más asociada al riesgo cardiovascular que a la esteatohepatitis y a la fibrosis hepática. También se han descrito esteatosis *de novo* postrasplante en otras etiologías, como fibrosis quística o colestasis familiar intrahepática de tipo 1[45], y en pacientes con trombosis e isquemia de la arteria hepática. Cuando es *de novo*, es más fácil que se resuelva (23 %) que cuando se asocia a síndrome metabólico previo[6]. Los criterios de diagnóstico histológico son similares a los de pacientes no trasplantados.

Enfermedad grasa alcohólica

La recidiva de enfermedad grasa alcohólica es del 30-45 %, aunque en general el pronóstico es bueno. Habitualmente la ingesta de alcohol tiene un impacto negativo en la supervivencia de todos los pacientes trasplantados de hígado, ya sea la causa del trasplante o una ingesta de alcohol excesiva posterior. Los hallazgos histológicos son los mismos que en la enfermedad hepática alcohólica en no trasplantados y oscilan entre esteatosis y balonización leves y esteatohepatitis con evolución a fibrosis.

Colestasis familiar intrahepática de tipo 2

Es una enfermedad menos frecuente que también puede recidivar, causada por el déficit de expresión de la proteína transportadora de la membrana del canalículo de los hepatocitos (BESP), que puede dar lugar a cirrosis y requerir un trasplante hepático. En la evolución postrasplante se ha visto la posibilidad de aparición de anticuerpos contra la membrana canalicular de los hepatocitos (depósitos de IgG) del injerto. La presentación clínica incluye ictericia, prurito y elevación de transaminasa, con GGT no elevada.

Los hallazgos histológicos consisten en colestasis canalicular, balonización de hepatocitos con formación de células gigantes y proliferación ductulillar, aunque se observa escasa inflamación acompañante. El patrón se parece al de la colestasis familiar intrahepática del hígado nativo y puede tener fibrosis.

El tratamiento es similar al del rechazo mediado por anticuerpos, con plasmaféresis, inmunoglobulinas intravenosas y reducción de los anticuerpos a veces con rituximab. Por ello algunos autores lo consideran más una forma de rechazo mediado por anticuerpos aloinmunes que una verdadera recidiva[46].

Toxicidad farmacológica

Suele ser un diagnóstico de exclusión cuando el rechazo y la recidiva de enfermedad no se adaptan a los hallazgos morfológicos. Otras causas, como trombosis o estenosis y

obstrucción biliar, deben excluirse clínicamente. El patrón es muy variable:

- Inflamación portal mixta con linfocitos y eosinófilos, con leve inflamación lobulillar, pero sin endotelitis relevante y con mínima lesión ductal.
- Colestasis blanda, sin inflamación y sin proliferación ductulillar.
- Inflamación portal y lobulillar con neutrófilos y lesiones ductales leves (patrón similar al observado en la toxicidad por amoxicilina-ácido clavulánico)[6].
- Otros patrones como el de la azatioprina se relacionan con necrosis centrolobulillar y fibrosis sinusoidal.

PROTOCOLIZACIÓN DE LAS BIOPSIAS DEL INJERTO HEPÁTICO

En la era inicial del trasplante solo se realizaban biopsias para monitorizar el rechazo en estadios iniciales. Estos estudios iniciales de seguimiento con biopsia revelaron que, aunque los hallazgos de rechazo agudo son frecuentes, las enzimas hepáticas y los parámetros bioquímicos de función hepática son un buen indicador de la situación del hígado, sin necesidad de biopsia, para detectar alteraciones subclínicas del injerto en el período inicial.

Se mantiene en el protocolo la *biopsia en tiempo cero*, que permite un patrón de comparación para los posibles hallazgos evolutivos, pero se han suprimido las biopsias frecuentes en el período inicial del paciente con buena función hepática y sin alteraciones analíticas; sin embargo, se mantiene el protocolo de biopsias en el seguimiento a largo plazo para detectar en fase tardía enfermedades asintomáticas potencialmente tratables. Aunque hay variaciones entre los distintos centros, se admite realizar biopsias de seguimiento en pacientes asintomáticos y con enzimas conservadas postrasplante hepático al cumplirse 1, 3, 5 y 10 años postrasplante. Adicionalmente, se deben hacer biopsias anuales si hay sospecha de recidiva por virus C y en pacientes con HAI para determinar la respuesta al tratamiento, ya que no se correlaciona con las enzimas. Asimismo, debe hacerse biopsia siempre que sea necesario para monitorizar alteraciones de las enzimas hepáticas y valorar la respuesta al tratamiento[14].

A largo plazo se ha encontrado ductopenia en pacientes sin elevaciones enzimáticas, que podría estar causada por rechazo crónico precoz; esta es la causa por la que, a partir de 1 año del trasplante, los pacientes podrían beneficiarse de la biopsia para detectar rechazo crónico precoz y descartar otras causas, lo que permitiría ajustar la inmunosupresión y establecer otros tratamientos si fueran necesarios. Estas razones justifican las biopsias protocolizadas a largo plazo, al cumplirse 1 año y con la periodicidad propuesta anteriormente[13,42,47].

REFERENCIAS BIBLIOGRÁFICAS

1. Colina F. The role of histopathology in hepatic transplantation. Semin Diagn Pathol 1992; 9: 200-9.
2. Jiménez-Romero C, Clemares-Lama M, Manrique-Municio A, García-Sesma A, Calvo-Pulido J, Moreno-González E. Long-term results using old liver grafts for transplantation: sexagenerian versus liver donors older than 70 years. World J Surg 2013; 37: 2211-21.
3. Jiménez-Romero C, Caso Maestro O, Cambra Molero F et al. Using old liver grafts for liver transplantation: where are the limits? World J Gastroenterol 2014; 20: 10691-702.
4. Phillip Ruiz. Transplantation pathology. En: Stevenson HL et al., eds. His-

topathology of liver transplantation, 2ª ed. Cambridge: Cambridge University Press, 2018; p. 66-130.

5. Silva MA. Putting objectivity into assessment of steatosis. Transplantation 2009; 88: 620-21.

6. Toberson MS. Transplant pathology. En: Epstein JI, ed. Series editor. Biopsy interpretation of the liver, 4ª ed. Mexico: Wolters Kluwer, 2022; p. 446-91.

7. Neil DAH, Minervini M, Smith ML, Hubscher SG, Brunt EM, Demetris AJ. Banff consensus recommendations for steatosis assessment in donor livers. Hepatology 2022; 75: 1014-25.

8. Fishbein TM, Fiel MI, Emre S et al. Use of livers with microvesicular fat safely expands the donor pool. Transplantation 1997; 64: 248-51.

9. Urena MA, Moreno González E, Romero CJ, Ruiz-Delgado FC, Moreno Sanz C. An approach to the rational use of steatotic donor livers in liver transplantation. Hepatogastroenterology 1999; 46: 1164-73.

10. Croome KP, Lee DD, Croome S et al. The impact of postreperfusion syndrome during liver transplantation using livers with significant macrosteatosis. Am J Transplant 2019; 19: 2550-9.

11. Sharkey FE, Lytvak I, Prihoda TJ et al. High-grade microsteatosis and delay in hepatic function after orthotopic liver transplantation. Hum Pathol 2011; 42: 1337-42.

12. Todo S, Demetris AJ, Makowka L et al. Primary nonfunction of hepatic allografts with preexisting fatty infiltration. Transplantation 1989; 47: 903-5.

13. Markin RS, Wisecarver JL, Radio SJ et al. Frozen section evaluation of donor livers before transplantation. Transplantation 1993; 56: 1403-1409.

14. Saxena R, Fiel MI. Pathology of liver transplantation. En: Saxena R, ed. Practical hepatic pathology. A diagnostic approach. Pattern recognition series, 2ª ed. Philadelphia: Elsevier, 2018; p. 629-61.

15. Colvin R, Chang A. Liver transplantation. En: Chang A, Colvin R, eds. Diagnostic pathology. Transplant pathology, 2ª ed. Philadelphia: Elsevier, 2019; p. 240-305.

16. Minervini MI, Ruppert K, Fontes P et al. Liver biopsy findings from healthy potential living liver donors: reasons for disqualification, silent diseases and correlation with liver injury tests. J Hepatol 2009; 50: 501-10.

17. Loinaz C, Lumbreras C, Domingo MJ et al. Liver transplantation in HBsAg+ patients: results according to patient selection and treatment strategies. Transplant Proc 1998; 30: 3305-6.

18. Shaked O, González A, Bahirwani R et al. Donor hemosiderosis does not affect liver function and regeneration in the setting of living donor liver transplantation. Am J Transplant 2014; 14: 216-20.

19. Banff Working Group on Liver Allograft Pathology. Importance of liver biopsy findings in immunosuppression management: biopsy monitoring and working criteria for patients with operational tolerance. Liver Transpl 2012; 18: 1154-70.

20. Ali JM, Davies SE, Brais R J et al. Analysis of ischemia/reperfusion injury in time-zero biopsies predicts liver allograft outcomes. Liver Transpl 2015; 21: 487-99.

21. Bioulac-Sage P, Balabaud C, Ferrell L. Lipopeliosis revisited: should we keep the term? Am J Surg Pathol 2002; 26: 134-5.

22. Demetris AJ, Kelly DM, Eghtesad B et al. Pathophysiologic observations and histopathologic recognition of the portal hyperperfusion or small-for-size syndrome. Am J Surg Pathol 2006; 30: 986-93.

23. Dao M, Habès D, Taupin J-C et al. Morphological characterization of chronic antibody-mediated rejection in AB0-identical or AB0-compatible pediatric liver graft recipients. Liver Transplant 2018; 24: 897-907.

24. Demetris AJ, Bellamy C, Hübscher SG et al. 2016 Comprehensive update of the Banff Working Group on Liver Allograft Pathology: introduction of antibody-mediated rejection. Am J Transplant 2016; 16: 2816-35.

25. Colina F, Jucá NT, Moreno E et al. Histological diagnosis of cytomegalovirus hepatitis in liver allografts. J Clin Pathol 1995; 48: 351-7.

26. Banff schema for grading liver allograft rejection: an international consensus document. Hepatology 1997; 25: 658-63.

27. Stevenson HL, Prats MM, Isse K et al. Isolated vascular "v" lesions in liver allografts: how to approach this unusual finding. Am J Transplant 2018; 18: 1534-43.

28. Quaglia AF, Del Vecchio Blanco G, Greaves R, Burroughs AK, Dhillon AP. Development of ductopaenic liver allograft rejection includes a "hepatitic" phase prior to duct loss. J Hepatol 2000; 33: 773-80.

29. O'Leary JG, Cai J, Freeman R et al. Proposed diagnostic criteria for chronic antibody-mediated rejection in liver allografts. Am J Transplant 2016; 16: 603-14.

30. Miyagawa-Hayashino A, Haga H, Egawa H, Hayashino Y, Uemoto S, Manabe T. Idiopathic post-transplantation hepatitis following living donor liver transplantation, and significance of autoantibody titre for outcome. Transpl Int 2009; 22: 303-12.

31. Castillo-Rama M, Sebagh M, Sasatomi E et al. "Plasma cell hepatitis" in liver allografts: identification and characterization of an IgG4-rich cohort. Am J Transplant 2013; 13: 2966-77.

32. Banff Working Group, Demetris AJ, Adeyi O, Bellamy CO et al. Liver biopsy interpretation for causes of late liver allograft dysfunction. Hepatology 2006; 44: 489-501.

33. Zahmatkeshan M, Geramizadeh B, Eshraghian A et al. De novo fatty liver due to vascular complications after liver transplantation. Transplant Proc 2011; 43: 615-7.

34. Buyse S, Roque-Afonso AM, Vaghefi P et al. Acute hepatitis with periportal confluent necrosis associated with human herpesvirus 6 infection in liver transplant patients. Am J Clin Pathol 2013; 140: 403-9.

35. Norin S, Kimby E, Ericzon BG et al. Posttransplant lymphoma –a single-center experience of 500 liver transplantations. Med Oncol 2004; 21: 273-84.

36. Allen UD, Preiksaitis JK; AST Infectious Diseases Community of Practice. Post-transplant lymphoproliferative disorders, Epstein-Barr virus infection, and disease in solid organ transplantation: guidelines from the American Society of Transplantation Infectious Diseases Community of Practice. Clin Transplant 2019; 33: e13652.

37. Kochhar G, Parungao JM, Hanouneh IA, Parsi MA. Biliary complications following liver transplantation. World J Gastroenterol 2013; 19: 2841-6.

38. Koneru B, Sterling MJ, Bahramipour PF. Bile duct strictures after liver transplantation: a changing landscape of the Achilles' heel. Liver Transpl 2006; 12: 702-4.

39. Paik WH, Lee SH, Ryu JK et al. Long-term clinical outcomes of biliary cast syndrome in liver transplant recipients. Liver Transpl 2013; 19: 275-82.

40. Fernández I, Ulloa E, Colina F et al. Incidence, risk factors, and outcome of chronic rejection during antiviral therapy for posttransplant recurrent hepatitis C. Liver Transpl 2009; 15: 948-55.

41. Matinlauri IH, Nurminen MM, Höckerstedt KA, Isoniemi HM. Changes in liver graft rejections over time. Transplant Proc 2006; 38: 2663-6.

42. Deligeorgi-Politi H, Wight DG, Calne RY, White DG. Chronic rejection of liver transplants revisited. Transpl Int 1994; 7: 442-7.

43. Tse CS, Yang JD, Mousa OY et al. Direct-acting antiviral therapy in liver transplant patients with hepatocellular carcinoma and hepatitis C. Transplant Direct 2020; 7: e635.

44. Buchholz BM, Lykoudis PM, Ravikumar R, Pollok JM, Fusai GK. Role of colectomy in preventing recurrent primary sclerosing cholangitis in liver transplant recipients. World J Gastroenterol 2018; 24: 3171-80.

45. Miyagawa-Hayashino A, Egawa H, Yorifuji T et al. Allograft steatohepatitis in progressive familial intrahepatic cholestasis type 1 after living donor liver transplantation. Liver Transpl 2009; 15: 610-8.

46. Sebagh M, Rifai K, Féray C et al. All liver recipients benefit from the protocol 10-year liver biopsies. Hepatology 2003; 37: 1293-301.

47. Knechtle SJ, Kwun J. Unique aspects of rejection and tolerance in liver transplantation. Semin Liver Dis 2009; 29: 91-101.

Revisión sistemática del seguimiento posquirúrgico por imagen en pacientes con trasplante hepático

31

V. Navarro Aguilar, C. Ballester Vallés, A. Pérez Girbés, J. F. Melo Villamarín, R. López Andújar y L. Martí Bonmatí

INTRODUCCIÓN

El trasplante hepático es el mejor tratamiento para las enfermedades hepáticas graves en estadios avanzados, sean agudas o crónicas, así como para las etapas precoces del carcinoma hepatocelular y otros casos oncológicos concretos, como las metástasis hepáticas de tumores neuroendocrinos y, actualmente también, en casos seleccionados de pacientes con metástasis no resecables de origen colorrectal. En la actualidad, el trasplante hepático con sus diversas técnicas y procedimientos quirúrgicos tiene una tasa de supervivencia global a los 5 años de aproximadamente el 75 %[1]. A pesar del constante refinamiento de las técnicas quirúrgicas y de la mejora de los tratamientos inmunosupresores, las complicaciones tras el trasplante todavía contribuyen a una considerable morbilidad y mortalidad para el paciente. El objetivo del seguimiento clínico estrecho de estos pacientes es la identificación precoz de posibles complicaciones, controlando de esta forma potenciales problemas que pudieran limitar la viabilidad del injerto y la supervivencia del paciente. La vigilancia y el control por imagen son imprescindibles para establecer un diagnóstico precoz de forma fiable y rápida, reducir el impacto clínico de las complicaciones sin tratar y aumentar la supervivencia. En este contexto, se considera que estos controles deben mantenerse a lo largo de toda la vida del paciente, convirtiéndose las pruebas de imagen en un elemento que va a acompañar a los pacientes trasplantados de una forma periódica. Además, en el caso de trasplante de pacientes con antecedentes de hepatocarcinoma u otra causa oncológica, la vigilancia exhaustiva por pruebas de imagen permitirá una detección y un diagnóstico precoces en caso de recidiva.

La ecografía es una técnica rápida, accesible e inocua que puede realizarse a pie de cama donde esté el paciente. Es por ello la prueba de imagen de primera línea en el trasplante hepático, tanto en la vigilancia precoz como en la tardía. La tomografía computarizada (TC) y la resonancia magnética (RM) son pruebas que se realizan cuando existe una sospecha clínica o ecográfica de la existencia de una complicación.

La TC es la una técnica más utilizada por su mayor rapidez y resolución espacial. La RM es la técnica más útil en la evaluación de las complicaciones biliares dada su capacidad de realizar secuencias colangiográficas.

En este capítulo se presentará una guía de práctica clínica que permita ayudar a seleccionar las mejores pruebas de imagen para las complicaciones más relevantes, estableciendo unas recomendaciones para el seguimiento periódico de estos pacientes en los diferentes contextos clínicos. Para ello se ha realizado una revisión sistemática de la literatura publicada concerniente al seguimiento del trasplante hepático y sus complicaciones, seleccionando aquellos trabajos más recientes y relevantes para poder generar un nivel adecuado de evidencia.

PRUEBAS DE IMAGEN EMPLEADAS: CARACTERÍSTICAS E INDICACIONES

La imagen médica desempeña un papel fundamental en la identificación precoz de las complicaciones y en la evaluación y vigilancia permanente del injerto hepático. Las modalidades de imagen más usadas para este fin son la ecografía-Doppler, la TC y la RM.

Ecografía Doppler

Se caracteriza por ser una técnica inocua, no invasiva y ampliamente disponible en el medio hospitalario. Existen algunos factores que dificultan su realización durante el período posquirúrgico precoz, como son la presencia de drenajes, la interposición de material quirúrgico (agrafes cutáneos, apósitos) y la propia incapacidad del paciente para cooperar durante la exploración en el postoperatorio. A pesar de ello, la ecografía es capaz de adaptarse a estas condiciones, siendo posible su realización a pie de cama y usualmente suficiente para identificar las complicaciones precoces. Por todo esto, se posiciona como la modalidad de elección y de primera línea en la evaluación del estado del trasplante hepático. Está indicada tanto en las primeras horas del período postoperatorio como durante el seguimiento del trasplante o en caso de sospecha de complicaciones.

Las bases físicas de la ecografía implican la emisión de pulsos de ultrasonidos que, al regresar al transductor, generan una imagen. El tiempo que tardan estas ondas en volver representa la profundidad, y las variaciones en la amplitud, determinadas por la impedancia de los tejidos, se traducen en diferentes tonalidades de grises. La evaluación ecográfica abarca los modos B, el estudio Doppler color y el Doppler espectral.

La valoración del injerto hepático en modo B permite efectuar una valoración tanto de la morfología como de la ecoestructura (homogeneidad y señal) hepática. Además, facilita la detección de colecciones, líquido libre, dilatación de la vía biliar y defectos de repleción intravascular correspondiente a trombosis.

El Doppler color se fundamenta en los cambios de frecuencia de la onda de sonido al incidir sobre una estructura en movimiento, como el flujo sanguíneo. Esta frecuencia aumenta cuando el flujo se acerca al transductor y se reduce cuando se aleja, lo que se conoce como efecto Doppler. La ecografía Doppler espectral permite también cuantificar y evaluar las velocidades del flujo.

La evaluación adecuada del injerto hepático integra todos estos modos de ecografía (**Fig. 31-1**). Las estructuras que deben valorarse durante la exploración ecográfica del injerto hepático son la arteria hepática, la vena porta, las venas suprahepáticas y la vena cava inferior.

Arteria hepática

En el postrasplante inmediato debe evaluarse la arteria hepática principal en el hilio hepático, así como sus ramas intrahepáticas derecha e izquierda. Es fundamental demostrar la permeabilidad y objetivar y cuantificar las características del flujo arterial. En el período postoperatorio tardío la morfología normal de la curva arterial se corresponde con una onda pulsátil de baja resistencia, consistente en un ascenso sistólico y un flujo diastólico continuo y anterógrado. Se deben buscar los hallazgos ecográficos descritos a continuación.

La ausencia de flujo arterial puede deberse a una trombosis o a otros factores que contribuyen a la no identificación de la arteria hepática, originando un falso positivo de trombosis. Entre estos factores se han descrito espasmos de la arteria, edema, uso de determinados fármacos y el propio estado hemodinámico del paciente. Con independencia de la existencia de estos factores, la ausencia de visualización de la arteria hepática siempre conlleva la realización urgente de otra prueba de imagen que valore este hallazgo, generalmente una TC o un estudio ecográfico con contraste, que permite confirmar la presencia de flujo arterial y descartar la trombosis arterial[2].

El tiempo de aceleración sistólica es el tiempo transcurrido entre el inicio de la sístole y el primer pico de velocidad máxima sistólica. Se consideran normales los valores inferiores a 0,08 seg[3].

El pico de velocidad sistólica (PVS) presenta valores normales entre 30 y 70 cm/seg[4]. Para su correcta estimación es necesario realizar corrección del ángulo de incidencia.

El índice de resistencia (IR) es el cociente de la diferencia entre el pico de velocidad sistólica (PVS) y el final de velocidad diastólica (FVD), normalizado al pico de velocidad sistólica (PVS – FVD)/PVS. Su valor normal oscila entre 0,5 y 0,8[5,6]. Una elevación del IR es un hallazgo común a varias alteraciones vasculares del parénquima hepático, incluidos el edema del injerto, alteraciones como el síndrome de robo de la arteria esplénica y el riesgo inminente de trombosis

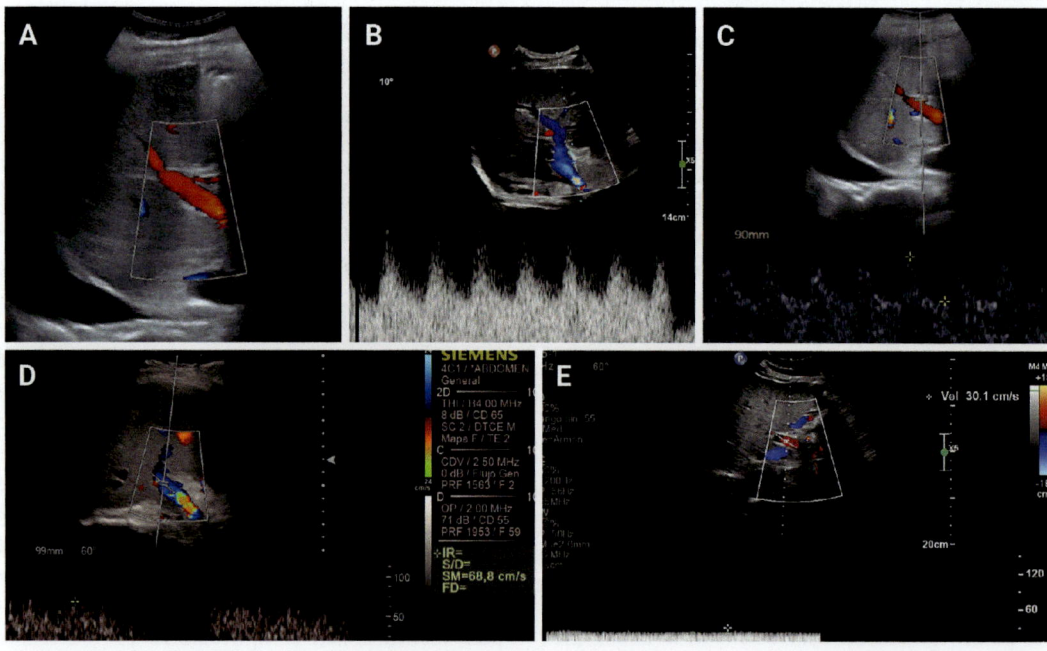

Figura 31-1. Control por ecografía Doppler a las 24 horas postrasplante en una mujer de 59 años. **A)** Correcta permeabilidad de la arteria hepática y la vena porta. **B)** Se aprecia un pico sistólico elevado con normalización en el control del 5º día **(C)**. **D)** Vena porta con flujo turbulento y velocidad elevada. **E)** Normalización en el control del 5º día.

de la arteria hepática cuando se asocia con una pérdida del flujo diastólico. Por otro lado, un IR bajo con una curva con morfología *parvus et tardus* (PVS disminuida y tiempo de aceleración prolongado mayor de 0,08 seg) orienta a complicaciones como estenosis de la arteria hepática, estenosis del tronco celíaco, trombosis de la arteria hepática con desarrollo de circulación colateral compensadora y, menos frecuentemente, fístula arterioportal.

Los registros arteriales pueden estar alterados en los estudios ecográficos realizados en los 3 primeros días del trasplante sin que ello tenga significado patológico. Las curvas pueden presentar un aplanamiento diastólico con un IR > 0,8 e incluso ausencia de la fase diastólica con IR = 1. En casi todos los pacientes estos registros se normalizan en los controles posteriores, sin presentar mayor frecuencia de complicaciones a corto o largo plazo que el grupo con registro arterial normal[7]. La causa de este aumento del IR parece que se debe al espasmo postoperatorio moderado de la arteria, sin estar relacionado con la presencia de rechazo[4].

Vena porta

Debe evaluarse al igual que la arteria hepática en los modos B, Doppler color y Doppler espectral. El modo B permite conocer su calibre e identificar la presencia de contenido intraluminal. La presencia de aire en el interior de la vena porta está descrito como un hallazgo normal en las primeras semanas tras el trasplante. También es posible identificar la anastomosis por el leve cambio de calibre del vaso.

Para realizar una adecuada evaluación Doppler color y Doppler espectral debe recordarse que el ángulo formado por los ultrasonidos con la dirección del flujo se refleja directamente en los valores obtenidos de velocidad, y este ángulo no debe ser superior a 60°. Por lo tanto, se necesita una correcta posición del transductor con respecto a la vena porta para no obtener valores erróneos. El flujo portal debe ser anterógrado (hepatópeto) y continuo. Es normal encontrar un flujo portal con turbulencias y fenómenos de solapamiento (hallazgo conocido como *aliasing*) en el postoperatorio precoz, dado el flujo turbulento y las altas velocidades que se pueden alcanzar. Este fenómeno desaparece si el margen superior de la escala de velocidad aumenta por encima de la velocidad máxima del flujo.

Venas suprahepáticas y vena cava inferior

Es importante valorar los aspectos morfológicos y hemodinámicos también de estas estructuras a pesar de que sus complicaciones son infrecuentes en el paciente con trasplante hepático[8]. La evaluación ecográfica debe empezar con el modo B con un estudio morfológico para valorar su calibre y descartar la presencia de contenido intraluminal. El flujo de las venas suprahepáticas es anterógrado y hepatófugo. No obstante, los cambios de presión en las cavidades cardíacas derechas durante el ciclo cardíaco se transmiten de forma retrógrada. Esto condiciona que en el estudio Doppler espectral pueda observarse una morfología trifásica. Por lo tanto, aunque un flujo trifásico descarte estenosis de las venas suprahepáticas, en el caso del trasplante hepático

un flujo monofásico no conlleva necesariamente pensar en complicaciones[5,8].

Como se ha mencionado, la ecografía es una herramienta muy útil en el seguimiento a corto y largo plazo del trasplante hepático. Además de la identificación de las posibles complicaciones vasculares y biliares, en los casos de trasplante por causa oncológica permite también identificar posibles recidivas o lesiones focales de nueva aparición en el injerto, siendo muy útil en la detección precoz de las recaídas.

Tomografía computarizada

La TC es una técnica diagnóstica que utiliza rayos X para obtener imágenes del cuerpo como cortes seccionales. En la actualidad, es una prueba muy disponible que ofrece una alta resolución temporal, espacial y de contraste. Por lo tanto, tiene una gran capacidad para detectar un amplio espectro de complicaciones.

Para la adecuada evaluación de las estructuras parenquimatosas, vasculares y biliares es fundamental la administración de contraste yodado intravenoso. Este contraste intravenoso tiene como objetivo mejorar la visualización tanto de estructuras vasculares como de órganos sólidos y/o vísceras huecas. Esto convierte a la TC en una prueba robusta y muy útil en el seguimiento del paciente con trasplante hepático. Aunque se considera una técnica poco operador-dependiente, se deben adecuar los parámetros de adquisición y las fases tras la administración del contraste en función de la sospecha diagnóstica. Por esta razón, y para obtener la mayor rentabilidad de esta prueba, es primordial conocer el escenario clínico y la sospecha diagnóstica del paciente que debe estudiarse[9].

Su utilidad en el trasplante hepático es muy amplia y tiene unas indicaciones muy concretas tanto en el preoperatorio como en el postoperatorio:

- **Durante el período preoperatorio.** La TC destaca por su utilidad para planificar la cirugía tanto en el futuro receptor como para el potencial donante vivo. En ambos casos permite identificar lesiones del parénquima hepático y facilita la caracterización de las lesiones focales detectadas. En comparación con otras pruebas diagnósticas como la RM, la TC ofrece una mayor resolución temporal y espacial, lo que posibilita la identificación de variantes anatómicas y alteraciones vasculares que pueden dificultar o complicar el procedimiento quirúrgico[10]. Otra ventaja de la TC frente a la RM es su rápida adquisición y la facilidad para estudiar las cavidades torácica y abdominal en su totalidad, siendo posible descartar o identificar lesiones tumorales u otras alteraciones que puedan contraindicar o modificar el trasplante.
- **Durante el período posquirúrgico inmediato.** La TC se centra en la detección de hemorragias y hematomas en casos de sospecha de sangrado, colecciones líquidas y abscesos intraabdominales, sepsis y, muy especialmente, la evaluación de la permeabilidad de los vasos del injerto. En el seguimiento a largo plazo, la TC es especialmente útil cuando existe sospecha de complicaciones tardías o recidiva oncológica, como en los pacientes trasplantados

por carcinoma hepatocelular o metástasis hepáticas con riesgo de recidiva[11].

Resonancia magnética

La RM es una técnica de imagen basada en la interacción de los protones de los diferentes tejidos expuestos a un campo magnético externo potente y a pulsos de radiofrecuencia. Tiene como ventajas que no emplea radiaciones ionizantes y presenta una mayor resolución tisular frente a la ecografía y la TC. Por otro lado, los equipos están menos disponibles por su mayor coste; además, algunos pacientes pueden presentar claustrofobia, y es una técnica susceptible a artefactos producidos por dispositivos médicos incompatibles con el campo magnético u otras circunstancias generadoras de artefactos en la imagen adquirida. En cualquier caso, su alta resolución de contraste la convierte en la prueba de elección en la evaluación de la vía biliar y en otros escenarios clínicos que se mencionan brevemente a continuación.

- **En el donante vivo.** La RM tiene como objetivos principales evaluar la idoneidad del parénquima hepático del donante, identificando las alteraciones morfológicas que orienten a una hepatopatía crónica, detección de hepatopatías difusas como la esteatosis o la sobrecarga de hierro, presencia y caracterización de lesiones focales y evaluación de la vascularización hepática y la anatomía de la vía biliar. Todos estos aspectos son cruciales para planificar y seleccionar la técnica quirúrgica más apropiada con el fin de minimizar el riesgo de posibles complicaciones[10].
- **En el estudio preoperatorio del receptor.** Principalmente en el contexto del paciente oncológico con carcinoma hepatocelular, la RM permite una mejor identificación y caracterización de todas las lesiones.
- **En el paciente ya trasplantado.** La RM se utiliza en el seguimiento, detección y caracterización de las complicaciones de la vía biliar, así como en la caracterización de lesiones focales de nueva aparición durante el seguimiento tardío.

En el contexto del trasplante hepático, la RM dispone de diferentes secuencias de pulso que son muy útiles en la valoración global del injerto. Las secuencias potenciadas en T1, T2 y difusión son fundamentales para valorar la morfología del injerto, la presencia de colecciones, la existencia de procesos inflamatorios/infecciosos y la valoración de las lesiones focales hepáticas, tanto benignas como malignas. Las secuencias colangiográficas, obtenidas con altas potenciaciones en T2 y supresión de la grasa, representan la anatomía del árbol biliar de una forma precisa, ya que acentúan la señal que proviene de los líquidos como la bilis, mientras que simultáneamente suprimen la señal proveniente de los tejidos y la grasa macroscópica. Por otro lado, las adquisiciones dinámicas son secuencias 3D eco de gradiente, potenciadas en T1 y con supresión de la grasa, que se obtienen en intervalos de tiempo definidos tras la administración en bolo de un medio de contraste basado en gadolinio. Estas adquisiciones en diferentes tiempos o fases (arterial precoz, arterial tardía, portal, equilibrio) permiten valorar con precisión los vasos, el parénquima hepático y la detección y caracterización de lesiones. Aunque su resolución espacial es inferior a la de la TC, las reconstrucciones vasculares permiten analizar el calibre y la permeabilidad de la arteria hepática, del sistema portal y de las venas suprahepáticas.

El empleo de contrastes hepatoespecíficos de excreción parcial biliar merece una mención especial en este contexto. En Europa destacan fundamentalmente el gadobenato de dimeglumina (Gd-BOPTA, MultiHance®) y el ácido gadoxético (Gd-EOB-DTPA, Primovist®). Cuando la indicación sea la valoración de complicaciones biliares, sobre todo en la sospecha de fugas, se prefiere el Gd-EOB-DTPA, ya que presenta una mayor tasa de excreción biliar (aproximadamente el 50 % en hígados sanos frente a un 5 % del Gd-BOPTA), y permite realizar el estudio con una mayor antelación (unos 20 minutos frente a 120 minutos, respectivamente)[10].

COMPLICACIONES DURANTE EL SEGUIMIENTO DEL PACIENTE TRASPLANTADO

La morbimortalidad asociada al trasplante hepático continúa disminuyendo gracias al refinamiento de las técnicas quirúrgicas, los cuidados postoperatorios, la inmunosupresión, y la detección precoz de complicaciones mediante las pruebas de imagen. Las diferentes modalidades de imagen tienen un papel fundamental en la detección temprana de las complicaciones, dado que las manifestaciones clínicas son generalmente poco específicas. Se ha demostrado que una detección precoz de estas complicaciones, así como un rápido y eficaz manejo terapéutico de ellas, disminuye de forma considerable la morbimortalidad[12]. En este contexto, para evaluar e informar adecuadamente las imágenes, es esencial que el radiólogo conozca perfectamente el procedimiento quirúrgico realizado y la anatomía final resultante de este[13].

En el postoperatorio inmediato, la ecografía Doppler es la técnica de elección, ya que valora la permeabilidad de los vasos arteriales y venosos del injerto en tiempo real, posibilitando la detección y el seguimiento de las complicaciones vasculares. Además, puede realizarse a pie de cama del paciente, es una técnica ampliamente disponible, de bajo coste e inocua. Cuando el resultado de la ecografía Doppler hace sospechar una complicación vascular, la anatomía quirúrgica es difícil de visualizar o el estado clínico del paciente se está deteriorando, es necesario complementar el estudio con una TC con contraste, por su mayor resolución espacial y capacidad diagnóstica. La colangio-RM es la técnica de elección en el diagnóstico y la tipificación de las complicaciones biliares.

Las complicaciones del trasplante hepático pueden englobarse fundamentalmente en tres tipos: las biliares, las vasculares y la recidiva o aparición de patología neoplásica *de novo*.

Complicaciones biliares

Las complicaciones biliares son las más frecuentes tras el trasplante hepático, con una incidencia de entre el 5 y el 32 %, siendo mayor en el período postoperatorio precoz[1].

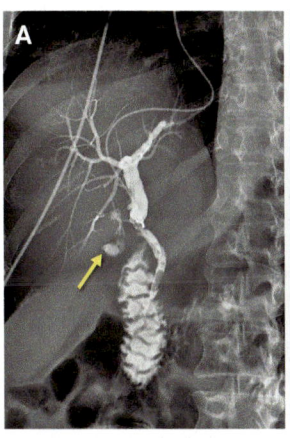
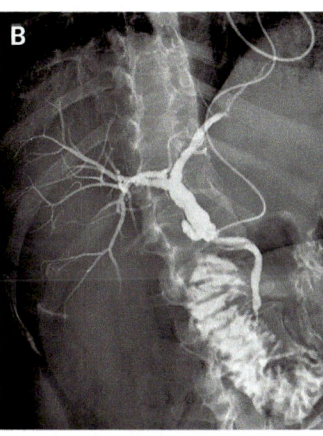

Figura 31-2. Mujer de 35 años trasplantada por cirrosis biliar primaria. **A)** La colangiografía trans-Kehr objetiva una fuga de contraste en la anastomosis (flecha amarilla). **B)** Se decide manejo conservador, observándose resolución del proceso en el siguiente control.

Aunque la RM tiene una sensibilidad y una especificidad muy altas (del 98-99 % y del 94-96 %, respectivamente) para el diagnóstico de complicaciones biliares postrasplante hepático[14], la primera prueba es la ecografía para concretar la sospecha de una forma rápida y poco costosa. Aunque la TC tiene menor utilidad que la RM en este tipo de complicaciones, puede ser también relevante por su disponibilidad y rapidez.

La *fuga biliar* es una complicación típica de la fase precoz del trasplante hepático, con un rango de incidencia de entre el 2 y el 25 %, y se asocia a una disminución de la viabilidad del injerto y la supervivencia del receptor. La localización más frecuente de esta fuga es próxima a la anastomosis, si bien también pueden producirse en la zona de inserción del tubo en «T» de Kehr, en el muñón del conducto cístico o en la superficie de sección hepática en los injertos tipo *split*[14]. Las pequeñas fugas de escaso débito se resuelven solas y solo requieren monitorización clínica y ecográfica. Las de mayor débito pueden formar bilomas, que en ocasiones se sobreinfectan y forman abscesos. Tanto la ecografía como la TC y la RM son técnicas muy útiles en la identificación de fugas biliares y bilomas. En los casos en los que se emplea el tubo en «T» de Kehr, la colangiografía directa es también un excelente método para identificar la fuga y el débito (**Fig. 31-2**). Los bilomas se identifican ecográficamente de forma sencilla como colecciones líquidas anecoicas, perihepáticas y subhepáticas. En la TC presentan un aspecto hipodenso homogéneo (**Fig. 31-3**), y en la RM son, de forma característica, hiperintensas

en las secuencias potenciadas en T2. Son un signo indirecto de fuga biliar, por lo que su identificación obliga a descartarla. El empleo de contrastes hepatoespecíficos (Gd-BOPTA y Gd-EOB-DTPA) con secuencias de RM volumétricas potenciadas en T1 y supresión grasa, con adquisición en fase de excreción biliar máxima, son de gran utilidad para confirmar la presencia de la fuga y localizar su origen[1].

Las *estenosis biliares* son las complicaciones tardías más frecuentes, con una incidencia del 5-15 %, que suelen aparecer aproximadamente entre los 5 y los 8 meses tras el trasplante. Pueden diferenciarse por su relación con la zona de anastomosis. Las estenosis anastomóticas son las más frecuentes, se producen en la vía extrahepática y no se asocian a una disminución de la viabilidad del injerto ni de la supervivencia del paciente[5]. Cuando son precoces pueden ser secundarias al propio procedimiento quirúrgico o a una discordancia entre la vía de donante y la del receptor, mientras que las más tardías se deben a fibrosis. Típicamente son cortas y localizadas en la anastomosis, apreciándose una dilatación de la vía biliar proximal a la zona de estenosis, con un cambio brusco de calibre en esta[14]. Por otro lado, las estenosis no anastomóticas son más precoces y suelen ser multifocales, de mayor longitud y localizadas en los conductos intrahepáticos o en la confluencia biliar[15] (**Fig. 31-4**). La causa más frecuente de las estenosis no anastomóticas es la isquemia secundaria a trombosis o estenosis de la arteria hepática, si bien isquemias prolongadas en el donante secundarias a hipotensión mantenida o a paro cardiorrespiratorio o los casos de donantes en asistolia son también causas relevantes. Otras causas menos frecuentes pueden ser rechazo crónico, infección o recidiva de una colangitis esclerosante primaria. Las estenosis no anastomóticas son más difíciles de tratar y suelen acabar en la pérdida del injerto o en la muerte del receptor hasta en el 50 % de los casos[14,15]. Por lo tanto, la identificación precoz de este tipo de estenosis es fundamental para la supervivencia tanto del injerto como del propio paciente.

Las estenosis biliares pueden plantear dificultades en el diagnóstico por imagen cuando la vía donante no se dilata como la nativa, generando un resultado falso negativo. Además, algunos pacientes pueden presentar dilataciones biliares de causa no obstructiva, clínicamente irrelevantes; incluso, la discrepancia normal donante-receptor puede ser también un factor de confusión diagnóstica que conlleve una sobreestimación (falso positivo) de una estenosis de la anastomosis que no existe en realidad. Por todo ello, la imagen debe siempre acompañarse de unos valores de laboratorio coherentes con un patrón de colestasis e ictericia[15].

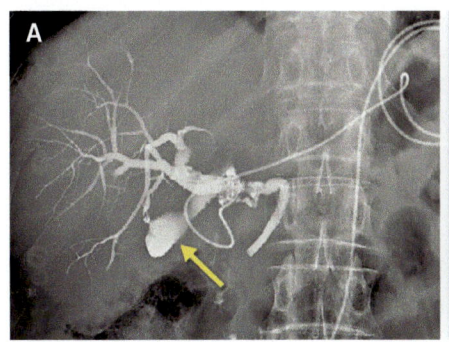
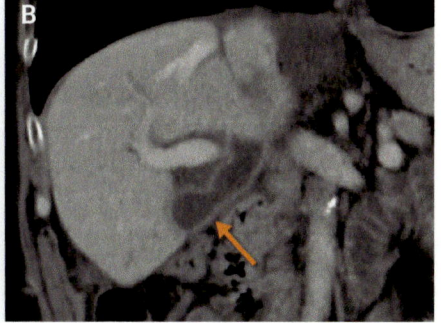

Figura 31-3. Mujer de 58 años trasplantada hepática por cirrosis por virus de la hepatitis C (VHC). **A)** En el control de colangiografía trans-Kehr se objetiva una gran fuga de contraste (flecha amarilla). **B)** En el estudio de TC se confirma la presencia de una colección biliar (biloma) secundaria a la fuga anastomótica (flecha naranja).

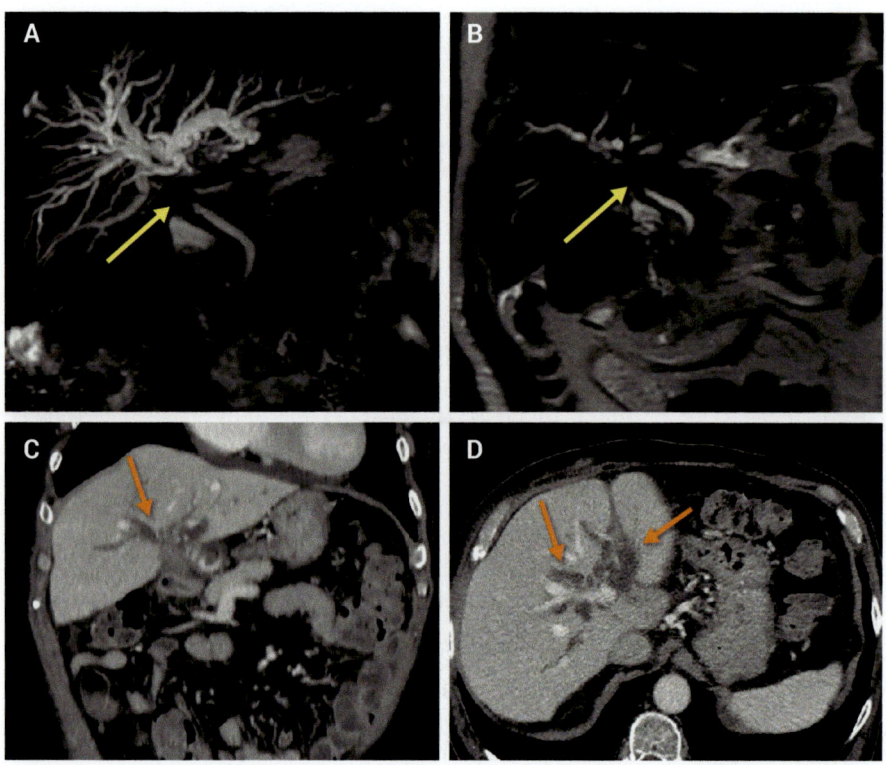

Figura 31-4. Hombre de 64 años, trasplantado hepático por cirrosis alcohólica con hepatocarcinoma. Analítica de control con deterioro de la función hepática. En el estudio de colangio-RM **(A)** y en la imagen coronal potenciada en T2 **(B)** se identifica una estenosis extensa en la confluencia hiliar, con engrosamiento irregular de sus paredes (flechas amarillas), hallazgos correspondientes con estenosis no anastomótica. En la TC con contraste **(C** y **D)** se aprecia la dilatación de la vía biliar intrahepática del donante secundaria a esta estenosis (flechas naranjas). La arteria hepática estaba permeable en esta exploración.

Como se ha señalado, la ecografía es útil para detectar dilatación de la vía biliar como signo indirecto de estenosis, con un alto valor predictivo positivo, si bien tiene una sensibilidad baja (38-66 %); además, la ausencia de dilatación no excluye estenosis[15]. La mejor técnica de imagen no invasiva en estas complicaciones biliares es la colangio-RM, dado que permite identificar los cambios en la luz del conducto biliar y una mejor delimitación anatómica para la planificación quirúrgica (**Fig. 31-5**).

La estasis biliar que se produce en la zona preanastomótica puede formar litiasis y moldes de barro biliar, que son también signos indirectos de estenosis[1]. Estas litiasis o moldes representan el 6 % de todas las complicaciones biliares y pueden producirse tanto en la vía intrahepática como en la extrahepática, ocasionando cuadros de colangitis, fallo del injerto e incluso necesidad de retrasplante. La colangio-RM presenta una gran sensibilidad en la identificación de estas concreciones biliares, que se identifican como defectos de repleción de baja señal rodeados por una fina lámina de líquido biliar[14] (**Fig. 31-6**).

Complicaciones vasculares

Las complicaciones vasculares tras el trasplante hepático son poco frecuentes. Su incidencia es de casi el 7 % para el trasplante de hígado de donante cadáver y de alrededor del 13 % para el trasplante de hígado de donante vivo[16].

Las complicaciones de la arteria hepática no son infrecuentes, puesto que por su pequeño calibre es el vaso con más riesgo de sufrir complicaciones. Las más importantes son la trombosis, la estenosis, la formación de seudoaneurismas y el síndrome de robo arterial. Es importante recordar que en el hígado trasplantado, a diferencia del hígado nativo, la irrigación de la vía biliar depende solo de la arteria hepática, por lo que sus complicaciones como la trombosis y la estenosis pueden provocar isquemia biliar, que puede

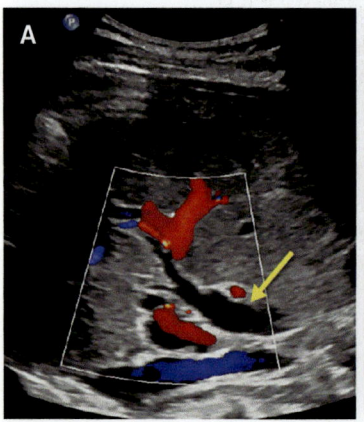
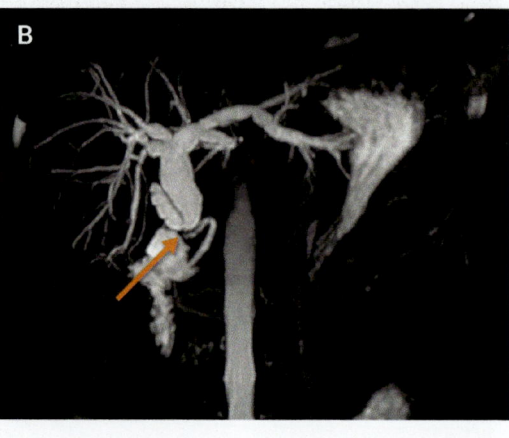

Figura 31-5. Mujer de 36 años con trasplante hepático por cirrosis hepática por virus de la hepatitis B (VHB). Cuadro de deterioro colestásico e ictericia de 11 meses tras el trasplante. **A)** En el estudio de ecografía se identifica dilatación de la vía biliar donante (flecha amarilla). **B)** La colangio-RM confirma la presencia de estenosis de la anastomosis, objetivándose una dilatación acusada de la vía biliar donante con cambio brusco de calibre y marcada discordancia donante-receptor (flecha naranja).

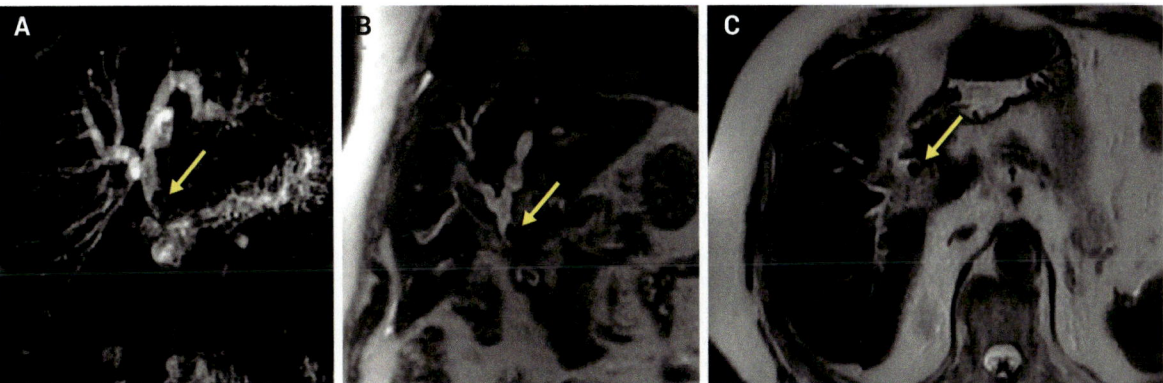

Figura 31-6. Paciente trasplantado hepático por cirrosis enólica y hepatocarcinoma, con estenosis de la anastomosis biliar. En la vía donante se identifica una litiasis preanastomótica (flechas amarillas) en las imágenes de colangio-RM **(A)** y en las adquisiciones potenciadas en T2 coronal **(B)** y transversal **(C)**.

manifestarse como fallo hepático, necrosis biliar, estenosis biliares no anastomóticas, bilomas e incluso bacteriemias[17] (**Fig. 31-7**).

La *trombosis de la arteria hepática* se considera precoz cuando ocurre en las primeras 4 semanas posteriores al trasplante, y tardía cuando se desarrolla después del primer mes.

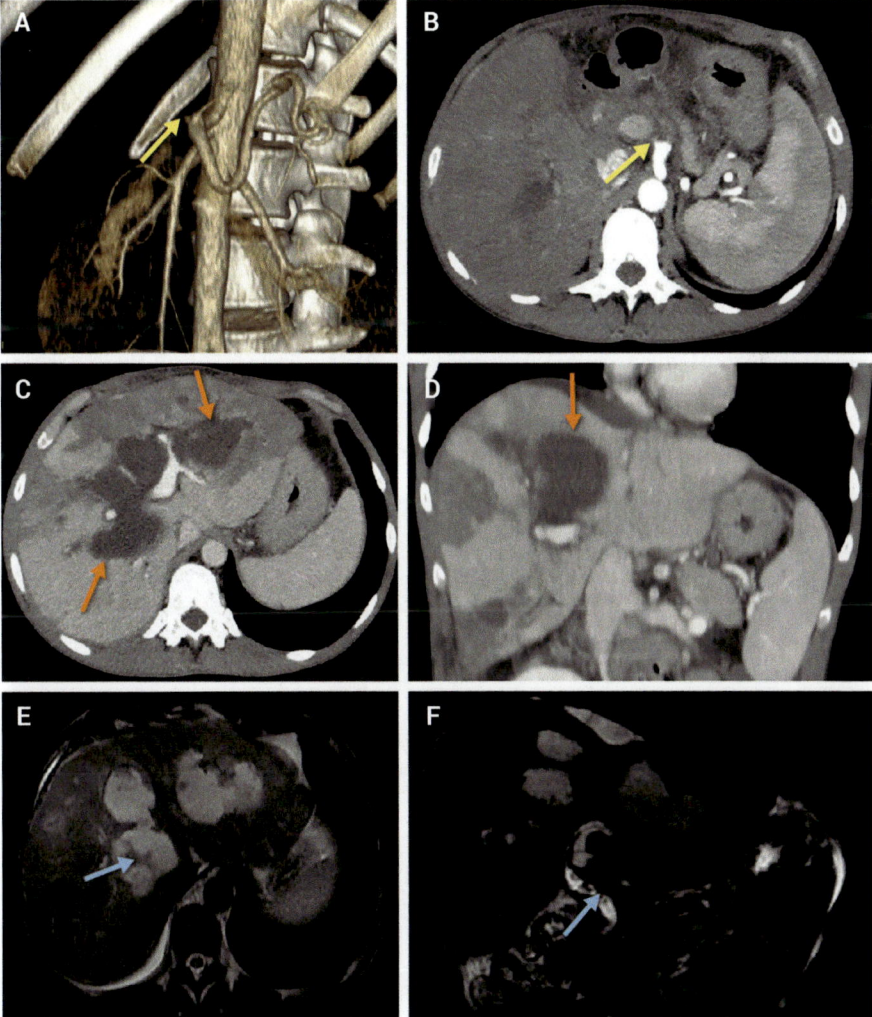

Figura 31-7. Hombre de 34 años con trasplante hepático por enfermedad de Wilson que presenta trombosis de la arteria hepática con necrosis biliar. En el estudio de TC se identifica el muñón de la arteria hepática indicado (flechas amarillas), tanto en la reconstrucción volumétrica **(A)** como en la imagen transversal de la fase arterial **(B)**. **C** y **D)** El estudio de TC en fase venosa valora la dilatación quística de la vía biliar (flechas naranjas) con amplias zonas de alteración de la perfusión hepática. Las imágenes potenciadas en T2 permiten identificar la presencia de detritos (flechas azules) en el interior de la vía intrahepática **(E)** y la vía extrahepática de donante y receptor **(F)**.

Las complicaciones tempranas son las más importantes para el pronóstico del paciente, debido a que se asocian con pérdida del injerto y altas tasas de mortalidad. Es la complicación vascular más frecuente, con una incidencia del 2-9 % en pacientes adultos. Es además la más grave, puesto que, si no se soluciona de forma urgente, ocasiona la pérdida del injerto, siendo la segunda causa de fracaso del injerto después de la disfunción primaria. Tiene una morbilidad importante, con una tasa de retrasplante y mortalidad del 50 % en la trombosis precoz[18].

El criterio ecográfico para diagnosticar trombosis es la ausencia de señal en la exploración Doppler color y espectral. Durante la exploración ecográfica hay que asegurarse de que la arteria se observa en toda su longitud en el hilio hepático, ya que puede ocurrir que se visualice permeable en el segmento proximal a la trombosis y generar un falso negativo de permeabilidad de toda la arteria[19]. Si existen dudas, el contraste ecográfico permite realizar un diagnóstico rápido y fiable, con un 100 % de sensibilidad y especificidad en la detección de la trombosis arterial[20,21]. La trombosis arterial se puede diagnosticar también mediante TC con contraste o mediante arteriografía digital directa como ausencia de repleción de la luz del vaso (**Fig. 31-8**).

La trombosis tardía de la arteria hepática ocurre tras el primer mes y, en ocasiones, incluso años después del injerto. La supervivencia del órgano injertado se debe a la neoformación de una vascularización colateral arterial. Estas formas tienen una presentación clínica larvada, con manifestaciones biliares que se relacionan con icteriacia obstructiva progresiva por estenosis de la vía biliar, fístula biliar, biloma o episodios sépticos recidivantes. En ocasiones, la isquemia de la vía biliar no llega a evolucionar a necrosis, sino que da lugar a una lesión más leve de la pared de los conductos biliares que conduce a una estenosis difusa, denominada colangiopatía isquémica.

La *estenosis de la arteria hepática* es generalmente una complicación más tardía que la trombosis, ya que suele pro-

ducirse entre 1 y 3 meses tras el trasplante. Se localiza habitualmente en la anastomosis entre la arteria donante y la del receptor. Su etiología suele estar en relación con las propias maniobras quirúrgicas al realizar la anastomosis o por fibrosis secundaria. Las manifestaciones clínicas son inespecíficas, desde una elevación aislada de transaminasas hasta complicaciones biliares e insuficiencia hepática. Esta variabilidad depende del grado de estenosis y de la formación de colaterales si la estenosis es tardía[19]. Cuando la estenosis es leve y permite un paso de flujo arterial aceptable, puede cursar sin sintomatología y no requerir tratamiento. En las estenosis graves, con disminución importante del riego arterial hepático, se producirá daño de la vía biliar y puede desarrollarse una trombosis. Es por ello por lo que las estenosis significativas de la arteria hepática deben diagnosticarse y tratarse precozmente.

Los criterios ecográficos para el diagnóstico de la estenosis incluyen un aumento focal del PVS mayor de 200 cm/seg, asociado a un flujo turbulento en el Doppler color y espectral. Si la estenosis es significativa, se producen signos indirectos distales, con una curva espectral intrahepática patológica con IR < 0,5, morfología *parvus et tardus*, PVS disminuido y tiempo de aceleración prolongado (> 0,08 seg)[22]. El registro intraparenquimatoso de tipo *parvus et tardus* está también asociado a la formación de colaterales arteriales tras la trombosis de la arteria hepática. El diagnóstico diferencial entre ambas entidades se establece mediante la confirmación de la permeabilidad de la arteria hepática en el hilio en el caso de estenosis. Mediante TC se identifica la estenosis como un estrechamiento focal del calibre arterial, lo que permite diferenciar las estenosis reales de los acodamientos de la arteria o de la presencia de bucles que pueden ocasionar un aumento focal de la velocidad con el Doppler pulsado y curvas *parvus et tardus* intrahepáticas (**Fig. 31-9**).

El *seudoaneurisma* es una complicación muy poco frecuente que suele ocurrir en el primer mes postrasplante,

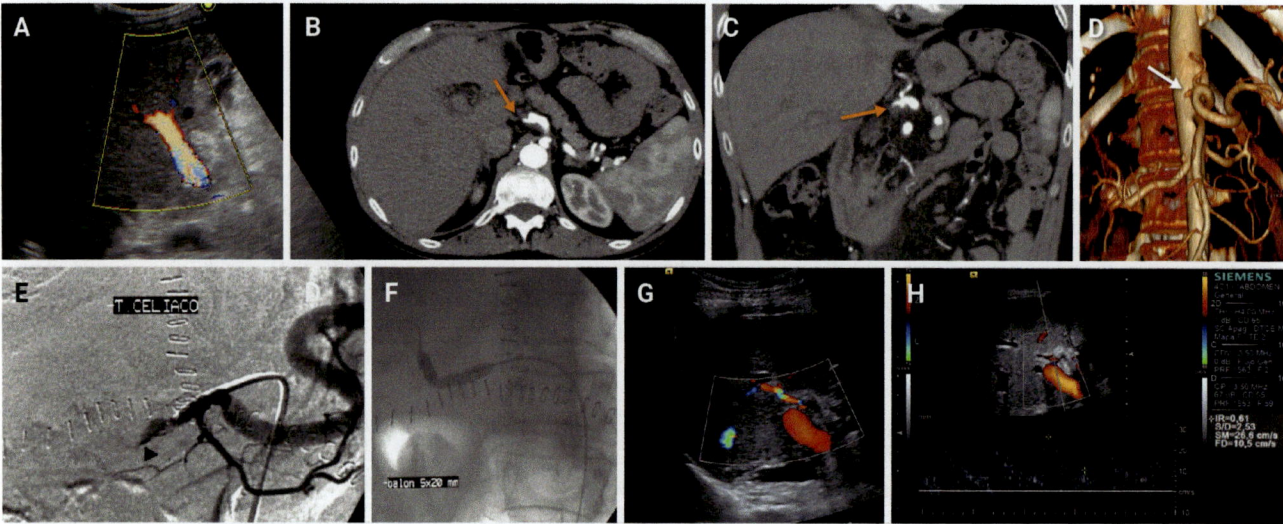

Figura 31-8. Hombre de 59 años trasplantado por cirrosis por virus de la hepatitis C (VHC) y alcohol. Ausencia de flujo en la arteria hepática con Doppler color **(A)** en el primer control realizado a las 24 horas, que confirma la sospecha de trombosis de la arteria hepática por tomografía computarizada vascular en fase arterial (flechas naranja en **B** y **C** y flecha blanca en la reconstrucción volumétrica 3D en **D**). Se realiza arteriografía **(E)** y se decide tratamiento mediante angioplastia con balón **(F)**, que consigue una repermeabilización de la arteria, con un espectro Doppler color normal **(G** y **H)**.

Figura 31-9. Hombre de 56 años trasplantado por cirrosis por virus de la hepatitis C (VHC) y hepatocarcinoma. Ecografías Doppler de las primeras 24 horas (A) y del 5º día (B). Se aprecia una arteria hepática permeable, con una curva de morfología normal. C) En el control ecográfico al 6º mes se aprecia una curva patológica *parvus et tardus*. D y E) En el estudio de TC se confirmó la presencia de una estenosis de la anastomosis arterial (flechas blancas), que se trató mediante angioplastia y *stent* (no mostrado).

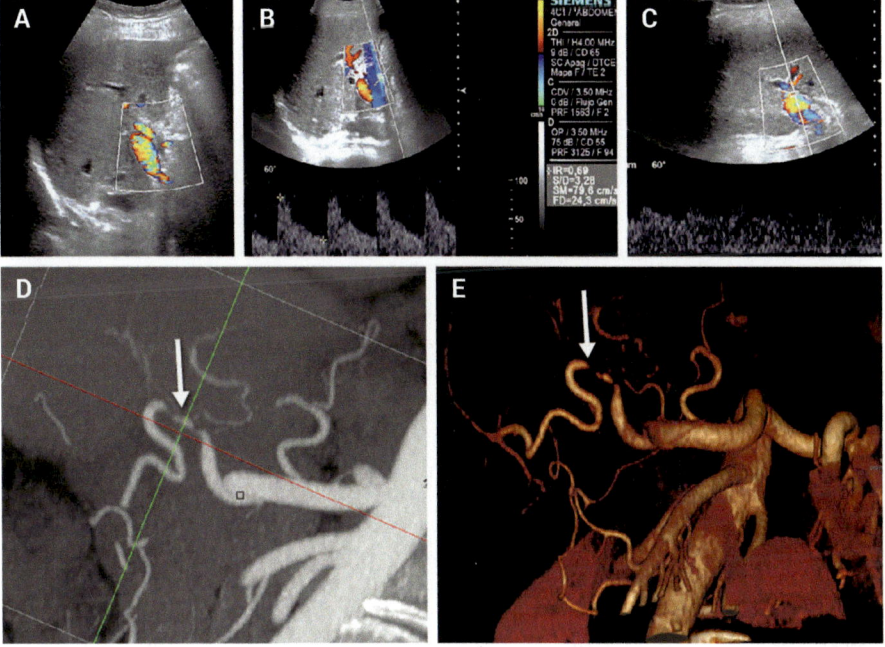

aunque también se han descrito casos de aparición tardía. Pueden ser extrahepáticos próximos a la anastomosis (secundarios a angioplastias, dehiscencia o infección) o intrahepáticos, relacionados con la biopsia u otros procedimientos intervencionistas percutáneos transparietohepáticos. A menudo son asintomáticos, aunque tiene un elevado riesgo de complicaciones, como la trombosis de la arteria hepática, la rotura hacia la vía biliar provocando hemobilia o la rotura hacia la cavidad peritoneal con el consiguiente hemoperitoneo. También pueden producirse fistulas entre el seudoaneurisma y el árbol biliar o con la vena porta[23].

La imagen ecográfica en modo B identifica el seudoaneurisma como una estructura quística redondeada, lobulada o sacular situada en el hígado o extrahepática en relación con la arteria hepática, que presenta flujo Doppler en su interior típicamente bidireccional, lo que se ha descrito con el característico signo del «yin-yang». La TC será la técnica de elección en el diagnóstico de esta complicación, ya que permite identificar tanto la dependencia de la arteria como la presencia de flujo vascular en el interior de la lesión (Fig. 31-10). Además, la TC permite objetivar signos de rotura del seudoaneurisma, hallazgo que requerirá de un manejo urgente.

La *hipoperfusión por robo arterial* es usualmente oligosintomática. Se define por la desviación del flujo sanguíneo de la arteria hepática a otra rama arterial diferente, pero origi-

Figura 31-10. Hombre de 63 años trasplantado hepático por cirrosis por virus de la hepatitis C (VHC) y hepatocarcinoma. A) Ecografía de la lesión en el lóbulo hepático izquierdo de aspecto quístico (flecha naranja). B) En el estudio Doppler se observa un flujo turbulento elevado dentro de la lesión, con el signo típico del «yin-yang». En el estudio de TC se confirma el relleno precoz de contraste en fase arterial (C), así como su dependencia de la arteria hepática izquierda (flecha amarilla en D). Los hallazgos se corresponden con un seudoaneurisma intrahepático de la arteria hepática izquierda, que se trató mediante embolización con *coils* (flecha blanca en E).

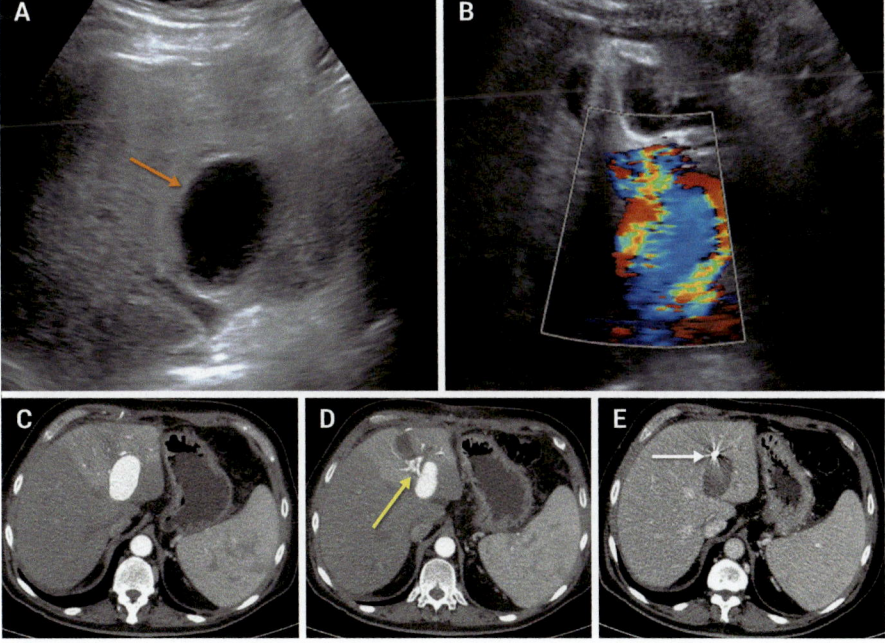

nada en el mismo tronco celíaco. Habitualmente, los síndromes de robo se producen cuando el flujo de la arteria hepática aboca a la arteria esplénica o a la gastroduodenal. Esta hipoperfusión puede ocasionar la isquemia del injerto y dañar la vía biliar por falta de riego adecuado, al igual que ocurre con la estenosis y la trombosis. El más frecuente es el síndrome de robo por la arteria esplénica, que ocurre en algunos pacientes cirróticos con hipertensión portal y esplenomegalia previa al trasplante. Al trasplantar el hígado, el hiperflujo esplénico persiste y la mayoría del flujo sanguíneo del tronco celíaco se dirige al bazo, con la consiguiente hipoperfusión hepática[24,25]. Clínicamente, el síndrome de robo arterial no se puede diferenciar de otras causas de isquemia del injerto en el postoperatorio temprano, aunque la isquemia causada por robo arterial tiende a tener un curso menos fulminante que la trombosis. El diagnóstico más específico se realiza con arteriografía, dado que permite analizar los hallazgos dinámicos indicativos de la hipoperfusión del injerto y la derivación del flujo con el ensanchamiento secundario de la arteria esplénica o gastroduodenal (**Fig. 31-11**). La ecografía con contraste mejora el rendimiento diagnóstico del síndrome de robo arterial y evita falsos diagnósticos de trombosis del vaso.

Las complicaciones portales en el postrasplante son relativamente raras y consisten, sobre todo, en la trombosis y la estenosis. Afectan a menos del 1-2 % de los trasplantes hepáticos[16]. Las causas incluyen la discrepancia entre los calibres de las venas de donante y receptor, estados de hipercoagulabilidad, cirugías previas y antecedente de trombosis previa.

La *trombosis de la vena porta* ocurre con mayor frecuencia en la anastomosis y su presentación clínica va a depender del momento en que se produzca. Si la trombosis es precoz, predominan los síntomas y signos clásicos de una insuficiencia hepática aguda, con deterioro clínico progresivo. En la forma tardía, el cuadro clínico está en función del grado de circulación colateral existente, y generalmente no es tan grave, presentándose con hipertensión portal con ascitis, encefalopatía y hemorragia digestiva alta. Las trombosis parciales suelen ser asintomáticas. El criterio ecográfico de trombosis portal es la ausencia de flujo en la vena porta y/o en sus ramas en el Doppler color, de forma parcial o completa. Con la imagen ecográfica se evidencia el material ecogénico intraluminal, aunque ha de tenerse en cuenta que los trombos muy agudos pueden ser poco ecogénicos. Los hallazgos ecográficos pueden confirmarse con contraste ecográfico o TC con contraste adquirido en fase venosa, lo que permite

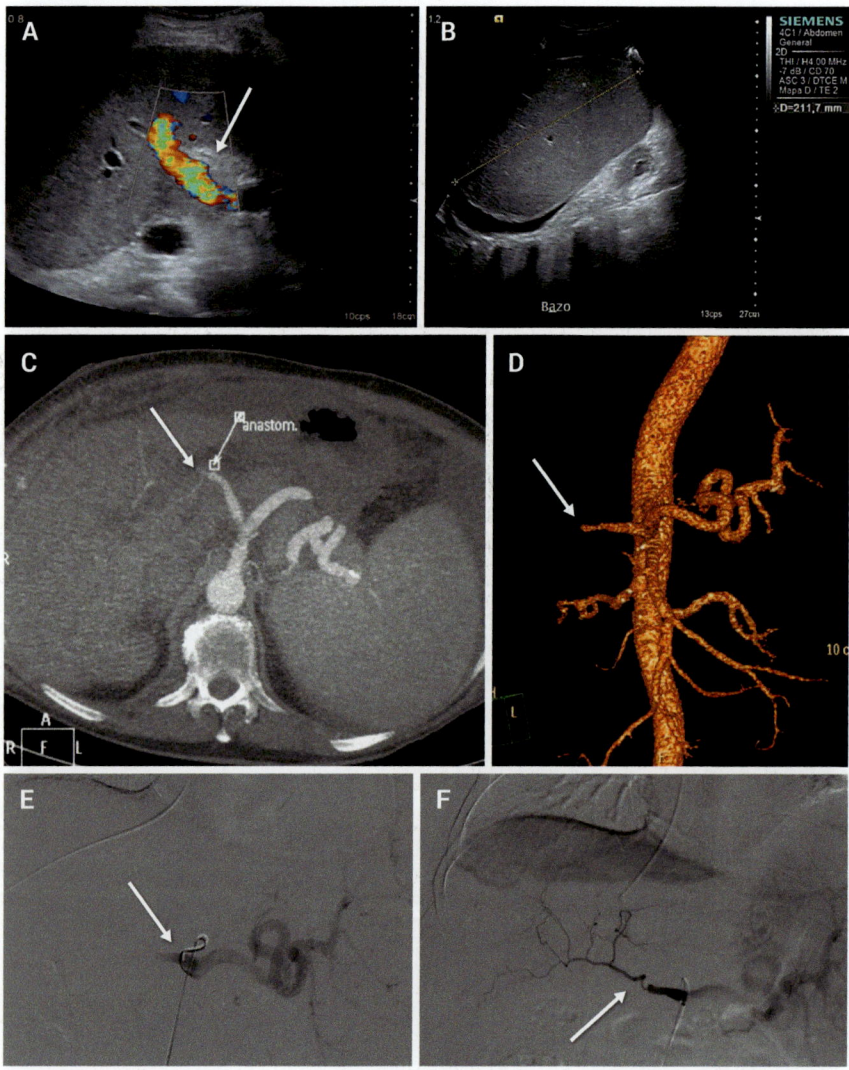

Figura 31-11. Hombre de 61 años trasplantado por cirrosis enólica. **A)** Ecografía en Doppler color sin visualizar la arteria hepática principal en el hilio. **B)** En el estudio ecográfico se aprecia también una gran esplenomegalia de 21 cm y ascitis. **C)** En la TC se identifica una arteria hepática con afilamiento de su calibre distal a la anastomosis (flecha blanca), hallazgo confirmado en la reconstrucción volumétrica (flecha blanca en **D**). También se aprecia una gran dilatación de la arteria esplénica. **E)** La arteriografía desde el tronco celíaco muestra un flujo dominante hacia la arteria esplénica con escasa representación de la arteria hepática. **F)** En el estudio selectivo hepático se evidencia un cambio de calibre brusco a los 3 cm de su origen, así como parenquimograma hepático de aspecto parcheado. Todos estos hallazgos se corresponden con un síndrome de robo de la arteria esplénica.

Figura 31-12. A) Material ecogénico en el interior de la vena porta en una paciente trasplantada hepática (flecha blanca). **B)** La TC confirma la presencia de trombosis portal parcial (flecha blanca), con extensión a la vena mesentérica superior y sus ramas (flecha naranja).

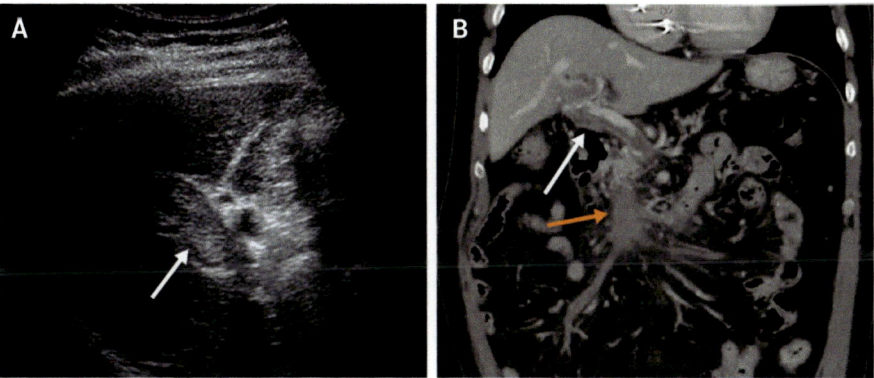

además identificar y delimitar áreas isquémicas parenquimatosas como áreas de ausencia de realce[19] (**Fig. 31-12**).

La *estenosis de la vena porta* suele observarse, al igual que las restantes complicaciones vasculares, en la anastomosis. Los criterios ecográficos de estenosis portal con Doppler color incluyen el solapamiento *(aliasing)* en la zona anastomótica, y con Doppler espectral, una velocidad máxima portal muy alta (> 125 cm/seg), con una relación de velocidad anastomótica/preanastomótica mayor de 3:1. Una velocidad portal superior a 125 cm/seg mantenida a lo largo del tiempo es un parámetro muy sensible y específico para el diagnóstico de la estenosis portal[26]. Debe tenerse en cuenta que es habitual encontrar velocidades altas y flujos turbulentos en el postrasplante inmediato, pero que más tarde se irán normalizando progresivamente. La TC es una técnica importante en esta complicación, dado que permite cuantificar el grado de estenosis (**Fig. 31-13**).

Las *complicaciones de la vena cava* son infrecuentes, con tasas del 1-2 % de estenosis y trombosis (**Fig. 31-14**). Las

estenosis precoces están en relación con problemas técnicos quirúrgicos o compresiones por hematomas, edema del injerto o colecciones líquidas. Las estenosis tardías suelen producirse por hiperplasia de la íntima o por fibrosis en la zona de anastomosis. En las estenosis de la vena cava inferior aparece generalmente un flujo turbulento con velocidades aumentadas de forma focal, siendo significativos los gradientes de, al menos, 3:1 entre velocidades anastomótica/preanastomótica. Una medida aislada de la velocidad máxima en la vena cava no se considera fiable dada su variabilidad y dependencia del ángulo de insonación Doppler.

Las *estenosis de las venas suprahepáticas* se manifiestan como una pulsatilidad disminuida en la curva espectral venosa, aunque ha de tenerse en cuenta que este hallazgo puede ser normal en el período postoperatorio temprano[7,26]. La pérdida del patrón trifásico normal se puede cuantificar mediante el índice de pulsatilidad venosa, que se define como la diferencia entre las velocidades máximas y mínimas durante el ciclo cardíaco, dividido por la velocidad máxima, siendo,

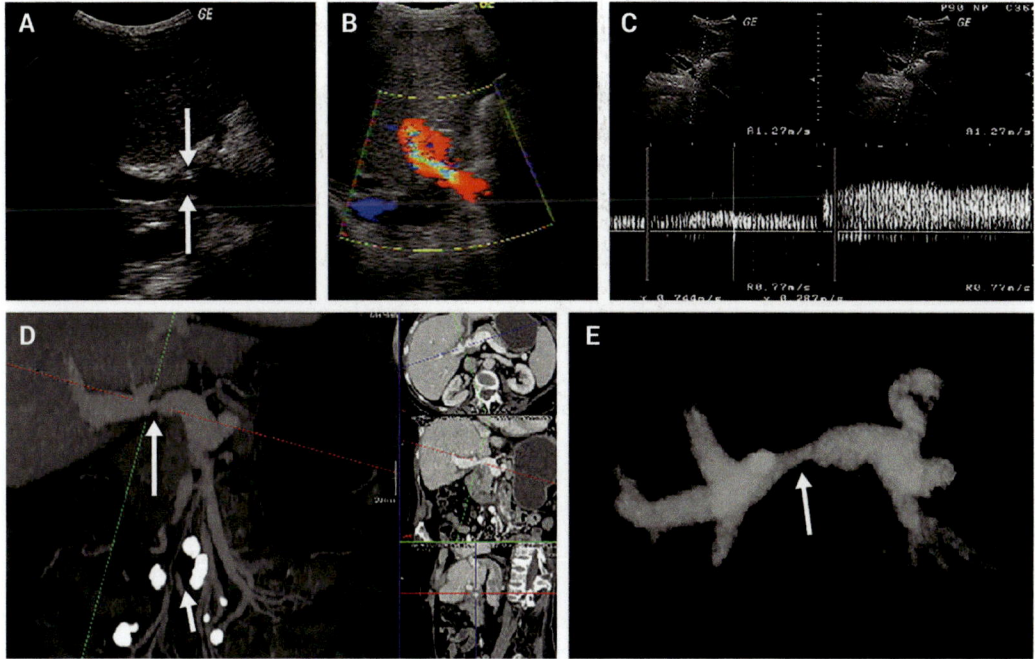

Figura 31-13. Mujer de 50 años trasplantada hepática por cirrosis biliar primaria. **A)** Estenosis portal en la anastomosis. **B)** Flujo turbulento portal *(aliasing)* secundario a la estenosis. **C)** Aumento de la velocidad portal en la anastomosis (> 125 cm/seg), con aumento de la relación anastomótica/preanastomótica > 3:1. **D** y **E)** TC con reconstrucción multiplanar y volumétrica. Las flechas blancas señalan la zona de estenosis.

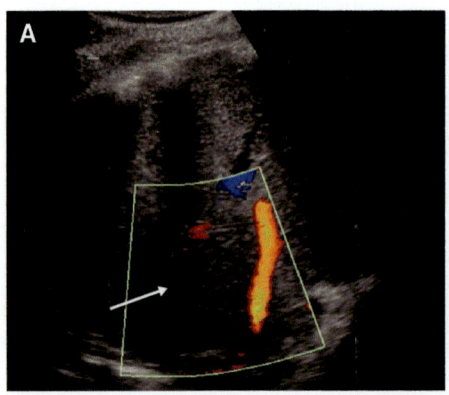 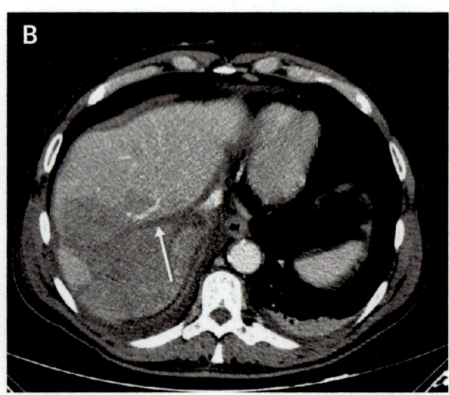

Figura 31-14. Mujer de 48 años trasplantada hepática. **A)** Ecografía Doppler con ausencia de señal Doppler color en la vena suprahepática derecha (flecha blanca). **B)** La TC confirma este hallazgo y la trombosis (flecha blanca), junto con alteración de la perfusión del parénquima hepático.

pues, análogo al índice de resistencia arterial. Un índice > 1 es normal para una onda trifásica, lo que excluye una estenosis significativa. El índice se aproxima a 0 en el flujo monofásico, y cuanto menor es el índice de pulsatilidad venosa, mayor es la probabilidad de estenosis. Un índice < 0,45 tiene una especificidad del 95 % para el diagnóstico de estenosis[26].

Recidiva tumoral

La recidiva tumoral puede considerarse una complicación tardía del trasplante. A pesar de que la supervivencia libre de enfermedad a los 5 años tras un trasplante con carcinoma hepatocelular es de entre el 60 y el 80 %, la recidiva del carcinoma hepatocelular se produce en aproximadamente el 10 % de los pacientes que están dentro de los criterios de Milán a los 4 años del trasplante[1]. Al tratarse de pacientes inmunodeprimidos, la recidiva se produce con frecuencia como enfermedad multifocal y extrahepática, fundamentalmente como metástasis pulmonares. En estos casos, la técnica de imagen de elección para el seguimiento y control evolutivo es la TC, ya que permite valorar el estado del injerto y de sus estructuras vasculares y detectar las lesiones pulmonares y a distancia del injerto.

El desarrollo de otras neoplasias supone alrededor del 30 % de las muertes a los 10 años del trasplante y representa la causa más frecuente de mortalidad en pacientes después del primer año[1]. Los síndromes linfoproliferativos postrasplante son la neoplasia *de novo* más frecuente tras trasplante hepático, representando el 20 % de los casos. Su apariencia es generalmente poco específica, pero debe considerarse esta posibilidad cuando aparece una o múltiples masas sólidas o adenopatías en el receptor, siendo las adenopatías la forma de aparición más frecuente (**Fig. 31-15**). Con mayor frecuencia aparece en los primeros 7-10 meses, pero se han descrito casos de aparición hasta años tras el trasplante. La biopsia es fundamental para establecer el diagnóstico[15].

CRONOLOGÍA Y MANEJO MEDIANTE IMAGEN DEL PACIENTE CON TRASPLANTE HEPÁTICO

La evaluación mediante imagen tras el trasplante hepático puede clasificarse y dividirse en dos grandes períodos, en función del tiempo postoperatorio y de las complicaciones que pueden acontecer. Inicialmente, las complicaciones se relacionan sobre todo con el acto quirúrgico, y en un segun-

do tiempo destaca la recurrencia tumoral en los pacientes trasplantados por tumores, principalmente el carcinoma hepatocelular.

Evaluación postoperatoria inmediata

La detección precoz de las complicaciones postoperatorias inmediatas tras evaluar de forma sistemática al paciente trasplantado con ecografía Doppler ha disminuido notablemente la incidencia de fallo del injerto en los primeros días tras la cirugía. La trombosis precoz de la arteria hepática es la complicación más temible y su mayor incidencia se sitúa en los primeros 2 días tras el trasplante, con un tiempo medio de detección entre 2 y 5 días[27].

Los protocolos de monitorización precoz tras el trasplante con ecografía Doppler son un estándar de práctica clínica en la mayoría de los centros, con ciertas variaciones en la frecuencia y el intervalo de realización. Existen centros que realizan hasta dos ecografías al día durante la primera semana y una diaria durante la segunda semana; centros que efectúan una ecografía cada 3 días durante 2 semanas, y otros que realizan solo ecografía en los días 1 y 5[28]. También se ha des-

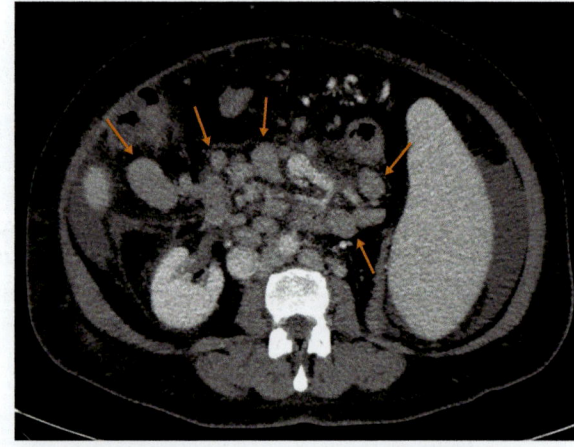

Figura 31-15. Mujer de 67 años trasplantada hepática con cirrosis del injerto. Acude a urgencias por dolor, distensión abdominal y fiebre que no remite a pesar de tratamiento antipirético. En la TC realizada de forma urgente se identifican múltiples adenopatías mesentéricas de tamaño patológico (flechas naranjas). Se realiza biopsia de uno de los ganglios y se confirma la sospecha de síndrome linfoproliferativo (síndrome linfoproliferativo postrasplante monomorfo tipo linfoma periférico T con fenotipo de células T *helper*).

crito el uso de monitorización continua mediante empleo de ecografía Doppler implantable[29]. En un estudio europeo se observó que la mayoría de las complicaciones precoces se desarrollaron durante los 5 primeros días, por lo que el protocolo de monitorización se instauró en los días 0, 1 y 5 tras el trasplante[27]. En nuestro centro se realiza un estudio de ecografía Doppler en el postoperatorio inmediato, en las primeras 24 horas posteriores a la cirugía, y mientras el paciente se encuentra en el servicio de reanimación, seguido de una nueva exploración ya programada a los 5 días de la intervención. Si la evolución postoperatoria es favorable y el paciente recibe el alta hospitalaria, el siguiente control se efectúa a las 4 semanas de la cirugía.

Adicionalmente, es habitual practicar un nuevo control ecográfico a los 3 meses y, luego de forma periódica, cada 6 meses. En algunos centros también se realizaba colangiografía a través del tubo de Kehr de forma sistemática a los pocos días del trasplante y antes de su retirada al mes, aunque esta práctica está actualmente en desuso.

Evaluación postoperatoria tardía

Los controles clínicos y por imagen en los pacientes trasplantados sin carcinoma hepatocelular y que no presentan tumores en el explante están focalizados en detectar las complicaciones relacionadas con la cirugía, incluyendo problemas vasculares, biliares y funcionales, habitualmente el rechazo y fallo del injerto. En la práctica clínica habitual en estos pacientes se realiza un seguimiento clínico, analítico y mediante ecografía Doppler. En el Hospital Universitario y Politécnico La Fe por lo general se efectúa una ecografía Doppler cada 3-6 meses durante el primer año, siempre que no existan complicaciones, y después se van espaciando hasta llegar a realizarse anualmente en los pacientes con trasplantes de larga evolución.

En los pacientes trasplantados con carcinoma hepatocelular el riesgo de recurrencia tumoral es la principal preocupación después del trasplante, dado que ocurre entre el 8 y el 20 % de los receptores del trasplante[30]. Aproximadamente el 75 % de las recurrencias se producen durante los 2 primeros años, siendo el tiempo medio de 16-18 meses[31], y solo el 10 % recurre después del cuarto año. Las publicaciones existentes recogen recomendaciones de expertos y algunos documentos de consenso recientes sobre este cribado. En general, se recomienda realizar una TC toracoabdominopélvica con contraste intravenoso cada 3-6 meses durante los primeros 2 años, y posteriormente espaciar los controles[31]. Este cribado puede alternarse con RM junto con determinación de la concentración sanguínea de α-fetoproteína[30]. Durante los últimos años se han desarrollado varios modelos para estimar el riesgo de recurrencia en estos pacientes y ofrecer una pauta de seguimiento según su riesgo. Los modelos como RETREAT, MORAL y HALTHCC son los más empleados[32], aunque su uso dista mucho de estar implantado de forma regular[33]. En nuestro entorno, el modelo RETREAT[34] se emplea por su utilidad en estudios multicéntricos y su simplicidad, ya que con solo tres variables se puede estimar el riesgo de recurrencia: la carga tumoral en el explante, la invasión microvascular y los niveles de α-fetoproteína (**Tabla 31-1**).

Tabla 31-1. Puntuación RETREAT para estimar el riesgo de recurrencia tumoral y protocolo de seguimiento

	RETREAT (puntos)
α-Fetoproteína en el trasplante (ng/ml)	
• 0-20	0
• 21-99	1
• 100-999	2
• ⩾1.000	3
Invasión microvascular	2
Suma del tamaño máximo del tumor viable + número de lesiones viables (cm)	
• 0 (no tumor viable en el explante)	0
• 1-4,9	1
• 5-9,9	2
• ⩾10	3
Puntuación RETREAT	**Protocolo de cribado**
0 puntos	No requiere cribado
1-3 puntos	Cribado cada 6 meses durante 2 años
4 puntos	Cribado cada 6 meses durante 5 años
> 5 puntos	Cribado cada 3-4 meses durante 2 años y cada 6 meses entre 2-5 años

Adaptado de Mehta N et al.[34]

El empleo del trasplante hepático como aproximación terapéutica en pacientes seleccionados con colangiocarcinoma o metástasis hepáticas irresecables es infrecuente y no es una práctica habitual, aunque su indicación es cada vez más frecuente. El trasplante hepático como tratamiento para las metástasis de tumores neuroendocrinos ha presentado buenos resultados a largo plazo, con un aumento significativo de la supervivencia[35]. Los criterios de selección para la indicación de trasplante más empleados son los de Milán para pacientes con metástasis hepáticas de tumores neuroendocrinos[36,37]. No obstante, pese a obtener unos resultados aceptables a largo plazo, la recurrencia tras el trasplante oscila entre el 30 y el 50 % de los casos. La monitorización mediante pruebas de imagen de los pacientes trasplantados por esta indicación se basa en las guías para tumores neuroendocrinos, empleando TC o RM con contraste intravenoso cada 3-4 meses. Estas exploraciones se complementan con estudios de receptores de la somatostatina (octreoscan), tomografía por emisión de positrones con galio-68 (PET-⁶⁸Ga) o con 18-fluorodesoxiglucosa (PET-¹⁸FDG), solamente cuando exista sospecha de recurrencia o una elevación mantenida e injustificada de los niveles séricos de cromogranina A[38].

En pacientes con metástasis hepáticas irresecables de carcinoma colorrectal existe en los últimos años una rápida expansión del trasplante hepático como alternativa terapéutica[39], con supervivencias globales publicadas superiores al 50 % a los 3 años del trasplante[40,41]. Los estudios con seguimientos más altos informan de supervivencias de hasta el 88 % a los 10 años en pacientes muy seleccionados con

Tabla 31-2. Sistemas de predicción del riesgo de recurrencia en los pacientes con trasplante hepático por metástasis de colon irresecables

Clasificación de Oslo (0-4)	Clasificación de riesgo clínico de Fong (0-5)
Tumor de mayor tamaño > 5,5 cm	Tumor de mayor tamaño > 5 cm Tumor primario con adenopatías positivas (N⁺)
Menos de un intervalo de 2 años entre la resección del tumor primario y el trasplante	Intervalo libre de enfermedad desde el tumor primario hasta el descubrimiento de las metástasis hepáticas < 12 meses
Progresión de la enfermedad en el momento del trasplante	Número de tumores > 1
Niveles de CEA preoperatorio > 80 µg/l	Niveles de CEA preoperatorio > 200 µg/l

Adaptado de Lebeck Lee CM et al.[43]
CEA: antígeno carcinoembrionario.

menores riesgos de recurrencia[42]. Existen dos sistemas de puntuación principales para predecir el riesgo de recurrencia en pacientes con trasplante hepático por metástasis hepáticas irresecables de cáncer colorrectal. Tanto la clasificación de Oslo como la clasificación de riesgo clínico de Fong categorizan a los pacientes según parámetros como el nivel de CEA, el tamaño del tumor o el número de metástasis hepáticas, entre otros[39,43] (**Tabla 31-2**). Por otro lado, aunque no existe una guía clínica sobre la monitorización de estos pacientes tras el trasplante, la mayoría de los ensayos clínicos realizan una visita clínica mensual durante el primer año, cada 3 meses durante el segundo año y cada 6 meses después. En el caso del seguimiento mediante imagen se considera un estudio de TC cada 3 meses durante los dos primeros años y posteriormente cada 6 meses hasta el final del seguimiento.

En pacientes con colangiocarcinomas hiliares menores de 3 cm, sin adenopatías ni extensión a distancia, y no resecables con las técnicas habituales, el grupo de la Clínica Mayo para trasplante hepático ha obtenido buenos resultados, con recurrencias prácticamente siempre externas al sistema biliar[44]. El riesgo de recurrencia en los pacientes con colangiocarcinomas perihiliares y colangitis esclerosante primaria es menor que en los colangiocarcinomas *de novo*, probablemente porque los primeros son detectados y trasplantados en estadios menos avanzados. No se ha descrito una monitorización específica mediante pruebas de imagen para estos pacientes, y su seguimiento se realiza siguiendo protocolos de imagen similares a los de los pacientes trasplantados por carcinoma hepatocelular.

Por otro lado, hoy en día no hay consenso sobre los criterios de selección de pacientes con colangiocarcinoma intrahepático para trasplante hepático, ya que la mayoría de los estudios presentan resultados poco favorables[45]. Se han identificado dos criterios de selección esperanzadores: tumores en estadio muy inicial (tumores únicos y ≤ 2 cm) sobre cirrosis y tumores localmente avanzados con quimioterapia neoadyuvante[46].

GUÍA DE PRÁCTICA CLÍNICA EN EL SEGUIMIENTO ACTIVO DEL PACIENTE CON TRASPLANTE HEPÁTICO

La realización de controles programados periódicos tras el trasplante es fundamental para valor de forma precoz la presencia de complicaciones y evaluar la recidiva tumoral en los pacientes trasplantados por carcinoma hepatocelular u otro tipo de tumores. Estos controles implican diferentes pará-

metros clinicoanalíticos, que quedan fuera del objetivo de este capítulo, aunque son sobre todo las pruebas radiológicas las más relevantes en el control evolutivo.

En el diagnóstico del rechazo o en la identificación de pacientes con un mayor riesgo de rechazo del injerto no existe ninguna prueba radiológica recomendada. En estos casos, el diagnóstico y la gravedad del rechazo se establecen mediante biopsia. El análisis del flujo arterial, portal o intrahepático mediante ecografía Doppler ha demostrado ser útil en el rechazo agudo, pero no ha manifestado suficiente sensibilidad y especificidad para retrasar la realización de la biopsia[47].

Deben establecerse programas periódicos de control mediante imagen para detectar precozmente las complicaciones, muchas veces silentes. El diagnóstico por imagen de las complicaciones biliares tras el trasplante hepático debe considerarse cuando existan alteraciones de colestasis en los controles analíticos. El diagnóstico por imagen de las complicaciones vasculares del trasplante debe considerarse si existen alteraciones de enzimas hepáticas, y establecerse mediante la ecografía Doppler sistemática y la TC con contraste. Las complicaciones vasculares y biliares en el trasplante hepático son una causa mayor de pérdida del injerto, fundamentalmente en el primer año postrasplante, por lo que un diagnóstico y un manejo precoces consiguen mejorar la supervivencia del injerto. Los datos clínicos y analíticos suelen ser inespecíficos en este tipo de complicaciones, sobre todo en el período del postrasplante inmediato, por lo que las pruebas de imagen van a ser fundamentales en su diagnóstico. Las exploraciones más adecuadas en este contexto son la ecografía Doppler, la TC y la RM, especialmente la colangio-RM en las complicaciones biliares[47].

La ecografía Doppler es la prueba de elección en la valoración inicial del injerto hepático. Se emplea tanto durante el procedimiento quirúrgico de forma intraoperatoria, como en los primeros días postrasplante, por lo general en las primeras 24 horas y al quinto día de forma sistemática, si bien los protocolos varían según los centros. El seguimiento con Doppler durante la primera semana es exhaustivo, pudiendo llegar a ser diario según los centros. Es una técnica rápida, barata y que puede realizarse a pie de cama. Las mediciones arteriales deben obtenerse en el hilio hepático, así como en las ramas arteriales derecha e izquierda. Deben incluir la presencia y velocidad del flujo, índices de resistencia y tiempos de aceleración sistólica. La falta de flujo arterial en el hilio es sospechosa de trombosis arterial. Signos indirectos de alteración arterial en el hilio o en ramas intrahepáticas son un índice de resistencia < 0,5 y un tiempo de aceleración sistólica > 0,08 seg. La presencia de estos hallazgos define la morfología de una curva *parvus et tardus* correspondiente a alteración arterial con una sensibilidad del 97 %, una especificidad del 64 % y un valor predictivo positivo del 100 %. La elevación de los índices de resistencia en los 3 primeros días no ha demostrado relación con un aumento del riesgo de complicaciones. El diagnóstico de las complicaciones venosas puede realizarse identificando flujos turbulentos y un aumento de velocidad en la vena cava inferior tres veces mayor en la porción preanastomótica que en la postanastomótica. La presencia de flujo monofásico en una vena hepática es altamente sospechosa de estenosis, y el aumento de la velocidad en la anastomosis confirmaría esta sospecha. El empleo de contraste ecográfico aumenta la sensibilidad y la especificidad de la prueba, en particular en los primeros días, ya que permite una mejor visualización del flujo y de la velocidad, facilitando la identificación de complicaciones[47]. La TC con contraste debe realizarse cuando se observen alteraciones en la ecografía Doppler o existan dificultades para la realización de esta técnica. Debe incluir una fase arterial que permita una correcta opacificación de las estructuras arteriales, y una fase portal para la valoración tanto de la vena porta y sus ramas como de las venas hepáticas y de la vena cava inferior. La RM no es una técnica de primera línea en el estudio de la vascularización del injerto hepático, aunque sí desempeña un papel en la evaluación del impacto de la isquemia en la vía biliar.

Las complicaciones biliares tienen una incidencia global del 25-30 %. La complicación biliar más frecuente es la estenosis en el lugar de la anastomosis. Otras complicaciones son la fuga biliar, el biloma y la litiasis biliar. Los principales factores de riesgo relacionados con las complicaciones biliares son las alteraciones de la arteria hepática (estenosis y trombosis). Los signos clínicos que deben hacer sospechar la posibilidad de complicación biliar incluyen prurito, ictericia y fiebre, si bien su ausencia no la excluyen. Generalmente, la presencia de colestasis y citólisis en sus diferentes grados de intensidad deben ponernos en alerta ante la posibilidad de una complicación biliar[47]. La ecografía Doppler tiene una sensibilidad muy variable, de entre el 28 y el 75 %, en la identificación de complicaciones biliares. A veces se puede visualizar la dilatación de los conductos biliares, si bien su ausencia no descarta la presencia de complicaciones[47]. La colangio-RM es la mejor prueba para la valoración de las complicaciones biliares tras el trasplante hepático, con una sensibilidad del 96 % y una especificidad del 94 %. Esta exploración confirma la presencia de una estenosis biliar, su localización y longitud. El empleo de contrastes hepatoespecíficos de excreción biliar aumenta la sensibilidad de la exploración[47].

No existen guías sobre la periodicidad del cribado para la detección de complicaciones biliares tras el trasplante. La mayoría de los centros realizan un seguimiento analítico y morfológico mediante ecografía, que puede efectuarse en diferentes intervalos según la evolución y la presencia de factores de riesgo. En casos de trasplante en ausencia de carcinoma hepatocelular u otra etiología tumoral, el control con

ecografía Doppler puede realizarse cada 3-6 meses durante el primer año y cada 6-12 meses posteriormente.

No hay recomendación de métodos de imagen para el diagnóstico de recidiva de la cirrosis biliar primaria tras el trasplante hepático. El diagnóstico de recidiva debe basarse en los resultados de la biopsia. La presencia de una estenosis anastomótica debe descartarse primero mediante colangio-RM[47]. En casos de colestasis, con citólisis o sin ella, se recomienda la realización de una colangio-RM asociada a un estudio vascular mediante secuencias dinámicas tras la administración de contraste para identificar las características de colangitis esclerosante primaria y descartar un problema vascular como causa de ella. La recidiva de la colangitis esclerosante en el injerto debe sospecharse ante la aparición de colestasis. El diagnóstico se basa en la confirmación de colangitis esclerosante primaria en el hígado nativo, en la evidencia en la colangio-RM de estenosis no anastomóticas en los conductos biliares intrahepáticos y/o extrahepáticos aparecidas más de 90 días tras el trasplante y similares a las observadas en el hígado nativo y, finalmente, en la presencia de lesiones histológicas características de colangitis fibrosa o lesiones de los conductos biliares fibroobliterativas. Además, debe excluirse la existencia de trombosis o estenosis arterial, rechazo crónico ductopénico, estenosis anastomótica biliar, estenosis no anastomóticas en los primeros 90 días postrasplante e incompatibilidad AB0 entre donante y receptor[47].

No hay métodos no invasivos recomendados para el diagnóstico de recidiva de hepatitis autoinmune tras el trasplante hepático, por lo que el diagnóstico debe basarse en los resultados de la biopsia hepática[47].

Actualmente no hay consenso sobre la periodicidad de la vigilancia por imagen en la recidiva del carcinoma hepatocelular tras el trasplante hepático, si bien se ha demostrado que mantener controles conlleva una mayor posibilidad de tratamiento con intención curativa de la recidiva y, por lo tanto, una mayor supervivencia. La realización de tres exámenes de TC en el primer año tras el trasplante está asociada con una mayor posibilidad de ofrecer un tratamiento potencialmente curativo[48]. A pesar de los exigentes criterios de inclusión para trasplante hepático en pacientes con carcinoma hepatocelular, la recidiva postrasplante tiene una incidencia del 6-20 %, y una menor supervivencia (mediana de supervivencia tras trasplante de 2 años). Aunque se han desarrollado diversos sistemas de puntuación para la predicción pronóstica pretrasplante y para identificar a los pacientes con mayor riesgo de recidiva, en la actualidad no existe consenso sobre qué pruebas de imagen y cuándo se deben realizar en el seguimiento del paciente postrasplante. Estas pruebas incluyen la TC toracoabdominopélvica tras administración de contraste intravenoso y la RM con contraste. El intervalo de realización de estas pruebas es variable entre los centros, y no existen guías clínicas que establezcan recomendaciones al respecto, aunque un intervalo de vigilancia con estudios de imagen cada 6 meses durante los 2 primeros años aumenta la probabilidad de detectar enfermedad potencialmente tratable y consigue un aumento de la supervivencia posrecidiva[48]. En casos de riesgo alto de recidiva, la exploración debe realizarse cada 3 meses durante los 2 primeros años.

Tabla 31-3. Seguimiento mediante técnicas de imagen del trasplante hepático en función de la causa del trasplante

Situación del trasplante hepático	Seguimiento mediante técnicas de imagen	Periodicidad	Comentario
Postoperatorio inmediato			
	Ecografía Doppler sistemática	Días 0, 1 y 5 Días 1 y 5	Protocolos más habituales pueden realizarse con más periodicidad los primeros 5 días
Situación tardía (valoración de la recurrencia)			
Sin carcinoma hepatocelular	Ecografía Doppler, si no existen complicaciones	Cada 3-6 meses el primer año Cada 6-12 meses posteriormente	Protocolo habitual en práctica clínica a criterio del centro
Carcinoma hepatocelular	TC de tórax, abdomen y pelvis con contraste intravenoso Opcionalmente RM hepática	Riesgo bajo: 6 meses durante 2-5 años Riesgo alto: 3-4 meses durante 2 años y cada 6 meses entre 2-5 año	Existen modelos para estimar el riesgo de recurrencia como RETREAT y MORAL
Tumores neuroendocrinos	TC/RM con contraste intravenoso	Cada 3-4 meses	Seguimiento habitual de tumores neuroendocrinos
	Octreoscan, PET-^{68}Ga o PET-^{18}FDG	Si existen alteraciones en TC/RM	
Metástasis de colon irresecables	TC de tórax, abdomen y pelvis con contraste intravenoso Opcionalmente RM hepática	Cada 3 meses durante los 2 primeros años Cada 6 meses posteriormente	Seguimiento habitual de neoplasias de colon metastásicas. Protocolos de los ensayos clínicos
Colangiocarcinoma	TC de tórax, abdomen y pelvis Opcionalmente RM hepática	Cada 3-6 meses durante los primeros años	No existen protocolos específicos. Uso habitual de seguimiento como el carcinoma hepatocelular

PET: tomografía por emisión de positrones; RM: resonancia magnética; TC: tomografía computarizada.

Tampoco existe consenso para la vigilancia postrasplante en casos de metástasis hepáticas irresecables de cáncer colorrectal, pese al interés creciente en el tratamiento por trasplante de estos pacientes. Más del 50 % de los pacientes con cáncer colorrectal desarrollarán metástasis hepáticas. Los pacientes con metástasis irresecables requieren tratamiento sistémico paliativo y estrategias locorregionales de control de la enfermedad que solo consiguen una supervivencia global a los 5 años del 10 %. Con el objetivo de mejorar estos pobres resultados, últimamente se han ido adoptando nuevos tipos de resecciones, incluido el trasplante, aunque su empleo en el tratamiento de tumores metastásicos es controvertido, dado que supone la exposición de una enfermedad sistémica a un tratamiento inmunosupresor que podría aumentar la recidiva y empeorar los resultados. Los avances en el trata-

miento sistémico de las metástasis hepáticas y del tratamiento inmunosupresor del trasplante hepático, añadidos al éxito del trasplante para el carcinoma hepatocelular, han revitalizado el interés en el trasplante para pacientes seleccionados con metástasis irresecables de cáncer colorrectal[49]. Aún se debe consensuar la vigilancia postrasplante, sin que existan guías que determinen las técnicas de imagen idóneas en el control evolutivo ni su intervalo de realización. Posiblemente, las técnicas y su periodicidad serán similares a las empleadas en el seguimiento habitual de las neoplasias de colon metastásicas, con estudios de TC de tórax, abdomen y pelvis cada 3 meses durante los 2 primeros años, y cada 6 meses posteriormente.

En la **tabla 31-3** se resumen las pruebas de imagen indicadas en el seguimiento de cada escenario clínico y su periodicidad recomendada.

REFERENCIAS BIBLIOGRÁFICAS

1. Di Martino M, Rossi M, Mennini G, Melandro F, Anzidei M, De Vizio S et al. Imaging follow-up after liver transplantation. Br J Radiol 2016; 89: 20151025.
2. Fontanilla T, Noblejas A, Cortes C, Minaya J, Mendez S, Van den Brule E et al. Contrast-enhanced ultrasound of liver lesions related to arterial thrombosis in adult liver transplantation. J Clin Ultrasound 2013; 41: 493-500.
3. Bhargava P, Vaidya S, Dick AA, Dighe M. Imaging of orthotopic liver transplantation: review. AJR Am J Roentgenol 2011; 196 (3 Suppl): WS15-25 Quiz S35-8.
4. García Criado A, Gilabert R, Salmerón JM, Nicolau C, Vilana R, Bianchi L et al. High resistive index on hepatic artery Doppler in the immediate postoperative period: significance, contributing factors and prognostic implications in liver transplant recipients. AJR Am J Roentgenol 2003; 181: 831-8.
5. Brookmeyer CE, Bhatt S, Fishman EK, Sheth S. Multimodality imaging after liver transplant: top 10 important complications. Radiographics 2022; 42: 702-21.
6. McNaughton DA, Abu-Yousef MM. Doppler US of the liver made simple. Radiographics 2011; 31: 161-88.
7. Calvo Imirizaldu M, Ezponda Casajús A, Soriano Aguadero I, Benito Boillos A, Cano Rafart D. Normal and transitory ultrasonography findings in the immediate postoperative period after liver transplantation. Radiologia 2020; 62: 112-21.
8. Sanyal R, Zarzour JG, Ganeshan DM, Bhargava P, Lall CG, Little MD. Postoperative doppler evaluation of liver transplants. Indian J Radiol Imaging 2014; 24: 360-6.
9. Kulkarni NM, Fung A, Kambadakone AR, Yeh BM. Computed tomography techniques, protocols, advancements, and future directions in liver diseases. Magn Reson Imaging Clin N Am 2021; 29: 305-20.
10. Borhani AA, Elsayes KM, Catania R, Kambadakone A, Furlan A, Kierans AS et al. Imaging evaluation of living liver donor candidates: techniques, protocols, and anatomy. Radiographics. 2021; 41: 1572-91.
11. Van Hooff MC, Sonneveld MJ, Ijzermans JN, Doukas M, Sprengers D, Metselaar HJ et al. External validation of the RETREAT score for prediction of hepatocellular carcinoma recurrence after liver transplantation. Cancers (Basel) 2022; 14: 630.
12. Duffy JP, Hong JC, Farmer DG, Ghobrial RM, Yersiz H, Hiatt JR, Busuttil

RW. Vascular complications of orthotopic liver transplantation: experience in more than 4,200 patients. J Am Coll Surg 2009; 208: 896-903.

13. Camacho JC, Coursey-Moreno C, Telleria JC, Aguirre DA, Torres WE, Mittal PK. Nonvascular post-liver transplantation complications: from US screening to cross-sectional and interventional imaging. Radiographics 2015; 35: 87-104.

14. Vernuccio F, Mercante I, Tong X-X, Crimi F, Cillo U, Quaia E. Biliary complications after liver transplantation: a computed tomography and magnetic resonance imaging pictorial review. World J Gastroenterol 2023; 29: 3257-68.

15. Craig EV, Heller MT. Complications of liver transplant. Abdom Radiol (NY) 2021; 46: 43-67.

16. Khalaf H. Vascular complications after deceased and living donor liver transplantation: a single-center experience. Transplant Proc 2010; 42: 865-70.

17. Singh AK, Nachiappan AC, Verma HA, Uppot RN, Blake MA, Saini S et al. Postoperative imaging in liver transplantation: what radiologist should know. Radiographics 2010; 30: 339-51.

18. Bastón Castiñeiras M, Benítez Linero I, Serrano Zarcero V, Fernandez Castellano G, Suárez-Artacho G, López Romero JL. Hepatic artery thrombosis after orthotopic liver transplant: experience in the last 10 years. Transplant Proc 2022; 54: 51-3.

19. Fontanilla Echeveste T, Villacastin Ruiz E, Álvarez Guisasola V, Duca AM. Updates on liver transplantation: vascular and biliary complications. Radiologia 2018; 60: 521-33.

20. Berstad AE, Brabrand K, Foss A. Clinical utility of microbubble contrast-enhanced ultrasound in the diagnosis of hepatic artery occlusion after liver transplantation. Transpl Int 2009; 22: 954-60.

21. Lu Q, Zhong XF, Huang ZX, Yu BY, Ma BY, Ling WW et al. Role of contrast-enhanced ultrasound in decision support for diagnosis and treatment of hepatic artery thrombosis after liver transplantation. Eur J Radiol 2012; 81: e338-43.

22. Platt JF, Yutzy GG, Bude RO, Ellis JH, Rubin JM. Use of Doppler sonography for revealing hepatic artery stenosis in liver transplant recipients. AJR Am J Roentgenol 1997; 168: 473-6.

23. Crossin JD, Muradali D, Wilson SR. US of liver transplants: normal and abnormal. Radiographics 2003; 23: 1093-114.

24. Sanyal R, Shah SN. Role of imaging in the management of splenic artery steal syndrome. J Ultrasound Med 2009; 28: 471-7.

25. Delgado-Moraleda J, Ballester-Vallés C, Marti-Bonmati L. Role of imaging in the evaluation of vascular complications after liver transplantation. Insights Imaging 2019; 10: 78.

26. Chong WK, Beland JC, Weeks SM. Sonographic evaluation of venous obstruction in liver transplants. AJR Am J Roentgenol 2007; 188: W515-21.

27. Minciuna I, den Hoed C, Van der Meer AJ, Sonneveld MJ, Sprengers D, de Knegt RJ et al. The yield of routine post-operative Doppler ultrasound to detect early post-liver transplantation vascular complications. Transpl Int 2023; 36: 11611.

28. Winer LK, Cortez AR, Lee TC, Morris MC, Kassam A, Paterno F, Diwan TS, Cuffy MC, Quillin III RC, Sha SA. Value of routine doppler ultrasound screening for hepatic artery thrombosis after liver transplantation. HPB 2019; 21: S98-9.

29. de Jong KP, Bekker J, Van Laarhoven S, Ploem S, Van Rheenen PF, Albers MJIJ et al. Implantable continuous Doppler monitoring device for detection of hepatic artery thrombosis after liver transplantation. Transplantation 2012; 94: 958-64.

30. Clavien PA, Lesurtel M, Bossuyt PMM, Gores GJ, Langer B, Perrier A. Recommendations for liver transplantation for hepatocellular carcinoma: an international consensus conference report. Lancet Oncol 2012; 13: e11-22.

31. Straś WA, Wasiak D, Łagiewska B, Tronina O, Hreńczuk M, Gotlib J et al. Recurrence of hepatocellular carcinoma after liver transplantation: risk factors and predictive models. Ann Transplant 2022; 27: e934924.

32. Filgucira NA. Hepatocellular carcinoma recurrence after liver transplantation: risk factors, screening and clinical presentation. World J Hepatol 2019; 11: 261-72.

33. Aggarwal A, Te HS, Verna EC, Desai AP. A national survey of hepatocellular carcinoma surveillance practices following liver transplantation. Transplant Direct 2020; 7: e638.

34. Mehta N, Heimbach J, Harnois DM, Sapisochin G, Dodge JL, Lee D et al. Validation of a Risk Estimation of Tumor Recurrence After Transplant (RETREAT) score for hepatocellular carcinoma recurrence after liver transplant. JAMA Oncol 2017; 3: 493-500.

35. Mazzaferro V, Sposito C, Coppa J, Miceli R, Bhoori S, Bongini M et al. The long-term benefit of liver transplantation for hepatic metastases from neuroendocrine tumors. Am J Transplant 2016; 16: 2892-902.

36. Mazzaferro V, Pulvirenti A, Coppa J. Neuroendocrine tumors metastatic to the liver: how to select patients for liver transplantation? J Hepatol 2007; 47: 460-6.

37. Stump R, Haueis S, Kalt N, Tschuor C, Limani P, Raptis DA et al Transplantation and surgical strategies in patients with neuroendocrine liver metastases: protocol of four systematic reviews. JMIR Res Protoc 2013; 2: e58.

38. Pavel M, Baudin E, Couvelard A, Krenning E, Öberg K, Steinmüller Tet al.; Barcelona Consensus Conference participants. ENETS Consensus Guidelines for the management of patients with liver and other distant metastases from neuroendocrine neoplasms of foregut, midgut, hindgut, and unknown primary. Neuroendocrinology 2012; 95: 157-76.

39. Ros J, Salva F, Dopazo C, López D, Saoudi N, Baraibar I et al. Liver transplantation in metastatic colorectal cancer: are we ready for it? Br J Cancer 2023; 128: 1797-806.

40. Hernández-Alejandro R, Ruffolo LI, Sasaki K, Tomiyama K, Orloff MS, Pineda-Solis K et al. Recipient and donor outcomes after living-donor liver transplant for unresectable colorectal liver metastases. JAMA Surg 2022; 157: 524-30.

41. Sasaki K, Ruffolo LI, Kim MH, Fujiki M, Hashimoto K, Imaoka Y et al. The current state of liver transplantation for colorectal liver metastases in the United States: a call for standardized reporting. Ann Surg Oncol 2023; 30: 2769-77.

42. Solheim JM, Dueland S, Line PD, Hagness M. Transplantation for non-resectable colorectal liver metastases: long-term follow-up of the first prospective pilot study. Ann Surg 2023; 278: 239-45.

43. Lebeck Lee CM, Ziogas IA, Agarwal R, Alexopoulos SP, Ciombor KK, Matsuoka LK et al. A contemporary systematic review on liver transplantation for unresectable liver metastases of colorectal cancer. Cancer 2022; 128: 2243-57.

44. Azad AI, Rosen CB, Taner T, Heimbach JK, Gores GJ. Selected patients with unresectable perihilar cholangiocarcinoma (pCCA) derive long-term benefit from liver transplantation. Cancers (Basel) 2020; 12: 3157.

45. Krasnodębski M, Grąt M, Jastrzębski M, Szczęśniak M, Morawski M, Zając K et al. Unsatisfactory long-term results of liver transplant in patients with intrahepatic cholangiocarcinoma. Transplant Proc 2020; 52: 2463-7.

46. Huang G, Song W, Zhang Y, Yu J, Lv Y, Liu K. Liver transplantation for intrahepatic cholangiocarcinoma: a propensity score-matched analysis. Sci Rep 2023; 13: 10630.

47. Dumortier J, Besch C, Moga L, Coilly A, Conti F, Corpechot C et al. Non-invasive diagnosis and follow-up in liver transplantation. Clin Res Hepatol Gastroenterol 2022; 46: 101774.

48. Lee DD, Sapisochin G, Mehta N, Gorgen A, Musto KR, Hajda H et al. Surveillance for HCC after liver transplantation: increased monitoring may yield aggressive treatment options and improved postrecurrence survival. Trasplantation 2020; 104: 2105-112.

49. Bonney GK, Chew CA, Lodge P, Hubbard J, Halazun KJ, Trunecka P et al. Liver transplantation for non-resectable colorectal liver liver metastases: the International Hepato-Pancreato-Biliary Association consensus guidelines. Lancet Gastroenterol Hepatol 2021; 6: 933-46.

Trasplante de células hepáticas. Un nuevo enfoque terapéutico de las enfermedades hepáticas

32

A. Serrano Hernández, M. Serrano Blanco y J. Alfaro Goday

INTRODUCCIÓN

El trasplante hepático ortotópico (THO) es el tratamiento de elección para los pacientes que sufren una insuficiencia hepática en estadio terminal. Gracias a la eficacia del tratamiento, se han ido introduciendo nuevas indicaciones para el THO con el consiguiente aumento en la demanda de órganos. Aunque la tasa de donación ha ido aumentando, no lo ha hecho en la misma medida que las necesidades de órganos, lo que ha producido un desequilibrio entre oferta y demanda que ha repercutido en un aumento del tiempo en espera de trasplante[1,2].

La mayor mortalidad en los pacientes que se encuentran en lista de espera ha llevado a buscar alternativas al THO. Entre las diversas propuestas que se han planteado destaca el trasplante celular, fundamentalmente el trasplante de hepatocitos, como una técnica prometedora para el tratamiento de enfermedades metabólicas hepáticas y el fallo hepático agudo[3].

TRASPLANTE DE HEPATOCITOS: CONCEPTO

El trasplante de hepatocitos consiste en la introducción de células hepáticas funcionales en un paciente con el objetivo de que se incorporen a los tejidos y lleven a cabo sus funciones fisiológicas de modo que se pueda restaurar la función hepática sin recurrir al THO[4].

La metodología del trasplante de hepatocitos pasa por obtener células individualizadas a partir del hígado de un donante, implantarlas de forma estable y conseguir la recuperación de las funciones hepáticas de forma mantenida en el tiempo. Si no fuese posible la recuperación completa, se trataría de conseguir, al menos, un grado de recuperación funcional que permitiera mantener con vida al paciente el tiempo suficiente hasta que se encuentre un órgano adecuado para THO (como puente para el trasplante)[5].

La obtención de células con destino al trasplante de hepatocitos a partir de hígados de donantes no implica una reducción del número de órganos disponibles para trasplante ortotópico. La principal fuente de células son los órganos que, siendo viables, se han considerado subóptimos para el THO (p. ej., por problemas anatómicos) y se han rechazado para tal efecto[6].

El órgano donde se implantan las células trasplantadas suele ser el propio hígado del receptor, y la técnica más utilizada para introducirlas y conseguir la repoblación hepática es la perfusión intraportal. Se han empleado otros órganos y tejidos como destino final de las células trasplantadas (bazo, cápsula suprarrenal, testículos, cavidad peritoneal)[7]; sin embargo, se ha demostrado que el hígado es el lugar idóneo, siempre y cuando la enfermedad de base no haya desestructurado la arquitectura tisular hepática. La matriz extracelular y el microambiente específicos del órgano permiten una mejor implantación y una mayor supervivencia de los hepatocitos trasplantados[8].

Otra ventaja adicional es que, debido a su tamaño, el hígado permite integrar un mayor número de células trasplantadas.

Capacidad regenerativa del hígado

En condiciones fisiológicas, el hígado se encuentra en reposo proliferativo, aunque mantiene su capacidad de división en respuesta a cualquier tipo de agresión tóxica, vírica o tras resección quirúrgica[9]. En los modelos animales se ha comprobado que el trasplante de hepatocitos aprovecha la extraordinaria capacidad regenerativa de las células hepáticas para conseguir una repoblación eficaz.

Cuando existe un desajuste entre la masa del hígado y la masa corporal se autorregula el tamaño del órgano. Si fuera necesario un aumento del tamaño hepático, se realiza incrementando la masa celular hepática por división celular de los hepatocitos. Cuando es preciso reducirlo, la falta de factores de crecimiento produce la apoptosis de los hepatocitos, con el consiguiente descenso de la masa hepática. La capacidad de división de los hepatocitos, independiente de la edad del individuo, es similar (a veces incluso superior) a la de las células precursoras hematopoyéticas[10].

El hígado contiene células troncales adultas que tienen capacidad de proliferar y diferenciarse en hepatocitos y células biliares. Se acepta que estas células son las denominadas células ovales, las cuales se localizan en los canales de Hering[11].

En un adulto sano y en condiciones fisiológicas, estas células suelen estar en reposo, pero son capaces de activarse y entrar en división en situaciones de pérdida de masa celular en las que los hepatocitos ven impedida su capacidad regenerativa, como una necrosis aguda masiva o una enfermedad hepática crónica (esteatohepatitis, hemocromatosis, hepatitis C o enfermedad hepática alcohólica).

Un largo recorrido hasta llegar a la clínica

La primera experiencia de la aplicación del trasplante de hepatocitos para la corrección de una afección hepática se realizó sobre un modelo de rata hiperbilirrubinémica debido una deficiencia enzimática equivalente a la del síndrome de Crigler-Najjar y el trasplante consiguió el descenso de la concentración sérica de la bilirrubina[12]. A partir de ese momento, se efectuaron experimentos similares para el tratamiento de enfermedades metabólicas hepáticas y del fallo hepático (agudo o crónico)[13].

MECANISMO DE IMPLANTACIÓN DE LAS CÉLULAS TRASPLANTADAS

El mecanismo molecular por el cual las células trasplantadas se injertan en el hígado del huésped se describió en los últimos años, comprobándose que es dependiente de la interacción de las células trasplantadas con el microambiente del tejido en el que va a alojarse: matriz extracelular, citocinas, quimiocinas, factores de crecimiento y sistema inmunitario del receptor. En los modelos de trasplante de hepatocitos por vía intraportal en roedores, estas células (20-40 μm de diámetro) van circulando a través de ramificaciones portales hasta que llegan a los sinusoides hepáticos (luz de 6-9 μm), donde quedan retenidas y embolizan el vaso.

La microembolización generalizada en las regiones periportales de los lobulillos hepáticos causa hipertensión portal e isquemia, situación que suele resolverse en un período de 2 o 3 horas y que, en general, no tiene efectos a largo plazo. Las anomalías microcirculatorias desaparecen dentro de las 12 primeras horas[14].

La mayoría de los hepatocitos trasplantados (70-90 %, dependiendo de los autores) no llegan a implantar y, por lo tanto, no contribuyen a repoblar el órgano[12].

La principal causa de pérdida de las células trasplantadas es la muerte por apoptosis. Las moléculas de adhesión de las células somáticas, como los hepatocitos, al unirse a la matriz extracelular y a las células vecinas transmiten señales de supervivencia. Las células retenidas en los vasos, al no estar adheridas, no reciben estas señales y mueren por una forma especial de apoptosis denominada *anoikis* o apoptosis por privación de estímulos. El destino de estas células apoptóticas es ser eliminadas por mecanismos de la inmunidad innata en las etapas tempranas del trasplante[15].

Los émbolos de hepatocitos atrapados producen estasis sanguínea en los espacios portales, comprometiendo la circulación de la zona periportal del lobulillo y originando hipoxia, estrés y daño celular en las células cercanas. Las células estresadas (hepatocitos y endotelio) liberan citocinas proinflamatorias y activan los mecanismos de la inmunidad innata.

Entre los mediadores proinflamatorios destaca el factor de crecimiento del endotelio vascular (VEGF), el cual induce un aumento de la permeabilidad vascular y permite que las células trasplantadas abandonen el interior del capilar y alcancen el espacio de Disse.

El proceso de reorganización tisular postrasplante puede durar alrededor de 16-20 horas y es reversible: a los 3-7 días postrasplante la membrana endotelial recupera su estructura anterior. Aunque la embolización favorezca la implantación al inducir de modo indirecto el aumento de la permeabilidad, implica graves consecuencias a medio y largo plazo. Las citocinas proinflamatorias activan una respuesta que incluye la movilización de nuevas células inflamatorias, así como la activación de los neutrófilos y de los macrófagos propios del hígado (células de Kupffer) que acaban dañando y eliminando a las células trasplantadas.

De forma paralela, también se ponen en marcha los mecanismos de la inmunidad adaptativa: reconocimiento antigénico con la consiguiente aparición de una respuesta de rechazo, fundamentalmente por la inmunidad celular[16,17].

PROCESO DEL TRASPLANTE DE HEPATOCITOS

Aislamiento de células hepáticas

Los hepatocitos individualizados para utilizar en el trasplante celular se obtienen a partir de tejido hepático de un hígado humano de donante. Generalmente se trata de un órgano de un donante cadáver que no se puede utilizar en THO por considerarse subóptimo (defectos vasculares, malformaciones, etc.). Las células se aíslan utilizando disgregación enzimática, proceso que se realiza en condiciones de asepsia y calidad muy exigentes, conocidas como GMP (del inglés, *good manufacturing practices*), en un laboratorio acreditado a tal efecto. La enzima más utilizada es la colagenasa procedente de *Clostridium histolyticum* disuelta en una solución con calcio y magnesio que se perfunde por vía portal.

El rendimiento del proceso de purificación celular depende de factores que afectan a la viabilidad celular, como la edad del donante y los tiempos de isquemia. En el contexto clínico, las células han de ser aisladas con una viabilidad que supere el 60 %, y estar libres de contaminantes microbiológicos. Una vez aisladas, las células pueden ser utilizadas directamente o bien ser criopreservadas[18].

Las células procedentes de donantes fallecidos por muerte encefálica es preferible utilizarlas frescas. Las obtenidas de donantes en asistolia se suelen criopreservar.

Criopreservación

Los hepatocitos adecuadamente preparados se pueden almacenar congelados a muy baja temperatura, generalmente entre –80 °C y –196 °C, para un posterior uso.

El complejo proceso de congelación implica algunos efectos negativos sobre la viabilidad y funcionalidad metabólica de las células criopreservadas. Durante la congelación se forman cristales de hielo intracelulares que provocan deshidratación interna, situación que da lugar a un aumento de concentración electrolítica en el interior de las células y el desarrollo de fuerzas interiores que afectan a los orgánulos intracelulares.

Para minimizar el daño, las células son congeladas en una solución que contiene sustancias crioprotectoras, como dimetilsulfóxido (DMSO). El proceso de congelación debe realizarse con un descenso de la temperatura lento y progresivo (en «rampa»). La descongelación debe ser rápida para evitar el *shock* osmótico. Las células criopreservadas pueden ser útiles para utilizarse en trasplantes programados o en casos de emergencia (p. ej., en casos de hepatitis fulminante)[19].

Protocolo de trasplante de células

La vía más ampliamente utilizada para el trasplante de hepatocitos en el contexto clínico es la perfusión por inyección intraportal. El acceso al sistema venoso portal puede realizarse a través de una punción percutánea transhepática de la vena porta o bien cateterizando la vena mesentérica inferior. Antes de practicar la perfusión, se realiza una exploración ecográfica del hígado y la vena porta para buscar posibles trombos y excluir malformaciones. Durante el proceso de perfusión, la presión intraportal se mide continuamente.

Para que el trasplante celular sea útil desde el punto de vista funcional, se debe implantar un 5-10 % de la masa celular hepática global estimada en condiciones fisiológicas para una persona de su peso y edad. La perfusión de esta elevada cantidad de células implica la aparición de hipertensión portal y trombosis, secundaria a la embolización de hepatocitos. Estos problemas pueden reducirse añadiendo heparina a la suspensión celular y, sobre todo, limitando el número de células perfundidas en el acto del trasplante. La incorporación de la masa celular total que estuviera indicada en cada paciente se haría en varios actos quirúrgicos secuenciales para conseguir una implantación eficaz con un mínimo de efectos adversos[18].

Rechazo e inmunosupresión

En los primeros momentos del trasplante celular hepático se pensó que resultaría menos inmunogénico que el THO; sin embargo, la experiencia ha llevado a rechazar esa hipótesis. En modelos animales se ha demostrado que a las pocas horas postrasplante son eliminadas a través de la inmunidad innata alrededor del 70 % de las células trasplantadas, y las que sobreviven afrontan con posterioridad la respuesta de la inmunidad adaptativa por un proceso mediado por células T y dependiente del complejo principal de histocompatibilidad[16].

Hoy en día es ampliamente aceptado que el trasplante celular, al igual que el THO, debe acompañarse de un tratamiento inmunosupresor. No existe un consenso completo en cuanto al régimen inmunosupresor más adecuado, aunque muchos centros toman como base el mismo protocolo que en el THO: administración de corticoides y tacrólimus (FK-506)[6].

INDICACIONES DEL TRASPLANTE DE HEPATOCITOS

Los diferentes estudios clínicos que utilizan trasplante de hepatocitos han demostrado la seguridad de la técnica y una mejora del estado clínico del paciente, aunque esta situación en muchas ocasiones es solo transitoria.

El trasplante de hepatocitos se ha mostrado especialmente útil para el tratamiento de enfermedades metabólicas causadas por la ausencia de una única enzima (síndrome de Crigler-Najjar, enfermedad de almacenamiento de glucógeno de tipo I, etc.). En estas enfermedades, el trasplante de hepatocitos podría llegar a convertirse en el tratamiento de elección, puesto que, hipotéticamente, la incorporación de un número limitado de células sanas (un 5-10 % del parénquima) sería suficiente para solucionar el proceso patológico.

El trasplante de hepatocitos no se considera el tratamiento de elección para los pacientes con enfermedad hepática terminal, puesto que el THO es una técnica que a lo largo de los años ha mostrado excelentes resultados. Únicamente se considera la realización de un trasplante de hepatocitos en casos graves, como la hepatitis fulminante o la cirrosis descompensada aguda con encefalopatía grados III/IV, en los que no se encuentra un órgano adecuado y existe un riesgo vital, como en el trasplante puente a la espera de un THO como tratamiento definitivo[14,20].

Errores congénitos del metabolismo

Los resultados más prometedores del uso clínico del trasplante de hepatocitos se han obtenido en el tratamiento de estas enfermedades metabólicas: se han publicado muchos casos de mejorías (más o menos persistentes) con un descenso de requerimiento de tratamiento médico o farmacológico, así como el alargamiento de la vida de pacientes a la espera de un THO[21]; no obstante, todavía no se ha informado de ningún caso en el que se haya conseguido la remisión completa utilizando como estrategia única el trasplante de hepatocitos, circunstancia que contrasta con los excelentes resultados que se obtienen en modelos animales de este tipo de enfermedades[13,16].

El primer trasplante de hepatocitos en un paciente con una enfermedad metabólica hepática se realizó en 1997: un niño de 5 años con déficit de ornitina-transcarbamilasa[22]. El paciente presentó una ligera mejoría, pero falleció a los 42 días postrasplante a causa de una neumonía. El primer trasplante realizado en España se llevó a cabo en 2008, en el Hospital La Fe de Valencia, por el equipo de trasplante hepático, a una paciente con una deficiencia enzimática del ciclo de la urea[23].

Es en el tratamiento de enfermedades metabólicas hepáticas donde están puestas más esperanzas para la utilización del trasplante de hepatocitos. Se ha comprobado que no es necesaria la repoblación completa del órgano para la recuperación de la función metabólica, puesto que una concentración mínima de la enzima en el plasma puede ser suficiente[24], y el éxito obtenido en los modelos animales demuestra que es posible mejorar la técnica hasta conseguir introducirla en la práctica clínica.

Fallo hepático agudo

Otro grupo de afecciones susceptibles de ser tratadas mediante el trasplante de hepatocitos sería el fallo hepático agudo o fulminante causado por una infección vírica o un agente tóxico (fármacos o *Amanita phalloides,* entre otros).

En estos casos, el trasplante de hepatocitos debe procurar el soporte vital mientras el organismo se recupera de esta agresión puntual, por lo que el número de células que se deben trasplantar debe ser mayor que en lasenfermedades metabólicas y, por lo general, en varias infusiones repetidas.

Los resultados obtenidos en el tratamiento del fallo hepático agudo (**Tabla 32-1**) son muy variados. Aunque la gran mayoría de los pacientes fallecieron –62,2 % (23/37)–, se constató un importante porcentaje de pacientes (21,6 %; 8/37) en los que el trasplante de hepatocitos permitió una recuperación completa. El 16,2 % de los pacientes (6/37) consiguieron sobrevivir gracias al trasplante de hepatocitos hasta la llegada de un órgano adecuado para THO.

Tabla 32-1. Afecciones tratadas con trasplante de hepatocitos comunicadas en la literatura científica y resultados conseguidos

Afecciones	Número de estudios	Número total de pacientes	Resultados	Número de referencia en Pubmed
Errores innatos del metabolismo	**17**	**30**		
Síndrome de Crigler-Najjar de tipo I	6	8	87,5 % (7/8) THO 12,5 % (1/8) sin datos	18240343 18433045 9580649 15350017 15881424
Hipercolesteremia familiar	1	5	Sin datos	7584986 8054972
Déficit de factor VII de la coagulación	1	2	100 % (2/2) THO	15614156
Trastorno de almacenamiento de glucógeno de tipo I	2	2	Sin datos	11830200 17912954
Enfermedad de Refsum infantil	1	1	Sin datos	12973120
Colestasis intrahepática familiar de tipo 2	1	2	100 % (2/2) THO	16763914
Defectos en el ciclo de la urea	5	10	40 % (4/10) THO 20 % (2/10) espera de THO 20 % (2/10) muerte 20 % (2/10) sin datos	9193547 15996260 18211511 19295306 12777539
Fallo hepático agudo	**16**	**37**		
Intoxicación medicamentosa	5	19	73,68 % (14/19) muerte 10,52 % (2/19) THO 15,78 % (3/19) recuperación completa	16926585 16737880 10648575 10349682 7940741
Infección vírica	5	9	66 % (6/9) muerte 22 % (2/9) THO 11 % (1/9) recuperación completa	16926585 10648575 10349682 7940741 10670643
Intoxicación	1	1	100 % (1/1) recuperación completa	17060866
Otros	5	8	25 % (2/8) THO 37 % (3/8) muerte 37 % (3/8) recuperación completa	16926585 10349682 7940741 15682663
Enfermedad hepática crónica	**6**	**13**		
Cirrosis alcohólica	1	5	Sin datos	10349682
Virus de la hepatitis C	1	1	Sin datos	11385971
Déficit de α_1-antitripsina	1	1	100 % (1/1) THO	9047152
Otros	**3**	**6**	50 % (3/6) THO 50 % (3/6) sin datos	9047152 1466053

THO: trasplante hepático ortotópico.

Teniendo en cuenta la gravedad y la mortalidad del fallo hepático agudo, conseguir que casi un 40 % de los pacientes que recibieron un trasplante de hepatocitos pudieran sobrevivir son unos resultados excelentes.

La utilización del trasplante puente también se ha incorporado como posibilidad terapéutica en las situaciones de reagudización grave de una enfermedad crónica, como la cirrosis descompensada con encefalopatía[20,25].

Fallo hepático crónico

Los pacientes con fallo hepático crónico tienen muy mal pronóstico siempre que no reciban un THO[26]. La experiencia ha mostrado que los resultados en este proceso patológico son menos esperanzadores, probablemente debido a la presencia de un alto grado de fibrosis que suele conllevar una pérdida de la estructura tisular hepática. Estas anomalías impiden que las células trasplantadas se extravasen e integren en los tejidos, razón por la que el trasplante de hepatocitos no se considera una opción terapéutica viable[24].

Para estas situaciones se han buscado lugares alternativos donde poder implantar un número suficiente de células que permita su utilización como tratamiento puente a la espera de un THO (bazo, cavidad peritoneal). Únicamente el bazo (en el fallo hepático crónico, al ser un ambiente similar al hígado) y la cavidad peritoneal (en el fallo hepático agudo) han demostrado tener una capacidad suficiente para acomodar un número razonable de células trasplantadas[7].

VENTAJAS DEL TRASPLANTE DE HEPATOCITOS RESPECTO AL TRASPLANTE HEPÁTICO ORTOTÓPICO

Aunque los resultados del trasplante de hepatocitos todavía distan mucho de los conseguidos con el TOH, la comunidad científica ha centrado su atención en el trasplante de hepatocitos porque, una vez superados todos los retos y barreras, presentaría más ventajas que el THO.

La primera ventaja es la simplicidad. Mientras que el TOH es técnicamente muy complejo, el trasplante de hepatocitos es un tratamiento menos traumático para el paciente, la técnica quirúrgica es mucho menos invasiva y puede repetirse varias veces en cortos períodos de tiempo. En caso de que se produzca un fallo en la técnica y no se consiga la implantación de las células, no se compromete la vida del paciente más allá del estado inicial, puesto que el receptor conserva su hígado.

Existe un mayor aprovechamiento de los órganos debido a que se utilizan órganos descartados para THO y, además, las células extraídas del hígado de un único donante pueden servir para el tratamiento de varios receptores.

DESAFÍOS ACTUALES DEL TRASPLANTE DE CÉLULAS HEPÁTICAS

Tras más de 30 años de experiencia, el trasplante de hepatocitos ha proporcionado resultados esperanzadores en las diversas experiencias clínicas comunicadas, destacando la seguridad de la técnica[13]. Se han realizado grandes avances, aunque todavía queda un largo camino hasta que el trasplan-

te de hepatocitos pueda considerarse una alternativa terapéutica de primera elección.

Existen barreras que dificultan el progreso en la instauración de protocolos eficaces de trasplante de hepatocitos. Los principales retos son la disponibilidad de células viables, la ineficiente implantación de las células trasplantadas y la supervivencia a largo plazo de las células trasplantadas. A continuación se analizará cómo se está respondiendo a estos desafíos.

Nuevas fuentes celulares

La mayoría de los autores coinciden en estimar que la escasez de células adecuadas para el trasplante de hepatocitos es la principal limitación para generalizar el uso de la técnica. El trasplante de hepatocitos compite por la fuente de células, es decir, los hígados de los donantes, con el THO, que es una técnica consolidada y de excelentes resultados. Por esta razón, los órganos donados se utilizan para realizar trasplante completo o en *split* (fragmento de órgano compuesto por uno o más lóbulos hepáticos). Por consiguiente, la principal fuente de hepatocitos para el trasplante son los hígados subóptimos para THO, y estos son muy escasos.

Entre las células procedentes de hígados subóptimos, las que presentan mejor viabilidad son las obtenidas a partir de hígados con malformaciones anatómicas o de un *split* de un hígado sano que no se utiliza para THO[24].

Los hígados de donantes fallecidos por asistolia (corazón parado) sufren un largo período de isquemia, lo que los convierte en subóptimos para su uso en THO; sin embargo, de ellos pueden obtenerse células de alta calidad para usar en trasplante de hepatocitos[27].

Las células procedentes de hígados grasos tienen menor viabilidad y menor capacidad de implantación que las provenientes de un tejido normal[28].

Esta situación de baja disponibilidad de órganos utilizables en trasplante de hepatocitos hace imprescindible la mejora de las técnicas de extracción de células y criopreservación para optimizar al máximo los recursos actuales[29], pero aun consiguiendo esta optimización, la disponibilidad que podría alcanzar sería insuficiente para el uso sistemático del trasplante de hepatocitos.

La baja disponibilidad de hígados subóptimos viables es, pues, una seria limitación que ha llevado a la búsqueda de alternativas para el trasplante de hepatocitos que no usen los hepatocitos obtenidos directamente de hígados donantes.

El vertiginoso desarrollo de la tecnología de las células troncales que se ha producido en los últimos años ha fijado la atención de la comunidad científica en la posible utilización de estas células como donantes en la terapia celular hepática.

Las células troncales o células madre (*stem cells*, en inglés) tienen la capacidad de diferenciarse en células especializadas de cualquier tipo de tejido. Existen diversos tipos de células troncales, en función de su origen (embrionarias o adultas) y su capacidad de diferenciación (pluripotenciales o totipotenciales); todas ellas tienen en común que, cuando se dividen, dan origen a dos células hijas, una que persistirá en estado indiferenciado (autorrenovación) y otra que inicia un proceso de diferenciación en un linaje que estará condicionado por el microambiente en el que se encuentre: medio extracelular, citocinas e interacciones con otras células[30].

Las células troncales, en general, pueden obtenerse y cultivarse fácilmente y, sobre todo, pueden ser expandidas tanto *in vitro* como *in vivo,* por lo que su utilización acabaría con el problema de la disponibilidad. Como ventaja alternativa, la utilización de células troncales autólogas haría innecesario emplear inmunosupresión[31].

El criterio más importante para el uso de este tipo de células en el trasplante celular hepático como alternativa al trasplante de hepatocitos es que son capaces de repoblar y diferenciarse en tejido funcional *in vivo*[32].

Existen diferentes tipos de células troncales que pueden ser utilizadas en el trasplante celular hepático[33]:

Células troncales embrionarias

La enorme capacidad de las células troncales embrionarias para proliferar y diferenciarse en células de cualquier estirpe celular siempre ha suscitado mucha curiosidad entre la comunidad científica. En principio se supone que las células troncales implantadas se diferenciarán en hepatocitos en función del microambiente del órgano diana. No obstante, existe el riesgo de que algunas de estas células no se diferencien y generen un tumor de células embrionarias en el lugar de la implantación.

El riesgo de aparición de tumores originados a partir de estas células, los problemas éticos del uso de embriones humanos y la aparición de nuevas tecnologías de mayor eficacia y mayor seguridad han llevado a no tenerlas en cuenta en la práctica clínica. Por otra parte, al contrario de lo que se presuponía en un primer momento, las células troncales embrionarias no diferenciadas son inmunogénicas y alcanzan un escaso grado de implantación tras su perfusión en el hígado[34].

Células troncales hepáticas

Los hepatoblastos son células inmaduras presentes en los hígados fetales y de los recién nacidos (su número desciende rápidamente tras el nacimiento) con capacidad de diferenciación en los diferentes linajes presentes en el hígado. Dichas células han mostrado una gran eficacia en la repoblación hepática tanto en modelos animales como en trasplantes clínicos. No obstante, las posibilidades del uso generalizado de estas células son escasas debido a la dificultad que presenta su obtención.

Células troncales hepáticas adultas

Son un grupo de células localizadas en los canales de Hering que, en circunstancias de agresión celular, son capaces de regenerar el tejido. Estas células presentan características similares a las células troncales fetales, puesto que tienen la capacidad de diferenciarse asimétricamente (una célula idéntica y otra madura) y pueden dar lugar tanto a hepatocitos como a células biliares. El uso de estas células es limitado, puesto que solo representan el 0,3-0,7 % de la masa hepática y, además, el proceso de aislamiento, cultivo y expansión *in vitro* es complicado[35].

Células troncales adultas de médula ósea

La médula ósea puede ser otra magnífica fuente alternativa a las células progenitoras hepáticas. En la médula ósea hay dos tipos de células progenitoras: las células troncales hematopoyéticas y las células troncales mesenquimales. Aunque en los inicios se pensaba que las hematopoyéticas tenían potencial para regenerar el hígado, esta idea se puso en duda al comprobarse que estas células presentes en el hígado se habían fusionado con células nativas.

Las células troncales mesenquimales, que también se aíslan de sangre de cordón umbilical, pueden ser cultivadas en el laboratorio y, cuando se someten a condiciones de diferenciación adecuadas, pueden transformarse en células con características de hepatocitos con capacidad demostrada para insertarse, repoblar el tejido y restablecer la función hepática en modelos animales de enfermedad hepática. Aunque recientemente se han realizado diversas experiencias en seres humanos, todavía es difícil afirmar que se pueda conseguir una mejora clínica importante tras el tratamiento con estas células[36].

Células troncales adultas de tejido adiposo

Una fuente prometedora de células troncales son las provenientes del tejido adiposo, puesto que son de fácil acceso y pueden ser transformadas en células con características hepáticas con un proceso relativamente sencillo. Además, estas células han demostrado una escasa tasa de formación de tumores.

Células pluripotenciales inducidas

Las células madre pluripotenciales inducidas (iPS, del inglés, *induced pluripotent stem cells*) son células troncales con una potencialidad de crecimiento y una diferenciación equivalentes a las embrionarias. En 2006, el grupo de Yamanaka demostró que la expresión en células adultas de ratón de un reducido número de genes permitía que estas se convirtieran en células troncales con una potencialidad de diferenciación equivalente a la de las células troncales embrionarias[37]. Posteriores investigaciones demostraron que podían obtenerse células iPS humanas a partir de células humanas adultas si se las inducía a expresar los genes *OCT4, SOX2, NANOG* y *LIN28*[38]. La presencia de las proteínas codificadas por estos genes en una célula adulta previamente diferenciada la reprograma para que adquiera características de célula embrionaria y, por lo tanto, esté en condiciones de diferenciarse en otra estirpe celular.

En modelos experimentales se ha demostrado que las iPS pueden ser diferenciadas a hepatocitos en el laboratorio en condiciones compatibles con su utilización en clínica y, tras ser trasplantadas en animales, pueden implantar en el hígado y realizar su función fisiológica[33].

La utilización de células diferenciadas obtenidas a partir de iPS es actualmente fruto de numerosas investigaciones, tanto para su uso en terapia celular pura como combinada con biomateriales en la generación de hígados bioartificiales[39,40].

Xenotrasplante

Ante la escasez de células adecuadas para el trasplante, se propuso la posibilidad de utilizar células provenientes de mamíferos próximos al ser humano, como el cerdo. En estudios preclínicos se ha demostrado la supervivencia de células hepáticas porcinas en primates durante largos períodos de tiempo con una inmunosupresión convencional. La introducción de las iPS, el riesgo de zoonosis (transmisión de patógenos entre especies) y consideraciones socioreligiosas (muchas culturas consideran al cerdo un animal impuro) ha llevado a que esta estrategia vaya teniendo cada día menos partidarios.

Implantación celular poco eficiente

Aunque se han logrado grandes avances en la optimización de protocolos para la obtención de células, transporte, conservación y perfusión, los resultados del proceso de implantación son todavía poco satisfactorios, lo que limita enormemente la eficiencia global del trasplante[41].

Los pobres resultados que se obtienen en los trasplantes de hepatocitos en seres humanos contrastan fuertemente con los obtenidos usando modelos animales de trasplante celular, en los que la eficacia es excelente, tanto en repoblación celular como en restauración de la función.

En los protocolos de trasplante celular más comúnmente empleados que se basan en la perfusión intraportal de las células, el endotelio es la primera y principal barrera que han de superar las células trasplantadas en su camino para alcanzar el parénquima hepático en el que integrarse. Esta capacidad de integrarse de forma eficaz y estable es el principal factor que afecta al éxito del trasplante de hepatocitos[42].

Una de las claves del éxito del trasplante de hepatocitos en modelos animales es que en ellos se emplean terapias de acondicionamiento que inducen una disfunción transitoria de la barrera endotelial para favorecer la implantación. Los protocolos de mayor efectividad son altamente agresivos (tetracloruro de carbono, hepatectomía, ciclofosfamida, radiación, etc.), lo que los hace inaplicables en los seres humanos debido a su gran toxicidad y efectos secundarios colaterales.

La repoblación de un órgano con células nuevas es un proceso muy complejo que podría asimilarse, desde el punto de vista práctico, a la metástasis tumoral, puesto que está integrado por una serie de etapas comunes: individualización celular, vehiculización hemática, adherencia a la pared vascular del endotelio de destino, migración transendotelial e integración en el parénquima[43].

En los últimos años se han realizado esfuerzos para la búsqueda de promotores de implantación[44], que permitan instaurar protocolos de acondicionamiento utilizables en la práctica clínica. Se ha demostrado que algunas moléculas incrementan la permeabilidad vascular y facilitan la migración celular de las células trasplantadas, destacando el efecto de los inhibidores de proteínas G asociadas a receptores endoteliales (toxina de *Bordetella pertussis*)[45], fármacos vasoactivos como nitroglicerina, prostaciclina, bosentán y anticuerpos dirigidos contra las moléculas de adhesión intercelular de las células endoteliales[26,46].

Monitorización de la implantación y la función celular

El seguimiento de la evolución de las células trasplantadas es fundamental para comprobar si se está produciendo la recuperación y, en su caso, identificar las posibles causas que afecten al proceso y plantear con suficiente antelación una posible intervención terapéutica. Asimismo, permite conocer mejor la dinámica de los procesos de implantación y repoblación hepática.

Aunque en modelos animales la identificación de células donantes se ve facilitada por la utilización de animales que expresan marcadores bioquímicos o luminiscentes[43,47-49], en los seres humanos, la identificación y cuantificación de las células trasplantadas son más complejas y todavía no están bien resueltas.

En pacientes con errores innatos del metabolismo es posible obtener información indirecta, al observar en el plasma la proteína antes ausente o la funcionalidad enzimática.

No obstante, incluso en los pacientes con deficiencias enzimáticas no es posible obtener información fidedigna del número y la localización de las células supervivientes y funcionales.

Se han implementado diversos métodos de cuantificación de la eficacia de la implantación y de la ganancia de función a partir de las células trasplantadas, entre los cuales destaca el uso de radioisótopos o de iones hierro y su seguimiento por resonancia magnética. Su uso es complejo por tener una vida media corta y desconocerse los efectos a largo plazo del empleo de estas técnicas.

En definitiva, los diferentes estudios clínicos llevados a cabo han demostrado que, a corto plazo, el trasplante celular hepático es una metodología segura y eficaz para el tratamiento de la insuficiencia hepática grave. Todavía existen obstáculos que impiden la generalización del uso de esta metodología, como la dificultad para obtener suficiente número de células con calidad funcional para realizar los trasplantes, la baja capacidad de implantación de las células trasplantadas y la pérdida de la eficacia del trasplante a medio y largo plazo.

Actualmente se está abordando la superación de estas limitaciones en particular en aspectos como la obtención de células hepáticas diferenciadas generadas a partir de células troncales, la mejora del proceso de implantación, la monitorización de la eficiencia del trasplante, la generación de organoides y la utilización de terapias celulares combinadas con biomateriales. La resolución es estos problemas permitirá ir incorporando el trasplante celular hepático a la práctica clínica habitual.

REFERENCIAS BIBLIOGRÁFICAS

1. Olivo R, Guarrera JV, Pyrsopoulos NT. Liver transplantation for acute liver failure. Clin Liver Dis 2018; 22: 409-17.
2. Jiménez-Romero C, Caso Maestro O, Cambra Molero F et al. Using old liver grafts for liver transplantation: where are the limits? World J Gastroenterol 2014; 20: 10691-702.
3. Li Y, Lu L, Cai X. Liver regeneration and cell transplantation for end-stage liver disease. Biomolecules 2021; 11: 1907.
4. Miki T. Clinical hepatocyte transplantation. Gastroenterol Hepatol 2019; 42: 202-8.
5. Strom SC, Fisher RA, Thompson MT et al. Hepatocyte transplantation as a bridge to orthotopic liver transplantation in terminal liver failure. Transplantation 1997; 63: 559-69.
6. Dhawan A, Puppi J, Hughes RD, Mitry RR. Human hepatocyte transplantation: current experience and future challenges. Nat Rev Gastroenterol Hepatol 2010; 7: 288-98.
7. Gewartowska M, Olszewski WL. Hepatocyte transplantation-biology and application. Ann Transplant 2007; 12: 27-36.
8. Strom SC, Bruzzone P, Cai H et al. Hepatocyte transplantation: clinical experience and potential for future use. Cell Transplant 2006; 15 (Suppl 1): S105-10.
9. Fausto N. Liver regeneration. J Hepatol 2000; 32: 19-31.
10. Overturf K, al-Dhalimy M, Ou CN, Finegold M, Grompe M. Serial transplantation reveals the stem-cell-like regenerative potential of adult mouse hepatocytes. Am J Pathol 1997; 151: 1273-80.
11. Kordes C, Haussinger D. Hepatic stem cell niches. J Clin Invest 2013; 123: 1874-80.
12. Matas AJ, Sutherland DE, Steffes MW et al. Hepatocellular transplantation for metabolic deficiencies: decrease of plasms bilirubin in Gunn rats. Science 1976; 192: 892-4.
13. Jorns C, Ellis EC, Nowak G et al. Hepatocyte transplantation for inherited metabolic diseases of the liver. J Intern Med 2012; 272: 201-23.
14. Puppi J, Strom SC, Hughes RD et al. Improving the techniques for human hepatocyte transplantation: report from a consensus meeting in London. Cell Transplant 2012; 21: 1-10.
15. Olszewski WL, Hiwot H, Interewicz B, Rudowska A, Szyper E, Mecner B. Hepatocyte transplantation –in vitro cytotoxic reaction of autologous granulocytes and mononuclears to isolated hepatocytes. Ann Transplant 1999; 4: 11-6.
16. Dhawan A, Puppi J, Hughes RD, Mitry RR. Human hepatocyte transplantation: current experience and future challenges. Nat Rev Gastroenterol Hepatol 2010; 7: 288-98.
17. Gaillard M, Tranchart H, Lainas P et al. Improving hepatocyte engraftment following hepatocyte transplantation using repeated reversible portal vein embolization in rats. Liver Transpl 2019; 25: 98-110.
18. Pareja E, Cortés A, Gómez-Lechón MJ et al. Current status and future perspectives of hepatocyte transplantation. Cir Esp 2014; 92: 74-81.
19. Terry C, Hughes RD. An optimised method for cryopreservation of human hepatocytes. Methods Mol Biol 2009; 481: 1-10.
20. Pareja E, Gómez-Lechón MJ, Cortés M, Bonora-Centelles A, Castell JV, Mir J. Human hepatocyte transplantation in patients with hepatic failure awaiting a graft. Eur Surg Res 2013; 50: 273-81.
21. Allen KJ, Soriano HE. Liver cell transplantation: the road to clinical application. J Lab Clin Med 2001; 138: 298-312.
22. Strom SC, Fisher RA, Rubinstein WS et al. Transplantation of human hepatocytes. Transplant Proc 1997; 29: 2103-6.
23. Pareja E, Ribes C, Gómez-Lechón MJ et al. [Liver cell therapy in the treatment of inborn errors of metabolism in children]. An Pediatr (Barc) 2013; 79: 390.e1-8.
24. Fisher RA, Strom SC. Human hepatocyte transplantation: worldwide results. Transplantation 2006; 82: 441-9.
25. Vimalesvaran S, Nulty J, Dhawan A. Cellular therapies in pediatric liver diseases. Cells 2022; 11: 74-81.
26. Alfaro FJ, Checa A, Ramírez E et al. In vitro evaluation of new possible cell engraftment enhancers for cell transplantation. Transplant Proc 2010; 42: 671-2.
27. Hughes RD, Mitry RR, Dhawan A et al. Isolation of hepatocytes from livers from non-heart-beating donors for cell transplantation. Liver Transpl 2006; 12: 713-7.
28. Sagias FG, Mitry RR, Hughes RD et al. N-acetylcysteine improves the viability of human hepatocytes isolated from severely steatotic donor liver tissue. Cell Transplant 2010; 19: 1487-92.
29. Shafritz DA, Dabeva MD. Liver stem cells and model systems for liver repopulation. J Hepatol 2002; 36: 552-64.
30. Inaba M, Yamashita YM. Asymmetric stem cell division: precision for robustness. Cell Stem Cell 2012; 11: 461-9.
31. Lysy PA, Campard D, Smets F, Najimi M, Sokal EM. Stem cells for liver tissue repair: current knowledge and perspectives. World J Gastroenterol 2008; 14: 864-75.
32. Boulter L, Lu WY, Forbes SJ. Differentiation of progenitors in the liver: a matter of local choice. J Clin Invest 2013; 123: 1867-73.
33. Liu J, Yuan Z, Wang Q. Pluripotent stem cell-derived strategies to treat acute liver failure: current status and future directions. J Clin Transl Hepatol 2022; 10: 692-9.
34. Yin Y, Lim YK, Salto-Tellez M, Ng SC, Lin CS, Lim SK. AFP(+), ESC-derived cells engraft and differentiate into hepatocytes in vivo. Stem Cells 2002; 20: 338-46.
35. Tsuchiya A, Lu WY. Liver stem cells: plasticity of the liver epithelium. World J Gastroenterol 2019; 25: 1037-49.
36. Kholodenko IV, Kurbatov LK, Kholodenko RV, Manukyan GV, Yarygin KN. Mesenchymal stem cells in the adult human liver: hype or hope? Cells 2019; 8: 1127.
37. Takahashi K, Tanabe K, Ohnuki M et al. Induction of pluripotent stem cells from adult human fibroblasts by defined factors. Cell 2007; 131: 861-72.
38. Park IH, Zhao R, West JA et al. Reprogramming of human somatic cells to pluripotency with defined factors. Nature 2008; 451: 141-6.
39. Pareja E, Gómez-Lechón MJ, Tolosa L. Induced pluripotent stem cells for the treatment of liver diseases: challenges and perspectives from a clinical viewpoint. Ann Transl Med 2020; 8: 566.
40. Takeishi K, Collin de l'Hortet A, Wang Y et al. Assembly and function of a bioengineered human liver for transplantation generated solely from induced pluripotent stem cells. Cell Rep 2020; 31: 107711.
41. Wu YM, Gupta S. Hepatic preconditioning for transplanted cell engraftment and proliferation. Methods Mol Biol 2009; 481: 1-10.
42. Vandenbroucke E, Mehta D, Minshall R, Malik AB. Regulation of endothelial junctional permeability. Ann N Y Acad Sci 2008; 1123: 134-45.
43. Gupta S, Rajvanshi P, Sokhi R et al. Entry and integration of transplanted hepatocytes in rat liver plates occur by disruption of hepatic sinusoidal endothelium. Hepatology 1999; 29: 509-19.
44. Alfaro FJ, Grau M, Ramírez E et al. An in vitro model of cell transplantation for evaluation of cell engraftment enhancers. Transplant Proc 2009; 41: 2487-90.
45. Alfaro J, Grau M, Serrano M et al. Blockade of endothelial G(i) protein enhances early engraftment in intraportal cell transplant to mouse liver. Cell Transplant 2012; 21: 1383-96.
46. Alfaro J, Pérez D, Jiménez C et al. Blockade of cell adhesion molecules enhances cell engraftment in a murine model of liver cell transplantation. Transpl Immunol 2016; 35: 7-11.
47. Allen KJ, Mifsud NA, Williamson R, Bertolino P, Hardikar W. Cell-mediated rejection results in allograft loss after liver cell transplantation. Liver Transpl 2008; 14: 688-94.
48. Malhi H, Annamaneni P, Slehria S et al. Cyclophosphamide disrupts hepatic sinusoidal endothelium and improves transplanted cell engraftment in rat liver. Hepatology 2002; 36: 112-21.
49. Gupta S, Rajvanshi P, Malhi H et al. Cell transplantation causes loss of gap junctions and activates GGT expression permanently in host liver. Am J Physiol Gastrointest Liver Physiol 2000; 279: G815-26.

Utilidad de los procedimientos de medicina nuclear en los trasplantes

33

P. Nespral Torres, G. Cuesta Domingo, A. Berardinneli Isea, M. Zapardiel Martínez-Falero, M. Vaillant López, J. L. Carreras Delgado, M. N. Cabrera Martín y P. Daudén Oñate

INTRODUCCIÓN

La medicina nuclear ofrece sus técnicas de imagen molecular para el estudio de diversas patologías. Aportan una información distinta y complementaria a la morfológica y funcional de otras técnicas radiológicas, como la tomografía computarizada (TC) o la resonancia magnética (RM). Esta diferencia les confiere a las técnicas de medicina nuclear una ventaja en la detección de las complicaciones que no se acompañan de alteraciones morfológicas.

En este capítulo se abordarán la aplicación y las indicaciones de las técnicas de medicina nuclear en la valoración de la evolución y detección de complicaciones de los órganos trasplantados. El foco de nuestro estudio se dirigirá en especial a los trasplantes de riñón, hígado, corazón y pulmón.

TRASPLANTE RENAL

El enfoque definitivo para abordar la insuficiencia renal terminal implica la realización de un trasplante renal, siendo esta modalidad la más prevalente. A pesar de que comúnmente se implanta el injerto de manera extraperitoneal en la fosa ilíaca derecha, existe la posibilidad de ubicarlo en el lado izquierdo, particularmente en situaciones de cotrasplante de páncreas y riñón[1].

Los vasos renales del injerto se conectan mediante anastomosis a los vasos ilíacos del receptor, procediendo, tras lograr una adecuada reperfusión del riñón, a la unión del uréter del donante a la vejiga del paciente mediante técnicas que minimizan posibles complicaciones.

Posteriormente al trasplante, es de gran importancia administrar tratamiento inmunosupresor al paciente para prevenir el rechazo renal. La ciclosporina, un inhibidor de la calcineurina, demostró su eficacia con este propósito en 1983. En la actualidad, la terapia de elección en España implica la combinación de otro inhibidor de la calcineurina (el tacrólimus) con micofenolato mofetilo y corticoides, terapia que debe ser personalizada para cada paciente, con el objetivo de cubrir sus necesidades sin inducir nefrotoxicidad, que constituye el principal efecto secundario de los inhibidores de la calcineurina[2].

A pesar de ser la opción terapéutica óptima para pacientes en etapas avanzadas de la enfermedad, se asocia con diversas complicaciones, algunas de las cuales pueden requerir el inicio de terapias renales sustitutivas o incluso un nuevo trasplante[3].

Estas complicaciones pueden clasificarse según su momento de aparición, el origen o el mecanismo subyacente de la disfunción del injerto renal. En este contexto, nos centraremos en las complicaciones según su origen, dividiéndolas principalmente en dos categorías: complicaciones médicas, como la necrosis tubular aguda, el rechazo mediado por anticuerpos o células T, la toxicidad por inmunosupresores y las infecciones, y complicaciones quirúrgicas, de menor frecuencia que las anteriores. Estas últimas se dividen a su vez en complicaciones vasculares, relacionadas con la reducción del flujo sanguíneo, como son la trombosis vascular, la estenosis de la arteria renal o los seudoaneurismas extrarrenales o intrarrenales, y complicaciones urológicas, como la fuga urinaria, la obstrucción ureteral o el linfocele[4].

La incidencia relativa de estas complicaciones varía según el momento de su aparición. La nefropatía vasomotora, el rechazo agudo y las complicaciones urológicas son más frecuentes en los primeros meses postrasplante, mientras que la incidencia de nefropatía inducida por ciclosporina y glomerulonefritis aumenta con el tiempo.

El médico nuclear desempeña un papel fundamental en la evaluación del trasplante renal mediante la realización de técnicas nucleares, ya que son sencillas, no invasivas, no nefrotóxicas y de bajo coste, pudiendo reemplazar o, al menos reducir, el número de biopsias para el diagnóstico de la disfunción del injerto[5].

Técnicas de medicina nuclear en el trasplante renal

En este apartado se describirán brevemente las diversas pruebas de medicina nuclear que se utilizan en el paciente con trasplante renal, así como sus diferentes radiofármacos.

El renograma es la prueba más importante en el riñón trasplantado, fundamental para la valoración funcional posquirúrgica del trasplante renal, así como de sus posibles complicaciones.

Actualmente, el radiotrazador empleado más frecuentemente en la práctica clínica es el ^{99m}Tc-mercaptoacetiltriglicina (MAG$_3$) ya que, dadas sus características de biodistribución y eliminación, es útil tanto para visualizar la morfología renal como para su funcionalidad. Tiene una alta unión a proteínas plasmáticas, lo cual hace que el radiofármaco se localice en la luz vascular hasta llegar al riñón, donde se aclara casi por completo mediante secreción tubular.

Otro radiotrazador que podría utilizarse es el ^{99m}Tc-dietilentriaminopentaacético (DTPA), ya que se elimina casi exclusivamente por filtración glomerular, no se reabsorbe ni se secreta. Pero, dada su baja unión a las proteínas plasmáticas y su distribución intravascular y extravascular, está especialmente indicado en estudios de estimación del filtrado glomerular, aunque esta prueba ha caído en desuso con el tiempo[6].

El renograma es un procedimiento gammagráfico dinámico que consta de tres fases secuenciales. Una primera fase vascular, en la cual se observa la llegada del radiotrazador a través de la aorta y su distribución hasta el parénquima renal e injertos renales, pudiendo evaluar su vascularización, obstrucciones o fugas.

Una segunda fase, denominada parenquimatosa, adecuada para valorar la distribución del radiotrazador en la corteza, donde pueden visualizarse áreas de hipocaptación que denoten cicatrices corticales. Por último, en la fase de eliminación se valora la evacuación del radiofármaco a través de la pelvis renal hasta la vejiga, siendo útil para valorar obstrucciones mecánicas (**Fig. 33-1**). Adicionalmente podrían adquirirse imágenes tardías estáticas, útiles para evaluar algunas de las complicaciones más frecuentes (líquido peritrasplante, obstrucción o reflujo ureteral).

En cuanto a la preparación previa a la prueba no es necesario el ayuno y reviste especial importancia una adecuada hidratación. Se pedirá al paciente que orine antes de la realización de la adquisición. En caso de ser portador de sonda, si es tras la cirugía, se debe dejar abierta, con la orina fluyendo libremente hacia la bolsa recolectora. Tras la primera semana poscirugía, si el paciente persiste con sondaje, se debe cerrar temporalmente con el objeto de diagnosticar fugas de orina[1].

Por otro lado, el estudio gammagráfico con ^{99m}Tc-ácido dimercaptosuccínico (DMSA) es de elección para la evaluación cortical, ya que se fija en el túbulo cortical proximal y genera una imagen morfológica útil para valorar secuelas postinfecciosas y cicatrices de infartos renales. Este procedimiento consiste en la adquisición de imágenes planares en proyección anterior y posterior, existiendo igualmente tanto un análisis visual como cuantitativo (**Fig. 33-2**).

Por último, cabe mencionar que se están desarrollando nuevos radiotrazadores para tomografía por emisión de positrones (PET)/TC específicos para la patología renal[1].

Complicaciones asociadas al trasplante renal

Complicaciones médicas

Las complicaciones médicas tras un trasplante renal son más comunes que las quirúrgicas; entre ellas destacan la necrosis tubular aguda y el rechazo agudo como causantes de una función retardada del injerto, especialmente frecuente en injertos renales de donante cadáver (más del 50 %)[4].

La principal causa de fracaso renal agudo es la necrosis tubular aguda, que se ocasiona por anticuerpos preformados que inducen trombosis, se manifiesta con mayor frecuencia en los primeros días postrasplante y afecta hasta al 15 % de los pacientes trasplantados. La mayoría se recupera en 2 semanas sin necesidad de tratamiento, por lo que no presenta gran impacto en la supervivencia del paciente ni del injerto,

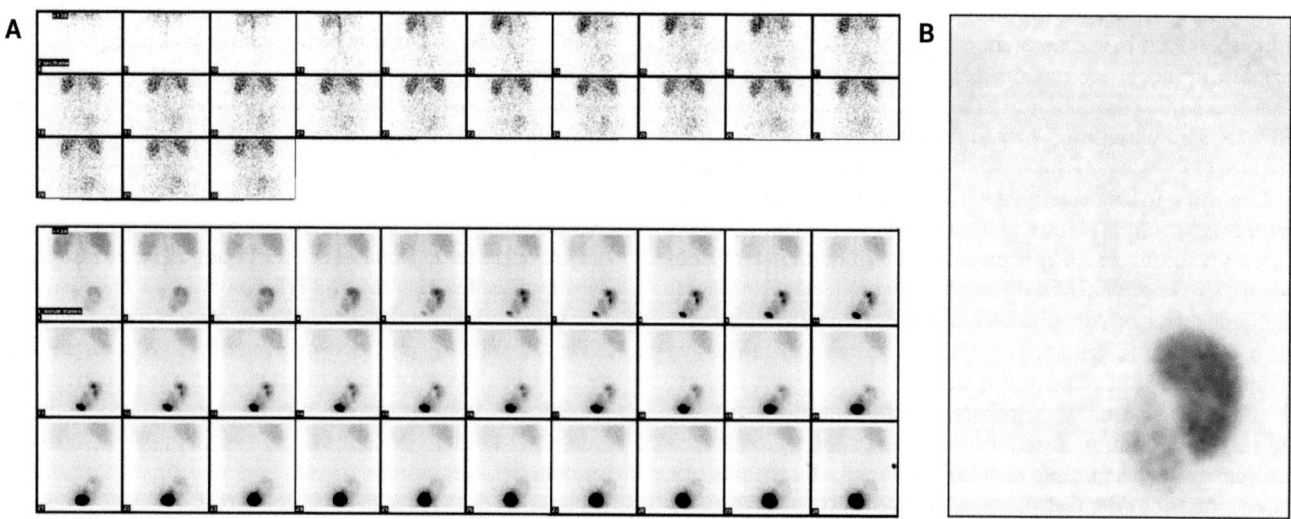

Figura 33-1. A) Renograma con ^{99m}Tc-MAG$_3$ en un varón de 48 años con antecedente de injerto en bloque pediátrico en la fosa ilíaca derecha. En las fases vascular y parenquimatosa se visualiza una llegada adecuada del radiotrazador al parénquima renal de ambos injertos, con una distribución homogénea e hipocaptación del injerto medial respecto al lateral. Eliminación espontánea, aunque enlentecida, con retención del radiofármaco en el sistema pielocalicial del injerto lateral, que se resuelve casi por completo al finalizar el estudio. **B)** Imagen estática abdominopélvica de ambos injertos que muestran captación homogénea del radiotrazador.

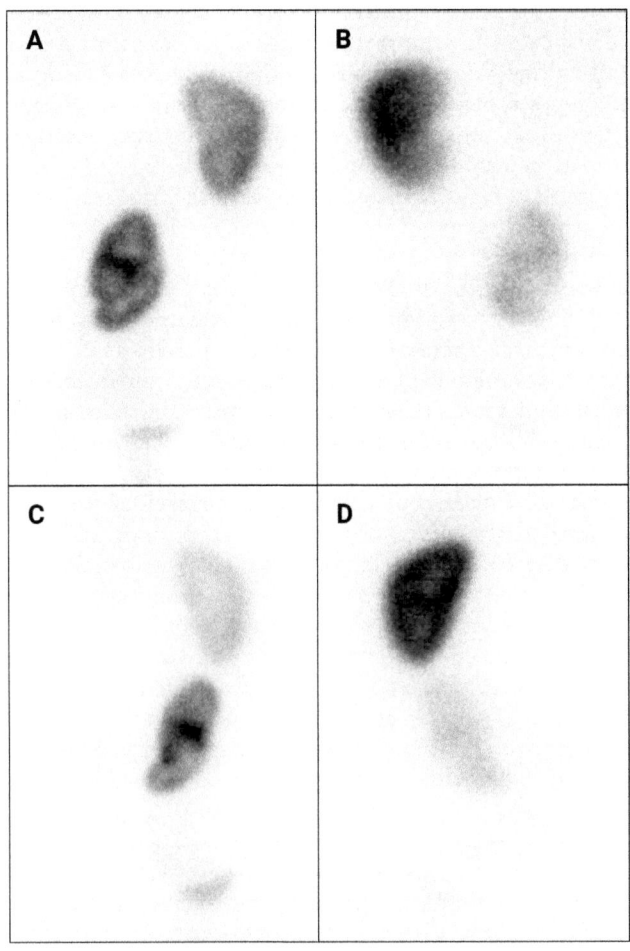

Figura 33-2. Gammagrafía renal con ^{99m}Tc-DMSA en una mujer de 17 años con riñón derecho ectópico. Imágenes planares en proyecciones anterior **(A)**, posterior **(B)**, oblicua posterior derecha **(C)** y oblicua posterior izquierda **(D)**. En todas las proyecciones se observa el riñón izquierdo en su localización habitual y el derecho en la fosa ilíaca derecha. Ambos muestran captación homogénea del radiotrazador, sin imágenes sugestivas de quistes o cicatrices.

con excepción de los casos graves, que pueden requerir terapia dializante[7].

El rechazo al trasplante renal se clasifica según su inicio en hiperagudo, agudo o crónico, cada uno de ellos con mecanismos diferentes. El rechazo hiperagudo ocurre durante la cirugía y requiere la retirada inmediata del injerto. Las técnicas de medicina nuclear presentan un uso limitado en su diagnóstico; en el renograma con ^{99m}Tc-MAG$_3$ puede observarse una región fotopénica o mínima captación en el área del injerto, junto con múltiples focos hipocaptantes e incremento de la actividad de fondo. El rechazo agudo se manifiesta a partir del 5º día postrasplante y afecta al 15-25 % de los pacientes en el primer año. Se caracteriza por una infiltración tubulointersticial y vascular por linfocitos T o anticuerpos que causa arteritis, microinfartos, hemorragia e infiltración linfocítica. El rechazo crónico o nefropatía crónica del injerto se desarrolla de manera lenta e irreversible a lo largo de meses o años, con mecanismos patológicos como vasoconstricción, fibrosis, atrofia tubular y glomerulosclerosis con pérdida de la cortical, siendo actualmente la causa más común de pérdida de injerto[8].

Existe una considerable superposición entre las imágenes renográficas con ^{99m}Tc-MAG$_3$ de la necrosis tubular aguda y el rechazo agudo, en las cuales se muestra una perfusión adecuada o ligeramente disminuida, así como retención parenquimatosa debido a una eliminación cortical retardada. Por ello, debido a la inespecificidad de la prueba, resulta muy útil comparar estas imágenes con las del renograma postrasplante, para obtener información sobre la mejoría o empeoramiento progresivo de la función renal, considerando que la disminución progresiva en la función y la inadecuada perfusión favorecen al diagnóstico del rechazo agudo[9].

De forma similar, la nefrotoxicidad relacionada con la toma de inmunosupresores, asociada con una administración temprana y dosis-dependiente y que puede ocurrir en cualquier momento tras su instauración, no presenta un patrón renográfico específico que permita diferenciarla de forma precisa de la necrosis tubular aguda y el rechazo agudo. Sin embargo, niveles elevados de ciclosporinemia, su momento de presentación, la recuperación funcional renal y la mejoría clínica tras reducir la ciclosporinemia pueden orientar hacia su diagnóstico[6].

Las infecciones representan una causa frecuente de morbimortalidad en pacientes trasplantados. Los síntomas, similares a los del rechazo agudo, incluyen fiebre, dolor a la palpación del injerto y deterioro de la función renal. La gammagrafía renal con ^{99m}Tc-DMSA ha demostrado mayor sensibilidad que la ecografía para detectar pielonefritis, mostrando áreas focales hipocaptantes correspondientes a defectos y cicatrices corticales residuales. Sin embargo, cualquier proceso que dañe o reemplace la cortical renal puede producir una imagen similar[10] (**Fig. 33-3**).

Complicaciones quirúrgicas

Es de suma importancia conocer cómo se manifiestan clínicamente las potenciales complicaciones posteriores a la intervención quirúrgica. Esta comprensión, combinada con los resultados obtenidos de las pruebas de imagen, facilita un diagnóstico preciso. En este apartado proporcionamos una breve descripción de las diversas complicaciones quirúrgicas, así como la prueba de imagen diagnóstica de elección para cada una de ellas en el ámbito de la medicina nuclear.

Complicaciones vasculares

La trombosis de la arteria renal aparece en las primeras 48 horas tras el trasplante y es poco habitual. Se produce con mayor frecuencia como consecuencia de un rechazo hiperagudo o agudo y, en un menor porcentaje de los casos, por fallo en la técnica quirúrgica o estados de hipercoagulabilidad, entre otros. Clínicamente se manifiesta con oligoanuria brusca y dolor en la zona del injerto. Ante su sospecha, la prueba de elección es un renograma basal que permita evaluar el área de ausencia de perfusión o imagen «en negativo»[11,12].

La trombosis de la vena renal puede aparecer de manera temprana, en un contexto de volumen circulatorio disminuido o compresión venosa colindante. Su aparición más tardía está en relación con el rechazo crónico. Una imagen de nefrograma retrasado y la presencia continuada del radio-

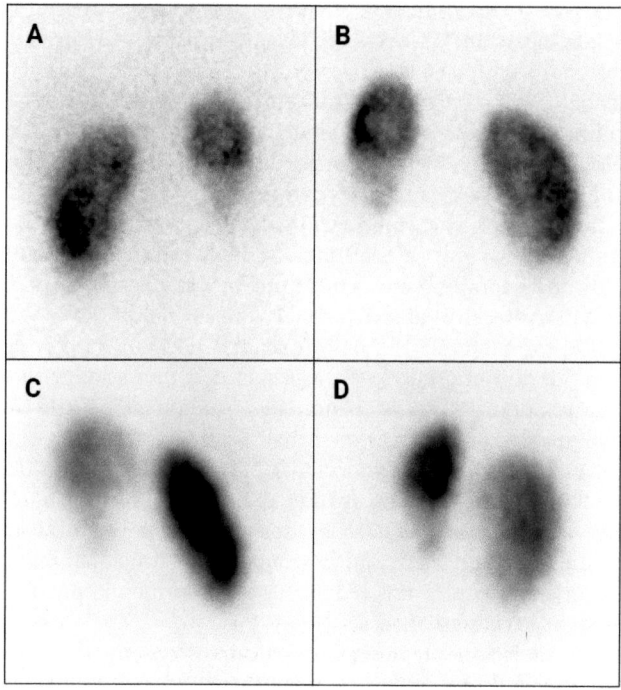

Figura 33-3. Gammagrafía renal con ^{99m}Tc-DMSA en una mujer de 18 años con antecedente de enfermedad renal crónica. Imágenes planares en proyecciones anterior **(A)**, posterior **(B)**, oblicua posterior derecha **(C)** y oblicua posterior izquierda **(D)**. En todas las proyecciones se observa un defecto de captación de trazador en la mitad inferior del riñón izquierdo, con un 34 % de captación. Hallazgos en relación con una cicatriz secundaria a pielonefritis o patología vascular.

fármaco en fases tardías serían los hallazgos esperables en un renograma basal[4].

La complicación vascular más frecuente es la estenosis de la arteria renal (1-12 %), que se manifiesta como un cuadro de hipertensión de difícil control que en ocasiones se acompaña de un soplo audible en la zona del injerto. El renograma poscaptopril permite distinguir la estenosis hemodinámicamente significativa (estrechamiento luminal mayor del 50 %) de aquellas sin repercusión funcional. Una ventaja frente a otros estudios es que la imagen no se ve afectada por los artefactos de los clips postoperatorios[4].

En el caso de la estenosis de la arteria ilíaca, la clínica y la técnica nuclear de elección son las mismas que en la estenosis de la arteria renal.

Asimismo, los seudoaneurismas intrarrenales y extrarrenales son secundarios al traumatismo durante una biopsia con aguja percutánea y aparecen en el 1-18 % de los casos, aunque más del 65 % se resuelven sin mayor intervención. Generalmente son asintomáticos. En el seudoaneurisma intrarrenal se visualiza en el renograma basal una región intraparenquimatosa con un mayor número de cuentas totales con respecto al parénquima renal contralateral. Si se trata de un seudoaneurisma extrarrenal se visualizará una mayor captación en el área perirrenal[4,13].

Complicaciones urológicas

La fuga urinaria consiste en la extravasación ureteral de orina generalmente secundaria al rechazo del injerto o la necrosis ureteral por isquemia. Suele ocurrir en las primeras 5 semanas postrasplante y su localización más habitual es el uréter distal. Ante la visualización directa de la salida de líquido por la herida o por los drenajes quirúrgicos, asociada a dolor local y disminución de la diuresis debe descartarse la existencia de una fuga urinaria. El hallazgo de orina confinada fuera del sistema excretor en las imágenes tardías del renograma con ^{99m}Tc-MAG$_3$ se considera diagnóstico de urinoma[12,14].

La obstrucción ureteral es una complicación urológica con una incidencia inferior al 10 % que cursa generalmente de manera asintomática. Aunque la prueba de elección para su detección es la ecografía por su sensibilidad, existen hallazgos característicos en el renograma diurético igualmente válidos para su diagnóstico. Estos consisten en una elevada actividad en la pelvis y el uréter, con retraso en la aparición de la actividad del radiofármaco en la vejiga urinaria[4,11].

El linfocele es una colección de linfa por obstrucción del canal linfático y que puede desembocar en hidronefrosis secundaria. Su aparición es más frecuente entre la 4ª y la 8ª semana tras la cirugía. Para su detección, entre las pruebas de medicina nuclear es de elección el renograma basal, que permite diferenciar el urinoma del linfocele. En el caso del linfocele se reconoce un área de hipocaptación del trazador cercana al polo renal correspondiente[4].

TRASPLANTE HEPÁTICO

El trasplante hepático es una opción terapéutica que ha logrado salvar la vida a pacientes que sufren insuficiencia hepática aguda, enfermedad hepática terminal y carcinoma hepático. Sin embargo, no suele ser la primera opción de tratamiento para la mayoría de las enfermedades hepáticas[15]. La cirugía sigue siendo el método de tratamiento más efectivo para pacientes con hepatocarcinoma. Gracias al avance en las técnicas quirúrgicas las resecciones más extensas se llevan a cabo con mayor frecuencia. Sin embargo, estas resecciones pueden resultar en un remanente hepático postoperatorio de menor tamaño, lo que aumenta el riesgo de insuficiencia hepática postoperatoria, especialmente en pacientes con daño hepático previo debido a procesos patológicos como esteatosis, colestasis o fibrosis[16,17].

El carcinoma hepatocelular es el quinto cáncer más común en el mundo y el tercero en términos de mortalidad. Cuando no existe contraindicación, el trasplante hepático se ha convertido en el tratamiento de elección con intención curativa. Debido a la escasez de donantes de órganos, la selección de pacientes es estricta y sigue algoritmos como los criterios de Milán o de la Universidad de California, en San Francisco[15,16].

El trasplante ortotópico de hígado es una técnica ampliamente reconocida y establecida para tratar a pacientes con enfermedad hepática terminal. Desde 1967 se han realizado más de 26.000 trasplantes de hígado, de los cuales 15.000 se han efectuado en Estados Unidos. La tasa de supervivencia general a 1 año se sitúa en torno al 80 %, mientras que la supervivencia a los 5 años alcanza aproximadamente el 70 %[16,17].

Técnicas de medicina nuclear en el trasplante hepático

Las técnicas de medicina nuclear desempeñan un papel importante en el manejo de los receptores de trasplante de hígado tanto antes como después del procedimiento.

En las últimas décadas se han desarrollado varias moléculas que pueden ser marcadas con ^{99m}Tc, entre las que se incluyen el coloide de azufre, la galactosilalbúmina sérica humana (GSA) y los derivados del ácido iminodiacético (IDA).

En España se ha comercializado el radiofármaco que une ^{99m}Tc con mebrofenina, un derivado del ácido iminodiacético empleado para evaluar la función de los hepatocitos (**Figs. 33-4 y 33-5**)[17].

Por otra parte, la gammagrafía con coloide de azufre unido al ^{99m}Tc se basa en el principio de fagocitosis por parte de las células reticuloendoteliales del hígado, lo que permite visualizar la actividad de dichas células. La GSA marcada con ^{99m}Tc se dirige específicamente a los receptores de asialoglucoproteína presentes en la superficie de los hepatocitos, cuya presencia disminuye significativamente en las enfermedades hepáticas crónicas[17].

Las imágenes que se obtienen en la gammagrafía con ^{99m}Tc-GSA se correlacionan con las pruebas hepáticas convencionales y proporcionan información cuantitativa sobre el parénquima hepático funcional[17].

La gammagrafía con ^{99m}Tc-GSA consiste en una adquisición dinámica tras la inyección intravenosa del trazador. En el posprocesado de las imágenes se dibujan regiones de interés sobre el corazón y el hígado para calcular el aclaramiento sanguíneo (HH15 = actividad cardíaca a los 15 minutos dividida por la actividad cardíaca a los 3 minutos), el índice de captación hepática (LHL15 = actividad hepática a los 15 minutos dividido por la actividad del hígado más el corazón a los 15 minutos) y el índice de receptor modificado (LHL15 dividido por HH15)[17]. Se ha demostrado que el volumen funcional y la función segmentaria, obtenidos mediante tomografía computarizada por emisión de fotón único (SPECT), con TC o sin ella, reflejan la actividad total o segmentaria de la función hepática[17,18].

Los derivados del IDA (^{99m}Tc-IDA) son análogos de la lidocaína que son transportados a los hepatocitos unidos a la albúmina sérica. Posteriormente son extraídos por los hepatocitos y siguen el mismo recorrido que la bilirrubina hasta la excreción en la bilis, pero sin metabolización[17]. La gammagrafía con ^{99m}Tc-IDA se propuso como una herramienta para evaluar la función hepática, de forma global y regional[18]. Varios estudios también utilizaron la gammagrafía con ^{99m}Tc-IDA para evaluar la función del injerto de hígado.

Aunque los hallazgos de la gammagrafía con ^{99m}Tc-IDA se correlacionan con las biopsias y las variables bioquímicas obtenidas en el período inicial postrasplante, la principal limitación es la falta de especificidad, ya que el rechazo y otras complicaciones no se pueden distinguir entre sí[19-21]. Por lo tanto, el rechazo y la colestasis son poco probables cuando la excreción gammagráfica hepatobiliar es normal, pero las biopsias siguen utilizándose como prueba de referencia para obtener el diagnóstico definitivo cuando los resultados de la prueba son anormales[20,21].

A　　　　　　　　　　　　**B**

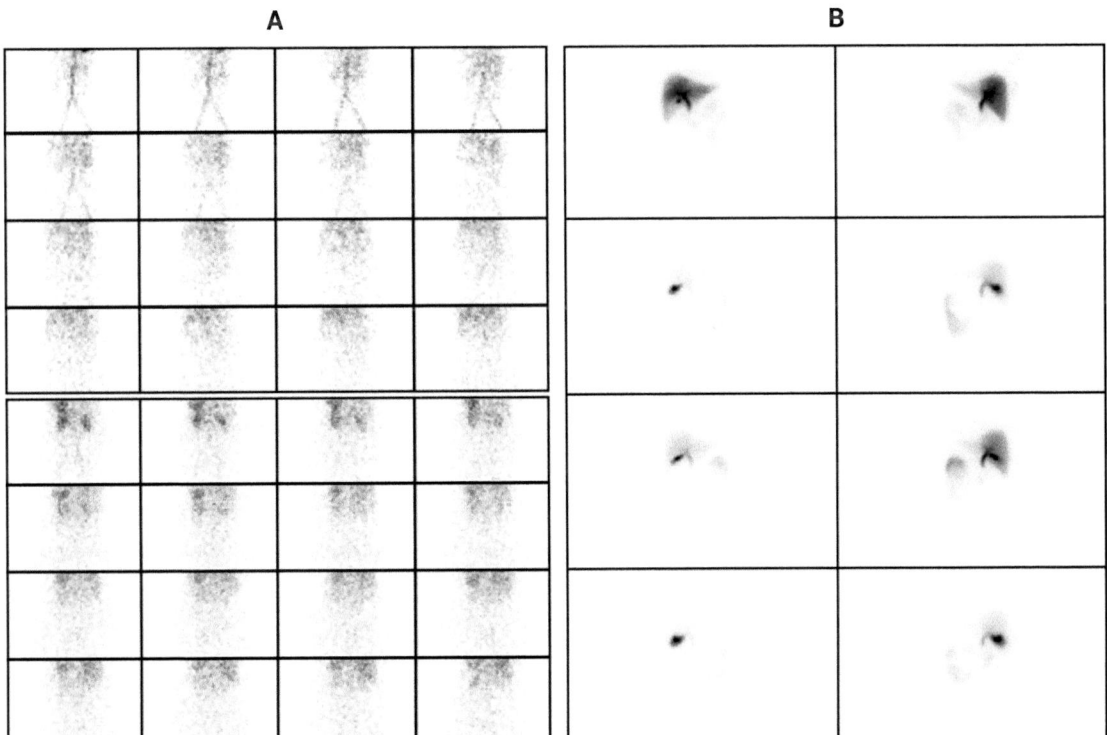

Figura 33-4. Estudio de gammagrafía hepatobiliar con el radiotrazador ácido iminodiacético (IDA) en un paciente con cirrosis hepática. **A)** La fase dinámica muestra la actividad del radiofármaco en el corazón, los riñones y los grandes vasos, sin hallazgos patológicos. **B)** Continuación del estudio de gammagrafía hepatobiliar con IDA en un paciente con cirrosis hepática. Imágenes estáticas que muestran captación normal del hígado con eliminación biliar y actividad intestinal, sin hallazgos patológicos.

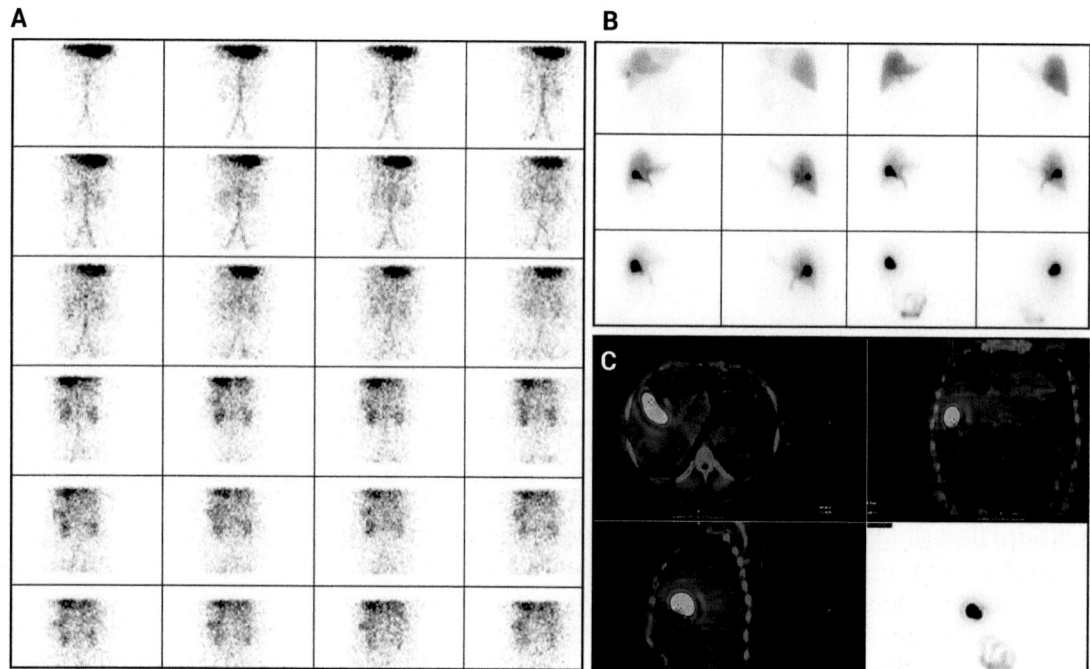

Figura 33-5. Estudio de gammagrafía hepatobiliar con el radiotrazador ácido iminodiacético (IDA) en un paciente con clínica de colestasis. **A)** La fase dinámica muestra actividad en el corazón, los riñones y los grandes vasos, con retención del radiotrazador en la vesícula biliar. **B)** En las imágenes estáticas se visualiza el depósito de radiotrazador de elevada intensidad en la vesícula biliar que persiste hasta finalizar el estudio. **C)** Imágenes de tomografía computarizada por emisión de fotón único-tomografía computarizada (SPECT-TC) del mismo paciente que confirman la localización anatómica del depósito focal de radiotrazador en la vesícula biliar. Estos hallazgos son altamente sugestivos de colestasis.

La primera aplicación de la gammagrafía con IDA fue la evaluación de la integridad de la vía biliar tras el trasplante hepático. Una de las complicaciones más tempranas del trasplante es la fuga de bilis, y la gammagrafía con ^{99m}Tc-IDA ha demostrado ser bastante sensible para detectar dichas fugas[22]. También puede ocurrir obstrucción biliar, secundaria a estenosis anastomóticas o no anastomóticas, que se identifica fácilmente con la gammagrafía hepática con IDA, con una sensibilidad bastante alta, pero nuevamente la especificidad pasa a ser el problema[22].

En un estudio realizado con una serie de 201 pacientes trasplantados de hígado con sospecha de complicaciones hepatobiliares, Lee et al.[23] encontraron que la gammagrafía hepática dinámica puede diferenciar el rechazo de la obstrucción biliar con una sensibilidad del 95,8 % y una especificidad del 79,2 %. A pesar de estos alentadores datos disponibles en la literatura médica, la ^{99m}Tc-GSA y el ^{99m}Tc-IDA no se usan comúnmente en Europa, tal vez debido a su especificidad, o porque se prefieren la RM y la colangiopancreatografía retrógrada endoscópica, que permite la intervención terapéutica simultánea[17].

El rechazo es una de las complicaciones más comunes y graves del trasplante de hígado y, al igual que el de riñón, se caracteriza por desencadenar una extensa respuesta de mediadores inflamatorios, que requiere realizar una biopsia para el diagnóstico definitivo. No existen estudios clínicos que evalúen la PET/TC con fluorodesoxiglucosa (FDG) marcada con ^{18}F en este contexto, aunque se obtuvieron datos alentadores en un modelo de roedor[23].

En el caso del hepatocarcinoma, como la captación de ^{18}F-FDG es muy variable, la PET/TC desempeña un papel limitado en la estadificación preoperatoria. Sin embargo, la captación está relacionada con la diferenciación tumoral, y Yang et al.[24] fueron los primeros en sugerir que una captación baja de ^{18}F-FDG se asocia con un mejor resultado después del trasplante, incluso cuando se considera solo a los pacientes que cumplían los criterios de Milán.

Varios estudios confirmaron estos resultados en series más amplias y con un seguimiento más prolongado[23]. Básicamente, un hepatocarcinoma se considera positivo para ^{18}F-FDG, es decir, con peor pronóstico postrasplante, cuando la captación es superior a la del hígado normal, ya sea visualmente o utilizando índices de actividad tumor-hígado con un punto de corte que oscila entre 1,10 y 1,25[24].

Más recientemente, también se descubrió que los parámetros volumétricos de la PET con ^{18}F-FDG son fuertes predictores. La PET/TC con ^{18}F-FDG proporciona información sobre la biología del tumor, con independencia de los criterios de Milán. En particular, la captación de ^{18}F-FDG se correlaciona con la invasión microvascular, que se reconoce como un factor pronóstico de recurrencia del hepatocarcinoma en pacientes trasplantados. Sin embargo, es necesario señalar que no existen datos convincentes que respalden el uso de la PET/TC con ^{18}F-FDG en el seguimiento sistemático de pacientes sometidos a un trasplante de hígado por hepatocarcinoma, debido a su baja sensibilidad[24].

Nuevos radiotrazadores

En la medicina nuclear contemporánea se han desarrollado nuevas moléculas con la promesa de mejorar el diagnóstico y el tratamiento de múltiples enfermedades y neoplasias malignas. Entre estos avances se encuentra el radiotrazador FAPI (inhibidor de la proteína de activación de los fibroblastos) marcado con ^{68}Ga que, aunque su uso no está aprobado actualmente en España en la práctica clínica diaria, su papel y actividad están siendo investigados en estudios preclínicos y clínicos. Estas investigaciones buscan ampliar el entendimiento de diversos procesos biológicos y enfermedades, incluida la fibrosis, y FAPI podría ser utilizada en la detección del carcinoma hepatocelular. Un estudio piloto llevado a cabo en Alemania comparó el uso de ^{68}Ga-FAPI en la imagen del PET/TC con ^{18}F-FDG y constató un potencial superior en la detección de neoplasias malignas hepáticas por parte del ^{68}Ga-FAPI[25].

Teragnosis

En la actualidad, además de nuevos radiofármacos para uso diagnóstico, se está estudiando la posibilidad de que algunos de ellos puedan ser utilizados como terapia en un selecto grupo de pacientes con diagnóstico de hepatocarcinoma (**Fig. 33-6**). En un estudio experimental realizado en ratones con xenoinjerto de carcinoma hepatocelular con receptores de antígeno prostático específico de membrana (PSMA), se evaluó la terapia con radiofármacos utilizando ^{177}Lu-PSMA-617 y ^{177}Lu-EB-PSMA-617, obteniendo como resultados la supresión significativa del crecimiento tumoral y prolongación del tiempo de supervivencia sin toxicidad obvia. Estos resultados son prometedores, ya que demuestran la posibilidad de emplear estos radiofármacos para uso clínico en seres humanos y justifican estudios futuros[26].

TRASPLANTE CARDÍACO

El trasplante cardíaco se ha convertido en un procedimiento fundamental para el tratamiento de pacientes con insuficiencia cardíaca avanzada que no responden a terapias convencionales. Con el avance de la medicina y la tecnología, las indicaciones para el trasplante cardíaco han evolucionado, abarcando una amplia gama de entidades médicas y situaciones clínicas.

En este apartado se explicarán las indicaciones actuales para el trasplante cardíaco y se destacará la importancia de las pruebas diagnósticas de medicina nuclear en la evaluación previa y posterior al trasplante cardíaco, subrayando su utilidad en la detección temprana de complicaciones y en la optimización del manejo clínico de los pacientes trasplantados.

La evaluación del corazón trasplantado mediante técnicas de medicina nuclear varía dependiendo de si se trata de detectar un rechazo agudo o crónico. El estudio de la perfusión miocárdica puede prever episodios adversos relacionados con la vasculopatía del trasplante con un alto valor predictivo negativo. Por otro lado, el estudio de la inervación simpática del corazón trasplantado puede vincular el proceso de reinervación con la función del injerto.

Técnicas de medicina nuclear en el trasplante cardíaco

Las técnicas más utilizadas en el trasplante cardíaco son:

- **SPECT-TC de perfusión miocárdica.** El estudio de perfusión miocárdico es una prueba de imagen molecular, realizada mediante SPECT-TC. Esta técnica evalúa el flujo sanguíneo al miocardio mediante la inyección de un trazador radiactivo marcado con un isótopo como el ^{201}Tl o el ^{99m}Tc, seguido de la adquisición de imágenes gamma. Permite detectar la presencia de isquemia y evaluar la viabilidad del miocardio[27] (**Figs. 33-7** y **33-8**).
- **PET.** La PET usa un trazador radiactivo, como la FDG marcada con ^{18}F, entre otros, a fin de evaluar la actividad metabólica del tejido cardíaco. Se utiliza para detectar áreas de inflamación y rechazo agudo del injerto, así como para evaluar la viabilidad del miocardio y regiones de apoptosis.
- **Ventriculografía isotópica.** A diferencia de la SPECT de perfusión miocárdica, en la que la célula marcada es el miocito del músculo cardíaco, en esta prueba se marcan hematíes con ^{99m}Tc-pertecnetato. Esta técnica evalúa la función ventricular izquierda y derecha del corazón trasplantado en reposo y esfuerzo mediante la inyección de un trazador radiactivo y la adquisición de imágenes gamma.
- **Gammagrafía de anticuerpos monoclonales.** Se utiliza para detectar el rechazo agudo del injerto mediante la inyección de anticuerpos específicos marcados con un isótopo radiactivo para identificar la presencia de células inmunitarias en el tejido cardíaco.

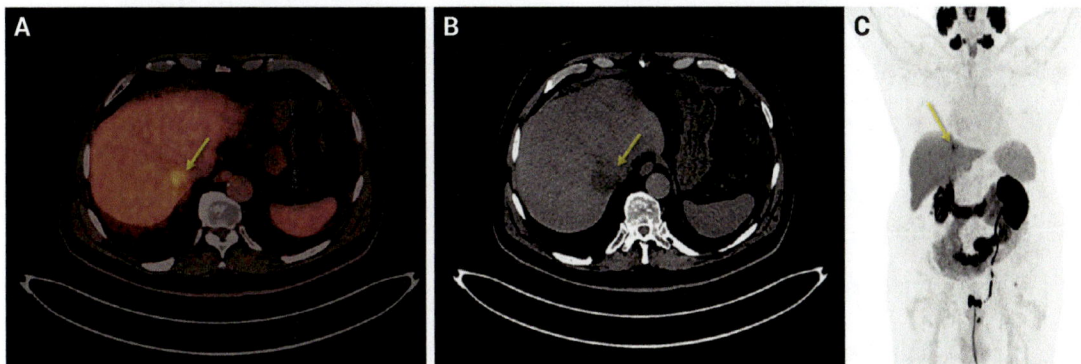

Figura 33-6. Las imágenes axiales de tomografía por emisión de positrones-tomografía computarizada (PET/TC) (**A** y **B**) y en proyección de máxima intensidad (**C**) con el radiofármaco ^{18}F-DCFPYL muestran un foco hipermetabólico de radiotrazador en el segmento VII hepático, como hallazgo incidental en un paciente con antecedente de cáncer de próstata, con posterior diagnóstico de hepatocarcinoma. La expresión de PSMA en el carcinoma hepatocelular puede eventualmente plantear opciones de tratamiento adicionales para este tipo de neoplasia maligna.

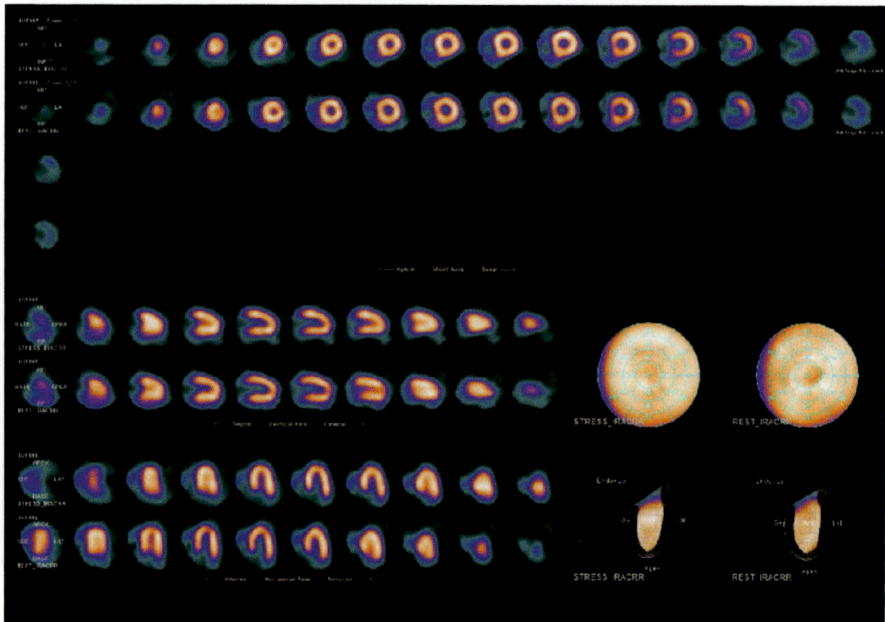

Figura 33-7. Tomografía computarizada por emisión de fotón único (SPECT) de perfusión miocárdica con ^{99m}Tc-MIBI normal. La primera y la segunda filas muestran las imágenes transaxiales de eje corto (estrés arriba, reposo abajo). La tercera y la cuarta filas corresponden a las proyecciones horizontales de eje largo (sagital) en estrés y reposo, y las filas quinta y sexta muestran las verticales de eje largo (coronal).

● **Gammagrafía de inervación miocárdica.** La gammagrafía de inervación miocárdica utiliza un radiotrazador específico, típicamente el ^{123}I-metayodobencilguanidina (MIBG), que presenta afinidad por los nervios simpáticos cardíacos. Esta técnica evalúa la integridad del sistema nervioso autónomo cardíaco al mostrar la distribución y su función. Se utiliza para detectar anormalidades en la inervación, como áreas de denervación, que pueden indicar un mayor riesgo de arritmias y episodios cardiovasculares adversos en pacientes trasplantados cardíacos. Las indicaciones incluyen la evaluación de la función autónoma cardíaca, la detección temprana de disfunciones y la predicción del pronóstico a largo plazo tras el trasplante cardíaco[28] (**Fig. 33-9**).

Complicaciones potenciales en el trasplante cardíaco y evaluación con técnicas de medicina nuclear

A pesar de los avances que han permitido mejorar la calidad de vida de los pacientes y prolongar la supervivencia en

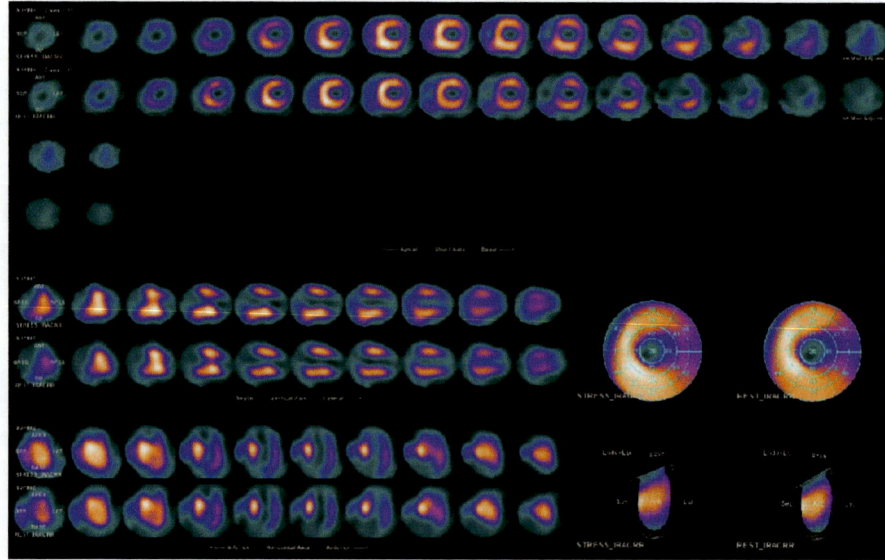

Figura 33-8. Tomografía computarizada por emisión de fotón único (SPECT) de perfusión miocárdica patológica. En las imágenes de estrés se observan áreas de hipoperfusión de moderada intensidad y gran extensión en todos los segmentos de la cara lateral, así como un defecto de perfusión de elevada intensidad en el ápex. En las de reposo se observa un defecto de perfusión en todos los segmentos de la cara lateral, objetivándose además otro defecto fijo en el ápex.

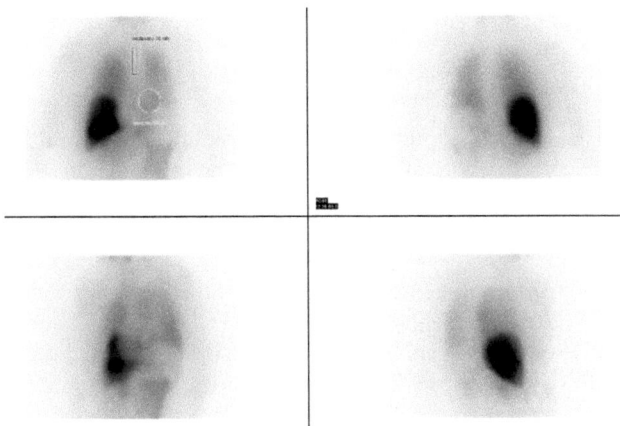

Figura 33-9. Estudio gammagráfico con ^{123}I-metayodobencilguanidina (MIBG) que muestra disminución de la captación miocárdica, con índices de captación miocárdica precoz y tardía disminuidos, y un índice de lavado o *washout* > 22 % (valor límite de la normalidad). Estos hallazgos son diagnósticos de alteración simpática miocárdica.

pacientes con insuficiencia cardíaca refractaria, el trasplante de corazón sigue siendo una intervención que entraña una serie de riesgos y complicaciones. Mientras que algunas de estas complicaciones están directamente relacionadas con las características del injerto o con la interacción del injerto con el sistema inmunitario del huésped, otras dependen de las características del donante y, predominantemente, de los efectos secundarios de los fármacos inmunosupresores. La mayoría de las complicaciones aparecen en los primeros meses postrasplante, si bien los efectos adversos a largo plazo también pueden representar una amenaza y requerir un manejo complejo[29].

Complicaciones relacionadas con el injerto

Rechazo agudo

Es una complicación común del trasplante cardíaco, que ocurre en alrededor del 25 % de los receptores, y es responsable de aproximadamente el 10 % de mortalidad en el primer año postrasplante[30]. El método de referencia para la detección y el seguimiento de esta complicación es la biopsia endomiocárdica del ventrículo derecho. La presentación clínica no es específica, ya que va desde la ausencia total de síntomas hasta la inestabilidad hemodinámica grave. La frecuente ausencia de síntomas iniciales requiere un seguimiento estrecho mediante repetidas biopsias endomiocárdicas del ventrículo derecho, procedimiento que es invasivo y costoso. Por lo tanto, en este contexto, se consideran otros enfoques no invasivos como las imágenes moleculares.

La ventriculografía isotópica evalúa cuantitativamente la función ventricular, si bien presenta una limitación importante y es que la función ventricular no suele verse afectada en el rechazo leve y moderado[31].

La gammagrafía con anticuerpos monoclonales antimiosina marcados con ^{111}In ha demostrado ser útil en diferentes estudios debido al aumento de la captación miocárdica en la miositis y la necrosis de los miocitos[32], que en diversos estudios ha mostrado una correlación significativa con los resultados anatomopatológicos de las biopsias obtenidas, como una alta sensibilidad para detectar el rechazo del trasplante.

Por último, se ha descrito la posibilidad de evidenciar la apoptosis del tejido miocárdico mediante ^{99m}Tc-anexina V, aunque los datos son muy limitados[33].

Rechazo crónico o vasculopatía del aloinjerto cardíaco

La vasculopatía del aloinjerto cardíaco es una complicación común y una causa importante de mortalidad después del primer año de trasplante, aunque su incidencia ha disminuido en las últimas décadas. Es una forma de aterosclerosis acelerada, asintomática, que progresa rápidamente. Su importancia aumenta con el tiempo de supervivencia del paciente trasplantado, ya que puede conducir a enfermedad coronaria. El diagnóstico del rechazo crónico es complicado debido a la falta de dolor anginoso en corazones denervados. Las manifestaciones iniciales pueden ser graves, como arritmias o insuficiencia cardíaca. La vasculopatía del aloinjerto cardíaco, causada por hiperplasia del endotelio vascular, afecta a vasos de mediano y pequeño calibre y comparte factores de riesgo con la enfermedad coronaria. En casos avanzados, el retrasplante es la única opción de tratamiento efectiva.

Varios estudios han confirmado la eficacia de la SPECT de perfusión miocárdica para detectar tempranamente esta complicación, al identificar defectos regionales de perfusión asociados a la vasculopatía. Sin embargo, una limitación de este estudio radica en que, en la vasculopatía del corazón trasplantado, los defectos regionales de perfusión pueden no ser detectados debido a que la isquemia tiende a ser difusa y equilibrada entre los distintos territorios coronarios, a diferencia de la enfermedad coronaria en corazones no trasplantados, que tiende a ser focal y a menudo excéntrica. A pesar de ello, el estudio de perfusión miocárdico presenta un fuerte valor predictivo del resultado clínico en los receptores del trasplante cardíaco. La detección de más de tres defectos segmentarios en la perfusión miocárdica se relaciona significativamente con la muerte cardíaca y la necesidad de retrasplante, además de prever la eventualidad de una revascularización coronaria tardía[34].

También la PET con ^{82}Rb-dipiridamol ha demostrado ser útil[35] en la cuantificación del flujo sanguíneo miocárdico absoluto y puede tener utilidad para estratificar el riesgo en esta población.

Complicaciones no relacionadas con el injerto

Infecciones

Las infecciones son una de las complicaciones más frecuentes y una de las causas tempranas de mortalidad postrasplante más relevantes. La fase postoperatoria inicial es la más proclive debido a la elevada carga de inmunosupresión y a la fragilidad del receptor del trasplante. En la fase inicial, las infecciones de heridas, por hongos (aspergilosis) y bacterias multirresistentes son las que presentan mayor probabilidad de afectar a los receptores. A medio plazo, pueden aparecer neumonías (bacteriana, *Pneumocystis jirovecii*), infecciones urinarias, por citomegalovirus, entre otras.

La PET/TC con ^{18}F-FDG se ha mostrado como una herramienta útil para evaluar la fiebre de origen desconocido en una gran variedad de circunstancias, incluido en el contexto de un trasplante cardíaco.

Malignización

Las neoplasias malignas son una amenaza para la supervivencia a largo plazo en pacientes con trasplante cardíaco, en los que tienen una incidencia mayor que en la población general. La terapia inmunosupresora, utilizada para prevenir el rechazo del injerto, contribuye a la carcinogénesis al reducir la eficiencia del sistema inmunitario. Los pacientes trasplantados son susceptibles a neoplasias relacionadas con virus, como linfomas no hodgkinianos y virus de Epstein-Barr. Es crucial evaluar el riesgo de infecciones y las interacciones medicamentosas al utilizar quimioterapia en estos pacientes, y reducir el uso de ciertos medicamentos inmunosupresores después del diagnóstico.

Inervación del corazón trasplantado

El corazón trasplantado es un órgano denervado debido al procedimiento quirúrgico realizado para el trasplante. Por esta razón, no puede responder a estímulos simpáticos y parasimpáticos, si bien si es capaz de responder a catecolaminas circulantes.

La inervación simpática puede visualizarse mediante la realización de pruebas de imagen no invasivas con diversos radiotrazadores, como el ^{123}I-MIBG y con ^{11}C-hidroxiefedrina, ambos falsos transmisores con captación específica neuronal. Estos trazadores han demostrado la existencia de reinervación del corazón trasplantado[28].

La restauración de la inervación simpática del corazón trasplantado se asocia con una mejoría de la respuesta ante estímulos del corazón, por lo que la reinervación constituye un importante dato funcional cuya evaluación puede realizarse con estudios con estos radiotrazadores.

Conclusiones

Las técnicas de medicina nuclear, como la gammagrafía de perfusión miocárdica, la PET con diferentes radiotrazadores, la gammagrafía de inervación simpática y la ventriculografía isotópica, permiten una evaluación no invasiva y precisa de la función cardíaca, la viabilidad del miocardio, la reinervación cardíaca y la detección temprana de complicaciones postrasplante. Además, la medicina nuclear permite la monitorización del tratamiento farmacológico de la insuficiencia cardíaca, predice la respuesta al tratamiento y ayuda en la selección de pacientes aptos para terapias de resincronización, ya sea con marcapasos o sin ellos.

Mirando hacia el futuro, los avances tecnológicos en medicina nuclear prometen mejorar aún más la precisión diagnóstica y la seguridad en el trasplante cardíaco, allanando el camino para mejores resultados clínicos y una atención más personalizada de los pacientes trasplantados.

TRASPLANTE DE PULMÓN

Breve descripción del trasplante de pulmón

El trasplante de pulmón es un procedimiento quirúrgico que comenzó a llevarse a cabo a partir de la década de 1960. Esta técnica implica la sustitución de uno o ambos pulmones por pulmones funcionales de un donante cadáver o un donante vivo.

Este procedimiento se considera de última elección en casos seleccionados, pudiendo realizarse en las etapas finales de procesos como la enfermedad pulmonar obstructiva crónica (EPOC) o la fibrosis pulmonar idiopática.

En este apartado se realizará un breve repaso de las técnicas de medicina nuclear empleadas habitualmente en la evaluación prequirúrgica y posquirúrgica del trasplante pulmonar, así como de sus complicaciones más frecuentes.

Importancia de las técnicas de imagen en el proceso de trasplante

Las diferentes pruebas de imagen de medicina nuclear que pueden emplearse en el trasplante pulmonar son relevantes en las diferentes fases del proceso (evaluación prequirúrgica y posquirúrgica), ya que aportan información tanto funcional como metabólica sobre los pulmones y son un excelente complemento a otras pruebas de imagen de la radiología convencional.

Los pacientes que se han sometido a un trasplante de pulmón son especialmente propensos a una disfunción temprana del injerto debido a infecciones o rechazos, y ambas circunstancias contribuyen al desarrollo del síndrome de bronquiolitis obliterante, que es la principal causa de fallo tardío del trasplante. La detección temprana y la diferenciación entre infección y rechazo son esenciales en este procedimiento.

En este contexto, destacan fundamentalmente dos pruebas: la gammagrafía pulmonar de ventilación/perfusión y la PET, si bien existen otras pruebas con un empleo menor y para situaciones muy concretas.

Fundamentos de la medicina nuclear convencional

Generalmente, la ventilación (V) y la perfusión (Q) son dos parámetros pulmonares que suelen concordar entre sí. En un pulmón sano, el ápex recibe menor perfusión y menor ventilación que las bases. En este contexto, la gammagrafía de ventilación/perfusión (V/Q) se realiza en diferentes proyecciones planares que se comparan en los diferentes segmentos pulmonares, pudiendo realizar adicionalmente una SPECT-TC.

Muchas de las enfermedades cuyas etapas finales pueden desembocar en la necesidad de un trasplante pulmonar causan una alteración de la ventilación o de la perfusión en función de su fisiopatología, y este desequilibrio podrá detectarse y medirse con las diferentes pruebas de medicina nuclear (**Fig. 33-10**).

Los radiofármacos más empleados en la imagen pulmonar en medicina nuclear son:

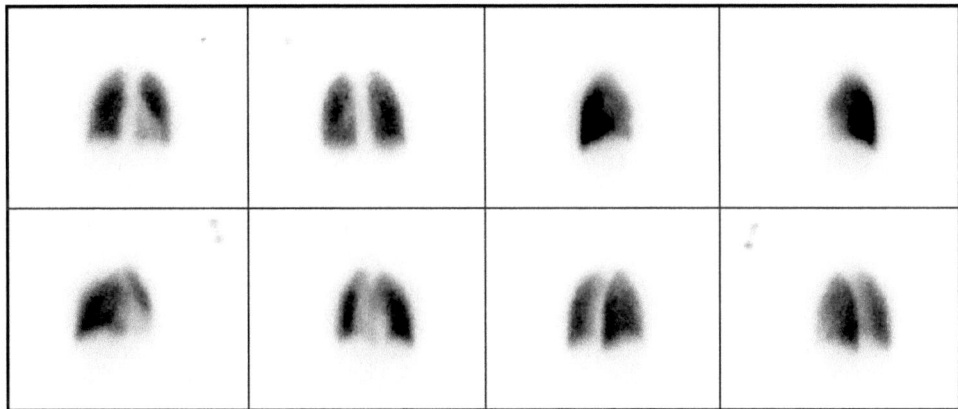

Figura 33-10. Gammagrafía de ventilación/perfusión normal con macroagregados de albúmina con una distribución homogénea del radiotrazador. Se visualizan imágenes planares en todas las proyecciones.

- ^{99m}**Tc-pentacetato de dietilentriamina (^{99m}Tc-DTPA).** Se emplea en estudios de ventilación pulmonar. Tras su inhalación, se deposita en los pulmones, permitiendo la evaluación de la distribución del aire en ellos.
- ^{99m}**Tc-macroagregados de albúmina (MAA).** Tras su inyección por vía intravenosa, debido a su considerable diámetro (20-25 mm), se van quedando atrapados en los capilares pulmonares por «bloqueo capilar», lo que permite evaluar su perfusión.
- ^{18}**F-FDG.** Es el radiotrazador más empleado en la PET/TC. Al ser un análogo de la glucosa, se acumula en las células con mayor metabolismo, lo que permite evaluar su actividad metabólica.

Papel de la medicina nuclear en el trasplante de pulmón

Valoración preoperatoria

La medicina nuclear desempeña un papel importante en la evaluación preoperatoria del trasplante de pulmón, ya que puede ayudar a dar información fundamentalmente sobre la función y la circulación pulmonar, permitiendo así planificar la cirugía de una forma segura.

En estos casos, la gammagrafía pulmonar de V/Q puede resultar de ayuda para detectar áreas de restricción u obstrucción de la ventilación, infartos pulmonares y otra serie de situaciones preexistentes que podrían contraindicar la cirugía tanto en el candidato al trasplante como en el posible donante.

Complicaciones precoces

Diversas complicaciones pueden surgir tras un trasplante de pulmón, las cuales se clasifican de manera general en tempranas y tardías. Algunas de estas complicaciones, como infecciones y embolia pulmonar, pueden manifestarse en cualquier momento durante el período postrasplante de pulmón[36]. Las complicaciones tempranas, que se presentan exclusivamente en las primeras semanas tras el trasplante de pulmón, incluyen la lesión por isquemia-reperfusión o la disfunción primaria del injerto, así como el rechazo agudo,

los cuales pueden ser diagnosticados y monitorizados mediante la gammagrafía de V/Q (**Fig. 33-11**).

La disfunción primaria del injerto es una situación grave que puede ocurrir en las primeras 72 horas. Se caracteriza por daño alveolar agudo, disminución de la oxigenación y de la distensibilidad pulmonar, siempre que se haya descartado el origen cardíaco. Puede ser desencadenada por factores como el tiempo de preservación del órgano, hipertensión pulmonar en el receptor o isquemia-reperfusión durante la cirugía. El diagnóstico de esta complicación puede realizarse mediante técnicas de medicina nuclear, como la gammagrafía de V/Q, que permite evaluar la función y el flujo sanguíneo en los pulmones trasplantados[37] y manejarla de forma precoz con terapia de ventilación, llegando incluso a requerir oxigenación por membrana extracorpórea.

Complicaciones tardías

La disfunción crónica del injerto pulmonar[38] sigue siendo una de las principales barreras que limitan la supervivencia a

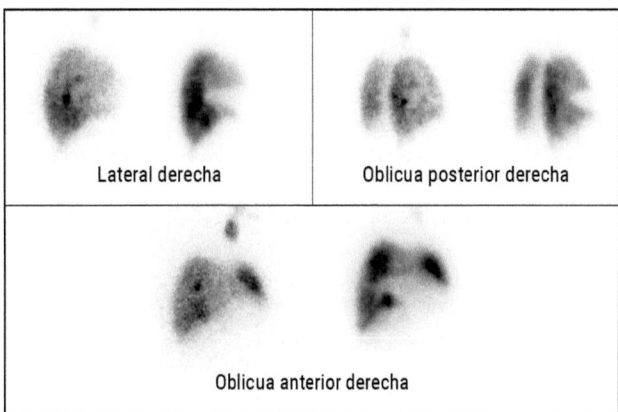

Figura 33-11. Gammagrafía de ventilación/perfusión con macroagregados de albúmina, en la que se visualiza un defecto de perfusión de morfología cuneiforme y base proyectada hacia la periferia localizado en el pulmón derecho, con ventilación conservada. Se trata de un defecto no concordante cuya causa más frecuente es la enfermedad tromboembólica.

largo plazo después del trasplante de pulmón. Se han identificado dos fenotipos de disfunción crónica del injerto: uno obstructivo (síndrome de bronquiolitis obliterante) y otro restrictivo (síndrome restrictivo del injerto). La gammagrafía de perfusión pulmonar,[39] cuando se realiza 1-3 meses después de la cirugía, es capaz de predecir el desarrollo de la disfunción crónica con una sensibilidad y una especificidad elevadas. Además, en diferentes estudios se ha observado que los pacientes con síndrome restrictivo del injerto tienen peor supervivencia después del diagnóstico. Asimismo, en otros estudios se ha demostrado la utilidad de la PET para diferenciar entre la variante obstructiva y la restrictiva, observándose una fuerte asociación entre el valor de captación estandarizado máximo ($SUV_{máx}$) y la función pulmonar con la variante restrictiva de la disfunción crónica del injerto.

Otras complicaciones

El síndrome linfoproliferativo postrasplante[40] es una afección histológicamente heterogénea que afecta al 4-8 % de los receptores de trasplante de pulmón. La extensión de la enfermedad es un factor pronóstico fundamental y puede afectar a la terapia inmunosupresora. La ^{18}F-FDG-PET/TC ha demostrado ser una excelente herramienta para la estadificación de linfomas de alto grado, proporcionando así información pronóstica útil que permite guiar el tratamiento.

La gastroparesia es una afección muy prevalente en pacientes sometidos a un trasplante pulmonar, en muchas ocasiones debida a lesión del nervio vago durante la cirugía, fenómenos de isquemia local o alteraciones del sistema nervioso autónomo. En estos casos, una prueba muy útil en el diagnóstico de la gastroparesia postrasplante es la gammagrafía de vaciamiento gástrico[41], que se realiza habitualmente con ^{99m}Tc-DTPA mezclado con un líquido que ingiere el paciente; se adquiere una imagen dinámica durante 30 minutos y se evalúa el de paso de ^{99m}Tc-DTPA desde el estómago a las asas intestinales.

Conclusiones

En resumen, la medicina nuclear se posiciona como una herramienta esencial en el trasplante pulmonar, desempeñando un papel relevante en la evaluación del paciente, la identificación temprana de las complicaciones y el seguimiento postoperatorio. La gammagrafía pulmonar de V/Q y la PET/TC con ^{18}F-FDG constituyen pruebas fundamentales y no invasivas para la detección de anomalías funcionales y circulatorias, que facilitan una planificación quirúrgica precisa y la detección temprana de posibles contraindicaciones y, además, permiten monitorizar la respuesta al tratamiento y evaluar la viabilidad del injerto y la aparición de diferentes complicaciones postrasplante.

REFERENCIAS BIBLIOGRÁFICAS

1. Volkan-Salanci B, Erbas B. Imaging in renal transplants: an update. Semin Nucl Med 2021; 51: 364-79.
2. Abramowicz D, Cochat P, Claas FH, Heemann U, Pascual J, Dudley C et al. European renal best practice guideline on kidney donor and recipient evaluation and perioperative care. Nephrol Dial Transplant 2015; 30: 1790-7.
3. Dubovsky EV, Russell CD, Erbas B. Radionuclide evaluation of renal transplants. Semin Nucl Med 1995; 25: 49-59.
4. Weber TM, Lockhart ME. Renal transplant complications. Abdom Imaging 2013; 38: 1144-54.
5. Aktas A, Moray G, Karakayali H, Bilgin N. Contribution of renal scintigraphy to management of patients with acute renal allograft dysfunction. Transplant Proc 2002; 34: 2099-101.
6. Aktaş A. Transplanted kidney function evaluation. Semin Nucl Med 2014; 44: 129-45.
7. Ounissi M, Gargah T, Barbouch S, Boubaker K, Cherif M, Bacha MM,et al. [Acute tubular necrosis in kidney transplantation]. Tunis Med 2012; 90: 463-7.
8. Köhnke R, Kentrup D, Schütte-Nütgen K, Schäfers M, Schnöckel U, Hoerr V et al. Update on imaging-based diagnosis of acute renal allograft rejection. Am J Nucl Med Mol Imaging 2019; 9: 110-26.
9. Kobayashi T, Nakamoto Y, Sunada T, Sawada A, Yamasaki T, Ogawa O. ^{99m}Tc-mercaptoacetyltriglycine cortical renography predicts outcomes in adult living donor renal transplant recipients. Transplant Proc 2020; 52: 3090-6.
10. Brown ED, Chen MY, Wolfman NT, Ott DJ, Watson NE Jr. Complications of renal transplantation: evaluation with US and radionuclide imaging. Radiographics 2000; 20: 607-22.
11. Liu Y, Blaufox MD. Use of radionuclides to study renal function. Methods Mol Med 2003; 86: 79-117.
12. Rajiah P, Lim YY, Taylor P. Renal transplant imaging and complications. Abdom Imaging 2006; 31: 735-46.
13. Akbar SA, Jafri SZ, Amendola MA, Madrazo BL, Salem R, Bis KG. Complications of renal transplantation. Radiographics 2005; 25: 1335-56.
14. Gómez Hidalgo J, Ruiz Gómez M, Gamazo Laherrán C, Alonso Rodríguez M, Sainz Esteban A, Ruano Pérez R. Renogram in kidney transplant. Utility of delayed images with SPECT/CT in the diagnosis of urinary leak. Rev Esp Med Nucl Imagen Mol (Engl Ed) 2019; 38: 46-9.
15. Olivo R, Guarrera JV, Pyrsopoulos NT. Liver transplantation for acute liver failure. Clin Liver Dis 2018; 22: 409-17.
16. Shah AN, Dodson F, Fung J. Role of nuclear medicine in liver transplantation. Semin Nucl Med 1995; 25: 36-48.
17. de Graaf W, Bennink RJ, Vetelainen R, Van Gulik TM. Nuclear imaging techniques for the assessment of hepatic function in liver surgery and transplantation. J Nucl Med 2010; 51: 742-52.
18. Sugai Y, Komatani A, Hosoya T, Yamaguchi K. Response to percutaneous transhepatic portal embolization: new proposed parameters by 99mTc-GSA SPECT and their usefulness in prognostic estimation after hepatectomy. J Nucl Med 2000; 41: 421-5.
19. Kita Y, Miki K, Hirao S, Inoue Y, Ohtake T, Matsukura A et al. Liver allograft functional reserve estimated by total asialoglycoprotein receptor amount using Tc-GSA liver scintigraphy. Transplant Proc 1998; 30: 3277-8.
20. Ziessman HA. Hepatobiliary scintigraphy in 2014. J Nucl Med Technol 2014; 42: 249-59.
21. Gambhir SS, Hawkins RA, Huang SC, Hall TR, Busuttil RW, Phelps ME. Tracer kinetic modeling approaches for the quantification of hepatic function with technetium-99m DISIDA and scintigraphy. J Nucl Med 1989; 30: 1507-18.
22. Kim JS, Moon DH, Lee SG, Lee YJ, Park KM, Hwang S et al. The usefulness of hepatobiliary scintigraphy in the diagnosis of complications after adult-to-adult living donor liver transplantation. Eur J Nucl Med Mol Imaging 2002; 29: 473-9.
23. Lee JY, Hu W, Lee KH, Kwon CH, Lee EJ, Choi JY et al. Differentiation of liver transplantation complications by quantitative analysis of dynamic hepatobiliary scintigraphy. Nucl Med Commun 2012; 33: 255-61.
24. Yang SH, Suh KS, Lee HW, Cho EH, Cho JY, Cho YB et al. The role of (18) F-FDG-PET imaging for the selection of liver transplantation candidates among hepatocellular carcinoma patients. Liver Transpl 2006; 12: 1655-60.
25. Rajaraman V, Meenakshi LA, Selvaraj AJ, Pottakkat B, Halanaik D. Role of 68 Ga-FAPI PET/CT in assessing hepatobiliary malignancies: a prospective pilot study. Clin Nucl Med 2023; 48: e281-e8.
26. Lu Q, Long Y, Gai Y, Liu Q, Jiang D, Lan X. [^{177}Lu]Lu-PSMA-617 theranostic probe for hepatocellular carcinoma imaging and therapy. Eur J Nucl Med Mol Imaging 2023; 50: 2342-52.
27. Verberne HJ, Acampa W, Anagnostopoulos C, Ballinger J, Bengel F, De Bondt P et al. EANM procedural guidelines for radionuclide myocardial perfusion imaging with SPECT and SPECT/CT: 2015 revision. Eur J Nucl Med Mol Imaging 2015; 42: 1929-40.

28. Gimelli A, Liga R, Agostini D, Bengel FM, Ernst S, Hyafil F et al. The role of myocardial innervation imaging in different clinical scenarios: an expert document of the European Association of Cardiovascular Imaging and Cardiovascular Committee of the European Association of Nuclear Medicine. Eur Heart J Cardiovasc Imaging 2021; 22: 480-90.

29. Potena L, Zuckermann A, Barberini F, Aliabadi-Zuckermann A. Complications of cardiac transplantation. Curr Cardiol Rep 2018; 20: 73.

30. Lund LH, Edwards LB, Kucheryavaya AY, Dipchand AI, Benden C, Christie JD et al. The Registry of the International Society for Heart and Lung Transplantation: thirtieth official adult heart transplant report –2013; focus theme: age. J Heart Lung Transplant 2013; 32: 951-64.

31. Miller CA, Fildes JE, Ray SG, Doran H, Yonan N, Williams SG et al. Non-invasive approaches for the diagnosis of acute cardiac allograft rejection. Heart 2013; 99: 445-53.

32. Narula J, Southern JF, Dec GW, Palacios IF, Newell JB, Fallon JT et al. Antimyosin uptake and myofibrillarlysis in dilated cardiomyopathy. J Nucl Cardiol 1995; 2: 470-7.

33. Kown MH, Strauss HW, Blankenberg FG, Berry GJ, Stafford-Cecil S, Tait JF et al. In vivo imaging of acute cardiac rejection in human patients using (99m)technetium labeled annexin V. Am J Transplant 2001; 1: 270-7.

34. Manrique A, Bernard M, Hitzel A, Bubenheim M, Tron C, Agostini D et al. Diagnostic and prognostic value of myocardial perfusion gated SPECT in orthotopic heart transplant recipients. J Nucl Cardiol 2010; 17: 197-206.

35. Mc Ardle BA, Davies RA, Chen L, Small GR, Ruddy TD, Dwivedi G et al. Prognostic value of rubidium-82 positron emission tomography in patients after heart transplant. Circ Cardiovasc Imaging 2014; 7: 930-7.

36. Pinho DF, Banga A, Torres F, Mathews D. Ventilation perfusion pulmonary scintigraphy in the evaluation of pre-and post-lung transplant patients. Transplant Rev (Orlando) 2019; 33: 107-14.

37. Belmaati EO, Iversen M, Kofoed KF, Nielsen MB, Mortensen J. Scintigraphy at 3 months after single lung transplantation and observations of primary graft dysfunction and lung function. Interact Cardiovasc Thorac Surg 2012; 14: 792-6.

38. Verleden SE, Gheysens O, Goffin KE, Vanaudenaerde BM, Verbeken EK, Weynand B et al. Role of 18F-FDG PET/CT in restrictive allograft syndrome after lung transplantation. Transplantation 2019; 103: 823-31.

39. Hardoff R, Steinmetz AP, Krausz Y, Bar-Sever Z, Liani M, Kramer MR. The prognostic value of perfusion lung scintigraphy in patients who underwent single-lung transplantation for emphysema and pulmonary fibrosis. J Nucl Med 2000; 41: 1771-6.

40. Marom EM, McAdams HP, Butnor KJ, Coleman RE. Positron emission tomography with fluoro-2-deoxy-D-glucose (FDG-PET) in the staging of post transplant lymphoproliferative disorder in lung transplant recipients. J Thorac Imaging 2004; 19: 74-8.

41. Hayakawa N, Nakamoto Y, Chen-Yoshikawa TF, Kido A, Ishimori T, Fujimoto K et al. Gastric motility and emptying assessment by magnetic resonance imaging after lung transplantation: correlation with gastric emptying scintigraphy. Abdom Radiol (NY). 2017; 42: 818-24.

Trasplante de páncreas

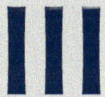

Trasplante de páncreas. Indicaciones, contraindicaciones y selección de receptores y donantes

34

C. Jiménez Romero, A. Manrique Municio, A. Marcacuzco Quinto, I. Justo Alonso, Ó. Caso Maestro,
J. Calvo Pulido, Á. García-Sesma y E. Moreno González

INTRODUCCIÓN

La diabetes mellitus es la causa más frecuente de fallo renal, amputaciones no traumáticas de miembros inferiores y ceguera en adultos y constituye, asimismo, una causa fundamental de las enfermedades cardiovascular y cerebrovascular. Estas complicaciones evolutivas de la diabetes representan las causas principales de morbimortalidad. Las complicaciones referidas pueden evitarse con un buen control metabólico de la diabetes, habiéndose comprobado que el trasplante de páncreas es el único método capaz de normalizar la glucemia del individuo diabético. Basándose en estas premisas, el primer trasplante de páncreas en seres humanos lo realizaron Kelly et al.[1], en la Universidad de Minnesota en 1966. El primer trasplante pancreático con éxito en España se realizó en Barcelona en 1983 (Hospital Clínic), mientras que en Madrid fue en 1995 (Hospital 12 de Octubre). Desde 1966 hasta 2018 se han practicado más de 50.000 trasplantes de páncreas en todo el mundo[2]; en España se efectuaron 1.730 en los últimos 10 años[3]. Sin embargo, en los últimos años se ha detectado un descenso de la actividad en trasplante de páncreas tanto en España[3] como en Estados Unidos debido a la peor calidad de los injertos pancreáticos (mayor edad y obesidad), el mejor manejo de los pacientes diabéticos y la falta de remisión de estos pacientes a las consultas de trasplante de páncreas[4], así como al efecto provocado por la pandemia de COVID-19.

INDICACIONES Y TIPOS DE TRASPLANTE PANCREÁTICO

Tanto el trasplante de páncreas como el de islotes requieren un tratamiento inmunosupresor para evitar el rechazo y mantener una función endocrina correcta. En pacientes que ya están inmunosuprimidos (p. ej., los enfermos previamente trasplantados de riñón), el precio añadido es únicamente el riesgo de una intervención quirúrgica adicional que supone el trasplante de páncreas. En los pacientes que no están previamente inmunosuprimidos, los beneficios de este trasplante son evidentes cuando las complicaciones de la diabetes superan a los potenciales efectos secundarios de la inmunosupresión. Así sucede, por ejemplo, en los enfermos que presentan crisis graves de hipoglucemia con riesgo de fallecimiento asociado al tratamiento insulínico. Por otro lado, los pacientes con complicaciones evolutivas suelen progresar hacia la ceguera, amputaciones de miembros inferiores y fracaso renal. Por lo tanto, el mejor momento para realizar un trasplante de páncreas sería antes de la aparición de estas graves complicaciones, fundamentalmente antes de iniciar la diálisis. No obstante, la realidad es que en la mayor parte de los casos el trasplante de páncreas se lleva a cabo en una fase evolutiva avanzada, con presencia de nefropatía, retinopatía y neuropatía *(triopatía)*, debido a la dificultad en predecir cuándo van a aparecer estas complicaciones y en el retraso en cuanto al envío de los pacientes a la consulta de trasplante de páncreas. Partiendo de la base de que estos efectos producidos por la diabetes son irreversibles, se ha intentado realizar el trasplante en una fase más precoz (prediálisis). En este supuesto puede trasplantarse el páncreas de forma aislada (TPA) en pacientes con mal control de la diabetes (crisis repetidas de hipoglucemia) cuando el filtrado glomerular es ≥ 60 ml/min[5], o simultáneo con el renal (TPRS) cuando el filtrado glomerular es < 40 ml/min). Así se consiguen unos resultados similares a los obtenidos en los enfermos dializados en cuanto a supervivencia del paciente y del injerto, pero con una rehabilitación mejor y más precoz en los enfermos no dializados[6]. Asimismo, el segundo trasplante de páncreas realizado con mayor frecuencia es el efectuado después del renal (TPDR), indicado en pacientes con trasplante renal previo estable, con escasos o nulos episodios de rechazo, o en casos de retrasplante pancreático. Una indicación poco frecuente es la asociación del trasplante de páncreas al trasplante multivisceral (hígado, intestino y/o riñón), que se realiza con una frecuencia del 4 % sobre el total de trasplantes de páncreas en Estados Unidos. Cuando la nefropatía diabética se asocia a una insuficiencia terminal de otro órgano, se puede efectuar un trasplante de páncreas

437

siempre que se haga de forma simultánea con los órganos (hígado, corazón, pulmón) en situación terminal, aunque este escenario rara vez se presenta. En España, desde 2006 hasta 2020 se practicaron 1.064 TPRS y 167 TPDR o TPA[3].

Las indicaciones varían poco entre los distintos grupos, con algunos matices. En las **tablas 34-1** a **34-3** se exponen las indicaciones previamente establecidas según el protocolo del Hospital 12 de Octubre[7].

El trasplante de páncreas por diabetes de tipo 2 es una indicación controvertida por el gran número de estos en-

Tabla 34-1. Indicaciones de trasplante pancreático y renal simultáneo

- Edad: 18-55 años
- Diabetes de tipo 1 o 2 con nefropatía terminal (en diálisis) o preterminal (aclaramiento de creatinina < 40 ml/min) con neuropatía y/o retinopatía grave
- Ausencia de contraindicaciones

Tabla 34-2. Indicaciones de trasplante pancreático aislado

- Edad: 18-55 años
- Diabetes insulinodependiente
  - Nivel de péptido C < 0,2 ng/ml con prueba de estímulo
  - Diabetes insulinodependiente de más de 10 años de evolución
  - Edad de comienzo de la diabetes: antes de los 35 años
- Criterios fundamentales: debe existir al menos uno de los siguientes:
  - Nefropatía diabética: proteinuria entre 150 mg y 3 g/día y aclaramiento de creatinina ≥ 60 ml/min
  - Si el aclaramiento es < 40 ml/min, se debe hacer un trasplante pancreático y renal simultáneo. Si es de 40-60 ml/min se trata con tacrólimus hasta alcanzar niveles terapéuticos y se observa la repercusión sobre el aclaramiento de creatinina (si desciende por debajo de 40 ml/min, se realiza un trasplante pancreático y renal simultáneo)
  - Neuropatía autónoma:
    ○ Sintomatología de neuropatía gastrointestinal y vaciamiento gástrico isotópico anormal
    ○ Determinaciones de presión arterial compatibles con hipotensión ortostática
    ○ Reflejos cardiovasculares vegetativos anormales
  - Diabetes lábil o fallo de la insulinoterapia: presentación de cualquiera de los siguientes supuestos:
    ○ Hospitalización > 90 días por difícil control glucémico
    ○ Seis o más episodios de hipoglucemia por mes que hayan requerido tratamiento urgente
    ○ Cuatro o más episodios de hipoglucemia inexplicada
- Reserva cardíaca suficiente: prueba de esfuerzo con talio o ecocardiografía de estrés con dobutamina. Si se sospecha isquemia coronaria: coronariografía y eventual tratamiento
- Ausencia de contraindicaciones

Tabla 34-3. Indicaciones de trasplante pancreático después del renal

- Edad: 18-55 años
- Enfermos con trasplante renal previo que han presentado pocos o ningún episodio de rechazo del injerto
- Glucemia inestable con requerimientos variables de insulina y tendencia al desarrollo de complicaciones por la diabetes
- Ausencia de contraindicaciones

fermos y la escasez de donantes. Los diabéticos de tipo 2 constituyen el 75 % de todos los enfermos con insuficiencia renal crónica terminal y tienen significativamente mayor edad y menor probabilidad de recibir un trasplante de riñón que los diabéticos de tipo 1. Además, el inicio gradual de la diabetes de tipo 2 predispone a la enfermedad cardiovascular más avanzada por el período prolongado de hiperglucemia no tratada durante la fase de diabetes no diagnosticada[8]. Sin embargo, en la revisión de los resultados del Registro Internacional de Trasplante de Páncreas se ha constatado que el 5,9 % de los trasplantes de páncreas son TPA[2], obteniendo resultados similares en comparación con el TPRS en la diabetes de tipo 1[9]. No obstante, para equiparar los resultados de la diabetes de tipo 2 con la de tipo 1 se deben seleccionar de forma estricta los candidatos a TPRS. Así, estos enfermos deben cumplir los siguientes requisitos: índice de masa corporal (IMC) < 32 kg/m^2, mínimas comorbilidades cardiovasculares (no fumadores, no amputaciones de miembros y no alteraciones en la motilidad en el ecocardiograma) e inicio tardío de la diabetes, con limitada resistencia a la insulina (dosis < 1 U/kg/día) durante los últimos 5 años. Así, los resultados de TPRS pueden ser favorables en pacientes diabéticos de tipo 2 con bajo riesgo coronario[10]. Por otro lado, los enfermos con insuficiencia renal crónica terminal que tienen un IMC > 32 kg/m^2 con requerimientos de dosis altas de insulina durante más de 6 años pueden tener un mejor control glucémico mediante la realización de cirugía de la obesidad (*bypass* gástrico) antes de considerar el trasplante[7].

La mayoría de los TPRS, con injertos de un mismo donante, se efectúan con órganos procedentes de cadáver, y en algunos centros un pequeño porcentaje (10 % en la Universidad de Minnesota en el período 1994-2002) procede de un donante vivo[11]. En el caso de TPRS de diferente donante, la mayoría se practica con páncreas procedente de cadáver y riñón de donante vivo[12], y en una minoría con cada injerto de diferente cadáver. Entre las ventajas del trasplante de donante vivo se refieren la baja tasa de rechazo a largo plazo y la eliminación del tiempo en lista de espera para el trasplante y su eventual riesgo de mortalidad, sobre todo en los candidatos a TPRS. Sin embargo, no hay que desdeñar los riesgos asociados a esta técnica en el donante, como son las complicaciones quirúrgicas (esplenectomía en el 15 %, pancreatitis en el 5 % y fístula) y niveles más altos de glucemia y más bajos de insulina en el 25 % de los donantes después de la hemipancreatectomía distal[13].

En el caso de TPDR, tras la introducción del tacrólimus y posteriormente del micofenolato mofetilo, ha disminuido el número de pacientes trasplantados con órganos procedentes de donante vivo, ya que el índice de rechazo renal con estos fármacos es menor y el tiempo en lista de espera para un trasplante solitario de páncreas es relativamente corto. En Estados Unidos, el trasplante segmentario de páncreas procedente de donante vivo solo se realiza en tres centros, constituyendo el 0,3 % del total de 21.236 trasplantes[2].

En la categoría de trasplante de páncreas de donante cadáver y trasplante renal de donante vivo, la Universidad de Maryland cuenta con una importante experiencia, y la mayoría de los casos se realizan en situación de urgencia con el donante renal localizado[14]. Sin embargo, hay que tener en cuenta que, con esta modalidad de trasplante, la tasa de pérdida del injerto pancreático por rechazo es significativamente más alta que en el TPRS con ambos órganos procedentes de cadáver (13 % frente a 5,7 %)[15].

Contraindicaciones absolutas y relativas del trasplante de páncreas

Los criterios de exclusión son similares a los descritos para otros trasplantes de órganos, y se ha establecido una relación de contraindicaciones absolutas y otras relativas (**Tabla 34-4**). En la actualidad, con los nuevos fármacos antirretrovirales (raltegravir) para el tratamiento de la infección por el virus de la inmunodeficiencia humana (VIH), se ha realizado el trasplante pancreático en 6 casos (3 series diferentes), habiendo conseguido buena función del injerto pancreático en solo 3 de los 4 casos de la serie de Grossi et al[16]. En esta misma serie se describe que todos los enfermos presentaron infecciones precoces y complicaciones quirúrgicas que requirieron una relaparotomía.

La edad avanzada del receptor es una contraindicación relativa para el trasplante de páncreas, ya que este puede realizarse a cualquier edad siempre que el enfermo presente un estado general que le permita sobrevivir a la cirugía[17], teniendo en cuenta que, para algunos autores, los enfermos mayores de 50 años tienen más riesgo de sufrir complicaciones postoperatorias[18]. Generalmente se establecen unos límites de edad de 18-60 años para el trasplante de páncreas, aunque lo fundamental es la edad biológica. En realidad, lo que marca una contraindicación para el trasplante de páncreas suele ser la morbilidad cardiovascular y cerebrovascular desarrollada por el paciente por la diabetes y la nefropatía mantenidas durante largo tiempo. Los resultados de la experiencia de la Universidad de Wisconsin en cuanto al trasplante de páncreas en pacientes > 50 años han sido similares en cuanto a supervivencia del paciente y del injerto, aunque la morbilidad cardiovascular fue mayor en los

pacientes > 50 años[19], mientras que en la serie de la *United Network for Organ Sharing* (UNOS) de 3.440 trasplante de páncreas la supervivencia del paciente y del injerto fue menor en los pacientes > 50 años[20]. En un estudio comparativo reciente entre receptores mayores y menores de 50 años, la supervivencia a los 10 años del paciente y del injerto fue similar, concluyendo que la antigüedad de la diabetes y la morbilidad cardiovascular pretrasplante, pero no la edad del paciente, se asociaron a una mayor tasa de complicaciones cardiovasculares postrasplante[21]. Lo importante en los pacientes de mayor edad es valorar la edad biológica y sopesar los beneficios y los riesgos que supone el trasplante de páncreas[17].

En muchos programas, la obesidad mórbida se considera un criterio de exclusión de trasplante de órganos. Los enfermos obesos no solo son candidatos difíciles desde el punto de vista técnico, sino que tienen un alto riesgo de desarrollar complicaciones relacionadas con su exceso de peso: respiratorias, cardiovasculares, trombosis venosa profunda y consiguiente embolismo pulmonar, infección de herida, dehiscencia aponeurótica y hernia incisional. Por lo tanto, los candidatos obesos (IMC > 30 kg/m^2) deben perder peso antes del trasplante de páncreas. No obstante, debido al escaso éxito a largo plazo con los tratamientos dietéticos, se han publicado 4 casos de cirugía bariátrica pretrasplante pancreático, por vía laparoscópica o laparotómica, como mejor método para conseguir un peso normal antes del trasplante. Así, antes de la cirugía bariátrica el IMC era de 38-60 kg/m^2 y antes del trasplante el IMC alcanzó 23-38 kg/m^2, siendo normal la función del injerto al final del seguimiento postrasplante[22].

En la Actualización del Documento de Consenso de Trasplante de Páncreas, elaborado en 2018 por el Grupo Español de Trasplante de Páncreas[23], se establecen las siguientes contraindicaciones del candidato a trasplante de páncreas: infección activa, alteraciones graves de la coagulación, prueba positiva para células T, drogadicción o alcoholismo activo, lesiones coronarias no corregibles, fracción de eyección < 50 % o infarto de miocardio reciente, antecedente de no cumplimiento de tratamiento, enfermedad psiquiátrica grave, neoplasia y obesidad extrema (> 50 % del ideal).

Evaluación de los candidatos a trasplante de páncreas

Las complicaciones cardíacas e infecciosas son las más frecuentes después del trasplante de páncreas. Dentro del protocolo de pruebas pretrasplante es importante descartar la enfermedad coronaria, que es asintomática en el 30 % de los pacientes con diabetes de tipo 1 con fallo renal terminal, los cuales suelen presentar estenosis coronaria[24].

Mediante la ecocardiografía de esfuerzo o con dobutamina se puede sospechar la lesión de isquemia, aunque otros autores directamente realizan una coronariografía en enfermos > 45 años por la alta probabilidad de enfermedad coronaria isquémica[25]. Otra patología que se debe descartar por su importancia técnica es la ateromatosis de las arterias ilíacas comunes y externas, ya que es la zona donde se va a realizar la anastomosis arterial con el injerto pancreático.

Tabla 34-4. Contraindicaciones del trasplante pancreático

Absolutas
- Gangrena periférica progresiva
- Infecciones activas
- Enfermedad tumoral, salvo resección 5 años antes y sin recidiva
- Enfermedad neuropsiquiátrica grave
- Serología VIH positiva
- Drogadicción intravenosa

Relativas
- Edad > 55 años
- Retinopatía hemorrágica progresiva
- Ateroma iliofemoral
- Enfermedad ulcerosa gastroduodenal activa
- Insuficiencia cardíaca terminal[a]
- Insuficiencia coronaria grave intratable[a]
- Insuficiencia respiratoria crónica terminal[a]
- Insuficiencia hepática terminal[a]
- Neuropatía periférica incapacitante (encamados)
- Índice de masa corporal > 30 kg/m^2

[a] Trasplante pancreático solo si antes se ha realizado el trasplante del órgano correspondiente.

Tabla 34-5. Protocolo de evaluación del candidato a trasplante de páncreas

- **Historia clínica:** realizada por el cirujano, nefrólogo y endocrinólogo
- **Exploración física general:** valoración del estado nutricional (obesidad)
- **Exploración oftalmológica:** agudeza visual, fondo de ojo, índice de refracción, angiografía con fluoresceína, fotografía de la retina y gradación de la retinopatía
- **Exploración neurológica:** estudio de conducción nerviosa y electromiograma
- **Exploración cardiológica:** neuropatía vegetativa, electrocardiograma, ecocardiografía de esfuerzo o con dobutamina y coronariografía en caso de sospecha de cardiopatía isquémica
- **Exploración vascular periférica:** examen de miembros (pulsos y Doppler o arteriografía si presenta indicación) y carótidas si hay manifestaciones clínicas
- **Exploración digestiva:** valoración de la neuropatía vegetativa (clínica y vaciamiento gástrico isotópico) y endoscopia alta si presenta sintomatología
- **Ecografía abdominal:** para descartar patología litiásica biliar
- **Angiotomografía computarizada aortoilíaca con reconstrucción coronal:** para detectar posibles placas de ateroma en las arterias ilíacas (contraindicación de trasplante de páncreas en ateromatosis avanzada)
- **Mamografía:** en mujeres > 35 años
- **Evaluación psiquiátrica:** si hay síntomas
- **Pruebas de laboratorio:**
  - Anticuerpos antiinsulina y antiislotes, glucemia basal, péptido C y hemoglobina glicosilada
  - Análisis sistemático de sangre y coagulación, electrólitos, creatinina, amilasa, lipasa, lípidos, proteinograma y gasometría arterial
  - Análisis de orina (24 horas): cultivo, amilasuria, aclaramiento de creatinina y proteinuria
  - Hemocultivos
  - Serología: hepatitis B y C, VIH, virus de Epstein-Barr, virus del herpes simple, virus de la varicela-zóster, citomegalovirus y sífilis (VDRL)
  - Pruebas de histocompatibilidad: grupo ABO, Rh, tipificación HLA, anticuerpos citotóxicos anti-HLA y pruebas cruzadas de histocompatibiliadad donante/receptor
- **Valoración del riesgo anestésico**

Tabla 34-6. Criterios de aceptación y exclusión de donantes de páncreas con muerte cerebral

Criterios de inclusión
- Edad: 8-50 años (preferencia < 40-45 años)
- Peso: > 28 kg
- Ausencia de:
  - Diabetes de tipo 1 del donante y familiares de primer grado
  - Pancreatitis, traumatismo, intervención previa o alcoholismo
  - Esplenectomía (riesgo de trombosis venosa), contaminación abdominal
  - Enfermedad tumoral, excepto piel y cerebro
  - Infecciones: sepsis, tuberculosis, hepatitis, VIH, sífilis
  - Drogadicción intravenosa
- Evaluación macroscópica:
  - Color y consistencia normales
  - No calcificaciones ni edema

Contraindicaciones relativas
- Hiperamilasemia
- Hiperglucemia > 200 mg/100 ml
- Alcoholismo
- Edema pancreático
- Esteatosis pancreática
- Esplenectomía reciente

Así, se efectúa una angiografía por tomografía computarizada (angio-TC) aortoilíaca a todos los candidatos a trasplante para descartar dichas lesiones (**Tabla 34-5**).

Evaluación de los donantes de páncreas

Criterios de aceptación y exclusión de donantes con muerte cerebral

En general, casi todos los donantes con muerte cerebral se consideran aptos para la realización de una extracción multiorgánica (hígado, riñones, corazón y pulmones), a la que puede sumarse la del páncreas, excepto en los casos de donantes diabéticos o que presentan un traumatismo pancreático[26]. El injerto pancreático se utiliza en Estados Unidos en el 20 % de los donantes, frente a una media del 40 % en los restantes órganos[27], lo cual implica una baja utilización debido a los criterios restrictivos de dicho órgano. Los criterios del Hospital 12 de Octubre de aceptación y exclusión de donantes se ajustan, en líneas generales, a los de varios autores[7,26-29];

en la **tabla 34-6** se detallan los que rigen en la actualidad en nuestro protocolo.

Algunos grupos consideran que los donantes > 45 años se deben aceptar con precaución[30] y después de una selección meticulosa[31]. Así, la edad del donante entre 45 y 50 años se considera una contraindicación relativa para el trasplante de páncreas, según manifiestan equipos con amplia experiencia, debido a una más baja tasa de supervivencia del injerto cuando el paciente es > 45-50 años[9,32]. No obstante, según datos del *Scientific Registry of Transplant Recipients* (SRTR) de Estados Unidos, desde 1996 a 2005, el 5 % de los injertos pancreáticos procedían de donantes > 50 años[33]. La causa de muerte del donante está a menudo asociada a su edad. Así, la mayoría de los donantes que fallecen por enfermedad cerebrovascular son > 45 años, lo cual implica afectación aterosclerótica generalizada que, lógicamente, incluye la alteración vascular del injerto pancreático. Se han establecido una serie de condiciones para la utilización de injertos pancreáticos de > 45 años para que favorezcan el buen funcionamiento una vez trasplantados, como que el donante sea mujer, IMC < 30 kg/m^2, causa traumática de muerte cerebral, estabilidad hemodinámica y corta estancia hospitalaria[31,34,35]. Los pacientes que más se van a beneficiar de la utilización de injertos pancreáticos de > 45 años serán los que tienen probabilidades limitadas para el trasplante (grupos sanguíneos 0, B o altamente sensibilizados), enfermos con diabetes inestable, > 50 años, diálisis prolongada o enfermedad vascular periférica o cardiovascular avanzada[29].

La mayoría de los grupos consideran la obesidad del donante como una contraindicación relativa, debido a que los injertos con degeneración grasa pueden presentar con más facilidad pancreatitis, trombosis e infecciones. La asociación entre obesidad del donante e infección de la herida o intraabdominal probablemente se relaciona con el alto contenido en grasa del páncreas. Esta grasa está muy mal vascularizada y, por lo tanto, es más propensa a la lesión de isquemia-reperfusión y necrosis grasa, la cual evoluciona a colecciones líquidas que se convierten en nidos de infección[36]. En una reciente revisión[37] se ha observado una menor supervivencia del injerto a los 3 años cuando proceden de donantes con IMC > 30 kg/m^2 en comparación con donantes con IMC < 30 kg/m^2. Por lo tanto, los páncreas de donantes obesos se deben rechazar para trasplante, salvo algunos casos que presentan escasa o nula infiltración grasa.

Además, se ha relacionado el uso de injertos procedentes de donantes con peso ≤ 50 kg con un mayor índice de complicaciones, fundamentalmente de trombosis debido a una mayor dificultad técnica por el pequeño calibre de los vasos[38].

El antecedente de alcoholismo del donante puede asociarse a esteatosis pancreática, incluso en ausencia de obesidad. Sin embargo, es importante distinguir la infiltración grasa del parénquima pancreático del depósito de grasa peripancreática, lo cual se consigue movilizando completamente el páncreas[29].

En la valoración macroscópica del injerto es más importante la presencia de arteriosclerosis en la arteria mesentérica superior o en el tronco celíaco que la propia edad[39]. La mayoría de los cirujanos excluyen para trasplante los injertos pancreáticos que presentan calcificaciones, fibrosis extensa, infiltración grasa, edema importante y arteriosclerosis visceral, de modo que el donante ideal de páncreas[29] sería el fallecido por traumatismo cerebral, con edad comprendida entre 10 y 40 años e IMC < 27,5 kg/m^2.

La hiperamilasemia, considerada una contraindicación relativa, puede estar causada por un traumatismo pancreático (siendo en este caso motivo de exclusión del injerto, al igual que otras causas como un cáncer metastásico o una insuficiencia renal grave) o puede producirse por un infarto cerebral[40], tratamiento con corticoides, isquemia intestinal o lesión de glándulas salivales asociada a traumatismo cerebral[29]. Determinados grupos de trasplante[41] no consideran un impedimento la presencia de hiperamilasemia, mientras que otros rechazan a los donantes que tienen niveles altos de amilasa[39] o, más concretamente, valores 2-3 veces superiores al considerado normal[42].

Aproximadamente en la mitad de los potenciales donantes de páncreas se encuentran unas cifras de glucemia superiores a 200 mg/100 ml, que se atribuyen a la administración de sueros glucosados, a los corticoides exógenos para el tratamiento del edema cerebral o endógenos liberados como respuesta al estrés y a un déficit de la reserva funcional de las células β[43]. Cuando existen niveles elevados de glucemia en los donantes, se recomienda administrar sueros sin glucosa y repetir la determinación en una hora para salir de dudas. También se puede valorar la glucemia del donante en el momento del ingreso o determinar la hemoglobina glicosilada o el péptido C si persiste la duda.

Las intervenciones previas en la cavidad abdominal, salvo que hayan afectado a duodeno, páncreas o bazo, no se consideran contraindicaciones para la utilización del injerto pancreático[44]. La esplenectomía reciente por el traumatismo que conlleva la muerte cerebral no contraindica la utilización del páncreas, siempre que se excluyan la trombosis vascular y el traumatismo de la cola del páncreas[29].

Los donantes con un antecedente tumoral reciente, excepto los tumores de piel (no melanoma) y algunos cerebrales, no se consideran como donantes de órganos. Los donantes con el antecedente antiguo de tumores ya tratados y considerados curados, aunque conlleven un riesgo leve de transmisión tumoral al receptor, no deben utilizarse para trasplante de páncreas, puesto que este órgano no se considera vital como lo son el corazón o el hígado.

La bacteriemia no se considera una contraindicación para donación, dado que en ausencia de sepsis rara vez se transmitirán las infecciones, sobre todo, como es práctica habitual, si se administran al receptor, durante varios días, antibióticos intravenosos específicos contra los gérmenes aislados. Asimismo, los donantes con meningitis bacteriana, específicamente tratada, se aceptan como donantes, algo contrario a lo que sucede con los que presentan meningitis de etiología vírica[29].

Los injertos pancreáticos de donantes con hepatitis C pueden trasplantarse en receptores con hepatitis C, mientras que los que presentan infección por virus B con anti-Hbc$^+$ se pueden trasplantar en receptores con anti-Hbs$^+$ con escaso riesgo de transmisión vírica, fundamentalmente si la inmunoglobulina M del anti-Hbc es negativa[45].

Se ha diseñado una puntuación para valorar la calidad del injerto pancreático, que se basa en ocho parámetros clínicos: edad, IMC, estancia en la UCI, paro cardíaco, natremia, amilasemia, lipasemia, uso de noradrenalina y uso de dopamina. Cuando la puntuación es < 17, el donante se considera ideal[46].

Criterios ampliados en donantes de páncreas

Siguiendo los criterios establecidos de donante ideal de páncreas, en Estados Unidos solo se utiliza el 20 % de los injertos pancreáticos ofertados[27], lo cual supone una escasa rentabilidad. Estos donantes excluidos para trasplante parecen reunir unas características apropiadas para ser utilizados y, sin embargo, son rechazados por una razón mal definida como la calidad del donante[47]. Para cubrir la creciente demanda, a pesar del riesgo de fracaso del injerto pancreático, algunos equipos de trasplante han considerado ampliar los criterios de aceptación del páncreas. Así, aceptan los donantes «marginales», que se definen como los donantes > 45 años o hemodinámicamente inestables, tratados con altas dosis de vasopresores, habiendo obtenido, sin embargo, tasas similares de supervivencia del injerto al compararlos con trasplantes de injertos estándar[48,49]. Por otro lado, también se han tenido en cuenta los donantes «extremos», así denominados aquellos < 10 años o > 45 años, con los cuales se han conseguido resultados similares, en términos de supervivencia del injerto, complicaciones e infecciones, a los obtenidos con injertos estándar[50].

Donantes de páncreas por muerte circulatoria controlada (tipo III de Maastricht)

Los donantes por muerte circulatoria controlada se definen como los potenciales donantes en los que se considera inútil la prolongación del tratamiento, planificando la retirada de las medidas de soporte vital en la UCI o en el quirófano[51], donde se realizará la extracción de órganos. En la primera experiencia norteamericana, en la que se utilizaron 57 injertos pancreáticos, que se compararon con donantes por muerte cerebral, no hubo diferencias significativas en cuanto a la supervivencia a los 5 años, a pesar de una mayor incidencia de trombosis, disfunción del injerto renal y estancia hospitalaria más prolongada en el grupo de muerte circulatoria controlada[52]. En otra serie inglesa multicéntrica, de 134 trasplantes de páncreas utilizando injertos de donantes por muerte circulatoria controlada, la supervivencia del injerto y del paciente fueron similares al compararlas con los trasplantes de páncreas realizados con injertos procedentes de donantes por muerte cerebral[53]. Otro estudio reciente confirmó la seguridad en cuanto al uso de estos injertos en el trasplante de páncreas, sobre todo cuando los donantes son jóvenes y la causa de fallecimiento es un traumatismo[54]. Por lo tanto, el uso de injertos pancreáticos de donantes < 40 años por muerte circulatoria controlada no se considera una contraindicación para trasplante de páncreas, ya que existe evidencia de que los resultados son iguales que los obtenidos con los injertos de donantes por muerte encefálica[5]. Siguiendo la experiencia de varias series[53,55,56], más específicamente, en España, los criterios de selección de injertos pancreáticos según el Documento de Consenso del Grupo Español de Trasplante de Páncreas[23] se muestran en la **tabla 34-7**.

La muerte del donante por muerte circulatoria controlada se declara a los 5 minutos del paro cardiorrespiratorio, y a continuación se inicia la extracción del injerto. La extracción rápida comienza con una laparotomía superrápida, seguida de canulación aórtica o de la arteria ilíaca derecha. Si existe consentimiento previo de canulación (no permitido en Inglaterra, pero sí en España), se pueden disecar y canular antes de la laparotomía los vasos femorales. Una vez declarada la muerte del donante, se procede a la heparinización

---

Tabla 34-7. Criterios de selección de donantes por muerte circulatoria controlada

- Edad: < 45 años, sin factores de riesgo asociados
- Peso > 30 kg e índice de masa corporal < 27,5 kg/m²
- Valoración individualizada de tiempo en la UCI e intubación
- Preservación con técnica de perfusión abdominal normotérmica
- Tiempo total de isquemia caliente < 60 minutos
- Tiempo de isquemia caliente funcional o verdadera < 30 minutos
- Tiempo de TAS < 60 mmHg antes de LSV < 60 minutos
- Tiempo preferible de isquemia fría < 8 horas
- Bioquímica previa a la LSV: Cr < 2 mg/dl, posdiagnóstico de muerte de 2,5 mg/dl y curva evolutiva de la perfusión abdominal normotérmica cada 30 minutos hasta una Cr final < 2,5 mg/dl
- ALT y AST (antes de la LSV y diagnóstico de muerte cerebral): < 4 veces el valor normal
- AST y ALT evolutivas y al final: < 4 veces el valor normal
- Amilasemia y/o lipasemia inicial y final: < 3 veces el valor normal
- Antecedente de paro cardiocirculatorio: evaluar tiempo y repercusión funcional
- Evaluar tipo de fármacos vasoactivos, dosis y tiempo de administración
- Ecografía abdominal

ALT: alanina-aminotransferasa; AST: aspartato-aminotransferasa; LSV: limitación de soporte vital.

---

y perfusión con solución de preservación antes de realizar la laparotomía. La extracción suele efectuarse en bloque, separándose los injertos en banco en una fase posterior[55,56]. El resto de la técnica es similar a la extracción convencional. El tiempo de isquemia caliente se define como el tiempo de paro cardiorrespiratorio hasta el momento de perfusión fría, que debe ser lo más corto posible[56]. El tiempo desde la retirada del tratamiento del donante hasta la perfusión (isquemia caliente funcional o verdadera) suele ser < 30 minutos. Como se observa en la **tabla 34-7**, la perfusión abdominal normotérmica es la que se realiza en España.

Donante vivo de páncreas

El trasplante de páncreas de donante vivo representa el 0,5 % del total de trasplantes de páncreas: TPA, TPDR y TPRS con injerto renal procedente del mismo donante vivo o de donante cadáver. Hasta 2008 se habían realizado 155 trasplantes, de los cuales el 81 % se llevaron a cabo en el Hospital de la Universidad de Minnesota[57]. Al igual que en el donante cadáver, se pueden efectuar las tres modalidades de trasplante de páncreas: TPA, TPDR y TPRS con injerto renal procedente también del mismo donante vivo o de donante cadáver. Se han esgrimido una serie de argumentos para promocionar el trasplante pancreático de donante vivo[13,57,58]:

- La mortalidad es del 6 % en enfermos diabéticos en lista de espera de trasplante pancreático-renal.
- El número de enfermos en lista de espera es el doble de los que se trasplantan al año, aumentando anualmente un 15 % más de enfermos.
- La morbimortalidad es más alta y la calidad de vida peor entre los diabéticos en diálisis frente a los dializados no diabéticos.
- Desde el punto de vista económico, el trasplante en la fase de prediálisis es una tercera parte más barato que la diálisis.
- Menor riesgo inmunológico y de infección, menor necesidad de inmunosupresión y menor tiempo de preservación del injerto.
- Expansión del número de donantes.

Sin embargo, se han planteado otros argumentos en contra, por los que existe cierta reticencia a realizar el trasplante de donante vivo: el páncreas es un órgano impar cuya resección parcial entraña riesgo de complicaciones quirúrgicas graves en el 5 % de los casos (pancreatitis, fístula, seudoquiste, esplenectomía por desgarro, etc.), así como metabólicas (deterioro del metabolismo de la glucosa como resultado de la hemipancreatectomía), aunque la mortalidad es nula[13,57]. Los donantes vivos deben reunir ciertos criterios para ser efectivos. Así, no deben tener antecedentes de diabetes gestacional ni evidencia de resistencia a la insulina. En el protocolo metabólico de la Universidad de Minnesota, los donantes han de reunir los siguientes criterios: aumento > 300 % de la insulina basal en respuesta a la glucosa o arginina, hemoglobina glicosilada < 6 %, niveles basales de insulina en ayunas < 20 μmol/l, niveles de glucemia < 150 mg/ml durante la prueba de tolerancia con 75 g de glucosa, IMC < 27 kg/m² y ausencia de autoanticuerpos antiislotes. Después de realizar el protocolo de estudio, solo el 15-20 % será apto para donante vivo[57].

Mantenimiento de los donantes

Tras las maniobras de reanimación, todos los potenciales donantes de órganos deben estabilizarse desde el punto de vista hemodinámico y respiratorio. Es frecuente la hipotensión provocada por las pérdidas sanguíneas y por el traumatismo craneal. Para su corrección es preciso administrar soluciones coloides y hemoderivados, además de cristaloides y vasopresores. Es necesario instalar un catéter venoso central, una vía arterial y, en ocasiones, un catéter en la arteria pulmonar[59].

Es preferible una administración rápida de fluidos para el mantenimiento de la diuresis, aunque el páncreas no necesita una excesiva presión arterial ni venosa para su perfusión.

La inestabilidad hemodinámica puede persistir a pesar de un aporte adecuado de fluidos, por lo que en ocasiones se requiere administrar fármacos vasoactivos, siendo la dopamina el de elección. El objetivo es mantener una presión sistólica mínima de 90 mmHg, especialmente durante el período inicial de reposición de volumen. Cuando se ha normalizado la presión arterial se deben retirar fármacos vasoactivos, si es posible. En los donantes con muerte cerebral es frecuente la poliuria causada por diuresis osmótica (empleo de manitol), por administración de diuréticos o por el desarrollo de una diabetes insípida. Es esencial la corrección de las alteraciones electrolíticas y la administración de vasopresina si se diagnostica una diabetes insípida.

La saturación arterial de oxígeno se debe mantener por encima del 95 %, los niveles de PCO_2 en 40-45 mmHg y el hematócrito alrededor del 30 %.

Además, es importante prevenir la hipotermia no infundiendo líquidos fríos, manteniendo una correcta temperatura ambiental y con calentamiento de la superficie corporal. La hipotermia puede deberse a la pérdida de la función reguladora térmica del hipotálamo, causando arritmias cardíacas y empeoramiento del metabolismo celular, con disminución de la perfusión tisular y coagulopatía, lo cual requiere corrección[59].

La disfunción del eje hipotálamo-hipófiso-suprarrenal, producida por la muerte cerebral, provoca diabetes insípida y depleción de cortisol y hormona tiroidea. Los niveles bajos de hormona tiroidea reducen la producción de ATP, lo que da lugar a un metabolismo anaerobio, disfunción orgánica e hipotensión[60].

Como se ha mencionado con anterioridad, la hiperglucemia no es un criterio de exclusión del donante. Sin embargo, debe corregirse con insulina para minimizar su potencial toxicidad sobre las células β del páncreas, la cual se asocia a disfunción postrasplante del injerto[43]. Por lo tanto, es fundamental el correcto mantenimiento del donante para la preservación óptima de los órganos. Se debe insistir en tratar de evitar la infusión excesiva de líquidos que puede causar edema pancreático (asociado a disfunción y pancreatitis del injerto y consiguiente pérdida de este) y en prevenir y tratar la hiperglucemia para el buen funcionamiento de las células β.

Soluciones de preservación del injerto pancreático

Las soluciones de preservación se utilizan para mantener el órgano que se va a trasplantar en condiciones óptimas desde que se extrae del donante hasta que se reperfunde en el receptor. Se ha considerado que el tiempo ideal de conservación del injerto pancreático en solución de preservación debe ser < 12 horas[61].

La conservación de órganos se lleva a cabo mediante una solución de preservación, con la que se enfría y mantiene el injerto a 4 °C, reduciendo así el metabolismo. Además, por medio de este líquido se preserva la integridad anatómica y funcional de las células hasta que se lleva a cabo la reperfusión en el receptor.

En el mantenimiento del injerto pancreático hay que tener en cuenta que este se extrae con un segmento duodenal, que es más sensible al daño por isquemia fría que otros órganos. Además, el páncreas es un órgano de bajo flujo si se compara con el riñón, por lo que es más sensible a una posible lesión por barotrauma, debiéndose así evitar una perfusión excesiva de esta víscera.

El método de preservación más utilizado ha sido el mantenimiento mediante un fluido frío, y se han empleado varios tipos de soluciones con los mismos objetivos. El mantenimiento del pH, la prevención del edema celular y de la lesión por radicales libres, así como asegurar un suplemento adecuado de nutrientes para las necesidades metabólicas (incluido oxígeno en algunos), constituyen las bases de este tipo de preservación. Con este fluido se preservan los órganos entre 4 y 8 °C con la finalidad de reducir el metabolismo.

A lo largo de la historia del trasplante de órganos se han utilizado diferentes soluciones de preservación, iniciándose con la solución de Collins en la década de 1970, a la que siguió la solución de Euro-Collins®, que supuso una mejora al eliminar el magnesio que facilitaba la precipitación. En la Universidad de Minnesota, en la década de 1980 se utilizaba fundamentalmente una solución de plasma hiperosmolar modificada y filtrada con un gel de sílice (solución SGF) que preservaba el injerto durante más de 24 horas[62]. A finales de la década de 1980, la solución ideada por Belzer, también llamada de la Universidad de Wisconsin, sustituyó a la anterior, al demostrar en el trasplante experimental una supervivencia del injerto del 50 % frente al 22 % con la SGF durante períodos de 96 horas[63].

La solución de preservación de Celsior® es un fluido extracelular, de baja viscosidad, con propiedades antioxidantes y antiedema, desarrollada en principio para el trasplante cardíaco[64] y posteriormente utilizada en los trasplantes pulmonar, hepático y renal. Más adelante, se compararon las soluciones de preservación de Celsior® y de Wisconsin en el trasplante pancreático y se concluyó que presentaban una seguridad similar[65]. En nuestra experiencia confirmamos, en un estudio comparativo entre las soluciones de Celsior® y de Wisconsin, que ambas son igualmente efectivas para conservar la función del injerto pancreático[66]. En un estudio reciente que comparó las soluciones de Wisconsin, Celsior®, Instituto Georges López-1 (IGL-1) e histidina-triptófano-cetoglutarato (HTK), se constató una tasa de pancreatitis grave del injerto significativamente mayor con el uso de solución HTK, mientras que la supervivencia del injerto fue mejor con las soluciones de Wisconsin, Celsior® e IGL-1 que con la HTK, y no se hallaron diferencias significativas en cuanto a la supervivencia de los pacientes entre los cuatro grupos. En este estudio se concluyó que la solución IGL-1 parece ser la mejor solución de preservación para los injertos pancreáticos[67]. Estos resultados son prometedores, pero quizás haya que esperar otros estudios comparativos que confirmen estos hallazgos para definir cuál es la mejor solución de preservación del páncreas.

REFERENCIAS BIBLIOGRÁFICAS

1. Kelly WD, Lillehei RC, Merkel FK, Idezuki Y, Goetz FC. Allotransplantation of the pancreas and duodenum along with the kidney in diabetic nephropathy. Surgery 1967; 61: 827-37.
2. Gruessner AC, Gruessner RWG. Pancreas transplantation for patients with type 1 and type 2 diabetes mellitus in the United States: a registry report. Gastroenterol Clin N Am 2018; 47: 417-41.
3. Organización Nacional de Trasplante (ONT). Dossier de actividad en trasplante de páncreas en España, en el año 2020. Disponible en: http://www.ont.es
4. Stratta RJ, Gruessner AC, Odorico JS, Fridell JA, Gruessner RWG. Pancreas transplantation: an alarming crisis in confidence. Am J Transplant 2016; 16: 2556-62.
5. Boggi U, Vistoli F, Andres A et al. First World Consensu Conference on pancreas transplantation: part II –recommendations. Am J Transplant 2021; 21 (Suppl 3): 17-59.
6. Odorico JS, Voss B, Muñoz DR. Kidney function after solitary pancreas transplantation. Transplant Proc 2008; 40: 513-5.
7. Jiménez C, Moreno E, De Andrés A et al. Indicaciones y manejo perioperatorio del trasplante de páncreas. En: Jiménez C, Riaño D, Moreno E, Jabbour N, eds. Avances en trasplante de órganos abdominales. Madrid: Cuadecon, 1997; p. 427-40.
8. Sener A, Cooper M, Bartlett ST. Is there a role for pancreas transplantation in type 2 diabetes mellitus. Transplantation 2010; 90: 121-3.
9. Light JA, Barhyte DY. Simultaneous pancreas-kidney transplants in type I and type II diabetic patients with end-stage renal disease: similar 10-year outcomes. Transplant Proc 2005; 37: 1283-4.
10. Margreiter C, Resch T, Oberhuber R et al. Combined pancreas-kidney transplantation for patients with end-stage nephropathy caused by type-2 diabetes mellitus. Transplantation 2013; 95: 1030-6.
11. Sutherland DER, Gruessner RWG, Dunn DL et al. Lessons learned from more than 1.000 pancreas transplants at a single institution. Ann Surg 2001; 233: 463-501.
12. Gruessner RWG, Sutherland DER. Simultaneous kidney and segmental pancreas transplants from living related donors. Transplantation 1996; 61: 1265-8.
13. Sutherland DER, Radosevich D, Gruessner R, Gruessner A, Kandaswamy R. Pushing the envelope: living donor pancreas transplantation. Curr Opin Organ Transplant 2012; 17: 106-15.
14. Farney AC, Choe E, Schweitzer E et al. Simultaneous cadaver pancreas living donor kidney transplantation (SPLK). Ann Surg 2000; 232: 646-703.
15. Perosa M, Crecentini F, Antunes I et al. Simultaneous pancreas-kidney (SPK) versus simultaneous cadaver pancreas and living donor kidney (SPLK) transplantation –a single center analysis of 249 cases. Xenotransplantation 2007; 14: 522.
16. Grossi PA, Righi E, Gasperina DD et al. Report of four simultaneous pancreas-kidney transplants in HIV-positive recipients with favorable outcomes. Am J Transplant 2012; 12: 1039-45.
17. White SA, Shaw JA, Sutherland DER. Pancreas transplantation. Lancet 2009; 373: 1808-17.
18. Stratta RJ. Mortality after vascularized pancreas transplantation. Surgery 1998, 124: 823-30.
19. Scalea JR, Redfield RR 3rd, Arpalli E et al. Pancreas transplantation in older patients is safe, but patient selection is paramount. Transpl Int 2016; 29: 810-8.
20. Siskind E, Maloney C, Ackerman M et al. An analysis of pancreas transplantation outcomes based on age groupings –an update of UNOS database. Clin Transplant 2014; 28: 990-4.
21. Montagud-Marrahi E, Molina-Andujar A, Pané A et al. Outcome of pancreas transplantation in older diabetic patients. BMJ Open Diab Res Care 2020; 8: e000916.
22. Porubsky K, Powelson JA, Selzer DJ et al. Pancreas transplantation after bariatric surgery. Clin Transplant 2012; 26: E1-6.
23. Documento de consenso sobre criterios de selección de donante y receptor en trasplante de páncreas. Actualización del documento de consenso sobre trasplante de páncreas e islotes 2005. Grupo Español de Trasplante de Páncreas. Organización Nacional de Trasplantes. Junio, 2018.
24. Ramanathan V, Goral S, Tanriover B et al. Screening asymptomatic diabetic patients for coronary artery disease prior to renal transplantation. Transplantation 2005; 79: 1453-8.
25. Manske CL, Thomas W, Wang Y, Wilson RF. Screening diabetic transplant candidates for coronary artery disease: identification of a low risk subgroup. Kidney Int 1993; 44: 617-21.
26. Sutherland DER, Goetz C, Najarian JS. Pancreas transplantation at the University of Minnesota: donor and recipient selection, operative and postoperative management, and outcome. Transplant Proc 1987; 19: 63-74.
27. Tutle-Newhall JE, Krishnan SM, Levy MF, McBride V, Orlowski JP, Sung RS. Organ donation and utilization in the United States: 1998-2007. Am J Transplant 2009; 9 (Part 2): 879-93.
28. Perkins JD, Frohnert PP, Service FJ et al. Pancreas transplantation at Mayo: III. Multidisciplinary management. Mayo Clin Proc 1990; 65: 496-508.
29. Fridell JA, Rogers J, Stratta RJ. The pancreas allograft donor: current status, controversies, and challenges for the future. Clin Transplant 2010; 24: 433-9.
30. Gruessner RWG, Sutherland DER, Troppmann C et al. The surgical risk of pancreas transplantation in the cyclosporine era: an overview. J Am Coll Surg 1997; 185: 128-44.
31. Boggi U, Del Chiaro M, Signori S et al. Pancreas transplants from donors aged 45 years or older. Transplant Proc 2005; 37: 1265-7.
32. Krieger NR, Odorico JS, Heisey DM et al. Underutilization of pancreas donors. Transplantation 2003; 75: 1271-6.
33. Andreoni KA, Brayman KL, Guidinger MK, Sommers CM, Sung RS. Kidney and pancreas transplantation in the United States, 1996-2005. Am J Transplant 2007; 7 (Part 2): 1359-75.
34. Salvalaggio PR, Schnitler MA, Abbott KC et al. Patient and graft survival implications of simultaneous pancreas-kidney transplantation for old donors. Am J Transplant 2007; 7: 1561-71.
35. Schenker P, Wunsch A, Ertas N et al. Long-term results after simultaneous pancreas-kidney transplantation using donors aged 45 years or older. Transplant Proc 2008; 40: 923-6.
36. Humar A, Ramcharan T, Kandaswamy R, Gruessner RW, Gruessner AC, Sutherland DE. The impact of donor obesity on outcomes after cadaver pancreas transplant. Am J Transplant 2004; 4: 605-10.
37. Stegall MD, Dean PG, Sung R et al. The rationale for the new deceased donor pancreas allocation schema. Transplantation 2007; 83: 1156-61.
38. Schulz T, Schenker P, Flecken M, Kapischke M. Donors with a maximun body weight of 50 Kg for simultaneous pancreas-kidney transplantation. Transplant Proc 2005; 37: 1268-70.
39. Sollinger HW, Stratta RS, Kalayoglu M, Belzer FD. The University of Wisconsin experience in pancreas transplantation. Transplant Proc 1987; 19 (Suppl): 48-54.
40. Bowman DL, Atlshuler J, Weaver DW. Hyperamilasemia: a result of intracranial bleeding. Surgery 1983; 94: 318-23.
41. Hesse UJ, Sutherland DER. Influence of serum amylase and plasma glucose levels in pancreas cadaver donors on graft function in recipients. Diabetes 1989; 38: 1-3.
42. Tydén G, Brattstrom C, Lundgren C et al. Pancreatic transplantation with enteric exocrine diversion: the Stockholm experience. Transplant Proc 1987; 19 (Suppl): 86-91.
43. Gores PF, Gillingham K, Dunn DL et al. Donor hyperglucemia as a minor risk factor and immunologic variable as major risk factor for pancreas allograft loss in a multivariate analysis of a single institution's experience. Ann Surg 1992; 215: 217-30.
44. Nghiem DD, Cottington EM, Corry RJ. Pancreas donor criteria. Transplant Proc 1988; 20: 1007-9.
45. Akalin E, Ames S, Sehgal V, Murphy B, Bromberg JS. Safety of using hepatitis B virus core antibody or surface antigen-positive donors in kidney or pancreas transplantation. Clin Transplant 2005; 19: 364-6.

46. Vinkers MT, Rahmel AO, Slot MC, Smits JM, Schareck WD. How to recognize a suitable pancreas donor: a Eurotransplant study of preprocurement factors. Transplant Proc 2008; 40: 1275-8.

47. Wiseman AC, Wainright JL, Sleeman E et al. An analysis of the lack of donor pancreas utilization from younger adult organ donors. Transplantation 2010; 90: 475-80.

48. Kapur S, Bonham CA, Dodson SF, Dvorchik I, Corry RJ. Strategies to expand the donor pool for pancreas transplantation. Transplantation 1999; 67: 284.

49. Boggi U, Del Chiaro M, Vistoli F et al. Pancreas transplantation from marginal donors. Transplant Proc 2004; 36: 566-8.

50. Singh RP, Rogers J, Farney AC et al. Outcomes of extended donors in pancreatic transplantation with portal-enteric drainage. Transplant Proc 2008; 40: 502.

51. Kootstra G, Daemen JH, Oomen AP. Categories of non-heart-beating donors. Transplant Proc 1995; 27: 2893-4.

52. Salvalaggio PR, Davies DB, Fernández LA, Kaufman DB. Outcomes of pancreas transplantation in the United States using cardiac-death donors. Am J Transplant 2006; 65 (Pt 1): 1059-65.

53. Muthusamy ASR, Mumford L, Hudson A, Fuggle SV, Friend PJ. Pancreas transplantation from donors after circulatory death from the United Kingdom. Am J Transplant 2012; 12: 2150-6.

54. Koop WH, Lam HD, Schaapherder AFM et al. Pancreas transplantation with grafts from donors deceased after circulatory death: 5 years single-center experience. Transplantation 2018; 102: 333-9.

55. Fernández LA, Di Carlo A, Odorico JS et al. Simultaneous pancreas-kidney transplantation from donation after cardiac death. Successful long-term outcomes. Ann Surg 2005; 242: 716-23.

56. Qureshi MS, Callaghan CJ, Bradley JA, Watson CJE, Pettigrew GJ. Outcomes of simultaneous pancreas-kidney transplantation from brain-dead and controlled circulatory death donors. Br J Surg 2012; 99: 831-8.

57. Gruessner RWG. Living donor pancreas transplantation. En: Gruessner RWG, Sutherland DER, eds. Transplantation of the pancreas. New York: Springer, 2004; p. 423-40.

58. Boggi U, Amorese G, Marchetti P, Mosca F. Segmental live donor pancreas transplantation: review and critique of rationale, outcomes, and current recommendations. Clin Transplant 2011; 25: 4-12.

59. Novitzky D. Donor management: state of the art. Transplant Proc 1997; 29: 3773-5.

60. Wood KE, Becker BN, McCartney JG, D'Alessandro AM, Coursin DB. Care of potential organ donor. N Engl J Med 2004; 351: 2730-9.

61. Rudolph EN, Dunn TB, Sutherland DER et al. Optimizing outcomes in pancreas transplantation: impact of organ preservation time. Clin Transplant 2017; 31: e13035.

62. Florack G, Sutherland DE, Heil J, Zweber B, Najarian JS. Long-term preservation of segmental pancreas autografts. Surgery 1982; 92: 260-9.

63. Viste A, Schlumpf R, Munn S, Heil JE, Condie R, Sutherland DE. 96-hour cold storage preservation of the canine pancreas. Transplant Proc 1990; 22: 537-8.

64. Menasche P, Pradier F, Grousset C et al. Improved recovery of heart transplants with a specific kit of preservation solutions. J Thorac Cardiovasc Surg 1993; 105: 353.

65. Boggi U, Vistoli F, Del Chiaro M et al. Pancreas preservation with University of Wisconsin and Celsior solutions: a single-center, prospective, randomized pilot study. Transplantation 2004; 77: 1186.

66. Manrique A, Jiménez C, Herrero ML et al. Pancreas preservation with the University of Wisconsin versus Celsior solutions. Transplant Proc 2006; 38: 2582-4.

67. Ferrer-Fàbrega J, Folch-Puy E, Lozano JJ et al. Current trends in organ preservation solutions for pancreas transplantation: a single-center retrospective study. Transplant Int 2022; 35: 10419.

 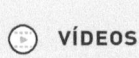 VÍDEOS

Técnicas del trasplante de páncreas. Extracción e implante del injerto

35

C. Jiménez Romero, E. Moreno González, A. Manrique Municio, A. Marcacuzco Quinto, C. Fernández Fernández,
Ó. Caso Maestro, J. Calvo Pulido, Á. García-Sesma e I. Justo Alonso

INTRODUCCIÓN

Entre las técnicas de trasplante de páncreas, en este capítulo se hará referencia a los diferentes procedimientos de extracción del injerto pancreático en el contexto de una extracción multiorgánica, que es la situación más común una vez que se ofertan los órganos de un donante que reúne las condiciones idóneas o aceptables, decidiéndose posteriormente la validez definitiva del páncreas. Aunque la extracción de un injerto pancreático parcial de un donante vivo se ha realizado fundamentalmente en Minneapolis, se describirá brevemente la técnica. Con posterioridad nos centraremos en la preparación del injerto en banco y su implante en el receptor. Los últimos avances relacionados con la técnica son la utilización de órganos procedentes de donantes en asistolia controlada, la confección de una duodenoduodenostomía como técnica de drenaje exocrino y la técnica de implante del injerto pancreático asistida por robot.

EXTRACCIÓN PANCREÁTICA EN DONANTE CADÁVER

En el reciente Documento de Consenso de trasplante de páncreas, los expertos no se decantan específicamente por ninguna de las técnicas de extracción utilizadas hasta el momento[1], ya sea la estándar[1-3] o las rápidas en bloque[4-6], aunque sí recomiendan las técnicas rápidas en casos de inestabilidad hemodinámica del donante[1].

El primer gesto quirúrgico del trasplante de páncreas de órgano completo consiste en la extracción del bloque duodenopancreático.

Extracción estándar

La técnica que se describe aquí sigue pautas parecidas a otras publicadas previamente[2,3]. La extracción estándar o convencional comprende las extracciones pancreaticoduodenal y hepática e, incluso, intestinal. Se inicia con una incisión cruciforme (xifopubiana y transversal supraumbilical), y se disecan y liberan las siguientes vísceras y estructuras: colon

derecho, aorta y cava distales, ligando y seccionando la arteria mesentérica inferior (AMI) en su origen y disecando la arteria mesentérica superior (AMS) por encima de la vena renal izquierda (**Figs. 35-1** y **35-2**).

A continuación se explora la vascularización hepática para comprobar la presencia, o no, de variantes anatómicas. Si no se detecta una arteria hepática izquierda anómala, se realiza la sección de los ligamentos gastrohepático y triangular izquierdo para poder movilizar el hígado y, de esta forma, tener un buen acceso a la aorta supracelíaca y a la unión gastroesofágica.

En caso de observarse una arteria hepática derecha rama de la AMS, la disección debe ser cuidadosa, seccionando al final de la extracción esta rama, manteniendo intacto el tronco de la AMS. Esta arteria hepática se podrá anastomosar al origen de la arteria esplénica en el tronco celíaco del donante para mantener una buena vascularización hepática.

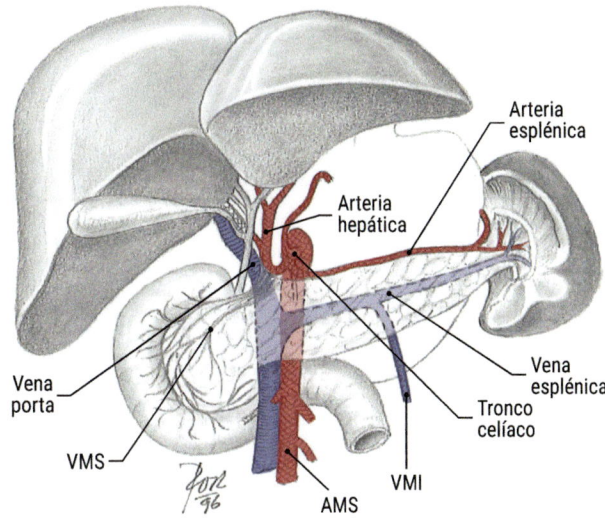

Figura 35-1. Relaciones anatómicas del duodenopáncreas. AMS: arteria mesentérica superior; VMI: vena mesentérica inferior; VMS: vena mesentérica superior.

447

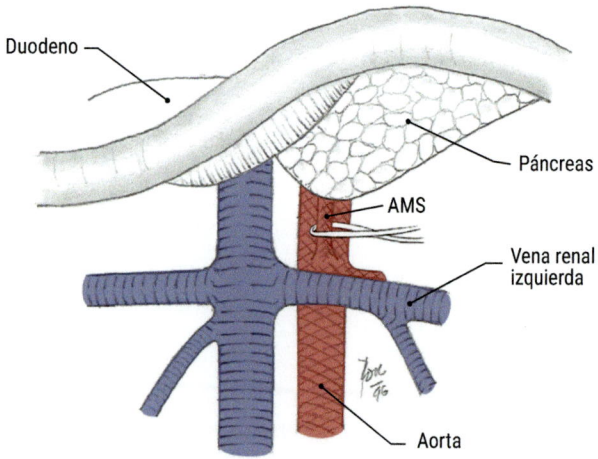

Figura 35-2. Disección de la arteria mesentérica superior (AMS) por encima de la vena renal izquierda.

Seguidamente se secciona entre ligaduras el ligamento gastrocólico para explorar el páncreas en toda su cara anterior.

Se moviliza por completo el colon transverso para permitir el posterior aislamiento del páncreas del retroperitoneo. La ligadura y la sección de los vasos gástricos cortos permiten el desplazamiento del estómago (**Fig. 35-3**). Con la sección de los ligamentos coloesplénico y esplenodiafragmático se inicia la movilización esplenopancreática distal. Se realiza la sección de la arteria gástrica izquierda próxima al estómago.

Para esterilizar el duodeno se aspira por la sonda nasogástrica avanzándola hasta la luz duodenal. Seguidamente, se irriga con una solución de 300 ml de agua destilada, 1 g de cefalotina y 50 mg de anfotericina B o 100 mg de fluconazol. Una vez hecho esto, se retira la sonda nasogástrica, seccionando con una grapadora lineal la primera porción duodenal a 0,5 cm del píloro.

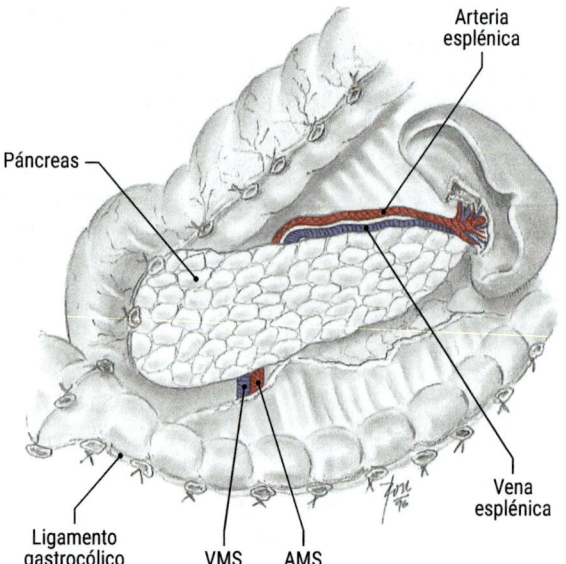

Figura 35-3. Ligadura y sección del ligamento gastrocólico y de los vasos gástricos cortos. Exposición de la cara anterior del páncreas. AMS: arteria mesentérica superior; VMS: vena mesentérica superior.

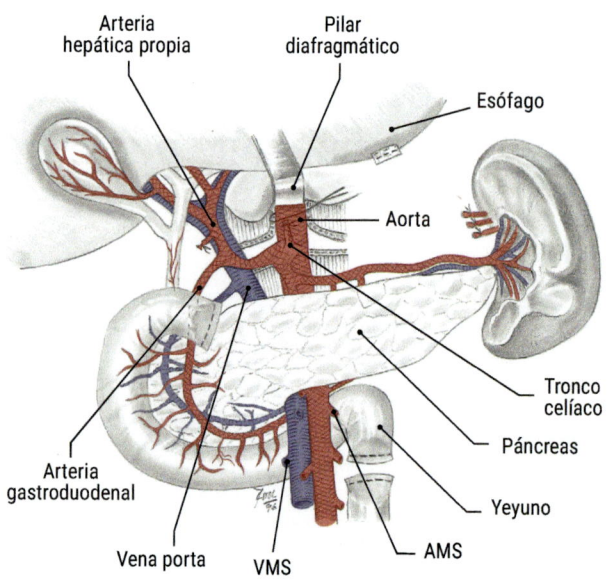

Figura 35-4. Disección de la aorta supracelíaca. Sección yeyunal con grapadora. AMS: arteria mesentérica superior; VMS: vena mesentérica superior.

El estómago se puede resecar previamente a la aplicación de otro grapado en el esófago distal, extrayéndolo así del campo, lo que facilitará las maniobras posteriores. Se seccionan los pilares diafragmáticos para poder aislar y rodear con ligadura o cinta vascular la aorta supracelíaca (**Fig. 35-4**). La disección del páncreas del retroperitoneo es fundamentalmente roma, separando el páncreas del riñón y de la suprarrenal izquierda y realizando la ligadura del tejido linfático vecino. Continuando la liberación se observa la vena mesentérica inferior (VMI) que desemboca en la vena mesentérica superior (VMS) o en la esplénica, que se liga y secciona a este nivel. Si se va a perfundir por vía portal a través de la VMI, se liberará esta pasando una ligadura para canalizarla posteriormente.

La disección de la aorta supracelíaca se continúa en sentido caudal visualizando el tronco celíaco, la AMS y la arteria esplénica.

En el hilio hepático se identifica el colédoco, que se liga a nivel suprapancreático y se secciona el extremo proximal para posteriormente realizar la colecistotomía y el lavado con suero salino. La arteria gastroduodenal se secciona entre ligaduras a 0,5 cm de la arteria hepática, en el caso de extracción hepática simultánea. También se puede ligar esta arteria más adelante cuando ya se haya perfundido el páncreas. Se disecan la vena porta y la arteria hepática hasta el tronco celíaco, visualizando la arteria esplénica, que se diseca y se rodea con una cinta vascular.

La movilización retroperitoneal esplenopancreática se lleva a cabo mediante una disección fundamentalmente roma, separando el páncreas del riñón y la glándula suprarrenal izquierda (**Fig. 35-5**).

Al efectuar una maniobra de Kocher se movilizan el duodeno y la cabeza del páncreas (**Fig. 35-6**). Se secciona el primer asa yeyunal con una grapadora lineal. En el momento de canular por vía portal se procede a la administración intravenosa de heparina en dosis de 3 mg/kg. Se introducen

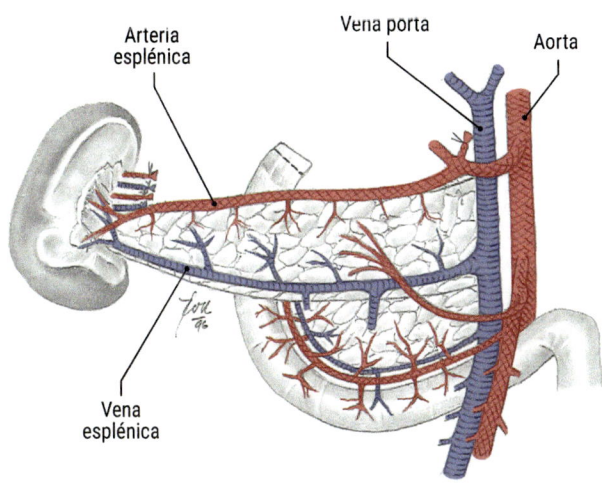

Figura 35-5. Movilización esplenopancreática, rechazando el injerto hacia la derecha, para exponer la cara posterior del páncreas.

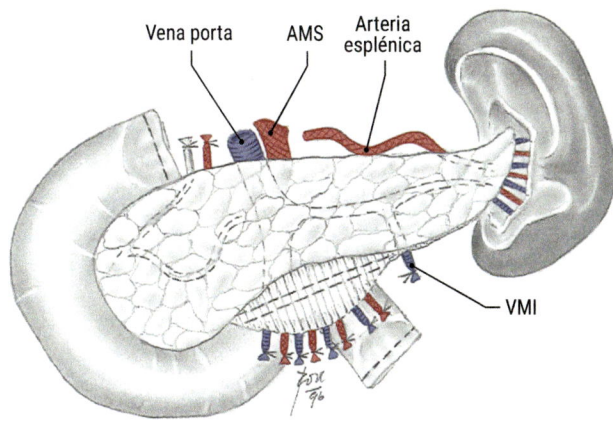

Figura 35-7. Injerto duodenopancreático sin tronco celíaco (inclusión de este en el injerto hepático). AMS: arteria mesentérica superior; VMI: vena mesentérica inferior.

las cánulas en los extremos distales de la aorta y de la cava (ligándolos en sentido caudal) para perfundir con la solución de preservación (Celsior® o Belzer) por la aorta y drenar por la cava.

La perfusión del territorio portal puede efectuarse a través de la VMI, teniendo la precaución de no interrumpir el drenaje pancreático a través de la vena esplénica y de no lesionarla. También se puede canular directamente la vena porta a 1-2 cm por encima del margen superior del páncreas para perfundir el hígado, dejando el otro extremo sin ligar para drenar el líquido de perfusión y la sangre procedentes del páncreas y del tracto digestivo. La tercera posibilidad es perfundir a través de la VMS o de una de sus ramas (en el mesenterio) a unos 3 cm por debajo de la tercera porción duodenal.

Se debe evitar la perfusión en exceso del páncreas. Para ello, cuando han pasado 1.000-1.200 ml de solución a través de la aorta, se colocan unos *clamps* tipo *bulldog* en el

origen de la arteria esplénica y de la AMS, pudiéndose ligar la arteria gastroduodenal en su origen si no se ha hecho previamente.

Una vez practicado el pinzamiento aórtico, la extracción del hígado se realiza antes que la del páncreas seccionando sucesivamente la porta, la cava (por encima de las venas renales) y la arteria esplénica si el tronco celíaco permanece con el hígado. En este caso, la AMS se secciona en su origen aórtico, extremo que en el banco se anastomosará con la arteria ilíaca externa del injerto arterial en «Y». Finalmente, se interrumpe la vascularización intestinal que discurre a través del mesenterio, mediante ligaduras o grapados, para proceder a la extracción del injerto compuesto por el duodenopáncreas y el bazo (**Fig. 35-7**). La luz del yeyuno proximal se lava con solución de cefalotina y anfotericina, y posteriormente se secciona el yeyunoduodeno redundante.

El donante ideal de páncreas es el que tiene una edad entre 10 y 40 años, un peso entre 30 y 80 kg (índice de masa corporal [IMC] < 27,5 kg/m^2) y un traumatismo craneoencefálico como causa de muerte, características similares al donante ideal de intestino. Por lo tanto, lo óptimo es poder aprovechar el donante para realizar ambos trasplantes. El problema es la íntima relación entre la vascularización de ambos órganos, que debe ser muy cuidada durante la extracción para obtener una adecuada vascularización de ambos órganos, una vez realizada su separación en el cadáver o en banco. Esta rentabilidad se puede conseguir en el 41 % de los casos, según una reciente publicación. El punto clave de la disección es la sección de la AMS entre la arteria cólica media y la arcada pancreaticoduodenal inferior, evitando la sección de ésta[7] (**Fig. 35-8**). Si se consigue esto, los dos órganos pueden utilizarse para trasplante.

Extracción rápida

Esta técnica está indicada en donantes inestables con riesgo de paro cardíaco para evitar la pérdida de órganos útiles. También se ha utilizado, hasta hace poco tiempo, en donantes con paro cardíaco controlado, aunque recientemente se ha sustituido por la técnica de perfusión regional normo-

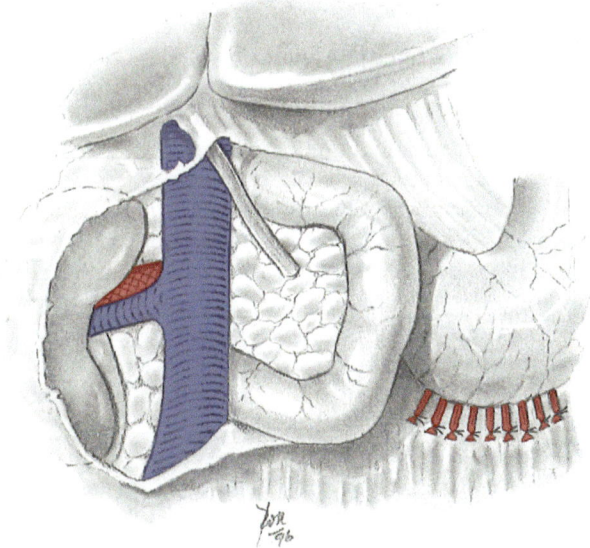

Figura 35-6. Movilización duodenopancreática (maniobra de Kocher).

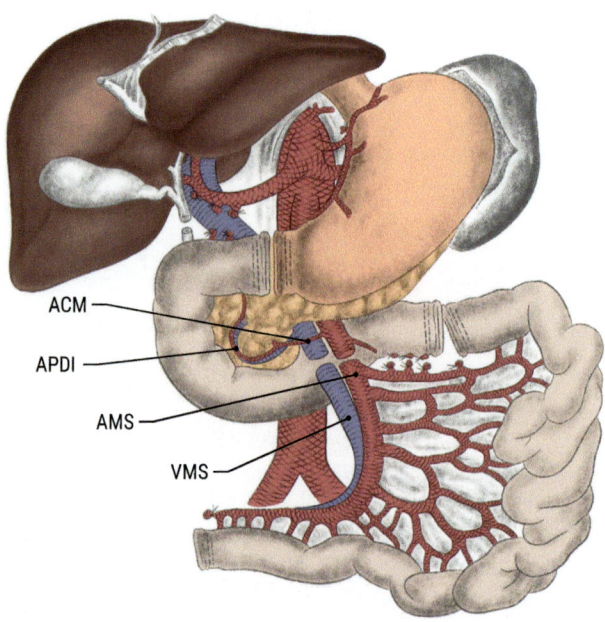

Figura 35-8. Extracción hepática, pancreática e intestinal combinada. ACM: arteria cólica media; AMS: arteria mesentérica superior; APDI: arcada pancreaticoduodenal inferior; VMS: vena mesentérica superior.

térmica, que se asocia con un menor tiempo de isquemia con los consiguientes mejores resultados, parecidos a los obtenidos con donantes fallecidos por muerte encefálica. En la extracción rápida, después de una perfusión acelerada, se extraen todos los órganos, bien separándolos uno a uno en el cadáver, bien *ex vivo*, en banco, después de una extracción en bloque (**Fig. 35-9**).

La extracción rápida en bloque (duodenopáncreas e hígado) sigue los pasos preliminares de forma similar a la técnica estándar. Se inicia con la exploración de anomalías vasculares, posterior movilización del colon derecho e íleon

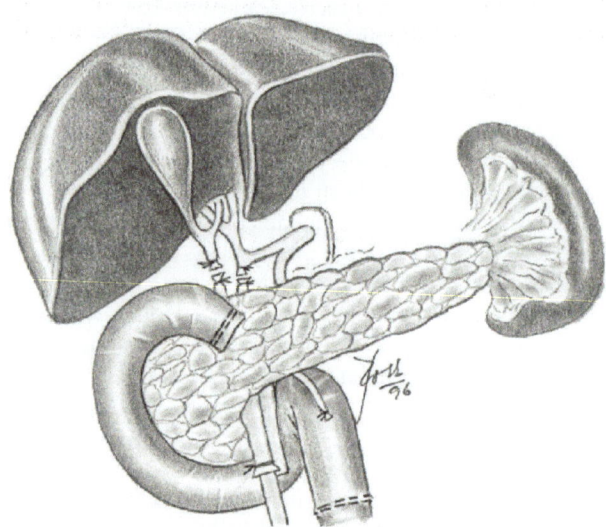

Figura 35-9. Extracción abdominal multiorgánica, según la técnica rápida de Nakazato (separación pancreaticoduodenal del hígado, en banco).

terminal, disección y/o ligadura de los vasos (AMS, VMI, arterias ilíacas o aorta distal, vena cava y aorta supracelíaca). A continuación, se realiza la disección y sección del colédoco supraduodenal, con ligadura del extremo distal, y se continúa con una colecistotomía y lavado con suero fisiológico. La ligadura y la sección de los vasos gástricos izquierdos se llevan a cabo en este momento o después de perfundir. Acto seguido, se canulan sucesivamente una arteria ilíaca común o bien la aorta distal, cava infrarrenal, VMI o VMS, según el calibre o las preferencias de cada cirujano, se realiza la heparinización sistémica y, a continuación, se inicia la perfusión con la solución de preservación.

Los vasos pilóricos y gástricos cortos y el ligamento gastrocólico se seccionan entre ligaduras. La sonda nasogástrica se desliza hasta el duodeno, cuya luz se lava mediante una solución de agua destilada con cefalotina y anfotericina o fluconazol. Después se retira esta sonda y se grapa el duodeno justo por debajo del píloro, rechazando el estómago hacia arriba y a la izquierda. De esta manera se inicia la extracción del injerto duodenopancreático mediante una maniobra de Kocher, seguida de la movilización esplenopancreática posterior, lo que se consigue con la sección de los ligamentos esplenodiafragmático y coloesplénico y el aislamiento del riñón y de la glándula suprarrenal izquierda.

El diafragma se secciona en sus vertientes anterior y posterior al hígado hasta llegar a los cuerpos vertebrales. Asimismo, se diseca y secciona la vena cava por encima de las venas renales y se diseca la aorta por la vía lateral izquierda, seccionando para ello el tejido nervioso esplácnico entre la AMS y el borde lateral izquierdo aórtico proximal al tronco celíaco. Se confecciona así un *patch* aórtico, de forma oval, mediante la sección por encima del tronco celíaco y por debajo de la AMS, respetando el origen de las arterias renales. Las últimas maniobras consisten en la sección del mesocolon, el grapado de la primera asa yeyunal, la ligadura de los vasos mesentéricos superiores, en situación infrapancreática, y la sección del tejido retroperitoneal, extrayendo así el bloque duodeno-páncreas-hígado.

Con posterioridad, Nakazato et al.[4] describieron una modalidad técnica de extracción multivisceral en bloque o evisceración total (hígado, páncreas y riñones), de ejecución más fácil y rápida en el cadáver, aunque precisando mayor trabajo en banco para la preparación de dichos injertos. En cuanto al funcionamiento de estos injertos así extraídos no ha habido diferencias con respecto a otras técnicas de extracción. Esquemáticamente, en esta técnica se procede al aislamiento de la VMS en la raíz del mesenterio, la aorta abdominal distal y la supracelíaca y la vena cava abdominal distal. La esterilización del duodeno y la colecistotomía y el lavado se realizan como se ha descrito previamente. A continuación se realizan la heparinización sistémica y la canulación de la VMS, la aorta y la vena cava, se continúa con el pinzamiento de la aorta supracelíaca y se inicia la perfusión con la solución de preservación. Una vez avanzada la perfusión se movilizan colon, riñones y uréteres derecho e izquierdo, esófago distal, bazo, hígado y tejido retroperitoneal posterior a la aorta y la cava abdominales. Si se extrae también el intestino se secciona este en proximidad a la unión ileocecal. De no ser así, el yeyuno se secciona a pocos centímetros del ángulo de Treitz. La extracción concluye con la sección de la aorta y la cava abdominales distales por debajo de las ligaduras que sujetan las cánulas, obteniendo así la pieza en bloque, la cual se introduce en la solución de preservación. Así se reduce el tiempo de extracción y aumenta el trabajo posterior en el banco, aunque con esta técnica se identifican con mayor facilidad las posibles anomalías vasculares y pueden prevenirse sus lesiones.

En la extracción realizada en los donantes con paro cardíaco controlado hay un período de espera *(no-touch)* entre el paro circulatorio y el inicio de la extracción, que dura unos 5-10 minutos. En el Reino Unido, la ley no permite la canulación *premortem* de los vasos femorales hasta que se declara la muerte del donante (período mínimo de 5 minutos). Después de retirar las medidas de soporte y una vez declarada la muerte del donante, preferiblemente en el quirófano, se efectúan rápidamente la heparinización sistémica (2-3 mg/kg) y una laparotomía media con canulación inmediata de la arteria ilíaca común y la vena porta (en caso de extracción hepática conjunta) para perfundir los órganos con solución de preservación (Celsior® o Wisconsin). El hígado y el páncreas pueden extraerse por separado o en bloque, finalizando con posterioridad la separación de los órganos en el banco[8].

Preparación del injerto en banco

Se coloca el injerto en una batea sumergido en la solución de preservación que se mantiene a 4 °C mediante bolsas de suero helado. Posteriormente se realiza la esplenectomía de forma cuidadosa para no lesionar la cola del páncreas. Se continúa con la disección de los vasos entre el duodeno distal, el mesenterio posterior y la cabeza del páncreas, hasta llegar a una distancia aproximada a la papila de 3 cm, resecando el duodeno redundante. Los extremos duodenales se cierran en tres planos: el más interno con grapado, el segundo con sutura continua de polipropileno 4/0 y el tercero con puntos entrecortados también de polipropileno 4/0.

Se libera la vena porta para anastomosarla directamente con la vena cava inferior o la ilíaca externa del receptor, sin utilizar injerto venoso, que podría acodarse y dificultar así

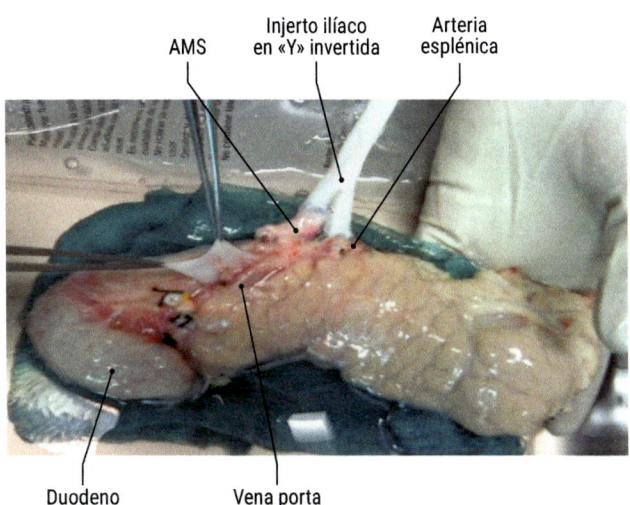

Figura 35-10. Preparación del injerto en banco: porta disecada. La arteria ilíaca externa del injerto ilíaco arterial en «Y» invertida, procedente del donante, se anastomosa con la arteria mesentérica superior (AMS) del injerto y la arteria ilíaca interna con la arteria esplénica, también del injerto.

el drenaje venoso y favorecer de esta forma la trombosis. La reconstrucción arterial se lleva a cabo mediante un injerto en «Y» invertida de la arteria ilíaca común y sus ramas, interna y externa, que se anastomosan, respectivamente, con la arteria esplénica y con la AMS (**Figs. 35-10** y **35-11**). En el caso de que el páncreas se extraiga con el tronco celíaco puede utilizarse un parche de este con la AMS, que se anastomosaría directamente a la arteria ilíaca común del receptor. Existen otras opciones de reconstrucción arterial que, aunque no utilizadas por nosotros, se muestran también en la **figura 35-11 B** y **C**. Por último, se puede anastomosar la arteria esplénica con el cabo distal de la AMS y utilizar el cabo proximal de esta para anastomosar con la arteria ilíaca común o externa del receptor[9]. Recientemente se ha introducido en la técnica del trasplante de páncreas la reconstrucción de la arteria gastroduodenal del injerto con el objeto de mejorar la vascularización de la cabeza del

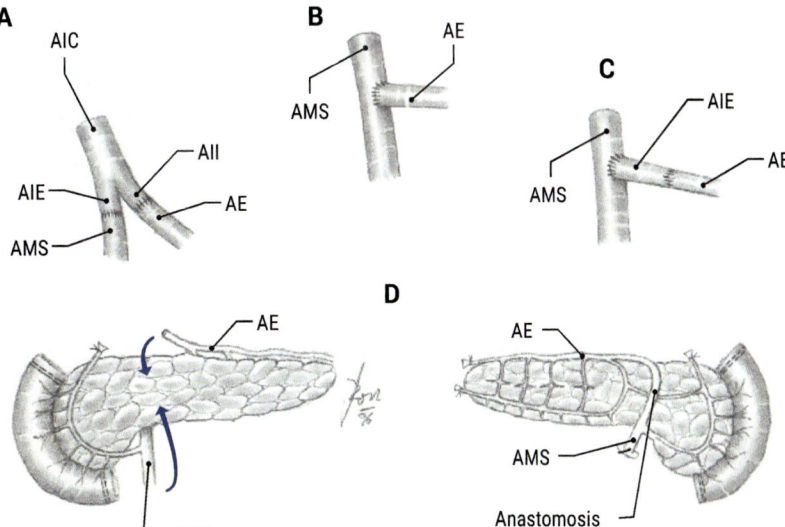

Figura 35-11. Técnicas de reconstrucción arterial en banco. **A)** Injerto en «Y» invertida. **B)** Anastomosis esplenomesentérica terminolateral. **C)** Interposición esplenomesentérica de un injerto de la arteria ilíaca externa (AIE). **D)** Anastomosis esplenomesentérica terminoterminal (técnica de Fernández-Cruz). AE: arteria esplénica; AIC: arteria ilíaca común; AII: arteria ilíaca interna; AMS: arteria mesentérica superior.

páncreas y del segmento duodenal que se incluye con el injerto, lo cual posiblemente contribuya a reducir la tasa de complicaciones duodenales[10].

EXTRACCIÓN DEL INJERTO PANCREÁTICO DE DONANTE VIVO

La hemipancreatectomía del donante puede llevarse a cabo por laparotomía, laparoscopia[11] o, más recientemente, por cirugía robótica[12]. Mediante laparotomía subcostal bilateral, la pancreatectomía distal se realiza con sumo cuidado para disminuir el riesgo de pancreatitis tanto en el donante como en el receptor después del implante, preservando también la vascularización del bazo del donante, para lo cual se deben mantener los vasos gástricos cortos y la arcada gastroepiploica. El injerto extraído corresponde a la cola del páncreas con la arteria esplénica seccionada próxima a su origen y con la vena esplénica seccionada antes de su desembocadura en la vena mesentérica superior[13] (**Fig. 35-12**). Por laparoscopia la técnica es asistida manualmente, para lo cual se realiza una incisión de 6 cm en la línea media para la mano del cirujano y dos incisiones de 12 mm para la cámara y el instrumental. En los casos de trasplante pancreático y renal simultáneo se efectúa una nefrectomía izquierda previa también manualmente asistida[12].

TÉCNICA DEL IMPLANTE DEL INJERTO PANCREÁTICO POR LAPAROTOMÍA

La técnica más habitual es el trasplante del órgano completo, que incluye la totalidad del páncreas junto al marco duodenal que rodea la cabeza. La colocación ideal es en la fosa ilíaca derecha después de haber movilizado el ciego y el colon ascendente. En raras excepciones, con un trasplante renal previo colocado en la fosa ilíaca derecha, el injerto pancreático se coloca en la fosa ilíaca izquierda, localización más incómoda desde el punto de vista técnico, ya que la anastomosis venosa tiene que realizarse de forma obligatoria con la vena ilíaca izquierda.

No obstante, el implante del injerto pancreático, en caso de un trasplante renal previo en la fosa ilíaca derecha, puede practicarse también en la fosa ilíaca derecha por encima del injerto renal.

Laparotomía y disección vascular

Se realiza una laparotomía media infraumbilical con prolongación supraumbilical de 4-5 cm. Una alternativa a la prolongación supraumbilical es la incisión paraumbilical derecha de Bacon. A continuación, se efectúa la disección del ciego y del íleon terminal, que se desplazan en sentido craneal junto con todo el intestino, manteniéndolo con valvas maleables que se fijan al laparóstato. Se debe localizar y referenciar el uréter derecho para evitar lesionarlo. Se disecan los vasos ilíacos comunes derechos, fundamentalmente la arteria ilíaca común y el origen de sus ramas para la posterior anastomosis (**Fig. 35-13**), y la vena cava abdominal distal (7-8 cm) junto al origen de la vena ilíaca común derecha, eligiendo para la posterior anastomosis venosa preferentemente la vertiente distal derecha de la vena cava (**Fig. 35-14**). En el caso de practicar la anastomosis con la vena ilíaca común, se seccionan entre ligaduras la vena ilíaca interna y otras ramas que desembocan en la vena ilíaca común y externa, de manera que la vena ilíaca común queda libre, con la consiguiente facilitación de la anastomosis.

Cuando se practica una derivación duodenovesical, la movilización de la vejiga se realiza mediante la sección entre ligaduras de los ligamentos peritoneales y del ligamento umbilical medio (uraco obliterado). También se diseca la cara

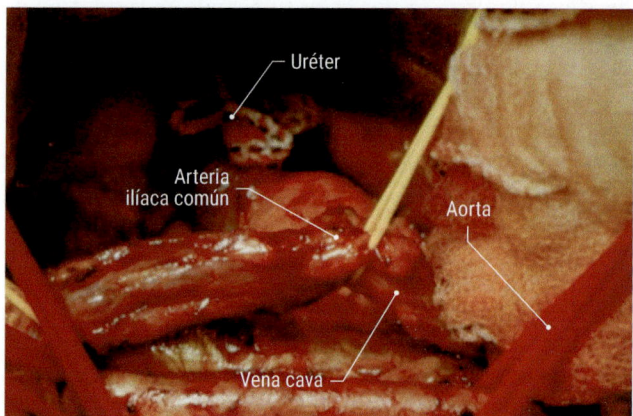

Figura 35-13. Disección de la vena cava distal, los vasos ilíacos y el uréter.

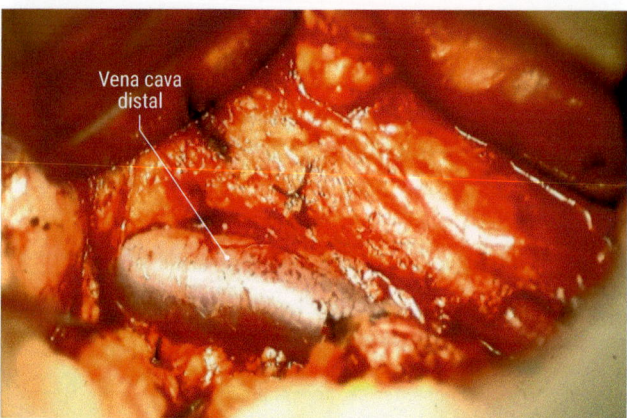

Figura 35-14. Disección retroperitoneal y de la vena cava inferior distal.

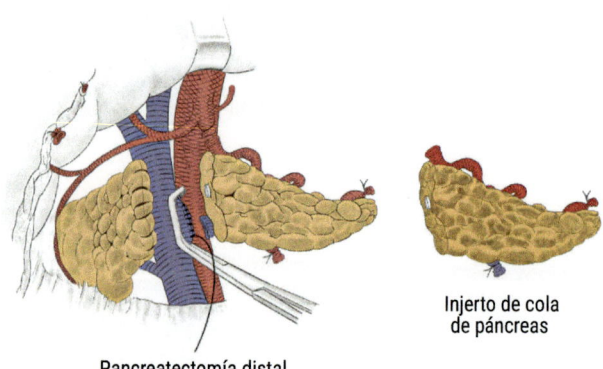

Figura 35-12. Injerto pancreático de donante vivo: pancreatectomía distal.

vesical anterior para facilitar la posterior anastomosis duodenovesical (cara posterior de la vejiga) y ureterovesical en el
caso de un trasplante renal simultáneo.

Tipos de reconstrucción venosa

El drenaje venoso del páncreas se puede realizar de tres formas:

- Anastomosis de la vena porta del injerto con la vena ilíaca común derecha del receptor, previas disección, ligadu-
  ra-sutura y sección de la vena ilíaca interna para así evitar
  la tensión anastomótica.
- Anastomosis de la vena porta del injerto con la vena cava
  abdominal distal del receptor, previa disección de los últimos 7-8 cm de esta.
- Anastomosis de la vena porta del injerto con la vena porta
  o mesentérica del receptor.

El grupo de Minnesota es partidario de la derivación portoilíaca, inicialmente realizada por el grupo de trasplante de
páncreas del Hospital 12 de Octubre. Desde hace tiempo,
en nuestro grupo utilizamos la derivación portocava por
considerarla una anastomosis más favorable al flujo venoso
que la portoilíaca.

Diferentes estudios defienden la utilización del drenaje
venoso sistémico por asociarse a una menor tasa de trombosis, ya que puede usarse la derivación vesical o entérica
y es más fácil realizar la biopsia percutánea; presenta los siguientes inconvenientes: hiperinsulinemia periférica, resistencia insulínica y efecto desfavorable sobre el metabolismo
lipoproteico, asociado a riesgo aumentado de arteriosclerosis[14-17]. Sin embargo, en el reciente Documento Mundial de
Consenso en trasplante de páncreas no se ha demostrado
ninguna ventaja o desventaja inmunológica ni metabólica
con la utilización del drenaje venoso portal[1].

Tras la oclusión lateral de la vena cava distal o de la vena
ilíaca común se realiza la anastomosis venosa. Esta se comienza con cuatro puntos entrecortados de polipropileno
(habitualmente 6-7/0) colocados en los correspondientes
cuadrantes, que unirán la vena porta del injerto con el extremo distal de la cava, o bien con la vena ilíaca común, en su
vertiente derecha, en posición terminolateral (**Figs. 35-15** y
35-16). Seguidamente, se inicia la sutura continua en la cara
posterior y se rechaza el injerto hacia la derecha del enfermo,
se anuda con el hilo distal, y con la aguja de este se realiza la
sutura continua de la cara anterior. Otra modalidad técnica
de esta anastomosis consiste en efectuar la sutura posterior
continua y la anterior con puntos entrecortados para prevenir la estenosis anastomótica.

Reconstrucción arterial del injerto

Para poder llevar a cabo con éxito el trasplante de páncreas
es imprescindible disponer de la arteria ilíaca del receptor
con un excelente flujo, ya que es la que va a vascularizar el
injerto.

La anastomosis arterial se efectúa suturando en posición
terminolateral la arteria ilíaca común del donante (interpo-

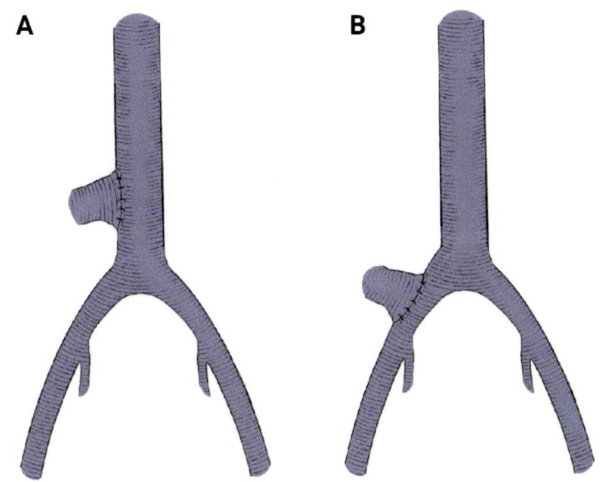

Figura 35-15. A) Anastomosis portocava. **B)** Anastomosis portoilíaca.

sición de injerto arterial en «Y» invertida anastomosado a
la AMS y a la arteria esplénica del injerto pancreático) a la
arteria ilíaca común del receptor, con la misma técnica y el
mismo material de sutura que en el caso de la anastomosis
venosa. Antes de comenzar la anastomosis se escinde una
elipse de arteria ilíaca común de unos 2 mm de eje menor,
siendo el eje mayor el correspondiente al calibre de la arteria del injerto. A continuación, se realiza la sutura continua,
con polipropileno 6/0, en primer lugar, de la cara posterior
y después de la cara anterior. De la misma manera que en la
anastomosis venosa, se puede efectuar la cara posterior con
sutura continua y la anterior con puntos entrecortados (**Fig.
35-17**).

La rama vertical del injerto en «Y» invertida se anastomosa
con la arteria ilíaca común o externa del receptor, en posición
terminolateral, evitando las placas de ateroma del receptor.
Después se reperfunde el injerto y se realiza la hemostasia.

A pesar de un manejo médico correcto, los diabéticos a
menudo desarrollan enfermedad aterosclerótica grave que
afecta a las arterias ilíacas, lo cual añade una significativa
complejidad a la reconstrucción arterial. Así, estos casos téc-

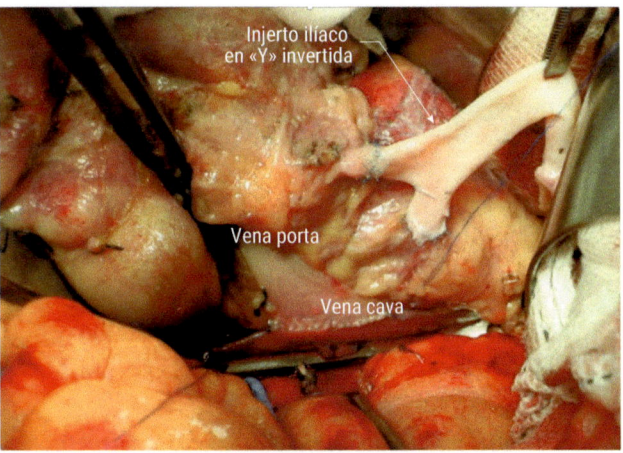

Figura 35-16. Anastomosis portocava. Injerto arterial en «Y» invertida dispuesto para anastomosar con la arteria ilíaca común del receptor.

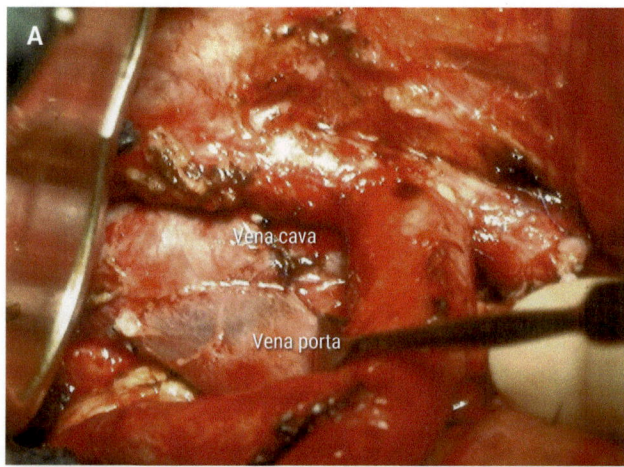

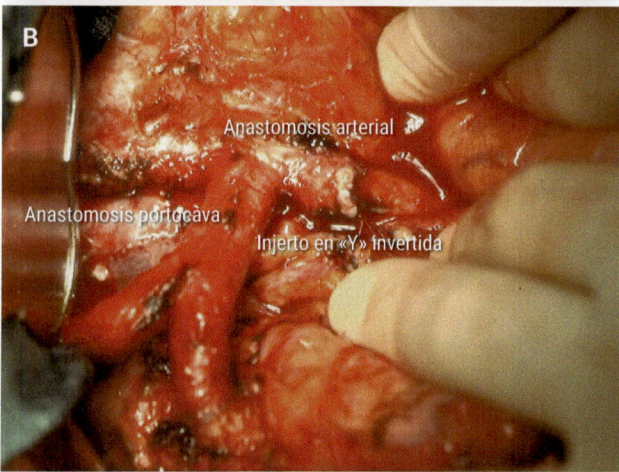

Figura 35-17. A) Anastomosis portocava terminolateral (disposición oblicua). **B)** Anastomosis portocava y arterial (ilíaca-ilíaca). Injerto reperfundido.

nicamente difíciles de ateromatosis de la arteria ilíaca común precisan la realización de una endarterectomía antes de llevar a cabo el implante del injerto. Los casos de aneurismas de la arteria ilíaca común son aún más complejos y para su resolución se debe recurrir a la resección del aneurisma, seguida de interposición de un injerto arterial ilíaco del mismo donante[18].

Al finalizar la anastomosis arterial se administra manitol al 25 %, por vía intravenosa, en dosis de 1,3 ml/kg de peso, que se pasan en 10 minutos. Seguidamente se retiran los *clamps* venosos y después los arteriales (el de las arterias ilíacas interna y externa primero y el de la ilíaca común después). Se procede a la hemostasia de las anastomosis vasculares y el parénquima pancreático mediante puntos entrecortados de polipropileno, calibre 3-5/0.

Técnicas de derivación de la secreción exocrina del injerto

Se han descrito muchas técnicas para derivar la secreción exocrina: duodenostomía del injerto, drenaje intraperitoneal abierto del conducto de Wirsung, ligadura o inyección del conducto de Wirsung con neopreno, drenaje gástrico, ureteral, entérico, vesical o con el duodeno del receptor (duo-

denoduodenostomía). Sin embargo, en la actualidad, la técnica más utilizada es la derivación duodenointestinal y, con menor frecuencia, la duodenovesical o la duodenoduodenal, dependiendo de la anatomía del paciente y las preferencias del cirujano. En los últimos años se ha producido un cambio desde la derivación vesical a la entérica. Así, en Estados Unidos, desde 2004 hasta 2008, la derivación entérica se había utilizado en el 80 % de los casos de trasplante de páncreas, y la derivación vesical en el 20 % restante[19].

En primer lugar, se realiza una duodenotomía tomando una muestra del contenido de la luz duodenal para cultivo de aerobios, anaerobios y de hongos, sobre todo si se va a realizar una derivación duodenovesical.

Derivación vesical

En el caso de la derivación vesical, la sutura se puede practicar de forma manual o instrumental:

- *Sutura manual.* Se realiza una incisión horizontal de aproximadamente 2 cm en la región posterosuperior derecha de la vejiga, para la subsiguiente anastomosis con el duodeno en posición laterolateral. El plano interno se realiza con material reabsorbible de larga duración de calibre 4/0 con sutura continua, y el externo (seromuscular) con puntos entrecortados de polipropileno 4/0.
- *Sutura instrumental.* Es nuestra técnica de elección. Se efectúa con una grapadora circular, habitualmente de calibre 25 mm. Previamente, se practica una incisión vertical de unos 4 cm en la cara anterior de la vejiga y otra horizontal de 1 cm en la cara posterosuperior para la introducción de la grapadora circular. Así, se realiza el grapado bajo visión directa, reforzando la duodenocistostomía mediante una sutura interna, hemostática, de material monofilamento reabsorbible (**Fig. 35-18**).

Posteriormente se realiza un tercer plano de puntos entrecortados, seromusculares, de polipropileno 4/0, entre el duodeno y la vejiga. El duodeno distal se cierra en dos planos (plano interno con grapadora transversal y externo con sutura continua de polipropileno 4/0). La última sutura que se efectúa es el cierre de la cara anterior de la vejiga, que se practica en tres planos (mucoso-submucoso, muscular y peritoneal) con poligliconato 4/0.

Derivación Intestinal

Alternativamente, la derivación intestinal se efectúa a un asa yeyunal (páncreas en posición cefálica) o ileal (páncreas en posición caudal) en «Y» de Roux (excluida a 45-50 cm de la anastomosis ileoileal terminolateral) o en posición laterolateral (**Fig. 35-19 A**).

Derivación duodenoduodenal laterolateral

Es la última opción introducida en cuanto a técnica derivativa exocrina. Consiste en realizar una anastomosis entre el duodeno del injerto y la tercera porción duodenal del receptor. La tercera porción duodenal se halla muy próxima

Figura 35-18. Anastomosis del injerto pancreaticoduodenal con el receptor. Anastomosis venosa portoilíaca común terminolateral. Anastomosis arterial (ilíaca común-ilíaca común terminolateral). Duodenocistostomía laterolateral con grapadora circular y control a través de una cistostomía anterior.

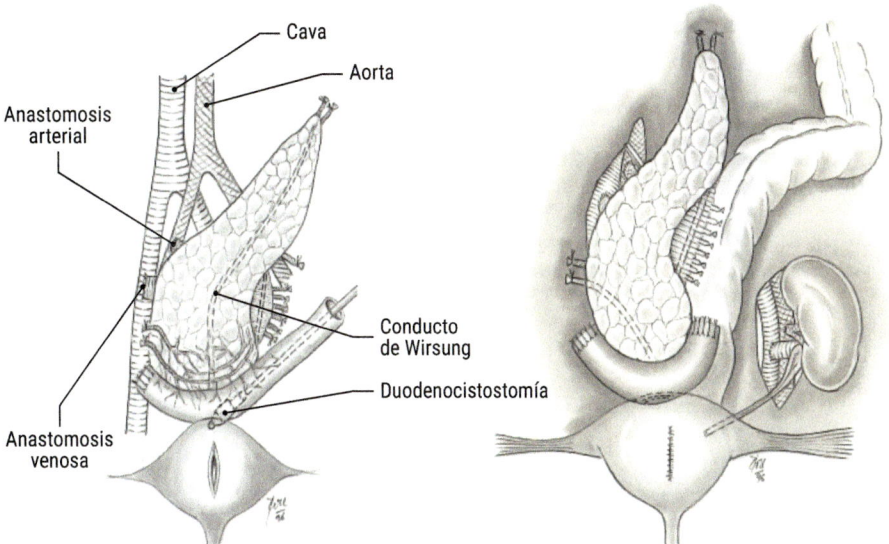

al duodeno del injerto, lo cual facilita la anastomosis y evita una hernia interna (**Fig. 35-19 B**). La anastomosis puede efectuarse manualmente en dos planos o bien con grapadora mecánica circular de 21 mm[20,21]. En un estudio reciente, en el que se compararon 21 casos de derivación duodenoduodenal frente a 36 casos de derivación duodenoentérica, se constató una tasa de trombosis del injerto del 9,5 % en el primer grupo y del 0 % en el segundo. Asimismo, se presentaron cuatro casos de sangrado en la anastomosis duodenoduodenal, exclusivamente en el grupo de anastomosis instrumental[21]. La biopsia duodenal del injerto, aunque fácil de realizar por endoscopia alta, puede ser insuficiente para descartar un rechazo[22].

Una vez terminada la derivación de la secreción exocrina se procede a revisar la cavidad abdominal. Si se trata de un trasplante de páncreas aislado, se lava la vejiga con una solución de antifúngico (10 mg/l de anfotericina en agua destilada o fluconazol) y antibiótico (1 g/l de cefalotina en suero salino), aproximadamente 300 ml. Se comprueba una

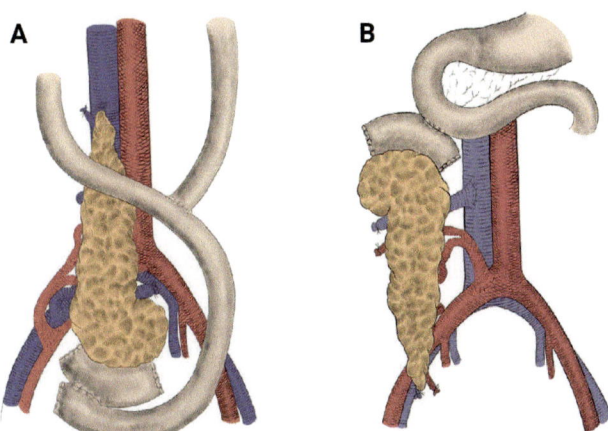

Figura 35-19. A) Derivación duodenoileal laterolateral en «Y» de Roux (cabeza del páncreas en posición caudal). **B)** Derivación duodenoduodenal laterolateral (cabeza del páncreas en posición cefálica).

vez más la hemostasia, se irriga la cavidad con 3 l de solución antibiótica y otros 3 l de solución antifúngica, se instalan los drenajes y se procede al cierre de la laparotomía.

En el caso de un trasplante de páncreas y riñón simultáneo, el renal se implanta después del pancreático, habitualmente en la fosa ilíaca izquierda.

Ventajas e inconvenientes de las técnicas derivativas exocrinas

La derivación intestinal tiene las siguientes ventajas sobre la vesical: el drenado de la secreción pancreática al intestino es más fisiológico, no se producen complicaciones urológicas (infecciones, hematuria, litiasis vesical, cistitis química) ni alteraciones metabólicas (acidosis) por pérdidas de bicarbonato por la orina, ni tampoco pancreatitis por reflujo de orina hacia el injerto[23]. Los mayores inconvenientes de esta técnica son: no disponer de actividad de amilasa en orina para monitorizar el injerto[24] y riesgo de dehiscencia de la anastomosis duodenointestinal que se asocia a fístula o peritonitis con su morbimortalidad asociada.

La derivación vesical, cada vez menos utilizada, puede tener su indicación en el trasplante de páncreas aislado o el trasplante de páncreas después del renal. Pueden presentarse fístulas duodenovesicales, que habitualmente no producen peritonitis por no haber vertido intestinal a la cavidad abdominal y que, a veces, pueden tratarse de forma conservadora simplemente colocando una sonda de Foley. Las otras complicaciones asociadas a la derivación vesical (infecciones de orina, pancreatitis del injerto por reflujo, uretritis, etc.) también pueden tratarse de manera conservadora (colocación de una sonda de Foley, antibióticos, hidratación, alcalinización de la orina) y suelen ceder en los primeros 12 meses del trasplante. En el caso de que estas complicaciones persistan y/o sean refractarias al tratamiento médico se debe plantear la conversión de la derivación vesical a la entérica[25], hecho referido en más del 40 % de los pacientes con derivación vesical[26]. Asimismo, el drenaje vesical no solo aumenta la incidencia de complicaciones urológicas, sino que además no mejora los resultados inmunológicos ni en el trasplante combinado de páncreas-riñón ni en el trasplante de páncreas aislado[1].

Técnica del implante del injerto pancreático asistida por robot

Constituye la última innovación técnica en el implante del injerto pancreático. Se han comunicado solo 3 casos pero con buenos resultados, equivalentes a los obtenidos por laparotomía. El cirujano que los ha realizado tiene gran experiencia en trasplante de órganos abdominales y cirugía laparoscópica compleja. La técnica por vía laparoscópica robótica reproduce los mismos gestos quirúrgicos que la técnica abierta por laparotomía. El injerto se coloca en la fosa ilíaca derecha, y las anastomosis vasculares son con la vena cava y la arteria ilíaca común del receptor, mientras que la derivación entérica se efectúa en «Y» de Roux con el yeyuno[27].

REFERENCIAS BIBLIOGRÁFICAS

1. Boggi U, Vistoli F, Andres A et al. First World Consensus Conference on pancreas transplantation: Part II –recommendations. Am J Transplant 2021; 21 (suppl 3): 17-59.
2. Marsh CL, Perkins JD, Sutherland DER, Corry RJ, Steriöff S. Combined hepatic and pancreaticoduodenal procurement for transplantation. Surg Gynecol Obstet 1989; 168: 254-8.
3. Jiménez C, Moreno E, López A et al. Técnica quirúrgica del trasplante de páncreas. En: Jiménez C, Riaño D, Moreno E, Jabbour N, eds. Avances en trasplante de órganos abdominales. Madrid: Cuadecon, 1997; p. 441-53.
4. Nakazato PZ, Concepción W, Bry W et al. Total abdominal evisceration: an en bloc technique for abdominal organ harvesting. Surgery 1992; 111: 37-47.
5. Hakim NS, Papalois VE. Successful procurement of 50 pancreatic grafts using a simple and fast technique. Int Surg 1998; 83: 327-9.
6. Boggi U, Vistoli F, Del CM et al. A simplified technique for the en bloc procurement of abdominal organs that is suitable for pancreas and small-bowel transplantation. Surgery 2004; 135: 629-41.
7. Fridell JA, Mangus RS, Powelson JA, Vianna RM, Tector AJ. Outcomes of pancreas allografts procured simultaneously with an isolated intestine allograft: single-center and national data. Transplantation 2012; 94: 84-8.
8. Qureshi MS, Callaghan CJ, Bradley JA, Watson CJE, Pettigrew GJ. Outcomes of simultaneous pancreas-kidney transplantation from brain-dead and controlled circulatory death donors. Br J Surg 2012; 99: 831-8.
9. Fernández-Cruz L, Astudillo E, Sanfey H et al. Combined whole pancreas and liver retrieval: comparison between Y-iliac graft and splenomesenteric anastomosis. Transplant Int 1992; 5: 54-6.
10. Nghiem DD. Revascularization of the gastroepiploic artery in pancreas transplant. Transpl Int 2008; 21: 774-7.
11. Tan M, Kandaswamy R, Sutherland DE, Gruessner RW. Laparoscopic donor distal pancreatectomy for living donor pancreas and pancreas-kidney transplantation. Am J Transplant 2005; 5: 1966-70.
12. Oberholzer J, Tzvetanov I, Mele A, Benedetti E. Laparoscopic and robotic donor pancreatectomy for living donor pancreas-kidney transplantation. J Hepatobiliary Pancreat Sci 2010; 17: 97-100.
13. Gruessner RWG. Living donor pancreas transplantation. En: Gruessner RWG, Sutherland DER, eds. Transplantation of the pancreas. New York: Springer, 2004; p. 423-40.
14. Diem P, Abid M, Redmon JB, Sutherland DE, Robertson RP. Systemic venous drainage of pancreas allografts as independent cause of hyperinsulinemia in type I diabetic recipients. Diabetes 1990; 39: 534-40.
15. Rosenlof LK, Earnhardt RC, Pruett TL et al. Pancreas transplantation. An initial experience with systemic and portal drainage of pancreatic allografts. Ann Surg 1992; 215: 586-95.
16. Hughes TA, Gaber AO, Amiri HS et al. Kidney-pancreas transplantation. The effect of portal versus systemic venous drainage of the pancreas on the lipoprotein composition. Transplantation 1995; 60: 1406-12.
17. Nymann T, Hathaway DK, Shokouh-Amiri MH et al. Patterns of acute rejection in portal-enteric versus systemic-bladder pancreas-kidney transplantation. Clin Transplant 1998; 12: 175-83.
18. Fridell JA, Gage E, Goggins WC, Powelson JA. Complex arterial reconstruction for pancreas transplantation in recipients with advanced arteriosclerosis. Transplantation 2007; 83: 1385-8.
19. Gruessner AC, Sutherland DER, Gruessner RWG. Pancreas transplantation in the United States: a review. Curr Opin Organ Transplant 2010; 15: 93-101.
20. De Roover A, Coimbra C, Dettry O et al. Pancreas graft drainage in recipient duodenum: preliminary experience. Transplantation 2007, 84: 795-7.
21. Gunasekaran G, Wee A, Rabets J, Winans C, Krishnamurthi V. Duodenoduodenostomy in pancreas transplantation. Clin Transplant 2012; 26: 550-7.
22. Nordheim E, Horneland R, Aandahl EM et al. Pancreas transplant rejection episodes are not revealed by biopsies of the donor duodenum in a prospective study with paired biopsies. Am J Transplant 2018; 18: 1256-61.
23. Tydén G, Tibell A, Groth C. Pancreatico-duodenal transplantation with enteric exocrine drainage: technical aspects. Clin Transplant 1991; 5: 36-9.
24. Prieto M, Sutherland DE, Fernández-Cruz L, Heil J, Najarian JS. Experimental and clinical experience with urine amylase monitoring for early diagnosis of rejection in pancreas transplantation. Transplantation 1987; 43: 73-9.
25. Sindhi R, Stratta RJ, Lowell JA et al. Experience with enteric conversion after pancreatic transplantation with bladder drainage. J Am Coll Surg 1997; 184: 281-289.
26. Riad SM, Keys DO, Jackson S et al. Enteric conversion of bladder-drained pancreas as a predictor of outcomes in almost 600 recipients at a single center. Transplant Direct 2009; 6:e550.
27. Boggi U, Signori S, Vistoli F et al. Laparoscopic robot-assisted pancreas transplantation: first world experience. Transplantation 2012; 93: 201-6.

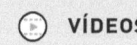

VÍDEOS

Nuevas estrategias en la donación en el trasplante de páncreas

36

A. Torroella Vallejo, J. Ferrer Fàbrega y L. Fernández-Cruz Pérez

INTRODUCCIÓN

Desde el primer trasplante de páncreas llevado a cabo por R. Lillehei y W. Kelly en 1966 (Universidad de Minnesota, EE.UU.), ha habido una evolución continua de la técnica quirúrgica, el tratamiento inmunosupresor y las características del donante y del receptor. A día de hoy, el trasplante de páncreas sigue siendo el método más eficaz para restablecer y mantener la normoglucemia en pacientes con diabetes complicadas, sin el riesgo de hipoglucemias o hiperglucemias graves. Además, puede prevenir, estabilizar o incluso revertir las complicaciones progresivas de la diabetes.

Entre diciembre de 1966 y diciembre de 2020 se realizaron 63.871 trasplantes de páncreas, según los datos registrados en el *International Pancreas Transplant Registry* (IPTR). De ellos, alrededor de 35.000 se llevaron a cabo en Estados Unidos, y aproximadamente 29.000 en otros países. Si se ajustan los datos al tamaño poblacional y al territorio, hoy en día Finlandia es el país líder en la realización de trasplantes de páncreas, seguido por la República Checa, Portugal y Estados Unidos[1].

En los últimos años ha habido un estancamiento en el número de trasplantes de páncreas realizados. La disminución en el número de trasplantes se ha debido principalmente a una disminución del número de TPA, mientras que el número de TPRS se ha mantenido más estable. A pesar de la mejoría progresiva de los resultados tras el trasplante de páncreas, el declive en el número de trasplantes es un hecho, y su causa es multifactorial: falta de traslado de pacientes desde los centros primarios a los centros de referencia especializados en trasplante de páncreas, falta de aprobación del TPA por parte de algunos grupos, disminución del número de candidatos en lista de espera, así como también los criterios estrictos en la selección de donantes[2].

Ante la escasez de órganos, la comunidad de trasplante ha planteado soluciones con el objetivo de aumentar el *pool* de donantes. Para ello, el uso de donantes marginales ha sido esencial para incrementar la fuente de donantes, de manera que a día de hoy el trasplante de órganos marginales está

establecido en la práctica clínica habitual, especialmente teniendo en cuenta el desarrollo de estrategias de conservación *in situ*, como son la perfusión abdominal normotérmica en el escenario de la donación en asistolia, y los estudios pre-clínicos con las máquinas de perfusión *ex situ*[1-3].

CRITERIOS EXPANDIDOS EN EL DONANTE DE PÁNCREAS

Ante la escasez de órganos, la expansión de los criterios de selección de donantes es crítica para aumentar la reserva de órganos disponibles. Se sabe que el páncreas es particularmente susceptible a las complicaciones quirúrgicas, lo que conduce a una mayor tasa de pérdida del injerto y mortalidad del receptor, así como también a lesiones por isquemia-reperfusión, que podrían iniciar la cascada de fenómenos asociados con la pancreatitis del injerto[4].

El uso de órganos marginales se ha restringido en muchos grupos ante el miedo de presentar un mayor riesgo de disfunción del injerto. No obstante, la Primera Conferencia Mundial de Consenso sobre el trasplante de páncreas establece que el uso de donantes marginales es una opción válida y factible siempre y cuando no suponga un factor de riesgo añadido al trasplante de páncreas, y además no prolongue los tiempos de isquemia. Donantes con índice de masa corporal (IMC) elevado, edad avanzada o en asistolia no se consideran contraindicados para el trasplante[5].

Los criterios para la selección de donantes son muy diferentes para cada tipo de órgano. A pesar de que no existen unos criterios universales y bien establecidos para la selección de donantes en muerte encefálica en el trasplante de páncreas, en la **tabla 36-1** se resumen los criterios de selección de donantes de páncreas en España, según el último consenso de la Organización Nacional de Trasplantes (ONT) y el Grupo Español de Trasplante de Páncreas[6].

En cuanto a los criterios expandidos para la selección de donantes, los criterios de selección no son absolutos. Es importante realizar una evaluación y una discusión individual sobre cada caso, puesto que algunos son controvertidos. Hay

Tabla 36-1. Criterios de selección del donante de páncreas en muerte encefálica

- Edad del donante < 50 años sin ningún factor de riesgo asociado (donante ideal)
- Donantes de 50-55 años obligan a una valoración individual por el grupo trasplantador en función de la existencia de factores de riesgo asociados
- Peso > 30 kg y ausencia de obesidad (> 150 % del peso ideal o IMC > 30 kg/m^2). En caso de IMC > 30 y hasta 34 kg/m^2, valoración individual por el grupo trasplantador
- Sin antecedentes personales de diabetes
- Sin traumatismo pancreático
- Sin antecedentes de pancreatitis aguda o crónica
- Sin antecedente de etilismo crónico
- Sin antecedentes de cirugía pancreática. La esplenectomía previa no es contraindicación absoluta. Se debe valorar durante la cirugía del donante
- Serología negativa para los virus de la inmunodeficiencia humana, virus de la hepatitis B y de la hepatitis C
- Ausencia de enfermedad infecciosa o tumoral transmisible, según lo establecido en las recomendaciones nacionales e internacionales en la materia
- Estabilidad hemodinámica
- Parámetros funcionales, si hay antecedentes de paro cardiorrespiratorio:
  - Bioquímica renal previa al diagnóstico de muerte encefálica: de preferencia, creatinina sérica < 2,0 mg/dl y/o curva evolutiva en descenso, si presentó alteración durante el ingreso
  - Bioquímica hepática evolutiva y final antes del diagnóstico de muerte encefálica: aspartato-aminotransferasa y alanina-aminotransferasa < 3 veces el valor normal
  - Bioquímica pancreática (amilasa y/o lipasa) inicial y final antes del diagnóstico de muerte encefálica: < 3 veces el valor normal

Tomado de Documento de consenso sobre criterios de selección de donante y receptor en trasplante de páncreas[6].
IMC: índice de masa corporal.

muchas variables que han de tenerse en cuenta para la selección de donantes, pero siempre que la expansión de criterios no se asocie a otro factor de riesgo añadido. La comunidad de trasplante aprueba cada vez más el uso de órganos marginales: mayor IMC, mayor edad y donantes en asistolia. La aceptación de donantes con incremento del IMC condiciona un leve aumento en el número total de casos aceptados para implantar, así como donantes de mayor edad que la recomendada en las guías. Por ello, en ausencia de otros factores de riesgo, se debe considerar el trasplante de páncreas con criterios extendidos de edad o IMC[7]. En este sentido, extender los criterios de edad hasta 5 años puede suponer un incremento del 18 % de potenciales donantes de muerte encefálica y del 43 % de potenciales donantes en asistolia. En cuanto al peso, extender los criterios de IMC a 35 kg/m^2 puede llegar a incrementar un 7 % los potenciales donantes, sin otros factores de riesgo asociado[7].

En los últimos 20 años se han realizado más de 21.000 trasplantes de páncreas en Estados Unidos. Si bien es cierto que, globalmente, los donantes en asistolia no superan el 4 % anualmente, los métodos predictivos de supervivencia del injerto no estiman un riesgo añadido de disfunción a los trasplantes procedentes de donantes en asistolia, en comparación con los donantes en muerte encefálica, siendo en cambio el tiempo de isquemia caliente un factor determinante para la viabilidad del órgano. No obstante, el uso de sistemas *in situ* de perfusión mecánica reduce de forma significativa el riesgo de disfunción del órgano. Tanto la supervivencia del injerto como la del paciente son comparables en ambos grupos de donantes, al igual que la tasa de complicaciones, sin diferencias estadísticamente significativas. Por lo tanto, el uso de órganos procedentes de donantes en asistolia no debe considerarse un motivo único de rechazo del órgano, siempre y cuando no existan otros factores de riesgo asociados[8].

ANÁLISIS DE LOS FACTORES DE RIESGO DEL DONANTE DE PÁNCREAS

Debido a la necesidad imperiosa de aumentar el número de donantes, especialmente a expensas de donantes marginales, se han desarrollado métodos de evaluación sistemática y cuantitativa de la calidad de los donantes. Existen factores conocidos propios del donante asociados a disfunción prematura del injerto, como el IMC elevado, la edad avanzada, el tiempo de isquemia fría prolongado o el tipo de donante (como p. ej., donación en asistolia controlada). Pero a su vez, el tipo de trasplante (trasplante de páncreas y renal simultáneo [TPRS], trasplante de páncreas después del renal [TPDR] y trasplante de páncreas aislado [TPA]) puede tener repercusión en la viabilidad del injerto[9].

En general, se ha considerado que el injerto pancreático es un órgano mucho más vulnerable a la lesión que otro tipo de injerto, motivo por el cual los criterios de selección históricamente han sido muy estrictos. El *Pancreas Donor Risk Index* (PDRI) y el *Pre-Procurement Pancreas Suitability Score* (P-PASS) son a día de hoy métodos predictivos para estimar la supervivencia del injerto y los resultados del paciente sometido a trasplante pancreático. Asimismo, estos modelos predictivos permiten reducir la tasa de rechazo de donantes[10].

En 2008, el Comité Asesor de Páncreas de la Fundación Internacional Eurotrasplant introdujo el P-PASS. Este sistema de puntuación pretende modificar la tasa de aceptación de páncreas e incluye nueve parámetros relacionados con el donante: edad, IMC, días de estancia en la unidad de cuidados intensivos (UCI), paro cardíaco, sodio plasmático, amilasa, lipasa y uso de soporte vasoactivo[11].

Mediante el P-PASS, la puntuación del donante puede ayudar a la toma de decisiones para la selección de posibles donantes de páncreas. A partir de aquí, todos los donantes con un P-PASS < 17 se consideran aptos para la donación de páncreas.

Existen factores conocidos, considerados índices de riesgo de donantes, que permiten predecir el riesgo de disfunción precoz del injerto. El PDRI, un modelo desarrollado más recientemente en Estados Unidos, permite correlacionar dichos índices de riesgo en un contexto clínicamente útil. Se trata de un modelo predictivo que puntúa a partir de factores del donante (y que, por lo tanto, pueden influir en la aceptación, o no, de un órgano en el momento de la extracción) junto con el tiempo de isquemia y el tipo de trasplante. El aumento de PDRI se asocia con un incremento significativo del riesgo de pérdida del injerto durante el primer año postrasplante en cualquier tipo de trasplante de páncreas. Se trata, pues, de una herramienta útil para medir la calidad del injerto y ofrece una orientación de calidad para una potencial aceptación de órganos que en última instancia se traduce en la utilización de órganos marginales, en situaciones clínicas apropiadas[12].

Desafortunadamente, la utilidad de estos modelos predictivos se está poniendo cada vez más en cuestión para predecir el riesgo de disfunción del injerto en pacientes con puntuaciones elevadas. Debido a la falta de donantes, la selección de donantes con criterios expandidos, como por ejemplo edad avanzada o mayor IMC, se ha convertido en la práctica habitual, siendo estos parámetros componentes esenciales a la hora de estimar el riesgo mediante estos modelos predictivos. Esto podría conllevar a rechazar un órgano subóptimo que potencialmente podría sin embargo ofrecer buenos resultados postoperatorios[13].

DONACIÓN EN ASISTOLIA

Ante la introducción progresiva de donantes marginales, el trasplante de páncreas procedente del donante en asistolia ha ido evolucionando y mejorando constantemente en las últimas décadas. En el caso de otros órganos sólidos, como el riñón o el hígado, se han comunicado unos buenos resultados a largo plazo en términos de supervivencia tanto del paciente como del injerto y, por lo tanto, son una fuente adicional de órganos[4].

Las bases iniciales de la donación en asistolia de tipo III de Maastrich se establecieron durante el primer taller internacional sobre donación en asistolia celebrado en Maastricht (Holanda) en 1995, donde se estableció la clasificación de Maastricht para la donación en asistolia[15,16].

Esta clasificación se ha utilizado en todo el mundo durante los últimos 20 años y permite caracterizar las diferentes situaciones de donación en asistolia teniendo en cuenta aspectos técnicos, éticos y médicos[15].

No fue hasta 2012 que, a través de la regulación por el Real Decreto1723/2012, se elaboró en España el Documento de Consenso Nacional sobre la Donación en Asistolia. Actualmente, está vigente en España la clasificación de Maastricht modificada (Madrid, 2011), que divide la donación en asistolia en dos tipos: donación en asistolia no controlada y donación en asistolia controlada. A su vez, la donación en asistolia no controlada se clasifica en tipos I y II de Maastricht, y la donación en asistolia controlada, en tipos III y IV de Maastricht (**Tabla 36-2**)[6].

Durante la conferencia de Consenso en París de 2013 sobre la donación en asistolia, se acordó finalmente modificar la Clasificación de Maastricht original y actualizarla de acuerdo con los nuevos avances, pero siempre manteniendo su simplicidad. Esta nueva clasificación modificada[16] es más clara y concisa y ofrece más detalles, especialmente sobre los distintos tipos de donación en asistolia, por lo que constituye una herramienta más útil no solo para los profesionales de la salud, sino también para aquellos involucrados en cuestiones éticas, psicológicas y legales.

Los dos principales factores discriminantes que se tienen en cuenta en la clasificación de Maastricht modificada (**Tabla 36-3**) son las circunstancias del paro cardiorrespiratorio (súbito o planificado, es decir, incontrolado o controlado) y el procedimiento terapéutico inicial aplicado (reanimación o no). Todo ello permite, en última instancia, realizar una estimación más aproximada sobre el tiempo de isquemia fría[16].

DONACIÓN EN ASISTOLIA CONTROLADA (TIPO III DE MAASTRICHT)

La donación en asistolia controlada tipo III de Maastricht tiene como objetivo la recuperación de órganos para el trasplante, incluyendo los pacientes con criterios respiratorios y circulatorios de muerte, es decir, con ausencia irreversible de actividad electrocardiográfica y ausencia de respiración espontánea. Este grupo potencial de donantes está a la espera de la limitación del tratamiento de soporte vital para la certificación de la muerte. La decisión de limitación del tratamiento de soporte vital debe acordarse previamente a

Tabla 36-2. Clasificación de Maastricht modificada (Madrid, 2011)			
Muerte no controlada	I	Fallecido fuera del hospital	Incluye víctimas de una muerte súbita, traumática o no, acontecida fuera del hospital que, por razones obvias, no son reanimadas
	II	Reanimación infructuosa	Incluye pacientes que sufren un paro cardíaco y son sometidos a maniobras de reanimación que no resultan exitosas. En esta categoría se diferencian dos subcategorías: • II.a. Extrahospitalaria. El paro cardíaco ocurre en el ámbito extrahospitalario y es asistido por el servicio de emergencias extrahospitalario, que traslada al paciente al hospital con maniobras de cardiocompresión y soporte ventilatorio • II.b. Intrahospitalaria. El paro cardíaco ocurre en el ámbito intrahospitalario ante la presencia del personal sanitario, con inicio inmediato de maniobras de reanimación
Muerte controlada	III	A la espera del paro cardíaco	Incluye pacientes a los que se aplica limitación del tratamiento de soporte vital tras el acuerdo entre el equipo sanitario y los familiares o representantes del enfermo
	IV	Paro cardíaco en muerte encefálica	Incluye pacientes que sufren un paro cardíaco mientras se establece el diagnóstico de muerte encefálica o después de haberlo establecido, pero antes de que sean llevados a quirófano. Es probable que primero se trate de restablecer la actividad cardíaca, pero, cuando no se consigue, puede modificarse el proceso al de donación en asistolia
Tomado de Documento de consenso sobre criterios de selección de donante y receptor en trasplante de páncreas[6].			

Tabla 36-3. Clasificación de Maastricht modificada (París, 2013)

Categoría I *No controlada*	Hallado fallecido IA. Fuera del hospital IB. En el hospital	Paro cardíaco súbito e inesperado sin intento de reanimación por parte del equipo médico de emergencias; se debe considerar el tiempo de isquemia caliente de acuerdo con las recomendaciones nacionales vigentes
Categoría I No controlada	Paro cardíaco presenciado IIA. Fuera del hospital IIB. En el hospital	Paro cardíaco repentino, inesperado e irreversible con reanimación fallida por parte de un equipo médico de emergencia
Categoría III Controlada	Retirada de la terapia de soporte vital	Retirada planificada de la terapia de soporte vital, con un paro cardíaco esperado[a]
Categoría IV No controlada/ controlada	Paro cardíaco en paciente con muerte encefálica	Paro cardíaco súbito después del diagnóstico de muerte encefálica pero antes de iniciar los planes de recuperación de los órganos

Tomado de Thuong M et al.[16]
[a] Esta categoría se refiere principalmente a la decisión de retirar terapias de soporte vital. La legislación de algunos países permite la eutanasia (médicamente asistida) y la posterior donación de órganos considerada como la quinta categoría.

la decisión de donación de órganos y ser consensuada tanto por el equipo médico como por los familiares del potencial donante de órganos[17].

En cuanto a la selección de órganos marginales, los donantes en asistolia controlada son cada vez más una fuente común de órganos en nuestro medio[18]. La ONT y el Grupo Español de Trasplante de Páncreas establecen en el último consenso los criterios de selección del donante en asistolia controlada (**Tabla 36-4**)[6].

El perfil del paciente candidato a donación en asistolia controlada es aquel que presenta un fracaso cardiorrespiratorio irreversible o bien una afección neurológica catastrófica que no evoluciona a muerte encefálica.

Hoy en día, la donación en asistolia controlada sigue asociándose con tasas de recuperación de órganos significativamente más bajas que la donación por muerte encefálica. Además, a pesar de que sus resultados después del trasplante son aceptables, siguen estando asociados con mayor tasa de disfunción del injerto. Por ello, métodos predictivos como el PDRI y el P-PASS ofrecen una orientación para estimar la supervivencia del injerto.

Un aspecto muy importante y determinante en la viabilidad de los órganos es el tiempo de isquemia caliente, que se define como el tiempo que transcurre desde que se realiza la limitación del tratamiento de soporte vital hasta que se inicia la reperfusión orgánica mediante solución de preservación.

La donación en asistolia controlada no debería ser de entrada una razón para rechazar un páncreas para trasplante. La selección adecuada de donantes y la mejora en las técnicas de preservación, como la perfusión abdominal normotérmica o la máquina de perfusión *ex vivo*, pueden conducir a una mejor calidad de los injertos.

PERFUSIÓN ABDOMINAL NORMOTÉRMICA *(IN VIVO)*

La perfusión abdominal normotérmica es una estrategia para la preservación de órganos *in vivo* que permite una reversión precoz de la isquemia y reducir el daño quirúrgico. Se desarrolló en España inicialmente para donantes en asistolia tipo II de Maastricht, consiguiendo así aumentar la reserva de donantes hepáticos[19].

Tabla 36-4. Criterios de selección del donante de páncreas en asistolia controlada o tipo III de Maastricht (Madrid, 2011)

- Edad del donante < 45 años sin ningún factor de riesgo asociado. La presencia de factores de riesgo o una edad superior obliga a una valoración individual por el grupo trasplantador
- Peso > 30 kg e IMC < 27,5 kg/m². En caso de IMC = 27,5-30 kg/m², valoración individual por el grupo trasplantador
- Valoración individualizada de tiempo de estancia en la UCI y días de intubación
- Preservación con técnica de PAN
- Parámetros de donación:
  - Tiempo de isquemia caliente total < 60 min
  - Tiempo de isquemia caliente funcional o verdadera < 30 min
  - Inestabilidad hemodinámica (presión arterial sistólica < 60 mmHg) previa a la LTSV < 60 min
  - Tiempo de isquemia fría preferible < 8 horas
- Parámetros funcionales
  - Bioquímica renal previa a la LTSV (Cr < 2,0 mg/dl), tras el diagnóstico de muerte (Cr < 2,5 mg/dl) y curva evolutiva durante la PAN cada 30 min con una Cr final < 2,5 mg/dl
  - Bioquímica hepática inicial (antes de la LTSV y el diagnóstico de muerte): AST y ALT < 3 veces el valor normal
  - Bioquímica hepática evolutiva y final: AST y ALT < 4 veces el valor normal
  - Bioquímica pancreática (amilasa y/o lipasa) inicial y final: < 3 veces el valor normal
- Estado hemodinámico y tratamiento farmacológico. Antecedente de paro cardiorrespiratorio: valorar duración y repercusión funcional. Evaluar tipo de fármacos vasoactivos, dosis y tiempo de administración
- Parámetros morfológicos: ecografía abdominal

Tomado de Documento de consenso sobre criterios de selección de donante y receptor en trasplante de páncreas[6].
ALT: alanina-aminotransferasa; AST: aspartato-aminotransferasa; Cr: creatinina sérica; IMC: índice de masa corporal; LTSV: limitación de tratamiento de soporte vital; PAN: preservación abdominal normotérmica; UCI: unidad de cuidados intensivos.

Inicialmente, la experiencia con el uso de esta técnica de preservación se limitaba únicamente a los donantes en asistolia no controlada, es decir, tipo II de Maastricht. En la actualidad, la perfusión abdominal normotérmica se emplea tanto en la donación en asistolia controlada como en la no controlada en varios países, como España, Reino Unido, Noruega, Francia, Italia y Países Bajos[20-22]. A pesar de que la perfusión abdominal normotérmica se introdujo en la década de 1990, no ha sido hasta recientemente que se ha implementado su utilización de manera sistemática en la práctica clínica habitual. En la donación en asistolia controlada ha demostrado ser una técnica que ofrece mejores resultados tanto de funcionalidad del órgano como supervivencia del injerto en los trasplantes de hígado y de riñón, en comparación con aquellos sin perfusión abdominal normotérmica. Incluso se ha descrito mayor supervivencia con menor tasa de complicaciones. Sin embargo, debido a la escasez de trabajos publicados en referencia a los resultados de la perfusión abdominal normotérmica en el trasplante pancreático, es difícil sacar conclusiones[21]. Se ha descrito hasta una tasa de recuperación de órganos del 12 % mediante el uso de perfusión abdominal normotérmica en donantes con asistolia con tiempos de isquemia caliente fuera de los límites, con correcta función del injerto posterior. Sin embargo, la falta de homogeneidad de los resultados dificulta su extrapolación[22].

Durante el tiempo de isquemia caliente se liberan importantes cantidades de radicales superóxido, que interfieren directamente en la reperfusión de los órganos[20]. La perfusión abdominal normotérmica permite la restauración del flujo de sangre oxigenada tras un paro cardíaco, revirtiendo así el grado de lesión por isquemia caliente en la donación en asistolia. Por lo tanto, ofrece la posibilidad de obtención de órganos de calidad procedentes de donación en asistolia controlada y no controlada. La perfusión regional normotérmica permite la reperfusión de los órganos con sangre oxigenada a temperatura corporal previamente a su extracción. De esta forma, se reduce la urgencia de la extracción y es posible optimizar la evaluación de la viabilidad de los órganos antes del trasplante[20,23].

En resumen, se ha demostrado que el uso de perfusión abdominal normotérmica para la recuperación de órganos de donantes en asistolia controlada se asocia con un aumento en la utilización de órganos abdominales. La probabilidad de usar un páncreas en un donante con perfusión abdominal normotérmica puede llegar a ser 1,6 veces mayor que en donantes no sometidos a perfusión *in vivo*, apreciándose además una menor tasa de disfunción del injerto en los primeros 12 meses. Por lo tanto, el uso de perfusión abdominal normotérmica parece conducir a una mayor utilización de los órganos, con potenciales mejores resultados del trasplante[24].

MÁQUINA DE PERFUSIÓN (*EX VIVO*)

La máquina de perfusión *ex vivo* consiste en una bomba que permite la recirculación de una solución de preservación en un órgano extraído a través de sus vasos, con el objetivo de mantenerlo en las condiciones más fisiológicas posibles. La perfusión continua promueve la oxigenación y nutrición del parénquima y lava los detritos y metabolitos generados. Además de su utilidad para el mantenimiento de los injertos, permite la medición *in vivo* en la solución de perfusión de parámetros funcionales y bioquímicos, por lo que además se convierte en una herramienta para la selección de injertos[25].

En este sentido, cumple un papel importante ya que ayuda a la ampliación del *pool* de donantes, puesto que, por un lado, permite seleccionar donantes marginales y, por otro, ayuda a la toma de decisión de aceptar un órgano para trasplante, no en el momento de la extracción sobre la base de sus características macroscópicas, sino una vez perfundido en la máquina[25]. Sin embargo, hasta la fecha, los artículos publicados se basan en estudios experimentales y preclínicos[26].

El método estándar para la conservación del páncreas humano es la conservación hipotérmica mediante almacenamiento en frío estático. Las estrategias de la máquina de perfusión *ex vivo* han proporcionado un beneficio general sobre el almacenamiento en frío estático en otros trasplantes de órganos, como corazón, pulmón, hígado y riñón.

Perfusión hipotérmica en máquina

Consiste en la recirculación de una solución de conservación enfriada a través del sistema vascular del órgano. El objetivo es prevenir el agotamiento de ATP, reduciendo así los efectos nocivos de la lesión por isquemia de reperfusión. Por el momento, no hay publicaciones que informen de resultados clínicos de páncreas recuperados con este procedimiento.

Perfusión normotérmica en máquina

Se trata de una herramienta de reanimación para el órgano, tras aplicación en frío estático, que se mantiene durante el período que el receptor se está preparando para el trasplante. Ello permite mantener el injerto en una situación fisiológica óptima, entre 34 y 39 °C.

Los parámetros analizados en órganos sometidos a perfusión normotérmica en máquina son: flujo sanguíneo, equilibrio ácido-base, pH, bicarbonato, consumo de oxígeno, presión arterial media, función endocrina tras la estimulación con glucosa, amilasa, lipasa, enzimas pancreáticas, marcadores metabólicos y estudio histológico. Un estudio reciente ha demostrado la seguridad y viabilidad del trasplante de páncreas después de la perfusión normotérmica en máquina en un modelo porcino[27]. Deberá valorarse en el futuro su aplicabilidad en estudios clínicos.

TRASPLANTE DE ISLOTES DE LANGERHANS

Los resultados del trasplante pancreático han mejorado progresivamente en los últimos años gracias a la optimización de la técnica quirúrgica y las pautas de inmunosupresión. No obstante, el trasplante de órgano sólido no ha impedido el desarrollo de otras técnicas, como el trasplante de islotes de Langerhans.

En 2000 se publicó un ensayo clínico (Protocolo de Edmonton)[28] en el que se mejoraban los resultados tras el trasplante de islotes, obteniendo períodos de normoglucemia de más de 1 año en pacientes con diabetes mellitus de tipo 1. No obstante, los resultados no alcanzaron las expectativas generadas, puesto que, a pesar de mantener la euglucemia, no permitía mantener de manera indefinida la independencia al tratamiento con insulina.

Aun así, grupos seleccionados de pacientes con diabetes mellitus insulinodependiente y con afectación grave de órgano diana, así como pacientes con algún tipo de contraindicación para el trasplante pancreático, podrían ser candidatos para el trasplante de islotes de células de Langerhans[29], puesto que, a pesar de persistir los requerimientos de insulina tras el trasplante de células, la presencia de islotes ha demostrado un buen control de la hipoglicemia refractaria[30].

El autotrasplante de islotes tras una pancreatectomía total, habitualmente en el contexto de pancreatitis aguda o crónica recurrente, se realiza mediante el uso de islotes aislados del páncreas enfermo, que se devuelven al paciente a través de una infusión intraportal para el injerto intrahepático. En el alotrasplante de islotes, por lo general en el contexto de diabetes mellitus de tipo 1, la obtención de islotes en cambio se lleva a cabo a partir de un páncreas de donante fallecido.

Los resultados metabólicos a largo plazo dependen en gran parte de la cantidad de islotes trasplantados y de la masa funcional de células β que sobrevive al injerto. Actualmente se están desarrollando nuevas estrategias para reducir aún más las consecuencias perjudiciales de la inflamación peritrasplante, y se están introduciendo modificaciones en el tratamiento inmunosupresor evitando los inhibidores de la calcineurina, con el objetivo de eludir así sus potenciales efectos nefrotóxicos[31].

En cuanto a la donación, actualmente el autotrasplante sería la técnica de elección para garantizar el éxito del trasplante, siendo su principal indicación las pancreatectomías totales por pancreatitis crónica. No existen criterios específicos para la donación de islotes para alotrasplante, siendo en términos generales los mismos tanto para el donante de órgano sólido como el de islotes de Langerhans. Además, se ha descrito el trasplante de donante vivo[32], así como de donante en asistolia no controlada tipos I y II de Maastricht, planteando la utilización de páncreas en asistolia ya que habitualmente no son válidos para el trasplante de órgano sólido[33].

REFERENCIAS BIBLIOGRÁFICAS

1. Gruessner AC, Gruessner RWG. The 2022 International Pancreas Transplant Registry Report-A Review. Transplant Proc 2022; 54: 1918-43.
2. Stratta RJ, Fridell JA, Gruessner AC, Odorico JS, Gruessner RW. Pancreas transplantation: a decade of decline. Curr Opin Organ Transplant 2016; 21: 386-92.
3. Prudhomme T, Kervella D, Le Bas-Bernardet S, Cantarovich D, Karam G, Blancho G et al. Ex situ perfusion of pancreas for whole-organ transplantation: is it safe and feasible? A systematic review. J Diabetes Sci Technol 2020; 14: 120-34.
4. Boggi U, Del Chiaro M, Vistoli F, Signori S, Vanadia Bartolo T, Gremmo F et al. Pancreas transplantation from marginal donors. Transplant Proc 2004; 36: 566-8.
5. Boggi U, Vistoli F, Andres A, Arbogast HP, Badet L, Baronti W et al. First World Consensus Conference on pancreas transplantation: Part II –recommendations. Am J Transplant 2021; 21 (Suppl 3): 17-59.
6. Documento de consenso sobre criterios de selección de donante y receptor en trasplante de páncreas. Actualización del documento de consenso sobre Trasplante de Páncreas e Islotes 2005. Grupo Español de Trasplante de Páncreas. Organización Nacional de Trasplantes, 2018.
7. Mensink JW, de Vries KM, Huurman VAL, Pol RA, Alwayn IPJ, Braat AE. Risk analysis of extended pancreas donor selection criteria. Pancreatology 2019; 19: 994-9.
8. Gruessner AC, Saggi SJ, Gruessner RW. Pancreas transplantation from donors after cardiac death –the US experience. Transpl Rep 2022; 7: 100099.
9. Axelrod DA, Sung RS, Meyer KH, Wolfe RA, Kaufman DB. Systematic evaluation of pancreas allograft quality, outcomes and geographic variation in utilization. Am J Transplant 2010; 10: 837-45.
10. Franz C, Görtz M, Wührl M, Kulu Y, Hoffmann K, Hackert T et al. The Role of Pre-Procurement Pancreas Suitability Score (P-PASS) and Pancreas Donor Risk Index (PDRI) in the outcome of simultaneous pancreas and kidney or pancreas after kidney transplantation. Ann Transplant. 2019; 24: 439-45.
11. Vinkers MT, Rahmel AO, Slot MC, Smits JM, Schareck WD. How to recognize a suitable pancreas donor: a eurotransplant study of preprocurement factors. Transplant Proc 2008; 40: 1275-8.
12. Axelrod DA, Sung RS, Meyer KH, Wolfe RA, Kaufmanf DB. Systematic evaluation of pancreas allograft quality, outcomes and geographic variation in utilization. Am J Transplant 2010; 10: 837-45.
13. Berney T, Kandaswamy R. Who needs a pancreas donor risk index? Transpl Int 2015; 28: 1025-7.
14. De Beule J, Vandendriessche K, Pengel LHM, Bellini MI, Dark JH, Hessheimer AJ et al. A systematic review and meta-analyses of regional perfusion in donation after circulatory death solid organ transplantation. Transpl Int 2021; 34: 2046-60.
15. Kootstra G, Daemen JH, Oomen AP. Categories of non-heart-beating donors. Transplant Proc 1995; 27: 2893-4.
16. Thuong M, Thuong M, Ruiz A, Evrard P, Kuiper M, Boffa C, Akhtar MZ, Neuberger J, Ploeg R. New classification of donation after circulatory death donors definitions and terminology. Transpl Int 2016; 29: 749-59.
17. Manara AR, Murphy PG, O'Callaghan G. Donation after circulatory death. Br J Anaesth 2012; 108: i108-21.
18. Resch T, Cardini B, Oberhuber R, Weissenbacher A, Dumfarth J, Krapf C et al. Transplanting marginal organs in the era of modern machine perfusion and advanced organ monitoring. Front Immunol 2020;11: 631.
19. García-Valdecasas JC, Fondevila C. In-vivo normothermic recirculation: an update. Curr Opin Organ Transplant 2010; 15: 173-6.
20. Lomero M, Gardiner D, Coll E et al.; European Committee on Organ Transplantation of the Council of Europe (CD-P-TO). Donation after circulatory death today: an updated overview of the European landscape. Transpl Int 2020; 33: 76-88.
21. Van de Leemkolk FEM, Schurink IJ, Dekkers OM, Oniscu GC, Alwayn IPJ, Ploeg RJ et al. Abdominal normothermic regional perfusion in donation after circulatory death: a systematic review and critical appraisal. Transplantation 2020; 104: 1776-91.
22. Richards JA, Roberts JL, Fedotovs A, Paul S, Cottee S, Defries G et al. Outcomes for circulatory death and brainstem death pancreas transplantation with or without use of normothermic regional perfusion. Br J Surg 2021; 108: 1406-8.
23. Harvey PR, Iu S, McKeown CM, Petrunka CN, Ilson RG, Strasberg SM. Adenine nucleotide tissue concentrations and liver allograft viability after cold preservation and warm ischemia. Transplantation 1988; 45: 1016-20
24. Oniscu GC, Mehew J, Butler AJ, Sutherland A, Gaurav R, Hogg R et al. Improved organ utilization and better transplant outcomes with in situ normothermic regional perfusion in controlled donation after circulatory death. Transplantation 2023; 107: 438-48.
25. Ferrer-Fàbrega J, Folch-Puy E, Llaves-López A, García-Pérez R, Fuster J. Breaking the limits of experimental pancreas transplantation: working toward the clinical ideal graft. Front Transplant 2022; 1: 1035480.
26. Hamaoui K, Papalois V. Machine perfusion and the pancreas: will it increase the donor pool? Curr Diab Rep 2019; 19: 56.
27. Mazilescu LI, Parmentier C, Kalimuthu SN, Ganesh S, Kawamura M, Goto T et al. Normothermic ex situ pancreas perfusion for the preservation of porcine pancreas grafts. Am J Transplant 2022: 22: 1339-49.
28. Shapiro AM, Ricordi C, Hering BJ et al. International trial of the Edmonton protocol for islet transplantation. N Engl J Med 2006; 355: 1318-30.

29. White SA, Shaw JA, Sutherland DE. Pancreas transplantation. Lancet 2009; 373: 1808-17.
30. Senior PA, Zeman M, Paty BW et al. Changes in renal function after clinical islet transplantation: four-year observational study. Am J Transplant 2007; 7: 91-9.
31. Rickels MR, Robertson RP. Pancreatic islet transplantation in humans: recent progress and future directions. Endocr Rev 2019; 40: 631-68.
32. Iwanaga Y, Matsumoto S, Okitsu T et al. Living donor islet transplantation, the alternative approach to overcome the obstacles limiting transplant. Ann N Y Acad Sci 2006; 1079: 335-9.
33. Balibrea JM, Núñez-Peña JR, García-Martín MC, Olmedilla Y, Martín-Antona E, Berthuin J et al. The differential tissue expression of inflammatory, oxidative stress, and apoptosis markers in human uncontrolled non-heart-beating donors. Transplantation 2013; 95: 1346-53.

Cuidados postoperatorios e inmunosupresión en el trasplante de páncreas

37

C. Jiménez Romero, A. Manrique Municio, A. Marcacuzco Quinto, I. Justo Alonso, J. Calvo Pulido, Á. García-Sesma, Ó. Caso Maestro y E. Moreno González

INTRODUCCIÓN

Los períodos intraoperatorio y postoperatorio son primordiales por su repercusión sobre el funcionamiento del injerto, para lo cual hay que llevar un protocolo de manejo del enfermo en la unidad de reanimación y planta (profilaxis infecciosa, inmunosupresión, monitorización de la función del injerto pancreático y renal, etc.) y detectar de manera precoz las posibles complicaciones para instaurar un tratamiento lo más eficaz posible. El injerto pancreático es muy inmunogénico y, por consiguiente, precisa una inmunosupresión potente. Asimismo, se trata de un injerto muy sensible a la hipotensión, que puede desencadenar una complicación grave, como es la trombosis del injerto, en la mayoría de los casos asociada a la pérdida de su función. En este capítulo se revisarán los tipos de inmunosupresores y sus efectos adversos y protocolos más frecuentemente utilizados en el trasplante de páncreas en sus diferentes modalidades.

CUIDADOS POSTOPERATORIOS. MONITORIZACIÓN DEL INJERTO PANCREÁTICO

Durante la inducción anestésica del paciente candidato a trasplante de páncreas aislado (TPA), trasplante de páncreas y riñón simultáneo (TPRS) o trasplante de páncreas después de riñón (TPDR) se efectúa profilaxis de las infecciones bacterianas mediante la administración de vancomicina y ceftazidima por vía intravenosa. Algunos grupos añaden una solución oral de gentamicina, polimixina B y nistatina para la descontaminación intestinal[1]. En el postoperatorio se completa la profilaxis para las infecciones fúngicas con fluconazol, las víricas con ganciclovir o valganciclovir y las del *Pneumocystis jirovecii* con trimetroprim-sulfametoxazol[2]. Después del despinzamiento se realizan determinaciones periódicas de la glucemia, pudiendo encontrarse el paciente euglucémico antes de salir de quirófano sin necesidad de aporte de insulina. Si se ha realizado un TPRS, es conveniente aumentar el flujo renal mediante la administración de

manitol, furosemida y dopamina, después de la anastomosis arterial para mejorar la diuresis.

Dependiendo de las preferencias del centro, una vez concluido el TPRS, el paciente es transferido a una unidad de cuidados intensivos (UCI) o de reanimación anestésica, como sucede en el Hospital 12 de Octubre. Al igual que en cualquier postoperatorio, se deben mantener la estabilidad hemodinámica y el apoyo respiratorio y retirar el tubo endotraqueal tan pronto como sea posible. De forma sistemática se realizan un estudio analítico completo (hemograma, bioquímica y estudio de coagulación), una radiografía de tórax y un electrocardiograma, además de monitorizar con frecuencia los signos vitales y la saturación de oxígeno. Se deben evitar la hipotensión arterial y la hipertensión. Así, la hipotensión aumenta el riesgo de trombosis arterial del injerto[1], especialmente en el postoperatorio inmediato, mientras que la hipertensión puede aumentar el riesgo de hemorragia cerebral. Las primeras 24-48 horas son las más importantes debido a que durante este período se evidencia la respuesta del receptor al trauma quirúrgico. Además, los órganos trasplantados presentan un grado variable de lesiones de reperfusión y el receptor se halla muy inmunodeprimido. Hay que tener en cuenta que todos estos cambios suceden en un paciente diabético, en el cual las posibles complicaciones son más graves y el tratamiento debe ser más cuidadoso.

Para el control de los fluidos administrados por vía parenteral se debe medir la presión venosa central y controlar el ritmo de diuresis. Especial importancia tiene la administración de bicarbonato, sobre todo en los casos de derivación vesical, debido a las pérdidas de este por la orina. No es aconsejable un control glucémico estricto mediante la administración de insulina en los primeros días del postoperatorio por el riesgo de desarrollar una hipoglucemia de consecuencias graves.

El control de los electrólitos se centra en el equilibrio del sodio, potasio, calcio y fósforo, siendo en ocasiones necesaria la diálisis al presentarse una hiperpotasemia[3]. Los niveles de magnesio se deben mantener en torno a 2 mg/dl. La estabilización del calcio, el potasio y el magnesio reduce la irritabilidad cardíaca y el riesgo de alteraciones cardiológicas. La mayoría de los individuos receptores de páncreas tienen cierto grado de anemia antes de la cirugía, y muchos de ellos presentan, además, alteraciones cardiológicas. Por esta razón es de vital importancia la adecuada transfusión de hemoderivados.

La trombosis es la causa más frecuente de la pérdida del injerto pancreático[4], debido a múltiples factores: estado de hipercoagulabilidad del paciente diabético, edad avanzada, obesidad y causa de muerte cerebrovascular del donante, bajo flujo sanguíneo microcirculatorio del injerto, necesidad de reconstrucciones vasculares en banco, lesión de preservación del injerto, tiempo de preservación prolongado, pancreatitis del injerto y lesión endotelial por niveles altos de inhibidores de la calcineurina[1,4,5]. En general, se recomienda la profilaxis antitrombótica de todos los pacientes con trasplante de páncreas, aunque no hay suficiente evidencia en cuanto al protocolo de profilaxis recomendado[5-8]. Los enfermos con antecedentes de algún problema trombótico se deben evaluar por una eventual trombofilia, como la mutación genética del factor V de Leiden[9]. El reconocimiento de este factor de riesgo debe obligar a realizar una anticoagulación profiláctica de la trombosis.

Determinados centros administran bajas dosis de heparina intravenosa (fundamentalmente en pacientes urémicos, en dosis inicial de 1-3 U/kg/hora, que se aumenta al segundo o tercer día hasta 7-10 U/kg/hora y se retira al 7º día), pasando a la administración de ácido acetilsalicílico en dosis de 100-325 mg de forma indefinida. Con esta pauta, la incidencia de relaparotomía por sangrado aumenta, aunque esta complicación es más aceptable que el alto riesgo de trombosis del injerto, que suele ir seguida de la pérdida de este[10], para lo cual es importante monitorizar la coagulación con el objetivo de evitar la anticoagulación en exceso. Otro tipo de profilaxis de la trombosis del injerto pancreático consiste en la utilización de la heparina de bajo peso molecular, como es práctica habitual en el momento actual, en el que se emplea enoxaparina en dosis de 4.000 U/día, a partir de las 24 horas del trasplante de páncreas, añadiendo 100 mg de ácido acetilsalicílico al 5º día del trasplante[11]. En un estudio comparativo entre la utilización de heparina de bajo peso molecular y la heparina intravenosa no fraccionada, la incidencia de trombosis fue significativamente mayor con esta última profilaxis[12].

La dieta absoluta y la aspiración nasogástrica se mantienen hasta que se resuelve el íleo postoperatorio, que a veces es prolongado por la neuropatía autónoma, requiriendo habitualmente nutrición parenteral, sobre todo en los casos con derivación exocrina duodenoentérica, hecho habitual en nuestra experiencia.

Monitorización del injerto pancreático

La monitorización de la glucosa es de extrema importancia durante el período intraoperatorio y postoperatorio, dado que refleja la viabilidad del injerto pancreático. Se obtienen determinaciones periódicas de los niveles séricos de creatinina (en el TPRS), amilasa y glucosa. También se realizan, de forma sistemática, una ecografía Doppler al día siguiente del trasplante y/o una angiotomografía computarizada (angio-TC) para valorar, sobre todo en casos de trombosis dudosa, la vascularización de los injertos[13-15]. Si el páncreas trasplantado tiene una función normal, la cifra de glucemia será menor de 200 mg/dl sin necesidad de aporte de insulina. Esto sucede habitualmente a las pocas horas del trasplante. Si se observa un retraso en la normalización de la glucemia o una hiperglucemia con necesidad de administración de insulina, después de un período previo de normoglucemia, indica un mal funcionamiento del injerto, que puede deberse a una trombosis de este, rechazo, disfunción, pancreatitis, lesión de preservación o niveles altos de inhibidores de la calcineurina[16].

Se debe determinar la amilasa en el postoperatorio. La hiperamilasemia precoz puede reflejar una lesión de preservación o una pancreatitis transitoria, y si los niveles son más elevados, una trombosis venosa del injerto, fístula anastomótica o pancreatitis. En los casos de trombosis arterial suele observarse un descenso de la cifra de amilasa. No obstante, con frecuencia, la variación de la cifra de amilasa es difícil de interpretar[17]. Algunos centros administran análogos de la somatostatina para reducir la respuesta inflamatoria del páncreas trasplantado[18].

Cuando se realiza una derivación duodenovesical de la secreción exocrina del páncreas, el funcionamiento del injerto se determina por la cifra de amilasa en orina. Para ello se recoge la orina de 24 horas y se mide el valor de la amilasa, siendo normal una cifra de 1.000-8.000 U/hora. Si la amilasa en orina desciende en más de un 25 % puede indicar un rechazo agudo o una pancreatitis, siendo el descenso brusco sospechoso de una trombosis arterial y uno más lento de una trombosis venosa[19]. No obstante, desde la introducción del tacrólimus, la tasa de rechazo en el trasplante de páncreas ha disminuido significativamente, lo cual ha propiciado el abandono de la derivación duodenovesical, que se ha sustituido por la derivación duodenoentérica.

En el seguimiento a mediano y largo plazo, además del peso y de los análisis habituales, se determinan, cada 1-3 meses, los niveles séricos en ayunas del péptido C, insulina y hemoglobina glicosilada (Hb_{A1c}), amilasa, lipasa, creatinina y filtrado glomerular cuando se ha realizado un TPRS. Respecto al estudio inmunológico, se determinan los anticuerpos específicos del donante y los autoanticuerpos[20]. En los TPRS, la elevación de la cifra de creatinina puede sugerir un rechazo, tras haber excluido otras causas de su elevación (deshidratación, toxicidad por anticalcineurínicos, uropatía obstructiva, alteración vascular), debiéndose realizar en este supuesto una biopsia renal para obtener un diagnóstico. Solo en casos seleccionados está indicada una biopsia pancreática, aunque no siempre el rechazo está presente a la vez en los dos órganos trasplantados[21].

INMUNOSUPRESIÓN

Recuerdo histórico

Los principios que rigen la inmunosupresión en el trasplante de páncreas son similares a los de otros órganos sólidos. En los primeros trasplantes (entre los años 1966 y 1970) se utilizó la combinación de corticoides-azatioprina con la consiguiente alta tasa de rechazo. En 1981 se introdujo la globulina antitimocítica equina, que se empezó a utilizar como terapia de inducción. Más adelante, en 1983, se introdujo la ciclosporina como fármaco de mantenimiento en combinación con la azatioprina y los corticoides. El muromonab (OKT3) se introdujo en 1986. En 1994, la *Food and Drug Administration* (FDA) aprobó el tacrólimus como fármaco de mantenimiento del trasplante de páncreas, al igual que había ocurrido en 1995 con la ciclosporina neoral y el micofenolato mofetilo (MMF). Otros anticuerpos fueron aprobados en años sucesivos: daclizumab en 1997, basiliximab en 1998, globulina antitimocítica (ATG) de conejo en 1998, alemtuzumab en 2001 y rapamicina oral en 1999.

Terapia de inducción con anticuerpos

La terapia de inducción con anticuerpos se utiliza con más frecuencia en el TPA, el TPRS o el TPDR que en el trasplante renal aislado, debido al mayor riesgo de rechazo en el trasplante de páncreas que en el renal. A pesar de disponer ahora de fármacos inmunosupresores más potentes, como el tacrólimus, el MMF o los inhibidores de la proteína-cinasa diana de la rapamicina de mamíferos (mTOR; sirólimus y everólimus) para la terapia de mantenimiento, en los datos del *Scientific Registry of Transplant Recipients* (SRTR) de Estados Unidos se señala que la inducción con anticuerpos sigue utilizándose en el 90 % de los receptores de páncreas, y que el mantenimiento se realiza con tacrólimus, MMF y corticoides en el 58 % de los casos y con tacrólimus y MMF en el 16 %[22]. La mayoría de los equipos de trasplante de páncreas utilizan timoglobulina, basiliximab o alemtuzumab, y estudios aleatorizados han mostrado el mejor resultado inmunológico cuando se compara con la no utilización de anticuerpos, siendo más frecuente el uso de anticuerpos deplecionantes[23].

Globulina antitimocítica de conejo (timoglobulina)

El potente efecto inmunosupresor se obtiene por los anticuerpos citotóxicos dirigidos contra los antígenos expresados en los linfocitos T humanos. La depleción de los linfocitos es probablemente el principal mecanismo de inmunosupresión, consiguiéndose por lisis del complemento o por opsonización y subsiguiente fagocitosis por los macrófagos. La ATG de conejo como terapia de inducción es de uso muy extendido en el trasplante de páncreas, y la dosis recomendada es de 1,25-1,5 mg/kg/día, administrada por vía venosa central durante 4-6 horas, dosis que se repite durante los 5-7 primeros días postrasplante[11,24-26]. Después de la primera dosis, el recuento de linfocitos debe reducirse en un 85 %. La vida media del fármaco es de 2-3 días. No hay evidencia de que el uso de anticuerpos deplecionantes se asocie a un riesgo aumentado de complicaciones oncológicas[8].

Los efectos secundarios más frecuentes son: fiebre, trombocitopenia, leucopenia y enfermedad del suero (fiebre, prurito, exantema, artralgia, mialgia, linfadenopatía, disminución del complemento sérico). No se recomienda la prueba cutánea en el trasplante de órganos sólidos, ya que entraña los mismos riesgos que el tratamiento. La premedicación con corticoides, paracetamol y/o antihistamínicos puede reducir la incidencia y la intensidad de los efectos secundarios durante la administración de la timoglobulina.

Basiliximab

Es un anticuerpo recombinante, monoclonal quimérico (humano y murino). La diana de la superficie celular del basiliximab y del daclizumab es la misma: la subunidad alfa del receptor de la interleucina 2 (IL-2Rα o CD25) que activan los linfocitos T. Por lo tanto, el basiliximab se une y bloquea la IL-2Rα, también denominada antígeno CD25 o subunidad Tac. El basiliximab, en dosis de 20 mg, se diluye en 50 ml de suero salino fisiológico o dextrosa y se administra por vía intravenosa periférica durante 20-30 minutos, repitiéndose la misma dosis al cuarto día del trasplante[24]. La vida media del fármaco es de 7 días. Como efectos secundarios pueden presentarse reacciones alérgicas, incluso anafilaxia y linfoma postrasplante.

Alemtuzumab

Se trata de un anticuerpo monoclonal humanizado contra el antígeno CD52. En seres humanos, el antígeno CD52 se expresa sobre todo en los linfocitos de sangre periférica, monocitos y macrófagos. Inicialmente el alemtuzumab se desarrolló para el tratamiento de los tumores de origen linfoide, investigándose después como aplicación en las enfermedades autoinmunes y como prevención del rechazo de órganos sólidos. Su mecanismo de acción no se conoce con exactitud.

El alemtuzumab se une a todos los linfocitos B y T, monocitos, timocitos y macrófagos a través de la interacción con el fragmento de unión con anticuerpos.

Como terapia de inducción se administran una o dos dosis de 20-30 mg, separadas por varios días. Se debe proteger de la luz y administrarse por vía intravenosa, diluida en 100 ml de salino o dextrosa, durante 2 horas. Se pueden presentar efectos secundarios (hipotensión, fiebre, bradipnea, broncoespasmo, escalofríos y exantema), que pueden mejorar con premedicación de antihistamínicos y paracetamol. Al producir una linfopenia grave puede generar infecciones oportunistas (*Candida, Mucor, P. jirovecii*, etc.).

Corticoides

Los corticoides fueron utilizados por primera vez por Starzl en 1963[27], junto con la azatioprina como terapia de mantenimiento del trasplante hepático y como tratamiento del rechazo. Hoy en día siguen formando parte de la triple terapia de mantenimiento junto al tacrólimus y el MMF, con tendencia a la retirada en el trasplante de páncreas a partir de los 3 meses para evitar sus efectos adversos[28]. Los corticoides son potentes inmunosupresores con acción antiinflamatoria que inhiben la activación de las células T en varios niveles de la cascada de activación. Se absorben rápidamente en el tracto gastrointestinal y se metabolizan en el hígado. En los períodos preoperatorio, intraoperatorio y postoperatorio se administran por vía intravenosa, y se pasa a la vía oral cuando se inicia la tolerancia. La dosis se disminuye progresivamente, de manera que a los 3 meses es de 10 mg/día y, a partir de este momento, de 5 mg/día, pudiendo retirarse posteriormente. Como efectos secundarios más importantes se señalan: hiperglucemia, hiperlipidemia, retraso del crecimiento infantil, síndrome de Cushing, mala cicatrización de las heridas, úlcera péptica, osteoporosis, debilidad muscular, retención de líquidos, hipertensión arterial, cefalea, depresión, insomnio, cataratas y glaucoma.

La reducción significativa de la tasa de rechazo agudo y de pérdida del injerto por rechazo con la asociación de tacrólimus-azatioprina o tacrólimus-MMF ha renovado el interés, entre los grupos de trasplante, por la retirada de los corticoides. Así, en un estudio aleatorizado, efectuado en la Universidad de Minnesota, donde a un grupo de pacientes se les suprimieron los corticoides y a otro se les mantuvieron, los resultados al año fueron que no se encontraron diferencias entre los grupos en cuanto a supervivencia del paciente y del injerto, tasa de rechazo agudo o pérdida del injerto por rechazo, manifestando, además, mejor calidad de vida los enfermos sin corticoides[29]. La rápida retirada de los corticoides (a los 6 días del trasplante), en comparación con el grupo histórico, tampoco incrementó la tasa de rechazo o la pérdida del injerto debida a este[30]. En una reciente Conferencia Mundial de Consenso en trasplante de páncreas se ha concluido que la no utilización de corticoides o su retirada precoz no alteran los resultados en comparación con el uso de corticoides. Asimismo, evitar los corticoides ofrece la ventaja de la mejora del perfil metabólico[8].

Antimetabolitos

Azatioprina

Es un antimetabolito descubierto y aplicado inicialmente por Calne en trasplante renal. Es metabolizado por el hígado convirtiéndose en 6-mercaptopurina, que es el metabolito activo. La azatioprina interfiere en los precursores de la síntesis de purinas, inhibiendo así la síntesis de ADN y ARN. La dosis diaria es de 1-3 mg/kg/día, y se recomiendan 1,5 mg/kg/día cuando se asocia sólo a corticoides. Como efectos secundarios puede originar mielosupresión, malformaciones congénitas, tumores *de novo* (sobre todo, de piel). Hasta mediados de la década de 1990, casi todos los pacientes con trasplante de páncreas se inmunosuprimían con azatioprina, ciclosporina y corticoides. En pacientes con TPRS tratados con triple terapia inmunosupresora, en situación estable, se puede retirar la azatioprina sin comprometer la función del injerto[31].

Micofenolato mofetilo

El MMF es el éster del ácido micofenólico, su componente biológico activo. Es un antibiótico y antimetabolito, obtenido de distintas especies *Penicillium*, que inhibe la síntesis de la guanosina-fosfato, una enzima que desempeña un papel fundamental en la síntesis del ADN de los linfocitos T y B. Además de la inhibición selectiva de los linfocitos T y B,

inhibe también la proliferación del músculo liso, la síntesis de anticuerpos, la glicosilación de las moléculas y la proliferación y diferenciación de la línea celular monocítica[32]. La dosis oral recomendada es de 0,5-1 g cada 12 horas, reservándose la administración intravenosa para casos excepcionales de intolerancia oral al MMF. Los efectos adversos más frecuentes son gastrointestinales (diarrea, dolor abdominal, náuseas y vómitos) en el 30 % de los casos, y mielotoxicidad (anemia, leucopenia o trombocitopenia) en menos del 2 % de los casos, aunque estos son habitualmente bien tolerados.

El MMF es más selectivo y potente que la azatioprina por la inhibición específica de la proliferación linfocítica. En un estudio comparativo entre el MMF y la azatioprina (ambos asociados a ciclosporina) utilizados en el TPRS, se observó, a los 2 años, que la supervivencia de los injertos renales y pancreáticos era más alta con el MMF (95 % y 95 %, respectivamente) que con la azatioprina (83 % y 86 %, respectivamente), siendo significativamente menor la tasa, grado y corticorresistencia del rechazo agudo[33]. En otro estudio comparativo (MMF-tacrólimus frente a azatioprina-tacrólimus) realizado en la Universidad de Minnesota se constató una reducción del 50 % en la tasa de rechazo agudo en el TPRS. La supervivencia del injerto no es diferente entre la utilización de MMF o azatioprina, pero la incidencia del primer episodio de rechazo al año es significativamente menor con la asociación de MMF-tacrólimus (15 %) frente a azatioprina-tacrólimus (43 %)[34]. La baja tasa de rechazo observada con la asociación de MMF-tacrólimus ha animado a algunos autores a prescindir de la utilización de anticuerpos como terapia de inducción[35]. El uso de MMF asociado a tacrólimus mejora el resultado inmunitario, pero se asocia a efectos adversos gastrointestinales[8].

Inhibidores de la calcineurina

Ciclosporina

La ciclosporina se aisló de un hongo (*Tolypocladium inflatum*), y fue utilizada por Calne, en 1979, como inmunosupresor en trasplantes renal, hepático y pancreático. A mediados de la década de 1990 se desarrolló una nueva formulación de ciclosporina, la ciclosporina neoral, con mejor absorción y una biodisponibilidad del fármaco que aumentaba hasta un 40 %. Es un inhibidor de la calcineurina, que previene la desfosforilación de las proteínas unidas al ADN. A nivel celular, la ciclosporina actúa contra los linfocitos CD4, previniendo la producción de citocinas y la generación y proliferación de células T citotóxicas[32].

La dosis inicial suele ser de 10 mg/kg/día. Por vía intravenosa la dosis se reduce a la tercera parte. Como efectos adversos presenta: diabetogenicidad (debida a toxicidad sobre las células β de los islotes de Langerhans), hiperlipidemia, nefrotoxicidad, neurotoxicidad, hipertensión arterial, hipertrofia gingival, efecto carcinógeno (tumores *de novo*), etc. El mantenimiento de niveles en sangre de 300-400 ng/ml es lo más beneficioso para el enfermo, ya que niveles superiores a 400 ng/ml se asocian con una incidencia del 35 % de nefrotoxicidad, mientras que por debajo de 300 ng/ml se asocia con una incidencia de rechazo del 16 %[36].

Tacrólimus

Es un antibiótico macrólido derivado del hongo *Streptomyces tsukubaensis*. Es un inmunosupresor 100 veces más potente *in vitro* que la ciclosporina. Desde mediados de la década de 1990, el tacrólimus ha reemplazado a la ciclosporina como principal inmunosupresor de mantenimiento en los trasplantes de páncreas, hígado, riñón e intestino. Actúa como inhibidor de la calcineurina (inhibe la producción de citocinas). En el contexto de un rechazo previene la migración de los linfocitos y la quimiotaxis[32]. Después de la administración oral, la absorción en el tracto gastrointestinal es irregular, alcanzándose el pico en sangre a las 2 horas. La tasa de absorción en diabéticos es 25-30 % menor que en los no diabéticos, debiendo administrarse 1 hora antes o 2 horas después de las comidas.

La dosis oral recomendada es de 0,1-0,2 mg/kg/día, distribuida en dos tomas. En el TPRS, el inicio del tacrólimus oral debe demorarse hasta que la función renal se recupere (creatinina < 4 mg/dl), sobre todo cuando se realiza la inducción con anticuerpos, práctica habitual en los regímenes de inmunosupresión.

En el trasplante de páncreas, durante los 3 primeros meses se aconseja mantener niveles de tacrólimus de 10-15 ng/ml, y a partir de entonces, de 8-15 ng/ml, que serán 5-10 ng/ml o menores si el tacrólimus se combina con MMF o sirólimus[37].

Los efectos secundarios son similares a los ya descritos de la ciclosporina. Muchos de estos efectos secundarios dependen de la dosis, disminuyendo en intensidad o desapareciendo cuando esta se reduce. Inicialmente, el tacrólimus se utilizó en trasplante de páncreas como terapia de rescate debido a la nefrotoxicidad producida por la ciclosporina o por rechazo persistente[38].

Se realizaron estudios comparativos entre tacrólimus y ciclosporina como inmunosupresores de mantenimiento. Así, en un estudio multicéntrico europeo[25], la incidencia de rechazo agudo al año del trasplante de páncreas fue menor con tacrólimus-MMF (27,2 %) que con ciclosporina-MMF (38,2 %). En cuanto a la supervivencia del injerto, la diferencia fue aún mayor: 91,3 % con tacrólimus y 74,5 % con ciclosporina. En lo que respecta al metabolismo de la glucosa y la capacidad secretora del injerto pancreático, no se han observado diferencias entre el uso de ciclosporina o tacrólimus[39]. No se ha demostrado la superioridad del uso de tacrólimus de larga duración frente al de 2 dosis/día[8].

Inhibidores de mTOR: sirólimus y everólimus

Tanto el sirólimus como el everólimus son inhibidores de la proteína-cinasa diana de la rapamicina de mamíferos (mTOR). El sirólimus es un antibiótico macrólido producido por *Streptomyces hygroscopicus*. Aunque es un antifúngico y antibiótico, también es un inmunosupresor. Los inhibidores de mTOR inhiben la proliferación de los linfocitos T inducida por las IL-2, sin afectar a la producción de IL-2, y también inhiben los antígenos y las citocinas conducidas por la proliferación de las células B, así como la proliferación del endotelio vascular y las células musculares lisas, por lo que

pueden desempeñar un papel fundamental en la profilaxis del rechazo crónico.

Después de la administración oral se absorben rápidamente y alcanzan el pico de la concentración máxima en una media de 2 horas. La utilización de los inhibidores de mTOR en el trasplante de páncreas puede ser: como sustituto de los antimetabolitos (azatioprina o MMF), formando parte de una biterapia con anticalcineurínicos (ciclosporina o tacrólimus) o bien como inmunosupresor de base en un régimen sin anticalcineurínicos. Así, en el TPRS, se ha utilizado el tacrólimus en dosis bajas (niveles < 5 ng/ml), combinado con el everólimus, en niveles de 6-12 ng/ml, y corticoides, que se retiran a los 6 meses, con mejores resultados (menor tasa de rechazo y mayor aclaramiento de creatinina) en este grupo que en pacientes inmunosuprimidos con ciclosporina-MMF[40]. El everólimus tiene una acción y unos efectos similares al sirólimus, y se utiliza en una dosis total de 1-2 mg/día, distribuida en dos tomas, con el objetivo de conseguir niveles de 3-8 ng/ml. Se suele asociar también a inhibidores de la calcineurina.

La conversión a sirólimus, después de suspender o disminuir la dosis de anticalcineurínicos, ha sido exitosa cuando el enfermo ha presentado alguna de estas complicaciones: intolerancia a la glucosa, nefrotoxicidad, disfunción renal, púrpura trombocitopénica trombótica o toxicidad nerviosa o gastrointestinal[41]. En una serie más reciente se ha confirmado que la conversión de MMF a sirólimus puede hacerse con seguridad (excelente supervivencia del paciente y del injerto y una tasa de efectos adversos del 11 %) cuando se mantienen niveles de tacrólimus > 4,5 ng/ml y de sirólimus alrededor de 10 ng/ml. Las indicaciones de conversión en esta serie de 35 enfermos fueron: rechazo agudo a pesar de niveles adecuados de tacrólimus, intolerancia al MMF, aumento de los niveles de creatinina e hiperglucemia inducida por tacrólimus[42]. Sin embargo, la combinación de sirólimus con anticalcineurínicos parece potenciar el efecto nefrotóxico de estos últimos[43].

Entre los efectos adversos de los inhibidores de mTOR se han descrito: toxicidad hematológica (responde a la reducción de dosis), hiperlipidemia (disminuye con fibratos), hipercolesterolemia (responde a las estatinas), toxicidad gastrointestinal (más frecuente con dosis altas), epistaxis, úlceras aftosas, artralgia, acné, exantema, hirsutismo, eventraciones y retraso en la cicatrización de las heridas.

En un reciente estudio comparativo de un solo centro, aleatorizado, prospectivo y a largo plazo, que analizó a 84 pacientes con TPRS inmunosuprimidos con tacrólimus-sirólimus frente a otro grupo de 86 pacientes inmunosuprimidos con tacrólimus-MMF, se observó una tasa de rechazo, al año y a los 10 años, significativamente inferior en el grupo de tacrólimus-sirólimus. Sin embargo, no se encontraron diferencias significativas entre los grupos en cuanto a supervivencia del paciente o del injerto, cifras de creatinina, proteinuria y péptido C y tasa de infecciones víricas, linfomas o diabetes postrasplante. Todos estos pacientes se indujeron con timoglobulina o daclizumab y corticoides (500 mg de metilprednisolona en la inducción con descenso progresivo hasta alcanzar una dosis de 0,05 mg/kg/día al tercer mes). El sirólimus (4 mg/día, manteniendo niveles de 5-7 ng/ml) o el MMF (1 g cada 12 horas) se empezaron a administrar a partir del primer día del trasplante[44]. En un estudio de la *United Network for Organ Sharing* (UNOS), que comparó un grupo que recibió inhibidores de mTOR frente a otro sin inhibidores de mTOR, se comprobó una mejora en la supervivencia del paciente y del injerto a los 10 años con los inhibidores mTOR[45].

En una comparación reciente entre el uso de MMF y el sirólimus se ha observado una incidencia significativamente mayor de episodios de sangrado gastrointestinal en el grupo de MMF frente a una incidencia significativamente mayor de hernias incisionales en el grupo de sirólimus[46]. No obstante, no hay evidencia de que el uso de inhibidores mTOR mejore el resultado inmunológico en comparación con el uso de MMF[8].

Inmunosupresión actual

No se ha llegado a un acuerdo en cuanto al mejor régimen inmunosupresor en el trasplante de páncreas. Sin embargo, en la actualidad, la tendencia es a realizar una inducción con anticuerpos (timoglobulina o basiliximab) durante 7-12 días y terapia de mantenimiento con tacrólimus (dosis para mantener niveles de 10-15 ng/ml hasta el 6º mes y después de 5-10 ng/ml), MMF (500-1.000 mg cada 12 horas) y corticoides, con tendencia a reducirlos o a retirarlos a los 3-6 meses del trasplante de páncreas. La terapia de inducción parece estar más justificada en el TPA por su asociación a una mayor tasa de rechazo y dificultad diagnóstica.

Con la terapia de inducción y los nuevos inmunosupresores más potentes (tacrólimus, MMF e inhibidores de mTOR) se ha conseguido disminuir la tasa de rechazo. En el caso de aparecer rechazo del páncreas, este será más leve y tardío cuando se utiliza terapia de inducción. Así, según el SRTR, teniendo en cuenta que el 90 % de los pacientes reciben terapia de inducción, la tasa anual de rechazo agudo, durante el período 2018-2019, fue solo del 10,6 % para el TPRS, del 12,5 % para el TPDR y del 21,8 % para el TPA[22]. Según una reciente revisión, el 90 % de los pacientes con trasplante de páncreas son inducidos con anticuerpos deplecionantes[23]. Estos anticuerpos probablemente permiten una reducción o retirada precoz de los corticoides, manteniendo bajas tasas de rechazo. El inconveniente es que probablemente se asocian con unas altas tasas de leucopenia precoz e infección por citomegalovirus, que son superiores a cuando se utilizan anticuerpos no deplecionantes.

Pautas actuales de inmunosupresión según el tipo de trasplante de páncreas

El riesgo de rechazo agudo y, por lo tanto, de pérdida del injerto va unido al tipo de trasplante: es mayor en el TPA que en el TPDR y, en este, mayor que en el TPRS. Se cree que la existencia de uremia pretrasplante y la concomitancia de un trasplante renal procedente del mismo donante que el páncreas, como ocurre en el TPRS, son las principales razones por las que la tasa de rechazo es menor en el TPRS que

en el TPA o el TPDR[47]. El reconocimiento de la gran inmunogenicidad del trasplante de páncreas se evidencia, según el SRTR, por la utilización de inducción con anticuerpos deplecionantes de células T en el 90 % de los trasplantes de páncreas[22], mientras que en la terapia de mantenimiento se utiliza la asociación tacrólimus-MMF en el 90 % de los TPRS y los TPDR, siendo la retirada de corticoides más frecuente en la asociación tacrólimus-MMF[48]. A continuación se describen protocolos de inmunosupresión de diferentes centros correspondientes a los distintos tipos de trasplante de páncreas.

Inmunosupresión en trasplante de páncreas y riñón simultáneo

Terapia de inducción (anticuerpos)

Se utiliza uno de los siguientes:

- *Globulina antitimocítica de conejo (timoglobulina):* 1,5 mg/kg/día durante 5 días.
- *Alemtuzumab:* una sola dosis de 30 mg por vía intravenosa.
- *Basiliximab:* 20 mg el primer día del trasplante y una segunda dosis el 4º día.

Terapia de mantenimiento

- *Corticoides:*
  - Protocolo de Minnesota (Gruessner): 250, 125, 60 y 25 mg/día (días 1 a 4). Después se retiran.
  - Protocolo de Tennessee/Stratta[24]: 500 mg (día 0), 250 mg (día 1) y bajar hasta 15 mg/día (el primer mes).
  - Multicéntrico Europeo/Malaise[28]: 500 mg (día 0), 125 mg (día 1), 20 mg (días 2-14), 15 mg (días 15-28), 10 mg (días 29-42), 5 mg (días 43-90). Retirada a partir de ese momento.
  - Protocolo de Wake Forest University[49]: descenso rápido de corticoides (5 mg/día a los 2 meses del trasplante) en pacientes con riesgo inmunológico alto y pauta de corticoides durante los primeros 6 días postrasplante con posterior retirada en los demás trasplantes.
- Inhibidores de la calcineurina:
  - Tacrólimus:
    ○ Protocolo de Minnesota: 2 mg (oral) antes de la cirugía. Mantener niveles de 10-15 ng/ml durante el primer mes y de 5-10 ng/ml después.
    ○ Protocolo de Tennessee[24]: 0,1-0,15 mg/kg/día (oral, en 2 tomas), manteniendo niveles de 12-18 ng/ml durante los 3 primeros meses y luego 10-15 ng/ml.
    ○ Multicéntrico Europeo/Bechstein[25]: 0,1 mg/kg/día (oral, en 2 tomas). Ajuste de niveles en 8-15 ng/ml desde el 5º día hasta el sexto mes. Después mantener niveles de 5-10 ng/ml.
    ○ Protocolo de Wake Forest University[49]: *a)* alto riesgo inmunológico: niveles de 10-12 ng/ml durante los 3 primeros meses y de 8-10 ng/ml después, y *b)* bajo riesgo inmunológico: 8-10 ng/ml durante los 3 primeros meses y 6-8 ng/ml después.

– Ciclosporina: se administra para mantener niveles de 200-300 ng/ml (cromatografía líquida de alta resolución) durante los 6 primeros meses, de 150-200 ng/ml durante los siguientes 6 meses y de 100-150 ng/ml después.
• Antimetabolitos:
  – Azatioprina: 1-2 mg/kg/día.
  – MMF: 1 g cada 12 horas.
• Inhibidores de mTOR:
  – Sirólimus: administrar dosis (2-3 mg/día) para mantener niveles de 8-12 ng/ml.
  – Everólimus: administrar dosis (0,5-1 mg cada 12 horas) para mantener niveles de 3-8 ng/ml.

Inmunosupresión en el trasplante de páncreas después del renal

Terapia de inducción

Anticuerpos: la misma pauta que en el TPRS (durante 5-7 días).

Terapia de mantenimiento

• *Corticoides:* al inicio, 1 mg/kg/día, 5 mg a los 3 meses y retirada a los 6 meses, según el protocolo de Minnesota.
• *Antimetabolitos e inhibidores de la calcineurina:* la misma pauta que en el TPRS.

Inmunosupresión en el trasplante de páncreas aislado

Terapia de inducción

Anticuerpos: 10 dosis de globulina antitimocítica (10 primeros días) o 5 dosis de daclizumab o basiliximab.

Terapia de mantenimiento

• *Corticoides:* 1 mg/kg/día, manteniendo 5 mg/día a los 6 meses (protocolo de Minnesota).
• *Antimetabolitos e inhibidores de la calcineurina:* la misma pauta que en el TPRS y el TPDR.

REFERENCIAS BIBLIOGRÁFICAS

1. Troppmann C, Gruessner AC, Benedetti E et al. Vascular graft thrombosis after pancreatic transplantation: univariate and multivariate operative and non-operative risk factor analysis. J Am Coll Surg 1996; 182: 285-316.
2. Marcacuzco A, Jiménez-Romero C, Manrique A et al. Outcome of patients with hemodialysis undergoing simultaneous pancreas-kidney transplantation. Clin Transplant 2018; 32: e13268.
3. Kaplan B, Wang Z, Abecassis MM, Fryer JP, Stuart FP, Kaufman DB. Frequency of hyperkalemia in recipients of simultaneous pancreas and kidney transplants with bladder drainage. Transplantation 1996; 62: 1174-5.
4. Muthusamy AS, Giangrande PL, Friend PJ et al. Pancreas allograft thrombosis. Transplantation 2010; 90: 705-7.
5. Burke GW, Ciancio G, Figueiro J et al. Hypercoagulable state associated with kidney-pancreas transplantation. Thromboelastogram directed anti-coagulation and implications for future therapy. Clin Transplant 2004; 18: 423-8.
6. Humar A, Johnson EM, Gillingham KJ et al. Venous thromboembolic complications after kidney-pancreas transplantation: a multivariate analysis. Transplantation 1998; 65: 229-34.
7. Farney AC, Rogers J, Stratta RJ. Pancreas graft thrombosis: causes, prevention, diagnosis, and intervention. Curr Opin Organ Transplant 2012; 17: 87-92.
8. Boggi U, Vistoli F, Andres A et al. First World Consensus Conference on pancreas transplantation: Part II –recommendations. Am J Transplant 2021; 21 (Suppl 3): 17-59.
9. Kfoury T, Taher A, Saghieh S et al. The impact of inherited thrombophilia on surgery: a factor to consider before transplantation? Mol Biol Rep 2009; 36: 1041-51.
10. Troppmann C. Complications after pancreas transplantation. Curr Opin Org Transplant 2010; 15: 112-8.
11. Jiménez-Romero C, Marcacuzco A, Manrique A et al. Trasplante de páncreas-riñón simultáneo. Experiencia del Hospital Doce de Octubre. Cir Esp 2018; 96: 25-34.
12. Schenker P, Vonend O, Ertas N et al. Incidence of pancreas graft thrombosis using low-molecular-weight heparin. Clin Transplant 2009; 23: 407-14.
13. Patel B, Markivee CR, Manhanta B et al. Pancreatic transplantation: Scintigraphy, US, and CT. Radiology 1988; 167: 685-7.
14. Nghiem DD, Ludrosky L, Young JC. Evaluation of pancreatic circulation by duplex color Doppler flow sonography. Transplant Proc 1994; 26: 466.
15. Dachman AH, Newmark GM, Thistlethwaite JR, Oto A, Bruce DS, Newell KA. Imaging of pancreatic transplantation using portal venous and enteric exocrine drainage. AJR Am J Roentgenol 1998; 171: 157-63.
16. Larsen JL. Pancreas transplantation: indications and consequences. Endocr Rev 2004; 25: 919-46.
17. Prieto M, Sutherland DER, Fernández-Cruz L, Heil J, Najarian JS. Rejection in pancreas transplantation. Tranplant Proc 1987; 19: 2348-9.
18. Stratta RJ, Taylor RJ, Lowell JA et al. Randomized trial of sandostatin prophilaxis for preservation injury after pancreas transplantation. Transplant Proc 1993; 25: 3190-2.
19. Groth CG. Surgical complications following pancreatic transplantation. En: Groth CG, ed. Pancreatic transplantation. Philadelphia: WB Sanders, 1988; 219-38.
20. Ward C, Odorico JS, Rickels MR et al. International survey of clinical monitoring practices in pancreas and islet transplantation. Transplantation 2022; 106: 1647-55.
21. Tesi RJ, Henry ML, Elkhammas EA et al. The frequency of rejection episodes with combined kidney-pancreas transplant –the impact on graft survival. Transplantation 1994; 58: 424-30.
22. Kandaswamy R, Stock PG, Miller J et al. OPTN/SRTR 2020 Annual Data Report: pancreas. Am J Transplant 2022; 22 (Suppl 2): 137-203.
23. Amorese G, Lombardo C, Tudisco A et al. Induction and immunosuppressive management of pancreas transplant recipients. Curr Pharm Des 2020; 26: 3425-39.
24. Stratta RJ, Shokouh-Amiri MH, Egidi MF et al. Long-term experience with simultaneous kidney-pancreas transplantation with portal-enteric drainage and tacrolimus/mycophenolate mofetil-based immunosuppression. Clin Transplant 2003; 17 (Suppl 9): 69-77.
25. Bechstein WO, Malaise J, Saudek F et al. Efficacy and safety of tacrolimus compared with cyclosporine microemulsion in primary simultaneous pancreas-kidney transplantation: 1-year results of a large multicenter trial. Transplantation 2004; 77: 1221-8.
26. Knight RJ, Kerman RH, McKissick E et al. A pilot study of immunosuppression minimization after pancreas-kidney transplantation utilizing thymoglobulin induction and sirolimus maintenance therapy. Transplant Proc 2005; 37: 3538-41.
27. Starzl TE, Marchioro TL, Von Kaulla KN et al. Homotransplantation of the liver in humans. Surg Gynecol Obstet 1963; 117: 659-76.
28. Malaise J, Nakache R, Kahl A et al. Corticosteroid withdrawal in simultaneous pancreas-kidney transplantation: a 3-year report. Transplant Proc 2005; 37: 2853-5.
29. Kahl A, Bechstein WO, Lorenz F et al. Long-term prednisolone withdrawal after pancreas and kidney transplantation in patients treated with ATG, tacrolimus, and mycophenolate mofetil. Transplant Proc 2001; 233: 1694-5.
30. Kaufman DB, Leventhal JR, Koffron AJ et al. A prospective study of rapid corticosteroid elimination in simultaneous pancreas-kidney transplantation: comparison of two maintenance immunosuppression protocols: tacrolimus/mycophenolate mofetil versus tacrolimus/sirolimus. Transplantation 2002; 73: 169.

31. Stratta RJ. Experience with azathioprine withdrawal after simultaneous kidney-pancreas transplantation. Transplant Proc 1998; 30: 1353-4.

32. Jiménez C, Morales JM, Loinaz C et al. Nuevos inmunosupresores en trasplante de órganos abdominales. En: Moreno E, ed. Actualización en cirugía del aparato digestivo. Madrid: Jarpyo, 1999; p. 395-417.

33. Odorico JS, Pirsch JD, Knechtle SJ et al. A study comparing mycophenolate mofetil to azathioprine in simultaneous pancreas-kidney transplantation. Transplantation 1998; 66: 1751-9.

34. Gruessner RWG, Sutherland DER, Drangstveit MB et al. Mycophenolate mofetil in pancreas transplantation. Transplantation 1998; 66: 318-23.

35. Burke GW, Ciancio G, Alejandro R et al. Use of tacrolimus and mycophenolate mofetil for pancreas-kidney transplantation with or without OKT3 induction. Transplant Proc 1998; 30: 1544-5.

36. Dawidson I, Ar'Rajab A, Lu C et al. Cyclosporine blood levels predict the likelihood of rejection and toxicity after simultaneous pancreas-kidney transplantation. Transplant Proc 1995; 27: 1324-6.

37. Gruessner RWG, Bartlett ST, Burke GW et al. Suggested guidelines for the use of tacrolimus in pancreas/kidney transplantation. Clin Transplant 1998; 12: 260-2.

38. Hariharan S, Munda R, Cavallo T et al. Rescue therapy with tacrolimus after combined kidney/pancreas and isolated pancreas transplantation in patients with severe cyclosporine nephrotoxicity. Transplantation 1996; 61: 1161-5.

39. Dieterle CD, Schmauss S, Veitenhansl M et al. Glucose metabolism after pancreas transplantation: cyclosporine versus tacrolimus. Transplantation 2004; 77: 1561-5.

40. Salazar A, McAlister VC, Kiberd BA et al. Sirolimus-tacrolimus combination for combined kidney-pancreas transplantation: effect on renal function. Transplant Proc 2001; 33: 1038-9.

41. Klassen DK, Wiland AM, Weir MR et al. Conversion to sirolimus-based maintenance immunosuppressive therapy in pancreas allograft recipients. Am J Transplant 2001; 1: 213.

42. Rogers J, Ashcraft EE, Emovon OE et al. Long-term outcome of sirolimus rescue in kidney-pancreas transplantation. Transplantation 2004; 78: 619-22.

43. Heillman RL, Mazur MJ, Reddy KS. Immunosuppression in simultaneous pancreas-kidney transplantation: progress to date. Drugs 2010; 70: 793-804.

44. Ciancio G, Sageshima J, Chen L et al. Advantage of rapamycin over mycophenolate mofetil when used with tacrolimus for simultaneous pancreas kidney transplants: randomized, single-center trial at 10 years. Am J Transplant 2012; 12: 3363-76.

45. Siskind EJ, Liu C, Collins DT et al. Use of mammalian target of rapamycin inhibitors for pancreas transplant immunosuppression is associated with improved allograft survival and improved early patient survival. Pancreas 2019; 48: 644-51.

46. Girman P, Lipár K, Kocik M et al. Sirolimus vs Mycophenolate mofetil (MMF) in primary combined pancreas and kidney transplantation. Results of a long-term prospective randomized study. Am J Transplant 2020; 20: 779-87.

47. Sutherland DER. Immunosuppression for clinical pancreas transplantation. Clin Transplant 1991; 5: 549-53.

48. Gruessner AS, Gruessner RWG. Pancreas transplantation for patients with type 1 and type 2 diabetes mellitus in the United States: a registry report. Gastroenterol Clin North Am 2018; 47: 417-41.

49. Farney AC, Doares W, Rogers J et al. A randomized trial of alemtuzumab versus antithymocyte globulin induction in renal and pancreas transplantation. Transplantation 2009; 88: 810-9.

Infección, rechazo y disfunción del injerto en el trasplante de páncreas

38

C. Jiménez Romero, A. Marcacuzco Quinto, A. Manrique Municio, Á. García-Sesma, J. Calvo Pulido, I. Justo Alonso, Ó. Caso Maestro y E. Moreno González

INTRODUCCIÓN

En este capítulo se abordarán las principales complicaciones asociadas al trasplante de páncreas, como la infección sistémica e intraabdominal, el rechazo y las alteraciones no inmunológicas de la función del injerto causantes en ocasiones de la pérdida irreversible de la función del páncreas trasplantado. Desde que se introdujo el tacrólimus como principal inmunosupresor asociado a una terapia de inducción con anticuerpos se ha constatado una reducción significativa de la tasa de rechazo. Asimismo, se describirán los tipos de rechazo, las pruebas diagnósticas y el tratamiento, teniendo en cuenta los tipos de disfunción pancreática y sus causas.

INFECCIONES EN EL TRASPLANTE DE PÁNCREAS

La infección después del trasplante de páncreas es una importante causa de mortalidad, con un aumento del coste por proceso y un impacto negativo en la supervivencia del paciente y del injerto[1].

La incidencia de infecciones en receptores de un trasplante de páncreas alcanza hasta el 80 % durante el primer año postrasplante, experimentando estos una media de dos episodios de infección grave por año[2,3]; dichas infecciones están implicadas como causas de mortalidad en la mitad de los pacientes fallecidos[2]. Así, en una serie de 1.000 trasplantes de páncreas, el 3,4 % de los pacientes fallecieron por infección[4].

El espectro de gérmenes patógenos responsables de las infecciones es muy amplio, ya que a la habitual flora endógena o nosocomial hay que añadir la oportunista o atípica, que rara vez afecta a la población normal pero que causa enfermedad en la población trasplantada.

Se señalan varios factores de riesgo fundamentales en la génesis de las infecciones: tiempo transcurrido entre el trasplante y la infección, tipo, grado de intensidad y duración de la inmunosupresión y tipo de derivación de la secreción exocrina. Los gérmenes más frecuentes son las bacterias grampositivas y gramnegativas, hongos (fundamentalmente *Candida* spp. y más raras veces *Aspergillus* spp.), virus o la combinación de todos ellos.

El período de inmunosupresión más intensa es en el postoperatorio inmediato y cuando se instaura tratamiento antirrechazo, sobre todo en la fase de inducción con anticuerpos. Este período comprende los 6 primeros meses y es el de máximo riesgo de infección. Aquí son típicas las infecciones del área quirúrgica, incluyendo infecciones intraabdominales, respiratorias, urinarias y bacteriemias asociadas a las vías centrales[5].

La diálisis peritoneal previa al trasplante de páncreas no ha influido significativamente sobre el desarrollo de infecciones intraabdominales o la supervivencia del paciente o de los injertos pancreático o renal[6]. Sin embargo, la derivación duodenovesical de la secreción exocrina del páncreas sí se ha asociado a una incidencia más alta de infección grave en comparación con la derivación de la secreción exocrina al intestino[1].

Infecciones bacterianas

Las infecciones bacterianas constituyen el 33 % de las infecciones graves[2], y son frecuentes durante el primer mes postrasplante, localizándose preferentemente en el tracto urinario, el área quirúrgica (intraabdominales), el pulmón y la sangre (bacteriemias). La profilaxis de las infecciones bacterianas en el trasplante de páncreas está universalmente aceptada por asociarse a una menor incidencia y gravedad de dichas infecciones postrasplante[7].

La bacteriuria se presenta en el 30-40 % de los receptores con derivación duodenovesical, durante los 3 primeros años postrasplante, aislándose con más frecuencia gérmenes gramnegativos, enterococos y *Candida* spp. Son factores de riesgo el sondaje vesical prolongado, la hemodiálisis y la profilaxis antibiótica más allá de 48 horas[8].

La infección del área quirúrgica abdominal es una fuente de morbilidad grave, a veces asociada a pérdida del injerto y mortalidad. Tanto el retrasplante[9] como la utilización de injertos pancreáticos procedentes de donantes obesos[10] se asocian a un aumento de la incidencia de infecciones. Ante la sospecha de infección intraabdominal se debe hacer cultivo del líquido de drenaje, pruebas de imagen y drenaje o reintervención quirúrgica precoz antes de llegar a una situación de extrema gravedad del paciente.

Se estima que la incidencia de neumonía es del 5 % después del trasplante de páncreas y son más frecuentes los gramnegativos y estafilococos como gérmenes causantes. Los factores de riesgo son: ventilación mecánica prolongada, edema pulmonar, cirugía torácica e inmunosupresión enérgica (sobre todo, uso de rapamicina).

La bacteriemia es el resultado de la diseminación hematógena procedente de un foco infeccioso. Son factores de riesgo: cateterización vascular prolongada, infección urinaria, neumonía, infección intraabdominal, leucopenia y tratamiento antirrechazo. La bacteriemia cursa con fiebre, leucocitosis o leucopenia, debiéndose retirar y cultivar el catéter o contenido del drenaje para después instaurar tratamiento antibiótico específico, ya que la presencia de *shock* séptico asociado a la bacteriemia tiene una mortalidad de alrededor del 50 %.

Otras infecciones atípicas, como la tuberculosis, son 50-100 veces más frecuentes en la población trasplantada, en la que se asocia a una inmunosupresión intensa[11].

Infecciones fúngicas

Son las infecciones más frecuentes después del trasplante hepático y de páncreas, con una incidencia del 26-40 %[2,12]. La mayoría de ellas ocurren durante las primeras semanas postrasplante, coincidiendo con el período de máxima inmunosupresión, tanto en los pacientes con profilaxis con fluconazol como con micafungina[13]. El origen de los hongos patógenos es la cavidad oral, el tracto gastrointestinal o la tierra. El hongo más común es *Candida* y los factores de riesgo asociados a la enfermedad invasiva candidiásica son diabetes, tiempo de isquemia prolongado, neutropenia, inmunosupresión intensa, reintervenciones precoces y administración prolongada de antibióticos[14]. La candidemia se asocia con cierta frecuencia a las vías intravasculares de larga permanencia. La profilaxis con micafungina no ha demostrado un beneficio significativo sobre la profilaxis con fluconazol en relación con la incidencia de candidiasis invasiva en el trasplante de páncreas[14].

La forma de candidiasis invasiva es más frecuente en el contexto de una perforación gastrointestinal, una fístula anastomótica, una infección quirúrgica profunda o una infección gastrointestinal concomitante por citomegalovirus (CMV).

Nuestra tasa de infecciones fúngicas en el Hospital 12 de Octubre ha sido del 28 % (la mayoría por *Candida* spp. y 2 casos por *Mucor*), detectándose como factores de riesgo la enfermedad arterial periférica, tiempo prolongado de isquemia del injerto y transfusión sanguínea importante. La infección fúngica ha constituido un factor de riesgo independiente de disfunción grave del injerto[1].

Las infecciones por *Aspergillus* son más raras (1-4 %) en los pacientes trasplantados, y la mitad de estos presentarán una forma diseminada, que se asocia con una mortalidad del 80 %[15]. La mayoría de las infecciones invasivas por *Candida* o *Aspergillus* se tratan con anfotericina B o caspofungina.

La infección por *Mucor* (procedente de la tierra), aunque rara, es típica en inmunodeprimidos y diabéticos y puede causar una infección rinocerebral, pulmonar, cutánea o diseminada. El tratamiento de elección es la anfotericina B y el drenaje o la resección quirúrgica del área afectada[16].

Infecciones víricas

La infección por CMV se presenta en alrededor del 70 % de los receptores de páncreas, correspondiendo la forma sintomática al 33 % de todas las infecciones por este virus[2]. El mayor riesgo de infección y la forma más grave es la infección primaria por CMV, que se presenta en los receptores CMV– de un injerto CMV+. Las formas clínicas varían desde la asintomática, pasando por la leve (fiebre, malestar general, mialgias, leucopenia), hasta una infección grave (úlcera gastrointestinal, neumonía, hepatitis). El diagnóstico se realiza mediante una antigenemia o reacción en cadena de la polimerasa (PCR) (se mide el número de copias víricas en los leucocitos). La profilaxis se efectúa con ganciclovir por vía oral o intravenosa. La forma invasiva se trata con ganciclovir intravenoso durante 2 semanas, seguido del ganciclovir o valganciclovir oral durante otras 4 semanas. Según las pautas internacionales de consenso, se aconseja la profilaxis del CMV en casos de receptores CMV⁻ trasplantados con injertos pancreáticos CMV⁺, mientras que en receptores CMV⁺ trasplantados con injertos CMV⁻ o CMV⁺, la profilaxis puede utilizarse, o no[17]. Nuestra incidencia de infección por CMV es del 17 %, y se ha constatado un descenso de esta a partir de utilizar la profilaxis con ganciclovir o valganciclovir[1].

Se ha referido una incidencia del 9 % de infección por herpes zóster en el trasplante de páncreas, que se ha tratado con aciclovir, siendo rara la forma diseminada. La infección por herpes simple es más rara, presentándose en el 6 % de los trasplantes de páncreas[2], habitualmente durante el primer mes, en sus diferentes localizaciones (orofaringe, mucosa bucal y genitales); se trata también con aciclovir durante 2-3 semanas.

El cuadro típico de una infección por el virus de Epstein-Barr es una mononucleosis infecciosa (neumonitis y hepatitis), mientras que su diagnóstico se establece ante anticuerpos séricos o anticuerpos contra los antígenos del virus (cápside) y su tratamiento con aciclovir. El problema más importante de la infección por Epstein-Barr es su asociación a la enfermedad linfoproliferativa, descrita en el 12 % de los casos en una serie de trasplante de páncreas de la *Mayo Clinic*[2].

RECHAZO DEL INJERTO PANCREÁTICO

La inmunobiología del rechazo del injerto pancreático no es diferente de la del rechazo de los restantes órganos sólidos. El rechazo se debe al reconocimiento específico por el sistema inmunitario del receptor de las diferencias antigénicas entre el receptor y el donante. Se pueden producir diferentes tipos de rechazo: hiperagudo, agudo y crónico. Existen dos formas de inmunidad:

- *Innata:* se desarrolla con el tiempo y causa una rápida respuesta por vía humoral (anticuerpos, complemento) y celular (células *natural killer*, macrófagos y neutrófilos).
- *Adaptativa o adquirida:* causa una respuesta específica mediante el reconocimiento de los receptores de los linfocitos T extraños y los receptores de linfocitos B.

Respuesta inmunitaria y tipos de rechazo

La respuesta inmunitaria comprende seis estadios:

1. Traumatismo quirúrgico (pancreatitis del injerto con infiltrado inflamatorio de neutrófilos y macrófagos.
2. Presentación de antígenos (las proteínas responsables del rechazo del injerto son antígenos de histocompatibilidad.
3. Activación de los linfocitos T.
4. Generación de la inmunidad celular o humoral.
5. Infiltración del injerto (migración en el injerto de los leucocitos activados a través del endotelio vascular).
6. Destrucción del injerto[18].

En la revisión del Panel de Consenso Internacional Multidisciplinar se analizó la clasificación histológica del rechazo en trasplante de páncreas, cuyos parámetros se exponen a continuación (**Tabla 38-1**)[19].

Incidencia del rechazo pancreático

En la época de la ciclosporina, las tasas acumulativas de rechazo, al año del trasplante de páncreas, según los diferentes tipos de trasplante, en la Universidad de Minnesota, fucron: 61 % en el trasplante de páncreas y riñón simultáneo (TPRS), 75 % en el trasplante de páncreas después del riñón (TPDR) y 96 % en el trasplante de páncreas aislado (TPA), mientras que las tasas de pérdida del injerto por rechazo, también al año, fueron: 7 % en TPRS, 17 % en TPDR y 42 % en TPA[20]. Sin embargo, en el reciente *Scientific Registry of Transplant Recipients* (SRTR) de Estados Unidos es patente que el rechazo agudo ha disminuido muy significativamente en los últimos años, de modo que, durante el período 2018-2019, las tasas de rechazo en TPRS, TPDR y TPA han sido 10,6 %, 12,5 % y 21,8 %, respectivamente[21].

Diagnóstico del rechazo pancreático

Si no se dispone de una biopsia, el diagnóstico de rechazo se realiza basándose en los criterios clínicos y de laboratorio.

Diagnóstico clínico

En la mayoría de los casos de rechazo hay los síntomas son escasos o inexistentes, de modo que solo el 5-20 % de los pacientes presenta síntomas[22]. El más frecuente es dolorimiento en la fosa ilíaca derecha (por delante de la localización del injerto), aunque suele ser difícil distinguirlo de la pancreatitis del injerto. Es raro observar un cuadro de íleo paralítico o de abdomen agudo.

Diagnóstico de laboratorio

Se distinguen dos clases de marcadores de rechazo: endocrinos y exocrinos. Los marcadores pueden determinarse en

---

Tabla 38-1. Clasificación de Banff del rechazo del injerto pancreático

1. Normal. Sin inflamación o inflamación mononuclear, septal inactiva que no afecta a conductos, venas, arterias o ácinos. La fibrosis se limita a los septos normales. El parénquima acinar no presenta atrofia ni lesión

2. Indeterminado. Inflamación septal que parece activa, pero no reúne todos los criterios de rechazo celular agudo

3. Rechazo celular:
Rechazo celular agudo:
- Grado I (leve): inflamación septal activa que afecta a las estructuras septales: venulitis, ductitis e inflamación neural/perineural y/o inflamación focal acinar (no > 2 focos inflamatorios por lóbulo con ausencia o mínima lesión celular acinar)
- Grado II (moderado): inflamación acinar multifocal (difusa, no confluente) con lesión celular acinar y/o arteritis de la íntima moderada o grave y/o arteritis necrosante con inflamación transmural
- Grado III (grave): inflamación acinar difusa, necrosis acinar y/o arteritis moderada/grave y/o arteritis necrosante con inflamación transmural

Rechazo celular activo crónico: arteriopatía crónica del injerto: fibrosis de la íntima arterial con infiltrado mononuclear en la fibrosis, formación de neoíntima)

4. Rechazo mediado por anticuerpos:
Positividad C4d + anticuerpos específicos del donante + disfunción del injerto
- Rechazo hiperagudo: necrosis inmediata del injerto (< 1 hora) por anticuerpos preformados en la sangre del receptor
- Rechazo acelerado: grave, fulminante, parecido al hiperagudo, pero ocurre al cabo de horas o días del trasplante
- Rechazo agudo: focal o difuso, asociado a hallazgos histológicos (ausencia o presencia de marginación de neutrófilos o mononucleares, trombosis, vasculitis y necrosis parenquimatosa)
- Rechazo crónico activo: hallazgos de las categorías 4 y 5

5. Rechazo crónico/esclerosis del injerto:
- Estadio I (esclerosis leve): fibrosis < 30 % de la superficie del núcleo con lóbulos acinares erosionados y de contornos irregulares
- Estadio II: fibrosis del 30-60 %, atrofia exocrina que afecta a la mayoría de los lóbulos
- Estadio III (esclerosis grave): la fibrosis ocupa más del 60 %

6. Otros diagnósticos histológicos. Ausencia de rechazo (pancreatitis, citomegalovirus, linfomas, etc.)

Tomado de Van Delden C et al.[13]

suero (derivación vesical o entérica) y en orina (solo en derivación vesical).

En la derivación vesical, la actividad de amilasa en orina es el marcador de rechazo más utilizado, mientras que en la derivación entérica se utilizan diversos marcadores séricos endocrinos (amilasa, lipasa y tripsinógeno anodal) y endocrinos (glucosa y tasa de desaparición de la glucosa). No hay un solo marcador con el cual se pueda diagnosticar o predecir el rechazo con 100 % de especificidad o sensibilidad. Sin embargo, incluso sin disponer de una biopsia del injerto, a menudo es posible detectar el rechazo mediante la clínica y los valores de los marcadores referidos. La creatinina sérica se utiliza como marcador de rechazo en el TPRS, ya que en este tipo de trasplante el rechazo renal suele preceder al pancreático.

Sin embargo, en el TPA la creatinina no sirve como marcador de rechazo pancreático, por lo que deben utilizarse otros marcadores para tal fin. En estos casos es aconsejable realizar una derivación vesical con el fin de disponer de la actividad de amilasa en orina como marcador del rechazo pancreático, aunque en la actualidad la derivación vesical rara vez es utilizada puesto que ha sido sustituida por la derivación duodenoentérica, que es más fisiológica.

Marcadores en orina del rechazo exocrino

Actividad de amilasa en orina. La derivación duodenovesical se introdujo para reducir la tasa de complicaciones, comprobando que también permitía la monitorización de la función exocrina del injerto mediante la determinación de la secreción de las enzimas pancreáticas en la orina[22]. Se ha observado, tanto en clínica como en investigación animal, que el rechazo del páncreas exocrino precede en 2-5 días al endocrino[23]. Cuando se realiza la monitorización de la actividad de amilasa en orina y se detecta hipoamilasuria, es posible instaurar un tratamiento antirrechazo antes de que aparezca una hiperglucemia. Un descenso de la actividad de amilasa en orina constituye un marcador de rechazo, aunque no es específico, ya que puede presentarse también una hipoamilasuria en casos de lesión de preservación, trombosis del injerto, pancreatitis y obstrucción del conducto pancreático[24]. La hidratación y diuresis del paciente también pueden hacer fluctuar la actividad de amilasa en orina. Es aconsejable medir las concentraciones de amilasa en orina en unidades por hora, mejor que en unidades por litro. Los niveles basales regulares de actividad de amilasa en orina se obtienen al cabo de varios días o incluso semanas después del trasplante de páncreas. La mayoría de los enfermos con derivación duodenovesical tienen niveles de amilasuria que oscilan entre 1.000 y 6.000 U/hora.

Se han descrito una serie de factores que contribuyen al descenso de la actividad de amilasa en orina: injertos de donantes > 40-45 años, lesión de preservación grave, pancreatitis del injerto y fibrosis previa del injerto. El descenso en un 50 % se ha considerado compatible con rechazo[24], mientras que otros autores consideran suficiente un descenso por debajo del 25 % de la actividad de amilasa en orina[25]. Debido a que no es un indicador específico de rechazo, se recomienda una biopsia percutánea (renal o pancreática) en los casos de

hipoamilasuria. Si no es posible realizar la biopsia, se debe tratar al paciente de forma empírica como si fuera un rechazo.

pH urinario. La derivación duodenovesical conlleva una alcalinización de la orina. Así, en la derivación entérica el pH urinario es de 6,1 ± 0,3, mientras que en la derivación duodenovesical asciende hasta 7,8 ± 0,1. En los casos de rechazo el pH desciende hasta 7,1 ± 0,1 en la derivación duodenovesical[26].

Marcadores séricos del rechazo exocrino

Estos marcadores pueden monitorizarse en cualquier tipo de trasplante, con independencia del tipo de derivación exocrina. El principal inconveniente de estos marcadores es que pueden estar alterados no solo en el rechazo sino también en la pancreatitis del injerto, lesión de preservación e infección.

En el rechazo pueden aumentar la amilasa y la lipasa séricas e incluso preceder al descenso en la actividad de amilasa en orina, aunque son inespecíficas del rechazo[27,28]. Estas enzimas también pueden estar elevadas en otras situaciones: lesión de preservación, pancreatitis del injerto, pancreatitis por CMV, enfermedad linfoproliferativa postrasplante y biopsia del injerto. En una serie que comparó ambas enzimas en 41 casos de rechazo demostrados con biopsia, la sensibilidad de la lipasa fue del 71 % frente al 50 % de la amilasa; sin embargo, en receptores de TPRS con rechazo, la sensibilidad de la creatinina fue mayor que la de la lipasa sérica[27]. Los niveles de amilasa y lipasa séricas aumentan proporcionalmente con el grado de lesión parenquimatosa exocrina, y la amilasa sérica se correlaciona mejor que la lipasa con el rechazo[29].

Marcadores séricos del rechazo endocrino

Los marcadores estudiados son la glucosa plasmática, la tasa de desaparición de la glucosa (refleja la primera y la segunda fases de la respuesta a la insulina) y la liberación de la insulina en la primera fase. Estas dos últimas pruebas no están suficientemente demostradas o son de difícil aplicación clínica.

La hiperglucemia debida al rechazo constituye un marcador tardío. Se suele observar en receptores con rechazo grave y afectación de los islotes. El rechazo leve persistente que afecta al tejido exocrino y vascular da lugar a una fibrosis del injerto, como se observa en el rechazo crónico, pudiendo causar la pérdida del control glucémico[29].

Aunque la glucemia tiene una alta especificidad (90-95 %), es el marcador de más baja sensibilidad (20 %)[30], de manera que los pacientes con glucemia > 300 mg/dl, debida a rechazo, tienen solo un 2 % de posibilidades de recuperar la función endocrina.

Diagnóstico histológico del rechazo

En la época de inmunosupresión con tacrólimus, en el TPRS, el rechazo afectó al páncreas y al riñón en el 65 % de los episodios, al páncreas en el 22 % y al riñón solo en el

13 %[31]. En la práctica clínica, el rechazo pancreático en los TPRS se ha monitorizado indirectamente por la creatinina o por biopsias renales. Sin embargo, en el TPA y en el TPDR la creatinina no puede utilizarse como marcador de rechazo. En los casos de sospecha de rechazo, tanto en el TPA como en el TPRS, se debe realizar una biopsia pancreática antes de efectuar una sobreinmunosupresión del receptor.

Las biopsias pancreáticas pueden complicarse con hemorragia intraabdominal, pancreatitis y fístulas pancreáticas. Las biopsias se pueden realizar mediante cistoscopia (solo en derivación duodenovesical), percutáneas con control ecográfico o por tomografía computarizda (TC), por laparoscopia[32] y, más recientemente, mediante una endoscopia alta cuando se utiliza la derivación exocrina del injerto pancreático al duodeno del paciente[33].

Biopsia transcistoscópica

Se indica en los casos con derivación duodenovesical. Es posible obtener muestras por punción del páncreas, bajo control ecográfico, con un rendimiento del 80 %, así como una biopsia del duodeno (rechazo frecuentemente asociado al del páncreas). La microhematuria después de la biopsia es frecuente y la macrohematuria se asocia al 10 % de los casos[34].

Biopsia percutánea

Se puede llevar a cabo con anestesia local y control ecográfico o con TC, y en el 93 % de los casos es posible obtener tejido suficiente. Se produce una elevación de la amilasemia > 25 % en el 30 % de los enfermos[35]. Existe también riesgo de hemorragia intraabdominal, que puede prevenirse si se identifican los vasos de mayor calibre.

Actualmente no hay evidencia de que se deban efectuar biopsias de protocolo en el TPRS, aunque su realización va a depender de la experiencia y los resultados del centro. Sin embargo, en el TPA estas biopsias pueden mejorar los resultados inmunológicos, sobre todo en presencia de anticuerpos específicos del donante, circunstancia que aumenta la incidencia de rechazo y provoca peor supervivencia del injerto[7].

La biopsia percutánea del páncreas trasplantado es la técnica preferida sobre la biopsia duodenal, con independencia de la técnica derivativa exocrina, ya que la concordancia entre las biopsias pancreáticas y duodenales es limitada[36].

Biopsia laparoscópica

Está indicada en el 15-20 % de los casos en los que no se ha podido realizar la biopsia percutánea por interposición de asas intestinales, sobre todo en la derivación duodenoentérica. Para evitar las adherencias se realiza una incisión infraumbilical y se introduce un trocar de Hasson a través de un puerto a ciegas en el abdomen[37].

Biopsia pancreática por endoscopia alta

La derivación exocrina del duodeno del injerto al duodeno del receptor permite llevar a cabo una biopsia pancreática o una biopsia duodenal del injerto con escasas complicaciones[33].

Técnicas de diagnóstico del rechazo por imágenes

Las técnicas de imagen (gammagrafía, eco-Doppler, TC y resonancia magnética) aportan poco al diagnóstico del rechazo. Mediante el eco-Doppler se ha observado en el rechazo una alteración del flujo arterial y del índice de resistencia[38], aunque la localización del injerto pancreático hace difícil su visualización debido a la interposición de gas intestinal.

Repercusión del rechazo sobre las funciones endocrina y exocrina y pérdida del injerto

Los pacientes con función metabólica alterada pueden presentar mala función exocrina. Por otro lado, una tasa elevada de actividad de amilasa en orina no necesariamente implica una función endocrina normal. A pesar de esta ocasional discordancia, la monitorización de la actividad de amilasa en orina en pacientes con derivación duodenovesical proporciona una información muy valiosa para el diagnóstico del rechazo[39]. El rechazo moderado o grave puede causar alteración exocrina permanente con descenso de la actividad de amilasa en orina y deterioro de la función endocrina. Después de los episodios reversibles de rechazo, la función endocrina se preserva siempre, mientras que la exocrina puede desaparecer casi por completo[39,40]. La disfunción endocrina habitualmente se observa solo en pacientes con rechazo grave, en los que la isquemia producida por el rechazo podría ser el mecanismo patogénico[41].

En una serie de 319 pacientes con derivación duodenovesical se constató la pérdida de la función exocrina en el 9 % de los casos, siendo la causa más frecuente el rechazo crónico[42]. Se define como pérdida de la función exocrina la actividad de amilasa en orina < 100 U/hora, mientras que se considera pérdida parcial cuando es de 200-800 U/hora.

En los pacientes con TPRS, los episodios de rechazo pueden detectarse por la monitorización de la creatinina, debido a que la mayoría de los episodios de rechazo afectan solo al riñón o al riñón y el páncreas a la vez. Los factores de riesgo para la pérdida de la función endocrina son: ausencia del riñón del mismo donante que el páncreas (TPA), pérdida total de la actividad de amilasa en orina y antecedente de más de dos episodios de rechazo. De los pacientes con TPRS, solo el 2 % pierde el páncreas por rechazo y el 8 % pierde el riñón. El 10 % de los pacientes con TPRS pierden uno de los injertos y un 3 % adicional pierde ambos. La trasplantectomía del páncreas por rechazo solo está indicada cuando el receptor presenta síntomas (fiebre, dolor, infección), hecho que suele ocurrir en el 25 % de los casos[43].

Tratamiento del rechazo

Si el grado de rechazo agudo es mínimo o leve, puede tratarse solo con bolos de metilprednisolona (1 bolo de 500 mg/día, durante 3 días)[7], con un ciclo de descenso de metilprednisolona o con el aumento de las dosis de anticalcineurínicos (tacrólimus o ciclosporina), micofenolato mofetilo o rapamicina.

El tratamiento con anticuerpos deplecionantes se indica en los casos de rechazo agudo moderado o grave del TPRS o en los casos inmunológicamente más desfavorables[7,31,44], y también en el TPDR o el TPA con rechazo mínimo o leve, durante un ciclo de 7-14 días[31,44,45]. El tratamiento de los rechazos recurrentes debe individualizarse, aunque deben ser los anticuerpos deplecionantes los que se utilicen en la mayoría de estos pacientes[7]. En cuanto al rechazo crónico no tiene opciones de tratamiento por la pérdida completa e irreversible de la función endocrina. Debido a la falta de datos específicos, el tratamiento del rechazo mediado por anticuerpos, definido como positividad de C4d, presencia de anticuerpos específicos del donante y disfunción del injerto, debe individualizarse para cada caso según la historia clínica y los datos inmunológicos del paciente[7].

DISFUNCIÓN DEL INJERTO PANCREÁTICO

La función del injerto se considera normal cuando la cifra de glucemia en ayunas es normal sin necesidad de tratamiento con insulina o antidiabéticos orales. Por el contrario, la ausencia de función del injerto se define como la necesidad de insulina o antidiabéticos orales para poder mantener cifras normales de glucemia, mientras que la recurrencia de la diabetes se define por el requerimiento de insulina y pérdida grave del péptido C en ausencia de rechazo, hecho que se presenta con una incidencia del 7,6 %, aunque a veces pueden coexistir la diabetes y el rechazo[46].

Fallo primario del injerto

Se refiere una incidencia de 0,5-1 % de fallo primario. La edad avanzada del donante constituye un factor de riesgo[47], definiéndose por la ausencia de función del injerto después de descartar otras causas de fallo precoz, como trombosis del injerto o rechazo hiperagudo. El fallo primario supone la reintroducción de la insulina de modo permanente, aunque la trasplantectomía no es necesaria en este caso.

Disfunción precoz o función endocrina retardada del injerto

La disfunción precoz se define como una discrepancia temporal, ocurrida en la fase precoz postrasplante, entre la función del injerto, la capacidad fisiológica de la función del paciente y las necesidades fisiológicas. A esta disfunción contribuye la susceptibilidad del injerto a la lesión de preservación que daña la microvascularización del parénquima pancreático y facilita la formación de trombosis venosa durante la primera semana postrasplante[48].

La obesidad, la dislipidemia (producida por la diabetes) y la uremia (presente en los receptores con neuropatía diabética terminal) pueden aumentar la resistencia a la insulina.

Después de una derivación portosistémica se produce una hiperinsulinemia. A pesar de que el control metabólico es similar en las derivaciones venosas portosistémica y portoportal, se necesita mayor cantidad de insulina después de la primera derivación para conseguir el mismo efecto metabólico, lo cual supone una sobrecarga metabólica del páncreas.

La denervación del páncreas disminuye, al menos hipotéticamente, la respuesta secretora postrasplante, lo que, unido a la operación y al estrés resultante y la hiperglucagonemia, contribuyen a aumentar la demanda de insulina. Asimismo, la medicación inmunosupresora (ciclosporina, tacrólimus, prednisona), administrada después del trasplante, disminuye la tolerancia a la glucosa y puede tener efectos adversos sobre los islotes.

La función endocrina retardada del injerto pancreático se presenta entre el 3 y el 69 % de los trasplantados[49,50]; se asocia con el peso > 80 kg del receptor, la edad > 45 años del donante o cuando las causas de fallecimiento de los donantes son cardiovasculares o cerebrovasculares o no traumáticas. La supervivencia del injerto pancreático a los 3 años es significativamente inferior cuando hay una función retardada del injerto, hecho que se atribuye a una insuficiencia de la reserva funcional (donantes > 45 años) más que a un aumento de la inmunogenicidad[51]. Por lo tanto, la reducción del peso del receptor y la selección de los donantes < 45 años son factores importantes para obtener una buena función precoz del injerto[49]. Se ha observado que la elevación de la lipasa o la proteína C reactiva, o la combinación de ambos parámetros, es un factor predictivo de disfunción precoz del injerto pancreático en el TPRS[48].

Disfunción tardía del injerto

Se considera tardía la disfunción acaecida después de 4 semanas del trasplante. Se ha señalado la aparición de casos aislados de diabetes de tipo 2 postrasplante, atribuidos a la obesidad del paciente, la tendencia al desarrollo de diabetes del adulto del páncreas donante, la utilización de corticoides y/o anticalcineurínicos (ciclosporina, tacrólimus) o rechazo agudo o crónico.

La pancreatitis y las complicaciones vasculares del injerto (trombosis tardía, fístula arteriovenosa, seudoaneurisma micótico, estenosis preanastomótica arterial, aneurisma arterial del injerto, arteriosclerosis o estenosis intrainjerto) pueden también originar disfunción tardía. La intolerancia a la glucosa con niveles normales en ayunas de péptido C e insulina libre, con niveles elevados en ayunas de proinsulina o sin ellos y una ratio proinsulina/insulina elevada, denotan una disfunción del injerto por una situación de estrés metabólico[52]. Las infecciones sistémicas o locales (intrainjerto o periinjerto) también pueden contribuir a la disfunción tardía.

El tratamiento de los enfermos con disfunción tardía consistirá en evitar o tratar las causas: régimen de adelgazamiento en obesos, retirada de corticoides o inmunosupresores diabetógenos (la ciclosporina o el tacrólimus se sustituyen por rapamicina o micofenolato mofetilo), tratamiento de la diabetes de tipo 2, etcétera.

Puede observarse también el raro caso de ausencia de secreción exocrina del páncreas (evidenciada por la ausencia de amilasuria en la derivación duodenovesical), permaneciendo normal la función endocrina[53]. La hiperglucemia durante los primeros 5 días del trasplante de páncreas se asocia significativamente con la pérdida del injerto y puede ser una herramienta para guiar de forma individualizada la monitorización y el tratamiento del injerto. La hiperglucemia puede presentarse independientemente de un buen nivel de péptido C y del proceso inflamatorio[54].

Hipoglucemia

La hipoglucemia ocasional sintomática puede presentarse en el 25-50 % de los pacientes incluso varios años después del trasplante de páncreas[55,56]. Sin embargo, esta hipoglucemia rara vez da síntomas y, si estos aparecen, son leves. Se han propuesto seis mecanismos de producción de la hipoglucemia:

- Ausencia del paso de sangre, procedente del injerto pancreático, a través del hígado. Esto ocasiona un aumento de la captación de glucosa por el músculo, descenso de la gluconeogénesis hepática y liberación de glucosa e hiperinsulinemia sistémica[57].
- Elevación de los anticuerpos antiinsulina, que inducen hipoglucemia debido a la prolongación de la vida media de la insulina circulante.

- Alteración de las respuestas contrarreguladoras de la hipoglucemia. La secreción de adrenalina, que se halla disminuida en los diabéticos de tipo 1 antes del trasplante, mejora después de este, pero no alcanza los niveles observados en los no diabéticos ante una situación de hipoglucemia[58].
- Hipoglucemia reactiva a la fase posprandial[56].
- Hipoglucemia asociada a un seudotumor inflamatorio del injerto pancreático.
- Hipoglucemia asociada a nesidiodisplasia del injerto pancreático[59].

Cuando se presentan episodios de hipoglucemia deben realizarse determinaciones de la glucemia en el mismo laboratorio. Si se confirma la hipoglucemia, un ajuste dietético (aumento de la ingesta de hidratos de carbono y de la frecuencia de las comidas) suele bastar para controlar la glucemia.

REFERENCIAS BIBLIOGRÁFICAS

1. Herrero-Martínez JM, Lumbreras C, Manrique A et al. Epidemiology, risk factors and impact on long-term pancreas function of infection following pancreas-kidney transplantation. Clin Microbiol Infect 2013; 19:1132-9.
2. Lumbreras C, Fernández I, Velosa J, Munn S, Sterioff S, Paya CV. Infectious complications following pancreatic transplantation: Incidence, microbiological and clinical characteristics, and outcome. Clin Infect Dis 1995; 20: 514-20.
3. Smets YFC, Van der Pijl JW, Van Dissel JT et al. Infectious disease complications of simultaneous pancreas kidney transplantation. Nephrol Dial Transplant 1997; 12: 764-71.
4. Sollinger H, Odorico JS, Becker YT et al. One thousand simultaneous pancreas-kidney transplants at a single center with 22-year follow-up. Ann Surg 2009; 250: 618-30.
5. Brayman KL, Stephanian E, Matas AJ et al. Analysis of infectious complications occurring after solid-organ transplantation. Arch Surg 1992; 127: 38-48.
6. Marcacuzco A, Jiménez-Romero C, Manrique A et al. Outcome of patients with hemodialysis undergoing simultaneous pancreas-kidney transplantation. Clin Transplant 2018; 32: e13268.
7. Boggi U, Vistoli F, Andres A et al. First World Consensus Conference on pancreas transplantation: Part II –recommendations. Am J Transplant 2021;21 (Suppl 3):17-59.
8. Lapchik MS, Castelo-Filho A, Pestana JO et al. Risk factors for nosocomial urinary tract and postoperative wound infections in renal transplant patients: a matched-pair case-control study. J Urol 1992; 147: 994-8.
9. Knight RJ, Bodian C, Rodríguez-Laiz G, Guy SR, Fishbein TM. Risk factors for intra-abdominal infection after pancreas transplantation. Am J Surg 2000; 179: 99-102.
10. Benedetti E, Gruessner AC, Troppmann C et al. Intra-abdominal fungal infections after pancreatic transplantation: incidence, treatment, and outcome. J Am Coll Surg 1996; 183: 307-16.
11. Sinnot JT, Emmanuel PJ. Mycobacterial infections in the transplant patient. Sem Respir Infect 1990; 5: 65-73.
12. Paya CV. Fungal infections in solid organ transplantation. Clin Infect Dis 1993; 16: 677-88.
13. Van Delden C, Stampf S, Hirsch HH et al. Burden and timeline of infectious diseases in the first year after solid organ transplantation in the Swiss Transplant Cohort Study. Clin Infect Dis 2020; 71: e159-69.
14. López-Medrano F, Muñoz de la Espada M, Pérez-Jacoiste Asín MA et al. Fluconazole versus micafungin for initial antifungal prophylaxis against Candida in pancreas transplant recipient: a comparative study of two consecutive periods. Mycoses 2022; 65: 517-25.
15. Kusne S, Torre-Cisneros J, Manez R et al. Factors associated with invasive lung aspergillosis and the significance of positive Aspergillus culture after liver transplantation. J Infect Dis 1992; 166: 1379-83.
16. Jiménez C, Lumbreras C, Aguado JM et al. Successful treatment of mucor

infection after liver or pancreas-kidney transplantation. Transplantation 2002; 73: 476-80.
17. Kotton CN, Kumar D, Caliendo AM et al. The third international consensus guidelines on the management of the cytomegalovirus in solid-organ transplantation. Transplantation 2018; 102: 900-31.
18. Dallman MJ. Immunobiology of graft rejection. En: Ginns LC, Cosimi AB, Morris PJ, eds. Transplantation. Philadelphia: Blackwell Science, 1988; p. 23-42.
19. Drachenberg CB, Odorico J, Demetris AJ et al. Banff schema for grading pancreas allograft rejection: working proposal by a Multi-disciplinary International Consensus Panel. Am J Transplant 2008; 8: 1237-49.
20. Gruessner RWG, Dunn DL, Tzardis PJ et al. Simultaneous pancreas and kidney transplants versus single kidney transplants and previous kidney transplants in uremic patients and single pancreas transplants in nonuremic diabetic patients: comparison of rejection, morbidity, and long-term outcome. Transplant Proc 1990; 22: 622-3.
21. Kandaswamy R, Stock PG, Miller J et al. OPTN/SRTR 2020 Annual Data Report: pancreas. Am J Transplant 2022; 22 (Suppl 2): 137-203.
22. Sutherland DER, Dunn DL, Goetz FC et al. A ten-year experience with 290 pancreas transplants at a single institution. Ann Surg 1989; 210: 274-85.
23. Prieto M, Sutherland DE, Fernández-Cruz L, Heil J, Najarian JS. Experimental and clinical experience with urine amylase monitoring for early diagnosis of rejection in pancreas transplantation. Transplantation 1987; 43: 73-9.
24. Nankivell BJ, Allen RDM, Bell B et al. Factors affecting measurement of urinary amylase after bladder-drained pancreas transplantation. Clin Transplant 1991; 5: 392-7.
25. Benedetti E, Najarian JS, Sutherland DER et al. Correlation between cystoscopic biopsy results and hypoamylasuria in bladder-drained pancreas transplants. Surgery 1995; 118: 864-72.
26. Nghiem DD, Cottington EM, Corry RJ. Physiologic studies of urinary drained pancreaticoduodenal grafts in humans. J Surg Res 1990; 48: 72-7.
27. Cheng SS, Munn SR. Posttransplant hyperamylasemia is associated with decreased patient and graft survival in pancreas allograft recipients. Transplant Proc 1994; 26: 428-9.
28. Sugitani A, Egidi F, Gritsch HA et al. Serum lipase as a marker for pancreatic allograft rejection. Clin Transplant 1998; 12: 224-7.
29. Papadimitriou JC, Drachenberg CB, Wiland A et al. Histologic grading of acute allograft rejection in pancreas needle biopsy. Transplantation 1998; 66: 1741-5.
30. Gill IS, Stratta RJ, Taylor MT et al. Correlation of serologic and urinary tests with allograft biopsy in the diagnosis of pancreas rejection. Transplant Proc 1997; 29: 673.
31. Bartlett ST, Schweitzer EJ, Johnson LB et al. Equivalent success of simultaneous pancreas kidney and solitary pancreas transplantation. A prospective trial of tacrolimus immunosuppression with percutaneous biopsy. Ann Surg 1996; 224: 440-52.

32. Gruessner AC, Sutherland DER. Analysis of United States (US) and non-US pancreas transplant reported to the United Network for Organ Sharing (UNOS) and the International Pancreas Transplant Registry (IPTR) as of October 2001. En: Cecka JM, Terasaki PI, eds. Clinical transplants 2001. Los Angeles: UCLA Tissue Typing Laboratory; 2002; p. 41-72.

33. Gunasekaran G, Wee A, Rabets J, Winans C, Krishnamurthi V. Duodenoduodenostomy in pancreas transplantation. Clin Transplant 2012; 26: 550-57.

34. Lowell JA, Bynon JS, Nelson N et al. Improved technique for transduodenal pancreas transplant biopsy. Transplantation 1994; 57: 752-3.

35. Martinenghi S, Dell'Antonio G, Secchi A et al. Percutaneous microbiopsy for the diagnosis of rejection in whole bladder-diverted pancreas transplantation. Transplant Proc 1991; 26: 526.

36. Nordheim E, Horneland R, Aandahl EM et al. Pancreas transplant rejection episodes are not revealed by biopsies of the donor duodenum in a prospective study with paired biopsies. Am J Transplant 2018; 18: 1256-61.

37. West M, Gruessner RWG. Laparoscopic biopsy after pancreaticoduodenal transplantation. Transplantation 1996; 62: 1684-7.

38. Gilabert R, Fernández-Cruz L, Bru C et al. Duplex-doppler ultrasonography in monitoring clinical pancreas transplantation. Transplant Int 1988; 1: 172-7.

39. Brayman K, Morel P, Chau C et al. Influence of rejection episodes on the relationship between exocrine and endocrine function in bladder-drained pancreas transplant. Transplant Proc 1992; 24: 921-3.

40. Sibley RK, Sutherland DER. Pancreas transplantation: an immunohistologic examination of 100 grafts. Am J Pathol 1987; 128: 151-70.

41. Nakleh RE, Gruessner RWG. Ischemia due to vascular rejection causes islet loss after pancreas transplantation. Transplant Proc 1998; 30: 539.

42. Barrou B, Barrou Z, Gruessner A et al. Probability of retaining endocrine function (insulin independence) after definitive loss of exocrine function in bladder-drained pancreas transplants. Transplant Proc 1994; 26: 473-4.

43. Troppmann C, Dunn DL, Najarian JS et al. Operative reintervention following early complications after pancreas transplantation. Transplant Proc 1994; 26: 454.

44. Sollinger HW, Odorico JS, Knechtle SJ et al. Experience with 500 simultaneous pancreas-kidney transplants. Ann Surg 1998; 228: 284-96.

45. Sutherland DER, Gruessner RWG, Dunn DL et al. Lessons learned from more than 1.000 pancreas transplants at a single institution. Ann Surg 2001; 233: 463-501.

46. Vendrame F, Hopfner YY, Diamantopoulos S et al. Risk factors for type 1 diabetes recurrence in immunosuppressed recipients of simultaneous pancreas-kidney transplants. Am J Transplant 2016; 16: 235-45.

47. Ramcharan T, Paraskevas S, Denis R et al. Primary nonfunction after pancrea transplant-an uncommon cause of graft failure. Acta Chir Austriaca 2001; 33 (suppl 174): 12.

48. Jahn N, Voelker MT, Laudi S et al. Correelation of different serum biomarkers with prediction of early pancreatic graft dysfunction following simultaneous pancreas and kidney transplantation. J Clin Med 2022; 11: 2563.

49. Troppmann C, Grueesner AC, Papalois BE et al. Delayed endocrine pancreas graft function after simultaneous pancreas-kidney transplantation. Transplantation 1996; 61: 1323-30.

50. Nghiem DD, Hsia S, Schlosser JD, Nghiem HG. Delayed endocrine graft function: truth or myth? Transplant Proc 1998; 30: 284.

51. Tan M, Kandaswamy R, Sutherland DE, Gruessner RW. Laparoscopic donor distal pancreatectomy for living donor pancreas and pancreas-kidney transplantation. Am J Transplant 2005; 5: 1966-70.

52. Weide LG, Stratta RJ, Cushing K et al. Elevated fasting pro-insulin levels as a marker for impaired function after pancreas transplantation. Transplant Proc 1997; 29: 678.

53. Barone GW, Henry ML, Elkhammas EA et al. Pancreatic exocrine "burnout" following pancreas transplantation. Transplant Proc 1992; 24: 831-2.

54. Shapey IM, Tan ZL, Gioco R et al. Peri-transplant glycaemic control as a predictor of pancreas transplant survival. Diabetes Obes Metab 2021; 23; 49-57.

55. Battezzati A, Bonfatti D, Benedini S et al. Spontaneous hypoglycemia after pancreas transplantation in type I diabetes mellitus. Diab Med 1998; 15: 991-6.

56. Redmon JB, Teuscher AU, Robertson RP. Hypoglycemia after pancreas transplantation. Diabetes Care 1998; 21: 1944-50.

57. Diem P, Abid M, Redmon JB, Sutherland DE, Robertson RP. Systemic venous drainage of pancreas allografts as independent cause of hyperinsulinemia in type I diabetic recipients. Diabetes 1990; 39: 534-40.

58. Kendall DM, Rooney DP, Smets YFC et al. Pancreas transplantation restores epinephrine response and symptom recognition during hypoglycemia in patients with long-standing type I diabetes and autonomic neuropathy. Diabetes 1997; 46: 249-57.

59. Semakula C, Pambuccian S, Gruessner R et al. Clinical case seminar: hypoglycaemia after pancreas transplantation: association with allograft nesidiodysplasia and expression of islet neogenesis-associated polypeptide. J Clin Endocrinol Metab 2002; 87: 3548-54.

Complicaciones quirúrgicas y urológicas en el trasplante de páncreas y riñón

39

C. Jiménez Romero, A. Manrique Municio, A. Marcacuzco Quinto, J. Calvo Pulido, Á. García-Sesma, Ó. Caso Maestro, E. Moreno González e I. Justo Alonso

INTRODUCCIÓN

A pesar de los avances en la técnica quirúrgica, el mantenimiento y la preservación de injertos pancreáticos, la inmunosupresión, la profilaxis antiinfecciosa y las técnicas diagnósticas, las complicaciones quirúrgicas o fallos técnicos continúan siendo un problema grave después del trasplante de páncreas, a veces asociados a la pérdida del injerto y más rara vez al fallecimiento del paciente. Entre las complicaciones quirúrgicas más importantes se señalan: trombosis arterial o venosa del injerto, pancreatitis del injerto, infecciones intraabdominales y de la herida, fístulas anastomóticas y del injerto pancreático, seudoquistes del injerto, hemorragia del injerto pancreático o de la anastomosis duodenoentérica o duodenovesical, obstrucción intestinal, seudoaneurisma y fístula arteriovenosa. Con respecto a las complicaciones urológicas (infecciones urinarias, pancreatitis por reflujo, hematuria y uretritis) después de un trasplante de páncreas y riñón simultáneo (TPRS), suelen presentase fundamentalmente en los pacientes en los que se realiza una derivación duodenovesical de la secreción exocrina, técnica hoy sustituida por la derivación duodenoentérica en la mayoría de los trasplantes de páncreas.

COMPLICACIONES QUIRÚRGICAS

Incidencia

Después de un trasplante de páncreas, el 31-44 % de los pacientes requerirán al menos una relaparotomía[1-5], aunque el grupo de Minnesota ha referido un descenso significativo de esta incidencia en períodos más recientes: desde el 32 % en el período 1986-1994 hasta el 18,8 %, entre los años 1994-1997, atribuyendo esta menor incidencia global a la reducción de la tasa de trombosis del injerto y de las infecciones intraabdominales[2]. La edad del donante > 40 años y la obesidad del receptor se han asociado con un mayor riesgo de complicaciones quirúrgicas (trombosis, infección intraabdominal, fístulas anastomóticas, pancreatitis aguda grave) que

van a requerir una relaparotomía, teniendo en cuenta que en el 40-57 % de estas reexploraciones quirúrgicas se tiene que realizar una trasplantectomía[1-3].

Los pacientes con antecedente de diálisis peritoneal presentan un riesgo mayor de infecciones, fístulas y necesidad de una relaparotomía, con la consiguiente mayor incidencia de pérdida del injerto que los que previamente al trasplante habían sido tratados mediante hemodiálisis[6].

Considerando los distintos tipos de trasplante pancreático, sobre una serie global de 441 trasplantes realizados en Minnesota hasta finales del 1994[1], las tasas de complicaciones quirúrgicas y de reintervenciones precoces requeridas (primeros 3 meses) fueron más altas cuando se presentaron infecciones intraabdominales, trombosis del injerto o pancreatitis. La necesidad de una relaparotomía se asocia a una supervivencia al año significativamente menor, tanto del injerto (20 % con relaparotomía frente al 70 % sin relaparotomía) como del paciente (78 % con relaparotomía frente al 93 % sin ella)[7]. En nuestra serie, también la supervivencia del injerto pancreático a los 5 años fue significativamente más baja cuando se efectuó una relaparotomía que cuando esta no fue necesaria (37,9 % frente a 87,2 %), siendo las causas fundamentales de pérdida del injerto: trombosis, fístula duodenal, pancreatitis grave y hemorragia del injerto[4].

Trombosis del injerto pancreático

Cuando se analizan los resultados del trasplante de páncreas, se constata que la tasa de pérdida del injerto por complicaciones técnicas, no inmunológicas, es muy superior a la evidenciada en otros trasplantes de órganos sólidos, siendo la causa más frecuente la trombosis del páncreas trasplantado, de manera que la trombosis del injerto se asocia con su pérdida en el 83,3 % de los casos[8]. Así, en una serie de 937 trasplantes de páncreas de la Universidad de Minnesota[9], la tasa de pérdida del injerto por complicaciones técnicas fue del 13,1 % (123 injertos): trombosis (52 %), pancreatitis (20,3 %), infecciones (18,7 %), fístulas (6,5 %), hemorragia (2,4 %). Aunque se denominan complicaciones o fallos técnicos, esto no implica errores de técnica, sino que son consecuencia de la eventual presencia de factores de riesgo relacionados con el donante o con el receptor. A pesar de la experiencia acumulada y de los avances técnicos y cuidados perioperatorios, la tasa de las complicaciones técnicas sigue siendo elevada, habiéndose observado, sin embargo, una significativa disminución de las complicaciones inmunológicas debido, sobre todo, a la introducción de inmunosupresores más potentes como el tacrólimus, el micofenolato mofetilo (MMF), los inhibidores de la proteína-cinasa diana de la rapamicina de mamíferos (mTOR) sirólimus y everólimus y la utilización de terapia de inducción con anticuerpos.

La trombosis del injerto pancreático (venosa en el 60 % de los casos y arterial en el 40 %) presenta una incidencia global de 8,8-35 %[4,9-16] y constituye la complicación técnica más frecuente[2]. Esta complicación se asocia casi indefectiblemente con la pérdida del páncreas trasplantado, añadiendo al trasplante una morbimortalidad considerable sobre todo si ocurre en el postoperatorio precoz y no se realiza una trasplantectomía inmediata[15]. La forma más frecuente de trombosis es la precoz, que suele presentarse durante la primera semana del trasplante, aunque puede aparecer entre las primeras 24 horas y las primeras 6 semanas, no relacionándose con las anastomosis o problemas técnicos, sino con la situación de bajo flujo del injerto, edema pancreático, alteración de la microcirculación e hipercoagulabilidad local y sistémica[15]. La forma tardía se asocia con mayor frecuencia al rechazo crónico.

En la patogenia de esta complicación se han descrito múltiples factores de riesgo dependientes del donante y del receptor, entre los que destacan: bajo flujo sanguíneo en el injerto pancreático[14,15,17,18], utilización de excesiva cantidad de solución de preservación (más de 3-4 l) que produce edema del injerto[19,20], lesión de preservación y de reperfusión y tiempo de isquemia del injerto > 12 horas[14,21], donante > 45 años, aterosclerosis y esteatosis del donante, muerte del donante por enfermedad cardiovascular o por muerte circulatoria[8,15,17,22,23], implantación del injerto en la fosa ilíaca izquierda[15], utilización de un *patch* arterial de Carrel, interposición de un injerto venoso entre las venas porta e ilíaca[9,15], tratamiento prolongado del donante con desmopresina[24,25], pancreatitis del injerto[15,21], rechazo e infección del injerto, trasplante pancreático después del renal[21] y efecto procoagulante de la ciclosporina y de la prednisona, tras-

plante de páncreas aislado, drenaje entérico, diálisis peritoneal pretrasplante[15], utilización de solución de preservación de histidina-triptófano-cetoglutarato (HTK) con tiempo de isquemia fría superior a 12 horas[26,27], estados de hipercoagulabilidad (déficit de proteína C o S o anticuerpos antifosfolípido) del receptor con propensión a la trombosis[8]. No obstante, la asociación de la solución de preservación HTK con la pérdida del injerto (incluida la trombosis del injerto) está en discusión, atribuyéndose quizás al mayor volumen de solución utilizado que produce lesión por hiperperfusión en comparación con otras soluciones[8,27] como la de Wisconsin o la de Celsior® (Tabla 39-1).

Profilaxis de la trombosis del injerto pancreático

Los pacientes con antecedentes de algún problema trombótico se deben evaluar por una eventual trombofilia, como la mutación genética del factor V de Leiden[28]. El reconocimiento de este factor de riesgo es importante, ya que obliga a realizar una anticoagulación profiláctica de la trombosis[29]. No obstante, entre la comunidad trasplantadora de páncreas no hay evidencia clara y estandarizada para utilizar la profilaxis anticoaguladora selectiva o universal.

Dosis bajas de aspirina se aconsejan en todos los receptores de páncreas, excepto que tengan antecedentes de alergia o presenten trombocitopenia grave. Se considera suficiente efecto antiplaquetario la utilización de una dosis diaria de 81 mg/día de aspirina o 325 mg/día en enfermos de alto riesgo. La heparina de bajo peso molecular (HBPM) se utiliza actualmente 8-24 horas después del trasplante de páncreas para reducir el riesgo de trombosis[30,31]. Hoy en día se utilizan 4.000 UI/día durante el período de ingreso, y ácido acetilsalicílico a partir del 5º-7º día del trasplante[30].

Cuando se utiliza heparina intravenosa, se inicia en el quirófano con un bolo de 1.500-2.000 UI antes del pinzamiento vascular y, una vez realizada la hemostasia después de revascularizar el injerto, se administran 100-200 UI/hora en infusión intravenosa continua. Se realizan determinaciones de tiempo de tromboplastina parcial (TTP) y hemoglobina cada 6 horas para no sobrepasar los 50 segundos de TTP, ya que por encima de este nivel aumenta sustancialmente el riesgo de sangrado. A los 5 días se retira la infusión de heparina, dejando al enfermo solo con aspirina[29]. En un estudio comparativo entre el uso de heparina no fraccionada y la

---

Tabla 39-1. Factores de riesgo de trombosis del injerto pancreático

- Donante > 45 años
- Donantes varones
- Obesidad (índice de masa corporal > 30) de donante y receptor
- Accidente cerebrovascular no traumático del donante
- Donante en asistolia controlada
- Aterosclerosis y esteatosis del donante
- Tratamiento prolongado del donante con desmopresina
- Excesiva solución de preservación para perfundir el injerto
- Edema del injerto
- Bajo flujo sanguíneo del injerto
- Tiempo de isquemia fría > 12 horas
- No diálisis pretrasplante
- Anticuerpos anti-HLA > 20 %
- Efecto procoagulante de la ciclosporina y la prednisona

- Hipercoagulabilidad (déficit de proteínas C o S, anticuerpos antifosfolípido)
- Implante del injerto en fosa ilíaca izquierda
- Interposición de injerto venoso
- Utilización de un *patch* de Carrel
- Derivación duodenoentérica
- Derivación venosa portoilíaca
- Pancreatitis posreperfusión del injerto
- Infección del injerto
- Hipotensión intraoperatoria o postoperatoria (presión arterial sistólica < 90 mmHg)
- Rechazo agudo
- Trasplante de páncreas después del riñón

HBPM, se comprobó una mayor incidencia de trombosis (17 %) con la heparina no fraccionada que con la HBPM[32]. Se ha referido que la trombosis del injerto más allá de la segunda semana del trasplante de páncreas está casi siempre asociada al rechazo agudo del injerto[33].

Diagnóstico y tratamiento de la trombosis del injerto

Una vez realizado el diagnóstico de trombosis por las manifestaciones clínicas (dolor abdominal, hematuria en derivación vesical, hiperglucemia, etc.), por eco-Doppler o por angiotomografía computarizada (angio-TC), el tratamiento en casi todos los casos es la trasplantectomía, planteándose con posterioridad un eventual retrasplante. Se ha demostrado que la angio-TC permite un diagnóstico más precoz y seguro de la trombosis del injerto, incluso parcial, lo cual facilita instaurar una anticoagulación que evite la pérdida del injerto[34]. La trombosis arterial o venosa, salvo raras excepciones en las que se actúa precozmente, implica la pérdida del injerto. Se han descrito diferentes técnicas para evitar la pérdida del injerto en casos de trombosis: trombectomía quirúrgica o por vía percutánea, fibrinólisis y anticoagulación[35,36]. La elección de la técnica dependerá de la localización y la extensión de la trombosis y de la experiencia del cirujano o del radiólogo intervencionista.

Complicaciones arteriales del injerto

En una reciente revisión de la literatura científica se registraron 70 casos de complicaciones arteriales asociadas al injerto pancreático, en el 50 % de los pacientes por TPRS fallidos, correspondiendo 34 casos a seudoaneurismas, 23 a fístula arterial y 13 a fístula arteriovenosa. Se realizó intervención quirúrgica primaria en 29 pacientes, embolización o *coils* en 24, prótesis en 12, sin especificar en los 5 restantes; 19 pacientes precisaron una segunda intervención[37].

La enfermedad aterosclerótica del donante o del receptor puede progresar después del trasplante de páncreas (estenosis preanastomótica, anastomótica o postanastomótica), de manera que puede presentarse una disfunción pancreática endocrina con hiperamilasemia asociada[38].

Los *seudoaneurismas* son complicaciones graves, habitualmente tardías, que se localizan en cualquier arteria intraparenquimatosa del injerto, en el injerto arterial interpuesto o en la anastomosis del injerto con el receptor, pudiendo manifestarse como una fístula arteriovesical (derivación vesical) o entérica (derivación duodenoentérica). La clínica suele ser de hematuria (derivación vesical) o hemorragia digestiva baja (derivación entérica), dolor en la fosa ilíaca derecha, masa pulsátil, sepsis (causa infecciosa bacteriana o fúngica) e inestabilidad hemodinámica en caso de rotura[39-42]. El diagnóstico se lleva a cabo mediante eco-Doppler, angio-TC, angiorresonancia magnética (angio-RM) o arteriografía (confirmación); si el enfermo está estable y el origen no es infeccioso, se puede resolver mediante colocación de una prótesis endovascular, mientras que en los casos en que el aneurisma está roto o amenaza rotura, debe realizarse una trasplantectomía[42].

La *fístula arteriovenosa* es una complicación rara, que puede presentarse desde horas hasta años después del trasplante.

Se localiza fundamentalmente en los vasos mesentéricos ligados o seccionados con grapado. Se puede descubrir de manera incidental mediante un eco-Doppler o puede manifestarse por hematuria, ruido sobre el injerto o *thrill* palpable, siendo un tratamiento útil la embolización transarterial[39].

Los *aneurismas intrapancreáticos* son también raros; típicamente se sitúan en la arteria esplénica, ignorándose si ya existen en el injerto o si son de nueva formación después del trasplante. La embolización es el tratamiento de elección y, en caso de fracaso, se recurre a la resección quirúrgica[43].

Complicaciones cardiovasculares

La enfermedad arterial de miembros inferiores y cardiovascular en diabéticos causa una morbilidad significativa en el seguimiento a largo plazo. Se refiere una tasa de amputación del 6,5 % antes del trasplante de páncreas y del 9,5 % después; la amputación de miembros y la duración de la diálisis antes del trasplante de páncreas son factores de riesgo de amputación postrasplante de páncreas[44]. En un estudio más reciente, el 14,9 % de los pacientes con TPRS requirieron una o más intervenciones por arteriopatía de los miembros inferiores, concluyendo que esta afección y las complicaciones cardiovasculares continúan siendo fuentes de morbilidad después del TPRS, en particular cuando existe previamente una arteriopatía periférica[45].

Infecciones intraabdominales

Según una extensa serie[46], el 70 % de las infecciones después del trasplante de páncreas eran intraabdominales (combinación de superficiales y profundas en el 25 %), y el 30 %, superficiales de la herida.

Las infecciones intraabdominales postrasplante entrañan no solo mayor riesgo de pérdida del injerto, sino también mayor mortalidad[1,47,48]. Así, de los enfermos con infección intraabdominal el 90 % precisará una relaparotomía, y de estos, entre el 26 y el 70 % requerirán una trasplantectomía[5,49]. Los factores de riesgo del donante para el desarrollo de estas infecciones son: edad > 45 años, donantes obesos (índice de masa corporal [IMC] > 30) y tiempo de preservación prolongada[2,46,49-51], mientras que los del receptor son: la diálisis peritoneal pretrasplante, retrasplante, edad avanzada, intervención prolongada e injerto pancreático colocado en el retroperitoneo[3,6,13,46,50]. En el período postrasplante constituyen factores de riesgo tanto la pancreatitis del injerto[51] como las fístulas, causantes estas últimas del 30 % de todas las infecciones intraabdominales[49]. La mayoría de las infecciones se presentan durante el primer mes postrasplante, correspondiendo en el 50 % de los casos a un absceso (clínica de molestias abdominales, fiebre, leucocitosis, sepsis) y en el otro 50 % a un cuadro de peritonitis (dolor abdominal, defensa, peritonismo, íleo paralítico, vómitos, sepsis, hiperglucemia, etc.)[49].

Ante la sospecha de un absceso, la prueba de elección es una TC con contraste oral e intravenoso, pudiéndose realizar el drenaje por vía percutánea. Si esta técnica no es factible o si el paciente presenta una peritonitis, se debe reintervenir al enfermo. Ante una peritonitis generalizada hay que elegir entre la conservación del injerto pancreático o la vida del paciente, decantándonos obviamente por esta segunda opción y realizar a continuación una trasplantectomía[49].

En los receptores con derivación vesical de la secreción exocrina del injerto que presentan una fístula pequeña controlada se debe intentar un tratamiento conservador mediante la colocación de una sonda vesical y un drenaje percutáneo, mientras que si la derivación es entérica se debe realizar una laparotomía exploradora para tratar la fístula por el riesgo de peritonitis.

La supervivencia a 1 y 3 años es significativamente menor en los pacientes que presentan infecciones: 76 % y 74 %, respectivamente, con infecciones frente a 92 % y 84 %, sin infecciones. Cuando la infección intraabdominal es fúngica, la supervivencia del injerto al año es del 17 % (frente al 63 % si no la presenta) y la mortalidad es del 20 %[48].

Se aconsejan una serie de medidas preventivas de la infección intraabdominal: selección cuidadosa de injertos procedentes de donantes obesos o > 40-45 años[51], reducir el tiempo de preservación del injerto[2] y tener en cuenta que los retrasplantes, receptores añosos, en diálisis peritoneal pretrasplante o trasplantados con injertos segmentarios son pacientes que tienen un alto riesgo para el desarrollo de infecciones intraabdominales y, por lo tanto, deben vigilarse estrechamente[6,13,46,52].

Fístulas del injerto pancreaticoduodenal

Las fístulas suponen un factor de riesgo de infección intraabdominal. Cuando se realiza una derivación duodenovesical, la tasa de fístulas es del 5-18 %[13,21,49], y en la derivación duodenoentérica es del 4-10 %[53-55]; las fístulas precoces (primer mes) se presentan en la zona de la anastomosis, mientras que las tardías (después del primer mes) se localizan en el duodeno extraanastomótico (área de sutura proximal o distal)[21]. El origen suele ser una úlcera producida por citomegalovirus (CMV) o bien por isquemia (típica localización en el borde antimesentérico proximal de la primera porción duodenal o zona peor irrigada del duodeno), en ambos casos con evolución a la perforación. Se ha identificado la obesidad del donante (IMC > 30) como un factor de riesgo para el desarrollo de una fístula entérica[50].

Ante una *fístula después de una derivación vesical*, el cuadro clínico es de dolor y distensión abdominal, vómitos, fiebre, oliguria y peritonitis, con mejoría al colocar una sonda de Foley. Si la fístula se presenta en el postoperatorio inmediato, mientras todavía conserva los drenajes, se puede observar una elevación de la amilasa y la creatinina en el líquido de drenaje. El diagnóstico diferencial se debe efectuar con una fístula ureterovesical del riñón trasplantado. El diagnóstico se confirma mediante una cistografía de baja presión[21] o una TC con repleción retrógrada de la vejiga.

Se han señalado diversos factores de riesgo para el desarrollo de estas fístulas: tiempo prolongado de preservación del injerto, lesión grave de reperfusión duodenal, mala cicatrización por la inmunosupresión[2] y presión intravesical elevada[56]. Las fístulas pequeñas, de aparición precoz, suelen tratarse con sondaje vesical prolongado y drenaje de la colección intraabdominal, remitiendo el 29 % de los casos[21].

Las fístulas infectadas y persistentes después de un tratamiento conservador se deben reparar quirúrgicamente. Si la fístula es debida a una isquemia duodenal, hay que resecar el duodeno devascularizado y efectuar una reconversión duodenoentérica.

En la serie de Minnesota, de 42 pacientes con derivación vesical y fístula duodenal, 12 (29 %) se trataron con éxito solo con sonda de Foley, y 30 (71 %) se reintervinieron; 23 casos se resolvieron mediante una sutura de la fístula, y 6 (14 %) precisaron pancreatectomía del injerto[21].

La *fístula duodenal posderivación duodenoentérica* es más grave que la duodenovesical. Estas fístulas cursan con una sepsis o peritonitis generalizada (íleo, fiebre, leucocitosis e hiperamilasemia). Suelen localizarse en la anastomosis (duodenoyeyunal o duodenoileal) o en el cierre del duodeno proximal o distal y, rara vez, cuando se hace un montaje en «Y» de Roux en la anastomosis yeyunoyeyunal o ileoileal por presentar a este nivel una excelente vascularización. En nuestra experiencia, todas las fístulas se localizaron en el cierre proximal o distal del duodeno, y no en la anastomosis duodenoentérica[30]. Los factores de riesgo para el desarrollo de estas fístulas precoces son: isquemia o traumatismo duodenal, tensión anastomótica, edema posreperfusión, infección periinjerto e inmunosupresión.

El diagnóstico se confirma mediante una TC con contraste oral y el tratamiento consiste en una relaparotomía urgente, existiendo diferentes opciones quirúrgicas según los hallazgos:

- Si la fístula está circunscrita y no hay peritonitis difusa, se debe intentar la reparación.
- Si se ha realizado previamente una duodenoenterostomía laterolateral, se debe considerar una reparación de la fístula y una exclusión anastomótica en «Y» de Roux.
- Si el duodeno no está isquémico y no hay peritonitis, se debe intentar salvar el injerto.
- Si se encuentra una sepsis o una peritonitis grave, la única opción es realizar una trasplantectomía, a la cual se recurre en el 55-67 % de los casos con derivación entérica que presentan una fístula duodenal[31,55].

Las *fístulas anastomóticas tardías* se consideran a partir de los 3 meses del trasplante y se presentan casi siempre después de la derivación duodenoentérica (92 % frente al 8 % en duodenovesical), precisando reparación quirúrgica de la fístula o reconversión entérica 16 pacientes de una serie de 25 casos[57]. En estos casos de fístulas tardías, cuando hay que efectuar una conversión de la derivación vesical a la entérica, la técnica recomendable es un montaje en «Y» de Roux[58].

Fístulas del injerto pancreático

Las fístulas pancreáticas postrasplante de páncreas son raras (< 5 %) y se deben a secuelas de la pancreatitis, pudiendo llegar a un débito diario de 700-800 ml/día[59]. El líquido de drenaje es jugo pancreático rico en amilasa y su diagnóstico se realiza mediante TC o RM. El tratamiento conservador consiste en reposo digestivo, nutrición parenteral y administración de medicación reductora de la secreción exocrina (octreotida, glucagón). Si falla este tratamiento, se debe revisar la derivación duodenovesical o entérica y realizar una derivación interna de la fístula en «Y» de Roux[60]. Excepcionalmente, cuando fracasan los tratamientos anteriores o hay una infección abdominal grave, debe realizarse una trasplantectomía.

Pancreatitis del injerto

Hasta ahora no hay un esquema de clasificación de la pancreatitis del injerto como se dispone de una clasificación de Atlanta para la pancreatitis del páncreas nativo.

La hiperamilasemia se define como la obtención de una cifra de amilasa sérica del doble del valor normal, mientras que el *diagnóstico de pancreatitis postoperatoria del injerto* constituye una decisión compleja, basándose en: criterios clínicos (fiebre, dolor abdominal sobre la zona del injerto, signo de rebote, íleo), hiperamilasemia, drenaje peritoneal abundante (> 250 ml/día) rico en amilasa (> 1.000 UI/l), evidencia de duodenitis por cistoscopia (derivación vesical), edema pancreático por ecografía, evidencia de pancreatitis por TC (engrosamiento y edema del páncreas, líquido peripancreático) o evidencia directa (por laparotomía) de pancreatitis (edema y saponificación)[54]. La pancreatitis precoz del injerto debida a la lesión de reperfusión se presenta en casi todos los casos en el período inicial postrasplante de páncreas y tiende a resolverse una vez transcurridos 3-4 meses[61]. No obstante, se ha documentado una incidencia global de la pancreatitis del injerto del 35-38 %, durante los 3 primeros meses que siguen al trasplante[1,54], y sus complicaciones son: absceso pancreático, necrosis pancreática estéril o infectada, fístula pancreática, colecciones peripancreáticas y seudoquistes.

Dentro de la *etiopatogenia de la pancreatitis del injerto*, la alteración de la microcirculación o isquemia del injerto durante el proceso de preservación y posreperfusión es un factor de riesgo en su desarrollo[25]; el otro factor de riesgo o mecanismo de producción más frecuente, desde el período postoperatorio inmediato hasta varios años después, es la alteración del flujo de salida del conducto de Wirsung, que puede producirse por cálculos vesicales o por estenosis anastomótica (duodenoentérica o duodenovesical). En la derivación duodenovesical puede haber unas presiones intraduodenal e intravesical elevadas (vejiga neurógena) que produce el reflujo de orina dentro del conducto de Wirsung y bloquea la secreción[62,63]. Cuando la derivación es duodenoentérica, este bloqueo de la secreción también puede producirlo la impactación de la materia fecal en el conducto pancreático. Otros agentes causales pueden ser la ingesta alcohólica, la irritación mecánica intraabdominal del injerto, fármacos inmunosupresores (sirólimus), infecciones bacterianas o víricas[64-67]. Los factores de riesgo del donante son: inestabilidad hemodinámica, uso de vasopresores, lesiones durante la extracción, perfusión (utilización de cantidades excesivas de solución de preservación y a gran presión), tiempo excesivo de preservación y lesión de reperfusión[1,2,14,15,49] y obesidad del donante (IMC > 30)[50].

Existe otra forma clínica de *pancreatitis tardía del injerto* que puede producirse a partir de varias semanas después del trasplante y que está causada por la obstrucción de la secreción exocrina, material de sutura, taponamiento por contenido intestinal (derivación entérica), estenosis duodenovesical, litiasis vesical, reflujo de orina en el injerto pancreático (debido a vejiga neurógena), presión intravesical elevada u obstrucción urinaria baja[64]. Recientemente, se ha comunicado una incidencia del 14 % de pancreatitis tardía del injerto (más allá de 3 meses del trasplante) en pacientes con TPRS y derivación duodenoentérica, considerando los autores los siguientes parámetros diagnósticos: dolor abdominal, defensa y peritonitis, fiebre > 38 °C, hiperamilasemia (> 110 UI/l) y hallazgos radiológicos (TC o ecografía) de infiltración pancreática, edema y líquido peripancreático[68]. En casos de pancreatitis grave, los receptores pueden presentar inestabilidad hemodinámica, sepsis y síndrome de distrés respiratorio del adulto.

El *tratamiento conservador* de estos enfermos consiste en colocar un sondaje vesical y nasogástrico, sueroterapia (ocasional nutrición parenteral), dieta absoluta y administración de inhibidores de la secreción exocrina (glucagón, octreotida). La pancreatitis por infección o reflujo urinario se trata con sondaje vesical y con antibióticos específicos. Cuando se repite esta complicación, se debe realizar una reconversión de la duodenocistostomía en una duodenoenterostomía[69,70].

En pacientes con pancreatitis moderada que no remite con tratamiento conservador, incluyendo la punción de colecciones, se debe realizar una relaparotomía con desbridamiento de esfacelos, lavado de la cavidad y colocación de drenajes, mientras que en los casos graves (sepsis, distrés, *shock*) y con necrosis extensa o abscesos del páncreas debe practicarse una trasplantectomía[27]. Los pacientes con derivación entérica y pancreatitis tardía responden en su mayoría al mismo tratamiento conservador referido y en raras ocasiones tiene que efectuarse un drenaje percutáneo o quirúrgico de un absceso periinjerto[68].

Se han señalado una serie de *medidas preventivas de las pancreatitis*, como la selección de donantes con estabilidad hemodinámica con mínimas dosis de vasopresores y desmopresina, y la administración de corticoides al donante[14] o de manitol al receptor después de la reperfusión para reducir el edema.

Seudoquistes de páncreas

Aunque es difícil determinar la verdadera incidencia de los seudoquistes pancreáticos, se estima que es inferior al 10 %. El motivo es que se producen muchas colecciones periinjerto (serosas, linfáticas, hematomas, purulentas, etc.) hasta en el 20 % de los trasplantes, que pueden confundirse con seudoquistes por presentar cifras altas de amilasa[71]. Se deben distinguir los seudoquistes que comunican con el conducto pancreático de los que son independientes de él. El cuadro puede cursar con hiperamilasemia, hemorragia, dolor y distensión, y se diagnostica mediante ecografía, TC o RM.

El drenaje percutáneo puede ser efectivo como tratamiento de las colecciones que comunican con un conducto pancreático normal. Si el seudoquiste comunica con un conducto pancreático estenosado, debe realizarse una derivación interna (quistoyeyunostomía). Rara vez, cuando fracasan las anteriores medidas o por infección abdominal asociada, se debe llevar a cabo una trasplantectomía.

Hemorragia intraabdominal

La hemorragia es la causa de relaparotomía en el 4,1-10,4 % de los pacientes con trasplante de páncreas[1-3,30]; es especialmente frecuente cuando se realiza heparinización del enfermo con dosis bajas de heparina para prevenir la trombosis del injerto[2,30]. Se ha referido que la hemorragia es el hallazgo más frecuente (59,3 % de los casos) cuando se efectúa una relaparotomía[5], de manera que cuando afecta al injerto y es incoercible puede ser necesaria una trasplantectomía urgente por el riesgo de muerte del paciente en el 1-1,5 % de los casos[1-3]. No obstante, a pesar del riesgo de hemorragia con la anticoagulación profiláctica, muchos cirujanos prefieren correr el riesgo de una hemorragia del injerto si con la anticoagulación se puede prevenir la trombosis de este, que casi indefectiblemente se asocia a la pérdida del páncreas. Sin embargo, cuando un paciente está anticoagulado, debe realizarse un control estricto y, ante la evidencia de un sangrado importante con repercusión hemodinámica, es necesario corregir las alteraciones de la coagulación mediante transfusión de plasma y sangre y reexplorarlo inmediatamente en el quirófano. Aunque no se encuentre un punto activo sangrante, la simple evacuación del hematoma es eficaz en el control de la hemorragia, ya que el coágulo contiene factores profibrinolíticos que pueden perpetuar el sangrado difuso periinjerto[27].

La *hemorragia precoz* procede habitualmente de las anastomosis vasculares, de los vasos del injerto pancreático o de los vasos periinjerto, a menudo ocasionadas por una alteración de la coagulación. La forma de prevenir estas hemorragias es ligar meticulosamente los pequeños vasos del injerto[15].

La *hemorragia tardía* se debe a infección o rotura de aneurismas o seudoaneurismas arteriales, produciendo una hemorragia intraabdominal[42]. Si el paciente está estable puede intentarse colocar una prótesis endovascular y, en caso contrario, debe recurrirse a realizar una pancreatectomía del injerto[58].

Hemorragia gastrointestinal

En la *hemorragia digestiva alta* debe descartarse una úlcera gastroduodenal, aunque cada vez es más rara por la protección farmacológica gástrica que por lo común reciben estos pacientes.

En las derivaciones duodenoileales puede producirse una *hemorragia digestiva baja precoz* por un punto hemorrágico en dicha línea de sutura, debiéndose detener la anticoagulación, si fuera el caso, corregir las alteraciones de la coagulación y proceder a la reintervención si prosigue la hemorragia. Si la hemorragia digestiva baja es tardía y tiene una derivación duodenoentérica, las causas más frecuentes son: úlcera duodenal isquémica, infección por CMV, rechazo agudo o crónico, duodenitis y hemorragia anastomótica[72]. En casos de hemorragia baja masiva debe descartarse una erosión de un seudoaneurisma micótico dentro del intestino del receptor, tanto en derivación entérica como vesical[41,42]. Ante una hemorragia masiva hay que realizar una angio-TC

con contraste intravenoso y eventual arteriografía, seguida de reintervención urgente, mientras que en las hemorragias leves debe descartarse una neoplasia de colon[27].

Recientemente, se han comunicado 3 casos de hemorragia tardía del duodeno donante, varios años después del trasplante de páncreas, tanto en derivación entérica como en derivación vesical, con hallazgo de venas submucosas congestivas; la hemorragia se atribuyó a la medicación antiplaquetaria del paciente[73].

Obstrucción intestinal

La incidencia de obstrucción intestinal precoz después del trasplante de páncreas se ha observado en el 2 % de los pacientes[31], mientras que a lo largo del seguimiento se ha descrito en el 4 %[30]. Como factores de riesgo durante la técnica del trasplante de páncreas destacan la realización de una disección extensa (colon derecho, vena cava distal, vasos ilíacos derechos) y anastomosis, que facilitan la formación de adherencias y hernias internas, creando un escenario propicio para el desarrollo de una obstrucción intestinal. El diagnóstico se establece por el cuadro clínico (náuseas, vómitos, dolor abdominal, cese del tránsito para gases y heces) y la radiología (radiografía de abdomen y/o TC abdominal). Los pacientes estables se tratan mediante descompresión nasogástrica y sueroterapia, mientras que los que presentan un cuadro de peritonitis se deben relaparotomizar. Es importante distinguir un cuadro de adherencias de una obstrucción por hernia interna, ya que si esta pasa inadvertida puede evolucionar hacia una isquemia e infarto intestinal, de graves consecuencias[58].

COMPLICACIONES UROLÓGICAS

La incidencia de complicaciones urológicas asociadas a la derivación duodenovesical es del 50 %: hematuria (37 %), infección recurrente del tracto urinario (36 %), pancreatitis por reflujo (8 %), síntomas irritativos relacionados con la micción (7 %), retención urinaria (4 %), dolor escrotal (4 %) y fístula (3 %)[74]. En el análisis de nuestra serie de 107 pacientes con TPRS, la incidencia global de infecciones del tracto urinario fue del 63,8 % (67 pacientes), siendo significativamente más alta en pacientes con derivación vesical (39,2 %) que con derivación intestinal (**Tabla 39-2**). La mayoría de nuestros pacientes respondieron a terapias conservadoras, aunque fue necesario efectuar una conversión de la derivación vesical a entérica en 6 pacientes: por pancreatitis por reflujo en 4, fístula duodenovesical en 1 e infección urinaria de repetición en 1 paciente[75]. En la actualidad, para evitar la mayoría de las complicaciones urológicas, sobre todo las relacionadas con la secreción exocrina procedente del injerto pancreático, se recurre en prácticamente todos los trasplante de páncreas a la realización de una derivación duodenoentérica en vez de duodenovesical.

Hematuria

Esta complicación se presenta en el 11-37 % de los casos de trasplante de páncreas con derivación vesical. La más fre-

Tabla 39-2. Complicaciones urológicas en el trasplante de páncreas y riñón simultáneo en el Hospital 12 de Octubre

Relacionadas con el injerto pancreático	Derivación vesical	Derivación entérica
Infecciones urinarias	42 (39,2 %)	25 (23,4 %)
Hematuria	12 (11,2 %)	1 (0,9 %)
Pancreatitis por reflujo	28 (26,2 %)	–
Fístula duodenovesical	7 (6,5 %)	–
Cálculos vesicales	5 (4,7 %)	–
Estenosis uretral	2 (1,9 %)	–
Tomado de Medina-Polo J et al.[75]		

cuente es la *hematuria precoz* (menos de 4 semanas), en la que la hemorragia se localiza en: zona de grapado duodenovesical, anastomosis ureterovesical (trasplante renal), duodenitis, erosión por sonda de Foley, trombosis del injerto pancreático o renal, zona de biopsia por rechazo agudo del injerto pancreático, fístula arteriovenosa del injerto, cistitis o uretritis[63,75,76].

En la mayoría de los casos, la *hematuria precoz* cede con tratamiento conservador: sonda de Foley y lavado con suero salino, retirada de la anticoagulación y antiagregación plaquetaria y tratamiento de las alteraciones de la coagulación con plasma y sangre. Si persiste la hematuria, se debe realizar cistoscopia y electrocoagulación del punto sangrante.

Las causas más frecuentes de la *hematuria tardía* (más de 4 semanas del trasplante) son: úlcera (CMV), duodenitis, rechazo agudo o crónico, posbiopsia, línea de grapado duodenovesical, infecciones, cistitis, uretritis, pancreatitis por reflujo, rotura de fístula arteriovenosa del injerto, fístula pancreática, úlcera, cálculos o tumores vesicales, tumores renales o patología prostática (hiperplasia, prostatitis o tumor)[21,63]. Las úlceras duodenales en el borde antimesentérico pospilórico se atribuyen a la isquemia, ya que al ligar la arteria gastroduodenal en su origen es la zona peor vascularizada del injerto, dependiendo su irrigación de la arteria pancreaticoduodenal inferior[15]. Otros autores[77] atribuyen estas úlceras a varios factores: lesión de preservación, rechazo y distensión duodenal por vejiga neurógena. Si la hematuria no remite con tratamiento conservador (lavado vesical y tratamiento del CMV), se debe efectuar una cistoscopia y electrocoagulación del punto hemorrágico, con el consiguiente riesgo de perforación[77]. No obstante, es preferible la conversión de la duodenocistostomía a una duodenoenterostomía[21,27,63,77].

Complicaciones uretrales

Las complicaciones uretrales tienen una incidencia del 2-12 % e incluyen: uretritis, disuria, desgarro, fístula uretrocutánea y autodigestión (rara)[63,77,78]. Los pacientes con síndrome uretritis-disuria refieren sensación urente con la micción; los cultivos de orina son habitualmente negativos. Se presenta en varones durante el primer año del trasplante. Parece ser que la enterocinasa producida en el duodeno activa la proenzima tripsinógeno, que se convierte en tripsina, que es la responsable de la irritación-inflamación uretral[79]. El tratamiento inicial es el sondaje vesical y la alcalinización de la orina[77,78], pero cuando fracasan estas medidas conservadoras se opta por la conversión de la derivación duodenovesical a una derivación duodenoentérica[27,63,69,77].

Infecciones urinarias de repetición

La incidencia es alta: entre el 10 y el 96 %[63,74,77]. Los factores de riesgo para la aparición de estas infecciones son: sondaje vesical, colonización bacteriana o fúngica a través del duodeno del injerto, disfunción miccional por distensión del segmento duodenal y aumento del volumen residual posmiccional fundamentalmente por la vejiga diabética neurógena. A veces hay que realizar una cistoscopia para descartar cálculos vesicales o cuerpos extraños (grapas por anastomosis mecánica duodenovesical)[80]. En nuestra experiencia, los gérmenes más frecuentemente aislados en orina son: *Escherichia coli*, *Enterococcus*, *Proteus mirabilis*, *Klebsiella* y *Streptococcus*[75].

Disfunción miccional postoperatoria

La incidencia de disfunción vesical antes del trasplante de páncreas es del 43 %[81]. Es difícil cuantificar el grado de disfunción miccional atribuible a la derivación vesical y el debido a la disfunción vesical diabética previa. Se debe investigar cualquier proceso patológico que sea responsable de la disfunción miccional (estenosis uretral, hiperplasia de próstata) o que contribuya a ella (cistitis, uretritis), tratándola a continuación[77]. La incidencia de litiasis vesical es alta (10 %) en los enfermos con derivación duodenovesical[74], en comparación con la población no trasplantada. Por lo tanto, ante una hematuria o infecciones recurrentes, se debe realizar una TC seguida de una cistoscopia para extraer estos cálculos[81].

REFERENCIAS BIBLIOGRÁFICAS

1. Troppmann C, Gruessner AC, Dunn DL, Sutherland DE, Gruessner RW. Surgical complications requiring early relaparotomy after pancreas transplantation. A multivariate risk factor and economic impact analysis of the ciclosporine era. Ann Surg 1998; 227: 255-68.

2. Humar A, Kandaswamy R, Granger D, Gruessner RW, Gruessner AC, Sutherland DER. Decreased surgical risks of pancreas transplantation in the modern era. Ann Surg 2000; 231: 269-75.

3. Steurer W, Tabbi MG, Bonatti H et al. Stapler duodenojejunostomy reduces intraabdominal infection after combined pancreas kidney transplantation as compared with hand-sawn anastomosis. Transplant Proc 2002; 34: 3357-60.

4. Manrique A, Jiménez C, López R et al. Relaparotomy after pancreas transplantation: causes and outcome. Transplant Proc 2009; 41: 2472-5.
5. Page M, Rimmmelé T, Ber CE et al. Early relaparotomy after simultaneous pancreas-kidney transplantation. Transplantation 2012; 94: 159-64
6. Jiménez C, Manrique A, Morales JM et al. Influence of dialysis modality on complications and patient and graft survival after pancreas-kidney transplantation. Transplant Proc 2008; 40: 2999-3000.
7. Troppmann C, Dunn DL, Najarian JS. Operative reintervention following early complications after pancreas transplantation. Transplant Proc 1994; 26: 454.
8. Blundell J, Shahrestani S, Lendzion R, Pleass HJ, Hawthorne WJ. Risk factors for early pancreatic allograft thrombosis following simultaneous pancreas-kidney transplantation: a systematic review. Clin Appl Thromb Hemost 2020; 26: 1-14.
9. Humar A, Ramcharan T, Kandaswamy R, Gruessner RWG, Gruessner AC, Sutherland DER. Technical failures after pancreas transplants: why grafts fail and the risk factors –a multivariate analysis. Transplantation 2004; 78: 1188-92.
10. Corry RJ, Nghiem DD, Schulak JA, Beutel WD, Gonwa TA. Surgical treatment of diabetic nephropathy with simultaneous pancreatic duodenal and renal transplantation. Surg Gynecol Obstet 1986; 162: 547-55.
11. Tollemar J, Tyden G, Brattstrom C, Groth CG. Anticoagulation therapy for prevention of pancreatic graft thrombosis: benefits and risks. Transplant Proc 1988; 20: 479-80.
12. Sutherland DE, Moudry-Munns KC. International pancreas transplantation registry analysis. Transplant Proc 1990; 22: 571-4.
13. Douzdjian V, Abecassis M, Cooper JL, Smith JL, Corry J. Incidence, management and significance of surgical complications after pancreas transplantation. Surg Gynecol Obstet 1993; 177: 451-6.
14. Grewal HP, Garland L, Novak K, Gaber L, Tolley EA, Gaber O. Risk factors for postimplantation pancreatitis and pancreatic thrombosis in pancreas transplant recipients. Transplantation 1993; 56: 609-12.
15. Troppmann C, Gruessner AC, Benedetti E et al. Vascular graft thrombosis after pancreatic transplantation: univariate and multivariate operative and non-operative risk factor analysis. J Am Coll Surg 1996; 182: 285-316.
16. Stratta RJ, Gaber AO, Shokouh-Amiri MH, Reddy KS, Egidi MF, Grewal HP. Allograft pancreatectomy after pancreas transplantation with systemic-bladder versus portal-enteric drainage. Clin Transplant 1999; 13: 465-72.
17. Groth CG. Surgical complications following pancreatic transplantation. En: Groth CG, ed. Pancreatic transplantation. Philadelphia: WB Sanders, 1988; p. 219-38.
18. Hopt UT, Buesing M, Schareck W et al. Prevention of early postoperative graft thrombosis in pancreatic transplantation. Transplant Proc 1993; 25: 2607-8.
19. Wright FH, Wright C, Ames SA et al. Pancreatic allograft thrombosis: donor and retrieval factors and early postperfusion graft function. Transplant Proc 1990; 22: 439-41.
20. Sollinger H. Pancreatic transplantation and vascular graft thrombosis (editorial). J Am Coll Surg 1996; 182: 362-3.
21. Hakim NS, Gruessner AC, Papalois BE et al. Duodenal complications in bladder-drained pancreas transplantation. Surgery 1997; 121: 618-24.
22. Dandona P, Junglee D, Katrak A, Fonseca V, Havard CWH. Increase serum pancreatic enzymes after treatment with metilprednisolone: possible evidence of subclinical pancreatitis. Br Med J 1985; 24: 291-5.
23. Shahrestani S, Webster AC, Lam VW et al. Outcomes from pancreatic transplantation in donation after cardiac death: a systematic review and meta-analysis. Transplantation 2017; 101: 122-30.
24. Chapmann JR, Robertson P, Allen RDM. Why do pancreas transplants thrombose? Transplantation 2001; 72: 182-3.
25. Keck T, Banafsche R, Werner J, Gebhard MM, Herfarth C, Klar E. Desmopressin impairs microcirculation in donor pancreas and early graft function after experimental pancreas transplantation. Transplantation 2001; 72: 202-9.
26. Stewart ZA, Cameron AM, Singer AL et al. Histidine-tryptophan-ketoglutarate (HTK) is associated with reduced graft survival in pancreas transplantation. Am J Transplant 2009; 9: 217-21.
27. Troppmann C. Complications after pancreas transplantation. Curr Opin Organ Transplant 2010; 15: 12-8.
28. Kfoury E, Taher A, Saghieh S et al. The impact of inherited thrombophilia on surgery: a factor to consider before transplantation? Mol Biol Rep 2009; 36: 1041-51.
29. Farney AC, Rogers J, Stratta RJ. Pancreas graft thrombosis: causes, prevention, diagnosis, and intervention. Curr Opin Organ Transplant 2012; 17: 87-92.
30. Jiménez-Romero C, Marcacuzco Quinto A, Manrique Municio A et al. Trasplante de páncreas-riñón simultáneo. Experiencia del Hospital Doce de Octubre. Cir Esp 2018; 96: 25-34.
31. Ferrer-Fábrega J, Cano-Vargas B, Ventura-Aguiar P et al. Early intestinal complications following pancreas transplantation: lessons learned from over 300 cases –a retrospective single-center study. Transpl Int 2021; 34: 139-52.
32. Schenker P, Vonend O, Ertas N et al. Incidence of pancreas graft thrombosis using low-molecular-weight heparin. Clin Transplant 2009; 23: 407-14.
33. Drachenberg CB, Papadimitriou JC, Farney A et al. Pancreas transplantation: the histologic morphology of graft loss and clinical correlation. Transplantation 2001; 71: 1784-91.
34. Kim YH, Park JB, Lee SS, Byun JH, Kim SC, Han DJ. How to avoid graft thrombosis requiring graftectomy: inmediate posttransplant CT angiography in pancreas transplantation. Transplantation 2012; 94: 925-30.
35. Ciancio G, Julian JF, Fernández L et al. Successful surgical salvage of pancreas allografts after complete venous thrombosis. Transplantation 2000; 70: 126-31.
36. Fridell JA, Mangus RS, Mull AB et al. Early reexploration for suspected thrombosis after pancreas transplantation. Transplantation 2011; 91: 902-7.
37. Yadav K, Young S, Finger EB et al. Significant arterial complications after pancreas transplantation –a single-center experience and review of literature. Clin Transplant 2017; 31: e13070.
38. Tydén G, Calissendorff B, Billing H et al. The vascular supply in human pancreaticoduodenal grafts: an angiographic study. Transplant Proc 1990; 22: 593.
39. Lowell JA, Bynon JS, Stratta RJ et al. Superior mesenteric arteriovenous fistula in vascularized whole organ pancreatic allografts. Surg Gynecol Obstet 1993; 177: 254-8.
40. Sakopoulos AMG, Leapman SB, Pescovitz MD. Iliac artery bladder fistula: a late complication of rejected pancreas transplants with bladder drainage. Transplant Proc 1995; 27: 3008-9.
41. Fernández JA, Robles R, Martínez E et al. Arterioenteric fistula due to cytomegalovirus infection after pancreas transplantation. Transplantation 2001; 72: 966-8.
42. Verni MP, Leone JP, De Roover A. Pseudoaneurism of the Y-graft/iliac artery anastomosis following pancreas transplantation: a case report and review of the literature. Clin Transplant 2001; 15: 72-6.
43. Reed A, Sollinger HW, Knechtle SJ et al. Ruptured splenic artery aneurysm: an unusual late complication following pancreas transplantation. Clin Transplant 1991; 5: 327-9.
44. Woeste G, Wullstein C, Pridohl O et al. Incidence of minor and major amputations after pancreas/kidney transplantation. Transpl Int 2003; 16: 128-32.
45. Amara D, Braun H, Shui AM et al. Long-term lower extremity and cardiovascular complications after simultaneous pancreas-kidney transplant. Clin Transplant 2021; 35: e14195.
46. Everett JE, Wahoff DC, Statz C et al. Characterization and impact of wound infection after pancreas transplantation. Arch Surg 1994; 129: 1310-7.
47. Hesse UJ, Sutherland DER, Simmons RL et al. Intraabdominal infections in pancreas transplant recipients. Ann Surg 1986; 203: 153-62.
48. Benedetti E, Gruessner AC, Troppmann C et al. Intra-abdominal fungal infections after pancreatic transplantation: incidence, treatment, and outcome. J Am Coll Surg 1996; 183: 307-16.
49. Gruessner RWG, Sutherland DER, Troppmann C et al. The surgical risk of pancreas transplantation in the cyclosporine era: an overview. J Am Coll Surg 1997; 185: 128-44.
50. Hanish SI, Petersen RP, Collins BH et al. Obesity predicts increased overall complications following pancreas transplantation. Transplant Proc 2005; 37: 3564-6.
51. Knight RJ, Bodian C, Rodríguez-Laiz G, Guy SR, Fishbein TM. Risk factors for intra-abdominal infection after pancreas transplantation. Am J Surg 2000; 179: 99-102.
52. Papalois BE, Troppmann C, Gruessner AC et al. Long-term peritoneal dialysis before transplantation and intra-abdominal infection after simultaneous pancreas-kidney transplantations. Arch Surg 1996; 131: 761-6.
53. Pirsch JD, Odorico JS, D'Alessandro AM, Knechtle SJ, Becker BN, Sollinger HW. Posttransplant infection in enteric versus bladder-drained simultaneous pancreas-kidney transplant recipients. Transplantation 1998; 66: 1746-50.
54. Reddy KS, Stratta RJ, Shokouh-Amiri MH, Alloway R, Egidi MF, Gaber AO. Surgical complications after pancreas transplantation with portal-enteric drainage. J Am Coll Surg 1999; 189: 305-13.

55. Spetzler VN, Goldaracena N, Marquez MA et al. Duodenal leaks after pancreas transplantation with enteric drainage –characteristics and risk factors. Transpl Int 2015; 28: 720-8.

56. Sethi PS, Elkhammas EA, Pollifrone DL et al. High intravesical pressures and related urologic complications in simultaneous kidney/pancreas transplant recipients. Transplant Proc 1995; 27: 3085-6.

57. Nath DS, Gruessner AC, Kandaswamy R, Gruessner RW, Sutherland DER, Humar A. Late anastomotic leaks in pancreas transplant recipients –clinical characteristics and predisposing factors. Clin Transplant 2005; 19: 220-4.

58. Goodman J, Becker YT. Pancreas surgical complications. Curr Opin Organ Transplant 2009; 14: 85-9.

59. Zapas JL, Light JA, Buck DR, Sasaki TM. Infected transplant pancreatic pseudocyst managed by catheter drainage and pancreatico-ileostomy. Nephrol Dial Transplant 1997; 12: 827-30.

60. Esterl RM, Gupta N, Reese JC, Patel BK, Fairchild RB, Solomon H. Pancreaticocystostomy revision for obstructive pancreatitis and pancreatic fistula after segmental pancreatic transplantation. Clin Transplant 1996; 10: 287-93.

61. Freund MC, Steurer W, Gassner EM et al. Spectrum of imaging findings after pancreas transplantation with enteric exocrine drainage: Part 2, postransplantation complications. AJR Am J Roentgenol 2004; 182: 919-25.

62. Wengrovitz M, Jarowenko MV, Gifford RR, Schtin AG, Mandell MJ, Yang HC. Stone formation as a cause of allograft pancreatitis in the recipient of a combined kidney and pancreas transplant. Clin Transplant 1990; 4: 117-9.

63. Sollinger HS, Messing E, Eckhoff D et al. Urological complications in 210 consecutive simultaneous pancreas-kidney transplants with bladder drainage. Ann Surg 1993; 218: 561-70.

64. Linder R, Tydén G, Tibell A et al. Late graft pancreatitis. Transplantation 1990; 50: 257-61.

65. Backman L, Brattstrom C, Reinholt FP, Andersson J, Tydén G. Development of intrapancreatic abscess –a consequence of CMV pancreatitis? Transpl Int 1991; 4: 116-21.

66. Fernández-Cruz L, Sabater L, Gilabert E et al. Native and graft pancreatitis following combined pancreas-renal transplantation. Br J Surg 1993; 80: 1429-32.

67. Klassen DK, Drachenberg CB, Papadimitriou JC et al. CMV allograft pancreatitis: diagnosis, treatment, and histological feature. Transplantation 2000; 69: 1968-71.

68. Small RM, Shetzigovski I, Blachar A et al. Redefining late acute graft pancreatitis. Clinical presentation, radiologic findings, principles of management, and prognosis. Ann Surg 2008; 247: 1058-63.

69. West M, Gruessner AC, Metrakos P et al. Conversion from bladder to enteric drainage after pancreaticoduodenal transplantations. Surgery 1998; 124: 883-93.

70. Jiménez C, Manrique A, Meneu JC et al. Comparative study of bladder versus enteric drainage in pancreas transplantation. Transplant Proc 2009; 41: 2466-8.

71. Patel BK, Garvin PJ, Aridge DL, Chenoweth JL, Markivee CR. Fluid collections developing after pancreatic transplantation: radiologic evaluation and intervention. Radiology 1991; 181: 215-20.

72. Barone GW, Webb JW, Hudec W. The enteric drained pancreas transplants: another potential source of gastrointestinal bleeding. Am J Gastroenterol 1998; 93: 1369-71.

73. Van Mellaert A, Gillard P, Jochmans I et al. Delayed bleeding of the transplant duodenum after simultaneous kidney-pancreas transplantation: case series. Transplantation 2020; 104: 184-9.

74. Del Pizzo JJ, Jacobs SC, Bartlett ST, Sklar GN. Urological complications of bladder-drained pancreatic allografts. Br J Urology 1998; 81: 543-7.

75. Medina-Polo J, Morales JM, Blanco M et al. Urological complications after simultaneous pancreas-kidney transplantation. Transplant Proc 2009; 41: 2457-9.

76. Hickey DP, Bakthavatsalam R, Bannon CA et al. Urological complications of pancreatic transplantation. J Urol 1997; 157: 2042-8.

77. Marsh CL, Forg P. The diagnosis and management of urologic complications in nonrenal transplant recipients. Semin Urol 1994; 12: 233-50.

78. Ciancio G, Burke GW, Nery JR et al. Urethritis/dysuria after simultaneous pancreas-kidney transplantation. Clin Transplant 1996; 10: 67-70.

79. See WA, Smith JL. Urinary levels of activated trypsin in whole-organ pancreas transplant patients with duodenocystostomies. Transplantation 1991; 52: 630-3.

80. See WA, Smith JL. Urinary trypsin levels observed in pancreas transplants patients with duodenocystostomies promote in vitro fibrinolysis and in vivo bacterial adherence to urothelial surfaces. Urol Res 1992; 20: 409-13.

81. Rhee BK, Bretan PN Jr, Stoller ML. Urolithiasis in renal and combined pancreas/renal transplant recipients. J Urol 1999; 161: 1458-62.

 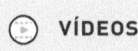 VÍDEOS

Evolución de las complicaciones crónicas de la diabetes tras el trasplante de páncreas

40

A. Mesa Pineda, A. J. Amor Fernández, J. Ferrer Fàbrega y L. Fernández-Cruz Pérez

INTRODUCCIÓN

El descubrimiento de la insulina hace ya algo más de 100 años y su posterior comercialización a gran escala lograron convertir la diabetes mellitus de tipo 1 (DM1) en una enfermedad crónica, cuando hasta entonces se trataba de una enfermedad con una esperanza de vida aproximada de 2 años tras el diagnóstico. El aumento de la esperanza de vida conllevó la aparición de las complicaciones crónicas, clasificadas tradicionalmente en microvasculares (retinopatía, enfermedad renal y neuropatía) y macrovasculares (cardiopatía isquémica, enfermedad cerebrovascular y arteriopatía periférica). Su aparición suele ocurrir a los 10-20 años de evolución de la diabetes y su mayor determinante es el grado y la duración de la hiperglucemia.

A pesar de que el manejo global de los pacientes con DM1 ha mejorado ostensiblemente en las últimas décadas con la aparición de los análogos de insulina y la incorporación de la tecnología en el tratamiento, la prevalencia de complicaciones crónicas en esta población sigue siendo muy elevada[1]. En este sentido, tanto la retinopatía como la enfermedad renal diabética pueden llegar a estar presentes hasta en el 70 %[2] y el 25 %[3] de estos pacientes, respectivamente. La progresión de estas complicaciones crónicas puede tener un impacto elevado, siendo la principal causa de ceguera[2] y de insuficiencia renal terminal[4] en la población con DM1. Un estudio retrospectivo publicado en 2018 y realizado en una cohorte finlandesa con 29.906 pacientes situaba la incidencia de insuficiencia renal terminal en 1,3 % y 4,4 % a los 20 y 30 años de evolución, respectivamente, en individuos diagnosticados de DM1 a partir de 1980[5].

El trasplante de páncreas es el método más efectivo de lograr de manera sostenida un control glucémico óptimo en pacientes con DM1[6], restableciendo una fuente autorreguladora de insulina endógena que responde a los controles de retroalimentación normales y consigue, en la mayoría de casos, la normoglucemia sin requerimiento de insulina exógena. La contrapartida es que implica un procedimiento

quirúrgico complejo e inmunosupresión a largo plazo, por lo que actualmente suele reservarse para los pacientes que requieran inmunosupresión por otra razón, más comúnmente un trasplante de riñón. En este sentido, el trasplante de páncreas y riñón, ya sea simultáneo (TPRS) o secuencial (trasplante de páncreas después de riñón, TPDR), ha cambiado en las últimas décadas el pronóstico de las personas con DM1 e insuficiencia renal terminal, habiendo demostrado mejorar la supervivencia global de estos pacientes, incluso comparado con el trasplante de riñón aislado (ya sea de donante cadáver o de donante vivo)[7]. Los potenciales beneficios también son prevenir complicaciones agudas (hipoglucemias graves y cetoacidosis) y frenar, o incluso revertir parcialmente, la progresión de las complicaciones crónicas[8,9], por lo que el trasplante de páncreas aislado (TPA) se plantea como una opción de tratamiento para ambas indicaciones[6,10]. Sin embargo, la ausencia de ensayos clínicos aleatorizados y el sesgo existente en la selección de candidatos para las distintas modalidades de trasplante pancreático dificultan la interpretación de los resultados tras el procedimiento y condicionan su posicionamiento en las guías de práctica clínica[11].

En el caso de los trasplantes combinados de páncreas y riñón (sea TPRS o TPDR), el procedimiento está precedido no solo por una diabetes de larga evolución, sino también por años de uremia, acidosis, hiperfosfatemia e hiperparatiroidismo secundario. De forma sinérgica, estos procesos aceleran los cambios microvasculares y macrovasculares. Asimismo, y puesto que comparten mecanismos fisiopatológicos comunes, la presencia de una complicación avanzada es un potente marcador de la presencia de otras. Por lo tanto, en el caso de TPRS o TPDR las complicaciones suelen estar más evolucionadas en el momento del trasplante en comparación con el TPA, con la evidente excepción del riñón trasplantado en el trasplante TPRS. Por este motivo, en este capítulo se revisará la evidencia científica existente hasta la fecha sobre la evolución de las complicaciones crónicas de la diabetes tras el trasplante de páncreas en sus distintas modalidades.

COMPLICACIONES CRÓNICAS Y CONTROL GLUCÉMICO

El efecto deletéreo de la hiperglucemia sobre los tejidos es complejo e incluye un aumento del flujo a través de las vías de los polioles y las hexosaminas, una mayor formación de productos finales de glicación avanzada y especies reactivas de oxígeno y la activación de la proteína-cinasa C. En este sentido, el control adecuado de la glucemia es esencial para prevenir o retrasar la aparición de complicaciones crónicas en los pacientes con diabetes.

El ensayo clínico *Diabetes Control and Complications Trial* (DCCT)[12], publicado en 1993, demostró que un control glucémico estricto (Hb$_{A1c}$ 7,2 % frente a 9,1 %) a lo largo de 6 años y medio reducía el riesgo relativo de desarrollar retinopatía en un 76 % y ralentizaba su progresión en un 54 % en los individuos con DM1 y retinopatía preexistente. Asimismo, demostró que el buen control glucémico mediante tratamiento intensivo con insulina también se asociaba con una reducción del 39 % en la incidencia de albuminuria y del 60 % en la incidencia de neuropatía clínica. El seguimiento a largo plazo de estos individuos en el estudio *Epidemiology of Diabetes Interventions and Complications* (EDIC)[13] mostró que los efectos beneficiosos de dicha intervención persistían durante muchos años después de la finalización del estudio. A pesar de que en el ensayo cínico DCCT no se observó una reducción significativa de las complicaciones macrovasculares, el seguimiento a 30 años del estudio EDIC sí mostró una reducción del 30 % de episodios cardiovasculares en el grupo con control glucémico estricto.

Teniendo en cuentas los resultados obtenidos en los estudios DCCT y EDIC, se esperaría que la normalización de la glucemia después de un trasplante de páncreas exitoso detuviera y posiblemente revirtiera dicho daño orgánico inducido por la hiperglucemia. Tal como muestran los estudios prospectivos, aleatorizados y controlados mencionados anteriormente, el control óptimo de la glucosa establecido desde el inicio de la enfermedad es más efectivo para prevenir complicaciones que cuando dicho tratamiento se inicia con más años de evolución de diabetes. Además, dado que las complicaciones microvasculares tardan muchos años en desarrollarse, también se espera que sus eventuales reversiones tarden años en detectarse.

Por otra parte, el efecto deletéreo a corto plazo de un descenso acusado de la glucemia sobre una retinopatía preexistente es un hecho estudiado en distintos escenarios, como la intensificación del tratamiento insulínico, el inicio de agonistas del receptor del péptido similar al glucagón tipo 1 (GLP-1) o la cirugía bariátrica[14]. Del mismo modo, un empeoramiento temprano tras una rápida mejoría del control glucémico también se ha reportado con otras complicaciones crónicas preexistentes como la neuropatía[15] y, de manera más excepcional, la enfermedad renal[16]. A pesar de ello, la fisiopatología de este fenómeno todavía no se comprende bien.

Finalmente, aunque el determinante más importante de las complicaciones crónicas es el grado y la duración de la hiperglucemia, los factores de riesgo cardiovascular clásicos, como la hipertensión, la dislipidemia o el tabaquismo, también favorecen su aparición y evolución. El efecto de estos factores, sumados a otros todavía no bien dilucidados, es mucho más pronunciado en el caso de las complicaciones macrovasculares, observándose en las personas con un control glucémico aparentemente bueno (Hb$_{A1c}$ < 7 %) un mayor riesgo de muerte por causas cardiovasculares en comparación con la población general[17]. Asimismo, otros factores, como la genética, probablemente también desempeñen un papel importante en el desarrollo de las complicaciones crónicas de la diabetes, aunque hasta ahora este sea en gran medida indeterminado.

ENFERMEDAD RENAL DIABÉTICA

La importancia del mantenimiento de la normoglucemia en la reversión de las lesiones histológicas renales se evidenció en 1998 en el estudio de Fioretto et al.[18] en pacientes con DM1 sometidos a TPA normofuncionante tras 10 años de seguimiento. Sin embargo, no solo la población de pacientes estudiada era pequeña (n = 8), sino que también se constató paralelamente un descenso del filtrado glomerular, posiblemente relacionado con la nefrotoxicidad del tratamiento inmunosupresor. En 2005, Coppelli et al.[19] compararon la evolución de la función renal y la albuminuria tras 1 año en 32 pacientes con DM1 sometidos a TPA y en pacientes con DM1 en tratamiento intensivo con insulina. Los pacientes trasplantados sin albuminuria permanecieron sin cambios, mientras que 4 pacientes con microalbuminuria (cociente albúmina/creatinina en orina ≥ 30 mg/g) revirtieron a albuminuria no significativa. El aclaramiento inicial fue de 95 ml/minuto y, 1 año después del procedimiento, de 88 ml/minuto (diferencia no significativa). Este fue el primer estudio en la literatura científica que demostró una mejora en la proteinuria, sin afectar negativamente la tasa de filtración glomerular. Sin embargo, también cabe señalar que el uso de inhibidores de la calcineurina como inmunosupresores, con independencia de la consecución de la normoglucemia, puede reducir la proteinuria. Ante la escasa evidencia, el consenso más reciente de expertos internacionales señala que el TPA podría enlentecer la progresión de la enfermedad renal dependiendo de la gravedad de esta, aunque dicho beneficio se podría ver contrarrestado por la nefrotoxicidad de los inhibidores de la calcineurina[10].

Tras la realización de un trasplante renal en pacientes con DM1 e insuficiencia renal terminal, el desarrollo de alteraciones secundarias a la hiperglucemia, como el engrosamiento de la membrana basal glomerular y la expansión de la matriz mesangial, ocurre de manera temprana (1-2 años) en los injertos renales[20]. Sin embargo, cuando se logra la normoglucemia mediante un TPRS exitoso, el riñón trasplantado parece estar protegido de dichas alteraciones. En un estudio retrospectivo publicado en 2014, Lindahl et al.[20] examinaron cambios en la estructura del aloinjerto renal en pacientes con DM1 e insuficiencia renal terminal sometidos a trasplante renal de donante vivo (n = 17) en comparación con aquellos sometidos a TPRS (n = 25), excluyendo a los pacientes que habían presentado fracaso del injerto renal y/o pancreático. Se observó que los pacientes sometidos únicamente a trasplante renal presentaban una membrana basal glomerular más ancha (369 frente a 281 nm) y un volumen fraccional mesangial aumentado (0,23 frente a 0,16), en una mediana de seguimiento de 10 años. A pesar de que solo los receptores de un TPRS carecían de cambios secundarios a la diabetes, la caída en la tasa de filtración glomerular no fue significativamente diferente entre los dos grupos. Una explicación plausible para estos hallazgos sería que, aunque las alteraciones morfológicas ocurren de manera temprana tras el trasplante, se requiere un seguimiento más prolongado para detectar cambios significativos en la función del injerto renal.

La evidencia de beneficio del TPRS en términos de supervivencia del injerto renal es más controvertida, aunque es generalmente comparable con lo observado en el trasplante renal de donante vivo y superior a lo observado en el caso de donante cadáver. Un estudio retrospectivo publicado en 2020 con una cohorte holandesa (n = 996) y tras 30 años de seguimiento analizó la supervivencia global y del injerto renal en individuos con DM1 e insuficiencia renal terminal sometidos a TPRS, en comparación con pacientes en los que se realizó trasplante renal aislado[7]. Pese a que la supervivencia del injerto renal fue mayor en individuos con TPRS según los términos del estudio (muerte o requerimiento de hemodiálisis), el análisis censurado por muerte durante el seguimiento reveló una mayor supervivencia del injerto renal en pacientes sometidos a trasplante renal de donante vivo. Por lo tanto, el beneficio observado con el TPRS era a expensas de una mayor supervivencia global. Otro estudio recientemente publicado también evaluó la supervivencia a largo plazo del injerto renal en una cohorte americana de pacientes con DM1 e insuficiencia renal terminal sometidos a trasplante renal de donante cadáver (n = 6.202) o vivo (n = 5.673) en comparación con TPRS (n = 10.383), pero dividiendo estos últimos según el funcionamiento del injerto pancreático a los 3 meses[21]. Los pacientes con injerto pancreático funcionante presentaban una mayor supervivencia del injerto renal que aquellos sometidos a trasplante renal de donante vivo o cadáver (aumentos del 18 % y 23 %, respectivamente), mientras que la supervivencia era menor en los individuos en los que el injerto pancreático se había perdido antes de 3 meses. Por lo tanto, parecería que un buen funcionamiento inicial del injerto pancreático se asociaría con una mayor supervivencia del injerto renal en comparación con el trasplante renal aislado.

RETINOPATÍA DIABÉTICA

Dado que las complicaciones crónicas presentan mecanismos fisiopatológicos comunes, prácticamente la totalidad de los pacientes con enfermedad renal diabética en estadio de insuficiencia renal terminal presentan retinopatía diabética[22], la gran mayoría de ellos en fase proliferativa[23]. Incluso en pacientes sometidos a TPA la prevalencia de algún grado de retinopatía es muy elevada, con cifras superiores al 90 %[19,23].

En general, los estudios muestran una estabilización de la retinopatía tras la realización de un trasplante de páncreas, en sus distintas modalidades. La mayor incertidumbre gira en torno a la retinopatía proliferativa, ya que incluso con un buen control glucémico, alrededor del 15-20 % de los pacientes experimentan un empeoramiento retiniano. En un estudio de Giannarelli et al.[24] se evaluó el efecto del TPA en 33 pacientes con DM1, en comparación con un grupo de control de pacientes con DM1 en tratamiento intensivo con insulina y con un seguimiento medio de 30 meses. Entre los pacientes con retinopatía no proliferativa había una proporción 50/50 entre mejoría y estabilización en el grupo con TPA, en comparación con un 20 % de mejoría, un 10 % de estabilización y un 70 % de empeoramiento en el grupo de control. Por otro lado, no se observó mejoría en pacientes con retinopatía proliferativa o que previamente habían sido sometidos a fotocoagulación con láser, y las tasas de progresión fueron del 14 % en pacientes trasplantados en comparación con el 57 % en el grupo de control. Teniendo en cuenta la evidencia disponible, el reciente Consenso Internacional en Trasplante Pancreático señala que, dependiendo del grado de retinopatía diabética al inicio, el TPA normofuncionante puede contribuir a la estabilización o mejoría de la retinopatía[10].

Resultados similares a los observados con TPA se encontraron en un grupo de pacientes con trasplante TPRS en comparación con pacientes con diabetes de tipo 1 no trasplantados, observándose por lo general estabilización o regresión de la retinopatía[25]. Sin embargo, otros estudios con cohortes más antiguas no encontraron diferencias en la estabilización de la retinopatía entre pacientes con o sin injerto pancreático, especialmente ante retinopatía avanzada[26].

Pese a los resultados generalmente favorables, es importante señalar que el brusco descenso de la hiperglucemia grave tras el trasplante de páncreas puede dar lugar de una manera poco frecuente a un empeoramiento temprano de la retinopatía, con aparición de edema macular agudo y formación de exudados blandos peripapilares. Aunque puede ocurrir en pacientes con retinopatía leve, sucede con mayor frecuencia en pacientes con estadios más evolucionados y con antecedente reciente de fotocoagulación (< 1 año)[23]. Afortunadamente, los resultados a largo plazo en estos pacientes suelen ser favorables[27]. Pese a que algunos autores señalan que este empeoramiento temprano podría ser la evolución esperable sin relación con la magnitud del cambio metabólico[28], cabe destacar que este fenómeno ya se ha observado en otros escenarios que asocian un descenso marcado de la glucemia, como la intensificación del tratamiento insulínico, el inicio de agonistas del receptor de GLP-1 o la cirugía bariátrica[14].

NEUROPATÍA DIABÉTICA

A pesar de la elevada prevalencia de la neuropatía periférica, que afecta a alrededor de dos tercios de los pacientes con DM1 sometidos a trasplante renopancreático[22,29], la evidencia científica sobre la evolución de esta complicación tras el trasplante no es muy abundante. Navarro et al.[30] publicaron en 1997 los resultados del seguimiento a 10 años de 115 individuos con neuropatía diabética sometidos a TPRS, TPDR o TPA, y los compararon con los de un grupo de control formado por 92 pacientes con neuropatía periférica tratados con insulina. El grupo trasplantado, con independencia de la modalidad de trasplante, mejoró los índices de conducción nerviosa motora y sensorial, mientras que el grupo de control empeoró progresivamente. Aunque las mejorías descritas no suelen ocurrir a corto plazo, la regeneración nerviosa detectada por microscopia confocal puede ser un marcador sensible y temprano (en 1 año) de evolución favorable en estos pacientes[31]. Asimismo, en la cohorte de pacientes del Hospital Clínic de Barcelona observamos que el umbral de percepción de la vibración evaluado mediante biotensiómetro también mejoraba progresivamente tras el trasplante de páncreas, y que esta simple herramienta se asociaba de forma independiente tanto con la función del injerto pancreático como con los episodios cardiovasculares[32]. De la misma forma que ocurría con otras complicaciones microvasculares en fase avanzada, estudios que han evaluado tras el trasplante pancreático a pacientes con neuropatía diabética grave no han mostrado mejoría pese a seguimientos largos (8 años)[33]. Por este motivo, el primer Consenso Internacional en Trasplante Pancreático matiza que, dependiendo de la gravedad de la neuropatía diabética, el TPA puede enlentecer la progresión de la neuropatía diabética en comparación con el tratamiento médico[10]. Es interesante señalar también que los inhibidores de la calcineurina, ampliamente usados como inmunosupresores, son fármacos potencialmente neurotóxicos que también podrían ejercer como confusores en la interpretación de los resultados[34].

Respecto a la neuropatía neurovegetativa, el estudio de Navarro et al.[30] mostró mejorías más discretas y solo observadas de manera más tardía, aproximadamente a los 5 años de seguimiento. No obstante, en otro estudio publicado en 1994 que comparó la evolución de la neuropatía autónoma en 23 pacientes sometidos a TPRS con 16 pacientes sometidos a trasplante de riñón aislado, se observaron mejorías en menos de 1 año[35].

ENFERMEDAD CARDIOVASCULAR Y MORTALIDAD

La enfermedad cardiovascular es la principal causa de muerte en pacientes con diabetes, y su prevalencia en individuos con enfermedad renal crónica es muy elevada. En la cohorte de pacientes candidatos a trasplante renopancreático del Hospital Clínic observamos una prevalencia de enfermedad cardiovascular clínica del 30,3 %[29], resultados parecidos a los observados en otros centros en los que se realiza cateterismo coronario como parte del protocolo prequirúrgico[36,37].

Además, la enfermedad renal crónica es un factor de riesgo cardiovascular muy establecido y confiere un elevado riesgo de progresión acelerada de la aterosclerosis en los pacientes con diabetes[38]. El trasplante renopancreático no solo permite un control glucémico estricto, lo cual ha demostrado reducir a largo plazo los episodios cardiovasculares[13], sino que tras el procedimiento se ha observado también una reducción de las cifras séricas de colesterol unido a lipoproteínas de baja densidad (LDL-C) y un aumento de las de colesterol unido a lipoproteínas de alta densidad (HDL-C)[39]. En este sentido, varios estudios prospectivos han constatado un descenso significativo de las complicaciones macrovasculares tras el trasplante renopancreático en pacientes con DM1 e insuficiencia renal terminal[36,37,40,41]. Jukema et al.[36]

observaron en una pequeña cohorte de pacientes sometidos a TPRS (n = 32) que el 38 % de los individuos con un injerto de páncreas funcionante presentaban regresión de la aterosclerosis medida por angiografía coronaria, en comparación con ninguno de los pacientes en los que se perdió el injerto de páncreas. Asimismo, Lindahl et al.[37] demostraron que el TPRS se asocia con una reducción significativa de la mortalidad relacionada con enfermedad cardiovascular a los 10 años de seguimiento, en comparación con el trasplante renal de donante vivo. Las principales limitaciones en la interpretación de estos estudios retrospectivos son el inevitable sesgo de selección para cada alternativa de tratamiento, junto con diferencias en los resultados quirúrgicos y clínicos, como complicaciones quirúrgicas o protocolos de inmunosupresión.

En el caso del estudio de Lindahl et al.[37], por ejemplo, los pacientes en los que se realizó el TPRS eran más jóvenes, y los órganos también provenían de donantes más jóvenes que en el caso del trasplante renal de donante vivo. Mediante el uso de estrategias para reducir el sesgo, como el emparejamiento por puntuación de propensión, se han obtenido resultados similares a los expuestos anteriormente[42].

En el Hospital Clínic, para evitar el sesgo entre grupos, comparamos la incidencia de episodios cardiovasculares a 5 y 10 años en pacientes sometidos a TPRS con los datos esperables según la escala de riesgo cardiovascular *STENO T1 Risk Engine*, específicamente validada en la población con DM1 y reproducible en múltiples cohortes como la nuestra[43]. Esto permitió evaluar y cuantificar la reducción en la incidencia de enfermedad cardiovascular dentro de la misma población, observando una incidencia a los 10 años de hasta dos tercios menor que lo estimado por la puntuación de riesgo antes del trasplante[44]. Pese a todo, el riesgo cardiovascular en estos pacientes sigue siendo muy elevado[45], por lo que un control estricto de los factores de riesgo cardiovascular es de vital importancia, ya desde el momento en el que estos pacientes entran en lista de espera de trasplante[29].

Respecto al TPA, la evidencia científica disponible es insuficiente para determinar si dicho procedimiento enlentece la progresión de la enfermedad cardiovascular[10]. En el único estudio observacional, unicéntrico y con una muestra reducida de pacientes sometidos a TPA con injertos funcionantes (n = 30), los índices ecocardiográficos mejoraron después de 8 años, sin ningún cambio concurrente en la presión arterial[46].

Las tasas generales de supervivencia de los pacientes después de un TPRS o un TPDR son actualmente excelentes, con una supervivencia a 1 año superior al 95 % y tasas de supervivencia a los 5 años de alrededor del 90 %[47,48]. Múltiples estudios señalan que el TPRS normofuncionante 1 año después del procedimiento aumenta la esperanza de vida a largo plazo de los pacientes con DM1 e insuficiencia renal terminal en comparación con el trasplante renal tanto de donante vivo como de cadáver[7,21,37]. Respecto al TPDR, a pesar de una mayor mortalidad precoz por complicaciones tras el procedimiento, parece que no habría diferencias en la supervivencia a los 4 años en comparación con los pacientes que han recibido un trasplante renal de donante vivo y están en lista de espera de trasplante pancreático[49].

En el caso del TPA, los resultados comunicados son todavía mejores, con supervivencias a los 5 años que superan el 95 %[48,50]. Las diferencias están probablemente relacionadas con la presencia de estadios más evolucionados de las complicaciones crónicas en los candidatos a trasplante renopancreático. No obstante, no parece haber diferencias significativas en la mortalidad en los pacientes sometidos a TPA en comparación con los pacientes en lista de espera de dicho trasplante.

El Consenso Internacional en Trasplante Pancreático, a partir de evidencia indirecta, señala que el TPA podría alargar la supervivencia en el subgrupo de pacientes con hipoglucemia inadvertida. Sin embargo, la implantación masiva en los últimos años de los sistemas de monitorización continua de la glucosa con alarmas y la irrupción de los sistemas de administración automática de insulina podrían repercutir marcada y próximamente sobre el número de candidatos con esa indicación.

OTRAS COMPLICACIONES CRÓNICAS

Los pacientes con DM1 e insuficiencia renal terminal tienen un elevado riesgo de presentar pie diabético. Pese a la realización de un TPRS, que mejora la neuropatía periférica[30] y enlentece el desarrollo y la progresión de la arteriopatía periférica[41], la incidencia de pie diabético tras el trasplante sigue siendo alta. Un reciente estudio retrospectivo de 2017 señaló una incidencia de nuevas úlceras en el pie en el 6,9 % de los casos y de neuroatropatía de Charcot en el 3,2 %[51]. Tanto la presencia de arteriopatía periférica y/o de úlceras en el pie como un mayor uso de glucocorticoides son factores de riesgo para su desarrollo durante el seguimiento [52,53]. Por su parte, la aparición de neuroartropatía de Charcot se ha relacionado tanto con mayor mortalidad como con mayor riesgo de fallo y rechazo del injerto[53]. Así pues, es esencial seguir examinando regularmente los pies de los pacientes tras la realización de un trasplante pancreático.

REFERENCIAS BIBLIOGRÁFICAS

1. Garofolo M, Gualdani E, Giannarelli R et al. Microvascular complications burden (nephropathy, retinopathy and peripheral polyneuropathy) affects risk of major vascular events and all-cause mortality in type 1 diabetes: a 10-year follow-up study. Cardiovasc Diabetol 2019; 18: 159.
2. Sabanayagam C, Banu R, Chee ML et al. Incidence and progression of diabetic retinopathy: a systematic review. Lancet Diabetes Endocrinol 2019; 7: 140-9.
3. Raile K, Galler A, Hofer S et al. Diabetic nephropathy in 27,805 children, adolescents, and adults with type 1 diabetes. Diabetes Care 2007; 30: 2523-8.
4. Colombo M, McGurnaghan SJ, Bell S et al. Predicting renal disease progression in a large contemporary cohort with type 1 diabetes mellitus. Diabetologia 2020; 63: 636-47.
5. Helve J, Sund R, Arffman M et al. Incidence of end-stage renal disease in patients with type 1 diabetes. Diabetes Care 2018; 41: 434-9.
6. Fridell JA, Stratta RJ, Gruessner AC. Pancreas transplantation: current challenges, considerations, and controversies. J Clin Endocrinol Metab 2023; 108: 613-23.
7. Esmeijer K, Hoogeveen EK, Van Den Boog PJM et al. Superior long-term survival for simultaneous pancreas-kidney transplantation as renal replacement therapy: 30-year follow-up of a nationwide cohort. Diabetes Care 2020; 43: 321-8.
8. Jenssen T, Hartmann A, Birkeland KI. Long-term diabetes complications after pancreas transplantation. Curr Opin Organ Transplant 2017; 22: 382-8.
9. De Sá JR, Monteagudo PT, Rangel ÉB et al. The evolution of diabetic chronic complications after pancreas transplantation. Diabetol Metab Syndr 2009; 1: 11.
10. Boggi U, Vistoli F, Andres A et al. First World Consensus Conference on pancreas transplantation: Part II –recommendations. Am J Transplant 2021; 21: 17-59.
11. Kukla A, Ventura-Aguiar P, Cooper M et al. Transplant options for patients with diabetes and advanced kidney disease: a review. Am J Kidney Dis 2021; 78: 418-28.
12. Diabetes Control and Complications Trial Research Group; Nathan DM, Genuth S, Lachin J et al. The effect of intensive treatment of diabetes on the development and progression of long-term complications in insulin-dependent diabetes mellitus. N Engl J Med 1993; 329: 977-86.
13. Lachin JM, Orchard TJ, Nathan DM. Update on cardiovascular outcomes at 30 years of the diabetes control and complications trial/epidemiology of diabetes interventions and complications study. Diabetes Care 2014; 37: 39-43.
14. Bain SC, Klufas MA, Ho A, Matthews DR. Worsening of diabetic retinopathy with rapid improvement in systemic glucose control: a review. Diabetes Obes Metab 2019; 21: 454-66.
15. Gibbons CH, Freeman R. Treatment-induced neuropathy of diabetes: an acute, iatrogenic complication of diabetes. Brain 2015; 138: 43-52.
16. Cundy T, Holden A, Stallworthy E. Early worsening of diabetic nephropathy in type 2 diabetes after rapid improvement in chronic severe hyperglycemia. Diabetes Care 2021; 44: e55-6.
17. Lind M, Svensson AM, Kosiborod M et al. Glycemic control and excess mortality in type 1 diabetes. N Engl J Med 2014; 371: 1972-82.
18. Fioretto P, Steffes MW, Sutherland DER, Goetz FC, Mauer M. Reversal of lesions of diabetic nephropathy after pancreas transplantation. N Engl J Med 1998; 339: 69-75.
19. Coppelli A, Giannarelli R, Vistoli F et al. The beneficial effects of pancreas transplant alone on diabetic nephropathy. Diabetes Care 2005; 28: 1366-70.
20. Lindahl JP, Reinholt FP, Eide IA et al. In patients with type 1 diabetes simultaneous pancreas and kidney transplantation preserves long-term kidney graft ultrastructure and function better than transplantation of kidney alone. Diabetologia 2014; 57: 2357-65.
21. Ji M, Wang M, Hu W et al. Survival after simultaneous pancreas-kidney transplantation in type 1 diabetes: the critical role of early pancreas allograft function. Transpl Int 2022; 35: 1-8.
22. Amor AJ, Hollanda AM De, Yago G, Ara P. Prevalencia y control de los factores de riesgo cardiovascular en pacientes con diabetes mellitus tipo 1 candidatos a trasplante renopancreático entre los años 1999 y 2010. Av Diabetol 2011; 274: 137-42.
23. Kim YJ, Shin S, Han DJ et al. Long-term effects of pancreas transplantation on diabetic retinopathy and incidence and predictive risk factors for early worsening. Transplantation 2018; 1021; e30-8.
24. Giannarelli R, Coppelli A, Sartini MS et al. Pancreas transplant alone has beneficial effects on retinopathy in type 1 diabetic patients. Diabetologia 2006; 49: 2977-82.
25. Giannarelli R, Coppelli A, Sartini M et al. Effects of pancreas-kidney transplantation on diabetic retinopathy. Transpl Int 2005; 185: 619-22.
26. Scheider A, Meyer-Schwickerath E, Nusser J, Land W, Landgraf R. Diabetic retinopathy and pancreas transplantation: a 3-year follow-up. Diabetologia 1991; 34: S95-9.
27. Tsai FY, Lau LI, Li AF et al. Acute macular edema and peripapillary soft exudate after pancreas transplantation with accelerated progression of diabetic retinopathy. J Chin Med Assoc 2017; 80: 319-25.
28. Voglová B, Hladíková Z, Nemétová L et al. Early worsening of diabetic retinopathy after simultaneous pancreas and kidney transplantation –myth or reality? Am J Transplant 2020; 20: 2832-41.
29. Ruiz S, Amor AJ, Pané A et al. Cardiovascular risk factors and cardiovascular disease in patients with type 1 diabetes and end-stage renal disease candidates for kidney-pancreas transplantation: trends from 1999 to 2017. Diabetes Res Clin Pract 2020; 163: 108135.
30. Navarro X, Sutherland DER, Kennedy WR. Long-term effects of pancreatic transplantation on diabetic neuropathy. Ann Neurol 1997; 425: 727-36.
31. Tavakoli M, Mitu-Pretorian M, Petropoulos IN et al. Corneal confocal microscopy detects early nerve regeneration in diabetic neuropathy after simultaneous pancreas and kidney transplantation. Diabetes 2013; 62: 254-60.

32. Boswell L, Ventura-Aguiar P, Alejaldre A et al. Diabetic neuropathy is independently associated with worse graft outcomes and incident cardiovascular disease after pancreas transplantation: a retrospective cohort study in type 1 diabetes. Transplantation 2023; 107: 475-84.

33. Havrdova T, Boucek P, Saudek F et al. Severe epidermal nerve fiber loss in diabetic neuropathy is not reversed by long-term normoglycemia after simultaneous pancreas and kidney transplantation. Am J Transplant 2016; 16: 2196-201.

34. Arnold R, Pussell BA, Pianta TJ, Lin CSY, Kiernan MC, Krishnan AV. Association between calcineurin inhibitor treatment and peripheral nerve dysfunction in renal transplant recipients. Am J Transplant 2013; 13: 2426-32.

35. Hathaway DK, Abell T, Cardoso S et al. Improvement in autonomic and gastric function following pancreas-kidney versus kidney-alone transplantation and the correlation with quality of life. Transplantation 1994; 57: 816-22.

36. Jukema JW, Smets YFC, Van Der Pijl JW et al. Impact of simultaneous pancreas and kidney transplantation on progression of coronary atherosclerosis in patients with end-stage renal failure due to type 1 diabetes. Diabetes Care 2002; 25: 906-11.

37. Lindahl JP, Hartmann A, Aakhus S et al. Long-term cardiovascular outcomes in type 1 diabetic patients after simultaneous pancreas and kidney transplantation compared with living donor kidney transplantation. Diabetologia 2016; 59: 844-52.

38. Orchard TJ, Secrest AM, Miller RG, Costacou T. In the absence of renal disease, 20 year mortality risk in type 1 diabetes is comparable to that of the general population: a report from the Pittsburgh Epidemiology of Diabetes Complications Study. Diabetologia 2010; 53: 2312-9.

39. Larsen JL, Stratta RJ, Ozaki CF, Taylor RJ, Miller SA, Duckworth WC. Lipid status after pancreas-kidney transplantation. Diabetes Care 1992; 15: 35-42.

40. Biesenbach G, Königsrainer A, Gross C, Margreiter R. Progression of macrovascular diseases is reduced in type 1 diabetic patients after more than 5 years successful combined pancreas-kidney transplantation in comparison to kidney transplantation alone. Transpl Int 2005; 18: 1054-60.

41. Sucher R, Rademacher S, Jahn N et al. Effects of simultaneous pancreas-kidney transplantation and kidney transplantation alone on the outcome of peripheral vascular diseases. BMC Nephrol 2019; 20: 1-10.

42. Lange UG, Rademacher S, Zirnstein B et al. Cardiovascular outcomes after simultaneous pancreas kidney transplantation compared to kidney transplantation alone: a propensity score matching analysis. BMC Nephrol 2021; 22: 1-12.

43. Serés-Noriega T, Giménez M, Perea V et al. Use of the steno T1 risk engine identifies preclinical atherosclerosis better than use of ESC/EASD-2019 in adult subjects with type 1 diabetes at high risk. Diabetes Care 2022; 45: 2412-21.

44. Montagud-Marrahi E, Molina-Andújar A, Pané A et al. Impact of simultaneous pancreas-kidney transplantation on cardiovascular risk in patients with diabetes. Transplantation 2022; 106: 158-66.

45. Yiannoullou P, Summers A, Goh SC et al. Major adverse cardiovascular events following simultaneous pancreas and kidney transplantation in the United Kingdom. Diabetes Care 2019; 42: 665-73.

46. Occhipinti M, Rondinini L, Mariotti R et al. Amelioration of cardiac morphology and function in type 1 diabetic patients with sustained success of pancreas transplant alone. Diabetes Care 2014; 37: 171-2.

47. Barlow AD, Saeb-Parsy K, Watson CJE. An analysis of the survival outcomes of simultaneous pancreas and kidney transplantation compared to live donor kidney transplantation in patients with type 1 diabetes: a UK transplant registry study. Transpl Int 2017; 30: 884-92.

48. Kandaswamy R, Stock PG, Miller J et al. OPTN/SRTR 2020 Annual Data Report: Pancreas. Am J Transplant 2022; 22: 137-203.

49. Gruessner RWG, Sutherland DER, Gruessner AC. Mortality assessment for pancreas transplants. Am J Transplant 2004; 4: 2018-26.

50. Boggi U, Vistoli F, Amorese G et al. Long-term (5 years) efficacy and safety of pancreas transplantation alone in type 1 diabetic patients. Transplantation 2012; 93: 842-6.

51. Seo D-K, Lee HS, Park J, Ryu CH, Han DJ, Seo SG. Diabetic foot complications despite successful pancreas transplantation. Foot Ankle Int 2017; 38: 656-61.

52. Sharma A, Vas P, Cohen S et al. Clinical features and burden of new onset diabetic foot ulcers post simultaneous pancreas kidney transplantation and kidney only transplantation. J Diabetes Complications 2019; 33: 662-7.

53. García Barrado F, Kuypers DR, Matricali GA. Charcot neuroarthropathy after simultaneous pancreas-kidney transplantation: risk factors, prevalence, and outcome. Clin Transplant 2015; 29: 712-9.

Histopatología del trasplante de páncreas

41

A. Teijo Quintáns, Y. Rodríguez Gil, C. Ibarrola de Andrés y F. Colina Ruiz-Delgado

INTRODUCCIÓN

El diagnóstico de rechazo de aloinjerto pancreático combina el diagnóstico clínico con el diagnóstico histológico. El primer esquema de Banff para el diagnóstico histológico del rechazo del páncreas fue publicado en 2008[1] y se ocupó principalmente del diagnóstico del rechazo agudo mediado por linfocitos T. En los últimos años, el rechazo mediado por anticuerpos ha adquirido un mayor reconocimiento como posible causa principal del fracaso del injerto. El esquema de clasificación de rechazo del aloinjerto pancreático de Banff fue actualizado en 2011[2] por un equipo multidisciplinar, que añadió al esquema anterior pautas integrales para el diagnóstico del rechazo mediado por anticuerpos. Los mecanismos de rechazo agudo en el aloinjerto pancreático no son diferentes de los de otros trasplantes sólidos, aunque existen patrones de rechazo distintivos para los componentes exocrinos y endocrinos que reflejan diferencias en la expresión del complejo principal de histocompatibilidad (MHC), el tipo y la calidad de la microvasculatura y la sensibilidad a la isquemia. Estudios previos han demostrado que los vasos, conductos y ácinos son los objetivos preferenciales del rechazo mediado por células, mientras que los islotes de Langerhans no se afectan directamente. Por otro lado, los pocos casos documentados de rechazo del páncreas mediado por anticuerpos han presentado hiperglucemia, lo que sugiere que los islotes pueden ser susceptibles a la lesión microvascular asociada con el depósito de anticuerpos.

DIAGNÓSTICO HISTOLÓGICO

Debido a la falta de especificidad de los síntomas y de los marcadores séricos y urinarios en el trasplante de páncreas, al igual que en otros órganos, la biopsia es la prueba de referencia para el diagnóstico de rechazo.

Biopsia pancreática

A diferencia del trasplante de riñón e hígado, la obtención de muestras de tejido de aloinjertos de páncreas era poco común hasta principios de la década de 1990, cuando Allen et al. introdujeron una técnica segura y reproducible de biopsia percutánea con aguja.

La biopsia por aspiración con aguja fina, de calibre 18 o 20[1-4], es una técnica útil para el diagnóstico de rechazo pancreático en etapa temprana, ya que puede detectar los componentes del rechazo celular y humoral. La ventaja es que se realiza guiada por ecografía o tomografía computarizada[3], con un riesgo mínimo, por lo que tiene bajo coste y se puede efectuar de forma ambulatoria. Las principales complicaciones son sangrado, pancreatitis, infección, fístula pancreática, etc., pero la tasa de incidencia es baja (2-3 %). El inconveniente es que la probabilidad de no obtener material suficiente es de aproximadamente un 30 %[2], en particular en presencia de edema peripancreático o trombosis del injerto, por lo que el diagnóstico depende en gran medida de la experiencia del patólogo.

La biopsia laparoscópica[5,6] se utiliza en receptores de trasplante con drenaje intestinal, ya que la biopsia percutánea no es segura (principalmente porque el injerto está cubierto por el asa del intestino delgado). Un problema técnico es que los pacientes con trasplantes pancreáticos a menudo desarrollan adherencias abdominales. En comparación con la biopsia percutánea, la ventaja es que el sangrado puede detenerse fácilmente mediante electrocoagulación.

Cuando no es posible obtener muestras de diagnóstico adecuadas por los métodos anteriores, se puede seleccionar la biopsia abierta, que se utiliza en casos puntuales, dado que tiene una alta incidencia de complicaciones, incluso pérdida del injerto y una baja relación coste/beneficio.

Procesamiento de la biopsia pancreática

Después de fijar la biopsia con formol convencional, el tejido se deshidrata, se incluye en parafina y se corta. Se recomienda hacer 10 o más secciones continuas o discontinuas para diferentes tinciones[1,7]: tres cortes discontinuos para tinción con hematoxilina-eosina; un corte para la tinción tricrómico de Masson, que es particularmente útil para demostrar fibrosis interacinar en estadios precoces de la esclerosis del injerto y para identificar cambios patológicos (necrosis fibrinoide en paredes arteriales, conductos desnudos, etc.); un corte para la tinción inmunohistoquímica C4d, y cinco cortes o más sin teñir que se utilizarán para otros exámenes adicionales tipo: tinción de citomegalovirus (CMV), ácido peryódico de Schiff (PAS), etcétera.

Además, a los pacientes que son sometidos a biopsias debido a hiperglucemias se les debe realizar tinción de insulina y glucagón para demostrar la pérdida de células β de los islotes, que sugieren una recurrencia de la enfermedad autoinmune.

Las biopsias de seguimiento se llevan a cabo de manera programada, con independencia de cómo funcione el órgano trasplantado. Se sugiere que las biopsia de seguimiento se practiquen 1, 3, 6 y 12 meses[1,7] después de la cirugía, puesto que es segura y efectiva y puede detectar el rechazo del injerto temprano, aunque su coste es elevado y aumentará la incidencia de complicaciones.

Por lo tanto, la mayoría de los hospitales realizan biopsia de injerto en pacientes con indicaciones o bien por alteraciones analíticas o aparición de síntomas clínicos.

El patólogo determinará si la biopsia es apta. Se recomienda que se evalúen al menos tres áreas lobulillares y sus septos interlobulares asociados. Las ramas arteriales se muestrean mal y no suelen estar representadas en la biopsia.

Debido a la importancia diagnóstica atribuida a las lesiones arteriales, la ausencia de ramas arteriales en la biopsia debe tenerse en cuenta en el informe anatomopatológico.

La valoración de islotes en las biopsias pancreáticas no es necesaria en la determinación del rechazo del aloinjerto, dado que la inflamación afecta a los elementos exocrinos del páncreas antes que a los endocrinos en la mayoría de los casos[1].

Al igual que en el riñón, el rechazo mediado por anticuerpos puede ser irreconocible en ausencia de tinción C4d. No existe acuerdo general respecto a la mejor técnica para la tinción C4d[1]. Aunque la técnica de inmunofluorescencia es más sensible, la tinción C4d de tejido en parafina fijado en formol se usa ampliamente con resultados clínicamente aceptables. En la actualidad se recomienda informar del grado de tinción de C4d. En casos de positividad de C4d, es necesario correlacionarlo con estudios serológicos y debe indicarse en el informe de anatomopatológico[1,8].

DIAGNÓSTICO HISTOLÓGICO Y GRADOS DE RECHAZO CELULAR AGUDO EN EL TRASPLANTE PANCREÁTICO

El rechazo celular agudo se produce cuando los linfocitos T alorreactivos del receptor atacan a los antígenos del donante y provocan una inflamación que lesiona el epitelio acinar y ductal y el endotelio venoso y arterial.

Las lesiones morfológicas que podemos encontrar son las siguientes:

- En los septos es posible observar edema y un infiltrado inflamatorio linfocitario con abundantes eosinófilos. En el rechazo tardío este componente inflamatorio está formado por células plasmáticas y linfocitos B.

- También puede haber ductulitis, que es la inflamación del epitelio del ducto con lesión asociada de las células epiteliales que presentan expansión citoplasmática, núcleos reactivos y pérdida de polaridad.
- La venulitis es la inflamación del endotelio de las venas septales, que también pueden presentar lesión endotelial.
- En el tejido acinar puede verse acinitis, que es la inflamación de los lóbulos acinares con un componente inflamatorio similar al que se encuentra en los septos. Dicha inflamación puede ser: focal (menos de 2 focos por lobulillo), multifocal ($\geq$ 3 focos por lobulillo) o difusa (generalizada). Las células acinares pueden presentar lesión con vacuolización e hinchazón del citoplasma y pérdida de la cohesión celular. Dicha lesión también puede ser focal, multifocal o difusa.
- A nivel arterial es posible hallar arteritis de la íntima, que es la inflamación del endotelio arterial. Dicha arteritis puede ser mínima (afecta a una pequeña zona de la luz del vaso), moderada o grave (se afectan muchos vasos o la mayor parte de la luz del vaso está afectada). También puede haber endotelialitis y endarteritis.
- En los islotes de Langerhans puede verse isleitis, que es la inflamación de los islotes, que aparece en los grados altos de rechazo celular agudo.

La universidad de Maryland desarrolló un esquema para clasificar el rechazo agudo en seis grados (0 a V)[9], comparando biopsias de seguimiento con biopsias con indicación clínica. El esquema hacía hincapié en los cambios progresivos que iban desde la ausencia de inflamación (grado 0), pasando por la afectación aislada de los septos fibrosos (grado I) y las estructuras septales (grado II), hasta la afectación acinar (grado III) y arterial (grado IV). La necrosis parenquimatosa caracterizó la forma más grave de rechazo (grado V). Este esquema de clasificación demostró tener una buena correlación con la evolución final del injerto, los parámetros de laboratorio clínico y la respuesta al tratamiento[9].

En 2005, un grupo multidisciplinar de médicos inició debates de consenso en la 8ª Conferencia de Banff sobre Patología de Aloinjertos (Edmonton, Alberta, Canadá), siguiendo el exitoso modelo utilizado de los esquemas de Banff para la gradación del rechazo en el trasplante renal y hepático. La propuesta de trabajo se generó tras amplios y continuos debates de consenso que culminaron en la 9ª Conferencia Banff sobre Patología de Aloinjertos en 2007 (La Coruña, España)[9,10].

De acuerdo con estos hallazgos, la clasificación de Banff de 2007[1,2,11] gradúa las biopsias en seis categorías.

Biopsia normal (sin rechazo)

Los infiltrados inflamatorios están ausentes o son escasos. Si hay inflamación, es focal y mononuclear y confinada a los septos, sin afectar a conductos, venas, arterias o ácinos. No hay esclerosis del injerto. El parénquima acinar no presenta signos de atrofia o lesión.

Una biopsia adecuada con estas características histológicas descarta el diagnóstico de rechazo agudo del aloinjerto mediado por células[1,5,12].

El diagnóstico diferencial de una biopsia normal en el estudio con hematoxilina-eosina incluye: fase tardía de enfermedad autoinmune recurrente (diabetes mellitus)[13], es decir, tras la resolución de la isleitis y la desaparición de las células β, toxicidad medicamentosa y rechazo agudo mediado por anticuerpos.

Cambios indeterminados

Se caracteriza por la presencia de inflamación septal focal que parece activa (linfocitos «blásticos», eosinófilos), pero las características generales no cumplen los criterios de rechazo agudo leve mediado por células. No hay afectación de estructuras septales (venulitis ni ductulitis). No hay inflamación acinar.

Los cambios indeterminados pueden observarse en injertos que funcionan correctamente, así como en pacientes sometidos a biopsia por disfunción del injerto. Estos cambios pueden representar un rechazo agudo precoz no tratado o bien ser totalmente inespecíficos[9,10].

Rechazo celular agudo

El rechazo celular agudo presenta tres grados[9,14]: I o leve, II o moderado y III o grave. Las formas más graves responden menos al tratamiento antirrechazo y conllevan un mayor riesgo de trombosis, pérdida inmediata y tardía del injerto y arteriopatía del trasplante. A menudo no se toman muestras de las arterias afectadas, por lo que la presencia y el grado de inflamación acinar (focal frente a multifocal-difusa) y la presencia de lesión en las células acinares también se utilizan para definir la gravedad del rechazo agudo celular. En necesario identificar estas lesiones, puesto que, si no se tratan o se tratan de forma insuficiente, estos hallazgos se correlacionan con el desarrollo de fibrosis y la pérdida acelerada del injerto[15].

La inflamación limitada a los septos y a las estructuras septales (venas, conductos) suele responder al tratamiento antirrechazo y, por lo tanto, es menos probable que provoque secuelas irreversibles[10].

Grado I o leve

Se caracteriza por una inflamación septal predominantemente mononuclear activa que afecta a las estructuras septales: venulitis y ductitis[1,2]. La inflamación puede variar de una zona septal a otra, pero la presencia de venulitis o cualquier grado de ductitis linfocítica es suficiente para el diagnóstico de rechazo agudo celular grado I o leve. También se puede observar inflamación acinar focal (no más de dos focos inflamatorios por lobulillo, con ausencia o mínima lesión de las células acinares). Dicha inflamación se identifica a bajo (× 100) o medio aumento (× 200) y la composición de los infiltrados es similar a la de los septos.

Debido a variaciones en el muestreo, los focos de inflamación acinar pueden ser discontinuos con respecto a la inflamación septal o estar asociados con una inflamación septal discreta. En tales casos, el diagnóstico de rechazo agudo celular de grado I o leve depende de la inflamación y la lesión leves (focales) de las células acinares.

Las biopsias con características de rechazo agudo celular leve se encuentran ocasionalmente en pacientes con injertos que funcionan bien, pero son más frecuentes en pacientes con disfunción del injerto[10]. La respuesta al tratamiento se aproxima al 90 %[10]. El principal diagnóstico diferencial histológico es la pancreatitis por CMV.

Grado II o moderado

Se caracteriza por la presencia de inflamación acinar multifocal (≥ 3 focos por lobulillo), pero no confluente ni difusa, con lesión aislada y puntual de células acinares, pérdida de cohesión celular y/o arteritis intimal mínima con linfocitos ocasionales y localizados en el endotelio arterial (dentro de la íntima de una arteria muscular) pero sin signos de activación o lesión endotelial[16].

Suelen ser pacientes que tienen disfunción del injerto y la respuesta al tratamiento antirrechazo oscila entre el 71 y el 85 %[10].

Grado III o grave

Este grado se define por una inflamación acinar confluente-generalizada, con lesión/necrosis focal o difusa multicelular-confluente de las células acinares y/o arteritis de la íntima moderada o grave (> 25 % de compromiso luminal) y/o inflamación arterial transmural o necrosis fibrinoide.

La inflamación puede ser predominantemente linfoide o contener abundantes eosinófilos y un número variable de neutrófilos. El edema intersticial y/o la hemorragia señalan un daño tisular grave.

El rechazo celular agudo grave puede definirse también por una arteritis de la íntima, caracterizada por la presencia de células mononucleares dentro de la íntima de una arteria muscular comprometida, con presencia de lesión intimal o respuesta a la lesión, como hipertrofia de células endoteliales, fuga de fibrina, revestimiento de neutrófilos y/o macrófagos y activación de miofibroblastos intimales[1,2].

La necrosis circunferencial completa o parcial con infiltrados inflamatorios arteriales transmurales también es diagnóstica de rechazo celular agudo grave. Por otra parte, la necrosis fibrinoide arterial también se asocia al rechazo mediado por anticuerpos[8]. Por lo tanto, la identificación de esta lesión debe indicar siempre la tinción para C4d y la búsqueda de anticuerpos específicos del donante en el suero.

Todas estas lesiones tienen un mal pronóstico, cuyo impacto a corto y largo plazo en el órgano dependerá de la extensión del daño acinar y del tamaño y el número de arterias afectadas por la arteritis de la íntima o necrosis[17].

La necrosis acinar confluente con inflamación va seguida de atrofia o desaparición finalmente del componente exocrino en la zona afectada. Los cambios de esta naturaleza alteran notablemente el entorno microvascular del injerto, del que dependen los islotes para mantener una función adecuada[17].

La arteritis de la íntima se asocia con un mayor riesgo de trombosis inmediata o diferida. Esta lesión también es precursora de la arteriopatía del trasplante. La arteritis/vasculitis transmural se asocia con una probabilidad inmediata de trombosis con infarto parenquimatoso secundario.

Las biopsias de este grado se asocian con fracaso del injerto[1,2,17], y la respuesta al tratamiento antirrechazo es escasa.

Rechazo celular crónico activo

Se caracteriza por la presencia de arteriopatía activa. Aunque es raro verla en biopsias con aguja gruesa, esta lesión suele encontrarse en las piezas de pancreatectomías de injerto fallido debido a un rechazo celular crónico[17].

Esta arteriopatía activa se incluye en esta gradación porque, de acuerdo con estudios clínicos y experimentales, representa un grado intermedio entre la arteritis de la íntima y la arteriopatía crónica del trasplante. La extensión de los cambios histológicos y la cantidad de infiltrado inflamatorio se correlacionan con un tratamiento inmunosupresor subóptimo al paciente. La identificación de esta lesión tiene impacto clínico, dado que es la antesala a un daño vascular crónico irreversible que puede evitarse ajustando el tratamiento inmunosupresor[1,2].

Los principales diagnósticos diferenciales del rechazo agudo son: rechazo mediado por anticuerpos, peripancreatitis, proceso linfoproliferativo postrasplante, pancreatitis por CMV y recidiva de enfermedad diabética.

En cuanto a las técnicas inmunohistoquímicas que ayudan en el diagnóstico diferencial:

- El C4d es negativo en capilares interacinares (CAI) en el rechazo puro mediado por células T.
- El CD3 (marcador de linfocitos T) es útil para detectar infiltrados inflamatorios en el tejido acinar, el epitelio del conducto y el endotelio vascular.
- El CD68 y el CD163 permiten identificar fácilmente la infiltración por macrófagos en los lobulillos.
- La insulina y el glucagón permiten identificar la destrucción de los islotes por células inflamatorias.

Con técnicas de inmunofluorescencia, el C4d es negativo y no se identifica depósito de inmunoglobulinas o complemento.

CARACTERÍSTICAS HISTOLÓGICAS DEL RECHAZO MEDIADO POR ANTICUERPOS O RECHAZO HUMORAL

Esta categoría en el trasplante pancreático está mal documentada, debido a que existen pocos casos en la literatura científica. Se produce por anticuerpos específicos del receptor frente al donante dirigidos contra antígenos leucocitarios humanos (HLA) de clases I y II en el endotelio y activación de la cascada de complemento. Todo ello conlleva un inicio de la cascada de coagulación, con alteración del flujo sanguíneo y lesión tisular isquémica.

El rechazo mediado por anticuerpos presenta positividad para C4d en vasos, anticuerpos específicos frente al donante confirmados en suero y disfunción del injerto[1,2,18].

En el rechazo mediado por anticuerpos, los estudios apuntan a que la afectación de la microvasculatura de los islotes es diferente de la mediada por células, en la que los islotes permanecen en gran medida a salvo del daño inmunitario directo[18,19].

El rechazo mediado por anticuerpos puede ser de diversos tipos, que se describen a continuación.

Rechazo hiperagudo

Este tipo de rechazo es poco frecuente, dado que las pruebas cruzadas sistemáticas previas al trasplante para determinar la compatibilidad evitan el desarrollo de esta forma catastrófica de rechazo. Causa necrosis inmediata del injerto (menos de 1 horas después de la anastomosis vascular) debida a anticuerpos preformados en la sangre del receptor. En los primeros minutos se observa edema interacinar, con congestión vascular, hiperemia y daño de células acinares salpicado[1,2]. Pasadas unas horas se pueden observar depósitos vasculares extensos de reactantes inmunes (que contienen IgG) y dan lugar a arteritis de la íntima, infiltrado neutrofílico destacado y trombosis vasculares que provocan necrosis hemorrágica confluente en ácinos, conductos e islotes y necrosis vascular fibrinoide.

Rechazo acelerado mediado por anticuerpos (rechazo hiperagudo retrasado)

Es una forma grave y fulminante de rechazo con similitudes morfológicas al hiperagudo pero que se produce más tarde (a las pocas horas o días del trasplante).

Los hallazgos histológicos son, por lo tanto, similares a los del rechazo hiperagudo (depósito vascular de inmunoglobulinas y complemento, trombosis y necrosis). La afectación del parénquima es menos extensa que en el hiperagudo pero el pronóstico es malo[17].

Rechazo agudo mediado por anticuerpos

Se produce en las primeras semanas postrasplante, con disfunción del injerto. Presenta una tinción generalizada de C4d en los capilares sin evidencia de daño crónico subyacente. Se puede ver inflamación monocítica y/o neutrofílica acinar e interacinar, inflamación de los capilares interacinares (si es temprana es neutrofílica y si es tardía es mixta o bien solo monocítica) asociada a C4d, edema y hemorragia intersticial y daño de células acinares con necrosis. Este daño de células acinares puede ser leve (grado 1) si es salpicado, moderado (grado 2) si es multifocal e intenso (grado 3) si es difuso[18]. En ausencia de disfunción del injerto o marcadores en suero pero presencia de positividad difusa de C4d, puede considerarse el diagnóstico de «sospecha de rechazo agudo mediado por anticuerpos».

Rechazo crónico activo mediado por anticuerpos

Se evidencian cambios de rechazo crónico-esclerosis del injerto acompañados de positividad para C4d en los capilares del parénquima. Puede verse una esclerosis progresiva, con expansión de los septos fibrosos y fibrosis entre los ácinos y, además, una atrofia, con pérdida progresiva de las células epiteliales acinares[19].

La presencia de necrosis fibrinoide vascular y trombosis reciente u organizada es sospechosa de rechazo mediado por anticuerpos. En todas las situaciones en que se sospeche, es necesario establecer una correlación clínica y analítica con la presencia de marcadores[8].

Según la clasificación de Banff el rechazo agudo/activo mediado por anticuerpos se gradúa en[1,2]:

- *Grado 1 (leve)*. Presenta una arquitectura conservada con infiltrados interacinares leves. Es raro encontrar daño en células acinares.
- *Grado 2 (moderado)*. Presenta una arquitectura conservada con infiltrados interacinares, capilares interacinares dilatados con capilaritis, arteritis de la íntima y pérdida de células acinares.
- *Grado 3 (intenso)*. Presenta distorsión de la arquitectura con hemorragia intersticial, necrosis multifocal/confluente, arteritis necrosante-transmural y trombosis vascular.

La positividad para C4d tiene que ser intensa y difusa en más del 50 % de los capilares interacinares.

Los principales diagnósticos diferenciales son el rechazo celular agudo, la trombosis del injerto y las infecciones (CMV).

CARACTERÍSTICAS HISTOLÓGICAS DEL RECHAZO CRÓNICO DEL ALOINJERTO/ESCLEROSIS DEL INJERTO

Se produce por un rechazo persistente mediado por linfocitos T y/o anticuerpos, que dan lugar a cambios crónicos en el aloinjerto.

De la extensión de la fibrosis en las biopsias depende la supervivencia del injerto. Se identifican tres estadios de fibrosis con la correspondiente atrofia del parénquima lobulillar directamente correlacionado con la extensión de la fibrosis septal[20].

Según la clasificación de Banff se gradúa en[1,2,20]:

- *Estadio I (esclerosis leve del injerto)*. Se observa fibrosis que ocupa menos del 30 % de la biopsia, con expansión de los septos fibrosos, pero los lobulillos acinares presentan contornos erosionados e irregulares. Las zonas lobulares centrales son normales.
- *Estadio II (esclerosis moderada del injerto)*. La fibrosis ocupa el 30-60 % de la biopsia. La atrofia exocrina afecta a la mayoría de los lobulillos en su periferia y en sus zonas centrales (hebras fibrosas se entrecruzan entre los ácinos individuales).
- *Estadio III (esclerosis grave del injerto)*. Las zonas fibróticas predominan y ocupan más del 60 % de la biopsia, con ausencia casi total o completa del parénquima funcional.

La tinción para C4d tiene que ser positiva en los capilares interacinares en el rechazo crónico mediado por anticuerpos. Las tinciones con insulina y glucagón permiten detectar más fácilmente las células α y β. El tricrómico de Masson permite estimar el grado de fibrosis.

La arteriopatía del trasplante (engrosamiento fibrointimal arterial con estrechamiento luminal) está correlacionada con el grado de fibrosis y se debe clasificar como leve (< 25 % de estrechamiento luminal), moderada (26-50 % de estrechamiento luminal) o grave (> 50 % de estrechamiento luminal)[21]. Debido a que la enfermedad vascular está infrarrepresentada en las biopsias con aguja, este criterio no se utiliza para la estadificación. Del mismo modo, la evaluación de los islotes endocrinos no se utiliza para la estadificación porque su desaparición no sigue un curso predecible en relación con el grado global de fibrosis del injerto.

OTROS DIAGNÓSTICOS HISTOLÓGICOS

Dado que los episodios de rechazo agudo son poco frecuentes con los protocolos inmunosupresores actuales, en las biopsias de páncreas de pacientes con disfunción del injerto suelen encontrarse otros procesos patológicos. Entre ellos se incluyen infecciones, recurrencia de enfermedades autoinmunes o esclerosis del injerto/rechazo crónico que pueden identificarse de forma aislada o simultáneamente con otras categorías diagnósticas.

DIABETES MELLITUS RECURRENTE

Está mediada por autoanticuerpos circulantes detectables de las células de los islotes, que a menudo fijan el complemento y representan una respuesta autoinmune activa o de memoria de los autoantígenos de los islotes. También puede desarrollarse por mecanismos mediados por células T.

En las biopsias tempranas se observa daño en los islotes pancreáticos con un infiltrado inflamatorio progresivo (predominantemente de células mononucleares), que puede ser leve (< 10 células por islote), moderado (11-55 células por islote) o grave (> 55 células por islote) con presencia de destrucción gradual y pérdida de células β y vascularización relevante de los islotes[13].

En las biopsias tardías se observa daño de los islotes pancreáticos, con una resolución de la inflamación tras la pérdida de células β, islotes ricos en células α y polipéptidos. No hay fibrosis significativa ni capilares dentro de los islotes[13].

Con técnicas inmunohistoquímicas para insulina se identifica la pérdida de células β con una tinción normal para glucagón en islotes. Las células inflamatorias son principalmente linfocitos T, que son positivas para CD3 y CD8.

Generalmente el tejido pancreático exocrino y los vasos no están afectados.

Con el microscópico electrónico se constatan cambios citoplasmáticos degenerativos en las células β, con gránulos de dichas células en los lisosomas de macrófagos. También se puede observar una pérdida de granulación intracelular.

TOXICIDAD DE LAS CÉLULAS DE LOS ISLOTES Y DEPÓSITO DE AMILOIDE

La toxicidad de las células de los islotes se produce por fármacos como tacrólimus, ciclosporina A, micofenolato mofetilo, sirólimus, etc., debido a una inhibición de la síntesis de insulina por células β, que determina una disminución en la liberación de insulina y/o una resistencia periférica a esta.

A nivel histológico se comprueba toxicidad en las células de los islotes, que puede ser leve, moderada o intensa, con hipercromasia, fragmentación nuclear, vacuolización sin inflamación y sin alteración del tejido acinar ni de los septos ni vascular. También se puede observar depósito de amiloide en los islotes, que se confirma con tinción de rojo Congo, y que produce también una disfunción de células β y pérdida apoptótica selectiva[22]. Con el microscopio electrónico se observa en las células de los islotes una vacuolización intracitoplasmática, con picnosis-condensación nuclear, pérdida variable de los gránulos secretores de insulina e inclusiones lipídicas citoplasmáticas focales.

INFECCIONES INTRAABDOMINALES

Principalmente son infecciones bacterianas y/o fúngicas que afectan a localizaciones abdominales superficiales y profundas. Las bacterias más frecuentes son *Escherichia coli*, *Pseudomonas* y *Enterococcus faecalis* y, entre los hongos, *Candida albicans*. Suelen producirse entre los días 2 y 76 postrasplante.

Los posibles hallazgos histológicos son:

- *Peripancreatitis aguda purulenta.* Se observa un exudado purulento en la superficie, con colonias bacterianas o fúngicas, y un infiltrado neutrofílico que invade la cápsula con inflamación perilobular y septal focal.
- *Pancreatitis infecciosa aguda.* Se observa un infiltrado inflamatorio denso neutrofílico, con abscesos-necrosis y colonias bacterianas o fúngicas. También se evidencia inflamación parcheada o extensa parenquimatosa, septal y lobular con afectación acinar, ductal y de islotes.
- *Infección por CMV.* Hay agrandamiento celular acusado con inclusiones intranucleares oscuras que son positivas con técnicas inmunohistoquímicas para CMV. Las inclusiones intranucleares se localizan en el endotelio y en las células epiteliales y estromales. También se observa endotelitis venosa leve con daño acinar focal. En casos más graves se evidencian abscesos pancreáticos secundarios, infarto y disfunción del injerto[23].

- *Pancreatitis fúngica.* Se comprueba una peripancreatitis aguda o pancreatitis necrosante, con presencia de levaduras o hifas de *Candida*, que se identifican mejor mediante PAS con diastasa y tinción de Grocott. Hay un infiltrado inflamatorio neutrofílico denso y a veces granulomatoso focal.
- *Pancreatitis crónica.* Se produce como resultado de una pancreatitis aguda recurrente o persistente. Puede haber inflamación crónica del conducto principal y sus ramas, con algunos de ellos distorsionados o comprimidos, fibrosis periductal, septal y lobular, calcificación distrófica focal y atrofia lobular y acinar extensa. Generalmente hay hipertrofia y preservación de células de los islotes, aunque puede haber atrofia focal y destrucción de ellas.
- *Trastorno linfoproliferativo postrasplante.* Afecta al 1-3 % de los receptores de trasplante y aparece entre varias semanas y años después de este. En la mayoría de los casos son de origen B con apariencia monomorfa o polimorfa y están relacionados con el virus de Epstein-Barr. Suele afectar a zonas aleatorias del aloinjerto (**Fig. 41-1**).

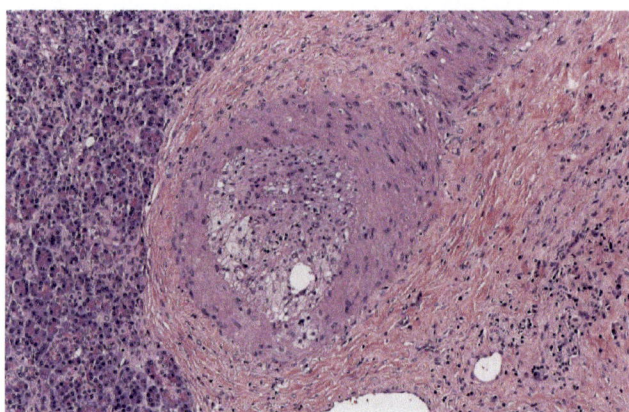

Figura 41-1. Arteriopatía crónica del rechazo. Se observan engrosamiento fibrointimal arterial con estrechamiento grave de la luz (> 50 % de estrechamiento luminal) y macrófagos espumosos. (Hematoxilina-eosina, × 20).

REFERENCIAS BIBLIOGRÁFICAS

1. Drachenberg CB, Odorico J, Demetris AJ et al. Banff schema for grading pancreas allograft rejection: working proposal by a multi-disciplinary international consensus panel. Am J Transplant 2008; 8: 1237-49.
2. Drachenberg CB, Torrealba JR, Nankivell BJ et al. Guidelines for the diagnosis of antibody-mediated rejection in pancreas allografts-updated Banff grading schema. Am J Transplant 2011; 11: 1792-802.
3. Kuo PC, Johnson LB, Schweitzer EJ et al. Solitary pancreas allografts: the role of percutaneous biopsy and standardized histologic grading of rejection. Arch Surg 1997; 132: 52-7.
4. Munn SR, Engen DE, Barr D et al. Differential diagnosis of hypoamylasuria in pancreas allograft recipients with urinary exocrine drainage. Transplantation 1990; 49: 359-62.
5. Klassen DK, Weir MR, Cangro CB et al. Pancreas allograft biopsy: safety of percutaneous biopsy-results of a large experience. Transplantation 2002; 73: 553-5.
6. Uva PD, Odorico JS, Giunippero A et al. Laparoscopic biopsies in pancreas transplantation. Am J Transplant 2017; 17: 2173-7.
7. Wan J, Fang J, Li G et al. Pancreas allograft biopsies procedure in the managment of pancreas transplant recipients. Gland Surg 2019; 8: 794-8.
8. Solez K, Colvin RB, Racusen LC et al. Banff '05 Meeting Report: differential diagnosis of chronic allograft injury and elimination of chronic allograft nephropathy ('CAN'). Am J Transplant 2007; 7: 518-26.
9. Drachenberg CB, Papadimitriou JC, Klassen DK et al. Evaluation of pancreas transplant needle biopsy. Reproducibility and revision of histologic grading system. Transplantation 1997; 63: 1579-86.
10. Papadimitriou JC, Drachenberg CB, Wiland A et al. Histologic grading of acute allograft rejection in pancreas needle biopsy. Correlation to serum enzymes, glycemia adn response of immunosupressive treatment. Transplantation 1998; 66: 1741-5.
11. Papadimitriou JC, Drachenberg CB et al. Distinctive morphological features of antibody-mediated and T-cell-mediated acute rejection in pancreas allograft biopsies. Curr Opin Organ Transplant 2012; 17: 93-9.
12. Gaber AO, Gaber LW, Shokouh-Amiri MH et al. Percutaneous biopsy of pancreas transplants. Transplantation 1992; 54: 548-50.
13. Sutherland DE, Goetz FC, Sibley RK. Recurrence of disease in pancreas transplants. Diabetes 1989; 38 (1Suppl): 85-7.
14. Allen RD, Wilson TG, Grierson JM et al. Percutaneous biopsy of bladder-drained pancreas transplants. Transplantation 1991; 51: 1213-6.
15. Papadimitriou JC. Diffuse acinar inflammation is the most important histological predictor of chronic rejection in pancreas allografts. Transplantation 2006; 82: 223.
16. Boonstra JG, Van Der Pijl JW, Smets YF et al. Interstitial and vascular

pancreas rejection in relation to graft survival. Transpl Int 1997; 10: 451-6.

17. Drachenberg CB, Papadimitriou JC, Farny A et al. Pancreas trasplantation. The histologic morphology of graft loss and clinical correlations. Transplantation 2001; 71: 1784-91.

18. Melcher ML, Olson JL, Baxter-Lowe LA, Stock PG, Posselt AM. Antibody-mediated rejection of a pancreas allograft. Am J Transplant 2006; 6: 423-8.

19. Carbajal R, Karam G, Renaudin K et al. Specific humoral rejection of a pancreas allograft in a recipient of pancreas after kidney transplantation. Nephrol Dial Transplant 2007; 22: 942-4.

20. Papadimitriou JC, Drachenberg CB, Klassen DK et al. Histological grading of chronic pancreas allograft rejection/grafts sclerosis. Am J Transplant 2003; 3: 599-605.

21. Loupy A, Haas M, Solez K, Racusen L et al. The Banff 2015 Kidney Meeting Report: current challenges in rejection classification and prospects for adopting molecular pathology. Am J Transplant 2017; 17: 28-41.

22. Drachenberg CB, Klassen DK, Weir MR et al. Islet cell damage associated with tacrolimus and cyclosporine: morphological features in pancreas allograft biopsies and clinical correlation. Transplantation 1999; 68: 396-402.

23. Klassen DK, Drachenberg CB, Papadimitriou JC et al. CMV allograft pancreatitis: diagnosis, treatment and histological features. Transplantation 2000; 69: 1968-71.

Resultados a largo plazo del trasplante de páncreas

42

C. Jiménez Romero, I. Justo Alonso, A. Marcacuzco Quinto, Ó. Caso Maestro, A. Manrique Municio,
Á. García-Sesma, J. Calvo Pulido, C. Loinaz Segurola y E. Moreno González

INTRODUCCIÓN

En la supervivencia a largo plazo del paciente y del injerto trasplantado de páncreas intervienen múltiples factores que serán analizados en este capítulo. Así, se revisará la supervivencia de los pacientes en varios períodos de tiempo y según el tipo de trasplante pancreático realizado y se analizarán también los factores de riesgo y las causas de mortalidad, las tasas de supervivencia y las causas técnicas e inmunológicas de pérdida del injerto. La inmunosupresión acumulada a lo largo del tiempo y el envejecimiento en sí de los pacientes trasplantados constituyen factores de riesgo para el desarrollo de tumores *de novo* que contribuyen a la disminución de la supervivencia. Otros factores de riesgo, como las infecciones urológicas (en derivación duodenovesical), las complicaciones cardiovasculares (enfermedad coronaria) y la obesidad contribuyen de forma significativa a la mortalidad del paciente a largo plazo. Aunque se observa una mejoría postrasplante de las complicaciones médicas previas al trasplante (oculares, nefropatía, neuropatía, cardiovasculares, cerebrovasculares), se debe realizar una vigilancia periódica durante el seguimiento para mejorar la calidad de vida del paciente.

MORTALIDAD Y SUPERVIVENCIA A LARGO PLAZO DEL PACIENTE CON TRASPLANTE PANCREÁTICO

El funcionamiento normal del injerto pancreático, a largo plazo, no solo mejora la calidad de vida, sino que también reduce la morbimortalidad asociada a la diabetes de tipo 1 y aumenta la supervivencia del paciente.

En el Registro Americano de Trasplante de Páncreas en la diabetes de tipos 1 y 2, durante el período 2001-2016, la supervivencia a 3 los años del paciente con trasplante de páncreas y riñón simultáneo (TPRS) era del 93 %, la del injerto en el trasplante pancreático aislado (TPA) del 80 % y la del riñón del 89 %[1].

Según la última publicación americana del *Scientific Registry of Transplant Recipients* (SRTR)/*Organ Procure-*

ment and Transplantation Network (OPTN) de trasplante de páncreas de 2021[2], se ha observado un descenso en la mortalidad al año del trasplante de páncreas en todas sus modalidades: 2,8 %, 0 % y 3,6 %, respectivamente, para el trasplante de páncreas después del riñón (TPDR), el TPA y el TPRS, mientras que la mortalidad a los 10 años del trasplante, durante el período 2011-2012, fue del 20,1 %, 18,5 % y 23,2 %, respectivamente, para el TPDR, el TPA y el TPRS, lo cual probablemente reflejaba la comorbilidad cardiovascular de la población en dicho período. Asimismo, en este mismo registro, la supervivencia de los receptores de páncreas a los 5 años fue del 92,2 % para los diabéticos de tipo 1 y del 89,1 % para los diabéticos de tipo 2. La gran ventaja de realizar un TPRS en casos de nefropatía diabética terminal es que el riesgo de mortalidad a 10 y 20 años es de un 20-30 % menos que cuando solo se realiza un trasplante renal aislado[3]. En nuestra experiencia con 175 TPRS, en el Hospital 12 de Octubre, la supervivencia del paciente a 1, 3 y 5 años fue del 95,4 %, 93 % y 92,4 %, respectivamente[4].

FACTORES DE RIESGO Y CAUSAS DE MORTALIDAD A LARGO PLAZO

La supervivencia del enfermo ha ido aumentando progresivamente con el paso del tiempo a medida que han ido mejorando la técnica, los cuidados preoperatorios y postoperatorios y la inmunosupresión.

En una serie retrospectiva de pacientes de la *United Network for Organ Sharing* (UNOS) y del *International Pancreas Transplant Registry* (IPTR) se refiere que del grupo de 6.995 trasplantes de TPRS, 488 fallecieron, 255 de ellos lo hicieron en los primeros 90 días postrasplante de páncreas, siendo las causas fundamentales: complicaciones cardiocerebrovasculares (101 casos), infecciones (61 casos), hemorragia (13 casos), fallo multiorgánico (12 casos), fallo respiratorio (10 casos), complicaciones de la diabetes (5 casos), fallo renal (4 casos), tumores (4 casos), suicidio (2 casos), otras (7 casos), origen desconocido o muerte súbita (36 casos). Entre los 91 y 365 días postrasplante de páncreas fallecie-

505

ron otros 147 pacientes, siendo las causas fundamentales de muerte: cardíacas o cerebrovasculares (47 casos), infección (43 casos), tumores (10 casos), origen desconocido (13 casos), etc. A partir del año del trasplante se registraron 301 fallecimientos y las causas fueron: cardíacas o cerebrovasculares (47 casos), infección (45 casos), tumores (4 casos), origen desconocido (114 casos), etcétera[5].

En la serie de 1.000 TPRS realizados en la Universidad de Wisconsin, la supervivencia del enfermo a 5, 10 y 20 años fue de 89 %, 80 % y 58 %, respectivamente, siendo las causas de fallecimiento de los 216 enfermos de la serie: cardiopulmonares en 71 (7,2 %), infección en 34 (3,4 %), cerebrovasculares en 18 (1,8 %), fallo renal en 15 (1,5 %), tumores en 13 (1,3 %), hemorragia en 8 (0,8 %) y otras causas en 57 (5,8 %)[6]. En una serie retrospectiva reciente de 509 casos, las causas de muerte más frecuentes fueron cardíacas, infecciosas, cerebrovasculares, hemorragia y tumores *de novo*[7].

Se ha demostrado que el índice de masa corporal (IMC) es un factor de riesgo independiente de la pérdida del injerto y la mortalidad del paciente a corto plazo, especialmente para los obesos de clase II. A largo plazo, la obesidad, pero no el sobrepeso, se asocia también con mayor riesgo de fallo del injerto[8]. Asimismo, el IMC < 18,5 kg/m^2 es un factor de riesgo de mortalidad a largo plazo[9]. Por lo tanto, se cuestiona la seguridad del trasplante de páncreas en pacientes obesos, y se sugieren otras alternativas previas al trasplante, como la dieta y la cirugía bariátrica[8].

La enfermedad coronaria, a menudo asintomática en enfermos diabéticos en comparación con los no diabéticos, aparece mucho antes en los diabéticos de larga evolución, es más extensa y afecta a las ramas arteriales coronarias más distales. Las pruebas de detección de la enfermedad coronaria se realizan cada vez con mayor frecuencia, como se refiere en la experiencia de Wisconsin, en la que la coronariografía se llevó a cabo en el 72 % de los pacientes antes del trasplante de páncreas[6]. En una serie austríaca reciente se establece que cuando se presentan dos o más factores de riesgo, como alteración miocárdica, hipertensión arterial o hábito tabáquico, se debe realizar coronariografía seguida de angioplastia, prótesis o *bypass* cuando esté indicado[7]. El programa de detección de enfermedad coronaria debe continuarse en los pacientes con trasplante de páncreas que sobreviven más allá del año, requiriendo una monitorización periódica de la enfermedad cardíaca, cerebrovascular y de las complicaciones infecciosas[10]. Tanto la enfermedad coronaria como el antecedente de amputación de miembros inferiores son factores de riesgo de peores resultados, aunque no se consideran una contraindicación absoluta para el TPRS[11]. No obstante, la arteriopatía coronaria no constituye un factor de riesgo de mortalidad cuando se trata con medicación o con revascularización[12]. La enfermedad arteriosclerótica periférica avanzada que incluye la que puede precisar una amputación de miembro se asocia a un aumento de la mortalidad[13] al igual que sucede cuando se asocia a nefropatía terminal[14].

En un análisis multifactorial se ha observado que el factor de riesgo más importante de mortalidad del paciente es la pérdida del injerto y el consiguiente retorno al tratamiento insulínico. Por lo tanto, la medida preventiva más importante para reducir la mortalidad postrasplante de páncreas

será evitar las causas inmunológicas y no inmunológicas que puedan desencadenar la pérdida del injerto, concluyendo que, a mayor supervivencia del injerto, menor mortalidad del paciente[15].

SUPERVIVENCIA Y CAUSAS DE PÉRDIDA DEL INJERTO PANCREÁTICO A LARGO PLAZO

En contraste con la supervivencia del paciente, que se ha mantenido alta en las diferentes épocas del trasplante de páncreas, la supervivencia del injerto ha ido mejorando con el tiempo, especialmente en el TPDR y el TPA, aunque la supervivencia del TPRS todavía sigue siendo superior a la de los anteriores trasplantes. Según el SRTR, la supervivencia del páncreas a los 3 años en TPRS fue del 80 % frente al 70 % en el TPDR y el 65 % en el TPA[1].

La mejora de los resultados del trasplante de páncreas ha sido a expensas, no solo del descenso de la incidencia de complicaciones técnicas, sino también de la menor tasa de rechazo, de manera que la tasa anual de pérdida del injerto por rechazo descendió 4-5 veces desde el inicio del trasplante hasta el período 2004-2008, en el que la tasa de pérdida era del 5,5 % en el TPDR, 6,6 % en el TPA y 2,1 % en el TPRS[15].

Según Humar et al[16], la primera causa de pérdida del injerto fueron los fallos técnicos, y la segunda, el rechazo crónico que, en su serie de 321 TPRS, 389 TPDR y 204 TPA, fue del 3,7 % en el TPRS, 11,3 % en el TPA y 11,6 % en el TPDR. Sin embargo, en la serie de Wisconsin, la primera causa de pérdida del injerto pancreático fue el fallecimiento del paciente con injerto funcionante, y la segunda causa, el rechazo[6].

Según la experiencia de Innsbruck, las causas principales de pérdida del injerto en TPRS fueron: rechazo crónico, fallecimiento del paciente con páncreas funcionante, trombosis del injerto, rechazo agudo, infección del injerto y origen desconocido[7].

En un análisis de 18.159 trasplantes de páncreas del IPTR, la supervivencia del injerto a 5, 10 y 20 años fue del 80 %, 68 % y 45 %, respectivamente, en el TPRS; 62 %, 46 % y 16 %, respectivamente, en el TPDR, y 59 %, 39 % y 12 %, respectivamente, en el TPA[15].

Debido a diferentes criterios hasta ahora aplicados, recientemente se ha uniformado la definición de fallo del injerto pancreático, incluyéndose los siguientes:

- Resección del injerto pancreático previamente trasplantado.
- Inclusión del paciente en lista de espera para retrasplante.
- Inclusión para trasplante de islotes en paciente con trasplante de páncreas previo.
- Tratamiento con ≤ 0,5 UI/kg/día de insulina durante 90 días consecutivos.

Según esta nueva definición, en el análisis del SRTR la incidencia de fallo del injerto pancreático a los 90 días del trasplante de páncreas aumentó de forma notable en 2021 en el TPA (desde el 8,9 % hasta el 17,8 %) y en el TPDR (desde 4,2 % hasta 9,5 %), pero no en el TPRS[2]. En nuestra experiencia con 175 TPRS, en el Hospital 12 de Octubre, la supervivencia del injerto a 1, 3 y 5 años fue del 81,6 %, 77,9 % y 72,3 %, respectivamente[4].

TUMORES *DE NOVO* POSTRASPLANTE PANCREÁTICO

A medida que aumenta la supervivencia de los pacientes con trasplante de páncreas, aumenta también la incidencia de tumores *de novo*, siendo la inmunosupresión agresiva (anticuerpos monoclonales o policlonales, anticalcineurínicos, corticoides) el principal factor implicado en la patogenia de dichos tumores. Otros factores patogénicos son las infecciones víricas: virus de Epstein-Barr (VEB), virus del papiloma humano y citomegalovirus.

Enfermedad linfoproliferativa postrasplante

La baja tasa de rechazo durante el primer año del trasplante de páncreas (9,6 % en pacientes de 35-64 años y de 12,3 %, entre 18-34 años) da una idea de la inmunosupresión agresiva utilizada en este trasplante. No obstante, la incidencia de la enfermedad linfoproliferativa postrasplante (ELPT) se ha mantenido igual en los últimos 5 años. Así, la incidencia más alta acumulada de ELPT ha correspondido a los pacientes con TPA y serología negativa del VEB (5,8 %) frente a 1,6 % en pacientes VEB positivos. La incidencia de ELPT en pacientes con TPA es mayor que en aquellos con TPRS y TPDR, debido a la inmunosupresión más agresiva utilizada en el TPA[2].

El VEB está implicado en la patogenia del linfoma de Burkitt y de la enfermedad de Hodgkin. El VEB se transmite prácticamente en todos los casos desde un donante seropositivo a un receptor seronegativo (infección de las células B). La ELPT se clasifica en tres tipos: *a)* lesiones benignas; *b)* ELPT de células B (3 subtipos: hiperplasia plasmocítica, ELPT polimórfica y linfoma maligno y mieloma múltiple), y *c)* ELPT de células T.

La ELPT habitualmente se presenta durante el primer año postrasplante y las manifestaciones clínicas más frecuentes suelen ser fiebre, faringitis, mialgias y adenopatías.

Es importante realizar un diagnóstico diferencial con el rechazo agudo del injerto pancreático: infiltrado inflamatorio y lesión de las células acinares en el rechazo agudo, e infiltrado de las células B atípicas del parénquima, respetando las células acinares, en la enfermedad linfoproliferativa.

El injerto pancreático con ELPT puede presentar un aumento difuso, que debe diferenciarse de una pancreatitis o un rechazo[17].

Las pautas de tratamiento de la ELPT consistirán en:

- Reducción o suspensión de la inmunosupresión (anticalcineurínicos, micofenolato mofetilo, azatioprina), manteniendo los corticoides.
- Quimioterapia: sobre todo en linfomas de aparición tardía (> 2 años después del trasplante).
- Anticuerpos monoclonales anti-CD20 (rituximab).
- Resección, sobre todo en la ELPT de localización gastrointestinal.
- Radiación en casos de afectación del sistema nervioso central.

Tumores *de novo* no linfoproliferativos postrasplante

Actualmente ya se han referido supervivencias mayores de 20 años en los pacientes trasplantados de páncreas[18], lo cual supone una inmunosupresión crónica acumulada que propicia el desarrollo de tumores *de novo*. Asimismo, los receptores de un trasplante de páncreas reciben una mayor inmunosupresión (inducción con anticuerpos) que los receptores de hígado y riñón, hecho que puede favorecer aún más el desarrollo de dichos tumores. En una serie de 348 pacientes con trasplante de páncreas, la incidencia de tumores *de novo* fue del 20,4 % (70 pacientes), considerando un período mediano de seguimiento de 130 meses desde el trasplante de páncreas. El tipo de tumores registrados fue el siguiente: 36 (50,7 %) de piel (4 melanomas y 32 no melanomas), 25 (35,2 %) tumores sólidos (pulmón, próstata, riñón) y 10 (14,1 %) hematológicos (de estos, 6 linfomas). Los pacientes con tumores sólidos tuvieron un riesgo aumentado de fallecimiento de 3-6 veces en comparación con los pacientes que presentaron tumores de piel[19].

Un estudio reciente ha analizado los factores de riesgo del cáncer de piel en 521 pacientes con trasplante renal o TPRS. En el estudio multivariable, la edad avanzada y la piel clara del paciente fueron los únicos factores independientes de riesgo del tumor de piel, mientras que la piel oscura y la inmunosupresión en dosis bajas fueron los factores protectores. Contrasta con otros estudios que la utilización de anticuerpos antitimocíticos o la realización de un TPRS no se han asociado a un riesgo aumentado de cáncer de piel[20].

COMPLICACIONES MÉDICAS Y QUIRÚRGICAS A LARGO PLAZO

La necesidad de reingreso por complicaciones médico-quirúrgicas sigue un paulatino descenso a medida que aumenta el período de seguimiento del enfermo trasplantado. Así, estos autores han referido que la tasa media de reingresos por paciente trasplantado es de 1,2 durante el primer año del trasplante y desciende hasta 0,2 reingresos por año a los 6 años, siendo las complicaciones más frecuentes las relacionadas con la derivación duodenovesical (infecciones urinarias, deshidratación, acidosis metabólica, infecciones urinarias recurrentes, cistitis, etc.), óseas (fracturas, necrosis avascular, osteoporosis avanzada), cardiovasculares (infarto de miocardio, isquemia periférica) y rechazo[21,22]. Estas complicaciones no suelen requerir más de 2 días de reingreso en el 40 % de los casos[21]. Las fracturas se presentan en más del 33 % de los casos con seguimiento prolongado, afectando al pie y al tobillo en más del 50 % de los casos.

El exceso en la ganancia de peso al año del TPRS se ha definido como el aumento de peso ≥ 19 %, observándose una tasa del 10 % en una serie de 100 pacientes con TPRS. Sin embargo, estos pacientes con exceso de peso comparados con los que no aumentaron el peso, seguidos durante 43 ± 23 meses, no presentaron mayor riesgo de fallecimiento o pérdida del injerto, aunque sí se ha demostrado una tendencia hacia un mayor riesgo de síndrome metabólico, con lo que esto significa para el aumento de las complicaciones cardiovasculares[23].

Un reciente estudio de seguimiento de 363 pacientes con TPRS, durante una mediana de 8,1 años, mostró que 59 (16,3 %) pacientes presentaron complicaciones cardiovasculares y que se realizó un total de 127 intervenciones en miembros inferiores en 54 (14,9 %) pacientes. Se concluye que los pacientes con complicaciones vasculares periféricas y cardiovasculares antes del TPRS continúan siendo una fuente de morbilidad cardiovascular post-TPRS[24].

Los niveles de colesterol y triglicéridos son normales a los 5 años postrasplante de páncreas y permanecen así posteriormente. La normalización del colesterol y los triglicéridos, la presión arterial y la glucemia ayudan a disminuir el riesgo de enfermedad arteriosclerótica y el riesgo de fallecimiento por complicaciones cardiovasculares[22,25].

La pancreatitis aguda tardía se presenta al cabo de 28 meses de período medio postrasplante, con un cuadro de dolor abdominal (delante del injerto) y fiebre, que debe tratarse como una pancreatitis aguda del páncreas nativo[26].

De los enfermos con derivación duodenovesical, aproximadamente el 20 % precisará una derivación duodenoentérica durante los primeros 5 años del trasplante. En el estudio de Stratta et al.[21], en 57 enfermos trasplantados y revisados durante 5-8 años, se realizaron las siguientes reintervenciones: colecistectomía en 17, conversión entérica en 11, herniorrafia en 7 y relaparotomía por obstrucción intestinal en 3.

Las complicaciones urológicas pueden requerir tratamiento por vía transcistoscópica para retirar material de sutura, cálculos vesicales, etcétera.

Otros procedimientos, a veces realizados por complicaciones cardiovasculares, son la colocación de prótesis o cirugía de las coronarias o de arterias de miembros inferiores, amputaciones de estos por isquemia, etcétera.

EFECTOS DEL TRASPLANTE PANCREÁTICO SOBRE LAS COMPLICACIONES DE LA DIABETES

Nefropatía diabética

La nefropatía diabética es secundaria a las alteraciones metabólicas de la diabetes a largo plazo. Las alteraciones más importantes que produce la diabetes sobre la estructura renal residen en los glomérulos (expansión mesangial y engrosamiento de la membrana basal glomerular). No obstante, estas alteraciones no se desarrollan al inicio de la diabetes sino al cabo de varios años[27]. El mal control de la glucemia es un factor de riesgo importante para el desarrollo de las lesiones y de la clínica de la nefropatía[28]. Se ha observado que los riñones de donantes no diabéticos trasplantados en diabéticos desarrollan las lesiones referidas de la nefropatía diabética[29].

El trasplante de páncreas normaliza el metabolismo de la glucemia y puede prevenir, detener o revertir las alteraciones renales causadas por la diabetes[30,31]. Así, cuando se realiza un trasplante de páncreas en un paciente trasplantado previamente de riñón, la progresión de la glomerulopatía se detiene al cabo de unos años[31]. Este hecho se ha demostrado en un estudio en el que se realizaron biopsias renales, sin que se observaran cambios significativos a los 5 años, aunque sí al cabo de 10 años de euglucemia, evidenciándose la resolución de la glomerulosclerosis[32,33]. Por lo tanto, la normaliza-

ción de la glucemia conseguida con el trasplante de páncreas repercute sobre la mejoría de la función renal y sobre el aumento de la supervivencia del injerto renal en presencia de un injerto pancreático funcionante[34].

El TPRS funcionante previene el desarrollo de la nefropatía diabética en el injerto renal y es efectivo en la reversión de las anomalías estructurales microvasculares sistémicas en pacientes con nefropatía diabética durante el primer año postrasplante[11,35]. Del mismo modo, el TPA funcionante mejora la función de la nefropatía diabética[36].

Complicaciones oftalmológicas

La diabetes se asocia a complicaciones como la retinopatía, las cataratas y el glaucoma, que puede evolucionar hacia la ceguera absoluta. La retinopatía es la complicación microvascular más frecuente asociada a la diabetes de tipo 1.

Al cabo de 10 años de evolución de la diabetes se observa una retinopatía en aproximadamente el 75 % de los diabéticos de tipo 1 y en el 50 % de los de tipo 2. Cuando han transcurrido 15 años desde el diagnóstico de la diabetes, la retinopatía proliferativa (forma más grave) se presenta en el 30 % de los diabéticos de tipo 1 y en el 8 % de los de tipo 2[37].

La mayoría de los diabéticos que llegan al trasplante han sido tratados mediante fotocoagulación, con la que se consigue una estabilización de la retinopatía, aunque la mejoría es improbable debido a la lesión irreversible producida por la enfermedad y el tratamiento[38]. En los inicios del trasplante de páncreas se comunicó que la retinopatía inestable se deterioraba en el 10-35 % de los casos después del trasplante, pero tendía a estabilizarse o a mejorar a los 3 años[39,40], produciéndose asimismo una reabsorción del edema de mácula[40]. De los pacientes con retinopatía no proliferativa que se trasplantan de páncreas, el 50 % mejora y el resto no progresa. Por otro lado, de los pacientes que no se trasplantan, el 20 % mejora, el 10 % no cambia y el 70 % empeora[41]. Como factores de riesgo implicados en la progresión de la retinopatía se han señalado el mal control de la glucemia, la hiperlipidemia, la hipertensión, la proteinuria y la nefropatía[42]. En estudios recientes se ha observado que la retinopatía se estabiliza o mejora después de un TPRS funcionante[38,43]. No obstante, en los pacientes que presentan una retinopatía grave es muy improbable que sea reversible con el trasplante de páncreas. Una serie más reciente de 43 TPRS mostró que la retinopatía permaneció estable en el 62,8 % de los pacientes y la agudeza visual mejoró de forma significativa en el 26 %. Aunque la retinopatía empeoró en más de un tercio de los pacientes, su evolución no se relacionó con la magnitud del cambio metabólico postrasplante de páncreas, sino con el curso esperado de la retinopatía[44]. Por otro lado, el TPA funcionante da lugar a una desaceleración de la lesión retiniana inmediatamente después del trasplante de páncreas, con posterior potencial estabilización[41,43].

Las cataratas y el glaucoma pueden empeorar después del trasplante de páncreas como consecuencia de la medicación inmunosupresora (corticoides e inhibidores de la calcineurina) y la edad. Por lo tanto, en estos enfermos deben realizarse revisiones oftalmológicas periódicas.

Neuropatía diabética

La neuropatía diabética se observa en más del 80 % de los diabéticos de tipo 1 con enfermedad renal crónica[45]. En un estudio comparativo de 115 pacientes con TPRS frente a pacientes con TPA o páncreas no funcionante, se constató una mejoría significativa en la velocidad de conducción, tanto sensitiva como motora, en el TPRS. La función motora mejora en el 60 % de los pacientes, la sensitiva en el 50 % y la neurovegetativa en el 30-45 % después del trasplante de páncreas funcionante[46].

A los 6 meses del trasplante de páncreas se produce una recuperación rápida de la velocidad de conducción, que se estabiliza sin sufrir ningún cambio posterior. Como factores que mejoran la función nerviosa se señalan el uso de nifedipino, el menor peso corporal y la menor incompatibilidad HLA[47].

La disfunción del sistema nervioso autónomo se asocia con una mortalidad aumentada en los pacientes diabéticos[48]. El control neural alterado de la función cardiovascular en el diabético se asocia con una elevada incidencia de muerte súbita[49]. La enfermedad cardíaca es la causa más frecuente de fallecimiento en los pacientes con trasplante de páncreas, presentando la tercera parte de los diabéticos una función ventricular disminuida en ausencia de isquemia. Otras anomalías frecuentes entre los diabéticos con neuropatía autónoma que predisponen a la muerte son los trastornos en el control reflejo de la ventilación, la hipotensión postural marcada, la desregulación de las respuestas inmunológicas y la aceleración del fallo renal crónico[50].

Las alteraciones autónomas funcionales gástricas o gastrointestinales son frecuentes entre los candidatos a trasplante de páncreas. La disfunción gastrointestinal habitualmente indica anomalías en la función neurovegetativa cardíaca y periférica, lo cual se asocia a una elevada morbilidad postrasplante.

Los síntomas de la gastroparesia mejoran ostensiblemente después del trasplante de páncreas. En el TPRS también se normaliza el ciclo gástrico y disminuyen los síntomas[50].

La mejora en la función gástrica se asocia con una mejora global de la función neurovegetativa, restaurándose el control autónomo cardiaco y mejorando la neuropatía cardíaca, con el consiguiente descenso de la incidencia de muerte súbita[51].

La Primera Conferencia Mundial de Consenso de trasplante de páncreas reconoció la insuficiencia de datos que avalen el impacto del TPRS sobre las alteraciones avanzadas del sistema nerviosos autónomo, como la gastroparesia y la vejiga neurógena. Sin embargo, estos mismos expertos reconocen que el TPA funcionante puede mejorar el curso de la neuropatía diabética (velocidad de conducción nerviosa, función autónoma y respuesta a la adrenalina)[11].

Enfermedad cardiovascular

La identificación de la enfermedad coronaria en los candidatos a trasplante de páncreas es de vital importancia, dado que la mitad de los fallecimientos en receptores de páncreas están relacionados con la enfermedad cardiovascular[6,52]. En un estudio angiográfico sobre 141 enfermos asintomáticos con diabetes de tipo 1, en evaluación para TPRS o TPA, se halló una prevalencia de coronariopatía obstructiva (> 50 %) en el 80 % de los candidatos ≤ 45 años y en el 30 % de los pacientes < 34 años[53]. Los pacientes que tienen una o más coronarias con estenosis > 50 % presentan un riesgo de morbilidad y mortalidad cardiovascular del 55 % durante los 3 años posteriores al trasplante renal[54].

En la experiencia de Minnesota, la prevalencia global de una o más manifestaciones de enfermedad coronaria o vascular periférica fue del 47 % en el TPRS, 42 % en el TPDR y 24 % en el TPA[34].

El 38 % de los pacientes con páncreas funcionante presenta una regresión de la enfermedad aterosclerótica coronaria, en comparación con ningún caso de páncreas no funcionante, lo cual explica la mejora en la supervivencia del paciente[55].

La incidencia de infarto de miocardio es significativamente menor en receptores de TPRS (2,4 %) que en receptores de riñón aislado (17,6 %)[56]. En un estudio realizado en nuestra serie del Hospital 12 de Octubre de 89 enfermos con TPRS se constató una incidencia del 10,1 % (9 enfermos) de complicaciones cardiovasculares (infarto de miocardio en cuatro y angina en dos) y cerebrales (accidente cerebrovascular agudo en dos), sin mortalidad asociada[57].

Se ha demostrado una mejoría significativa de la fracción de eyección en pacientes con TPRS en comparación con los trasplantados de riñón aislado (76,5 % frente a 64,3 %), así como una menor disfunción diastólica también en el grupo de receptores de TPRS[58].

Después del TPRS se ha evidenciado una mejoría de la hipertensión arterial[59,60], cuya incidencia era del 88 % en el período pretrasplante y del 49 % en el postrasplante con un seguimiento medio de 5 años[60]. La caída tensional después del TPRS (25 mmHg en la presión sistólica y 18 mmHg en la presión diastólica) redunda en la reducción de las complicaciones cardiovasculares[59].

Los episodios cardiovasculares post-TPRS son significativamente menos frecuentes que después de un trasplante de riñón aislado, y se observa además una mejoría de la hemoglobina glicosilada, del valor de la presión arterial y de la ratio LDL/HDL (lipoproteínas de baja densidad/lipoproteínas de alta densidad)[61]. Se ha realizado una estimación del riesgo cardiovascular utilizando la escala de riesgo cardiovascular *STENO T1 Risk Engine* (modelo predictivo de riesgo vascular validado en la diabetes de tipo 1 para predecir complicaciones cardiovasculares), y se ha demostrando que el fallo precoz del injerto pancreático fue un factor de riesgo independiente de complicaciones cardiovasculares post-TPRS, así como el fallo del injerto renal y la duración de la diabetes[62].

En cuanto a la repercusión del trasplante de páncreas sobre el sistema vascular periférico, no se han detectado diferencias en la tasa de amputaciones de miembros en receptores de TPRS y de TPA[63]. El TPRS funcionante se ha asociado a una menor mortalidad de origen cardiovascular y a una progresión reducida de la lesión carotídea y arterial de miembros inferiores[64,65]. Por otro lado, el TPA funcionante puede reducir precozmente y de manera persistente los factores de riesgo cardiovascular (colesterol total y LDL, presión arterial) y mejorar la morfología y función cardíaca[66].

Enfermedad cerebrovascular

En la diabetes de tipo 1 se han observado cambios difusos en el sistema nervioso central: lesiones axonales y neuronales generalizadas en múltiples localizaciones (cerebro, nervio óptico, asta anterior y posterior del cordón espinal), de intensidad proporcional al tiempo de evolución de la diabetes[67]. La denominada encefalopatía diabética primaria implica alteraciones de la memoria, del razonamiento abstracto, de la resolución de problemas y de la coordinación de habilidades y un riesgo aumentado de padecer enfermedad de Alzheimer[68]. El buen control de la glucemia en diabéticos es la única opción disponible para enlentecer o prevenir el deterioro cognitivo precoz y la demencia[28].

Mediante espectroscopia de resonancia magnética de protones se ha demostrado que con el TPRS se consigue mejorar las alteraciones psicológicas y neuropsicológicas y el perfil intelectual[69].

Las complicaciones cerebrovasculares son la causa de muerte en el 7,1 % de los pacientes con seguimiento a largo plazo[52]. El engrosamiento de la íntima carotídea se correlaciona con el riesgo de enfermedad cardiovascular. Aunque la enfermedad carotídea progresa durante los 5 años que siguen al trasplante, el curso de la enfermedad puede mejorar después de dicho período[70]. Por otro lado, se ha observado que el engrosamiento de la íntima carotídea disminuye al cabo de los 2 años de la normalización de la Hb_{A1c} y de la mejoría de la función renal, con independencia de los cambios en la concentración de lípidos, IMC, presión arterial, hábito tabáquico o uso de fármacos hipolipemiantes[71].

La enfermedad vascular periférica puede empeorar después del trasplante de páncreas y continuar así durante años a pesar de mantener una normoglucemia, lo que sugiere que es demasiado tarde para revertir las lesiones ateromatosas ya establecidas[72].

El hábito tabáquico en pacientes con TPRS se asocia con la progresión de la macroangiopatía y el aumento de las complicaciones cardiovasculares (accidente cerebrovascular agudo, infarto de miocardio y amputaciones) y mayor mortalidad en comparación con los enfermos trasplantados no fumadores[73].

CALIDAD DE VIDA DESPUÉS DEL TRASPLANTE

Alrededor del 95 % de todos los trasplante de páncreas son TPRS. Por lo tanto, si los dos injertos funcionan adecuadamente, el enfermo abandona el tratamiento insulínico y la diálisis. Como consecuencia, el TPRS proporciona una supervivencia más prolongada (alrededor de 10 años) que en el trasplante renal aislado y que en los enfermos sometidos a diálisis[52].

En los estudios de calidad de vida se analizan tres apartados fundamentales:

- *Aspectos físicos*: movilidad, autocuidados en las actividades diarias, fuerza y resistencia, dolor corporal y síntomas como prurito, temblor y aumento del apetito.
- *Aspectos mentales y emocionales:* afecto y estado de ánimo, cognición, memoria, autoestima, síntomas como ansiedad, preocupación, irritabilidad e imposibilidad de concentración.
- *Aspectos sociales:* habilidad para desempeñar determinados roles en casa o en el trabajo, relaciones con la pareja, la familia, amigos y compañeros de trabajo y participación en actividades como visita a amigos, viajes y clubes.

En un estudio prospectivo sobre calidad de vida en 25 pacientes con TPRS funcionantes en el que se compararon las puntuaciones antes y después del trasplante, se constató una mejoría en todos los parámetros comparados (satisfacción, impacto, preocupación acerca de la diabetes) y, en general, en la calidad de vida global[74].

En la experiencia del grupo de Minnesota, al cabo de 1 año y 3 años del trasplante, en comparación con la fase pretrasplante, habían mejorado los siguientes parámetros de calidad de vida: vitalidad, dolor corporal, funciones sociales, mientras que el estado de salud mental era mejor al año que a los 3 años[75]. Estos beneficios del trasplante de páncreas sobre la calidad de vida se mantienen también a largo plazo, más allá de un seguimiento de 10 años.

En trabajos más recientes se ha confirmado la mejora de la calidad de vida tanto con el TPRS como con el TPA[76,77].

Es importante tener en cuenta las complicaciones relacionadas con la inmunosupresión a largo plazo, sobre todo los corticoides (complicaciones óseas, hipertensión arterial, obesidad, etc.) y los anticalcineurínicos (hipertensión arterial, diabetogenicidad, nefrotoxicidad, etc.), que alteran la calidad de vida del paciente. La reducción de la dosis de estos fármacos o la sustitución por otros que no presentan dichos efectos secundarios puede mejorar la calidad de vida de los pacientes.

En los casos de pacientes embarazadas con trasplante de páncreas, la gestación a término llega hasta el 93,8 % de las pacientes, con resultados similares a las trasplantadas solo de riñón[78].

REFERENCIAS BIBLIOGRÁFICAS

1. Gruessner AC, Gruessner RWG. Pancreas transplantation for patients with type 1 and type 2 diabetes mellitus in the United States: a registry report. Gastroenterol Clin North Am 2018; 47: 417-41.
2. Kandaswamy R, Stock PG, Miller JM et al. OPTN/SRTR 2021 Annual Data Report: pancreas. Am J Transplant 2023; 23 (2 Suppl 1): S121-77.
3. Esmeijer K, Hoogeveen EK, Van den Boog PJM et al. Superior long-term survival for simultaneous pancreas-kidney transplantation as renal replacement therapy. Diabetes Care 2020; 43: 321-8.
4. Jiménez-Romero C, Marcacuzco Quinto A, Manrique Municio A et al. Trasplante de páncreas-riñón simultáneo. Experiencia del Hospital Doce de Octubre. Cir Esp 2018; 96: 25-34.
5. Gruessner RWG, Sutherland DER, Gruessner A. Mortality assessment for pancreas transplants. Am J Transplant 2004; 4: 2018-26.
6. Sollinger H, Odorico JS, Becker YT et al. One thousand simultaneous pancreas-kidney transplants at a single center with 22-year follow-up. Ann Surg 2009; 250: 618-30.
7. Ollinger R, Margreiter C, Bosmuller C et al. Evolution of pancreas transplantation. Long-term results and perspectives from a high-volume center. Ann Surg 2012; 256: 780-7.
8. Bedat B, Niclauss N, Jannot AS et al. Impact of recipient body mass index

on short-term and long-term survival of pancreatic grafts. Transplantation 2015; 99: 94-9.

9. Fridell JA, Mangus RS, Taber TE et al. Growth of a nation part I: impact of organ obesity on whole-organ pancreas transplantation. Clin Transplant 2011; 25: E225-32.

10. Mai ML, Ahsan N, Gonwa T. The long-term management of pancreas transplantation 2006; 82: 991-1003.

11. Boggi U, Vistoli F, Andres A et al. First World Consensus Conference on pancreas transplantation: Part II –recommendations. Am J Transplant 2021; 21 (Suppl 3): 17-59.

12. Witczak BJ, Jenssen T, Endresen K et al. Risk factors for mortality in diabetic nephropathy patients accepted for transplantation. Transplantation 2007; 84: 356-61.

13. Beach KW, Strandness DE Jr. Arteriosclerosis obliterans and associated risk factors in insulin-dependent diabetes. Diabetes 1980; 29: 882-8.

14. Nakamura S, Sasaki O, Nakahama H et al. Clinical characteristics and survival in end-stage renal disease patients with arteriosclerosis obliterans. Am J Nephrol 2002; 22: 422-8.

15. Gruessner A, Sutherland DER, Gruessner RWG. Long-term outcome after pancreas transplantation. Curr Opin Organ Transplant 2012; 17: 100-6.

16. Humar A, Khwaja K, Ramcharan T et al. Chronic rejection: the next major challenge for pancreas transplant recipients. Transplantation 2003; 76: 918-23.

17. Meador TL, Krebs TL, Cheong JJ, Daly B, Keay S, Bartlett S. Imaging features of posttransplantation lymphoproliferative disorder in pancreas transplant recipients. AJR Am J Roentgenol 2000; 174: 121.

18. Parajuli S, Bath NM, Aziz F et al. More than 25 years of pancreas graft survival after simultaneous pancreas and kidney transplantation: experience from the world´s largest series of long-term survivors. Transplantation 2020; 104 :1287-93.

19. Krendl FJ, Messner F, Bosmuller C et al. Post-transplant malignancies following pancreas transplantation: incidence and implications on long-term outcome from a single-center perspective. J Clin Med 2021; 10: 4810.

20. Tzadok R, Isman G, Baruch R et al. Cutaneous malignancies after kidney and simultaneous pancreas-kidney transplantation. Transplant Proc 2021; 53: 2369-76.

21. Stratta RJ, Sudan R, Sudan D. Long-term outcomes in simultaneous kidney-pancreas transplant recipients. Transplant Proc 1998; 30: 1564-5.

22. Sudan D, Sudan R, Stratta R. Long-term outcome of simultaneous kidney-pancreas transplantation. Analysis of 61 patients with more than 5 years follow-up. Transplantation 2000; 69: 550-5.

23. Knight RJ, Islam AK, Pham C et al. Weight gain after simultaneous kidney and pancreas transplantation. Transplantation 2020; 104: 632-9.

24. Amara D, Braun HJ, Shui AM et al. Long-term lower extremity and cardiovascular complications after simultaneous pancreas-kidney transplant. Clin Transplant 2021; 35: e14195.

25. McCauley J, Shapiro R, Jordan ML et al. Long-term lipid metabolism in combined kidney-pancreas transplant recipients under tacrolimus immunosuppression. Transplant Proc 2001; 33: 1698-9.

26. Small RM, Shetzigovski I, Blachar A et al. Redefining late acute graft pancreatitis: clinical presentation, radiologic findings, principles of management, and prognosis. Ann Surg 2008; 247: 1058-63.

27. Osterby R. Early phases in the development of diabetic glomerulopathy. Acta Med Scand 1975; 475: 1-84.

28. Diabetes Control and Complications Trial Research Group; Nathan DM, Genuth S, Lachin J et al. The effect of intensive treatment of diabetes on the development and progression of long-term complications in IDDM. N Engl J Med 1993; 329: 977-86.

29. Mauer SM, Goetz FC, McHugh LE et al. Long-term study of normal kidneys transplanted into patients with type I diabetes. Diabetes 1989; 38: 516-23.

30. Bohman SO, Tyden G, Wilczek H et al. Prevention of kidney graft diabetic nephropathy by pancreas transplantation in man. Diabetes 1985; 34: 306-8.

31. Bilous RW, Mauer SM, Sutherland DER, Najarian JS, Goetz FC, Steffes MW. The effects of pancreas transplantation on the glomerular structure of renal allografts in patients with insulin-dependent diabetes. N Engl J Med 1989; 321: 80-5.

32. Fioretto P, Steffes MW, Sutherland DER et al. Reversal of lesions of diabetic nephropathy after pancreas transplantation. N Engl J Med 1998; 339: 69-75.

33. Fioretto P, Mauer M. Reversal of diabetic nephropathy: lessons from pancreas transplantation. J Nephrol 2012; 25: 13-8.

34. Sutherland DER, Gruessner RWG, Dunn DL et al. Lessons learned from more than 1.000 pancreas transplants at a single institution. Ann Surg 2001; 233: 463-501.

35. Khairoun M, Koning EJP, Van den Berg BM et al. Microvascular damage in type 1 diabetic patients is reversed in the first year after simultaneous pancreas-kidney transplantation. Am J Transplant 2013; 13: 1272-81.

36. Boggi U, Baronti W, Amorese G et al. Treating type 1 diabetes by pancreas transplant alone: a cohort study on actual long-term (10 years) efficacy and safety. Transplantation 2022; 106: 147-57.

37. Klein R, Klein BEK, Moss SE et al. The Wisconsin Epidemiologic Study of Diabetic Retinopathy. II. Prevalence and risk of diabetic retinopathy when age at diagnosis is less than 30 years. Arch Ophthalmol 1984; 102: 520-6.

38. Koznarová R, Saudek F, Sosna T et al. Beneficial effect of pancreas and kidney transplantation on advanced diabetic retinopathy. Cell Transplant 2000; 9: 903-8.

39. Ramsay RC, Goetz FC, Sutherland DE et al. Progression of diabetic retinopathy after pancreas transplantation for insulin-dependent diabetes mellitus. N Engl J Med 1988; 318: 208-14.

40. Ulbig M, Kampik A, Thurau S et al. Long-term follow-up of diabetic retinopathy for up to 71 months after combined renal and pancreatic transplantation. Graefe's Arch Clin Exp Ophthalmol 1991; 229: 242-5.

41. Giannirelli R, Coppelli A, Sartini MS et al. Pancreas transplant alone has beneficial effects on retinopathy in type 1 diabetic patients. Diabetologia 2006; 49: 2977-82.

42. Hainsworth DP, Bebu I, Aiello LP et al. Risk factors for retinopathy in type 1 diabetes: The DCCT/EDIC Study. Diabetes Care 2019; 42: 875-82.

43. Kim YJ, Shin S, Han DJ et al. Long-term effects of pancreas transplantation on diabetic retinopathy and incidence and predictive risk factors for early worsening. Transplantation 2018; 102: e30-8.

44. Voglová B, Hladíkova Z, Nemétová L et al. Early worsening of diabetic retinopathy after simultaneous pancreas and kidney transplantation –myth or reality? Am J Transplant 2020; 20: 2832-41.

45. Kennedy WR, Navarro X, Sutherland DER. Neuropathy profile of diabetic patients in a pancreas transplantation program. Neurology 1995; 45: 773-80.

46. Navarro X, Sutherland DER, Kennedy WR. Long term effects of pancreatic transplantation on diabetic neuropathy. Ann Neurol 1997; 42: 727-36.

47. Allen RDM, Al-Harbi IS, Morris JGL et al. Diabetic neuropathy after pancreas transplantation: determinants of recovery. Transplantation 1997; 63: 830-8.

48. O'Brien IA, McFadden JP, Corrall RJM. The influence of autonomic neuropathy on mortality in insulin-dependent diabetes. Q J Med 1991; 79: 495-502.

49. Page MB, Watkins PJ. Cardiorespiratory arrest and diabetic autonomic neuropathy. Lancet 1978; 1: 14-6.

50. Gaber AO, Oxley D, Karas J et al. Changes in gastric emptying in recipients of successful combined pancreas-kidney transplants. Dig Dis 1991; 9: 437.

51. Navarro X, Kennedy WR, Loewenson RB, Sutherland DE. Influence of pancreas transplantation on cardiorespiratory reflexes, nerve conduction, and mortality in diabetes mellitus. Diabetes 1990; 39: 802-6.

52. Ojo AO, Meier-Kriesche HU, Hanson JA et al. The impact of simultaneous pancreas-kidney transplantation on long-term patient survival. Transplantation 2001; 71: 82-90.

53. Manske CL, Wilson RF, Wang Y et al. Prevalence of, and risk factors for, angiographically determined coronary artery disease in type I-diabetic patients with nephropathy. Arch Intern Med 1992; 152: 2450-5.

54. Manske CI, Wilson FR, Wang Y et al. Atherosclerotic vascular complications in diabetic transplant recipients. Am J Kidney Dis 1997; 29: 601-7.

55. Jukema JW, Smets YF, Van der Pijil JW et al. Impact of simultaneous pancreas and kidney transplantation on progression of coronary atherosclerosis in patients with end-stage renal failure due to type 1 diabetes. Diabetes 2002; 25: 906-11.

56. La Rocca E, Fiorina P, Astorri E et al. Patient survival and cardiovascular events after kidney-pancreas transplantation: comparison with kidney transplantation alone in uremic IDDM patients. Cell Transplant 2000; 9: 929

57. Medina-Polo J, Domínguez M, Morales JM et al. Cardiovascular events after simultaneous pancreas-kidney transplantation. Transplant Proc 2010; 42: 2981-3.

58. Secchi A, Caldura R, La Rocca E et al. Cardiovascular disease and neoplasm after pancreas transplantation. Lancet 1998; 352: 65.

59. Elliott MD, Kapoor A, Parker MA et al. Improvement in hypertension in patients with diabetes mellitus after kidney/pancreas transplantation. Circulation 2001; 104: 563-9.

60. Naf S, Ricart MJ, Recasens M et al. Macrovascular events after kidney-pancreas transplantation in type 1 diabetic patients. Transplant Proc 2003; 35: 2019-20.

61. Lange UG, Rademacher S, Zirnstein B et al. Cardiovascular outcomes after simultaneous pancreas kidney transplantation compared to kidney transplantation alone: a propensity score matching analysis. BMC Nephrol 2021; 22: 347.
62. Montagud-Marrahi E, Molina-Andújar A, Pané A et al. Impact of simultaneous pancreas-kidney transplantation on cardiovascular risk in patients with diabetes. Transplantation 2022; 106: 158-66.
63. Morrisey PE, Shaffer D, Monaco A et al. Peripheral vascular disease after kidney-pancreas transplantation in diabetic patients with end-stage renal disease. Arch Surg 1997; 132: 358-61.
64. Lindhal JP, Hartmann A, Aakhus S. Long-term cardiovascular outcomes in type 1 diabetic patients after simultaneous pancreas and kidney transplantation compared with living donor kidney transplantation. Diabetologia 2016; 59: 844-52.
65. Sucher R, Rademacher S, Jahn N et al. Effects of simultaneous pancreas-kidney transplantation alone on the outcome of peripheral vascular diseases. BMC Nephrol 2019; 20: 453.
66. Occhipinti M, Rondinini L, Mariotti R et al. Amelioration of cardiac morphology and function in type diabetic patients with sustained success of pancreas transplant alone. Diabetes Care 2014; 37: 171-2.
67. Sima AA. Encephalopaties: the emerging diabetic complications. Acta Diabetol 2010; 47: 279-93.
68. Arvanitakis Z, Wilson RS, Bienias JL, Evans DA, Bennett DA. Diabetes mellitus and risk of Alzheimer disease and decline in cognitive functions. Arch Neurol 2004; 61: 661-6.
69. Fiorina P, Vezzuli P, Bassi R et al. Near normalization of metabolic and functional features of the central nervous system in type 1 diabetic patients with end-stage renal disease after kidney-pancreas transplantation. Diabetes Care 2012; 35: 367-74.
70. Biesenbach G, Konigsrainer A, Gross C, Margreiter R. Progression of macrovascular diseases is reduced in type 1 diabetic patients after more than 5 years successful combined pancreas-kidney transplantation in comparison to kidney transplantation alone. Transpl Int 2005; 18: 1054-60.
71. Larsen JL, Colling CW, Ratanasuwan T et al. Pancreas transplantation improves vascular disease in patients with type 1 diabetes. Diabetes Care 2004; 27: 1706-11.
72. Woeste G, Wullstein C, Pridohl O et al. Incidence of minor and major amputations after pancreas/kidney transplantation. Transpl Int 2003; 16: 128-32.
73. Biesenbach G, Biesenbach P, Bodlaj G et al. Impact of smoking on progression of vascular diseases and patient survival in type 1 diabetic patients after simultaneous kidney-pancreas transplantation in a single centre. Transpl Int 2008; 21: 357-63.
74. Nathan DM, Fogel H, Norman D et al. Long-term metabolic and quality of life results with pancreatic/renal transplantation in insulin-dependent diabetes mellitus. Transplantation 1991; 52: 85-91.
75. Gross CR, Limwattananon C, Matthees B et al. Impact of transplantation on quality of life in patients with diabetes and renal dysfunction. Transplantation 2000; 70: 1736-46.
76. Smith GC, Trauer T, Kerr PG et al. Prospective quality-of-life monitoring of simultaneous pancreas and kidney transplant recipients using the 36-item short health survey. Am J Kidney Dis 2010; 55: 698-707.
77. Martins LS, Outerelo C, Malheiro J et al. Health-related quality of life may improve after transplantation in pancreas-kidney recipients. Clin Transplant 2015; 29: 242-51.
78. Tang J, Gulyani A, Hewawasam E et al. Pregnancy outcomes for simultaneous pancreas-kidney transplant recipients versus kidney transplant recipients. Clin Transplant 2021; 35: e:14151.

Trasplante de islotes pancreáticos

43

A. Manrique Municio, C. Jiménez Romero, A. Marcacuzco Quinto, I. Justo Alonso, Ó. Caso Maestro, C. Loinaz Segurola y E. Moreno González

INTRODUCCIÓN

Para tratar la diabetes mellitus de tipo 1 (DM1) existen únicamente tres modalidades terapéuticas, que son la administración exógena de insulina y el restablecimiento de la función de las células β mediante un trasplante de páncreas o un trasplante de islotes pancreáticos. Tras la publicación de dos estudios multicéntricos sobre el control de la diabetes y sus complicaciones[1,2], se concluyó que mediante el tratamiento intensivo con insulina para un control estricto de la glucemia se reducía la incidencia de complicaciones microvasculares en un 50-75 %. Sin embargo, este proceder aumenta el número de episodios graves de hipoglucemia y la necesidad de ingreso hospitalario por este motivo. Los sistemas de monitorización continua de la glucemia y las bombas de insulina pueden ayudar a un mejor control. Por lo tanto, es evidente el papel del control metabólico en el desarrollo de las complicaciones tardías de la diabetes, estando presentes en el momento actual otras opciones de tratamiento como son el trasplante de páncreas y el trasplante de islotes.

Actualmente, el trasplante simultáneo de páncreas y riñón es el tratamiento de elección para los pacientes con DM1 que presentan insuficiencia renal terminal, con una supervivencia del injerto pancreático por encima del 75 % a los 5 años[3]. No obstante, el trasplante de islotes va en aumento con el paso del tiempo, con unos resultados que, por el momento, no se pueden comparar con el trasplante de órgano completo. Aun así, puede tener en la actualidad unas indicaciones individualizadas en pacientes seleccionados.

DESARROLLO HISTÓRICO DEL TRASPLANTE DE ISLOTES PANCREÁTICOS

Incluso antes de la purificación y descubrimiento de la insulina en 1922 por Banting, Best y Collip, se conocía que los extractos pancreáticos contenían un elemento vital que era capaz de aliviar la diabetes. La primera publicación de un trasplante primitivo de islotes pancreáticos para el tratamiento de la diabetes data de 1894, cuando el doctor Williams y el señor Harsant trasplantaron porciones de páncreas de oveja en el tejido subcutáneo de un varón de 15 años, que presentaba una cetoacidosis diabética[4].

El trasplante de islotes pancreáticos comenzó a desarrollarse a partir de 1972, cuando Ballinger y Lacy[5] consiguieron revertir la diabetes en sus experimentos con roedores. A partir de esta observación se pensó que el trasplante de islotes podía llegar a ser una opción en la clínica para el tratamiento de la DM1. El primero en trasplantar islotes humanos adultos fue el grupo de Minneapolis, con el método de digestión con colagenasa utilizado previamente en animales. Así, en 1990, Scharp et al.[6] publicaron el primer caso de insulinoindependencia durante 1 mes en un paciente con diabetes insulinodependiente después de trasplantar 800.000 islotes. A las 2 semanas el enfermo presentó un episodio de rechazo y se perdió la función del trasplante. Otro caso con la misma cuantía de implante mantuvo la insulinoindependencia durante 10 meses[7]. Posteriormente, Warnock et al.[8] publicaron unos resultados similares en 2 pacientes. En los siguientes 10 años se hicieron aproximadamente 450 intentos, pero solamente se consiguió la independencia insulínica en menos del 8 %, con lo que cayó el entusiasmo por este tratamiento. Hubo excepciones, como la de la serie de Pittsburgh, con un 50 % de independencia de la insulina, si bien la mayoría de estos pacientes tenían una diabetes inducida tras pancreatectomía y no de causa autoinmune. También el grupo de Milán comunicó independencia insulínica en el 50 % de los casos, en los que empleó ciclosporina y corticoides como inmunosupresión y llevó a cabo la mayoría de estos trasplantes en pacientes que ya tenían un trasplante renal previo[9]. En un estudio que ha servido de referencia, publicado por Shapiro et al.[10] en el año 2000, se describen 7 pacientes consecutivos tratados con trasplante de islotes que mantuvieron independencia de la insulina durante al menos 1 año. El procedimiento, denominado protocolo de Edmonton, incluye:

- Selección de los pacientes con DM1 para trasplante de islotes aislados (antes del fracaso renal) entre aquellos que presentasen graves crisis de hipoglucemia o diabetes lábil.

- Protocolo de inmunosupresión libre de corticoides, consistente en inducción con daclizumab (anticuerpo monoclonal anti-CD25), sirólimus y bajas dosis de tacrólimus.
- Preparación de los islotes para el trasplante sin usar proteínas xenogénicas, con utilización de albúmina humana mejor que bovina y administración de un mínimo de islotes para cada paciente de 10.000 EI/kg (equivalentes de islotes/kg) de peso corporal, a menudo en dos o tres infusiones de donantes secuenciales.

Desde el artículo original de Edmonton se han producido avances, como el cultivo de los islotes, el transporte del páncreas en cámara de oxigenación y la infusión por gravedad mejor que la inyección directa con jeringa en la vena porta.

AISLAMIENTO DE LOS ISLOTES Y SELECCIÓN DEL DONANTE

Las características del donante, incluyendo la edad, el índice de masa corporal y la ausencia de diabetes, pueden afectar al rendimiento de los islotes[11]. Aunque los donantes obesos proporcionan una mejor masa insular, la mejoría de las enzimas colagenasa y las técnicas de purificación han aumentado también el aislamiento en los donantes jóvenes y más delgados.

Para la obtención de los islotes pancreáticos disponibles para el trasplante es necesario un proceso complejo que incluye la digestión del tejido pancreático con la disociación enzimática, la purificación y, en algunos centros, el cultivo de estos.

Los métodos de aislamiento de la parte endocrina del páncreas humano han mejorado rápidamente en las tres últimas décadas. Los islotes pancreáticos representan menos del 2 % de la totalidad del órgano. Actualmente, la digestión del tejido pancreático exocrino con colagenasa y la posterior centrifugación con gradiente para el aislamiento usando Ficoll®, u otro contraste radiológico no iónico (p. ej., iodixanol) ha dado progresivamente mejor rendimiento[12]. La disponibilidad de reactivos con baja endotoxina, incluyendo Liberasa-HI® y más recientemente Liberasa-CI® y la introducción del procedimiento automático, han asegurado rendimientos más predecibles sin comprometer la viabilidad de los islotes. La introducción del método semiautomático para la digestión controlada del páncreas por Camillo Ricordi et al.[13] ha sido un avance fundamental, siendo hoy en día un método utilizado universalmente para mejorar el rendimiento y la consistencia de los islotes.

Se han utilizado variaciones en las enzimas destinadas a la digestión del tejido pancreático. Bucher et al.[14] comunicaron mayor rendimiento en el aislamiento, con una mejora de la función de los islotes y una disminución de la apoptosis, cuando usaba un mezclado de colagenasa NB1 y proteasa neutral NB en comparación con la Liberasa HI®.

También se ha puesto particular atención en los métodos para preservar el páncreas desde su extracción hasta proceder al aislamiento y reducir la lesión por isquemia fría. En primer lugar, se utilizó la solución de Euro-Collins® para la preservación, usando Ficoll® como solvente para prevenir el edema del tejido exocrino por el almacenamiento frío y mejorar el rendimiento del aislamiento de los islotes[15]. Posteriormente, se introdujo la solución de Wisconsin para el transporte del páncreas hasta proceder al aislamiento, habiéndose descrito períodos de hasta 26 horas de isquemia fría en los que los islotes podían ser viables[16]. Más recientemente se introdujo el método de almacenamiento en frío de las dos capas con solución de Wisconsin y perfluoroquímica (PFC), con oxigenación constante al 95 % en la capa de PFC, mejorando de esta forma el rendimiento de los islotes.

Después de la perfusión por vía arterial en el donante y enfriamiento con la solución de preservación, el páncreas es trasportado en frío al centro de aislamiento. Es esencial que la cápsula pancreática permanezca intacta y sin lesiones para la correcta digestión con colagenasa. El duodeno, el bazo y el tejido graso se disecan del páncreas, que se secciona a nivel de la cabeza o el cuerpo, canulando el conducto pancreático en ambas direcciones. Se perfunde a través del conducto pancreático con la solución fría y luego tibia de colagenasa, bajo presión y durante 10 minutos para la digestión enzimática. A continuación, se corta el páncreas en múltiples porciones (habitualmente 9 o 10) y se transfiere a la cámara de Ricordi para facilitar la separación de los islotes de la matriz exocrina estromal. La cámara de Ricordi actúa como método de digestión mecánica y química de los islotes. La digestión de los islotes es purificada usando solución Ficoll® para separar los islotes del tejido exocrino. A continuación, se cultivan durante 24-72 horas a 20 °C o 37 °C (dependiendo del centro) en un medio suplementado con insulina, transferrina y selenio[17].

El cultivo de los islotes pretrasplante, en condiciones óptimas, con suficiente oxígeno y nutrientes facilita la recuperación de la lesión inducida por el aislamiento y el mantenimiento de la estructura tridimensional y reduce la masa insular. Además, así es posible obtener un número suficiente de islotes para el trasplante[18]. No todos los centros realizan el cultivo antes del trasplante. Las ventajas de efectuar el cultivo son también logísticas, ya que permite programar el momento del implante. También añade seguridad al poder realizar determinaciones microbiológicas. Es posible cuantificar y medir su viabilidad, ya que en el proceso de aislamiento se producen apoptosis y necrosis, con liberación de citocinas proinflamatorias. En el cultivo es importante la densidad celular, teniendo en cuenta que cuando es excesiva se puede producir anoxia y muerte celular. Los islotes se cultivan en incubadoras humidificadas en condiciones de esterilidad. Se puede medir la potencia de los islotes mediante diferentes estudios, como la secreción de insulina en un medio con glucosa. Estos estudios pueden tardar varios días, por lo que, en ocasiones, no es posible realizarlos antes del implante.

Para el implante, los islotes deben tener una pureza (> 50 %), una dosis (> 5.000 EI/kg^{-1}) y un volumen de tejido sedimentado (< 7 ml) adecuados y ser estériles con la tinción de Gram[19,20].

El aislamiento de los islotes está relacionado con múltiples variables dependientes del donante, entre las que se incluyen su edad y el índice de masa corporal[21,22]. En general, los donantes de páncreas se valoran en primer lugar para el posible trasplante de órgano completo. Si los donantes presentan un elevado índice de masa corporal, habitualmente no se aceptan para utilizar el órgano completo, pero sí se pueden usar para islotes, produciendo en la mayoría de las ocasiones un rendimiento superior en el aislamiento cuando se comparan con otros donantes más delgados. Además, los donantes de mediana edad se consideran con más frecuencia para aislamiento de islotes[23]. Se ha documentado la superioridad de la función de los islotes de donantes jóvenes[24]; sin embargo, el aislamiento en estos pacientes ofrece un menor rendimiento, debido a la dificultad de separar los islotes sin fragmentarlos en este tipo de donantes[22]. El desarrollo de métodos que aumenten el rendimiento en el aislamiento de este tipo de donantes puede aumentar el número de donantes útiles para el trasplante de islotes. El bajo rendimiento con el aislamiento de islotes también se ha asociado con la presencia de hiperglucemia no controlada, episodios de hipotensión prolongada, mayor tiempo de isquemia fría, lesión de la cápsula pancreática, episodios de paro cardíaco, empleo de vasopresores y niveles elevados de creatinina y transaminasas[25].

PROCEDIMIENTO DEL TRASPLANTE DE LOS ISLOTES

El lugar de implantación más utilizado es el hígado, inyectando la solución de islotes por vía percutánea en la vena porta de modo que embolicen el lecho sinusoidal hepático donde quedan atrapados. Este procedimiento no está exento de riesgos, como son la posibilidad de hemorragia, trombosis, punción de la vía biliar, elevación transitoria de transaminasas y fístula arteriovenosa. La principal ventaja de implantarlos en el hígado es fisiológica, dado que el hígado es el lugar donde la insulina ejerce su mayor función y se secreta la insulina directamente en la circulación portal. No obstante, este procedimiento tiene el inconveniente de que en el hígado el contenido de oxígeno es menor que en el páncreas normal, lo que repercutiría en el funcionamiento de los islotes. Además, estos estarían expuestos a todos los tóxicos y fármacos que se absorben por el tubo digestivo. Se han investigado lugares alternativos para el implante, como el epiplón mayor[26], el tejido subcutáneo[27], el espacio intramuscular[28] y otros como la submucosa gástrica, el fémur, etc., todos ellos sin traducción clínica importante por el momento.

Los procedimientos utilizados para el implante son la canulación directa de una vena tributaria del sistema portal en el momento de la laparotomía o el implante percutáneo mediante radiología intervencionista. Los islotes se infunden lentamente mediante un sistema de bolsa cerrada. Al introducir los islotes, se añade heparina no fraccionada para reducir la posibilidad de trombosis portal y, además, esta sustancia puede mejorar la supervivencia del injerto[29]. La profilaxis con heparina se debe mantener varios días después del implante, y este hecho, junto con el tratamiento insulínico intensivo en las primeras semanas, puede mejorar la supervivencia de las células productoras de insulina. Asimismo, se monitoriza la presión portal durante la infusión, pudiendo limitarse el implante de los islotes por los cambios en la presión portal. Después de la infusión percutánea el trayecto de entrada se ocluye mediante la instilación de un sellante. Tras la instalación de los islotes se debe monitorizar la glucemia, teniendo en cuenta que cuando empiecen a realizar su función disminuirán las necesidades de insulina y podrá requerirse la infusión de sueros glucosados.

TRATAMIENTO DE LA DIABETES DE TIPO 1 MEDIANTE EL TRASPLANTE DE ISLOTES

El principal objetivo de este trasplante es implantar la suficiente cantidad de tejido insular funcionante y con el tiempo preciso para evitar el desarrollo de las complicaciones vasculares. Con este procedimiento se pretende conseguir un adecuado control metabólico para prevenir o detener el desarrollo de las complicaciones tardías de la diabetes (nefropatía, retinopatía y neuropatía). Los posibles candidatos a recibir un trasplante de islotes son, fundamentalmente, los pacientes con DM1 que presenten episodios graves de hipoglucemia con una diabetes lábil, de difícil control y después de haberse pautado un tratamiento insulínico correcto.

Las ventajas teóricas del trasplante de islotes frente al trasplante de páncreas sólido consisten en implantar únicamente tejido endocrino y no el exocrino, que es el responsable de la mayoría de las complicaciones. Además, los islotes pueden ser tratados previamente a su implantación para reducir su inmunogenicidad y así precisar menores requerimientos de inmunosupresores. Asimismo, es posible su criopreservación y almacenamiento en banco[30], con la posibilidad de transporte entre centros distantes.

Los problemas fundamentales que plantea el trasplante de islotes son el riesgo de contaminación biológica, el rechazo inmunológico y la necesidad de una elevada cantidad de tejido insular (habitualmente el páncreas de dos donantes) para conseguir el estado euglucémico del receptor sin necesidad de insulina exógena.

Riesgo de contaminación

A pesar de que todo el procedimiento para la obtención de islotes se realiza en condiciones de esterilidad, la posibilidad de contaminación por microorganismos es elevada, principalmente por la presencia de estos en los medios de preservación y de trasporte del páncreas. Para prevenir esta complicación es necesario añadir antibióticos al cultivo y, dado que la presencia de hongos (*Candida* y *Aspergillus*) es frecuente, también antifúngicos.

Rechazo inmunológico

Los macrófagos desempeñan un papel fundamental en el rechazo y en la disfunción de los islotes trasplantados, y tienen así una gran importancia en el fallo primario. Este proceso parece estar mediado por factores solubles, como las citocinas y el óxido nítrico. Las citocinas tienen un efecto inhibidor sobre la secreción de insulina en los islotes humanos.

Necesidad de una gran masa insular

Es necesario un número mínimo de islotes para conseguir la eficacia y la supervivencia a largo plazo del tejido implantado. Resulta muy dificultoso conseguir un número suficiente de islotes de un mismo donante, dado que es necesario purificarlos para eliminar el tejido exocrino y, por consiguiente, en este proceso se pierde un porcentaje importante de islotes.

Como alternativa podrían usarse los islotes fetales, pero estos son pobres en insulina y no responden a la glucosa, probablemente debido a un defecto de maduración, y no alcanzan en cultivo los niveles adultos[31].

Otra posibilidad es la utilización de islotes procedentes de más de un donante para cada receptor. La criopreservación permite la conservación de islotes viables por períodos prolongados de tiempo, posibilitando así el aprovechamiento de sucesivos donantes y la creación de un banco de islotes y la disponibilidad de un número suficiente para cada trasplante. Además, permite seleccionar los islotes más compatibles y está comprobado que este procedimiento disminuye su inmunogenicidad[32].

Otra fuente de islotes contemplada en la actualidad es la obtención a partir de los órganos procedentes de donantes en asistolia, con lo que se podría aumentar la cantidad disponible de este tejido.

Más recientemente, con la mejoría en las técnicas de aislamiento, se han comunicado experiencias con el implante de islotes procedentes de un único donante cadáver, alcanzando la independencia insulínica durante más de 1 año[33]. Basándose en esta experiencia, se planteó la posibilidad de trasplante de islotes pancreáticos de donante vivo. Esta técnica se apoya en la observación del mantenimiento de la función pancreática tras una pancreatectomía parcial, aunque es un procedimiento que no está exento de riesgos para el donante (fístula pancreática, pancreatitis, hemorragia, infección de la herida). El primer trasplante de islotes de donante vivo fue comunicado por el grupo de Kyoto, en colaboración con el grupo de Edmonton en 2005[34]. En este caso se practicó una pancreatectomía distal al donante y se aislaron 408.144 EI que fueron implantados al receptor, que padecía una diabetes por pancreatitis crónica y no una DM1. Se consiguió la independencia insulínica en el receptor, manteniéndose euglucémico el donante. En este trabajo se hace referencia a todas las ventajas del donante vivo en cuanto a un mejor estudio de compatibilidad, de determinación de posibles anticuerpos antiinsulina, menor inestabilidad hemodinámica y menores tiempos de isquemia.

Utilización clínica

Para realizar el trasplante de islotes debe existir compatibilidad del grupo sanguíneo AB0 y una prueba cruzada negativa entre el donante y el receptor. Además, se debe estudiar al donante con los mismos criterios actuales de todo donante de órganos y tejidos.

Para valorar a largo plazo el funcionamiento de los islotes, es fundamental la determinación de las cifras de hemoglobina glicosilada, que volverá a niveles previos al trasplante cuando este deje de funcionar.

Uno de los problemas fundamentales de este procedimiento es el rechazo inmunológico, que se trata de resolver con la encapsulación de los islotes[35] y con las técnicas de inducción de tolerancia en el receptor, como el trasplante de islotes en el timo.

La encapsulación utiliza membranas permeables selectivas que permiten la difusión pasiva de glucosa, insulina, oxígeno, dióxido de carbono y otros nutrientes y, además, previenen el contacto directo con las células inmunitarias. Los dispositivos utilizados deben tener en cuenta el lugar del implante, la configuración, el material, la capacidad de promover la neovascularización y la biocompatibilidad[36].

Además, el trasplante de islotes requiere inmunosupresión, con todos los riesgos asociados a este tratamiento crónico. En 2005 se publicó la serie de 65 enfermos trasplantados con islotes (52 enfermos recibieron dos trasplantes de islotes, y 11, tres trasplantes), realizados por el grupo de Edmonton[37], quien refirió que la independencia insulínica, a los 5 años, se consiguió solo en el 10 % de los casos. El régimen inmunosupresor de esta serie estaba libre de corticoides y consistía en la combinación de daclizumab, tacrólimus y sirólimus. Este mismo grupo delimitó una serie de factores que influyen en el deterioro de la masa de islotes con el paso del tiempo: rechazo crónico, rechazo agudo no detectado, toxicidad sobre los islotes producida por los fármacos, recurrencia de la autoinmunidad y/o fallo progresivo de la regeneración de los islotes debido a las propiedades antiproliferativas del sirólimus[38]. Se ha señalado que cuando la función de los islotes es residual, el control de los episodios de hipoglucemia es mejor que antes de realizarse el trasplante, con los requerimientos necesarios de insulina exógena.

Además, hay que tener en cuenta que una parte importante de los islotes se pueden destruir en el período postrasplante inmediato, debido a la respuesta inflamatoria o a la apoptosis inducida por el estrés. Debido a esto, se debe trasplantar mayor masa insular, pero a la vez se introduce una mayor carga antigénica que desencadena la respuesta inmunitaria. Se han estudiado diferentes péptidos, hormonas y sustancias antiinflamatorias para tratar de disminuir esta respuesta inflamatoria y, así, poder trasplantar una menor cantidad de islotes y reducir la inmunogenicidad.

AUTOTRASPLANTE DE ISLOTES PANCREÁTICOS

El autotrasplante de islotes pancreáticos se ha utilizado desde hace al menos tres décadas en pacientes que requerían una pancreatectomía total o «casi» total por pancreatitis crónica[39-41]. Esta técnica se realizó por primera vez en la Universidad de Minnesota en 1977, y desde entonces ha aumentado la experiencia y se han realizado más de 500 casos[42]. Con esta práctica se evita una diabetes «frágil» y es posible conseguir la independencia insulínica, en algunos casos durante más de 21 años. Los resultados son mucho mejores con el autotrasplante, y se ha sugerido que la destrucción de los islotes en el caso de trasplante de donante cadáver se debería fundamentalmente a la toxicidad diabetogénica de los inmunosupresores y a la destrucción autoinmune de los islotes trasplantados. Para realizar el autotrasplante de islotes se debe excluir la existencia de un cáncer de páncreas, siendo su presencia una indicación muy discutida de este procedimiento por la posibilidad de introducir células tumorales con los islotes[42].

XENOTRASPLANTE DE ISLOTES PANCREÁTICOS

El trasplante de islotes xenogénicos de páncreas porcino ha sido considerado por algunos investigadores[23,43,44]. Se han realizado avances mediante ingeniería genética en los cerdos, que han disminuido la antigenicidad y mejorado la supervivencia al implantarse en primates no humanos. No obstante, a pesar de esto, existe la posibilidad de transmitir retrovirus endógenos porcinos y otras limitaciones[44]. En la actualidad, csta posible fuente de islotes para el trasplante requiere muchos más estudios y ensayos, hasta que en algún momento pueda considerarse como una posibilidad real.

CÉLULAS MADRE

El tratamiento con islotes derivados de células madre está en fase de estudio, con avances prometedores para su futuro uso en la clínica[45].

REFERENCIAS BIBLIOGRÁFICAS

1. Diabetes Control and Complications Trial. The effect of intensive treatment of diabetes on the development and progression of long-term complications in IDDM. N Engl J Med 1993; 329: 977-86.
2. Stockholm Diabetes Intervention Trial. The effect of long-term intensified insulin treatment on the development of microvascular complications of diabetes mellitus. N Engl J Med 1993; 329: 304-9.
3. Sollinger HW, Odorico JS, Knechtle SJ et al. Experience with 500 simultaneous pancreas-kidney transplants. Ann Surg 1998; 228: 284-96.
4. Williams PW. Notes on diabetes treated with extract and by grafts of sheep's pancreas. Br Med J 1894; 2: 1303-4.
5. Ballinger WF, Lacy PE. Transplantation of intact pancreatic islets in rats. Surgery 1972; 72: 175-86.
6. Scharp DW, Lacy PE, Santiago JV et al. Insulin independence after islet transplantation into type I diabetic patient. Diabetes 1990; 39: 515-8.
7. Scharp DW, Lacy PE, Santiago JV et al. Results of our first nine intraportal islet allografts in type I (insulin-dependent) diabetes mellitus. Diabetologia 1991; 34: 55-8.
8. Warnock GL, Kneteman NM, Ryan E, Seelis REA, Rabinovitch A, Rajotte RV. Normoglycemia after transplantation of freshly isolated and cryopreserved pancreatic islets in type I (insulin-dependent) diabetes mellitus. Diabetologia 1991; 34: 3-39.
9. Merani S, Shapiro AM. Current status of pancreatic islet transplantation. Clin Sci 2006; 110: 611-25.
10. Shapiro AM, Lakey JR, Ryan EA et al. Islet transplantation in seven patients with type 1 diabetes mellitus using a glucocorticoid-free immunosuppressive regimen. N Engl J Med 2000; 343: 230-8.
11. Shapiro AM, Pokrywczynska M, Ricordi C. Clinical pancreatic islet transplantation. Nat Rev Endocrinol 2017; 13: 268-77.
12. Scharp DW, Kemp CB, Knight MJ, Ballinger WF, Lacy PE. The use of Ficoll in the preparation of viable islets of langerhans from the rat pancreas. Transplantation 1973; 16: 686-9.
13. Ricordi C, Lacy PE, Scharp DW. Automated islet isolation from human pancreas. Diabetes 1989; 38: 140-2.
14. Bucher P, Mathe Z, Morel P et al. Assessment of a novel two-component enzyme preparation for human islet isolation and transplantation. Transplantation 2005; 79: 91-7.
15. Olack B, Swanson C, McLear M, Longwith J, Scharp D, Lacy PE. Islet purification using Euro-Ficoll gradients. Transplant Proc 1991; 23: 774-6.
16. Kneteman NM, Warnock GL, Evans MG, Dawidson I, Rajotte RV. Islet isolation from human pancreas stored in UW solution for 6 to 26 hours. Transplant Proc 1990; 22: 763-4.
17. Gamble A, Pepper RA, Bruni A, Shapiro JAM. The journey of islet cell transplantation and future developments. Islets 2018; 10: 80-94.
18. Warnock GL, Kneteman NM, Ryan EA, Rabinovitch A, Rajotte RV. Longterm follow-up after transplantation of insulin-producing pancreatic islets into patients with type 1 (insulin-dependent) diabetes mellitus. Diabetologia 1992; 35: 89-95.
19. Kawahara T, Kim T, Kashkoush S et al. Portal vein thrombosis is a potentially preventable complication in clinical islet transplantation. Am J Transplant 2011; 11: 2700-7.
20. Yamamoto T, Horiguchi A, Ito M et al. Quality control for clinical islet transplantation: organ procurement and preservation, the islet processing facility, isolation, and potency test. J Hepatobiliary Pancreat Surg 2009; 16: 131-6.
21. Zeng Y, Torre MA, Karrison T, Thistlethwaite JR. The correlation between donor characteristics and the success of human islet isolation. Transplantation 1994; 57: 954-8.
22. Brandhorst H, Brandhorst D, Hering BJ, Federlin K, Bretzel RG. Body mass index of pancreatic donors: a decisive factor for human islet isolation. Exp Clin Endocrinol Diabetes 1995; 103: 23-6.
23. Ricordi C. Quantitative and qualitative standards for islet isolation assessment in humans and large mammals. Pancreas 1991; 6: 242-4.
24. Balamurugan AN, Chang Y, Bertera S et al. Suitability of human juvenile pancreatic islets for clinical use. Diabetologia 2006; 49: 1845-54.
25. Ichii H, Ricordi C. Current status of islet cell transplantation. J Hepatobiliary Pancreat Surg 2009; 16: 101-12.
26. Kobayashi T, Aomatsu Y, Iwata H et al. Survival of microencapsulated islets at 400 days posttransplantation in the omental pouch of NOD mice. Cell Transplant 2006; 15: 359-65.
27. Kawakami Y, Iwata H, Gu YJ et al. Successful subcutaneous pancreatic islet transplantation using an angiogenic growth factor-releasing device. Pancreas 2001; 23: 375-81.
28. Rafael E, Tibell A, Ryden M et al. Intramuscular autotransplantation of pancreatic islets in a 7-year-old child: a 2-year follow-up. Am J Transplant 2008; 8: 458-62.
29. Cabric S, Sanchez J, Lundgren T et al. Islet surface heparinization prevents the instant blood-mediated inflammatory reaction in islet transplantation. Diabetes 2007; 56: 2008-15.
30. Rajotte RV, Scharp DW, Downing R et al. Pancreatic islet banking: the transplantation of frozen-thawed rat islets transported between centers. Criobiology 1981; 18: 357-69.
31. García C, Arias-Díaz J, Balibrea JL, Vara E. Modifications in calcium uptake may contribute to the effects of tumor necrosis factor on fetal islets. Transplant Proc 1994; 26: 3496-8.
32. Vara E, Arias-Díaz J, García C, Barrientos A, Balibrea JL. Influence of cryopreservation on the sensitivity of human islets to tumor necrosis factor. Transplant Proc 1994; 26: 828-31.
33. Hering BJ, Kandaswamy R, Ansite JD et al. Single-donor, marginal-dose islet transplantation in patients with type 1 diabetes. JAMA 2005; 293: 830-5.
34. Matsumoto S, Okitsu T, Iwanaga Y et al. Insulin independence after living-donor distal pancreatectomy and islet allotransplantation. Lancet 2005; 365: 1642-4.
35. Hatziavramidis DT, Karatzas TM, Chrousos GP. Pancreatic islet cell transplantation: an update. Ann Biomed Eng 2013; 41: 469-76.
36. Desai T, Shea LD. Advances I islet encapsulation technologies. Nat Rev Drug Discov 2016; 16: 338-50.
37. Ryan EA, Paty BW, Señor PA et al. Five-year follow-up alter clinical islet transplantation. Diabetes 2005; 54: 2060-9.
38. Shapiro AMJ, Lakey JRT, Paty BW, Senior PA, Bigam DL, Ryan EA. Strategic opportunities in clinical islet transplantation. Transplantation 2005; 79: 1304-7.
39. Farney A, Najarian JS, Nakhleh RE et al. Autotransplantation of dispersed pancreatic islet tissue combined with total or near-total pancreatectomy for treatment of chronic pancreatitis. Surgery 1991; 110: 427-37.
40. Cameron JL, Mehigan DG, Broe PJ, Zuidema GD. Distal pancreatectomy and islet autotransplantation for chronic pancreatitis. Ann Surg 1981; 193: 312-7.
41. Rickels MR, Robertson RP. Pancreatic islet transplantation in humans: recent progress and future directions. Endocr Rev 2019; 40: 631-68.
42. Dudeja V, Beilman GJ, Vickers SM. Total pancreatectomy with islet autotransplantation in patients with malignancy: are we there yet? Ann Surg 2013; 258: 219-20.
43. Bottino R, Balamurugan AN, Smetanka C et al. Isolation outcome and functional characteristics of young and adult pig pancreatic islets for transplantation studies. Xenotransplantation 2007; 14: 74-82.
44. Rood PP, Buhler LH, Bottino R, Trucco M, Cooper DK. Pig-to-nonhuman primate islet xenotransplantation: a review of current problems. Cell Transplant 2006; 15: 89-104.
45. Melton D. The promise of stem cell-derived islet replacement therapy. Diabetologia 2021; 64: 1030-6.

Evaluación del injerto pancreático mediante angiorresonancia magnética

44

A. Manrique Municio, E. Castillo Gallo, E. Moreno González, C. Jiménez Romero, J. Calvo Pulido,
Á. García-Sesma y M. García Nebreda

INTRODUCCIÓN

La derivación venosa en el trasplante de páncreas se realiza, según los diferentes grupos de trasplante, a la circulación sistémica o a la circulación portal. En el caso de efectuarla a la circulación sistémica, esta puede ser a la vena ilíaca común o a la vena cava inferior. Se ha sugerido que el cambio en el flujo a través de esta anastomosis puede estar implicado en la incidencia de trombosis del injerto pancreático, siendo este índice inferior en la derivación portocava[1].

La trombosis del injerto pancreático (venosa en el 60 % de los casos y arterial en el 40 %) presenta una incidencia global del 10-35 %[2-10], y es la más frecuente entre las causas técnicas de la pérdida del injerto, con una tasa del 52 %[10,11].

La trombosis del injerto va casi indefectiblemente seguida de la pérdida del páncreas. La presencia de esta complicación añade una morbilidad considerable al trasplante e incluso mortalidad si ocurre en el postoperatorio inmediato y no se realiza una trasplantectomía inmediata[2]. Se distinguen dos formas de trombosis:

- *Trombosis precoz:* representa la mayoría de los casos. Suele ocurrir durante la primera semana del trasplante y no se relaciona con las anastomosis o problemas técnicos, sino con la situación de bajo flujo del injerto, edema pancreático, alteración de la microcirculación e hipercoagulabilidad local y sistémica[2].
- *Trombosis tardía:* es más rara y se asocia más frecuentemente al rechazo crónico; los mecanismos patogénicos de esta complicación se conocen menos.

FACTORES DE RIESGO

El análisis de los factores de riesgo involucrados en la trombosis del injerto es muy complejo y no muy bien caracterizado, ya que en su patogenia pueden influir múltiples variables. Así, hasta el momento actual se han descrito múltiples factores de riesgo, dependientes del donante y del receptor, en el desarrollo de esta complicación, siendo los más impor-

tantes: bajo flujo sanguíneo en el injerto pancreático[2,10,12,13], utilización de una cantidad excesiva de solución de preservación que produce edema del injerto[14,15], lesión de preservación y de reperfusión y tiempo de isquemia del injerto mayor de 12 horas[10,16], donante mayor de 45 años, muerte del donante por enfermedad cardiovascular[2,6], implantación del injerto en la fosa ilíaca izquierda[2,13,14], utilización de un *patch* arterial de Carrel, interposición de un injerto venoso entre la porta y la ilíaca[2,6], tratamiento prolongado del donante con desmopresina[17,18], pancreatitis del injerto[2,14,16], rechazo e infección del injerto[12], trasplante pancreático después del renal[16] y efecto procoagulante de la ciclosporina y de la prednisona[2].

Factores de riesgo del donante

Edad mayor de 45 años y enfermedades cardiovascular y cerebrovascular como causa de muerte

Esta causa de muerte de los donantes, junto con la edad avanzada del donante (> 45 años), se ha asociado con una tasa significativamente mayor de trombosis en el trasplante de páncreas y riñón simultáneo (TPRS) o en el trasplante de páncreas después del riñón (TPDR)[1]. El riesgo de trombosis y, en su conjunto, la tasa de complicaciones técnicas aumentan a medida que progresa la edad del donante, ya que se ha observado que el 79 % de los donantes mayores de 50 años han fallecido por causas cardiovasculares, mientras que en los menores de 50 años solo el 30 % ha sido por dichas causas[19]. Aunque no hay un límite claro de edad por encima de la cual debe descartarse un injerto pancreático, el injerto pancreático de los donantes mayores de 45 años se asocia con una mayor tasa de complicaciones técnicas y menor supervivencia del injerto y del receptor[2]. De forma detallada, se ha observado que, a medida que aumenta la edad, lo hace también, de forma significativa, la incidencia de trombosis: 1,6 % para los receptores de donantes menores de 20 años, 3,7 % para los receptores de donantes de 20-40 años y 16,2 % para los receptores de donantes ma-

519

yores de 40 años[20]. Por otro lado, la causa traumática de fallecimiento del donante se asocia con una menor tasa de complicaciones técnicas y mayor supervivencia del enfermo y del injerto[6,21]. Los peores resultados con el uso de injertos en mayores de 45 años pueden deberse a:

- Bajo aflujo arterial del injerto por la presencia de enfermedad aterosclerótica y, consecuentemente, estasis venosa o flujo venoso lento de salida del injerto con tendencia a la trombosis venosa.
- Presencia de placas de ateroma en las arterias ilíacas del donante que se deben interponer entre la arteria mesentérica superior (AMS) y la arteria esplénica del injerto pancreático[2].

Donantes en asistolia

Los centros con gran número de enfermos en lista de espera para trasplante de páncreas han ideado determinadas alternativas para aumentar el *pool* de donantes, utilizando para ello donantes marginales (donantes jóvenes o de edad avanzada, obesos, hiperglucémicos, con hiperamilasemia o con anomalías congénitas o vasculares)[22]. Otra vía para aumentar el número de donantes pancreáticos es la utilización de donantes procedentes de los fallecidos en asistolia, bien sean controlados (hemodinámicamente estables), bien no controlados (paro cardiopulmonar que sucede en el lugar del traumatismo). En un estudio multicéntrico reciente, basado en los datos del *United Network for Organ Sharing* (UNOS), entre 1993 y 2004 se han utilizado 57 injertos pancreáticos de donantes en asistolia, y en el estudio comparativo con los páncreas procedentes de donantes con muerte cerebral, se ha constatado que la supervivencia del injerto a 1 y 3 años ha sido del 81 % y del 62 % en los receptores de los donantes con muerte cerebral y del 90 % y del 45 % en los receptores de los donantes en asistolia. Asimismo, la trombosis venosa fue la causa más frecuente de fallo del injerto, aunque la incidencia fue mayor en el grupo de donantes en asistolia frente a los donantes por muerte cerebral. La conclusión de este estudio es que estos injertos procedentes de donantes en asistolia deben utilizarse de modo selectivo, teniendo en cuenta que para su uso deben ser donantes jóvenes, hemodinámicamente estables, y han de ser extraídos por equipos con experiencia y con isquemia fría corta[23].

Inestabilidad hemodinámica

El páncreas es un órgano con bajo flujo sanguíneo (aproximadamente el 1,3 % del rendimiento cardíaco), en comparación con otros órganos[10]. La propensión del injerto pancreático a la trombosis reside probablemente en la situación hemodinámica anormal del injerto, en función de su tendencia a la estasis venosa, por la necesidad de ligar los vasos esplénicos en el hilio del bazo y de los vasos mesentéricos (AMS y vena mesentérica superior [VMS]) a nivel distal, por debajo del cuerpo pancreático y de la arteria gastroduodenal por encima de la cabeza del páncreas[24]. El flujo arterial del injerto es exclusivamente a través del injerto ilíaco arterial interpuesto entre la AMS y la arteria esplénica, mientras que el flujo de salida es únicamente a través de la vena porta. Esta situación anómala de hipoperfusión es aún más patente en los trasplantes segmentarios de páncreas, en los que la vascularización arterial depende solo de la arteria esplénica que irriga el cuerpo y la cola del páncreas a través de pequeñas ramas arteriales, y el drenaje venoso se realiza a través de pequeñas ramas venosas, lo que propende a la estasis venosa[24]. Por lo tanto, los factores que reducen la perfusión del páncreas son importantes en el desarrollo de la trombosis y la pancreatitis del injerto[10].

En casos de inestabilidad hemodinámica del donante, la reposición masiva de volumen causará un edema y el consiguiente empeoramiento de la microcirculación del páncreas, que constituyen factores de riesgo de trombosis del injerto[2].

Uso de desmopresina en donantes

En un estudio experimental realizado en ratas[17] se ha observado que el tratamiento prolongado con desmopresina aumenta la interacción de los leucocitos y las plaquetas en el endotelio del páncreas trasplantado, lo cual empeora la microcirculación del páncreas donante. Por otro lado, en una revisión clínica[18] se ha objetivado que la no utilización de desmopresina en donantes de páncreas se asocia con una tasa de trombosis del 8,3 %, mientras que cuando se administra < 6 µg de desmopresina la tasa asciende al 13,6 %, y si la dosis es ≥ 6 µg la tasa llega hasta el 30 %. Se necesitan otros estudios para confirmar estos hallazgos.

Obesidad

Los injertos pancreáticos procedentes de donantes obesos tienen mayor cantidad de grasa dentro del tejido pancreático. Por lo tanto, esta grasa que está mal vascularizada es probablemente más susceptible a la isquemia-reperfusión, lo que puede dar lugar a una pancreatitis en el período inmediatamente posterior al trasplante[25], que es un factor de riesgo para el desarrollo de trombosis del injerto.

Extracción pancreática traumática y sobreperfusión con solución de preservación

La extracción pancreática debe realizarse con sumo cuidado, con el mínimo traumatismo mecánico, con el fin de disminuir la lesión vascular y la eventual pancreatitis posreperfusión[2]. La presión de perfusión y el volumen excesivo de solución de preservación para perfundir el injerto pancreático van a favorecer el desarrollo de pancreatitis y la subsiguiente trombosis[2]. Por lo tanto, es aconsejable evitar la presión y la perfusión excesivas del injerto durante la extracción (> 1.200 ml a través de la arteria) para así prevenir la trombosis[26].

En cuanto al tipo de solución de preservación, no está claro que la introducción de la solución de Belzer (solución de Wisconsin) haya disminuido las tasas de trombosis, ya que la mejoría de los resultados en el trasplante de páncreas coincide con otros varios motivos. No obstante, ni con la utilización de la solución de Belzer[27] ni con la de Celsior® se ha conseguido que desaparezca la trombosis del injerto[28].

Tiempo de preservación

Los receptores de un TPRS presentan una tendencia hacia una menor supervivencia del injerto a medida que aumenta el tiempo de preservación. Según los datos del *International Pancreas Transplant Registry* (IPTR) de 2004, el tiempo medio de preservación del páncreas, entre 2002-2003, fue de 14,3 horas para el trasplante de páncreas aislado (TPA) y 12 horas para el TPRS. Asimismo, se ha observado que estos tiempos han cambiado poco a lo largo de la historia del trasplante pancreático, habiéndose preservado el 75 % de los injertos durante menos de 18 horas y solo el 5 % durante más de 24 horas[29].

En un estudio realizado previamente[10] se constató que el tiempo de isquemia fría mayor de 12 horas se asociaba con una incidencia significativamente mayor de trombosis del injerto pancreático. Prosiguiendo en esta misma línea, un estudio de la Universidad de Minnesota[30] dividió los receptores en dos grupos: los que se trasplantan con injertos pancreáticos mantenidos en preservación durante menos de 20 horas y los preservados durante más de 20 horas, siendo la incidencia de pérdida precoz del injerto (menos de 3 meses) significativamente mayor en el grupo de más de 20 horas. Por otro lado, la tasa de trombosis es también casi significativamente mayor en el grupo con mayor tiempo de preservación. Por lo tanto, teniendo en cuenta que el tiempo prolongado de isquemia aumenta la incidencia de complicaciones quirúrgicas, en general, y de la trombosis venosa, en particular[30], debe disminuirse el tiempo de preservación[2,10,30].

Lesión de preservación y pancreatitis del injerto

La lesión de preservación y la pancreatitis del injerto, debidas ambas al tiempo prolongado de preservación, son factores de riesgo para la génesis de una trombosis del injerto, siendo la secuencia de hechos la siguiente: tiempo prolongado de isquemia – lesión de reperfusión – muerte celular – edema del injerto pancreático que produce un efecto deletéreo sobre el flujo intraparenquimatoso del páncreas mediante el aumento de la resistencia al flujo y subsiguiente favorecimiento de la trombosis o pancreatitis del injerto[10].

La trombosis del injerto se relaciona con la lesión microvascular o endotelial producida por la lesión de extracción y de preservación[15].

Factores de riesgo del receptor

Derivación pancreaticoduodenoentérica

Históricamente, la situación de uremia se había considerado un factor protector de la trombosis[2], pero en los actuales datos provenientes del IPTR se ha observado que la tasa de trombosis en la derivación duodenovesical es similar en el TPRS (2,7 %) y en el TPDR (3,6 %) y algo superior en el TPA (6,5 %). No obstante, la diferencia sigue siendo marcada en los casos de derivación duodenoentérica: tasa de trombosis del 5,4 % en el TPRS, 6,1 % en el TPDR y 8 % en el TPA[29].

Rechazo agudo

De acuerdo con lo anteriormente expuesto, puede decirse que la tasa alta de trombosis asociada a la derivación duodenoentérica no debe atribuirse a factores del donante, técnicos o quirúrgicos, sino a la mayor dificultad en estos casos para el diagnóstico del rechazo, en los que no se dispone de la creatinina ni de la amilasuria como marcadores de rechazo[31,32]. Estos hallazgos se han confirmado en un estudio reciente, que mostró que la tercera parte de los injertos explantados por fallo precoz del injerto presentaban signos de rechazo[33].

Diálisis peritoneal

La literatura científica del trasplante renal apunta que la diálisis peritoneal se asocia con una alta incidencia de trombosis, refiriéndose en estos enfermos la presencia de los siguientes factores favorecedores: *a)* altas concentraciones de apolipoproteínas trombogénicas, y *b)* alta actividad procoagulante de los factores II, VII, VIII, IX, X, XI y XII, mientras que los anticoagulantes endógenos como la proteína C y la antitrombina III no se encuentran alteradas[34]. La diálisis peritoneal se asocia también con un mayor riesgo de trombosis debido al hematócrito elevado por la reducción de volumen extracelular. Asimismo, la diálisis peritoneal es un dato indirecto de la tendencia a la trombosis, ya que estos enfermos a veces llegan a diálisis después de haber sufrido trombosis de las vías vasculares de acceso o fístulas por estados de hipercoagulabilidad[34]. No obstante, en el trasplante de páncreas la asociación entre diálisis peritoneal y trombosis aún no se ha comprobado.

Estado de hipercoagulabilidad

Casi todos los receptores de páncreas y riñón por diabetes de tipo 1 presentan hipercoagulabilidad, cuya etiología es multifactorial: plaquetas, fibrinógeno, factor de Von Willebrand, fibrinólisis e hiperlipidemia[35].

Después de la reperfusión del injerto pancreático se produce un consumo masivo de protrombina, de manera que, a las 6 horas de la reperfusión, la actividad de la protrombina se reduce al 55 %, indicando una inmediata e intensa activación de la cascada de la coagulación. Otras alteraciones de la coagulación son las siguientes: *a)* descenso importante de la antitrombina III posreperfusión (< 40 %, a pesar de la reposición), que implica un aumento significativo del riesgo de trombosis; *b)* aumento de hasta 20 veces el valor de los complejos trombina-antitrombina III, que se normalizan no antes de 24 horas, y *c)* activación de la fibrinólisis (en el 25 % de los trasplantes de páncreas)[36]. Según estos autores, la coagulopatía por consumo y el déficit de antitrombina III colocan a estos enfermos en situación de riesgo aumentado de trombosis en el período postoperatorio precoz después del trasplante de páncreas. Asimismo, las lesiones de isquemia-reperfusión serían las responsables de este fenómeno.

El tromboelastograma (TEG) en el momento de la cirugía es la prueba de más ayuda para determinar la hipercoagulabilidad, integrándose en esta los siguientes parámetros: tiempo de protrombina (segundos < control), cefalina (< control), plaquetas > $400.000/mm^3$, fibrinógeno > 400 mg% y hematócrito > 40 %[37].

El trasplante de páncreas reúne la tríada de Virchow[37], que incluye las siguientes alteraciones:

- Hipercoagulabilidad.
- Lesión endotelial: por lesión de isquemia fría y caliente y lesión de reperfusión (lesión mediada por citocinas, radicales de oxígeno, óxido nítrico)[38].
- Estasis venosa: cuando se extirpa el bazo, se pierde la mayor fuente de flujo sanguíneo del páncreas, y la vena esplénica mantiene su capacitancia, pero el flujo arterial se limita a la circulación arterial lateral[37].

Retrasplante

Se ha señalado que el retrasplante es un factor de riesgo para la trombosis arterial del injerto en el TPRS, pero no para el TPDR ni para el TPA[2]. Sin embargo, en otra serie de retrasplantes[39], estos datos no se confirmaron.

Trasplantes parciales o segmentarios

El trasplante parcial de páncreas es un factor de riesgo para el desarrollo de una trombosis del injerto[40,41], en virtud de que la arteria y la vena del injerto son cortas, con escasa flexibilidad y con tendencia al acodamiento y la torsión. Además, el cuerpo y la cola del páncreas nativo también están vascularizados por las arterias pancreática dorsal y transversa que reciben colaterales del la AMS, situación que no existe en el trasplante segmentario[42]. El trasplante segmentario es un sistema de más bajo flujo que el trasplante de órgano completo, justificando así una alta tasa de trombosis, que alcanza el 19 % en la serie de Minnesota[41].

Reconstrucción arterial. *Patch* de Carrel

Después de una extracción multiorgánica abdominal, lo habitual es que el tronco celíaco, la arteria hepática común, el origen de la arteria gastroduodenal y el origen de la arteria esplénica permanezcan con el injerto hepático. Así, el injerto pancreático completo dispone de dos extremos arteriales: la arteria esplénica, seccionada a 0,5 cm del origen en el tronco celíaco, y la AMS, seccionada en su origen en la aorta, ya que su extremo distal infrapancreático se ha ligado y seccionado. Ambos cabos arteriales se unen mediante la interposición de un injerto arterial en «Y» invertida, procedente de la arteria ilíaca común y sus ramas interna y externa. En el banco se anastomosa la arteria esplénica del injerto con la arteria ilíaca interna, y la AMS proximal con la arteria ilíaca externa, quedando la arteria ilíaca común del injerto arterial dispuesta para anastomosar con la arteria ilíaca común o externa del receptor. Solo en la situación excepcional en que no pueda utilizarse el injerto hepático, el tronco celíaco y sus ramas pueden permanecer con el injerto pancreático[43]. Paradójicamente, se ha comprobado que la interposición del injerto en «Y» invertida es menos trombogénica que la utilización del *patch* aórtico de Carrel u otras disposiciones anastomóticas arteriales (anastomosis terminolateral entre la arteria esplénica y la AMS o interposición de un injerto arterial entre la arteria esplénica y la AMS)[2].

Longitud excesiva de la porta o interposición de injerto venoso portal

En el trasplante de páncreas, la anastomosis venosa entre la vena porta y la vena ilíaca común del receptor o la vena cava inferior distal es la más incómoda, aunque si la vena porta del injerto es demasiado larga, existe cierta propensión al acodamiento o la torsión de la vena y, por lo tanto, a la trombosis venosa del injerto[44]. Otros autores defienden la liberación completa de la vena ilíaca común (ligadura y sección de la vena ilíaca interna), que se tiene que anastomosar con la porta, con el fin de evitar tensión de la línea de sutura y así facilitar la movilización y colocación del injerto[14,45]. Otra opción de anastomosis venosa es la portomesentérica, que se ha demostrado que no presenta una tasa diferente de trombosis a la derivación portosistémica[29].

Para ciertos autores[2,14], la utilización de un injerto venoso de extensión entre la vena porta y la vena ilíaca del receptor se asocia con una mayor tasa de trombosis del injerto, mientras que para otros no ha añadido ningún riesgo[13].

Implantación del injerto en la fosa ilíaca izquierda

Existe un consenso general en cuanto a que el mejor lugar para implantar el injerto pancreático es la fosa ilíaca derecha. Después de movilizar completamente la vena ilíaca derecha, se puede llevar a cabo la anastomosis venosa portoilíaca libre de tensión, lateral a la arteria ilíaca común o externa[2].

En los casos de trasplante renal previo en la fosa ilíaca derecha o de retrasplante de páncreas, cuando no se puede utilizar el lado derecho por dificultad para realizar una trasplantectomía o por problemas vasculares a este nivel, se debe colocar el injerto pancreático en la fosa ilíaca izquierda, vascularizándolo con los vasos ilíacos izquierdos, la aorta o la arteria mesentérica inferior[2,46]. En estas circunstancias se puede anastomosar la vena porta del injerto con la circulación portal del receptor, efectuando asimismo una derivación duodenoentérica.

En la fosa ilíaca izquierda, la anastomosis de la porta con la vena ilíaca es más posterior y profunda que la anastomosis arterial, y con cierta frecuencia se precisa utilizar un injerto venoso de extensión para evitar la tensión anastomótica. El páncreas se puede colocar medial (sobre la arteria ilíaca común) o lateral al sigma (sobre la arteria ilíaca externa). La colocación medial aumenta la distancia entre el duodeno del injerto y la vejiga, creando tensión anastomótica vascular duodenovesical cuando se elige este método para drenaje de la secreción exocrina.

La colocación del injerto pancreático lateral al sigma sobre los vasos ilíacos externos es menos ventajosa, debido a que el anclaje del injerto en este espacio estrecho es difícil. La colocación del injerto pancreático en la fosa ilíaca izquierda constituye un factor de riesgo para el desarrollo de trombosis sobre todo en el TPDR[2].

Pancreatitis postrasplante del injerto

La pancreatitis del injerto después del trasplante se asocia con trombosis del injerto y puede relacionarse con:

- *Factores dependientes del donante:* inestabilidad hemodinámica y uso de vasopresores.
- *Factores relacionados con el proceso de extracción:* excesiva manipulación intraoperatoria del injerto.
- *Lesión de perfusión del injerto:* excesiva cantidad de solución de preservación (> 1.500 ml por aorta) y a gran presión.
- *Lesión de preservación o de isquemia-reperfusión:* refleja el tiempo de isquemia fría y caliente^{2,10,13,15,17,30}.

En modelos experimentales de pancreatitis, la vasoconstricción, la coagulación intravascular y el aumento de la permeabilidad endotelial pueden aumentar el edema pancreático y alterar el drenaje venoso. Cuanto más grave es la pancreatitis, más empeora la microcirculación, pudiendo evolucionar hacia necrosis y trombosis del injerto^{47}.

No hay una definición exacta y consistente de pancreatitis del injerto, lo cual impide evaluar exactamente la repercusión de la pancreatitis sobre la trombosis del injerto. Los niveles de amilasa sérica, que a menudo son utilizados para evaluar la pancreatitis del páncreas nativo o del injerto (en clínica y experimental), con frecuencia no reflejan adecuadamente el grado de pancreatitis y su repercusión sobre la microcirculación, como se ha podido comprobar en injertos trombosados a las 48 horas del trasplante^2.

En la experiencia clínica se constata que la trombosis también puede presentarse en receptores ideales trasplantados con donantes ideales en los que no se ha podido objetivar ninguno de los factores de riesgo previamente referidos. Asimismo, en la mayoría de los casos de trombosis no se aprecia una obstrucción de los vasos arteriales o venosos de mayor calibre, sino de la microcirculación capilar^2. Se han ensayado, clínica o experimentalmente, diferentes técnicas dirigidas a aumentar el flujo venoso portal o de la arteria esplénica o AMS, o ambos, con la intención de suprimir o disminuir la incidencia de trombosis del injerto pancreático, no consiguiéndose, en absoluto, este objetivo$^{48-52}$. Con frecuencia, el infarto difuso de la microcirculación pancreática hace difícil determinar si el injerto ha presentado una trombosis venosa o arterial, no permitiendo, por lo tanto, su clasificación^{49}.

Debido a que varios estudios^{2,10,30} sugieren que la pancreatitis del injerto se asocia a un aumento de la tasa de trombosis, los esfuerzos se deben dirigir a su prevención.

Inmunosupresión

El efecto de la inmunosupresión sobre la trombosis del injerto pancreático no está nada claro. En estudios experimentales se ha observado que la ciclosporina disminuye la síntesis de prostaciclina, y puede provocar lesión endotelial directa, aumento de la producción de tromboxano A_2, alteración del fibrinógeno, actividad procoagulante de los monocitos circulantes, proteína C, antígeno relacionado con el factor VIII, actividad coagulante del factor VIII y agregabilidad plaquetaria inducida por el adenosindifosfato^{53}. La asociación entre lesión de preservación y administración de ciclosporina aumenta la producción de tromboxano A_2^{54}, mientras que el tratamiento continuado con ciclosporina y corticoides puede anular la vía de formación de la prostaciclina^{2,55}. De manera parecida a la ciclosporina, el tacrólimus puede inducir vasoespasmo y dar origen a una lesión microvascular, con lesión endotelial directa y trombosis^{54}. Sin embargo, se ha comprobado una mayor tasa de trombosis del injerto pancreático en los enfermos inmunosuprimidos con ciclosporina en comparación con el tacrólimus^{56}.

DIAGNÓSTICO DE LA TROMBOSIS

Se estima que el 60 % de las trombosis son venosas, y el 40 %, arteriales, aunque a veces es difícil realizar la distinción exacta entre ellas cuando se examina el injerto explantado. Asimismo, más del 70 % de las trombosis se presentan durante la primera semana postrasplante^2.

Las manifestaciones clínicas y los hallazgos de laboratorio más frecuentes de la trombosis del injerto son: dolor en la zona de localización del injerto (habitualmente en la fosa ilíaca derecha), hiperglucemia de rápida instauración e inesperada, necesidad de aporte de insulina, hemoperitoneo (sobre todo en trombosis venosa), plaquetopenia, leucocitosis, hematuria oscura (en trombosis venosa con derivación duodenovesical) y descenso rápido o ausencia de la actividad de la amilasa en orina (en drenaje duodenovesical)^{2,57}.

Ocasionalmente puede presentarse una trombosis venosa profunda del sistema iliofemoral ipsilateral, producida por la propagación retrógrada del trombo venoso portal que, a veces, incluso inicia la sintomatología, ya de por sí inespecífica con cierta frecuencia.

Ante la sospecha clínica de trombosis se debe realizar una ecografía Doppler como primera prueba diagnóstica, mediante la cual es posible visualizar las anastomosis: los flujos arterial y venoso de retorno$^{58-60}$. La ausencia de flujo arterial o venoso, o de ambos, sugiere una trombosis vascular, aunque hay cuadros de rechazo o pancreatitis que cursan con una disminución del flujo o con dificultad para detectarlo^2. También puede utilizarse la gammagrafía de perfusión del injerto pancreático con tecnecio para descartar una trombosis del páncreas^{61}.

Hoy en día, mediante una angiotomografía computarizada con contraste puede determinarse también la presencia o no de una trombosis vascular. No obstante, la prueba definitiva, ante la duda de trombosis, es la arteriografía, sobre todo cuando la eco-Doppler no ha sido concluyente^{62}. Por último, la reexploración quirúrgica será determinante para confirmar el diagnóstico y actuar en consecuencia.

TRATAMIENTO DE LA TROMBOSIS

Trombosis venosa

En los casos de trombosis venosa detectada en el postoperatorio inmediato se puede intentar la trombectomía, sobre todo si la cola del páncreas es todavía viable$^{63-65}$. De esta manera se han conseguido salvar algunos injertos, siendo indispensable para ello realizar una relaparotomía precoz seguida de trombectomía y eventual trombólisis y que el parénquima pancreático sea viable[63-66]. En los casos de trombosis parcial de la vena porta o la vena esplénica, confirmada por eco-Doppler, se puede mantener la viabilidad del injerto pancreático, sin necesidad de reintervención, mediante la anticoagulación sistémica, sobre todo mantenida durante largo tiempo, con o sin trombólisis y ocasional trombectomía mecánica[59,66].

La trombosis venosa completa tiene peor pronóstico, ya que la trasplantectomía suele ser el tratamiento necesario cuando se presenta esta complicación[4,5,24]. En una serie reciente de 20 casos de trombosis venosa completa se realizó una trasplantectomía en 14 y una trombectomía quirúrgica en seis, seguida de heparinización sistémica durante 3-6 meses, y pudieron salvarse cuatro de estos injertos, con buen resultado funcional posterior[65]. Nghiem et al.[58] refieren la conservación de uno de dos injertos después de trombectomía venosa. Previamente, otros autores[63] habían intentado este mismo tratamiento en dos enfermos, pero con resultados contrarios, puesto que ambos presentaron un síndrome de distrés respiratorio del adulto, que requirió una trasplantectomía (pancreatitis en ambos injertos) con fallecimiento ulterior de uno de ellos. Los malos resultados que se obtienen cuando se intenta conservar el injerto pancreático después de una trombosis, sobre todo venosa, son debidos al desarrollo de una pancreatitis después de la reperfusión del parénquima pancreático previamente dañado por la isquemia[2].

Trombosis arterial

Hasta ahora no se conoce ningún caso de trombosis arterial completa del injerto pancreático que haya podido salvarse. Existen 2 casos anecdóticos de trombosis arterial parcial tratados, de forma exitosa, mediante trombectomía de la arteria esplénica[67] o trombectomía de la AMS[68].

Otra alternativa terapéutica a la trombosis de la arteria esplénica es la realización de una pancreatectomía distal, convirtiendo así el injerto pancreático completo en parcial[2].

Trombosis tardía del injerto

Es la que se produce por rechazo crónico o por arteriopatía del injerto. La trasplantectomía no siempre es necesaria, sobre todo si la obstrucción vascular ha sido suficientemente lenta como para haber permitido la atrofia y fibrosis del injerto.

Retrasplante en la trombosis

Algunos autores[65,68] han propuesto la realización de un retrasplante cuando la trombosis del injerto se ha presentado durante el primer ingreso posterior al trasplante de páncreas. Sin embargo, este planteamiento tiene algunos inconvenientes, como el riesgo de infecciones intraabdominales después del segundo trasplante, sobre todo si la derivación previa ha sido duodenoentérica[69]. Por este motivo, otros equipos de trasplante prefieren efectuar el retrasplante una vez que el receptor se ha recuperado de la complicación trombótica.

PREVENCIÓN DE LA TROMBOSIS

Para prevenir la trombosis del injerto se han diseñado varios protocolos que se describen a continuación.

Dextrano de bajo peso molecular

Dextrano de bajo peso molecular (250 ml/día), heparina intravenosa (mantener cefalina unos 40-50 segundos, empezando a las 10 horas del trasplante) y antitrombina III (administrar a las 4-6 horas de la reperfusión para alcanzar niveles plasmáticos > 80 %)[13].

Heparina intravenosa en dosis bajas

Heparina intravenosa en dosis bajas (300-500 U/hora) durante 5 días y ácido acetilsalicílico (325 mg/día) durante 3 meses: con este régimen se redujo la tasa de trombosis desde el 10,1 % hasta el 5,6 %[12].

Octreotida

Octreotida 100 mg/12 horas durante 10 días en los enfermos con hiperamilasemia o pancreatitis[70].

Utilización de dosis altas de corticoides en donantes

Se utilizan para disminuir la pancreatitis postoperatoria y el uso de verapamilo (antagonista del calcio) en receptores para aumentar la perfusión del injerto pancreático[10]. Para otros autores[14], la anticoagulación sistémica no solo no reduce el riesgo de trombosis, sino que incrementa sustancialmente el riesgo de hemorragia postoperatoria y el consiguiente riesgo de pérdida del injerto, atribuyendo la trombosis a problemas técnicos.

Modificaciones de la técnica operatoria

Se ha sugerido que el aumento del flujo sanguíneo a través de la arteria esplénica podría disminuir la incidencia de trombosis, en base al bajo flujo del páncreas (< 1 % del volumen cardíaco por minuto) y a que el flujo de la arteria esplénica disminuye significativamente después de la esplenectomía[48]. Para aumentar el flujo se realizó, de forma experimental, una fístula arteriovenosa entre la arteria y la vena esplénicas, pero el resultado fue la aparición de una serie de complicaciones: insuficiencia cardíaca[48,71], hipertensión portal del injerto con descenso de la microcirculación pancreática, congestión pancreática y microtrombosis[49] o un fenómeno de robo con flujo preferencial a través de la arteria esplénica de gran calibre más que a través de las arterias intrapancreáticas de pequeño calibre[71].

Con el objetivo de disponer de un gran flujo a través de la arteria y la vena esplénicas se ha propuesto trasplantear el páncreas y el bazo de forma conjunta, pero esta técnica desembocó en una enfermedad del injerto contra el huésped que requirió una esplenectomía inmediata del bazo trasplantado[72]. Con la intención de obviar este problema, se realizó el trasplante combinado de páncreas y bazo, previa radiación del bazo, pero con esto no se consiguió disminuir la tasa de trombosis y apareció una trombocitopenia como complicación postrasplante[52]. Con estas y con otras modalidades técnicas parecidas se consigue aumentar el flujo en la arteria y la vena esplénicas, pero el resultado es que la trombosis no se produce exclusivamente por flujo sanguíneo anormal en los vasos de mayor calibre o por problemas técnicos, sino que hay otros factores correspondientes a la microcirculación (tipo de trasplante, pancreatitis) que también están implicados[2,49]. Recientemente se ha señalado la importancia de efectuar la anastomosis venosa a la vena ilíaca común o al extremo distal de la cava, con posibles diferencias en el flujo a través de esta, que podrían explicar un menor índice de trombosis al realizarla a la cava[1]. Como ya se ha referido, el injerto pancreático se debe colocar en la fosa ilíaca derecha, siempre que sea posible. En caso contrario, se colocará en la fosa ilíaca izquierda y se anastomosará la arteria a la aorta.

Administración de antitrombina III

La administración de 3.000 UI de antitrombina por vía intravenosa, durante la fase de anastomosis venosa renal, disminuye de manera significativa el riesgo de trombosis del injerto sin que aumente el riesgo de hemorragia[73].

ESTUDIO DEL INJERTO PANCREÁTICO MEDIANTE ANGIORRESONANCIA MAGNÉTICA

El equipo de trasplante de páncreas del Hospital Universitario 12 de Octubre de Madrid diseñó un estudio de investigación, financiado por la Fundación Mutua Madrileña, para valorar la vascularización del injerto pancreático mediante angiorresonancia. Se estudiaron las características de esta anastomosis (existencia de trombosis, calibre, angulación y determinación de flujo vascular) y se compararon los distintos grupos en función de la derivación venosa a la vena ilíaca o al extremo distal de la vena cava inferior y también si se había realizado una derivación exocrina al intestino o a la vejiga urinaria. El objetivo de este estudio fue evaluar la importancia de la derivación venosa en el trasplante de páncreas sobre la trombosis del injerto, fundamentalmente para realizar las modificaciones técnicas destinadas a evitarla. Se podrían seleccionar los casos que precisasen tratamiento anticoagulante, así como diagnosticar de forma precoz los trasplantes con mayores factores de riesgo para el desarrollo de trombosis.

La hipótesis de este estudio fue la disminución de la incidencia de trombosis venosa al efectuar la derivación vascular a la vena cava inferior, en lugar de a la vena ilíaca. Esta hipótesis se vería apoyada por la dirección del flujo sanguíneo, que en la derivación portocava es en el mismo sentido a la salida de la anastomosis que en la propia vena cava, y por ser una estructura vascular con mayor flujo. Los casos en los que se observase una trombosis con la derivación a la cava se presentarían con mayor frecuencia cuando la anastomosis exocrina se hubiera realizado a la vejiga urinaria por establecer mayor tensión en la sutura.

Se realizó el estudio que incluyó a 80 pacientes de los 147 que se habían realizado entre abril de 1995 y diciembre

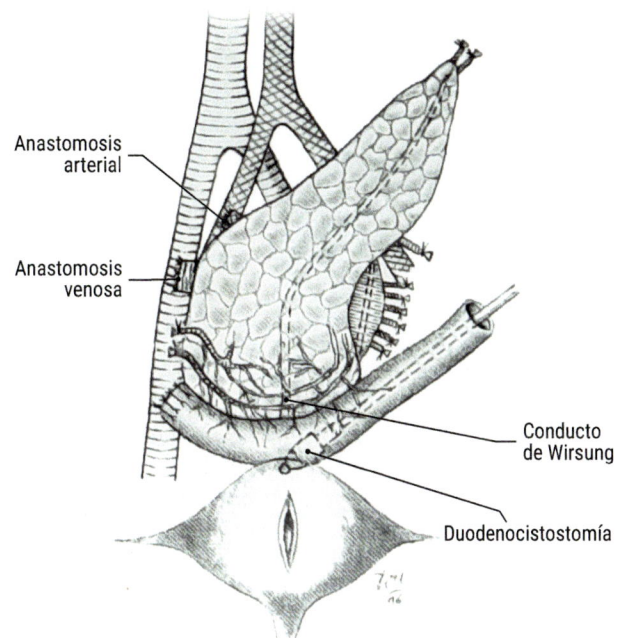

Figura 44-1. Anastomosis duodenovesical.

de 2010. En todos los enfermos se había llevado a cabo un doble trasplante de páncreas y riñón. De los pacientes incluidos, 47 (58,7 %) habían recibido una derivación intestinal, y 33 (41,3 %), una derivación vesical. En 71 (88,7 %) enfermos la derivación venosa fue portocava, y en 9, portoilíaca (**Figs. 44-1** a **44-5**), siendo el número de esta última técnica menor debido a que fue la practicada en los primeros años del trasplante. Se estudiaron diferentes variables del donante, del receptor y de la técnica quirúrgica, además del estudio de imagen.

La edad de los donantes fue similar a la descrita en otras series, reflejando que debe ser inferior a 50 años y, preferi-

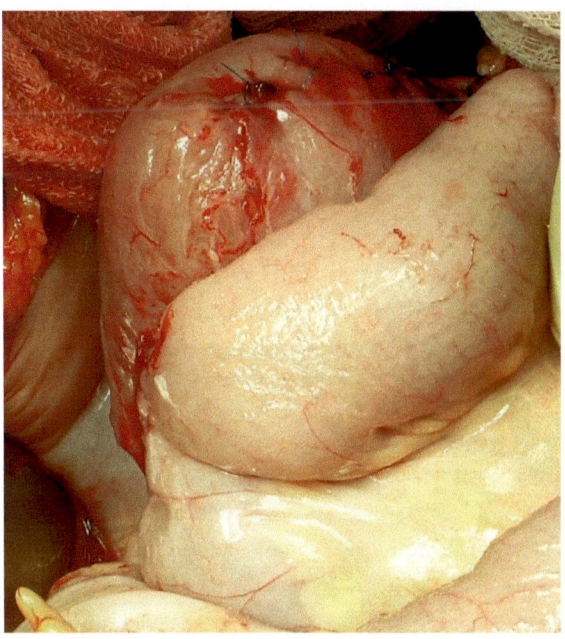

Figura 44-2. Anastomosis duodenoyeyunal en «Y» de Roux.

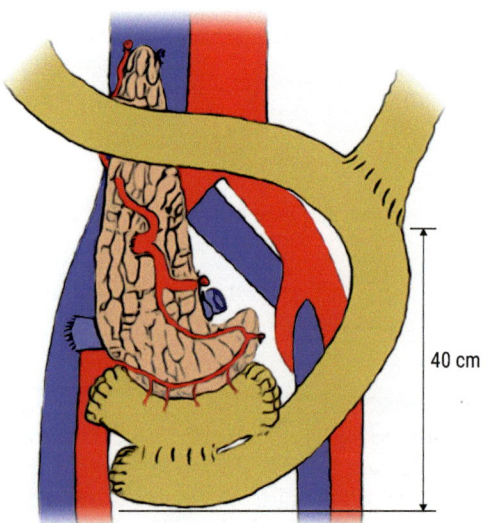

Figura 44-3. Representación esquemática de la anastomosis duodenoyeyunal en «Y» de Roux.

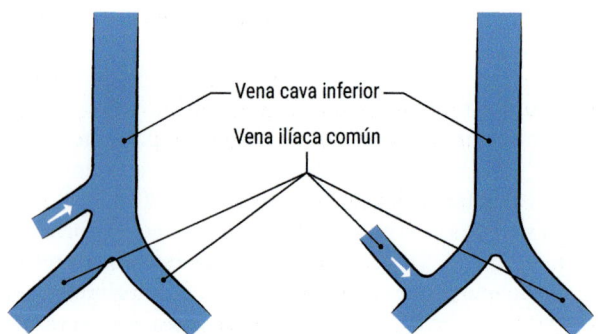

Vena cava inferior
Vena ilíaca común

Figura 44-4. Representación de las anastomosis portocava y portoilíaca.

Tabla 44-1. Variables resultantes de la realización de angiorresonancia

Derivación venosa	Variables de angiorresonancia
Longitud (mm)	$25,5 \pm 12,4$ (8-46)
Ángulo de anastomosis	$119,5 \pm 24,7$ (72-164)
Velocidad pico (cm/seg)	$15,9 \pm 13,5$ (5,1-48,1)
Flujo promedio/min (l/min)	$0,13 \pm 0,18$ (0,01-0,63)
Área media (cm²)	$0,88 \pm 0,6$ (0,33-2,2)
Superficie mínima (cm²)	$0,61 \pm 0,41$ (0,13-1,37)

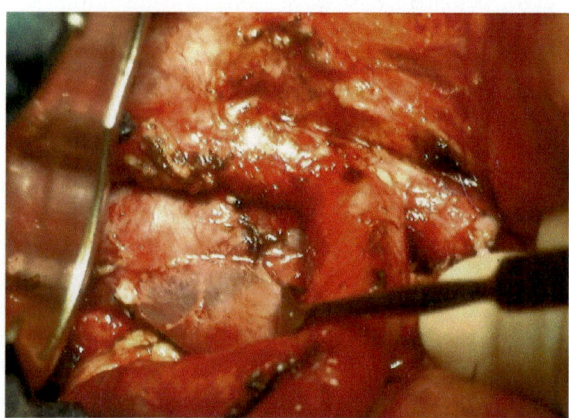

Figura 44-5. Anastomosis portocava y arterial.

blemente, menor de 45. La causa de muerte más frecuente en esta población fue el traumatismo craneoencefálico, la mayoría de los casos secundarios a accidentes de tráfico. Se debe hacer mención de que no es imprescindible la absoluta normalidad de los valores analíticos en cuanto a glucemia, amilasemia y creatinina sérica para aceptar a un posible donante de páncreas. La terapia renal sustitutiva pretrasplante fue en la mayoría de los casos la hemodiálisis, si bien se realizaron 6 trasplantes en situación de prediálisis.

La indicación más frecuente de trasplante fue el TPRS, con la derivación exocrina intestinal y endocrina portocava. Únicamente se utilizó heparina intravenosa en 5 casos con objeto de tratar de prevenir la trombosis venosa y el dextrano de bajo peso molecular en 21 pacientes con el mismo objetivo. La mayoría de los injertos eran funcionantes, ya que el estudio fundamentalmente es retrospectivo sobre el global de los trasplantes realizados. En la **tabla 44-1** se reflejan los resultados de la evaluación mediante angiorresonancia.

Entre los estudios realizados, en uno no se logró identificar la derivación vascular del injerto, otro presentaba trombosis del injerto arterial por lo que no se pudo valorar la derivación venosa, y en dos más esta derivación era de pequeño calibre y no permitió la medición de flujos. No se observaron casos de trombosis venosa, ya que esta complicación sucede en la mayoría de las ocasiones en el postoperatorio inmediato, siendo poco frecuente su presentación tardía. El paciente en el que se observó una oclusión arterial finalmente perdió el injerto, y en la reintervención se constataron signos asociados de trombosis venosa, probablemente secundaria a la arterial.

Tabla 44-2. Variables en la angiorresonancia en función de la derivación exocrina

Derivación venosa	Variables de angiorresonancia	Vesical (Nº = 33)	Intestinal (Nº = 47)	p
Longitud (mm)	$25,5 \pm 12,4$ (8-46)	$28,7 \pm 9,6$ (16-39)	$24,1 \pm 13,7$ (8-46)	NS
Ángulo de anastomosis	$119,5 \pm 24,7$ (72-164)	$130,5 \pm 18$ (110-152)	$114,6 \pm 26,5$ (72-164)	NS
Velocidad pico (cm/seg)	$15,9 \pm 13,5$ (5,1-48,1)	$18,5 \pm 20,1$ (5,1-48,1)	$14,1 \pm 8,7$ (7,25-29,6)	NS
Flujo promedio/min (l/min)	$0,13 \pm 0,18$ (0,01-0,63)	$0,17 \pm 0,3$ (0,01-0,63)	$0,10 \pm 0,07$ (0,01- 0,24)	NS
Área media (cm²)	$0,88 \pm 0,6$ (0,33-2,2)	$0,97 \pm 0,52$ (0,37-1,32)	$0,84 \pm 0,67$ (0,33-2,2)	NS
Superficie mínima (cm²)	$0,61 \pm 0,41$ (0,13-1,37)	$0,7 \pm 0,49$ (0,13-1,04)	$0,56 \pm 0,41$ (0,2-1,37)	NS
NS: no significativo.				

Tabla 44-3. Variables en la angiorresonancia en el grupo con derivación portocava en función de la derivación exocrina

Derivación venosa	Variables de angiorresonancia	Vesical (N° = 26)	Intestinal (N° = 45)	p
Longitud (mm)	25,5 ± 12,4 (8-46)	28,7 ± 9,6 (16-39)	24,1 ± 13,7 (8-46)	NS
Ángulo de anastomosis	119,5 ± 24,7 (72-164)	130,5 ± 18,0 (110-152)	114,6 ± 26,5 (72-164)	NS
Velocidad pico (cm/seg)	15,9 ± 13,5 (5,1-48,1)	18,5 ± 20,1 (5,1-48,1)	14,1 ± 8,7 (7,2-29,6)	NS
Flujo promedio/min (l/min)	0,13 ± 0,18 (0,01-0,63)	0,17 ± 0,3 (0,01-0,63)	0,10 ± 0,07 (0,01-0,24)	NS
Área media (cm²)	0,88 ± 0,6 (0,33-2,2)	0,97 ± 0,52 (0,37-1,32)	0,84 ± 0,67 (0,33-2,2)	NS
Superficie mínima (cm²)	0,61 ± 0,41 (0,13-1,37)	0,7 ± 0,49 (0,13-1,04)	0,56 ± 0,41 (0,2-1,37)	NS
NS: no significativo.				

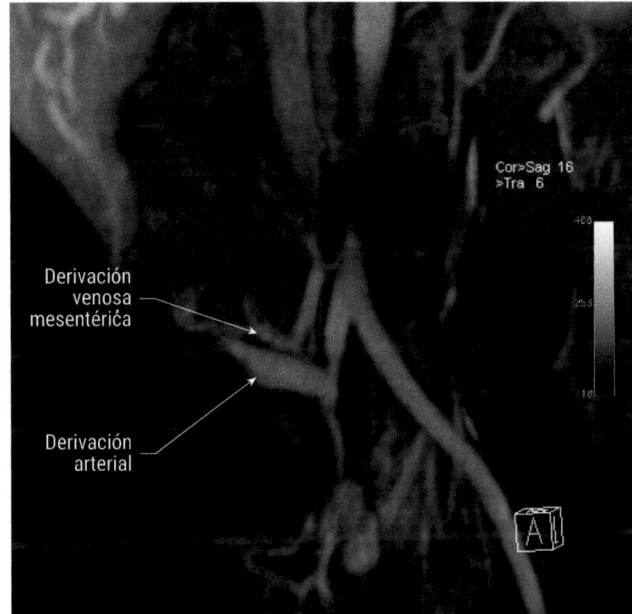

Figura 44-6. Resonancia magnética. Anastomosis portocava y arterial.

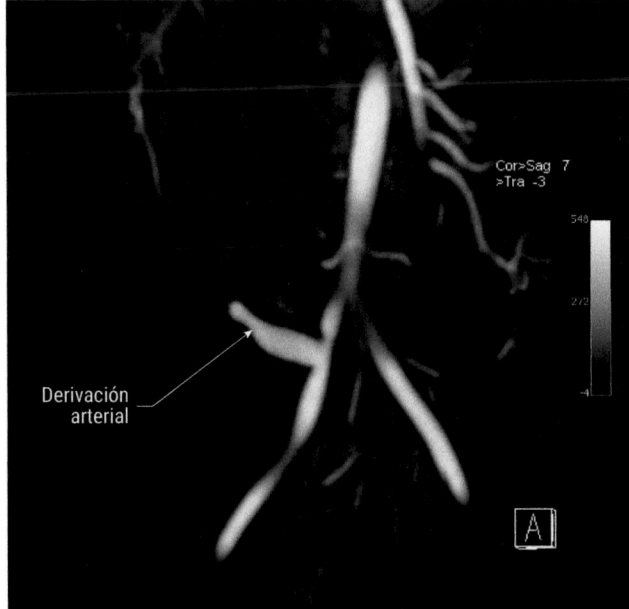

Figura 44-7. Resonancia magnética. Anastomosis arterial.

Se estudiaron las diferentes variables de la angiorresonancia en función de la derivación exocrina que se había realizado, pero no se pudieron comparar estas según la derivación venosa a la vena ilíaca o a la vena cava inferior, debido al pequeño número realizado en la derivación portoilíaca (**Tabla 44-2**). No se encontraron diferencias significativas.

A continuación, se realizó el análisis sólo en los pacientes en los que se había practicado una derivación venosa a la vena cava inferior (**Tabla 44-3**), sin encontrar diferencias significativas.

En las **figuras 44-6** a **44-10** se muestran diferentes imágenes de los estudios llevados a cabo en los que se pueden visualizar las anastomosis vasculares y los injertos implantados.

Mediante este estudio retrospectivo no fue posible demostrar diferencias entre los distintos grupos. No obstante, la información obtenida por esta técnica de imagen es crucial para poder interpretar la reconstrucción vascular en este tipo de trasplante. La posible disponibilidad de esta técnica en el postoperatorio inmediato, con el perfeccionamiento en la medición de los flujos vasculares, puede ser una herramienta muy útil para diagnosticar la trombosis del injerto. Teniendo en cuenta que la trombosis es la principal complicación quirúrgica asociada al trasplante de páncreas y que su detección precoz es fundamental para poder establecer

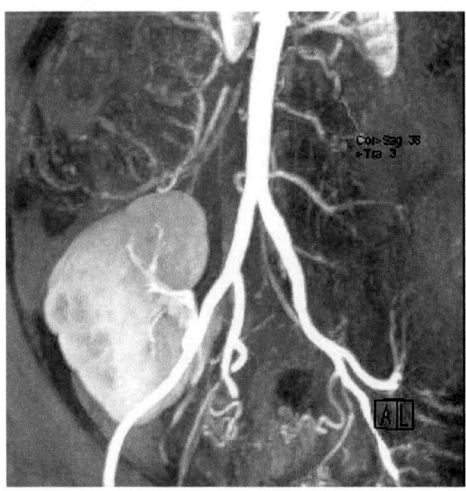

Figura 44-8. Resonancia magnética. Trombosis arterial. Injerto renal en la fosa ilíaca derecha e injerto pancreático en la fosa ilíaca izquierda. Derivación exocrina vesical con posterior conversión a derivación intestinal.

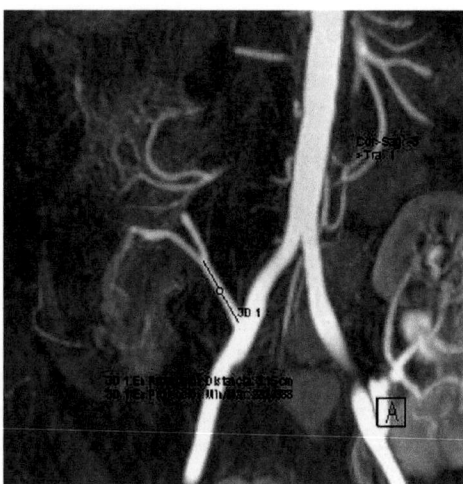

Figura 44-9. Resonancia magnética. Derivación exocrina intestinal y venosa portocava. Ambos injertos funcionantes. Imagen del injerto arterial en «Y» invertida.

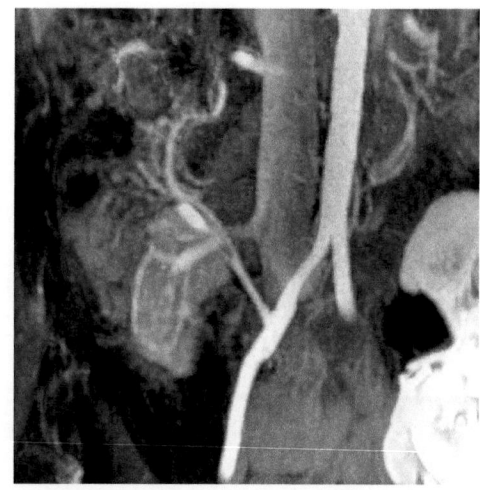

Figura 44-10. Resonancia magnética. Derivación exocrina intestinal y venosa portocava. Ambos injertos funcionantes. Imagen de la derivación portocava.

un tratamiento, que no siempre es eficaz, hay que tener en cuenta esta técnica de imagen en el postoperatorio. Esta información puede ayudar a pautar una anticoagulación eficaz en los casos en los que se precise realizar una reintervención quirúrgica precoz.

Los estudios mediante resonancia magnética han demostrado ser de gran utilidad en la evaluación del injerto pan-

creático, para demostrar estenosis o trombosis vasculares[74]. En el caso de no utilizar contraste, la resonancia es superior a la tomografía computarizada para evaluar el parénquima o las colecciones periinjerto en los casos de disfunción renal[75]. Se debe tener en cuenta la posibilidad de inducir una pancreatitis por gadolinio, aunque este hecho es poco frecuente[76].

REFERENCIAS BIBLIOGRÁFICAS

1. Jiménez C; Manrique A, Herrero ML et al. Incidence of pancreas graft thrombosis in portoiliac and portocaval venous anastomosis. Transplant Proc 2005; 37: 3977-8.
2. Troppmann C, Gruessner AC, Benedetti E et al. Vascular graft thrombosis after pancreatic transplantation: univariate and multivariate operative and non-operative risk factor analysis. J Am Coll Surg 1996; 182: 285-316.
3. Tollemar J, Tyden G, Brattstrom C, Groth CG. Anticoagulation therapy for prevention of pancreatic graft thrombosis: benefits and risks. Transplant Proc 1988; 20: 479-80.
4. Stratta RJ, Gaber AO, Shokouh-Amiri MH et al. Allograft pancreatectomy after pancreas transplantation with systemic-bladder versus portal-enteric drainage. Clin Transplant 1999; 13: 465-72.
5. Douzdjian V, Abecassis M, Cooper JL, Smith JL, Corry J. Incidence, management and significance of surgical complications after pancreas transplantation. Surg Gynecol Obstet 1993; 177: 451-6.
6. Humar A, Ramcharan T, Kandaswamy R et al. Technical failures after pancreas transplants: why grafts fail and the risk factors: a multivariate analysis. Transplantation 2004; 78: 1188-92.
7. Corry RJ, Nghiem DD, Schulak JA, Beutel WD, Gonwa TA. Surgical treatment of diabetic nephropathy with simultaneous pancreatic duodenal and renal transplantation. Surg Gynecol Obstet 1986; 162: 547-55.
8. Frisk B, Hedman L, Andersson C, Brynger H. Complications after segmental-pancreas transplantation with exocrine drainage to urinary bladder. Diabetes 1989; 38: 235-6.
9. Sutherland DE, Moudry-Munns KC. International pancreas transplantation registry analysis. Transplant Proc 1990; 22: 571-4.
10. Grewal HP, Garland L, Novak, Gaber L, Tolley EA, Gaber O. Risk factors for postimplantation pancreatitis and pancreatic thrombosis in pancreas transplant recipients. Transplantation 1993; 56: 609-12.
11. Boggi U, Vistoli F, Andres A et al. First World Consensus Conference on pancreas transplantation: Part II —recommendations. Am J Transplant 2021; 21: 17-59.
12. Abendroth D, Landgraf R, Illner WD, Lenhart FP, Land W. Intra and postoperative management. En: Groth CG, ed. Pancreatic transplantation. Philadelphia: WB Saunders 1988; 209-18.
13. Hopt UT, Buesing M, Schareck W et al. Prevention of early postoperative graft thrombosis in pancreatic transplantation. Transplant Proc 1993; 25: 2607-8.
14. Sollinger H. Pancreatic transplantation and vascular graft thrombosis (editorial). J Am Coll Surg 1996; 182: 362-3.
15. Wright FH, Wright C, Ames SA et al. Pancreatic allograft thrombosis: donor and retrieval factors and early postperfusion graft function. Transplant Proc 1990; 22: 439-441.
16. Hakim NS, Gruessner AC, Papalois BE et al. Duodenal complications in bladder-drained pancreas transplantation. Surgery 1997; 121: 618-24.
17. Keck T, Banafsche R, Werner J et al. Desmopressin impairs microcirculation in donor pancreas and early graft function after experimental pancreas transplantation. Transplantation 2001; 72: 202-9.
18. Chapmann JR, Robertson P, Allen RDM. Why do pancreas transplants thrombose? Transplantation 2001; 72: 182-3.
19. Gruessner AC, Sutherland DER. Analysis of United States (US) and non-US pancreas transplant reported to the United Network for Organ Sharing (UNOS) and the International Pancreas Transplant Registry (IPTR) as of October 2001. En: Cecka JM, Terasaki PI, eds. Clinical transplants 2001. Los Angeles: UCLA Tissue Typing Laboratory, 2002; p. 41-72.
20. Humar A, Kandaswamy R, Granger D, Gruessner RW, Gruessner AC, Sutherland DER. Decreased surgical risks of pancreas transplantation in the modern era. Ann Surg 2000; 231: 269-75.
21. Gruessner RWG, Dunn DL, Gruessner AC et al. Recipient risk factors have an impact on technical failure and patient and graft survival rates in bladder-drained pancreas transplants. Transplantation 1994; 57: 1598-606.
22. Boggi U, Del Chiaro M, Vistoli F et al. Pancreas transplantation from marginal donors. Transplant Proc 2004; 36: 566-8.
23. Salvalaggio PR, Davies DB, Fernández LA, Kaufman DB. Outcomes of pancreas transplantation in the United States using cardiac-death donors. Am J Transplant 2006; 6: 1059-65.
24. Groth CG. Surgical complications following pancreatic transplantation. En: Groth CG, ed. Pancreatic transplantation. Philadelphia: WB Sanders, 1988; p. 219-38.
25. Knight RJ, Bodian C, Rodríguez-Laiz G, Guy SR, Fishbein TM. Risk factors for intra-abdominal infection after pancreas transplantation. Am J Surg 2000; 179: 99-102.

26. Nghiem DD, Cottington EM. Pancreatic flush injury in combined pancreas-liver recovery. Transplant Int 1992; 5: 19-22.
27. Morel P, Moudry-Munns K, Najarian JS et al. Influence of preservation time on outcome and metabolic function of bladder-drained pancreas transplants. Transplantation 1990; 49: 294-303.
28. Boggi U, Signori S, Vistoli et al. University solution versus Celsior solution in clinical pancreas transplantation. Transplant Proc 2005; 37: 1262-4.
29. Gruessner AC, Sutherland DER. Pancreas transplant outcomes for United States (US) and non-US cases as reported to the United Network for Organ Sharing (UNOS) and the International Pancreas Transplant Registry (IPTR) as for June 2004. Clin Transplant 2005; 19: 433-55.
30. Humar A, Kandaswamy R, Drangstveit MB et al. Prolonged preservation increases surgical complications after pancreas transplants. Surgery 2000; 127: 545-51.
31. Gruessner AC, Sutherland DER, Gruessner RWG. Enteric versus bladder drainage for solitary pancreas transplants –a registry report. Transplant Proc 2001; 33: 1678-80.
32. Wallace DF, Bunnett J, Fryer E, Drage M, Horsfield C, Callaghan CJ. Early allograft pancreatectomy –technical failure or acute pancreatic rejection? Clin Transplant 2019; 33: e13702.
33. Drachenberg CB, Papadimitriou JC, Farney A et al. Pancreas transplantation: the histologic morphology of graft loss and clinical correlations. Transplantation 2001; 71: 1784-91.
34. Ojo A, Hanson J, Wolfe R et al. Dialysis modality and the risk of allograft thrombosis in adult renal transplant recipients. Kidney Int 1999; 55: 1952-60.
35. Kessler L, Wiesel ML, Boudjema K et al. Possible involvement of Von Willebrand factor in pancreatic graft thrombosis after kidney-pancreas transplantation: a retrospective study. Clin Transplant 1998; 12: 35-41.
36. Nader A, Buesing M, Blumenstock W et al. Coagulation disorders after reperfusion of pancreatic allografts. Transplant Proc 1993; 25: 1174-5.
37. Burke GW, Ciancio G, Figueiro J et al. Hypercoagulable state associated with kidney-pancreas transplantation. Tromboelastogram-directed anticoagulation and implications for future therapy. Clin Transplant 2004; 18: 423-8.
38. Koo DDH, Fuggle SV. Impact of ischemia reperfusion injury and early inflammatory responses in kidney transplantation. Transplant Rev 2000; 14: 210.
39. Stratta RJ, Taylor RJ, Sudan D, Sindhi R, Castaldo P. Experience with pancreas retransplantation. Transplant Proc 2005; 27: 3020-1.
40. Tydén G, Wilczek H, Lundgren G et al. Experience with 21 intraperitoneal segmental pancreatic transplants with enteric or gastric exocrine diversion in humans. Transplant Proc 1985; 1: 331-5.
41. Humar A, Gruessner RWG, Sutherland DER. Living related donor pancreas and pancreas-kidney transplantation. Br Med Bull 1997; 53: 879-91.
42. Tydén G, Calissendorff B, Billing H et al. The vascular supply in human pancreaticoduodenal grafts: an angiographic study. Transplant Proc 1990; 22: 593.
43. Marsh CL, Perkins JD, Sutherland DER, Corry RJ, Sterioff S. Combined hepatic and pancreaticoduodenal procurement for transplantation. Surg Gynecol Obstet 1989; 168: 254-8.
44. Soon-Shiong P, White G, De Mayo E et al. Mechanical obstruction of the portal vein as a cause of vascular thrombosis after pancreatic transplantation in humans. Transplant Proc 1988; 20: 1059-61.
45. Schweitzer EJ, Bartlett ST. Wound complications after pancreatic transplantation through a kidney transplant incision. Transplant Proc 1994; 26: 461.
46. Sutherland DER, Goetz FC, Moudry KC et al. Use of recipient mesenteric vessels for revascularization of segmental pancreas grafts: technical and metabolic considerations. Transplant Proc 1987; 19: 2300-4.
47. Bassi D, Kollias N, Fernández del Castillo C et al. Impairment of pancreatic microcirculation correlates with the severity of acute experimental pancreatitis. J Am Coll Surg 1994; 179: 257-63.
48. Calne RY, McMaster P, Rolles K, Duffy TJ. Technical observations in segmental pancreas allografting: observations on pancreatic blow flow. Transplant Proc 1980; 12: 51-7.
49. Agnes S, Magalini SC, Serino F et al. Pancreatic transplantation with double arterial and venous bridge anastomosis: a technique to avoid vascular thrombosis. Transplant Proc 1987; 19: 1004-7.
50. Kin S, Tamura K, Nagami H et al. The effect of a distal splenic arteriovenous fistula on tissue blood flow in the pancreatic segment. Transplant Proc 1989; 21: 2812-4.
51. Muelhbacher F, Gnant MFX, Auinger M et al. Pancreatic venous drainage to the portal vein: a new method in human pancreas transplantation. Transplant Proc 1990; 22: 636-7.
52. Booster MH, Wijnen RMH, Van Hooff JP et al. The role of the spleen in pancreas transplantation. Transplantation 1993; 56: 1098-102.
53. Perico N, Remuzzi G. Thromboembolic complications during cyclosporine A therapy: possible causes and incidence. En: Remuzzi G, Rossi EC, eds. Haemostasis and the kidney. London: Butterworth, 1989; p. 321-30.
54. Odor- Morales A, López RM, Varela G et al. Increased thromboxane production by the pancreas after 24-hour preservation in UW-1 solution. Transplant Proc 1991; 23: 1643-4.
55. Mackie IJ, Blewitt S, Clarke P et al. The effects of long-term cyclosporine A therapy postrenal transplantation on haemostasis. Br J Hematol 1986; 64: 812-3.
56. Bechstein WO, Malaise J, Saudek F et al. Efficacy and safety of tacrolimus compared with cyclosporine microemulsion in primary simultaneous pancreas-kidney transplantation: 1-year results of a large multicenter trial. Transplantation 2004; 77: 1221-8.
57. Tydén G, Groth CG. Pancreas transplantation. En: Makowka L, ed. The handbook of transplantation management. Austin: Landes, 1991; p. 300-21.
58. Nghiem DD. Pancreatic allograft thrombosis: diagnostic and therapeutic importance of splenic venous flow velocity. Clin Transplant 1995; 9: 390-5.
59. Gilabert R, Fernández-Cruz L, Bru C et al. Duplex-doppler ultrasonography in monitoring clinical pancreas transplantation. Transplant Int 1988; 1: 172-7.
60. Pozniak MA, Propeck PA, Kelcz F et al. Imaging of pancreas transplants. Radiol Clin North Am 1995; 33: 581-94.
61. Kuni CC, Du Cret RP, Boudreau RJ. Pancreas transplants: evaluation using perfusion scintigraphy. AJR Am J Roentgenol 1989; 153: 57-61.
62. Snider JF, Hunter DW, Kuni CC et al. Pancreatic transplantation: radiologic evaluation of vascular complications. Radiology 1991; 178: 749-53.
63. Douzdjian V, Abecassis MM, Cooper JL et al. Pancreas transplant salvage after acute venous thrombosis. Transplantation 1993; 56: 222-3.
64. Ciancio C, Julian JF, Fernández L et al. Successful surgical salvage of pancreas allografts after complete venous thrombosis. Transplantation 2000; 70: 126-31.
65. Gilabert R, Fernández-Cruz L, Real MI et al. Treatment and outcome of pancreatic venous graft thrombosis after kidney-pancreas transplantation. Br J Surg 2002; 89: 355-60.
66. Kuo PC, Wong J, Schweitzer EJ et al. Outcome after splenic vein thrombosis in the pancreas allograft. Transplantation 1997; 64: 933-5.
67. Schaarpherder AFM, Oosterhout ECAA, Bode PJ et al. Pancreatic graft survival after arterial thrombosis in simultaneous renal-pancreatic transplantation. Clin Transplant 1993; 7: 37-42.
68. Boudreaux JP, Corry RJ, Dickerman R, Sutherland DE. Combined experience with immediate pancreas retransplantation. Transplant Proc 1991; 23: 1628-9.
69. Troppmann C, Gruessner AC, Dunn DL, Sutherland DE, Gruessner RW. Surgical complications requiring early relaparotomy after pancreas transplantation. A multivariate risk factor and economic impact analysis of the cyclosporine era. Ann Surg 1998; 227: 255-68.
70. Stratta RJ, Taylor RJ, Lowell JA et al. Selective use of sandostatin in vascularized pancreas transplantation. Am J Surg 1993; 166: 598-605.
71. Duron JJ, Roux JM, Imbaud P et al. The arteriovenous fistula in segmental pancreatic transplantation in dogs: a hemodynamic study. Transplantation 1987; 44: 600-1.
72. Dierhoi MH, Sollinger HW, Bozdech MJ, Belzer FO. Lethal graft-versus-host disease in a recipient of a pancreas-spleen transplant. Transplantation 1986; 41: 544-5.
73. Fertmann JM, Wimmer CD, Arbogast HP et al. Single shot antithrombin in human pancreas-kidney transplantation: reduction of reperfusion pancreatitis and prevention of graft thrombosis. Transplant Int 2006; 19: 458-65.
74. Voutsinas N, Singh AP, Lewis S, Rosen A. Multi-modality imaging evaluation of the whole-organ pancreas transplant. Curr Probl Diagn Radiol 2019; 48: 289-97.
75. Wasnik AP, Aslam AA, Millet JD, Pandya A, Bude RO. Multimodality imaging of pancreas-kidney transplants. Clin Imaging 2021; 69: 185-95.
76. Lee CS, Tan RYP, Rao NN. Gadolinium-induced acute graft pancreatitis in a simultaneous pancreas-kidney transplant recipient. Case Rep Nephrol 2022; 21: 9533266.

Trasplante intestinal IV

Indicaciones y contraindicaciones del trasplante intestinal. Evaluación de receptores y donantes

45

J. Calvo Pulido, Á. García-Sesma, C. Jiménez Romero, E. Moreno González, Ó. Caso Maestro, C. Loinaz Segurola, A. Marcacuzco Quinto e I. Justo Alonso

INTRODUCCIÓN

En cuanto el trasplante intestinal dejó de considerarse un procedimiento experimental por la *Health Care Financing Administration* (HCFA), surgió un interés considerable, tanto a nivel personal como a nivel sanitario (pacientes y médicos), con respecto a sus indicaciones.

Cuando un paciente permanecía bien adaptado a la nutrición parenteral domiciliaria (NPD), el trasplante intestinal no podía rivalizar con los resultados de esta. La base para esta observación proviene de los datos obtenidos del registro de todos los pacientes en régimen de NPD[1,2], obteniéndose cifras de supervivencia en torno al 80 y el 94 %. Por otro lado, la disponibilidad y accesibilidad de un tratamiento eficaz y relativamente sencillo como la nutrición parenteral total (NPT) en régimen domiciliario (NPD), que por otro lado contaba con una tasa de éxitos elevada y escasos efectos indeseables, hizo que se fuese muy estricto a la hora de sentar las indicaciones del trasplante intestinal y el trasplante multivisceral. De esta manera, inicialmente el trasplante intestinal estaba reservado para enfermos con fallo intestinal que desarrollaban complicaciones relacionadas o no con la NPT en las que existía riesgo vital[3-5]. Así, únicamente se consideró para este procedimiento a un grupo de pacientes muy seleccionados y específicos, en quienes no existía la posibilidad de este tipo de terapia sustitutiva, que estaba contraindicada o que había provocado complicaciones. Era imperativo, pues, para que el trasplante intestinal y el trasplante multivisceral se convirtiesen en un tratamiento de primera elección para el paciente con insuficiencia intestinal crónica e irreversible, que sus resultados fueran, si no superiores, al menos similares a los obtenidos por la NPT a largo plazo.

INDICACIONES DEL TRASPLANTE INTESTINAL Y MULTIVISCERAL

De esta manera, las indicaciones para el trasplante intestinal y para el trasplante multivisceral quedaron establecidas en las siguientes situaciones[6] (**Tabla 45-1**):

- Presencia de insuficiencia intestinal crónica e irreversible.
- Fracaso de la NPD con presencia establecida o inicio de complicaciones graves derivadas de la NPT.

A pesar de la existencia de muchos enfermos con procesos médicos que asocian una insuficiencia intestinal crónica e irreversible con un síndrome de intestino corto (SIC) de la causa que fuere, un número muy reducido de ellos va a precisar un soporte parenteral continuo. De estos, solo un grupo muy reducido se considerarán candidatos a trasplante intestinal. Así, en los pacientes que se encuentren bajo un régimen de NPT-NPD hay tres aspectos fundamentales que deben considerarse:

- El momento de inicio y el tiempo de dependencia de la NPT. Una dependencia durante un período de tiempo superior a los 2 años sugiere que las posibilidades de lograr una adaptación intestinal suficiente que permita la alimentación oral son prácticamente inexistentes.
- Las complicaciones sépticas de los accesos vasculares con la consiguiente pérdida de estos. Un mínimo de dos vías centrales debe ser viable en los pacientes en los que se va a efectuar un trasplante de intestino delgado, aunque tampoco la ausencia de accesos venosos debe ser una contraindicación absoluta para el trasplante[7].

Tabla 45-1. Indicaciones del trasplante intestinal

Fallo intestinal con complicaciones de riesgo vital
- Colestasis mantenida
- Pérdida de accesos venosos
- Sepsis graves o repetidas
- Deshidratación grave frecuente

Fallo intestinal que conduce a muerte precoz a pesar de nutrición parenteral óptima
- Síndrome de intestino corto extremo
- Trastornos congénitos del epitelio intestinal

Fallo intestinal con alta morbilidad y pobre calidad de vida
- Hospitalizaciones frecuentes
- Seudoobstrucción intestinal crónica idiopática

- El progresivo desarrollo de una enfermedad hepática crónica que puede llegar a alcanzar un carácter terminal y, en consecuencia, obligar a la realización de un trasplante combinado hepatointestinal.

La incorporación del hígado al trasplante intestinal confiere un mayor riesgo vital para el enfermo[8]. Por estas circunstancias, así como por los resultados que en la actualidad se obtienen con el trasplante de intestino delgado, este no debe considerarse como la última y desesperada opción terapéutica para los enfermos con insuficiencia intestinal crónica e irreversible. El retraso injustificado en la indicación provoca, al igual que en otro tipo de trasplantes de órganos sólidos (TOS), un mayor riesgo para el enfermo y, en general, unos peores resultados.

Entre las complicaciones relacionadas con la NPT que pueden constituir una indicación para realizar un trasplante intestinal se incluyen principalmente la afectación hepática en cualquiera de sus formas (alteraciones bioquímicas, enfermedad hepática asociada a la NPT, etc.), las complicaciones relacionadas con los accesos venosos centrales necesarios para la administración de este tipo de soluciones con elevada osmolaridad (episodios frecuentes de sepsis, episodios de sepsis graves relacionadas con el catéter que requieran ingresos frecuentes o en la unidad de cuidados intensivos por *shock*, o un único episodio de infección fúngica), o la presencia de episodios frecuentes y/o graves de deshidratación o alteraciones hidroelectrolíticas[7].

Hoy en día existe un acuerdo general y claro entre todos los grupos de trasplante para incluir a los pacientes con afectación hepática y SIC como candidatos potenciales para un trasplante intestinal o para un trasplante multivisceral (hepático e intestinal) en función de que la afectación hepática sea, o no, reversible o terminal. Sin embargo, las indicaciones que pueden estar relacionadas con la disponibilidad o no de accesos venosos o las complicaciones derivadas de la instalación de estos dispositivos de manera prolongada (trombosis y/o flebitis, pérdida de accesos venosos o sepsis frecuentes) y de la administración prolongada en el tiempo de la NPT son más controvertidas.

En cualquier caso, los datos recientemente publicados por el grupo de trasplante intestinal de Pittsburgh, con resultados similares o mejores que los de pacientes en régimen de NPD, podrían justificar una modificación de dichos criterios tan restrictivos[9]. De esta manera, un solo episodio de sepsis grave (asociado a una situación de *shock* séptico y fracaso o disfunción multiorgánica), frecuentes episodios a lo largo de 1 año, una septicemia por hongos o la presencia de focos infecciosos metastáticos, como la endocarditis infecciosa, se aceptan hoy en día como criterios y como una indicación clara para llevar a cabo un trasplante intestinal[7].

De la misma manera, la pérdida de los principales accesos venosos centrales por trombosis y/o flebitis (cuando se pierden al menos tres de los seis sitios estándares disponibles, como las venas femorales, subclavias y yugulares) y, por lo tanto, la imposibilidad de administrar las soluciones de NPT para así garantizar el aporte básico de nutrientes al paciente, es también actualmente otra indicación clara para llevar a cabo el trasplante intestinal.

La *American Society of Transplantation* ha dispuesto de la misma forma las indicaciones para el trasplante intestinal pediátrico, que son muy similares a las establecidas para los pacientes adultos si bien con algún pequeño matiz[10]. Así, en los pacientes pediátricos, la indicación para el trasplante intestinal se establece cuando en un niño con un SIC, de la causa que fuere, y en régimen de NPT, se pierden al menos dos de los cuatro accesos venosos estándares disponibles, como las dos venas subclavias o las dos venas yugulares por trombosis y/o flebitis. Las restantes indicaciones no varían y son las mismas que se han establecido y descrito anteriormente en este texto para los pacientes adultos.

La indicación de trasplante intestinal en un niño presenta dificultades que no son habituales en otros TOS. El fallo intestinal por sí mismo no es indicación de trasplante, ya que en ausencia de criterios bioquímicos o de otra índole que permitan precisar cuándo un fallo prolongado se convierte en permanente, la notable capacidad de adaptación intestinal que posee el niño, en particular el recién nacido, obliga a ser extremadamente cautos a la hora de indicar el trasplante intestinal en este grupo de enfermos. Los resultados actuales del trasplante intestinal también aconsejan restringir este procedimiento solo a casos seleccionados con fracaso intestinal permanente y, sin embargo, la elevada mortalidad pretrasplante en la lista de espera (cercana al 50 %) obliga a no retrasar la indicación en niños que podrían beneficiarse del procedimiento[8,10].

En la serie pediátrica publicada por Reyes et al.[11] en 1998, la supervivencia de los niños sometidos a trasplante intestinal a 1, 3 y 5 años fue del 72 %, 55 % y 55 %, respectivamente, y la del injerto del 66 %, 48 % y 48 %.

Es importante identificar y caracterizar precozmente a los niños que presentan un riesgo elevado de fallecer si no son trasplantados, para lo cual deben considerarse las siguientes situaciones:

- La presencia de colestasis mantenida a pesar de las medidas terapéuticas apropiadas o la presencia de fibrosis hepática en un grado moderado. La progresión de la enfermedad hepática es la razón más obvia para considerar el trasplante en niños con fallo intestinal. Las descompensaciones bruscas de la función hepática pueden ocasionar la muerte del enfermo y obligan a plantear un trasplante urgente con peores resultados.
- La pérdida de los accesos venosos relacionados con dos o más episodios de trombosis del sistema venoso profundo. Asimismo, se ha llegado al consenso de que la trombosis de la vena cava superior es indicación de trasplante intestinal en el niño.
- Los episodios frecuentes de sepsis con hospitalización mantenida, sin que se beneficien de los programas de domiciliación.
- El desarrollo pondoestatural situado en 2 desviaciones estándar por debajo del peso y de la talla adecuados para su sexo y edad a pesar de recibir un soporte nutricional correcto.

A la hora de llevar a cabo el trasplante es muy importante tener en cuenta otros factores, como el tamaño del receptor en relación con el del donante y el grupo sanguíneo (como en otros trasplantes), dado que en función de ellos el tiempo en la lista de espera puede ser más o menos largo.

A medida que se tiene mayor experiencia con los trasplantes intestinal y multivisceral mejoran las técnicas de conservación del donante, la preservación y extracción de los órganos, el soporte nutricional del receptor, así como los cuidados perioperatorios y anestésicos, la técnica quirúrgica, el cuidado postoperatorio por un equipo multidisciplinar y el manejo de los fármacos inmunosupresores, y se van mejorando los resultados y las estadísticas de este tipo de procedimientos y, por lo tanto, podrían no extenderse las indicaciones, pero sí incluir a los pacientes en la lista de espera en fases más precoces, sin esperar al advenimiento de las complicaciones de la NPT de larga evolución[9].

Así, si existe indicación para el trasplante intestinal, este debe considerase antes de que aparezcan las complicaciones derivadas de la administración crónica de la NPT. Esta afirmación viene avalada por los resultados obtenidos por algunos grupos en cuanto a supervivencia de los pacientes, en comparación con los sometidos a regímenes de NPD[9,12], y es lo que proponen algunos autores, que consideran que en los pacientes con SIC se debe intentar la rehabilitación intestinal y establecer un régimen de soporte nutricional, pero, si este falla, antes de condenar a los pacientes a NPT de larga evolución y antes de que aparezcan las complicaciones sépticas, se debe indicar el trasplante intestinal, lo cual mejorará también sus resultados.

CONTRAINDICACIONES GLOBALES DEL TRASPLANTE INTESTINAL

Las contraindicaciones para los trasplantes intestinal y multivisceral son similares a las ya conocidas para el trasplante de otros órganos sólidos[13] (Tabla 45-2).

Estas contraindicaciones pueden ser absolutas o relativas e incluyen enfermedades cardiopulmonares graves, tumores malignos avanzados no subsidiarios de tratamiento curativo, enfermedades sistémicas graves incurables, enfermedades congénitas con malformaciones graves e incompatibles con la vida, enfermedades degenerativas o neurológicas graves, infecciones sistémicas graves o no controlables en el momento del trasplante, inmunodeficiencias graves o enfermedades autoinmunes, entre otras.

Tabla 45-2. Contraindicaciones del trasplante intestinal

Criterios absolutos
- Déficit neurológico profundo o progresivo
- Enfermedades congénitas o malformaciones graves incompatibles con la vida
- Enfermedad extraintestinal grave o incurable
- Sepsis activa no controlable en el momento del trasplante
- Tumor maligno avanzado o reciente
- Problemas psicosociales graves y no solucionables

Criterios relativos
- Inmunodeficiencia leve
- Drogodependencia
- Imposibilidad de asegurar accesos venosos durante los 6 meses siguientes al trasplante
- Neoplasias benignas de pronóstico poco claro

La importante morbimortalidad asociada a estos procedimientos hace preciso asegurarse, en la medida de lo posible, de que el trasplante cambiará de manera positiva la esperanza de vida y mejorará la calidad de vida del paciente a largo plazo, sin añadirle más y peores complicaciones que las derivadas de la NPT.

Por otro lado, el antecedente remoto de una enfermedad tumoral maligna tratada y controlada o la presencia de un tumor estromal o un tumor desmoide, así como la presencia de una infección intraabdominal activa en el momento de su evaluación, no deben considerarse contraindicaciones absolutas[9,14,15].

Por último, ni la pérdida de los accesos venosos ni la edad deben ser factores que excluyan a los pacientes para el trasplante, siempre y cuando no tengan asociadas algunas de las contraindicaciones absolutas citadas previamente[7].

EVALUACIÓN DE LOS RECEPTORES

La evaluación de los receptores debe realizarla un equipo multidisciplinario, prestando especial atención a los puntos siguientes:

- Irreversibilidad del fracaso intestinal.
- Presencia, o no, de enfermedad hepática (reversible o no).
- Disponibilidad o no de accesos vasculares.
- Condiciones psicosociales y ambiente familiar del receptor.
- Contraindicaciones potenciales para el trasplante.

Una vez tomada la decisión y después de dar el visto bueno para trasplantar a un paciente, se debe llevar a cabo una evaluación cuidadosa e individualizada en aras de analizar cuál sería la opción ideal, entre las distintas modalidades disponibles para ese paciente en concreto, es decir, llevar a cabo un trasplante intestinal aislado, un trasplante intestinal asociado a un trasplante hepático o un trasplante multivisceral. Debe tenerse en cuenta que el trasplante intestinal aislado ofrece mejores resultados que los trasplantes combinados a pesar de que en el multivisceral la incidencia de rechazo parece ser menor.

Por lo general, los pacientes son referidos a los centros trasplantadores cuando han desarrollado complicaciones derivadas del uso prolongado de la NPT, en particular la afectación hepática, lo cual lleva asociada una morbimortalidad importante, sobre todo en los pacientes que son candidatos para recibir un injerto hepatointestinal[8,15].

Los datos del *Intestinal Transplant Registry* (ITR) ponen de manifiesto una supervivencia significativamente superior en los pacientes que se encuentran en su domicilio en el momento del trasplante en comparación con aquellos que están ingresados, como puede apreciarse en la figura 45-1[16,17].

Además, un estudio de 2006 del grupo de Pittsburgh concluyó que con la realización del trasplante de manera precoz se conseguían mejores resultados en términos de supervivencia, calidad de vida y coste-efectividad[18].

De esta manera, puede concluirse que la inclusión precoz de los posibles receptores, seguida de la realización de un trasplante intestinal aislado de manera satisfactoria, tiene efectos

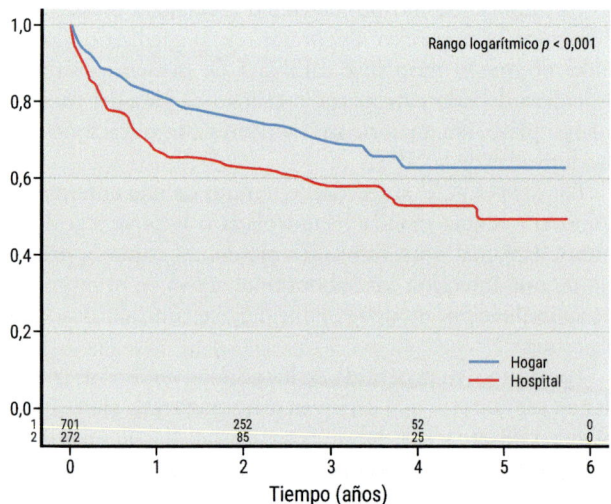

Figura 45-1. Supervivencia del paciente en función de su situación pretrasplante (2004-2009). Datos recogidos del *Intestinal Transplant Registry*[16].

beneficiosos y, por otro lado, consigue preservar el hígado nativo y una más rápida y efectiva rehabilitación, así como una más rápida incorporación a su vida y rutina habitual.

Los protocolos de evaluación preoperatoria utilizados por los distintos grupos son similares, adaptándose el nuestro a los ya existentes.

En primer lugar, es conveniente empezar el proceso atendiendo a la enfermedad de base y a su extensión y alcance, como la presencia de afectación extraintestinal u otras comorbilidades que pudieran contraindicar el trasplante o incrementar su riesgo.

Es importante realizar una valoración adecuada del estado nutricional con una buena historia clínica, recogida por el cirujano, el gastroenterólogo y el nutricionista, así como una adecuada exploración física, en la que queden reflejados el peso y el índice de masa corporal (IMC). A continuación, se solicitarán las pruebas de laboratorio que sean necesarias para determinaciones bioquímicas específicas, tanto las destinadas a la valoración de un adecuado estado nutricional, como las dirigidas a valorar el grado de afectación hepática –si la hubiese– y su reserva funcional (en estos casos puede ser necesario realizar una biopsia hepática). Otras determinaciones pueden ser más específicas, encaminadas a buscar estados de hipercoagulabilidad en los enfermos con antecedentes de trombosis, serologías para determinar la presencia de hepatitis B y C, virus de la inmunodeficiencia humana, virus de Epstein-Barr, virus del herpes simple, virus de la varicela-zóster, citomegalovirus y sífilis (VDRL) y estudios de histocompatibilidad (grupo AB0, Rh, tipado HLA, anticuerpos citotóxicos anti-HLA y prueba cruzada).

Por otro lado, es necesario llevar a cabo los estudios radiológicos pertinentes para valorar la situación anatómica y funcional del intestino remanente. Los métodos comúnmente utilizados son el tránsito baritado gastrointestinal, la endoscopia alta y baja –que además permiten disponer de un diagnóstico histológico–, estudios de motilidad y un mapeo de los ejes vasculares venosos tanto superiores como inferiores con Doppler o bien mediante estudios angiográfi-

cos (arteriografía selectiva, angiotomografía computarizada o angiorresonancia magnética). Puede ser necesario realizar otras exploraciones de manera individualizada, como una mamografía en mujeres mayores de 35 años, por ejemplo.

Finalmente, si fuese necesario, después de valorar el riesgo quirúrgico anestésico, hay que consultar a otros especialistas, como cardiólogos (electrocardiograma, ecocardiografía, pruebas de esfuerzo, ecocardiograma de estrés, etc.), neumólogos, psiquiatras, rehabilitadores y nutricionistas.

SELECCIÓN DEL DONANTE

En general, casi todos los cadáveres con muerte cerebral se consideran aptos para la realización de una extracción multiorgánica: hígado, riñones, corazón y pulmones, a la que pueden sumarse la del páncreas (salvo en los casos de donantes diabéticos o que presenten un traumatismo pancreático) y la del intestino. Sin embargo, los injertos intestinales suelen provenir de donantes muy seleccionados, ya que son extremadamente sensibl ea la isquemia, así como a muchos de los sucesos que ocurren alrededor de los donantes en muerte encefálica o por traumatismo[19]. Este hecho hace que se reduzca enormemente el número de donantes óptimos para receptores de intestino. Los criterios de aceptación y exclusión de donantes se muestran en la **tabla 45-3**.

La mayoría de los centros trasplantadores de intestino seleccionan donantes jóvenes en muerte encefálica, hemodinámicamente estables, sin episodios previos de paro cardiorrespiratorio, sin episodios prolongados de hipotensión arterial (presión arterial sistólica < 80 mmHg) y, si esta se produjo,

---

Tabla 45-3. Criterios de aceptación y exclusión de donantes

Criterios de aceptación
Edad. Límites extremos: < 40 años (máximo: 45 años)
Peso. Un 50-60 % menor del tamaño del receptor[a]
Ausencia de:
- Estancia en UCI > 7 días
- Inestabilidad hemodinámica
- Paro cardíaco
- Hipotensión prolongada (PAS < 80 mmHg > 10 minutos)
- Hipoxemia (PaO$_2$ < 95 mmHg con FiO$_2$ del 100 % y PEEP = 5)
- Fármacos vasoactivos en dosis elevadas
- Diuresis < 100 ml/hora
- Diabetes de tipo 1 o 2 del donante (para TMV)
- Diabetes de tipo 1 en familiares de primer grado (para TMV)
- Pancreatitis crónica (para TMV)
- Traumatismo abdominal actual con contaminación bacteriana
- Enfermedad tumoral (excepto piel y cerebro)
- Infecciones: sepsis, tuberculosis, hepatitis, sida, sífilis
- Preferentemente negatividad para el citomegalovirus[a]
- Drogadicción intravenosa
- Isquemia fría > 9 horas (preferentemente < 7 horas)

Contraindicaciones relativas
- Hiperamilasemia (para TMV)
- Hiperglucemia > 200 mg/100 ml (para TMV)
- Alteraciones de la bioquímica hepática (para TMV)
- Alcoholismo (para TMV)
- Edema pancreático (para TMV)
- Obesidad

[a] Hoy en día este criterio no supone una limitación.
FiO$_2$: fracción inspirada de oxígeno; PAS: presión arterial sistólica; TMV: trasplante multivisceral.

que no fuera duradera (< 10 minutos), bien oxigenados (PaO_2 > 95 mmHg) y, por último, sin grandes aportes de fármacos vasoactivos. Es importante, asimismo, que el donante tenga un tamaño y un peso inferiores al receptor (< 50-60 %), si bien este hecho puede no suponer una limitación, teniendo en cuenta que el injerto podría acortarse cuando se trata de un injerto intestinal aislado. Algunos grupos consideran que los donantes mayores de 45 años se deben aceptar con precaución[20] y después de una selección meticulosa[21].

La causa de muerte del donante está a menudo asociada a su edad. Así, la mayoría de los donantes que mueren por enfermedad cerebrovascular son mayores de 45 años, lo cual implica una afectación aterosclerótica generalizada que lógicamente incluye la vascularización esplácnica, así como de los posibles injertos vasculares. Por último, aunque no menos importante, hay que asegurar un tiempo de isquemia fría lo más corto posible, preferentemente inferior a 7 horas, y nunca superior a 9 horas.

MANTENIMIENTO DEL DONANTE

Tras las maniobras de reanimación todos los potenciales donantes de órganos se deben estabilizar desde el punto de vista hemodinámico y respiratorio. Es frecuente la hipotensión provocada por las pérdidas sanguíneas y por el traumatismo craneal. Para su corrección es preciso administrar soluciones coloides y hemoderivados, además de cristaloides. Es necesario instalar un catéter venoso central, una vía arterial y, en ocasiones, un catéter en la arteria pulmonar.

Es preferible una administración rápida de fluidos para el mantenimiento de la diuresis, y aunque el páncreas no necesita una excesiva presión arterial ni venosa para su perfusión, sí los órganos restantes.

La inestabilidad hemodinámica puede persistir a pesar de un adecuado aporte de fluidos por lo que en ocasiones es necesario administrar fármacos vasoactivos, siendo el primero de ellos la dopamina. El objetivo es mantener una presión sistólica mínima de 90 mmHg, especialmente durante el período inicial de reposición de volumen. Cuando se ha normalizado la presión arterial se deben retirar los fármacos vasoactivos si es posible. En los donantes con muerte cerebral es frecuente la poliuria causada por diuresis osmótica (empleo de manitol), por administración de diuréticos o por el desarrollo de una diabetes insípida. Es esencial la corrección de los electrólitos y la administración de vasopresina si se diagnostica una diabetes insípida.

La saturación arterial de oxígeno (SaO_2) se debe mantener por encima del 95 % y los niveles de PCO_2 de 40-45 mmHg. El hematócrito se mantendrá alrededor del 30 %.

Además, es importante prevenir la hipotermia no infundiendo líquidos fríos, manteniendo una correcta temperatura ambiental y con calentamiento de la superficie corporal. La hipotermia puede deberse a la pérdida de la función reguladora térmica del hipotálamo, causando arritmias cardíacas y empeoramiento del metabolismo celular con disminución de la perfusión tisular.

Así, es fundamental el correcto mantenimiento del donante para la preservación óptima de los órganos. Se debe insistir, especialmente si el donante será para un receptor de un trasplante multivisceral, en tratar de evitar la infusión excesiva de líquidos, que puede causar edema pancreático (asociado a disfunción y pancreatitis del injerto y consiguiente pérdida de este), y en prevenir y tratar la hiperglucemia para el buen funcionamiento de las células β.

REFERENCIAS BIBLIOGRÁFICAS

1. Howard L, Ament M, Fleming CR et al. Current use and clinical outcome of home parenteral and enteral nutrition therapies in the United States. Gastroenterology 1995; 109: 355-65.
2. Howard L, Heaphey L, Fleming CR, Lininger L, Steiger E. Four years of North American Registry Home Parenteral Nutrition outcome data and their implications for patients management. JPEN J Parenter Enteral Nutr 1991; 15: 384-93.
3. Abu-Elmagd KM. Intestinal transplantation for short bowel syndrome and gastrointestinal failure: current consensus, rewarding outcomes, and practical guidelines. Gastroenterology 2006; 130 (2 Suppl 1): S132-7.
4. Grant D. Intestinal transplantation: 1997 report of the international registry. Intestinal Transplant Registry. Transplantation 1999; 67: 1061-4.
5. López Santamaría M, Hernández Oliveros F. Indicaciones, técnicas y resultados del trasplante de intestino delgado. Nutr Hosp 2007; 22 (Supl. 2): 113-23.
6. Sudan D, DiBaise J, Torres C et al. A multidisciplinary approach to the treatment of intestinal failure. J Gastrointest Surg 2005; 9: 165-77.
7. Abu-Elmagd KM, Bond G, Reyes J, Fung J. Intestinal transplantation: a coming of age. Adv Surg 2002; 6: 65-101.
8. Bueno J, Ohwada S, Kocoshis S et al. Factors impacting the survival of children with intestinal failure referred for intestinal transplantation. J Pediatr Surg 1999; 34: 27-33.
9. Abu-Elmagd KM, Mazariegos G, Bond G et al. Intestinal transplantation: current status and future considerations. Am J Gastroenterol 2006; 101: 307.
10. Kaufman SS, Atkinson JB, Bianchi A et al. Indications for pediatric intestinal transplantation: a position paper of the American Society of Transplantation. Pediatr Transplant 2001; 5: 80-7.
11. Reyes J, Bueno J, Kocoshis S et al. Current status of intestinal transplantation in children. J Pediatr Surg 1998; 33: 243-54.
12. Fung JJ, Abu-Elmagd KM, Todo S et al. Intestinal and multivisceral transplantation. En: Bell RH Jr, ed. Digestive tract surgery: a text and atlas. JB Lippincott, 1996; p. 1229-61.
13. Chatzipetrou MA, Tzakis AG, Pinna AD et al. Intestinal transplantation for the treatment of desmoid tumors associated with familial adenomatous polyposis. Surgery 2001; 129: 277-81.
14. Stamos J, Martin L, Colangelo J et al. Intestinal and multivisceral transplantation in patients with abdominal malignancy: disease recurrent and survival outcomes. Transplantation 2004; 78 (suppl) 057.
15. Fryer J, Pellar S, Ormond D et al. Mortality in candidates waiting for combined liver-intestine transplants exceeds that for other candidates waiting for liver transplants. Liver Transpl 2003; 9: 748-53.
16. Grant D. 2009 XIth International Small Bowel Transplant Symposium. September 9-12, 2009-Bologna-Italy. Disponible en: www.intestinaltransplant.org.
17. Grant D, Abu-Elmagd K, Reyes J et al. 2003 report of the intestine transplant registry: a new era has dawned. Ann Surg 2005; 241: 607-13.
18. Schuster B, Bond G, Koritsky D et al. Early intestinal transplantation for patients with acute irreversible intestinal failure. Transplantation 2006; 2: 279.
19. Koudstaal LG, Hart NA, Ploeg RJ et al. Inflammation and structural changes in donor intestine and liver after brain death induction. Eur J Gastroenterol Hepatol 2005; 17: A44-5.
20. Gruessner RWG, Sutherland DER, Troppmann C et al. The surgical risk of pancreas transplantation in the cyclosporine era: an overview. J Am Coll Surg 1997; 185: 128-44.
21. Boggi U, Del Chiaro M, Signori S et al. Pancreas transplants from donors aged 45 years or older. Transplant Proc 2005; 37: 1265-7.
22. Fishbein TM. Intestinal transplantation. N Engl J Med 2009; 361: 998-1008.

Técnicas del trasplante intestinal: extracción del injerto e implante

46

J. Calvo Pulido, A. Manrique Municio, F. Cambra Molero, C. Jiménez Romero, I. Justo Alonso y E. Moreno González

INTRODUCCIÓN

Por regla general, los donantes cadavéricos deben poseer un peso inferior al 50 o el 60 % del peso del receptor, a fin de garantizar que el injerto quepa en el receptor, es decir, que el contenido sea adecuado al continente, teniendo en cuenta que son enfermos con múltiples intervenciones quirúrgicas previas al trasplante, lo cual provoca que el abdomen esté contraído, que en muchas ocasiones ya existan múltiples resecciones intestinales y, a menudo, una enterectomía completa, lo cual condicionará una disminución de la capacidad de la cavidad abdominal, y que después de la reperfusión del injerto y debido al fenómeno de isquemia-reperfusión se va a producir un edema importante de las asas intestinales con el consiguiente aumento del volumen del contenido.

Por otro lado, deben ser donantes ideales e isogrupo y haber permanecido estables en todo momento desde el punto de vista hemodinámico. Preferiblemente deben tener una serología negativa para el citomegalovirus (CMV), aunque este hecho no supone una contraindicación absoluta y también pueden emplearse donantes CMV positivos. Se establece un límite de edad para los donantes entre 45 y 50 años.

TIPOS DE INJERTO

El tipo de injerto necesario para cada paciente va a depender de la enfermedad de base que posea el receptor, así como de las características anatómicas y funcionales de los órganos residuales.

Básicamente se distinguen los siguientes tipos de injertos[1]:

- Trasplante intestinal aislado de yeyunoíleon (TIA).
- Trasplante combinado hepatointestinal (THI).
- Trasplante multivisceral (TMV) y multivisceral modificado (TMVM).
- Trasplante intestinal procedente de donante vivo (TIDV).

Injerto intestinal aislado

El síndrome de intestino corto (SIC) es la causa más frecuente para la utilización de un TIA (**Fig. 46-1**). Es muy importante llevar a cabo una correcta valoración del posible daño hepático asociado a la nutrición parenteral total (NPT) a fin de garantizar el éxito del trasplante. La decisión de asociar al injerto intestinal un injerto hepático es un reto para aquellos pacientes con trombosis venosa mesentérica y daño hepático significativo. Sin embargo, la decisión debe ser tomada basándose en la existencia o no de hipertensión portal, así como en la extensión de dicha afectación hepática[2].

Por ejemplo, en pacientes con trombosis de la vena esplénica de manera aislada se llevaría a cabo un TIA. En cambio, en los pacientes con trombosis extensa del eje esplenoportomesentérico deben considerarse los injertos combinados (THI o TMV).

El diagnóstico de hipertensión portal se establece en función del recuento de plaquetas, la presencia de esplenomegalia, la presencia de varices gastroesofágicas y/o ascitis y la gastropatía de la hipertensión portal. Hay que tener en cuenta que, en estos enfermos, estas manifestaciones pueden ser menos evidentes al estar disminuido o anulado el flujo arterial por la arteria mesentérica superior (AMS).

Los pacientes con fibrosis hepática sin mucha colestasis y con hipertensión portal moderada (cifra de plaquetas > 50.000/µl, sin varices ni mucha esplenomegalia) pueden someterse a un TIA. En este caso, se recomienda realizar un drenaje venoso sistémico del injerto.

Injerto combinado hepatointestinal

Este tipo de trasplante se ofrece a los pacientes con un SIC asociado a un fallo hepático irreversible o a aquellos pacientes con trombosis completa del eje esplenoportomesentérico (**Fig. 46-2**). La mayoría de los enfermos con un SIC y afectación colestásica grave desarrollan con rapidez un fallo hepático irreversible, incluso sin cirrosis demostrable histológicamente.

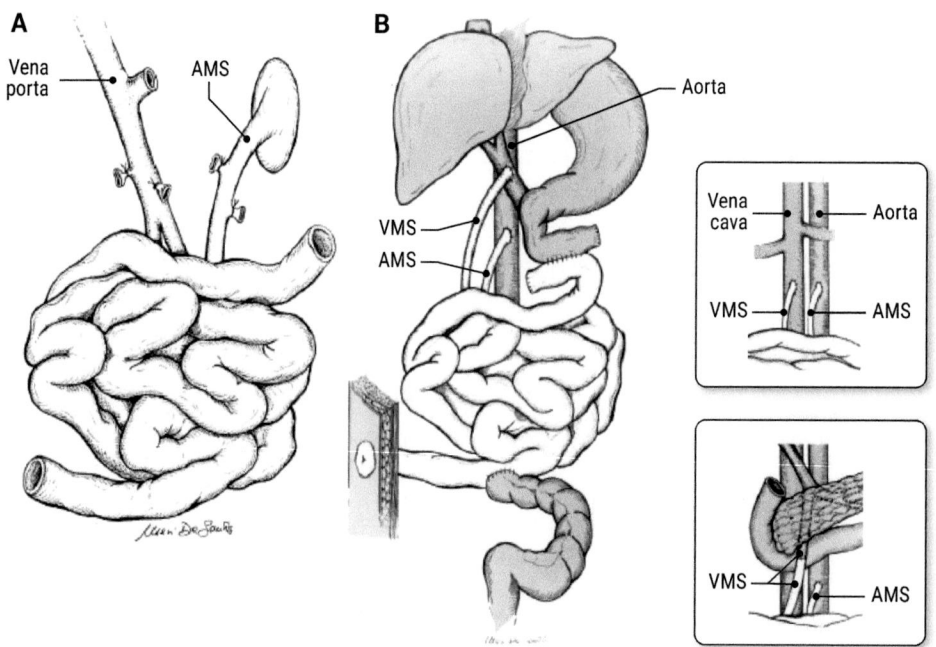

Figura 46-1. Injertos de intestino aislado **(A)** y ya trasplantado en el receptor **(B)**. La parte de la figura en blanco representa el injerto, y la coloreada en gris, las vísceras preservadas en el receptor. En el caso del trasplante de intestino aislado, los rectángulos laterales hacen referencia a las dos alternativas de drenaje venoso, el superior a la vena cava inferior y el inferior a la vena mesentérica superior (VMS). AMS: arteria mesentérica superior. (Tomado de Kato T et al.[1]).

Injerto multivisceral e injerto multivisceral modificado

La diferencia entre ambos estriba en la presencia o no del hígado como parte del injerto, que está presente en el caso del TMV y ausente en el TMVM (**Fig. 46-3**).

Este tipo de trasplante se indica generalmente en enfermos con patología abdominal compleja, como por ejemplo la poliposis adenomatosa familiar, tumor desmoide y otros tumores abdominales no metastáticos localmente agresivos y extensos, traumatismo abdominal grave, miopatía y/o neuropatía generalizada o trombosis masiva de todo el eje esplenoportomesentérico.

Según datos del *Intestinal Transplant Registry* (ITR), el TIA se usa más frecuentemente en pacientes adultos que en niños (1.084 frente a 728), mientras que, por el contrario, se realizan más THI en niños (973 frente a 270). Por último, el TMV es más frecuente en adultos (597 frente a 395). Estas diferencias pueden deberse a las distintas causas que generan el motivo del trasplante y a una mayor susceptibilidad de los niños para desarrollar enfermedad hepática asociada a la nutrición parenteral total[3].

Injerto intestinal de donante vivo

Con la utilización de este tipo de injerto se trata de dar una solución, aunque sea parcial, al problema de la escasez de donantes.

El papel del TIDV no está claramente establecido, debido a la experiencia limitada que existe. El pico máximo se alcanzó en 1996, cuando representaban algo más del 70 % de los todos los trasplantes realizados. En 2005 existían registrados 41 TIDV en el ITR que suponían el 41 % del total de trasplantes realizados. Sin embargo, su número ha ido en descenso hasta ocupar un espacio insignificante, con menos del 10 % del total según datos del ITR en 2007 y ninguno hasta el 31 de mayo de 2009 (**Fig. 46-4**)[3].

Las ventajas y los inconvenientes de la utilización de este tipo de injerto en comparación con el TIA de donante cadáver (TIDC) se resumen en la **tabla 46-1**.

La experiencia está limitada a pocos centros en todo el mundo, aunque la reciente estandarización del procedimiento ha permitido mejorar mucho los resultados con este

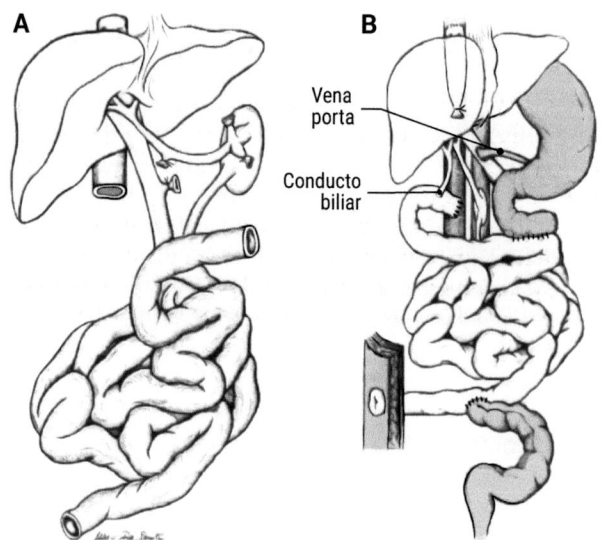

Figura 46-2. Injerto combinado hepatointestinal **(A)** y ya trasplantado en el receptor **(B)**. No se ha incluido el duodeno-páncreas del donante, por lo que la reconstrucción de la vía biliar se realiza mediante hepaticoyeyunostomía (técnica clásica). Obsérvese el tipo de restablecimiento de la continuidad intestinal. (Tomado de Kato T et al.[1]).

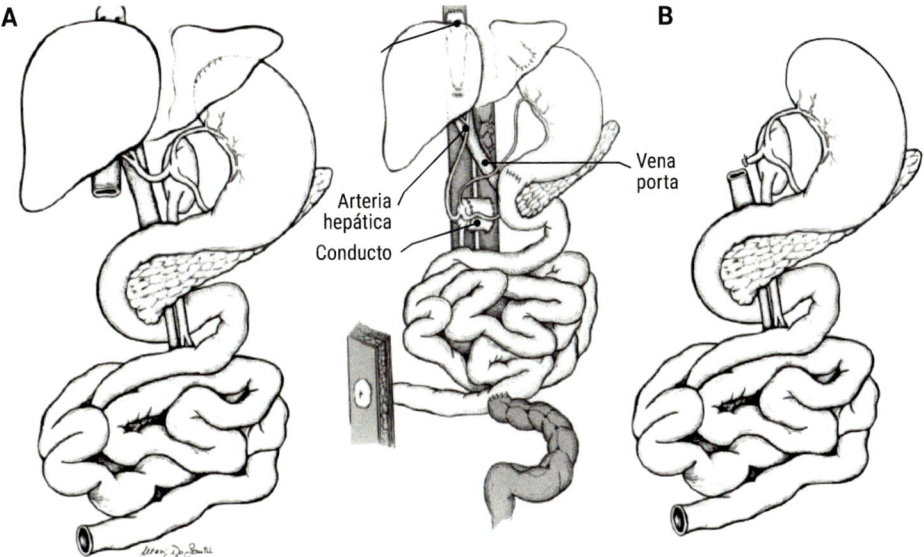

Figura 46-3. A) Injerto multivisceral. **B)** Injerto multivisceral modificado. Obsérvese que en este no se ha incluido el hígado del donante. (Tomado de Kato T et al.[1]).

tipo de trasplante tanto en pacientes adultos como en niños en comparación con el TIDC[3] (**Fig. 46-5**).

En 1988, con la utilización de ciclosporina, Deltz et al.[4] llevaron a cabo el primer TIDV con éxito en seres humanos, permaneciendo vivo el receptor con el injerto funcionante y sin NPT durante 4 años, hasta que perdió el injerto por rechazo crónico.

A mediados de la década de 1960, antes de estandarizar el procedimiento, hubo varios intentos que fracasaron, bien por tratarse de segmentos de intestino demasiado cortos como para liberar al receptor de la nutrición parenteral domiciliaria (NPD) (de unos 60 cm), bien debido a complicaciones vasculares[5].

El éxito sobrevino cuando varios grupos trasplantaron gemelos HLA idénticos[6-8]. En 1997, Gruessner estandarizó el procedimiento quirúrgico y estableció la necesidad de extraer un segmento de íleon distal del donante suficientemen-

Tabla 46-1. Ventajas e inconvenientes de los trasplantes intestinales de donante vivo y de donante cadáver

Trasplante intestinal de donante vivo	Trasplante intestinal de donante cadáver
Ventajas	**Inconvenientes**
• Acortamiento del tiempo en lista de espera	• Tiempo en lista de espera prolongado
• Compatibilidad óptima HLA	• Compatibilidad inferior HLA
• Menor isquemia fría	• Mayor isquemia fría
• Calidad óptima del injerto	• Peor calidad del injerto
• Cirugía programada	• Cirugía urgente
Inconvenientes	**Ventajas**
• Riesgo donante	• Donante cadáver
• Injerto más corto	• Injerto completo
• Pedículo vascular corto y fino	• Pedículo vascular óptimo

te largo y vascularizado por un solo pedículo[9]. Esta técnica sería perfeccionada y publicada más tarde por el grupo de la Universidad de Chicago[10] que, a su vez, ha descrito recientemente una técnica para llevar a cabo un THI de donante vivo para niños afectos de un SIC con enfermedad hepática asociada a la nutrición parenteral total en estado terminal[11].

El donante debe ser ideal (**Tabla 46-2**). Es importante medir adecuadamente la longitud de intestino delgado en

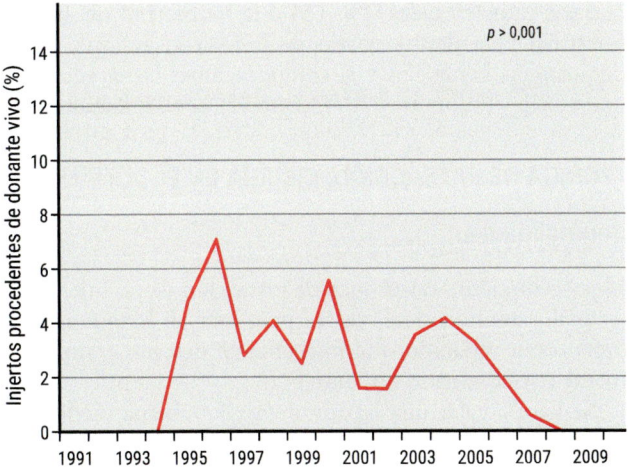

Figura 46-4. Trasplante intestinal de donante vivo. (Datos recogidos del *Intestinal Transplant Registry*[3]).

Tabla 46-2. Condiciones óptimas para ser donante vivo para trasplante

- Edad < 65 años
- Bajo riesgo operatorio
- Índice de masa corporal < 30 kg/m^2
- Isogrupo, prueba cruzada negativa y óptima compatibilidad HLA
- Preferentemente citomegalovirus y virus de Epstein-Barr negativos
- Ausencia de enfermedad gastrointestinal previa
- Ausencia de contraindicaciones psicosociales

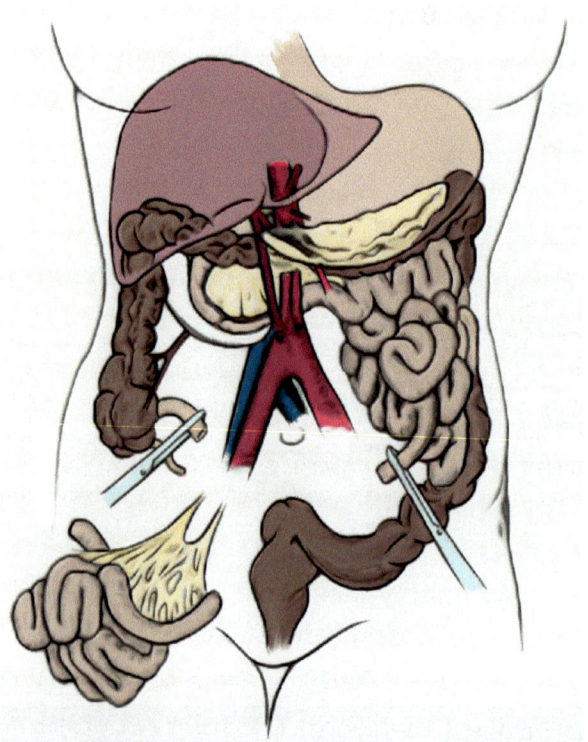

Figura 46-5. Injerto intestinal procedente de donante vivo. Cirugía en el donante.

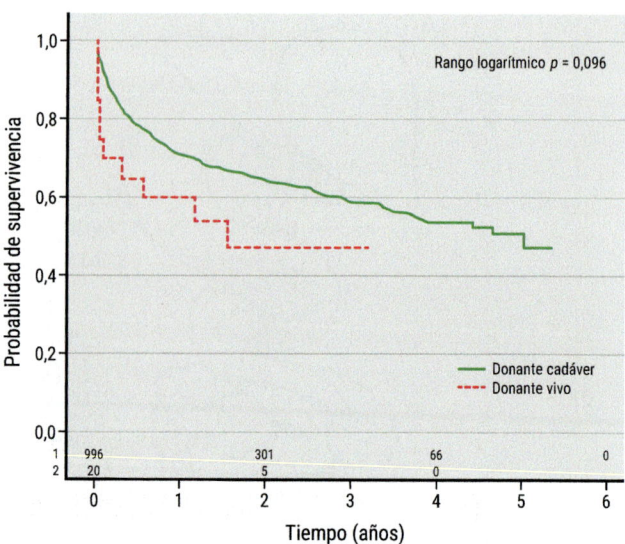

Figura 46-6. Supervivencia del injerto: donante cadáver frente a donante vivo. (Datos recogidos del *Intestinal Transplant Registry*[3]).

el donante desde el ángulo duodenoyeyunal hasta la válvula ileocecal y controlar adecuadamente las arcadas vasculares. Para los receptores infantiles basta con 150 cm de íleon terminal, mientras que para los adultos se debe disponer de al menos 200 cm, en ambos casos preservando los últimos 20 cm proximales a la válvula ileocecal para el donante. Esto debe garantizar que el donante se quede con, al menos, el 60 % de todo el intestino. Posteriormente, el intestino se perfunde durante su preparación en la cirugía de banco.

Las indicaciones para llevar a cabo un TIDV son las mismas que para el TIDC, y la máxima que debe prevalecer en todo momento es la seguridad del donante.

Una de las potenciales ventajas del TIDV es la eliminación o acortamiento del tiempo en lista de espera, lo cual tiene especial importancia en los receptores infantiles, ya que hasta el 65 % de ellos desarrollarán una enfermedad hepática terminal durante la espera en lista, que requerirá un trasplante combinado y empeorará, por consiguiente, el pronóstico, con una mortalidad del 25-30 %. Por lo tanto, este hecho, sumado a la cada vez mayor demanda y menor disponibilidad de donantes óptimos, así como a la obtención de resultados cada vez mejores, hace que tenga sentido la utilización de este tipo de injerto para los receptores infantiles.

Actualmente no hay comunicados casos de morbilidad importante ni mortalidad en donantes vivos de un segmento intestinal, siendo hoy la Universidad de Chicago la que cuenta con la serie más larga[10]. Incluso la tasa de infecciones que, por otro lado, son una complicación muy frecuente y la causa más común de mortalidad en estos enfermos, son menos usuales en los TIDV que en los TIDC, posiblemente debido a los menores tiempos de isquemia fría en los TIDV

que en los TIDC, y a la mayor translocación bacteriana en los donantes cadavéricos[12,13].

Los datos hasta ahora disponibles, facilitados por el ITR, en cuanto a la supervivencia tanto del paciente como del injerto son equiparables entre ambos tipos de trasplante[3] (**Fig. 46-6**).

PREPARACIÓN DEL DONANTE

Se puede realizar una descontaminación selectiva de todo el intestino con una preparación antibiótica y antifúngica mediante anfotericina B o nistatina, tobramicina o gentamicina y polimixina E, la cual se administra a través de la sonda nasogástrica. Esta maniobra se realiza tan pronto como sea aceptado como donante y en el momento de la intervención. Además, se deben administrar antibióticos por vía intravenosa de manera profiláctica con una cefalosporina de tercera generación y ampicilina[14].

Algunos grupos han utilizado técnicas inmunomoduladoras sobre el donante, como la administración de anticuerpos monoclonales (OKT3) o la irradiación del injerto intestinal para deplecionarlo de linfocitos, aunque, al no demostrarse beneficios y sí complicaciones (sangrado perioperatorio y linfomas en los receptores), se abandonaron[15,16].

TÉCNICA DE EXTRACCIÓN. CIRUGÍA EN EL DONANTE

Generalidades

El procedimiento quirúrgico de extracción de un injerto intestinal o multivisceral, ya sea para usar en bloque o cada órgano por separado, fue inicialmente descrito y sucesivamente perfeccionado por Starzl[17-20].

Se lleva a cabo una laparotomía xifopubiana media con prolongación a esternotomía media y laparotomía transversa cruciforme supraumbilical para conseguir una exposición amplia de todos los órganos de la cavidad abdominal, de cara a la evaluación de estos para establecer su validez y para

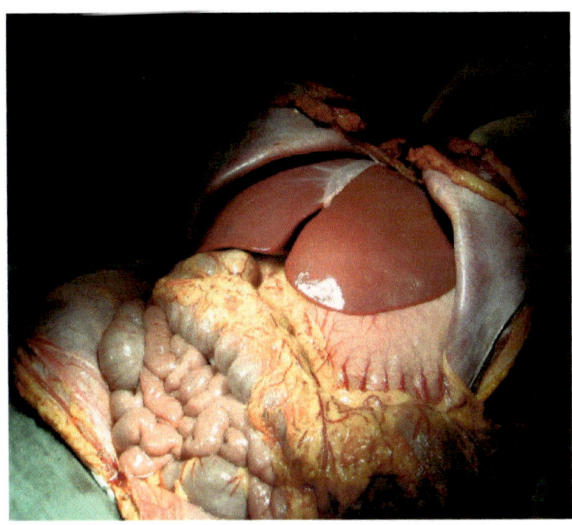

Figura 46-7. Abordaje y exposición en el donante de un injerto multivisceral.

una correcta valoración de posibles variantes anatómicas de su vascularización (**Fig. 46-7**). Inmediatamente se debe preparar la aorta supracelíaca, la aorta abdominal y la vena mesentérica inferior ante la necesidad de pinzar, canular e iniciar la perfusión del cadáver si el donante se inestabilizase. En este momento, los distintos órganos se pueden extraer en bloque o bien cada uno por separado para ser trasplantados individualmente[14,21] (**Fig. 46-8**). Llegados a este punto, se pueden hacer dos cosas: realizar una disección de cada uno

de los órganos en caliente, sin alterar la vascularización del donante para cada uno de los órganos, o bien pinzar la aorta abdominal supracelíaca, iniciar la perfusión de la solución de preservación, extraer los órganos en bloque y separar cada uno de ellos en la cirugía de banco. Previamente a la canulación se debe heparinizar al donante. La solución de preservación más comúnmente utilizada es la de Belzer de la Universidad de Wisconsin, a pesar de que la solución óptima no se ha establecido. Se requieren aproximadamente 2-3 l de solución de Belzer para donantes adultos y unos 50-100 ml/kg para los infantiles. La perfusión puede realizarse solo a través de la aorta abdominal o, además, a través de la vena porta vía vena mesentérica inferior si se necesita, aunque no es imprescindible. En el caso de una extracción multiorgánica en la que vayan a trasplantarse los órganos por separado, el intestino delgado es el primero en ser extraído y, si el donante se inestabiliza, habría que realizar una extracción rápida, obtener todos los órganos en bloque y separarlos en la cirugía de banco[14,22].

Cirugía de banco y preparación del injerto

La cirugía de banco siempre debe realizarse en el hospital donde será trasplantado. En el caso de un TIA, la preparación en el banco es escasa. Si los vasos mesentéricos son cortos, se pueden utilizar injertos vasculares que se anastomosarán en este momento (**Figs. 46-9** y **46-10**). También puede reforzarse el extremo proximal de ycyuno seccionado y grapado. Si la extracción se realizó en bloque, y van a utili-

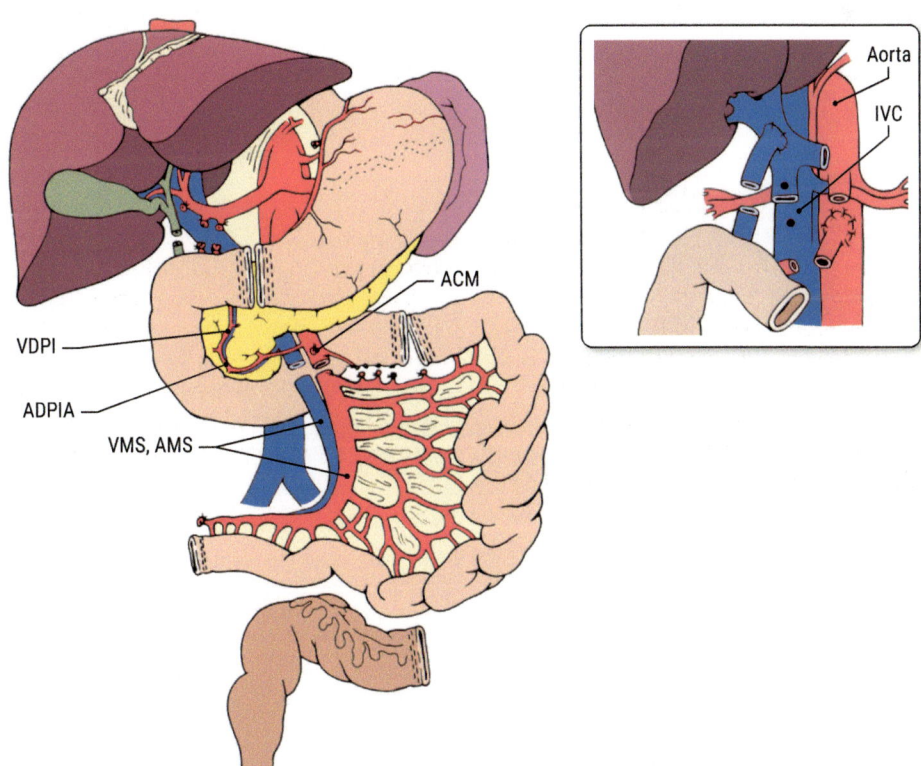

Figura 46-8. Obtención de injertos. Obsérvese la sección de los pedículos vasculares para la vascularización de los tres injertos por separado. ACM: arteria cólica media; ADPI: arteria pancreaticoduodenal izquierda; AMS: arteria mesentérica superior; VDPI: vena pancreaticoduodenal izquierda; VMS: vena mesentérica superior. (Tomado de Abu-Elmagd KM et al.[14]).

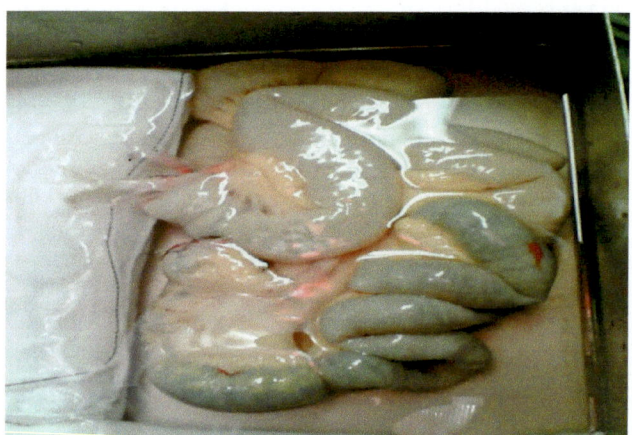

Figura 46-9. Preparación en banco de un injerto intestinal.

zarse los órganos por separado en distintos receptores, es en este momento cuando hay que separarlos. El THI y el TMV tampoco requieren más preparación.

Extracción de un injerto yeyunoileal aislado

Para la extracción de un injerto yeyunoileal, todo el intestino delgado debe ser movilizado y realizar una colectomía total (siempre y cuando no se vaya a utilizar el colon como parte del injerto yeyunoileal), seccionando y cerrando el íleon terminal a nivel de la válvula ileocecal o de Bauhin con una grapadora, teniendo especial cuidado de no lesionar y preservar las ramas ileales de la arteria ileocecocoloapendicular (v. **Fig. 46-1**). Se secciona y cierra la primera asa yeyunal con una grapadora a nivel del ángulo duodenoyeyunal (ligamento de Treitz), ligando todas las pequeñas ramas, lo más cerca posible de la pared del yeyuno, de la AMS y de la vena mesentérica superior (VMS), las cuales van a ser disecadas hasta la raíz del mesenterio, preparándolas para seccionarlas preservando parte de ellas para el injerto pancreático. Es importante no lesionar la arteria pancreaticoduodenal inferior en su origen inmediatamente proximal a la arteria cólica media. Dicha arteria debe permanecer indemne para la adecuada viabilidad del injerto pancreático, ya que la arte-

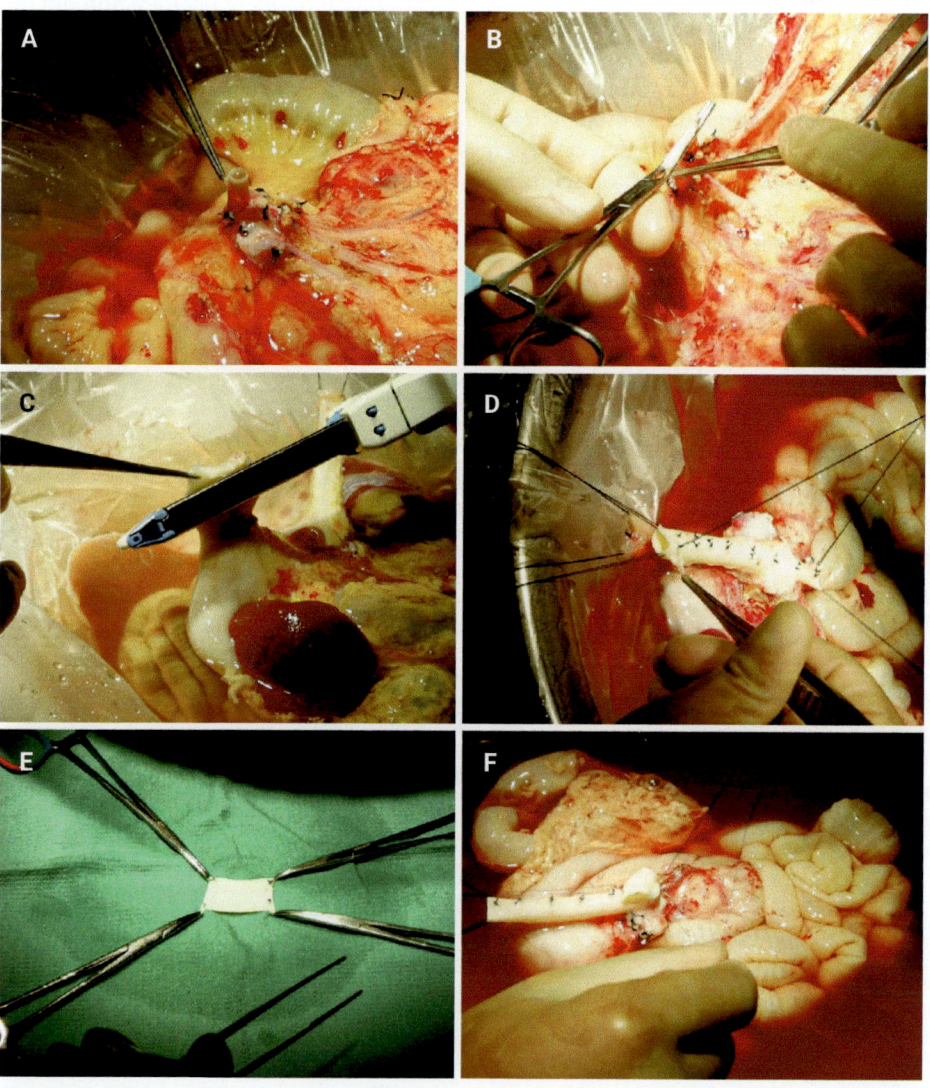

Figura 46-10. Fases de la preparación del injerto. **A)** Preparación de la arteria mesentérica superior. **B)** Preparación de la vena mesentérica superior. **C)** Sección esofágica. **D)** Preparación de la aorta torácica. **E)** Parche de arteria torácica. **F)** Cierre de la arteria distal de la arteria mesentérica superior.

ria pancreaticoduodenal superior, rama de la arteria gastroduodenal, quedará sin flujo cuando se ligue esta última para extraer el injerto hepático. Para evitar la lesión de la arteria pancreaticoduodenal inferior, no debe extenderse la disección de la AMS más allá del primer tronco yeyunal. En caso de no necesitar el injerto pancreático, la AMS y la APDI podrían ser disecadas hasta su origen en la aorta abdominal y su desembocadura en la vena porta, respectivamente[14].

Extracción de un injerto hepatointestinal

Para este tipo de extracción se han descrito dos formas o técnicas (v. **Fig. 46-2**): la denominada técnica clásica y la técnica de Omaha (**Fig. 46-11**), descrita por el grupo de Nebraska.

En la técnica clásica, la región duodenocefalopancreática es desechada del injerto durante la extracción del injerto hepatointestinal o bien durante la cirugía de banco. Esta técnica prácticamente ya no se utiliza debido a las complicaciones que puede provocar y por la complejidad que supone con respecto a la técnica de Omaha.

La *técnica de Omaha*[23,24] consiste en la movilización del hígado según la técnica tradicional descrita para el trasplante de este órgano, seguida del cierre duodenal mediante una grapadora inmediatamente distal al píloro. La vía biliar no se toca y permanece intacta, así como el resto del ligamento hepatoduodenal. Se diseca el área duodenocefalopancreática, separándola del retroperitoneo, y se moviliza el resto de la glándula pancreática, para posteriormente seccionarla a nivel de su unión corpocefálica, a la izquierda de la unión esplenomesentérica, realizando una esplenopancreatectomía subtotal. En realidad, no es absolutamente necesario realizar la pancreatectomía subtotal, puesto que se puede incluir la

totalidad de la glándula en el injerto, como de hecho se describió originalmente. La preparación del injerto yeyunoileal no difiere de la técnica descrita con anterioridad, ya que la única diferencia es que los vasos mesentéricos no se seccionan. El flujo arterial de este injerto proviene a través de un segmento de aorta abdominal que incluye el tronco celíaco y la salida de la AMS; el drenaje venoso se lleva a cabo por un sistema mesentérico portal íntegro, a través de las venas suprahepáticas del hígado donante sobre la vena cavadel receptor[25]. El éxito de esta técnica consiste en evitar la realización de una duodenopancreatectomía total y la consiguiente reconstrucción de la vía biliar posteriormente, con las posibles complicaciones que esta podría ocasionar en el receptor.

Extracción de un injerto multivisceral

El procedimiento de extracción es muy similar al descrito con anterioridad para el injerto hepatointestinal (v. **Fig. 46-3**). La diferencia estriba en que en este caso no es necesario seccionar el páncreas, sino que se moviliza por completo para incluirlo como parte del injerto, y que la sección digestiva proximal se lleva a cabo a nivel del esófago torácico del donante si se incluye el estómago en el injerto. La sección digestiva distal es la misma que para los otros dos tipos de injertos, y los pedículos vasculares y el drenaje venoso son iguales a los del injerto hepatointestinal.

Técnicas de reducción de injertos

Se han descrito técnicas para la reducción de los injertos tanto hepatointestinal como multivisceral[25,26], ideadas para solucionar el problema de la larga espera y consiguiente elevada mortalidad de los pacientes pediátricos en lista de espera para recibir este tipo de injertos (**Fig. 46-12**). Estas técnicas derivan del procedimiento ya establecido para la reducción de injertos hepáticos, ideado y descrito[27,28] en su momento por el mismo motivo, para aquellos pacientes infantiles en espera de un injerto hepático aislado. Esta reducción del injerto combinado o multivisceral permite un mejor acoplamiento entre el injerto y el receptor[25].

TÉCNICA DEL IMPLANTE. CIRUGÍA EN EL RECEPTOR

En primer lugar, hay que asegurar un acceso vascular, teniendo en cuenta que puede no ser fácil. La mayoría de estos enfermos han sufrido múltiples infecciones de catéteres, con recambios frecuentes y flebitis y/o trombosis de las venas en las que se hallaban instalados, lo que disminuye las posibilidades de encontrar un acceso permeable (**Figs. 46-13** a **46-16**).

En segundo lugar, hay que asegurar el acceso quirúrgico y la exposición del campo quirúrgico. Se trata de enfermos que, en la mayor parte de los casos, cuentan con múltiples intervenciones previas y en muchos casos incluso enterectomías completas o prácticamente exenterados, lo cual determina que tengan cavidades abdominales pequeñas y contraídas. En otros casos, es necesario realizar adhesiólisis y liberar las adherencias de las intervenciones anteriores. Este hecho hace que la exéresis del intestino nativo, o de la cavidad ab-

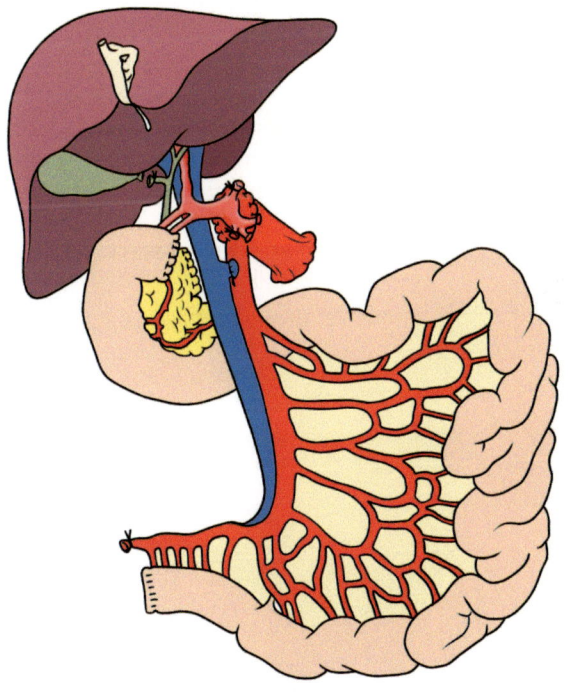

Figura 46-11. Técnica de Omaha con pancreatectomía subtotal corpocaudal. (Tomado de Reyes J et al.[25]).

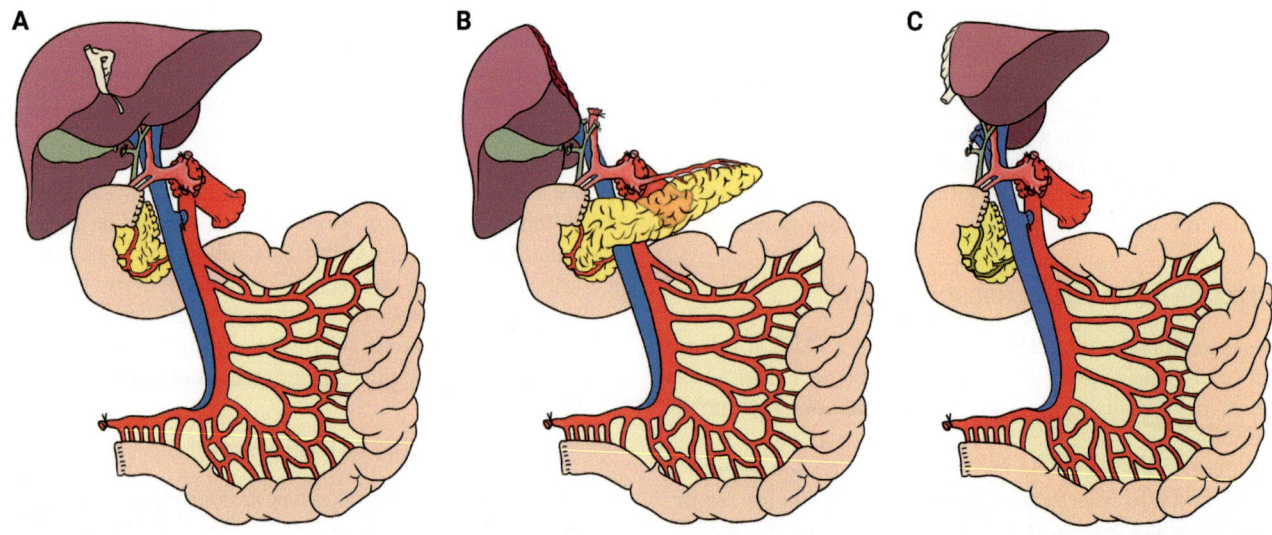

Figura 46-12. Esquema que muestra las distintas posibilidades de reducción de injertos. **A)** Injerto hepatointestinal con pancreatectomía distal según la técnica de Omaha. **B)** Injerto hepatointestinal con segmentectomía lateral izquierda y la totalidad del injerto pancreático. **C)** Injerto hepatointestinal con trisegmentectomía lateral derecha. (Tomado de Reyes J et al.[25]).

dominal, si se trata de un TMV, no sea fácil, y cuando se trata de enfermos con trombosis del eje esplenoportomesentérico acarree una gran pérdida hemática, por lo que es primordial llevar a cabo un control vascular del tronco celíaco y de la AMS lo antes posible para disminuir las pérdidas.

Generalmente con una laparotomía xifopubiana media es suficiente, aunque pueden requerirse prolongaciones transversas, sobre todo en el caso de THI y TMV, para mejorar la exposición y para llevar a cabo el implante posterior.

A la hora de realizar la enterectomía del intestino nativo inutilizado, es importante preservar la mayor cantidad posible de intestino grueso, con independencia del tipo de trasplante que se vaya a realizar.

Después de la exenteración abdominal se disecan ampliamente la vena cava inferior y la aorta abdominal en el retroperitoneo, donde se llevarán a cabo el drenaje venoso y la vascularización arterial del injerto, respectivamente, aunque esta, según los grupos, puede realizarse sobre la VMS o sobre la vena porta del receptor en el caso del drenaje venoso del injerto, y sobre la AMS para la vascularización arterial, cuando se trate de un TIA. Cuando se trate de un THI o de un TMV, el drenaje venoso se realizará entre la vena suprahepática del donante y la vena cava inferior o la vena suprahepática del receptor, y la vascularización arterial a ni-

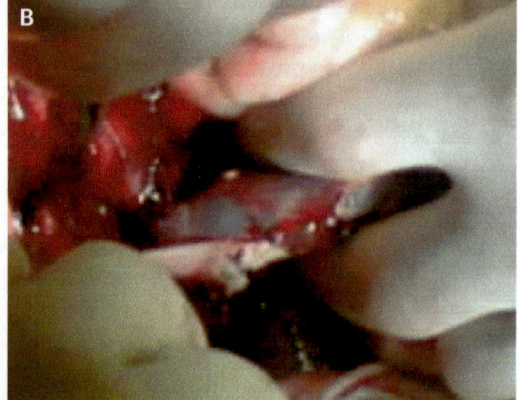

Figura 46-13. A) Reconstrucción de la vena mesentérica. **B)** Reconstrucción de la vena cava.

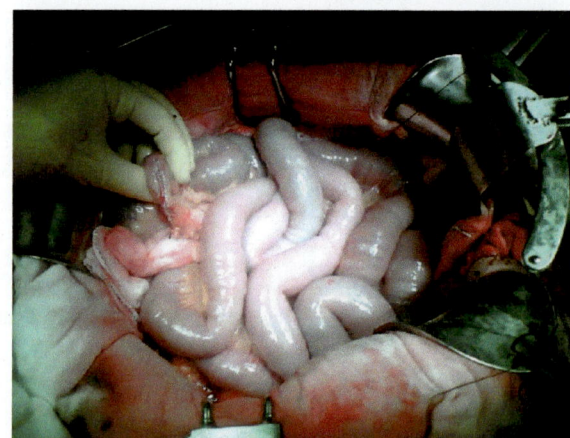

Figura 46-14. Aspecto posreperfusión de un injerto intestinal aislado.

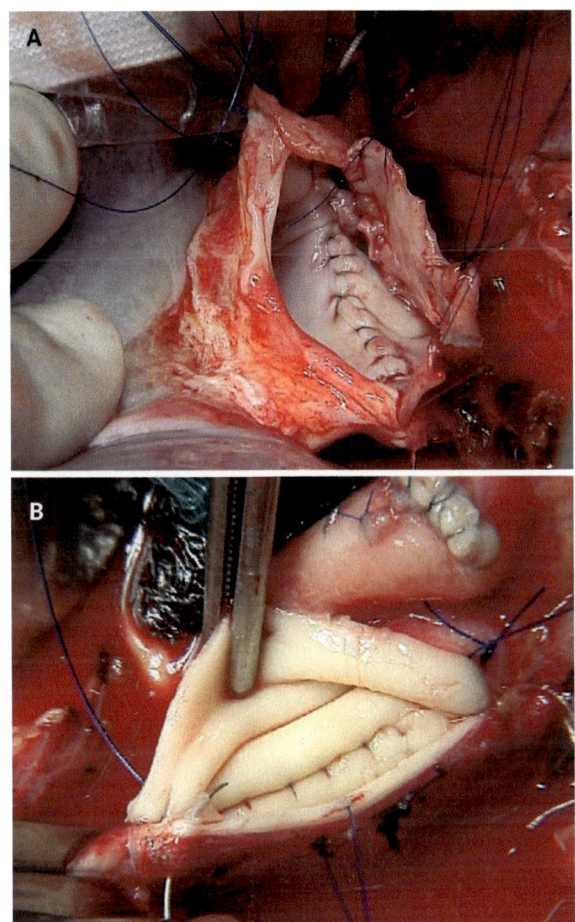

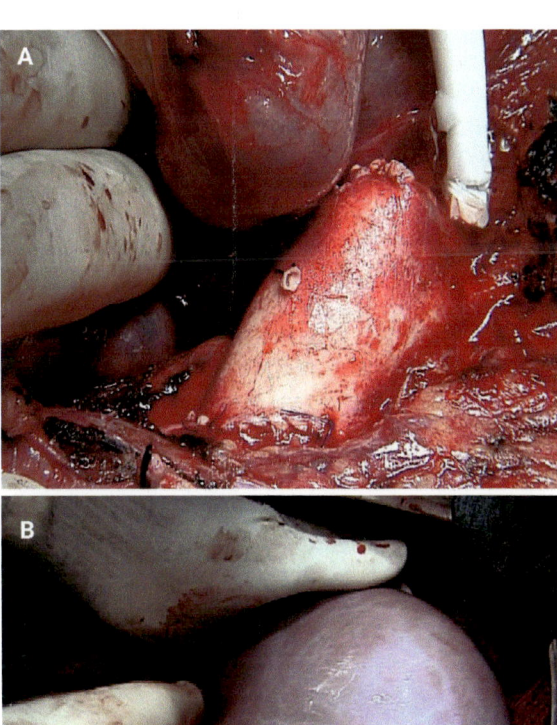

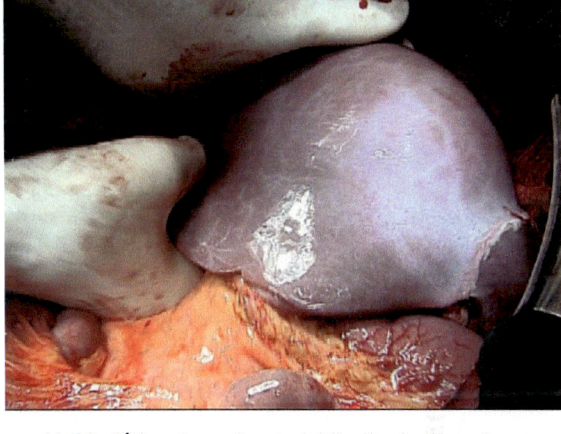

Figura 46-15. A) Reconstrucción venosa (venas suprahepáticas del donante y del receptor). **B)** Reconstrucción arterial (aorta abdominal del donante con tronco celíaco y arteria mesentérica invertida, aorta abdominal infrarrenal del receptor).

Figura 46-16. A) Anastomosis arterial finalizada. Aspecto posreperfusión. **B)** Aspecto posreperfusión de trasplante multivisceral.

vel de la aorta abdominal del receptor con un segmento de aorta abdominal del donante que incluya el tronco celíaco y la AMS en todos los casos. Puede ser necesario, sobre todo en trasplantes infantiles, disponer de injertos vasculares para realizar este tiempo[29]. La primera anastomosis vascular en llevarse a cabo es la venosa. Como ya se ha mencionado, esta puede realizarse sobre la VMS y la vena porta del receptor o sobre la vena cava inferior. Esta última es técnicamente más sencilla y preferible cuando hay enfermedad previamente conocida del hígado, aunque simplifica la cirugía en el receptor el no tener que disecar un amplio segmento de la vena cava inferior. La anastomosis arterial se realiza a continuación, utilizando la AMS en el caso de un TIA o un segmento de aorta abdominal con tronco celíaco y AMS del donante en el caso de un THI o un TMV, sobre la aorta abdominal del receptor en todos los casos, ya que en general y debido a las múltiples intervenciones con resecciones intestinales iterativas, la AMS del receptor suele estar inutilizada, además de que técnicamente es más sencillo realizarla sobre la aorta abdominal y garantiza una mejor vascularización con menores posibilidades de trombosis. En ocasiones, si la extracción ha sido multiorgánica y los injertos intestinal y pancreático destinados a distintos receptores, el pedículo de la AMS

puede ser más corto al ser compartido para los dos injertos y ser necesaria la utilización de injertos arteriales del donante[14,29]. Otro aspecto especial es la necesidad de anastomosar la vena porta y la vena cava inferior del receptor en el caso de los THI, siendo el mejor momento para realizarlo entre la hepatectomía del hígado nativo y el implante del injerto.

La reconstrucción biliar solo es necesaria en el caso del THI, cuando no se utiliza la técnica de Omaha[23,24], realizándose una anastomosis hepatoyeyunal en «Y» de Roux. La vesícula biliar del donante se extirpa en todos los casos.

La reconstrucción digestiva del injerto se puede llevar a cabo bien mediante una duodenoyeyunostomía laterolateral a nivel proximal (entre el duodeno-yeyuno del receptor y el yeyuno del donante) o bien mediante una gastroyeyunostomía (entre el estómago del receptor y el yeyuno del donante), siendo preferible la primera opción por ser más fisiológica. A su vez, se efectúa una ileocolostomía laterolateral o terminolateral a nivel distal (entre el íleon del donante y el colon del receptor), en los casos en que se realice en este tiempo, ya que se puede reservar esta para otra intervención en un futuro, o bien es posible que no pueda llevarse a cabo en enfermos que no tengan intestino grueso residual. En todos los casos debe realizarse una ileostomía lateral proximal en los casos en los que se practique una reconstrucción digestiva distal, o una ileostomía terminal si no se lleva a cabo, para la monitorización postoperatoria del injerto. En el caso de los TMV puede realizarse a nivel proximal una esofagogastrostomía (entre el esófago del receptor y el estómago del donante), una gastrogastrostomía o una esofagoyeyunostomía en «Y» de Roux (entre el esófago del receptor y el yeyuno del donante) si no se incluye el estómago en el injerto. La reconstrucción distal es la misma que para los demás trasplantes. En estos casos suele ser conveniente realizar una piloroplastia o una piloromiotomía con el fin de facilitar el vaciamiento gástrico tras la denervación vagal.

La utilización de gastrostomías o yeyunostomías de alimentación es variable en función de los distintos grupos.

Por último, hay que plantear el cierre de la pared abdominal habida cuenta de la complejidad que supone debido a las múltiples intervenciones previas, incisiones a menudo complejas, la necesidad de dejar estomas temporales (ileostomías, gastrostomías, yeyunostomías, etc.) y la pérdida del «derecho a domicilio» en pacientes previamente exenterados en los que disminuye la capacidad de la cavidad abdominal[30]. En la mayoría parte de los pacientes no es posible llevar a cabo el cierre primario, a pesar de ser un objetivo importante, para evitar la aparición de un síndrome compartimental intraabdominal y el consiguiente sufrimiento del injerto. Hay muchos métodos posibles para lograr el cierre, aunque este no sea definitivo[31]. Lo principal es evitar un cierre a tensión, por lo que la utilización de mallas y prótesis de manera temporal es una opción[32,33]. En otros casos, puede llevarse a cabo el cierre cutáneo exclusivamente. Por último, hay grupos que proponen el trasplante de pared abdominal[34,35].

REFERENCIAS BIBLIOGRÁFICAS

1. Kato T, Tzakis AG, Selvaggi G et al. Surgical techniques used in intestinal tranaplantation. Curr Opin Organ Transplant 2004; 9: 207-13.
2. Abu-Elmagd KM, Reyes J, Bond G et al. Clinical intestinal transplantation: a decade of experience at a single center. Ann Surg 2001; 234: 404-17.
3. Terasaki Research Institute. International Intestinal Transplant Registry Report. May 30, 2019.
4. Deltz E, Schroeder P, Gebhardt H et al. Successful clinical small bowel transplantation: report of a case. Clin Transplant 1989; 3: 89.
5. Tesi R, Beck R, Lambiase L et al. Living related small bowel transplantation; donor evaluation and outcome. Transplant Proc 1997; 29: 686-7.
6. Morris JA, Johnson DL, Rimmer JA et al. Identical twin small bowel transplant for desmoid tumor. Lancet 1995; 345: 1577-8.
7. Calne RY, Friend PJ, Middleton S et al. Intestinal transplant between two of identical triplets. Lancet 1997; 350: 1077-8.
8. Morel P, Kadry Z, Charbonnet P et al. Paediatric living related intestinal transplantation between two monozygotic twins: a 1-year follow up. Lancet 2000; 355: 723-4.
9. Gruessner RW, Sharp HL. Living-related intestinal transplantation: first report of a standardize surgical technique. Transplantation 1997; 11: 1605-7.
10. Testa G, Panaro F, Schena S et al. Living related small bowel transplantation-donor surgical technique. Ann Surg 2004; 240: 779-84.
11. Testa G, Holterman M, John E et al. Combined living donor liver/bowel transplantation. Transplantation 2005; 79: 1401-4.
12. Cicalese L, Sileri P, Asolati M et al. Low infectious complications in segmental living related small bowel transplantation in adults. Clin Transplant 2000; 14: 567-71.
13. Cicalese L, Sileri P, Green M et al. Bacterial translocation in clinical intestinal transplantation. Transplantation 2001; 71: 1414-7.
14. Abu-Elmagd KM, Fung J, Bueno J et al. Logistics and technique for procurement of intestinal, pancreatic, and hepatic grafts from the same donor. Ann Surg 2000; 232: 680-7.
15. Williams JW, Sankary HN, Foster PF et al. Splanchnic transplantation: an approach to the infant dependent on parenteral nutrition who develops irreversible liver disease. JAMA 1989; 261: 1458-62.
16. Tattersal C, Gebel H, Haklin M et al. Lymphocyte responsiveness after irradiation in canine and human intestinal allografts. Curr Surg 1989; 46: 16-9.
17. Starzl TE, Hakala T, Shaw B. A flexible procedure for multiple cadaveric organ procurement. Surg Gynecol Obstet 1984; 158: 223-30.
18. Starzl TE, Miller C, Bronznick B. An improve technique for multiple organ harvesting. Surg Gynecol Obstet 1987; 165: 343-8.
19. Starzl TE, Todo S, Tzakis AG. The many faces of multivisceral transplantation. Surg Gynecol Obstet 1991; 172: 335-44.
20. Yersiz H, Renz J, Hisatake G et al. Multivisceral and isolated intestinal procurement techniques. Liver Transpl 2003; 9: 881-6.
21. Sindhi R, Fox IJ, Heffron T et al. Procurement and preparation of human isolated small intestinal grafts for transplantation. Transplantation 1995; 60: 771-3.
22. Nakazato PZ, Concepción W, Bry W et al. Total abdominal evisceration: an en bloc technique for abdominal organ harvesting. Surgery 1992; 111: 37-47.
23. Bueno J, Abu-Elmagd KM, Mazariegos G et al. Composite liver-small bowel allografts with preservation of the donor duodenum and hepatic biliary system in children. J Pediatr Surg 2000; 35: 291-9.
24. Sudan D, Iyer K, Deroover A et al. A new technique for combined liver-intestine transplantation. Transplantation 2001; 72: 1846-9.
25. Reyes J, Mazariegos GV, Bond GM et al. Pediatric intestinal transplantation: historical notes, principles and controversies. Pediatr Transplant 2002; 6: 193-207.
26. de Ville de Goyet J, Mitchell A, Mayer AD et al. En block combined reduced-liver and small bowel transplants: from large donors to small children. Transplantation 2000; 27: 555-9.
27. Rogiers X, Maloago M, Gawad K et al. In situ splitting of cadaveric livers: the ultimate expansion of a limited donor pool. Ann Surg 1996; 224: 331-41.
28. Renz JF, Yersiz H, Reichert PR et al. Split-liver transplantation: a review. Am J Transplant 2003; 3: 1323-35.
29. Nishida S, Vaidya A, Kato T et al. Use of donor aorta for arterial reconstruction in paediatric liver and multivisceral transplantation. Br J Surg 2004; 91: 705-8.
30. Alexandrides IJ, Liu P, Marshall DM et al. Abdominal wall closure after intestinal transplantation. Plast Reconstr Surg 2000; 106: 805.
31. Carlsen BT, Farmer DG, Busuttil RW et al. Incidence and management of abdominal wall defects after intestinal and multivisceral transplantation. Plast Reconstr Surg 2007; 119: 1247-55.
32. Di Benedetto F, Lauro A, Masetti M et al. Use of prosthetic mesh in difficult abdominal wall closure after small bowel transplantation in adults. Transplant Proc 2005; 37: 2272-4.
33. Drosou A, Kirsner RS, Kato T et al. Use of bioengineered skin equivalent for the management of difficult skin defects after pediatric multivisceral transplantation. J Am Acad Dermatol 2005; 52: 854-8.
34. Levi DM, Tzakis AG, Kato T et al. Transplantation of the abdominal wall. Lancet 2003; 361: 2173-6.
35. López Santamaría M, Hernández Oliveros F. Indicaciones, técnicas y resultados del trasplante de intestino delgado. Nutr Hosp 2007; 22 (Supl. 2): 113-23.

Aspectos especiales del trasplante intestinal y multivisceral *(cluster)*

47

E. Moreno González, J. Calvo Pulido, Á. García-Sesma y C. Jiménez Romero

INTRODUCCIÓN

Se ha tratado, por lo general sin resultado, de priorizar el trasplante intestinal, en primer lugar por lo infrecuente de su indicación, que permite solo la inclusión de un escaso número de receptores, que habitualmente se encuentran en situación física extrema; en segundo lugar, porque el donante debe poseer unas características diferenciales que reducen las opciones de su utilización (edad, entre 5 y 30 años, causa de muerte: encefálica, ausencia de lesiones torácicas y, especialmente, abdominales, extensión de los períodos de hipotensión grave o de hipoxia, administración de fármacos vasoactivos incluyendo dosificación y permanencia, transfusión sanguínea en cantidad elevada, intervenciones quirúrgicas previas sobre el abdomen o necesarias para el mantenimiento del donante, antecedentes de enfermedad malabsortiva o inflamatoria, etc). Se trata de inconvenientes más que contraindicaciones absolutas para la consideración de donante de intestino válido.

Otros aspectos han podido modificarse mediante cambios técnicos: *a)* placas de ateroma en el origen o primeros centímetros del tronco de la arteria mesentérica superior, gracias al mejor conocimiento y utilización de la endoarterectomía o injertos arteriales procedentes del propio donante, y *b)* inconvenientes de combinar esta extracción con la utilización del duodenopáncreas total para otro receptor, en cuyo caso es conveniente mantener el origen de la arteria mesentérica superior para evitar la lesión de la arcada gastroduodenal y la arteria pancreática inferior que, siguiendo el borde inferior del páncreas, llega hasta el hilio esplénico. En estos casos, la utilización de injertos arteriales permitirá, tras la perfusión del donante con solución de Belzer, la utilización del duodenopáncreas tras la preparación *ex situ* del injerto.

Estas y otras consideraciones fueron advertidas a la Organización Nacional de Trasplantes (ONT) para mantener la prioridad en la selección de los donantes de intestino, admitiendo las características precisas en estos para que pudieran ser aceptados. Sin embargo, cualquier receptor aceptado para este tipo de trasplante podía mantenerse en lista de espera entre 1 y 2 años o por encima de los 2 años (teniendo en cuenta que estos enfermos, sometidos a nutrición parenteral total [NPT], padecían ya hígado graso en una extensión superior al 40 %, trombosis de vías centrales, venas yugulares internas o venas subclavias), trombosis de venas periféricas, gastrostomías para evacuar el contenido gastroduodenal, colostomías de descarga, con pérdidas importantes de iones, metaloides, albúmina y proteínas que hacían difícil su reposición, esclavizándoles a la NPT domiciliaria, a la permanente visita a los centros hospitalarios dependientes para estudios de laboratorio, cambios de sondas, obtención de los nutrientes para administrarlos en sus propios domicilios, control de los importantes defectos parietoabdominales, etc. Pues bien, estas características especiales tras el trasplante intestinal nunca fueron completamente entendidas y, por lo tanto, las listas de espera se mantenían, empeorando lógicamente los receptores incluidos en ellas.

EXTRACCIÓN DEL INJERTO INTESTINAL

Como se ha expuesto en el capítulo correspondiente a la extracción de órganos, en el caso de que vaya a obtenerse el injerto intestinal, la perfusión con solución de Belzer ha de realizarse a través de una sonda-balón introducida mediante punción de una arteria hipogástrica, femoral o, mejor, ilíaca externa, salvo que esta deba preservarse para obtener injertos arteriales. Con menor frecuencia se utiliza la arteria aorta abdominal realizando la punción a través de la propia aorta, tras ocluirla mediante una gruesa ligadura por encima de la bifurcación aortoilíaca.

Para evitar que la solución de perfusión y preservación inunde la cavidad abdominal, la vena cava inferior deberá ser canulada a través de la vena ilíaca primitiva derecha, con una gruesa sonda para que la cavidad abdominal limpia nos permita identificar los elementos vasculares de ambos riñones, páncreas, bazo e hígado drenando a través de la cánula la sangre y el líquido de perfusión, que son derivados hacia un contenedor extraabdominal. La lesión de estos vasos correspondientes a los órganos que se van a utilizar es menos frecuente cuando se ha practicado su disección *in situ*, ya que son ahora fácilmente identificables. Sin embargo, esta posibilidad en la actualidad es extraordinariamente infrecuente al converger distintos grupos de cirujanos, expertos en trasplante, procedentes de diferentes hospitales, con rutas de viaje también diferentes, que han de extraer otros órganos, corazón, pulmones, hígado, páncreas, ambos riñones, además del intestino, el cual será preparado en general por un grupo distinto; ello obliga a una perfusión total, independiente de corazón y pulmones (órganos que se perfunden de forma diferente), que permita la separación rápida de las vísceras para que cada grupo vuelva a su hospital con mayor prontitud, finalizando allí la preparación del injerto *ex situ*.

Sería conveniente, aunque difícilmente aceptado, que al grupo de cirujanos a quienes se les ha asignado el intestino, se le amplíe esta asignación al páncreas, ya que entonces la extracción de ambos órganos se realizaría en bloque, lo que facilitaría en la preparación *ex situ* la disección del tronco y las ramas de la arteria mesentérica superior, habiendo practicado antes, tras la perfusión, la sección de la arteria gastroduodenal *in situ* (**Fig. 47-1**). Algunos grupos mantienen el enfriamiento de los órganos abdominales y retroperitoneales, previamente a la perfusión, mediante el «relleno» de la cavidad abdominal con fragmentos de suero

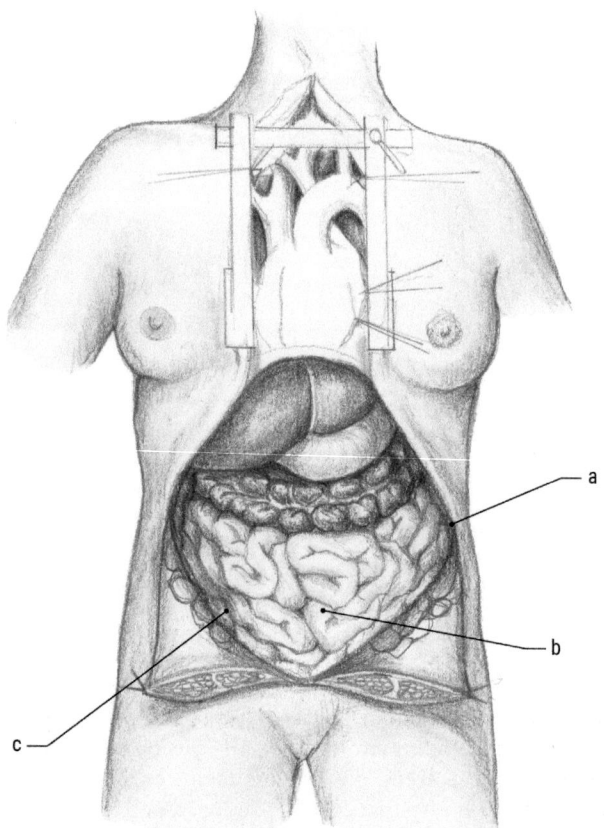

Figura 47-2. a) Exploración minuciosa del yeyunoíleon y del mesenterio. b y c) Se rellena la cavidad abdominal con fragmentos de suero congelado.

estéril helado. Sin embargo, esta práctica, que aún sigue utilizándose en la preparación del injerto multivisceral en bloque, *cluster*, no ha demostrado ventajas significativas en la viabilidad de los injertos tras su implante (**Figs. 47-2 y 47-3**).

PREPARACIÓN *EX SITU* DEL INJERTO INTESTINAL

El injerto mantiene la raíz del mesenterio, pero aun a pesar de las referencias anatómicas, es posible que se «malrote» y que esta posición errónea no se advierta tampoco durante el implante, obligando a extirpar los extremos unidos y a realizar una nueva anastomosis vascular. Por este motivo, es conveniente que, en especial, la vena mesentérica superior pero también la arteria sean meticulosamente referenciadas para que la rotación sea imposible (**Fig. 47-4**). El extremo de la vena mesentérica superior se ha seccionado transversalmente a unos 10 mm de la confluencia del tronco esplenomesentérico, para evitar que pudiera impedir la utilización del injerto pancreático; sin embargo, la luz de este estoma mesentérico se incrementará con su sección longitudinal hasta obtener el diámetro que se considere más conveniente para el implante.

La arteria mesentérica superior es seccionada a nivel de su tronco, siendo generalmente suficiente su diámetro para realizar el implante; sin embargo, puede incrementarse mediante una pequeña sección longitudinal o extendiéndose

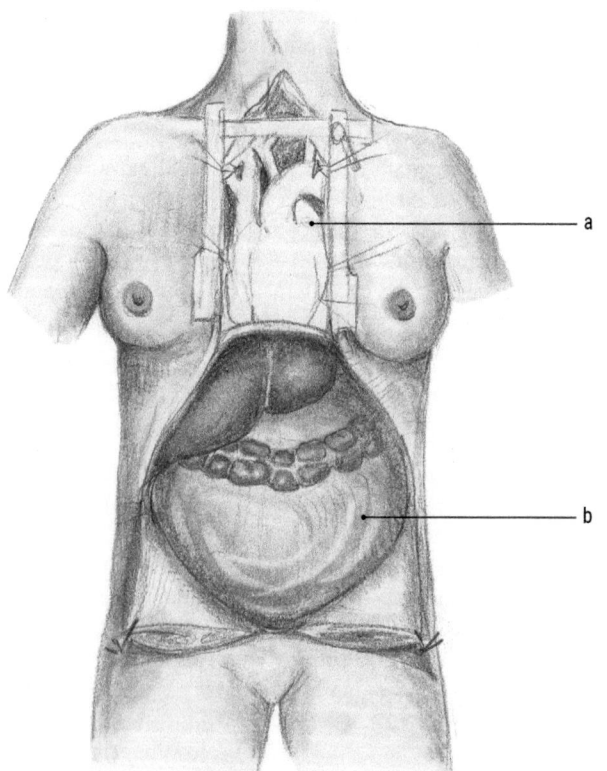

Figura 47-1. Intervención en el donante multivisceral. a) Esternotomía. Los cirujanos cardíacos se aseguran de la posibilidad de utilizar el corazón u otros elementos vasculares mediastínicos. En caso afirmativo, se retira transitoriamente el separador esternal. b) A continuación, mediante laparotomía, se realiza la exploración de las vísceras y, especialmente, de la viabilidad del intestino y las arterias tributarias.

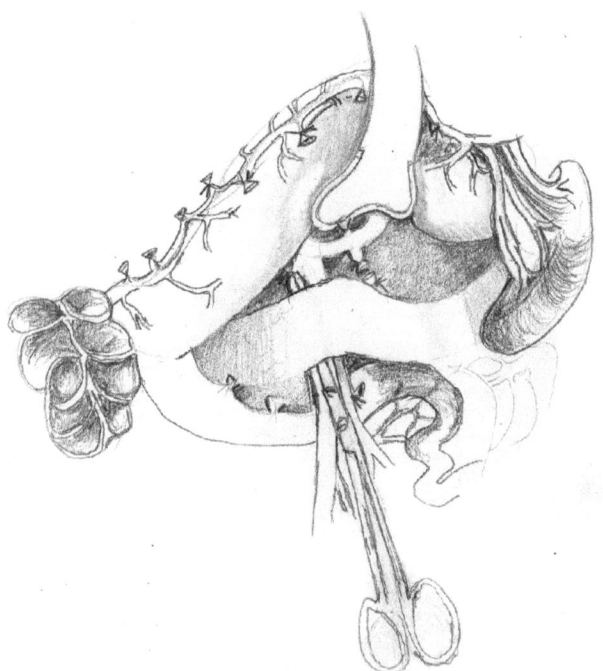

Figura 47-3. Exploración, a través de la apertura de la transcavidad de los epiplones, del páncreas, el tronco celíaco y la arteria mesentérica superior para confirmar la posibilidad de utilizar el páncreas y obtener la información suficiente sobre la irrigación pancreática e intestinal para preservar el flujo arterial por separado que permita utilizar el intestino y el páncreas. La tijera separa, a través del túnel que emplea la vena porta y la arteria mesentérica superior, estos elementos del tejido glandular.

sobre el origen de la primera arteria yeyunal, aprovechando el puente que esta mantiene en su origen sobre la arteria mesentérica. Es poco frecuente que se precise un injerto arterial autólogo, procedente del propio receptor (arteria hipogástrica, arteria esplénica o injertos arteriales crioconservados); en estos casos, es preferible la utilización de la arteria ilíaca primitiva del donante, incluyendo parte de su origen aórtico, o la arteria ilíaca externa, conservando la bifurcación ilíaca para ampliar el diámetro de la luz arterial del injerto, extendiendo esta con la sección longitudinal de la arteria hipogástrica (**Fig. 47-5**). Pueden observarse los sistemas de perfusión y la indudable e innecesaria bomba de asistencia ventricular izquierda.

Una vez preparada la arteria mesentérica superior *ex situ* (en banco), es importantísimo que sus bordes sean también referenciados teniendo siempre en cuenta la situación que adquirirá en relación con la reconstrucción de la vena mesentérica superior, para que ambos vasos mantengan una situación paralela, con la misma longitud para que no puedan producirse angulaciones en las mismas anastomosis o en su recorrido o que, debido a los movimientos intestinales o como consecuencia del efecto del cierre parietoabdominal, pueda reducirse el flujo sanguíneo, aunque en este tipo de injertos, al no existir pared abdominal suficiente, haya de recurrirse siempre a mallas heterólogas (*dual-mesh*, más frecuentemente, o amplias superficies porcinas) (v. **Fig. 47-5**) que minimizan la posibilidad de que ocurra este tipo de compresión.

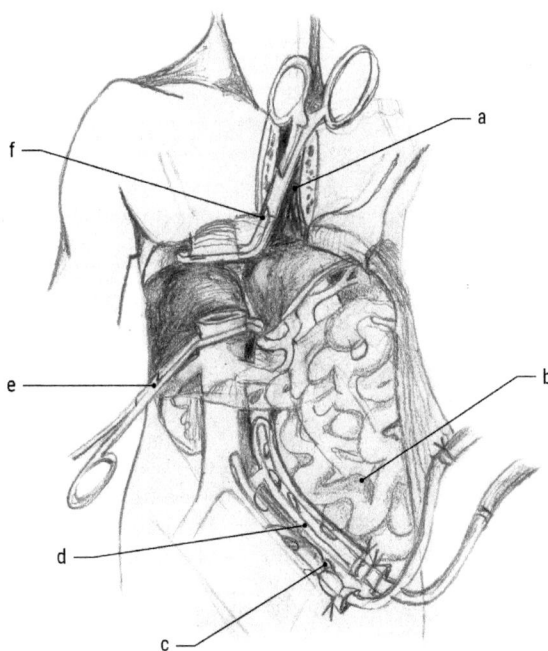

Figura 47-4. a) Se ha retirado el separador esternal. En la figura se expone la perfusión individualizada de hígado, páncreas e intestino sin afectar la función cardíaca. b) Se ha desplazado el yeyuno junto con el colon hacia el hemiabdomen izquierdo. c) Se han introducido cánulas a través de la vena ilíaca izquierda hasta la vena cava para eliminar la solución de perfusión y, a través de la arteria ilíaca izquierda hasta la arteria aorta (d), para introducir la solución de perfusión, que será distribuida por las ramas del tronco celíaco, la arteria mesentérica superior, las arterias renales, etc. e) La vena cava infrahepática está ocluida por un *clamp* y la vena cava suprahepática por otro (f).

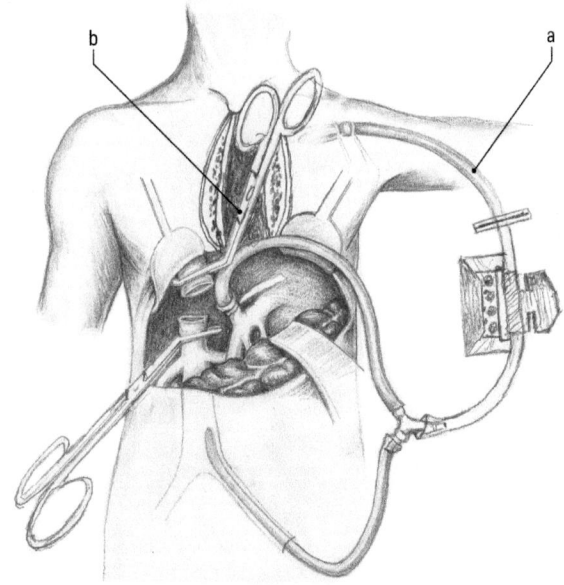

Figura 47-5. El sistema de asistencia ventricular izquierda (Biopump Biomedicus) se ha utilizado en la perfusión de los órganos del donante, ocluyendo el brazo superior que penetra en la vena axilar (si se piensa extraer el corazón). a) Se trataba de perfundir los órganos con un flujo constante a presiones inferiores a las del donante. Su interés decayó desde el inicio ante los conceptos anecdóticos que utilizaban los iniciadores del sistema. b) Esternotomía.

IMPLANTE DEL INJERTO YEYUNOILEAL

En la **figura** 47-6 se muestra la extracción de los restos intestinales enfermos o afectados por tratamientos quirúrgicos previos. En el abdomen se reconoce la ausencia de yeyuno e íleon, debiendo mantenerse la raíz del mesenterio con el inicio de la arteria mesentérica superior y el tronco de la vena mesentérica superior, recordando la importancia de estos segmentos, para evitar la reducción del flujo portal o la isquemia esplénica, duodenal y de la primera asa yeyunal a fin de permitir la reconstrucción de la continuidad intestinal mediante yeyunoyeyunostomía (receptor-donante). En esta figura se puede observar la ausencia del colon derecho (en color más claro) toda vez que somos proclives a no utilizar este segmento ya que su mantenimiento da lugar a un mayor número de complicaciones postoperatorias.

Se aproxima el injerto yeyunoileal a la cavidad abdominal del receptor, manteniendo su temperatura a 4 °C, y para ello continúa introducido en una bolsa, de la cual sobresale solo el estoma de la vena mesentérica superior (**Fig.** 47-7) y la arteria mesentérica superior preparadas para la realización de las anastomosis. Cabe señalar el extenso diámetro de la vena mesentérica superior obtenido tras la anastomosis del tronco principal con el correspondiente a la primera vena yeyunal. Puede observarse la oclusión parcial mediante *clamp* vascular y, asimismo, la aorta abdominal para completar el implante vascular del injerto intestinal.

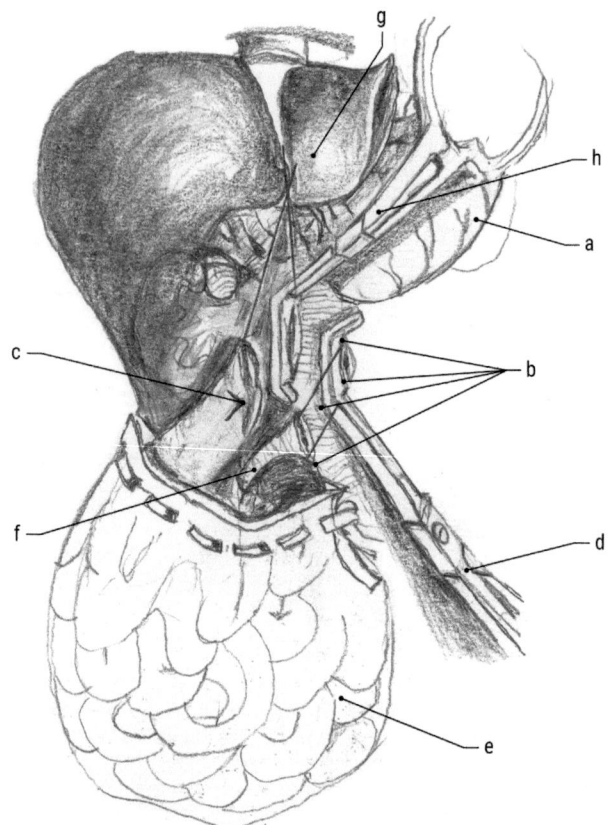

Figura 47-7. Se está realizando el trasplante intestinal, que se extiende a la totalidad del yeyunoíleon, el cual continúa en una bolsa con suero a 4 °C (e). a) Estómago. b) El extremo de la arteria mesentérica del donante y el estoma en la pared aórtica tienen los puntos que facilitan la aproximación de los dos estomas. Puede apreciarse el *clamp* que ocluye parcialmente la arteria aorta abdominal (d). Del saco que contiene el injerto preparado emerge sólo el extremo de la arteria mesentérica superior (f) y el correspondiente a la vena mesentérica superior, cuya luz se ha incrementado mediante la unión con el extremo del primer tronco yeyunal (c). Se puede observar el primer punto entre este estoma y la vena cava abierta longitudinalmente (g). h) *Clamp* sobre la vena cava abierta longitudinalmente.

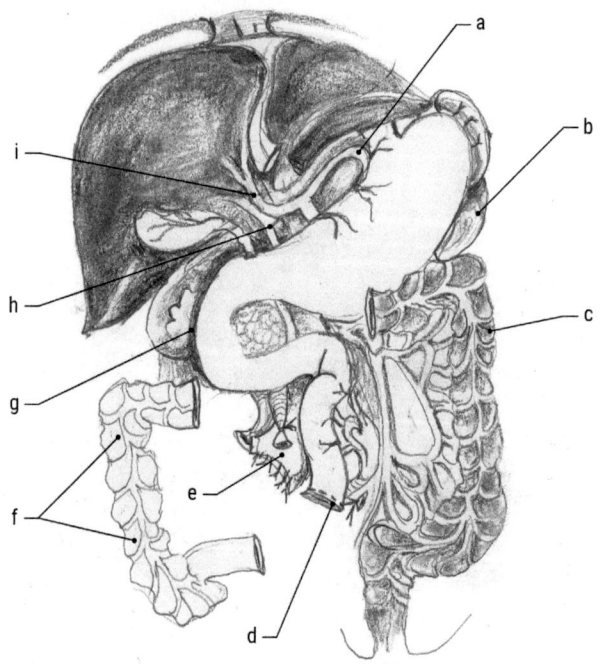

Figura 47-6. Intervención en el receptor. Se han extirpado los restos de intestino delgado. Asimismo, se ha eliminado el colon derecho, que habitualmente no se mantiene. Se ha completado la disección de los elementos vasculares. a) Arteria esplénica. Se aprecian el tronco celíaco y la distribución de la arteria hepática. b) Riñón izquierdo. c) Colon derecho. d) Primera asa yeyunal seleccionada. e) Raíz del mesenterio. Se observan la arteria y la vena mesentéricas seccionadas y ocluidas con ligaduras. f) Colon derecho preparado para su extracción. g) Riñón derecho. h) Arteria gastroduodenal. i) Arteria hepática propia.

En la **figura** 47-8 se aprecia el aspecto de las anastomosis vasculares ya finalizadas, así como la unión de los extremos proximales del yeyuno (receptor-donante) ya terminados en sentido laterolateral. Asimismo, puede advertirse la ileostomía terminal, que posteriormente puede unirse al colon izquierdo (ileocolostomía).

En e y f se se muestra el procedimiento de preparación del extremo de la arteria mesentérica superior del injerto para ampliar su diámetro y facilitar así el implante. En g se observa cómo se amplía el extremo de la vena mesentérica con la incorporación de la primera vena yeyunal. Estos detalles se observan con mayor claridad en la **figura** 47-9, porque en ella se ha omitido la mayor parte del intestino delgado y ha sido desplazado en sentido anterolateral izquierdo. Para representar el restablecimiento de la continuidad intestinal se ha elegido la enteroenterostomía terminolateral.

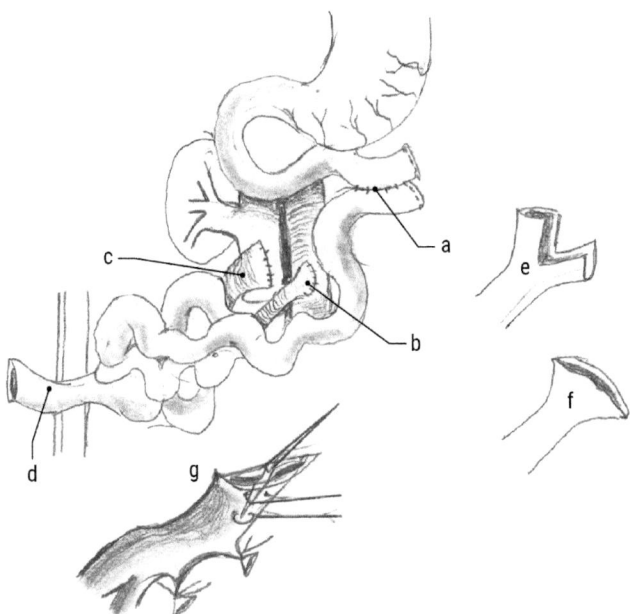

Figura 47-8. El injerto yeyunoileal está implantado. Se observa la anastomosis yeyunoyeyunal laterolateral (receptor donante) (a), que permite el paso del contenido duodeno entérico (receptor-injerto). b) Anastomosis entre la arteria mesentérica superior del injerto y la arteria aorta abdominal del receptor. c) Anastomosis entre la vena mesentérica superior (injerto) y la vena cava (receptor). El extremo distal del íleon se exterioriza en forma de ileostoma terminal transitorio (d), hasta que se realice su unión con el colon descendente. e) El extremo proximal de la arteria mesentérica superior se secciona para ampliar el diámetro del estoma. f) Se eliminan los dos extremos angulados para mejorar el contorno de luz obtenida. g) Extremos de la vena mesentérica superior del injerto. Se amplía su luz con la incorporación al tronco del correspondiente a la primera vena yeyunal. Pueden apreciarse, sin anudar, los puntos utilizados para esta anastomosis.

ASPECTOS FUNDAMENTALES EN EL TRASPLANTE MULTIORGÁNICO *(CLUSTER)*

Como puede apreciarse en la **figura 47-10**, tras la extracción multivisceral, que incluye hígado, vías biliares, estómago y yeyuno e íleon, el campo quirúrgico queda reducido prácticamente al espacio retroperitoneal. Tras la extracción hepática, el tronco de las venas suprahepáticas es ocluido mediante un *clamp* vascular, la vena cava retrohepática queda libre y las venas hepáticas posteriores ocluidas y seccionadas sobre ellas. Se ha de realizar gastrectomía total manteniendo la oclusión de la unión esofagogástrica. En la imagen se mantiene la parte proximal del fundus gástrico, porque proporciona mayor facilidad para la posterior reconstrucción del tracto digestivo. Se aprecia el duodenopáncreas que man-

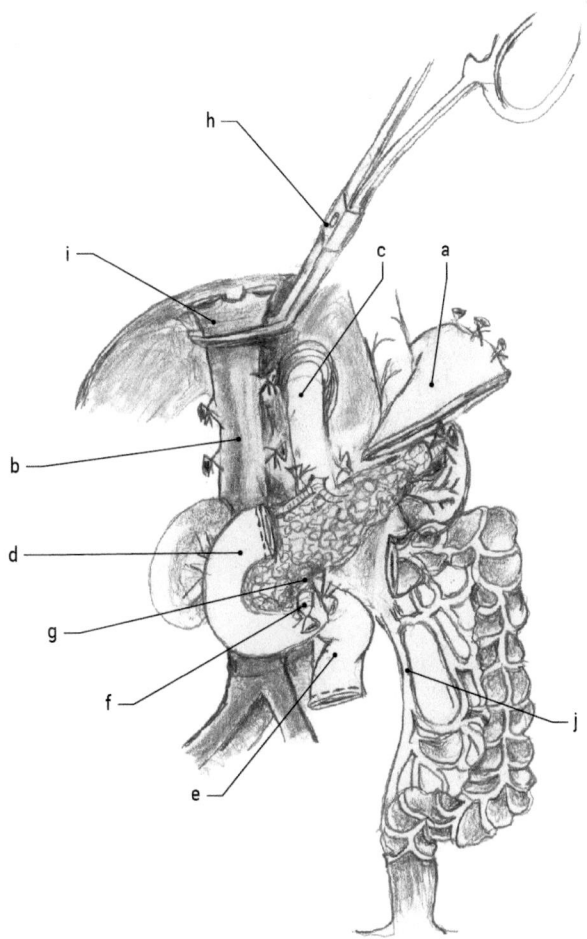

Figura 47-10. Intervención en el receptor con implante de injerto multiorgánico *(cluster)*. Puede apreciarse la preparación retroperitoneal tras la extirpación de los órganos y residuos viscerales enfermos o destruidos por la enfermedad. Permanecen la cúpula gástrica y la unión esofagogástrica (a), que se utilizará para la reconstrucción esofagogástrica (receptor-donante). Se aprecian la vena cava retrohepática libre (b) y la arteria aorta abdominal (c). Permanece el duodenopáncreas, si no está afectado por la enfermedad o cirugías previas (d), habiendo extirpado el bazo. La parte principal de la primera asa yeyunal se mantiene (e), a cuyo nivel se observa el muñón de la vena mesentérica superior (f) y de la arteria mesentérica (g). Un *clamp* vascular (h) cierra los troncos de las venas suprahepáticas (i) y se mantiene el colon descendente con la arcada de Riolano que lo irriga desde la arteria mesentérica inferior (j).

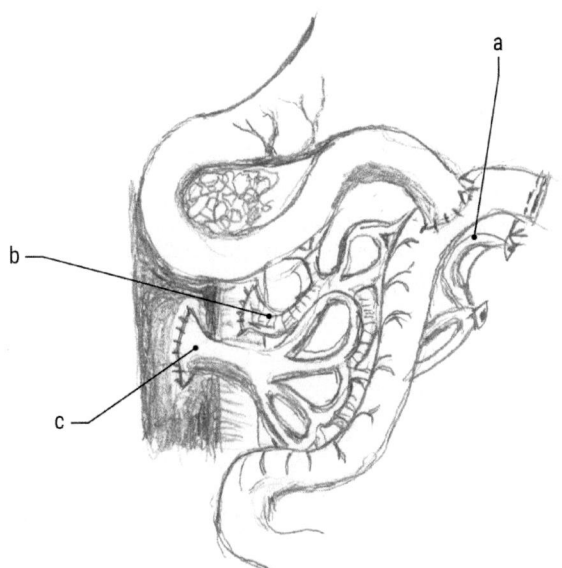

Figura 47-9. El extremo proximal del injerto se une mediante anastomosis terminolateral con el receptor (a). El injerto se ha desplazado hacia el canal parietocólico izquierdo para visualizar mejor la anastomosis aortomesentérica (b) y la mesocava (c).

tiene su irrigación arterial y drenaje venoso a través de las ramas del tronco celíaco, arteria gastroduodenal, extremo proximal de la arteria mesentérica superior y distal de su acompañante, como se aprecia en la misma figura. La raíz del mesenterio se mantiene y el bazo se extirpa.

INICIO DEL IMPLANTE MULTIVISCERAL

Aproximamos el importante injerto, introducido en una bolsa, donde tratamos que se mantenga a una temperatura constante (4 °C). En la **figura 47-11** se aprecia en primer lugar el *clamp* que ocluye los troncos correspondientes a las venas suprahepáticas, que se han unido para ampliar el diámetro de la anastomosis cavocava (receptor-donante). Se mantiene sin cambios la pequeña parte del fundus gástrico, como en la figura anterior.

En la **figura 47-12**, el injerto está instalado en la posición correcta y la anastomosis cavocava suprahepática ha finalizado, pero su oclusión se mantiene hasta que el flujo sanguíneo penetre en el injerto. (Se aprecia la posición del *clamp* instalado a ese nivel). Se está realizando la anastomosis entre la arteria mesentérica superior y el tronco celíaco con la arteria aorta abdominal del receptor. Sin embargo, es probable que el flujo sanguíneo no fuera en este proce-

dimiento suficiente, ya que el hígado podría sufrir signos de isquemia. Por este motivo, un gran número de los cirujanos con experiencia en *cluster* utilizan el segmento de arteria aorta a cuyo nivel se origina la arteria mesentérica superior y el tronco celíaco para anastomosarlo en sentido terminolateral con la arteria aorta abdominal del receptor (se aconseja ver el procedimiento completo en el caso clínico correspondiente) (v. **Fig. 47-12 B**).

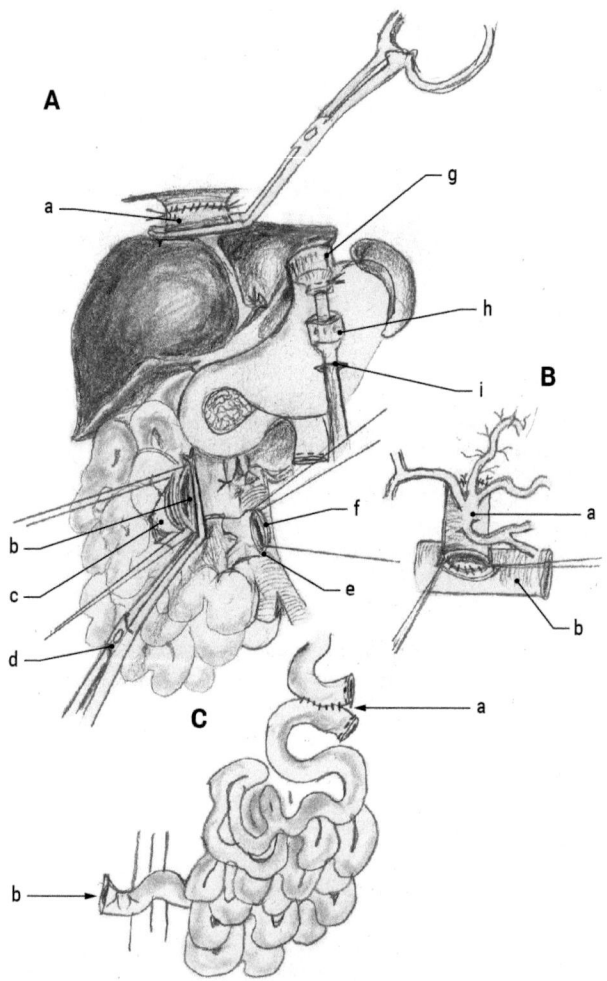

Figura 47-12. A) Finalización del implante. La anastomosis cavocava suprahepática ha finalizado, pero el flujo sanguíneo no se ha restablecido (a). La luz de la anastomosis sigue ocluida por el *clamp* vascular. Otras pinzas vasculares detienen el paso sanguíneo parcialmente. b) Opérculo en la vena cava del receptor. c) Pared anterior de la vena mesentérica superior del injerto. d) *Clamp* vascular deteniendo parcialmente el flujo sanguíneo en la vena cava del receptor. e) Pared aórtica del injerto que incluye el origen de la arteria mesentérica superior y del tronco celíaco y se está anastomosando a la arteria aorta del receptor. f) El esófago distal del receptor permite el paso de la grapadora circular (g), cuyo extremo (h) introducido a través de una pequeña gastrotomía practicada en el estómago donante (i) está preparado para la anastomosis esofagogástrica (receptor-donante). **B)** Segmento de arteria aorta del donante (a) con el origen de la arteria mesentérica superior que se está anastomosando en sentido terminolateral a la arteria aorta abdominal (b) del receptor (opción a la reconstrucción arterial expuesta en **A**). **C)** Se ha separado del anterior para recordar la anastomosis yeyunoyeyunal (a) (receptor-donante) y la situación de la ostomía terminal transitoria (b), que puede más tarde unirse al colon descendente del receptor.

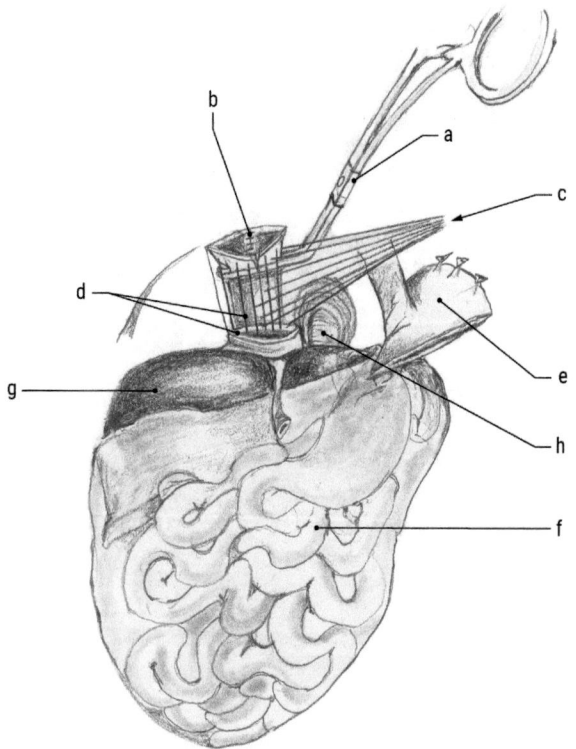

Figura 47-11. Inicio del implante del injerto multiorgánico. La vena cava suprahepática está ocluida por el *clamp* vascular (a). Las venas suprahepáticas se han abierto y se han anastomosado para obtener una gran luz vascular (b). Se han dado los puntos correspondientes a la anastomosis cavocava suprahepática (c). Puede apreciarse el punto de tracción en el extremo externo de la vena cava suprahepática (d). Se mantiene la cúpula gástrica para ser utilizada en la última parte del implante (e). En la bolsa, a 4 °C, se mantiene el injerto (F). Sobresale la cúpula hepática del injerto para facilitar la anastomosis cavocava (g). Puede observarse la superficie de la arteria aorta abdominal exteriorizándose en sentido distal (h).

La intervención de este implante continúa con un motivo adicional aceptado en casos clínicos excepcionales. Puede apreciarse en la **figura 47-12 A** la continuación mediante anastomosis cavocava laterolateral; se visualiza el *clamp* vascular que ocluye parcialmente la vena cava del receptor, la sección opercular de esta y la vena mesentérica superior del donante preparadas para realizar una anastomosis mesentericocava. Este procedimiento adicional podría estar indicado de forma excepcional en casos de riesgo de obstrucción de la vena cava suprahepática (Budd-Chiari, *shunt* portosistémico intrahepático transyugular previos, trombosis anterior de la vena cava, etc.), cuya presencia en el postoperatorio no es anecdótica.

Finalmente, en la **figura 47-12 A** se aprecia la anastomosis del esófago del receptor sobre la cara posterior del estómago del donante, utilizando grapadora circular.

El restablecimiento de la continuidad intestinal (v. **Fig. 47-12 C**) no difiere del referido en el trasplante yeyunoileal.

CONCLUSIÓN

Se han descrito determinados aspectos que remarcan en este tipo de trasplantes algunos detalles que, sin duda, serán de utilidad para los cirujanos interesados, especialmente, en el trasplante multiorgánico.

 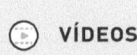 VÍDEOS

Trasplante intestinal y multivisceral en el niño

48

M. López Santamaría y J. A. Tovar Larrucea

INTRODUCCIÓN

La demostración por Medawar en 1944 de que era posible prolongar la supervivencia de aloinjertos de piel en conejos mediante la disrupción de la respuesta de linfocitos T aloactivados abrió paso al desarrollo de los trasplantes de órganos como disciplina. En clínica humana, la era de los trasplantes comienza con el primer trasplante renal con éxito entre gemelos homocigotos en 1959 realizado por Murray. Años después, durante la década de 1960, tienen lugar los primeros trasplantes con éxito de hígado (1967), corazón (1968), pulmón (1968) y páncreas (1969). El intestino fue el que más dificultades planteó, y los primeros éxitos de trasplante intestinal se consiguieron casi dos décadas más tarde, ya fuera asociado a hígado (1988) o aislado (1989).

En 1902, Alexis Carrel describió las técnicas de anastomosis vasculares, por las cuales fue galardonado en 1912 con el premio Nobel, e inició los primeros experimentos de trasplante heterotópico de intestino en animales. Posteriormente, en 1959, Lillehei, trabajando en un modelo canino de autotrasplante y alotrasplante, diseñó la técnica de trasplante ortotópico con drenaje al sistema venoso esplácnico, muy similar a como es realizada hoy día, y Starzl en 1960 desarrolló un modelo también en perros de trasplante multivisceral como modalidad técnica de trasplante intestinal. A principio de la década de 1960 se llevaron a cabo algunos trasplantes intestinales en seres humanos, ninguno de ellos con éxito, ya que todos los enfermos fallecieron principalmente por rechazo o infección, siendo la inmunosupresión disponible en aquella época azatioprina y corticoides. No obstante, estos intentos sirvieron para demostrar la viabilidad técnica del procedimiento.

La comercialización de la ciclosporina como inmunosupresor a principio de la década de 1980 permitió la eclosión de trasplantes de órganos como hígado, corazón y riñón, pero no ocurrió lo mismo con el intestino, que todavía se consideraba un órgano «prohibido» para el trasplante clínico. La gran carga antigénica asociada al aloinjerto intestinal, junto a la colonización fisiológica de la luz intestinal por microorganismos, invariablemente producían rechazo y sepsis, mortal en cerca del 100 % de los casos.

La introducción del tacrólimus (FK-506) en 1989 permitió un mejor control de los episodios de rechazo, y el trasplante intestinal comenzó a surgir como una opción terapéutica viable. No obstante, la complejidad del cuidado que requerían los pacientes trasplantados, junto a la necesidad de mantener unos elevados niveles de inmunosupresión basal, así como los buenos resultados obtenidos con la nutrición parenteral, desarrollada por Dudrick en 1968, frenaron una mayor divulgación del procedimiento.

Importantes avances posteriores, entre los que cabe destacar una mejor selección de los donantes y receptores, sucesivos refinamientos de las técnicas quirúrgicas, progresos en el conocimiento de las complicaciones más frecuentes y su tratamiento, estandarización de los grados de rechazo y reconocimiento de sus características atípicas, así como una mejor comprensión de ciertos aspectos de la inmunología del trasplante, permitieron que, pese a tratarse de un procedimiento todavía en evolución, el trasplante de intestino se considere actualmente como una opción terapéutica aceptada en el tratamiento del fallo intestinal permanente.

FALLO INTESTINAL

Definición

El fallo intestinal se define como la incapacidad del intestino delgado para mantener una absorción adecuada de fluidos y nutrientes para impedir la deshidratación, los trastornos hidroelectrolíticos y la malnutrición progresiva. En los niños, el fallo intestinal incluye además los casos en los que la absorción intestinal de nutrientes no permite un adecuado crecimiento y desarrollo pondoestatural.

Se trata de una definición clínica con limitaciones importantes. Una definición funcional sería la incapacidad de absorción de energía suficiente (determinada por calorimetría) y que requiere soporte de nutrición parenteral.

Tipos de fallo intestinal

Dependiendo de la duración de la dependencia de nutrición parenteral se distinguen tres tipos:

- *Tipo I o fallo intestinal agudo:* de corta duración, generalmente autolimitado y reversible.
- *Tipo II o fallo intestinal subagudo:* en pacientes inestables. Requiere un enfoque multidisciplinar que combina medidas terapéuticas médicas, quirúrgicas y nutricionales, con aportes intravenosos de semanas o meses de duración.
- *Tipo III o fallo intestinal crónico:* en pacientes estables que requieren nutrición parenteral y suplementos intravenosos de manera muy prolongada. Puede ser reversible o irreversible, aspecto difícil de establecer, considerándose por convenio la irreversibilidad tras más de 2 años de dependencia de nutrición parenteral en niños mayores o más aún (hasta 5 años) en niños de corta edad.

Causas de fallo intestinal en el niño

Las causas de fallo intestinal en el niño pueden agruparse en tres categorías diferentes: síndrome de intestino corto, trastornos de la motilidad intestinal y trastornos del epitelio intestinal.

Síndrome de intestino corto

Se define como el espectro malabsortivo resultante de la resección extensa de intestino delgado que obliga al uso de nutrición parenteral, así como al conjunto de signos, síntomas y complicaciones asociado a una superficie intestinal absortiva y funcional inadecuada. Ambas definiciones son funcionales y preferibles a la definición anatómica clásica, en función de la cantidad residual de intestino delgado, más imprecisa al existir una gran variabilidad en la longitud crítica de intestino que se ha de perder para que se desarrolle malabsorción. El síndrome de intestino corto (SIC) es la causa más frecuente de fallo intestinal, tanto en adultos como en niños. Durante el período neonatal, habitualmente se produce como consecuencia de vólvulo de intestino medio por malrotación intestinal, gastrosquisis, atresia intestinal y enterocolitis necrosante; en niños mayores, las causas habituales son el vólvulo de intestino medio, traumatismos graves que comprometen la arteria mesentérica superior, enfermedad inflamatoria intestinal (enfermedad de Crohn) y tumores intraabdominales que infiltran el mesenterio (tumores desmoides en poliposis cólica adenomatosa familiar o síndrome de Gardner). Las causas vasculares son infrecuentes, a diferencia de lo que ocurre en el adulto, y generalmente se relacionan en el niño a fenómenos trombóticos secundarios a estados de hipercoagulabilidad (déficit de proteína C, proteína S, etc.).

Otros elementos que influyen son: *a)* la existencia o no de la válvula ileocecal, *b)* el tipo de intestino residual (íleon o yeyuno) y *c)* la edad, de forma que los prematuros o recién nacidos y niños menores de 1 año con SIC tienen mejor pronóstico que los niños mayores, los cuales, a su vez, tienen mejor pronóstico que los adultos. Estas diferencias se expli-

can por el hecho de que el intestino fetal duplica su longitud durante el último trimestre de gestación, así como por que el crecimiento de la superficie absortiva no se produce paralelamente al crecimiento general del niño, variando la superficie mucosa (sin considerar vellosidades) desde aproximadamente 950 cm^2 en la infancia hasta 9.500 cm^2 en el adulto, siendo el crecimiento proporcionalmente mayor durante el primer año de vida.

Trastornos de la motilidad intestinal

Se incluyen en este apartado los casos de aganglionosis intestinal (enfermedad de Hirschsprung) extensa, que afecta a gran parte del intestino delgado, la seudoobstrucción idiopática crónica intestinal –cajón de sastre que incluye diversos trastornos neuropáticos y miopáticos intestinales–, el síndrome de megacistis-microcolon-hipoperistalsis intestinal y anomalías en las células intersticiales de Cajal, células cuya función es la de servir de marcapasos intrínseco de la motilidad intestinal.

Trastornos del epitelio intestinal

Son trastornos que causan diarrea intratable desde el nacimiento (clásicamente descrita en 1967 por Avery como *protracted diarrhea in infancy*), y de la que se han descrito cuadros cuya base genética y ultraestructural actualmente se conoce, como la enfermedad por inclusión a microvellosidades (Fig. 48-1), la enteropatía en penacho *(tufting enteropathy)*, el déficit de heparán-sulfato y el síndrome tricohepatoentérico. Igualmente se incluyen trastornos inmunitarios de la mucosa intestinal refractarios al tratamiento médico.

INDICACIONES DE TRASPLANTE INTESTINAL

Aspectos generales

Inicialmente, el trasplante intestinal estaba reservado exclusivamente como procedimiento salvador, para enfermos con fallo intestinal que desarrollaban complicaciones en las que existía riesgo vital. Hoy en día, la mejoría significativa en los

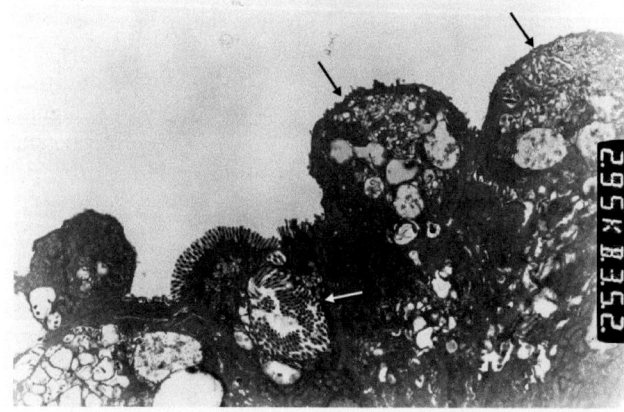

Figura 48-1. Enfermedad de inclusión a microvellosidades. Microscopia electrónica de biopsia yeyunal que muestra la ausencia de microvellosidades en el borde externo (flechas negras) y las típicas inclusiones intracitoplasmáticas de microvellosidades (flecha blanca).

resultados permite ampliar la indicación para *aquellos enfermos con fallo intestinal irreversible en los que sea previsible una mala evolución con nutrición parenteral.*

La indicación de trasplante intestinal debe además considerar qué tipo de injerto utilizar, especialmente si se debe incluir o no el hígado en el injerto.

Indicaciones aceptadas de trasplante intestinal

Los criterios de trasplante intestinal fueron consensuados en 2001 y posteriormente revisados en 2019 tanto en adultos como en niños e incluyen:

- Que se haya demostrado la irreversibilidad del fallo intestinal, aspecto que, salvo en situaciones extremas, no es fácil de precisar, por lo que en los casos en los que la irreversibilidad del fallo intestinal no sea tan predecible, se han de agotar todas las opciones terapéuticas convencionales antes de sentar la indicación de trasplante intestinal.
- Desarrollo de complicaciones graves relacionadas con la administración de trasplante intestinal.

Se aceptan como indicaciones las que se exponen a continuación.

Daño hepático irreversible relacionado con la administración de nutrición parenteral

El daño hepático es la complicación más frecuente y grave que desarrollan los enfermos con fallo intestinal. El 40-60 % de los niños que requieren nutrición parenteral de larga duración desarrollan daño hepático de intensidad variable, proporción que es muy superior a la observada en adultos. El espectro de lesiones incluye esteatosis hepática,

colestasis, colelitiasis y fibrosis hepática; esta última es progresiva y evoluciona hacia cirrosis biliar, hipertensión portal y fallo hepático, complicación que es poco habitual en adultos, pero más frecuente en niños y recién nacidos (**Fig. 48-2**). La causa es multifactorial, estando implicadas la pérdida de tejido linfoide asociado al intestino en el caso del SIC, la existencia de sepsis hepatobiliar manifiesta o larvada como consecuencia de una microflora intestinal alterada, así como la inmadurez hepática propia de los recién nacidos y prematuros, que los hace más vulnerables. Otros mecanismos importantes incluyen la ausencia de nutrientes en la luz intestinal, que produce una hiposecreción de hormonas gastrointestinales, la reducción del flujo biliar y la estasis biliar, que conducen al desarrollo de colestasis, barro biliar y litiasis, situaciones que, a su vez, incrementan la disfunción hepática.

En recién nacidos pretérmino, un déficit de taurina o cisteína puede contribuir al daño hepático, mientras que en niños mayores y adultos un déficit de colina, las emulsiones de lípidos y toxicidad por manganeso pueden ser factores asociados. Tienen un riesgo incrementado de desarrollar esta complicación los recién nacidos que presentan ictericia precoz (antes del 3o-4o mes de vida), y los casos de intestino corto que han sufrido múltiples laparotomías, intestino ultracorto o ausencia de continuidad intestinal. El desarrollo o la aparición de signos de hipertensión portal en enfermos con ictericia es significativo de progresión del daño hepático. Recientemente se ha propuesto sustituir el término «daño hepático relacionado con nutrición parenteral» por el de «daño hepático relacionado con el fallo intestinal», más general que el anterior, y que responde mejor a la naturaleza multifactorial del cuadro, pues de hecho los elementos más importantes que inducen el desarrollo de colestasis se relacionan con el empeoramiento de la función intestinal

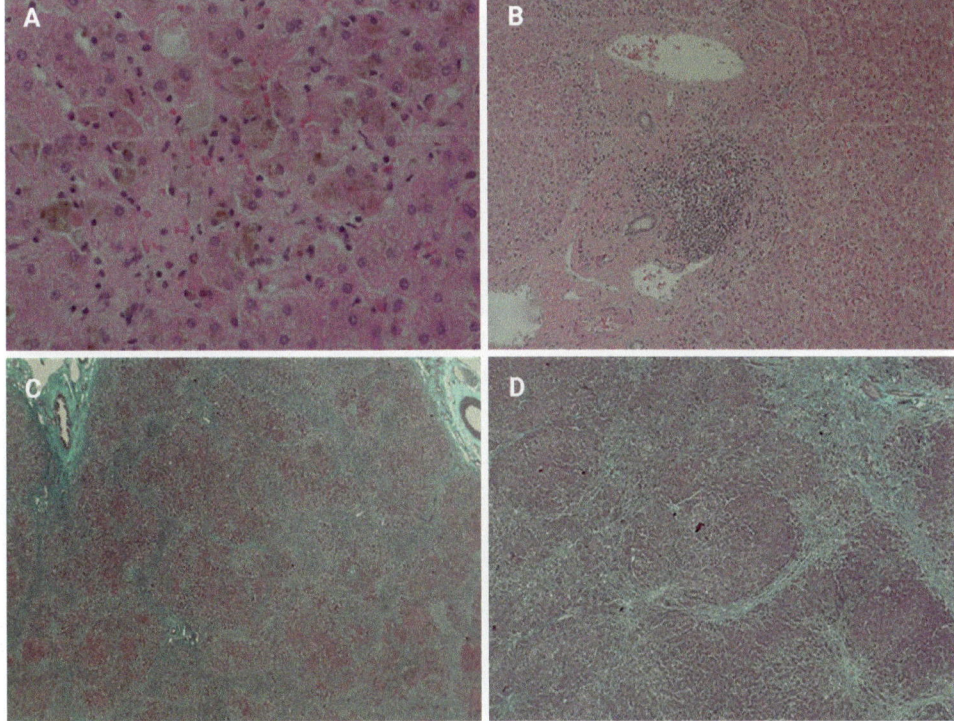

Figura 48-2. Progresión de la hepatopatía en un paciente con fallo intestinal dependiente crónico de nutrición parenteral. **A)** Colestasis (H-E). **B)** Infiltrado inflamatorio periportal (H-E). **C)** Fibrosis hepática confluente, uniendo espacios porta (tinción de Masson). **D)** Nódulos de regeneración propios de cirrosis (tinción de Masson).

y el sobrecrecimiento bacteriano. El daño hepático a su vez se agrava con la administración de una nutrición parenteral inadecuada.

Pérdida de accesos venosos profundos por trombosis

Existe consenso en aceptar como indicación de trasplante intestinal la pérdida de la mitad de los accesos convencionales (venas yugulares y femorales en niños pequeños, yugulares, subclavias y femorales en niños mayores).

Sepsis graves relacionadas con el uso de catéteres venosos profundos

Factores como la necesidad de recurrir a accesos venosos profundos, la translocación de microorganismos y la pérdida del tejido linfoide asociado al intestino se consideran responsables de la elevada tasa de complicaciones infecciosas que sufren los enfermos con fallo intestinal. Se ha conseguido disminuir sensiblemente la frecuencia y la tasa de mortalidad de estas complicaciones, y los enfermos con infecciones frecuentes en los que la morbilidad es escasa no deben considerarse potenciales candidatos. Por el contrario, los pacientes que desarrollan complicaciones infecciosas metastásicas, como absceso cerebral, endocarditis y fallo multiorgánico, deben ser evaluados para trasplante. Igualmente, los enfermos colonizados con gérmenes multirresistentes (p. ej., *Enterococcus faecium* resistente a la vancomicina) y que desarrollan infecciones por catéter frecuentes con estos gérmenes deben de ser igualmente considerados candidatos.

Fallo intestinal que habitualmente conduce a muerte precoz a pesar de un soporte nutricional óptimo

Se incluyen en este grupo las siguientes situaciones:

- *Casos de síndrome ultracorto.* Anastomosis duodenocólicas, casos de intestino no reconstruible, intestino delgado residual inferior a 10 cm en niños pequeños o inferior a 30 cm en niños mayores, traumatismos graves que lesionan la rama principal de la arteria mesentérica superior, tumoraciones intraabdominales que precisan resecciones intestinales casi totales etc. Al no existir posibilidad de adaptación intestinal, se aconseja adelantar la indicación de trasplante intestinal antes del desarrollo de complicaciones relacionadas con la administración de nutrición parenteral.
- *Trastornos congénitos de la mucosa intestinal que cursan con diarrea intratable.* Como en el caso anterior, es preferible anticiparse al desarrollo de daño hepático irreversible, que obligaría a un trasplante combinado de hígado-intestino.
- *Fallo intestinal asociado a morbilidad elevada y mala calidad de vida.* Se observa en determinados casos de seudoobstrucción idiopática crónica intestinal.

Otras indicaciones

Algunas situaciones sin fallo intestinal pueden considerarse para trasplante intestinal (generalmente multivisceral): casos de seudotumores inflamatorios o tumores miofibroblásticos inflamatorios (**Fig. 48-3**), tumores desmoides (en enfermedad de Gardner), que, aunque no producen metástasis a dis-

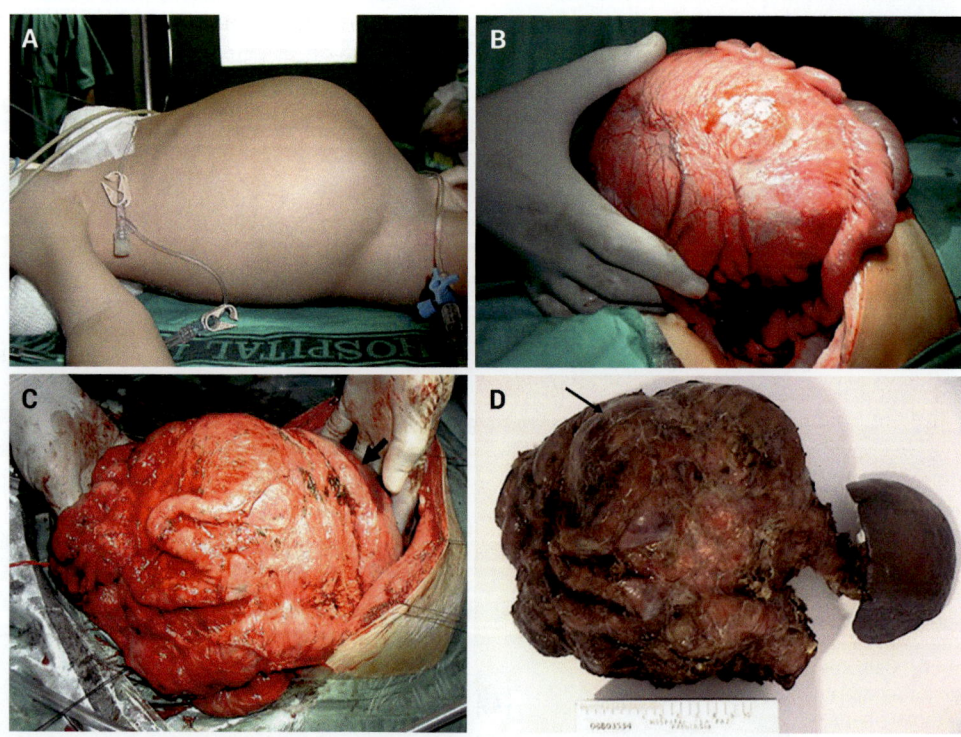

Figura 48-3. Tumor miofibroblástico inflamatorio (seudotumor inflamatorio) intraabdominal en un niño de 4 años, sometido a trasplante multivisceral. **A)** Aspecto del abdomen. **B)** y **C)** Imágenes durante la extirpación. En **C** la flecha negra señala el hígado. **D)** Pieza de resección quirúrgica, que incluye, en bloque, intestino, duodeno, páncreas, bazo e hígado (flecha negra).

tancia, tienen capacidad de crecimiento e infiltración local, y cuando son muy extensos y afectan a troncos arteriales primarios obligan a una evisceración completa y a un trasplante multivisceral. Igualmente, casos con indicación de trasplante hepático y trombosis esplácnica difusa, tratados previamente con técnicas paliativas (p. ej., trasplante hepático y hemitransposición cavoportal, procedimiento que trataba la insuficiencia hepática pero que no mejoraba la hipertensión portal) son actualmente considerados indicaciones de trasplante multivisceral por tratarse de un tratamiento integral y por sus mejores resultados.

Indicación del tipo de trasplante: inclusión del hígado con el injerto

La inclusión del hígado con el injerto (injerto compuesto) puede evitarse en casos de ausencia de enfermedad hepática o cuando esta sea reversible; la ictericia *per se*, en ausencia de daño estructural hepático avanzado, no constituye indicación de trasplante combinado, y está documentada su resolución espontánea tras el trasplante intestinal. También se ha referido la resolución o estabilización prolongada de casos de fibrosis hepática confluyente que no asocian signos de fallo hepático o de hipertensión portal, aunque la mayoría de los grupos en estos casos prefieren trasplantar un injerto compuesto.

El trasplante combinado se indica en los casos de fallo intestinal que asocian daño hepático irreversible, estados de hipercoagulabilidad como déficit de proteínas C, S, etc. (la inclusión del hígado con el injerto cura el trastorno de hipercoagulabilidad) y casos de tumoraciones intraabdominales de escasa malignidad (p. ej., tumores desmoides), que afecten al hígado y al intestino.

Efecto inmunomodulador de la inclusión del hígado con el injerto

Una indicación emergente de trasplante combinado es el retrasplante tras el fracaso de un injerto de intestino aislado previo, lo que ofrece la ocasión para analizar el efecto inmunomodulador del hígado. El hígado está expuesto, a través de la circulación portal, a numerosos antígenos absorbidos en el intestino, incluidos microorganismos, y para evitar la indeseable activación inmunológica en respuesta a antígenos microbianos, el hígado ha desarrollado un microambiente programado para inducir tolerancia. Ello no solo lo convierte en un órgano inmunológicamente privilegiado para el trasplante (frente al rechazo tanto celular como humoral), sino que ya desde 1965 es sabido (Calne) que esta protección se extiende también a otros órganos sólidos del mismo donante trasplantados simultáneamente. El papel inmunomodulador del hígado se produciría a través de diversos mecanismos, que comprenden microquimerismo, ausencia de coestimulación, expresión de moléculas inhibidoras, deleción de linfocitos T del huésped activados, secreción activa de moléculas HLA neutralizantes de aloanticuerpos, acción de células parenquimatosas y no parenquimatosas, incluidas células madre mesenquimales, y generación de linfocitos T reguladores en ganglios linfáticos periféricos (Abrol et al.,

2019). Este último mecanismo muestra que la función protectora operaría no solo en el hígado, algo que ha sido incluso observado en clínica en casos de trasplante combinado de hígado y riñón.

Finalmente, la gran compliancia de la red capilar portal formada por los sinusoides, así como su ultraestructura (endotelio fenestrado, con amplios espacios abiertos, ausencia de membrana basal), la hace resistente frente a fenómenos inflamatorios con activación de complemento, de modo que cuando se produce daño endotelial, se observa en la microvasculatura y no en los sinusoides, lo que constituye una barrera añadida al aclaramiento que ocurre en el hígado de anticuerpos específicos del donante (DSA) por alguno de los mecanismos descritos antes. Esta sería también la explicación de la mayor susceptibilidad del plexo vascular biliar (cuya vascularización depende de la arteria hepática y cuyos capilares son de tipo arteriovenoso) frente a fenómenos inmunológicos o isquémicos.

TÉCNICAS QUIRÚRGICAS DE TRASPLANTE INTESTINAL

Generalidades

Una característica importante del trasplante intestinal es su gran diversidad desde el punto de vista técnico, inhabitual en otros trasplantes de órganos sólidos. Entre las razones que lo justifican cabe mencionar:

- El hecho de que el aparato digestivo esté compuesto no por uno sino por varios órganos.
- La necesidad de utilizar técnicas que se adapten a situaciones particulares muy diferentes de un caso a otro dado que son muy diversas las causas que conducen a fallo intestinal irreversible.
- El hecho de que sean también muy diversas las consecuencias que el fallo intestinal produce sobre otros órganos y aparatos (especialmente el hígado).
- Cualquiera que sea la técnica utilizada, todas tienen tres pasos clave: obtención del injerto, resección de las vísceras nativas e implante.

Clasificación

Clásicamente se consideran tres modalidades de trasplante intestinal: trasplante de intestino aislado (TIA), trasplante hepatointestinal (THI) y trasplante multivisceral (TMV); todas ellas han experimentado perfeccionamientos técnicos importantes para adaptarse a las diferentes necesidades de los enfermos con fallo intestinal que precisan un trasplante. Un refinamiento importante fue el diseño y la implantación de la modalidad «en bloque» de THI (v. más adelante), técnica que desde su descripción ha sido adoptada universalmente y hace mínimas las diferencias técnicas entre THI y TMV, por lo que una clasificación más fisiopatológica es la que considera si el hígado del donante es incluido o no con el injerto, siendo los primeros (injertos compuestos) los más frecuentemente utilizados en el ámbito pediátrico dada la mayor susceptibilidad del niño a desarrollar daño hepático asociado a fallo intestinal.

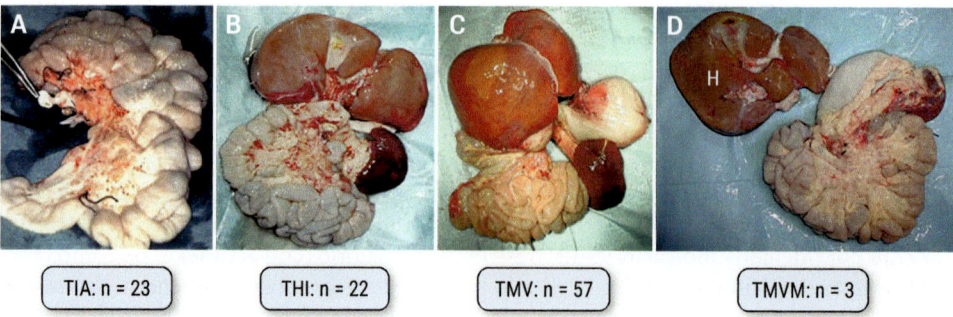

| TIA: n = 23 | THI: n = 22 | TMV: n = 57 | TMVM: n = 3 |

Figura 48-4. Tipos de injertos utilizados por el grupo del Hospital Universitario La Paz en el período octubre de 1999-abril de 2022. **A)** Trasplante intestinal aislado. **B)** Trasplante hepatointestinal (THI), en bloque (técnica de Omaha). **C)** Trasplante multivisceral (TMV). **D)** Trasplante multivisceral modificado (TMVN). Obsérvese que es un injerto multivisceral al que se le ha extirpado el hígado (H), que se usó para trasplantar un candidato a trasplante hepático.

La clasificación tradicional entre TIA, THI y TMV ha ganado sin embargo general aceptación, sin que ello signifique que exista actualmente consenso respecto a la definición exacta de trasplante multivisceral (TMV); inicialmente se consideraba como tal el injerto que incluía tres o más vísceras abdominales, por lo general hígado, intestino, duodeno y páncreas, definición que pierde valor desde la implantación de la técnica de THI en bloque. Actualmente, la mayoría de los grupos aceptan como definición de TMV la sugerida por Abu-Elmagd, esto es, injertos compuestos que incluyen estómago o parte de estómago para distinguirlo del THI. Otra definición más general es la que lo define como cualquier trasplante que incluye vísceras dependientes tanto del tronco celíaco como de la arteria mesentérica superior, que permite la inclusión como tal del denominado «trasplante multivisceral modificado» (v. más adelante).

La **figura 48-4** muestra los diferentes injertos según la clasificación de Abu-Elmagd, así como la experiencia del Hospital Universitario La Paz en el período de octubre de 1999 a abril de 2022.

Selección de los donantes

Al igual que ocurre en otros trasplantes de órganos sólidos, la isquemia fría es el procedimiento habitual de conservación en el trasplante intestinal. La mayoría de los grupos utilizan la solución de preservación de la Universidad de Wisconsin, y los tiempos de isquemia fría son similares a los empleados en el trasplante hepático. La técnica de obtención de los diferentes injertos se basa en el principio de Starzl del *cluster*, que considera a los órganos abdominales como un racimo que depende de dos tallos, el tronco celíaco y la arteria mesentérica superior, de forma que se puede obtener cualquiera de los injertos con la condición de que la vascularización de entrada y de salida (drenaje venoso) sean adecuadas. El intestino es un órgano muy sensible a la isquemia fría, por lo que es deseable la utilización de donantes óptimos. No existe límite inferior de edad, y los donantes neonatales son utilizados habitualmente en receptores de muy bajo peso candidatos a trasplante combinado que incluya el hígado, pese a la inmadurez del hígado del recién nacido (**Fig. 48-5**). Las enzimas hepáticas no han de mostrar signos de isquemia importantes (se han de mantener por debajo de dos o tres veces los valores normales), y la serología ha de ser negativa, con excepción del citomegalovirus (CMV), pudiéndose utilizar en el trasplante de intestino aislado donantes CMV positivos en receptores CMV positivos. Ante la necesidad de realizar el trasplante intestinal con tiempos bajos de isquemia fría, no se buscan identidades en los antígenos de histocompatibilidad, y la existencia de linfocitotoxicidad del receptor hacia el donante (prueba cruzada positiva) no parece relacionarse con una menor supervivencia del injerto a corto-medio plazo, aunque esta observación está siendo cuestionada, y la presencia en el huésped de DSA preformados

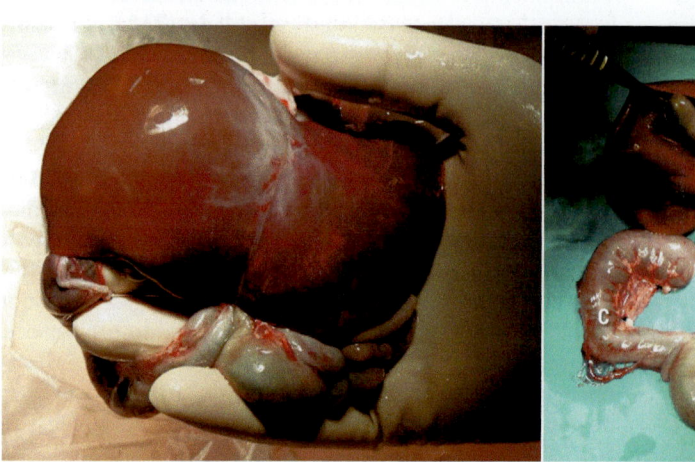
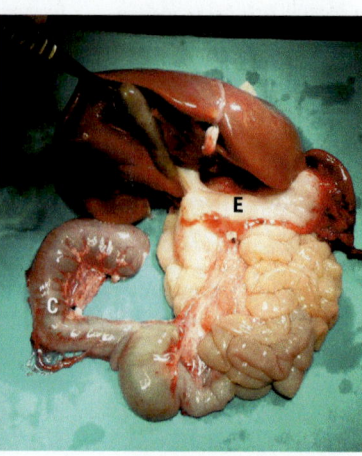

Figura 48-5. Injerto multivisceral de donante neonatal. Obsérvese que incluye el colon derecho. C: colon; E: estómago.

podría estar relacionada con un riesgo elevado de rechazo agudo, mientras que la formación de DSA *de novo* también se relacionaría con un mayor riesgo de rechazo crónico, por lo que la posibilidad actual de realizar un *cross match* virtual puede ser útil en enfermos hipersensibilizados y en pacientes que son sometidos a un trasplante de intestino aislado.

Recientemente, el grupo de La Paz ha referido el primer caso de TMV a partir de un injerto obtenido de un donante en asistolia mediante perfusión regional normotérmica, lo que puede considerarse un paso importante en la expansión del *pool* de donantes.

Trasplante de intestino aislado

Es el procedimiento más simple y está indicado en enfermos con fallo intestinal sin enfermedad hepática evolucionada (v. **Fig. 48-4**). Algunos grupos exigen, además, que no exista dismotilidad gástrica, en cuyo caso prefieren un TMV modificado (sin hígado), aunque otros han utilizado injertos de intestino aislado con resultados similares a los referidos con TMV. La arterialización del injerto puede hacerse a la arteria mesentérica superior del receptor o, más habitualmente, a la aorta infrarrenal. El drenaje venoso del injerto puede ser ortotópico a la vena mesentérica superior o a la porta del receptor, o heterotópico a la vena cava inferior, preferible en casos de SIC, en los que el pedículo mesentérico está retraído y es de pequeño calibre o difícilmente accesible, y cuando existe fibrosis hepática, por la resistencia que puede ofrecer al drenaje venoso del injerto intestinal. Aunque experimentalmente el drenaje ortotópico presenta ventajas inmunológicas y reduce la tasa de infecciones, en clínica no se observan diferencias, y aproximadamente en la mitad de los casos se recurre al drenaje heterotópico. Una dificultad técnica importante puede presentarse cuando existe trombosis de la vena cava inferior. Habitualmente se recurre en estos casos al drenaje a la vena renal izquierda; otra alternativa que se ha utilizado es la vena mesentérica inferior.

Trasplantes compuestos (multivisceral y hepatointestinal)

El THI y el TMV que incluye el hígado están indicados en casos de fallo intestinal asociado a daño hepático irreversible con enfermedad hepática avanzada o, con menor frecuencia, en estados de hipercoagulabilidad que producen fallo intestinal por trombosis de vasos mesentéricos, ya que el trasplante de hígado corrige el estado de hipercoagulabilidad.

La técnica utilizada en el THI es la denominada en bloque, propuesta originalmente por el grupo de la Universidad de Nebraska, que incluye con el injerto el bloque duodeno-páncreas (v. **Fig 48-4**), lo que simplifica el procedimiento de obtención del injerto y del implante, a la vez que evita la reconstrucción biliar tras la revascularización del injerto, origen de graves y frecuentes complicaciones biliares con la técnica tradicional. El injerto se trasplanta en bloque y el procedimiento habitual de arterialización se realiza mediante un conducto de aorta del donante que incluye tronco celíaco y arteria mesentérica superior del injerto, anastomosado a la aorta abdominal del receptor, infrarrenal o supracelíaca,

generalmente mediante conducto aórtico de donante interpuesto (v. más adelante **Fig. 48-9**). El drenaje venoso del injerto es idéntico al del trasplante hepático, siendo preciso drenar las vísceras abdominales restantes del receptor (estómago, duodeno, páncreas, bazo), mediante diversos procedimientos (anastomosis portocava, anastomosis de porta a vena esplénica del injerto y otros). Esta técnica no permite realizar el trasplante en casos de desproporción importante entre el peso del donante y el peso del receptor, lo que ha dado origen a diversas modificaciones y a que algunos hayan propuesto el trasplante doble (hígado-intestino, ya sea sincrónico o asincrónico), para casos en los que el deterioro clínico del receptor sea tan crítico que no permita esperar a un injerto de tamaño adecuado.

La técnica del trasplante multivisceral (v. **Fig. 48-4**) es, en esencia, la misma que la del THI en bloque, con la única salvedad de que incluye el estómago. El injerto se trasplanta también en bloque, lo que disminuye las anastomosis vasculares y digestivas. Las anastomosis vasculares son idénticas a las descritas en el THI (v. más adelante **Fig. 48-9**), salvo la anastomosis de la porta nativa en caso de preservarse el bazo del huésped (v. más adelante).

Trasplante multivisceral modificado

El injerto está constituido por un injerto multivisceral al que se le extirpa en banco el hígado, que es utilizado para trasplantar un segundo paciente con hepatopatía irreversible (v. **Fig. 48-4**). Este trasplante está indicado en casos de seudoobstrucción crónica idiopática en los que la dismotilidad afecta a todo el tracto gastrointestinal, incluido el estómago, en casos de tumores abdominales localmente infiltrantes (desmoides, miofibrobásticos), en traumatismos y siempre que la función hepática esté conservada y sea técnicamente posible preservar el hígado nativo. Durante la cirugía, el hígado nativo no sufre isquemia caliente, ya que se deja en todo momento vascularizado por la arteria hepática. La reconstrucción venosa esplácnica se lleva a cabo mediante anastomosis portomesentérica, con algunas modificaciones si se decide preservar el bazo del receptor o no.

Trasplante en bloque hígado-duodeno-páncreas (cluster)

Aunque técnicamente es un trasplante hepático, se incluye aquí por haberlo considerado Starzl, padre del TMV, como un cuarto tipo de injerto multivisceral en su trabajo seminal *The Many Faces of Multivisceral Transplantation* en 1991. Este injerto, que Starzl denominó *cluster*, incluía en bloque el duodeno, el páncreas y el hígado, y lo utilizó en enfermos oncológicos, con unos resultados prediciblemente pobres, por lo que cayó pronto en desuso. El grupo del Hospital La Paz rescató en 2011 este injerto al encontrar una nueva indicación, para niños con fibrosis quística candidatos a trasplante hepático que asociaban diabetes como componente de la enfermedad (**Fig. 48-6**). El trasplante de los dos órganos supone un tratamiento más completo (el trasplante hepático no corrige la diabetes y esta empeora tras el trasplante por la medicación), con claras ventajas del trasplante

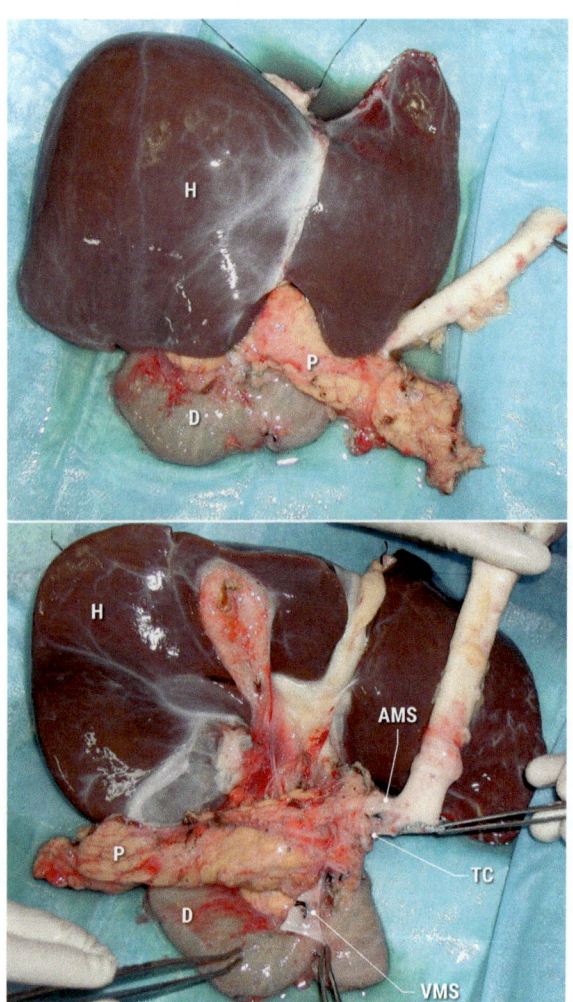

Figura 48-6. Bloque hígado-duodeno páncreas *(cluster)* para trasplante combinado de hígado-páncreas en un paciente con cirrosis por fibrosis quística insulinodependiente. AMS: arteria mesentérica superior; D: duodeno; H: hígado; P: páncreas; TC: tronco celíaco; VMS: vena mesentérica superior.

en bloque frente al trasplante de los dos órganos por separado, como mayor simplicidad técnica, necesidad de menos anastomosis vasculares e intestinales, y un drenaje del injerto pancreático fisiológico, lo que potencia el beneficio inmunológico del hígado. Este injerto ha sido utilizado por el grupo del Hospital La Paz en tres ocasiones, incluyendo en una de ellas también en bloque el riñón derecho del donante.

Reconstrucción del tracto gastrointestinal en el trasplante intestinal

En el TIA o en el THI, en los que quedan segmentos de intestino del receptor, la reconstrucción proximal se lleva a cabo mediante la anastomosis del duodeno o yeyuno del receptor al yeyuno del injerto. Habitualmente, la anastomosis preferida es laterolateral amplia (terminoterminal funcional), que resulta en una boca anastomótica amplia y es la que mejor garantiza una vascularización adecuada de la línea de sutura. La inserción de sondas de alimentación (gastrostomía o yeyunostomía) es discrecional.

En el TMV, la técnica original de reconstrucción proximal era mediante anastomosis esofagogástrica. La tasa de fuga anastomótica descrita con esta técnica era baja (menos del 5 %), pero, sin embargo, se asociaba con frecuencia a reflujo gastroesofágico, que era grave en más del 15 % de los casos. Actualmente se incluye la unión gastroesofágica del receptor, vascularizada por la arteria gástrica izquierda, que se conserva, y se procede a anastomosis gastrogástrica. Es imprescindible realizar piloroplastia del estómago trasplantado, ya que la inervación vagal se pierde con el trasplante.

Por lo general, la porción distal del intestino trasplantado se exterioriza en forma de ostomía, que puede ser terminal, asociada a anastomosis ileocólica lateroterminal (Bishop-Koop), o en cañón de escopeta (ileocolostomía tipo Mikulicz). La ostomía permite: *a)* visualizar el aspecto macroscópico de la mucosa intestinal trasplantada, *b)* observar y analizar el efluente de la ileostomía y *c)* una vía de acceso fácil para la toma de biopsias del intestino trasplantado. La ileostomía habitualmente se cierra a los 3-6 meses postrasplante si la situación clínica del enfermo y la anatomía del intestino residual distal lo permiten.

La denominada «ileostomía híbrida» es una alternativa a la ileostomía clásica, más usada en el TMV, en el que se incluye colon. Se desconecta un asa de íleon terminal de unos 10-15 cm, preservando su vascularización, el borde proximal se cierra, el distal se exterioriza y se restablece la continuidad del resto de intestino trasplantado. De este modo, el paciente tiene una ostomía que puede ser utilizada para toma de biopsias, etc., sin los inconvenientes asociados a ella (deshidratación, etc.).

Cierre de la pared abdominal

Constituye el último y a veces el más desafiante de los pasos, especialmente en el THI y el TMV. Entre las causas que contribuyen a esta dificultad cabe mencionar:

- Cavidad abdominal de capacidad reducida, secundaria a resecciones previas, con pérdida de dominio.
- Abdomen congelado como consecuencia de múltiples operaciones abdominales previas.
- Presencia de fístulas intestinales a la piel y ostomías.
- Lesión y/o pérdida extensa de piel secundaria a procesos de cicatrización de fístulas o cierre de ostomías previas.
- Tendencia al edema de las vísceras tras la revascularización.

Se han descrito diversas estrategias con el objeto de afrontar este problema (Gondolesi y Aguirrea, 2017):

- Enfoque preventivo: uso de donantes de menor tamaño, uso de expansores previos al trasplante, evitar el daño de la pared en cirugías previas, etcétera.
- Técnica de separación de componentes y cierre primario, a veces de solo la piel si no es posible el cierre de la fascia.
- Uso de mallas, preferentemente absorbibles (AlloDerm®, Polyglactin 910®, etc.).
- Aloinjerto de pared abdominal compuesto (incluye todos los componentes de la pared abdominal) vascularizado (trasplante de pared abdominal).

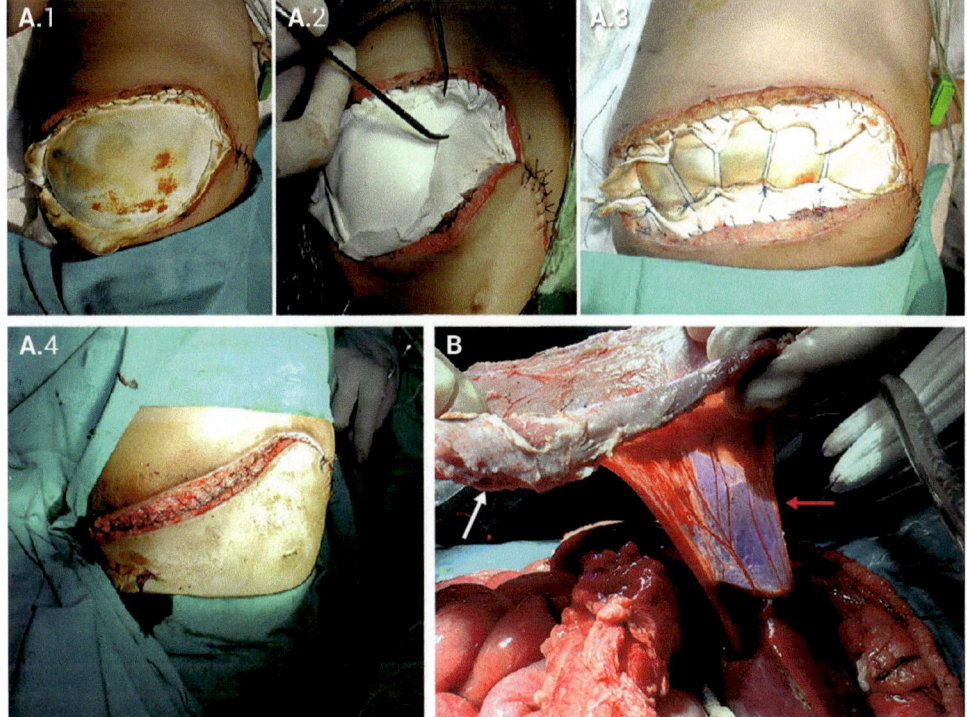

Figura 48-7. Dos procedimientos de cierre de pared abdominal. **A.1-A.4)** Cierre diferido con malla temporal de Goretex®. **A.1)** Sutura de la malla al plano muscular. **A.2 y A.3)** Se aproximan progresivamente los bordes de la malla cada 24-48 horas, incrementando la tensión, hasta que es posible el cierre de pared por planos **(A.4)**, generalmente a los 7-10 días postrasplante. **B)** Uso de aloinjerto de pared abdominal del donante formado por las fascias anterior y posterior de los músculos rectos del abdomen (flecha blanca), vascularizado a través del ligamento falciforme (flecha roja).

- Aloinjerto de pared abdominal no compuesto (habitualmente con fascia anterior y/o posterior de músculos rectos del abdomen) y no vascularizado, o vascularizado a través del ligamento falciforme (**Fig. 48-7 B**).

Nuestro grupo tiene experiencia con muchas de las técnicas descritas, pero basándonos en nuestra experiencia con el cierre diferido en las malformaciones congénitas de la pared abdominal (gastrosquisis, onfalocele), lo hemos utilizado con muy buenos resultados, cubriendo las vísceras con una malla protésica (Goretex®), y aplicando una tensión constante y progresiva hasta que permita el cierre completo de pared (**Fig. 48-7 A.1-A.4**).

VARIANTES TÉCNICAS DE LOS PROCEDIMIENTOS ORIGINALES

Fundamento

Las técnicas de trasplante intestinal están protocolizadas y son totalmente reproducibles, pero existe un margen de mejora para dar respuesta a situaciones muy habituales frente a las cuales la solución ofrecida por las técnicas básicas antes descritas no es del todo satisfactoria. Concretamente:

- Cómo adecuar el injerto para que se adapte a las necesidades de un paciente concreto, que pueden ser muy diferentes a las de otro incluso con fallo intestinal de etiología similar.

- Cómo encontrar donantes adecuados para los potenciales candidatos, en particular niños de corta edad, o, alternativamente, cómo incrementar las probabilidades de acceso al trasplante intestinal de este grupo de niños.
- Cómo realizar el trasplante en el momento deseado y no dependiendo de la disponibilidad de un donante.

Para hacer frente a estos retos, se han introducido diversas estrategias, y las técnicas originales han sufrido una serie de refinamientos, de los cuales se describen los más importantes en los apartados que siguen.

Modificaciones quirúrgicas destinadas a una mayor versatilidad del procedimiento

Inclusión del colon con el injerto

La inclusión del colon como parte del injerto, utilizada en los primeros casos, fue posteriormente abandonada tras la observación del grupo de la Universidad de Pittsburg, en una serie de 71 casos, de que incrementaba significativamente la tasa de infecciones sistémicas por translocación. Posteriormente se comprobó que los enfermos a los que se les trasplanta el colon conservando la válvula ileocecal tienen menos pérdidas por la ostomía, como consecuencia de una mayor absorción de líquidos, sin que se observen diferencias en la tasa de infecciones y rechazo, por lo que muchos grupos incluyen el colon derecho en el injerto en casos como la enfermedad de Hirschsprung extensa (**Fig. 48-8**), en la

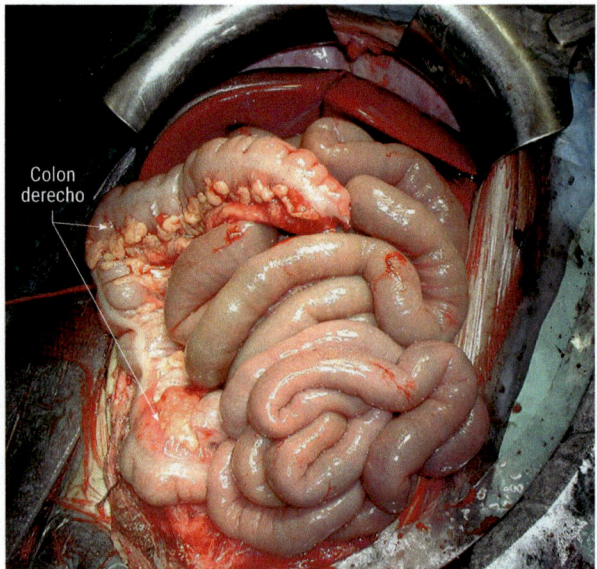

Colon
derecho

Figura 48-8. Inclusión del colon en trasplante multivisceral tras revascularización en un niño con enfermedad de Hirschsprung. Imagen tras revascularización. A los 6 meses del trasplante se procedió al descenso ileoanal del colon trasplantado.

que se puede hacer un descenso abdominoperineal del colon trasplantado durante el trasplante o posteriormente, lo que no solo trata el fallo intestinal sino que restaura la función fecal, trastornos congénitos del epitelio intestinal y casos de seudoobstrucción crónica idiopática congénita. La inclusión de todo el colon tiene ventajas teóricas, pero es menos usada por las dudas que plantea respecto a la perfusión y el drenaje venoso del colon izquierdo. Para evitarlas, se ha descrito la preservación de la vena mesentérica inferior del injerto y la anastomosis tras la revascularización de la arteria mesentérica inferior a la aorta del receptor, habitualmente con un injerto de arteria ilíaca del donante interpuesto.

El bazo en el trasplante multivisceral

Pese a que en algunos casos de TMV es posible conservar el duodeno-páncreas del receptor (que tras el implante debe ser convenientemente conectado al intestino trasplantado), por lo general se realiza una exenteración total de las vísceras abdominales, que ofrece ventajas analizadas en otro apartado. La extirpación de las vísceras del receptor incluye el bazo, órgano que cumple, entre otras, funciones importantes en la inmunidad humoral y celular, por lo que es previsible que las tres opciones posibles tras un TMV (asplenia, bazo del donante trasplantado con el injerto o conservación del bazo del huésped) tengan impactos inmunológicos diferentes. La asplenia, además de incrementar el riesgo de infecciones, se ha relacionado con una mayor tasa de trastornos linfoproliferativos postrasplante y, quizá, de enfermedad del injerto contra el huésped (EICH).

La inclusión del bazo con el injerto, propuesta por el grupo de Miami, solucionaba el estado de asplenia, pero se comprobó que incrementaba el riesgo de EICH, así como (observación personal) la aparición de graves trastornos hematológicos, algunos posiblemente como expresión de formas crónicas de EICH crónica con afectación del sistema hematopoyético. Nuestro grupo ha desarrollado una técnica de preservación del bazo nativo para casos de exenteración abdominal completa (**Fig. 48-9**), técnica delicada y que requiere cierto tiempo (alrededor de 45 minutos), pero que en nuestra serie ha disminuido sensiblemente la tasa de EICH y trastornos hematológicos graves, sin incremento de la tasa de rechazo o de trastornos linfoproliferativos postrasplante.

Uso extendido del trasplante multivisceral

El TMV se ha propuesto para niños de muy bajo peso, en sustitución del trasplante combinado de hígado e intesti-

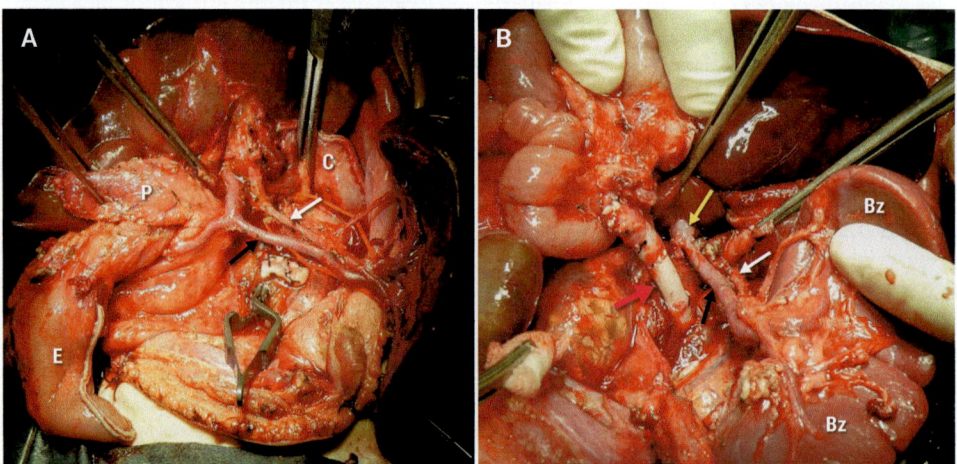

Figura 48-9. Preservación del bazo nativo en trasplante multivisceral con exenteración de vísceras abdominales. **A)** Imagen durante la disección en el receptor. La arteria esplénica (flecha blanca) y la vena esplénica (flecha negra) han sido separadas completamente del páncreas (P), desplazado a la derecha junto al duodeno y al cuerpo del estómago (E) seccionado, preservando la unión gastroesofágica y el cardias (C). Obsérvese la unión esplenomesentérica y su continuación con la vena porta. **B)** Imagen tras la revascularización. La vena esplénica (flecha negra) ha sido anastomosada a la vena cava intrahepática del injerto (tras conservación de la vena cava inferior del receptor). Obsérvese el conducto de aorta de donante interpuesto (flecha roja) entre la aorta del receptor y el conducto de la aorta del injerto que incluye la arteria mesentérica superior y el tronco celíaco. Bz: bazo preservado. Flecha blanca: arteria esplénica.

no. Los niños con daño hepático irreversible habitualmente tienen una gran esplenomegalia por hipertensión portal, el estómago y el duodeno suelen estar dilatados y han sufrido con frecuencia episodios de pancreatitis. La resección del estómago, el duodeno y el páncreas nativos incluye órganos potencialmente disfuncionales, permite una mayor cavidad para el injerto, proporciona un acceso directo a la aorta abdominal y mantiene en continuidad el tracto gastrointestinal, que es trasplantado en forma ortotópica; requiere menos anastomosis intestinales y vasculares (no es necesario el drenaje venoso de las vísceras abdominales del receptor) y permite el uso de donantes de menor peso. Otra ventaja añadida es el mejor control de la hemorragia en casos de hipertensión portal avanzada, mediante el control precoz del tronco celíaco y la arteria mesentérica superior del receptor, retrayendo hacia la línea media el bloque bazo-páncreas.

Modificaciones quirúrgicas destinadas a incrementar las probabilidades de acceso al trasplante

Desproporción entre oferta y demanda. Un problema de tamaño relativo

En España, el número de trasplantes intestinales en niños es constantemente inferior a 7 casos por año, por lo que no debiera haber falta de oferta. El problema surge en la desproporción de tamaño entre los potenciales donantes pediátricos (9 años de media, según datos de la Organización Nacional de Trasplantes [ONT]) y los candidatos a trasplante intestinal, que generalmente son niños de corta edad y bajo peso, condición que es agravada por el fallo intestinal. En nuestra serie de 115 trasplantes intestinales durante el período 1999-2021, 19 niños (16,5 %) pesaban menos de 5 kg, 23 niños (20 %) entre 5 y 7,5 kg, y más de la mitad (60 niños) menos de 10 kg en el momento del trasplante. Esta desproporción acarrea dos consecuencias: *a)* una elevada mortalidad pretrasplante y *b)* la progresión de la enfer-

medad y del deterioro físico y nutricional mientras aguardan el trasplante, cuyo impacto tanto en los resultados como en el crecimiento es importante, a la vez que obliga a menudo a cambiar la indicación de tipo de trasplante a uno que incluya el hígado (THI o TMV), procedimiento más complejo, más costoso y cuyos resultados están peor contrastados y que incumple la norma lógica de que «lo más sencillo es lo mejor».

Técnicas que abordan la desproporción de tamaños e incrementan las probabilidades de acceso al trasplante

Para romper este círculo vicioso se han desarrollado diversas estrategias y técnicas quirúrgicas, entre las que cabe destacar:

- *Reducción combinada del bloque hígado-intestino:* de una forma similar a como surgieron las técnicas de reducción en trasplante hepático, esta técnica permite utilizar donantes de un peso hasta 4 veces superior al del receptor en casos de trasplante combinado de hígado-intestino. La reducción hepática es extrahilar, y si tras la revascularización existe problema de espacio, se puede acompañar de una resección más o menos amplia de intestino medio (**Fig. 48-10**).
- *Trasplante secuencial de hígado e intestino:* también destinado a los niños candidatos a THI. Se puede hacer de forma asincrónica o sincrónica. En la primera se trasplanta el hígado y semanas después el intestino, una vez normalizada la función hepática y mejorada la desnutrición secundaria a la hepatopatía. En la segunda modalidad, en un mismo acto quirúrgico se trasplantan por separado ambos órganos (hígado e intestino). Esta técnica permite utilizar donantes con una desproporción de peso muy superior (hasta 10 veces), así como la resección del injerto intestinal en caso de rechazo de este, conservando el hepático, y abre la posibilidad técnica al THI con injertos de donante vivo.

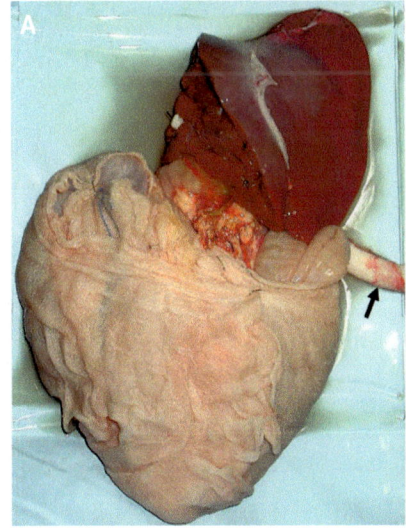
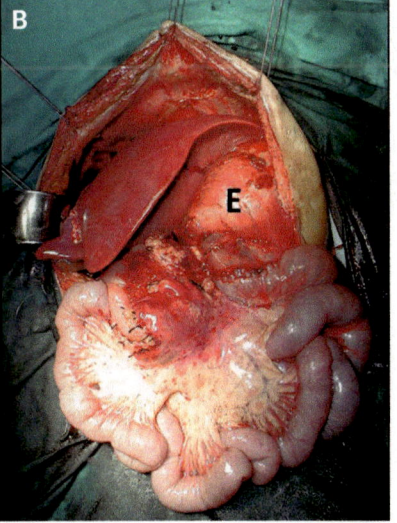

Figura 48-10. Reducción extrema de un injerto hepatointestinal en bloque. El injerto hepático consta solo de los segmentos 2 y 3. **A)** Injerto hepatointestinal tras la hepatectomía derecha ampliada en banco. **B)** Injerto hepatointestinal tras revascularización. Por problema de espacio, se extirpó el 60 % del intestino trasplantado (intestino medio).

- *Trasplante de intestino aislado con injertos procedentes de donante vivo:* el injerto consiste en un segmento de unos 150 cm aproximadamente de íleon, siempre que la resección sea inferior al 40 % de la longitud total de intestino del donante, y dejándole un mínimo de 20 cm de íleon terminal. Hasta el momento, se han documentado un total de 30 trasplantes intestinales con injerto de donante vivo, con unos resultados similares, e incluso superiores a los de donante cadavérico, dada la hipotética ventaja inmunológica por haploidentidad en el caso de usar donantes relacionados (fundamentalmente, padre o madre). La utilización de injertos de donante vivo implica además una serie de consideraciones éticas y legales que no se abordan aquí. Hay descritos casos anecdóticos de trasplante simultáneo de hígado e intestino del mismo donante vivo, aunque este procedimiento tiene escasa justificación ética en países occidentales donde el acceso a la donación de cadáver no está limitado.

- *Trasplante hepático aislado en el fallo intestinal:* algunos niños con fallo intestinal secundario a SIC poseen una longitud de intestino residual que podría ser suficiente para alcanzar a largo plazo autonomía digestiva completa y, sin embargo, son referidos a centros de trasplante ante la progresión de la hepatopatía hacia enfermedad hepática terminal. Una alternativa posible es el trasplante hepático sin trasplante intestinal asociado, cuyo objetivo es romper el círculo vicioso de la desnutrición por incapacidad de absorción de nutrientes secundaria a la hepatopatía, que interfiere en el proceso de adaptación intestinal. El trasplante de hígado aislado tiene en estos casos teóricamente claras ventajas sobre la alternativa de THI, como una mayor disponibilidad de órganos, necesidad de menos inmunosupresión y resultados más contrastados, pero la experiencia con esta estrategia es aún limitada y los resultados referidos son contradictorios. Serían buenos candidatos niños de corta edad (por su mayor potencial de adaptación intestinal), con buenas características del intestino residual (en términos de longitud y ausencia de dismotilidad) y que hayan demostrado una tolerancia enteral igual o superior al 50 % de sus necesidades basales.

COMPLICACIONES

Las complicaciones del trasplante intestinal no son muy diferentes de las de otros trasplantes de órganos sólidos, salvo que tienden a ser más frecuentes y más graves, a causa de la gran masa de tejido linfoide incluida con el injerto y de que este sea un órgano fisiológicamente colonizado por gérmenes (en la luz intestinal existen unas 10^{14} bacterias repartidas en 400 especies diferentes). Rechazo e infección son, además, complicaciones interrelacionadas, ya que el rechazo rompe la barrera que ejerce el recubrimiento epitelial en la luz intestinal y favorece el paso de gérmenes ya sea directamente o por translocación.

Complicaciones técnicas

Pese a la dificultad del procedimiento, especialmente en algunas variantes, las complicaciones técnicas son menos

frecuentes de lo esperado y, en general, no influyen en el pronóstico del injerto, con excepción de los niños muy pequeños (menores de 2 años) en quienes los problemas técnicos son responsables de la mitad de los casos de pérdida del injerto. En los trasplantes que incluyen el hígado, las complicaciones biliares precoces han desaparecido con la técnica en bloque, tanto del THI como del TMV, pero a medida que se incrementa el tiempo de evolución, cada vez se describen más casos de síndrome colestásico y estenosis tardías, atribuidos a fenómenos isquémicos que con frecuencia son, a su vez, consecuencia de la respuesta inmunológica del huésped.

Rechazo

El rechazo es la complicación más frecuente del trasplante intestinal y la primera causa de pérdida del injerto (**Fig. 48-11**). Su diagnóstico resulta con frecuencia problemático, y aunque se han evaluado marcadores bioquímicos como la proteína de adhesión de ácidos grasos, estudios de permeabilidad con cromo 51-ácido etilendiaminotetraacético (EDTA) y más recientemente niveles séricos de citrulina, el diagnóstico de rechazo se basa aún en criterios histológicos. Con este propósito, la toma de muestras por endoscopia, en intervalos regulares, y a demanda cuando la situación clínica lo requiera, es el procedimiento habitual de diagnóstico. La diana principal es el epitelio de las criptas y se categoriza en indeterminado, leve, moderado y grave (**Tabla 48-1**) de acuerdo con criterios propuestos por la Universidad de Wisconsin y uniformemente aceptados.

El rechazo crónico es una entidad cada vez más frecuente, conforme se incrementa la experiencia con el trasplante intestinal. Cursa con diarrea y hemorragias, con zonas de estenosis y dilataciones demostrables por radiología. Histológicamente se caracteriza por pérdida de las criptas y vellosidades, existencia de infiltrado predominantemente plasmocitario y ulceraciones. Las lesiones epiteliales son consecuencia tanto del daño directo de la respuesta inmunitaria, como del daño indirecto secundario a arteriopatía obliterante, al ser el endotelio igualmente tejido diana en este tipo de rechazo (**Fig. 48-12**).

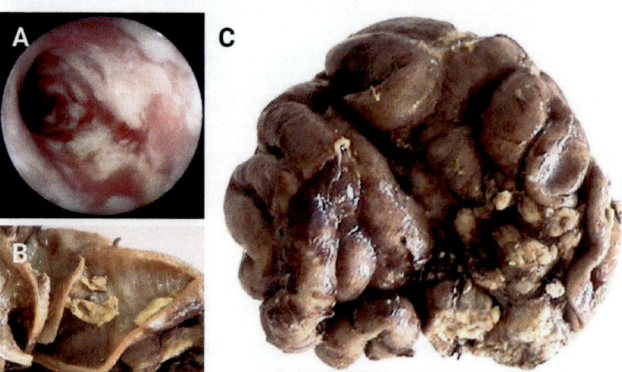

Figura 48-11. Rechazo exfoliativo en un caso de trasplante de intestino aislado. **A)** Imagen endoscópica, con denudación del recubrimiento epitelial y úlceras mucosas. **B)** Detalle del intestino, con pérdida completa de vellosidades y engrosamiento parietal. **C)** Pieza de enterectomía del intestino trasplantado.

Tabla 48-1. Criterios histológicos y grados de rechazo en el trasplante intestinal

Grado	Hallazgos principales
Indeterminado	Infiltrado inflamatorio mínimo localizado; mínima lesión de las criptas, incremento de apoptosis en las criptas (habitualmente < 6 apoptosis/10 criptas); mínima o nula distorsión de la arquitectura; ausencia de úlceras en la mucosa; cambios insuficientes para el diagnóstico de rechazo agudo leve
Leve	Infiltrado inflamatorio leve localizado con linfocitos activados; leve lesión de las criptas; aumento de apoptosis en las criptas (> 6 apoptosis/10 criptas); distorsión leve de la arquitectura; ausencia de úlceras en la mucosa
Moderado	Infiltrado inflamatorio moderado disperso en la lámina propia; daño epitelial difuso en las criptas; incremento de la apoptosis en las criptas con apoptosis confluentes; distorsión acusada de la arquitectura; ausencia de úlceras en la mucosa; puede haber arteritis en la íntima, leve o moderada
Grave	Lesiones de rechazo moderado y úlceras en la mucosa. Puede verse arteritis en la íntima grave o arteritis transmural

El desarrollo de las diferentes técnicas de fase sólida (Luminex®) para la determinación de anticuerpos anti-HLA ha permitido reconocer con más frecuencia el rechazo mediado por anticuerpos en el trasplante intestinal, así como en otros trasplantes de órganos sólidos. Puede presentarse excepcionalmente en el trasplante intestinal de forma hiperaguda, por la presencia de niveles altos de DSA preformados. Se han descrito más casos agudos, probablemente debidos a la acción de linfocitos B de memoria del huésped ante niveles menos elevados de anticuerpos preformados, y casos crónicos, a su vez debidos a la aparición de DSA *de novo*. No todos los DSA parecen estar igualmente implicados, siendo los más peligrosos los que tienen capacidad de activar el complemento, detectables por la prueba de anticuerpos anti-C1q (primer componente involucrado en la activación del complemento por la vía clásica). Aunque escapa del ámbito de este trabajo, esta observación es interesante pues, al ser el complemento un puente entre la inmunidad natural y la adquirida, es importante señalar que la distinción entre rechazo celular y humoral es una simplificación excesiva de la realidad, ya que en cualquier rechazo siempre están implicados todos los componentes de la inmunidad, tanto la adquirida (en sus componentes celular y humoral) como la innata, y la distinción entre rechazo celular y mediado por anticuerpos se refiere más a cuál de los componentes es el que aparece más activado.

Enfermedad del injerto contra el huésped

Infrecuente en otros trasplantes de órganos sólidos, su incidencia en el trasplante intestinal es del 10-15 %, siendo más frecuente en niños que en adultos, y en trasplantes con injertos que incluyen el hígado, sobre todo el TMV, probablemente por ser mayor la cantidad de tejido linfoide incluida con el injerto (**Fig. 48-13**). Puede ser agudo o crónico, y se describen formas atípicas en las que el diagnóstico diferencial resulta difícil. Produce diarrea, lesiones cutáneas y colestasis sobre el hígado nativo, si se ha preservado. Su mortalidad es alta, pudiendo alcanzar el 50 % de los casos.

Infecciones

Son la segunda complicación por orden de frecuencia, después del rechazo, y la principal causa de muerte, responsable

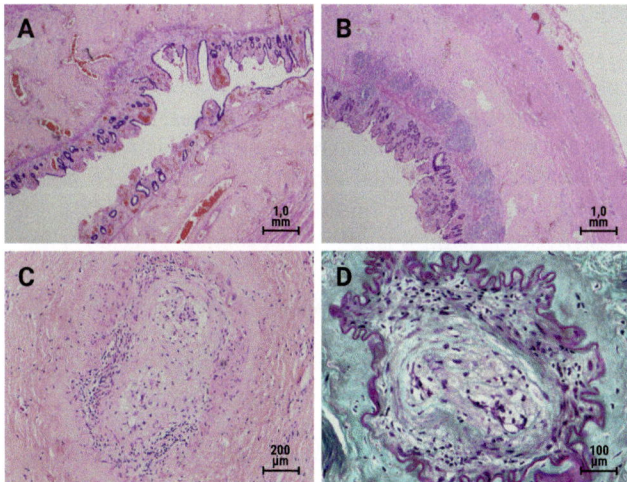

Figura 48-12. Rechazo crónico. **A)** Disminución de la luz intestinal, con erosiones en la mucosa y pérdida de las criptas; fibrosis en la lámina propia y la submucosa. **B)** Igual que A, con engrosamiento y fibrosis transmural que afecta a todas las capas de la pared intestinal. **C** y **D)** Presencia de abundantes células espumosas subendoteliales, que disminuyen y obstruyen la luz de las ramas arteriales, ocasionando arteriopatía obstructiva típica de rechazo crónico. (A y B, hematoxilina-eosina, × 20; C, hematoxilina-eosina, × 100; D, tinción de Masson, × 100).

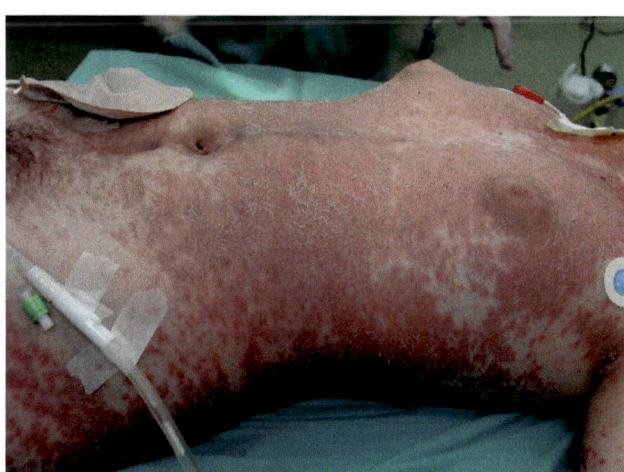

Figura 48-13. Enfermedad del injerto contra el huésped en paciente con tumor desmoide (enfermedad de Gardner) sometido a trasplante multivisceral modificado.

del 50 % del total. En un estudio de 2012, 68 de 98 niños sometidos a trasplante intestinal/TMV (69,4 %) desarrollaron al menos un episodio de infección del torrente sanguíneo (ITS), y 25 de los 98 (26 %) también al menos un episodio de infección fúngica. La supervivencia al año de los pacientes que sufrieron ITS y de los que no la sufrieron fue de 72 % y 87 %, respectivamente. El uso de accesos venosos profundos, la sepsis de origen intraperitoneal causada por problemas técnicos (dehiscencia, perforación, necrosis, etc.) y las infecciones de origen intraluminal por incremento de la permeabilidad de la mucosa intestinal al paso de microorganismos (generalmente por estasis intraluminal, daño de preservación, rechazo, etc.) son factores predisponentes al desarrollo de fenómenos sépticos. Existe además una estrecha relación entre sepsis y rechazo, inhabitual en otros trasplantes de órganos sólidos, consecuencia, como ya se ha mencionado, del incremento de la translocación tras un episodio de rechazo.

Un estudio de 2018 analizó en niños la epidemiología y la evolución de infecciones respiratorias víricas durante el ingreso tras diversos tipos de trasplantes en 9 centros hospitalarios, siendo la tasa más elevada (38 %) la producida en casos de trasplante intestinal/TMV. La corta edad se asoció también a una tasa más elevada de infecciones víricas respiratorias.

El riesgo de infecciones neumocócicas invasivas se analizó en 2018 en 122 niños que recibieron un injerto multivisceral, y se encontraron 12 episodios en 9 niños, todos ellos con profilaxis con penicilina y que habían recibido al menos una dosis de vacuna neumocócica. La infección ocurrió a los 3 años de mediana (rango 0,8-5,8 años), con una mortalidad del 22 %.

Infecciones por gérmenes oportunistas

La medicación inmunosupresora evita la aparición de complicaciones inmunológicas, pero deprime la inmunidad celular, siendo superior la inmunosupresión basal que recibe un receptor de un trasplante intestinal, a la de, por ejemplo, enfermos con trasplantes de hígado, corazón o riñón. En consecuencia, las infecciones por gérmenes oportunistas son más frecuentes en el trasplante intestinal que en otros trasplantes de órganos sólidos. La infección por CMV ha sido una fuente importante de morbilidad, aunque actualmente ha sido bien controlada con la combinación de medidas preventivas (monitorización de antigenemia) y profilácticas con el uso sistemático peritrasplante de ganciclovir y gammaglobulina hiperinmune. Las infecciones por adenovirus son responsables de muchos casos de diarrea postrasplante, y recientemente se han relacionado con el trasplante intestinal infecciones por patógenos no descritas previamente en otros trasplantes de órganos sólidos, como la infección por calcivirus, que produce diarrea secretora. La infección por el virus de Epstein-Barr (VEB) es igualmente frecuente y tiene implicaciones que se analizarán en el párrafo siguiente. Actualmente existe gran interés en desarrollar estrategias tolerogénicas, algunas de las cuales se abordarán más adelante. La tolerancia puede tener sin embargo un impacto negativo en el desarrollo de infecciones; por una parte, algunas estrategias tolerogénicas pueden dejar de ser eficaces en presencia

de infecciones concomitantes y, a la inversa, en presencia de infecciones latentes, o transmisión de un microorganismo con el injerto, la tolerancia puede ser inducida no solo para el injerto sino también para el agente infeccioso, con consecuencias desconocidas, pero potencialmente peligrosas.

Trastornos linfoproliferativos postrasplante

Son lesiones relacionadas con una infección por VEB, que tiene una afinidad especial por los linfocitos B, que están dotados de un receptor superficial específico para este virus. En el contexto de un déficit de inmunidad celular, secundario a la medicación inmunosupresora administrada, los linfocitos B infectados proliferan, pudiendo malignizarse en algunos casos, generalmente bajo la forma de linfoma de células B no hodgkiniano. Los principales factores de riesgo son: *a)* la edad (más frecuente en niños que en adultos); *b)* el tipo de injerto, siendo más elevado en el trasplante intestinal y el TMV que en los restantes trasplantes de órganos; en un estudio retrospectivo de 2022 en 275 niños con todo tipo de trasplantes, los trasplantes intestinales-TMV representaron, respectivamente, el 2 y el 3 % del total de trasplantes y el 21 y el 14 % de los trastornos linfoproliferativos postrasplante, y *c)* la carga vírica postrasplante elevada de VEB (ADN) en sangre ($p < 0,0001$ en el mismo estudio), por lo que un método eficaz de prevención es la determinación de la carga vírica en sangre periférica, mediante técnicas de amplificación del ADN, que permite modificar los niveles de inmunosupresión en niños infectados, con disminución del riesgo de trastornos linfoproliferativos postrasplante.

Dismotilidad y diarrea

La diarrea secretora postrasplante en ocasiones constituye un problema grave, especialmente en los niños. En algunos casos se asocia a rechazo y responde a un incremento de la inmunosupresión, pero en otros la etiología no es muy clara, y están involucrados la acción de determinados patógenos, habitualmente virus, trastornos de la motilidad, la denervación con alteración del tono simpático, etc. También intervienen mecanismos inflamatorios e inmunológicos, la desconexión linfática, la denervación intestinal, el incremento de la carga osmótica intraluminal por malabsorción de ácidos grasos hidroxilados, hidratos de carbono y sales biliares, EICH y efectos adversos de la inmunosupresión (en particular, el micofenolato mofetilo).

Aversión a los alimentos

Es un problema muy frecuente, especialmente en niños con fallo intestinal secundario a problemas neonatales y que nunca han recibido alimentación por vía oral, así como en enfermos con seudoobstrucción idiopática crónica intestinal, que relacionan la alimentación oral con experiencias previas desagradables de dolor abdominal, flatulencia, etc. No parece corregirse con el tiempo, y en algunos casos requiere apoyo psicológico. A los 5 años del trasplante intestinal, más de la mitad de los niños trasplantados sufren esta complicación.

Complicaciones inmunológicas

Otras complicaciones, diferentes del rechazo y de la EICH, son:

- *Enfermedad inflamatoria intestinal-like:* la incidencia de enfermedad inflamatoria intestinal (EII) tras el trasplante de órganos sólidos se estima que es 10 veces superior a la de la población normal, y aunque se trata de una enfermedad inflamatoria mediada por disregulación de linfocitos T, su aparición *de novo* ocurre con independencia del tratamiento inmunosupresor (activo frente a linfocitos T) utilizado. Por ello, se ha asociado a infección por CMV o VEB, y existe la posibilidad, en el caso del trasplante intestinal, de que la inflamación sea debida a una disfunción de los linfocitos reguladores del donante. Por otra parte, existe evidencia clínica y experimental de la implicación del factor de necrosis tumoral alfa (TNF-α) en el rechazo del aloinjerto intestinal. El TNF-α es un mediador de la respuesta inflamatoria inespecífica, y la medicación anti-TNF-α es muy eficaz en los brotes de EII. Ello plantea la cuestión de si la EII *de novo* postrasplante es una entidad por sí misma o se trata de una forma fenotípicamente diferente de rechazo intestinal.
- *Citopenias autoinmunes:* descritas por nuestro grupo y otros, se relacionan con la medicación (tacrólimus), la inclusión del bazo del donante con el injerto o formas atípicas de EICH.
- *Alergia* de novo *a alimentos:* el desarrollo de alergias a determinados alimentos, especialmente en niños, se ha descrito también tras el trasplante de médula y el trasplante hepático, pero es mucho más frecuente tras un trasplante intestinal. Entre los mecanismos propuestos cabe citar la supresión de linfocitos cooperadores por los calcineurínicos, la transferencia de atopia del donante y un incremento de la permeabilidad de la mucosa intestinal tras el trasplante, que produciría una mayor exposición al antígeno, o un incremento neto en su absorción.

Recurrencia de la enfermedad

Solo se ha descrito, hasta el momento, en adultos. Existen dos casos documentados de recurrencia de enfermedad de Crohn y 3 de 14 casos de recurrencia de tumores desmoides en enfermos con síndrome de Gardner, todos ellos publicados por el grupo de Miami, que igualmente describe la recurrencia de 2 de 2 adenocarcinomas y 1 de 2 tumores neuroendocrinos, casos estos últimos en los que la indicación de trasplante intestinal es dudosa.

Tumores *de novo*

La inmunosupresión de mantenimiento de los enfermos trasplantados produce un ambiente permisivo al desarrollo de malignizaciones *de novo* con independencia del órgano trasplantado. En el trasplante intestinal son escasos los estudios que abordan este aspecto, pero un trabajo de Abu-Elmagd sobre 168 pacientes (86 niños y 82 adultos) establece que el riesgo de desarrollar tumores no linfoides en receptores de un trasplante intestinal es 8,7 veces superior al de la población general, siendo mayor en pacientes jóvenes (< 25 años).

TRASPLANTE INTESTINAL Y MULTIVISCERAL: UNA TECNOLOGÍA EN VÍAS DE DESARROLLO

Visión crítica de los resultados. Desafíos

La perspectiva más fiable del estado actual del trasplante intestinal la proporciona el *Intestinal Transplant Registry* (ITR), que actualiza sus datos cada 2 años y que, pese a sus limitaciones, permite identificar tendencias difíciles de detectar con los resultados referidos por centros aislados. Entre los más destacados, la supervivencia es ya superior al 80 % al año, lo que permite considerar el trasplante intestinal como procedimiento terapéutico convencional. Pese a esta mejoría, los informes del registro señalan de forma reiterada una pérdida tardía significativa de injertos y pacientes años después del trasplante, a diferencia de la estabilización de los resultados a largo plazo observada en el trasplante hepático. El registro muestra también que las principales causas de pérdida tardía del injerto son el rechazo y la infección, complicaciones que en el trasplante intestinal están muy interrelacionadas, por lo que la estrategia más fructífera comienza por profundizar en los mecanismos básicos que producen la respuesta aloinmune y aplicar el conocimiento adquirido para: *a)* diagnosticar precozmente el rechazo (incluso antes de que se produzcan manifestaciones clínicas) y *b)* prevenir y tratar el rechazo ya sea agudo o crónico. La primera estrategia pasa por el desarrollo de biomarcadores suficientemente específicos y sensibles de rechazo, en sus distintas modalidades, y la segunda por el desarrollo de procedimientos terapéuticos de inmunomodulación, tanto en el donante como en el receptor. Los niños serían, además, por tener mayor esperanza de vida, los mayores beneficiarios de estos avances.

Sinopsis del alorreconocimiento y aloactivación

La activación completa clonal de linfocitos tras un trasplante es la fase final de un proceso que comienza con el reconocimiento de moléculas HLA no propias. El alorreconocimiento se produce por tres vías diferentes, ninguna de ellas excluyentes:

- La *vía directa*, en la que células presentadoras de antígeno (APC) del donante presentan directamente moléculas del complejo principal de histocompatibilidad (MHC) del donante a los linfocitos T del huésped.
- La *vía indirecta*, por la que APC del huésped primero procesan en su interior moléculas del donante (principalmente HLA y otros aloantígenos) y después las presentan en superficie a las células T del huésped, unidas a moléculas HLA propias; esta vía es además una fuente importante de DSA, ya que activa principalmente linfocitos CD4$^+$, los cuales producen citocinas que estimulan linfocitos B específicos a moléculas alogénicas.
- La *vía semidirecta*, en la que vesículas extracelulares del donante, partículas liberadas de forma natural por todo

tipo de células, son internalizadas por APC del huésped y, sin procesarlas, son presentadas en superficie a los linfocitos T $CD4^+$ y $CD8^+$ del huésped.

Tras el *alorreconocimiento* (señal 1), para que se produzca la *aloactivación*, son necesarias dos señales adicionales, la coestimulación (señal 2) entre las APC y los linfocitos T del huésped a través de sus correspondientes ligandos, y la señal 3 mediante la secreción de citocinas estimuladoras a cargo de linfocitos T activados, con la consiguiente proliferación de linfocitos T alorreactivos.

La aloactivación no es el único acontecimiento posible una vez que un linfocito T capta un antígeno extraño; otras posibles respuestas son la apoptosis, la anergia y la activación parcial. Dado que las APC no están capacitadas para diferenciar lo propio de lo extraño, se acepta que para que ocurra una activación total con expansión clonal de linfocitos T se necesita un ambiente local favorable, en el que está implicado el daño tisular (con importante participación de la inmunidad innata, pero también favorecida por fenómenos de isquemia-reperfusión), que liberaría moléculas procedentes de células necróticas, las cuales proporcionarían la señal de alarma para iniciar la respuesta inmunitaria. Esta hipótesis explicaría por qué la madre no rechaza al feto, ya que las células que mueren en la vida fetal lo hacen por apoptosis y no por necrosis y, en consecuencia, sin daño tisular.

Peculiaridades del alorreconocimiento

Cualquiera que sea la vía por la que se inicia la respuesta inmunitaria, la evidencia acumulada señala la importancia de los órganos linfoides periféricos como lugar donde se produce el alorreconocimiento y la consiguiente aloactivación. En el trasplante intestinal y el TMV se produce un ambiente muy favorable para el alorreconocimiento por las vías directa e indirecta, dada la considerable carga de tejido linfoide incluida con el injerto, cuyos órganos linfoides periféricos comienzan a ser repoblados ya desde las primeras 24 horas por linfocitos del receptor, con una tasa de recambio elevada, hasta el punto de que a los 3-5 días postrasplante más del 50 % de la población linfocitaria del aloinjerto intestinal procede del huésped.

Por otra parte, la vía directa solo es capaz de inducir rechazo durante escasos meses en la mayoría de los trasplantes de órganos sólidos, dado que las APC profesionales del donante (dendríticas, macrófagos, monocitos, linfocitos B) tienen una vida limitada. En el trasplante intestinal, sin embargo, las células epiteliales y de la lámina propia, así como la masa de tejido linfoide incluida con el injerto, expresan moléculas de tipo II, que pueden actuar como células no convencionales presentadoras de antígeno, por lo que esta vía en el trasplante intestinal puede actuar ininterrumpidamente.

Otro hecho diferencial es la colonización, incluso en condiciones fisiológicas, de la luz intestinal por microorganismos. Los linfocitos T cooperadores foliculares (Tfh) constituyen un grupo especial de células que ayudan a los linfocitos B a producir anticuerpos frente a patógenos invasores y representan, por lo tanto, un mecanismo de defensa, aunque tras un trasplante intestinal/TMV, la colonización

de los órganos linfoides periféricos del injerto por Tfh del huésped puede ser una vía adicional de activación y expansión de linfocitos B específicos del donante en el trasplante intestinal y, por lo tanto, de producción de DSA.

Finalmente, las vesículas extracelulares liberadas por el epitelio del intestino trasplantado contienen también moléculas del MHC del aloinjerto y tienen capacidad para iniciar el alorreconocimiento por esta vía (semidirecta).

Una nueva vía de activación en el trasplante intestinal. Modelo de reconocimiento alogénico bidireccional. Papel de los linfocitos de memoria residentes

Existe evidencia que apoya una cuarta vía de alorreconocimiento en el trasplante intestinal, mediante la presentación por parte de linfocitos B del huésped de moléculas del MHC de tipo II propias a linfocitos T $CD4^+$ del donante. Los linfocitos B del huésped actúan como aloactivadores de los linfocitos T del donante de un modo similar a como ocurre en la vía directa, con la diferencia de que el papel de células donante-receptor está invertido, de ahí la denominación de *vía directa invertida*.

Estudios clínicos y experimentales muestran que, tras un trasplante de órganos sólidos, se produce una expansión de células T efectoras, tanto del receptor (clones huésped *versus* injerto [HvsG]) como del donante (clones de injerto *versus* huésped [GvsH]). La magnitud de la respuesta HvsG y GvsH depende del número relativo de células T en el injerto, pudiendo coexistir hasta cierto nivel ambas respuestas sin expresión clínica en pacientes sometidos a un régimen inmunosupresor. La sobreexpansión de alguna de ellas produciría rechazo o EICH, siendo previsible que en el trasplante intestinal o el TMV la respuesta GvsH sea más evidente que en otros trasplantes de órganos sólidos, dada la mayor cantidad de células T transferidas con el injerto. El reconocimiento de que en el trasplante intestinal y el TMV pueden coexistir estos dos tipos de poblaciones cuyos efectos son opuestos es crucial y lo diferencia de otros trasplantes de órganos sólidos; asimismo, puede ser útil para ajustar regímenes inmunosupresores, así como para generar estrategias tolerogénicas basadas en un conocimiento más profundo de la dinámica del quimerismo. El concepto de alorreconocimiento bidireccional en el trasplante intestinal es apoyado por la existencia de la vía directa invertida, antes descrita, que no es más que una característica de la respuesta GvsH, aunque simultáneamente las citocinas liberadas por los linfocitos activados del donante pueden también contribuir a expandir la respuesta humoral del huésped, dando origen a la formación temprana de DSA *de novo*.

Por otra parte, en 2013 se identificó un subgrupo especial de linfocitos T de memoria fenotípicamente diferentes de los linfocitos T de memoria circulantes que se denominaron linfocitos de memoria residentes (LMR). Se caracterizan por localizarse en tejidos epiteliales «barrera», como piel, intestino, pulmones y órganos reproductores, y permanecer en ellos con una tasa de circulación muy baja o despreciable. Constituyen una estirpe de células altamente protectoras frente a los patógenos habituales en los tejidos en los que anidan, y al igual que los restantes linfocitos, tras el trasplante intestinal los LMR del huésped repueblan el aloinjerto en una proporción significativa, acontecimiento esperable al ser el intestino un órgano «barrera». Recientemente se ha demostrado en animales de experimentación que este grupo de células tiene un papel especialmente importante en el rechazo de aloinjertos, y desde el punto de vista clínico, se ha relacionado con el rechazo resistente a la timoglobulina en el trasplante intestinal. La confirmación de este hecho podría tener implicaciones terapéuticas, dado que la eficacia de los fármacos inmunosupresores habitualmente usados es escasa o nula frente a linfocitos de memoria. Por otra parte, considerando la vía de alorreactividad bidireccional, la gran población de LMR presentes en el aloinjerto intestinal puede ser la base de formas diferentes de aloactivación, como la respuesta de injerto contra huésped, así como de activación de la vía directa inversa, también antes descrita. La contribución estos acontecimientos al estado clínico del injerto y/o del paciente está aún por precisar, pero abre nuevas posibilidades de tratamiento.

Biomarcadores de rechazo en el trasplante intestinal: un trabajo imperfecto en progresión

A fecha de hoy no existen biomarcadores con sensibilidad y especificidad suficientes para servir por sí solos como biomarcadores de rechazo agudo celular (RAC). Sin embargo, algunas moléculas, entre las que destacan la citrulina plasmática y la calprotectina fecal, ya son usadas en clínica. Sin embargo, ambas varían también en otros procesos, como las lesiones de isquemia reperfusión o las enteritis, por lo que sirven solo de cribado o para descartar el RAC.

Desde el punto de vista fisiopatológico, la alteración en la expresión de un potencial biomarcador podría ser consecuencia de: *a)* daño tisular, *b)* activación inmunológica y consiguiente inflamación local o *c)* cambios metabólicos que ocurren durante el rechazo.

A continuación se exponen los hallazgos más significativos y las hipótesis exploradas en este ámbito, de acuerdo con los tres mecanismos fisiopatológicos implicados en el RAC.

Biomarcadores de lesión directa del injerto secundaria al proceso de rechazo agudo celular

La mucosa intestinal es la diana principal del rechazo que, como consecuencia, causa lesión del enterocito. La citrulina es un aminoácido producido casi exclusivamente por estas células, y sus niveles séricos se relacionan con la masa total de enterocitos funcionantes. La citrulina sérica es estable y fácil de determinar y se correlaciona inversamente con la gravedad del rechazo. No obstante, presenta limitaciones, como su relación directa con la masa corporal y del injerto, así como con la función renal, y por el hecho de descender en el daño por isquemia-reperfusión o en casos de enteritis infecciosa, pese a su elevada sensibilidad (> 80 %), su especificidad es baja (58 %).

La proteína de unión a ácidos grasos intestinal (I-FABP, del inglés *intestinal fatty-acid binding protein*), expresada exclusivamente por los enterocitos maduros del epitelio intestinal e indetectable en suero en condiciones normales, ex-

perimentalmente se incrementa en el rechazo, aunque está pendiente de confirmación en estudios clínicos.

Las enzimas degradantes histamina-diaminooxidasa e histamina-N-metiltransferasa también se han descrito experimentalmente como biomarcadores, ya que disminuyen en el rechazo y se correlacionan negativamente con su gravedad. Aunque estas enzimas son relativamente constantes en el suero y en la masa intestinal, y se dispone de pruebas para su determinación sérica y en heces, no existe comprobación clínica de estos marcadores que reflejan la integridad funcional de la mucosa intestinal.

La perforina permite la entrada de la granzima Z, que induce la muerte celular por apoptosis, cuya magnitud está relacionada con la intensidad del rechazo en el trasplante intestinal. De hecho, la cuantificación de la actividad apoptótica en las criptas es una de las características usadas por los patólogos para determinar el grado de rechazo tras el trasplante intestinal (v. **Tabla 48-1**). Se ha demostrado que ambas (perforina y granzima) se expresan en el rechazo en la mucosa de los aloinjertos intestinales, y su incremento sérico se correlaciona con su gravedad. Sin embargo, los mismos cambios ocurren en el trastorno linfoproliferativo postrasplante y en la enteritis vírica, lo que reduce el valor diagnóstico de estas biomoléculas. Además, se ha descrito un incremento fisiológico durante las 4 primeras semanas tras el trasplante intestinal, así como una susceptibilidad al tratamiento antirrechazo, lo que disminuye aún más el valor.

El supresor soluble de tumorigenicidad 2 es otro biomarcador cuyos niveles se han encontrado aumentados en casos de trasplante intestinal pediátrico.

Un estudio de proteómica en ratones reveló alteraciones en la expresión en la mucosa de 94 proteínas. El análisis de las vías metabólicas canónicas mostró alteraciones de proteínas relacionadas con el rechazo, como citrulina, serotonina, dopamina y arginina, pero también de otras hasta entonces no descritas, siendo la cromogranina A, que disminuye en el intestino con rechazo, la más prometedora.

Biomarcadores de activación inmunológica e inflamatoria local y sistémica

Los niveles de calprotectina fecal se usan habitualmente como marcador de actividad en la EII, y se ha comprobado que se elevan igualmente en los episodios de rechazo. La calprotectina es producida por los neutrófilos que infiltran el tracto gastrointestinal sometido a procesos de infección o inflamación, y es fácilmente determinable, ya que se distribuye de manera homogénea en heces y es resistente a la degradación. Aunque su especificidad es muy baja para diferenciar entre rechazo, infección e inflamación, se usa como primera línea de estudio para descartar procesos inflamatorios de cualquier índole, lo que reduce la necesidad de endoscopias y biopsias en más de la mitad de los casos.

Las citocinas y sus receptores desempeñan un papel importante en el desarrollo de la inflamación inicial en las etapas precoces del alorreconocimiento, y hay estudios experimentales que muestran elevación de diversas citocinas y moléculas de adhesión en el tejido de intestinos con rechazo. Sin embargo, todos los estudios se centran en la expresión de estas moléculas en el tejido, y su determinación en fluidos corporales es muy limitada, por lo que, pese al entusiasmo inicialmente suscitado, existe aún una brecha entre los datos experimentales y clínicos.

Un estudio piloto ha encontrado elevación del REG 3α, péptido antimicrobiano sintetizado por los enterocitos y las células de Paneth, en el rechazo tras el trasplante intestinal, demostrando su capacidad de anticiparse 1 semana a las manifestaciones clínicas, por lo que está siendo motivo de atención para determinar su sensibilidad y especificidad en el contexto del trasplante intestinal.

En cuanto a la monitorización de desarrollo de inmunidad humoral frente al injerto, la producción de anticuerpos *de novo* frente a los antígenos de histocompatibilidad (HLA) del injerto, conocidos como anticuerpos específicos del donante (DSA), se han relacionado con un riesgo mayor de rechazo celular agudo, pero especialmente con un peor pronóstico a largo plazo, como índice de una actividad de baja intensidad, pero continua de activación inmunológica frente al injerto. El desarrollo de pruebas más sensibles para detectar anticuerpos anti-HLA permite la identificación de DSA circulantes en pacientes con buena función del injerto.

Biomarcadores de cambios metabólicos durante el rechazo

El microbioma y la microbiota están siendo investigados en el trasplante intestinal, y aunque no se dispone aún de resultados concluyentes, los avances en secuenciación permiten realizar análisis de alta resolución que ya se están aplicando en otras enfermedades (asma, diabetes, cáncer de colon), por lo que existe la creencia de que puedan ser útiles como potenciales biomarcadores de rechazo. El trasplante intestinal tiene unas características que lo hacen único respecto a otros trasplantes, como son la colonización de la luz intestinal por gérmenes, la elevada incidencia de infecciones, que obliga al uso frecuente de antibióticos, el uso de sondas y ostomías, la necesidad de una inmunosupresión más elevada, así como el hecho de que algunos inmunosupresores tienen actividad antibiótica; todo ello afecta al microbioma y a la microbiota y puede verse alterado en el rechazo. Estudios preliminares han puesto de manifiesto alteraciones en la calidad y el número durante los episodios de rechazo, pero los resultados no permiten aún su uso como marcadores precoces. El desarrollo de métodos de control de la microbiota que tengan impacto en la supervivencia del injerto sería otra posible estrategia muy prometedora.

El desarrollo de las ciencias ómicas, de las que el estudio del microbioma es una de sus ramas, es hoy día posible gracias a técnicas analíticas y bioinformáticas que permiten realizar un estudio completo y simultáneo de múltiples compuestos. En ausencia de un biomarcador altamente específico de rechazo en el trasplante intestinal, se investiga mediante técnicas ómicas el desarrollo de un panel de pruebas menos específicas que obtenga la precisión suficiente, algo que en el caso del trasplante renal ya tiene aplicación clínica mediante determinaciones en orina. Se ha analizado el metaboloma en heces o efluente de ostomía de 36 casos de trasplante intestinal, y se

han hallado cambios significativos en el rechazo en 477 metabolitos de los 2.541 detectados, siendo los más significativos los correspondientes a leucotrieno E_4, D pantetina, piridoxal-5-fosfato, taurocolato y riboflavina.

Otro estudio multiplexado sobre 17 citocinas y análisis proteómico del efluente de la ostomía en 16 trasplantes intestinales constató elevación de cinco citocinas, aunque solo una de ellas (interferón gamma) específicamente en casos de rechazo; el análisis proteómico detectó variaciones en 17 péptidos, tres de ellos (péptidos de neutrófilos humanos 1, 2 y 5) relacionados con episodios de rechazo. Aunque el significado de todos estos hallazgos no está aún suficientemente aclarado, permite albergar la posibilidad de un futuro desarrollo de biomarcadores eficaces y poco invasivos basado en un enfoque tan pragmático como es el análisis del efluente de la ostomía.

AVANCES EN LA INMUNOMODULACIÓN DEL INJERTO

Fundamento

La redundancia de los sistemas de defensa y el polimorfismo de los antígenos de histocompatibilidad (HLA) representan una ventaja evolutiva en la protección frente a infecciones. En el trasplante de órganos, sin embargo, constituye una barrera para establecer terapias simples y eficaces frente al rechazo. Actualmente, la inmunomodulación se basa sobre todo en la inmunosupresión del huésped, pero la ausencia de especificidad provoca una disminución en la inmunidad, que vuelve al huésped más susceptible a las infecciones y al desarrollo de tumores. Además, los efectos tóxicos y metabólicos de los tratamientos inmunosupresores incrementan también el riesgo de enfermedades cardiovasculares, renales, etc. Estos problemas son comunes a todos los trasplantes de órganos sólidos, pero es en el trasplante intestinal donde el impacto es mayor, al ser más frecuentes y más graves en intensidad, y porque sus consecuencias en la viabilidad del injerto y del paciente son mayores.

La inmunomodulación ideal debería actuar únicamente en las células con especificidad frente al donante y promover la aceptación del aloinjerto como propio, estado que se conoce con el nombre de *tolerancia operacional*. Esta estrategia disminuiría los efectos secundarios y la toxicidad de la inmunosupresión general, a la vez que evitaría el desarrollo de rechazo. Otras terapias con diana en el daño no inmunológico, como el daño por isquemia-reperfusión, permitirían además maximizar el uso de donantes marginales e incrementar el *pool* de donantes. Conseguir todo lo anterior con un solo tratamiento no parece accesible, y los mejores resultados se producirán con una terapia combinada de actuaciones tanto en el donante como en el receptor.

Inmunomodulación del receptor más allá de los anticalcineurínicos

Bloqueo de la coestimulación

Ya se ha mencionado que el reconocimiento de antígenos del MHC del aloinjerto es el primer acontecimiento que conduce al rechazo (señal 1). No obstante, el alorreconocimiento no es suficiente para inducir la alorrespuesta, sino que precisa la acción de moléculas solubles o de membrana (señal 2), denominadas moléculas coestimuladoras, que son moléculas no polimorfas cuya función es iniciar, mantener y regular la activación de los linfocitos T, y sin las cuales, tras el alorreconocimiento, en lugar de alorrespuesta se produciría tolerancia para ese antígeno específico. El CTLA-4-Ig (*cytotoxic T lymphocyte-associated antigen-4-Ig*, belatacept) es una proteína de fusión que bloquea por competencia la unión B7 (en la APC) al CD28, imitando la señal inhibitoria negativa para el linfocito T activado producido por la unión B7-CTLA-4. La de tolerancia inducida por el betalacept es, por lo tanto, de tipo periférico, y su mecanismo es una coestimulación subóptima.

Desensibilización

El papel de la presencia en el receptor de anticuerpos DSA preformados anti-HLA en el trasplante intestinal no está aún bien precisado, pero parece tener un impacto negativo en la supervivencia del injerto, así como en el desarrollo de rechazo mediado por anticuerpos (RMA), tanto agudo como crónico. La infusión de inmunoglobulinas y plasmaféresis no resultó eficaz a largo plazo, y actualmente la prevención del rechazo mediado por anticuerpos se obtiene mediante depleción de células B mediante anticuerpos monoclonales anti-CD20 como el rituximab, que ha demostrado ser eficaz en la reducción de los niveles de anticuerpos.

Tratamientos contra el rechazo mediado por anticuerpos

Se ha investigado la inhibición de productos finales de la activación del complemento mediante el uso de eculizumab, cuya eficacia en la reducción de los niveles de DSA ha podido ser demostrada, aunque los resultados son aún preliminares. Otra estrategia es el uso de anticuerpos antiinterleucina 6 (IL-6). La IL-6 promueve la expansión de linfocitos T y B, la diferenciación de linfocitos B inmaduros en linfocitos maduros productores de anticuerpos, y la activación de señales proinflamatorias en células de la inmunidad innata como monocitos, macrófagos y células asesinas naturales (NK, *natural killer*); más allá de los fenómenos inmunológicos, la IL-6 promueve también fibrosis mediante la síntesis de colágeno en los fibroblastos y su diferenciación en miofibroblastos.

Estudios preclínicos sugieren que las células NK desempeñan un papel en el desarrollo de rechazo mediado por anticuerpos, produciendo daño endotelial e inflamación microvascular. Todo lo expuesto destaca la necesidad de terapias cuyas dianas no se limiten exclusivamente a los linfocitos T y B, ya que terapias futuras que tengan por diana a las células NK pueden en teoría modificar el panorama del rechazo mediado por anticuerpos.

Terapias inmunomoduladoras celulares

En la actualidad se investigan principalmente tres estrategias diferentes de terapias celulares dirigidas a modular la aloinmunidad, que se describen a continuación.

Inmunomodulación periférica mediante infusión de una única población celular supresiva

Se han utilizado, especialmente de forma experimental, linfocitos B reguladores, células depresoras derivadas de la médula, macrófagos reguladores, células dendríticas tolerogénicas, pero sobre todo los linfocitos T reguladores (Treg). El uso clínico queda limitado por cuestiones no resueltas, como cuál es la mejor fuente (células del donante o del receptor), el número de células adecuado que se debe infundir y cómo garantizar que las células actúan de acuerdo a lo previsto y que seguirán funcionando una vez infundidas.

Inmunomodulación periférica mediante infusión *in vivo* de varias poblaciones celulares supresivas

La evidencia acumulada sugiere que el uso de una sola población supresora reduciría la alorrespuesta pero no llegaría a suprimirla; por consiguiente, si se persigue la tolerancia, la monoterapia favorecería pero no conseguiría alcanzar el objetivo. Dado que las poblaciones celulares supresoras actúan por mecanismos diferentes e independientes entre sí, la infusión de diversas poblaciones, adecuadamente escogidas, en teoría podría ejercer un efecto sinérgico. No obstante, la combinación de productos celulares múltiples generados *ex vivo* es por ahora técnicamente imposible, por lo que la estrategia seguida es desarrollarlos *in vivo*. El procedimiento más estudiado es la infusión de células apoptóticas del donante.

Debido a que la apoptosis es un proceso habitual en el organismo que sirve para mantener la renovación celular y la homeostasis del huésped, evolutivamente se han desarrollado varios mecanismos para asegurar que el aclaramiento de células apoptóticas se produzca en ausencia de respuesta inflamatoria. La técnica usa células del donante tratadas con etilencarbodiamida, ya que su infusión es seguida de una rápida apoptosis; esta muerte programada veloz evita la sensibilización del huésped, y el proceso de apoptosis que desarrolla moviliza diversas estirpes de células reguladoras del receptor, estableciendo de este modo una red inmunorreguladora tolerogénica que actúa como señuelo, que puede ser infundido periódicamente para reforzar la inhibición inmunológica.

Es importante que las células del donante infundidas expresen HLA de tipos I y II para que la tolerancia sea donante-específica. Esta estrategia tiene dos limitaciones: una, la necesidad de mantener un *pool* de células de donante criopreservadas, y otra derivada del hecho de que, siendo una tolerancia de tipo periférico, podría verse afectada por acontecimientos que, como las infecciones, produjeran activación inmunitaria del huésped.

Modulación central mediante inducción de una quimera donante-receptor

Comparada con la tolerancia periférica, la tolerancia central es la forma más robusta de inducir tolerancia a un aloinjerto. Su posibilidad se demostró en casos de enfermos con mieloma múltiple que precisaron trasplante de médula y trasplante renal para tratar, respectivamente, su enfermedad hematológica y la enfermedad renal irreversible asociada al mieloma múltiple. En los casos en los que se utilizó el mismo donante para los dos procedimientos, el injerto renal no requirió inmunosupresión tras prender el injerto de médula, lo que produce un quimerismo completo (todas las células inmunocompetentes son del donante). En los casos en los que no se precisa trasplantar progenitores hematopoyéticos, la inducción de una quimera mixta es la línea más investigada, por tener ventajas respecto de la quimera completa, pero los retos de esta estrategia son: *a)* cómo minimizar el precondicionamiento y, a la vez, facilitar el prendimiento del trasplante de progenitores hematopoyéticos, y *b)* una vez establecida la quimera, cómo eliminar definitivamente el riesgo de desarrollar EICH.

Entre las estrategias ensayadas están el uso de diversas poblaciones celulares supresoras, el cotrasplante de tejido tímico, así como la posibilidad de generar tejido tímico quimérico mediante el uso de células madre pluripotenciales inducidas (iPS).

Terapias inmunomoduladoras no celulares

Vesículas extracelulares

Las vesículas extracelulares son partículas constituidas por dos capas lipídicas y son liberadas de forma natural por todo tipo de células. Poseen una carga bioactiva que favorece la comunicación específica entre células, y las vesículas extracelulares liberadas por células inmunitarias pueden favorecer funciones proinflamatorias o inmunosupresoras según su origen. Así, las vesículas extracelulares procedentes de células dendríticas contienen moléculas del MHC e inician la respuesta inmunitaria por la vía del reconocimiento indirecto, mecanismo antes mencionado, mientras que las vesículas extracelulares liberadas por neutrófilos, algunos macrófagos activados y células madre mesenquimales (CMM) ejercen efectos antiinflamatorios e inmunospresores mediante la atenuación de la activación de linfocitos T y favoreciendo la expansión de Treg. Las que más se han investigado son las derivadas de células madre mesenquimales, células multipotentes cuyo efecto inmunomodulador se atribuye en gran medida a las vesículas extracelulares que liberan. Estas, y las células de las que proceden, pueden, además, ser modificadas por ingeniería genética para incrementar su estabilidad, especificidad y carga terapéutica. Actualmente hay un estudio en fase I para el tratamiento del rechazo en enfermos sometidos a trasplantes de órganos sólidos abdominales.

Nanotecnología

La nanotecnología ya se utiliza para proporcionar una administración más eficaz de medicamentos y abre la posibilidad a estrategias terapéuticas dirigidas. Membranas de nanocanales incorporadas a dispositivos implantables son utilizadas ya para conseguir una liberación de fármacos constante y mantenida, tanto a nivel local como sistémico. Otra aplicación es la encapsulación liposomal de inmunosupresores como el tacrólimus o la rapamicina, que proporciona una ventaja farmacocinética respecto de la administración convencional. La posibilidad de liberar el fármaco asociado a nanopartículas específicamente en el aloinjerto y órganos linfoides periféricos es en la actualidad motivo de investigación. Un ejemplo es el anticuerpo monoclonal MECA79, que tiene afinidad por ciertos determinantes antigénicos presentes en linfocitos periféricos. Un estudio en trasplante cardíaco experimental en ratones demostró que la administración de MECA79 acoplado a nanopartícula y cargado con tacrólimus mejoraba la supervivencia del injerto sin que fuesen detectables niveles de tacrólimus en sangre. Finalmente, de forma experimental se están usando antígenos de donante que han sido previamente modificados para promover la expansión de células reguladoras, acoplados a nanopartículas en modelos murinos de tolerancia.

Inmunomodulación del donante o de órganos donantes

Modificación de órganos existentes

Perfusión mecánica ex vivo

Es una nueva modalidad de preservación que parece tener ventajas sobre el procedimiento habitual de isquemia fría. Se investiga a diferentes temperaturas (hipotérmica frente a normotérmica), así como usando líquidos de perfusión oxigenados y no oxigenados. Actualmente existe gran interés en la modalidad normotérmica usando líquido de perfusión rico en nutrientes y oxigenado, ya sea con eritrocitos o con transportadores sintéticos de oxígeno. Esta modalidad ofrece la posibilidad futura de reacondicionamiento del injerto y abre la vía a actuaciones terapéuticas sin riesgo para el huésped (p. ej., terapia génica, modulación inmunitaria, uso de vesículas extracelulares con propiedades inmunomoduladoras y antiinflamatorias, uso de nanopartículas con dianas específicas, administración combinada de fármacos como prostaglandinas, prostaciclinas y trombolíticos).

Agentes senolíticos

Para evitar la inflamación crónica asociada a la senescencia, lo que incrementaría el *pool* de donantes. Existen líneas de investigación en este sentido que no se describen por carecer de interés en el ámbito pediátrico.

Ingeniería de órganos

Ingeniería tisular

La demanda de tejidos como piel y vejiga ha supuesto un estímulo para el desarrollo de la ingeniería tisular como procedimiento para generar sustitutos de órganos, que pueden ser diseñados para que sean genéticamente idénticos respecto del huésped, o ser biomodificados o encapsulados de modo que se consiga reducir su inmunogenicidad. Hay dos estrategias posibles: la primera es obtener mediante ingeniería el componente más pequeño de un tejido y ensamblarlo en una estructura mayor, y la segunda, repoblar el andamio de un órgano con células apropiadas. En este caso, primero se descelulariza el órgano, y la estructura que se obtiene preserva la distribución espacial de las células, su matriz extracelular, y proporciona el ambiente adecuado para repoblar el órgano con células del huésped. Son útiles también el uso de hidrogel y la impresión 3D para la obtención del andamiaje, y los avances con el desarrollo de células pluripotentes inducidas permite generar en gran cantidad células específicas del huésped para repoblar el órgano. No obstante, son necesarios avances significativos que permitan su aplicación práctica.

Edición genética para xenotrasplante

A pesar de su gran diferencia filogénetica, los cerdos domésticos tienen semejanzas anatómicas y fisiológicas con el ser humano que lo convierten en el animal idóneo para el xenotrasplante, a pesar de lo cual, el xenotrasplante cerdo-humano todavía plantea desafíos importantes. Las técnicas de edición genética, sin embargo, han permitido progresos, como eliminar genes que codifican proteínas inmunogénicas, alterar genes que activan la cascada del complemento del animal, incompatible con la del ser humano y que produce una activación descontrolada del complemento, modificar elementos del sistema de coagulación que también son incompatibles, predisponiendo al receptor a una coagulopatía de consumo y la expresión transgénica de proteínas humanas que inhiben la agregación plaquetaria. Las técnicas de edición genética permiten ya introducir alteraciones genéticas múltiples, como resultado de las cuales ya se han realizado los primeros trasplantes de corazón y riñón de cerdo a ser humano. Estos avances sin duda suponen un punto de inflexión crítico para los xenotrasplantes.

UNIDADES DE REHABILITACIÓN INTESTINAL

El fallo intestinal es un cuadro de extraordinaria complejidad, que requiere un tratamiento superespecializado, a cargo de profesionales con gran experiencia y muy motivados. A pesar de ello, son pocos los centros que ofrezcan todas las opciones posibles de tratamiento y que traten todos los estadios del fallo intestinal desde el inicio hasta el trasplante. Parece verosímil aceptar que la centralización de la casuística en centros que integren todas las opciones terapéuticas sea la herramienta óptima para mejorar los resultados, disminuir la tasa de complicaciones y reducir los costes extraordinariamente elevados del tratamiento del fracaso intestinal, en cualquiera de sus modalidades.

Precisamente, uno de los aspectos más interesantes del trasplante intestinal es haber permitido la evolución de algunos centros hacia la creación de unidades de rehabilitación intestinal que integren en un equipo multidisciplinar los tres procedimientos básicos de tratamiento del fallo intestinal: soporte nutricional, farmacología y cirugía, incluido el trasplante intestinal, evolución similar a la que hace dos décadas condujo a la creación de unidades especializadas de hepatolo-

gía a partir de programas consolidados de trasplante hepático. Estas unidades alcanzan reconocimiento público por parte de la comunidad científica cuando durante el XIV Simposio Internacional de Trasplante de Intestino, celebrado en Buenos Aires en 2015, la Sociedad Internacional de Trasplante Intestinal (ITA) decide cambiar su nombre al de Sociedad Internacional de Rehabilitación y Trasplante Intestinal (IRTA).

La misión de las unidades de rehabilitación intestinal sería eliminar o reducir la necesidad de nutrición parenteral de los enfermos con fallo intestinal, mediante un plan individualizado de medidas dietéticas, médicas y quirúrgicas, tratando simultáneamente de mejorar la calidad de vida y la longevidad del paciente y, al mismo tiempo, reducir los costes del tratamiento y las complicaciones. Entre las tareas clínicas que debe asumir la unidad son relevantes las siguientes:

- Evaluación física, bioquímica y radiológica del enfermo.
- Educación e instrucción del paciente y de los cuidadores.
- Soporte nutricional.
- Destete de la nutrición parenteral.
- Tratamiento de las complicaciones del fallo intestinal.
- Soporte psicosocial.
- Opciones quirúrgicas, incluyendo reconstrucción autóloga del intestino y trasplante intestinal.
- Opciones farmacológicas de tratamiento del fallo intestinal.

Los beneficios de las unidades de rehabilitación intestinal se extienden a todos los ámbitos: optimización de los resultados, disminución de la mortalidad y la tasa de complicaciones, reducción de costes, mayor interacción entre los profesionales y las distintas modalidades de tratamiento, mayor flexibilidad para instaurar cambios rápidos, comunicación más dinámica del enfermo y los familiares con los cuidadores, así como la continuidad percibida por el paciente en el tratamiento que recibe. Otras ventajas son la mayor posibilidad del enfermo y sus familiares para relacionarse con pacientes con problemas similares, y la de permitir reunir un número suficiente de casos para el desarrollo de trabajos de experimentación clínica.

Finalmente, los elevados costes del tratamiento con soporte nutricional, así como la creación de una población cada vez mayor de enfermos con fallo intestinal, obligan a la instauración de una política nacional de control y gestión. Los centros que integran todas las opciones terapéuticas mejoran los resultados, reducen la tasa de complicaciones y optimizan el coste, y aunque resulte paradójico, disminuyen las necesidades de nutrición parenteral y de trasplante en un número significativo de enfermos, algo que hemos comprobado en nuestra propia experiencia, pues la tasa de enfermos evaluados como potenciales candidatos a trasplante intestinal en los que se consiguió autonomía digestiva fue más del doble en los referidos desde otros centros que en los procedentes de nuestro hospital. Por último, el tratamiento precoz del fallo intestinal en centros de referencia es un elemento clave para reconocer lo antes posible la irreversibilidad del fallo intestinal y permitir realizar el trasplante en el momento más adecuado.

BIBLIOGRAFÍA CONSULTADA

Abreu P, Manzi J, Vianna R. Innovative surgical techniques in the intestine and multivisceral transplant. Curr Opin Organ Transplant 2024; 29: 88-96.

Abrol N, Jadlowiec CC, Taner T. Revisiting the liver's role in transplant alloimmunity. World J Gastroenterol 2019; 25: 3123-35.

Abu-Elmagd KM, Costa G, Bond GJ et al. Five hundred intestinal and multivisceral transplantations at a single center: major advances with new challenges. Ann Surg 2009; 250: 567-80.

Andres AM, Santamaría ML, Ramos E et al. Graft-vs-host disease after small bowel transplantation in children. J Pediatr Surg 2010; 45: 330-6.

Bhamidimarri KR, Beduschi T, Vianna R. Multivisceral transplantation. Where do we stand? Clin Liver Dis 2014; 18: 661-74.

Botija G, Ybarra M, Ramos E et al. Autoimmune cytopaenia after paediatric intestinal transplantation: a case series. Transpl Int 2010; 23: 1033-7.

Canovai E, Hlaing HH, Sharkey L. Small bowel transplantation –the latest developments. Medicine 2024; 52: 186-92.

Clark RA. Resident memory T cells in human health and disease. Sci Transl Med 2015; 7: 269.

Di Cocco P, Martinino A, Lian A et al. Indications for multivisceral transplantation: a systematic review. Gastroenterol Clin North Am 2024; 53: 245-64.

Ferreira MA, Ouverney LFF, Figueiredo MC, David AI. Immunosuppression protocols in intestinal and multivisceral transplantation –a literature review. Transplant Proc 2023; 55: 1431-6.

Game DS, Lechler RI. Pathways of allorecognition: implications for transplantation tolerance. Transplant Immunol 2002; 10: 101-8.

Gondolesi GE. History of clinical intestinal transplantation. Hum Immunol 2024; 85: 110788.

Gondolesi GE, Aguirrea NF. Techniques for abdominal wall reconstruction in intestinal transplantation. Curr Opin Organ Transplant 2017; 22: 135-41.

Hernández Oliveros F, Alcolea Sánchez A, Ramos Boluda, Andrés Moreno A. Intestinal and multivisceral transplantation. Cir Pediatr 2023; 36: 50-9.

Husain I, Luo X. Novel approaches to immunomodulation for solid organ transplantation. Annu Rev Med 2024; 75: 369-80.

Kahn AB, Tulla KA, Tzvetanov IG. Indications of intestinal transplantation. Gastroenterol Clin North Am 2019; 48: 575-83.

Kubal C, Mangus R, Saxena R et al. Prospective monitoring of donor-specific anti-HLA antibodies after intestine/multivisceral transplantation: significance of de novo antibodies. Transplantation 2015; 99: e49-56.

Kudo H, Wada M. Pediatric intestinal rehabilitation. Curr Opin Organ Transplant 2023; 28: 237-41.

Lillehei RC, Goott B, Miller FA. The physiological response of the small bowel of the dog to ischemia including prolonged in vitro preservation of the bowel with successful replacement and survival. Ann Surg 1959; 150: 543-60.

Maklad M, Mazariegos G, Ganoza A. Pediatric intestine and multivisceral transplant. Curr Opin Organ Transplant 2023; 28: 316-25.

Pugliesi RA, Dasyam AK, Borhani AA. Intestinal and multivisceral transplantation: indications and surgical techniques. Radiol Clin North Am 2023; 61: 861-70.

Quirós-Tejeira RE. Immunological complications beyond rejection after intestinal transplantation. Curr Opin Organ Transplant 2012; 17: 268-72.

Ramos E, Hernández F, Andres A et al. Post-transplant lymphoproliferative disorders and other malignancies after pediatric intestinal transplantation: Incidence, clinical features and outcome. Pediatr Transplant 2013; 17: 472-8.

Ruiz P. (2012). How can pathologists help to diagnose late complications in small bowel and multivisceral transplantation? Curr Opin Organ Transplant 2012; 17: 273-9.

Rumbo M, Oltean M. Intestinal transplant immunology and intestinal graft rejection: from basic mechanisms to potential biomarkers. Int J Mol Sci 2023; 24: 4541.

Serradilla J, Andrés Moreno AM, Talayero P et al. Preclinical study of DCD and normothermic perfusion for visceral transplantation. Transpl Int 2023; 36: 11518.

Silva JT, San-Juan R, Fernández-Caamaño B et al. Infectious complications following small bowel transplantation. Am J Transplant 2016; 16: 951-9.

Stringa P, Papa-Gobbi R, Vela M et al. Native spleen preservation during visceral transplantation inhibits graft-versus-host-disease development: clinical and experimental study. Ann Surg 2023; 277: E235-44.

Sykes M. Tolerance in intestinal transplantation. Hum Immunol 2024; 85 110793.

Talayero P, Ramos Boluda E, Gómez Massa E et al. Donor-specific antibodies in pediatric intestinal and multivisceral transplantation: the role of liver and human leukocyte antigen mismatching. Liver Transplant 2018; 24: 1726-35.

Tian Q, Zhang Z, Tan L et al. Skin and heart allograft rejection solely by long-lived alloreactive TRM cells in skin of severe combined immunodeficient mice. Sci Adv 2022; 8.

Inmunosupresión en el trasplante intestinal. Monitorización del injerto y manejo postoperatorio del paciente

49

J. Calvo Pulido, Á. García-Sesma, C. Jiménez Romero, I. Justo Alonso y E. Moreno González

INTRODUCCIÓN

El intestino es el órgano más inmunogénico del organismo, por lo que los resultados del trasplante intestinal no superan al de otros trasplantes de órganos sólidos (TOS). Los principios que rigen la inmunosupresión en el trasplante intestinal son similares a los de otros TOS.

Según datos del *Intestinal Transplant Registry* (ITR) actualizados para el año 2019, los resultados del trasplante intestinal en sus distintas categorías son muy similares en términos de supervivencia del injerto para todos los receptores adultos, oscilando entre el 60 y el 75 % al año[1]. En cambio, cuando se habla de supervivencia de los pacientes, sí existen diferencias notables, siendo del 80 % en el trasplante intestinal aislado (TIA), del 75 % en el trasplante hepatointestinal (THI) y el trasplante multivisceral modificado (TMVM) y alrededor del 70 % para el trasplante multivisceral (TMV)[1].

INMUNOSUPRESIÓN

En los primeros trasplantes (entre los años 1966 y 1970) se utilizó la combinación de corticoides con azatioprina. En 1981 se introdujo la globulina antitimocítica (ATG) equina, que empezó a utilizarse como terapia de inducción. Más adelante, en 1983, se introdujo la ciclosporina como fármaco de mantenimiento en combinación con la azatioprina y los corticoides. El muromonab (OKT3) se introdujo en 1986 y el tacrólimus a principios de la década de 1990. Otros anticuerpos monoclonales fueron aprobados en años sucesivos: el daclizumab en 1997, el basiliximab en 1998, la ATG de conejo en 1998, el alemtuzumab en 2001 y la rapamicina oral en 1999.

Hasta el advenimiento del tacrólimus como inmunosupresor a inicios de la década de 1990, el trasplante intestinal no se convirtió en una posibilidad terapéutica real, marcando el inicio de una nueva era[2].

No se ha llegado a un acuerdo en cuanto al mejor régimen inmunosupresor; no obstante, debido a la alta inmunogenicidad de este órgano y la gran expresión de los antígenos de histocompatibilidad del injerto intestinal, se pensaba que este tipo de trasplante requería mayores cantidades de inmunosupresión que el trasplante renal, hepático o de corazón[3,4]. Este hecho, efectivamente, disminuyó en gran medida la tasa de rechazos y el número de episodios de rechazos refractarios. Sin embargo, la inmunosupresión excesiva ocasionó otros problemas no menos importantes, como infecciones graves, la aparición del síndrome linfoproliferativo postrasplante (SLPT) y la enfermedad del injerto contra el huésped (EICH).

Así pues, no está clara ni la estrategia ni la cantidad de inmunosupresión, si hay que administrar terapia de inducción, durante cuánto tiempo, si hay que usar o desarrollar nuevas estrategias inmunomoduladoras como el tratamiento previo al trasplante específico del injerto o del donante o aumentar la tolerancia inmunológica mediante la infusión en el receptor de células específicas de la médula ósea del donante en el receptor (microquimerismo), etc. Lo que parece que sí está claro es que la terapia de mantenimiento debe estar basada en un régimen de tacrólimus, con corticoides o sin ellos, y no de ciclosporina, pudiendo asociar rapamicina o micofenolato mofetilo (MMF) para potenciar la inmunosupresión o para mantener dosis bajas de tacrólimus si aparecen complicaciones renales, neurológicas, etc., con el uso de este fármaco. Otro aspecto importante es el hecho de poder suprimir los corticoides tan pronto como sea posible, aunque en la práctica casi todos los pacientes con trasplante intestinal aislado (TIA) o TMV permanecen en tratamiento con corticoides de mantenimiento asociado al tacrólimus[1,5,6]. A pesar de que en la actualidad las tasas de rechazo han disminuido significativamente, este sigue siendo un problema de importancia capital. De los 919 receptores de un trasplante intestinal recogidos en el ITR hasta 2005, el 11 % (49 pacientes) fallecieron por rechazo agudo, y el 49 % (213 pacientes), por sepsis y fracaso multiorgánico, algunos como consecuencia de un rechazo agudo[1]. Desde 2005 hasta 2009, el 7 % fallecieron por rechazo agudo, el 3 % por linfoma y hasta el 87 % por sepsis y fracaso multiorgánico[7]. Desde 2016 hasta 2019, la sepsis, con el consiguiente fracaso multiorgánico, sigue siendo la causa más importante de muerte en estos pacientes, seguida del recha- zo agudo y otras causas[1]. Las tasas de rechazo agudo según el ITR son del 57 % para el TIA, del 39 % para el THI y del 48 % para el TMV[1], aunque hay grupos que han llegado a tasas tan elevadas como del 95 % con pérdidas asociadas del injerto de hasta el 20 %[4].

Terapia de inducción

El objetivo de la utilización de un tratamiento de inducción en el trasplante intestinal es disminuir la respuesta inmunoló- gica del huésped al injerto. Por otro lado, permite disminuir enormemente la dosis de los inhibidores de la calcineurina. Además, este tipo de terapia induce una reducción de la res- puesta inmunitaria en el receptor y produce una depleción tanto central como periférica de toda la serie linfocitaria.

Se ha utilizado una gran diversidad de fármacos induc- tores y bajo distintos regímenes o protocolos sin que exista uno ideal. Sin embargo, determinados fármacos, como la ciclofosfamida, ya no se utilizan, puesto que no solo no pro- longaba la supervivencia[8,9], sino que además incrementaba el riesgo de infecciones bacterianas[10]. Asimismo, el OKT3 rara vez se emplea como inductor, aunque tiene su papel en el tratamiento del rechazo agudo moderado-grave.

Existen publicaciones recientes a favor de determinados fármacos inductores, como los antirreceptor de la interleuci- na 2 (anti-IL-2R), los antilinfocitarios y el anti-CD52 (**Ta- bla 49-1**).

El grupo de Pittsburgh fue el primero en demostrar buenos resultados con la utilización de anti-IL-2R[11,12], y el grupo de Miami constató una reducción significativa en la incidencia y gravedad del rechazo en los enfermos inducidos con daclizumab[13]. La acción tan selectiva de los anticuerpos monoclonales, que bloquean los receptores de la IL-2, hace que estos fármacos tengan pocos efectos colaterales no de- seados, como los de los anticuerpos policlonales.

En el protocolo de Miami, el daclizumab se administra a razón de 2 mg/kg por vía intravenosa durante el procedi- miento quirúrgico y posteriormente cada 14 días en la mis- ma cantidad hasta un total de 6 dosis, para pasar a adminis- trar otras 6 dosis más cada 14 días, a razón de 1 mg/kg. Es decir, un total de 12 dosis[13].

De manera parecida, el grupo de Nebraska ha comuni- cado que con el uso del basiliximab (anti-IL-2R quimérico) se consigue disminuir de manera significativa la incidencia y la mediana de episodios de rechazo agudo después del tras- plante intestinal. Al año del trasplante intestinal, el 68 % de los pacientes que habían sido inducidos con el basilixi- mab no tuvieron ningún episodio de rechazo agudo, frente al 18 % de los que no lo habían recibido[4]. En el protocolo de Nebraska, la primera dosis de basiliximab se administra inmediatamente después de la reperfusión, y la segunda, al 4º día postrasplante.

La utilización de ambos anticuerpos monoclonales no se acompaña de un incremento de las complicaciones infeccio- sas, sino que, por el contrario, estas están disminuidas según la experiencia del grupo de Nebraska. De esta manera, el ITR recoge un incremento significativo de la supervivencia tanto del injerto como del paciente, con la utilización de ambos anticuerpos monoclonales[1], aunque con ninguno de los dos se consigue hacer desaparecer la presencia de rechazo agudo.

El grupo de Miami presentó en 2003 su experiencia pre- liminar con la utilización del anticuerpo monoclonal an- ti-CD52 (alemtuzumab) en 24 pacientes a los que se había sometido a las tres modalidades de trasplante intestinal. El alemtuzumab se administraba según su protocolo en cuatro dosis: una en el preoperatorio, otra al finalizar el trasplante, y otras dos a los 3 y 7 días del trasplante. Con el uso de este anticuerpo observaron una tendencia a reducir la incidencia y la gravedad de los rechazos, además de conseguir evitar que muchos enfermos no necesitaran los corticoides como parte del tratamiento de mantenimiento y que las infecciones no se incrementaran[14], pero en estudios posteriores realizados por el mismo grupo, con el uso de alemtuzumab en recep- tores infantiles se obtuvieron malos resultados, por lo que dejaron de utilizarlos en esta población y lo reservaron para niños mayores de 4 años[15,16]. Además, observaron un ries- go mayor de sangrado durante el trasplante hepático tras la administración preoperatoria de alemtuzumab, por lo que las cuatro dosis iniciales pasaron a ser dos, en los días 1 y 4 posteriores al procedimiento[17].

El grupo de Pittsburgh ha demostrado buenos resulta- dos con la utilización de una dosis pretrasplante de ATG de

Tabla 49-1. Protocolos de inmunosupresión de distintos grupos de trasplante				
Grupo	**Tratamiento donante**	**Inducción**	**Inhibidores de la calcineurina**	**Micofenolato mofetilo/mTOR**
Nebraska	Timoglobulina (6 mg/kg en 2 dosis)	Anti-IL-2R/timoglogulina	Tacrólimus 15 ng/ml 3 meses	IRA/IRA-RA
Pittsburgh	Nada	Timoglobulina (5 mg/kg) única o alemtuzumab 30 mg	Tacrólimus 8-10 ng/ml 3 meses	No/No
Miami	Nada	Alemtuzumab 30 mg (días 0 y 3)	Tacrólimus 10 ng/ml	No/No
París	Nada	Anti-IL-2R	Tacrólimus 25 ng/ml para TIA; 20 ng/ml para THI 1 mes	No/RA-III o RC
Birmingham	Nada	Anti-IL-2R	Tacrólimus 15-20 ng/ml 3 meses	RA/No
IRA: insuficiencia renal aguda; RA: rechazo agudo; RC: rechazo crónico; THI: trasplante hepatointestinal; TIA: trasplante intestinal aislado.				

conejo (timoglobulina) de 5 m/kg seguida de inmunosupresión de mantenimiento con tacrólimus en monoterapia[18,19]. Con este protocolo se consiguieron supervivencias del paciente y del injerto al año del trasplante del 100 %, comparado con el 77 y el 75 %, respectivamente, de otros protocolos en los que se usaba ciclofosfamida o daclizumab como inductores, o con el uso de tacrólimus asociado a corticoides como inmunosupresión de mantenimiento sin inducción, en los que la supervivencia del paciente y del injerto era del 81 y del 76 %, respectivamente. Por otro lado, cabe resaltar que la inducción con ATG de conejo y una inmunosupresión de mantenimiento con tacrólimus en monoterapia libre de corticoides supone una menor carga inmunosupresora y una menor tasa de complicaciones infecciosas, fundamentalmente ocasionadas por el citomegalovirus (CMV) y el virus de Epstein-Barr (VEB)[9].

Las estrategias más recientes consisten en espaciar las dosis de administración en lugar de disminuir la dosis diaria de tacrólimus, con el objetivo de saber cuál sería la dosis de mantenimiento mínima eficaz para conseguir una función estable del injerto[19]. Los datos recogidos por el ITR avalan la utilización de este anticuerpo policlonal coma agente inductor, demostrando que la supervivencia tanto del paciente como del injerto son mejores que si no se usan[1].

Con los resultados descritos no es raro que la *United Network for Organ Sharing* (UNOS) recoja un incremento del 43 % en la utilización de los anticuerpos para terapia de inducción en la última década[6], a pesar de que aún no está establecido qué protocolo es el mejor, posiblemente porque el número de trasplante intestinal no es excesivo y por la falta de estudios prospectivos y aleatorizados.

Para finalizar, es importante señalar que la terapia de inducción con anticuerpos está lastrada con un incremento en la tasa de infecciones y SLPT en los receptores de un trasplante intestinal en comparación con el de otros TOS[20]. En función de los datos del ITR, la incidencia del SLPT en niños menores de 18 años y adultos era del 11 y del 3 %, respectivamente, en caso de TIA, del 10 y del 3 % en el caso de THI y del 19 y del 6 % para los TMV[1], aunque quizá sea el OKT3 el que más relación tenga con esta grave complicación[21].

Terapia de mantenimiento

La asociación de azatioprina y corticoides se mantuvo, entre 1961 y 1980, como terapia de mantenimiento en el trasplante de órganos, año en que Calne introdujo la ciclosporina, inmunosupresor más potente, que también se asoció a los corticoides. A principio de la década de 1990, Starzl introdujo el tacrólimus, fármaco más potente que la ciclosporina, que inicialmente se aplicó en el trasplante hepático y que renovó las esperanzas perdidas en el trasplante intestinal[2,22], ya que los regímenes previos a base de ciclosporina no habían dado los resultados esperados. Los resultados recogidos en 1996 por el ITR de 180 trasplantes intestinales mostraron una clara mejoría de la supervivencia del injerto al año a favor de los regímenes basados en el tratamiento con tacrólimus en comparación con la ciclosporina. Así, para el TIA pasó del 17 al 65 %, para el THI del 44 al 64 % y para

el TMV del 41 al 51 %[23]. Hoy día, aunque la supervivencia al año permanece prácticamente igual, sí han mejorado ostensiblemente los resultados a largo plazo[1].

Parece claro que el patrón de referencia de la inmunosupresión de mantenimiento en el trasplante intestinal es el tacrólimus, a pesar de que la mayoría de los centros no han llegado a consensuar qué fármacos serían los idóneos para asociar a este régimen de inmunosupresión[24]. Según datos de la UNOS, el 90 % de los centros utilizan una terapia de mantenimiento basada en tacrólimus y corticoides[1,5,6].

El uso de otros fármacos para terapia de mantenimiento no ha tenido el éxito que cabría esperar, y el fármaco que más se ha utilizado y en la actualidad el mejor posicionado junto al tacrólimus es la rapamicina. De esta manera, existen datos, tanto en trasplante infantil como en adultos, acerca del uso de un régimen de mantenimiento a base de tacrólimus, rapamicina y corticoides, previa inducción con basiliximab, que avalan una reducción significativa en la incidencia de rechazo agudo precoz y en la consiguiente pérdida precoz del injerto[24,25]. A pesar de todo, la rapamicina tuvo que ser interrumpida hasta en el 60 % de los enfermos ante la aparición de neutropenia, infecciones víricas o SLPT. Estas observaciones del estudio de Fishbein también se habían comunicado previamente en un estudio similar del grupo de Nebraska[26]. Además, Fishbein también observó que en los enfermos con afectación hepática y tratamiento con rapamicina las cifras de leucocitos periféricos tardaban más en recuperarse, por lo que concluyó que la rapamicina, más que un fármaco para terapia de mantenimiento, era un fármaco para ser usado en un breve espacio de tiempo[24].

El MMF es otro fármaco que se ha empleado como alternativa en el tratamiento de mantenimiento, llegando a alcanzar un pico de hasta un 57 % en 1996, aunque posteriormente su uso decayó[5]. El grupo de Miami acumula experiencia con la utilización de este fármaco, y sugiere su administración por vía oral en el período inmediato del trasplante intestinal; sin embargo, evidenciaron que la biodisponibilidad de este fármaco es inferior a la deseada, y es el trasplante en el que menos niveles se alcanzan de todos los TOS. Así, debido a la pobre absorción y la dificultad para alcanzar niveles de inmunosupresión óptimos durante los episodios de rechazo agudo, como a los frecuentes efectos adversos gastrointestinales que pueden confundir a la hora de valorar la presencia de un rechazo agudo, el uso y los beneficios de este fármaco como agente de mantenimiento en el trasplante intestinal tienen que estudiarse más y mejor[27,28].

Inmunomodulación

Las terapias de inmunomodulación ya fueron utilizadas en la era de la ciclosporina, con el objetivo de intentar disminuir las enormes tasas de rechazo agudo y las consiguientes pérdidas del injerto.

Williams y Tattersal, en 1989, utilizaron una fuente de cobalto-60 para irradiar el intestino del donante *ex vivo*[29], a pesar de lo cual aparecía el rechazo agudo incluso en el tercer día postrasplante.

También en la década de 1980, Starzl y Williams[30] realizaron sendos intentos de deplecionar de linfocitos del donante los injertos combinados de hígado e intestino y los multiviscerales. Starzl administraba 10 mg de OKT3 por vía intravenosa 90 minutos antes de la extracción del injerto, y Williams irradiaba el injerto y administraba 5 mg de OKT3 al donante. Dos receptores fallecieron debido a un sangrado durante el perioperatorio y otros dos fallecieron por la aparición de linfomas, por lo que estos intentos fracasaron.

De esta forma, estas estrategias inmunomoduladoras cambiaron y pasaron de realizarse sobre el donante a practicarse sobre el receptor en la década de 1990. El grupo de Pittsburgh trató de aumentar el microquimerismo para fomentar la tolerancia inmunológica, transfundiendo células de la médula ósea del donante en una sola administración (de 3 a 5×10^8 células/kg) durante 20 minutos en las primeras 12 horas posteriores a la reperfusión del injerto intestinal[3,31]. Pero tanto el grupo de Pittsburgh, como más tarde el grupo de Miami, que mantuvieron esta práctica durante casi una década, fracasaron en el intento de mejorar los resultados, fundamentalmente en cuanto a disminuir las tasas de rechazo agudo o crónico, por lo que si el quimerismo puede o no tener un papel en la tolerancia inmunológica es aún hoy un enigma[3,32,33].

Estado actual de la inmunosupresión en el trasplante intestinal

Los resultados en cuanto a supervivencia del paciente y del injerto han mejorado en general en todos los TOS y también, por consiguiente, en el trasplante intestinal y el TMV. Todo ello se debió a mejoras en la técnica quirúrgica, a los cuidados anestésicos, a la mejoría en la preservación de órganos y a los cuidados perioperatorios. La inmunosupresión desempeña un papel esencial en este aspecto, como no podía ser de otra manera[34].

En cuanto a la inmunosupresión en el trasplante intestinal, hay pocos regímenes eficaces y estandarizados, al tiempo que se trata de una muestra no muy grande y, a la vez, muy heterogénea, lo que limita una comparación adecuada para extraer recomendaciones basadas en la evidencia. Son protocolos y regímenes basados en la experiencia individual de grupos y centros con alto volumen, que establecen una evaluación individual, existiendo una amplia variabilidad entre los distintos centros, lo que condiciona la interpretación de los resultados.

El objetivo debe ser tratar de evitar el rechazo, que en este tipo de injerto es más frecuente que en otros, pero asimismo evitar que la sobreinmunosupresión provoque complicaciones deletéreas y que a la larga impactarían negativamente en la calidad de vida de los pacientes (complicaciones metabólicas, cardiovasculares, renales, infecciosas y oncológicas) y en los resultados, disminuyendo la supervivencia de los pacientes.

Todo lo anterior obliga a evolucionar y explorar vías inmunitarias relacionadas con el rechazo en el trasplante intestinal y reorientar la inmunosupresión exagerada hacia una inmunosupresión dirigida e individualizada para reducir la morbilidad asociada a ella[35].

Así, los fármacos más utilizados hoy en día como agentes deplecionantes son la ATG de conejo, que disminuye de manera significativa la incidencia de rechazo agudo, la ATG de conejo en combinación con anti-CD20 y corticoides que además disminuye la incidencia de rechazo crónico y de SLPT, siendo posiblemente la combinación más favorable en el delicado equilibrio entre la baja incidencia de rechazo agudo y la baja tasa de infecciones[36]. El uso del anti-CD52 se ha relacionado con baja incidencia de rechazo agudo y de EICH, aunque al precio de elevadas tasas de infecciones y de SLPT. El uso de los anti-IL-2R es seguro, en casos en los que no existan anti-HLA. Favorecen el injerto de linfocitos T reguladores (Treg) y poseen un buen balance entre el rechazo agudo y la infección.

Es importante tratar de individualizar la estrategia de inmunosupresión estableciendo y diferenciando los pacientes de alto riesgo: injertos que no incluyen el hígado, segundos o terceros injertos (retrasplantes), retrasplantes por causa inmunológica (rechazos refractarios) y pacientes hiperinmunizados. En todos estos pacientes deberían utilizarse injertos con hígado asociado y plantear una estrategia individualizada de inducción e inmunosupresión de mantenimiento[35].

Merece mención aparte destacar el protocolo inmunomodulador de Lovaina, que promueve la proliferación de Treg al tiempo que favorece un ambiente protector, mediante la transfusión específica de sangre del donante, lo cual evita la necesidad de dosis altas de corticoides y de inhibidores de la calcineurina, y reduce al mínimo la posibilidad del daño por isquemia-reperfusión. Este protocolo consiste en realizar una adecuada selección del donante, minimizar el tiempo de isquemia fría todo lo posible (siempre por debajo de las 5 horas), efectuar la descontaminación intestinal del donante y utilizar anti-TNF-α en el receptor. Con este protocolo se consigue reducir de manera muy importante la tasa de rechazo agudo (15-23 %) y no se ha evidenciado ni rechazo crónico, ni EICH ni SLPT. No se ha constatado la presencia de anticuerpos específicos del donante (DSA) a pesar de la transfusión específica de sangre del donante. Por último, cuentan con una baja tasa de infecciones, mantienen una función renal estable y normal en el receptor y aportan cifras de supervivencia de pacientes e injertos del 95 % a los 5 años[37].

Por último, en cuanto al tratamiento del rechazo agudo en el trasplante intestinal, además de los tratamientos clásicos consistentes en la administración de bolos de corticoides en altas dosis y/o el uso de la rATG para el rechazo agudo refractario, grave o exfoliativo, merece destacarse el uso del vedolizumab (anti-$\alpha 4\beta 7$ integrina de linfocitos T), que impide el tráfico de linfocitos T al injerto y que se usa en el tratamiento de la enfermedad inflamatoria intestinal[38].

MONITORIZACIÓN DEL INJERTO

Se realiza mediante una ileoscopia a través de la ileostomía, terminal o lateral (en este caso hacia sus dos vertientes). La mayoría de los centros utilizan técnicas endoscópicas sistemáticas, pero el grupo de Miami propone la zoom-endoscopia[33] por su mayor precisión. Se introduce hasta unos 15 o 20 cm del estoma y hasta la anastomosis ileocólica en el caso de un ileostoma lateral. Se deben tomar varias muestras para estudio histológico (como mínimo, cuatro) y preferiblemente a no menos de 5 cm del estoma, ya que puede haber cambios inflamatorios que provoquen artefactos en la muestra, haciéndola no representativa. Este control del injerto en principio debe ser de por vida, siendo más estrecho al principio y espaciándolo progresivamente con el tiempo y en función de la evolución del paciente y de los resultados histológicos. La mayor parte de los grupos tienen protocolizado dicho seguimiento endoscópico con la consiguiente toma de biopsias. No obstante, se efectúan controles fuera de protocolo siempre que exista algún cambio en el curso clínico del paciente o haya sospechas de rechazo (disminución o aumento en el número de deposiciones a través del ileostoma, sangrado, fiebre, aspecto externo del ileostoma, dolor abdominal y distensión, etc.). Una vez realizado el cierre de la ileostomía, siempre que esta sea factible, en torno a los 6-12 meses, aproximadamente, el control endoscópico se lleva a cabo a través del ano.

La determinación de la funcionalidad del injerto, mediante pruebas de su capacidad de absorción estudiando las heces, es una herramienta útil en el terreno de la investigación clínica, pero muy engorrosa y poco precisa en la práctica diaria[39]. Una forma de medir la capacidad de absorción del injerto puede ser la determinación de los niveles plasmáticos del inmunosupresor (tacrólimus), así como de la consistencia y el número de las deposiciones a través del ileostoma.

Puede ser necesario realizar estudios dinámicos de motilidad para evaluar el vaciamiento gástrico o la presencia de una obstrucción intestinal.

MANEJO POSTOPERATORIO EN EL PACIENTE CON TRASPLANTE INTESTINAL

Control hemodinámico

Es importante asegurar una perfusión y una oxigenación adecuadas del injerto desde su reperfusión, por lo que se deben evitar los estados de hipotensión, anemia e hipoxia. Para ello, hay que asegurar una hidratación y una fluidoterapia apropiadas (monitorizadas por la medición de las presiones venosas centrales) y mantener un hematócrito en torno al 27-30 %. La perfusión del injerto puede evaluarse mediante la realización de una ecografía Doppler abdominal y un examen macroscópico a pie de cama del estoma. Por otro lado, se debe mantener a los pacientes con saturaciones arteriales de oxígeno (SaO_2) en torno al 95 %. Puede ser interesante mantener cierto grado de hipocoagulabilidad, aunque no está extendido el uso de anticoagulantes de manera sistemática en estos enfermos, salvo causas claras que obliguen a ello. Algunos pacientes pueden desarrollar estados o situaciones de hipertensión arterial, debido a estados de hipervolemia, insuficiencia renal, nefrotoxicidad por la inmunosupresión con inhibidores de la calcineurina y debido al uso de corticoides.

Control respiratorio

Algunos pacientes pueden tener problemas de mecánica respiratoria previa al trasplante debido a la presencia de múltiples intervenciones previas, laparostomías, etc., que se pueden agravar con el trasplante por la necesidad de una intubación orotraqueal prolongada tanto durante el procedimiento como durante la estancia en la unidad de cuidados intensivos, porque en ocasiones quedan laparostomizados con mallas o prótesis después del trasplante, por un pobre estado nutricional, por dolor postoperatorio, edema del injerto, ascitis y colecciones, etc. Es importante que estos enfermos estén sometidos a una disciplina férrea de rehabilitación respiratoria y motora para reducir al mínimo estos efectos, que pueden dar lugar a complicaciones graves.

Control de la función renal

Es bastante frecuente que los pacientes trasplantados de cualquier órgano desarrollen cierto grado de insuficiencia renal en el postoperatorio del trasplante[40]. Hasta el 25 % de los enfermos, según las series, la padecen y hasta el 10 % puede requerir diálisis temporalmente[41]. En el caso del trasplante intestinal y del TMV, este problema es más frecuente, debido a la presencia de una ileostomía que favorece el incremento de las pérdidas y, por consiguiente, los estados de hipovolemia y el daño prerrenal. Existen múltiples factores que colaboran en su desarrollo, aunque suele ser multifactorial:

- Insuficiencia renal pretrasplante.
- Hipotensión mantenida y anemia.
- Deshidratación por incremento de pérdidas a través del estoma.
- Uso de inhibidores de la calcineurina como inmunosupresión de base.
- Nefrotoxicidad de antibióticos y antivíricos utilizados como profilácticos.

Para la prevención y el control de la nefrotoxicidad suele ser suficiente un control minucioso del balance hídrico, reduciendo en la medida de lo posible las pérdidas a través del estoma (antidiarreicos), compensando con aportes suficientes por vía oral-enteral y/o intravenosa (el uso de la albúmina junto con diuréticos de asa para el control de la diuresis y mantener una volemia adecuada suele ser efectivo), con un control exhaustivo de los niveles del inhibidores de la calcineurina, así como de las dosis de antibióticos y antivíricos utilizados como parte de la profilaxis en este tipo de trasplante, evitando el uso de antinflamatorios no esteroideos (AINE) y mediante el uso de las transfusiones de sangre cuando sea necesario.

Control hidroelectrolítico

Es frecuente la presencia de hipocalcemia e hipomagnesemia por malabsorción con el incremento de las pérdidas a través del estoma. Por otro lado, existen pérdidas de agua, sodio y bicarbonato que condicionan la presencia de una acidosis metabólica, que suele requerir el aporte de estos para su corrección. La hipomagnesemia puede potenciar la toxicidad por el tacrólimus, por lo que los niveles deben ser vigilados muy estrechamente.

Control nutricional

Los pacientes críticos presentan un incremento del consumo de proteínas y calorías debido a un estado de hipercatabolismo. Además, este tipo de enfermos se encuentran gravemente desnutridos y requieren un soporte nutricional parenteral, tanto antes del trasplante como en los primeros días posteriores hasta que el injerto funcione adecuadamente, ya que, aunque el aspecto del injerto pueda parecer adecuado, desde el inicio puede haber una lesión de preservación con el consiguiente daño mucoso y ocasionar una malabsorción. Debe comenzarse la alimentación a través de la yeyunostomía o de la gastrostomía, en los pacientes que la tengan, a partir del 7º día del postoperatorio y progresar la dieta gradualmente, basándonos en la tolerancia enteral y el grado de absorción que tenga el paciente.

Unas pérdidas a través del estoma de 40-50 ml/kg/día se juzgan aceptables. Por el contrario, la presencia de diarrea secretora representa con frecuencia un signo de infección o de rechazo.

REFERENCIAS BIBLIOGRÁFICAS

1. Terasaki Research Institute. International Intestinal Transplant Registry Report. May 30, 2019.
2. Abu-Elmagd KM, Reyes J, Todo S et al. Clinical intestinal transplantation: new perspectives and inmunologic considerations. J Am Coll Surg 1998; 186: 512-27.
3. Sudan DL, Chinnakotta S, Horslen S et al. Basiliximab decreases the incidente of acute rejection after intestinal transplantation. Transplant Proc 2002; 34: 940-1.
4. Kaufman DB, Shapiro R, Lucey MR et al. Immunosuppression: practice and trends. Am J Transplant 2004; 4 (Suppl 9): 38-53.
5. Shiffman ML, Saab S, Feng S et al. Liver and intestine transplantation in the United States, 1995-2004. Am J Transpl 2006; 6: 1170-87.
6. Grant D. 2009 XIth International Small Bowel Transplant Symposium. September 9-12, 2009-Bologna-Italy.
7. Todo S, Reyes J, Furukawa H et al. Outcome analysis of 71 clinical intestinal transplantations. Ann Surg 1995; 222: 270-82.
8. Bond GJ, Mazariegos GV, Sindhi R et al. Evolutionary experience with immunosuppression in pediatric intestinal transplantation. J Pediatr Surg 2005; 40: 274-80.
9. Pinna AD, Weppler D, Nery JR et al. Induction therapy for clinical intestinal transplantation: comparison of four different regiments. Transplant Proc 2000; 32: 1193-4.
10. Abu-Elmagd KM, Reyes J, Bond G et al. Clinical intestinal transplantation: a decade of experience at a single center. Ann Surg 2001; 234: 404-17.
11. Abu-Elmagd KM, Fung J, McGhee W et al. The efficacy of daclizumab for intestinal transplantation: preliminary report. Transplant Proc 2000; 32: 1195-6.
12. Carreño MR, Kato T, Weppler D et al. Induction therapy with daclizumab as a part of the immunosuppressive regimen in human small bowel and multiorgan transplants. Transplant Proc 2001; 33: 1015-7.
13. Tzakis AG, Kato T, Nishida S et al. Preliminary experience with Campath 1H (C1H) in intestinal and liver transplantation. Transplantation 2003; 75: 1227-31.
14. Kato T, Gaynor JJ, Selvaggi G et al. Intestinal transplantation in children: a summary of clinical outcomes and prognostic factors in 108 patients from a single center. J Gastrointest Surg 2005; 9: 75-89.
15. Kato T, Tzakis AG, Selvaggi G et al. Intestinal and multivisceral transplantation in children. Ann Surg 2006; 243: 756-66.
16. Tzakis AG, Kato T, Levi DM et al. 100 multivisceral transplants at a single center. Ann Surg 2005; 242: 480-93.
17. Reyes J, Mazariegos GV, Abu-Elmagd KM et al. Intestinal transplantation under tacrolimus monotherapy after perioperative lymphoid depletion with rabbit anti-thymocyte globulin (Thymoglobulin®). Am J Transplant 2005; 5: 1430-6.
18. Starzl TE, Murase N, Abu-Elmagd KM et al. Tolerogenic immunosuppression for organ transplantation. Lancet 2003; 361: 1502-10.
19. Nalesnik MA. Clinicopathologic features of posttransplants lymphoproliferative disorders. Ann Transplant 1997; 2: 33-40.
20. Quintini C, Kato T, Gaynor JJ et al. Analysis of risk factors for the development of posttransplant lymphoproliferative disorder among 119 children who received primary intestinal transplants at a single center. Transplant Proc 2006; 38: 1755-8.
21. Todo S, Tzakis AG, Abu-Elmagd KM et al. Cadaveric small bowel and small bowel-liver transplantation in humans. Transplantation 1992; 53: 369-76.
22. Grant D. Current results of intestinal transplantation: early report. Lancet 1996; 347: 1801-3.
23. Fishbein TM, Florman S, Gondolesi G et al. Intestinal transplantation before and after the introduction of sirolimus. Transplantation 2002; 73: 1538-42.
24. Fishbein TM, Kaufman SS, Florman S et al. Isolated intestinal transplantation: proof of clinical efficacy. Transplantation 2003; 76: 636-40.
25. Horslen S, Torres C, Collier D et al. Initial experience using rapamycin immunosuppression in pediatric intestinal transplant recipients. Transplant Proc 2002; 34: 934-5.
26. Tsaroucha AK, Zucker K, Esqunazi V et al. Levels of mycophenolic acid and its glucuronide derivative in the plasma of liver, small bowel, and kidney transplant patients receiving tacrolimus and cellcept combination therapy. Transpl Immunol 2000; 8: 143-6.
27. Al-Hussaini A, Tredger M, Dhawan A et al. Immunosuppression in pediatric liver and intestinal transplantation: a closer look at the arsenal. J Pediatr Gastroenterol Nutr 2005; 41: 152-65.
28. Tattersal C, Gebel H, Haklin M et al. Lymphocyte responsiveness after irradiation in canine and human intestinal allografts. Curr Surg 1989; 46: 16-9.
29. Williams JW, Sankary HN, Foster PF et al. Splanchnic transplantation: an approach to the infant dependent on parenteral nutrition who develops irreversible liver disease. JAMA 1989; 261: 1458-62.
30. Abu-Elmagd KM, Reyes J, Bond G et al. Clinical intestinal transplantation: a decade of experience at a single center. Ann Surg 2001; 234: 404-17.
31. Gruessner RWG, Uckun FM, Pirenne J et al. Recipient preconditioning and donor-specific bone marrow infusion in a pig model of total bowel transplantation. Transplantation 1997; 63: 12-20.
32. Pirenne J, Gruessner AC, Benedetti E et al. Donor specific unmodified bone marrow transfusion does not facilitate intestinal engraftment after bowel transplantation in a porcine model. Surgery 1997; 121: 79-88.
33. Kato T, Gaynor JJ, Nishida S et al. Zoom endoscopic monitoring of small bowel allograft rejection. Surg Endosc 2006; 20: 773-82.
34. Bharadwaj S, Tandon P, Gohel D et al. Current status of intestinal and multivisceral transplantation. Gastroenterol Rep (Oxf), 2017; 5: 20-8.
35. Lerut JP, Gondolesi GE. Immunosuppression in liver and intestinal transplantation. Best Pract Res Clin Gastroenterol 2021; 54-5: 101767.
36. Trevizol AP, David AI, Días ER et al. Intestinal and multivisceral transplantation immunosuppression protocols-literatures review. Transpl Proc 2012; 44: 2245-8.
37. Ceulemans LJ, Braza F, Monbaliu D et al. The Leuven Immunomodulatory Protocol promotes T-regulatory cells and substantially prolongs survival after first intestinal transplantation. Am J Transplant 2016; 16: 2973-85.
38. Trentadue G, Kats-Ugurlu G, Blokzijl T et al. Safe and successful treatment of acute cellular rejection of an intestine and abdominal wall transplant with vedolizumab. Transplant Direct 2020; 6: e527.
39. Kaufman SS, Lyden ER, Brown CR et al. Disaccharidase activities and fat assimilation in pediatrics patients after intestinal transplantation. Transplantation 2000; 69: 362-5.
40. Ojo AO, Held PJ, Port FK et al. Chronic renal failure after transplantation of a nonrenal organ. N Engl J Med 2003; 349: 931-40.
41. McCauley J, Van Thiel D, Starzl TE. Acute and chronic renal failure after liver transplantation. Nephron 1990; 55: 121-8.

Complicaciones médico-quirúrgicas del trasplante intestinal

50

J. Calvo Pulido, A. Marcacuzco Quinto, C. Jiménez Romero, E. Moreno González, Á. García-Sesma y A. Manrique Municio

INTRODUCCIÓN

El trasplante intestinal es un procedimiento que, aunque no es técnicamente muy complejo, sí ha supuesto un reto para el cirujano, puesto que el futuro, al menos inmediato, del enfermo depende en gran medida de la minuciosidad de la técnica. Las complicaciones, tanto antes como durante y después de este procedimiento, son muy frecuentes, y las derivadas del acto quirúrgico ocupan un puesto relevante. Por otro lado, las reoperaciones son también muy frecuentes y constituyen una fuente importante de complicaciones que pueden ocasionar la pérdida del injerto en algunas ocasiones. A pesar de todo, el trasplante intestinal sigue ofreciéndose como una alternativa real para los pacientes con fallo intestinal.

Un ejemplo del impacto positivo que han supuesto las mejoras en la técnica quirúrgica en el trasplante intestinal sobre sus resultados, en términos de una disminución de las complicaciones quirúrgicas, es la modificación de la técnica del trasplante hepatointestinal[1,2]. Esta modificación ha supuesto una disminución de las tasas de complicaciones biliares y vasculares en el trasplante intestinal. Con la técnica clásica descrita por Grant et al.[3], en la que se realizaba una disección completa del hilio hepático con una posterior hepaticoyeyunostomía usando el yeyuno trasplantado, se obtenían tasas de complicaciones biliares de hasta un 12 %, incluyendo fístulas y estenosis[2]. Con la técnica de Omaha, las complicaciones biliares han desaparecido, aunque se ha incrementado el número de pancreatitis de manera significativa, si bien, sin gravedad importante en ninguna de ellas[1].

COMPLICACIONES QUIRÚRGICAS

Las complicaciones intraoperatorias son relativamente frecuentes, ya que en la mayoría de los casos se trata de reintervenciones. Las más habituales son las hemorragias importantes, sobre todo en el caso de enfermos con afectación hepática o con trombosis del eje esplenoportomesentérico y que van a ser sometidos a un trasplante hepatointestinal o un trasplante multivisceral, y las enterotomías, que son importantes cuando se producen sobre el duodeno nativo del receptor en casos de trasplante intestinal aislado. Por otro lado, el mejor manejo anestésico de estos enfermos ha conseguido disminuir y paliar mejor estas complicaciones.

El cierre de la pared abdominal es un problema importante (hasta un 40 %), ya que se trata de enfermos con múltiples intervenciones, exenterados en un porcentaje elevado de los casos, con el abdomen contraído, y en los que el intestino sufre edema tras su reperfusión, por lo que en la mayoría de los casos suele ser imposible llevar a cabo un cierre primario de la pared abdominal y ha de recurrirse al uso de materiales protésicos, con el consiguiente riesgo de infección y la necesidad de retirar la malla y de realizar varias reintervenciones. Para resolver este problema, el grupo de Miami propuso el trasplante de pared abdominal del donante, vascularizado por los vasos epigástricos inferiores y los ilíacos, y obtuvo resultados aceptables[4,5]. Además del injerto de pared de espesor completo, puede contarse con la utilización de fascia (vascularizada o no) del donante para cubrir defectos de manera parcial o total, lo que permite mantener el injerto protegido[6,7]. La elección de un tipo u otro de injerto está basada en la necesidad de reparación de la pared abdominal del receptor; así, en función del tamaño del defecto se prioriza el empleo del injerto que menos complique el implante, ya que en muchas ocasiones el defecto es musculoaponeurótico, y no se requiere añadir el espesor completo que obliga a sumar una doble anastomosis vascular. La alternativa de la fascia vascularizada queda limitada a pacientes pediátricos que precisen al menos un trasplante hepático.

Los injertos no vascularizados se asocian con una mayor incidencia de complicaciones infecciosas, pero parecen una alternativa razonable en individuos de mayor edad, que pueden presentar un mayor grado de aterosclerosis, que impida un adecuado soporte vascular del injerto de pared o que entrañe mayor riesgo de la anastomosis vascular.

En el Hospital Universitario 12 de Octubre nos sentimos más seguros con la utilización de la fascia no vascularizada, con la que hemos conseguido resolver gran parte de los problemas que plantea el manejo de la pared abdominal en estos pacientes[8].

Otra posible solución al problema del espacio insuficiente es la reducción de los injertos, como realiza, por ejemplo, el grupo de Birmingham, que rara vez dispone de donantes infantiles, para lo cual efectúan una partición del injerto hepático y llevan a cabo una resección parcial del injerto intestinal[9].

Como ya se ha mencionado, el hecho de que estos enfermos cuenten con varias intervenciones previas al trasplante intestinal, sumado a lo extensa que es la intervención del trasplante, justifica la alta incidencia de complicaciones quirúrgicas en estos enfermos. Las complicaciones quirúrgicas después del trasplante intestinal rondan en torno al 57-64 %[10-12]. Las reintervenciones se indican fundamentalmente por hemorragia, dehiscencia de sutura y fístulas anastomóticas, perforación intestinal, abscesos intraabdominales, obstrucción intestinal, vólvulo intestinal, prolapso del estoma, evisceraciones, fístula biliar y trombosis vasculares[10,11,13]. Según el *Intestinal Transplant Registry* (ITR)[14], en el 33,7 % de los enfermos que son reintervenidos por las causas anteriormente citadas hay que realizar un explante del injerto, siendo la trombosis con la consiguiente isquemia del injerto y la hemorragia las causas del explante en hasta el 20,6 % de los casos. En el 13,1 % no se especifican los motivos, que pueden estar relacionados con fracasos de la técnica quirúrgica y motivos de índole inmunológica, como el rechazo agudo y el rechazo crónico, y de índole infecciosa.

Los abscesos y colecciones intraabdominales pueden desarrollarse incluso sin perforación de víscera hueca mediante contaminación de la cavidad por restos de hematomas que se sobreinfectan, por lo que se debe ser muy cuidadoso en la realización de la hemostasia para tratar de evitar dicha complicación.

Otra complicación es la ascitis quilosa debido a la extensa disección retroperitoneal que se lleva a cabo, aunque tampoco se trata de una complicación clínicamente significativa[15].

Las complicaciones derivadas de las ostomías son raras, aunque pueden producirse prolapsos y eventraciones con posibilidad de incarceración.

El grupo de Nebraska[16] realizó una revisión de las causas tardías de pérdida del injerto y llegó a la conclusión de que en su grupo ninguna se debía a causas técnicas. Por otro lado, el 63 % de las pérdidas durante los primeros 3 meses se debieron a trombosis o perforación del injerto. De un total de 182 pacientes trasplantados durante un período de 15 años, solo el 22,5 % no requirió reintervención. La causa que con mayor frecuencia motivó la reintervención fue la necesidad de reparar una perforación en el intestino trasplantado. Otras causas de reintervención fueron evacuación de hematomas, obstrucción intestinal, revisión de la anastomosis intestinal, esplenectomía, traqueostomía, colocación de catéteres para alimentación y reparación de evisceraciones.

El grupo de Miami revisó su experiencia con el trasplante en niños, que incluyó un 60 % de reintervenciones por sangrado, dehiscencia anastomótica, sepsis de origen abdominal y otras causas, suponiendo una tasa de 0,87 reintervenciones por paciente[10].

Finalmente, el grupo de París comunicó un 67 % de complicaciones quirúrgicas en su serie de trasplante infantil con necesidad de reintervención. Entre las causas cabe destacar sangrado, trombosis, fístulas biliares, perforación, obstrucción intestinal, vólvulo de intestino delgado trasplantado, prolapso del estoma y problemas con el cierre de la pared abdominal en 12 de los 52 enfermos. En total señalaron una tasa de 1,3 reintervenciones por paciente[13].

COMPLICACIONES INFECCIOSAS

Generalidades

La infección en el trasplante intestinal tiene una incidencia del 93-97 % de los enfermos[11,17,18], siendo por lo tanto el trasplante con mayor tasa de infección. La tasa de infecciones en el trasplante multivisceral es algo menor a la del trasplante intestinal, posiblemente debido a la menor tasa de complicaciones vasculares y biliares en esta modalidad de trasplante[19]. En cualquier caso, la infección en estos pacientes es la causa más frecuente de morbilidad, pérdida del injerto y mortalidad, tanto a corto como a largo plazo[11,17,19]. En condiciones normales, la mucosa intestinal actúa como barrera, impidiendo que la flora bacteriana emigre al sistema circulatorio; en el trasplante intestinal dicha barrera se altera, produciéndose una translocación bacteriana. Los factores de riesgo que se han correlacionado con la translocación bacteriana son el uso prolongado de antibióticos, la nutrición parenteral total prolongada, el síndrome de isquemia-reperfusión, el sobrecrecimiento bacteriano, los trastornos de la motilidad intestinal, la insuficiencia hepática y la inmunosupresión. Las bacterias que aparecen con más frecuencia son: *Enterococcus, Staphylococcus, Enterobacter* y *Klebsiella*. Asimismo, el tiempo de isquemia fría por encima de 7 horas se asoció con sobrecrecimiento bacteriano en el 14 % de los casos, frente al 76 % de los casos en los que este tiempo superó las 9 horas. El rechazo agudo fue responsable del sobrecrecimiento en el 39 % de los casos[20].

Existen diversos factores de riesgo relacionados con la aparición de infección previos a la realización del trasplante intestinal, entre los que destacan: edad pediátrica, enfermos hospitalizados, malnutrición, insuficiencia renal, intervenciones quirúrgicas abdominales previas al trasplante intestinal, uso prolongado de vías venosas centrales para la administración de nutrición parenteral total, trombosis de la vena cava inferior y resistencia a los antibióticos de uso prolongado[10,12,21,22]. Otros factores de riesgo durante el período perioperatorio son: técnica quirúrgica, fístulas intestinales, abscesos intraabdominales, hemorragias y formación de hematomas, transfusiones perioperatorias, aparición de rechazo agudo e inmunosupresión agresiva[17,23,24].

Infecciones bacterianas

Ocurren en el 91-93 % de los pacientes[11,17,18], con una media de 2,9 episodios por enfermo, presentándose en el 80 % de los casos durante los primeros 2 meses tras el trasplante[18]. En la serie del grupo de Miami, las más frecuentes fueron las producidas por *Klebsiella pneumoniae* (13,4 %) y *Pseudomo-*

nas aeruginosa $(12,5\ \%)^{17}$, y su origen fue abdominal en el 16,5 % de los casos, respiratorio en el 5,7 % de los casos, de la herida quirúrgica en el 4,1 % de los casos y no identificado en el 36,3 % de los casos[18]. En general, las infecciones bacterianas están relacionadas tanto con complicaciones quirúrgicas, como fístulas anastomóticas, abscesos intraabdominales, complicaciones vasculares e infecciones de la herida quirúrgica, como con complicaciones de índole respiratoria y otros patógenos propios del ámbito hospitalario[25]. Para concluir, hay que destacar que la infección bacteriana estuvo presente en el 17,8 % de los enfermos de la serie de Miami[18].

Infecciones víricas

Las infecciones víricas más frecuentes en este tipo de trasplante son las causadas por el citomegalovirus (CMV) y por el virus de Epstein-Barr (VEB). Estas pueden aparecer en el contexto de una primoinfección transmitida a través del injerto (donante seropositivo con receptor seronegativo) o por una reactivación de los virus previamente existentes en el receptor como consecuencia de la inmunosupresión existente[26]. Por lo general se presentan alrededor de los 6 primeros meses tras el trasplante, con una incidencia del 15-20 % para el CMV[11,12]. La mayoría de las infecciones víricas posteriores al trasplante intestinal son por CMV, y en su mayor parte debidas a reactivaciones en receptores asintomáticos, pudiendo cursar con mayor frecuencia con una enteritis del injerto y más raramente con una hepatitis o una neumonitis[11]. La enfermedad linfoproliferativa postrasplante secundaria al VEB se presenta en torno al 6-9 % de los enfermos al cabo de una media de 4 meses después del trasplante intestinal[11,14]. La infección por adenovirus tiene una incidencia del 18,6-40 %[11,12] y una mortalidad asociada del 5 %[11]. Generalmente cursa en forma de enteritis y afecta sobre todo a receptores infantiles de un trasplante hepatointestinal.

Infecciones fúngicas

Las infecciones fúngicas tienen una incidencia de alrededor del 9,1-25 % después del trasplante intestinal[11,12,17]. *Candida* spp. es la principal responsable de la mayoría de las infecciones fúngicas, las cuales ocurren generalmente durante el primer mes postrasplante. Suelen estar relacionadas con complicaciones intraabdominales y con la infección de catéteres centrales. *Candida* es responsable del 3,2 % de las muertes en determinadas series[18], aunque la candidemia se asocia con una mortalidad del 40 %, constituyendo un factor de riesgo de mortalidad y pérdida del injerto[12].

Infecciones intraabdominales

Las infecciones intraabdominales suelen manifestarse como un cuadro de peritonitis, bien difusa, bien localizada en forma de absceso. En el 78,1 % de los casos suceden durante los 2 primeros meses posteriores al trasplante y se consideran de extrema gravedad, suponiendo el 50 % de las causas de muerte en el caso de peritonitis difusas y hasta un 30 % de mortalidad en los casos de abscesos o colecciones intraabdominales en el plazo de 1 mes después de su diagnóstico[18].

En cuanto al diagnóstico de estos cuadros, en primer lugar, es importante realizarlo de la manera más rápida posible para recurrir al tratamiento quirúrgico de forma precoz; para ello hay que apoyarse en la historia clínica, la cronología desde el trasplante intestinal, la exploración física, los datos de laboratorio (hemograma y fórmula, cultivos y antibiogramas, etc.) y las pruebas de imagen, como la tomografía computarizada. Además de un tratamiento quirúrgico precoz, se debe instaurar un tratamiento antibiótico, antifúngico y antivírico adecuado.

REFERENCIAS BIBLIOGRÁFICAS

1. Bueno J, Abu-Elmagd KM, Mazariegos G et al. Composite liver-small bowel allografts with preservation of the donor duodenum and hepatic biliary system in children. J Pediatr Surg 2000; 35: 291-9.
2. Sudan D, Iyer K, Deroover A et al. A new technique for combined liver-intestine transplantation. Transplantation 2001; 72: 1846-9.
3. Grant D, Wall W, Mimeault R et al. Successful small bowel/liver transplantation. Lancet 1990; 335: 181-4.
4. Levi DM, Tzakis AG, Kato T et al. Transplantation of the abdominal wall. Lancet 2003, 361: 2173-6.
5. Alexandrides IJ, Liu P, Marshall DM et al. Abdominal wall closure after intestinal transplantation. Plast Reconstr Surg 2000; 106: 805-12.
6. Farinelli PA, Rubio JS, Padín JM et al. Use of nonvascularized abdominal rectus fascia after liver small bowel, and multiorgan transplantation: long-term follow-up of a single-center series. Transplant Proc 2017; 49: 1810-4.
7. Gondolesi G, Selvaggi G, Tzakis A et al. Use of the abdominal rectus fascia as a nonvascularized allograft for abdominal wall closure after liver, intestinal, and multivisceral transplantation. Transplantation 2009; 87: 1884-8.
8. Justo I, Manrique A, Calvo J et al. Abdominal wall transplantation in organ transplantation: our experience. Cir Esp 2019; 97: 247-53.
9. de Ville de Goyet J, Mitchell A, Mayer AD et al. En block combined reduced-liver and small bowel transplants: from large donors to small children. Transplantation 2000; 27: 555-9.
10. Kato T, Tzakis AG, Selvaggi G et al. Intestinal and multivisceral transplantation in children. Ann Surg 2006; 243: 756-66.
11. Langnas A, Chinnakotla S, Sudan D et al. Intestinal transplantation at the University of Nebraska Medical Center: 1990 to 2001. Transplant Proc 2002; 34: 958-60.
12. Sauvat F, Dupic L, Caldari D et al. Factors influencing outcome after intestinal transplantation in children. Transplant Proc 2006; 38: 1689-91.
13. Goulet O, Sauvat F, Ruemmele F et al. Results of the Paris program: ten years of pediatric intestinal transplantation. Transplant Proc 2005; 37: 1667-70.
14. Terasaki Research Institute. International Intestinal Transplant Registry Report. May 30, 2019.
15. Reyes J, Bueno J, Kocoshis S et al. Current status of intestinal transplantation in children. J Pediatr Surg 1998; 33: 243-54.
16. Iyer K, Kaufman S, Sudan D et al. Long-term results of intestinal transplantation for pseudo-obstruction in children. J Pediatr Surg 2001; 36: 174-7.
17. Tzakis AG, Kato T, Levi DM et al. 100 multivisceral transplants at a single center. Ann Surg 2005; 242: 480-93.
18. Loinaz C, Kato T, Nishida S et al. Bacterial infections after intestine and multivisceral transplantation. The experience of the University of Miami. Hepatogastroenterology 2006; 53: 234-42.
19. Ruiz P, Kato T, Tzakis AG et al. Current status of transplantation of the small intestine. Transplantation 2007; 83: 1-6.
20. Cicalese L, Sileri P, Green M et al. Bacterial translocation in clinical intestinal transplantation. Transplantation 2001; 71: 1414-7.
21. Nishida S, Levi DM, Kato T et al. Ninety-five cases of intestinal transplantation at the University of Miami. J Gastrointest Surg 2002; 6: 233-9.
22. Di Benedetto F, Lauro A. Outcomes after adult isolated small bowel trans-

plantation: experience from a single European center. Dig Liv Dis 2005; 37: 240-6.

23. Green M, Reyes J, Nour B et al. Early infectious complications of liver-intestinal transplantation in children: preliminary analysis. Transplant Proc 1994; 26: 1420-1.

24. Kato T, Ruiz P, Thompson JF et al. Intestinal and multivisceral transplantation. World J Surg 2002; 26: 226-37.

25. Kusne S, Furukawa H, Abu-Elmagd K et al. Infectious complications after small bowel transplantation in adults: an update. Transplant Proc 1996; 28: 2761-2.

26. Mañez R, Kusne S, Abu-Elmagd K et al. Factors associated with recurrent cytomegalovirus disease after small bowel transplantation. Transplant Proc 1994; 26: 1422-3.

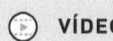

VÍDEOS

Resultados del trasplante intestinal en el mundo

51

J. Calvo Pulido, E. Moreno González, C. Loinaz Segurola, I. Justo Alonso, A. Manrique Municio,
C. Jiménez Romero y M. García Nebreda

INTRODUCCIÓN

El análisis de los resultados del trasplante intestinal se puede efectuar a través de los datos del *Intestinal Transplant Registry* (ITR) o mediante los datos publicados por los programas mundiales más representativos y cualificados. El ITR se creó en 1994 para registrar la actividad a nivel mundial, que se encuentra recogida desde 1985 hasta nuestros días. El ITR se actualiza cada 2 años (la última actualización fue durante el XVI Simposio Internacional sobre Trasplante Intestinal llevado a cabo en París, Francia, durante el mes de julio de 2019) (**Fig. 51-1**).

Hasta diciembre de 2018, estaban registrados 85 centros, de los cuales 29 son activos, entre ellos el Hospital Infantil La Paz para niños y el Hospital Universitario 12 de Octubre para adultos en España. Hay recogidos 4.103 trasplantes, siendo un poco más de la mitad en niños (2.096). De ellos permanecen vivos 2.060 pacientes (50 %), estando más del 50 % de los adultos y más del 50 % de los niños libres de nutrición parenteral, y solo el 15 % aproximadamente requieren fluidoterapia de apoyo. Alrededor del 20 % de los pacientes no llegaron a conseguir la función del injerto. El

44,9 % (1.842) de los trasplantes correspondió a trasplante intestinal aislado (TIA); el 30,5 % (1.251) a trasplante hepatointestinal (THI) y el 24,6 % a trasplante multivisceral (TMV) y trasplante multivisceral modificado (TMVM) (810 y 200, respectivamente)[1] (**Figs. 51-2 a 51-4**).

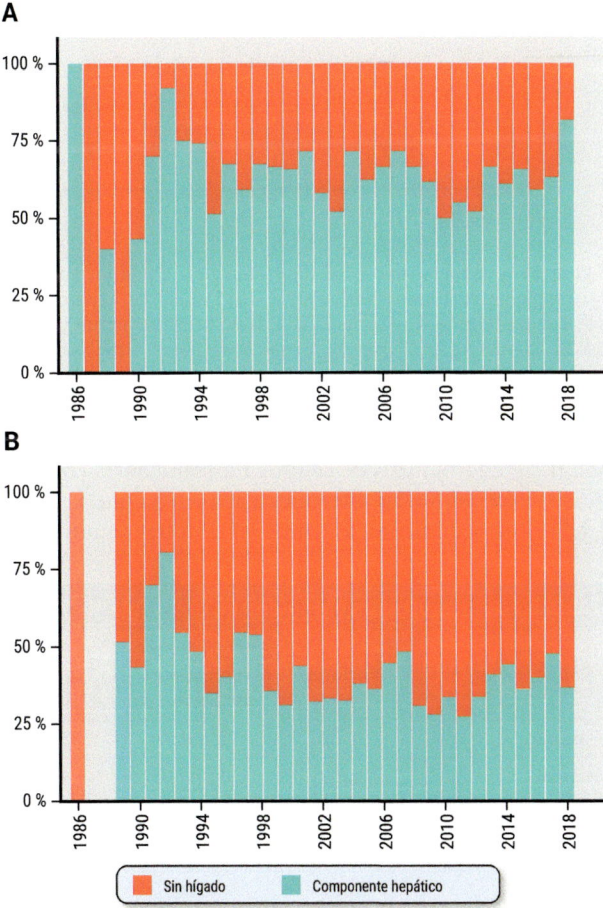

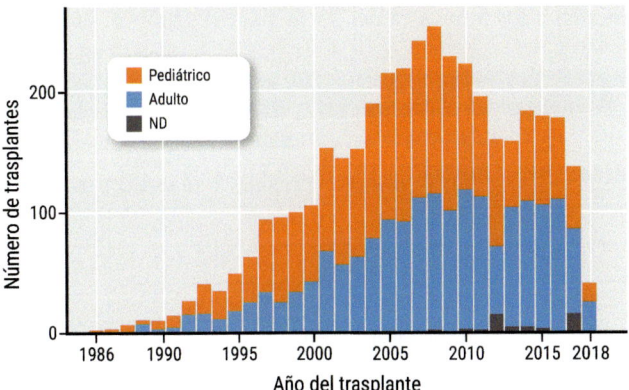

Figura 51-1. Trasplantes intestinales realizados desde enero de 1986 hasta diciembre de 2018. ND: no disponible. (Datos recogidos del *Intestinal Transplant Registry*[1]).

Figura 51-2. Modalidad de trasplante realizada a lo largo de los años (1986-2018). **A)** En niños (n = 2.096). **B)** En adultos (n = 1.951). (Datos recogidos del *Intestinal Transplant Registry*[1]).

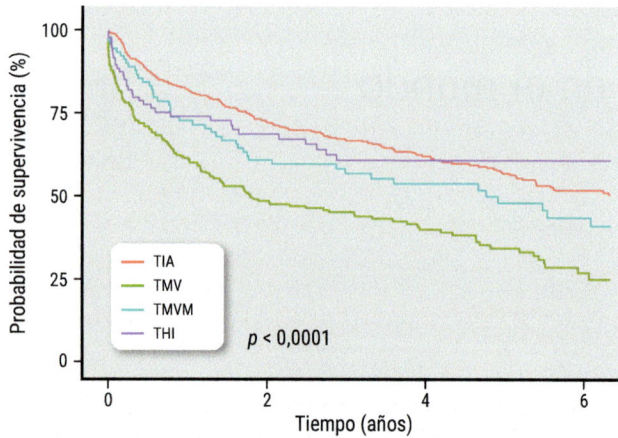

Figura 51-3. Supervivencia del paciente en función de la modalidad de trasplante realizado (2009-2018). THI: trasplante hepatointestinal; TIA: trasplante intestinal aislado; TMV: trasplante multivisceral; TMVM: trasplante multivisceral modificado. (Datos recogidos del *Intestinal Transplant Registry*[1]).

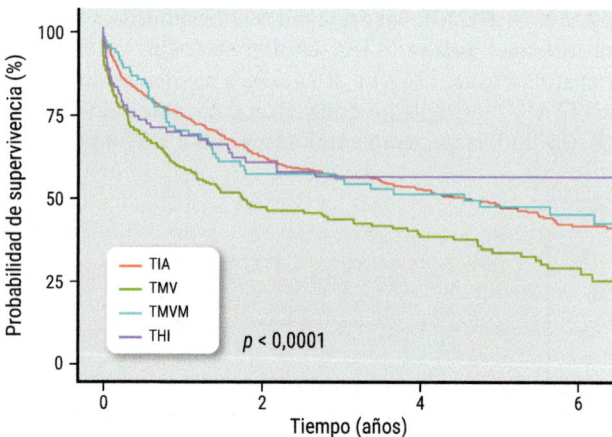

Figura 51-4. Supervivencia del injerto en función de la modalidad de trasplante realizado (1985-2009). THI: trasplante hepatointestinal; TIA: trasplante intestinal aislado; TMV: trasplante multivisceral; TMVM: trasplante multivisceral modificado. (Datos recogidos del *Intestinal Transplant Registry*[1]).

Sin embargo, la heterogeneidad de la muestra motivada por el elevado número de centros trasplantadores con muy variada experiencia, las diferentes etapas en las que se ha realizado el procedimiento, así como las distintas pautas inmu-

nosupresoras administradas a lo largo de toda la historia del trasplante intestinal, obliga a realizar una valoración minuciosa de los resultados para interpretarlos adecuadamente.

A continuación se describen los resultados obtenidos por los principales grupos a nivel (**Tabla 51-1**).

El grupo de Pittsburgh cuenta con 197 trasplantes intestinales en niños desde 1990 hasta 2008, de los cuales el 36 % son TIA, el 49 % THI y el 15 % TMV. La tasa de síndrome linfoproliferativo postrasplante (SLPT) es del 20,3 % (40 pacientes) con una tasa de rechazo agudo en los primeros 90 días posteriores al trasplante intestinal de entre el 60 y el 89 % según la fecha en la que se había efectuado el trasplante intestinal. La supervivencia a 1, 3 y 5 años fue del 85 %, 68 % y 61 %[2]. Sivaprakasam et al.[3], en el Reino Unido, comunicaron una supervivencia a los 30 días del 86,6 %, al año del 79,6 % y a los 5 años del 60 %. Mangus et al.[4], en Indiana, comunicaron la experiencia de su grupo a lo largo de 6 años, en los que realizaron 95 trasplantes en 91 pacientes, de los cuales el 26 % fueron niños y el 74 % adultos. Llevaron a cabo un TIA en el 25 % de los casos, un TMV en el 63 % y un TMVM en el 12 % de los casos. La tasa de rechazo agudo en los primeros 90 días posteriores al trasplante intestinal fue del 17 %, la tasa de SLPT del 2 % y la de la enfermedad del injerto contra el huésped (EICH) del 7 %. Con una media de seguimiento de 24 meses, la supervivencia global del injerto y del paciente fue del 60 y 64 %, respectivamente, para niños y del 70 y 74 % para adultos[4]. Grant et al.[5], de la Universidad de Nebraska, presentaron los resultados de su grupo con más de 19 años de experiencia, en la que realizaron 299 trasplantes intestinales (266 primarios y 33 retrasplantes) en 224 niños y 42 adultos. Dividieron la serie en tres grupos cronológicos basándose en la pauta de inmunosupresión administrada (grupo 1: 1990-1999, grupo 2: 1999-2002 y grupo 3: 2002-2005). De los trasplantes intestinales primarios, 184 fueron THI y 82 TIA. La tasa de rechazo agudo en los primeros 90 días posteriores al trasplante intestinal fue del 15,7 % para el grupo 3, del 20,5 % para el grupo 2 y del 66,7 % para el grupo 1. Las tasas de EICH y de SLPT fueron del 5,7 % y del 12,1 %, respectivamente en el grupo 3. De todos los pacientes trasplantados, 146 están vivos, todos ellos libres de nutrición parenteral total, y 120 fallecidos, de los cuales el 60 % murió durante el primer año. La supervivencia actuarial a los 5 años es del 55 % para el grupo 3, del 50 %

Tabla 51-1. Resultados obtenidos en el trasplante intestinal por los principales grupos

Grupo/variables	Período	Nº trasplante intestinal/ Nº pacientes	TIA/THI/TMV	Rechazo agudo (%)	SLPT (%)	Supervivencia ()			
						Global	1 año	3 años	5 años
Pittsburgh	90/08	500/453	198/142/113	20,2	12,5		85	68	61
Miami	94/09	121/110	44/5/61		10	40	65	47	45
Nebraska	90/05	299/266	0/82/184	15,7	12,1	54,8	–	–	55
Birmingham	93/09	61/	14/47/0	21	16,4	70	–	–	–
Bologna	00/09	43/42	32/0/11	42,8	–	50	76	59	52
Madrid (Hospital 12 de Octubre)	04/21	35/33	25/0/10	66	10,5	40	65	55	48

SLPT: síndrome linfoproliferativo postrasplante; TIA: trasplante intestinal aislado; TIH: trasplante hepatointestinal; TMV: trasplante multivisceral.

para el grupo 2 y del 45 % para el grupo 1[5]. La serie de Miami, presentada por Nishida et al.[6], analizó los resultados de 15 años de experiencia en pacientes adultos. Durante el período comprendido entre 1994 y 2009 realizaron un total de 121 trasplantes intestinales en 110 pacientes. De estos, 44 (40 %) fueron TIA, 5 (5 %) THI, 14 (12 %) TMVM y 47 (43 %) TMV. La supervivencia de la serie a 1, 3, 5, 7, 9 y 14 años, fue de 65, 47, 45, 38, 32 y 22 %, respectivamente. La supervivencia del paciente con un TIA a 1, 5, 8, 10 y 12 años fue de 75, 48, 31, 25 y 12 %, respectivamente. La supervivencia del paciente con un TMV a 1, 5, 8, 10, 12 y 13 años fue de 57, 41, 41, 41, 41 y 41 %, respectivamente. En la actualidad, 45 pacientes (40 %) están vivos, con un total de 10 pacientes (9 %) vivos más allá de 10 años[6]. Lacaille et al.[7], del Hospital de Enfermedades Infantiles de Necker en París, comunicaron su experiencia acumulada en 15 años desde 1994 con 831 TIA y 36 THI en 78 niños. Después de un seguimiento medio de 6 años, 26 (33 %) de ellos fallecieron (22 de manera precoz por episodios de sepsis o complicaciones quirúrgicas, y 4 por rechazo o linfoma). De los niños vivos, el 40 % está libre de nutrición parenteral total y 2 dependen parcialmente de ella. De esta manera, la supervivencia cruda de esta serie fue del 66,6 %. La causa más frecuente de pérdida del injerto de manera precoz fue el rechazo agudo en 20 casos, y en 7 casos se perdió la función del injerto de manera tardía debido a rechazo agudo después de una infección o por rechazo crónico[7]. Gupte et al.[8], del Hospital Infantil NHS Trust de Birmingham, presentaron una revisión de su serie desde 1993 hasta 2009. Realizaron una división basándose en las distintas etapas en las que se realizó el procedimiento, debido a cambios importantes que tuvieron lugar en cada una de ellas. Así, en 1998 comenzaron con el THI reducido en bloque, en 2001 empezaron con el cierre laparotómico en distintas fases, en 2002 comenzaron a utilizar el basiliximab como agente inductor y en 2005 modificaron el sistema de adjudicación de donantes para el trasplante intestinal. Así, cuentan con un total de 61 trasplantes intestinales, de los cuales 14 fueron TIA y 47 THI, y de estos, 28 THI reducidos. Tuvieron 13 episodios de rechazo agudo moderado-grave, 19 episodios de infección vírica grave, 10 casos de SLPT y 3 pacientes muertos por rechazo crónico en 5 casos. La supervivencia global de la serie fue del 70-100 % en el TIA primario en los últimos 4 años, habiéndose incrementado desde el inicio del programa, ya que pasó del 0 al 70 % en la última etapa[8]. Finalmente, Lauro et al.[9], del grupo de Bologna en Italia, cuenta con un total de 43 trasplantes intestinales en 42 pacientes adultos entre los años 2000 y 2009, de los cuales 32 fueron TIA y 11 TMV. Después de un seguimiento medio de 1.043 días cuentan con una supervivencia cruda del 50 % (21 pacientes vivos), siendo la supervivencia actuarial del paciente y del injerto a 1, 3 y 5 años del 76, 59 y 52 % y del 66, 54 y 48 %, respectivamente[9]. En España, el Hospital La Paz ha realizado un total de 103 trasplantes (26 TIA, 22 THI, 52 TMV y 3 TMVM) desde octubre de 1999 hasta el 2019.

Las causas por las que se trasplantaron estos enfermos fueron el síndrome del intestino corto (SIC) en 31, dismotilidad en 6, diarrea intratable en 4 y otras causas en 4. La tasa de rechazo agudo fue del 41 %, 2 niños tuvieron rechazo crónico y 5 precisaron un retrasplante. Seis desarrollaron un SLPT y 5 EICH. Después de un seguimiento medio de 38 ± 29 meses, 27 niños están vivos e incorporados a su vida normal, y de estos, 24 sin necesidad de nutrición parenteral total. La supervivencia global de su serie, tanto del paciente como del injerto, fue del 65 y del 51,7 %, respectivamente[10].

En el Hospital 12 de Octubre se realizó un total de 35 trasplantes en 33 pacientes (25 TIA y 10 TMV) desde diciembre de 2004 hasta diciembre de 2021.

Con el paso de los años, estos pacientes llegaron al trasplante intestinal en mejor situación (desde su domicilio y no ingresados), hecho que, junto con otros factores, contribuyó a mejorar los resultados no solo en cuanto a supervivencia de pacientes e injertos, sino también de calidad de vida y situación funcional (> 60 % están libres de nutrición parenteral o necesitan un aporte mínimo de fluidos intravenosos y > 60 % tienen un resultado en la puntuación de Karnofsky modificada por encima del 61 %).

La supervivencia y los resultados han mejorado con el tiempo de manera significativa, siendo excelentes a corto plazo y equiparables hoy día al de otros trasplantes de órgano sólido (supervivencia del injerto incluyendo los distintos tipos y a todos los pacientes a 1 y 5 años alrededor del 75 y 60 %, respectivamente, excepto para los TMV, que es significativamente peor), incluso a los conseguidos por la nutrición parenteral en determinados grupos con amplia experiencia. Registra una supervivencia condicional del injerto a 5 años del 75 % para los adultos y cercana al 80 % para los receptores infantiles, si se excluye del análisis a los pacientes que no superan el año de supervivencia. Sin embargo, los resultados a largo plazo siguen siendo bastante mejorables y llevan unos años sin mejorar[1,11].

En un análisis multivariante de los distintos factores que pueden influir en la supervivencia, la edad infantil, acudir al trasplante desde el hogar, asociar el hígado como parte del injerto (especialmente para los receptores de THI) y una inmunosupresión de mantenimiento asociando precozmente inhibidores de la proteína-cinasa diana de la rapamicina de mamíferos (mTOR) influyen de manera positiva en los resultados. El retrasplante, al igual que en otros trasplantes de órgano sólido, está asociado de manera significativa con peores resultados.

Las principales causas de muerte en estos enfermos son la sepsis por infecciones graves, el rechazo refractario y los tumores, fundamentalmente el SLPT[1] (**Figs. 51-5 a 51-7**).

CALIDAD DE VIDA EN EL TRASPLANTE INTESTINAL

El trasplante intestinal es un procedimiento beneficioso que salva vidas y evita las complicaciones a largo plazo de la nutrición parenteral administrada de forma crónica, como la infección asociada al catéter, la pérdida de accesos venosos por trombosis y la enfermedad hepática asociada a la nutrición parenteral total. Los pacientes con fallo intestinal por un SIC en régimen de la nutrición parenteral total tienen una supervivencia del 87, 77 y 44 %, a 1, 2 y 5 años, respectivamente[12,13].

Actualmente, después del trasplante intestinal, se están logrando supervivencias al año superiores al 80 %. Al mismo

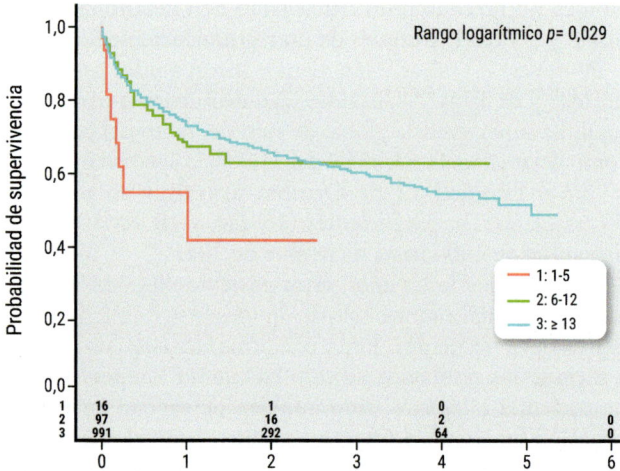

Figura 51-5. Supervivencia del injerto en función de la experiencia del Centro trasplantador. (Datos recogidos del *Intestinal Transplant Registry*[1]).

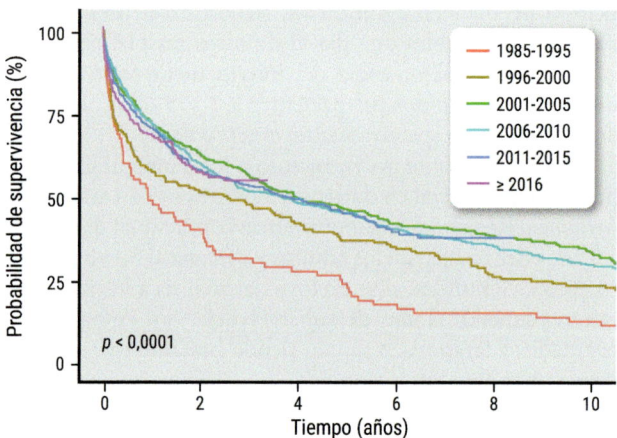

Figura 51-6. Supervivencia actuarial del injerto por época (adultos). (Datos recogidos del *Intestinal Transplant Registry*[1]).

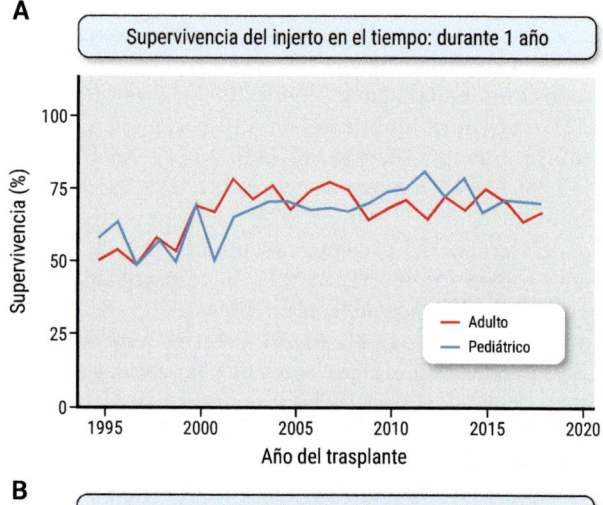

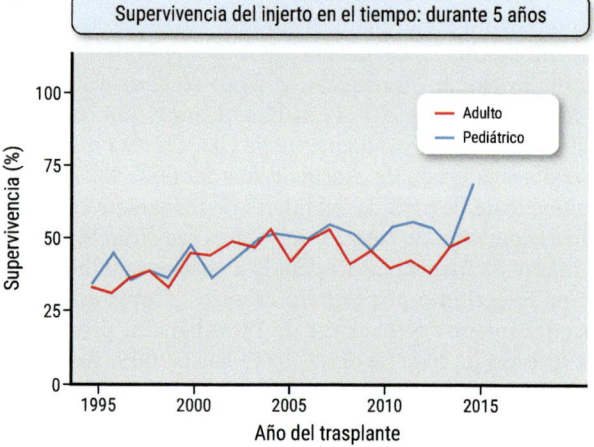

Figura 51-7. Supervivencia actuarial del injerto en el tiempo. **A)** Durante 1 año. **B)** Durante 5 años. (Datos recogidos del *Intestinal Transplant Registry*[1]).

tiempo, numerosos estudios demuestran que la calidad de vida de los receptores es excelente y que el buen funcionamiento del injerto es más coste-efectivo comparado con la nutrición parenteral domiciliaria a partir de los 2 años del trasplante como ocurre con el trasplante renal[14,15-17]. Según datos del ITR, de 746 pacientes de los que actualmente se dispone de datos acerca del funcionamiento del injerto, 703 están libres de nutrición parenteral total (94 %)[1]. Existen algunos estudios de calidad de vida en el trasplante intestinal pediátrico, pero pocos en adultos[18-20]. El fallo intestinal acarrea un trastorno psicosocial importante, disminuye la calidad de vida e incrementa el riesgo de dependencia de

fármacos opiáceos, los cuales mejoran con un trasplante intestinal exitoso[18,20]. Así, la ganancia en la calidad de vida viene dada por una mejoría de la ansiedad, la depresión, el estrés, la capacidad de empatizar, las funciones urinaria y digestiva, las relaciones interpersonales y una mayor capacidad de aprovechar el ocio y el tiempo libre[21]. El primer estudio realizado por la Universidad de Nebraska en niños puso de relieve que los niños trasplantados se sentían igual a los niños no trasplantados tanto a nivel físico como psicosocial. Sin embargo, los padres de los niños trasplantados pensaban que estaban por debajo de los niños no trasplantados en ambas facetas[20].

REFERENCIAS BIBLIOGRÁFICAS

1. Terasaki Research Institute. International Intestinal Transplant Registry Report. May 30, 2019.
2. Tao R, Pineda J, Green M et al. Decreased incidence and mortality of post transplant lymphoproliferative disorder (PTLD) in pediatric intestinal transplantation (PITx) receiving RATG and alemtuzumab immunosuppression. XIth International Small Bowel Transplant Symposium. September 9-12, 2009. Bologna-Italia.
3. Sivaprakasam R, Praseedom RK, Butler AJ et al. Adult small intestinal and multivisceral transplantation: a United Kingdom experience from a single centre. XIth International Small Bowel Transplant Symposium. September 9-12, 2009. Bologna-Italia.
4. Mangus R, Tector AJ, Fridel JA et al. Intestinal transplantation: a single center, 6-year experience at Indiana University. XIth International Small Bowel Transplant Symposium. September 9-12, 2009. Bologna-Italia.
5. Grant W, Botha J, Mercer D et al. 19 years experience with intestinal transplantation at a single institution. XIth International Small Bowel Transplant Symposium. September 9-12, 2009. Bologna-Italia.
6. Nishida S, Tekin A, Island E et al. Analysis of the intestinal transplant for

15 years in adult patients. XIth International Small Bowel Transplant Symposium. September 9-12, 2009. Bologna-Italia.

7. Lacaille F, Sauvat F, Talbotec C et al. Fifteen year experience of intestinal transplantation in Paris. XIth International Small Bowel Transplant Symposium. September 9-12, 2009. Bologna-Italia.

8. Gupte GL, Sharif K, Mayer AD et al. Strategies, complications and learning experiences of a national intestinal transplant programme (1993-2009). XIth International Small Bowel Transplant Symposium. September 9-12, 2009. Bologna-Italia.

9. Lauro A, Zanfi C, Pironi L et al. Comprehensive surgical intestinal rescue program in adult patients: Bologna experience. XIth International Small Bowel Transplant Symposium. September 9-12, 2009. Bologna-Italia.

10. Andrés AM, Hernández F, Prieto G et al. Pediatric intestinal transplantation in Spain. Review of 11 years of the program. XIth International Small Bowel Transplant Symposium. September 9-12, 2009. Bologna-Italia.

11. Smith JM, Skeans MA, Horslen SP et al. OPTN/SRTR 2015 Annual Data Report: Intestine. Am J Transplant 2017; 17 Suppl 1: 252-85.

12. Messing B, Crenn P, Beau P. Long-term survival and parenteral nutrition dependence in adult patients with short bowel syndrome. Gastroenterology 1999; 117: 1043-50.

13. Cavicchi M, Beau P, Crenn P, Degott C, Messing B. Prevalence of liver disease and contributing factors in patients receiving home parenteral nutrition for permanent intestinal failure. Ann Intern Med 2000; 132: 525-32.

14. Abu-Elmagd KM, Reyes J, Bond G et al. Clinical intestinal transplantation: a decade of experience at a single center. Ann Surg 2001; 234: 404-17.

15. Cicalese L, Sileri P, Gonzales O et al. Cost-effectiveness of early living related segmental bowel transplantation as therapy for trauma-induced irreversible intestinal failure. Transplant Proc 2001; 33: 3581-2.

16. Middleton SJ, Pollard S, Friend PJ et al. Adult small intestinal transplantation in England and Wales. Br J Surg 2003; 90: 723-7.

17. Sudan D. Cost and quality of life after intestinal transplantation. Gastroenterology 2006; 130: Suppl 1: S158-62.

18. Rovera GM, DiMartini A, Schoen RE et al. Quality of life of patients after intestinal transplantation. Transplantation 1998; 66: 1141-1145.

19. Rovera GM, Sileri P, Rastellini C et al. Quality of life after living related small bowel transplantation. Transplant Proc 2002; 34: 967-8.

20. Sudan D, Horslen S, Botha J et al. Quality of life after pediatric intestinal transplantation: the perception of pediatric recipients and their parents. Am J Transplant 2004; 4: 407-13.

21. O'Keefe SJ, Emerling M, Koritsky D et al. Nutrition and quality of life following small intestinal transplantation. Am J Gastroenterol 2007; 102: 1093-100.

  VÍDEOS

Histopatología del trasplante intestinal

52

C. Ibarrola de Andrés, A. Teijo Quintáns, Y. Rodríguez Gil y F. Colina Ruiz-Delgado

INTRODUCCIÓN

El patólogo desempeña un papel importante en el diagnóstico de las principales complicaciones del trasplante intestinal, como son el rechazo agudo y crónico, las infecciones, particularmente por virus de tipo citomegalovirus (CMV), adenovirus o virus de Epstein-Barr (VEB), y los trastornos linfoproliferativos relacionados con la inmunosupresión. Estos procesos provocan alteraciones anatomopatológicas tisulares distintivas, por lo que la endoscopia de vigilancia y la biopsia del injerto son a menudo el criterio de referencia para su diagnóstico. Sin embargo, debido a que la biopsia representa solo una mínima muestra de la mucosa y la submucosa intestinales, y que algunas enfermedades pueden compartir patrones morfológicos de lesión, se hace necesaria la correlación clinicoendoscópica para alcanzar un diagnóstico de precisión que permita, además, conocer la extensión afectada en el injerto y la gravedad real de la patología y elegir no solo el tratamiento sino también la dosis adecuada.

En la información clínica debe constar la causa y el tipo de trasplante, el tiempo transcurrido postrasplante, los tratamientos instaurados, los procesos patológicos postrasplante y los síntomas clínicos. La información endoscópica debe consignar la ubicación de las biopsias (órgano nativo frente a injerto y localización de las muestras) y una descripción de todos los hallazgos endoscópicos, indicando la ubicación específica de las biopsias con respecto a las lesiones identificadas[1,2].

En los protocolos clásicos se ha vigilado el injerto intestinal de forma estandarizada y se han realizado endoscopias desde el estoma, tomando biopsias intestinales aunque no hubiera síntomas, dada la alta probabilidad de rechazo agudo en este tipo de trasplante y considerando que su detección precoz y tratamiento rápido pueden evitar complicaciones graves. Estas biopsias se han llevado a cabo cada 2 o 3 días durante las primeras 4-6 semanas posteriores al trasplante y luego semanalmente durante las 4-6 semanas siguientes, distanciándolas progresivamente.

Los protocolos de biopsia han ido variando en los distintos centros debido a que la incidencia de rechazo celular agudo ha disminuido gracias a un mejor control terapéutico y a la demostración en algún trabajo de una supervivencia similar cuando se realizan biopsias únicamente en caso de síntomas. En muchos centros actualmente solo se realizan biopsias cuando hay síntomas. Hay autores que proponen un seguimiento con endoscopia de magnificación y tomar solo una o dos muestras de biopsia a fin de reducir al mínimo las erosiones secundarias a la toma de biopsias[3]. Después de cerrar la ileostomía pueden realizarse también biopsias y obtener, además, muestras del intestino delgado y grueso nativo, ya que pueden aportar información valiosa.

Técnicamente se recomienda obtener muestras a diferentes alturas del intestino respecto al estoma (mínimo de dos biopsias con 2-4 fragmentos en cada una) considerando que el rechazo puede ser focal o parcheado y que en algunos casos puede no detectarse endoscópicamente. Parece mejor realizarlas a unas alturas definidas (p. ej., a 20 y a 10 cm) porque así las erosiones o cicatrices posbiopsia se interpretarán adecuadamente como yatrogénicas al realizar la siguiente endoscopia y no como patológicas. Las biopsias deben incluir toda la mucosa y la submucosa superficial para poder valorar una posible fibrosis, así como patología en los vasos submucosos. En casos con alteraciones endoscópicas deben tomarse las biopsias de regiones de apariencia tanto anormal como normal. Un área ulcerada puede ser muy similar en varios procesos (tejido de granulación, ausencia de glándulas), aunque es importante para identificar CMV, hongos o a veces infiltrados linfoides anómalos en el fondo de la úlcera. Un área menos alterada, en la vecindad de una úlcera, mostrará mucosa que conserva el epitelio glandular. Estas áreas son importantes para poder diagnosticar un rechazo e identificar algunos microorganismos. Por último, biopsias de áreas aparentemente normales, más alejadas, informarán de si el proceso patológico es en realidad de mayor extensión de lo que identificó la endoscopia.

Las biopsias se fijan en formaldehído. El procesamiento en el laboratorio se realiza con una técnica rápida que permite un diagnóstico histológico en 4-6 horas. Se estudian cortes seriados (3 portaobjetos con 8 secciones cada uno) con tinción habitual de hematoxilina-eosina y se realiza inmunohistoquímica para CMV. Si hay sospecha de determinadas afecciones pueden practicarse también estudios complementarios con tricrómico de Masson para detectar fibrosis temprana y estudio inmunohistoquímico para diferentes poblaciones de linfocitos, C4d y adenovirus. También puede llevarse a cabo hibridación *in situ* EBER (ARN no codificante asociado con el VEB)[1-3].

A continuación se exponen los principales procesos patológicos relacionados con el aloinjerto intestinal.

LESIÓN DE ISQUEMIA-REPERFUSIÓN (LESIÓN DE PRESERVACIÓN)

La lesión de preservación suele ser leve y se resuelve generalmente en la primera semana postrasplante. Se trata de una lesión de tipo isquémico agudo. Puede evaluarse por primera vez en una muestra del injerto intestinal de «tiempo 0» al final de la cirugía del trasplante (a veces, segmento sobrante al realizar la ileostomía), lo que puede ya informar del estado inicial de la mucosa del injerto y facilitar la interpretación de las biopsias de los días sucesivos. La lesión en un grado leve afectará al área superficial de la mucosa con edema, congestión y pérdida del epitelio superficial. En un grado moderado producirá mayor lesión de las vellosidades, y en un grado intenso provocará destrucción de las criptas con hemorragia y a veces microtrombos de fibrina en los capilares[2]. No hay consenso establecido para la graduación de las lesiones de preservación, si bien las valoraciones son muy similares. Uno de los sistemas es el propuesto por López García et al.[6]:

- *Grado 0:* cuando hay cambios irrelevantes o mínimos.
- *Grado 1 (lesión leve):* cuando hay leve congestión y/o leve atrofia vellositaria.
- *Grado 2 (lesión moderada):* cuando hay hemorragia, neutrófilos en la lámina propia, atrofia vellositaria focal, desprendimiento de epitelio vellositario leve-moderado y a veces erosión focal.
- *Grado 3 (lesión intensa):* cuando se añade hemorragia y erosión más profunda con pérdida de criptas.

El diagnóstico diferencial debe plantearse en los casos de lesión intensa con el rechazo hiperagudo mediado por anticuerpos, ya que este puede provocar también microtrombos de fibrina y, secundariamente, isquemia e inflamación similares. La inflamación neutrofílica en las lesiones de preservación puede ser de intensidad variable y plantear un diagnóstico diferencial también con las enteritis infecciosas. Las apoptosis en las criptas no son relevantes en las lesiones de preservación, por lo que, si aparecen en número elevado, debe plantearse la posibilidad de un rechazo celular agudo asociado.

RECHAZO CELULAR AGUDO

El rechazo agudo es una afección frecuente y una de las principales causas de pérdida del injerto. Suele ocurrir a partir de la primera semana y con frecuencia se producen varios episodios en el mismo paciente.

La prueba de referencia para el diagnóstico del rechazo es la evaluación histológica. Los rechazos pueden ser focales, parcheados o difusos, y su intensidad puede ser variable en un mismo segmento, por lo que debe realizarse un muestreo amplio biópsico en caso de sospecha clínica o endoscópica[2].

Las características histológicas de este tipo de rechazo incluyen un infiltrado inflamatorio mixto en la lámina propia, principalmente mononuclear con linfocitos activados, lesión inflamatoria del epitelio glandular y aumento de apoptosis en las criptas. Estas lesiones conducen a destrucción y desaparición de las glándulas mucosas. Los esquemas publicados para diagnosticar el rechazo son muy similares y utilizan el recuento de cuerpos apoptóticos en las células epiteliales de las criptas, valorados en portaobjetos teñidos con hematoxilina-eosina. Este sistema diagnóstico se basa en un estudio realizado por Lee et al.[2], en el que observaron que un número de cuerpos apoptóticos > 5 era muy infrecuente en condiciones distintas al rechazo. Se contabiliza el número de apoptosis observados en 10 criptas consecutivas[7-10]. La apoptosis en las células epiteliales de la cripta glandular es un proceso fisiológico del epitelio intestinal para su recambio, pero es mucho más intenso en el rechazo. Los cuerpos apoptóticos se caracterizan por restos nucleares fragmentados y varían en morfología desde células explosivas con una vacuola clara citoplasmática que engloba un núcleo picnótico hasta pequeños fragmentos de material nuclear basófilo sin vacuola (cariorrexis). Debe exigirse más de un fragmento de material nuclear para su contabilización como cariorrexis y no deben confundirse las apoptosis y cariorrexis del epitelio glandular con fragmentos de núcleos de las células inflamatorias como los neutrófilos (leucocitoclasia), que se rompen al entrar en el epitelio de las criptas.

El rechazo de grado leve es a menudo muy sutil y focal, con escasa o nula inflamación, y por ello exige una evaluación minuciosa para detectar focos con apoptosis. Cuando se detecta algún foco con una o dos apoptosis se procede a analizar este foco en múltiples niveles de corte para determinar si se alcanza el umbral de un número de seis apoptosis. No obstante, hay casos en los que no se llega a este recuento y debe efectuarse una estrecha correlación clínica para el diagnóstico. También debe sospecharse rechazo aunque el recuento de apoptosis sea inferior a 6 cuando la lesión de las criptas se limite al aloinjerto y no esté presente en el intestino nativo. Hay, por otro lado, casos en los que no se observa inflamación y en los que son las apoptosis las que dominan el cuadro[2]. Por último, cabe destacar la descripción en un trabajo de apoptosis en los linfocitos T y en el citoplasma de los histiocitos que fagocitan estas apoptosis, observados en la lámina propia de las vellosidades, proponiendo los autores que podría tratarse de un evento que permitiera identificar el rechazo en su fase inicial[11].

Una vez que se ha realizado el diagnóstico de rechazo agudo, la gravedad puede graduarse basándose en la extensión de la lesión en la mucosa, el grado de la inflamación y el recuento de cuerpos apoptóticos.

Los criterios histopatológicos para evaluar los diferentes grados de rechazo celular agudo se describen a continuación[2].

- *Negativo para rechazo (grado 0):* se refiere a la normalidad de la mucosa, sin inflamación sospechosa y con un número de apoptosis ≤ 2, o bien presencia de alteraciones atribuibles a una etiología distinta del rechazo.
- *Indeterminado (grado IND):* la arquitectura es normal o hay un acortamiento leve focal de las vellosidades, con inflamación ligera en la lámina propia (infiltrado mononuclear mixto con linfocitos activados focales, eosinófilos y neutrófilos dispersos) y con un número de apoptosis < 6 pero > 2. Este diagnóstico equivale a las características de un rechazo mínimo que son insuficientes para el diagnóstico de rechazo leve. No debe usarse esta categoría cuando no se está seguro de si es otra etiología distinta de un rechazo.
- *Rechazo leve (grado 1):* hay inflamación leve parcheada en la lámina propia, con un recuento de apoptosis de, al menos, 6 por 10 criptas. No hay desaparición de criptas y el epitelio de superficie está intacto.
- *Rechazo moderado (grado 2):* hay inflamación moderada en la lámina propia con frecuentes cuerpos apoptóticos de las criptas, apoptosis confluentes y pérdida focal de las criptas. A menudo hay acortamiento de las vellosidades con edema y congestión.
- *Rechazo grave (grado 3):* hay inflamación de moderada a intensa en la lámina propia y una pérdida de criptas relevante, con frecuentes erosiones o ulceración. Los casos más graves pueden progresar a un patrón de rechazo exfoliativo con desprendimiento de toda la mucosa a modo de seudomembranas. Cuando las muestras consisten principalmente en tejido de granulación o mucosa sin criptas, puede ser difícil encontrar criptas residuales para demostrar las características morfológicas de apoptosis que permiten el diagnóstico de rechazo frente a la posibilidad de otra enteritis. Además, en algunos casos, el número de apoptosis puede ser paradójicamente muy bajo. Un patrón peculiar de rechazo grave muestra una mucosa con vellosidades de una altura normal y una lámina propia sin inflamación, si bien con desaparición total de las criptas (**Fig. 52-1**). En este caso, la imagen endoscópica puede ser de falsa normalidad[10].

El aumento de cuerpos apoptóticos no es patognomónico del rechazo, ya que puede haber un recuento similar al del rechazo en algunos procesos inflamatorios e inmunológicos. En el diagnóstico diferencial deben considerarse las enteritis por CMV, por adenovirus o por *Cryptosporidium*. Estas infecciones plantearían sobre todo el diagnóstico diferencial con un rechazo leve o moderado, aunque se ha descrito algún caso grave, sobre todo en niños, de enteritis necrosante vírica. Las apoptosis se han descrito también asociadas con fármacos. En el estómago trasplantado, en casos de trasplante multivisceral, los fármacos inhibidores de la bomba de protones y algunas gastritis como las autoinmunes pueden provocar ocasionales apoptosis en las glándulas y confundir con rechazo si se biopsia el estómago. También algunos fármacos, sobre todo el micofenolato mofetilo, pueden causar apoptosis e inflamación similares a las de un rechazo. La enterocolitis por micofenolato mofetilo en ocasiones provoca un cuadro histológico de gravedad variable que puede recordar tanto a una enfermedad inflamatoria intestinal de tipo Crohn o de tipo colitis ulcerosa como a una enfermedad de tipo injerto contra el huésped con apoptosis, criptitis y microabscesos[12,13]. Generalmente el número de apoptosis es el de un rechazo leve o moderado. Un rasgo morfológico distintivo de que se trata del efecto del fármaco puede ser la presencia en algunos casos de criptas muy dilatadas con epitelio aplanado. También puede ser de utilidad para el diagnóstico diferencial tomar biopsias del intestino nativo, puesto que su afectación apoyará más que se trata del efecto del fármaco[14].

RECHAZO MEDIADO POR ANTICUERPOS (RECHAZO HUMORAL)

Gracias a la detección serológica de los niveles de anticuerpos preformados y neoformados específicos frente al donante (DSA) se ha reconocido que el rechazo mediado por anticuerpos es un problema importante. Hay actualmente evidencia de que los DSA pueden mediar y promover tanto el rechazo agudo como el crónico, siendo los vasos del injerto la principal diana, con fenómenos de isquemia y trombosis mediados por el depósito de inmunocomplejos[15].

Al igual que en otros trasplantes, puede producirse un rechazo de tipo hiperagudo, con una pérdida rápida del injerto intestinal inmediatamente o en las horas siguientes a su colocación en un receptor altamente sensibilizado. Ruiz et al.[16,17] describieron un caso de rechazo hiperagudo, en el que comprobaron congestión vascular grave en la mucosa con trombos, hemorragia e infiltración por leucocitos, y en la inmunofluorescencia depósitos de IgG, IgM, C4d y C3 en el endotelio.

Con respecto al diagnóstico histológico del rechazo agudo mediado por anticuerpos, los criterios no están bien definidos[15]. Se han realizado varios estudios en trasplantes intestinales basándose en los criterios de diagnóstico establecidos para el trasplante de riñón, que incluyen la presencia de DSA circulantes, lesión tisular aguda (fenómenos de isquemia y trombosis), depósito de C4d y disfunción clínica del

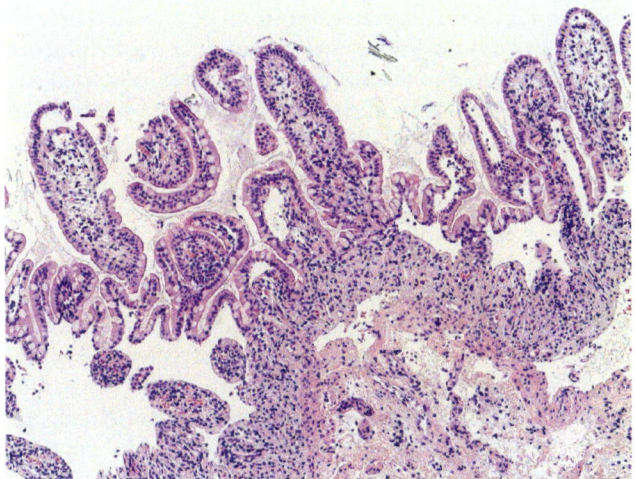

Figura 52-1. Forma peculiar de rechazo celular agudo grave en el que las criptas glandulares han desaparecido sin lesión de las vellosidades ni del epitelio de superficie (Hematoxilina-eosina, × 100).

aloinjerto[18]. Hay estudios a favor y en contra de la utilidad de la identificación por inmunofluorescencia o por inmunohistoquímica de C4d en las biopsias del injerto intestinal. Algunos estudios han mostrado una baja sensibilidad y especificidad diagnóstica[19,20]. Un estudio reciente ha demostrado una asociación de los DSA *de novo* con hemorragia de la mucosa y trombos de fibrina, y una asociación significativa e independiente entre el depósito de complemento C4d en los capilares y la presencia de capilaritis, erosión-ulceración de la mucosa, inflamación y edema en la lámina propia. Estos autores proponen estas alteraciones como las características histológicas asociadas al rechazo agudo mediado por anticuerpos[21]. La tinción inmunohistoquímica de C4d se puntuó en este estudio mediante la evaluación semicuantitativa de la tinción de los capilares de la mucosa, según la clasificación de Banff para aloinjertos renales[18], de 0 a 3 (negativa, mínima, focal y difusa) según el porcentaje de capilares con un patrón de tinción lineal circunferencial: no tinción = puntuación 0; < 10 % = puntuación 1 (mínima); 10-50 % = puntuación 2 (focal), y > 50 % = puntuación 3 (difusa). Una puntuación de tinción de C4d de 0 o 1 se consideró negativa, y solo las puntuaciones de tinción de C4d de 2 y 3 se consideraron positivas para un análisis posterior. La capilaritis se caracterizó por la presencia de leucocitos (células mononucleares y células polimorfonucleares) en los capilares de la lámina propia, y los grados de capilaritis 2 y 3 se asociaron de manera significativa e independiente con un C4d positivo. Estos grados corresponden al umbral actual para el diagnóstico de capilaritis peritubular en el trasplante renal. Este umbral de más del 10 % de capilares con más de 2 células en el capilar más afectado parece ser válido también para la definición de inflamación de la microcirculación en la biopsia de trasplante intestinal.

Con respecto al papel de la inmunidad humoral en el rechazo crónico, recientemente se ha sugerido que también parece estar estrechamente relacionada con este tipo de rechazo. Un estudio observacional que investigó el efecto potencial de los anticuerpos frente a antígenos leucocitarios humanos (HLA) demostró que la supervivencia del injerto era notablemente menor en los pacientes con rechazo crónico y DSA positivos[22].

RECHAZO CELULAR CRÓNICO

El rechazo crónico es el principal responsable de la pérdida tardía del injerto intestinal, y su incidencia aumenta a partir de los 2 años postrasplante. La presentación clínica es insidiosa, con diarrea persistente y ulceración de la mucosa que no cicatriza, a menudo precedida por episodios repetidos de rechazo agudo con resolución subóptima[23]. Al igual que con otros trasplantes de órganos sólidos, el rechazo crónico comienza con la inflamación de las arterias, que posteriormente genera lesiones isquémicas en el injerto debidas a una arteriopatía crónica obliterativa. Esta es la característica típica también conocida como vasculopatía o arteriopatía crónica del injerto. Se identifica por una hiperplasia fibrointimal intensa que estenosa u obstruye la luz arterial, a veces asociada con inflamación de linfocitos T (preferentemente CD8) y macrófagos en la pared arterial. Estos últimos pueden observarse en todas las capas y mostrar un aspecto espumoso. A menudo, las células inflamatorias se separan de la íntima por un anillo concéntrico miofibroblástico intimal. La rotura de la lámina elástica interna está presente de forma variable. En la media, los primeros cambios incluyen edema y degeneración o necrosis franca de miocitos individuales. Posteriormente, la media puede adelgazarse y ser completamente reemplazada por células espumosas y/o fibroblastos[24,25]. Debido a que esta arteriopatía se observa de forma parcheada en las ramas distales de las arterias mesentéricas, en las arterias de la capa muscular propia y con menor frecuencia en las ramas vasculares submucosas, que aparecen raras veces en una biopsia, el diagnóstico generalmente solo se confirma en biopsias de espesor total o en piezas de explantes. El diagnóstico en una biopsia endoscópica es, por lo tanto, difícil y se basa en signos indirectos de sospecha[23,24]. Los signos morfológicos de sospecha en la biopsia incluyen fibrosis de la submucosa y de la mucosa, ulceraciones persistentes, apoptosis en un número bajo y distorsión de la arquitectura glandular con pérdida de mucina en el epitelio y atrofia, pérdida de glándulas o características regenerativas de las glándulas. La fibrosis de la lámina propia y de la submucosa es difícil de interpretar, ya que puede ser secundaria a diversas etiologías (episodios previos de rechazo, lesión isquémica, infecciones previas, lesión crónica asociada a medicamentos, sitio de biopsia previo). La técnica histoquímica de tricrómico de Masson puede ayudar a visualizar la fibrosis[25-27].

INFECCIONES

Las complicaciones infecciosas son muy frecuentes en los trasplantes intestinales debido a la elevada inmunosupresión que requieren. Los estudios clínicos adecuados (estudio microbiológico de heces, reacción en cadena de la polimerasa [PCR] o serológicos) son esenciales para identificar y tipificar las distintas infecciones bacterianas, víricas, fúngicas o por protozoos, ya que la biopsia puede tener una sensibilidad de detección variable. En casos de diarrea y fiebre, además de las biopsias en formol para el estudio histopatológico, se recomienda tomar muestras en fresco para estudio microbiológico. El diagnóstico correcto de infección frente a rechazo es de suma importancia, puesto que su tratamiento es totalmente el opuesto, y un aumento de la inmunosupresión en caso de confusión puede agravar el cuadro infeccioso y conducir a la muerte[28,29].

Infecciones bacterianas

Son las más frecuentes y se detectan fácilmente por medios de laboratorio, por lo que no suelen biopsiarse. El cuadro morfológico más distintivo es el de una enterocolitis seudomembranosa. Las seudomembranas proceden de la adherencia de restos fibrinopurulentos necróticos con neutrófilos entremezclados con moco a la superficie mucosa dañada, en forma de placa blanquecina. No son específicas de infección, dado que pueden observarse en cualquier lesión grave de la mucosa, como en procesos isquémicos y en rechazos graves. Se consideran entre las enfermedades infecciosas porque se relacionan con gran frecuencia con la toxina de bacterias de tipo *Clostridium*, que producen muy a menudo infección en pacientes trasplantados. Debe conocerse también que no siempre estas bacterias se asocian con seudomembranas y que pueden provocar enterocolitis inespecífica desde el punto de vista morfológico, con ulceraciones o sin ellas[29,30].

Infecciones víricas

Las infecciones víricas son las segundas infecciones más frecuentes. Las que más comúnmente afectan al tracto gastrointestinal incluyen CMV, VEB, adenovirus, rotavirus y calicivirus. Son patógenos comunes pediátricos que en la población no inmunosuprimida causan diarreas autolimitadas, pero que, debido a la inmunosupresión intensa en este tipo de trasplante, pueden afectar con mayor frecuencia al adulto, prolongarse en el tiempo y ser mucho más graves. A continuación se describen las características patológicas de cada enteritis vírica[2,3,29,30].

Enteritis por citomegalovirus

Se trata de una enteritis relativamente frecuente que aparece sobre todo en los primeros meses postrasplante y tras el tratamiento con bolos de corticoides de un rechazo agudo. Las células infectadas por CMV parecen agrandadas (citomegalia) y presentan inclusiones grandes intranucleares anfófilas rodeadas por un halo claro. También con frecuencia se observan inclusiones eosinofílicas intracitoplasmáticas más pequeñas. Las inclusiones se encuentran más comúnmente en células endoteliales y células estromales. Las alteraciones en la mucosa pueden ser muy variables en intensidad. Algunos casos presentan alguna inclusión sin inflamación, y otros, inflamación de predominio neutrofílico, microabscesos, apoptosis en las criptas, erosión o ulceración indistinguibles de un rechazo. La tinción inmunohistoquímica para CMV y la PCR para CMV (biopsia en fresco estudiada en el laboratorio de microbiología) pueden confirmar el diagnóstico. Se recomienda realizar de forma sistemática inmunohistoquímica para CMV en todas las biopsias del injerto.

Enteritis por adenovirus

La infección puede variar desde la excreción asintomática hasta la enfermedad diseminada grave. La mayoría de los casos afectan al aloinjerto y ocurren dentro de los primeros 6 meses después del trasplante. La enteritis siempre afecta al íleon distal, pero también puede verse en el yeyuno y en el colon nativo. Histológicamente se caracteriza por inclusiones eosinofílicas vítreas intranucleares en los enterocitos de la superficie. Los enterocitos con inclusiones suelen desorganizarse y aparecer amontonados formando pequeños penachos. En ocasiones pueden tener citoplasmas claros vacuolizados. Las inclusiones pueden en ocasiones afectar a las criptas, si hay una carga vírica alta, o a las células del estroma[31]. Cuando la enteritis persiste pueden verse también restos de inclusiones en los histiocitos de la lámina propia de las vellosidades[32] (**Fig. 52-2**). La enteritis se asocia con inflamación aguda y crónica y con apoptosis en las células epiteliales de las criptas, lo que puede ser indistinguible de

un rechazo celular agudo generalmente leve o incluso moderado[31,32]. Rara vez se han descrito casos aislados de enteritis grave con denudación epitelial extensa y necrosis masiva del injerto. La confirmación morfológica de la infección por adenovirus en material de biopsia de tejido se puede realizar mediante inmunohistoquímica o microscopia electrónica, que muestra la red cristalina típica de partículas víricas de 72-82 nm. Estas técnicas tienen unas sensibilidades variables según los distintos laboratorios, por lo que es aconsejable su detección mediante PCR.

Enteritis por rotavirus y calicivirus

Producen cambios en la mucosa inespecíficos como edema de las vellosidades, desprendimiento del epitelio de superficie o infiltrado inflamatorio crónico. Pueden producir apoptosis en el epitelio superficial y en ocasiones linfocitosis intraepitelial. Sin embargo, también pueden aumentar las apoptosis en las criptas y confundirse con cambios de rechazo celular agudo indeterminado o leve[33]. Pueden demostrarse con la prueba antigénica para rotavirus o PCR para calicivirus.

Enteritis por virus de Epstein-Barr

Puede provocar hiperplasia linfoide autolimitada, úlceras mucocutáneas o trastornos linfoproliferativos. Pueden detectarse ciertas proteínas del virus (EBER, LMP1) con técnicas de inmunohistoquímica o con hibridación *in situ*.

Infecciones fúngicas

Candida spp. es el agente implicado con mayor frecuencia en las infecciones fúngicas. La infección intraabdominal sucede

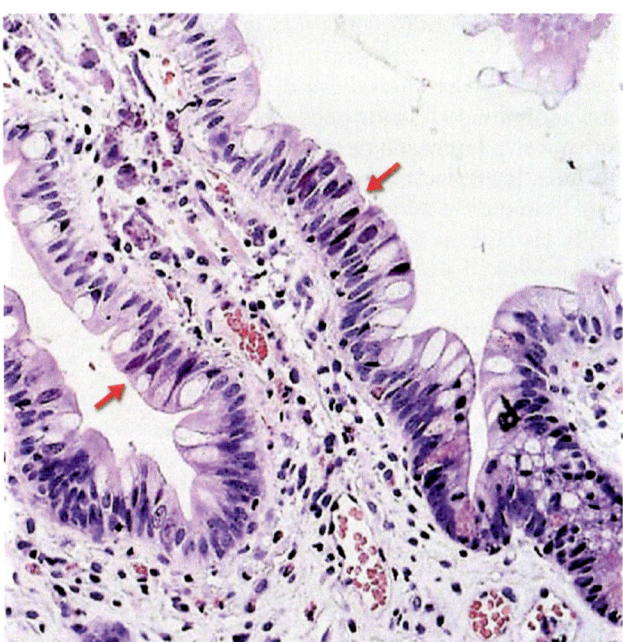

Figura 52-2. Infección por adenovirus. Inclusiones nucleares rojo vinosas en las células epiteliales de la vellosidad (flechas y restos de inclusiones fagocitadas por los histiocitos en la lámina propia. (Hematoxilina-eosina, × 400).

alrededor del primer mes, mientras que la fungemia ocurre a los 6 meses del trasplante. Histológicamente, la morfología de las seudohifas o hifas y levaduras o esporas permite sugerir si se trata de *Candida*, *Aspergillus* o zigomicetos (sobre todo *Mucor*). Los organismos pueden verse sobre todo en las úlceras y áreas de necrosis. Se observan a veces con tinción habitual de hematoxilina-eosina, pero pueden ser necesarias técnicas de mayor sensibilidad, como las de metenamina argéntica de Grocott Gomori y de ácido peryódico de Schiff (PAS) para su detección. Su diagnóstico definitivo de género y de especie debe realizarse mediante cultivo microbiológico. Pueden provocar necrosis tisular e invadir vasos, con la consecuente diseminación hematógena (formas invasivas del hongo).

Infección por protozoos

La infección por protozoos más común es la enteritis por *Cryptosporidium*[34], que puede provocar linfocitosis intraepitelial, inflamación inespecífica en la lámina propia o pequeños granulomas. Los microorganismos esféricos basófilos se detectan en el examen convencional de hematoxilina-eosina situados linealmente sobre el epitelio de las vellosidades y de las criptas y pueden realzarse con tinción de Giemsa. En ocasiones pueden provocar un leve aumento de apoptosis en las criptas.

TRASTORNOS LINFOPROLIFERATIVOS POSTRASPLANTE

Los trastornos linfoproliferativos posteriores al trasplante (TLPT) se asocian con frecuencia a la infección por el VEB (80 %). Comprenden un espectro de proliferaciones linfocíticas y plasmocíticas con características polimorfas o monomorfas. El injerto intestinal, los ganglios linfáticos y el hígado son las localizaciones más frecuentes de estas proliferaciones. En el tracto gastrointestinal pueden presentarse como úlceras o estenosis. Los hallazgos que hacen sospechar que un infiltrado linfoide puede ser tumoral en lugar de reactivo son la formación de nódulos expansivos, la atipia linfocitaria, la presencia de numerosas células transformadas, el predominio en el infiltrado de células plasmáticas o linfocitos B, las necrosis serpiginosas y la presencia de numerosas células VEB+. La clasificación de la Organización Mundial de la Salud (OMS) divide estos trastornos en cuatro categorías[35,36]:

- *Trastorno no destructivo de tipo temprano:* se divide en hiperplasia plasmocítica y TLPT similar a la mononucleosis infecciosa. Son proliferaciones de células plasmáticas o de inmunoblastos que no distorsionan la arquitectura del tejido. El estudio inmunohistoquímico indica policlonalidad (mezcla de linfocitos B CD20+, CD79a+ y T CD3+ con EBER+).
- *Trastorno polimorfo:* lesiones destructivas compuestas por una población linfoide heterogénea con linfocitos de tamaño intermedio, inmunoblastos y células plasmáticas, sin predominio de células grandes atípicas transformadas, que distorsionan la arquitectura nodal o forman masas extranodales. El estudio inmunohistoquímico puede mostrar en algunos casos monoclonalidad (nódulos linfoides CD20+, CD79a+ con restricción focal de cadenas ligeras y variable proporción de linfocitos T, LMP 1 ± y EBER+).
- *Trastorno monomorfo:* se asemeja a uno de los linfomas no hodgkinianos que se encuentran en pacientes inmunocompetentes, como el linfoma difuso de células B grandes, el linfoma de Burkitt, el mieloma de células plasmáticas o el linfoma de células T/células asesinas naturales.
- *Trastorno de tipo Hodgkin clásico:* el diagnóstico debe basarse en hallazgos morfológicos e inmunofenotípicos clásicos.

La evaluación adecuada comprende la caracterización morfológica e inmunofenotípica, incluida la hibridación *in situ* para el ARN codificado por el VEB (tinción de EBER positiva nuclear). Se pueden realizar estudios adicionales de reordenamiento de genes de linfocitos B o T para evaluar la clonalidad y/u otros estudios de hibridación *in situ* con fluorescencia citogenética.

El tratamiento del TLPT en pacientes con trasplante de intestino delgado consiste en reducir la inmunosupresión, lo que incrementa el riesgo de rechazo. Las muestras de biopsia endoscópica se evalúan semanalmente para monitorizar el rechazo, y la PCR de VEB se realiza semanalmente para monitorizar la actividad del virus. A diferencia de otros trasplantes de órganos, no es raro que se produzca un rechazo concomitante mientras el TLPT se está resolviendo o está activo.

REFERENCIAS BIBLIOGRÁFICAS

1. Abu-Elmagd KM, Tzakis A, Todo S et al. Monitoring and treatment of intestinal allograft rejection in humans. Transplant Proc 1993; 25: 1202-3.
2. Lee RG, Nakamura K, Tsamandas AC et al. Pathology of human intestinal transplantation. Gastroenterology 1996; 110: 1820-34.
3. Remotti H, Subramanian S, Martínez M et al. Small-bowel allograft biopsies in the management of small-intestinal and multivisceral transplant recipients. Histopathologic review and clinical correlations. Arch Pathol Lab Med 2012; 136: 761-71.
4. Moon J, Schiano TD, Iyer KR. Routine surveillance endoscopy and biopsy after isolated intestinal transplantation –revisiting the gold standard. Clin Transplant 2019; 33: e13684.
5. Carroll RE. Endoscopic follow-up of intestinal transplant recipients. Gastroenterol Clin North Am 2018; 47: 381-91.
6. López-García P, Calvo Pulido J, Colina F et al. Histologic evaluation of organ preservation injury and correlation with cold ischemia time in 13 intestinal grafts. Transplant Proc 2014; 46: 2096-8.
7. Ruiz P, Bagni A, Brown R et al. Histological criteria for the identification of acute cellular rejection in human small bowel allografts: results of the pathology workshop at the VIII International Small Bowel Transplant Symposium. Transplant Proc 2004; 36: 335-7.
8. Ruiz P, Takahashi H, Delacruz V et al. International grading scheme for acute cellular rejection in small-bowel transplantation: single-center experience. Transplant Proc 2010; 42: 47-53.
9. Wu T, Abu-Elmagd K, Bond G et al. A schema for histologic grading of small intestine allograft acute rejection. Transplantation 2003; 75: 1241-8.
10. Wu T, Bond G, Martin D et al. Histopathologic characteristics of humanintestine allograft acute rejection in patients pretreated with thymoglobulin oralemtuzumab. Am J Gastroenterol 2006; 101: 1617-24.
11. Tsuruyama T, Okamoto S, Fujimoto Y et al. Histology of intestinal allografts. Lymphocyte apoptosis and phagocytosis of lymphocytic apoptotic bodies are diagnostic findings of acute rejection in addition to crypt apoptosis. Am J Surg Pathol 2013; 37: 178-84.
12. Liapis G, Boletis J, Skalioti C et al. Histological spectrum of mycophenola-

te mofetil-related colitis: association with apoptosis. Histopathology 2013; 63: 649-58.

13. Nguyen T, Park JY, Scudiere JR, Montgomery E. Mycophenolic acid (cellcept and myofortic) induced injury of the upper GI tract. Am J Surg Pathol 2009; 33: 1355-63.

14. Apostolov R, Asadi K, Lokan J, Kam N, Testro A. Mycophenolate mofetil toxicity mimicking acute cellular rejection in a small intestinal transplant. World J Transplant 2017; 7: 98-102.

15. Wu GS. Updates on antibody-mediated rejection in intestinal transplantation. World J Transplant 2016; 6: 564-72.

16. Ruiz P, Garcia M, Pappas P, Esquenazi V, Kato T, Mittal N et al. Mucosal vascular alterations in the early posttransplant period of small bowel allograft recipients may reflect humoral-based allograft rejection. Transplant Proc 2002; 34: 869-71.

17. Ruiz P, Garcia M, Pappas P et al. Mucosal vascular alterations in isolated small-bowel allografts: relationship to humoral sensitization. Am J Transplant 2003; 3: 43-9.

18. Racusen LC, Colvin RB, Solez K et al. Antibody-mediated rejection criteria –an addition to the Banff 97 classification of renal allograft rejection. Am J Transplant 2003; 3: 708-14.

19. Troxell ML, Higgins JP, Kambham N. Evaluation of C4d staining in liver and small intestine allografts. Arch Pathol Lab Med 2006; 130: 1489-96.

20. López-García P, Calvo J, Colina F et al. Histologic evaluation of post-implantation immediate C4d deposition in 13 intestinal grafts: correlation with cell-based crossmatching, cold ischemia time, and preservation injury. Transplant Proc 2014; 46: 2099-101.

21. Rabant M, Racapé M, Petit LM et al. Antibody-mediated rejection in pediatric small bowel transplantation: capillaritis is a major determinant of C4d positivity in intestinal transplant biopsies. The American Society of Transplantation. Am J Transplant 2018; 18: 2250-60.

22. Wu GS, Zhao QC, Li ZS et al. Successful rescue of late-onset antibody-mediated rejection 12 years after living-donor intestinal transplantation: a case report. Transplant Proc 2017; 49: 232-6.

23. Lauro A, Oltean M, Ignazio R. Marino IR. Chronic rejection after intestinal transplant: where are we in order to avert it? Dig Dis Sci 2018; 63: 551-62.

24. Demetris AJ, Murase N, Lee RG et al. Chronic rejection. A general overview of histopathology and pathophysiology with emphasis on liver, heart, and intestinal allografts. Ann Transplant 1997; 2: 27-44.

25. Parizhskaya M, Redondo C, Demetris A et al. Chronic rejection of small bowel grafts: pediatric and adult study of risk factors and morphologic progression. Pediatr Dev Pathol 2003; 6: 240-50.

26. Tryphonopoulos P, Weppler D, Nishida S et al. Mucosal fibrosis in intestinal transplant biopsies correlates positively with the development of chronic rejection. Transplant Proc 2006; 38: 1685-6.

27. Swanson BJ, Talmon GA, Wisecarver JW et al. Histologic analysis of chronic rejection in small bowel transplantation: mucosal and vascular alterations. Transplantation 2013; 95: 378-82.

28. Florescu DF. The evaluation of critically ill transplant patients with infectious diarrea. Curr Opin Crit Care 2017; 23: 364-71

29. Ziring D, Tran R, Edelstein S et al. Infectious enteritis after intestinal transplantation: incidence, timing, and outcome. Transplantation 2005; 79: 702-9.

30. Silva JT, San-Juan R, Fernandez-Caamaño B et al. Infectious complications following small bowel transplantation. Am J Transplant 2016; 16: 951-9.

31. Oyedele A, Adeyi O, Randhawa A et al. Posttransplant adenoviral enteropathy in patients with small bowel transplantation. Arch Pathol Lab Med 2008; 132: 703-70.

32. Ibarrola C, López-Alonso G, Rodríguez-Gil Y, Salamanca J, Calvo Pulido J, Jiménez-Romero C. PS-13-087 Adenoviral infection in a series of 25 adult small-bowel transplants. Virchows Arch 2017; 471 (Suppl 1): S1-S352. S193.

33. Adeyi OA, Costa G, Abu-Elmagd KM et al. Rotavirus infection in adult small intestine allografts: a clinicopathological study of a cohort of 23 patients. Am J Transplant. 2010; 10: 2683-9.

34. Florescu DF, Sandkovsky U. Cryptosporidium infection in solid organ transplantation. World J Transplant 2016; 6: 460-71.

35. Harris NL, Ferry JA, Swerdlow SH. Post-transplant lymphoproliferative disorders: Summary of Society for Hematopathology Workshop. Semin Diagn Pathol 1997; 14: 8-14.

36. Swerdlow SH, Webber SA, Chadburn A, Ferry JA. Post-transplant lymphoproliferative disorders. En: Swerdlow SH, Campo E, Harris NL et al, eds. WHO classification of tumours of haemotopoietic and lymphoid tissue. Lyon: IARC Press, 2017; p. 453-60.

Trasplante de pared abdominal

53

I. Justo Alonso, Y. Rodríguez Gil, C. Fernández Fernández, A. Marcacuzco Quinto, Ó. Caso Maestro, A. Manrique Municio, Á. García-Sesma, J. Calvo Pulido, E. Moreno González y C. Jiménez Romero

INTRODUCCIÓN

Desde una perspectiva fisiológica, la pared abdominal sirve de continente y escudo protector de las vísceras abdominales y constituye uno de los reguladores más importantes de la presión intraabdominal. Es un punto clave de apoyo de la columna, ayudando a mantener la postura erguida, así como un facilitador de ejercicios de la prensa abdominal que implican la maniobra de Valsalva como toser, defecar, orinar, etc.[1]. La ausencia de integridad de la pared abdominal se asocia a la falta de sensación de saciedad y a la ganancia ponderal de peso[2].

Con respecto al trasplante de órganos abdominales, la pared abdominal representa la mejor protección frente a las infecciones, y su ausencia se asocia a un porcentaje muy elevado de fracaso del injerto y mortalidad del receptor[3]. El cierre de la pared debe permitir el aislamiento del injerto del exterior y el manteniemiento de unas presiones intracavita-

rias que hagan posible el juego de flujos que regula la circulación esplácnica[4]. Las presiones intraabdominales elevadas se asocian a una disminución del flujo abdominal así como a un enlentecimiento del retorno venoso, mientras que las presiones bajas se asocian a una reducción en la capacidad inspiratoria[5] (**Fig. 53-1**).

La hipertensión abdominal se define como el aumento patológico mantenido o repetido de la presión intraabdominal > 12 mmHg. Sus consecuencias son graduales a medida que aumenta la presión en el continente abdominal, llegando a colapsar las venas renales con oligoanuria y disminución de la precarga cardíaca[6].

El fenómeno de la hipertensión intraabdominal es muy habitual en los trasplantes, entre los que se incluyen los intestinales debido a las dificultades del cierre primario tras trasplante multivisceral (TMV), trasplante de intestino aislado (TIA) o trasplante multivisceral modificado (TMVM). El cierre de la pared abdominal está condiciona-

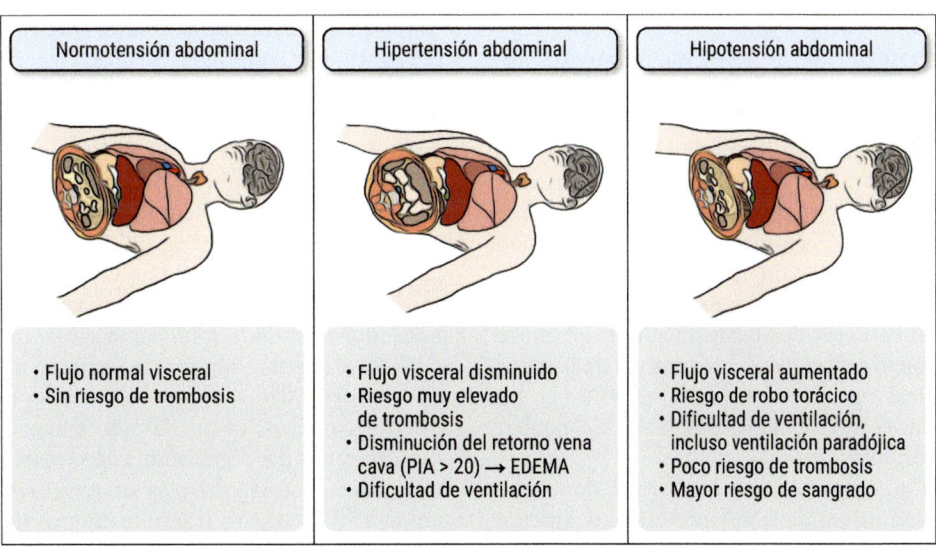

Figura 53-1. Función normal y alterada de la pared abdominal. PIA: presión intraabdominal.

Tabla 53-1. Grados de hipertensión intraabdominal

	Presión intraabdominal (mmHg)	Alteraciones
Grado I	12-15	Períodos cortos de pH ácido en la mucosa intestinal
Grado II	16-20	Aumento de la presión inspiratoria máxima
Grado III	21-25	Hipercapnia. Disminución de la compliancia pulmonar. Oliguria
Grado IV	> 25	Hipercapnia. Disminución de la compliancia pulmonar. Oliguria

do por dos fenómenos propios del trasplante que incluye el intestino. Por un lado, el aumento del contenido abdominal secundario a los fenómenos de distensión, edema e íleo intestinal asociado al síndrome de isquemia-reperfusión y, por otro lado, la disminución del continente abdominal con una alta incidencia de síndrome compartimental abdominal, ya que suelen ser pacientes con múltiples cirugías previas, múltiples infecciones previas y que presentan con frecuencia necesidad de estomas previos al trasplante[7], todas ellas causas de la disminución de la cavidad abdominal (**Tabla 53-1**).

El trasplante de pared abdominal se desarrolló a principios del siglo XXI, con un empleo marginal desde entonces dentro del grupo de trasplante de injertos vascularizados[8]. Su uso se ha difundido en los últimos años con el empleo de injertos de baja complejidad técnica y excelentes resultados funcionales, de forma más importante en Sudamérica y España[9,10]. En función de la procedencia del injerto empleado se diferencian dos tipos de trasplante de pared abdominal. Cuando el donante y el receptor son el mismo paciente se lo denomina autotrasplante, mientras que si el donante es diferente al receptor se habla de heterotrasplante o alotrasplante.

AUTOTRASPLANTE

Se define como el trasplante de un segmento de pared abdominal, bien de espesor completo, bien de fascia, desde un paciente donante al mismo paciente receptor. Suele emplearse en defectos de pequeño tamaño para evitar grandes heridas de extracción. Se basa tanto en la plasticidad de cierre cutánea como en el aprovechamiento de las dobles fascias que presenta el cuerpo humano[11]. No requiere inmunosupresión al no existir rechazo por ser donante y receptor genéticamente iguales. Se generan dos heridas que deben ser de pequeño tamaño para asegurar el cierre de ambas. El autotrasplante se emplea en el tratamiento de la patología tumoral de la pared abdominal y torácica, especialmente en los pacientes en los que se prefiere evitar el uso de mallas que puedan dificultar el diagnóstico de recidiva[12].

Este trasplante puede realizarse en forma de colgajo vascularizado o en forma de trasplante libre en función de las necesidades que se han de cubrir, dependiendo de si únicamente se cubre defecto cutáneo o si, por el contrario, se necesita musculatura o solo fascia del donante. Es mucho más frecuente que el heterotrasplante, sobre todo en cuanto a injertos cutáneos vascularizados.

HETEROTRASPLANTE

Las primeras experiencias con trasplante de pared se publicaron en 2003[13]. Este se inició en el contexto de trasplante de órganos abdominales que contienen intestino, empleando la pared abdominal del mismo donante que el de los órganos abdominales. Los métodos de cierre usados hasta entonces no resultaban utilizables a pesar de que el 20-50 % necesitaban algún gesto distinto al cierre primario[4,7,13]. Estos pacientes son malos candidatos a cirugía reconstructiva, por la desestructuración que suelen presentar tras intervenciones previas. La necesidad frecuente de estomas dificulta el empleo de técnicas de separación de componentes, y el hecho de que a menudo presenten infecciones, intercurrentes o pasadas, los hacen malos candidatos al empleo de mallas y de colgajos musculoaponeuróticos.

Experiencias previas con cierre por etapas, como 23 casos realizados en Birminghan (con VAC: *vaccum assisted closure*, sistema de cierre por presión negativa), no dieron resultados muy satisfactorios y presentaron un porcentaje elevado de complicaciones[14]. Por otro lado, el empleo de mallas está asociado a gran cantidad de seromas, hematomas, infección, extrusión, etcétera[15].

Por todo ello, considerando el problema como un conflicto de espacio entre continente y contenido, podría intentarse una reducción del tamaño del injerto a una ratio 1,1-0,75[16], pero dado que con frecuencia se trata de receptores de bajo peso con desnutrición, una reducción del tamaño del donante de tales características haría competencia directa con los receptores pediátricos, y dado que estos presentan prioridad sobre los adultos, limitaría enormemente sus posibilidades de trasplante[4]. Debido a todas estas limitaciones se diseña el trasplante de pared abdominal que permite la colocación de un injerto en posición ortotópica, bien vascularizado (cuando está irrigado), que cumple con las dos misiones básicas de la pared abdominal, es decir, permite el cierre con protección del injerto intestinal y la ampliación del continente abdominal de forma que no se comprometan los flujos vasculares viscerales[17]. Con el trasplante de pared es posible cubrir defectos de tamaño variable, pero que podrían llegar hasta tamaños de 30 × 30 cm, dependiendo de las características anatómicas del donante.

Existe cierta controversia sobre la necesidad de inmunosuprimir a estos receptores únicamente por el trasplante de pared. Si bien es cierto que hasta la fecha solo se ha comunicado su uso en receptores de otros trasplantes de órganos sólidos, queda la duda sobre la necesidad de inmunosuprimir cuando se utilizan injertos de fascia no vascularizada[18]. Está clara la necesidad de inmunosupresión cuando se precisan injertos cutáneos, ya que la piel es uno de los órganos más inmunógenos del organismo, como se ha demostrado en los trasplantes de cara y brazo y sus experiencias con el rechazo crónico[19,20], pero con el uso de injertos de fascia no vascularizada, de entrada solo se exige compatibilidad AB0 debido a su escasa celularidad.

EXTRACCIÓN DEL INJERTO DE PARED

Existen al menos tres tipos de extracción:

- *Técnica de Miami*. Se inicia la extracción con la creación de un colgajo en casa de espesor completo. Se cambia el tipo de laparotomía habitual del donante abdominal de laparotomía media o laparotomía en cruz por una incisión en «U» invertida. Con posterioridad se disecan y preparan las vísceras que se van a extraer. Se realiza la canulación de aorta y el clampaje subsiguiente (iniciándose la isquemia de la pared abdominal al dejar sin flujo las epigástricas inferiores (las epigástricas superiores se seccionan en la creación del colgajo en «U» invertida). Una vez extraídas las vísceras que se van a trasplantar (tiempo medio de 30-40 minutos) se realiza la disección del eje vascular de las ilíacas externas y se extrae el colgajo en «U» con un parche de vena y arteria ilíacas externas que incluya la arteria y la vena epigástricas. Con posterioridad se perfunde *ex situ* en banco[13].
- *Técnica de Mount-Sinai/Favaloro*. Solo se extrae la cara anterior de la aponeurosis en bloque a través de una incisión subcostal bilateral con peritoneo. El injerto no se perfunde directamente, pero se mantiene sumergido en solución de preservación, realizándose la extracción del músculo y del tejido celular subcutáneo sobrante en el banco[21].
- *Técnica «12 de Octubre»*. Se realiza un colgajo musculocutáneo en «U» similar al de Miami. Se llevan a cabo la disección y la preparación de las vísceras para trasplante. Previamente al clampaje aórtico se canulan ambas arterias ilíacas comunes del donante, muy cerca de la salida de la aorta. Una vez iniciada la perfusión de las vísceras para trasplante, se inicia la perfusión sincrónica del colgajo de pared, y posteriormente se practica una técnica de extracción muy similar a la de Miami, pero con un tiempo de isquemia caliente muy inferior de la pared abdominal (estimado en 3-5 minutos). El objetivo es conseguir un injerto de espesor completo en el donante para decidir, más tarde, en el banco y en función de las características del receptor, el tipo de injerto para cierre de pared que se precise[22].

Hay que tener en cuenta el hecho de que, tanto en la legislación estadounidense como en la europea, la mayoría de los cadáveres de los donantes se tienen que entregar a la familia con la cavidad abdominal cerrada. Esto supone una limitación parcial para el empleo del trasplante de pared, ya que genera un gran defecto en el donante, que puede ser solventado con ciertas técnicas de extracción diferentes, que tratan de preservar un colgajo, al menos cutáneo, que garantice el cierre del donante[23].

TIPOS DE TRASPLANTE DE PARED

En función de los tejidos incluidos en el colgajo y dependiendo del hecho de estar vascularizado o no, se distinguen tres tipos de trasplante de pared abdominal: fascia no vascularizada, fascia vascularizada y trasplante de espesor completo de pared.

Fascia no vascularizada

Se trata del tipo de trasplante de pared abdominal más frecuente. Precisa un defecto máximo en el receptor que pueda ser recubierto por piel. Se basa en las características de baja celularidad asociadas a este tejido conectivo, hasta el punto de que en varios experimentos en conejos han permitido el intercambio sin precisar inmunosupresión[24]. En nuestro centro exigimos al menos compatibilidad AB0[4]. Permitiría cubrir defectos de hasta 30 × 15 cm, pero depende mucho de las características anatómicas del donante, especialmente del hecho de poder ampliar el estuche de los rectos con parte de los oblicuos.

Su empleo, cuando la extracción no es sincrónica al resto de vísceras[13,25], se ha visto lastrado por una tasa elevada de infecciones, si bien es cierto que se trata de una complicación frecuente en el trasplante de intestino, víscera con la que suele asociarse. En los últimos años se ha promovido su empleo asociado al trasplante hepático, especialmente en receptores pediátricos de hígados adultos[10,26].

Suele emplearse el colgajo que comprende las aponeurosis de los rectos anteriores y la línea alba, extrayéndolo a través de la línea de separación del componente anterior para aumentar al máximo el tamaño. No suele comprometer el cierre en el donante. Por lo general en banco, tras la preparación de la víscera que se va a trasplantar, se procede a la preparación de la fascia. La preparación consiste en la eliminación del tejido muscular y graso de la pieza, ya que, al no ser un colgajo vascularizado, estos tejidos se necrosarían y podría producirse con mayor facilidad un absceso o un seroma[22].

También se procederá a la reparación de los orificios de los vasos perforantes que puedan dejar zonas de debilidad, en general con una sutura irreabsorbible. Una vez limpia, la fascia se puede emplear en el mismo implante o guardar en nevera a 4 °C en solución de preservación sin apenas cambios histológicos. Se suele implantar suturando los márgenes de fascia sana del receptor a la fascia del donante, con sutura continua o entrecortada. Debe ser cubierta por piel o por alguna terapia de presión negativa que evite su exposición al ambiente.

La experiencia mundial de su empleo se concentra en tres centros de Miami, Buenos Aires y Madrid (**Tabla 53-2**), con resultados muy dispares, desde nuestra perspectiva, debidos a la técnica de extracción empleada, que en nuestro caso reduce los tiempos de isquemia caliente y el daño de los fibroblastos.

La ventaja de la fascia no vascularizada es que se trata de una técnica muy fácil, mientras que, por el contrario, tiene menor resistencia a la infección, precisa pared viable del receptor, aunque sea cutánea, y solo cubriría defectos de hasta 20 × 15 cm. Las tasas de reintervención son elevadas en casi todas las series, pero la gran mayoría no están relacionadas con el injerto de fascia[10,21,27].

Las tasas de herniación no están bien descritas en las series, y parece que en este grupo es más frecuente el abultamiento de la fascia trasplantada que la herniación verdadera. Entre 53 casos de trasplante se retiraron 5[24], existiendo un único caso de retrasplante[27].

Tabla 53-2. Trasplante de fascia no vascularizada. Revisión de la literatura

Miami (2009)	13 casos (6 trasplantes multiviscerales; 4 trasplantes hepáticos; 2 trasplantes multiviscerales modificados; 1 trasplante hepatointestinal)	Infecciones (7) Retirada (2)
Oxford (2007)	1 caso (trasplante intestinal)	–
Argentina (2007)	19 casos (13 trasplantes intestinales; 4 trasplantes multiviscerales; 2 trasplantes hepatointestinales)	Pérdidas de injerto (3) Infección (7/17)
Mount Sinai (2009)	1 caso (trasplante intestinal)	Sepsis (1)
Berlín (2012)	5 casos (5 trasplantes multiviscerales). Asocian cierre por presión negativa	–
King's College	2 casos (2 trasplantes hepáticos)	–
«12 de Octubre» (2022)	16 casos (3 trasplantes intestinales; 2 trasplantes multiviscerales; 11 trasplantes hepáticos)	Sepsis (1) Seroma (2)

	Tipo de trasplante	Tipo de injerto de pared	Indicación	Tamaño del defecto
Caso 1	Trasplante intestinal	Fascia no vascularizada	Imposibilidad de cierre	16 × 20 cm
Caso 2	Trasplante multivisceral	Fascia no vascularizada	Imposibilidad de cierre	10 × 15 cm
Caso 3	Trasplante hepático	Fascia no vascularizada	Imposibilidad de cierre	17 × 7 cm
Caso 4	Trasplante hepático	Fascia no vascularizada	Cierre de bolsa de Bogotá tras trombosis portal	25 × 20 cm
Caso 5	Trasplante intestinal	Fascia no vascularizada	Imposibilidad de cierre sin tensión	20 × 6 cm
Caso 6	Trasplante intestinal	Fascia no vascularizada	Imposibilidad de cierre sin tensión	22 × 7 cm
Caso 7	Trasplante multivisceral	Fascia no vascularizada	Imposibilidad de cierre sin tensión	20 × 7 cm
Caso 8	Trasplante hepático	Fascia no vascularizada	Tratamiento de eventración	27 × 15 cm
Casos 9-16	Trasplantes hepáticos	Fascia no vascularizada	Tratamiento de eventración programado	Múltiples

Fascia vascularizada

Su uso se restringe básicamente al ámbito del trasplante pediátrico. Se basa en la permeabilidad y la posibilidad de inversión del flujo de la vena umbilical, implicando la necesidad de combinarlo con trasplante hepático. Al implantar el injerto hepático existiría una circulación retrógrada hacia la vena umbilical que irrigaría la fascia posterior y el peritoneo. En los donantes adultos existe obliteración completa de la vena umbilical y no es posible esta técnica de trasplante de pared. Solo existen tres centros que hayan comunicado trasplante de este tipo y en todos los casos los receptores y donantes fueron pediátricos[28]. En teoría presentaría una mayor resistencia a la infección al tratarse de un colgajo vascularizado[4]. Su principal inconveniente es que dificulta la extracción multiorgánica convencional y que implica de forma casi invariable la necesidad de implante hepático. Los resultados en la literatura científica presentan menor infección que la fascia aislada, pero los problemas infecciosos son más comunes en el trasplante adulto (**Tabla 53-3**).

Entre sus ventajas, el trasplante de fascia vascularizada presenta mayor resistencia a la infección, mientras que, como inconvenientes, destacan la extracción incómoda, la difícil realización cuando la extracción es multiorgánica y la necesidad de realizar un implante hepático.

Trasplante de espesor completo

Se trata de la solución más completa para los defectos de pared abdominal catastróficos en receptores de otros órganos abdominales. Su empleo es necesario en los pacientes con imposibilidad de cierre de cualquier tipo después del trasplante. Esta imposibilidad suele ocurrir en pacientes radiados, con fístulas enterocutáneas, múltiples estomas, múltiples cirugías previas con pérdida de continente abdominal, etc.[29-31]. Conceptualmente, se trata de implantar un tejido nuevo, bien vascularizado, normoposicionado, que proteja los nuevos injertos viscerales. Los 12 primeros casos de trasplante de espesor completo se llevaron a cabo en el Hospital Jackson Memorial de Miami[13]. Desde entonces su empleo ha sido marginal, y se ha concentrado en dos centros y aplicado mayoritariamente al trasplante de intestino en sus distintas modalidades: TIA, TMV y TMVM (**Tabla 53-4**).

Su extracción se basa en la técnica de Miami o en la técnica «12 de Octubre». No existe un procedimiento estándar para su empleo. Se ve modificada en gran medida por la variabilidad anatómica del donante y del receptor, depen-

Tabla 53-3. Trasplante de fascia vascularizada. Revisión de la literatura

Oxford	2007	1 caso: trasplante intestinal	
Chicago	2010	5 casos: • 1 trasplante hepatorrenal • 4 trasplantes hepáticos	1 sepsis 2 cierre segunda intención
Duke	2010	2 casos: 2 trasplantes multiviscerales	

Tabla 53-4. Trasplante de espesor completo de pared

Miami	2023 (macrovascular ilíaca-ilíaca)	12 casos: • 6 trasplantes intestinales • 4 trasplantes multiviscerales • 2 trasplantes multiviscerales modificados	2 trombosis 2 cierre segunda intención 7 infecciones
Oxford	2008-2014 (microvascular epigástrica-ilíaca)	17 casos: • 12 trasplantes intestinales • 5 trasplantes multiviscerales modificados	6 infecciones 2 GVHD 5 rechazo agudo
Bolonia	2005 (microvascular epigástrica-ilíaca)	3 casos: 3 trasplantes intestinales	1 linfoproliferativo
Chennai Vayda et al. (resultados no publicados)	2015 (microvascular epigástrica-ilíaca)	1 caso: trasplante intestinal	
Duke	2020	1 caso: trasplante intestinal	1 rechazo agudo
Chennai Vayda et al. (resultados no publicados)	2013 (macrovascular ilíaca-ilíaca)	1 caso: trasplante intestinal	
Groningen	2016 (microvascular epigástrica-ilíaca)	1 caso: trasplante intestinal	

diente de los tiempos de isquemia, los tiempos operatorios del implante abdominal, etcétera[32].

Existen básicamente cinco posibilidades descritas en la literatura científica, en función de la anastomosis vascular:

- Anastomosis empleando completamente las arterias ilíacas del donante.
- Anastomosis sobre la arteria ilíaca interna del donante.
- Anastomosis macrovascular: parche de la arteria ilíaca externa sobre la bifurcación ilíaca.
- Anastomosis microvascular epigástrica-epigástrica.
- Anastomosis sobre asa arteriovenosa.

Anastomosis completa de los injertos ilíacos

Se reconstruye toda la arteria ilíaca desde la unión aórtica (se emplearía para realizar la anastomosis del donante al receptor), manteniendo la integridad de los vasos ilíacos externos hasta la salida de los epigástricos.

Como ventaja, solo requiere una anastomosis vascular, relativamente sencilla por los calibres vasculares, mientras que como inconvenientes se señalan: empleo de los injertos ilíacos arteriales y venosos, posibilidad de torsión por la longitud de los injertos y complejidad de la extracción para mantener todo el eje vascular.

Anastomosis directa de las arterias epigástricas

Descrita por primera vez por el grupo de Bolonia[33], es la más fisiológica al reconstruir la norma vascular habitual. Añade unas 2 horas más al implante y tiene la complejidad de manejar vasos de muy pequeño calibre, como son los vasos epigástricos inferiores, lo que obliga al empleo de material de microcirugía. Su mayor ventaja es permitir la utilización de los injertos vasculares ilíacos en otros receptores.

Como ventajas se señalan: preservación de los injertos ilíacos para otros órganos y normoposición del injerto vascular, lo que dificulta su torsión. Como inconvenientes se describen: anastomosis compleja por el calibre de los vasos y requerimiento de microcirugía.

Anastomosis completa de los injertos ilíacos de un lado, con reimplante de los epigástricos contralaterales

No está descrito su empleo en la literatura científica, pero podría ser una mejora de la anastomosis vascular que se simplificaría por su mayor tamaño, permitiendo el empleo de los injertos ilíacos contralaterales, que se preservarían. El principal problema es que implicaría una reconstrucción compleja en banco que requeriría microcirugía. Como ventajas se refieren: anastomosis vascular en el implante relativamente sencilla por los calibres vasculares y posibilidad de aprovechar el eje ilíaco contralateral para otros implantes. Como inconvenientes se señalan: algunas anastomosis vasculares múltiples e injertos vasculares largos.

Anastomosis de parche de ilíacas externas con epigástricas sobre ilíacas del receptor

Es la técnica original descrita por el grupo de Miami. Mejora el empleo de injertos vasculares ilíacos en los restantes órganos donados, pero aumenta los tiempos de implante en aproximadamente 1 hora. Como ventajas se describen: injerto vascular normoposicionado, anastomosis técnicamente menos complicada por mayor calibre y remanente de eje ilíaco útil para otros órganos. Como inconvenientes se han descrito: empleo de los injertos ilíacos arteriales y venosos externos y buena correlación del rechazo de la piel con el trasplante intestinal.

Anastomosis sobre asa arteriovenosa

Se trata de una novedosa técnica promovida por el grupo de la Universidad de Duke. Consistiría en la creación de un conducto vascular que comunicase la vena safena con la arteria femoral. Permitiría la revascularización sincrónica de los injertos de pared e intestinal[34]. Como ventajas se consideran: injerto vascular normoposicionado, anastomosis única técnicamente menos complicada por mayor calibre y reducción de los tiempos de isquemia. Entre los inconvenientes se describen: necesidad de creación del asa, lo que implica más anastomosis y disección inguinal, posibilidad de seroma e imposibilidad de realizar en ausencia de safena externa.

Injerto temporalmente reimplantado

No es propiamente una técnica de implante sino de preservación. Se trataría de mantener el injerto de pared vascularizado de forma distal a través de vasos del receptor, bien empleando los vasos del antebrazo, bien los de la mamaria interna. Ha sido utilizado especialmente por el grupo de Oxford y permitiría disminuir los tiempos de isquemia fría del injerto[35].

INMUNOLOGÍA

Se conoce poco de la inmunología de los injertos vascularizados trasplantados. Se sabe que la piel es uno de los tejidos más inmunógenos de la economía, pero suele implantarse con injertos que contienen intestino e hígado, otros dos órganos extremadanamente inmunógenos, lo que incrementa el riesgo de enfermedad del injerto contra el huésped (EICH), por lo que el equilibrio en estos pacientes entre rechazo y EICH resulta muy complejo y con un rango terapéutico muy limitado[36]. En la mayoría de los casos publicados se ha empleado una inmunosupresión inicial basada en anticuerpos (alemtuzumab o timoglobulina), manteniéndose el injerto en la mayoría de los casos en monoterapia con tacrólimus (asociado o no a corticoides o micofenolato). En ninguno de los casos se ha modificado la inmunosupresión inicial, asumiéndose que la del intestino, que es probablemente de las más intensas en el trasplante de órganos, sería

suficiente para mantener el injerto de pared. A pesar de ello, grupos como el de Oxford presentan tasas de rechazo del injerto cutáneo hasta del 36 % en el primer año[18]. En general se asume que la inmunidad de la pared sería la misma que la de las vísceras trasplantadas. Sin embargo, el grupo de Miami presenta una experiencia diferente, con pacientes con rechazo intestinal, sin rechazo cutáneo, y viceversa. Cabe destacar en su experiencia que al menos dos de los pacientes presentaban una pared abdominal procedente de un segundo donante.

De hecho, la piel podría considerarse un marcador temprano de rechazo[37,38] e, incluso, podría valorarse el empleo de un colgajo centinela del donante trasplantado simultáneamente con la pared abdominal, pero en otra área anatómica (antebrazo, pierna), que funcionase como marcador de rechazo[18,39,40].

El rechazo se manifiesta como exantema, eritema o edema. Se trata con bolos de 1 g diario de metilprednisolona y, en el caso de rechazo cutáneo, podría optarse por el tacrólimus en crema tópica (0,1 %). Estas estrategias están bajo revisión, pero está claro que, si se confirma su utilidad, permitirían disminuir el número de biopsias, de endoscopias e, incluso, realizar teleconsultas, aunque de momento no se pueda confirmar y especialmente haya interferencias con las infecciones y con la EICH[41,42].

Como ventajas se describen: tejido mejor vascularizado, mayor resistencia a la infección, extracción relativamente simple, predictor de rechazo, injerto más grande y anatómico en posición ortotópica y no requerimiento mayor de inmunosupresión. Como inconvenientes destacan: implante complejo y defecto en el donante.

REFERENCIAS BIBLIOGRÁFICAS

1. Patel NG, Ratanshi I, Buchel EW. The best of abdominal wall reconstruction. Plast Reconstr Surg 2018; 141: 113e-36e.
2. Hope WW, Abdul W, Winters R. Abdominal wall reconstruction 2022 Jul 25. En: StatPearls [Internet]. Treasure Island (FL): StatPearls Publishing; 2024 Jan.
3. Gerlach UA, Pascher A. Technical advances for abdominal wall closure after intestinal and multivisceral transplantation. Curr Opin Organ Transplant 2012; 17: 258-67.
4. Justo I, Manrique A, Calvo J et al. Abdominal wall transplantation in organ transplantation: our experience. Cir Esp (Engl Ed) 2019; 97: 247-53.
5. Rogers WK, Garcia L. Intraabdominal hypertension, abdominal compartment syndrome, and the open abdomen. Chest 2018; 153: 238-50.
6. Parmeggiani D, Gubitosi A, Ruggiero R et al. The abdominal compartment syndrome: review, experience report and description of an innovative biological mesh application. Updates Surg 2011; 63: 271-5.
7. Zanfi C, Cescon M, Lauro A et al. Incidence and management of abdominal closure-related complications in adult intestinal transplantation. Transplantation 2008; 85: 1607-19.
8. Wainright JL, Booker S, Cherikh WS, Klassen DK. Vascularized composite allograft transplantation in the United States: current state of the field and future challenges. Transplantation 2022; 106: 2093-6.
9. Gondolesi GE, Aguirre NF. Techniques for abdominal wall reconstruction in intestinal transplantation. Curr Opin Organ Transplant 2017; 22: 135-41.
10. Justo I, Marcacuzco A, Caso O et al. Use of nonvascularized fascia in liver transplantation. Transplant Proc 2020; 52: 1468-71.
11. Sneiders D, de Smet GHJ, den Hartog F et al. Medialization after combined anterior and posterior component separation in giant incisional hernia surgery, an anatomical study. Surgery 2021; 170: 1749-57.
12. Justo I, Fernández C, Marrón C, Jiménez-Romero C. Autotransplantation of the posterior rectus sheath for closure of abdominal wall resections due to tumour. Cir Esp (Engl Ed) 2022; 23: S2173.
13. Levi DM, Tzakis AG, Kato T et al. Transplantation of the abdominal wall. Lancet 2003; 361: 2173-6.
14. Sheth J, Sharif K, Lloyd C et al. Staged abdominal closure after small bowel or multivisceral transplantation. Pediatr Transplant 2012; 16: 36-40.
15. Butler CE. The role of bioprosthetics in abdominal wall reconstruction. Clin Plast Surg 2006; 33: 199-211.
16. Lauro A, Vaidya A. Role of "reduced-size" liver/bowel grafts in the "abdominal wall transplantation" era. World J Gastrointest Surg 2017; 9: 186-92.
17. Gondolesi G, Selvaggi G, Tzakis A et al. Use of the abdominal rectus fascia as a nonvascularized allograft for abdominal wall closure after liver, intestinal, and multivisceral transplantation. Transplantation 2009; 87: 1884-8.
18. Gerlach UA, Vrakas G, Sawitzki B et al. Abdominal wall transplantation: skin as a sentinel marker for rejection. Am J Transplant 2016; 16: 1892-900.
19. Milek D, Reed LT, Echternacht SR et al. A systematic review of the reported complications related to facial and upper extremity vascularized composite allotransplantation. J Surg Res 2022; 281: 164-75.
20. La Padula S, Pensato R, Pizza C et al. Face transplant: indications, outcomes, and ethical issues– where do we stand? J Clin Med 2022; 11: 5750.
21. Farinelli PA, Rubio JS, Padín JM et al. Use of nonvascularized abdominal rectus fascia after liver small bowel, and multiorgan transplantation: long-term follow-up of a single-center series. Transplant Proc 2017; 49: 1810-14.
22. Justo I, Marcacuzco A, Caso Ó et al. New technique for abdominal wall procurement. Initial experience. Clin Transplant 2022; 36: e14535.
23. Justo I, Fernández C, Caso Ó et al. Modifications in abdominal wall graft retrieval: when the donor closure is not guaranteed. Transplant Proc 2022; 54: 2422-6.
24. Janssen Y, Van De Winkel N, Pirenne J, Ceulemans LJ, Miserez M. Allotransplantation of donor rectus fascia for abdominal wall closure in transplant patients: a systematic review. Transplant Rev (Orlando) 2021; 35: 100634.
25. Giele H, Vaidya A, Reddy S, Vrakas G, Friend P. Current state of abdominal wall transplantation. Curr Opin Organ Transplant 2016; 21: 159-64.

26. Cassar N, Cortes Cerisuelo M, Bambridge C et al. The difficult abdominal closure after paediatric intestinal transplantation: use of abdominal rectus muscle fascia and literature review. Pediatr Transplant 2019; 23: e13473.

27. Lee JC, Olaitan OK, López-Soler R et al. Expanding the envelope: the posterior rectus sheath-liver vascular composite allotransplant. Plast Reconstr Surg 2013; 131: 209e-18e.

28. Agarwal S, Dorafshar AH, Harland RC et al. Liver and vascularized posterior rectus sheath fascia composite tissue allotransplantation. Am J Transplant 2010; 10: 2712-6.

29. Moffett JM, Gedalia U, Xue AS, Heller L. Intraabdominal challenges affecting abdominal wall reconstruction. Semin Plast Surg 2012; 26: 8-11.

30. Barnes J, Issa F, Vrakas G, Friend P, Giele H. The abdominal wall transplant as a sentinel skin graft. Curr Opin Organ Transplant 2016; 21: 536-40.

31. Bustos V, Escandón JM, Santamaría E et al. Abdominal wall vascularized composite allotransplantation: a scoping review. J Reconstr Microsurg 2022; 38: 481-90.

32. Atia A, Hollins A, Shammas R et al. Surgical techniques for revascularization in abdominal wall transplantation. J Reconstr Microsurg 2020; 36: 522-7.

33. Cipriani R, Contedini F, Santoli M et al. Abdominal wall transplantation with microsurgical technique. Am J Transplant 2007; 7: 1304-7.

34. Erdmann D, Atia A, Phillips BT et al. Small bowel and abdominal wall transplantation: a novel technique for synchronous revascularization. Am J Transplant 2019; 19: 2122-6.

35. Giele H, Bendon C, Reddy S et al. Remote revascularization of abdominal wall transplants using the forearm. Am J Transplant 2014; 14: 1410-6.

36. Selvaggi G, Levi DM, Cipriani R et al. Abdominal wall transplantation: surgical and immunologic aspects. Transplant Proc 2009; 41: 521-2.

37. Sarhane KA, Khalifian S, Ibrahim Z et al. Diagnosing skin rejection in vascularized composite allotransplantation: advances and challenges. Clin Transplant 2014; 28: 277-85.

38. Mannu GS, Vaidya A. An interesting rash following bowel and abdominal wall transplantation. BMJ Case Rep 2013; bcr 2013200951.

39. Hewitt CW, Black KS, Aguinaldo AM et al. Pathologic alterations in the skin component of composite tissue and skin allografts treated with cyclosporine. Transplant Proc 1988; 20 (Suppl 3): 1003-4.

40. Zamfirescu DG, Owen E, Lascar I et al. Sentinel skin allograft– a reliable marker for monitoring of composite tissue transplant rejection. Transplant Proc 2009; 41: 503-8.

41. Pinchoff RJ, Kaufman SS, Magid MS et al. Adenovirus infection in pediatric small bowel transplantation recipients. Transplantation 2003; 76: 183-9.

42. Ruiz P. How can pathologists help to diagnose late complications in small bowel and multivisceral transplantation? Curr Opin Organ Transplant 2012; 17: 273-9.

Posibilidades de la resección *ex situ* e *in situ* y autotrasplante intestinal en tumores aparentemente irresecables

54

E. Moreno González, Á. García-Sesma, J. Calvo Pulido, C. Jiménez Romero y Ó. Caso Maestro

INTRODUCCIÓN

El trasplante de órganos ha aproximado los conceptos de preparación de injertos; valga como ejemplo el donante vivo en quien la preparación del injerto es siempre *in situ*, en contraposición a la mayor parte de los injertos procedentes de *split*; no obstante, los injertos por partición *(split)* se preparan dentro del abdomen del donante fallecido con muerte encefálica, muy frecuentemente y con mejor resultado para la viabilidad del injerto. La única diferencia es el tiempo de preparación, la utilización de instrumental adecuado y personal participante con experiencia suficiente.

La preparación de injertos *split in situ* no es técnicamente compleja, pero es imposible cuando los equipos convergen con la máxima rapidez para extraer, en el tiempo más corto, el órgano preciso para que, tras volver a su hospital de referencia, el órgano extraído sea preparado *ex situ*.

Los términos *ex situ* e *in situ* se han adaptado a la cirugía habitual, constituyendo una modificación que permite o facilita el tratamiento de enfermedades aparentemente intratables y que, una vez finalizado el tratamiento en los órganos extraídos, vuelven a instalarse en la cavidad que los albergaba, reconstruyendo funcionalmente los órganos extraídos o tratados.

Este ejemplo se ha expuesto en el tratamiento del hígado tumoral y, aunque se demostraron buenos resultados inmediatos, los obtenidos a medio plazo no dejaron de sembrar dudas sobre la validez del procedimiento.

Si se trasladan estos conceptos al intestino, hay que considerar que el yeyunoíleon se sustenta en el mesenterio de forma transversal, unido a través del espacio retroperitoneal, al segmento corpocefálico del páncreas, formando un todo que obliga a comenzar la movilización del tumor desde la cara inferior del hígado, y no es excepcional el hallazgo de extensión tumoral antes inadvertida.

En el caso del intestino, se debe recordar que la enfermedad tumoral generalmente tiende a la recidiva (cistoadenomas, cistoadenocarcinomas, hemangiomas cavernosos, miomas, etc., que poseen un potencial de malignidad y una capacidad de recidiva que dificulta el tratamiento radical).

Por otro lado, no debe olvidarse que se trata de una víscera de 4,5 m de longitud con intensas adherencias en todos sus tramos muy difíciles de separar, aunque se realice con una habilidad especial. Después de estas consideraciones, hay que señalar que ambos procedimientos poseen utilidad terapéutica.

Algunos tumores, malignos o benignos, que afectan al origen de la arteria mesentérica superior o al tronco celíaco son difícilmente resecables mediante técnicas quirúrgicas convencionales, debido a la posibilidad de que presenten sangrados incoercibles o graves lesiones isquémicas de órganos abdominales, con posibilidad de que sea necesario realizar una resección intestinal masiva que conllevaría la aparición de un síndrome de intestino corto y a la necesidad de nutrición parenteral indefinida o a la indicación de un alotrasplante intestinal multivisceral con sus nada despreciables complicaciones. Por este motivo, una resección completa de algunos tumores en la raíz del mesenterio no es posible y este tipo de tumores son habitualmente considerados irresecables con técnicas quirúrgicas convencionales.

Además, dependiendo del tipo de tumor del que se trate, un intento de resección radical puede no estar justificado si no conlleva beneficios en la supervivencia del paciente o, al menos, en la paliación de síntomas importantes.

En pacientes en los que la resección tumoral pueda conllevar beneficios de supervivencia, la posibilidad de realizar una *resección in situ* o *ex situ* del tumor y un posterior autotrasplante intestinal abriría posibilidades esperanzadoras al tratamiento al facilitar una resección completa (R-0) de dicha neoplasia.

Los progresos en el campo del trasplante de órganos en general y, en especial, de los trasplantes intestinales y multiviscerales han llevado a algunos centros a realizar distintas técnicas de resección *in situ* o *ex situ* seguidas de autotrasplante intestinal.

Dichas técnicas de autotrasplante intestinal también pueden ser aplicables a otras patologías no neoplásicas, como los traumatismos vasculares mesentéricos.

La cirugía *ex vivo*, con posterior autotrasplante, se describió en primer lugar en 1963 para el reimplante de un riñón tras una lesión ureteral[1]. En 1988 se realizó una resección *ex vivo* de una gran tumoración hepática localizada en la confluencia de las venas suprahepáticas, seguida de un autotrasplante hepático[2]. En 1996, Lai et al.[3] publicaron el caso clínico de un paciente en el que se realizó un autotrasplante intestinal tras una resección pancreática radical, y en el año 2000 Andreas Tzakis et al.[4] publicaron la resección *ex vivo* de un tumor desmoide en la raíz del mesenterio con posterior autotrasplante intestinal. Dicha posibilidad técnica quirúrgica fue aplicada en los años siguientes por distintos grupos quirúrgicos, tanto en niños como en pacientes adultos.

Desde entonces, se ha publicado la experiencia de casi 100 pacientes tratados por distintas indicaciones con resecciones quirúrgicas radicales seguidas de distintas técnicas de autotrasplante intestinal[5-14].

En algunos pacientes se han utilizado técnicas aún más complejas de resecciones multiviscerales *ex vivo* seguidas de autotrasplante combinado de intestino, hígado y páncreas[15] en pacientes con tumores que no solo afectaban a la arteria mesentérica superior, sino también al tronco celíaco.

INDICACIONES

Desde la primera descripción de la resección *in situ* o *ex situ* (*ex vivo*) de un tumor que afectaba a la raíz del mesenterio con posterior autotrasplante intestinal, dicha técnica se ha aplicado a un grupo heterogéneo de patologías, que incluyen neoplasias tanto malignas como benignas y otros procesos patológicos.

Se ha utilizado dicha técnica en adenocarcinomas de la cabeza del páncreas[16-18], neoplasia tubulopapilar intraductal de la cabeza del páncreas[19], adenocarcinoma de colon[20], tumores desmoides o fibromatosis mesentérica[21], tumores carcinoides mesentéricos[8], otros tumores neuroendocrinos intestinales o pancreáticos[9], tumor sólido seudopapilar pancreático[22], carcinomas de intestino delgado[11], disección aislada espontánea de la arteria mesentérica superior[23], displasia vascular de la raíz del mesenterio o hemangioma mesentérico[5,6], leiomiosarcoma[22], hemangioendotelioma infantil[22], ganglioneuroma[13,24] o rabdomiosarcoma[24].

La indicación más frecuente para la práctica de un autotrasplante intestinal han sido los tumores de la cabeza del páncreas[21,24], seguidos de los tumores desmoides mesentéricos[21,24].

Los tumores desmoides mesentéricos que pueden aparecer de forma esporádica o bien en el contexto de una poliposis adenomatosa familiar o de un síndrome de Gardner son tumores que pueden presentar un crecimiento progresivo y afectar a la vascularización mesentérica. A pesar de su apariencia histológica benigna y la ausencia de potencial metastásico, su comportamiento infiltrativo puede conllevar complicaciones graves, potencialmente mortales, sobre todo por obstrucción y perforación intestinal[21,24].

Los tumores desmoides mesentéricos generalmente aparecen después de haber realizado una resección quirúrgica del segmento intestinal afecto en la poliposis adenomatosa familiar y constituyen la principal causa de muerte en pacientes a los que se les ha realizado una colectomía profiláctica por este motivo.

Pese a su naturaleza benigna, las características del crecimiento de estos tumores pueden obligar a su tratamiento quirúrgico. Sin embargo, una resección del tumor desmoide mediante técnicas quirúrgicas convencionales puede suponer un reto importante, especialmente porque en ocasiones obliga a grandes resecciones intestinales con la aparición de un síndrome de intestino corto.

Un grupo heterogéneo de tumoraciones pancreáticas puede infiltrar los grandes vasos de la raíz del mesenterio impidiendo una resección completa del tumor mediante técnicas quirúrgicas convencionales, con el riesgo de que el paciente quede anentérico. En estos pacientes, la resección *ex vivo* con posterior autotrasplante intestinal podría tener una indicación[16].

El candidato ideal para este tipo de cirugía sería aquel afecto de una tumoración benigna o de bajo grado, con síntomas importantes y que no fuera subsidiario de una resección quirúrgica convencional aun con técnicas de reconstrucción vascular.

Más de la mitad de los pacientes en los que se ha realizado un autotrasplante intestinal presentaban una neoplasia de la cabeza del páncreas y la mayoría de ellos un adenocarcinoma ductal de páncreas.

En la **tabla 54-1** se muestran las indicaciones en los pacientes intervenidos con autotrasplante intestinal en las seis series más numerosas publicadas.

El adenocarcinoma ductal del páncreas es probablemente la neoplasia que presenta una mayor letalidad, con una supervivencia a los 5 años menor del 10 %. La resección quirúrgica completa (R-0) de la tumoración constituye el único tratamiento curativo, pero solo se consigue en menos del 20 % de los pacientes[14].

En el caso del adenocarcinoma de la cabeza de páncreas con infiltración vascular, no es posible recomendar este tipo de intervención de forma generalizada, ya que sus complicaciones son frecuentes y la supervivencia a largo plazo es limitada. Aun así, podría valorarse de forma muy selectiva en pacientes jóvenes, con un riesgo quirúrgico aceptable, con enfermedad localizada y estable, y con un importante descenso o normalización del CA 19-9 que afecte a la arteria mesentérica superior pese a tratamiento oncológico adyuvante[16]. También podría valorarse en función de pruebas genéticas o inmunohistoquímicas, demostrando los patrones biológicos menos agresivos, o bien la existencia potencial de agentes terapéuticos contra distintas dianas concretas[14].

Históricamente, la infiltración de las venas porta o mesentérica superior por un adenocarcinoma de páncreas se consideró una contraindicación para la resección quirúrgica. Sin embargo, posteriormente, distintas publicaciones demostraron que aquellos pacientes en los que se realizaba una resección del tumor de páncreas acompañado de una resección venosa portomesentérica (siempre que la resección se considerara histológicamente R-0), tenían una morbimortalidad postoperatoria y una supervivencia a largo plazo

Tabla 54-1. Indicaciones de autotrasplante intestinal

Autor	Años	Número	Indicación
Nikeghbalian et al.[18]	2010-2013	12 pacientes (2 con autotrasplante hepático)	• 8 adenocarcinomas de páncreas • 2 seudotumores pancreáticos • 1 rabdomiosarcoma retroperitoneal • 1 tumor del estroma gastrointestinal
Kato T et al.[13,15], Liou P y Kato[16], Ravella S et al.[33]	2008-2019	12 pacientes (7 con duodeno-pancreatectomía)	• 2 adenocarcinomas de páncreas • 2 liposarcomas • 2 tumores miofibroblásticos • 1 desmoide • 1 leiomiosarcoma • 1 linfoma • 1 hemangioendotelioma • 1 adenocarcinoma de intestino delgado
Liang T et al.[14]	2019-2022	36 pacientes	Todos con adenocarcinoma de páncreas localmente avanzado
Wu G et al.[12]	2011-2018	15 pacientes	4 desmoides • 3 adenocarcinomas de páncreas • 1 neoplasia sólida seudopapilar de páncreas • 1 cistoadenocarcinoma seroso de páncreas • 1 tumor neuroendocrino de páncreas • 1 adenocarcinoma duodenal • 1 ganglioneuroma retroperitoneal • 1 leiomiosarcoma retroperitoneal • 1 adenocarcinoma de colon transverso • 1 seudoaneurisma de arteria mesentérica superior
Wu G et al.[20]	2018-2022	10 pacientes (8 con duodeno-pancreatectomía)	Adenocarcinoma de colon localmente avanzado
Tzakis A et al.[22]	1999-2009	10 pacientes (4 menores de edad, 6 adultos)	Menores: • 1 Fibroma mesentérico • 1 Displasia vascular de la raíz del mesenterio • 1 Tumor pobremente diferenciado de páncreas • 1 Tumor epitelial sólido-quístico seudopapilar de páncreas Adultos: • 2 desmoides • 1 adenocarcinoma de páncreas • 1 adenocarcinoma yeyunal • 1 leiomiosarcoma • 1 tumor sólido seudopapilar de páncreas

similar a la de los pacientes sometidos a resecciones convencionales[17]. Debido a esto, hoy en día el factor que determina fundamentalmente la irresecabilidad de los adenocarcinomas de páncreas localmente avanzados es la infiltración de la arteria mesentérica superior.

Los pacientes con tumores que infiltran la arteria mesentérica superior habitualmente se consideran irresecables mediante técnicas quirúrgicas convencionales, y el intento de resecarlos puede llevar a un sangrado masivo, una isquemia intestinal irreversible o bien a una resección incompleta no curativa (R1 o R2). Según el *International Study Group of Pancreatic Surgery* (ISGPS), una afectación circunferencial mayor de 108° de la arteria mesentérica superior conlleva un cáncer de páncreas irresecable y no se recomienda la resección de la arteria mesentérica superior de forma sistemática[25,26].

En los pacientes en los que se demuestra un adenocarcinoma de páncreas con infiltración de la raíz del mesenterio que afecta a la arteria mesentérica superior, antes de decidir un intento de resección quirúrgica de la arteria mesentérica superior acompañada de un autotrasplante intestinal, es fundamental excluir preoperatoriamente la existencia de

metástasis a distancia con las técnicas diagnósticas precisas (tomografía por emisión de positrones-tomografía computarizada [PET-TC], resonancia magnética, etc.).

En pacientes con adenocarcinoma de páncreas localmente avanzado o resecable *borderline*, según las guías actuales de tratamiento, se debe iniciar tratamiento quimioterápico neoadyuvante, valorando posteriormente la posibilidad de realizar una resección quirúrgica R-0, lo cual es posible en alrededor de un tercio de los casos[14].

La pauta de quimioterapia neoadyuvante más empleada actualmente en las series más amplias publicadas se basa en FOLFIRINOX modificado, con asociación de anticuerpos anti-PD-1 o sin ella. El régimen incluye oxaliplatino, leucovorin, irinotecán y fluorouracilo[14].

Algunos pacientes sometidos a resección y autotrasplante intestinal recibieron neoadyuvancia con gemcitabina y capecitabina[17]. En algunos pacientes también se ha empleado la radioterapia estereotáxica[14].

En algunos pacientes tratados con esta técnica no fue posible realizar un tratamiento quimioterápico neoadyuvante. En la mayoría de los pacientes se recomienda la utilización de quimioterapia adyuvante postoperatoria.

DAÑO POR ISQUEMIA-REPERFUSIÓN DEL INTESTINO

Una de las limitaciones del tratamiento quirúrgico de tumores en la raíz del mesenterio es el daño isquémico del intestino, que puede conducir a cambios irreversibles en él. La posibilidad de realizar una perfusión en frío del intestino con técnicas similares a las utilizadas en los alotrasplantes intestinales disminuye el daño del intestino, pero, aún así, hay que tener en cuenta que se van a producir lesiones de isquemia-reperfusión a las que el intestino delgado es muy sensible.

La hipoxia y el daño tisular intestinales producidos en la lesión de isquemia-reperfusión pueden producir complicaciones graves. Ese tipo de lesión desempeña un papel determinante en la disfunción precoz del injerto y en la supervivencia a largo plazo de este[27].

Se han publicado estudios en los que el llamado postacondicionamiento isquémico, consistente en breves períodos de reperfusión alternados con la reoclusión vascular durante los primeros minutos tras la reperfusión del injerto, puede disminuir de forma significativa la lesión de la pared intestinal[28,29].

Múltiples estudios han analizado cambios en los niveles de citocinas e inmunorreactivos o en la microcirculación, tras un autotrasplante intestinal, la mayoría de las veces experimental[29,30]. También se ha estudiado el posible efecto protector sobre la mucosa intestinal de la infusión de prostaglandina I_2[31].

TÉCNICA QUIRÚRGICA

La realización de este tipo de autotrasplante tras la resección de tumores que afectan a la raíz del mesenterio se apoya en técnicas del trasplante intestinal y multivisceral o *cluster*.

El primer paciente tratado por el grupo de Andreas Tzakis y publicado en el año 2000[4] era un niño de 5 años con un tumor desmoide en la raíz del mesenterio considerado irresecable, que presentaba clínica obstructiva y que fue valorado para la realización de un alotrasplante multivisceral. Cuando tuvieron disponible un donante cadavérico adecuado, realizaron la exploración quirúrgica e intentaron efectuar un autotrasplante intestinal. Llevaron a cabo una resección en bloque de los órganos afectados y perfundieron con solución de Wisconsin fría a través de la arteria mesentérica superior, tanto la tumoración como la totalidad del intestino delgado. Posteriormente, realizaron una resección *ex vivo* de la tumoración mediante cirugía de banco, en un baño frío. Prepararon los vasos del autoinjerto intestinal para su implantación y volvieron al campo quirúrgico en el receptor para realizar el autotrasplante.

Por lo tanto, existirían tres tiempos diferenciados en la intervención: en primer lugar, la evisceración abdominal (con perfusión de solución de preservación en frío); en segundo lugar, la resección *ex vivo* del tumor (en banco), y, por último, en tercer lugar, el reimplante del intestino delgado (con el colon derecho o sin él).

Al ser un autotrasplante, el paciente no precisará la administración de tratamiento inmunosupresor alguno.

La resección tumoral con una técnica de este tipo entraña menos riesgo de que se produzca un sangrado incoercible y limita el daño isquémico del intestino remanente. El tumor es resecado con margen libre de forma segura y exangüe en la cirugía de banco, obteniendo una longitud intestinal que se considere suficiente para conseguir autonomía digestiva del paciente.

El líquido de preservación en frío empleado, de forma similar a los pacientes tratados con alotrasplante, puede ser Wisconsin, Celsior®, histidina-triptófano-cetoglutarato (HTK), etcétera.

Habitualmente actúan dos equipos quirúrgicos simultáneamente, de forma que mientras un equipo trabaja en la cirugía de banco, resecando el tumor y preparando el injerto intestinal, el otro equipo asegura de forma cuidadosa la hemostasia del receptor.

La revascularización arterial del injerto intestinal se realiza mediante la sutura de la arteria mesentérica del injerto, con interposición de injertos vasculares o sin ella, al muñón de la arteria mesentérica superior del receptor o bien directamente a la aorta infrarrenal. Cuando es necesaria la interposición de injertos vasculares se pueden utilizar la arteria ilíaca interna del receptor, prótesis vasculares sintéticas o bien injertos vasculares de donante cadavérico. La utilización de injertos vasculares de donante cadavérico para la realización de un autotrasplante intestinal es limitada en la literatura científica. En una publicación iraní de 2014, en la que su utilización fue seguida desde el inicio de tratamiento inmunosupresor del paciente, en 2 únicos pacientes se presentaron complicaciones que resultaron fatales, por lo que dejaron de utilizar dicho tipo de injertos vasculares[18]. Otros autores no describen complicaciones relacionadas con el uso de aloinjertos vasculares.

El drenaje venoso del injerto intestinal se lleva a cabo bien hacia la vena porta bien directamente a la vena cava (con o sin utilización de injertos vasculares autólogos o heterólogos, de ilíaca, yugular o safena).

Una variación de la técnica del grupo de Tzakis es la introducida por el grupo de Guosheng Wu, en la que, de forma similar al trasplante intestinal de donante vivo, realizan en primer lugar la selección del segmento de intestino delgado que se puede preservar, lo extirpan y perfunden en frío y solo posteriormente practican la resección de la tumoración. Esta modificación técnica —que ha sido ampliamente utilizada por este mismo grupo— tendría la ventaja de proteger el intestino que va a ser después implantado, manteniendo los principios oncológicos de una mínima manipulación del tumor, y quizá disminuir el teórico riesgo de diseminación tumoral durante la perfusión *in vitro*[12,14,17,24]. El aislamiento de un pedículo vascular único a menudo limita la longitud total del injerto intestinal preservado a unos 2 m, pero esta longitud habitualmente se considera suficiente, incluso si es necesario realizar una reconstrucción en «Y» de Roux.

La mayoría de los pacientes son sometidos a una duodenopancreatectomía (en ocasiones a una pancreatectomía total o esplenopancreatectomía).

Será preciso reconstruir la continuidad de las distintas estructuras digestivas intraabdominales.

Si es posible preservar el cuerpo y la cola del páncreas se efectuará una pancreaticoyeyunostomía sobre el autoinjerto intestinal o, preferiblemente según distintos autores, una pancretogastrostomía. No está claro un posible beneficio de las anastomosis pancretogástricas sobre la pancreatoyeyunal en cuanto a la posibilidad de presentar menos fístulas o menos graves, pero parece razonable tratar de evitar una anastomosis pancreática sobre el injerto intestinal.

Se realizarán una gastroyeyunostomía y una hepaticoyeyunostomía.

Finalmente, se practicará una anastomosis ileocólica o, en caso de haber podido preservar el colon ascendente (y principalmente la válvula ileocecal), una anastomosis colocólica (en este último caso se puede efectuar una ileostomía lateral de forma temporal sobre el injerto intestinal).

CUIDADOS POSTOPERATORIOS

Tras la intervención, los pacientes son transferidos a la unidad de cuidados intensivos. Si se plantea la necesidad de realizar una relaparotomía para evaluar la viabilidad intestinal *(second look)* el paciente puede permanecer intubado.

Se efectúa una infusión intravenosa de albúmina para mantener niveles por encima de 3 g/dl y se administra antibioticoterapia profiláctica, al menos durante las primeras 48 horas del postoperatorio.

Se realizan Doppler seriados, repetidos de forma diaria durante los primeros 5 días del postoperatorio, para evaluar el flujo arterial y venoso del injerto y detectar posibles trombosis.

Es frecuente también la realización de una angio-TC de forma sistemática^{12}.

Habitualmente se inicia tratamiento con heparina intravenosa en el primer día postoperatorio para mantener un tiempo de tromboplastina parcial activado (TTPA) de 1,5 a 2 veces el control. En ocasiones se inicia heparina en dosis bajas ya en el intraoperatorio, una vez que se comprueba un campo quirúrgico totalmente exangüe, aumentando la dosificación pasadas las 24-48 horas.

La heparina se puede habitualmente interrumpir una semana después, quedando el paciente antiagregado con 100 mg de aspirina diarios durante el primer año.

Inicialmente se administra nutrición parenteral total en todos los pacientes. La alimentación oral o enteral (en algunos casos se realiza una gastrostomía) se reinicia en la primera semana del postoperatorio, suspendiendo la nutrición parenteral cuando es posible asegurar una ingesta oral adecuada y una situación nutricional óptima. Algunos pacientes pueden requerir una suplementación nutricional prolongada^{32,33}.

RESULTADOS

Los distintos trabajos publicados demuestran que se trata de técnicas no exentas de complicaciones importantes, pero que evidentemente son muy variables entre unas publicaciones y otras, tratándose de indicaciones muy heterogéneas y algunas variaciones importantes en relación con la técnica quirúrgica empleada. Vamos a referirnos a los resultados y complicaciones publicadas en las series con un mayor número de pacientes con el objetivo de encontrar una mayor representatividad.

Guosheng Wu et al.^{12} publicaron los resultados del autotrasplante intestinal en un total de 15 pacientes. Debido a la modificación técnica empleada en la cirugía, anteriormente comentada, obteniendo en primer lugar el injerto intestinal adecuado para el autotrasplante y realizando posteriormente la resección de la tumoración, los tiempos de isquemia caliente del injerto hasta el comienzo de la perfusión en frío fueron muy cortos (media de 2,4 minutos). La isquemia fría tiene una media de algo más de 3 horas (199 minutos).

Tuvieron un único caso de mortalidad en un paciente que presentó una fístula de la anastomosis pancreaticoyeyunal y desarrolló un cuadro de sepsis y hemorragia intraabdominal. Aunque tuvieron otro caso de fístula pancreática que necesitó una reintervención en un paciente con una pancreatogastrostomía, este grupo recomienda la realización preferiblemente de este tipo de derivación pancreática al estómago en vez de al yeyuno, y proporcionalmente han tenido una menor incidencia de fístulas con su utilización, que, además, han sido mejor toleradas. Otros 2 pacientes fallecieron en el seguimiento, uno poco antes de los 2 años y el otro a los 2 años y medio (este último con recidiva de su adenocarcinoma de páncreas). Dos pacientes desarrollaron una trombosis del injerto intestinal, y uno de ellos requirió la extirpación completa del autotrasplante intestinal y pasó a nutrición parenteral total. En el otro caso de trombosis venosa, fue posible salvar el injerto mediante trombectomía precoz.

Otras complicaciones descritas por este grupo incluyen retraso en el vaciamiento gástrico, derrame pleural, neumonía, infección de herida o sangrado abdominal. En total, 10 de los 16 pacientes (66,7 %) presentaron alguna complicación reseñable y tres de ellos necesitaron alguna intervención.

En los pacientes tratados por tumores desmoides no encontraron casos de recidiva de la enfermedad.

En relación con los casos tratados por tumores malignos, aunque en todos ellos se consiguió una resección R-0, la recidiva tumoral fue frecuente pese al empleo de quimioterapia adyuvante.

En cuanto a la evolución nutricional, la aparición de diarrea postoperatoria fue frecuente, pero se controló con relativa facilidad mediante el empleo de loperamida. La capacidad de absorción de hidratos de carbono por el injerto se normalizó pronto.

La interrupción del drenaje linfático del injerto intestinal puede afectar a la absorción de ácidos grasos, que es posible apreciar por los niveles reducidos de colesterol sérico que se encuentran en estos pacientes, así como frecuente deficiencia de vitamina D^{32}.

Trece de los 15 pacientes tienen autonomía digestiva y no requieren ningún aporte intravenoso. La longitud del autoinjerto intestinal varió entre 150 y 400 cm.

En la publicación del mismo grupo sobre autotrasplante intestinal en casos de carcinoma colorrectal localmente avanzado^{20}, no tuvieron ningún caso de mortalidad en el postoperatorio, pero los 10 pacientes tratados presentaron alguna complicación, la mitad de ellos de grado III o IV de Clavien-Dindo.

La supervivencia actuarial estimada de Kaplan-Meier a los 3 años fue del 80 % y la supervivencia libre de enfermedad estimada a los 3 años del 68 %. Sin embargo, el seguimiento medio de los pacientes en este estudio fue de solo 2 años.

La serie más larga de autotrasplante intestinal por adenocarcinoma de páncreas localmente avanzado publicada por Tingbo Liang et al.[14], en la que se trataron 36 pacientes (24 con duodenopancreatectomía, 11 con pancreatectomía total y 1 con pancreatectomía distal), tiene especial interés desde el punto de vista de los resultados oncológicos. Consiguieron una resección R-0 en el 94,4 % de los pacientes; sin embargo, la morbimortalidad no fue en absoluto desdeñable. La mortalidad postoperatoria alcanzó el 5,6 %, y el 33 % de los pacientes presentaron una morbilidad mayor de grado III de Clavien-Dindo. Todos los enfermos tuvieron episodios de diarrea, el 56 % retención gástrica, el 19 % reintervenciones y un paciente precisó una endoscopia urgente por hemorragia digestiva originada en una úlcera próxima a la anastomosis intestinal.

Todos los pacientes habían recibido tratamiento neoadyuvante con un régimen de FOLFIRINOX modificado; 17 pacientes se trataron además con anticuerpos anti-PD-1, y 15 pacientes, también con radioterapia estereotáxica. La mitad de los pacientes recibieron quimioterapia adyuvante con capecitabina o una combinación de gemcitabina con capecitabina.

La supervivencia global fue de 14,5 meses tras la intervención (21,4 meses tras el diagnóstico), con una supervivencia media libre de enfermedad de 13,6 meses.

En la publicación de Tomoaki Kato et al.[13] se describe una supervivencia a 1, 3 y 5 años del 65 %, 45 % y 40 %, respectivamente, para carcinomas, 65 %, 60 % y 50%, respectivamente, para sarcomas, aunque la supervivencia es del 100 % tanto a 1 como a 3 o 5 años para tumores benignos o poco agresivos.

Nikeghbalian et al.[18] publicaron una serie de 12 pacientes con autotrasplante intestinal (10 de ellos combinado con autotrasplante hepático). En 2 pacientes en los que se aplicó tratamiento inmunosupresor debido a la utilización de injertos vasculares de donate cadvérico, se presentaron complicaciones graves y fallecieron: uno de ellos debido a una sepsis y el otro tras sufrir trombosis e isquemia del injerto intestinal.

La mortalidad postoperatoria fue de 3 casos (25 %), y el 50 % de los pacientes estaban vivos al final del seguimiento, pero con un seguimiento medio de solo 10,1 meses (rango 0-26 meses).

Los resultados publicados por Andreas Tzakis et al.[22] son similares. Los pacientes tratados, 10 en total, tenían patologías bastante heterogéneas, pero mayoritariamente benignas. Siete pacientes permanecían vivos al final del seguimiento (seguimiento de 13 a 138 meses tras la cirugía). Uno de ellos presentó episodios recurrentes de espasmo arterial confirmados con arteriografía y terminó perdiendo el autoinjerto intestinal, siendo preciso realizar posteriormente un trasplante multivisceral.

Dos pacientes fallecieron debido a recidiva tumoral: uno por metástasis de adenocarcinoma de páncreas a los 16 meses de la intervención y otro por carcinoma yeyunal a los 8 meses. Otro paciente falleció de una sepsis urológica pasados 5 años de la intervención.

Seis pacientes conservan su autoinjerto intestinal normofuncionante y mantienen autonomía digestiva con dieta oral.

CONCLUSIÓN. COMENTARIO Y TÉCNICA QUIRÚRGICA

Conclusión

De acuerdo con la bibliografía consultada para este capítulo, aunque en casos de patología benigna o maligna de bajo grado, los resultados tanto en relación con la autonomía digestiva como con la supervivencia son esperanzadores, parece que son mucho más desalentadores en pacientes con tumores malignos localmente avanzados, pese a conseguir en la mayoría de los casos una resección R-0 y pese al tratamiento neoadyuvante y adyuvante tanto con quimioterapia como con radioterapia.

Comentario y ejemplo de técnica quirúrgica

Inicialmente, en grandes tumores que afectan a una extensión creciente del intestino, la indicación de la exéresis es fundamental y tal vez la única posibilidad terapéutica. Ya se ha expuesto un argumento parecido en la resección *in situ/ex situ* de tumores hepáticos que posibilitaba la aparente irresecabilidad. Sin embargo, el espacio anatómico es diferente porque los 4,5 m de yeyunoíleon están en contacto centímetro a centímetro y, de la misma forma, en la masa tumoral se dispersa entre mesenterio y raíz del mesenterio, ocupando el espacio que utilizará después la masa tumoral en su evolución.

Por otro lado, las enfermedades del intestino son con mayor frecuencia malignas y ocasionalmente de carácter benigno, y la exéresis deja múltiples puntos desde los cuales se establece recidiva tumoral, aún en estirpe muscular o quística de tumores mixtos como cistoadenomas, etc. Puede afirmarse que las resecciones *ex situ* no suponen la solución del problema, y la terapéutica finaliza con recepciones intestinales masivas, intestino corto, que obliga al trasplante intestinal.

En las resecciones *in situ* la actitud es diferente, porque la extensión tumoral es mucho menor, limitando la intervención a una exéresis tumoral que puede ser radical solo con una resección intestinal ajustada a su extensión.

Por otro lado, ha de considerarse que el carácter histológico de esta enfermedad intestinal se relaciona más con metástasis, enfermedades malignas del sistema linfático y diversa patología maligna. De la misma forma, se debe considerar que, en la revisión bibliográfica practicada, la mayor parte procede de China, Corea, etc., países más opacos a la contrastación y control de su práctica científica.

Estas reflexiones aconsejan dar un valor limitado a la exéresis *ex situ* en cuanto a las posibilidades de curación con esta terapéutica.

En las **figuras 54-1** a **54-3** se muestra la técnica quirúrgica.

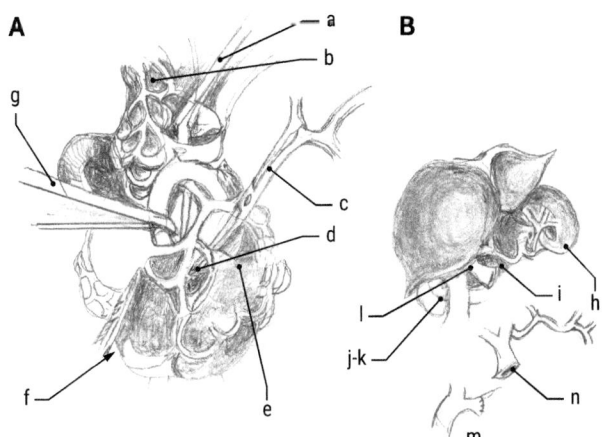

Figura 54-1. A) Se ha realizado la incisión laparotómica media, supraumbilical e infraumbilical. Se ha delimitado la masa tumoral iniciando la disección de las asas intestinales y separando en la raíz del mesenterio el tronco de la vena porta, la vena cava, la arteria aorta abdominal y ramas viscerales. a) Tras aislar el tronco celíaco, se tracciona de él. b) El colon derecho se ha desplazado para separarlo del epiplón mayor. c) Una pinza ha aislado la arcada de Riolano y se prepara para su ligadura. d) Disección de las ramas de la arteria mesentérica superior. e) Separación de la superficie tumoral en el canal parietocólico izquierdo. f) La pinza facilita la disección de la superficie tumoral. g) Un tractor separa el tronco mesentérico portal y permite progresar en la disección. Mediante un tractor se facilita el acceso al retroperitoneo. **B)** La figura muestra la situación del hígado tras la extracción del tumor junto con la totalidad del intestino delgado, para continuar con la exéresis tumoral *ex situ*. h) Se mantiene el bazo sin movilizar. i) El tronco celíaco, la arteria esplénica y la arteria hepática común se mantienen sin interrupción de su flujo (j-k). La vena porta se ha seccionado (l). Se ha aislado la vena cava para realizar una linfadenectomía retroperitoneal radical (j). La vena porta es ocluida (m), eligiendo luego el estoma de mayor utilidad para la reconstrucción (n).

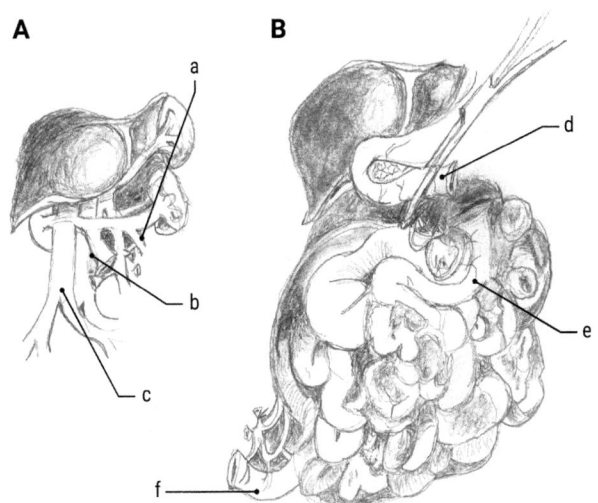

Figura 54-2. A) Aspecto abdominal y retroperitoneal tras la extracción tumoral *in situ*. Se ha disecado la totalidad de los elementos vasculares completando la linfadenectomía retroperitoneal. a) Distribución de la vena renal izquierda. b) Superficie de la arteria aorta abdominal con vena porta seccionada. c) Vena cava y confluencia ilíaca. **B)** Movilización completa del tumor para continuar la liberación intestinal y salvar en lo posible la mayor longitud de intestino delgado *ex situ*. d) Sección intestinal a nivel duodenoyeyunal. e) Extremo proximal del yeyuno. f) Extremo distal del íleon.

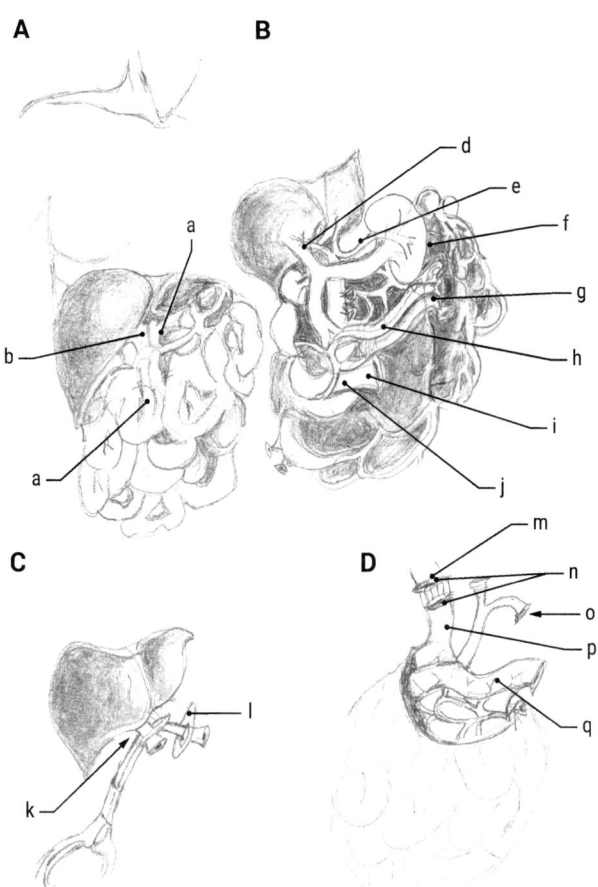

Figura 54-3. A) Exploración abdominal en el intento de disecar la masa tumoral *in situ*. La disección visceral se inicia en la raíz del mesenterio. Parte de las asas intestinales forman un conglomerado difícil de disociar. La tumoración infiltra la superficie corpocefálica del páncreas, por lo que esta glándula es desplazada distalmente junto con el duodeno y el ángulo duodenoyeyunal. La tumoración infiltra el colon descendente, por lo que ambos mantienen su relación tumoral. Pueden observarse el tronco celíaco (a), la vena porta y la vena mesentérica superior (b), así como la extensa infiltración intestinal (c). **B)** La disección comienza a nivel del *porta hepatis*, desplazando el tronco celíaco (d) y manteniendo la arteria y la vena esplénicas. Si se aprecia infiltración de la superficie de este órgano, ambos vasos deben ocluirse uniendo esta víscera a la exéresis. Puede apreciarse el muñón de ambos vasos (g). El colon se mantiene en contacto con la masa tumoral (f). Se aprecia la oclusión de la vena y la arteria esplénicas (g). Se mantiene el aspecto de ambos vasos en el cuerpo y la porción cefálica del páncreas (h). El extremo del ángulo piloroduodenal se ha desplazado (i-j), junto con la porción cefálica del páncreas. **C)** En ocasiones, tras la resección tumoral *ex situ* se requiere el control del flujo hepático. En estas ocasiones se debe restablecer el flujo hepatópeto a la mayor brevedad (k). l) Tronco de la vena porta seccionado y ocluido con un *clamp*. **D)** Finalizada la exéresis tumoral *ex situ*, el yeyunoíleon resultante, libre de tumoración o extensión tumoral, se introduce en una bolsa, donde se mantiene con la humedad necesaria y la temperatura adecuada, exteriorizando fuera de este ambiente los extremos que inician la reparación intestinal. m) Extremo de la vena porta del paciente. n) Extremos de la vena porta, iniciándose la anastomosis manual. o) Tronco celíaco preparado para ampliar la luz arterial y evitar reducción del flujo sanguíneo. p) Vena porta del bloque intestinal. q) Extremo proximal del yeyuno, preparado para la reconstrucción intestinal.

REFERENCIAS BIBLIOGRÁFICAS

1. Hardy JO. High ureteral injuries. Management by autotransplantation of the kidney. JAMA 1963; 184: 97-101.
2. Pichlmayr R, Weimann A, Oldhafer KJ et al. Role of liver transplantation in the treatment of unresectable liver cancer. World J Surg 1995; 19: 807-13.
3. Lai DTM, Chu KM, Thompson JF et al. Islet cell carcinoma treated by induction regional chemotherapy and radical total pancreatectomy with liver revascularization and small bowel autotransplantation. Surgery 1996; 119: 112-4.
4. Tzakis A, De Faria W, Angelis M, Verzaro R, Pinna A. Partial abdominal exenteration, ex vivo resection of a large mesenteric fibroma, and successful orthotopic intestinal autotransplantation. Surgery 2000; 128: 486-9.
5. Tzakis A, Tryphonopoulos P, De Faria W et al. Partial abdominal evisceration, ex vivo resection, and intestinal autotransplantatios far the treatment of pathologic lesions of the root of the mesentery. J Am Coll Surg 2003; 197: 770-6.
6. Samuk I, Tekin A, Tryphonopoulos P et al. Abdominal transplantation far unresectable tumors in children: the zooming out principle. Pedriatr Surg Int 2016; 32: 337-46.
7. Amano H, Miura F, Toyota N et al. In situ surgical procedures far locally advanced pancreatic cancer: partial abdominal evisceration and intestinal autotransplantation. J Hepatobiliary Pancreat Surg 2009; 16: 771- 6.
8. Kitchens WH, Elias N, Blaszkowsky LS, Cosimi AB, Hertl M. Partial abdominal evisceration and intestinal autotransplantation to resect a mesenteric carcinoid tumor. World J Surg Oncol 2011; 9: 11.
9. Komarov RN, Egorov AV, Osminin SV et al. The first experience of small intestinal autotransplantation far advanced digestive cancer. Pir Russian J Surg. 2023; 12: 34-42.
10. Quintini C, Di Benedetto F, Diago T et al. Intestinal autotransplantation far adenocarcinoma of pancreas involving the mesenteric root. Pancreas 2007; 34: 266-8.
11. Selvaggi G, Levi DM, Kato J et al. Expanded use of transplantation techniques: abdominal wall transplantation and intestinal autotransplantation. Transplant Proc 2004; 36: 1561-3.
12. Wu G, Zhao Q, Li X et al. Perioperative complications and outcomes after intestinal autotransplantation for neoplasms involving the superior mesenteric artery. J Gastrointest Surg 2020; 24: 650-8.
13. Kato T, Hwang R, Liou P et al. Ex vivo resection and autotransplantation for conventionally unresectable tumors. An 11-year single center experience. Ann Surg 2020; 272: 766-72.
14. Liang T, Zhang Q, Wu G et al. Radical resection combined with intestinal autotransplantation for locally advanced pancreatic cancer after neoadjuvant therapy. Ann Surg 2023; 278: e1055-62.
15. Kato T, Lobritto SJ, Tzakis A et al. Multivisceral ex vivo surgery for tumors involving celiac and superior mesenteric arteries. Am J Transplant 2012; 12: 1323-8.
16. Liou P, Kato T. Ex vivo resection and autotransplantation for pancreatic neoplasms. Surg Clin North Am 2018; 98: 189-200.
17. Wu G, Wang X, Zhao Q et al. Intestinal autotransplantation for neoplasms originating in the pancreatic head with involvement of the superior mesentery artery. Langenbecks Arch Surg 2016; 401: 1249-57.
18. Nikeghbalian S, Aliakbarian M, Kazemi K et al. Ex-vivo resection and small-bowel auto-transplantation for the treatment of tumors at the root of the mesentery. Int J Organ Transplant Med 2014; 5: 121-4.
19. Raveh Y, Beduschi T, Hosein P et al. Intestinal autotransplantation and in-situ resection of recurrent pancreatic head intraductal tubulopapillary neoplasm with portal cavernoma: a case report. Transplant Proc 2021; 53: 2598-601.
20. Wu G, Zhao L, Jiang W et al. Intestinal autotransplantation for locally advanced or locally recurrent colon cancer invading SMA. Ann Surg 2025; 281: 462-8.
21. Cheng C, Guo S, Eastman D et al. Ex vivo resection and intestinal autotransplantation for a large mesenteric desmoid tumor secondary to familial adenomatous polyposis: a case report and literature review. Medicine 2018; 97: 20.
22. Tzakis A, Pararas NB, Tekin A et al. Intestinal and multivisceral autotransplantation for tumors of the root of the mesentery: long-term follow-up. Surgery 2012; 152: 82-9.
23. Wei J, Yang Y, Zheng J et al. Small intestinal autotransplantation for spontaneous isolated superior mesenteric artery dissection. Medicine 2019; 98: 47.
24. Wu G. Intestinal autotransplantation. Gastroenterol Rep 2017; 5: 258-65.
25. Bockhorn M, Uzunoglu FG, Adham M et al. Borderline resectable pancreatic cancer. A consensus statement by the International Study Group of Pancreatic Surgery (ISGPS). Surgery 2014; 155: 977-88.
26. Jegatheeswaran S, Baltatzis M, Jamdar S et al. Superior mesenteric artery (SMA) resection during pancreatectomy for malignant disease of the pancreas: a systematic review. HPB (Oxford) 2017; 19: 483-90.
27. Santos MM, Tannuri AC, Coelho MC et al. Immediate expresión of c-fos and c-jun mRNA in a model of intestinal autotransplantation and ischemia-reperfusion in situ. Clinics 2015; 70: 373-9.
28. Ferencz A, Takács I, Horváth S et al. Examination of protective effect of ischemic postconditioning after small bowel autotransplantation. Transplant Proc 2010; 42: 2287-9.
29. Wolfárd A, Kaszaki J, Varga S, Lázár G, Boros M. Early microcirculatory changes after ischemic preconditioning and small bowel autotransplantation. Eur Surg Res 2007; 39: 284-90.
30. Nedvig K, Weber G, Nemeth J et al. Changes of PACAP immunoreactivities and cytokine levels after PACAP-38 containing intestinal preservation and autotransplantation. J Mol Neurosci 2012; 48: 788-94.
31. Kim YI, Chung KY, So BJ, Park JJ. Mucosal protective effect of PGI2 on canina small bowel auto-transplantation. Transplant Proc 2012; 44: 1169-70.
32. Wu G, Zhao Q, Wang W et al. Clinical and nutritional outcomes after intestinal autotransplantation. Surgery 2016; 159: 1668-76.
33. Ravella S, Liou P, Velasco M, Harrison A, Kato T, Martínez M. Nutritional challenges in patients after intestinal autotransplantation and ex vivo surgery. JPEN J Parenter Enteral Nutr 2019; 43: 245-51.

Trasplante renal

V

Trasplante renal como tratamiento sustitutivo de la insuficiencia renal crónica avanzada

55

A. Andrés Belmonte y J. M. Morales Cerdán

INTRODUCCIÓN

El trasplante de órganos sólidos está indicado cuando se pierde total e irreversiblemente la función de algún órgano de la economía. En el caso del riñón, la función perdida puede ser sustituida por la diálisis, que ofrece al paciente la posibilidad de permanecer vivo durante años, pero el tratamiento que más supervivencia y calidad de vida le garantiza a largo plazo es el trasplante renal, con independencia de la edad a la que se acceda a él[1].

La terapéutica del trasplante combina la cirugía con tratamientos médicos que evitan el rechazo del órgano trasplantado, manteniéndolo con una función óptima de forma prolongada. Así pues, el éxito quirúrgico en un trasplante es el inicio de una singladura en la que los cuidados médicos, y sanitarios en general, son esenciales para la supervivencia a largo plazo del órgano trasplantado.

Para que el trasplante se haya convertido en una realidad cotidiana se han tenido que salvar diversas barreras en los últimos 100 años. Básicamente, hubo que desarrollar la técnica quirúrgica, vencer las barreras inmunológicas que luchan contra lo que no es propio, generando el rechazo, y obtener órganos viables para el trasplante de seres humanos vivos o fallecidos.

INDICACIONES DEL TRASPLANTE RENAL

Como ya se ha señalado, cuando un paciente, por diferentes procesos patológicos, llega a la insuficiencia renal terminal es necesario establecer un tratamiento sustitutivo de esa función irreversiblemente perdida. Lo ideal sería disponer de un donante vivo y poder realizar el trasplante renal sin pasar por la diálisis (**Fig. 55-1**). Pero lo cierto es que solo una minoría de los pacientes con insuficiencia renal terminal acceden directamente a un trasplante de vivo. La mayoría de ellos entran en diálisis y posteriormente pasan a una lista de espera de trasplante renal de donante fallecido. Aunque el trasplante renal es el mejor tratamiento para la insuficiencia renal

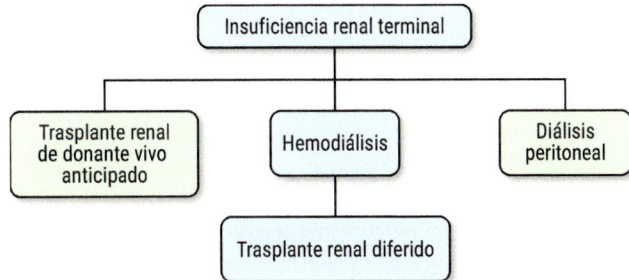

Figura 55-1. Tratamiento de la insuficiencia renal terminal.

terminal, no a todos los pacientes que entran en diálisis se les indica debido a la presencia de contraindicaciones. Está contraindicado el trasplante renal en pacientes con neoplasias malignas no curadas, infecciones activas de cualquier tipo, aterosclerosis generalizada que impide la realización de las anastomosis vasculares, e insuficiencia grave e irreversible de otro órgano, sin que tenga indicación de trasplante doble y simultaneo conjuntamente de ese órgano y del riñón (**Tabla 55-1**). Hoy en día, la edad del enfermo no es una contraindicación para el trasplante renal. En España se trasplantan con éxito muchos pacientes mayores de 75 años[2]. A pesar de las escasas contraindicaciones que tiene el trasplante renal,

---

Tabla 55-1. Contraindicaciones absolutas para el trasplante renal

- Enfermedad aterosclerótica que impida las anastomosis vasculares del trasplante
- Enfermedad tumoral no controlada
- Infección activa aguda o crónica no controlada
- Enfermedad psiquiátrica grave no controlada
- Obesidad mórbida
- Disfunción ventricular izquierda (fracción de eyección < 50 %)[a]
- Hipertensión portal[a]
- Enfermedad pulmonar obstructiva crónica grave[a]

[a] Podría estar indicado el doble trasplante cardíaco, hepático o pulmonar junto con el renal.

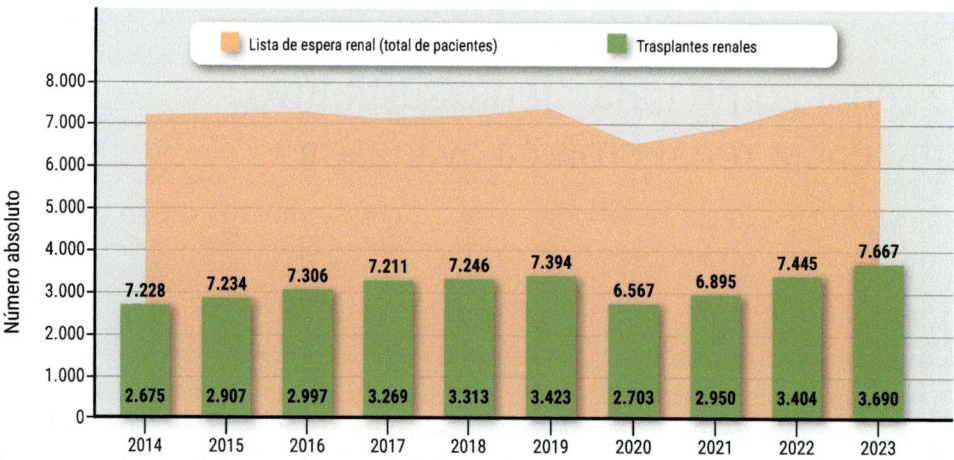

Figura 55-2. Evolución de la lista de espera de trasplante renal en España.

apenas el 26 % de los pacientes en diálisis están en lista de trasplante, debido que el resto presenta alguna de las contraindicaciones antes expuestas. Las más frecuentes son las relacionadas con la aterosclerosis y la disfunción ventricular izquierda por cardiopatía isquémica o hipertensiva. En cifras, según el registro de la Sociedad Española de Nefrología, en España en 2023 había 29.895 enfermos en diálisis, de los cuales tuvieron indicación de trasplante 7.667 (26 %) y, de ellos, se trasplantaron 3.690 (**Fig. 55-2**)[3,4].

TIPOS DE DONANTES DE ÓRGANOS

Para que el trasplante renal sea una realidad se necesitan donantes de órganos vivos o fallecidos. En los primeros tiempos del trasplante renal la mayoría de los donantes eran individuos vivos que donaban uno de sus dos riñones. Esta práctica se mantiene hoy en día en muchos países que tienen escasez de donantes fallecidos, con independencia de su nivel de desarrollo (**Fig. 55-3**)[5]. Pero el gran impulso a la terapéutica del trasplante lo ha dado la posibilidad de disponer de órganos viables, procedentes de donantes fallecidos. Obviamente, para que los órganos de un donante fallecido sean viables y, por lo tanto, puedan utilizarse, la muerte de este paciente debe producirse en circunstancias controladas que permitan la preservación de esos órganos. En este sentido, los donantes fallecidos pueden serlo en muerte encefálica o tras un paro cardíaco (asistolia) y, entre estos últimos, se distinguen los de asistolia controlada (se espera el momento del paro cardíaco, categoría tipo III de Maastricht) y los de asistolia no controlada (paro cardíaco súbito, inesperado e irreversible, a pesar de las medidas de reanimación cardiopulmonar avanzada, categoría tipo II de Maastricht) (**Tabla 55-2**). Los órganos de los donantes cuya certificación de muerte se efectúa por paro cardíaco tendrán mayor riesgo isquémico, puesto que su recogida se produce en un organismo que no conserva una circulación sanguínea impulsada por un corazón latiente. Es por ello que, para asegurar su viabilidad, la recogida de los órganos de pacientes fallecidos por paro cardíaco debe ser inmediata tras este y con dispositivos que intenten suplir esta ausencia de perfusión sanguínea, como son los dispositivos de oxigenación con membrana extracorpórea (ECMO).

SELECCIÓN DEL RECEPTOR PARA EL TRASPLANTE RENAL

Si un paciente con insuficiencia renal y sin contraindicaciones para el trasplante dispone de un donante vivo, se programará la cirugía del trasplante y el inicio del tratamiento médico inmunosupresor cuando la función renal sea ya tan precaria que afecte al estado general para obviar el tratamiento con diálisis.

Si el paciente no dispone de donante vivo y no tiene contraindicación para el trasplante, iniciará la diálisis y, a continuación, se le incluirá en la lista de espera de trasplante renal de donante fallecido.

La selección de los pacientes para recibir un trasplante de donante fallecido en la era previa a los inhibidores de la calcineurina se hacía atendiendo a un grupo sanguíneo compatible con el donante, a una menor incompatibilidad de antígenos leucocitarios humanos (HLA) y a una prueba cruzada negativa. Esto era así porque las menores incompatibilidades HLA podían compensar la baja eficacia inmunosupresora en cuanto a la incidencia de rechazo y la supervivencia del injerto de los fármacos disponibles antes de la aparición de los anticalcineurínicos.

En la primera parte de la era postanticalcineurínicos –que se prolonga desde finales de la década de 1980 a casi mediados de la segunda década del 2000, es decir, hasta 2015–, los criterios de selección cambian, condicionados por la disponibilidad de donantes mayores de 70 y 80 años y por la disponibilidad de un creciente número de candidatos mayores de 60 y 70 años. En esta época, en el proceso de selección del receptor para trasplante pierden protagonismo las identidades HLA, para adquirirlo el isogrupo (y así no penalizar

Tabla 55-2. Tipos de donantes renales
Donante vivo
Donantes fallecidos
• Donantes fallecidos en muerte encefálica
• Donantes fallecidos tras paro cardíaco
– No controlado (tipos I y II)
– Controlado (tipo III)
– Tras muerte encefálica (tipo IV)

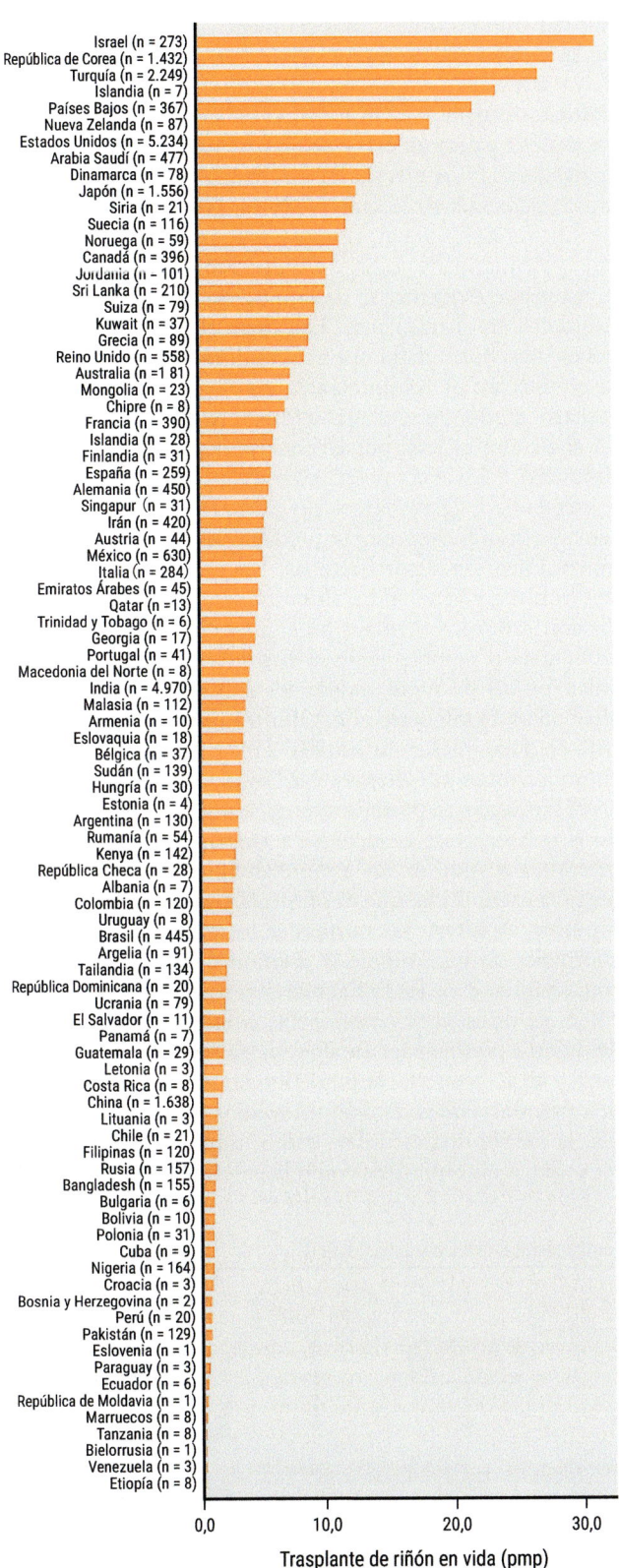

Trasplante de riñón en vida (pmp)

Figura 55-3. Actividad de trasplante renal de donantes vivos en diferentes países del mundo en números absolutos (entre paréntesis) y por millón de población (pmp; en barras). (Tomado de Global Observatory on Donation and Transplantation[5]).

al grupo sanguíneo 0) y la similitud de edad entre donante y receptor. Con la edad, un individuo pierde masa renal, pero también expectativa de vida, de manera que los riñones de donantes muy mayores tienen una insuficiente masa renal para un receptor joven con larga expectativa de vida, y los riñones de donantes jóvenes tienen demasiada masa renal para un receptor mayor con corta expectativa de vida ya que morirá mucho antes de que ese riñón pierda su función.

En la última década, con el desarrollo de tecnologías que han sido capaces de medir las especificidades de los anticuerpos anti-HLA, así como la concentración de estos anticuerpos, los inmunólogos han vuelto a tener protagonismo en la selección del paciente en lista de espera para trasplante. Se mantiene como primer criterio de selección el isogrupo, aunque se admitiría ser grupo compatible en casos extremos de presencia de muchísimas especificidades HLA, y también se mantiene la similitud en edad (±15 años), pero el siguiente criterio es que el receptor elegido no tenga anticuerpos anti-HLA donante específico y, entre los que no los tienen, prevalecerá el que más especificidades tenga para toda la población (mayor porcentaje de paneles de anticuerpos reactivos virtuales). Todo ello es así por las dificultades que existen para encontrar donantes para esta población que ha desarrollado anticuerpos anti-HLA. Estos criterios se basan en que, cuantas más especificidades tiene un individuo (anticuerpos para muchos antígenos HLA), menos posibilidad hay de encontrar un donante, de manera que hay pacientes que han desarrollado anticuerpos (por trasplantes previos, por transfusiones o por embarazos) frente a más del 99 % de los HLA de la población y es muy difícil encontrar donantes para ellos (solo el 1 % de los potenciales donantes). La presencia de anticuerpos frente a HLA del donante puede producir rechazo hiperagudo, si están en concentraciones altas (el rechazo se previene no trasplantando el riñón de ese donante si la prueba cruzada es positiva), o aumento del riesgo de rechazo agudo y crónico y de pérdida precoz del trasplante, si esas concentraciones son más bajas. Los pacientes con especificidades anti-HLA para más del 98 % de la población entran en listas de espera nacionales para encontrar donantes frente a los que no tengan antígenos para esas especificidades (comúnmente denominados donantes compatibles) y asignarles esos riñones donados.

En resumen, hoy en día, la selección del receptor renal se lleva a cabo teniendo en cuenta el isogrupo, la edad similar entre donante y receptor, la ausencia de anticuerpos anti-HLA para ese donante, si hay candidatos en escena sensibilizados y, finalmente, el tiempo de espera y el número de compatibilidades HLA. A pesar de que se dispone de muchos donantes fallecidos en España, la media de espera de un trasplante renal puede superar los 2 años y en los pacientes sensibilizados esta espera, en algunos casos, puede ser mayor de 5-10 años.

TRATAMIENTO INMUNOSUPRESOR EN EL TRASPLANTE RENAL

El éxito del trasplante, una vez realizada la cirugía, se basa en una correcta inmunosupresión que evite el rechazo del trasplante, manteniendo vivo al paciente con las mínimas complicaciones derivadas del descenso de la vigilancia inmunitaria y de la toxicidad propia de cada fármaco utilizado para este fin. Básicamente se trata de hacer funcionar el injerto en el receptor, lo mejor posible y el mayor tiempo posible.

Los primeros fármacos utilizados para evitar el rechazo en el trasplante renal antes de la década de 1980 del siglo XX fueron los corticoides, la azatioprina y las globulinas antilinfocíticas. Luego aparecieron los anticalcineurínicos ciclosporina y tacrólimus, que bloquean la producción de interleucina 2 (IL-2), con una gran eficacia inmunosupresora, y finalmente el ácido micofenólico y los inhibidores de la proteína-cinasa diana de la rapamicina de mamíferos (mTOR), entre otros. En la **figura 55-4** se representa el desarrollo cronológico de todos los fármacos inmunosupresores utilizados en la práctica clínica del trasplante de órganos sólidos.

Es útil conocer el mecanismo de la respuesta inmunitaria para saber las dianas frente a las que van dirigidas estos fármacos.

El linfocito T del receptor reconoce los antígenos extraños procedentes del donante, normalmente cuando se los presenta una célula presentadora de antígeno (células dendríticas, macrófagos, células endoteliales, etc.), que lo expone al receptor CD3 que está en la superficie del linfocito T. Para que siga el proceso de destrucción de ese antígeno extraño tiene que activarse la señal 2, que es la coestimulación. Para entender este complejo, la coestimulación es un mecanismo regulador de la intensidad de la respuesta (de freno o aceleración, según proceda) para que el linfocito T no ataque en exceso estructura propias que pueden presentar un estado transitorio de cambio. En el caso de la respuesta aloinmune, una vez reconocido el antígeno extraño por la señal 1 y activada también la señal 2, se activa la calcineurina que, a su vez, ordena al núcleo del linfocito que aumente la síntesis de IL-2, que es excretada al espacio extracelular para unirse a los receptores propios de esta interleucina (CD25) en la membrana de otros linfocitos T configurando la señal 3, que estimula la división de los linfocitos a través de la activación del sistema enzimático mTOR, con el objetivo de que proliferen masivamente y destruyan esas estructuras reconocidas como extrañas por la señal 1. Para la proliferación son necesarias grandes cantidades de nucleótidos, tanto

purinas como pirimidinas, para formar los ácidos nucleicos de las nuevas células linfocitarias. A su vez, estos linfocitos T, ya activados frente al antígeno extraño, estimulan a los linfocitos B para que fabriquen anticuerpos específicos para neutralizar y destruir estas estructuras reconocidas como extrañas (esos HLA extraños). A la larga, esta producción de anticuerpos va a ser la causa de la pérdida lenta y progresiva de función de los órganos trasplantados en un proceso conocido y denominado rechazo crónico humoral.

Con este esquema, se describirán los inmunosupresores utilizados en el trasplante. Los corticoides son muy eficaces en altas dosis, dado que causan linfólisis e inhibición en la producción de las linfocinas. En dosis altas previenen el rechazo agudo, pero el mantenimiento de estas altas dosis en el tiempo es letal por la potente inmunosupresión que producen y los efectos secundarios de carácter endocrino y metabólico. Ciclos largos de corticoides en dosis potentemente inmunosupresoras predisponen a los pacientes a graves infecciones por bacterias, hongos y otros gérmenes oportunistas y generan un síndrome de Cushing con hipertensión arterial, obesidad, hiperglucemia e hiperlipidemia aumentando notablemente el riesgo de muerte cardiovascular. En los primeros trasplantes con corticoides en dosis altas podía mantenerse el órgano trasplantado sin rechazo, pero en pocos meses aumentaba la incidencia de muerte por complicaciones infecciosas y cardiovasculares.

El fármaco que posteriormente se utilizó para poder usar dosis más bajas de corticoides a largo plazo fue la 6-mercaptopurina, que es un antimetabolito de las purinas, y luego la azatioprina, que es un profármaco de la 6-mercaptopurina. Al alterar las purinas se forman ácidos nucleicos anormales, lo que impide la división de las células y, más concretamente, de los linfocitos. Esta combinación de corticoides en dosis bajas y azatioprina consiguió supervivencias del injerto prolongadas en algunos pacientes con trasplante renal y abrió la puerta, aunque tímidamente, a la realización de otros trasplantes de órganos sólidos no renales. Hoy en día, la azatioprina se utiliza como inmunosupresor en enfermedades autoinmunes como la enfermedad de Crohn, la

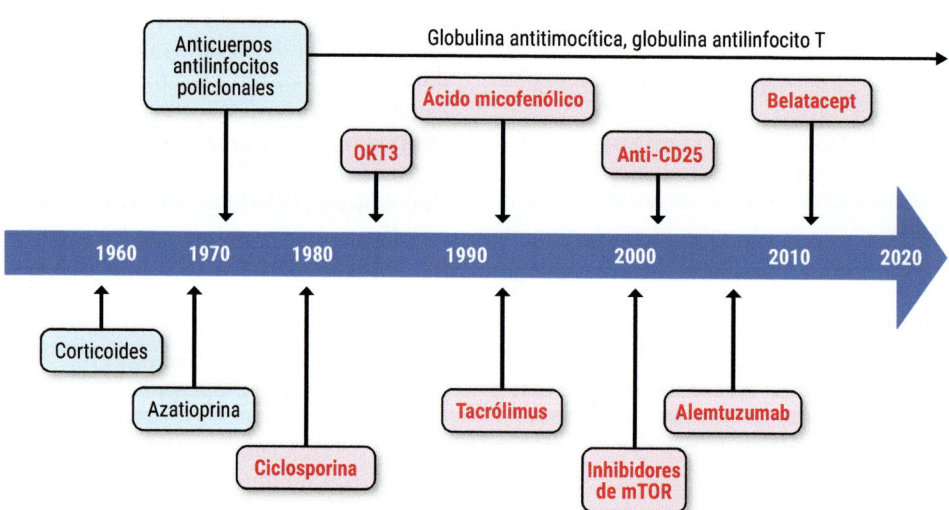

Figura 55-4. Desarrollo cronológico de los distintos inmunosupresores utilizados en el trasplante renal. mTOR: proteína-cinasa diana de la rapamicina de mamíferos.

colitis ulcerosa, la hepatitis autoinmune, la esclerosis múltiple, las vasculitis, etc., y en el trasplante en algunos casos acompañando al tacrólimus o a la ciclosporina, cuando no se tolera el ácido micofenólico.

La gran revolución en la terapia inmunosupresora del trasplante se produjo con la ciclosporina. Este fármaco fue desarrollado a final de la década de 1970. Inicialmente pensado como antifúngico, pronto se vio su poder inmunosupresor. Su mecanismo de acción es la inhibición de la producción de IL-2 por el linfocito T activado tras el reconocimiento de antígenos HLA extraños. Esta inhibición ocurre a través de un bloqueo previo de la calcineurina, de ahí su denominación genérica de inhibidores de la calcineurina. Sir Roy Calne desarrolló una gran experiencia clínica con este inmunosupresor en trasplantes renales y hepáticos en Cambridge, Reino Unido, y constató un descenso en la incidencia de rechazo agudo y una mayor supervivencia de los injertos a largo plazo. Gracias a esta experiencia clínica se conocieron sus particulares efectos adversos. Su principal toxicidad es la renal y el margen terapéutico entre toxicidad y eficacia es estrecho. Además, la relación dosis y niveles tiene una gran variabilidad interindividual y también intraindividual, dado que los niveles del fármaco se ven afectados por un importante número de medicamentos, que hacen que los niveles se eleven a rangos tóxicos o disminuyan a concentraciones infraterapéuticas. Por lo tanto, aunque están establecidas las dosis de inicio para prevenir la reactividad inmunitaria en el trasplante de órganos, estas se modifican a menudo hasta alcanzar los niveles o concentración en sangre adecuados. Ningún grupo puede hacer o seguir la evolución clínica de enfermos trasplantados sin disponer de forma sistemática de la determinación de niveles de ciclosporina (o de tacrólimus, cuyo comportamiento farmacocinético es similar, como se verá más adelante). Las dosis de comienzo son 5 mg/kg cada 12 horas y los niveles en sangre que mejor consiguen potencia inmunosupresora y mínima nefrotoxicidad son entre 150 y 300 ng/ml.

Gracias a la ciclosporina, mejoraron los resultados de los trasplantes renales y se practicaron en España los primeros trasplantes hepáticos, cardíacos, pancreáticos, pulmonares e intestinales con éxito a corto y largo plazo. Muchos grupos de los diferentes trasplantes de órganos solidos la utilizaban sola con corticoides, y otros asociaban azatioprina en lo que se denominó triple terapia inmunosupresora, permitiendo de esta manera reducir las dosis de los tres fármacos con mayor eficacia y menor nefrotoxicidad.

A principios de la década de 1990 se desarrolló otro anticalcineurínico, el tacrólimus, con idénticos mecanismo de acción y efecto nefrotóxico que la ciclosporina pero que, a la larga, ha demostrado mayor potencia inmunosupresora. Los primeros ensayos con tacrólimus fuera de Japón se efectuaron en trasplantes hepáticos por Thomas Starz, en la Universidad de Pittsburgh, con resultados excelentes. En riñón, durante los años noventa del siglo xx se llevaron a cabo estudios aleatorizados comparando la eficacia de la ciclosporina y el tacrólimus para prevenir el rechazo agudo, con resultados más favorables al tacrólimus (**Fig. 55-5**)[6,7].

En las mismas fechas se desarrolló clínicamente el ácido micofenólico, vehiculado como micofenolato mofetilo, que

es un antiproliferativo que actúa impidiendo la producción de nucleótidos purínicos al inhibir la enzima inosinmonofosfato-deshidrogenasa. Para el desarrollo de este fármaco se realizaron los primeros ensayos clínicos aleatorizados en el trasplante, comparando grupos de receptores tratados con ciclosporina, sola o unida a azatioprina, con grupos que recibían ciclosporina unida a diversas dosis de micofenolato mofetilo, con el fin de analizar la eficacia (suma de incidencias de rechazo agudo, pérdida del injerto, muerte del paciente u otros fallos del tratamiento) y seguridad (efectos adversos)[8-10]. Estos estudios demostraron que, en el trasplante renal, al combinarse ciclosporina con micofenolato mofetilo y bajas dosis de corticoides disminuía significativamente la incidencia de rechazo agudo, con excelentes supervivencias del injerto y del paciente, comparado con los grupos que recibían ciclosporina y corticoides o ciclosporina, azatioprina y corticoides. A partir de estos estudios se impuso, como inmunosupresión en el trasplante renal y en la mayoría de los trasplantes de órganos no renales, esta triple terapia con ciclosporina, bajas dosis de corticoides y micofenolato mofetilo.

Además, en estudios posteriores se observó que la combinación tacrólimus y ácido micofenólico tenía aún menos rechazo que las terapias solo con tacrólimus[11]. De esta forma, muchos grupos comenzaron a utilizar tacrólimus de forma sistemática sobre todo si los donantes eran estándar (básicamente de edad menor de 60 años, sin factores de riesgo cardiovascular), ya que se pensaba que el tacrólimus provocaba más nefrotoxicidad que la ciclosporina.

También en la segunda mitad de la década de 1990 se desarrollaron los anticuerpos monoclonales antirreceptor de la IL-2, es decir, los anti-CD25 (basiliximab y daclizumab). Al bloquear este receptor, se bloquea la expansión clonal de linfocitos inducida por la IL-2 tras el reconocimiento del antígeno extraño. La administración intravenosa peritrasplante tanto del basiliximab (día 0 y +4) como del daclizumab (día 0 y cada 15 días posteriormente hasta completar 5 dosis) mostró una menor incidencia de rechazo agudo en comparación con el grupo en el que no se administraban, siendo ambos grupos tratados con ciclosporina[12,13]. Son terapias de inducción (administradas solo en el peritrasplante inmediato) como lo son los anticuerpos deplecionantes de linfocitos, policlonales (la globulina antimocítica o la antilinfocito T) o monoclonales (OKT3, anti-CD52 [alemtuzumab]). Los anticuerpos anti-CD25 son menos potentes que los anti-

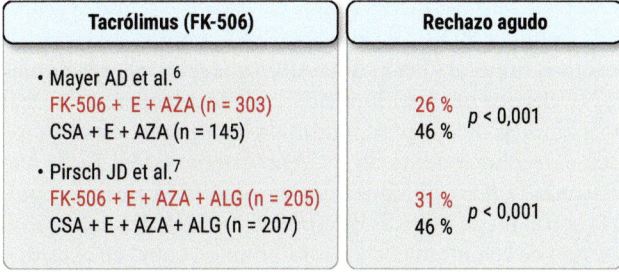

Figura 55-5. Primeros estudios comparativos entre la ciclosporina (CSA) y el tacrólimus (FK-506) en el trasplante renal, con resultados referidos al primer año de evolución. ALG: globulina antilinfocito; AZA: azatioprina; E: corticoides.

cuerpos deplecionantes de linfocitos, aunque más selectivos, dado que bloquean sólo un receptor sin producir depleción de linfocitos. De los dos anticuerpos monoclonales bloqueantes de los receptores de la IL-2, el basiliximab es el que más se ha utilizado en clínica, formando, a día de hoy, parte de muchos protocolos inmunosupresores. El daclizumab no tuvo la misma acogida clínica, probablemente porque este anticuerpo debía administrarse en 5 dosis intravenosas, una cada 15 días, frente a las dos únicas dosis que se administran con el basiliximab los días 0 y 4 postrasplante renal. Eso sí, el intento del laboratorio fabricante de generalizar el uso clínico del daclizumab dio lugar al ensayo clínico que ha marcado la pauta de inmunosupresión que con más eficacia se utiliza hoy en día. Nos referimos al estudio ELITE–Symphony, el cual se abordará con mayor detenimiento más adelante.

En la fructífera década de 1990 para el desarrollo de fármacos que prevenían el rechazo agudo del trasplante renal, también se desarrollaron los inhibidores del complejo enzimático mTOR. Al contactar la IL-2 con su receptor de membrana del linfocito (CD25) (señal 3), estimula el complejo mTOR, que hace que los linfocitos proliferen (por eso se llama señal de proliferación). Los inhibidores de mTOR bloquean este complejo enzimático evitando la proliferación de linfocitos y, por lo tanto, el rechazo agudo. El primer inhibidor de mTOR utilizado en el trasplante fue la rapamicina. Posteriormente se desarrollaría un segundo fármaco inhibidor de mTOR, el everólimus.

Los primeros ensayos con rapamicina, como inmunosupresor principal, sustituyendo al anticalcineurínico ciclosporina, resultaron insatisfactorios, ya que la incidencia de rechazo agudo en el grupo de rapamicina comparado con el grupo de ciclosporina era más elevada[14,15]. Por lo tanto, pronto se supo que los inhibidores de mTOR no podían sustituir a los inhibidores de la calcineurina como inmunosupresores principales en el trasplante renal. Además, los niveles fijados para los inhibidores de mTOR en estos primeros ensayos como inmunosupresor principal eran muy tóxicos.

Para finalizar la descripción de los inmunosupresores que se utilizan en el trasplante renal se hará referencia a los fármacos que bloquean la coestimulación. Como se ha señalado antes, una vez reconocido el antígeno extraño por el linfocito, para que se inicie el ataque se requiere el visto bueno de la coestimulación (señal 2). La coestimulación es realizada y regulada por una serie de receptores sitos en la membrana del linfocito y de la célula presentadora del antígeno (APC). Hay varios complejos, pero los más destacados son el complejo familiar de receptores B7 de la APC, que se acopla a la familia CD28 del linfocito T, y la familia de factor de necrosis tumoral (TNF) de la APC, que se acopla a la familia TNF del receptor del linfocito T. El acoplamiento de estas dos familias de receptores estimula la respuesta inmunitaria tras el reconocimiento de antígeno extraño (señal 1). Se han buscado fármacos bloqueantes de esta unión entre receptores con el fin de impedir la respuesta inmunitaria, tanto en el campo de las enfermedades autoinmunes, como en el campo de los trasplantes. Curiosamente, justo en este paso de la vía fisiología de la respuesta inmunitaria se ha trabajado en el sentido contrario para desarrollar la inmunoterapia frente al cáncer. Es decir, se han desarrollado fármacos que permiten

tener casi permanentemente acopladas estas familias de antígenos, con el fin de activar de forma más enérgica el sistema inmunitario para destruir las células tumorales.

El primer fármaco que actúa sobre la señal 2, la coestimulación, ensayado en el trasplante fue el belatacept. Su acción se centra en impedir la unión entre las familias B7 (CD80/CD86) de la APC y la familia CD28 del linfocito T. En condiciones normales, el antígeno asociado al linfocito T citotóxico, CTAg4 (también denominado CD152), se une al complejo B7 (CD80/CD86) e impide su unión al CD28 y, por lo tanto, la coestimulación. Cuando hay reconocimiento de antígeno extraño, deja de actuar el CTAg4, permitiendo la unión de B7 con CD28, que activa la respuesta inmunitaria. El belatacept es un proteína de fusión que incorpora el CTAg4 y, al infundirlo al receptor del trasplante, se une permanentemente al complejo B7 de la APC e impide la unión de este complejo con el receptor CD28 del linfocito, bloqueando así la coestimulación y, por consiguiente, la respuesta inmunitaria. Se han realizado diversos estudios de desarrollo de este fármaco en el trasplante renal, comparándolo con la combinación ciclosporina y ácido micofenólico, en los que se observó a largo plazo una eficacia muy parecida y evidentes ventajas en la función renal al evitar la nefrotoxicidad de los anticalcineurínicos[16]. Se administra mensualmente por vía intravenosa, junto a dosis altas diarias de ácido micofenólico. Este esquema terapéutico es seguido, hoy en día, en algunos centros de Estados Unidos y Sudamérica, sobre todo en pacientes que presentan clara nefrotoxicidad por anticalcineurínicos. En España no está comercializado, y su puntual utilización se realiza a través de tratamientos compasivos. Merece la pena mencionar que el anticuerpo monoclonal desarrollado para bloquear el receptor CTAg4 denominado ipilipimab forma parte del arsenal de la inmunoterapia frente al cáncer, y su mecanismo de acción es justamente el contrario al belatacept, ya que estimula la coestimulación y la respuesta inmunitaria al permitir el acoplamiento continuo de las familias de receptores B7 de la APC y del CD28 del linfocito T. También en estas dos familias de receptores de la coestimulación B7 y CD28 se encuentran en la APC los ligandos 1 y 2 (PD-L1 y PD-L2 de la proteína de la muerte celular programada (PD) en el linfocito. Su unión inhibe la proliferación de linfocitos, modulando a la baja la respuesta inmunitaria. Muchas células tumorales expresan el PD ligando para poder unirse al PD de los linfocitos y evitar la respuesta inmunitaria y, por lo tanto, su destrucción (soslayarían la activación de la señal 1 que se activa al reconocer antígenos tumorales extraños bloqueando la señal 2 al unirse los PD-L1 desarrollados por la célula tumoral con PD-1 del linfocito). La inmunoterapia contra el cáncer dispone actualmente de anticuerpos monoclonales frente a PDL (atezolizumab) o frente a PD-1 del linfocito (nivolumab) que bloquean esta inhibición de la coestimulación al impedir la unión de estos receptores, desencadenando así la respuesta inmunitaria frente al tumor y su destrucción.

De la familia de receptores de la coestimulación TNF en la APC y de TNF receptor en el linfocito T, en este momento están en investigación anticuerpos frente a receptores CD40 en la APC y CD40 ligando en el linfocito, que pueden administrarse por vía subcutánea y que podrían producir una inmunosupresión eficaz, sin necesidad de utilizar los anticalcineurínicos.

Otros anticuerpos frente a los receptores de la IL-6, el tocilizumab, o directamente frente a la misma IL-6, el clazakizumab, se están usando por algunos grupos de trasplante para reducir el nivel de anticuerpos anti-HLA con el fin de tratar el rechazo humoral crónico o negativizar la prueba cruzada en pacientes hiperinmunizados y poder realizarles el trasplante renal.

Con los fármacos mencionados se completa la breve historia del arsenal de inmunosupresores utilizados mayoritariamente en el trasplante renal en el momento actual.

Bloqueantes de la señal 1 a través de la inhibición de la calcineurina

Aunque el primero en utilizarse fue la ciclosporina, actualmente el más usado por ser más eficaz es el tacrólimus. Este fármaco es el eje central de cualquier protocolo de inmunosupresión en cualquiera de los trasplantes de órganos solidos que se considere. El desarrollo del tacrólimus generó una formulación que permitió administrarlo una sola vez al día, en lugar de dos, manteniendo desde el punto de vista farmacocinético similar área bajo la curva. Esta administración resulta más cómoda y permite un mayor nivel de cumplimiento terapéutico por parte del paciente. Como se verá más adelante, el cumplimiento en la toma de la medicación inmunosupresora es un factor esencial para la supervivencia de los injertos a largo plazo, al prevenir la infrainmunosupresion y, por lo tanto, las pérdidas de injertos por causas inmunológicas.

Antiproliferativos a través de la inhibición de la síntesis de las purinas

La primera sal del ácido micofenólico desarrollada clínicamente fue el micofenolato mofetilo, pero más tarde se desarrolló la sal sódica, el micofenolato sódico con cubierta entérica, que presenta menos efectos secundarios gastrointestinales. En España, la mayoría de los pacientes que reciben ácido micofenólico usan esta presentación sódica. Tacrólimus junto a ácido micofenólico y bajas dosis de corticoides (entre 5 mg/día y 2,5 mg cada 48 horas de prednisona) es actualmente la inmunosupresión estándar en los trasplantes renales, hepáticos, cardíacos, pulmonares, pancreáticos e intestinales, desde que apareció el estudio ELITE-Symphony[17]. En inglés se denomina inmunosupresión *standard of care* (SOC) y ha conseguido la menor incidencia de rechazo agudo y la mayor supervivencia de los injertos y de los pacientes. Cualquier nuevo fármaco que se ensaya (p. ej., los nuevos bloqueantes de la coestimulación) se compara con el SOC, y con un objetivo de no inferioridad en la variable compuesta de incidencia de rechazo agudo, pérdida del trasplante o muerte del paciente. Se hace con este objetivo de no inferioridad porque, al ser tan buenos los resultados del SOC, a corto plazo, serían muchos los pacientes que habría que incluir en un ensayo para demostrar la superioridad de otra terapia inmunosupresora. El SOC puede tener proble-

mas a corto plazo con infecciones víricas oportunistas y a largo plazo con la nefrotoxicidad y el cáncer, pero a pesar de ello es la mejor terapia para mantener funcionando un órgano trasplantado durante años. Más adelante se explicará cómo se intenta paliar estos efectos secundarios del SOC a corto y largo plazo.

Bloqueantes del inicio de la señal 3, de la señal de proliferación

Son los anticuerpos antirreceptor de la IL-2 (anti-CD25), de los cuales el único que se usa ahora es el basiliximab. Se utiliza como inducción, es decir, para que desarrolle su efecto en las primeras semanas del trasplante, cuando es mayor el peligro de rechazo agudo al producirse el primer contacto entre las células del donante y el receptor. Se dan dos dosis de 20 mg por vía intravenosa, la primera unos momentos antes de la cirugía del trasplante y la otra al cuarto día de este. No todos los protocolos de inmunosupresión en el trasplante renal incluyen el uso de basiliximab, y no es una práctica generalizada en los otros tipos de trasplante. En el trasplante renal se usa más si se planifican dosis y niveles de tacrólimus más bajos de los habituales para evitar toxicidad en el período inmediato postrasplante, en los casos en que los órganos proceden de donantes de edad avanzada o han sufrido una mayor isquemia. Es una manera de complementar la ausencia o el menor nivel del anticalcineurínico y, por lo tanto, la menor inhibición en la producción de IL-2.

Inhibidores de la puesta en marcha de la señal 3 mediante el bloqueo de la proliferación

Son los inhibidores de mTOR. Se usan tanto la rapamicina como el everólimus desarrollado posteriormente con eficacia demostrada en ensayos clínicos unido a la ciclosporina. Fracasaron como inmunosupresores principales de inicio en sustitución de los anticalcineurínicos y posteriormente también fracasaron, sobre todo en el trasplante renal, como terapia de conversión de los anticalcineurínicos para evitar la nefrotoxicidad de estos a medio y largo plazo. En esta estrategia terapéutica de conversión a inhibidor de mTOR se vio que en los pacientes convertidos existía un aumento en la incidencia de desarrollo de anticuerpos anti-HLA. Sin embargo, en los últimos años han adquirido un protagonismo creciente como acompañantes del tacrólimus, al permitir mantener este a niveles tan bajos como 5 ng/ml con la misma eficacia y con menor incidencia de infección por virus oportunistas como el citomegalovirus (CMV) o el poliomavirus BK[18,19].

Combinaciones de fármacos inmunosupresores en el trasplante renal

El objetivo principal de la inmunosupresión en el trasplante renal es prevenir el rechazo en sus diferentes modalidades y, secundariamente, revertir los rechazos que se hayan podido desencadenar. La pauta inmunosupresora de prevención del rechazo se realiza en dos tiempos. Primero se lleva a cabo la terapia de inducción en el peritrasplante, período en el que la inmunosupresión debe ser más intensa, dado que se produce el primer contacto del sistema inmunitario con los antígenos incompatibles del donante. Básicamente, el tacrólimus y el ácido micofenólico se acompañan de corticoides en altas dosis y anticuerpos antilinfocito, no deplecionantes o deplecionantes, durante los primeros 3-7 días. Tras esta fase, en un segundo tiempo, el paciente queda con la inmunosupresión de mantenimiento, que consiste en tacrólimus con dosis ajustadas para mantener niveles de 5-7 ng/ml, micofenolato sódico 360-720 mg cada 12 horas (si es mofetil, 0,5-1 g cada 12 horas) y corticoides en dosis bajas (2,5-5 mg cada 48 horas) (**Tabla 55-3**).

Para tratar el rechazo ya desencadenado existen diferentes pautas según el tipo de rechazo. Básicamente, si se trata de un rechazo agudo celular con afectación solo intersticial suele ser suficiente la terapia con choque de corticoides (0,5-1 g por vía intravenosa, 3 dosis, repartidas en 3 días consecutivos). Si no hay respuesta, es posible introducir, como segunda línea, anticuerpos deplecionantes de linfocitos policlonales (antitimocito o antilinfocito T) en pautas de 5-7 dosis repartidas en 5-7 días. En los rechazos celulares en los que hay compromiso vascular muchos grupos combinan de entrada los choques de corticoides con los anticuerpos deplecionantes de linfocitos.

Si se trata de un rechazo humoral agudo, se inicia terapia con plasmaféresis e inmunoglobulina inespecífica para deplecionar y bloquear los anticuerpos anti-HLA (5-7 sesiones de plasmaféresis seguidas cada una de ellas de la infusión de 0,5 g/kg de inmunoglobulina). Para tratar de inhibir la producción de anticuerpos anti-HLA puede añadirse rituximab (anticuerpos anti-CD20) con poder deplecionante sobre los linfocitos B.

Para el rechazo humoral crónico activo no hay un tratamiento reconocido que resulte efectivo. Se aconseja intensificar la inmunosupresión optimizando las dosis de los fármacos usados en la inmunosupresión de mantenimiento, máxime si previamente se habían minimizado, e iniciar medidas antiproteinúricas. Se han probado tratamientos cróni-

cos con infusión de inmunoglobulinas mensuales y también terapias a largo plazo con bloqueantes de la IL-6 (tocilizumab o clazakizumab) que parecen pueden enlentecer la pérdida progresiva de la función renal del injerto en estos pacientes, disminuyendo los niveles de anticuerpos donante específicos.

CIRUGÍA DEL TRASPLANTE RENAL

El procedimiento quirúrgico del trasplante renal se describe exhaustivamente en el capítulo 56 de este libro. Solo cabe decir aquí que el trasplante se ubica preferentemente de forma heterotópica en las fosas ilíacas con anastomosis vasculares a la arteria y la vena ilíacas, de preferencia externas, y derivación del uréter del injerto a la vejiga.

Las complicaciones quirúrgicas más importantes en el trasplante renal son aquellas que se derivan de las anastomosis vasculares y de la vía urinaria. Las complicaciones vasculares más graves son las trombosis arteriales o venosas. Asimismo, pueden producirse estenosis de la arteria renal del injerto en el lugar de la implantación o bien en el trayecto de la arteria, *de novo* o heredadas del donante.

En la vía urinaria pueden producirse fístulas o estenosis que conducen a la hidronefrosis del injerto y al deterioro de la función renal. La hidronefrosis también puede ocurrir por compresiones extrínsecas, fundamentalmente por colecciones (serosas o linfoceles).

Entre las complicaciones quirúrgicas no debe olvidarse la infección de la herida y la rotura renal, que se produce a veces tras el edema de la reperfusión o en el marco de un rechazo agudo. Las complicaciones quirúrgicas más frecuentes se describen en la **tabla 55-4**, y las herramientas más utilizadas para su diagnóstico, en la **tabla 55-5**.

El tratamiento de estas complicaciones, cuando está indicado, casi siempre es quirúrgico. No obstante, la radiología intervencionista ha aportado diversas soluciones en los últimos años: por una parte, derivando la vía urinaria cuando existe hidronefrosis, como puente a la solución quirúrgica definitiva y, por otra, dilatando uréteres, colocando tutores (catéteres) ureterales que salvan estenosis o controlan fístulas y colocando drenajes en los linfoceles.

EVOLUCIÓN A CORTO PLAZO DEL TRASPLANTE RENAL

Ausencia de función primaria

La ausencia de función primaria se define como la falta de función del injerto renal tras ser implantado, que impide que el paciente pueda liberarse de la diálisis. Son riñones que nunca llegan a funcionar. Entre las causas más frecuentes cabe citar los accidentes quirúrgicos, las trombosis arteriales y venosas, los daños graves por isquemia-reperfusión, los rechazos agudos precoces graves o el fallecimiento del paciente antes de que recupere la función renal. En general, el porcentaje de pacientes que desarrollan esta complicación oscila entre el 1 y el 10 % del total de pacientes trasplantados, dependiendo del tipo de donante. El porcentaje de pacientes con ausencia de función primaria es más bajo en los trasplantes renales de donante vivo y más alto en los trasplantes

---

Tabla 55-3. Pautas inmunosupresoras en el trasplante renal

Inducción: intensa inmunosupresión en los primeros días del trasplante
- Corticoides en dosis altas
- Anticuerpos antilinfocito (deplecionantes o no)
- Inhibidores de la calcineurina: tacrólimus
- Antiproliferativo (ácido micofenólico) o inhibidor de mTOR

Mantenimiento
- Inhibidores de la calcineurina: tacrólimus
- Antiproliferativo (ácido micofenólico) o inhibidor de mTOR
- Corticoides en bajas dosis o no

Reversión del rechazo establecido
- Corticoides en bolos en altas dosis (rechazo celular y humoral)
- Anticuerpos antilinfocitos deplecionantes (rechazo celular)
- Plasmaféresis en los rechazos mediados por anticuerpos (humorales)
- Inmunoglobulina inespecífica en los rechazos mediados por anticuerpos (humorales)
- Rituximab (anti-CD20) en los rechazos mediados por anticuerpos (humorales)

mTOR: proteína-cinasa diana de la rapamicina de mamíferos.

Tabla 55-4. Complicaciones quirúrgicas del trasplante renal

Complicaciones vasculares
- Hemorragias por dehiscencias de las suturas vasculares y del lecho quirúrgico
- Trombosis venosas o arteriales renales
- Estenosis de la arteria renal
- Trombosis de la arteria o la vena ilíaca

Complicaciones de la vía urinaria
- Fístulas ureterales o vesicales
- Estenosis ureterales intrínsecas o extrínsecas: hidronefrosis (insuficiencia renal aguda)

Complicaciones del lecho quirúrgico
- Hemorragias
- Colecciones líquidas: seromas y linfoceles
- Infecciones de cualquiera de las estructuras afectadas por la cirugía

Tabla 55-5. Herramientas diagnósticas en las complicaciones quirúrgicas del trasplante renal

- Signos clínicos: caídas del hematócrito, dolor, ausencia de función del órgano trasplantado, etc.
- Ecografía Doppler
- Gammagrafía renal con tecnecio: perfusión isotópica
- Tomografía computarizada multicorte

renales de donantes en asistolia, sobre todo cuando esta no es controlada (tipo II).

Un gran número de complicaciones quirúrgicas pueden acabar produciendo ausencia de función primaria. Entre ellas están las relacionadas con las anastomosis vasculares que producen estenosis y trombosis arteriales y venosas irreparables o las roturas renales tras la reperfusión con sangrados masivos. Pero también hay ausencia de función primaria cuando los injertos han estado sometidos a un importante estrés isquémico y sufren daños graves por mecanismos de isquemia-reperfusión. En este sentido, los trasplantes renales procedentes de donantes en asistolia de tipo II y los procedentes de donantes añosos presentan una incidencia de ausencia de función primaria superior al trasplante renal con donante estándar.

El 2-4 % de los injertos renales trasplantados sufren una trombosis vascular irreversible que hace fracasar el trasplante renal, obligando a la práctica de una trasplantectomía inmediata.

La mayoría de las veces no llegan a conocerse las causas exactas de la trombosis vascular. Si esta trombosis vascular se produce en las primeras horas postrasplante, es probable que se deba a problemas técnicos relacionados con la cirugía o bien a trastornos isquémicos procedentes del donante, como ocurre con mayor frecuencia en los riñones procedentes de donantes en asistolia de tipo II. Si, por el contrario, la trombosis vascular se produce una vez transcurrida más de 1 semana del trasplante, en muchos casos es debida a rechazos agudos no controlados. En ocasiones, estas trombosis se han descrito asociadas a trastornos de hipercoagulabilidad, por lo que todos los receptores en los que se desarrolla esta complicación deberán someterse a estudios que descarten estos problemas de coagulación, que incluyan anticuerpos antifosfolípidos[20] antes de que se les practique un nuevo trasplante.

El diagnóstico de trombosis vascular se realiza mediante una perfusión isotópica o una ecografía Doppler. En la perfusión isotópica la aparición de un halo fotopénico en la fosa ilíaca en la que está colocado el injerto renal es diagnóstica de trombosis vascular. En la ecografía Doppler, la ausencia de flujo venoso es diagnóstica de trombosis. Ambas pruebas son de realización obligada en el postrasplante inmediato de cualquier injerto con retraso en la función.

En los casos de trombosis vascular, cuando el cirujano realiza la trasplantectomía puede ver un riñón con trombosis venosa y arteria permeable. En este caso, las causas que se deben tener en cuenta son un defecto técnico en la anastomosis venosa o alteraciones en los vasos intrarrenales (por un rechazo o por daños de isquemia, preservación y reperfusión, o por trastornos de hipercoagulabilidad). Si, por el contrario, se observa trombosis de arteria y vena, a las causas anteriores habría que añadir causas técnicas relacionadas con la anastomosis arterial.

Como ya se ha mencionado, entre las causas de ausencia de función primaria es relativamente frecuente la trombosis venosa de causas no quirúrgicas, sobre todo en pacientes con riñones procedentes de donantes con intenso estrés isquémico, como los de donantes en asistolia de tipo II. En este sentido, la anticoagulación con heparina de bajo peso molecular, cuando los índices de resistencia del injerto en la ecografía Doppler son superiores a 0,8, puede prevenir esta trombosis y, por lo tanto, la ausencia de función primaria. La intensa vasoconstricción preglomerular inducida por la necrosis tubular aguda enlentecería el flujo venoso renal, aumentando el riesgo de trombosis de la vena renal principal. Nuestra experiencia con esta política de anticoagulación, según los índices de resistencia, ha sido positiva, disminuyendo la incidencia de trombosis venosa no quirúrgica respecto a la serie histórica en la que no realizábamos esta anticoagulación.

Función renal inmediata

Tras la reperfusión renal, una vez realizadas por el cirujano las anastomosis vasculares, el injerto puede comenzar su función, y es posible observar ya en la mesa operatoria diuresis inmediata. En este caso, si se comprueba que la diuresis es efectiva y la creatinina sérica del receptor comienza a descender, se habla de función renal inmediata. Por el contrario, si el riñón reperfundido no emite orina o emite un volumen urinario insuficiente o no efectivo y la creatinina sérica del paciente no desciende de forma espontánea, se habla de retraso en la función del injerto.

El 90-95 % de los receptores de un trasplante de donante vivo y el 40-70 % de los de un donante fallecido comienzan con una amplia diuresis y una mejoría espontánea de la función renal. En estos pacientes, la cifra de creatinina sérica se normaliza rápidamente, alcanzando cifras estables, inferiores a 1,5-2 mg/dl, dentro de las 2 o 3 semanas posteriores al trasplante. En estos casos es más fácil realizar el diagnóstico diferencial con los diferentes eventos que pueden causar fracaso renal agudo del injerto, como los cambios hemodinámicos, la nefrotoxicidad por inhibidores de la calcineurina, las complicaciones urológicas o el rechazo agudo precoz, sobre la base de parámetros y pruebas complementarias tan sencillas como el volumen de diuresis, el peso, la creatinina sérica, el sodio urinario[21], los niveles de tacrólimus o de ciclosporina y la ecografía Doppler.

La función renal inmediata del trasplante renal ofrece las siguientes ventajas sobre el retraso en la función del injerto: una hospitalización más corta sin necesidad de hemodiálisis, un menor riesgo de rechazo agudo con mayor facilidad para su diagnóstico y una mejor supervivencia del injerto a largo plazo, con menor incidencia de infecciones y menor coste global del trasplante.

Retraso en la función del injerto

En la clínica, el término necrosis tubular aguda (NTA) se utiliza como sinónimo de retraso en la función del injerto renal en el postrasplante inmediato. Como la NTA, que se produce tras los fenómenos de isquemia-reperfusión, es la causa más frecuente de retraso en la función del riñón trasplantado. Este término anatomopatológico fue adoptado en la práctica clínica para hacer referencia al retraso en el inicio de la función renal tras la cirugía del trasplante. De hecho, así aparece reflejado en una parte importante de la bibliografía sobre trasplante renal. Sin embargo, desde hace años se ha impuesto una terminología más acorde con lo que sucede en el postrasplante inmediato, adoptándose la denominación de retraso en la función del injerto. Actualmente, la definición más aceptada en la bibliografía de retraso en la función del injerto es la de la necesidad de diálisis durante la primera semana postrasplante. Una pequeña parte de los injertos que se presentan con retraso en la función nunca la recuperarán por diversas causas, y entrarían en la categoría antes citada de ausencia de función primaria. Es importante reseñar que, en la mayoría de las publicaciones, no queda claro si los pacientes con ausencia de función primaria son incluidos dentro de los pacientes con retraso en la función del injerto o se excluyen antes de considerar los que sufren retraso en la función y luego la recuperan. La forma más clara de evaluar los resultados del postrasplante inmediato es considerar por separado los pacientes con función renal inmediata, los que presentan ausencia de función primaria y los que tienen retraso en la función del injerto que finalmente terminan recuperándola.

La incidencia de retraso en la función del injerto reflejada en la literatura científica presenta un amplio rango, que va desde el 2 % al 50 %. Tal variabilidad se explica por las diferencias en las características del donante (vivo, fallecido en muerte encefálica, fallecido en asistolia, edad, etc.), del receptor (con cardiopatía, hepatopatía, edad, etc.) e incluso los tiempos de isquemia fría admitidos en cada centro.

Como en el caso de la insuficiencia renal aguda en los riñones nativos, cuando un injerto no funciona en el postrasplante inmediato, se debe realizar el diagnóstico diferencial entre las causas prerrenales, renales y posrenales. Además de corregir los factores prerrenales que puedan estar influyendo en la falta de recuperación de la función renal y de vigilar la permeabilidad de la sonda vesical (como causa posrenal sencilla de corregir), los procesos que en primer lugar se deben descartar en

esta situación son las estenosis y las trombosis vasculares y los problemas relacionados con la implantación de la vía urinaria, ya que requerirán un manejo quirúrgico urgente.

Es obvio que antes de establecer la causa exacta de retraso en la función del injerto se deben corregir todos los factores prerrenales que el clínico pueda detectar. Asimismo, es necesario asegurarse de que no se está produciendo nefrotoxicidad por los anticalcineurínicos, controlando los niveles de estos fármacos y vigilando el patrón de sodio urinario[21].

Aunque la causa más frecuente de retraso en la función del injerto es la NTA, para establecer este diagnóstico de presunción es obligatorio corregir todos los factores funcionales y asegurarse con una ecografía Doppler que el injerto no ha sufrido una trombosis vascular ni presenta una uropatía obstructiva con o sin fístula urinaria.

La NTA es una complicación que se presenta con una frecuencia variable del 5-50 % con donante fallecido y del 4-10 % con donante vivo. La incidencia es más alta cuando los donantes son añosos y cuando se consideran donantes en asistolia no controlada, en los que las tasas de NTA pueden superar el 70 %. La NTA postrasplante es una complicación importante que dificulta el manejo del paciente trasplantado y hace necesaria la diálisis, lo que aumenta el coste del trasplante.

En la **tabla 55-6** se enumeran las situaciones que más favorecen la NTA postrasplante.

La NTA postrasplante puede prolongarse varios días o incluso algunas semanas (hasta 3 semanas en algunos trasplantes con riñones de donantes en asistolia no controlada) y se resuelve posteriormente de forma espontánea. Durante este período de retraso en la función del injerto se mantiene al paciente en diálisis. En los receptores de donante en

---

Tabla 55-6. Factores de riesgo de la necrosis tubular aguda postrasplante

Relacionados con el donante
- Donante fallecido (asistolia > muerte encefálica) > donante vivo
- Donante en muerte encefálica > 50 o < 10 años
- Donante en muerte encefálica con inestabilidad hemodinámica o necesidad de fármacos vasoactivos
- Donantes con insuficiencia renal aguda

Relacionados con la preservación
- Tipo de líquido de preservación
- Preservación en máquina de perfusión (mejora el retraso en la función del injerto)
- Tiempo de isquemia fría prolongado

Relacionados con la cirugía
- Tiempo de anastomosis vascular prolongado (más de 40 min)
- Tracción de vasos renales
- Hipotensión intraoperatoria
- Sangrado intraoperatorio o postoperatorio

Relacionados con el receptor
- Pacientes hiperinmunizados y retrasplantados
- Pacientes con hipotensión crónica en diálisis, valvulopatía y/o disfunción ventricular izquierda
- Nefrotoxicidad por inhibidores de la calcineurina o por los inhibidores de mTOR
- Diálisis preoperatoria

mTOR: proteína-cinasa diana de la rapamicina de mamíferos.

muerte encefálica con bajo riesgo inmunológico, si la oliguria persiste en la segunda semana postrasplante (entre 7 y 10 días), se debe realizar una biopsia para descartar, sobre todo, un rechazo agudo añadido a la NTA. En los casos de NTA prolongada por nefrotoxicidad por tacrólimus, la disminución de la dosis de este fármaco y, en casos más graves, su suspensión mejoran la función renal.

La prevención de la NTA se basa en actuar sobre todos los factores de riesgo antes mencionados y, en particular, sobre el mantenimiento hemodinámico de los donantes fallecidos en las unidades de cuidados intensivos (UCI) y sobre los tiempos de isquemia fría. En este sentido, es muy importante acortar la isquemia fría en todos los casos, especialmente en los receptores de riñones de donantes añosos y de donantes en asistolia.

Algunos grupos evitan administrar anticalcineurínicos (tacrólimus o ciclosporina) en el postoperatorio inmediato, con el fin de impedir que su efecto vasoconstrictor prolongue la NTA, y los sustituyen temporalmente por un ciclo de anticuerpos antilinfocitos deplecionantes o no.

Rechazo agudo

En el trasplante renal el rechazo produce insuficiencia renal con proteinuria o sin ella. Cuando se produce en el postrasplante inmediato puede cursar simplemente con retraso en la función del injerto o sin recuperación total de la función renal, requiriéndose para su diagnóstico una biopsia renal. En la nueva era inmunosupresora el clásico cuadro clínico de fiebre, dolor en el injerto, oliguria e hipertensión arterial es muy poco frecuente. La incidencia de rechazo en el trasplante renal ha sufrido una notable reducción en las últimas tres décadas hasta incidencias que no superan el 10-15 % en el primer año debido a la utilización sistemática del inhibidor de la calcineurina, tacrólimus, en terapia acompañada con otros fármacos antiproliferativos. En el estudio Symphony la combinación de tacrólimus con ácido micofenólico se asoció con una incidencia de rechazo agudo inferior a las combinaciones de ciclosporina con ácido micofenólico o a la de inhibidor de mTOR con ácido micofenólico[17].

Si la respuesta aloinmune del receptor no es eficazmente inhibida, se desencadena una respuesta inflamatoria en el injerto renal que puede estar mediada por inmunidad celular con linfocitos T o por inmunidad humoral con anticuerpos anti-HLA o por ambas. Hoy en día se conocen mejor los mecanismos y la histología del rechazo del injerto renal, pero a lo largo de la historia del trasplante renal se acuñaron diferentes denominaciones relacionadas con el rechazo, de las cuales solo unas pocas siguen en vigor hoy día. Así, se habló de rechazo hiperagudo cuando el injerto sufría una intensa inflamación que lo destruía a los pocos minutos de la reperfusión. Patel y Terasaki[22] describieron que este fenómeno estaba mediado por anticuerpos anti-HLA y que podía prevenirse eficazmente con la prueba cruzada entre células del donante y suero del receptor. Se acuñaron también términos como rechazo agudo acelerado para describir los rechazos graves o rechazo agudo vascular cuando en la biopsia se constataba afectación inflamatoria de los vasos renales. También según su respuesta al trata-

miento se hablaba de rechazo agudo corticosensible o corticorresistente.

Los avances en el conocimiento de la respuesta aloinmune han clarificado y simplificado la nomenclatura para hacer referencia al rechazo del riñón trasplantado.

Hay dos tipos de rechazo: el mediado solo por linfocitos T, denominado celular, y el mediado por anticuerpos anti-HLA, que se denomina humoral. Estas dos entidades claramente diferenciadas presentan hallazgos histológicos específicos, tienen implicaciones pronósticas diferenciadas y requieren tratamientos distintos. Ambos mecanismos de rechazo tienen una vertiente aguda y crónica. El diagnóstico de certeza de un rechazo se realiza con la anatomía patológica que proporciona la biopsia. La histología del injerto se interpreta utilizando la clasificación de Banff de 2017[23] (**Tabla 55-7**), que se ha sometido a una amplia actualización y revisión desde su desarrollo en la década de 1990, que ha clarificando la histología de los rechazos agudo y crónico mediados tanto por alorreactividad celular como humoral. (v. en el cap. 57 una descripción detallada de la clasificación de Banff).

Rechazo agudo humoral

Se describió dentro de la clasificación de Banff, por primera vez, a principios de la década de 2000 con las siguientes características:

- Evidencia serológica de anticuerpos anti-HLA específicos frente al donante (DSA).
- Evidencia morfológica de lesión aguda en el tejido renal con datos histológicos de actividad.
- Evidencia inmunoanatomopatológica de la actividad de los anticuerpos: presencia de C4d en capilares peritubulares.

En posteriores reuniones del grupo de Banff se revisaron estos criterios iniciales, y en la de 2013 se aceptó el diagnóstico de rechazo humoral con C4d negativo siempre que hubiera inflamación de la microcirculación o incremento en la expresión de genes relacionados con alorreactividad mediada por anticuerpos en el tejido biopsiado. Más adelante, en 2017, se estableció que podría efectuarse el diagnóstico de rechazo humoral en ausencia de DSA, siempre que apareciera una lesión de histología específica de rechazo mediado por anticuerpos con inflamación de la microcirculación y tinción positiva de C4d.

El rechazo humoral tiene diferentes grados. Todos tienen en común la presencia de uno o más anticuerpos anti-HLA frente a antígenos HLA que no se comparten con el donante. El más grave de los rechazos humorales es el denominado hiperagudo, que se produce prácticamente durante la cirugía cuando, una vez anastomosados los vasos sanguíneos, se abre el injerto a la perfusión de la sangre del receptor. Se produce por la existencia de anticuerpos anti-HLA frente a su donante en el receptor formados antes del trasplante debido a trasplantes previos, transfusiones o embarazos. Este rechazo se evita con la prueba cruzada antes del trasplante. Esta prueba consiste en mezclar, *in vitro*, suero del receptor (don-

Tabla 55-7. Clasificación revisada (Banff 2017) del rechazo mediado por anticuerpos y el rechazo mediado por células T

Categoría 1. Biopsia normal o biopsia con cambios inespecíficos

Categoría 2. Rechazo mediado por anticuerpos

Rechazo activo mediado por anticuerpos: se deben cumplir los 3 criterios para el diagnóstico:
1. Evidencia histológica de daño tisular agudo, incluyendo 1 o más de los siguientes:
   - Inflamación de la microvasculatura (g > 0 y/o ptc > 0) en ausencia de datos sugestivos de glomerulonefritis *de novo* o recidiva. En presencia de rechazo mediado por células T, rechazo *borderline* o infección, ptc > 0 no es suficiente y debe también existir g > 0
   - Arteritis intimal o transmural (v > 0)
   - Microangiopatía trombótica aguda, en ausencia de cualquier otra causa que la justifique
   - NTA en ausencia de cualquier otra causa que la justifique
2. Evidencia actual o reciente de interacción del anticuerpo con el endotelio vascular, incluyendo 1 o más de los siguientes:
   - C4d positivo: tinción positiva en los capilares peritubulares (C4d2-C4d3 si se utiliza inmunofluorescencia y C4d > 0 si se utiliza inmunohistoquímica)
   - Al menos moderada inflamación de la microvasculatura (g + ptc > 2) en ausencia de glomerulonefritis *de novo* o recurrente; en caso de coexistencia de rechazo mediado por células T, rechazo *borderline* o infección, ptc > 2 no es suficiente y debe existir al menos g >1
   - Incremento de la expresión de genes relacionados con el rechazo mediado por anticuerpos suficientemente validados
3. Evidencia serológica de DSA frente al HLA u otros antígenos. La existencia de C4d positivo o el aumento de la expresión de genes como se explica en el criterio 2 puede sustituir a los DSA. Sin embargo, el análisis de DSA, incluidos los no HLA, es imperativo a pesar de que se cumplan los criterios 1 y 2

Rechazo crónico activo mediado por anticuerpos: se deben cumplir los 3 criterios para el diagnóstico:
1. Evidencia histológica de daño tisular crónico, incluyendo 1 o más de los siguientes:
   - Glomerulopatía del trasplante (cg > 0) sin evidencia de microangiopatía trombótica o glomerulonefritis *de novo* o recurrente; se aceptan cambios solo detectados en microscopia electrónica (cg1a)
   - Multilaminación intensa de la membrana basal de los capilares peritubulares (requiere microscopia electrónica)
   - Fibrosis intimal arterial de nueva aparición, excluyendo otras causas; la presencia de leucocitos dentro de la íntima esclerosada apoya el diagnóstico de rechazo mediado por anticuerpos crónico si no hay antecedentes de rechazo mediado por células T, pero no es obligatorio
2. Idéntico al criterio 2 del rechazo mediado por anticuerpos activo
3. Idéntico al criterio 3 del rechazo mediado por anticuerpos activo

Rechazo crónico inactivo mediado por anticuerpos: glomerulopatía del trasplante (cg > 0) y/o multilaminación de la membrana basal de los capilares peritubulares sin evidencia de interacción de anticuerpos con el endotelio actual o reciente, pero con antecedentes de rechazo mediado por anticuerpos activo o crónico activo y/o evidencia previa de DSA

C4d positivo sin evidencia de rechazo: se deben cumplir los 4 criterios para el diagnóstico:
1. C4d postivo: tinción positiva en los capilares peritubulares (C4d2-C4d3 si se utiliza inmunofluorescencia y C4d > 0 si se utiliza inmunohistoquímica)
2. No debe haber lesión histológica sugestiva de rechazo mediado por anticuerpos activo o crónico-activo (criterio 1)
3. No debe haber evidencia molecular de rechazo mediado por anticuerpos activo o crónico-activo (criterio 2)
4. No debe haber lesiones sugerentes de rechazo mediado por linfocitos T o cambios *borderline*

Categoría 3. Cambios *borderline*
- Cambios sospechosos de rechazo agudo mediado por células T
- Focos de tubulitis (t > 0) con mínimo infiltrado intersticial (i0 o i1) o infiltrado intersticial moderado-grave (i2, i3) con leve tubulitis (t1)

Categoría 4. Rechazo mediado por células T
Rechazo agudo mediado por células T
- Grado IA: infiltrado intersticial que afecte a > 25 % del parénquima no fibrosado (i2 o i3) con presencia de tubulitis moderada (t2) afectando a 1 o más de los túbulos que no presenten importante atrofia
- Grado IB: infiltrado intersticial que afecte a > 25 % del parénquima no fibrosado (i2 o i3) con presencia de tubulitis grave (t3) afectando a 1 o más de los túbulos que no presenten importante atrofia
- Grado IIA: arteritis intimal leve o moderada (v1) con o sin infiltrado intersticial y/o tubulitis
- Grado IIB: arteritis intimal grave (v2) con o sin infiltrado intersticial y/o tubulitis
- Grado III: arteritis transmural y/o necrosis fibrinoide de la media (v3) con o sin infiltrado intersticial y/o tubulitis

Rechazo crónico activo mediado por células T
- Grado IA: infiltrado intersticial afectando a > 25 % del total de la corteza (ti 2-3) y a > 25 % del parénquima fibrosado (i-IFTA 2 e i-IFTA 3) con tubulitis moderada (t2) afectando a 1 o más de los túbulos que no presenten importante atrofia. Se deben excluir otras causas de i-IFTA (pielonefritis cronica, virus BK, glomerulonefritis de recidiva y uropatía obstructiva)
- Grado IB: infiltrado intersticial afectando a > 25 % del total de la corteza (ti 2-3) y a > 25 % del parénquima fibrosado (i-IFTA 2 e i-IFTA3) con tubulitis grave (t3) afectando a 1 o más de los túbulos que no presenten importante atrofia. Se deben excluir otras causas de i-IFTA (pielonefritis crónica, virus BK, glomerulonefritis de recidiva y uropatía obstructiva)
- Grado II: arteriopatía crónica del injerto (fibrosis intimal con células inflamatorias y formación de neoíntima)

cg: glomerulopatía crónica; DSA: anticuerpos específicos frente al donante; g: glomerulitis; i: inflamación; i-IFTA: inflamación en zonas de fibrosis y atrofia tubular; NTA: necrosis tubular aguda; ptc: pericapilaritis; t: tubulitis; ti: inflamación total; v: endotelitis.

de deberían estar, si los tiene, los anticuerpos anti-HLA) con células del donante que expresan los antígenos HLA del donante (se usan sus linfocitos T y B que expresan muy bien los antígenos HLA) y se añade complemento (un complejo enzimático con propiedades líticas), que actúa si hay unión de anticuerpo con antígeno. Si hay anticuerpos anti-HLA en el receptor en concentración suficiente, al unirse a sus respectivos antígenos, el complemento actuará y destruirá las células y la prueba cruzada será positiva. Si, por el contrario, no hay anticuerpos o los hay pero en concentración insuficiente para unirse a los antígenos y fijar el complemento, las células permanecerán vivas y la prueba cruzada será negativa. Se evita de esta manera el rechazo hiperagudo.

Otro tipo de rechazo humoral es el rechazo agudo humoral. Se produce tras el trasplante en cualquier momento de la evolución. También está mediado por anticuerpos anti-HLA. Estos se unen a los antígenos HLA del donante, que se expresan mucho en el endotelio vascular, y esta unión activa el sistema del complemento o células citotóxicas, como las *natural killer*, produciéndose una inflamación que comienza en la luz vascular y se extiende por la pared de los vasos para terminar provocando el fallo agudo del injerto renal.

El tercero y último tipo de rechazo humoral es el rechazo humoral crónico. El mecanismo patogénico es idéntico, unión antígeno y anticuerpo con depósito de complemento o unión al anticuerpo de células citotóxicas, como las natural killer, pero la intensidad del daño es menor, de manera que durante mucho tiempo es silente, sin afectar a la función del injerto, hasta que la lesión es tal que comienzan a aparecer síntomas de insuficiencia renal, hipertensión arterial y proteinuria.

Una vez que se produce la unión de la fracción Fab de los DSA a los correspondientes antígenos HLA, hay un segundo mecanismo patogénico de daño tisular, que está mediado por células (concretamente *natural killer*, macrófagos y neutrófilos). Estas células ejercerían su acción lítica sobre el endotelio uniéndose a la fracción Fc de los DSA, los cuales, a su vez, están unidos a los antígenos HLA. Este mecanismo se denomina citotoxicidad mediada por células dependiente de anticuerpos (ADCC) y es independiente del complemento (esta es una de las razones por la que algunos rechazos humorales cursan con tinciones negativas para C4d).

Como ya se ha mencionado, el diagnóstico de rechazo es histológico y, en el caso concreto del rechazo humoral, tendrá el apoyo de la determinación sérica de los anticuerpos anti-HLA. La histología del rechazo humoral agudo muestra un cúmulo de linfocitos y otras células inflamatorias dentro de la luz de los capilares glomerulares o peritubulares, como expresión de inflamación, al unirse los anticuerpos a los antígenos de la superficie de la célula endotelial. En la tinción histoquímica aparecerán teñidos componentes de las proteínas de la cascada del complemento, concretamente la fracción C4d, que es la que tiene una unión más sólida (covalente) a los tejidos y más cuesta que se lave. Las lesiones crónicas observadas en el rechazo humoral crónico son ya de fibrosis de la pared capilar secundarias a la inflamación crónica y silente. En el microscopio electrónico se ve multilaminación de la membrana basal de los capilares glomerulares y peritubulares, junto a células inflamatorias en la luz de estos capilares y el depósito de C4d. En el microscopio óptico la imagen de los glomérulos por esta multilaminación es de doble contorno de la membrana basal de los capilares glomerulares, es decir, una imagen de glomerulonefritis membranoproliferativa, pero, a diferencia de las que se producen por procesos autoinmunes, la inmunofluorescencia será negativa en estas glomerulopatías por rechazo humoral crónico (denominada específicamente glomerulopatía del trasplante renal).

Los DSA que desencadenan el rechazo humoral pueden estar presentes antes del trasplante (DSA preformados) o desarrollarse después de él (DSA *de novo*) (**Fig. 55-6**). Cuando hay DSA preformados antes del trasplante, el primer objetivo es prevenir el rechazo hiperagudo con la prueba cruzada realizada por citotoxicidad dependiente del complemento (CDC). Posteriormente, si hay DSA, la prueba cruzada por CDC es negativa y se realiza el trasplante, ese injerto trasplantado tendrá más riesgo de presentar rechazos humorales precoces (primer mes postrasplante), que deberán manejarse con terapias que disminuyan la concentración de los DSA. A más largo plazo (más de 30 días) estos DSA pueden producir un cuadro más insidioso y subclínico con proteinuria

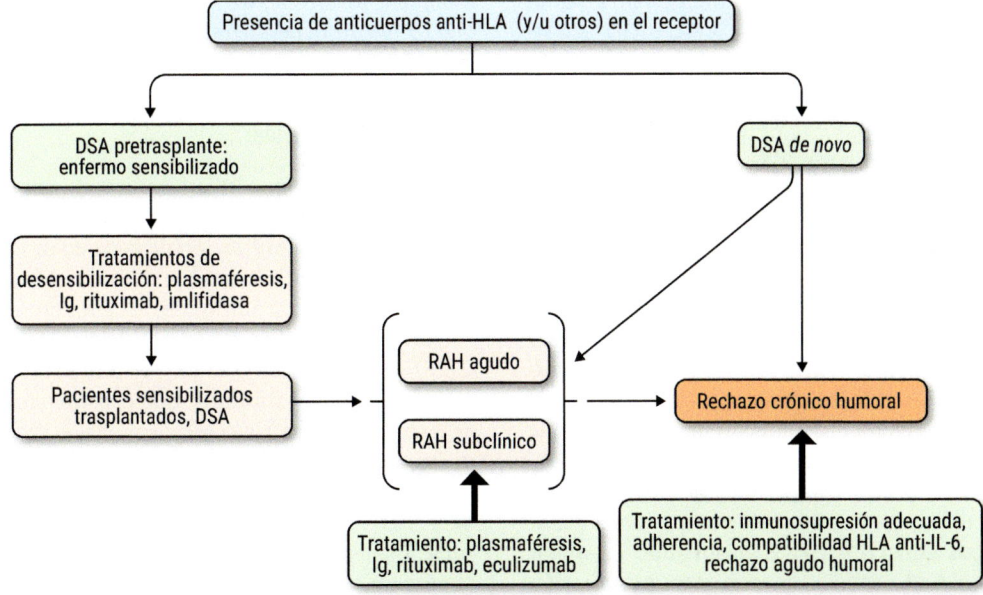

Figura 55-6. Fenotipos del rechazo mediado por anticuerpos. DSA: anticuerpos específicos frente al donante; Ig: inmunoglobulina; IL-6: interleucina 6; RAH: rechazo agudo humoral.

e insuficiencia renal lentamente progresiva debido a lesiones humorales crónicas. Por último, los DSA pueden aparecer *de novo*, habitualmente debido a una insuficiente inmunosupresión. En estos casos, a no ser que la interrupción de la inmunosupresión se haya producido de forma abrupta, es menos frecuente el cuadro de insuficiencia renal aguda e histología pura de rechazo humoral agudo, apareciendo habitualmente un cuadro clínico e histológico más acorde con rechazo humoral crónico activo.

Los rechazos humorales tienen tratamientos menos efectivos que los mediados por células T y, aunque pueda controlarse la fase aguda, en muchas ocasiones queda un componente de actividad crónica que no tiene un tratamiento eficaz conocido. Al contrario que el rechazo celular, el rechazo humoral determina un peor pronóstico a medio y largo plazo en los órganos trasplantados que lo desarrollan.

El tratamiento del rechazo humoral agudo consiste en «lavar», en la medida de lo posible, los anticuerpos anti-HLA circulantes mediante plasmaféresis e infundir después inmunoglobulinas humanas, que son anticuerpos que a su vez bloquean los anticuerpos anti-HLA o, incluso, ralentizan su producción. Tras 5 o 7 sesiones de este tándem de plasmaféresis e inmunoglobulina, se finaliza el tratamiento, en la mayoría de los casos, con rituximab, que es un anticuerpo monoclonal antirreceptor CD20 presente en los linfocitos B, que los destruye, intentando, de esta manera, que se reduzca la producción de nuevos anticuerpos anti-HLA. También se han ensayado tratamientos con bortezomib, que provoca la apoptosis de la célula plasmática productora de anticuerpos, con daratumumab o felzartamab, anticuerpos anti-CD38 que destruyen las células plasmáticas, con inhibidores del complemento que evitan el daño mediado por complemento activado por la vía clásica al unirse los DSA a sus antígenos y también con esplenectomía de forma excepcional. Ninguno de ellos tiene eficacias demostradas en ensayos aleatorizados.

Para controlar el daño humoral crónico, se debe intensificar la terapia inmunosupresora de mantenimiento como primera medida o, en su caso, mejorar la adherencia. Si a las lesiones crónicas se asocian datos de actividad aguda, se realizará un tratamiento similar al que se realiza para controlar el rechazo humoral agudo. Como terapia a largo plazo hay experiencias positivas con bloqueantes de la IL-6, el clazakizumab, o de su receptor, el tozilizumab, y con diferentes bloqueantes de la cascada del complemento, de momento, solo con resultados prometedores.

Con esta terapia se consigue a menudo revertir el daño agudo y mejorar sustancialmente el deterioro funcional del órgano trasplantado, pero en muchos casos persiste el daño continuo de baja intensidad y silente de los anticuerpos hasta producir lesiones de rechazo crónico y terminar con la función de los injertos en un plazo mucho más corto del que ocurriría en pacientes que no tienen anticuerpos anti-HLA.

Con lo expuesto, es fácil comprender que para que un trasplante tenga una larga vida lo mejor es que no se desarrollen anticuerpos anti-HLA frente al donante. La mejor forma de conseguir esto es una correcta inmunosupresión basada en tacrólimus, con un estricto cumplimiento terapéutico.

Si hay anticuerpos anti-HLA antes del trasplante, lo mejor es trasplantar a ese paciente con un órgano de un donante frente al que no tenga DSA y, tras el implante, mantener una correcta inmunosupresión para que no se desarrollen.

Por último, si se trasplanta a un paciente con órganos de un donante frente al que tiene DSA, lo primero es que la prueba cruzada por CDC sea negativa; posteriormente debe mantenerse una intensa inmunosupresión, muchas veces complementada con plasmaféresis, inmunoglobulinas y rituximab en el peritrasplante para que la presencia y la producción de anticuerpos sea nula o lo más baja posible con el fin de evitar el rechazo humoral agudo o crónico. Esta última opción de trasplante con DSA preexistente es la que entraña más riesgo de rechazo, tanto agudo como crónico, y la que menor supervivencia del injerto garantiza. Se lleva a cabo en pacientes que tienen anticuerpos anti-HLA para prácticamente el 100 % de la población (para los que la posibilidad de encontrar un donante frente al que no tenga DSA es muy baja) y que están sufriendo en diálisis un deterioro que pone en riesgo su vida a corto o medio plazo. En ellos está demostrado que el trasplante con DSA (en baja concentración para que la prueba cruzada por CDC sea negativa) tiene una supervivencia del paciente superior a la que tendría si permaneciera en diálisis esperando un trasplante sin DSA. Muchos de estos pacientes con DSA han de someterse antes del trasplante a terapias de desensibilización con plasmaféresis, inmunoglobulinas y rituximab o imlifidasa (endopeptidasa que escinde e inutiliza las IgG) para reducir la concentración de DSA y negativizar la prueba cruzada por CDC o, incluso, por citometría de flujo[24].

Con lo expuesto es fácil comprender que la peor amenaza que tiene un órgano trasplantado es desarrollar anticuerpos anti-HLA porque, a través del rechazo crónico humoral, terminarán fracasando estos injertos a corto o medio plazo.

También es fácil comprender que la clave para no desarrollar DSA es mantener una correcta inmunosupresión con tacrólimus y un estricto cumplimiento terapéutico para mantener los niveles adecuados del fármaco en un rango de 5 a 15 ng/ml dependiendo de las circunstancias inmunológicas del receptor.

Rechazo agudo celular

Se caracteriza por una inflamación con ocupación del intersticio y del espacio peritubular por células linfoides T y, en casos más graves, infiltración de la pared de las arteriolas y de las arterias de mediano calibre. El intersticio está difusamente edematoso y con infiltrados de numerosos leucocitos, la mayoría de ellos linfocitos maduros y transformados (CD4, CD8), con pocos monocitos y células plasmáticas. La lesión característica es la tubulitis, que consiste en la interposición de linfocitos entre las células epiteliales de los túbulos que muestran lesiones degenerativas variables. Cuando hay afectación vascular, los linfocitos, los monocitos y, con menor frecuencia, las células espumosas traspasan el endotelio vascular y se encuentran en la íntima (arteritis intimal), pero raramente se extienden a la capa muscular. Las células endoteliales están hinchadas, a menudo vacuoladas, y despegadas de la pared vascular. En ocasiones se observa arteritis transmural y/o necrosis fibrinoide. De forma característica, el depósito de C4d en los capilares peritubulares es negativo.

Al igual que el rechazo humoral, el rechazo intersticial tiene diferentes grados de intensidad. En ocasiones se busca este rechazo por biopsias de protocolo tras el trasplante porque no provoca ningún síntoma. Al encontrarlo y tratarlo, se evita que a medio o largo plazo se dañe irreversiblemente el parénquima del órgano trasplantado y fracase en su función. Lo habitual es que se detecte en las biopsias practicadas por deterioros más o menos intensos de la función de un órgano trasplantado. El espectro de lesiones que es posible encontrar abarca desde infiltración tubulointersticial leve denominada rechazo celular *borderline* a intensas infiltraciones tubulointersticiales y vasculares que pueden arrasar el órgano trasplantado en pocos días, si no se instaura un tratamiento eficaz (**Tabla 55-8**). Cuando el rechazo celular afecta a la pared de los vasos recibe el nombre de rechazo vascular, que es el más grave.

En muchas ocasiones coexisten el rechazo humoral y el celular, sobre todo en pacientes que han interrumpido la medicación y han generado anticuerpos anti-HLA.

El rechazo celular se trata en primer lugar con choques de corticoides, de 0,5-1 g de 6-metilprednisolona por vía intravenosa 3 días consecutivos, a los que la mayoría suele responder. La inmunosupresión de mantenimiento debe optimizarse, es decir, subir los niveles deseados de tacrólimus un escalón más hasta 7-9 en vez de 5-7, reintroducir los corticoides si se habían suspendido o aumentar su dosis y mantener el ácido micofenólico en dosis de 360 mg cada 12 horas, como mínimo.

Si no hay respuesta adecuada (rechazo corticorresistente, que idealmente debe confirmarse con una segunda biopsia), la segunda línea de tratamiento consiste en globulinas deplecionantes de linfocitos, policlonales (anticuerpos antitimocito o antilinfocito T) o monoclonales (OKT3). Estas globulinas están indicadas como primera opción de tratamiento en el rechazo agudo celular vascular y en pacientes con cualquier tipo de rechazo agudo celular y hemorragia digestiva activa. En general, los rechazos mediados por células T que no se asocian a humorales con anticuerpos anti-HLA tienen buena respuesta al tratamiento, y su trascendencia en cuanto a la supervivencia a largo plazo del injerto no es tan negativa.

Recientemente, las reuniones de Banff han reconocido la entidad histológica de rechazo crónico activo mediado por inmunidad celular cuando en áreas de amplia fibrosis existen datos intensos de rechazo celular con alto grado de tu-

bulitis en túbulos no gravemente atróficos (i-IFTA 2-3 más ti 2-3)[23]. No obstante, para establecer este diagnóstico en necesario descartar nefropatía por BK, uropatía obstructiva, pielonefritis, glomerulonefritis de recidiva o rechazo humoral. Su tratamiento es el del rechazo celular agudo.

Complicaciones infecciosas

El paciente con un trasplante renal comparte el mismo tipo de complicaciones infecciosas que afectan a cualquier otro paciente inmunodeprimido y, por lo tanto, a los portadores de cualquier otro injerto de órgano sólido. En ellos afloran las infecciones por gérmenes oportunistas y son más frecuentes las infecciones con los patógenos habituales.

En el calendario de infecciones que puede presentar un enfermo con trasplante renal (v. **Tabla 55-8**), en el primer mes aparecen aquellas que suelen complicar cualquier cirugía y, en particular, cualquier cirugía urológica: entre ellas están las infecciones bacterianas de la herida y del lecho quirúrgico, de la orina y las neumonías. A partir de ese momento y hasta el sexto mes se inicia un período de riesgo en el que puede aparecer cualquier infección por gérmenes oportunistas. Las que aparecen con más frecuencia en el trasplante renal son las infecciones por CMV y por *Pneumocystis jirovecii*. En cuanto al CMV, los pacientes con más riesgo de sufrir infección son aquellos seronegativos que reciben un injerto de un donante seropositivo. Además, los tratamientos con choques de corticoides y con anticuerpos deplecionantes de linfocitos incrementan las probabilidades de padecer infección por CMV en los pacientes seropositivos. Los tratamientos preventivos con valganciclovir están indicados en enfermos seronegativos que reciben un riñón de un donante seropositivo (6 meses) y en los seropositivos que reciben tratamientos con choques de corticoides o anticuerpos deplecionantes de linfocitos (3 meses).

Además, en este primer semestre postrasplante hay que tener en cuenta también el mayor riesgo de infecciones por tuberculosis, por infecciones fúngicas, entre ellas, por *Candida, Aspergillus, Nocardia* o *Cryptococcus*, y de infecciones víricas, entre las que destacan la infección por el virus de Epstein-Barr y por otros virus del grupo herpes diferentes del CMV.

A partir del sexto mes, en el que normalmente ya se estabiliza la inmunosupresión, va descendiendo la probabilidad de padecer infecciones oportunistas y son frecuentes las infecciones urinarias por bacterias que, si se reiteran, deberán prevenirse. Hay pacientes con factores de riesgo para presentar cualquier otro tipo de infección, como neumonías en los bronquíticos crónicos o infecciones de las úlceras cutáneas en los diabéticos con vasculopatía.

EVOLUCIÓN A LARGO PLAZO DEL TRASPLANTE RENAL

Función renal postrasplante: insuficiencia renal crónica del injerto renal

La mayoría de los pacientes que recuperan la función renal y quedan libres de diálisis tras el trasplante, presentan insuficiencia renal si se tiene en cuenta la clasificación por estadios de la enfermedad renal crónica basada en el filtra-

---

Tabla 55-8. Complicaciones infecciosas en el trasplante renal

Primer mes
- Bacterianas nosocomiales asociadas a la cirugía y a la hospitalización

A partir del primer mes infecciones oportunistas
- Citomegalovirus (prevención con valganciclovir)
- Otros virus del grupo herpes: Epstein-Barr, varicela-zóster, etc.
- Infecciones fúngicas
- *Pneumocystis jirovecii* (prevención con trimetoprim y sufametoxazol)
- Micobacterias, *Listeria, Cryptococcus*
- Poliomavirus: virus BK

do glomerular (FG) en mililitros por minuto (estadio I, FG > 90; estadio II, FG 89-60; estadio III, FG 59-30; estadio IV, 29-15, y estadio V, FG < 15). Concretamente, según el estudio español sobre nefropatía crónica del injerto[25], al año del trasplante, la función renal de 4.842 pacientes trasplantados en España los años 1990, 1994 y 1998 se distribuía de la siguiente manera: estadio I, 2,7 %; estadio II, 27,1 %; estadio III, 59,4 %; estadio IV, 10,3 %, y estadio V, 0,5 %. La ausencia de recuperación completa de la función renal puede explicarse por insuficiente masa renal trasplantada (p. ej., donantes añosos o con desproporción de peso con el receptor), daños de isquemia-reperfusión, infecciones víricas o bacterianas del parénquima, hidronefrosis, recidivas de la enfermedad de origen o rechazos.

Tras el trasplante, la mayoría de los pacientes con insuficiencia renal crónica permanecen estables a largo plazo, con una pérdida muy pequeña de función si no presentan episodios hemodinámicos, aloinmunes, infecciosos o de toxicidad por fármacos que aceleren su evolución a insuficiencia renal terminal.

Para describir las pérdidas de los trasplantes renales a largo plazo, en la década de 1990 se acuñó el término nefropatía crónica del injerto. Los injertos renales desarrollaban insuficiencia renal progresiva con proteinuria, y la histología de la biopsia renal mostraba cambios crónicos glomerulares, tubulointersticiales y vasculares en el riñón. Fueron múltiples las causas descritas como responsables de esta evolución a la cronicidad del trasplante renal, entre ellas, la toxicidad de los anticalcineurínicos, la hiperfiltración, la hipertensión arterial e incluso la hipercolesterolemia, pero la que más protagonismo adquirió fue la nefrotoxicidad por los anticalcineurínicos. Cabe señalar que en la década de 1980 a este mismo cuadro clínico-patológico se lo denominó rechazo crónico, ya que se pensaba que era debido a un ataque aloinmune, silente y constante (no tan explosivo como el rechazo agudo), causado por una insuficiente inhibición del sistema inmunitario. Como se verá, el desarrollo del conocimiento posterior dio la razón a esta temprana hipótesis sobre la causa de las pérdidas de los trasplantes renales a largo plazo.

En los últimos años, la progresión en el conocimiento patogénico de las causas y los mecanismos de las lesiones crónicas en el trasplante renal ha hecho que se abandone el termino nefropatía crónica del injerto, por el de diferentes entidades clínico-patológicas claramente diferenciadas desde los puntos de vista patogénico, histológico, terapéutico y pronóstico. En la reunión de Banff de 2007 se consensuó reemplazar el término nefropatía crónica del trasplante por el de fibrosis intersticial/atrofia tubular (IFTA) en los casos en que no puede identificarse ninguna causa subyacente de las lesiones crónicas que producen insuficiencia renal del injerto. Posteriormente, estas lesiones crónicas se clasificaron con claridad en Banff 2017 apoyándose en los avances anatomopatológicos, serológicos con la identificación de los anticuerpos anti-HLA y virológicos. Por lo tanto, a partir de esta clasificación deben abandonarse los términos genéricos de rechazo crónico, nefropatía crónica e incluso IFTA a fin de ser más específicos y describir la causa de las lesiones, ciñéndonos a las clasificaciones que periódicamente se proponen en las reuniones de Banff.

Las lesiones crónicas del injerto renal, según los últimos cambios en la clasificación de Banff 2017, se han dividido en cuatro apartados bien definidos: rechazo crónico mediado por anticuerpos/rechazo crónico humoral, rechazo crónico mediado por linfocitos T, fibrosis intersticial y atrofia tubular sin evidencia de una etiología específica y cambios no relacionados con rechazo agudo o crónico. A continuación se expone la clasificación de las lesiones crónicas definidas en 2017.

Rechazo crónico humoral

Los tres criterios que deben cumplirse para el diagnóstico de rechazo crónico activo mediado por anticuerpos (RCMAC) son:

1. *Evidencia morfológica de daño tisular crónico*, que incluye uno o más de los siguientes:
   - Glomerulopatía de trasplante (cg > 0) si no hay evidencia de microangiopatía trombótica (MAT) crónica o glomerulonefritis recurrente/*de novo* crónica; incluye cambios evidentes solo por microscopia electrónica (cg1a).
   - Membrana basal capilar peritubular grave multicapa (requiere microscopia electrónica).
   - Fibrosis de la íntima de la arteria de nueva aparición, excluyendo otras causas; los leucocitos dentro de la íntima esclerótica favorecen el RCMAC crónico si no hay antecedentes de rechazo crónico activo mediado por células T (RCMCT), pero no son necesarios.
2. *Evidencia de interacción de anticuerpos actual/reciente con el endotelio vascular*, que incluye uno o más de los siguientes:
   - Tinción lineal C4d en capilares peritubulares (C4d2 o C4d3 por inmunofluorescencia en secciones congeladas, o C4d > 0 por inmunohistoquímica en secciones de parafina).
   - Al menos inflamación microvascular moderada ([g + ptc] ≥ 2) en ausencia de glomerulonefritis recurrente o *de novo*, aunque en presencia de RCMCT aguda, infiltrado limítrofe o infección, la ptc ≥ 2 sola no es suficiente y g debe ser ≥ 1.
   - Aumento de la expresión de transcriptores/clasificadores de genes en el tejido de biopsia fuertemente asociado con RCMAC, si se valida a fondo.
3. *Evidencia serológica de DSA a HLA o a otros antígenos.* La tinción de C4d o la expresión de transcriptores/clasificadores validados como se indicó anteriormente en el criterio 2 pueden sustituir al DSA; sin embargo, se recomienda la realización de pruebas DSA completas, incluida la prueba de anticuerpos que no sean HLA si la prueba de anticuerpos HLA es negativa, siempre que se cumplan los criterios 1 y 2.

Rechazo crónico mediado por células

- *Grado IA:* inflamación intersticial con > 25 % de la corteza total (ti 2 o 3) y > 25 % del parénquima cortical esclerótico (i-IFTA 2 o 3) con tubulitis moderada (t2)

comprometiendo 1 o más túbulos, sin incluir los túbulos gravemente atróficos; se deben descartar otras causas conocidas de i-IFTA.
- *Grado IB:* inflamación intersticial que compromete > 25 % de la corteza total (ti 2 o 3) y > 25 % del parénquima cortical esclerótico (i-IFTA 2 o 3) con tubulitis grave (t3) con 1 o más túbulos, sin incluir los túbulos gravemente atróficos; se deben descartar otras causas conocidas de i-IFTA.
- *Grado II:* arteriopatía por aloinjerto crónico (fibrosis de la íntima arterial con inflamación de células mononucleares, fibrosis y formación de neoíntima).

Fibrosis intersticial y atrofia tubular

Se especifica de esta manera cuando no hay evidencia de ninguna etiología específica. Se clasifica en grados, dependiendo del porcentaje del área cortical afectada. Cambios no relacionados con rechazo agudo o crónico (incluyen todas las lesiones no inmunológicas):

- *IFTA por anticalcineurínicos:* IFTA debida a nefrotoxicidad por anticalcineurínicos que se caracteriza por la presencia de hialinosis arteriolar con nódulos hialinos periféricos en ausencia de diabetes o hipertensión arterial. Hay lesión de las células tubulares con vacuolización isométrica.
- *IFTA por hipertensión arterial:* IFTA debida a hipertensión arterial que se acompaña de engrosamiento fibrointimal con reduplicación de la elástica, usualmente con cambios hialinos en pequeñas arterias.
- *Nefropatía vírica:* especialmente, la nefropatía por el virus BK, que se caracteriza por la presencia de inclusiones víricas en la histología, la inmunohistoquímica y el microscopio electrónico, con grados graves de inflamación tubulointersticial y nefritis crónica.
- *Pielonefritis bacteriana:* pielonefritis bacteriana con evidencia de neutrófilos intratubulares y peritubulares y formación de folículos linfoides.

Etiopatogenia del deterioro progresivo de la función renal del injerto renal

Aunque el mecanismo etiopatogénico del deterioro progresivo de la función renal del injerto renal no está del todo esclarecido, existe unanimidad al señalar que la interacción de múltiples factores de riesgo inmunológicos y no inmunológicos contribuyen a su desarrollo, acelerando, además, el proceso normal de envejecimiento del órgano trasplantado.

Factores de riesgo inmunológicos

No hay duda de que los factores de riesgo inmunológicos son los fundamentales para el deterioro progresivo de la función del trasplante renal. Los más importantes son: grado de compatibilidad HLA, rechazo agudo, presencia de anticuerpos citotóxicos anti-HLA, tratamiento inmunosupresor y cumplimiento terapéutico.

Grado de compatibilidad HLA

Los beneficios clínicos de la compatibilidad HLA sobre la supervivencia del injerto, como se aprecia en las series de grandes registros, persiste, en la actualidad, a pesar de los nuevos fármacos inmunosupresores más potentes y específicos. La mejor evidencia de la importancia de la histocompatibilidad la proporciona el hecho de que la vida media de los trasplantes de donante vivo idénticos es claramente superior a la de los trasplantes de donante fallecido. En este sentido, la incompatibilidad HLA-DR se asocia con un efecto negativo mayor que el que se observa cuando existen incompatibilidad HLA-A o HLA-B. Datos del registro *Organ Procurement and Transplantation Network/Scientific Registry of Transplant Recipients* (OPTN/SRTR) de 2008 indican que la supervivencia del injerto a los 5 años, comparando 0 frente a 6 incompatibilidades, fue de 88 y 79 %, respectivamente, para trasplante de donante vivo, 75 y 66 %, respectivamente, para trasplante de donante de fallecido sin criterios expandidos y 60 y 55 %, respectivamente, para trasplante de donante fallecido con criterios expandidos.

Rechazo agudo

En general, el factor de riesgo más importante para el desarrollo de insuficiencia renal del injerto es el rechazo agudo. De hecho, la incidencia de rechazo humoral o celular crónico es menor del 1 % en los pacientes que no han tenido rechazos. Es importante señalar que el rechazo agudo celular del injerto que aparece precozmente y que, tras su tratamiento, se normaliza la función renal no afecta negativamente en la evolución del injerto renal. Así, la supervivencia del injerto de los pacientes que presentan este tipo de rechazo es similar a la de los que no lo presentan.

La recurrencia de los episodios de rechazos que aparecen después de los 60 días postrasplante y su gravedad son factores asociados con un mayor riesgo de perder el injerto. En una revisión sistemática de la literatura científica se indica que la presencia de rechazo agudo, el tiempo de aparición y el número de episodios se asocian con un aumento del riesgo de pérdida del injerto[26].

El rechazo agudo humoral no es un episodio, es un proceso que conduce al rechazo crónico humoral (v. **Fig. 55-6**). Sin embargo, un estudio reciente sugiere que, si desaparecen las lesiones del rechazo agudo humoral tras el tratamiento antirrechazo, la supervivencia del injerto a los 10 años es del 80 %, muy superior a la de los injertos en las que persisten estas lesiones[27]. Es perfectamente conocido que la presencia de anticuerpos preformados anti-HLA, sobre todo si son DSA, se asocia con un mayor riesgo de rechazo humoral crónico y, por lo tanto, tiene un impacto negativo en la supervivencia del injerto.

Inmunosupresión y adherencia al tratamiento

Es necesario un nivel adecuado de inmunosupresión para prevenir la activación de la alorreactividad que ataca al injerto renal. Los datos del OPTN/SRTR demuestran que el tratamiento con tacrólimus y ácido micofenólico reduce el riesgo de pérdida del injerto en pacientes que no han tenido rechazo agudo comparado con los pacientes tratados con ciclosporina y ácido micofenólico o ciclosporina y azatioprina. Por último, los datos a los 4 años de evolución del estudio europeo que comparó la eficacia del tacrólimus frente a la ciclosporina6 muestran una tendencia a una menor pérdida de injertos en los pacientes tratados con tacrólimus.

El incumplimiento del tratamiento inmunosupresor es una causa bastante frecuente de pérdida del injerto. Se ha asociado con un nivel cultural bajo, con pacientes jóvenes, con el número total de pastillas tomadas diariamente, con los efectos antiestéticos de los fármacos (sobre todo, corticoides y ciclosporina) con patología psiquiátrica y con el coste del tratamiento en países sin cobertura sanitaria universal. La mala aceptación parcial o total del tratamiento inmunosupresor favorece el daño mediado por alorreactividad y la pérdida del injerto. Sellarés et al.[28] demostraron en 2012 que la mala adherencia al tratamiento inmunosupresor estaba presente en el 50 % de los pacientes que desarrollaban rechazo crónico humoral.

Factores de riesgo no inmunológicos

Existen múltiples evidencias de que los factores no inmunológicos también predisponen al desarrollo de insuficiencia renal del injerto con daños parenquimatosos de IFTA y glomerulosclerosis. Entre ellos están el tipo de donante, la edad del donante y la masa renal, el proceso de muerte cerebral con su inestabilidad hemodinámica, los donantes en aistolia, el daño por isquemia-reperfusión, el retraso en la función inicial del injerto, la obesidad, el tabaco, la dislipidemia, la diabetes, determinadas infecciones y la nefrotoxicidad por inmunosupresores. Al mismo tiempo, tras el trasplante pueden aparecer diversas complicaciones no inmunológicas que se enumeran en la **tabla 55-9** y que pueden contribuir a una evolución fatal de la función del injerto y del paciente.

Donante vivo o fallecido

Los mejores resultados obtenidos con los donantes vivos no emparentados sugieren que otros factores distintos del HLA pueden ser importantes para la buena evolución del injerto. En este sentido, la buena salud del donante vivo con una masa renal adecuada, junto con la ausencia de isquemia fría y, por lo tanto, de necrosis tubular, demuestran que, para la pérdida del injerto a largo plazo, es un factor de riesgo no inmunológico importante si el donante es vivo o fallecido.

Edad del donante

La edad avanzada del donante se asocia con arteriosclerosis, glomerulosclerosis, atrofia tubular y fibrosis intersticial, que desde el punto de vista clínico se traducen en una disminución de la función renal del injerto a largo plazo. Por consiguiente, es un hecho bien conocido y aceptado que la supervivencia del injerto es significativamente menor en los pacientes que reciben un riñón de un donante mayor de 60 años que la que se obtiene con donantes menores de 60 años. De hecho, hoy en día, en la nueva era de la inmu-

nosupresión, en la que la tasa de rechazo agudo es del 10-15 %, la edad del donante es uno de los principales factores de riesgo para el desarrollo y la progresión de la IFTA y la insuficiencia renal en el trasplante renal de fallecido. El efecto negativo de los episodios de rechazo agudo sobre los riñones de donantes mayores de 60 años sugiere que estos riñones tienen más dificultad para reparar el daño infringido por la alorreactividad inmunológica que los riñones de donantes

---

Tabla 55-9. Complicaciones no inmunológicas postrasplante

Complicaciones cardiovasculares
- Hipertensión arterial
- Cardiopatía isquémica
- Hipertrofia ventricular izquierda
- Hipercolesterolemia
- Accidente cerebrovascular

Complicaciones infecciosas
- Infecciones bacterianas
- Infecciones víricas (citomegalovirus, Epstein-Barr, varicela-zóster, herpesvirus humano tipo 6, virus respiratorios, polioma)
- Infecciones fúngicas (*Candida, Aspergillus, Pneumocystis jirovecii*)
- Infección por *Corynebacterium urealyticum*

Neoplasias
- Transmitidas por el donante (muy excepcional)
- Recurrencia de tumores previos
- *De novo*
  - Cáncer cutáneo (carcinoma basocelular, epidermoide, sarcoma de Kaposi)
  - Enfermedad linfoproliferativa
  - Linfoma no hodgkiniano
  - Cánceres más frecuentes en la población general (pulmón, colorrectal, mama, ginecológico, próstata)

Complicaciones metabólicas
- Hiperglucemia
- Diabetes postrasplante
- Dislipidemia
- Hiperuricemia
- Síndrome metabólico
- Obesidad

Alteraciones del metabolismo mineral y óseo
- Hiperparatiroidismo persistente (hipercalcemia postrasplante)
- Hiperparatiroidismo secundario a la insuficiencia renal crónica del trasplante
- Hipofosforemia
- Fracturas
- Necrosis aséptica de la cabeza femoral

Complicaciones hepáticas
- Hepatitis C crónica preexistente
- Hepatitis B crónica preexistente
- Toxicidad por fármacos
- Hepatopatía crónica alcohólica
- Lesión vascular (enfermedad venooclusiva, síndrome de Budd-Chiari)
- Hemosiderosis (preexistente)
- Hepatocarcinoma

Complicaciones hematológicas
- Anemia
- Síndrome antifosfolípido postrasplante
- Microangiopatía trombótica
- Poliglobulia
- Leucopenia
- Trombocitopenia
- Leucemia

más jóvenes. Este hecho, junto con la elevada incidencia de NTA postrasplante en los receptores añosos que reciben un riñón de donante añoso, también indica que estos injertos tienen más dificultad para reparar el daño por isquemia-reperfusión.

Masa renal e hiperfiltración

Los resultados, antes descritos, que se obtienen con los riñones de donante mayor, pueden explicarse, en parte, por la reducción de la masa renal que inevitablemente ocurre con el envejecimiento. Debido a la menor masa nefronal, los glomérulos incrementan su filtración glomerular y se hipertrofian tras el trasplante. Esta situación de hiperfiltración producirá proteinuria y glomerulosclerosis. Este mecanismo podría explicar la peor función renal y la menor supervivencia del injerto cuando hay una desproporción entre la masa del donante y del receptor: de niño a adulto, de mujer a hombre y cuando el trasplante se realiza en pacientes con gran superficie corporal (p. ej., más de 100 kg de peso)^{29}. Aunque hay cierta controversia sobre la importancia del número de nefronas y su relación con la supervivencia del injerto, hoy en día prácticamente todos los grupos aceptan que para el trasplante debe haber una adecuada proporción de masa renal entre donante y receptor.

Donantes en muerte cerebral y asistolia

La supervivencia de los injertos renales de donante fallecido es menor a largo plazo que la de los receptores de donantes vivos, emparentados o no emparentados. La muerte cerebral provoca la activación de mediadores inflamatorios en el tejido renal, habiéndose demostrado mayores niveles de expresión de moléculas de adhesión proinflamatorias, como molécula de adhesión intercelular 1 (ICAM-1), molécula de adhesión vascular 1 (VCAM-1), E-selectina, IL-1B y proteína inflamatoria de macrófagos (d-MIP-1) y antígenos HLA-DR en riñones procedentes de donantes en muerte cerebral en comparación con riñones de donantes vivos. En el estudio español de la nefropatía crónica del trasplante, el retraso en la función renal del injerto fue un factor de mal pronóstico para la supervivencia del injerto cuando el donante era fallecido en muerte encefálica, mientras que no lo fue en los pacientes que habían recibido un riñón de un donante en asistolia^{30}.

Hiperlipidemia

La hiperlipidemia postrasplante es un problema frecuente e importante. La prevalencia de hipercolesterolemia en la población trasplantada de las series norteamericanas oscila entre un 70 y un 80 %, mientras que la hipertrigliceridemia lo hace entre un 30 y un 40 %. En España, en 1998, la prevalencia de hipercolesterolemia e hipertrigliceridemia fue del 48 % y del 20 %, respectivamente. Sobre la influencia de la hiperlipidemia en el desarrollo de daño crónico en el injerto renal no existe unanimidad: en algunos estudios, tanto la hipercolesterolemia como la hipertrigliceridemia se asocian con peor evolución del injerto. En el estudio español de la nefropatía crónica del trasplante (NCT), la hipertrigliceri-

demia se asoció con un efecto deletéreo en la supervivencia del injerto y también del paciente^{31}.

Síndrome de isquemia-reperfusión y retraso en la función del injerto

Algunos estudios demuestran una peor supervivencia del injerto en los pacientes con NTA, especialmente en los que presentan oliguria prolongada, de más de 2 semanas. Otros trabajos ponen de manifiesto lo contrario. La isquemia renal podría regular al alza la producción de citocinas y aumentar la expresión de los antígenos HLA en las células tubulares y endoteliales, favoreciendo así la presencia de rechazo. En algunas series se ha constatado que el rechazo agudo es más frecuente entre los pacientes con NTA postrasplante, pero la experiencia del Hospital 12 de Octubre de Madrid con NTA muy prolongadas en trasplantes renales de donantes en asistolia tipo II con altísimo estrés isquémico no lo confirma^{32}. En otros trabajos se observó una disminución en la supervivencia del injerto solo en los pacientes con NTA que presentaban rechazo agudo asociado. Datos del estudio observacional del Fórum Renal mostraron que la NTA postrasplante es un factor de riesgo para la pérdida del injerto en los pacientes trasplantados menores de 40 años.

Proteinuria

Es un hecho bien conocido que la reabsorción de importantes cantidades de proteínas por las células tubulares proximales conduce a la liberación de mediadores inflamatorios de las células tubulares y, posteriormente, a la lesión intersticial que contribuye a la progresión de la insuficiencia renal. De hecho, en las nefropatías glomerulares, la administración de antiproteinúricos, con la consiguiente disminución de la proteinuria, enlentece la progresión de la insuficiencia renal. Pues bien, en el trasplante renal, la presencia de proteinuria postrasplante alerta de un daño estructural que obliga a realizar una biopsia y, además, es un factor de riesgo importante para el deterioro progresivo de la función renal, como consecuencia de la causa que la produce y de su tubulotoxicidad. Los pacientes con proteinuria persistente superior a 2 g/día tienen un riesgo mayor de deterioro de la función renal. En el estudio español de la NCT, la proteinuria a los 3 meses y el delta de la proteinuria (incremento entre el tercer mes y el año) fueron factores de riesgo independientes para la pérdida del injerto y también para la mortalidad del paciente^{33}. En la experiencia de la Clínica Mayo, la presencia de proteinuria de bajo grado (menos de 500 mg/día) también está asociada con una reducción de la supervivencia del injerto. Además, es expresión de lesiones histológicas no glomerulares e inespecíficas, al contrario que la proteinuria > 1,5 g/día, que se debe generalmente a lesiones glomerulares. Recomiendan, por lo tanto, monitorizar la proteinuria en el postrasplante y, si aparece, tratarla precozmente, incluso la de bajo grado^{34}.

Función renal

En diferentes series publicadas se ha constatado que la insuficiencia renal, o aumento de la creatinina sérica, como es lógico, se asocia con un aumento del riesgo de pérdida del injerto. En el estudio español de la NCT[35], la creatinina sérica a los 3 meses y el delta de la creatinina (aumento de los 3 meses al año) fueron factores de riesgo independientes de pérdida tardía del injerto. También se ha demostrado que la pendiente negativa del filtrado glomerular entre los 6 y los 12 meses se asocia de una manera significativa con el desarrollo de progresión más rápida de la insuficiencia renal después del primer año postrasplante. En realidad, estos estudios estadísticos sobre la función renal indican claramente que existe una causa de carácter inmunológico o no inmunológico, no controlada, que está deteriorando el riñón trasplantado comprometiendo su función hasta acabar con su supervivencia.

Hipertensión arterial

La prevalencia de hipertensión arterial postrasplante con fármacos inhibidores de la calcineurina oscila entre el 70 y el 80 %. En un estudio realizado en la Universidad de Filadelfia se demostró que las presiones arteriales sistólica y diastólica al año del trasplante son factores predictivos independientes de la pérdida del injerto a largo plazo. La presión arterial diastólica se relacionó con la progresión de la insuficiencia renal del injerto. Sin embargo, en el estudio español de NCT, la presencia de hipertensión arterial al año del trasplante no se asoció con la supervivencia del injerto[36]. No obstante, al igual que ocurre en los riñones propios, la hipertensión arterial puede facilitar el desarrollo de arteriosclerosis en los vasos renales o la hipertensión intraglomerular, que puede aumentar la permeabilidad glomerular y, por lo tanto, la presencia de proteinuria. Es evidente, por consiguiente, que el control estricto de la hipertensión arterial postrasplante es fundamental para tratar de disminuir el riesgo de deterioro de la función y fallo del injerto, aunque no hay estudios que lo demuestren.

Hiperglucemia postrasplante

La diabetes mellitus postrasplante es una complicación relativamente frecuente (5-20 %) e importante, ya que constituye un factor de riesgo independiente para la supervivencia del injerto y del paciente[37]. Se considera que es consecuencia del síndrome de resistencia a la insulina, en cuya patogenia intervienen diversos factores, como la inmunosupresión (especialmente corticoides y tacrólimus). Los factores de riesgo de la diabetes mellitus postrasplante son los antecedentes familiares, el antecedente de intolerancia hidrocarbonada antes de desarrollar la uremia, la diabetes gestacional, la edad avanzada, la raza negra o hispana, la obesidad importante, la hepatitis C, el tratamiento con corticoides y/o tacrólimus y la dislipidemia. Los datos del OPTN/SRTR demuestran que el riesgo de pérdida del injerto debido a la diabetes mellitus postrasplante es similar al que produce el rechazo agudo.

Obesidad

La obesidad (índice de masa corporal [IMC] > 30 kg/m²) y el sobrepeso se asocian con una mayor incidencia de NTA postrasplante, existiendo controversia sobre el pronóstico de los injertos a largo plazo. Se ha postulado que el desequilibrio entre las demandas metabólicas del receptor y la masa renal del trasplante renal podría explicar, al menos en parte, el desarrollo de IFTA. En cualquier caso, es un factor de riesgo cardiovascular importante.

Tabaquismo

El concepto de la influencia negativa del tabaco en la función renal y en diversas enfermedades renales es relativamente reciente. El tabaquismo crónico causa una intensa estimulación simpática, aumenta la concentración de catecolaminas circulantes y la presión arterial y el pulso. Los fumadores crónicos, comparados con los no fumadores, tienen un filtrado glomerular normal pero un flujo plasmático renal disminuido que incrementa la fracción de filtración. No es extraño, por lo tanto, que en los pacientes con trasplante renal el consumo crónico de tabaco se haya asociado a un riesgo mayor de fallo del injerto y al desarrollo de arteriosclerosis generalizada. De hecho, Kasiske y Klinger[38] han demostrado que los consumidores de más de 250 cajetillas de tabaco al año en el momento del trasplante tienen un 30 % más de riesgo de pérdida del injerto.

Infección por el virus de la hepatitis C

La hepatitis C es un factor de riesgo independiente para la supervivencia del paciente y del injerto. En efecto, en el estudio español de la NCT se ha constatado que la proteinuria y la creatinina sérica al año estaban más elevadas en los enfermos con el virus de la hepatitis C (VHC) que en los pacientes sin hepatitis C[39]. Además, la infección por el VHC favorece el desarrollo de glomerulonefritis tanto *de novo* como de recidiva. Por lo tanto, existe un conjunto de evidencias de que la infección por el VHC se asocia con el desarrollo de insuficiencia renal del injerto. En este sentido, la mejoría de los resultados del trasplante renal en la década de 1990 en España se debió, en parte, a la importante disminución de la prevalencia de infección por VHC pretrasplante (30 % en 1990 a 10 % en 1998)[39].

En la actualidad, con el uso de los nuevos fármacos antivíricos de acción directa, la erradicación de la hepatitis C es una realidad. Por lo tanto, es esperable que los resultados del trasplante renal mejorarán con la eliminación de este factor de riesgo postrasplante de pérdida del injerto y de mortalidad.

Infección por citomegalovirus

En pacientes con trasplante cardíaco se ha demostrado una clara relación entre la infección por CMV y la aparición de lesiones vasculares de rechazo crónico. Sin embargo, en el trasplante renal no existen, hasta el momento, datos convincentes que demuestren esta relación. Los efectos indirectos de la infección por CMV en el injerto renal se deben a su papel inmunomodulador, favoreciendo el rechazo agudo y, posiblemente, el deterioro crónico de la función por alorreactividad celular y humoral.

Toxicidad renal de los inmunosupresores

Los inhibidores de la calcineurina (INC), tacrólimus y ciclosporina, son los fármacos utilizados y recomendados por las guías KDIGO como inmunosupresión básica en el trasplante renal. Si bien el uso de ciclosporina se generalizó a partir de los años noventa del siglo xx, en los últimos años 15 años, el tacrólimus se ha considerado la piedra angular de la inmunosupresión moderna. Ambas producen vasoconstricción renal preglomerular que da lugar a lesiones de nefrotoxicidad crónica, como arteriolopatía, fibrosis intersticial parcheada y atrofia tubular, que pueden provocar deterioro de la función renal. Por lo tanto, ambos fármacos INC pueden producir insuficiencia renal crónica del injerto.

El papel estelar que se le dio a la nefrotoxicidad por INC como uno de los principales factores etiológico del fallo del injerto a medio y largo plazo, durante la década de los noventa y los primeros años del siglo xxi, quedó contrarrestado por varios trabajos importantes. El-Zoghby et al.[40] de la Clínica Mayo describieron en 2009 las causas de pérdida del injerto en 153 pacientes, demostrando que, de las causas de IFTA, solo el 1,6 % eran debidas a la nefrotoxicidad por INC. Este dato se corroboró en otra publicación que evidenció que la nefrotoxicidad era únicamente del 16 %, menor de la esperada. El estudio colaborativo DeKAF (*Deterioration of kidney allograft function*)[41,42] se desarrolló para conocer mejor las causas del fallo tardío del injerto. Este estudio transversal incluyó una cohorte de pacientes trasplantados previamente que en el momento del inicio del estudio tenían una creatinina sérica ≤ 2 mg/dl (con independencia del momento en el que fueron trasplantados) y a los que posteriormente se indicó una biopsia renal por deterioro de la función del injerto. Los resultados mostraron que los daños histológicos de nefrotoxicidad por INC no fueron un factor predictivo negativo para el fallo del injerto, mientras que sí lo fueron los daños mediados por anticuerpos anti-HLA (presencia de DSA, C4d$^+$ y especialmente DSA + C4d$^+$). Posteriormente Sellarés et al.[28] demostraron, en un estudio prospectivo, que la primera causa de pérdida del injerto renal a largo plazo era el rechazo crónico humoral, condicionado fundamentalmente por una mala adherencia al tratamiento, mientras que la nefrotoxicidad por INC como causa de pérdida del injerto era solo testimonial. La experiencia clínica posterior ha corroborado en parte estos hallazgos. Sin embargo, un estudio reciente de la Clínica Mayo[43] con pacientes tratados con tacrólimus y ácido micofenólico, sometidos a biopsias de protocolo, mostró que a los 10 años había una alta incidencia de lesiones no mediadas por alorreactividad inmunitaria, como hialinosis arteriolar (66 %), esclerosis mesangial (67 %) y glomerulosclerosis global (48 %). La glomerulopatía del trasplante y la fibrosis intersticial moderada-grave, más ligadas a una patogenia aloinmune crónica, fueron en ambos casos de solo el 12 %. Estas lesiones se asociaron con proteinuria y deterioro de la función renal. Además, el 52 % de los pacientes diabéticos pretrasplante tenían nefropatía diabética/esclerosis mesangial a los 10 años. Los autores concluyeron que el daño no inmunológico está presente a largo plazo en los trasplantes renales, sugiriendo que son necesarias nuevas aproximaciones para disminuir el daño tardío del injerto.

En resumen, aunque el rechazo crónico humoral es la principal causa tardía de pérdida del injerto, lesiones no inmunológicas, que incluyen la diabetes, la hipertensión, la obesidad, la hiperfiltración y la nefrotoxicidad por INC, contribuyen al fallo de los injertos a largo plazo. Por lo tanto, es necesario un seguimiento estrecho de los pacientes trasplantados que controle todos estos factores antes mencionados para garantizar las mayores supervivencias del injerto y del paciente en el trasplante renal.

Prevención y tratamiento de la Insuficiencia renal crónica del injerto

Control de los factores inmunológicos

Inmunosupresión adecuada

Dado que no existe un tratamiento efectivo para las lesiones crónicas de los injertos mediadas por la alorreactividad humoral o celular, nuestros esfuerzos deben ir dirigidos a su prevención. Las principales medidas deben encaminarse a controlar los factores de riesgo inmunológico, que incluyen, fundamentalmente, los episodios de rechazo agudo y la inmunosupresión insuficiente, bien por mala adherencia al tratamiento, bien por reducción de las dosis de los fármacos inmunosupresores, sobre todo los INC.

El protocolo de inmunosupresión más aceptado hoy en día en Estados Unidos, España y Europa es la asociación de tacrólimus, micofenolato mofetilo y corticoides con inducción con anticuerpos anti-CD25 o sin ella, con la que se logra una tasa de rechazo agudo menor del 15%, un perfil de seguridad muy aceptable, y una función renal excelente en el primer año postrasplante[17]. Además, con este protocolo, la incidencia de rechazo agudo subclínico, que es un factor de riesgo independiente para la pérdida del injerto[35], es prácticamente insignificante o muy baja, como demostró el estudio de Nankivell et al.[44]. En los pacientes hipersensibilizados se utiliza timoglobulina como tratamiento de inducción asociado a corticoides, tacrólimus y micofenolato mofetilo. En la **tabla 55-10** se muestran los diferentes tratamientos inmunosupresores que se utilizan en el Hospital 12 de Octubre. Puede apreciarse la individualización de la inmunosupresión a las características clínicas e inmunológicas del receptor y al tipo de donante. En cualquier caso, el tratamiento inmunosupresor es un proceso dinámico, con cambios que respondan a los diferentes acontecimientos que pueden tener lugar en un paciente a lo largo de su evolución.

Los inhibidores de mTOR (rapamicina y everólimus), por su potencia inmunosupresora, su capacidad antiproliferativa, la ausencia de nefrotoxicidad, el efecto antitumoral y el favorable perfil cardiovascular, podrían haber sido fármacos que cambiaran la historia natural de la insuficiencia renal crónica de los injertos. Pero lo cierto es que, en la mayoría de los ensayos comparativos con los anticalcineurínicos, aunque ofrecían ventajas en términos de función renal, se han mostrado inferiores en la prevención del rechazo agudo y en la aparición de DSA *de novo*[17,45]. Si a esto se añade que los inhibidores de mTOR han de ser suspendidos con frecuencia debido a sus efectos adversos, se comprende que hayan sido

Tabla 55-10. Protocolo de inmunosupresión inicial en el trasplante renal en el Hospital 12 de octubre

Tipo de inmunosupresión	Fármacos	Receptores	Donantes	Porcentaje
Triple terapia estándar	Corticoides + tacrólimus (6-9 ng/ml) + micofenolato mofetilo	< 60 años, 1er trasplante, anticuerpos < 20 %	ME + no DCE (< 60 años, etc.) + FR normal	16
Cuádruple terapia con anticuerpos anti-CD25 y reducción de ICN	Anti-CD25 + corticoides + tacrólimus (5-7 ng/ml) + micofenolato mofetilo	> 60, 1º o 2º trasplantes, anticuerpos < 20 %	ME + DCE (> 60 años, etc.) + FR normal	32
Secuencial con anticuerpos deplecionantes de linfocitos	Anticuerpos deplecionantes de linfocitos (5 días) + corticoides + micofenolato mofetilo + (a partir del 6º día) tacrólimus (6-9 ng/ml)	< 60 años, 1er trasplante, no DSA	Asistolia < 60 años o donante con fracaso renal agudo	27
Cuádruple terapia con anticuerpos deplecionantes de linfocitos	Anticuerpos deplecionantes de linfocitos (5 días) + corticoides + micofenolato mofetilo + tacrólimus (7-10 ng/ml)	Anticuerpos anti-HLA, DSA	Cualquier tipo, incluido el donante vivo	8
Cuádruple terapia con anticuerpos anti-CD25 y dosis plenas de ICN	Anti-CD25 + corticoides + tacrólimus (6-9 ng/ml) + micofenolato mofetilo	< 60 años, 2º trasplante sin anticuerpos anti-HLA y trasplantes de donante vivo	Cualquier tipo, incluido el donante vivo	10
Cuádruple terapia con anticuerpos deplecionantes de linfocitos y azatioprina	Anticuerpos deplecionantes de linfocitos (5 días) + corticoides + tacrólimus (7-10 ng/ml) + azatioprina (3 meses)	Páncreas-riñón	ME y < 45 años	7

DSA: anticuerpos específicos frente al donante; DCE: donantes de criterio expandido; ICN: inhibidores de la calcineurina; ME: muerte encefálica, FR: función renal.

postergados como inmunosupresores principales, en sustitución de los INC, en los protocolos de inmunosupresión del trasplante renal.

En 2018, los resultados del estudio TRANSFORM publicados mostraron que la combinación de INC, preferentemente tacrólimus, y everólimus junto con corticoides y terapia de inducción ofrece unos resultados similares a los obtenidos con la combinación de tacrólimus y ácido micofenólico en cuanto a función renal, incidencia de rechazo agudo y desarrollo de DSA *de novo* en el primer año postrasplante[19]. Se evidenció además una disminución significativa de las infecciones víricas en la rama del everólimus. En los próximos años se conocerán los datos a largo plazo de los potenciales beneficios de la asociación tacrólimus + everólimus en comparación con la ya clásica combinación tacrólimus + micofenolato mofetilo.

Las terapias de inducción con anticuerpos deplecionantes o no de linfocitos, monoclonales y policlonales, contribuyen a la prevención de la IFTA a través de una disminución de la tasa de rechazo agudo y, posiblemente, a la posibilidad de reducir o incluso evitar el uso de fármacos INC en algunos pacientes. Existen datos preliminares que indican que el uso de timoglobulina en dosis elevadas podría favorecer la tolerancia inmunológica. En la práctica clínica, los anticuerpos deplecionantes de linfocitos policlonales se utilizan asociados a corticoides, micofenolato mofetilo y tacrólimus en los pacientes de alto riesgo inmunológico.

El belatacept podría desempeñar un papel en la prevención de la IFTA. Se trata de un potente anticuerpo monoclonal que bloquea la vía coestimuladora (anti-CD28), de eficacia demostrada en la prevención del rechazo agudo y

que tiene un perfil aceptable de seguridad, incluyendo que no es nefrotóxico. En una revisión sistemática del uso de belatacept en comparación con INC, preferentemente tacrólimus, se comprobó un aumento del rechazo agudo y de la infección por CMV en el grupo que recibió belatacept, que si demostró una mejor función renal y una menor tasa de DSA *de novo*. El análisis concluyó que, para indicar el tratamiento de inicio en trasplante renal, el estado del conocimiento actual de la literatura científica no apoya el uso de belatacept en lugar de tacrólimus. Se requieren ensayos clínicos con gran poder estadístico para comparar belatacept con tacrólimus.

En resumen, en el momento actual, los INC, preferentemente tacrólimus de liberación retardada, asociados a ácido micofenólico (quizás everólimus en el futuro), son imprescindibles en los protocolos de inducción para controlar, fundamentalmente, los episodios de rechazo clínico o subclínico que conducen al desarrollo de cambios crónicos del injerto e insuficiencia renal.

Control de la respuesta inmunitaria

Las biopsias de protocolo, como se ha indicado previamente, son útiles para la detección del rechazo agudo subclínico y para el consiguiente tratamiento que puede conducir a una mejor evolución del injerto. Para el control inmunológico de la respuesta celular y humoral, se dispone de las siguientes pruebas, aunque ninguna de ellas es específica: cuantificación del ATP intracelular, determinación del ADN libre del donante, perfil de expresión génica mediante técnicas de micro-*arrays*, análisis de proteómica, determinación intracelular de citocinas, linfocitos T reguladores y anticuerpos anti-HLA. En este sentido, la detección de los depósitos de C4d y la determinación de anticuerpos anti-HLA específicos del donante pueden conducir a nuevas estrategias inmunosupresoras para el tratamiento del rechazo crónico humoral.

Inmunosupresión de mantenimiento

En la actualidad se aconseja seguir con tacrólimus y ácido micofenólico (niveles de tacrólimus de 5-7 ng/ml siempre que se tolere la dosis plena de micofenolato sódico, 360 mg cada 12 horas, o de micofenolato mofetil, 500 mg cada 12 horas), asociados a dosis bajas de corticoides, cuya suspensión puede valorarse en los pacientes de bajo riesgo, como los mayores de 60 años o los pacientes que desarrollan diabetes postrasplante. En pacientes que presentan infección por BK, alto riesgo de infección o recidiva de infección por CMV, el ácido micofenólico se sustituye por un inhibidor de mTOR, reduciendo los niveles diana de tacrólimus e inhibidor de mTOR a 5/5 ng/ml. Esta pauta también puede ser válida para pacientes con nefrotoxicidad por tacrólimus dependiente de sus niveles. Si, a causa de diversas toxicidades, el paciente queda en monoterapia con tacrólimus, los niveles diana deben aumentarse a 7-9 ng/ml.

Evitar la falta de adherencia al tratamiento

Para la supervivencia del injerto a largo plazo es absolutamente fundamental mantener una adherencia total al tratamiento inmunosupresor. Para evitar la mala adherencia se han diseñado diversas estrategias relacionadas, en primer lugar, con la farmacocinética de los fármacos inmunosupresores y, en segundo lugar, con la educación sanitaria del paciente.

En la actualidad se dispone de inmunosupresores de liberación retardada que simplifican la administración de los fármacos con una sola toma diaria, ofreciendo datos objetivos de seguridad y eficacia. En cuanto a la educación del paciente pueden ser útiles: realizar una evaluación psiquiátrica antes y después del trasplante (especialmente en los enfermos transgresores en diálisis), abordar los estados emocionales, reforzar las creencias positivas sobre la importancia de los inmunosupresores durante las visitas de seguimiento y, por último, aumentar el número de visitas presenciales o virtuales en las consultas de trasplante. Este último aspecto es fundamental en los pacientes posibles transgresores, ya que se pueden evitar pérdidas de órganos trasplantados. En otras palabras: «más visitas, menos incumplimiento».

Por último, en nuestra opinión la cobertura sanitaria completa y universal de por vida (incluyendo la medicación inmunosupresora más actual) en un sistema nacional de salud como ocurre en España es absolutamente básica para los pacientes trasplantados.

Control de los factores no inmunológicos

Es necesario también incidir en los factores no inmunológicos. Por lo tanto, es importante adecuar la edad del donante y del receptor, así como la masa renal. Son aconsejables el ejercicio moderado y el control dietético para evitar el so-

brepeso, así como tratar cuanto antes la hiperlipidemia y controlar adecuadamente la glucemia tanto en los pacientes diabéticos pretrasplante como en los que desarrollan diabetes *de novo*. El control de la hipertensión arterial es fundamental, recomendando el uso de inhibidores de la enzima convertidora de angiotensina (IECA) y/o antagonistas de los receptores de la angiotensina II (ARA-II) en los casos que presenten proteinuria. El tratamiento con fármacos antiproteinúricos persigue el objetivo de disminuir la proteinuria por debajo de 0,5 g/día según las recomendaciones del documento de consenso español de NCT[46].

Seguimiento de por vida en la consulta de trasplante renal

El seguimiento postrasplante, como es lógico, es un aspecto fundamental para prolongar la vida de los injertos y los pacientes. Para poder controlar los aspectos antes mencionados es necesario realizar visitas frecuentes durante los primeros años. El control del tratamiento inmunosupresor y las modificaciones de las dosis según la evolución y las complicaciones son esenciales, así como el control de los posibles factores no inmunológicos ya citados antes. El seguimiento debe ser de por vida, atendiendo fundamentalmente al posible deterioro de la función renal, a los cambios de inmunosupresión y a las complicaciones infecciosas, metabólicas y tumorales, entre otras.

En el estudio comparativo de trasplantes renales Estados Unidos frente a España publicado en 2013[47], las supervivencias del injerto y del paciente fueron significativamente mejores en los enfermos españoles, siendo el riesgo de mortalidad el doble en el grupo norteamericano que en el español. Alguna de las posibles explicaciones a esta diferencia tan marcada son que el seguimiento de los enfermos en España se realiza de por vida y en general por el mismo grupo de médicos que interviene en el trasplante y que en nuestro país disponemos de un sistema nacional de salud con cobertura universal. Este trabajo reafirma nuestras hipótesis sobre la necesidad de un estrecho seguimiento a largo plazo del enfermo trasplantado por médicos especialistas en trasplante renal.

Tratamiento de los daños crónicos del injerto renal

Modificación del tratamiento inmunosupresor

El primer principio de esta estrategia es modificar el tratamiento inmunosupresor con combinaciones de fármacos que tengan mayor eficacia inmunosupresora y/o menor nefrotoxicidad. Por ejemplo, en casos diagnosticados de lesiones crónicas en los que se realiza inmunosupresión con ciclosporina y azatioprina, la sustitución de azatioprina por micofenolato mofetilo ha sido útil desde el punto de vista clínico. Este importante hecho se ha demostrado en estudios unicéntricos y multicéntricos. En este sentido, en el estudio cooperativo español en pacientes con insuficiencia renal por cambios crónicos establecidos, el grupo al que se le administró micofenolato mofetilo mostró una mejoría de la pendiente de la inversa de la creatinina y este efecto era independiente de los cambios de dosis de la ciclosporina[48]. Por lo tanto, en enfermos tratados con ciclosporina o tacrólimus y azatioprina que desarrollan daños crónicos, el cambio a micofenolato mofetil puede ser aconsejable. Otra posibilidad de tratamiento, una vez que los daños crónicos están instaurados, es el cambio a sirólimus o everólimus. El estudio CONVERT[49] incluyó un gran número de pacientes con cambios crónicos tratados con ciclosporina/tacrólimus y micofenolato mofetilo que fueron convertidos a sirólimus, con suspensión del fármaco anticalcineurínico. Los resultados demostraron que únicamente los pacientes con sirólimus que tenían un FG > 40 ml/min mejoraron/estabilizaron la función renal. Sin embargo, en los que tenían un FG < 40 ml/min, el tratamiento con sirólimus empeoraba la función renal y la proteinuria. Estos datos tan importantes demuestran claramente que el tratamiento con inhibidores de mTOR debe ser precoz, antes de que las lesiones sean muy importantes y de que aparezca proteinuria > 1 g/día. En el momento actual, en la práctica clínica, todos los pacientes con cambios crónicos incipientes y que no tienen proteinuria pueden ser tratados con inhibidores de mTOR, en general asociados a tacrólimus en dosis bajas. Si presentan proteinuria importante, el tratamiento con sirólimus/everólimus es perjudicial, ya que incrementa la proteinuria (que no responde a IECA y/o ARA-II) y favorece el deterioro de la función renal.

Tratamiento del rechazo crónico humoral

No existe ningún tratamiento que haya demostrado ser totalmente eficaz para el rechazo crónico humoral. Se han utilizado plasmaféresis, inmunoglobulina, rituximab y bortezomib. El tocilizumab, el clazakizumab y los bloqueantes de las proteínas que forman la cascada del complemento están en ensayo y se esperan resultados prometedores.

Añadir o modificar tratamientos concomitantes

La situación clínica de los pacientes con daño estructural crónico sin evidencia de rechazo activo es similar a la que presentan los enfermos con insuficiencia renal crónica de sus riñones propios. Una dieta adecuada y el perfecto control de la hipertensión arterial son medidas que favorecen el retraso de la progresión de la insuficiencia renal. Existen varias evidencias a favor del uso de IECA y/o ARA-II en el control y tratamiento de la hipertensión arterial en los pacientes con proteinuria. De hecho, forma parte de la práctica habitual, si bien hay que tener especial cuidado en el control del potasio sérico. La vigilancia de la anemia es muy importante, teniendo en cuenta, además, que pueden aumentar las necesidades de eritropoyetina con el empeoramiento de la función renal. El control del producto calcio-fósforo es también fundamental.

Cuando el grado de deterioro de la función renal es muy importante (FG < 15 ml/min), se debe comenzar la diálisis si el paciente tiene un mal control de la hipertensión arterial, un mal estado de nutrición o si existe retención de agua y sal. Antes de llegar a este estadio se debe realizar una nueva fístula arteriovenosa o colocar un nuevo catéter de diálisis peritoneal. Por último, hay que destacar que el período de la vuelta a diálisis es muy importante, dado que la mortalidad de los pacientes aumenta significativamente en los 6 primeros meses de diálisis, en particular por causas cardiovasculares e infecciosas[50].

Recidiva de la enfermedad de base

Glomerulonefritis primarias

En este apartado se incluyen todas las entidades que pueden recidivar en el trasplante renal, especialmente las glomerulonefritis primarias (las más frecuentes), enfermedades sistémicas de origen inmune (p. ej., lupus eritematoso diseminado) o de otro origen, como diabetes mellitus, hiperoxaluria, síndrome urémico hemolítico, etcétera.

Las glomerulonefritis primarias recurrentes representan un problema importante tras el trasplante renal, puesto que pueden producir un fallo prematuro del injerto. Aunque cualquier tipo de glomerulonefritis puede recidivar, las más frecuentes son la hialinosis segmentaria y focal y la glomerulonefritis por IgA. La glomerulonefritis membranosa y la membranoproliferativa (GNMP) tipos I y II también pueden recidivar, pero en un porcentaje menor que las mencionadas previamente. Es muy excepcional la recidiva de la GNMP tipo III[51,52]. En estos subtipos mencionados la tasa de recidiva varía entre el 3 y el 15 %.

En el caso de la hialinosis segmentaria y focal la recidiva puede ser tan precoz que la proteinuria nefrótica aparece en cuanto se alcanza una buena función renal del injerto, aunque en otras ocasiones la proteinuria es más tardía. Se ha propuesto que el receptor soluble de la urocinasa en el suero es el responsable de la lesión podocitaria, que favorecería la permeabilidad glomerular de las proteínas. Sin embargo, el papel de los niveles de dicho receptor para predecir la recidiva o para el diagnóstico diferencial con otros tipos de afectaciones glomerulares está pobremente definido y en la práctica clínica no está indicado determinarlo de forma sistemática. El tratamiento de la hialinosis segmentaria y focal recurrente precoz consiste en plasmaféresis y rituximab, INC y fármacos antiproteinúricos. Otras opciones pueden ser ofatumumab, abatacept/belatacept y valorar la posibilidad de utilizar rituximab anticipado[52].

La glomerulonefritis por IgA recidiva en un 10-36 % a los 10 años, variando esta incidencia según los registros. Cursa con microhematuria y proteinuria que se acompaña de progresión a fallo del injerto. Distintos biomarcadores han sido involucrados en la patogenia de esta recidiva, como los niveles en sangre de IgA postrasplante y otros como la galactosa-deficiente IgA1 y los complejos IgA-IgA. El tratamiento consiste en fármacos antiproteinúricos, INC, dosis plenas de micofenolato mofetilo y aumento de las dosis de corticoides. En los casos con proliferación extracapilar se aconseja el uso de agentes alquilantes. Se ha observado que el uso de globulinas antitimocítica o antilinfocito T policlonales de inducción puede tener un efecto positivo en la prevención de la recidiva de la IgA[52].

La recidiva de la glomerulonefritis membranosa idiopática ocurre en el 30-50 % de los casos, especialmente en los pacientes con títulos altos en sangre del autoanticuerpo contra el del receptor tipo M de la fosfolipasa A_2 (PLA$_2$R) presente en la membrana basal glomerular. Cursa con proteinuria, a veces con síndrome nefrótico y microhematuria.

Se aconsejan como tratamiento antiproteinúricos, INC y rituximab en los casos con anticuerpos anti-PLA_2R positivos. Otras opciones pueden ser bortezomib o agentes alquilantes[52].

La GNMP recidiva aproximadamente en el 50 % de los casos en los 2 primeros años de trasplante. Cursa con proteinuria y microhematuria. Con la nueva clasificación patogénica de la GNMP que las divide en GNMP inmunomediadas y glomerulopatía C3 se está avanzando en la etiopatogenia de la recurrencia y en las nuevas posibilidades de tratamiento. En los casos de GNMP de origen inmunológico se aconsejan los antiproteinúricos y el tratamiento de la gammapatía monoclonal, si existe. En caso de glomerulonefritis por inmunocomplejos, se recomiendan plasmaféresis e inmunosupresión (agentes alquilantes y rituximab), y en los casos de glomerulopatía C3, eculizumab[51,52] u otros agentes bloqueantes de las proteínas reguladoras del complemento.

Glomerulonefritis secundarias recurrentes

Son las glomerulonefritis secundarias a lupus eritematoso sistémico, glomerulonefritis antimembrana basal glomerular y glomerulonefritis extracapilar por vasculitis sistémica, que pueden recidivar en el trasplante, aunque en un porcentaje muy bajo. También se incluyen en las glomerulonefritis las asociadas a la infección por el VHC, GNMP por inmunocomplejos o glomerulonefritis membranosa. En general, raras veces causan fallo del injerto. En cuanto a la recidiva del síndrome urémico hemolítico atípico, el problema ha desaparecido con la disponibilidad de eculizumab/ravulizumab que bloquea la proteína C5 del complemento impidiendo la formación del complejo de ataque C5-C9. Con respecto a la infección por el VHC, el tratamiento con los nuevos antivíricos de acción directa ha hecho desaparecer este problema glomerular.

Glomerulonefritis de novo en el trasplante renal

La verdadera prevalencia de las glomerulonefritis *de novo* en los pacientes con trasplante renal se desconoce, pero sí se sabe que está asociada con una supervivencia del injerto significativamente menor en comparación con los pacientes sin lesiones glomerulares *de novo*. La incidencia de glomerulonefritis de novo varía entre 4 y 20 %[52].

Nefropatía por virus BK

La infección por el virus BK es una causa de pérdida del injerto que está en relación con la intensidad de la inmunosupresión y que se ha vuelto más prevalente con la generalización de la combinación de tacrólimus y micofenolato mofetilo. Causa un cuadro de nefropatía intersticial crónica responsable de la pérdida de los injertos. La disminución de la inmunosupresión, el cambio o asociación con sirólimus o everólimus y fármacos como leflunomida y cidofovir pueden detener la progresión de la enfermedad[53].

MORTALIDAD POSTRASPLANTE

Es un hecho bien conocido que la muerte es la segunda causa de pérdida del injerto a largo plazo tras IFTA/glomerulonefritis de causas aloinmunes. Según el registro de Australia y de Nueva Zelanda, la tasa de mortalidad anual es del 5-7 %, y del 10 % en los pacientes mayores 60 años[54].

Los datos de España revelan que la mortalidad anual de los pacientes con trasplante renal fue del 0,57 % en los pacientes de 18 a 44 años, del 1,5 % en los de 45 a 64 años, del 3,8 % en los de 65 a 74 años y del 8,2 % en los mayores de 75 años[3]. En el estudio observacional realizado en el Forum Renal (2000-2002) con la moderna inmunosupresión y representando la práctica habitual en España, la mortalidad a los 10 años era del 7 % en los pacientes menores de 40 años, del 15 % en los de 40-60 años y del 50 % en los mayores de 60 años[55,56].

Las causas más frecuentes de mortalidad a medio-largo plazo en las series y en los registros por orden de frecuencia son las cardiovasculares, infecciosas y tumorales[55,56]. En el registro del Forum Renal[55,56], la muerte ocurrió a los 5 años en 227 pacientes (8,8 %), siendo de causa cardiovascular en el 67 % de los casos, mientras que las causas infecciosas y tumorales fueron del 23 % y del 13 %, respectivamente (**Tabla 55-11**). Cabe destacar que la mortalidad cardiovascular fue mayor en el primer año que en los cuatro siguientes, lo que pone de manifiesto la importancia de la enfermedad cardiovascular pretrasplante. Como era de esperar, en los pacientes mayores de 60 años las causas cardiovasculares responsables de la muerte fueron del 62 %. A los 10 años persistían estas tres causas fundamentales[55,56], mientras que en el análisis multivariable, los factores de riesgo independientes para la muerte fueron: la edad del receptor y del donante, el sexo, la enfermedad cardiovascular, la diabetes pretrasplante y la necrosis tubular postrasplante. Estos datos de la práctica clínica en España coinciden, con discretas variaciones, con la mayoría de las series publicadas, en especial la de Estados Unidos, en la que se incluyen también el tiempo en diálisis y la diabetes pretrasplante y postrasplante, como factores de riesgo independientes para la muerte del paciente[57].

Existen múltiples factores de riesgo cardiovasculares pretrasplante y postrasplante (**Tabla 55-12**) que justifican las muertes por esta causa. Por lo tanto, será fundamental incidir preventivamente sobre estos factores para tratar de disminuir los fallecimientos postrasplante. Las infecciones y los tumores, ambos eventos favorecidos por la inmunosupresión, son las siguientes causas de mortalidad en el trasplante renal y podrían verse modificadas en el futuro por los inhibidores de mTOR debido a su efecto concomitante inmunosupresor, antivírico y antitumoral.

FALLO DEL INJERTO

Como se ha indicado previamente, el rechazo crónico tanto en su vertiente humoral como celular es la causa más frecuente de insuficiencia renal crónica y fallo del injerto a largo plazo. En la experiencia española del Forum Renal, a los 5 años la primera causa de pérdida del injerto es la muerte del paciente con injerto funcionarte, seguido de cambios cró-

Tabla 55-11. Causas de muerte en los 5 primeros años de trasplante

	Nº = 2.592	1er año	2º año	3er año	4º año	5º año
Enfermedad cardiovascular		32 (36 %)	11 (37 %)	13 (39 %)	7 (24 %)	14 (31 %)
Infección		30 (33,7 %)	4 (13,3 %)	2 (6,1 %)	5 (16,6 %)	11 (24,4 %)
Otras		15 (16,9 %)	3 (10 %)	3 (9,1 %)	8 (26,6,1 %)	9 (20 %)
Neoplasias		5 (5,6 %)	8 (26,7 %)	7 (21,2 %)	3 (10 %)	6 (13,3 %)
Desconocida		4 (4,4 %)	4 (13,3 %)	6 (18,2 %)	6 (20 %)	4 (8,8 %)
Hepática		2 (2,2 %)	0	2 (6,1 %)	1 (3,3 %)	1 (2,2 %)
Accidental		1 (1,1 %)	0	0	0	0
Total fallecidos	**227 (8,8%)**	**89**	**30**	**33**	**30**	**45**

Tomado de Forum Renal Español (2000-2002).

Tabla 55-12. Factores de riesgo cardiovascular en el trasplante renal

Pretrasplante
- Edad
- Tiempo en hemodiálisis
- Enfermedad cardiovascular previa
- Parathormona
- Calcificaciones vasculares
- Intolerancia a la glucosa/diabetes
- Hipertensión arterial
- Hipertrofia ventricular

Postrasplante
- Inmunosupresión
- Disfunción del injerto
- Proteinuria
- Hipertensión arterial
- Diabetes mellitus postrasplante
- Anemia
- Infecciones víricas
- Hipercolesterolemia
- Hipertrofia ventricular
- Rechazo agudo
- Obesidad mórbida

Tabla 55-13. Factores de riesgo de fallo del injerto y de muerte con injerto funcionante (medio-largo plazo) en series españolas

- Edad del receptor
- Diabetes pretrasplante
- Enfermedad cardiovascular pretrasplante
- Hepatitis C pretrasplante
- Último panel de anticuerpos reactivos
- Rechazo agudo (uno, dos o tres episodios)
- Hepatitis C
- Creatinina sérica 3 meses (delta 3 meses-1 año)[a]
- Proteinuria 3 meses (delta 3 meses-1 año)[a]
- Hipertrigliceridemia 1 año
- Estatinas (durante el primer año)[b]

Muerte del paciente con injerto funcionante
- Edad del donante
- Causa de muerte del donante
- Edad del receptor
- Género
- Enfermedad cardiovascular pretrasplante
- Diabetes pretrasplante
- Creatinina sérica 3 meses (delta 3 meses-1 año)[a]
- Proteinuria 3 meses (delta 3 meses-1 año)[a]
- Necrosis tubular aguda

Tomado de Morales y Marcen[55], Morales et al.[56] y Seron et al.[61]
[a] Análisis de los que tenían injerto funcionante al año.
[b] Las estatinas fueron protectoras.

nicos en ese momento denominados como IFTA/rechazo crónico[56]. Los factores de riesgo más destacados para el fallo del injerto, en los pacientes con más de 6 meses de injerto funcionante, fueron la creatinina sérica y la proteinuria a los 6 meses. Considerando por edades, siempre la creatinina sérica y la proteinuria permanecen como factores de riesgo, junto con la diabetes en los pacientes menores de 40 años y la edad del donante en los pacientes de 40-60 años. Es importante destacar que el rechazo agudo no fue un factor de riesgo decisivo y sí la función renal y la proteinuria.

Analizando los datos a 10 años, los cambios crónicos (IFTA/rechazo crónico) fueron la primera causa de fallo del injerto, y la muerte del paciente con injerto funcionante la segunda. Nuevamente, la creatinina sérica a los 6 meses sigue siendo un factor de riesgo importante en todos los subgrupos, destacando la diabetes pretrasplante y el tabaco en los pacientes jóvenes, la proteinuria y el retrasplante en los pacientes entre 40 y 60 años, y la proteinuria y la infección por VHC en los mayores de 60 años (**Tabla 55-13**)[55,56]. En un trabajo reciente que analizó las pérdidas del injerto

(con un seguimiento medio de 3,5 años) se sugiere que hay dos poblaciones distintas de alto riesgo de fallo del injerto: pacientes jóvenes no diabéticos, que desarrollan fallo del injerto debido a la aloinmunidad, y una población mayor, preferentemente con diabetes, que muere o que desarrolla fallo del injerto debido a una serie de factores mixtos inmunológicos y en mayor medida no inmunológicos[57].

RESULTADOS DEL TRASPLANTE RENAL

Los resultados del trasplante renal y de todos los trasplantes de órganos en general han mejorado espectacularmente en los últimos 40 años por factores bien conocidos: los progresos en donación de órganos, la mejoría de la técnica quirúrgica, la mejor profilaxis antiinfecciosa, los mejores cuidados médicos y, fundamentalmente, los avances en inmunosupresión. De hecho, en el trasplante renal de donante fallecido, la supervivencia del paciente y del injerto en el primer año es mayor del 90 %[58]. Además, la calidad de vida del paciente trasplantado renal es significativamente mejor que la de los pacientes en lista de espera. Sin embargo, como parece lógico, la supervivencia del paciente es menor comparada con la población general de la misma edad.

Con estas consideraciones, es importante señalar que en la actualidad es perfectamente plausible realizar con éxito trasplantes renales AB0 incompatible y de pacientes altamente hiperinmunizados, así como trasplantes combinados páncreas-riñón, trasplantes renales de donante vivo en sus distintas modalidades, trasplantes de donantes de edad muy avanzada en receptores mayores de 75 años y trasplantes renales con donantes en asistolia tipos II y III. Además, el perfil del donante ha cambiado sensiblemente, ya que la mayoría tiene más de 60 años, a lo que se añade el perfil del receptor cada vez de mayor edad y con más comorbilidad y con una tasa de retrasplante de alrededor del 25 %.

Precisamente con la apertura del trasplante a pacientes de edad avanzada y con importante comorbilidad, es frecuente que el paciente fallezca con riñón funcionante. En este sentido, hoy en día, la mayoría de los análisis de supervivencia del injerto se realizan censurando la muerte como causa de pérdida del injerto. No obstante, la muerte precoz de un receptor de trasplante con riñón funcionante debido a causas achacables a la inmunosupresión o al manejo clínico del paciente también debe considerarse a la hora de analizar los resultados, sacar conclusiones y mejorar las estrategias clínicas. Es por eso que las comunicaciones de resultados sobre la supervivencia del injerto renal siempre deberían mostrar los datos censurando y no censurando la muerte de los pacientes con riñón funcionante; en otras palabras, teniendo en cuenta o no el fallecimiento del paciente con riñón funcionante como causa de pérdida del injerto.

Para ser más precisos al referirse a los resultados, hay que considerar el grupo total y los diferentes subgrupos según el tipo de donante y las características de los receptores (pacientes altamente sensibilizados, donante mayor-receptor mayor, páncreas-riñón etc.).

En la **tabla 55-14** se exponen la supervivencia de pacientes e injertos según se trate de donante vivo, donante fallecido o trasplante de páncreas-riñón, según las bases de datos internacionales[59]. En la **tabla 55-15** se detallan los factores modificables en el manejo a largo plazo del paciente tras-

Tabla 55-15. Factores modificables en el manejo a largo plazo del trasplante renal para la prevención del fallo del injerto y la supervivencia del paciente

- Falta de adherencia al tratamiento inmunosupresor
- Variabilidad de los fármacos inmunosupresores
- Baja inmunosupresión
- Efectos adversos debidos a la inmunosupresión (infecciones, cáncer)
- Anticuerpos específicos del donante
- Complicaciones cardiovasculares (enfermedad coronaria)
- Complicaciones metabólicas (diabetes mellitus postrasplante, dislipidemia)
- Retraso de la función del injerto
- Deficiente seguimiento postrasplante
- Deficiente acceso a la medicación inmunosupresora

Modificado de Neuberger et al.[60]

plantado renal para prevenir el fallo del injerto y la mortalidad[60].

En 2003 se publicó la experiencia española en trasplante renal durante la década de 1990[61]. El objetivo era describir la evolución de la supervivencia del injerto y de las características de los pacientes trasplantados. Se incluyeron 3.365 trasplantados en 1990, 1994 y 1998, una vez excluidos los que habían fallecido o habían perdido el injerto en el primer año postrasplante y los dobles trasplantes. La supervivencia de pacientes e injerto a los 10 años fue de 82 % y 70 %, respectivamente. Entre 1990 y 1998 se produjeron importantes modificaciones, con el aumento de la edad del donante, las compatibilidades HLA y la disminución de la tasa de rechazo agudo (de 39 % a 25 %) y de la prevalencia de la infección por VHC. Además, el micofenolato mofetilo se incluyó con la ciclosporina o el tacrólimus en la terapia inmunosupresora. Con estos cambios, la vida media de los injertos mejoró significativamente durante la década de 1990, ya que pasó de 15,5 a 17,7 años en 1998[61].

Posteriormente se compararon los resultados de España con la cohorte de pacientes mencionada antes con los resultados de Estados Unidos en la década de 1990 con los ajustes estadísticos necesarios entre ambas poblaciones[47]. Lo más importante fue que la supervivencia de los pacientes a los 10 años fue significativamente mejor en la población española que en la estadounidense: 86,7 % frente a 76,5 %, respectivamente. En los receptores con diabetes la diferencia de supervivencia a los 10 años fue todavía mayor: 71,1 %

Tabla 55-14. Supervivencia del injerto (censurada por muerte del receptor) y del paciente según tipo de donante y características del receptor en la era de la moderna inmunosupresión

	Trasplante renal de donante fallecido (%)	Trasplante renal de donante vivo (%)	Trasplante simultáneo renopancreático (%)
Supervivencia del injerto			
• 1 año	93	96	95
• 5 años	85	90	90
• 10 años	70	80	77
Supervivencia del paciente			
• 1 año	96	98	96
• 5 años	87	90	88
• 10 años	72	80	75

Tomado de Lodhi et al.[63] y Young et al.[64].

Tabla 55-16. Resultados del trasplante renal con donantes en asistolia no controlada comparados con donantes en muerte encefálica[a]

	DANC (n = 237)	DME (n = 237)	p
Edad del donante (años)	43,5 ± 9,9	42,8 ± 11,7	0,48
Género del donante (hombre)	209 (88,2 %)	162 (68,4 %)	< 0,001
Creatinina del donante (mg/dl)	1,3 ± 0,4	0,8 ± 0,2	< 0,001
Edad del receptor (años)	47,9 ± 10,9	46,4 ± 11	0,153
Género del receptor (hombre)	141 (59,5 %)	163 (68,8 %)	0,03
Criterios de inclusión	Todos	Bajo riesgo inmunológico	–

[a] Experiencia del Hospital 12 de Octubre.
DANC: donantes en asistolia no controlada; DME: donantes en muerte encefálica.

y 46,3 %, respectivamente. La supervivencia del injerto a los 10 años fue de 71,3 % y 53,4 %, respectivamente, y la supervivencia censurando la muerte de 75,6 % y 76 %, respectivamente. La conclusión más importante fue que la población norteamericana tenía más del doble de riesgo de fallecer con injerto funcionante que la cohorte española. Las posibles explicaciones de estas diferencias tan marcadas pueden ser debidas a los cuidados pretrasplante, a la comorbilidad especialmente cardiovascular y al manejo postrasplante

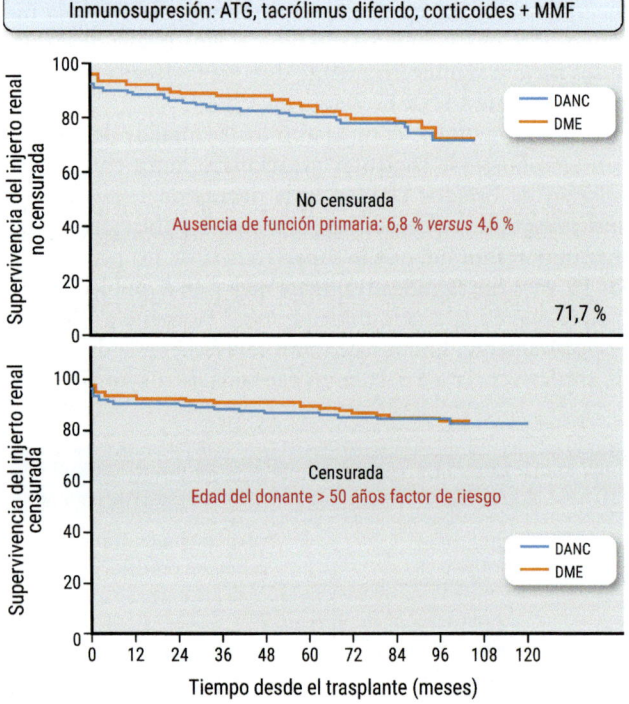

Figura 55-7. Curvas de supervivencia del injerto no censuradas y censuradas por muerte del paciente con injerto funcionante en los grupos de trasplante con donantes en asistolia no controlada (DANC) y con donantes en muerte encefálica (DME). ATG: globulina antitimocítica; MMF: micofenolato mofetilo. (Modificado de Molina et al.[32]).

en cada país. Este importante trabajo demuestra la bondad de nuestro servicio nacional de salud con cobertura universal y el trabajo clínico de seguimiento de los pacientes trasplantados en los servicios de nefrología españoles.

El estudio observacional del Forum Renal antes mencionado se realizó en 2000-2002 con la moderna inmunosupresión: corticoides, tacrólimus preferentemente o ciclosporina y micofenolato mofetilo. El análisis estadístico, que incluyó a todos los pacientes trasplantados en los centros participantes desde el primer día del trasplante, mostró una supervivencia del paciente a los 5 y 10 años de 89 % y 80,5 %, respectivamente, y una supervivencia del injerto a los 5 y 10 años de 83,4 % y 72,6 %, respectivamente, censurando la muerte con injerto funcionante, y de 76 % y 59,5 %, respectivamente, sin esta censura[55,56].

En cuanto a los subgrupos de pacientes con mayor riesgo de morbilidad y mortalidad, en la **tabla 55-16** y la **figura 55-7** se muestran los resultados que nuestro grupo del Hospital 12 de Octubre ha obtenido con trasplantes renales realizados con donantes en asistolia no controlada mantenidos con ECMO. Como puede observarse, las supervivencias de los injertos y de los pacientes fueron similares a las de los trasplantes pareados realizados con donantes de edad similar

Tabla 55-17. Resultados del trasplante renal con donantes en asistolia controlada (tipo III) del grupo multicéntrico español GEODAS

Sobre 566 receptores de trasplante renal de 355 donantes de asistolia controlada (2012-2016) en 22 hospitales españoles

- Isquemia fría: 12 horas
- Inmunosupresión: timoglobulina, corticoides, tacrólimus, micofenolato mofetilo (94 %)
- Evolución postrasplante (seguimiento 2 años)
  - Sin función primaria: 3,4 %
  - Necrosis tubular aguda postrasplante: 48 %
  - Supervivencia del injerto 95 % (censurando muerte)
  - Supervivencia del paciente 95 %
  - Función renal (al año): FG estimado 60 ml/min

Tabla 55-18. Resultado del trasplante renal en receptores extremadamente añosos con donantes extremadamente añosos

Complicaciones	Porcentaje
Ausencia de función primaria	6
Necrosis tubular aguda	54
Complicaciones quirúrgicas	51
Infecciones	70
Rechazo agudo	15
Citomegalovirus	20
Episodios cardiovasculares	26
Supervivencia (a los 5 años)	**Porcentaje**
Pacientes	60
Injerto	60
Injerto censurando muerte	91
Filtrado glomerular (ml/min)	47 ± 17

Experiencia del Hospital 12 de Octubre de Madrid. Tomado de Cabrera et al.[2]

en muerte encefálica, a pesar de un período significativamente más largo de retraso en la función del injerto en el grupo de trasplantes con donantes en asistolia tipo II[32].

En cuanto a los resultados del trasplante renal con donantes en asistolia controlada (tipo III), en la **tabla 55-17** se muestran los del grupo multicéntrico español GEODAS. Como puede verse, los resultados son excelentes tras un seguimiento a 2 años, a pesar de las altas tasas de NTA (denominación antigua del retraso en la función del injerto)[62].

Por último, en la **tabla 55-18** se muestran los resultados del trasplante renal en receptores extremadamente mayores trasplantados a su vez con donantes extremadamente mayores. La media de edad de los receptores y los donantes supera los 75 años en esta experiencia del Hospital 12 de Octubre[2]. La supervivencia del paciente a 5 años, a pesar de lo avanzado de la edad en el momento del trasplante, alcanza el 60 % cuando, según el registro español, el grupo de edad similar que permanece en diálisis tiene una supervivencia del 30 % a los 5 años[3].

REFERENCIAS BIBLIOGRÁFICAS

1. Wolfe RA, Ashby VB, Milford EL et al. Comparison of mortality in all patients on dialysis, patients on dialysis awaiting transplantation, and recipients of a first cadaveric transplant. N Engl J Med 1999; 341: 1725-30.
2. Cabrera J, Fernández-Ruiz M, Trujillo H et al. Kidney transplantation in the extremely elderly from extremely aged deceased donors: a kidney for each age. Nephrol Dial Transplant 2020; 35: 687-96.
3. Informe del Registro Español de enfermos Renales 2019. Disponible en: https://www.senefro.org
4. Informe de actividad de Donacion y Trasplante 2021. Disponible en: www.ont.es
5. Global Report on Organ Donation and Transplantation 2020. Global Observatory on Donation and Transplantation. Disponible en: www.ont.es
6. Mayer AD, Dmitrewski J, Squifflet JP et al. Multicenter randomized trial comparing tacrolimus (FK506) and cyclosporine in the prevention of renal allograft rejection: a report of the European Tacrolimus Multicenter Renal Study Group. Transplantation 1997; 64: 436-43.
7. Pirsch JD, Miller J, Deierhoi MH, Vincenti F, Filo RS. A comparison of tacrolimus (FK506) and cyclosporine for immunosuppression after cadaveric renal transplantation. FK506 Kidney Transplant Study Group. Transplantation 1997; 15; 63: 977-83.
8. European Mycophenolate Mofetil Cooperative Study Group. Lancet 1995; 345: 1321-5.
9. Sollinger HW. Mycophenolate mofetil for the prevention of acute rejection in primary cadaveric renal allograft recipients. U.S. Renal Transplant Mycophenolate Mofetil Study Group. Transplantation 1995; 60: 225-32.
10. Tricontinental Mycophenolate Mofetil Renal Transplantation Study Group. Transplantation 1996; 61: 1029.
11. Squifflet JP, Bäckman L, Claesson K et al.; European Tacrolimus-MMF Renal Study Group. Dose optimization of mycophenolate mofetil when administered with a low dose of tacrolimus in cadaveric renal transplant recipients. Transplantation 2001; 72: 63-9.
12. Nashan B, Moore R, Amlot P et al. Randomised trial of basiliximab versus placebo for control of acute celular rejection in renal allograft recipients. CHIB 201 International Study Group. Lancet 1997; 350 (9086): 1193-8.
13. Vincenti F, Kirkman R, Light S et al. Interleukin-2-receptor blockade with daclizumab to prevent acute rejection in renal transplantation. Daclizumab Triple Therapy Study Group. N Engl J Med 1998; 338: 161-5.
14. Groth CG, Bäckman L, Morales JM et al. Sirolimus (rapamycin)-based therapy in human renal transplantation: similar efficacy and different toxicity compared with cyclosporine. Sirolimus European Renal Transplant Study Group. Transplantation 1999; 67: 1036-42.
15. Kreis H, Cisterne JM, Land W et al., for the Sirolimus European Renal Transplant Study Group. Sirolimus in association with mycophenolate mofetil induction for the prevention of acute graft rejection in renal allograft recipients. Transplantation 2000; 69: 1252-60.
16. Vincenti F, Rostaing L, Grinyo J et al. Belatacept and long-term outcomes in kidney transplantation. N Engl J Med 2016; 374: 333-43.
17. Ekberg H, Tedesco-Silva H, Demirbas A et al.; ELITE-Symphony Study. Reduced exposure to calcineurin inhibitors in renal transplantation. N Engl J Med 2007; 357: 2562-75.
18. Rummo OO, Carmellini M, Rostaing L et al. ADHERE study investigators. ADHERE: randomized controlled trial comparing renal function in de novo kidney transplant recipients receiving prolonged-release tacrolimus plus mycophenolate mofetil or sirolimus. Transpl Int 2017; 30; 83-95.
19. Pascual J, Berger SP, Witzke O et al. TRANSFORM Investigators. Everolimus with reduced calcineurin inhibitor exposure in renal transplantation. J Am Soc Nephrol 2018; 29: 1979-91.
20. Morales JM, Serrano M, Martínez-Flores JA, Pérez D, Serrano A. Antiphospholipid syndrome and renal allograft thrombosis. Transplantation 2019; 103: 481-6.
21. Morales JM, Andrés A, Alcázar JM et al. Usefulness of fractional excretion of sodium as index of cyclosporine nephrotoxicity in renal transplantation. Transplant Proc 1988; 20 (3 suppl): 691-9.
22. Patel R, Terasaki PI. Significance of the positive crossmatch test in kidney transplantation. N Engl J Med 1969; 280: 735-9.
23. Haas M, Loupy A, Lefaucheur C et al. The Banff 2017 Kidney Meeting Report: revised diagnostic criteria for chronic active T cell-mediated rejection, antibody-mediated rejection, and prospects for integrative endpoints for next-generation clinical trials. Am J Transplant 2018; 18: 293-307.
24. Montgomery RA, Lonze BE, King KE et al. Desensitization in HLA-incompatible kidney recipients and survival. N Engl J Med 2011; 365: 318-26.
25. Marcén R, Morales JM, Fernández-Rodríguez A et al. Long-term graft function changes in kidney transplant recipients. NDT Plus 2010; 3 (Suppl_2): ii2-ii8.
26. Wu O, Levy AR, Briggs A, Lewis G, Jardine A. Acute rejection and chronic nephropathy: a systematic review of the literature. Transplantation 2009; 87: 1330-9.
27. Bouchet A, Muller B, Olagne J et al. Evolution of humoral lesions on follow-up biopsy stratifies the risk for renal graft loss after antibody-mediated rejection treatment. Nephrol Dial Transplant 2022; 37: 2555-68.
28. Sellarés J, de Freitas DG, Mengel M et al . Understanding the causes of kidney transplant failure: the dominant role of antibody-mediated rejection and nonadherence. Am J Transplant 2012; 12: 388-99.
29. Andrés A, Mazuecos A, García García-Doncel A. A disproportionately greater body weight of the recipient in regards to the donor causes chronic graft nephropathy. A study of paired kidneys. Nephrol Dial Transplant 2004; 19 Suppl 3: iii21-5.
30. Sánchez-Fructuoso A, Prats Sánchez D, Marqués Vidas M, López De Novales E, Barrientos Guzmán A. Non-heart beating donors. Nephrol Dial Transplant 2004; 19 Suppl 3: iii26-31.
31. Del Castillo D, Cruzado JM, Manel Díaz J et al. The effects of hyperlipidaemia on graft and patient outcome in renal transplantation. Nephrol Dial Transplant 2004; 19 Suppl 3: iii67-71.
32. Molina M, Guerrero-Ramos F, Fernández-Ruiz M et al. Kidney transplant from uncontrolled donation after circulatory death donors maintained by nECMO has long-term outcomes comparable to standard criteria donation after brain death. Am J Transplant 2019; 19: 434-47.
33. Fernández-Fresnedo G, Plaza JJ, Sánchez-Plumed J et al. Proteinuria: a new marker of long-term graft and patient survival in kidney transplantation. Nephrol Dial Transplant 2004; 19 Suppl 3: iii47-51.
34. Amer H, Cosio FG. Significance and management of proteinuria in renal transplant recipients. J Am Soc Nephrol 2009; 20: 2490-2.
35. Serón D. Introduction: last decade's important changes in renal transplantation. Nephrol Dial Transplant 2004; 19 Suppl 3: iii5-7.
36. Campistol JM, Romero R, Paul J, Gutiérrez-Dalmau A. Epidemiology of arterial hypertension in renal transplant patients: changes over the last decade. Nephrol Dial Transplant 2004; 19 Suppl 3: iii62-6.
37. González-Posada JM, Hernández D, Bayés Genís B, García Perez J, Rivero Sánchez M. Impact of diabetes mellitus on kidney transplant recipients in Spain. Nephrol Dial Transplant 2004; 19 Suppl 3: iii57-61.
38. Kasiske BL, Klinger D. Cigarette smoking in renal transplant recipients. J Am Soc Nephrol 2000; 11: 753-59.
39. Morales JM, Fabrizi F. Hepatitis C and its impact on renal transplantation. Nat Rev Nephrol 2015; 11: 178-82.
40. El-Zoghby ZM, Stegall MD, Lager DJ et al. Identifying specific causes of kidney allograft loss. Am J Transplant 2009; 9: 527-35.

41. Gourishankar S, Leduc R, Connett J et al. Pathological and clinical characterization of the 'troubled transplant': data from the DeKAF study. Am J Transplant 2010; 10: 324-30.

42. Matas AJ, Leduc R, Rush D et al. Histopathologic clusters differentiate subgroups within the nonspecific diagnoses of CAN or CR: preliminary data from the DeKAF study. Am J Transplant 2010; 10: 315-23.

43. Stegall MD, Cornell LD, Park WD, Smith BH, Cosio FG. Renal allograft histology 10 years after transplantation in the tacrolimus era: evidence of pervasive chronic injury. Am J Transplant 2018; 1: 180-8.

44. Nankivell BJ, Borrows RJ, Fung CL et al. The natural history of chronic allograft nephropathy. N Engl J Med 2003; 349: 2326-33.

45. Liefeldt L, Brakemeier S, Glander P et al. Donor-specific HLA antibodies in a cohort comparing everolimus with cyclosporine after kidney transplantation. Am J Transplant 2012; 12: 1192-8.

46. Alonso A, Moreso F, Bayés B et al. Angiotensin-converting enzyme inhibitors and angiotensin receptor blockers in renal transplantation between 1990 and 2002 in Spain. NDT plus 2010; 3 (Suppl 2): ii21-5.

47. Ojo AO, Morales JM, González-Molina M et al. Scientific Registry of Transplant Recipients and Spanish Chronic Allograft Study Group. Comparison of the long-term outcomes of kidney transplantation: USA versus Spain. Nephrol Dial Transplant 2013; 28: 213-20.

48. Gonzalez Molina M, Seron D, Garcia del Moral R et al. Mycophenolate mofetil reduces deterioration of renal function in patients with chronic allograft nephropathy. A follow-up study by the Spanish Cooperative Study Group of Chronic Allograft Nephropathy. Transplantation 2004; 77: 215-20.

49. Schena FP, Pascoe MD, Alberu J et al. Sirolimus CONVERT Trial Study Group. Conversion from calcineurin inhibitors to sirolimus maintenance therapy in renal allograft recipients: 24-month efficacy and safety results from the CONVERT trial. Transplantation 2009; 87: 233-42.

50. Arias M, Escallada R, de Francisco AL et al. Return to dialysis alter renal transplantation. Which would be the best way? Kidney Int Suppl 2002; 80: 85-8.

51. Caravaca-Fontán F, Polanco N, Villacorta B et al. Spanish Group for the Study of Glomerular Diseases and the Spanish Group of Kidney Transplant. Recurrence of immune complex and complement-mediated membranoproliferative glomerulonephritis in kidney transplantation. Nephrol Dial Transplant 2023; 38: 222-35.

52. Lim WH, Shingde M, Wong G. Recurrent and de novo glomerulonephritis after kidney transplantation. Front Immunol 2019; 10: 1944.

53. Kant S, Dasgupta A, Bagnasco S, Brennan DC. BK virus nephropathy in kidney transplantation. A state of the art. Viruses 2022; 14: 1616.

54. ANZDATA 43rd Annual Report 2020 (Data to 2019). Disponible en: https://www.anzdata.org.au/report/anzdata-43rd-annual-report-2020-data-to-2019)/

55. Morales JM, Marcen R; on behalf of Spanish Renal Forum. Different patterns for graft loss according to recipient age after renal transplantation in the real medicine. An observational multicenter and prospective study at ten years. Transplantation 2016; 100: S1-927.

56. Morales JM, Marcén R, del Castillo D et al. Risk factors for graft loss and mortality after renal transplantation according to recipient age: a prospective multicentre study. Nephrol Dial Transplant 2012; 27 (Suppl 4): iv39-46.

57. Merzkani MA, Bentall AJ, Smith BH et al. Death with function and graft failure after kidney transplantation: risk factors at baseline suggest new approaches to management. Transplant Direct 2022; 8: e1273.

58. Hariharan S, Israni AK, Danovitch G. Long-term survival after kidney transplantation. N Engl J Med 2021; 385: 729-43.

59. López V, Hernández Marrero D, González-Molina Alcaide M. Resultados globales del trasplante renal. En: Lorenzo V, López Gómez JM, eds. Nefrología al día. Disponible en: https://www.nefrologiaaldia.org/58

60. Neuberger JM, Bechstein WO, Kuypers DR et al. Practical recommendations for long-term management of modifiable risks in kidney and liver transplant recipients: a guidance report and clinical checklist by the Consensus on Managing Modifiable Risk in Transplantation (COMMIT) Group. Transplantation 2017; 101 (4S Suppl 2): S1-56.

61. Seron D, Arias M, Campistol JM, Morales JM for the Spanish Chronic Allograft Nephropathy Study Group. Late renal allograft failure between 1990 and 1988 in Spain: a changing scenario. Transplantation 2003; 76: 1588-94.

62. Portolés JM, Pérez-Sáez MJ, López-Sánchez P et al. Trasplante renal con órganos procedentes de donación tras parada circulatoria controlada: resultados del estudio multicéntrico GEODAS-3. Nefrologia 2019; 39: 111-22.

63. Lodhi SA, Lamb KE, Meier-Kriesche HU. Solid organ allograft survival improvement in the United States: the long-term does not mirror the dramatic short-term success. Am J Transplant 2011;11: 1226-35.

64. Young B, Gill J, Huang E et al. Living donor kidney versus simultaneous pancreas-kidney transplant in type I diabetics: an analysis of the OPTN/UNOS Database. Clin J Am Soc Nephrol 2009; 4: 845-52.

Técnica y complicaciones quirúrgicas del trasplante renal

56

J. Medina Polo, F. De la Rosa Kehrmann, R. Díaz González, M. Pamplona Casamayor
y A. Rodríguez Antolín

INTRODUCCIÓN

El trasplante renal es el tratamiento de elección para los pacientes con enfermedad renal terminal, ya que aumenta significativamente la vida útil respecto a la de los pacientes que permanecen en diálisis[1]. Además, el trasplante renal se asocia en todos los rangos de edad con una mayor calidad de vida y mejores tasas de supervivencia que la diálisis. La mortalidad anual entre los pacientes en diálisis es del 23 %, y el riesgo de morir en diálisis es proporcional a la edad[2]. Asimismo, el trasplante renal tiene una ventaja económica en comparación con la diálisis. Se calcula que la diálisis cuesta entre 30.000 y 50.000 euros por paciente y año en la Unión Europea. Dependiendo del país, el coste del trasplante puede recuperarse en 2-4 años. Por último, la supervivencia del injerto es mejor en los pacientes que llevan menos tiempo en diálisis antes del trasplante renal.

Según los datos del *Global Observatory on Donation and Transplantation* (GODT), cada año se realizan más de 110.000 trasplantes en todo el mundo. Sin embargo, hay escasez de órganos para los pacientes que están en lista de espera. Los datos de Europa y Estados Unidos revelan que el número de pacientes que esperan un trasplante ha aumentado hasta > 133.000[3]. Las causas más frecuentes de fallecimiento en pacientes con insuficiencia renal son cardiovasculares. Comparando el riesgo relativo de mortalidad de las diferentes alternativas encontramos un valor de 1 para insuficiencia renal crónica en tratamiento sustitutivo con diálisis, 0,4 en pacientes en lista de espera de trasplante, 0,32 en pacientes trasplantados con donante de cadáver y 0,21 en pacientes trasplantados con injerto procedente de donante vivo. Pese a todo ello, a nivel mundial se constata un aumento progresivo del número de pacientes en lista de espera. Por ello, es fundamental la labor de los organismos que pretenden fomentar la realización de trasplantes en todo el mundo. En España es fundamental la labor de la Organización Nacional de Trasplantes (ONT), que desde hace más de 30 años regula y coordina la donación y trasplantes en nuestro país. Su labor hace que España sea el país mundial con la tasa más

alta de donación por millón de habitantes, actualmente por encima de 40 donantes por millón[4]. En la actualidad, alrededor del 80 % de los riñones trasplantados se obtienen de pacientes con muerte cerebral[5].

Las causas más frecuentes de insuficiencia renal en adultos en España son: diabetes mellitus, hipertensión arterial, glomerulopatías crónicas primarias y secundarias, nefropatía quística intersticial y uropatía obstructiva. En los niños, las causas más frecuentes de insuficiencia renal crónica son uropatía obstructiva, reflujo vesicoureteral, síndromes vasculíticos, colagenopatías y microangiopatías trombóticas[1,6,7].

Respecto a la legislación de donación existen dos tipos de perfiles:

- Consentimiento implícito o inclusión (en inglés, *opt in*): es necesario tener el consentimiento previo al fallecimiento para donación.
- Consentimiento presunto o exclusión (en inglés, *opt out*): toda persona que no ha dicho lo contrario se considera donante renal. Siempre se solicita, con independencia, permiso familiar. Es el tipo de legislación en España y se asocia con una tasa más altas de donación[4].

En cuanto a los donantes, existen varios tipos:

- Donantes vivos: ofrecen los mejores resultados, con cifras de supervivencia por encima del 90 %.
- Donantes en muerte encefálica: requiere dos electroencefalogramas planos en 24 horas para confirmar la muerte cerebral.
- Donantes en asistolia: existe registro de actividad cerebral, pero se produce paro cardíaco. Se distinguen dos tipos:
  - Asistolia no controlada: pacientes que sufren un paro cardíaco y son sometidos a reanimación cardiopulmonar no satisfactoria.
  - Asistolia controlada: pacientes a los que se aplica limitación de soporte vital ante daños incompatibles con la vida.

- Donantes de criterio expandido: aquellos que por su edad o comorbilidades no cumplen los criterios generales. En este grupo se incluyen los mayores de 60 años o individuos más jóvenes con hipertensión arterial, creatinina > 1,5 mg/dl, y fallecimiento por accidente cerebrovascular. En este grupo se clasifican como donantes marginales los mayores de 70 años y los mayores de 60 años con hipertensión arterial y/o diabetes mellitus y/o proteinuria.

Cada vez es más frecuente el uso de donantes de criterio expandido, así como trasplantar a receptores más añosos. A principio de la década de 1980 la causa más frecuente en los donantes de órganos eran los traumatismos craneoencefálicos por accidentes de tráfico. En la actualidad, más del 60 % de los donantes fallecen por un accidente cardiovascular y los traumatismos/accidentes de tráfico son la causa de muerte en menos del 5 % de los donantes[4]. Por otro lado, en las últimas décadas se ha producido un importante aumento de la edad media de los donantes; así, más del 30 % de los donantes tienen más de 70 años. A la hora de realizar una selección de donante-receptor siempre se busca una concordancia de edad entre ambos[4].

CRITERIOS DE DONACIÓN PARA TRASPLANTE RENAL

Para realizar el trasplante renal se analizan los antígenos leucocitarios humanos (HLA) de ambos. Antes de llevar a cabo el trasplante se efectúa la prueba cruzada o *cross-match*, que consiste en incubar el suero del receptor con células del donante; un resultado positivo se asocia con alta posibilidad de rechazo[8].

En 1968, el *Comité Ad Hoc* de la Facultad de Medicina de Harvard estableció una definición de muerte cerebral que incluía los siguientes criterios[9]:

- Desconocimiento y falta de respuesta a los estímulos externos.
- Ausencia de movimientos espontáneos y respiratorios.
- Ausencia de reflejos.
- Electroencefalograma plano.

Deben descartarse situaciones como la hipotermia, la hipotensión o la intoxicación que puedan provocar síntomas similares. Actualmente, existen pocas contraindicaciones absolutas para la donación. La edad no es una contraindicación. Los riñones de donantes de edad avanzada son adecuados para receptores de edad avanzada. Además, la edad del receptor no es una contraindicación para el trasplante renal; el punto principal es la comorbilidad que puede afectar al resultado[4,10]. Otras situaciones, como la comorbilidad, la infección sistémica, las enfermedades víricas transmisibles y las neoplasias tratadas, son contraindicaciones relativas, más que absolutas. Sin embargo, ciertas neoplasias y enfermedades infecciosas continúan siendo contraindicaciones para el trasplante. Las siguientes enfermedades infecciosas deben evaluarse en un donante potencial: virus de la inmunodeficiencia humana (VIH), virus de la hepatitis C, virus de la hepatitis B, infección por citomegalovirus y virus de Epstein-Barr, sífilis activa, sepsis y tuberculosis. La incompatibilidad de grupo sanguíneo AB0 se ha considerado una contraindicación para trasplante, pero hoy en día existen protocolos de inmunosupresión que permiten realizar trasplantes AB0 incompatibles.

La existencia de malignidad en el receptor no es una contraindicación absoluta para el trasplante. Tiene que adaptarse el tiempo hasta esperar el trasplante, en función del riesgo de recurrencia. En la mayoría de los casos se recomiendan 2 años sin recidiva tumoral tras el tratamiento para plantear el trasplante. En el caso de melanomas, sarcomas o tumores colorrectales, se aconsejan tiempos más largo. El carcinoma prostático es muy prevalente en los varones, y las recomendaciones en cuanto a tiempo de espera deben basarse en la anatomía patológica y el empleo de nomogramas pronósticos. En caso de carcinomas prostáticos de bajo riesgo, puede plantearse realizar el trasplante renal sin necesidad de demorarse por el antecedente oncológico[11]. En cuanto a la clasificación por riesgo, se distinguen:

- Tumores con bajo riesgo de recurrencia: puede valorarse el trasplante renal de forma inmediata tras tratamiento curativo. Se incluyen tumores de células renales localizados y de pequeño tamaño, tumores de testículo, carcinomas cervicales y uterinos *in situ*, carcinoma de piel no melanoma y carcinoma de tiroides de bajo riesgo.
- Tumores con riesgo de recurrencia intermedio: tumores de colon, mama, próstata y útero.
- Tumores con alto riesgo de recurrencia: carcinoma de vejiga, sarcomas, melanomas y carcinomas de células renales de un tamaño considerable.

El proceso de donación y trasplante de órganos consta de los siguientes puntos[4,8,12]:

- Detección del donante: en cuanto al tipo de manejo médico antes de la certificación de la muerte, se pueden diferenciar varios tipos de donantes.
  - Pacientes en la unidad de cuidados intensivos (UCI) que reciben tratamiento intensivo y que presentan muerte cerebral. Estos pacientes son candidatos a la donación en muerte cerebral o a la donación en asistolia si se les retira el tratamiento de soporte.
  - Pacientes en la UCI que reciben tratamiento intensivo y que sufren un paro cardíaco irreversible. Estos pacientes se clasifican como donantes no controlados tras la determinación circulatoria de la muerte.
  - Donantes potenciales ingresados de forma precoz en la UCI para evitar daños irreversibles en los órganos susceptibles de ser donados, tanto para la donación en muerte cerebral como para la donación en asistolia. Este tipo de pacientes puede aumentar el número de donantes de órganos.
  - Pacientes en la UCI que reciben tratamiento intensivo en los que se retira el tratamiento de soporte porque su situación clínica es irreversible.
  - Pacientes que fallecen en el hospital, no ingresados en la UCI. A pesar de disponer de ventilación mecánica, estos tipo de pacientes no son candidatos a la donación de órganos.

- Diagnóstico de muerte cerebral.
- Consentimiento familiar y legal.
- Obtención y trasplante: la información sobre la obtención y el trasplante se detalla en el apartado «Extracción de injertos renales y métodos de preservación».

Nagareda et al.[13] investigaron el efecto de la muerte cerebral en los riñones de 20 pacientes en coma con latido cardíaco mediante la administración de vasopresina y adrenalina. Las pruebas bioquímicas revelaron un fallo prerrenal el día 0; la función renal se recuperó el día 1 y se mantuvo casi normal durante 2 semanas, con un aumento de la producción media de sodio en la orina y del volumen urinario. El examen histológico de los riñones mostró vacuolización, atrofia y necrosis de los túbulos proximales y distales. En la primera semana se observó fibrosis periglomerular y proliferación de la íntima arterial y del endotelio glomerular. También se encontraron cambios inflamatorios, como glomerulitis y periglomerulitis progresiva[13].

Los donantes tras la muerte cerebral tienen más probabilidades de donar múltiples órganos trasplantables que los donantes en asistolia[4]. Para optimizar los resultados de los injertos de donantes tras la muerte cerebral hay que tener en cuenta varios factores. Es necesario mantener el estado de los órganos antes de la recuperación, asegurando el manejo del donante y reduciendo al mínimo el tiempo de isquemia caliente. En el caso del trasplante renal, el tiempo de isquemia fría > 24 horas se asocia con peores resultados[14]. La revisión de Opelz y Döhler demostró que los tiempos de isquemia fría > 24 horas se asocian con un mayor riesgo de peores resultados; el riesgo relativo de pérdida del injerto fue de 1,09 y 1,16, respectivamente. Por lo tanto, se recomienda un tiempo de isquemia fría < 24 horas para los donantes fallecidos e incluso tiempos más cortos para los donantes en asistolia[15].

Los siguientes aspectos están relacionados con el daño del injerto: la temperatura, la falta de nutrientes esenciales, la acumulación de sustancias tóxicas, el daño tóxico debido a la perfusión, las lesiones tras el reimplante, el daño vascular, el daño del ADN y la anoxia[16]. Tras la muerte cerebral, es necesario un tratamiento adecuado para contrarrestar su efecto deletéreo, que debe llevarse a cabo en una UCI por personal experimentado para disminuir el daño renal. Sin embargo, a pesar del tratamiento activo, la incidencia de pérdida del donante antes de la recuperación puede ser de hasta el 25 %[16]). En este período se recomiendan las siguientes maniobras[12] (**Tabla 56-1**).

- El tiempo que transcurre desde la muerte cerebral hasta la obtención del órgano debe ser lo más breve posible.
- Durante la «tormenta» de catecolaminas pueden ser necesarias la reanimación cardiovascular activa y la monitorización arterial invasiva. La monitorización del donante incluye la electroencefalografía, el control de la presión arterial y la presión venosa central (PVC) y la medición de la diuresis y la temperatura.
- Hay que asegurar una oxigenación adecuada y la estabilidad cardiovascular. El acceso venoso central es útil para la administración de fluidos y medicamentos. La perfusión de líquidos debe ser suficiente para corregir las anomalías

Tabla 56-1. Parámetros hemodinámicos recomendados antes de la extracción renal

- Temperatura > 35 °C
- Presión arterial sistólica > 100 mmHg
- Presión arterial media > 70 mmHg
- Frecuencia cardíaca 60-120 lat./min
- Presión venosa central 6-12 mmHg
- Saturación arterial > 90 %
- PaO_2 > 60 mmHg y FiO_2 < 40 mmHg
- pH 7,35-7,45
- pCO_2 35-45 mmHg
- Sodio < 155 mEq/dl
- Hemoglobina > 8 g/dl
- Ritmo de diuresis 1-1,5 ml/kg/hora

electrolíticas y ha de evitarse la hipernatremia. Los riñones necesitan un volumen elevado de líquido, y los pulmones un volumen bajo, porque la sobrecarga de líquido puede provocar un edema pulmonar. Puede ser necesaria una transfusión; el umbral debe ser individualizado entre 7 y 9 g/dl. Con frecuencia se prescriben fármacos vasoactivos, como noradrenalina, adrenalina, dopamina y vasopresina.
- La sustitución hormonal con terapia de insulina y la desmopresina se utilizan con frecuencia. Se recomienda la metilprednisolona, especialmente si se planea la obtención de pulmones y en casos de difícil control hemodinámico o glucémico. Los estudios observacionales han sugerido que los corticoides mejoran los parámetros hemodinámicos y la oxigenación, aumentan la tasa de obtención de órganos y mejoran la supervivencia del receptor y del injerto. Aunque, tradicionalmente, la sustitución de la hormona tiroidea era habitual, hoy en día, el uso de la hormona tiroidea es controvertido.
- Se debe evitar la hipotermia. La temperatura debe mantenerse por encima de los 35 °C antes de la extracción de los órganos.
- Los parámetros cardiopulmonares antes de la extracción de órganos han de ser óptimos. Estos datos pueden resumirse con la «regla del 100»: presión arterial sistólica > 100 mmHg, diuresis > 1 00 ml/hora, PaO_2 > 100 mmHg y hemoglobina > 10 g/dl (100 g/l).
- Para los órganos abdominales, la PVC ideal antes de la extracción es de 10-12 mmHg.

Algunos fármacos han demostrado mejores resultados en injertos procedentes de donantes con muerte cerebral. Los corticoides se asociaron con una reducción de la expresión de citocinas proinflamatorias. La dopamina y la noradrenalina mostraron una mejora en la supervivencia del injerto y un menor rechazo agudo. La inhibición *in vitro* de la activación inmunológica también está relacionada con la reducción de la expresión de factores proinflamatorios, la reducción del rechazo crónico y los mejores resultados[12].

EXTRACCIÓN DE INJERTOS RENALES Y MÉTODOS DE PRESERVACIÓN

Los puntos principales en cuanto a la obtención de órganos son: el riñón debe ser enfriado adecuadamente, la isquemia caliente debe ser reducida (se recomiendan menos de 30 minutos) y ha de utilizarse una técnica quirúrgica adecuada en la recuperación de órganos para evitar lesiones y obtener los injertos óptimos[1].

Los riñones pueden extraerse mediante una donación multiorgánica o con una obtención únicamente renal. La extracción de órganos suele realizarse de forma multiorgánica, que puede incluir la obtención de corazón, pulmones, hígado, páncreas, intestino y riñones.

La técnica de extracción renal puede ser:

- *De donante vivo*: actualmente, la extracción suele realizarse por técnica laparoscópica o robótica, que se asocia con menor tasa de complicaciones. Hoy en día el abordaje laparoscópico o robótico supone más del 90 % de las donaciones renales de donante vivo. Al llevar a cabo la extracción renal, es necesario preservar la máxima longitud de los vasos renales. Habitualmente se realiza la extracción del riñón izquierdo, que presenta la vena renal de mayor longitud[1].
- *De cadáver*: se realiza la extracción en bloque de los riñones y, posteriormente, la preparación en banco de ambos injertos. En la actualidad, la técnica que se utiliza con mayor frecuencia es la propuesta por Starzl et al.[17] de la Universidad de Pittsburg. La principal característica de la técnica es que los órganos se recuperan tras el enfriamiento con extracción sin contacto en bloque. Los principios fundamentales para la obtención de órganos son el control vascular temprano, el enfriamiento con perfusión de los órganos a 4 °C, la extracción rápida en bloque y la mesa posterior. Según esta técnica, los órganos se preparan para el trasplante en la mesa de operaciones a temperatura de hielo. Las ventajas asociadas a la extracción en bloque de los riñones son una excelente exposición y disección de todos los vasos renales, que se evita el daño de la cánula a los vasos renales y la reducción de los tiempos de isquemia. Aunque en la donación multiorgánica los riñones se extraen en último lugar y el tiempo de isquemia es mayor, varios estudios han demostrado que los resultados de los injertos renales no se ven afectados. La evisceración abdominal total descrita por Nakazato et al.[18] en 1992 es una alternativa a la extracción multiorgánica. Hace varias décadas se utilizaba la disección en caliente para la extracción de órganos. Sin embargo, hoy en día se lleva a cabo la técnica de lavado *in situ* y disección en frío para conseguir una rápida obtención de todos los órganos abdominales. Esta técnica reduce el tiempo necesario para la extracción y también se asocia a una menor incidencia de daños en los órganos. La perfusión de los órganos se realiza a 4 °C. Se pueden utilizar varios líquidos de perfusión, como Wisconsin, Euro-Collins®, Celsior®, histidina-triptófano-cetoglutarato (HTK) o Ringer lactato. Los objetivos de la solución utilizada para la preservación renal son reducir el edema celular inducido por la hipotermia, prevenir la acidosis intracelular, evitar la expansión del espacio intersticial durante la reperfusión, prevenir la lesión inducida por los radicales libres del oxígeno y proporcionar precursores para regenerar el ATP. La perfusión puede llevarse a cabo mediante la canulación única de la aorta abdominal o con la perfusión dual de la aorta y la vena porta. Los estudios *in vitro* han demostrado mejores resultados con la perfusión dual. Además del tipo de perfusión, la presión es otro punto de interés. Los órganos abdominales pueden perfundirse a baja presión (80-100 cmH$_2$O) o a presiones más elevadas utilizando una compresión neumática de la bolsa de perfusión. La perfusión a alta presión (150 mmHg) se utiliza principalmente en los casos de perfusión solo aórtica.

Técnica de extracción de injertos renales de cadáver

A continuación se describe la técnica de extracción de los injertos renales, y en las **figuras 56-1 a 56-3** se muestra el procedimiento quirúrgico:

- Se realiza una doble incisión para acceder al abdomen en cruz[12].
- Se efectúa una incisión sagital en la línea media desde el extremo inferior del esternón hasta el pubis.
- Se realiza una incisión transversal a la altura del ombligo.
- Los órganos abdominales deben inspeccionarse para descartar anomalías como tumores, infecciones o lesiones inflamatorias.
- El peritoneo dorsal se incide lateralmente hasta el colon ascendente y se exponen la vena cava y el uréter derecho. Se realiza la maniobra de Kocher para exponer la vena renal derecha y la porción suprarrenal de la vena cava. Se separa el intestino delgado para exponer los vasos del mesenterio y se liga y secciona la arteria del mesenterio inferior.
- El tronco celíaco y la arteria del mesenterio superior se localizan, se ligan y se seccionan. Luego se expone la arteria aorta.
- La arteria aorta y la vena cava se disecan cranealmente y hasta la bifurcación para ser pinzadas. La aorta y la vena cava se pinzan al nivel del diafragma. Sobre la bifurcación ilíaca, la arteria y la vena se ligan, se seccionan y se canu-

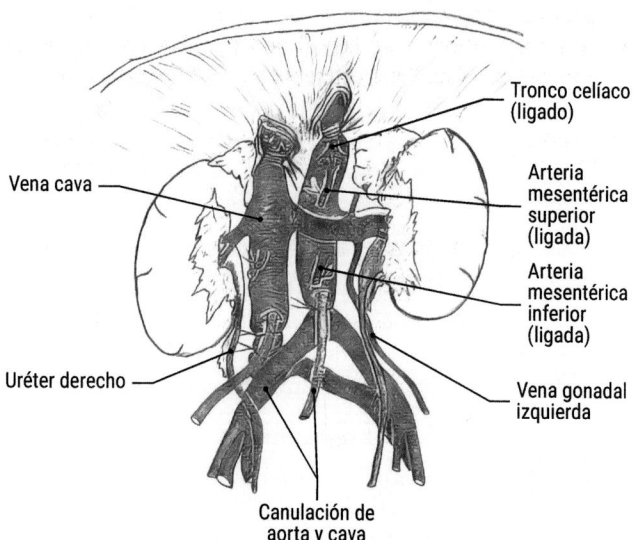

Figura 56-1. Técnica de canulación de la arteria aorta y la vena cava para la extracción renal, con ligadura de ambos vasos a nivel de la bifurcación en ilíacas y cranealmente a los vasos renales.

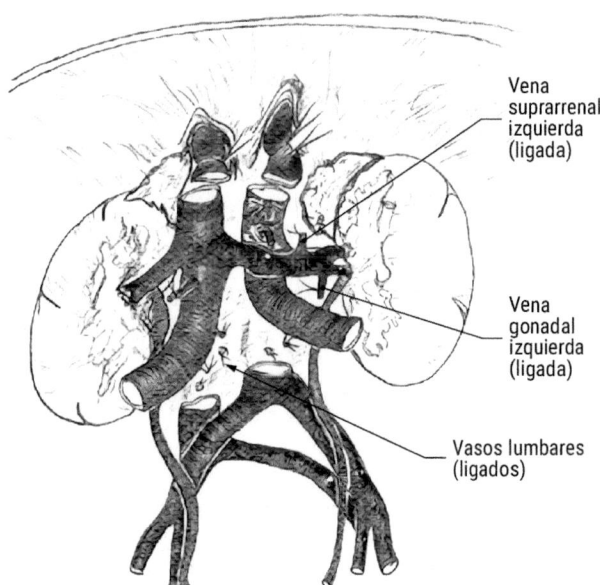

Figura 56-2. Técnica para la extracción renal, con ligadura de vasos gonales y lumbares, que muestra la extracción en bloque de ambos riñones.

lan. Se introduce una cánula de 22-24 Fr en la arteria y la vena cava y se perfunden los órganos con una solución fría. También se recomienda enfriar la cavidad abdominal con hielo granizado. Antes del pinzamiento, deben inspeccionarse los vasos ilíacos para descartar que las arterias renales salgan de la arteria ilíaca.

- Debe mantenerse la irrigación vascular del uréter. Los vasos periureterales deben ser preservados. El uréter se diseca incluyendo los vasos gonadales.
- Los riñones derecho e izquierdo se disecan a través de la fascia de Gerota. Se abre el mesocolon para unir la disección del riñón izquierdo con el derecho.
- Ambos riñones se extraen en bloque con la aorta y la cava. El plano de disección debe seguir el músculo y el ligamento paravertebrales para disminuir al mínimo las lesiones vasculares.
- Los dos riñones con los vasos extraídos en bloque se transfieren a una mesa diferente para su preparación en la

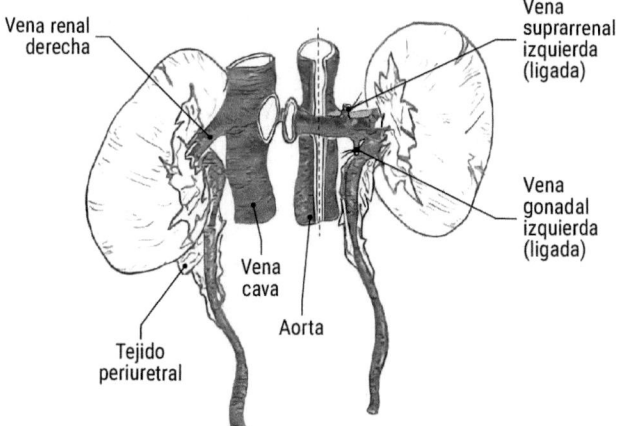

Figura 56-3. Técnica para la extracción renal que muestra la sección de la aorta en la línea media y de la vena cava a nivel de la salida de la vena renal izquierda, para poder alargar la vena renal derecha con la vena cava.

mesa posterior. Es fundamental extraer ambos riñones y prepararlos, manteniendo un parche de aorta para las arterias renales de los dos. Durante la extracción hay que ser cuidadoso ante la posibilidad de anomalías. Entre ellas se incluye, por ejemplo, la existencia de un riñón en herradura, en el que ambos riñones se encuentran fusionados por el polo inferior y con unas pelvis renales orientadas hacia delante y que suelen tener múltiples vasos. La existencia de riñón en herradura no es en sí misma una contraindicación para trasplante; este puede realizarse como un solo trasplante o dividiendo los dos por el istmo.

- La aorta debe ser cortada en la línea media. Por lo tanto, cada parche de la aorta contiene el *ostium* de la arteria renal y posibles arterias polares.
- La vena cava debe cortarse al nivel del *ostium* de la vena renal izquierda. La vena renal derecha es más corta y suele ser necesario prolongarla. La prolongación de la vena renal derecha se lleva a cabo en tabla posterior.
- Se recomienda una disección limitada del tejido perihiliar para evitar la isquemia o el daño de los vasos pequeños.

Tras la extracción, los riñones se preparan para obtener los mejores resultados y se reparan las posibles alteraciones. La presencia de anomalías anatómicas no es una contraindicación para el trasplante. No obstante, los injertos con anomalías anatómicas se asocian con una cirugía más compleja y un tiempo de intervención más largo y pueden mostrar un retraso en la función de los injertos[12]. Estas lesiones pueden consistir en:

- Daño arterial: capa íntima endotelial, aterosclerosis, daño de arterias colaterales o polares. Es frecuente encontrar múltiples arterias renales. Se estima que hasta el 18 % de los riñones tienen dos arterias renales, y el 2 %, tres arterias.
- Daño del parénquima renal: perfusión inadecuada, quistes renales, traumatismos o lesiones renales.
- Daños en las vías urinarias: hidronefrosis, uréter corto.

Una vez extraído el riñón, la preservación hasta realizar el implante puede hacerse con conservación en frío (nevera) o en máquina de perfusión pulsátil[1]. La máquina de perfusión pulsátil está especialmente indicada en riñones procedentes de donantes de criterio expandido y asistolia. La conservación en máquina de perfusión pulsátil pretende: disminuir el edema celular inducido por la hipotermia, prevenir la acidosis intracelular, la expansión del espacio intersticial durante la reperfusión y la lesión inducida por los radicales libres de oxígeno y proveer de precursores para regenerar ATP. La máquina de perfusión pulsátil parece asociarse con menor fallo primario y menor función retardada. Sin embargo, no hay clara evidencia de que mejore la supervivencia del injerto y del paciente a medio y largo plazo[1].

Técnica de extracción de injertos renales de donante vivo

El trasplante de riñón con injertos de donante vivo ofrece mejores resultados funcionales[3]. Generalmente suele emplearse un riñón izquierdo, ya que la vena renal posee una mayor longitud. Sin embargo, deben tenerse presentes otros factores: debe seleccionarse el injerto cuya nefrectomía afecte en menor medida al donante[19]. Actualmente, más del 95 % de las nefrectomías para trasplante renal de donante vivo se realizan por vía laparoscópica[1]. Aunque una extracción laparoscópica puede asociarse con unos tiempos levemente más largos de isquemia caliente (con diferencias que no superan los 2 minutos), este abordaje se asocia con menor sangrado, menor estancia hospitalaria, recuperación más rápida y menos complicaciones. El empleo de laparoscopia asistida con la mano para el pinzamiento vascular y la extracción renal permite reducir los tiempos de isquemia sin aumentar las complicaciones, salvo la posibilidad de mayor hernia incisional[19]. La retroperitoneoscopia también es utilizada por algunos grupos para la extracción renal de donante vivo. Avances tecnológicos introducidos en la donación renal son la técnica por puerto único, el empleo de orificios naturales (p. ej., la extracción vaginal en mujeres) o la cirugía robótica. Respecto a la técnica quirúrgica, existe controversia sobre el método de pinzamiento vascular, en relación con el empleo de clips con cierre tipo Hem-o-lok®; este tipo de dispositivos actualmente está contraindicado en la nefrectomía por donante renal en Estados Unidos debido a la descripción de algún fallo en el pinzamiento de los vasos renales, por lo que que su empleo no está recomendado en España. Otros dispositivos disponibles son los clips sin cierre, que pueden asociarse con una tasa de fallo del 4,9 % y no se aconsejan en el hilio renal. El empleo de endograpadoras permite un pinzamiento vascular mediante transfixión y suele ser la técnica empleada en la cirugía del donante renal vivo[19].

TÉCNICA QUIRÚRGICA DEL TRASPLANTE RENAL

La técnica del trasplante renal consiste en la colocación del injerto de modo heterotópico, generalmente en la fosa ilíaca[20]. Sin embargo, existen diversas alternativas. Inicialmente los trasplantes renales se describieron con el injerto a nivel del muslo por Yuri Voronoy en 1933, y por Landsteiner y Hufnagel en 1945. La técnica del trasplante renal con la anastomosis vascular de los vasos renales se basa en los artículos de Alexis Carrel a principios del siglo xx. René Kus, en 1951, describió la técnica en la fosa ilíaca, y Joseph Murray realizó el que se considera el primer trasplante renal exitoso en 1954 en gemelos idénticos, y en 1961 el primer trasplante en el que donante y receptor no estaban emparentados, recibiendo el Premio Nobel en 1990[21]. Sin embargo, en ocasiones, la fosa ilíaca no es accesible, y se plantea el trasplante ortotópico, descrito por José María Gil Vernet en 1978, en el que el riñón se coloca en su posición natural. La indicación de un trasplante renal con colocación ortotópica suele relacionarse con obesidad, arteriosclerosis intensa, trombosis de la vena cava o trasplantes previos o cirugías en las fosas ilíacas, que limiten la realización del trasplante en esta localización[22].

Trasplante renal heterotópico

Presenta las ventajas de una mayor facilidad técnica para realizar la cirugía, es más accesible en caso de requerirse rein-

tervención, la vejiga está más cercana de modo que pueden implantarse con uréteres cortos y, en caso de ser necesaria la trasplantectomía, es más fácil de realizar; el injerto emplazado en la fosa ilíaca es accesible tanto a una eventual biopsia diagnóstica como a un procedimiento percutáneo en caso de ser necesario tras el trasplante[1]. Además, permite la posibilidad de un acceso extraperitoneal directo a los vasos ilíacos y realizar una adecuada anastomosis directa del uréter del injerto a la vejiga[20,23].

Para la técnica quirúrgica el injerto se implanta en la fosa ilíaca. Para ello, el paciente se coloca en decúbito supino y se practica una incisión ilioinguinal. El trasplante se realiza más frecuentemente en el lado derecho, ya que los vasos ilíacos están más superficiales en este lado, colocándose generalmente el riñón contralateral, es decir, el riñón izquierdo en la fosa ilíaca derecha, ya que el pedículo vasculoureteral se encuentra en la misma disposición y la pelvis renal se localiza por delante, siendo más accesible[1,12]. En el caso del riñón izquierdo, si se coloca en la fosa ilíaca derecha, la vía quedará posterior. Otro aspectos de consideración en la ubicación del riñón en una u otra fosa es también la existencia de trasplantes renales previos, de ateromatosis ilíaca o de catéteres femorales venosos o similares[16].

La incisión se realiza dos traveses de dedo medial a la espina ilíaca anterosuperior. Esta incisión sigue un trayecto craneocaudal lateral a la línea media y, en la parte inferior, describe una curva y se extiende hacia la línea media. De este modo, paralela al ligamento inguinal-arco crural, llega hasta la zona donde se palpa la sínfisis del pubis[23]. Se realiza la apertura por planos: subcutáneo, aponeurosis y músculos oblicuos externos del abdomen. Seguidamente se accede al espacio extraperitoneal seccionando los vientres musculares del oblicuo interno y del transverso del abdomen. Mediante una disección extraperitoneal se localizan los vasos ilíacos externos a los que se va a realizar la anastomosis vascular de la arteria y la vena del injerto renal con sutura no absorbible. Antes de llevar a cabo la disección y la preparación para la colocación del injerto debe tenerse presente que en este plano se localizan los vasos epigástricos inferiores, que suelen ligarse para así asegurar una mayor exposición del campo quirúrgico. En el varón, además, se identifica el cordón espermático, cuya ligadura debe evitarse ya que conllevaría el desarrollo de atrofia testicular e incluso hidrocele secundario[23]. Sin embargo, suele realizarse la movilización del cordón espermático para una adecuada exposición del campo quirúrgico. En el caso de las mujeres, se localiza el ligamento redondo, que puede ligarse para tener una mejor exposición del campo quirúrgico[20].

Tras una adecuada disección del campo quirúrgico y la liberación de los vasos ilíacos, se procede a las anastomosis vasculares. Se recomienda que la liberación vascular no sea más extensa de lo necesario, ya que puede asociarse con la aparición más frecuente de linfocele[1]. Las anastomosis vasculares suelen realizarse en la zona distal de los vasos ilíacos externos. Sin embargo, en los receptores pediátricos la anastomosis suele ser más proximal, ya sea en la vena cava o la ilíaca común, que tienen un mayor calibre[24]. La anastomosis arterial suele realizarse también a nivel de las arterias ilíacas externas. Es preciso valorar la presencia de arteriosclerosis, a fin de efectuar la anastomosis en una zona sin ateroma. La propia etiopatogenia que conlleva la insuficiencia renal hace que con frecuencia los candidatos a trasplante renal tengan ateromatosis que puede afectar la práctica del trasplante. La existencia de ateromatosis no es en sí misma una contraindicación para el trasplante. El trasplante renal está asociado en este grupo de pacientes a una menor morbilidad y mortalidad que en pacientes en diálisis. Ahora bien, es preciso tener presente que se asocia con una mayor tasa de complicaciones vasculares. En ocasiones, la existencia de arteriosclerosis extensa conlleva la necesidad de practicar endarterectomía o de utilizar injertos sintéticos, ya sea previamente al trasplante o durante la cirugía del trasplante renal. También es preciso evaluar la existencia de arteriosclerosis en la arteria del injerto. Se aconseja que la arteria renal contenga parche de aorta para realizar una anastomosis terminolateral; sin embargo, en muchos casos no existe parche, ya sea por la existencia de arteriosclerosis o porque en los injertos procedentes de vivo no existe parche de aorta[20].

Una vez completada la anastomosis de la arteria y la vena, se comprueba la adecuada perfusión del injerto renal. Seguidamente se realiza la anastomosis del uréter a la vejiga, dejando colocado habitualmente un catéter doble «J» y una sonda vesical. En ocasiones, la anastomosis arterial se efectúa a la arteria hipogástrica de modo terminoterminal. Suele preferirse la anastomosis a la ilíaca externa, dado que en casos de anastomosis vascular a la ilíaca externa de modo terminoterminal se requiere una disección más profunda, y la ligadura y sección de la ilíaca interna conlleva la existencia de alteración de la vascularización pélvica. A modo de ejemplificar los posibles efectos, la realización de procedimientos endovasculares con oclusión de los vasos hipogástricos o ilíacos internos se utiliza para disminuir el tamaño prostático y mejorar los síntomas del tracto urinario inferior y también en casos de hematurias persistentes. Uno de los principales efectos de la ligadura de la arteria hipogástrica es la aparición de disfunción eréctil[23].

Tras las anastomosis vasculares se procede al implante de la vía urinaria, que suele practicarse mediante implante del uréter del injerto a la vejiga del receptor. Entre las técnicas de reimplante vesical una de las más frecuentemente utilizadas es la técnica Lich-Gregoire, que consiste en una anastomosis directa del uréter a la vejiga, sin crear un sistema antirreflujo. Tiene las ventajas de que es más fácil y rápida de realizar y se acompaña de una menor incidencia de estenosis y hematuria. Se ha comprobado que la aplicación de una técnica sin mecanismo antirreflujo no se asocia con peores resultados funcionales. Por otro lado, la técnica de Leadbetter-Politano se lleva a cabo con un abordaje intravesical a través de una cistostomía; se crea un túnel submucoso que actúa como mecanismo antirreflujo. Una ventaja de la técnica sin mecanismo antirreflujo reside en que, si es necesario realizar un abordaje endoscópico o transureteral de la vía urinaria, este es más sencillo técnicamente[20,25]. Aunque una técnica extravesical, como la mencionada de Lich-Gregoire, es una de las más utilizadas, existen otras alternativas, como la técnica de Taguchi (o *U-stitch*), en la que se realiza una cistostomía a través de la cual se pasa el uréter espatulado que lleva pasado un punto de sutura en forma de «U» para anclarlo a la pared vesical. En esta técnica no se efectúa realmente una anastomosis urotelial, sino que se fija en el uréter con el punto pasado previamente. También está descrita la técnica de espesor total mediante la cual se lleva a cabo la anastomosis del uréter espatulado con sutura continua con puntos que incluyen todo el espesor de la pared vesical[26]. En ocasiones, el uréter del donante no puede anastomosarse a la vejiga del receptor, y en estos casos suele emplearse la anastomosis al uréter nativo del receptor, por ejemplo, en casos de ausencia de vejiga, vejigas neurógenas con mala acomodación, reflujo vesicoureteral y uréteres muy cortos. Generalmente, cuando se practica la anastomosis de la vía urinaria, se deja un catéter ureteral doble «J», ya que ofrece mejores resultados en cuanto a que se asocia con menos complicaciones como fístula y estenosis ureteral y menor incidencia de hematuria, aunque puede relacionarse con mayor incidencia de complicaciones; por ello, es necesario una retirada precoz tanto de la sonda vesical como del catéter doble «J»)[27,28]. En las **figuras 56-4** y **56-5** se muestra la técnica del trasplante renal con anastomosis de los vasos renales a las ilíacas. En la **figura 56-6** se ilustra la técnica del trasplante renal en un paciente con un uréter doble.

Trasplante renal robótico

Actualmente, existe experiencia con el trasplante renal robótico. Este abordaje quirúrgico, que es menos invasivo que la cirugía abierta, pretende obtener resultados funcionales similares, con reducción de las complicaciones, como la infección de la herida quirúrgica, y mejoría de la estancia hospitalaria[1]. El paciente suele colocarse en posición de litotomía, en Trendelenburg. Se realiza una incisión supraumbilical

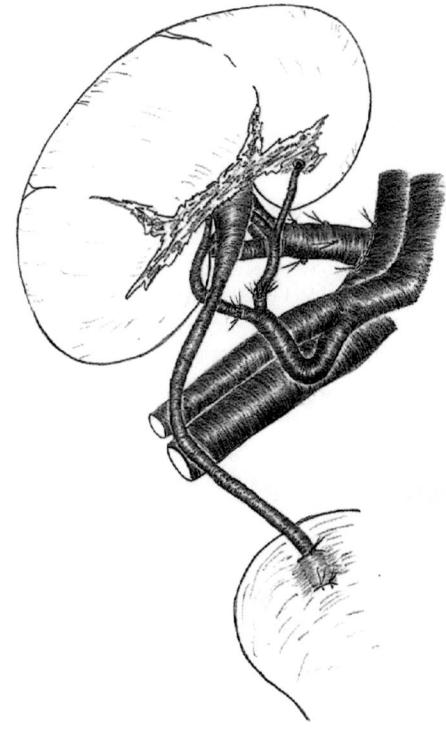

Figura 56-4. Trasplante renal con anastomosis arterial a arteria hipogástrica.

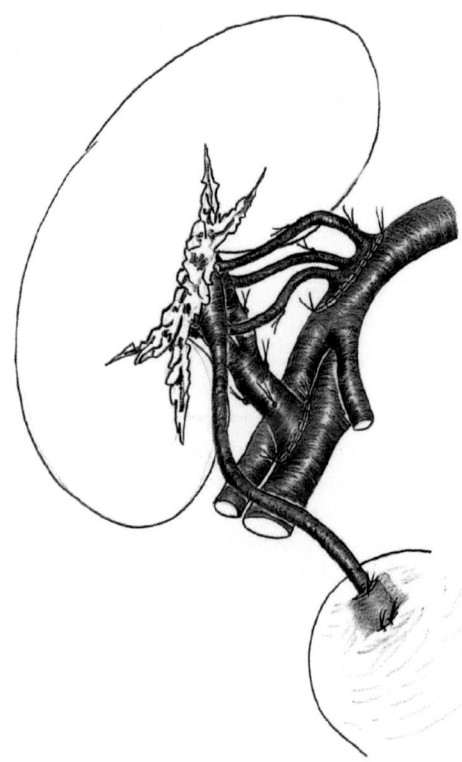

Figura 56-5. Trasplante renal con anastomosis arterial de parche que contiene 3 arterias renales y anastomosis ureteral con técnica intravesical.

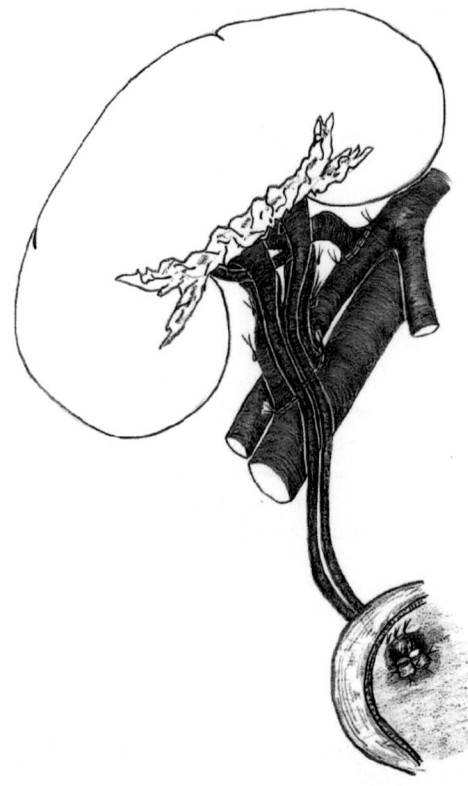

Figura 56-6. Trasplante renal con doble sistema ureteral y anastomosis con técnica intravesical.

para insertar el riñón[29]. Al igual que en la cirugía abierta, la anastomosis se efectúa a los vasos ilíacos, aunque en el caso del trasplante robótico el abordaje suele ser intraperitoneal, creando un bolsillo retroperitoneal para alojar el riñón. Actualmente, el trasplante robótico se plantea en casos de donante vivo y con escasa arteriosclerosis, aunque sus indicaciones están en expansión. Sin embargo, a fecha de hoy, el trasplante renal con un abordaje abierto sigue considerándose el procedimiento de elección[1].

Trasplante renal ortotópico

El riñón se coloca en su localización original, es decir, la fosa lumbar izquierda, con anastomosis a la vena renal y la arteria esplénica. Para ello, con el paciente en decúbito lateral derecho, se realiza un abordaje retroperitoneal del hilio esplénico a través de una lumbotomía. En primer lugar, se efectúa la nefrectomía izquierda, con resección de la 12ª costilla. Para preservar toda su longitud, la vena renal se liga lo más cerca posible del parénquima renal, incluida su bifurcación. Debido a la insuficiencia renal, los riñones están atróficos y la arteria renal suele ser de pequeño calibre y no puede utilizarse en la mayoría de los casos para la anastomosis vascular. Para ello, se diseca la arteria esplénica, que suele encontrarse por encima de la cola pancreática, y se expone inmediatamente debajo del peritoneo parietal, detrás de la superficie anteromedial de la glándula suprarrenal[30]. La anastomosis de la vía urinaria se efectúa con anastomosis de la pelvis del receptor con la pelvis renal del donante o con el uréter, dejando un catéter de drenaje, ya sea nefrostomía o catéter doble «J»[22].

En ocasiones, la anastomosis arterial puede realizarse a la arteria renal y, a veces, debe hacerse a la aorta o la arteria mesentérica inferior cuando no es posible a la arteria esplénica. Respecto a la anastomosis venosa, cuando no es posible efectuarla a la vena renal, se plantea hacerlo a la vena esplénica o a la cava. Las complicaciones quirúrgicas asociadas a estos trasplantes renales ortotópicos pueden tener una prevalencia mayor dado que se trata de un tipo de trasplantes técnicamente más complejos. La incidencia de trombosis vascular descrita en la serie de 223 casos de Gil-Vernet fue de 3,4 %: 4 casos de trombosis arterial y 1 caso de trombosis venosa. Respecto a las complicaciones de la vía urinaria, se ha descrito un 16 % de fístulas urinarias en relación con necrosis en la zona de la anastomosis. Las tasas de supervivencia de los injertos son de 87 %, 59,3 % y 34,5 % al cabo de 1, 10 y 20 años de seguimiento, respectivamente[22].

Trasplantes renales complejos

En este epígrafe se incluyen diversas situaciones, como los trasplantes vascularmente complejos. La arteriosclerosis es frecuente en pacientes con insuficiencia renal y puede ser una razón que contraindique la práctica de un trasplante renal. Además, es la causa más frecuente de fallecimiento, y la segunda causa de pérdida de injertos es cardiovascular. Cada vez es más frecuente realizar trasplantes con órganos que presentan anomalías y/o afecciones vasculares[31,32]. La existencia de arterias renales múltiples en sí misma no se considera un trasplante complejo, pero entraña más riesgo de infarto renal, necrosis tubular aguda y rechazo. Además, en caso de arterias renales múltiples se estima que existe una probabilidad del 8,9 % de complicaciones vasculares tras el trasplante, en comparación con un 2,8 % si se trata de una arteria renal única. La estenosis de la arteria renal es la complicación más común. Aunque no suele asociarse con un efecto en la

función a largo plazo, sí se ha descrito mayor incidencia de retraso en la función del injerto en caso de arterias renales múltiples (16 %) en comparación con arteria renal única (8 %)[33]. En las **figuras 56-7 a 56-11** se muestra la técnica del trasplante renal en injertos vascularmente complejos.

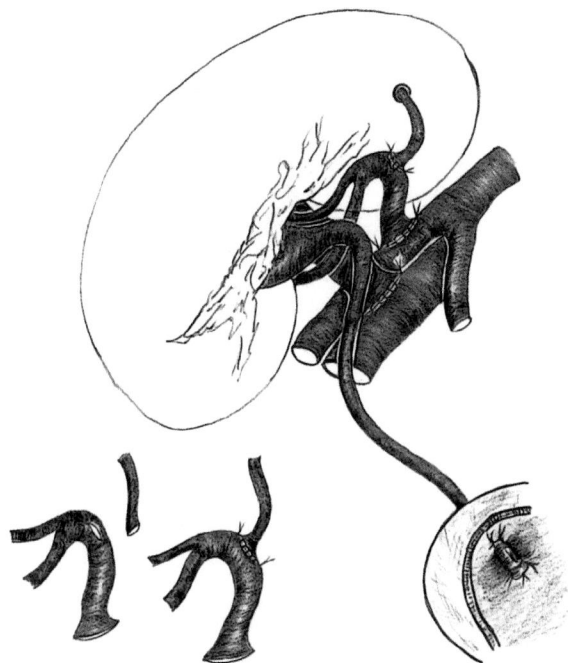

Figura 56-7. Trasplante renal de injerto con arteria polar en el polo superior que se anastomosa a la arteria renal principal.

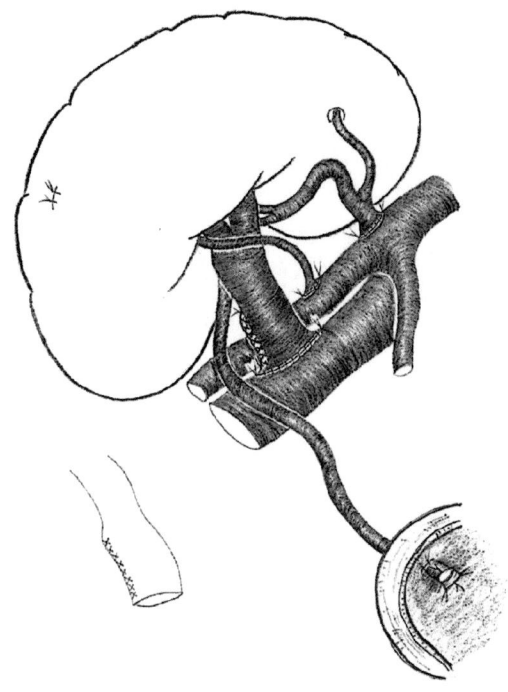

Figura 56-9. Trasplante renal que muestra doble anastomosis arterial y alargamiento de la vena renal derecha con la vena cava.

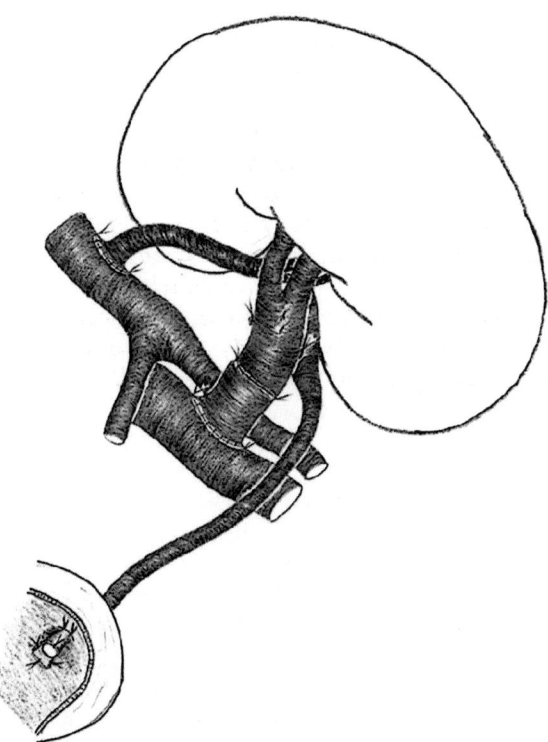

Figura 56-8. Trasplante renal de injerto con vena que se alarga con parche de vena cava.

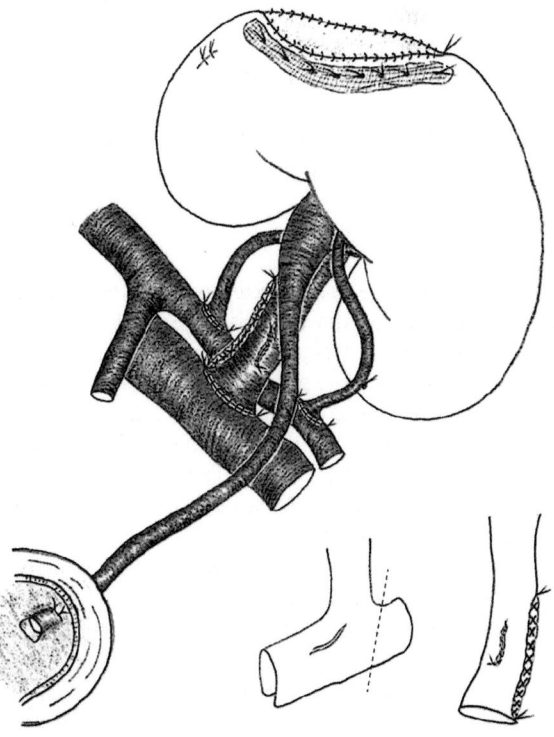

Figura 56-10. Trasplante renal que muestra doble anastomosis arterial, alargamiento de la vena renal derecha con la vena cava, reparación de defecto en la vena renal y quistectomía en el polo superior.

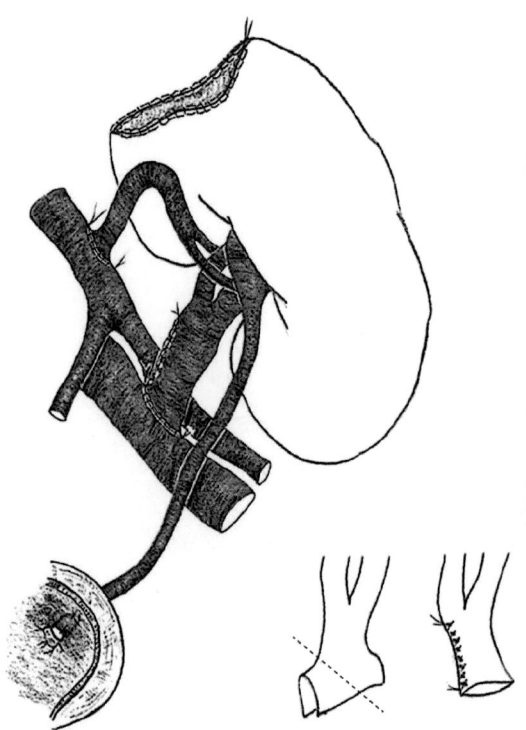

Figura 56-11. Trasplante renal que muestra alargamiento de la vena renal derecha con la vena cava y quistectomía en el polo superior.

Como se ha mencionado previamente, la presencia de arteriosclerosis puede hacer necesaria la práctica de una endarterectomía en el acto quirúrgico, para llevar a cabo una anastomosis vascular adecuada y evitar la trombosis y la liberación de trombos. En casos de extensa arteriosclerosis, puede requerirse incluso la colocación de *bypass* sintéticos previos al trasplante, realizando las anastomosis vasculares a estos. Es preciso tener en cuenta que estos pacientes pueden presentar mayor tasa de complicaciones y peores resultados funcionales[34]. Sin embargo, tienen menor morbimortalidad en comparación con la diálisis[3,5]. Así pues, aunque los receptores vascularmente complejos pueden incluirse en lista de espera para trasplante, es necesario llevar a cabo una adecuada valoración vascular mediante tomografía computarizada y una cuidadosa selección de los receptores. Asimismo, es preciso informar sobre el mayor riesgo quirúrgico[1,34].

En caso de importantes anomalías vasculares puede proponerse una cirugía vascular de ellas y, en un segundo tiempo, el trasplante renal. Esta alternativa se asocia con menor riesgo de infección en caso de empleo de prótesis vasculares, una dosificación del impacto quirúrgico y menor mortalidad. Por el contrario, el trasplante y la cirugía vascular practicados de modo simultáneo presentan las ventajas de una sola anestesia, menor fibrosis asociada que puede permitir una mejor disección y ausencia de necesidad de diálisis postoperatoria[1,35]. Una revisión de más de 1.000 trasplantes constató que fue necesaria una reconstrucción vascular de algún tipo para reparar los vasos renales o preparar el sitio receptor para el trasplante en el 33,0 % de los trasplantes renales. La arteria ilíaca en el 12,3 % de los casos y la arteria renal en el 10,1 % mostraron aterosclerosis grave[31].

La realización de terceros y cuartos trasplantes también supone un grado de complejidad importante, debido a que son pacientes a los que ya se ha intervenido en ambas fosas ilíacas. Este grupo de pacientes presenta una incidencia de complicaciones que en algunas series alcanza hasta el 25,5 %, incluyendo hematoma perirrenal (14,6 %), fístula urinaria (1,2 %), linfocele (4,9 %), estenosis de la arteria renal (2,4 %), trombosis venosa (1,2 %), necrosis tubular aguda (35,4 %) y rechazo agudo (17,1 %)[36]. De acuerdo con los datos de la serie de terceros trasplantes del Hospital Universitario 12 de Octubre, se practicó trasplantectomía en el 80,6 % de los casos. El tercer trasplante registró una incidencia significativamente mayor de linfocele (13,9 % frente a 3,2 % en el primero y 4,5 % en el segundo trasplante, $p < 0,001$), rechazo (34,7 % frente a 14,9 % y 20,5 %, $p < 0,001$) y obstrucción urinaria (11,1 % frente a 3,6 % y 6,3 %, p 0,002). Las tasas de supervivencia del injerto en el primero, segundo y tercer trasplante fueron del 87 %, 86 % y 78 % a 1 año y 83 %, 82 % y 74 % a 3 años, respectivamente[37,38].

El trasplante renal también puede definirse como complejo desde el punto de vista urinario. Para ello se define como vejiga normal aquella que almacena orina a baja presión, no presenta escapes de orina y puede vaciarse completamente con el vaciado[39]. En casos de vejigas disfuncionales se observa una mayor incidencia de bacteriuria asintomática, cistitis y otros procesos infeccionales. Es necesario tener presente que las infecciones urinarias de repetición pueden afectar a la funcionalidad del injerto renal[40]. El mayor riesgo de complicaciones e infecciones se constata en pacientes con enterocistoplastia y derivaciones urinarias[41]. Por ello, en presencia de disfunción vesical no se recomienda realizar el trasplante con derivación ureteral a la vejiga en caso de presiones intravesicales > 40 cmH_2O. En este grupo de pacientes debe vigilarse el residuo posmiccional, y los autocateterismos pueden ser un factor protector de infecciones urinarias y de la función del injerto[42]. La aparición de complicaciones, que incluyen fístula urinaria, uropatía obstructiva y migración del catéter doble «J», es más frecuente en pacientes con enterocistoplastia y vejiga neurógena[41].

Trasplantes renales dobles

El trasplante renal doble de un donante anciano pretende aumentar la masa de nefronas en los casos en que un solo injerto renal no sería suficiente para un receptor y rescatar riñones que no se implantarían como trasplante renal único[43]. La justificación para su realización es que el número de pacientes ancianos con enfermedad renal terminal está aumentando, a lo que se añade que la mortalidad de los pacientes en diálisis es mayor que la de los receptores de trasplantes en todas las franjas de edad[3]. Inicialmente, el trasplante renal doble usando donantes > 60 años para receptores ancianos se planteó en función de la edad del donante y del porcentaje de glomerulosclerosis. Se indicaba el trasplante renal doble con donantes > 75 años y con donantes de 60-74 años y una glomerulosclerosis > 15 %. Los riñones de donantes de 60-74 años y glomerulosclerosis < 15 % se utilizaron en el trasplante renal único[44]. Sin embargo, las diferentes revisiones mostraron que habitualmente la masa nefronal de un

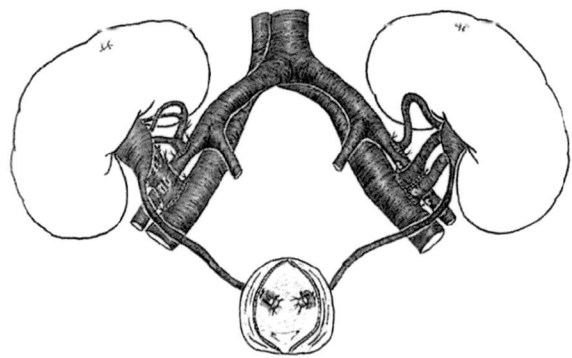

Figura 56-12. Trasplante renal doble con injerto en cada fosa ilíaca.

riñón puede ser suficiente para satisfacer las demandas del receptor. La utilización de trasplantes renales dobles supondría usar dos riñones en un receptor, lo que conllevaría la imposibilidad de trasplantar a dos receptores si se realizaran trasplantes con un solo injerto. Por ello, es fundamental seleccionar los injertos óptimos para cada receptor, teniendo en cuenta edad, características de peso de donante y receptor y características del injerto. Además, el trasplante doble se asocia con una mayor tasa de complicaciones[43]. La revisión de los resultados de esta técnica quirúrgica muestra una importante disminución en cuanto a su empleo. La serie del Hospital Universitario 12 de Octubre revela que entre 1996 y 2004 se realizaron 85 trasplantes renales dobles, con una supervivencia de los injertos a 1 y 4 años de seguimiento del 95 % y 79 %, respectivamente. Sin embargo, tras ajustar criterios y teniendo en cuenta los antecedentes del donante y las características del receptor (edad, peso, sexo y comorbilidad) para adecuar la masa nefronal con el fin de cubrir la mayor parte de la esperanza de vida del receptor, entre 2005 y 2011 se practicaron 25 trasplantes dobles. La mayoría de los riñones utilizados procedían de donantes mujeres > 75 años, cuyo peso era inferior a 65 kg, la creatinina sérica < 1 mg/dl, la causa del fallecimiento un accidente cerebrovascular y el porcentaje de glomerulosclerosis en la biopsia > 15 %. Los receptores eran varones, < 70 años y cuyo peso era > 75 kg[44]. La **figura 56-12** muestra la técnica del trasplante renal doble con un injerto en cada fosa ilíaca.

COMPLICACIONES TRAS EL TRASPLANTE RENAL

Las complicaciones en los pacientes sometidos a trasplante renal tienen una prevalencia del 3-15 %. En ocasiones, pueden conllevar la pérdida de la función del injerto, especialmente si se trata de complicaciones vasculares como las trombosis venosas o arteriales. Con fines didácticos, se distinguen complicaciones médicas y quirúrgicas; en este capítulo se desarrollarán de modo más detallado las complicaciones quirúrgicas.

Complicaciones médicas

Las principales complicaciones médicas son las siguientes:

- Necrosis tubular aguda: se define por la necesidad de diálisis durante la primera semana postrasplante por ausencia de descenso de los productos nitrogenados en 5-7 días después del trasplante o un tiempo superior a 6 días para alcanzar un aclaramiento de creatinina > 10 ml/min.
- Rechazo agudo: puede ser mediado por células T o anticuerpos. El rechazo mediado por linfocitos T se trata con metilprednisolona intravenosa. En casos graves refractarios a los corticoides se aconseja conversión de ciclosporina a tacrólimus o de azatioprina a micofenolato mofetilo. En casos graves puede emplearse terapia de depleción de células T. El rechazo mediado por anticuerpos se trata con metilprednisona durante 3 días y terapia de mantenimiento con micofenolato mofetilo y tacrólimus. Pueden emplearse inmunoglobulinas intravenosas o técnica de plasmaféresis (disminuyen anticuerpos circulantes).
- Rechazo hiperagudo: el rechazo hiperagudo actualmente es muy raro. Se debe a la producción de anticuerpos citotóxicos específicos contra los antígenos HLA del donante y se caracteriza por una coagulación intravascular masiva renal.
- Nefrotoxicidad por fármacos inmunosupresores.
- Recidiva de la nefropatía originaria.

Complicaciones quirúrgicas

La incidencia de complicaciones quirúrgicas puede alcanzar el 15,9 %; entre ellas se incluyen complicaciones vasculares, estenosis de la vía urinaria, fístula urinaria, linfocele sintomático (1,5-7 %), infección de la herida quirúrgica (2-10 %), hematoma o sangrado (3,1 %)[45]. La incidencia es mayor en casos de receptores con comorbilidades o añosos, especialmente pacientes diabéticos o con insuficiencia cardíaca. La existencia de múltiples vasos en el injerto, anomalías vasculares, arteriosclerosis, edad avanzada de donante o receptor, obesidad, diabetes mellitus y ciertas enfermedades en el receptor, como lupus eritematoso sistémico, se asocian con un mayor riesgo de complicaciones vasculares[35]. Las complicaciones vasculares se asocian con un riesgo relativo de pérdida del injerto, con una *odds ratio* del 8,4[46].

De acuerdo con los datos del Hospital Universitario 12 de Octubre de Madrid, las complicaciones más frecuentes fueron las infecciones urinarias (hasta un 10 %), en muchos casos con aislamiento de enterobacterias multirresistentes y enterococos. La incidencia de trombosis venosa fue del 2 %, trombosis arterial 1,6 %, linfocele 1,9 %, fístula urinaria 2,1 %, uropatía obstructiva 3,2 % e infección de la herida quirúrgica 10,2 %. La incidencia de estenosis de la arteria renal fue del 10 %, que en la mayoría de los casos se manejó de forma conservadora[47]. En las **figuras 56-13 a 56-15** se presentan algoritmos diagnóstico-terapéuticos de las complicaciones tras el trasplante renal.

Trombosis vasculares (arteria o vena renal)

Las trombosis vasculares suelen ocurrir precozmente tras realizar el trasplante y a menudo conllevan la pérdida del injerto. La incidencia publicada es del 0,5-3 % para la trombosis de la arteria renal y del 0,5-4 % en el caso de trombosis venosa[35].

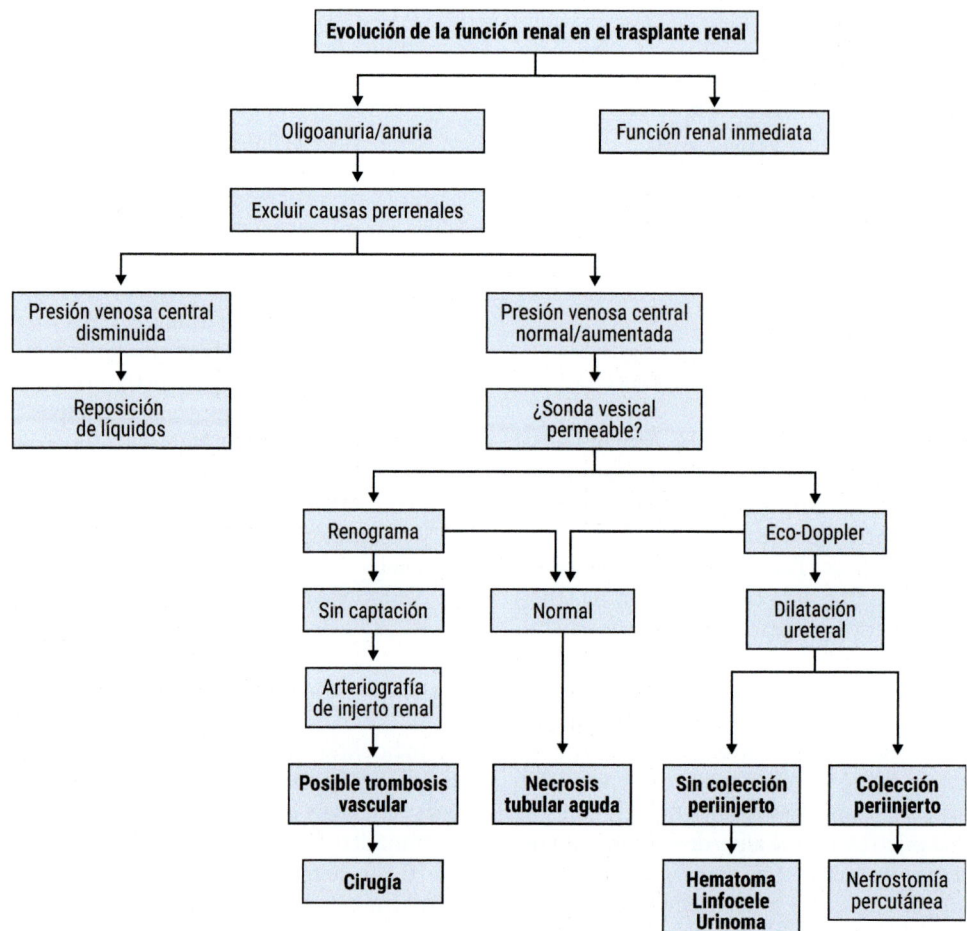

Figura 56-13. Algoritmo del manejo de las complicaciones del trasplante renal en caso de disminución de la diuresis/función renal.

Los factores de riesgo de las trombosis vasculares postrasplante son:

- En el receptor: edades extremas, enfermedad renal de base, arteriosclerosis, trasplante previo, trombofilia.
- En el donante: edades extremas, trasplante de riñón derecho, arterias múltiples.
- Relacionados con la cirugía: problemas técnicos en la perfusión, la extracción o el implante, estado protrombótico, estado hemodinámico del receptor, rechazo agudo intrarrenal.
- Relacionados con el tratamiento inmunosupresor: trombosis intrarrenales por síndrome urémico hemolítico por inhibidores de la calcineurina[45].

Clínicamente se caracteriza por oliguria o anuria súbita. En caso de trombosis venosa suele manifestarse con dolor, hematuria y edema o rotura del injerto. La trombosis arterial suele ser indolora. El diagnóstico se realiza por estudios de imagen no invasivos (ecografía Doppler y/o gammagrafía). La constatación de ausencia de flujo en las arterias renales suele ser diagnóstico de trombosis arterial, mientras que en las trombosis venosas, el injerto suele estar edematoso, hipoecoico, con pérdida de la diferenciación corticomedular[35]. La visualización del trombo permite el diagnóstico. La ecografía Doppler

puede mostrar un flujo reducido o ausente en la vena o un flujo diastólico invertido en la arteria renal debido al aumento de resistencias, hallazgo que también puede observarse en caso de rechazo o necrosis tubular aguda[35]. El tratamiento de las trombosis vasculares del injerto renal es una urgencia médica, que requiere reintervención con trombectomía y reperfusión del injerto. En casos de trombosis arterial, suele ser necesario la nefrectomía. Se ha descrito el tratamiento endovascular de las trombosis de los injertos renales, aunque actualmente su papel y sus indicaciones no están bien definidos[1,35].

Laceración o disrupciones arteriales o venosas

Se trata de una complicación que se pone de manifiesto en el postoperatorio inmediato y que se manifiesta por la anemización debido al sangrado. Suele ser necesario tratamiento quirúrgico urgente. Es preciso tener presente que los pacientes en hemodiálisis presentan con más frecuencia trastornos hemorrágicos o en la coagulación que predisponen al sangrado[35].

Fístulas arteriovenosas y seudoaneurismas intrarrenales

Estas complicaciones suelen aparecer tras la realización de una biopsia del injerto renal, con una incidencia del

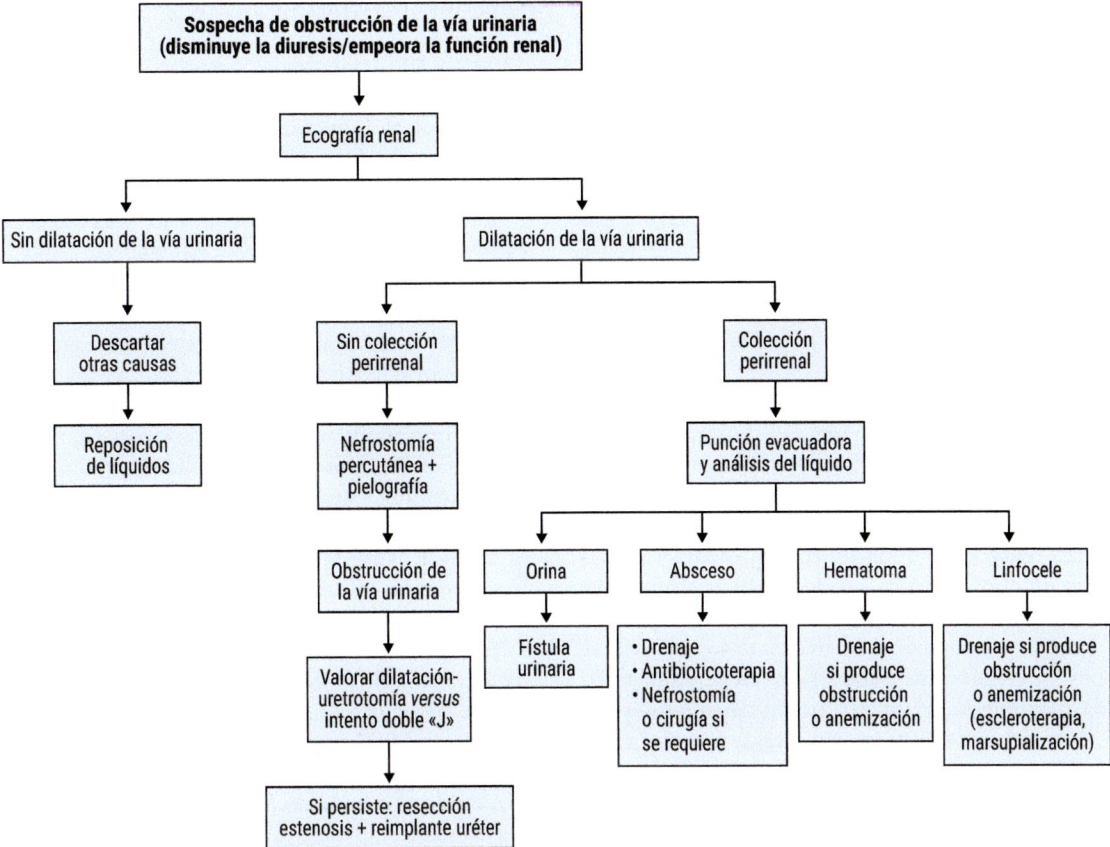

Figura 56-14. Algoritmo diagnóstico-terapéutico ante la sospecha de obstrucción de la vía urinaria.

1-18 %. Clínicamente pueden ser asintomáticas o manifestarse como hematuria o signos graves de sangrado con hipotensión. La ecografía Doppler del injerto permite el diagnóstico de las fístulas arteriovenosas en los injertos renales.

En la mayoría de los casos asintomáticos se produce la resolución espontánea, pudiendo plantearse tratamiento conservador con seguimiento. En los pacientes sintomáticos, el tratamiento de elección suele ser endovascular, con embolización de las fistulas arteriovenosas y los seudoaneurismas intrarrenales[35].

Estenosis de la arteria renal

Es la complicación vascular más frecuente tras los trasplantes renales, con una incidencia del 3-15 %. Entre los factores de riesgo se incluyen trasplante de donante cadáver, donante de criterio expandido, existencia de importante arteriosclerosis, retraso en la función del injerto, existencia de rechazo o infección por citomegalovirus[35]. En muchas ocasiones es asintomática y se diagnóstica con ecografía Doppler. Si es leve y no afecta a la función renal ni causa manifestaciones clínicas, puede realizarse seguimiento. Sin embrago, la este-

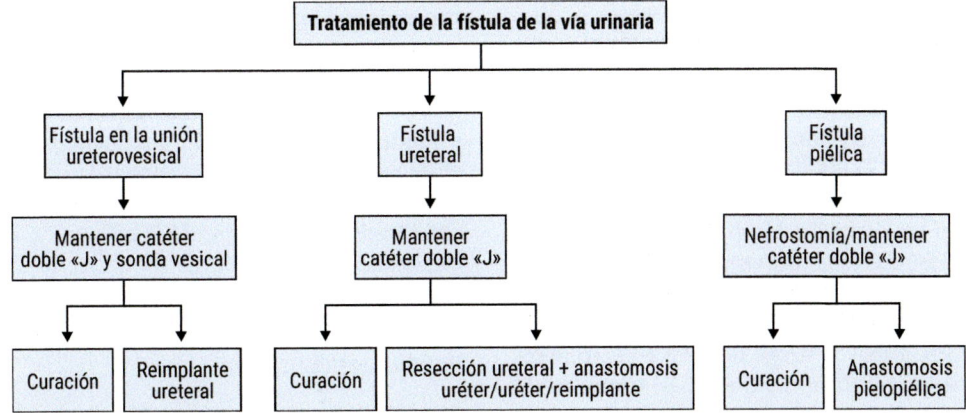

Figura 56-15. Algoritmo terapéutico ante la sospecha de fístula urinaria.

nosis significativa de la arteria renal puede provocar hipertensión arterial y evolucionar a la pérdida del injerto renal[45]. En cuanto a su localización, se clasifican en función de si se encuentran a nivel de la anastomosis iliacorrenal, en la arteria renal propiamente dicha o proximal a la anastomosis vascular, en la aorta o la arteria ilíaca. Las estenosis anastomóticas suelen relacionarse con la técnica quirúrgica y se manifiestan habitualmente en el postrasplante precoz. Las estenosis localizadas en la arteria renal suelen manifestarse de forma más tardía y pueden deberse a la manipulación de la arteria renal o a lesión endotelial mediada inmunológicamente que conduce a hiperplasia de la íntima[35,48].

Fístula urinaria

Suele diagnosticarse por la salida de orina por la herida quirúrgica; tiene una incidencia del 2-6 %. Otros posibles síntomas asociados son el retraso en la función del injerto, dolor o efecto masa en la zona quirúrgica. En ciertos casos de retraso en el diagnóstico puede producirse infección de la orina coleccionada e, incluso, un cuadro de sepsis. El uréter distal es su localización más frecuente y suele deberse a isquemia ureteral. Para evitar la isquemia ureteral, se recomienda mantener la grasa periuretral del injerto y no dejar una longitud ureteral demasiado larga. Sin embargo, la etiología se relaciona con el momento de aparición. Por ejemplo, las que aparecen en el postoperatorio inmediato se relacionan generalmente con problemas en la técnica quirúrgica. La analítica bioquímica de la orina que muestra una creatinina elevada es diagnóstica y permite su diferenciación con el linfocele. Actualmente, se recomienda realizar una prueba de imagen con administración de contraste, que pone en evidencia la fuga de orina en el uréter. En casos leves pueden indicarse tratamiento conservador con doble «J» o nefrostomía. Puede requerirse el reimplante si falla el tratamiento conservador o las fístulas son de tamaño considerable. En caso de necrosis o isquemia ureteral es necesaria la resección del segmento afectado para efectuar una nueva anastomosis. En ocasiones el uréter queda corto y debe plantearse su anastomosis al uréter nativo del receptor[1,26]. El estudio mediante ecografía Doppler revela una onda *parvus et tardus*. El empleo de arteriografía permite confirmar el diagnóstico y, en muchas ocasiones, también el tratamiento de las estenosis mediante angioplastia con colocación de un *stent,* indicado en aquellas sintomáticas o con riesgo de afectación de la función renal. En caso de estenosis significativa en el postoperatorio precoz o si falla el tratamiento endovascular suele plantearse cirugía[1]. Entre las técnicas quirúrgicas empleadas se incluye la resección del segmento estenótico y una nueva anastomosis a la ilíaca o incluso utilización de un *bypass* de safena o injertos biológicos o sintéticos[35].

De acuerdo con los datos del Hospital Universitario 12 de Octubre, la incidencia de fístulas ureterales fue del 2,1 %, con un tiempo medio desde el trasplante hasta su diagnóstico de 24,4 días. El empleo de una anastomosis ureteral intravesical se asocia a mayor riesgo de fístula vesicoureteral. La presencia de complicaciones ureterales, como fístula y estenosis, no se asocia con diferencias significativas en la supervivencia del injerto[47].

Estenosis ureteral

La estenosis ureteral es la obstrucción de la luz ureteral que ocurre por fibrosis; por lo general afecta a la anastomosis ureterovesical, localización que representa el 60-90 % de los casos[26]. Se estima su incidencia en torno al 2-4 % de los trasplantes renales[45]. Si ocurre precozmente suele deberse a problemas quirúrgicos, acodamiento ureteral o compresión extrínseca en relación con la existencia de hematoma o linfocele. La realización de una anastomosis ureterovesical con túnel submucoso antirreflujo se asocia también a mayor probabilidad tanto de dilatación ureteral como de fístula urinaria. Si ocurre tardíamente suele relacionarse con acodaduras, compresiones extrínsecas o alteración de la irrigación sanguínea que conlleva la aparición de isquemia y fibrosis ureteral. El efecto sobre la funcionalidad renal puede explicarse por los cambios que provoca la ligadura de uréter: aumento de moléculas de adhesión, expresión del factor de crecimiento transformante beta 1 (TGF-β1), colágeno de tipos I y IV, fibronectina e infiltración de macrófagos. Hay un estado inflamatorio con aumento de acumulación de matriz extracelular y fibrosis intersticial que se postula que puede provocar rechazo renal[49]. Analizando posibles factores de riesgo, en la base de datos del Hospital Universitario 12 de Octubre, sobre casi 2.000 trasplantes, observamos mayor incidencia en pacientes con infecciones urinarias en el postrasplante (6,1 %), linfocele (25,4 %), fístula ureteral (16,7 %), terceros trasplantes, pared vesical engrosada (6,6 %) y realización de anastomosis ureterovesical intravesical (4,5 %).

La estenosis uretral en muchas ocasiones es asintomática y se manifiesta por el hallazgo de dilatación de la vía urinaria que, si afecta al drenaje ureteral, conlleva al deterioro de la creatinina. El estudio diagnóstico incluye descartar la existencia de litiasis ureteral, compresión extrínseca por hematoma o linfocele e infección por el virus BK[26]. El tratamiento de la estenosis ureteral depende de la gravedad del cuadro y de la situación clínica. El tratamiento agudo se realiza con derivación urinaria, bien con colocación de catéter doble «J», bien con nefrostomía. El tratamiento endoscópico con dilatación usando balón es poco agresivo, pero presenta unas altas tasas de recidiva, especialmente en aquellas > 1 cm de longitud. El empleo de técnicas endourológicas ofrece mejores resultados y puede plantearse en casos de corta longitud como primera línea. La ureterotomía con láser de holmio o corte frío consigue tasas de éxito del 75-83 %. Pueden plantearse *stents* ureterales en casos seleccionados de pacientes con alto riesgo quirúrgico, mala función del injerto o fallo en cirugías previas[50]. La cirugía con resección de la zona estenótica y reimplante vesical ofrece los mejores resultados, aunque en ocasiones se requiere movilizar la vejiga usando colgajos como la técnica de Boari y la vejiga psoica para realizar una anastomosis sin tensión. Al igual que en el tratamiento de las fístulas ureterales, puede ser necesario una anastomosis al uréter nativo del receptor o una pieloureterostomía[26,45].

Reflujo vesicoureteral

Se estima que puede existir reflujo vesicoureteral hasta en el 80 % de los injertos renales. La realización de una anastomosis ureterovesical con técnica antirreflujo permite obtener tasas más bajas de reflujo, pero se asocia con un mayor riesgo de estenosis. Habitualmente suele ser asintomático y solo requiere tratamiento si ocasiona pielonefritis del injerto, infecciones urinarias por reflujo o reflujos de alto grado que afecten a la función renal[45,48]. En caso de reflujos de bajo grado puede plantearse tratamiento antibiótico profiláctico. Cuando se requiere tratamiento quirúrgico, suele plantearse como primera línea el abordaje endoscópico con inyección de un producto balonizante en el meato ureteral de forma submucosa, con tasas de éxito de hasta el 80 %, especialmente si es de bajo grado. La cirugía con reimplantación ureteral y creación de un túnel submucoso suele emplearse tras el fallo del tratamiento endourológico o en caso de reflujos importantes con repercusión en la función renal, ofreciendo tasas de éxito de hasta el 100 %[48].

Linfocele

Está causado por la acumulación de linfa en el campo quirúrgico. La mayoría de los linfoceles son asintomáticos. El tratamiento puede realizarse mediante drenaje percutáneo con diferentes sustancias que producen esclerosis del linfocele, como povidona yodada, bleomicina, amidotriazoato, etanol y tetraciclinas. En caso de persistencia, se plantea tratamiento quirúrgico con marsupialización[1].

Hematuria

La hematuria en los pacientes trasplantados suele aparecer en el postoperatorio inmediato y habitualmente se soluciona con tratamiento conservador. Su incidencia se estima hasta en el 12 %, pero es raro que se requiera lavado vesical o incluso cirugía con hemostasia. En caso de hematuria en pacientes trasplantados es preciso descartar una infección urinaria. Infecciones fúngicas, por el virus BK, adenovirus, citomegalovirus y herpes virus pueden asociarse a hematuria. Más allá del postoperatorio, al igual que en los pacientes no trasplantados, en caso de hematuria es preciso descartar la existencia de una neoplasia urológica, más frecuente en los receptores renales, entre otras causas por la inmunosupresión, incluyéndose los tumores renales tanto en los injertos trasplantados como en los riñones nativos. Los tumores de

vejiga son otras causas de hematuria, junto con causas nefrológicas como rechazo crónico, recidiva de las causas de insuficiencia renal como glomerulonefritis[1,26].

Litiasis urinaria

Se estima que el riesgo de litiasis en los pacientes trasplantados es del 0,2-1,8 %. Puede estar presente en el momento del trasplante o formarse tras la cirugía. En caso de litiasis en el injerto renal diagnosticada antes del trasplante, puede realizarse cirugía de esta, con extracción de la litiasis mediante un abordaje endoscópico a través del uréter del injerto renal durante la preparación en banco del injerto[48]. La composición más frecuente de las litiasis en los receptores de trasplante renal son cálcicas, conteniendo fosfatos y oxalato. Otras posibles composiciones de las litiasis son estruvita y ácido úrico. La existencia de hiperparatiroidismo, hipofosfatemia asociada a la insuficiencia renal, obstrucción ureteral e infecciones de orina y el empleo de ciclofosfamida y corticoides se consideran factores de riesgo[48]. En caso de uropatía obstructiva con dolor, deterioro de la función renal o sepsis debe realizarse derivación de la vía urinaria, en general con colocación de nefrostomía percutánea. En pacientes asintomáticos con litiasis menores de 4 mm y sin dilatación de la vía urinaria, en los que la tasa de expulsión alcanza el 60 %, puede realizarse seguimiento[48]. La alcalinización urinaria está indicada en litiasis por ácido úrico. Las técnicas de tratamiento de las litiasis incluyen la litotricia extracorpórea con ondas de choque –por lo general indicada en litiasis renales de menos de 15 mm–, la cirugía con nefrolitotomía percutánea –habitualmente indicada en litiasis renales mayores de 20 mm– y la cirugía endourológica en caso de litiasis ureterales. Sin embargo, es preciso tener presente una mayor dificultad para todas ellas en los injertos renales, una menor tasa de éxito y mayor riesgo de complicaciones[1,48].

Hernia incisional

La incidencia de hernia incisional tras el trasplante renal publicada indica unos valores entre el 1,1 % y el 7 %. Un mayor índice de masa corporal, edad mayor de 50 años, riñones procedentes de donantes fallecidos y reintervenciones se consideran factores de riesgo para su aparición[48].

REFERENCIAS BIBLIOGRÁFICAS

1. Breda A, Budde K, Figuereido A et al. EAU Guidelines on Renal Transplantation. European Association of Urology, 2022.
2. Wolfe RA, Ashby VB, Milford EL et al. Comparison of mortality in all patients on dialysis, patients on dialysis awaiting transplantation, and recipients of a first cadaveric transplant. N Engl J Med 1999; 341: 1725-30.
3. Andre M, Huang E, Everly M, Bunnapradist S. The UNOS Renal Transplant Registry: review of the last decade. Clin Transpl 2014; 1-12.
4. Organización Nacional de Trasplante (ONT). Actividad de donación y trasplante. Disponible en: https://www.ont.es/https-www-ont-es-informacion-a-los-profesionales-4-actividad-de-donacion-y-trasplante-4-5/
5. Kute VB, Vanikar AV, Patel HV et al. Outcome of renal transplantation from deceased donors: experience from developing country. Ren Fail 2014; 36: 1215-20.
6. Broseta E, Budía A, Burgués JP, Luján S. Urología práctica. Barcelona: Elsevier. 2021.

7. Leiva Galvis O, Díaz González R. Patología quirúrgica. Urología. Madrid: Luzán, 1998.
8. Bos EM, Leuvenink HGD, Van Goor H, Ploeg RJ. Kidney grafts from brain dead donors: inferior quality or opportunity for improvement? Kidney Int 2007; 72: 797-805.
9. A definition of irreversible coma. Report of the Ad Hoc Committee of the Harvard Medical School to examine the definition of brain death. JAMA 1968; 205: 337-40.
10. Huang E, Poommipanit N, Sampaio MS et al. Intermediate-term outcomes associated with kidney transplantation in recipients 80 years and older: an analysis of the OPTN/UNOS database. Transplantation 2010; 90: 974-9.
11. Boissier R, Hevia V, Bruins HM et al. The risk of tumour recurrence in patients undergoing renal transplantation for end-stage renal disease after previous treatment for a urological cancer: a systematic review. Eur Urol 2018; 73: 94-108.
12. Passas-Martínez JB, Medina Polo J. Brain dead cadaver donors. En: Figueiredo A, Lledó-García E, eds. European Textbook on Kidney Transplanta-

tion. [Internet]. European Association of Urology –EAU Section of Transplantation Urology. Disponible en: UROsource.com

13. Nagareda T, Kinoshita Y, Tanaka A et al. Clinicopathology of kidneys from brain-dead patients treated with vasopressin and epinephrine. Kidney Int 1993; 43: 1363-70.

14. O'Callaghan JM, Knight SR, Morgan RD, Morris PJ. Preservation solutions for static cold storage of kidney allografts: a systematic review and meta-analysis. Am J Transplant 2012; 12: 896-906.

15. Opelz G, Döhler B. Multicenter analysis of kidney preservation. Transplantation 2007; 83: 247-53.

16. Brockmann JG, Vaidya A, Reddy S, Friend PJ. Retrieval of abdominal organs for transplantation. Br J Surg 2006; 93: 133-46.

17. Starzl TE, Miller C, Broznick B, Makowka L. An improved technique for multiple organ harvesting. Surg Gynecol Obstet 1987; 165: 343-8.

18. Nakazato PZ, Concepcion W, Bry W et al. Total abdominal evisceration: an en bloc technique for abdominal organ harvesting. Surgery 1992; 111: 37-47.

19. García-Baquero R, Fernández-Ávila CM, Salvatierra Pérez C et al. [Living-donor renal transplant. State of the art]. Arch Esp Urol 2021; 74: 979-90.

20. Benoit G, Delmas V, Gillot C, Hureau J. Anatomical bases of kidney transplantation in man. Anat Clin 1984; 6: 239-45.

21. Stefoni S, Campieri C, Donati G, Orlandi V. The history of clinical renal transplant. J Nephrol 2004; 17: 475-8.

22. Musquera M, Peri LL, Álvarez-Vijande R et al. Orthotopic kidney transplantation: an alternative surgical technique in selected patients. Eur Urol 2010; 58: 927-33.

23. González J, Jue JS, Farag A, Ciancio GC. [Renal allograft transplant: anatomic description]. Arch Esp Urol 2021; 74: 922-32.

24. Hebert SA, Swinford RD, Hall DR, Au JK, Bynon JS. Special considerations in pediatric kidney transplantation. Adv Chronic Kidney Dis 2017; 24: 398-404.

25. Politano VA, Leadbetter WF. An operative technique for the correction of vesicoureteral reflux. J Urol 1958; 79: 932-41.

26. Ballesteros Ruiz C, Álvarez-Maestro M, Alonso Dorrego JM et al. [Kidney transplant urinary complications. Diagnosis and treatment]. Arch Esp Urol 2021; 74: 1029-39.

27. Wilson CH, Rix DA, Manas DM. Routine intraoperative ureteric stenting for kidney transplant recipients. Cochrane Database Syst Rev 2013; (6): CD004925.

28. Thompson ER, Hosgood SA, Nicholson ML, Wilson CH. Early versus late ureteric stent removal after kidney transplantation. Cochrane Database Syst Rev 2018; 1(1): CD011455.

29. Territo A, Diana P, Gaya JM et al. Robot-assisted kidney transplantation: state of art. Arch Esp Urol 2021; 74: 970-8.

30. Gil-Vernet JM, Caralps A, Ruano D. New approach to the splenic vessels. J Urol 1978; 119: 313-5.

31. Sagban TA, Baur B, Schelzig H, Grabitz K, Duran M. Vascular challenges in renal transplantation. Ann Transplant 2014; 19: 464-71.

32. De Rosa P, Santangelo M, Scala A et al. Difficult vascular conditions in kidney transplantation. Transplant Proc 2006; 38: 1040-3.

33. Vaccarisi S, Bonaiuto E, Spadafora N et al. Complications and graft survival in kidney transplants with vascular variants: our experience and literature review. Transplant Proc 2013; 45: 2663-5.

34. Bessede T, Droupy S, Hammoudi Y et al. Surgical prevention and management of vascular complications of kidney transplantation. Transpl Int 2012; 25: 994-1001.

35. Gómez Dos Santos V, Hevia Palacios V, Galeano Álvarez C et al. [Renal allograft transplant vascular complications. Diagnostic and treatment]. Arch Esp Urol 2021; 74: 1013-28.

36. Izquierdo L, Peri L, Piqueras M et al. Third and fourth kidney transplant: still a reasonable option. Transplant Proc 2010; 42: 2498-502.

37. Santos-Pérez de la Blanca R, Medina-Polo J, Peña-Vallejo E et al. Iterative renal transplantation: our experience on third transplants. Int Urol Nephrol 2021; 53: 1097-104.

38. Blanco M, Medina J, González E et al. Third kidney transplantation: a permanent medical-surgical challenge. Transplant Proc 2009; 41: 2366-9.

39. Barry JM. Kidney transplantation into patients with abnormal bladders. Transplantation 2004; 77: 1120-3.

40. Neild GH, Dakmish A, Wood S, Nauth-Misir R, Woodhouse CRJ. Renal transplantation in adults with abnormal bladders. Transplantation 2004; 77: 1123-7.

41. Blanco M, Medina J, Pamplona M et al. Outcome of renal transplantation in adult patients with augmented bladders. Transplant Proc 2009; 41: 2382-4.

42. Marchal S, Kalfa N, Iborra F et al. Long-term outcome of renal transplantation in patients with congenital lower urinary tract malformations: a multicenter study. Transplantation 2020; 104: 165-71.

43. Gill J, Cho YW, Danovitch GM et al. Outcomes of dual adult kidney transplants in the United States: an analysis of the OPTN/UNOS database. Transplantation 2008; 85: 62-8.

44. Medina-Polo J, Pamplona-Casamayor M, Miranda-Utrera N et al. Dual kidney transplantation involving organs from expanded criteria donors: a review of our series and an update on current indications. Transplant Proc 2014; 46: 3412-5.

45. Eufrásio P, Parada B, Moreira P et al. Surgical complications in 2000 renal transplants. Transplant Proc 2011; 43: 142-4.

46. Araújo JC, Barbosa RWDS, Machado MF et al. Clinical impact of surgical complications in kidney transplant recipients in a reference hospital in Salvador, Bahia, Brazil. Transplant Proc 2016; 48: 2301-5.

47. Santos Pérez de la Blanca R, Medina-Polo J, Peña-Vallejo H et al. Ureteral stenosis and fistula after kidney transplantation. Urol Int 2023; 107: 157-64.

48. Tejido Sánchez A, Pamplona Casamayor M, Duarte Ojeda JM et al. [Late kidney transplant complications treatment.]. Arch Esp Urol 2021; 74: 1040-9.

49. Van Roijen JH, Kirkels WJ, Zietse R et al. Long-term graft survival after urological complications of 695 kidney transplantations. J Urol 2001; 165 (6 Pt 1): 1884-7.

50. Lucas JW, Ghiraldi E, Ellis J, Friedlander JI. Endoscopic management of ureteral strictures: an update. Curr Urol Rep 2018; 19: 24.

Histopatología del trasplante renal

57

M. Alonso Riaño

INTRODUCCIÓN

La biopsia de trasplante renal es una de las situaciones más complejas a las que se enfrentan diariamente los nefroanatomopatólogos, puesto que a los riñones trasplantados no solo pueden afectarlos las lesiones propias de un injerto (rechazo, infecciones, complicaciones quirúrgicas), sino que también son blanco de nuevas enfermedades (como glomerulonefritis *de novo*) o de recidiva de las previas que llevaron al trasplante.

En este capítulo se desgranarán, aunque de forma somera, muchas de las situaciones que atañen al riñón trasplantado.

VALORACIÓN DEL ÓRGANO DONANTE

La demanda de riñones para trasplantes sigue siendo muy alta, por lo que poco a poco se han ido expandiendo los criterios para aceptar donantes de mayor edad, diabéticos, hipertensos o individuos con fracaso renal[1,2]. Sobre todo en estos casos dudosos, es en los que se recomienda realizar biopsia y estudio histológico del órgano extraído.

De acuerdo con las recomendaciones del grupo de trabajo de Banff de biopsia preimplantacional[3], las cuñas renales deben medir $10 \times 5 \times 5$ mm, e incluir al menos 25 glomérulos y 2 arterias para una correcta valoración.

El anatomopatólogo debe realizar una valoración global incluyendo todos los compartimentos (glomérulos, túbulos, intersticio y vasos). Se contabilizarán el número total de glomérulos, el número de glomérulos con esclerosis global, el grado de fibrosis intersticial, de atrofia tubular y de inflamación intersticial, el número de arterias, el grado de fibrosis arterial intimal, el grado de hialinosis arteriolar, la presencia de trombos, la presencia de necrosis tubular aguda y, finalmente, otros hallazgos (glomerulosclerosis focal segmentaria, glomerulosclerosis nodular, tumores, etc.).

Los hallazgos histológicos no deben considerarse por sí solos para aceptar o descartar un órgano, sino que deben integrarse en las restantes características del donante y del receptor, para evitar descartar órganos que hubiesen podido otorgar una supervivencia libre de diálisis a receptores escogidos.

TÉCNICAS DE ESTUDIO DE LAS BIOPSIAS DE TRASPLANTE RENAL

Para las biopsias de trasplante hay que emplear el máximo de técnicas disponibles, al igual que en las biopsias de riñón nativo. Es decir, de forma sistemática se debe intentar incluir material para estudio de microscopia óptica, inmunofluorescencia y microscopia electrónica. Esto se debe a que, como se verá más adelante, para el diagnóstico de rechazo crónico mediado por anticuerpos, glomerulonefritis *de novo* o recidiva de enfermedad de base, estás técnicas son absolutamente necesarias.

Por otra parte, sobre el material seleccionado para microscopia óptica se debe incorporar siempre una inmunotinción para C4d, ya sea por inmunohistoquímica o inmunofluorescencia; la inmunotinción es esencial para el diagnóstico del rechazo mediado por anticuerpos, y debe realizarse con independencia del tiempo transcurrido desde el trasplante.

A las biopsias de trasplante se están incorporando poco a poco las técnicas moleculares[4]; aunque en muchos centros aún no se realizan de forma sistemática, ya están incorporadas a la clasificación de Banff como un criterio diagnóstico[5]. Estas técnicas moleculares se basan en el perfil de expresión de distintos genes, como los que se encuentran incluidos en el panel *Banff Human Organ Transplant* (B-HOT). Dicho panel está integrado por 770 genes, que se han utilizado para analizar distintos diagnósticos del órgano trasplantado (rechazo mediado por anticuerpos, rechazo mediado por células T, daño por isquemia-reperfusión, infecciones, etc.), viéndose en cada uno de estos diagnósticos un distinto perfil de expresión. De esta manera, la aplicación del panel B-HOT a las biopsias de trasplante (especialmente a los casos dudosos mediante microscopia óptica, microscopia electrónica, inmunofluorescencia, o casos en los que la correlación con la clínica sea escasa) puede ayudar a clarificar el diagnóstico.

CLASIFICACIÓN DE BANFF

La clasificación original de Banff se creó en 1991[6]; se basaba en una recomendación de expertos y no tenía en cuenta datos pronósticos o de supervivencia del injerto. Sin embargo, sus datos fueron clínicamente validados y pronto se convirtió en una referencia tanto diagnóstica como terapéutica. Ha ido sufriendo modificaciones a lo largo de los últimos 30 años hasta la actualidad; a día de hoy, la clasificación de Banff de 2022[5] es la que se encuentra en uso, y a ella se incorporarán en el futuro datos relativos a inteligencia artificial, patología digital o diagnósticos moleculares «de rutina»[7].

La clasificación de Banff del riñón distingue dos tipos de rechazo según su etiopatogenia: mediado por anticuerpos y mediado por células T. En ambos casos puede producirse, como se verá más adelante, rechazo agudo o activo y rechazo crónico.

Dependiendo del año de edición, la clasificación de Banff ha incluido o eliminado algunas entidades, como, por ejemplo, glomerulonefritis *de novo*, recidiva de glomerulonefritis, otras infecciones, toxicidad por fármacos, complicaciones quirúrgicas, etc. Aunque no estén incluidas *per se* en la clasificación de Banff, es necesario su conocimiento puesto que pueden afectar igualmente a los injertos.

PUNTUACIONES DE BANFF

En la clasificación de Banff, tan importantes son los diagnósticos como las lesiones individuales. Se proponen una serie de puntuaciones[5] que permiten valorar cada lesión individual de forma que puedan estandarizarse los datos de la biopsia para comparar diferentes biopsias de un mismo paciente o valorar una biopsia en distintos centros. Cada puntuación se establece de forma semicuantitativa de 0 a 3:

- **Glomerulitis (g):** es la presencia de leucocitos en las luces capilares de los glomérulos. Los glomérulos isquémicos, colapsados, o con más de 50 % de esclerosis no deberían valorarse. Debe tenerse en cuenta que, en casos de glomerulonefritis *de novo* o recurrencia de enfermedad de base, la inflamación del glomérulo puede deberse a ellas, por lo que siempre habrá que excluir dicha posibilidad mediante estudios adicionales y correlación con la clínica y la analítica.
  - g1: presencia de al menos un leucocito con tumefacción endotelial que ocluye al menos el 50 % de una o más luces capilares en menos del 25 % de los glomérulos.
  - g2: afectación del 25-75 % de los glomérulos.
  - g3: afectación de más del 75 % de los glomérulos.
- **Glomerulopatía del trasplante (GT) o glomerulopatía crónica (cg):** presencia de lesiones de daño endotelial glomerular con imágenes de reduplicación de la membrana basal o sin ellas, visibles tanto por microscopia electrónica en fases iniciales como por microscopia óptica. Al igual que la lesión de glomerulitis, deben evitarse los glomérulos isquémicos, colapsados, o con esclerosis mayor del 50 %. Hay que tener presente que la GT es un patrón de lesión común a otras entidades que también ocurren en

el trasplante, como microangiopatía trombótica (MAT) o glomerulonefritis membranoproliferativa (GNMP), por lo que hay que excluir estas posibilidades mediante estudios complementarios.
  - cg1a: lesiones iniciales; en la microscopia óptica los glomérulos no presentan lesión, mientras que en la microscopia electrónica se observa la formación de una nueva membrana basal (neodensa) subendotelial en, al menos, 3 capilares glomerulares con agrandamiento endotelial asociado y/o ensanchamiento electrolúcido del espacio subendotelial.
  - cg1b: lesiones leves, visibles con microscopia óptica; reduplicación de la membrana basal glomerular (MBG) en hasta el 25 % de las asas capilares del glomérulo más afectado.
  - cg2: lesiones moderadas; reduplicación de la MBG en el 25-50 % de las asas capilares del glomérulo más afectado.
  - cg3: lesiones intensas; reduplicación de la MBG en más del 50 % de las asas capilares del glomérulo más afectado.
- **Inflamación (i):** inflamación en la corteza no cicatricial, excluyendo la corteza subcapsular.
  - i1: inflamación en el 10-25 % de la corteza.
  - i2: inflamación en el 25-50 % de la corteza.
  - i3: inflamación en más del 50 % de la corteza.
- **Inflamación total (ti):** inflamación tanto en la corteza no cicatricial como en las zonas de fibrosis y atrofia tubular.
  - ti1: inflamación en el 10-25 % del total de la corteza.
  - ti2: inflamación en el 25-50 % del total de la corteza.
  - ti3: inflamación en más del 50 % del total de la corteza.
- **Inflamación en zonas de fibrosis y atrofia tubular (i-IFTA):** excluyendo la corteza subcapsular.
  - i-IFTA 1: inflamación en el 10-25 % de la corteza cicatricial.
  - i-IFTA 2: inflamación en el 25-50 % de la corteza cicatricial.
  - i-IFTA 3: inflamación en más del 50 % de la corteza cicatricial.
- **Atrofia tubular (ct):** atrofia tubular en la corteza. Debe excluirse la corteza subcapsular.
  - ct 1: leve; 1-25 % de la corteza.
  - ct 2: moderada; 25-50 % de la corteza.
  - ct 3: intensa; > 50 % de la corteza.
- **Fibrosis (ci):** fibrosis intersticial en la corteza. Debe excluirse la corteza subcapsular.
  - ci 1: leve; 6-25 % de la corteza.
  - ci 2: moderada; 25-50 % de la corteza.
  - ci 3: intensa; > 50 % de la corteza.
- **Tubulitis (t):** presencia de leucocitos mononucleares permeando el epitelio de los túbulos, con exclusión de las zonas de fibrosis y los túbulos muy atróficos. Los túbulos muy atróficos se definen como aquellos en los que el diámetro es < 25 % del de un túbulo normal, suelen tener epitelio cúbico o aplanado, con engrosamiento marcado o plegamiento de la membrana basal. Aunque se puntúa el túbulo más afectado, deben encontrarse al menos 2 focos corticales para asignar una puntuación de 1 o más.

- t1: leve; presencia de 1-4 leucocitos por sección tubular o por 10 células tubulares, en el túbulo más afectado.
- t2: moderada; presencia de 5-10 leucocitos por sección tubular o por 10 células tubulares.
- t3: intensa; presencia de > 10 leucocitos por sección tubular o por 10 células tubulares.

• **Tubulitis en los túbulos de zonas cicatriciales (t-IFTA):** con exclusión de los túbulos muy atróficos.
- t-IFTA 1: leve; presencia de 1-4 leucocitos por sección tubular o por 10 células tubulares, en el túbulo más afectado.
- t-IFTA 2: moderada; presencia de 5-10 leucocitos por sección tubular o por 10 células tubulares.
- t-IFTA 3: intensa; presencia de > 10 leucocitos por sección tubular o por 10 células tubulares.

• **Endotelitis (v):** presencia de células inflamatorias permeando el endotelio o la pared de una arteria; solo se cuantificarán los vasos que contengan más de 2 capas de músculo liso.
- v1: leve; presencia de, al menos, 1 célula inflamatoria bajo el endotelio de 1 arteria; el endotelio aparece típicamente hinchado, con edema subendotelial; hay oclusión leve de la luz, < 25 %.
- v2: moderada; como en el grado 1 pero con oclusión luminal > 25 %.
- v3: intensa; con necrosis fibrinoide o inflamación transmural.

• **Fibrosis intimal arterial (cv):** engrosamiento fibroso intimal sin reduplicación de la lámina elástica.
- cv 1: leve; estrechamiento luminal < 25 %.
- cv 2: moderada; estrechamiento luminal de 25-50 %.
- cv 3: intensa; estrechamiento luminal > 50 %.

• **Pericapilaritis (ptc):** presencia de células inflamatorias en los capilares peritubulares (CPT). Debe especificarse si se trata de una inflamación focal (10-50 % de CPT) o difusa (> 50 %); se excluyen los *vasa recta* (capilares de la médula).
- ptc 1: leve; al menos 1 célula inflamatoria en el 10 % de los CPT, con al menos 3-4 células inflamatorias en el CPT más afectado.
- ptc 2: moderada; igual que el grado 1 pero con 5-10 células inflamatorias en el CPT más afectado.
- ptc 3: intenso; igual que los anteriores, pero con > 10 células en el CPT más afectado.

• **Multilaminación de la membrana basal de los CPT (ptcml):** visible solo mediante microscopia electrónica.
- ptcml 1: presencia de, al menos, un CPT con ≥ 7 capas de membrana basal y dos CPT con ≥ 5 capas. Para diagnosticarlo, es necesario estudiar al menos 10 CPT.

• **Positividad para C4d (C4d):** tinción lineal en los CPT o en los *vasa recta* medulares, por inmunofluorescencia o inmunohistoquímica. En inmunofluorescencia se considera positivo si la puntuación es > 2; en inmunohistoquímica, cualquier puntuación > 0 se considera positiva. Hay que tener en cuenta que la inmunohistoquímica para C4d tiene más tinción de fondo y puede presentar depósitos en el suero de los capilares peritubulares, mientras que la inmunofluorescencia tiene una tinción más limpia.
- C4d 1: mínimo; positividad en < 10 % de los PTC.

- C4d 2: focal; positividad cn 10-50 % de los PTC.
- C4d 3: difuso; positividad en > 50 % de los PTC.

• **Carga viral de poliomavirus (pvl):** fracción de túbulos en la biopsia con, al menos, una célula con inclusión nuclear de poliomavirus en microscopia óptica o visualizado con inmunohistoquímica.
- pvl 1: leve; presencia de células infectadas en menos del 1 % de los túbulos.
- pvl 2: moderado; presencia de células infectadas en el 1-10 % de los túbulos.
- pvl 3: intenso; presencia de células infectadas en más del 10 % de los túbulos.

CATEGORÍAS DE BANFF

Categoría 1: riñón normal o cambios inespecíficos

En esta categoría se engloban los riñones que no tienen lesiones atribuibles a rechazo, infección, glomerulonefritis, ni toxicidad. Este tipo de hallazgos suelen encontrarse sobre todo en biopsias de protocolo, aunque esto no excluye que en dichas muestras puedan encontrarse también lesiones iniciales o incipientes.

Categoría 2: rechazo mediado por anticuerpos

El rechazo mediado por anticuerpos requiere, para su diagnóstico, que se cumplan siempre tres condiciones: criterio 1 o lesión activa, criterio 2 y criterio 3 o evidencia de anticuerpos específicos frente al donante (DSA) circulantes. Actualmente se admite que pueden existir casos de rechazo con DSA negativos, siempre que se cumplan otros criterios (C4d positivo, perfil molecular compatible con rechazo mediado por anticuerpos). En cuanto al criterio 2, se cumple si se demuestra al menos 1 o más de los siguinetes: positividad para C4d, inflamación de la microvasculatura (IMV; g + ptc ≥ 2 en ausencia de glomerulonefritis *de novo* o recurrente, aunque en caso de que haya un rechazo mediado por células T o *borderline*, ptc ≥ 2 no es suficiente y g debe ser ≥ 1) o estudios moleculares, si se encuentran disponibles y validados para ese uso.

Estos criterios son idénticos tanto en el rechazo activo como en el crónico activo; lo que diferencia a ambos es el criterio 1.

Rechazo activo mediado por anticuerpos

Las lesiones que pueden verse en estos casos son IMV (g/ptc > 0) (**Fig. 57-1**) en ausencia de glomerulonefritis *de novo* o recurrente (aunque en caso de rechazo mediado por células T o *borderline*, ptc > 1 no es suficiente, y g debe ser > 1), MAT en ausencia de otra causa que lo explique o arteritis intimal o transmural (v > 0).

En cualquier caso, para diagnosticar un rechazo mediado por anticuerpos no hay que abstraerse de la clínica y fijarse solo en la histología, puesto que estas mismas lesiones pueden verse en diferentes contextos. Por ejemplo, en un postrasplante puede aparecer MAT como consecuencia de la toxicidad por anticalcineurínicos/tacrólimus, *de novo*, o

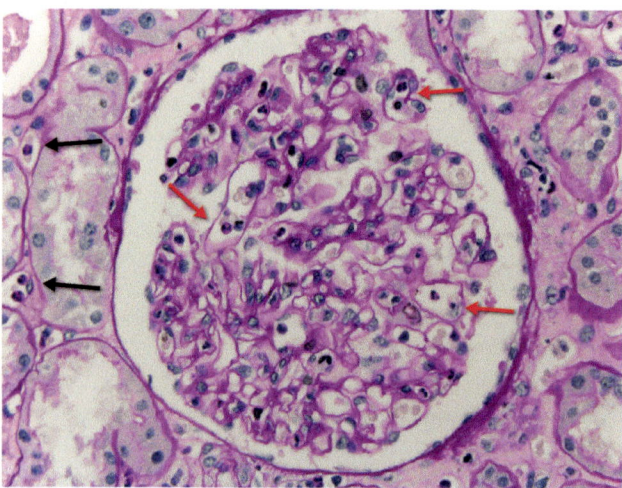

Figura 57-1. Glomérulo con imágenes de glomerulitis por neutrófilos (flechas rojas) que afectan al 50 % de las asas capilares; los capilares peritubulares visibles en la imagen muestran fenómenos de pericapilaritis (flechas negras). (Tinción con ácido peryódico de Schiff, × 40).

como recidiva de la enfermedad de base. De ahí la importancia, como recuerda la clasificación de Banff, de excluir otras posibles causas.

Además de estas situaciones con un significado más claro, la última edición de la clasificación de Banff[5] contempla otra serie de escenarios de significado menos claro, como son la IMV con DSA y C4d negativos, el rechazo probable (definido como presencia de criterio 1, ausencia de criterio 2 y presencia de criterio 3 con C4d negativo) y la necrosis tubular aguda con C4d positivo. Este último caso se consideraba como rechazo en anteriores en anteriores ediciones de Banff; sin embargo, en la actualidad su significado varía dependiendo del contexto; en pacientes con incompatibilidad AB0 se considera acomodación, en pacientes con trasplantes convencionales sin DSA se considera no rechazo y en pacientes sensibilizados con DSA con prueba cruzada positiva en el postrasplante precoz se considera probable rechazo.

Rechazo crónico activo mediado por anticuerpos

En el rechazo crónico activo mediado por anticuerpos (RCMAC), las lesiones del criterio 1 son la multilaminación de la membrana basal del CPT (ptcml 1), arteriopatía crónica (cv > 1) y presencia de GT.

Las biopsias de trasplante requieren idealmente estudio mediante microscopia electrónica, puesto que la multilaminación de la membrana basal del CPT y los estadios iniciales de la GT solo son visibles mediante ultraestructura.

En cuanto a la arteriopatía crónica, las lesiones son indistinguibles de las causadas por el rechazo crónico mediado por células T, por lo que habrá que tener en cuenta los antecedentes del paciente y la serología (DSA) para decantarse por uno u otro. La presencia de linfocitos en la capa íntima favorece un rechazo mediado por células T, mientras que la presencia de leucocitos polimorfonucleares favorece un rechazo mediado por anticuerpos.

Siempre que se observen lesiones de GT, deben excluirse otras causas, como una MAT, puesto que las lesiones crónicas de esta tienen una imagen superponible; habrá que descartar también otras entidades, como una GNMP, en la que se observará depósito de inmunocomplejos o complemento mediante estudio de inmunofluorescencia y microscopia electrónica, mientras que la GT será negativa.

Rechazo crónico inactivo mediado por anticuerpos

En la última clasificación de Banff se admite la existencia de casos en los que los DSA han causado lesiones histológicas, pero en el momento de la biopsia ya no están causando daño. Es decir, son casos en los que existe lesión crónica establecida (GT, multilaminación de la membrana basal del CPT) y documentación previa de DSA o episodios previos de rechazo activo o crónico activo mediado por anticuerpos, pero en los que el C4d es negativo y tampoco se encuentra IMV indicativa de actividad.

C4d positivo sin evidencia de rechazo

Esta situación es especialmente frecuente en los pacientes con trasplante con incompatibilidad AB0 , y se considera un fenómeno de acomodación inmunitaria. En los restantes pacientes, también puede aparecer, aunque en ellos el significado es más incierto, y podría suponer casos iniciales de rechazo mediado por anticuerpos.

Deben cumplirse siempre los siguientes cuatro criterios:

- Positividad de C4d (C4d > 2 por inmunofluorescencia o C4d > 0 en inmunohistoquímica).
- Ausencia de lesiones histológicas diagnósticas de rechazo activo o crónico activo mediado por anticuerpos.
- Ausencia de evidencia molecular de rechazo mediado por anticuerpos.
- Ausencia de rechazo mediado por células T o *borderline*.

Categoría 3: rechazo mediado por células T *borderline* (o sospechoso)

Son los casos en los que el umbral de tubulitis o de inflamación no alcanza los criterios exigidos para el diagnóstico de rechazo activo mediado por células T, pero aun así son suficientemente significativos como para ser de entidad. Es decir, son aquellos casos en los que la inflamación intersticial es inferior al 25 % (< i1) con focos de tubulitis (t1, t2 o t3) o, a la inversa, casos con tubulitis leve (t1) con inflamación intersticial intensa (i2 o 13). Además, no debe haber endotelitis (v0).

Categoría 4: rechazo mediado por células T

Rechazo agudo mediado por células T

Grado I

Es la categoría antiguamente conocida como «rechazo tubulointersticial», debido a sus dos componentes: inflamación

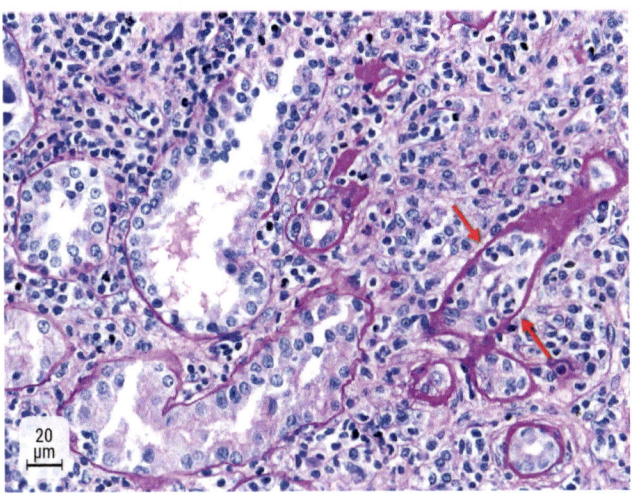

Figura 57-2. Imagen del compartimento tubulointersticial, en la que se observa abundante inflamación compuesta por linfocitos, con lesiones de permeación del epitelio tubular (tubulitis, flechas rojas). (Tinción con ácido peryódico de Schiff, × 40).

intersticial superior al 25 % (> i1) y tubulitis, al menos, moderada (> t2). Dependiendo de la intensidad de la tubulitis, se subdivide en dos grados: IA (con tubulitis moderada t2; **Fig. 57-2**) y IB (con tubulitis intensa t3).

Grado II

Junto con el grado III, es lo que solía conocerse como «rechazo vascular», ya que en estos casos se observa endotelitis; dependiendo de su intensidad, la categoría se subdivide en IIA (endotelitis leve o moderada, al menos v1) y IIB (endotelitis intensa v2). Para el diagnóstico de este tipo de rechazo no es necesario observar lesiones de inflamación intersticial ni tubulitis; basta con evidenciar la endotelitis (en ausencia de criterios de rechazo mediado por anticuerpos) para diagnosticar un rechazo agudo mediado por células T grado II.

Grado III

En este caso se constata una arteritis intensa transmural, con necrosis fibrinoide de la pared muscular o sin ella, acompañada de endotelitis (v3). Al igual que en el grado II, no es necesario observar inflamación intersticial ni tubulitis para su diagnóstico.

Rechazo crónico activo mediado por células T

Grado I

Es un rechazo crónico con afectación tubulointersticial; a diferencia del rechazo agudo mediado por células T, hay que considerar no solo el parénquima sano, sino también el parénquima con fibrosis y atrofia tubular. Por lo tanto, debería observarse inflamación en las zonas de fibrosis y atrofia tubular > 25 % (> i-IFTA 2) junto con inflamación en todo el parénquima > 25 % (> ti2), así como tubulitis en los túbulos de la corteza conservada y de la corteza cicatricial (t y

t-IFTA). Dependiendo del grado de intensidad de la tubulitis, la categoría se subdivide en IA (t2, t-IFTA 2) y IB (t3 y t-IFTA 3). Como siempre en la clasificación de Banff, deben excluirse otras causas posibles de t-IFTA (p. ej., infección por virus BK).

Grado II

En este caso se observa arteriopatía crónica del injerto, con fibrosis intimal (cv). Puesto que esta lesión es similar a la descrita en el RCMAC, la clasificación de Banff indica que si se encuentran células mononucleadas es más probable que la lesión se deba a un rechazo crónico activo mediado por células T, mientras que si se encuentran leucocitos polimorfonucleares es más probable que se deba a RCMAC.

Categoría 5: nefropatía por poliomavirus BK

La nefropatía por poliomavirus BK (PVN)[8] se diagnostica por la presencia de inclusiones víricas en los núcleos de las células tubulares; dichas inclusiones pueden ser eosinófilas, en vidrio deslustrado, que dejan un reborde de cromatina basófila alrededor, o con aspecto intensamente hipercromático.

Suelen acompañarse de inflamación intersticial, fenómenos de tubulitis e imágenes de necrosis tubular intensa, y a menudo las células epiteliales tubulares desprendidas presentan también inclusiones nucleares.

También puede diagnosticarse mediante inmunohistoquímica para SV40 (virus simio 40), un poliomavirus que tiene reacción cruzada con otros virus de la misma familia (virus JC, virus BK); la inmunohistoquímica puede ser mucho más sensible que la microscopia óptica para detectar inclusiones víricas, especialmente cuando estas son escasas en los estadios iniciales.

Dependiendo de la carga viral (pvl) y de la fibrosis intersticial (ci), las infecciones se dividen en tres clases.

Clase PVN I

Presenta inclusiones víricas en < 1 % de células (pvl 1) y fibrosis nula o leve (ci 0-1).

Clase PVN II

En esta clase se incluyen tres situaciones:

- Presencia de inclusiones víricas en < 1 % de las células y fibrosis moderada-intensa (ci 2-3).
- Presencia de inclusiones víricas en el 1-10 % de las células tubulares (pvl 2) y cualquier grado de fibrosis intersticial (ci 0-3).
- Presencia de inclusiones víricas en > 10 % de las células tubulares (pvl 3) y fibrosis intersticial nula o leve (ci 0-1).

Clase PVN III

Presencia de inclusiones víricas en > 10 % de las células (pvl 3) y fibrosis intersticial moderada-intensa (ci 2-3).

OTRAS SITUACIONES NO CONSIDERADAS EN LA CLASIFICACIÓN DE BANFF

Glomerulonefritis *de novo*

En cuanto a la glomerulonefritis *de novo*[9,10], prácticamente cualquier enfermedad que afecta al riñón nativo puede afectar al injerto, por lo que tal amplitud escapa del objeto de este capítulo. En el caso de la GNMP es esencial contar con un buen estudio de inmunofluorescencia y microscopia electrónica para un diagnóstico diferencial frente a GT y RC-MAC; estas dos últimas entidades no mostrarían depósitos en ninguna de las dos técnicas, mientras que en la GNMP se observarían depósitos de inmunocomplejos. Cabe hacer mención también del hecho de que en pacientes trasplantados por una enfermedad de Alport puede aparecer una enfermedad antimembrana basal *de novo*[11,12], debido a la presencia de autoanticuerpos frente al colágeno IV, que estos pacientes tienen defectuoso. Por otra parte, la glomerulosclerosis focal y segmentaria (GSFS) puede aparecer *de novo* en el trasplante, pero generalmente no se trata de una forma primaria sino secundaria. Tanto la hiperfiltración como la toxicidad por anticalcineurínicos/tacrólimus o inhibidores de la proteína-cinasa diana de la rapamicina de mamíferos (mTOR) son causas posibles en el postrasplante; de nuevo es esencial contar con material para microscopia electrónica para determinar el grado de fusión pedicelar y poder diferenciar entre formas primarias (sobre todo recidiva en caso de que el paciente hubiese sido trasplantado por dicho motivo) y secundarias.

Recidiva de la enfermedad de base

La recidiva de la enfermedad de base[13,14] es un fenómeno relativamente frecuente; si bien puede ocurrir con cualquier enfermedad, es más propensa a suceder con la GSFS idiopática[15], la nefropatía diabética, la MAT[16,17], las GNMP, las glomerulopatías C3[18,19] e IgA[20], la glomerulonefritis membranosa[21] o las gammapatías de significado renal [22]. Por otra parte, en ocasiones el paciente se ha trasplantado en situación de insuficiencia renal crónica sin biopsia previa, o con biopsia en fases muy tardías de la enfermedad, que impide un diagnóstico certero, por lo que es posible que la recidiva permita conocer con certeza la enfermedad de base. Como ya se ha señalado, alguna de estas entidades, como la MAT, puede verse en el postrasplante debido a múltiples causas: RCMAC, recidiva de enfermedad previa o toxicidad por anticalcineurínicos (v. más adelante). Es imprescindible establecer la correlación clinicopatológica para identificar la causa más probable, ya que a menudo solo con la histología es imposible.

En cuanto al período de latencia, este puede ser extremadamente breve (como en el caso de la GSFS, que puede reaparecer en cuestión de minutos) o muy largo (como en la nefropatía diabética).

Por otra parte, dado que los pacientes trasplantados suelen estar sometidos a estrechos controles analíticos, es posible que las recidivas se detecten en fases muy tempranas, lo que puede modificar el aspecto microscópico de dichas enfermedades y hacer los hallazgos más sutiles[13].

En cualquier caso, para un diagnóstico correcto, hay que tratar las biopsias postrasplante como si fueran biopsias de riñones nativos e incluir muestras para microscopia óptica, microscopia electrónica e inmunofluorescencia; la ausencia de alguna de estas tres técnicas puede impedir ver el cuadro completo de la enfermedad.

Infecciones

Cualquier infección puede afectar al riñón trasplantado, máxime cuando se trata de pacientes inmunosuprimidos, y con sondajes: pielonefritis, infecciones víricas distintas de la PVN (citomegalovirus, adenovirus), infecciones fúngicas (aspergilosis, candidiasis). Sus rasgos histológicos serán idénticos a los observados en otros órganos; en caso de una infección vírica, se observarán inclusiones víricas junto con imágenes de necrosis tubular aguda; siempre habrá que hacer un estudio inmunohistoquímico para realizar un buen diagnóstico diferencial entre los distintos tipos de virus. Las infecciones fúngicas suelen acompañarse de necrosis, con presencia de neutrófilos o histiocitos; para facilitar la detección de las estructuras fúngicas pueden hacerse técnicas especiales (ácido peryódico de Schiff, Grocott). En el caso de la pielonefritis, suele verse inflamación neutrofílica tanto en las luces tubulares como en el intersticio.

Toxicidad por fármacos

La toxicidad por fármacos es un efecto adverso que se ha ido reduciendo con el tiempo, con el uso de nuevas terapias; sin embargo, todavía en ocasiones pueden producirse estos cuadros.

La toxicidad por tacrólimus y anticalcineurínicos[23] puede afectar tanto de forma aguda como crónica, y a cualquier compartimento del riñón (glomérulos, arteriolas, túbulos e intersticio). La dificultad para diagnosticar dichas lesiones radica en que son totalmente inespecíficas y pueden deberse a muchas otras causas; por otra parte, no siempre se correlacionan con niveles elevados del fármaco en el momento del diagnóstico.

- De forma aguda pueden verse lesiones de MAT en los glomérulos; en este caso es especialmente importante por la implicación terapéutica descartar otras causas de MAT, como RCMAC o recidiva de enfermedad de base. De forma crónica, pueden verse lesiones de hialinosis y GSFS.
- En las arteriolas pueden verse también lesiones de MAT, necrosis o vacuolización de los miocitos en la fase aguda; en la fase crónica, la necrosis se convierte en depósitos hialinos, que inicialmente toman forma «en cuentas de collar»; posteriormente, dichos depósitos se van agrandando y finalmente se hacen concéntricos.
- En cuanto al compartimento tubular, en caso de toxicidad aguda los túbulos presentan una imagen muy típica con vacuolización isométrica; es decir, su citoplasma se encuentra ocupado por multitud de pequeñas vacuolas, todas del mismo tamaño.
- El intersticio puede presentar, en caso de toxicidad crónica, fibrosis «en bandas» que alternan franjas de parén-

quima conservado y franjas de tejido fibroso; se relaciona con fibrosis de los rayos medulares.

Por otra parte, la toxicidad por inhibidores de mTOR[24] puede tener rasgos similares, tanto en su forma aguda (lesiones de necrosis tubular con vacuolización, MAT) como crónica (GSFS). Una lesión que sin embargo la diferencia de la toxicidad por tacrólimus-anticalcineurínicos es la presencia de cilindros tubulares, PAS-negativos, resquebrajados y con reacción inflamatoria, similares a los cilindros de cadenas ligeras. Como rasgo característico, estos cilindros se tiñen con inmunohistoquímica para mioglobina[25].

REFERENCIAS BIBLIOGRÁFICAS

1. Gutiérrez E, Andrés A. Selection of donor and organ viability criteria: expanding donation criteria. J Ren Care 2007; 33: 83-8.
2. Morales E, Gutiérrez E, Hernández A et al. Preemptive kidney transplantation in elderly recipients with kidneys discarded of very old donors: a good alternative. Nefrologia 2015; 35: 246-55.
3. Liapis H, Gaut JP, Klein C et al. Banff histopathological consensus criteria for preimplantation kidney biopsies. Am J Transplant 2017; 17: 140-50.
4. Mengel M, Loupy A, Haas M et al. Banff 2019 Meeting Report: molecular diagnostics in solid organ transplantation–consensus for the Banff Human Organ Transplant (B-HOT) gene panel and open source multicenter validation. Am J Transplant 2020; 20: 2305-17.
5. Naesens M, Roufosse C, Haas M et al. The Banff 2022 Kidney Meeting Report: reappraisal of microvascular inflammation and the role of biopsy-based transcript diagnostics. Am J Transplant 2024; 24: 338-49.
6. Solez K, Axelsen RA, Benediktsson H et al. International standardization of criteria for the histologic diagnosis of renal allograft rejection: the Banff working classification of kidney transplant pathology. Kidney Int 1993; 44: 411-22.
7. Loupy A, Mengel M, Haas M. Thirty years of the international Banff classification for allograft pathology: the past, present, and future of kidney transplant diagnostics. Kidney Int 2022; 101: 678-91.
8. Nickeleit V, Singh H, Randhawa P et al. The Banff Working Group Classification of definitive polyomavirus nephropathy: morphologic definitions and clinical correlations. J Am Soc Nephrol 2018; 29: 680-93.
9. Roberti I, Vyas S. Immune-mediated nephropathies in kidney transplants: recurrent or de novo diseases. Pediatr Transplant 2016; 20: 946-51.
10. Ponticelli C, Moroni G, Glassock R. De novo glomerular diseases after renal transplantation. Clin J Am Soc Nephrol 2014; 9: 1479-87.
11. Kalluri R, Torre A, Shield CF et al. Identification of alpha3, alpha4, and alpha5 chains of type IV collagen as alloantigens for Alport posttransplant anti-glomerular basement membrane antibodies. Transplantation 2000; 69: 679-83.
12. Kelly YP, Patil A, Wallis L et al. Outcomes of kidney transplantation in Alport syndrome compared with other forms of renal disease. Ren Fail 2017; 39: 290-3.
13. Ponticelli C, Glassock RJ. Posttransplant recurrence of primary glomerulonephritis. Clin J Am Soc Nephrol 2010; 5: 2363-72.
14. Cosio FG, Cattran DC. Recent advances in our understanding of recurrent primary glomerulonephritis after kidney transplantation. Kidney Int 2017; 91: 304-14.
15. Harshman LA, Bartosh S, Engen RM. Focal segmental glomerulosclerosis: risk for recurrence and interventions to optimize outcomes following recurrence. Pediatr Transplant 2022; 26: e14307.
16. Ávila Bernabeu IA, Cavero Escribano T, Cao Vilarino M. Atypical hemolytic uremic syndrome: new challenges in the complement blockage era. Nephron 2020; 144: 537-49.
17. Bada-Bosch T, Redondo B, Sevillano AM. Primary antiphospholipid syndrome presented as thrombotic microangiopathy in renal transplantation. Nefrologia (Engl. Ed.) 2020; 40: 108-10.
18. Caravaca-Fontán F, Polanco N, Villacorta B et al. Recurrence of immune complex and complement-mediated membranoproliferative glomerulonephritis in kidney transplantation. Nephrol Dial Transplant 2023; 38: 222-35.
19. Zand L, Lorenz EC, Cosio FG et al. Clinical findings, pathology, and outcomes of C3GN after kidney transplantation. J Am Soc Nephrol 2014; 25: 1110-7.
20. Wyld ML, Chadban SJ. Recurrent IgA nephropathy after kidney transplantation. Transplantation 2016; 100: 1827-32.
21. Juliette L, Pérez-Sáez MJ, Ibrahim B et al. Membranous nephropathy posttransplantation: an update of the pathophysiology and management. Transplantation 2019; 103: 1990-2002.
22. Nasr SH, Sethi S, Cornell LD et al. Proliferative glomerulonephritis with monoclonal IgG deposits recurs in the allograft. Clin J Am Soc Nephrol 2011; 6: 122-32.
23. Nankivell BJ, P'Ng CH, O'Connell PJ, Chapman JR. Calcineurin inhibitor nephrotoxicity through the lens of longitudinal histology: comparison of cyclosporine and tacrolimus eras. Transplantation 2016; 100: 1723-31.
24. Fantus D, Rigers NM, Grahammer F et al. Roles of mTOR complexes in the kidney: implications for renal disease and transplantation. Nat Rev Nephrol 2016; 12: 587-609.
25. Pelletier R, Nadasdy T, Nadasdy G et al. Acute renal failure following kidney transplantation associated with myoglobinuria in patients treated with rapamycin. Transplantation 2006; 82: 645-50.

Trombosis del injerto

La trombosis del injerto no suele verse en biopsias, sino en piezas de explante, ya que por lo general se diagnostica radiológicamente y no suele requerir histología. Tanto en caso de trombosis arterial como de trombosis venosa, el parénquima presenta edema intersticial e intensa congestión vascular en los glomérulos y los CPT, que puede acompañarse de neutrófilos; por lo tanto, hay que hacer diagnóstico diferencial con un RCMAC; el C4d es negativo en caso de trombosis, y el rechazo suele acompañarse de más neutrófilos. Las lesiones evolucionan a infarto del tejido.

Trasplante cardiopulmonar

VI

Alternativas médicas al trasplante cardíaco

58

J. R. Berrazueta Fernández

INTRODUCCIÓN

Han pasado 60 años desde que comenzó a manejarse el concepto de fracción de eyección como la relación entre el volumen sistólico final y el volumen de llenado diastólico, que podía ser estudiado en los pacientes, entonces con el empleo de radioisótopos. Empezó así a emplearse la fracción de eyección como el mejor índice de función contráctil ventricular izquierda. Permitió desarrollar los conceptos clínicos de enfermedades cardiovasculares (ECV), sus clasificaciones, evolución y seguimiento. Comenzaron a emplearse distintas técnicas para su estudio y aplicación diagnóstica al pie de la cama del paciente, desde la ventriculografía isotópica, la ventriculografía en hemodinámica con contraste, el empleo de técnicas de imagen como la resonancia magnética (RM) o la angiotomografía computarizada (angio-TC) y la popularización de la ecocardiografía en sus distintas modalidades. La fracción de eyección del ventrículo izquierdo (FEVI) se convirtió en el parámetro pronóstico más determinante de las distintas ECV y permitió valorar la respuesta a los distintos tratamientos en prácticamente todas ellas[1,2].

El término fracción de eyección se ha ido fusionando con el de insuficiencia cardíaca hasta el punto de que se ha establecido una minuciosa clasificación de ella en función de la fracción de eyección. Se inició con el concepto de insuficiencia cardíaca con fracción de eyección reducida (ICrFE, fracción de eyección < 35-40 %) e insuficiencia cardíaca con fracción de eyección preservada (ICpFE, fracción de eyección > 40 %), aunque se ha ido extendiendo a insuficiencia cardíaca en rango medio o fracción de eyección levemente reducida (ICrlFE, fracción de eyección ≥ 35-40 % a fracción de eyección < 45-50 %), insuficiencia cardíaca con fracción de eyección recuperada (ICrecFE, fracción de eyección > 40 % cuando antes era < 35 %), insuficiencia cardíaca con fracción de eyección normal o conservada (ICnFE e ICcFE, respectivamente, fracción de eyección > 50 %) y, más recientemente, insuficiencia cardíaca con fracción de eyección superior a lo normal (ICsnFE, fracción de eyección > 60-65 %)[3-5]. Esta clasificación de la insuficiencia cardíaca basada

en el grado de fracción de eyección que presenta el paciente ha permitido tener, además de un objetivo terapéutico basado en la clínica, un criterio más objetivo fundamentado en el grado de fracción de eyección o función ventricular.

EPIDEMIOLOGÍA DE LA INSUFICIENCIA CARDÍACA

La insuficiencia cardíaca es uno de los mayores problemas de salud pública en los países desarrollados, donde llega a afectar al 2 % de la población adulta, con una prevalencia exponencialmente progresiva con la edad: es menos del 1 % antes de los 50 años y se duplica con cada década hasta superar el 8 % entre los mayores de 75 años. En España, según el censo de población, esta ha envejecido pasando la de más de 65 años de los 5.370.252 de 1991 a los 8.029.674 en 2012, lo que hace que la prevalencia siga aumentando[6].

Los datos estadísticos administrativos muestran que la población total en 2022 en España era de 47.432.805, por lo que con una prevalencia media del 2 % puede calcularse que existen no menos de 948.656 pacientes con insuficiencia cardíaca en distintos grados de evolución, es decir, prácticamente 1 millón[7,8].

En 2018 se dieron 4.899.954 altas hospitalarias en España. Por grupos de edad, el mayor número de altas correspondió al intervalo de 65 a 84 años (35,7 % del total), seguido del grupo de 45 a 64 años (24,7 %). De todo este volumen de altas, 612.066 fueron por enfermedades del aparato circulatorio. El diagnóstico de alta más frecuente entre las ECV es el de enfermedad cerebrovascular (110.310 casos), seguido de 81.825 casos por enfermedad hipertensiva y, en tercer lugar, la insuficiencia cardíaca con 80.883 diagnósticos al alta. En cuarto lugar estaban los 79.606 trastornos del ritmo y de la conducción.

En 2020 se produjeron en España 493.776 defunciones, 75.073 más que en el año anterior (un 17,9 % más). Por sexo, fallecieron 249.664 hombres (un 17,4 % más que en 2019) y 244.112 mujeres (un 18,5 % más). El grupo de enfermedades del sistema circulatorio se mantuvo como primera causa de muerte, con el 24,3 % del total (119.853) (y una tasa de 253,1 fallecidos por cada 100.000 habitantes), 19.358 fueron por insuficiencia cardíaca (3,9 %). El año anterior, 2019, la insuficiencia cardíaca fue la tercera causa de mortalidad cardiovascular, con 19.042 fallecidos, que representaron el 4,5 % de todas las defunciones según datos del Instituto Nacional de Estadística (INE)[9].

Estos datos constituyen la aproximación más ajustada al problema sanitario de la insuficiencia cardíaca. Una de las posibles explicaciones del aumento de la insuficiencia cardíaca en edades avanzadas puede responder a que los pacientes con hipertensión arterial y cardiopatía isquémica han mejorado su pronóstico a expensas de que muchos hayan quedado con deterioro de la función ventricular izquierda.

En España se dispone solo de un estudio sobre incidencia de la insuficiencia cardíaca, centrado en la población de Puerto Real (Cádiz), que estudió a individuos mayores de 14 años (267.231) adscritos al Sistema Nacional de Salud entre 2000 y 2007. La incidencia encontrada fue de 2,96/1.000 personas-año en 2000 y 3,90/1.000 personas-año en 2007. Se han realizado en España dos estudios sobre prevalencia de la insuficiencia cardíaca de base poblacional, PRICE (Prevalencia de insuficiencia cardíaca en España) y EPISERVE (Insuficiencia cardíaca en consultas ambulatorias: comorbilidades y actuaciones diagnóstico-terapéuticas por diferentes especialistas). Se describe una prevalencia de insuficiencia cardíaca del 6,8 %, similar en varones y mujeres. Por edades, la prevalencia fue del 1,3 % entre los 45 y los 54 años, del 5,5 % entre los 55 y los 64, del 8 % entre los 65 y los 75 y del 16,1 % entre los mayores de 75[10-12].

En Estados Unidos, en 2003, la prevalencia global de insuficiencia cardíaca fue del 2,2 %, con un aumento significativo desde el 0,7 % a los 45-54 años hasta el 8,4 % en los mayores de 75 años[13].

En Europa, en el estudio de Rotterdam, se incluyó población mayor de 55 años (media, 74 años) y se halló una prevalencia del 1 % a los 55-65 años, del 4 % a los 65-74 años, del 9,7 % a los 75-84 años y del 17,4 % a los 85 años o más[14].

Las discrepancias entre las cifras de unos estudios y otros pueden estar más en la metodología que en el problema de tratarse de distintas poblaciones. Lo mismo que ocurre en los registros administrativos, como los del INE de España, en los que la calidad de los diagnósticos de los informes de alta determina en gran medida los números finales. Según los resultados de estudios sobre pacientes hospitalizados con insuficiencia cardíaca, se cree que alrededor del 50 % de los pacientes tienen ICrFE, y el otro 50 %, ICcFE e ICrlFE[15].

El *Long-Term Registry* de la *European Society of Cardiology* (ESC) realizado en el contexto ambulatorio indica que el 60 % de los pacientes tienen ICrFE, el 24 % tienen ICrlFE y el 16 % ICcFE[16] y que más del 50 % de los pacientes con insuficiencia cardíaca son mujeres[17].

El pronóstico de los pacientes con insuficiencia cardíaca ha mejorado considerablemente desde la publicación, hace algunas décadas, de los primeros estudios sobre el tratamiento. Entonces se estimaba la mortalidad en un 50 % en los pacientes con ICrFE por debajo del 30 %. No obstante, el pronóstico de estos pacientes sigue siendo malo y su calidad de vida está muy disminuida. La mejora del pronóstico se limita únicamente a los pacientes con ICrFE. Las tasas de mortalidad son más altas en estudios observacionales que en ensayos clínicos[18]. Un estudio en el que se combinaron las cohortes del *Framingham Heart Study* (FHS) y del *Cardiovascular Health Study* (CHS) mostró una tasa de mortalidad del 67 % a los 5 años del diagnóstico[19,20].

Las hospitalizaciones por insuficiencia cardíaca en Estados Unidos disminuyeron hasta 2014; sin embargo, de 2013 a 2017 se constató un aumento de hospitalizaciones por insuficiencia cardíaca. En 2017 hubo 1,2 millones de hospitalizaciones por insuficiencia cardíaca en Estados Unidos entre 924.000 pacientes con insuficiencia cardíaca. Esto representa un aumento del 26 % en las hospitalizaciones por insuficiencia cardíaca y el número de pacientes hospitalizados por esta causa[21].

Un informe que examinó la población de Estados Unidos encontró que la tasa de mortalidad por insuficiencia cardíaca ajustada por edad era de 92 por 100.000 personas para pacientes negros no hispanos, 87 por 100.000 para pacientes blancos no hispanos y 53 por 100.000 para pacientes hispanos[22].

Desde hace 38 años se practican trasplantes cardíacos en España. En el registro español de trasplantes cardíacos de la Sociedad Española de Cardiología están registrados 9.362, habiéndose realizado 302 en el año 2021. Es una técnica que se aplica a pacientes en insuficiencia cardíaca en situación terminal, relativamente jóvenes, con una edad media de 49,3 años, siendo el 28,2 % mujeres. La gravedad de estos pacientes se aprecia por la tendencia en los últimos años de llegar, una gran mayoría de ellos, al trasplante cardíaco con sistemas de asistencia circulatoria utilizados antes del trasplante, hace años con balón de contrapulsación y posteriormente con el oxigenador con membrana extracorpórea (ECMO) y dispositivos de asistencia ventricular de tipo pulsátil, mientras que actualmente llega el 70 % de los pacientes con dispositivos de asistencia ventricular de tipo continuo. Los resultados del trasplante cardíaco son sin duda buenos, puesto que se ha conseguido una supervivencia en el período 2012-2021 en torno al 80,6 % en el primer año postrasplante y del 72,5 % a los 5 años, significativamente superior a la observada en toda la serie anterior. Las causas de muerte en los primeros 5 años son la infección (24,9 %) y el fallo primario del injerto (20,6 %), y entre el segundo y el quinto año tras el trasplante, las causas más frecuentes son la enfermedad vascular del injerto/muerte súbita (23,3 %) y la neoplasia (20,7 %). El rechazo agudo del injerto es una causa infrecuente de mortalidad, sobre todo en el primer año, aunque su prevalencia no es despreciable entre el segundo y el quinto año tras el trasplante (16,3 %)[23].

Sin embargo, las cifras de los trasplantes cardíacos, como puede verse, solo afectan a 300 pacientes al año, mientras que la insuficiencia cardíaca es una enfermedad muy frecuente, que puede estimarse en unos 900.000 casos y que causa una gran mortalidad. Es este cerca del millón de pacientes el que necesita un tratamiento diario; todos ellos hacen que el tratamiento con trasplante cardíaco sea algo importante solo desde el punto de vista de reto científico técnico, pero que afecta solo a un número irrelevante del total de pacientes con insuficiencia cardíaca.

Todas las enfermedades cardíacas tienen su forma de afectar el miocardio de uno u otro ventrículo, y la respuesta a los distintos tratamientos tiene por finalidad mejorar los síntomas y prevenir el deterioro de la fracción de eyección. En los últimos 40 años se ha ido incorporando una serie paulatina de tratamientos a la práctica clínica del manejo de la insuficiencia cardíaca, lo que ha llevado a revertir la fracción de eyección deprimida, que es el mayor determinante pronóstico de las situaciones de insuficiencia cardíaca con fracción de eyección extremadamente reducida y clínica de congestión y bajo gasto en reposo. En esta situación o estadio puede estar indicado el trasplante de corazón, que se reserva a los pacientes con insuficiencia cardíaca avanzada, refractarios al tratamiento médico y los dispositivos y que no tengan contraindicaciones absolutas.

La esperanza de vida ha ido aumentando progresivamente en los últimos años, más de 2 años en las personas que llegaron a los 65-76 años y 1-2 años en las que alcanzaron los 77-87 años. Por otra parte, aunque no se dispone de suficiente evidencia empírica para asegurarlo, cabe postular, como ya se ha señalado, que los avances en el tratamiento de la cardiopatía isquémica y el mejor control de la presión arterial han conseguido reducir la mortalidad de los pacientes, a expensas de que los supervivientes queden con disfunción ventricular izquierda e insuficiencia cardíaca.

Por lo tanto, el verdadero avance en el manejo de la insuficiencia cardíaca en los últimos 40 años ha estado en los distintos tratamientos farmacológicos y los dispositivos implantables que han ayudado a mejorar el pronóstico de todos los pacientes, frente al escaso número de los 300 pacientes al año que se han visto beneficiados por la realización de un trasplante cardíaco.

DIGITAL Y DIURÉTICOS EN LA INSUFICIENCIA CARDÍACA

Digital

En 1785, William Whitering publicó: *An account of the foxglove and some of its medical uses; with practical remarks on the dropsy, and some other diseases*. [Descripción de la digital y algunos de sus usos médicos: con aplicaciones prácticas sobre la hidropesía y algunas otras enfermedades]. Describe así el primer uso que hace de este remedio: «En el año 1775 me pidieron mi opinión sobre una receta familiar para el tratamiento de la hidropesía. Me dijeron que había sido guardada en secreto mucho tiempo por una anciana de Shropshire que algunas veces había curado casos en que los médicos más famosos habían fracasado. También me contaron que los efectos que producía eran vómitos violentos y diarreas; pues parecía que a los efectos diuréticos apenas se les había prestado atención. Este remedio se componía de veinte o más hierbas diferentes; pero no parecía muy difícil para un versado en estas materias percatarse de que la hierba activa no podía ser otra que la Digital. [...] se empleó [...] la infusión [...] he usado hojas verdes recogidas en invierno [...] dos cucharadas de esta medicina administradas cada dos horas provocarán, más pronto o más tarde, náuseas. [...] Considero la Digital así administrada como el diurético más

seguro que conozco, sin que sus efectos diuréticos dependan meramente de las náuseas que produce [...] Algunas veces el cerebro se afecta considerablemente por el medicamento y aparece visión borrosa; pero nunca he observado efectos nocivos permanentes por su causa».

Una vez que tuvo la certeza del efecto diurético de la digital comenzó a emplearla, cuidando de apuntar los detalles clínicos, la forma de administración, dosis y respuesta en 156 casos que publica en su famoso libro, abriendo una era a la farmacología y con ello al tratamiento, inicialmente de los problemas sindrómicos que produce el encharcamiento más o menos grave, en forma de anasarca, sin ser consciente de que su efecto principal era a través de su acción sobre el corazón[24].

Se inició así una fase de tratamiento durante más de 200 años con este fármaco, que conocemos que ejerce un efecto inotrópico sobre el miocardio, a través de la inhibición de la bomba ATPasa de sodio/potasio, que genera acumulación de sodio dentro del miocito, que se intercambia luego con el calcio, produciendo así su efecto inotrópico. Tiene también efecto cronotropo negativo en los pacientes con fibrilación auricular, frenando la conducción auriculoventricular. Actúa resensibilizando los barorreceptores, que están desensibilizados en la insuficiencia cardíaca, por lo que no logran inhibir la estimulación simpática. Con esta acción la digoxina mejora el perfil neurohormonal, siendo fundamentalmente esta acción el motivo por el cual se la utiliza en la actualidad en la insuficiencia cardíaca[25]. En los túbulos renales, inhibe la reabsorción de sodio en el túbulo proximal, generando mayor llegada de sodio al túbulo distal, con la consecuente inhibición del sistema renina-angiotensina-aldosterona (SRAA)[26].

Así, la digital, en sus formas farmacológicas más extendidas –los glucósidos cardíacos digoxina, acetildigitoxina, lanatóxido C, ouabaína y estrofantina– llegó a emplearse hasta la década de 1990 de manera sistemática en el tratamiento de la insuficiencia cardíaca, tanto aguda como crónica y tanto en ritmo sinusal como en fibrilación auricular, en la que sigue teniendo indicación actualmente. Pero cuando cayó en desuso su empleo en la insuficiencia cardíaca se exploraron otras indicaciones como coadyuvantes anticancerígenos[27].

Sin embargo, después de más de 200 años y un uso imprescindible en todos los casos de insuficiencia cardíaca, se realizó el primer estudio controlado para comprobar la eficacia de la digoxina en la insuficiencia cardíaca, el estudio DIG. Se analizaron pacientes con FEVI de 0,45 o menos que fueron asignados al azar a digoxina (3.397 pacientes) o a placebo (3.403 pacientes), además de diuréticos e inhibidores de la enzima convertidora de angiotensina (IECA; dosis media de digoxina, 0,25 mg por día, con un seguimiento medio de 37 meses). En un ensayo auxiliar de pacientes con fracciones de eyección superiores a 0,45, se asignaron aleatoriamente 492 pacientes a digoxina y 496 a placebo. El resultado fue contundente. La digoxina no redujo la mortalidad global. Hubo 1.181 muertos (34,8 %) en el grupo con digoxina y 1.194 muertos (35,1 %) con placebo. Sin embargo, redujo la tasa de hospitalización tanto en general como por empeoramiento de la insuficiencia cardíaca (6 % menos). Estos hallazgos definen con mayor precisión el papel de la

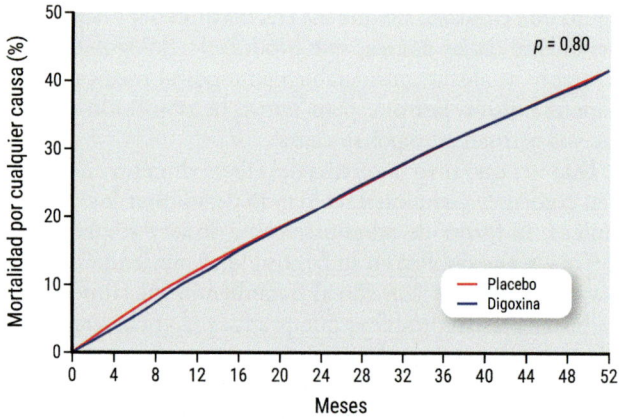

Número de pacientes en riesgo

Placebo: 3.403 3.239 3.105 2.976 2.868 2.758 2.652 2.551 2.205 1.881 1.506 1.168 734 339
Digoxina: 3.397 3.269 3.144 3.019 2.882 2.759 2.644 2.531 2.184 1.840 1.475 1.156 737 335

Figura 58-1. Estudio DIG. Curvas de mortalidad en el grupo de digoxina y en el grupo placebo a los 52 meses. No hubo ningún efecto sobre la mortalidad con la digoxina. Hubo 1.181 muertes en el grupo de digoxina (34,8 %) y 1.194 muertes en el grupo placebo (35,1 %) (p = 0,80). Se tardaron 212 años en poder responder la pregunta de por qué la digital no reduce las muertes por insuficiencia cardíaca. (Tomado de Digitalis Investigation Group[28]).

digoxina en el manejo de la insuficiencia cardíaca crónica. En conclusión, en la práctica clínica, es probable que la terapia con digoxina afecte la frecuencia de la hospitalización, pero no la supervivencia[28] (**Fig. 58-1**).

De este mismo estudio derivan los resultados en pacientes ambulatorios con insuficiencia cardíaca diastólica crónica de leve a moderada en ritmo sinusal con FEVI superior al 45 %, que recibieron un IECA y diuréticos; la digoxina no tuvo efecto sobre los criterios de valoración de la evolución natural, como la mortalidad y las hospitalizaciones cardiovasculares o por cualquier causa[29]. Sin embargo, en otros estudios, en los que además de diuréticos e IECA comenzaron tomando digoxina y se valoró su retirada, como eran los estudios PROVED (solo diuréticos y digoxina) y RADIANCE (IECA y diuréticos, además de digoxina), el grupo que recibía triple terapia, es decir, diuréticos, IECA y digoxina, tenía una disminución significativa del riesgo de empeoramiento por insuficiencia cardíaca[30-32].

Diuréticos

Por otra parte, los diuréticos son los fármacos más empleados en el tratamiento de la insuficiencia cardíaca, tanto aguda como crónica. Son eficaces en el control de los síntomas congestivos pulmonares y sistémicos, y se asocian a mal pronóstico de la enfermedad[33]. Tienen una potencia y unos niveles de acción distintos sobre la nefrona. Los diuréticos del asa, y dentro de estos la furosemida, son los más utilizados, y esto puede estar en relación con múltiples factores, como mayor experiencia con su uso, mayor potencia, posibilidad de ser empleado en pacientes con menores tasas de filtrado glomerular, entre otros. Otros diuréticos del asa son la torasemida y la bumetanida. Esta último tiene menos potencia que la furosemida y la torasemida, pero también presenta cinéticas diferentes. Uno de los efectos secundarios

de los diuréticos es que estimulan la síntesis de angiotensina II y, con ello, producen vasoconstricción arterial. Sin embargo, la furosemida y la torasemida tienen una acción venodilatadora directa mediada por la liberación de óxido nítrico, lo que explica el efecto clínico de reducción de la presión capilar pulmonar y, con ello, de la disnea tras la administración de estos diuréticos por vía intravenosa de urgencia, obteniéndose el efecto antes de que se inicie el efecto diurético[34].

Pero también estos diuréticos, cuando se emplean en dosis tan elevadas como > 300 mg/día de furosemida, se asocian a mayor mortalidad a los 6 meses aun después del ajuste de otras variables, como la administración de inotrópicos[35]. En otro estudio en el que se realizó un análisis prospectivo de pacientes con insuficiencia cardíaca que recibían dosis altas y bajas de diuréticos tomando como punto de corte 80 mg/día de furosemida, el uso de altas dosis de diuréticos se asoció en forma significativa con un aumento del riesgo de episodios por insuficiencia cardíaca en el seguimiento (hospitalización por insuficiencia cardíaca, trasplante, soporte cardíaco mecánico o muerte)[36] (**Fig. 58-2**).

Las dosis altas de diuréticos tienen efectos nocivos *per se*, ya que se asociaron a mayor mortalidad con independencia de la gravedad de los pacientes que los recibieron, siendo predictores de mal pronóstico en pacientes con niveles altos y bajos de creatinina, con enfermedad coronaria y sin ella y con presión capilar elevada o normal. Así, las dosis de furosemida promedio de los pacientes que sobrevivieron fueron menores a las de los que murieron (98 mg frente a 140 mg), respectivamente[37].

Otro de los comportamientos bien conocido es el de la retirada de los diuréticos en pacientes con insuficiencia cardíaca estable. Se produce un deterioro clínico y hemodinámico que requiere, en la mayoría de los pacientes, reponerlos sin tardar por descompensación y, como es esperable, los pacientes más graves son los que menos toleran la retirada, y entre los predictores de reiniciación de esta terapia se encuentran la hipertensión arterial (HTA), la FEVI < 27 % y la dosis de furosemida > 40 mg diarios[38,39].

En conclusión, los diuréticos siguen siendo pilares fundamentales en el tratamiento de la insuficiencia cardíaca y,

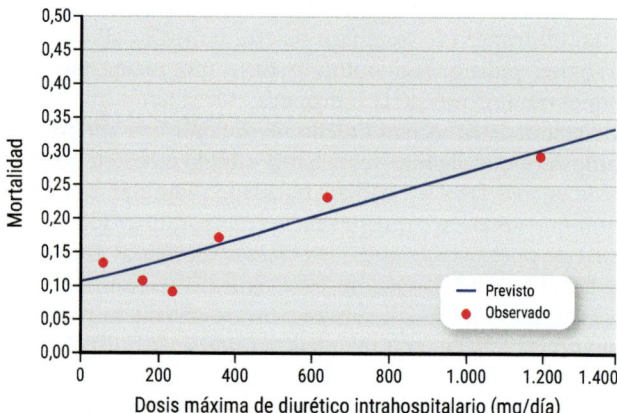

Figura 58-2. ESCAPE Trial. Mortalidad en relación con la dosis de diurético. A más dosis, más mortalidad. (Tomado de Hasselblad et al.[35]).

a pesar de los avances tanto en el conocimiento de la enfermedad como en la aparición de nuevos medicamentos, no se ha conseguido sustituirlos para controlar los síntomas y mantener la mejoría de la calidad de vida.

El primer nivel de tratamiento que ha demostrado beneficio en la ICrFE se basa en la modulación de sistemas hormonales como el SRAA y el sistema nervioso simpático con IECA o un inhibidor del receptor de angiotensina-neprilisina, bloqueantes β y antagonistas de los receptores de mineralocorticoides. Estos cuatro tipos de fármacos han demostrado mejorar la clínica y alargar la supervivencia, con reducción del riesgo de hospitalizaciones y reducción de la mortalidad.

INHIBIDORES DE LA ENZIMA CONVERTIDORA DE LA ANGIOTENSINA

Los IECA fueron los primeros vasodilatadores que, en la década de 1980, mostraron un beneficio significativo tanto clínico como pronóstico en el tratamiento de la insuficiencia cardíaca congestiva (ICC) con fracción de eyección reducida. Los dos ensayos fundamentales fueron el Consensus y el SOLVD. En ambos se demostró que el enalapril reduce el riesgo de muerte en la ICC.

En 1987, el estudio CONSENSUS valoró añadir enalapril, de 2,5 a 40 mg/día, al tratamiento convencional con diuréticos y digoxina de la ICC con fracción de eyección reducida. Los pacientes presentaban síntomas en reposo, en grado funcional IV de la *New York Heart Association* (NYHA). Fueron aleatorizados 253 pacientes en un doble estudio ciego para recibir placebo (n = 126) o enalapril (n = 127). La mortalidad bruta al final de los 6 meses (punto final primario) fue del 26 % en el grupo de enalapril y del 44 % en el grupo de placebo, una reducción del 40 % ($p = 0,002$). Al final del estudio, hubo 68 muertes en el grupo de placebo y 50 en el grupo de enalapril, una reducción del 27 % ($p = 0,003$). Se produjo una reducción en la mortalidad total del 50 % y no se observaron diferencias en la incidencia de muerte súbita. Además, se constató una mejora significativa en la clasificación de la NYHA en el grupo de enalapril, junto con una reducción del tamaño del corazón y una menor necesidad de otros medicamentos para la insuficiencia cardíaca. La hipotensión se controló reduciendo la dosis de enalapril hasta los 2,5 mg diarios cuando fue necesario. Fue un tratamiento que abrió una época y trajo una esperanza al tratamiento de la ICrFE[40] (**Fig. 58-3**).

Pocos años después, el estudio SOLVD confirmó que añadir enalapril al tratamiento convencional reducía significativamente la mortalidad y las hospitalizaciones por insuficiencia cardíaca en pacientes con ICC crónica y fracción de eyección reducida[41].

En otros estudios se comprobó el beneficio de titular las dosis a los niveles más elevados tolerados por el paciente. La administración de dosis bajas del IECA lisinopril (2,5-5,0 mg/día, n = 1.596) frente a dosis altas (32,5-35 mg/día, n = 1.568) durante 39 a 58 meses, administradas a pacientes con ICrFE en clase funcional II a IV y fracción de eyección ≤ 30 %, confirmó que los que recibieron dosis más altas redujeron un 8 % más el número de muertes cardiovascula-

res (no significativo; $p = 0,128$), y producía una reducción significativa de un 12 % en las muertes y hospitalizaciones por cualquier causa ($p = 0,002$) y redujo un 24 % las hospitalizaciones por insuficiencia cardíaca ($p = 0,002$). Desde entonces, en la práctica clínica diaria, se intenta conseguir alcanzar la dosis más elevada de IECA que tolere el paciente, y no se debe mantener de forma sistemática la dosis baja inicial. Los límites para alcanzar la dosis los marca la aparición de hipotensión o alteración de la función renal[42].

Los beneficios con los IECA se observan al poco tiempo del inicio del tratamiento y persisten largo plazo. Los beneficios del tratamiento en todos los resultados fueron independientes de la edad, el sexo y el uso inicial de diuréticos, aspirina y bloqueantes β. La mejoría se manifestó a largo plazo en la mortalidad, los ingresos hospitalarios por insuficiencia cardíaca y el reinfarto. Aunque hubo una tendencia hacia una mayor reducción en los tres objetivos en los pacientes con las fracciones de eyección más bajas, el beneficio fue evidente en todo el rango de fracción de eyección examinado, y los beneficios ocurrieron poco después de la asignación al azar y persistieron en el tratamiento a largo plazo. En general se registró una reducción del 28 % en la muerte, el infarto de miocardio y el ingreso hospitalario por insuficiencia cardíaca en los pacientes con disfunción ventricular izquierda después de un infarto de miocardio tratados con IECA. En los primeros ensayos SOLVD y CONSENSUS quedaron dudas sobre la posibilidad de que los IECA se vieran interferidos por acción de la aspirina, pero en el análisis de Flather et al.[43] los beneficios de los IECA fueron similares tanto si los pacientes tomaban aspirina al inicio del estudio como si no.

Una vez alcanzado el buen resultado con el bloqueo o la inhibición de la síntesis de la angiotensina, se intentó encontrar otras vías de bloquear dicha vía metabólica. Se emplearon los antagonistas de los receptores de la angiotensina II (ARA-II), los cuales proporcionan un método diferente para

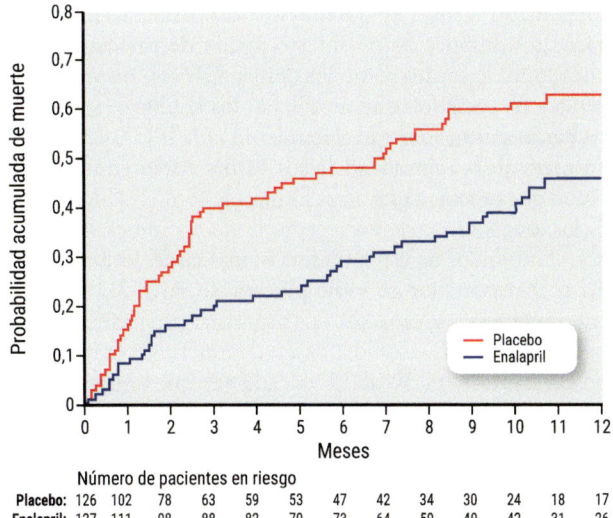

Figura 58-3. Estudio CONSENSUS. Efecto del enalapril sobre la mortalidad en la insuficiencia cardíaca congestiva grave. Al año se redujo la mortalidad en el grupo de enalapril un 40 %. Al final del estudio disminuyó la mortalidad en un 27 %. Reducción del 50 % de la mortalidad entre pacientes con insuficiencia cardíaca progresiva. (Tomado de CONSENSUS Trial Study Group[40]).

bloquear el sistema renina-angiotensina; su mecanismo de acción directo bloquea el sistema de manera más completa sin un efecto directo sobre la inactivación de la bradicinina. Teóricamente, los ARA-II podrían ser superiores, iguales o inferiores a los IECA para mejorar los resultados adversos en pacientes con insuficiencia cardíaca y/o disfunción sistólica del ventrículo después de un infarto de miocardio, pero faltan datos concluyentes de ensayos clínicos. Además, la combinación de un IECA y un ARA-II puede proporcionar beneficios clínicos aún mayores que cualquiera de los dos solos por separado, al preservar los efectos potenciadores de la bradicinina de los IECA al tiempo que agrega un bloqueo más completo de la angiotensina II.

El estudio VALIANT (valsartán en el infarto agudo de miocardio) comparó los ARA-II con los IECA e incluyó aproximadamente el 25 % de pacientes con disfunción asintomática del ventrículo izquierdo; mostró que los beneficios de valsartán sobre la mortalidad y otros resultados cardiovasculares adversos fueron comparables a los de captopril[44].

En el ensayo OPTIMAAL (Ensayo óptimo en el infarto de miocardio con el antagonista de la angiotensina II losartán) se comparó el antagonismo selectivo del receptor de angiotensina tipo 1 losartán frente a la inhibición del sistema renina-angiotensina con captopril para valorar la disminución de la mortalidad por todas las causas en pacientes de alto riesgo después de un infarto agudo de miocardio. Se estudiaron 5.477 pacientes de más de 50 años, que se siguieron 2,7 años de media, y en los que se produjeron 946 muertes, 499 (18 %) con el losartán y 447 (16 %) con captopril (riesgo relativo 1,13 [IC 95 % 0,99-1,28], p = 0,07) y resultados similares para muerte súbita, reinfarto mortal y no mortal. En general, el losartán fue mejor tolerado que el captopril, pero el losartán no cumplió con el criterio de no inferioridad de mortalidad en comparación con el captopril. Por esta razón de que la mortalidad era mejor, aunque no significativa, con captopril que con losartán, los IECA han continuado siendo el tratamiento de primera elección en pacientes después de un infarto agudo de miocardio complicado. El losartán, como los demás ARA-II, pueden considerarse en pacientes que no toleran los IECA[45].

Por lo tanto, frente al tratamiento con IECA, los ARA-II no mejoran la mortalidad ni los demás parámetros clínicos. Hubo que esperar a que otros fármacos, como los bloqueantes β, los antagonistas de los receptores de los mineralocorticoides, el inhibidor de la neprilisina o, más tarde, los inhibidores del cotransportador de sodio-glucosa 2 (SGLT2), demostraran su eficacia y la capacidad de aumentar progresiva y sucesivamente una reducción del riesgo de muerte en la insuficiencia cardíaca de un 30 al 35 % cada vez que se han añadido algunos de los medicamentos de cada uno de estos grupos.

BLOQUEANTES β EN LA INSUFICIENCIA CARDÍACA CONGESTIVA

El bloqueo de la acción de los receptores simpáticos β-adrenérgicos de las catecolaminas se ha mostrado eficaz en los cuatro grupos más importantes de enfermedades cardiovasculares: insuficiencia cardíaca, HTA, arritmias y cardiopatía isquémica. En concreto, en la insuficiencia cardíaca el empleo de bloqueantes β mejora los síntomas, reduce las hospitalizaciones, induce remodelado inverso del ventrículo izquierdo y aumenta la supervivencia en pacientes con ICrFE.

Tras un proceso patológico agudo, como un infarto o una miocarditis, o tras procesos crónicos, como HTA o insuficiencia de la válvula mitral significativa, se produce un daño en el ventrículo izquierdo que pone en marcha una serie de mecanismos compensadores, como la activación del SRAA y del sistema nervioso simpático. En la insuficiencia cardíaca se produce una activación de las terminaciones nerviosas simpáticas que liberan catecolaminas hacia el torrente sanguíneo, lo que produce una hiperactivación de los receptores miocárdicos, que lleva a su disfunción y a que se desarrolle y se mantenga la enfermedad de forma crónica y persistente.

En la ICrFE se produce el desacoplamiento de los receptores cardíacos 1 y 2 de las proteínas G de membrana, lo que provoca su desensibilización funcional[46] mediada por la actividad del receptor cinasa 2 acoplado a proteínas G. Esto reduce la densidad y la reactividad del receptor cardíaco, lo que conlleva la reducción de la reserva inotrópica cardíaca, que junto a la cardiotoxicidad de las catecolaminas contribuye al daño miocárdico[47], y clínicamente conduce a una disfunción sistólica del ventrículo izquierdo con fracción de eyección reducida, aceleración del proceso de remodelado del ventrículo izquierdo y aparición de arritmias ventriculares potencialmente mortales[48] siendo el tratamiento con bloqueantes β, antagónico de los efectos cardiotóxicos de las catecolaminas[49].

Hasta el año 1974 los bloqueantes β se consideraron contraindicados en el tratamiento de la ICC por su acción inotrópica negativa. En la década de 1970, Waagstein et al.[50-52] observaron la mejoría clínica de la ICC en pacientes con infarto agudo de miocardio, que más tarde confirmaron en 7 pacientes con miocardiopatía congestiva a los que se añadieron bloqueantes β al tratamiento convencional con digital y diuréticos. Los pacientes mejoraron clínicamente, con aumento de la capacidad de esfuerzo y reducción del tamaño del corazón.

Estos trabajos fueron seguidos por estudios controlados, entre otros de los propios autores suecos, con metoprolol en la miocardiopatía dilatada, publicados en *Lancet* en 1993[53]. Más adelante, aparecieron los trabajos con carvedilol, metoprolol y bisoprolol. El primer estudio controlado frente a placebo de un bloqueante β fue el estudio *U.S. Carvedilol Heart Failure Study*, en 1990, pero su empleo no fue aprobado para tratar la ICrFE hasta 1997. El carvedilol redujo la mortalidad de un 7,8 % en el grupo placebo a un 3,2 % en el grupo con carvedilol, es decir, el riesgo de muerte se redujo un 65 % en pacientes con ICC ligera a grave y fracción de eyección inferior al 35 % que estaban previamente en tratamiento con digoxina, diuréticos e IECA. Se redujo, asimismo, un 27 % el riesgo de hospitalizaciones por complicaciones cardiovasculares y un 38 % el riesgo combinado de hospitalización o muerte[54] (**Fig. 58-4**).

El estudio *Metoprolol in Dilatated Cardiomyopathy* incluyó 383 pacientes con miocardiopatía dilatada idiopática con fracción de eyección < 40 %, asignados al grupo de metoprolol o placebo. Los pacientes del grupo metoprolol tuvieron un 34 % menos criterios de alcanzar objetivos primarios que el grupo de placebo. Además, el metoprolol se relacionó con un aumento de la fracción de eyección y del tiempo de ejercicio desde el inicio hasta los 12 meses con respecto al placebo. Además, en el ensayo MERIT-HF, a doble ciego de metoprolol con placebo en 3.991 pacientes con insuficiencia cardíaca y fracción de eyección < 40 %, el metoprolol se relacionó con un aumento de la fracción de eyección y del tiempo de ejercicio desde el inicio del ensayo hasta los 12 meses, con respecto al grupo placebo[55]. El estudio se interrumpió tempranamente por recomendación del comité de seguridad independiente porque la mortalidad por todas las causas fue menor en el grupo con metoprolol que en el grupo placebo (riesgo relativo: 0,66; IC 95 % 0,53-0,81; p = 0,00009 o, ajustado para análisis intermedios, p = 0,0062). Hubo menos muertes súbitas y menos muertes por empeoramiento de la insuficiencia cardíaca en el grupo de metoprolol que en el grupo de placebo (riesgo relativo 0,59; IC 95 % 0,45-0,78; p = 0,0002)[55].

Poco más tarde apareció el estudio con bisoprolol realizado en Europa, con características similares al anterior con carvedilol en los criterios de reclutamiento de los pacientes. En primer lugar, este estudio con bisoprolol tuvo que interrumpirse temprano porque el fármaco mostró un beneficio significativo en la mortalidad. La mortalidad por todas las causas fue significativamente menor con bisoprolol que con placebo (156 [11,8 %] frente a 228 [17,3 %] con un cociente de riesgos instantáneos de 0,66 p < 0,0001). Hubo significativamente menos muertes súbitas entre los pacientes tratados con bisoprolol que entre los que recibieron placebo (48 [3,6 %] frente a 83 [6,3 %] muertes), con un cociente de riesgos instantáneos de 0,56 p = 0,0011). Los efectos del tratamiento fueron independientes de la gravedad o la causa de la insuficiencia cardíaca[56]. A partir de estos iniciales y fundamentales estudios, los bloqueantes β están indicados en todas las guías clínicas internacionales como la piedra angular del tratamiento de la ICrFE al reducir el riesgo de muerte en estos pacientes. Carvedilol, bisoprolol y metoprolol[57-59] son los tres bloqueantes β con evidencia más

importante tanto de la reducción de las muertes por ICC y muerte súbita, como de la progresión de la enfermedad y de las hospitalizaciones por insuficiencia cardíaca, pero otro bloqueante β, el nebivolol en el estudio SENIORS, demostró tener propiedades vasodilatadoras y ser eficaz y bien tolerado para la insuficiencia cardíaca en los ancianos, aunque no hubo una influencia significativa de la edad, el sexo o la fracción de eyección sobre la muerte por todas las causas, que fue el objetivo primario del estudio[60]. También el bucindolol mostró un número de muertes por todas las causas en el grupo placebo (33 %) y en el grupo de bucindolol (30 %; p ajustada = 0,13) prácticamente iguales, y el riesgo del criterio secundario de valoración, las muertes por causas cardiovasculares, fue menor en el grupo de bucindolol (cociente de riesgo, 0,86), al igual que el riesgo de trasplante de corazón o muerte (cociente de riesgo, 0,87)[61].

Además, pudo demostrarse que los pacientes con fracción de eyección reducida asintomáticos también se benefician del tratamiento con bloqueantes β. El estudio REVERT en pacientes asintomáticos en clase funcional I de la NYHA con fracción de eyección reducida demostró que el metoprolol se asociaba con una reducción de los volúmenes ventriculares y aumento de la FEVI al año de comenzar el tratamiento[62]. Otro grupo controvertido lo constituyeron los pacientes en ritmo sinusal y FEVI > 40 %, en los que parecía que los bloqueantes β podrían estar contraindicados[63]. Sin embargo, un metaanálisis posterior comprobó que en estos pacientes los bloqueantes β también reducen la mortalidad[64]. Por último, otro tema motivo de controversia fue la suspensión o no de los bloqueantes β cuando el paciente con fracción de eyección reducida ingresaba por descompensación. Se comprobó que la retirada de los bloqueantes β durante la hospitalización duplicaba la mortalidad[65], mientras que no suspenderlos durante el ingreso reducía el riesgo de muerte en un 40 %, e iniciar el tratamiento con bloqueantes β, si no los tomaban ya, lo reducía en casi un 60 %[66].

Como ya se ha señalado, el cuarto bloqueante β tiene una indicación más controvertida. El nebivolol es un antagonista selectivo del receptor 1 pero estimula los receptores 3, induciendo la producción de óxido nítrico endotelial y la consiguiente vasodilatación. El estudio SENIORS se realizó en pacientes de más de 70 años con insuficiencia cardíaca y fracción de eyección < 35 %. Hubo una reducción significativa en el objetivo (end-point) compuesto de mortalidad por todas las causas y hospitalizaciones relacionadas con insuficiencia cardíaca (31,1 % frente a 35,3 %, p = 0,039). Sin embargo, la mortalidad por todas las causas no alcanzó una reducción significativa. Con estos resultados, el nebivolol no fue incluido entre los bloqueantes β indicados para el tratamiento de la ICrFE en las guías estadounidense y canadiense, y sí en las europeas, con la nota de que no se ha demostrado que reduzca la mortalidad cardiovascular o por todas las causas en pacientes con insuficiencia cardíaca[60]. Los tres primeros bloqueantes β descritos son los más empleados en caso de insuficiencia cardíaca en nuestro medio[67].

¿Por qué los bloqueantes β, a los que se consideraba fármacos inotrópicos negativos, han acabado convirtiéndose en una de las piedras angulares del tratamiento de la insuficiencia cardíaca? Hoy se puede considerar que son los inotrópi-

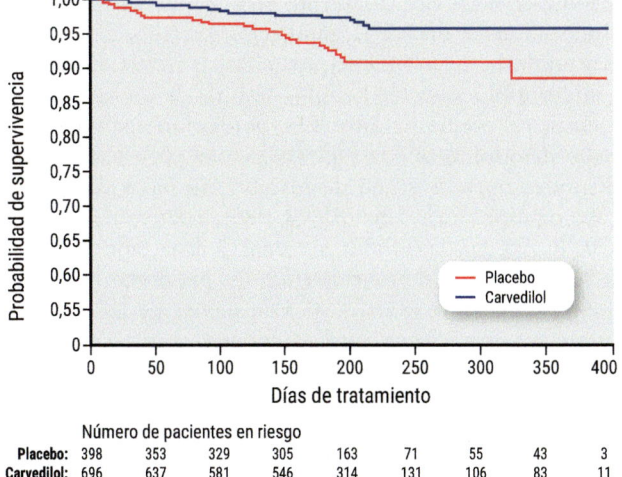

Figura 58-4. Efecto del carvedilol sobre la mortalidad en la insuficiencia cardíaca congestiva crónica. Los pacientes en el grupo de carvedilol tuvieron un 65 % de reducción del riesgo de muerte. (Tomado de Packer et al.[54]).

cos positivos ideales, por varias razones. En la insuficiencia cardíaca se altera la relación entre la frecuencia cardíaca y la fuerza contráctil. En el músculo papilar sano, la fuerza aumenta proporcionalmente con el aumento de la frecuencia cardíaca. Por el contrario, en la insuficiencia cardíaca esa relación se vuelve negativa, es decir, la fuerza contráctil disminuye en respuesta al aumento de la frecuencia cardíaca. En consecuencia, en la insuficiencia cardíaca, el aumento de la frecuencia cardíaca coincide con una reducción de la fracción de eyección[68].

En la ICrFE, los bloqueantes β reducen la frecuencia cardíaca y, por lo tanto, aumentan la fracción de eyección, evitando o incluso revirtiendo el remodelado. Esto ha podido confirmarse en dos estudios clínicos con ivabradina, un inhibidor específico de la corriente If en el nódulo sinoauricular. En estos estudios, la reducción selectiva de la frecuencia cardíaca con ivabradina añadida a los bloqueantes β redujo aún más el remodelado y mejoró la fracción de eyección a través de una mayor disponibilidad energética de fosfato[69].

Además de disminuir la frecuencia cardíaca, los bloqueantes β reducen los efectos negativos de las catecolaminas sobre los miocitos y mejoran favorablemente el equilibrio entre hipertrofia y apoptosis, que es la base molecular del remodelado[70,71]. La ivabradina, como fármaco inhibidor de la corriente If del nódulo sinusal, consigue reducir la frecuencia cardíaca, pero sin deprimir la función ventricular izquierda en pacientes con disfunción ventricular izquierda[72].

El estudio BEAUTIFUL trató de comprobar el efecto de la ivabradina en pacientes con disfunción ventricular izquierda que estaban en tratamiento convencional completo de su insuficiencia cardíaca. Los pacientes, que presentaban cardiopatía isquémica y fracción de eyección < 40 %, entraron en un estudio aleatorizado, a doble ciego, controlado con placebo. El criterio principal de valoración fue una combinación de muerte cardiovascular, ingreso hospitalario por infarto agudo de miocardio, ingreso hospitalario por empeoramiento de insuficiencia cardíaca o nuevo episodio de insuficiencia cardíaca. La ivabradina redujo la frecuencia cardíaca en 6 lat./min a los 12 meses, pero no afectó al objetivo primario (muerte cardiovascular o ingreso hospitalario por insuficiencia cardíaca). Sin embargo, sí redujo los criterios secundarios: ingreso hospitalario por infarto de miocardio mortal y no mortal y revascularización coronaria. Por lo tanto, la ivabradina no mejora las complicaciones cardíacas en los pacientes con enfermedad arterial coronaria estable y disfunción sistólica del ventrículo izquierdo[73].

En el estudio SHIFT en pacientes con insuficiencia cardíaca sintomática y fracción de eyección ≤ 35 %, que estaban en ritmo sinusal con una frecuencia cardíaca > 70 lat./min, que habían ingresado por insuficiencia cardíaca en el año previo y que estuvieron en tratamiento con bloqueantes β, el criterio final primario fue compuesto de muerte cardiovascular o ingreso hospitalario por empeoramiento de la insuficiencia cardíaca. En este estudio, la ivabradina mejoró el objetivo compuesto. Se redujeron los ingresos hospitalarios y muertes por insuficiencia cardíaca en el grupo de ivabradina, lo que destaca la importancia de reducir la frecuencia cardíaca con ivabradina para mejorar los resultados clínicos en la insuficiencia cardíaca[74].

Por lo tanto, los tres bloqueantes β principales, carvedilol, metoprolol y bisoprolol, se han convertido en unas herramientas fundamentales en el manejo de la ICrFE, por la clara reducción de la mortalidad cuando se asocian a los demás fármacos que modifican los mecanismos neurohormonales, como IECA, bloqueantes de los mineralocorticoides, neprilesina o SGLT2, o cuando deban emplearse aisladamente por intolerancia de los demás.

ANTIALDOSTERÓNICOS EN LA INSUFICIENCIA CARDÍACA

La aldosterona es una hormona mineralocorticoide secretada por las glándulas suprarrenales, que en el sistema cardiovascular es un promotor de la HTA[75] y, por ello, un factor causal de la hipertrofia ventricular izquierda, que por consiguiente favorece el desarrollo de insuficiencia cardíaca. Además, la aldosterona se ha asociado con el estrés oxidativo, la disfunción endotelial, la fibrosis miocárdica y la inflamación vascular[76], factores bien establecidos en la patogenia de la insuficiencia cardíaca independientemente de la fracción de eyección[77]. La activación crónica del SRAA ejerce un papel importante en el inicio y la progresión de la insuficiencia cardíaca. Esta activación crónica conduce a un aumento del nivel de aldosterona, que a su vez estimula la acumulación de colágeno, lo que da como resultado la expansión de la matriz extracelular, la disfunción endotelial y la inflamación vascular en el paciente con insuficiencia cardíaca[78].

A pesar de que los IECA y los ARA-II bloquean la liberación de aldosterona mediada por angiotensina II, esos medicamentos de tan amplio uso no suprimen uniformemente la actividad del SRAA, lo que resulta en que, a pesar de estos tratamientos, los niveles de aldosterona siguen elevados, un fenómeno conocido como el escape de la aldosterona.

Sobre esta base se diseñó el estudio RALES, a doble ciego, sobre el empleo de la espironolactona en pacientes con insuficiencia cardíaca grave y una FEVI < 35 % que estaban siendo tratados con un IECA, un diurético del asa y, en la mayoría de los casos, digoxina. Un total de 822 pacientes fueron asignados aleatoriamente para recibir 25 mg de espironolactona al día y 841 para recibir placebo. El objetivo final primario fue la muerte por todas las causas. El ensayo se interrumpió antes de tiempo, después de un período de seguimiento medio de 24 meses, porque un análisis intermedio determinó que la espironolactona era eficaz. Hubo 386 muertes en el grupo de placebo (46 %) y 284 en el grupo de espironolactona (35 %; riesgo relativo de muerte, 0,70; IC 95 %, 0,60-0,82; $p < 0,001$). Esta reducción del 30 % en el riesgo de muerte entre los pacientes del grupo de espironolactona se atribuyó a un menor riesgo tanto de muerte por insuficiencia cardíaca progresiva como de muerte súbita por causas cardíacas. La frecuencia de hospitalización por empeoramiento de la insuficiencia cardíaca fue un 35 % menor en el grupo de espironolactona que en el grupo de placebo (riesgo relativo de hospitalización, 0,65; IC 95 %, 0,54-0,77; $p < 0,001$). Además, los pacientes que recibieron espironolactona tuvieron una mejoría significativa en los síntomas de insuficiencia cardíaca, evaluados según la clase funcional de la NYHA ($p < 0,001$). Se produjo ginecomastia o dolor mamario en el 10 % de los hombres tratados con espironolactona, en comparación con el 1 % de los hombres en el grupo placebo ($p < 0{,}001$). La incidencia de hiperpotasemia grave fue mínima en ambos grupos de pacientes. Por lo tanto, quedó demostrado que el bloqueo de los receptores de aldosterona por la espironolactona, añadido a la terapia estándar, reduce sustancialmente el riesgo de morbilidad y muerte entre los pacientes con insuficiencia cardíaca grave[79] (**Fig. 58-5**).

Para evitar los efectos estrogénicos de la espironolactona se desarrollaron derivados introduciendo un grupo epoxi que solo afectó marginalmente la afinidad de unión de estos compuestos, entre ellos la eplerenona, por el receptor de mineralocorticoides, mientras que causó una disminución de los receptores de andrógenos y progesterona de entre 10 y 500 veces. *In vivo*, los derivados epoxi fueron potentes antagonistas de la aldosterona, de 1 a 2 veces la potencia de la espironolactona, y se registró una disminución de 3 a 10 veces del efecto antiandrogénico y progestágeno en comparación con la espironolactona en animales de experimentación[80].

Con estas bases se diseñó el *Eplerenone Post-Acute Myocardial Infarction Heart Failure Efficacy and Survival Study* (EPHESUS), un ensayo multicéntrico, internacional, aleatorizado, a doble ciego, controlado con placebo. Los pacientes fueron asignados al azar para recibir el nuevo bloqueante de los receptores mineralocorticoides, eplerenona (25 mg/día) o un placebo correspondiente durante 4 semanas, después de lo cual la dosis de eplerenona se aumentó al máximo de 50 mg/día, sumado al tratamiento médico recomendado. La eplerenona redujo las tasas de muerte por cualquier causa y de hospitalización por cardiopatía, en pacientes con infarto agudo de miocardio complicado con disfunción sistólica del ventrículo izquierdo e insuficiencia cardíaca. En consecuencia, las guías actuales recomiendan el uso de un antagonista de los receptores de mineralocorticoides en estos pacientes[81].

Más adelante se publicó el estudio EMPHASIS, un ensayo aleatorizado, a doble ciego, en 2.737 pacientes con insuficiencia cardíaca de clase II de la NYHA y una fracción de eyección de no más del 35 % para recibir eplerenona (hasta 50 mg/día) o placebo, además de la terapia estándar recomendada. El resultado primario fue un combinado de muerte por causas cardiovasculares u hospitalización por insuficiencia cardíaca. El ensayo se detuvo prematuramente, después de un seguimiento de 21 meses. El resultado primario ocurrió en el 18,3 % de los pacientes en el grupo de eplerenona en comparación con el 25,9 % en el grupo de placebo (índice de riesgo, 0,63; IC 95 %, 0,54-0,74; $p < 0{,}001$). Estos datos confirmaron que la eplerenona, en comparación con el placebo, redujo tanto el riesgo de muerte como el riesgo de hospitalización entre los pacientes con insuficiencia cardíaca sistólica y síntomas leves[82].

Por lo tanto, ya está demostrado que los antagonistas de mineralocorticoides, como la espironolactona y la eplerenona, reducen la mortalidad total y cardiovascular en la ICrFE cuando se administran además de IECA o ARA-II y bloqueantes β.

El mecanismo de la espironolactona se produce al antagonizar el efecto de la aldosterona y reducir la fibrosis, con una mejora de la función del ventrículo izquierdo, una disminu-

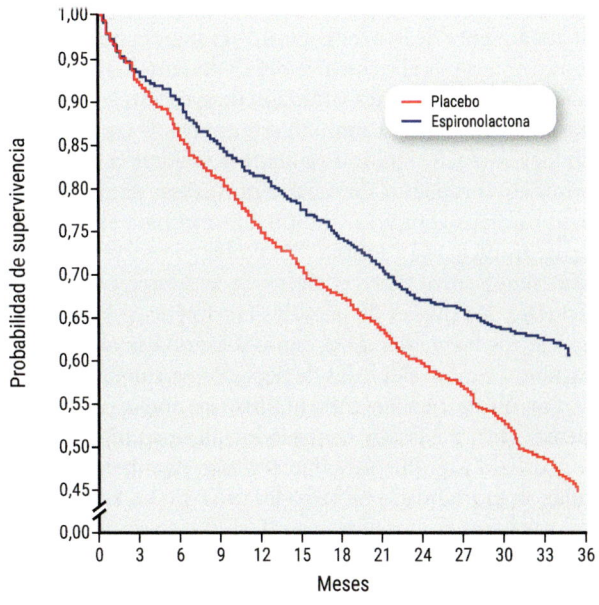

Figura 58-5. Estudio RALES. Efecto de la espironolactona sobre la mortalidad en la insuficiencia cardíaca congestiva crónica. En los pacientes del grupo de la espironolactona frente al placebo se redujo un 30 % el riesgo tanto de muerte por insuficiencia cardíaca progresiva como de muerte súbita en los 24 meses del estudio. (Tomado de Pitt et al.[79]).

ción del recambio de la matriz extracelular y del contenido de colágeno del miocardio y una mejora de la disfunción vasomotora endotelial, que son mecanismos que producen la progresión de la insuficiencia cardíaca[83,84].

Una vez demostradas las acciones beneficiosas de la espironolactona en pacientes con disfunción sistólica del ventrículo izquierdo, se realizaron investigaciones para explorar los efectos de la espironolactona sobre la ICpFE. Una parte importante en el manejo exitoso de la ICpFE es la reducción o el control de las múltiples comorbilidades asociadas a esta condición, como HTA, diabetes y fibrilación auricular. En este sentido, la reducción efectiva de los niveles de presión arterial disminuye la hipertrofia del ventrículo izquierdo, reduce la presión diastólica final de dicha cavidad y mejora su relajación y su llenado, lo que resulta en una reducción de la progresión de la insuficiencia cardíaca[85].

Se ha demostrado que la terapia con espironolactona mejora los índices de disfunción diastólica en la ecocardiografía y disminuye la acumulación de propéptido N-terminal de procolágeno tipo III, un marcador circulante de fibrosis en la enfermedad miocárdica[86].

El ensayo Aldo-DHF estudió el efecto de 25 mg/día de espironolactona frente a placebo sobre la función diastólica y la capacidad de ejercicio en 422 pacientes con ICpFE. El período de seguimiento del ensayo fue de 12 meses. La terapia con espironolactona condujo a una mejora en la función diastólica e indujo una remodelación inversa del ventrículo izquierdo, pero no influyó en la capacidad máxima de ejercicio, los síntomas del paciente o la calidad de vida en los pacientes con ICpFE[87].

El ensayo TOPCAT, también a doble ciego, aleatorizado, de tratamiento de la ICcFE con 15-45 mg/día de espironolactona frente a placebo, incluyó 3.445 pacientes con insuficiencia cardíaca sintomática y fracción de eyección ≥ 45 %, seguidos una media de 3,3 años. En este ensayo, la espironolactona no logró reducir significativamente la incidencia del resultado primario compuesto de muerte por causas cardiovasculares, paro cardíaco abortado y hospitalización para el tratamiento de la insuficiencia cardíaca. Sin embargo, hubo una correlación significativa entre el efecto de la terapia con espironolactona y los niveles de péptidos natriuréticos; la mayoría de los efectos favorables de la espironolactona se observaron en pacientes con niveles bajos de péptidos natriuréticos[88,89].

Por último, en un metaanálisis que incluyó 16.321 pacientes de 15 ensayos controlados aleatorizados, la terapia con antialdosterónicos redujo el riesgo de muerte cardiovascular, la mortalidad por todas las causas y las hospitalizaciones cardíacas en pacientes con ICrFE, y se confirmó que estos beneficios no se demuestran en los pacientes con ICpFE. Además, el tratamiento con antialdosterónicos se asoció con un aumento del riesgo de hiperpotasemia, y en los antialdosterónicos no selectivos se asoció con un aumento de la incidencia de ginecomastia[90,91].

INHIBICIÓN DE LA ANGIOTENSINA: NEPRILESINA FRENTE A ENALAPRIL

Tras demostrarse el beneficio clínico primero de los IECA y más tarde de los bloqueantes β y los antialdosterónicos en el tratamiento de la ICrFE, en 2014 se publicó el efecto favorable del empleo asociado de un ARA-II (el valsartán) y un inhibidor de la neprilesina, el sacubitril. Por separado, los ARA-II no mostraron un beneficio superior a los IECA, por lo que solo tuvieron indicación cuando estos presentaban efectos secundarios, sobre todo, tos pertinaz. La neprilisina es una endopeptidasa que degrada varios péptidos endógenos vasoactivos, como los péptidos natriuréticos, la bradicinina y la adrenomedulina[92,93]. La inhibición de la neprilisina aumenta los niveles de estas sustancias, contrarrestando la sobreactivación neurohormonal que contribuye a la vasoconstricción, la retención de sodio y la remodelación desadaptativa.

El sacubitril es un inhibidor de la neprilisina que, junto al ARA-II valsartán, fue un fármaco diseñado para minimizar el riesgo de angioedema grave con los IECA. Pero los efectos sobre la presión y en la ICC fueron superiores a los de los ARA-II aislados[94,95]. En el estudio a doble ciego frente a enalapril de 2014 en pacientes con ICrFE, la combinación sacubitril-valsartán redujo el riesgo de hospitalización por insuficiencia cardíaca en un 21 % ($p < 0,001$) y disminuyó los síntomas y las limitaciones físicas de la insuficiencia cardíaca ($p = 0,001$). Sin embargo, la combinación de los fármacos tuvo más casos de hipotensión y angioedema no grave, pero menos casos de pacientes con insuficiencia renal, hiperpotasemia y tos que los del grupo de enalapril. Desde entonces la combinación sacubitril-valsartán está indicada en pacientes con ICrFE, con mejores resultados que el enalapril aislado en la reducción de muertes y hospitalizaciones por insuficiencia cardíaca[96] (**Fig. 58-6**).

Más tarde, en 2019, se empleó en pacientes con insuficiencia cardíaca y fracción de eyección ≥ 45 %, sin obtener una reducción significativa en las hospitalizaciones por insuficiencia cardíaca ni las muertes cardiovasculares entre los pacientes con insuficiencia cardíaca y fracción de eyección ≥ 45 %[97]. Estos resultados fueron confirmados en otros estudios; así, en el estudio PIONEER en pacientes ingresados con descompensación aguda de la insuficiencia cardíaca se pudo demostrar que la administración temprana de sacubitril/valsartán redujo los niveles del propéptido natriurético cerebral N-terminal (NT-pro-BNP) en mayor medida que el enalapril. Esta reducción se observó en poco tiempo, a la semana de comenzar a administrar el fármaco. También se redujo el valor de la troponina y, una vez compensado el paciente, a las 8 semanas, se observó una reducción del 48 % en las rehospitalizaciones por insuficiencia cardíaca y en el criterio compuesto de valoración clínico. Los efectos secundarios, incluidas la hiperpotasemia y la hipotensión, fueron similares en ambos grupos[98,99].

En los pacientes hemodinámicamente estabilizados tras una descompensación aguda de la insuficiencia cardíaca, sacubitril/valsartán es eficaz y seguro en todos los niveles de dosis, tanto la dosis máxima que se tolere como la dosis más baja, y se alcanza más beneficio que con el enalapril[99]. Otro aspecto que se ha demostrado con el empleo de sacubitril/valsartán es la disminución de las arritmias ventriculares y las descargas apropiadas de desfibriladores automáticos implantables en pacientes con ICrFE bajo control domiciliario en comparación con los IECA, así como la reducción de la muerte súbita, que no se alcanza con el empleo de los IECA ni con los ARA-II[100].

Por lo tanto, la neprilesina es otro bloqueante hormonal capaz de mejorar el pronóstico de los pacientes con ICrFE, pero no el de los que presentan fracción de eyección conservada o > 45 %, aunque también ha mejorado el pronóstico

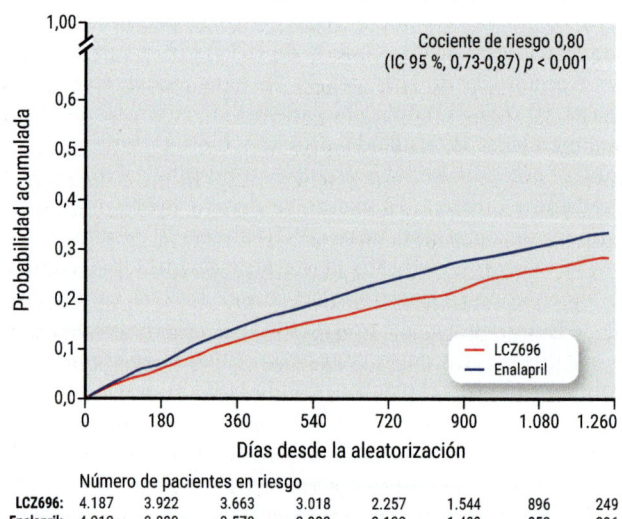

Figura 58-6. Estudio PARADIGM. Efecto del inhibidor del receptor de angiotensina-neprilisina sacubitril frente a enalapril, sobre la mortalidad y la hospitalización en la insuficiencia cardíaca congestiva crónica. Los pacientes en el grupo del sacubitril (LCZ696) frente al enalapril redujeron un 21 % el riesgo de muerte y hospitalización por insuficiencia cardíaca. (Tomado de McMurray et al.[96]).

en los pacientes con riesgo de muerte súbita y portadores de desfibriladores implantables más que con los IECA.

RESINCRONIZACIÓN CARDÍACA EN EL TRATAMIENTO DE LA INSUFICIENCIA CARDÍACA CONGESTIVA

Desde el punto de vista clínico la ICC se caracteriza por la presencia de síntomas de congestión sistémica y pulmonar; signos de bajo gasto, como cansancio o limitación de la capacidad de esfuerzo, y trastornos eléctricos, tanto del ritmo supraventricular, principalmente la fibrilación auricular, como también arritmias ventriculares malignas que llegan a ser responsables del 50 % de las muertes súbitas que presentan estos pacientes como forma de muerte. Todos estos síntomas son responsables de las rehospitalizaciones de estos pacientes, tanto más frecuentes cuanto más se acerca el final de la enfermedad. Para combatir el daño en la función ventricular y los síntomas que produce en esta tercera década del siglo XXI, se dispone de una variada clase de fármacos, además de los diuréticos y la digoxina, que eran la única herramienta en la primera mitad del siglo XX. A partir de la década de 1980, se dispone de otros fármacos, que principalmente bloquean algunos de los mecanismos neurohormonales que regulan el tono de los vasos a través de distintas vías, como es el eje renina-angiotensina-aldosterona, y los fármacos IECA, ARA-II o inhibidores de las hormonas mineralocorticoides, como la espironolactona y la eplerenona. Otro grupo que ha mostrado un beneficio sobre la función ventricular izquierda y también sobre la clínica y el pronóstico de estos pacientes es el de los bloqueantes β, que además de modificar favorablemente el remodelado ventricular y la función ventricular mejorando la fracción de eyección, han llegado a reducir las arritmias ventriculares e, incluso, el riesgo de muerte súbita en algunos de estos pacientes.

Sin embargo, aproximadamente el 30 % de los pacientes con insuficiencia cardíaca avanzada presentan un trastorno de la conducción del tipo del bloqueo de rama izquierda, que provoca un retraso superior a 120 ms, con pérdida de la coordinación de la contracción o disincronía[101]. Esa disincronía empeora el estado contráctil ya deteriorado de la miocardiopatia dilatada, y los pacientes con QRS ancho presentan un deterioro clínico mayor que los que conservan el QRS estrecho[102] y asocian también un aumento del riesgo de muerte en el paciente con insuficiencia cardíaca[103].

Hace ya más de dos décadas que comenzó a desarrollarse la idea que una aplicación de los marcapasos podría recuperar la sincronización y, con ello, mejorar la contracción ventricular, y proponer así una alternativa o complemento a los grandes avances en la terapia farmacológica para ir reduciendo progresivamente la necesidad del trasplante cardíaco como única alternativa a una evolución mortal, que cada vez necesitan un porcentaje menor de pacientes a edades relativamente tempranas. Se propuso el uso de marcapasos biventriculares con sincronizado auricular para coordinar la contracción ventricular derecha e izquierda, y los primeros estudios han sugerido que la terapia de resincronización cardíaca (TRC) a corto y largo plazo puede mejorar la función cardíaca y, por consiguiente, la capacidad funcional y la calidad de vida. Sin embargo, estudios previos evaluaron solo

un pequeño número de pacientes y no fueron controlados o no se realizaron de manera a doble ciego[104,105].

Los estudios a corto plazo han demostrado que la estimulación auriculobiventricular (con cables en una aurícula y en ambos ventrículos) mejora significativamente la hemodinámica al reducir la asincronía ventricular. Más adelante se desarrolló una técnica en la que se utilizó una variante de los marcapasos bicamerales convencionales, que tienen solo dos cables (uno colocado en la aurícula derecha y el otro en el ventrículo derecho). El nuevo dispositivo de TRC tiene un tercer cable; este tercer cable se pasa a través del seno coronario desde la aurícula derecha y se coloca en una vena marginal en la pared libre del ventrículo izquierdo. Con ello se tiene un primer cable en la aurícula derecha, un segundo cable en el interior del ventrículo derecho y el tercero en la vena de la pared libre del ventrículo izquierdo. Se permite la estimulación simultánea de ambos ventrículos y ajustar los parámetros que permiten la resincronización del tabique y la pared libre del ventrículo izquierdo.

En el estudio MIRACLE *(Multicenter InSync Randomized Clinical Evaluation)*, Abraham et al.[106] demostraron una mejoría en los síntomas y en la capacidad de ejercicio, junto con una tasa reducida de hospitalizaciones por problemas cardíacos en los 6 meses de seguimiento. Los pacientes que fueron asignados a TRC experimentaron una mejoría en la distancia recorrida en 6 minutos, en la clase funcional ($p < 0,001$), la calidad de vida (18,0 frente a 9,0 puntos, $p = 0,001$), el tiempo en la prueba de esfuerzo (+81 frente a +19 segundos, $p = 0,001$) y la fracción de eyección (+4,6 % frente a 0,2 %, $p < 0,001$). Además, menos pacientes en el grupo asignado a TRC que en el grupo de control requirieron hospitalización (8 % frente a 15 %) o medicamentos intravenosos (7 % frente a 15 %) para el tratamiento de la insuficiencia cardíaca ($p < 0,05$ para ambas comparaciones). La implantación del dispositivo no tuvo éxito en el 8 % de los pacientes y se complicó con hipotensión refractaria, bradicardia o asistolia en 4 pacientes (dos de los cuales fallecieron) y por perforación del seno coronario que requirió pericardiocentesis en otros dos. En conclusión, a comienzos del nuevo milenio, la resincronización cardíaca se imponía como una terapia complementaria en pacientes con insuficiencia cardíaca moderada a grave y retraso en la conducción intraventricular que da como resultado una mejoría clínica y pronóstica significativa[106] (**Fig. 58-7**).

Por lo tanto, la TRC es una opción actualmente convencional para el tratamiento de pacientes con insuficiencia cardíaca y retraso en el sistema de conducción o, lo que es lo mismo, bloqueo de rama avanzado, que no responden al tratamiento farmacológico. Los ensayos clínicos también han establecido que el beneficio de la TRC se extiende a los pacientes con síntomas de insuficiencia cardíaca menos graves (clases I o II), en quienes la TRC parece retrasar la aparición de la insuficiencia cardíaca sintomática y reduce significativamente los episodios de insuficiencia cardíaca durante los siguientes 1 a 7 años si la fracción de eyección es del 30 % o menos y la duración del QRS es mayor de 130 ms, especialmente en pacientes con bloqueo de rama izquierda.

Durante la década de 1990 comenzaron a implantarse desfibriladores en pacientes con alto riesgo de muerte sú-

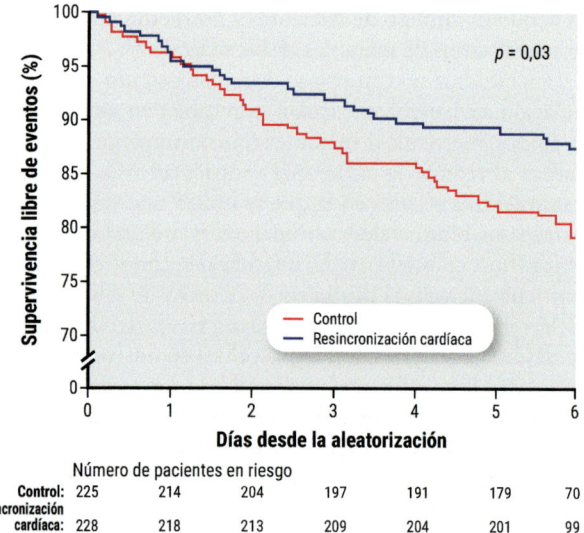

Figura 58-7. Estudio MIRACLE. Resincronización cardíaca en la insuficiencia cardíaca crónica. El riesgo de un evento fue un 40 por ciento menor en el grupo de resincronización frente a los controles. (Tomado de McMurray et al.[96]).

bita o diagnosticados de arritmias ventriculares malignas, entre otros, pacientes con cardiopatía isquémica, disfunción ventricular izquierda y anomalías en los electrocardiogramas de señal promediada. En algunos de los estudios, como el *Coronary Artery Bypass Graft (CABG) Patch Trial*, realizado en pacientes con esa indicación electiva, se evaluó el efecto sobre la supervivencia de la implantación profiláctica de desfibriladores automáticos en el momento de la cirugía de *bypass* de arteria coronaria. El objetivo final del estudio era la mortalidad general y, sin embargo, los desfibriladores automáticos implantables colocados en el momento de la cirugía programada no mejoraron la supervivencia, lo que indica que no todos los pacientes que tienen un alto riesgo de muerte por causas cardíacas, como lo indican los factores de riesgo básicos convencionales, se beneficiarán de un desfibrilador automático[107]. Sin embargo, en 1996 se había publicado que la implantación de un desfibrilador automático mejoraba la supervivencia en pacientes con enfermedad coronaria, función ventricular reducida, taquicardia ventricular no sostenida y taquicardia ventricular inducible[108], y este hallazgo se confirmó en 1999[109].

En ambos estudios, para determinar su riesgo de arritmia, los pacientes se sometieron a pruebas electrofisiológicas invasivas, que siempre tuvieron un resultado incierto en estos casos, pero se constató que, en estos pacientes con infarto y disfunción ventricular grave, la cicatriz del infarto puede ser el desencadenante de las arritmias ventriculares malignas que padecen y que son responsables de las muertes súbitas a las que quedaban expuestos estos pacientes.

Este problema quedó resuelto, al menos en parte, a partir de la publicación en 2002 del *Multicenter Automatic Defibrillator Implantation Trial II Investigators* (MADIT II), que trataba de valorar el posible beneficio de supervivencia de un desfibrilador implantado profilácticamente (en ausencia de pruebas electrofisiológicas para inducir arritmias) en pacientes con un infarto de miocardio previo y una fracción

de eyección del ventrículo izquierdo de 0,30 o menos. Los pacientes fueron asignados al azar en una proporción de 3:2 para recibir un desfibrilador implantable (742 pacientes) o terapia médica convencional (490 pacientes). No se requirieron pruebas electrofisiológicas invasivas para la estratificación del riesgo. La muerte por cualquier causa era el objetivo final. En el seguimiento, ambos grupos llegaron a tener un tratamiento médico similar, por lo que lo único que los diferenció fue el implante del desfibrilador. Durante un seguimiento promedio de 20 meses, las tasas de mortalidad fueron del 19,8 % en el grupo de terapia convencional y del 14,2 % en el grupo de desfibrilador. El cociente de riesgos instantáneos para el riesgo de muerte por cualquier causa en el grupo de desfibrilador fue de 0,69 en comparación con el grupo de terapia convencional. El efecto de la terapia con desfibrilador sobre la supervivencia fue similar en los análisis de subgrupos estratificados según la edad, el sexo, la fracción de eyección, la clase de la NYHA y la duración del QRS. A partir de 2002, todos los pacientes que tras un infarto de miocardio presentaban disfunción ventricular izquierda grave tenían indicación de tratamiento con implantación profiláctica de un desfibrilador que mejoraba la supervivencia[110].

El estudio MADIT II demostró que la terapia con desfibrilador era beneficiosa cuando se añadía a una terapia farmacológica eficaz para la insuficiencia cardíaca, como los IECA (los tomaba el 68 % de los pacientes en el grupo del desfibrilador), los bloqueantes β (tomados por el 70 %) y estatinas (tomados por el 67 %), y por lo tanto desde entonces se recomienda en las guías de la especialidad[111].

El paso estaba dado; ya se habían establecido las indicaciones para realizar implantes de dispositivos electrónicos, es decir, marcapasos y desfibriladores, como tratamiento de la insuficiencia cardíaca en algunas de las situaciones más graves. Se avanzó un paso más cuando ambas terapias electrónicas, que habían demostrado mejorar la mortalidad en ciertos casos, fueron consideradas para reunirlas en un solo dispositivo implantable de TRC con desfibrilador automático implantable, sospechando que la TRC más el desfibrilador reduciría el riesgo de muerte y hospitalización en pacientes con insuficiencia cardíaca crónica avanzada y retrasos en la conducción intraventricular determinados por QRS que duraran más de 130 ms.

En comparación con el tratamiento farmacológico óptimo solo, la TRC con un marcapasos disminuyó el riesgo del objetivo final primario (que era muerte y hospitalización por cualquier causa; razón de riesgo, 0,81; $p = 0,014$), al igual que la TRC con un marcapasos-desfibrilador (razón de riesgo, 0,80; $p = 0,01$). El riesgo del punto final combinado de muerte u hospitalización por insuficiencia cardíaca se redujo en un 34 % en el grupo de marcapasos ($p < 0,002$) y en un 40 % en el grupo de marcapasos y desfibrilador ($p < 0,001$ para la comparación con el grupo de terapia farmacológica). La TRC asociada a un tratamiento óptimo redujo el riesgo de muerte por cualquier causa en un 24 % ($p = 0,059$), y si se empleaba un marcapasos-desfibrilador el riesgo se redujo en un 36 % ($p = 0,003$). Ello indica que el uso de resincronización del ventrículo izquierdo en pacientes con QRS ancho y disfunción sistólica grave reduce la tasa de muerte por cualquier causa y la hospitalización, y el dispositivo con desfibrilador aumenta un poco más la protección[112]. Resultados similares se han obtenido en otros estudios, en los que el hecho de emplear en pacientes con miocardiopatía isquémica grave la TRC aislada o bien la TRC con desfibrilador no se asoció con diferencias significativas en el empleo de cualquiera de los dispositivos[113].

Por lo tanto, además de la amplitud de los fármacos neuroendocrinos y vasomotores de distinto tipo que mejoran la función y el pronóstico de la insuficiencia cardíaca, cuando el remodelado ventricular conduce a una dilatación con disfunción ventricular grave y retraso en la conducción intraventricular por encima de 130 ms, la TRC, con desfibrilador implantable o sin él, mejora el pronóstico de estos pacientes.

INHIBIDORES DEL COTRANSPORTADOR DE SODIO-GLUCOSA 2 EN LA INSUFICIENCIA CARDÍACA

Los avances nos guían para manejar de manera efectiva a los pacientes con insuficiencia cardíaca con fracción de eyección reducida (ICrFE). El tratamiento incluye los siguientes grupos de fármacos: inhibidores de la renina-angiotensina (receptor de angiotensina/inhibidores de neprilisina), IECA o ARA-II, bloqueantes β y antagonistas de los receptores de mineralocorticoides. El inhibidor del cotransportador de sodio-glucosa 2 (SGLT2), un medicamento antihiperglucémico, reduce el riesgo de hospitalización de pacientes con insuficiencia cardíaca y muerte cardiovascular, lo que lo hace único en comparación con otros medicamentos en esta categoría. Entre los inhibidores de SGLT2 disponibles en el mercado, la empagliflozina tenía un bajo coste necesario para tratar a los pacientes diabéticos para la prevención primaria en comparación con otros agentes.

Los SGLT2 son fármacos antihiperglucemiantes recientes que, además de este efecto, reducen el riesgo de muerte cardiovascular y de hospitalización en pacientes con ICrFE, lo que ha abierto un campo nuevo al tratamiento farmacológico de la insuficiencia cardíaca. A pesar de su efecto clínico y su pronóstico favorables, los inhibidores de SGLT-2 presentan cierta ambigüedad en el impacto multidireccional favorable en el curso natural y el pronóstico de pacientes con insuficiencia cardíaca crónica, pero se han convertido en una piedra angular del tratamiento farmacológico de la insuficiencia cardíaca recomendado por las guías clínicas[114,115].

En el reciente estudio EMPEROR (2021), la empagliflozina ha mostrado, en pacientes con ICrFE, resultados cardíacos y renales, con una importante reducción de muertes cardiovasculares, hospitalización por insuficiencia cardíaca y lenta disminución de la tasa de filtrado glomerular. Estos pacientes presentaban diabetes mellitus de tipo 2, y el nivel inicial de hemoglobina glicosilada (Hb_{A1c}) no influyó en el efecto del fármaco sobre los resultados. Los resultados favorables[116] lo fueron también para todo el espectro de la presión arterial sistólica y de una amplia gama de función renal inicial y en pacientes con enfermedad renal crónica, y filtrados glomeraulares tan bajos como 20 ml/min/m².

Otro subgrupo de pacientes con alto riesgo cardiovascular, aquellos con y sin antecedentes de infarto de miocardio y/o accidente cerebrovascular, también compartieron similares resultados, con una reducción de tres puntos en las complicaciones mayores y en la mortalidad por todas las causas, manteniendo los restantes efectos beneficiosos de la empagliflozina[117] (**Fig. 58-8**).

Los resultados beneficiosos sobre la estructura/función cardíaca y la hemodinámica incluyen una reducción significativa de prácticamente todos los índices de función del ventrículo izquierdo, los índices de volumen telesistólico y telediastólico del ventrículo izquierdo, el volumen auricular izquierdo, el índice de masa ventricular izquierda, la esfericidad ventricular izquierda, el NT-pro-BNP, la presión de capilar pulmonar y la mejora de la FEVI, del consumo máximo de oxígeno, de la prueba de 6 minutos de marcha y el cuestionario de calidad de vida[118,119].

Aparte de los cambios funcionales, los resultados beneficiosos cardíacos y renales de la empagliflozina en pacientes con ICrFE incluyen, como se ha señalado, una importante reducción en las muertes cardiovasculares y en la hospitalización por insuficiencia cardíaca y una disminución más lenta de la tasa de filtración glomerular. Estos efectos se observaron en pacientes con diabetes mellitus de tipo 2[120,121].

Uno de los patrones clínicos más importantes de la insuficiencia cardíaca es el de los signos congestivos, tanto sistémicos como pulmonares. El tratamiento habitual e imprescindible para conseguir la descongestión se realiza con diuréticos, pero la respuesta no siempre es la deseada, pues puede afectar la función renal y provocar alteraciones electrolíticas que complican su uso; por esta razón se necesitan nuevos tratamientos capaces de descongestionar a los pacientes, aparte de los diuréticos.

Los inhibidores del SGLT2 producen una mejoría clínica y pronóstica en la insuficiencia cardíaca crónica, en múltiples direcciones, aunque no se conocen bien sus mecanismos; una de ellas es una pérdida de volumen por condicionar un efecto diurético/natriurético, que además facilita la respuesta de los diuréticos convencionales[122]. A pesar de que los mecanismos subyacentes a estos efectos beneficiosos de los inhibidores de SGLT2 siguen siendo esquivos, el efecto diurético/natriurético con la capacidad de facilitar una respuesta segura a los diuréticos convencionales es un mecanismo al menos parcialmente responsable[123].

El estudio IMPULSE ha analizado los efectos del inhibidor del SGTL2 empagliflozina sobre una descongestión eficaz y segura, que sigue siendo un objetivo importante para el tratamiento óptimo de los pacientes con insuficiencia cardíaca aguda. El estudio fue realizado con 530 pacientes hospitalizados con insuficiencia cardíaca aguda y aleatorizados 1:1 a empagliflozina 10 mg una vez al día o placebo durante 90 días. Se valoraron la pérdida de peso, la pérdida de peso ajustada para la dosis media diaria de diurético de asa, el área bajo la curva del cambio desde el inicio en los niveles de NT-pro-BNP, la hemoconcentración y la clínica. A los 15, 30 y 90 días de tratamiento los pacientes tratados con empagliflozina demostraron, en comparación con el placebo, reducciones significativamente mayores en todos los marcadores de descongestión estudiados en todos los puntos de tiempo valorados. El mayor beneficio clínico significativo obtenido por empagliflozina ocurrió el día 90 (compuesto jerárquico de muerte por todas las causas, episodios de descompensación y una diferencia de 5 puntos o más en la puntuación total

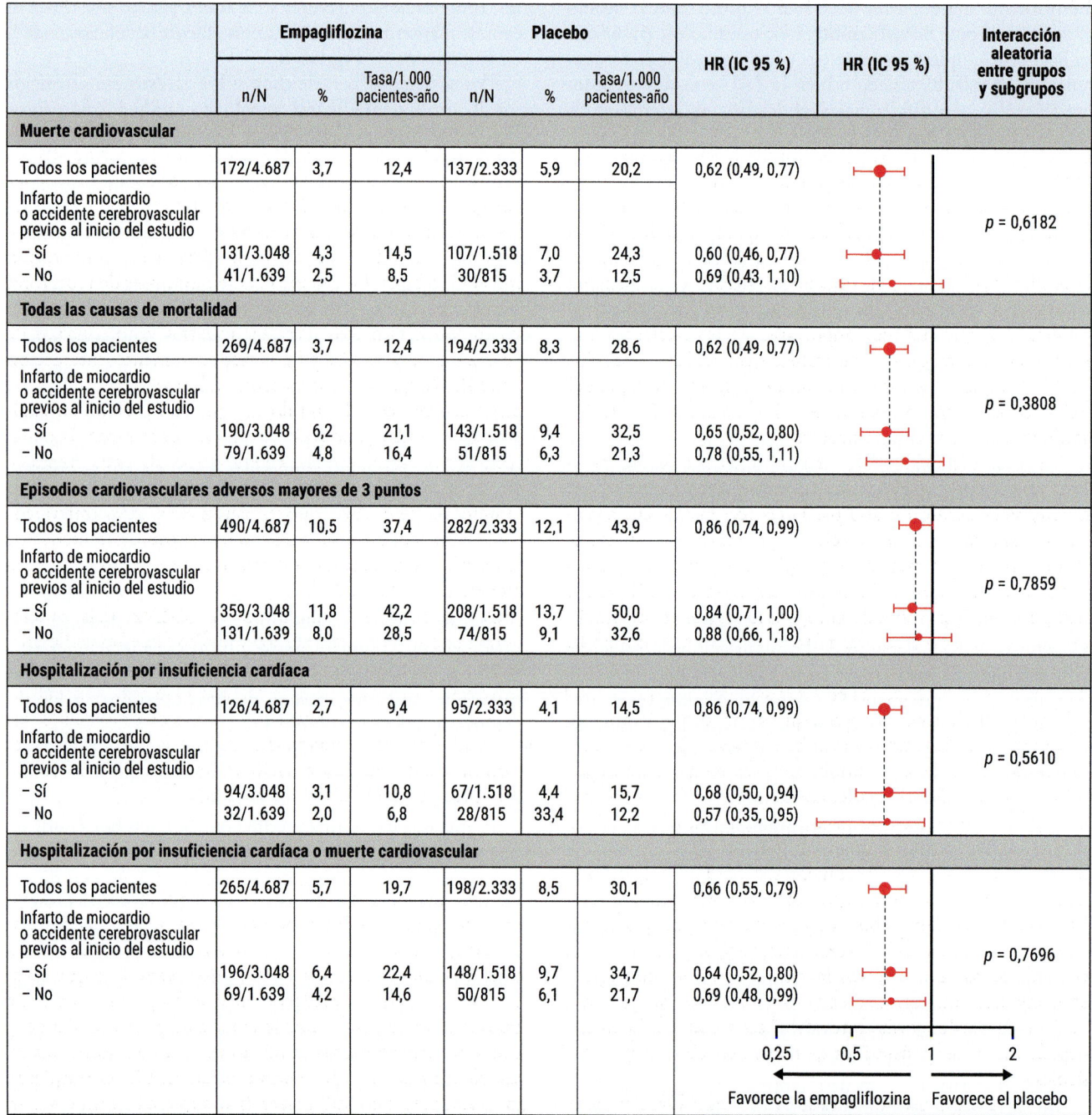

	Empagliflozina			Placebo			HR (IC 95 %)	HR (IC 95 %)	Interacción aleatoria entre grupos y subgrupos
	n/N	%	Tasa/1.000 pacientes-año	n/N	%	Tasa/1.000 pacientes-año			
Muerte cardiovascular									
Todos los pacientes	172/4.687	3,7	12,4	137/2.333	5,9	20,2	0,62 (0,49, 0,77)		
Infarto de miocardio o accidente cerebrovascular previos al inicio del estudio									*p* = 0,6182
– Sí	131/3.048	4,3	14,5	107/1.518	7,0	24,3	0,60 (0,46, 0,77)		
– No	41/1.639	2,5	8,5	30/815	3,7	12,5	0,69 (0,43, 1,10)		
Todas las causas de mortalidad									
Todos los pacientes	269/4.687	3,7	12,4	194/2.333	8,3	28,6	0,62 (0,49, 0,77)		
Infarto de miocardio o accidente cerebrovascular previos al inicio del estudio									*p* = 0,3808
– Sí	190/3.048	6,2	21,1	143/1.518	9,4	32,5	0,65 (0,52, 0,80)		
– No	79/1.639	4,8	16,4	51/815	6,3	21,3	0,78 (0,55, 1,11)		
Episodios cardiovasculares adversos mayores de 3 puntos									
Todos los pacientes	490/4.687	10,5	37,4	282/2.333	12,1	43,9	0,86 (0,74, 0,99)		
Infarto de miocardio o accidente cerebrovascular previos al inicio del estudio									*p* = 0,7859
– Sí	359/3.048	11,8	42,2	208/1.518	13,7	50,0	0,84 (0,71, 1,00)		
– No	131/1.639	8,0	28,5	74/815	9,1	32,6	0,88 (0,66, 1,18)		
Hospitalización por insuficiencia cardíaca									
Todos los pacientes	126/4.687	2,7	9,4	95/2.333	4,1	14,5	0,86 (0,74, 0,99)		
Infarto de miocardio o accidente cerebrovascular previos al inicio del estudio									*p* = 0,5610
– Sí	94/3.048	3,1	10,8	67/1.518	4,4	15,7	0,68 (0,50, 0,94)		
– No	32/1.639	2,0	6,8	28/815	33,4	12,2	0,57 (0,35, 0,95)		
Hospitalización por insuficiencia cardíaca o muerte cardiovascular									
Todos los pacientes	265/4.687	5,7	19,7	198/2.333	8,5	30,1	0,66 (0,55, 0,79)		
Infarto de miocardio o accidente cerebrovascular previos al inicio del estudio									*p* = 0,7696
– Sí	196/3.048	6,4	22,4	148/1.518	9,7	34,7	0,64 (0,52, 0,80)		
– No	69/1.639	4,2	14,6	50/815	6,1	21,7	0,69 (0,48, 0,99)		

0,25   0,5   1   2

← Favorece la empagliflozina   Favorece el placebo →

Figura 58-8. EMPA-REG OUTCOME Trial. Resultados y mortalidad cardiovascular con empagliflozina frente a placebo. Subgrupos estratificados por la presencia o la ausencia de infarto agudo de miocardio y accidente cerebrovascular previos al inicio del estudio. La empagliflozina reduce la mortalidad y la hospitalización por insuficiencia cardiaca crónica. HR indica cociente de riesgos instantáneos. (Tomado de Fitchett et al.[117]).

de síntomas del Cuestionario de miocardiopatía de Kansas City). Esto confirma el claro beneficio clínico de la empagliflozina en pacientes hospitalizados por insuficiencia cardíaca aguda tratados desde el inicio y que responden con una clara descongestión temprana, efectiva y sostenida, ya que se asocia con un beneficio clínico significativo en el día 90[124].

Así, una de las formas de valorar la descongestión fue por el seguimiento del valor hematócrito, que en el grupo de empagliflozina presentó un aumento los días 15 y 30 (recuperando los valores de referencia en el día 90), mientras que en el grupo placebo se produjo una caída constante del hematócrito. Esta hemoconcentración indica una descongestión intravascular eficaz. En pacientes con insuficiencia cardíaca aguda, una hemoconcentración temprana con hemodilución posterior no se asocia con un beneficio clínico, frente a la hemoconcentración tardía y aumento sostenido del hematócrito/hemoconcentración[125]. En relación con este comportamiento de los inhibidores de SGLT2 se ha planteado que estos fármacos pueden estar actuando como un diurético «inteligente» a través de la diuresis osmótica incremental, mejorando la tasa de recarga de plasma y facilitando la eliminación de la sobrecarga de líquidos de los compartimentos intravascular y extravascular[126].

Respecto al empleo de empagliflozina en la insuficiencia cardíaca con fracción de eyección preservada y en la levemente reducida, en las que las guías ya incluyen el empleo de antagonistas de los receptores mineralocorticoides y los inhibidores del receptor de angiotensina neprilesina, se plantea el dilema de si utilizarlos de forma aislada o en combinación y conocer los posibles efectos secundarios. En el estudio EMPERADOR-Preservado se analizó el efecto de la empagliflozina en la insuficiencia cardíaca en la primera recurrencia de episodio de insuficiencia cardíaca con hospitalización, que fue más importante en los pacientes que no tomaron antagonistas de mineralocorticoides asociados que en los que sí los tomaron, aunque la interacción para el objetivo primario compuesto que incluía también muerte cardiovascular no fue significativa[127].

En el estudio DELIVER (Dapagliflozin evaluation to improve the lives of patients with preserved ejection fraction heart failure) se estudiaron 6.263 pacientes con insuficiencia cardíaca y una fracción de eyección > 40 %, que se asignaron aleatoriamente a dapagliflozina o placebo y fueron seguidos durante de 2,3 años. El resultado u objetivo primario era el tiempo hasta la primera descompensación por insuficiencia cardíaca o muerte cardiovascular, el cual se redujo significativamente con dapagliflozina ($p < 0,001$). Así, al grupo de fármacos recomendados en las guías para la insuficiencia cardíaca con fracción de eyección preservada o levemente reducida, en el que están los antagonistas de los receptores mineralocorticoides y los inhibidores del receptor de angiotensina neprilesina, se añade, desde que apareció el estudio DELIVER, un tercer fármaco, un inhibidor SGLT2, la dapaglifozina y la posibilidad del manejo aislado o combinado de los tres grupos recomendados. Existe la incógnita de si serán igual de eficaces en la insuficiencia cardíaca con fracción de eyección preservada y en la insuficiencia cardíaca con fracción de eyección levemente reducida, y completarán el tratamiento con los otros fármacos de indicación tipo I en la insuficiencia cardíaca, como los IECA, los bloqueantes β, los ARA-II, los inhibidores del receptor de angiotensina neprilesina o los bloqueantes de receptores de mineralocorticoides.

En un análisis preespecificado del estudio DELIVER se llevó a cabo una evaluación detallada de la eficacia y la seguridad de la dapagliflozina en pacientes que estaban recibiendo tratamiento de base, o no, con bloqueantes de receptores de aldosterona o inhibidores de neprilesina-ARA-II. En el estudio DELIVER se valoraron 6.667 pacientes a los que se añadió dapagliflozina al tratamiento con bloqueantes de receptores de mineralocorticoides y con inhibidor de la neprilesina-ARA-II. De 6.263 pacientes, 2.667 (42,6 %) fueron tratados con bloqueantes de receptores de mineralocorticoides y 301 (4,8 %) con inhibidor de neprilesina. El objetivo primario de este análisis fue el compuesto de empeoramiento de la insuficiencia cardíaca o muerte cardiovascular. Los pacientes que tomaban bloqueantes de receptores de mineralocorticoides además de la dapagliflozina eran más jóvenes, varones y tenían la presión arterial sistóli-

ca y la fracción de eyección más bajas. Tenían también más probabilidades de haber padecido una hospitalización previa por insuficiencia cardíaca. Estos pacientes tratados con una bloqueantes de receptores de mineralocorticoides tenían más probabilidades de recibir un bloqueante β y portar un desfibrilador implantado y también era más probable que tomaran además un diurético del asa o una tiazida. El beneficio de la dapagliflozina fue similar en cualquiera de los dos grupos de tratamientos, con bloqueantes de receptores de mineralocorticoides o neprilesina. Con ambos fármacos, los riesgos del efecto de la dapagliflozina en comparación con el placebo en los tratados con bloqueantes de receptores de mineralocorticoides fue 0,86 frente a 0,76 para no usuarios de estos fármacos. Para los usuarios y no usuarios de neprilesina fueron 0,82 y 0,74, respectivamente (interacción = 0,75). Ninguno de los episodios adversos examinados fue más frecuente con dapagliflozina que con placebo en cualquiera de los dos grupos de fármacos. Por lo tanto, la dapagliflozina fue igual de eficaz y segura asociada a cualquiera de los otros dos tratamientos analizados, lo que indica que los inhibidores de SGLT2 pueden agregarse a otros tratamientos recomendados en las guías recientes para tratamiento de la insuficiencia cardíaca con fracción de eyección reducida moderada o preservada[128].

Por lo tanto, los inhibidores de SGLT2, más concretamente, en la mayoría de los estudios, la empagliflozina, forman un nuevo grupo de fármacos, inicialmente antidiabéticos, que han demostrado su capacidad para mejorar los parámetros clínicos y de función ventricular en todo el espectro de la insuficiencia cardíaca, desde la fracción de eyección más reducida a las situaciones con fracción de eyección preservada o moderadamente reducida.

CONCLUSIONES

La insuficiencia cardíaca tiene una alta prevalencia en la población española, sobre todo por ser esta una población envejecida, estimándose en un 2 % la prevalencia media en el total de la población, por lo que puede estimarse que cerca de 950.000 personas padecen en nuestro país insuficiencia cardíaca. En los casos más graves, con peor pronóstico y con unas determinadas condiciones e indicaciones estrictas, algunos de estos pacientes pueden recibir un trasplante cardíaco, pero solo 300 personas al año reciben un corazón trasplantado en el país del mundo con más donantes y trasplantes de órganos por habitante. Pero el éxito que ha tenido el tratamiento de la insuficiencia cardíaca no se ha debido a que esos 300 pacientes alcancen ese beneficio, sin duda meritorio, sino a que para los más de 900.000 pacientes restantes se dispone hoy en día de un arsenal terapéutico y de un sistema sanitario, en el que destacan la formación y la dedicación de los cardiólogos, que todos los días trabajan y tienen abiertas las historias clínicas actualizando sus datos y poniendo al día los tratamientos de esos centenares de miles de pacientes que se han ido beneficiando de los avances farmacológicos y de otras técnicas que han permitido contemplar esta grave enfermedad con una perspectiva sin duda más optimista que la que teníamos hace 50 años, cuando los pacientes en insuficiencia cardíaca en grado avanzado apenas tenían una sobrevida del 50 % a los 2 años y solo disponíamos de la digital y los diuréticos para su tratamiento. Hoy hay que seleccionar en cada paciente la mejor combinación de fármacos que puede tolerar y determinar la conveniencia e indicación procedente de un posible tratamiento resincronizador o con desfibrilador implantado que reduzca y vuelva anecdótico el 50 % de las muertes súbitas que presentaban estos pacientes.

Esta revisión es solo un fotograma de una película continua en la que siguen apareciendo nuevos avances, pero al autor le ha parecido oportuno no mencionar otras líneas de tratamiento que están siendo una alternativa con un horizonte muy cercano: la genética y el tratamiento con células madre acabará encontrando en pocos años aplicaciones terapéuticas sistemáticas. Posiblemente se acabarán haciendo más raros los trasplantes y los soportes circulatorios permanentes. Ese capítulo lo escribirán otros autores.

Hemos recordado que en la década de 1980 el tratamiento médico de la ICC se limitaba al empleo de digital y diuréticos. A partir de entonces se modificaron tanto la prevención como el manejo de la ICC. Se controló la hiperten-

sión arterial y se redujo con ello la incidencia de ICC en un 50 %. Aparecieron nuevos fármacos para la ICC. Estudios controlados demostraron que los IECA, los bloqueantes β y antagonistas de la aldosterona mejoraban la evolución, reducían la mortalidad y aumentaban la supervivencia de la ICC.

Como se ha señalado, ahora el amplio espectro de la fracción de eyección determina la clasificación y también el tratamiento médico de la insuficiencia cardíaca. En primer lugar, el tratamiento médico para la ICrFE, 40 años después, ahora, incluye nuevas clases de medicamentos: IECA, bloqueantes del receptor de la angiotensina II con inhibidores del receptor de angiotensina-neprilisina, bloqueantes aislados de los receptores de angiotensina II, bloqueantes β-adrenérgicos, antagonistas de los receptores de mineralocorticoides y el nuevo grupo de inhibidores del SGLT2. Como se ha indicado, algunos de estos tratamientos están avalados por estudios muy concluyentes sobre algunos de los tratamientos más recientes, como son los casos de la insuficiencia cardíaca con fracción de eyección escasamente reducida o conservada y los SGLT2.

REFERENCIAS BIBLIOGRÁFICAS

1. Brener MI, Borlaug BA, Burkhoff D. HF?EF: the mysterious relationship between heart failure and ejection fraction continues. Circulation 2022; 146: 519-22.
2. Folse R, Braunwald E. Determination of fraction of left ventricular volume ejected per beat and of ventricular end-diastolic and residual volumes. Circulation 1962; 25: 674-85.
3. Ponikowski P, Voors AA, Anker SD et al. 2016 ESC Guidelines for the diagnosis and treatment of acute and chronic heart failure: The Task Force for the diagnosis and treatment of acute and chronic heart failure of the European Society of Cardiology (ESC) developed with the special contribution of the Heart Failure Association (HFA) of the ESC. Eur Heart J 2016; 37: 2129-200.
4. Basuray A, French B, Vorovich E et al. Heart failure with recovered ejection fraction: clinical description, biomarkers, and outcomes. Circulation 2014; 129: 2380-7.
5. Maurer MS, King DL, El-Khoury Rumbarger L, Packer M, Burkhoff D. Left heart failure with a normal ejection fraction: identification of different pathophysiologic mechanisms. J Card Fail 2005; 11: 177-87.
6. Segovia J. Los números de la insuficiencia cardiaca: una oportunidad para mejorar. Rev Clin Esp 2013; 213: 25-7.
7. Instituto Nacional de Estadística. Sede electrónica – Instituto Nacional de Estadística. Cifras de población/Indicadores demográficos básicos. Datos provisionales a 1 de enero de 2022.
8. Mosterd A, Hoes AW. Clinical epidemiology of heart failure. Heart 2007; 93: 1137-46.
9. Instituto Nacional de Estadística. Población: resultados nacionales 2018. Estimaciones de la población actual de España. Población por fecha de referencia, sexo y grupo quincenal de edad. Disponible en: www.ine.es/jaxi/menu.do?type=pcaxis& path=/t15/p414&file=inebase&L=0 571–8
10. Anguita Sánchez M, Crespo Leiro MG, De Teresa Galván E et al. Prevalencia de la insuficiencia cardiaca en la población general española mayor de 45 años. Estudio PRICE. Rev Esp Cardiol 2008; 61: 1041-9.
11. González-Juanatey JR, Alegría Ezquerra E, Bertomeu Martínez V et al. Insuficiencia cardiaca en consultas ambulatorias: comorbilidades y actuaciones diagnóstico-terapéuticas por diferentes especialistas. Estudio EPI-SERVE. Rev Esp Cardiol 2008; 61: 611-9.
12. Sayago-Silva I, García-López F, Segovia-Cubero J. Epidemiología de la insuficiencia cardiaca en España en los últimos 20 años. Rev Esp Cardiol 2013; 66: 649-56.
13. Redfield MM, Jacobsen SJ, Burnett Jr JC et al. Burden of systolic and diastolic ventricular dysfunction in the community: appreciating the scope of the heart failure epidemic. JAMA. 2003; 289: 194-202.
14. Cowie MR, Wood DA, Coats AJ et al. Incidence and aetiology of heart failure; a population-based study. Eur Heart J 1999; 20: 421-8.
15. Instituto Nacional de Estadística. Población: resultados nacionales 1991. Estimaciones de la población actual de España. Población por fecha de referencia, sexo y grupo quincenal de edad. Salud: encuesta de morbilidad hospitalaria. Disponible en: www.ine.es/jaxi/menu.do?type=pcaxis& path=/t15/p414&file=inebase&L=0 571–8
16. Muñiz García J, Crespo Leiro MG, Castro Beiras A. Insuficiencia cardiaca en España. Epidemiología e importancia del grado de adecuación a las guías de práctica clínica. Rev Esp Cardiol 2006; 6 Supl F: 2-8.
17. Permanyer Miralda G, Soriano N, Brotons C et al. Características basales y determinantes de la evolución en pacientes ingresados por insuficiencia cardíaca en un hospital general. Rev Esp Cardiol 2002; 55: 571-8.
18. Heiat A, Gross CP, Krumholz HM. Representation of the elderly, women, and minorities in heart failure clinical trials. Arch Intern Med 2002; 162: 1682-8.
19. Tsao CW, Lyass A, Enserro D et al. Temporal trends in the incidence of and mortality associated with heart failure with preserved and reduced ejection fraction. JACC Heart Fail 2018; 6: 678-85.
20. McDonagh TA, Metra M, Adamo M et al. Guía ESC 2021 sobre el diagnóstico y tratamiento de la insuficiencia cardiaca aguda y crónica. Rev Esp Cardiol 2022; 75: 523.e1.
21. Heidenreich PA, Bozkurt B, Aguilar A et al. 2022 AHA/ACC/HFSA Guideline for the management of heart failure: a report of the American College of Cardiology/American Heart Association Joint Committee on Clinical Practice Guidelines. Circulation 2022; 145: e895-1032.
22. Mosterd A, Hoes AW. Clinical epidemiology of heart failure. Heart 2007; 93: 1137-46.
23. González-Vílchez F, Gómez Bueno M, Almenar-Bonet L et al. Registro español de trasplante cardiaco. XXXIII informe oficial de la Asociación de Insuficiencia Cardiaca de la Sociedad Española de Cardiología. Rev Esp Cardiol 2022; 75: 926-35.
24. Aronson JK. La digital 1785-1985. Barcelona: EDICA, 1985.
25. Gheorghiade M, Ferguson D. Digoxin: a neurohumoral modulator in heart failure? Circulation 1991; 84: 2181-6.
26. Rahimtoola SH, Tak T. The use of digitalis in heart failure. Curr Probl Cardiol 1996; 21: 781-853.
27. Cerella C, Dicato M, Diederich M. Assembling the puzzle of anti-cancer mechanisms triggered by cardiac glycosides. Mitochondrion 2013; 13: 225-34.
28. Digitalis Investigation Group. The effects of digoxin on mortality and morbidity in patient whit heart failure. N Engl J Med 1997; 336: 525-33.
29. Ahmed A, Rich MW, Fleg JL et al. Effects of digoxin on morbidity and mortality in diastolic heart failure. Circulation 2006; 114: 397-403.
30. Uretsky BF, Young JB, Shahidi FE et al. Randomized study assessing the effect of digoxin withdrawal in patients with mild to moderate chronic congestive heart failure: results of the PROVED trial: PROVED Investigative Group. J Am Coll Cardiol 1993; 22: 955-62.

31. Packer M, Gheorghiade M, Young JB et al.; for the RADIANCE Study. Withdrawal of digoxin from patients with chronic heart failure treated with angiotensin-converting-enzyme inhibitors: RADIANCE Study. N Engl J Med 1993; 329: 1-7.

32. Young JB, Gheorghiade M, Uretsky BF, Patterson JH, Adams KF Jr. Superiority of "triple" drug therapy in heart failure: insights from the PROVED and RADIANCE trials: prospective randomized study of ventricular function and efficacy of digoxin, randomized assessment of digoxin and inhibitors of angiotensin-converting enzyme. J Am Coll Cardiol 1998; 32: 686-92.

33. Krum H, Cameron P. Diuretics in the treatment of heart failure: mainstay of therapy or potential hazard? J Card Fail 2006; 12: 333-5.

34. Berrazueta JR, González JP, de Mier I, Poveda JJ, García-Unzueta MT. Vasodilatory action of loop diuretics: a plethysmography study of endothelial function in forearm arteries and dorsal hand veins in hypertensive patients and controls. J Cardiovasc Pharmacol 2007; 49: 90-5.

35. Hasselblad V, Stough W, Shah M et al. Relation between dose of loop diuretics and outcomes in a heart failure population: results of the ESCAPE Trial. Eur J Heart Fail 2007; 9: 1064-9.

36. Mielniczuk L, Tsang S, Desai A et al. The association between high-dose diuretics and clinical stability in ambulatory chronic heart failure patients. J Cardiac Fail 2008; 14: 388-93.

37. Eshaghian S, Horwich T, Fonarow G. Relation of loop diuretic dose to mortality in advanced heart failure. Am J Cardiol 2006; 97: 1759-64.

38. Grinstead WC, Francis MJ, Marks GF et al. Discontinuation of chronic diuretic therapy in stable congestive heart failure secondary to coronary artery disease or to idiopathic dilated cardiomyopathy. Am J Cardiol 1994; 73: 881-6.

39. Braunschweig F, Linde C, Eriksson MJ, Hofmann-Bang C, Rydén L. Continuous hemodynamic monitoring during withdrawal of diuretics in patients with congestive heart failure. Eur Heart J 2002; 23: 59-69.

40. CONSENSUS Trial Study Group. Effects of enalapril on mortality in severe congestive heart failure: results of the Cooperative North Scandinavian Enalapril Survival Study (CONSENSUS). N Engl J Med 1987; 316: 1429-35.

41. The SOLVD Investigators. Effect of enalapril on survival in patients with reduced left ventricular ejection fractions and congestive heart failure. N Engl J Med 1991; 325: 293-302.

42. Packer M, Poole-Wilson PA, Armstrong PW et al. Comparative effects of low and high doses of the angiotensin-converting enzyme inhibitor, lisinopril, on morbidity and mortality in chronic heart failure. ATLAS Study Group. Circulation 1999; 100: 2312-8.

43. Flather MD, Yusuf S Køber L et al.; for the ACE-Inhibitor Myocardial Infarction Collaborative. Long-term ACE-inhibitor therapy in patients with heart failure or left-ventricular dysfunction: a systematic overview of data from individual patients. Lancet 2000; 355: 1575-81.

44. Velázquez EJ, Pfeffer MA, McMurry JV, Maggioni AP, Rouleau JL. VALsartan In Acute myocardial iNfarcTion (VALIANT) trial: baseline characteristics in context. Eur J Heart Fail 2003; 5: 537-44.

45. Dickstein K, Kjekshus J; OPTIMAAL Steering Committee of the OPTIMAAL Study Group. Effects of losartan and captopril on mortality and morbidity in high-risk patients after acute myocardial infarction: the OPTIMAAL randomised trial. Optimal trial in myocardial infarction with angiotensin II antagonist losartan. Lancet 2002; 360: 752-60.

46. Lohse MJ, Engelhardt S, Danner S, Böhm M. Mechanisms of beta-adrenergic receptor desensitization: from molecular biology to heart failure. Basic Res Cardiol 1996; 91: 29-34.

47. Bristow MR, Hershberger RE, Port JD et al. Beta-adrenergic pathways in nonfailing and failing human ventricular myocardium. Circulation 1990; 82: 112-25.

48. Lefkowitz RJ, Rockman HA, Koch WJ. Catecholamines, cardiac beta-adrenergic receptors, and heart failure. Circulation 2000; 101: 1634-7.

49. Bouzamondo A, Hulot JS, Sánchez P, Cucherat M, Lechat P. Beta-blocker treatment in heart failure. Fundam Clin Pharmacol 2001; 15: 95-109.

50. Waagstein F, Hjalmarson AC, Wasir HS. Apex cardiogram and systolic time intervals in acute myocardial infarction and effects of practolol. Br Heart J 1974; 36: 1109-21.

51. Waagstein F, Hjalmarson A, Varnauskas E, Wallentin I. Effect of chronic beta-adrenergic receptor blockade in congestive cardiomyopathy. Br Heart J 1975; 37: 1022-36.

52. Hjalmarson A, Waagstein F, Waldenström A. Proceedings: effects of cardioselective beta-blockers on chest pain, ECG, and heart function in acute myocardial infarction. Br Heart J 1976; 38: 530-1.

53. Waagstein F, Bristow MR, Swedberg K et al. Beneficial effects of metoprolol in idiopathic dilated cardiomyopathy. Metoprolol in Dilated Cardiomyopathy (MDC) Trial Study Group. Lancet 1993; 342: 1441-6.

54. Packer M, Bristow MR, Cohn JN et al. The effect of carvedilol on morbidity and mortality in patients with chronic heart failure. N Engl J Med 1996; 334: 1349-55.

55. Merit-HF Study Group. Effect of metoprolol CR/XL in chronic heart failure: Metoprolol CR/XL Randomised Intervention Trial in Congestive Heart Failure (MERIT-HF). Lancet 1999; 353: 2001-7.

56. The Cardiac Insufficiency Bisoprolol Study II (CIBIS-II): a randomised trial. Lancet 1999; 353: 9-13.

57. Packer M, Fowler MB, Roecker EB et al. Effect of carvedilol on the morbidity of patients with severe chronic heart failure: results of the carvedilol prospective randomized cumulative survival (COPERNICUS) study. Circulation 2002; 106: 2194-9.

58. Poole-Wilson PA, Swedberg K, Cleland JGF et al. Comparison of carvedilol and metoprolol on clinical outcomes in patients with chronic heart failure in the Carvedilol Or Metoprolol European Trial (COMET): randomised controlled trial. Lancet 2003; 362: 7-13.

59. Masarone D, Martucci ML, Errigo V, Pacileo G. The use of β-blockers in heart failure with reduced ejection fraction. J Cardiovasc Dev Dis 2021; 8: 101.

60. Flather MD, Shibata MC, Coats AJS et al. Randomized trial to determine the effect of nebivolol on mortality and cardiovascular hospital admission in elderly patients with heart failure (SENIORS). Eur Heart J 2005; 26: 215-25.

61. Beta-blocker evaluation of survival trial investigators; Eichhorn EJ, Domanski MJ, Krause-Steinrauf H, Bristow MR, Lavori PW. A trial of the beta-blocker bucindolol in patients with advanced chronic heart failure. N Engl J Med 2001; 344: 1659-67.

62. Colucci WS, Kolias TJ, Adams KF et al. Metoprolol reverses left ventricular remodeling in patients with asymptomatic systolic dysfunction: the REversal of Ventricular Remodeling with Toprol-XL (REVERT) trial. Circulation 2007; 116: 49-56.

63. Tsujimoto T, Kajio H. Beta-blocker use and cardiovascular event risk in patients with heart failure with preserved ejection fraction. Sci Rep 2018; 8: 1-9.

64. Yamamoto K, Origasa H, Hori M. J-DHF Investigators. Effects of carvedilol on heart failure with preserved ejection fraction: the Japanese Diastolic Heart Failure Study (J-DHF). Eur J Heart Fail 2013; 15: 110-8.

65. Prins KW, Neill JM, Tyler JO, Eckman PM, Duval S. Effects of beta-blocker withdrawal in acute decompensated heart failure. JACC Hear Fail 2015; 3: 647-53.

66. Fonarow GC, Abraham WT, Albert NM et al.; OPTIMIZE-HF Investigators and Coordinators. Influence of beta-blocker continuation or withdrawal on outcomes in patients hospitalized with heart failure. J Am Coll Cardiol 2008; 52: 190-9.

67. Martínez-Milla J, Raposeiras-Roubín S, Pascual-Figal DA, Ibáñez B. Papel de los bloqueadores beta en la enfermedad cardiovascular en 2019. Rev Esp Cardiol 2019; 72: 844-52.

68. Ferrari R. Ivabradine: heart rate and left ventricular function. Cardiology 2014; 128: 226-30.

69. Ceconi C, Comini L, Suffredini S et al. Heart rate reduction with ivabradine prevents the global phenotype of left ventricular remodeling. Am J Physiol Heart Circ Physiol 2011; 300: H366-73.

70. Ferrari R, Ceconi C, Campo G et al. Mechanisms of remodeling: a question of life (stem cell production) and death (myocyte apoptosis). Circ J 2009; 73: 1973-82.

71. Ferrari R, Rizzo P. The Notch pathway: a novel target for myocardial remodelling therapy? Eur Heart J 2014; 35: 2140-5.

72. Ceconi C, Freedman SB, Tardif JC et al. Effect of heart rate reduction by ivabradine on left ventricular remodeling in the echocardiographic substudy of BEAUTIFUL. Int J Cardiol 2011; 146: 408-14.

73. Fox K, Ford I, Steg PG, Tendera M, Ferrari R; BEAUTIFUL Investigators. Ivabradine for patients with stable coronary artery disease and left-ventricular systolic dysfunction (BEAUTIFUL): a randomised, double-blind, placebo-controlled trial. Lancet 2008; 372: 807-16.

74. Swedberg K, Komajda M, Böhm M et al.; SHIFT Investigators. Ivabradine and outcomes in chronic heart failure (SHIFT): a randomised placebo-controlled study. Lancet 2010; 376: 875-85.

75. Xanthakis V, Vasan RS. Aldosterone and the risk of hypertension. Curr Hypertens Rep 2013; 15: 102-7.

76. Briet M, Schiffrin EL. Vascular actions of aldosterone. J Vasc Res 2013; 50: 89-99.

77. Drazner MH. The progression of hypertensive heart disease. Circulation 2011; 123: 327-34.

78. Edelmann F, Tomaschitz A, Wachter R et al. Serum aldosterone and its relationship to left ventricular structure and geometry in patients with preserved left ventricular ejection fraction. Eur Heart J 2012; 33: 203-12.

79. Pitt B, Zannad F, Remme WJ et al. The effect of spironolactone on morbidity and mortality in patients with severe heart failure. Randomized Aldactone Evaluation Study Investigators. N Engl J Med 1999; 341: 709-17.

80. de Gasparo M, Joss U, Ramjoue HP et al. Three new epoxy-spirolactone derivatives: characterization in vivo and in vitro. J Pharmacol Exp Ther 1987; 240: 650-6.

81. Pitt B, Remme W, Zannad F et al.; Eplerenone Post-Acute Myocardial Infarction Heart Failure Efficacy and Survival Study Investigators. Eplerenone, a selective aldosterone blocker, in patients with left ventricular dysfunction after myocardial infarction. N Engl J Med 2003; 348: 1309-21.

82. Zannad F, McMurray JJ, Krum H et al; EMPHASIS-HF Study Group. Eplerenone in patients with systolic heart failure and mild symptoms. N Engl J Med 2011; 364: 11-21.

83. Zannad F, Alla F, Dousset B et al. Limitation of excessive extracellular matrix turnover may contribute to survival benefit of spironolactone therapy in patients with congestive heart failure: insights from the randomized aldactone evaluation study (RALES). Rales Investigators. Circulation 2000; 102: 2700-6.

84. Bauersachs J, Heck M, Fraccarollo D et al. Addition of spironolactone to angiotensin-converting enzyme inhibition in heart failure improves endothelial vasomotor dysfunction: role of vascular superoxide anion formation and endothelial nitric oxide synthase expression. J Am Coll Cardiol 2002; 39: 351-8.

85. Velagaleti RS, Gona P, Pencina MJ et al. Left ventricular hypertrophy patterns and incidence of heart failure with preserved versus reduced ejection fraction. Am J Cardiol 2014; 113: 117-22.

86. Pandey A, Garg S, Matulevicius SA et al. Effect of mineralocorticoid receptor antagonists on cardiac structure and function in patients with diastolic dysfunction and heart failure with preserved ejection fraction: a meta-analysis and systematic review. J Am Heart Assoc 2015; 4: e002137.

87. Nair A, Deswal A. Aldosterone receptor blockade in heart failure with preserved ejection fraction. Heart Fail Clin 2018; 14: 525-35.

88. Pitt B, Pfeffer MA, Assmann SF et al; TOPCAT Investigators. Spironolactone for heart failure with preserved ejection fraction. N Engl J Med 2014; 370: 1383-92.

89. Kosmas CE, Silverio D, Sourlas A, Montan PD, Guzman E. Role of spironolactone in the treatment of heart failure with preserved ejection fraction. Ann Transpl Med 2018; 6: 461.

90. Berbenetz NM, Mrkobrada M. Mineralocorticoid receptor antagonists for heart failure: systematic review and metaanalysis. BMC Cardiovasc Disord 2016; 16: 246.

91. Edelmann F, Wachter R, Schmidt AG et al.; Aldo-DHF Investigators. Effect of spironolactone on diastolic function and exercise capacity in patients with heart failure with preserved ejection fraction: the Aldo-DHF randomized controlled trial. JAMA 2013; 309: 781-91.

92. Cruden NL, Fox KA, Ludlam CA, Johnston NR, Newby DE. Neutral endopeptidase inhibition augments vascular actions of bradykinin in patients treated with angiotensin-converting enzyme inhibition. Hypertension 2004; 44: 913-8.

93. Rademaker MT, Charles CJ, Espiner EA et al. Neutral endopeptidase inhibition: augmented atrial and brain natriuretic peptide, haemodynamic and natriuretic responses in ovine heart failure. Clin Sci (Lond) 1996; 91: 283-91.

94. Ruilope LM, Dukat A, Bohm M et al. Blood-pressure reduction with LCZ696, a novel dual-acting inhibitor of the angiotensin II receptor and neprilysin: a randomised, double-blind, placebo-controlled, active comparator study. Lancet 2010; 375: 1255-66.

95. Solomon SD, Zile M, Pieske B et al. The angiotensin receptor neprilysin inhibitor LCZ696 in heart failure with preserved ejection fraction: a phase 2 double-blind randomised controlled trial. Lancet 2012; 380: 1387-95.

96. McMurray JJV, Packer M, Desai AS et al. Angiotensin-neprilysin inhibition versus enalapril in heart failure. N Engl J Med 2014; 371: 993-1004.

97. Solomon SD, McMurray JJV, Anand IS et al. Angiotensin-neprilysin inhibition in hear failure with preserved ejection fraction. N Engl J Med 2019; 381: 1609-20.

98. Velázquez E, Morrow DA, DeVore AD et al. Angiotensin-neprilysin inhibition in acute decompensated heart failure. N Engl J Med 2019; 380: 539-48.

99. Berg DD, Braunwald E, De Vore AD et al. Efficacy and safety of sacubitril/valsartan by dose level achieved in the PIONEER-HF Trial. JACC Heart Fail 2020; 8: 834-43.

100. De Diego C, González-Torres L, Núñez JM et al. Effects of angiotensin-neprilysin inhibition compared to angiotensin inhibition on ventricular arrhythmias in reduced ejection fraction patients under continuous remote monitoring of implantable defibrillator devices. Heart Rhythm 2018; 15: 395-402.

101. Leclercq C, Kass DA. Retiming the failing heart: principles and current clinical status of cardiac resynchronization. J Am Coll Cardiol 2002; 39: 194-201.

102. Abraham WT, Fisher WG, Smith AL et al. Cardiac resynchronization in chronic heart failure. N Engl J Med 2002; 346: 1845-53.

103. Xiao HB, Roy C, Fujimoto S, Gibson DG. Natural history of abnormal conduction and its relation to prognosis in patients with dilated cardiomyopathy. Int J Cardiol 1996; 53: 163-70.

104. Leclercq C, Cazeau S, Le Breton H et al. Acute hemodynamic effects of biventricular DDD pacing in patients with end-stage heart failure. J Am Coll Cardiol 1998; 32: 1825-31.

105. Cazeau S, Leclercq C, Lavergne T et al. Effects of multisite biventricular pacing in patients with heart failure and intraventricular conduction delay. N Engl J Med 2001; 344: 873-80.

106. Abraham WT, Fisher WG, Smith AL et al. Cardiac resynchronization in chronic heart failure. N Engl J Med 2002; 346: 1845-53.

107. Bigger JT Jr. Prophylactic use of implanted cardiac defibrillators in patients at high risk for ventricular arrhythmias after coronary-artery bypass graft surgery. N Engl J Med 1997; 337: 1569-75.

108. Moss AJ, Hall WJ, Cannom DS et al. Improved survival with an implanted defibrillator in patients with coronary disease at high risk for ventricular arrhythmia. N Engl J Med 1996; 335: 1933-40.

109. Buxton AE, Lee KL, Fisher JD et al. A randomized study of the prevention of sudden death in patients with coronary artery disease. N Engl J Med 1999; 341: 1882-90. [Erratum, N Engl J Med 2000; 342: 1300].

110. Moss AJ, Zareba W, Hall J et al. Prophylactic Implantation of a defibrillator in patients with myocardial infarction and reduced ejection fraction. N Engl J Med 2002; 346: 877-83.

111. Bigger JT. Expanding indications for implantable cardiac defibrillators. N Engl J Med 2002; 346: 931-3.

112. Bristow MR, Saxon LA, Boehmer J et al. Comparison of medical therapy, pacing, and defibrillation in heart failure (COMPANION) investigators. Cardiac-resynchronization therapy with or without an implantable defibrillator in advanced chronic heart failure. N Engl J Med 2004; 350: 2140-50.

113. Kutyifa V, Geller L, Bogyi P et al. Effect of cardiac resynchronization therapy with implantable cardioverter defibrillator versus cardiac resynchronization therapy with pacemaker on mortality in heart failure patients: results of a high-volume, single-centre experience. Eur J Heart Fail 2014; 16: 1323-30.

114. McDonagh TA, Metra M, Adamo M et al. 2021 ESC guidelines for the diagnosis and treatment of acute and chronic heart failure. Eur Heart J 2021; 42: 3599-726.

115. Heidenreich PA, Bozkurt B, Aguilar D et al.; 2022 AHA/ACC/HFSA guideline for the management of heart failure: a report of the American College of Cardiology/American Heart Association Joint Committee on Clinical Practice Guidelines. Circulation 2022; 145: e895-1032.

116. Zannad F, Ferreira JP, Pocock SJ et al. Cardiac and kidney benefits of empagliflozin in heart failure across the spectrum of kidney function: insights from EMPEROR-Reduced. Circulation 2021; 143: 310-21.

117. Fitchett D, Inzucchi SE, Cannon CP et al. Empagliflozin reduced mortality and hospitalization for heart failure across the spectrum of cardiovascular risk in the EMPA-REG OUTCOME trial. Circulation 2019; 139: 1384-95.

118. Lee MM, Brooksbank KJ, Wetherall K et al.: Effect of empagliflozin on left ventricular volumes in patients with type 2 diabetes, or prediabetes, and heart failure with reduced ejection fraction (SUGAR-DM-HF). Circulation 2021; 143: 516-25.

119. Omar M, Jensen J, Frederiksen PH et al. Effect of empagliflozin on hemodynamics in patients with heart failure and reduced ejection fraction. J Am Coll Cardiol 2020; 76: 2740-51.

120. Anker SD, Butler J, Filippatos G et al. Effect of empagliflozin on cardiovascular and renal outcomes in patients with heart failure by baseline diabetes status: results from the EMPEROR-Reduced trial. Circulation 2021; 143: 337-49.

121. Athiyaman S, Randhi B, Gutlapalli SD et al. A systematic review exploring the cardiovascular and renal effects of empagliflozin in patients with heart failure with reduced ejection fraction. Cureus 2022; 14: e29896.

122. Boorsma EM, Ter Maaten JM, Damman K et al. Congestion in heart failure: a contemporary look at physiology, diagnosis and treatment. Nat Rev Cardiol 2020; 17: 641-55.

123. Griffin M, Rao VS, Ivey-Miranda J et al. Empagliflozin in heart failure: diuretic and cardiorenal effects. Circulation 2020; 142: 1028-39.

124. Biegus J, Voors AA, Sean P et al. Impact of empagliflozin on decongestion in acute heart failure: the EMPULSE trial. Eur Heart J 2023; 44: 41-50.

125. Testani JM, Brisco MA, Chen J et al. Timing of hemoconcentration during treatment of acute decompensated heart failure and subsequent survival: importance of sustained decongestion. J Am Coll Cardiol 2013; 62: 516-24.

126. Mullens W, Martens P. Empagliflozin and renal sodium handling: an intriguing smart osmotic diuretic. Eur J Heart Fail 2021; 23: 79-82.

127. Ferreira JP, Butler J, Zannad F et al. Mineralocorticoid receptor antagonists and empagliflozin in patients with heart failure and preserved ejection fraction. J Am Coll Cardiol 2022; 79: 1129-37.

128. Yang M, Butt JH, Kondo T et al. Dapagliflozin in patients with heart failure with mildly reduced and preserved ejection fraction treated with mineralocorticoid receptor antagonist or sacubitril/valsartan. Eur J Heart Fail 2022; 24: 2307-19.

Indicaciones y técnicas del trasplante cardíaco

59

G. Téllez de Peralta

INTRODUCCIÓN

Cuando en la noche de los tiempos, el hombre sintió el latido de algo en su pecho, la extraordinaria historia del corazón acababa de nacer. En muy diversas culturas, el corazón está imbuido de unas connotaciones simbólicas y metafóricas que no tienen otros órganos o estructuras vitales.

El corazón, sinónimo de vida y metáfora del amor, víscera, órgano, músculo o alegoría, aunque pesa tan solo unos 300 g, es capaz de bombear cada año 2 millones y medio de litros de sangre, latiendo unos 40 millones de veces. Por eso, no es de extrañar que haya hecho correr ríos de sangre y de tinta, y conquistado a hombres, mujeres y sueños.

Por razones obvias de peligrosidad, la cirugía tardó mucho tiempo en decidirse a intervenir sobre el corazón. Como afirmaba Harvey Cushing (1869-1939), creador de la Neurocirugía, en los inicios del siglo XX, el corazón era la última ciudadela que faltaba conquistar a la cirugía.

Un autor de tanto prestigio como Billroth (1829-1894), afirmaba en 1893: «El cirujano que intente suturar el corazón perderá el respeto de sus colegas». Por su parte, Stephen Paget (1855-1926) decía en 1896: «La cirugía cardíaca, probablemente, ha rozado los límites que impone la Naturaleza para toda la cirugía: ningún nuevo método y ningún nuevo descubrimiento pueden superar las naturales dificultades que afecten a una herida del corazón». Hasta hace poco más de 100 años, el corazón seguía considerándose un órgano intocable, casi como en los tiempos hipocráticos, que en sus escritos se limitaba a decir que las lesiones del corazón eran siempre mortales.

CONDICIONANTES PARA EL PROGRESO DE LA CIRUGÍA CARDÍACA

En el LXVI Congreso de Físicos y Médicos alemanes celebrado en Frankfurt en septiembre de 1896, Ludwig Rehn (1849-1930) comunicó el primer caso de la historia de la medicina de una herida cardíaca operada con éxito mediante tres puntos de sutura. El enfermo, Wilhelm Justus, sobrevivió. No eran ciertos los recelos y temores previos. El corazón podía suturarse y, tal vez en un futuro, incluso operar su interior.

El éxito de Rehn cambió la mentalidad de la época y la actitud de los cirujanos frente a la cirugía cardíaca. Era cierto lo que afirmaba Shermann en 1920: «La cirugía había tardado 2.400 años en recorrer los 2 o 3 cm que separan la piel del tórax del corazón con su envoltura pericárdica y 98 años en atravesar el espacio virtual del pericardio al epicardio. Este lento caminar se explica por el conocimiento histórico de la evolución de la cirugía en general hasta que su desarrollo pudo hacer frente al dolor, compañero inseparable de toda actuación quirúrgica, a la infección de las heridas, obligada casi inexorablemente tras la cirugía, y en el caso concreto del corazón a la posibilidad de abrir el tórax sin que se produjera el colapso pulmonar. Por todo lo anterior, fue necesario contar con las técnicas de anestesia de Morton (1819-1868) y Wells, demostradas por primera vez en octubre de 1846 en el Massachusetts General Hospital de Boston; de la asepsia y la antisepsia de Semmelweis (1818-1865) y Lister (1827-1912), que llegaron a su cénit con la introducción de los antibióticos, y con las técnicas de cirugía intratorácica de Sauerbruch (1875-1951) para que la cirugía cardíaca anduviera sus primeros pasos caminando sobre conocimientos más firmes y asentados científicamente.

También la adquisición de procedimientos diagnósticos que permitieran valorar adecuadamente las diferentes cardiopatías representó un impulso fundamental para su tratamiento, al permitir establecer con exactitud el tipo y el grado de la malformación o de la lesión del corazón.

Un hito importante fue el advenimiento del cateterismo cardíaco, que hizo posible los estudios hemodinámicos y desbrozó el camino para conocer en profundidad el funcionamiento del corazón y reconocer cómo y dónde se encontraba la patología de sus estructuras alteradas que provocaban la limitación funcional de este órgano.

El cirujano Werner Forssman (1904-1979), en el Hospital de Eberswalde, al norte de Berlín, llevó a cabo en su propio cuerpo un cateterismo del corazón derecho, empleando un catéter ureteral tras haber comprobado tal posibilidad en un cadáver. Después de un primer intento, también realizado sobre él mismo en el verano de 1929, un colega que lo ayudaba consideró peligroso prolongar la introducción del catéter más allá de 35 cm. Forssman repitió la prueba unos días más tarde, introduciéndose a sí mismo un catéter de 65 cm, comprobando radiológicamente la situación del catéter en la aurícula derecha. En contra de toda lógica, sus publicaciones no tuvieron eco ni éxito entre quienes las conocieron.

La mayoría de sus colegas consideraron esta práctica una locura, hasta el punto de que su superior, el profesor Ferdinand Sauerbruch, lo destituyó de su cargo y, además, lo expulsaron de la Academia de Medicina.

En 1914, André Frederic Cournand (1895-1988), nacido en París pero que desarrolló su trabajo en el Hospital Bellavue, en la Universidad de Columbia, en Nueva York, retoma el cateterismo cardíaco, establece el procedimiento sistemático actual y señala la utilidad para el diagnóstico de las cardiopatías. En 1956, le concedieron el Premio Nobel de Medicina, compartido con Forssman y Dichinson W. Richards (1895-1973).

LA REALIDAD DEL TRASPLANTE CARDÍACO

Regresemos a nuestra época histórica para hacer una breve reseña de la génesis experimental del trasplante cardíaco porque es de justicia y es formativo conocer lo que investigaron y aportaron nuestros predecesores (**Tabla 59-1**).

La primera publicación sobre trasplante cardíaco corresponde a Carrell y Guthrie, quienes en 1905 anastomosaron el corazón de un perro en el cuello de otro de mayor envergadura, logrando que latiera durante una hora.

Alexis Carrel (1873-1944), francés, era hijo de un fabricante textil que murió dejando huérfano a su hijo con 5 años. Tras sus estudios básicos en Lyon, a los 17 años ingresa en la Facultad de Medicina de Lyon, donde obtiene el título de Doctor en 1902. Ese mismo año, inicia su trabajo en el Hospital de Lyon, en el departamento del gran profesor de anatomía L. Testut, donde inicia sus trabajos en cirugía vascular. Dos años más tarde, en 1904, sus problemas con la clase médica francesa, surgidos a causa de su famoso «informe Bailly» en el que testificó a favor de una milagrosa curación en Lourdes, animan a Carrel a exiliarse voluntariamente a Estados Unidos. Allí permanecerá a lo largo de más de 35 años, primero en la Universidad de Chicago (1904-1906) y posteriormente en el Instituto Rockefeller de Nueva York, hasta que regresa a Europa en 1938.

En la Primera Guerra Mundial, Carrel trabaja como comandante médico de las fuerzas francesas, ocasión que apro-

Tabla 59-1. Precursores del trasplante cardíaco
• **1905.** Carrel y Guthrie: trasplante heterotópico
• **1934.** Mann: trasplante heterotópico
• **1950.** Demikhov: trasplante heterotópico en paralelo
• **1953.** Marcus: sugerencia de trasplante ortotópico
• **1958.** Golberg: trasplante ortotópico
• **1961.** Lower y Shumway: soluciones técnicas
• **1962.** Hurley y Willians: autotrasplante
• **1964.** Hardy: trasplante de corazón de chimpancé

vecha para elaborar una técnica para el tratamiento de las heridas de guerra, y en 1939, al estallar la Segunda Guerra Mundial, viaja de nuevo a Francia y durante más de un año colabora con el Ministerio de Salud de Francia. En 1942 es nombrado, por el Gobierno de Vichy, director de la Fundación Carrel para el Estudio de los Problemas Humanos, puesto en el que es cesado al acabar la contienda, acusado de colaboracionista. Murió en París, en noviembre de 1944. Alexis Carrel escribió una obra de divulgación científica que hizo furor entre los adolescentes que acababan los estudios de Bachillerato a mediados del siglo pasado. Llevaba el sugestivo título de «La incógnita del hombre», y por la personalidad de su autor se convirtió en un auténtico *best seller* y no es aventurado suponer que muchas vocaciones médicas surgieron de la lectura de sus páginas.

Tanto en el Departamento de Fisiología de la Universidad de Chicago como en el Instituto Rockefeller de Investigaciones Médicas de Nueva York, desarrolló gran parte de sus investigaciones. Fue especialmente destacada una nueva técnica que facilitaba «la sutura de los dos extremos seccionados de un vaso sanguíneo», y, por otro lado, el cultivo *in vitro* de tejidos extraídos de un organismo y la técnica para asegurar el aporte sanguíneo al órgano en cultivo.

Se cree que la motivación de Carrel para la investigación de esta nueva técnica de sutura vascular habría sido el asesinato del presidente de la República francesa, Marie François Sadie Carnot (1827-1894), que fue acuchillado por un anarquista italiano el 24 de junio de 1894. La grave hemorragia producida por la afectación de una arteria principal, que los médicos no pudieron contener, motivó su fallecimiento 2 días más tarde. Alexis Carrel manifestaría que el presidente podría haber salvado su vida con su nueva técnica de sutura vascular. Sus investigaciones le permitieron cultivar *in vitro* el corazón de un embrión de pollo, que latió ininterrumpidamente durante más de 36 años, y también realizar un trasplante renal a un perro.

En 1915, junto al bioquímico inglés Henry Dakin (1880-1952), Carrel desarrolló un método para limpiar las heridas profundas de guerra, evitando las infecciones y, sobre todo, la temida gangrena.

En otra de sus investigaciones, también en 1915, contó con la colaboración de su amigo, el famoso aviador Charles Limberg, orientada a fabricar «una máquina para el suministro de un sistema respiratorio estéril para órganos extraídos del cuerpo», una especie de «corazón artificial» con el que consiguió mantener con vida durante algunas semanas a una serie de animales.

Sus investigaciones le valieron en 1912 la concesión del Premio Nobel de Medicina por su contribución muy positiva al desarrollo de la cirugía experimental y a los intentos de poner en marcha el trasplante de órganos y tejidos. Por todo ello, como homenaje, creo que es de justicia haberle dedicado un somero repaso a su trayectoria científica.

Después de los trabajos iniciales de Carrell y Guthrie, existió un vacío de alrededor de 30 años, sin ninguna otra tentativa de trasplantar corazones de mamíferos hasta que Mann (1887-1962), en 1933, adoptando y modificando la técnica del trasplante heterotópico puesta a punto por Carrel y Guthrie, logra una supervivencia del injerto superior a 8 días. Estas experiencias demostraron que el corazón explantado podía latir durante períodos prolongados de tiempo al reimplantarlo en un nuevo receptor.

Avances más sustanciales fueron obtenidos por el ruso Demikhov (1916-1998), que en la década de 1940 escribió el libro *Experimental transplantation of vital organs*, que no llegó a Occidente hasta el año 1962, en el que describía la realización de 24 variantes anatómicas del trasplante cardíaco heterotópico intratorácico. Realizaba estos trasplantes heterotópicos en paralelo, de manera que colaboraban en el soporte circulatorio del receptor, y el movimiento de la sangre tenía que realizarse a expensas del corazón donante. Hay que situarse en la perspectiva histórica de 1950, año de la realización de estos trabajos, para valorar su extraordinaria importancia, ya que las técnicas de circulación extracorpórea y la preservación miocárdica estaban todavía por desarrollar.

En 1953, Marcus et al. sugirieron por primera vez que podría reemplazarse íntegramente el corazón del receptor. En esta situación, el corazón trasplantado tendría que soportar, él solo, la función de bombeo sanguíneo a todo el organismo.

Los primeros intentos de trasplante cardíaco, ortotópico, es decir, reemplazando el corazón nativo, fueron publicados en 1958 por Golberg, quien consiguió supervivencias de 117 minutos. La implantación ortotópica necesitaba, obligatoriamente, la instauración de la circulación extracorpórea puesta a punto por Gibbon y disponible con éxito desde 1953. Pocos Premios Nobel de Medicina entre los cirujanos habrían sido tan merecidos si se lo hubieran otorgado a John Gibbon. Pero el sanedrín de Estocolmo, por su edad, estaba más interesado en el cáncer de próstata que en la circulación extracorpórea.

En 1960, trabajando en la Universidad de Stanford, Palo Alto (California), Norman Shumway (1923-2006) y Richard Lower (1930-2008) comenzaron una larga serie de trasplantes cardíacos en perros, regularmente coronados por el éxito. Esta experimentación animal permitió la puesta a punto de una técnica utilizable en el ser humano, técnica que, con algunas modificaciones menores, sigue estando vigente.

El papel determinante de Shumway y Lower se debe a dos contribuciones importantes: la simplificación de las anastomosis al conservar los casquetes auriculares del receptor con la desembocadura de las cuatro venas pulmonares y la conservación del corazón implantado con hipotermia miocárdica local durante la realización de las anastomosis. Anteriormente, después de la extirpación del supuesto corazón enfermo, quedaban dos arterias, la aorta y la pulmonar, y seis venas por anastomosar: las dos venas cavas y las cuatro venas pulmonares. La genial astucia de Shumway y Lower fue conservar la pared posterior de ambas aurículas que reciben respectivamente las venas cavas en la aurícula derecha y las venas pulmonares en la aurícula izquierda. Así, en lugar de tener que anastomosar seis venas estrechas y frágiles, solo quedaban para suturar dos cavidades amplias de pared sólida. El segundo acierto de Shumway fue sumergir el corazón del donante, el órgano que se iba a trasplantar, desde el mismo momento de su extracción, en suero fisiológico frío, a 4 °C, con lo que la temperatura del miocardio descendía

aproximadamente a 10 °C. Su metabolismo disminuido le permitía soportar la privación de oxígeno durante el tiempo necesario para efectuar el trasplante. Aunque había otros equipos, pocos, interesados en Estados Unidos y en Europa que se dedicaban al mismo trabajo experimental, la mayoría mostraba más indiferencia que interés. Como pone de manifiesto la siguiente anécdota recogida en una carta de Shumway a su antiguo compañero del equipo de Lillehei, el francés Christian Cabrol (1925-): «Cuando junto con Lower presentamos nuestros primeros resultados de trasplantes cardíacos en el perro en un Congreso, no había nadie en la sala… salvo yo, que escuchaba a Lower hablar desde la tribuna, y el proyectista detrás de un aparato de proyección de las diapositivas. El propio presidente había abandonado su asiento. También es cierto que nuestra intervención era la última, al final de la sesión». El proyecto de trasplante cardíaco en seres humanos permanecía en el aire, madurando como un fruto en el árbol del conocimiento.

Poco más tarde, en 1962, Hurley y Williams, separadamente, demostraron que el autotrasplante de corazón tenía una supervivencia similar a la de un corazón normal al que no se le hubiera sometido a esta agresión quirúrgica. Estos experimentos permitieron ir conociendo y resolviendo la mayoría de las dificultades que se presentaron y hacían concebir la esperanza de la posible aplicación en clínica humana de estas experiencias. ¿Quién sería el primero en recoger el fruto maduro del árbol del conocimiento?

El primero, o precursor, fue un cirujano de 42 años, James D. Hardy (1918-2003), jefe del Departamento de Cirugía de la Universidad de Jackson (Mississippi), que se había estado preparando para este momento desde hacía nueve años. Desde 1956, junto con Webb, realizó centenares de trasplantes cardíacos en perros, terneras, monos y cadáveres humanos. En la primavera de 1963, relata «estábamos dispuestos a efectuar un trasplante cardíaco en el caso de que un paciente no pudiera ser tratado de otra manera y en el supuesto de que un donante adecuado falleciera exactamente en aquel mismo momento. Nos dábamos perfecta cuenta de que este conjunto de circunstancias solo se produciría excepcionalmente y, de hecho, muchos posibles receptores fallecieron durante el año 1963 cuando no se disponía de ningún donante».

En enero de 1964 parece que se presenta la ocasión. Acababa de ingresar en su servicio un hombre de 68 años, llamado Boyd Rush, afectado de ateromatosis e hipertensión, con una gangrena isquémica de la pierna izquierda que había requerido una amputación el 23 de enero. Al día siguiente, 24, el enfermo se encuentra en situación terminal con una insuficiencia miocárdica. En una habitación próxima del mismo hospital, agoniza un hombre joven, por una enfermedad encefálica incurable. El equipo de Hardy solicita la extracción del corazón agonizante y su familia lo acepta, tan pronto como se comprueba el fallecimiento.

A las 18:00 horas del 23 de enero, Boyd Rush, previamente traqueotomizado, respira con mucha dificultad, está totalmente inconsciente y su presión arterial sistólica es de 70 mmHg. El fallecimiento parece inminente. El posible donante, aunque está en igual mal estado, parece que no se morirá tan rápidamente como Boyd.

En previsión de una situación parecida, Hardy había seleccionado dos chimpancés de su animalario. El más grande tenía un gasto cardíaco de 4,25 l/min. Se plantea un interrogante: ¿se podría utilizar un corazón animal, a falta de un órgano humano, siendo el gasto cardíaco potencial del receptor de 3,6 l/min?

La cuestión del consentimiento humano estaba resuelta, porque el hermano de Boyd Rush había dado su consentimiento por escrito, autorizando el trasplante, pero ¿resolvía esto la conciencia médica? A las 19:30 horas, Rush es trasladado hasta el quirófano y anestesiado. Expuesto el corazón, se pone en marcha la circulación extracorpórea porque se detiene el latido cardíaco. «Nos encontramos entonces delante de un paciente cuyo corazón está parado y que se mantiene con vida por el *bypass* cardiopulmonar, mientras que el potencial donante humano se mantiene todavía vivo en una habitación adyacente».

En esta situación, o se detiene la circulación extracorpórea y se deja morir al paciente Boyd Rush o se intenta trasplantar el corazón de un primate a un ser humano, una operación sin precedentes. Se discute entre todos los miembros del equipo. Cada uno expone su punto de vista y se decide efectuar una votación: por mayoría se decide continuar la intervención y realizar el trasplante utilizando el corazón del chimpancé.

A las 21:00 horas, el trasplante había terminado y se habían retirado la circulación extracorpórea y la canulación. El injerto latía a una frecuencia de 100 contracciones por minuto y la presión arterial oscilaba entre 60 y 90 mmHg. Pero rápidamente se pone de manifiesto que, debido a su pequeño tamaño, el corazón animal trasplantado es incapaz de hacer frente al retorno venoso del receptor a su propio ritmo. Por esta razón se habían suturado los electrodos de un marcapasos en el ventrículo izquierdo del órgano implantado. Pero la estimulación eléctrica tampoco arregló la situación y la mecánica del miocardio se revelaba incapaz de continuar.

A las 23:00 horas se considera que el injerto es incapaz de recibir el retorno venoso si no se asegura una descompresión intermitente mediante masaje cardíaco directo. A partir de ese momento, se abandona el intento y el paciente fallece.

Por sorprendente que pueda parecer, la «heroica» operación intentada por Hardy no tuvo el efecto de una bomba en los medios de comunicación. Sin embargo, debe figurar en la historia, de manera singular en la historia de la cirugía cardíaca, porque fue la primera tentativa de un trasplante cardíaco en el hombre. Empujado por la necesidad, Hardy había intentado, sin éxito, un xenotrasplante cardíaco, es decir, la utilización de un órgano procedente de una especie diferente de la del receptor.

¿Cuándo podría realizarse el primer trasplante cardíaco en el hombre con un corazón humano? En noviembre de 1967 se le pregunta a Hardy en ese sentido y contesta: «Creo que el primer trasplante cardíaco de hombre a hombre se producirá muy pronto, quizás el año que viene…» ¿Y quién lo realizará?: «Uno de estos cuatro equipos: Shumway en Palo Alto, Hanlon en Saint Louis, Lower en Richmond o… nosotros aquí», respondió Hardy.

Pero el gran día llegó pronto. El 3 de diciembre de 1967, en Ciudad del Cabo, Sudáfrica, el Dr. Christiaan Barnard

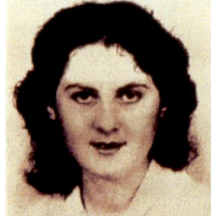
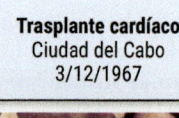
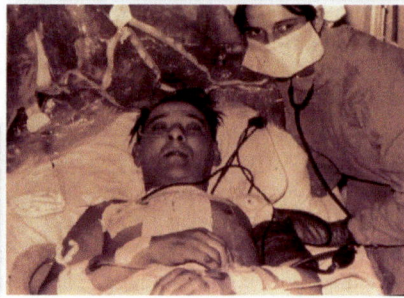

Denise Darwall

Louis Washkansky

Trasplante cardíaco
Ciudad del Cabo
3/12/1967

Figura 59-1. Trasplante cardíaco en Ciudad del Cabo (1967).

(1922-2001) consigue por primera vez que el corazón de un ser humano, perteneciente a una joven llamada Denise Darwall, que había sido atropellada por un automóvil a la salida de una pastelería, continuara latiendo en el pecho de otro ser humano, un varón de 54 años llamado Louis Washkansky (**Fig. 59-1**), que vivió 18 días y falleció víctima de una neumonía por gramnegativos. Cuando Barnard, al finalizar las suturas, despinzó la aorta y comprobó que el corazón trasplantado comenzaba a latir, exclamó en dialecto sudafricano *«Jesús, ¡I dit gant verk!»* [¡Jesús, esto funciona!] (**Fig. 59-2**), frase ya célebre en cirugía cardiovascular, que puede parangonarse por su significado con el comentario de Neil Armstrong (1930-2012) cuando dio sus primeros pasos en la Luna: «Este pequeño paso es un gran paso para la Humanidad».

Pero ¿quién era Barnard? No se debe aceptar el reproche de improvisación que se hizo a Barnard. Por el contrario, se había preparado escrupulosamente, animado por el ardiente deseo de realizar un trasplante… y de tener éxito, según una confidencia hecha *a posteriori* por su hermano menor, Marius Barnard.

Realmente debería haber correspondido a Shumway o a Lower el mérito de ser los pioneros, puesto que ellos pusie-

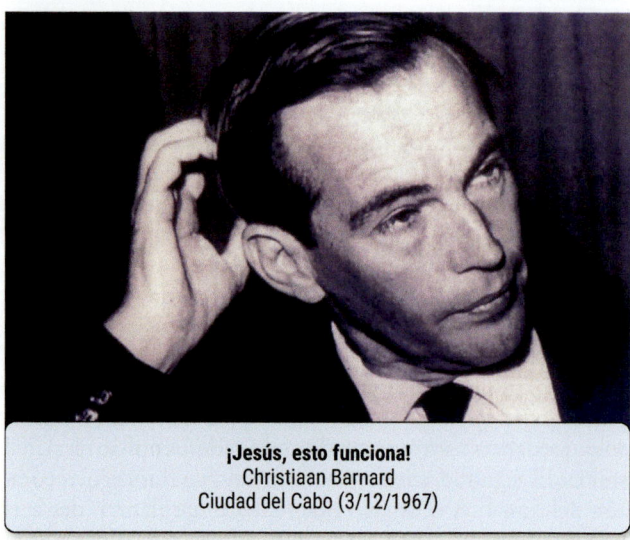

¡Jesús, esto funciona!
Christiaan Barnard
Ciudad del Cabo (3/12/1967)

Figura 59-2. Christiaan Barnard.

ron su esfuerzo de muchos años y una técnica quirúrgica simplificada y eficaz para haber sido los primeros en pasar del trasplante experimental al trasplante clínico.

Cuando se le planteó a Shumway la misma pregunta que a Hardy de quién realizaría el primer trasplante, el 23 de octubre de 1967, en Stanford, respondió sonriendo: «Nosotros estamos preparados para un homotrasplante cardíaco en el hombre. ¡Incluso estaba previsto para la semana pasada...! Pero no pudo ser. El donante estaba ahí: un *hippie* que se había disparado un tiro en la boca. Pero el potencial receptor murió antes de que se pudiera intentar el trasplante».

El destino lo había decidido: no sería Shumway quien hiciera el primer trasplante cardíaco en un ser humano. Esto, sin embargo, no le haría perder el humor. A unos amigos que lo felicitaban por ser, después de Barnard, el segundo en el mundo en haber trasplantado con éxito un corazón, es decir, con un paciente vivo, en el momento de la conversación, les respondió: «Cierto, pero a propósito, ¡a ver quién de nosotros recuerda el nombre del segundo puesto que, después de Linberg, atravesó el Atlántico!»

Si posteriormente, a partir del 3 de diciembre de 1967, estuvo algo celoso de Barnard no se debió tanto a la resonancia que el acontecimiento tuvo en los medios de comunicación, fuera de toda proporción, que en el fondo resultó beneficioso para todos los realizadores de trasplantes, sino a la circunstancia de que Barnard se había estado preparando para esta intervención casi en secreto, sacando provecho de todas las informaciones que se le daban, sin dejar entrever sus intenciones. Así, en 1966, Barnard pasó casi un año visitando tres centros punteros en la materia en Estados Unidos. En Richmond, Virginia, permaneció al lado de David Hume (1917-1973), uno de los pioneros del trasplante renal, consagrándose al estudio del tratamiento inmunosupresor... para los trasplantes renales, pero prácticamente no visitó a Lower, uno de los que pusieron a punto el trasplante cardíaco en animales, que trabajaba en la misma institución.

Más tarde acudió a Denver, Colorado, para ver a Starzl, quien tiene los mejores resultados del mundo en el campo de los trasplantes renales y que desde hacía 3 años practicaba también trasplantes hepáticos. Allí se dedicó sobre todo al programa de desarrollo del suero antilinfocitario que, al igual que Norman Shumway, utilizará en la década de 1970. Cuando Thomas Starzl le informa de su proyecto de puesta en marcha de un programa de trasplante hepático, Barnard no dirá ni una sola palabra de sus propios proyectos.

Finalmente, acaba su estancia en Estados Unidos acudiendo a Palo Alto, California, donde se reencontrará con un condiscípulo del equipo de Lillehei de Minneapolis, el mismísimo Norman Shumway. A todos ofrece la imagen de un cirujano cardíaco y vascular polivalente que quiere desarrollar en Sudáfrica un programa de trasplante renal y quizá... más delante de trasplante cardíaco.

En ese momento, como otros cirujanos en Estados Unidos, Barnard se siente preparado y realmente lo está. El destino o el azar reuniendo el infortunio de una joven que acaba de comprar uno de sus pasteles preferidos, junto con la embriaguez de un conductor que arremete contra ella al volante de un Zephyr amarillo, le ofrecerá la oportunidad

de pasar a la historia de los trasplantes cardíacos como su primer realizador.

REPERCUSIÓN MUNDIAL

El primer trasplante cardíaco entre seres humanos supuso una conmoción mundial. Acaparó la atención de todos los medios de comunicación (prensa, radio y televisión), aunque la trascendencia de este primer trasplante cardíaco tuvo más de sensacionalismo que de valoración científica ponderada, debido especialmente a la ausencia de conocimientos médicos de la mayoría de los periodistas de la época, unido a la ignorancia de sus jefes de redacción. Se produjo una avalancha de reportajes casi todos tan entusiastas como inexactos. Solo algunas puntualizaciones moderadas de los escasos profesionales médicos que tenían formación e información contrastada podían valorar correctamente la trascendencia de este hito histórico.

De la noche a la mañana, el pionero Dr. Christiaan Barnard se transformó en una superestrella y en el profeta anunciador de nuevos tiempos para la cirugía de los trasplantes y de la medicina en general.

Podríamos hacernos esta pregunta: ¿cómo conoció la prensa el trasplante realizado a Louis Washkansky, si se habían tomado todas las precauciones para que no se difundiera la noticia? Tanto los médicos del equipo de Barnard como el personal de enfermería y administrativo del Hospital Groote Schurr, donde se había realizado la intervención quirúrgica, permanecieron mudos en las horas posteriores a la intervención quirúrgica. Adicionalmente, la ley sudafricana prohibía divulgar el nombre de un donante de sangre y, por lo tanto, *mutatis mutandis* debería aplicarse también a los donantes de órganos.

La realidad, sin embargo, era que desde el día siguiente a la intervención, el hospital e incluso los domicilios de los miembros del equipo quirúrgico fueron asediados e invadidos por fotógrafos, reporteros y operadores de televisión, que estaban al corriente de todo.

¿Quién había revelado el secreto? Para algunos serían los propios familiares de la donante, Denise Darwall, quienes habrían alertado a la prensa, no por interés crematístico sino por el deseo de proporcionar a Denise cierto grado de *inmortalidad*. Como hecho significativo, hay que señalar que, en el caso del segundo trasplante realizado por Barnard, el del dentista Phillipe Blaiberg, después de la intervención se supo que su esposa había firmado un contrato de exclusividad con una cadena de televisión norteamericana, a la que comunicaría toda la información que pudiera obtener. Afortunadamente, en una resolución ejemplarizante, los jueces de Ciudad del Cabo anularon este contrato porque «los hechos históricos pertenecen a todos».

A raíz del primer trasplante de Barnard, surgió un entusiasmo exagerado por este tipo de intervenciones. En los siguientes días se efectuaron otros trasplantes cardíacos en Estados Unidos. El 7 de diciembre de 1967, en el Maimonides Hospital, de Brooklyn, Kantrowich (1918-2008) efectúa un trasplante a un recién nacido de 17 días que tenía una malformación letal de la válvula tricúspide, sustituyéndolo por el corazón de un niño de 2 días que sufría lesiones cerebrales irreversibles. Sobrevivió pocas horas a la intervención.

El 2 de enero de 1968 se llevó a cabo el segundo trasplante de Barnard. El receptor era un dentista de 58 años llamado Phillippe Blaiberg. El donante fue un mestizo de 24 años, que había sufrido una hemorragia cerebral. La circunstancia de la diferencia de color entre ambos adquirió una dimensión muy especial, como símbolo de compatibilidad interracial en la Sudáfrica de aquella época de Nelson Mandela, el *apartheid*.

El 6 de enero de 1968, ¡por fin!, Norman Shumway se incorpora a la carrera de los trasplantes de corazón. El receptor, Mike Kasperak, de 53 años, sufría una miocarditis crónica incurable. La donante fue una mujer de 43 años con muerte por hemorragia cerebral. El receptor tuvo un postoperatorio muy accidentado, ya que fue operado reiteradas veces para tratar una serie de complicaciones que fueron apareciendo sucesivamente, aunque no relacionadas con su nuevo órgano: extirpación de la vesícula biliar y del bazo, poco más tarde, por una hemorragia digestiva. Se intentó todo para mantenerlo con vida y Shumway declararía: «Si es necesario, le cambiamos todos los órganos». Mike Kasperak fallecería después de 2 semanas de ser trasplantado. A propósito de estas intervenciones múltiples, la prensa cuantificó que habían costado 28.845 dólares pagados, en parte, por una compañía de seguros y, en otra, con los fondos recogidos entre los compañeros de trabajo de Mike, que era un obrero metalúrgico. Esta intervención había necesitado cuatro operaciones sucesivas, la utilización de un riñón artificial y consumido 240 frascos de sangre.

El 11 de enero de 1968 Kantrowitz realiza el segundo trasplante. El receptor era un bombero de Nueva York de 57 años, llamado Louis Bloch, y la donante, una mujer de 24 años que tenía un tumor cerebral. El receptor falleció al día siguiente de la operación.

A raíz de la primera operación de Barnard del paciente Louis Washkansky, se apoderó de los cirujanos cardíacos una especie de frenesí trasplantador, y en 22 países a lo largo y ancho del mundo se realizaron más de 100 trasplantes de corazón. Cada grupo quirúrgico, casi siempre de forma irreflexiva, quería incorporarse precipitadamente a esta nueva conquista de la cirugía cardiovascular y a formar parte del selecto, restringido y aclamado grupo del club de los trasplantadores. En España, el Dr. Cristóbal Martínez-Bordíu (1922-1998) también lo intentó en el Hospital Universitario La Paz, en Madrid, en un paciente afecto de una insuficiencia aórtica grave. Aunque técnicamente el trasplante fue correcto, el trasplantado no sobrevivió.

Como los resultados de la mayoría de los casos fueron decepcionantes, pues había fallecido el 60 % de los 102 pacientes trasplantados durante el año 1968, la prensa, que inicialmente había apoyado con entusiasmo el trasplante cardíaco y casi mitificado a sus autores, se volvió en contra. En una portada de la prestigiosa revista *Life*, en grandes titulares se presentaba el trasplante cardíaco como una operación trágica y sin esperanzas, condenada a desaparecer. Afortunadamente, la revista se equivocó. El trasplante cardíaco continúa y es un recurso terapéutico habitual en muchos centros de todos los continentes y ha sido *Life* la que dejó de publicarse.

Por lo anteriormente comentado, el año 1968 acabaría con una gran decepción en relación con los trasplantes cardíacos. Sin embargo, también se vislumbrarían algunos signos esperanzadores aportados por cuatro varones y una mujer, cuya larga supervivencia representará una infusión de ánimo para el futuro. Los analizamos de forma pormenorizada:

- Phillipe Blaiberg: trasplantado en Ciudad del Cabo, Sudáfrica, el 3 de enero de 1968 y fallecido el 7 de agosto de 1969, con una supervivencia de 19 meses y medio.
- El reverendo Padre Bolougne: trasplantado el 12 de mayo de 1968 por Charles Dubost, en París. Supervivencia de 15 meses y 6 días.
- Lewis Russel: trasplantado el 24 de agosto de 1968 en Richmond, Virginia, por Richard Lower, antiguo compañero de Shumway en la puesta a punto de la técnica y uno de los mejores conocedores de los problemas inmunitarios ligados al rechazo. El paciente falleció el 28 de noviembre de 1974. Supervivencia de 6 años y 5 meses.
- Betty Annick: trasplantada el 21 de octubre de 1968 en Milwaukee (Wisconsin) por Lepley, fallecida el 22 de marzo de 1977. Supervivencia de casi 9 años.
- Emmanuel Vitria: trasplantado en Marsella el 29 de noviembre de 1968 por Edmon Henry (1892-1974). Fallecido el 10 de mayo de 1987. Supervivencia récord: 18 años y medio.

A finales de 1968 se ignoraban, sin embargo, los éxitos que estos cinco casos representarían para el futuro. Pero el trasplante cardíaco, después del entusiasmo exagerado de sus comienzos, cayó bastante rápidamente en la casuística. Las estadísticas mundiales son elocuentes. Se distinguen tres períodos:

- *Período de estancamiento*, años 1969-1970. Se pasa de los 102 trasplantes cardíacos de 1968, a 52 en 1969 y 30 en 1970.
- *Período de retroceso*, años 1971-1973. Los trasplantes decaen a cifras tan bajas como 10 en 1971, 15 en 1972 y 20 en 1973. Es el punto más bajo o, como también podría denominarse, la *travesía del desierto*.
- *Período de relanzamiento*. Gracias a la tenacidad de algunos pioneros, especialmente Shumway en Stanford, Lower en Virginia y Cabrol en París, de 1973 a 1977 se trasplantaron 208 corazones: 35 en 1974, 45 en 1975, 58 en 1976 y 70 en 1977. Estos equipos, trabajando con tenacidad, sin sensacionalismo, persistieron en el empeño, compartieron experiencias y permitieron que en la década de 1980 renaciera el interés por este procedimiento, pero ya con mayores bases científicas.

Retomando el orden cronológico de los trasplantes «representativos» de estos años, se pueden hacer dos observaciones:

- La primera, sobre las causas del fracaso. Durante los 19 meses y medio de supervivencia del dentista Phillippe Blaiberg, las crisis de rechazo alternaron con períodos de vida prácticamente normal, demostrándose que el dominio «biológico» del trasplante estaba todavía lejos de ser completo. Blaiberg sucumbió a una insuficiencia miocárdica debida a un ateroma muy grave, es decir, que el injerto cardíaco presentó una afección similar a la que había motivado el trasplante, que hoy día es bien conocida como enfermedad vascular del injerto. En cuanto al paciente de Charles Dubost, el padre Boulogne, sucumbió a una crisis de rechazo.

- La segunda observación: los otros tres pacientes trasplantados reanudaron, en cuanto pudieron, cierta actividad. Russel se dedicó a la política, Betty Annick llevó a cabo actividades caritativas a favor de los enfermos cardíacos y Emmanuel Vitria se convirtió en el propagandista de la transfusión de sangre en el sur de Francia. Es otra enseñanza que se confirmará más tarde: cuando el injerto funciona, el paciente puede recuperar una vida social activa.

Al renacer del trasplante cardíaco contribuyeron fundamentalmente cuatro hechos básicos:

- Las mejoras técnicas aportadas por el grupo de Stanford.
- El desarrollo de la biopsia endomiocárdica, que facilita el diagnóstico del rechazo.
- La introducción de la ciclosporina como agente inmunosupresor, que ha sido fundamental para el control y el tratamiento del rechazo.
- La prevención y el diagnóstico precoz de las infecciones.

Los criterios de selección de receptores son ampliamente conocidos y aceptados por todos los grupos quirúrgicos.

Cincuenta y cinco años después del primer trasplante realizado en el quirófano del Hospital Groote Schurr, en Ciudad del Cabo, este procedimiento terapéutico se ha consolidado como el único capaz de cambiar la historia natural de la insuficiencia cardíaca en fase terminal. Puede ofrecerse a los pacientes una supervivencia media superior a los 10 años de vida, con excelente capacidad funcional y social.

El trasplante se inscribe dentro de las ciencias aplicadas, pero con unas características muy peculiares. Para realizar este acto quirúrgico tiene que producirse previamente un daño a otra persona, el donante. Así ocurre en el caso de los donantes vivos, utilizados ya de manera no excepcional en los trasplantes hepáticos y renales y, con menor frecuencia, en el trasplante de lóbulos pulmonares, o bien en los donantes con una lesión irreversible, en muerte cerebral o en asistolia, para intentar curar o mejorar a otro ser humano enfermo y desahuciado al que incluso se le lesiona un sistema, el sistema inmunitario, para mejorar otro, el del órgano trasplantado.

Así como la técnica quirúrgica se ha modificado poco en relación con la descrita por Shumway y Lower, sí se han producido avances significativos en el campo de la inmunosupresión para la prevención del rechazo agudo, hecho verdaderamente de crucial importancia –junto con la prevención y el tratamiento de las infecciones por gérmenes oportunistas– en la evolución de los pacientes en los primeros años postrasplante.

Se han producido también avances significativos en los capítulos referentes a las indicaciones del trasplante, tratamiento de las complicaciones derivadas de la medicación antirrechazo y, muy especialmente, en la organización y coordinación en los procedimientos de identificación de los donantes, extracción y regulación de su adjudicación, gracias a la eficaz actuación de la Organización Nacional de Trasplantes, que ha tenido gran resonancia mundial, hablándose del «modelo español» como uno de los paradigmas de la Marca España, bajo la dirección inicial del Dr. Rafael Matesanz.

Pero sigue habiendo retos para el futuro. Debe mejorar más la selección de los receptores, especialmente en las situaciones más críticas, para intentar la mayor eficiencia en un bien tan escaso como son los injertos cardíacos disponibles. También debe continuar la investigación para conseguir fármacos y estrategias inmunodepresoras que sean más específicas, para disminuir los efectos secundarios. Se debe profundizar en el conocimiento de la fisiopatología de la enfermedad vascular del injerto o rechazo crónico, que es el principal factor limitante de la vida de los pacientes trasplantados, que además muy probablemente permita descubrir alguna de las claves patogénicas de la arteriosclerosis «nativa», verdadero azote de la humanidad y primera causa de mortalidad.

El envejecimiento de la población y una reducción de los donantes por accidentes de tráfico han significado una disminución considerable de los donantes óptimos. Esto puede crear un problema al existir un disbalance entre una mayor demanda clínica y una menor oferta de órganos. Esto ha obligado a ser más tolerantes en admitir donantes de mayor edad o que tienen factores de riesgo cardiovascular más elevados, que se consideran donantes marginales. Otros grupos que se dedican a los trasplantes pediátricos, que están aún más afectados por la escasez de donaciones, están desarrollando programas de trasplante con incompatibilidad de grupo AB0.

El tiempo de isquemia aumentado por las extracciones a distancia que requieren mayor tiempo de viaje ha obligado a conseguir mejorar las técnicas de preservación, bien mediante el frío, bien con perfusión continua del injerto. La donación en asistolia controlada se ha utilizado con éxito por primera vez en el Hospital Puerta de Hierro.

Hay que tener en consideración, también, que la reducción del número de donantes ha supuesto un aumento del tiempo en lista de espera. Esta demora puede condicionar un mayor deterioro progresivo de los pacientes ya admitidos y aceptados, obligando en ocasiones a recurrir a dispositivos de soporte mecánico circulatorio, ya sea de duración corta o prolongada, para asegurar la estabilidad clínica del paciente en lista de espera. Estos dispositivos buscan fundamentalmente la recuperación del paciente y pueden permitir que tenga una consideración de prioridad en la lista de espera. Las características técnicas de este procedimiento aconsejan que este tipo de donación debe concentrarse en un menor número de centros que tengan mayor experiencia.

MECÁNICA DE LA ACTIVIDAD DEL TRASPLANTE CARDÍACO

En todos los tipos de trasplante de órganos se necesitan dos actores imprescindibles: el donante del órgano y el receptor,

Tabla 59-2. Registro Español de Trasplante Cardíaco 1984-2009. Centros participantes[a]

1. Hospital de la Santa Creu i Sant Pau, Barcelona
2. Clínica Universitaria de Navarra, Pamplona
3. Clínica Puerta de Hierro, Madrid
4. Hospital Marqués de Valdecilla, Santander
5. Hospital Reina Sofía, Córdoba
6. Hospital Universitario La Fe, Valencia
7. Hospital Gregorio Marañón, Madrid
8. Fundación Jiménez Díaz, Madrid
9. Hospital Virgen del Rocío, Sevilla
10. Hospital 12 de Octubre, Madrid
11. Hospital Universitario de A Coruña
12. Hospital de Bellvitge, Barcelona
13. Hospital La Paz, Madrid
14. Hospital Central de Asturias, Oviedo
15. Hospital Clínic, Barcelona
16. Hospital Virgen de la Arrixaca, Murcia
17. Hospital Miguel Servet, Zaragoza
18. Hospital Clínico, Valladolid
19. Hospital Vall d'Hebron, Barcelona

[a] Ordenados según el inicio de la actividad de trasplante cardíaco.

que va a ser el principal protagonista y el beneficiario de la altruista decisión (**Tabla 59-2**).

En primer lugar, nos ocuparemos de la selección del posible receptor. Cuando se plantea recurrir a esta alternativa quirúrgica en un paciente que se encuentra en una situación desesperada por presentar una insuficiencia cardíaca terminal, se debe sopesar si la mortalidad del paciente sin este último recurso terapéutico será menor que la esperada por su insuficiencia cardíaca terminal con tratamiento farmacológico.

Por eso, es fundamental valorar el pronóstico de su insuficiencia cardíaca. Es sabido que la mortalidad de la insuficiencia cardíaca avanzada, a pesar de los importantes recursos terapéuticos actualmente disponibles, continúa siendo muy elevada. Aunque el trasplante constituye la única alternativa terapéutica para este grupo de pacientes, no todos los que se encuentran en esta dramática situación pueden beneficiarse de la opción terapéutica de un trasplante. Existe una limitación al número de donaciones y se dispone también otras posibles alternativas terapéuticas que es necesario considerar para hacer la elección más correcta de los posibles candidatos (**Tabla 59-3**).

Es importante tener en cuenta que antes de hacer la indicación de un trasplante de corazón, es necesario haber considerado y utilizado todas las opciones farmacológicas

Tabla 59-3. Registro Español de Trasplante Cardíaco 1984-2009. Tipo de procedimientos

Procedimiento	Número
Trasplantes cardíacos *de novo*	5.743
Retrasplantes cardíacos	182
Trasplantes combinados	
• Corazón-pulmón	69
• Corazón-riñón	47
• Corazón-hígado	7
Total	**6.048**

e incluso quirúrgicas disponibles, como la resincronización cardíaca.

Cuando la insuficiencia cardíaca está muy avanzada, con inestabilidad hemodinámica, los pacientes son incapaces de tolerar las dosis máximas de fármacos recomendadas en las Guías de Práctica Clínica, porque causan hipotensión o empeoran la función renal, obligando a reducir las dosis de inhibidores de la enzima convertidora de la angiotensina (IECA) o los bloqueantes β. Esto constituye, ya de por sí, un factor de mal pronóstico que se asocia con una mayor morbilidad. La necesidad de reingresos frecuentes por la descompensación de la insuficiencia cardíaca a pesar de un tratamiento farmacológico óptimo para su situación clínica condiciona una hemodinámica inestable.

Cuando la insuficiencia cardíaca crónica se asocia con hipertensión pulmonar, suele provocar disfunción del ventrículo derecho, y en ocasiones el paciente se encuentra subjetivamente mejor, disminuyendo su disnea, pero el pronóstico sigue siendo muy negativo porque la hipertensión pulmonar, cuando es muy grave, puede ser un motivo de contraindicación para el trasplante cardíaco.

Muchos estudios coinciden en asignar una mayor mortalidad cuando la disfunción del ventrículo izquierdo es debida a la presencia de tres vasos coronarios no revascularizables. Por ecocardiografía en pacientes con angina, si hay arterias coronarias susceptibles de revascularizar, la cirugía coronaria puede ser una alternativa posible ya que se han conseguido buenos resultados a pesar de que estos pacientes presentaban una disfunción ventricular grave.

Capacidad funcional

La disnea en reposo o ante pequeños esfuerzos es uno de los síntomas más determinantes para indicar el trasplante cardíaco, puesto que este mejora la capacidad para realizar esfuerzos y aumenta la calidad de vida y la supervivencia. La valoración de la capacidad funcional se hace a partir de la clasificación de la *New York Heart Association* (NYHA), que establece cuatro grupos de menos a más limitación: clases funcionales I, II, III y IV.

El trasplante cardíaco estará indicado en pacientes con limitación grave de la capacidad funcional, con disnea de reposo o ante pequeños esfuerzos, incluidos en la clase funcional IV de la NYHA de manera permanente o que pasan transitoriamente a la clase III.

Se acepta que la valoración de la clase funcional mediante la clasificación de la NYHA tiene importantes limitaciones, porque se basa en la percepción subjetiva del paciente y que el médico tiene que interpretar de la explicación que el paciente le suministra. Por ello, se han introducido diversos métodos para valorar (de una forma más objetiva) la capacidad funcional, como la prueba de esfuerzo con consumo de O_2 o hacer caminar al paciente durante 6 minutos para valorar la capacidad funcional.

Parámetros ecocardiográficos

Por sí solo, ningún parámetro ecocardiográfico de forma aislada constituye un único criterio para indicar el trasplante cardíaco. Una fracción de eyección del ventrículo izquierdo muy disminuida, < 20 %, y una dilatación importante del ventrículo se asocian a un peor pronóstico, pero estos criterios no son suficientes para indicar un trasplante cardíaco. Debe valorarse el pronóstico basándose en otros factores clínicos o hemodinámicos que se asocian con una mayor mortalidad.

Otros factores que deberán tenerse en cuenta son la insuficiencia mitral grave, un patrón restrictivo de llenado ventricular izquierdo importante, evidencia de hipertensión pulmonar y asociación de disfunción ventricular derecha; todos ellos son datos que se asocian con un peor pronóstico. Un ecocardiograma puede aportar información sobre la existencia de asincronía ventricular y en estas circunstancias debería tenerse en cuenta si el paciente reúne criterios para indicar una resincronización.

Arritmias ventriculares

El desfibrilador automático implantable (DAI) ha permitido disminuir el riesgo de una muerte súbita. A pesar de ello, incluso en pacientes con un DAI implantado, la presencia de arritmias ventriculares importantes persistentes puede ser una indicación para trasplante cardíaco porque descargas continuas del DAI pueden reducir significativamente la calidad de vida del paciente.

Parámetros hemodinámicos

Cuando un paciente se encuentra ingresado en situación de *shock* cardiogénico, puede ser necesario colocar un catéter de Swan-Ganz para un mejor manejo de los fármacos vasoactivos.

A menudo, llevar a cabo un cateterismo derecho para valorar el grado de hipertensión pulmonar antes de realizar el trasplante es una indicación sensata. Un gasto cardíaco bajo asociado a un índice cardíaco inferior a 2 l/min/m^2 es un signo de insuficiencia cardíaca importante, que conlleva un mal pronóstico a corto plazo. Lo mismo sucede con una presión pulmonar enclavada (capilar pulmonar) alta, > 18 mmHg, a pesar de un tratamiento óptimo, en particular si se trata de un paciente hipotenso y con poco margen terapéutico.

Valoración de la hipertensión pulmonar

La hipertensión pulmonar se define como una presión pulmonar media > 25 mmHg.

Los índices hemodinámicos utilizados para su valoración son:

- Gradiente transpulmonar medio (GTR = PPm – PCP).
- Resistencias vasculares pulmonares (RVP = GTP/GC en UW).
- Índice de resistencias vasculares pulmonares (IRVP = GTP/IC en UW/m^2).

donde PPm: presión pulmonar media; PCP: presión capilar pulmonar; GTP: gradiente transpulmonar; GC: gasto cardíaco; IC: índice cardíaco.

VALORACIÓN DEL MOMENTO DE INCLUSIÓN EN LISTA DE ESPERA

La inclusión en lista de espera para trasplante debe basarse en el conocimiento de la historia natural de la cardiopatía de base que afecta al paciente, la ausencia de otras alternativas terapéuticas y la aquiescencia del paciente, a pesar del riesgo quirúrgico.

No todos los pacientes, a pesar de tener indicación para el trasplante cardíaco, ni aquellos que no tienen contraindicaciones para su realización pueden optar al trasplante cardíaco debido a la escasez de órganos. Por lo tanto, se ofertará a aquellos cardiópatas que *a priori* tengan más probabilidades de trasplante con éxito.

- Son indicaciones absolutas para el trasplante cardíaco (según Hunt et al.):
  – Compromiso hemodinámico por la insuficiencia cardíaca.
  – *Shock* cardiogénico refractario al tratamiento médico.
  – Necesidad de soporte inotrópico para mantener perfusión adecuada de los órganos.
  – Isquemia miocárdica importante que limita la actividad habitual y sin posibilidad de cirugía de revascularización o angioplastia percutánea.
  – Arritmias ventriculares recurrentes refractarias a todas las modalidades terapéuticas.
- Son indicaciones relativas:
  – Consumo de oxígeno (VO$_2$) del 55 % del previsto y con limitación importante.
  – Isquemia inestable y recurrente no susceptible de otra intervención.
  – Inestabilidad recurrente del equilibrio hídrico y función renal.
- Son indicaciones insuficientes:
  – Baja fracción de eyección del ventrículo izquierdo.
  – Historia previa de clase funcional III o IV de la NYHA.
  – Arritmias ventriculares previas.
  – VO$_{2máx}$ > 15 ml/kg/min (mayor del 55 % del previsto) sin otras indicaciones.

FACTORES QUE INCREMENTAN EL RIESGO QUIRÚRGICO

Algunos factores pueden aumentar la morbimortalidad después de realizado el trasplante, aunque no constituyen una contraindicación ni relativa ni absoluta.

Anticuerpos anti-HLA

Si existe un conjunto de anticuerpos anti-HLA mayor del 10 % en un grupo de, al menos, 30 células, aumenta el riesgo de rechazo tras el trasplante cardíaco, lo que obliga a realizar pruebas cruzadas antes de efectuar el trasplante. Incluso con una prueba cruzada negativa, no se descarta la posibilidad de un rechazo agudo.

Con la utilización de asistentes ventriculares como puente al trasplante, aumenta la sensibilización de los receptores, de manera que la existencia de anticuerpos anti-HLA determina la necesidad de utilizar pautas inmunosupresoras más agresivas y es obligado repetir la determinación de anti-HLA cada 2 meses.

Si los pacientes han recibido una transfusión sanguínea mientras están en lista de espera, también es obligado repetir la determinación de anticuerpos anti-HLA a las 2 semanas e incluso mensualmente durante 6 meses.

Antiagregación y anticoagulación

La etiología isquémica de la insuficiencia cardíaca se ha vuelto más frecuente en los últimos años, porque los pacientes suelen tener *stents* implantados en el árbol coronario, por lo que están recibiendo antiagregantes antes de someterse al trasplante cardíaco. La aspirina puede aumentar el riesgo de sangrado tras el trasplante, pero por lo común no se retira previamente. La asociación de ácido acetilsalicílico y clopidogrel, un antiagregante más potente, puede ocasionar sangrado más intenso y requerir transfusiones después del trasplante.

El tratamiento con warfarina puede sustituirse por heparina de bajo peso molecular en dosis terapéuticas en pacientes con riesgo bajo de sangrado. Sin embargo, en pacientes de alto riesgo, como los portadores de prótesis valvulares mecánicas, debe mantenerse la anticoagulación con warfarina hasta el trasplante.

Esternotomía previa

No es contraindicación, pero aumenta el riesgo y puede prolongar el tiempo de isquemia y el tiempo de circulación extracorpórea. La existencia de esternotomía previa suele ser debida al tratamiento quirúrgico de valvulopatías crónicas, revascularización coronaria quirúrgica o cardiopatías congénitas.

La esternotomía previa obliga a calcular adecuadamente el tiempo que necesitará el cirujano para extirpar el corazón del receptor y sincronizarlo con la llegada del corazón del donante, para que no se prolongue el tiempo de isquemia.

Dispositivos de asistencia ventricular

En los últimos años, debido a la disminución de donantes, se ha reducido el número de trasplantes cardíacos realizados anualmente, lo que ha hecho que el tiempo en lista de espera se haya prolongado. Por eso, el implante de dispositivos mecánicos de asistencia ventricular ha sido una solución en aquellos pacientes que se deterioran antes de disponer de un corazón válido para el trasplante. En pacientes con insuficiencia cardíaca terminal, que no tienen contraindicación para el trasplante, y entran en situación de *shock* cardiogénico, con hipotensión arterial, hipertensión pulmonar y cuadro de insuficiencia congestiva que no responde al tratamiento habitual, puede colocarse una asistencia ventricular como puente al trasplante. Esto supone que el paciente llega al trasplante con mejor estado general y menor deterioro hemodinámico.

Las asistencias ventriculares han demostrado una excelente supervivencia cuando se han utilizado como puente al trasplante cardíaco.

Hay que tener en cuenta que tanto las infecciones como el riesgo de embolia y la sensibilización son factores que pueden influir en el pronóstico de estos pacientes.

CONTRAINDICACIONES PARA EL TRASPLANTE CARDÍACO

Generalmente dependen de la gravedad de la comorbilidad en el caso de que supusiera un riesgo adicional de mortalidad tras el trasplante cardíaco. Varias comorbilidades asociadas a mayor morbilidad postrasplante conducen a considerar la posibilidad de no plantearse el trasplante. Hay que diferenciar las contraindicaciones absolutas (**Tabla 59-4**) y las contraindicaciones relativas mayores (**Tabla 59-5**) y menores (**Tabla 59-6**), como ha propuesto un reciente consenso especial del trasplante cardíaco.

Tabla 59-4. Contraindicaciones absolutas del trasplante cardíaco

- Enfermedades sistémicas concomitantes con mal pronóstico
- Neoplasias con posibilidad de recidiva
- Diabetes mellitus con afectación orgánica (retinopatía, nefropatía o neuropatía)
- Aterosclerosis grave cervical o vascular periférica no revascularizable
- Hipertensión arterial pulmonar grave irreversible
- Enfermedad pulmonar grave
- Infección activa no controlada
- Enfermedad activa ulcerosa y diverticular
- Alto riesgo de falta de cumplimiento terapéutico por motivos psiquiátricos, psicosociales o drogadicción
- Edad biológica avanzada con expectativa de vida inferior a 5 años, con independencia de la afección cardíaca

Tabla 59-5. Contraindicaciones relativas mayores del trasplante cardíaco

- Peso superior al 150 % del peso ideal
- Infección por el virus de la inmunodeficiencia humada (VIH+)
- Diabetes mellitus sin afectación orgánica (retinopatía, nefropatía, neuropatía)
- Enfermedad arteriosclerótica leve-moderada cerebral o vascular periférica
- Virus de la hepatitis C de alto riesgo
- Insuficiencia renal en hemodiálisis (posibilidad de trasplante combinado)
- Edad biológica superior a 65 años

Tabla 59-6. Contraindicaciones relativas menores del trasplante cardíaco

- Peso del 120-150 % al peso ideal
- Neoplasia con baja posibilidad de recidiva
- Osteoporosis
- Enfermedad pulmonar no grave (FEV_1 mayor del 40 % del valor predicho)
- Capacidad vital forzada superior al 50 % de lo normal
- Virus de la hepatitis C de bajo riesgo
- Virus de la hepatitis B de bajo riesgo
- Afectación renal no grave, sin hemodiálisis
- Afectación hepática no grave, sin cirrosis
- Riesgo de falta de cumplimiento terapéutico por motivos psiquiátricos, psicosociales o abuso previo de drogas
- Abuso de tabaco y/o alcohol

Diabetes mellitus

Casi un tercio de los pacientes candidatos al trasplante cardíaco son diabéticos, y esto puede afectar a la supervivencia a medio o a largo plazo, además de a la calidad de vida del paciente al que se ha efectuado un trasplante. La nefropatía es la que más afecta al pronóstico del paciente trasplantado cardíaco.

El diabético al que se ha practicado un trasplante cardíaco puede tener descompensaciones debidas al tratamiento inmunosupresor. La nefropatía es quizá la complicación más temible y puede acelerar la necesidad de diálisis a medio plazo.

La retinopatía diabética grave o la vasculopatía periférica distal no revascularizable son contraindicaciones para el trasplante cardíaco en la mayoría de los programas de trasplante.

Enfermedad aterosclerótica grave

Puede ser una contraindicación absoluta cuando es difusa, distal y no susceptible de revascularizar. Las estenosis graves, tanto de los vasos carotídeos como de los iliacofemorales, deben revascularizarse antes del trasplante, porque, si no se corrige previamente, aumenta el riesgo de presentar algún episodio embólico o trombótico durante el trasplante o después de este.

Un accidente cerebrovascular antes del trasplante cardíaco, si ha afectado a la calidad de vida del paciente, invalida el trasplante. Pero si el accidente vascular ha sido pequeño o no ha dejado secuelas importantes, la contraindicación es relativa. Se necesitaría valorar la extensión de la lesión con un escáner o una resonancia magnética cerebral para cuantificarla.

Después del trasplante cardíaco, el tratamiento inmunosupresor puede acelerar la progresión de la enfermedad aterosclerótica. Los aneurismas de la aorta abdominal pueden repararse de forma no invasiva, procedimiento que debe realizarse antes del trasplante.

Neoplasias

Cuando se ha padecido una neoplasia, hay que asegurarse de que no quedan vestigios de enfermedad residual, recidivante o metastásica, durante un tiempo suficientemente prolongado para considerar curado el paciente.

En caso de tumores de buen pronóstico, como los de piel escamosa o basocelulares ya extirpados, el tiempo de espera se determinará de acuerdo con la gravedad del receptor. Un período de 5 años libres de enfermedad es preceptivo para neoplasias de órganos sólidos.

En el carcinoma colorrectal detectado precozmente se considera necesario que hayan transcurrido 10 años como mínimo libre de enfermedad desde la extirpación, y el mismo margen de tiempo ha de pasar desde la extirpación de un cáncer de mama.

En casos de leucemia aguda o linfoma de alto grado debe transcurrir un mínimo de 3 años sin recidiva. El linfoma de bajo grado debe valorarse de forma individualizada. En el caso de la enfermedad de Hodgkin, el período libre de recidiva debe ser de 5 años.

Disfunción renal

La incidencia de insuficiencia renal en la insuficiencia cardíaca terminal es muy alta, superior al 50 %, y no se dispone de ninguna prueba que permita valorar si existe afectación orgánica del riñón o si la insuficiencia renal es secundaria a la disminución del gasto cardíaco, a la hipotensión arterial o a un tratamiento diurético enérgico. Por esta razón, la evaluación de la función renal debe ser realizada cuando las condiciones hemodinámicas del paciente sean las mejores posibles. Son frecuentes las comorbilidades que pueden agravar la insuficiencia renal, como la diabetes y la hipertensión arterial previa. Debe efectuarse una ecografía abdominal para valorar el tamaño de los riñones. Cuando se evalúan las cifras de creatinina, en los pacientes que tienen disfunción renal agravada por la insuficiencia cardíaca, debe determinarse la tasa de filtrado glomerular, porque casi la mitad de los pacientes con insuficiencia cardíaca grave presentan insuficiencia renal a pesar de tener una creatinina plasmática < 2 mg/dl. En general, se considera contraindicación relativa para el trasplante cardíaco un valor de creatinina > 2,5 mg/dl o un aclaramiento de creatinina < 40 ml/min, porque se asocia a un mayor riesgo de diálisis postoperatoria y una peor supervivencia al año.

La insuficiencia renal terminal que requiere hemodiálisis antes se consideraba una contraindicación absoluta para el trasplante cardíaco, pero en la actualidad, si el paciente no tiene otras contraindicaciones, puede valorarse la posibilidad de un trasplante combinado cardiorrenal.

Disfunción hepática

Generalmente, la disfunción hepática se debe a congestión y se acompaña de dilatación de las venas suprahepáticas y disfunción del ventrículo derecho. Un hígado de estasis de larga evolución puede acabar en cirrosis hepática, y a veces es difícil descartar la cirrosis sin pruebas invasivas. Si hay sospecha de enfermedad hepática hay que valorar los antecedentes del paciente y la bioquímica hepática. Una elevación de las transaminasas al doble de su valor normal, o una coagulopatía secundaria, obliga a utilizar técnicas de imagen para descartar una hepatopatía. A veces, también puede ser necesaria una hemodinámica hepática junto con una biopsia para descartar la afectación orgánica.

La cirrosis hepática o una hepatitis crónica activa se consideran contraindicaciones absolutas de un trasplante combinado de corazón e hígado.

La presencia de antígeno Australia o la positividad para el virus de la hepatitis C, sin existencia de hepatopatía de base, constituyen solo una contraindicación relativa para el trasplante cardíaco.

Enfermedades gastrointestinales

Cuando hay antecedentes de úlcera debe realizarse una fibrogastroscopia acompañada de biopsia si se considera necesario. En caso de *Helicobacter pylori* positivo es imprescindible instaurar un tratamiento antibiótico antes del trasplante cardíaco. La úlcera gástrica ha de estar curada endoscópicamente con anterioridad porque el tratamiento inmunosupresor aumenta el riesgo de hemorragia tras al trasplante.

Las enfermedades inflamatorias intestinales (como la enfermedad de Crohn) son una contraindicación absoluta.

A partir de los 50 años de edad, dada la mayor prevalencia del cáncer de colon, es aconsejable realizar una colonoscopia a todos los pacientes candidatos a trasplante.

Enfermedad pulmonar obstructiva crónica

Esta enfermedad es frecuente en pacientes en insuficiencia cardíaca que tienen antecedentes de tabaquismo. Debe explorarse la función pulmonar previa al trasplante, porque puede incrementar la morbilidad al aplazar la extubación y aumentar el riesgo de infección postoperatoria.

Un valor de volumen espiratorio forzado en un segundo (FEV_1) < 40 %, una capacidad vital forzada (CVF) < 50 % de lo normal y una disminución de la capacidad de difusión del monóxido de carbono (DLCO) < 40 % en presencia de enfisema o fibrosis pulmonar, a pesar de un tratamiento adecuado, se considera contraindicación absoluta para el trasplante.

Constituye una contraindicación relativa el embolismo pulmonar con infarto pulmonar reciente, porque aumenta el riesgo de formación de abscesos en los pacientes inmunodeprimidos, por lo que deberá demorarse hasta 3 meses el trasplante para que el proceso esté estabilizado, y se considerarán también el tamaño y la localización, siendo por lo tanto una contraindicación relativa.

Enfermedades infecciosas

La presencia de una infección constituye una contraindicación temporal o relativa para el trasplante, puesto que debe esperarse a que se haya resuelto favorablemente.

Las infecciones que no pueden resolverse con tratamiento médico o quirúrgico son contraindicaciones absolutas para el trasplante.

Edad del receptor

Una edad superior a 65 años se asocia con un aumento de la mortalidad tanto precoz como tardía, según datos del Registro Nacional de Trasplantes. Se ha observado que, a mayor edad, existe menos rechazo agudo, aunque a más largo plazo aumenta la incidencia de vasculopatía del injerto.

Antes de indicar un trasplante cardíaco a un enfermo de edad avanzada hay que tener en cuenta la escasez de órganos para trasplante, cada vez más evidente en el transcurso de los últimos años. Consideraciones éticas condicionan también dar prioridad a los pacientes más jóvenes.

Factores psicosociales

Se consideran contraindicaciones absolutas para el trasplante cardíaco el consumo activo excesivo de drogas, alcohol, tabaco o cocaína. Para poder incluir a este tipo de pacientes en lista de espera es necesario demostrar, al menos durante

6 meses, una real abstinencia demostrada y, además, contar con un informe favorable de un equipo especializado en estas materias.

Otros trastornos psiquiátricos, conductas suicidas, alteraciones importantes de la personalidad y conductas que demuestren falta de cumplimiento terapéutico se consideran también contraindicaciones absolutas.

INDICACIONES DEL TRASPLANTE CARDÍACO

En cualquier tipo de trasplante de órganos son imprescindibles dos actores: en primer lugar, el donante del órgano y, en segundo lugar, el principal beneficiario de la altruista donación, el receptor.

El donante, sin embargo, debe reunir unos requisitos que han ido evolucionando a lo largo de los años, en función de la disponibilidad del número de órganos donantes para la creciente demanda de los posibles receptores cardíacos:

- Edad inferior a 40 años, aunque en algunas circunstancias esta edad puede ampliarse.
- Ausencia de antecedentes de paro cardíaco. Recientemente son utilizables para otros tipos de trasplantes los donantes en asistolia.
- Ausencia de antecedentes de traumatismo o afección cardíaca.
- Función ventricular normal.
- Compatibilidad AB0 con el posible receptor.
- Cierta afinidad de volumen corporal, entre 75 % y 120 % del peso del receptor.
- Serología negativa para el virus de la inmunodeficiencia humana (VHI) y el virus de la hepatitis B (VHB).
- Ausencia de infección activa o neoplasia con posible metástasis.
- Prueba cruzada negativa entre donante y receptor.
- Tiempo de isquemia del injerto inferior a 4 horas.

Estos condicionantes permiten ciertas matizaciones, en función de determinadas circunstancias:

- Edad: se considera donante mayor al varón que supere los 40-45 años y a la mujer de 45-50 años. Dada la escasez de órganos, se pueden aceptar a veces donantes entre 50 y 55 años, e incluso algunos grupos llegan a admitir en ocasiones donantes de hasta 70 años.
- Tamaño: la desproporción de tamaño entre donante y posible receptor no debe sobrepasar el 25 %, ni por exceso ni por defecto. En caso de duda, es preferible un corazón más grande, especialmente en pacientes con hipertensión pulmonar o situación crítica, en los que un corazón pequeño dificulta la supervivencia.

Alternativas de donantes subóptimos para receptores marginales

La utilización de manera reglada de donantes subóptimos o incluso de corazones «marginales» permitiría aceptar un número de órganos que no serían «aceptables» y, por lo tanto, se perderían.

Este proceder permitiría ofrecer el trasplante cardíaco a un número mayor de pacientes, considerados de alto riesgo por asociarse con enfermedades que habitualmente los excluiría de las listas de espera de la mayoría de los grupos de trasplante. Esto implicaría crear una lista de espera alternativa o complementaria.

Existen evidencias sobre buenos resultados del trasplante en pacientes que, teniendo alguna contraindicación para el trasplante convencional, al aplicar un criterio menos restrictivo para los receptores también marginales, paradójicamente se ha comprobado que en receptores de más alto riesgo con corazones de donantes también de alto riesgo, situación que haría presagiar una mortalidad importante, los resultados obtenidos no promueven abandonar esta estrategia, e incluso la Conferencia de Consenso de Crystal City recomendó el uso de la lista alternativa como manera de aumentar la disponibilidad de donantes.

Las iniciativas de crear listas de espera alternativas tienen una indiscutible parte positiva:

- Se ha revalorizado el concepto de donante subóptimo o marginal, lo que ha contribuido a incrementar el número de donantes, con independencia del tipo de receptor.
- Ha sido posible aprovechar algunos órganos que, de otra forma, se habrían perdido al no disponer de un receptor convencional compatible.
- Se ha incrementado el número total de trasplantes, sin un aumento excesivo de la mortalidad.
- La mortalidad precoz y tardía es más alta estadísticamente que en los trasplantes convencionales, pero las cifras absolutas son aceptables dado el tipo de pacientes y no difieren de las que obtienen algunos grupos con donantes subóptimos en receptores que presentan criterios estándar para el trasplante.
- En términos de supervivencia y calidad de vida, en este grupo concreto supera con creces la expectativa de vida en esos pacientes con tratamiento médico únicamente.

Recuperación de órganos de donantes subóptimos durante la etapa de mantenimiento

Un manejo médico y hemodinámico del posible donante es una estrategia eficaz para aumentar el número de donantes. El objetivo es recuperar órganos marginales, difícilmente aceptables por los criterios hemodinámicos o por la función ventricular (ecocardiografía con alteraciones de la contractilidad) convirtiéndolos en adecuados mediante protocolos de aplicación de terapias específicas, con evaluación continuada y tratamiento ajustado hasta el momento de la extracción.

Esta iniciativa partió del grupo del Papworth Hospital, de Cambridge, a mediados de la década de 1990, con un protocolo desarrollado empíricamente en la unidad de cuidados intensivos (UCI) y en el quirófano tras el desplazamiento para la valoración *in situ* del órgano.

En los donantes subóptimos, colocaban un catéter de Swan-Ganz en la arteria pulmonar para medir con precisión los parámetros hemodinámicos y cada 15 minutos efectuaban los ajustes necesarios de los fármacos en su protocolo hormonal de reanimación.

Comprendía la asociación de los siguientes fármacos:

- Metilprednisolona, un bolo único de 15 mg/kg.
- Insulina en infusión necesaria para conseguir una glucemia entre 120 y 180 g/dl.
- Vasopresina-arginina, administrando un bolo de 14 mg separado de la infusión continua de 2,5 a 4 U/hora, ajustando la dosis para unas resistencias vasculares entre 800 y 1.200 dinas.
- Triyodotironina en bolo de 4 μg/seg de una infusión continua a razón de 3 μg/hora.

Este cóctel hormonal logró «resucitar» 44 órganos, que se implantaron con una supervivencia del 84 % entre 1 y 2 años posteriores.

Basándose en estos trabajos de Papworth y en otras evidencias experimentales y clínicas, el protocolo se ha incluido en las recomendaciones de grupos de expertos para el trasplante de órganos intratorácicos.

La terapia hormonal en el donante subóptimo parece, pues, útil y podría aplicarse de forma más extensa, lo que repercutiría en un mayor número de órganos trasplantados con buenos resultados.

Por lo tanto, todo donante cardíaco debe mejorarse en la UCI con el objetivo de mantener el corazón en la mejor situación posible. Si se detecta disfunción contráctil, es recomendable iniciar un tratamiento específico que permita recuperar el órgano, porque ya hay evidencia de que con estos corazones «reanimados» el resultado es similar al que se obtiene con órganos de donantes óptimos.

TÉCNICA QUIRÚRGICA DEL TRASPLANTE CARDÍACO

La técnica quirúrgica original descrita por Shumway en 1960, simplificando los procedimientos experimentales anteriores, fue lo que permitió una gran difusión del trasplante cardíaco, al haber conseguido facilitar el procedimiento quirúrgico. Este hecho, unido a otros importantes avances tanto en el manejo perioperatorio como en la inmunosupresión y en el diagnóstico y tratamiento de los procesos infecciosos, una mejor protección miocárdica del corazón donante y detalles de la técnica quirúrgica durante el implante, han permitido reducir algunas complicaciones iniciales, como la necesidad de implantar marcapasos definitivos, evitar la formación de trombos, etc., y han facilitado un comportamiento más fisiológico del nuevo corazón implantado.

Adicionalmente, el incremento del número de trasplantes cardíacos en la edad pediátrica con cardiopatías congénitas, como los drenajes venosos anómalos o pacientes con técnicas paliativas previas, ha obligado a encontrar procedimientos que se adaptan a cada caso particular.

La extracción del corazón del donante se lleva a cabo según los siguientes pasos (**Fig. 59-3**):

- Se realiza una esternotomía media con sierra eléctrica.
- Al llegar al saco pericárdico, se incide y se expone la cara anterior del corazón con la salida de los grandes vasos, arteria pulmonar y raíz aórtica, donde se pinzará en el momento oportuno.

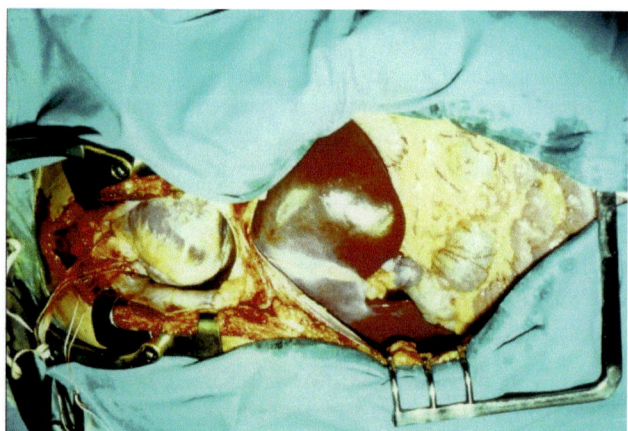

Figura 59-3. Extracción multiorgánica.

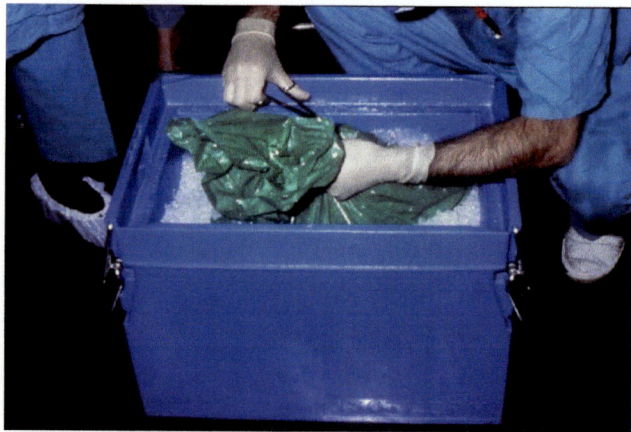

Figura 59-4. Transporte en nevera portátil con hielo.

- Se administra heparina en dosis de 3 mg/kg de peso y se canula la raíz aórtica en las proximidades del anillo valvular aórtico. Se prepara un gotero para la administración de la solución cardiopléjica.
- En primer lugar, se secciona la vena pulmonar superior derecha con objeto de drenar las cavidades izquierdas.
- A continuación, se secciona la vena cava inferior derecha. En los casos de donación multiorgánica, los cirujanos del trasplante hepático siempre reclaman que la sección de la cava sea lo más próxima al corazón para dejar una pequeña porción de vena cava inferior. La sección debe hacerse a nivel de la reflexión pericárdica.
- Tras dejar latir en vacío el corazón, para evitar su distensión, se perfunde la solución cardiopléjica aproximadamente a 4 °C, para lograr la parada electromecánica del miocardio.
- Hay que asegurarse de que la solución cardiopléjica pase adecuadamente por las coronarias y de que no se distienda el ventrículo izquierdo por el paso de la solución cardiopléjica a la cavidad ventricular.
- Se comprobará el enfriamiento adecuado del miocardio y que se ha producido el paro electromecánico del corazón.
- Se procede a la extracción del corazón. Se comienza liberando por completo la vena cava inferior y se seccionan las cuatro venas pulmonares en su reflexión pericárdica, consiguiéndose liberar totalmente la zona posterior e inferior del corazón que facilita su movilidad.
- Si se ha planificado la extracción pulmonar, al incidir la aurícula izquierda se deja un casquete de 1 cm de tejido auricular alrededor de las venas pulmonares derechas e izquierdas para facilitar su posterior sutura.
- Con una ligera tracción del corazón, se diseca la vena cava superior hasta su conjunción con el tronco innominado, se secciona este incluyendo también la vena ácigos, que se encuentra posterolateralmente.

Con una tracción similar, se diseca el cayado aórtico por detrás de la salida del tronco braquiocefálico derecho, manteniendo este íntegro (**Fig. 59-4**).

Finalmente, se secciona la arteria pulmonar antes de su bifurcación (cuando hay extracción pulmonar) o bien en sus dos ramas, terminando de liberar al corazón del mediastino.

Una vez comprobada la integridad del injerto cardíaco, se introduce en un recipiente sumergido en la solución cardiopléjica Celsior® a unos 10 °C, envuelto en tres bolsas adicionales para poder transportar la pieza en una nevera llena de hielo.

TÉCNICAS DE IMPLANTE DEL CORAZÓN

Hay varias posibilidades técnicas para el implante del corazón donante en el receptor. La técnica de Shumway se conoce como técnica clásica de sutura biauricular. Posteriormente Yacoub, en Inglaterra, y Dreyfus, en Francia, introdujeron la técnica del *trasplante cardíaco total*, lo que implica la sutura de ambas venas cavas y de las venas pulmonares del donante en el receptor, intentando perfeccionar la fisiología del corazón trasplantado. Esto supone una mayor complejidad técnica.

En un intento de obtener los beneficios de ambas técnicas quirúrgicas, Sarsam propuso el *trasplante cardíaco con sutura bicava*, que mejora la morfología de la aurícula izquierda y deja intacta la aurícula derecha.

Implante ortotópico con sutura biauricular

Es la técnica clásica de Lower y Shumway.

Extracción en el receptor

Expuesto adecuadamente el corazón, se canulan la aorta ascendente y ambas cavas, ajustándolas con cintas para entrar en circulación extracorpórea; pinzando totalmente la aorta, se inicia la incisión desde la aurícula derecha y se extiende hacia ambas cavas, dejándolas conectadas dentro de un casquete en la aurícula derecha. Al llegar al tabique interauricular, se secciona este, completando un nuevo casquete en la aurícula izquierda, donde desembocan las cuatro venas pulmonares. La aorta y la arteria pulmonar se seccionan cerca de su origen, dejando el máximo tejido en el receptor (**Fig. 59-5**).

Implante del corazón del donante

Con objeto de conseguir un casquete único de la aurícula izquierda, se unen los cuatro orificios de entrada de las venas

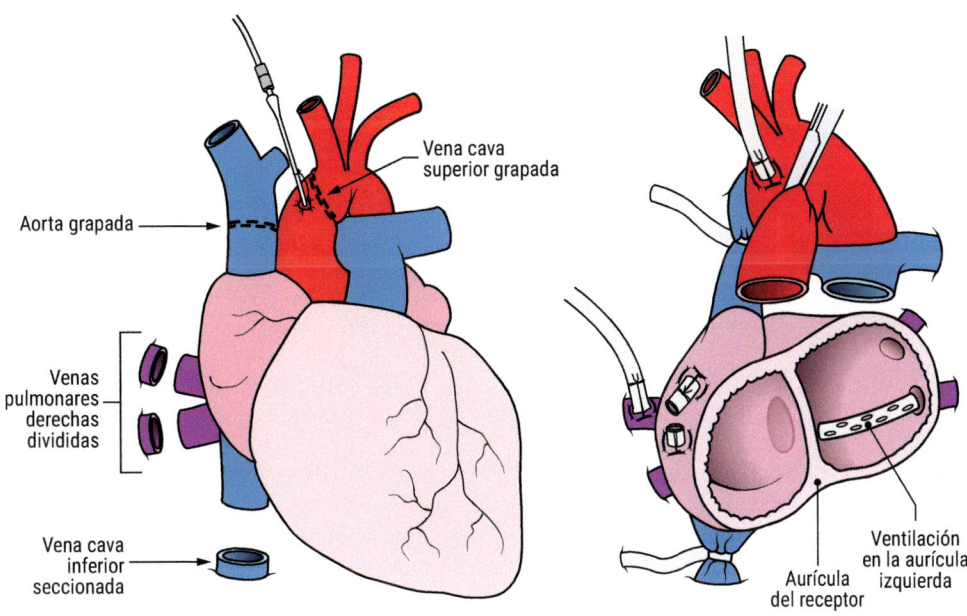

Vena cava superior grapada

Aorta grapada

Venas pulmonares derechas divididas

Vena cava inferior seccionada

Ventilación en la aurícula izquierda

Aurícula del receptor

Figura 59-5. Extracción en el receptor.

pulmonares. Se sutura la vena cava superior y, a continuación, se abre verticalmente la aurícula derecha desde la vena cava inferior hasta la orejuela para conformar el casquete de la aurícula derecha.

El implante comienza por la anastomosis de la aurícula izquierda, desde su vértice superior, es decir, desde la orejuela izquierda del donante a la vena pulmonar superior izquierda del receptor. Inicialmente, la sutura se realiza en sentido horario hasta la posición inferior del tabique interauricular y luego se completa en sentido antihorario. La anastomosis de la aurícula derecha comienza en la parte superior del tabique interauricular, progresando hacia la pared libre, inicialmente en sentido horario y luego antihorario. La aorta y la arteria pulmonar se suturan comenzando por la cara lateral izquierda, realizando en primer lugar la sutura de la cara posterior.

Suele ser técnicamente más fácil practicar en primer lugar la sutura de la arteria pulmonar y finalizar con la de la aorta (**Fig. 59-6**).

Completadas las anastomosis, hay que evacuar el aire antes de retirar el pinzamiento total de la aorta.

Implante ortotópico con técnica bicava

La técnica bicava se muestra en la **figura 59-7**.

Cardiectomía en el receptor

La diferencia fundamental con respecto a la extracción más habitual se localiza en la aurícula derecha. Se comienza como cuando se aborda la válvula mitral, haciendo una incisión en

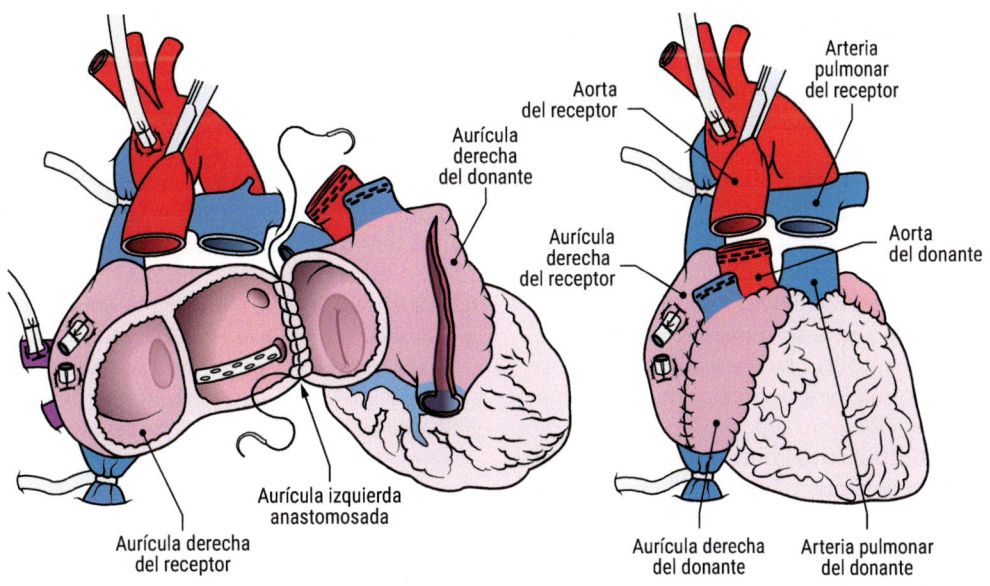

Aurícula derecha del donante

Aurícula derecha del receptor

Aurícula izquierda anastomosada

Aurícula derecha del receptor

Aorta del receptor

Arteria pulmonar del receptor

Aorta del donante

Aurícula derecha del donante

Arteria pulmonar del donante

Figura 59-6. Implante del corazón del donante.

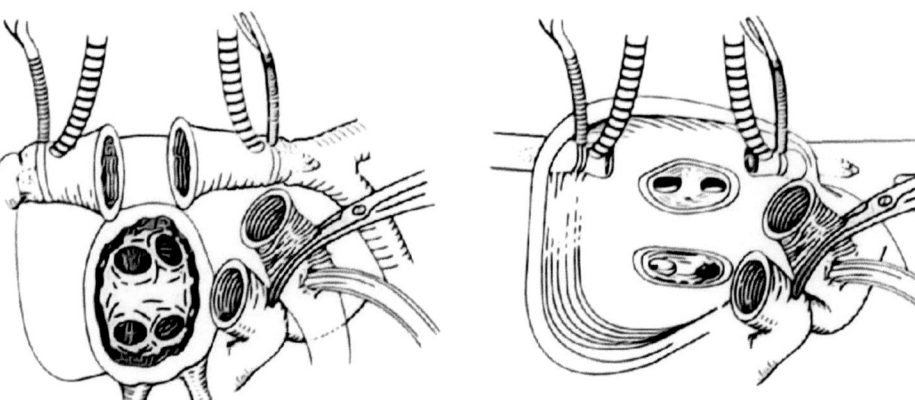

Figura 59-7. Técnica bicava de implante ortotópico.

el surco interauricular o surco de Sondegaar, aunque prolongándose hacia la parte posterior de la vena cava inferior, en sentido descendente, y hacia la cava superior, en sentido ascendente. La cava superior se secciona a nivel de su desembocadura en la aurícula derecha, continuándose hacia el techo de la aurícula izquierda en dirección a la orejuela izquierda. Se seccionan a continuación la aorta y la arteria pulmonar y se termina el receptor de casquete auricular izquierdo por detrás de la orejuela izquierda, que por lo tanto será extraída en la cardiectomía, y se recorta también por encima de las dos venas pulmonares izquierdas, prolongando la incisión por la cara posterior hasta confluir con la incisión iniciada por debajo de la vena cava inferior. Finalmente, se recorta un amplio casquete de la aurícula derecha y se extrae la pieza.

En resumen, en el saco pericárdico tendremos un casquete rectangular de la aurícula izquierda donde desembocan las cuatro venas pulmonares, un casquete de cava inferior, en contacto o con una distancia inferior a 1 cm, la vena cava superior y los dos grandes vasos: la aorta y la arteria pulmonar.

Implante del corazón donante

Se suturan los dos orificios de entrada de las venas pulmonares con la técnica habitual. La vena cava superior se recorta a la altura de la vena ácigos. En el orificio de la vena cava inferior se practica una pequeña incisión en dirección a la orejuela derecha para dar una mayor amplitud a esta anastomosis. A continuación, se seccionan la aorta y la arteria pulmonar como habitualmente.

Teniendo ya preparado el campo quirúrgico en el receptor, se comienza a suturar la aurícula izquierda a la altura de la base de la orejuela izquierda del donante y la vena pulmonar izquierda del receptor. Es aconsejable, también, dar un punto de referencia cercando ambos casquetes auriculares (del donante y del receptor) en la zona más cercana a la cava inferior, para que ayude a realizar la anastomosis sin que la sutura tenga excesiva tensión. Se sutura con monofilamento de cuatro ceros y con una longitud superior a la habitual, de 20 cm. Se completa la sutura en sentido antihorario por el techo de la aurícula izquierda hasta la vena pulmonar superior derecha, anudándola a este nivel.

El siguiente paso es anastomosar la vena cava inferior con el casquete similar del receptor, ajustando la longitud y el tamaño de ambos, comenzando en el borde izquierdo de

ambas estructuras para completar la parte posterior y finalizando la sutura por la cara anterior. Finalmente se suturan la vena cava superior, la arteria pulmonar y la aorta. La extracción del aire se efectúa de forma habitual.

Implante ortotópico con sutura derecha bicava e izquierda bipulmonar (trasplante total)

Cardiectomía en el receptor

Prácticamente se realiza igual que en la técnica bicava. La única diferencia es que el casquete de la aurícula izquierda se divide en dos porciones, en una con las venas pulmonares derechas y en la otra con las venas pulmonares izquierdas, resecando la porción de pared auricular restante, dejando las venas pulmonares de cada lado suturadas independientemente al corazón donante, con lo que casi no queda tejido cardíaco nativo del receptor.

Tiene especial importancia dejar suficiente tejido auricular en el casquete de las venas pulmonares derechas para alcanzar, sin tensión, la vena cava inferior.

Implante del corazón del donante

Hay dos formas de llevarlo a cabo. Originalmente, Magdi Yacoub describió la técnica iniciando las suturas de las venas pulmonares izquierdas tomando el corazón a la derecha del campo quirúrgico. Sin embargo, el Grupo de Trasplante Cardíaco de La Coruña realiza primero la sutura de las venas pulmonares izquierdas comenzando por la parte superior; se inicia por la parte lateral más alejada del cirujano, por dentro de las venas y en sentido horario hacia el extremo inferior del casquete, se continúa por la cara medial, entre ambos casquetes, y se completa desde el punto inicial hacia la cara medial en sentido antihorario.

A continuación, se realiza la sutura de las venas derechas prosiguiendo con la vena cava inferior, luego la cava superior y, finalmente, se suturan las grandes arterias.

Ventajas e inconvenientes de las diferentes alternativas

El trasplante cardíaco ha basado su éxito, como la mejor opción terapéutica en la insuficiencia cardíaca terminal, en la sencillez y la seguridad de la técnica quirúrgica en su descripción más clásica: cualquier modificación de la técnica quirúrgica que implique mayor complejidad o disminuya la seguridad, debe considerarse innecesaria, a menos que cuente con fundamentos muy poderosos. Por ejemplo, la introducción de modificaciones como la del trasplante cardíaco total, se considera un alarde técnico que complica la intervención y no aporta ningún beneficio clínico al paciente.

Sin embargo, la ecocardiografía transtorácica (ETT) y más recientemente la ecocardiografía transesofágica (ETE) han demostrado que, con la técnica convencional del trasplante cardíaco ortotópico, no se normaliza la configuración anatómica auricular, distorsionando su fisiología. Ante estos hallazgos pueden plantearse técnicas quirúrgicas alternativas que preservan la anatomía auricular y normalizan también su fisiología.

La variante técnica de la anastomosis bicava es sencilla y segura, porque las suturas quedan accesibles permitiendo colocar puntos suplementarios; además, puede utilizarse cuando en una extracción múltiple se extraen el corazón y ambos pulmones para tres receptores diferentes porque se requiere menos aurícula izquierda donante que en la técnica del trasplante cardíaco total.

ESTRATEGIAS DE PRESERVACIÓN DEL CORAZÓN DONANTE DURANTE EL IMPLANTE

En el proceso total de trasplante cardíaco se puede influir en la preservación del órgano que se va a trasplantar en diferentes fases del procedimiento con el objeto de disminuir el tiempo de isquemia y mejorar la tolerancia y el daño de reperfusión recuperando la homeostasis celular con el control de la reperfusión.

Durante la extracción

La solución más utilizada para el corazón es la de St. Thomas, hiperpotásica, almacenada en suero salino frío a 4 °C, en tiempos de isquemia que no sobrepasen 4 horas.

Una solución intracelular alta en potasio (Universidad de Wisconsin) suele ser más efectiva en isquemias más prolongadas, aunque existe controversia por su alta viscosidad y posible daño endotelial como consecuencia a las altas concentraciones en potasio.

Más recientemente, el grupo de Menasche ha diseñado una solución de preservación específica para el metabolismo del miocardio llamada Celsior®, que puede utilizarse tanto para el paro cardíaco como para el almacenamiento y el implante del órgano, porque previene la sobrecarga de calcio, el edema del miocardio, la acidosis intracelular y el daño producido por los radicales libres de oxígeno.

Durante el implante

El mayor impacto en la recuperación miocárdica tras el daño de isquemia-reperfusión se debe a distintos factores:

- Condiciones de la reperfusión:
  - Corazón descomprimido totalmente.

- En las fases iniciales, presión de reperfusión, inferior a 50 mmHg.
- Temperatura:
  - La normotermia mejora la reparación celular.
  - La hipotermia incrementa el calcio iónico intracelular y las alteraciones en la conducción.
- Condiciones del líquido de reperfusión:
  - La cardioplejía mantiene la asistolia y disminuye el consumo de oxígeno.
  - Oxígeno.
  - Hipocalcemia.
  - Hiperosmolar.
  - Antioxidantes.
  - Rico en glucosa y aminoácidos.
  - Reperfusión caliente continua.

El complejo Hospitalario Juan Canalejo, de A Coruña, apoyándose en los postulados de Buckberg sobre la reducción del daño miocárdico utilizando cardioplejía intermitente y reperfusión caliente controlada tras un período de isquemia y con su experiencia con la cirugía cardíaca normotérmica, ha adoptado una técnica de «reperfusión caliente continua».

La técnica consiste en reperfundir el injerto inmediatamente a su llegada a la mesa del quirófano y con el paciente en circulación extracorpórea, utilizando cardioplejía hemática 4:1 con solución Celsior® para minimizar el daño de reperfusión. Posteriormente se infunde de manera continua, a través de sus coronarias siempre con potasio y magnesio, manteniendo el corazón en paro electromecánico hasta que finaliza el implante.

La temperatura del líquido de perfusión es de 20 °C al inicio, y luego se recalienta durante 10 minutos a 32-34 °C. Esto permite realizar la implantación del injerto durante un tiempo que oscila entre 45 y 70 minutos, mientras el corazón se va recuperando de su período de isquemia fría.

OTRAS ESTRATEGIAS DE PRESERVACIÓN

En los estadios finales de la insuficiencia cardíaca, a pesar de los nuevos procedimientos de tratamiento médico y de la popularización de los métodos de asistencia mecánica circulatorios de larga duración, el trasplante cardíaco sigue siendo el procedimiento más eficaz a largo plazo en los pacientes seleccionados. Pero el trasplante está limitado por la cantidad y la calidad de los injertos disponibles. La protección miocárdica resulta un factor indispensable para la buena función del corazón donante y condiciona el fallo primario del injerto, tanto agudo como crónico.

La preservación del corazón donante puede conseguirse durante un período de tiempo que oscila entre 4 y 6 horas si se utilizan procedimientos acreditados como la isquemia fría, soluciones de preservación y sistemas de transporte con hielo.

En los últimos años se han acreditado otras estrategias para optimizar la preservación del injerto y el aumento del número de donantes. Los determinantes básicos para el éxito del trasplante cardíaco son, fundamentalmente:

- La calidad del injerto.
- La extracción y la conservación del injerto.

- El tiempo de isquemia.
- El estado del receptor, que puede influir en la complejidad de la intervención quirúrgica.

El desequilibrio entre la disponibilidad de corazones óptimos para el trasplante ha obligado a cambiar y admitir otro perfil en la donación de órganos, flexibilizando los criterios de aceptación de corazones para ser trasplantados, como ha ocurrido igualmente con otros órganos sólidos. Los donantes suelen ser más añosos, con una edad media de 45 años, y cada vez hay más donantes que mueren por una hemorragia cerebral con comorbilidades cardiovasculares que repercuten en una peor calidad del injerto.

Las características de los receptores también han ido evolucionando a peor en las dos últimas décadas. La edad y la mayor frecuencia de hipertensión pulmonar y de insuficiencia renal determinan que cada vez haya que trasplantar a un mayor número de pacientes en situaciones de urgencia y portadores de dispositivos de asistencia ventricular.

Como no es posible cambiar ni a los donantes ni a los receptores y disminuir el tiempo de isquemia cardíaca, a veces debido a las distancias interhospitalarias y la complejidad en aumento de los procedimientos quirúrgicos, en algunas ocasiones, en los últimos años se está intentado mejorar la obtención, protección y preservación del órgano donante para disminuir el daño de la isquemia miocárdica que puede provocar lesiones celulares e histológicas que condicionen el fallo primario del injerto.

Medidas de preservación cardíaca

La obtención del corazón donante y su preservación es un proceso fundamental para el éxito del trasplante. La extracción del corazón es un proceso que requiere una buena coordinación con otros equipos en las extracciones multiorgánicas. Una extracción y una preservación adecuadas del órgano no garantizan un buen resultado final del trasplante, pero una mala obtención del órgano se asociará muy probablemente a la aparición de problemas.

La técnica de conservación del corazón consiste en un paro cardíaco seguido de un período de almacenamiento en frío en una solución cristaloide, para reducir la disfunción del injerto cardíaco por la lesión de isquemia-reperfusión durante el transporte del órgano *ex vivo*, debido a la necrosis por acidosis, a pesar del frío.

La calidad del injerto cardíaco está directamente relacionada con el tiempo de isquemia en frío, que no debe superar las 6 horas. Solo existen dos estrategias para mejorar la preservación del corazón donante:

- Acortar el tiempo de isquemia fría.
- Perfeccionar las técnicas de preservación, tanto las soluciones como el trasporte.

Soluciones de preservación

Los objetivos de cualquier solución de preservación son lograr un paro cardíaco metabólico o hipotermia, preservando la estructura celular y la viabilidad de los tejidos cardíacos durante la hipotermia, y reducir los nocivos efectos de las lesiones por reperfusión.

Las soluciones más utilizadas son la Celsior®, la de la Universidad de Wisconsin (UW) y la de Bretscheneider (Custodiol®) o solución de histidina-triptófano-cetoglutarato (solución HTK). No se han encontrado resultados concluyentes que pongan en evidencia clara la protección miocárdica.

Sistemas de conservación y transporte

Desde el inicio de los trasplantes cardíacos, el órgano que se va a trasplantar se ha preservado mediante su enfriamiento a 4-8 °C desde la extirpación del corazón del donante hasta su implante en el receptor. La solución de preservación administrada de forma anterógrada reduce el metabolismo aeróbico y el consumo cardíaco. La hipotermia ralentiza el metabolismo, disminuye la liberación de enzimas autolíticas que pueden provocar la muerte celular y reduce el daño mitocondrial y la apoptosis. El corazón donante extraído se introduce en una bolsa llena de solución de preservación, que a su vez se coloca dentro de otras dos bolsas estériles, que se introducen posteriormente en la nevera o contenedor con hielo pilé para su traslado.

Dado que las soluciones de preservación se congelan a temperaturas inferiores a 0 °C, el corazón puede alcanzar temperaturas en torno a 2 °C en un tiempo inferior a 30 minutos, lo que puede producir lesión irreversible por frío.

El tiempo de isquemia prolongado es una de las causas más frecuentes de la disfunción precoz del injerto, que condiciona la muerte del receptor en el primer mes postrasplante. La mortalidad al año aumenta también de forma constante por cada minuto de tiempo de isquemia que supera las 3 horas, constituyendo uno de los factores independientes de mortalidad al año, a los 5 años y a los 15 años.

La asociación del aumento de edad del donante con el fallo primario del injerto probablemente se deba a la disminución de la capacidad del corazón de mayor edad para soportar las agresiones isquémicas y también por el aumento de la patología cardíaca asociada con la edad.

Sistema de trasplante cardíaco SherpaPak®

Es un dispositivo basado en la preservación hipotérmica estática, que ofrece ventajas sobre el clásico transporte con hielo (**Fig. 59-8**):

- Mantiene el órgano que se va a trasplantar con una temperatura dentro de unos parámetros de seguridad evitando el riesgo de congelación. Consta de dos recipientes herméticos, que se introducen uno dentro del otro, sustituyendo a las habituales bolsas estériles. El recipiente interno está relleno de una solución de preservación, donde se coloca el corazón, que queda totalmente sumergido. A continuación, se introduce en la nevera portátil, donde los recipientes están rodeados de un gel congelado a −20 °C, cuyas características fisicoquímicas permiten que se mantenga durante más tiempo a unos 5 °C, ideal para el transporte seguro del órgano porque consigue una disminución paulatina y mantenida del co-

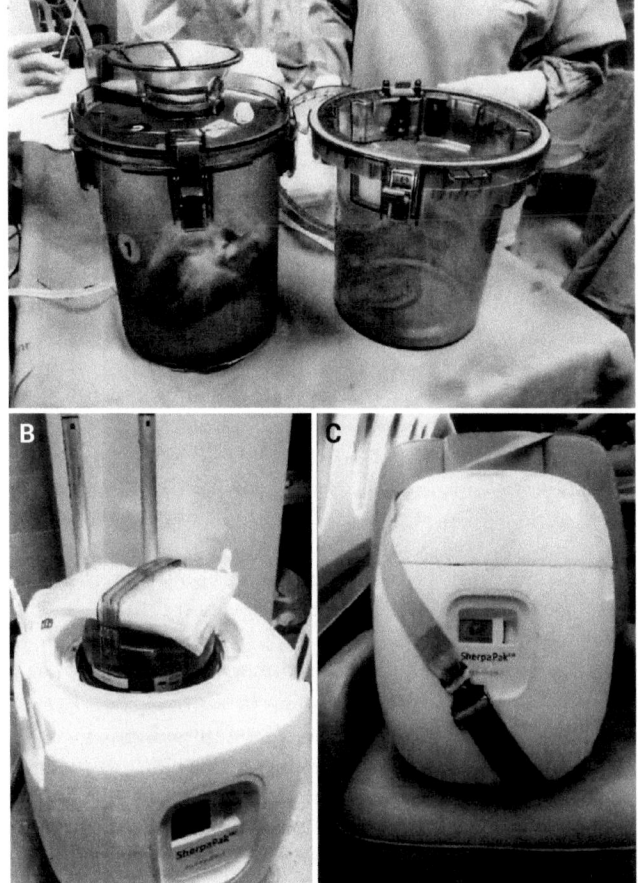

Figura 59-8. Sistema de trasplante cardíaco SherpaPak®. **A)** Dos recipientes estériles donde el corazón se encuentra completamente suspendido y sumergido. **B)** Colocación del recipiente en la nevera rodeado de paquetes congelados. **C)** Dispositivo durante el traslado marcando la temperatura del órgano a lo largo de todo el almacenamiento.

razón donante, que se encuentra totalmente sumergido y fijado en la tapa del recipiente interno a través del cayado aórtico, garantizando un enfriamiento uniforme y no en parches.

- Además, permite registrar la temperatura de los órganos y confirmar un correcto almacenamiento con una monitorización a través de *Bluetooth*, controlando en tiempo real la temperatura. Aunque existen experiencias previas en animales, Radakovic mostró en una de las experiencias iniciales con el sistema de transporte SherpaPak® que la temperatura se mantiene constante durante el transporte del órgano sin disminuir de los 4 °C y con una función ventricular perioperatoria normal.
- El clásico almacenamiento convencional en hielo es económico y seguro para preservar el corazón donante con tiempos de isquemia inferiores a 4 horas. Con tiempos de isquemia de 4-6 horas se reduce la supervivencia a los 5 años en el 5 % de los trasplantados, y los corazones con más de 6 horas de isquemia fría rara vez se trasplantan.
- Cuando se esperan isquemias largas, el SherpaPak® asegura mejor la temperatura, reduciendo el riesgo del fallo primario del injerto.

OrgaCare System (OCS™)

Dada la escasez de órganos para el trasplante, se han desarrollado otros sistemas de perfusión de los órganos *ex vivo* que pueden mejorar la calidad y la disponibilidad de injertos cardíacos, sobre todo cuando se sospecha que los injertos pueden tener lesiones isquémicas. Esta tecnología permite el trasplante de órganos con criterios más amplios, incluso donantes con muerte en asistolia controlada, y también la obtención de órganos a grandes distancias, porque permite un tiempo de isquemia fría del corazón de más de 12 horas (**Fig. 59-9**).

El UCS™ de TransMedics es un dispositivo portátil con un monitor inalámbrico y un módulo de perfusión de una solución de mantenimiento. Para purgar el sistema, previamente al pinzamiento, se extraen entre 1.200 y 1.500 ml de sangre del donante que, a través de un filtro de leucocitos,

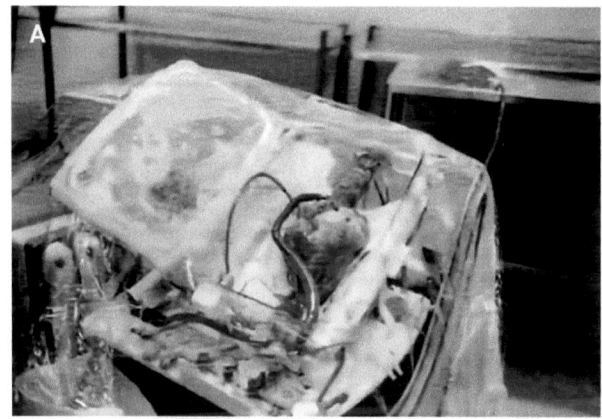

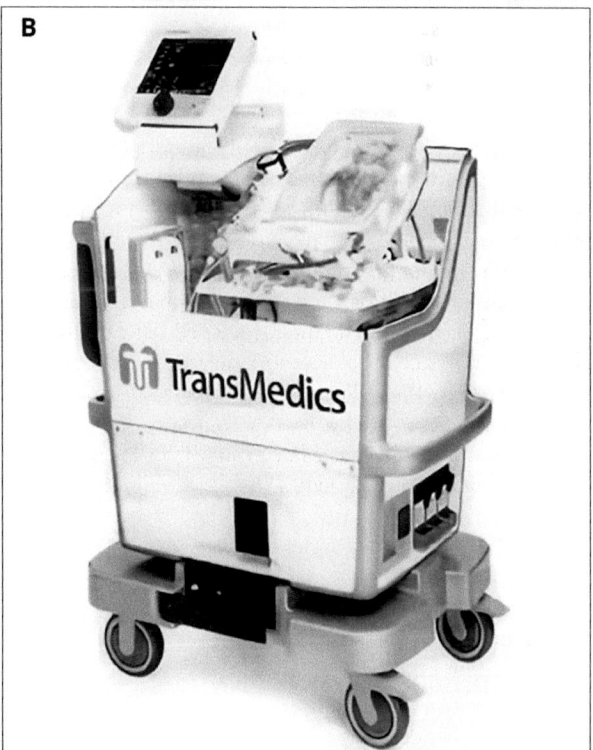

Figura 59-9. Sistema de trasplante cardíaco OrgaCare System (OCS™). **A)** Corazón conectado al dispositivo y sistema para la realización de la perfusión normotérmica *ex vivo*. **B)** Dispositivo portátil con monitor inalámbrico y módulo de perfusión.

se añade al depósito de la bomba junto con 500 ml de una solución de cebado que confirme nutrientes y metabolitos. Una vez extirpado el corazón con una técnica estándar, se canulan la aorta y la arteria pulmonar. El corazón se coloca dentro del sistema y se bombea a través de la aorta sangre tibia oxigenada suplementada con adrenalina y una solución de mantenimiento que contiene adenosina, glucosa y aminoácidos, lo que facilita la perfusión de las coronarias. Se cierran ambas cavas, y el flujo del seno coronario, a través de la tricúspide, llega al ventrículo derecho hacia la arteria pulmonar, que devuelve la sangre al reservorio.

Una vez introducido el órgano en el sistema y perfundido, se miden la frecuencia cardíaca, el ritmo, la presión aórtica, el flujo coronario y el lactato, para evaluar la calidad del injerto. Este dispositivo se ha desarrollado para la perfusión normotérmica del injerto. Es el único sistema disponible que permite preservar el corazón donante latiendo descargado y perfundido en normotermia, acortando el tiempo de isquemia y logrando obtener a mayores distancias los órganos, incluso mejorando órganos subóptimos para permitir su utilización.

En las series publicadas comparando este sistema frente al almacenamiento convencional en frío, la supervivencia del injerto a corto plazo presenta buenos resultados. La utilización de esta tecnología ha permitido el trasplante con éxito, a corto plazo, de corazones con hipertrofia ventricular izquierda significativa, fracción de eyección del ventrículo izquierdo reducida, enfermedad coronaria palpable o tiempos de isquemia fría prolongada prevista tras la evaluación *ex vivo*.

Las principales limitaciones al empleo de este dispositivo, además de la complejidad de su utilización que necesita una formación técnica específica, son que requiere más de 1.000 ml de sangre de un donante para preparar el circuito *ex vivo*, una logística adicional para el transporte del dispositivo hasta y desde el hospital donante y, además, su elevado coste. En contrapartida, la perfusión normotérmica disminuye el fallo primario del injerto (mejorando la calidad del órgano donado) y aumenta la disponibilidad de órganos donantes, por lo que podría resultar coste-efectivo positivo.

Hay otros dispositivos de preservación cardíaca en el horizonte como prometedores métodos de futuro para el trasplante cardíaco, que continúa siendo el tratamiento más eficaz en la insuficiencia cardíaca terminal, como:

- Asporto Heart Preservation Device.
- LifeCradle™ Cardiac Preservation Transport System.
- HeartPort© System.
- Ex Vivo Non-Ischemic Heart Preservation.

Las nuevas estrategias ya permiten mejorar la preservación del corazón donante y también aumentar el número de donaciones útiles para el trasplante.

TRASPLANTE CARDÍACO EN PACIENTES CON DISPOSITIVOS DE ASISTENCIA VENTRICULAR IZQUIERDA

La precariedad en el número de donantes cardíacos ha impulsado el empleo de dispositivos de asistencia ventricular de larga duración, lo que ha supuesto no solo un importante desafío a nivel quirúrgico, sino también en el manejo médico de estos pacientes. Afortunadamente, gracias a ellos, ha mejorado tanto la calidad de vida como la supervivencia en la insuficiencia cardíaca avanzada en los pacientes que se encuentran a la espera de una donación adecuada para la sustitución cardíaca y, también, ha supuesto un incremento de los procedimientos trasplantadores en pacientes portadores de dispositivo de asistencia ventricular izquierda.

En este tipo de pacientes, el trasplante supone un incremento evidente de la dificultad de implantación, tanto quirúrgica como de anestesia, prolongación del tiempo operatorio con períodos de isquemia cardíaca más largos, mayor necesidad de requerimientos transfusionales hemáticos, intubaciones más largas y estancias más prolongadas en las unidades de recuperación postoperatoria.

Afortunadamente, no parece que se incremente la mortalidad posquirúrgica ni a corto ni a largo plazo, porque este tipo de pacientes se tratan en hospitales con una mayor experiencia en procedimientos quirúrgicos más complejos.

Sin embargo, estos pacientes presentan ciertas peculiaridades respecto a los trasplantes cardíacos más habituales.

Al tratarse de reintervenciones cuando todavía permanecen anticoagulados, en la nueva intervención quirúrgica para ser trasplantados los problemas hematológicos y hemorrágicos pueden ser importantes porque los dispositivos de flujo continuo suelen asociarse con disfunción plaquetaria y déficit del factor de Von Willebrand, por lo que hay que procurar más efectividad en la reposición de los factores de coagulación, plaquetas y concentrados de hematíes. No es infrecuente que haya que revisar quirúrgicamente a estos pacientes para controlar el sangrado.

Varios estudios asocian la utilización de dispositivos de flujo continuo con un papel beneficioso, que atribuyen a una disminución del tono vasomotor debido a la ausencia de pulsatilidad y a la posible liberación de antígenos bacterianos durante la extirpación del dispositivo en los pacientes que tienen antecedentes de infecciones recurrentes del cable de alimentación, con respuesta inflamatoria debida a una circulación extracorpórea prolongada que provoca una vasodilatación refractaria a altas dosis de vasoconstrictores, dificultando conservar una presión arterial media beneficiosa para la perfusión tanto del injerto cardíaco como de los órganos restantes, lo que hace imperioso incrementar las dosis de sustancias inotrópicas.

En estas circunstancias, es preferible soportar la circulación sanguínea mediante oxigenación con membrana extracorpórea (ECMO), porque facilita la disminución de las dosis de fármacos y también cierto reposo del injerto cardíaco. Habitualmente, se recupera el tono vasomotor y la contractilidad durante la primera semana.

Puede concluirse que la utilización de un dispositivo de asistencia ventricular izquierda representa una buena alternativa como puente al trasplante ante la escasez de donantes, porque permite la mejoría tanto funcional como clínica de los pacientes en lista de espera y, por lo tanto, llegar al trasplante en mejores condiciones, aunque sea más compleja la realización técnica del procedimiento quirúrgico trasplantador.

RETRASPLANTE CARDÍACO

La aparición de nuevos fármacos inmunosupresores que controlan más eficazmente el rechazo del corazón trasplantado, junto a la utilización de procedimientos más eficaces para prevenir y tratar las infecciones, han conseguido que haya aumentado la vida media de los pacientes y que, una vez superado el primer año tras el trasplante, sobrevivan al procedimiento más de 13 años. En contraposición, la enfermedad vascular del injerto continúa siendo una amenaza creciente porque, transcurridos 10 años del implante del nuevo corazón, menos de la mitad de los trasplantados están libres de presentar angiográficamente una enfermedad vascular del injerto, lo que acarrea que la mortalidad en el seguimiento a 1 y 3 años sea del 30 % y del 85 %, respectivamente. A pesar de la utilización de estatinas y de disponer de nuevos inmunosupresores más potentes, el retrasplante cardíaco sigue siendo la única alternativa posible para estos pacientes. El retrasplante cardíaco es un proceso significativamente importante debido a su alto riesgo y a que la cifra de posibles donaciones disminuye de manera progresiva. Asimismo, plantea un problema claro: dar una segunda oportunidad a los individuos ya trasplantados cuando va creciendo la demanda de corazones para aquellos pacientes en lista de espera que aún no han tenido la oportunidad de recibir su ansiado primer recambio cardíaco. Esto justifica que no se contemple en algunos centros el retrasplante a pesar de contar con equipos trasplantadores activos y bien entrenados.

Los retrasplantes cardíacos representan una proporción que oscila entre el 2 y el 8 % a nivel mundial, cifra que es superior en la edad pediátrica, pues la vida media del corazón trasplantado en pacientes con edad infantil en los primeros 10 años de su vida se aproxima a los 17 o 19 años, lo que induce a pensar que estos pacientes podrán necesitar más de un implante en el transcurso de su vida.

La indicación más frecuente de retrasplante es la enfermedad vascular del injerto, que aparece en casi la mitad de los trasplantados, seguida por el fallo primario del injerto (32 %) y el rechazo agudo (14 %).

Dada la alta prevalencia de la enfermedad vascular del injerto en el transcurso de la supervivencia postrasplante, el retrasplante cardíaco debe reservarse para enfermos graves con afectación coronaria difusa, no tributarios de cirugía coronaria ni angioplastia, que presenten sintomatología de isquemia o de insuficiencia cardíaca con disfunción ventricular.

Resultados

La supervivencia después de un retrasplante cardíaco es inferior a la de un primer trasplante. Es de 1 a 5 años y se encuentra por debajo de los niveles habituales, en torno al 60 % al año y al 38 % a los 5 años.

El peor pronóstico se debe a la mayor morbimortalidad perioperatoria en el retrasplante, en el que son más frecuentes la hemorragia, el fallo primario del injerto y el fracaso multiorgánico.

Analizando en profundidad estos resultados, parece que tiene relevancia el tiempo transcurrido entre el primer trasplante y el retrasplante. Si este se realiza en el transcurso de

los 2 primeros años, la supervivencia es inferior al 60 %. En contraposición, si el retrasplante se efectúa después de los 2 años, la supervivencia alcanza al 75 % de los pacientes, cifra que se aproxima a la del trasplante cardíaco primario. Algunos autores han encontrado una relación similar, aunque establecen el punto de inflexión más precoz, por lo que consideran que el período óptimo debe ser superior a los 6 meses.

Otro factor que influye en la mortalidad posretrasplante es la causa que originó su realización, tanto el fallo primario del injerto como el rechazo agudo.

La supervivencia de un retrasplantado tras haber sufrido un rechazo agudo del primer injerto es del 32 % al año y del 8 % a los 5 años. Por otra parte, la enfermedad vascular del injerto o el rechazo crónico son indicaciones que se acompañan de mucho mejor pronóstico.

Otros factores asociados a un peor pronóstico en el retrasplante cardíaco son el sexo femenino del donante o que el segundo trasplante se haya realizado antes de 1996, así como que la edad del receptor sea inferior a 1 año. Cuando la edad del receptor supera los 60 años también es mayor la mortalidad durante el seguimiento.

Una estricta selección de los candidatos a retrasplante cardíaco, eliminando aquellos que habían desarrollado un fallo primario del injerto inicial o bien un rechazo agudo en los primeros 6 meses postrasplante, ha permitido supervivencias a 1, 2 y 4 años superiores al 90 %, tanto en la edad pediátrica como en adultos. Incluso en retrasplantes teóricamente ideales, la supervivencia al año se encuentra en torno al 74 % por debajo de un trasplante cardíaco primario.

El porcentaje de rechazo tras un retrasplante cardíaco es similar al de un trasplante primario, existiendo también mayor incidencia de infecciones en los retrasplantados.

Alternativas terapéuticas

La enfermedad vascular del injerto plantea un abordaje problemático, que requiere una actuación decidida precoz porque su pronóstico a 1 año es infausto. Tanto el intervencionismo coronario percutáneo como la cirugía coronaria pueden ser una opción válida, aunque solo en las circunstancias de enfermedad muy localizada y con resultado subóptimo.

La utilización de *stent* disminuye a corto o medio plazo el riesgo de estenosis en contraposición con la angioplastia con balón, aunque no asegura la duración de injerto. Tampoco el empleo de *stents* liberadores de fármacos ofrece ventajas respecto a los *stents* metálicos.

Está por confirmar que la implantación de un desfibrilador y la resincronización ayuden en caso de disfunción ventricular. Farmacológicamente parece que tanto la rapamicina como su derivado, el everólimus, previenen la aparición de la enfermedad vascular del injerto, y en los pacientes que ya presentan la enfermedad pueden enlentecer su progresión, aunque hay que tener en cuenta también su nefrotoxicidad si se usan combinados con otros agentes.

Las estatinas administradas inmediatamente después del trasplante disminuyen tanto los rechazos agudos como la insuficiencia vascular del injerto.

El retrasplante cardíaco suscita dudas éticas; dada la situación actual de escasez de donantes, hay quien se cuestiona si dar una segunda oportunidad a unos enfermos cuando otros no han tenido una primera opción y, además, cuando la segunda oportunidad tiene mayor riesgo de un fracaso precoz.

TRASPLANTE CARDIOPULMONAR

Antecedentes

Este tipo de trasplante combinado cardiopulmonar está indicado en los pacientes que sufren una lesión cardíaca o pulmonar en un estadio avanzado de desarrollo, concomitante clínicamente, en una fase que hace imprescindible un abordaje quirúrgico combinado simultáneo como única alternativa terapéutica.

Ya en la década de 1950 del siglo xx, el ruso Demikhov desarrolló técnicamente este procedimiento en perros, logrando que el animal sobreviviera casi una semana tras esta innovación tecnológica. Tuvieron que pasar varios años hasta que fue introducido en el arsenal terapéutico humano por el grupo de Stanford, previo aprendizaje de cirugía experimental en animales (simios), que se vieron coronados con éxito con la ayuda de la recién descubierta ciclosporina y su éxito en los trasplantes cardíacos en seres humanos. En marzo de 1981, Bruce Reitz realizó con éxito el primer trasplante en una paciente de 45 años con hipertensión pulmonar en fase terminal.

Indicaciones

El gran incremento de candidatos a trasplante pulmonar ha supuesto un enorme desequilibrio entre la oferta de pulmones susceptibles de ser trasplantados de las donaciones y la demanda, que es muy superior a la oferta.

Las indicaciones para el trasplante cardiopulmonar son:

- Pacientes con lesiones irreversibles del parénquima o del árbol vascular pulmonar, con afectación funcional del ventrículo izquierdo por afectación cardíaca concomitante, ya sea congénita o adquirida.
- Pacientes en los que la patología pulmonar ha producido una disfunción irreversible del ventrículo derecho.
- Un amplio grupo de pacientes con diversos procesos patológicos: fibrosis quística con cardiopatías adquiridas en fase avanzada, enfermedad pulmonar obstructiva crónica, fibrosis idiopática, sarcoidosis o bronquiectasias.

En la selección del donante hay que tener en consideración que es más difícil obtener el bloque corazón-pulmón adecuado con las características idóneas para el trasplante simultáneo de ambos órganos, de manera que solo el 20 % de los donantes valorados son apropiados para realizar un trasplante pulmonar aislado o cardiopulmonar.

Extracción del bloque corazón-pulmón

Una vez realizadas la esternotomía media y la canulación de la aorta ascendente y de la arteria pulmonar y pinzada la aorta, ya se pueden infundir las soluciones de cardioplejía y neumoplejía. A continuación, se extraen los órganos en bloque, seccionando ambas venas cavas, el cayado aórtico y la tráquea.

En el receptor, el abordaje quirúrgico puede realizarse por esternotomía media, aunque en la Clínica Puerta de Hierro preferimos una toracotomía anterolateral bilateral con esternotomía media transversal, que permite mayor y mejor exposición de los órganos. Posteriormente se introduce la circulación extracorpórea y, una vez instaurada tras haber canulado la aorta ascendente y ambas cavas, se coloca el bloque corazón-pulmón en su posición anatómica. Se comienzan las suturas por la vía aérea, realizando a continuación las suturas de ambas venas cavas y de la aorta. Extraído el aire de las cavidades cardíacas, se despinza la aorta. Una vez recalentado el paciente, se sale de circulación extracorpórea. Hay que realizar una hemostasia muy cuidadosa porque la hemorragia es una de las causas más habituales de reintervención.

La mortalidad hospitalaria tras el trasplante cardiopulmonar ha sido alta, con índices de supervivencia del 72 % a los 3 meses y del 64 % al año. El diagnóstico pretrasplante ha determinado la supervivencia. Los pacientes con anomalías congénitas presentan mayor tasa de mortalidad.

Los receptores con hipertensión pulmonar primaria suelen tener una evolución similar tanto con el trasplante cardiopulmonar como con el trasplante pulmonar aislado

Los pacientes que sobreviven a la fase hospitalaria posquirúrgica inicial presentan un claro beneficio funcional, teniendo en cuenta que el trasplante cardiopulmonar es, a menudo, la única posibilidad terapéutica disponible.

EPÍLOGO

Prolongar la vida que se extingue de un ser humano mediante la sustitución del órgano claudicante por un órgano similar extraído de otro individuo de la misma especie es, ciertamente, el hecho histórico más impresionante de la medicina del siglo xx, no solo por lo que supone de hazaña terapéutica sino también por su repercusión en el conocimiento de nuestro universo biológico.

Podríamos hablar del «hombre quimera», un hombre nuevo modificado en su estructura original para hacer que tolere un órgano procedente de su exterior, por lo tanto genéticamente diferente, infringiendo la inflexible ley natural que, mediante la especificidad de cada individuo, garantiza la evolución de la especie humana.

Esta realización contranatura representa la culminación de una larga serie de investigaciones llevadas a cabo conjuntamente por biólogos, fisiólogos y cirujanos en el amplio territorio de la ciencia de la vida. Para el común de las gentes, el trasplante de órganos, junto con los viajes espaciales son, sin duda, las mejores adquisiciones científicas de la segunda mitad del siglo xx.

La consecución de Christiaan Barnard, el 3 de diciembre de 1967, del primer trasplante cardíaco realizado a Louis Washkansky en Ciudad del Cabo, África del Sur, tuvo –dado el carácter mítico y legendario del corazón como la máxima expresión de nuestra vitalidad física y anímica– una repercusión mundial extraordinaria, que no habían conseguido otras proezas en otros campos de la medicina, y abrió la puerta a materializar la esperanza de conseguir prolongar la vida de los pacientes, que tenían ya una supervivencia limitada a pocas horas, días o semanas.

En el transcurso de los últimos años se ha demostrado que las esperanzas depositadas en este avance terapéutico extraordinario no se han visto defraudadas y actualmente es un recurso médico-quirúrgico habitual, no solo en el tratamiento de afecciones del corazón y de otros órganos imprescindibles para una vida humana de calidad, sino también en muchos hospitales de los países avanzados de nuestro globo terráqueo en diferentes órganos.

Desde los años setenta del siglo xx, a pesar de los avances en la terapéutica farmacológica y, más recientemente, con la utilización de dispositivos eléctricos, se ha logrado una reducción significativa de la mortalidad de los pacientes en situación de fracaso cardíaco. Desafortunadamente, con independencia de lo que hagamos, la insuficiencia cardíaca avanzada termina con la vida del 50 % de los pacientes en 5 años y solo el recurso terapéutico del trasplante cardíaco se muestra capaz de mejorar estas cifras.

Podemos comprobar que, al menos, el 50 % de los pacientes trasplantados vivirán probablemente alrededor de 10 años, por lo que el pronóstico de la insuficiencia cardíaca terminal hoy día es más esperanzador, puesto que el 20 % de los pacientes con su nuevo corazón trasplantado llegarán a vivir 25 años más.

Adicionalmente, en los hospitales que cuentan con un programa de trasplantes, esto ha constituido un factor dinamizador (efecto *ripple*), con una mejoría sustancial en la asistencia sanitaria global de los hospitales.

También la eficacia de la Organización Nacional de Trasplantes (ONT) ha conseguido que el modelo español de trasplantes de órganos tenga un reconocimiento internacional que, unido a la generosidad del pueblo hispano, ha hecho posible este «milagro español» en el ámbito de todos los tipos de trasplantes multiorgánicos.

BIBLIOGRAFÍA CONSULTADA

Almenar L. Registro Español de Trasplante Cardíaco. XVI Informe oficial de la Sección de Insuficiencia Cardíaca, Trasplante Cardíaco y otras alternativas terapéuticas de la Sociedad Española de Cardiología (1984-2005). Rev Esp Cardiol 2006; 59: 1.283-91.

Alonso Pulpón L, Almenar L, Crespo MG et al. Guías de actuación clínica de la Sociedad Española de Cardiología. Trasplante cardíaco y de corazón-pulmones. Rev Esp Cardiol 1999; 52: 821-39.

Angerman CE, Spes CH, Tammew R et al. Anatomic characteristics and valvular function of the transplanted heart: transthoracic versus transesophageal echocardiographic findings. J Heart Transplant 1990; 9: 331-8.

Baeza H. El mito del corazón. Rev Esp Cardiol 2001; 54: 368-72.

Baldwin JC, Anderson H, Bouncek MM et al. Task Force 11: donor guideliness. 24th Bethesda Conference on Cardiac Transplantation. J Am Coll Cardiol 1993; 22: 15-20.

Blanche C, Blanche DA, Kearney B et al. Heart transplantation in patients seventy years of age and older: a comparative analysis of outcome. J Thorac Cardiovasc Surg 2001; 121: 532-41.

Byrne JG. Risk factors and outcomes for "vasoplegia syndrome" following cardiac transplantation. Eur J Cardiothoracic Surg 2004; 25: 327-32.

Chen JM, Russo MJ, Hammond KM et al. Alternative waiting list strategies for heart transplantation maximize donor organ utilization. Ann Thorac Surg 2005; 80: 224-8.

Cimato T, Jessup M. Recipient selection in cardiac transplantation: contraindications and risk factor for mortality. J Heart Lung Transplant 2002; 21: 1161-73.

Conatil JP, Mihaileanu S, Lavergne A et al. Total excision of the recipient atria (TERA) in orthotopic heart transplantation (OHT) as a new clinical procedure technical consideration and early results. J Heart Lung Transplant (suppl.) 1991; 10: 1 (pt2): 179.

Crespo M, Almenar L, Alonso Pulpón L et al. Conferencia de consenso de los grupos españoles de trasplante cardíaco. Rev Esp Cardiol 2008; supl. B: 54.

Crespo Leiro MG, Paniagua MJ, Rodríguez JA et al. Morbidity and mortality among heart transplant patient older and younger than 65 years. Transplant Proc 1999; 31: 2537-8.

Cuenca J, Fojon S. Técnica quirúrgica y manejo perioperatorio. En: Alonso Pulpón L, Crespo Leiro MG, eds. Trasplante cardíaco. Madrid: Editorial Médica Panamericana, 2009; p. 54.

Cuenca J, Peteiro J, Pradas G et al. Preservación de la anatomía auricular en el trasplante cardíaco: hacia una técnica más fisiológica. Cir Cardiovasc 1995; 11: 5-8.

Delgado I, Gómez MA, Calle G et al. Hipertensión pulmonar y trasplante cardíaco: evolución hemodinámica y supervivencia. Rev Esp Cardiol 1996; 49: 804-9.

Dhital KK, Chew HC, MacDonald PS. Donation after circulatory death heart transplantation. Curr Opin Organ Transplant 2017; 22: 189-97.

Dhital KK, Iyek A, Connellan M et al. Adult heart transplantation with distant procurement and exvivo preservation of donor hearts after circulatory death: a case series. Lancet 2015; 385: 2585-91.

Dreyfus G, Jebara V, Mihaileanu S et al. Total orthotopic transplantation: an alternative to the standard technique. Ann Thorac Surg 1991; 52: 118-4.

Eixeres Esteve A, Pérez de la Sota E, Cortina Romero J. Métodos de preservación: más allá de la nevera. Cir Cardiovasc 2002; 29: 323-31.

Figuera Aymerich D. El trasplante cardíaco. Dificultades en España: sus causas, remedios y futuro. Discurso de ingreso en la Real Academia Nacional de Medicina. Madrid, 5 de noviembre de 1985.

García Sáez D, Zych B, Mohite PN et al. Midterm followup of heart transplantation with ex vivo normothermic preservation using extended criteria donor heart. J Heart Lung Transplant 2018; 37: s14.

Global Utilization and Registry Database for Improved Heart Preservation (GUARDIAN) U. S. National Library of Medicine/Clinical Trials gov. (30 Nov 2021). Disponible en: https://clinicaltrials.gov/ct2/show/NCT 04141605

Gronda E, Bourge R, Constanza MR et al. Heart rythm considerations in heart transplant candidates and considerations for ventricular assists devices: International Society for Heart and Lung Transplantation Guidelines for the care of cardiac transplant candidates 2006. Heart Lung Transplant 2006: 25: 1043-56.

Hauptman PI, O'Connor KI, Wolf RE et al. Angiography of potential cardiac donors. J Am Coll Cardiol 2001; 37: 1252-8.

Hertzer R, Albert W, Hummel et al. Status of patients living 9 to 13 years after orthotopic heart transplantation. Ann Thorac Surg 1997; 64: 1661-8.

Hertzer R, Henning E, Shiessler A et al. Mechanical support and heart transplantation. J Heart Lung Transplant 1992; 11: 175-81.

Hunt SA, Abraham W, Chin M et al. ACC/AHA 2005 Guideline update for the diagnosis and management of chronic heart failure in the adult. J Am Coll Cardiol 2005; 46: 1116-43.

John R, Lietz K, Schuster M et al. Older recipient age is associated with reduced alloreactivity and graft rejection after cardiac transplantation. J Heart Lung Transplant 2001; 20: 212-A.

Kirklin J, McGiffin D, Young J. The donor heart. En: Kirklin J, McGiffin D, Young J, eds. Heart transplantation. Philadelphia: Churchill Livingstone, 2002; p. 293-338.

Kobashigawa JA, Laks H, Wu G et al. The University of California at Los Angeles heart transplatation experience. Clin Transpl 2005: 173-85.

Kocher AA, Ankersmit J, Khazen C et al. Effect of obesity on outcome after cardiac transplantation. Transplant Proc 1999; 31: 3187-9.

Küss R, Bourget P. An illustred history of organ transplantation: the great adventure of the century. Rueil Malmaison: Laboratories Sandoz, 1992.

Laks H, Marelli D, Fonarow CG et al. Use of two recipients list for adults requiring heart transplantation. J Thorac Cadiovasc Surg 2003; 125: 49-59.

Lee S, Huang CS, Kawamura T et al. Histidine-tryptophan-ketigkytarate or Celsior: which is more suitable for cold preservation of cardiac grafts for older donnors? Ann Thorac Surg 2011; 91: 755-63.

Lewinsohn R. Histoire entier du coeur. Plan France, 1959.

Lietz K, John R, Mancini DM et al. Outcomes in cardiac transplant recipients using allografts from older donors versus mortality on the transplant waiting list: implications for donor selection criteria. J Am Coll Cardiol 2004; 43: 1553-61.

Lim E, Large S, Wallvork I et al. Candidates selection for heart transplantation in the 21st Century. Curr Opin Organ Trasplant 2002; 7: 221-5.

Loria KM, Salinger MH, Frohlich TG et al. Right lower lobectomy for pulmonary infarctation before orthotopic heart transplantation. J Heart Lung Transplant 1991; 10: 325-8.

Lund IH, Khush KK, Cherikn WS et al. The Registry of the International Society for Heart and Lung Transplantation: thirty-fourth adult heart transplantation report –2019; focus theme: allograft ischemia time. J Heart Lung Transplant 2017; 36: 1037-46.

Mehra M, Kobashigawa J, Starling R et al. Listing criteria for heart transplantation. International Society for Heart and Lung Transplantation Guidelines for the care of cardiac transplant candidates 2006. J Heart Lung Transplant 2006; 25: 1024-42.

Michel SG, LaMuragliio HI, Madariaga GM et al. Innovative cold storage of donor organs using the Paragonix SherpaPak™ devices. Heart Lung Vessel 2015; 7: 240-55.

Milano CA, Shan AS, Van Trigt et al. Evaluation of early postoperative results after bicaval versus standard cardiac transplantation and review of literature. Am Heart J 2000; 140: 717-21.

Minasian SM, Galaguraza MM, Dimitriev Y et al. Preservation of the donor heart: from basic science to clinical studies. Interact Cardiovasc Thorac Surg 2015; 20: 510-9.

Muslem R, Caliskan K, Leebeck FWG. Adquired coagulopathy in patients with left ventricular assist devices. J Thromb Haemost 2012; 16: 429-40.

Nekuka N, Kvasniekea J, Hrachorinova J et al. Evaluation of von Willebrand factor with a fully magnetical levitated centrifugal continuous-flow left ventricular assist device in advance heart failure. J Heart Lung Transplant 2016; 35: 860-7.

Osorio-Higa K, Ortiz D, Miravilles A. Trasplante cardíaco en pacientes portadores de asistencia ventricular izquierda de larga duración: "trucos y consejos". Cir Cardiovasc. Monográfico: Trasplante cardíaco 2022; 29: 332-7.

Pagani E, Aaronson K, Dyke D et al. Assessment of an extracorporeal life support to LUDA bridge to heart transplant strategy. Ann Thorac Surg 2000; 70: 1977-85.

Patarroyo M, Simbaqueba C, Shresth K et al. Preoperative risk factors and clinical outcomes associated with vasoplegia in recipients of ortopic heart transplantion in the contemporary. J Heart Lung Transplant 2012; 31: 282-7.

Peleteiro J, Redondo F, Calviño R et al. Differences in heart transplant physiology according to surgical technique. J Thorac Cardiovasc Surg 1998; 112: 584-9.

Pérez de la Sota E. Selección y mantenimiento del donante. En: En: Alonso Pulpón L, Crespo Leiro MG, eds. Trasplante cardíaco. Madrid: Editorial Médica Panamericana, 2009; p. 31-52.

Polanco G, Jafri SM, Aiam M et al. Transesophageal echocardiographic findings in patients with ortotopic heart transplantation. Chest 1992; 101: 599-602.

Pruby L, Rakeda K, Farr M et al. Incidence and in path of on cardiopulmonary by pass vasoplejia during heart transplantation. ASAIO J 2018; 64: 43-51.

Radakovic D, Karimlis S, Penok K et al. First of clinical experience with the novel cold storage SherpaPak™ system for donor heart transportation. J Thorac Dis 2020; 12: 7227-35.

Rehn: Lieber periotriende herzunden un herznath. Archiv Fuer Klinische Chirurgie 1897; 55: 315-9.

Roig E, Pérez F, Castell MA. Estudio y selección del receptor de trasplante cardíaco. En: Alonso Pulpón L, Crespo Leiro MG, eds. Trasplante cardíaco. Madrid: Editorial Médica Panamericana, 2009; p. 15-25.

Russo MJ, Iribarne A, Hong MN et al. Factors associated with primary graft failure after heart transplantation. Transplantation 2010; 90: 444-50.

Sarsam M, Campbell C, Yonan N et al. An alternative surgical technique in orthotopic cardiac transplantation. J Card Surg 1993; 8: 344-9.

Shumway NE, Lower RR, Stofer RC. Transplantation of the heart. Adv Surg 1966; 2: 265-84.

Stringham JC, Southard JH, Triemstra L et al. Limitation of heart preservation by cold storage. Transplantation 1992; 53: 287-94.

Sung SY, Lin CY, Song JV et al. Myocardial protection in donor heart preservation: a comparison between Bretschneider's histidine-tryptophan-ketoglutarate solution and cold blood cardioplegia. Transplant Proc 2014; 46: 1077-81.

Tamames S. Pasado, presente y futuro de la cirugía cardíaca. Vivencias de un cirujano. Discurso de ingreso en la Real Academia Nacional de Medicina. Madrid, 5 de noviembre de 1985.

Téllez de Peralta G. Evolución y revolución de la cirugía cardíaca. En: Rodríguez Montes JA, director. Historias de la cirugía. Madrid: Ergon, 2003; p. 275-301.

Téllez de Peralta G. Corazón: mitos y leyendas, simbolismo y realidad. De la intangibilidad al trasplante. Discurso de ingreso en la Real Academia Nacional de Medicina de España. 5 de noviembre de 2013; p. 85-106.

Téllez de Peralta G, Burgos Lázaro R. Trasplantes multiorgánicos. Rev Esp Cardiol 1975; 48 (supl. 7): 140-5.

Tsai F, Marelli D, Laks H et al. Cardiac allograft with ischemic time over 300 minutes. J Heart Lung Transplant 2001; 20: 182.

United Network for Organ Sharing (UNOS), Critical pathway for the organ donor 2007. Disponible en: http://www.unos.org/resources/pdfs/CriticalPathwayPoster.pdf

Valentina HA, Appleton CP, Halle LK et al. Influence of recipient atrial contraction on left ventricular filling dinamics of the transplanted heart assessed by Döppler echocardiography. Am J Cardiovasc 1987; 59: 1159-63.

Wheeldon DR, Potter CD, Oduro A et al. Transforming the "innaceptable" donor: outcomes from the adoption of a standardized donor management technique. J Heart Lung Transplant 1995; 14: 734-42.

Willins F, Dry TJ. A history of the heart and circulation. Philadephia: WB Saunders, 1948.

Yacoub M, Maukad P, Ledingham S. Donor procurement and surgical techniques for cardiac transplantation. Semin Thorac Cardiovasc Surg 1990; 2: 153-61.

Zaroff JG, Rosengard BR, Armstrong F et al. Consensus Conference report: maximizing use of organs recovered from the cadaver donor: cardiac recommendations (March 28-29, 2001, Crystal City, Va). Circulation 2002; 106: 836-41.

Evolución y complicaciones del trasplante cardíaco

60

I. Marco Clement, J. González Martín y J. F. Delgado Jiménez

INTRODUCCIÓN

Los continuos avances en el manejo de los pacientes con cardiopatía han conseguido disminuir de manera drástica su mortalidad en el episodio agudo. Esto ha aumentado, a su vez, la proporción de pacientes en diferentes estadios de insuficiencia cardíaca, encontrándose muchos de ellos en situación de insuficiencia cardíaca avanzada. El trasplante cardíaco continúa siendo en la actualidad el tratamiento de elección de estos pacientes, cuando las restantes terapias han fracasado y el paciente persiste en mala clase funcional.

Según el Registro Español de Trasplante Cardíaco 2021[1], la miocardiopatía dilatada isquémica es la etiología más frecuente entre los pacientes que se someten a trasplante cardíaco, suponiendo el 34,2 % del total de trasplantes, y el 38 % de los trasplantes de corazón se realizan con criterio de urgencia.

Por desgracia, el trasplante cardíaco se considera un recurso limitado, motivo por el cual son necesarias una adecuada selección de pacientes y una búsqueda activa de nuevas fuentes de donantes.

Por otro lado, las mejoras en cuanto a inmunosupresión, selección de donantes y técnica quirúrgica han mejorado el pronóstico en términos de supervivencia y calidad de vida de los pacientes trasplantados, tanto a corto como a largo plazo, con una mediana de supervivencia actual de 12,5 años, que se extiende hasta 14,8 años en los pacientes que sobreviven al primer año del trasplante. La supervivencia en el primer año es más variable, y se relaciona con la miocardiopatía de base, presentando una mayor supervivencia en receptores con miocardiopatía dilatada isquémica y no isquémica[2].

INSUFICIENCIA CARDÍACA AVANZADA: CANDIDATOS A TRASPLANTE CARDÍACO

Definición de insuficiencia cardíaca avanzada

Para la identificación de pacientes en situación de insuficiencia cardíaca avanzada, la Asociación Europea de Insuficiencia Cardíaca perteneciente a la *European Society of Cardiology*

(ESC) propuso en 2018 cuatro criterios, los cuales se deben cumplir en su totalidad, tras la implementación del tratamiento médico óptimo según las guías de práctica clínica vigentes[3]. Estos criterios son:

1. Síntomas graves y persistentes de insuficiencia cardíaca (clase funcional III o IV de la *New York Heart Association*.
2. Disfunción cardíaca grave, definida por al menos uno de los siguientes: *a)* fracción de eyección del ventrículo izquierdo [FEVI]) ≤ 30 %; *b)* insuficiencia aislada del ventrículo derecho, valvulopatías o anomalías congénitas graves inoperables; *c)* concentraciones de péptidos natriuréticos elevados, con evidencia de disfunción diastólica, y *d)* alteraciones estructurales del ventrículo izquierdo.
3. Epiodios de congestión pulmonar o sistémica que requieren dosis altas de diuréticos intravenosos (o combinación de diuréticos), episodios de bajo gasto que requieran el empleo de inotrópicos o vasopresores o arritmias malignas que motiven más de una consulta no planificada u hospitalización en el último año.
4. Deterioro grave de la capacidad de ejercicio de presunto origen cardiaco, definido como una distancia menor de 300 m en la prueba de marcha de 6 minutos o un consumo de oxígeno pico (pVO_2) < 12-14 ml/kg/min.

Selección de candidatos a trasplante cardíaco

Una vez identificada la situación de insuficiencia cardíaca avanzada, es necesario un examen completo del paciente con el objetivo de evaluar potenciales condiciones que contraindiquen el trasplante cardíaco.

Si bien no existen contraindicaciones establecidas y estas pueden variar en función de las instituciones[4], es necesario evaluar las siguientes condiciones, que pueden empeorar la supervivencia tras el trasplante:

- La edad biológica avanzada es un predictor que limita la supervivencia postrasplante cardíaco[5], por lo que se suele definir un punto de corte alrededor de los 70 años.

- Evaluación nutricional, con un punto de corte de índice de masa corporal (IMC) < 35 kg/m² y evaluación de fragilidad mediante escalas validadas.
- Neoplasia activa o reciente (en los últimos 5 años), con excepción de tumores de bajo grado como el prostático, teniendo en cuenta que esta situación empeora la supervivencia independiente al trasplante y que la inmunosupresión puede acelerar su progresión.
- Infección activa, con excepción de la endocarditis infecciosa no metastásica[6] y la infección de dispositivos de asistencia de larga duración, dado que la inmunosupresión puede empeorar su pronóstico.
- Insuficiencia renal grave irreversible, tras evaluación del componente orgánico asociado, en pacientes no candidatos a trasplante combinado.
- Enfermedad periférica vascular grave sintomática.
- Hepatopatía primaria en situación de cirrosis grave irreversible tras evaluación del componente secundario a congestión hepática.
- Enfermedad pulmonar grave, con excepción de pacientes candidatos a trasplante pulmonar que presenten insuficiencia cardíaca.
- Diabetes mellitus de tipo 2 mal controlada (hemoglobina glicosilada > 7,5 %) o con enfermedad de órgano diana, con excepción de retinopatía no proliferativa[7].

Las pruebas necesarias para la evaluación de candidatos a trasplante cardíaco se recogen en la **tabla 60-1**.

Evaluación pronóstica en la insuficiencia cardíaca avanzada

Una correcta comprensión de la situación en la que se encuentran los potenciales candidatos a trasplante cardíaco es de vital importancia con el fin de identificar a aquellos a los que el trasplante les conferirá un mayor beneficio en términos de supervivencia y calidad de vida.

Si bien no existen escalas pronósticas estandarizadas, la evaluación clínica y funcional del paciente, el número de visitas hospitalarias, la ecocardiografía y los parámetros er-

goespirométricos y hemodinámicos son los pilares en los que nos basamos para identificar a los pacientes de riesgo[8].

En cuanto a la ergoespirometría, es una técnica que muestra la situación funcional del paciente de una manera objetiva y global, desde el punto de vista cardíaco, respiratorio y metabólico. Un pVO₂, en una prueba metabólicamente concluyente, < 12 ml/kg/min en pacientes en tratamiento con bloqueantes β y 14 ml/kg/min en pacientes sin este tratamiento se considera el punto de corte para indicar el trasplante cardíaco[7]. En varones menores de 50 años y mujeres el punto de corte se establece en valores inferiores al 50 % del valor predicho para sexo y edad.

Además, existen otros parámetros de mal pronóstico, siendo el más importante la relación entre la ventilación por minuto (VE) y la eliminación de dióxido de carbono (VCO₂), es decir, la pendiente VE/VCO₂, > 35 y su clase ventilatoria equivalente II/IV. Otros parámetros pronósticos son la deuda de oxígeno, la pendiente de la eficiencia del consumo de oxígeno, el aplanamiento del pulso de oxígeno y las oscilaciones ventilatorias.

En pacientes en los que la ergoespirometría no es tolerada, la realización de una prueba de marcha de 6 minutos con una distancia recorrida inferior a 300 m predice los candidatos a trasplante con una buena correlación, según algunos estudios, con los valores de corte de consumo de oxígeno[9].

Por último, la evaluación hemodinámica invasiva es necesaria en pacientes potenciales candidatos a trasplante cardíaco, dado que aporta información sobre el gasto cardíaco y, especialmente, sobre la presencia de hipertensión pulmonar. El aumento de las presiones de llenado ventriculares izquierdas es transmitido de manera retrógrada a la circulación pulmonar, ocasionando hipertensión pulmonar, la cual es definida como una presión arterial pulmonar media > 20 mmHg. La aparición de hipertensión pulmonar combinada (presión capilar pulmonar [PCP] > 15 mmHg y resistencias vasculares pulmonares [RVP > 2])[10] predice mayor mortalidad en el postrasplante cardíaco inmediato a expensas de una mayor tasa de fracaso ventricular derecho.

Por ello, en pacientes con hipertensión pulmonar combinada se requiere una evaluación hemodinámica tras la optimización del paciente, ya sea con el implemento de diuréticos intravenosos o inotrópicos (en función del perfil del paciente) y, en casos seleccionados, tras vasodilatadores pulmonares[11]. Unas RVP < 3,5 UW se consideran permisivas para la realización de trasplante, siendo óptimos valores < 2,5 UW. Se considera una contraindicación para trasplante cardíaco unas RVP > 5-6 UW[12].

Criterios de distribución en el trasplante cardíaco

Con el objetivo de priorización de los receptores adultos de trasplante cardíaco, existen una serie de criterios clínicos, actualizados en 2022 por la Organización Nacional de Trasplantes (ONT)[13], mediante los que se establecen los siguientes niveles de urgencia:

- **Urgencia 0:** prioridad nacional.
  - Pacientes con asistencia ventricular de corta duración

Tabla 60-1. Estudio de candidatura a trasplante cardíaco

- Historia clínica y exploración física
- Analítica de sangre y orina: hemograma, bioquímica, coagulación, perfil metabólico y vitamínico
- Propéptido natriurético cerebral, proteínas en suero y orina, orina de 24 horas, antígeno prostático específico, grupo sanguíneo, Rh, anticuerpos irregulares y HLA
- Sangre oculta en heces
- Serologías, incluida prueba de tuberculina (Mantoux)
- Ecocardiograma
- Ergoespirometría y espirometría
- Estudio vascular periférico, tomografía computarizada de aorta en pacientes de riesgo de patología aórtica
- Cateterismo derecho y coronariografía invasiva o no invasiva
- Tomografía computarizada de tórax en pacientes de riesgo de patología tumoral parenquimatosa pulmonar
- Ecografía abdominal
- Valoración del calendario vacunal, rehabilitación y psiquiatría.
- Revisión endocrinológica en pacientes con diabetes mellitus
- Revisión ginecológica

de soporte completo, sin criterios de fallo multiorgánico.
- Pacientes con oxigenación con membrana extracorpórea (ECMO) venoarterial y asistencia ventricular de corta duración parcial, tras 48 horas de su implante y sin criterios de fallo multiorgánico.
- Pacientes con asistencia ventricular de media-larga duración), con disfunción mecánica o tromboembolismo.

Se mantendrá en este nivel durante 7 días tras su inclusión o durante 10 días si el paciente se encuentra extubado. Tras este tiempo se convertirá a urgencia 1.
- **Urgencia 1:** prioridad de zona sobre el trasplante electivo, tras agotar receptores en urgencia 0 de dicha zona. Si no existen receptores en urgencia o programados en dicha zona, se ofertará a las restantes zonas para pacientes en urgencia 1 siguiendo el orden por fecha de inclusión.
  - Pacientes con asistencia ventricular de media-larga duración externa.
  - Pacientes con asistencia ventricular de media-larga duración disfuncionante por infección de línea, hemorragia digestiva o fracaso de ventrículo derecho grave.
  - Pacientes hiperinmunizados que han respondido al tratamiento desensibilizador.
- **Prioridad de zona:** pacientes hiperinmunizados, con tasa calculada de anticuerpos reactivos frente al panel (PRAc) $\geq$ 50 %.

Los demás pacientes se incluirán en lista de espera programada según criterios territoriales, antropométricos y de isogrupo.

SELECCIÓN DE DONANTES

La discordancia entre la oferta de donantes y el aumento del número de receptores de trasplante cardíaco sigue siendo en la actualidad una realidad que, lejos de desaparecer, ha aumentado en los últimos años. El perfeccionamiento en las técnicas de preservación, la utilización de órganos provenientes de donantes con criterios extendidos, además del diseño de programas de donación en asistolia en pacientes con muerte circulatoria, son algunas de las herramientas actuales utilizadas con intención de paliar esta situación[14].

La Sociedad Internacional de Trasplante de Corazón y Pulmón (ISHLT) expuso en 2019[15] los criterios generales en la evaluación de donantes de trasplante cardíaco, que se describen a continuación.

Hemodinámica del donante y tiempo de isquemia

Se considera que el órgano es adecuado cuando se consiguen los siguientes objetivos, a expensas de dosis bajas de fármacos vasoactivos (< 0,1µg/kg/min) y preferiblemente sin inotrópicos[16]:

- Presión arterial media (PAM) > 60 mmHg.
- Índice cardíaco > 2,4 l/min/m^2.
- Presión venosa central (PVC) < 12 mmHg.
- Presión capilar pulmonar (PCP) > 12 mmHg.
- Índice volumen latido (IVL) > 15 g × min/m^2.

En cuanto al tiempo de isquemia, se establece un punto de corte en 4 horas, que puede flexibilizarse en donantes de edad inferior a 45 años[17]. En este contexto, se ha evaluado el uso de sistemas de normotermia *ex vivo*, considerándose seguros bajo una exhaustiva monitorización.

En cuanto a los donantes que han sufrido un paro cardiorrespiratorio, actualmente no existe evidencia suficiente para rechazar dichos órganos con independencia del tiempo de reanimación, si tras esta la función ventricular es normal, por lo que su uso debería ser valorado en situaciones concretas.

Estudio del órgano

La muerte cerebral desencadena una cascada de citocinas y alteraciones neurohormonales, con una primera fase de descarga adrenérgica que aumenta las demandas de oxígeno del miocardio y una segunda fase vasopléjica que disminuye la precarga. Esto provoca, en ambas fases, un riesgo de isquemia miocárdica.

Es necesario un estudio estándar basado en la realización de electrocardiograma, ecocardiograma[18] (descartar hipertrofia ventricular y otras alteraciones estructurales), determinación de marcadores de daño miocárdico, propéptido natriurético cerebral N-terminal (NT-pro-BNP) y, en algunos casos, una coronariografía.

La elevación de marcadores de daño miocárdico y de NT-pro-BNP en pacientes con muerte cerebral no contraindica la utilización del órgano si no se correlaciona con alteraciones ecocardiográdicas, teniendo en cuenta que elevaciones significativas de marcadores de daño miocárdico justificarían la realización de una coronariografía.

Órganos con hipertrofia ventricular moderada ($\geq$ 13 mm) deberían ser evitados, pero podría valorarse su validez si la edad es inferior a 40 años, con tiempos de isquemia cortos.

En caso de donantes jóvenes (especialmente en menores de 40 años) con disfunción ventricular inicial, se recomienda la realización de ecocardiogramas seriados con vistas a valorar la reserva contráctil y la recuperación de la función ventricular en muchos casos.

La realización de una coronariografía se recomienda en casos de donantes con factores de riesgo cardiovascular y una edad mayor de 45-50 años, con el fin de descartar enfermedad coronaria silente en el donante. Esta forma de proceder es segura para el proceso de donación y permite implantar con seguridad más donantes que sin dicho estudio no serían aceptables. Las irregularidades parietales leves no contraindican la utilización del órgano.

Edad del donante y concordancia antropométrica

Por norma general se aceptan donantes de una edad inferior a 45 años, siendo este criterio variable en función de las diferentes sociedades. Donantes mayores de 45 años pueden considerarse validos si se cumplen tiempos de isquemia cortos (< 4 horas) y tras descartar enfermedad arterial coronaria mediante coronariografía[19]. No existe un límite de edad superior estrictamente establecido, si bien suele determinarse entre 55 y 65 años para casos seleccionados y en los que el tiempo de supervivencia estimado para el receptor tras el trasplante cardíaco se supere claramente a pesar de las características del órgano.

Para la predicción de la masa cardíaca es necesario determinar sexo, talla y peso del paciente[20]. En general se consideran validados órganos de donantes con un peso corporal que difiera, a lo sumo, en un 20-30 % con el receptor, con un límite inferior más estricto en relación con donantes mujeres a receptores varones, a expensas de una mayor tasa de disfunción primaria del injerto.

Compatibilidad de grupo y criterios de histocompatibilidad

Se evaluará la compatibilidad de grupo sanguíneo AB0 y la ausencia de anticuerpos linfocitóxicos en el receptor (anticuerpos anti-HLA). La compatibilidad de grupo se realizará como se indica en la **tabla 60-2**.

La presencia de anticuerpos preformados en el suero del receptor contra antígenos HLA del donante debe ser evaluada y contrastada al menos de manera virtual previamente a la aceptación del órgano, dado que aumenta el riesgo de rechazo y disfunción del injerto.

La transfusión de hemoderivados, los embarazos, los homoinjertos cardíacos, además del trasplante cardíaco y las asistencias ventriculares, aumentan la probabilidad de desarrollo de anticuerpos anti-HLA en el receptor.

Los métodos de identificación de anticuerpos anti-HLA actuales se basan en paneles de anticuerpos reactivos (PRA), la evaluación de la citotoxicidad dependiente de complemento mediante citometría de flujo y las matrices de fase sólida. La exposición del suero del receptor a paneles de linfocitos con antigenicidad HLA de una población al azar permite identificar la presencia de lisis celular inducida por anticuerpos del receptor de manera cuantitativa.

Por otro lado, la técnica de matrices de fase sólida es la más utilizada en la actualidad dada su alta sensibilidad. Se basa en la exposición del suero del receptor a un panel de HLA preformado, lo cual permite conocer las especificidades anti-HLA. Se recomienda llevar a cabo cribados repetidos seriados de PRA en receptores, especialmente si existen condiciones que aumente el riesgo de formación de anticuerpos anti-HLA[21].

Conociendo las especificidades anti-HLA del receptor mediante la matriz de fase sólida y la tipificación HLA del donante, pueden realizarse pruebas cruzadas *(crossmatch)* virtuales, las cuales se correlacionan con una prueba cruzada prospectiva en un 85 %. La prueba cruzada prospectiva pretrasplante está limitado por la prolongación del tiempo de isquemia. En tiempo real expone los linfocitos del donante con el suero del receptor. Se recomienda su uso en los pacientes con una prueba cruzada virtual de resultado dudoso y en los pacientes hipersensibilizados[22].

Otros parámetros que evaluar

Se han de evaluar también los siguientes parámetros:

- Tabaquismo, consumo de drogas, alcoholismo y tumores.
- Infecciones:
  - Órganos de donantes con infección activa por el virus de la hepatitis C (VHC) pueden ser utilizados, previo consentimiento informado del receptor y bajo tratamiento y monitorización posterior.
  - Órganos de donantes VIH seropostivos pueden ser utilizados para receptores seropositivos, previo consentimiento informado del paciente.
  - Órganos con infección activa o antecedente de tuberculosis pueden ser utilizados, valorando el tratamiento posterior del receptor con isoniazida.

ASPECTOS QUIRÚRGICOS DEL TRASPLANTE CARDÍACO

Una vez establecida una valoración favorable del donante, se procede a la extracción quirúrgica del órgano. Tras la exposición del corazón, se realizan la inspección directa del órgano y la exploración digital de las arterias coronarias (en presencia de un cirujano perteneciente al equipo del centro del receptor). Confirmada la validez del órgano, se realiza su extracción y preservación en medios de solución fría, iniciándose el tiempo de isquemia fría. En ese momento, además, se prepara en el receptor el circuito de circulación extracorpórea y la realización de la esternotomía.

Las dos técnicas más frecuentemente utilizadas para la realización de trasplante ortotópico son:

- Técnica biauricular estándar (Shumway y Lower): esta técnica consiste en la anastomosis de ambas aurículas, la arteria pulmonar y la aorta.
- Técnica bicava (Sievert): es la más utilizada actualmente en España y en Estados Unidos. Esto es debido a una disminución del tamaño de la aurícula derecha, la preservación de su anatomía y del sistema de conducción, lo cual se traduce en una potencial reducción en la insuficiencia tricuspídea y la necesidad de marcapasos posterior[23], los trombos auriculares y las arritmias supraventriculares. En esta técnica se realizan cinco anastomosis: aurícula izquierda, arteria pulmonar, aorta y venas cavas inferior y superior.

DISFUNCIÓN PRIMARIA DEL INJERTO

La disfunción primaria del injerto se define como el fracaso del ventrículo izquierdo, del derecho o de ambos ventrícu-

Tabla 60-2. Compatibilidad de grupo sanguíneo AB0 en función de los niveles de distribución de urgencia

Donante	Receptor
Compatibilidad AB0 en urgencia 0 y 1	
0	0 y B
B	B y AB
A	A y AB
AB	AB
Compatibilidad AB0 en lista programada	
0	0
B	B
A	A
AB	AB

los, que ocurre inmediatamente tras el trasplante o en las primeras horas y que no se debe a causas identificables como el rechazo hiperagudo del injerto o la hipertensión pulmonar.

En 2014, el consenso de expertos de la ISHLT unificó la definición de disfunción primaria del injerto, además de clasificarla en función de su gravedad y afectación ventricular (**Tabla 60-3**)[24].

Con esta definición, la incidencia de disfunción primaria del injerto se estima en el 20,5 %, siendo aislada del ventrículo derecho en un 1,6 %, y con una incidencia de disfunción grave del 7,7 %.

Como factores de riesgo se definen[25]:

- Receptores de etnia afroamericana.
- Sexo femenino.
- Diabetes mellitus.
- Donantes con un peso inferior al 30 % del donante.
- Necesidad de soporte circulatorio previo al trasplante y tiempos de isquemia prolongados.
- Dependencia de inotrópicos postrasplante y deterioro de la función renal.
- Cascada adrenérgica tras la muerte cerebral.
- Presiones auriculares derechas elevadas.
- Edad avanzada del donante y del receptor.

Clínicamente se manifiesta como hipotensión, bajo gasto cardíaco y aumento de presiones de llenado ventriculares a pesar de tratamiento inotrópico.

La disfunción primaria del injerto se considera una entidad grave, que puede implicar la necesidad de soporte circulatorio y genera una morbimortalidad elevada a pesar de un manejo enérgico del cuadro, que asciende hasta el 39 % a los 30 días y el 41 % al año[25].

SEGUIMIENTO TRAS EL TRASPLANTE CARDÍACO

Pronóstico

Actualmente, la supervivencia mediana tras el trasplante cardíaco es superior a 12 años[26], con una supervivencia del 80-

Tabla 60-4. Factores relacionados con el pronóstico durante el primer año postrasplante

Factores relacionados con el receptor
- Soporte con oxigenación con membrana extracorpórea u otros dispositivos de asistencia ventricular como puente a trasplante
- Ventilación mecánica
- Hospitalización en el momento del trasplante
- Cirugías cardíacas previas
- Origen de la cardiopatía: mayor riesgo en cardiopatías congénitas, cardiopatía restrictiva, cardiopatía valvular, cardiopatía isquémica o miocardiopatía hipertrófica frente a miocardiopatía idiopática
- Retrasplante
- Edad (muy joven o edad avanzada)
- Enfermedad renal o hepática crónica
- Resistencias pulmonares elevadas
- Sensibilización (panel reactivo de anticuerpos calculado [PRAc] elevado)
- Escala INTERMACS (*Interagency Registry for Mechanically Assisted Circulatory Support*) 1-2

Factores relacionados con el donante
- Edad avanzada
- Disfunción ventricular izquierda
- Donante femenino para receptor masculino
- Discordancia de tamaño entre donante y receptor

90 % tras el primer año[27]. La mortalidad durante el primer año depende de factores relacionados tanto con el receptor como con el donante (**Tabla 60-4**). A largo plazo, las principales causas de mortalidad de los pacientes con trasplante cardíaco son la disfunción tardía y la enfermedad vascular del injerto, las infecciones y las neoplasias.

Rechazo del injerto

Los pacientes con trasplante cardíaco deben permanecer bajo tratamiento inmunosupresor de por vida para evitar que se genere una respuesta inmunitaria celular y humoral frente al injerto, lo que provocaría su disfunción. El cuadro clínico secundario a esta respuesta inmunitaria es lo que se conoce como *rechazo agudo*. Este, a su vez, según el mecanismo que lo genere, puede ser celular, humoral o, más a menudo, mixto.

Tabla 60-3. Criterios para la definición de disfunción primaria del injerto según consenso de expertos

Ventrículos	Gravedad	Criterios
Disfunción primaria del ventrículo izquierdo	Leve: uno de los criterios enumerados	FEVI ≤ 40 % o PAD > 15 mmHg, PCP > 20 mmHg, IC < 2,0 l/min/m² (< 1 h) requiriendo bajas dosis de inotrópicos
	Moderada: un criterio del apartado *a* y un criterio del apartado *b*	*a)* FEVI ≤ 40 % o PAD > 15 mmHg, PCP > 20 mmHg, IC < 2,0 l/min/m² (< 1 h) *b)* Dosis de inotrópicos altas, puntuación de inotrópicos > 10 o BCIAo
	Grave	Dependencia de soporte univentricular o biventricular: ECMO, LVAD, BiVAD o asistencia percutánea de tipo Impella® Excluido BCIAo
Disfunción primaria del ventrículo derecho	Criterios *a* y *b* o criterio *c*	*a)* PAD > 15 mmHg, PCP > 20 mmHg, IC < 2,0 l/min/m² (< 1 h) *b)* GTP < 15 mmHg y/o PAPS < 50 mmHg *c)* Soporte con asistencia ventricular derecha

Tomado de la Sociedad Internacional de Trasplante de Corazón y Pulmón (ISHLT), 2014.
BCIAo: balón de contrapulsación intraórtico; BiVAD; asistencia biventricular; ECMO: oxigenación por membrana extracorpórea; FEVI: Fracción de eyección del ventrículo izquierdo; GTP: gradiente transpulmonar; IC: índice cardíaco; LVAD: asistencia ventricular derecha; PAD: presión auricular derecha; PAPS: presión arterial pulmonar sistólica; PCP: presión capilar pulmonar.

La *biopsia endomiocárdica* representa la prueba de referencia para el diagnóstico de rechazo. Se realiza mediante punción venosa bajo monitorización fluoroscópica, avanzando un biotomo hasta el ápex y el tabique del ventrículo derecho.

Durante el primer año postrasplante cardíaco se realizan biopsias endomiocárdicas por protocolo de manera periódica con el objetivo de detectar y tratar los episodios de rechazo antes de que produzcan secuelas clínicas (recomendación de clase IIa, nivel de evidencia C); a partir de entonces solo se ptactican en caso de sospecha de rechazo. No se recomienda realizar biopsias endomiocárdicas sistemáticas más allá de los 5 años tras el trasplante cardíaco, sino solo en caso de signos o síntomas de disfunción del injerto[28].

La expresividad clínica de los rechazos es variable y el diagnóstico anatomopatológico puede ser complejo debido a la afectación parcheada o a la obtención de una cantidad insuficiente de tejido. Por ello, ante toda sospecha de rechazo se ha de realizar una historia clínica detallada haciendo hincapié en la adherencia terapéutica, análisis con niveles de fármacos inmunosupresores, ecocardiograma, electrocardiograma, biopsias endomiocárdicas y cateterismo derecho. El paciente se encuentra a menudo asintomático o puede presentar manifestaciones inespecíficas, como febrícula, insuficiencia cardíaca, arritmias o trastornos del ritmo.

Se distinguen varios tipos de rechazo:

- El *rechazo hiperagudo* es aquel que se produce en los minutos u horas siguientes al trasplante cardíaco y se debe a la presencia de anticuerpos preformados contra los antígenos HLA del donante; suele tener un curso fulminante y la histología muestra un infiltrado inflamatorio y necrosis fibrinoide vascular. El tratamiento consiste en soporte mecánico y retrasplante. Hoy en día es muy raro debido a la determinación previa al trasplante cardíaco de anticuerpos en todos los pacientes candidatos.

- Se conoce como *rechazo celular agudo* el que está mediado por células T contra el injerto, caracterizado por infiltración miocárdica por células inflamatorias, con edema y necrosis miocárdica. La *Working Formulation* de la ISHLT estableció los grados de rechazo en 1990[29], que

fueron revisados posteriormente en 2004[30] (**Tabla 60-5**) según los hallazgos histopatológicos en la biopsia endomiocárdica (**Fig. 60-1**). El riesgo de rechazo es mayor cuanto menos tiempo ha transcurrido desde el trasplante, fundamentalmente durante el primer año y sobre todo durante los primeros 6 meses[31]. Debido a los avances en inmunosupresión, el riesgo de rechazo con necesidad de tratamiento se ha reducido progresivamente, siendo hoy en día del 13 % durante el primer año[28]. En cuanto al manejo y la necesidad de ingreso del paciente con rechazo celular agudo, dependerá del grado histológico observado en la biopsia endomiocárdica, del impacto clínico y de los hallazgos ecocardiográficos. Así, la presencia de disfunción ventricular izquierda o derecha en el ecocardiograma se tratará como un rechazo sintomático incluso en ausencia de síntomas[28]. La probabilidad de que un rechazo progrese a grados superiores en las siguientes biopsias es mayor en los primeros 6 meses postrasplante cardíaco. En líneas generales, en rechazos de grado 1R suele aumentarse el tratamiento inmunosupresor de mantenimiento y la vigilancia clínica; en algunos casos se opta por no tratar y monitorizar la progresión en una nueva biopsia endomiocárdica. En rechazos de grado 2R es recomendable el tratamiento con bolos de corticoides orales o intravenosos, seguidos de una pauta oral descendente. En rechazos de grado 3R o sintomáticos se indica ingreso hospitalario y tratamiento con bolos de corticoides intravenosos. Se considera el tratamiento con anticuerpos antilinfocitarios en presencia de compromiso hemodinámico, en rechazos corticorresistentes (dos episodios consecutivos de rechazo tratados con corticoides sin éxito) o recurrentes.

- El *rechazo humoral* o mediado por anticuerpos es una forma de rechazo dependiente de células B que producen anticuerpos contra el endotelio vascular del injerto. Estos anticuerpos fijan el complemento y causan daño microvascular e isquemia. En los últimos años ha aumentado el diagnóstico de esta entidad debido a una mayor conciencia de su existencia[28]. Se produce típicamente en receptores con anticuerpos contra antígenos HLA del donante, sean estos preformados (detectados previamente

Tabla 60-5. Clasificación de rechazo agudo celular por biopsias endomiocárdicas según la clasificación de la ISHLT de 1990 y 2004

2004		1990	
Grado 0R	Sin rechazo	**Grado 0**	Sin rechazo
Grado 1R, leve	Infiltrado intersticial y/o perivascular con un solo foco de daño miocitario	**Grado 1, leve** • A, focal • B, difuso	• Infiltrado perivascular focal y/o intersticial sin daño miocitario • Infiltrado difuso sin daño miocitario
		Grado 2, moderado (focal)	Un foco de infiltrado con daño miocitario asociado
Grado 2R, moderado	Dos o más focos de infiltrado con daño miocitario asociado	**Grado 3, moderado** • A, focal	• Infiltrado multifocal con daño miocitario
Grado 3R, grave	Infiltrado inflamatorio difuso con daño miocitario multifocal, edema, hemorragia y/o vasculitis	• B, difuso **Grado 4, grave**	• Infiltrado difuso con daño miocitario Infiltrado difuso con daño miocitario extenso, edema, hemorragia y/o vasculitis
ISHLT: Sociedad Internacional de Trasplante de Corazón y Pulmón; R: grado revisado.			

Figura 60-1. A) Rechazo grado 1R. Pequeño infiltrado perivascular inferior derecho (H-E, × 200). **B)** Rechazo grado 1R, visión a gran aumento del infiltrado de la imagen A (H-E, × 400). **C)** Rechazo grado 3R. Infiltrado difuso intenso (H-E, × 200). **D)** Rechazo grado 3R. Visión a gran aumento de un infiltrado mononuclear perivascular con daño miocitario (H-E, × 400). (Cortesía del Dr. F. López-Ríos).

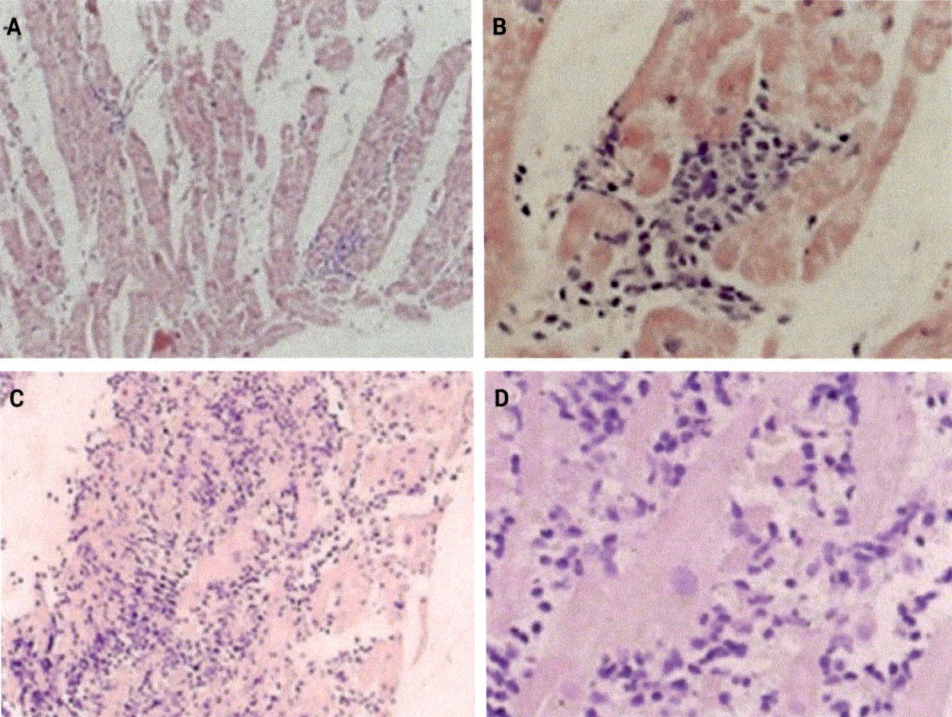

al trasplante cardíaco) o de aparición *de novo* durante el seguimiento. Por ello, se realizan determinaciones por protocolo antes del trasplante cardíaco y de manera periódica durante el seguimiento postrasplante cardíaco, así como en caso de sospecha de rechazo. También existen anticuerpos no anti-HLA (anti-MICA, antivimentina) que se han relacionado con el rechazo humoral. Este se diagnostica mediante datos inmunohistoquímicos e histológicos en la biopsia endomiocárdica según el consenso de la ISHLT de 2011[32] (**Tabla 60-6**). En función de la gravedad del rechazo y de la presencia de síntomas y disfunción del injerto, el tratamiento abarca desde el ajuste de la inmunosupresión y la vigilancia estrecha hasta el

ingreso hospitalario y el tratamiento con bolos de corticoides intravenosos, plasmaféresis, infusión de inmunoglobulinas intravenosas y rituximab. La presencia de anticuerpos específicos del donante *de novo*, sobre todo dirigidos contra HLA de clase II, también se ha relacionado con el desarrollo de rechazo humoral crónico, disfunción tardía del injerto, enfermedad vascular de injerto y aumento de la mortalidad en el seguimiento. En caso de detectarse anticuerpos de nueva aparición en un paciente asintomático, se ha de confirmar que son específicos del donante, revisar la pauta de inmunosupresión del paciente así como su adherencia, revisar la función del injerto mediante ecocardiograma y replantear la pauta de seguimiento en función de los hallazgos (repetir la determinación de anticuerpos precozmente, hacer cambios en la inmunosupresión, revisar enseguida el ecocardiograma o ampliar el estudio mediante resonancia magnética cardíaca, biopsia y/o coronariografía).

Los pacientes con rechazo presentan riesgo de recurrencia, aunque este riesgo disminuye con el tiempo. El 5 % de los rechazos cursan con deterioro hemodinámico, disfunción del injerto o *shock* cardiogénico. En la mitad de los casos se trata de rechazos celulares, que presentan una mortalidad alta en estadios iniciales, pero con buen pronóstico *a posteriori*. En la otra mitad de los casos el rechazo es humoral, con una evolución más tórpida y persistencia frecuente de la disfunción del injerto[33].

En los últimos años se han investigado activamente *técnicas de monitorización no invasivas* para el diagnóstico de rechazo con el objetivo de identificar a pacientes de riesgo y reducir la necesidad de biopsias endomiocárdicas. Puede ser útil la determinación de biomarcadores: las troponinas I y

Tabla 60-6. Clasificación anatomopatológica del rechazo humoral según el consenso de la ISHLT de 2011

pAMR*0: negativo para rechazo humoral anatomopatológico	Histología e IHQ negativas
pAMR 1 (H⁺): rechazo humoral histológico	Hallazgos histológicos (capilaritis con macrófagos) con IHQ negativa
pAMR 1 (I⁺): rechazo humoral inmunohistoquímico	IHQ positiva sin hallazgos histológicos
pAMR 2: rechazo humoral anatomopatológico	Hallazgos histológicos e IHQ positiva
pAMR 3: rechazo humoral grave	Hallazgos patológicos graves (hemorragia intersticial, fragmentación de capilares, infiltrados inflamatorios mixtos, cariorrexis y edema)

IHQ: inmunohistoquímica; ISHLT: Sociedad Internacional de Trasplante de Corazón y Pulmón; pAMR*: *pathology of antibody mediated rejection* (patología del rechazo mediado por anticuerpos).

T de alta sensibilidad parecen tener buena sensibilidad, con un alto valor predictivo negativo (97 %)[34], mientras que las variaciones intrapaciente del NT-pro-BNP también se han relacionado con el diagnóstico de rechazo celular[35]. La determinación de patrones de expresión génica de los linfocitos en sangre periférica ha demostrado resultados prometedores en ensayos clínicos[36], al igual que la presencia de ADN libre de células derivado del donante[37].

Se han descrito algunos *factores de riesgo* para el desarrollo de rechazo: presencia de anticuerpos preformados anti-HLA específicos del donante, discordancias HLA-DR entre donante y receptor, receptor afroamericano, joven o mujer multípara, donante mujer, infección previa por citomegalovirus (CMV), baja adherencia al tratamiento inmunosupresor o rechazo previo[38]. En todos estos casos, la vigilancia deberá ser más estrecha para detectar el rechazo de manera precoz.

Inmunosupresión

Para el manejo del paciente con trasplante cardíaco es esencial mantener un nivel óptimo de inmunosupresión, siendo este el mínimo suficiente para evitar el rechazo y, a la vez, reducir al máximo los efectos adversos derivados de estos fármacos. El grado de inmunosupresión necesaria para conseguir este objetivo variará a lo largo del seguimiento: el riesgo de rechazo es máximo en los primeros 6 meses postrasplante, por lo que la inmunosupresión será más intensa al principio y se reducirá progresivamente individualizando según el riesgo y el resultado de las pruebas sistemáticas (biopsias endomiocárdicas, positivización de anticuerpos anti-HLA). En general se sigue una estrategia consistente en una inmunosupresión de inducción que se administra inmediatamente tras el trasplante cardíaco, y luego una pauta de mantenimiento que consta en general de un inhibidor de la calcineurina (ICN), un fármaco antiproliferativo y corticoides, aunque pueden realizarse otros esquemas alternativos con un inhibidor de las señales de proliferación.

La *pauta de inducción* tiene como objetivo disminuir al mínimo la respuesta inmunitaria del receptor tras el trasplante cardíaco, momento en el que la expresión de antígenos del donante es máxima debido a la presencia de linfocitos del donante transferidos con el injerto y a la exposición de antígenos HLA de clase II a nivel del endotelio dañado por el traumatismo quirúrgico. También tiene como objetivo permitir el retraso en el inicio del ICN, que suele suponer un problema debido a su potencial nefrotóxico. Así, es posible titular el ICN progresivamente hasta los niveles deseados vigilando la función renal mientras se mantiene el efecto de la inmunosupresión de inducción. Por último, puede tener beneficios en pacientes con alto riesgo inmunológico debido a sus efectos a largo plazo sobre los linfocitos T memoria[39]. Sin embargo, el beneficio de la terapia de inducción sigue siendo objeto de debate, puesto que no ha demostrado beneficios en estudios aleatorizados, aunque no se ha realizado ninguno nuevo desde 2016. En una revisión sistemática Cochrane de los ensayos aleatorizados que evaluaron el tratamiento de inducción, no se observaron diferencias en mortalidad, infección, enfermedad vascular del injerto y síndrome linfoproliferativo postrasplante, pero sí una reducción del rechazo agudo en los pacientes tratados con anti-CD25[40]. Tampoco está claro cuál es el fármaco de elección, y su uso varía en función del país, siendo el más utilizado en España el basiliximab.

Los fármacos disponibles para la *inducción* son los siguientes:

- **Agentes antilinfocitarios:** reducen los linfocitos T circulantes. Es necesario mantener la profilaxis anti-CMV durante el tratamiento y en los 3 meses posteriores debido al aumento de riesgo de reactivación.
  - *Anticuerpos antilinfocitarios policlonales:* estos preparados se generan en caballos (globulina antitimocítica o ATG) o conejos (timoglobulina) e incluyen anticuerpos contra distintas moléculas de superficie de linfocitos T y B, incluidos antígenos HLA y CD45, proteína implicada en la activación de los linfocitos T. Su efecto se produce mediante la opsonización dependiente de complemento y posteriormente la lisis o apoptosis celular. Como inconveniente, estos preparados tienen una potencia inmunosupresora variable, por lo que será necesario monitorizar las cifras de células T con citometría de flujo para valorar su eficacia y ajustar la dosis durante el tratamiento. Por otra parte, al ser de origen animal pueden producir una respuesta de hipersensibilidad en el paciente, con reacciones alérgicas como urticaria (más frecuente con ATG), fiebre, escalofríos o exantema, sobre todo tras la primera administración. También es posible la reducción de su eficacia en administraciones repetidas por la formación de anticuerpos propios contra los anticuerpos administrados[41]. Será necesario monitorizar las cifras de plaquetas y leucocitos durante el tratamiento. También se usan en el rechazo agudo resistente a corticoides.
  - *Anticuerpos antilinfocitarios monoclonales:* se dispone del anticuerpo murino muromonab-CD3 (OKT3) que reconoce la cadena épsilon de la molécula CD3, necesaria para la activación de los linfocitos T. Los linfocitos T unidos a OKT3 son incapaces de ser activados por células presentadoras de antígeno o de unirse a otras células, y son opsonizados y eliminados por macrófagos. Sin embargo, la unión inicial de OKT3 produce una activación de los linfocitos T y, secundariamente, un síndrome de liberación de citocinas, más frecuente en las primeras dosis, que puede provocar desde fiebre y escalofríos hasta un cuadro de edema agudo de pulmón, meningitis o encefalitis[41]. Además, se ha relacionado con un aumento dosis-dependiente del desarrollo de linfomas. Por ello, y dado que no ha logrado demostrar beneficios en el primer año, se ha abandonado prácticamente su uso.
- **Anticuerpos monoclonales anti-CD25:** actualmente el único comercializado es el basiliximab, un anticuerpo quimérico (humano y murino) contra el receptor de la interleucina 2 (IL-2R). Se une a esta proteína expresada en la superficie de los linfocitos T activados e inhibe su proliferación, sin un efecto citolítico directo. Al tratarse de un anticuerpo monoclonal, su respuesta es más previ-

sible. Tras su administración no se produce síndrome de liberación de citocinas, y tampoco se ha relacionado con un aumento de infecciones o neoplasias[41]. No es necesario el uso concomitante de profilaxis anti-CMV.

La *inmunosupresión de mantenimiento* se basa en los siguientes fármacos:

- **Inhibidores de la calcineurina (ICN):** ciclosporina y tacrólimus. La era moderna de la terapia inmunosupresora se inició en la década de 1980 con la introducción de la ciclosporina, que aumentó la supervivencia de los pacientes a través de una reducción de la frecuencia de rechazo; previamente solo se disponía de corticoides y azatioprina y los resultados eran pobres. El tacrólimus se comercializó más tarde, a mediados de la década de 1990. Ambos fármacos actúan bloqueando la transcripción de genes de citocinas proinflamatorias, proceso en el que la calcineurina es fundamental. Así, producen una inhibición específica e irreversible de la activación de linfocitos T[42]. Presentan una absorción oral escasa, debido a que sufren metabolismo en la mucosa gástrica y también primer paso hepático. La absorción del tacrólimus es mayor en ayunas, mientras que la de la ciclosporina depende de sales biliares, por lo que es mayor con comidas grasas. Son fármacos muy lipofílicos, por lo que tienen una amplia distribución. Su metabolismo a través del citocromo CYP3A4 hace que sus niveles interaccionen con numerosas medicaciones (**Tabla 60-7**). Su eliminación es fundamentalmente biliar y su vida media aumenta con la edad y en la insuficiencia hepática. Se recomienda monitorizar los niveles valle (justo antes de la siguiente dosis), aunque también se ha observado que los niveles medidos 2 horas tras la administración pueden ser un buen predictor de la exposición total[28]. El tacrólimus y la ciclosporina presentan algunas características distintivas:
  - *Ciclosporina:* actualmente se utiliza su forma en microemulsión por una mejor farmacocinética. Se comercializa en cápsulas, preparado intravenoso o solución oral. El nivel terapéutico óptimo en el régimen habitual con antiproliferativo dependerá del método de medida, siendo aproximadamente de 275-375 ng/ml en las 6 primeras semanas, de 200-350 ng/ml entre las semanas 6 y 12, de 150-300 ng/ml entre los meses 3 y 6 y de 150-250 ng/ml a partir del sexto mes[28].
  - *Tacrólimus:* existen cápsulas de liberación inmediata, pero también formulaciones de liberación prolongada,

así como un preparado intravenoso y una solución oral. Las fórmulas de liberación prolongada solo requieren una administración al día y no son bioequivalentes, por lo que es necesario un ajuste de dosis; parece que pueden proporcionar más tolerancia y adherencia frente a las de liberación inmediata. Los niveles óptimos de tacrólimus en combinación con un fármaco antiproliferativo son de 10-15 ng/ml en los primeros 3 meses, de 8-12 ng/ml entre los meses 3 y 6 y de 5-10 ng/ml a partir del sexto mes postrasplante cardíaco[28].

El principal efecto adverso de los ICN es la insuficiencia renal, tanto aguda y reversible por vasoconstricción de la arteria renal aferente, como crónica e irreversible por nefropatía similar a la nefroangiosclerosis. Se debe evitar la administración intravenosa por el aumento de toxicidad renal aguda. En el caso de la nefropatía crónica, su incidencia está relacionada con la dosis administrada y la función renal previa. Los ICN también causan hipertensión arterial (más frecuente con ciclosporina), dislipidemia e hiperglucemia (más común con tacrólimus), temblores y neurotoxicidad (más frecuente con tacrólimus), hipertricosis e hiperplasia gingival (ciclosporina) y alopecia (tacrólimus). Hoy en día se utiliza mayoritariamente el tacrólimus frente a la ciclosporina. Los estudios realizados sugieren que el tacrólimus reduce la incidencia de rechazo agudo celular durante el primer año sin diferencias en mortalidad, neoplasias o insuficiencia renal frente a la ciclosporina[43].

- **Antiproliferativos, citostáticos o antimetabolitos:** azatioprina, micofenolato mofetilo y micofenolato sódico. Inhiben la replicación de ADN a través de la inhibición de la síntesis de purinas, por lo que se inhibe la proliferación de linfocitos B y T.
  - *Azatioprina:* fue uno de los primeros fármacos utilizados en el trasplante, pero hoy en día prácticamente ya no se utiliza. Su principal limitación es la mielotoxicidad, dosis-dependiente y reversible tras su suspensión.
  - *Micofenolato mofetilo:* es un inhibidor no competitivo de la inosinmonofosfato-deshidrogenasa, enzima clave en la síntesis *de novo* de nucleótidos que inhibe selectivamente la replicación de ADN linfocitario. Se metaboliza en el hígado en su metabolito activo, el ácido micofenólico. Generalmente se administran 3 g/día en pacientes bajo ciclosporina y 2 g/día al día en pacientes con tacrólimus, ya que este aumenta la biodisponibilidad de su metabolito. Un estudio aleatorizado mostró

Tabla 60-7. Principales interacciones farmacológicas de los inhibidores de la calcineurina			
Aumentan los niveles de ICN (inhibición CYP3A4)	**Disminuyen los niveles de ICN (inducción CYP3A4)**	**Aumentan los niveles de ICN**	**Disminuyen los niveles de ICN**
Metilprednisolona Antagonistas del calcio Antifúngicos azólicos Macrólidos Amiodarona Metoclopramida	Rifampicina Isoniazida Fenobarbital Fenitoína Carbamazepina	Digoxina Estatinas Prednisona Acenocumarol	Warfarina Vacunas
ICN: inhibidores de la calcineurina.			

que el micofenolato mofetilo reducía la mortalidad y la incidencia de rechazo agudo en el primer año postrasplante cardíaco en comparación con la azatioprina, ambos en combinación con ciclosporina y corticoides, a expensas de un mayor riesgo de infecciones oportunistas[44]. El efecto adverso más frecuente es la intolerancia digestiva en forma de náuseas, vómitos y diarrea, que suelen mejorar al reducir la dosis. El micofenolato sódico es otra presentación del micofenolato, con un perfil de seguridad y eficacia similar, y que en ocasiones mejora la tolerancia digestiva en pacientes con diarrea por micofenolato mofetilo. Otro efecto adverso común es la mielotoxicidad, con la posible aparición de leucopenia y trombocitopenia que pueden obligar en casos extremos a la retirada del fármaco.

- **Corticoides:** continúan formando parte del tratamiento de base tras el trasplante cardíaco; se inician en el postrasplante cardíaco inmediato con bolo de 500 mg de metilprednisolona antes de desclampar la aorta al final de la cirugía, seguido de una pauta descendente. En el seguimiento posterior se tiende a reducir la dosis de corticoides al máximo (en general, prednisona 5 mg/día) o a su retirada para reducir sus efectos adversos, sin estar claro el riesgo de rechazo asociado a su retirada. Las guías refieren que ambas estrategias son aceptables[28]. En casos de cirugía mayor o enfermedad grave intercurrente, se debe aumentar la dosis de manera temporal en pacientes con toma crónica de corticoides para evitar la aparición de insuficiencia suprarrenal. Los efectos adversos de los corticoides son conocidos: hipertensión, labilidad emocional, cataratas, úlcera gástrica, enlentecimiento de la cicatrización, miopatía proximal, osteopenia y alteraciones metabólicas como dislipidemia e hiperglucemia, entre otros. Los efectos adversos estéticos pueden suponer un problema para los pacientes, con aumento de peso, hirsutismo, acné, fragilidad cutánea, obesidad troncal y las clásicas «cara de luna llena» y «giba de búfalo»[42].
- **Inhibidores de las señales de proliferación o inhibidores de la proteína-cinasa diana de la rapamicina de mamíferos (mTOR):** sirólimus y everólimus. Actúan inhibiendo la vía de señalización de mTOR, una proteínacinasa con funciones reguladoras de la proliferación de los linfocitos T y B y de las células musculares lisas. Se propone como una medicación inmunosupresora alternativa cuyos potenciales beneficios incluyen la preservación de la función renal, la reducción del riesgo de neoplasias y de enfermedad vascular del injerto gracias a su acción antiproliferativa y propiedades antivíricas con menor incidencia de infección por CMV. En general, los inhibidores de mTOR han demostrado en distintos regímenes una eficacia no inferior frente al rechazo, salvo en los casos de retirada de los ICN. También han mostrado que mantienen o incluso mejoran la función renal, sobre todo si se inicia precozmente, en pacientes con función renal inicial normal o solo ligeramente alterada sin proteinuria, y si se disminuyen los niveles de ICN[45]. Sin embargo, presentan un perfil de efectos adversos desfavorable, con frecuente necesidad de retirada de la medicación. Los efectos adversos más frecuentes son dificultad para la cicatrización

(lo que limita su uso en el postrasplante inmediato), proteinuria dosis-dependiente, edemas, infecciones bacterianas, estomatitis, episodios trombóticos, hiperlipidemia y neumonitis, cuyo riesgo se asocia con dosis altas de everólimus, en general leve-moderada, pero que puede ser grave. Everólimus y sirólimus se administran por vía oral y también se monitorizan sus niveles valle durante el seguimiento (para el sirólimus, dosis inicial de 3 mg/día con niveles objetivo de 8-12 ng/ml; para everólimus, dosis inicial de 0,75 mg cada 12 horas, con niveles objetivo de 3-8 ng/ml).

Enfermedad vascular del injerto

La enfermedad vascular del injerto es una causa mayor de morbimortalidad en el paciente con trasplante cardíaco[28], siendo la causa más frecuente de disfunción tardía del injerto y la principal indicación de retrasplante. Se le atribuye un origen inmunológico por activación inmunitaria crónica, asociada a otros factores no inmunológicos como factores de riesgo cardiovascular o infección por CMV. La afectación coronaria difiere de la enfermedad coronaria clásica[46]. Se produce por hiperplasia concéntrica y difusa de la íntima, con progresión en el vaso de distal a proximal, afectando principalmente a arterias epicárdicas o intramiocárdicas, en general sin calcificación (**Fig. 60-2**). Su comportamiento clínico también es diferente al de la enfermedad coronaria clásica: la enfermedad vascular del injerto se desarrolla de manera acelerada en los años posteriores al trasplante cardíaco y, en general, cursa de manera asintomática (debido a la falta de inervación del injerto) hasta que se produce

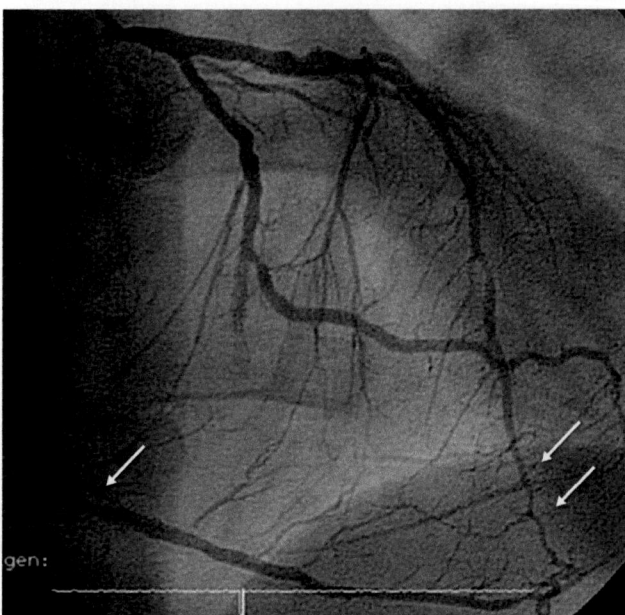

Figura 60-2. Coronariografía en paciente trasplantado 10 años antes en la que se observa enfermedad vascular del injerto en forma de afectación coronaria grave difusa, característica de fases avanzadas de la enfermedad. Las flechas blancas indican ateromatosis difusa en la arteria descendente anterior, así como la oclusión completa de la arteria coronaria derecha, rellenándose el vaso distal de forma retrógrada desde el árbol izquierdo.

disfunción del injerto o muerte súbita. Por ello requiere la realización de coronariografías de forma sistemática para su estudio; en general se realiza una coronariografía basal para descartar enfermedad coronaria heredada del donante y posteriormente durante el seguimiento, a criterio del centro, así como en caso de sospecha clínica. El resultado de la coronariografía debe reflejarse según la clasificación del consenso internacional[47] (**Tabla 60-8**).

Aunque el método diagnóstico más empleado es la coronariografía, su eficacia puede ser limitada para detectar afectación difusa sin reducciones focales de la luz arterial. En los últimos años se ha extendido el uso de la imagen intravascular como el ultrasonido intravascular (IVUS) y la tomografía de coherencia óptica para el estudio de la enfermedad vascular del injerto. Estos procedimientos permiten evaluar más detalladamente la pared vascular y detectar precozmente la hiperplasia intimal. Se ha demostrado que los pacientes sin enfermedad vascular del injerto detectable por coronariografía, pero con engrosamiento intimal por IVUS, tienen peor pronóstico[48]. El uso de ecocardiograma de estrés con dobutamina ha mostrado muy baja sensibilidad para el diagnóstico de enfermedad vascular del injerto[49]. La tomografía computarizada (TC) de las arterias coronarias se ha postulado como un buen método diagnóstico no invasivo, con buenas sensibilidad y especificidad (94 % y 92 %, respectivamente)[50]; sus limitaciones son los potenciales artefactos por las frecuencias cardíacas elevadas de los pacientes con trasplante cardíaco, la necesidad de contraste yodado y la pobre visualización de los vasos más pequeños (< 2 mm).

Para prevenir la enfermedad vascular del injerto, las guías[28] recomiendan un control estricto de los factores de riesgo cardiovascular, fomentar el ejercicio físico y la dieta cardiosaludable, así como estrategias de prevención de la infección por CMV. Además, sugieren el inicio de estatinas 1 a 2 semanas tras el trasplante cardíaco con independencia de los niveles de colesterol. En cuanto a la inmunosupresión en pacientes con enfermedad vascular del injerto, recomiendan considerar la sustitución de micofenolato mofetilo o del ICN por un inhibidor de mTOR para prevenir o retrasar la progresión de la enfermedad vascular. Esta estrategia ha mostrado una reducción de la enfermedad vascular del injerto cuando el inhibidor de mTOR se inicia precozmente, pero no en caso de conversión tardía o de la enfermedad ya establecida[45], por lo que se aconseja sobre todo realizarla en los primeros 2 años.

El tratamiento de la enfermedad vascular del injerto es complejo debido a su carácter difuso; se recomienda la revascularización percutánea con *stents* farmacoactivos en caso de lesiones focales y anatomía favorable, y la revascularización quirúrgica en casos muy seleccionados[28].

Otras complicaciones frecuentes en el seguimiento

Infecciones

Las infecciones, consecuencia del tratamiento inmunosupresor crónico, son una de las mayores causas de morbimortalidad en el paciente con trasplante cardíaco, siendo mayor el riesgo durante el primer año postrasplante cardíaco. Los gérmenes responsables varían según el momento evolutivo del trasplante cardíaco. Durante el primer mes predominan los microorganismos relacionados con la cirugía y los transmitidos por el donante. Tras el primer mes y hasta el sexto mes son más frecuentes las infecciones oportunistas (CMV, *Pneumocystis jirovecii*, hongos), por lo que se establece una pauta de profilaxis infecciosa (cotrimoxazol para *P. jirovecii*, valganciclovir para CMV en los centros que realizan profilaxis universal, enjuagues con nistatina e isoniazida para pacientes con Mantoux positivo) durante estos meses. *A posteriori*, debido a la reducción de inmunosupresión, los microorganismos más frecuentes serán los mismos que en la población general con la mayoría de las infecciones adquiridas en la comunidad.

La infección por CMV es la más frecuente en pacientes trasplantados y se relaciona con efectos deletéreos a largo plazo, como rechazo o enfermedad vascular del injerto[28]. Durante los primeros 3-6 meses existen dos estrategias para prevenir su aparición: la profilaxis universal, en la que se trata a todos los pacientes con valganciclovir (900 mg/día si la función renal es normal) durante los primeros 3 meses (6 en aquellos con serología pretrasplante cardíaco negativa), y la terapia anticipada, en la que se monitoriza la carga viral periódicamente y se inicia el tratamiento cuando se detecta replicación.

Neoplasias

Las neoplasias son una de las principales causas de mortalidad a largo plazo en el trasplante cardíaco junto con la enfermedad vascular del injerto. El aumento del riesgo de neoplasias se relaciona con la inmunosupresión crónica, ya que el sistema inmunitario es la primera defensa frente a

---

Tabla 60-8. Nomenclatura recomendada para clasificar la enfermedad vascular del injerto

ISHLT CAV 0 (No significativa): lesión no detectable angiográficamente

ISHLT CAV 1 (leve): lesión en tronco coronario < 50 %, o en un vaso principal[a] con una lesión máxima < 70 %, o cualquier estenosis < 70 % (incluido el estrechamiento difuso) sin disfunción del injerto

ISHLT CAV 2 (moderada): lesión en tronco coronario < 50 %; estenosis en un vaso principal[a] ≥ 70 %, o estenosis en ramas secundarias[b] ≥ 70 % en dos territorios, sin disfunción del injerto

ISHLT CAV 3 (grave): lesión en tronco coronario ≥ 50 %; estenosis en 2 o más vasos principales[a] ≥ 70 % o estenosis en ramas secundarias[b] ≥ 70 % en tres territorio.

ISHLT CAV 1 o **CAV 2** con disfunción del injerto (FEVI ≤ 45 %, generalmente en presencia de alteraciones segmentarias de la contractilidad) o evidencia de fisiología restrictiva[c]

[a] Vaso principal: tercios proximal y medio de arterias descendente anterior, circunfleja, ramo mediano y una arteria coronaria derecha dominante o codominante, incluyendo descendente posterior y posterolateral.

[b] Ramas secundarias: tercio distal de los vasos previamente citados, cualquier segmento de ramas septales, diagonales, obtusas marginales o cualquier segmento de una arteria coronaria derecha no dominante.

[c] Fisiología restrictiva: insuficiencia cardíaca sintomática con relación E/A > 2, acortamiento del tiempo de relajación isovolumétrica (< 60 seg), acortamiento del tiempo de desaceleración (< 150 ms) o datos hemodinámicos (presión auricular derecha > 12 mmHg, presión de enclavamiento pulmonar > 25 mmHg e índice cardíaco < 2 l/min/m²).

CAV: *cardiac allograft vasculopathy* (enfermedad vascular del injerto); FEVI: fracción de eyección del ventrículo izquierdo; ISHLT: Sociedad Internacional de Trasplante de Corazón y Pulmón.

la proliferación tumoral. Se ha constatado una prevalencia acumulada de tumores del 16 % a los 5 años y del 28 % a los 10 años en pacientes postrasplante cardíaco[51]. Los tumores cutáneos son los más frecuentes, seguidos por el cáncer de próstata y de pulmón, siendo menos frecuentes los linfomas. Estos últimos se engloban dentro de la entidad conocida como enfermedad linfoproliferativa asociada al trasplante, que se relaciona con el virus de Epstein-Barr y abarca desde una proliferación adenopática hasta linfomas B diseminados. Los antecedentes tumorales pretrasplante cardíaco del receptor se asocian con un mayor riesgo tumoral postrasplante cardíaco, sobre todo en el caso de tumores cutáneos[52]. Como medidas preventivas se recomiendan la abstención absoluta de tabaco, una correcta vacunación, profilaxis y tratamiento de las infecciones víricas, usar protección solar y evitar la exposición prolongada al sol y empleo precoz de estatinas postrasplante cardíaco. No existen recomendaciones específicas de las guías en cuanto al cribado, aunque generalmente se realiza un examen dermatológico anual y un examen ginecológico anual en mujeres y se intenta mantener un umbral bajo para ampliar pruebas de cara a descartar procesos tumorales (colonoscopia, TC de pulmón en pacientes de alto riesgo).

Insuficiencia renal

La insuficiencia renal es frecuente y se asocia fundamentalmente con el uso de ICN, siendo progresiva e irreversible. Para su prevención se recomienda un buen control de los factores de riesgo cardiovascular, reducción de la dosis de ICN y el uso precoz de inhibidores de mTOR en pacientes de alto riesgo.

Alteraciones del ritmo cardíaco

Las *bradiarritmias* son frecuentes en el postoperatorio precoz por disfunción sinusal, llegando a alcanzar el 20 %, pero se normalizn por lo general en las semanas posteriores[53]. Raras veces es necesario el implante de marcapasos. Su aparición tardía es más ominosa y requiere descartar una complicación subyacente como el rechazo agudo o la enfermedad vascular del injerto. La incidencia de *arritmias auriculares* puede alcanzar el 30 % de los pacientes con trasplante cardíaco, y se relaciona con enfermedad vascular del injerto, rechazo agudo y situaciones de estrés agudo como sepsis[28]. Por ello, ante un episodio de taquiarritmia auricular *de novo* es importante realizar una biopsia endomiocárdica ± coronariografía para descartar una enfermedad subyacente. La arritmia auricular más frecuente es el flúter auricular, siendo la fibrilación auricular menos común[54]. Los hallazgos electrocardiográficos no suelen predecir correctamente el origen del flúter, por lo que puede tratarse de un flúter istmodependiente a pesar de una morfología atípica electrocardiográfica. La muerte súbita es una de las causas de muerte en el paciente con trasplante cardíaco, y su incidencia varía según las series analizadas; generalmente se relaciona con isquemia por biopsia endomiocárdica o rechazo agudo. Las taquicardias ventriculares o un episodio de muerte súbita recuperada requieren realizar biopsia endomiocárdica y coronariografías urgentes.

REFERENCIAS BIBLIOGRÁFICAS

1. González-Vílchez F, Gómez-Bueno M, Almenar-Bonet L et al. Spanish heart transplant registry. 33rd official report of the Heart failure Association of the Spanish Society of Cardiology. Rev Esp Cardiol 2022; 75: 923-32.
2. Khush KK, Cherikh WS, Chambers DC et al. The International Thoracic Organ Transplant Registry of the International Society for Heart and Lung Transplantation: thirty-sixth adult heart transplantation report –2019; focus theme: donor and recipient size match. J Heart Lung Transplant 2019; 38: 1056-66.
3. Crespo-Leiro MG, Metra M, Lund LH. Advanced heart failure: a position statement of the Heart Failure Association of the European Society of Cardiology. Eur J Heart Fail 2018; 20: 1505-35.
4. Guglin M, Zucker MJ, Borlaug BA et al. Evaluation for heart transplantation and LVAD implantation: JACC Council Perspectives. J Am Coll Cardiol 2020; 75: 1471-87.
5. Stehlik J, Edwards LB, Kucheryavaya AY et al. The registry of the International Society for Heart and Lung Transplantation: twenty-seventh official adult heart transplant report –2010. J Heart Lung Transplant 2010; 29: 1089-103.
6. DiSesa VJ, Sloss LJ, Cohn LH. Heart transplantation for intractable prosthetic valve endocarditis. J Heart Transplant 1990; 9: 142-3.
7. Mehra MR, Canter CE, Hannan MM et al. The 2016 International Society for Heart Lung Transplantation listing criteria for heart transplantation: a 10-year update. Heart Lung Transplant 2016; 35: 1-23.
8. Hummel YM, Liu LCY, Lam CS, Fonseca-Munoz DF. Echocardiographic estimation of left ventricular and pulmonary pressures in patients with heart failure and preserved ejection fraction: a study utilizing simultaneous echocardiography and invasive measurements. Eur J Heart Fail 2017; 19: 1651-60.
9. Alahdab MT, Mansour IN, Napan S et al. Six minutes walk test predicts long-term all-cause mortality and heart failure rehospitalization in African-American patients hospitalized with acute decompensated heart failure. J Card Fail 2009; 15: 130-5.
10. Humbert M, Kovacs G, Hoeper MM. 2022 ESC/ERS Guidelines for the diagnosis and treatment of pulmonary hypertension. Eur Heart J 2022; 43: 3618-731.
11. Kieler-Jensen N, Lundin S, Ricksten SE. Vasodilator therapy after heart transplantation: effects of inhaled nitric oxide and intravenous prostacyclin, prostaglandin E1, and sodium nitroprusside. J Heart Lung Transplant 1995; 14: 436-43.
12. Mehra MR, Kobashigawa J, Starling R et al. Listing criteria for heart transplantation: International Society for Heart and Lung Transplantation guidelines for the care of cardiac transplant candidates –2006. J Heart Lung Transplant 2006; 25: 1024-4.
13. Organización Nacional de Trasplantes de España (ONT). Trasplante Cardiaco. Criterios de Distribución 2022. Disponible en: http://www.ont.es/infesp/Paginas/Circulares.aspx
14. Khush KK. Donor selection in the modern era. Ann Cardiothorac Surg 2018; 7: 126-34.
15. Copeland H, Knezevic I, Baran DA et al. Donor heart selection: evidence-based guidelines for providers. J Heart Lung Transplant 2023; 42: 7-29.
16. Aliabadi-Zuckermann AZ, Gokler J, Kaider A et al. Donor heart selection and outcomes: an analysis of over 2,000 cases. J Heart Lung Transplant 2018; 37: 976-84.
17. Ford MA, Almond CS, Gauvreau K et al. Association of graft ischemic time with survival after heart transplant among children in the United States. J Heart Lung Transplant 2011; 30: 1244-9.
18. Khush KK, Nguyen J, Goldstein BA et al. Reliability of transthoracic echocardiogram interpretation in potential adult heart transplant donors. J Heart Lung Transplant 2015; 34: 266-9.
19. Lechiancole A, Vendramin I, Sponga S et al. Influence of donor transmitted coronary artery disease on long-term outcomes after heart transplantation –a retrospective study. Transpl Int 2021; 34: 281-9.
20. Bergenfeldt H, Stehlik J, Hoglund P et al. Donor recipient size matching

and mortality in heart transplantation: influence of body mass index and gender. J Heart Lung Transplant 2017; 36: 940-7.

21. Kobashigawa J, Mehra M, West L et al. Report from a consensus conference on the sensitized patient awaiting heart transplantation. J Heart Lung Transplant 2009; 28: 213-25.

22. Betkowsky AS, Graff R, Chen JJ, Hauptman PJ. Panel-reactive antibody screening practices prior to heart transplantation. J Heart Lung Trasplant 2002; 21: 644-50.

23. Jacob S, Sellke F. Is bicaval orthotopic heart transplantation superior to the biatrial technique? Interact Cardiovasc Thorac Surg 2009; 9: 333-42.

24. Kobashigawa J, Zuckermann A, Macdonald P et al. Report from a consensus conference on primary graft dysfunction after cardiac transplantation. J Heart Lung Transplant 2014; 33: 327-40.

25. Buchan TA, Moayedi Y, Truby LK. Incidence and impact of primary graft dysfunction in adult heart transplant recipients: a systematic review and meta-analysis. J Heart Lung Transplant 2021; 40: 642-51.

26. Khush XK, Xmd X, Cherikh XS et al. The International Thoracic Organ Transplant Registry of the International Society for Heart and Lung Transplantation: thirty-fifth adult heart transplantation report –2018; Focus Theme: Multiorgan Transplantation.

27. Khush KK, Hsich E, Potena L et al. The International Thoracic Organ Transplant Registry of the International Society for Heart and Lung Transplantation: thirty-eighth adult heart transplantation report –2021; Focus on recipient characteristics.

28. Velleca A, Shullo MA, Dhital K et al. The International Society for Heart and Lung Transplantation (ISHLT) guidelines for the care of heart transplant recipients. J Heart Lung Transplant 2023; 42: e1-141.

29. Billingham ME, Cary NRB, Hammond ME et al. A working formulation for the standardization of nomenclature in the diagnosis of heart and lung rejection: heart rejection study group. J Heart Transplant 1990; 9: 587-92.

30. Stewart S, Winters GL, Fishbein MC et al. Revision of the 1990 working formulation for the standardization of nomenclature in the diagnosis of heart rejection. J Heart Lung Transplant 2005; 24: 1710-20.

31. Kirklin JK, Naftel DC, Bourge RC et al. Rejection after cardiac transplantation. A time-related risk factor analysis. Circulation 1992; 86 (5 Suppl): II236-41.

32. Kobashigawa J, Crespo-Leiro MG, Ensminger SM et al. Report from a consensus conference on antibody-mediated rejection in heart transplantation. J Heart Lung Transplant 2011; 30: 252-69.

33. Mills R, Naftel D, Kirklin J et al. Heart transplant rejection with hemodynamic compromise: a multiinstitutional study of the role of endomyocardial cellular infiltrate. Cardiac Transplant Research Database. J Heart Lung Transplant 1997; 16: 813.

34. Fitzsimons S, Evans J, Parameshwar J, Pettit SJ. Utility of troponin assays for exclusion of acute cellular rejection after heart transplantation: a systematic review. J Heart Lung Transplant 2018; 37: 631-8.

35. Garrido IP, Pascual-Figal DA, Nicolás F et al. Usefulness of serial monitoring of B-type natriuretic peptide for the detection of acute rejection after heart transplantation. Am J Cardiol 2009; 103: 1149-53.

36. Kobashigawa J, Patel J, Azarbal B et al. Randomized pilot trial of gene expression profiling versus heart biopsy in the first year after heart transplant: early invasive monitoring attenuation through gene expression trial. Circ Heart Fail 2015; 8: 557-64.

37. Sharon E, Shi H, Kharbanda S et al. Quantification of transplant-derived circulating cell-free DNA in absence of a donor genotype. PLOS Comput Biol 2017; 13: e1005629.

38. Kubo S, Naftel D, Mills RJ et al. Risk factors for late recurrent rejection af-

ter heart transplantation: a multiinstitutional, multivariable analysis. Cardiac Transplant Research Database Group. J Heart Lung Transplant 1995; 14: 409-18.

39. Ayasoufi K, Yu H, Fan R et al. Pretransplant antithymocyte globulin has increased efficacy in controlling donor-reactive memory T cells in mice. Am J Transplant 2013; 13: 589-99.

40. Penninga L, Møller CH, Gustafsson F, Gluud C, Steinbrüchel DA. Immunosuppressive T-cell antibody induction for heart transplant recipients. Cochrane Database Syst Rev 2013; 2013(12) CD008842.

41. Lindenfeld JA, Miller GG, Shakar SF et al. Drug therapy in the heart transplant recipient. Part I: cardiac rejection and immunosuppressive drugs. Circulation 2004; 110: 3734-40.

42. Lindenfeld JA, Miller GG, Shakar SF et al. Drug therapy in the heart transplant recipient. Part II: immunosuppressive drugs. Circulation 2004; 110: 3858-65.

43. Ye F, Ying-Bin X, Yu-Guo W, Hetzer R. Tacrolimus versus cyclosporine microemulsion for heart transplant recipients: a meta-analysis. J Heart Lung Transplant 2009; 28: 58-66.

44. Kobashigawa J, Miller L, Renlund D et al. A randomized active-controlled trial of mycophenolate mofetil in heart transplant recipients: mycophenolate mofetil investigators. Transplantation 1998; 66: 507-15.

45. Tedesco-Silva H, Saliba F, Barten MJ et al. An overview of the efficacy and safety of everolimus in adult solid organ transplant recipients. Transplant Rev (Orlando) 2022; 36: 100655.

46. Seki A, Fishbein MC. Predicting the development of cardiac allograft vasculopathy. Cardiovasc Pathol 2014; 23: 253-60.

47. Mehra MR, Crespo-Leiro MG, Dipchand A et al. International Society for Heart and Lung Transplantation working formulation of a standardized nomenclature for cardiac allograft vasculopathy –2010. J Heart Lung Transplant 2010; 29: 717-27.

48. Watanabe T, Seguchi O, Yanase M et al. Donor-transmitted atherosclerosis associated with worsening cardiac allograft vasculopathy after heart transplantation: serial volumetric intravascular ultrasound analysis. Transplantation 2017; 101: 1310-9.

49. Chirakarnjanakorn S, Starling RC, Popovic ZB, Griffin BP, Desai MY. Dobutamine stress echocardiography during follow-up surveillance in heart transplant patients: diagnostic accuracy and predictors of outcomes. J Heart Lung Transplant 2015; 34: 710-7.

50. Wever-Pinzon O, Romero J, Kelesidis I et al. Coronary computed tomography angiography for the detection of cardiac allograft vasculopathy: a meta-analysis of prospective trials. J Am Coll Cardiol 2014; 63: 1992-2004.

51. Khush KK, Cherikh WS, Chambers DC et al. The International Thoracic Organ Transplant Registry of the International Society for Heart and Lung Transplantation: thirty-sixth adult heart transplantation report –2019; focus theme: donor and recipient size match. J Heart Lung Transplant 2019; 38: 1056-66.

52. Rudasill SE, Iyengar A, Sanaiha Y et al. Donor history of malignancy: a limited risk for heart transplant recipients. Clin Transplant 2020; 34: e13762.

53. Raghavan C, Maloney J, Nitta J et al. Long-term follow-up of heart transplant recipients requiring permanent pacemakers. J Heart Lung Transplant 1995; 14 (6 Pt 1): 1081-9.

54. Cui G, Tung T, Kobashigawa J, Laks H, Sen L. Increased incidence of atrial flutter associated with the rejection of heart transplantation. Am J Cardiol 2001; 88: 280-4.

Trasplante pulmonar

61

A. Romero Román, D. Gómez de Antonio, J. L. Campo-Cañaveral de la Cruz, S. Crowley Carrasco, M. Gil Barturen, J. M. Naranjo Gómez, M. M. Córdoba Peláez, M. Aguilar Pérez, R. Laporta Hernández y A. Varela de Ugarte

INTRODUCCIÓN

Como se comprobará en este libro, el trasplante pulmonar se incorporó a la lista de trasplantes sólidos posibles, después del corazón, el hígado y el riñón.

Siempre se dice que el tiempo pasa muy rápido y, cuando se mira hacia atrás y se comprueba que han pasado unos 60 años del primer trasplante en seres humanos (Hardy, 1963) y casi 40 años del primer trasplante pulmonar con éxito (Toronto, 1983), se advierte de que esto es efectivamente así.

Desde el primer trasplante realizado en Toronto en 1983, se ha producido un incremento geométrico en el número de trasplantes pulmonares, así como numerosos cambios en el ámbito médico y quirúrgico que han supuesto una mejora en la supervivencia a lo largo de las últimas décadas.

Hay que destacar la figura del doctor Joel Cooper, considerado pionero, por sus investigaciones, criterios estrictos de selección de donantes y receptores, cambios en la técnica quirúrgica y protocolos de inmunosupresión. Este grupo de la Universidad de Toronto, que realizó el primer trasplante pulmonar unilateral con éxito en 1983, también es responsable de la primera serie de supervivientes tras un trasplante bipulmonar en 1986. Desde entonces el número de trasplantes pulmonares aumentó geométricamente a nivel internacional hasta una meseta en 1995, de unos 1.500 trasplantes pulmonares por año.

En España, el trasplante pulmonar se hizo realidad en la década de 1990 con la incorporación progresiva de los hospitales acreditados para este trasplante en nuestro país, donde se realizan unos 300 trasplantes pulmonares al año y casi 6.000 hasta ahora.

Los hitos más importantes desarrollados hasta nuestros días son los siguientes:

- La introducción del trasplante pulmonar bilateral secuencial, es decir, trasplantar un pulmón seguido del otro, a través de una toracotomía anterolateral transesternal (*clamshell*).

- Este tipo de trasplante pulmonar bilateral ha pasado a ser la indicación válida para pacientes con enfermedad vascular pulmonar en detrimento del trasplante cardiopulmonar.

- La incidencia de complicaciones de las anastomosis bronquiales ha disminuido progresivamente, al mejorar y entender mejor la técnica quirúrgica, la preservación del injerto, el tratamiento precoz de las infecciones, el manejo de la inmunosupresión y el control del rechazo.

- El cambio durante la intervención quirúrgica del soporte con circulación extracorpórea por la técnica de oxigenación con membrana extracorpórea (ECMO) ha influido de forma muy positiva en la evolución postoperatoria de estos pacientes.

- Las nuevas técnicas de preservación pulmonar, como la valoración, preservación y tratamiento *ex vivo* dirigidos a disminuir el daño por reperfusión.

- Como consecuencia de la escasez de donantes y el aumento de las listas de espera, se están utilizando donantes «marginales», en «muerte circulatoria» y lóbulos de donantes vivos o de cadáver, sobre todo en receptores infantiles.

- La supervivencia y la calidad de vida han ido mejorando en las épocas sucesivas y ya se habla de más del 80 % al primer año y del 54 % a los 5 años, y la vida media ha pasado de 3,9 a 5,5 años. Los supervivientes de más de un año están expuestos a un control inadecuado de la respuesta inmunitaria, que es la causa del rechazo crónico, presente en el 50 % de los pacientes a los 5 años postrasplante pulmonar.

- Toda la investigación actual va dirigida a un mejor conocimiento de los mecanismos de respuesta inmunitaria, con adecuación del tratamiento inmunosupresor, que mejorará la supervivencia del trasplante pulmonar a largo plazo.

En los siguientes apartados se describirán todos los aspectos referentes al trasplante pulmonar: la donación, la intervención, el postoperatorio y la inmunosupresión.

INDICACIONES DEL TRASPLANTE PULMONAR

El trasplante pulmonar es una opción terapéutica que debería considerarse en los pacientes con enfermedad pulmonar avanzada cuya situación clínica haya empeorado de forma progresiva a pesar de tratamiento médico optimizado y que no presenten contraindicaciones al procedimiento.

Pese a que el número de trasplantes anuales ha ido incrementándose de forma progresiva, alcanzando más de 4.500 procedimientos a nivel mundial en la actualidad (**Fig. 61-1**), la limitación en cuanto al número de donantes pulmonares disponibles determina la necesidad de seleccionar a los pacientes que se pueden beneficiar de este tratamiento.

Para ello es fundamental descartar la presencia de comorbilidades asociadas que puedan comprometer su supervivencia después de la intervención y que, por este motivo, supongan una contraindicación para la realización del trasplante[1] (**Tabla 61-1**).

Las principales indicaciones de trasplante pulmonar son[2]: enfermedad pulmonar obstructiva crónica (EPOC), enfermedad intersticial y fibrosis quística. En los últimos años se ha observado un importante incremento del número de trasplantes pulmonares por neumonía intersticial usual, superando a los indicados por EPOC en el momento actual tanto a nivel nacional como internacional. Existe otro tipo de enfermedades con indicación de trasplante, pero son mucho menos frecuentes (hipertensión pulmonar primaria, linfangiomiomatosis, histiocitosis X, sarcoidosis y enfermedades pulmonares asociadas a enfermedades sistémicas) (**Figs. 61-2 y 61-3**).

Durante el estudio es crucial identificar el período denominado *ventana de trasplante*, en el que se valora el pronóstico de la enfermedad de base, el tiempo que el paciente va a estar en lista de espera y, por último, la supervivencia estimada postrasplante. Es el momento en que hay que incluir al paciente en lista de espera para trasplante pulmonar y no demorar la decisión.

Tabla 61-1. Contraindicaciones absolutas del trasplante pulmonar

- Antecedente reciente de malignidad
- Disfunción significativa no tratable de otro órgano vital
- Enfermedad aterosclerótica no corregida con isquemia distal
- Inestabilidad médica aguda (incluyendo sepsis, infarto o enfermedad hepática)
- Diátesis hemorrágica no corregida
- Enfermedad infecciosa aguda con gérmenes virulentos y/o resistentes difícilmente controlados antes del trasplante
- Evidencia de infección por *Mycobacterium tuberculosis* activa
- Deformidad significativa vertebral o de la pared torácica, con posibilidad de causar restricción importante tras el trasplante pulmonar
- Obesidad de clases II y III (índice de masa corporal > 35 kg/m^2)
- No adherencia al tratamiento actual o pasada, intermitente o prolongada en el tiempo
- Enfermedad psiquiátrica o psicológica que pueda dificultar la adherencia al tratamiento o el autocuidado/interacción con el equipo médico
- Ausencia de un adecuado soporte social
- Estatus funcional gravemente limitado con escaso potencial de rehabilitación
- Abuso o dependencia de sustancias

El cálculo del pronóstico de cada paciente es difícil de valorar; por ello se pueden establecer estimaciones por grupos de enfermedad en base a diversos criterios clinicofuncionales para valorar el pronóstico a corto-medio plazo de los pacientes y así sentar la indicación del trasplante.

SELECCIÓN DEL DONANTE

Donante en muerte encefálica

Los donantes en muerte encefálica son aquellos en los que se certifica el cese irreversible de toda función de ambos hemisferios cerebrales y del tronco del encéfalo[3] (**Tabla 61-2**).

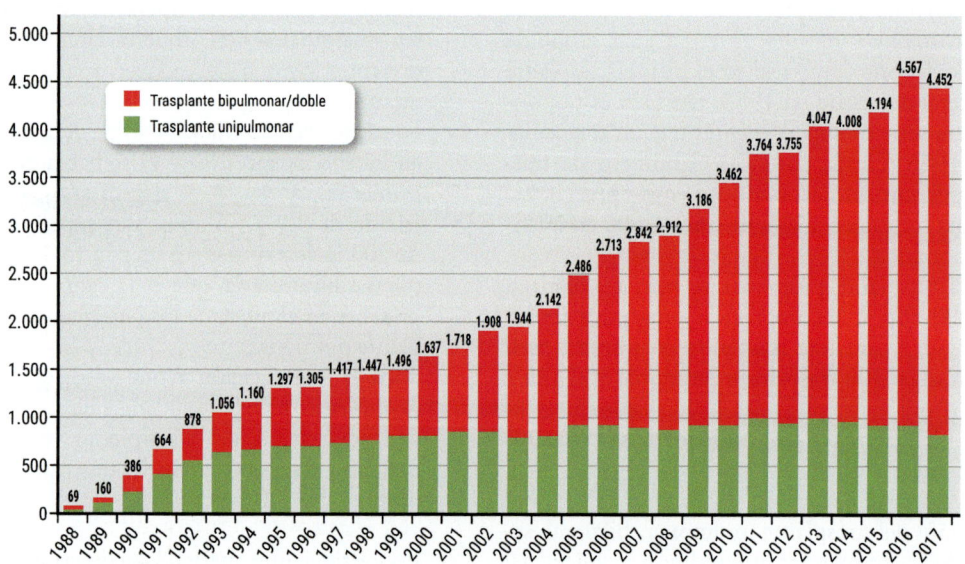

Figura 61-1. Número de trasplantes pulmonares en adultos. (Tomado del registro de la Sociedad Internacional de Trasplante de Corazón y Pulmón [ISHLT], 2019).

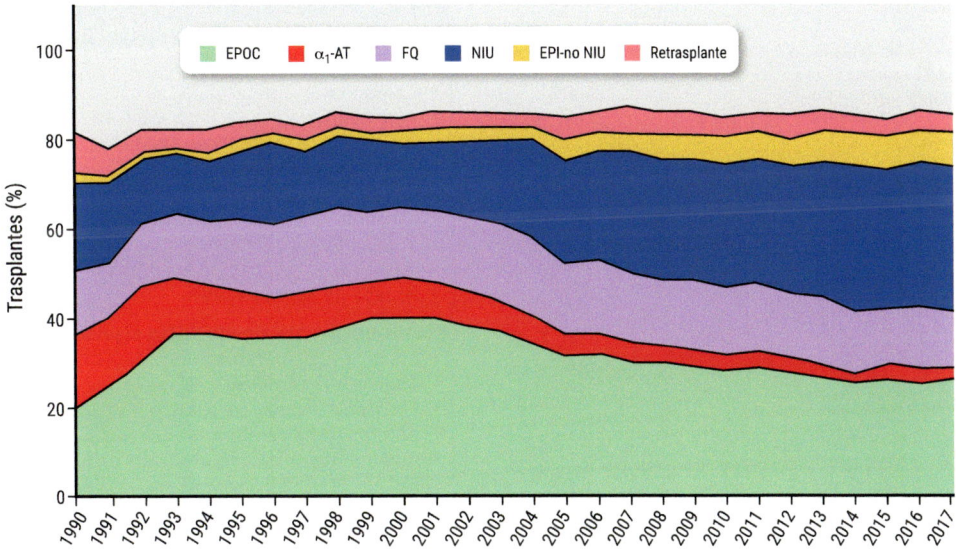

Figura 61-2. Trasplantes pulmonares según el diagnóstico. (Tomado del registro de la Sociedad Internacional de Trasplante de Corazón y Pulmón [ISHLT], 2019). α_1-AT: déficit de α_1-antitripsina; EPI-no NIU: enfermedad pulmonar intersticial no neumonía intersticial usual; EPOC: enfermedad pulmonar obstructiva crónica; FQ: fibrosis quística; NIU: neumonía intersticial usual.

Al inicio de los programas de trasplante pulmonar solo se consideraban los órganos excelentes. Se establecieron los siguientes criterios estándar para la donación pulmonar[4]:

- Edad menor de 55 años.
- Radiografía de tórax normal.
- Presión parcial de oxígeno (PaO_2) > 300 mmHg, con el paciente ventilado con una fracción inspirada de oxígeno (FiO_2) del 100 % y presión positiva telespiratoria (PEEP) de 5 cmH_2O.
- Ausencia de broncoaspiración y de sepsis.
- Ausencia de traumatismo torácico.
- Compatibilidad de grupo sanguíneo AB0.
- Antecedente de tabaquismo inferior a 20 paquetes/año.

- Tinción de Gram del esputo libre de bacterias y hongos y sin un número significativo de células blancas.

Sin embargo, cada vez había más pacientes en lista de espera que procedimientos realizados (**Fig. 61-4**). Para solventar este problema había que aumentar el número de donantes utilizables, para lo cual se implementaron tres estrategias:

- Optimización de los protocolos de manejo de donantes en las unidades de cuidados intensivos (UCI)[5]. Tras la muerte cerebral y hasta que la donación pueda llevarse a cabo, hay que mantener al potencial donante para que los pulmones y los demás órganos que se han de considerar no se deterioren. Esto puede llevar 24 horas o incluso

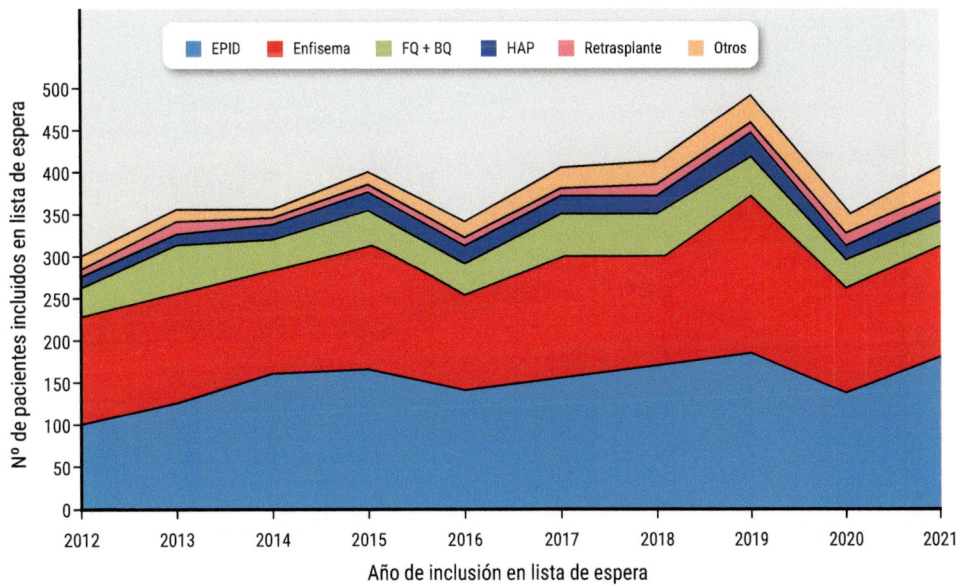

Figura 61-3. Indicaciones de trasplante en España. Dosier de Actividad de Donación y Trasplante Pulmonar de la Organización Nacional de Trasplante. EPID: enfermedad pulmonar intersticial difusa; FQ + BQ: fibrosis quística + bronquiectasias; HAP: hipertensión arterial pulmonar.

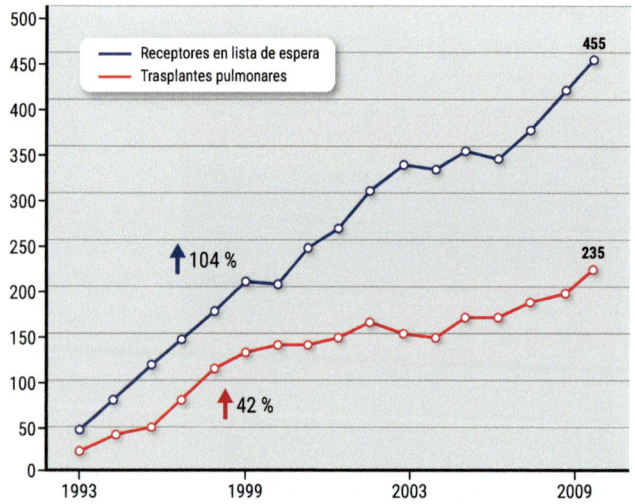

Figura 61-4. Actividad trasplantadora y lista de espera. La actividad trasplantadora no satisface la demanda de los receptores. (Tomado de www.ont.es).

Tabla 61-2. Criterios de muerte cerebral

Criterios clínicos:
- Coma: hay que determinar su causa
- Ausencia de:
  - Respuesta motora y de pupilas
  - Reflejo corneal y de tos
  - Reflejo de succión
- No debe haber trastornos metabólicos significativos
- Pupilas fijas y dilatadas
- Ausencia de respiración y movimientos espontáneos
- Prueba de apnea negativa

Confirmación con alguna de las siguientes técnicas:
- Electroencefalograma
- Angiografía cerebral
- Ecografía Doppler cerebral
- Gammagrafía cerebral
- Angiotomografía computarizada cerebral

más. Por ejemplo, en el caso de los pulmones, hay que evitar las infecciones, la inestabilidad hemodinámica y la sobrecarga hídrica.
- Uso de donantes subóptimos. Los criterios de donación estándar se extendieron para poder aceptar a un mayor número de donantes. A medida que se fue viendo que los resultados eran buenos, estos criterios se flexibilizaron más y se establecieron *criterios extendidos*:

– Edad < 65 años. Actualmente la edad no se considera una contraindicación (**Figs. 61-5** y **61-6**).
– Cuando PaO_2/FiO_2 es < 300 mmHg, antes de rechazar la oferta se evalúa la presencia de derrame pleural, atelectasia o intubación en el bronquio derecho. A veces, con diuréticos la gasometría mejora.
– Si ha habido un traumatismo torácico, deben evaluarse los pulmones y, si no hay destrucción pulmonar extensa, estos pueden utilizarse.
– Si un pulmón está afectado por broncoaspiración, infección o traumatismo, debe evaluarse el contralateral.
– Si el antecedente de tabaquismo es de más de 20 pa-

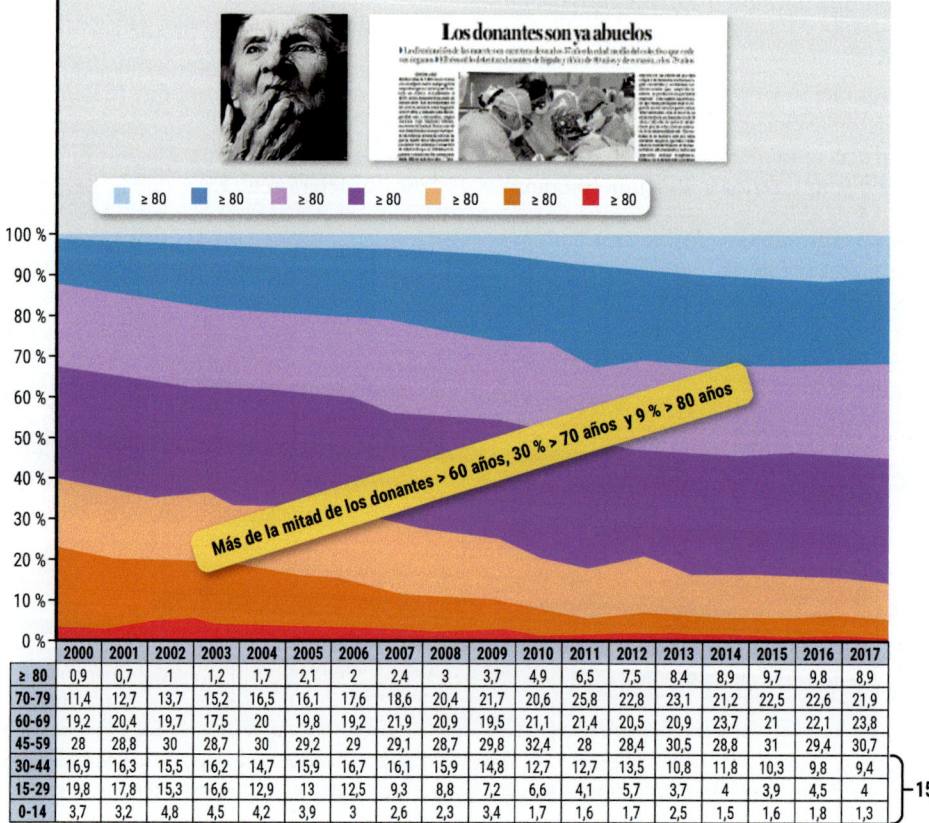

Figura 61-5. Edad de los donantes en España. (Tomado de www.ont.es).

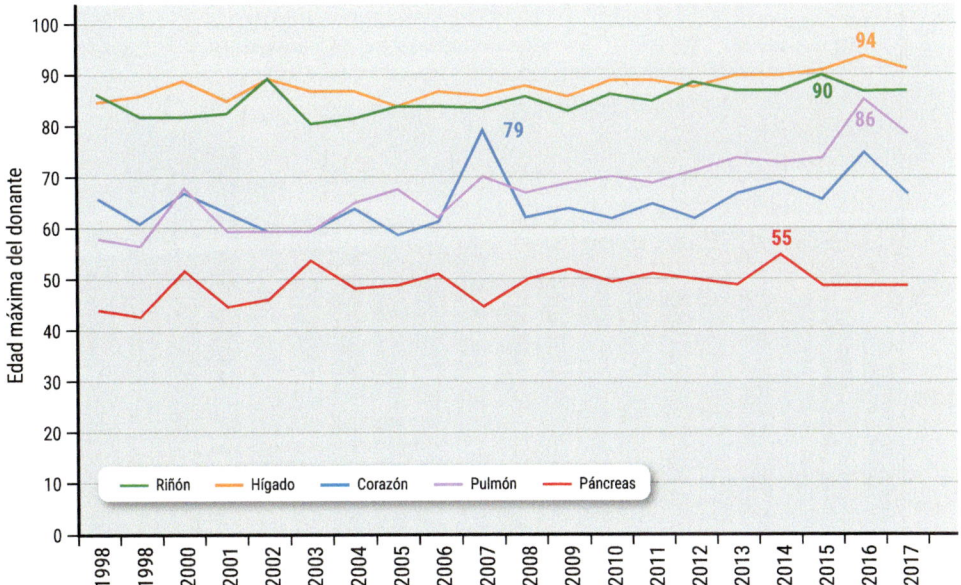

Figura 61-6. Edad máxima de los donantes en España. (Tomado de www.ont.es).

quetes/año, se evaluará si hay daño pulmonar por ello antes de rechazar los pulmones.
– Si la tinción de Gram del esputo es positiva pero no hay infección evidente, se instaurará profilaxis antibiótica.
• Uso de programas de recuperación con perfusión *ex vivo* para recuperar pulmones no válidos y para evaluar pulmones dudosos.

Donante en muerte circulatoria

Los donantes en muerte circulatoria o asistolia son aquellos en los que se produce un cese de la actividad cardíaca antes de la retirada del injerto. Durante el tiempo de paro cardíaco no hay perfusión del injerto, período denominado isquemia caliente, que conduce a una serie de efectos metabólicos que progresivamente conducirán al deterioro irreversible del órgano. Sin embargo, gracias a la capacidad de almacenamiento de oxígeno en el alvéolo, el pulmón tiene mejor tolerancia a la isquemia que otros órganos sólidos, y esta además puede prolongarse de forma segura gracias a estrategias como la ventilación mecánica y el enfriamiento tópico.

El primer trasplante pulmonar en seres humanos fue llevado a cabo en 1963 por el Dr. James Hardy en la Universidad de Mississippi con órganos procedentes de un donante en asistolia. La utilización de este tipo de donantes se abandonó de manera temprana en beneficio de los donantes en muerte encefálica y no se retomó hasta finales de la década de 1990 gracias a los modelos experimentales publicados por Thomas M. Egan. En 1995, Love publicó el primer trasplante exitoso procedente de un donante en asistolia controlada, y posteriormente, en 2001, Stig Steen publicó el primer trasplante pulmonar procedente de un donante en asistolia no controlada recuperado mediante perfusión pulmonar *ex vivo*.

Tras estos dos hitos se popularizó la utilización de este tipo de donantes, que en los últimos años ha crecido de manera exponencial, fundamentalmente a expensas de los donantes en asistolia no controlada. Esto se refleja en los datos de actividad de donación y trasplante publicados por la Organización Nacional de Trasplante (ONT) (**Figs. 61-7** y **61-8**).

El primer taller internacional sobre donación en asistolia, que tuvo lugar en Maastricht en 1995, identificó cuatro categorías de donantes en asistolia dependientes del contexto en el que se producía el fallecimiento. Esta clasificación fue modificada posteriormente, adaptándola a los cambios que han ido sucediendo a lo largo de los últimos años (**Tabla 61-3**).

Donantes en asistolia no controlada (tipo II de Maastricht)

Se trata de donantes que sufren un paro cardíaco presenciado, a los que se les aplica unas maniobras de reanimación que resultan infructuosas.

La utilización de este tipo de donantes implica un complejo entramado logístico que exige una exquisita colaboración entre los servicios de emergencias, coordinación y unidades de trasplante, lo cual, sumado a la legislación propia de cada país, hace que la experiencia con este tipo de donantes sea muy escasa, limitándose a series españolas y algunos casos descritos en Italia y Estados Unidos.

En España, la legislación permite comenzar las maniobras de preservación pulmonar en un potencial donante antes de contactar con la familia, lo que ha hecho posible la creación de diferentes programas de donación en asistolia no controlada en el país, aunque son pocos los grupos que contemplan la donación pulmonar en este escenario. El grupo de trasplante pulmonar del Hospital Universitario Puerta de Hierro es referente mundial en trasplante pulmonar procedente de donantes de este tipo, con buenos resultados en cuanto a funcionalidad y supervivencia, aunque con unas tasas de aprovechamiento subóptimas[6].

Recientemente, el grupo de Toronto ha publicado su experiencia inicial, empleando un protocolo de preservación

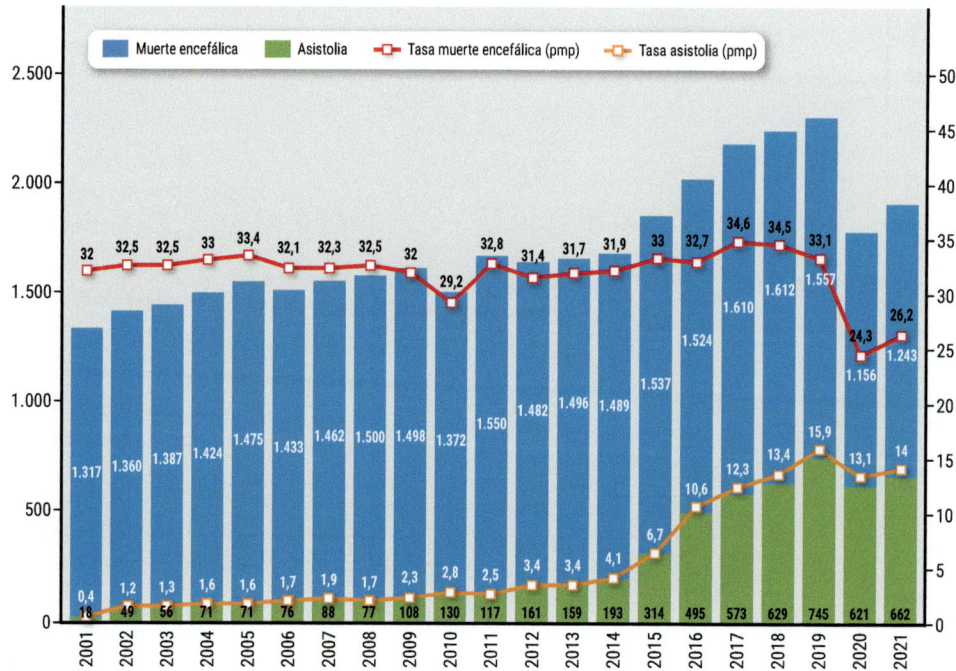

Figura 61-7. Número total y tasa anual (pmp) de donantes de órganos según el tipo de donante. Dosier de Actividad de Donación y Trasplante Pulmonar de la Organización Nacional de Trasplante 2021.

diferente, en el que se mantiene al potencial donante oxigenado con una ventilación mecánica protectora sin enfriamiento tópico y sometiendo todos los injertos provenientes de este tipo de donación a evaluación *ex vivo*, con muy buenos resultados[7].

Donantes en asistolia controlada (tipos III y IV de Maastricht)

Se consideran potenciales donantes en asistolia de tipo III aquellos en los que, por su enfermedad de ingreso y evolución posterior, se ha decidido la limitación de la terapia de soporte vital y en los que se espera que, tras la retirada de estas medidas, se produzca un paro cardiorrespiratorio dentro de un período de tiempo que posibilite la donación. La mayoría de los pacientes presentan una afección neurológica grave con pronóstico funcional catastrófico, en los que la evolución a muerte encefálica no es previsible, así como también pacientes con patología cardíaca y/o respiratoria con pronóstico desfavorable en los que las medidas terapéuticas aplicadas han resultado ineficaces.

La utilización de este tipo de donantes ha incrementado de forma exponencial en los últimos años y hoy en día supone el 25 % de los donantes pulmonares en España (**Fig. 61-9**). Son muchos los grupos que han publicado su experiencia con el trasplante pulmonar procedente de este tipo

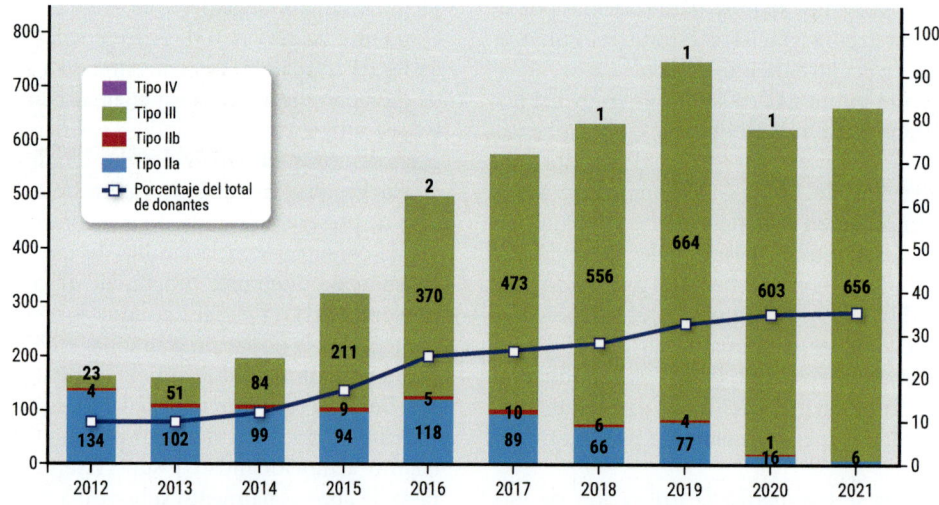

Figura 61-8. Evolución del número de asistolias en función del tipo y del porcentaje de los donantes en asistolia sobre el total de donantes. Dosier de Actividad de Donación y Trasplante Pulmonar de la Organización Nacional de Trasplante 2021.

Tabla 61-3. Clasificación de Maastricht modificada de los donantes en asistolia

No controlados:
- Tipo I: fallecido
  - IA: fallecido fuera del hospital
  - IB: fallecido en el hospital
- Tipo II: reanimación infructuosa. Donante que sufre un paro cardíaco inesperado con reanimación infructuosa:
  - IIA: paro cardíaco intrahospitalario
  - IIB: paro cardíaco extrahospitalario

Controlados:
- Tipo III: a la espera de paro cardíaco tras retirar el soporte vital
  - IIIA: retirada del soporte vital en la UCI
  - IIIB: retirada del soporte vital en el quirófano
- Tipo IV: paro cardíaco repentino en un donante en muerte encefálica
  - IVA: paro cardíaco en la UCI
  - IVB: paro cardíaco en el quirófano
- Tipo V: fallecido tras la prestación de ayuda para morir/eutanasia
  - VA: prestación de ayuda para morir fuera del quirófano
  - VB: prestación de ayuda para morir en el quirófano

de donantes con resultados a corto y largo plazo equiparables e, incluso, superiores a los obtenidos con los donantes en muerte encefálica[8].

Donantes en asistolia controlada tras la prestación de ayuda para morir o eutanasia (tipo V de Maastricht)

En España, la prestación de ayuda para morir se regula en la Ley Orgánica 3/2021, que entró en vigor el 26 de marzo de 2021 y está dirigida a personas que padecen una enfermedad grave e incurable o un padecimiento crónico y que hayan manifestado de manera libre y autónoma la voluntad de acabar con su vida. En este contexto se considera la donación mediante un procedimiento de asistolia controlada. La

utilización de este tipo de donantes ya está contemplada en países como Bélgica, Canadá y Países Bajos, y los resultados publicados hasta el momento son muy alentadores[9].

PERFUSIÓN PULMONAR *EX VIVO*

Dada la desproporción existente entre oferta y demanda, durante los últimos años han surgido diferentes maniobras destinadas a aumentar la disponibilidad de órganos, entre ellas la preservación pulmonar *ex vivo* (EVLP por sus siglas en inglés), una estrategia que ha ido ganando una gran acogida entre los distintos programas de trasplante pulmonar a nivel mundial y que permite la evaluación y potencial recuperación de órganos que en circunstancias normales no serían valorados o serían descartados a pie de cama por diferentes factores.

En términos generales, este proceso consiste en la perfusión extracorpórea con una membrana de intercambio que permite el control de la temperatura y la desoxigenación de la solución mediante una mezcla de gases predeterminada (N 93 %, CO_2 7 %) (**Fig. 61-10**). Además, tras alcanzar el órgano los 32 °C se inicia la ventilación pulmonar ultraprotectora, y al alcanzar los 37 °C se realizan maniobras de exploración y reclutamiento pulmonar. Durante este proceso de perfusión es posible evaluar diferentes parámetros hemodinámicos (presión en arteria pulmonar, resistencias pulmonares, gasto cardíaco), la dinámica respiratoria (presión pico, presión meseta, presión media y compliancia) y el aspecto macroscópico, que, en conjunto, permiten evaluar la calidad del injerto[10].

Descrita a principios de la década de 1930 y perfeccionada en la década de 1970, esta técnica alcanzó la clínica gracias a Stig Steen en los años noventa, logrando su máxima expansión gracias a las modificaciones realizadas por el grupo de Toronto. Tras años de investigación traslacional y gran experiencia clínica, hoy en día se cuenta con tres estrategias

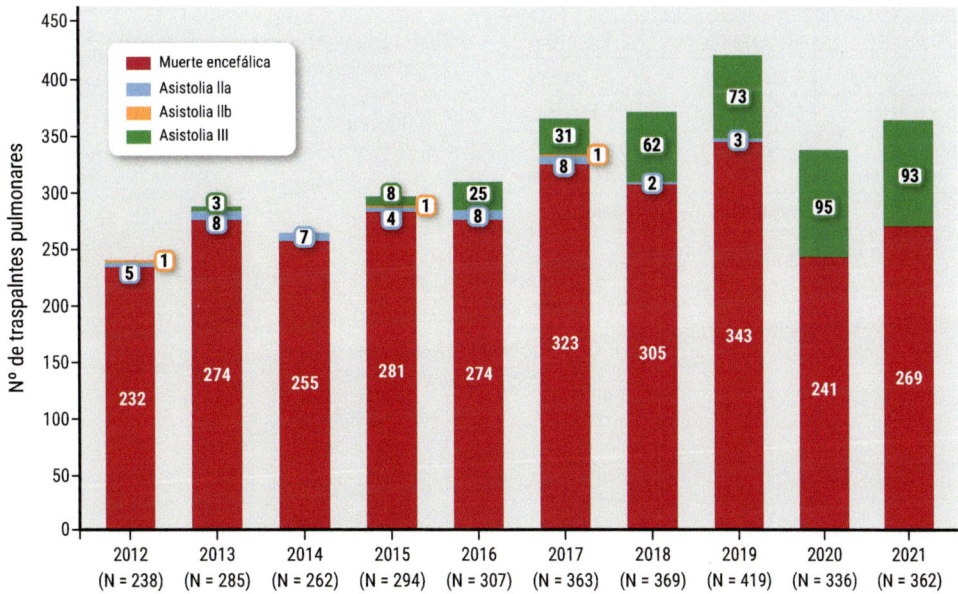

Figura 61-9. Procedimientos de trasplante pulmonar realizados en España según el tipo de donante. Dosier de Actividad de Donación y Trasplante Pulmonar de la Organización Nacional de Trasplante 2021.

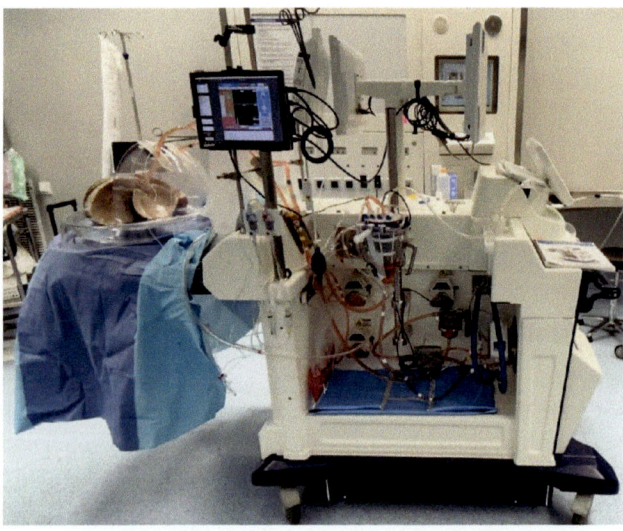

Figura 61-10. Sistema de preservación pulmonar *ex vivo* XPS™.

de perfusión clínicamente probadas y ampliamente utilizadas (**Tabla 61-4**).

Si bien hoy en día los criterios de selección de donantes que potencialmente se beneficiarían de la preservación *ex vivo* son muy variables y dependen en gran medida de la experiencia del centro, las consideraciones generales se mantienen razonablemente estables (**Tabla 61-5**).

Hoy en día, la EVLP es una de las técnicas con mayor desarrollo dentro de las estrategias para aumentar el número de donantes pulmonares y con uno de los impactos más positivos de los últimos años para incrementar la actividad trasplantadora, estimándose un impacto de crecimiento de hasta el 50 % en centros de alto volumen (Toronto, Cleve-

Tabla 61-4. Estrategias de perfusión pulmonar *ex vivo*

Parámetros	Lund	Toronto	OCS®
Perfusión			
Flujo meta	GC total	40 % del teórico	2-2,5 l/min
Presión AP	< 20 mmHg	< 20 mmHg	< 20 mmHg
Presión AI	0 (abierta)	3-5 mmHg	0 (abierta)
Solución	Steen + hematíes	Steen (acelular)	OCS® + hematíes
Bomba	Roller	Centrífuga	Pistón
Ventilación			
Volumen corriente	6-8 ml/kg	7 ml/kg	7ml/kg
Frecuencia respiratoria	12-15	7	10
PEEP	5 cmH$_2$O	5 cmH$_2$O	5 cmH$_2$O
FiO$_2$	21	50	12
Temperatura (°C)			
Perfusión	25	15	32
Ventilación	32	32	32
Evaluación	37	37	37

AI: aurícula izquierda; AP: arteria pulmonar; FiO$_2$: fracción inspirada de oxígeno; GC: gasto cardíaco; PEEP: presión positiva telespiratoria.

Tabla 61-5. Criterios generales para la selección de donantes

- Donantes menores de 65 años
- PaO$_2$/FiO$_2$ < 300 mmHg (con fracción inspirada de oxígeno 100 % y presión positiva telespiratoria 5)
- Alteración anatómica/estructural del órgano
- Evidencia macroscópica de edema pulmonar
  - Alteración en el colapso pulmonar
  - Aumento de presiones pico > 30 y *plateau* > 20
  - Congestión pulmonar
- Logísticos
  - Disponibilidad limitada de quirófanos o personal
  - Asociados con el receptor (disección compleja, retrasplante, ausencia de receptor o a larga distancia)

land) o del 15 al 25 % en centros de bajo volumen, incluyendo España, con unos resultados globales de supervivencia, estancia hospitalaria y disfunción primaria del injerto comparables a los de pulmones no perfundidos[11].

El perfil de esta técnica no se limita solo al reacondicionamiento y la evaluación sistemática de órganos. En los últimos años se han producido grandes avances que demuestran el potencial de esta técnica para la resucitación de órganos, es decir, la aplicación de tratamientos dirigidos a diferentes procesos patológicos con la intención de rescatar el órgano, así como prepararlo para tolerar la isquemia, reducir el perfil inflamatorio o inmunogénico (modulando la expresión de interleucinas y citocinas o incluso modificando la expresión de antígenos Rh (**Fig. 61-11**).

Todos estos avances en la investigación traslacional indican que el futuro de la EVLP es muy prometedor y que la perfusión ajustada según las necesidades del órgano es el futuro más cercano[12].

Por lo tanto, la EVLP es una técnica pionera y segura para el reacondicionamiento y la evaluación sistemática de

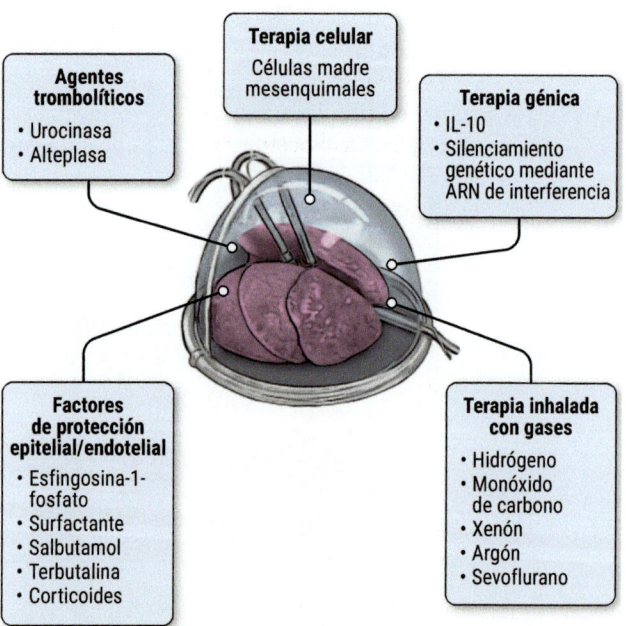

Figura 61-11. Tratamientos introducidos en la preservación pulmonar *ex vivo*. IL-10: interleucina 10.

pulmones marginales, que impacta de manera muy positiva en la rentabilización de los donantes multiorgánicos y en la actividad trasplantadora.

PROCEDIMIENTO QUIRÚRGICO

Cirugía de banco

La cirugía de banco consiste en la preparación del injerto para su implante. Tras la extracción del bloque bipulmonar (**Fig. 61-12**) se realiza la perfusión retrógrada a través de las venas pulmonares hasta obtener un efluente claro y sin trombos por la arteria pulmonar. Los pulmones se transportan insuflados y se empaquetan para el transporte en frío en una triple bolsa, en bloque o por separado, dependiendo del destino de los órganos y de las preferencias del equipo.

Para preparar el injerto de cara al implante se independizan arteria, aurícula y bronquio de cada lado (**Fig. 61-13**); en este punto es importante explorar las estructuras vasculares en busca de posibles defectos. El bronquio se secciona lo más cerca posible de la carina lobar, dejando únicamente uno o dos anillos para reducir la zona isquémica, evitando disecar en exceso el tejido peribronquial para preservar la vascularización en esta zona y evitar complicaciones posteriores de la vía aérea[13]. Se deben aspirar las secreciones bronquiales y tomar muestras para cultivo que guiarán la profilaxis antibiótica postoperatoria.

En ocasiones es necesario adaptar el tamaño del injerto a la cavidad torácica del receptor. Esto puede ocurrir de forma programada, en receptores de pequeño tamaño con patologías restrictivas, o de forma inesperada si durante la cirugía se evidencia una discrepancia de tamaño desproporcionada. La reducción de tamaño se puede hacer resecando de forma atípica una pequeña cantidad de tejido pulmonar, o de forma anatómica cuando la discrepancia entre donante y receptor supera el 20 %; en este caso se habla de trasplante lobar, que podrá ser unilateral o bilateral, empleando los lóbulos superiores, inferiores o una combinación de ambos[14]. En este tipo de trasplante se recomienda el apoyo intraoperatorio con sistemas de circulación extracorpóreo e, incluso, prolongando su empleo en el postoperatorio inmediato para

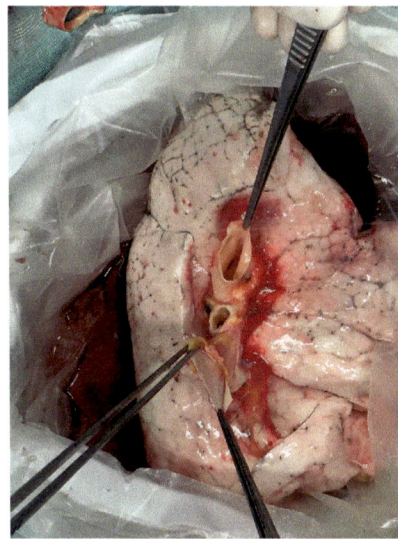

Figura 61-13. Cirugía de banco: individualización de estructuras hiliares. De arriba abajo, arteria, bronquio y rodete de aurícula izquierda con las venas pulmonares.

evitar el hiperaflujo del lóbulo recién implantado y disminuir el riesgo de edema de reperfusión y la consiguiente disfunción del injerto.

Implante pulmonar

La posición del paciente en el quirófano dependerá del abordaje utilizado. En la mayoría de los casos, el paciente se sitúa en decúbito supino y se coloca un rodillo debajo de los hombros para elevar el tórax. El campo quirúrgico debe abarcar desde el cuello del paciente hasta las ingles para proporcionar acceso vascular femoral en caso de que se precise un soporte circulatorio periférico durante la cirugía[15].

La incisión dependerá de las preferencias del cirujano, del tipo de trasplante y de las características del paciente. En los trasplantes bipulmonares, el abordaje quirúrgico preferido por la mayoría de los grupos es la toracotomía anterolateral bilateral submamaria a través del 4º espacio intercostal. Cuando se requiera colocar un sistema de soporte cardiorrespiratorio intraoperatorio o en el caso de cavidades pequeñas, para tener una mejor exposición del campo quirúrgico dicha incisión podrá ampliarse a una esternotoracotomía bilateral o incisión de *clamshell*, seccionando de forma transversal el esternón y ligando los vasos mamarios internos (**Fig. 61-14**). La esternotomía media para trasplantes bipulmonares y la toracotomía posterolateral a través del 5º espacio intercostal para un trasplante unipulmonar son otras de las incisiones utilizadas por algunos grupos de trasplante.

Tras la apertura de la incisión, se realiza la liberación de posibles adherencias pleuropulmonares, teniendo especial cuidado en no dañar el pulmón nativo, ya que las fugas aéreas importantes durante la cirugía van a dificultar la ventilación unipulmonar necesaria durante la disección del pulmón contralateral.

Generalmente, los trasplantes bipulmonares se realizan de forma secuencial, comenzando por el pulmón que menos perfunde en la gammagrafía de perfusión y, por lo tanto,

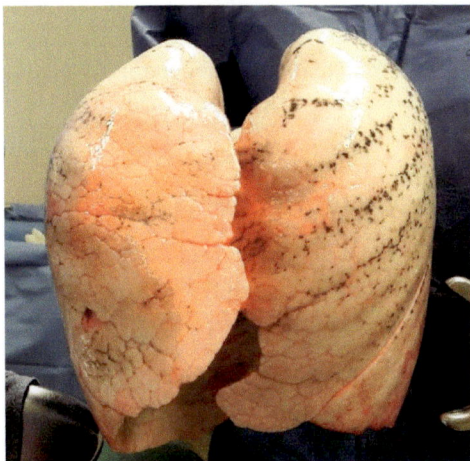

Figura 61-12. Extracción del bloque bipulmonar del donante.

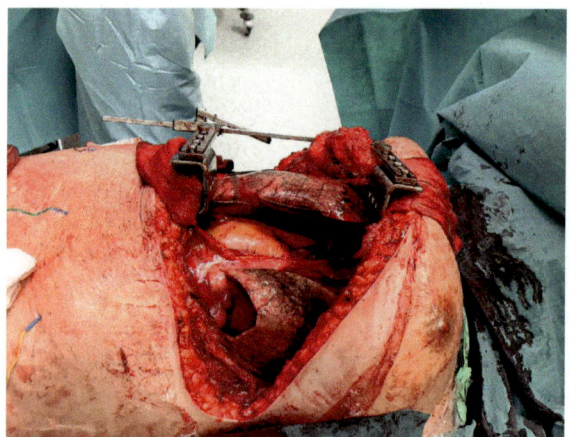

Figura 61-14. Incisión quirúrgica tipo *clamshell* (esternotoracotomía bilateral).

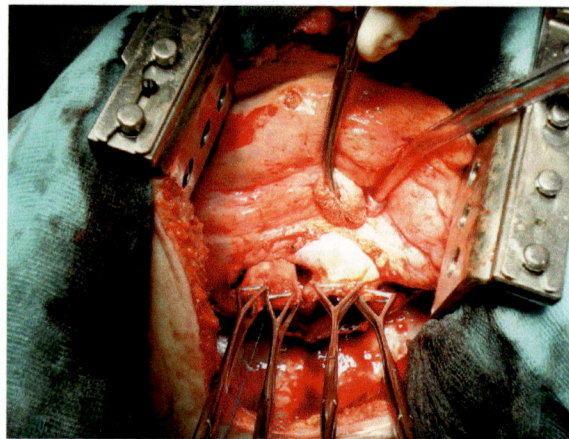

Figura 61-15. Neumonectomía derecha: arteria y venas pulmonares con sección circunferencial del pericardio (de izquierda a derecha).

que tiene peor función pulmonar. En los casos en los que se precise circulación extracorpórea, el implante bipulmonar se podría realizar de forma simultánea.

Para la realización de la neumonectomía se disecan y referencian la vena pulmonar superior, la vena pulmonar inferior (liberando el ligamento pulmonar inferior) y la arteria pulmonar principal, evitando en todo momento dañar el nervio frénico. Antes de realizar la neumonectomía es buena idea clampar la arteria pulmonar principal ipsilateral para mejorar la situación respiratoria del paciente y evitar el *shunt*, en caso de que ese pulmón no se esté ventilando, y para valorar la estabilidad hemodinámica, ya que si se produce un aumento significativo en la presión de la arteria pulmonar puede ser necesario utilizar un soporte cardiorrespiratorio durante la cirugía[16]. Cuando los pulmones donantes se encuentran en el quirófano, se puede comenzar la primera neumonectomía, seccionando ambas venas pulmonares y la arteria pulmonar principal con endograpadoras o ligaduras lo más distalmente posible para tener suficiente longitud vascular a fin de realizar con comodidad las anastomosis. El bronquio principal es seccionado proximal a la salida del bronquio lobar superior, en el lado derecho, y proximal a la carina de separación de los bronquios lobulares superior y inferior en el lado izquierdo, teniendo especial cuidado en realizar una correcta coagulación de las arterias bronquiales para evitar sangrados posteriores. Es importante intentar preservar intacto el máximo tejido peribronquial posible para proteger la vascularización de la anastomosis bronquial.

Después de extraer el pulmón de la cavidad torácica, se abre de forma circunferencial el pericardio alrededor de las estructurales hiliares vasculares para permitir una correcta movilización que facilite la realización de las anastomosis (**Fig. 61-15**).

El implante comienza con la anastomosis del bronquio por ser la estructura hiliar más posterior; la porción membranosa se une con una sutura continua de un monofilamento reabsorbible, habitualmente polidioxanona 4/0, y la porción cartilaginosa con sutura continua o con puntos sueltos. A continuación, las dos venas pulmonares se retraen del mediastino y se coloca un *clamp* vascular en la aurícula izquierda. Se secciona la línea de grapas y se realiza una anas-

tomosis con sutura continua con polipropileno 4/0 endotelio-endotelio. Por último, se efectúa la sutura arterial, para lo que se coloca un *clamp* vascular en la arteria pulmonar principal, de nuevo se secciona la línea de grapas y se anastomosa a la arteria del pulmón donante con polipropileno 5/0, con cuidado de evitar torsiones.

Una vez completadas las anastomosis, se procede a la reperfusión del injerto, eliminando los restos de solución de preservación y aire que puedan quedar en la circulación pulmonar antes de anudar las suturas vasculares. Posteriormente, se realiza un desclampaje controlado de la arteria pulmonar durante unos 10 minutos para prevenir la hiperperfusión del injerto recién implantado, siempre bajo una ventilación controlada con una $FiO_2 < 40\ \%$.

Se repite el mismo proceso en el otro pulmón. La presencia de hipoxemia durante la disección del segundo pulmón puede indicar la disfunción del primer injerto y obliga a la instauración de asistencia cardiorrespiratoria. Tras el implante del segundo pulmón se llevan a cabo una hemostasia rigurosa, la colocación de los tubos de drenaje y el cierre de la pared torácica.

OXIGENACIÓN CON MEMBRANA EXTRACORPÓREA

Los sistemas de ECMO se utilizan en diferentes contextos en el perioperatorio del trasplante pulmonar: como puente al trasplante, como soporte intraoperatorio y como soporte postoperatorio en el caso de desarrollo de disfunción precoz grave del injerto.

ECMO como puente al trasplante

En ocasiones, los pacientes en lista de espera de trasplante pulmonar tienen un empeoramiento súbito de su situación basal y se hace necesario algún tipo de soporte como puente al trasplante. Tradicionalmente se ha utilizado la ventilación mecánica como puente al trasplante, que puede producir un efecto deletéreo sobre los pulmones y agravar el daño. Varios estudios han demostrado una peor supervivencia en pacientes sometidos a ventilación mecánica previa al trasplante pulmonar[17,18], motivo por el cual precisamente surgieron los dispositivos tipo oxigenador de membrana extracorpóreo como terapia puente en este tipo de pacientes.

Existen diferentes configuraciones en las que la ECMO puede asistir como puente al trasplante pulmonar. Dichas configuraciones dependerán de si la descompensación del paciente es por fallo respiratorio puro debido a hipoxemia y/o hipercapnia o, además, asocia compromiso hemodinámico por hipertensión pulmonar, con fallo del ventrículo derecho o sin este.

En la **figura 61-16** se muestra un algoritmo de decisión dependiendo de la etiología de la descompensación clínica. Se describen cuatro tipos de soporte:

- Soporte A-V (arteriovenoso) (sin bomba): se trata de dispositivos que requieren canulación arterial y venosa en los que el propio corazón del paciente impulsa la sangre a través de la cánula arterial hacia una membrana de intercambio gaseoso y se devuelve al torrente sanguíneo ya oxigenada a través de la cánula venosa.
- Soporte AP-AI (arteria pulmonar-aurícula izquierda) (sin bomba): son dispositivos que se instauran a nivel central, con una cánula en la arteria pulmonar y la otra en la aurícula izquierda. Se instauran en pacientes con hipertensión pulmonar grave con fallo del ventrículo derecho. No requieren bomba que impulse la sangre, ya que es el propio gradiente de presiones el que mueve la sangre a través de la membrana de oxigenación.
- Soporte A-V (con bomba): se trata de un soporte que requiere una bomba que extraiga la sangre por una cánula venosa y la infunda ya oxigenada a través de otra cánula al circuito arterial.
- Soporte V-V (venovenoso) (con bomba): al igual que el anterior dispositivo, se requiere una bomba que extraiga la sangre del circuito venoso y la infunda oxigenada, pero en este caso también en el sistema venoso. Este tipo de

dispositivos están indicados únicamente si el fallo es respiratorio sin compromiso hemodinámico.

Entre las contraindicaciones para la instauración de ECMO como puente al trasplante se hallan los pacientes con *shock* séptico, disfunción multiorgánica, enfermedad arterial grave, ventilación mecánica prolongada (> 1 semana), edad avanzada, obesidad y valoración pretrasplante incompleta.

Son cada vez más los grupos que realizan la estrategia de ECMO en pacientes despiertos, con resultados muy alentadores y una supervivencia mayor a la demostrada con ventilación mecánica. Esta práctica permite a los pacientes rehabilitarse durante el tiempo de la terapia puente para llegar en condiciones óptimas al trasplante. Por lo tanto, a día de hoy, la ECMO se considera una estrategia viable y segura, como puente al trasplante en pacientes seleccionados[19].

ECMO intraoperatoria

La amplia experiencia con el uso de sistemas de ECMO en situaciones de distrés respiratorio ha hecho que su uso como asistencia cardiorrespiratoria paulatinamente esté desplazando al de la circulación extracorpórea tradicional cuando se precisa algún tipo de soporte durante el implante pulmonar. El principal motivo para indicar ECMO durante un implante es la inestabilidad hemodinámica del paciente o la imposibilidad para mantener una ventilación unipulmonar adecuada. No existe evidencia suficiente para aseverar que la ECMO sea superior a la circulación extracorpórea tradicional en el trasplante pulmonar, pero la necesidad de una anticoagulación menos intensa y la posibilidad de mantener el mismo sistema las primeras horas del postoperatorio en los casos que así lo requieran hacen que cada día más grupos adopten la ECMO como el tipo de asistencia de elección.

La experiencia publicada hasta la fecha pone de manifiesto que, en comparación con la circulación extracorpórea, el uso de ECMO se asocia con una menor incidencia de sangrado postoperatorio, de necesidad de transfusiones, de insuficiencia renal y de duración de la ventilación mecánica[20].

ECMO postoperatoria

La incidencia global de la disfunción primaria del injerto (DPI) es de alrededor del 30 %, y el 15-20 % de los pacientes desarrollan DPI de grado 3 en las primeras 72 horas después del trasplante, según datos de la Sociedad Internacional de Trasplante de Corazón y Pulmón (ISHLT) (**Tabla 61-6**)[21]. Se han identificado distintos factores relacionados con el donante, el receptor y el propio procedimiento: edad, tabaquismo, obesidad, enfermedad pulmonar de base, politransfusiones, tiempos de isquemia, uso de sistemas de circulación extracorpórea, etcétera[22].

La implementación de la ECMO en el manejo postoperatorio del trasplante pulmonar ha sido muy positiva, no solo en la supervivencia global sino también en la morbimortalidad atribuible a la DPI. Esta estrategia tiene como objetivo asistir al paciente tras la instauración de un cuadro grave de DPI (grado 3), con la intención de reducir los daños consiguientes sobre el parénquima pulmonar de una venti-

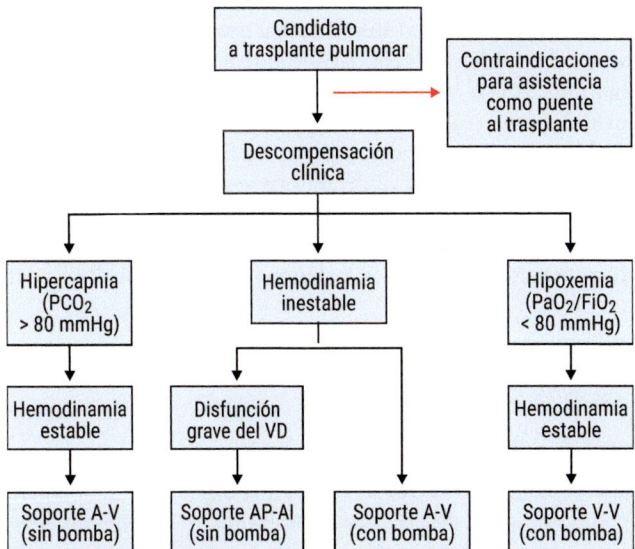

Figura 61-16. Estrategias de soporte como puente al trasplante de acuerdo con la situación clínica del paciente. AP-AI: arteria pulmonar-aurícula izquierda; A-V: arteriovenoso; VD: ventrículo derecho. V-V: venovenoso.

Tabla 61-6. Disfunción primaria del injerto según la ISHLT

Grado	Infiltrados en radiografía	PaO_2/FiO_2
0	No	Cualquiera
1	Sí	> 300
2	Sí	200-300
3	Sí	< 200
ISHLT: Sociedad Internacional de Trasplante de Corazón y Pulmón.		

Tabla 61-7. Factores de riesgo relacionados con la aparición de disfunción primaria del injerto

Características del donante pulmonar
- Antecedente de tabaquismo y/o alcoholismo
- Tiempo prolongado en la UCI con ventilación mecánica
- Inestabilidad hemodinámica
- Infecciones pulmonares
- Proceso de muerte encefálica
- Extracción y mantenimiento del injerto:
  – Solución de preservación utilizada
  – Tiempos de isquemia caliente
  – Tiempos de isquemia fría

Características del receptor
- Enfermedad de base (fibrosis pulmonar idiopática, sarcoidosis)
- Hipertensión pulmonar
- Obesidad

Implante pulmonar
- Transfusión de hemoderivados > 1 l
- FiO_2 reperfusión del injerto > 0,4
- Uso de circulación extracorpórea

lación agresiva o altas concentraciones de oxígeno (FiO_2). Clásicamente, esta estrategia suele considerarse cuando otras herramientas de asistencia han fallado. Como regla general puede elegirse una configuración determinada en función del estado hemodinámico del paciente y del estado funcional del ventrículo derecho:

- ECMO venovenosa: en pacientes con buena hemodinámica, ventrículo derecho normal y sin hipertensión pulmonar significativa.
- ECMO venoarterial: en pacientes inestables con disfunción del ventrículo derecho.

COMPLICACIONES PRECOCES

A pesar de que el trasplante pulmonar se ha convertido en un tratamiento establecido para las enfermedades pulmonares en fase terminal, el manejo postoperatorio y de sus complicaciones sigue siendo de gran complejidad, por lo que requiere un seguimiento estrecho y un abordaje multidisciplinar.

Disfunción primaria del injerto

La DPI es una forma de daño pulmonar agudo que ocurre en las primeras 72 horas tras el trasplante. Se caracteriza por la presencia de edema pulmonar con daño alveolar difuso, que clínicamente se manifiesta con hipoxemia e infiltrados alveolares en la radiografía de tórax. Afecta alrededor del 25 % de los pacientes, conlleva una importante morbimortalidad y hasta el momento no existe un tratamiento específico[21,23].

La base de la DPI es un daño por isquemia-reperfusión y una situación de estrés oxidativo con liberación de radicales libres de oxígeno que inducen un daño en el epitelio y el endotelio, con aumento de la permeabilidad capilar y daño alveolar que lleva al edema pulmonar. Hay distintos mecanismos que influyen en su aparición (mecánicos, inmunológicos e inflamatorios) y existen distintos factores de riesgo durante todo el proceso de trasplante que también se relacionan con su aparición (**Tabla 61-7**).

En 2005, la ISHLT propuso una definición basada en la presencia de infiltrados en la radiografía de tórax y un grado variable de hipoxemia que determinará la gravedad, medidos en momentos puntuales durante las primeras 72 horas tras el trasplante (v. **Tabla 61-6**)[23]. Esta definición sigue vigente con algunos matices propuestos en el nuevo documento de consenso publicado en 2016[21]. La presencia de DPI de grado 3 a

las 72 horas del trasplante es un predictor de desarrollo de disfunción crónica y mortalidad a largo plazo[24]. Para diagnosticarla es necesario excluir otras causas que cursen con el mismo cuadro clínico y radiológico, como infecciones pulmonares, edema cardiogénico, rechazo hiperagudo, daño pulmonar por transfusión o problemas en las anastomosis vasculares.

La prevención del desarrollo de DPI debe comenzar por optimizar cada uno de los aspectos del trasplante pulmonar que constituyen un riesgo para su desarrollo, mejorando la selección del donante y receptor, su emparejamiento y el manejo perioperatorio y postoperatorio, las técnicas de preservación y almacenamiento del órgano, así como las técnicas de implante y reperfusión.

Una vez instaurada la DPI, el tratamiento será de soporte, utilizando unos parámetros de ventilación mecánica protectora, prostaglandinas para vasodilatar el lecho vascular o, incluso, óxido nítrico inhalado para reducir las resistencias vasculares. Además, será necesario realizar un buen manejo hemodinámico y volémico forzando una diuresis vigorosa. Si todas estas medidas fallan, puede ser necesaria la colocación de una asistencia respiratoria tipo ECMO de forma precoz, en modalidad venovenosa o venoarterial, dependiendo de si hay fallo, o no, del ventrículo derecho. El retrasplante podría valorarse en casos muy seleccionados con un alto riesgo quirúrgico y una baja supervivencia a 1 año[25].

Complicaciones quirúrgicas

Complicaciones vasculares

Las complicaciones vasculares son poco frecuentes, ya que aparecen en el 1-3 % de los trasplantes pulmonares, pero conllevan una elevada morbimortalidad[26]. Generalmente, se deben a problemas técnicos en las suturas en forma de torsiones o estenosis. Si el problema se localiza en la anastomosis arterial, el paciente presentará hipoxemia sin un desencadenante claro e hipertensión pulmonar persistente. Por otro lado, si el problema se encuentra en la anastomosis de la aurícula izquierda se producirá congestión pulmonar y, secundariamente, hepatización irreversible del pulmón o lóbulo afecto. El diagnóstico requiere un alto nivel de sospecha y se confirma mediante angiotomografía computarizda. En la mayoría de los casos el tratamiento de elección es quirúrgico, bien rehaciendo la sutura en el intraoperatorio, bien realizando una resección pulmonar reglada, lobectomía o neumonectomía, cuando el diagnóstico es más tardío.

Complicaciones de la vía aérea

Las complicaciones de la vía aérea suponen una de las principales causas de morbimortalidad tras el trasplante de pulmón y su incidencia varía entre el 2 y el 18 %. Durante los últimos años ha disminuido su incidencia al introducirse ciertas mejoras en la técnica del trasplante pulmonar, como son la selección de donante y receptor, la preservación pulmonar, la optimización de la técnica quirúrgica y unos mejores cuidados postoperatorios. Aun así, hay varios factores predisponentes[27], como los tiempos de ventilación mecánica prolongados, la discrepancia de tamaño donante-receptor, la hipoperfusión prolongada en el receptor, la anastomosis bronquial derecha o las infecciones.

Su aparición parece estar en relación con la isquemia que presenta el bronquio del donante debido a la interrupción de la circulación bronquial durante la extracción pulmonar. Uno de los puntos más importantes es intentar realizar la anastomosis lo más cerca posible de la carina lobar, preservando al máximo el tejido peribronquial. En cuanto a la técnica quirúrgica, tanto la sutura continua (en las porciones membranosa y cartilaginosa) como la sutura en puntos sueltos (solo en la porción cartilaginosa) han demostrado resultados similares, con una baja incidencia de complicaciones de la vía aérea que requieren intervención[28].

Según el Consenso de la ISHLT de 2018, las complicaciones de la vía aérea se dividen en cuatro tipos: isquemia y necrosis, dehiscencia, estenosis y malacia (**Fig. 61-17**)[27]. El diagnóstico se realiza con fibrobroncoscopia flexible; el tratamiento depende del tipo de lesión, aunque el manejo endoscópico es eficaz en la mayoría de los casos[28].

La isquemia y la necrosis aparecen en la fase más inicial y requieren un seguimiento estrecho con fibrobroncoscopias de control cada 2-3 días y cobertura antifúngica para evitar la sobreinfección. En ocasiones puede ser necesario el desbridamiento endoscópico del tejido desvitalizado.

La dehiscencia debe sospecharse ante fuga aérea prolongada a través de los drenajes, neumotórax de nueva apari-

ción o sepsis. Detectar esta complicación de forma precoz es fundamental para evitar consecuencias catastróficas. Dependiendo de su extensión puede tratarse de forma conservadora o mediante la colocación de un *stent*. En casos más graves puede optarse por rehacer la anastomosis bronquial, colocar un colgajo vascularizado sobre la sutura dehiscente o realizar un retrasplante pulmonar, con una alta morbimortalidad[29].

La estenosis es la complicación bronquial más frecuente, con una incidencia entre el 1,6 y el 32 %[29] y, generalmente, aparece a los meses del trasplante. Algunos factores de riesgo relacionados con su aparición son la existencia previa de complicaciones en la sutura bronquial o de infecciones, sobre todo, por *Actynomyces, Pseudomonas* o *Aspergillus*. El tratamiento está indicado en pacientes sintomáticos o con una estenosis > 50 % y, en principio, es endoscópico con dilataciones con balón o colocación de un *stent*. La cirugía es la última opción terapéutica en estenosis refractarias al tratamiento endoscópico, así como el retrasplante, que debe indicarse únicamente en pacientes muy seleccionados.

MANEJO POSTOPERATORIO: INMUNOSUPRESIÓN, PROFILAXIS Y RECHAZO CELULAR AGUDO

Inmunosupresión

El tratamiento inmunosupresor en el trasplante pulmonar se puede dividir[30] en inducción y mantenimiento.

Tratamiento de inducción

No existe unanimidad en cuanto a la necesidad de inducción en los receptores de trasplante pulmonar. A pesar de las controversias respecto al uso o no de inducción, los datos del registro de la ISHLT son favorables a su empleo, ya que reducen la frecuencia de rechazo agudo y mejoran la supervivencia. Además, existe unanimidad en considerar la inducción esencial en situaciones especiales de alto riesgo inmunológico por anticuerpos anti-HLA pretrasplante o cuando deba retrasarse el inicio de los inhibidores de la calcineurina (INC) por insuficiencia renal.

Aunque no todos los centros utilizan tratamiento de inducción, cada vez son más los grupos que los incluyen en sus protocolos. Un argumento a favor de su empleo es la reducción del riesgo de rechazo agudo durante la situación de mayor inestabilidad del paciente en el postrasplante inmediato, mientras que los argumentos en contra son el mayor riesgo de infección y de cáncer. Actualmente se utilizan tres fárma-

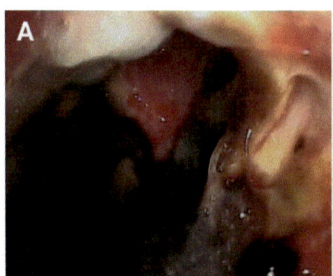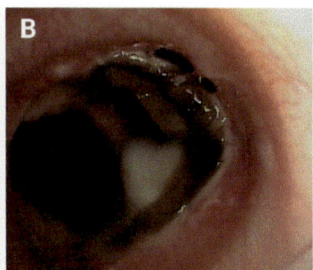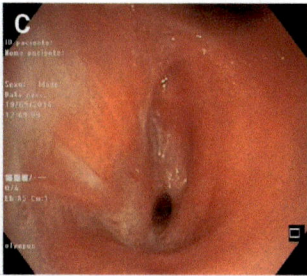

Figura 61-17. Complicaciones de la vía aérea. **A)** Isquemia y necrosis. **B)** Dehiscencia. **C)** Estenosis.

cos en la inducción del trasplante pulmonar: un antagonista del receptor de la interleucina 2 (IL-2) del linfocito T activado (basiliximab) y dos anticuerpos con actividad linfocítica, la timoglobulina y el alemtuzumab.

Tratamiento de mantenimiento

No existe consenso sobre cuál es el mejor esquema de inmunosupresión en los receptores de trasplante pulmonar. Los ensayos clínicos son escasos, por lo que las recomendaciones se extrapolan fundamentalmente a partir de los resultados obtenidos en estudios retrospectivos, en registros de datos y en receptores de otros órganos. La inmunosupresión debe ser especialmente intensa en los primeros meses postrasplante, cuando es mayor el riesgo de rechazo, para disminuir posteriormente de intensidad con objeto de reducir la frecuencia y la intensidad de los efectos adversos. El objetivo es bloquear la cascada inmunológica con una combinación de fármacos con distintas dianas de actuación y diferente perfil de efectos secundarios.Los esquemas de inmunosupresión de mantenimiento se fundamentan en una triple terapia constituida por los INC, asociados a un antimetabolito, y ambos en combinación con corticoides.

Los inhibidores de la proteína-cinasa diana de la rapamicina de mamíferos (mTOR) se introdujeron como alternativa a los antimetabolitos, y en ocasiones en sustitución de los INC, con resultados dispares. La combinación inmunosupresora más empleada en los receptores de trasplante pulmonar incluye el tacrólimus, el micofenolato y los corticoides.

Profilaxis infecciosa

Durante el primer año tras el trasplante pulmonar, el riesgo de infección es mayor: de 17,3/1.000 trasplantes/día duran-te el primer mes y de 2,6 infecciones/1.000 trasplantes/día[31] entre los 3 y los 12 meses, disminuyendo de forma paulatina a lo largo del tiempo. Según datos del registro de la ISHLT[32] (**Fig. 61-18**), las infecciones son la principal causa de mortalidad en el primer año postrasplante, y constituyen un factor de riesgo para la disfunción crónica del injerto. Según el tiempo que haya transcurrido desde la intervención se clasifican de la siguiente forma:

- Durante el primer mes suelen ser infecciones nosocomiales y/o derivadas del donante, por lo que es importante tener en cuenta las infecciones/colonizaciones previas del receptor y también los cultivos previos del donante.
- A partir del primer mes y durante el primer año suelen ser infecciones oportunistas, debidas a la mayor inmunosupresión que reciben estos pacientes durante este período.
- A partir del primer año existe mayor incidencia de infecciones adquiridas en la comunidad.

Por todo ello, la profilaxis infecciosa es fundamental desde el período perioperatorio, aunque no existen guías establecidas, los receptores son cubiertos de forma empírica para gérmenes grampositivos y gramnegativos. Si tienen antecedentes de infecciones y/o colonización, el tratamiento perioperatorio debería dirigirse a los cultivos previos del receptor. Los resultados de los cultivos del donante deberían ser valorados y la cobertura antimicrobiana ajustada según sea necesario.

En cuanto a la profilaxis vírica, se recomienda iniciar profilaxis frente al citomegalovirus (CMV) basándose en el riesgo de infección determinado por el estado serológico tanto del donante como del receptor, siendo de mayor riesgo aquel trasplante cuyo receptor tenga una serología negativa y reciba un donante con serología positiva para CMV (*mis-*

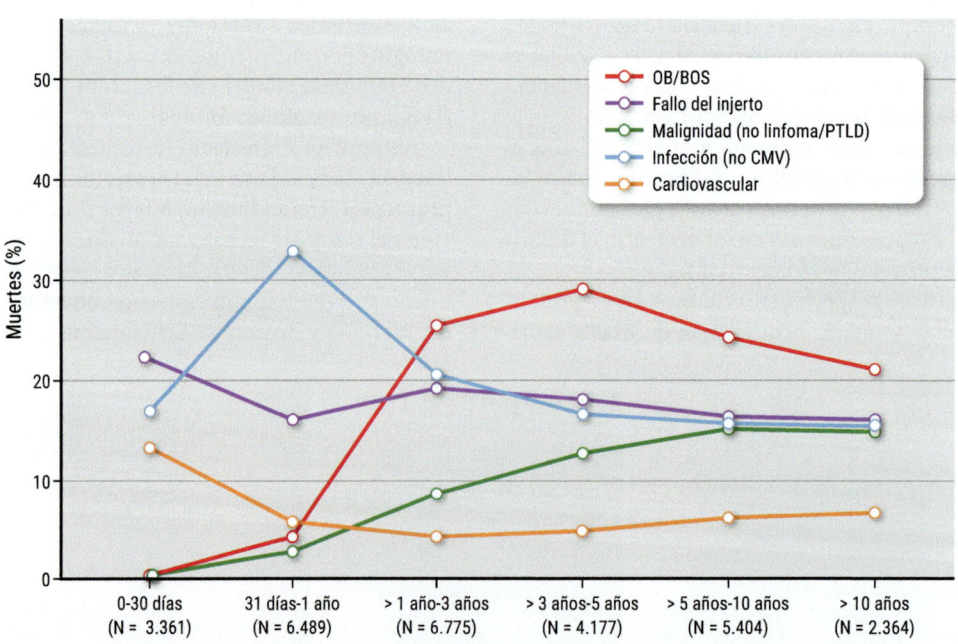

Figura 61-18. Causas de mortalidad del trasplante pulmonar. OB/BOS: bronquiolitis obliterante; CMV: citomegalovirus; PTLD: enfermedad linfoproliferativa postrasplante. (Tomado de Sociedad Internacional de Trasplante de Corazón y Pulmón. www.ISHLT.org).

match de riesgo)[33]. Los pacientes que reciben profilaxis para el CMV no necesitan profilaxis adicional para el virus del herpes simple ni para el virus de la varicela-zóster, pero estas profilaxis deberían tenerse en cuenta en pacientes trasplantados seronegativos con un donante seronegativo.

En cuanto a la profilaxis antifúngica, esta se inicia en el postrasplante inmediato en la mayoría de los centros, aunque existen distintas estrategias ya que no existen guías bien establecidas.

La profilaxis frente a la neumonía por *Pneumocystis jirovecii* de forma indefinida es recomendada para todos los receptores de un trasplante pulmonar.

Rechazo celular agudo

El rechazo celular agudo es una complicación frecuente tras el trasplante pulmonar a pesar de un tratamiento inmunosupresor intenso, y el 27 % de los receptores tiene al menos un episodio en el primer año[32]. Aunque el rechazo celular agudo suele ser clínicamente silente y raras veces letal, ha sido reconocido como un importante factor de riesgo para el desarrollo de disfunción crónica del injerto[35]. El diagnóstico se basa en la presencia de un infiltrado mononuclear perivascular a modo de circunferencia. Su gravedad estará en función de la intensidad de los infiltrados mononucleares y de la extensión al intersticio adyacente[34,35] (**Tabla 61-8**).

El rechazo agudo sintomático o mayor de grado A2 requiere tratamiento con bolos de metilprednisolona 10 mg/kg/día por vía intravenosa durante 3 días, seguido de una pauta de descenso más o menos rápida en función de la respuesta del paciente. Tras un episodio de rechazo, la inmunosupresión de mantenimiento debe ser revisada y «optimizada». Ante un rechazo agudo sin factor desencadenante conocido, con niveles óptimos de inmunosupresión, se debe considerar un cambio en la inmunosupresión de mantenimiento y/o la adición de un mTOR.

Es necesario comprobar la resolución del rechazo a las 3-4 semanas del tratamiento, puesto que hasta en el 30 % de los casos pueden ser refractarios. No existe consenso sobre el manejo más adecuado del rechazo refractario y las distintas opciones incluyen: nuevos bolos de corticoides, timogloubilina, radiación linfoide total y/o fotoaféresis extracorpórea.

DISFUNCIÓN CRÓNICA DEL INJERTO

La disfunción crónica del injerto se define como un grupo de manifestaciones clínicas de un amplio rango de procesos patológicos tanto en la vía aérea como en el parénquima pulmonar del injerto que conducen a un deterioro significativo y persistente en la función pulmonar y ocurre más allá de los 3 primeros meses tras el trasplante pulmonar[30]. La frecuencia de desarrollo aumenta con el tiempo de supervivencia postrasplante y afecta al 12 % de los receptores al primer año y a más del 50 % a los 5 años.

La disfunción crónica del injerto se define también como una caída sustancial y persistente (≥ 20 %) del valor de referencia del volumen espiratorio forzado en un segundo (FEV_1), siendo el valor de referencia la media de las 2 mejores mediciones del FEV_1 postrasplante con una diferencia entre las dos de, al menos, 3 semanas. La gravedad de la disfunción crónica del injerto se pondera según la disminución del FEV_1 respecto al valor basal (**Tabla 61-9**).

Existentes tres formas de disfunción crónica del injerto (**Tabla 61-10**):

- La forma más frecuente es la limitación al flujo aéreo causada por la bronquiolitis obliterante. Los criterios diagnósticos son la obstrucción con una caída del FEV_1 ≥ 20 % junto a otros índices de limitación al flujo aéreo sin infiltrados radiológicos persistentes.
- Hasta un 30 % de los pacientes con disfunción crónica del injerto desarrollan el síndrome restrictivo del injerto, una alteración restrictiva definida como una caída persistente del $FEV_1 \geq 20$ %, un descenso de la capacidad pulmonar total ≤ 90 % comparado con el valor basal (media de dos medidas obtenidas a la vez o muy próximas a los dos mejores FEV_1 postoperatorios) y la presencia de opacidades persistentes en la radiografía de tórax y/o la tomografía computarizada.
- Forma mixta, que presenta características de los dos anteriores.

Para la confirmación de la disfunción crónica del injerto tras una infección reciente y/o un rechazo agudo, debe completarse el tratamiento de la causa, y se recomienda un ciclo con un macrólido (habitualmente azitromicina).

Tabla 61-8. Diagnóstico histológico del rechazo agudo y de la bronquiolitis linfocítica			
Categoría del rechazo	**Grado**	**Gravedad**	**Histología**
Grado A: rechazo agudo	0	Ninguna	Sin anomalía evidente
	1	Mínima	Discreto infiltrado perivascular mononuclear
	2	Leve	Más frecuente infiltrado perivascular, puede haber eosinófilos
	3	Moderada	Infiltrado perivascular denso, extensión al espacio intersticial, puede haber eosinófilos y neutrófilos
	4	Grave	Infiltrado difuso perivascular, intersticial y en el espacio aéreo Puede haber neutrófilos
Grado B: afectación de la vía aérea	0	Ninguna	Sin inflamación bronquiolar evidente
	1R	Baja	Infrecuente, capa de células mononucleares en submucosa bronquiolar
	2R	Alta	Largo infiltrado de linfocitos activados en la submucosa bronquiolar, puede haber eosinófilos

Tabla 61-9. Gravedad de la disfunción crónica del injerto en función de la disminución del FEV_1 respecto al basal

Estadio de la disfunción del injerto	Valor de FEV_1
0	Actual FEV_1 > 80 % del valor basal
1	Actual FEV_1 > 65-80 % del valor basal
2	Actual FEV_1 > 50-60 % del valor basal
3	Actual FEV_1 > 35-50 % del valor basal
4	Actual FEV_1 ≤ 35 % del valor basal

Tabla 61-10. Fenotipos en la disfunción crónica del injerto

Estadio	Obstrucción (FEV_1/CVF < 0,7)	Restricción (CPT < 90 % del basal)	Imágenes radiológicas
Bronquiolitis obliterante	Sí	No	No
Síndrome restrictivo del injerto	No	Sí	Sí
Mixto	Sí	Sí	Sí
Indefinido	Sí	No	Sí
Indefinido	Sí	Sí	No

CPT: capacidad pulmonar total; CVF: capacidad vital forzada; FEV_1: volumen espiratorio forzado en un segundo.

La biopsia transbronquial y el lavado broncoalveolar son fundamentales en la detección de las causas potencialmente tratables y debe realizarse antes del diagnóstico definitivo de disfunción del injerto.

No hay un tratamiento específico una vez establecida la disfunción del injerto. En el tipo bronquiolitis obliterante debería evitarse el tratamiento con altas dosis de corticoides por los efectos colaterales dañinos y la escasa eficacia. Entre las opciones se incluyen el cambio de inmunosupresión (ciclosporina por tacrólimus, antimetabolito por mTOR), funduplicatura si existe reflujo gastroesofágico confirmado, irradiación linfocítica o fotoaféresis extracorpórea[32]. El tratamiento con azitromicina durante al menos 8 semanas demostró mejoría o estabilización en algunos pacientes con bronquiolitis obliterante y neutrofilia en el lavado broncoalveolar[36].

En cuanto al síndrome restrictivo del injerto, tampoco hay un tratamiento específico, aunque en alguna serie de casos ha sido de utilidad el uso de pirfenidona[37], nintenadib o alemtuzumab.

REFERENCIAS BIBLIOGRÁFICAS

1. Weill D, Benden C, Corris PA et al. A consensus document for the selection of lung transplant candidates: 2014 –an update from the Pulmonary Transplantation Council of the International Society for Heart and Lung Transplantation. J Heart Lung Transplant 2015; 34: 1-15.
2. Khush KK, Cherikh WS, Chambers DC et al. International Society for Heart and Lung Transplantation. The International Thoracic Organ Transplant Registry of the International Society for Heart and Lung Transplantation: thirty-sixth adult heart transplantation report –2019; focus theme: donor and recipient size match. J Heart Lung Transplant 2019; 38: 1056-66. Erratum in: J Heart Lung Transplant 2020; 39: 91.
3. Greer DM, Shemie SD, Lewis A et al. Determination of brain death/death by neurologic criteria: the world brain depth Project. JAMA 2020; 324: 1078-97.
4. Orens JB, Boehler A, de Perrot M et al. A review of lung transplant donor acceptability criteria. J Heart Lung Transplant 2003; 22: 1183-200.
5. Miñambres E, Pérez Villares JM, Chico Fernández M et al. Lung donor treatment protocol in brain death donors: a multicenter study. J Heart Lung Transplant 2015; 34: 773-80.
6. Gómez-de-Antonio D, Campo-Cañaveral JL, Crowley S et al. Clinical lung transplantation from uncontrolled non-heart-beating donors revisited. J Heart Lung Transplant 2012; 31: 349-53.
7. Healey A, Watanabe Y, Mills C et al. Initial lung transplantation experience with uncontrolled donation after cardiac death in North America. Am J Transplant 2020; 20: 1574-81.
8. Van Raemdonck DE, Keshavjee S, Levvey B et al. 5-year results from the ISHLT DCD lung transplant registry confirm excellent recipient survival from donation after circulatory death donors. J Heart Lung Transplant 2019; 38: S103.
9. Ceulemans LJ, Vanluyten C, Monbaliu D et al. Lung transplant outcome following donation after euthanasia. J Heart Lung Transplant 2022; 41: 745-54.
10. Mariscal A, Cypel M, Keshavjee S. Ex vivo lung perfusion. Curr Transplant Rep 2017; 4: 149-58.
11. Possoz J, Neyrinck A, Van Raemdonck D. Ex vivo lung perfusion prior to transplantation: an overview of current clinical practice worldwide. J Thorac Dis 2019; 11: 1635-50.
12. Cypel M, Keshavjee S. Strategies for safe donor expansion. Curr Opin Organ Transplant 2013; 18: 513-7.
13. Aigner C, Klepetko W. Bilateral lung transplantation. Operative techniques in thoracic and cardiovascular surgery. 2012; 17: 181-93.
14. Campo-Canaveral De La Cruz JL, Dunne B, Lemaitre P et al. Deceased-donor lobar lung transplant: a successful strategy for small-sized recipients. J Thorac Cardiovasc Surg 2021; 161: 1674-85.
15. Elgharably H, Javorski MJ, McCurry KR. Bilateral sequential lung transplantation: technical aspects. J Thorac Dis 2021; 13: 6564-75.
16. Awori Hayanga JW, D'Cunha J. The surgical technique of bilateral sequential lung transplantation. J Thorac Dis 2014; 6: 1063-1069.
17. Mason DP, Thuita L, Nowicki ER et al. Should lung transplantation be performed for patients on mechanical respiratory support? The US experience. J Thorac Cardiovasc Surg 2010; 139: 765-73.
18. Singer JP, Blanc PD, Hoopes C et al. The impact of pretransplant mechanical ventilation on short- and long-term survival after lung transplantation. Am J transplant 2011; 11: 2197-204.
19. Chiumello D, Coppola S, Froio S, Colombo A, Del Sorbo L. Extracorporeal life support as bridge to lung transplantation: a systematic review. Crit Care 2015; 19: 19.
20. Hoetzenecker K, Benazzo A, Stork T et al. Bilateral lung transplantation on intraoperative extracorporeal membrane oxygenator: an observational study. J Thorac Cardiovasc Surg 2020; 160: 320-7.
21. Snell GI, Yusen RD, Weill D et al. Report of the ISHLT Working Group on Primary Lung Graft Dysfunction. Part I: definition and grading-A 2016 Consensus Group statement of the International Society for Heart and Lung Transplantation. J Heart Lung Transplant 2017; 36: 1097-103.
22. Bharat A, Hoetzenecker K. Lung transplantation for acute respiratory distress syndrome. Thorac Surg Clin 2022; 32: 135-42.
23. Christie JD, Carby M, Bag R et al. Report of the ISHLT working group on primary lung graft dysfunction. Part II: definition. A consensus statement of the international society for heart and lung transplantation. J Heart Lung Transplant 2005; 24: 1454-59.
24. Van Raemdonck D, Hartwig MG, Hertz MI et al. Report of the ISHLT working group of primary lung graft dysfunction. Part IV: prevention and treatment: a 2016 consensus group statement of the international society for heart and lung transplantation. J Heart Lung Transplant 2017; 36: 1121-36.
25. Yusen RD, Edwards LB, Kucheryavaya AY et al. The registry of the international society for heart and lung transplantation: thirty-first adult lung and heart transplant report 2014; focus theme: retransplantation. J Heart Lung Transplant 2014; 33: 1009-24.
26. De la Torre M, Fernández R, Fieira E et al. Postoperative surgical complications after lung transplantation. Rec Port Pneumol 2015; 21: 36-40.
27. Crespo MM, McCarthy DP, Hopkins PM et al. ISHLT Consensus Statement on adult and pediatric airway complications after lung transplanta-

tion: definitions, grading system, and therapeutics. J Heart Lung Transplant 2018; 37: 548-63.

28. Gil Barturen M, Campo-Cañaveral de la Cruz JL, Crowley Carrasco S et al. Interrupted versus continuous suture for bronchial anastomosis in lung transplantation: does it matter? Eur J Cardiothorac Surg 2022; 62: ezac493.

29. Varela A, Hoyos L, Romero A, Campo-Cañaveral JL, Crowley S. Management of bronchial complications after lung transplantation and sequelae. Thorac Surg Clin 2018; 28: 365-75.

30. Ng CY, Madsen JC, Rosengard BR, Allan JS. Immunosuppression for lung transplantation. Front Biosci (Landmark Ed) 2009; 14: 1627-41.

31. Trachuk P, Bartash R, Mohammed Abbasi, Keene A. Infectious complications in lung transplant recipients. Lung 2020; 198: 879-87.

32. Chambers DC, Cherikh WS, Harhay MO et al. The International Thoracic Organ Transplant Registry of the International Society for Heart and Lung Transplantation: thirty-sixth adult lung and heart-lung transplantation report –2019; focus theme: donor and recipient size match. J Heart Lung Transplant 2019; 38: 1042-55.

33. Razonable RR, Humar A. Cytomegalovirus in solid organ transplant recipients –Guidelines of the American Society of Transplantation Infectious Diseases Community of Practice. Clin Transplant 2019; 33: e13512.

34. Hachem RR. Acute rejection and antibody-mediated rejection in lung transplantation. Clin Chest Med 2017; 38: 667-75.

35. Stewart S, Fishbein MC, Snell GI et al. Revision of the 1996 Working Formulation for the Standardization of Nomenclature in the Diagnosis of Lung Rejection. J Heart Lung Transplant 2007; 26: 1229-42.

36. Penninga L, Penninga EI, Møller CH, Iversen M, Steinbrüchel DA, Gluud C. Tacrolimus versus cyclosporin as primary immunosuppression for lung transplant recipients. Cochrane Database Syst Rev 2013; 31(5): CD008817.

37. Pirsch JD, Sollinger HW. Mycophenolate mofetil–clinical and experimental experience. Ther Drug Monit 1996; 18: 357-61.

Evolución de los trasplantes viscerales y de células VII

Medicina regenerativa para el tratamiento de las lesiones del cartílago articular: desde el implante celular en medio líquido hasta el cultivo de condrocitos de alta densidad

62

P. Guillén García, J. M. López Alcorocho, E. Rodríguez Íñigo, M. Guillén Vicente, T. F. Fernández Jaén e I. Guillén Vicente

INTRODUCCIÓN

La primera causa de consulta al médico es el dolor, y el dolor articular representa aproximadamente el 80 % de las consultas. Una de las estructuras más importantes de la articulación, responsable de su preservación, es el cartílago. El cartílago articular no tiene capacidad de regeneración después de una lesión. Una de las causas más frecuentes en personas jóvenes es la aparición de lesiones condrales debidas a un traumatismo o a enfermedades como la osteocondritis disecante que, si no se tratan, evolucionan a artrosis. La terapia celular se considera actualmente la única técnica capaz de regenerar el cartílago articular.

La incapacidad del cartílago de regenerarse espontáneamente tras una lesión fue puesta de manifiesto en una publicación en 1743 por el médico escocés William Hunter[1]. Es sabido desde hace mucho tiempo que los defectos condrales sin tratar tienen consecuencias clínicas para la articulación, como crepitaciones, tumefacción, dolor, impotencia funcional y, finalmente, artrosis. Por lo tanto, el cartílago articular muestra casi nula capacidad de reparación por sí mismo y, cuando esta reparación sucede, es defectuosa, dando lugar a un cartílago fibroso, rico en colágeno de tipo I (fibrocartílago) en lugar de colágeno de tipo II, esencial para que el cartílago articular (cartílago hialino) presente plenamente su capacidad funcional.

En pacientes jóvenes es necesario resolver los defectos condrales antes de que se produzcan afecciones más graves como la artrosis. Aunque existen varias estrategias terapéuticas para el tratamiento de las lesiones condrales, todas ellas no consiguen formar cartílago hialino. La medicina regenerativa y, en concreto, el implante de condrocitos autólogos es una alternativa que se emplea desde hace más de 27 años para el tratamiento de las lesiones condrales, con resultados excelentes.

En este capítulo se describirá cómo surgió la idea de utilizar células vivas para el tratamiento de las lesiones de cartílago, la evolución de la técnica desde el empleo de los condrocitos en suspensión líquida hasta llegar a la versión actual, en las que se realiza un implante de condrocitos de alta densidad sobre membrana de colágeno, desarrollada en la Clínica CEMTRO.

IMPLANTE DE CONDROCITOS AUTÓLOGOS EN MEDIO LÍQUIDO

La idea de utilizar condrocitos para curar los defectos del cartílago articular surgió en Suecia, en 1994, en el equipo del Dr. Lars Peterson[2]. El implante de condrocitos autólogos (ACI, del inglés, *autologous chondrocyte implantation*) está basado en la utilización de condrocitos autólogos en suspensión. Los condrocitos se aíslan de una biopsia de cartílago tomada de una zona que no soporta carga, que posteriormente se cultivan e implantan en la región de cartílago dañada, donde contribuyen a su regeneración.

En esta modalidad, los condrocitos se implantaban en la lesión bajo un parche de periostio, extraído de la tibia, que se suturaba al cartílago. En la mayoría de los casos (casi un 80 % de los casos tratados), el implante de condrocitos autólogos conducía a una regeneración total de la superficie articular mediante la formación de cartílago hialino, lo que reducía considerablemente el dolor y la inflamación y mejoraba sustancialmente la movilidad de la articulación. A pesar de los buenos resultados, la técnica presenta algunos problemas. En primer lugar, el manejo de las células en medio líquido es complicado durante la cirugía y no se puede aplicar mediante artroscopia. Además, hay que cubrir la zona del implante con periostio, cuya obtención requiere una cirugía mayor al tener que acceder a la tibia, lo que incrementa la morbilidad. Por último, al ser un tejido vivo puede dar lugar a un crecimiento hipertrófico que obligaba a realizar artroscopia para extirpar la fibrosis y que a veces podía sufrir deslaminación.

En 1996 comenzamos a aplicar en España esta técnica para el tratamiento de las lesiones de cartílago de rodilla y tobillo. Se obtenían las biopsias de cartílago sano y se enviaban primero a Suecia y posteriormente a Estados Unidos, donde se realizaban los cultivos, y desde donde envia-

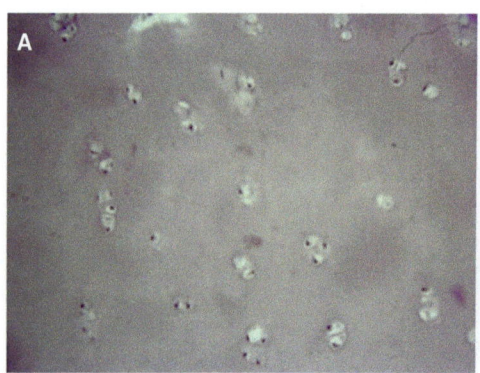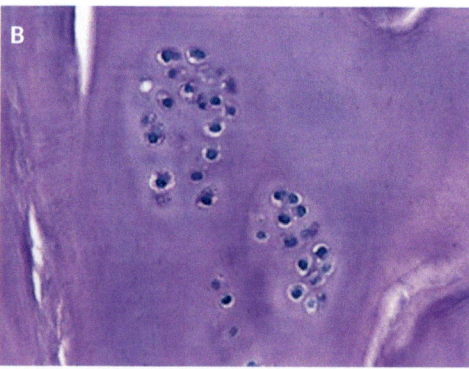

Figura 62-1. Tejido cartilaginoso regenerado tras un de condrocitos autólogos sobre membrana de colágeno (MACI). Se observa una celularidad limitada **(A)** con los condrocitos agrupados en *clusters* **(B)**.

ban ya las células para implantar. Desde 1996 a 2001, la casuística de la Clínica CEMTRO comprendía un total de 152 pacientes cuya media de edad era de 30 años (rango: 14-56 años), de los cuales 125 eran hombres y 27 mujeres. En 146 casos la lesión estaba localizada en la rodilla y en 6 en el tobillo, siendo el tamaño medio del defecto de 6,1 cm, con un rango medio entre 1,5 y 13,5 cm. Nuestro centro fue el primero en el mundo en la aplicación de la técnica en las lesiones de tobillo. Considerados globalmente, los resultados han sido muy buenos, con un seguimiento que abarca desde 1996, año en que se implantó el primer caso, y 2001, fecha en que se adoptó la siguiente modalidad hasta la actualidad (21-26 años de seguimiento). Así, el 75 % de los pacientes ha llevado una vida normal, incluido el deporte de alta competición. Por ello, la técnica de implante de condrocitos autólogos ha dado unos resultados muy satisfactorios.

IMPLANTE DE CONDROCITOS AUTÓLOGOS SOBRE MEMBRANA DE COLÁGENO

El implante de condrocitos autólogos sobre un transportador (*carrier* o *scaffold*) ha supuesto un gran avance en el tratamiento de las lesiones del cartílago articular. En el procedimiento denominado implante de condrocitos autólogos sobre membrana de colágeno (MACI, *matrix-assisted autologous chondrocyte implantation*), basado en una modificación del implante de condrocitos autólogos, se utiliza una membrana de colágeno I/III de origen porcino como biomaterial, que actuaría como un soporte biológico sobre el que estarían integrados los condrocitos una vez cultivados. Con esta variación se cubriría el defecto del cartílago con la membrana en lugar de periostio. Una ventaja de esta técnica es que se puede realizar mediante artroscopia y, al no requerir periostio, la cirugía es más sencilla y ya no se produce fibrosis.

La casuística de la técnica MACI en la Clínica CEMTRO asciende a 174 pacientes desde 2001 a 2010. Los resultados de los primeros 50 pacientes tratados con MACI en nuestro centro se publicaron en 2015[3]. La media de edad de los pacientes era de 26 años (14-48 años). En 42 casos la lesión estaba localizada en la rodilla, y en 8, en el tobillo. El diagnóstico preoperatorio era de osteocondritis disecante en 38 casos. De los 50 pacientes solo 9 no habían recibido ningún tratamiento quirúrgico previo.

El tamaño del defecto era menor de 2,5 cm^2 en 35 casos. El éxito del implante se valoró mediante la variación del do-

lor antes y después de la cirugía según la escala visual analógica. Se observó una mejoría estadísticamente significativa en el porcentaje de pacientes con dolor antes y después de la cirugía. La movilidad de los pacientes después de la cirugía era completa en todos, excepto en 4 casos, que presentaban una limitación en los últimos grados de flexión. De los 50 pacientes, 32 (64 %) volvieron a practicar deporte, 21 (36 %) no se reincorporaron a su actividad deportiva previa a la lesión, aunque en algún caso sí realizaban algún tipo de deporte, como piscina o bicicleta. En 5 casos fue posible tomar una biopsia del tejido regenerado transcurridos 2 años después del implante. El análisis histológico mostró condrocitos rodeados de una matriz cartilaginosa, agrupados en *clusters* y, en algunas áreas, con distribución columnar (**Fig. 62-1**).

La técnica MACI que desarrollamos en Europa fue aprobada por la *Food and Drug Adminstration* (FDA) en 2016 y se aplica en Estados Unidos.

IMPLANTE DE CONDROCITOS AUTÓLOGOS DE ALTA DENSIDAD: *INSTANT CEMTROCELL*

Los resultados obtenidos con el MACI fueron buenos, aunque el cartílago neoformado era más blando y presentaba menos celularidad que el original, por lo que consideramos que podíamos modificar la técnica para mejorarla. En la técnica MACI, las células se cultivan hasta alcanzar los 20-30 millones, cantidad que se aplica en la membrana de colágeno de dimensiones de 20 cm^2, por lo que la densidad celular final en la membrana es de 1 millón de células/cm^2 de lesión. Por lo tanto, según esta técnica, para una lesión de 2 × 2 cm^2 se estarían implantado realmente 4 millones de células, «desperdiciándose» 16 millones de células (**Fig. 62-2 A**).

En 2008, la Clínica CEMTRO junto con el Laboratorio Amplicel, comenzó a desarrollar un método propio de implante de condrocitos autólogos sobre membrana para el tratamiento de las lesiones cartilaginosas. En esta técnica se utiliza el mismo biomaterial que en el MACI, la membrana de colágeno I/III de origen porcino, pero el procedimiento de inclusión de los condrocitos en el biomaterial es distinto.

Nuestra modificación se basa en aumentar cinco veces la densidad celular en la membrana y así aplicar un mayor número de células. El procedimiento consistiría en que durante la cirugía de implante se mide la lesión y se recorta la membrana según el tamaño y la forma del defecto. Una vez

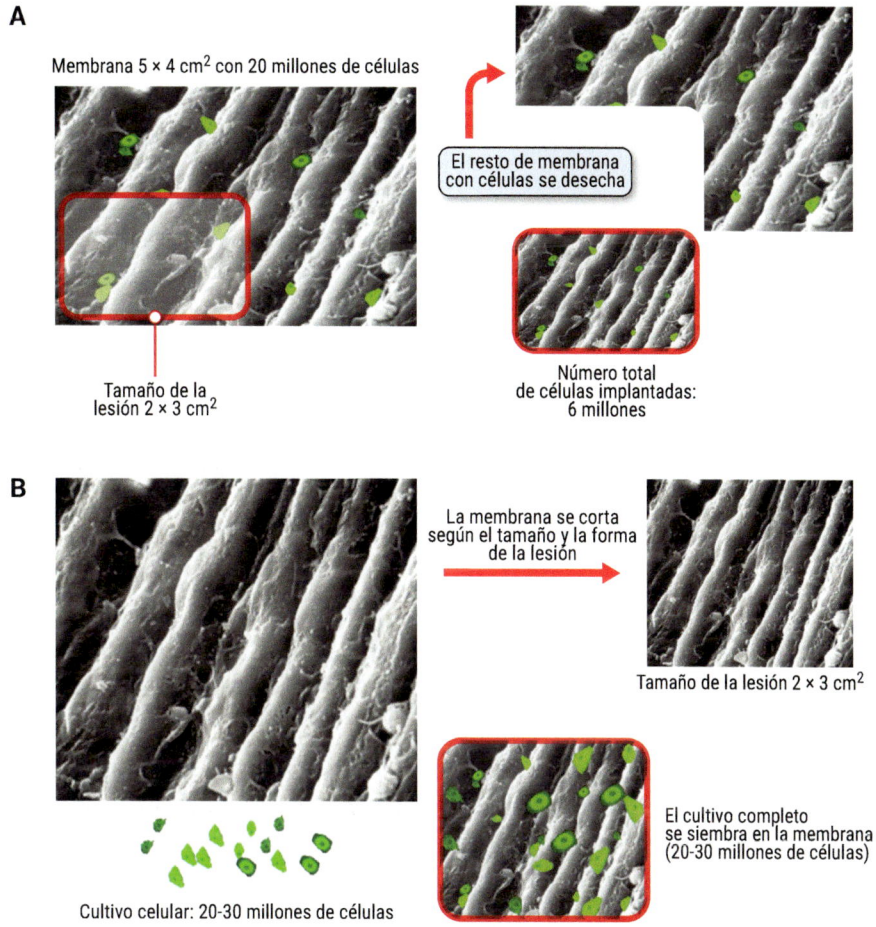

Figura 62-2. Esquema de los implante de condrocitos autólogos sobre membrana de colágeno (MACI) **(A)** e *Instant CEMTROCELL* (ICC) **(B)**.

recortada la membrana, todo el cultivo de condrocitos autólogos se aplicaría sobre ella (5 millones de condrocitos/cm² de membrana), se esperaría el tiempo necesario (10 minutos) para su adsorción y posteriormente se implantarían al paciente. De este modo, mejoraría el rendimiento de la técnica (**Fig. 62-2 B**). A esta modificación la hemos denominado *Instant CEMTROCELL* (ICC) o implante de condrocitos autólogos de alta densidad (HD-ACI, del inglés, *high density autologous chondrocyte implantation*).

Para probar la eficacia del aumento de la densidad celular para el tratamiento de las lesiones del cartílago, realizamos un estudio en el modelo animal de la oveja, en el que se compararon las densidades celulares de 1 millón/cm² (MACI) frente a 5 millones/cm² (ICC) y en el que se estudiaron lesiones tratadas con 5 millones/cm² de células mesenquimales y microfracturas⁴. Los resultados demostraron que el implante de condrocitos es la única terapia que regenera el cartílago hialino, no así las células mesenquimales ni las microfracturas. Por lo tanto, nuestra propuesta de aumento de dosis celular (5 millones de células/cm² de lesión) mejora notablemente los resultados en el modelo animal. El siguiente paso fue emplearlo para tratar pacientes con lesiones condrales.

Desde 2010 hasta la actualidad se han tratado mediante implante de condrocitos autólogos de alta densidad un total de 396 pacientes con defectos condrales en la rodilla, el tobillo y la cadera en la Clínica CEMTRO y en otros hospitales (**Tabla 62-1**) .

El procedimiento general de implante ICC es el siguiente:

- Por artroscopia se toma una biopsia de una zona que no soporta carga.
- La biopsia se transporta al laboratorio de terapia celular, donde se procede al cultivo celular.
- A las 4-6 semanas se obtiene el número de células necesarias, dependiendo del número de lesiones y del tamaño de la lesión (5 millones de células/cm² de lesión).
- Durante la realización del implante celular, la membrana se recorta de acuerdo a la forma y al tamaño de la lesión y todo el cultivo celular (mínimo 20 millones de células) se siembra en la membrana.
- Una vez que las células son absorbidas en la membrana (unos 10-12 minutos), esta se implanta en el lugar de la lesión y se sutura a los bordes del cartílago sano.

Resultados en la rodilla

Los resultados de los primeros 50 pacientes con un seguimiento de 2 años se publicaron en la revista *Cartilage* en 2018⁵, pero hasta el momento ya se han tratado 297 pacien-

Tabla 62-1. Número de implantes de condrocitos autólogos realizados desde 2010 en España[a]

Centro hospitalario	Localización de las lesiones			Total de implantes *CEMTROCELL*
	Rodilla	**Tobillo**	**Cadera**	
Clínica CEMTRO	224	65	2	291
Fremap Madrid	18	5		23
Begoña Gijón	10	1		11
Asepeyo Madrid	3	1		4
Asepeyo Barcelona		1		1
Clínica La Zarzuela	1		1	
Hospital Donostia	8		8	
Nisa Pardo-Aravaca/Valencia	3	1		4
Dr. Peset Valencia31	31	22	1	54
Total de centros	298	96	3	397

[a] Datos actualizados a 18 de enero de 2023.

tes, de los cuales el 67 % eran hombres y el 23 % mujeres. La mediana de edad de los pacientes era de 35,5 años (14-54 años) y la mayor parte de ellos (71,6 %) presentaba una sola lesión, localizada principalmente en el cóndilo femoral interno (29,5 %), la rótula (20,5 %) o el cóndilo femoral externo (18,2 %), con una mediana de tamaño de 4 cm^2 (1,2-15,75 cm^2). Casi una cuarta parte de los pacientes (22,3 %) habían sido sometidos a algún procedimiento quirúrgico o tratamiento previo para el cartílago en la misma articulación.

El porcentaje de los pacientes tratados en la rodilla que sufrieron derrame disminuyó significativamente a los 2 años de seguimiento. No hubo diferencias estadísticamente significativas en el porcentaje de pacientes con reducción de la movilidad.

Tanto el dolor (**Fig. 62-3 A**) como la funcionalidad de la articulación medida mediante la escala IKDC *(International Knee Documentation Committee)* (**Fig. 62-3 B**) disminuyeron significativamente a partir de los 2 años del implante.

Esta mejoría fue significativamente mayor que la diferencia mínima clínicamente importante publicada para este parámetro, indicando que el paciente percibe esta mejoría como real. En cuanto a la movilidad, no hubo diferencias estadísticamente significativas en la extensión, aunque el porcentaje de pacientes con flexión completa aumentó significativamente a los 2 años de seguimiento.

Resultados en el tobillo

Hasta el momento se han tratado con ICC 96 pacientes con defectos osteocondrales en el tobillo, y, al igual que con la rodilla, los resultados de los primeros 24 pacientes se publicaron en 2019 en la revista *Cartilage*[6]. Una de las particularidades del ICC en el tobillo es que para acceder a la articulación es necesario practicar primero una osteotomía. Aunque en algunos casos el defecto era más superficial, en la mayoría de ellos (hasta el 96 %), el defecto era osteocondral.

En el 35 % de los pacientes la lesión es más profunda de 4 mm y es necesario emplear un injerto de hueso esponjoso tomado de la propia osteotomía, por encima del hueso

subcondral, y sobre este injerto colocar la membrana con las células. Los resultados de la evolución a corto/medio plazo de los pacientes tratados son muy satisfactorios. Tanto el dolor, medido mediante la escala visual analógica, como la funcionalidad del tobillo, evaluada por la escala de la *American Orthopedic Foot and Ankle Society* (AOFAS), mejoran significativamente 1 año después del tratamiento, y dicha mejoría se mantiene al menos 1 año después.

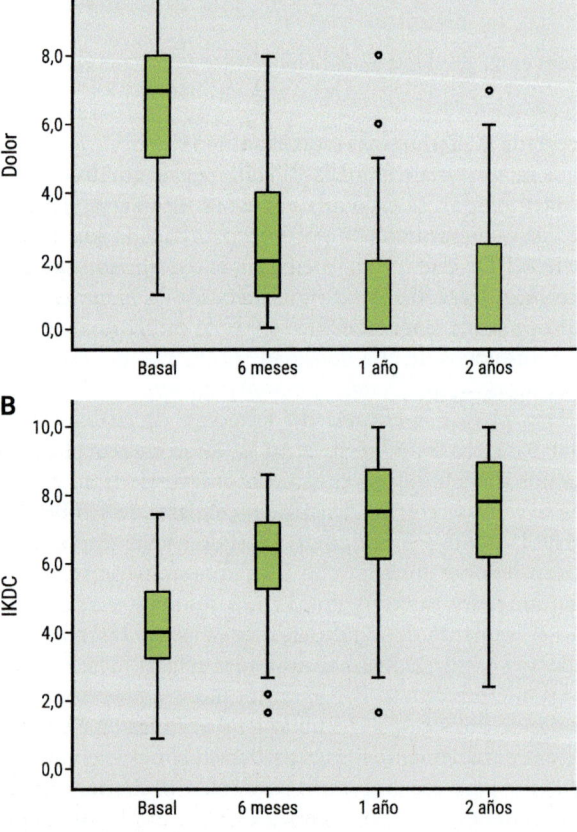

Figura 62-3. Distribución del dolor **(A)** y escala IKDC *(International Knee Documentation Committee)* **(B)** a lo largo del seguimiento.

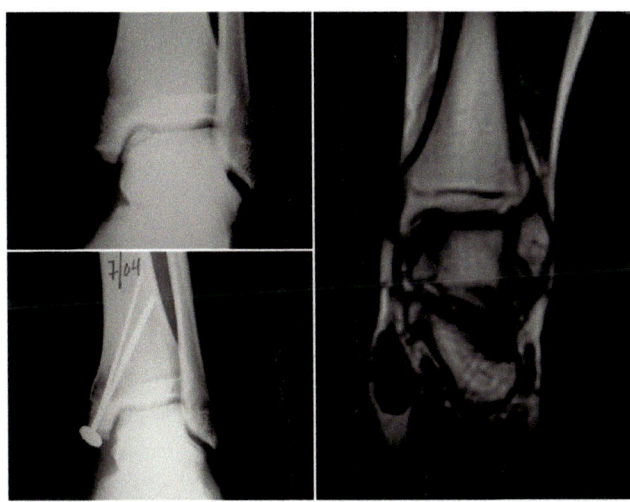

Figura 62-4. Regeneración de cartílago en la articulación del tobillo tras el tratamiento con *Instant CEMTROCELL*. En la imagen radiológica se observa el aspecto de la lesión antes y después del tratamiento. La imagen de resonancia tomada 6 meses después del implante muestra el inicio de la regeneración del cartílago articular.

El porcentaje de pacientes con resultados buenos o excelentes a los 12 meses es del 75 %, incrementándose al 79,2 % a los 24 meses postratamiento. Los resultados clínicos se correlacionan con los hallazgos radiológicos, que demuestran la correcta integración del injerto y la regeneración del cartílago (**Fig. 62-4**).

Como se ha comentado anteriormente, para acceder a la articulación es necesario practicar una osteotomía, que se reduce con material de osteosíntesis durante la cirugía del implante. Durante la retirada del material, en algunos casos es posible realizar una biopsia del tejido neoformado. En estos casos, el estudio histológico de las biopsias de estos pacientes confirmó que el tejido era de naturaleza hialina, y las características del tejido de la biopsia demostraron que el lugar del defecto estaba cubierto por tejido neoformado, con una naturaleza semejante al cartílago hialino con colágeno de tipo II, que se correspondía con los resultados clínicos del paciente. En la **figura 62-5**, tomada a los 2 años del ICC, se comprueba la regeneración normal de cartílago.

CONCLUSIONES

El ICC es la única técnica capaz de regenerar el cartílago dañado. Desde que se utilizó por primera vez en pacientes hasta el día de hoy, ha experimentado una evolución. Desde su empleo en medio líquido con periostio hasta la utilización de biomateriales y el implante de última generación de alta densidad, ha ahorrado sufrimiento a los pacientes (no se necesita periostio y en algunos casos es posible implantar por artroscopia) y ha aumentado la eficiencia del tratamiento al lograrse un tejido de mayor calidad.

El futuro pasa por evitar la primera cirugía de toma de biopsia. Al carecer el cartílago articular de nervios, vasos sanguíneos y linfáticos, es un tejido «inmunoprivilegiado» y, por consiguiente, pensamos que un implante alogénico en lugar de autólogo no originaría rechazo. En la actualidad, nuestros esfuerzos investigadores están centrado en el

Grupo isogénico

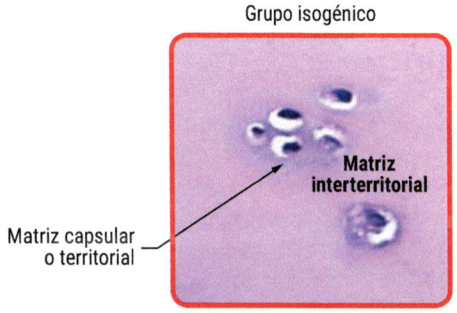

20 meses después de la implantación de condrocitos

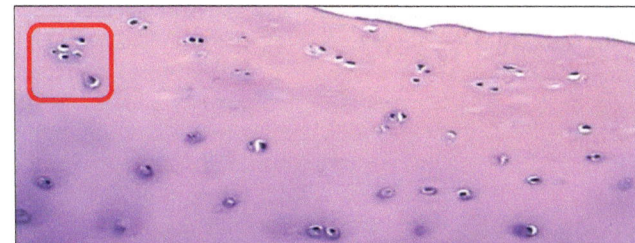

Figura 62-5. Micrografía tomada a los 2 años del implante de *Instant CEMTROCELL*, donde se observa la regeneración normal de cartílago.

desarrollo del implante de condrocitos alogénicos, además de otras vías de tratamiento dentro de la medicina regenerativa, como la terapia génica, en estadios más avanzados de la enfermedad. En la **figura 62-6** se recogen, a modo de resumen, los distintos métodos pasados, presentes y futuros para fabricar el tejido cartilaginoso funcional.

Como hemos descrito en la monografía publicada en 2013[7], la terapia celular, concretamente el implante de con-

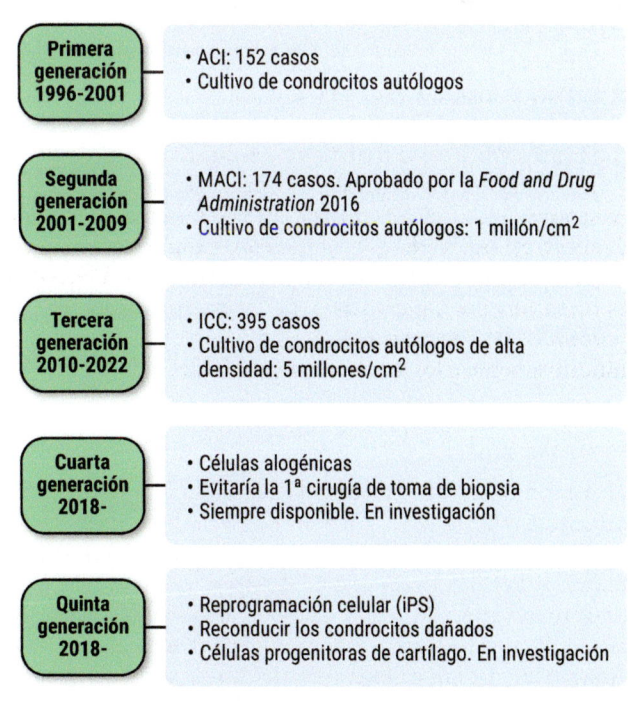

Figura 62-6. Fabricación de cartílago funcional. ACI: implante de condrocitos autólogos; ICC: *Instant CEMTROCELL*; iPS: células madre pluripotenciales inducidas; MACI: implante de condrocitos autólogos sobre membrana de colágeno.

drocitos autólogos, consigue replicar el cartílago hialino con excelentes resultados a largo plazo, como demuestran los datos obtenidos en la Clínica CEMTRO. También hemos conseguido muy buenos resultados en la investigación realizada para demostrar la eficacia del implante alogénico de condrocitos en el tratamiento de lesiones focales de cartílago en la rodilla de rata. Por otra parte, estamos trabajando en el estudio de la modulación para la activación de los factores descritos por Yamanaka en la reparación del cartílago. Dichos factores se emplean en el laboratorio para la obtención de células pluripotenciales inducidas a partir de células diferenciadas. Nuestro grupo también ha identificado diferentes genes involucrados en la regeneración del cartílago: *CBX4, YAP, FOXD1, DGCR8, alfa-KLOTHO* y *sTGFbetaR2*[8]. Hemos observado que estos genes tienen disminuida su expresión en el cartílago patológico. Así, por ejemplo, los genes *alfa-KLOTHO* y *sTGFbetaR2*, administrados conjuntamente en ratas por vía intraarticular, regulan la respuesta inmunitaria y mejoran la homeostasis del cartílago promoviendo su reparación. En cuanto a la regulación epigenética, hemos estudiado el papel que desempeña la enzima dNMT3b y hemos demostrado que los niveles de esta enzima están disminuidos en los condrocitos humanos en la artrosis. De hecho, ratones sanos a los que se les bloquea la expresión de esta proteína desarrollan artrosis mucho antes que los animales de control en los que los niveles son normales. En este trabajo de investigación, nuestro objetivo fue aumentar o recuperar los niveles de esta enzima durante el proceso de envejecimiento y los primeros estadios del desarrollo de artrosis para prevenir así el agravamiento de la enfermedad. Por lo tanto, esta intervención consiste más en un proceso preventivo, con el que también esperamos revertir los primeros síntomas de artrosis[9].

Nuestro centro de investigación tiene como meta la medicina traslacional; es decir, el acercamiento de la ciencia básica a la clínica para resolver problemas médicos no resueltos. Cuando un paciente se presenta en una consulta con un problema de salud, en ese momento comienza la investigación en el laboratorio con células, tejidos o modelos animales, para averiguar las causas de este problema médico. En función de los resultados se pueden diseñar nuevos fármacos o nuevas técnicas diagnósticas que ayuden al tratamiento y a la comprensión de los mecanismos subyacentes en muchas enfermedades. Este constituye un nuevo enfoque multidisciplinar donde tienen un papel muy importante disciplinas como la biología, la farmacología, la bioquímica, la bioestadística, la genómica, la proteómica y, por supuesto, la industria. El resultado final se traduce en una solución práctica al problema que tienen los pacientes.

El cultivo de condrocitos autólogos ha reducido la precariedad del cartílago y disminuido el número de personas con artrosis.

La cirugía ortopédica está viviendo un importante cambio de paradigma; en lugar de reemplazar los tejidos dañados con materiales protésicos, el objetivo es regenerarlos.

Llevamos 27 años con la medicina regenerativa del cartílago articular, restableciendo la función de la articulación como una réplica.

REFERENCIAS BIBLIOGRÁFICAS

1. Hunter W. On the structure and diseases of articulating cartilage. Philos Trans R. Soc Lond B Biol Sci 1743; 42(B): 514-21.
2. Brittberg M, Lindahl A, Nilsson A et al. Treatment of deep cartilage defects in the knee with autologous chondrocyte transplantation. N Engl J Med 1994; 331: 889-95.
3. Guillén-García P, Rodríguez-Iñigo E, Aráuz de Robles S et al. Nuestra experiencia con la técnica de implante de condrocitos autólogos para el tratamiento de lesiones condrales: resultados de 50 pacientes a 2 años de seguimiento. Rev Esp Artrosc Cir Artic 2015: 22: 120-5.
4. Guillén-García P, Rodríguez-Iñigo E, Guillén-Vicente I et al. Increasing the dose of autologous chondrocytes improves articular cartilage repair: histological and molecular study in the sheep animal model. Cartilage 2014; 5: 114-22.
5. López-Alcorocho JM, Aboli L, Guillén-Vicente I et al. Cartilage defect treatment using high-density autologous chondrocyte implantation: two-year follow-up. Cartilage 2018; 9: 363-9.
6. López-Alcorocho JM, Guillén-Vicente I, Guillén-García P et al. High-density autologous chondrocyte implantation as treatment for ankle osteochondral defects. Cartilage 2021; 12: 307-19.
7. Guillén P. El condrocito, una oportunidad terapéutica en traumatología y cirugía ortopédica. Madrid: Clínica CEMTRO, 2013.
8. Martinez-Redondo P, Guillen-Guillen I, Davidsohn N et al. αKlotho and sTGFβR2 treatment counteract the osteoarthritic phenotype developed in a rat model. Protein Cell 2020; 11: 219-26.
9. Deng L, Ren R, Liu Z et al. Stabilizing heterochromatin by DGCR8 alleviates senescence and osteoarthritis. Nat Commun 2019; 10: 3329.

Trasplantes celulares en enfermedades neurodegenerativas: luces y sombras

63

N. Pavón Fuentes, A. Ruiz Yanzi y J. A. Obeso Inchausti

INTRODUCCIÓN

La intención de recuperar o aminorar el déficit secundario a una lesión del sistema nervioso es una antigua aspiración de la medicina científica. En este sentido, los estudios pioneros de D. Santiago Ramón y Cajal al investigar los cambios acaecidos en los bordes de una sección medular y los mecanismos regenerativos de la retina a finales del siglo XIX supusieron un esbozo incipiente del problema de la recuperación y regeneración neuroaxonal (Ramón y Cajal, 1890; Ramón y Cajal, 1893). Respecto a los trasplantes celulares, en concreto, los primeros estudios datan de hace ya más de un siglo, cuando W. G. Thompson (1890) logró intercambiar grandes piezas de tejido neocortical entre gatos y perros adultos y analizó la supervivencia de estos trasplantes, 7 semanas después (Thompson, 1890). Pocos años más tarde, en 1917, se describió cómo el tejido nervioso central trasplantado era capaz de sobrevivir cuando el tejido donante era inmaduro y se estableció que el tejido cortical fetal trasplantado a conejos jóvenes podía mantener algunas de las características de su organización interna (Clark, 1940).

En la segunda mitad del siglo XX se produjeron importantes avances experimentales que mostraron la posibilidad de recuperar mediante anastomosis la lesión de un nervio periférico (David y Aguayo, 1981), la capacidad de células no diferenciadas subventriculares de desplazarse hacia una región cerebral isquémica (Zhang et al., 2001) e incluso la posibilidad de regeneración neuronal en el hipocampo (Nakatomi et al., 2002). Estas y otras muchas líneas de investigación supusieron un cambio conceptual radical en cuanto a la capacidad y posibilidad de recuperación funcional de lesiones nerviosas, desterrando el dogma del carácter irreversible del déficit neurológico. Es preciso mencionar, sin embargo, que también se han producido notables decepciones y notables ilusiones no cumplidas, entre las que cabe destacar (por cercanas en nuestro medio) las experiencias sobre el papel del trasplante de células madre en la lesión medular (Sahni y Kessler, 2010).

Este capítulo se centra en la posibilidad de restaurar circuitos neuronales en enfermedades neurodegenerativas (**Tabla 63-1**). Las más frecuentes y reconocidas son la enfermedad de Alzheimer, la esclerosis lateral amiotrófica (ELA) y la enfermedad de Parkinson, que son por lo general de presentación esporádica, si bien existen formas determinadas genéticamente. Existen muchas otras menos frecuentes y reconocidas en los medios de comunicación (v. **Tabla 63-1**), entre las que destacan las genéticas y, entre ellas, las mediadas por repetición anormal de tripletes en el ADN como la enfermedad de Huntington y las enfermedades espinocerebelosas. Las afecciones genéticamente determinadas tienen la ventaja de que el defecto genético conduce a la síntesis de una determinada proteína que resulta tóxica para determinadas

---

Tabla 63-1. Clasificación (no exhaustiva) de las enfermedades neurodegenerativas

Frecuentes
Enfermedad de Alzheimer
Enfermedad de Parkinson
Esclerosis lateral amiotrófica

Infrecuentes
Demencia por cuerpos de Lewy
Demencia frontotemporal
Parálisis supranuclear progresiva
Atrofia multisistémica
Degeneración corticobasal
Enfermedad de Creutzfeldt-Jakob
Síndrome Gerstmann-Sträussler-Scheinker
  (forma genética infrecuente)

Genéticas
Autosómicas dominantes
Enfermedad de Huntington
Atrofia muscular espinal
Ataxia espinocerebelosa de tipo 2
Ataxia espinocerebelosa de tipo 3
Otras ataxias espinocerebelosas
Autosómicas recesivas
Enfermedad de Wilson
Ataxia de Friedreich
Aceruloplasminemia
Déficit de pantotenato quinasa
  asociado a neurodegeneración

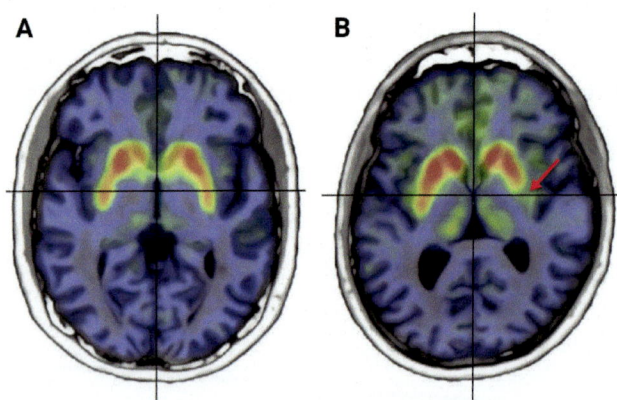

Figura 63-1. Tomografía por emisión de positrones con ^{18}F-DOPA sin déficit dopaminérgico en un individuo sano **(A)** y con déficit dopaminérgico a nivel putaminal posterior derecho (flecha) en un paciente con enfermedad de Parkinson de inicio reciente **(B)**.

neuronas a través de un mecanismo relativamente específico. Esta característica supone la posibilidad de terapias concretas, particularmente con terapia antisentido *(anti-sense)* e inmunoterapia.

La enfermedad de Alzheimer, la enfermedad de Parkinson y la ELA, por el contrario, son plurietiológicas, y reconocer dianas terapéuticas resulta más complejo. Entre ellas, la enfermedad de Parkinson representa, en principio, el proceso mejor estudiado y más asequible a la restauración neuronal porque, en su inicio y durante una etapa de muchos años posteriores, la pérdida neuronal es relativamente focal y específica (**Fig. 63-1**). Por ello, este capítulo abundará en estudios básicos y clínicos en la enfermedad de Parkinson, resumiendo al final el estado actual terapéutico con trasplante celular en otras enfermedades neurodegenerativas.

ENFERMEDAD DE PARKINSON: BASE NEUROCIENTÍFICA

Generalidades

Las manifestaciones clínicas principales que conforman los signos cardinales de la enfermedad de Parkinson, acinesia, rigidez y temblor de reposo, surgen como consecuencia de la neurodegeneración de la *pars compacta* de la sustancia negra y su proyección dopaminérgica al cuerpo estriado (Poewe et al., 2017). El déficit de dopamina en el putamen posterior (**Fig. 63-1 B**) representa en el momento del diagnóstico el hecho clinicopatológico más relevante de la enfermedad de Parkinson. Precisamente, todos los estudios de trasplantes celulares en esta afección se han orientado a reponer este déficit dopaminérgico estriatal (Parmar et al., 2020). Sin embargo, existen en la actualidad y continúan desarrollándose terapias farmacológicas y neurofuncionales que consiguen tratar con alta eficacia las manifestaciones motoras clásicas. El verdadero y no resuelto problema de la enfermedad de Parkinson es detener la pérdida neuroaxonal progresiva y la extensión del proceso patológico (Vijiaratnam et al., 2021). En este sentido, la terapia basada en trasplantes podría plantearse como potencialmente beneficiosa si sus objetivos consisten en: *a)* restaurar determinados circuitos, concretamente la proyección nigroestriada, y *b)* proporcionar al cerebro moléculas neu-

rotróficas y restauradoras que reduzcan la vulnerabilidad neuronal al proceso neurodegenerativo. Como se resume a continuación, hasta la fecha ha habido escaso éxito en estos frentes en cuanto a la posibilidad de aplicación clínica.

Recuerdo histórico

La médula suprarrenal fue inicialmente usada como fuente de dopamina (Gage et al., 1991). Sin embargo, la supervivencia de este tejido es muy limitada cuando no se administra una fuente exógena de factor de crecimiento nervioso. Aunque existen experiencias clínicas con el empleo de tejido proveniente de médula suprarrenal, las evidencias experimentales apuntan a que este tipo de tejido no es óptimo para el tratamiento de la enfermedad de Parkinson (Freed et al., 1983).

La era del trasplante neural propiamente dicha se inició en la década de 1990, cuando Björklund et al. demostraron experimentalmente que las neuronas fetales dopaminérgicas sobrevivían después de un trasplante (Björklund et al., 1976; Stenevi et al., 1976). Seguidamente, este mismo grupo sueco y otros en varios países describieron cómo en el modelo de la rata con lesión unilateral de la vía nigroestriada los trasplantes de células dopaminérgicas mesencefálicas producían una marcada aminoración de las anomalías de conducta y de la respuesta farmacológica que caracterizan a este modelo (Björklund y Lindvall, 2017).

La otra fuente fundamental de obtención de células para trasplante en la enfermedad de Parkinson es el mesencéfalo ventral fetal (Björklund et al., 1983). El trasplante de tejido mesencefálico fetal, rico en neuronas dopaminérgicas, dentro del cerebro de animales adultos y recién nacidos, se ha utilizado para explorar diferentes estrategias que permitan una mayor recuperación funcional y una reparación estructural del sistema nigroestriatal lesionado.

En el modelo de 6-hidroxidopamina (6-OHDA) en ratas ha quedado ampliamente demostrado que las neuronas mesencefálicas ventrales fetales implantadas dentro del cuerpo estriado denervado sobreviven, se diferencian, extienden sus axones y realizan conexiones sinápticas con el huésped. También se sabe que secretan dopamina y disminuyen las rotaciones espontáneas e inducidas por agonistas dopaminérgicos (Björklund y Lindvall, 2000). Se ha descrito que las células fetales tienen mayor viabilidad y potencial para establecer conexiones sinápticas que las células cromafines de la glándula suprarrenal (Dunnett y Björklund, 1999; Méndez et al., 2000).

Muchos estudios coinciden en que el cuerpo estriado (caudado-putamen) es el sitio óptimo para localizar el trasplante de tejido con vistas al tratamiento del estado parkinsoniano. No obstante, se sabe que la recuperación inducida por el trasplante depende de la ubicación exacta de este, teniendo en cuenta la organización topográfica de las funciones estriatales. La reinervación del caudado-putamen dorsal produce una disminución de la rotación espontánea e inducida por fármacos en el modelo de lesión unilateral por 6-OHDA (Djaldetti y Melamed, 2001), mientras que la reinervación del caudado-putamen ventral y lateral mejora la coordinación sensitivomotora, así como la respuesta del lado opuesto al trasplante (Dunnett et al., 1984).

Se han propuesto dos grupos de mecanismos independientes, pero complementarios, para explicar la mejoría inducida por el trasplante: *a)* aquellos relacionados con la viabilidad y la integración de las células trasplantadas y *b)* aquellos resultantes de una respuesta secundaria de las células estriatales, relacionada con procesos de activación, reparación y modificación de los circuitos estriatales del propio receptor. A su vez, dentro de estos grupos se han postulado varios mecanismos:

- Descarga y liberación de dopamina espontánea por las células trasplantadas. El trasplante restaura hasta un 30 % de las concentraciones normales de dopamina.
- Desarrollo de proyecciones axonales por las células trasplantadas, preferentemente dentro de las áreas blanco de proyecciones dopaminérgicas. Las neuronas trasplantadas establecen conexiones sinápticas primariamente con espinas dendríticas de las células del estriado del huésped.
- Liberación de factores tróficos.
- Se han identificado sinapsis de neuronas del huésped sobre células trasplantadas.
- Otros cambios que se observan dentro del estriado se correlacionan también con la efectividad del trasplante: incremento en el patrón de descarga de las neuronas estriatales, retorno a la normalidad de los niveles de encefalinas y receptores D2 de la dopamina, retorno a la normalidad de los niveles de actividad colinérgica y GABA-érgica, efectos inflamatorios inespecíficos, efectos quirúrgicos como la rotura de la barrera hematoencefálica, y los efectos de la lesión en el caudado-putamen.

Además de estos mecanismos de acción asociados específicamente con un mecanismo celular, se han descrito otros mecanismos alternativos y potencialmente interesantes. Por ejemplo, en 1990 el grupo de Bankiewicz demostró la disminución en la conducta de giro en monos hemiparkinsonizados sometidos a trasplante intraestriatal de tejido fetal no dopaminérgico (cerebelo y médula espinal fetal). Estos autores constataron en el modelo de parkinsonismo en mono, inducido por la neurotoxina 1-metil-4-fenil-6-tetrahidroperidina (MPTP) la existencia de crecimiento de fibras dopaminérgicas en el estriado trasplantado, tras haber practicado una cavidad focal en el núcleo. Estos hallazgos llevaron a los autores a sugerir que factores de crecimiento de nervio liberados en el sitio del implante desde las propias células del huésped, las células implantadas, los astrocitos reactivos o las células inflamatorias, podrían participar en los mecanismos de recuperación después del trasplante (Bankiewicz et al., 1990).

A partir de 1994 aparecieron en la literatura especializada las primeras publicaciones sobre la técnica de microtrasplante. A pesar de los incuestionables avances que se habían obtenido, los procedimientos resultaban en una reinervación incompleta del estriado (en el orden de 10-40 %), junto a una recuperación funcional también incompleta. Esta técnica permitía distribuir en un área grande del blanco estriatal múltiples volúmenes de submicrolitros ubicados en pequeños depósitos con un daño tisular mínimo. Entre los resultados más importantes obtenidos con esta técnica se cuentan una menor invasión de macrófagos y gliosis reactiva, junto a una reducción significativa del sangrado y la necrosis. Este elemento facilita la difusión de los nutrientes y la vascularización del trasplante por parte de los vasos sanguíneos del huésped. La mejora de las condiciones locales en el sitio del implante puede ser particularmente importante durante la fase inicial de crecimiento y proliferación de las neuronas trasplantadas. Al mismo tiempo se ha demostrado que el crecimiento de fibras tiroxina-hidroxilasa positivas procedentes del microtrasplante es significativamente mayor que en los procedimientos tradicionales de trasplante, lo cual produce una recuperación de las concentraciones de dopamina a lo largo de grandes áreas del estriado (Nikkhah et al., 1994a, 1994b).

Respuesta inmunológica

Los estudios de trasplante en roedores han demostrado que existen casos en los cuales hay reacción de rechazo al trasplante y otros en los cuales no hay evidencias concretas de esta respuesta inmunitaria, a pesar de no haber utilizado ningún esquema inmunosupresor (Lawrence et al., 1990). Esta variabilidad en los resultados parece estar relacionada con las diferencias entre las especies donantes y receptoras, los sitios de trasplante y las técnicas de trasplante empleadas.

La respuesta celular en el sitio donde se provoca el daño debido a la colocación estereotáctica de las células en el cerebro del huésped puede deberse a varios factores. En primer lugar, la cirugía estereotáctica en sí misma provoca un traumatismo tisular en el parénquima cerebral y una disrupción de la barrera hematoencefálica. En segundo lugar, se ha encontrado que el tejido fetal neuronal tiene una mínima capacidad para la expresión antigénica del complejo principal de histocompatibilidad (MHC), pues este contiene pocas células astrogliales o microglia que contribuyen a la presentación primaria del MHC en estas células (Bakay et al., 1998). El desarrollo de una respuesta celular inflamatoria dificulta el establecimiento de nuevas conexiones entre el implante y el tejido lesionado, así como la irrigación de las células trasplantadas por los vasos sanguíneos del huésped.

ESTUDIOS Y ENSAYOS CLÍNICOS EN LA ENFERMEDAD DE PARKINSON

Resultados de estudios y ensayos clínicos

A finales de la década de 1980, los trasplantes celulares tuvieron un auge importantísimo gracias, en primer lugar, a un trabajo realizado en México y publicado en *New England Journal of Medicine* (Madrazo et al., 1987), en el que se describía una mejoría extraordinaria en 2 pacientes tratados con implante autólogo de médula suprarrenal en el núcleo caudado. A continuación se realizaron trasplantes similares en diversos centros del mundo, con un resultado globalmente negativo y una muy importante morbilidad e incluso mortalidad (Lindvall, 2015).

Al amparo de los estudios experimentales antes descritos y realizados sobre todo en la universidad de Lund (Suecia), posteriormente se realizaron algunos estudios utilizando tejido mesencefálico ventral fetal (< 10 semanas de gestación) en un número pequeño de pacientes, con resultados

Tabla 63-2. Ensayos clínicos controlados y aleatorizados de trasplante de células fetales en la enfermedad de Parkinson

	Tipo de estudio	Intervención	Nº de pacientes	Seguimiento	Resultados clínicos principales	Efectos adversos destacados
Freed et al., 2001	Estudio prospectivo, aleatorizado, controlado con cirugía simulada y doble ciego	Trasplante bilateral de neuronas dopaminérgicas humanas embrionarias en el putamen	40 pacientes de 34-75 años con enfermedad de Parkinson avanzada (duración media: 14 años) 20 cirugía simulada, 20 tratamiento	12 meses	Pacientes < 60 años: mejoría significativa en UPDRS en *off* y escala de Schwab y England. AVD en grupo de trasplante frente a cirugía simulada. Sin mejoría en pacientes > 60 años Aumento en captación de ^{18}F-DOPA en PET en 17 de 20 pacientes	Distonía y discinesias en *off* en 15 % de los pacientes luego de 1 año
Olanow et al., 2003	Estudio prospectivo, aleatorizado, multidosis, controlado con cirugía simulada y doble ciego	Trasplante bilateral de la sustancia negra fetal en el putamen poscomisural usando 1 o 4 donantes por lado	34 pacientes de 30-75 años con enfermedad de Parkinson avanzada 11 cirugía simulada, 23 tratamiento	24 meses	Sin cambio significativo en UPDRS III en OFF entre el grupo tratado y el no tratado. Efecto significativo en pacientes menos graves (p = 0,006) Aumento en captación de ^{18}F-DOPA en PET	56 % de los pacientes trasplantados desarrollaron discinesias que persistieron en *off*

AVD: actividades de la vida diaria; PET: tomografía por emisión de positrones; UPDRS: *Unified Parkinson's Disease Rating Scale*.

inicialmente prometedores. Más tarde, se llevaron a cabo en Estados Unidos dos ensayos clínicos aleatorizados, a doble ciego y controlados con cirugía simulada *(sham)*, empleando tejido fetal del mesencéfalo ventral implantado en el putamen bilateral. Estos ensayos demostraron algunos beneficios específicos en funcionalidad, aunque ninguno alcanzó sus objetivos primarios de mejoría. En ambos estudios, los resultados fueron variables (**Tabla 63-2**), de manera que algunos individuos (los más jóvenes) presentaron una mejoría neta de la actividad dopaminérgica evidenciada mediante neuroimagen (tomografía por emisión de positrones) y mejoría clínica, mientras que otros no se beneficiaron en absoluto (Freed et al., 2001; Olanow et al., 2003). El problema mayor y de singular importancia que llevó a una valoración negativa de estos resultados fue el desarrollo en un porcentaje amplio de pacientes de movimientos involuntarios (discinesias) semejantes a los causados en la enfermedad de Parkinson por la levodopa, pero causados en este caso por el trasplante. Este hecho supuso un grave retroceso clínico y coincidió con el desarrollo de la estimulación cerebral profunda para la enfermedad de Parkinson (Limousin et al., 1998; Obeso et al., 2001), técnica con una relación beneficio/riesgo muy favorable que se ha implantado como procedimiento habitual en un altísimo número de centros a nivel mundial.

Agregados de α-sinucleína y cuerpos de Lewy en células fetales trasplantadas

El otro aspecto negativo, pero neurobiológicamente fascinante, de la experiencia con trasplantes fetales fue el hallazgo de cuerpos de Lewy en las neuronas injertadas. Los cuerpos de Lewy son cuerpos de inclusión eosinófilos en el citoplasma de las neuronas de la sustancia negra compacta y el *locus cœruleus* principalmente, si bien en algunas situaciones clínicas concretas puede haber una diseminación de las inclusiones en numerosas áreas cerebrales. El componente

principal de los agregados que forman los cuerpos de Lewy es la proteína α-sinucleína mal plegada (oligomerizada en fibrillas). La presencia de α-sinucleína alterada o mal plegada en neuronas y glías del cerebro no es específica de la enfermedad de Parkinson, dado que aparece en un grupo de enfermedades neurodegenerativas llamada α-sinucleinopatías (enfermedad de Parkinson con demencia, demencia por cuerpos de Lewy, atrofia multisistémica, etc.). Sin embargo, aunque estas inclusiones no son específicas de la enfermedad de Parkinson parece que tienen un papel importante en su patogenia (Kouli et al., 2018). El posible efecto deletéreo de los cuerpos de Lewy se ha puesto de relieve en varios estudios experimentales que muestran que inyecciones de homogeneizados cerebrales de pacientes con enfermedad de Parkinson (obtenidos *post mortem* o de fibrillas α-sinucleína) en el cerebro de ratones y primates no humanos son suficientes para desencadenar α-sinucleína patológicas y neurodegeneración (Luk et al., 2012; Recasens et al., 2014). Otros estudios han demostraron que la inyección de α-sinucleína patológica en la capa muscular duodenal y pilórica es suficiente para causar pérdida de neuronas dopaminérgicas y manifestaciones motoras en roedores (Kim et al., 2019; Challis et al., 2020).

El problema neurobiológico y clínico relacionado con la aparición de agregados en las células trasplantadas se produjo de forma inesperada, al estudiar cerebros de pacientes trasplantados 14 años antes en el laboratorio de Kordower en Chicago (Kordower et al., 2008a). Así, el estudio anatomopatológico de un primer paciente reveló la supervivencia de neuronas injertadas que presentaban una reinervación extensa en el putamen del huésped, pero, también, neta patología de Lewy en las neuronas fetales injertadas y todavía jóvenes (menos de 15 años desde el trasplante). La morfología de estos cuerpos de Lewy se reconoció como indistinguible de la presente en los agregados de neuronas nigrales del huésped (Kordower et al., 2017) (**Fig. 63-2**). La apreciación

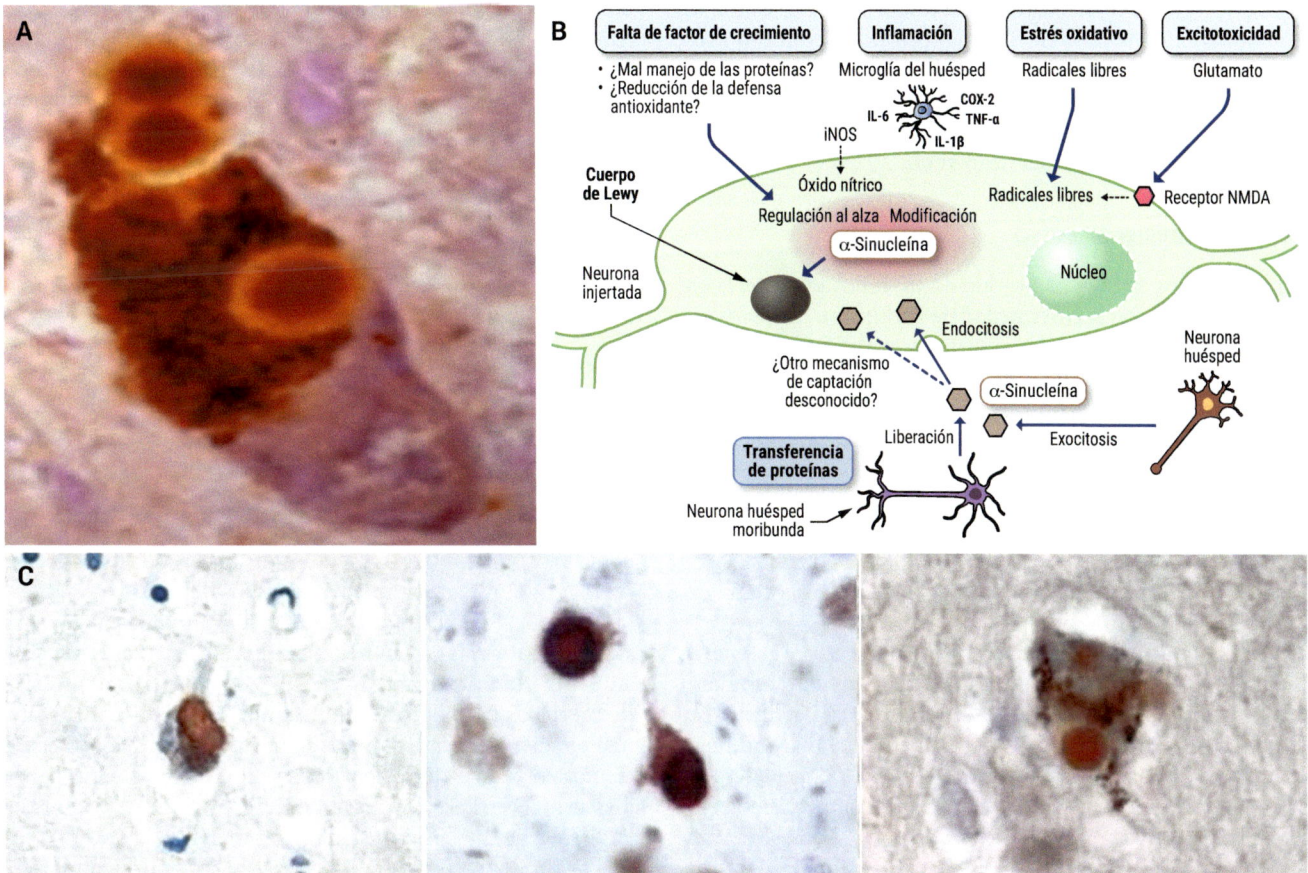

Figura 63-2. Cuerpos de Lewy. **A)** Cuerpos de Lewy múltiples en una neurona mielinizada de la *pars compacta* de la sustancia negra de un paciente con enfermedad de Parkinson. **B)** Mecanismos que podrían explicar la formación de los cuerpos de Lewy. **C)** Cuerpos de Lewy generados en injertos neuronales de varios años de evolución.

del valor de este descubrimiento por Kordower y Olanow llevó a reevaluar cerebros de otros estudios de trasplantes fetales y la comprobación de estos hallazgos (Méndez et al., 2008; Li et al.; 2008; Li et al., 2016).

Posteriormente, se comprobó que el número de células que expresaban agregados intraneuronales de α-sinucleína aumentaba con la duración del tiempo entre el trasplante y la muerte de cada paciente (Kordower et al., 2008b; Olanow et al., 2019). Por lo tanto, los pacientes con más de 10 años postrasplante presentaron mayor porcentaje de células fetales con cuerpos de Lewy y, además, empeoramiento clínico (Kordower et al., 2017; Li et al., 2016). Por consiguiente, la aparición de cuerpos de Lewy en las neuronas injertadas se convirtió en un condicionante muy importante para el desarrollo y la aplicación de la terapia de trasplante de células fetales en la enfermedad de Parkinson y, aún más, dio lugar al concepto de propagación de proteínas tóxicas *(prion-like)* en esta afección y en enfermedades neurodegenerativas en general (Olanow y Prusiner, 2009), hipótesis intensamente ampliada en años sucesivos, en los que adquirió gran popularidad neurocientífica, particularmente por la coincidencia con el trabajo e hipótesis de inicio y progresión de la enfermedad de Parkinson desde estructuras caudales a la sustancia negra compacta por Braak et al. (2003). No obstante, a pesar de la profusa actividad experimental al respecto no hay evidencia clínica, epidemiológica, microbiológica, etc.,

de que la enfermedad de Parkinson sea o se comporte como una enfermedad priónica, y el concepto de progresión caudorrostral ha sido ampliamente contrarrestado con datos experimentales y anatomopatológicos (Surmeier et al., 2017; Blesa et al., 2022).

Cuerpo carotídeo

En España, el grupo experimental dirigido por López Barneo demostró que el implante de células del cuerpo carotídeo en el cuerpo estriado revertía muy significativamente las alteraciones motoras del modelo de la 6-OHDA en la rata (Toledo-Aral et al., 2003), con un resultado equiparable al de los trasplantes de células fetales. También se describió en dos monos con parkinsonismo por MPTP una mejoría motora neta en el lado opuesto al estriado implantado con células homólogas del cuerpo carotídeo (Luquin et al., 1999). Estos resultados tan estimulantes llevaron a realizar varios otros estudios, con la hipótesis de que el tejido carotídeo fuera una fuente neurotrófica y, por lo tanto, pudiera tener un efecto restaurador sobre las terminaciones dopaminérgicas aún presentes. Sin embargo, un estudio posterior en un grupo mayor de monos MPTP (San Sebastián et al., 2007) y un estudio clínico abierto en pacientes (con evaluación ciega de resultados mediante vídeo) mostraron solo un discreto beneficio motor (Mínguez-Castellanos et al., 2007) y no corroboraron la alta expectativa restauradora de este tipo de implante; de hecho, en la actualidad no se conocen proyectos con esta metodología. Por otra parte, el mecanismo neurotrófico de las células del cuerpo carotídeo ha permanecido vigente y probablemente válido, pendiente quizá de un nuevo planteamiento (Villadiego et al., 2023).

Estudios clínicos en curso

En los últimos años se ha producido un renovado interés en la terapia celular en la enfermedad de Parkinson. Entre los estudios actualmente en curso cabe destacar el TRANSEURO, un ensayo abierto de fase 1 en el que se trasplantaron células fetales del mesencéfalo ventral, con indicios de beneficio clínico, si bien surgieron preocupaciones éticas y prácticas sobre el uso de fetos humanos abortados (se requieren 6 a 8 fetos por paciente). La falta de tejido fetal humano adecuado resultó en ocasiones en retraso y en la no realización del procedimiento en el ensayo (NCT0189839) (Barker, 2019; Cha et al., 2023). El estudio aún se encuentra en etapa de seguimiento de pacientes.

Otro estudio que se encuentra en curso (fase 1) evalúa la terapia celular con neuronas dopaminérgicas del mesencéfalo derivadas de células madre embrionarias humanas (MSK-DA01) (NCT04802733). Cabe mencionar también el ensayo STEM-PD (NCT05635409), que ha generado altas expectativas. Se trata de un ensayo de fase 1, metacéntrico, brazo único con dosis escalonadas, en el que se llevará a cabo el trasplante putaminal de células dopaminérgicas derivadas de células madre embrionarias humanas. Dado que estos tejidos son alogénicos, se requerirá inmunosupresión para evitar el rechazo del injerto, lo que destaca la importancia de estudiar su seguridad (Cha et al., 2023). Otro ensayo, iniciado en 2019 y abierto en un único centro, evalúa la seguridad y la eficacia del trasplante de células madre neurales endógenas, autólogas, en el tratamiento de la enfermedad de Parkinson (NCT03815071).

Por último, cabe destacar, por su potencial para reducir costes y tiempos (Cha et al., 2023), el ensayo abierto no aleatorizado iniciado por el grupo de Takahashi en Japón para evaluar la seguridad y la eficacia de los progenitores dopaminérgicos del mesencéfalo criopreservados derivados de células madre pluripotentes inducidas, humanas alogénicas, en el tratamiento de 7 pacientes con enfermedad de Parkinson en 2018 (UMIN000033564).

OTRAS ENFERMEDADES NEURODEGENERATIVAS

En el campo de los procesos neurodegenerativos, los ensayos clínicos sobre trasplante de células madre han experimentado avances significativos en las últimas décadas. La inmensa mayoría de estos estudios se han realizado en modelos de roedores, pero también se ha progresado en la investigación en seres humanos (Cecerska-Heryć et al., 2023).

Enfermedad de Huntington

En el caso de la enfermedad de Huntington, se encuentran en curso los estudios NCT02728115 y NCT04219241, que emplean Cellavita HD (células madre mesenquimales derivadas de la pulpa dental). El primero constituye un ensayo de fase 1 destinado a evaluar la seguridad y la tolerancia de dos dosis diferentes en pacientes con enfermedad de Huntington (Azidus Brasil, 2022a), mientras que el segundo corresponde a una extensión abierta de la fase 2 del ensayo ADORE-HD (Azidus Brasil, 2022b). En este último se utiliza la dosis máxima probada en el ensayo previo para examinar tanto la seguridad a largo plazo como la eficacia, aunque para ambos estudios aún no se han dado a conocer resultados.

Enfermedad de Alzheimer

La investigación preclínica en la enfermedad de Alzheimer es profusa, dada la gravedad epidemiológica de la demencia neurodegenerativa en los países ricos. Estudios en modelos animales han mostrado mejoras cognitivas con el trasplante de células madre mesenquimales (Ager et al., 2015; Zhang et al., 2017), aunque sin mejorar los niveles de $A\beta$ y tau. Se ha sugerido que los efectos beneficiosos del trasplante de estas células están relacionados más con el aumento de la densidad sináptica, la restauración del número de neuronas y el aumento de factores neurotróficos que con la modulación de proteínas patológicas. En cualquier caso, se plantea razonablemente la incertidumbre sobre la durabilidad de estos efectos en presencia de niveles constantes de proteínas patológicas (Cecerska-Heryć et al., 2023), como se ha explicado en detalle para la enfermedad de Parkinson.

Por otra parte, en estudios *in vitro*, las células madre mesenquimales han demostrado ser capaces de incrementar el número de neuronas hipocampales y reducir los niveles de Ab42. Sin embargo, su extracción y su cultivo pueden ser complejos, y el trasplante conlleva riesgos (Cecerska-Heryć et al., 2023). Finalmente, es destacable que las células madre pluripotenciales inducidas (iPS) en modelos animales de enfermedad de Alzheimer han sido exitosas en reproducir el estado de la enfermedad, lo que permite explorar nuevas terapias y comprender los mecanismos fisiopatológicos (Cecerska et al., 2023). Con todo, la mayoría de los estudios dirigidos a desarrollar terapias para la enfermedad de Alzheimer que se publican son positivos en roedores y, sin embargo, de forma categórica y repetida fallan cuando se prueban en pacientes.

En la actualidad, ensayos clínicos en curso (NCT02833792 y NCT04040348) investigan el uso de células madre mesenquimales alogénicas. El primero se encuentra en fase 2a, multicéntrico y de simple ciego, y el segundo está en fase 1, es abierto y monocéntrico. Ambos ensayos están destinados a evaluar la seguridad de la infusión intravenosa de estas células en pacientes con demencia leve o moderada por enfermedad de Alzheimer. Asimismo, está en marcha el ensayo clínico NCT02054208, que evalúa la infusión intraventricular de Neurostem, células madre mesenquimales derivadas de sangre de cordón umbilical, en una fase 1/2a utilizando dos dosis diferentes o un placebo. Además, se está evaluando la infusión intravenosa de células madre mesenquimales derivadas de adipocitos autólogos (Astrostem) en un ensayo de fase 2b a doble ciego (NCT04482413), así como la infusión intraventricular en un ensayo abierto de fase 1 (NCT05667649).

Por último, cabe mencionar el ensayo clínico en curso NCT03724136, que investiga la administración de células madre derivadas de médula ósea en pacientes con enfermedad de Alzheimer o trastorno del espectro autista. Este ensayo combina tres brazos de tratamiento: la administración intravenosa, la intranasal y el uso de luz infrarroja.

Esclerosis lateral amiotrófica

La ELA es sin duda la enfermedad neurodegenerativa con mayor agresividad clínica y compromiso emocional para los pacientes y sus familiares, sobre todo en la medida que tiene una evolución muy rápida, el paciente es plenamente consciente de su situación y no hay expectativa objetiva de terapia eficaz actualmente. Existe una amplia relación de estudios suspendidos o finalizados sin publicar resultados, por ser negativos o tener efectos secundarios. Aunque los estudios publicados indican que el trasplante de células madre es viable y seguro, muchos de ellos fueron de escala reducida y llevados a cabo en un único centro, reclutando poblaciones de pacientes diversas, lo que limita su capacidad para ofrecer conclusiones definitivas (Sironi et al., 2023). Recientemente, se han publicado los resultados de un ensayo de fase III que evaluó el trasplante intratecal de células madre mesenquimales derivadas de médula ósea autóloga NurOwn® (NCT03280056) en pacientes con ELA (Berry et al., 2019). A pesar de que el tratamiento demostró ser seguro, no logró alcanzar el objetivo principal de eficacia. Sin embargo, se observó una mejora significativa en biomarcadores, con aumento de factores neurotróficos en el líquido cefalorraquídeo (LCR) y disminución de moléculas asociadas a la inflamación. Se está llevando a cabo una extensión de este estudio para evaluar los efectos a largo plazo en pacientes que completaron el ensayo (NCT04681118).

Actualmente también hay un ensayo de fase III que está reclutando pacientes con ELA para evaluar la seguridad y eficacia de NeuroNata-R (lenzumestrocel, células madre mesenquimales derivadas de médula ósea autóloga) en Corea del Sur. En Estados Unidos, un ensayo abierto (NCT03268603) está evaluando la seguridad y eficacia de células madre mesenquimales derivadas de tejido adiposo autólogo. Además, otro estudio en fase 1/2a (NCT05306457), llevado a cabo en un solo centro, investigará dos dosis de células madre neurales que expresan factor neurotrófico derivado de la glía (GDNF) inyectadas en la corteza motora de pacientes con ELA.

CONCLUSIONES

Hasta la fecha, la terapia trasplantadora no ha dado resultados terapéuticos válidos en ninguna enfermedad neurodegenerativa. Los mayores avances se han producido en la enfermedad de Parkinson, que conceptualmente podría considerarse la más conveniente para tratar con terapia celular siempre que se aplique en estadios muy tempranos de la enfermedad. Este punto contrasta con la casi imposibilidad de recomendar ensayos de baja expectativa terapéutica a una población que cuenta con numerosas otras oportunidades de tratamiento sintomático e incluso neuroprotector. Por otra parte, si bien el tejido mesencefálico ventral fetal alogénico ha demostrado viabilidad y cierta acción restauradora dopaminérgica en la enfermedad de Parkinson, incluso con evidencia de supervivencia del injerto *post mortem*, existen importantes dificultades metodológicas e incluso objeciones éticas, sobre todo al uso de tejido fetal humano. La posibilidad, en desarrollo, de utilizar células iPS genéticamente modificadas puede resultar una opción interesante. Sin embargo, la opción de implantar células secretoras de dopamina en el sustrato de un tejido patológico que la enfermedad neurodegenerativa crónica provoca hace probable que la capacidad restauradora del donante (trasplante) tenga un futuro cuando menos incierto.

Con todo, es pertinente mantener cierto grado de optimismo basado en la amplia y cuasi exponencial progresión de las técnicas y los métodos neurocientíficos, que quizá consigan en un futuro restaurar y reconstruir circuitos neuronales.

BIBLIOGRAFÍA CONSULTADA

Ager RR, Davis JL, Agazaryan A et al. Human neural stem cells improve cognition and promote synaptic growth in two complementary transgenic models of Alzheimer's disease and neuronal loss. Hippocampus 2015; 25: 813-26.

Azidus Brasil (2022a). First in human study to evaluate safety of Cellavita HD investigational product after intravenous application in participants with Huntington's disease (Clinical Trial Registration No. NCT02728115). Disponible en: https://clinicaltrials.gov/ct2/show/NCT02728115

Azidus Brasil (2022b). Dose-response evaluation of the investigational product Cellavita HD after intravenous administration in patients with Huntington's disease (Clinical Trial Registration No. NCT03252535). Disponible en: https://clinicaltrials.gov/ct2/show/NCT03252535

Bakay RA, Boyer KL, Freed CR, Ansari AA. Immunological responses to injury and grafting in the central nervous system of nonhuman primates. Cell Transplant 1998; 7: 109-20.

Bankiewicz KS, Plunkett RJ, Jacobowitz D et al. The effect of fetal mesencephalon implants on primate MPTP-induced parkinsonism: histochemical and behavioral studies. J Neurosurg 1990; 72: 231-44.

Barker RA. Designing stem-cell-based dopamine cell replacement trials for Parkinson's disease. Nat Med 2019; 25: 1045-53.

Berry JD, Cudkowicz ME, Windebank AJ et al. NurOwn, phase 2, randomized, clinical trial in patients with ALS: safety, clinical, and biomarker results. Neurology 2019; 93: e2294-305.

Björklund A, Lindvall O. Cell replacement therapies for central nervous system disorders. Nat Neurosci 2000; 3: 537-44.

Björklund A, Lindvall O. Replacing dopamine neurons in Parkinson's disease: how did it happen? J Parkinsons Dis 2017; 7 (s1): S21-31.

Björklund A, Stenevi U, Schmidt RH, Dunnett SB, Gage FH. Intracerebral grafting of neuronal cell suspensions. I. Introduction and general methods of preparation. Acta Physiol Scand Suppl 1983; 522: 1-7.

Björklund A, Stenevi U, Svendgaard NA. Growth of transplanted monoaminergic neurons into the adult hippocampus along the perforant path. Nature 1976; 262: 787-90.

Blesa J, Foffani G, Dehay B, Bezard E, Obeso JA. Motor and non-motor circuit disturbances in early Parkinson disease: which happens first? Nat Rev Neurosci 2022; 23: 115-28.

Braak H, Del Tredici K, Rüb U, De Vos RA, Steur EN, Braak E. Staging of brain pathology related to sporadic Parkinson's disease. Neurobiol Aging 2003; 24: 197-211.

Cecerska-Heryć E, Pękala M, Serwin N et al. The use of stem cells as a potential treatment method for selected neurodegenerative diseases. Cell Mol Neurobiol 2023; 43: 2643-73.

Cha Y, Park TY, Leblanc P, Kim KS. Current status and future perspectives on stem cell-based therapies for Parkinson's disease. J Mov Disord 2023; 16: 22.

Challis C, Hori A, Sampson TR et al. Gut-seeded α-synuclein fibrils promote gut dysfunction and brain pathology specifically in aged mice. Nat Neurosci 2020; 23: 327-36.

Clark WLG. Neuronal differentiation in implanted foetal cortical tissue. J Neurol Psychiatry 1940; 3: 263.

David S, Aguayo AJ. Axonal elongation into peripheral nervous system "bridges" after central nervous system injury in adult rats. Science 1981; 214: 931-3.

Deep-Brain Stimulation for Parkinson's Disease Study Group; Obeso JA, Olanow CW, Rodríguez-Oroz MC et al. Deep-brain stimulation of the subthalamic nucleus or the pars interna of the globus pallidus in Parkinson's disease. N Engl J Med 2001; 345: 956-63.

Djaldetti R, Melamed E. New therapies for Parkinson's disease. J Neurol 2001; 248: 357-62.

Dunnett SB, Björklund A. Prospects for new restorative and neuroprotective treatments in Parkinson's disease. Nature 1999; 399: A32-9.

Dunnett S, Bunch, ST, Gage FH, Björklund A. Dopamine-rich transplants in rats with 6-OHDA lesions of the ventral tegmental area. I. Effects on spontaneous and drug-induced locomotor activity. Behav Brain Res 1984; 13: 71-82.

Freed CR, Greene PE, Breeze RE et al. Transplantation of embryonic dopamine neurons for severe Parkinson's disease. N Engl J Med 2001; 344: 710-9.

Freed WJ, Karoum F, Spoor HE, Morihisa JM, Olson L, Wyatt RJ. Catecholamine content of intracerebral adrenal medulla grafts. Brain Res 1983; 269: 184-9.

Gage FH, Kang UJ, Fisher LJ. Intracerebral grafting in the dopaminergic system: issues and controversy. Curr Opin Neurobiol 1991; 1: 414-9.

Gibb WR, Lees AJ. The relevance of the Lewy body to the pathogenesis of idiopathic Parkinson's disease. J Neurol Neurosurg Psychiatry 1988; 51: 745-52.

Gibb WR, Lees AJ. The significance of the Lewy body in the diagnosis of idiopathic Parkinson's disease. Neuropathol Appl Neurobiol 1989; 15: 27-44.

Kim S, Kwon SH, Kam TI et al. Transneuronal propagation of pathologic α-synuclein from the gut to the brain models Parkinson's disease. Neuron 2019; 103: 627-41.

Kordower JH, Chu Y, Hauser RA, Freeman TB, Olanow CW. Lewy body-like pathology in long-term embryonic nigral transplants in Parkinson's disease. Nat Med 2008a; 14: 504-6.

Kordower JH, Chu Y, Hauser RA, Olanow CW, Freeman TB. Transplanted dopaminergic neurons develop PD pathologic changes: a second case report. Mov Disord 2008b; 23: 2303-6.

Kordower JH, Freeman TB, Chen EY et al. Fetal nigral grafts survive and mediate clinical benefit in a patient with Parkinson's disease. Mov Disord 1998; 13: 383-93.

Kordower JH, Goetz CG, Chu Y et al. Robust graft survival and normalized dopaminergic innervation do not obligate recovery in a Parkinson disease patient. Ann Neurol 2017; 81: 46-57.

Kouli A, Torsney KM, Kuan WL, Stoker TB, Greenland JC, eds. Parkinson's disease: etiology, neuropathology, and pathogenesis. En: Parkinson's Disease: pathogenesis and clinical aspects [Internet]. Brisbane: Codon Publications, 2018.

Kurowska Z, Englund E, Widner H, Lindvall O, Li JY, Brundin P. Signs of degeneration in 12-22-year old grafts of mesencephalic dopamine neurons in patients with Parkinson's disease. J Parkinsons Dis 2011; 1: 83-92.

Lawrence JM, Morris RJ, Wilson DJ, Raisman G. Mechanisms of allograft rejection in the rat brain. Neuroscience 1990; 37: 431-62.

Li JY, Englund E, Holton JL et al. Lewy bodies in grafted neurons in subjects with Parkinson's disease suggest host-to-graft disease propagation. Nat Med 2008; 14: 501-3.

Li JY, Englund E, Widner H et al. Extensive graft-derived dopaminergic innervation is maintained 24 years after transplantation in the degenerating parkinsonian brain. Proc Natl Acadl Sci U S A 2016; 113: 6544-9.

Limousin P, Krack P, Pollak P et al. Electrical stimulation of the subthalamic nucleus in advanced Parkinson's disease. N Engl J Med 1998; 339: 1105-11.

Lindvall O. Treatment of Parkinson's disease using cell transplantation. Philos Trans R Soc Lond B Biol Sci 2015; 370: 20140370.

Luk KC, Kehm VM, Zhang B, O'Brien P, Trojanowski JQ, Lee VM. Intracerebral inoculation of pathological α-synuclein initiates a rapidly progressive neurodegenerative α-synucleinopathy in mice. J Exp Med 2012; 209: 975-86.

Luquin MR, Montoro RJ, Guillén J et al. Recovery of chronic parkinsonian monkeys by autotransplants of carotid body cell aggregates into putamen. Neuron 1999; 22: 743-50.

Madrazo I, Drucker-Colín R, Díaz V, Martínez-Mata J, Torres C, Becerril JJ. Open microsurgical autograft of adrenal medulla to the right caudate nucleus in two patients with intractable Parkinson's disease. N Engl J Med 1987; 316: 831-4.

Méndez I, Dagher A, Hong M et al. Enhancement of survival of stored dopaminergic cells and promotion of rotational behaviour is dependent on both striatal and nigral mechanisms. J Neurosci 2000; 9: 3326-31.

Méndez I, Sánchez-Pernaute R, Cooper O et al. Cell type analysis of functional fetal dopamine cell suspension transplants in the striatum and substantia nigra of patients with Parkinson's disease. Brain 2005; 128: 1498-510.

Méndez I, Viñuela A, Astradsson A et al. Dopamine neurons implanted into people with Parkinson's disease survive without pathology for 14 years. Nat Med 2008; 14: 507-9.

Mínguez-Castellanos A, Escamilla-Sevilla F, Hotton GR et al. Carotid body autotransplantation in Parkinson disease: a clinical and positron emission tomography study. J Neurol Neurosurg Psychiatry 2007; 78: 825-31.

Nakatomi H, Kuriu T, Okabe S et al. Regeneration of hippocampal pyramidal neurons after ischemic brain injury by recruitment of endogenous neural progenitors. Cell 2002; 110: 429-41.

Nikkhah G, Bentlage C, Cunningham MG, Bjorklund A. Intranigral fetal dopamine grafts induce behavioral compensation in the rat Parkinson model. J Neurosci 1994a; 14: 3449-61.

Nikkhah G, Olsson M, Eberhard J, Bentlage C, Cunningham MG, Bjo A. A microtransplantation approach for cell suspension grafting in the rat Parkinson model: a detailed account of the methodology. Neuroscience 1994b; 63: 57-72.

Olanow CW, Goetz CG, Kordower JH et al. A double-blind controlled trial of bilateral fetal nigral transplantation in Parkinson's disease. Ann Neurol 2003; 54: 403-14.

Olanow CW, Prusiner SB. Is Parkinson's disease a prion disorder? Proc Natl Acad Sci U S A 2009; 106: 12571-2.

Olanow CW, Savolainen M, Chu Y, Halliday GM, Kordower JH. Temporal evolution of microglia and α-synuclein accumulation following foetal grafting in Parkinson's disease. Brain 2019; 142: 1690-700.

Parmar M, Grealish S, Henchcliffe C. The future of stem cell therapies for Parkinson disease. Nat Rev Neurosci 2020; 21: 103-15.

Poewe W, Seppi K, Tanner CM et al. Parkinson disease. Nat Rev Dis Primers 2017; 3: 1-21.

Politis M, Wu K, Loane C et al. Serotonin neuron loss and nonmotor symptoms continue in Parkinson's patients treated with dopamine grafts. Sci Transl Med 2012; 4: 128ra41.

Ramón y Cajal S. Sur l'origine et les ramifications des fibres nerveuses de la moelle embryonaire. Anat Ang 1890; 5: 609-13.

Ramón y Cajal S. La rétine des vertébrés. Cellule 1893.

Recasens A, Dehay B, Bové J et al. Lewy body extracts from Parkinson disease brains trigger α-synuclein pathology and neurodegeneration in mice and monkeys. Ann Neurol 2014; 75: 351-62.

Sahni V, Kessler JA. Stem cell therapies for spinal cord injury. Nat Rev Neurol 2010; 6: 363-72.

San Sebastián W, Guillén J, Manrique M et al. Modification of the number and phenotype of striatal dopaminergic cells by carotid body graft. Brain 2007; 130: 1306-16.

Sironi F, De Marchi F, Mazzini L, Bendotti C. Cell therapy in ALS: an update on preclinical and clinical studies. Brain Res Bull 2023; 194: 64-81.

Stenevi U, Bjo A, Svendgaard NA. Transplantation of central and peripheral monoamine neurons to the adult rat brain: techniques and conditions for survival. Brain Res 1976; 114: 1-20.

Surmeier DJ, Obeso JA, Halliday GM. Selective neuronal vulnerability in Parkinson disease. Nat Rev Neurosci 2017; 18: 101-13.

Thompson G. Successful brain grafting. NY Med J 1890; 51: 701-2.

Toledo-Aral JJ, Méndez-Ferrer S, Pardal R, Echevarria M, López-Barneo J. Trophic restoration of the nigrostriatal dopaminergic pathway in long-term carotid body-grafted parkinsonian rats. J Neurosci 2003; 23: 141-8.

Vijiaratnam N, Simuni T, Bandmann O, Morris HR, Foltynie T. Progress towards therapies for disease modification in Parkinson's disease. Lancet Neurol 2021; 20: 559-72.

Villadiego J, Muñoz-Manchado AB, Sobrino V et al. Protection and repair of the nigrostriatal pathway with stem-cell-derived carotid body glomus cell transplants in chronic MPTP parkinsonian model. Int J Mol Sci 2023; 24: 5575.

Zhang W, Gu GJ, Zhang Q et al. NSCs promote hippocampal neurogenesis, metabolic changes and synaptogenesis in APP/PS1 transgenic mice. Hippocampus 2017; 27: 1250-63.

Zhang R, Zhang ZG, Zhang L, Chopp M. Proliferation and differentiation of progenitor cells in the cortex and the subventricular zone in the adult rat after focal cerebral ischemia. Neuroscience 2001; 105: 33-41.

Evolución de las modalidades e indicaciones del trasplante de progenitores hematopoyéticos

64

J. M. Fernández-Rañada, V. Pradillo Fernández y C. Martínez Chamorro

INTRODUCCIÓN

El trasplante de médula ósea es un procedimiento clínico complejo cuyo objetivo es sustituir las células madre hematopoyéticas del paciente por las de un donante sano (trasplante alogénico) o del mismo paciente (trasplante autólogo). Este proceso se lleva a cabo para realizar un recambio medular completo, por enfermedad medular (trasplante alogénico) con un tratamiento de acondicionamiento previo con quimioterapia intensiva y, en ocasiones, radioterapia para eliminar la celularidad autóloga y posteriormente sustituirla por las células del donante. En otras ocasiones, el objetivo del trasplante es la administración de dosis muy altas de quimioterapia que permitan eliminar la enfermedad, evitando los efectos deletéreos de la mielosupresión secundaria, con la infusión de células del propio paciente, previamente extraídas y criopreservadas (trasplante autólogo).

MODALIDADES DE TRASPLANTE

Existen diferentes tipos de trasplante dependiendo de la fuente de los progenitores hematopoyéticos:

- **Autólogo.** Las células hematopoyéticas multipotentes provienen del propio paciente. Se realiza su movilización tras el estímulo con factor de crecimiento, aféresis y posterior criopreservación de los progenitores hematopoyéticos. Ulteriormente, se administra la denominada quimioterapia de acondicionamiento, con posterior transfusión de las células previamente extraídas y criopreservadas, tras una descongelación rápida de ellas.
- **Alogénico.** Las células hematopoyéticas provienen de otra persona. Dentro de este tipo de trasplante las células pueden proceder de un donante familiar o de un donante no emparentado.

El sistema HLA (antígenos leucocitarios humanos) o complejo principal de histocompatibilidad está forma-do por un conjunto de genes ubicados en el brazo corto del cromosoma 6 (6p21.31), que codifican una serie de proteínas altamente polimórficas cuya función fisiológica es presentar péptidos antigénicos en la membrana celular para que puedan ser identificados por los receptores de los linfocitos T (TCR). Dentro del sistema HLA destacan el sistema HLA de las clases 1, 11 y 111. Estas moléculas HLA presentan una extraordinaria diversidad. Actualmente se han descrito más de 22.000 alelos de clase 1 y unos 8.000 de clase 11[1]. Estos genes se heredan como un haplotipo único en bloque. Entre dos hermanos, la posibilidad de que ambos haplotipos sean iguales, de que solo se comparta un haplotipo (haploidéntico) o de que ambos haplotipos sean diferentes será del 25 %, 50 % y 25 %, respectivamente. Teniendo en cuenta que las familias habitualmente están compuestas por uno o dos hijos, la posibilidad de disponer de un hermano HLA idéntico no será superior al 30 % y se considera que tanto los padres como los hijos son haploidénticos, por lo tanto, cada vez más esta modalidad de trasplante supone una alternativa.

En función del sistema HLA, el trasplante alogénico puede disponer de diferentes modalidades:

- **Trasplante HLA idéntico familiar.** El hermano HLA idéntico (8/8) es el que comparte los dos haplotipos con el paciente: los mismos antígenos de clase 1 (A, B y C) y de clase 2 (DR). Por lo tanto, se considera hermano HLA idéntico aquel en el que se ha confirmado la identidad mediante estudio de baja resolución. Si no existe un hermano HLA idéntico, puede constituir un donante válido un familiar que presente una sola diferencia HLA, descartando en el paciente la presencia de anticuerpos.
- **Trasplante de donante no emparentado.** Se utilizan donantes no emparentados que presenten una identidad 8/8, es decir, en los locus A, B, C y DR o, aun mejor, los que presenten identidad 10/10, que son aquellos que, además, también tienen similitud DP y DO. Históricamente se ha considerado que un hermano

HLA idéntico es la primera opción para la realización de un trasplante alogénico. Dado que no todos los pacientes tienen la posibilidad de disponer de este tipo de donantes, desde al menos hace 30 años, se planteó la posibilidad de utilizar un donante no emparentado. A lo largo del tiempo, se han ido creando registros para reclutar donantes voluntarios. Inicialmente apareció en Inglaterra en 1974 el *Anthony Nolan's Registry* y luego surgieron nuevos registros en el resto del mundo. Actualmente, unos 39 millones de donantes voluntarios y unidades de cordón umbilical se encuentran disponibles en los registros internacionales censados en la *World Marrow Donar Association* (WMDA). Diferentes trabajos publicados han puesto en evidencia que los donantes no emparentados HLA idénticos pueden ofrecer resultados comparables a los obtenidos con hermanos HLA idénticos[2]. Actualmente, 250.000 donantes españoles disponen de una tipificación HLA completa, lo que permite que la probabilidad de localizar un donante compatible sea más alta. Variables como las minorías étnicas disminuyen la probabilidad de disponer de donante compatible dado que estas minorías están menos representadas en los registros mundiales. En 2021 en España se realizaron 596 trasplantes de donantes no emparentados. En España la búsqueda de estos donantes se realiza a través del Registro Español de Donantes de Médula Ósea (REDMO).

- **Trasplante de donante no emparentado no idéntico.** En estos casos la identidad es inferior a 8/8 o 10/10. Dentro de este grupo se encuentra el trasplante de cordón umbilical cuando la identidad HLA es inferior a 6/6.
- **Trasplante haploidéntico.** El donante y el receptor s0lo comparten un haplotipo, lo que aumenta la posibilidad de disponer de donante compatible en un 75 %. En el pasado, la principal limitación en el uso de este tipo de trasplantes eran las altas tasas de enfermedad del injerto contra el huésped (EICH) causadas por el exceso de células T inoculadas en este tipo de trasplante. Varias han sido las estrategias desarrolladas a lo largo de la historia para reducir este proceso de alorreactividad. Así, se han desarrollado mecanismos de depleción de estas células T no selectivas mediante manipulación del injerto, mediante mecanismos complejos y que provocaban retrasos en la recuperación inmunológica. Se encuentran en investigación otros procesos de depleción de células T selectivas que requieren procesos técnicos complejos. En la última década se han desarrollado sistemas de trasplante haploidéntico sin manipulación del injerto con medidas basadas en inmunosupresión intensa con globulina antitimocítica (ATG) y dosis altas de ciclofosfamida postrasplante[3,4]. La rapidez de disponibilidad de donante compatible, la fácil accesibilidad a este tipo de terapia y la disminución de la incidencia de EICH han aumentado la utilización de este tipo de trasplante alternativo cuando no hay disponibilidad de hermano HLA idéntico. En España, en 2021 se realizaron 381 trasplantes haploidénticos de los 596 trasplantes alogénicos totales.

Las fuentes de progenitores hematopoyéticos para trasplante son la médula ósea, la sangre periférica y el cordón umbilical. En cuanto a la fuente de progenitores hematopoyéticos, hasta la década de 1990, la fuente más utilizada era la *médula ósea*. Para este proceso se realizaban en el quirófano punciones múltiples en las crestas ilíacas, con obtención directa de material de médula ósea. Los primeros trasplantes de progenitores de sangre periférica se efectuaron en 1988 gracias al desarrollo del factor estimulante de colonias de granulocitos (CSF-G), capaz de movilizar los progenitores hematopoyéticos de la médula ósea a la sangre periférica de una forma menos invasiva. En el momento actual, el 100 % de los trasplantes autólogos se realizan por vía periférica, así como la mayoría de los trasplantes alogénicos, por la facilidad de extracción y por menor riesgo de fallo del injerto.

En las últimas décadas se han llevado a cabo estudios comparativos entre fuente de *sangre periférica* y médula ósea, concluyendo que, aunque la supervivencia global es similar entre ambas, existe más riesgo de recaída en los trasplantes de médula ósea y el injerto es más rápido cuando la fuente es sangre periférica, asumiendo cierta tendencia a una mayor incidencia y gravedad de la EICH en relación con la mayor cantidad de linfocitos T CD3 infundidos[5,6].

En síntesis, teniendo en cuenta los datos existentes, el trasplante de médula ósea ha quedado relegado a enfermedades en las que no se pretende conseguir cierto efecto injerto contra receptor. En términos prácticos se utiliza como fuente la médula ósea prácticamente solo en los casos de anemia aplásica grave.

Otra de las fuentes de donantes muy utilizadas hasta la actualidad han sido las unidades de *sangre de cordón umbilical*. El primer trasplante de cordón se realizó en 1989 en un niño con anemia de Fanconi. Desde entonces, el cordón se ha planteado como fuente alternativa de progenitores. La ventaja de este tipo de trasplante es que permite más disparidad HLA (4/6), de forma que aumenta mucho la disponibilidad de donante y permite un acceso fácil y rápido por la situación de criopreservación. Sin embargo, el injerto en este tipo de trasplantes se realiza de forma más lenta, lo que aumenta el riesgo de infecciones y la mortalidad secundaria. En 1995 se fundó Eurocord, registro internacional que recopila datos de trasplante de sangre de cordón y establece protocolos de utilización.

En la actualidad, el trasplante haploidéntico prácticamente ha sustituido al cordón umbilical como fuente de trasplante alternativa, de modo que, en España, en 2021 solo se realizaron 18 trasplantes de cordón frente a los 381 trasplantes haploidénticos.

Dado aproximadamente el 20 % de mortalidad asociada al trasplante alogénico, varias circunstancias, como las características clínicas del paciente, la presencia o no de comorbilidades, la urgencia del trasplante, la disponibilidad del donante y la experiencia del centro, son cruciales para la elección de la modalidad del trasplante que se ha de efectuar.

La sustitución de los regímenes de acondicionamientos mieloablativos por pautas preparativas de intensidad reducida que se basan en una disminución de la intensidad de la quimioterapia administrada en beneficio del efecto de las células del donante contra el tumor ha permitido la reducción de la mortalidad peritrasplante y la utilización del trasplante de progenitores hematopoyéticos en pacientes de edad superior a los 60 años.

EVOLUCIÓN DE LAS INDICACIONES DE LOS TRASPLANTES AUTÓLOGO Y ALOGÉNICO DE PROGENITORES HEMATOPOYÉTICOS

Las indicaciones del trasplante de médula ósea han ido cambiando a lo largo de los años a medida que iban apareciendo nuevas terapias para las enfermedades oncohematológicas. La indicación de trasplante y del tipo de trasplante se realiza de forma individualizada y teniendo en cuenta las comorbilidades del paciente y la morbimortalidad del proceso. La decisión del trasplante debe tomarla un comité multidisciplinar, que valore el riesgo, las potenciales complicaciones y la posibilidad de respuesta postrasplante, considerando el mantenimiento de la calidad de vida y los efectos tardíos.

Indicaciones del trasplante autólogo de progenitores hematopoyéticos

Mieloma múltiple

Es la principal indicación de trasplante autólogo en la actualidad. Según el registro de la Organización Nacional de Trasplantes (ONT), en 2021 se realizaron en España 2.154 trasplantes autólogos, de los cuales 1.121 se efectuaron en pacientes con mieloma múltiple.

En 1996 se llevó a cabo el primer estudio comparativo entre trasplante autólogo y quimioterapia, que demostró que el trasplante autólogo en primera línea aumentaba la supervivencia libre de progresión frente a la quimioterapia[7]. Hasta el momento actual, la aparición de nuevas moléculas, como inhibidores de proteosomas, fármacos inmunomoduladores o incluso anticuerpos monoclonales en primera línea, no ha modificado la indicación de trasplante autólogo en el mieloma múltiple, considerada en primera línea como tratamiento de consolidación en pacientes con buena situación clínica menores de 70 años[8].

La radioterapia corporal total no debe usarse como acondicionamiento por aumento de toxicidad sin un beneficio apreciable, y no se ha demostrado que la adición de bortezomib o lenalidomida a los regímenes de acondicionamiento mejore los resultados. El melfalán, en dosis de 200 mg/m^2, sigue siendo el estándar como régimen preparativo en pacientes con mieloma. El papel de un segundo trasplante autólogo o trasplante en tándem no se ha convertido en una práctica habitual y queda reservado para pacientes con respuesta parcial tras un primer autólogo. Asimismo, el trasplante autólogo de progenitores hematopoyéticos como consolidación tras la inducción es el estándar frente al trasplante demorado en caso de recidiva incipiente.

La terapia de CAR-T (*chimeric antigen receptor T-cell*), en la que se modifican genéticamente linfocitos T para que expresen el marcador antitumoral, ha mostrado resultados prometedores en pacientes con mieloma múltiple refractario/recidivante. Idecabtagén vicleucel es la primera terapia génica basada en células aprobada por la *Food and Drug Administration* (FDA) para adultos con mieloma múltiple recidivante/refractario después de cuatro o más líneas de terapia, incluyendo un agente inmunomodulador, un inhibidor del proteasoma y un anti-CD38[9].

La incorporación de estas terapias a primera línea en los próximos años podría cuestionar el papel del trasplante autólogo en primera línea tan consolidado desde las últimas décadas.

Linfoma no hodgkiniano

Actualmente es la segunda indicación de realización de trasplante autólogo. Según el registro de la ONT, 569 de los 2.154 trasplantes autólogos realizados en España en 2021 se llevaron a cabo en linfoma no hodgkiniano.

Linfoma B difuso de células grandes

El linfoma B difuso de células grandes (LBDCG) es el subtipo de linfoma más frecuente. El estudio PARMA en la década de 1990 demostró que el trasplante autólogo en este linfoma en primera recaída era superior a la quimioterapia de consolidación[10] y desde entonces mantiene la indicación como tratamiento de elección para pacientes con LBDCG en primera recaída (25 % de los casos) siempre que se demuestre quimiosensibilidad con esquemas de quimioterapia intensivos. A lo largo de la historia se han llevado a cabo varios estudios que planteaban la utilización de trasplante autólogo en primera línea en pacientes con linfoma de alto riesgo, sin confirmar en ninguno de ellos superioridad del trasplante frente a la quimioterapia estándar[11]. El mantenimiento con rituximab postrasplante en este tipo de linfomas no ha demostrado un aumento de la supervivencia.

La terapia CAR-T en el linfoma, actualmente indicada para pacientes con LBDCG en recaída tras trasplante autólogo, ha mejorado los resultados en pacientes refractarios. El trasplante alogénico en esta indicación ha quedado relegado a líneas posteriores dada la mayor toxicidad del procedimiento con respecto a la terapia CAR-T.

El trasplante autólogo en LBDCG (doble o triple reordenamiento cmyc, bcl2, blc6) en primera línea, considerado de peor pronóstico, no parece indicado si se utilizan regímenes más intensivos de quimioterapia de inducción, ya que no aumentaría la supervivencia global[12].

Linfoma folicular

En la era del mantenimiento de anticuerpos terapéuticos, la indicación de trasplante autólogo en el linfoma folicular se realiza como tratamiento de consolidación tras quimioterapia intensiva en primera recaída siempre que se demuestre quimiosensibilidad[13]. Más allá de la eficacia potencial de CAR-T en el linfoma folicular, los nuevos fármacos, como idelalisib, no han cambiado la historia natural de la enfermedad, y las indicaciones de trasplante para el linfoma folicular después de la primera recaída permanecen sin cambios.

Macroglobulinemia de Waldenström (linfoma linfoplasmacítico con gammapatía IgM)

Con la aparición de nuevos fármacos más efectivos para tratar la macroglobulinemia de Waldenström, el papel del trasplante autólogo es cada vez más controvertido, y actualmente se reserva para pacientes en primera recaída que han precisado varias líneas previas para lograr respuesta[14].

Linfoma de células del manto

Dado el comportamiento agresivo de este linfoma, clásicamente se ha considerado el trasplante autólogo de progenitores hematopoyéticos como tratamiento de consolidación en primera línea tras quimioterapia intensiva y mantenimiento postrasplante con rituximab de mantenimiento. El trasplante alogénico se considera la única terapia curativa en el momento actual, indicado en segunda línea si existe refractariedad. La introducción de nuevos fármacos utilizados en la recaída, como el ibrutinib, no ha modificado la indicación de trasplante autólogo o alogénico en este caso. En un estudio no comparativo, el anti-CD19 CAR-T brexucabtagene autoleucel mostró resultados prometedores, con un alto número de respuestas duraderas en pacientes en los que fracasaron, al menos, dos terapias previas, incluido ibrutinib, y en su mayoría pretratadas con trasplante autólogo[15], lo cual podría modificar la indicación de trasplante en los próximos años.

Linfomas de células T

Dado el mal pronóstico de este tipo de linfoma, la indicación de trasplante autólogo de progenitores hematopoyéticos en primera línea se ha mantenido invariante durante los últimos años. El trasplante alogénico se reserva para una segunda línea siempre y cuando se alcance quimiosensibilidad.

Linfoma de Hodgkin

Aunque la tasa de curación en este tipo de linfomas es del 80-90 %, un 10-15 % de los pacientes son refractarios al tratamiento y otro 10-15 % sufren una recaída. Actualmente, la indicación de trasplante autólogo de progenitores hematopoyéticos en el linfoma de Hodgkin es en primera recaída tras quimioterapia intensiva. Según el registro de la ONT, 175 de los 2.154 trasplantes autólogos realizados en España en 2021 se efectuaron en linfoma de Hodgkin. Los nuevos fármacos, como brentuximab (anticuerpo anti-CD30), y los inhibidores de puntos de control inmunitario, como nivolumab, pueden cambiar la indicación de trasplante en el futuro. La terapia CAR-T se encuentra en ensayo clínico, sin resultados convincentes hasta ahora.

El brentuximab vedotin, anticuerpo monoclonal anti-CD30, es el único fármaco en el momento actual aprobado para consolidación postrasplante autólogo en pacientes considerados de alto riesgo de recaída.

Leucemia mieloide aguda

El papel del autotrasplante en la leucemia mieloide aguda (LMA) es más controvertido, siendo una opción terapéutica en LMA-M3 en segunda remisión completa y algunos casos de LMA de riesgo genético favorable si alcanzan la remisión completa tras quimioterapia de inducción. Según los datos de la ONT, en España en 2021 se realizaron 43 trasplantes autólogos en LMA y 509 alogénicos.

Tumores sólidos

El papel del trasplante autólogo de progenitores hematopoyéticos en el cáncer de mama con alto riesgo de recurrencia y metastásico ha sido evaluado en varios ensayos aleatorizados y metaanálisis de datos de pacientes individuales[23], concluyendo que mejora la supervivencia libre de progresión, pero no la supervivencia global. En tumores de células germinales, el trasplante autólogo de progenitores hematopoyéticos está indicado en la enfermedad refractaria a la quimioterapia basada en el platino o en pacientes de alto riesgo con una segunda recaída o más.

Enfermedades autoinmunes

El trasplante autólogo en enfermedades autoinmunes se realiza desde hace 20 años en casos graves refractarios a las terapias habituales, valorando cuidadosamente la relación beneficio-riesgo. La mayoría de los procedimientos de trasplante para las enfermedades autoinmunes se han llevado a cabo para la esclerosis múltiple, conectivopatías, y una variedad de trastornos autoinmunes. En la **tabla 64-1** se resumen las distintas indicaciones del trasplante autólogo en España en 2021. El 86 % de sus indicaciones resulta de la suma de los practicados en mieloma múltiple, linfoma no hodgkiniano y linfoma de Hodgkin.

Indicaciones del trasplante alogénico de progenitores hematopoyéticos

El trasplante alogénico es uno de los procesos más complejos existentes en la medicina, con una mortalidad del 20-25 % relacionada con el procedimiento. Por lo tanto,

Tabla 64-1. Indicaciones del trasplante autólogo en España en 2021	
Indicación	**Porcentaje**
Mieloma múltiple	52
Linfoma no hodgkiniano	26
Linfoma de Hodgkin	8
Otras indicaciones	14
Total de trasplantes autólogos	**2.154**

se requiere un proceso de selección del paciente muy exhaustivo a cargo de un equipo multidisciplinar, que tenga en cuenta todas las circunstancias que pueden concurrir: características clínicas de la enfermedad, comorbilidades, edad del paciente, disponibilidad del donante y urgencia del trasplante.

Leucemia mieloide aguda

La LMA es una enfermedad clonal originada en la población de células más inmaduras de la médula ósea. Es por ello por lo que actualmente es la indicación de trasplante alogénico más frecuente en adultos[16]. De los 1.466 trasplantes alogénicos realizados en España en 2021, la mayoría (509) se efectuaron en LMA. Históricamente, la indicación de trasplante en el LMA se establecía por las características del paciente, el inicio de la enfermedad en cuanto a leucocitosis y, sobre todo, la respuesta al tratamiento. La incorporación de estudios moleculares y citogenéticos ha permitido clasificar a los pacientes según el riesgo genético y afinar así la indicación de trasplante. Así pues, el trasplante alogénico se considera indicado en primera remisión completa en los casos de riesgo genético intermedio y alto definido por *European LeukemiaNet*[17]. La indicación de trasplante también se aplica a la LMA de bajo riesgo en segunda remisión completa.

Dado que la mediana de edad en el momento del diagnóstico de esta enfermedad es de 70 años, se han desarrollado índices de comorbilidad como el HTC-CI (o índice de comorbilidad específico del trasplante hematopoyético) que sirven para valorar el riesgo clínico de cada paciente y son predictores de mortalidad postrasplante[18].

Las nuevas modalidades de trasplante en la actualidad, como los esquemas de intensidad reducida y la optimización de la profilaxis de EICH en el caso de trasplante haploidéntico, han disminuido la toxicidad de este proceso y permiten realizar este procedimiento en pacientes mayores de 65 años guiado por HTC-CI, desplazando la indicación de trasplante autólogo en este caso, que queda prácticamente limitado a la LMA-M3 en recaída.

Leucemia linfoblástica aguda

Es la segunda indicación más común para el trasplante alogénico, representando el 17 % de los casos. En España, en 2021 se realizaron 250 trasplantes alogénicos en leucemia linfoblástica aguda. La indicación clásica de alotrasplante es en la leucemia linfoblástica aguda Filadelfia negativa en situación de primera remisión completa en pacientes con alto riesgo en función de la citogenética (hipodiploidía baja, translocaciones KMT2A, t[8;14], cariotipo complejo) y enfermedad mínima residual positiva[19].

En los últimos años, la aparición de anticuerpos monoclonales como el blinatumomab (anti-CD19 biespecífico de primera clase) o el inotuzumab ozogamicina (anti-CD22-calicamicina) ha cambiado el esquema de tratamiento de la leucemia linfoblástica aguda en recaída, optimizando la respuesta previa al trasplante, sobre todo en los pacientes quimiorrefractarios[20].

La terapia CAR-T anti-CD19 aprobada para menores de 25 años ha permitido rescatar pacientes en recaída y se presenta en la actualidad como alternativa al trasplante alogénico en recaída, con tasas de respuesta superiores al 70 %[21]. La recaída después de la terapia con células CAR-T ocurre en el 40 % de los pacientes. La consolidación pos-CAR-T con trasplante alogénico es aún hoy una cuestión sin resolver[22].

En el caso de la leucemia linfoblástica aguda Filadelfia positiva, la combinación de quimioterapia e inhibidores de tirosina-cinasa ha aumentado la posibilidad de alcanzar remisiones completas y, con ello, la realización de trasplante alogénico. La aparición de inmunoterapia en primera línea ha planteado la posibilidad de no realizar trasplantes en estos pacientes[23].

Leucemia mieloide crónica

Históricamente, el trasplante alogénico en la leucemia mieloide crónica se realizaba de forma temprana tras el inicio del tratamiento con hidroxiurea e interferón, que tenía altas tasas de mortalidad en relación con el trasplante. Con la incorporación de los inhibidores de la tirosina-cinasa en la primera línea a finales de la década de 1990, disminuyó de forma drástica la realización de trasplante en esta enfermedad, y en la actualidad no se utiliza como tratamiento de primera línea y se reserva para líneas más avanzadas tras la ausencia de respuesta a los inhibidores de la tirosina-cinasa.

Aproximadamente, el 10-15 % de los pacientes con leucemia mieloide crónica en primera fase crónica presentarán un fracaso terapéutico por pérdida de respuesta o intolerancia. Así, en el año 2000, el número de trasplantes practicados en Europa en pacientes con leucemia mieloide crónica fue en torno a 1.100, con un descenso posterior a 150 en 2008. En España, en 2021 únicamente se realizaron 28 trasplantes alogénicos de médula ósea por leucemia mieloide crónica.

Neoplasias mieloproliferativas

En términos generales, la indicación de trasplante alogénico en neoplasias mieloproliferativas se acota a pacientes que progresan a mielofibrosis o evolucionan a leucemias secundarias. En el caso de mielofibrosis, existen factores pronósticos en la actualidad que permiten, en función de las características clínicas, analíticas y genéticas, estratificar el riesgo de los pacientes y seleccionar a aquellos de mayor riesgo y, por lo tanto, candidatos a trasplante alogénico. Las nuevas clasificaciones de riesgo incluyen estudios genéticos moleculares (EZH2 o ASXL1) como factores pronósticos independientes de las variables clínicas o analíticas[24]. La posterior introducción de inhibidores de JAK mejora la sintomatología y esplenomegalias, pero no modifica la indicación de trasplante en este caso.

Síndromes mielodisplásicos

Dado que los síndromes mielodisplásicos tienen mayor incidencia en edades avanzadas, la indicación de trasplante alogénico en estos casos se encuentra limitada a pacientes jóvenes de alto riesgo. En los últimos años se han establecido índices pronósticos, como el sistema internacional de puntuación pronóstica revisado (IPSS-R), que incluyen edad, número de blastos, citopenias y alteraciones citogenéticas, que permiten clasificar al paciente según el riesgo y valorar así trasplante alogénico en los de riesgo más alto.

En el caso de la leucemia mielomonocítica crónica, el trasplante alogénico es la única opción de tratamiento potencialmente curativo, pero debido a la toxicidad y a las altas tasas de recaídas, actualmente se considera como tratamiento en pacientes de alto riesgo (número de blastos, recuento de leucocitos circulantes, alteraciones genéticas) mediante el sistema de predicción de riesgo de la leucemia mielomonocítica crónica (CPSS)[25].

Leucemia linfática crónica

Es la forma de leucemia más frecuente de los adultos en los países occidentales. El trasplante alogénico es la única terapia curativa en estos pacientes, pero dada la alta tasa de mortalidad relacionada con el procedimiento y el empleo de nuevos fármacos dirigidos a dianas (inhibidores BTK, BCL2, Pl3K), ha cambiado el paradigma de tratamiento de la enfermedad, y el empleo de alo-TPH se reserva para pacientes seleccionados resistentes a la quimioinmunoterapia. Los pacientes con leucemia linfática crónica y un síndrome mielodisplásico concomitante y aquellos con transformación agresiva de una leucemia linfática crónica relacionada clonalmente deben considerarse para alo-HCT con independencia de la etapa de tratamiento de su leucemia.

La aparición de la terapia CAR-T en ensayos clínicos ha permitido establecer como alternativa terapéutica al alotrasplante en pacientes con HTC-CI alto que no se consideren candidatos a trasplante y hayan agotado sus principales opciones terapéuticas farmacológicas.

A lo largo de la última década se han constatado una disminución marcada del trasplante autólogo en la leucemia linfática crónica –el cual actualmente solo se realiza en la transformación a alto grado– y una cada vez menor utilización del trasplante alogénico en esta enfermedad

Linfomas

El trasplante alogénico en el linfoma de Hodgkin y el linfoma no hodgkiniano queda limitado a segundas recaídas tras trasplante autólogo siempre que se demuestre quimiosensibilidad.

Mieloma múltiple

A pesar de la mejoría en las estrategias del trasplante alogénico conseguida en las últimas décadas, con menor morbimortalidad, la aparición de nuevos fármacos con buena respuesta y menor toxicidad ha limitado el papel del trasplante alogénico en la actualidad para casos concretos refractarios a terapias habituales y no candidatos a ensayos clínicos.

Anemia aplásica grave adquirida

La indicación de trasplante alogénico en la aplasia medular está determinada por la gravedad de la aplasia (menos de $500 \times 10^9/l$, plaquetas menos de $20 \times 10^9/l$, reticulocitos menos de $20 \times 10^9/l$). En caso de aplasia grave, el tratamiento es el trasplante alogénico de médula ósea siempre que el paciente sea menor de 40-50 años y disponga de un donante compatible. Si no dispone de un hermano HLA idéntico pero el paciente es menor de 20 años, puede valorarse el empleo de un donante no emparentado. Si el paciente tiene más de 20 años y no dispone de hermano HLA idéntico, iniciará tratamiento inmunosupresor de primera línea y se limitará el trasplante alogénico en un segundo tiempo si no se obtiene respuesta. Por otra prte, se debe realizar una evaluación cuidadosa de las comorbilidades antes del trasplante para determinar la idoneidad de dicho proceso en pacientes de 35 a 50 años.

La fuente de progenitores más habitual en este caso es la médula ósea, ya que al infundir menor cantidad de linfocitos T CD3, disminuye el riesgo de EICH. La dosis debe ser mayor que la requerida para neoplasias hematológicas para disminuir así el riesgo de fallo de injerto $(3 \times 10^9\ CD34/kg)$[27].

En la **tabla 64-2** se resumen las indicaciones de trasplante alogénico de progenitores hematopoyéticos en España en 2021, según los datos de la ONT.

TRASPLANTE DE MÉDULA ÓSEA EN LA ACTUALIDAD.

De acuerdo con los datos recogidos de la ONT, en 2021 se realizaron en España 3.620 trasplantes, 1.466 trasplantes alogénicos y 2.154 autólogos, lo que representa 76,4 por millón de habitantes y año. La tendencia anual es a aumentar el número de trasplantes, con 1.935 trasplantes anuales en 2003, hasta los 3.620 trasplantes anuales en la actualidad. Se realizaron 596 trasplantes alogénicos no emparentados y 870 emparentados, de los cuales 381 fueron haploidénticos. Se llevaron a cabo 18 trasplantes de cordón. Las Comunidades Autónomas en las que más trasplantes de médula ósea se realizaron en 2021 fueron Madrid (659) y Cataluña (601). La primera indicación de trasplante autólogo es el mieloma múltiple (1.121), seguido de los linfomas no hodgkiniano (569) y de Hod-

Tabla 64-2. Indicaciones del trasplante alogénico en España en 2021

Indicación	Porcentaje
Leucemia mieloide aguda	34
Síndrome mielodisplásico	17
Leucemia linfoblástica aguda	17
Linfoma no hodgkiniano	9
Neoplasias mieloproliferativas	4
Anemia aplásica grave	4
Otras indicaciones	15
Total de trasplantes alogénicos	**1.466**

gkin (175), mientras que en el trasplante alogénico, la primera indicación son las hemopatías mieloides agudas (leucemias agudas 511 y síndromes mielodisplásicos 258). Se realizaron 86 trasplantes autólogos en enfermedades no hematológicas, principalmente en neuroglioblastoma.

En cuanto al trasplante de cordón umbilical, se produjo un aumento en adultos entre los años 2005 y 2015, con un número máximo de trasplantes anuales de 108 en 2011. Desde entonces y dada la aparición de otras modalidades de trasplante más accesibles, su uso ha disminuido hasta 5 trasplantes de cordón anuales realizados en adultos en 2021.

En cuanto a la fuente de progenitores en España, de los trasplantes alogénicos realizados en 2021, 596 fueron de sangre periférica, 17 de cordón umbilical y 52 de médula ósea. En Hospital QuirónSalud Madrid, en 2021 se efectuaron 40 trasplantes en total, 5 alogénicos y 35 autólogos. Las indicaciones de los trasplantes alogénicos fueron: LMA (1), síndromes mielodisplásicos (2), leucemia linfática crónica (1), linfomas no hodgkiniano (1), y las de los autólogos: mieloma múltiple (22), linfomas no hodgkiniano (11), LMA (1) y otros (1).

En la **tabla 64-3** se expone la actividad de trasplante de progenitores hematopoyéticos en España en 2021, según la ONT.

CONCLUSIONES

Los trasplantes autólogo y alogénico de médula ósea se han mantenido como tratamiento en la práctica clínica habitual en las últimas décadas. Los avances en la prevención de enfermedades infecciosas, los acondicionamientos de intensidad reducida y el empleo de distintas modalidades de trasplante con medidas de prevención de la EICH, como la ciclofosfamida postrasplante, han permitido disminuir la toxicidad del procedimiento y, por lo tanto, aumentar la edad de los pacientes trasplantados. La selección adecuada del paciente en cuanto a las características clínicas y el riesgo de enfermedad hematológica,

Tabla 64-3. Trasplante de progenitores hematopoyéticos en España en 2021

	Autólogos (Nº)	Alogénicos (Nº)
Leucemia mieloide aguda	43	509
Leucemia linfoide aguda	3	250
Leucemia mieloide crónica	3	28
Síndrome mielodisplásico	0	258
Neoplasia mieloproliferativa	1	70
Leucemia linfoide crónica	0	26
Mieloma múltiple	1.209	14
Linfoma de Hodgkin	175	41
Linfoma no hodgkiniano	569	134
Insuficiencia medular	0	63
Neuroblastoma	24	0
Tumores germinales	35	1
Tumor de Ewing	13	3
Otros tumores	49	0
Talasemia	1	21
Inmunodeficiencias	0	36
Enfermedades metabólicas	0	5
Enfermedades autoinmunes	24	0
Otras	5	7
Total	**2.154**	**1.466**

Tomado de la Organización Nacional de Trasplantes (ONT).

sobre todo genético, ha hecho posible optimizar los resultados del trasplante alogénico.

Los nuevos fármacos incorporados en los últimos años y la terapia celular CAR-T han modificado la indicación de trasplante en ciertas hemopatías malignas. Pero en la mayoría de ellas, hoy en día y sin cambios desde hace décadas, se considera que el trasplante alogénico es la única opción curativa.

REFERENCIAS BIBLIOGRÁFICAS

1. Carreras E, Rovira M, Valcárcel D. Manual de trasplante hematopoyético y terapia celular, 6ª ed. Escofe, Fundación Josep Carreras, 2022.
2. Ciurea SO, Saliba RM, Rondom G et al. Outcomes of patients with myeloid malignancies treated with allogenic hematopoietic stemm cell transplantation from matched unrelated donors compared with one human leukocyte antigen mismatched related donors usin HLA typing at 10 loci. Biol Blood Marrow Transplant 2011a; 17: 923-9.
3. Luznik L, O'Donell PV, Symons HJ et al. HLA haploidentical bone marrow transplantation for hematologic malignancies using non myeloablative conditing and high dose postrransplanction cyclophosphamide. Biol Blood Marrow Transplant 2008; 14 : 641-50.
4. Chiusolo P, Bug G, Olivieri A et al. A modified post-transplant cyclophosphamide regimen, for unmanipulated haploidentical marrow transplantation, in acute myeloid leukemia: a multicenter study. Blood 2016; 128: 1234-49.
5. Anasetti C, Logan BR, Lee SJ et al. Peripheral-blood stem cells versus bone marrow from unrelated donors. N Engl J Med 2012; 367: 1487.
6. Eapen M, Logan BR, Appelbaum FR et al. Long-term survival after transplantation of unrelated donor peripheral blood or bone marrow hematopoietic cells for hematologic malignancy. Biol Blood Marrow Transplant 2015; 21: 55-9.
7. Attal M, Harousseau JL, Stoppa AM et al. A prospective, randomized trial of autologous bone marrow transplantation and chemotherapy in multiple myeloma. Intergroupe Français du Myelome. N Engl J Med 1996; 335: 91-7.
8. Dhakal B, Szabo A, Chhabra S et al. Autologous transplantation for newly diagnosed multiple myeloma in the era of novel agent induction: a systematic review and meta-analysis. JAMA Oncol 2018; 4: 343-50.
9. Anderson LD Jr. Idecabtagene vicleucel (ide-cel) CAR T-cell therapy for relapsed and refractory multiple myeloma. Future Oncol 2022; 18: 277-89.
10. Philio T, Guglielmi C, Hagenbeek A et al. Autologous bone marrow transplantation as compared with salvage chemotherapy in relapses of chemotherapy-sensitive non-Hodgkin's lymphoma. N Engl J Med 1995; 333; 1540- 45.
11. González-Barca E, Coronado M, Martín A et al. Spanish lymphoma group (GELTAMO) guidelines for the diagnosis, staging, treatment, and follow-up of diffuse large B-cell lymphoma. Oncotarget 2018; 9: 32383-99.
12. Petrich AM, Gandhi M, Jovanovic B et al. Impact of induction regimen and stem cell transplantation on outcomes in double-hit lymphoma: a multicenter retrospective analysis. Blood 2014; 124: 2354-61.
13. Schouten HC, Qian W, Kvaloy S et al. High-dose therapy improves progression-free survival in relapsed follicular non-Hodgkin's lymphoma: results from the randomized European CUP trial. J Clin Oncol 2003; 21: 3918-27.

14. Snowden JA, Sánchez-Ortega I, Corbacioglu S et al. Indications for haematopoietic cell transplantation for haematological diseases, solid tumours and immune disorders: current practice in Europe, 2022. Bone Marrow Transplant 2022; 57: 1217-39.

15. Wang M, Munoz J, Goy A et al. KTE-X19 CAR T-cell therapy in relapsed or refractory mantle-cell lymphoma. N Engl J Med 2020; 382: 1331-42.

16. Passweg JR, Baldomero H, BasakGW et al. The EBMT activity survey repot 2017; a focus on allogenic HTC for nonmalignant indications and on the use of non-HCT cell therapies. Bone Marrow Transplant 2019; 54: 1575-85.

17. Dóhner H, Wei AH, Appelbaum FR et al. Diagnosis and management of AML in adults: 2022 recommendations from an international expert panel on behalf of the ELN. Blood 2022; 140: 1345-77.

18. Sorror ML, Maris MB, Storb R et al. Hematopoietic cell transplantation (HCT)-specific comorbidity index: a new tool for risk assessment before allogeneic HCT. Blood 2005; 106: 2912-9.

19. Ribera JM, Morgades M, Ciudad J et al. Chemotherapy or allogenic transplantation in high-risk Philadelphia chromosome-negative adult lymphoblastic leukemia. Blood 2021; 137: 1879-94.

20. Goebeler ME, Bargou R. Blinatumomab: a CD19/CD3 bispecific T cell engager (BiTE) with unique anti-tumor efficacy. Leuk Lynfoma 2016; 57: 1021-32.

21. Fey NV. Chimeric antigen receptor T cells for acute lymphoblastic leukemia. Am J Hematol 2019; 94 (Suppl 1): S24-7.

22. Dholaria B, Savani BN, Huang XJ et al. The evolving role of allogeneic haematopoietic cell transplantation in the era of chimaeric antigen receptor T-cell therapy. Br J Haematol 2021; 193: 1060-75.

23. Foa R, Bassan R, Vitale A et al. Dasatinib-blinatumumab for Ph-positive acute lymphoblastic leukemia in adults. N Engl J Med 2020; 383: 1613-23.

24. Teffer A. Primary myelofibrosis: 2021 update on diagnosis, risk-stratification and managment. Am J Hematol 2021; 96: 145-62.

25. de Witte T, Bowen D, Robin M et al. Allogeneic hematopoietic stem cell transplantation for MDS and CMML: recommendations from an international expert panel. Blood 2017; 129: 1753-62.

26. ltzykson R, Fenaux P, Bowen D et al. Diagnosis and treatment of chronic myelomonocytic leukemias in adults: recommendations from the European Hematology Association and the European LeukemiaNet. Hemaesphere 2018; 2: e150.

27. DeZern AE, Zahurak M, Symons H, Cooke K, Jones RJ, Brodsky RA. Alternative donor transplantation with high-dose post-transplantation cyclophosphamide for refractory severe aplastic anemia. Biol Blood Marrow Transplant 2017; 23: 498-504.

Trasplante de córnea. Filosofía de la evolución de la queratoplastia

65

J. García Sánchez

INTRODUCCIÓN

Puede parecer sorprendente que en un capítulo de un libro sobre algo tan cambiante en el curso de una especialidad, como es en este caso la oftalmología, pretendamos hacer una actualización que, necesariamente, se verá desfasada y claramente superada incluso antes de salir de la imprenta. Sin embargo, siendo conscientes de que esto va a suceder, no hemos podido mantenernos al margen de la oportunidad de hacer llegar a los lectores interesados en el apasionante tema de los trasplantes de órganos, la realidad de un trasplante de un tejido que ha tenido y tiene un papel tan importante en la historia que creemos que puede tener cabida en esta obra.

¿Por qué creemos que merece ocupar un lugar en esta historia? Es indudable que la medicina española ha tenido un importante papel en el desarrollo de los trasplantes en general, quizá por haber sido capaces de lograr implicar a la población en la trascendencia de las donaciones, por conseguir poner en marcha las infraestructuras que hicieron viable una movilidad de recursos para que los órganos donados llegasen en óptimas condiciones a sus destinatarios y, por supuesto, por involucrar a todos los actores en una correcta sincronización absoluta que asegurase, además de vencer en la lucha contra el tiempo, que en cada equipo primase la necesidad de ofrecer la máxima calidad exigible para alcanzar resultados óptimos.

La oftalmología española tuvo la intuición de sumarse a esta carrera, y casi todos los logros en la queratoplastia han sido pilotados por miembros de la Sociedad Española de Oftalmología y han sido avalados por sus publicaciones, consideradas como trascendentales, desde el inicio de la historia en el desarrollo de las diversas modalidades de injertos.

La córnea es probablemente un lugar privilegiado para el trasplante por sus circunstancias anatómicas[1]:

- No contiene tejido vascular ni linfático.
- Esto supone que la reacción de inmunidad en los homotrasplantes está tan atenuada que se puede considerar insignificante.

- Si esto era así, ¿por qué se opacificaban prácticamente todos los injertos? ¿Por qué durante más de 100 años estos fracasaban?

A estas preguntas trató de encontrar respuesta el Dr. Ramón Castroviejo cuando inició sus primeros trabajos sobre queratoplastia, estudiando de la mano del Dr. Leoz Ortín (1914, 1916 y 1931) la regeneración nerviosa de los trasplantes y posteriormente, tras su traslado a Estados Unidos, donde ejerció profesionalmente durante más de 40 años, culminó su labor investigadora que lo llevaron a ser el primero en la historia de la oftalmología en lograr mantener la transparencia de los homoinjertos corneales en el ojo humano.

La respuesta a estas preguntas, avalada por sus estudios experimentales y clínicos, puede encontrarse en su libro[1], que ha sido calificado por la revista *Archives* en 2001, junto a la *Cirugía ocular*, de Arruga, y *La retina de los vertebrados*, de Ramón y Cajal, en la lista de los 100 mejores libros del siglo xx. Sin embargo, cuando leemos el libro, si lo hacemos con la mentalidad del siglo xxi, no vamos a ser capaces de encontrar esas respuestas, pues el autor no pretende hacernos ver el camino recorrido para llegar a la meta o, quizás, él mismo no era consciente del paso trascendental que supusieron sus estudios para la consolidación de la queratoplastia. Sí fueron conscientes de la envergadura de su trabajo los miembros de la *American Society of Cataract and Refractive Surgery* (ASCRS), que en el año 2000 incluyó a Ramón Castroviejo junto a José Ignacio Barraquer[2], que también contribuyó de manera decisiva al desarrollo de la queratoplastia lamelar, entre los 10 oftalmólogos más importantes del siglo xx, como resultado de la votación entre los socios.

ANTECEDENTES HISTÓRICOS

Las primeras menciones en la literatura oftalmológica son de Franz Reisinguer, quien en 1824 practica la queratoplastia en conejos, y de Richard Kissam, que fue el primero en intentarla en el ojo humano, según refiere Duke-Elder[3], con

777

una córnea de cerdo que se opacificaba. Las primeras ideas con proyección de futuro fueron las de Strauch, en 1840, qué utilizó dos cuchilletes de catarata paralelos para igualar el tamaño del tejido trasplantado entre donante y receptor, y las de Steinberg, el primero en utilizar, en 1843, trépanos diseñados por él, muy similares a los que se siguen usando actualmente[1].

Durante todo el siglo XIX se realizaron numerosos intentos de queratoplastias en modelos animales e incluso en el ojo humano, tanto homónimos como heterónimos, que desafortunadamente terminaron en fracaso. El único cirujano que realmente alcanzó algún éxito fue Von Hippel[1,3], quien en 1877-78 diseñó unos trépanos similares a los de Steinberg de 4-5 mm, que adaptaba a un motor para hacer más preciso el corte. Se mostró, en principio, partidario de los heterotrasplantes y, aunque los resultados obtenidos fueron muy modestos, con mejorías parciales en alguno de sus casos, las bases de los procedimientos por él puestos en marcha sirvieron para que otros autores, entre ellos Castroviejo, alcanzaran los objetivos que él había intuido. Fue también impulsor de las queratoplastias lamelares parciales, que tallaba con su trépano para posteriormente disecar un disco de la capa externa conservando las capas transparentes profundas de la córnea del receptor, y luego utilizaba el mismo trépano para obtener un disco similar de perros que conservaba, según su opinión, cierta transparencia. Se puede afirmar que las bases principales, tanto de la queratoplastia parcial penetrante como de las lamelares parciales, fueron establecidas por los estudios de Von Hippel. En los años siguientes ya aparecieron publicaciones siguiendo sus procedimientos; la más destacable fue la de Fuchs, que en 1884[1] presentó 30 casos de homotrasplantes tanto parciales penetrantes como lamelares y entre los resultados destaca la mejoría de la visión en dos de los casos de queratoplastia parcial penetrante.

En los primeros años del siglo XX se sucedieron las publicaciones de casos esporádicos con resultados muy mediocres: Zirm (1906), Calderaro (1908), Löhlein (1910) y Magitot (1908). Para profundizar en el estudio de los hallazgos históricos de esta primera parte del siglo XX, es recomendable el libro de J. L. Menezo et al.[4]

PRIMEROS PASOS

Tras los dos años (1928-1930) que el Dr. Ramón Castroviejo pasó en Chicago con la beca que le ofreció el Dr. Fisher, inicialmente para 6 meses, convalidó su título y aceptó la oferta del Dr. William Benedict para, en 1931, incorporarse al Instituto de Medicina Experimental de la Clínica Mayo. Aceptó la oferta, pero antes hizo el recorrido, para el que había sido becado, por los centros europeos más importantes para actualizarse en las técnicas quirúrgicas más novedosas. El propósito de aceptar esa beca era, ni más ni menos, que averiguar el motivo por el cual, con todo a favor desde el punto de vista teórico para que las queratoplastias fuesen viables, la realidad era que ni siquiera los más prestigiosos cirujanos de Europa, que en aquel tiempo eran considerados los mejores del mundo, evitaban la pérdida de transparencia a pesar de los numerosos y variados intentos para lograrlo,

obteniéndose únicamente mejorías parciales que, casi siempre, evolucionaban desfavorablemente al cabo de cortos períodos de tiempo.

Veamos brevemente su periplo. En Viena visita a Fuchs, Linder y Müller. En Praga a Elschning. En Berlín a Meesman y, finalmente, en París a Baillart, Morax y Kalt. Como puede verse, visita a los que entonces se consideraban la élite de la cirugía oftalmológica mundial. Castroviejo cuenta que, cuando inició en 1931 sus estudios experimentales sobre queratoplastia en la Clínica Mayo, se inspiró en los trabajos del Dr. Galo Leoz Ortín publicados entre 1914 y 1917 y en los del profesor Elschning de Praga, que era prácticamente el único equipo en el mundo que estaba realizando de forma habitual queratoplastias. El propio Dr. Leoz, que conocía el entusiasmo que el Dr. Castroviejo ponía en todo lo que hacía, fue el que recomendó al Dr. Poyales, Jefe de Servicio de la Cruz Roja, que enviase a su discípulo Ramón Castroviejo a Chicago con Fisher para completar su formación.

Los primeros resultados experimentales los presenta Castroviejo el 15 de julio de 1931 en la Clínica Mayo. Estos resultados preliminares sobre trasplantes rectangulares en animales realizados con el cuchillete doble de su invención, inspirado en el de Strauch, son completados posteriormente el 11 de noviembre, cuando exhibe el informe final. Llega a aventurar que, a la vista de estos resultados, el procedimiento ya está suficientemente desarrollado para iniciar estudios en seres humanos[1]. En septiembre de 1932 publica este estudio final en el *American Journal of Ophthalmology*. Con posterioridad, en 1933, presenta estos mismos estudios experimentales en el XV Congreso Internacional de Oftalmología celebrado en Madrid.

Consolidada su técnica, lleva sus resultados de trasplantes cuadrangulares en seres humanos al Congreso de la Academia Americana. Rechazan su estudio y «acusan» a Castroviejo de llevar los resultados de sus trabajos en perros y presentarlos como si fueran humanos. Incluso proponen que sea expulsado de la Academia. Al año siguiente, alquila un tren y lleva desde Nueva York a Chicago a decenas de pacientes a los que coloca en el vestíbulo de entrada del Congreso anual de la *American Academy of Ophthalmology* con una linterna en la mano. Sus ayudantes invitan a todos los oftalmólogos presentes a explorar a los pacientes para que pudieran comprobar que los trasplantes eran de pacientes humanos y estaban perfectamente transparentes y se correspondían a los casos presentados el año anterior.

Llegados a este punto cabe preguntarse ¿por qué a Castroviejo no se le opacificaban las córneas? La explicación está en su libro «si sabemos leerlo». Él en realidad no lo explica. Es simple, pero al mismo tiempo complicado «dar con la respuesta».

Si nos situamos, por un momento, en los años 1930, podremos encontrar y/o entender la solución. El contexto:

- No hay microscopios adecuados y los oftalmólogos son «reacios» a utilizarlos.
- El instrumental oftalmológico era el mismo de los cirujanos generales que, simplemente, se había ¡miniaturizado! No se trataba de instrumentos especialmente diseñados para las necesidades de este tipo de cirugía.

- Esto era particularmente evidente en el caso de la queratoplastia.
- Los cirujanos, en general, «manipulaban demasiado», ya que entonces no había todavía conciencia del papel del endotelio corneal y no se conocía con exactitud su incapacidad para regenerarse.
- El Dr. Ramón Castroviejo, consciente de la situación, tras visitar a los cirujanos más expertos, se decide a diseñar su propio instrumental.
- Es un cirujano «rápido» y apenas manipula. Conoce la relación existente entre el número y la gravedad de las complicaciones en función de la duración del acto quirúrgico.

Veamos el libro[1], pues todo está ahí. Debe recordarse que este libro vio la luz por la insistencia de un grupo de socios de la Sociedad Española de Oftalmología (entonces Sociedad Oftalmológica Hispanoamericana), entre los que se encontraba la Asociación de Becarios del Dr. Castroviejo, que lo convencieron para que recopilase en un libro todos sus trabajos publicados a lo largo de más de 30 años, que al estar dispersos en decenas de publicaciones hacían difícil comprender y/o asimilar «la filosofía» de la trayectoria seguida por él hasta conseguir que la queratoplastia se convirtiese en algo prácticamente rutinario para cualquier oftalmólogo.

En el libro, tras la introducción histórica y la anatomía de la córnea, se inicia la descripción del instrumental.

Instrumental

En este capítulo, muy probablemente, está la respuesta. ¿Y el secreto? Como veremos, no existe ningún secreto. Castroviejo se limita a hacer algo que es aparentemente simple, pero al mismo tiempo es el resultado de años de reflexión sobre las causas del fracaso. En este capítulo, más que en los que dedica al análisis de su extensa casuística, están las claves para lograr sus resultados. Uno por uno va explicando el porqué de cada uno de los pasos necesarios para mantener viable el injerto utilizando el material adecuado para alcanzar un resultado óptimo del acto quirúrgico, esforzándose además en evitar las manipulaciones innecesarias para evitar traumatizar el injerto.

Iluminación

Castroviejo señala los siguientes elementos:

- Luz fría para evitar la evaporación de la lágrima.
- Terminal estéril que permita al cirujano orientarla adecuadamente.
- Buena visión del campo quirúrgico: esencial para el éxito.

Ampliación

Castroviejo señala las dos posibilidades: telelupas de al menos 5 aumentos o microscopio.

Recuérdese que el libro es de 1964, cuando muchos cirujanos eran reacios todavía a utilizar microscopios. En 1976, en el Hospital Clínico San Carlos de Madrid mantuvimos un «pulso» para lograr que los oftalmólogos utilizaran mi-

croscopio y guantes, pues alegaban que estos impedían tener el tacto adecuado para la cirugía y que, como tenían buena vista, no necesitaban el microscopio. Esta era la postura en la mayoría de los servicios de oftalmología de todo el mundo. Estábamos en los albores de la microcirugía oftalmológica, que se abría paso con grandes dificultades.

Material de sutura

Castroviejo defendía el uso de la aguja plana, por él diseñada, «espatulada con borde cortante, no muy pequeña». Demuestra que para que los bordes queden perfectamente colocados, es imprescindible utilizar telelupas o microscopio. En las figuras tomadas de su libro, se muestra cómo ha de ser la sutura para que se considere correcta. Insistía en evitar las agujas con perfil triangular, que consideraba totalmente prohibidas para la cirugía de la córnea (**Fig. 65-1**).

Portaagujas

Los recomienda rectos, de gran tamaño, para poder mantener la mano en una postura ergonómica, con la punta fina y cónica. Describe incluso cómo se ha de colocar la aguja en el porta para dejar correctamente situado cada uno de los puntos de sutura a lo largo de los 360° del botón de la queratoplastia circular (**Figs. 65-2 y 65-3**).

Otros instrumentos

Todos fueron diseñados por él y figuran en su libro (**Figs. 65-4 y 65-5**).

Electroqueratomo (microqueratomo)

Para las queratoplastias lamelares, Castroviejo diseña un electroqueratomo que se puede calibrar en décimas de mi-

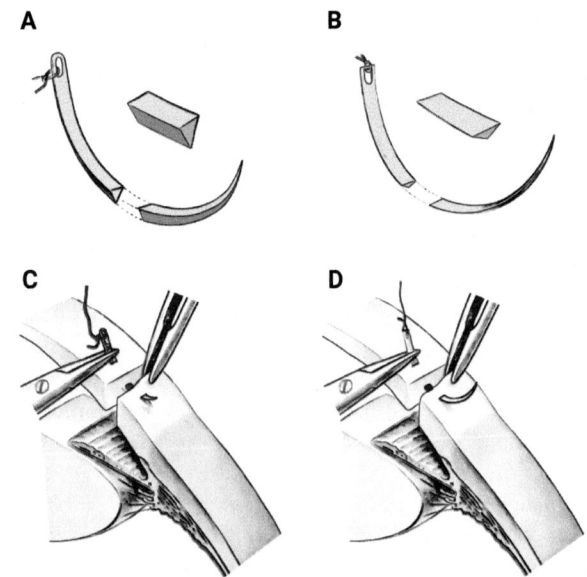

Figura 65-1. A y **C)** Agujas de perfil triangular, no recomendables para la cirugía corneal. **B** y **D)** Agujas planas espatuladas idóneas para la sutura de la queratoplastia tanto lamelar como penetrante.

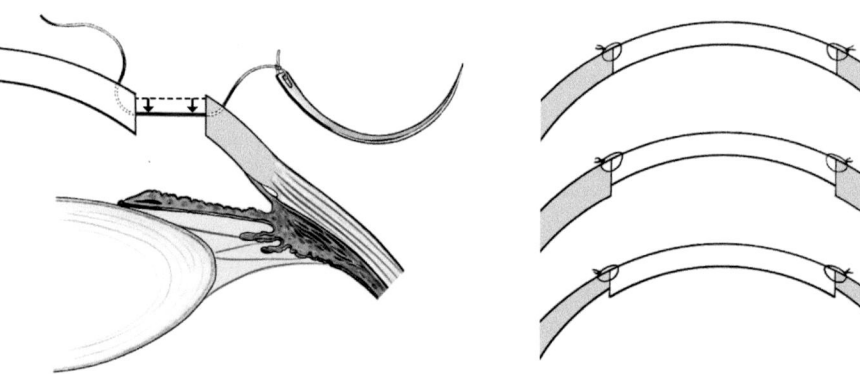

Figura 65-2. Forma correcta de colocar la sutura en función del grosor del donante y el receptor en la queratoplastia parcial penetrante.

límetro. A lo largo de su trayectoria fue diseñando diversos modelos cada vez más precisos (**Fig. 65-6**).

Otro material, consejos y conclusiones

Resumiendo, el propio Castroviejo opina que las córneas se opacificaban en el pasado por una serie de circunstancias, que básicamente son:

- Falta de cuidado en el manejo del injerto. En la **figura 65-7** se detalla cómo han de eliminarse las irregularidades tanto del tejido donante como del lecho del receptor para alcanzar la óptima coaptación de la cicatriz, indispensable para lograr el éxito buscado.
- Utilizar un instrumental inadecuado.
- Iluminación y amplificación insuficientes.

Puede resultar sorprendente que la respuesta a más de cien años de fracasos fuera «tan simple», pero todas las evidencias demuestran que la única diferencia reseñable entre el Dr. Castroviejo y los demás cirujanos de la época era su instrumental y la meticulosidad en la colocación, conservación y sutura de los injertos. Siete décadas después, siguen en vigor los instrumentos que él diseñó (**Figs. 65-8** a **65-10**).

SITUACIÓN ACTUAL

Queratoplastia total

Vamos a centrarnos en la realidad actual, dejando aparte, aunque tengan sus indicaciones, todo lo relacionado con las queratoprótesis y los proyectos en marcha de córneas producidas artificialmente, puesto que, en nuestra opinión, al menos en el momento actual no muestran en realidad lo que podrían considerarse verdaderos trasplantes.

Desde los primeros pasos, casi al inicio del siglo XIX, se estableció un debate entre las dos opciones posibles planteadas para intentar alcanzar los mejores resultados: la quera-

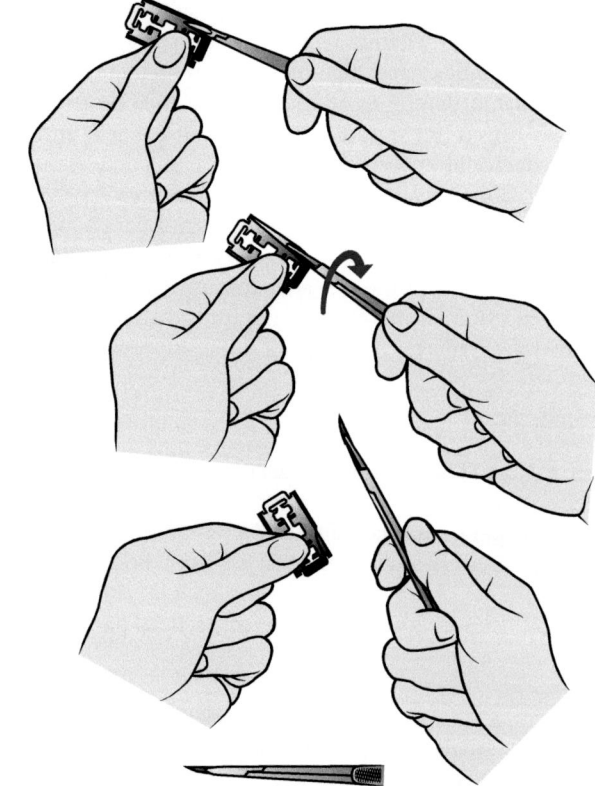

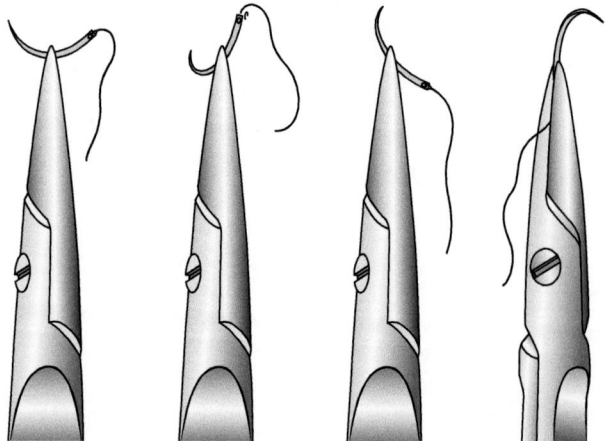

Figura 65-3. Portaagujas de punta cónica de Castroviejo y detalle de la forma correcta de colocar la aguja en función de la zona en la que se va a situar cada punto.

Figura 65-4. Ingenioso procedimiento, ideado por Castroviejo, para disponer de un cuchillete de un solo uso con una simple hoja de afeitar. Han pasado más de 80 años y todavía seguimos utilizándolo ocasionalmente.

Figura 65-5. El cuchillete de Castroviejo como auxiliar para finalizar el tallado del receptor en la queratoplastia parcial penetrante.

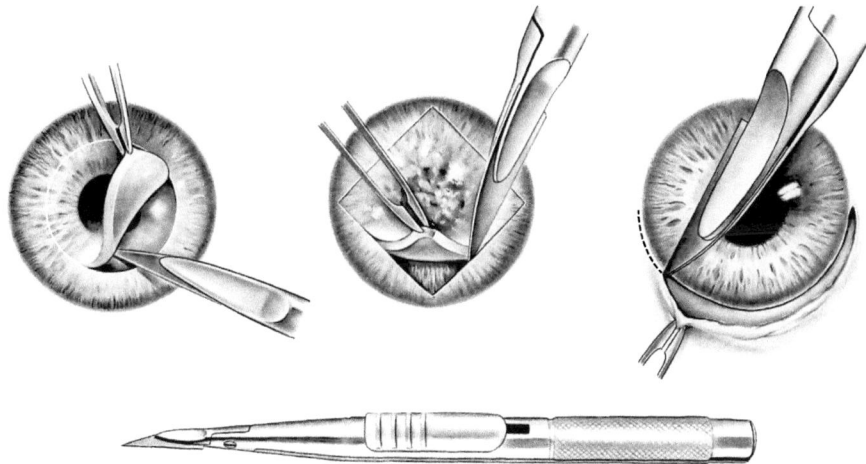

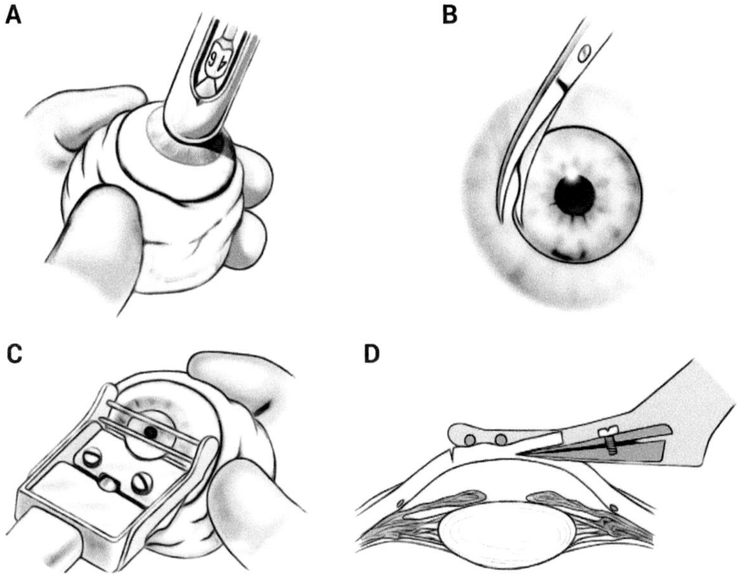

A

B

C

D

Figura 65-6. A y **B)** Tallado en ojo donante y ojo receptor con trépano de Castroviejo y tijera de Castroviejo. **C** y **D)** Tallado para queratoplastia lamelar de donante y receptor mediante electroqueratomo (microqueratomo) de Castroviejo.

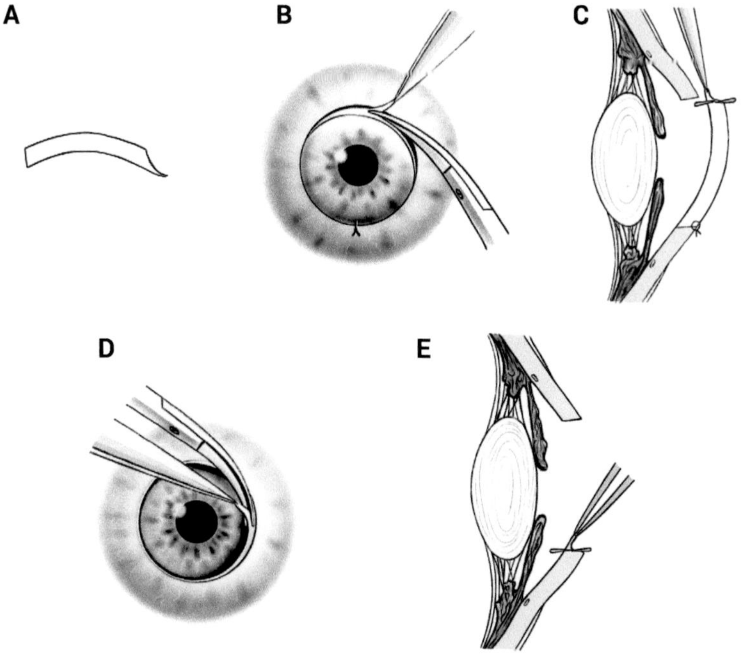

A

B

C

D

E

Figura 65-7. Las irregularidades tanto del tejido donante **(A** y **B)** como del receptor **(C** a **E)** se regularizan fácilmente con la pinza de joyero y la tijera de Castroviejo.

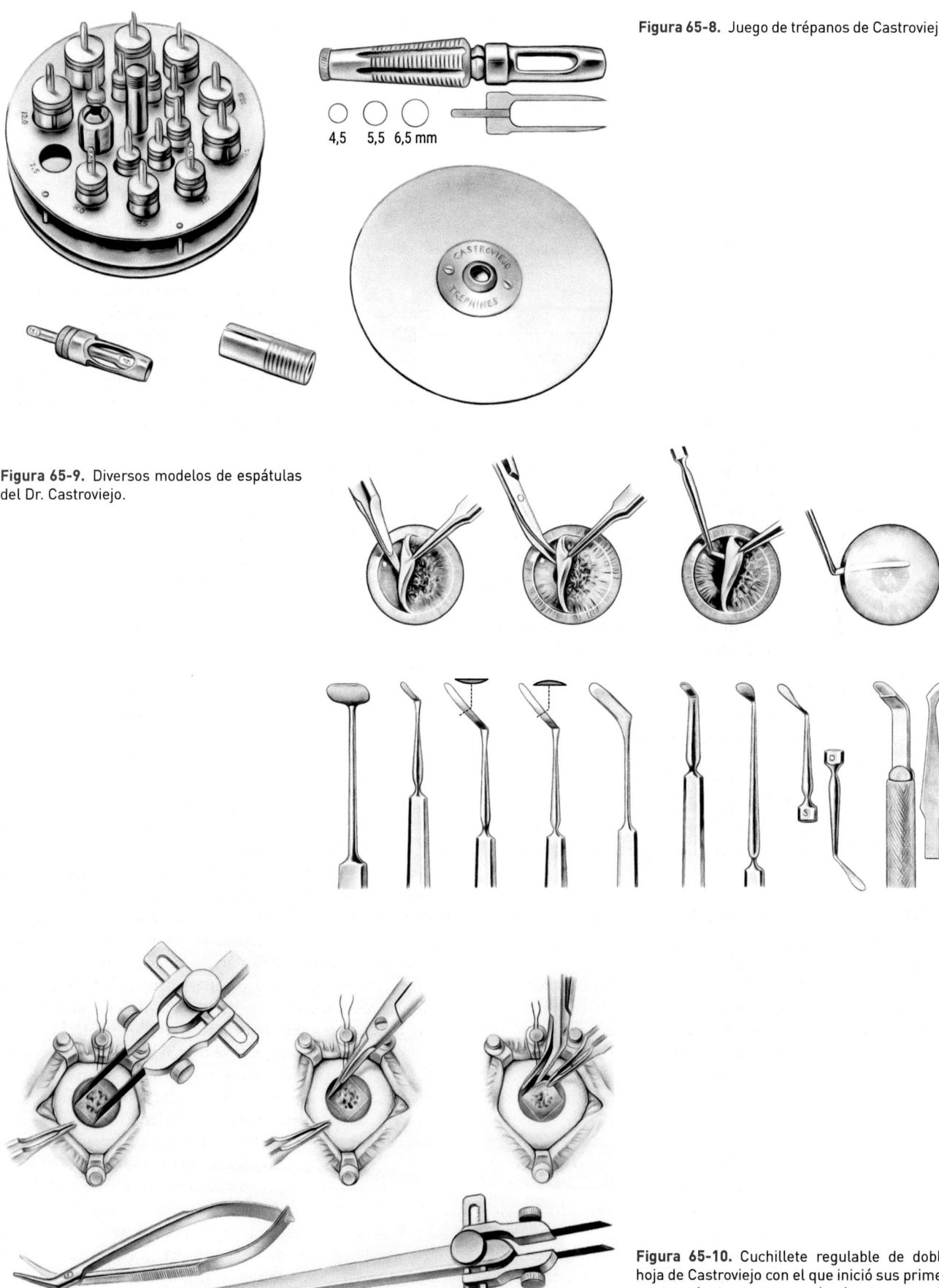

Figura 65-8. Juego de trépanos de Castroviejo.

4,5 5,5 6,5 mm

Figura 65-9. Diversos modelos de espátulas del Dr. Castroviejo.

Figura 65-10. Cuchillete regulable de doble hoja de Castroviejo con el que inició sus primeros trasplantes tanto en animales como en ojo humano, previamente al uso de los trépanos.

toplastia total y la queratoplastia lamelar. La filosofía de los trasplantes lamelares siempre se consideró más lógica desde el punto de vista teórico, pues contaba a su favor con una serie de ventajas. No cabe duda de que sustituir únicamente la zona opaca o alterada de la córnea conservando aquella que mantiene su transparencia evitaría una serie de complicaciones, como las infecciones y la hemorragia expulsiva, entre otras muchas, pues podría actuarse sin penetrar en el ojo y eso permitiría, además, utilizar una cantidad de tejido mucho menor, lo que de un modo u otro ayudaría a combatir mejor cualquier tipo de reacción adversa. Como pasa tantas veces en medicina, no siempre las opciones teóricamente más lógicas y/o sencillas van a ser las que ofrecen los mejores resultados.

¿Por qué inicialmente fue la queratoplastia penetrante la que progresó hasta casi hacer desaparecer a la lamelar? La tecnología desarrollada principalmente por el Dr. Castroviejo, que consiguió que los resultados visuales obtenidos gracias al perfeccionamiento del instrumental fueran claramente superiores con la queratoplastia parcial penetrante a los alcanzados con los diversos procedimientos ensayados para la queratoplastia lamelar, hizo que, a partir de la tercera década del siglo xx hasta casi el final de siglo, esta última fuese objeto de su utilización muy esporádicamente o en indicaciones muy concretas. Como luego se analizará, los entusiastas de la técnica se enfrentaron a una cadena de obstáculos que se fueron superando a base de tesón, y supusieron que el siglo xxi fuera el «paraíso» de las técnicas lamelares que, en la práctica diaria, fueron desplazando a las penetrantes en la mayoría de los casos.

Como punto de partida se repasarán, aunque sea esquemáticamente, las ventajas y los inconvenientes de cada una de las técnicas, para así comprender mejor los pasos que se han seguido para alcanzar el «consenso» actual.

Uno de los principales defensores de las técnicas lamelares, el profesor J. I. Barraquer[2], en 1972, escribía: «Para mejorar los resultados, especialmente los visuales en las queratoplastias lamelares, es necesario progresar en los siguientes puntos»:

- Mejorar la cicatrización consiguiendo planos muy profundos con la disección manual y/o con el uso del microqueratomo por él diseñado.
- Lograr que el espesor de la córnea profunda del receptor tenga un espesor uniforme.
- Mejorar la superficie de disección del injerto.
- Asegurar el espesor adecuado del tejido donante.
- Lograr la perfecta coaptación de los bordes.
- Esforzarse en dejar la interfaz perfectamente limpia.

Quizá todos estos conceptos teóricos tardarían muchos años en convertirse en realidad, como sucedió con las ideas de Leonardo da Vinci, que no fueron realidad hasta siglos después. Afortunadamente, concurrieron una serie de circunstancias que permitieron un rápido avance, tanto de la tecnología como de las propias ideas y maniobras, con lo que se consiguió solucionar en unos años todos los interrogantes que se oponían al progreso de las queratoplastias lamelares[5,6].

Probablemente no fue ajena a esta rápida progresión la existencia de la Asociación para la Investigación de la Visión y la Oftalmología (ARVO), fundada en 1928 en Washington, por un grupo de 73 oftalmólogos. ARVO es la organización de investigación ocular y visual más grande y respetada del mundo, con 10.000 socios de más de 70 países (el 45 % de fuera de EE.UU.), que reúne en sus congresos anuales más de 5.000 asistentes de todas las disciplinas, incluyendo físicos, matemáticos, informáticos, etc. Su revista mensual *IOVS (Investigative Ophthalmology & Visual Science)* es una de las más prestigiosas y con mayor índice de impacto en el campo de la visión.

La cirugía del segmento anterior del ojo, que, además de la queratoplastia y la cirugía refractiva, incluye la catarata y el glaucoma, a lo largo de las últimas décadas ha logrado avances espectaculares basados fundamentalmente en la idea, común a todas las especialidades quirúrgicas, de intentar disminuir el tamaño de las incisiones para conseguir una recuperación más rápida con un menor número de complicaciones.

Las ideas del Dr. Barraquer nacieron, en parte, como consecuencia de su interés por la cirugía refractiva, de la que fue pionero con el desarrollo de la *queratomileusis*, que constituyó la base de la técnica queratomileusis *in situ* asistida por láser (LASIK), la más utilizada actualmente para la corrección de los defectos de refracción. Cabe preguntarse qué relación tiene todo esto con la queratoplastia. Es posible que de entrada no veamos la relación, pero, si lo pensamos, enseguida seremos conscientes de que en la cirugía refractiva estamos tratando ¡ojos sanos! Por lo tanto, nuestra actuación sobre la córnea tiene que mantenerla perfectamente transparente desde las primeras horas tras la cirugía, permitiendo a la persona operada mantener sus actividades con total normalidad incluso horas o minutos después de la cirugía. Lograr que la córnea cicatrice sin necesidad de suturas para evitar el astigmatismo y otras mejoras derivadas del desarrollo de estas técnicas supuso una mejora espectacular de las expectativas de la queratoplastia lamelar.

Sin embargo, las mejoras en la técnica quirúrgica, siendo importante, no hubieran sido suficientes para que la queratoplastia lamelar fuese desplazando a la penetrante para la mayoría de las indicaciones. Los métodos de exploración permitieron obtener una información imprescindible para lograr un perfecto conocimiento de la estructura de la córnea, así como la exacta localización de las opacidades. Los topógrafos corneales permiten desde hace varias décadas obtener la topografía tanto de la superficie como de la cara posterior de la córnea; la biomicroscopia ultrasónica ofrece un corte corneal similar al que se obtiene en un corte histológico y, más recientemente, la tomografía de coherencia óptica (OCT)[8] proporciona esa misma información dinámicamente durante el propio acto quirúrgico, lo que permite al cirujano modificar o ajustar su actuación a lo largo de la intervención. El desarrollo del láser excímero, junto con el perfeccionamiento de la paquimetría, convirtió la cirugía refractiva corneal en un procedimiento sistemático al permitir la medición precisa del espesor corneal y, en consecuencia, ayudar al cirujano a escoger con mayor seguridad la técnica más adecuada. Lo más relevante de las mejoras en el tratamiento quirúrgico de los defectos de refracción conseguidas con la fotoqueratectomía refractiva (PRK) y la LASIK fue que el perfeccionamiento de los medios exploratorios y de la técnica quirúrgica abrió el camino para la mejora de las queratoplastias lamelares, que fueron desplazando paulatinamente a las queratoplastias penetrantes en la mayoría de las indicaciones[5].

La irrupción del láser de femtosegundo[10] permitió realizar muchas de las técnicas con mayor precisión, aunque también supuso abrir vías para nuevas ideas facilitando la indicación de algunas patologías que, siendo técnicamente posibles, ponían en el límite de la viabilidad su realización.

Para poder desenvolverse entre la maraña de técnicas actualmente en vigor, es necesario conocer, aunque sea muy superficialmente, las denominaciones y «siglas» que nos van a acompañar en el recorrido.

Queratoplastias lamelares

Queratoplastia lamelar anterior superficial

Conocida como ALK *(anterior lamellar keratoplasty)*, está indicada para los casos en que la afectación corneal es superficial, sin superar las 300 µm. Aunque inicialmente esta técnica se realizaba mediante disección manual, hoy en día se ha automatizado y siempre se lleva a cabo con ayuda de cualquiera de los modelos actuales de microqueratomo[1,2,4-6].

Queratoplastia lamelar anterior profunda

Conocida como DALK *(deep anterior lamellar keratoplasty)*, está indicada en opacidades más profundas si el complejo membrana de Descemet y endotelio se mantienen normales. Aunque existen diversos procedimientos para realizar manualmente la técnica ayudándose de aire, suero o viscoelástico, siendo la más difundida la técnica de Melles[9], la irrupción de los láseres, en especial el de femtosegundo[10], que permite homogeneizar con gran precisión el tamaño, la calidad y la uniformidad de los planos, la ha convertido en más segura y, en consecuencia, la preferida por la mayoría de los oftalmólogos.

Queratoplastia lamelar posterior con dos vías de abordaje

Se conoce como PLK *(posterior lamellar keratoplaty)*, y su objetivo es trasplantar endotelio y membrana de Descemet, con posible inclusión del estroma profundo.

Puede realizarse mediante abordaje anterior o posterior:

- El abordaje anterior ha recibido varios nombres, siendo quizá los más utilizados queratoplastia laminar posterior (QLP) según Barraquer[6], queratoplastia lamelar endotelial (ELK, *endotelial lamellar keratoplasty*) según la definición de Azar[12] y Jones[13] o endoqueratoplastia según Busin[14].
- El abordaje posterior fue iniciado por Melles[11] como queratoplastia lamelar posterior (PLK), a la que Terry[15] introdujo modificaciones y denominó queratoplastia lamelar endotelial profunda (DELK, *deep lamellar endotelial keratoplasty*).

Trasplante del endotelio corneal

El objetivo de las técnicas de queratoplastias lamelares ha sido lograr trasplantar únicamente el tejido afectado. El más complejo de lograr fue el trasplante del endotelio corneal, puesto que la córnea es totalmente normal, con excepción del endotelio, que ha perdido la mayor parte de sus células y su transparencia[16,17]. La monografía del Dr. Villarrubia Cuadrado ayudará a comprender «la filosofía» de los pasos que se han dado para alcanzar ese objetivo que, se resumen a continuación.

Objetivo: el endotelio

¿Por qué el tema ha atraído tanto a los oftalmólogos? Desde que Melles desarrolló la queratoplastia lamelar endotelial (ELK), modificada y mejorada por Terry con su queratoplastia lamelar endotelial profunda (DELK), se inició un camino que «inevitablemente» puso en alerta a todos los cirujanos del segmento anterior que, siguiendo los pasos de estos dos innovadores, entraron en la carrera de la oftalmología iniciada más de tres décadas antes, que perseguía, por una parte, entrar de lleno en el campo de la cirugía mínimamente invasiva y, por otra, la búsqueda de procedimientos que permitieran la recuperación inmediata del paciente. La cirugía de la catarata y del glaucoma fue la demostración de que podía conseguirse lo que era imposible unos días o unos meses antes y sirvió como acicate para buscar soluciones innovadoras que pudieran aplicarse a los restantes procedimientos quirúrgicos. El trasplante del endotelio corneal fue, de algún modo, el estímulo que se necesitaba para señalar la meta que la queratoplastia se había fijado; en otras palabras, se trataba de conseguir trasplantar exactamente el endotelio corneal (o cualquier sector corneal) en el caso de que fuera este el único afectado, situación frecuente, pues la distrofia endotelial de Fuchs y el edema corneal seudofáquico suponen alrededor del 50 % de las indicaciones de queratoplastias. Así, se caminó hacia la queratoplastia endotelial con pelado de la membrana de Descemet (DSEK), que cedió su lugar a la queratoplastia endotelial automatizada con pelado de la membrana de Descemet (DSAEK) y, finalmente, a la meta deseada y/o buscada de la queratoplastia endotelial de la membrana de Descemet (DMEK), que supone la sustitución del endotelio enfermo con la membrana de Descemet por el endotelio sano del donante, sin tejido estromal; esto, además de simplificar la técnica, ofrece unos beneficios visuales gracias a una más rápida recuperación y una mejor agudeza visual. Numerosas son las publicaciones que ayudan a recorrer este difícil camino de las queratoplastias lamelares, muchas de ellas de autores españoles, como el propio Ramón Castroviejo[1], quien, junto a José Ignacio Barraquer[3], diseñó los primeros microqueratomos que permitieron entrar en la queratoplastia lamelar con mayor seguridad frente a los procedimientos manuales, hoy en día relegados a las queratoplastias lamelares profundas.

Sin embargo, siempre que surgen nuevas ideas, en especial en situaciones tan delicadas como los tratamientos quirúrgicos, es necesario demostrar que las «novedades» superan, al menos en una parte importante, los logros conseguidos previamente de manos de los esfuerzos de unos y otros a lo largo de décadas y, paradójicamente, la demostración de la superioridad de las técnicas lamelares surgió de la mano de la mejora de la tecnología en los bancos de ojos. En un momento determinado, todos fuimos conscientes de que entre los factores «imprescindibles» para el éxito final se situaba la calidad del material donante. Ya quedó patente que no era suficiente con que el donante fuese, salvo casos de urgencia absoluta, más joven que el receptor; tampoco las mejoras en la conservación y el traslado del material donante aseguraban el éxito. Era necesario poder determinar con precisión el «estado real» del material recibido. La incorporación de los microscopios especulares que miden la concentración de las células endoteliales «funcionantes» permitió al cirujano entrar en el quirófano con la seguridad de estar utilizando un tejido que reúne las circunstancias idóneas para el esfuerzo que va a realizar.

Pero, además, el microscopio especular ha hecho posible observar *a posteriori* el resultado de nuestras actuaciones y, en el fondo, servir para comprobar si el nuevo procedimiento supera o no al antiguo. Ahora no hay que esperar meses para controlar la evolución de la agudeza visual, el astigmatismo inducido y todos los parámetros que van a ayudar a comprobar el resultado final. Esto no significa que todos estos parámetros hayan dejado de ser imprescindibles, pero el estudio del recuento endotelial en el postoperatorio que ayuda a precisar el grado de pérdida celular como consecuencia del propio acto quirúrgico, como señalan Ham[19], Price[20] y, entre nosotros, Villarrubia[21], y de los tratamientos postoperatorios necesarios para mantener la viabilidad del injerto, nos ha permitido corroborar con seguridad la superioridad de las técnicas lamelares sobre las penetrantes

parciales en la mayoría de las indicaciones. Esta «prueba del nueve» aplicada al análisis minucioso de los resultados ha llevado al cirujano a comprender que el cambio no es una cuestión de moda o de querer destacar apuntándose a las últimas novedades. Se trataba, como tantas veces en la medicina, de apostar por las auténticas mejoras en beneficio de una más rápida y completa recuperación de la función visual de nuestros pacientes.

En este capítulo, que será leído por médicos y cirujanos alejados de la especialidad de oftalmología, nos hemos centrado especialmente en explicar cómo ha ido evolucionando la «filosofía» de la queratoplastia hasta llegar, moviéndonos siempre «al filo de lo imposible», al momento actual. De un modo u otro, la presencia de eminentes cirujanos españoles, que han sido líderes en esta batalla contra la ceguera por patología de la córnea, es enteramente superponible al auge que la lucha contra la enfermedad ha llevado a la medicina española a liderar este apasionante viaje en busca de soluciones a los casos que hace apenas unas décadas eran insolubles. Este capítulo, que seguramente podría ser más brillante en otras manos, espero que sirva para destacar la indudable labor que *toda* la oftalmología española ha desempeñado en esta lucha que todavía tiene mucho camino por delante para alcanzar la meta de encontrar solución para aquellos trasplantes que van mucho más allá de la córnea.

Las imágenes de este capítulo fueron expuesta el año 2023 en la Exposición homenaje al Dr. Ramón Castroviejo con motivo del 50º aniversario de su toma de posesión como Académico de Honor. Se conservan en la Biblioteca del Instituto de Investigaciones Oftalmológicas Ramón Castroviejo adscrito a la Universidad complutense de Madrid y están publicadas en el libro Atlas de queratectomías y queratoplastias.

REFERENCIAS BIBLIOGRÁFICAS

1. Castroviejo R. Atlas de queratectomías y queratoplastias. Barcelona: Salvat Editores, 1964.
2. Barraquer JI. Lamellar keratoplasty (special techniques). Ann Ophthalmol 1972; 4: 437-69.
3. Duke-Elder S. System of ophthalmology. Vol VIII. Part II. Diseases of the cornea. London: Henry Kimpton, 1965.
4. Menezo JL, Belmonte J, Güel JL. Queratoplastias. Aspectos refractivos. Madrid: MAC LINE, 2005.
5. Barraquer J, Rutllán J. Microcirugía de la córnea. Barcelona: Scriba, 1984.
6. Barraquer R, Álvarez de Toledo J. Queratoplastias. Nuevas técnicas para el siglo XXI. Madrid: MAC LINE, 2016.
7. Sánchez Salorio M, García Feijóo J, Pazos González B. Biomicroscopia ultrasónica en oftalmología. Madrid: Tecnimedia, 1998.
8. Muñoz Negrete F, Rebolleda G, Díaz Llopis M. Tomografía de coherencia óptica. Madrid: MAC LINE, 2011.
9. Melles GR, Remeijer L, Geerards AJM, Beekhuis WH. A quick surgical technique for deep anterior lamellar using visco-dissection. Cornea 2000; 107: 76-80.
10. Stojkovic M, Seitz B, Langenbucher A et al. Thermal damage in corneal stroma and cut regularity of nonmechanical Q-Switched Erbium-YAG laser corneal trephination for penetrating keratoplasty. Cornea 2004; 23: 50-60.
11. Melles GR, Eggink FA, Lander F et al. A surgical technique for posterior lamellar keratoplasty. Cornea 1998; 17: 618-26.
12. Azar DT, Jain S, Sambursky R. A new surgical technique of microkera-
tome-assisted lamellar keratoplasty with ed flap. Arch Ophthalmol 2000; 118: 1112-5.
13. Jones D, Culbertson W. Endotelial lamellar keratoplasty (ELK). Invest Ophthalmol Vis Sci 1998; 39: S76.
14. Busin M, Arffa RC, Sebastiani A. Endokeratoplasty as an alternative to penetrating keratoplasthy for the surgical treatment of diseased endothelium. Initial results. Ophthalmology 2000; 107: 2077-82.
15. Terry MA, Ousley PJ. Deep lamellar endothelial keratoplasty in the first United States patients: early clinical results. Cornea 2001; 20: 239-43.
16. Villarrubia Cuadrado A, Mendicute del Barrio J, Pérez Santonja JJ, Jiménez-Alfaro I, Güel Villanueva JL. Queratoplastia lamelar: Técnicas quirúrgicas. Madrid: MAC LINE, 2005.
17. Villarrubia Cuadrado A. Trasplante del endotelio corneal. Madrid: MAC LINE, 2010.
18. Anwar M, Teichmann KD. Big-bubble technique to bare Descemet´s membrane in anterior lamellar keratoplasty. J Cataract Refract Surg 2022; 28: 398-403.
19. Ham L, Balachandran C, Verschoor CA, Van der Wees J, Melles GR. Visual rehabilitation rate after isolated membrane transplantation: Descemet membrane endothelial Keratoplasty. Arch Ophthalmol 2009; 127: 252-5.
20. Price MO, Giebel AW, Fairchild KM, Price FW. Descemet´s membrane endothelial keratoplasty: prospective multi-center study of visual and refractive outcomes and endothelial survival. Ophthalmolgy 2009; 116: 2631-8.
21. Villarrubia A, Palacín E, Aránguez C, Solana J, García-Alonso CR. Resultados funcionales tras queratoplastia endotelial: tres años de experiencia. Arch Soc Esp Oftalmol 2011; 86: 47-53.

Trasplantes de córnea lamelares

66

C. Lisa Fernández, L. Fernández-Vega Cueto-Felgueroso, B. Alfonso Bartolozzi, J. Alfonso Sánchez
y L. Fernández-Vega Sanz

INTRODUCCIÓN

Histología y fisiología de la córnea

La córnea es la estructura más anterior del globo ocular y la primera en recibir toda la información visual del exterior. Es la ventana a través de la que vemos, la primera lente de la cámara fotográfica; por lo tanto, es de suma importancia mantener su transparencia para una correcta función visual. Esto se consigue gracias a la ausencia de vasos sanguíneos, ya que la córnea recibe sus nutrientes de la lágrima y del interior del ojo y capta el oxígeno del exterior. Su principal propósito es proteger las estructuras intraoculares y, junto con la lágrima, contribuye al 70 % del poder refractivo del ojo. Es convexa y asférica (más curva en el centro que en la periferia) con un diámetro y espesor medio de 11,71 mm y 550 μm (0,5 mm), respectivamente. Está formada por componentes celulares y acelulares. Los primeros incluyen células epiteliales, queratocitos y células endoteliales. Los segundos son colágeno y glucosaminoglicanos. Las diferentes capas son el epitelio, la membrana de Bowman, el estroma, la membrana de Descemet y el endotelio (**Fig. 66-1**).

El epitelio mide 50 μm de espesor, es uniforme en toda su superficie y está en simbiosis con la lágrima. La membrana de Bowman está formada por colágeno de tipos I y IV y proteoglicanos. Ayuda a la córnea a mantener su estructura y, cuando se daña, no se regenera. El estroma aporta el 80-85 % del espesor total. Su transparencia la consigue gracias a la precisa organización de las fibras estromales y la matriz extracelular. El colágeno dentro de esas fibras es predominantemente de tipo I, aunque también están presentes los tipos VI y XII. Estas fibras están perfectamente organizadas en haces paralelos con una mayor densidad en la parte más anterior del estroma, de manera que la disección por planos será siempre más fácil en la cara posterior, lo cual tendrá mucha importancia para las técnicas lamelares que luego se analizarán. El queratocito es la célula principal del estroma y está involucrado en mantener la matriz extracelular. También es capaz de sintetizar colágeno y glucosaminoglicanos, muy importante para mantener la homeostasis del estroma.

La membrana de Descemet está formada por colágeno de tipo IV y laminina, tiene un espesor en torno a 7 μm y se sitúa justo por delante del endotelio corneal. Este último es una monocapa de células hexagonales que cubre la superficie interna de la córnea, con apariencia de un panal de abejas. Este endotelio actúa como una barrera entre el estroma corneal y el humor acuoso, limitando el paso de agua y

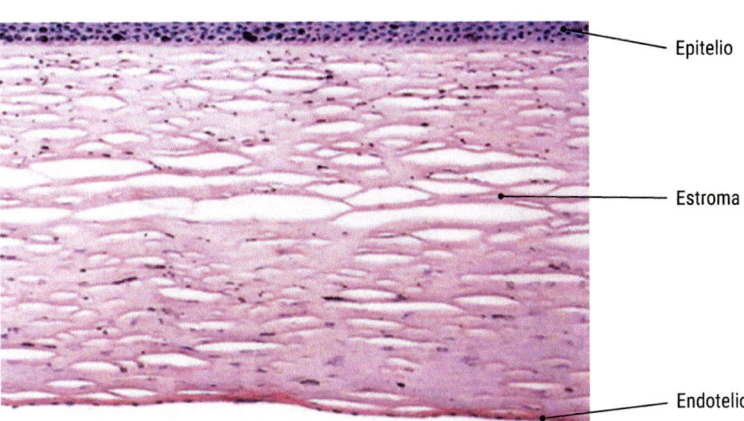

Figura 66-1. Corte histológico de la córnea con sus tres capas.

solutos desde la cámara anterior al interior del estroma, los cuales traspasan al endotelio debido al gradiente osmótico y la presión hidrostática. Sin embargo, las células endoteliales poseen una importante proteína de transporte, la bomba metabólico-endotelial de electrólitos Na^+/K^+-ATPasa, la cual contrarresta el flujo de agua al interior de la córnea, siendo esencial en la preservación del estado normal de relativa deshidratación del estroma corneal y fundamental para la transparencia corneal[1-4]. La forma geométrica hexagonal de las células endoteliales es la manera energéticamente más eficiente de cubrir una superficie completamente sin dejar huecos. A partir del nacimiento y hasta la segunda década de la vida, el porcentaje de hexagonalidad de las células endoteliales disminuye desde un 75 % a un 60 %, valor considerado normal en el adulto[5,6].

La superficie del endotelio corneal humano es aproximadamente de 130 mm^2. Estas células endoteliales sí poseen la capacidad de replicarse, pero se mantienen en un estado no replicativo por diversos factores; por lo tanto, en el ser humano no se multiplican, existiendo una pérdida a través de la vida que ha sido calculada en alrededor del 0,5-0,6 % anual. En ausencia de una respuesta proliferativa a la pérdida celular, la cubierta endotelial de la superficie corneal posterior se mantiene por un incremento gradual del tamaño de las células remanentes, lo que resulta en un polimegatismo y pleomorfismo incrementado (**Fig. 66-2**).

La densidad celular endotelial normal al nacer es de 3.000 a 5.000 células/mm^2. En niños de 3 a 6 años oscila entre 3.500 y 4.000 células/mm^2, es decir, a esta edad hay 455.000-520.000 células por córnea. Este valor disminuye a medida que el niño crece y la córnea aumenta el área de superficie. Adultos de mediana edad pueden tener un rango de 2.700-2.900 células/mm^2, y adultos mayores de 75 años, pueden un rango de 2.400-2.600 células/mm^2. Esta densidad celular se considera uno de los puntos importantes para mantener la transparencia corneal, ya que una disminución significativa del número de células endoteliales, combinada con un aumento en el pleomorfismo y el polimegatismo,

conduce a un estrés hipóxico con poca capacidad para mantener el estado de deshidratación corneal, afectando por lo tanto su transparencia[7,8].

Patología de la córnea

Cualquier daño en el epitelio, el estroma o el endotelio de la córnea podría ocasionar la pérdida de transparencia, con el consecuente impacto en la calidad y la cantidad visual, que podría hacer necesaria la realización de un trasplante de córnea para conseguir la rehabilitación completa. Los procesos patológicos más habituales son el queratocono (**Fig. 66-3**), las queratitis infecciosas (herpética con mayor frecuencia), la distrofia endotelial, las queratopatías secundarias a cirugías previas y los traumatismos.

TRASPLANTES DE CÓRNEA

Trasplantes penetrantes

Desde que se realizó el primer trasplante en un ser humano allá por 1905 y hasta hace unos años, la única opción para reparar las córneas dañadas, con independencia de cuál fuera la capa afectada, era llevar a cabo un trasplante de espesor completo, es decir, sustituir el tejido entero por otra córnea proveniente de un donante. Gracias a la mejoría en los medios de conservación y a los avances en microcirugía, esta técnica fue ampliamente difundida, convirtiendo los injertos de córnea en los tejidos más trasplantados en todo el mundo.

El oftalmólogo español Ramón Castroviejo, que ejercía en Nueva York, fue uno de los grandes impulsores de esta técnica en el mundo, e indirectamente en España, gracias a su programa de becas de formación a oftalmólogos españoles. Entre ellos, Luis Fernández-Vega, alumno y amigo de Castroviejo.

Trasplantes lamelares

En 1840, Walter Stark ya había sugerido la idea de trasplantar solo las capas afectadas y preservar las sanas, lo que ac-

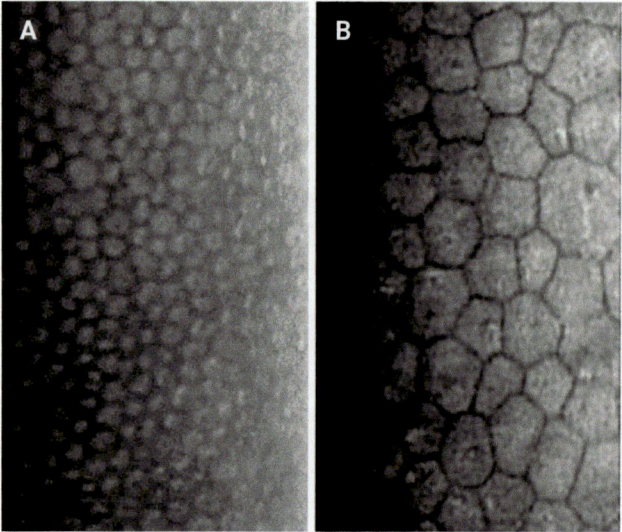

Figura 66-2. A) Endotelio normal. **B)** Endotelio alterado con polimegatismo y pleomorfismo.

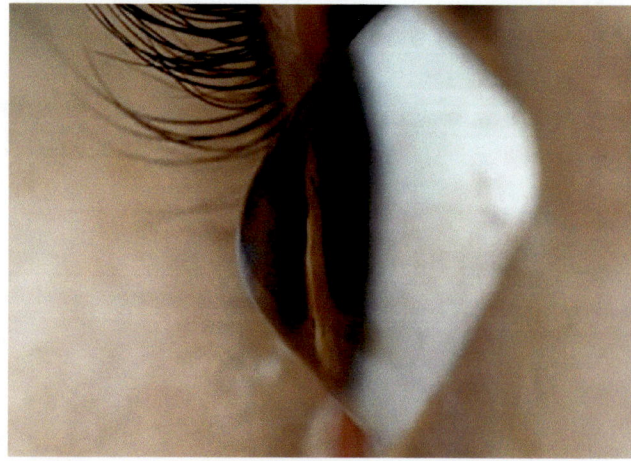

Figura 66-3. Córnea con queratocono.

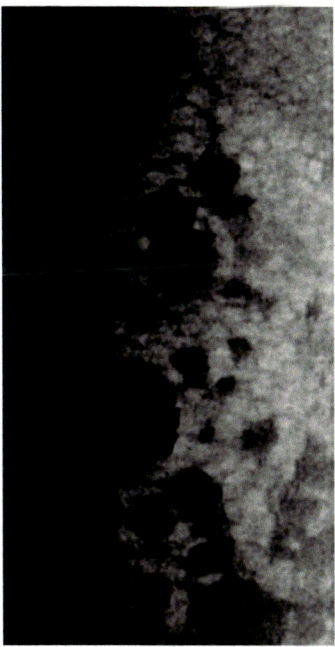

Figura 66-4. Distrofia de Fuchs o córnea *guttata*.

tualmente denominamos injertos lamelares. Las dificultades técnicas y los tiempos quirúrgicos excesivamente largos terminaron por desprestigiar este tipo de cirugía. No será hasta principios del siglo XXI, con el desarrollo de nuevos avances técnicos tanto diagnósticos como terapéuticos, cuando se vuelve a hablar de este tipo de trasplantes. Las potenciales ventajas estriban en la menor incidencia de rechazo, catarata o glaucoma, menor necesidad de corticoides en el postoperatorio, mayor supervivencia del injerto y recuperación anatómica y funcional más rápida. También es importante la posibilidad de utilizar una misma córnea para dos pacientes diferentes y así aprovechar al máximo la donación.

Las dos técnicas principales son la queratoplastia lamelar anterior profunda o DALK *(deep anterior lamellar keratoplasty)*, cuando las capas afectadas son las más anteriores (epitelio

y estroma) como el queratocono o la queratopatía herpética, y el trasplante endotelial de membrana de Descemet o DMEK *(Descemet membrane endothelial keratoplasty)*, cuando lo que está alterado es exclusivamente el endotelio, que es lo más frecuente en la distrofia de Fuchs (**Fig. 66-4**), o en las córneas castigadas por múltiples cirugías intraoculares previas (queratopatía bullosa).

Hoy en día los trasplantes lamelares son un procedimiento muy habitual dada su alta tasa de éxito y el volumen de donaciones en nuestro país. Solo en España se realizan cada año alrededor de 5.000 trasplantes de córnea (**Fig. 66-5**), siendo este tipo el que más se lleva a cabo en el territorio nacional[9]. En el Instituto Oftalmológico Fernández-Vega, aproximadamente 9 de cada 10 cirugías son lamelares.

Trasplantes lamelares anteriores

Esta cirugía consiste en retirar manualmente las capas dañadas de la córnea, preservando las sanas. En los trasplantes anteriores se retira el 95 % del grosor de la córnea formado por el epitelio y el estroma y se conserva el endotelio, con lo cual no es necesario entrar en el globo ocular. Para realizar esta disección y conseguir llegar hasta la membrana de Descemet, se utilizan unas espátulas romas diseñadas para tal fin. Cuanto más profunda sea la disección, mejor será la agudeza visual final. Otra opción es disecar mediante la inyección de una burbuja de aire justo a nivel predescemético. El principal objetivo es eliminar todo el estroma evitando la perforación y la entrada de humor acuoso, que podría suponer la conversión a una queratoplastia penetrante. Posteriormente se sutura la córnea donante con 16 puntos de sutura (**Fig. 66-6**).

Trasplantes lamelares posteriores

En los trasplantes posteriores se accede al interior del ojo para extraer el endotelio dañado y se implanta, por una pequeña incisión de 3 mm, un injerto de un donante que se desplegará dentro del ojo y quedará adherido a las res-

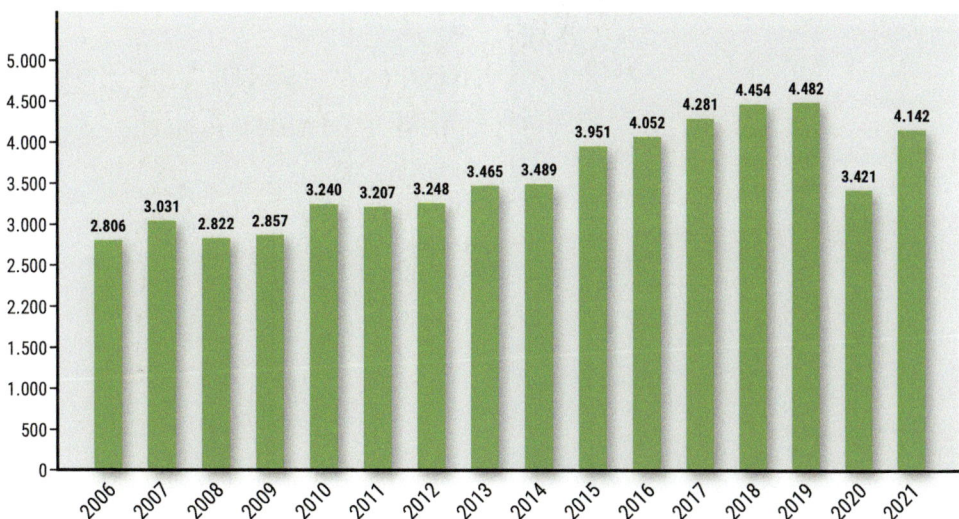

Figura 66-5. Pacientes trasplantados de córnea en España (2006-2021). (Tomado de la Organización Nacional de Trasplantes).

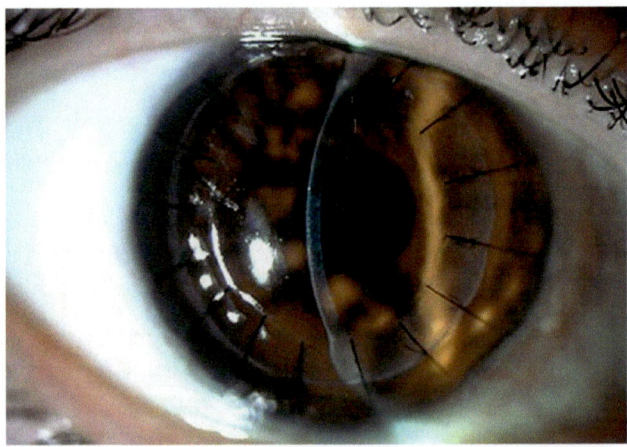

Figura 66-6. Queratoplastia lamelar anterior profunda.

tantes capas gracias a una burbuja de gas (SF6 al 20 %), sin necesidad de suturas (**Fig. 66-7**). En el postoperatorio el paciente deberá mantener el decúbito supino durante 2-3 días para que dicho gas consiga la adherencia definitiva del injerto.

Complicaciones

Siempre pueden producirse complicaciones por mucho que se hayan depurado las técnicas quirúrgicas, aunque los pacientes deben saber que la queratoplastia lamelar es una técnica muy consolidada, con una tasa de éxito muy alta. En el caso de los rechazos, es preferible hablar de ellos como episodios, ya que en la gran mayoría de los casos se pueden controlar mediante colirios y es muy poco frecuente que en las técnicas parciales un rechazo signifique fracaso hoy en día. La tasa de rechazo se sitúa entre el 1 y el 9 % para los lamelares y entre el 25 y el 34 % para los penetrantes. En este último caso, puede ser necesario, según la afección concreta, inmunosupresores por vía oral. A pesar de los múltiples avances en el tratamiento médico, existen muchas queratoplastias penetrantes realizadas en los años ochenta y noven-

ta del pasado siglo que fracasaron posteriormente debido a rechazo o agotamiento endotelial.

Así, el fracaso del injerto previo sigue siendo la segunda causa de trasplante de córnea según el *European Cornea and Cell Trasplantation Registry* (ECCTR) y el *Bank Association of America* (EBAA)[10,11]. El fracaso se define como un cambio irreversible en la transparencia del injerto que impide la recuperación de una visión funcional. Gracias a las técnicas lamelares ya no es necesario repetir el trasplante completo. Las dos opciones que se presentan será sustituir exclusivamente el epitelio y el estroma como recientemente hemos publicado[12], o sustituir exclusivamente el endotelio en los casos de agotamiento de este por el largo período de tiempo desde la primera cirugía de trasplante.

Nuevas técnicas de trasplante

A pesar de ello, siguen existiendo casos de mal pronóstico de estos trasplantes penetrantes, para los cuales hemos diseñado una técnica quirúrgica denominada trasplante protegido por seudocámara con implante intercorneal EndoK®, en la que se evita perforar la córnea. Con esta técnica se han sacado adelante córneas que, de otra manera, habrían tenido muy mal pronóstico. El nuevo implante, que ya cuenta con el marcado CE desde junio de 2020, ha sido diseñado en el Instituto Oftalmológico Fernández-Vega (IOFV).

El procedimiento quirúrgico para implantar este nuevo avance científico del IOFV consiste en quitar las dos primeras capas de la córnea (epitelio y estroma) del paciente receptor, como se efectúa en el trasplante lamelar anterior. A continuación, se coloca la prótesis sobre el lecho de la córnea receptora y, por último, se sutura el injerto donante, que incluye todas sus capas (epitelio, estroma y endotelio) (**Fig. 66-8**).

BANCO DE OJOS

Los bancos de tejidos han sido un elemento clave en la mejora de las queratoplastias, en particular de los trasplantes lamelares, dado que permiten preparar en condiciones

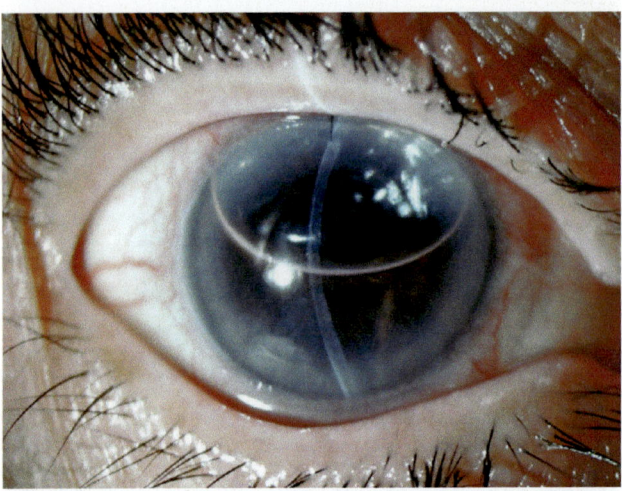

Figura 66-7. Queratoplastia endotelial con burbuja de gas en la cámara anterior.

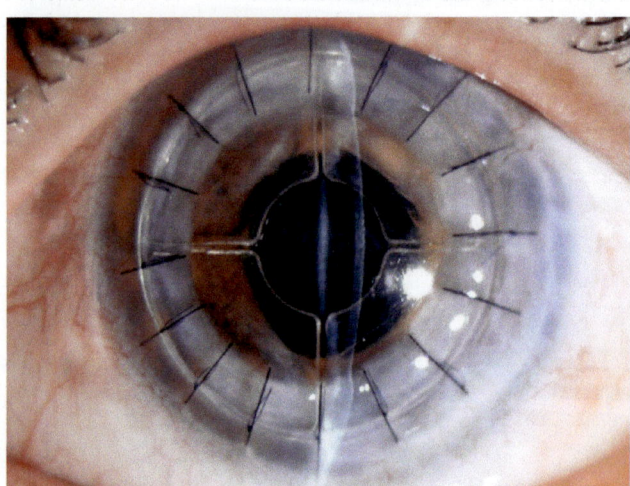

Figura 66-8. Queratoplastia protegida por seudocámara con implante intercorneal.

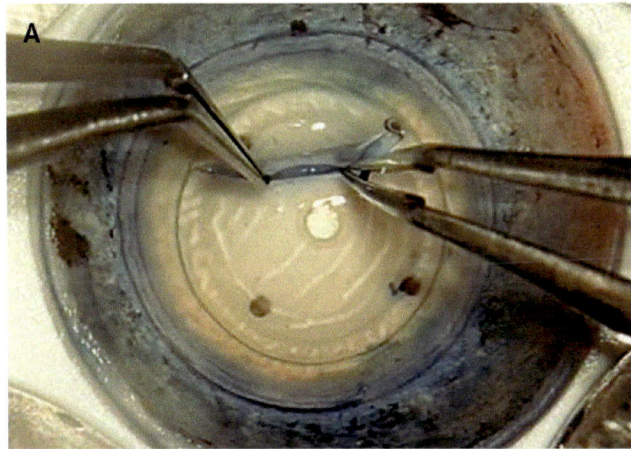

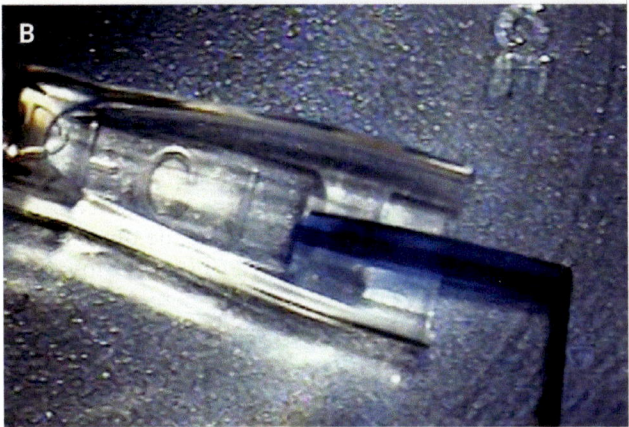

Figura 66-9. A) Extracción del endotelio. **B)** Introducción en el cartucho para implante.

ideales los tejidos que se van a implantar. Para su correcta evaluación es fundamental realizar un estudio completo de la córnea del donante utilizando diferentes microscopios. Técnicos y oftalmólogos correctamente formados ayudarán en el procesamiento y la manipulación de las córneas con el fin de separar las diferentes capas (**Fig. 66-9**). Gracias a estos bancos de tejidos, el número de queratoplastias realizadas ha aumentado significativamente en los últimos años. También el envejecimiento de la población y el incremento en el número de cirugías de cataratas han generado más patología susceptible de trasplante de córnea.

FUTURO DE LOS TRASPLANTES DE CÓRNEA

Los principales centros de investigación en oftalmología, como la Fundación de Investigación Oftalmológica del IOFV, están logrando grandes avances en materia de trasplantes de córnea[13]. La alta demanda de este tipo de procedimientos ha llevado a investigar en el campo de las denominadas «córneas artificiales» a partir de nuevos materiales o tejidos del propio paciente. De esta forma, en el futuro, podrían fabricarse córneas altamente biocompatibles sin necesidad de donantes.

Por otro lado, una de las líneas de investigación emprendidas por la Fundación de Investigación Oftalmológica está enfocada en el uso de cultivos celulares. En este sentido, se investiga el implante de células madre, bien procedentes del ojo no enfermo del paciente, bien de una córnea donante, con el objetivo de mejorar la superficie de la córnea receptora. La capacidad de regeneración de las células madre provoca que en algunos casos no sea necesario realizar ningún tipo de injerto o trasplante.

Recientemente, EndoArt® ha recibido el marcado CE para ser implantado como sustituto de un injerto humano. Se trata de una fina y flexible lámina artificial de 50 μm que se coloca en la cara posterior de la córnea con el fin de que funcione como un endotelio humano sano. Podría estar indicado en los casos de trasplante lamelar endotelial (**Fig. 66-10**).

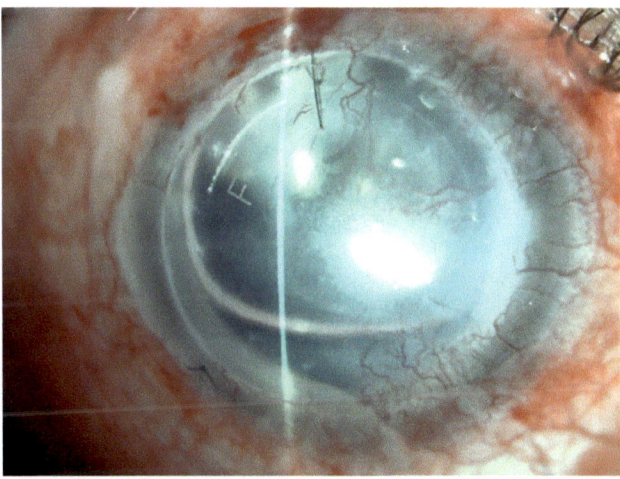

Figura 66-10. Endotelio artificial (EndoArt®).

REFERENCIAS BIBLIOGRÁFICAS

1. Del Monte DW, Kim T. Anatomy and physiology of the cornea. J Cataract Refract Surg 2011; 37: 588-98.
2. Bonanno JA. Molecular mechanisms underlying the corneal endothelial pump. Exp Eye Res 2012; 95: 2-7.
3. Wörner CH, Olguín A, Ruíz-García JL et al. Cell pattern in adult human corneal endothelium. PLoS One 2011; 6: e19483.
4. Waring 3rd GO, Bourne WM, Edelhauser HF et al. The corneal endothelium: normal and pathologic structure and function. Ophthalmology 1982; 89: 531-90.
5. Oblak E, Doughty MJ, Oblak L. A semi-automated assessment of cell size and shape in monolayers, with optional adjustment for the cell-cell border width-application to human corneal endothelium. Tissue Cell 2002; 34: 283-95.
6. Mergler S, Pleyer U. Physiology of the human corneal endothelium –new insights from electrophysiological investigations. Klin Monbl Augenheilkd 2011; 228: 520-4.
7. Yee RW, Matsuda M, Schultz RO et al. Changes in the normal corneal endothelial cellular pattern as a function of age. Curr Eye Res 1985; 4: 671-8.
8. Mustonen RK, McDonald MB, Srivannaboon S et al. Normal human corneal cell populations evaluated by in vivo scanning slit confocal microscopy. Cornea 1998; 17: 485-92.
9. Memoria de actividad de donación y trasplante de tejidos. Organización Nacional de Trasplantes. España, 2021.
10. Dunker SL, Armitage WJ, Armitage M et al. Practice patterns of corneal transplantation in Europe: first report by the European cornea and cell transplantation registry. J Cataract Refract Surg 2021; 47: 865-9.
11. EBAA Eye banking statistical report 2019. Eye Bank Association America. 2020: 1-110. Disponible en: www.restoresight.org.
12. Lisa C, Machado Soares R, Fernández-Vega Cueto L, Alfonso-Bartolozzi B,

Alfonso JF. Modified deep anterior lamellar keratoplasty technique to rescue failed penetrating keratoplasty. Clin Ophthalmol 2022; 16: 3741-9.

13. Alfonso-Bartolozzi B, Martínez-Alberquilla I, Baamonde B, Fernández-Vega Cueto L, Alfonso JF, Madrid-Costa D. Refractive surgery after deep anterior lamellar keratoplasty: a review of the literature. Int Ophthalmol. 2023; 43: 1413-35.

Trasplante de útero: desde el laboratorio a la clínica

67

I. González-Pinto Arrillaga, Á. García-Sesma, C. Jiménez Romero y E. Moreno González

INTRODUCCIÓN

El trasplante de útero tiene como finalidad hacer posible la gestación en la mujer infértil. Está indicado en la infertilidad absoluta debida a una causa uterina de modo que, al obtener un útero trasplantado funcionante, las pacientes adquieren la capacidad para desarrollar una gestación normal.

El trasplante de útero está limitado a las personas que se han desarrollado con fenotipo femenino, en edad gestacional, con ovarios y hormonas femeninas normales. De este modo, la gestación se produce con sus propios ovocitos, por medio de la fecundación *in vitro* y transferencia de embriones.

No se contempla hoy en día la asociación de infertilidad por factor uterino con la esterilidad por otras causas, puesto que por sí mismo el trasplante de útero conlleva un riesgo de complicaciones por la inmunosupresión y las alteraciones anatómicas debidas a la cirugía.

ALTERNATIVAS

Las únicas posibilidades de tener descendencia para las mujeres con infertilidad absoluta de causa uterina, antes del desarrollo del trasplante de útero, eran la adopción y la gestación subrogada. Solo esta última podía generar descendencia con el código genético de los padres.

Ambas alternativas tienen un proceso legal difícil y nunca queda cerrada del todo la participación de terceras personas que puedan reclamar derechos e indemnizaciones.

Adopción

Es un proceso largo, costoso y legalmente exigente. Además, suele recurrirse a la adopción en países pobres, y siempre entraña el riesgo de una mala adaptación entre padres y adoptado, así como de una reclamación por parte de los padres biológicos. La adopción se diferencia de la descendencia propia en que la genética no es la de ninguno de los padres. Puede realizarse a cualquier edad del adoptado, de modo que el vínculo afectivo se va distanciando cuanto mayor sea aquélla.

Gestación subrogada

Popularmente denominada vientre de alquiler, por lo general implica un contrato de contraprestación económica con la gestante, y aunque el embrión es de los padres adoptantes, a veces surgen problemas por complicaciones del embarazo, comportamiento de la portadora y su adherencia a los cuidados médicos e incluso la reticencia a entregar el bebé a los padres biológicos, ya que se tiene que formalizar la paternidad mediante la adopción legal. Una mujer que procrea adquiere un vínculo sentimental muy intenso con el bebé que se desarrolla en su interior y al que da a luz. Le da la vida con un gran esfuerzo físico y psicológico, y separarse de él para entregarlo a sus padres biológicos resulta traumático. También puede presentarse un rechazo durante el embarazo por estar sufriendo para procrear al hijo de otra mujer al que no considere como suyo propio. Además, aunque es menos importante, a la madre biológica le falta el vínculo maternofilial de la gestación y el parto, lo que también afecta al padre. En la gestación subrogada, el bebé puede ser genéticamente de los padres, pero también puede no serlo; en el caso de que uno o ambos gametos no sean los de los padres, también se pierde vinculación afectiva.

La gestación con útero trasplantado mantiene al máximo el vínculo afectivo y elimina los problemas legales de las opciones anteriores. Además, tiene una ventaja añadida en el caso de que se presenten enfermedades infantiles congénitas, hereditarias o adquiridas.

Por otro lado, la gestación subrogada no es posible en la mayoría de los países, por motivos legales o religiosos, y en muchos que la permiten, su práctica no está bien regulada y puede haber explotación de la gestante.

Es de destacar que en las encuestas entre mujeres con infertilidad absoluta debida a una causa uterina se ha puesto de manifiesto que el trasplante de útero sería la opción preferida respecto a la gestación subrogada.

INDICACIONES

El trasplante de útero está indicado en la infertilidad absoluta por factor uterino, en mujeres en edad gestacional y con capacidad ovárica y hormonal normal.

Se plantea como trasplante temporal para uno o dos embarazos. Esto se debe a dos motivos: uno, que en cualquier caso no se recomiendan más de dos cesáreas, y el otro, que la exposición a un tratamiento inmunosupresor suele tener efectos secundarios.

Se calcula que la infertilidad por causa uterina afecta aproximadamente a 1 de cada 500 mujeres en edad fértil. Por otro lado, el 5 % de los casos de infertilidad son debidos a una causa uterina.

Las causas de infertilidad por factor uterino pueden ser congénitas o adquiridas, de forma espontánea o yatrogénica secundaria a un tratamiento (**Tabla 67-1**). Hay que tener en cuenta que la mayoría de los casos la infertilidad no es absoluta.

Las causas congénitas son la agenesia de útero y las malformaciones uterinas. Las adquiridas son las sinequias de la cavidad uterina y las histerectomías.

La agenesia de útero se denomina síndrome de Rokitansky (Mayer-Rokitansky-Küster-Hauser). Puede asociarse a agenesia vaginal, por lo que para un trasplante de útero podría requerirse la creación previa de una neovagina. En alrededor del 5 % de los casos hay un rudimento uterino. Se pueden presentar otras malformaciones asociadas: una tercera parte de casos tienen alteraciones renoureterales. Se ha observado una predisposición familiar hereditaria, de penetrancia baja. La agenesia de útero ha sido la indicación más frecuente hasta la actualidad.

Las malformaciones uterinas pueden provocar infertilidad por fallo de implantación o abortos recurrentes. Hay diversos tipos de malformaciones uterinas que impiden la implantación del embrión o su desarrollo, como el útero bicorne, unicorne, didelfo, septo, arcuato e hipoplásico. La forma anormal del útero puede dificultar la implantación del embrión, así como su desarrollo durante el embarazo. Se sabe que hay factores genéticos, hormonales y ambientales que pueden estar relacionados con la causa de las malformaciones uterinas. El riesgo de aborto espontáneo con útero septo alcanza el 60 %. El tratamiento del útero septo consiste en una histeroscopia quirúrgica para eliminar el tabique, por lo que no es en principio una indicación de trasplante.

Las causas adquiridas más comunes son la histerectomía previa y el síndrome de Asherman, que es la formación de sinequias intrauterinas por tejido cicatricial. Las sinequias se deben a cicatrices de cirugía previa, legrados repetidos o infecciones recurrentes. En la mayoría de los casos se presenta en mujeres que se han sometido a varios procedimientos de dilatación y curetaje. Las adherencias pueden causar amenorrea, abortos múltiples e infertilidad. El tratamiento se realiza mediante adhesiólisis por histeroscopia; mientras que los casos con adherencias leves pueden tratarse con éxito, los casos avanzados con tejidos cicatriciales intensos pueden presentar daño parcial o total del útero de forma irreparable.

Las histerectomías pueden haberse realizado por diferentes causas, como hemorragias o tumores benignos o malignos.

INVESTIGACIÓN PREVIA AL DESARROLLO CLÍNICO DEL TRASPLANTE DE ÚTERO

Los estudios experimentales sirvieron para determinar las estrategias más apropiadas en los diferentes elementos de los que depende el éxito del trasplante:

- Técnica quirúrgica en el donante y preparación del injerto: mantenimiento de la viabilidad del órgano extraído mediante líquidos de preservación.
- Técnica quirúrgica en el receptor:
  - Diseñar la técnica operatoria más apropiada.
  - Conocer la viabilidad del órgano con los métodos de preservación.

Tabla 67-1. Causas de infertilidad uterina

Causas		Prevalencia en edad fértil 1 caso/ Nº mujeres	Causa de infertilidad (%)
Congénita			
Deformidad (displasia)	Útero arcuato	1 en 50	17
	Útero septo	1 en 100	38
	Útero bicorne	1 en 200	38
	Útero unicorne	1 en 300	56
	Útero didelfo	1 en 700	40
Falta desarrollo	Hipoplasia uterina	1 en 2.500	100
	Agenesia (aplasia) uterina	1 en medio millón	100
Adquirida			
Tumor benigno	Leiomioma	1 en 4	3
Adherencias intrauterinas	Síndrome de Asherman	1 en 70	70
Histerectomía	Por leiomioma	1 en 80	100
	En el parto	1 en 500	100
	Por cáncer	1 en millón y medio	100

- Conocer la funcionalidad del útero trasplantado tras la revascularización, después de haber sufrido denervación y limitación de sus conexiones arteriales y venosas.
- Estudio de la inmunosupresión requerida para evitar el rechazo.
• Planificación de la gestación:
  - Tiempo de espera tras el trasplante y la recuperación de la función uterina.
  - Método de transferencia de embriones.
  - Seguimiento de la evolución y detección precoz de complicaciones.
  - Requerimiento basal de inmunosupresión para evitar el rechazo durante el embarazo sin que afecte al desarrollo del embrión.

FASES DE LA INVESTIGACIÓN EN ANIMALES DE LABORATORIO

Los modelos animales iniciales fueron pequeños roedores y se fue progresando hasta llegar a primates. Los primeros experimentos, en ratones y ratas de laboratorio, sirvieron para demostrar la viabilidad del útero trasplantado desde el punto de vista funcional, evitando el rechazo al utilizar animales singénicos, que, a través de la endogamia, se comportan como gemelos idénticos.

En animales grandes se comenzó con autotrasplantes; aunque así se evita el rechazo inmunológico, la intervención es muy agresiva al hacerse la extracción y el implante en el mismo individuo.

Los experimentos de trasplante alogénico heterotópico en el cerdo, del grupo del *Miami Transplant Institute*, demostraron la utilidad del estoma uterino para monitorizar el rechazo y permitieron desarrollar una pauta inmunosupresora eficaz. Se realizaba un trasplante heterotópico de útero completo con anastomosis de aorta y cava con el fin de reducir el riesgo de trombosis y evitar lesiones vasculares. La posición del injerto en la parte inferior del abdomen y el estoma vaginal lo hacía más adecuado para el seguimiento inmunológico y de viabilidad.

Se pasó luego al modelo ovino, al presentar la oveja características anatómicas más aplicables a las humanas en cuanto al tamaño de las estructuras para el desarrollo de la técnica quirúrgica.

El grupo sueco optó por el modelo de donante viva, con la técnica que habían diseñado para el autotrasplante. En ese modelo habían demostrado la consecución de gestaciones normales. El injerto se implantaba de modo ortotópico, y las anastomosis se realizaban entre los vasos uterinos del injerto y los ilíacos.

En nuestro grupo, en el Instituto de Trasplantes de la Universidad de Miami, iniciamos en 2009 un estudio de trasplante heterotópico con modelo de donante fallecido en la oveja, similar al realizado previamente en el cerdo. Este modelo de donante sería aplicable al entorno humano utilizando donante fallecida en muerte cerebral, ya que la extracción se realizaba en bloque con segmentos de aorta y cava, lo que permite utilizar vasos de mayor calibre del donante para reducir complicaciones vasculares como trombosis y acodamientos.

El estudio se realizó con hembras de oveja doméstica *(Ovis aries)* de aproximadamente 1 año y 50 kg de peso. Se realizó un estoma vaginal cutáneo en el cuadrante inferior derecho (**Fig. 67-1**).

Una dificultad importante en el modelo ovino era que en la intubación orotraqueal podía producirse compresión diafragmática y aspiración de contenido gástrico; el rumen, primer compartimento del estómago de los rumiantes, no puede vaciarse antes de la intubación, es voluminoso y contiene gran cantidad de gérmenes y alimentos en fermentación, lo que también dificulta el tratamiento inmunosupresor por vía oral.

El grupo sueco fue el primero en conseguir gestación a término normal en ovejas.

La complicación grave más frecuente era la trombosis vascular, por lo que la investigación en modelos animales fue clave para la obtención de buenos resultados en la fase clínica.

Para concluir los experimentos preclínicos, se realizaron trasplantes en primates. Se utilizaron el papión oliva *(Papio anubis)*, el papión sagrado *(Papio hamadryas)* y el macaco cinomolgo o cangrejero *(Macaca fascicularis)*.

ENSAYOS EN CLÍNICA HUMANA

Antecedentes históricos

El primer trasplante de útero con supervivencia prolongada lo realizó el equipo del Dr. Ömer Özkan, cirujano plástico de la Universidad Akdeniz de Antalya en Turquía, en 2011, con donante fallecida. Las anastomosis vasculares se efectuaron entre los vasos ilíacos externos de la receptora y los pedículos de los vasos hipogástricos del útero de la donante. A pesar de la supervivencia con buena función basal del útero, no se consiguió que la receptora tuviera una gestación completa hasta 9 años después. Se practicaron seis transferencias de embriones que fracasaron, aunque se consiguieron tres gestaciones con latido cardíaco del feto, la primera en abril de 2013, pero todas se abortaron espontáneamente poco después. Eso se debió a que el útero tenía una congestión por mal drenaje venoso en su lado izquierdo, que al principio pasó inadvertida. Cuando se detectó el problema al cabo de unos años, se reintervino a la paciente y se realizó una derivación con un injerto de vena autólogo. La perseverancia de la paciente y de los investigadores, manteniendo la inmunosupresión durante 10 años, permitió que, tras 5 abortos espontáneos, se lograra el nacimiento de un hijo.

Anteriormente se había conseguido un éxito parcial, en Arabia Saudí en el año 2000 (equipo de la Dra. Wafa Fageeh, ginecóloga de la Universidad King Abdulaziz de Jeddah), con un trasplante de donante viva. Se logró una menstruación normal 2 meses, pero luego el trasplante se complicó con un prolapso de cuello uterino que dio lugar a trombosis arterial y necrosis del injerto, el cual tuvo que ser extirpado, antes de que se pudiera intentar el embarazo. La causa de la trombosis se atribuyó a un acodamiento de los vasos uterinos.

Esos dos trasplantes fueron realizados por cirujanos expertos, pero de forma esporádica, sin una infraestructura de investigación previa suficiente.

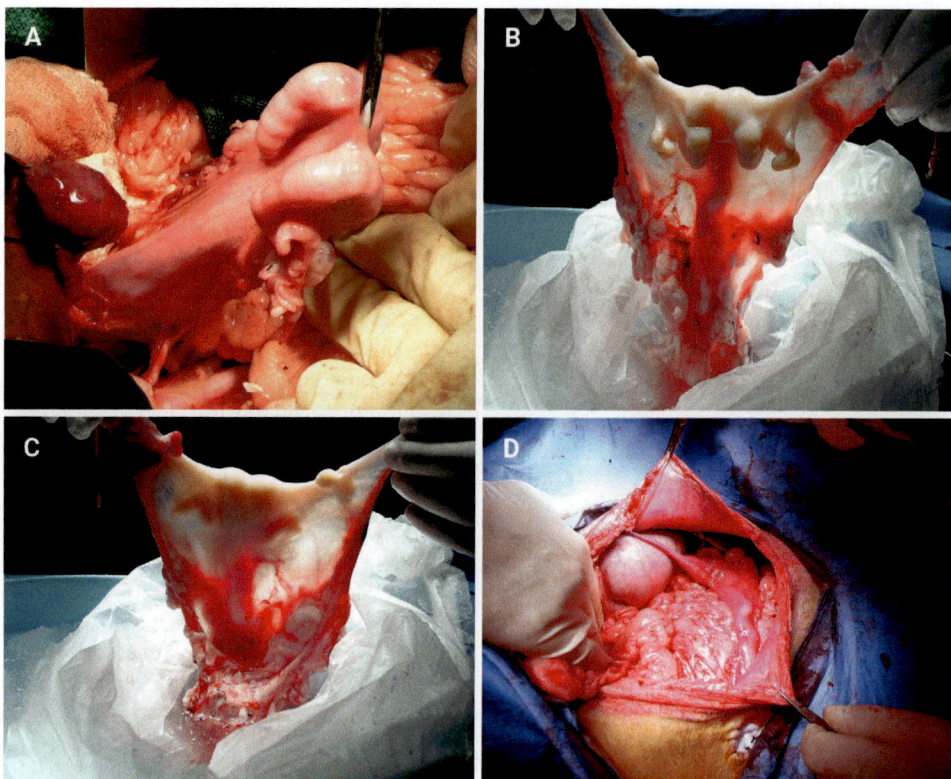

Figura 67-1. Trasplante de útero en la oveja. Modelo del *Miami Transplant Institute* para estudio del rechazo. **A)** Útero de la oveja donante antes de la extracción. **B)** Injerto uterino, vista anterior. **C)** Injerto uterino, vista posterior. **D)** Útero implantado de forma heterotópica en la oveja receptora, tras la revascularización con anastomosis de aorta y cava. Estoma vaginal en la fosa ilíaca derecha para facilitar el acceso a la inspección y la biopsia del cuello uterino.

El primer trasplante conocido de útero se había practicado en 1931, con un final trágico, en Dresden, Alemania. La persona receptora, nacida varón, que iba a cumplir 49 años, falleció en el postoperatorio del trasplante. No se publicó en ninguna revista científica, pero se dio a conocer en un libro biográfico en 1933, y recientemente en una novela y una película. De forma empírica se supuso que tener tejido ovárico y útero podría proporcionar a una persona nacida varón la posibilidad de convertirse en madre. Acababan de iniciarse las emasculaciones, vaginoplastias y mastectomías con intención de cambio de sexo, pero se desconocía el rechazo inmunitario.

Para entonces, aunque se conocían los grupos sanguíneos y sus compatibilidades desde principios del siglo xx, descubiertos por Karl Landsteiner, y la técnica de anastomosis vasculares de Alexis Carrel descrita en 1902 se realizaba con buenos resultados, faltaban décadas para el control de los mecanismos del rechazo inmunológico, los cuales fueron descubiertos por Peter Medawar en la década de 1940. En esa época solo se llevaban a cabo con éxito variable algunos trasplantes de tejido, como las transfusiones de sangre con compatibilidad de grupo y los de córnea. Los trasplantes de órganos vascularizados en seres humanos fracasaban sistemáticamente debido al rechazo, como constató Yuri Voronoy en 1931. A pesar de ello, Voronoy consiguió una función temporal trasplantando riñones en el muslo, que en dos casos fueron efectivos como puente a la recuperación de los riñones del paciente de una insuficiencia renal aguda, en una época en que no existía la diálisis.

A finales de los años noventa, el Dr. Mats Brännström, ginecólogo de la Universidad de Gotemburgo, Suecia, inició un largo y minucioso proceso de investigación científica, con el desarrollo de modelos animales y la colaboración científica con grupos de todo el mundo. En 2012 puso en marcha un ensayo clínico humano, que culminó con el primer nacimiento de un bebé gestado en un útero trasplantado, en septiembre de 2014, cuando la quinta mujer receptora dio a luz. En menos de un año y medio, a principios de 2016, el grupo sueco había realizado 9 trasplantes (7 con éxito) y conseguido 5 nacimientos, antes de que ningún otro grupo hubiese alcanzado resultados positivos. En enero de 2016 en Gotemburgo, en una reunión de unos 70 investigadores de grupos de 18 países, se decidió la creación de la *International Society of Uterus Transplantation* (ISUTx) así como la puesta en marcha de un registro de casos, el *UTx Registry*.

Situación actual

La actividad de trasplante de útero se está extendiendo por todo el mundo. En total, en el Tercer Congreso Internacional de la ISUTx, en octubre de 2021, se estimó, sobre la base de publicaciones y comunicaciones personales, un total de 84 trasplantes de útero en todo el mundo (62 de donante viva y 22 de fallecida), con un resultado de 49 nacimientos, 40 en trasplante de viva y 9 de fallecida.

En una publicación reciente se hace referencia a los datos presentados en el tercer *State-Of-The Art meeting* de la

Tabla 67-2. Trasplantes de útero en revistas científicas y noticias

País	Ciudad	Inicio	Nº
Arabia Saudí	Yeda	2000	1
Turquía	Antalya	2011	2
Suecia	Gotemburgo	2012	17
China	Xian/Cantón	2015	3
Estados Unidos	Dallas/Cleveland/Filadelfia	2016	33
República Checa	Praga	2016	10
Alemania	Tubinga	2016	4
Brasil	São Paulo/Barretos (São Paulo)	2016	2
Serbia	Belgrado	2017	1
India	Pune	2017	5
Líbano	Beirut	2018	1
Bélgica	Gante	2018	1
Francia	Suresnes (área de París)	2019	3
México	Chihuahua	2019	1
Italia	Catania	2020	1
España	Barcelona	2020	2
Reino Unido	Londres	2022	1
Australia	Sidney	2023	1
		Total	**89**

ISUTx en octubre de 2022, donde se contabilizaron 92 trasplantes con 49 nacimientos, es decir, 8 trasplantes más y los mismos nacimientos con respecto al año anterior. El 4º Congreso Internacional se celebró en septiembre de 2023, pero no se han publicado actualizaciones de datos.

Se han dado a conocer, en publicaciones y noticias, al menos 89 trasplantes realizados por 22 grupos en 18 países (**Tabla 67-2**). La selección de candidatas se realiza en pacientes con ausencia de útero, que en la mayoría de los casos son ausencias congénitas, y algunas tras histerectomía. Son pacientes en edad fértil con ovulación normal, que tienen pareja estable y que solicitan ser trasplantadas.

Una vez realizados los estudios clínicos y la evaluación psicológica, se planifica la intervención quirúrgica. En caso de donante viva, la planificación de las intervenciones se realiza de forma programada. La donante viva suele ser la madre o una hermana. En caso de donante fallecida, la candidata a trasplante queda en lista de espera hasta que se presenta una donante apropiada. La edad máxima de la donante se ha fijado en 50 años, aunque puede extenderse hasta los 60 años en casos seleccionados.

PROCEDIMIENTO QUIRÚRGICO

Técnica en la donante

La donante debe tener una función uterina y una historia ginecológica normal, pero no debe ser muy mayor y en general se requiere que la donante haya sido fértil.

La intervención tiene una duración de unas 10 horas, ya que la disección de los vasos uterinos es muy delicada. Los vasos uterinos principales discurren por el ligamento ancho. La arteria uterina se origina en el tronco anterior de la ilíaca interna, cruza por delante del uréter, llega al fórnix lateral de la vagina y recorre el útero por su borde lateral. Hay que tener en cuenta que el uréter atraviesa la base del ligamento ancho, de modo que las arterias más constantes que irrigan la porción pélvica de los uréteres son ramas de las arterias uterinas.

La sangre venosa del útero drena en ambos lados a los plexos venosos periureteral y uterovaginal, que forman las venas uterinas que, a su vez, desembocan en las ilíacas internas. Presentan muchas variantes, y con frecuencia hay más de una vena uterina de calibre significativo. En los datos del *UTx Registry* publicado en 2023, más de la mitad (57,3 %) de las anastomosis venosas se realizaron con dos venas uterinas, y todas las arterias fueron únicas en ambos lados.

En la parte pélvica del uréter hay dos zonas en las que la disección debe ser minuciosa para evitar lesiones vasculares: el túnel ureteral tras los vasos uterinos, y el distal junto a la vejiga, donde hay ramas arteriales y venosas interconectadas con el plexo uterovaginal. Asimismo, se deben manipular con extremo cuidado los tejidos conectivos para evitar lesionar nervios y linfáticos. Junto con el útero se extrae un colgajo amplio de peritoneo vesical en continuidad con el fondo de saco de Douglas (vesicouterino), según describió Ozkan, para luego realizar una buena fijación del útero trasplantado, además de con los ligamentos redondos y los uterosacros.

Donante viva

Ha sido hasta ahora la donante preferida, debido a la facilidad de programar las cirugías para el momento más adecuado, con un estudio exhaustivo previo de su historia ginecológica y del correcto estado de su útero. Los resultados iniciales han sido mejores que con donante fallecida, lo que también puede ser debido a los cambios fisiológicos tras la muerte encefálica.

La cirugía se ha realizado por vía abierta en los primeros casos, pero actualmente se prefiere la laparoscopia robótica. La laparoscopia convencional no se utiliza, porque la delicadeza de los cabos vasculares hace preferible la utilización del robot, con el que los movimientos de la mano del cirujano se trasmiten a la punta de los instrumentos de forma más suave y precisa.

La intervención tiene una duración de unas 10 horas en ambos abordajes, ya que la disección de los vasos uterinos es muy laboriosa y delicada.

En el acceso por laparotomía se practica una incisión media infraumbilical. Tras seccionar los ligamentos redondos y disecar el espacio vesicovaginal para movilizar el útero, se realiza la disección de los vasos sanguíneos (**Fig. 67-2**).

En el acceso robótico suelen utilizarse cinco puertos, tres robóticos y dos laparoscópicos. La secuencia de las etapas quirúrgicas es similar en ambos accesos. Una vez realizada toda la disección vascular, se procede a seccionar las trompas uterinas y luego la cúpula vaginal, dejando con el injerto una longitud suficiente de vagina para la anastomosis en la receptora. Se introduce la bolsa de extracción en el campo y se co-

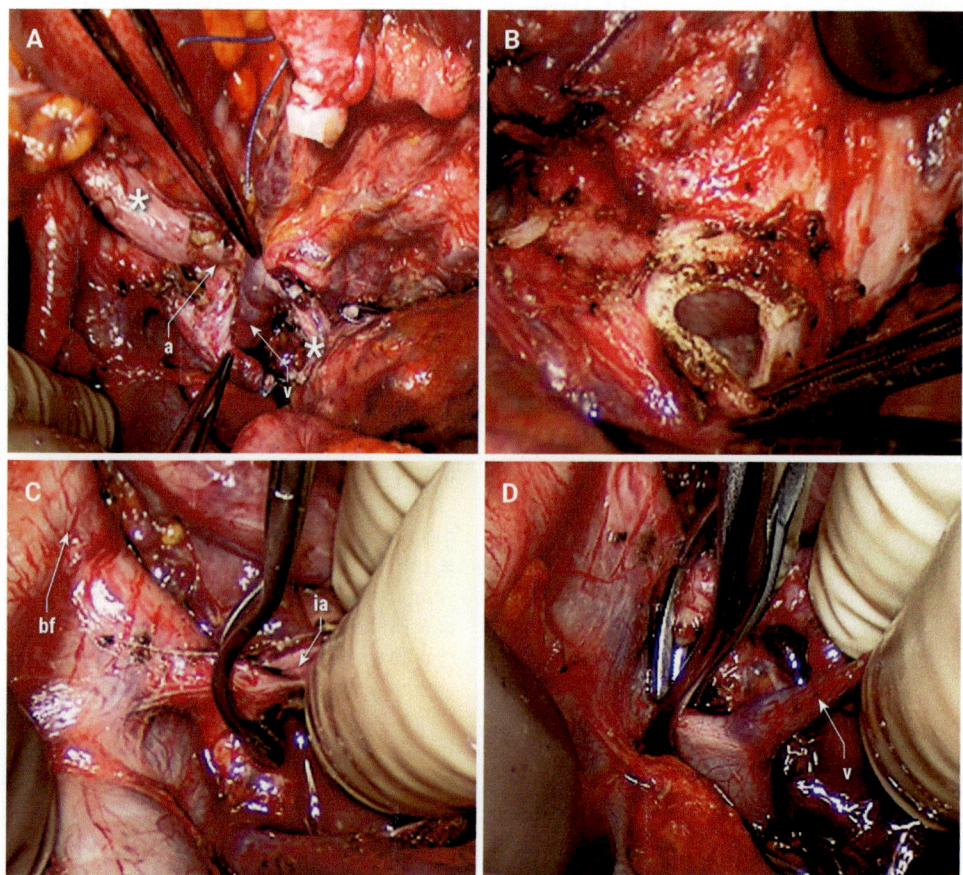

Figura 67-2. Donante viva: extracción de útero por laparotomía. **A)** Disección del uréter derecho (*), así como de una vena uterina profunda (v) y de la arteria uterina (a), en su confluencia con los vasos hipogástricos. **B)** Transección de la vagina. **C)** Clampaje del origen de la arteria uterina en el tronco anterior de la hipogástrica derecha. Arriba se señala la bifurcación de la ilíaca común (bf). **D)** Clampaje de la vena hipogástrica derecha en su confluencia con la vena uterina profunda. (Modificado de Brännström, Racowsky, Carbonnel et al., 2023. Licencia Creative Commons).

loca alrededor del útero. En último lugar, se colocan *clamps* vasculares y se seccionan las arterias y venas, y se termina de introducir el injerto en la bolsa, con la que se extrae del abdomen por la vagina (**Fig. 67-3**). De inmediato se perfunde el injerto por las arterias con líquido de preservación a 4 °C.

Donante fallecida

Se está tendiendo a aumentar este tipo de donante. Dependiendo de la legislación y la infraestructura sanitaria, puede suponer una fuente mayor de injertos uterinos. Tiene la ventaja de evitar la morbilidad de la donante viva y no afecta de modo significativo a la donación renal.

La técnica de extracción es más sencilla y permite utilizar los vasos ilíacos de la donante para realizar las anastomosis vasculares con menor dificultad.

La extracción se efectúa en bloque, lo que conlleva una preparación más larga en banco, aunque probablemente una mejor preservación al disminuir la manipulación *in vivo* de los tejidos, al igual que ocurre con otros órganos.

Receptora

El implante del útero se realiza por cirugía abierta, con una duración de 2-6 horas. Se ha realizado en Gotemburgo un

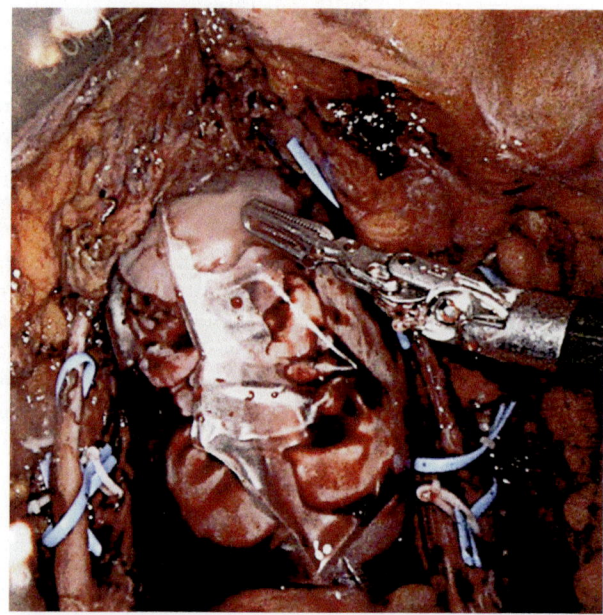

Figura 67-3. Donante viva: extracción de útero por cirugía robótica. Tras seccionar los cabos vasculares, el injerto uterino se extrae en bolsa laparoscópica por la vagina. Las bandas elásticas azules están marcando los uréteres. (Modificado de Brännström, Racowsky, Carbonnel et al., 2023. Licencia Creative Commons).

caso por laparoscopia robótica, con un tiempo quirúrgico notablemente mayor.

La cirugía del implante suele efectuarse en pacientes sin útero, pero hay casos en los que hay que practicar al principio una histerectomía, a veces de un resto rudimentario. Se diseca la cúpula vaginal, así como los vasos ilíacos, para preparar las anastomosis vasculares.

El injerto se revisa en banco y se preparan los cabos vasculares y el muñón vaginal. Una vez que se introduce el injerto en el campo quirúrgico, se llevan a cabo las anastomosis arterial y venosa de forma terminolateral a los vasos ilíacos (**Fig. 67-4**). Se retiran los *clamps* vasculares y se reperfunde el injerto uterino.

A continuación, se realiza la anastomosis vaginal, se fija el útero mediante sutura de los ligamentos redondos y uterosacros y se colocan los vasos con ayuda de almohadillado con tejido graso y puntos, si es necesario, y finalmente se sutura el colgajo de peritoneo vesical, todo ello para evitar el desplazamiento del útero, así como torsiones vasculares tanto postoperatorias como futuras en el embarazo.

Planificación del embarazo

Se precisa un intervalo de tiempo para comprobar el buen funcionamiento del útero y esperar que la cicatrización esté completamente madura, así como que la inmunosupresión se mantenga en los niveles basales sin rechazo y con mínimos efectos secundarios.

El embarazo se realiza por fecundación y desarrollo inicial *in vitro*, procediéndose a la transferencia de embriones; la transferencia es más eficaz en fase de blastocisto que en la etapa previa de escisión del cigoto.

No está claro el beneficio de realizar una preparación hormonal de la paciente. También hay controversia en cuanto a efectuar pruebas de aneuploidia en el embrión que se va a implantar, para conseguir una menor tasa de fracaso en implantación y desarrollo.

Se debe transferir un solo embrión en cada intento, ya que un embarazo múltiple sería más peligroso en útero trasplantado.

El tiempo que ha de transcurrir desde el trasplante para intentar el embarazo se fijó en un principio en 1 año de observación, ya que es el tiempo de espera que se recomienda a las receptoras de otros órganos sólidos para quedar embarazadas, pero probablemente no es necesario esperar tanto, dado que se han comunicado embarazos a los 4 y 6 meses. Una vez conseguida la optimización de la inmunosupresión, pasado el período de cicatrización y descartados los problemas de función del útero, parece razonable la transferencia de embriones, ya que el embarazo es el objetivo final, y tanto el rechazo inmunológico como la medicación inmunosupresora pueden acabar produciendo efectos secundarios significativos.

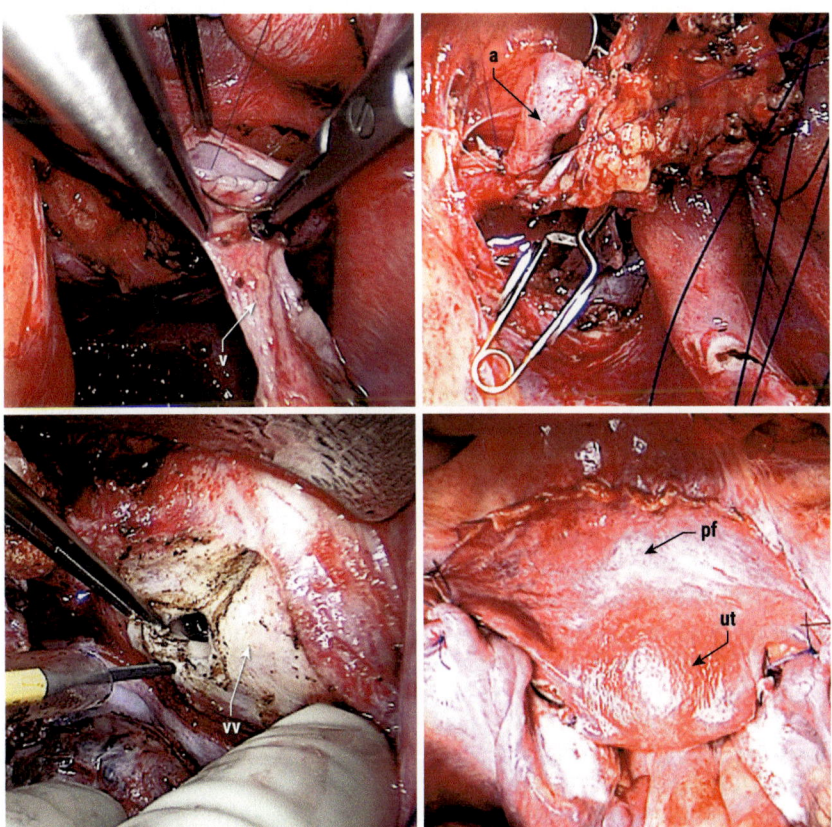

Figura 67-4. Implante de útero en la paciente receptora. **A)** Cara posterior de la anastomosis terminolateral de la vena uterina profunda (v) de la donante con la ilíaca externa derecha de la receptora. **B)** Finalización de la anastomosis terminolateral de la arteria uterina derecha (a) de la donante con la ilíaca externa de la receptora, que está todavía clampada. El *bulldog* de la vena se ha colocado en la vena de la donante, proximal a la anastomosis realizada previamente. **C)** Apertura de la cúpula vaginal (vv) de la receptora. **D)** Implante del útero (ut) finalizado, con el colgajo peritoneal prevesical (pf) fijado. (Modificado de Brännström, Racowsky, Carbonnel et al., 2023. Licencia Creative Commons).

Resultados obstétricos y complicaciones

En 2021 se habían publicado 62 casos y 24 nacimientos y se estimaba que se habían realizado 84 trasplantes de útero, que habían dado lugar a 49 nacimientos. Los resultados de los 62 casos publicados mostraban una tasa general de éxito quirúrgico con un patrón menstrual regular del 76 %: con donante viva del 78 % y con donante fallecida del 64 %. Entre los 24 nacimientos publicados hasta esa fecha había una alta tasa de nacimientos prematuros, con una elevada proporción de distrés respiratorio neonatal.

Los datos del *UTx Registry* se publicaron en enero de 2023, recogiendo los resultados entre los años 2012 y 2020, de 13 grupos: Suecia, China (2), República Checa, Brasil, Alemania, Serbia, Bélgica, Líbano, Francia, México, España e Italia. No se comunicaron los datos de Arabia Saudí, Turquía, Estados Unidos e India. Se registraron 45 trasplantes (44 agenesias de útero, 1 histerectomía/35 de donante viva y 10 de donante fallecida), de los cuales 12 fueron extirpados sin conseguir nacimiento, la mayoría por problemas vasculares: 5 trombosis y 3 con hipoperfusión; los otros 4 por infección endometrial, lesión endometrial irreversible, fallo de embarazo durante casi 6 años y enfermedad linfoproliferativa postrasplante. Hubo 19 nacimientos en 16 trasplantadas, 3 de ellos fueron segundo hijo de una receptora. Se realizaron 53 transferencias de embriones, con una tasa de éxito del 35,8 %. Con la transferencia de embrión realizada en fase de blastocisto, la tasa fue del 40,0 % (14 de 35), pero en fase de clivaje fue más baja, del 27,8 % (5 de18). En las dos últimas receptoras no había pasado suficiente tiempo para iniciar la transferencia de embriones. En las 15 restantes aparentemente se seguía intentando el embarazo completo. Las complicaciones de cualquier grado de Clavien-Dindo reportadas fueron del 20 % en la donante viva y del 24 % en la receptora.

Los episodios de rechazo inmunológico disminuyeron en el período del 6º al 10º mes al 21 %, comparados con el 33 % hasta el 5º mes.

Por otro lado, los tres principales centros de trasplante de útero en Estados Unidos publicaron sus resultados en 2022, en 33 trasplantes (31 agenesias de útero, 2 histerectomía/21 de donante viva y 12 de donante fallecida) con una supervivencia del injerto al año de 23 (76 %). Las 23 receptoras recibieron un total de 59 transferencias de embriones, y se consiguieron 21 nacimientos en 19 trasplantadas (2 de ellas tuvieron 2 hijos), con una tasa total de nacidos vivos/transferencia de embriones del 35,6 %. La tasa de fecundidad en trasplantes funcionantes fue del 82,6 % (19 de 23), y por intención de tratamiento, del 57,6 % (19 de 33).

La tasa de complicaciones posquirúrgicas que requirieron intervención invasiva o radiológica (Clavien-Dindo III) fue del 18 % para las donantes vivas y del 19 % para las receptoras. Los tipos de complicaciones registradas en la cirugía del trasplante en los casos revisados se muestran en la **tabla 67-3**.

Todos los partos fueron por cesárea. Alrededor del 50 % de los recién nacidos precisaron cuidados intensivos neonatales, la mayoría por distrés respiratorio, lo que ha llevado a recomendar la cesárea a partir de la semana 37ª y, en lo posible, no antes. Casi la mitad (47 %) de los recién nacidos de

Tabla 67-3. Complicaciones comunicadas en el trasplante de útero

Donante viva
- Hemorragia intraoperatoria
- Hemorragia postoperatoria
- Laceración de uréter
- Hematoma
- Hipotonía vesical
- Fístula ureterovaginal
- Dehiscencia de muñón vaginal
- Pielonefritis
- Impactación fecal
- Nicturia transitoria
- Dolor/disestesia en nalga y muslo
- Depresión

Receptora
- Hemorragia intraoperatoria
- Hemorragia postoperatoria
- Hematoma abdominal/hemoperitoneo
- Trombosis vascular
- Hipoperfusión uterina
- Congestión venosa uterina
- Lesión de endometrio irreversible
- Absceso intrauterino
- Infección bacteriana quirúrgica
- Infección fúngica: candidiasis
- Infección vírica: herpes, citomegalovirus, Epstein-Barr
- Rechazo inmunitario
- Síndrome linfoproliferativo postrasplante
- Estenosis vaginal
- Prolapso de cuello uterino
- Hernia incisional

útero trasplantado de Estados Unidos estuvieron al menos un día en cuidados intensivos.

Calidad de vida

La calidad de vida tras el proceso de reproducción asistida en el trasplante de útero se ha evaluado en todos los participantes, es decir, en cuatro categorías: la donante, la receptora, el cónyuge y los hijos. Todavía no hay datos suficientes para conocer la magnitud de las alteraciones, pero los estudios de calidad de vida realizados hasta ahora son positivos.

Lo que diferencia la reproducción asistida en el trasplante de útero de otros casos de transferencia de embriones es la presencia de una donante viva, las intervenciones quirúrgicas de donación, implante y trasplantectomía, y sus complicaciones, todo lo que supone un importante esfuerzo psicológico y físico para los implicados.

Lo más importante es la repercusión psicológica cuando el trasplante no consigue el objetivo de la procreación. En la donante viva, la morbilidad de la resección uterina para trasplante es importante, por la duración de la cirugía y la extensa disección pélvica para obtener los cabos vasculares. A pesar de ello, las molestias a largo plazo son leves.

En la receptora, los efectos secundarios de la cirugía se resuelven mejor que los de la donante. Lo peor para ella es la falta de embarazo. Las complicaciones principales se deben a la pérdida del injerto. La morbilidad quirúrgica es baja.

Los cónyuges experimentan solo una alteración psicológica transitoria si el embarazo no se consigue a pesar de que el útero sea funcionante, pero en general se ven reforzados por el proceso, incluso si se pierde el injerto.

En los hijos, el parto prematuro es frecuente, pero en los nacidos vivos el desarrollo a medio plazo es normal, a pesar de la prematuridad y del tratamiento inmunosupresor de la madre. La pérdida de embriones es alta.

Explante del útero trasplantado

La extirpación del útero implantado forma parte del proceso de reproducción asistida mediante trasplante uterino. Una vez que el útero ha cumplido su función, interesa suspender el tratamiento inmunosupresor y proceder al explante, para evitar complicaciones por rechazo inmunológico. Así ocurre en los trasplantes auxiliares de hígado, y así se concibió en los primeros implantes de riñón.

También puede ser extirpado –como hemos mencionado– en caso de fracaso. Este puede deberse a complicaciones graves, por falta de embarazo después de múltiples intentos, o también por deseo de la paciente.

ASPECTOS ÉTICO-LEGALES

Normativa

Los pioneros del trasplante de útero plantean que, por razones de equidad, sería razonable que este procedimiento se convirtiera en un tratamiento estandarizado y cubierto por las aseguradoras, tras los buenos resultados obtenidos, con tasas de complicaciones aceptables, en el ensayo clínico inicial. De este modo, las mujeres con infertilidad absoluta por una causa uterina tendrían acceso al tratamiento de forma similar a las terapéuticas estándar de infertilidad por otras causas.

El procedimiento se halla actualmente en fase III de investigación. Por lo tanto, requiere que sea practicado en centros sanitarios universitarios o con investigación clínica y dentro de ensayos aprobados por los comités de ética. La rapidez con la que se está expandiendo esta modalidad terapéutica en el mundo hace que probablemente acabe siendo autorizada como procedimiento estándar. Eso proporcionaría a las mujeres con infertilidad por una causa uterina derechos similares al tratamiento de infertilidad por otras causas, como lesiones tubáricas y endometriosis.

La estandarización de la cobertura financiera del procedimiento se verá reflejada en la legislación en el momento en que las aseguradoras, públicas y privadas, incluyan el proceso en su cartera de servicios y financien los procedimientos.

Aspectos éticos

Se ha debatido sobre si es ético trasplantar a una paciente sana, sometiéndola al riesgo de la cirugía, la inmunosupresión y el embarazo de riesgo. Los criterios éticos que seguir en el trasplante de útero combinan los de los trasplantes de órganos con los de la reproducción asistida, incluyendo en su caso los de donante vivo.

La ventaja en el caso de donante viva con respecto a otros órganos es que el útero no es un órgano vital, y que la donante ya no tiene intención o posibilidad de quedar embarazada.

La intervención de una donante viva permite la programación de la intervención y reduce los riesgos de los desequilibrios homeostáticos de la donante fallecida en situación de mantenimiento intensivo.

El uso de donante fallecida elimina el riesgo de la donante viva por complicaciones de la cirugía de extracción y puede mejorar la calidad del órgano en cuanto a cabos vasculares, muñón vaginal y elementos de sujeción de tejido conectivo.

La intención más habitual de los trasplantes de órganos es salvar la vida del paciente curando una enfermedad mortal, pero esta es una visión parcial, dado que desde que se empezó a trasplantar ha habido otro tipo de indicaciones.

Los primeros trasplantes de tejidos transitorios fueron las transfusiones de sangre, y los primeros permanentes fueron los de córnea, que no precisaban inmunosupresión.

También salvan vidas los trasplantes de órganos transitorios, que permiten la recuperación de un órgano vital en fallo agudo reversible, manteniendo la vida del paciente mientras su función se recupera. Esta era la intención de los primeros trasplantes de riñón practicados por Voronoy. Y se continúan realizando en casos como el trasplante auxiliar de hígado en hepatitis fulminante y en resecciones masivas en tumores hepáticos, aunque pueden acabar siendo definitivos si el órgano nativo no se recupera.

Otros trasplantes, denominados compuestos, son trasplantes musculocutáneo-esqueléticos, como los de extremidades y de cara, que se dirigen a mejorar la calidad de vida alterada por pérdidas traumáticas o incluso por defectos congénitos.

El trasplante de útero busca recuperar la capacidad de procrear. Aunque se presuponga que la persona es sana, en el aspecto de la esterilidad es tan minusválida como la persona a la que le falta una extremidad. Además, es un trasplante transitorio que cuenta con la seguridad de que es extirpable cuando sea preciso o haya completado su función.

Otro punto de discusión es la donante viva. El donante vivo es hoy en día una importante fuente de donantes de riñón e hígado en el mundo, dado que los donantes fallecidos no son suficientes en la mayoría de los países. Lo que puede discutirse es si la disponibilidad de úteros idóneos de donante fallecida podría abastecer todas las indicaciones. Todavía no hay datos suficientes, y aunque la donación de paciente viva tiene complicaciones, es poco probable que la tasa llegue a ser excesiva.

La pérdida de embriones en el proceso de reproducción asistida es alta, pero eso es algo que ya se ha tratado ampliamente para otros tipos de esterilidad. La intención de la fecundación *in vitro* y de la congelación de embriones es conseguir que una mujer quede embarazada y tenga un hijo sano. La pérdida de embriones sobrantes no debe plantearse como una eliminación intencionada, sino como un proceso fisiopatológico, en el que el embrión que no se implanta muere por causas naturales.

FUTURO

Mujeres estériles

No parece razonable hoy en día someter a una persona estéril a un trasplante de útero para gestar un embrión que no lleva sus genes. En el caso de las personas con síndrome de Turner, cuyo genotipo es X0, podría tener más sentido. Sus genitales internos son femeninos, pero hipoplásicos o aplásicos. Se acompaña de otras malformaciones, pero hay casos que tienen un desarrollo físico e intelectual casi normal y pueden plantearse crear una familia.

Algo parecido, pero más difícil de solventar, ocurre en las personas con síndrome de Morris. Aunque su genotipo es masculino, es decir XY, su fenotipo externo es completamente femenino, pero carecen de genitales femeninos internos y tienen testículos no descendidos productores de testosterona. La causa del síndrome de Morris es una mutación genética localizada en el cromosoma sexual X que afecta al gen *AR* (receptor de andrógenos). Al tener su cromosoma X una alteración hereditaria, no serviría para la reproducción. Además, al no tener ovarios necesitarían un aporte hormonal exógeno. Como estas personas tienen niveles altos de testosterona, sus testículos deben ser extirpados, aunque en su organismo no cumplen función alguna, puesto que afectarían a un útero trasplantado. De todos modos, la orquiectomía suele realizarse de forma sistemática como prevención de una degeneración maligna.

Personas transgénero

Los nacidos varones que se sienten mujeres pueden ser emasculados y recibir medicación hormonal, adquiriendo un fenotipo similar al femenino, pero no tienen ovarios ni útero. Un trasplante de útero podría permitirles la gestación, pero con los óvulos de otra persona. También se podría en el futuro extraer el núcleo de uno de sus espermatozoides con cromosoma X, si se han conservado antes de la orquiectomía, y sustituir el de una de sus células madre para conseguir un neoóvulo. Pero eso todavía es ciencia ficción.

Ectogénesis

Se denomina ectogénesis a la gestación fuera del útero materno, mediante la utilización de úteros artificiales. Existen prototipos de útero artificial, externos e internos, pero queda mucha investigación para que la ectogénesis llegue a ser posible. Sería una alternativa a la infertilidad por factor uterino, pero también privaría a sus padres de la experiencia natural del embarazo y el parto. También se plantea la ectogénesis como alternativa al embarazo y a la estructura familiar, tal como visionó en 1932 Aldous Huxley en su novela «Un mundo feliz» *(Brave new world)*.

La ectogénesis sigue siendo una línea de investigación básica, de aplicabilidad todavía desconocida, con rememoraciones de novela de ficción.

En cualquier caso, los derechos de los hijos deben prevalecer. Los hijos tienen derecho a ser recibidos y criados en una familia enmarcada en un contexto natural que les proporcione lo necesario para desarrollar plenamente el aprendizaje de sus relaciones personales y su interacción con el entorno.

CONCLUSIONES

El trasplante de útero es una realidad en la clínica humana, con buenos resultados hasta el momento.

La donante fallecida evita las complicaciones de la cirugía de la donante viva y puede ser de igual calidad. El riesgo para la receptora y para el bebé es bajo.

El trasplante para mujeres estériles no se contempla, aunque se podría plantear en anomalías genéticas. Para personas transgénero no deja de ser una fantasía muy emotiva, cuya única experiencia en 1931 fue devastadora, y que requiere una valoración mucho más avanzada de la respuesta fisiológica y psicológica.

BIBLIOGRAFÍA CONSULTADA

Avison DL, DeFaria W, Tryphonopoulos P et al. Heterotopic uterus transplantation in a swine model. Transplantation 2009; 88: 465-9.

Brännström M. The Swedish uterus transplantation project: the story behind the Swedish uterus transplantation project. Acta Obstet Gynecol Scand 2015; 94: 675-9.

Bokström H, Dahm-Kähler P, Hagberg H et al. Livmodertransplantation i Sverige–5 första barnen i världen födda [Uterus transplantation in Sweden–the 5 first children in the world born. Promising results - all the children are healthy]. Lakartidningen 2016; 113: DX6H.

Brännström M, Díaz-Garcia C, Hanafy A, Olausson M, Tzakis A. Uterus transplantation: animal research and human possibilities. Fertil Steril 2012; 97: 1269-76.

Brännström M, Racowsky C, Carbonnel M et al. Uterus transplantation: from research, through human trials and into the future. Hum Reprod Update 2023; 29: 521-44.

Brännström M, Racowsky C, Richards EG et al. Absolute uterine infertility a cornelian dilemma: uterine transplantation or surrogacy? Fertil Steril 2023; 119: 918-29.

Brännström M, Tullius SG, Brucker S et al. Registry of the International Society of Uterus Transplantation: first report. Transplantation 2023; 107: 10-7.

González-Pinto IM, Tryphonopoulos P, Avison DL et al. Uterus transplantation model in sheep with heterotopic whole graft and aorta and cava anastomoses. Transplant Proc 2013; 45: 1802-4.

Johannesson L, Richards E, Reddy V et al. The first 5 years of uterus transplant in the US: a report from the United States Uterus Transplant Consortium. JAMA Surg 2022; 157: 790-7.

Malasevskaia I, Al-Awadhi AA. A new approach for treatment of woman with absolute uterine factor infertility: a traditional review of safety and efficacy outcomes in the first 65 recipients of uterus transplantation. Cureus 2021; 13: e12772.

Ongun H, Celik K, Arayici S et al. Miracles of science: birth after uterus transplantation. J Obstet Gynaecol Res 2024; 50: 5-14.

Ozkan O, Dogan NU, Ozkan O. Response to "The history of uterus transplantation, rewritten". Ann Surg Open 2022; 3: e189.

Ozkan O, Dogan NU, Ozkan O et al. Uterus transplantation: from animal models through the first heart beating pregnancy to the first human live birth. Womens Health (Lond) 2016; 12: 442-9.

Ozkan O, Ozkan O, Dogan NU et al. Birth of a healthy baby 9 years after a surgically successful deceased donor uterus transplant. Ann Surg 2022; 275: 825-32.

Romero-Matas M, Frías-Sánchez Z, Del Río-Romero I. Esterilidad de origen uterino. Revisión narrativa de la bibliografía. Clin Invest Ginecol Obstet 2021; 48: [100681].

Testa G, McKenna GJ, Johannesson L. The history of uterus transplantation, rewritten. Ann Surg 2022; 275: 833-5.

Veroux M, Scollo P, Giambra MM et al. Living-donor uterus transplantation: a clinical review. J Clin Med 2024; 13: 775.

Xenotrasplante

68

E. Moreno González, C. Jiménez Romero, A. Manrique Municio, C. Loinaz Segurola, Á. García-Sesma, F. Cambra Molero e I. Justo Alonso

INTRODUCCIÓN

La utilización de órganos y tejidos procedentes de cerdo y primates no constituye un avance en el curso de los trasplantes de órganos y tejidos, sino la continuación del inicio de los trasplantes de órganos sólidos, en especial riñón e hígado, toda vez que en 1960 no existía un protocolo especial para la selección de donantes y receptores, de la misma forma que la sociedad no poseía el conocimiento necesario sobre los trasplantes de órganos que les permitiera aceptarlos como una nueva terapéutica. Por otro lado, los sistemas de hemodiálisis poseían estructuras rudimentarias, no exentas del riesgo de provocar la muerte del paciente afectado por insuficiencia renal aguda, lo que llevaba a nefrólogos y urólogos a preferir la utilización de la diálisis peritoneal, aunque frecuentemente ineficaz.

El concepto de «muerte cerebral», aún no desarrollado hasta la aceptación y definición por el papa Juan Pablo I, constituía el mayor obstáculo para obtener órganos sólidos (primero riñón y posteriormente hígado) procedentes de donantes por muerte encefálica, dejando solo hasta entonces como única opción la espera de la detención del ritmo cardíaco, al menos durante 10 minutos, para proceder a la canulación y perfusión en hipotermia, y continuar con el aislamiento vascular y la extracción, en un principio de ambos riñones y posteriormente del hígado, iniciándose la utilización de estos órganos en dos etapas diferentes (Roy Calne, 1964).

En este escenario, no puede extrañar que determinados cirujanos iniciaran protocolos específicos para utilizar órganos procedentes de otras especies animales, aunque con escaso resultado clínico y elevada mortalidad (**Tablas 68-1** y **68-2**).

Llama poderosamente la atención la experiencia de K. Reemtsma (Nueva Orleans, EE. UU.), quien realizó seis trasplantes renales dobles en una sola pieza procedentes de chimpancé. Cada uno incluía los dos riñones y uréteres hasta la vejiga con el plexo pampiniforme y arterial periureteral.

Los datos sobresalientes fueron:

- El tiempo de isquemia se mantuvo entre 30 y 45 minutos. Todos los riñones trasplantados funcionaron durante varios meses; una receptora de 23 años se mantuvo con vida 9 meses, falleciendo por rechazo agudo. En el estudio necrópsico ambos riñones trasplantados tenían una morfología normal y se halló escasa afectación en su estructura histológica. La conclusión de esta experiencia fue conceder especial importancia a la reducción del tiempo de isquemia.
- También se puso de manifiesto, como avance terapéutico inmunosupresor, la asociación de corticoides, actinomicina C y azatioprina (Imurel®), combinada con episodios de irradiación de 200 rad.

Tabla 68-1. Experiencia clínica mundial en xenotrasplante en el período 1966-1993

Año	Autor	Donante	Supervivencia (días)
Xenotrasplante hepático auxiliar «heterotópico»			
1966	Starz	Chimpancé	< 1
1969	Bertoye	Babuino	< 1
1970	Leger	Babuino	3
1970	Marion	Babuino	< 1
1971	Poyer	Babuino	3
1971	Motin	Babuino	< 2
1993	Makowka	Cerdo	
Xenotrasplante hepático ortotópico			
1969	Starzl	Chimpancé	9
1974	Starzl	Chimpancé-chimpancé	< 2
1992	Starzl	Babuino	¿14 o 70?
1993	Starzl	Babuino	26

Modificado de Taniguchi y Cooper.

Tabla 68-2. Trasplante renal

Autor	Año	Donante	Tiempo de isquemia	N.º de trasplantes	Mortalidad	Supervivencia
Starzl (Denver)	1962	Babuino	30-40 minutos	6	3 (en los primeros días)	Semanas
Reemstma (Nueva Orleans)	1962	Chimpancé	Indeterminado	6		Semanas/1,9 meses
Hume	1964	Babuino	2,5 horas	1	1 (en el tercer día)	3 días

En contraposición, el paciente trasplantado por Hume, utilizando riñón de babuino, falleció 3 días después de la intervención con graves alteraciones metabólicas y electrolíticas, de tal magnitud que llegó a excretar 54 l de orina en 24 horas.

La mayor parte de las experiencias referidas tuvieron resultados semejantes, a pesar de la gran experiencia adquirida en la búsqueda del donante, cuyos órganos pudieran ser aceptados y tolerados, de forma que se abriera un nuevo camino en el trasplante de órganos. Así, Starzl, Marchioro y Hitchock realizaron, entre 1902 y 1964, 6 trasplantes renales con órganos procedentes de babuino.

Tres de los enfermos fallecieron en los días siguientes a la intervención. Los tres restantes llegaron a ser dados de alta, con una función renal mediocre; dos de ellos se mantuvieron vivos durante unas semanas, y el último fue retrasplantado con un riñón procedente de un donante humano, aunque la función renal fue deteriorándose de forma progresiva.

A pesar de los pobres resultados, el optimismo creciente de algunos grupos daba por demostrado que la intervención podía realizarse con la técnica quirúrgica correcta mediante la cual podría alcanzarse el éxito. De la misma forma se aceptaba que los donantes idóneos eran el chimpancé y el babuino. Sin embargo, el problema de mayor gravedad estaba constituido por las altas dosis de inmunosupresores requeridas para evitar el rechazo agudo, que daban lugar a infecciones generalizadas o insuficiencia renal o hepática, seguidas de fallo multiorgánico.

Por otro lado, la aceptación de la muerte encefálica en sustitución del paro cardíaco, junto a la introducción de nuevos fármacos inmunosupresores más selectivos y menos agresivos, con mejor resultado en la protección frente al rechazo y menos efectos colaterales, así como un mayor conocimiento de las posibilidades terapéuticas del trasplante entre seres humanos, facilitaron el inicio de una nueva época en el trasplante renal y posteriormente en el hepático, disminuyendo el interés por el xenotrasplante.

No obstante, la generalización de los resultados óptimos del trasplante de órganos hizo aumentar de forma exponencial la demanda de donaciones, incrementándose el número de pacientes en las listas de espera para ser trasplantados, de forma que solo llegaban a obtener un donante el 20 % de los enfermos que anualmente ingresaban en las referidas listas, y era cada vez más difícil justificar los criterios para priorizar algunos enfermos sobre otros, aumentando de forma progresiva el número de pacientes que salían de esas listas por deterioro que imposibilitaba la intervención o por fallecimiento durante la espera.

En 2016, 98.000 pacientes fueron incluidos en la lista de espera para trasplante renal en Estados Unidos, pero solo llegaron a ser intervenidos 19.800 (20 %). En el mismo registro, desde 2005, más de 9.000 pacientes incluidos en lista de espera fallecieron o fueron excluidos por agravamiento de la enfermedad que contraindicaba entonces el trasplante. Se acepta que el sistema de selección o priorización para ser trasplantado no sea el más adecuado, toda vez que la indicación más evidente del trasplante es evitar la muerte del enfermo por agravamiento durante el tiempo de espera una vez que sea aceptada la necesidad del trasplante, como única posibilidad terapéutica.

Por este motivo, el xenotrasplante eliminaría la espera y evitaría los cuidados y las exploraciones necesarias en este período y facilitaría el trabajo de los equipos quirúrgicos que sustituirían la alerta permanente y los desplazamientos necesarios para la realización de la extracción de órganos, reduciendo de forma drástica la compleja organización de los equipos hospitalarios, nacionales o internacionales, para la detección de potenciales donantes, haciendo innecesaria la estructura de las oficinas de organización de trasplantes. Serían entonces posibles el estudio completo pormenorizado de los donantes, el tratamiento profiláctico de posibles infecciones, la clasificación de su situación inmunológica y el conocimiento de los datos morfológicos, de especial relevancia en los trasplantes cardíacos, hepáticos y pulmonares. La organización de las listas de espera quedaría bajo la responsabilidad única de los equipos de trasplante de los hospitales aceptados para esta actividad, muy probablemente con el control, siempre necesario, de un coordinador de trasplantes en los hospitales de referencia. Todos estos cambios tendrían especial trascendencia en la reducción drástica de los costes, hasta ahora elevados, de los trasplantes, así como en el cambio estructural del trasplante de órganos, ya que una intervención urgente, como es la extracción que moviliza a varios equipos que convergen en un hospital foráneo, con la excelente pero compleja coordinación actual, pasaría a ser una operación programada, como cualquier otra, ocupando espacios habituales, aunque siempre bajo la responsabilidad de los equipos intrahospitalarios, expertos en este tipo de terapéutica.

Sin embargo, el xenotrasplante sigue constituyendo un objetivo que alcanzar, pero no deja de ser un sueño que aparentemente puede considerarse cada vez más próximo a la realidad. Mientras esto acontece, la evolución ha de mantenerse aún, con la seguridad de que la necesidad de injertos continuará aumentando (**Tablas 68-3** y **68-4**), ya que no son suficientes los esfuerzos realizados para aumentar el número de ofertas, con los nuevos criterios de expansión, que incluyen la aceptación de donantes añosos (hasta 90 años de edad, en nuestra experiencia personal), hígados con esteatosis hasta del 40 % o los portadores de tumores cerebrales

Tabla 68-3. Incremento de la necesidad de injertos

- Hígado: fallo hepático no fulminante
- Hepatoesteatosis: obesidad mórbida
- Páncreas (duodeno-páncreas, donante vivo)
- Corazón y pulmón
- Hepatocarcinoma multicéntrico
- Hígado metastásico: tumor endocrino, etc.)
- Receptores añosos
- Retrasplante
- Traumatismos
- Trasplante intestinal
- *Cluster*
- Trasplante de varios órganos
  - Cardiopulmonar
  - Hepatopancreático
  - Hepatocardiaco
  - Hepatointestinal

Tabla 68-4. Esfuerzos en el incremento de donantes

- Donantes añosos
- Hígados con esteatosis (hasta 40 %)
- Hígado tumoral: injerto reducido
- Donantes con tumores del sistema nervioso central
- Asistolia
- Eutanasia
- Reutilización de injerto
- Donante vivo (hígado, páncreas, intestino)
- *Split in situ* y *ex situ*
- Donantes anónimos
- Donación cruzada (trasplante renal)
- Trasplante de médula
- Infusión de cultivos celulares
- Xenotrasplante

aislados, hígados con tumores de localización unicéntrica sólidos o quísticos que pudieran ser resecados con seguridad, preferentemente benignos (hemangiomas), adenomas, hiperplasia nodular focal, quistes hidatídicos o serosos simples de gran tamaño y de presentación infrecuente, como los cistoadenomas mucosos y excepcionalmente malignos o con potencial de malignidad (hepatocarcinomas, de implantación muy infrecuente sobre hígado sano, tumores endocrinos o casos raros y muy seleccionados de metástasis aisladas, de localización periférica y diámetro inferior a 2 cm).

De la misma forma existe una amplia experiencia sobre la utilización de hígados con esteatosis inferior al 40 % o, en casos urgentes, superando este porcentaje ante el riesgo de muerte del enfermo, injertos procedentes de personas fallecidas por asistolia o de aquellos a quienes se permite utilizar la eutanasia para dar fin a su vida. Con carácter excepcional, ante la escasez de injertos, también se ha practicado la reutilización del injerto hepático ante el fallecimiento del receptor por hemorragia cerebral o infarto coronario durante el postoperatorio.

El mayor esfuerzo para reducir la lista de espera fue el conocimiento y el desarrollo técnico de la utilización de donante vivo, con indudable eficacia en los pacientes pediátricos, aunque también en los adultos, de la misma forma que los injertos obtenidos por *split*, con preparación *in situ* o *ex situ*, con indudable mejor resultado en los primeros. Aunque excepcional por su menor frecuencia, los donantes

anónimos, forma aceptada en Estados Unidos pero no en otros países, o la donación cruzada en el trasplante renal, que afecta escasamente a la lista de espera, aunque en mayor medida en los resultados obtenidos.

La influencia en la reducción de la lista de espera mediante los criterios expuestos es importante, aunque tiene escasa repercusión en el número de intervenciones realizadas y, por consiguiente, en el volumen de la referida lista, no llegando siquiera a compensar el incremento anual de nuevas incorporaciones, lo que explica que no pueda llegar a resolverse la mayor demanda de injertos (en 2017, solo en EE. UU. más de 100.000 pacientes se encontraban en lista de espera para recibir un órgano).

HACIA EL DONANTE IDEAL

Los estudios más adelantados para llegar a obtener un animal transgénico, es decir genéticamente manipulado, se deben a la *Scottisch Animal Cloning Company* (REVIVICOR), con gran experiencia en clonación y manipulación genética, ahora más conocida como *ingeniería genética*. Se creó de esta forma un cerdo con manipulación transgénica, insertando seis «transgenes» destinados a la prevención de la coagulación sanguínea, responsables de los fenómenos de inflamación extensa, y a la producción de anticuerpos, eliminando cuatro genes propios del cerdo (hormona de crecimiento y responsable del rechazo celular). De esta forma se conseguían injertos de un donante de fácil obtención, escaso coste económico, de igual morfología entre los donantes, con estudios y preparación pretrasplante idónea, muy diferentes al humano, en el que, debido a la urgencia en la extracción, cambios inducidos por la participación de varios equipos al unísono para extraer el órgano de su competencia, tiempo de traslado, etc., la información conseguida del donante una vez obtenido el diagnóstico de muerte encefálica era muy pobre.

Es evidente, como se muestra en la **tabla 68-5**, que el animal que reúne las mejores características es el cerdo, especialmente si se compara con el babuino, aunque la utilización de este último en la actualidad es imposible al estar clasificado como especie protegida.

A pesar de todo, no siempre es posible obtener un injerto procedente de cerdo transgénico con el volumen adecuado para receptores adultos de tamaño y peso elevados, en el caso específico del hígado y el corazón; no existe este problema en el caso del riñón, ya que es posible trasplantar los dos riñones en un solo bloque si la necesidad de mayor masa renal lo hiciera necesario.

ZOONOSIS

Uno de los factores que han generado mayor critica ha sido, sin duda, la posibilidad de que la utilización de donantes de otras especies animales abra la puerta de entrada a la penetración en el organismo humano de virus desconocidos, para los cuales no existan posibilidades terapéuticas, o de microorganismos que actúen en el ser humano con mayor agresividad y virulencia. Por ello se ha considerado posible la transmisión potencial de agentes infecciosos desde el do-

Tabla 68-5. Ventajas e inconvenientes del cerdo y el babuino como donantes de órganos y células para la especie humana

	Cerdo	Babuino
Posibilidad de obtención	Ilimitada	Limitada
Brending potential	Buena	Pobre
Maduración de donante	4-8 meses	3-5 años
Límite de embarazo	114 ± 2 días	173-193 días
Número de crías	5-12	1-2
Crecimiento	6 meses	9 años
Tamaño de órganos	Adecuado	Inadecuado
Coste de mantenimiento	Bajo	Elevado
Morfología con el humano	Moderadamente parecida	Parecida
Actividad fisiológica con el humano	Moderadamente parecida	Parecida
Sistema inmunitario humano	Distante	Próximo
Compatibilidad ABO	No importante	Importante
Experiencia de manipulación genética	Considerable	Ninguna
Riesgo de transferencia de infecciones	Bajo	Alto
Posibilidad de limpiar el animal de patógenos	Sí	No
Opinión de la sociedad	Más favorable	Menos favorable
Especie protegida	No	Sí

Modificado de Cooper et al., 2018.

nante, a través del injerto, al receptor de este, incluyendo retrovirus endógenos del cerdo, como aquellos incorporados al genoma o a nivel intracelular. En la actualidad se acepta que este riesgo, aunque potencial, es escaso toda vez que los animales se mantienen aislados, individualmente, y son estudiados con el fin de detectar una contaminación previa. Se acepta que el cerdo transgénico es más seguro que el donante humano, el cual, como se ha referido antes, no puede ser estudiado previamente en múltiples factores (véase como ejemplo la presencia en ellos de citomegalovirus o del virus de Epstein-Barr).

Aspectos fisiológicos del xenotrasplante

En los estudios precoces de los resultados del xenotrasplante renal se observó con gran frecuencia una proteinuria acusada al utilizar como donante el cerdo o los referidos primates tan aprovechados en otras ocasiones, el chimpancé y el babuino, considerando que se debía a las diferencias fisiológicas de estas especies. Sin embargo, en estudios más recientes no se ha constatado este hecho, lo que ha llevado a sugerir que la proteinuria se relacionaba con la respuesta inmunitaria del receptor, cuya aparición se habría reducido con la incorporación de nuevas terapéuticas inmunosupresoras.

Por otro lado, no todas las zooproteínas producidas en el hígado del cerdo funcionan tras el implante del injerto de forma adecuada en el ser humano. Esto demostraría, aunque con la debida controversia, que el cerdo manipulado genéticamente sí produciría las proteínas requeridas en el humano.

Progresos preclínicos

Se ha estimado la importancia del estudio sistemático de las barreras científicas con que se ha lastrado la idea de utilizar y complementar el inicio de la utilización del xenotrasplante. En primer lugar, aunque la ingeniería genética en cerdos ofrece el inicio de una importante nueva vía en el trasplante de órganos, no hay evidencia, fuera del ámbito que la investigación ofrece en el cerdo, de que se haya llegado por fin a la obtención del donante idóneo que proporcione, con la implantación de sus órganos al receptor humano, los mismos resultados o al menos parecidos a los obtenidos hasta el momento con injertos procedentes de seres humanos. No se han realizado las intervenciones necesarias que puedan avalar con sus resultados la utilización del cerdo genéticamente manipulado, como donante a receptores humanos.

En segundo lugar, la aplicación de los modernos recursos terapéuticos de inmunosupresión favorece al receptor al evitar dosis elevadas de fármacos, que condicionarían la aparición de infecciones graves, de difícil tratamiento, o fallo multiorgánico, pero también de gran utilidad sobre el injerto donado, al evitar en este una infección indeterminada. Finalmente, la confirmación del importante efecto que la utilización de fármacos con efecto antiinflamatorio produce puede ser determinante.

Una de las dificultades importantes en el empleo de injertos procedentes de donantes humanos o de especies animales reside sin duda en las características morfológicas. Un hígado procedente de cerdo o de primate de pequeño tamaño puede dar lugar a insuficiencia funcional (síndrome de injerto pequeño o *small for size*) que se observará en los días siguientes a la implantación y que es imputable al hiperaflujo, ya que la totalidad de la sangre que corresponde al territorio esplácnico será aportada por el tronco de la vena porta del receptor a la rama izquierda del injerto, que recibirá la totalidad de la sangre procedente del territorio esplácnico.

Lo mismo sucede con el injerto renal, aunque, como se ha mencionado, pueden ser implantados los dos riñones. El páncreas está fuera de esas consideraciones, por un lado, porque es suficiente el 40 % de esta glándula para corregir las alteraciones metabólicas y, además, no es un órgano vital. Sí sucede, en cambio, con el corazón, ya que, si las cavidades cardíacas son pequeñas, el corazón terminará con su actividad cardíaca en asistolia. Buen ejemplo de ello fue la realización del primer xenotrasplante cardíaco por James D. Hardy (Jacksonville, Mississippi), el 23 de enero de 1964, utilizando como donante a un chimpancé. Cuando al restablecerse los movimientos cardíacos la aurícula derecha, repleta de sangre, procedente del círculo mayor, no pudo continuar haciendo pasar la sangre al ventrículo, el receptor falleció en la mesa del quirófano. Para evitar los riesgos de no encontrar el donante adecuado, ante la posibilidad de fallecimiento del receptor, se intentaron otros dispositivos mecánicos: la máquina ideada por Gibbon, la bomba de asistencia ventricular izquierda, la bomba auxiliar de De Bakey, el corazón artificial ideado por Robert Jarvik, la prótesis cardíaca ideada por Domingo Liotta e implantada sin éxito por Denton Cooley en Houston o la prótesis cardíaca total ideada por William Pierce en Pennsylvania.

Todos aquellos intentos, fruto de la dedicación y el esfuerzo de tantos cirujanos cardíacos norteamericanos, tuvieron escaso éxito, con supervivencias de pocos días, ya que como máximo llegaron a sobrepasar el mes de vida, obligando al mantenimiento de camas especiales o elementos de transporte de gran tamaño que complicaban sobremanera el corto período de supervivencia. Los esfuerzos se centraron, sin duda, en el trasplante hepático en la utilización de injertos procedentes de humanos fallecidos por muerte encefálica. Escasas investigaciones se han dirigido a la utilización de cerdos transgénicos en el trasplante cardíaco, básicamente por las diferencias morfológicas ya reseñadas. Por otro lado, las indicaciones del trasplante cardíaco se han reducido, gracias a los nuevos tratamientos del infarto miocárdico, con la implantación de *stents*, mejores procedimientos de *bypass* aortocoronario y el diseño y la implantación percutánea de prótesis vasculares y aórticas. Pero, sin duda, el mayor avance ha sido el mejor tratamiento médico y la organización de unidades especiales de cardiología.

Sin embargo, en experiencias recientes, el trasplante cardíaco utilizando órganos procedentes de cerdos genéticamente manipulados, seleccionando como receptores el babuino, implantados en posición heterotópica, han llegado a mantener su función en períodos superiores a los 2 años. Se ha relacionado el éxito funcional de estos órganos con los cambios de fármacos inmunosupresores, su dosificación o los períodos de administración.

De la misma forma se ha estudiado la reacción del receptor animal que recibe órganos de cerdos manipulados genéticamente, como estudio previo al implante en la especie humana. En este sentido se realizaron los protocolos para el tratamiento de la enfermedad de Parkinson en el mono utilizando células mesoencefálicas de cerdos sometidos a ingeniería genética, reduciendo la sintomatología del receptor por períodos superiores a 1 año. En los experimentos llevados a cabo con modelos de trasplante hepático implantando este injerto procedente de cerdos manipulados al babuino, se obtuvo una supervivencia del injerto, con buen estado funcional, superior a 1 mes.

A pesar de todo, en 2003 la *Food and Drug Administration* (FDA), en Estados Unidos, y casi al mismo tiempo la Organización Mundial de la Salud desaconsejaban, al evaluar los resultados del riesgo-beneficio, estos experimentos y, en especial, su traslado a la especie humana en cuanto a infecciones víricas, mortalidad y supervivencia. A pesar de todo, estos conceptos han cambiado completamente en la actualidad, de forma que Allan D. Kirk refería en su excelente trabajo publicado en 2022, con términos más o menos exactos: «puede que el xenotrasplante no se encuentre a la vuelta de la esquina, pero continúa avanzando, en especial por el interés que suscita esta fuente de órganos». Los órganos procedentes del cerdo genéticamente modificado siguen en el proceso de investigación como primera opción para resolver definitivamente la carencia de órganos que compense las necesidades de las listas de espera.

En el mismo sentido, Valeria Mas afirmaba, en 2022, que «la idea convencional de los trasplantes ha cambiado».

La interpretación de los resultados llevó a cambiar el criterio de la FDA en Estados Unidos, que en pocos años pasó de desaconsejar la utilización de órganos procedentes de otra especie animal a autorizar a la universidad de Maryland (Baltimore) para trasplantar el corazón de un cerdo genéticamente manipulado a un ser humano. El trasplante fue realizado el 7 de enero de 2022. El corazón, obtenido de un cerdo genéticamente manipulado, se mantuvo con buena función durante 7 semanas y detuvo su actividad de forma brusca, falleciendo el enfermo 60 días después del trasplante.

En el estudio necrópsico, el injerto, muy edematoso, mostró necrosis miocárdica, edema y extravasación de hematíes, pero sin signos histológicos de rechazo.

Esta experiencia se realizó en trasplante renal, pero ningún paciente se mantuvo con vida un período de tiempo superior.

SELECCIÓN DE RECEPTORES PARA XENOTRASPLANTE

Aunque la atmósfera optimista de los resultados experimentales obtenidos con la utilización de órganos procedentes de cerdos sometidos a manipulación genética estimula hacia su implantación en el ser humano, ningún grupo de cirujanos expertos en trasplante aceptaría que esta terapéutica fuera dada o aconsejada al receptor basándose en la consideración de que el deterioro por progresión de la enfermedad forzaría a su exclusión de la lista de espera si se eliminara esta terapéutica. Cualquier método que actuara sobre el receptor en este sentido sería coactivo, tal vez no ilegal, pero sí forzaría al paciente a aceptar esta terapéutica como única opción, lo cual entraría en un comportamiento lógico, seguido prácticamente por todos los enfermos que estuvieran en la misma situación.

Por lo tanto, los avances experimentales quedarían estancados al no poder acceder al siguiente paso que, sin duda, sería el comienzo de la implantación en el ser humano, siempre con un máximo control mediante estudios prospectivos, aleatorizados, a doble ciego con grupo aleatorio, incluyendo en subdivisiones distintas fórmulas inmunosupresoras. Existe un número suficiente de pacientes con obligatoriedad de que el estudio tuviera carácter internacional, con equipo de control y reuniones periódicas por vía telemática y presencial, que pueda también mantener un estudio comparativo con los resultados obtenidos mediante la utilización de injertos procedentes de humanos implantados en la misma especie.

No obstante, esta posibilidad que sigue la línea experimental ni siquiera ha llegado a plantearse.

Utilización de otra especie animal interpuesta

En sustitución de la continuación con la línea descrita antes, se comenzó con otras formas experimentales que se relacionan con lo anteriormente expuesto:

- Implante en otra especie animal de órganos procedentes de cerdos sometidos a manipulación genética, más frecuentemente hígado o riñón, implantados en babuino o chimpancé, especies que guardan una similitud conocida con la especie humana. Los resultados demostraron un incremento de la tolerancia a estos injertos, aunque aumentando el tratamiento inmunosupresor en cuanto a los fármacos utilizados con elevadas pautas de dosificación, que daban lugar a un mayor número de infecciones que a menudo acababan con la vida del animal receptor. A pesar de todo ha quedado demostrado que los riñones de cerdo o los islotes pancreáticos han funcionado en primates, durante meses o años.

- Utilización de injertos procedentes de ingeniería genética en cerdos implantados en posición heterotópica («hígado auxiliar»), con el intento de mantener la vida del receptor, observando en él los cambios acaecidos en el injerto. Este modelo singular permite el estudio de la tolerancia al injerto durante períodos estimables postrasplante.

El mismo modelo se ha utilizado en seres humanos, en una primera etapa con injertos no manipulados, como forma de tratar el fallo hepático fulminante, evitando la muerte del enfermo, y permitir la búsqueda del donante adecuado para practicar el trasplante definitivo.

La introducción de animales genéticamente manipulados ha permitido la reparación funcional del hígado enfermo, hasta desaparecer las lesiones inducidas por el fallo hepático fulminante, haciendo innecesario el trasplante. Este modelo nos aproxima más a la respuesta del paciente humano, requiriendo un régimen inmunosupresor menos agresivo.

El trasplante de hepatocitos cultivados o de islotes de Langerhans procedentes de cerdos manipulados tiene como especial característica no precisar la extirpación del hígado afectado, obteniendo una importante información, como en el modelo anterior, de la evolución de las lesiones producidas por el fallo hepático fulminante y, al mismo tiempo, de la tolerancia al trasplante celular, pudiendo entonces comparar esta con la ya conocida utilizando material procedente de donante humano.

En cuanto a las posibilidades de rechazo en este modelo de implante celular, diferentes estudios han demostrado que es superior en cuanto a frecuencia y gravedad del que ocurre tras el implante de órganos completos, dando lugar en ocasiones a rechazo agudo de gran intensidad, superior en número y gravedad, al grado de tolerancia al injerto.

De momento se mantiene la idea de que el modelo porcino constituye el injerto más adecuado para reemplazar el órgano enfermo, especialmente en el caso del hígado. Sin embargo, los cambios que acaecían en el árbol biliar se atribuían a una forma de rechazo progresivo que obligaba al retrasplante. Un mejor estudio de la evolución del injerto no confirmó esta idea, sino que demostró la disminución de la vía biliar de forma gradual, con la edad progresivamente más avanzada del donante, mientras la elasticidad y la resistencia a la distensión producida por el aumento del volumen se incrementaban en el modelo porcino con edad superior a los 10 meses. Se demostró que las condiciones biomecánicas del conducto biliar en cerdos con edades entre 7 y 10 meses eran semejantes a los donantes humanos adultos, lo cual indicaba su utilización en el xenotrasplante hepático eligiendo preferentemente los que se hallaban en esos límites de edad. La no

consideración de esta afirmación facilitaría la aparición de hiperplasia de la capa íntima de la anastomosis, favoreciendo la afectación generalizada del árbol biliar, que sería sin duda la responsable del fallo del injerto.

Aunque por supuesto discutible, en la actualidad se acepta la selección de enfermos que se expone en la **tabla 68-6**. A partir de la mejor clasificación clínica aceptada (MELD: modelo para el estadio final de la enfermedad hepática), se indica el trasplante con injertos procedentes de humanos para evitar el fallecimiento del enfermo, pasando a código 0, en el cual se da prioridad absoluta por parte de la Organización Nacional de Trasplantes (ONT) para utilizar el primer donante nacional. De esta forma, especialmente» en el trasplante hepático, el fallo hepático fulminante y el fallo primario del injerto pasarían a esta situación, pero no los enfermos que sufren descompensación aguda de la enfermedad hepática, toda vez que, al ser una enfermedad hepática conocida, podían haber sido considerados previamente e introducidos en la lista de espera en un puesto preferente.

Es necesario reconsiderar que, en el fallo hepático fulminante, el hígado bioartificial (sistema de recirculación molecular adsorbente [MARS] y otros), en el cual se depositó tal vez demasiada ilusión, permite la reducción de enzimas hepáticas, pero en pocos casos disminuye la afectación del sistema nervioso central. La utilización de hígado artificial en posición extracorpórea y la infusión de hepatocitos cultivados (trasplante de hepatocitos) no han mejorado la supervivencia de los afectados por este grave proceso hepático.

El trasplante hepático ortotópico con injertos procedentes de cerdos sometidos a manipulación o ingeniería genética puede ser la mejor opción terapéutica, en primer lugar porque evita la espera para la obtención del donante procedente de un ser humano fallecido por muerte encefálica, que a menudo no posee las características idóneas para su utilización por excesiva esteatosis, haberse sometido a dosis excesivas de fármacos vasoactivos, grupo sanguíneo incompatible, politransfundidos, con alteración grave de la coagulación, etc., situaciones en las que es predecible el fallo primario del injerto y en las que también puede suceder la muerte cerebral del enfermo durante esa espera que puede prolongarse en exceso.

Es evidente, aunque no exento de carácter especulativo, que el injerto procedente de cerdos manipulados funcionará correctamente desde su implante, con perfecta actividad metabólica y características morfológicas semejantes a las del humano, destacando la suficiente masa de hepatocitos, la distribución vasculobiliar también similar y muy especialmente libre de microorganismos patógenos, facilitando la posibilidad de ser estudiado extensamente en relación con la posible contaminación vírica. Las restantes indicaciones de utilización de estos injertos, que se resumen en la **tabla 68-6**, pueden ser coactivas y hacer que el enfermo acepte el xenotrasplante hepático, por entender que es la única forma terapéutica que podría prolongar su vida, en especial en pacientes con rápido y grave deterioro funcional que hace pronosticar el fallecimiento casi inmediato por fallo hepático fulminante.

Todavía es necesario realizar un sinnúmero de implantes, no dirigidos a la especie humana sino a otras especies

Tabla 68-6. Selección de los enfermos

Condiciones de los pacientes en las que podrían aceptarse estudios experimentales con trasplante de injertos procedentes de otras especies (xenotrasplante)

Hígado
- Fallo hepático fulminante
- Fallo primario del injerto
- Descompensación aguda de la enfermedad hepática
- Trombosis de la arteria hepática para injerto
- Retrasplante
- Fallo hepático durante el implante del injerto

Corazón
- Implante de bomba de asistencia ventricular
- Hipersensibilidad HLA
- Cardiomiopatía restrictiva
- Diferencia en tamaño entre donante-receptor
- Retrasplante
- Enfermedad cardíaca congénita
- Imposibilidad de actividad del injerto

Pulmón
- Soporte con respiración asistida prolongada
- Rechazo crónico
- Injerto con síndrome de bronquiolitis obliterante
- Pacientes que precisan asociar el trasplante de otro órgano

Riñón
- Pacientes de enfermedad avanzada
- Elevada sensibilización HLA
- Recidiva rápida de la enfermedad
- Pérdida de acceso vascular

animales, habiéndose demostrado supervivencias superiores a los 6 meses utilizando injertos procedentes de cerdos manipulados implantados en mono americano (babuino). En la actualidad se han utilizado como receptores: perro, oveja, mono a chimpancé, babuino o de este a mono, y de cerdo a otros primates, y este último modelo es el que ha proporcionado mejores resultados. Este tipo de injerto puede actuar como un medio de mantener con vida al enfermo, hasta conseguir un donante que ofrezca un resultado funcional correcto a largo plazo.

Algo semejante ocurre en la lista de espera para trasplante cardíaco, de la cual seleccionaríamos determinados pacientes en situación crítica para ser trasplantados con injertos procedentes de cerdos sometidos a ingeniería genética. Al igual que en el apartado anterior, podrían recibir, con carácter prioritario a otros, un injerto procedente de un donante humano, aunque menos discutible que en el hígado, debido a las menores ofertas de injertos cardíacos, que por ello no podrían ser utilizados en situación límite, como pacientes mantenidos por muy corto espacio de tiempo, gracias a la bomba de asistencia ventricular izquierda o con hipersensibilidad HLA, unido a diferencias morfológicas o de tamaño en las cavidades cardíacas, enfermedad congénita o raros casos de retrasplante, entre los cuales debería considerarse la imposibilidad de recuperar el latido cardíaco, al finalizar un trasplante entre seres humanos.

En el pulmón, las indicaciones de xenotrasplante enunciadas en la **tabla 68-6** plantean la dificultad de obtener injerto pulmonar en las tres primeras indicaciones, aunque más discutible es la cuarta, ya que entraría en las indicaciones de trasplante multiorgánico contempladas en España por la ONT.

En cambio, en la selección de posibles candidatos al xenotrasplante renal poseería menor interés, teniendo en cuenta el mayor número de donaciones procedentes de humanos, y la posibilidad de continuar en hemodiálisis, esperando recibir un injerto renal.

CONCLUSIONES

El trasplante de órganos constituye, sin duda, una terapéutica aceptada y también demandada por la sociedad que a lo largo de los años se ha dado cuenta que constituye la única posibilidad de recuperar su salud. Sin embargo, la realidad es que solo el 20 % de los enfermos aceptados en interminables listas de espera llegan a ser trasplantados. Asimismo, los cirujanos, coordinadores y especialistas de distintas áreas padecen la inquietud agravada por la responsabilidad, al tener la obligación de decidir un orden de prelación en la selección de los enfermos para adjudicarles uno de los injertos que se les ofertan desde el propio hospital o de cualquier clínica, de distinto tamaño, centro privado o estatal. Son, por lo tanto, los enfermos, rodeados e impulsados por sus familiares, quienes tratan de influir constantemente para que el trasplante se realice, ofreciéndose en ocasiones como donantes con la intención de que el paciente pueda ser tratado.

Ante este impacto social es lógico que el enfermo, que ha recabado suficiente información, nos pregunte sobre la posibilidad de xenotrasplante, entendiendo que, si no obtuviera con ello el éxito buscado, sería retrasplantado con un injerto extraído de un humano fallecido por muerte encefálica.

De este modo, tenemos por un lado a una sociedad preparada para, si fuera necesario, aceptar un injerto procedente de un cerdo sometido a manipulación genética, pero, por el otro, los médicos responsables de la terapéutica que consideramos que falta más experiencia con mayor número de animales tratados en el laboratorio y un estudio genético de los posibles donantes para poder mejorar el grado de tolerancia al injerto.

No obstante, es verdad que estamos muy cerca del momento en el que el xenotrasplante sea una realidad y, al igual que en otras patologías, el diagnóstico y la elección terapéutica sean solo la antesala del trasplante inmediato, sin listas, esperas o incertidumbres durante meses esperando una llamada desde la coordinación de trasplantes del hospital del que depende, preguntando solo si ha comido, ha evacuado el contenido intestinal y dándole una hora, casi inmediata, para llegar al centro sanitario en el que ya le esperan enfermeras y médicos responsables.

Ya hemos comentado, aunque sucintamente en este capítulo, el cambio que supone la utilización de xenotrasplantes. Sin embargo, el avance en la investigación, la precisión de las modificaciones técnicas, el estudio de nuevas pautas de inmunosupresión y el desarrollo exponencial de las técnicas microquirúrgicas van a aproximar los órganos y cultivos celulares procedentes del cerdo transgénico al humano. Este animal genéticamente manipulado va a resolver el trasplante como terapéutica inmediata y mejorará sin duda los excelentes resultados que se están obteniendo con el implante de los órganos procedentes de otro ser humano.

La ilusión, el estudio, la experiencia, nunca desbordada, acrecientan el horizonte de los trasplantes, con los de útero, ovario, testículo, aunque alguno de ellos ya forma parte de la historia del xenotrasplante en forma de pequeñas cuñas de testículo del mono que se introducían en el propio parénquima del testículo del receptor (Serge Voronoff, 1912-1930). Escaso y discutible éxito al no poder estudiar entonces los niveles hormonales. De cualquier forma, el trasplante de órganos y glándulas endocrinas ha llegado para ser apreciado e indicado en esta convulsa sociedad.

Como se ha referido, se ha abierto ampliamente la puerta que se adentra en el futuro de los trasplantes. Las ideas, los esfuerzos y los escasos resultados, que se volvieron profesionalmente en contra de aquellos «soñadores», han vuelto a aparecer para darles la razón. Sin embargo, la lección aprendida es la necesidad de esperar el momento más oportuno.

BIBLIOGRAFÍA CONSULTADA

Abou-Nassar KE, Kim HT, Blossom J et al. The impact of genographic proximity to transplant center on outcomes after allogeneic hematopoietic stem cell transplantation. Biol Blood Marrow Transplant 2012; 18: 708-15.

Baker R, Jardine A, Andrews P. Renal association clinical practice guideline on post-operative care of the kidney transplant recipient. Nephron Cin Pract 2011; 118 (Suppl 1): c311-47.

Bonavita AG, Quaresma K, Cotta-de-Almeida, Pinta MA, Saraiva RM, Alves LA. Hepatocyte xenotransplantation for treating liver disease. Xenotransplantation 2010; 17: 181-7.

Chong PP, Razonable RR. Diagnostic and management strategies for donor-derived infections. Infect Dis Clin North Am 2013; 27: 253-70.

Cohen D, Galbraith C. General health management and long-term care of the renal transplant recipient. Am J Kidney Dis 2001; 38 (6 Suppl 6): S10-24.

Cooper DK. A brief history of cross-species organ transplantation. Proc (Bayl Univ Med Cent) 2012; 25: 49-57.

Cooper DK, Ayares D. The immense potential of xenotransplantation in surgery. Int J Surg 2011; 9: 122-9.

Cooper DK, Gaston R, Eckhoff D et al. Xenotransplantation –the current status and prospects. Br Med Bull 2018; 125: 5-14.

Cooper DK, Pierson RN 3rd, Hering BJ et al. Regulation of clinical xenotransplantation –time for a reappraisal. Transplantation 2017; 101: 1766-9.

Cooper DK, Teuteberg JJ. Pig heart xenotransplantation as a bridge to allotransplantation. J Heart Lung Transplant 2010; 29: 838-40.

Ekser B, Cooper DK, Tector AJ. The need for xenotransplantation as a source of organs and cells for clinical transplantation. Int J Surg 2015; 23: 199-204.

Ekser B, Gridelli B, Tector JA, Cooper DKC. Pig liver xenotransplantation as a bridge to allotransplantation: which patients might benefit? Transplantation 2009; 88: 1041-9.

Emanuel EJ. The Oxford textbook of clinical research ethics. Oxford, New York: Oxford University Press, 2008; p. 827.

Farr M, Stehlik J. Heart xenotransplante: a door that is finally opening. Circulation 2022; 145: 871-3.

Fattah A, Cypel T, Donner EJ, Wang F, Alman BA, Zuker RM. The first successful lower extremity transplantation: 6-year follow-up and implications for cortical plasticity. Am J Transplant 2011; 11: 2762-7.

Guihaire J, Itagaki R, Stubbendorff M et al. Orthotopic tracheal transplantation using human bronchus: an original xenotransplant model of obliterative airway disorder. Transpl Int 2016; 29: 1337-48.

Hara H, Gridelli B, Lin YJ, Marcos A, CooperDK. Liver xenografts for the treatment of acute liver failure: clinical and experimental experience and remaining immunologic barriers. Liver Transpl 2008; 14: 425-34.

Hawthorne WJ, Cimeno A, Ezzelarab M, Sandhu B, Burlak C. Thomas Starzl –visionary and xenotransplantation pioneer: commentary from the International Xenotransplant Association Vanguard Committee. Xenotransplantation 2017; 24.

Howard AD. Long-term management of the renal transplant recipient: optimizing the relationship between the transplant center and the community nephrologist. Am J Kidney Dis 2001; 38 (6 Suppl 6): S51-7.

Howard AD. Long-term posttransplantation care: the expanding role of community nephrologists. Am J Kidney Dis 2006; 47 (4 Suppl 2): S111-24.

Hricik DE. Metabolic syndrome in kidney transplantation: management of risk factors. Clin J Am Soc Nephrol 2011; 6: 1781-5.

Israni AK, Snyder JJ, Skeans MA, Tuomari AV, Maclean JR, Kasiske BL. Who is caring for kidney transplant patients? Variation by region, transplant center, and patient characteristics. Am J Nephrol 2009; 30: 430-9.

Kanitakis J. Transmission of rosacea from the graft in facial allotransplantation. Am J Transplant 2011; 11: 1338-9.

Keough-Ryan TM, Prasad GV, Hewlett T, Shapiro RJ; Canadian Community Nephrology Study. Similar outcomes for Canadian renal transplant recipients followed up in transplant centers and satellite clinics. Transplantation 2010; 90: 591-6.

Kirk AD. When pigs fly. Am J Transplant 2022; 22: 1007-8.

Krezdorn N, Tasigiorgos S, Wo L et al. Kidney dysfunction after vascularized composite allotransplantation. Transplant Direct 2018; 4: e362.

Li WC, Zhang HM, Li J et al. Comparison of biomechanical poperties of bile duct between pigs and human for liver xenotransplant. Transplant Proc 2013; 45: 741-7.

Lucey MR, Terrault N, Ojo L et al. Long-term management of the successful adult liver transplant: 2012 practice guideline by the American Association for the Study of Liver Diseases and the American Society of Transplantation. Liver Transpl 2013; 19: 3-26.

McGuire BM, Rosenthal P, Brown CC et al. Long-terrn management of the liver transplant patient: recommendations for the primary care doctor. Am J Transplant 2009; 9: 1988-2003.

National Bioethics Advisory Commission. Ethical and policy issues in research involving human parlicipants. National Bioethics Advisory Commission, 2001.

Pendón-Ruiz de Mier V, Navarro Cabello MD, Martínez vaquera S et al. Incidence and long-term prognosis of cancer after kidney transplantation. Transplant Proc 2015; 47: 2618-21 .

Porrett PM, Orandi BJ, Kumar V et al. First clinical-grade porcine kidney xenotransplante using a human decent model. Am J Transplant 2022; 22: 1037-53.

Pullen LC. Xenotransplant: coming soon? Am J Transplant 2022; 22: 1003-4.

Sachs DH. The pig as a xenograft donor. Pathol Biol (Paris) 1994; 42: 217-9.

Starzl TE, Murase N, Thomson AW, Trucco M, Rao A. Regulation of immune reactivity and tolerance by antigen migration and localization: with particular reference to allo- and xenotransplantation. Transplant Proc 1999; 31: 1806-11.

United States Renal Data System USRDS 2016. Annual Data Report (9 june 2017, date last accessed).

Autotrasplantes

VIII

Introducción a los autotrasplantes

69

E. Moreno González

Es importante iniciar esta introducción recordando la definición de autotrasplante, bien enunciada en el Diccionario de Términos Médicos de la Real Academia Nacional de España (Editorial Médica Panamericana, 2012):

Autotrasplante: Órgano o tejido transferido de una parte a otra del mismo individuo, como injertos cutáneos o venosos o trasplantes óseos, de cartílago y nervios. Sin.: autoinjerto, injerto autógeno, injerto autólogo.

Autotrasplantación: Operación quirúrgica que consiste en la transferencia de un órgano o tejido de una parte a otra del mismo individuo. Es el más frecuente de los trasplantes. Sin.: autoplastia, trasplante autógeno, trasplante autólogo.

Ha quedado suficientemente expuesto el concepto de trasplante, que por su amplitud se extiende a un sinnúmero de diferentes opciones terapéuticas y muy especialmente quirúrgicas, pero también a una extensa actividad investigadora.

El trasplante de órganos, vísceras, cultivos celulares y un largo etcétera ha cambiado el tratamiento de enfermedades antes intratables e incurables, y también nos ha aproximado al deseo, siempre expresado, de la prolongación de la vida, de la longevidad eterna, con el recambio de órganos no ya enfermos sino a veces solo desgastados y envejecidos por otros poseedores de la juventud y actividad perdida. Este «intercambio» destinado a recuperar de forma constante la actividad a punto de perderse constituye el eje no de la devolución de la salud al enfermo, sino de la juventud que de otra forma habría de perderse.

Si el trasplante supone la quimera, el autotrasplante significa una forma de curarse a sí mismo, de utilizar el individuo sus propios recursos, que hagan posible la curación o, al menos, colaboren a ella. El autotrasplante es una forma de utilizar el individuo sus propias vísceras, para que, mediante su traslado a una posición diferente de la anatómica que antes poseía, pueda cubrir los defectos causados por enfermedades genéticas, resecciones indicadas en el tratamiento de tumores malignos, enfermedad inflamatoria, traumatismo, etcétera.

En el autotrasplante se repiten los mismos postulados que acompañan al tan referido trasplante. En ambos se extirpa un órgano, segmento visceral o anatómico por enfermedad y se repone por otro sano, de iguales o parecidas características. En los dos existe un defecto anatómico que es reparado para mantener la actividad metabólica, absortiva o funcional a que la pérdida debido a la exéresis la obliga. En ambos procedimientos se dan los conceptos del implante y retrasplante, pero en cambio no sirven para ambos los términos inmunosupresión o rechazo.

Algunas diferencias podrían señalarse en los pacientes sometidos al tan repetido trasplante, con el casi desconocido autotrasplante. En este último no es posible realizar la sustitución de los pulmones, el corazón, el hígado, el páncreas o el riñón. Esto es verdad en la actualidad para el pulmón, el corazón y el páncreas, pero en el caso del riñón puede extraerse del espacio retroperitoneal y extirpar un tumor, afectación vascular o cualquier otra alteración y realizar el tratamiento *ex situ*, para continuar finalizando la intervención con el reimplante del órgano movilizado. El riñón es un buen ejemplo de autoinjerto aislado cuando los elementos vasculares y el uréter son seccionados, permitiendo la extracción del órgano fuera de la cavidad abdominal (autoinjerto, aislado o no pediculado), o cuando los elementos vasculares y el uréter se mantienen y no precisan la reparación de su integridad (autoinjerto aislado, pediculado).

Por los motivos referidos se incluyó en este tratado un extenso grupo de capítulos que se constataban como olvidados o mal definidos, que tenían la particularidad de poder agruparse en pediculados, cuando tenían la oportunidad de ser desplazados para cumplir sus funciones, manteniendo el pedículo de alimentación, y los no pediculados, más apropiadamente denominados aislados, cuando el pedículo vascular tenía que ser seccionado para permitir el desplazamiento del segmento seleccionado para ser trasplantado, uniendo arteria y vena a otros elementos vasculares, para ya en diferente localización ser irrigados por otra arteria, drenando el flujo sanguíneo al tronco venoso más próximo.

Todo lo anterior sirve en especial para el autoinjerto de estómago, intestino delgado y grueso, pero se extiende también a órganos sólidos, en especial al hígado afectado por lesiones expansivas multicéntricas, que obligan a la extracción total del órgano para extirpar las lesiones existentes fuera de la cavidad abdominal, y ser luego implantado, libre de enfermedad, en la misma localización que poseía. Una variante de este procedimiento es el mantenimiento del pedículo vasculobiliar antes de la extracción hepática. He aquí los dos ejemplos de autoinjerto pediculado y autoinjerto aislado, en un órgano sólido, que admiten el tratamiento exangüe y, por lo tanto, mayor facilidad en el reconocimiento de la localización de los límites de las lesiones y del árbol vasculobiliar que los rodea, permitiendo la reparación de las lesiones que se produjeran en ese entramado, con mayor facilidad y seguridad. Sirva esta introducción para justificar en este tratado su presencia, repitiendo que el trasplante no es un hecho aislado, una técnica, un procedimiento terapéutico, sino que esencialmente es toda la cirugía, que requiere un extraordinario conocimiento anatómico, una capacidad especial para buscar soluciones, cambios técnicos, modificaciones, etc., de forma rápida durante su realización.

El autotrasplante, en todas sus modalidades, constituye la forma más brillante de la cirugía, porque requiere, además, completar la técnica con el conocimiento de otras especialidades, como la cirugía vascular, hepatobiliopancreática y colorrectal, extendiéndose a la terapéutica orofaríngea, esofágica y los principios de la cirugía torácica. Además, obliga a una amplia formación en la terapéutica oncológica, en los fundamentos de la reanimación y, en especial, de la fisiopatología. En resumen, podríamos finalmente afirmar que autotrasplante y trasplante en general no pueden disociarse sino que se suman, utilizando como base y amalgama la cirugía general.

Para finalizar, y llevado por el interés suscitado por mi titulación como Odontólogo (transformación de la extinta estomatología) y como Cirujano Plástico, me gustaría cerrar esta introducción general con una breve reseña sobre el trasplante facial.

El trasplante facial no desmerece, por su complejidad, la difícil técnica del trasplante multivisceral, que acaba en su máxima expresión, como es, sin duda, el trasplante visceral en racimo o *cluster*.

Para abordar las grandes dificultades que conlleva el trasplante facial, ha sido necesario un nuevo diseño de la especialidad, inicialmente titulada «cirugía plástica» o «cirugía estética», para ampliar la extensión de su conocimiento y en especial su interés, adquiriendo un nuevo título, «cirugía plástica y reparadora», y continuar con sus ya aceptados límites en la cirugía estética, la responsabilidad en las unidades de quemados y hermanándose con la cirugía general y todas sus especialidades[1-4].

Sin embargo, para aceptar la responsabilidad que emana del trasplante de cara se ha precisado una especial extensión a la microcirugía vascular y nerviosa, a la inmunología, a los trasplantes de órganos y tejidos, a la cirugía maxilofacial, al tratamiento del traumatismo en el concepto norteamericano de esta especialidad, pero también a la ortopedia y a los principios de la ortodoncia[5-7].

El trasplante facial obliga también a un conocimiento extenso de la metodología de los autotrasplantes, pediculados, manteniendo la irrigación y el drenaje de amplias áreas musculares o dermoepidérmicas y también de aquellas no pediculadas (autotrasplante aislado), que son implantados en un área dañada o ausente gracias a las técnicas de microcirugía vascular[8,9].

Desde este punto de vista, podría decirse que la cirugía plástica y reparadora ha cambiado, aunque, al igual que otras especialidades quirúrgicas, se ha ampliado y se ha hecho más eficaz, respondiendo a las necesidades sociales que presentan distintas patologías con el devenir de los años, obligándonos a los cirujanos a cambios de estrategia y de nuestra formación para poder asistir a esas demandas[8].

Por los motivos referidos, desde la época dedicada a los xenotrasplantes en los inicios de la década de 1950 y del comienzo de los homotrasplantes en 1960, han tenido que pasar más de 50 años para que primero los cirujanos generales y de forma inmediata los nuevos cirujanos plásticos estuvieran en condiciones que propiciaran el éxito en la realización de esta nueva forma de trasplante.

El trasplante facial (trasplante de cara) ocupa una generosa parte de las noticias, en radios, periódicos, televisiones, etc., alimentando el asombro de una sociedad, siempre pendiente de los avances médicos y en especial de la cirugía, que pudieran mejorar las condiciones físicas y psicológicas de sus vidas[10-14].

De la misma forma se siguió con extremo interés el primer trasplante cardíaco o el hepático en la niña Bennie Solis o el inicio de los xenostrasplantes, con injertos procedentes de babuino o chimpancé. En el caso del trasplante facial, el esfuerzo de los cirujanos no salvaba una vida, pero sí permitía la reincorporación del paciente a la sociedad, cuando no evitaba un suicidio como última voluntad de un paciente excluido o autoexcluido del contacto con otros, de su actividad laboral o de la posibilidad de alimentarse a través de la orofaringe.

En el ámbito quirúrgico, la difusión de los conocimientos se extiende con extrema rapidez, mostrando los nuevos avances en congresos internacionales, en cursos, en conferencias y comentarios, e invitando a los interesados en un procedimiento determinado a asistir a la realización de una intervención técnica concreta. A veces, el cirujano no guarda sus éxitos ni sus fracasos, sino que los difunde para el conocimiento de otros, no impide que su investigación se conozca, sino que la comparte.

Esta es, sin duda, la razón de que desde el año 2005 hasta 2017 se realizaran 40 trasplantes en países tan distantes como Estados Unidos y China o Turquía y Francia (**Tabla 69-1**), entre los que destacan algunos centros como Boston (Pomahac, con 5 trasplantes)[15,16], demostrando una progresión creciente con el paso de los años, debido a la difusión de los resultados que mejoraron con el tiempo.

La complejidad del procedimiento obliga a un minucioso estudio de las lesiones producidas en el paciente, así como de las intervenciones quirúrgicas previas, que generalmente no facilitan el trasplante de cara, sino que más a menudo lo complican. Sería deseable que los pacientes que han sufrido un traumatismo facial grave, ocasionado

Tabla 69-1. Experiencia internacional en trasplante facial. Período 2005-2017[a]

Cirujanos	País	Año	Edad	Sexo	Etiología	Lesión	Estado
Devauchelle	Francia	2005	18	M	Animal	b	†
GVO	China	2006	30	H	Animal	b	†
Siemienow	EE.UU. (Cleveland)	2008	45	M	Disparo	b	Vivo
Lantieri	Francia	2009	27	H	Disparo	b	Vivo
Lantieri	Francia	2009	37	H	Quemadura	b	†
Pomahac	EE.UU. (Boston)	2009	27	H	Electricidad	b	Vivo
Lantieri	Francia	2009	33	H	Disparo	b	Vivo
Devauchelle	Francia	2009	27	H	Disparo	b	Vivo
Barret	España	2010	30	H	Disparo	c	Vivo
Pomahac	EE.UU. (Boston)	2011	21	H	Disparo	c	Vivo
Lantieri	Francia	2011	45	H	Disparo	b	¿?
Lantieri	Francia	2011	41	H	Disparo	b	†
Pomahac	EE.UU. (Boston)	2011	30	H	Electricidad	c	Vivo
Pomahac	EE.UU. (Boston)	2011	57	M	Animal	c	Vivo
Blondel	Bélgica	2011	54	H	Disparo	b	Vivo
Ozkan	Turquía	2012	19	H	Quemadura	c	Vivo
Nasir	Turquía	2012	25	H	Quemadura	c	Vivo
Ozmen	Turquía	2012	20	M	Disparo	b	Vivo
Rodríguez	EE.UU. (Baltimore)	2012	37	H	Disparo		
Ozkan	Turquía	2012	34	H	Quemadura	c	Vivo
Pomahac	EE.UU. (Boston)	2013	44	M	Quemadura	c	Vivo
Maciejewski	Polonia	2013	32	H	Trauma	c	Vivo
Ozkan	Turquía	2013	27	H	Disparo		Vivo
Ozkan	Turquía	2013	54	H	Disparo	c	†
Ozkan	Turquía	2013	22	H	Disparo	b	Vivo
Pomahac	EE.UU. (Boston)	2014	36	H	Disparo	c	Vivo
Papay	EE.UU. (Cleveland)	2014	40	H	Trauma	b	Vivo
Pomahac	EE.UU. (Boston)	2014	31	H	Disparo	c	Vivo
Rodríguez	EE.UU. (Nueva York)	2015	41	H	Quemadura	b	Vivo
Mardini	EE.UU. (Rochester)	2016	31	H	Disparo	b	Vivo
Papay	EE.UU. (Cleveland)	2017	21	M	Disparo	c	Vivo

Modificado de Rifkin, David, Plana et al. Achivements and challenges in facial transplantation. Ann Surg 2018; 268: 260-70.
[a] Primer trasplante en Francia, 2005. Países: EE. UU., 13; Francia, 6. Último trasplante en 2011. Datos globales: 5 fallecidos (8 %); trasplante facial completo 13 (35 %). Disparos de arma: 18 (45 %).
[b] Incompleto: labios, maxilar y mandíbula.
[c] Completo: párpados o lacrimal, cigoma (malar), nariz, mandibular, maxilar, ojo.
H: hombre; M. mujer.

por lo común por arma de fuego, accidentes de tráfico, quemaduras extensas, corrientes eléctricas, mordeduras de animales o traumatismos en general, fueran trasladados a unidades especiales, con la máxima experiencia en estos tratamientos.

Por este motivo, desde las primeras experiencias, este tipo de trasplantes fueron diferenciados en:

• Trasplantes completos: el injerto puede extenderse a párpados, conducto lacrimal, hueso malar, nariz, maxilar superior, maxilar inferior y órbita.

• Trasplantes incompletos: sustituyen los labios, el maxilar superior y/o la mandíbula.

El trasplante de órganos sólidos, especialmente el multivisceral, obliga al trabajo sincrónico de varios grupos de cirujanos: el que extraerá el injerto en el mismo hospital u otro foráneo, y el más numeroso que interviene en el receptor, extrayendo los órganos enfermos para implantar el injerto. El grupo menos numeroso, pero no menos experto, es el que forman los cirujanos que reciben el injerto y lo preparan para que su implante sea posible. Esa pléyade de cirujanos se amplía con un importante número de anestesiólogos, enfermeras y auxiliares. Claro está que la organización de los actuantes en el trasplante facial es más discreta, porque no se trata de injertos múltiples y/o vitales, pero requiere la perfecta sincronía de, al menos, dos grupos que realizarán su técnica en proximidad diferenciados en su asistencia al donante y el receptor. Ambos grupos formados por varios cirujanos e instrumentistas han de recordar la necesaria precisión, la duración de la intervención y sus posibles complicaciones.

Estos enfermos trasplantados entran en la consideración del riesgo a sufrir rechazo agudo o crónico, con pérdida del injerto, y las consecuencias estéticas y funcionales de importante gravedad, toda vez que no poseen indicación para recibir un injerto con carácter urgente, ni podría establecerse una logística que lo hiciera posible, como sí sucede en el hígado o el corazón; siendo los injertos no vitales retirados en esta situación (riñón, páncreas), sin dejar ninguna afectación de la estética, ya que las funcionales podrían ser tratadas. Por otro lado, y en especial en el trasplante facial completo, el rechazo es más frecuente al ocupar en el injerto una mayor masa ósea, que puede perderse de forma progresiva, obligando a distintos procedimientos de reparación.

Finalmente, hay que destacar una y otra vez, la gran contribución que ha supuesto el trasplante facial y el futuro esperanzador de que sus resultados mejorarán de forma progresiva.

REFERENCIAS BIBLIOGRÁFICAS

1. Khälifian S, Brazio PD, Mohan R et al. Facial transplantation: the first 9 years. Lancet 2014; 384: 2153-63.
2. Rifkin WJ, Kantar RS, Ali-Khan S et al. Facial disfigurement and identity: a review of the literature and implications for facial transplantation. AMA J Ethics 2018; 20: 309-23.
3. Tasigorgos S, Kollar B, Turk M et al. Five-year follow-up after face transplantation. N Engl J Med 2019; 380: 2579-81.
4. Kauke M, Safi A-F, Zhegibe A et al. Mucosa and rejection in facial vascularized composite allotransplantation: a systematic review. Transplantation 2020; 104: 2616-24.
5. Lemogne C, Bellivier F, Fakra E et al. Psychological and psychiatric aspects of face transplantation: lessons learned from the long-term follow-up of six patients. J Psychosom Res 2019; 119: 42-9.
6. De Letter M, Vanhoutte S, Aerts A et al. Facial nerve regeneration after facial allotransplantation: a longitudinal clinical and electromyographic follow-up of lip movements during speech. J Plast Reconstr Aesthet Surg 2017; 70: 729-33.
7. Wall A, Bueno E, Pomahac B et al. Intraoral features and considerations in face transplantation. Oral Dis 2016; 22: 93-103.
8. Coffman KL, Siemionov MZ. Face transplantation: psychological outcomes at three-year follow-up. Psychosomatics 2013; 54: 372-8.
9. Kollar B, Rizzo NM, Borges TJ et al. Accelerated chronic skin changes without allograft vasculopathy: a 10-year outcome report after face transplantation. Surgery 2020; 167: 991-8.
10. Roth M. One man's lost dream provides new face for another man. Pittsburg: Post-Gazette, 2010.
11. Marchione M. Texas man gets first full face transplant in US. NBC News, 2011.
12. TomoNews. Fill face transplant: Mitch Hunter lost face in crash that zapped him with 10.000 volts –TomoNews. Youtube, 2016.
13. Wikipedia-contributors. Travis (chimpanzee) 2017 8/10/2017.
14. Carmen Bladin Tartelon: Face transplant. Brifham Healt News (internet). 2016 8/10/2017.
15. Pomahac B, Pribaz J, Eriksson E et al. Three patients with full facial transplantation. N Engl J Med 2012; 866: 715-22.
16. Bueno EM, Diaz-Siso JR, Pomahac B. A multidisciplinary protocol for face transplantation at Brigham and Women's Hospital. J Plast Reconstr Aesthet Sug 2011; 64: 1572-9.

Autotrasplante gástrico

70

E. Moreno González, A. Manrique Municio, M. García Nebreda y C. Jiménez Romero

INTRODUCCIÓN

En este capítulo se expondrán los pormenores técnicos del autotrasplante, utilizando estómago tubulizado con doble pedículo vascular, procedente de la arteria y la vena pilóricas desde su origen en la arteria hepática y la confluencia de la vena pilórica en la vena porta, a nivel del borde antral de la curvatura menor y el de mayor longitud, que desde la arteria y la vena gastroepiploica derecha continúa irrigando y drenando la sangre correspondiente a la curvatura mayor, formando una arcada, cuyo extremo superior finaliza en la arteria y la vena gastroepiploica izquierda. El estómago y la unión gastroesplénica se movilizan mediante la sección del ligamento gastrocólico, ocluyendo las ramas que desde allí se distribuyen formando amplios arcos que mantienen la vitalidad del epiplón mayor. Finalmente, la movilización de la parte superior del fundus y de la región subcardial se consigue con la oclusión y sección de los vasos gastroesplénicos, que se realiza en la proximidad de la superficie seromuscular del estómago.

Si no se ha practicado hasta ese momento la sección de la curvatura menor, esta parte de la cavidad gástrica se mantiene irrigada y drenada a través de la arteria y la vena coronaria estomáquica izquierda. Después de la sección de la pared gástrica, de forma paralela a la curvatura mayor, este segmento correspondiente a la curvatura menor es extirpado tras la ligadura y sección de la arteria y la vena coronaria estomáquica izquierda, sobre el tronco celíaco y la vena porta. Este segmento visceral debe incluir en un solo bloque la totalidad del tejido linfograso correspondiente a los grupos hepático, celíaco y esplénico.

PREPARACIÓN DEL ESTÓMAGO COMO AUTOTRASPLANTE TUBULIZADO EN LA SUSTITUCIÓN ESOFÁGICA TRAS ESOFAGECTOMÍA TOTAL Y SUBTOTAL

Generalidades

Para la preparación del estómago como autotrasplante, para facilitar la descripción quirúrgica, tomaremos como referen-

cia las imágenes de la **figura 70-1**. Se recuerda la distribución de las arcadas vasculares mediante las cuales se producen la irrigación arterial y el drenaje venoso a través de los plexos existentes en las curvaturas menor y mayor.

Técnica quirúrgica

En la **figura 70-1 A** se muestran la ligadura y la sección de la arteria y la vena coronarias (coronaria estomáquica izquierda) a nivel de la unión antrocorporal. Asimismo, se han seleccionado los vasos gastroesplénicos en el ligamento gastroesplénico (vasos cortos).

Se han seleccionado los vasos en el ligamento gastrocólico (**Fig. 70-1 B**), manteniendo indemne la arcada vascular de la curvatura menor. Se ha movilizado el esófago mediastínico a través del hiato esofágico del diafragma, tras el aumento de sus diámetros.

Mediante tracción del esófago aislado, se desplaza este hasta la cavidad abdominal. En la **figura 70-1 C** se observan varios puntos desde los que se ejerce tracción para facilitar la visualización del mediastino.

Se desplaza a continuación el estómago en sentido proximal (**Fig. 70-1 D**), penetrando en la transcavidad de los epiplones, en cuyo interior se observan el tronco celíaco, la arteria esplénica y la arteria hepática común. Los troncos vasculares se ocluyen entre ligaduras y se seccionan.

Mediante grapadora longitudinal, el estómago es seccionado desde el nivel suprapilórico hasta el límite subcardial, obteniendo un «tubo» gástrico de unos 2,5 cm de diámetro que mantiene su irrigación vascular gracias a la arcada vascular de la curvatura mayor (**Fig. 70-1 E**).

El tubo gástrico obtenido con estas maniobras asciende a lo largo del túnel mediastínico creado, exteriorizándose cranealmente por la cervicotomía que sirvió para aislar y movilizar el esófago cervical y la unión fariongoesofágica. Para entender mejor la longitud del estómago tubulizado, en la **figura 70-1 C** puede observarse su instalación a efectos didácticos sobre la superficie cutánea que recubre el esternón.

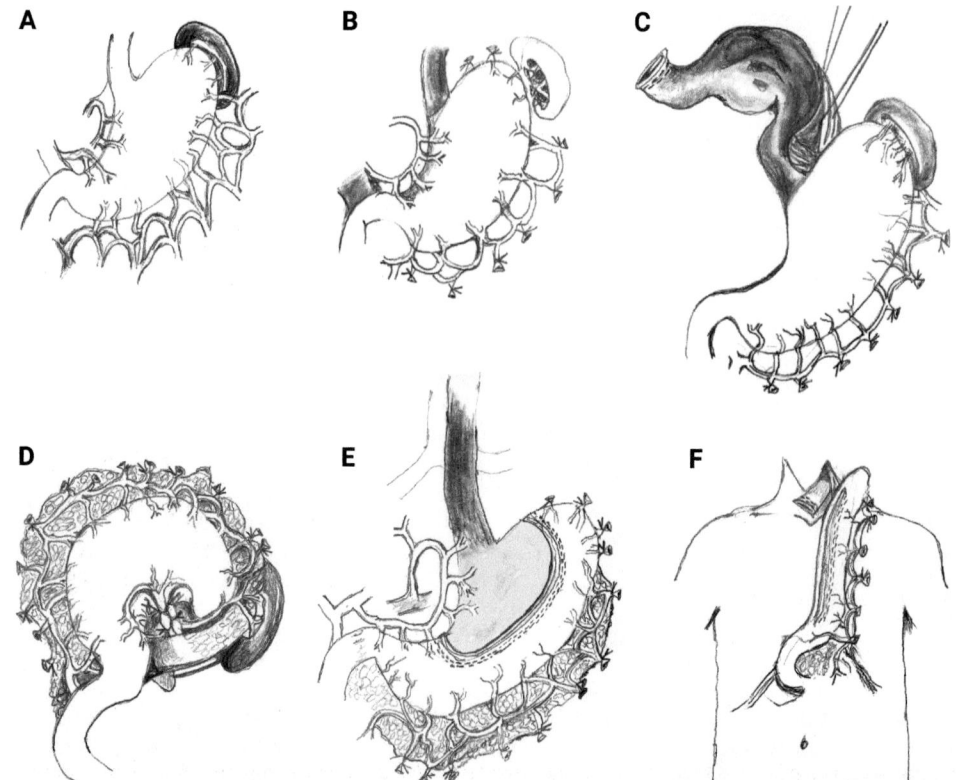

Figura 70-1. Preparación del estómago como autotrasplante tubulizado. **A)** Ligadura y sección de la arteria y la vena coronarias. **B)** Se seleccionan los vasos en el ligamento gastrocólico y se mantiene indemne la arcada vascular de la curvatura menor. **C)** Puntos de tracción para visualizar el mediastino. **D)** Desplazamiento del estómago en sentido proximal penetrando en la transcavidad de los epiplones. **E)** Sección del estómago desde el nivel suprapilórico hasta el límite subcardinal, manteniendo la irrigación vascular gracias a la arcada de la curvatura mayor. **F)** Superposición didáctica del estómago tubulizado sobre la superficie cutánea del esternón.

Con el mismo fin, se mantiene el esófago cervical, cuya luz está ocluida y su extremo exteriorizado a través de la misma incisión cutánea.

ANASTOMOSIS ESOFAGOGÁSTRICA TERMINOLATERAL INSTRUMENTAL SOBRE LA CARA POSTERIOR DEL EXTREMO PROXIMAL DEL ESTÓMAGO TUBULIZADO

Generalidades.

En cirugía, los procedimientos técnicos que se inician, cambian, se desarrollan, enlazándose como un inmenso bordado en el que constantemente los puntos que lo forman alteran su dirección y color, haciendo que adquiera entonces formas inverosímiles, siguiendo las líneas de un cerebro extremadamente inteligente al combinar lo antiguo con lo nuevo, la tradición con la novedad, recordando siempre lo válido bien establecido con las modificaciones que componen los cimientos de un robusto aunque nunca «nuevo edificio» que es el saber.

Viene bien recordar un poco políticamente estas bases fundamentales, porque en esencia la cirugía es arte, porque el cirujano dibuja haciendo entender su terapéutica en un quirófano, atendiendo a los detalles más pequeños y aparentemente intrascendentes, pero que cambian las bases fisiológicas, el conocimiento anatómico, el descubrimiento

de la verdad *in situ,* sin la retórica que impregna el relato, sino viendo la enfermedad físicamente, como un viejo y conocido enemigo, reconociendo sus rincones más abruptos y sabiendo separar lo teórico del verdadero conocimiento que se seguirá de los cambios terapéuticos.

Estas reflexiones son especialmente válidas en el relato de los cambios técnicos que caracterizan los procedimientos que van a describirse.

Técnica quirúrgica

El estómago, ya transformado en una víscera de aspecto tubular, ha ascendido a través del espacio mediastínico posterior hasta la región lateral cervical izquierda, en cuyo interior se ha movilizado el esófago cervical, seccionándolo. Como en el apartado anterior, nos apoyaremos en la **figura 70-2** para el desarrollo del relato quirúrgico.

Como se observa en la **figura 70-2 A**, el extremo proximal de la grapadora circular (CEEA) se ha introducido en la luz esofágica, cerrando su pared mediante una sutura continua en torno al vástago. El extremo inferior de esta grapadora se introduce en la luz gástrica a través de la línea de sección de su pared, extrayendo los suficientes puntos metálicos como para que el instrumento pase sin dificultad. El vástago se hace progresar perforando la pared visceral para, tras unirse con el correspondiente al extremo proximal y aproximar las

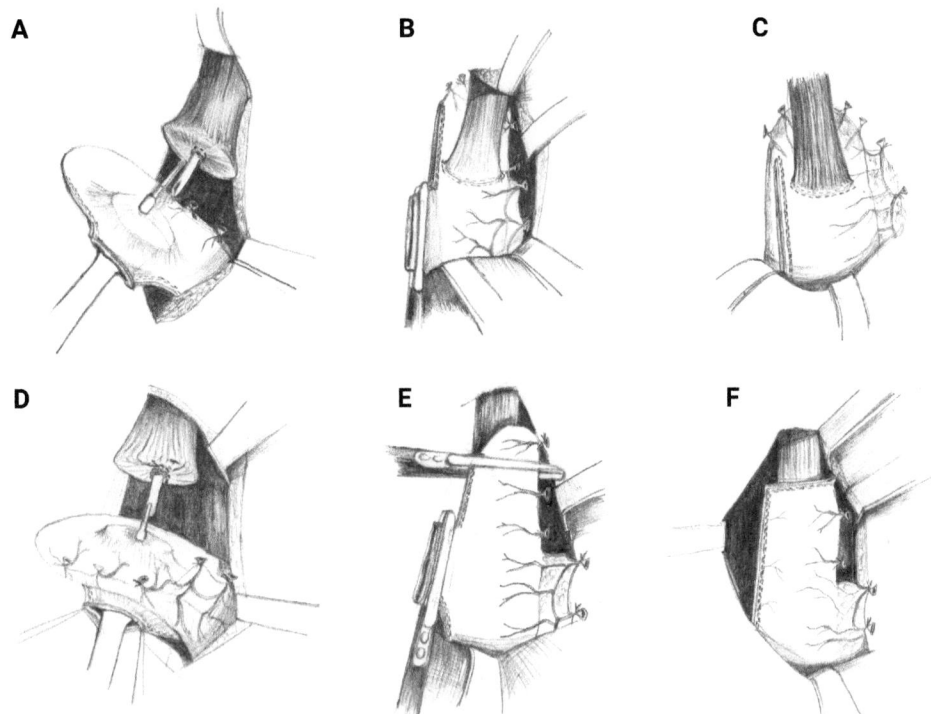

Figura 70-2. Anastomosis esofagogástrica terminolateral instrumental (sobre la cara posterior del extremo proximal del estómago tubulizado). **A)** Introducción de la grapadora circular CEEA en la luz esofágica para cerrar su pared. **B)** Introducción del extremo inferior de la CEEA en la luz gástrica a través de la línea de sección de su pared. **C)** Unión con puntos de sutura o grapas metálicas de las paredes de estómago y esófago y cierre del orificio de la gastrostomía. **D)** Visión de la anastomosis en la cara posterior del estómago, manteniendo el extremo gástrico proximal. **E)** Extirpación del segmento apical por cambio de color en la anastomosis. **F)** Aspecto final de las anastomosis.

paredes de estómago y esófago, accionar el mecanismo que extirpa circularmente ambas paredes y realizar la unión con puntos de sutura o grapas metálicas (**Fig. 70-2 B** y **C**).

Después de extraer la grapadora, el orificio correspondiente a la gastrostomía se cierra con grapadora longitudinal (**Fig. 70-2 C**). Se observa la posición de las anastomosis en la cara posterior del estómago, manteniendo el extremo gástrico proximal (**Fig. 70-2 D**). En el caso de que se observen cambios de coloración tras la anastomosis, a nivel del extremo proximal del autoinjerto gástrico, debería extirparse este segmento apical mediante grapadora longitudinal (**Fig. 70-2 E**). Puede observarse el aspecto final de la anastomosis sobre la pared posterior del estómago tubulizado, cubriendo el estómago, en la línea de sección tras extirpar el extremo superior (**Fig. 70-2 F**).

ANASTOMOSIS ESOFAGOGÁSTRICA LATEROLATERAL INSTRUMENTAL SOBRE LA CARA ANTERIOR DEL EXTREMO PROXIMAL

Generalidades

En ocasiones, aunque poco frecuentes, la anastomosis esofagogástrica circular (CEEA) reduce su diámetro debido a los procesos de cicatrización o al escaso diámetro del esófago, obligando a utilizar la grapadora de menor calibre (CEEA, 25). Sin embargo, puede obtenerse mayor calibre si la anastomosis esofagogástrica se practica en sentido laterolateral.

Técnica quirúrgica

En la **figura 70-3 A** se aprecia, por un lado, la fijación de la pared gástrica a la aponeurosis prevertebral mediante cuatro puntos que mantienen el tubo gástrico en la misma posición y, por otro, la aproximación del esófago cuyo extremo distal está cerrado con grapadora longitudinal a la superficie gástrica (**Fig. 70-3 B**).

La pared esofágica se abre con una incisión de 1,5-2 cm de longitud y, de forma paralela, la correspondiente en el estómago (**Fig. 70-3 C**). A través de ambos orificios, se introducen las dos piezas del extremo de la grapadora longitudinal, se acciona el mecanismo y vuelve a realizarse el procedimiento las veces que sean necesarias para obtener una anastomosis laterolateral de la longitud que se desea o considera precisa para un mejor funcionamiento durante la deglución (**Fig. 70-3 D** y **E**). A continuación, el orificio que sirvió para introducir la grapadora se cierra mediante puntos entrecortados (**Fig. 70-3 F** y **G**).

ANASTOMOSIS ESOFAGOGÁSTRICA TERMINOLATERAL INSTRUMENTAL SOBRE LA CARA ANTERIOR DEL AUTOINJERTO GÁSTRICO TUBULIZADO Y PEDICULADO

Generalidades

Aparentemente, existen ciertas ventajas con la anastomosis esofagogástrica sobre la cara anterior del autoinjerto. Tal vez

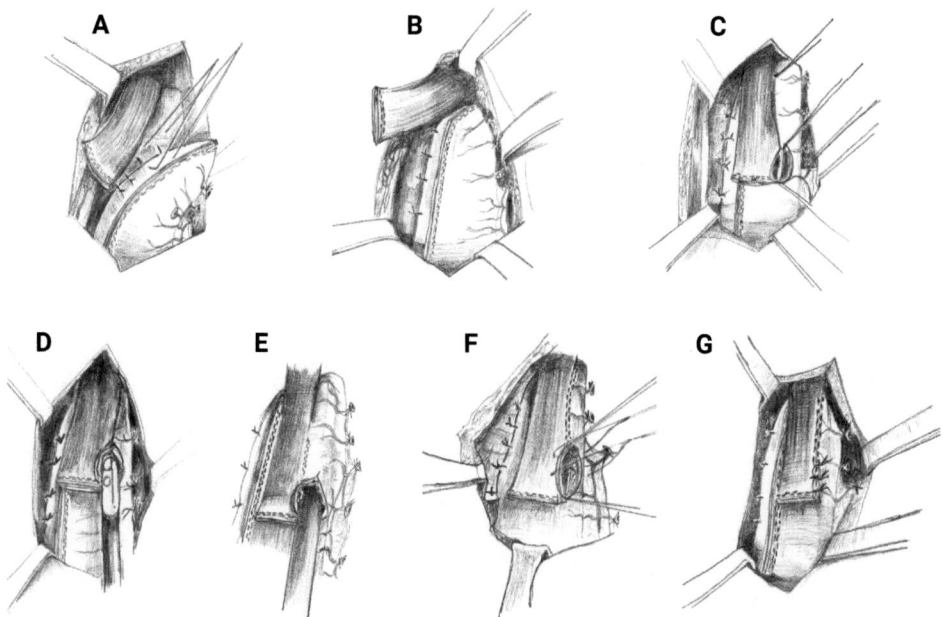

Figura 70-3. Anastomosis esofagogástrica laterolateral instrumental. **A)** Fijación de la pared gástrica a la aponeurosis prevertebral. **B)** Aproximación del esófago con su extremo distal cerrado. **C)** Incisiones en la pared esofágica y en el estómago. **D** y **E)** Introducción de la grapadora longitudinal en los dos orificios para realizar anastomosis y mejorar la deglución. **F** y **G)** Cierre mediante puntos entrecortados del orificio que se utilizó para introducir la grapadora.

la más importante sea el efecto «antirreflujo» que el extremo proximal del tubo gástrico puede ejercer sobre el extremo distal de esófago ante aumentos de presión endoluminal, remedando lo que ocurre en el tratamiento de reflujo gastroesofágico a nivel abdominal, por ejemplo, con la técnica de André Toupet.

Técnica quirúrgica

Como se muestra en la **figura 70-4**, el procedimiento se inicia con la introducción del vástago, también denominado «paraguas», a través de una pequeña separación de grapas en la parte más proximal del extremo del autoinjerto (**Fig. 70-4 A**).

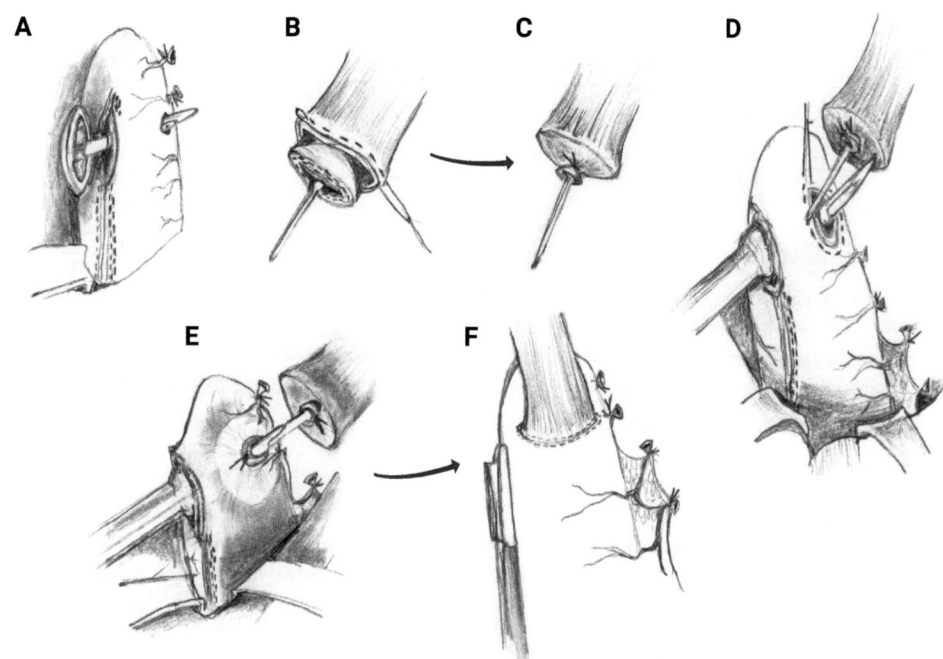

Figura 70-4. Anastomosis esofagogástrica terminolateral instrumental. **A)** Introducción del vástago («paraguas») en la parte proximal del autoinjerto. **B** y **C)** Perforación de la pared gástrica con el vástago y sutura continua para su oclusión en forma de «bolsa de tabaco». **D** y **E)** Conexión de ambos vástagos con la CEEA 25. **F)** Cierre de la gastrostomía mediante grapadora longitudinal.

El extremo del vástago ha perforado la pared gástrica. El extremo del «paraguas» es introducido en la luz esofágica a través de la superficie de sección de este, en cuyo borde se ha realizado una sutura continua («bolsa de tabaco») que será ocluida sobre el vástago (**Fig. 70-4 B y C**). Introduciendo el extremo inferior del CEEA 25 a través del orificio practicado en el estómago, se conectan ambos vástagos (**Figs. 70-4 D y E**), se aproximan los extremos, se acciona la grapadora y se extrae para, a continuación, cerrar el orificio de la gastrostomía mediante grapadora longitudinal (**Fig. 70-4 F**).

ANASTOMOSIS ESOFAGOGÁSTRICA SOBRE LA SUPERFICIE POSTERIOR DEL AUTOINJERTO CON INTRODUCCIÓN DE LA GRAPADORA A TRAVÉS DE SU EXTREMO PROXIMAL

Generalidades

Como ya se ha expresado, pueden realizarse múltiples modificaciones de un mismo procedimiento, primero con la intención de mejorar una terapéutica concreta y, en segundo lugar, para buscar soluciones a los problemas que una vez confirmados existan ya en otros casos, aunque no haya evidencia científica que condicione o aconseje estos cambios. Este procedimiento es un indiscutible ejemplo de ello.

Técnica quirúrgica

La **figura 70-5** nos ha de servir de guía en nuestro desarrollo. El esófago aislado circularmente es ocluido mediante grapadora longitudinal (**Fig. 70-5 A**) y seccionado ocluyendo su luz (**Fig. 70-5 B**); el extremo del «paraguas» se introduce en la luz esofágica (**Fig. 70-5 C**), como hemos advertido en otros casos, y se anuda la «bolsa de tabaco» (**Fig. 70-5 D**). El extremo proximal del autoinjerto es seccionado (**Fig. 70-5 E**), siendo esta modificación lo que consideramos una ventaja sobre otros procedimientos, porque extirpamos la zona de irrigación vascular más precaria introduciendo la grapadora a través de un orificio de pequeño diámetro, fácil de cerrar de forma instrumental (**Fig. 70-5 F a I**). Puede apreciarse la intervención finalizada, con la anastomosis esofagogástrica a nivel de la fosa supraclavicular (**Fig. 70-5 J**).

ANASTOMOSIS ESOFAGOGÁSTRICA TERMINOTERMINAL MANUAL ENTRE EL EXTREMO GÁSTRICO (AUTOINJERTO GÁSTRICO) Y EL ESÓFAGO EN SENTIDO TERMINOLATERAL

Generalidades

Sin duda, el cirujano estaba más acostumbrado a la realización de anastomosis manuales que instrumentales. Estas reconstrucciones poseen indudables ventajas: en primer lugar, pueden realizarse en uno o dos planos, a tenor de las necesidades que se vayan advirtiendo a lo largo de su práctica; en segundo lugar, el diámetro que se prepare para su realización es muy superior al que se precisa, y en tercer lugar, aunque se puede anclar a la fascia prevertebral, generalmente no es necesario.

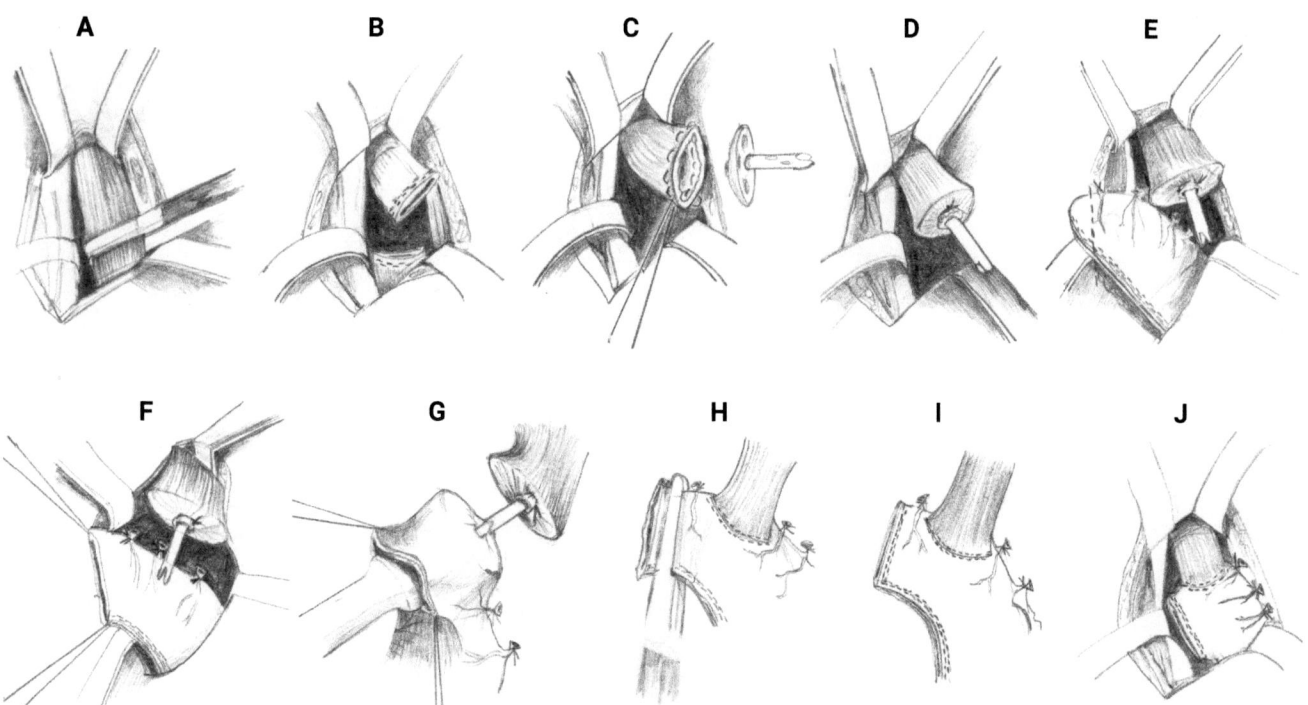

Figura 70-5. Anastomosis esofagogástrica sobre la superficie posterior del autoinjerto. **A)** Oclusión del esófago aislado circularmente mediante grapadora longitudinal. **B)** Sección del esófago ocluyendo su luz. **C)** Introducción del «paraguas» en la luz esofágica. **D)** Oclusión (anudado) en forma de «bolsa de tabaco». **E)** Sección del extremo proximal del autoinjerto. **F a I)** Secuencia de introducción de la grapadora y cierre de forma instrumental. **J)** Vista de la anastomosis a nivel de la fosa supraclavicular.

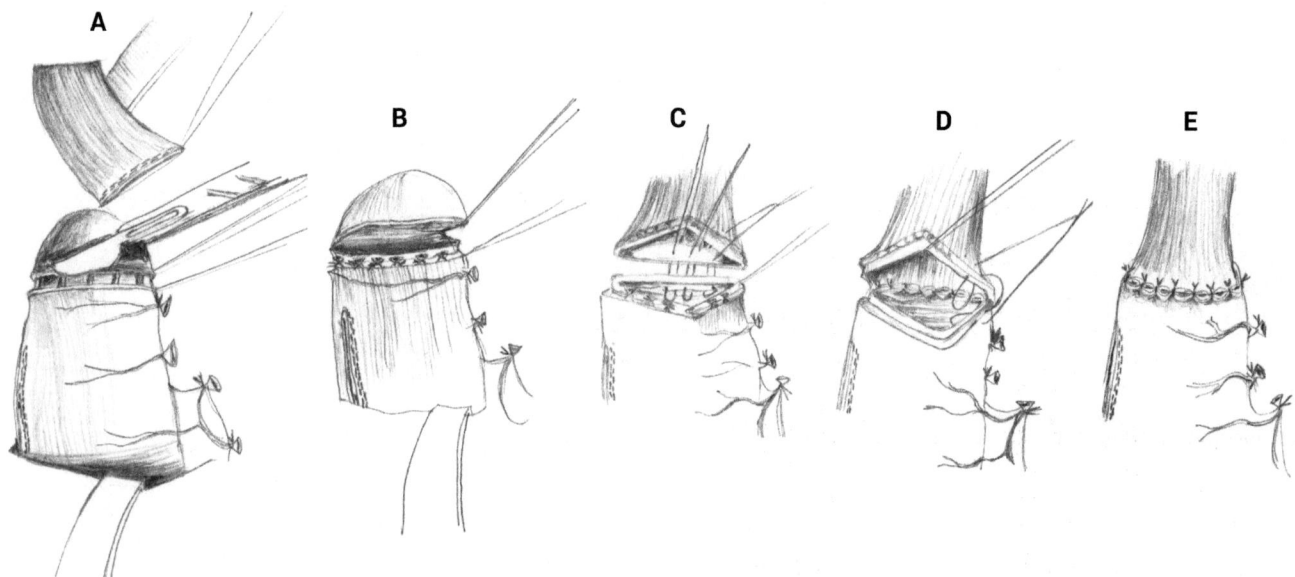

Figura 70-6. Anastomosis esofagogástrica terminoterminal manual. **A)** Sección transversal del plano serosa-seromuscular. **B)** Oclusión del plexo vascular subyacente mediante puntos para posterior sección. **C)** Sección de la superficie mucosa-submucosa. **D)** Anastomosis esofagogástrica mediante puntos entrecortados en «U» (plano de Halsted). **E)** Cierre de la vertiente anterior en un solo plano.

Técnica quirúrgica

Como se muestra en la **figura 70-6**, la intervención comienza con la sección transversal del plano serosa-seromuscular, exponiendo el plexo vascular subyacente, cuyos elementos son ocluidos mediante puntos de sutura-ligadura y a continuación seccionados (**Fig. 70-6 A y B**). Acto seguido, se secciona la superficie mucosa-submucosa (**Fig. 70-6 C**), se practica la sección del extremo esofágico y se inicia la anastomosis esofagogástrica mediante puntos entrecortados en «U» en un solo plano (plano de Halsted) (**Fig. 70-6 D**), finalizando con la vertiente anterior empleando el mismo procedimiento (**Fig. 70-6 E**).

Se ha querido describir aquí una parte de los procedimientos técnicos más frecuentes en la utilización de autoinjertos gástricos pediculados, porque no tiene interés alguno introducirnos en los conceptos técnicos y las indicaciones de la preparación de autoinjertos gástricos o pediculados con implantación heterotópica y ortotópica. Este tipo de injerto no tiene utilidad ni indicación técnica alguna. Su práctica ha quedado relegada exclusivamente al laboratorio experimental.

En la **figura 70-7** se muestra una exploración radiológica postoperatoria que ofrece, en el tránsito esofagogástrico, un diámetro de la cavidad gástrica superior al que correspondería después de la tubulización del autoinjerto, lo cual puede justificarse por la ausencia de piloroplastia o piloromiotomía.

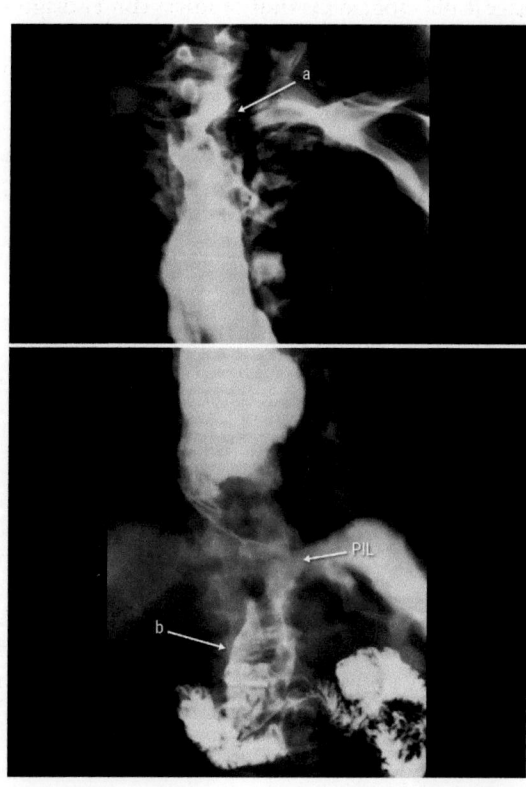

Figura 70-7. Exploración radiológica postoperatoria. a) Anastomosis esofagogástrica a nivel cervical. Píloro (PIL) con retención de contraste prepilórico. b) Duodeno

 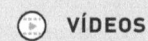 VÍDEOS

Corrección de los defectos producidos por la exéresis de la faringe en los tumores malignos, con extensión traqueal o traqueoesofágica. Diferencias técnicas en la exéresis parcial o total del esófago cervical. Autotrasplante visceral aislado o pediculado

71

E. Moreno González, Á. García-Sesma, Ó. Caso Maestro y C. Loinaz Segurola

INTRODUCCIÓN

No hay duda de que el mejor tratamiento de los tumores de la faringe y del esófago cervical se inicia con el diagnóstico correcto en la fase inicial de su desarrollo. En esos momentos puede todavía practicarse la exéresis tumoral, con intención de radicalidad, obteniendo márgenes libres de suficiente extensión, superficial o profunda, y al mismo tiempo resección del tejido linfograso perilesional y de los grupos ganglionares tributarios en proximidad o a distancia. El tratamiento coadyuvante mediante quimioterapia sistémica o quimiorradioterapia constituye una opción aceptada, aunque la terapia neoadyuvante es menos frecuente y la radioterapia intraoperatoria constituye una excepción que ha demostrado escaso beneficio.

En definitiva, es posible separar dos formas diferentes de comportamiento tumoral: *a)* tumores que mantienen la extensión locorregional y *b)* tumores de mayor agresividad, que alcanzan pronto el espacio submucoso del esófago, lo cual facilita una difusión extensa, dando lugar a formaciones tumorales, a veces múltiples, a dos distintos niveles, que les permiten a continuación la afectación ganglionar mediastínica.

El tratamiento es básicamente quirúrgico, cambiando el procedimiento indicado en consideración al tamaño, la infiltración de órganos o segmentos anatómicos afectados y la extensión orofaríngea y/o esofágica, muy frecuentemente traqueal, que puede llegar hasta el límite supracarinal. La exéresis tumoral obliga a la consideración de territorios anatómicos dependientes de especialidades tradicionalmente separadas como áreas de conocimiento diferente: otorrinolaringología, cirugía maxilofacial, cirugía plástica y reparadora, cirugía torácica y cirugía digestiva. Hoy, en cambio, a la luz del mejor entrenamiento de los cirujanos generales, acogidos a la protección del extenso y profundo paraguas de la definición de la cirugía general, son ellos los encargados de practicar todo el procedimiento.

Sin embargo, todavía en departamentos de cirugía suficientemente acreditados, en especial en el ámbito de alguna universidad norteamericana, el tratamiento quirúrgico se mantiene ensamblado por las referidas especialidades con la finalidad de tratar esta enfermedad cuando se ha producido su especial extensión de forma individualizada, aceptando la responsabilidad de la parte del procedimiento quirúrgico que a cada uno compete.

No obstante, se han demostrado mejores resultados cuando es el mismo grupo de cirujanos, generalmente en el ámbito de la cirugía general, el que realiza desde el principio hasta el final la exéresis radical del tumor y la reparación del defecto creado mediante la preparación y utilización de un autoinjerto, pediculado o aislado, cubriendo la zona del defecto producido por la extirpación radical.

El autoinjerto pediculado, en el que se respetan los vasos responsables de su irrigación y drenaje vascular, se destina a las resecciones ampliadas a la totalidad del esófago mediastínico, utilizando este «túnel» creado en el área posterior del tórax para el ascenso del autoinjerto pediculado, generalmente colon derecho (ileocecocoloplastia) o colon izquierdo (coloplastia izquierda isoperistáltica), cuyo extremo proximal ha de llegar con facilidad para anastomosarse, sin tracción alguna, al límite orofaríngeo.

Cuando se trate de reparar defectos de menor extensión, la elección del autoinjerto recaerá en el yeyuno proximal, más frecuentemente, en la segunda y la tercera asas yeyunales, pero siempre en relación con las arcadas vasculares, para aislar mediante rigurosa disección el tronco arterial y venoso correspondiente a la segunda y la tercera ramas yeyunales, las cuales serán preparadas para unirse con facilidad a la arteria carótida externa o, en su defecto, a la arteria tiroidea craneal, cuando no a la arteria carótida interna, practicando el drenaje venoso mediante la anastomosis del tronco yeyunal, con la vena yugular interna. Este autoinjerto se anastomosará con el límite orofaríngeo en su extremo proximal y con el esófago cervicotorácico previamente seccionado en el distal.

Excepcionalmente, estos defectos cervicales son reparados mediante autoinjertos de mayor longitud (colon derecho o izquierdo), eligiendo estos ante la imposibilidad técnica, generalmente, en relación con defectos vasculares, para utilizar autoinjertos aislados.

TÉCNICA QUIRÚRGICA

Esofagofaringolaringectomía en el carcinoma de seno piriforme y del esófago cervical. Reconstrucción mediante injerto aislado, no pediculado, de yeyuno o colon transverso

En nuestra experiencia, los enfermos que son remitidos al Servicio de Cirugía General y Trasplantes del Hospital 12 de Octubre de Madrid han sido tratados previamente, en una o varias ocasiones, mediante diferentes procedimientos quirúrgicos, utilizando resecciones de menor a mayor extensión asociadas a linfadenectomías regionales, radioterapia y quimioterapia neoadyuvante o complementaria (coadyuvante). Todos estos enfermos aceptados en nuestro departamento padecían tumoraciones que se extendían a esófago cervical, tráquea, faringe y seno piriforme, con frecuente extensión al traqueostoma, si este se había realizado.

Este tipo de enfermos había precisado la resección extensa de faringe, laringe, esófago cervical, glándula tiroides, músculos pretiroideos y cartílago hioides. Al menos en el 50 % de los pacientes la tumoración se extendía al esófago torácico o se había dispersado a través del espacio submucoso dando lugar a metástasis aisladas a distancia, que se advertían en forma de nódulos tumorales que crecían haciendo relieve sobre la mucosa esofágica. Este tipo de extensión se detectaba mediante esofagoscopia realizada durante la intervención, introduciendo el extremo del endoscopio a través de la luz del extremo distal del esófago seccionado, ya que debido a la inflamación esofagofaríngea no podía practicarse este estudio en el período preoperatorio.

La infiltración del esófago torácico o su metastatización obligaba siempre a la esofagectomía, más frecuentemente por vía mediastínica, sin toracotomía o a través de una pequeña toracotomía anterior derecha.

En las **figuras 71-1** a **71-9** se expone la reparación del defecto creado mediante la extensa resección faringolaringoesofágica, que obligará a la reparación de la continuidad entre el orificio faríngeo limitado posteriormente por el velo del paladar, en la vertiente anterior por el músculo geniogloso y en el extremo inferior por el esófago cervicotorácico seccionado.

Se utilizará para ello un segmento yeyunal, generalmente la tercera asa yeyunal, con el pedículo vascular correspondiente, que una vez seccionado nos permitirá trasladar este segmento intestinal hasta el cuello, a cuyo nivel será revascularizado mediante anastomosis de la arteria yeyunal correspondiente a un tronco carotídeo o a una de sus ramas viscerales, con mayor frecuencia una de las arterias tiroideas. El drenaje sanguíneo se recuperará mediante anastomosis del tronco de la vena yeyunal seccionado y la vena yugular interna. En este implante intestinal aislado (autotrasplante intestinal aislado, o no pediculado) es preferible realizar en primer lugar la anastomosis venosa y, en último lugar, la arterial, para evitar la reperfusión arterial antes de restablecer el drenaje sanguíneo, pero también por la mayor facilidad de la técnica de implantación si se sigue este orden.

Sin embargo, también existen argumentos para practicar anastomosis viscerales, en primer lugar, la faringoyeyunal y a continuación la yeyunoesofágica (v. **Fig. 71-1**). La princi-

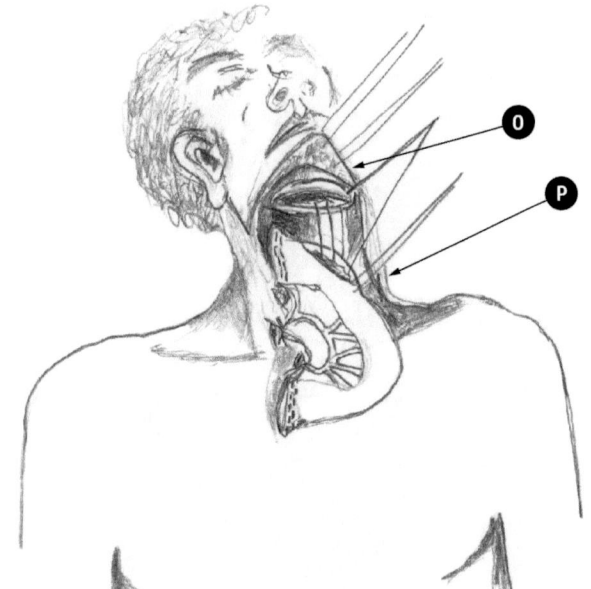

Figura 71-1. La pieza correspondiente a la exéresis de la faringe, la laringe y el esófago cervical ha sido retirada del campo quirúrgico y, sobre el defecto creado, se ha instalado el segmento yeyunal elegido. Se ha iniciado la anastomosis entre la faringe remanente (velo del paladar) y el músculo geniogloso (O) y el extremo proximal del intestino delgado, cuya pared se ha seccionado en sentido longitudinal; los puntos correspondientes a la pared posterior han sido dados, pero no anudados (P). No se han realizado las reconstrucciones vasculares, que se practicarán como último paso del implante.

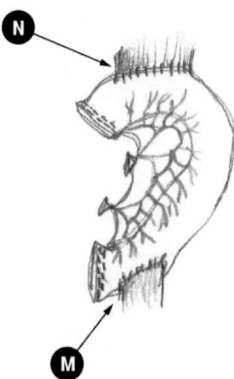

Figura 71-2. La anastomosis proximal en sentido terminolateral ha finalizado (N). De la misma forma, la anastomosis distal, realizada en sentido lateroterminal, en un solo plano, mediante puntos entrecortados ha terminado (M). Las anastomosis arterial y venosa no se han practicado, quedando para finalizar el implante (**Fig. 71-3**, G).

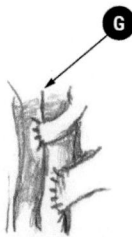

Figura 71-3. La reperfusión arterial se obtendrá tras anastomosar el tronco arterial yeyunal con la arteria carótida izquierda, de forma lateroterminal (siguiendo la dirección del flujo sanguíneo arterial) (G).

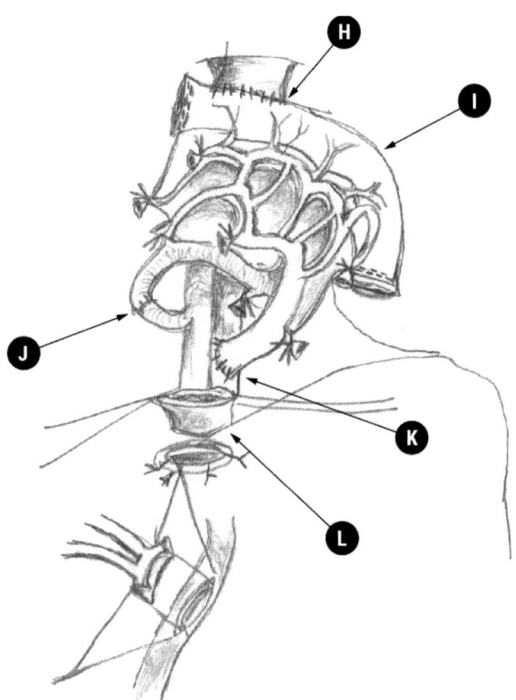

Figura 71-4. En este paciente se han realizado en primer lugar las reconstrucciones vasculares del segmento yeyunal ya instalado (I) puede verse la reconstrucción arterial entre el tronco de la arteria tiroidea inferior y la arteria yeyunal en sentido terminoterminal (J). Un poco más distal se advierte la derivación del retorno venoso desde el tronco de la vena yeyunal al tronco de la vena yugular interna, mediante anastomosis terminolateral (K). Se puede observar un poco más distalmente el extremo proximal del esófago torácico remanente (L), en el cual se realizará la anastomosis con el extremo inferior del injerto. La arcada vascular adaptada con las dos ramas yeyunales se aproxima a la superficie de la arteria carótida, abierta longitudinalmente para recibir la arteria yeyunal preparada.

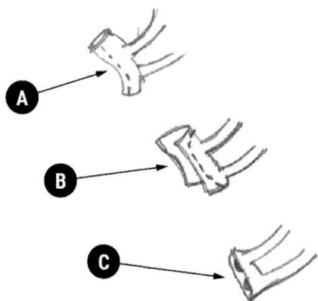

Figura 71-5. Cuando el diámetro de las arterias yeyunales es pequeño, resulta más conveniente disecar la arcada arterial manteniendo, al menos, dos de las arterias que en ella se originan. A continuación, la arcada es seccionada (A), abriendo longitudinalmente su luz (B) y adaptándola para realizar la anastomosis arterial (C).

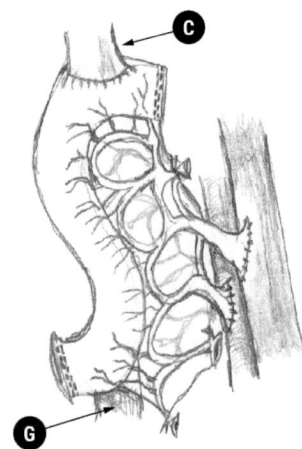

Figura 71-6. Se observan las anastomosis faringoyeyunal (C) y yeyunoesofágica (G).

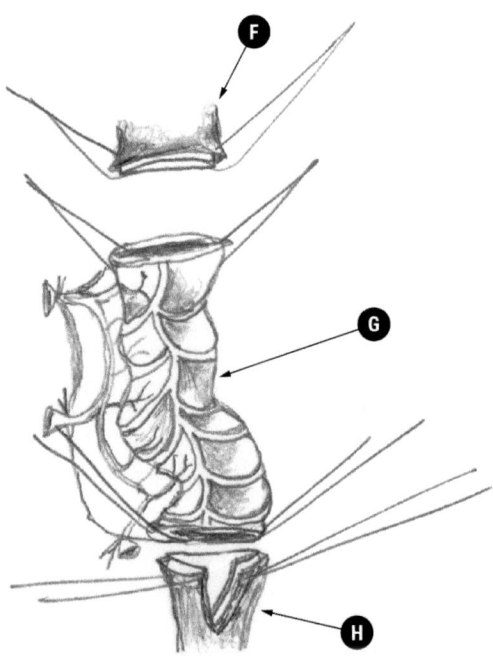

Figura 71-7. Utilización de un segmento de colon (G) como sustituto de la pieza de exéresis. F: faringe; G: colon interpuesto; H: esófago seccionado en su pared anterior para ampliar su luz y adaptarse mejor al diámetro de colon con el que se va a anastomosar.

pal ventaja es que de esta forma el injerto está ya fijo y los elementos vasculares que se van a anastomosar permiten calcular mejor la distancia a los troncos carotídeos o sus ramas, evitando angulaciones y estenosis que podrían producirse con mayor frecuencia si la anastomosis arterial y venosa ya se hubiera practicado.

Los detractores de este nuevo orden en el reimplante visceral arguyen que es mejor que el subtítulo visceral esté ya implantado porque de esta forma puede seleccionarse con mayor seguridad la localización exacta que deben ocupar las anastomosis vasculares, evitando de esta forma un exceso en la longitud de los troncos vasculares, así como su angulación o estenosis.

La mayor ventaja de la utilización de un segmento de intestino delgado aislado es sin duda la facilidad de su extracción, así como la sencillez de la reparación de la continuidad del intestino delgado de cuya longitud se extrae, adaptando la longitud específica correspondiente a la que se necesita reparar con el injerto yeyunal.

De cualquier forma, en mi experiencia, el factor que lleva a elegir este tipo de injerto es la fácil visualización de las arcadas vasculares, que permite elegir la de mayor diámetro o luz,

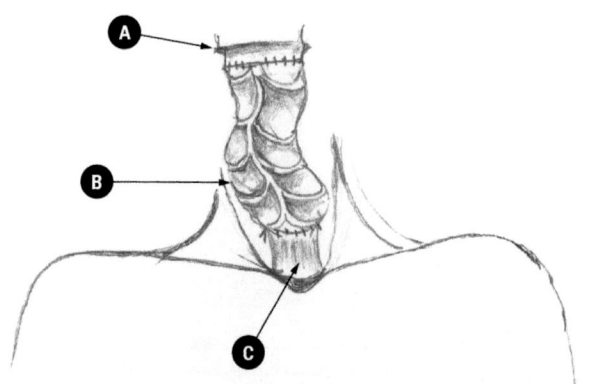

Figura 71-8. Colon implantado en posición vertical isoperistáltica. A: anastomosis faringoesofágica; B: colon interpuesto; C: anastomosis coloesofágica terminoterminal finalizada.

así como la infrecuente afectación de las arterias yeyunales por arteriosclerosis y la excepcional presencia de patología intestinal, incluyendo la enfermedad de Crohn o la paniculitis mesentérica, que impide por sus conglomerados grasos la perfecta visualización de las referidas arcadas vasculares.

Tal vez el mayor inconveniente de la utilización de este tipo de injerto no pediculado es el reducido diámetro de su luz, que obliga a la realización de las anastomosis viscerales en sentido laterolateral (v. **Figs.** 71-2 y 71-3) y, por consiguiente, a una técnica especialmente cuidadosa en la unión proximal entre la cavidad bucofaríngea (terminal) y el extremo proximal del injerto (lateral), en particular si se tiene en cuenta el grosor de la pared del velo palatino y del músculo geniogloso, carentes ambas de la superficie serosa y

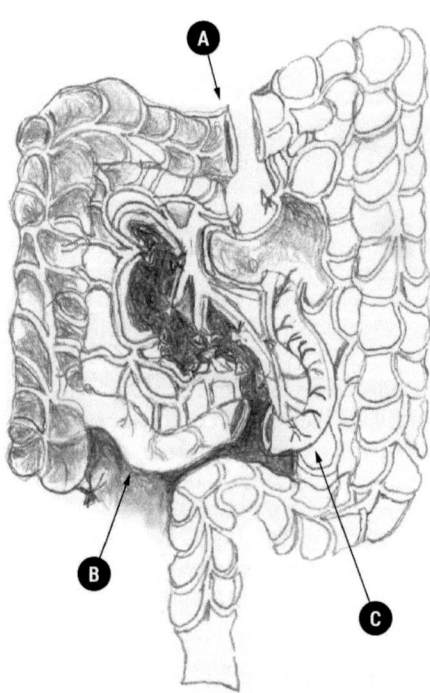

Figura 71-9. Preparación de injerto de íleon y colon derecho. A: sección de colon transverso; B: íleon terminal; C: extremo de íleon aferente a la sección.

seromuscular de tanta importancia para la buena evolución anastomótica.

De menor consideración es la anastomosis distal (yeyunoesofágica), que sin duda se aconseja practicarla en sentido latero (extremo yeyunal) terminal (extremo proximal del esófago remanente).

Para evitar los inconvenientes, ya expuestos, de las diferencias del diámetro del injerto yeyunal, se ha elegido utilizar un segmento de colon transverso derecho, de unos 20-30 cm de longitud, dependiente en su irrigación y drenaje sanguíneo de la arteria y la vena cólicas medias y del segmento correspondiente de la arcada de Riolano (v. **Fig.** 71-8), facilitando así la reconstrucción de la continuidad visceral mediante anastomosis terminoterminal en ambos extremos (v. **Fig.** 71-9). Tal vez la única ventaja del injerto yeyunal sea la más fácil y estable anastomosis arterial y venosa en el implante del injerto (v. **Figs.** 71-5 a 71-7)

Esofagofaringolaringectomía ampliada al esófago torácico en el carcinoma de seno piriforme y esófago cervicotorácico. Reconstrucción mediante autoinjerto, pediculado de íleon-ciego y colon ascendente o colon izquierdo (esofagoíleo cecocoloplastia o coloplastia izquierda isoperistáltica)

En estos pacientes, la exéresis quirúrgica se amplía al esófago torácico. La elección de este procedimiento se realiza mediante esofagoscopia intraoperatoria, introduciendo el endoscopio flexible, a través del esófago cervicotorácico, toda vez que, debido a la extensa afectación faringoesofágica, no se realiza como una parte más de la metodología diagnóstica preoperatoria. No obstante, si técnicamente puede realizarse, se hará como un paso más en el diagnóstico preoperatorio.

Como se ha señalado, la indicación de la esofagoscopia se debe a la necesidad de reconocer pequeñas metástasis en la superficie mucosa, que advierten de la mencionada extensión submucosa tumoral, a lo largo de la pared de este segmento visceral.

La esofagectomía torácica suele realizarse mediante disección transmediastínica desde el tercio superior de este espacio, y es completada desde el hiato esofágico del diafragma a través de una pequeña laparotomía media. Puede argüirse que esta movilización del esófago torácico puede realizarse mediante toracoscopia o toracolaparoscopia, pero debe recordarse a los defensores de este abordaje que una parte esencial del procedimiento es la preparación del autoinjerto pediculado, de gran longitud, que cubra el extenso defecto creado entre la orofaringe y la cavidad gástrica, y esta liberación es mucho más correcta si se practica a través de una pequeña laparotomía.

La preparación del injerto pediculado ya ha sido ampliamente descrita, así como el ascenso transmediastínico posterior. Las únicas diferencias en estos enfermos son:

• Debido a la extirpación practicada a nivel cervical, la comunicación entre tórax y orofaringe es muy amplia, por lo que el ascenso del injerto es fácil, sin que se produzca compresión alguna del pedículo vascular a dicho nivel.

- El volumen del extremo superior del injerto ascendido sustituye el tejido extirpado en el cuello, recuperándose el factor antiestético de su ausencia.
- El extremo del íleon y del colon izquierdo del injerto pediculado posee suficiente amplitud para realizar la anastomosis de la orofaringe con el colon en sentido termino-terminal, aunque con el íleon debe practicarse en sentido terminolateral, dado que el diámetro de este impide que se realice de otra forma. La unión del extremo inferior del injerto debe practicarse con la superficie posterior del antro o cuerpo gástrico.

La preparación y los cuidados de los pedículos vasculares en ambos injertos ya han sido ampliamente comentados, por lo que nos remitimos a estos capítulos. Debe tenerse en cuenta el diámetro del hiato esofágico del diafragma, dado que, al no tener ninguna alteración de sus dimensiones, pueden comprimirse los pedículos vasculares de los injertos, con los consiguientes riesgos en su irrigación arterial y drenaje venoso.

Utilización del estómago como autoinjerto pediculado en la sustitución visceral tras la faringolaringoesofagectomía total

En ocasiones, aunque no de forma excepcional, se elige el autoinjerto pediculado del estómago, bien por su facilidad en la preparación, bien por ser la mejor forma de mantener la continuidad intestinal.

Las potenciales ventajas de su utilización son las siguientes:

- El estómago ya está aislado y sus pedículos vasculares en ambas curvaturas son fácilmente reconocibles.
- En su preparación basta la sección de la arteria y la vena coronaria estomáquica junto con los vasos gástricos cortos en el ligamento gastroesplénico y la sección del ligamento gastrocólico para que el estómago quede movilizado.
- El estómago *in toto* asciende con facilidad hasta la orofaringe.
- Si se asciende todo el estómago sin tubulizarlo, la anastomosis entre la orofaringe y la porción proximal de la curvatura mayor puede realizarse con la amplitud y el diámetro que sean necesarios.
- En el infrecuente caso de que la longitud del injerto no fuera suficiente, esta podría incrementarse mediante la movilización del duodeno y del orificio de entrada en la transcavidad de los epiplones, con lo que el píloro puede ascender hasta el nivel del hiato esofágico del diafragma.

Para un mejor entendimiento de los conceptos relativos a la preparación del estómago como autoinjerto pediculado nos remitimos al capítulo 70. Sin embargo, incluimos aquí las diferencias entre estómago tubulizado y utilización del estómago completo, así como entre anastomosis esofagogástrica, en todas sus variantes, y anastomosis de orofaringe y fundus gástrico, nunca realizable de forma instrumental, sino solo manual, en uno o dos planos de puntos, generalmente entrecortados.

Para una mejor comprensión de la técnica quirúrgica expuesta, véanse las **figuras 71-10** a **71-16**.

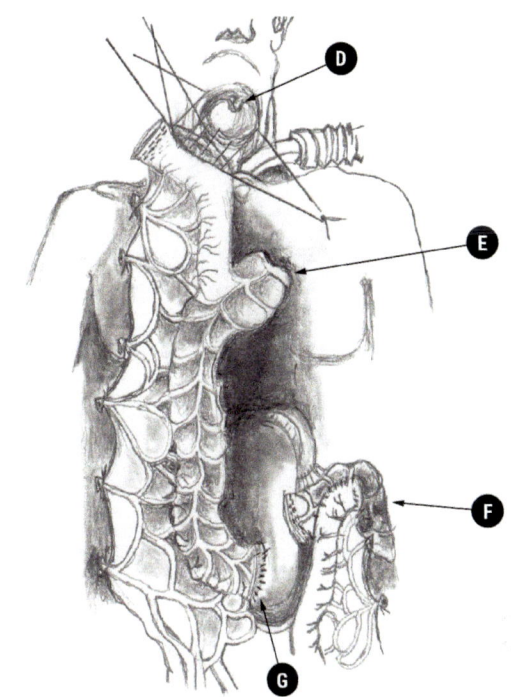

Figura 71-10. Ileocecocoloplastia en posición tras el ascenso retroesternal (D). Orificio faríngeo e íleon terminal preparados para la anastomosis. E: ciego; F: anastomosis ileocólica laterolateral; G: anastomosis cologástrica sobre la cara posterior del estómago.

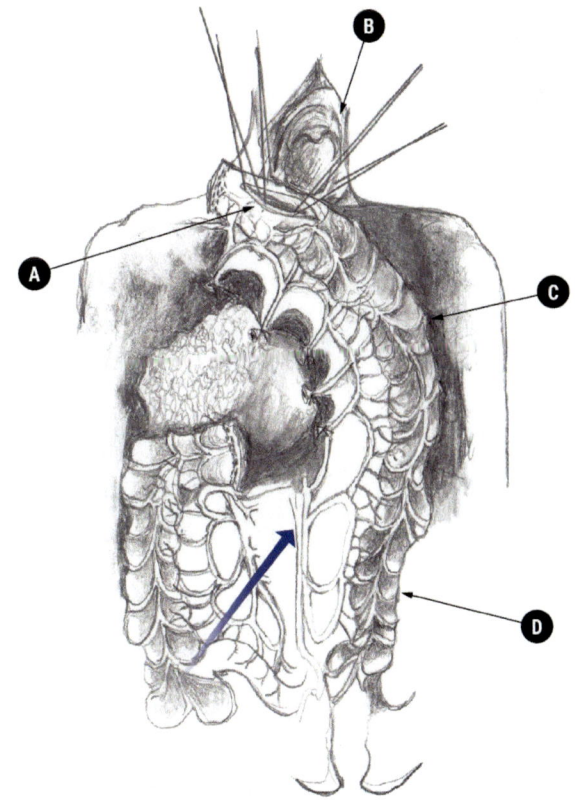

Figura 71-11. Colon transverso ascendido a través del túnel retroesternal hasta el cuello. A: extremo de colon transverso; B: orificio faríngeo (observando la amígdala palatina); C: colon descendente; D: colon sigmoideo. La flecha azul señala el pedículo vascular con la arcada de Riolano.

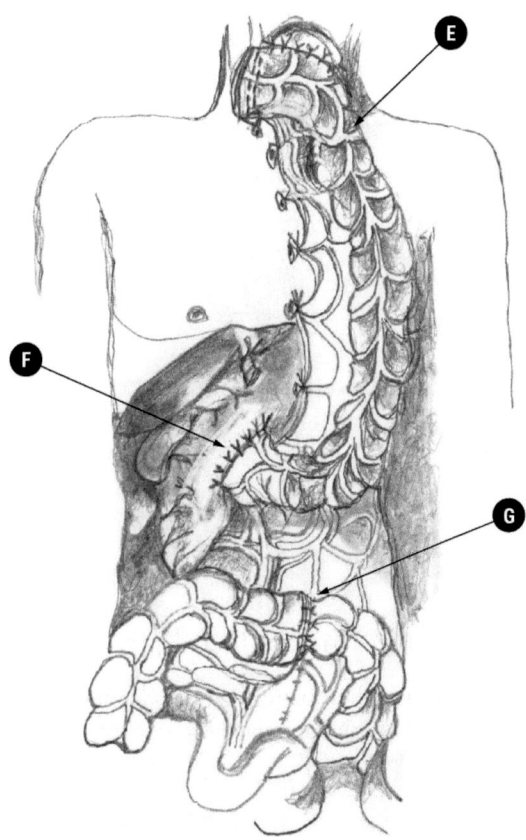

Figura 71-12. Colon transverso y descendente ascendido en posición isoperistáltica. E: extremo del colon; se ha realizado la anastomosis faringocólica; F: anastomosis cologástrica sobre la cara posterior del estómago; G: anastomosis colocólica entre el colon ascendente y el sigmoideo.

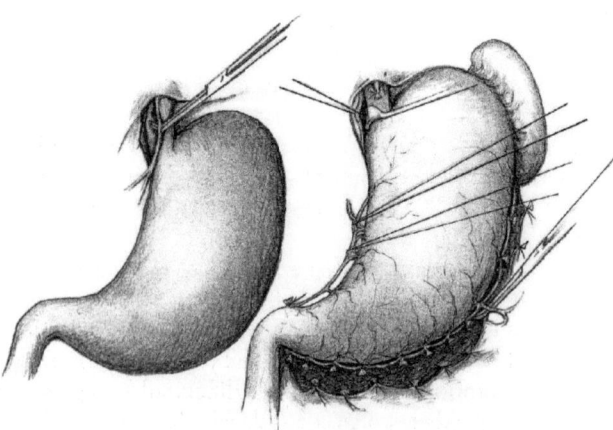

Figura 71-13. Preparación del estómago como autoinjerto pediculado. Se han seccionado los vasos gástricos cortos junto con la separación del ligamento gastroesplénico y del ligamento gastrocólico. Pueden apreciarse la arcada gastroepiploica y la ligadura tras la disección de los vasos coronarios y del ligamento gastrohepático. Se aprecian la arcada coronaria y los vasos pilóricos.

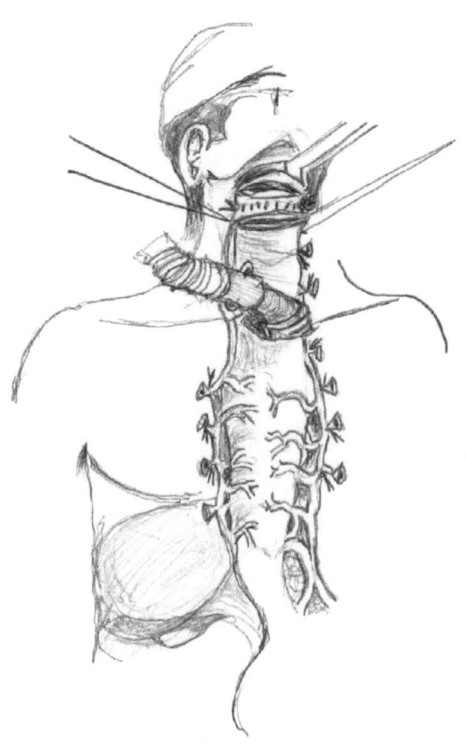

Figura 71-14. Ascenso transmediastínico posterior del estómago, sin reducción de su volumen ni de sus diámetros. Se ha liberado el duodeno con ascenso máximo del estómago hasta la cavidad orofaríngea.

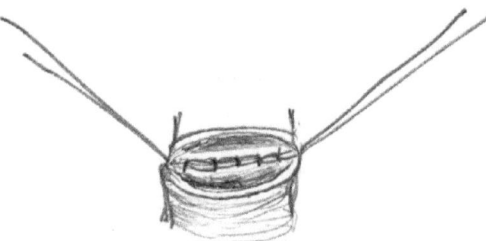

Figura 71-15. Anastomosis faringogástrica. Se puede observar la sutura de la cara posterior de ambas cavidades.

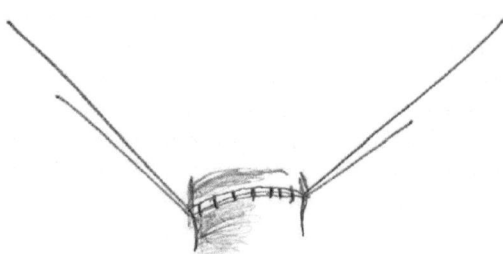

Figura 71-16. Anastomosis faringogástrica finalizada. En la parte inferior de la incisión quirúrgica puede observarse el orificio traqueal. La cánula antes introducida en la tráquea para mantener la conexión con el respirador ha sido retirada.

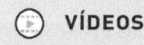

VÍDEOS

Autotrasplante pediculado de íleon, colon ascendente y transverso derecho. Autotrasplante de colon transverso y descendente

72

E. Moreno González, Ó. Caso Maestro, I. Justo Alonso e I. González-Pinto Arrillaga

INTRODUCCIÓN

Uno de los defectos de mayor amplitud creados en el tratamiento del cáncer de esófago, o del cardias, con extensión proximal a lo largo del esófago torácico y distal a través del estómago subcardial o de la curvatura menor, incluyendo la curvatura mayor en más extensión, se debe sin duda a la exéresis de tumores malignos, primitivamente localizados en el esófago o el estómago, que por su carácter infiltrante acceden a las vísceras que inician o continúan el tránsito de alimentos hacia el duodeno.

Sin embargo, determinadas enfermedades benignas o tumores con escaso potencial de malignidad también pueden requerir la extirpación de extensas áreas viscerales, que den lugar a defectos que afecten a la totalidad del eje torácico craneocaudal, junto a las dos terceras partes de la cavidad abdominal y el retroperitoneo proximal.

Por otro lado, la ingesta de soluciones cáusticas con fines suicidas, con mayor frecuencia por los adultos o de forma inadvertida por niños pequeños, residentes en poblaciones reducidas o aisladas y, más excepcionalmente, por errores cometidos en cafeterías o centros de restauración, donde se puede confundir una bebida con un detergente y dar lugar a la destrucción del esófago y del estómago, puede originar defectos mediastínicos y retroperitoneales, cuya gravedad, en ocasiones progresiva e intratable, constituye la causa de muerte del paciente por fallo multiorgánico, especialmente cuando la ingesta se produce con intención suicida, agravándose si se asocia este comportamiento a una personalidad psiquiátrica del enfermo.

La etiología del daño producido también se relaciona con el estado de la ruta que utilizará el sustituto visceral para llegar hasta los límites sanos o menos dañados del esófago, del duodeno o del intestino delgado. Esto se entiende porque la ingesta de cáusticos destruye el esófago y parte del estómago, obligando a varias cuando no múltiples intervenciones quirúrgicas para drenar y limpiar el espacio mediastínico y el retroperitoneo, que perderán tras su curación y cicatrización las características anatómicas de un túnel destinado a

estar ocupado por el segmento elegido como sustituto del dañado.

Por este motivo, el cirujano, una vez elegido el segmento visceral que permitirá recuperar las funciones digestivas perdidas por la terapéutica realizada, ha de seguir otras rutas para el ascenso visceral que no hayan sido dañadas. Las vías posibles serían el espacio retroesternal, que permite acceder a la fosa supraclavicular izquierda; el preesternal, que facilita el desplazamiento del colon hasta cualquier parte del cuello, y, con menor frecuencia, el espacio posteromedial del hemitórax derecho o izquierdo.

El espacio preesternal o subcutáneo tiene la desventaja de sufrir en su preparación una angulación dorsoventral a nivel subxifoideo y preesternal, que puede condicionar la compresión del pedículo vascular y, tras ella, la afectación de la irrigación y posterior necrosis del segmento proximal de la plastia. A estos inconvenientes se añade el efecto antiestético que la plastia preesternal provoca, en especial cuando se dilata, aumentando el diámetro de su luz, por efecto del aire deglutido o producido o, más a menudo, por el almacenamiento de alimentos.

La utilización de una plastia que incluye íleon terminal, ciego, colon ascendente, ángulo hepático y colon transverso derecho es la más frecuentemente elegida. En primer lugar, porque la liberación del íleon terminal y del colon ascendente es fácil, aunque entrañan mayor dificultad la separación de su superficie de la porción duodenal y la movilización de los vasos cólicos medios hasta la arteria y la vena mesentérica superior.

Lo mismo ocurre en la elección de la rama correcta de la arteria y la vena mesentérica superior para obtener la superficie del mesenterio terminal que aporte la longitud necesaria para ascender hasta el hueco supraclavicular. El inconveniente de este segmento visceral es, por un lado, el grosor del mesenterio, que a veces obliga a la resección de la articulación esternoclavicular para evitar la compresión vascular ejercida por ella.

Asimismo, el ciego en ocasiones de gran tamaño y el ángulo ileocecal suponen una dificultad en el ascenso, obligando a envolver la plastia en un manguito de silicona que facilite la movilización y evite que el referido ángulo se fije anclándose al hilio pulmonar, la pleura mediastínica, el arco de la vena ácigos, etc.; no obstante debe destacarse que la anastomosis esofagoileal puede ampliarse según se precise y que la reconstrucción de la continuidad ileocólica es extremadamente segura en la anastomosis, tanto en sentido laterolateral como lateroterminal.

La elección del colon izquierdo tiene sin duda otro planteamiento. La movilización de colon transverso, ángulo coloesplénico, colon descendente y colon sigmoideo puede considerarse más difícil que la necesaria en el colon derecho. La arcada de Riolano es suficiente y dependiente de la arteria y la vena cólica izquierda, rama de la arteria mesentérica inferior, con drenaje venoso en la vena mesentérica inferior y, a través de esta, en la vena esplénica. En ocasiones, el principal inconveniente es el estado de la arteria mesentérica inferior, no pocas veces reducida en su diámetro por arteriosclerosis subyacente, en especial en pacientes de edad avanzada. En estos casos deben mantenerse las ramas proximales del plexo sigmoideo, para asegurar un flujo arterial suficiente. Sin embargo, las principales ventajas de la elección del colon izquierdo son su menor diámetro, que permite fácilmente el ascenso hasta el cuello, y la excelente longitud, que se obtiene con la sección del mesocolon transverso izquierdo. Un factor que debe ser también valorado es la posibilidad de enfermar de este segmento, ya que pólipos, divertículos y tumores malignos son más frecuentes que en el derecho.

El cirujano general debe tener conocimiento y experiencia suficiente para saber elegir la plastia que mejor se adapte a las necesidades y los requerimientos del paciente, en cuanto a la longitud y el pedículo vascular, su flujo vascular, los cambios de coloración, el latido arterial y el drenaje venoso, recordando que arterias y venas poseen la misma importancia, pero que el mantenimiento del flujo venoso es esencial, hasta tal punto que se ha recomendado la anastomosis del extremo venoso seccionado a la vena yugular interna o a cualquier otro tronco venoso cervical que permita incrementar el drenaje sanguíneo, disminuyendo la resistencia tisular al flujo arterial.

ASCENSO TRANSMEDIASTÍNICO ANTERIOR DE LA PLASTIA CORRESPONDIENTE A ÍLEON, COLON ASCENDENTE Y COLON TRANSVERSO DERECHO O DE COLON TRANSVERSO IZQUIERDO, FLEXURA ESPLÉNICA Y COLON DESCENDENTE

Generalidades

Como se ha señalado, en los pacientes en los que el mediastino posterior ha desaparecido como estructura anatómica debido a intervenciones previas o a extensa reacción inflamatoria y en aquellos tratados por enfermedad maligna en quienes se sospecha la posibilidad de recidiva en el lecho quirúrgico o se extiende la terapia coadyuvante a radioterapia mediastínica, el ascenso de la plastia pediculada no puede ni es conveniente que se practique a través de este espacio, sino que obliga a buscar otro que permita el ascenso hasta la

fosa supraclavicular izquierda y el segmento lateral izquierdo del esófago cervical.

En la realización de este «túnel» retroesternal se hace necesario el desplazamiento de ambas pleuras laterales del pericardio y elementos vasculares del mediastino anterosuperior.

Teniendo en cuenta la angulación que el extremo superior de la plastia o injerto debe sufrir para llegar a la superficie lateral del cuello y el escaso diámetro de la salida del túnel mediastínico a este nivel limitado por la cintura escapular, la tráquea y los músculos esternocleidomastoideo y escaleno ventral, en la mayoría de los pacientes debe resecarse la articulación esternoclavicular, lo que permitirá más fácilmente el ascenso del autoinjerto, sin comprimir su pedículo vascular.

Estas consideraciones adquieren mayor importancia si se trata de un injerto que incluya el íleon con la parte correspondiente del mesenterio, toda vez que el grosor de este extremo superior en la ileocecocoloplastia es mayor que el que posee el colon transverso izquierdo, reflexión que ha quedado referida al exponer en el capítulo 71 los pormenores del ascenso del colon derecho. Por este motivo, en este capítulo se hará referencia al «túnel» mediastínico anterior como un intento de aclarar mejor los detalles técnicos a través de las figuras que se incluyen, y con mayor extensión, en los casos clínicos que se aportan al final de la exposición escrita.

Como se ha expuesto en el capítulo aludido, todo lo referido en la utilización del mediastino anterior y posterior, indicaciones y contraindicaciones, ventajas e inconvenientes, no guarda relación con la tercera vía de ascenso, también referida anteriormente, a través del túnel creado entre el tejido celular subcutáneo y la superficie ósea del esternón; este procedimiento no está exento de dificultades, en especial en cuanto a la hemostasia de las superficies separadas, motivo por el cual los cirujanos japoneses practicaban una incisión longitudinal de la piel y el tejido subcutáneo siguiendo el eje del esternón.

También se ha mencionado que la principal ventaja de esta ruta es la escasa mortalidad que produce todo el procedimiento, las mínimas complicaciones, especialmente en cuanto a la vitalidad del injerto y el tratamiento de una fístula anastomótica, que nunca debe dar lugar a complicaciones graves.

Es momento de destacar que el efecto negativo de este ascenso subcutáneo del injerto es el estético, aunque debe reconocerse que la compresión-expresión manual del colon ascendido puede facilitar su vaciamiento y, por lo tanto, el relieve que el colon puede mostrar.

Tal vez no haya quedado suficientemente claro que el injerto que acoge íleon, ciego y colon constituye una defensa frente al reflujo colofaríngeo, ya que se mantiene la válvula de Bahuin, que constituye un mecanismo antirreflujo semejante a la funduplicatura descrita por Nissen y de comportamiento tan eficaz en el tratamiento del reflujo gastroesofágico.

No sucede lo mismo con la actividad del colon transverso y descendente, dado que su comportamiento al seguir las leyes de la gravedad no evita la regurgitación y el reflujo, cuando el enfermo adopta el decúbito supino o lateral durante el reposo o el sueño. Por este motivo, además de otros, el extremo inferior del injerto, en vez de anastomosarse al estómago, se anastomosaba a la segunda asa yeyunal en sentido terminolateral. Si el paciente había perdido el estómago por una gastrectomía necesaria, esta anastomosis se efectuaba con el duodeno, aunque en estos dos procedimientos, regurgitación o reflujo, se mantenían.

Técnica quirúrgica

El túnel mediastínico posterior que sirvió para la movilización del esófago destruido por invasión neoplásica o por efecto de operaciones previas ineficaces, tumores benignos, enfermedad funcional complicada, traumatismos, etc., asciende hasta la cara anterolateral izquierda del cuello, a cuyo nivel el esófago cervical servirá para ascender a su través la plastia (segmento del intestino delgado y grueso seleccionado) con el pedículo vascular que la irriga, manteniendo su vitalidad, hasta la región cervical supraclavicular izquierda, a

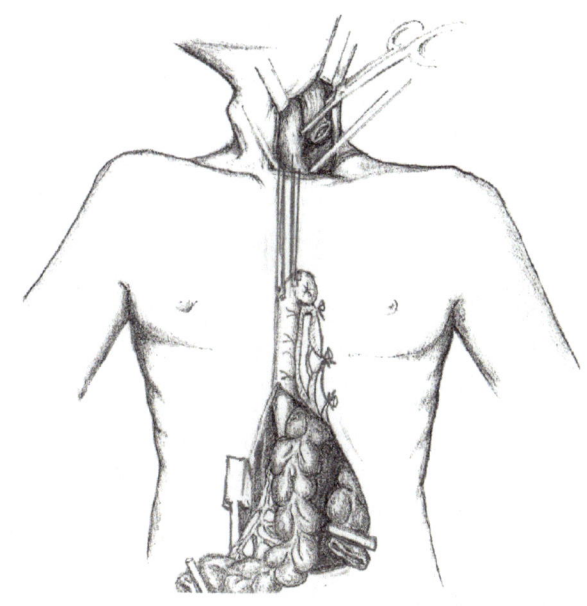

Figura 72-2. Ascenso transmediastínico de la plastia correspondiente a íleo, ciego y colon ascendente, flexura hepática y colon transverso derecho.

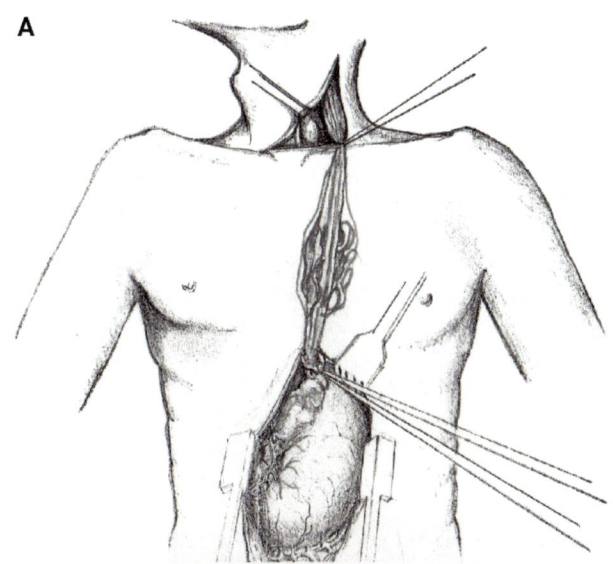

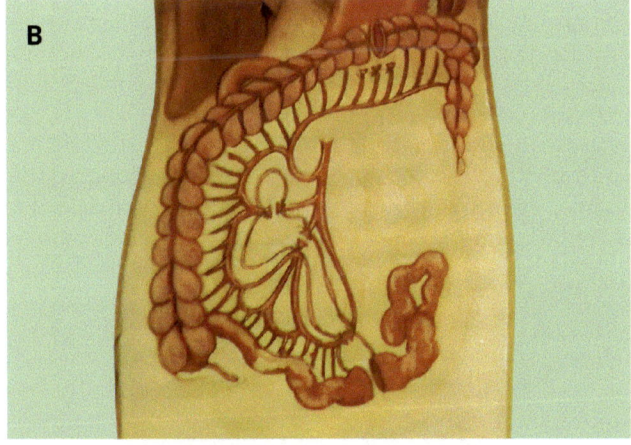

Figura 72-1. A) Movilización del esófago cervicotorácico con la tracción en las incisiones cervical y de la cavidad abdominal. **B)** Preparación de íleon terminal, colon ascendente y mitad derecha del colon transverso. Para preparar una ileocecocoloplastia se disecan, ocluyen y seccionan los vasos cólicos derechos y los vasos ileocecocoloapendiculares.

cuyo nivel se practicará la anastomosis esofagoileal o esofagocólica que permitirá el paso del alimento desde la faringe al sustituto esofágico.

En la **figura 72-1** se muestra el esófago cervicotorácico ya movilizado y la tracción ejercida desde la incisión cervical y la cavidad abdominal mediante dos tractores de silicona. El segmento visceral correspondiente a íleo, ciego y colon ascendente, flexura hepática y colon transverso derecho asciende traccionando desde la incisión practicada en la región laterocervical izquierda. Para evitar la torsión o angulación del pedículo vascular constituido por los vasos cólicos medios, la arcada de Riolano y la última rama de la arteria y la vena mesentérica superior, la tracción se practica mediante dos cintas que mantienen la posición del íleon terminal (**Fig. 72-2**).

El extremo ileal de la plastia (íleon terminal) ha ascendido hasta la incisión cervical, a cuyo nivel se ha realizado la anastomosis esofagoileal en sentido terminolateral en un solo plano utilizando puntos entrecortados de material reabsorbible (**Fig. 72-3**). El pedículo vascular mantiene su posición ascendente sin sufrir reducción de su calibre por compresión o angulación. Para asegurar su estabilidad, debe medirse la saturación de oxígeno en el íleon y realizar una ecografía Doppler en los dos extremos del pedículo vascular. Sin embargo, cirujanos con amplia experiencia en estos procedimientos dan más valor a la colaboración del íleon ascendido y al latido del pedículo vascular, especialmente a nivel cervical.

La **figura 72-4** presenta el procedimiento anterior, pero utilizando como sustituto esofágico el colon transverso izquierdo, el ángulo coloesplénico y el colon descendente. Este extenso segmento de intestino grueso es irrigado por la arteria cólica izquierda, rama de la arteria aorta abdominal, drenando el flujo adquirido mediante la cólica izquierda que

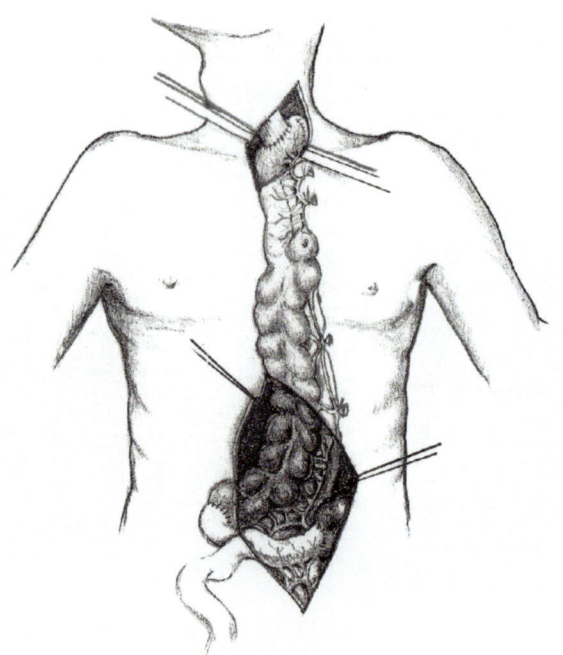

Figura 72-3. Ascensión del extremo ileal de la plastia hasta la incisión cervical, con anastomosis esofagoileal en sentido terminolateral, empleando puntos de material absorbible.

confluye en la vena mesentérica inferior y, a través de esta, en la vena esplénica.

Han de observarse los mismos cuidados que en el caso anterior en cuanto al mantenimiento del pedículo vascular durante el ascenso de la plastia a través del túnel mediastínico posterior hasta el espacio cervical, en cuyo lecho se ha aislado el esófago y se ha practicado la anastomosis esofagocólica terminolateral, eligiendo este sentido debido a la discordancia existente en el diámetro de la luz de estos dos extremos.

En la **figura 72-5** se muestra una exploración radiológica postoperatoria mediante tránsito baritado, tras autotrasplante pediculado de íleon, ciego y colon ascendente (esofagoileoceoplastia) con ascenso mediastínico posterior.

En la **figura 72-6** puede observarse una plastia de colon transverso y descendente mediante tránsito esofagocoloduodenal.

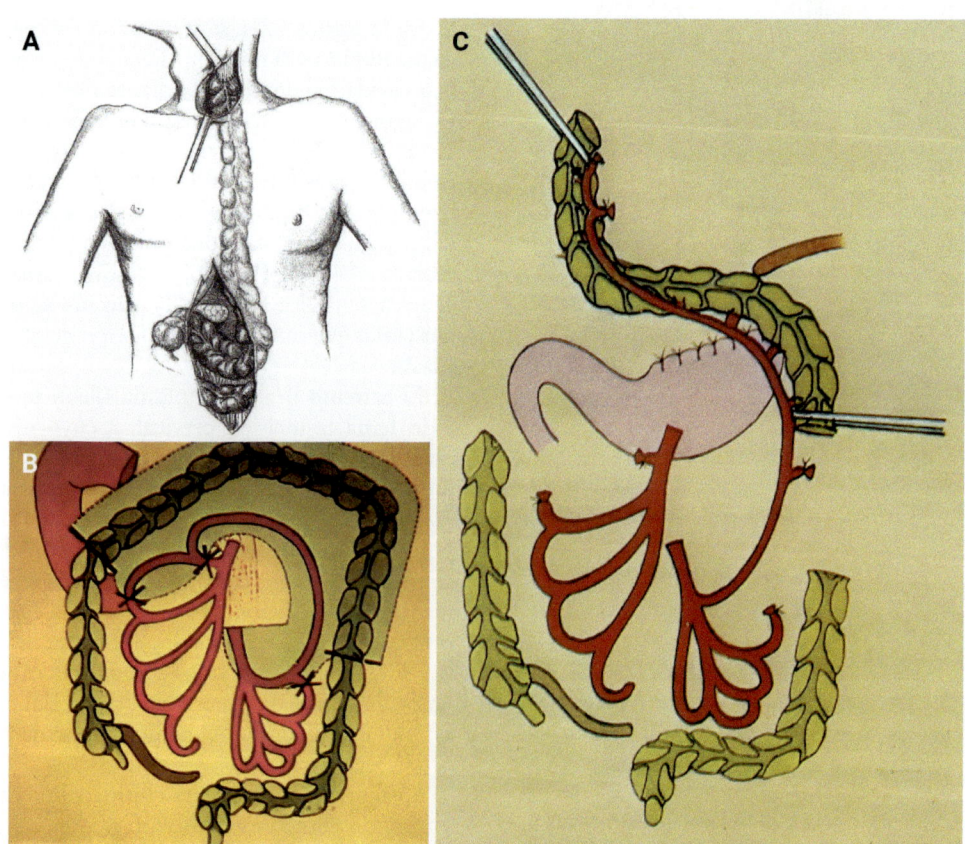

Figura 72-4. A) Sustituto esofágico empleando colon transverso izquierdo, ángulo coloesplénico y colon descendente. **B)** Segmento movilizado en la utilización de colon transverso y ángulo coloesplénico y mitad proximal descendente, irrigado por la rama ascendente de la arteria cólica izquierda. **C)** Ascenso de colon transverso y descendente.

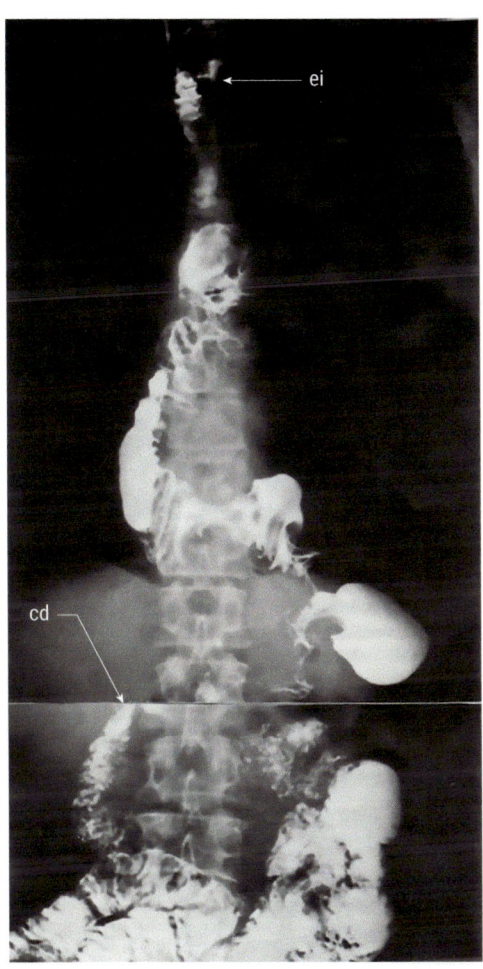

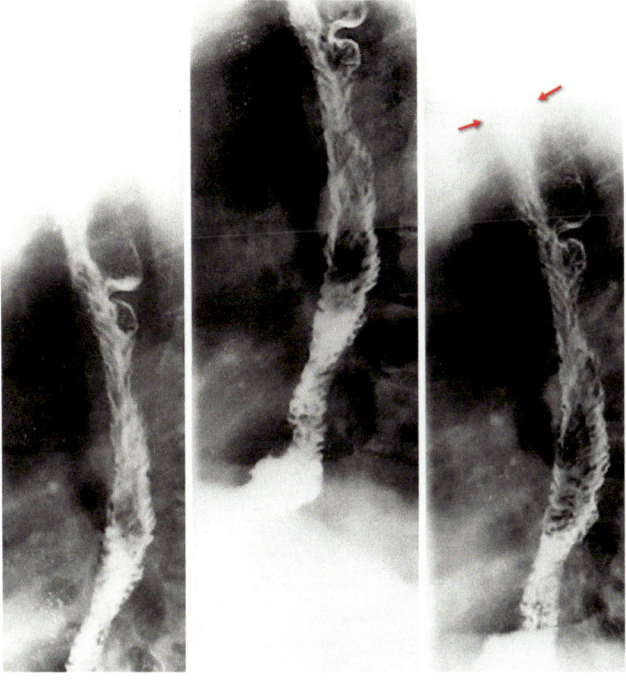

Figura 72-6. Tránsito esofagocoloduodenal. Se ha utilizado una plastia de colon transverso y descendente.

Figura 72-5. Exploración radiológica baritada posoperatoria. cd: anastomosis ileocolónica para reconstrucción del tránsito en colon remanente; ei: anastomosis esofagoileal a nivel laterocervical izquierdo.

Autotrasplante de flexura esplénica del colon y de asa yeyunal de distinta longitud

73

E. Moreno González

INTRODUCCIÓN

El autotrasplante de flexura esplénica del colon y de asa yeyunal constituye el procedimiento de reparación del defecto visceral producido por la extirpación del segmento infracarinal del esófago, la unión esofagogástrica –mal definida como cardias– y el estómago subcarinal. La técnica fue ampliamente difundida por Ronald Belseyen en enfermos adultos (Bristol, Reino Unido) y por Watherston, entre la enfermería pediátrica. Inicialmente fue indicado en el tratamiento de la acalasia, el esófago de Barrett con displasia grave e intensa metaplasia, carcinoma precoz o temprano del esófago distal, tumores malignos superficiales y de muy reducido diámetro en la unión esofagogástrica, así como en estenosis esofágica grave, a consecuencia de tratamientos quirúrgicos previos mal realizados o con mala respuesta y otras causas menos frecuentes por su excepcionalidad, como en perforaciones acaecidas en exploraciones instrumentales o por la deglución de cuerpos extraños.

VÍAS DE ABORDAJE

La mejor vía de abordaje para llevar a cabo la exéresis esofagogástrica es, sin duda, la laparotomía media supraumbilical, aunque los autores británicos daban preferencia a la incisión subcostal izquierda o a la toracofrenolaparotomía, mucho más traumática, aunque suponga una mayor facilidad para la movilización visceral, la preparación del autoinjerto, la visualización y liberación del hiato esofágico del diafragma y la realización de las anastomosis necesarias para recuperar la continuidad digestiva.

Consideramos que otros procedimientos también indicados en la actualidad, como la laparoscopia, la laparoscopia asistida y la robótica, no se hallan indicados, en especial, por tratarse más frecuentemente de enfermos intervenidos en varias ocasiones, con múltiples complicaciones, que hacen el procedimiento final más complejo en su realización y no exento de complicaciones graves.

PREPARACIÓN DE ASA YEYUNAL Y ÁNGULO ESPLENOCÓLICO: PASOS TÉCNICOS

Se trata de identificar, disecar y movilizar las estructuras anatómicas hasta conseguir recuperar los planos y la situación de elementos anatómicos, indicando sin error el procedimiento terapéutico más correcto para obtener la curación del paciente a largo plazo.

Deben identificarse el esófago distal, el cardias y el fundus gástrico, así como las características de las intervenciones previas, si las hubo. Es importante el conocimiento de la situación de los pilares diafragmáticos, de la crura aórtica y, muy especialmente, de la situación e integridad de los troncos vagales, los cuales deben separarse con máximo cuidado de las zonas de fibrosis o reacción cicatricial, aislándolos, sin ejercer tracción, para evitar su sección parcial o total.

Una vez identificado el segmento esofagogástrico que se ha de resecar, y conociendo exactamente su longitud, se movilizará el ángulo esplenocólico y el epiplón mayor, identificando la arcada de Riolano, los vasos cólicos izquierdos y el mesocolon, transverso y descendente. En la **figura 73-1** puede apreciarse la longitud de la movilización y la disposición de los elementos vasculares para preparar el pedículo vascular que mantendrá la viabilidad del segmento que comporta el autoinjerto.

En la **figura 73-2** se ha representado la sección de la arcada de Riolano, del colon transverso descendente y su movilización ascendente para introducirse a través del hiato y llegar al límite de la sección esofágica, ocupando el espacio retrocardíaco. Debe puntualizarse que en esta figura se dará mayor longitud al injerto por si fuera necesario ocupar un mayor espacio.

Una vez introducido y ascendido el injerto (**Fig. 73-3**), se han realizado la anastomosis esofagocólica en sentido terminoterminal y la anastomosis esofagogástrica sobre la cara posterior del estómago, de forma terminolateral. De esta forma, los incrementos de la presión intragástrica comprimirán el extremo inferior del autoinjerto, evitando el reflujo

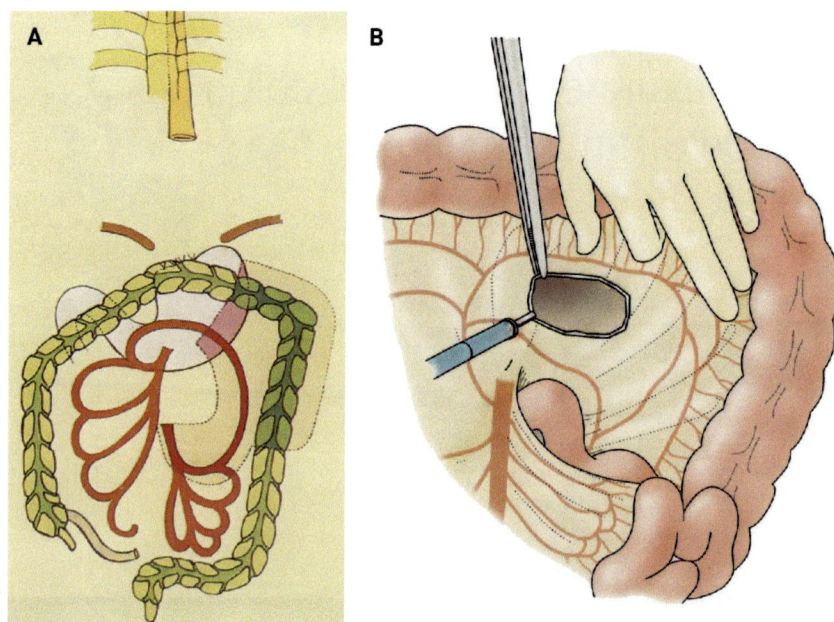

Figura 73-1. A) Se observa el esófago seccionado a nivel de la carina y del estómago con ausencia de la unión esofagogástrica, así como de la región subcardial ya resecada. Se muestra con color más nítido la flexura esplénica con el segmento de colon transverso izquierdo y descendente que van a ser utilizados como autoinjerto, cubriendo el defecto creado con la exéresis esofagogástrica. **B)** La arcada de Riolano se mantiene aún indemne.

gastrocólico y, por ello, el reflujo esofagofaríngeo. El hiato esofágico del diafragma debe adaptarse al diámetro del injerto, para evitar cualquier tipo de herniación visceral a su través.

La evolución postoperatoria es siempre bastante benigna. Algunos cirujanos asocian una gastrostomía que sirve inicialmente de descarga y luego de vía de alimentación. En nuestro criterio, esta gastrostomía no es necesaria, utilizando exclusivamente una sonda nasogástrica durante 3 días para evitar la distensión gástrica.

En las **figuras 73-4** y **73-5** puede apreciarse el tránsito esofagogástrico.

ESOFAGECTOMÍA SUBCARINAL Y GASTRECTOMÍA PROXIMAL SUBTOTAL. REPARACIÓN MEDIANTE AUTOINJERTO YEYUNAL DE MAYOR LONGITUD

En ocasiones, la resección esofagogástrica debe ampliarse en sentido proximal y distal, bien porque la extensión del esófago de Barret sea mayor, produciendo cambios inflamatorios

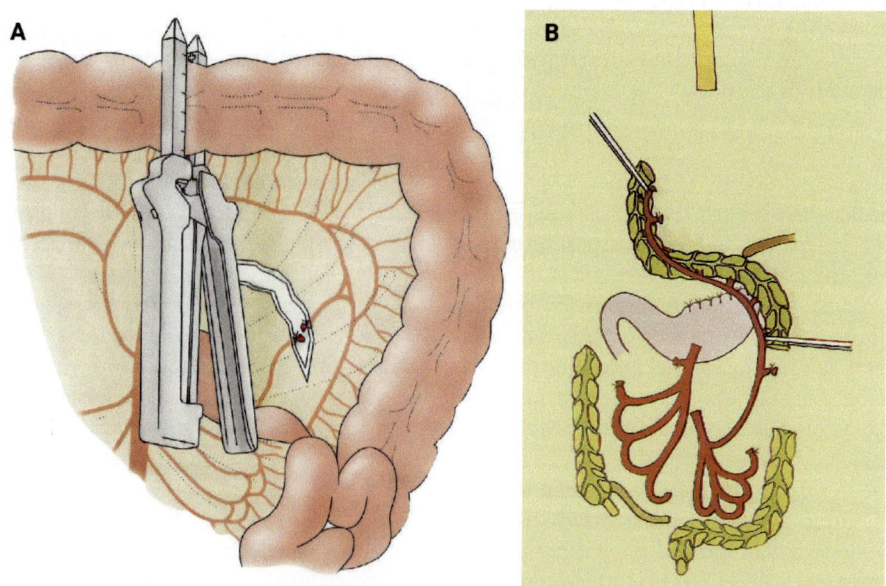

Figura 73-2. A) La flexura esplénica del colon se ha separado del resto del intestino y se muestra la sección de la arcada de Riolano, manteniéndose la irrigación por la arteria mesentérica inferior. **B)** El segmento de colon movilizado asciende a través del hiato esofágico del diafragma al mediastino posterior.

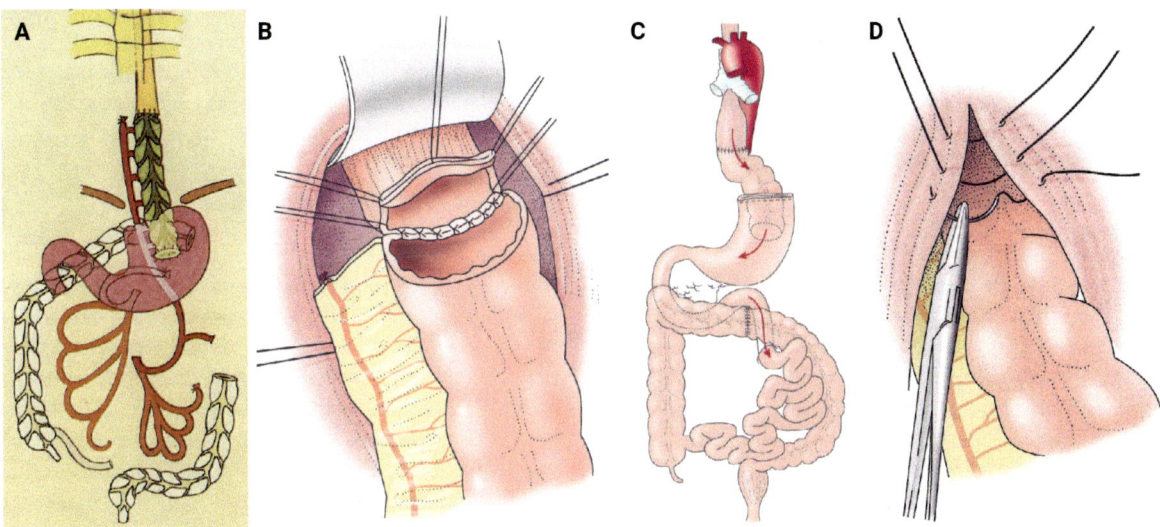

Figura 73-3. A) El segmento de colon ascendido se anastomosa en sentido isoperistáltico terminoterminal al remanente esofágico **(B)**, y el extremo inferior, a la cara posterior del estómago **(C)**. La arcada de Riolano asciende con el intestino grueso (autotrasplante pediculado). **D)** Reducción del diámetro del hiato esofágico.

que aumentan la fragilidad tisular y, por lo tanto, el riesgo de fistulización, bien porque ya exista o se produzca durante la disección esofágica y no excepcionalmente porque la indicación quirúrgica se haya producido por complicaciones de una funduplastia de 360° u, ocasionalmente, por sospecha o confirmación de la existencia de un adenocarcinoma unicéntrico o multicéntrico.

En los casos descritos, la resección superó los límites referidos antes, creando un defecto de mayor extensión que precisa un autoinjerto de mayor longitud, lo que obliga a incrementar de forma suficiente los diámetros del hiato

esofágico del diafragma seccionando este, muy especialmente si se confirma el diagnóstico de *early cancer* para asociar una extensa linfadenectomía mediastínica, que no

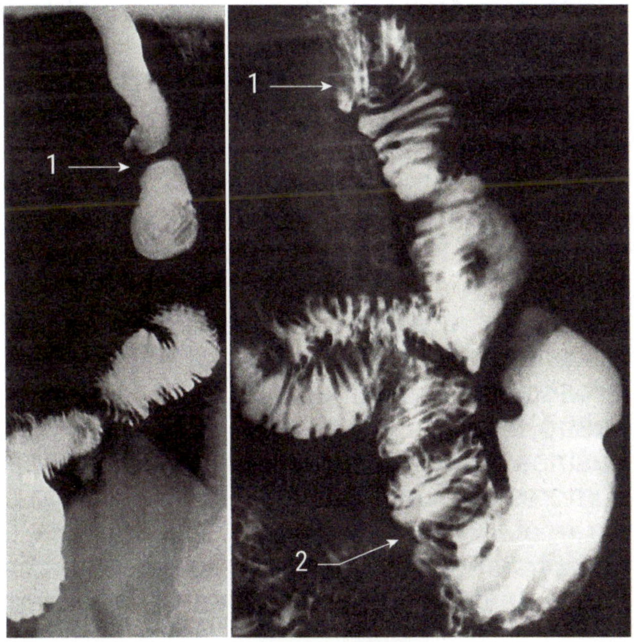

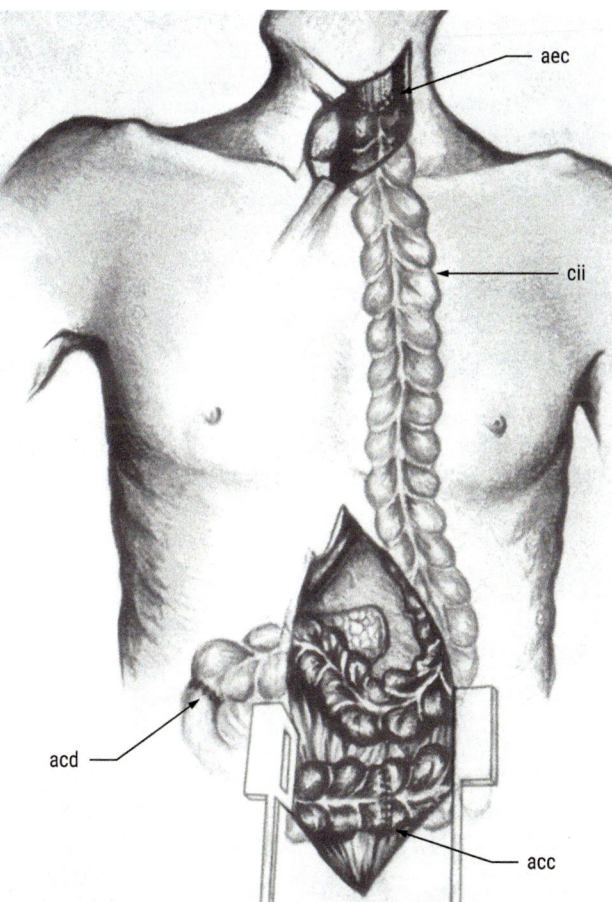

Figura 73-5. Coloplastia isoperistáltica instalada. acc: anastomosis colocólica; acd: anastomosis coloduodenal; aec: anastomosis esofagocólica; cii: colon izquierdo.

Figura 73-4. Control radiológico a los 4 meses de la intervención mediante tránsito baritado esofagocologástrico, que muestra el segmento visceral interpuesto. 1: anastomosis esofagocólica; 2: anastomosis cologástrica.

excepcionalmente se asocia a resección de ambas superficies pleurales.

Los diferentes pasos del procedimiento son similares a los referidos en la técnica antes descrita. No obstante, debido a los importantes matices que las separan, se hará referencia de nuevo a ellos, recalcando ahora estas diferencias.

Vía de abordaje

Es evidente que este procedimiento puede practicarse mediante laparoscopia, laparoscopia asistida o robótica, en cualquiera de sus versiones hasta la sin duda mejorada tercera generación. No obstante, ha de recordarse que con mayor frecuencia se trata de pacientes previamente intervenidos, que poseen múltiples adherencias en el campo quirúrgico, a menudo en forma de conglomerado, en ocasiones agravados por la existencia de fístulas asociadas a reflujo gastrobiliopancreático, con marcado efecto cáustico. A veces, esta tumoración fibrosa, reactiva, de consistencia pétrea, constituye una consecuencia de la funduplicatura de 360° (**Fig. 73-6 A**), que rodea con fuerza la unión esofagogástrica, por defecto técnico, habiendo emigrado al espacio retrocardíaco, con intensa reacción adhesiva a ambas pleuras mediastínicas, fibras musculares de la crura aórtica y, en ocasiones, con inclusión de la superficie pericárdica o de la pleura visceral correspondiente al seno cardiofrénico (**Fig. 73-6 B**).

Disección esofagogástrica

Estas condiciones locorregionales dificultan la disección esofagogástrica, la eliminación de la funduplicatura de 360° (Nissen), así como los tiempos correspondientes a la cirugía miniinvasiva, como la punción, la introducción de CO_2 y la adhesiólisis, siendo frecuentes las complicaciones que obligan prudentemente a la transformación en laparoscopia asistida o conversión a laparotomía. A pesar de todo, la gravedad de este procedimiento hace desechar desde el princi-

pio las técnicas miniinvasivas. La explicación no carece de simplicidad siempre y cuando el cirujano tenga suficiente experiencia, adquirida en el tratamiento de casos semejantes, que obligan a la disección de áreas extensas para la identificación de los elementos que allí se incluyen (**Fig. 73-7**).

Movilización transmediastínica

Debe insistirse que en la referida superficie los límites anatómicos son los pilares diafragmáticos y el segmento correspondiente a la aorta torácica. Es necesario recordar que en procesos benignos el cirujano debe esforzarse en la identificación, aislamiento y separación de ambos troncos vagales en esa área de intensa fibrosis (**Fig. 73-8**), lo cual no es fácil, pero sí necesario por las graves consecuencias que la sección vagal tiene sobre la actividad fisiológica antropiloroduodenal.

Un detalle que no infrecuentemente se olvida es la posibilidad de explorar la luz esofágica, para confirmar la etiología de la enfermedad, determinar su extensión, realizar estudio anatomopatológico extemporáneo, citología y toma de muestras para cultivos microbianos. Basta seccionar la pared visceral, para que esta información complete los, tal vez, mas importantes datos (**Fig. 73-9**).

Selección de la longitud del autoinjerto

Es lógico tener en cuenta, antes de pensar en la longitud del asa yeyunal que se precisa, para eliminar la solución de continuidad que hemos creado, que el detalle fundamental es haber conseguido una exéresis radical con márgenes de seguridad suficientes. Solo entonces estaremos en disposición de conocer los límites de la exéresis y, por consiguiente, la longitud exactamente necesaria del autotrasplante. No todos los enfermos poseen arcadas vasculares cuya distribución y amplitud nos permitan aumentar el pedículo del injerto hasta los límites precisos. Para ello nada mejor que el estudio de las primeras asas yeyunales por transiluminación (**Fig. 73-10**).

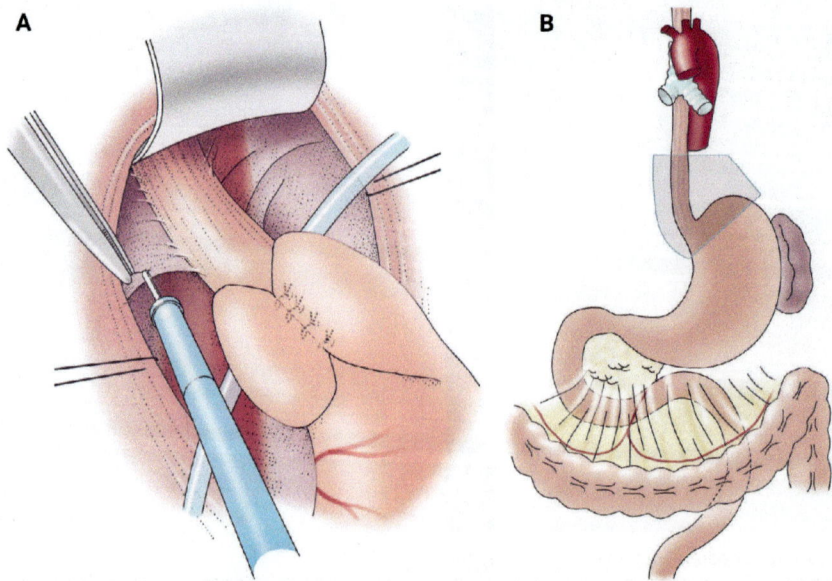

Figura 73-6. A) Esofagofunduplicatura de 360°. **B)** Límite de sección esofagogástrica. Sobre la imagen en color oscuro se visualiza el área de disección gástrica y mediastínica.

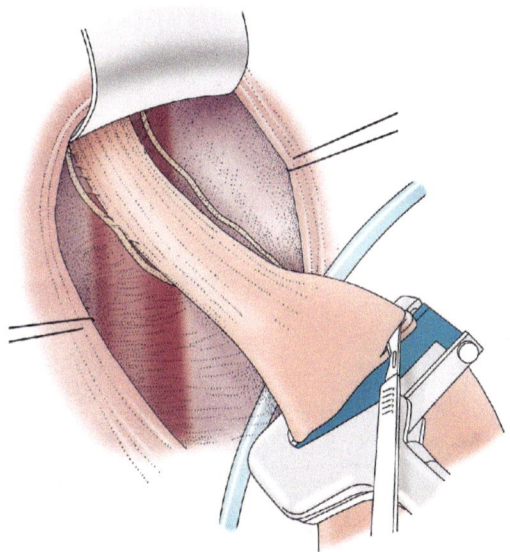

Figura 73-7. Sección del estómago a nivel subcardial.

Anastomosis esofagoyeyunal

Una vez estudiadas las arcadas vasculares, se seccionan el mesenterio y el yeyuno, haciendo pasar el extremo eferente de esta sección a través de un ojal practicado en el mesocolon. El asa yeyunal asciende por detrás del cuerpo gástrico hasta el hiato diafragmático y, a través de él, en dirección ascendente hasta el extremo proximal de la disección, a cuyo nivel aún no se ha seccionado el esófago, hasta asegurarnos de que el autoinjerto llega a este límite sin tracción (**Fig. 73-11**).

Tras la sección esofágica, el extremo de la grapadora es introducido en su luz, y la sutura en «bolsa de tabaco» es cerrada alrededor del vástago (**Fig. 73-12**), luego se aproximarán

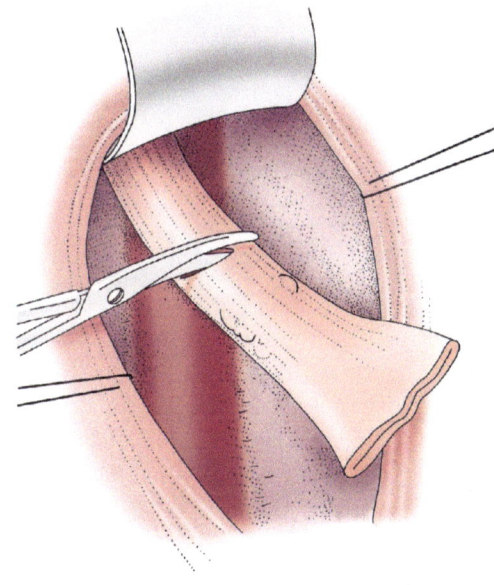

Figura 73-9. La pared esofágica se secciona para explorar su interior y a continuación introducir el extremo superior de la grapadora.

los extremos, se hará funcionar el mecanismo de grapado y corte y se extraerá la grapadora utilizada.

Como se advierte en la **figura 73-13**, el extremo del autoinjerto a través del cual se introdujo la grapadora, se ocluye de forma instrumental mediante grapadora transversal (TA48/3.5).

Situación del injerto aislado

Finalmente, en el esquema de la **figura 73-14** se resume la intervención practicada. El asa yeyunal situada en las cavida-

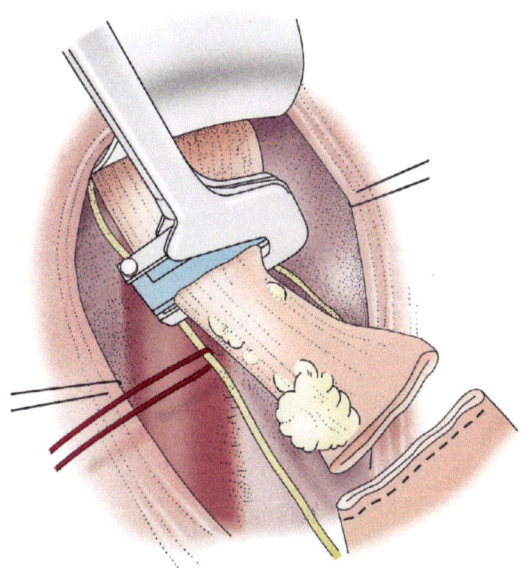

Figura 73-8. Oclusión del esófago mediastínico mediante grapadora transversal (TA45/3.5). La superficie aórtica se visualiza al fondo. Ambos nervios vagos han sido aislados, el tronco derecho se desplaza con un tractor de silicona azul.

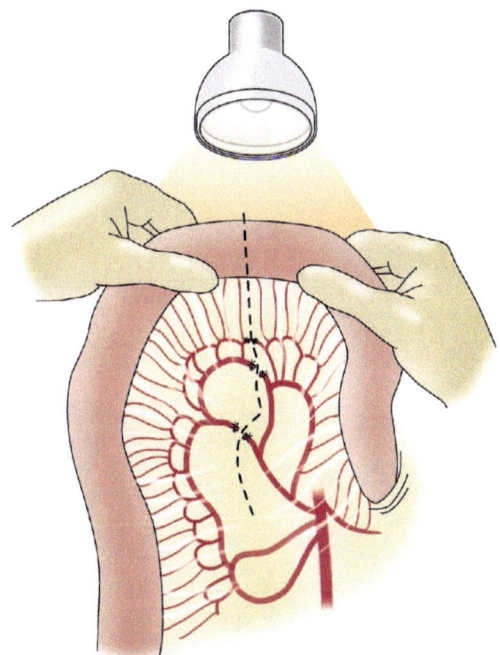

Figura 73-10. Por transiluminación se escogen las arcadas vasculares que serán seccionadas para conseguir la longitud conveniente del autoinjerto.

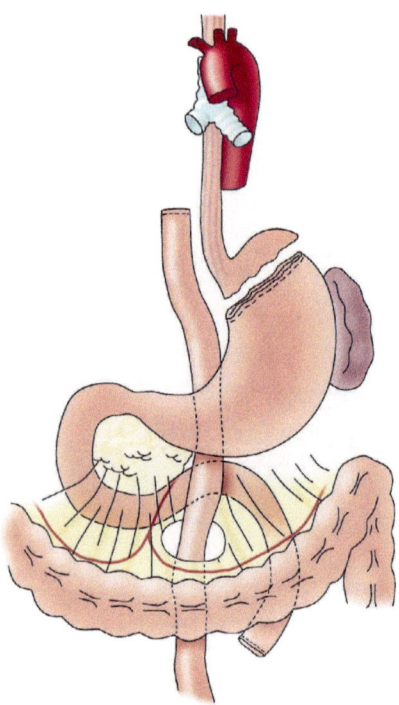

Figura 73-11. El asa yeyunal aislada asciende por vía transmesocólica retrogástrica al espacio mediastínico, calculando el nivel al que se realizará la anastomosis esofagoyeyunal.

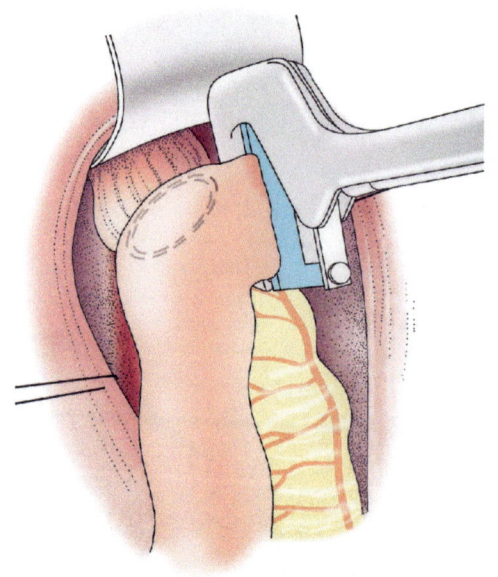

Figura 73-13. Intervención finalizada. Se aprecia la anastomosis esofagoyeyunal a nivel subcarinal y la anastomosis yeyunogástrica (terminolateral) sobre la cara posterior del estómago. Se trata de un autoinjerto pediculado interpuesto (interesofagogástrico). En la parte inferior, a nivel inframesocólico, puede observarse la línea que representa la anastomosis yeyunoyeyunal.

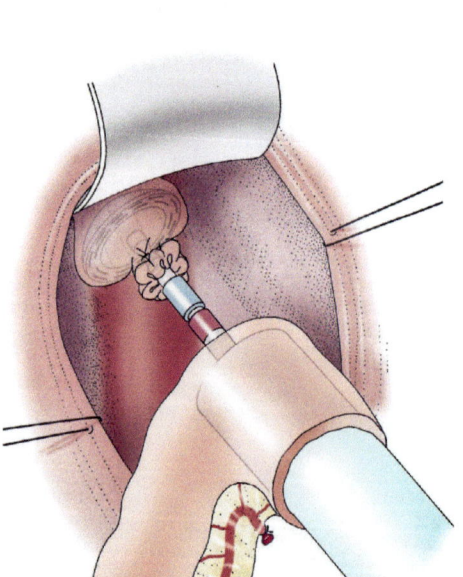

Figura 73-12. La grapadora circular pasa a través de la luz del extremo superior del autoinjerto. Los vástagos se han unido. Puede apreciarse el extremo esofágico con el superior de la grapadora en su interior. Se observa la superficie de la arteria aorta torácica al fondo.

des mediastínica y abdominal se encuentra unida al esófago torácico a nivel subcarinal y al estómago en la cara posterior de esta víscera. La primera asa yeyunal se halla anastomosada en sentido terminoterminal al yeyuno remanente. Esta disposición puede confirmarse al estudiar el control postoperatorio mediante tránsito baritado (**Fig. 73-15**), que muestra

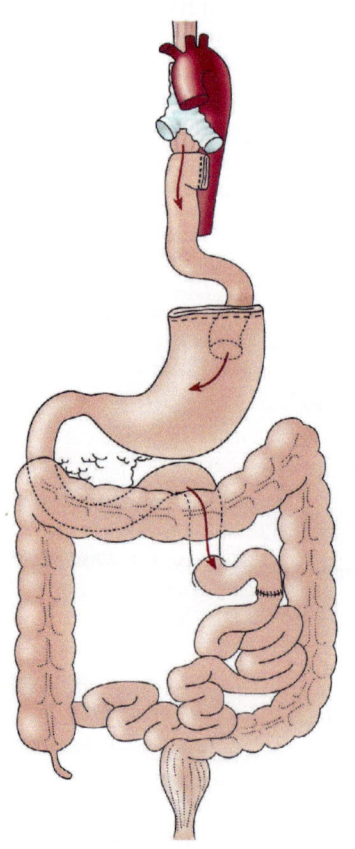

Figura 73-14. Obsérvese el ascenso del asa yeyunal hasta el nivel superior del mediastino, la relación con el árbol traqueobronquial y la anastomosis de este autoinjerto pediculado con el estómago.

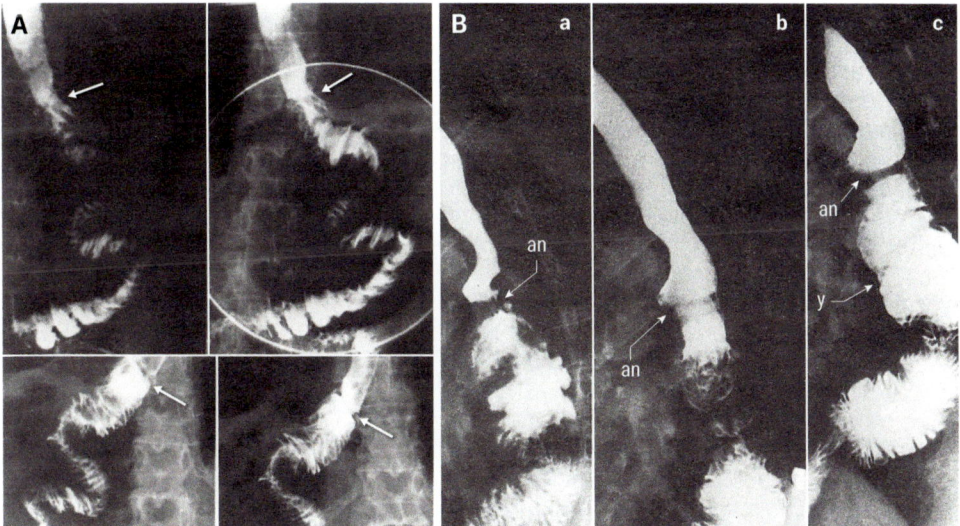

Figura 73-15. Control radiológico postoperatorio. **A)** Se observa mediante tránsito baritado el segmento yeyunal interpuesto. La flecha indica la anastomosis esofagoyeyunal. **B)** En a, b y c se muestran secuencias de la exploración. Se aprecia el contraste pasando a través de la anastomosis esofagoyeyunal (an) con el aspecto típico de anastomosis instrumental. y: autoinjerto yeyunal interpuesto.

el esófago subcarinal, su trayecto hasta el estómago repleto de contraste y el paso de este a través de un píloro de morfología normal. Se puede apreciar el paso rápido del contraste al duodeno, observándose las asas yeyunales que sobrepasan el nivel de la yeyunoyeyunostomía terminoterminal, desde el cual se aisló el autoinjerto yeyunal (autoinjerto pediculado, aislado).

Detalles del procedimiento quirúrgico

En la **figura 73-16** puede observarse la extensión de la disección esofágica mediastínica hasta el nivel subcarinal. En esta imagen se representa también, en color azulado, la movilización gástrica y la extensión de la resección del tercio superior del estómago. Para conseguir la movilización de esta víscera se requiere la disección del trípode celíaco, con sección de la rama ascendente de la arteria coronaria estomáquica izquierda (**Fig. 73-17**). Cuando la indicación de esta intervención sea el tratamiento de una enfermedad maligna, la disección y extirpación del tejido linfograso debe completarse mediante linfadenectomía de los grupos paracardial derecho e izquierdo. Tras la ampliación de los diámetros del hiato esofágico del diafragma, se practica una linfadenectomía mediastínica, incluyendo el tejido linfograso yuxtaaórtico, y en ocasiones, asociada a la exéresis de ambas pleuras mediastínicas, derecha izquierda (**Fig. 73-18**). Mediante la sección longitudinal de la pared anterior del esófago distal (**Fig. 73-19**), se explora la luz esofágica y se evalúan las lesiones existentes. Una vez reconocido el límite de mucosa sana, se introduce el extremo superior de la grapadora circular para asegurarnos que la anastomosis esofagoyeyunal se realizará sobre pared visceral sana (**Fig. 73-20**).

El extremo del vástago correspondiente al segmento superior de la grapadora es desplazado cranealmente, uniendo al vértice de este un hilo de acero calibre 2/0 a 4/0 para poder traccionar de él. El esófago es ocluido mediante grapado-

ra transversal (TA30/2.5 o TA45/3.5) a unos 2,5-3 cm por encima del límite superior del esófago afectado (**Fig. 73-21**) (anastomosis con doble grapado).

A continuación, el estómago se ocluye mediante doble grapado (TA90/4.5), practicando la sección del estómago

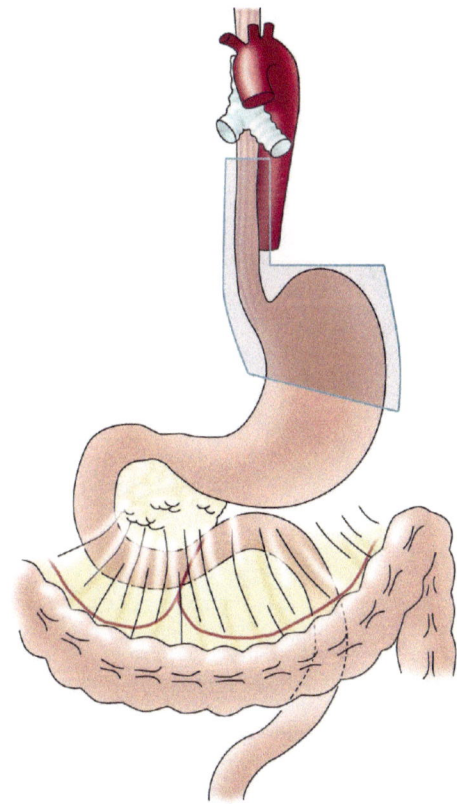

Figura 73-16. Límites de resección esofagogástrica. El esófago se ha seccionado a nivel subcarinal. La extensión de la exéresis se ha marcado en un área de coloración azulada.

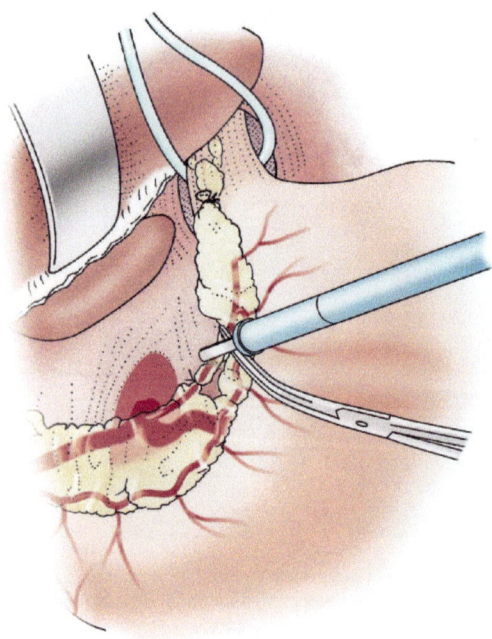

Figura 73-17. El esófago y la unión esofagogástrica se han movilizado y rodeado con un tractor de silicona. Se han aislado ambos troncos vagales. Se puede apreciar el nervio vago anterior. Ambos pilares diafragmáticos se han separado. El tronco celíaco está libre de tejido linfograso. Se ha seccionado la rama ascendente de la arteria coronaria estomáquica izquierda.

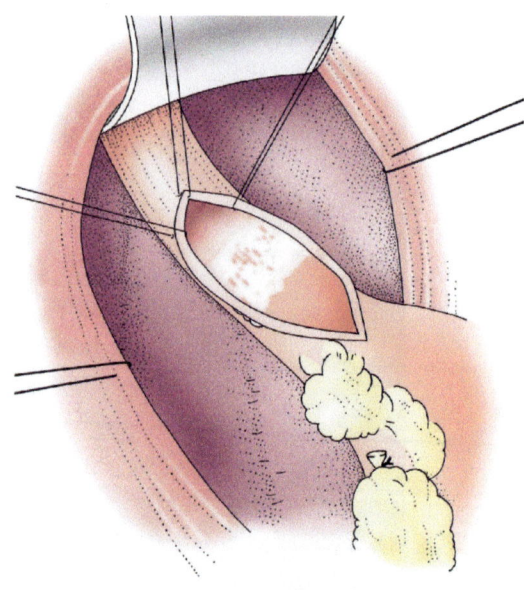

Figura 73-19. El esófago se ha seccionado longitudinalmente mostrando su luz y, en ella, la afectación inflamatoria por esofagitis con metaplasia intestinal correspondiente a esófago de Barret, con zonas de adenocarcinoma superficial.

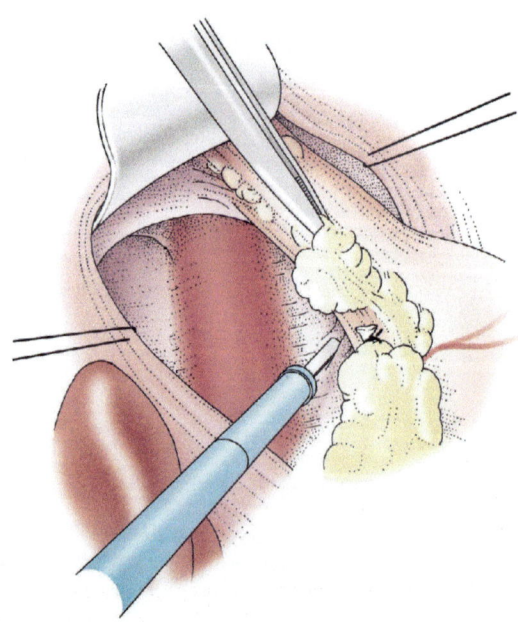

Figura 73-18. Ambos pilares diafragmáticos se han desplazado en sentido lateral. El diafragma se ha seccionado y el esófago y el cardias se han traccionado y desplazado hacia la izquierda. Al fondo de la imagen se muestra la arteria aorta descendente completamente denudada. Se está finalizando la linfadenectomía mediastínica y paracardial, preservando el tronco del nervio vago anterior.

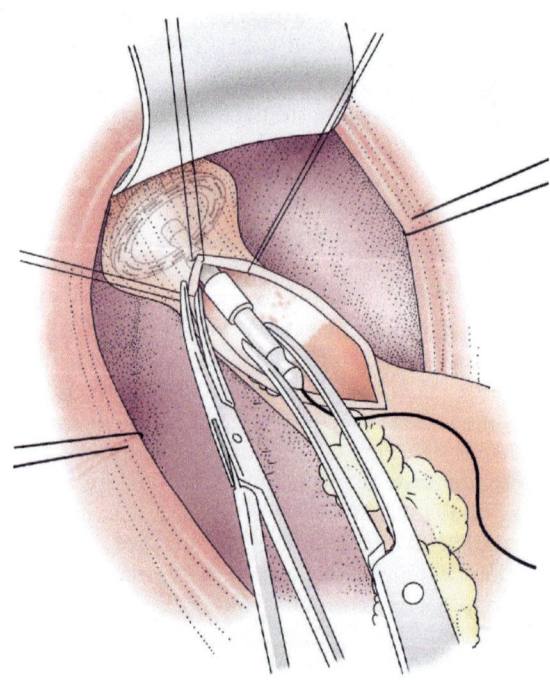

Figura 73-20. El extremo proximal de la grapadora circular se ha introducido a través de la incisión correspondiente a la esofagotomía longitudinal. Puede observarse el hilo metálico del que se traccionará para exteriorizar el extremo del vástago proximal de la grapadora.

entre el tercio superior y el medio (**Fig. 73-22**). Como se ha expuesto en las consideraciones técnicas en párrafos anteriores, se estudian las arcadas vasculares de las primeras asas de yeyuno utilizando transiluminación y se elige la sección de

las ramas vasculares que permiten la obtención de un asa en «Y» de Roux de la longitud precisa para reparar la continuidad digestiva (**Fig. 73-23**).

Una vez conseguido el ascenso transmesocólico del yeyuno hasta el nivel subcarinal, se tracciona del hilo metálico que pendía del vástago del segmento proximal de la grapadora, exteriorizándose este a través de las grapas que constituyen el cierre antes obtenido en la sección transversal (**Fig.**

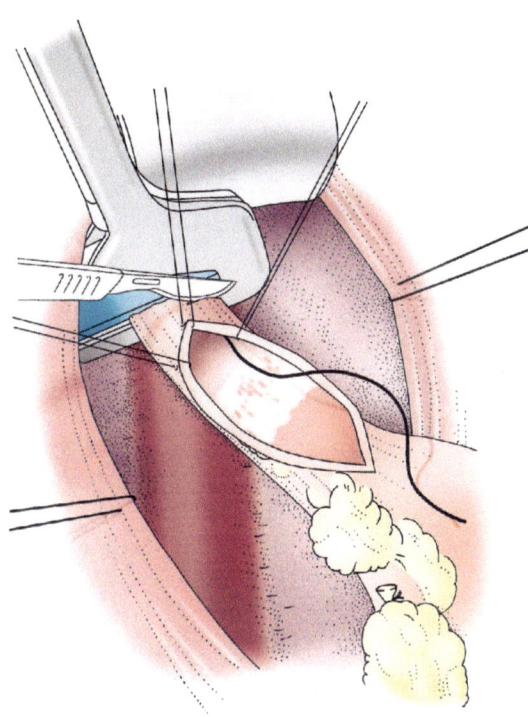

Figura 73-21. Se ha introducido la grapadora transversal a través del hiato. Se ha accionado el mecanismo que comprime la pared esofágica, «grapando» y ocluyendo su luz. Se puede apreciar el hilo metálico, exteriorizado, que por sus características permite el grapado y la sección esofágica sin afectar al hilo metálico.

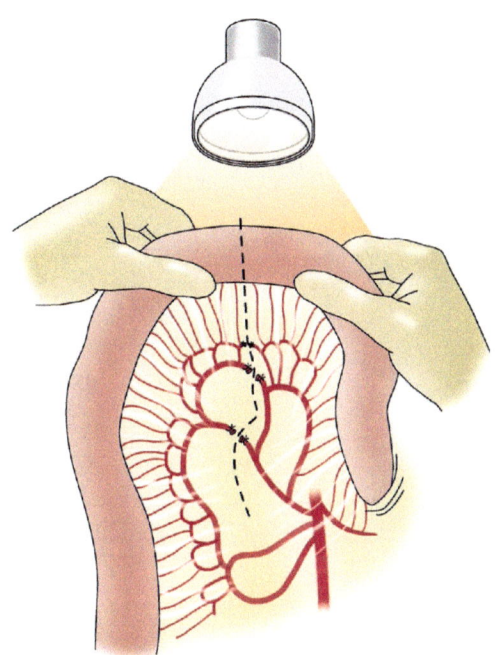

Figura 73-23. Exploración por transiluminación de las arcadas vasculares. La línea de puntos permite visualizar la zona de sección elegida para obtener un asa en «Y» de Roux de la mayor longitud posible.

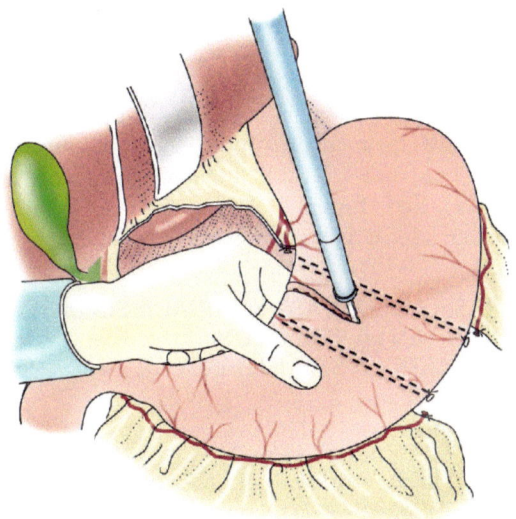

Figura 73-22. La imagen muestra la sección de las paredes del cuerpo gástrico entre las líneas transversales correspondientes al doble grapado.

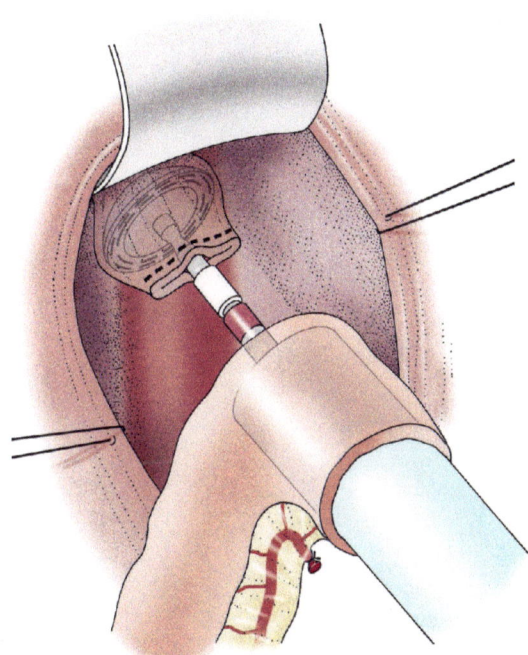

Figura 73-24. El extremo inferior de la grapadora ha penetrado en la luz yeyunal a través del estoma correspondiente al extremo proximal del asa yeyunal. El vástago de ambos segmentos se ha unido aproximando las paredes viscerales de esófago y yeyuno. Puede apreciarse la línea de grapas resultante del cierre transversal del esófago distal.

73-24). El otro extremo de la grapadora circular se introduce en la luz del extremo proximal del asa yeyunal. Tras unir los dos elementos de la máquina y aproximar las paredes del esófago y del yeyuno, se acciona el mecanismo que permite el grapado y la sección circular (v. **Fig. 73-24**). Finalmente, el extremo proximal del yeyuno es seccionado de forma longitudinal (Endo-Gia) (**Fig. 73-25**).

En la **figura 73-26** puede apreciarse la sustitución del esófago y del estómago por un asa yeyunal de suficiente longitud. La anastomosis esofagoyeyunal terminolateral ha quedado a nivel subcarinal. La continuidad yeyunogástrica se ha obtenido mediante anastomosis yeyunogástrica terminolateral sobre la cara posterior del cuerpo gástrico, con la idea, a veces correcta, de que los incrementos de la presión

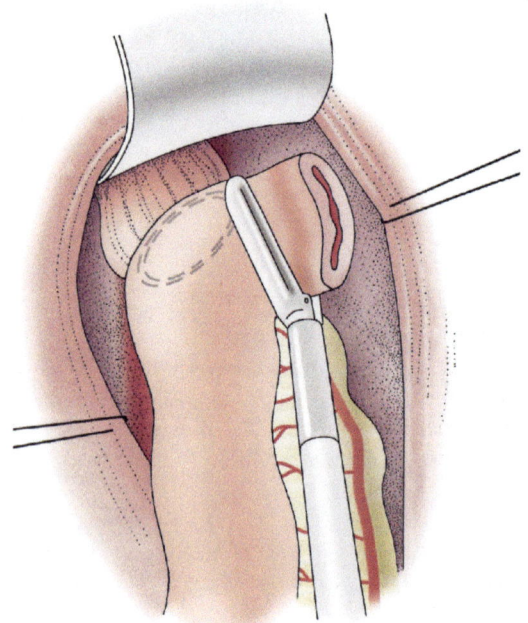

Figura 73-25. Sección del extremo del injerto yeyunal ascendido mediante grapadora longitudinal. Es de destacar la anastomosis esofagoyeyunal ya finalizada.

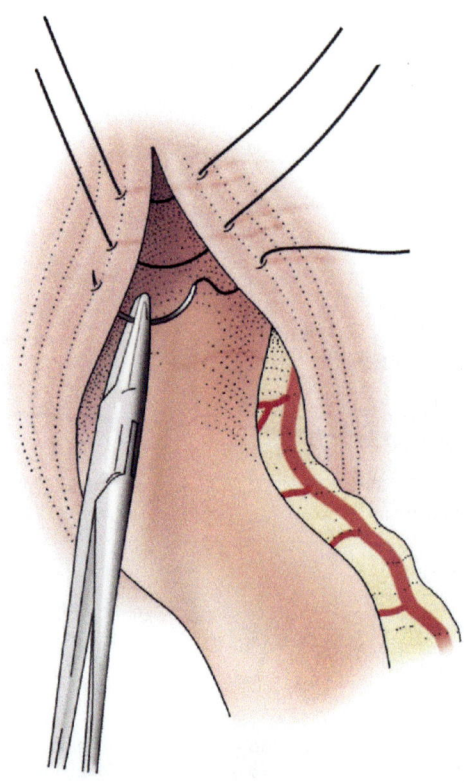

Figura 73-27. Se aprecia la reducción de los diámetros del hiato mediante aproximación de ambos pilares, en situación ventrodorsal, utilizando puntos entrecortados de material irreabsorbible, calibre 2/0 o 3/0.

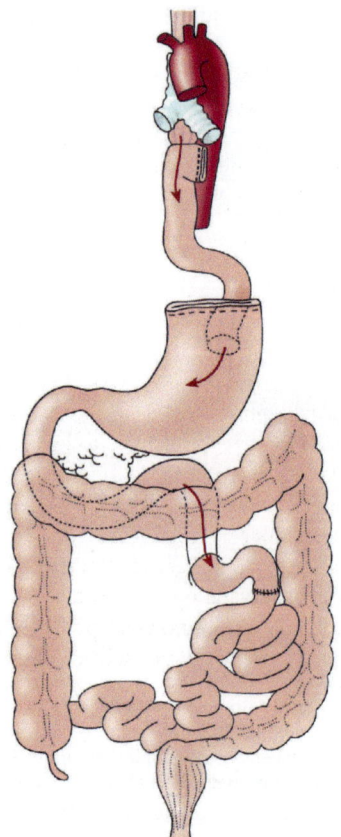

Figura 73-26. Se observa la situación del injerto con la anastomosis esofagoyeyunal a nivel subcarinal y el extremo inferior anastomosado a la cara posterior del cuerpo gástrico. El pedículo vascular permite el ascenso, quedando el injerto yeyunal aislado. Puede advertirse la reparación del tránsito yeyunal mediante enteroenterostomía terminoterminal manual (monoplano, puntos entrecortados, reabsorbibles monofilamento 4/0, 5/0).

endoluminal del estómago desplacen el yeyuno distal y lo compriman, evitando el reflujo gastroyeyunal.

Finalmente, se procede a la reducción de los diámetros del hiato esofágico mediante puntos entrecortados, aproximando los bordes de la sección diafragmática antes realizada (**Fig. 73-27**). En la **figura 73-28** se observa el tránsito baritado postoperatorio de un enfermo intervenido.

AUTOTRASPLANTE DE ASA YEYUNAL AISLADA PEDICULADA EN LA RESECCIÓN ESOFAGOGÁSTRICA SEGMENTARIA

Generalidades

Sin duda, el mejor sustituto para corregir los defectos producidos por la resección de segmentos de vísceras huecas en el tratamiento del cáncer, enfermedad inflamatoria, defectos congénitos o reintervenciones más frecuentemente como consecuencia de las complicaciones inducidas por estas durante el curso postoperatorio, es el intestino delgado, tanto el yeyuno como el íleon. No obstante, la preparación de estos autoinjertos no es fácil, debido a que la longitud del intestino que puede obtenerse depende siempre de la amplitud de las arcadas vasculares, que determinan una mayor facilidad o dificultad en relación con el diámetro de los pedículos arteriovenosos del número de ramas que ocupen el mesenterio. La dificultad será mayor cuanto mayor sea el número de estas, que deberán seccionarse para obtener un

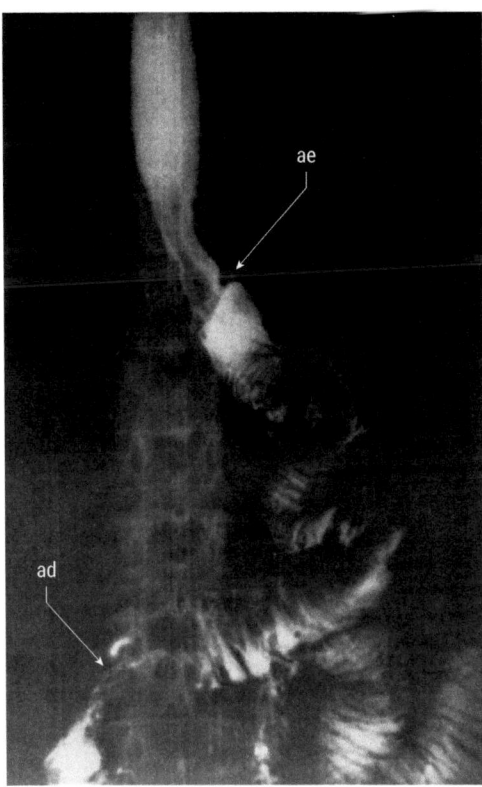

ae

ad

Figura 73-28. Control postoperatorio mediante tránsito baritado esofagoyeyunal; ad: anastomosis yeyunogástrica sobre la cara posterior del antro gástrico; ae: anastomosis yeyunocólica.

pedículo vascular acorde a los propósitos de la cirugía, pero de la longitud suficiente para restablecer el defecto visceral creado, trasladándose a través de todos los compartimentos viscerales, abdomen, tórax y cuello.

Indicaciones

Como se ha expuesto, la elección de este segmento visceral para reparar el defecto creado con la exéresis del esófago distal o del esófago inferior con inclusión del cardias y la región subcardial, estaría determinada por la longitud del defecto o, lo que es lo mismo, por la distancia entre el extremo inferior del esófago remanente (nivel supracarinal o infracarinal) y el estómago, después de la gastrectomía polar superior realizada. Cabe destacar que la distancia debe referirse no al extremo superior del estómago, sino al punto de la pared anterior o posterior de esta víscera, a cuyo nivel deba realizarse la anastomosis yeyunogástrica.

Inicialmente, el procedimiento (interposición esofagogástrica de un injerto pediculado de yeyuno en posición isoperistáltica) fue descrito por Merendino y Dillard para tratar las consecuencias del reflujo gastroesofágico, en especial la esofagitis o sus consecuencias, estenosis esofágica, úlceras, esófago de Barrett o adenocarcinoma. No obstante, el procedimiento, tras su aceptación, fue utilizado sobre todo en el tratamiento de las complicaciones secundarias a la terapéutica quirúrgica del reflujo gastroesofágico (esofagofunduplastia de Nissen, Nissen Rosetti y, con menor frecuencia, Lind, André Toupet u otros) o de los trastornos

motores del esófago inferior (acalasia, acalasia vigorosa, excepcionalmente esclerodermia, etc.). Menos a menudo se ha empleado en las complicaciones del tratamiento instrumental de la estenosis esofágica (dilataciones mediante beniqués, sonda neumática, olivas metálicas, etc.) que llegan a producir erosiones, hemorragia o perforación, sobre el extremo inferior del esófago enfermo, procedimiento infrecuente pero muy resolutivo.

Consideraciones técnicas

Esta intervención tiene, no obstante, sus límites en cuanto a las indicaciones antes referidas porque supone un procedimiento tal vez excesivamente agresivo, en especial para el tratamiento de las enfermedades benignas. Por ello, cabe remarcar las características siguientes:

- La interposición de este autoinjerto pediculado obliga a la realización de dos anastomosis, esofagoyeyunal y yeyunogástrica, con el riesgo de dehiscencia anastomótica o fistulización.
- Se asocia a ello el cierre de la sección subcardial del estómago con la misma posibilidad de dehiscencia o hemorragia.
- A menudo no puede preservarse la integridad de ambos troncos vagales o de sus ramas, que con frecuencia se hallan englobadas por el tejido cicatricial correspondiente a las intervenciones previas, dando lugar a pilorospasmo, lo que obliga en el mismo tiempo quirúrgico o mediante una intervención ulterior a la práctica de una piloroplastia (la más eficaz descrita por Holle, también denominada «en raqueta» o en «doble raqueta») o de una piloromiotomía extramucosa, dejando relegada la extensa enumeración de otras que en la actualidad han quedado obsoletas. No obstante, la afectación de la conducción vagal puede ser motivo de *dumping* gastroduodenal, síndrome de mayor gravedad y peor tolerado que el reflujo gastroesofágico que indicó la terapéutica expuesta.
- La práctica, por otro lado necesaria, de la piloromiotomía o la piloroplastia añade una nueva patología, como es el reflujo duodenogástrico. El jugo duodenal añadido a la secreción gástrica residual origina una mezcla que, en caso de mantenerse el reflujo gastroesofágico, dará lugar a una nueva esofagitis, pero en este caso con la metaplasia que caracteriza al esófago de Barrett, con posterior evolución a displasia leve, moderada o grave (el término displasia moderada, antes muy usado, no es aceptado en la actualidad).
- Teóricamente, la actividad peristáltica de un injerto yeyunal de, al menos, 30 cm de longitud supone un «efecto barrera» que evita el ascenso del contenido gástrico hasta el esófago remanente. Sin embargo, aunque existen registros manométricos que confirman este aserto al observar ondas peristálticas que llegan a sobrepasar la presión fisiológica máxima del esfínter esofágico inferior, estos hechos no son frecuentes, si bien en la valoración de la pHmetría no se aprecia reflujo ácido, lo cual puede explicarse por la reducción, que no abolición, de la secreción clohidropéptica, secundaria a la gastrectomía polar superior realizada y al efecto tampón del reflujo duodenal sobre la secreción gástrica.

- A pesar de todas las consideraciones previas, la interposición de un autotrasplante yeyunal debe entenderse como un tratamiento ideal destinado a enfermos que ya han sido tratados y a quienes se les ofrece, como única alternativa terapéutica, la instalación de una prótesis autoexpandible, la gastrostomía de alimentación o el *bypass* esofagoyeyunal transdiafragmático.
- Debe recordarse que esta intervención quirúrgica se realiza a través del hiato esofágico del diafragma, cuyas dimensiones ya habían sido incrementadas por la enfermedad inicial y aún más debido a tratamientos quirúrgicos o sus complicaciones.

Aun así, durante la disección esofágica final, en el ascenso del autoinjerto y, más exactamente, la realización de la anastomosis yeyunal se hace necesario aumentar el diámetro transversal, que no excepcionalmente obliga a la ligadura de la vena infradiafragmática y del centro frénico del diafragma. Estas maniobras deben tenerse en cuenta para, una vez finalizada la instalación del injerto, reducir las dimensiones del hiato lo suficiente para evitar la aparición de una hernia transhiatal, con ascenso de otros segmentos viscerales, pero evitando la compresión del pedículo vascular y del injerto, que daría lugar a isquemia y pérdida de este.

73.1 Utilización de un asa yeyunal en «Y» de Roux como autotrasplante en la reparación tras gastrectomía total ampliada

INTRODUCCIÓN

A pesar de mi ya expresado especial interés en el capítulo de introducción a los autotransplantes de órganos sólidos, vísceras huecas, pediculados o aislados, quiero reforzar la idea de que en la actualidad no podemos dejar pasar la ocasión de volver a destacar el concepto o definición de autotrasplante.

Es necesario recordar que el autotrasplante nace como opción terapéutica buscando la curación de enfermedades complejas, imposibles de otras opciones, y que finalmente, gracias a las modificaciones establecidas por cirujanos, se consiguió su tratamiento sin las complicaciones que impedían el éxito. Por otro lado, cabe señalar que habitualmente el autotrasplante es el final del tratamiento quirúrgico, y no el principio. Es la forma de reparar el grave defecto causado por la exéresis, con el fin de recuperar la función hepática o la renal, además de la no menos importante, como sin duda es la función digestiva, para volver a tener la posibilidad de ingerir alimentos, recuperar su transformación y absorción, recobrar el ritmo y la velocidad perdidos del tránsito del contenido intestinal, evitando la onerosa pérdida de los mecanismos esfinterianos, sustituidos por colectores que exteriorizaban el contenido fecal a reservorios y bolsas de recogida del producto de los «anos contranatura», que tan graves efectos metabólicos y psicológicos ocasionan en los pacientes.

Por todo ello es el momento de recordar que autotrasplante y trasplante son lo mismo en su origen, porque nacen del mismo tronco –la cirugía– y en su desarrollo, porque se extienden gracias a la experiencia de cirujanos experimentados y avanzan de forma convergente hacia metas terapéuticas, antes no conocidas ni tan siquiera intuidas en su técnica, porque puede afirmase que una, el autotrasplante, se apoya en la otra, el trasplante, o, al contrario, que una, el trasplante, se apoya en la otra, el autotrasplante.

Esta terapéutica avanzada requiere una base técnica muy amplia que, de forma genérica, llamamos *cirugía*, pero que no expresa los límites de una especialidad, que siempre son demasiado estrictos, reducidos y sometidos al academicismo, la retórica, los intereses personales y, en ocasiones, hasta los políticos. Aquí lo que trata y expresa dicha terapéutica es la extensión del conocimiento, que nunca tiene límites, el crecimiento en el estudio singular, en la reflexión sobre la respuesta hemodinámica y metabólica, en los resultados obtenidos, que han permitido que un grupo diverso de profesionales iniciara la terapéutica basada especialmente en la sustitución de órganos. Cuando se cambiaron estas premisas

terapéuticas, se planteó la posibilidad de penetrar en un espacio diferente de modulación y reparación a sustitución.

CONSIDERACIONES TÉCNICAS

En el procedimiento que nos ocupa se introduce un nuevo factor de agravamiento y dificultad técnica: la realización de la exéresis de la totalidad del estómago y las vías de propagación linfática y vascular del tumor maligno localizado en el cardias y la región subcardial, con extensión al hiato diafragmático y al esófago distal. La necesaria experticia técnica requerida en la introducción prioriza la atención a la mayor radicalidad, ineludible en el tratamiento de esta agresiva extensión tumoral en el intento de curar al enfermo, y no en las posibles formas de recuperar la continuidad intestinal, mediante autotrasplantes o autoinjertos (**Fig. 73.1-1**), por lo que la atención se dirigirá sobre todo a la linfadenectomía (**Fig. 73.1-2**), que se realizará en el espacio retroperitoneal, en el mediastino (**Figs. 73.1-3 y 73.1-4**) y en el ligamento hepatoduodenal (**Figs. 73.1-5 a 73.1-8**).

En esta amplia exéresis se hace necesaria la linfadenectomía en la transcavidad de los epiplones, abordando la raíz del mesenterio, lo cual requiere la movilización del ángulo esplénico del colon (**Fig. 73.1-9**) y, tras movilizar la porción distal del páncreas (**Fig. 73.1-10**), seccionarlo a nivel de la unión corpocaudal, preparando la raíz del mesenterio para elegir el segmento yeyunal que deseamos se constituya en autoinjerto (**Fig. 73.1-11**). Queda el campo quirúrgico preparado para continuar la disección del esófago subcarinal (**Fig. 73.1-12**) abriendo su luz para explorar el límite superior de la tumoración referida y establecer el margen de seguridad necesario para evitar que, por error, este no fuera suficiente y diera lugar a una posible recidiva tumoral en el mismo límite de sección seguido de la anastomosis esofagoyeyunal (**Fig. 73.1-13**).

Una vez finalizado este tiempo, el campo quirúrgico queda preparado para llevar a cabo la anastomosis esofagoyeyunal (**Figs. 73.1-14 y 73.1-15**) entre el esófago subcarinal y el extremo proximal del autoinjerto yeyunal (**Figs. 73.1-16 y 73.1-17**). En las exploraciones postoperatorias, en el tiempo indicado, se practica el tránsito esofagoyeyunal, que confirma el buen paso del contraste a lo largo del asa yeyunal interpuesta (**Fig. 73.1-18**).

En este procedimiento se cubre un área de gran extensión a un nivel posterior. Se prefiere el ascenso del autoinjerto a través del hiato ampliado en sus diámetros. Esta vía

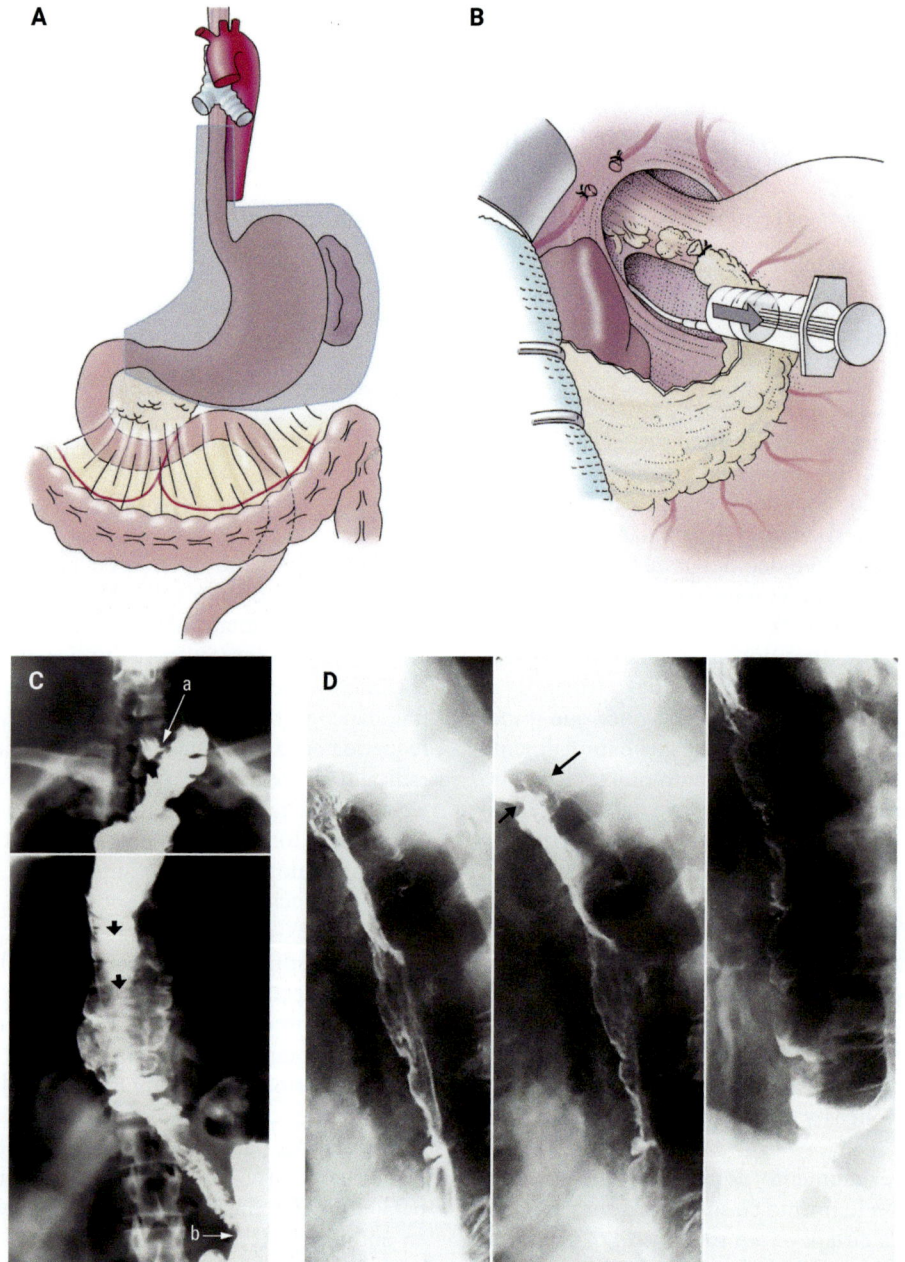

Figura 73.1-1. A) En la imagen se delimita en color más oscuro el área de movilización y resección, que se extiende a esófago subcarinal, estómago, páncreas distal, bazo y epiplón mayor. **B)** Tras la apertura y separación de ambos pilares del diafragma, se amplía el diámetro anteroposterior del hiato, para lo cual se secciona la vena infradiafragmática, hasta el centro frénico del diafragma. El esófago se ha movilizado junto al tejido linfograso preaórtico y ambas pleuras mediastínicas. Se está extrayendo el producto del lavado mediastínico con una jeringa, para el correspondiente estudio citológico. **C)** Colon derecho ascendido. **D)** Segmento esofagico afectado por la enfermedad. a: anastomosis esofagoileal; b: anastomosis cologástrica.

no es fácil, en especial para la realización de la anastomosis esofagoyeyunal, dado que el esófago proximal seccionado se encuentra a nivel subcarinal, y la realización manual es imposible, como lo es también el intento de cerrar la luz esofágica en forma de «bolsa de tabaco» a cuyo través se pasa el extremo proximal de la grapadora circular.

El mejor método es el que se expone en las **figuras 73.1-14 a 73.1-17**, ya que el extremo proximal de la grapadora o «paraguas» se introduce fácilmente en la luz esofágica más distal, haciéndolo progresar de forma ascendente hasta el espacio retrotraqueal al nivel conveniente para mantener la radicalidad de la intervención (anastomosis con doble grapado).

Debe recordarse que, antes de practicar la anastomosis, hay que confirmar que el autoinjerto yeyunal asciende de forma laxa y, tras la anastomosis, corroborar la inexistencia de tracción sobre ella, puesto que esta podría dar lugar a alteración del flujo vascular en las arcadas, con inmediata aparición de fístula o dehiscencia anastomótica, siendo esta una complicación grave que obliga a reintervención, extracción del autoinjerto, yeyunostomía de alimentación y esofagostomía cervical.

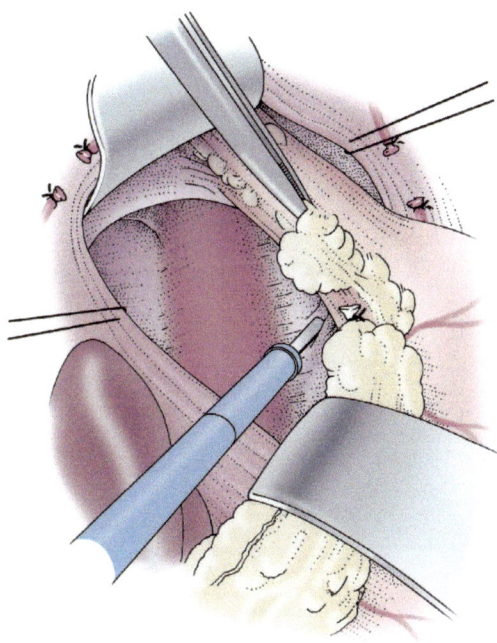

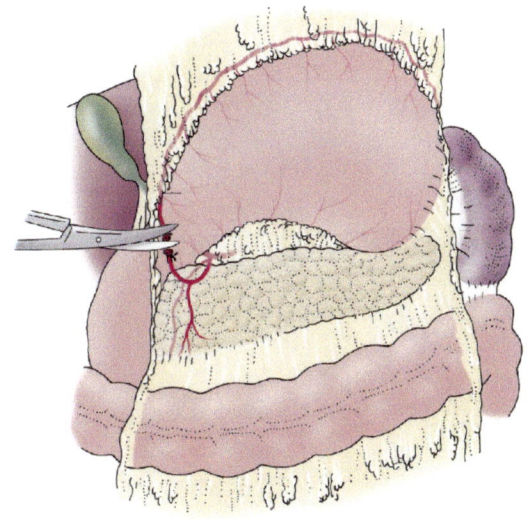

Figura 73.1-4. Se ha desplazado el epiplón mayor penetrando en la transcavidad de los epiplones. Se está realizando la ligadura y sección de la arteria y la vena gastroepiploica derecha.

Figura 73.1-2. Se completa la linfadenectomía mediastínica. Se observan los tractores instalados en los pilares. Al fondo puede verse la aorta torácica.

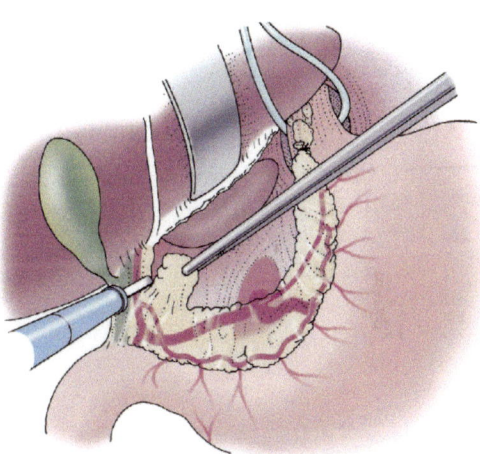

Figura 73.1-5. Se inicia la disección del ligamento hepatoduodenal movilizando el tejido linfograso, para disecar el tronco celíaco, la arteria esplénica y la arteria hepática con sus ramas de distribución. Pueden verse la arteria pilórica y la arteria coronaria o coronaria estomáquica izquierda.

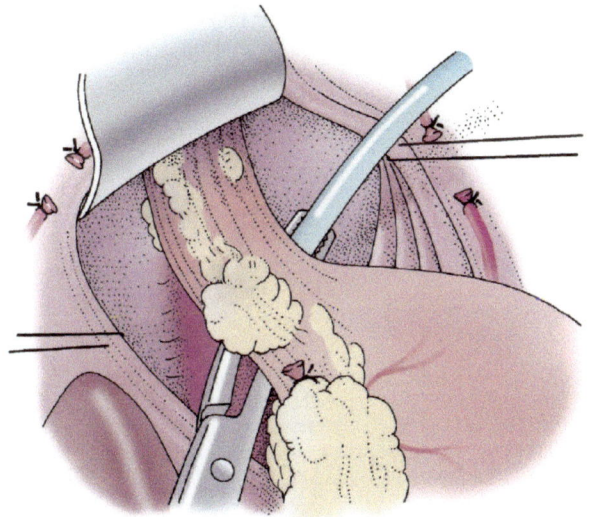

Figura 73.1-3. Instalación de un tractor de silicona, que ayudará a la movilización esofágica.

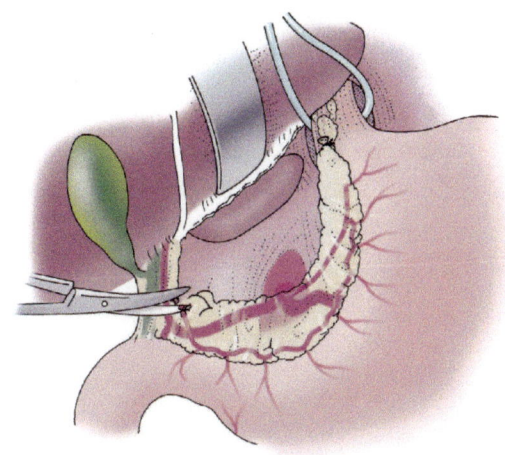

Figura 73.1-6. Sección tras ligadura de la arteria pilórica.

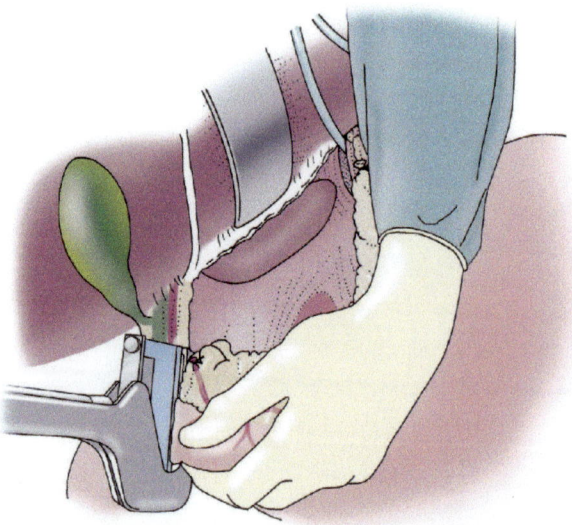

Figura 73.1-7. Una vez movilizado el duodeno, se secciona mediante grapadora transversal. La mano izquierda del cirujano ejerce tracción y moviliza el duodeno.

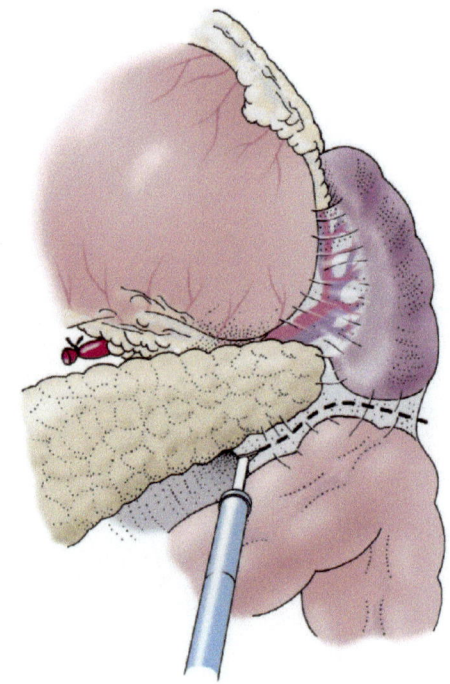

Figura 73.1-9. Movilización del ángulo esplénico del colon. El estómago se ha desplazado en sentido proximal. La línea de puntos marca el límite en el que se inicia la sección del ligamento coloesplénico.

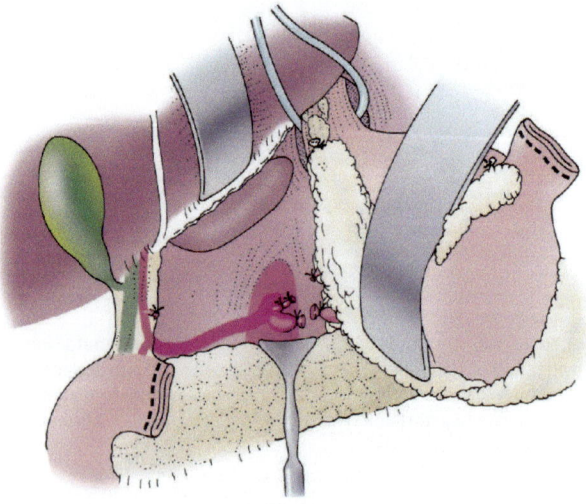

Figura 73.1-8. El estómago es desplazado hacia el lado izquierdo del paciente. Puede verse la oclusión duodenal a la izquierda de la imagen y el tronco celíaco libre de tejido linfograso. Se observan las arterias pilórica y esplénica seccionadas.

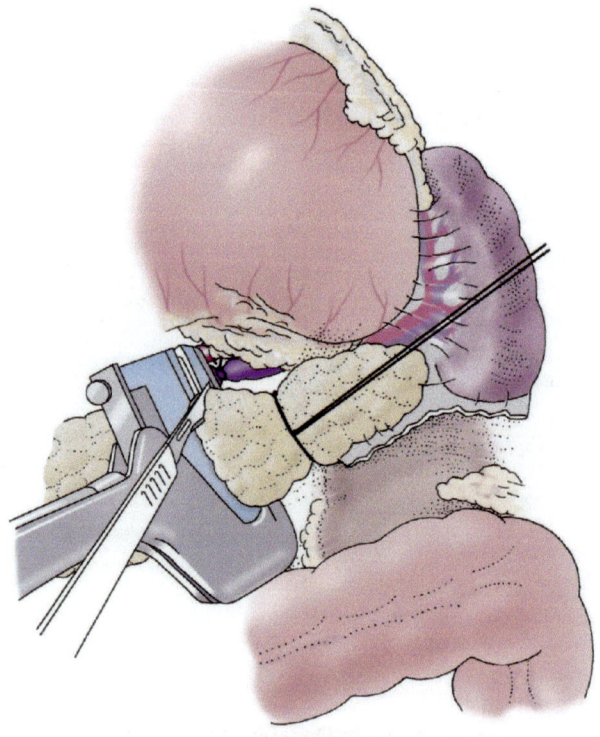

Figura 73.1-10. La región caudal del páncreas se ha ocluido mediante una ligadura «en bloque» para evitar la pérdida sanguínea. Se inicia la sección pancreática con bisturí sobre la línea de grabado.

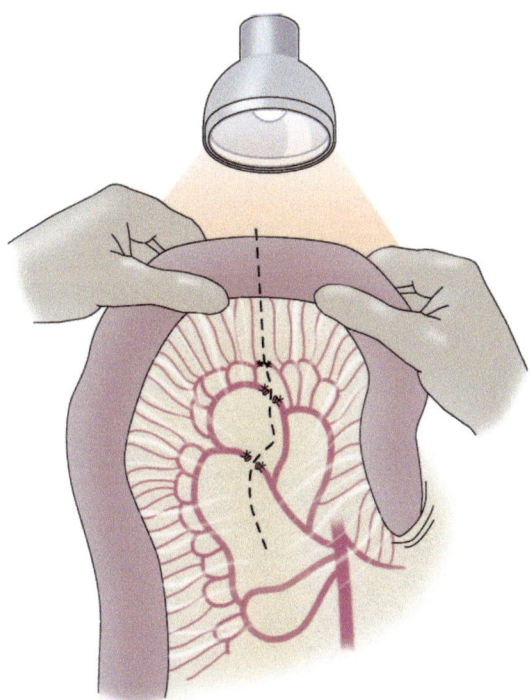

Figura 73.1-11. Por transiluminación se exploran las arcadas vasculares, eligiendo aquellas que serán ocluidas y seccionadas para obtener un asa yeyunal de longitud suficiente que permita su ascenso al nivel deseado.

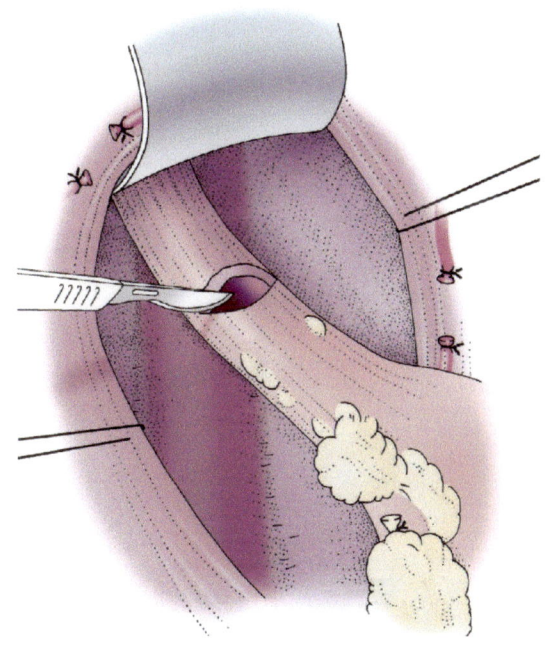

Figura 73.1-13. Sección de la pared anterior del esófago liberado para explorar su interior y conocer el límite superior de la sección y el margen de seguridad conseguido.

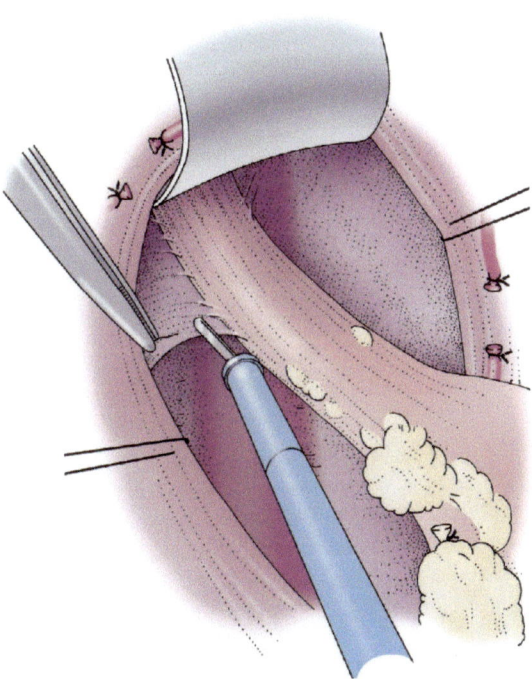

Figura 73.1-12. Continúa la liberación esofágica transhiatal. Se está separando la superficie esofágica de la pleura mediastínica. Pueden apreciarse las ligaduras vasculares que permiten la sección diafragmática.

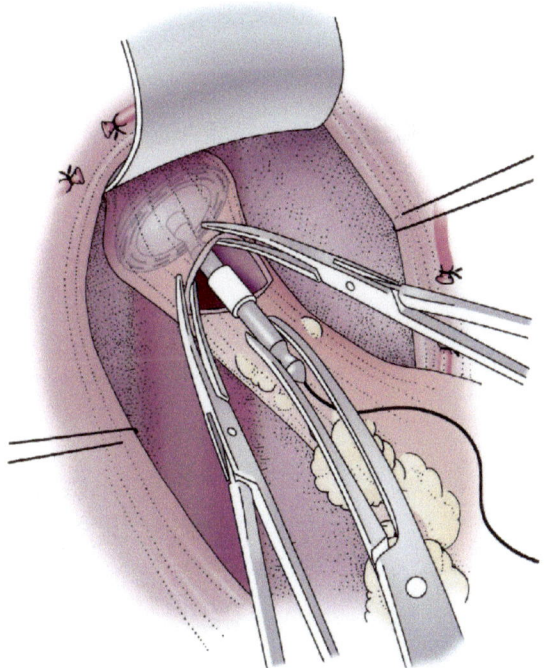

Figura 73.1-14. Introducción a través de la sección de la pared esofágica anterior del extremo superior de la grapadora circular. El extremo de esta pieza asciende al mayor nivel, ocluyendo su luz al nivel más elevado, cerrando luego su luz con grapadora transversal. La ligadura metálica se mantiene para realizar la oclusión de la luz, tras la tracción y extracción suficientes del hilo (metálico calibre 3/0), que permite su exteriorización, seguida de la que responde al eje de la grapadora. Como se ha mostrado, esta manipulación se practica utilizando una pinza de Crawford. Otras dos pinzas traccionan de los bordes de la pared seccionada.

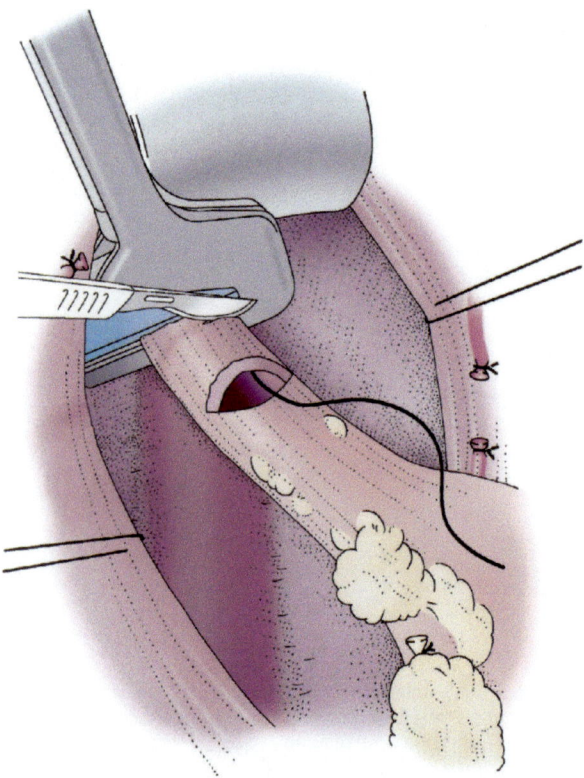

Figura 73.1-15. Tras la oclusión y el cierre de la pared esofágica, se secciona su luz tras el «grapado» (TA30/2.5).

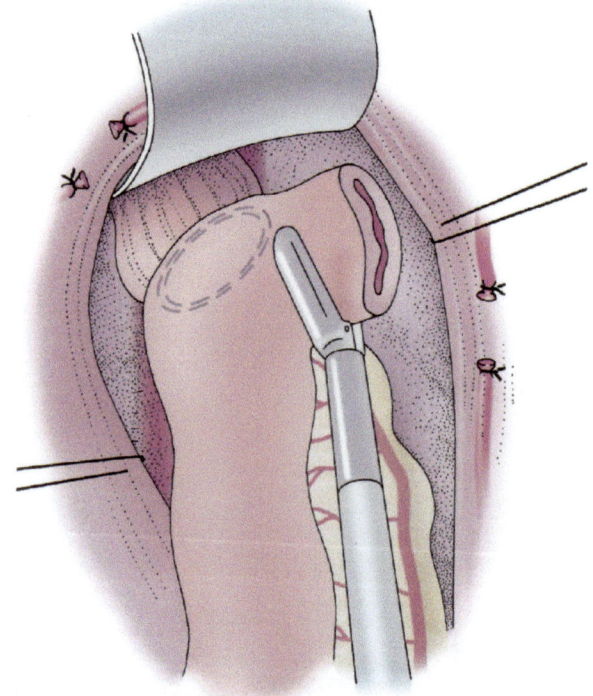

Figura 73.1-17. El extremo proximal del asa yeyunal ascendida es cerrado y seccionado mediante grapadora longitudinal.

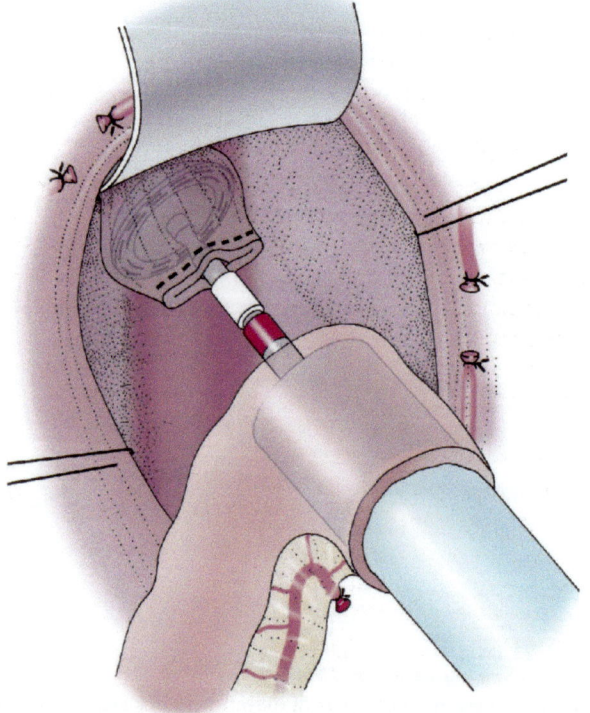

Figura 73.1-16. El asa yeyunal asciende hasta el mediastino. El extremo esofágico ha sido ocluido (TA30/2.5), el vástago se ha exteriorizado y aproximado al extremo de la grapadora TA30/3.5. El extremo de mayor longitud de la grapadora se ha introducido a través del extremo del asa yeyunal. Su vástago ha atravesado la pared yeyunal. Ambos extremos son grapados, y la pared correctamente aproximada.

Figura 73.1-18. Tránsito baritado postoperatorio que muestra, junto a la correcta longitud yeyunal, el extremo intestinal proximal. El tránsito es correcto y la pared intestinal mantiene una morfología normal. **A)** Control postoperatorio tras la utilización de un extenso autotrasplante yeyunal pediculado. El asa yeyunal se ha interpuesto entre la unión faringoesofágica (hi) y el duodeno (cd). ui: asa yeyunal. Se observa la exteriorización del autotrasplante a nivel supraclavicular (ei). **B)** Revisión postoperatoria con tránsito baritado. Reparación del defecto mediante esofagoileocecocoloplastia. El autotrasplante pediculado incluye íleon terminal, unión ileocecal, colon ascendente, flexura hepática, colon transverso derecho (tr) y anastomosis esofagoileal. c: ciego; cd: anastomosis colointestinal. **C)** Tránsito baritado postoperatorio. Utilización de autotrasplante irrigado por la arteria mesentérica inferior a través de la arcada de Riolano. El trasplante se ha instalado en posición isoperistáltica, interpuesto entre esófago y cavidad gástrica). **D)** Proyección lateral del tránsito baritado postoperatorio. Se ha utilizado un asa yeyunal de gran longitud, interpuesta entre esófago cervical y asas yeyunales.

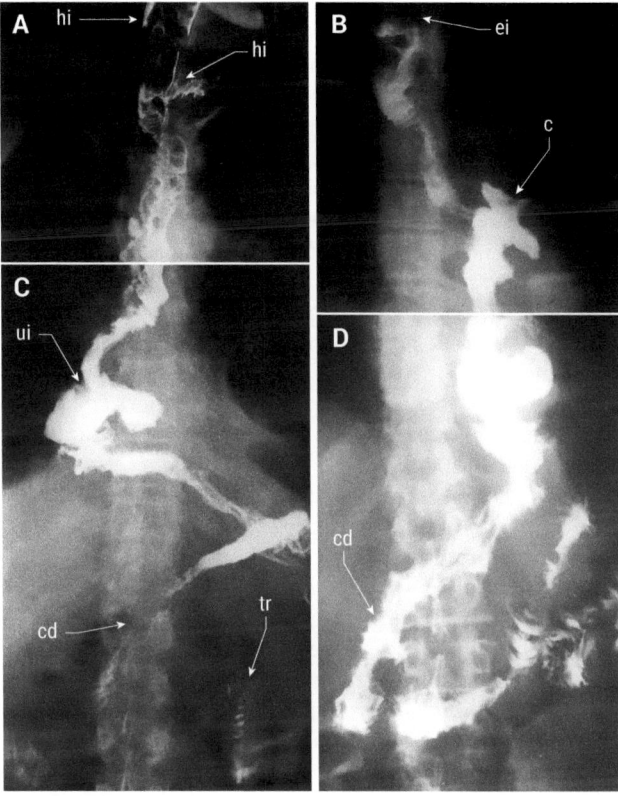

MODIFICACIONES PARA LA OBTENCIÓN DE ALOINJERTOS YEYUNALES DE MAYOR LONGITUD EN LA PREPARACIÓN DE LA CONTINUIDAD INTESTINAL TRAS LOS GRANDES DEFECTOS OCASIONADOS EN EL TRATAMIENTO DEL CÁNCER DIGESTIVO

Conceptos actuales en la preparación del autoinjerto yeyunal de mayor longitud

Ya se ha expuesto en páginas anteriores la influencia de la metodología aprendida por los cirujanos generales en el manejo de las vísceras huecas. Dichos métodos nos llevan a considerar, sin duda, mucho más difícil el tratamiento del cáncer digestivo en esas localizaciones que aquellos que se originan en los órganos sólidos, dado que en estos últimos las recepciones parciales son rápidas, no precisan técnicas derivativas, salvo excepciones, y poseen (aunque solo en el hígado) el gran misterio (aún en la actualidad) de la regeneración y la hipertrofia hepáticas, concomitantes con su capacidad de responder a la agresión quirúrgica, a la reducción del parénquima funcionante y a la isquemia o la hipoxia. El misterio se extiende al estudiar la capacidad de respuesta a la falta de flujo hepatópeto en otras especies animales, en especial en el cerdo, que, tras la obstrucción portal y de la arteria hepática propia, la sección de sus ligamentos de sustentación, la desconexión perihepática y retrohepática completa, mediante la sección de los plexos de Auerbach, puede mantenerse con vida y con capacidad sensorial y también para la ingesta hasta 3 días más tarde. Esto marca una

evidencia comparativa con el ser humano, que no ha podido explicarse.

Debe remarcarse la distinta respuesta y las principales diferencias del comportamiento entre órganos sólidos y vísceras huecas. En primer lugar, porque estas últimas son más frágiles y más sensibles a la manipulación y a la isquemia, y en ellas se marcan signos involutivos graves que dificultan la preparación de los autoinjertos (paniculitis, mesentérica o de obesos y pacientes de edad avanzada, alteraciones anatómicas secundarias a intervenciones previas, como cortocircuitos intestinales, intestino corto, enfermedad inflamatoria, sobre todo Crohn, divertículos y neumatosis quística y un largo etcétera).

Por los motivos enunciados se puede afirmar también la mayor dificultad de preparación de los autoinjertos yeyunales de gran longitud que de los trasplantes de órganos sólidos.

Consideraciones técnicas

El propósito de este apartado es la exposición de las dificultades de la exéresis de la enfermedad tumoral extendida con mayor virulencia, esófago toracoabdominal y estómago, incluyendo la resección esplenopancreática asociada al tejido linfograso locorregional y a distancia. La extensión se diferencia del apartado anterior en que el abordaje del esófago cervicotorácico solo puede practicarse asociando un campo quirúrgico cervical que permita la disección faringoesofágica, la movilización del esófago cervical y la disección de las cadenas linfáticas, carotídea, yugular interna, supraclavicular y submandibular, en ambos lados. Este campo será de ayuda en el ascenso del autoinjerto mediante la tracción de este, el cual, introducido en el mediastino posterior o en un túnel subesternal, asciende fácilmente por cualquiera de estas dos rutas. Como puede observarse en la **figura 73.1-19**, el área en la que se practicará la exéresis quirúrgica posee mayor extensión que en el caso anterior. Se identifica por el color azulado que delimita esta superficie. La movilización del epiplón mayor permite la identificación de los vasos de suplencia gastroduodenal (**Fig. 73.1-20**), que se completa con la disección de los elementos vasculobiliares en el ligamento hepatoduodenal (**Fig. 73.1-21**), lo que permite la disección del tronco celíaco y de sus ramas y, a continuación, la sección transversal de la primera porción duodenal (**Fig. 73.1-22**).

Se decidió desde el principio la resección esplenopancreática, por lo que se completa la linfadenectomía celíaca suprapancreática derecha y retroperitoneal a este nivel (**Fig. 73.1-23**). La sección pancreática puede practicarse con una grapadora longitudinal, que gracias a sus cuatro líneas de grapas es muy hermética, o mediante ligadura y sección instrumental con grapadora transversal (**Fig. 73.1-24**).

Tras la movilización y el desplazamiento gastroduodenal se aborda el tiempo de mayor dificultad, que es la disección del esófago mediastínico, ampliando la linfadenectomía yuxtaaórtica, con resección pleural o sin ella (**Fig. 73.1-25**) y, una vez completada esta hasta el nivel cervicotorácico, comien-

za el tiempo cervical (**Figs. 73.1-26** y **73.1-27**) que, como ya se ha señalado, permite el desplazamiento y la exteriorización esofágica (**Fig. 73.1-28**) a nivel locorregional, para extraer la pieza de exéresis por vía laparotómica (**Fig. 73.1-29**). No excepcionalmente, al llegar a este punto, la idea de utilizar un asa yeyunal de la mayor longitud es imposible y hay que cambiar a la preparación de un autoinjerto que incluye íleon, colon ascendente y transverso (**Figs. 73.1-30** a **73.1-32**) y practicar, una vez que haya ascendido hasta la incisión cervical, la reconstrucción de la continuidad digestiva mediante esofagoileostomía terminolateral (**Figs. 73.1-33** a **73.1-36**) con anastomosis coloyeyunal e ileocolónica para finalizar la reconstrucción de la continuidad intestinal en todos los niveles precisos (**Fig. 73.1-37**).

Sin embargo, insistimos en el hecho –bien demostrado en nuestra experiencia– del mejor funcionamiento del autoinjerto yeyunal de gran longitud que, con el mismo recorrido que la ileocecocoloplastia, asciende hasta la región cervical, facilitando la anastomosis esofagoyeyunal en sentido terminoterminal o, mejor, terminolateral. Ambas dan un resultado inmejorable, tal vez la primera con un mayor, aunque no significativo, número de fístulas, pero es evidente que en la anastomosis terminolateral, al realizar una endoscopia como control, el extremo del gastroscopio penetra más a menudo en el fondo de saco aferente de la anastomosis, con riesgo de perforación de la pared del autoinjerto (**Fig. 73.1-38**).

Es sin duda más frecuente la utilización de autoinjertos de yeyuno en defectos sin asociación de gastrectomía total. En la **figura 73.1-39** se muestra un ejemplo de esta variante, en la que se visualiza la anastomosis entre autoinjerto y pared anterior del estómago, así como la enteroenterostomía que repara la solución de continuidad provocada con la separación del asa yeyunal (autoinjerto yeyunal).

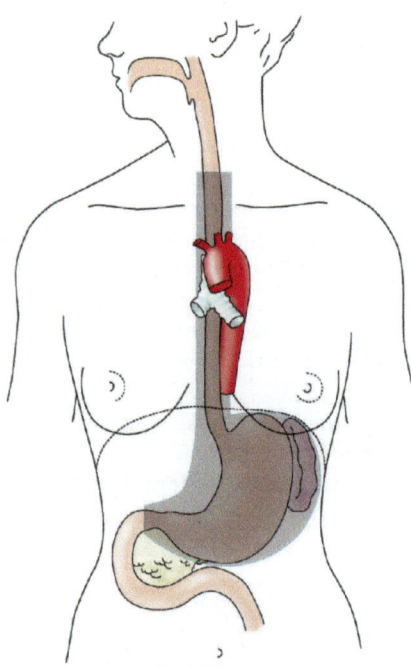

Figura 73.1-19. Tratamiento del cáncer de cardias con extensión esofágica subtotal e infiltración de las dos terceras partes proximales del estómago. La intervención diseñada incluye una resección en bloque (monobloque), con el páncreas distal y el bazo. En la figura, el amplio margen seleccionado para la resección se halla delimitado en fondo azul. Los límites de la disección se extienden desde el esófago cervical hasta la primera porción duodenal. Dentro de esta área coloreada pueden advertirse el epiplón mayor y el bazo.

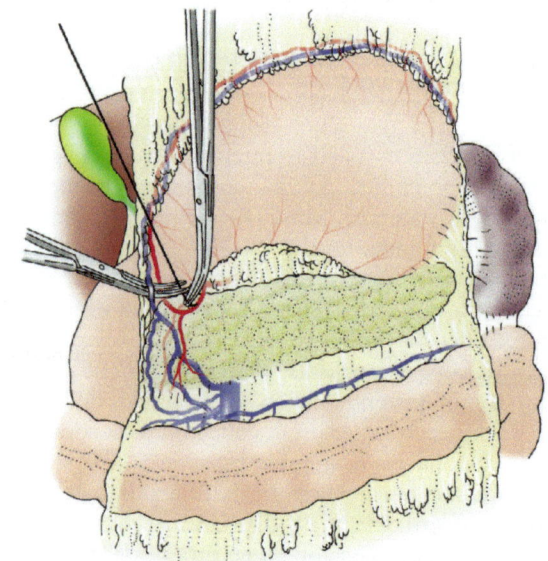

Figura 73.1-20. El estómago se desplaza en sentido craneal. Se muestran la disección, ligadura y sección de los vasos gastroduodenales, la disección de la arteria y la vena mesentérica superior, la arcada gastroepiploica, los vasos gástricos cortos y la arcada de Riolano. Se ha seccionado el ligamento esplenocólico. Se mantiene para la resección en bloque el ligamento gastroesplénico.

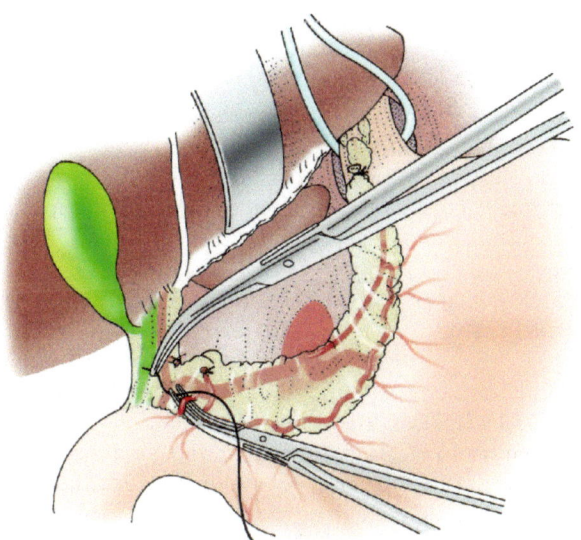

Figura 73.1-21. Tras la sección del epiplón menor (epiplón gastro-hepático o ligamento gastrohepático), se practica la disección del tronco celíaco y de sus ramas continuando la linfadenectomía retro-peritoneal. El esófago se encuentra aislado por un tractor vascular de color azul. Se están ocluyendo la arteria y la vena gastroduode-nales, para lo cual se ha pasado alrededor una ligadura calibre 3/0.

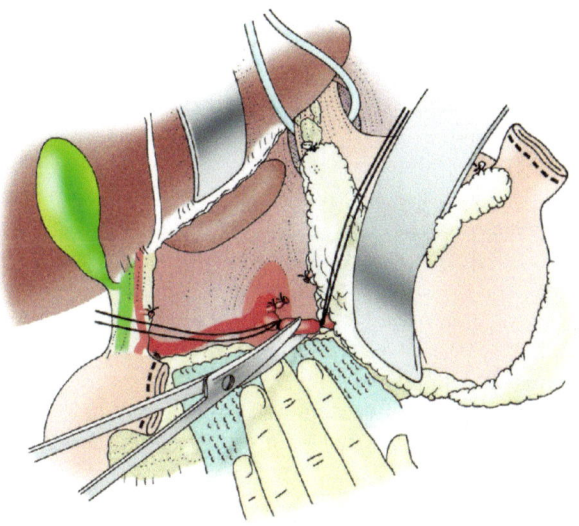

Figura 73.1-23. El estómago, ya movilizado, se desplaza con el teji-do linfograso correspondiente a la linfadenectomía D2 hacia el espa-cio subfrénico izquierdo. Se está realizando la sección de la arteria esplénica tras la disección del tronco celíaco, a unos 3-4 cm de su origen en este.

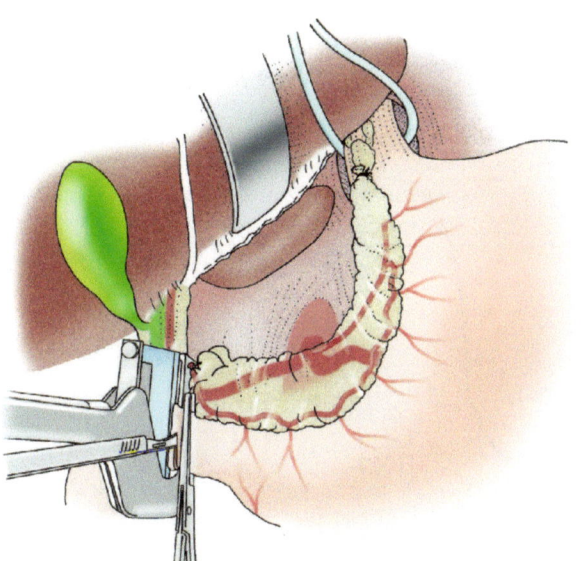

Figura 73.1-22. Oclusión duodenal pospilórica mediante grapadora transversal (TA45/3.5).

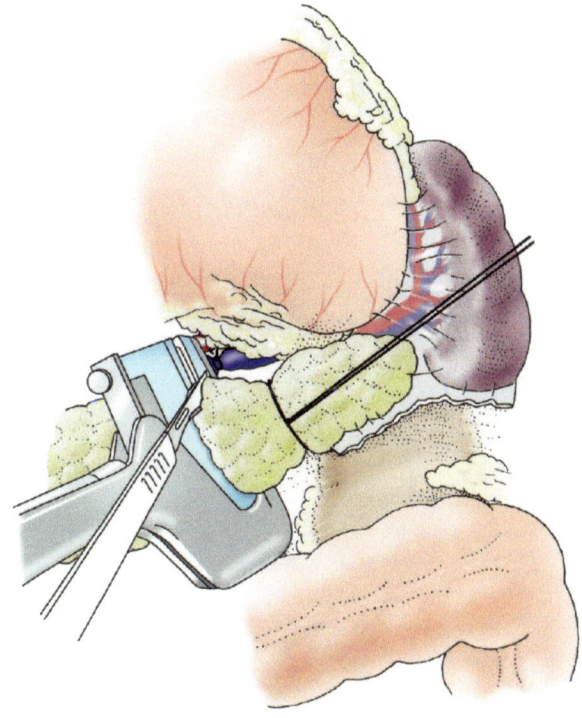

Figura 73.1-24. Al igual que en el procedimiento anterior, se seccio-na el páncreas en la unión corpocaudal. El ángulo esplenocólico ya está movilizado y desplazado en sentido distal.

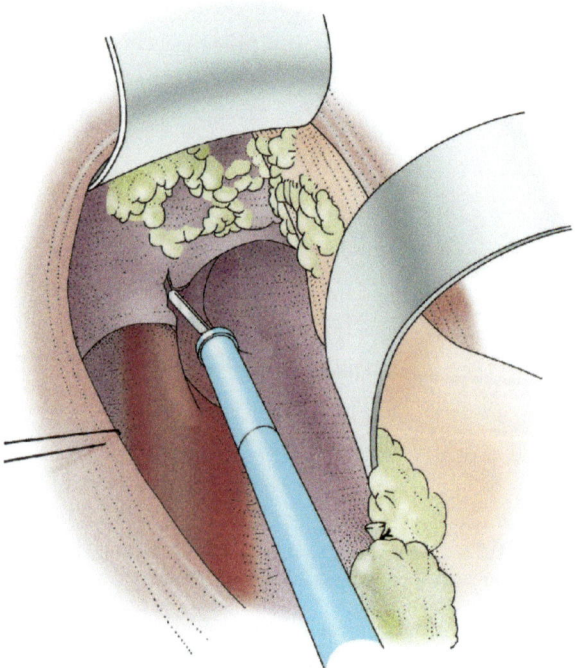

Figura 73.1-25. Se está realizando la sección de la pleura mediastínica, cuya superficie quedaría incluida en el espécimen. Se observan la disección del pericardio y la movilización del tejido linfograso retrocardíaco, continuando en dirección proximal la linfadenectomía mediastínica transhiatal.

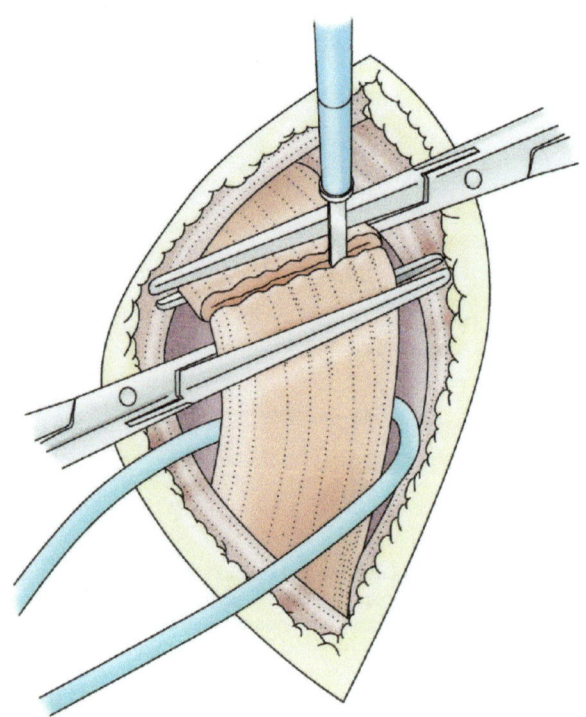

Figura 73.1-27. A través de la incisión laterocervical se aísla circularmente el esófago, pasando alrededor de su circunferencia un tractor vascular azul de silicona. Se ha comenzado la sección de la pared esofágica mediante bisturí eléctrico. El extremo proximal del esófago disecado se ha ocluido mediante una pinza recta.

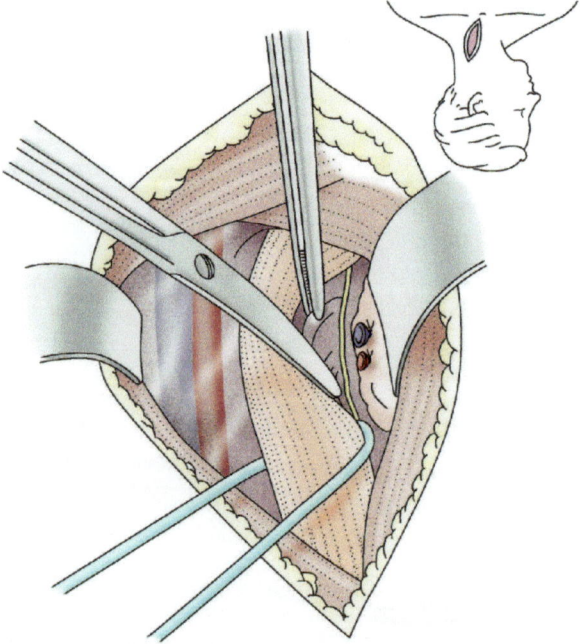

Figura 73.1-26. Visualización del cuello. La imagen en el ángulo superior derecho muestra el campo quirúrgico, ahora sobre la cara laterocervical izquierda del cuello. Puede observarse el desplazamiento de los músculos esternotiroideo y esternohioideo movilizando el tejido linfograso paratraqueal y el correspondiente a los grupos yugular interno y carotídeo. A la izquierda se observa la superficie de la arteria carótida primitiva izquierda y de la vena yugular interna paralela a ella.

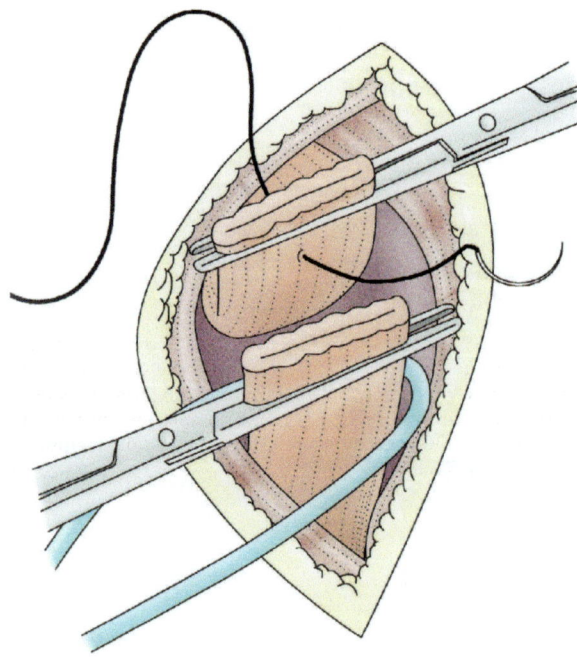

Figura 73.1-28. El esófago cervical ha sido seccionado completamente y los extremos separados. Se ha dado un punto de tracción que será mantenido y unido al extremo de la sonda nasogástrica para su identificación y control (hilo en color negro).

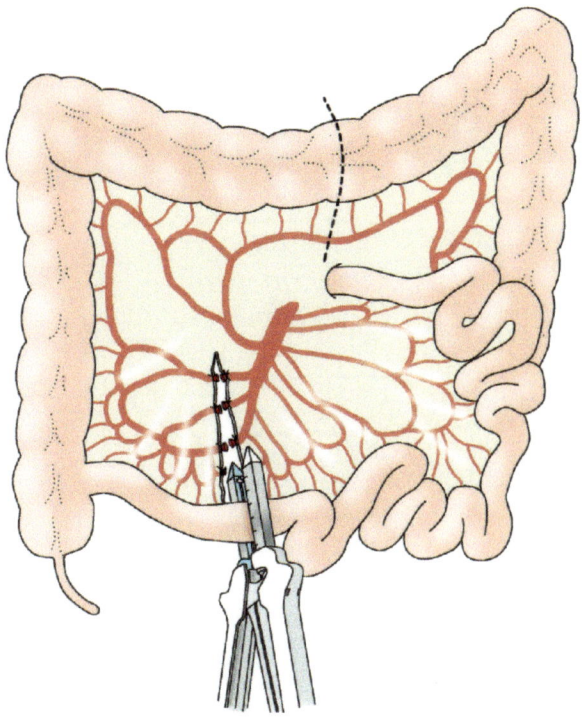

Figura 73.1-30. Se exponen el colon transverso, el colon ascendente, el ciego y la unión ileocecal junto al íleon terminal para estudiar las arcadas vasculares. A pesar de la movilización completa, no se consigue la longitud necesaria de yeyuno para obtener un asa que ascienda hasta el cuello. Por este motivo, se cambia la intención anterior de reconstrucción por un sustituto que incluya íleon, colon ascendente y transverso, que serán irrigados desde la arteria y la vena cólicas medias, progresando a través de la arcada de Riolano (ileocecocoloplastia o coloplastia derecha). El íleon será seccionado a unos 30 cm de la unión ileocecal y el colon transverso en su tercio medio (línea de puntos).

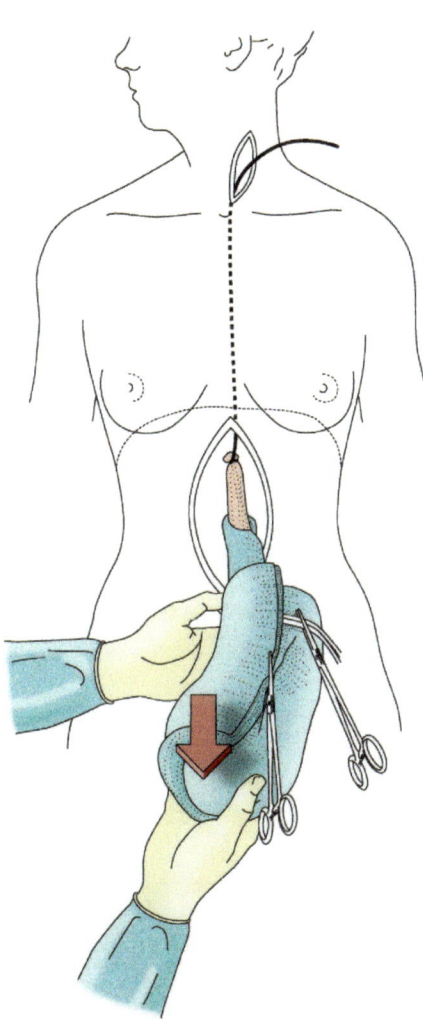

Figura 73.1-29. Traccionando a través de la incisión laparotómica del espécimen que incluye esófago, estómago, páncreas distal, bazo, omentos y grupos ganglionares tributarios, se exterioriza el espécimen protegido por compresas a través de la incisión abdominal. Un tractor de silicona o tubo de aspiración torácico fino reemplaza la pieza de exéresis y queda en el mediastino, para facilitar el ascenso del sustituto esofagogástrico. El extremo superior de este tractor se observa exteriorizado a nivel de la incisión cervical.

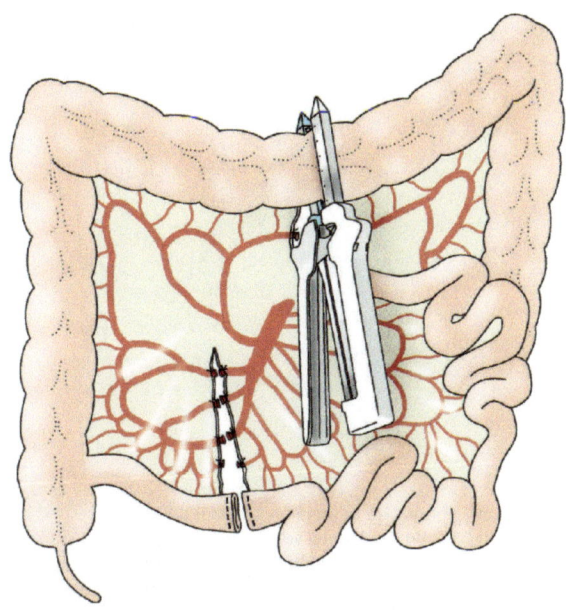

Figura 73.1-31. Se observa la sección visceral a nivel del colon transverso mediante grapadora longitudinal. La sección del íleon y del mesenterio ya se ha practicado.

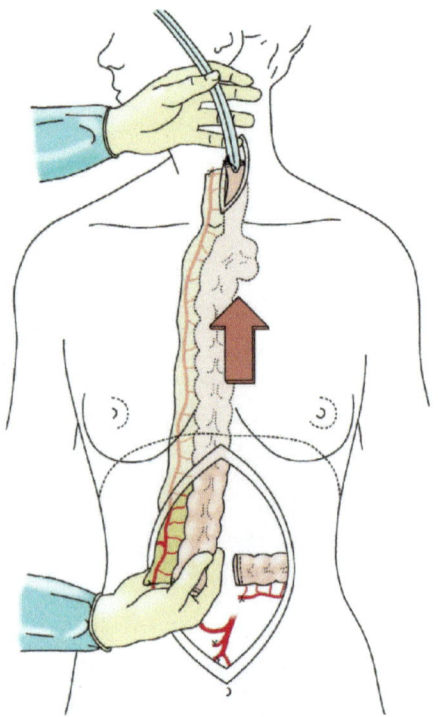

Figura 73.1-32. La plastia preparada ha ascendido a través del túnel mediastínico posterior hasta la incisión cervical, donde se puede observar el extremo ileal ya ocluido y exteriorizado.

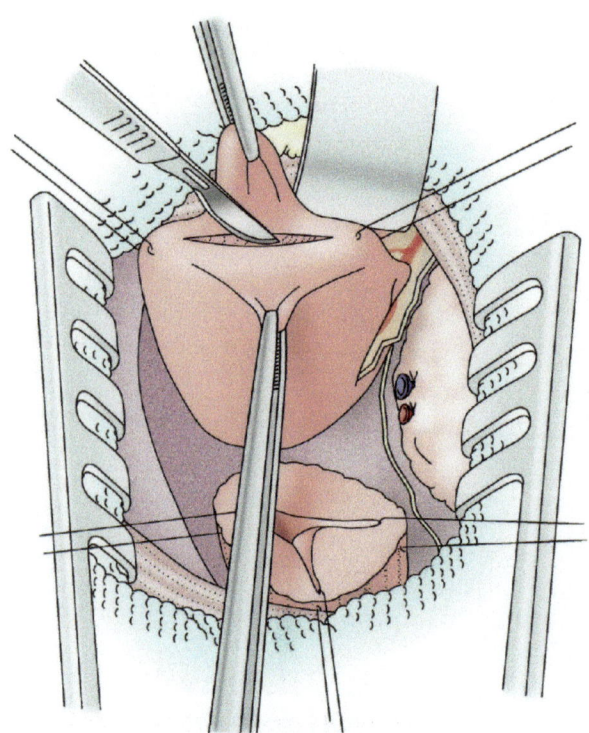

Figura 73.1-34. Se está realizando la sección del íleon ascendido, a través de la sección longitudinal de la pared, mediante bisturí no eléctrico, para asegurar la buena irrigación de la mucosa y la submucosa. Los tres tractores exteriorizan la mucosa esofágica y se visualiza su luz, preparando el estoma para realizar la anastomosis esofagoileal en sentido terminolateral.

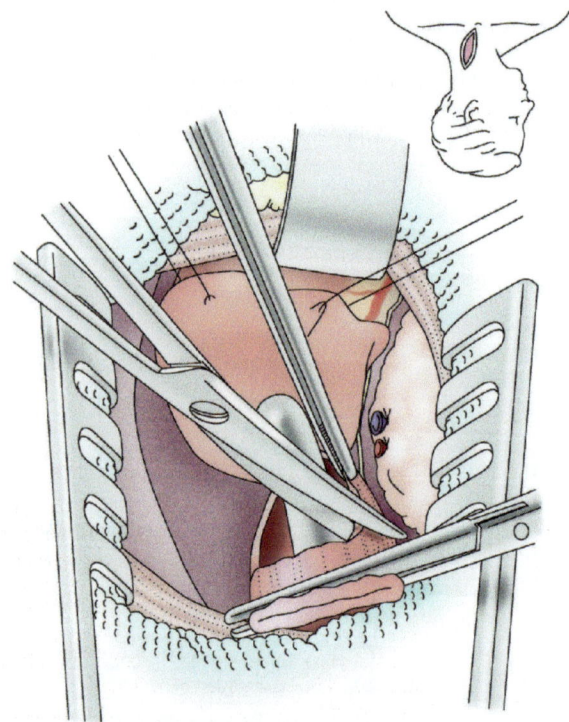

Figura 73.1-33. A nivel de la incisión cervical se observa el extremo ileal exteriorizado. En el ángulo superior derecho de la imagen se muestra la localización de la cabeza en el campo quirúrgico y la situación de la incisión. En la parte superior de la imagen se observa el extremo ileal. Mediante tijera se amplía el estoma esofágico, preparándolo para la anastomosis esofagoileal. La sonda nasogástrica antes controlada con un punto se exterioriza (puede verse su situación entre la tijera y la pinza).

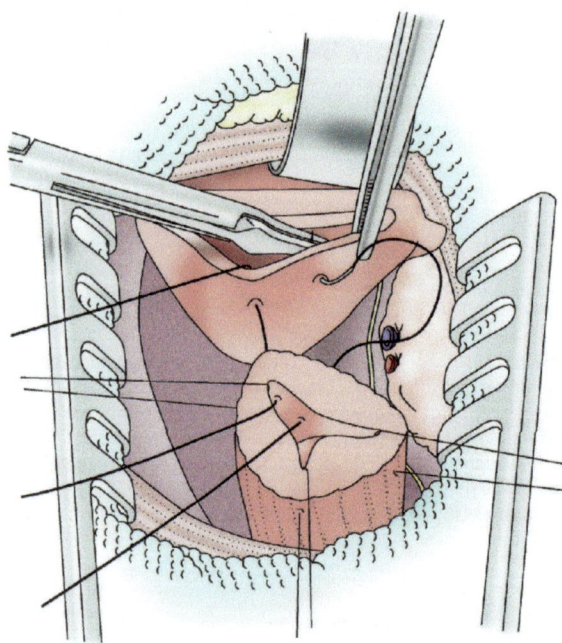

Figura 73.1-35. Se está iniciando la anastomosis esofagoileal. Pueden apreciarse puntos entre ambas paredes viscerales (puntos entrecortados, totales, intraluminales, intramucosos en la pared posterior y extramucosos en la vertiente anterior).

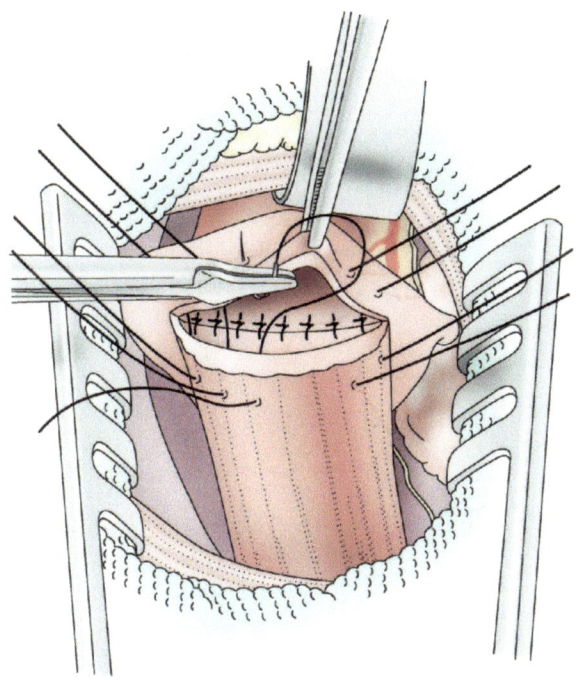

Figura 73.1-36. Se ha finalizado la pared posterior y se inicia la anterior. Puntos en «U» de Halstedt.

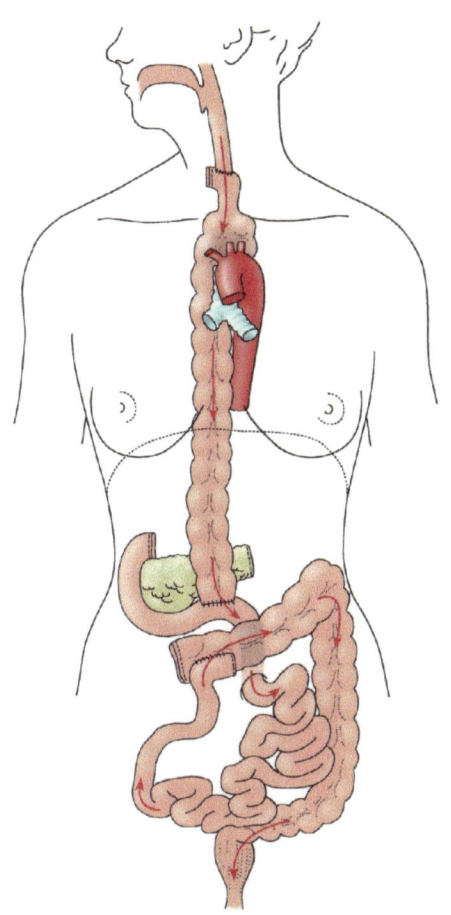

Figura 73.1-37. Ileocecocoloplastia finalizada. El extremo inferior del autoinjerto se anastomosa a la primera asa yeyunal en sentido terminolateral, toda vez que el estómago, como se ha referido, ha sido extirpado en un solo bloque con las demás vísceras señaladas en las distintas secuencias.

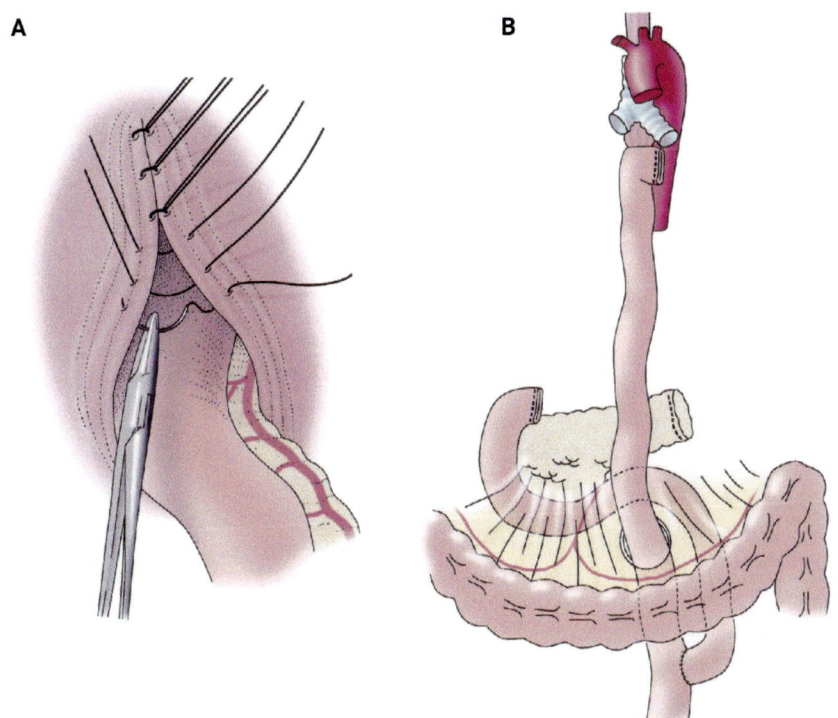

A

B

Figura 73.1-38. En este paciente se ha conseguido un asa yeyunal («Y» de Roux) de suficiente longitud, que llega hasta el cuello, a cuyo nivel se realiza la anastomosis esofagoyeyunal. **A)** Se reducen los diámetros del hiato diafragmático para evitar que se produzca el traslado espontáneo de otras vísceras desde el abdomen al mediastino o uno de los dos hemitórax. Esta reducción se practica aproximando los bordes de la sección diafragmática de anterior a posterior mediante puntos de material irreabsorbible. **B)** Puede verse la situación de la larga asa yeyunal que sustituye el defecto creado. Se aprecian la anastomosis esofagoyeyunal a nivel cervical y la más distal (yeyunoyeyunostomía terminolateral inframesocólica). Las brechas mesentérica y mesocólica se han ajustado al diámetro requerido.

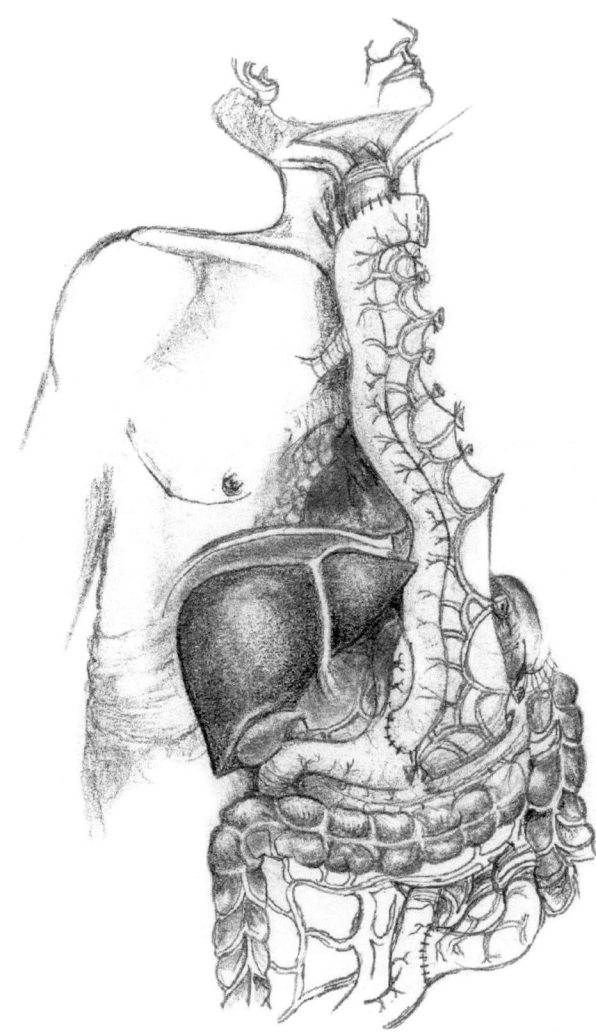

Figura 73.1-39. Otro ejemplo de asa yeyunal aislada de gran longitud. Las dimensiones corporales difieren en su tamaño, porque se trata solo de demostrar en la plastia las diferencias que existen con el paciente de la **figura 73.1-20**. El asa yeyunal ha ascendido hasta el cuello a través del espacio retroesternal o subesternal. A nivel cervical se reconoce la anastomosis esofagoyeyunal en sentido terminolateral. El estómago se ha preservado al no tener ningún hallazgo patológico. La anastomosis distal se practica con la cara anterior de la unión corpoantral del estómago en sentido terminolateral. El yeyuno proximal próximo al ángulo duodenoyeyunal se observa anastomosado en sentido terminolateral, con las asas de yeyuno más distales en sentido terminolateral.

73.2 Autotrasplante de asa yeyunal de gran longitud *versus* prótesis esofagogástrica

INTRODUCCIÓN

Aunque el diagnóstico de las tumoraciones malignas del tracto intestinal se realiza cada vez más precozmente, sigue siendo frecuente que estos tumores sean advertidos solo cuando, debido a su tamaño, obstruyen la luz intestinal y se inicia el cuadro clínico con una estenosis que impide la ingesta de alimentos o da paso a un cuadro obstructivo a niveles más distales y, finalmente, ocasiona cambios en el hábito intestinal, acompañados, aunque no siempre, de pérdida sanguínea, de mayor o menor intensidad, únicos, aislados o recurrentes.

Ya en el estudio clínico puede asegurarse la irresecabilidad del tumor y proponer, tras su demostración, un procedimiento que alivie el síntoma más oneroso, peor tolerado, como sin duda es la reducción progresiva de la luz de la víscera hueca afectada, que impide la ingesta o que obstruye el tránsito intestinal en niveles inferiores.

En la actualidad, el objetivo fundamental es no penetrar en la cavidad torácica o abdominal, buscando puertas naturales que permiten el acceso a segmentos más próximos. Buen ejemplo es el esófago torácico y el recto en su nivel más alto, como es la unión rectosigmoidea. En esta época de prototipos, de elementos mecánicos, se piensa más en el alivio del síntoma que en las características singulares de la enfermedad, en su agresividad, en el conocimiento de sus posibilidades terapéuticas.

CONTROVERSIA TERAPÉUTICA

Por los motivos antes mencionados, deben estudiarse de forma racional todos los aspectos que conducen a la selección terapéutica: *a)* límites y características de la enfermedad en el paciente de nuestro interés y *b)* búsqueda exhaustiva, para asegurar que, tras esos informes, se ha llegado en todos los puntos estudiados a un diagnóstico de certeza, separando a lo largo de este proceso el diagnóstico de sospecha que induce a unas conclusiones no excepcionalmente erróneas.

Estos estudios deben omitir la especulación y llevar solo a la verdad en la dirección correcta de una enfermedad tan frecuente como desconocida.

Si nos aseguramos de las características de la enfermedad y de la imposibilidad de su tratamiento radical o al menos paliativo, pero útil, hemos de tener en cuenta algunas reglas: *a)* el tratamiento oncológico médico, desgraciadamente, no cura el cáncer digestivo; *b)* sin embargo, puede frenarlo o,

en ocasiones, reducir su agresividad y capacidad de extensión; *c)* en pocas ocasiones mejora la calidad de la vida que cree prolongar, y *d)* astenia, anorexia, signos de intoxicación medular, polineuropatía, inmunosupresión acelerada, acné, prurito, ansiedad y dolor crónico, son las reacciones más frecuentes que reducen la calidad de vida del enfermo y a menudo le obligan a solicitar no continuar con el tratamiento o abandonar el protocolo de ensayo clínico que se había iniciado.

UTILIDAD DE LA PALIACIÓN

No hay duda de que los hechos enunciados, pero en especial aquellos que producen afagia, deben paliarse. Debe entenderse que el mejor tratamiento paliativo es la desobstrucción y, por lo tanto, la recuperación de la posibilidad de deglutir alimentos, mejorar su traslado en el interior del intestino o permitir el ritmo fisiológico de evacuaciones fecales.

VALORACIÓN DEL IMPLANTE DE PRÓTESIS AUTOEXPANDIBLES

No es necesario discutir su indicación, ya que la idea es sugestiva y por ello cuenta con múltiples seguidores. Teóricamente, la introducción de un prototipo que puede atravesar el segmento estenosado y, con fuerza creciente, desplazar las paredes viscerales e incrementar su luz, permitiendo entonces el paso de alimentos sólidos, semilíquidos o líquidos, es razonablemente el mayor alivio que podemos conseguir y por ello el método que puede hacerlo realidad.

No obstante, la experiencia nos advierte de que la prótesis se impacta contra el tejido tumoral y permite que este siga creciendo hacia el interior, a través de los espacios de la malla que permanecen abiertos, haciendo que, al sumarse a la retención de alimentos, la luz de la prótesis vuelva a obstruirse. La expansión de las paredes de estas mallas causa un dolor permanente en su localización torácica y abdominal. De la misma forma, no puede olvidarse que la posibilidad de deglución o tránsito intestinal depende de la longitud que tenga la prótesis, ya que su funcionamiento es gravitatorio, y precisa de los incrementos de presión que la motilidad intestinal produzca en el extremo proximal de la prótesis.

En otras ocasiones, radiólogos, endoscopistas o cirujanos aumentan la instalación de prótesis a dos, tres o más, lo que provoca en su trayecto tales aumentos de presión que dan lugar a isquemia de largos segmentos yeyunales, con necrosis parietovisceral y comunicaciones intestinales o abscesos entre las asas, formando grandes cloacas interviscerales que terminan perforando gruesas arterias y causan la muerte del paciente en el inicio de una hemorragia exanguinante.

VENTAJAS E INCOVENIENTES DE LA UTILIZACIÓN DE AUTOINJERTO YEYUNAL DE GRAN LONGITUD

Es indudable que la preparación y ascenso de un largo segmento yeyunal puede permitir el paso del contenido esofágico hacia el yeyuno y, por lo tanto, el alivio de la disfagia y la recuperación de una alimentación normal.

Como ventajas cabe destacar:

- Permite la exploración completa de la cavidad abdominopélvica para asegurar la ausencia de carcinomatosis. Por ello, la exploración debe asociarse a la extracción de las muestras necesarias, que serán estudiadas como biopsias extemporáneas que ayuden a la decisión terapéutica más conveniente.
- Facilita la exploración tumoral locorregional y mediastínica para confirmar la irresecabilidad de la tumoración.
- Permite, al disecar el esófago subcarinal, movilizar la superficie más conveniente sobre la que se realice el adosamiento del extremo proximal del autoinjerto, previamente a la anastomosis esofagoyeyunal.

No obstante, han de señalarse las desventajas que acompañan a una intervención quirúrgica no exenta de riesgos o complicaciones:

- Es una intervención teóricamente más grave que la instalación de una prótesis.
- La disección mediastínica no está exenta de dificultades para cirujanos que no conozcan suficientemente esta área anatómica.
- Como cualquier anastomosis, puede dar lugar a fistulización o infecciones, que pueden ser responsables de que el enfermo no supere la intervención.
- La realización de una laparotomía media puede complicarse si existe extravasación de ascitis, dando lugar a evisceración o eventración.

TÉCNICA DE LA DERIVACIÓN ESOFAGOYEYUNAL

Como puede apreciarse en la **figura 73.2-1**, una vez confirmado que la resección radical es imposible, a través de la incisión laparotómica se separan ambos pilares diafragmáticos, ampliando sustancialmente el hiato, y a través de él se aísla circularmente el esófago desde el límite proximal del tumor hasta la proximidad de la carina traqueal y se hace ascender el asa yeyunal, ya preparada y aproximándola al esófago. Se practican entonces dos pequeñas aperturas en el extremo inferior de ambas vísceras y se introducen en ellas, de forma separada, los brazos de la grapadora (GIA o cualquier otra más actual) y, accionando el mecanismo, las luces esofágica y yeyunal quedan unidas. Los orificios a través de los que la grapadora realizó la anastomosis se cierran mediante puntos entrecortados, en un solo plano.

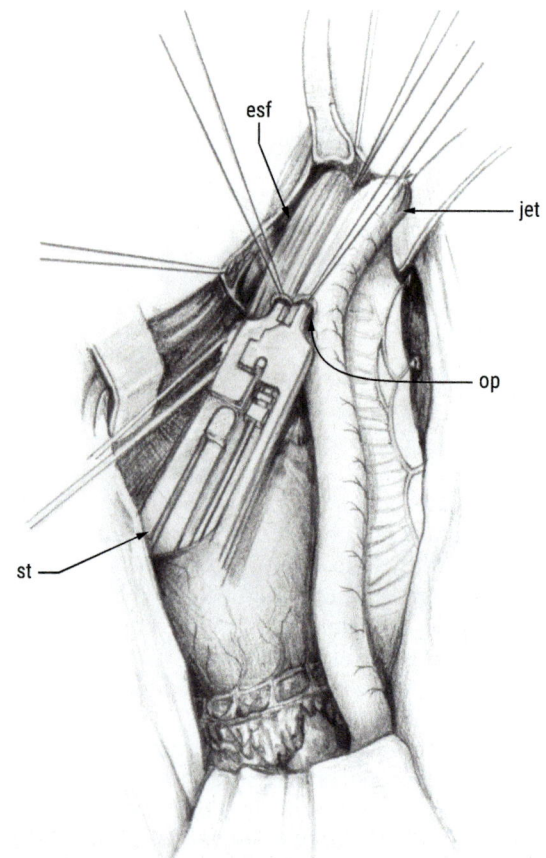

Figura 73.2-1. Esquema de anastomosis *(bypass)* esofagoyeyunal, esf: esófago; jet: extremo proximal de autoinjerto; op: orificios de penetración de la grapadora; st: grapadora longitudinal (GIA).

En la **figura 73.2-2** se expone esta anastomosis realizada manualmente. Se ha finalizado la sutura de la cara posterior y se va a comenzar la anterior. Como se observa en la **figura 73.2-3**, la esofagoyeyunostomía laterolateral ha finalizado, apreciándose ahora mejor el asa yeyunal, la tumoración a nivel del cardias y la anastomosis. En las figuras **73.2-4** y **73.2-5**, correspondientes al tránsito baritado postoperatorio, puede apreciarse el extremo superior de la anastomosis, el límite periférico del gran tumor, el perfil del diafragma y la llegada de contraste al duodeno. En la **figura 73.2-6** se observan mejor los límites de la amplia anastomosis esofagoyeyunal, el paso mínimo pero existente sobre la superficie tumoral y más patente sobre el duodeno.

CONCLUSIÓN

Con esta descripción se pretende recordar, una vez más, las ventajas del conocimiento técnico en la preparación de autoinjertos yeyunoileales de gran longitud. Este procedimiento es, sin duda, más útil que la instalación de prótesis. El enfermo se rehabilita en unos 6 a 8 días, desaparece la disfagia de forma inmediata y no constituye una técnica agresiva. Personalmente, en el estudio comparativo ya publicado, hace años, confirmamos el beneficio de esta derivación sobre las prótesis autoexpandibles.

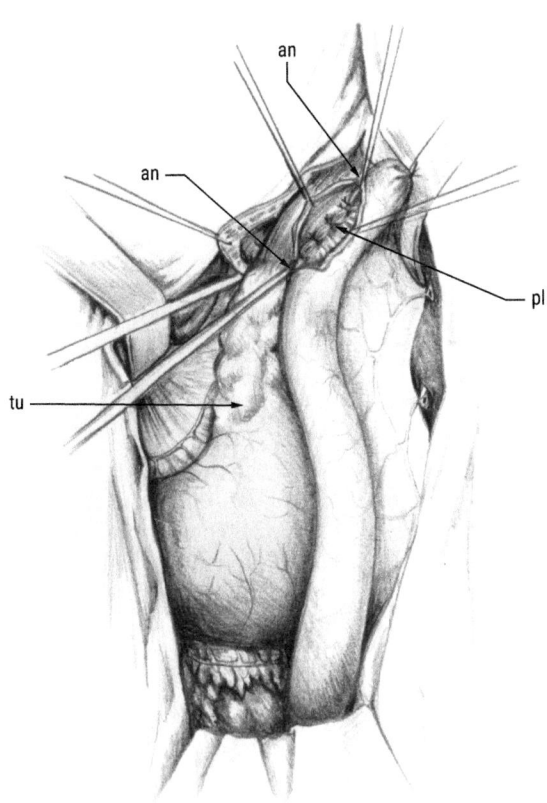

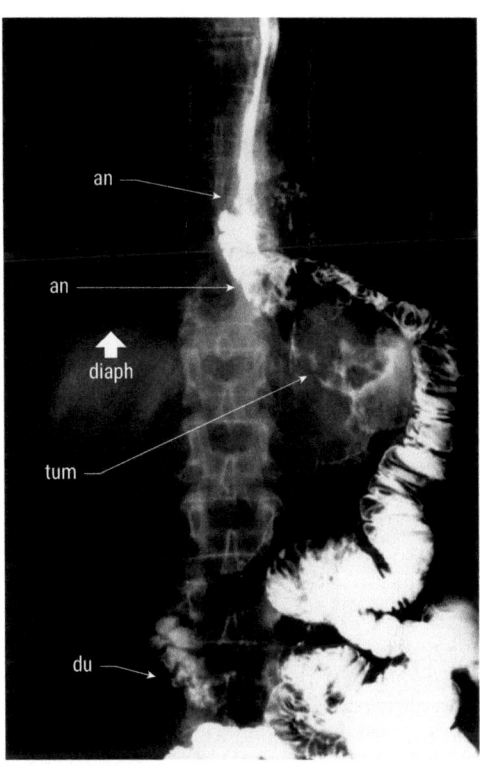

Figura 73.2-4. Exploración radiológica postoperatoria en forma de tránsito baritado, el cual pasa fácilmente desde el esófago al asa yeyunal (autoinjerto). an: anastomosis; diaph: diafragma; du: duodeno; tum: perfil de la superficie tumoral.

Figura 73.2-2. Realización de la anastomosis esofagoyeyunal de forma manual. an: anastomosis; pl: sutura de la cara posterior visualizada a través de la luz anastomótica; tu: tumor a nivel del cardias.

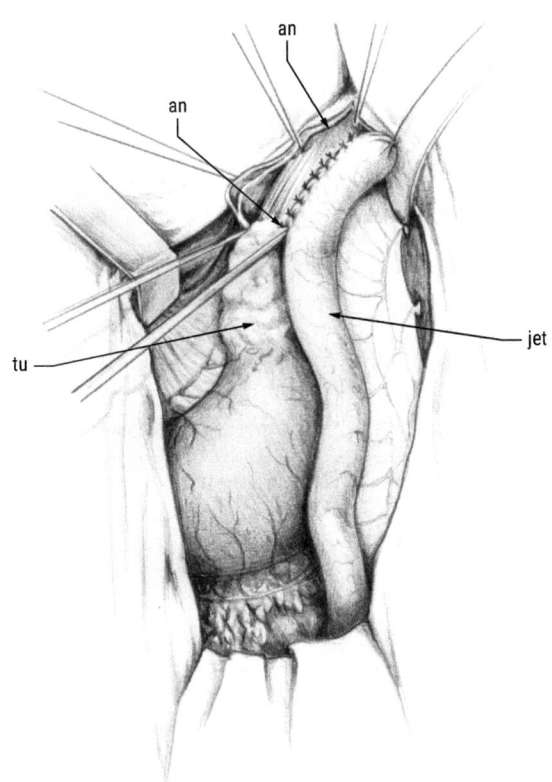

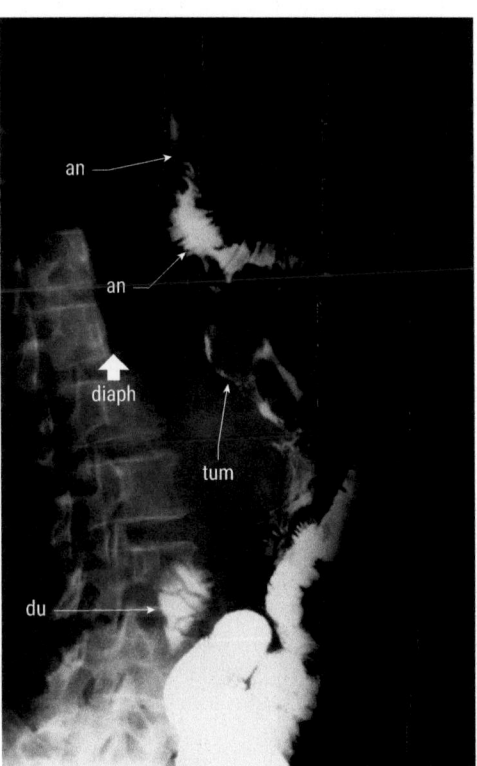

Figura 73.2-5. Las mismas características de la **figura 73.2-4**. an: anastomosis; diaph: diafragma; du: duodeno; tum: perfil de la superficie tumoral.

Figura 73.2-3. Anastomosis esofagoyeyunal finalizada. an: anastomosis; jet: asa yeyunal; tu: tumor a nivel del cardias.

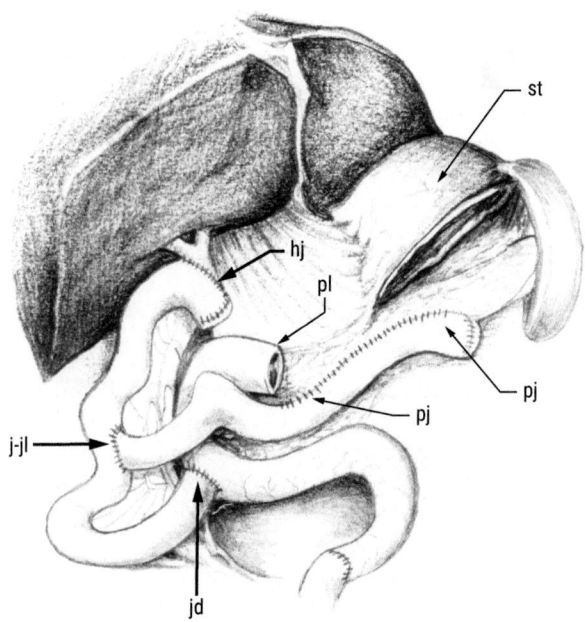

Figura 73.2-6. Se ha eliminado el 70 % del estómago para visualizar mejor las asas yeyunales (autoinjertos). hj: hepaticoyeyunostomía; j-jl: yeyunoyeyunostomía; jd: yeyunoduodenostomía; pj: pancreato-yeyunostomía; pl: píloro; st: fundus gástrico.

UTILIZACIÓN DE ASA YEYUNAL DE GRAN LONGITUD «DIVIDIDA» EN DOS AUTOTRASPLANTES PEDICULADOS EN EL TRATAMIENTO DE LA PANCREATITIS CRÓNICA, EL QUISTE CONGÉNITO DE COLÉDOCO Y LA ENFERMEDAD DE CAROLI

Creo que he expresado de forma suficiente la gran importancia de los autotrasplantes en el contexto de la cirugía general, lo cual he matizado en la introducción de este capítulo, porque el autotrasplante es aún más relevante que el reconocido como trasplante (véanse los capítulos de autotrasplante renal, vascular, de cartílago o hueso, de islotes de Langerhans en la pancreatitis crónica, etc.). Pero es indiscutible que el elemento visceral de mayor utilidad, más conocido y utilizado por los cirujanos generales, como autotrasplante es el yeyunoíleon.

En este apartado hemos elegido tres ejemplos en los cuales trabajamos desde hace años: *a)* la utilización de dos asas intestinales para conseguir la doble derivación pancreaticobiliar en la pancreatitis crónica; *b)* la utilización de un asa yeyunal o dos, en la reparación tras la extirpación del quiste congénito del colédoco, y *c)* la reparación biliointestinal tras el tratamiento de la enfermedad de Caroli.

Estas enfermedades, no obstante, son en ocasiones poco conocidas, primero por su escasa incidencia, y también porque son tratadas por especialistas diferentes (cirujanos pediátricos, medicina infantil, hepatólogos, especialistas en gastroenterología, cirujanos generales, etc.), lo cual hace que disminuya el interés por su estudio y se recojan muy pocos casos a lo largo de los años.

Mi interés en la difusión del conocimiento de estos tres grupos de enfermedades ha hecho que llame la atención de los cirujanos generales en su terapéutica, que no se aparta de la habitual, pero que incluye dentro del conocimiento,

técnica, indicaciones y resultados en un tratado como este en el que prevalecen el concepto y la denominación de autotrasplante.

Posibilidades de tratamiento conservador de la pancreatitis crónica con obstrucción biliopancreática mediante derivación. Posibilidades de la utilización de doble autotrasplante yeyunal

En la actualidad, la incidencia de pancreatitis crónica se ha reducido en los países occidentales, a pesar del mayor consumo de drogas y alcohol y el cambio de los hábitos alimentarios, especialmente las comidas rápidas y ricas en grasas no saturadas, con importante concentración no solo de grasas, sino también de salsas, cremas, picantes, etc., que incrementan el hábito y la necesidad de comer progresivamente mayores cantidades de alimentos concentrados, asociados a la bebida desmesurada de soluciones energizantes, que aumentan la necesidad de continuar alimentándose y dan lugar a obesidad desmesurada, con esteatohepatitis y, algo menos frecuentemente detectable, esteatosis pancreática.

Tal vez la reducción de la incidencia de pancreatitis crónica se relacione con la limitación, en España y en otros países de nuestro entorno, del hábito de fumar, que es uno de los tres pilares más comúnmente detectables en los hospitales de la Administración de Veteranos de los Estados Unidos (drogadicción, alcoholismo y tabaquismo). Por otro lado, se ha considerado la eliminación de las complicaciones de la colelitiasis, en especial en el desarrollo de la mal denominada colecistopancreatitis, prácticamente desaparecida al indicar la realización de colecistectomía en enfermos asintomáticos, aunque nunca hayan sufrido un episodio de colecistitis. Esta pauta ha reducido no solo la aparición de pancreatitis crónica, sino también la de coledocolitiasis, colangitis supurada, fístula colecistoduodenal o colecistocolónica y, muy especialmente, el carcinoma de la vesícula biliar.

Indicaciones y consecuencias

Las indicaciones preferentes de esta medida terapéutica son: *a)* enfermos con pérdida de peso mantenida; *b)* pacientes con alteraciones del hábito intestinal, que consiste básicamente en aumento del número de evacuaciones, esteatorrea con heces flotantes en el agua del inodoro, recubiertas de grasa; *c)* hiperglucemia progresiva con mala tolerancia a la dieta rica en hidratos de carbono; *d)* dolor dorsal con irradiación en barra o cinturón; *e)* astenia asociada o no a anorexia; *f)* pacientes que desestiman que se les realice una extirpación total o subtotal del páncreas, ambas exéresis en el contexto de una duodenopancreatectomía total o subtotal con preservación pilórica (procedimientos de más fácil rehabilitación y más confortables para la alimentación), y finalmente, *g)* aparición de elevación de la fracción precoz de la bilirrubina sérica, muy a menudo sin incremento de enzimas hepáticas ni alteración de la coagulación ni del hemograma. A veces se observa aumento del CA 19-9 sin tener los efectos de un marcador neoplásico. Si más tarde se demuestra concomitancia con algún nódulo neoplásico, lógicamente las elevaciones en el CA 19-9 deben atribuirse a este.

Sin embargo, los enfermos a quienes se les indique el tratamiento mediante duodenopancreatectomía subtotal o total deben conocer que, tras la intervención, especialmente si la exéresis es total, tendrán que ser evaluados y tratados de forma mantenida aportándoles los cuidados necesarios para compensar la hiperglucemia, a veces de difícil control, y los requerimientos insulínicos endógenos. A pesar de todo, entra dentro de nuestra responsabilidad: *a)* si se mantiene el páncreas, no quiere decir que con esto se elimine la aparición de diabetes, ya que, si permanece 5-8 años, más del 80 % de ellos serán diabéticos, generalmente de difícil tratamiento; *b)* la aparición de un adenocarcinoma multicéntrico en la porción distal del páncreas o en forma de nódulos a nivel cefalocorporal es frecuente y obliga a realizar exploraciones periódicas para descartar su tendencia o diagnosticar su presencia; *c)* la obstrucción biliar se produce en el colédoco intrapancreático o la papila de Vater, por lo que habrá de mantener especial atención a la evolución mientras el enfermo lo requiera, y *d)* así pues, puede afirmarse que la doble derivación es mejor tolerada, técnicamente más asequible, pero constituye una medida terapéutica más en relación con los factores etiológicos, aunque de menor radicalidad que la exéresis pancreática.

Técnica de la doble derivación (biliar y pancreática)

Al iniciar la exposición de los diferentes pasos técnicos de este procedimiento, puede llamar la atención el desconocimiento de la necesidad que el enfermo tiene de que se deriven las zonas afectadas por la obstrucción ductal o visceral. Esto nos obliga a recordar que no excepcionalmente la reacción inflamatoria da lugar a la obstrucción duodenal, precisando entonces asociar la derivación gastroyeyunal o gastroduodenoyeyunal.

No puede olvidarse que otros cirujanos practicarían la derivación Wirsung-yeyunal, mediante una anastomosis de diámetro reducido, a la cavidad gástrica o a la superficie de la primera asa yeyunal, incluyendo la utilización de un tutor transanastomótico *(stent)* que evite la obstrucción o el cierre cicatricial de la anastomosis realizada, asociando a esta derivación la práctica de una coledocoduodenostomía. Ambas derivaciones se añadirían a la gastroyeyunal, si fuera necesaria.

De cualquier forma, basándonos en nuestra experiencia personal, la derivación biliar siempre se encuentra dificultada por el excesivo diámetro o crecimiento de la porción cefálica del páncreas. Se puede argüir que también podría elegirse la instalación de una prótesis autoexpandible. Por otro lado, las derivaciones Wirsung-yeyunales de pequeño tamaño están todas abocadas al fracaso, hayan sido tutoradas o no.

Nos quedamos entonces en los conceptos vertidos que separan la terapéutica en estos enfermos en dos grandes grupos: *a)* técnicas de exéresis y *b)* procedimientos derivativos; ambos grupos con las características enunciadas previas al desarrollo técnico.

Derivación pancreaticobilioyeyunal mediante autoinjertos yeyunales

Como se advierte en la **figura 73.2-6**, se accede a la transcavidad de los epiplones, por lo general ausente debido a

la intensa adherencia de la cara posterior del estómago con el páncreas (aquí seccionado para observar bien los límites de la superficie pancreática). Habitualmente, en estos pacientes el conducto de Wirsung es detectable a lo largo de la superficie anterior del páncreas desde la cola hasta la porción cefálica, siguiendo su eje, y fluctuante al tacto. Es más fácilmente evidenciable mediante ecografía sobre su superficie, confirmada por punción extrayendo muestras para estudio citológico y microbiológico. El conducto pancreático es seccionado longitudinalmente, extrayendo los cálculos de su interior, si los hubiera.

Se han preparado dos asas yeyunales, separadas, que con diferente pedículo atraviesan el mesocolon transverso para acceder al conducto de Wirsung. La primera de ellas, siguiendo una dirección transversal, se anastomosa con el conducto pancreático abierto (p. ej., puntos de sutura de la anastomosis pancreaticoyeyunal). El extremo distal del asa se anastomosa en sentido terminolateral a la segunda, la cual se une por su extremo proximal al colédoco dilatado (coledocoyeyunostomía laterolateral) y finaliza sobre el duodeno o primera asa yeyunal mediante yeyunoyeyunostomía o yeyunoduodenostomía terminolateral. De esta forma, la producción pancreaticobiliar volverá al duodeno o yeyuno, para normalizar la fisiología de la digestión.

Derivación pancreatobilioyeyunal mediante un autoinjerto de máxima longitud

El procedimiento anterior y el que se desarrollará a continuación poseen, al menos teóricamente, la misma eficacia. Nunca hemos realizado un estudio comparativo entre ambos para demostrarlo, pero podríamos afirmar, aunque sin absoluta convicción, que la posibilidad de que se produzcan episodios de colangitis ascendente es mayor si se utiliza una sola asa yeyunal que en los pacientes con dos autoinjertos.

Como se observa en la **figura 73.2-7**, el asa única preparada realiza todo el recorrido, anastomosándose al páncreas en primer lugar, seguidamente al hepatocolédoco dilatado y, por último, al duodeno, yeyunoyeyunostomía o yeyunoduodenostomía.

A pesar del asombro que la acumulación de tantos centímetros de intestino delgado pueda producir en un pequeño espacio como es la transcavidad, posteriormente y debido a la importante reducción del volumen visceral y el adelgazamiento de su pared, ocupan el 50 % de lo que al final del procedimiento ocuparán.

Conclusión

Cuando la derivación pancreatobilioyeyunal fue publicada por primera vez, dio lugar a un interés que posteriormente fue divulgado y aceptado. En la actualidad se sigue incluyendo entre las opciones terapéuticas, pero sus indicaciones han sido mermadas por los motivos enunciados en la introducción. Por otro lado, constituye un procedimiento de mayor dificultad para ser realizado por vía laparoscópica o mediante robótica. No obstante, mediante una pequeña incisión laparotómica es posible llevarlo a cabo con gran sencillez.

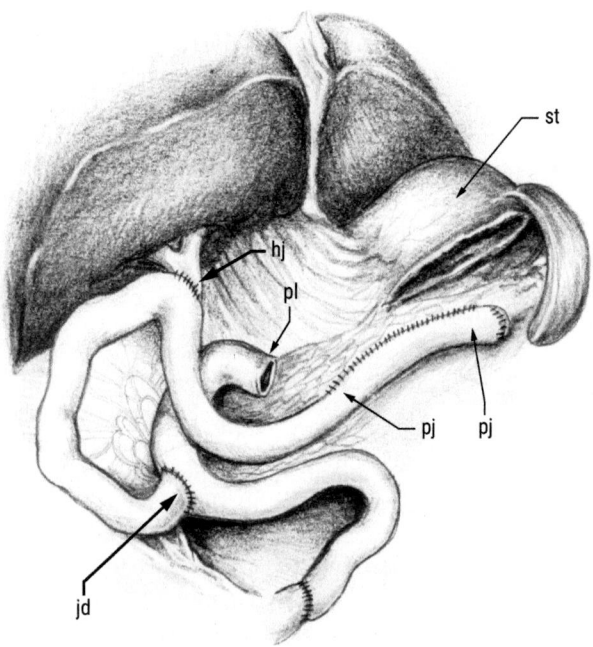

Figura 73.2-7. Utilización de una sola asa yeyunal de gran longitud. hj: hepaticoyeyunostomía; j-jl: yeyunoyeyunostomía; jd: yeyunoduodenostomía; pj: pancreatoyeyunostomía; pl: píloro; st: fundus gástrico.

Cambios del autoinjerto yeyunal en la preparación de la vía biliar tras el tratamiento quirúrgico del quiste de colédoco

El quiste congénito del colédoco es de infrecuente presentación, motivo por el cual la experiencia de cada grupo se diluye con el paso de los años, aceptándose intervenciones derivativas con o sin resección parcial de su pared, para evitar la aparición de una obstrucción biliar progresiva y excepcionalmente completa.

Se trata de niños que suelen nacer asintomáticos, con una coloración cutaneomucosa normal, muy escasa alteración de los niveles séricos de bilirrubina total, con mayor afectación de la fracción precoz, y escasa en los niveles de GOT, GPT, GGT y fosfatasa alcalina, en los que se detecta una masa lisa, indolora, fija a planos profundos y a la cara inferior del hígado, que más frecuentemente se interpreta con la vesícula biliar dilatada, como sucede en la colecistopatía hipocinética.

El diagnóstico de sospecha y certeza se establece mediante ecografía abdominal. La formación quística, de localización próxima al hepatocolédoco, que ni lo infiltra, ni lo obstruye, ni tampoco lo dilata, posee pared homogénea fina, sin formaciones polipoideas, ni excrescentes, generalmente sin litiasis en su interior en el 80 % de los casos, pero que se demuestran en el 20 % restante, se parecen más a guisantes, por su color verde claro y su escasa densidad, que les permite ser destruidos con una pinza quirúrgica.

La localización más frecuente es, sin duda, el ligamento hepatoduodenal, ocupando parte de este excepcionalmente junto con formaciones quísticas intrahepáticas, en escaso número (**Fig. 73-2.8**), pero con mayor extensión en ambos lóbulos hepáticos, lo cual permite diferenciar entre la clasificación de Alonso-Lej, más simple y mejor aceptada,

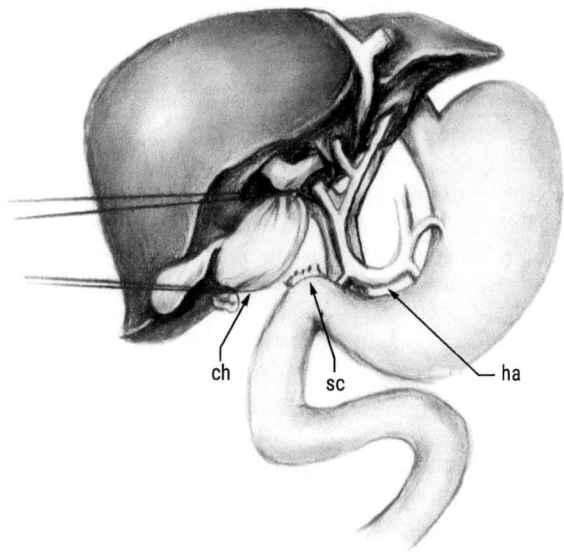

Figura 73.2-8. Quiste de colédoco movilizado. ch: colédoco seccionado y ocluido; sc: arteria hepática libre de tejido linfograso (ha).

y la de Todami, más completa y extensa, también utilizada básicamente en hospitales orientales. Ambas clasificaciones obligan a su consideración, toda vez que en la terapéutica debe valorarse la extensión al árbol biliar intrahepático.

Otro factor que evaluar en la historia natural de esta enfermedad es la imposibilidad de su malignización, lo cual es falso. La separación de los cuidados y evaluaciones de los enfermos pediátricos, al inicio de la especialidad hasta los 7 años y desde hace un tiempo limitada a los 14, hace que no sean evaluados correctamente y sean diagnosticados de un adenocarcinoma de la vía biliar en otras consultas no relacionadas después de 15 o 25 años, sin haber sido explorados en la consulta de pacientes adultos. En ese momento solicitan la exploración en el curso de la evolución de un síndrome ictérico, con las alteraciones analíticas que son habituales, y con las máximas posibilidades de recidiva tumoral o extensión locorregional y a distancia, a pesar de la terapéutica radical practicada, aunque no siempre.

Elección terapéutica

El tratamiento curativo, siempre con intención radical, es, sin duda, la exéresis del quiste de colédoco, desde el extremo inferior, yuxtapapilar e intrapancreático, a la confluencia biliar, dejando aún separados el conducto hepático, primitivo, derecho e izquierdo, y la resección en un solo bloque con la vesícula biliar, el conducto cístico y la totalidad del tejido linfograso correspondiente al ligamento hepatoduodenal, para lo cual han de aislarse y disecarse las ramas correspondientes a la arteria hepática común y propia y a sus ramas de distribución, junto con la superficie de la vena porta y sus ramas prehepáticas (v. **Fig. 73-2.8**). Como puede observarse en la exposición de los casos clínicos, el diámetro de los quistes sobrepasa los 15 cm, llegando en alguno de ellos a superar los 35-40 cm. La pared de estas formaciones no sobrepasa los 2 mm de espesor, siempre que no se produzca transformación maligna, y su contenido biliar corresponde a cálculos facetados de consistencia blanda. Estos hallazgos distan mucho del aspecto que llegan a adquirir al malignizarse: el de una tumoración esférica, heterogénea, que infiltra de forma desordenada todas las estructuras adyacentes, demostrando no proximidad, sino agresividad. El contenido entonces de coloración blanquecina, irregular, se divide con la presión de una espátula, sin pérdida sanguínea alguna.

Debemos insistir en el hecho de que, si el tratamiento es suficientemente radical, las posibilidades de curación son muy elevadas. Por lo tanto, a pesar de constituir procesos de difícil consideración, forman parte de la patología que no puede olvidarse y debe tenerse en cuenta para ser referidos a profesionales de mayor conocimiento o para una actuación terapéutica conjunta.

La reconstrucción, tras la resección, debe basarse en la recuperación máxima de la fisiología, lo cual nos obliga a mantener el flujo biliar y pancreático para que vuelvan a la luz duodenal, participando en la absorción de grasas y en todo el proceso relacionado con la fase cefálica de la digestión. Podría decirse que estos términos, demasiado sofisticados, son excesivamente valorados por mí y múltiples cirujanos, que nos recuerdan que la cirugía es conocimiento, precisión y respeto a la fisiología establecida.

Podemos resumir que el tratamiento del quiste congénito de colédoco es sin duda quirúrgico, debiendo practicarse la extirpación completa del quiste, junto con vesícula biliar y el colédoco desde la *porta hepatis* a la región ampular. La reconstrucción de la vía biliar debe hacerse mediante interposición hepatoduodenal de injerto yeyunal aislado o asa en «Y» de Roux con anastomosis yeyunoduodenal (**Figs. 73-2.9 a 73-2.13**).

Insistimos en la inconveniencia de resecciones parciales y derivación del casquete superior directamente al duodeno o a un asa yeyunal. Estos procedimientos, que siguen describiéndose en libros y tratados, deben considerarse de alto

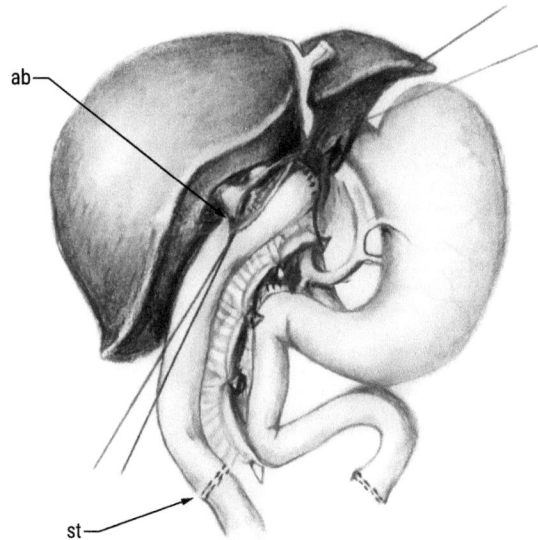

Figura 73.2-10. Colangioyeyunostomía sobre asa en «Y» de Roux (st). Se ha ocluido el asa yeyunal preparándola para anastomosar el extremo inferior con el duodeno. ab: anastomosis bilioyeyunal.

riesgo de complicaciones, porque mantienen una parte de la formación quística, así como la vesícula biliar con cálculos y el hepatocolédoco o, al menos, la parte distal de este (**Figs. 73-2.14 a 73-2.16**).

Extensión de la exéresis del quiste congénito de colédoco

Como se ha venido exponiendo, el único tratamiento que puede curar al enfermo es el quirúrgico, que permite extirpar el quiste de forma radical y que, como se ha referido, debe incluir siempre la totalidad de la vía biliar principal y accesoria, el tejido graso del ligamento hepatoduodenal y el colédoco intrapancreático y peripapilar.

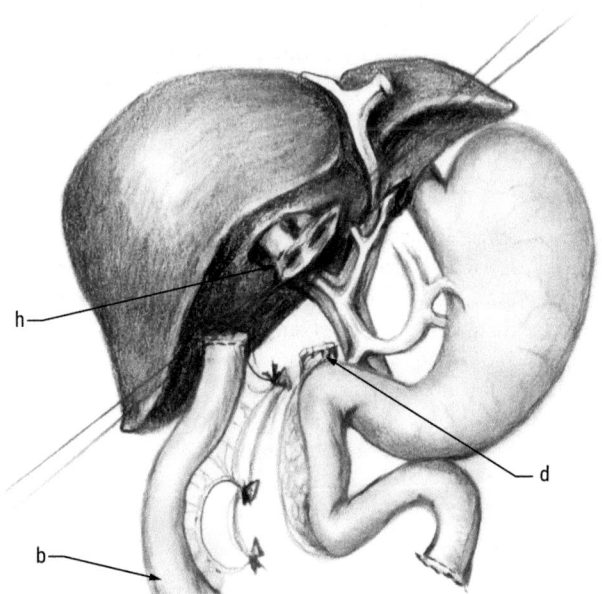

Figura 73.2-9. Se ha extirpado el quiste del colédoco. Se ha seccionado la confluencia biliar (h). Puede observarse el colédoco distal seccionado y ocluido (d). El autoinjerto yeyunal (b) se ha ascendido.

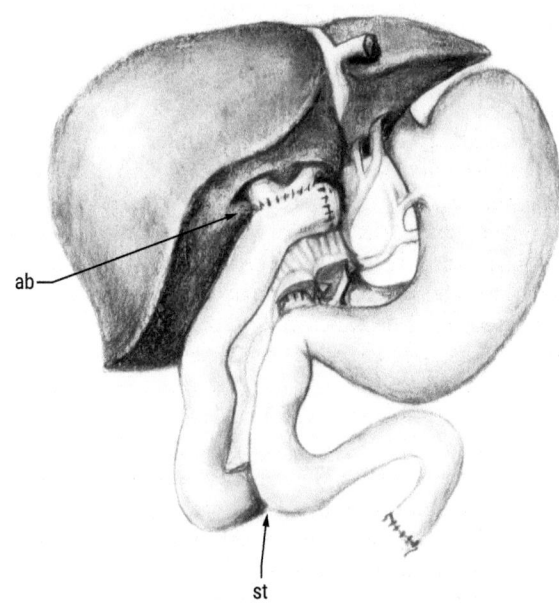

Figura 73.2-11. Colangioyeyunostomía sobre asa yeyunal interpuesta entre la confluencia biliar (ab) y el duodeno (st).

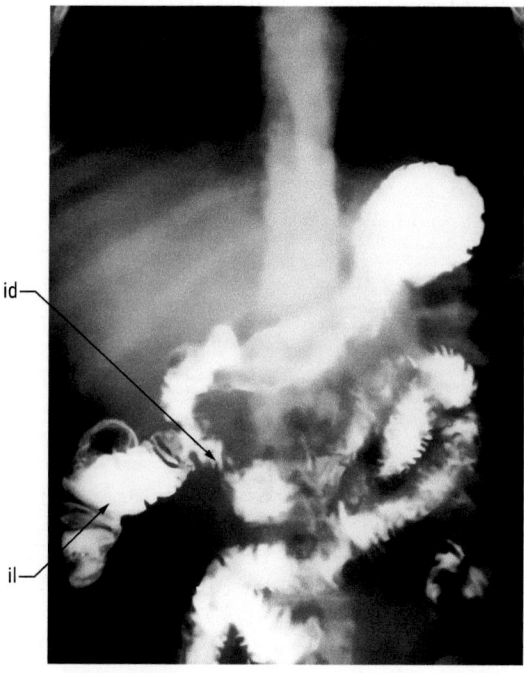

Figura 73.2-12. Tránsito esofagogastrointestinal. id: ángulo duodenal inferior; il: asa intestinal interpuesta.

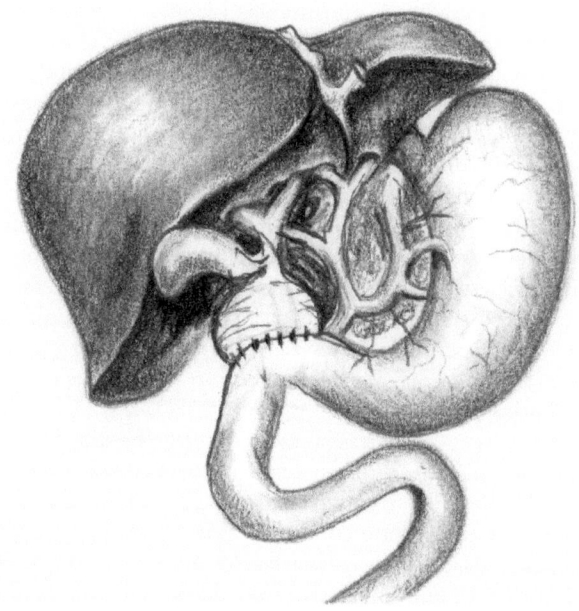

Figura 73.2-14. Se ha practicado la resección de la mitad distal de la formación quística. El casquete proximal remanente se anastomosa al duodeno (cistoduodenostomía) o al píloro o a la porción distal del antro gástrico (cistogastrostomía).

Sin embargo, debe destacarse que en la actualidad la extensión depende del tipo de quiste de que se trate, ya que la clasificación de Alonso-Lej, ampliamente difundida y aceptada por su sencillez, no expresa totalmente el número de quistes, su localización biliar o hepática, por lo que es mejor atenerse a la más compleja de Todami, procedente de Orien-

te y aceptada en especial en Japón, donde esta enfermedad es más frecuente.

En la **figura 73-2.17** se expone la clasificación de Todami, en la que puede apreciarse la localización de las formaciones quísticas en la vía biliar extrahepática e intrahepática y, muy especialmente, en la más compleja localización periampular en el segmento intrapancreático del colédoco o de implantación exclusivamente intrahepática, relacionando las formaciones quísticas con la enfermedad de Caroli. El gran

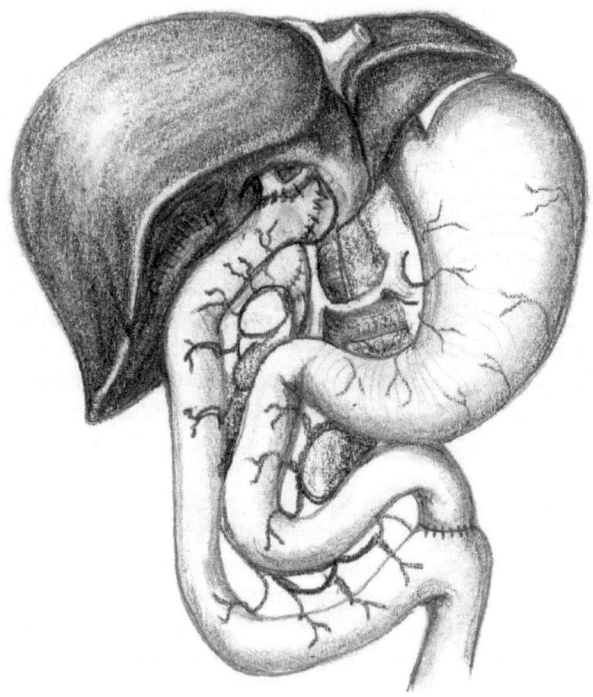

Figura 73.2-13. Otra forma de interposición de asa yeyunal más sencilla. El asa en «Y» de Roux recibe el contenido gastroduodenal a través de la yeyunoyeyunostomía terminolateral practicada.

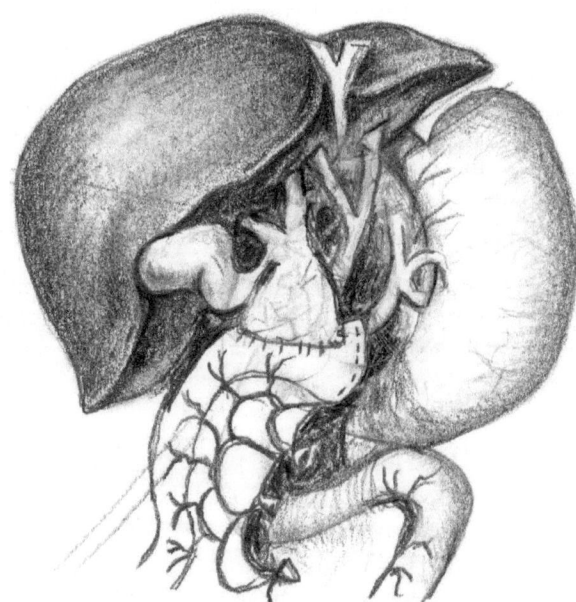

Figura 73.2-15. El remanente proximal del quiste extirpado parcialmente se anastomosa al extremo proximal de un asa yeyunal («Y» de Roux) que asciende al compartimiento supramesocólico a través de un ojal practicado en el mesocolon transverso derecho.

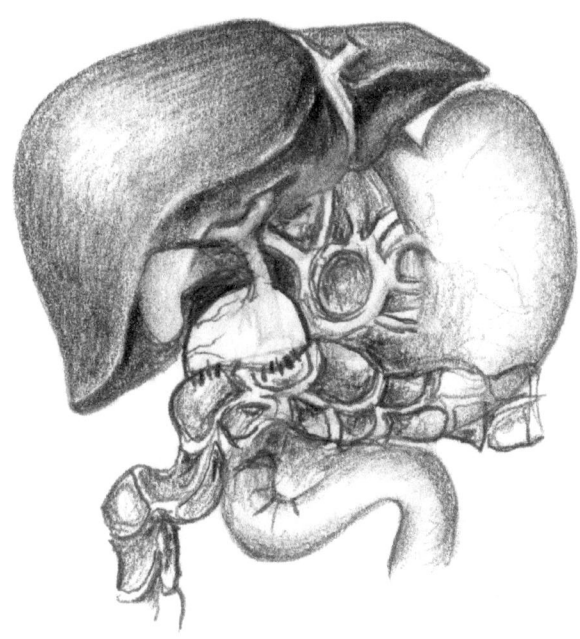

Figura 73.2-16. La derivación más fácil, una vez extirpada la mitad distal del quiste de colédoco, es utilizando el ángulo colohepático. La literatura médica es rica en diferentes ejemplos de anastomosis bilioentérica sin que se produzcan colangitis ascendente por anaerobios. En la figura se reconoce la anastomosis entre la porción referida del quiste y el ángulo colohepático.

valor de esta clasificación es determinante a la hora de resumir los argumentos que aceptarían la decisión terapéutica: «quiste de colédoco: resección y derivación *versus* trasplante». Esta decisión, que se encuentra perfectamente justificada en la exposición que haremos en el próximo apartado, en el cual se describe la enfermedad de Caroli, y que obliga a la extensión de la decisión terapéutica correcta: «enfermedad de Caroli: resección hepática y derivación *versus* trasplante hepático».

Si nos atenemos a esta clasificación, podríamos asegurar que el tipo III tendría que estar más relacionado con el colangiocarcinoma yuxtapapilar. Sin embargo, los tumores malignos ampulares o yuxtapapilares son en su mayoría adenocarcinomas, y por lo general, en el estudio del espécimen no se observan dilataciones quísticas del colédoco terminal y, como hemos referido, excepcionalmente se relacionan con colangiocarcinoma. Hemos de recordar, asimismo, que en la duodenoscopia se aprecia una ampolla de Vater excrescente o correspondiente a una tumoración ulcerada o, con mayor frecuencia, la demostración de una papila prominente, sin alteraciones en su superficie mucosa.

Se han estudiado selectivamente dos tipos que podrían relacionarse con malignización del quiste del colédoco: el tipo IVa, por su extensión, intrahepática, multicéntrica, asociada a quiste fusiforme del colédoco, y el tipo V, por su localización intrahepática, bilobar, sin afectación de la vía biliar principal o accesoria; todo ello nos aproxima al diagnóstico de colangiocarcinoma intrahepático, único o asociado a otras formaciones semejantes que no excepcionalmente son catalogadas como metástasis intrahepáticas procedentes del primer tumor.

Sin embargo, no puede olvidarse que en cualquiera de los tipos restantes puede producirse la malignización de la formación quística o de cualquiera de las detectadas por su multiplicidad (es decir, tipo IVb). En este punto deben considerarse los cuatro casos clínicos en los que se advierten con claridad las características de los dos primeros correspondientes a la terapéutica realizada en quistes de colédoco no malignizado, y los otros dos restantes, en quistes malignizados, uno de los cuales, con extensa infiltración cefalopancreática y duodenal, tuvo que tratarse mediante extensa duodenopancreatectomía.

Reparación del defecto creado tras la exéresis

Interposición de asa yeyunal aislada y pediculada

Sin duda, como se ha referido, constituye la mejor opción, toda vez que restablece la incorporación de jugo biliar al duodeno. Cabe destacar el hecho de que, al ascender a través de un pequeño ojal, practicado en el mesocolon derecho, en una zona ampliamente delimitada por la arcada de Riolano y el tronco de los vasos cólicos medios, la posibilidad de que se produzca una hernia interna es prácticamente nula.

Sin embargo, debe considerarse que su realización entraña mayor dificultad, en particular por la necesidad de practicar dos anastomosis diferentes, que podrían incrementar el riesgo de fístulas o reflujo duodenobiliar previo a colangitis ascendente. Este procedimiento ya se ha descrito al hacer referencia a las **figuras 73-2.9** a **73-2.11**.

Restablecimiento de la continuidad entre vía biliar intrahepática e intestino

Es el procedimiento utilizado con mayor frecuencia, por ser más sencillo que el anterior (v. **Fig. 73-2.13**). En la actualidad se ha modificado sustancialmente al seccionarse el intestino a nivel de la primera asa yeyunal y, por ello, el jugo biliar vuelve a incorporarse un poco por debajo del ángulo de Treitz. Probablemente, la mayor ventaja sea la posibilidad de ser acortada o permitir el cierre espontáneo de una fístula, hecho que en la interposición completa podría indicar la retirada total del autoinjerto. Estas diferencias quedan suficientemente explicadas en el pie de la **figura 73-2.13** y, más especialmente, en los casos clínicos que se incluyen en este capítulo, dos de ellos exponiendo la terapéutica en dos pacientes portadores de quiste congénito benigno del colédoco y los dos restantes en el tratamiento de dos enfermos con quiste congénito del colédoco malignizado. Es más común que los enfermos se mantengan asintomáticos hasta que se inicie un cuadro clínico secundario a las complicaciones por extensión locorregional de la neoplasia (obstrucción biliar, detección de masa tumoral, obstrucción, duodenal o yeyunocólica, fistulización, hemorragia) o, menos frecuentemente, la invasión a distancia en forma de metástasis hepáticas, retroperitoneales, carcinomatosis, metástasis pulmonar, etcétera.

Sin embargo, la disyuntiva quiste de colédoco, resección y drenaje *versus* trasplante estaría solo indicada en la enfermedad benigna, y no en la enfermedad maligna evolu-

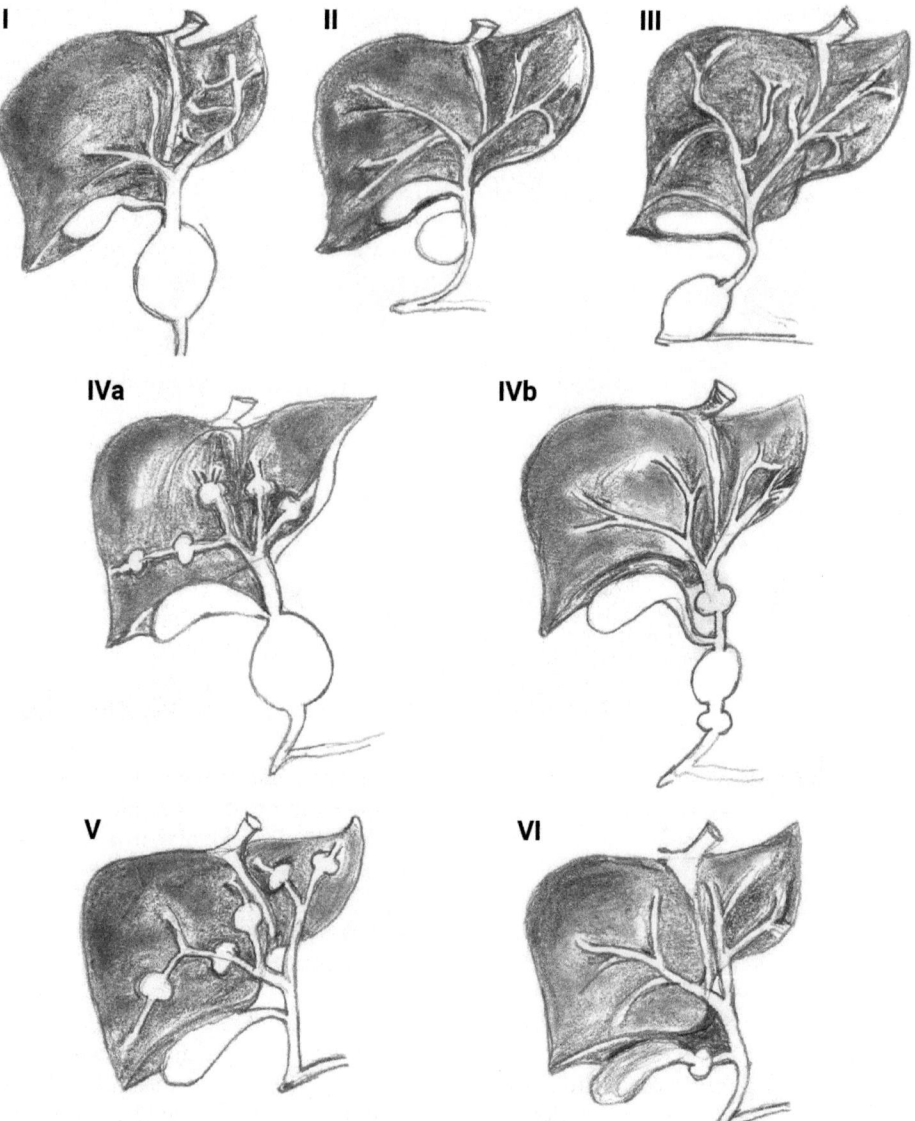

Figura 73.2-17. Clasificación de los quistes de colédoco y su relación con la dilatación quística de la vía biliar intrahepática, incluyendo formaciones quísticas benignas y posibilidades de transformación maligna. Tipo I: dilatación del colédoco de morfología fusiforme que afecta a la totalidad de la vía biliar principal extrapancreática y a la vía biliar accesoria o confluencia cisticocoledociana. Tipo II: dilatación del colédoco distal a la confluencia cisticocoledociana con morfología diverticular. Tipo III: formación en el colédoco intrahepático que afecta a la ampolla de Vater, con aspecto sacular, más frecuentemente denominada coledococele. Tipo IVa: quiste que afecta al colédoco desde la confluencia biliar, unión cisticocoledociana, concomitante con múltiples formaciones intrahepáticas, multicéntricas, bilobares. Tipo IVb: formaciones quísticas múltiples, de diferentes morfologías, exclusivamente localizadas en la vía biliar extrahepática. Tipo V: formaciones quísticas intrahepáticas de diferente morfología, sin afectación de la vía biliar extrahepática. Este tipo especial de formaciones quísticas puede con frecuencia asociarse a fibrosis hepática (enfermedad de Caroli). Tipo VI: formación quística localizada en el conducto cístico. Esta localización es excepcional y puede constituir un hallazgo inesperado en el curso de la colecistectomía. (Adaptado de Todani T et al.., 1977).

cionada a colangiocarcinoma; no obstante, la indicación de trasplante asociado a resección de la vía biliar o ampliada a duodenopancreatectomía cefálica nunca debería contemplarse en el quiste de colédoco, aun asociándose a formaciones intrahepáticas, como ya se ha expuesto en los tipos IVa y V (v. **Fig. 73-2.17**), ya que más del 60 % de estos enfermos pueden curar de forma permanente con resección de la vía biliar y derivación. Sin embargo, en estos dos tipos mencionados, las dilataciones quísticas intrahepáticas (**Fig. 73.2-18**) permanecerían abandonadas a su evolución natural, dejando como opción final la revisión permanente

de estas formaciones; la indicación de trasplante se revisaría para los casos de incremento progresivo de su diámetro, cambios en el contenido, que comienza a hacerse hemorrágico, o aparición de litiasis intrahepática, con cientos de cálculos que ocupan progresivamente la totalidad del árbol biliar intrahepático.

De cualquier forma, debe recordarse que se trata de pacientes asintomáticos, que mantienen el mismo ritmo de vida sin cambios, sin episodios de colangitis, y en los que el diagnóstico ha sido incidental. Es probable que la mayoría de ellos no acepten un trasplante hepático como terapéutica

Figura 73.2-18. Aspecto radiológico de los quistes de colédoco. **A)** Gran quiste de colédoco con dilatación sacular de distintas ramas del árbol biliar intrahepático. **B)** Quistes de colédoco con dilatación de la vía biliar intrahepática, sin formaciones quísticas en el árbol biliar intrahepático.

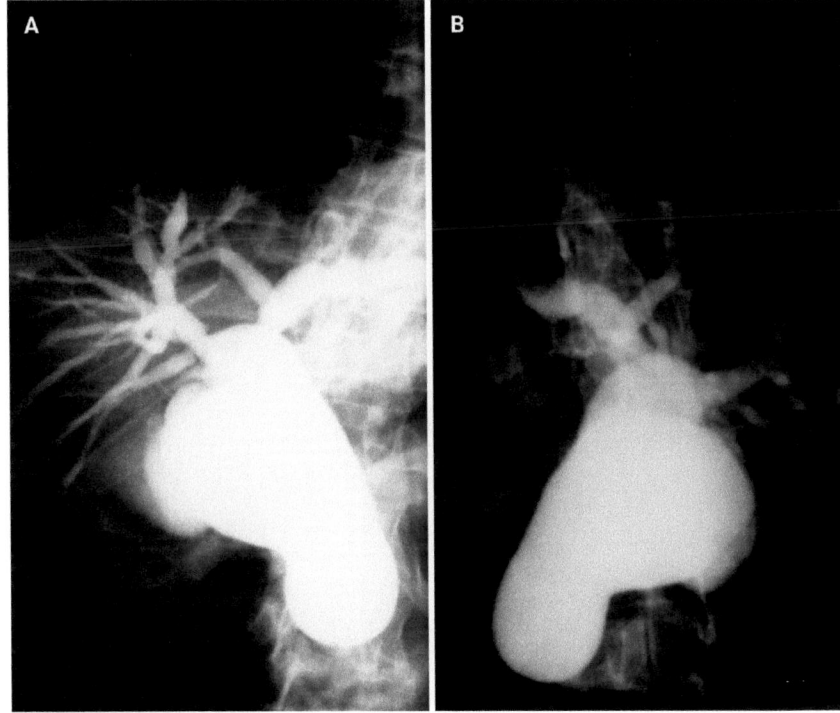

a un estado físico que no ha tenido menoscabo y les permite mantener una vida normal.

Enfermedad de Caroli. Resección-derivación bilioentérica *versus* trasplante

Definición

Dilatación de la vía biliar intrahepática con extensa ocupación por múltiples cálculos pequeños, acompañada de afectación quística de la vía biliar, intrahepática y extrahepática, con evolución hacia fibrosis hepática, cirrosis hepática o colangiocarcinoma.

Introducción

Se hacía necesario reconsiderar, sin duda, la oportunidad de incluir este término, que abarca tanto a la enfermedad como al síndrome de Caroli, en un tratado sobre trasplantes porque, si se revisan las publicaciones, preferentemente sobre trasplante hepático, parece que esta enfermedad y este síndrome no hayan existido nunca, o que las indicaciones del trasplante hepático no hayan sido modificadas, lo cual podría entenderse también, como hemos referido en el apartado anterior al quiste congénito de colédoco.

La primera descripción de esta malformación fue publicada en 1958 por J. Caroli, quien la definió como una dilatación congénita del árbol biliar intrahepático. En el estudio y recopilación de sus características demostró en un grupo de los pacientes: *a)* la existencia de fibrosis hepática, congénita, poliquistosis renal y evolución hacia cirrosis hepática, separándolas bajo el epígrafe de *síndrome de Caroli*, en el cual la malformación de la vía biliar intrahepática afectaba a ambos lóbulos de forma multicéntrica y la sintomatología y

la evolución eran más graves, y *b)* la *enfermedad de Caroli*, a menudo asintomática, con afectación parcial de la vía biliar, frecuentemente monolobar y con escasas complicaciones durante su evolución. Desde la clasificación según la morfología, localización, número y posible malignización (Alonso-Lej) hasta la más completa que permite incluir la enfermedad y el síndrome de Caroli en los tipos IVa y V (Todani) han pasado los años suficientes para suscitar el interés por las características, evolución natural, origen y procedimientos terapéuticos en estas dos entidades por separado, en particular la posibilidad de malignización en ambas, llegando a identificarse con el colangiocarcinoma de hepatocolédoco, especialmente en el tipo VI (Todani), cuando no se observan otras formaciones quísticas separadas, pudiendo confundirse con formas de carcinoma ampular de crecimiento transcoledociano, sin evidencia de tumor excrescente o ulcerado a nivel papilar.

Epidemiología

Es una alteración poco frecuente: 1:1.000.000 en la enfermedad de Caroli y 1:100.000 en el síndrome de Caroli en países occidentales; es 5-10 veces más frecuente en Japón, Taiwán, algunas zonas de China meridional o Vietnam, áreas en las que se ha constatado un interés progresivo por su incidencia y evolución natural.

Etiopatogenia

El síndrome de Caroli, de especial gravedad, se asocia con mayor frecuencia a poliquistosis renal, congénita, inducida por variantes en el gen *PKHD1*, el cual se observa con mayor intensidad en el hígado y el riñón y con niveles más bajos en pulmón y páncreas.

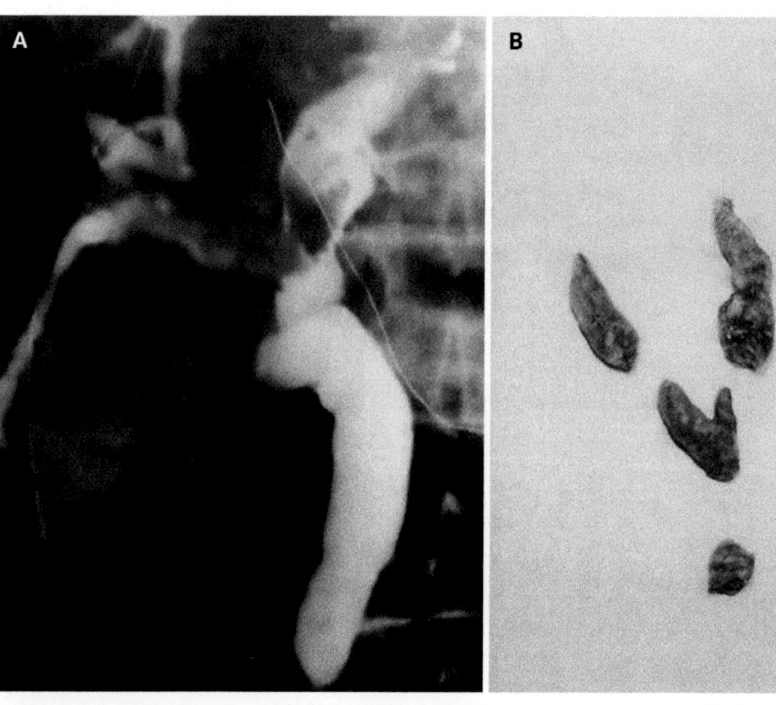

Figura 73.2-19. Colangiografía en la enfermedad de Caroli. **A)** Se observan dilataciones quísticas en ambos lóbulos, especialmente manifiestas en el lóbulo izquierdo. Puede apreciarse dilatación sacciforme del hepatocolédoco (probable tipo IVa). **B)** Formaciones litiásicas como molde del árbol extrahepático e intrahepático.

Como se observa en las **figuras 73.2-19** y **73.2-20**, la litiasis biliar forma un conglomerado en forma de «molde» que obstruye los troncos biliares junto con la confluencia biliar. Sin embargo, como puede comprobarse en los tres casos clínicos que se incluyen al final, la presencia de cálculos que se localizan en un solo lóbulo (monolobar) podría calificarse de número incontable dado que todo el árbol biliar extirpado se encuentra repleto de cientos de cálculos, que adquieren un tamaño desmesurado a nivel de la confluencia biliar.

En nuestra experiencia, que se extiende a más de 22 años, la localización de los cálculos se ha mantenido en el lóbulo izquierdo y siempre en este número incontable. No hemos apreciado diferencia alguna entre síndrome y enfermedad, siendo muy frecuentemente un hallazgo en el curso de exploraciones indicadas por otro motivo. Como se describe en los casos clínicos que se aportan, el aspecto, la morfología, la coloración, etc., son normales y, en cambio, guardan en el árbol biliar la multiplicidad de cálculos ya referida.

No obstante, un importante número de pacientes refiere dolor persistente, no episódico, en el cuadrante superior derecho del abdomen, seguido con frecuencia de síntomas de colangitis o sepsis generalizada. Más frecuentemente, el

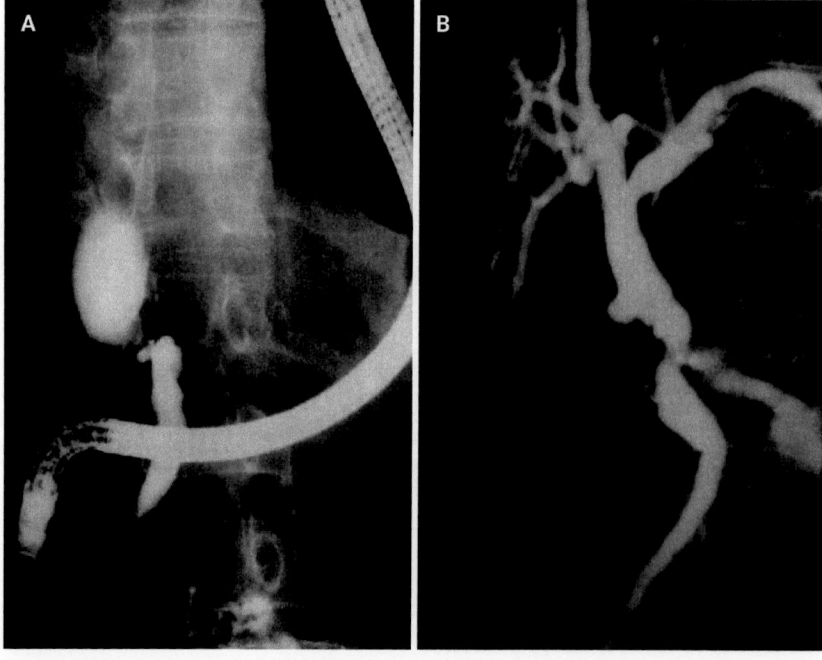

Figura 73.2-20. Colangiopancreatografía retrógrada endoscópica. **A)** Dilatación sacular del conducto hepático común. El colédoco intrapancreático es normal. **B)** Pequeñas dilataciones del árbol biliar en ambos lóbulos.

síndrome de Caroli se inicia con ictericia progresiva y deterioro funcional hepático, que constituye una demostración de afectación parenquimatosa con evolución no excepcional a cirrosis hepática, con hipertensión portal manifestada por varices esofágicas, descompensación hidrópica, hemorragia digestiva y coagulopatía (**Fig. 73.2-21**), elementos concomitantes de estos enfermos con litiasis biliar, más a menudo bilobar.

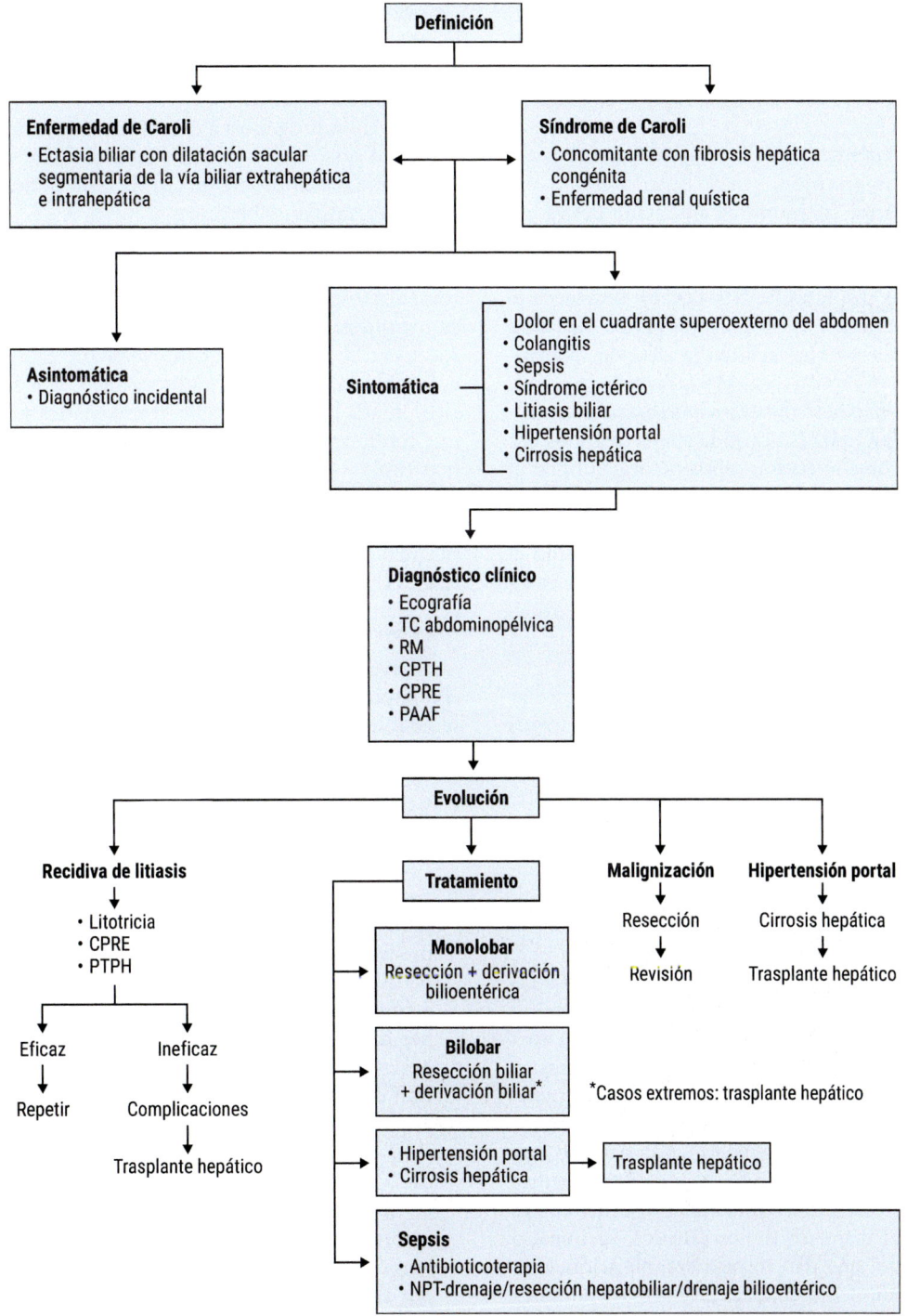

Figura 73.2-21. Algoritmo diagnóstico de la enfermedad de Caroli *versus* el síndrome de Caroli. En la enfermedad de Caroli se observa ectasia biliar con dilatación sacular segmentaria de la vía biliar extrahepática e intrahepática, monolobar, bilobar, multicéntrica y asociada a litiasis intrahepática o extrahepática. El síndrome de Caroli, de mayor gravedad, es siempre concomitante con fibrosis hepática congénita y enfermedad renal quística, que evoluciona hacia la hipertensión portal y la cirrosis hepática. Se ha separado el tratamiento específico de la enfermedad de Caroli y del síndrome de Caroli, según la extensión, la gravedad y las complicaciones que se producen en estas dos entidades. CPRE: colangiopancreatografía retrógrada endoscópica; CPTH: colangiografía por punción transperietohepática; NPT: nutrición parenteral; PAAF: citología por punción-aspiración con aguja fina; RM: resonancia magnética; TC: tomografía computarizada.

Diagnóstico

A pesar de la escasa incidencia de esta enfermedad en países occidentales, el diagnóstico es preciso, con escasa posibilidad de error, siguiendo el protocolo generalizado para enfermedades hepatobiliares y sus complicaciones:

- *Ecografía*: a pesar de su menor poder discriminativo, la afectación biliar, con dilatación y litiasis, es tan marcada que esta prueba puede dar todos los elementos diagnósticos.
- *Tomografía computarizada (TC) abdominopélvica y angio-TC:* de mayor precisión, puede llegar a tipificar la enfermedad y marcar las pautas de afectación del eje esplenoportal.
- *Resonancia magnética, angiorresonancia esplácnica y colangiorresonancia:* las tres fases de esta prueba establecen el diagnóstico de certeza y en la mayoría de los pacientes completan las pruebas que facilitan la elección terapéutica.
- *Colangiografía percutánea transparietohepática:* constituye una primera fase terapéutica indicada en algunos enfermos con síndrome ictérico o sepsis de origen biliar al constituir básicamente un drenaje biliar eficaz.
- *Colangiopancreatografía retrógrada endoscópica o transpapilar:* no se considera una prueba diagnóstica sino el inicio de la terapéutica, cuando se decide que es conveniente la eliminación transpapilar de la litiasis hepatocoledociana ofreciendo la toma de biopsias de la papila y del colédoco terminal.
- *Biopsia hepática en el síndrome de Caroli:* para confirmar la existencia de fibrosis hepática o la evolución a cirrosis hepática.

Evolución de la enfermedad y el síndrome de Caroli

Se relaciona sin duda con la historia natural de la enfermedad, pero también con la influencia de la terapéutica empleada:

- En un determinado número de pacientes, después de la resección de los segmentos hepáticos afectados (monolobar) o de la vía biliar extirpada, los cálculos pueden aparecer en las ramas del árbol biliar antes limpio. Tras su detección pueden ser tratados mediante litotricia transpapilar o introduciendo la sonda a través de la pared toracoabdominal (transparietohepática). No siempre este procedimiento es eficaz, pero, si lo fuera, podría repetirse al detectarse nuevos cálculos. Sin embargo, a menudo es ineficaz debido al diámetro de los cálculos, su número y posicionamiento, que dan lugar a complicaciones inherentes al procedimiento dejando entonces como única opción terapéutica el trasplante hepático.
- La malignización puede ser consecuencia de la progresión de la enfermedad, en unas ocasiones por reflujo del jugo pancreático que invade la luz de la vía biliar. Afirmación sin base experimental toda vez que el paso de amilasa y lipasa al árbol biliar da lugar a la penetración en la luz de la vesícula biliar engrosando su pared facilitando enton-

ces la extravasación de su contenido a la cavidad abdominal, idea aceptada en países occidentales, pero no en los asiáticos, que imputan los cambios epiteliales secundarios al reflujo como premonitorios de la transformación maligna. Si el diagnóstico del síndrome o la enfermedad demuestra esta degeneración, el tratamiento es la resección radical hepatobiliar, si es posible revisando al enfermo periódicamente como se realiza en cualquier proceso maligno tratado, pero nunca se indicaría la práctica de un trasplante hepático.
- Evolución progresiva a cirrosis hepática con hipertensión portal que, como ya se ha mencionado, es parte de la historia del síndrome de Caroli. Solo podría tratarse mediante trasplante hepático.

Con mayor frecuencia, la enfermedad de Caroli es asintomática y su diagnóstico incidental. El síndrome de Caroli se manifiesta al principio por dolor en el cuadrante superoexterno del abdomen, con evolución hacia episodios de colangitis, sepsis y fallo multiorgánico, con síndrome ictérico, litiasis biliar incontable, intrahepática y extrahepática, que conduce posteriormente a hipertensión portal y cirrosis hepática.

El diagnóstico clínico debe buscar el máximo de certeza mediante ecografía, TC abdominopélvica, resonancia magnética, colangiografía por punción transperietohepática (CPTH), colangiopancreatografía retrógrada endoscópica (CPRE) y citología por punción-aspiración con aguja fina (PAAF).

La evolución de estas dos entidades está determinada por el tiempo: diagnóstico de certeza, en el cual se incluye si este se establece antes de cualquier terapéutica o después de la intervención:

- Recidiva de la litiasis posterior a la práctica de resección hepática y derivación biliar. Los cálculos de nueva aparición pueden tratarse mediante litotricia conducida a través de CPRE o mediante cateterización de la vía biliar remanente por vía percutánea transparietohepática. Este procedimiento puede ser eficaz, en cuyo caso puede repetirse ante nueva recidiva, pero si es ineficaz o da lugar a complicaciones, la única alternativa sería el trasplante hepático.
- Malignización demostrada antes de cualquier tratamiento o en el espécimen extraído. La única posibilidad sería la extirpación o nueva operación para practicar una resección más radical y posterior seguimiento para diagnosticar o realizar nueva terapéutica.
- La última posibilidad evolutiva, que se produce generalmente solo en el síndrome de Caroli, sería hacia la hipertensión portal con cirrosis hepática y posterior sangrado por varices esofágicas, descompensación hidrópica y encefalopatía portosistémica, cuya única posibilidad terapéutica sería el trasplante hepático.

Opciones terapéuticas

Las opciones terapéuticas pueden resumirse, como se expone en el algoritmo de la **figura 73.2-21.**

- Si la afectación es monolobar, puede tratarse mediante lobectomía hepática ampliada a la vía biliar extrahepática y derivación bilioentérica (dextro o sinistrocolangioyeyunostomía).
- Si, en cambio, la afectación hepática es mucho más extensa (bilobar), podría estar indicada la resección de la vía biliar extrahepática, asociada a derivación bilioentérica con litotricia transanastomótica o hepaticolitotomía. En casos de extensión extrema bilateral de la litiasis podría estar indicado el trasplante hepático.
- Una vez establecido el binomio hipertensión portal-cirrosis hepática, sin duda, la única opción terapéutica sería el trasplante hepático.
- Cuando se producen complicaciones sépticas graves que comprometen la vida del enfermo, el tratamiento inmediato sería antibioticoterapia, fármacos vasoactivos, nutrición parenteral, drenaje biliar y, posteriormente, resección hepatobiliar y drenaje bilioentérico. El trasplante hepático no estaría indicado en esta situación, salvo si revirtieran las complicaciones y volvieran a presentarse tras resección hepatobiliar y drenaje bilioentérico.

Conclusión

Se ha querido dar la importancia necesaria a dos enfermedades y a sus variantes aportando, junto a nuestra experiencia, siete casos clínicos que por sus diferencias completan el conocimiento y hacen bueno el concepto: resección y derivación biliar *versus* trasplante.

BIBLIOGRAFÍA CONSULTADA

Abad J, Hidalgo EG, Cantarero JM et al. Hepatic artery anastomotic stenosis after transplantation: treatment with percutaneous transluminal angioplasty. Radiology 1989; 171: 661-2.

Abdalla EK, Forsmark CE, Lauwers GY, Vauthey JN. Monolobar Caroli's disease and cholangiocarcinoma. HPB Surg 1999; 11: 271-6.

Aeberhard P. Surgical management of Caroli's disease involving both lobes of the liver. Br J Surg 1985; 72: 651-2.

Alonso-Lej F, Rever WB Jr, Pessagno DJ. Congenital choledochal cyst, with a report of 2, and an analysis of 94 cases. Int Abstr Surg 1959; 108: 1-30.

Barker EM, Kallideen JM. Caroli's disease: successful management using permanent-access hepaticojejunostomy. Br J Surg 1985; 72: 641-3.

Belli G, Rotondano G, D'Agostino, Iannelli A, Marano I, Santangelo ML. Cysts dilation of extrahepatic bile ducts in adulthood: diagnosis, surgical treatment and long term results. HPB Surg 1998; 10: 379-85.

Benhidjeb T, Münster B, Ridwelski K, Rudolph B, Mau H, Lippert H. Cystic dilatation of the common bile duct: surgical treatment and long-term results. Br J Surg 1994; 81: 433-6.

Bismuth H, Krissat J. Choledochal cystic malignancies. Ann Oncol 1999; 10: 94-8.

Bloustein PA. Association of carcinoma with congenital cystic conditions of the liver and bile ducts. Am J Gastroenterol 1977; 67: 40-6.

Bockhorn M, Malago M, Lang H et al. The role of surgery in Caroli's disease. J Am Coll Surg 2006; 20: 928-32.

Caroli J, Soupault R, Kossakowski J, Plocker L, Paradowska. Congenital polycystic dilation of the intrahepatic bile ducts; attempt at classification. Sem Hop 1958; 34: 488-95.

Cho MJ, Hwang S, Lee YJ et al. Surgical experience of 204 cases of adult choledochal cyst disease over 14 years. World J Surg 2011; 35: 1094-102.

Dayton MT, Longmire WP Jr, Tompkins RK. Caroli's disease: a premalignant condition? Am J Surg 1983; 145: 41-8.

De Kleine RH, Schreuder AM, Ten Hove A et al. Choledochal malformations in adults in the Netherlands: results from a nationwide retrospective cohort study. Liver Int 2020; 40: 2469-75.

Fard-Aghaie MH, Makridis G, Reese T et al. The rate of cholangiocarcinoma in Caroli disease. A German multicenter study. HPB (Oxford) 2022; 24: 267-76.

Gigot JF, Nagorney DM, Farnell MB, Moir C, Ilstrup D. Bile duct cysts: a changing spectrum of presentation. J Hepatobiliary Pancreat Surg 1996; 3: 405-11.

Gong L, Qu Q, Xiang X, Wang J. Clinical analysis of 221 cases of adult choledochal cysts. Am Surg 2012; 78: 414-8.

Harring TR, Nguyen NT, Liu H, Goss JA, O'Mahony CA. Caroli disease patients have excellent survival after liver transplant. J Surg Res 2012; 177: 365-72.

Ishibashi T, Kasahara K, Yasuda Y, Nagai H, Makino S, Kanazawa K. Malignant change in the biliary tract after excision of choledochal cyst. Br J Surg 1997; 84: 1687-91.

Jan YY, Chen HM, Chen MF. Malignancy in choledochal cysts. Hepatogastroenterology 2000; 47: 337-40.

Jesudason SR, Jesudason MR, Mukha RP, Vyas FL, Govil S, Muthusami JC. Management of adult choledochal cysts: a 15-year experience. HPB (Oxford) 2006; 8: 299-305.

Jordan PH Jr, Goss JA Jr, Rosenberg WR, Woods KL. Some considerations for management of choledochal cysts. Am J Surg 2004; 187: 434-9.

Joseph VT. Surgical techniques and long-term results in the treatment of choledochal cysts. J Pediatr Surg 1990; 25: 782-7.

Kassahun WT, Kahn T, Wittekind C et al. Caroli's disease: liver resection and liver transplantation. Experience in 33 patients. Surgery 2005; 138: 888-98.

Kawarada Y, Das BC, Tabata M, Isaji S. Surgical treatment of type IV choledochal cysts. J Hepatobiliary Pancreat Surg 2009; 16: 684-7.

Kobayashi S, Asano T, Yamasaki M, Kenmochi T, Nakagohri T, Ochiai T. Risk of bile duct carcinogenesis after excision of extrahepatic bile ducts in pancreaticobiliary maljunction. Surgery 1999; 126: 939-44.

Kobayashi S, Ohnuma N, Yoshida H. Preferable operative age of choledochal dilatation types to prevent patients with pancreaticobiliary maljunction from developing biliary tract carcinogenesis. Surgery 2006; 139: 33-8.

Lee SE, Jang JY. Development of biliary malignancy after cyst excision for congenital choledochal cysts: what should we do? J Gastroenterol Hepatol 2013; 28: 210-2.

Lee SE, Jang JY, Lee YJ et al.; Korean Pancreas Surgery Club. Choledochal cyst and associated malignant tumors in adults: a multicenter survey in South Korea. Arch Surg 2011; 146: 1178-84.

Lenriot JP, Gigot JF, Ségol P, Fagniez PL, Fingerhut A, Adloff M. Bile duct cysts in adults: a multi-institutional retrospective study. French Associations for surgical research. Ann Surg 1998; 228: 159-66.

Lobeck IN, Dupree P, Falcone RA Jr et al. The presentation and management of choledochocele (type III choledochal cyst): a 40-year systematic review of the literature. J Pediatr Surg 2017; 52: 644-9.

Manzanera M, Hidalgo M, Hernández D et al. Tratamiento quirúrgico de la litiasis intrahepática. Presentación de un caso. Rev Esp Enferm Dig 1998; 90: 51-2.

Millwala F, Segev DL, Thuluvath PJ. Caroli's disease and outcomes after liver transplantation. Liver Transpl 2008; 14: 11-7.

Montana MA, Rohrmann CA. Cholangiocarcinoma in a choledochal cyst: preoperative diagnosis. AJR Am J Roentgenol 1986; 147: 516-7.

Moreno González E, García Blanch G, García García I, Calleja Kempin J, Hidalgo Pascual M. Biliary and pancreatoduodenal diversion by means of an isolated jejunal loop. Br J Surg 1982; 69: 254-5.

Moreno González E, García García I, García Blanch G, Landa García I, Gómez-Gutiérrez M, García Alvarez A. Pancreato-biliary-duodenal interposition of isolated jejunal loop in the surgical treatment of selected cases of chronic pancreatitis. It J Surg Scie 1983; 13: 117-23.

Moreno González E, García García I, Gómez Sanz R et al. Trapianto epatico e trombosi portale. Minerva Chir 1990; 45: 1415-9.

Moreno González E, García García I, González Pinto I et al. Trombosi dell'arteria epatica dopo trapianto ortotopico di fegato. Chir Gastroenterol 1990; 24: 233-40.

Moreno González E, García García I, Hidalgo Pascual M et al. Choledochal cyst resection and reconstruction by biliary-jejuno-duodenal diversion. World J Surg 1989; 13: 232-7. Discussion 237.

Moreno González E, Gómez R, Loinaz C et al. Surgical resection of biliary tract malignancies after interventional radiology treatment. J Surg Oncol 1993; 53 (S3): 200-2.

Moreno González E, Gómez Sanz R, Hidalgo Pascual M et al. Surgical treatment of congenital dilatation of the biliary system. Hepatogastroenterology 1993; 40: 134-8.

Moreno González E, Hebero Sanmartín J, Hidalgo Pascual M et al. Utilización del yeyuno en las derivaciones biliares intrahepáticas. Con Soc Cir Un Med Lat 1976; 193-7.

Moreno González E, Jiménez Romero C, Landa García I, Silecchia G. Surgical treatment of congenital dilatation of the biliary system. Ital J Surg Sci 1985; 15: 189-97.

Moreno González E, Landa García I, Calleja Kempin J et al. Indikationen und Resultate der chirurgischen Behandlung von cavernösen Hämangiomen der Leber. Chirurg 1988; 59: 338-42.

Moreno González E, Sanmartin JH, Azcoita MM, Serna AB. Reconstruction of the biliary tract using biliary-duodenal interposition of a defunctionalized jejunal limb. Surg Gynecol Obstet 1980; 150: 678-82.

Moreno González E, Sanmartin JH, Herruzo JA, Azcoita MM. Intrahepatic biliary intestinal diversion for biliary obstruction: experience in 34 patients. Br J Surg 1980; 67: 263-5.

Nomi N, Tamura T, Miyoshi Y, Kunitomo K, Udaka H, Takehara H. Nationwide survey of cases of choledochal cysts. Analysis of coexistent anomalies, complications and surgical treatment in 645 cases. Surg Gastroenterol 1983; 3: 69-73.

Ohashi T, Wakai T, Kubota M et al. Risk of subsequent biliary malignancy in patients undergoing cyst excision for congenital choledochal cysts. J Gastroenterol Hepatol 2013; 28: 243-7.

Ohtsuka T, Inoue K, Ohuchida J et al. Carcinoma arising in choledochocele. Endoscopy 2001; 33: 614-9.

Phinney PR, Austin GE, Kadell BM. Cholangiocarcinoma arising in Caroli's disease. Arch Pathol Lab Med 1981; 105: 194-7.

Powell CS, Sawyers JL, Reynolds VH. Management of adult choledochal cysts. Ann Surg 1981; 193: 666-76.

Ramond MJ, Huguet C, Danan G, Rueff B, Benhamou JP. Partial hepatectomy in the treatment of Caroli's disease. Dig Dis Sci 1984; 29: 367-70.

Robertson JFR, Raine PAM. Choledochal cysts: a 33-year review. Br J Surg 1988; 75: 799-801.

Safioleas MC, Moulakakis KG, Misiakos EP, Lygidakis NJ. Surgical management of choledochal cysts in adults. Hepatogastroenterology 2005; 52: 1030-3.

Sastry AV, Abbadessa B, Wayne MG, Steele JG, Cooperman AM. What is the incidence of biliary carcinoma in choledochal cysts, when do they develop, and how should it affect management? World J Surg 2015; 39: 487-92.

She WH, Chung HY, Lan LCL, Wong KKY, Saing H, Tam PKH. Management of choledochal cysts: 30 years of experience and results in a single center. J Pediatr Surg 2009; 44: 2307-11.

Shi LB, Peng SY, Meng XK et al. Diagnosis and treatment of congenital choledochal cyst: 20 years experience in China. World J Gastroenterol 2001; 7: 732-4.

Søreide K, Søreide JA. Bile duct cyst as precursor to biliary tract cancer. Ann Surg Oncol 2007; 14: 1200-11.

Stain SC, Guthrie CR, Yellin AE, Donovan AJ. Choledochal cyst in the adult. Ann Surg 1995; 222: 128.

Todani T, Tabuchi K, Watanabe Y, Kobayashi T. Carcinoma arising in the wall of congenital bile duct cysts. Cancer 1979; 44: 1134-41.

Todani T, Watanabe Y, Narusue M, Tabuchi K, Okajima K. Congenital bile duct cysts: classification, operative procedures, and review of thirty-seven cases including cancer arising from choledochal cyst. Am J Surg 1977; 134: 263-9.

Todani T, Watanabe Y, Toki A, Urushihara N. Carcinoma related to choledochal cysts with internal drainage operations. Surg Gynecol Obstet 1987; 164: 61-4.

Tsuchiya R, Harada N, Ito T et al. Malignant tumors in choledochal cysts. Ann Surg 1977; 186: 22-8.

Ulrich F, Pratschke J, Pascher A et al. Long-term outcome of liver resection and transplantation for Caroli disease and syndrome. Ann Surg 2008; 247: 357-64.

Voyles CR, Smadja C, Shands WC, Blumgart LH. Carcinoma in choledochal cysts. Age-related incidence. Arch Surg 1983; 118: 986-8.

Watanabe Y, Toki A, Todani T. Bile duct cancer developed after cyst excision for choledochal cyst. J Hepatobiliary Pancreat Surg 1999; 6: 207-12.

Wiseman K, Buczkowski AK, Chung SW, Francoeur J, Schaeffer D, Scudamore CH. Epidemiology, presentation, diagnosis, and outcomes of choledochal cysts in adults in an urban environment. Am J Surg 2005; 18: 527-31.

73.3 Reparación de extenso defecto visceral tras hemicolectomía derecha asociada a duodenopancreatectomía en bloque por carcinoma de colon fistulizado. Valor del autoinjerto yeyunoileal pediculado

INTRODUCCIÓN

El motivo de incluir este procedimiento no es otro que recordar a los lectores que la cirugía en todos sus ámbitos realiza diariamente procedimientos muy complejos en relación con la reconstrucción mediante autotransplantes, utilizando técnicas indicadas y conocidas del tratamiento del cáncer que, en razón de la mayor radicalidad, obligan a extensas exéresis que suponen mayor dificultad y riesgo para el enfermo que la reconstrucción de los defectos a que la exéresis obliga y en la que no excepcionalmente el cirujano general elabora durante el acto quirúrgico soluciones no premeditadas, pero elaboradas y desarrolladas «sobre la marcha» debido a su larga y bien razonada experiencia.

No se trata de un pensamiento irreal que dé predominio a los trasplantes y autotrasplantes sobre la cirugía general, porque trasplantes y autotrasplante han sido desde su inicio desarrollados por los mejores cirujanos generales, quienes buscaron en estos procedimientos una puerta que abrir para encontrar un nuevo camino hacia la curación. Con la descripción que iniciamos ahora queremos contestarnos con la mayor fuerza a cualquier pregunta que nos obligue la afirmación del párrafo anterior.

CONCEPTO

Sirva de ejemplo la exposición del tratamiento de enfermos que padecen tumores localizados en vísceras huecas, en particular el cuerpo del estómago y el colon, con mayor frecuencia en el segmento transverso, que contactan con las vísceras próximas, llegan a infiltrarlas en áreas limitadas, se extienden por su pared, crecen en su superficie, continúan a la totalidad del grosor de aquella y, debido a los procesos de necrosis tumoral en la porción más central, llegan a comunicar ambas cavidades. Ampliando de forma progresiva esta comunicación, constituyen primero una fístula y posteriormente una amplia ventana que ejerce de cortocircuito y permite el paso del contenido gastrointestinal desde localizaciones muy proximales a las más distales, produciendo entonces la aparición de diarreas, profusas, emaciación, etc. En el estudio clínico se demuestra la existencia de un tumor de gran tamaño, de extensión exclusivamente local, rara vez locorregional, sin afectación linfática local o a distancia, ni demostración de metástasis en órganos sólidos distantes. Por lo general se trata de tumores malignos de menor agresivi-

dad que responden adecuadamente a la exéresis radical, por lo que deben ser tratados con esta idea, recordando que los procedimientos paliativos en estos enfermos, en nuestro criterio, están contraindicados, aunque también hay que destacar, al mismo tiempo, que la resección quirúrgica no es fácil y que la reparación del tracto intestinal obliga en ocasiones a la utilización de varios autoinjertos, lo cual requiere un conocimiento exacto, experiencia previa y técnica precisa.

CARACTERÍSTICAS TÉCNICAS

Como se muestra en la **figura 73.3-1**, el primer paso es siempre el estudio de los límites tumorales, descartando la afectación locorregional o a distancia. Debe suponerse una experiencia suficiente por parte del cirujano, que evite la necesidad, tan extendida, de realizar biopsias tisulares, causa indudable de extensión tumoral. También deben evitarse la movilización tumoral excesiva, la expresión tumoral, la tracción o el desgarro de la superficie tumoral (**Fig. 73.3-2**).

Se inician la disección, la movilización, las ligaduras vasculares y la sección que ahora sí aísla el tumor y evita la dispersión linfática y hematógena. A suficiente distancia (márgenes de seguridad), sobre extremos libres y no afectados (**Fig. 73.3-3**), se inicia la disección (**Fig. 73.3-4**) a suficiente distancia de los márgenes tumorales, recordando que la tumoración no ha sido aún movilizada. Esta fase podría denominarse aislamiento segmentario, porque realmente así lo entendemos, ya que el tumor está ahora separado de los elementos donde se originó (**Fig. 73.3-5**). La sección de los límites viscerales debe siempre realizarse con grapadoras instrumentales que eviten la contaminación por el contenido intestinal y la colonización por microorganismos (**Figs. 73.3-6 y 73.3-7**).

Se debe tener especial cuidado en la valoración de la comunicación transtumoral entre dos vísceras. En el ejemplo elegido, la extensión tumoral afecta a un amplio segmento duodenal que obliga, sin duda, junto a una amplia linfadenectomía locorregional, a la inclusión en la movilización y a la exéresis de la porción cefálica del páncreas, el cuerpo y el duodeno con las dos primeras asas yeyunales (**Fig. 73.3-8**), elementos anatómicos que deben ser incluidos en un solo bloque, tras una disección y un aislamiento extremadamente meticulosos (**Fig. 73.3-9**). En el caso que ocupa estas páginas, al tratarse de la asociación de duodenopancreatectomía corporocefálica, la vía biliar principal debe ser seccionada

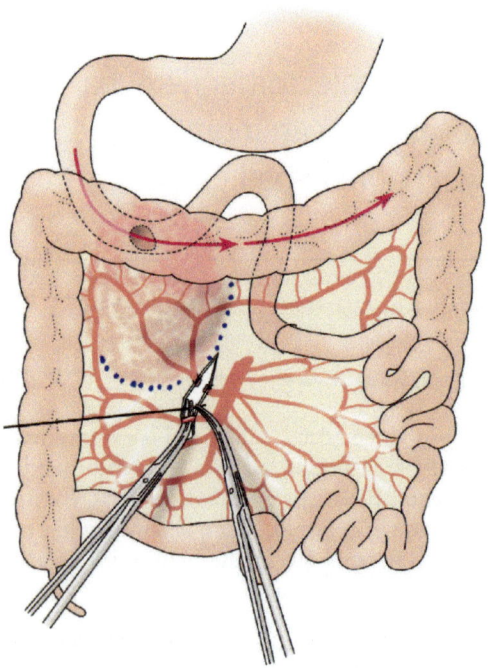

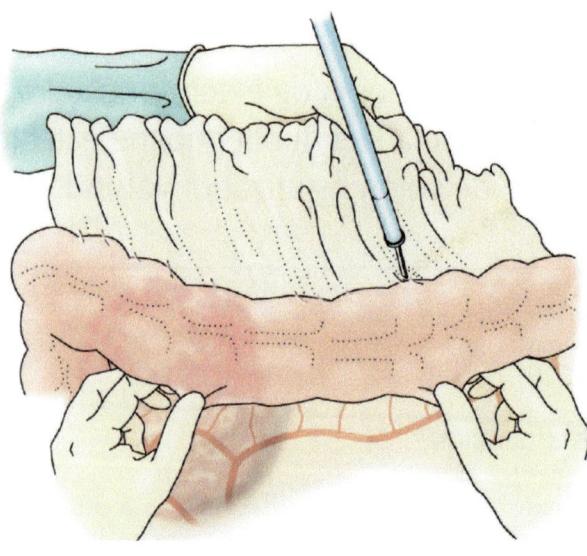

Figura 73.3-3. Movilización del epiplón mayor para realizar su posterior sección.

Figura 73.3-1. Exposición del mesenterio con el mesocolon derecho y transverso, que permite visualizar la arcada de Riolano. Se está realizando la sección tras ligadura de los vasos cólicos medios y superiores derechos, asociada a linfadenectomía de los grupos cólico medio, superior derecho y mesentérico, disecando la vena y la arteria mesentérica superior. Se ha movilizado el tejido linfograso retroperitoneal y el duodeno-páncreas. La tumoración y la totalidad del tejido peritumoral se identifica en la imagen por el incremento de la coloración, y su delimitación se señala con un punteado. En la proximidad del ángulo colohepático se advierte la amplia fístula tumoral entre el duodeno y el colon.

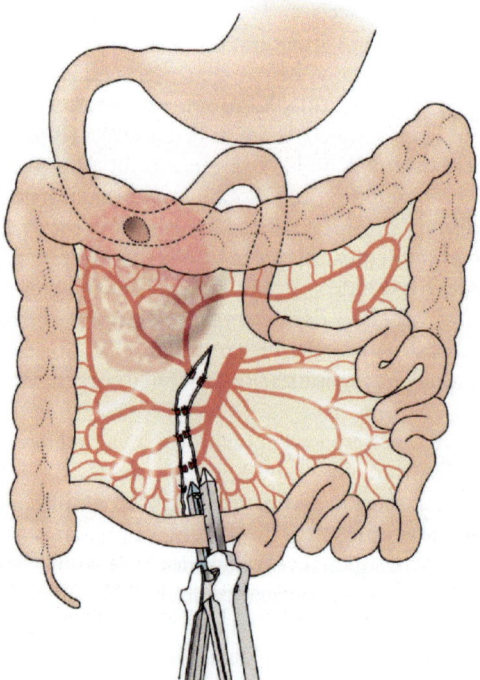

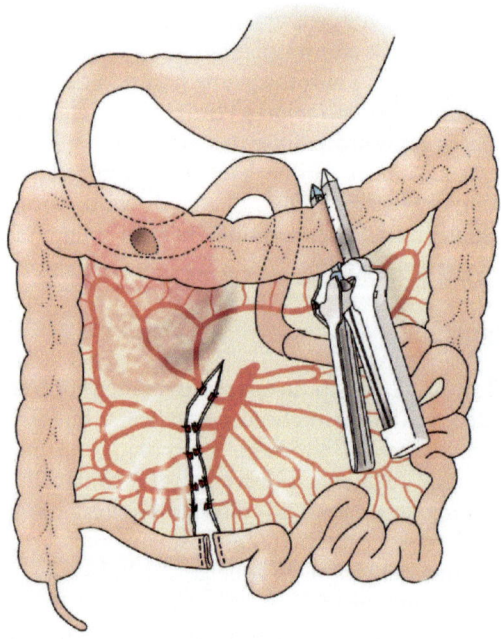

Figura 73.3-4. Oclusión del colon transverso izquierdo para continuar con su sección.

Figura 73.3-2. La sección vascular y del mesocolon transverso derecho y mesenterio ha finalizado. El íleon terminal se está seccionando a unos 35 cm de la unión ileocecal mediante grapadora longitudinal.

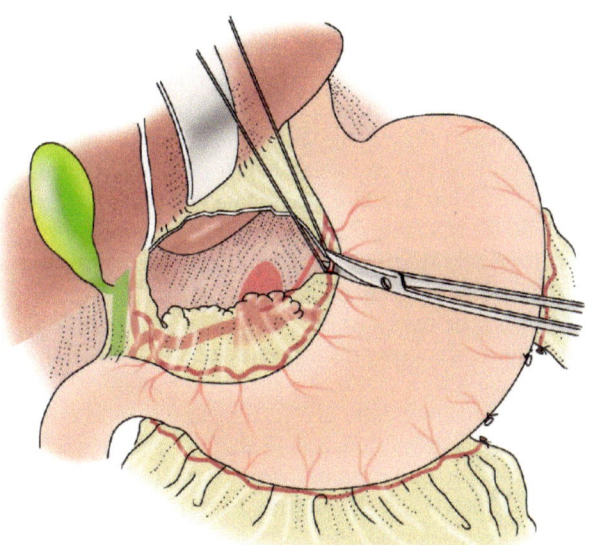

Figura 73.3-5. Se ha seccionado el epiplón menor para facilitar el acceso a la transcavidad de los epiplones. Se han seccionado el epiplón mayor y la arcada gastroepiploica. Tras la disección de la curvatura menor y de la rama ascendente de la arteria coronaria, se practica la sección de esta.

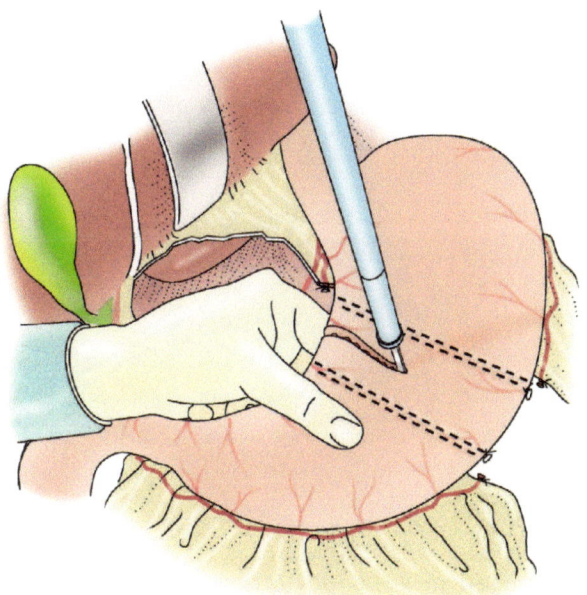

Figura 73.3-7. Sección del estómago entre las dos líneas de grapas, mediante electrobisturí.

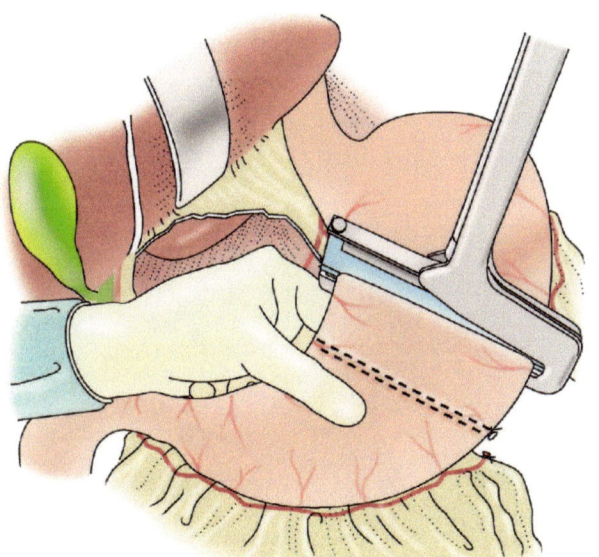

Figura 73.3-6. Oclusión doble de la cavidad gástrica en el límite cuerpo-fundus mediante grapadora transversal (TA90/4.8).

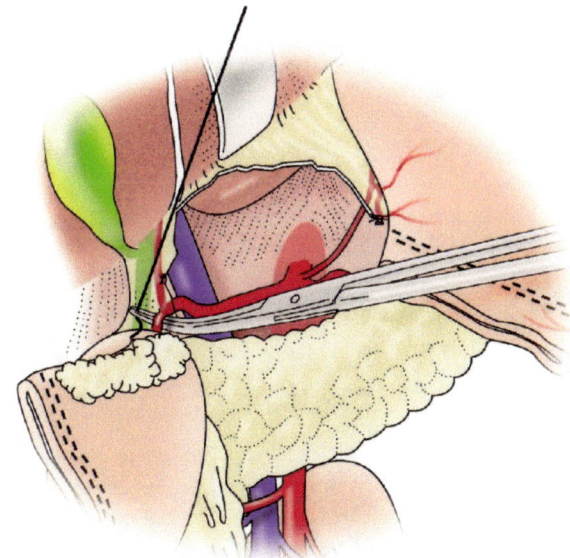

Figura 73.3-8. Tras la separación de los extremos gástricos obtenidos con la sección, como se muestra en la **figura 73.3-7**, se practica la disección del tronco celíaco y de sus dos ramas, las arterias esplénica y hepática común. En la imagen se está disecando la arteria gastroduodenal para practicar su sección. En la parte inferior de la imagen se aprecia el tronco de la arteria y la vena mesentérica superior, tras practicarse la linfadenectomía correspondiente.

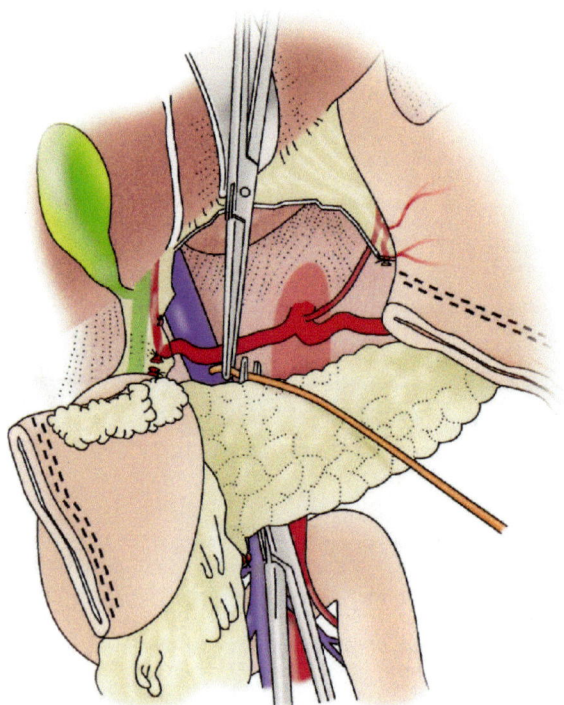

Figura 73.3-9. El cuerpo y el antro gástrico se han desplazado en sentido lateral derecho. Se han disecado completamente el tronco celíaco y las arterias esplénica, hepática común y hepática propia. La arteria gastroduodenal ha sido seccionada. El tejido linfograso que recubre estas estructuras será eliminado, pero por el momento se mantiene en contacto con la pieza que se va a extirpar. Se ha disecado la superficie anterior de la vena porta, separándola del páncreas, y se ha hecho pasar un tractor de silicona por este túnel creado.

(**Fig. 73.3-10**) y el páncreas en el límite corpocaudal o en el que obligue la extensión tumoral y el margen de seguridad necesario (**Fig. 73.3-11**). En ocasiones, la extensión radical de la exéresis obliga a resecciones vasculares que irán seguidas de su exacta reparación (**Fig. 73.3-12**).

La selección del autoinjerto o de los autoinjertos que van a utilizarse obliga a una metodología conocida, aunque no exenta de riesgos (**Fig. 73.3-13**). Este es el momento en el que la movilización tumoral debe realizarse, aunque siempre con especial cuidado (**Fig. 73.3-14**).

Al mismo tiempo, una vez extraída la pieza y fuera ya del campo quirúrgico, este debe inspeccionarse para completar la hemostasia y revisar planos y vísceras remanentes. La reparación del defecto creado obliga al mismo equipo quirúrgico a distintas anastomosis o derivaciones: pancreatoyeyunal (**Fig. 73.3-15**), bilioyeyunal (**Fig. 73.3-16**) y gastroyeyunal (**Fig. 73.3-17**). En las **figuras 73.3-18** a **73.3-22** se exponen todos los detalles que consideramos en la gastroyeyunostomía relevantes para evitar complicaciones.

En la **figura 73.3-23** se aprecia la posición de los dos autoinjertos yeyunales: el de menor longitud, destinado a recoger el jugo pancreático y biliar, que a su vez drena su contenido en el autoinjerto de mayor longitud, el cual es el colector final, primero del contenido gástrico y del jugo pancreáticobiliar, para incorporar su contenido al colon transverso.

Este ejemplo constituye una muestra correcta de lo que podría denominarse «injertos por desplazamiento», pero la denominación sería muy general, puesto que todos los autoinjertos son segmentos desplazados o movilizados. Por este motivo, quedarían dentro del concepto y del título de autoinjertos pediculados (**Figs. 73.3-24** y **73.3-25**).

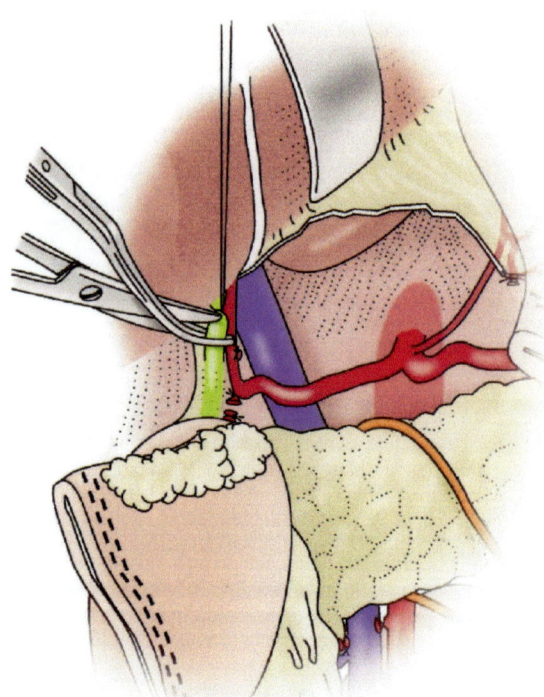

Figura 73.3-10. El hepatocolédoco se secciona tras ocluir su luz con una ligadura a nivel proximal, como se aprecia en la imagen, y se ocluye el segmento inferior con una pinza.

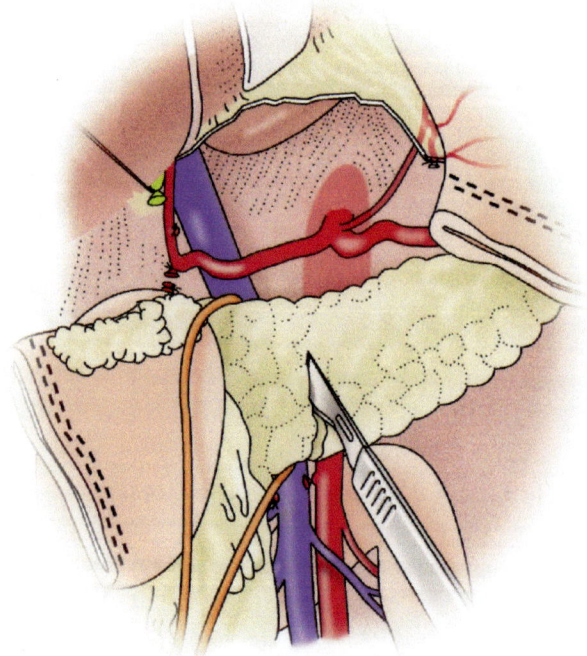

Figura 73.3-11. Se inicia la sección pancreática con bisturí, siguiendo la línea del túnel creado sobre la vena porta.

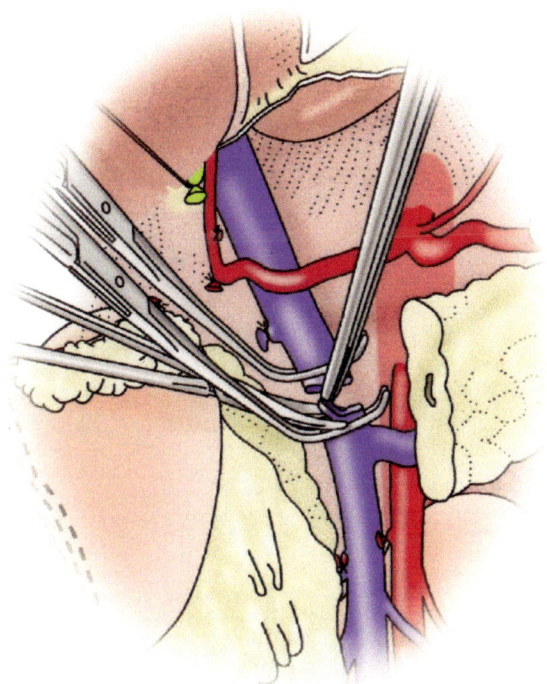

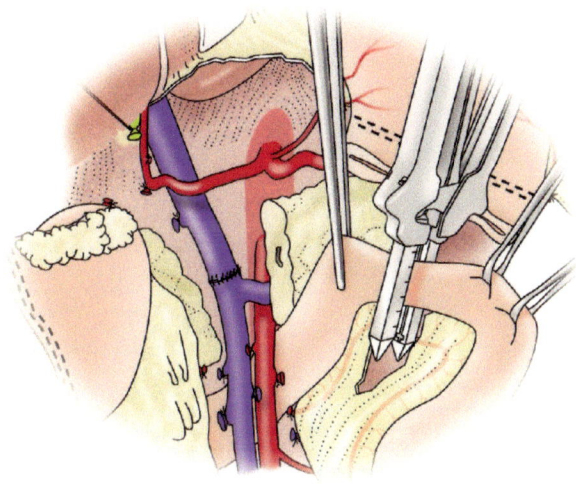

Figura 73.3-14. Oclusión y sección del yeyuno en el límite entre la primera y la segunda asa yeyunal, utilizando grapadora longitudinal. Puede apreciarse la amplia disección de la vena porta, así como del tronco de la arteria y la vena mesentérica superior. Se identifican en ambos troncos la ligadura y la sección de las tres primeras ramas, que facilitarán la movilización del yeyuno proximal en la reconstrucción.

Figura 73.3-12. Cuando el tronco de la vena porta presenta infiltración por el crecimiento tumoral, el segmento afectado debe extirparse con el espécimen. Para ello, la vena porta es ocluida con *clamps* vasculares a nivel proximal y distal a la zona de infiltración neoplásica. Esta maniobra es frecuentemente practicada por necesidad en el cáncer de páncreas.

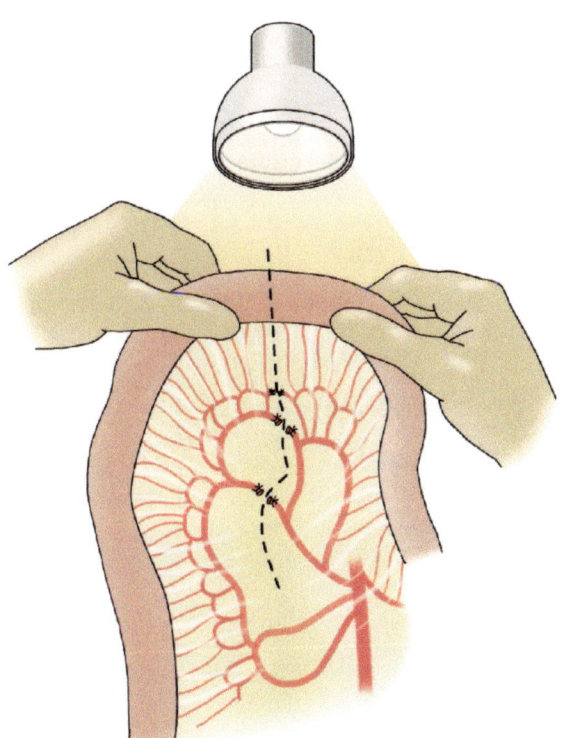

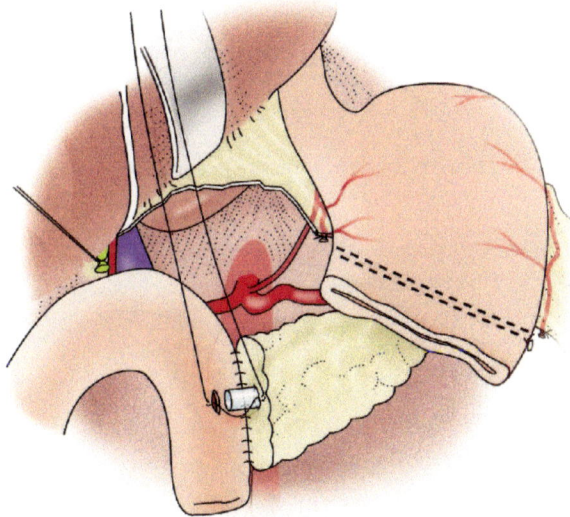

Figura 73.3-15. Realización de la anastomosis pancreatoyeyunal terminolateral. Se ha introducido un *stent* a través del conducto de Wirsung correspondiente al remanente pancreático, para facilitar el drenaje de la anastomosis y evitar su obstrucción y focalización. Esta unión se realiza en un solo plano, mediante puntos entrecortados 5/0 reabsorbibles.

Figura 73.3-13. Se explora el mesenterio por transiluminación, eligiendo según la distribución vascular la línea de sección del mesenterio más favorable para la reconstrucción.

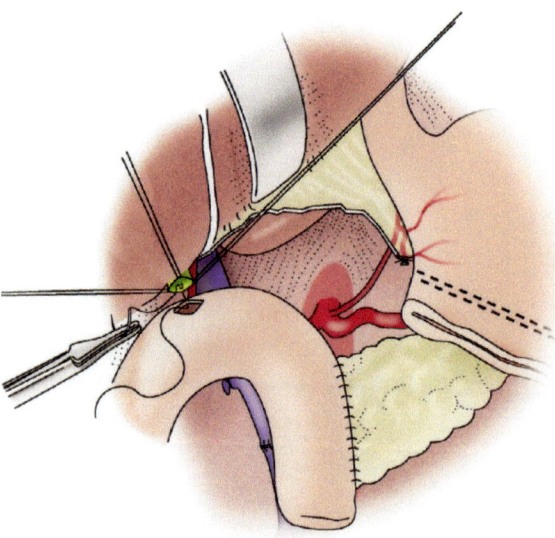

Figura 73.3-16. Anastomosis colodocoyeyunal, monoplano, mediante puntos reabsorbibles, a unos 30 cm, aproximadamente, de la anterior derivación.

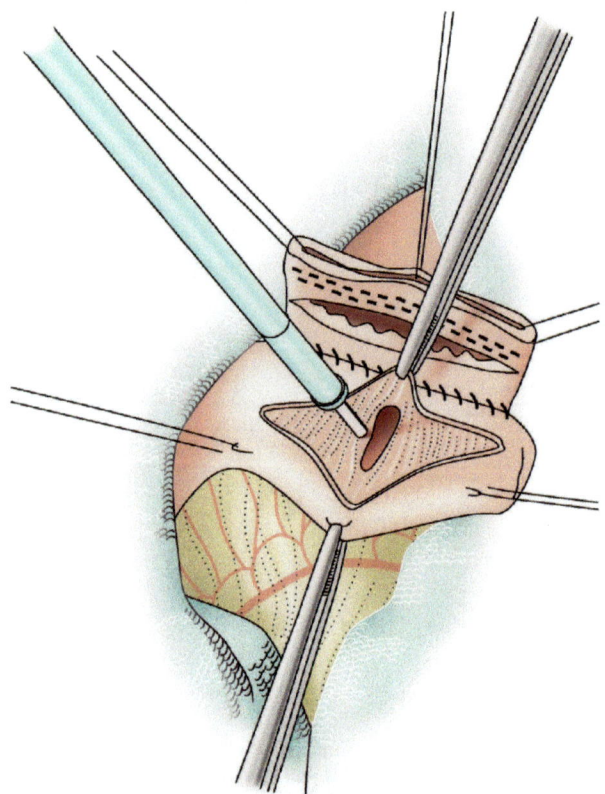

Figura 73.3-18. Se han abierto las cavidades gástrica y yeyunal para proceder a la realización del segundo plano (sutura continua mucomucosa).

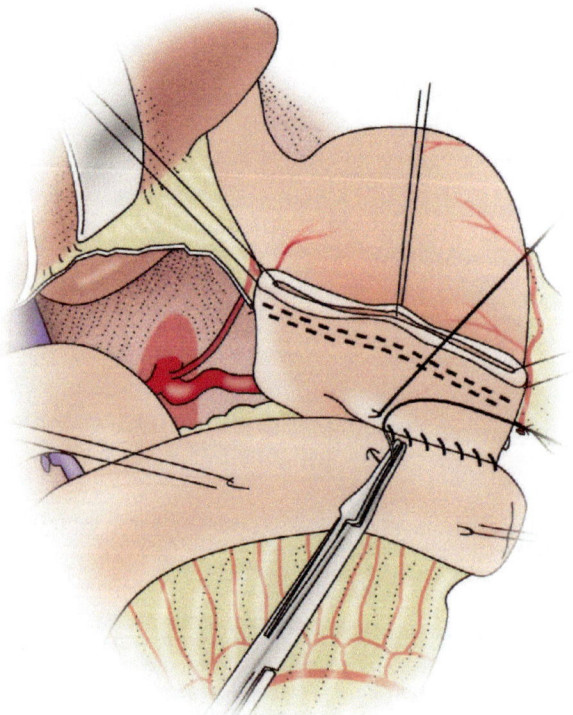

Figura 73.3-17. Anastomosis gastroyeyunal terminolateral. En la imagen se aprecia la técnica seguida: sutura continua seromuscular reabsorbible.

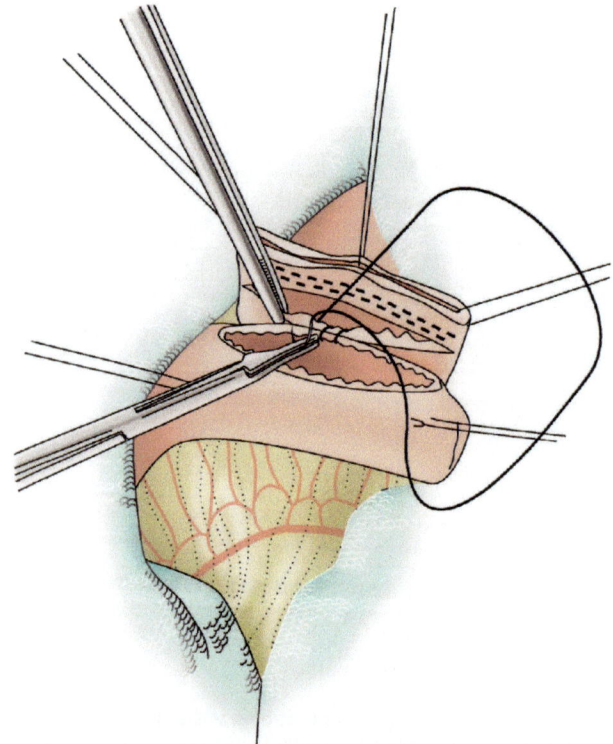

Figura 73.3-19. Se ha iniciado el segundo plano (mucomucoso).

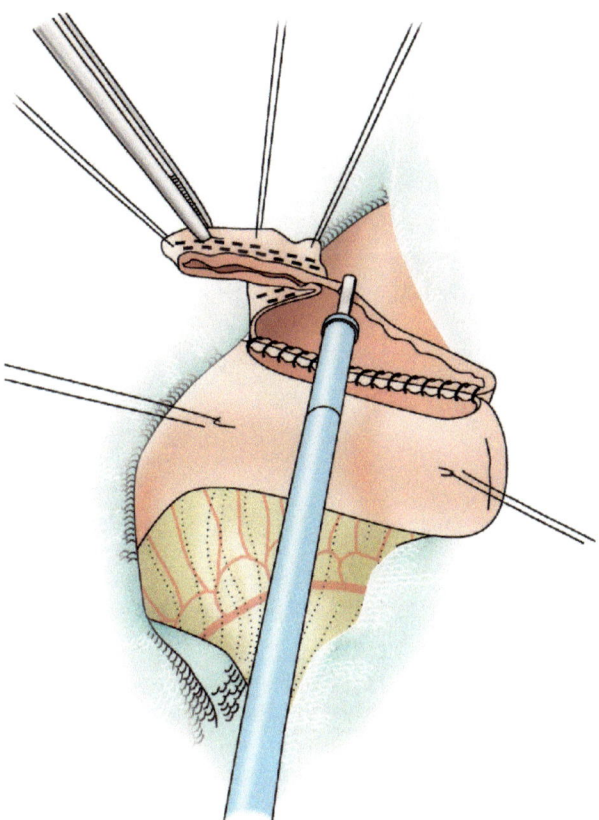

Figura 73.3-20. El segundo plano ha finalizado. Se está realizando la resección de la pared anterior, junto con la línea de grapas.

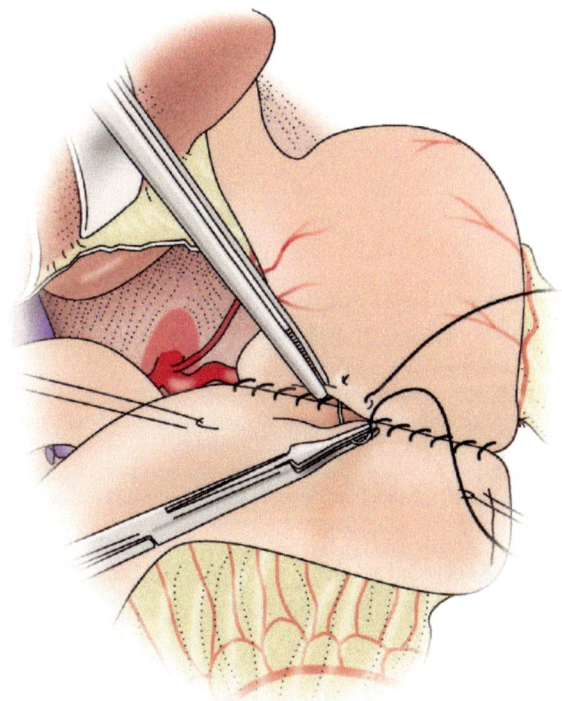

Figura 73.3-22. Se inicia el segundo plano seromuscular de la anastomosis (sutura continua de material reabsorbible 6/0).

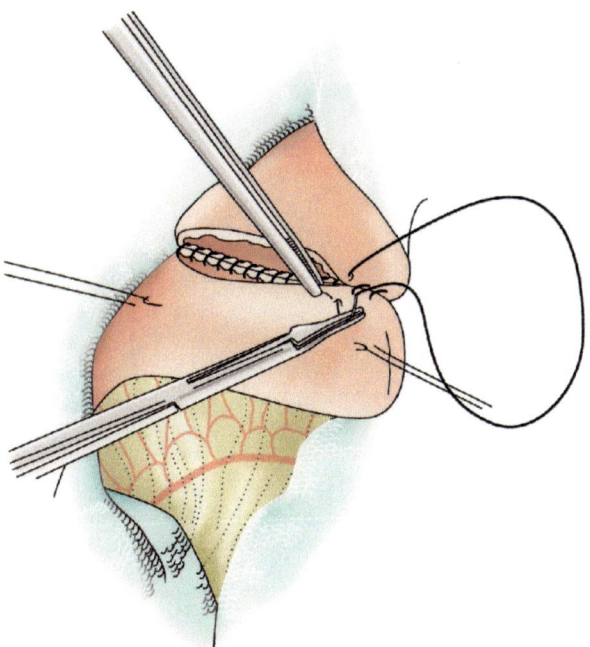

Figura 73.3-21. Se está iniciando la sutura de la cara anterior (sutura continua mucomucosa).

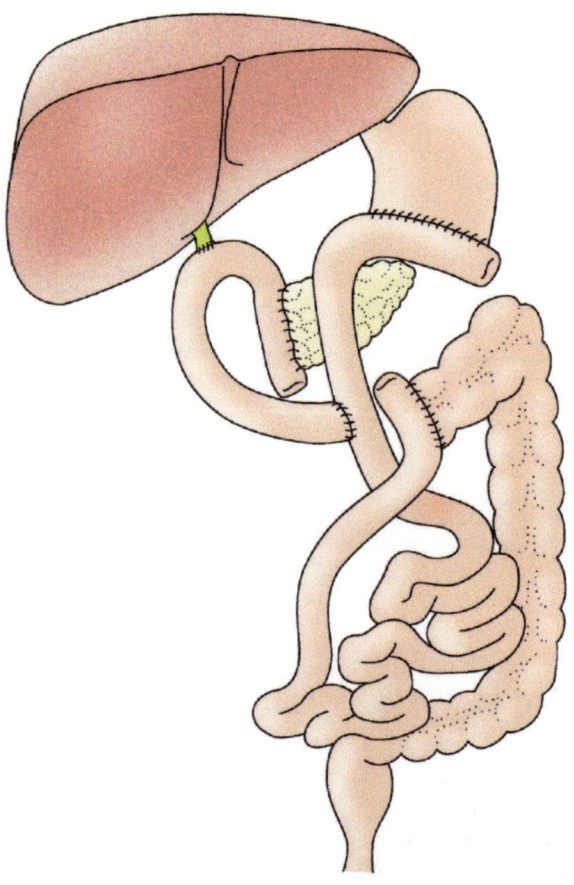

Figura 73.3-23. La reconstrucción ha concluido. En la primera asa yeyunal se practicaron las anastomosis pancreaticoyeyunal y hepaticoyeyunal, finalizando su drenaje en la segunda asa yeyunal mediante yeyunoyeyunostomía terminolateral. La segunda asa intestinal muestra la anastomosis gastroyeyunal y la reconstrucción intestinal completa, mediante ileocolostomía lateroterminal (monoplano, mediante puntos entrecortados totales, monofilamento 4/0 reabsorbibles, de larga duración).

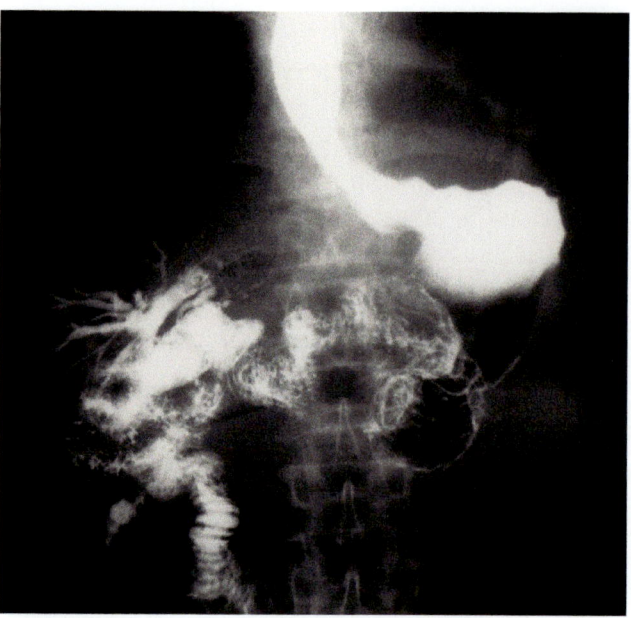

Figura 73.3-24. Tránsito baritado postoperatorio. El contraste rellena el estómago y la primera asa yeyunal. Puede observarse el reflujo yeyunobiliar a través de la hepatoyeyunostomía practicada.

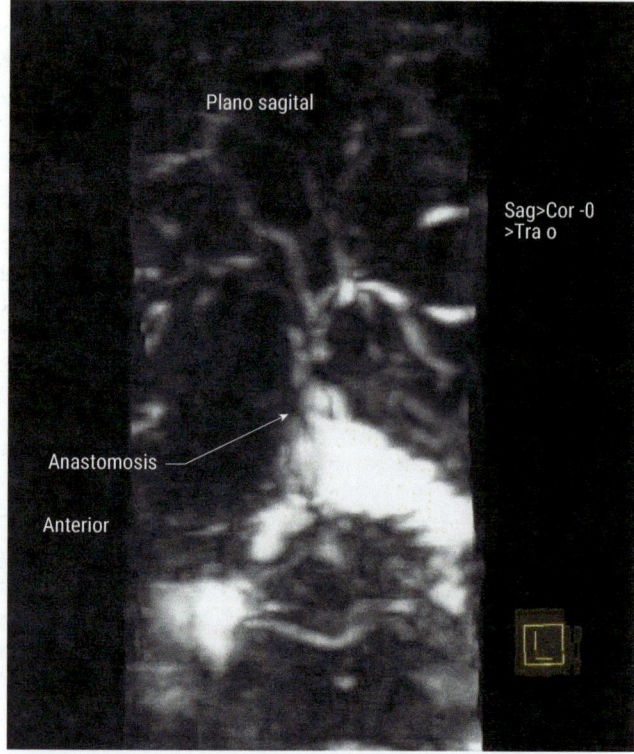

Figura 73.3-25. Colangiografía por resonancia magnética a los 6 meses de la intervención. Plano sagital. Puede apreciarse la anastomosis hepatoyeyunal sin dilatación de la vía biliar intrahepática.

 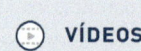 **VÍDEOS**

Resección de tumores hepáticos sobre hígado aislado (*ex situ* parcial y total). Posibilidades técnicas

74

E. Moreno González, C. Jiménez Romero, Á. García-Sesma y A. Marcacuzco Quinto

INTRODUCCIÓN

La resección de tumores hepáticos de localización multicéntrica, bilobar, puede estar indicada en tumores malignos de origen hepático (primitivos), como hepatocarcinoma multicéntrico o colangiocarcinoma con metástasis bien delimitadas desde el tumor originario y asimismo en el hígado metastásico. En la mayoría de estos casos el trasplante hepático no está indicado, dados en primer lugar los pobres resultados que se obtienen con esta terapéutica en estos enfermos, debido a la frecuente recidiva de la enfermedad tumoral en relación con la inmunosupresión, y en segundo lugar las mayores dificultades técnicas al obligar a una exéresis más radical, mayor reposición sanguínea, más prolongada estancia en la UCI, mayores complicaciones renales y hematológicas, etc., con independencia de la frecuente existencia de micrometástasis no detectadas.

La resección de un número muy elevado de tumores benignos, cuya incidencia es escasa (adenomas, angiomas, etc.), es posible y no está indicada salvo en casos absolutamente excepcionales su exéresis mediante trasplante hepático, ni tampoco la extirpación tumoral mediante resección *ex situ* total o parcial. En general, en los tumores benignos de localización bilobar, multicéntrica, la exéresis puede practicarse, respetando el parénquima hepático sano, mediante oclusión vascular total (de los elementos vasculobiliares en bloque a nivel del ligamento hepatoduodenal), o deteniendo el flujo vascular de forma selectiva en el lóbulo hepático derecho o izquierdo. Se lleva a cabo la exéresis tumoral primero en un lóbulo y, al finalizar esta, se repone el paso de sangre en el lóbulo tratado, ocluyendo luego los elementos vasculares del lóbulo hepático contralateral, con lo que se reduce de forma muy significativa la pérdida sanguínea. Estos procedimientos permiten la exéresis tumoral utilizando una técnica conocida, con la que el cirujano se halla familiarizado, sin hacer correr riesgos innecesarios al paciente.

Sin embargo, si se trata de tumores malignos, cuya naturaleza y localización han sido expresadas, sin posibilidad de exéresis *in situ*, no queda otro remedio, si se considera indicada la exéresis quirúrgica, que acudir a las técnicas de resección *ex situ*, total o parcial.

CONCEPTO

Se trata de aislar el hígado y perfundirlo como si se tratara de un injerto hepático para utilizarlo en un trasplante. El parénquima hepático ha de mantenerse a 4 °C de temperatura constante. Las dos técnicas posibles han de ser analizadas por separado.

TÉCNICAS DE RESECCIÓN QUIRÚRGICA

Resección tumoral total con hígado *ex situ* completa

A nivel del ligamento hepatoduodenal y borde superior del límite cefalocorporal del páncreas se aíslan las arterias hepática común, hepática propia y gastroduodenal. La arteria gastroduodenal es ocluida con una pinza *bulldog* manteniendo, por el momento, el flujo hepatópeto a través de las arterias hepáticas común y propia. A continuación, la vena porta es aislada, así como el colédoco, que es seccionado a nivel suprapancreático. Inmediatamente la vena cava es aislada circunferencialmente, al igual que su superficie posterior (**Fig. 74-1**).

Se ocluye a continuación la vena porta en proximidad a la superficie hepática y se secciona. Se continúa con la sección de la arteria hepática común, la arteria gastroduodenal y la vena cava suprahepática e infrahepática. El hígado ahora libre se traslada a una mesa accesoria, donde se perfunde con 1.000 ml de solución de Wisconsin a 4 °C. El paciente se mantiene hemodinámicamente con el mismo protocolo utilizado en el trasplante hepático.

El hígado extraído es revisado y se inicia la exéresis tumoral, ocluyendo arterias, venas y canalículos biliares de forma minuciosa, sin excesiva premura. Todos los elementos arteriales, venosos o biliares son disecados con especial

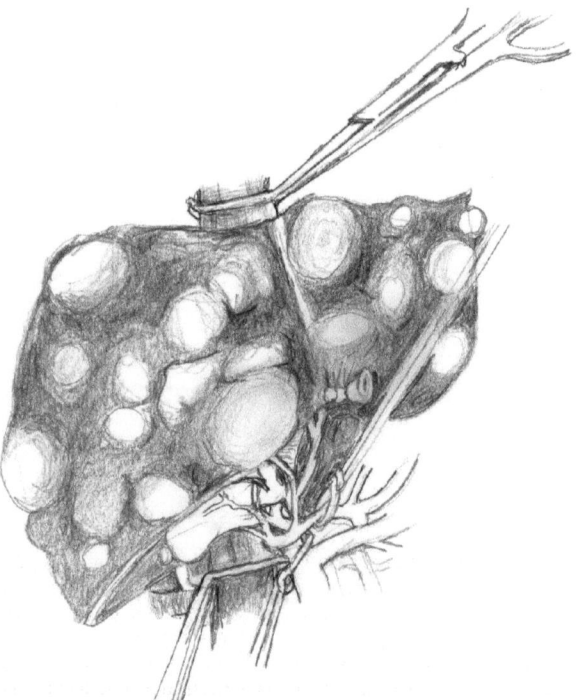

Figura 74-1. Hígado tumoral con múltiples lesiones que ocupan en ambos lóbulos la mayor parte de sus segmentos. La vena cava suprahepática se ha aislado circunferencialmente y ocluido mediante un *clamp* de Satinsky. Los ligamentos falciforme, triangular derecho e izquierdo se han seccionado. El ligamento redondo se ha ocluido mediante doble ligadura y seccionado. A nivel del ligamento hepatoduodenal, se han disecado las arterias hepáticas común y propia, así como sus ramas derecha e izquierda, pasando un tractor de silicona rodeando la arteria hepática común para, llegado el momento, detener el flujo sanguíneo al ejercer tracción. De la misma forma, se ha aislado la vena porta rodeando su tronco con otro tractor de silicona. La vena cava infrahepática se ha ocluido mediante otro *clamp* vascular. El colédoco ha sido seccionado. La vesícula biliar se ha mantenido, por el momento, intacta.

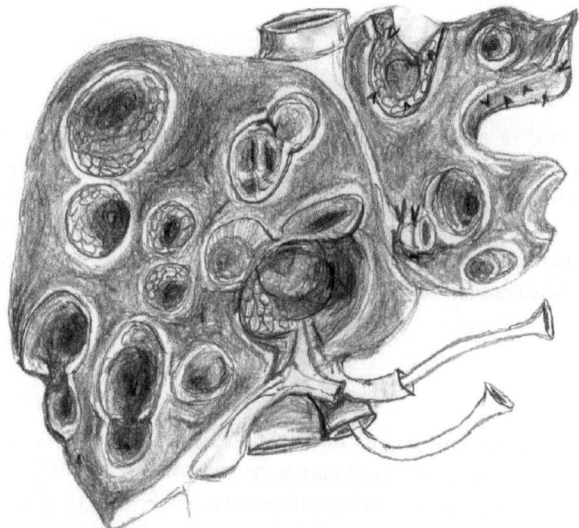

Figura 74-2. El hígado completamente aislado se halla en un contenedor sumergido en solución de Wisconsin a 4 °C. Esta solución se ha perfundido en el hígado a través de las cánulas previamente introducidas en la arteria hepática común y el tronco de la vena porta. Pueden advertirse los lechos residuales correspondientes a la extirpación de los múltiples tumores que se apreciaban en la **figura 74-1.**

cuidado. Una vez que la exéresis tumoral ha finalizado, se asegura la ausencia de orificios en el árbol biliar, arterial o venoso mediante perfusión directa con solución de Wisconsin, ocluyendo mediante ligaduras o sutura-ligadura los puntos a través de los que se observe pérdida de solución (**Fig. 74-2**).

Finalizada la exéresis tumoral, el hígado intervenido es devuelto a la cavidad abdominal del paciente y se reconstruyen los elementos seccionados en el orden que se describe a continuación.

Anastomosis cavocava suprahepática

Habitualmente esta reconstrucción es posible, al igual que en el trasplante hepático (**Fig. 74-3**). Sin embargo, en algunos casos, la longitud de ambos segmentos es muy corta, lo que dificulta la anastomosis vascular, que por lo general y para evitar la reducción del diámetro de la luz vascular, debe realizarse mediante sutura continua en la vertiente posterior y utilizando puntos entrecortados en la anterior. En estos casos se puede incrementar la longitud de estos dos vasos mediante un injerto adicional de 1-2 cm (**Fig. 74-4**). Para evitar una mayor pérdida de tiempo puede implantarse sobre la vena cava suprahepática del injerto o, si se prefiere, en la vena cava suprahepática del paciente, en este caso por otro equipo de cirujanos, mientras el primer equipo continúa con el tiempo que habían iniciado previamente.

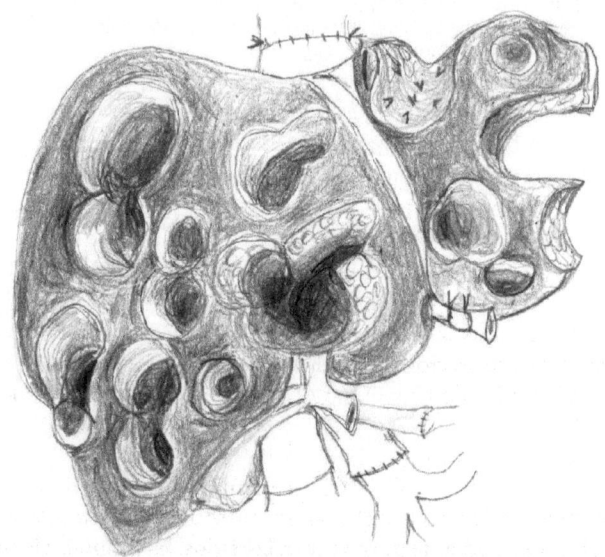

Figura 74-3. El hígado remanente se ha instalado en su situación anatómica y se han restablecido los elementos vasculares antes seccionados: en primer lugar, la vena cava suprahepática y, a continuación, la vena porta, facilitando entonces, al retirar el *clamp* vascular y el tractor de silicona que retenían el flujo sanguíneo a través de la vena cava y la vena porta, la reperfusión del hígado tratado. De forma inmediata se reconstruye la arteria hepática y se retira el tractor de silicona que detenía el flujo arterial, iniciándose la perfusión arterial. La vena cava infrahepática es entonces reparada aproximando y uniendo sus luces antes separadas. Este tiempo finaliza la reconstrucción hepática, aunque en ocasiones se practica después de la reconstrucción portal. El único argumento para ello es la mayor facilidad para anastomosar los extremos de la vena cava si no se ha practicado la reconstrucción arterial. Sin embargo, para mejorar la recuperación funcional del hígado cuanto antes, es indudablemente mejor recuperar el flujo arterial a la mayor brevedad.

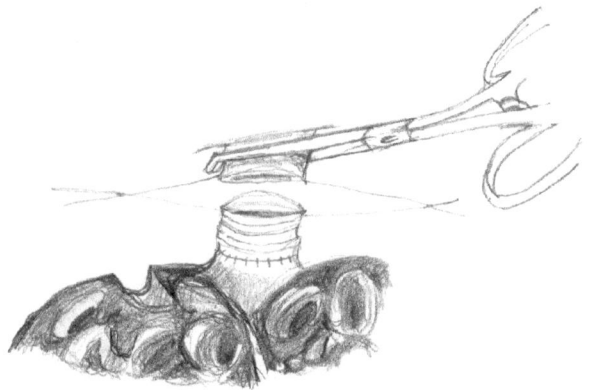

Figura 74-4. Extensión de la longitud de la vena cava suprahepática mediante un segmento de prótesis heteróloga (PTF). El extremo inferior de la prótesis se anastomosa primero a la vena cava suprahepática y, a continuación, al correspondiente todavía ocluido a nivel infradiafragmático.

Para la reconstrucción de la vena porta (**Fig. 74-5**), sus extremos seccionados se unen mediante sutura continua en la vertiente posterior y entrecortados en la anterior (monofilamento irreabsorbible 7/0). Una vez finalizadas estas dos anastomosis, se retiran las pinzas vasculares de la vena porta y la vena cava suprahepáticas, reperfundiéndose el hígado implantado. Por lo general, la superficie hepática cruenta sangra, lo que obliga a conseguir una hemostasia perfecta, que siempre se hallará condicionada por la minuciosidad utilizada en la exéresis tumoral.

Anastomosis arterial

Al igual que en el trasplante hepático, gracias al origen de la arteria gastroduodenal se utiliza este para ampliar la luz arterial y facilitar la reconstrucción de la arteria hepática (**Fig. 74-6**). Como es conocido, la coagulación sanguínea mejora a los pocos minutos de la reconstrucción arterial, y se observa entonces la salida de jugo biliar a través del colédoco previamente seccionado o el aumento de su excreción si ya se había iniciado (**Fig. 74-6 A**).

Reconstrucción biliar

Se practica ahora la anastomosis entre ambos extremos del colédoco, mediante puntos entrecortados. Es aconsejable tu-

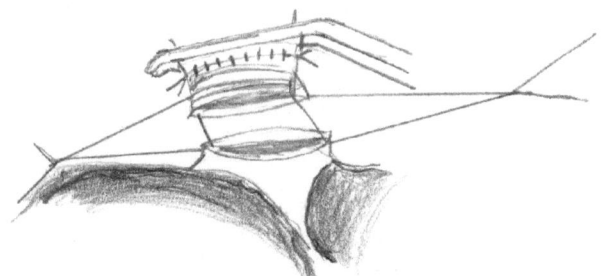

Figura 74-5. El injerto que prolonga la longitud de la vena cava suprahepática se ha anastomosado a la vena hepática suprahepática, esperando ser unido al extremo inferior de la vena cava retrohepática anteriormente seccionada.

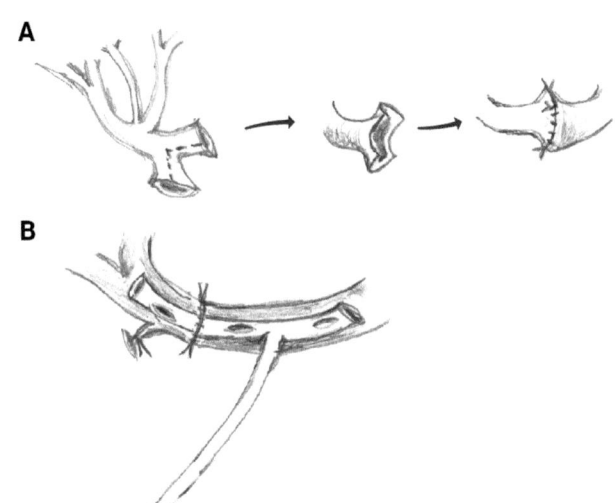

Figura 74-6. A) La disección de la arteria hepática común ha permitido la disección y sección de la arteria gastroduodenal. Se ha ampliado la luz de la arteria hepática propia mediante la sección longitudinal de su origen, facilitando con ello la reconstrucción arterial. **B)** La vesícula biliar es extirpada y la continuidad biliar es reconstruida mediante anastomosis terminoterminal del conducto hepático común y del colédoco. En la imagen se observa que esta reconstrucción ha sido tutorada mediante un tubo en «T» de Kehr, que facilitará comprobar la excreción biliar por el hígado remanente.

torar esta unión mediante un tubo de Kehr, cuya rama larga se exterioriza a través de la pared del colédoco proximal. Este drenaje no se utiliza en el trasplante hepático porque, debido al efecto antiinflamatorio de la terapia inmunosupresora, facilita la producción de fístulas biliares, en especial al retirar el drenaje; sin embargo, en los pacientes que ahora nos ocupan, el drenaje facilita el conocimiento cuantitativo y cualitativo de la excreción biliar. Es conveniente extirpar la vesícula biliar, aunque los argumentos para ello no están claramente establecidos, como lo están en el trasplante hepático (**Fig. 74-6 B**).

Reconstrucción de la vena cava infrahepática

Se realiza en último lugar porque el restablecimiento del flujo sanguíneo a través de este tronco venoso no posee la importancia de los anteriores. No es necesario hacer hincapié sobre la técnica, aunque al menos debemos mencionarla: anastomosis terminoterminal, scon utura continua, material irreabsorbible 6/0 (v. **Fig. 74-3**).

Resección tumoral con hígado en situación *ex situ* parcial

Esta técnica constituye una variante de la anterior que presupone una mayor facilidad toda vez que solo obliga a la sección de la vena cava suprahepática, con movilización hepática y preservación de los elementos vasculobiliares a nivel del ligamento hepatoduodenal, donde son ocluidos en bloque mediante pinza vascular al mismo tiempo que se detiene el flujo sanguíneo en la vena cava infrahepática (**Fig. 74-7**).

El único inconveniente consiste en que el hígado se mantiene fuera del abdomen pero apoyado en el paquete vis-

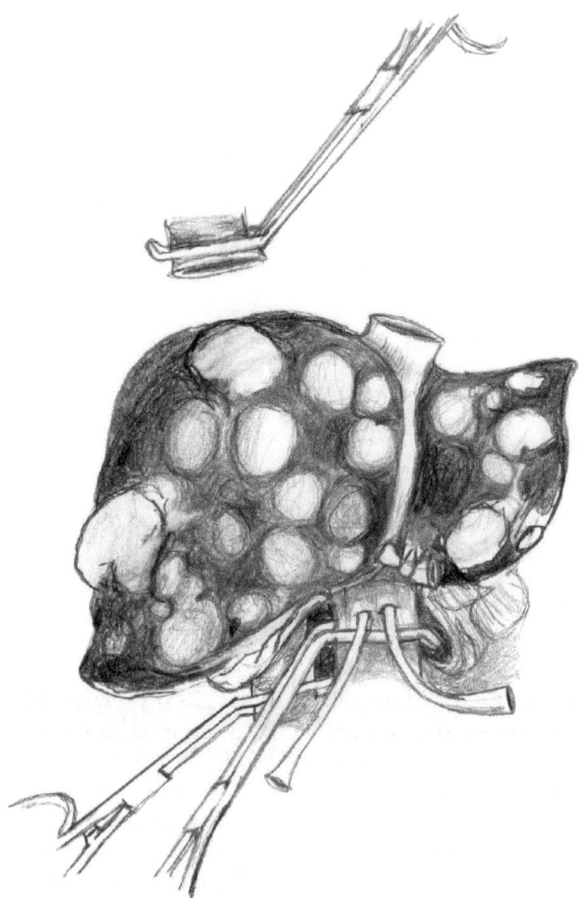

Figura 74-7. Resección *ex situ* parcial. El hígado tumoral se ha aislado y el ligamento hepatoduodenal ocluido «en bloque». Se han introducido dos cánulas a través de la vena porta y de la arteria hepática común para perfundir el hígado tumoral con solución de Wisconsin a 4 °C. La vena cava infrahepática se ha ocluido con un *clamp* vascular. A continuación, se ha seccionado la vena cava suprahepática y se ha mantenido un *clamp* de Satinsky en el extremo proximal. En estos momentos se inicia la perfusión con solución de Wisconsin. El hígado se encuentra dentro de una bandeja, sumergido en la solución de perfusión, sobre el abdomen, sin dejar que una sola gota de este líquido penetre en la cavidad abdominal.

ceral, por lo que requiere un aislamiento y una separación absolutos, dado que la perfusión hepática con solución de Wisconsin a 4 °C se realiza en esta posición, con riesgo de contaminación y enfriamiento visceral. Por otro lado, se elimina la sección de la arteria hepática y de la vena porta, si bien la perfusión se realiza mediante dos cánulas: una puede introducirse a través de la arteria esplénica para la llegada de la solución de Wisconsin al árbol arterial hepático, y la otra mediante la punción de la vena mesentérica inferior haciendo que el extremo de la sonda llegue a la vena porta para obtener así la perfusión a su través (v. **Fig. 74-7**).

La solución de Wisconsin se recoge mediante una sonda suficientemente gruesa introducida en la vena cava suprahepática.

Aunque el procedimiento es complejo debido a la posición del hígado, ya que las lesiones tumorales se extraen en esta posición, es indudable la superioridad de esta técnica sobre la anterior, dado que evita las reconstrucciones vasculobiliares y la disección de sus elementos, precisando solo la reconstrucción de la vena cava suprahepática.

La resección *ex situ* de las tumoraciones hepáticas constituye una alternativa válida, aunque su indicación es relativamente excepcional, si bien es verdad que su utilización puede cubrir el tratamiento de un número de enfermos que de otra forma no serían tratados. No obstante, la mortalidad de ambos procedimientos es elevada (20-25 %), generalmente por fallo hepático fulminante o subfulminante con una morbilidad no despreciable (fístula biliar, hemorragia a través de la superficie hepática cruenta, necrosis de pequeñas superficies hepáticas que pueden dar lugar a infecciones locorregionales o sepsis generalizada que suele evolucionar al fallo multiorgánico. El tratamiento en estos casos evolucionados sería el trasplante hepático, aunque los resultados no avalan su indicación, y las largas listas de espera no permiten considerar a estos enfermos como «urgencia cero». Tal vez si los nuevos estudios sobre xenotrasplante llegaran a dar los resultados necesarios y esperados, la utilización de injertos obtenidos de animales genéticamente manipulados podría constituir una indicación terapéutica válida.

Homotrasplante hepático heterotópico total o segmentario *ex situ* e *in situ*

75

E. Moreno González, J. Calvo Pulido y F. Cambra Molero

INTRODUCCIÓN

El trasplante heterotópico de hígado constituye una forma, teóricamente, útil de soporte hepático ya que: *a)* su función puede depurar el organismo de los metabolitos circulantes que inducen a la aparición de coma hepático y fallo multiorgánico, evitando la muerte del enfermo; *b)* al evitar la muerte da una oportunidad al hígado del receptor para que normalice su actividad recuperándose el enfermo del fallo hepático, y *c)* al conectar el territorio esplácnico con la circulación general, disminuirá o eliminará la hipertensión portal existente, desapareciendo, si se mantiene un período de tiempo suficiente, la posibilidad de hemorragia a través de varices esofagofúndicas y corrigiéndose la producción de ascitis.

Sin embargo, el emplazamiento heterotópico de la víscera da lugar a dos grupos de problemas de difícil solución:

- Al constituir el hígado la víscera maciza más voluminosa, aumenta en tal grado el contenido abdominal que se imposibilita o dificulta el cierre parietal, al mismo tiempo que se comprimen de forma grave las vísceras huecas y macizas allí existentes. Adicionalmente debe recordarse que no es infrecuente que el enfermo que padece una hepatopatía terminal presente hepatoesplenomegalia, sin ascitis, lo cual complica aún más la instalación del injerto total.
- Es necesario que el hígado reciba un aporte suficiente de sustancias hepatotróficas, las cuales existen en mayor concentración a nivel de la vena porta; por este motivo, el injerto debe ser perfundido con sangre procedente del territorio esplácnico, y así, al mismo tiempo que desciende la hipertensión portal, lo hacen la presión y el flujo hepatógeno en la vena porta, lo que en definitiva tiene un efecto deletéreo sobre la función del hígado del receptor y favorece la aparición de trombosis portal, acelerando la atrofia del hígado enfermo.

Si bien las técnicas iniciales de Welch (1955), Marchioro (1965, 1976), Halgrimson (1966), Abaza (1966), Bengoe-

chea (1967), Almeida (1969), Aronsen (1969), Starzl (1975, 1985, 1986), Gordon (1985), Todo (1985) y Taylor (1986) se basaban en el trasplante heterotópico total, la demostración de que tras la resección del 50 % y del 70 % del hígado se mantenía una función suficiente (siempre que el hígado remanente fuera normal) para la vida no limitada del enfermo, y muy especialmente la observación de que en pocos meses la capacidad regenerativa del hígado le hacía recuperar su masa visceral, fomentaron el interés de diferentes investigadores, como Bengoechea (1967), Van der Heyde (1967), Malt (1970), Sheil (1970), Slapak (1970), Dent (1971), Ranson (1972), Lavarello (1973), Hagihari (1975), Starzl (1975, 1985, 1986) y Kort (1988), hacia el trasplante hepático segmentario heterotópico basándose en su fácil instalación, capacidad regenerativa y mejor tolerancia a la división del flujo hepático (Fortner, 1977, 1979).

En este nuevo concepto se estableció el desarrollo individual de: *a)* técnicas de perfusión hepática, global o asilada, en el cadáver *(in situ)* y fuera de él *(ex situ)*; *b)* emplazamiento ortotópico o heterotópico y sus variantes, y *c)* técnica de anastomosis vascular para asegurar un determinado volumen de flujo esplácnico y una concentración de sustancias hepatotróficas, suficiente para estimular el trofismo hepatocelular.

CONCEPTO

La idea de realizar un trasplante hepático «auxiliar» manteniendo *in situ* el hígado del receptor, es decir, instalando el injerto en situación heterotópica, fue iniciada por Welch y sus colaboradores (1955). A pesar del escaso resultado con este procedimiento, su conocimiento indujo el desarrollo de un extraordinario interés en diferentes hospitales del mundo (Starzl, 1975, 1985, 1986, Denver, Colorado; Van der Heyde, 1967, Amsterdam; Malt, 1970, Boston, Massachussets; Dent, 1971, Sudáfrica; Ranson, 1972, Nueva York; Fortner, 1970, 1973, 1977, 1979, Nueva York; Perissat, 1975, etc.).

La aplicación clínica del trasplante heterotópico (Absolon, 1964, 1965) constituyó una alternativa al homotras-

Tabla 75-1. Trasplante parcial heterotópico

Autor	Período de estudio	Nº de pacientes	Indicación	Supervivencia
Absolon	1964	1	1 atresia biliar	13 días
Starzl	1964-1970	5	2 cirrosis alcohólica 2 atresia biliar 1 síndrome de Crigler-Najjar	22/2 horas 10/34 días Desconocida
Terpstra	1966	1	1 atresia biliar	4 días
Van der Heyde	1967	1	1 atresia biliar	5 días
Calne	1967-1969	2	1 cirrosis alcohólica 1 atresia biliar	1 día 21 días
Sheil	1968	1	1 cirrosis alcohólica	4 días
Randolph	1969	1	1 atresia biliar	Desconocida
Fortner	1969-1975	7	3 carcinoma biliar 4 atresia biliar	1 día/3 meses/8 meses > 14 años
Perissat	1975	1	1 cirrosis alcohólica	13 días
Bismuth	1978-1983	5	2 fallo hepático fulminante 1 cirrosis biliar 1 rechazo crónico 1 cirrosis HBV	10 días/21 días 24 días 7 meses 8 años
Shumakov	1979	2	1 hidatidosis 1 cirrosis posnecrótica	21 días 4 días
Margreiter	1981	1	1 cirrosis criptogénica	34 días
Terblanche	1983	1	1 hepatitis no a/b	28 días
Otte	1984	1	1 fallo hepático posresección (trisegmentectomía)	60 días

plante ortotópico clínico iniciado sin éxito en 1963 (Starzl, 1975, 1985, 1986, Denver, Colorado), tratando de evitar la importante pérdida sanguínea condicionada por la hipertensión portal grave que padecían estos enfermos, producida durante la disección de los elementos vasculobiliares en la fase de la hepatectomía total. De esta forma, en el período 1964-1986 fueron realizados más de 50 trasplantes heterotópicos auxiliares en la clínica humana por distintos autores (Rapaport, 1968; Calne, 1969; Sheil, 1969; Perissat, 1975; Starzl, 1975, 1985, 1986; Fortner, 1979, Shumakov, 1979; Bismuth, 1985). Esta cifra supone solo un mínimo porcentaje del número total de trasplantes hepáticos ortotópicos realizados en el mundo, ya que solo en Estados Unidos y en Europa se habían practicado desde 1963 hasta 1986 más de 2.000 trasplantes hepáticos (2,5 %). El resultado del trasplante parcial heterotópico clínico ha sido sin duda muy precario (Terspstra, 1988) (**Tabla 75-1**), por lo que estos procedimientos fueron abandonados casi totalmente por un período de tiempo; sin embargo, el interés por ellos, aunque con menos fuerza, perdura.

RESULTADOS DE LA APLICACIÓN CLÍNICA DEL TRASPLANTE HETEROTÓPICO PARCIAL

De 38 trasplantes realizados en clínica humana, solo uno vivía 18 años después de la intervención, la cual fue realizada por J. G. Fortner (1973) en el Memorial Sloan Kettering Cancer Center de Nueva York, en 1973. El enfermo fue intervenido en 1972, a la edad de 4 años, como única posibilidad de tratar la cirrosis biliar que padecía por atresia biliar.

El otro paciente que sobrevivió un período largo de tiempo fue intervenido en París (Hospital Paul Brousse) en 1978 por H. Bismuth; el enfermo, que padecía una cirrosis hepática posnecrótica HBsAg$^+$, falleció 8 años más tarde debido a la evolución de un hepatocarcinoma desarrollado por su propio hígado (Bismuth, 1985).

Es importante recordar que ambos injertos se colocaron a nivel del canal parietocólico derecho y fueron perfundidos por sangre venosa y arterial a través de la vena mesentérica superior y la aorta abdominal utilizando como drenaje la vena cava inferior a través de una anastomosis cavocava infrahepática-infrarrenal (donante-receptor) terminolateral (**Fig. 75-1**), procedimiento descrito años antes de forma básica por Bengoechea (1967).

Como puede observarse en la **tabla 75-1**, la causa de muerte fue diversa, aunque prevalecieron las complicaciones relacionadas con la técnica quirúrgica, como trombosis vascular (Starzl, 1975, 1985, 1986), necrosis del injerto (Vander Heyde, 1967; Terpstra, 1988), hemorragia digestiva (Calne, 1969; Shumakov, 1979) (muy probablemente por trombosis vascular que impidió la reducción de la hipertensión portal), así como también los problemas relacionados con la inmunosupresión (Bismuth, 1985) e infección (Perissat, 1975; Fortner, 1979; Bismuth, 1988) microbiana y fúngica (fallo multiorgánico, sepsis, rechazo y fracaso renal).

De esta forma, como puede advertirse en la **tabla 75-1**, de los 28 enfermos intervenidos mediante trasplante heterotópico, 12 (31 %) no sobrevivieron más de 15 días, período durante el cual fueron mantenidos, debido a la situación crítica que padecían, en unidades de cuidados intensivos

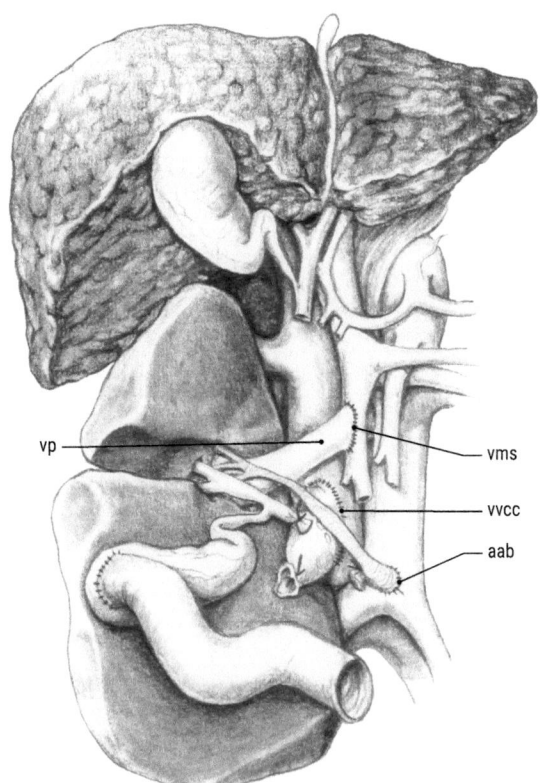

vp

vms

vvcc

aab

Figura 75-1. Trasplante hepático total heterotópico en canal parietocólico derecho. aab: anastomosis tronco celíaco-aorta donante-receptor; vms: vena mesentérica superior del receptor; vp: vena porta del donante; vvcc: anastomosis cavocava donante-receptor.

(UCI), y 10 de ellos se sometieron a distintas intervenciones para tratar las complicaciones aparecidas (Moore, 1960).

Si bien estos resultados no pueden definirse como brillantes, sí ha de recordarse que constituyen un inicio tal vez con mejores resultados que los que siguieron al trasplante hepático ortotópico total (Moore, 1960; Calne, 1970; Starzl, 1964, 1975, 1985, 1986; Bismuth, 1987; Pichlmayr, 1988).

Como hemos explicado en la introducción, el trasplante hepático heterotópico parcial plantea una serie de inconvenientes que deben estudiarse para tratar de evitarlos.

FALTA DE ESPACIO EN LA CAVIDAD ABDOMINAL

La instalación del injerto en cualquiera de los compartimentos abdominales puede producir imposibilidad del cierre de la laparotomía y obligar a instalar mallas de material heterólogo, que aunque bien toleradas en la actualidad, son causa de infecciones y colecciones líquidas, que requieran, en el mejor de los casos, reintervenciones para cubrir con injertos dermoepidérmicos la superficie del material biológico utilizado.

Por otro lado, la compresión del injerto puede desplazar este sobre las anastomosis vasculares y comprimir los troncos venosos o provocar su estenosis al rotar la masa visceral sobre su eje, lo cual causará sobre todo estasis venosa intrahepática que induzca la aparición de obstrucción suprahepática y, como consecuencia, trombosis portal y luego trombosis arterial con necrosis del injerto (Starzl, 1960; Van der Heyde, 1967; Shumakov, 1979; Terpstra, 1988; Marzi, 1989).

Una de las causas de rotación y estenosis u obstrucción vascular, con independencia de la compresión del injerto y sus elementos por las vísceras abdominales, es sin duda la difícil (por no decir imposible) fijación del injerto en la posición correcta, que impida la angulación de la anastomosis portal, cava o arterial, dado que la pared abdominal no es un elemento fijo, sino que posee movilidad propia y cambia indirectamente con la situación del tronco y con las incursiones respiratorias a través del desplazamiento de las restantes vísceras abdominales (Stewart, 1989).

Hasta el momento se ha intentado evitar estos inconvenientes mediante la utilización de un injerto total procedente de un donante pediátrico (Fortner, 1970). Sin embargo, la falta de donaciones en esa edad hace que en la actualidad sea absolutamente imposible aceptar (por parte de un coordinador de trasplantes) la utilización de un donante de tales características para este fin (Starzl, 1986; Krom, 1986; Esquivel), 1985; Broelsh, 1988).

El desarrollo del trasplante hepático parcial (Bismuth, 1985; Broelsh, 1988; Otte, 1987) basado en la reducción del tamaño del hígado en relación con las condiciones antropométricas del receptor (Starzl, 1968; Hemptine, 1987; Ringe, 1986) constituye en la actualidad una alternativa válida al trasplante auxiliar; sin embargo, el desarrollo de estas líneas de trabajo no son antagónicas con aquel, sino que se han beneficiado de la experiencia obtenida con el trasplante auxiliar heterotópico y este, en un futuro próximo, volverá a conocer un mayor desarrollo tanto en el trasplante segmentario como en el de hepatocitos aislados (Kahn, 1989).

FORMAS DE TRASPLANTE AUXILIAR

Como ha quedado reflejado en los párrafos anteriores, el trasplante hepático heterotópico constituyó una alternativa válida, en especial como hígado auxiliar de soporte, que permitía esperar la recuperación funcional del hígado remanente y preservar su escasa actividad funcional, sin producir un drástico menoscabo de su precaria situación, que acelerara los procesos que conducirían al fallo hepático fulminante o subfulminante de forma indefectible.

Por lo referido, esta forma terapéutica de sostén tendría unas indicaciones muy precisas, para esperar el éxito que teóricamente se busca con su realización. Entre ellas cabe destacar el fallo hepático crónico o agravamiento de la enfermedad causal, el fallo hepático fulminante en pacientes antes sanos y ahora a la espera de la evolución terminal, por lo general en lista para ser trasplantados con la mayor celeridad, pacientes relacionados con intoxicación alimentaria, sobre todo por la ingesta de setas (*Amanita phalloides* o *A. muscaria*), fármacos analgésicos, tuberculostáticos, etc., pacientes trasplantados en quienes no se recupera funcionalmente el injerto, rechazo crónico o hiperagudo, síndrome de injerto pequeño, enfermedad del injerto contra el huésped, etc. Siempre bajo la idea de que el hígado enfermo o el injerto precisan una ayuda que les permita sobrepasar con éxito ese período crucial que también podría denominarse de adaptación o recuperación. Conocemos por experiencia adquirida hasta la actualidad que, al carecer de otros medios, el parénquima hepático pierde el efecto deletéreo que sobre su actividad otras causas producen, recuperándolas de forma espontánea, de manera que asistimos a una evolución no premeditada ni científicamente justificada.

En la actualidad, los métodos bioartificiales utilizados (sistema de recirculación molecular adsorbente [MARS]), y también los filtros de hepatocitos cultivados, infusión de cultivos celulares, de células mesenquimales exanguinotransfusiones, filtros de carbón, hemodiálisis mantenida, etc., solo han servido como sistemas de depuración transitoria de escaso éxito, intentando aproximarse al concepto de hígado artificial que cumpla con las expectativas de ayuda que al menos en períodos cortos de tiempo se precisan para evitar la muerte del paciente o para recuperar al menos en parte la actividad que el paciente o injerto precisan.

Desarrollo del trasplante hepático auxiliar en posición heterotópica

En las **figuras 75-1 a 75-5** se representan las distintas formas de trasplante auxiliar. De ellas, solo en la **figura 70-5** se utiliza un injerto hepático parcial, mientras que en las cuatro primeras se trasplanta un injerto hepático total. Uno de los inconvenientes de trasplantar la totalidad del hígado es, sin duda, el espacio reducido de la cavidad abdominal que ha de acogerlo, hecho que no sucede en enfermos portadores de hígado atrófico, con abundante ascitis por descompensación hidrópica. Sin embargo, es necesario recordar que los enfermos de este grupo padecen hipertensión portal y esplenomegalia importantes, por lo que la falta de espacio para instalar el injerto es la tónica general.

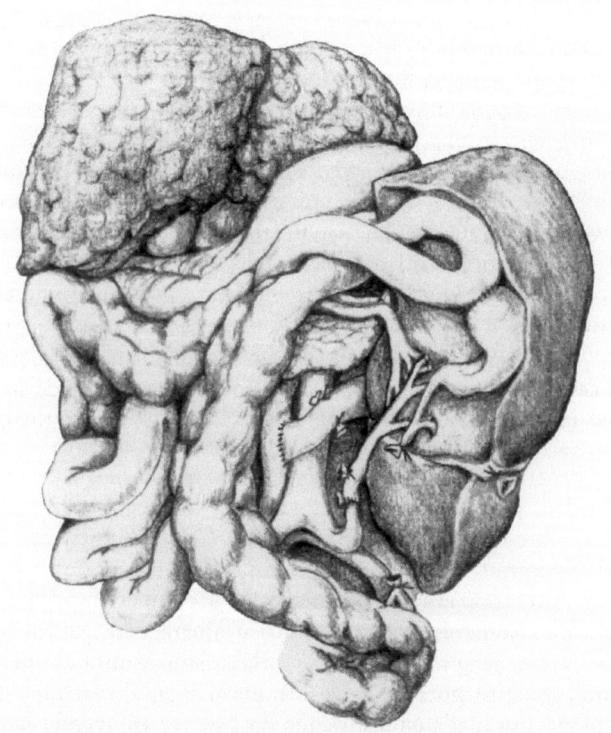

Figura 75-2. Trasplante hepático total heterotópico intermesentérico-cava izquierdo. Reconstrucción arterial mediante anastomosis entre arteria hepática (donante) y arteria ilíaca izquierda (receptor).

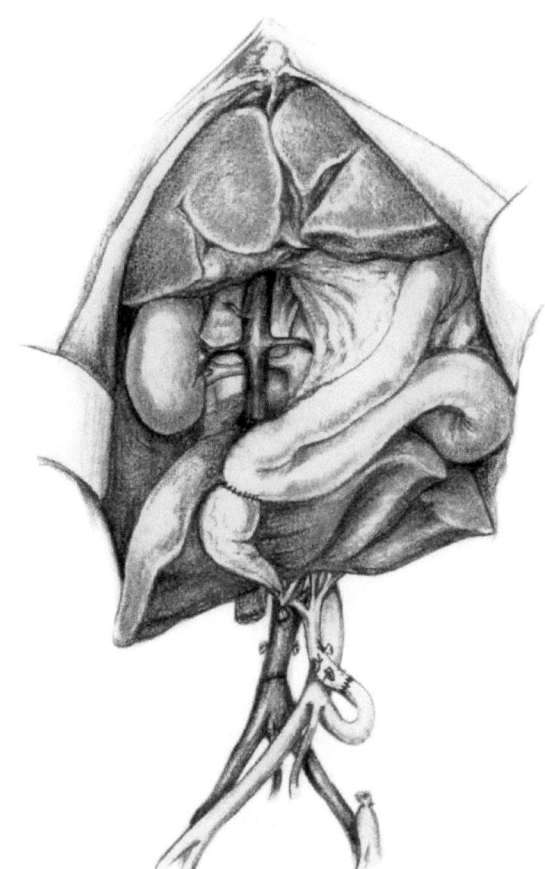

Figura 75-3. Trasplante hepático total heterotópico. Interposición de la vena cava (Marchioro, 1968). La vena cava del receptor se ha sobredimensionado en su longitud para un mejor entendimiento de la técnica utilizada. Reconstrucción arterial mediante anastomosis del tronco celíaco (donante) y la arteria ilíaca izquierda (receptor).

Implante del injerto hepático en el canal parietocólico derecho

Como se observa en la **figura 75-1**, la perfusión arterial del injerto se realiza a través del tronco celíaco del injerto y de las arterias hepáticas común y propia preparadas para ello, anastomosándose a la cara anterior de la bifurcación aortoilíaca (aab) . El tronco de la vena porta (vp) se une a la cara anterior de la vena mesentérica superior del receptor (vms), y el tronco de la vena suprahepática a la vena cava del receptor, en sentido terminolateral (vvcc). El colédoco se ocluye distalmente, practicando el drenaje biliar mediante colecistoyeyunostomía sobre asa en «Y» de Roux de unos 60 cm de longitud.

Injerto hepático total instalado en el canal parietocólico izquierdo

El injerto total se anastomosa con los elementos vasculares existentes a ese nivel (**Fig. 75-2**): arteria hepática del receptor unida a la arteria hipogástrica movilizada (anastomosis ileohepática terminoterminal). El tronco de la vena porta del injerto se une en sentido terminolateral con la vena mesentérica superior del receptor. La derivación biliar se practica mediante colecistoyeyunostomía (donante-receptor).

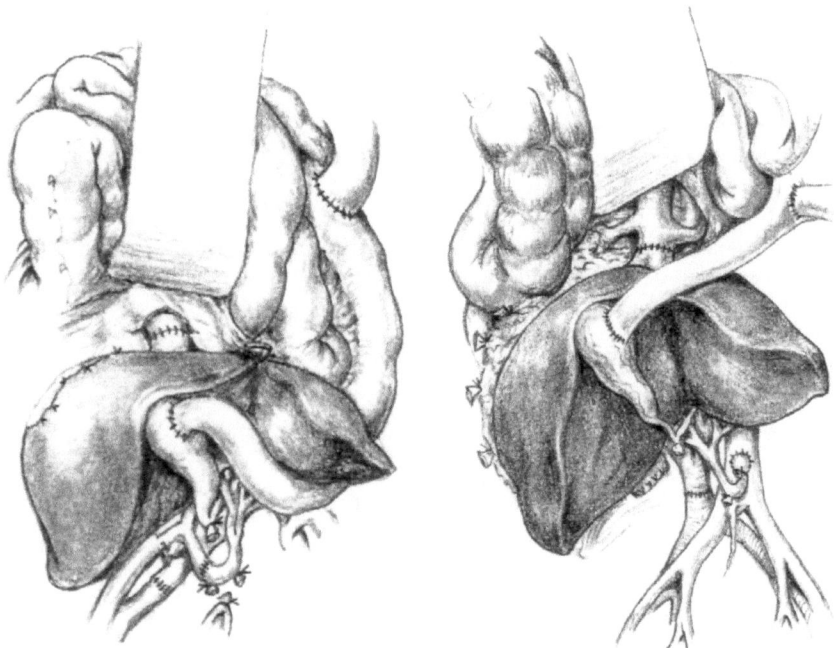

Figura 75-4. Trasplante hepático total heterotópico. Variantes de la interposición de la vena cava (variantes de la técnica de Marchioro; v. también **Fig. 74-3**). Reconstrucción arterial mediante la arteria del tronco celíaco (donante), la arteria ilíaca interna (receptor) y la arteria aorta abdominal (receptor).

La posición del injerto también se denomina intermesentérico-cava izquierda.

Trasplante hepático total heterotópico mediante interposición de vena cava

El procedimiento descrito por Marchioro y Starzl instala el injerto hepático total en el abdomen inferior. La vena cava del injerto se interpone con la del receptor. El tronco común de las venas suprahepáticas del injerto se une con la vena

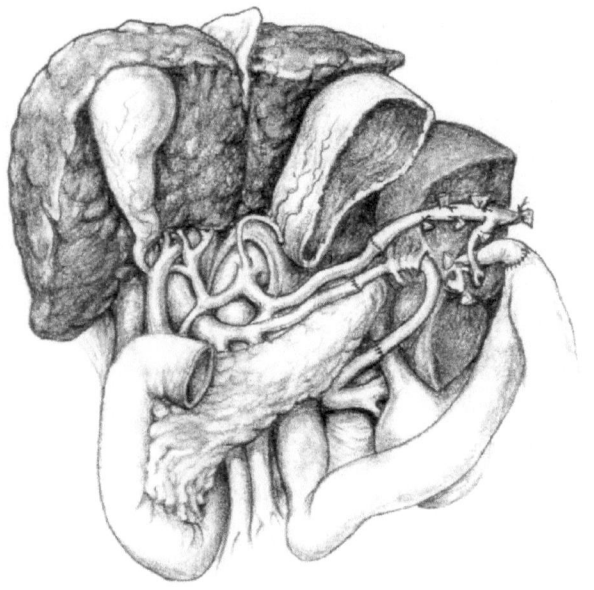

Figura 75-5. Trasplante segmentario heterotópico en la fosa esplénica.

cava infrarrenal del receptor. La reconstrucción arterial se practica mediante anastomosis del tronco celíaco del injerto a la arteria ilíaca interna izquierda del receptor tras su movilización (anastomosis terminoterminal) (**Fig. 75-3**). La reconstrucción biliar se realiza mediante colecistoyeyunostomía laterolateral.

Los procedimientos expuestos en la **figura 75-4** constituyen solo variantes de la técnica de Marchioro (v. **Fig. 75-3**). El injerto ocupa el mismo espacio abdominal inferior. Para obtener mayor flujo arterial, la reconstrucción se practica con la arteria ilíaca primitiva izquierda del receptor, y la vena cava infrahepática con la vena ilíaca primitiva izquierda (v. **Fig. 75-4 A**). Sin embargo, es más fácil la reconstrucción arterial mediante anastomosis del tronco celíaco del donante a la arteria aorta abdominal por encima de la bifurcación aortoilíaca del receptor, en sentido lateroterminal. Las restantes anastomosis se mantienen sin cambios, con excepción de la reconstrucción biliar que, en ambas formas, se lleva a cabo mediante colecistoyeyunostomía, pero utilizando un asa en «Y» de Roux (colecistoyeyunostomía lateroterminal) (v. **Fig. 75-4 B**).

Trasplante segmentario heterotópico en la fosa esplénica

Para evitar los problemas de espacio, que a menudo obligaban a mantener la cavidad abdominal abierta, sin aproximar los bordes de la incisión laparotómica, para evitar el síndrome compartimental, se ideó primero reducir el tamaño del injerto e instalarlo en sustitución del bazo, en estos enfermos especialmente aumentado en sus dimensiones (**Fig. 75-5**). La reconstrucción arterial se realizaba entre la arteria esplénica del receptor y la arteria hepática del donante; la derivación venosa utilizando la vena esplénica del receptor y la del donante, y la derivación biliar mediante colecistoyeyunostomía laterolateral.

Puede afirmarse que, de todos los procedimientos expuestos, este es más inteligente; sin embargo, la resección de parte del injerto puede aumentar el número y la gravedad de las complicaciones. Asimismo, las anastomosis vasculares poseen un menor diámetro, por lo que es más frecuente su obstrucción. Por otro lado, la masa hepática trasplantada es menor y, por consiguiente, el aumento de la actividad hepatocitaria puede no ser suficiente para reducir los niveles plasmáticos de amonio, mejorar la encefalopatía portosistémica y, muy especialmente, el estudio de coagulación del enfermo.

Hemos tratado de dar una mayor concreción a los conceptos, en parte olvidados, de la utilización de injerto he-

pático auxiliar, que forma una línea de investigación interminable (circulación cruzada, asistencia o hígado auxiliar *ex situ*, utilización de otras especies animales, xenotrasplante *in situ* y *ex situ*, especies animales con manipulación transgénica, etc.). Mientras tanto, se intenta una selección en las «listas de espera» para reducir la mortalidad de los pacientes más afectados.

De cualquier forma, este capítulo que nos mantiene y adentra en la investigación no pasaría de esto si el número de donantes fuera el necesario para que el trasplante de órganos se realizara de forma inmediata y más seguro en sus resultados. Para ello solo existen tres grandes líneas de actuación: valoración e investigación genética, xenotrasplante utilizando animales transgénicos y nuevos y más seguros fármacos inmunosupresores.

BIBLIOGRAFÍA CONSULTADA

Abaza HM, Noland B, Watt JG, Woodruff MFA. Effect of antilymphocytic serum on the survival of renal transplants in dogs. Transplantation 1966; 4: 818-21.

Absolon KB. Personal communication to the autor. Noviembre, 1964.

Absolon KB, Hagihari PF, Griffen WO, Lillehei RC. Experimental and clinical heterotopic liver homotransplantation. Rev Int Hepatol 1965; 15: 1481-6.

Alican FA. A description of the course of long term survives of dog liver replantation. Surg Forum 1969; 10: 365-7.

Alican F, Hardy JD. Replantation of the liver in dogs. J Surg Res 1967; 7: 368-71.

Almeida J, Waterson AP. Immune complexes in hepatitis. Lancet 1969; 2: 983-6.

Aronsen KF, Husberg B, Nilsson IM. Etude de la coagulation au cours de traitement immuno-supresseur chez le chiens non trasplantés. Acta Chir Scand 1969; 135: 569-73.

Bach JF, Dardenne M. Comunicación personal. Procedings of Nephrology Congress. Stockholm, 1970.

Beaudoin JG, Slapak M, Phillips MJ, Chandrasekaran AK, MacLean LD. Function of auxiliary liver allografts. Surg Gynecol Obstet 1970; 130: 622-35.

Bengoechea-González E, Awane Y, Reemstsma K. Experimental auxiliary liver homotransplantation. Arch Surg 1967; 94: 1-7.

Bismuth H, Ericzon BG, Rolles K. Hepatic transplantation in Europe. Lancet 1987; 19: 675-6.

Bismuth H, Houssin D. Partial resection of liver grafts for orthotopic of heterotopic liver transplantation. Transplant Proc 1985; 17: 279-81.

Bismuth H, Samuel D, Gugenheim J et al. Emergency liver transplantation for fulminant hepatitis. Ann Intern Med 1987; 107: 337-41.

Broelsch CE, Emond JC, Thistlehwaite JR, Rouch DA, Whitington PF, Lichtor JL. Liver transplantation with reduced-sized donor organs. Transplantation 1988; 45: 519-23.

Calne RY, Shackman R, Nolan B, Petrie J, Woodruff M. Liver transplants in man. Lancet 1970; 6: 671-6.

Chrzanowska M, Botev S, Masumoto H, Fresneda V. Recherches sur l'assistance temporaire chez le chien. I Problémes de technique experimentale. Lyon Chir 1970; 51; 242-9.

Corn RJ, Chávez-Peón F, Miyakumi T, Malt RA. Auxiliary partial liver transplantation in the dog. Arch Surg. 1969; 98: 799-802.

Dent DM, Hickman R, Uys CJ, Saunders S, Terblanche J. The natural history of liver allo –and autotransplantation in the pig. Br J Surg 1971; 58: 407-13.

Esquivel CO, Jaffe R, Gordon R, Iwatsuki S, Shaw BW, Starzl TE. Liver rejection and its differentiation from other causes of graft dysfunction. Semin Liver Dis 1985; 5: 369-74.

Fisher ER. Histopathologic and ultraestructural study of allogeneic hepatic transplantation in isogenic rats. Lab Invest 1970; 23: 318-26.

Fortner JG. Orthotopic and heterotopic liver hormografts in man. Ann Surg 1970; 172; 1: 23-32.

Fortner JG, Kim DK, Shin MH. Heterotopic (auxiliary) liver transplantation in man. Transplant Proc 1977; 9: 217-21.

Fortner JG, Kinne DW, Shiu MH. Clinical liver heterotopic (auxiliary) transplantation. Surgery 1973; 74: 739-48.

Fortner JG, Yeh SDJ, Kim DK, Shiu MH, Kinne DW. The case for and technique of heterotopic liver grafting. Transplant Proc 1979; 11: 269-75.

Gentile JM, Avila L, Grace JT. Liver regeneration. Old and new concepts. Am J Surg 1970; 120: 2-7.

Gordon RD, Starzl TE. A microcomputer-based approach to date management: an essential tool in the assessment of trends and results in liver transplantation. Semin Liver Dis 1985; 5: 329-33.

Hagihari PF, Griffen O. Homologous heterotopic porcine liver transplantation. J Surg Res 1975; 19: 89-94.

Halgrimson CG, Marchioro TL, Faris TD, Porter K-A, Peters GN, Starzl TE. Auxiliary liver transplantation: effect of host portcaval shunt. Experimental and clinical observations. Arch Surg 1966; 93: 107-12.

Hess F, Willemen A, Jerusalem C. Auxiliary liver transplantation in the rat: influence of the condition of the recipient's liver on the fate of the graft. Eur Surg Res 1977; 9: 270-9.

Jansen PLM, Hess F, Peters W et al. Auxiliary liver transplantation in jaundiced rats with UDP-glucoronyltransferase deficiency and defective hepatobiliary transport. J Hepatol 1989; 8: 192-200.

Joyeuse R, Ivanisevic B, Longmire WP, Maloney JV. The treatment of experimental hepatic coma by parabiotic cross-circulation. Surg Gynecol Obstet 1963; 117: 129-38.

Kahn D, Van Hoorn-Hickman R, McLeod H, Terblanche J. The stimulatory effect of a partially hepatectomized auxiliary graft upon the host liver. J Afr Med J 1982; 61: 362-6.

Kahn D, Zeng Q, Makowka L et al. Orthoptic liver transplantation and the cytosolic estrogen-androgen receptor status of the liver: the influence of the sex of the donor. Hepatology 1989; 10: 861-6.

Kam I, Todo S, Van Thiel DH. Rapid growth of an intact liver transplanted from a small dog to a large dog: evidence that the host's size determines ultimate liver size. Hepatology 1985; 3: 127-31.

Kort WJ, Wolff ED, Eastham WN. Heterotopic auxiliary liver transplantation in rats. Transplantation 1988; 12: 415-21.

Krom RAF. Liver transplantation at Mayo Clinic. Mayo Clin Proc 1986; 61: 278-82.

Kronckel KD, Fricker G, Meier PJ et al. Alpha-amanitin uptake into hepatocytes. Identification of hepatic membrane transport systems used by amatoxins. J Biol Chem 1986; 261: 12562-7.

Lavarello RJ, Kinne DW, Kim DK, Huvos AG, Fortner JG. Life-sustaining canine hepatic autotrasplants. Arch Surg 1973; 107: 878-81.

Makowka L, Falk R, Rotstein L et al. Reversal of experimental acute hepatic failure in the rat. J Surg Res 1980; 29: 479-87.

Malt RA, Seigne TD, Corry RJ et al. Auxiliary partial liver transplantation in Macaca mulatta. Ann Surg 1970; 171: 575-80.

Marchioro TL. The specific role of splanchnic venous blood in the maintenance of hepatic structure and function. Surg Gynecol Obstet 1976; 161: 332-6.

Marchioro TL, Porter KA, Illingworth BJ et al. The specific influence of non-hepatic splanchnic venous blood flow upon the liver. Surg Forum 1965; 16: 280-2.

Moore FD, Wheeler HB, Demissianos HV et al. Experimental whole-organ transplantation of the liver and of the spleen. Ann Surg 1960; 152: 374-87.

Moreno González E. Estudio experimental sobre una forma de homotrasplante ortotópico de hígado en las primeras edades de la vida. Premio Sociedad de Pediatría, 1972.

Moreno González E. Homotrasplante experimental de hígado. Aportación de una nueva técnica de homotrasplante ortotópico instrumental. Tesis doctoral. Madrid: Universidad Complutense, 1972.

Moreno González E, García GI, Gómez SR et al. Aspectos quirúrgicos del trasplante hepático. En: Enfermedades digestivas. Cea, 1990; p. 2422-47.

Moreno González E, Starzl TE, García GI. Trasplante hepático. En: Tratado de cirugía. Romero Torres R, ed. 1990; p. 1210-23.

Perissat J, Gouffrant JM. La transplantation héterotopique du foi: sa place dans le traitement de l'insufissance hépatique terminale des cirrhoses. Arch Fr Mal App Dig 1975; 64: 276-82.

Pichlmayr R. Is there a place for liver grafting for malignancy? Transplant Proc 1988; 20; (1 suppl 1) 478-82.

Pichlmayr R, Ringe B, Gubernatis G. Transplantation einer Spenderleber auf Zwei Empfänger (Splitting-Transplantation). Langenbeck's Arch Chir 1988; 373: 127-30.

Ranson JHC, García-Morán M, Becker FF, Localio SA. Portal in flow and auxiliary hepatic allograft function. Surg Gynecol Obstet 1972; 135: 769-73.

Rapaport FT, Dausset J. Human transplantation. New York: Grune & Stratton, 1968; p. 70-81.

Ringe B, Neuhaus P, Lanchart W, Pichlmayr R. Experience with hepatic retransplantation. Transplant Proc 1986; 18; 5: 1207-9.

Sheil AGR, Rogers JH, Halliday JP et al. Auxiliary canine liver transplantation form cadaver donors. Arch Surg 1970; 100: 290-8.

Sheil AGR, Rogers J, May J et al. Simplified technic for human auxiliary liver transplantation. Am J Surg 1969; 117: 359-63.

Shumakov VI, Galperin EI. Transplantation of the left liver lobe. Transplant Proc 1979; 11: 1498.

Slapak M. Preservation of the primate liver by simple cooling and orthoptic autotransplantation for 2 and one-half-6 hours. Br J Surg 1970; 57: 385-91.

Slapak M, Beaudin JG, Lee HM, Hume DM. Auxiliary liver homotransplantation. Arch Surg 1970; 100: 31-9.

Starzl TE, Bell RH, Beart RW, Putnam CW. Hepatic trisegmentectomy and other liver resections. Surg Gynecol Obstet 1975; 141: 429-32.

Starzl TE, Iwatsuki S, Shaw BW Jr. Liver homotransplantation. En: Sabiston DC, ed. Textbook of surgery. The biological basis of modern surgical practice. Philadelphia: WB Saunders, 1986; p. 457-68.

Starzl TE, Iwatsuki S, Shaw BW, Gordon RD, Esquivel CO. Immunosuppression and other nonsurgical factors in the improved results of liver transplantation. Semin Liver Dis 1985; 5: 334-43.

Starzl TE, Porter KA, Kashiwagi N, Putnam CW. Portal heptotrophic factors, diabetes mellitus and acute liver atrophy, hypertrophy and regeneration. Surg Gynecol Obstet 1975; 141: 843-59.

Stewart MT, Millikan WJ, Henderson JM, Galloway JR, Dodson TF. Proximal abdominal graft for arterialization during hepatic transplantation. Surg Gynecol Obstet 1989; 169: 261-2.

Taylor KJW, Morse SS, Weltin GG, Riely CA, Flye MW. Liver transplant recipients: portal duplex US with correlative angiography. Radiology 1986; 159: 357-63.

Terpstra OT, Dekker A, Reuvers CB. Experimental auxiliary liver transplantation: lack of evidence for "functional competition". Transplant Proc 1988; 20 (suppl 1): 519-20.

Todo S, Kam I, Lynch S, Starzl TE. Animal research in liver transplantation with special reference to the dog. Semin Liver Dis 1985; 5: 309-17.

Todo S, Porter KA, Kam I et al. Canine liver transplantation under Nva2-cyclosporine versus cyclosporine. Transplantation 1986; 41: 296-300.

Van der Heyde MN, Schalm L, Vink, M. The role of functional competition in auxiliary liver transplantation. Transplantation 1967; 5: 78-83.

Van Thiel DH, Gavaler JS, Kam I et al. Rapid growth of an intact human liver transplanted into a recipient larger than the donor. Gastroenterology 1987; 93: 1414-9.

Weih NK. Assessment of the information needs of mothers of children after liver transplantation. Transplant Proc 1988; 20 (suppl 1): 598-9.

Welch CW. A note on the transplantation of the whole liver in dogs. Transplant Bull 1955; 2: 54-5.

Autotrasplante renal

76

J. Medina Polo y F. De la Rosa Kehrmann

INTRODUCCIÓN

El autotrasplante renal es una compleja intervención quirúrgica que consiste en extraer el riñón del propio paciente para reimplantarlo de nuevo en el mismo paciente. Esta intervención es una opción terapéutica viable para personas con afecciones renales complejas, ya que ofrece un enfoque único para tratar anomalías anatómicas, enfermedades renovasculares, aneurismas de la arteria renal y estenosis ureterales[1].

La técnica quirúrgica fue publicada por primera vez en el University of Mississippi Medical Center en 1963 por Hardy para el manejo de una lesión ureteral proximal producida en el tratamiento de un aneurisma aórtico[2]. Desde la década anterior se habían descrito intentos para su realización por Campos Freire.

INDICACIONES

El autotrasplante renal está indicado en algunos trastornos renales, incluidas anomalías anatómicas complejas, enfermedades renovasculares, estenosis ureterales, cuadros de dolor renal, enfermedad litiásica compleja e, incluso, como autotransplante previo a la sección de un tumor retroperitoneal extenso[3]. La mayoría de los estudios publicados en el siglo xx se realizaron en pacientes con síndrome de dolor lumbar persistente y hematuria y malformaciones vasculares[4]. Actualmente, el empleo de técnicas de radiología intervencionista permite el tratamiento de algunas de las malformaciones vasculares que representaban indicaciones para realizar autotrasplante renal[1]. Entre las enfermedades vasculares renales que pueden asociarse con la realización de autotrasplante renal se incluyen la displasia fibromuscular, los aneurismas de la arteria renal, la enfermedad de Takayasu y la arteriosclerosis refractaria al tratamiento percutáneo[5].

Se observa que existe una mayor publicación de casos relacionados con estenosis ureterales proximales. Respecto al tratamiento de las estenosis y lesiones ureterales, otras alternativas son la sustitución ureteral por íleon, las prótesis ureterales o, actualmente, el empleo de injertos de mucosa bucal, que se ha mostrado de utilidad[6]. El empleo de íleon puede asociarse con secreción de moco, alteraciones en los electrólitos y mayor riesgo de infecciones urinarias[7]. Entre otras posibles indicaciones se incluyen los carcinomas de células renales hiliares grandes y complejos, tras nefrectomía parcial *ex vivo* y cirugía de banco. Sin embrago, se asocian con tasas de recidiva del 25-50 % y con un 14-21 % de disminución de la función del injerto, empleándose generalmente la nefrectomía en estos pacientes[1]. En la serie de Eisenberg, sobre 4 pacientes, 2 evolucionaron a insuficiencia renal y necesidad de diálisis[8].

La selección del paciente es crucial, y una evaluación preoperatoria exhaustiva determina la idoneidad de esta intervención. En pacientes con cuadro de dolor lumbar crónico antes de la realización del autotrasplante suele valorarse la mejoría del cuadro con bloqueo nervioso[9]. Habitualmente, se trata de una técnica que no es de primera elección y se plantea cuando han fallado otras alternativas o estas no son posibles[3].

TÉCNICA QUIRÚRGICA

El autotrasplante renal es una técnica quirúrgica compleja. Los enfoques quirúrgicos abarcan procedimientos laparoscópicos y abiertos. El empleo de un abordaje laparoscópico o robótico se asocia, entre otras, con una menor tasa de íleo paralítico y dolor en el postoperatorio.

Evaluación preoperatoria

Antes de la intervención quirúrgica se lleva a cabo una evaluación preoperatoria exhaustiva, que incluye estudios de imagen como tomografías computarizadas, resonancias magnéticas y angiografías. Es esencial evaluar la anatomía de la vasculatura renal e identificar cualquier anomalía.

Anestesia y colocación del paciente

Bajo anestesia general, generalmente el paciente se coloca, dependiendo del abordaje previsto, en decúbito lateral. La cirugía para realizar la nefrectomía sigue los mismos principios que la realizada en la extracción renal de donante vivo. Clásicamente se ha realizado por un abordaje abierto mediante lumbotomía y un abordaje extraperitoneal. Tras exponer el riñón, se disecan cuidadosamente la arteria y la vena renales y se identifica el uréter. El objetivo es preservar la mayor parte posible de la vasculatura renal y del tejido circundante, respetando la mayor longitud de los vasos renales y del uréter. En la actualidad, la extracción renal se realiza por vía laparoscópica, habitualmente con un abordaje transperitoneal. Aunque una extracción laparoscópica puede asociarse con unos tiempos levemente más largos de isquemia caliente (con diferencias que no superan los 2 minutos), este abordaje se asocia a menor sangrado, menor estancia hospitalaria, recuperación más rápida y menos complicaciones. El empleo de laparoscopia asistida con la mano para el clampaje vascular y la extracción renal permite minimizar tiempos de isquemia sin aumentar complicaciones, salvo la posibilidad de mayor hernia incisional. La retroperitoneoscopia también es utilizada en algunos grupos para la extracción renal de donante vivo. Avances tecnológicos introducidos en la donación renal son la técnica por puerto único, el empleo de orificios naturales (p. ej., extracción vaginal en mujeres) o la cirugía robótica. Respecto a la técnica quirúrgica, existe controversia sobre el método de clampaje vascular, en relación con el empleo de clips con cierre tipo Hem-o-lok®; este tipo de dispositivos actualmente están contraindicados en la nefrectomía renal por donante en Estados Unidos debido a la descripción de algún fallo en el clampaje de los vasos renales, por lo que que hoy en día su empleo no se recomienda en España. Otros dispositivos disponibles son los clips sin cierre que pueden asociar una tasa de fallo del 4,9 % y no se aconsejan en el hilio renal. El empleo de endograpadoras permite un clampaje vascular mediante transfixión y suele ser la técnica empleada en la cirugía del donante renal de vivo[1].

Cirugía de banco (reparación *ex vivo*)

El riñón extirpado se coloca para su conservación en frío hasta su implante y se realiza su preparación. Una vez extraído el riñón, se perfunde, recomendándose una temperatura de 4 °C. Se pueden utilizar varios líquidos de perfusión, como Wisconsin, Euro-Collins®, Celsior®, histidina-triptófano-cetoglutarato (HTK) o Ringer lactato. Los objetivos de la solución utilizada para la preservación renal son reducir el edema celular inducido por la hipotermia, prevenir la acidosis intracelular, evitar la expansión del espacio intersticial durante la reperfusión, prevenir la lesión inducida por los radicales libres del oxígeno y proporcionar precursores para regenerar el ATP. La reparación *ex vivo* puede implicar abordar problemas como la extirpación de tumores, la reparación de anomalías vasculares o la reconstrucción del uréter. La reparación de anomalías vasculares incluye casos de estenosis de la arteria y aneurismas renales. Esta preparación en banco permite realizar una mejor exposición de las alteraciones existentes, en particular en el caso de la arteria renal derecha, que anatómicamente se localiza sobre la vena cava[5,10].

Reimplante

Una vez realizadas las reparaciones y modificaciones necesarias, el riñón se reimplanta en el propio paciente, generalmente en la fosa ilíaca. La arteria y la vena renales se vuelven a anastomosar a los vasos ilíacos del receptor mediante anastomosis terminolateral de los vasos renales, por lo general a las ilíacas externas con sutura absorbible con un calibre aproximado de 6/0. Algunos grupos han publicado anastomosis arterial a los vasos ilíacos internos; sin embargo, conlleva isquemia del territorio irrigado por ellos en la pelvis. El uréter habitualmente se reimplanta en la vejiga y suele colocarse un catéter doble «J». Casos de autotrasplante relacionados con alteraciones vasculares en el pedículo renal pueden manejarse sin seccionar el uréter y, por lo tanto, no requieren su reimplante[1,11]. También en ocasiones deben plantearse otras derivaciones de la vía urinaria, como anastomosis ureteroureteral o incluso derivación al tubo digestivo o cutánea, si la lesión ureteral que condujo a realizar el autotrasplante no permite derivación a la vejiga[12]. También se ha descrito que el trasplante renal puede realizarse con un abordaje robótico, método que también podría aplicarse en el caso de autotrasplante renal, como ha mostrado Gordon et al. con una isquemia caliente de 2 minutos y fría de 90 minutos[13,14].

RESULTADOS Y COMPLICACIONES

Se trata de una técnica que no se realiza de rutina y por ello las publicaciones recogen series de casos pequeñas.

La serie de Lawson et al.[15] publicada en 1974 realizó autotrasplante en 6 pacientes con lesiones en la arteria renal que se repararon previamente en cirugía de banco. La cirugía fue curativa en 5 pacientes, describiéndose un caso de insuficiencia renal y otro caso de recurrencia de la enfermedad de base[15].

Entre los casos llevados a cabo por síndrome de dolor lumbar persistente y hematuria, la revisión de Sheil et al.[4] incluyó 30 pacientes sometidos a autotrasplante por estas manifestaciones. En 10 pacientes se realizó autotrasplante bilateral, incluyendo además 20 pacientes con denervación renal. El porcentaje de mujeres fue del 80 % con una edad media de 33 años. La tasa de pacientes que refirieron curación del dolor fue del 76 %[4].

El estudio de Cowan et al.[3] incluyó 51 pacientes y 54 autotrasplantes realizados en dos centros de Estados Unidos. Se confirmó, al igual que el estudio previo, que se trataba de pacientes jóvenes, con una edad media de 36 años. También hubo mayor porcentaje de mujeres (60 %), generalmente sin comorbilidades. Las causas para la realización del autotrasplante renal incluyeron dolor lumbar crónico con hematuria (31,5 %), estenosis ureteral (20 %), anormalidades vasculares (18,5 %), reparación fallida previa de la unión pieloureteral (7,4 %), 3 casos de enfermedad tumoral, 3 casos de litiasis recurrentes, 1 paciente con síndrome de cascanueces, 2 tumores desmoides, 1 paciente con fibrosis retroperitoneal y 2 casos de cirugía de masas retroperitoneales. La tasa de complicaciones en el período posquirúrgico fue del 29,6 %, con 8 casos (14,8 %) de complicaciones leves (Clavien-Dindo I-II), siendo las más frecuentes las infecciones y hematoma/sangrado. Se describieron 8 casos (14,8 %) de complicaciones graves (Clavien-Dindo III-IV), que incluyeron *shock* séptico y trombosis del injerto. La incidencia de complicaciones tardías fue del 12,9 %. Se produjeron dos pérdidas de los injertos, una debida a disección de arterial y otra por insuficiencia renal en un paciente con resección de un tumor retroperitoneal de 20 cm. Hubo recurrencia del dolor en el 35 % de los pacientes[3].

El grupo de Chiche et al.[16] publicó una serie de 68 autotrasplantes renales en 57 pacientes, cuya indicación fue por patología vascular en el seno renal, que incluyó displasia fibromuscular, enfermedad de Takayasu y arteriosclerosis compleja. En 37 casos, además del autotrasplante, se requirieron otros procedimientos quirúrgicos vasculares de forma simultánea (22 casos de reparación de lesiones en la aorta toracoabdominal y 11 sobre la aorta abdominal o vasos ilíacos). Más del 80 % de los injertos eran funcionantes a los 10 años, en los pacientes con diagnóstico de displasia fibromuscular o enfermedad de Takayasu. Respecto a las complicaciones, hubo 4 casos de isquemia-infarto segmentario del injerto y 2 nefrectomías. En el grupo en el que la indicación fue por arteriosclerosis, los resultados fueron peores, con 3 casos de nefrectomía y una funcionalidad a los 5 años del 50 %[16].

Novick et al.[17] publicaron una serie de 108 pacientes a los que se realizó autotrasplante debido a lesiones de la arteria renal en 67, lesiones ureterales en 27 y carcinomas de células renales bilaterales o en riñones únicos en 14. Las tasas de éxito y funcionalidad descritas fueron superiores al 85 %[17]. El mismo grupo publicó específicamente los resultados en 23 pacientes con lesiones ureterales, en los que se realizó reimplante ureteral a vejiga en 11 casos, aunque se describieron 7 casos de pielovesicostomía, 2 casos de ureteroureterostomía, 2 casos de pieloureterostomía y 1 caso de derivación del uréter a sigma. Del total de 23 trasplantes, 20 eran funcionantes[12].

La revisión de la serie del Hospital Ramón y Cajal recoge 15 casos de autotrasplante renal, realizados por enfermedades renovasculares complejas en 8 y estenosis ureterales largas (> 5 cm) en 7 casos. Requirieron el uso de parches vasculares para la anastomosis 8 casos (7 con ilíaca interna y 1 con vena safena). El injerto renal no fue funcionante en un paciente que desarrolló trombosis de la vena renal. Además, se describieron 5 pacientes con complicaciones (Clavien-Dindo I) que incluyeron infecciones del tracto urinario, fiebre de origen desconocido y fallo renal. Se describió un caso de infección de la herida quirúrgica tratado con antibioticoterapia (Clavien-Dindo II). Además del riñón perdido por trombosis renal, hubo 2 casos de desarrollo de insuficiencia renal[1,5].

La revisión de Eisenberg et al.[8] analizó las complicaciones a largo plazo de 15 pacientes sometidos a nefrectomía laparoscópica y posterior autotrasplante renal y constató que requirieron reintervención 4 de ellos; se realizó una nefrectomía en 2 casos, uno en relación a la ausencia de función del injerto por un seudoaneurisma y otro por dolor lumbopélvico. Las otras intervenciones fueron una nefrolitotomía percutánea en un caso de autotransplante realizado por enfermedad litiásica. y un paciente requirió tratamiento endovascular por un seudoaneurisma[8].

CONCLUSIONES

El autotrasplante renal es una intervención quirúrgica que ofrece una solución a medida para pacientes con afecciones renales complejas, como lesiones ureterales complicadas y anomalías vasculares renales, con buenos resultados incluso a largo plazo. La tasa de complicaciones quirúrgica no es desdeñable, pero la mayoría de ellas son menores (ó-Dindo I-II) y no comprometen la funcionalidad del riñón.

REFERENCIAS BIBLIOGRÁFICAS

1. Ruiz M, Hevia V, Fabuel JJ, Fernández AA, Gómez V, Burgos FJ. Kidney autotransplantation: long-term outcomes and complications. Experience in a tertiary hospital and literature review. Int Urol Nephrol 2017; 49: 1929-35.
2. Hardy JD. High ureteral injuries. Management by autotransplantation of the kidney. JAMA 1963; 184: 97-101.
3. Cowan NG, Banerji JS, Johnston RB et al. Renal autotransplantation: 27-year experience at 2 institutions. J Urol 2015; 194: 1357-61.
4. Sheil AG, Chui AK, Verran DJ, Boulas J, Ibels LS. Evaluation of the loin pain/hematuria syndrome treated by renal autotransplantation or radical renal neurectomy. Am J Kidney Dis 1998; 32: 215-20.
5. López-Fando Lavalle L, Burgos Revilla J, Sáenz Medina J et al. [Renal autotransplantation: a valid option in the resolution of complex cases]. Arch Esp Urol 2007; 60: 255-65.
6. Kitrey ND, Campos-Juanatey F, Hallscheidt et al. EAU Guidelines on Urological Trauma. EAU Guidelines Office, Arnhem, the Netherlands. ISBN 978-94-92671-23-3. Disponible en: https://uroweb.org/guidelines
7. Lutter I, Molcan T, Pechan J, Daniel J, Wagenhoffer R, Weibl P. Renal autotransplantation in irreversible ureteral injury. Bratisl Lek Listy 2002; 103: 437-9.
8. Eisenberg ML, Lee KL, Zumrutbas AE, Meng MV, Freise CE, Stoller ML. Long-term outcomes and late complications of laparoscopic nephrectomy with renal autotransplantation. J Urol 2008; 179: 240-3.
9. Campsen J, Bassett MR, O'Hara R et al. Renal hilar block predicts long-term success of renal auto-transplantation for loin pain hematuria syndrome. Int Urol Nephrol 2019; 51: 927-30.
10. Wotkowicz C, Libertino JA. Renal autotransplantation. BJU Int 2004; 93: 253-7.
11. Sevmis S, Karakayali H, Boyvat F, Aytekin C, Haberal M. Renal autotransplantation for the treatment of complex renovascular hypertension. Transplant Proc 2006; 38: 3412-5.
12. Bodie B, Novick AC, Rose M, Straffon RA. Long-term results with renal autotransplantation for ureteral replacement. J Urol 1986; 136: 1187-9.
13. Menon M, Sood A, Bhandari M et al. Robotic kidney transplantation with regional hypothermia: a step-by-step description of the Vattikuti Urology Institute-Medanta Technique (IDEAL Phase 2a). Eur Urol 2014; 65: 991-1000.
14. Gordon ZN, Angell J, Abaza R. Completely intracorporeal robotic renal autotransplantation. J Urol 2014; 192: 1516-22.
15. Lawson RK, Hodges CV. Extracorporeal renal artery repair and autotransplantation. Urology 1974; 4: 532-9.
16. Chiche L, Kieffer E, Sabatier J, Colau A, Koskas F, Bahnini A. Renal autotransplantation for vascular disease: late outcome according to etiology. J Vasc Surg 2003; 37: 353-61.
17. Novick AC, Jackson CL, Straffon RA. The role of renal autotransplantation in complex urological reconstruction. J Urol 1990; 143: 452-7.

Autotrasplante muscular

77

E. Moreno González, Á. García-Sesma, Ó. Caso Maestro, C. Jiménez Romero e I. González-Pinto Arrillaga

INTRODUCCIÓN

En este grupo de autotrasplantes pediculados, en los que se mantienen la irrigación arterial y el drenaje venoso del injerto seleccionado para cubrir el defecto creado como en otros subgrupos, hemos seleccionado como ejemplo uno de los más frecuentes, ya que los injertos incluyen solo tejido muscular o la totalidad de la pared abdominal o torácica, que se extiende a la piel, el tejido celular subcutáneo y el músculo.

En la actualidad, gracias a la difusión y el mejor conocimiento de las técnicas de microcirugía vascular, se han desarrollado con mayor frecuencia los injertos aislados, no pediculados, que se adaptan al lecho vascular del defecto. Estos procedimientos han permitido abordar el tratamiento de las lesiones faciales y de los miembros, incluyendo en las dos últimas décadas el trasplante facial y el de miembros superiores e inferiores, extendiéndose en estos dos grupos la irrigación del tejido óseo que a menudo es necesario en el trasplante facial y completamente preciso en el trasplante de miembros o de segmentos de estos.

Son múltiples las indicaciones de utilización de tejido muscular para cubrir defectos producidos por el tratamiento quirúrgico de distintas enfermedades neoplásicas, extirpación de tumores parietoabdominales o reparación de la pared abdominal tras múltiples intervenciones quirúrgicas, que finalizan con la realización de un trasplante intestinal o de la totalidad de los órganos y vísceras abdominales *(cluster)*.

Menos frecuente es la utilización de tejido muscular para ocluir defectos viscerales aislados o para tratar fístulas aerodigestivas (entre tráquea y esófago o tráquea y plastias intestinales de sustitución) generalmente causadas por largos períodos de intubación traqueal. En un intento de agrupar la etiopatogenia de estos defectos y los distintos tipos de mioplastia, aislada o pediculada, podría valer la clasificación utilizada a continuación.

IRRIGACIÓN VASCULAR DEL SEGMENTO MUSCULAR AISLADO

Mioplastia aislada

Se realiza implantando el segmento muscular mediante anastomosis arterial con el vaso más próximo a la nueva localización y drenaje sanguíneo utilizando el tronco venoso adyacente.

Las anastomosis vasculares se llevan a cabo mediante microcirugía vascular. Por lo general se utilizan en la reparación del defecto creado por la mastectomía radical con extirpación de ambos músculos pectorales (cada vez menos empleada) o en resecciones craneomaxilares complejas, así como también en la extirpación de la pared abdominal por tumores de extraordinario tamaño (leiomiomas, leiomioblastomas), infiltración tumoral maligna en adenocarcinoma de ciego o traumatismos toracoabdominales. Los músculos más usados en estos casos son el dorsal ancho y los oblicuos mayor y menor.

Mioplastia pediculada

Este procedimiento se emplea para rellenar cavidades anatómicas, como en la fístula broncopleurocutánea, en lesiones perineales actínicas tras la amputación abdominoperineal del recto o en carcinoma de cérvix. La masa muscular más utilizada es la correspondiente a los músculos glúteos mayores. En la reparación de fístulas o comunicaciones aerodigestivas, el músculo más empleado es el esternocleidomastoideo. De la misma forma, esta técnica está indicada en la reparación o sustitución del mecanismo esfinteriano del recto, como terapéutica de la incontinencia anal, el ano imperforado o la resección de tumores malignos. El músculo más usado en estos casos es el recto interno del muslo (músculo *gracilis*). En ocasiones se emplean los dos (conocida como técnica de Pickrell).

AUTOTRASPLANTE MUSCULAR PEDICULADO EN EL TRATAMIENTO DE LAS FÍSTULAS TRAQUEOINTESTINALES TRAS SUSTITUCIÓN ESOFAGOGÁSTRICA

Como se ha señalado en la introducción, el efecto constante mantenido de la cánula de intubación traqueal provoca traqueomalacia y, posteriormente, la destrucción de la pared traqueal, lo que da lugar a fístula traqueal mediastínica con erosión de los vasos u otros elementos que se encuentren próximos.

En los enfermos que precisaron extirpación del esófago torácico por neoplasias o caustización y posteriormente se trataron utilizando intestino grueso, yeyuno o estómago para reparar la continuidad digestiva, la presión ejercida desde la tráquea puede transmitirse a la pared del sustituto intestinal, penetrando el tubo traqueal en la luz visceral, lo que ocasiona una fístula entre tráquea e intestino. Esta incrementará su diámetro de forma gradual y obligará a progresar en la intubación, desplazando el extremo de la sonda más distalmente, aunque con frecuencia el balón hinchable de aquella se introduce en el orificio traqueal de la fístula y aumenta su diámetro, llegando a obstruir o reducir el diámetro de la luz de la víscera utilizada como sustituto esofágico, con graves consecuencias durante la deglución (disfagia o broncoaspiración de los alimentos ingeridos). En ocasiones, aunque menos frecuentemente, la pared membranosa de la tráquea –que ha aumentado su fragilidad– se rompe siguiendo su eje longitudinal y provoca una apertura de tal longitud que resulta intratable, salvo si el cirujano tiene experiencia suficiente en la instalación rápida de una prótesis traqueal que puede, aunque no es frecuente, detener el flujo aéreo desde la tráquea hasta la luz de la víscera utilizada en la sustitución.

CASO CLÍNICO: MIOPLASTIA PEDICULADA EN EL CIERRE DE LA FÍSTULA TRAQUEOESOFÁGICA

Paciente mujer de 52 años que realizó un intento de suicidio mediante deglución de ácido nítrico NO_3H_2 y ácido sulfúrico (SO_4H_2), mezcla conocida como «agua regia».

El tratamiento en la UCI consistió en intervención urgente con esofagogastrectomía y reparación del defecto mediante coloplastia izquierda isoperistáltica con ascenso transmediastínico posterior y anastomosis esofagocólica terminolateral y coloyeyunostomia terminolateral sobre primera asa yeyunal.

Se mantuvo la intubación a través del traqueostoma. En el 21 día del postoperatorio se demostró comunicación traqueoesofágica de unos 3,5 cm de diámetro, con traslado de un 50 % del balón de la sonda de intubación a la luz del colon ascendido, obligando a intubación independiente de ambos bronquios principales.

Con el diagnóstico de comunicación traqueoesofágica de amplio diámetro (3,5 cm) y etiología postraumática (decúbito) producido por la presión de la sonda de traqueostomía, fue intervenida con carácter urgente. La enferma, que se encontraba en plena actividad neurológica, aceptó la intervención.

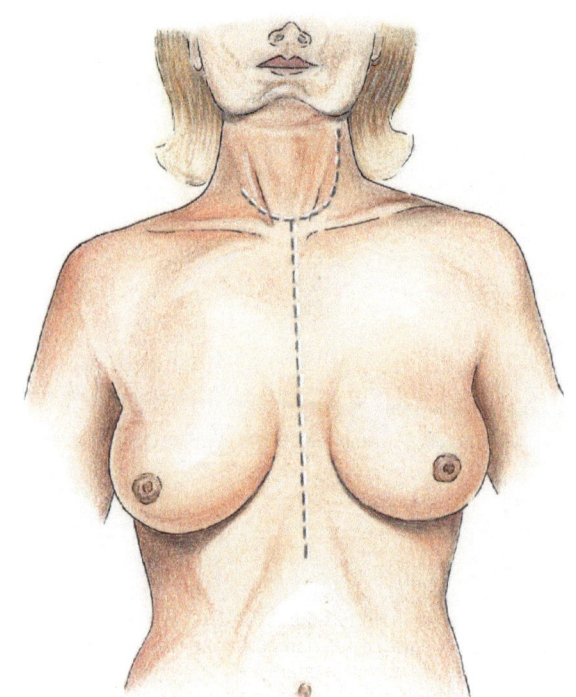

Figura 77-1. Enferma en posición de decúbito supino, con el cuello en hiperextensión. Se ha marcado con líneas intermitentes la incisión cervical en «U» (incisión de Kocher), con mayor extensión en la cara lateral izquierda del cuello. Esta incisión se prolonga con otra preesternal media, también intermitente.

Con la enferma en la mesa operatoria en decúbito supino se practicó una incisión cervical transversa de concavidad craneal, unida a otra preesternal, para facilitar el acceso al espacio cervical y, mediante esternotomía longitudinal media, al mediastino anterior (**Fig. 77-1**), a cuyo nivel se movilizó, ocluyó y seccionó el tronco braquiocefálico izquierdo. Estos movimientos permitieron la disección de la superficie anterolateral izquierda de la tráquea y la superficie del colon izquierdo ascendido como sustituto esofágico en la intervención anterior.

La comunicación traqueocolónica fue fácilmente identificada tras reconocer la cánula de intubación traqueal y la posición supracarinal del balón hinchado. Ambas superficies –traqueal y colónica– fueron separadas y aisladas (**Fig. 77-2**). El orificio de la pared del colon fue cerrado mediante sutura transversal, en un solo plano, utilizando puntos entrecortados de material reabsorbible. El correspondiente a la tráquea no se cerró porque hubiera obligado a la resección de un segmento traqueal de unos 4 cm de longitud con los anillos correspondientes, lo cual habría sido técnicamente casi imposible, facilitando por tensión la dehiscencia de la sutura entre los dos extremos traqueales anastomosados.

El músculo esternocleidomastoideo izquierdo fue disecado y movilizado, separando su inserción mastoidea y manteniendo su irrigación vascular ascendente (**Fig. 77-3**). A continuación, ese extremo y la masa muscular fueron desplazados al espacio mediastínico, sobrepasando por 5 cm de longitud el orificio fistuloso traqueal y el cierre de la pared del colon. La masa muscular descendida fue suturada mediante puntos entrecortados en forma de «U» a los bordes

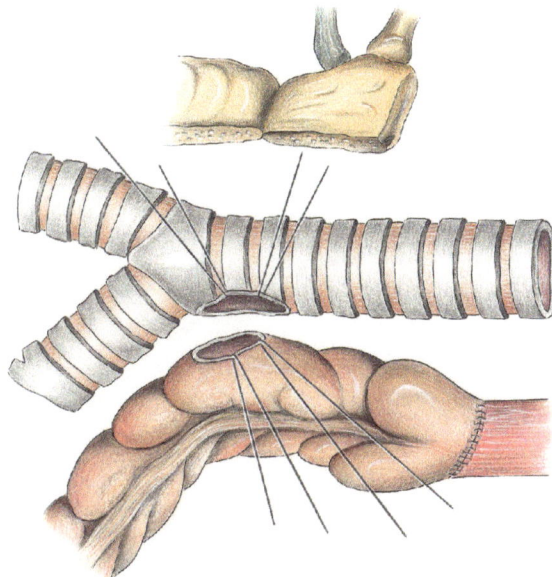

Figura 77-2. Situación de la fístula colotraqueal. El hemiesternón derecho se ha desplazado mediante el separador esternal. Se observan los puntos tractores instalados en la tráquea y el colon, para apreciar con mayor claridad la luz de ambos segmentos. En la parte superior del dibujo puede apreciarse la anastomosis entre el esófago cervical y el extremo proximal del colon ascendente.

de la pared traqueal, manteniendo el diámetro de la tráquea (**Fig. 77-4**). Se cumplen de esta forma los postulados necesarios para el cierre estable y permanente de la tráquea evitando recidiva y pérdida aérea:

- El cierre traqueal es estable.
- El músculo utilizado mantiene la separación traqueocólica interponiendo su masa muscular entre ambas estructuras, con lo cual una nueva comunicación fistulosa es imposible.

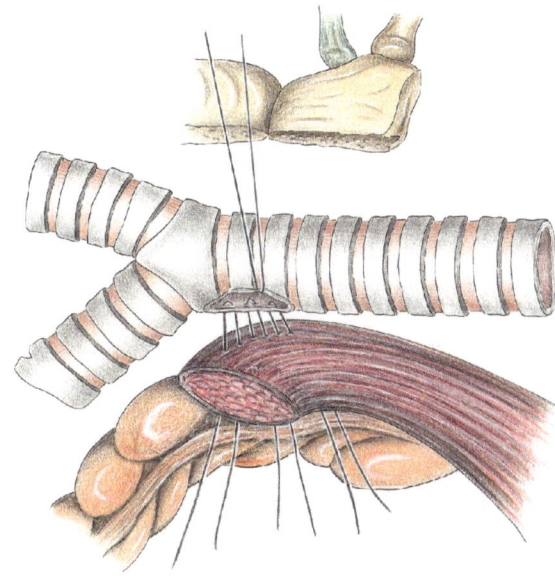

Figura 77-4. En el mismo plano de las **figuras 77-2** y **77-3** se observa el extremo del músculo esternocleidomastoideo, tras desplazar e invertir la masa muscular. Se ha comenzado a unir el músculo con el borde posterior del orificio traqueal.

- La intubación traqueal se mantiene a través de la sonda en «Y» que se apoya en la carina. La referida sonda endotraqueal continúa su exteriorización a través del traqueostoma cervical ya existente (**Fig. 77-5**).

En la **figura 77-6** se muestra la intervención realizada en el mediastino. El opérculo torácico que permitió el paso del músculo esternocleidomastoideo se cierra, dejando el diámetro suficiente para que este paso se mantenga con facili-

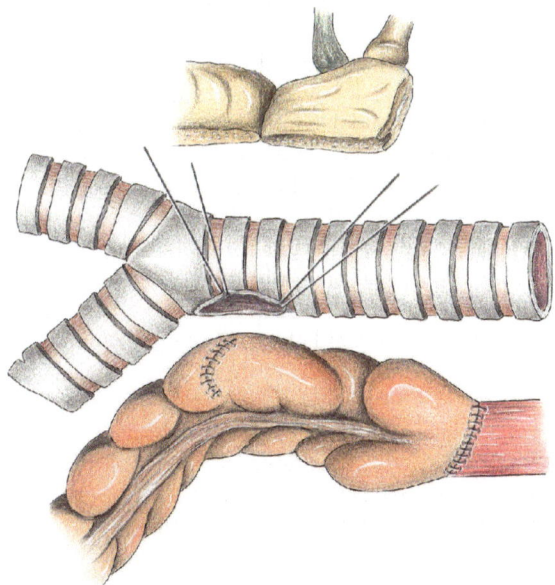

Figura 77-3. Se ha procedido al cierre del defecto de la pared del colon. Todavía puede observarse el orificio traqueal.

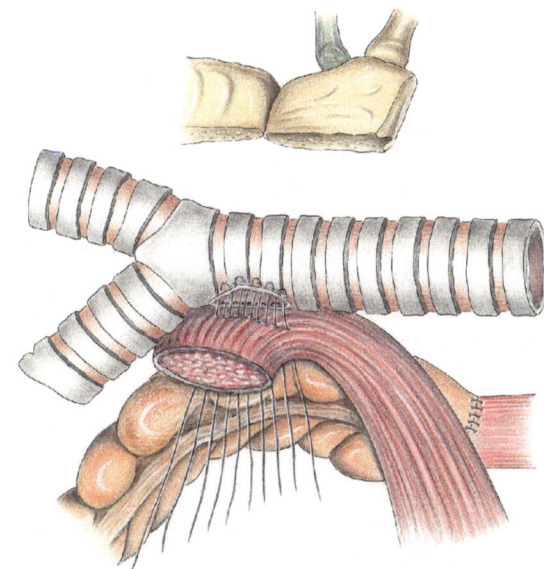

Figura 77-5. Una vez anudados los puntos que fijan la masa muscular a la tráquea (v. **Fig. 77-4**), se realiza la aproximación del músculo al borde anterior del orificio traqueal. Este recubrimiento evita la reducción del diámetro de la tráquea, que hace de «tapadera» de su luz y, al mismo tiempo, separa los orificios de la tráquea y el colon evitando su aproximación y recidiva fistulosa.

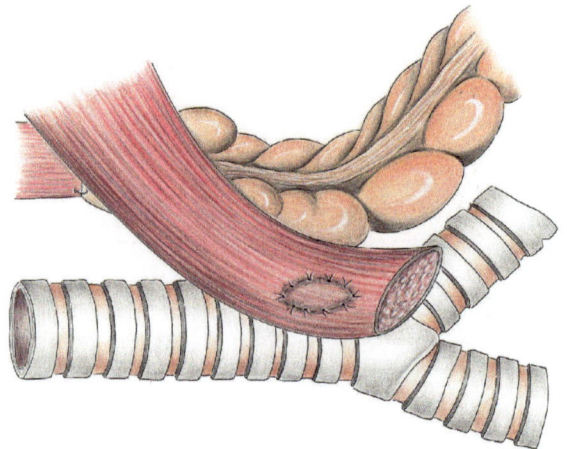

Figura 77-6. Se muestra la situación del cierre del orificio traqueal y, a través de las fibras musculares, la forma de cierre e interposición de la masa muscular.

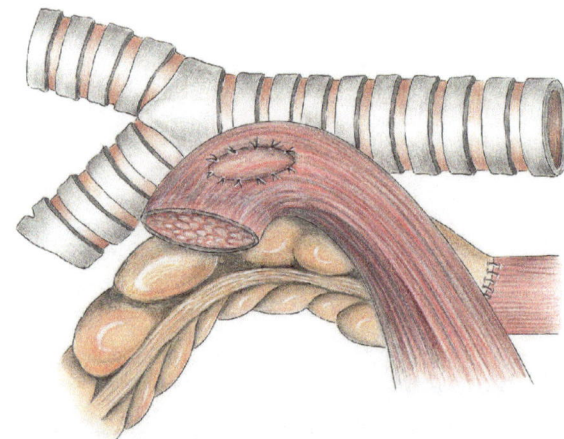

Figura 77-7. Se destaca la situación del extremo del músculo esternocleidomastoideo. Si se atiene a considerar los pasos referidos, el paciente puede ser intubado o extubado de forma inmediata.

dad sin comprimir ni comprometer la viabilidad de la masa muscular (**Figs.** 77-6 y 77-7).

La utilidad del autotrasplante muscular manteniendo su irrigación vascular y, por lo tanto, su vitalidad se demuestra en múltiples defectos parietales, como la reconstrucción de la pared torácica afectada antes en la cirugía ablativa del cáncer de mama, las fístulas broncopulmonares con importante pérdida de tejido pulmonar, las grandes eventraciones parietoabdominales, las resecciones de extensas superficies de la pared abdominal en tumores con potencial malignidad (p. ej., leiomiomas, leiomioblastomas, leiomiosarcomas), los defectos congénitos por agenesia de la pared abdominal, la pared abdominal insuficiente tras trasplante hepático con injertos de gran volumen, el trasplante intestinal o *cluster* para evitar en definitiva el síndrome compartimental, que acaba sin duda con la viabilidad del injerto implantado.

La única alternativa a la mioplastia pediculada en estos casos es la utilización de mallas, sobre todo la Dual-Mesh®, que en general quedan sin recubrimiento dermoepidérmico en toda su superficie o solo parcialmente, cuando, mediante colgajos dermoepidérmicos, pueden con su rotación y desplazamiento cubrir una parte de la malla heteróloga instalada.

 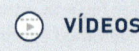 VÍDEOS

Autotrasplante de estómago pediculado (tubulización gástrica y ascenso transmediastínico posterior facilitado por toracotomía anterior derecha)

78

E. Moreno González, A. Manrique Municio, Á. García-Sesma y A. Marcacuzco Quinto

INTRODUCCIÓN

En este capítulo de autotrasplante de vísceras y tejidos hemos dado prioridad a la utilización del estómago, por ser una de las vísceras huecas más utilizadas como sustituto del esófago dañado o extirpado. La resección del esófago puede realizarse a través del diafragma, utilizando el propio hiato diafragmático, que a menudo requiere la ampliación de sus diámetros, para permitir la movilización transdiafragmatica del esófago hasta el cuello. Otros procedimientos incluyen la apertura del tórax empleando su cara anterior o la posterolateral derecha. En la actualidad, en la mayoría de los pacientes, la movilización esofágica se efectúa mediante toracoscopia o –más recientemente– con robots (tercera generación de Da Vinci). Sin embargo, las incisiones torácicas utilizadas ahora son mucho más pequeñas, reduciendo el volumen pulmonar mediante abolición del flujo aéreo al parénquima pulmonar derecho.

La principal ventaja de la toracotomía anterior es el mantenimiento del paciente durante toda la intervención en decúbito supino, que es la posición más cómoda también para el anestesiólogo, en especial en la atención y tratamiento de cualquier complicación anestésica, aunque también en la técnica quirúrgica. Por otra parte, la posición en la mesa de quirófano permite la actuación de dos equipos de cirujanos al mismo tiempo: uno de ellos realiza el procedimiento en el cuello, mientras el otro practica el tiempo abdominal, hecho que no puede o no debe utilizarse si se elige toracoscopia o robótica como abordaje y aun menos recomendable, aunque posible, si se elige la vía posterior manteniendo al enfermo en decúbito prono durante la operación. Tampoco es recomendable por sus dificultades, para anestesiólogos y cirujanos, si se quiere efectuar el procedimiento a través de una toracotomía posterolateral derecha.

El propósito de este capítulo no es la exposición extensa del procedimiento, sus complicaciones y resultados, y de la experiencia de los autores que describieron por primera vez esta vía terapéutica, ya que al extender en esta publicación los trasplantes de órganos, vísceras huecas, células, tejidos, etc., a los autotrasplantes para completar experiencias y procedimientos, consideramos que es suficiente con lo expuesto.

TÉCNICA QUIRÚRGICA

En las imágenes y textos que se exhiben a continuación intentaremos desarrollar los diferentes pasos del procedimiento.

El enfermo se halla instalado sobre la mesa operatoria en decúbito supino (**Fig. 78-1**). La incisión cervical, parale-

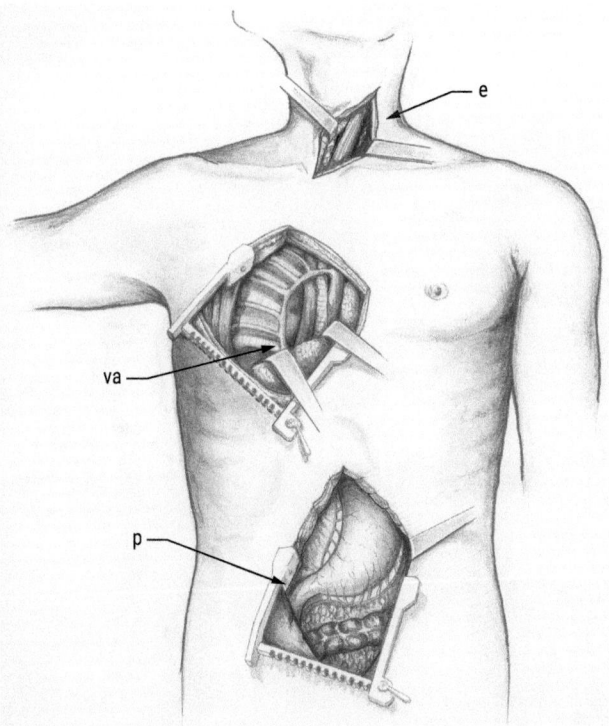

Figura 78-1. Situación de las incisiones quirúrgicas en la esofagectomía por toracotomía anterior derecha. e: esófago cervical; p: límite piloroduodenal; va: vena ácigos.

la al borde anterior del esternocleidomastoideo, permite a través de ella desplazar la glándula tiroides izquierda hacia la línea media y visualizar la superficie del esófago cervical. A nivel de la incisión torácica (submamaria derecha) y tras desplazar el lóbulo superior del pulmón, puede apreciarse la vena ácigos, con su cayado y la confluencia sobre la vena cava superior. En el abdomen, mediante laparotomía media supraumbilical, es posible observar el estómago y el límite piloroduodenal.

A nivel de la incisión cervical se ha disecado la superficie esofágica, separándola de la pared posterior membranosa de la tráquea (**Fig. 78-2**). A través de la incisión torácica, se ha seccionada la pleura mediastínica derecha y se ha ocluido, mediante ligadura doble, la vena ácigos en su cayado, seccionando a continuación la vena ácigos mayor.

A través de la laparotomía media supraumbilical, se ha seccionado el ligamento gastrohepático, preservando la arcada coronaria. Asimismo, se ha seccionado el ligamento gastrocólico manteniendo la integridad de la arcada gastroepiploica.

La disección esofágica cervical se mantiene sin cambios, solo ejerciendo tracción mediante la cinta vascular que rodea al esófago (**Fig. 78-3**). A través de la incisión torácica se han seccionado parte de las venas intercostales para extraer todo el tronco y la vena ácigos de la pared mediastínica en un solo bloque, «monobloque», con la tumoración esofágica. El esófago torácico, junto con el segmento tumoral, ha sido disecado y separado de la tráquea y de la pared mediastínica contralateral. En el tiempo abdominal, y a través de laparotomía media supraumbilical, se han sec-

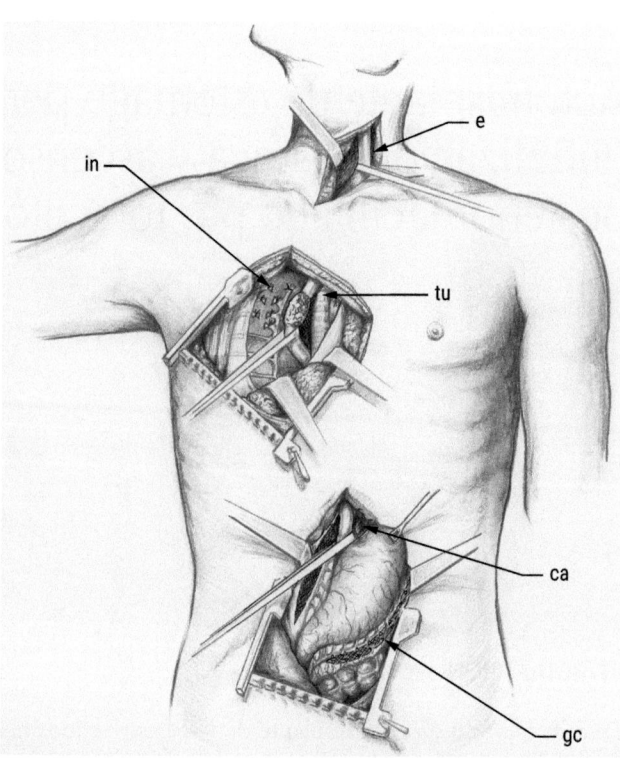

Figura 78-3. Sección de las venas intercostales, disección del esófago torácico con el segmento tumoral y sección del esófago abdominal, de la unión esofagogástrica y del ligamento gastrocólico. ca: unión esofagogástrica; e: disección esofágica cervical; gc: ligamento gastrocólico; in: venas intercostales; tu: segmento tumoral del esófago separado de la tráquea y de la pared mediastínica contralateral.

cionado el esófago abdominal y la unión esofagogástrica, así como la totalidad de los ligamentos gastrocólico y gastroesplénico, manteniendo la integridad de toda la arcada gastroepiploica.

En la **figura 78-4** se puede observar que el esófago cervical se mantiene traccionado por la cinta vascular, sin cambios en este tiempo cervical. A través de la toracotomía anterior derecha se aprecia la disección completa del esófago torácico, mostrando la sección de todas las venas intercostales y cómo la pieza de exéresis se halla formada por el esófago torácico, el segmento tumoral, la pleura mediastínica y la totalidad del trayecto de la vena ácigos mayor. A través de la laparotomía media se ha seccionado la curvatura menor del estómago a nivel del cardias. De esta forma, la unión esofagogástrica se extirpa con el esófago toracoabdominal. La sección de la curvatura menor, realizada mediante grapadora automática, se protege mediante puntos entrecortados seromusculares de material irreabsorbible.

A nivel de la incisión cervical se ha seccionado el segmento cervicotorácico del esófago, cuyo extremo proximal se exterioriza a través de esta incisión (**Fig. 78-5**). Utilizando la toracotomía anterior derecha se comprueban las ligaduras correspondientes a la oclusión y la sección de las venas intercostales y se revisa la hemostasia de las estructuras mediastínicas.

En el abdomen es posible observar la pieza de exéresis que se exterioriza a través de la laparotomía, apreciando el

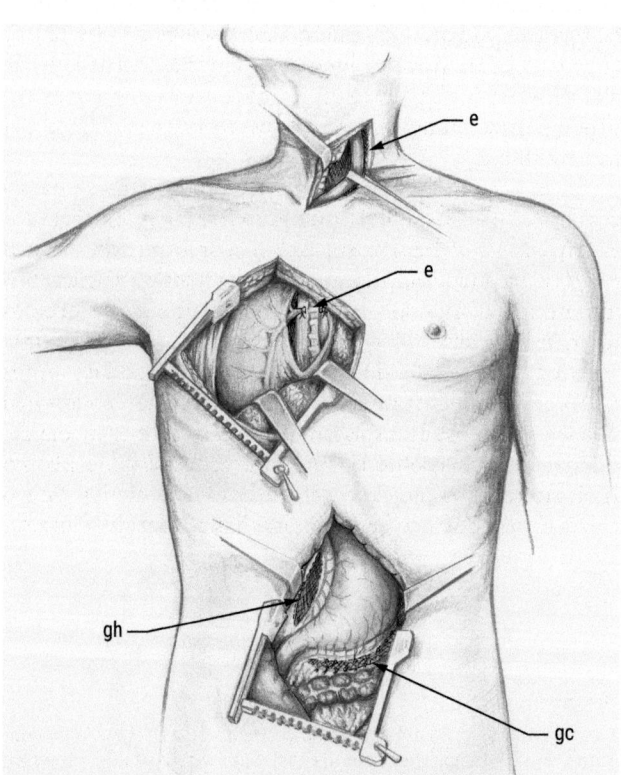

Figura 78-2. Disección de la superficie esofágica, sección de la pleura mediastínica y del ligamento gastrohepático. e: tráquea; gc: ligamento gastrocólico; gh: ligamento gastrohepático.

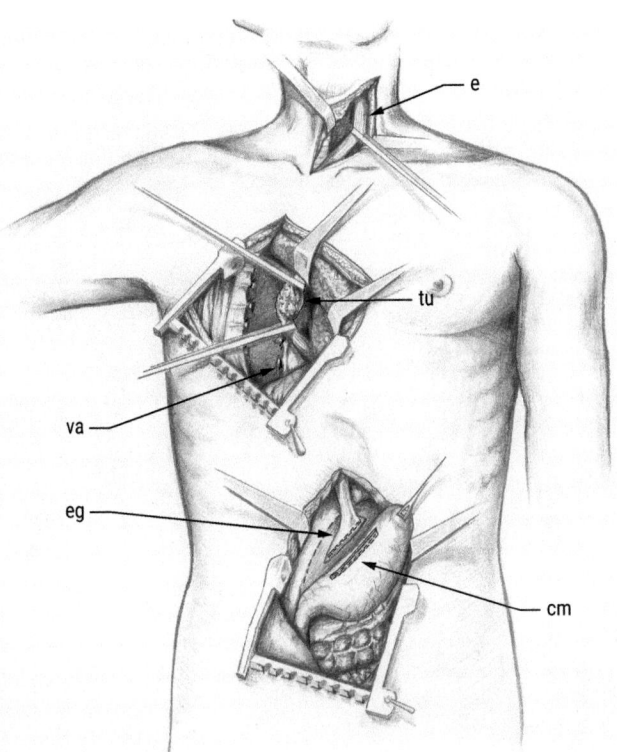

Figura 78-4. Disección completa del esófago torácico y las venas intercostales, que muestra el segmento tumoral y la sección de la curvatura menor gástrica a nivel del cardias. cm: curvatura menor gástrica; e: esófago cervical; eg: unión esofagogástrica; tu: segmento tumoral; va: vena ácigos mayor.

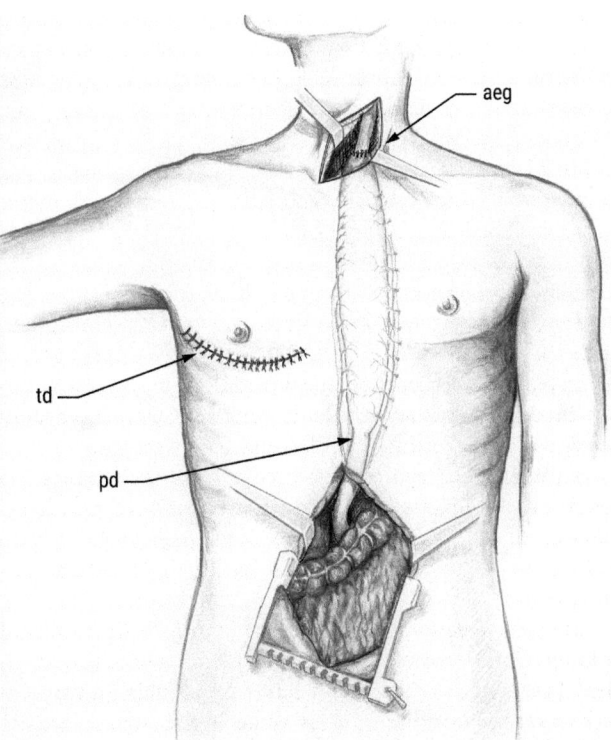

Figura 78-6. Ascenso del estómago tubulizado hasta el espacio supraclavicular. aeg: anastomosis esofagogástrica terminoterminal monoplano; pd: unión piloroduodenal; td: toracotomía anterior derecha cerrada.

extremo proximal del esófago, la cinta tractora y el segmento tumoral, así como la unión esofagogástrica cerrada por la grapadora automática. Ejerciendo tracción desde la parte alta del fundus gástrico se observa la curvatura menor protegida por los puntos entrecortados musculares de material irreabsorbible.

En la **figura 78-6**, el estómago ya tubulizado se ha ascendido a través del mediastino posterior o de un túnel subesternal hasta el espacio supraclavicular izquierdo, a cuyo nivel se ha practicado la anastomosis esofagogástrica terminoterminal monoplano mediante puntos entrecortados de material reabsorbible de larga duración. La toracotomía anterior derecha ha sido cerrada, observándose los puntos entrecortados de la sutura cutánea. En la incisión abdominal pueden apreciarse el desplazamiento hacia la línea media del duodeno, el ascenso de la unión piloroduodenal, así como la situación del esternón o del mediastino posterior a cuyo través el tubo gástrico ha ascendido hasta la región supraclavicular izquierda.

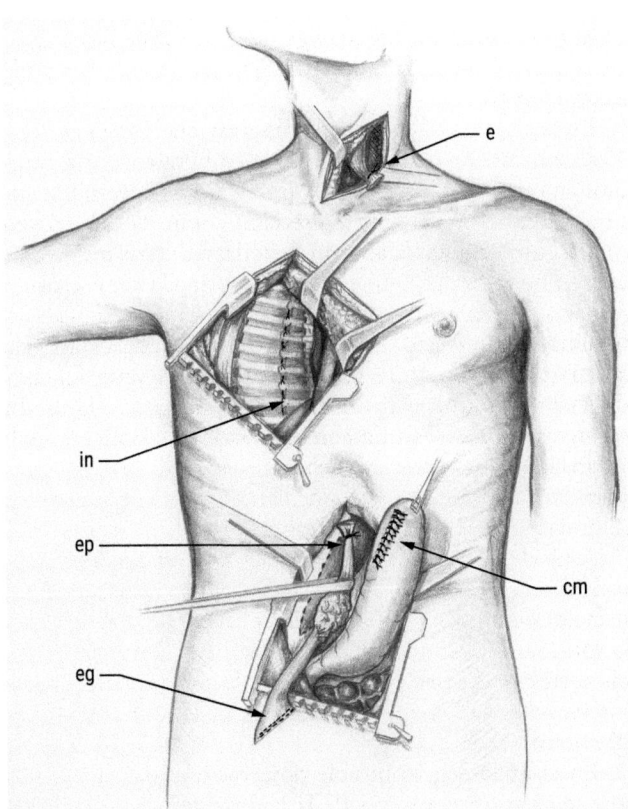

Figura 78-5. Sección del segmento cervicotorácico del esófago, ligaduras de la oclusión y sección de las venas intercostales y tracción de la parte alta del fundus gástrico. cm: puntos entrecortados de la curvatura menor gástrica; e: esófago cervicotorácico seccionado; eg: unión esofagogástrica mediante grapadora automática; ep: extremo proximal del esófago; in: oclusión y ligadura de las venas intercostales.

BIBLIOGRAFÍA CONSULTADA

Moreno González E. Il futuro della chirugia dell'esofago. Chir Gastroenterol 1984; 18; 1: 4-5.

Moreno González E. Surgical treatment of esophageal cancer. A comparative prospective study. Arq Bras Cir Dig 1985 (Supl I): 131-4.

Moreno González E. Indications and results of esophagectomy without thoracotomy in benign and malignat diseases of the esophagus. Esophageal cancer. Morio Kasai (ed.). Excerpta Medica. Proceedings of the International Symposium of Cancer of the Esophagus. Sendai, octubre, 1986; 96-9.

Moreno González E. Gastric cancer in Europe. Special Lecture. Jpn J Gastroenterol Surg 1989; 22: 83-5.

Moreno González E, García García L, Gómez Gutiérrez M et al. Enlarged total esophagogastrectomy by medial laparotomy and left cervicotomy without thoracotomy. Int Perspec Surg 1988; 1.

Moreno González E, García García L, González Pinto L et al. Results of transhiatal esophagectomy in cancer of the esophagus and other diseases. Hepatogastroenterology 1992; 39: 439-42.

Moreno González E, García García L, Hidalgo Pascual M. Actual status of the surgical treatment of the esophageal cancer: a prospective study. Proceedings of the Second International Congress of ISDE, 1983; p. 205-13.

Moreno González E, García García L, Hidalgo Pascual M, García Blanch G, Escudero Benito F. Nuestra experiencia en la esofagectomía sin toracotomía. Revisión de 19 enfermos. G Chir 1982; 1: 4-12.

Moreno González E, González Pinto L, García García L et al. Esophageal resection by cervico-abdominal approach without thoracotomy. Surg Today 1992; 22: 517-22.

Moreno González E, Hidalgo Pascual M, García García L et al. Results of esophagus extirpation without thoracotomy. Chirurg 1991; 62: 98-102.

Moreno González E, Hidalgo Pascual M, Ramos Martínez R, García García L, Landa García L, Rico Selas P. Thoracotomie antérieure droite dans la chirurgie du cancer de l'oesophage. Ann Chir 1987; 41: 513-7.

Moreno González E, Vara Thorbeck R. Stapler versus hadgenähte Anastomose in der Magen-Darm-Chirurgie. Langenbeck Arch Chir 1987; 372: 99-103.

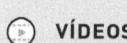

VÍDEOS

Reimplantes, implantes y trasplantes de extremidades: historia y técnicas médicas

79

A. Thione, E. Salmerón González y E. García Vilariño

INTRODUCCIÓN

La ciencia médica y la tecnología han avanzado de manera extraordinaria en el campo de la cirugía reconstructiva de extremidades. A lo largo de la historia, las amputaciones y las lesiones graves han sido un desafío médico y una tragedia para quienes las padecen. Sin embargo, en los últimos años, los avances en trasplantes, implantes y reimplantes de extremidades han ofrecido esperanza a aquellos que han sufrido la pérdida o el daño de una extremidad. En este capítulo se exploran los desarrollos más recientes en estas áreas y su impacto en la medicina y la calidad de vida de los pacientes.

REIMPLANTES DE EXTREMIDADES

Los reimplantes de extremidades implican la reconexión de una extremidad amputada a su lugar original después de un accidente o una lesión. La microcirugía y las técnicas de sutura avanzadas han mejorado sustancialmente las tasas de supervivencia de tejidos y extremidades reimplantadas.

Los reimplantes exitosos no solo restauran la funcionalidad de la extremidad, sino que también pueden tener un impacto significativo en la calidad de vida psicológica y emocional del paciente, ya que recuperar una parte perdida del cuerpo puede ser una experiencia transformadora.

Historia de los reimplantes

La historia de los reimplantes de extremidades es un tema fascinante desde una perspectiva médica. A lo largo de los años, ha habido varios avances significativos en esta área de la cirugía. A continuación, se proporciona una breve visión general de la evolución de los reimplantes de extremidades desde un enfoque médico:

- *Década de 1960.* Los primeros intentos de reimplante de extremidades se llevaron a cabo en esta década. Estos primeros procedimientos se centraron en los dedos y las manos. Aunque las tasas de éxito eran bajas debido a la falta de técnicas avanzadas y tecnología, sentaron las bases para futuros desarrollos.
- *Década de 1970.* En esta década se produjeron avances significativos en la microcirugía. Esto permitió la reconexión de arterias, venas y nervios a un nivel mucho más preciso, lo que mejoró las posibilidades de éxito de los reimplantes. Se llevaron a cabo procedimientos más complejos, como el reimplante de brazos y piernas.
- *Década de 1980.* Con la evolución de la tecnología médica, se introdujeron técnicas avanzadas de imagen, como la angiografía por resonancia magnética y la tomografía computarizada, que facilitaron la planificación de los procedimientos de reimplante. Esto condujo a tasas de éxito aún más altas.
- *Década de 1990 en adelante.* Las terapias de rehabilitación han mejorado significativamente la calidad de vida de los pacientes sometidos a reimplantes de extremidades. Además, la cirugía asistida por computadora y la impresión 3D han abierto nuevas posibilidades en la reconstrucción de extremidades.

Los traumatismos complejos y las amputaciones de la extremidad superior afectan de manera importante a los pacientes en la esfera funcional y laboral, pero también son una importante causa de estigma estético por la pérdida de la corporalidad. Se ha descrito la mejor recuperación funcional de los pacientes reimplantados en comparación con aquellos tratados con prótesis. Incluso en pacientes con afectación bilateral, tratados mediante el reimplante de la extremidad en un miembro y la adaptación de una prótesis en el otro, los resultados fueron superiores mediante el reimplante.

A continuación se describen los aspectos fundamentales de los reimplantes de dedos y miembros, destacando su importancia en la rehabilitación de pacientes que han experimentado amputaciones traumáticas, así como los desafíos y avances en esta área de la medicina.

Técnicas de reimplantes de dedos

El reimplante de dedos es una cirugía altamente especializada que se realiza para volver a unir uno o más dedos que hayan sido amputados debido a un accidente o lesión (**Fig. 79-1**).

Secuencia del reimplante de dedos

Durante la primera atención en urgencias se realiza la exploración del paciente y de la parte amputada, especificando el nivel, el grado y el mecanismo de la lesión. Después se procede a la derivación a una unidad de referencia en reimplantes.

La amputación nunca debe distraer y enmascarar otras posibles lesiones de mayor gravedad y/o riesgo vital, asegurando el estado hemodinámico del paciente previo a la indicación de reimplante. Se envuelve la parte amputada en gasas húmedas y posteriormente se introduce en una bolsa estanca, que a su vez se coloca en una bolsa con hielos y agua.

Los estudios radiográficos, si se precisan, deberán realizarse en el hospital que va a llevar a cabo el tratamiento definitivo antes de acudir a quirófano. Además, es conveniente evitar cualquier maniobra anestésica local o regional antes de la valoración definitiva por el equipo de reimplante. El procedimiento de reimplante se realiza bajo anestesia general.

La secuencia del reimplante comienza con el lavado con suero fisiológico de la parte amputada, la extracción de cuerpos extraños y el desbridamiento de los tejidos traumatizados. Por medio de incisiones laterales es posible alejarse de la zona de traumatismo hasta encontrar vasos sanos. Los muñones nerviosos deben prepararse con un desbridamiento conservador. Los nervios se deben separar de las arterias, y los cabos se marcan con ligaduras de seda de 6/0.

Seguidamente se eleva un colgajo cutáneo dorsal que contenga grasa y las venas por encima del aparato extensor. Igualmente, se referencian los cabos venosos.

A continuación, se disecan el aparato extensor y el tendón flexor profundo (FDP). En el cabo amputado del FDP se realiza una sutura hemi-Kessler con prolene de 4/0 dejando los cabos preparados para su sutura recíproca. Se realiza entonces el desbridamiento óseo, recomendando un acortamiento óseo suficiente que prevenga la necesidad de *bypass* en las anastomosis venosas. La osteosíntesis se puede preparar con agujas de Kirschner, con tornillo canulado o con cerclajes de hilo de acero cruzados 90°.

La preparación del muñón proximal puede efectuarse de manera simultánea o tras la preparación de las partes amputadas, dependiendo de la disponibilidad del equipo quirúrgico. La preparación comienza con la aplicación de manguito de isquemia a 250 mmHg tras la exanguinación por elevación del miembro durante 1 minuto. El manguito de isquemia se puede mantener hasta 2-3 horas. En caso de alcanzar el tiempo máximo, se recomienda liberar la isquemia y esperar al menos 10 minutos antes de volver a realizarla.

El muñón proximal se aborda mediante incisiones laterales hasta identificar los pedículos neurovasculares en la zona sana. Las estructuras se marcan con ligaduras de seda 6/0.

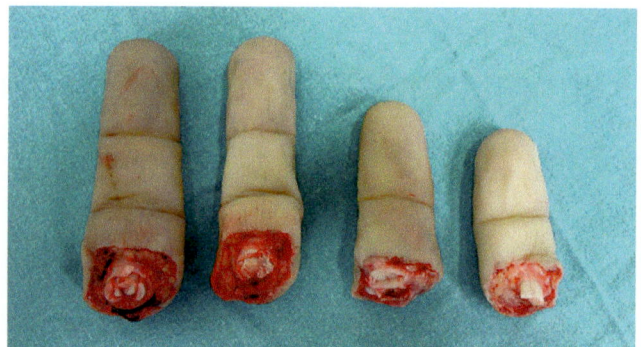

Figura 79-1. Amputación de cuatro dedos.

Seguidamente se recupera el tendón FDP y se dejan pasados dos cabos en forma de sutura de hemi-Kessler, que se completará con su recíproco cuando se reimplante el dedo. En la zona dorsal se eleva el colgajo por encima del aparato extensor y se identifican las venas del dorso, que se disecan hasta alcanzar una zona libre de lesión. Por último, se desbrida la falange a lo largo de 0,5 cm o la longitud necesaria que genere un acortamiento para no requerir *bypass* en las venas del dorso (**Fig. 79-2**).

Finalmente, se coloca el dedo en su posición verificando que no se produzca una malrotación axial ni malposición y procurando que las uñas tengan la orientación más adecuada posible. Las agujas de Kirschner se pasan hacia la base de la falange, sin atravesar la articulación (v. **Fig. 79-2**).

Una vez estabilizado el dedo, se prona la mano para comenzar las reparaciones dorsales. El aparato extensor se debe suturar con puntos en «U» de monofilamento no reabsorbible 4/0. Seguidamente se reparan al menos dos venas.

Por lo general, la sutura vascular se realiza con hilo 9/0 o 10/0. Una vez reparadas las venas, se sutura el dorso holgadamente con hilo 4/0 (en niños puede utilizarse 5/0 o 6/0) y puede supinarse el miembro para comenzar las reparaciones volares.

Por la parte volar se completa primero la sutura del tendón FDP reuniendo las dos suturas tipo Kessler con dos cabos 4/0, que se complementa con otros dos puntos en «U» 4/0 y una sutura epitendinosa tipo Silfverskiöld 6/0 si el tejido lo permite.

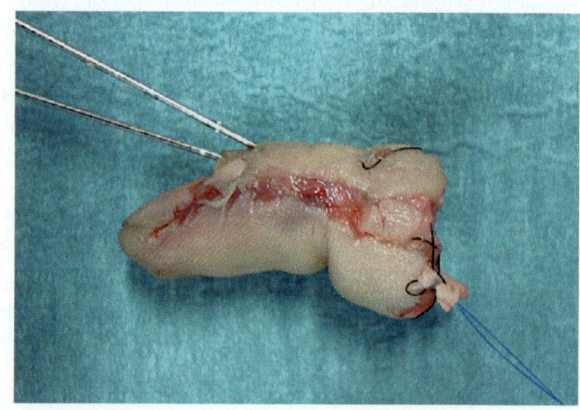

Figura 79-2. Dedo amputado preparado para el reimplante: dos agujas de Kirschner para estabilización ósea, sutura según Tajima del tendón flexor profundo y sedas 6/0 para referenciar vasos y nervios.

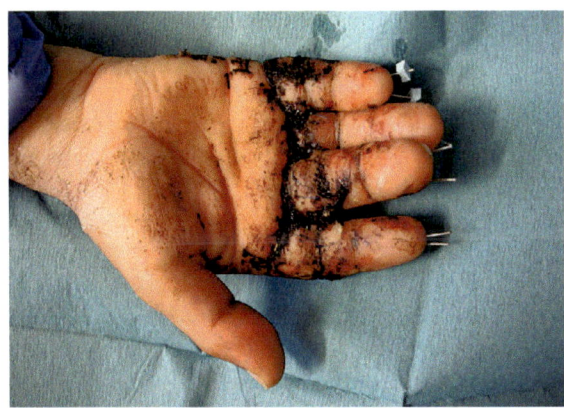

Figura 79-3. Los dedos de la **figura 79-1** reimplantados después de 1 mes de la cirugía.

Después se repara al menos una de las arterias o, si es posible, las dos. Aun trabajando en isquemia, es posible obtener reflujo de sangre en la arteria distal que le llega desde las venas reparadas en el dorso. Si no se obtiene reflujo de sangre, hay que valorar si todavía puede haber lesión intimal o alguna rama traumatizada en la parte amputada. Si el desbridamiento arterial ha sido amplio, suele necesitarse la interposición de injertos venosos tomados de la cara volar del antebrazo. Ante la duda, es preferible utilizar injertos antes que realizar anastomosis a tensión. Por lo general la sutura se lleva a cabo con hilo 8/0 o 9/0.

A continuación, se efectúa la neurorrafia epineural de los nervios colaterales con hilo 8/0.

El cierre de heridas se practica con sutura no absorbible 4/0, al igual que en el dorso, con pocas suturas y poca tensión, para evitar comprimir los pedículos. Es preferible no cerrar las heridas y utilizar injertos de piel sin fijar o apósitos de vaselina, antes que un cierre a tensión (**Fig. 79-3**).

Cuidados posquirúrgicos

Los pacientes sometidos a un reimplante deben recibir cuidados en el postoperatorio inmediato en una unidad de reanimación específica. El control posquirúrgico debe incluir vigilancia de la temperatura ambiental con lámpara de calor y fluidoterapia para mantener una presión arterial sistólica > 110 mmHg. La posición del paciente durante el postoperatorio es fundamental y hay que asegurarse de que el codo se apoye cómodamente sobre el colchón, pegado al tronco y suavemente flexionado sin alcanzar un ángulo recto, sostenido por un palo de gotero (nunca del techo o de la cama), sin estrangular la extremidad, y de forma que el paciente esté confortable. La vigilancia del estado vascular del reimplante debe realizarse cada 2 horas y el paciente ha de permanecer en ayunas hasta el día siguiente a la intervención.

En cuanto al tratamiento farmacológico en el postoperatorio, debe proveerse una analgesia adecuada. Además, se debe administrar:

- Profilaxis antibiótica mediante doble antibioticoterapia con ceftazidima y gentamicina en previsión de contaminación por *Pseudomonas aeruginosa*.

- Profilaxis antitrombótica con heparina de bajo peso molecular, comenzando la primera dosis al terminar la cirugía y extendiendo su administración durante 4 semanas más.
- Profilaxis de úlcera péptica.

Las sesiones de fisioterapia pueden planificarse según la estabilidad de las osteosíntesis y de las reparaciones tendinosas.

En cuanto a las curas y retirada de agujas y suturas, resulta preferible retrasar los cambios de curas lo máximo que permita la herida, ya que hemos observado en alguna ocasión que el cambio de cura doloroso puede producir un vasoespasmo irrecuperable. De igual manera, las agujas no se retirarán antes de 4-6 semanas por riesgo de dolor y vasoespasmo.

Es importante destacar que el reimplante de dedos es una técnica avanzada que debe llevarla a cabo un equipo médico altamente capacitado en cirugía de la mano y microcirugía (**Figs. 79-4** a **79-6**).

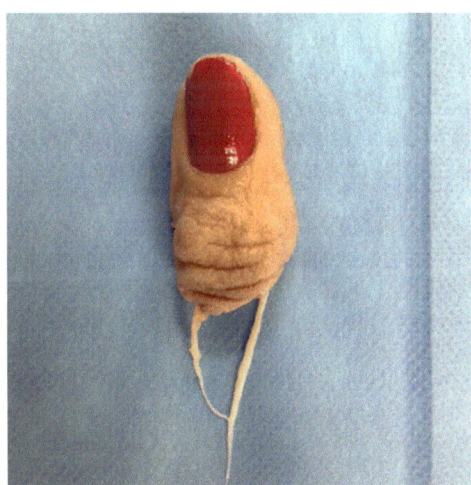

Figura 79-4. Amputación del pulgar con avulsión de los nervios colaterales.

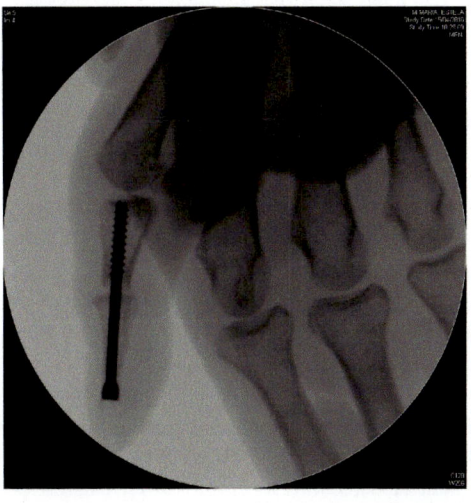

Figura 79-5. Fijación ósea del pulgar reimplantado mediante tornillo canulado.

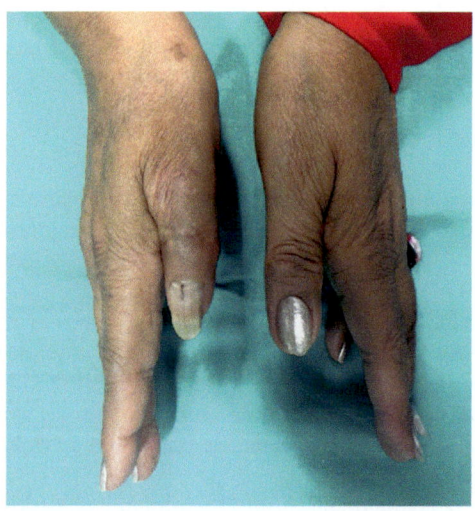

Figura 79-6. Comparación de la longitud del pulgar reimplantado y el pulgar contralateral.

Técnicas de reimplantes de mano y brazo

El reimplante de mano y brazo es una cirugía compleja que se realiza para volver a unir una mano o un brazo que ha sido amputado debido a un accidente o lesión. Esta cirugía requiere una planificación y una ejecución cuidadosas por parte de un equipo médico altamente especializado:

- *Evaluación inicial.* Antes de la cirugía, se realiza una evaluación exhaustiva de la amputación para determinar la viabilidad del reimplante. Esto implica evaluar la condición de los tejidos amputados, los vasos sanguíneos y los nervios. El macrorreimplante debe comenzar de forma casi inmediata tras la evaluación general del paciente (ABC del politraumatizado). En caso de que se indique el reimplante, el equipo quirúrgico puede comenzar la preparación de la parte amputada, mientras el equipo anestésico puede optimizar las condiciones del paciente. Antes de acudir a quirófano es aconsejable obtener estudios radiográficos de la parte amputada y del muñón.
- *Preparación del paciente.* El paciente se prepara para la cirugía, lo que incluye la administración de anestesia general y la estabilización de su estado médico general.
- *Amputación limpia.* En algunos casos se realiza una amputación limpia de los tejidos para facilitar la unión durante la cirugía (**Figs. 79-7** y **79-8**). Los procedimientos son similares a los de un microrreimplante.
- *Revascularización.* En los macrorreimplantes se debe priorizar la reconstrucción vascular una vez realizada la estabilización ósea. Tanto en el segmento amputado como en el muñón de amputación, el desbridamiento debe realizarse tras la identificación de los vasos y nervios principales. La revascularización es el proceso de restablecer el flujo sanguíneo en los vasos dañados. Esto se hace suturando los vasos de manera cuidadosa para asegurar un flujo sanguíneo adecuado en la extremidad. Una vez efectuada la osteosíntesis (**Fig. 79-9**), existen diferentes estrategias para reducir el tiempo de isquemia, incluyendo realizar la sutura arterial primero o la reperfusión

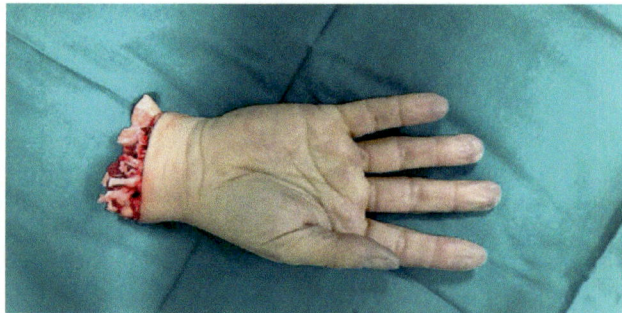

Figura 79-7. Amputación de mano derecha a nivel de la muñeca. Visión palmar.

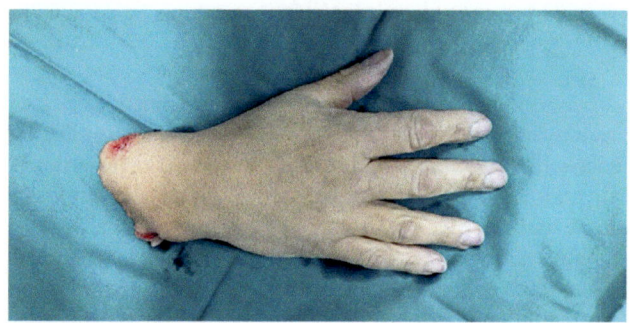

Figura 79-8. Amputación de mano derecha a nivel de la muñeca. Visión dorsal.

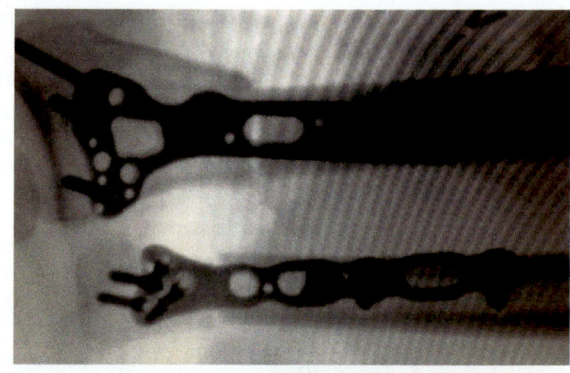

Figura 79-9. Fijación ósea mediante placas y tornillos.

transitoria con catéter. Deben repararse, además de como mínimo una arteria, tantas venas como sea posible de ambos sistemas, superficial y profundo. Así se reducen la congestión y el edema en las primeras fases y se limita el sangrado posquirúrgico. Se debe recurrir a los injertos de vena safena magna para la reconstrucción arterial y venosa en caso de que no se puedan realizar reparaciones primarias.
- *Reparación de tejidos blandos.* Se reparan los tejidos blandos, incluidos músculos, tendones y piel, con suturas precisas para restaurar la función y la apariencia de la extremidad. Respecto a la reparación tendinosa, es sencilla gracias a un acortamiento óseo correcto y a un desbridamiento muscular adecuado en el segmento amputado. La reparación tendinosa es similar a la efectuada en los microrreimplantes, considerando además el mayor espesor

de los tendones extensores, que permitirían su reparación mediante sutura tipo Kessler.

- *Reconexión de nervios.* Los nervios también se reconectan con suturas microscópicas para restaurar la sensibilidad y la función motora.
- *Fijación de huesos* (v. **Fig. 78-9**). En relación con el necesario acortamiento óseo, debe realizarse de forma que facilite en lo posible la reparación primaria de las estructuras nerviosas y vasculares. Acortamientos de hasta 10 cm son bien tolerados desde el punto de vista estético y funcional. La fijación interna rígida con placas y tornillos es el tratamiento de elección, presentando una tasa baja de ausencia de consolidación. Si los huesos están fracturados, se pueden fijar con placas, tornillos o clavos para asegurar una unión sólida.
- *Cierre de la herida.* Finalmente, se cierra la herida quirúrgica con suturas y se aplican apósitos. Hay que considerar la realización de fasciotomías en reimplantes transhumerales con tiempos de isquemia superior a 6-8 horas. En caso de no realizarse, debe monitorizarse de cerca, ya que el paciente suele continuar intubado y, por lo tanto, el diagnóstico de síndrome compartimental depende enteramente del juicio clínico del observador.
- *Rehabilitación.* Después de la cirugía, se inicia un proceso de rehabilitación que puede incluir fisioterapia y terapia ocupacional para ayudar al paciente a recuperar la función de la extremidad (**Figs. 79-10** a **79-15**).

Es importante destacar que el éxito del reimplante depende de varios factores, incluyendo la rapidez con la que se realiza la cirugía, la calidad de los tejidos amputados y

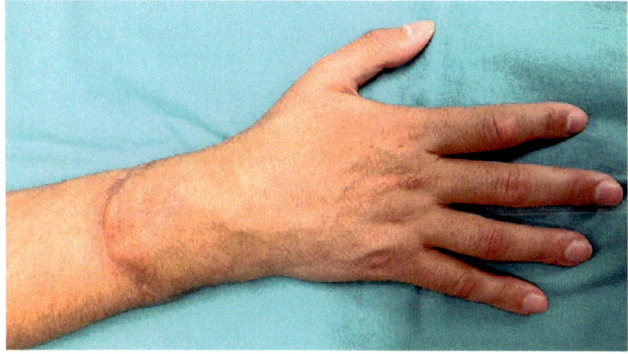

Figura 79-12. Mano reimplantada tras 3 meses: extensión completa de los dedos. Visión dorsal.

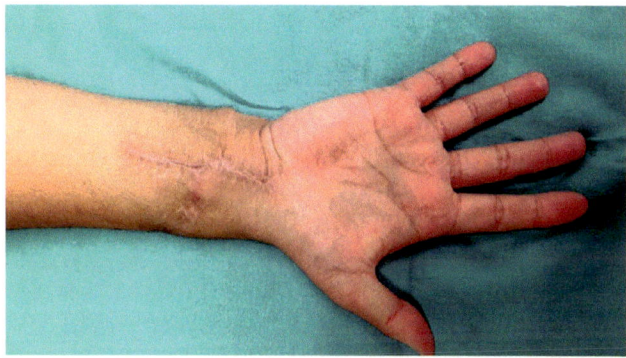

Figura 79-13. Mano reimplantada tras 3 meses: extensión completa de los dedos. Visión palmar.

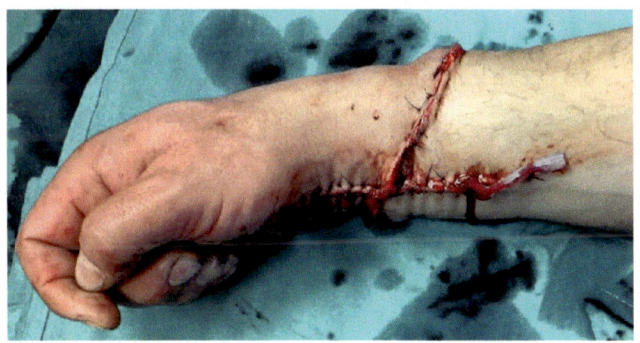

Figura 79-10. Mano reimplantada tras finalizar la cirugía.

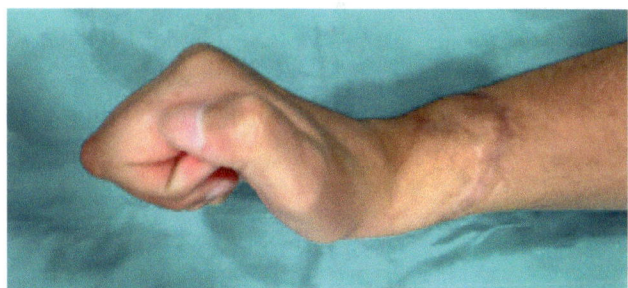

Figura 79-14. Mano reimplantada tras 3 meses: extensión completa de la muñeca.

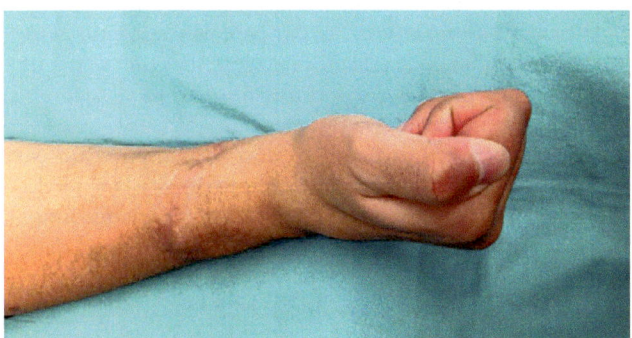

Figura 79-11. Mano reimplantada tras 3 meses: flexión completa de los dedos.

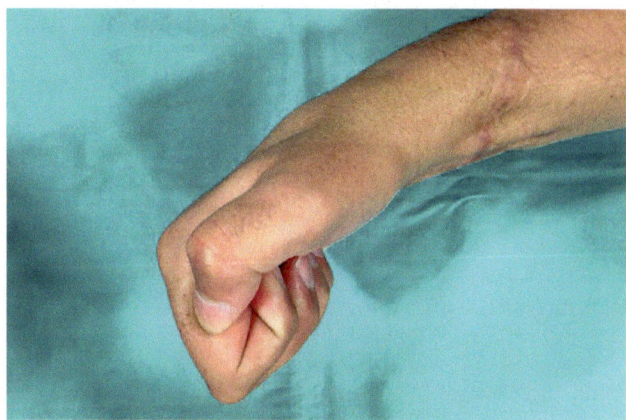

Figura 79-15. Mano reimplantada tras 3 meses: flexión parcial de la muñeca.

la rehabilitación posterior. Además, no todos los casos de amputación son candidatos para el reimplante y la decisión se toma caso por caso.

Las amputaciones de miembro superior proximales a la muñeca tienen una indicación absoluta de reimplante debido a la falta de alternativas reconstructivas autólogas satisfactorias (**Figs. 79-16** a **79-18**). Los pacientes hacen mayor uso de la extremidad reimplantada con el paso del tiempo. Estos resultados contrastan con el grado de satisfacción de los pacientes y los resultados funcionales obtenidos con la adaptación de una prótesis.

Los macrorreimplantes en general siempre están indicados, existiendo cierta controversia por el nivel proximal a la «V» deltoidea. Esto se debe a la gran masa muscular de toda

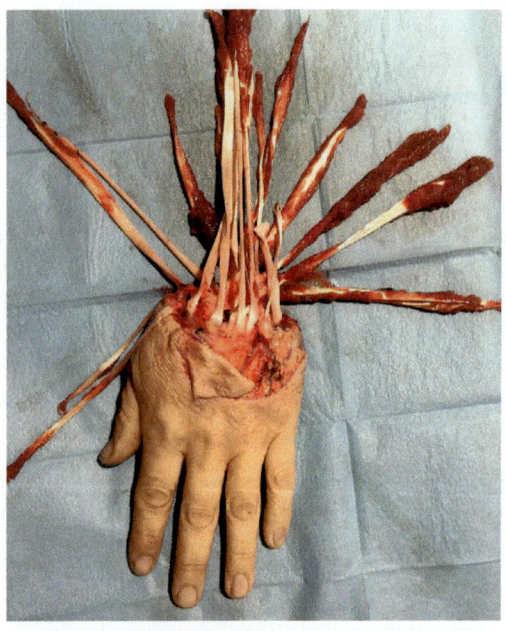

Figura 79-16. Mano izquierda amputada a nivel de la articulación radiocarpiana y avulsión completa de flexores y extensores.

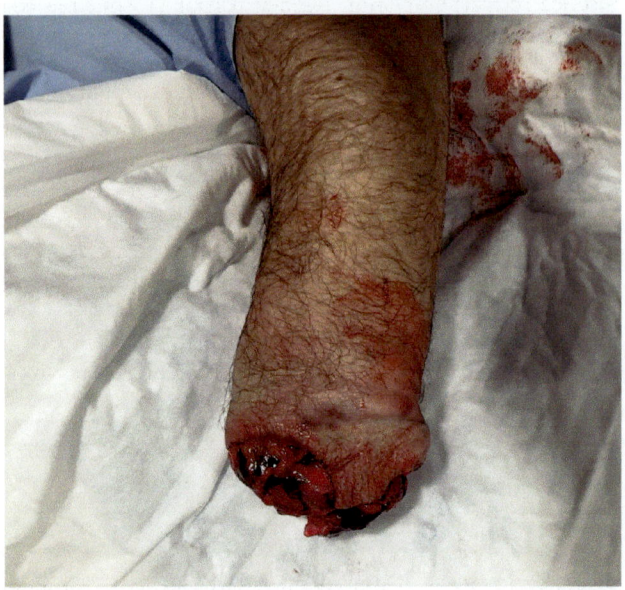

Figura 79-17. Muñón proximal.

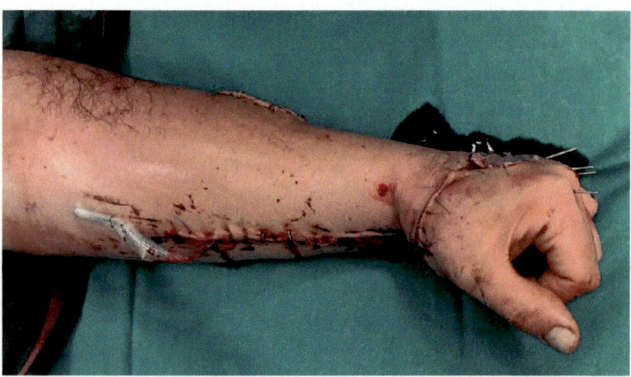

Figura 79-18. Mano reimplantada tras finalizar la cirugía, con reinserción (tenomiorrafias) proximal de flexores y extensores.

la extremidad que es sometida a la lesión por isquemia-reperfusión. Se debe evaluar la situación del plexo braquial antes de indicar un macrorreimplante. La lesión del plexo braquial en el contexto de una amputación puede considerarse una contraindicación relativa para el reimplante. Ante la sospecha de una lesión de plexo braquial hay que evaluar la presencia de movimientos voluntarios en el hombro, incluso con el paciente intubado.

Otro aspecto para tener en cuenta es el tiempo de isquemia de la parte amputada: enfriar el segmento amputado prolonga el tiempo que la extremidad puede permanecer sin revascularizar, a la vez que limita la lesión tisular. Un macrorreimplante con un tiempo superior a 6 horas de isquemia caliente o 12 horas de isquemia fría podría tener peor resultado funcional y asociar riesgos para el paciente.

Técnicas de reimplantes de miembros inferiores

La técnica de reimplante de miembros inferiores es un procedimiento médico complejo que implica volver a unir un miembro inferior, como una pierna o un pie, que ha sido amputado debido a un traumatismo o una lesión:

- *Evaluación inicial.* Se realiza una evaluación exhaustiva del paciente para determinar la viabilidad del reimplante. Esto incluye evaluar la salud general del paciente y la condición del miembro amputado. Estas lesiones suelen ser consecuencia de grandes traumatismos, por lo que es indispensable una correcta evaluación general del paciente (ABC del politraumatizado).
- *Preparación quirúrgica.* El paciente es trasladado al quirófano, donde se le administra anestesia general. El equipo médico prepara tanto el miembro amputado como el sitio de amputación para la cirugía.
- *Amputación controlada.* Se realiza una amputación controlada del miembro, a un nivel proximal a la zona de la lesión, asegurando que los tejidos estén cortados limpiamente y se mantengan irrigados para disminuir el daño.
- *Reparación vascular.* Se procede a reconectar las arterias y venas del miembro, lo que permite la circulación sanguínea adecuada.
- *Reparación nerviosa.* Se suturan los nervios del miembro para permitir la recuperación de la función sensorial y

motora; el nervio ciático es el más importante y, si no es posible una reparación satisfactoria, el reimplante está contraindicado.

- *Reparación ósea y muscular.* Si es necesario, se reparan huesos y músculos en el sitio de amputación para restablecer la estructura y la función.
- *Cierre de la herida.* Se cierra la incisión quirúrgica y se aplica un apósito estéril.
- *Monitorización postoperatoria.* Después de la cirugía, el paciente se somete a una estricta monitorización para asegurarse de que la circulación sanguínea sea adecuada y que no haya complicaciones (similar a la monitorización de reimplantes de dedo y mano).
- *Rehabilitación.* El paciente se somete a un programa de rehabilitación que puede incluir fisioterapia y terapia ocupacional para recuperar la función y la movilidad del miembro reimplantado.

Es importante destacar que el éxito de un reimplante de miembro inferior depende de varios factores, como la rapidez con la que se realiza la cirugía, la calidad de los cuidados posteriores y la gravedad de la lesión inicial. Cada caso es único y requiere una evaluación y una atención cuidadosas por parte de un equipo médico especializado en cirugía de reimplantes.

Los dos objetivos imprescindibles de un reimplante de miembro inferior son un hueso consolidado y estable y una planta con sensibilidad protectora (**Figs. 79-19** a **79-21**).

En estos casos también se ha descrito la mejor recuperación funcional de los pacientes reimplantados en compara-

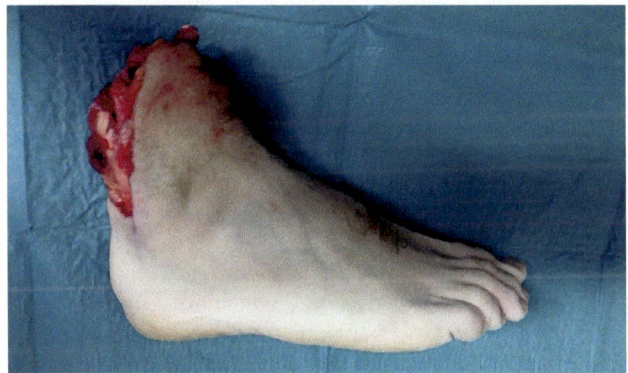

Figura 79-19. Amputación de pie derecho a nivel del tobillo.

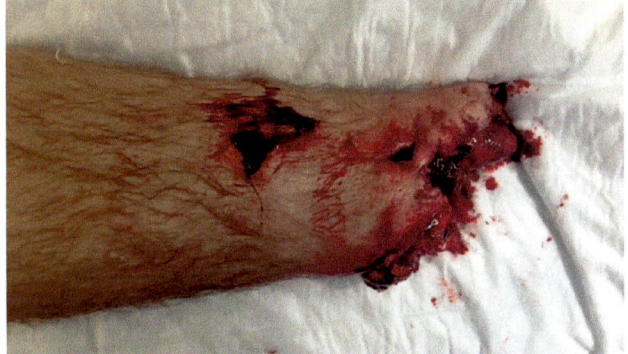

Figura 79-20. Muñón proximal de amputación de pierna derecha.

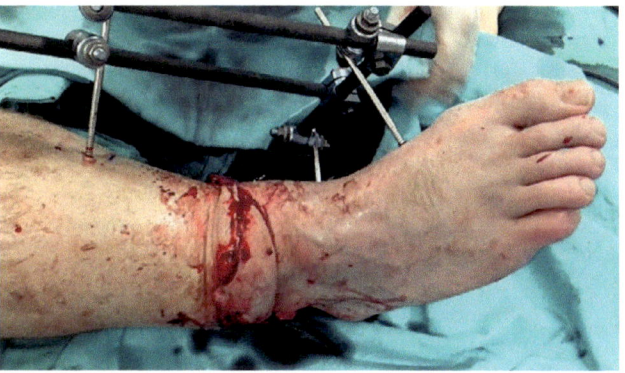

Figura 79-21. Reimplante de pie tras finalizar la cirugía, agujas de Kirschner y fijador externo para estabilización ósea.

ción con los tratados mediante prótesis. Incluso en pacientes con afectación bilateral, tratados mediante el reimplante de la extremidad en un miembro y la adaptación de una prótesis en el otro, los resultados fueron superiores mediante el reimplante.

Las técnicas microquirúrgicas permiten indicar el reimplante y disminuir de forma notable las secuelas por amputación. El tratamiento en centros de referencia presenta mayor tasa de realización de reimplantes, mayor éxito en la cirugía, menores tiempos de ingreso y, finalmente, menor coste económico.

Fisiopatología del reimplante

Los macrorreimplantes se refieren a piezas de amputación que contienen abundante cantidad de tejido muscular (p. ej., mano completa) o una amputación proximal a la articulación radiocarpiana. Los microrreimplantes se refieren a reimplantes de dedos o partes que no presentan tejido muscular.

Los macrorreimplantes contienen una elevada cantidad de tejido muscular susceptible de isquemia, que requiere la restitución del flujo sanguíneo lo antes posible. En cambio, los microrreimplantes pueden tolerar la isquemia fría un elevado número de horas dado que no contienen tejido muscular.

La necrosis muscular debida a tiempos de isquemia caliente prolongados (> 3 horas) puede afectar negativamente al resultado funcional del reimplante y constituir un peligro para el paciente tras la revascularización. Enfriar la parte amputada por encima de 4 °C para evitar la congelación de cristales intracelulares es básico para el éxito. Se han descrito casos de microrreimplantes conservados en frío y reimplantados hasta 94 horas después de la lesión. Sin embargo, los procedimientos de reimplante tienen prioridad de modo urgente para maximizar los resultados y minimizar las complicaciones.

Casos especiales

Existen algunas lesiones con características especiales:

- *Lesiones por desvascularización.* Existe una detención del flujo sanguíneo distal a la lesión, mientras que las amputaciones son lesiones en las que la parte lesionada se encuentra totalmente separada del cuerpo. La diferencia es importante, dado que los procedimientos de revascularización no suelen necesitar la reparación de venas y por lo general son más sencillos, rápidos y exitosos.

- *Amputaciones en continuidad.* En estos casos, la parte lesionada sigue conectada por medio de alguna estructura anatómica, típicamente un puente cutáneo, un tendón o un nervio colateral.
- *Lesiones en dedo de anillo o* degloving. Se produce un arrancamiento de las coberturas cutáneas de un dedo, por cizallamiento. Estas lesiones suelen producirse porque un anillo se engancha a otro elemento que tira de él (**Figs. 79-22** a **79-27**).

Los mecanismos de amputación contusos y avulsivos son los más comunes, mientras que el aplastamiento y la guillotina son menos frecuentes.

Dos factores que deben tenerse en cuenta para indicar el reimplante son la lesión vascular en la parte amputada y los resultados funcionales esperados.

En relación con las características del paciente, son peores candidatos al reimplante las personas añosas, pluripatológicas, las que presentan una situación psiquiátrica inestable y los fumadores.

Reimplante fileteado libre

En ciertos casos no es posible realizar el reimplante de la parte amputada por falta de un segmento intermedio o por la lesión masiva de este. Sin embargo, sigue siendo necesario reconstruir la lesión de amputación o las lesiones que lo acompañan y que pueden tener difícil reconstrucción. En estos casos, es posible que de la parte amputada puedan ex-

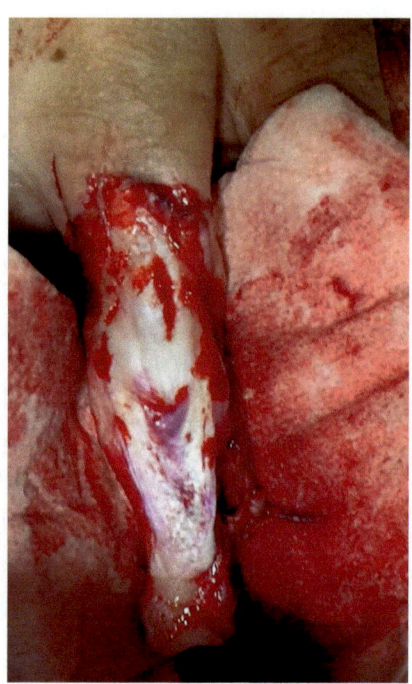

Figura 79-23. Muñón proximal de 4º dedo de mano izquierda tras avulsión de piel y tercera falange.

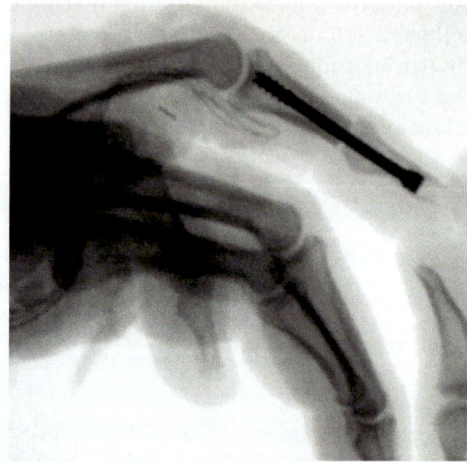

Figura 79-24. Fijación ósea mediante tornillo canulado.

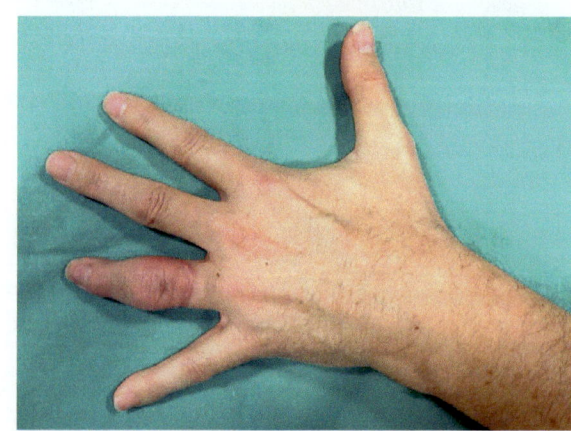

Figura 79-25. Resultado a los 3 meses: visión dorsal, extensión casi completa de articulación interfalángica proximal.

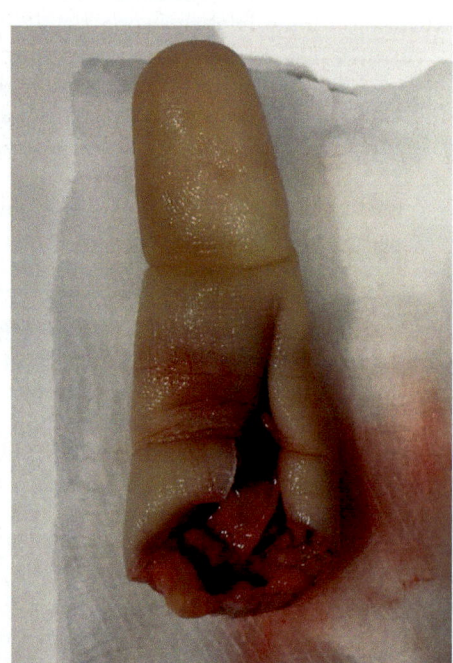

Figura 79-22. Amputación de 4º dedo de mano izquierda: dedo en anillo (incluyendo piel y tercera falange).

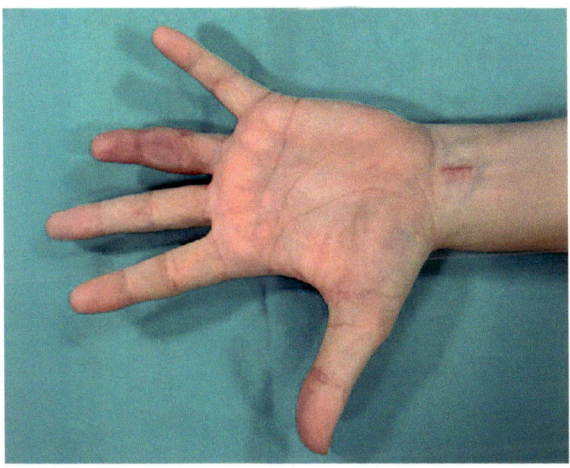

Figura 79-26. Resultado a los 3 meses: visión palmar, extensión casi completa de articulación interfalángica proximal.

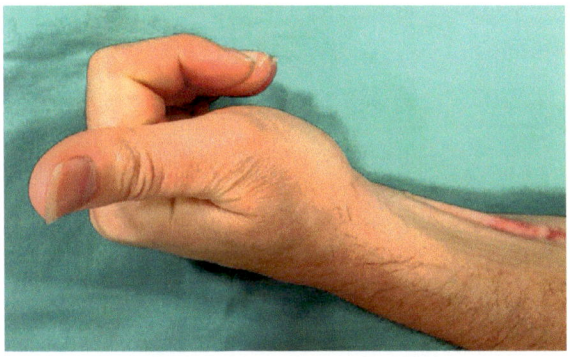

Figura 79-27. Resultado a los 3 meses: visión lateral, flexión de 90° de articulación interfalángica proximal.

traerse segmentos que sirvan para la reconstrucción del muñón mediante su reimplante. Por ejemplo, de un dedo amputado se puede utilizar el dorso del dedo como colgajo de cobertura, anastomosando una arteria y una o más venas (**Figs. 79-28** a **79-31**).

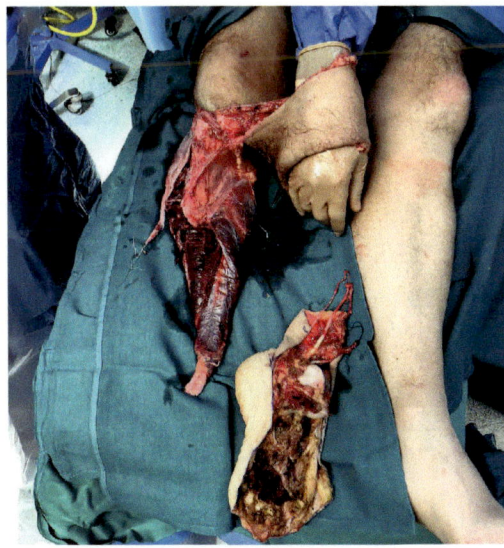

Figura 79-28. Amputación de pie derecho con avulsión de cobertura y musculatura de muñón proximal.

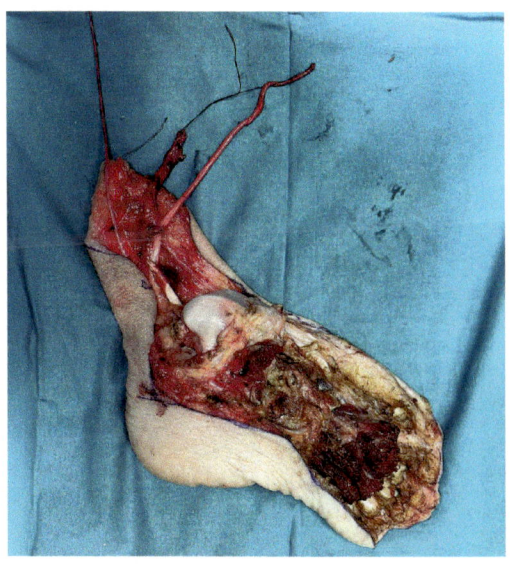

Figura 79-29. Colgajo fileteado *(fillet flap)* de planta del pie, incluyendo calcáneo para alargar el muñón de amputación.

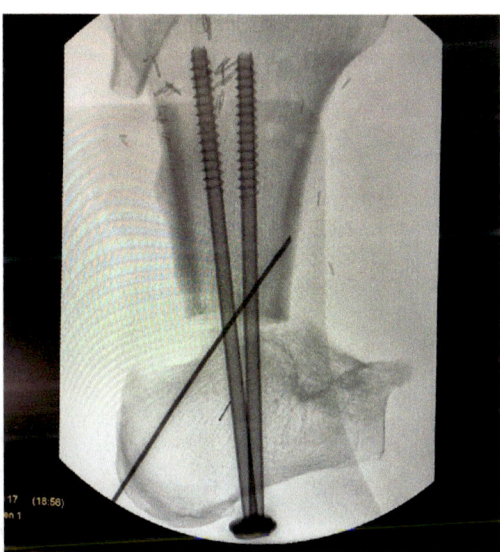

Figura 79-30. Estabilización y fijación ósea mediante tornillos canulados y agujas de Kirschner.

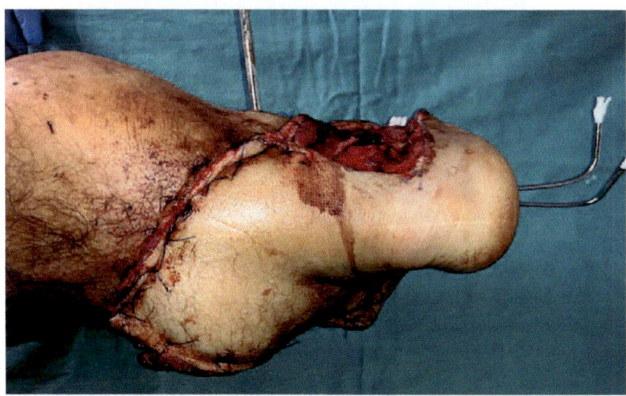

Figura 79-31. Resultado al finalizar la cirugía, con buena longitud del muñón de amputación por debajo de la rodilla.

Reimplantes ectópicos

Un caso especial es el muñón de amputación que se encuentra demasiado lesionado, en el que se desaconseja el reimplante en ese momento. La parte amputada se puede reimplantar ectópicamente, por ejemplo, en la axila o la ingle. De esta forma no se pierde la parte amputada y se gana un margen de tiempo (días) para realizar desbridamientos seriados del muñón, hasta lograr un muñón estable que acepte la transferencia microvascular de la parte amputada (**Figs. 79-32 a 79-35**).

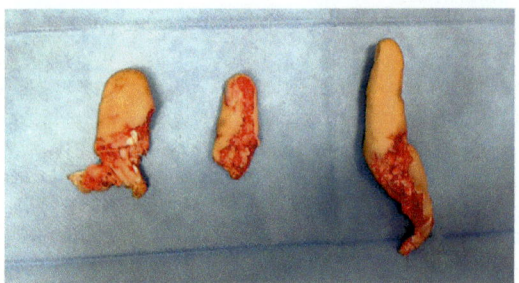

Figura 79-32. Amputación de tres dedos de mano derecha.

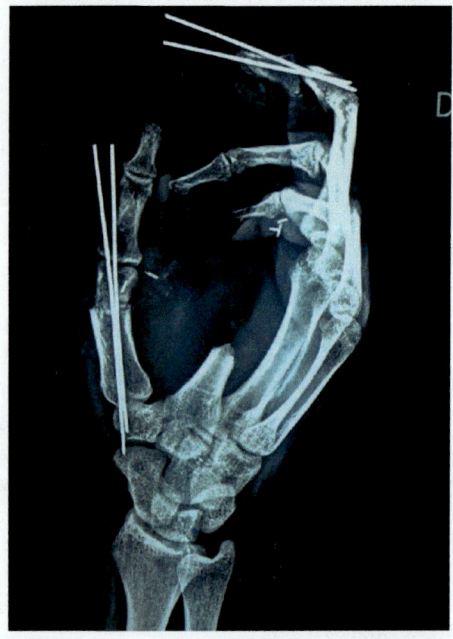

Figura 79-33. Resultado radiográfico del reimplante ectópico del 2º dedo para el pulgar y de la segunda falange para la tercera falange del 3er dedo; se realiza tambien la amputación del 2º radio para aumentar el espacio de la primera comisura.

Compromiso del reimplante

Es posible que durante el postoperatorio se produzcan episodios vasculares que compliquen la evolución del reimplante, en cuyo caso hay que tener en cuenta el siguiente algoritmo:

- El macrorreimplante se puede monitorizar mediante pulsioximetría y coloración ungueal. Ante cualquier duda sobre la viabilidad vascular de un macrorreimplante, se debe proceder a la revisión microquirúrgica urgente.

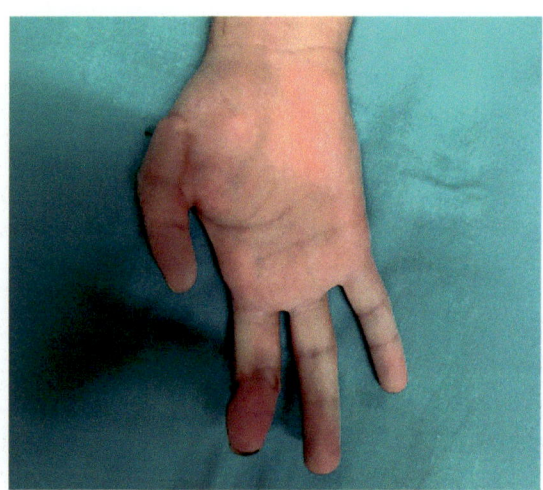

Figura 79-34. Resultado a los 2 meses. Visión palmar.

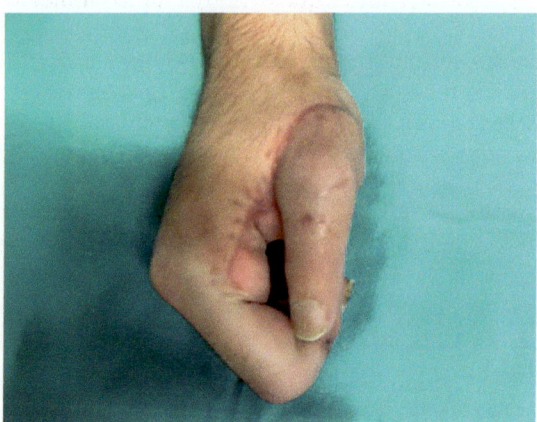

Figura 79-35. Resultado a los 2 meses. Visión lateral con flexión de los dedos.

- Si la isquemia arterial muestra un dedo de color blanco, mientras que la congestión venosa evidencia un dedo de color oscuro, hay un fallo en el microrreimplante. En general no resultan de utilidad las pruebas de pulsioximetría, temperatura o Doppler. Las pruebas de punción con observación del sangrado deben realizarse en el dorso del dedo, junto al borde ungueal. La ausencia de sangrado indica isquemia arterial. En cambio, si brota rápidamente una gota de sangre oscura, se confirmará la congestión venosa, aunque después de la primera gota oscura es posible que el sangrado sea rojo fresco. El sangrado correcto es rojo fresco y lento.
- Tras confirmar el compromiso vascular, se debe optar por alguna de las siguientes opciones: rescate mediante revisión microquirúrgica urgente (para el compromiso arterial y/o venoso), rescate mediante sangrado (sólo indicado para el tratamiento de la congestión venosa), observación (en caso de duda) o abstención terapéutica.

Últimos avances

Los últimos avances en el reimplante de extremidades han continuado impulsando la capacidad de los cirujanos para realizar procedimientos exitosos y mejorar la calidad de vida de los pacientes afectados. Algunos de los avances más destacados son:

- *Terapia de regeneración de nervios y músculos.* Se están desarrollando técnicas para estimular la regeneración de nervios y músculos en las extremidades reimplantadas. Esto podría llevar a una recuperación más rápida y a una mayor funcionalidad de las extremidades tras el reimplante.
- *Terapia génica.* La terapia génica se está investigando como una forma de mejorar la regeneración de tejidos en las extremidades reimplantadas. Los científicos están trabajando en la modificación genética para acelerar el proceso de curación y disminuir la atrofia muscular.
- *Implantes biomecánicos avanzados.* Se están desarrollando implantes biomecánicos más sofisticados que pueden restaurar una mayor funcionalidad a las extremidades reimplantadas. Estos dispositivos pueden incluir sensores y sistemas de control que permiten un movimiento más natural.
- *Impresión 3D personalizada.* La impresión 3D se utiliza cada vez más para crear prótesis y componentes personalizados para las extremidades reimplantadas. Esto permite una adaptación más precisa a las necesidades individuales de los pacientes.
- *Realidad virtual y rehabilitación basada en juegos.* La realidad virtual y la rehabilitación basada en juegos se están utilizando en la terapia de rehabilitación posreimplante para mejorar la fuerza, el rango de movimiento y la coordinación de las extremidades afectadas.
- *Telemedicina y seguimiento remoto.* La telemedicina ha cobrado importancia, lo que permite a los pacientes recibir seguimiento y atención médica a distancia. Esto es especialmente beneficioso para los pacientes que requieren seguimiento continuo después de un reimplante de extremidad.
- *Investigación en medicina regenerativa.* La investigación en medicina regenerativa, que incluye el uso de células madre y factores de crecimiento, tiene el potencial de revolucionar la capacidad de regeneración de tejidos en extremidades reimplantadas.
- *Terapia con células madre.* Las terapias con células madre se están investigando para estimular la regeneración de tejidos en extremidades reimplantadas. Se han realizado estudios prometedores en animales y algunos ensayos clínicos en seres humanos.

Estos avances representan solo una muestra de las innovaciones actuales en el campo de los reimplantes de extremidades. La investigación y el desarrollo continúan, y se espera que en el futuro mejore aún más la capacidad de restaurar la funcionalidad en extremidades reimplantadas y se reduzcan las complicaciones asociadas con estos procedimientos.

En resumen, a lo largo de las décadas, los reimplantes de extremidades han experimentado un progreso significativo desde una perspectiva médica. Los avances en microcirugía, tecnología médica y terapias de rehabilitación han mejorado las posibilidades de éxito y la calidad de vida de los pacientes que han pasado por estos procedimientos.

IMPLANTES DE EXTREMIDADES

La tecnología de los implantes para reemplazo funcional de extremidades ha experimentado avances notables en las últimas décadas. Estos implantes, diseñados para imitar la función de las extremidades humanas, pueden ofrecer una solución efectiva para restaurar la movilidad en los individuos que han perdido una extremidad. Los dispositivos modernos, como brazos y piernas, están equipados con sensores avanzados que permiten a los usuarios controlarlos mediante señales cerebrales, nervios residuales o movimientos musculares remanentes.

Uno de los aspectos más prometedores en este ámbito se debe a que algunos implantes biónicos han logrado proporcionar retroalimentación sensorial, permitiendo a los usuarios sentir texturas y temperaturas a través de la extremidad artificial. Esta característica aumenta significativamente la calidad de vida de los pacientes y les permite llevar a cabo tareas cotidianas con mayor facilidad.

La mano humana es una herramienta que permite interactuar y relacionarse con el entorno, además de suponer un medio muy complejo para la interacción física y social. Permite a los seres humanos realizar movimientos precisos, desde tareas de fuerza hasta tareas de precisión. Las órdenes motoras voluntarias implican la utilización de una gran cantidad de información propioceptiva y exteroceptiva y se traducen en actividad neural y muscular que desencadena la movilización del miembro. La pérdida de la mano puede percibirse como un daño devastador ya que afecta al grado de autonomía, limitando la capacidad para realizar actividades laborales y sociales y actividades básicas de la vida diaria. Los niveles anatómicos en los que puede suceder la pérdida de la extremidad superior se clasifican como: transcarpiana, desarticulación de la muñeca, transradial, desarticulación del codo, transhumeral, desarticulación del hombro y cuartectomía anterior.

La incidencia de los diferentes niveles de pérdida de extremidades superiores son los siguientes: 16 % transhumeral, 12 % transradial, 2 % cuarto anterior, 3 % desarticulación del hombro, 1 % desarticulación del codo, 2 % desarticulación de la muñeca, 61 % transcárpica y 3 % pérdida bilateral de extremidades. El traumatismo es la principal causa de amputación de extremidades superiores, siendo predominante en hombres. Le siguen la neoplasia y las enfermedades vasculares o infecciosas.

La pérdida de una extremidad interrumpe el ciclo cerrado con el cerebro que tiene lugar mediante las vías eferentes y aferentes, responsables del control motor y la retroalimentación sensorial, respectivamente. Las prótesis de extremidades superiores pueden clasificarse en dos categorías principales según su funcionamiento: prótesis pasivas (que a su vez se dividen en estéticas y funcionales) y prótesis activas (que incluyen las accionadas por el cuerpo y las accionadas externamente).

Prótesis pasivas: estéticas o funcionales

Las prótesis estéticas tienen como principal objetivo la sustitución estética de la parte del cuerpo faltante, mientras que las prótesis funcionales tienen como finalidad facilitar actividades muy específicas, como las relacionadas con el trabajo o el deporte.

Existen diferentes tipos de prótesis pasivas, y la elección de una prótesis específica depende de varios factores, como la ubicación de la amputación, el grado de actividad del individuo y sus necesidades personales. Algunos tipos comunes de prótesis de extremidades son:

- *Prótesis de pierna.* Están diseñadas para reemplazar una o ambas piernas. Pueden ser prótesis de pie, transtibiales (por debajo de la rodilla) o transfemorales (por encima de la rodilla).
- *Prótesis de brazo.* Se utilizan para reemplazar una o ambas extremidades superiores. Pueden ser prótesis de mano, de antebrazo o de brazo completo.
- *Prótesis de dedos y manos.* Para aquellos que han perdido parte de una mano o dedos, existen prótesis específicas que pueden ayudar a restaurar la funcionalidad de la mano.
- *Prótesis de pie y tobillo.* Están diseñadas para reemplazar el pie o el tobillo y pueden ser útiles para personas que han sufrido amputaciones debajo de la rodilla.

Las prótesis de extremidades han avanzado significativamente en términos de tecnología y diseño en los últimos años, lo que ha permitido a las personas recuperar una mayor funcionalidad y movilidad. También es importante mencionar que la rehabilitación y el entrenamiento son esenciales para aprender a usar efectivamente una prótesis y adaptarse a ella.

Prótesis activas

Exoesqueletos

Entre las prótesis activas, las accionadas por el cuerpo se controlan mediante cables sujetos a la parte del miembro amputado mediante arneses (exoesqueletos). El alto gasto de energía requerido por parte del usuario es uno de los inconvenientes de este tipo de prótesis. A menudo, estos exoesqueletos se utilizan en rehabilitación después de lesiones o accidentes para ayudar a las personas a recuperar la función.

En cambio, las prótesis accionadas externamente utilizan una fuente de energía externa para proporcionar la energía necesaria para el movimiento, por ejemplo, una batería. Pueden clasificarse en dos subcategorías: mioeléctricas (que se controlan mediante señales electromiográficas [EMG]) y eléctricas (ideales, por ejemplo, para personas focomélicas que pueden controlar la prótesis mediante botones externos).

Prótesis e implantes biónicos

A pesar de los avances tecnológicos de los últimos 50 años, las prótesis de extremidades superiores actuales aún presentan limitaciones relevantes. Los principales desafíos de ingeniería en el desarrollo de dispositivos protésicos son, por un lado, incorporar actuadores, sensores y componentes electrónicos en una prótesis del mismo tamaño y peso que la mano o extremidad reemplazada y, por otro lado, mejorar el control de la prótesis, lo que afecta notablemente la funcionalidad. El control intuitivo puede desarrollarse extrayendo la intención del usuario de señales registradas de manera no invasiva (a través de electrodos de EMG superficiales [sEMG], imágenes por ultrasonido, miografía de fuerza) o de manera invasiva (mediante sensores mioeléctricos implantables o interfaces neurales desde el sistema nervioso periférico o central). En algunos casos de pérdida de extremidades a niveles muy proximales se han aplicado procedimientos quirúrgicos invasivos, como la reinervación muscular dirigida, para permitir un control intuitivo de la prótesis a través de interfaces mioeléctricas. Pese a que se han desarrollado numerosos proyectos de investigación en este campo, todavía se deben encontrar opciones más adecuadas para mejorar las interfaces, la ejecución y la interpretación sensorial.

Los requisitos ideales para este tipo de prótesis serían los siguientes:

- *Control en tiempo real,* directo, robusto y simultáneo de múltiples grados de libertad de movimiento de manera natural e intuitiva.
- *Comunicación bidireccional* con el sistema nervioso periférico.
- *Aprendizaje rápido.* En la mayoría de las estrategias de control existentes se utiliza información limitada (es decir, movimientos del hombro o señales EMG registradas) para activar varios movimientos del miembro artificial, lo que resulta en un control de prótesis no intuitivo, antinatural y que requiere una carga cognitiva enorme.

Las estrategias clásicas de control mioeléctrico se basan en técnicas de encendido/apagado para la realización del movimiento o proporcionales. A pesar de su amplia adopción en sistemas comerciales y en la práctica clínica, no permiten al usuario controlar simultáneamente más de un grado de libertad de movimiento, lejos del control multifuncional de la mano natural. Además, requieren una larga fase de entrenamiento y sufren de degradación de la señal debido a la sudoración o a una inadecuada colocación del adaptador. Para superar estas limitaciones se han propuesto varios enfoques, como la imagen de ultrasonido, miografía de fuerza, la reinervación muscular dirigida, técnicas de reconocimiento de patrones aplicadas a señales EMG adquiridas a través de electrodos implantables o superficiales y señales neuronales adquiridas a través de interfaces neurales implantables.

La mayoría de las soluciones mencionadas todavía se encuentran en fase de desarrollo, dentro del ámbito experimental, y no tienen aplicación clínica directa todavía. El sistema de reconocimiento de patrones de movimiento ofrece la ventaja de permitir el control simultáneo e independiente de múltiples movimientos. Sin embargo, el rendimiento se ve afectado por la modificación de la postura del brazo, la posición del electrodo, la fatiga, el cruce inherente entre la señal superficial y el desplazamiento de los músculos durante la contracción. El reconocimiento de patrones también requiere sesiones de aprendizaje muy largas; además, su rendimiento en el contexto real es diferente de los entornos de laboratorio, limitando así su aplicabilidad clínica y aceptación. En enero de 2015 se comercializó el primer dispositivo basado en reconocimiento de patrones y electrodos superficiales.

La adopción de sensores mioeléctricos implantables se ha probado en pacientes que han sufrido amputaciones transradiales para proporcionar un control mioeléctrico intuitivo y estable. Se han obtenido resultados preliminares prometedores (el control de la prótesis es más robusto con respecto a la conciencia sobre la posición de la extremidad y las condiciones ambientales que con el uso de electrodos superficiales), pero dichos sensores no pueden emplearse cuando los sitios de detección están muy próximos entre sí o cuando el músculo objetivo es pequeño o fino.

La imagen de ultrasonido tiene una precisión comparable con el EMG, pero presenta menor aplicabilidad y es mucho más sensible al desplazamiento del brazo o de la mano. El desarrollo de esta técnica podría convertirla en una alternativa interesante frente a los sEMG, especialmente trabajando en el procesamiento de señales, la miniaturización de componentes y la decodificación de fuerza.

La miografía de fuerza consiste en la colocación de resistencias sensibles a la aplicación de fuerza en la superficie de la extremidad, capaces de detectar cambios volumétricos. Esta opción puede proporcionar información adicional a la hora de anticipar y obtener información por adelantado sobre la intención de movimiento del usuario y la fuerza de agarre. Además, no requiere una colocación precisa de los sensores. No obstante, estudios preliminares han mostrado que la precisión del agarre conseguido todavía es menor que con el uso de sEMG.

El control natural que ocurre a través del sistema nervioso periférico puede lograrse mediante el empleo de interfaces neurales periféricas. Las principales limitaciones de los electrodos intraneurales están relacionadas con la alta invasividad y la degeneración de la señal debido a la reacción fibrosa por la implantación de los electrodos. Además, la carga computacional para el procesamiento y clasificación de señales en la vía eferente es considerablemente mayor que para los sEMG. Por otra parte, esta opción resulta realmente efectiva a la hora de devolver la percepción táctil en la vía aferente.

Al igual que con las interfaces neurales, la invasividad también es un inconveniente asociado a los sensores mioeléctricos implantables y a la renervación muscular específica. Diversos estudios han mostrado que el riesgo quirúrgico es la principal preocupación de las personas con pérdida de extremidades superiores respecto al uso de técnicas invasivas para el control de prótesis. Las técnicas invasivas pueden ser aceptadas cuando se ofrece un nivel más alto de funcionalidad. Mientras que el control de las prótesis de extremidades superiores sigue siendo tosco, el progreso en mecánica es notable, como lo confirman las manos protésicas mioeléctricas poliarticuladas avanzadas disponibles en el mercado (es decir, i-Limb®, Bebionic® y las manos Michelangelo). Permiten realizar varias tareas de agarre gracias al número de grados de libertad, como se muestra en la **tabla 79-1**. Una de las principales limitaciones de los dispositivos actuales es la falta de una interfaz intuitiva y confiable capaz de trasladar la voluntad de movimiento del usuario al movimiento real de la prótesis. Finalmente, la necesidad de un entrenamiento extenso requerido para manejar adecuadamente la mano artificial y la falta de retroalimentación sensorial constituyen importantes limitaciones.

Los implantes de extremidades biónicas son especialmente valiosos para individuos que han sufrido amputaciones o han nacido con malformaciones en las extremidades. También se utilizan en la rehabilitación para ayudar a las personas a recuperar la movilidad después de lesiones graves.

A pesar de los avances significativos en la tecnología de implantes de extremidades biónicas, todavía existen desafíos, como la necesidad de una mayor duración de la batería, la miniaturización de componentes y la mejora de la interfaz entre el implante y el cuerpo humano.

Implantes de anclaje óseo

Los implantes de anclaje óseo, también conocidos como implantes osteointegrados, son dispositivos médicos utilizados para fijar prótesis u otros dispositivos en el hueso. Estos implantes se fusionan con el hueso de manera que proporcionan una base estable y duradera para una variedad de aplicaciones médicas y protésicas.

Los implantes de anclaje óseo se utilizan en una serie de aplicaciones médicas, incluyendo la fijación de prótesis

Tabla 79-1. Características de las manos protésicas poliarticuladas disponibles comercialmente

	i-Limb®	Bebionic®	Michelangelo
Casa comercial	Touch bionics	RSL steeper	Ottobock
Peso	443-515 g	550-598 g	420 g
Nº de activadores	6 motores	5 motores	2 motores
Nº de movimientos	6	6	2
Movimientos activos	• Flexoextensión de MCP de cada dedo • Oposición de pulgar	• Flexoextensión de MCP de cada dedo	• Flexoextensión de todos los dedos • Oposición de pulgar
Movimientos pasivos	–	Oposición de pulgar	–
Mecanismo de anclaje articular	Unión de MCP a PIP	Unión de MCP a PIP	Unión a todos los dedos
Fuerza máxima aplicada	100-136 N	140 N	70 N

MCP: metacarpofalángica; PIP: interfalángica proximal.

dentales, implantes cocleares, prótesis oculares y prótesis de extremidades.

Estos implantes generalmente están hechos de materiales biocompatibles, como el titanio, que son bien tolerados por el cuerpo humano. El diseño de los implantes osteointegrados promueve la unión directa entre el hueso y el dispositivo, lo que proporciona una base sólida para la prótesis o el dispositivo que se va a fijar.

La osteointegración es el proceso mediante el cual el hueso crece y se adhiere al implante, lo que crea una unión fuerte y estable. Este proceso puede llevar tiempo y requiere una cicatrización y una rehabilitación adecuadas.

En el contexto de las prótesis de extremidades, los implantes de anclaje óseo pueden utilizarse para proporcionar una conexión estable entre la prótesis y el hueso, lo que mejora la funcionalidad y la comodidad del usuario.

Las ventajas de los implantes de anclaje óseo son una mayor estabilidad y durabilidad en comparación con otros métodos de fijación. Sin embargo, el proceso de implantación y cicatrización resulta invasivo, puede conllevar la aparición de complicaciones e implicar un proceso curativo prolongado. Además, no todos los pacientes son candidatos para estos implantes debido a consideraciones médicas individuales.

El rechazo de implantes en el cuerpo humano no existe; el proceso en el cual el sistema inmunitario del paciente identifica el implante como una sustancia extraña o invasora y trata de eliminarlo o destruirlo se denomina reacción de cuerpo extraño. Este fenómeno es común en varios tipos de implantes en el cuerpo, como prótesis o implantes de cualquier tipo.

TRASPLANTE DE EXTREMIDADES

La idea de reemplazar extremidades perdidas y rasgos faciales desfigurados es tan antigua como la historia del ser humano. Este concepto se ha representado a menudo en forma de mitos y leyendas en las distintas culturas. En este sentido, el más cercano a la nuestra es el mito de san Cosme y san Damián, dos médicos mellizos que vivieron en el siglo III. Cuenta la leyenda que volvieron tras su martirio para transferir la pierna de un musulmán a un clérigo amputado.

El área de los trasplantes en la medicina moderna tiene sus comienzos durante la Segunda Guerra Mundial, con el objetivo de utilizar aloinjertos de piel y de tejidos compuestos en el contexto del tratamiento reconstructivo de soldados que sufrieron graves quemaduras y deformidades. Para conseguir estos objetivos, el biólogo Peter Medawar trabajó junto al cirujano plástico Thomas Gibson y sus colaboradores realizando experimentos pioneros en el área de la inmunología de los aloinjertos de piel en la Unidad de Cirugía Plástica de Glasgow, Escocia, donde trataban a víctimas de la guerra. El trabajo de Medawar le llevó a recibir el nombramiento como Sir y el premio Nobel de Medicina en 1960.

El alotrasplante de tejidos compuestos engloba la trasferencia de fragmentos corporales formados por varios tejidos complejos, incluyendo tejidos tegumentario y musculoesquelético, huesos, nervios, tendones y vasos sanguíneos.

Los repetidos intentos fallidos en el ámbito del alotrasplante experimental de piel llevaron a los investigadores a explorar otras posibilidades. Entre las distintas opciones, el alotrasplante renal surgió como la más prometedora. En 1954 tuvo lugar un hito crucial, cuando Joseph Murray, John Merrill y Hartwell Harrison realizaron el primer isotrasplante exitoso en un ser humano, cuyo donante fue su propio hermano gemelo. El primer alotrasplante humano exitoso tuvo lugar 3 años después, y consistió también en el primer trasplante de tejidos compuestos de la historia. El cirujano plástico Erle Peacock Jr. trasplantó un sistema flexor digital completo en bloque para reparar una lesión tendinosa en 1957. En 1959, Murray, Merril y Harrison superaron una nueva frontera al lograr practicar el primer alotrasplante de un órgano completo, un riñón, entre hermanos mellizos, utilizando irradiación corporal total para inducir la supresión inmunológica.

El éxito de este tipo de procedimientos era relativo, y estaba condicionado por el escaso conocimiento existente por aquel entonces de los inmunosupresores farmacológicos. En los primeros estudios en el ámbito de la inmunosupresión farmacológica, Charles Zukoski y Roy Calne, en 1960, emplearon la 6-mercaptopurina, un análogo de las purinas, en sus estudios sobre alotrasplantes en perros. Sin embargo, la expansión de la aplicación clínica de este tipo de sustancias llegó con el desarrollo de la azatioprina por George Hitchings y Gertrude Elion. Su introducción en la clínica fue promovida por Murray y Calne en 1962. Durante el último tercio del siglo XX, el ámbito del alotrasplante de órganos avanzó notablemente, y se realizaron trasplantes de corazón, hígado, pulmones, páncreas e intestino delgado, con tasas cada vez mayores de éxito, a medida que los regímenes inmunosupresores iban mejorando. Por sus trabajos pioneros en el ámbito del trasplante de tejidos, Joseph Edward Murray recibió el premio Nobel en 1990, siendo el primer y único cirujano plástico que ha recibido esta distinción.

Orígenes de los trasplantes de tejidos compuestos

La historia parece haber relegado a una posición secundaria el hito que Peacock determinó en 1957, al realizar el primer alotrasplante de tejido compuesto, al trasplantar en bloque el sistema completo de poleas, vaina y aparato tendinoso de un flexor digital. No obstante, junto al primer isotrasplante y alotrasplante renal de Murray y colaboradores y al advenimiento de la inmunosupresión farmacológica, supone uno de los eventos fundadores del trasplante tisular en seres humanos.

El procedimiento diseñado por Peacock iba destinado a tratar lesiones recurrentes e incarceradas del aparato tendinoso flexor, como opción de rescate tras intentos reconstructivos fallidos con autoinjertos. Su aloinjerto de mecanismo flexor tendinoso obtenido de cadáver era trasplantado sin aplicación de inmunosupresión, y las estructuras recibían su vascularización por inosculación. El injerto incluía el espacio deslizante englobado por la membrana sinovial en torno a los tendones superficiales y profundos, las poleas y vainas fibrosas, la víncula vascular y las placas volares. Para diferenciar estos injertos estructuralmente complejos que incluían tejidos de características y orígenes diversos de los trasplantes de órganos sólidos, Peacock acuñó el término «aloinjertos de tejido compuesto». Más de 40 alotrasplantes de este tipo fueron realizados por un número diverso de clínicos, con unas tasas de tolerancia en torno al 70 %, para una situación que previamente no tenía otra solución que la amputación. Esta técnica fue reemplazada años después por la introducción del tendón temporal de silicona, que permite crear una vaina deslizante en la que, tras la retirada del tubo de silicona en un segundo tiempo, podía implantarse un injerto tendinoso. Esta técnica obtuvo unas tasas de éxito similares, pero disminuyendo notablemente las necesidades logísticas del procedimiento.

Desde ese primer alotrasplante de tejido compuesto (ATC) pasaron 45 años hasta que se volvió a emplear un alotrasplante de ese tipo en el ámbito clínico. La técnica comunicada por Guimberteau en 1992 consistía también en un alotrasplante de mecanismo tendinoso flexor, pero incluía el empleo de pedículos vasculares e inmunosupresión temporal. Sin embargo, en sus series no se observaron ventajas significativas respecto a la técnica de Peacock o a la reparación en varios tiempos empleando el tendón de silicona.

Primeros intentos en trasplante de extremidades

El éxito del alotrasplante renal llevó al primer intento de ATC de una mano, realizado por el cirujano ecuatoriano Roberto Gilbert, en 1964. El paciente había sufrido una amputación bilateral de ambas manos, y se le realizó un alotrasplante de una mano, empleando como terapia inmunosupresora azatioprina y prednisona. Sin embargo, el rechazo agudo del trasplante obligó a su amputación 3 semanas después. Este resultado, unido a los múltiples fracasos en trabajos experimentales en animales, llevo a concluir que la piel y las estructuras portadoras de piel eran demasiado antigénicas para ser trasplantadas. Desde entonces, los esfuerzos en este sentido se dejaron de lado, y pasarían más de 30 años hasta que volviera a realizarse un nuevo ATC portador de piel con éxito.

Renacimiento de los alotrasplantes de tejido compuesto

En la década de 1990 se produjo un resurgimiento del interés por este ámbito, principalmente impulsado por el notable incremento de la tasa de éxito de los trasplantes de órganos sólidos, justificados por la aparición de nuevas terapias inmunosupresoras. El empleo clínico de los inhibidores de la calcineurina se inició en este período, estableciéndose el uso de la ciclosporina en la década de 1980, y el del tacrólimus a principios de la de 1990. El empleo de estos inmunosupresores, junto al ácido micofenólico, consiguió buenos resultados en varios ensayos en animales, en los que se simuló un modelo de ATC. Estos éxitos llevaron a que, en septiembre de 1998, en Lyon, el equipo de Jean Michel Dubernard llevara a cabo el primer alotrasplante unilateral de mano exitoso de la historia de la humanidad. Poco después, en enero del año 2000, el mismo equipo realizó el primer alotrasplante bilateral de manos en Lyon. El primer trasplante parcial de cara fue practicado también por Dubernard, Devauchelle y sus equipos en Amiens en noviembre de 2005. El recep-

tor había sufrido una pérdida total de los tejidos de ambos labios, la nariz y la parte medial de ambas mejillas por una mordedura de perro.

De forma paralela, ante el éxito obtenido en estas primeras experiencias, diversos grupos en todo el mundo se lanzaron a la experimentación con otros tipos de ATC, incluyendo alotrasplante de laringe, miembro inferior, cara, pared abdominal, nervio periférico, lengua, útero, cuero cabelludo y pene. Desde este nuevo renacer de los ATC se han realizado con éxito más de 200 intervenciones de este tipo en todo el mundo, además de los 40-50 aparatos tendinosos trasplantados en las décadas de 1960 y 1970. No obstante, en la actualidad, muchos de estos procedimientos se acompañan de gran controversia, especialmente en la selección de sus indicaciones. Según el informe de 2018 del Registro Internacional de Alotrasplantes Complejos, se ha efectuado en el mundo un total de 109 trasplantes de miembro superior y 30 trasplantes de cara.

Alotrasplantes de tejido compuesto en España

El primer alotrasplante exitoso en España se realizó en 1965. Se trató de un trasplante renal llevado a cabo por los doctores Gil Vernet y Caralps (del Hospital Clínic de Barcelona) y los doctores Alférez y Hernando (de la Fundación Jiménez Díaz de Madrid). La técnica quirúrgica y el manejo postoperatorio de estos pacientes fueron evolucionando y optimizándose, lo que condujo progresivamente a una proliferación de la cantidad de trasplantes practicados en el territorio nacional. El nacimiento de estas nuevas técnicas y necesidades logísticas hizo necesaria la regulación legal de esta práctica, hecho que se produjo con la Ley de Trasplantes (Ley 30/1979) y el Real Decreto 426/1980, que ya entonces reconocía el anonimato del donante y la carencia de lucro en la práctica de la extracción de órganos, entre otras disposiciones. Durante la década de 1980 se fueron añadiendo nuevos órganos al arsenal terapéutico de los trasplantes (hígado, corazón y páncreas). Sin embargo, a finales de la década de 1980 hubo un importante descenso en la cantidad de donantes, unido a un incremento de los candidatos para trasplante (influido notablemente por la proliferación de unidades de diálisis que mantuvieron con vida a pacientes candidatos a trasplante que en su ausencia habrían fallecido mucho tiempo antes). En aquel contexto, marcado por una importante falta de coordinación interregional, el Ministerio de Sanidad creó en 1989 la Organización Nacional de Trasplantes (ONT), empleando como sede el edificio del antiguo Hospital del Rey. La oficina central de la ONT coordina desde el 1 de septiembre de 1990 todas las donaciones de órganos registradas en España, en estrecha colaboración con la oficina de Barcelona gestionada por la Organización Catalana de Trasplantes (OCATT) y desde la que se coordinan los intercambios de órganos con otros países europeos. Alrededor de esta oficina se estructuró todo el enorme trabajo desarrollado por la ONT desde entonces, que ha conseguido, entre otros logros, que la tasa de donantes en España haya pasado de 14 donantes por millón de población (pmp) a 48 donantes pmp, el índice más alto del mundo (siendo la media de la Unión Europea de 22,3 donantes pmp).

Hasta la fecha, se han realizado en España cinco trasplantes de miembros superiores, un trasplante de miembros inferiores y cuatro trasplantes de cara.

El equipo del Hospital La Fe de Valencia, liderado por el doctor Pedro Cavadas, llevó a cabo en diciembre de 2006 el primer alotrasplante de tejidos compuestos del siglo XXI en España, que consistió en un trasplante bilateral de miembros superiores a nivel de antebrazos (siendo el séptimo trasplante de este tipo en el mundo). Se trató de una paciente de 47 años que había perdido ambas extremidades 23 años antes tras una explosión en una clase de química. Un año después, en noviembre de 2007, el mismo equipo del Hospital La Fe realizó otro trasplante bilateral de miembros superiores al mismo nivel a un hombre de 29 años que había perdido ambas extremidades y la visión de un ojo con la detonación de una granada. En octubre de 2008, el equipo valenciano efectuó su tercero y último trasplante de miembros superiores, siendo este un trasplante bilateral a nivel de ambos brazos, el primero de este tipo en España y el segundo del mundo, realizado a un joven de 28 años que había sufrido una electrocución. Varios años más tarde, en febrero de 2012, el equipo quirúrgico del Hospital Universitario Central de Asturias llevó a cabo un trasplante unilateral de miembro superior a nivel de antebrazo a un hombre de 45 años que había perdido las dos extremidades 4 años antes, al sufrir una electrocución en el contexto de un accidente laboral. Finalmente, en abril de 2014, en el Hospital La Paz de Madrid, el equipo liderado por el Dr. César Casado realizó el último trasplante de miembros superiores intervenido en España, trasplantando los dos miembros a nivel de los dos brazos a un hombre de 41 años que había perdido ambas extremidades tras un accidente laboral mientras manipulaba una instalación eléctrica.

El ámbito del alotrasplante de extremidades inferiores es un área aún más controvertida que los expuestos anteriormente, ya que la funcionalidad protésica es muy superior en esta región anatómica a la que se logra en el miembro superior, lo cual hace más complicado la justificación de esta indicación. En España se practicó en julio de 2011 el primer trasplante bilateral de miembros inferiores a nivel transfemoral del mundo, y también el único trasplante de miembro inferior realizado en España. El paciente, un joven de 22 años que había sufrido una amputación supracondílea como consecuencia de un accidente de tráfico 2 años antes, fue intervenido por el equipo del Hospital La Fe de Valencia. No obstante, un año después precisó la amputación de ambas piernas, al desarrollar un linfoma cerebral en el contexto del tratamiento inmunosupresor intensivo al que debió ser sometido para inducir tolerancia a una cantidad tan elevada de tejido alogénico.

Técnicas de trasplante

Los trasplantes médicos son procedimientos en los cuales un órgano o tejido se transfiere de un donante a un receptor para reemplazar un órgano o tejido dañado o no funcional en el receptor. Estos procedimientos son críticos en el campo de la medicina y pueden incluir trasplantes de órganos como corazón, riñón, hígado, pulmón, entre otros, y trasplantes de tejidos como la piel o la médula ósea. Los trasplantes pueden salvar vidas y mejorar significativamente la calidad de vida de los pacientes que los necesitan.

- *Tipos de trasplantes.* Hay varios tipos de trasplantes médicos, que incluyen trasplantes de órganos, de tejidos y de células. Los trasplantes de órganos implican el reemplazo de órganos completos, como el corazón, el hígado o el riñón. Los trasplantes de tejidos pueden ser de piel, huesos o córnea, mientras que los de células se utilizan para tratar enfermedades de la sangre, como la leucemia, mediante la transferencia de células madre hematopoyéticas.
- *Donantes y receptores.* Los donantes pueden ser vivos o fallecidos. Los donantes vivos suelen donar un órgano sin el cual el organismo puede mantener su funcionalidad. Por lo tanto, se trataría de órganos de los que existe una duplicidad o fragmentos de órganos. Los donantes fallecidos pueden donar múltiples órganos y tejidos, pero se requiere una coordinación cuidadosa para garantizar que los órganos se trasplanten rápidamente después de la muerte.
- *Evaluación y compatibilidad.* Antes de un trasplante, tanto el donante como el receptor se someten a una evaluación médica exhaustiva. La compatibilidad entre donante y receptor es crucial para disminuir el riesgo de rechazo del órgano o tejido trasplantado. Los sistemas de histocompatibilidad son utilizados para determinar la compatibilidad.
- *Inmunosupresión.* Después de un trasplante, los receptores suelen tomar medicamentos inmunosupresores para evitar que su sistema inmunitario rechace el órgano o tejido trasplantado. Estos medicamentos deben ser tomados de por vida y tienen efectos secundarios que pueden resultar muy dañinos.
- *Éxito y riesgos.* Los trasplantes pueden ser altamente exitosos y salvar vidas, pero también conllevan riesgos, como la posibilidad de rechazo del órgano, infecciones o efectos secundarios de los medicamentos inmunosupresores. La supervisión médica constante es esencial después del trasplante.
- *Lista de espera.* En muchos países, hay listas de espera para recibir un órgano de un donante fallecido. Los pacientes en estas listas se priorizan en función de la gravedad de su enfermedad y otros factores médicos.
- *Avances tecnológicos.* La medicina ha avanzado en la tecnología de los trasplantes, incluyendo el desarrollo de órganos artificiales, la ingeniería de tejidos y la investigación sobre el xenotrasplante (trasplante de órganos de animales a seres humanos).
- *Ética y donación de órganos.* La donación de órganos plantea cuestiones éticas importantes, como el consentimiento informado y la equidad en la distribución de órganos.

Los trasplantes son procedimientos muy especializados que involucran múltiples etapas meticulosamente planificadas. A continuación se describe el proceso de forma detallada:

- *Evaluación del candidato.* Antes de considerar a un paciente para un trasplante, se lleva a cabo una evaluación exhaustiva. Esto incluye evaluar su salud general, historia médica, estado emocional y su capacidad para cumplir con el riguroso régimen de medicamentos inmunosupresores que serán necesarios de por vida.

- *Selección del donante.* Encontrar un donante compatible es esencial. El donante debe tener un tipo de sangre compatible y características similares al receptor para lograr un resultado estético satisfactorio.
- *Cirugía de extracción del injerto.* Una vez que se ha encontrado un donante adecuado, se realiza la cirugía de extracción del injerto, que implica la obtención de tejido del donante. Esto incluye piel, músculos, nervios y vasos sanguíneos.
- *Cirugía de implantación.* La cirugía de implantación se lleva a cabo en el receptor. El tejido del donante se une cuidadosamente a las estructuras del paciente. Esto incluye la reconexión de los nervios y los vasos sanguíneos para restaurar la función y la sensibilidad (la técnica es parecida al macrorreimplante).
- *Recuperación y rehabilitación.* Después de la cirugía, el paciente debe someterse a una intensa rehabilitación y una terapia para aprender a adaptarse a su nueva imagen corporal y recuperar funciones.
- *Tratamiento inmunosupresor.* El receptor debe tomar medicamentos inmunosupresores de por vida para prevenir el rechazo del injerto. Estos medicamentos suprimen el sistema inmunitario y pueden aumentar el riesgo de padecer infecciones, lo que requiere una atención médica continua.

El trasplante de extremidades ha sido un hito en la historia de la medicina y la cirugía reconstructiva. A lo largo de los años ha evolucionado desde una idea audaz hasta una realidad médica que ha transformado la vida de muchas personas. A continuación, se explorarán la fascinante historia, las técnicas involucradas y los últimos avances en este campo emocionante de la medicina.

Técnicas del trasplante de extremidades

El alotrasplante de extremidades suelen llevarlo a cabo cirujanos plásticos de una manera comparable a la cirugía de reimplantación. Las principales causas de amputación de extremidades son: explosión, lesión por aplastamiento, electrocución, lesiones limpias y sepsis. El nivel de amputación más frecuente es el distal (palmar, muñeca y antebrazo distal), pero también se han realizado varios trasplantes a nivel más proximal, en brazo y antebrazo. Algunos países han adoptado criterios de selección muy restrictivos, autorizando exclusivamente el trasplante bilateral de miembros superiores, considerando la posibilidad de superar la discapacidad en casos de amputación unilateral y el posible impacto psicológico negativo cuando el paciente observa diferencias entre la extremidad nativa y la trasplantada.

El Registro Internacional de Trasplantes de Mano y Tejidos Compuestos (IRHCTT, por sus siglas en inglés), respaldado por la Sociedad Internacional de Aloinjertos Compuestos Vascularizados, incluye un registro de 109 trasplantes de tejido compuesto realizados en 24 centros y 30 casos de trasplante facial practicados en 10 centros, en todo el mundo (excluyendo los efectuados en China) (**Fig. 79-36**).

El trasplante de extremidades es una intervención quirúrgica extremadamente compleja que implica varias etapas cruciales.

Selección del donante y receptor

Los donantes deben ser compatibles en términos de grupo sanguíneo y grupos de histocompatibilidad para reducir el riesgo de rechazo.

El cumplimiento de los pacientes con el tratamiento inmunosupresor de por vida y el programa de rehabilitación de larga duración son clave para lograr una recuperación funcional exitosa. Además de una cuidadosa evaluación médica previa al trasplante, que comprenda estudios mor-

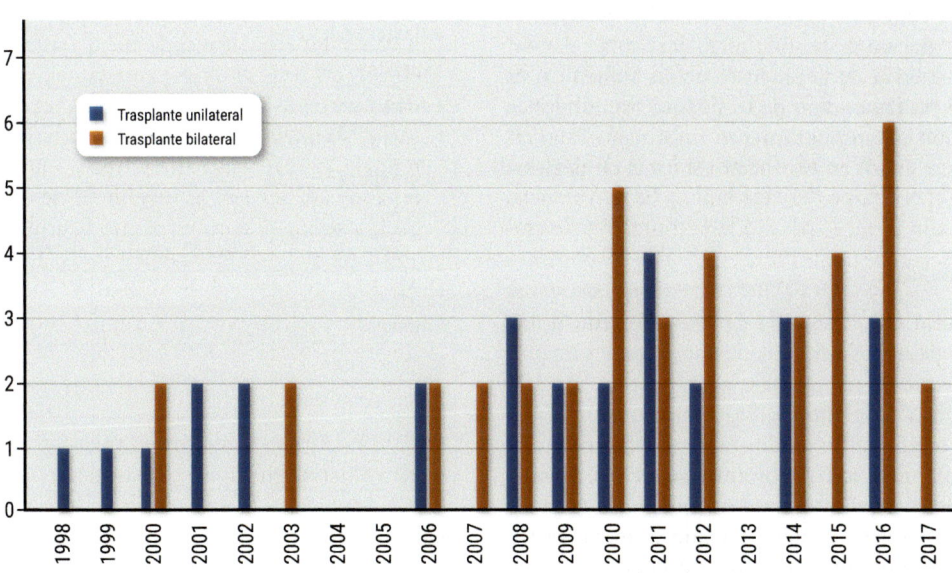

Figura 79-36. Evolución en el tiempo de los alotrasplantes de tejido compuesto de extremidades superiores comunicados al Registro Internacional de Trasplantes de Mano y Tejidos Compuestos (IRHCTT).

fológicos específicos, evaluación inmunológica y quirúrgica, reviste suma importancia una evaluación psicosocial previa al trasplante. Se debe explorar la historia psiquiátrica pasada y presente, incluyendo ansiedad, fobias, insomnio, pesadillas, adicciones, delirios, rasgos de personalidad, depresión y riesgo de suicidio. La depresión reactiva debido a una lesión compleja no excluye el trasplante, pero otras formas de depresión deben ser cuidadosamente evaluadas.

Establecer la capacidad del paciente para proporcionar un consentimiento válido para el trasplante de tejido compuesto es un elemento clave de la evaluación psicológica. El paciente debe entender los riesgos de la cirugía, los riesgos del tratamiento inmunosupresor crónico y la demanda de rehabilitación durante la vida posterior al trasplante. Es importante saber si el candidato tiene expectativas realistas sobre el trasplante. Así, es fundamental saber qué espera el paciente obtener de la cirugía, incluyendo una función mejorada, disminución del dolor, recuperación de la integridad corporal, y determinar si estas expectativas son realistas frente a los riesgos asociados.

Es deber del equipo de trasplante proporcionar al paciente información completa para apoyar su decisión de proceder con una reconstrucción alogénica o no. La información proporcionada a los candidatos y sus familiares debe detallar los riesgos de la cirugía y la anestesia, junto con los riesgos de pérdida del injerto y la posibilidad de retrasplante, complicaciones potenciales relacionadas con medicamentos, malignidades, infecciones y efectos psicológicos a largo plazo. Los pacientes pueden sentirse abrumados por la gran cantidad de información médica proporcionada, y no ser conscientes del potencial interés mediático en su experiencia personal. El debate sobre los resultados probables, así como el proceso para la cirugía y rehabilitación, debe ser objetivo, preciso y equilibrado y evitar la exageración. Se necesitan discusiones iterativas para asegurar que el paciente comprende las implicaciones de la cirugía durante múltiples visitas previas al trasplante.

Los candidatos para trasplante de extremidades deben haber agotado las opciones terapéuticas respecto al tratamiento de rehabilitación y la gestión protésica antes de considerar el trasplante. Dado que no es posible establecer una relación riesgo/beneficio objetiva de la reconstrucción alogénica, es responsabilidad ética del equipo de trasplante proporcionar una documentación de consentimiento informado integral para que el paciente ayude en el proceso de toma de decisiones (**Tabla 79-2**).

Procedimiento quirúrgico

La cirugía se realiza bajo anestesia general y puede durar varias horas. Los cirujanos deben conectar cuidadosamente arterias, venas, nervios y tejidos para asegurar una función óptima del miembro trasplantado. La técnica quirúrgica es muy similar al procedimiento de una extremidad amputada previa a su reimplantación. No obstante, reduce la dificultad técnica el hecho de que se emplea una extremidad de cadáver, que se amputa al nivel exacto que se precisa para adaptarse a la zona donde se fijará y teniendo en cuenta su adaptación a las estructuras y forma del muñón en el que se pretenda colocar el trasplante.

- *Preparación de receptor y donante.* Para la ejecución del trasplante, es recomendable la división del equipo quirúrgico en dos equipos: uno se encargará de preparar el aloinjerto o los aloinjertos, localizando y exponiendo las estructuras óseas, musculares y neurovasculares, y el otro preparará la zona o las zonas receptoras. Las extremidades del donante suelen ser reemplazadas por prótesis cosméticas para evitar su «desfiguración».
- *Huesos.* Los muñones óseos son osteotomizados para adecuar su longitud y adaptarlos para optimizar las superficies de contacto. Luego se unen utilizando tornillos y placas de osteosíntesis.
- *Vasos sanguíneos.* Se identifican y suturan las arterias y venas principales mediante técnicas de microcirugía para restablecer el flujo sanguíneo en el brazo trasplantado. La revascularización adecuada es esencial para garantizar la viabilidad del trasplante.
- *Tendones y músculos.* Se identifican y suturan los tendones y músculos principales, lo que permitirá recuperar la continuidad de estas estructuras anatómicas en la extremidad, con el potencial de recuperar movilidad y función.
- *Nervios.* Los nervios principales se identifican y se suturan juntos utilizando técnicas de microcirugía. Esto permitirá la transmisión de señales desde y hacia el cerebro; con el tiempo y la rehabilitación, el receptor podría recuperar sensación y movimiento en el brazo trasplantado.
- *Piel.* Finalmente, la piel del brazo trasplantado se sutura al brazo del receptor, cerrando el sitio de la cirugía.

Tabla 79-2. Características de los receptores en el trasplante de miembro superior	
Edad (años)	34 (8-67)
Género (M/F)	55/11
Tiempo desde la amputación	2 meses-34 años
Causas de la amputación (%)	
Aplastamiento	24,2
Explosión	20,8
Corte limpio	23
Descarga eléctrica	17
Quemadura	7,5
Infección	7,5
Nivel de amputación (%)	
Muñeca	21,5
Palmar	19,4
Metacarpiano	3,2
Antebrazo distal	17,2
Antebrazo medio	11,8
Antebrazo proximal	16,1
Codo	1,1
Brazo distal	1,1
Brazo medio	5,4
Brazo proximal	3,2

Inmunosupresión

Para prevenir el rechazo del trasplante, los receptores deben tomar medicamentos inmunosupresores de por vida. Estos medicamentos suprimen el sistema inmunitario, lo que reduce el riesgo de rechazo, pero también aumenta la susceptibilidad a infecciones. A pesar de la terapia inmunosupresora sostenida, la mayoría de los receptores (87,8 %) experimentan episodios de rechazo agudo (en el lapso de 0 a 12 meses). Además, el 13,4 % de los pacientes con trasplante de extremidad superior desarrolla signos de rechazo crónico o vasculopatía del injerto según estudios recientes.

La falta de inmunosupresión parece ser la principal causa, sobre todo debido a la falta de cumplimiento del tratamiento inmunosupresor. Sin embargo, el riesgo de deterioro tardío o pérdida del injerto puede persistir a pesar de la inmunosupresión óptima. Los datos recopilados muestran que los receptores de aloinjertos de mano tienden a desarrollar trastornos metabólicos, infecciones oportunistas y patologías malignas. El IRHCTT informa una tasa de supervivencia en pacientes sometidos a trasplantes de miembros superiores del 96,7 % a los 10 años. La supervivencia del trasplante es actualmente del 86,6 % a los 10 años. Algunos intentos de reconstruir grandes defectos corporales, como trasplantes combinados de cara y mano o trasplante de cuatro extremidades, no han tenido éxito hasta ahora debido a infecciones graves y fallo quirúrgico (**Tabla 79-3**).

Rehabilitación

La rehabilitación es esencial para que el receptor recupere la función y la movilidad del miembro trasplantado. Se requiere fisioterapia sostenida a largo plazo antes de la recuperación funcional, que también está influenciada por el nivel de amputación y el punto de seguimiento. Todos los pacientes trasplantados en revisiones recientes han reportado recuperación de sensación protectora, el 91 % de ellos sensación táctil y el 82 % cierto grado de sensación discriminativa. Esto puede permitirles recuperar la independencia en actividades diarias, como vestirse, afeitarse, conducir, montar motocicletas, escribir y retomar la actividad laboral.

Trasplante de extremidades inferiores

El trasplante de extremidades inferiores es un procedimiento médico extremadamente complejo y poco común que implica la sustitución de ambas piernas de un paciente con las piernas de un donante fallecido.

El trasplante de piernas se realiza en casos muy específicos, generalmente cuando un paciente ha perdido ambas piernas debido a lesiones traumáticas graves, amputaciones, enfermedades vasculares o malformaciones congénitas, y no puede beneficiarse de prótesis convencionales u otros tratamientos. No obstante, en el momento actual, su indicación se encuentra restringida por las tasas de complicaciones que se prevén asociadas al procedimiento.

El procedimiento requiere un equipo médico altamente especializado y multidisciplinario, que involucra cirujanos vasculares, ortopedistas, anestesiólogos y otros profesionales

Tabla 79-3. Complicaciones en el trasplante de miembro superior (en porcentaje)

	1er año postrasplante	2º año en adelante
Infecciones oportunistas		
Bacteriana	32	7,7
Citomegalovirus	12	1,5
Herpes simple	6	–
Herpes zóster	2	9,2
Virus de Epstein-Barr	–	1,5
Fúngica	12	1,5
Complicaciones metabólicas		
Diabetes postrasplante	42	23
Aumento de creatinina	25	26
Hipertensión arterial	6	11
Enfermedad maligna		
	2	3

de la salud. También implica la necesidad de una rigurosa evaluación de los donantes y receptores y una cuidadosa compatibilidad inmunológica para disminuir el riesgo de rechazo, así como un seguimiento a largo plazo para garantizar el éxito del procedimiento y la salud continua del receptor.

Después del trasplante, el paciente debe someterse a un riguroso proceso de rehabilitación y tomar medicamentos inmunosupresores para prevenir el rechazo del órgano. El éxito de un trasplante de piernas a menudo depende de la adaptación del paciente a su nueva extremidad, así como de la capacidad para recuperar la funcionalidad y la movilidad.

Es importante destacar que los trasplantes de piernas son procedimientos extremadamente costosos y que implican un riesgo mayor que los de extremidad superior, y se reservan para situaciones excepcionales en las que otras opciones de tratamiento no son viables. Además, la disponibilidad de este tipo de trasplantes puede variar según la ubicación geográfica y la infraestructura médica del lugar. Se cree que el mayor aporte de tejido que conlleva el trasplante de miembros inferiores puede generar una respuesta antigénica mayor, precisando dosis de inmunosupresores mayores y, por lo tanto, más cantidad de efectos secundarios.

Rechazo en trasplantes de extremidades

El rechazo en los trasplantes de extremidades, al igual que en otros tipos de trasplantes de órganos y tejidos, es uno de los principales inconvenientes. El rechazo ocurre cuando el sistema inmunitario del receptor reconoce el tejido trasplantado como un agente extraño y comienza a atacarlo.

El rechazo en los trasplantes de extremidades puede ser de dos tipos principales: rechazo hiperagudo y rechazo crónico.

- *Rechazo hiperagudo.* Este tipo de rechazo ocurre poco después del trasplante y generalmente se debe a una respuesta inmunitaria preexistente del receptor contra el tejido trasplantado. Puede resultar en daño grave al tejido y la pérdida inmediata de la extremidad trasplantada.

- *Rechazo crónico.* El rechazo crónico se desarrolla con el tiempo y puede ser más sutil. Implica una respuesta inmunitaria continua contra el tejido trasplantado, lo que puede llevar a un deterioro gradual de la función de la extremidad trasplantada.

Para prevenir el rechazo, los pacientes receptores de trasplantes de extremidades deben tomar medicamentos inmunosupresores de manera continua. Estos medicamentos suprimen el sistema inmunitario para evitar que ataque el tejido trasplantado. Sin embargo, la inmunosupresión constante puede aumentar el riesgo de infecciones, tumores y otros efectos secundarios.

Los pacientes con trasplante de extremidades requieren un seguimiento médico estrecho para detectar signos de rechazo, como inflamación, cambios en la piel, dolor o disminución de la función mediante pruebas de laboratorio y biopsias periódicas para evaluar la salud de la extremidad trasplantada.

Es esencial que los pacientes comprendan la importancia de tomar sus medicamentos inmunosupresores según lo prescrito y estén alerta ante cualquier signo de rechazo.

En casos graves de rechazo o deterioro de la extremidad trasplantada, puede ser necesario considerar otras opciones, como un nuevo trasplante, una prótesis o el uso de otras técnicas de reconstrucción.

Los trasplantes de extremidades son procedimientos de gran complejidad que pueden mejorar significativamente la calidad de vida de las personas que han sufrido amputaciones graves. Sin embargo, el rechazo es una preocupación continua que requiere atención y manejo cuidadoso por parte del equipo médico y del receptor. La educación, la adherencia a la medicación y el seguimiento médico son fundamentales para disminuir el riesgo de rechazo y lograr resultados exitosos.

Últimos avances

La investigación médica continúa buscando formas de reducir el riesgo de rechazo y mejorar la eficacia de los trasplantes de extremidades. Se están desarrollando terapias y tratamientos más específicos y personalizados.

Los últimos avances en el trasplante de extremidades han mejorado significativamente la viabilidad y la eficacia de estos procedimientos:

- *Avances en inmunosupresión.* Se han desarrollado medicamentos inmunosupresores más efectivos y específicos para reducir el riesgo de rechazo y los efectos secundarios.
- *Tecnología de reconexión nerviosa.* Las técnicas de reconexión nerviosa han mejorado la capacidad de recuperación sensorial y motora del miembro trasplantado.
- *Impresión 3D de prótesis personalizadas.* La impresión 3D ha permitido la creación de prótesis personalizadas que consiguen una mejor adaptación al receptor, optimizando la funcionalidad y la comodidad.

- *Terapia génica.* La terapia génica se está investigando para mejorar la tolerancia inmunológica y reducir la necesidad de medicamentos inmunosupresores de por vida.

En resumen, el trasplante de extremidades ha recorrido un largo camino desde sus comienzos en la antigüedad hasta convertirse en una opción viable para muchas personas que han perdido una extremidad debido a lesiones o enfermedades. Con los últimos avances en la tecnología médica y quirúrgica, es probable que el campo continúe avanzando y mejorando la calidad de vida de los receptores de trasplantes de extremidades.

CONCLUSIONES

Las dos ramas del alotrasplante clínico (tejidos compuestos y órganos) se iniciaron juntas hace 60 años, con los trabajos de Peacock y Murray. Sin embargo, estas ramas divergieron, progresando enormemente el trasplante de órganos y desapareciendo los trasplantes de tejidos compuestos durante varias décadas hasta finales de los años noventa.

Una de las principales diferencias existentes entre ambas ramas es que los órganos trasplantados son estructuras que mantienen con vida al paciente, por lo que cualquier efecto secundario o daño colateral puede estar justificado, mientras que la gran mayoría de los trasplantes de extremidades buscan mejorar la calidad vida. Esto hace que resulte mucho más complicado justificar la indicación de los trasplantes de tejidos compuestos, ya que lograr esa mejora de la calidad de vida se acompaña de un riesgo vital añadido, que, en función de la situación del paciente, suele ser inasumible. De hecho, todavía es necesario alcanzar consensos definitivos en la comunidad médica sobre los defectos físicos en los que puede estar justificado realizar una reconstrucción con un alotrasplante, habiéndose propuesto principalmente: deformaciones faciales con limitación de más de dos áreas esteticofuncionales y amputaciones bilaterales de extremidades superiores.

Además, al tratarse de alotrasplantes externamente visibles, acompañados de connotaciones emocionales, estos procedimientos pueden generar problemas de identidad o de adaptación psicológica en los pacientes. Estos ámbitos continúan despertando gran controversia, y a medida que los detalles técnicos y el manejo inmunológico va mejorando, nuevos documentos de consenso continúan tratando de abordar los aspectos éticos y seleccionar las indicaciones adecuadas.

En los primeros años de los alotrasplantes reconstructivos parecía considerarse que cualquier tipo de trasplante era posible. Las limitaciones parecían encontrarse únicamente en el aspecto técnico, mientras que el ámbito de la inmunosupresión se consideraba un problema ya solucionado. Sin embargo, los problemas comunicados durante los seguimientos de los primeros pacientes intervenidos y los casos recientes de trasplantes combinados y trasplantes de grandes cantidades de tejido han demostrado que todavía existen importantes limitaciones, tanto técnicas como inmunológicas. Los trasplantes combinados de cara y manos han terminado en fallecimiento de los pacientes o en la pérdida de los aloinjertos. Los trasplantes masivos como el de cuatro extremidades han acabado en la muerte del paciente. Por otra parte, el único trasplante de piernas realizado se complicó con la aparición de un linfoma en relación con el tratamiento inmunosupresor.

Los avances en el campo de la inmunología resultarán vitales para la progresión de los ATC, y tendrán la capacidad de cambiar drásticamente el campo de la cirugía reconstructiva. Como conclusión, los ATC poseen una interesante historia de un largo período de quiescencia, seguido de un renacimiento reciente y unas aplicaciones clínicas de ciencia ficción que –si la evolución de las terapias inmunosupresoras lo permite– podrían convertirse en un futuro en el tratamiento estándar para muchos tipos de mutilaciones. Sin

embargo, los avances en el campo de la ingeniería tisular, un terreno que no deberá superar las barreras de la tolerancia inmunológica, podría conseguir desbancar el futuro papel que los ATC podrían haber tenido en el ámbito de la cirugía reconstructiva.

Si bien se han logrado avances notables, los desafíos médicos, éticos y legales que rodean a estas intervenciones médicas aún requieren una atención constante. A medida que se avanza hacia un futuro en el que la pérdida de extremidades ya no será una limitación insuperable para aquellos que la experimentan, es fundamental que la comunidad médica, científica y ética continúe trabajando de forma conjunta para abordar estos desafíos y proporcionar soluciones efectivas a quienes necesitan restaurar su movilidad y funcionalidad.

BIBLIOGRAFÍA CONSULTADA

Adani R, Marcoccio I, Castagnetti C et al. Long-term results of replantation for complete ring avulsion amputations. Ann Plast Surg 2003; 51: 564-8; discussion 569.

Belter JT, Segil JL, Dollar AM, Weir RF. Mechanical design and performance specifications of anthropomorphic prosthetic hands: a review. J Rehabil Res Dev 2013; 50: 599-618.

Bolado P, Bonastre Juliá J, Landín L. Principles of osteosynthesis. En: Marré D, ed. Fundamental topics in plastic surgery. New York: Thieme, 2018; p. 113-26.

Bonastre Juliá J, Ojeda Regidor Á, Martínez-Méndez J et al. Clinical outcomes in ring avulsion fingers and systematic review of the literature. Ann Plast Surg 2020; 85: 631-7.

Borel JF, Kis ZL. The discovery and development of cyclosporine (sandimmune). Transplant Proc 1991; 23: 1967.

Brown M, Lu Y, Chung KC et al. Annual hospital volume and success of digital replantation. Plast Reconstr Surg 2017; 139: 672-80.

Camporro Fernández D, Barrio L, García del Pozo E et al. Principios de evaluación y resultados funcionales en los reimplantes de miembro superior. Cir Plast Iberolatinoam 2012; 38: 247-56.

Cavadas PC, Landin L, Ibáñez J. Bilateral hand transplantation: result at 20 months. J Hand Surg Eur Vol 2009; 34: 434-43.

Cavadas PC, Landin L, Navarro-Monzones A et al. Salvage of impending replant failure by temporary ectopic replantation: a case report. J Hand Surg Am 2006; 31: 463-7.

Cavadas PC, Landin L, Thione A. Secondary ectopic transfer for replantation salvage after severe wound infection. Microsurgery 2011; 31: 288-92.

Cavadas PC, Landin L, Thione A et al. The Spanish experience with hand, forearm and arm transplantation. Hand Clin 2011; 27: 443-53.

Cavadas PC, Thione A, Blanes M et al. Primary central nervous system post-transplant lymphoproliferative disease in a bilateral transfemoral lower extremity transplantation recipient. Am J Transplant 2015; 15: 2758-61.

Cavadas PC, Thione A, Carballeira A et al. Bilateral transfemoral lower extremity transplantation: result at 1 year. Am J Transplant 2013; 13: 1343-9.

Chen ZW, Yu HL. Current procedures in China on replantation of severed limbs and digits. Clin Orthop Relat Res 1987; 215: 15-23.

Cho E, Chen R, Merhi LK et al. Force myography to control robotic upper extremity prostheses: a feasibility study. Front Bioeng Biotechnol 2016; 4: 18.

Cho HE, Zhong L, Kotsis SV et al. Finger replantation optimization study (front): update on national trends. J Hand Surg Am 2018; 43: 903-12.

Chung KC, Yoon AP, Malay S et al. Patient-reported and functional outcomes after revision amputation and replantation of digit amputations: the franchise multicenter international retrospective cohort study. JAMA Surg 2019; 154: 637-46.

Cordella F, Ciancio AL, Sacchetti R et al. Literature review on needs of upper limb prosthesis users. Front Neurosci 2016; 10: 209.

Devauchelle B, Badet L, Lengele B et al. First human face allograft: early report. Lancet 2006; 368: 203.

Dhillon GS, Lawrence SM, Hutchinson DT, Horch KW. Residual function in peripheral nerve stumps of amputees: implications for neural control of artificial limbs. J Hand Surg Am 2004; 29: 605-15.

Dohnalek P, Gajdos P, Peterek T. Human activity recognition on raw sensors data via sparse approximation. Proceedings of the 36th International Conference on Telecommunications and Signal Processing (Rome), 2013; p. 700-3.

Dubernard JM, Owen E, Lefrancois N et al. First human hand transplantation. Case report. Transplant Int 2000; 13: S521.

Fougner A, Stavdahl O, Kyberd PJ, Losier YG, Parker P. Control of upper limb prostheses: terminology and proportional myoelectric control: a review. IEEE Trans Neural Syst Rehabil Eng 2012; 20: 663-77.

Frontera WR, Silver JK. Fondamenti di medicina fisicae riabilitativa. Rome: Verducci Editore, 2014.

Fumero R, Costantino ML. Organi artificiali. En: Storia della bioingegneria. Bologna: Patron, 2001; p. 341-65.

García-Bernal FJ, Zayas P, Regalado J et al. Colgajo microquirúrgico de músculo gracilis para cobertura de palma y dorso de mano tras revascularización. Rev Iberoam Cir Mano 2015; 43: 38-42.

Gibson T, Medawar PB. Fate of skin homografts in man. J Anat 1942; 77: 299.

Gilbert R. Hand transplanted from cadaver is reamputated. Med Trib Med News 1964: 5: 23.

Gilbert R. Transplant is successful with a cadaver forearm. Med Trib Med News 1964; 5: 20.

González DS, Castellini C. A realistic implementation of ultrasound imaging as a human-machine interface for upper limb amputees. Front Neurorobot 2013; 7: 17.

Goto T, Kino T, Hatanaka H et al. Discovery of FK-506, a novel immunosuppressant isolated from Streptomyces tsukubaensis. Transplant Proc 1987; 19: 4.

Graham B, Adkins P, Tsai TM et al. Major replantation versus revision amputation and prosthetic fitting in the upper extremity: a late functional outcomes study. J Hand Surg Am 1998; 23: 783-91.

Guimberteau JC, Baudet J, Panconi B et al. Human allotransplant of a digital flexion system vascularized on the ulnar pedicle: a preliminary report and 1-year follow-up of two cases. Plast Reconstr Surg 1992; 89: 1135.

Hattori Y, Doi K, Ikeda K et al. A retrospective study of functional outcomes after successful replantation versus amputation closure for single fingertip amputations. J Hand Surg Am 2006; 31: 811-8.

Higgins JP. Ectopic banking of amputated parts: a clinical review. J Hand Surg Am 2011; 36: 1868-76.

Hustedt JW, Bohl DD, Champagne L. The detrimental effect of decentralization in digital replantation in the united states: 15 years of evidence from the national inpatient sample. J Hand Surg Am 2016; 41: 593-601.

Kahan BD. Cosmas and Damien revisited. Transplant Proc 1983; 15: 2211.

Kwon GD, Ahn BM, Lee JS et al. The effect of patient age on the success rate of digital replantation. Plast Reconstr Surg 2017; 139: 420-6.

Landin L, Bolado P, Gajete MA et al. Algorithmic surgical enhancement of function after finger revascularisation. Indian J Plast Surg 2016; 49: 239-44.

Landin L, Cavadas PC, Nthumba P et al. Preliminary results of bilateral arm transplantation. Transplantation 2009; 88: 749-51.

Lefevre Y, Mallet C, Ilharreborde B et al. Digital avulsion with compromised vascularization: study of 23 cases in children. J Pediatr Orthop 2011; 31: 259-65.

Martínez-Valle E, Lagares-Borrego A, Gacto-Sánchez P et al. Reimplante de pulgar: casuística del Hospital Universitario Virgen del Rocío (Sevilla) entre los años 2005-2010. Cir Plast Iberolatinoam 2013; 39: 225-30.

Merrill JP, Murray JE, Harrison JH et al. Successful homotransplantations of the human kidney between identical twins. JAMA 1956; 160: 277.

Merrill JP, Murray JE, Harrison JH et al. Successful homotransplantations of the kidney between non-identical twins. N Engl J Med 1960; 262: 1251.

Merrill JP, Murray JE, Takacs F. Successful transplantation of kidney from a human cadaver. JAMA 1963; 185: 347.

Murray JE. Organ transplantation (skin, kidney, heart) and the plastic surgeon. Plast Reconstr Surg 1971; 47: 425.

Murray JE, Balankura O, Greenburg JB et al. Reversibility of the kidney homografts by immunosuppressive drug therapy. N Engl J Med 1963; 268: 1315.

Ortiz-Catalan M, Hakansson B, Branemark R. An osseointegrated human-machine gateway for long-term sensory feedback and motor control of artificial limbs. Sci Transl Med 2014; 6: 257re6.

Pasquina PF, Evangelista M, Carvalho AJ et al. First-in-man demonstration of a fully implanted myoelectric sensors system to control an advanced electromechanical prosthetic hand. J Neurosci Methods 2015; 244: 85-93.

Peacock E, Madden JW. Human composite flexor tendon allografts. Ann Surg 1967; 166: 624.

Peacock EE Jr. Restoration of finger flexion with homologous composite tissue tendon grafts of the digital flexor mechanism in human beings. Trans Bull 1960; 7: 418.

Peacock K, Tsai TM. Comparison of functional results of replantation versus prosthesis in a patient with bilateral arm amputation. Clin Orthop Relat Res 1987: 214: 153-9.

Pet MA, Morrison SD, Mack JS et al. Comparison of patient-reported outcomes after traumatic upper extremity amputation: replantation versus prosthetic rehabilitation. Injury 2016; 47: 2783-8.

Raspopovic S, Capogrosso M, Petrini FM et al. Restoring natural sensory feedback in real-time bidirectional hand prostheses. Sci Transl Med 2014; 6: 222ra19.

Rosales RS, Landin L, Corella F. Hand surgery in Spain. J Hand Surg Eur Vol 2019; 44: 332-4.

Ruiz-Alonso E, García-Cano P, Rodríguez-Vegas M et al. Diferencias epidemiológicas, quirúrgicas y terapéuticas en reimplantes de miembro superior en pacientes pediátricos. Cir Plast Iberolatinoam 2017; 43: s107-15.

Safa B, Greyson MA, Eberlin KR. Efficiency in replantation/revascularization surgery. Hand Clin 2019; 35: 131-41.

Scott RN, Parker PA. Myoelectric prostheses: state of the art. J Med Eng Technol 1988; 12: 143-51.

Sebastin SJ, Chung KC. A systematic review of the outcomes of replantation of distal digital amputation. Plast Reconstr Surg 2011; 128: 723-37.

Shores JT, Brandacher G, Lee WP. Hand and upper extremity transplantation: an update of outcomes in the worldwide experience. Plast Reconstr Surg 2015; 135: 351e.

Tark KC, Kim YW, Lee YH et al. Replantation and revascularization of hands: clinical analysis and functional results of 261 cases. J Hand Surg Am 1989; 14: 17-27.

Thuong M, Petruzzo P, Landin L et al. Vascularized composite allotransplantation –a Council of Europe position paper. Transpl Int 2019; 32: 233-40.

Urbaniak JR, Evans JP, Bright DS. Microvascular management of ring avulsion injuries. J Hand Surg Am 1981; 6: 25-30.

Ustuner ET, Zdichavsky M, Ren X et al. Long-term composite tissue allograft survival in a porcine model with cyclosporine/mycophenolate mofetil therapy. Transplantation 1998; 66: 1581.

Wei FC, Chang YL, Chen HC et al. Three successful digital replantations in a patient after 84, 86, and 94 hours of cold ischemia time. Plast Reconstr Surg 1988; 82: 346-50.

Weinzweig N, Sharzer LA, Starker I. Replantation and revascularization at the transmetacarpal level: long-term functional results. J Hand Surg Am 1996; 21: 877-83.

Wininger M, Kim NH, Craelius W. Pressure signature of forearm as predictor of grip force. J Rehabil Res Dev 2008; 45: 883-92.

Yu JC, Shieh SJ, Lee JW et al. Secondary procedures following digital replantation and revascularisation. Br J Plast Surg 2003; 56: 125-8.

Ziegler-Graham K, MacKensie EJ, Ephraim PL, TravisonTG, Brookmeyer R. Estimating the prevalence of limb loss in the United States: 2005 to 2050. Arch Phys Med Rehabil 2008; 89: 422-9.

Zukoski C, Lee HM, Hume DM. The prolongation of functional survival of canine renal homografts by 6-mercaptopurine. Surg Forum 1960; 11: 470.

 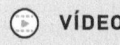

VÍDEOS

Trasplante de miembros *versus* prótesis sustitutivas. Una reflexión sobre el futuro de la inteligencia artificial

80

E. Moreno González

INTRODUCCIÓN

El trasplante de órganos sólidos, en casi cualquiera de sus variantes, se ha consolidado como un recurso terapéutico probado a pesar, claro está, de la preocupación inherente que dicho proceso conlleva en todos los estamentos sociales participantes: médicos, científicos, donantes, pacientes y familiares. Pero es fundamental no perder de vista que el fin último de todos ellos no es más que el de salvar la vida del paciente y, consecuentemente, mejorar su calidad de vida, entendida como una visión holística del «estar en el mundo», procurando y proveyendo de herramientas y modos que permitan a las personas dar cumplida cuenta de sus anhelos de salud, independencia, desarrollo y autonomía.

La inclusión del presente capítulo se hacía necesaria por cuanto se trata de una alternativa clínica y vital a los trasplantes de miembros que, gracias a la aportación de tecnología avanzada, ha dado como fruto la existencia de prótesis robóticas completamente funcionales.

Sin duda, el Dr. Hugh Herr es el gran exponente de estas *prótesis inteligentes*.

El texto que a continuación podrán leer no es más que una breve reflexión personal sobre lo que ha significado la irrupción de las prótesis biónicas en el mundo clínico y un homenaje directo al trabajo del Dr. Hugh Herr.

UNA REFLEXIÓN EN TORNO A HUGH HERR

En la magnífica exposición realizada en el capítulo 79 por los profesores Alessandro Thione, Enrique Salmerón González y Elena García Vilariño («Reimplantes, implantes y trasplantes en extremidades: historia y técnicas médicas») se ha puesto de manifiesto la importancia del restablecimiento anatómico de los pacientes que sufrieron la pérdida de una parte o de la totalidad de un miembro o, con menor frecuencia, de varios miembros. Lo deseable es la recuperación *in toto* de músculos, elementos vasculares y nerviosos y, por encima de todo, del esqueleto con sus puntos de unión protegidos por ligamentos, segmentos cartilaginosos, etcétera.

La investigación, como refiere con tanta claridad el Dr. Thione, basándose en su experiencia y en el análisis pormenorizado de la evolución en distintos centros, nos dirige, sin duda, a la consecución del trasplante como paradigma que restablezca la tan esperada normalidad en el paciente que bruscamente pierde una parte fundamental de su anatomía y que, a pesar de la posible reconstrucción, pasa por un período de rehabilitación e implante transitorio o definitivo de prótesis que le aproxima cada vez con más fuerza a la utilización de prototipos, olvidándose poco a poco de los indudables avances en el resultado del trasplante. Hace poco tiempo (2016), el investigador Hugh Herr recibió el premio Príncipe de Asturias de Investigación Científica y Técnica por su entrega al proyecto de desarrollo de prótesis inteligentes de tecnología avanzada, que dieron lugar a la demostración de cómo una persona sin miembros inferiores podía escalar montañas, deambular, bailar, etc., ejerciendo movimientos aún mejor coordinados que los dependientes del paciente traumatizado. Los resultados de estas prótesis que podemos denominar «inteligentes» han sido expuestos en distintos foros, con demostraciones en escenarios, convenciones, etc., haciéndonos partícipes de una investigación y unos resultados inverosímiles.

El planteo de trasplante de miembros *versus* prótesis no mantiene una discusión en busca de lo más conveniente para el paciente, porque como acabamos de mencionar todos los pacientes han de pasar por las mismas «horcas caudinas».

Un paciente que sufre una pérdida difícil de reparar como esta, en primer lugar se ha de curar de las heridas producidas mediante largas estancias en la UCI, con la incorporación de nefrólogos, expertos en enfermedades infecciosas, psiquiatras, psicólogos, rehabilitadores en general, etc., lo cual supone un largo período durante el cual recibe el entrenamiento y las enseñanzas para superar una pérdida anatómica.

Por otro lado, cuando se cumplen las condiciones más convenientes para indicar un trasplante de miembros, puede estudiarse junto con el enfermo, cuidadores, familiares, más allegados, etc., el protocolo de actuación, que incluye estudios genéticos y, por supuesto, anatómicos en sus mínimos detalles, buscando las mayores posibilidades de unión entre donante y receptor. No son infrecuentes en el planteamiento terapéutico el acortamiento de la longitud del miembro, la necesidad de injertos vasculares que pueden evolucionar hacia la trombosis e infecciones concomitantes que pueden evolucionar hacia el fallo multiorgánico.

Con independencia de lo expuesto, el factor de mayor importancia es, sin duda, el tratamiento inmunosupresor, toda vez que obliga a instaurar una terapéutica multifacética, no siempre bien tolerada, lo cual aumenta el riesgo de infec-ciones, osteoporosis, alteraciones hemodinámicas, etc., que pueden hacer fracasar el intento de trasplante.

Nos queda un sueño relativo entre trasplante *versus* prótesis que es la evolución positiva de los prototipos en un futuro relativamente próximo diseñados por inteligencia artificial. ¿Cambiará entonces el paciente la intervención quirúrgica de trasplante por una prótesis? A todo esto, habría que añadir que la decisión del paciente puede ser diferida y mantener, de esta forma, la indicación de trasplante para más tarde.

Trasplante de cara

81

J. P. Barret Nerín

INTRODUCCIÓN

El trasplante facial es un nuevo logro de la medicina de trasplantes y la cirugía plástica reconstructiva microvascular. Durante los últimos años se ha registrado una importante actividad en la especialidad de cirugía plástica y reparadora. En particular, se ha producido una auténtica revolución en la reconstrucción. El sueño no tan antiguo de la cirugía reparadora, a saber, la sustitución de partes dañadas del cuerpo por nuevos tejidos preformados indemnes se ha hecho realidad. El desarrollo de técnicas dirigidas al trasplante de tejidos compuestos vascularizados (VCA, *composite vascularised allografts*) ha proporcionado una nueva herramienta robusta para la reconstrucción de deformidades que, no hace tanto tiempo, era imposible de conseguir. La historia, el desarrollo y los intentos clásicos de VCA no son nuevos. Hace más de cuatro décadas, unos médicos de Ecuador intentaron el trasplante de una extremidad de la mano. El trasplante fracasó, pero el sueño sobrevivió.

El desarrollo en las últimas décadas de técnicas de trasplante de tejidos compuestos ha abierto una nueva era en la cirugía reparadora y también en la cirugía de los trasplantes. La reconstrucción de pérdidas de tejidos y partes anatómicas como los defectos faciales complejos y amputaciones de extremidades es uno de los procedimientos más desafiantes y difíciles de la cirugía plástica y reparadora. La mayoría de los cirujanos reconstructores y diferentes asociaciones médicas consideran que la microcirugía reparadora es uno de los avances más significativos de las últimas décadas. En este momento, el VCA es el último avance de la microcirugía reparadora y representa el más alto nivel de la pirámide reconstructora con resultados esperables superiores a las reconstrucciones clásicas[1]. La historia de los VCA revela que las aplicaciones clínicas del trasplante de órganos sólidos han precedido durante muchas décadas a las primeras aplicaciones clínicas de los VCA. Este tipo de trasplantes está considerado, en la mayoría de las ocasiones, como un procedimiento no vital que incluye diferentes tejidos blandos, cada uno de ellos con implicaciones inmunogénicas diferentes.

Esta heterogeneidad en su composición produce, en teoría, una respuesta inmunitaria más significativa cuando se compara a la de los órganos sólidos[2].

Trasplantes de aloinjertos de la articulación de la rodilla, mano unilateral, mano bilateral, brazos, cara parcial y total, laringe, pared abdominal, genitales externos y útero se han realizado con éxito y son ya una realidad. La mayoría de ellos se han practicado en pacientes afectados de defectos graves de partes anatómicas u órganos no vitales. En todos esos casos, los defectos no podían ser reconstruidos de manera funcional y estética de manera satisfactoria con técnicas convencionales[3,4].

Los resultados anteriormente descritos posicionan el trasplante de cara no como una abstracción sino como una realidad. Esta realidad ya ha sido aplicada con éxito en los últimos tiempos, y siempre con un mensaje claro de cautela y de finalidad última para aquellos casos desesperados.

La desfiguración facial es la minusvalía física más devastadora de todas las que conoce el ser humano. En la mayoría de los casos esta desfiguración produce depresión, aislamiento social e incluso riesgo de suicidio. Paradójicamente, la desfiguración facial no provoca la simpatía ni la compasión que genera un miembro amputado, unas muletas o una silla de ruedas, sino que despierta una sensación común de ansiedad, rechazo, miedo, y la necesidad de volver invisible aquello que no queremos ver. Las palabras de los pacientes afectos por esta patología son suficientemente descriptivas: sentimientos de «rechazo», «miedo a salir a la calle por ser feo, por ser mirado con odio», increpaciones por la sociedad de tipo «cómo se atreve a salir así a la calle».

La mirada del otro hace que la función social de aquellos afectados de una desfiguración facial se haga muy difícil, sino imposible[4,5].

Los métodos habituales de cirugía reparadora en pacientes afectados de desfiguración facial grave incluyen la reparación o el traslado de tejidos vecinos a la zona afecta, transferencias de tejidos del propio paciente con técnicas de microcirugía, uso de prótesis y biomateriales. Sin lugar a duda, los mejores resultados se obtienen cuando se puede usar tejidos de la zona colindante en la cara. No obstante, en los casos en que la desfiguración es muy grave, estos tejidos no existen o están muy deteriorados, por lo que se debe recurrir a otro tipo de técnicas, las cuales producen unos resultados dispares y muchas veces muy lejos del objetivo deseado: la restitución *ad integrum* de la apariencia, de la función y de la calidad de vida. Este tipo de reconstrucciones solo rellenan el defecto y proveen al paciente de una apariencia muy pobre, la cual no aleja esos sentimientos de rechazo, aislamiento o ansiedad. En muchas ocasiones, los pacientes requieren numerosas intervenciones quirúrgicas para acercarse al ideal buscado (en algunos casos hasta 100 intervenciones en períodos de 10-20 años) sin conseguir nunca el objetivo deseado.

El trasplante de cara es una alternativa excelente a los tratamientos habituales para los pacientes que sufren una deformidad muy grave del rostro. Su aplicación en casos seleccionados se ha convertido en una revolución en la cirugía reparadora, similar a la que los trasplantes de órganos sólidos significaron en los pacientes afectos de insuficiencia o fallo terminal de los órganos implicados, provocando las mismas demandas técnicas y las mismas preguntas científicas y sociales.

El trasplante de cara permite reconstruir las zonas desfiguradas con tejido facial sano (idéntico a los tejidos del paciente trasplantado) y obtener un resultado inmejorable al no tener ninguna de las desventajas de las técnicas habituales clásicas. Todos los tejidos cicatriciales y deformados del paciente son extirpados y reemplazados por tejidos idénticos, esperándose un resultado excelente tanto funcional como en la apariencia en un período de 1 a 2 años (cuando se espera un retorno significativo motor y sensitivo).

En muchos aspectos, las técnicas necesarias para trasplantar una cara, como anastomosar vasos y nervios, unir músculos, huesos, piel, etc., se realizan a diario en los procedimientos habituales de microcirugía reparadora y de cirugía plástica craneofacial. Estas técnicas se practican en muchos centros en el mundo y se han desarrollado y perfeccionado en los últimos 20 años.

Los resultados de los trasplantes de cara realizados en el mundo y también en España (resumidos en los siguientes apartado) dan soporte científico y ético a los programas de VCA facial ayudando a muchos pacientes afectos de deformidades gravísimas, los cuales no tienen esperanza en el momento actual con las técnicas habituales[4,6].

De forma similar a lo aprendido en muchas otras disciplinas de trasplante y cirugía plástica, el desarrollo de programas de trasplante facial exige un sólido enfoque de equipo, la creación de un equipo multidisciplinar que implique a todos los especialistas necesarios y diversos para elaborar un protocolo seguro y un equipo experimentado que garantice la excelencia en los resultados. Este equipo multidisciplinar está formado por todas las disciplinas habitualmente involucradas en la medicina de trasplantes (cirujanos, inmunólogos, especialistas en enfermedades infecciosas, especialistas en enfermedades renales), pero debería incluir también a profesionales sanitarios experimentados más implicados en el escenario plástico y reconstructivo, a saber, especialistas en rehabilitación, fisioterapeutas, terapeutas ocupacionales, psicólogos, psiquiatras y trabajadores sociales. Los procedimientos de VCA deben organizarse en centros terciarios con un fuerte compromiso con la cirugía y la medicina de trasplantes. Tales instituciones tienen en común el laboratorio, los servicios clínicos y las unidades de investigación necesarios para llevar a cabo esta nueva disciplina clínica[4,7,8].

HISTORIA RECIENTE DEL TRASPLANTE DE CARA

La historia moderna del VCA comenzó en 1998, cuando se hizo realidad el primer trasplante de mano humana[3]. Pocos años después, en 2005, Dubernard y Devauchelle realizaron con éxito el primer trasplante parcial de cara humana en Francia[9,10]. No obstante, la historia, el desarrollo y los intentos clásicos de VCA no son nuevos. Hace más de cuatro décadas, unos médicos de Ecuador intentaron el trasplante de una extremidad de la mano. Como se ha señalado, el trasplante fracasó, pero el sueño sobrevivió. El trabajo pionero de laboratorio en animales de experimentación mostró el camino a los profesionales clínicos para la consecución de VCA humano. Por otra parte, el VCA ha abierto una nueva era no solo en la cirugía reconstructiva, sino también en la cirugía de trasplantes. Hasta la fecha se ha informado de trasplantes con éxito de la articulación de la rodilla, la mano (unilateral y bilateral), el brazo (unilateral y bilateral), la cara (parcial y total), la pared abdominal, la laringe, el pene, los dedos y las extremidades inferiores: todos los receptores presentaban deformidades y/o amputaciones que no eran susceptibles de ser reconstruidas mediante técnicas clásicas o tradicionales. Dichas deformidades afectaban a partes y/u órganos no vitales y todas ellas tenían en común la imposibilidad de restaurar la forma, la función y la estética mediante técnicas convencionales y cirugía reconstructiva. Los resultados del trasplante facial en seres humanos demuestran que ha dejado de ser una abstracción para convertirse en una realidad clínica. En los últimos años se ha aplicado con creciente interés y gran éxito. Los límites de las indicaciones siguen siendo, sin embargo, la desfiguración facial catastrófica desesperada. Hoy estamos en condiciones de afirmar que en poco tiempo ha sido posible realizar trasplantes faciales tanto en animales como en seres humanos[11,12].

La historia reciente del desarrollo del trasplante de cara incluye los siguientes puntos cronológicos de interés:

- En noviembre de 2004, en respuesta a un interés creciente de la sociedad y de los medios de comunicación respecto al trasplante de cara, el *Royal College of Surgeons* de Londres elaboró su *Working Party Report on Facial Transplantation*, en el que se concluyó que era necesaria más investigación antes de realizar trasplantes de cara en clínica humana.
- A partir de este documento, la Universidad de Louisville publicó una serie de documentos dando fundamento ético y científico a la realización de trasplantes de cara humanos en pacientes seleccionados[9].
- A finales de 2004, el *Comité Consultatif National d'Ethique* (CCNE) en Francia señaló que era posible realizar un trasplante parcial de cara, aunque no uno total de cara.
- En octubre de 2005, el comité ético de la Cleveland Clinic dio luz verde al equipo de la Dra. Siemionow (experta

mundial y pionera en el trasplante de cara animal) para realizar trasplantes de cara.
- Durante 2005, la *American Society of Plastic Surgeons* (ASPS) elaboró una guía clínica similar a la del *Royal College of Surgeons* de Londres, en la que recomendaba realizar el proyecto de trasplante de cara en incrementos graduales.
- En noviembre de 2005 se realizó el primer trasplante parcial de cara por parte de un equipo multidisciplinar en un hospital de Amiens (Francia), en una paciente mujer de 38 años afecta de una desfiguración facial por un ataque de perro. Las publicaciones iniciales y a medio plazo objetivaron un resultado excelente, una supervivencia del aloinjerto y una recuperación estética y funcional inmejorables. La comunidad médica y la sociedad en general reaccionaron favorablemente a este trasplante[9].
- A partir de este primer caso de trasplante facial, en noviembre de 2005 los comités éticos de la Universidad de Utrecht en Holanda y del *Royal Free Hospital* en Londres aceptaron la realización de trasplantes de cara.
- En abril de 2006, en un hospital de Xian en China se realizó el segundo trasplante de cara parcial mundial, en un paciente varón de 30 años afecto de un traumatismo por ataque de oso, con resultados similares a los conseguidos en el hospital de Amiens[13].
- En enero de 2007, en un hospital de la Universidad de París se efectuó un tercer trasplante de cara parcial en un paciente de 29 años afecto de una neurofibromatosis facial desfigurante. Los informes a un año de la cirugía fueron inmejorables[14].
- En el segundo semestre de 2008, la Organización Nacional de Trasplantes (ONT) de España autorizó a un equipo de trasplantes de Valencia (Dr. Cavadas) a realizar un trasplante de cara. A causa de un cambio en la evolución clínica del paciente, el proceso se reinició en junio de 2009.
- En diciembre de 2008, un equipo liderado por la Dra. Siemionow llevó a cabo el primer trasplante parcial de cara en Estados Unidos *(Cleveland Clinic)*.
- En marzo de 2009 se practicó el quinto trasplante de cara parcial por el equipo de la Universidad de París (Dr. Lantieri).
- En abril de 2009 se efectuó el primer trasplante doble de cara (parcial) y manos del mundo en París, por los Drs. Menginaud y Lantieri.
- En este mismo mes, se llevó a cabo el séptimo trasplante de cara parcial en Boston, Estados Unidos, por parte de los doctores Pomahaz y Pribaz.
- En julio de 2009 falleció el séptimo paciente trasplantado de cara (trasplante de cara y manos, París, Dr Lantieri), a causa de un paro cardíaco durante una intervención quirúrgica para revisar una infección en partes blandas faciales. Los informes preliminares establecieron que no se produjo a causa de un rechazo en los tejidos trasplantados.
- En junio de 2009, la ONT autorizó el trasplante de cara en dos pacientes (Hospital La Fe, Dr. Cavadas, y Hospital Virgen del Rocio, Dr. Gómez-Cia).
- En agosto de 2009 se practicó el primer trasplante de cara (parcial) en el Hospital La Fe de Valencia, seguido el mismo año del segundo trasplante de cara parcial en Sevilla.
- En marzo de 2010 se realizó el primer trasplante total de cara del mundo en el Hospital Universitario Vall d'Hebron, de Barcelona. El trasplante incluyó todos los tejidos blandos de la cara y huesos de la cara[15].
- Hasta la fecha se han practicado 51 trasplantes de cara documentados en la literatura científica, que incluyen diferentes estructuras de la cara, cuero cabelludo y cabeza y cuello (v. «Experiencia mundial en trasplante de cara», más adelante)[3,4,6].

INDICACIONES Y CONTRAINDICACIONES DEL TRASPLANTE DE CARA

El trasplante de cara a nivel mundial y nacional ha superado la fase inicial experimental clínica. Los programas de VCA hoy en día en España se rigen por la misma normativa que los demás trasplantes de órganos sólidos. No obstante, a diferencia de ellos, el trasplante de cara se debe individualizar caso por caso y es autorizado por la Organización Catalana de Trasplanes (OCATT) y por la ONT (España) como caso individual en centros donde se ha obtenido la autorización para desarrollar programas de VCA. Al igual que en muchas otras áreas de la cirugía plástica, la línea entre lo necesario, lo deseable y lo puramente estético es muy tenue, por lo que se ha de ser muy estricto en lo que respecta a las indicaciones.

Con el objetivo de ofrecer la máxima seguridad clínica y conseguir un equilibrio entre los riesgos del trasplante de cara (incluida la muerte) y los beneficios que aporta a los pacientes candidatos, las indicaciones deben limitarse y definirse meticulosamente, realizándose de manera individualizada caso por caso y limitándose a deformidades graves de la cara no reconstruibles satisfactoriamente por otras técnicas quirúrgicas.

Los *objetivos del trasplante* de cara son los siguientes:

- Introducción de un nuevo método de cirugía reparadora para los pacientes afectos de desfiguraciones faciales muy graves, causadas por quemaduras faciales graves, traumatismos faciales graves y extensos, defectos postoncológicos con curación completa según los algoritmos nacionales e internacionales o lesiones congénitas muy complejas, mediante el uso de técnicas microquirúrgicas y de cirugía plástica para el alotrasplante de tejidos compuestos faciales y mantenimiento de la supervivencia del aloinjerto con un régimen de inmunosupresión crónico.
- Obtención de resultados funcionales y estéticos óptimos, con restitución *ad integrum* de las estructuras anatómicas faciales destruidas. Consecución de una reconstrucción facial perfecta, no obtenible con técnicas reconstructoras de cirugía plástica clásicas ni microquirúrgicas con tejidos autólogos (del mismo paciente), al estar las estructuras faciales contiguas destruidas.
- Obtención de unos resultados de reconstrucción facial que permitan la reintroducción social, familiar y laboral del paciente.

El trasplante de cara requiere una tecnología avanzada. La realización de un programa de este tipo impacta en la cualificación de los profesionales de todos los estamentos del hospital. Desde el punto de vista clínico se manejan pacientes complejos, con deformidades por otro lado clásicas en un servicio de cirugía plástica, pero que al mismo tiempo son un reto profesional. De la experiencia clínica acumulada se benefician los pacientes con afecciones similares y con otras patologías de deformidades de otras partes anatómicas, y se estimula el desarrollo de estas técnicas en el ámbito nacional e internacional.

Asimismo, la incorporación de un programa de este tipo aporta prestigio y reconocimiento al hospital de referencia, al sistema sanitario nacional y a la medicina no solo a nivel nacional, sino también fuera de las fronteras de cada país.

Todos los beneficios descritos anteriormente son trasladables al valor añadido que un programa de este tipo aporta a la sociedad y la sanidad de cada nación. Las técnicas innovadoras de este tipo se aplican a pocos pacientes con deformidades graves, pero la cualificación de los profesionales, la calidad asistencial que aporta a aquellos y la experiencia que añade a estos hace que se beneficien muchos otros pacientes no candidatos a este tipo de trasplante (al aumentar su calificación y la solvencia quirúrgica) y dan un sentido de excelencia al sistema sanitario que revierte en la misma sociedad y en todos los pacientes del área de influencia[4,8].

Las *indicaciones absolutas* del trasplante de cara son:

- Pacientes con secuelas de quemaduras con destrucción completa de la cara o destrucción parcial extensa muy grave.
- Grandes deformidades postraumáticas, con alteraciones funcionales importantes.
- Tumoraciones benignas extensas o malignas en curación completa con defectos secundarios extensos.
- Defectos postoncológicos con curación completa o intervalo libre de enfermedad de acuerdo con las normativas y los consensos internacionales.

En todos los casos citados, hay afectaciones funcionales importantes y gran impacto psicosocial, con defectos no reconstruibles con técnicas clásicas.

Sin embargo, cuando se considera a los pacientes para un trasplante facial, los beneficios del procedimiento deben superar los riesgos del tratamiento propuesto y los efectos tóxicos y secundarios de la terapia inmunosupresora.

Del mismo modo, el resultado esperado de la técnica propuesta debe ser superior al obtenido con las técnicas tradicionales. Los resultados funcionales y estéticos del trasplante facial deben ser, con diferencia, mucho mejores que los conseguidos con cualquier otra técnica también disponible. De lo contrario, no debería indicarse el trasplante y proceder a la reconstrucción sin alotrasplante reconstructivo.

Las contraindicaciones varían con el tiempo, y algunas dependen exclusivamente del centro trasplantador.

Las *contraindicaciones absolutas* del trasplante de cara incluyen:

- Antecedentes o presencia de cáncer no curado.
- Aspectos psicosociales (no apto por parte de psiquiatría-psicología).

- Aspectos médicos (no apto por alteraciones médicas/disfunción grave de órganos).

TIPOS DE TRASPLANTE DE CARA

El trasplante de cara debe considerarse un trasplante de tejidos múltiple, por lo que su clasificación debe basarse en dos grandes criterios: según la zona de tejido trasplantado y según el tipo y la cantidad de tejidos.

Según el primero de ellos, es decir, la zona de tejido trasplantado, se clasifica en:

- Trasplante parcial de cara.
- Trasplante total de cara.

En segundo lugar, teniendo en cuenta el tipo y la cantidad de tejidos trasplantados:

- Trasplante de piel y grasa.
- Trasplante de piel, grasa y músculo.
- Trasplante de piel, grasa, músculo y hueso.
- Trasplante múltiple de tejidos.

En el último caso hay que reseñar que el trasplante puede incluir todos los anteriores junto a zonas intraorales, estructuras faciales y cervicales profundas, etcétera.

A pesar de las diferentes clasificaciones, desde el punto de vista técnico y de desarrollo del programa, el punto crítico es la definición detallada de las zonas que trasplantar de manera individualizada y caso a caso.

Por último, Lengelé[16] ha realizado una clasificación que depende únicamente de la zona que ha de trasplantarse:

- Tipo I: parte central inferior (nariz, labios, mentón).
- Tipo II: parte central media (nariz, labio superior, mejillas).
- Tipo III: parte central superior (frente, párpados, raíz nasal).
- Tipo IV: aloinjerto total de piel de cara (solo la cubierta cutánea se trasplanta).
- Tipo V: aloinjerto facial total compuesto (incluye todo lo anterior con hueso o sin él).

En el caso del tipo V, se subdivide en tipo Va, aloinjerto facial total compuesto sin hueso, y tipo Vb, aloinjerto facial total compuesto con hueso.

ORGANIZACIÓN DE UN PROGRAMA DE TRASPLANTE DE CARA

Para la realización de un programa de trasplante de cara es preciso que intervengan prácticamente todos los servicios de que dispone un hospital terciario, aunque con mayor dedicación por una parte de estos.

Las recomendaciones actuales en diferentes documentos de consenso son que solo se realice en centros terciarios de alta tecnología con todas las especialidades médicas y quirúrgicas presentes y con una alta y larga tradición en medicina de trasplantes[4,8].

A todo ello hay que añadir que es recomendable que la institución tenga integrado en ella un centro de investigación traslacional y clínico o sea parte del sistema universitario. Este hecho va a permitir el avance de esta disciplina y de la medicina de trasplantes en general. Asimismo, la experiencia en bioética es necesaria y requerida, al igual que la participación de los sevicios de psicología, psiquiatría y trabajo social.

La organización actual de muchos centros en áreas de conocimiento que sobrepasan en sí mismas la de los servicios médicos/quirúrgicos tradicionales permite un trabajo multidisciplinario enfocado en el paciente como centro de toda la organización.

Evaluación médica

La evaluación médica ha de ser realizada por el equipo de trasplante de cirugía plástica y reparadora en colaboración con los restantes servicios mencionados, proyectada para identificar a los pacientes que presenten una historia preexistente que no asegure una recuperación óptima después de la cirugía. Los pacientes deberán estar en la clasificación de riesgo anestésico ASA 1 o 2, de la *American Society of Anesthesiology*. Se llevará a cabo una atención y un estudio especial de las condiciones o enfermedades preexistentes que pueden exacerbarse por la inmunoterapia o aquellas que la contraindican.

La evaluación médica del paciente candidato a trasplante de cara se recoge en la **tabla 81-1**.

Evaluación psiquiátrica y psicológica

El equipo habitual del servicio de psiquiatría perteneciente a la unidad de trasplantes analizará al paciente, prestando especial atención a la patología preexistente y la presencia de un coeficiente intelectual normal o superior al normal, realizará tests y entrevistas para desarrollar un perfil del paciente, analizará su riesgo, la educación previa y posterior al trasplante, el riesgo de abandono de la inmunoterapia y el apoyo familiar y psicosocial y realizará recomendaciones del apoyo necesario postransplante[4,17,18].

El criterio de no apto por parte del servicio de psiquiatría será un punto final de exclusión para seguir con el proceso.

La evaluación psiquiátrica y psicológica de los candidatos a trasplante tiene como objetivo identificar factores de riesgo relacionados con complicaciones postransplante. Numerosos estudios han demostrado que factores psicosociales se relacionan con la adaptación a la vida postransplante, el seguimiento del tratamiento y la morbilidad.

Es necesaria una valoración psicosocial detallada del paciente antes de incluirlo en la lista de espera de trasplante.

Las etapas por las que el paciente atraviesa frente a un trasplante son:

- Etapa de candidato a trasplante.
- Postrasplante inmediato (hasta los 6 meses).
- Postrasplante tardío (hasta los 6 meses).

Asociadas a las alteraciones físicas que impone la enfermedad, características en cada una de sus fases, el paciente

Tabla 81-1. Evaluación preoperatoria del candidato a trasplante de cara

- Historia clínica y exploración física completa
- Evaluación psiquiátrica y psicológica
- Interconsulta:
  - Anestesiología
  - Medicina interna/cardiología (si procede)
  - Psiquiatría-psicología/asistencia social
  - Otros (según características individuales del paciente y resultados de la evaluación preoperatoria)
- Evaluación física y morfométrica del defecto, incluyendo radiografías simples, TC y RM dependiendo de necesidades
- Radiografía de tórax
- Angio-TC facial
- Determinación del fototipo cutáneo
- Obtención de consentimiento informado
- Pruebas de laboratorio:
  - Bioquímica completa:
    - Na, K, Cl, CO_2, Mg, Ca, P, nitrógeno ureico, creatinina
    - Función hepática: ALT, AST, GGT, bilirrubina, fosfatasa alcalina, proteínas, albúmina
  - Aclaramiento de creatinina
  - Análisis de orina
  - Hemograma completo
  - Recuento de plaquetas
  - Estudio de la hemostasia
  - Estudio de hipercoagulabilidad: proteínas C y S, factor V de Leyden, antitrombina
  - Tipificación ABO + grupo Rh
  - Determinación de antígenos de histocompatibilidad
  - Serología: hepatitis, VIH, herpes simple y herpes-zóster, citomegalovirus, virus de Epstein-Barr, rubéola, parotiditis, sífilis, tuberculosis, toxoplasmosis

RM: resonancia magnética; TC: tomografía computarizada.

tiene que adaptarse a una serie de procedimientos, diagnósticos y complicaciones que conllevan un cambio en el estilo de vida y provocan alteraciones en los ámbitos familiar, social y ético, lo que genera un desajuste psicológico.

La intervención multidisciplinar de los profesionales de salud mental junto a profesionales de la salud (médicos especialistas, enfermeros, trabajadores sociales) estará encaminada a:

- Procurar la adaptación adecuada del paciente en el proceso de trasplante.
- Evitar la aparición o atenuar la sintomatología psiquiátrica que pueda presentarse durante dicho proceso.

Evaluación del candidato a trasplante de cara

Evaluación

La evaluación en esta etapa tiene por objetivos:

- Detectar factores predictivos psicosociales que interfieran en la eficacia del procedimiento.
- Determinar mediante la exploración psicosocial la capacidad de adaptación y adhesión al tratamiento.

La evaluación debe incluir una historia psiquiátrica completa, con especial atención a los antecedentes psiquiátricos, el consumo de sustancias y otros factores que puedan dificult el afrontamiento. Se analizarán la esfera de la personalidad, el apoyo sociofamiliar y el nivel de calidad de vida.

Pueden aplicarse tests psicométricos para la evaluación del estado psiquiátrico global (Miniexamen del estado mental [MMSE]), para el estado de ánimo y ansiedad (Escala de Ansiedad y Depresión Hospitalaria [HADS]) y para el estado cognitivo (MMSE).

Se explorará:

- Historia de la deformidad/alteración anatómica.
- Comprensión y afrontamiento de la deformidad.
- Fantasías sobre el trasplante de cara: expectativas de la intervención, perspectivas de futuro, nivel de conocimientos; actitud ambivalente; curiosidades e interrogantes sobre el donante.
- Historia vital: relacional, educacional, lúdica, laboral y legal.
- Historia familiar: desarrollo, relaciones familiares y respuesta de la familia ante enfermedades anteriores que afectaron a alguno de sus miembros y de los duelos.
- Evaluación de la vulnerabilidad (antecedentes de experiencias complejas en la infancia y a lo largo de la vida), valores morales, afrontamiento de la enfermedad actual y anterior.
- Adherencia a los procedimientos y tratamientos: actitud para el seguimiento de pautas médicas, relación médico-paciente, cumplimiento de pautas dietéticas y de tratamientos previos.
- Antecedentes psiquiátricos familiares.
- Antecedentes psiquiátricos personales y tratamientos anteriores.
- Trastornos psiquiátricos actuales y plan de tratamiento.
- Exploración de síntomas psicopatológicos actuales.
- Exploración cognitiva.
- Diagnóstico psicopatológico.
- Indicaciones psicosociales:
  - Abstinencia de drogas (heroína, cocaína) durante al menos 2 años.
  - Abstinencia de alcohol, cannabis, benzodiazepinas y drogas de diseño durante al menos 2 años.
  - Pacientes incluidos en programa de mantenimiento con metadona de forma estable por más de 2 años.
  - Evaluación psiquiátrica/psicológica favorable.
  - Comprender la técnica y las obligaciones que comporta el trasplante de laringe-faringe.
  - Estabilidad social (evaluación con trabajadora social).
  - Apoyo social disponible.
  - Sin litigios judiciales o sospecha de beneficios secundarios de los tratamientos.
- Contraindicaciones psicosociales para trasplante de órgano sólido (Strouse, 1996):
  - Contraindicaciones absolutas:
    - Trastorno por uso de sustancias activo.
    - Patología psiquiátrica en fase de descompensación, previamente al consentimiento informado o el cumplimiento terapéutico.
    - Rechazo verbalizado del trasplante.
    - Ideas suicidas activas en los 2 años previos.
    - Trastorno dismorfóbico.

- Contraindicaciones relativas:
  - Soporte social inadecuado, por inexistente o por falta de disponibilidad para todo el proceso.
  - Demencia o disfunción cerebral persistente si no están disponibles recursos psicosociales adecuados que supervisen el cumplimiento o si hay un riesgo elevado que evolucione a alteraciones neuropsiquiátricas más graves.
  - Incapacidad de colaborar con el equipo de trasplante, incluyendo enfermedad psiquiátrica refractaria al tratamiento o no tratable, trastorno del estado de ánimo, esquizofrenia, trastorno de la conducta alimentaria y trastorno de la personalidad grave o con patrón inestable. Uno de los puntos más importantes de la evaluación es la capacidad del paciente para entender y cumplir las recomendaciones que le sean dadas, así como la situación pretrasplante de cualquier patología psiquiátrica que pueda estar presente. Un antecedente de enfermedad psiquiátrica actualmente compensada no debería contraindicar el trasplante, al menos de forma absoluta. En el algoritmo de decisiones no está claro el peso del impacto de la enfermedad mental en los candidatos a trasplante. En estos pacientes debería evaluarse la capacidad para comprender y seguir el plan de tratamiento. La vinculación y la adherencia al tratamiento y su capacidad de seguir los protocolos de tratamiento deberían ser los factores de decisión últimos en estos candidatos.

El otro factor importante que valorar es la adherencia al tratamiento. Una adherencia pobre es la causa directa del 21 % de las complicaciones del trasplante y de un 26 % de todas las muertes postransplante.

Un buen indicador de no adherencia postransplante es la adhesión pretrasplante. Esta puede ser evaluada a partir de cuestiones que verifiquen la adhesión a la medicación, el cumplimiento de las visitas programadas, la falta de comunicación al médico de nuevos síntomas o efectos secundarios de la medicación o la reducción no justificada de los niveles sanguíneos de la medicación.

Si es posible debería designarse a un cuidador cuya función sea acompañar al paciente al hospital y a las visitas y supervisar el tratamiento. De aquí la importancia de la identificación de personas de la red social-familiar del candidato.

Los factores psicosociales que se correlacionan con el abandono del tratamiento son:

- Nivel educacional bajo.
- Deficiente apoyo social.
- Estado civil soltero o divorciado.
- Edad inferior a 40 años.
- Rasgos de personalidad desadaptativos.
- Trastornos depresivos o de ansiedad en el postransplante, alteraciones cognitivas y/o deterioro cognitivo objetivado.
- Dificultades para comunicar.
- Oposición.
- Negación de la enfermedad.

Pacientes incluidos en lista activa

Seguimiento en grupos de terapia que incluyan a familiares y/o pacientes trasplantados con los objetivos de:

- Intercambiar información para mayor compresión de la enfermedad.
- Verbalizar sentimientos y/o cogniciones erróneas o de carácter negativo relativas a la intervención y/o al donante.
- Informar sobre el procedimiento, posibles secuelas y beneficios del trasplante de cara.

Postrasplante inmediato (< 6 meses)

Debe valorarse:

- Aparición de trastornos mentales:
  - Detectar la aparición de trastornos mentales y del comportamiento de etiología multifactorial (intervención operatoria, acción de los anestésicos, efectos secundarios de los fármacos, aislamiento interpersonal y/o sensorial, reelaboración emocional de la imagen corporal, etc.), particularmente:
    - Episodios confusooníricos de curso agudo o subagudo.
    - Síntomas depresivos.
    - Otros trastornos del estado de ánimo.
- Trastornos del pensamiento y alteraciones sensoperceptivas.
- Intervención psicofarmacológica y/o psicoterapéutica.

Postrasplante tardío (> 6 meses)

Participación activa del paciente

Propiciar la participación activa del paciente respecto:

- A la independencia hospitalaria.
- A la responsabilización en el seguimiento del tratamiento.
- Al proceso de rehabilitación.
- A la integración a la vida social y laboral.
- A la ausencia de hábitos tóxicos.

Detección de la morbilidad del proceso

Detectar la morbilidad que el impacto del proceso pueda provocar en el núcleo familiar, fundamentalmente en el cuidador primario.

Donante

Los donantes cadavéricos de cara deberán estar hemodinámicamente estables (con excepción de donantes tipos I y II de Maastricht) aunque no existe contraindicación al uso de vasopresores al ser la cara un tejido altamente vascularizado. Los familiares del donante cadavérico deberán ser informados específicamente del procedimiento de obtención del aloinjerto de cara y otorgar y firmar un consentimiento informado específico de la donación del aloinjerto facial.

Criterios de inclusión del donante

Los criterios de inclusión son los siguientes:

- Paciente donante multiorgánico con criterios de muerte cerebral.
- Paciente donante multiorgánico en asistolia tipos I a IV de Maastricht.
- Consentimiento por parte de la familia para realizar la obtención del aloinjerto.
- Los donantes deben ser chequeados para compatibilidad de:
  - Sexo (si es aplicable).
  - Tono de piel similar al recipiente (si es aplicable).
  - Edad (no mandatario, se dará prioridad a la compatibilidad de tejidos y similitud de características).
  - Compatibilidad sanguínea AB0 y factor Rh.
- Criterios morfométricos compatibles con el recipiente (altura y peso similares, volumen facial/craneal similares).

A pesar de la selectividad en la elección del donante, los criterios de edad, sexo y tono de piel son una guía más que criterios obligatorios. En los casos en los que haya una compatibilidad excelente a pesar de no cumplir perfectamente con ellos, se considerará el trasplante al estar garantizado el resultado funcional y estético excelente.

Los criterios del tipo de aloinjerto que obtener se individualizarán dependiendo del recipiente (cada trasplante es muy específico al tener cada paciente unos requerimientos de tejidos individualizados marcados por el tipo de defecto que se debe reconstruir).

Criterios de exclusión del donante

Los donantes serán estudiados según el protocolo vigente de los organismos oficiales y las organizaciones de trasplantes.

Aparte de ello, los siguientes serán criterios de exclusión (lista extensiva pero no limitada):

- Sepsis sin tratamiento.
- Virus de la inmunodeficiencia humana (VIH).
- Infección activa por citomegalovirus (CMV) o por virus de Epstein-Barr (VEB).
- Hepatitis B y/o C.
- Encefalitis vírica.
- Cáncer.
- Abuso activo de drogas por vía parenteral.
- Tatuajes realizados en los últimos 6 meses.
- Parálisis facial.
- Neuropatía periférica hereditaria.
- Neuropatías infecciosas o inflamatorias.
- Infecciones sistémicas con neuropatías asociadas.
- Neuropatías tóxicas.
- Neoplasias neurológicas.
- Artritis reumatoide.
- Enfermedades autoinmunes.
- Enfermedades del colágeno.
- Traumatismos faciales agudos.
- Deformidad facial grave preexistente.

Protocolo de enfermedades infecciosas y control de la infección

En los receptores de trasplante, la prevención debe comenzar antes de la cirugía mediante la adecuada selección del donante y la investigación y el tratamiento, si es posible, de las infecciones presentes en el receptor.

Selección de donantes

Se recomienda la lectura del documento de consenso elaborado por el Grupo de Estudio de la Infección en el Paciente Trasplantado (GESITRA) de la Sociedad Española de Enfermedades Infecciosas y Microbiología Clínica (SEIMC) sobre la selección del donante de órganos y tejidos (http://www.ont.es). Debe realizarse una valoración muy cuidadosa en el caso de un donante inmigrante.

Valoración del receptor

La anamnesis debe incluir:

- Tratamiento inmunosupresor actual o pasado.
- Alergias a antimicrobianos.
- Historia médica de enfermedades infecciosas:
  - Orales: caries, sinusitis, faringitis, infección por virus del herpes simple (VHS).
  - Respiratorias: neumonías, tuberculosis.
  - Cardiovasculares: enfermedades valvulares, soplos.
  - Gastrointestinales: diverticulitis, diarreas, hepatitis (A, B o C), infecciones parasitarias.
  - Genitourinarias: infecciones urinarias, prostatitis, vaginitis, herpes genital, verrugas genitales, enfermedades de transmisión sexual.
  - Piel: infecciones de piel o uñas, varicela-zóster (VVZ).
  - Osteoarticulares: osteomielitis, prótesis articulares.
  - Enfermedades exantemáticas de la infancia.
  - Otras enfermedades infecciosas (mononucleosis, etc.).
- Exposiciones previas:
  - Viajes: residencia o viajes anteriores a zonas endémicas de micosis regionales y/o enfermedades parasitarias.
  - Tuberculosis: exposición, pruebas anteriores de la tuberculina, alteraciones previas en la placa de tórax.
  - Factores de riesgo de infecciones transmitidas por hemoderivados.
  - Animales o mascotas (incluyendo la situación inmunitaria de estas).
  - Ocupacionales: *Brucella* spp., granjas, jardinería.
  - Origen del agua de consumo habitual.
  - Contacto con niños pequeños o adultos con enfermedades infecciosas transmisibles por aire.
  - Hábitos dietéticos: consumo de carne cruda, leche y derivados lácteos sin pasteurizar, productos marinos.
- Exploración física y procedimientos diagnósticos:
  - Examen físico completo por aparatos.
  - Tuberculina y dosis de refuerzo con panel de anergia.
  - Placa de tórax y de senos paranasales.
  - Búsqueda de microorganismos multirresistentes, si procede.
  - Exámenes odontológico, ginecológico y urológico.
  - Serología: CMV, VVZ, VLS, VEB, VIH, hepatitis B o C, virus linfotrópico T humano (HTLV) I y II, *Toxoplasma gondii* y *Treponema pallidum*.
  - En caso de receptores inmigrantes:
    - Micosis regionales (histoplasmosis, coccidioidomicosis).
    - Paludismo.
    - Enfermedad de Chagas.
    - Estrongiloidosis.
    - Amebiasis.
    - Tripanosomiasis.
  - Vacunas en adultos y en contactos de receptores de trasplante de cara (**Tablas 81-2 y 81-3**) (enviar al paciente al servicio de medicina preventiva).
  - En caso de colonización por SAMR del receptor se intentará la descolonización previa al trasplante.

Valoración del donante

En el momento que sea posible, se debe realizar al candidato un frotis nasal y nasofaríngeo para buscar microorganismos multirresistentes.

El día del trasplante se ha de descartar cualquier infección activa en el receptor, con una anamnesis y exploración física completa, serología de CMV si previamente fue negativa, radiografía de tórax, frotis de traqueotomía, si es aplicable, para descartar microorganismos multirresistentes. Las órdenes quirúrgicas preoperatorias se resumen en la **tabla 81-4**.

La profilaxis quirúrgica tanto en la extracción como en el trasplante se individualizará para cada centro y paciente.

En los días postrasplante, la profilaxis incluirá antibióticos según las guías de cada centro, los frotis pretrasplante y los hemocultivos, antifúngicos (*Candida* spp. y *Aspergillus* spp.), trimetoprim-sulfametoxazol y profilaxis para CMV.

Protocolo de inmunosupresión

El protocolo de inmunosupresión utilizado en el Hospital Universitario Vall d'Hebron/Universitat Autònoma de Barcelona se basa en el empleado en los trasplantes de mano y de cara realizados en otros centros y es similar al protocolo usado en el trasplante renal.

Los fármacos listados han de servir de guía, dado que existen diferentes protocolos publicados por diversos grupos que son igualmente efectivos.

Tratamiento de inducción

Consiste en la administración de:

- Metilprednisolona: 1 g en bolo intravenoso 30 minutos antes de la revascularización. En los días 1 a 14 se administrará en dosis de 2 mg/kg/día. En las semanas siguientes las dosis se ajustarán para llegar a una 10 mg/día.
- Timoglobulina: dosis de 2 mg/kg/día (inicio preoperatorio) por vía intravenosa 5 días.
- Tacrólimus: 0,15 mg/kg/día dividido en dos dosis. Se iniciará la administración preoperatoriamente.

Tabla 81-2. Vacunas en adultos receptores de trasplante de cara

		Vacuna	Pauta	Pretrasplante	Postrasplante	Dosis de recuerdo
Orden de prioridad	1	Varicela	2 dosis (0,1 ml), según estado vacunal previo	Última dosis antes de 1 mes del trasplante (contraindicado en caso de tratamiento inmunosupresor)	Contraindicada	–
	2	Triple vírica	2 dosis (0,1 ml) según estado vacunal previo			
	3	Antineumocócica 23-v	1 dosis	Última dosis antes de 2 semanas del trasplante	A partir de 6 meses del trasplante	1 dosis a los 5 años
	4	Hib	1 dosis			–
	5	Meningococo C conjugada	1 dosis			–
	6	Antigripal	1 dosis			Anual
	7	VHB (vacunas hepatitis A + B si susceptibilidad a ambos virus)	Rápida (0, 1, 2, 12 meses) Acelerada (0, 7 y 21 días, 12 meses) Doble dosis VHB si inmunosupresión importante			Si anti-HBs < 10 mU/ml (revacunación con doble dosis)
	8	VHA	2 dosis (0,6 ml)			1 dosis en no respondedores
	9	dT	Según estado vacunal previo			Cada 10 años (dT o dTpa)

dT: difteria, tétanos; dTpa: difteria, tétanos, tos ferina; Hib: *Haemophilus influenzae* tipo b; VHA: virus de la hepatitis A; VHB: virus de la hepatitis B.

- Micofenolato mofetilo: dosis inicial de 1 g dos veces al día (2 g/día). Inicio preoperatorio.

Tratamiento de mantenimiento y ajuste de dosis

Se deben tener en consideración:

- Los niveles de mantenimiento de tacrólimus son de 10-15 ng/ml los meses 1-6, y de 5-10 ng/ml tras el 6º mes.
- Los niveles de micofenolato mofetilo se ajustarán basándose en el recuento de leucocitos.
- Los niveles de metilprednisolona se irán disminuyendo hasta llegar a la dosis de 10 mg/día.

Ajuste de dosis ante efectos adversos

Las dosis de los fármacos inmunosupresores se disminuirán ante la presencia de efectos adversos documentados clínicamente. Los ajustes de dosis ante una intolerancia ligera de los fármacos se analizarán de manera individualizada basándose en los riesgos clínicos de continuación de la medicación *versus* el riesgo de rechazo.

Tabla 81-3. Vacunas en contactos de receptores de trasplante de cara

Vacuna	Recomendaciones
Triple vírica	Convivientes susceptibles (no en niños < 12 meses, inmunodeprimidos y embarazadas) Personal sanitario susceptible que los atiende
Varicela	
Antigripal	Contacto domiciliarios > 6 meses y personal sanitario. Vacunación anual
Virus de hepatitis A	Convivientes susceptibles ≥ 12 meses

Tabla 81-4. Órdenes quirúrgicas preoperatorias

Análisis de urgencias	• Hematimetría, coagulación, bioquímica, función hepática, proteínas totales y calcio urgentes
Serologías para citomegalovirus y virus de Epstein-Barr	• Si serología negativa previa
Tipificación y cruzar sangre	• 15 U de concentrado de hematíes y 10 U de plasma y 5 U de concentrados de plaquetas
PRA	• No es necesario si se realizó 3 meses antes del trasplante
Tipificación tisular	• Todos los pacientes
Antibióticos	• Daptomicina 6 mg/kg i.v. • Aztreonam 2 g cada 3 horas i.v. (adaptar a protocolos de cada hospital) • En caso de conocer los resultados del frotis del donante y, si es necesario, se adecuará este tratamiento
Radiografía de tórax	
Cultivos de sangre, orina, faringe, traqueostoma	
Consulta a anestesiología	
Timoglobulina	• 2 mg/kg tan pronto llegue el paciente al hospital con premedicación 30 minutos antes con prednisona y antihistamínicos
Si PRA > 50 %	• IGIV 2 g/kg i.v.

IGIV: inmunoglobulina intravenosa; PRA: paneles de anticuerpos reactivos.

Los efectos adversos más frecuentes y que son monitorizados clínicamente incluyen:

- Efectos adversos en el sistema nervioso central o periférico (temblor, cefalea, insomnio, parestesias, incoordinación, agitación, mareo, confusión, convulsiones).
- Efectos adversos metabólicos (intolerancia a la glucosa, hipercalemia, hipomagnesemia)
- Efectos adversos gastrointestinales.
- Efectos adversos hematológicos (leucopenia, trombocitopenia, anemia).

Monitorización del estado inmunológico

El estado inmunológico del paciente y del tejido trasplantado se monitoriza con técnicas similares a las usadas en otros tipos de trasplantes de órganos sólidos.

La monitorización incluirá:

- Inspección visual del tejido.
- Biopsias de piel y músculo si están indicadas por el estado clínico.
- Nivel sérico de tacrólimus.
- Estudio de poblaciones linfocitarias.

El desarrollo de un infiltrado celular en la piel y/o en el músculo, deposición de inmunoglobulinas o complemento, edema, necrosis celular, hiperplasia de la íntima y fibrosis son los signos que se deben monitorizar para diagnosticar el rechazo.

Actualmente, la biopsia del tejido trasplantado es el único modo de diagnosticar el rechazo, y las decisiones de cambio del tratamiento inmunológico deben basarse en sus resultados.

No obstante, el uso indiscriminado de biopsias puede comprometer el resultado estético general final del tejido trasplantado. Asimismo, se ha descrito una disociación entre el resultado anatomopatológico y la clínica, por lo que cualquier resultado de las biopsias debe considerarse siempre en el contexto clínico del paciente.

Los datos histológicos de rechazo se clasifican (según la clasificación de Banff[19]) en:

- *Grado 0:* sin evidencia de rechazo agudo. Histología similar a la normal o con un número pequeño y ocasional de linfocitos en vasos dérmicos, sin que pueda sospecharse rechazo.
- *Grado 1:* rechazo leve. Infiltrado linfocitario leve en zonas perivasculares altas de la dermis y ocasionalmente en la dermis media. La epidermis nunca está afectada. Clínicamente, máculas asintomáticas cutáneas.
- *Grado 2:* rechazo moderado. Infiltrado denso moderado en la dermis, en forma perivascular y de manera difusa en los haces de colágeno. El infiltrado es predominantemente linfocítico, con histiocitos y células epitelioides ocasionales entre los haces de colágeno. La epidermis no está afectada o presenta un grado leve de exocitosis y/o espongiosis, pero no contiene queratinocitos necróticos. Clínicamente, maculopápulas cutáneas sugestivas de rechazo.

- *Grado 3:* rechazo grave. Está caracterizado por cambios epidérmicos y dérmicos. El más constante es un infiltrado denso linfocítico $CD3^+$ y $CD4^+$ y $CD8^+$ formando nódulos alrededor de los capilares de la dermis superior y vasos mayores de la dermis media e inferior y alrededor de las glándulas sudoríparas ecrinas. La epidermis puede mostrar espongiosis o exocitosis y contiene un número variable de queratinocitos apoptóticos en el estrato espinoso.
- *Grado 4:* rechazo muy grave. Grados variables de necrosis de la epidermis, reacción inflamatoria aguda rodeando vasos sanguíneos y glándulas sudoríparas, con vacuolización de células e infiltrados presentes hasta la hipodermis.

Bioética en el trasplante de cara

El trasplante de tejidos compuestos ha despertado un debate ético y social muy importante. Al tratarse de una técnica no vital, esto es, realizar un trasplante en personas sanas con un problema funcional y psicoemocional grave con las consecuencias que comporta la medicina de trasplantes (efectos secundarios, complicaciones, muerte), sus implicaciones despiertan emociones diversas y posiciones enfrentadas en diversos foros. Desde el primer procedimiento realizado en 2005, el trasplante de cara se ha discutido como un enfoque viable para el tratamiento de defectos craneofaciales graves. A pesar de los beneficios que aporta, la experiencia en alotrasplantes faciales ha sacado a la luz un riesgo significativo de complicaciones, como la extracción o pérdida del aloinjerto y la mortalidad.

Como señalan Caplan y Purves[20], se está produciendo una revolución silenciosa en el campo de los trasplantes. Tradicionalmente, los trasplantes han consistido en órganos sólidos como el riñón, el corazón y el hígado, que se trasplantan para evitar que los receptores mueran. Ahora se hacen trasplantes de cara, mano, útero, pene y laringe, cuyo objetivo es mejorar la calidad de vida del receptor. El paso de salvar vidas a tratar de mejorarlas exige un cambio en el pensamiento ético que durante tanto tiempo ha constituido la base del trasplante de órganos. La incorporación de nuevas formas de trasplante exige que médicos, pacientes, organismos reguladores y el público en general se replanteen la relación riesgo-beneficio que representan las compensaciones entre salvar vidas, prolongarlas y arriesgarse a perderlas para conseguir mejoras en la calidad de vida (**Fig. 81-1**). Con todo, los programas de trasplante que consideren la posibilidad de ampliar el trasplante tradicional deben elaborar protocolos formales que incluyan la evaluación de los costes, los beneficios, la calidad de vida y la idoneidad del consentimiento informado. Cada vez más autores apoyan el alotrasplante facial como opción factible para reconstruir y restaurar la función y el aspecto de personas con desfiguración facial grave. La necesidad de un tratamiento inmunosupresor de por vida, la calidad de vida y la identidad centran los debates éticos. Apoyadas por los resultados favorables a corto plazo, 12 de las 13 preocupaciones éticas más abordadas han sido superadas. El tema del coste financiero y sus implicaciones éticas se ha analizado con más frecuencia en los últimos años. El principio más considerado es la maleficencia a nivel ético en el mundo, seguido de la beneficencia, la justicia y la autono-

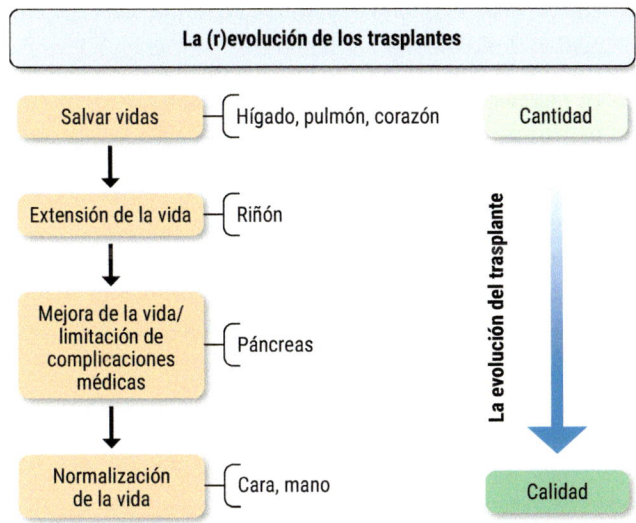

Figura 81-1. Se ha producido una revolución en la evolución de la medicina de trasplantes. Desde la indicación de salvar vidas, se ha evolucionado, con el desarrollo del conocimiento en inmunología, medicina individualizada, cirugía y bioética, a la indicación de normalizar vidas.

Tabla 81-5. Valores y principios de ética y bioética

Los cinco valores de la ética:
- Justicia
- Libertad
- Responsabilidad
- Honestidad
- Respeto

Los cuatro principios de la bioética:
- Beneficencia
- No maleficencia
- Autonomía
- Justicia

---

mía. Los temas sobre inmunosupresión/rechazo, calidad de vida e identidad son preocupaciones éticas muy abordadas[21].

A nivel estatal, la ley de trasplantes en vigor en España presenta un modelo de certificación de centros para la realización de VCA. Si bien esto autoriza a los centros a realizar este tipo de trasplantes, la autorización final debe efectuarse caso por caso.

Uno de los requisitos necesarios para obtener la autorización es la presentación de una certificación positiva por parte del comité de ética asistencial del centro en cuestión. Con esta certificación se garantiza que no existen impedimentos éticos para realizar el trasplate de VCA en ese paciente en particular. Implícitamente, se certifica que se han garantizado los principios de beneficiencia, no maleficiencia, autonomía y justicia con un respeto a la dignidad de la persona basado en un enfoque integral y humanista de la asistencia sanitaria (**Tabla 81-5**).

PROCEDIMIENTO DEL TRASPLANTE DE CARA

El trasplante de cara consiste en la extirpación de los tejidos faciales de un donante con muerte cerebral (donante de órganos sólidos) o con muerte por criterios cardiovasculares y su trasplante a un paciente para reconstruir su defecto facial. Los tejidos deformados y cicatriciales del recipiente son extirpados y reemplazados con tejidos normales a nivel anatómico y funcional[4].

Una vez que se ha identificado un donante y se ha confirmado el paciente recipiente, se realizarán las siguientes actuaciones:

- Protocolo preoperatorio.
- Colocación de abordaje intravenoso.
- Preparación para la cirugía y colocación del paciente en la posición apropiada para la cirugía.
- Administración de timoglobulina, 2 horas antes del trasplante.
- Repetición de las pruebas de laboratorio y de histocompatibilidad y recuento de linfocitos.

Las órdenes quirúrgicas preoperatorias se recogen en la **tabla 81-4**. Hay que recordar que el protocolo de profilaxis infecciosa se ha de adaptar a cada centro e individualizar a cada paciente.

Técnica quirúrgica

Se usará una técnica de dos equipos, recipiente y donante. Una vez confirmada la existencia de un donante, se notificará la inminencia del trasplante al recipiente, que será admitido en el hospital y se realizarán los preparativos para la cirugía. Al mismo tiempo se despachará al equipo de obtención de órganos para obtener el aloinjerto. Los requerimientos de tejido variarán de un paciente a otro, pero se seguirán los pasos necesarios para conseguir el aloinjerto de las medidas y la morfometría apropiadas a un modelo prefijado con las técnicas de imagen usadas para el efecto.

Como paso previo a la obtención del aloinjerto, se adquirirá un molde de la cara del donante para la realización posterior (si está indicado) de una máscara en silicona o resina, dependiendo de los tejidos que se vayan a extraer para preservar en la medida de lo posible la dignidad del cuerpo del donante.

La obtención del aloinjerto puede realizarse con el corazón latiente o en asistolia. Es preferible hacerlo en un primer tiempo, aunque se puede simultanear la obtención de otros órganos abdominales no vitales. En los casos en que el paciente donante no tenga una vía artificial tipo traqueotomía, se realizará esta como primer tiempo quirúrgico como paso previo a la obtención del aloinjerto facial. La obtención de aloinjertos faciales es un procedimiento con un sangrado importante, por lo que se dispondrá de 10 concentrados de hematíes en reserva para realizar la intervención[22].

En general se obtendrá un aloinjerto con dos pedículos vasculares diferenciados (ambos con arteria y vena), aunque la experiencia clínica de otros grupos de trasplante de cara demuestra que el aloinjerto puede sobrevivir con un único pedículo vascular.

Tras la obtención del aloinjerto se realizará un lavado inmediato con solución de preservación de Wisconsin o similar hasta observar el efluente claro a través de sus vasos venosos. Al mismo tiempo se realizará enfriamiento e inmersión del órgano en hielo sin contacto directo para mantener la temperatura de este a un nivel no superior a los 4 °C.

Tras su transporte urgente al quirófano donde se realizará la implantación del aloinjerto facial (quirófano receptor), se iniciará el proceso microquirúrgico de trasplante. La naturaleza de los tejidos que han de trasplantarse (piel, tejido adiposo, nervios periféricos y musculatura facial/hueso) permite un tiempo de isquemia elevado. No obstante, las estructuras que se han de anastomosar y reconstruir son de pequeño calibre y de una estructura tridimensional compleja, lo cual hace que el tiempo quirúrgico sea elevado (12-18 horas). Por este motivo se iniciará la reconstrucción con la anastomosis de los pedículos vasculares, seguido por el resto de la reconstrucción para disminuir el tiempo de isquemia del aloinjerto.

Al final de la cirugía se toman biopsias de piel y mucosas, que se repetirán una vez a la semana durante el primer mes.

Se puede realizar la obtención del aloinjerto con circulación intacta o a corazón parado/donante en asistolia. La primera acorta el tiempo de isquemia, reduce el impacto de la lesión por isquemia-reperfusión y permite una hemostasia correcta durante la operación de obtención facial. La segunda permite una obtención más rápida, aunque requiere un conocimiento anatómico y funcional perfecto de las estructuras faciales y experiencia en el proceso de obtención de aloinjertos de cara. En nuestra experiencia, las dos técnicas son similares en cuanto a seguridad y eficacia.

Los vasos principales se canulan de la forma habitual, que debe incluir la circulación carotídea para perfundir el injerto cuando finalice la disección *in situ*. La intervención comienza con la incisión cervical y la socavación bajo el músculo platisma. Se identifica y diseca la arteria carótida externa. Se identifican las ramas principales de la arteria carótida externa y se preservan si es necesario para el tipo de injerto facial previsto. En términos generales, solo la arteria facial es necesaria para casi todos los trasplantes faciales. La arteria lingual debe preservarse si se incluye la lengua en el trasplante facial. Del mismo modo, el nervio hipogloso se identifica, diseca e incluye en el trasplante (trasplante de cara y lengua). A continuación, se practica una incisión bicoronal. La disección se realiza en el plano subperióstico hasta el nivel de la órbita. Se identifica el nervio supraorbitario y se diseca dentro de la órbita para alargarlo y permitir una neurorrafia sin tensión. Seguidamente, se dirige la atención a la cara lateral. Se practica una incisión al nivel adecuado. Si no se incluyen las orejas, se opta por una incisión de ritidectomía. Cuando se trasplantan las orejas, la incisión es más posterior. Los tejidos blandos se levantan y se socavan. Se emplea un plano de disección profundo, para incluir todos los músculos y nervios faciales (se utiliza un plano más superficial si solo se trasplantan piel y tejidos blandos). Las cinco ramas del nervio facial se identifican en el margen anterior de la glándula parótida, se cortan y se incluyen en el injerto. La disección se aproxima al nervio infraorbitario y se libera de adherencias. Se secciona al nivel adecuado para cada caso. Si es necesario, se incluyen las capas mucosa y submucosa de la mejilla con una disección de todo el grosor de los labios. Inferiormente, la disección conecta con el colgajo cervical. El nervio dentario se identifica en el agujero mentoniano, se secciona y se incluye en el colgajo. El paso final durante la obtención consiste en la disección e inclusión de los tejidos blandos y cartílagos de la nariz y la sección de los párpados al nivel deseado.

La evidencia actual apoya la buena vascularización de un injerto de toda la cara por el pedículo vascular facial. Sin embargo, los vasos temporales pueden incluirse en el colgajo, si es necesario, y disecarse en continuidad con las arterias faciales hasta la carótida externa. Este procedimiento añade dificultad en la disección con beneficios inciertos en el flujo sanguíneo; sin embargo, sigue siendo nuestra primera elección en los injertos faciales completos. Si se planea un trasplante facial que incluya hueso, se realizan osteotomías óseas en esta fase, dejándolas unidas a los tejidos blandos (existe una buena vascularización perióstica). A continuación, se deja todo el injerto facial pediculado sobre arterias y venas (venas retromandibulares, venas faciales y venas yugulares externas). El injerto se perfunde simultáneamente con líquido de conservación a 4 °C con los restantes órganos sólidos.

Tras el transporte al quirófano receptor, comienza la segunda parte de la operación. Se prepara el cuello del receptor y se disecan los vasos principales. Dependiendo del tipo de deformidad facial, se han resecado las estructuras deformadas creando un defecto en la cara del receptor que se restaurará mediante el trasplante de cara. Otros equipos prefieren realizar la resección de la cara del receptor tras la revascularización. Las arterias y las venas se anastomosan de la forma habitual. Antes de la reperfusión, se infunde 1 g de prednisona intravenosa para prevenir cualquier reacción inmunológica durante esta fase de la operación (la terapia de inducción de la inmunosupresión comienza cuando el paciente llega al quirófano). La fase reconstructiva de la operación comienza con osteotomías óseas y osteosíntesis con miniplacas de titanio, injertos intraorales, neurorrafias nerviosas (el nervio dentario y el nervio infraorbitario se realizan antes de la miniplaca definitiva) y la sutura de los tejidos blandos y la piel[4,15].

Consideraciones generales en el manejo clínico del paciente trasplantado

El manejo postoperatorio de los pacientes trasplantados de tejidos compuestos presenta unas dificultades moderadas en comparación con otro tipo de trasplantes, aunque siempre está dificultado por las barreras inmunológicas, la capacidad antigénica de la epidermis, la agresión quirúrgica (intervenciones quirúrgicas de 15-20 horas), el sangrado y la reposición hidroelectrolítica.

No obstante, la cirugía de trasplante de cara es una cirugía programada que se realiza sobre pacientes en buen estado de salud, sin fallo de sistemas ni fallos orgánicos terminales, por lo que se trata de una cirugía de trasplantes segura.

El manejo de los pacientes en el postoperatorio se desarrolla en la unidad de cuidados intensivos (UCI), la cual está en disposición de realizar reposición hidroelectrolítica agresiva, todas las modalidades de ventilación mecánica, nutrición enteral y parenteral, soporte de críticos, hemodiafiltración, manejo de curas y técnicas microquirúrgicas com-

Tabla 81-6. Órdenes postoperatorias

- Diagnóstico: _____.
- Constantes vitales según unidad de cuidados intensivos
- Balance horario
- Cuidados y control de traqueotomía
- Cuidados según protocolo de la vía central
- Dieta absoluta excepto medicaciones
- Sonda nasogástrica por gravedad
- Sonda Foley por gravedad con medición de diuresis horaria
- Drenajes de aspiración. Medir cada 2 horas
- Radiografía de tórax a la llegada a la unidad
- Doppler manual de anastomosis vasculares cada hora durante las primeras 24 horas y cada 2 horas durante los 6 días siguientes
- Análisis a la llegada a unidad:
  – Gases con lactato y calcio iónico
  – CBC, PLT, TP/TTP, bilirrubina, GOT, GPT, GGT, Ca/Mg/P, proteínas totales, urea/creatinina
- Análisis diario: CBC, PLT, TP/TTP, bilirrubina, GOT, GPT, GGT, Ca/Mg/P, electrólitos, albúmina, TP, glucosa, Mg, nivel de tacrólimus
- Pruebas cruzadas el primer día
- Fluidoterapia según protocolo de la unidad
- Antibióticos intravenosos:
  – 3-5 días:
    ○ Daptomicina 6 mg/kg
    ○ Aztreonam 2 g cada 3 horas
  – En caso de conocer los resultados del frotis del donante y ser necesario, se adecuará este tratamiento
- Anfotericina liposomal: 1 mg/kg i.v.
- Trimetoprim (TMP)/sulfametoxazol (SMX): ½ vial/24 horas hasta inicio ingesta oral, después TMP/SMX (80 mg TMP) = 1 comprimido oral lunes, miércoles y viernes
- Ganciclovir: 5 mg/kg 2 veces/día hasta inicio ingesta oral (si R⁻/D⁺)
- Tacrólimus: 0,15 /kg/24 horas en infusión i.v. continua
- Timoglobulina: 2 mg/kg i.v. a pasar en 12 horas
- Premedicar 30 minutos antes con:
  – Metilprednisolona: 2 mg/kg
  – Difenhidramina: 1 mg/kg
  – Paracetamol: 10 mg/kg v.o.
- Micofenolato mofetilo: 1 g cada 12 horas v.o.
- Prednisona: 2 mg/kg/día
- Nistatina: 5 ml enjuages. No administrar nada por boca 20 minutos después de la nistatina
- TMP/SMX (80 mg TMP): 1 comprimido oral lunes, miércoles y viernes
- Omeprazol: 40 mg/24 horas
- Heparina de bajo peso molecular: cuando el recuento plaquetario > 100.000/μl
- Gllucemia capilar: cada 6 horas
- Insulina según escala de Sliding
- En caso de rechazo, bolo de metilprednisolona 1 g seguido por:

Metilprednisolona	50 mg: _____ mg cada 6 horas i.v., 4 dosis
	40 mg/kg/día: _____ mg cada 6 horas i.v., 4 dosis
	30 mg/kg/día: _____ mg cada 6 horas i.v., 4 dosis
	20 mg/kg/día: _____ mg cada 6 horas i.v., 4 dosis
	20 mg/kg/día: _____ mg cada 12 horas i.v. hasta nueva orden

CBC: recuento sanguíneo completo; PLT: plaquetas; TP: tiempo de protrombina; TTP: tiempo de tromboplastina parcial

plejas, etc., y de proporcionar una atención multidisciplinar por parte del personal médico y de enfermería (**Tabla 81-6**).

Los problemas en estos pacientes tienen diversos orígenes:

- Deterioro de diferentes órganos por la duración de la intervención quirúrgica, infección respiratoria, transfusión masiva y reposición hidroelectrolítica agresiva.
- En el postoperatorio inmediato requieren tratamiento respiratorio enérgico, soporte antibiótico y nutricional, manejo riguroso de fluidos y cuidado de enfermería, a menudo prolongado en la UCI de quemados.
- Tratamiento inmunosupresor.
- A pesar de no ser muy frecuente (sobre todo si se compara con la incidencia en otro tipo de trasplantes), los pacientes pueden desarrollar episodios de infección y rechazo, en ocasiones de manera concomitante.

Manejo del balance hidroelectrolítico

Estos pacientes:

- Reciben una gran cantidad de líquidos en el quirófano.
- Reciben una gran cantidad de líquidos en la UCI por:
  – Lavado de las líneas: arterial, presión venosa central.
  – Medicamentos antibióticos.
  – Sangre u otros productos.
- Reciben corticoides, que tienen un efecto de retención de agua y sal.

- Pueden tener más pérdidas que otros pacientes (sangre, tubos de drenaje).
- Pueden tener una función renal que empeore por utilizar fármacos nefrotóxicos.

Por lo tanto, en la UCI:

- Hay que monitorizar en el paciente: peso diario, presión venosa central horaria, presión arterial, pulso sanguíneo y pérdida por drenajes.
- Evitar episodios de hipotensión.
- Utilizar la solución hidroelectrolítica más apropiada con la última analítica de electrólitos en la mano.
- Modificar los regímenes pautados guiados por: signos y síntomas clínicos, analítica sanguínea, diuresis y pérdida global de fluidos.

Manejo ventilatorio

La extubación se realiza en las primeras 48 horas. Situaciones como disfunción del injerto, sepsis, rechazo agudo o edema de la vía aérea superior pueden retrasar la extubación. Antes de extubar, se recomienda mantener al paciente durante varias horas en presión continua positiva de la vía aérea (CPAP). Hay que reseñar que muchos pacientes presentan una traqueotomía previa, por lo que la extubación y el manejo de la vía aérea son sencillos. En otras ocasiones, debido al tipo de trasplante que va a realizarse, se requerirá realizar una traqueotomía previa a la cirugía.

Función renal

Inmediatamente al trasplante se produce una acumulación intersticial de líquido en el injerto, los pulmones y los tejidos periféricos. Siempre aumentarán el peso inmediato, con un pico máximo a las 48 y 72 horas.

El protocolo de inmunosupresión (tacrólimus, prednisona) puede deteriorar inicialmente la función renal y contribuir al edema y a la retención de sodio y la alteración hidroelectrolítica, por lo que se deberá monitorizar la función renal de manera diaria durante los primeros días en la UCI.

Hay que valorar la diuresis horaria y la presión venosa central y otros parámetros de monitorización invasiva rigurosamente en los primeros días postrasplante. Los fluidos intravenosos se ajustan en base a esos dos parámetros, evitando la hipovolemia y la hipervolemia.

Control de las infecciones

La prevención y el tratamiento de las infecciones en los pacientes trasplantados con tejidos blandos compuestos es, del mismo modo que se ha mencionado en el manejo general del paciente trasplantado, más sencillo y menos problemático que en otros pacientes, al no depender el recipiente de la función fisiológica del órgano trasplantado (como un riñón, hígado, intestino) ni tener fallos o fracasos orgánicos previos y no requerir dosis altas de inmunosupresión.

En la UCI, en todo paciente con fiebre se realizarán pancultivos y radiografía de tórax. Se valorará la situación de las vías centrales. Se tomarán cultivos de las vías central y periférica.

La prevención de las infecciones postoperatorias debe incluir la profilaxis con antibióticos, antifúngicos y antivíricos. El tratamiento de las infecciones se efectuará de acuerdo con los protocolos del servicio de enfermedades infecciosas de cada centro.

Nutrición

Los pacientes trasplantados de tejidos compuestos (cara, manos) tienen un estado de salud previo al trasplante normal y un estado nutricional normal. Muchos pacientes se nutren a través de una vía oral normal, aunque también existe un subgrupo que requiere suplementación enteral vía gastrostomía por los graves defectos funcionales en el área facial. No obstante, en todos ellos, el estado nutricional es normal.

Después de la cirugía, los pacientes se mantendrán en dieta absoluta, con excepción de las medicaciones orales, durante 24 horas.

Una vez transcurridas las primeras 24 horas, se iniciará nutrición enteral por vía nasoyeyunal o gastrostomía durante 10 días. Tras el 10º día, si no hay contraindicación médica, se progresará a dieta líquida, blanda y después normal. La nutrición enteral se suspenderá una vez que el paciente sea capaz de mantener sus requerimientos calóricos por vía oral.

Complicaciones del trasplante de cara

Las complicaciones más frecuentes pueden agruparse en quirúrgicas y no quirúrgicas.

Complicaciones quirúrgicas

Las complicaciones quirúrgicas no difieren en gran medida de las que pueden ocurrir en cualquier tipo de cirugía reparadora con técnicas microquirúrgicas convencionales.

Este tipo de complicaciones pueden ser manejadas con solvencia por el equipo de cirugía reparadora del servicio de cirugía plástica y quemados responsable del programa de VCA del hospital.

Entre las complicaciones quirúrgicas del trasplante de cara cabe destacar:

- Trombosis arterial y/o venosa de los pedículos vasculares del injerto.
- Dehiscencia de sutura.
- Necrosis parcial (cutánea o cutánea/grasa).
- Sangrado.
- Pérdida del órgano trasplantado por trombosis irrecuperable (v. «Pérdida del organo trasplantado, más adelante»).

La actuación en cada una de estas complicaciones no difiere de las acciones que se deben tomar cuando estas complicaciones ocurren en técnicas de reconstrucción facial microquirúrgicas. Entre ellas cabe reseñar la revisión de microanastomosis y nueva microsutura, revisión de cicatrices, injertos y/o colgajos cutáneos, hemostasia, etcétera.

Complicaciones no quirúrgicas

Entre las complicaciones no quirúrgicas del trasplante de cara cabe destacar las que se describen a continuación.

Lesión de preservación

Es el primer hallazgo histológico de cualquier trasplante de órgano sólido. En el trasplante de cara es un problema menor o prácticamente inexistente por las características propias de los tejidos trasplantados (poca actividad metabólica y gran capacidad de supervivencia). En particular, hay que reseñar que los reimplantes de mano o dedos y los colgajos de microcirugía reparadora toleran largas horas de isquemia sin alteración anatomofisiológica evidente.

Rechazo

Es la complicación más frecuente en el trasplante de cara. No obstante, los episodios de rechazo en tejidos compuestos son poco frecuentes en comparación con otros trasplantes de órganos sólidos. La experiencia acumulada en los 7 trasplantes realizados a nivel mundial señala una incidencia de rechazo baja.

- *Diagnóstico*. Se realiza por inspección clínica y por confirmación histopatológica. Los signos y síntomas más frecuentes de rechazo son edema, eritema, erupción macular (rechazo leve), erupción maculopapulosa (rechazo moderado), placas induradas con ulceraciones y necrosis o sin ellas (rechazo grave). La confirmación se debe realizar mediante biopsia cutánea, graduándose de 0 a 4 dependiendo de los signos patológicos.
- *Tratamiento*. Los episodios de rechazo se tratarán con bolos de prednisona y aumento de las dosis de este fármaco y de los restantes del tratamiento.

Infección

A pesar del riesgo de padecer infecciones oportunistas y una mayor tasa de infecciones resistentes a antimicrobianos como en cualquier paciente trasplantado, los recipientes de alotrasplantes de tejidos sólidos no presentan una tasa alta de infecciones, siendo las más frecuentes las infecciones cutáneas por bacterias y virus (herpes).

- *Citomegalovirus*. La infección por CMV es una causa clásica de morbilidad importante en el trasplante de órganos sólidos. No obstante, el uso de ganciclovir para el tratamiento y la prevención de la enfermedad han disminuido de forma espectacular la mortalidad por este patógeno. Además, a diferencia de otros trasplantes de órganos sólidos, entre la población trasplantada por tejidos compuestos, este tipo de infección no se ha mostrado especialmente problemática. En el tratamiento de los episodios por CMV se recomienda la asociación de ganciclovir intravenoso con gammaglobulina hiperinmune específica anti-CMV.
- *Enfermedad linfoproliferativa y virus de Epstein-Barr*. El VEB se asocia a la aparición de síndrome linfoprolife-

rativo. En el trasplante de tejidos compuestos (mano, cara), esta no es una complicación frecuente, aunque la experiencia acumulativa en los próximos años deberá evidenciar la incidencia de esta complicación en este tipo de trasplantes. La incidencia publicada en series de trasplantes de otros órganos sólidos sitúa la incidencia entre el 1 y el 20 % de los pacientes dependiendo de la intensidad del protocolo inmunosupresor y del tipo de órgano trasplantado. En caso de aparición de esta complicación se seguirá el mismo protocolo terapéutico aplicado en otros recipientes de órganos sólidos.

Enfermedad del injerto contra el huésped

La enfermedad del injerto contra el huésped (EICH) ocurre por la activación y el ataque de linfocitos donantes inmunocompetentes contra los tejidos del receptor. Entre los órganos diana destacan células de la piel, intestino e hígado. Los tejidos compuestos blandos son pobres en las poblaciones linfocitarias de donantes, por lo que su incidencia es muy baja en este tipo de trasplante.

Pérdida del órgano trasplantado

La pérdida del órgano trasplantado puede ser el resultado de una complicación quirúrgica irreversible (trombosis de los pedículos vasculares no revascularizables) o de un proceso de rechazo irreversible en estadio final (grado 4 histopatológico) o producirse por la necesidad de disminuir o alterar el protocolo de inmunosupresión ante complicaciones vitales de esta.

La extirpación de un aloinjerto rechazado o fracasado debe siempre realizarse tras haber conseguido el consentimiento informado.

En el caso de ser necesaria la extirpación del tejido trasplantado, el paciente volverá a estar en el inicio de su deformidad. En estos casos, se aplicarán e indicarán las técnicas de cirugía plástica convencional adecuada para reconstruir al paciente con estas técnicas, con el objetivo de que nunca se encuentre en una situación peor a la del inicio del proceso de trasplante.

Otras complicaciones en su mayoría derivadas del tratamiento inmunosupresor incluyen: hiperglucemia (en el 23 % de los pacientes con tacrólimus, el 6 % de manera irreversible), hipopotasemia, hipertensión arterial, diarrea, anemia y trombocitopenia.

EXPERIENCIA EN TRASPLANTE DE CARA EN EL HOSPITAL UNIVERSITARIO VALL D'HEBRON

El programa de alotrasplante vascularizado compuesto facial en el Campus Hospitalario Vall d'Hebron Barcelona de la Universitat Autònoma de Barcelona se fundó en 2007. Un grupo de trabajo formado por cirujanos plásticos, cirujanos de trasplante, médicos, coordinadores de trasplante de órganos y personal de enfermería se reunió para sentar las bases del protocolo clínico y los requisitos administrativos para iniciar el trabajo clínico. El primer paciente fue valorado en 2007, pero no fue hasta agosto de 2009 cuando se obtuvo la aprobación definitiva por parte de la OCATT y la ONT. Los primeros donantes fueron evaluados ya en agosto de 2009, con diferentes activaciones, hasta que en marzo de 2010 se llevó a cabo el primer VCA facial completo del mundo[15,22,23].

Modelo español de acreditación

La cara se trata actualmente como tejido compuesto vascularizado según la actual Ley española de Órganos, Tejidos y Terapias Celulares Avanzadas. Sin embargo, el proceso de acreditación y autorización sigue los mismos principios que se utilizan para el trasplante de órganos sólidos. Las organizaciones de trasplantes regional (OCATT) y nacional (ONT) conceden la certificación a los programas de VCA. Sin embargo, después de recibir la acreditación completa, cada receptor debe seguir siendo evaluado caso por caso por la ONT, y la acreditación para cualquier procedimiento de trasplante facial se obtiene únicamente de forma individual. Otros requisitos que debe cumplir cualquier programa de VCA son la aprobación del comité ético y una evaluación psicológica/psiquiátrica positiva, así como la acreditación actualizada del centro para el trasplante de órganos sólidos.

Organización de la donación de tejido facial en el Hospital Universitario Vall d'Hebron

La donación de tejidos en el trasplante facial es mucho más difícil que la de los restantes órganos. La donación de estructuras faciales no es invisible, y el proceso global de donación de órganos resulta mucho más engorroso. No debe subestimarse el impacto psicológico que la solicitud de donación facial puede suponer para los familiares, por lo que en nuestra institución se consideró oportuno establecer un protocolo de donación específico cuando se contemplaba la donación de tejidos faciales.

El objetivo general de dicho protocolo era reducir las peticiones a los familiares y proteger el proceso de donación de órganos de un impacto negativo. En términos generales, se informaba a los coordinadores de trasplantes de los requisitos generales del receptor. Los coordinadores se ponían en contacto con el equipo de trasplantes de cirugía plástica si algún donante se ajustaba a dichos requisitos. Solo tras la evaluación de cualquier donante con una buena compatibilidad se contactaba con los familiares.

Protocolo de obtención de órganos

La donación multiorgánica con circulación intacta se considera la mejor opción para obtener los tejidos faciales con circulación intacta y seguridad y para disminuir el sangrado tras la revascularización mediante una hemostasia minuciosa y cuidadosa durante la obtención.

La primera parte de la operación incluye la evaluación de los órganos internos y la canulación sin infusión. A continuación se lleva a cabo la disección sincrónica *in situ* de los órganos sólidos y la cara hasta que esta y los órganos sólidos estén listos para la obtención final. Seguidamente se infunde solución fría de Wisconsin con enfriamiento *in situ* y se obtienen el corazón y los pulmones. La operación se completa con la obtención de los restantes órganos internos y los tejidos faciales[4,22].

Como alternativa, también se ha organizado un protocolo de donación en asistolia. En esta situación, se infunde solución fría de preservación como perfusión continua durante la obtención de los tejidos faciales. La operación puede realizarse al final de un procedimiento de obtención de donación de múltiples órganos o con obtención simultánea de órganos internos y tejidos faciales en caso de donación en asistolia.

Desarrollo del programa

El programa de VCA facial del Campus Hospitalario Vall d'Hebron Barcelona recibió la acreditación de la OCATT y la ONT en 2009. Desde esa fecha, el programa ha estado activo, y el VCA facial y de manos se ha incluido en los protocolos de tratamiento y cartera de técnicas del departamento.

Como tal, el VCA facial se considera uno de los peldaños de la escalera reconstructiva. Cuando otras técnicas tradicionales, incluidas las reconstrucciones microvasculares complejas, no cumplen los requisitos funcionales de los pacientes o en casos de destrucción masiva de la cara, se contempla la VCA facial. Aun así, pocos casos se han considerado candidatos a un trasplante de cara.

Durante los últimos 12 años de actividad se han recibido en el departamento más de 30 solicitudes de trasplante de cara. Sin embargo, muchas de ellas no tenían indicación alguna. De todas ellas, solo se consideró que 8 pacientes tenían indicación para un VCA facial. Finalmente, 6 pacientes fueron examinados a fondo y 4 se pusieron en búsqueda activa de donantes. La **tabla 81-7** resume el tipo de deformidad y el resultado del cribado.

Dos pacientes han sido trasplantados hasta la fecha. El programa está activo y abierto a solicitudes.

Casos clínicos

Paciente 1

El primer trasplante de cara en nuestra institución se realizó en marzo de 2010. Consistió en un trasplante de cara completa que incluía todos los huesos faciales. Se trata del primer caso de trasplante facial completo[15]. El paciente era un varón de raza blanca de 30 años, que sufrió una grave desfiguración facial en 2005. La etiología fue un disparo accidental en la cara. El paciente presentaba una deformidad que incluía cicatrices faciales graves, hipertelorismo traumático, distopía orbitaria bilateral y destrucción del aparato lagrimal y de los ligamentos del canto medial, ausencia de nariz, destrucción del maxilar y de ambos huesos cigomáticos, destrucción subtotal de la mandíbula y ausencia parcial de los labios.

Las pruebas neurofisiológicas (electromiograma) mostraron una función nerviosa intacta, con músculos faciales cicatrizados y ausentes. La sensibilidad era normal en las zonas no cicatrizadas. El impacto funcional de esta deformidad era muy grave: el paciente no podía hablar, respirar ni comer con normalidad. Necesitó una alimentación permanente

Tabla 81-7. Resultado de la evaluación de los candidatos a trasplante de cara

Paciente	Tipo de deformidad	Cribado	Resultado
1	Deformidad postoncológica tercio inferior facial	Completo	No indicado por contraindicaciones médicas
2	Deformidad postraumática por arma de fuego	Completo	Trasplantado
3	Neurofibromatosis	Completo	El paciente declina el trasplante después de una larga búsqueda de donante
4	Secuelas de quemadura	Cribado inicial	El paciente declina el trasplante después de ser evaluado y recibir toda la información
5	Deformidad postoncológica	Completo	El paciente declina el trasplante después de ser evaluado y recibir toda la información
6	Malformación arteriovenosa de alto flujo	Completo	Trasplantado
7	Deformidad postoncológica	Completo	No indicado por contraindicaciones médicas
8	Deformidad facial por enfermedad endocrina congénita	Cribado inicial	El paciente declina el trasplante después de ser evaluado y recibir toda la información
9	Secuelas de quemadura	Completo	Pendiente de autorización final administrativa
10	Deformidad postoncológica	Completo	Búsqueda activa de donante

por sonda de gastrostomía percutánea y una traqueotomía para preservar las vías respiratorias.

La donación incluyó toda la cara y los huesos faciales, corazón, pulmones, hígado, páncreas, riñones y tejidos. Se trataba de una donación de órganos múltiples con corazón latiendo en un paciente varón de raza blanca de 41 años que falleció por una hemorragia cerebral masiva a causa de una malformación arterial. El injerto incluía toda la piel y los tejidos blandos de la cara (desde la línea capilar frontal hasta la parte media del cuello y desde el pliegue preauricular derecho al izquierdo, incluidos todos los rasgos de la cara), los músculos faciales, los conductos y quistes lagrimales, los párpados, el suelo de la boca, los labios, los dientes superiores e inferiores, el paladar duro, toda la mucosa de las mejillas hasta el pilar faríngeo anterior, la mandíbula desde la apófisis coronoides derecha hasta la apófisis coronoides izquierda, el maxilar, dos tercios de ambos huesos cigomáticos, la nariz (incluidos los cartílagos y los huesos nasales y el tabique), los cornetes, el vómer, el hueso etmoides y los senos maxilares.

La segunda parte de la operación comenzó con la revascularización del aloinjerto en el receptor. La revascularización arterial se consiguió con una anastomosis de extremo a extremo entre las arterias carótidas externas derechas. El flujo venoso se proporcionó con dos anastomosis de extremo a extremo entre las venas yugulares externas y dos de extremo a lado en la yugular interna. Se consiguió la perfusión completa de todo el aloinjerto con hemorragia activa en todos los tejidos. Se retiraron todos los tejidos deformados y los fragmentos óseos de la cara del receptor y se trasplantó el aloinjerto facial a la posición final. A continuación, se procedió a la fijación rígida de los huesos faciales con miniplacas y tornillos de titanio. El siguiente paso fue un cierre hermético de la mucosa intraoral y el paladar duro y blando, neurorrafias de extremo a extremo de todos los nervios sensitivos y motores y sutura de músculos, tejidos blandos y piel.

El tratamiento de inducción incluyó una infusión lenta de timoglobulina, 2 mg/kg por vía intravenosa 2 horas an-

tes de la operación, y 1 g de prednisona por vía intravenosa administrado antes de la liberación de las pinzas arteriales.

La inmunosupresión de mantenimiento se llevó a cabo con prednisona, 1 mg/kg/24 horas por vía intravenosa con una disminución progresiva a 10 mg diarios por vía oral; tacrólimus, niveles objetivo de 10-15 ng/ml, y micofenolato mofetilo, 2 g/día por vía oral. La profilaxis antiinfecciosa incluyó antibióticos para bacterias grampositivas y gramnegativas, profilaxis antifúngica intravenosa, valganciclovir para la profilaxis del CMV y cotrimoxazol para la profilaxis de *Pneumocystis*.

El paciente presentó tres episodios de rechazo agudo en los primeros 12 meses (días 28, 75 y 180) que se trataron con bolos de dosis altas de prednisona. El segundo episodio también incluyó timoglobulina e inclusión durante unas semanas de sirólimus en el régimen.

El paciente recuperó la sensibilidad total en la frente, los párpados, las mejillas, los labios y la mucosa intraoral y el movimiento activo en todos los músculos faciales (aunque el lado izquierdo sigue parcialmente activado). El paciente pudo recuperar su condición de vida premórbida (**Fig. 81-2**).

Paciente 2

El segundo paciente trasplantado en nuestra institución fue un varón de raza blanca de 40 años que presentaba una malformación arteriovenosa masiva en el cuello, la lengua y los tejidos blandos de la cara. El paciente se había sometido a varios tratamientos previos en otras instituciones, que incluían embolización, resecciones parciales, ligadura de la arteria carótida externa en una operación de urgencia y tratamientos farmacológicos antiangiogénicos sin mejoría o con mejoría parcial. En el momento de la presentación, el paciente había tenido varios episodios de hemorragias masivas potencialmente mortales.

El tratamiento quirúrgico propuesto incluía una resección de los tejidos cervicales y faciales con extirpación completa del nidus y de toda la malformación arteriovenosa y recons-

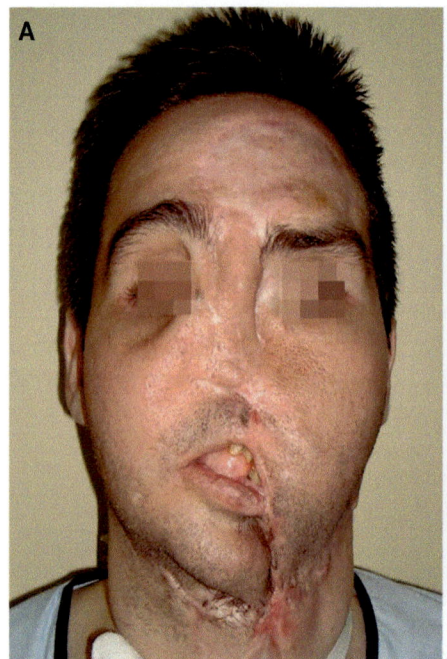
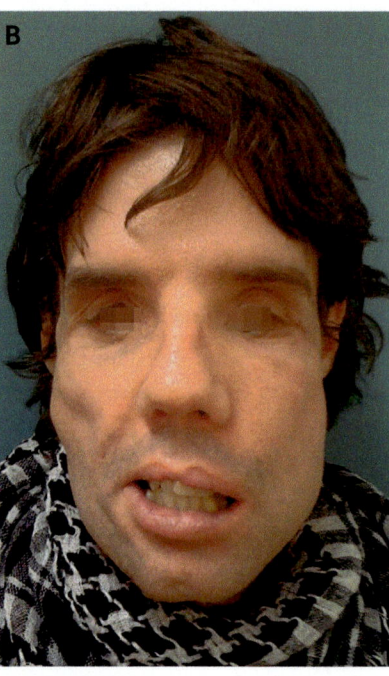

Figura 81-2. A) Imagen preoperatoria del paciente receptor del primer trasplante total del mundo. El paciente presenta una deformidad panfacial y de todo el esqueleto facial por un traumatismo de alta energía por arma de fuego. **B)** Imagen postoperatoria 3 años después de un trasplante total de cara que incluyó todas las partes blandas extraorales e intraorales y todos los huesos de la cara.

trucción de un trasplante facial de la piel y los tejidos blandos cervicales, dos tercios inferiores de la cara y la lengua. El donante era un varón de raza blanca de unos 40 años que había sufrido una hemorragia cerebral masiva. Se realizó una donación de órganos múltiple en asistolia controlada, que incluía la cara y una donación múltiple de órganos sólidos internos. Se canularon todos los grandes vasos y se obtuvo una asistolia controlada. Una vez documentada y certificada la muerte del donante, se perfundió solución fría de Wisconsin a 4 °C con enfriamiento local y se inició la obtención simultánea de la cara y los órganos internos con líquidos de conservación de Wisconsin fríos. Se siguió el mismo protocolo de obtención que para el paciente 1, que incluyó toda la cara, el esqueleto facial, con la mandíbula y la lengua, y los órganos internos. El injerto se pediculó en ambas arterias carótidas comunes y en las venas yugulares interna y externa. La obtención duró 4 horas. Durante la obtención del injerto facial se embolizó al receptor en la unidad de neurorradiología intervencionista del hospital para disminuir la hemorragia intraoperatoria. El nidus arteriovenoso y todos los vasos aferentes se embolizaron bajo anestesia general. A continuación, el paciente fue trasladado al quirófano, donde se inició el trasplante. Tres semanas después de la operación, presentó un rechazo agudo de grado 2-3. Este episodio se produjo tras una rápida reducción de la prednisona, y se resolvió con tres bolos de 1 g de prednisona, seguidos de una reducción rápida. El paciente se mantiene ahora con una dosis baja de tacrólimus y prednisona[24].

El paciente consiguió una recuperación sensorial completa durante el primer año después del trasplante y un movimiento facial completo, excepto para el frontal izquierdo después de 18 meses. Aunque la lengua ha mantenido el tono y el trofismo, el paciente no ha ganado movilidad lingual activa, pero ha conseguido actividades normales completas, excepto una incapacidad para la competencia en la deglución. Fue necesario mantener la alimentación por son-

da de gastrostomía percutánea. No hay recidiva de ninguna malformación arteriovenosa ni se han producido nuevos episodios hemorrágicos.

EXPERIENCIA MUNDIAL EN TRASPLANTE DE CARA

Desde 2005, fecha de realización del primer trasplanta parcial de cara a mayo de 2024, se han realizado 51 trasplantes de cara en 18 centros a nivel mundial[3,4,6,24].

De ellos, 10 pacientes fallecieron. La supervivencia a 5 y 10 años de los trasplantes fue del 85 ± 5 % y del 74 ± 7 %, respectivamente (**Fig. 81-3**). La media de episodios de rechazo fue de 0,9 por paciente. Estas cifras se comparan favorablemente con las tasas de supervivencia registradas en los trasplantes de órganos sólidos: la supervivencia a los 10 años de los trasplantes de riñón alcanza el 56 %, la de los trasplantes de hígado el 61 % y la de los trasplantes de corazón ronda el 65 %. No obstante, hay que recordar que los receptores de trasplantes de cara son pacientes sanos sin comorbilidades importantes y no presentan disfunciones orgánicas en el momento del trasplante. El tratamiento de inmunosupresión más comúnmente usado fue la combinación de tacrólimus, micofenolato mofetilo y dosis bajas de corticoides, la triple terapia que también se utiliza habitualmente en los trasplantes de riñón.

Hasta la fecha de esta publicación se han trasplantado partes de la cara (trasplante de cara parcial), toda la cara (trasplante de cara total), cara con hueso facial y sin este, cara incluyendo estructuras como órbita y ojo, orejas, nariz, fosas nasales, lengua, cavidad oral, calota craneal, entre otros. La viabilidad del trasplante de cara incluyendo cualquier estructura de la zona de cabeza y cuello ha quedado demostrada. La robustez del eje carotídeo externo y sus conexiones entre las zonas profunda y superficial y con ramas de la carótida interna garantizan una vascularización y una seguridad quirúrgica excelentes. Asimismo, la recuperación

Figura 81-3. Supervivencia acumulada y resultados internacionales de los trasplantes de tejidos compuestos vascularizados faciales hasta la fecha de publicación. PTLD: enfermedad linfoproliferativa postrasplante.

Supervivencia a largo plazo en 50 trasplantes de cara

Causas de muerte durante el seguimiento clínico (10 pacientes):

- Infección
- Abandono de inmunosupresión
- PTLD, sepsis
- Suicidio
- Recidiva de carcinoma faríngeo
- Sepsis
- Carcinoma hepatocelular
- Carcinoma de células pequeñas pulmonar

Supervivencia a los 5 años: 85 %

Supervivencia a los 10 años: 74 %

Pérdida de aloinjertos faciales: 6

Retrasplantes: 2

nerviosa, tanto sensitiva como motora, es habitual en todos los trasplantes realizados, con excepción del nervio hipogloso, donde se han descrito resultados mediocres de recuperación de la motilidad lingual.

En una revisión de los primeros 48 trasplantes realizados en el mundo, se han notificado complicaciones importantes, como la pérdida del aloinjerto y/o la muerte del paciente, en algo menos de un tercio de los trasplantes, con un 14,6 % de pérdida del aloinjerto y un 21,7 % de mortalidad global[4]. La pérdida o extirpación del aloinjerto facial se produjo en tres casos: complicaciones posquirúrgicas tempranas (n = 1), infección (n = 2) y reacción inmunológica crónica (n = 4). El tratamiento de las infecciones oportunistas graves puede suponer un reto, ya que a menudo es necesario modificar

los protocolos de inmunosupresión, lo que a su vez pone en peligro la tolerancia a los tejidos trasplantados. Como se ha descrito en algunas circunstancias, es necesario retirar la inmunosupresión y el aloinjerto para proteger la vida del paciente.

A fecha de 2024 se han notificado 10 fallecimientos, nueve entre receptores de trasplante de cara y uno en un paciente que recibió un trasplante combinado de cara y extremidades superiores bilaterales. De ellos, 3 pacientes fallecieron por el desarrollo de complicaciones oncológicas durante el seguimiento postrasplante. Cuatro receptores faciales murieron por complicaciones infecciosas, mientras que 3 pacientes murieron por autólisis (dos de ellos a causa de la interrupción volutaria de la inmunosupresión).

REFERENCIAS BIBLIOGRÁFICAS

1. Hultman CS, Friedstat JS. The ACAPS and SESPRS surveys to identify the most influential innovators and innovations in plastic surgery: no line on the horizon. Ann Plast Surg 2014; 72: S202-7.
2. Aycart MA, Alhefzi M, Sharma G et al. Outcomes of solid organ transplants after simultaneous solid organ and vascularized composite allograft procurement: a nationwide analysis. Transplantation 2017; 101: 1381-6.
3. Alberti FB, Hoyle V. Face transplants: an international history. J Hist Med Allied Sci 2021; 76: 319-45.
4. Barret JP, Tomasello V. Face transplantation: principles, techniques and artistry. Heidelberg: Springer, 2015.
5. Hendrickx H, Blondeel P, Van Parys H et al. Facing a new face: an interpretative phenomenological analysis of the experiences of a blind face transplant patient and his partner. J Craniofac Surg 2018; 29: 826-31.
6. Cavaliere A, Rega U, Grimaldi S et al. Long-term outcomes and future challenges in face transplantation. J Plast Reconstr Aesthet Surg 2024; 92: 87-103.
7. Milek D, Reed LT, Echternacht SR et al. A systematic review of the reported complications related to facial and upper extremity vascularized composite allotransplantation. J Surg Res 2023; 281: 164-75.
8. Longo B, Alberti FB, Pomahac B et al. International consensus recommendations on face transplantation: a 2-step Delphi study. Am J Transplant 2024; 24: 104-14.
9. Dubernard JM, Owen E, Herzberg G et al. Human hand allograft: report on first six months. Lancet 1999; 353: 1315-20.
10. Devauchelle B, Badet L, Lengele B et al. First human face allograft: early report. Lancet 2006; 368: 203-9.
11. Barker JH, Francois CG, Frank JM, Maldonado C. Composite tissue allotransplantation. Transplantation 2002; 73: 832-5.
12. Whitaker IS, Duggan EM, Alloway RR et al. Composite tissue allotransplantation: a review of relevant immunological issues for plastic surgeons. J Plast Reconstr Aesthet Surg 2008; 61: 481-92.
13. Guo S, Han Y, Zhang B et al. Human facial allotransplantation: a 2-year follow-up study. Lancet 2008; 372: 631-8.
14. Lantieri L, Grimbert P, Ortonne N et al. Face transplant: long-term follow-up and results of a prospective open study. Lancet 2016; 388: 1398-407.
15. Barret JP, Gavaldà J, Bueno J at al. Full face transplantation: the first case report. Ann Surg 2011; 254: 252-6.
16. Lengelé BG. Current concepts and future challenges in facial transplantation. Clin Plast Surg 2009; 36: 507-21.
17. Kumnig M, Jowsey-Gregoire SG, Gordon EJ et al. Psychological and bioethical challenges for the future of vascularized composite allotransplantation: a scoping review and viewpoint of recent developments and clinical experiences in the field of vascularized composite allotransplantation. Front Psychol 2022; 15: 1045144.
18. Morris P, Bradley A, Early M et al. Face transplantation: a review of the technical, immunological, psychological and clinical issues with recommendations for good clinical practice. Transplantation 2007; 83: 109-28.
19. Kanikatis J, Petruzzo P, Jullien D et al. Pathological score for the evaluation of allograft rejection in human hand (composite tissue) allotransplantation. Eur J Dermatol 2005; 15: 235-8.
20. Caplan A, Purves D. A quiet revolution in organ transplant ethics. J Med Ethics 2017; 43: 797-800.
21. Xiangxia L, Langsdon S, Holloway W et al. The ethics of facial allotransplantation. Plast Reconstr Surg Glob Open 2019; 7: e2425.
22. Bueno J, Barret JP, Serracanta J et al. Logistics and strategy of multiorgan procurement involving total face allograft. Am J Transplant 2011; 11: 1091-7.
23. Barret JP, Serracanta J, Collado JM et al. Full face transplantation organization, development, and results –the Barcelona experience: a case report. Transplant Proc 2011; 43: 3533-4.
24. Benedetto L, Pomahac B, Giacalole M et al. 18 years of face transplantation: adverse outcomes and challenges. J Plast Reconstr Aesthet Surg 2023: 87: 187-99.

Reconstrucción mandibular. Autotrasplante de peroné, cresta ilíaca y escápula

82

C. Navarro Cuéllar, I. Navarro Cuéllar, A. López López, S. Bacián Martínez y C. Navarro Vila

INTRODUCCIÓN

La cirugía reconstructiva representa un quehacer quirúrgico que se remonta a épocas históricas muy antiguas y continúa siendo actualmente un reto para el cirujano de cabeza y cuello. La extirpación de lesiones tumorales extensas da lugar, a menudo, a importantes defectos óseos y de partes blandas, con sus consiguientes secuelas estéticas y funcionales.

Desde el punto de vista estético se produce una retrusión del tercio inferior de la cara, sobre todo si la mandibulectomía incluye las zonas sinfisaria y parasinfisaria. En estos últimos casos se produce también una ptosis importante del labio inferior. Cuando la resección afecta al cuerpo de la mandíbula, se genera una clara asimetría facial con hundimiento del lado afecto. Dicha asimetría es más acusada si en la resección se incluye el cóndilo. Funcionalmente, las secuelas más importantes son: la incompetencia del labio inferior, la incontinencia salival, la dificultad acusada para la masticación y la deglución y los trastornos fonatorios. Por un lado, la mandíbula no reconstruida tiende a la retrusión y la desviación hacia el lado de la resección. Por otro lado, los movimientos previos verticales son reemplazados por movimientos oblicuos o diagonales controlados por una sola articulación temporomandibular. La lengua presenta limitación en cuanto a movilidad y fuerza se refiere, y los trastornos de la sensibilidad propioceptiva inducen a una incoordinación de los movimientos mandibulares.

Desde el punto de vista profesional y social, el paciente se encuentra claramente disminuido y, en muchos casos, totalmente impedido para el desarrollo de dichas funciones. La reconstrucción ósea resuelve estos problemas otorgando a los pacientes una excelente calidad de vida en muchos casos.

Hasta finales de la década de 1970, la reconstrucción mandibular se basaba en colgajos regionales pediculados, injertos óseos y placas de reconstrucción. Gracias al desarrollo de las nuevas técnicas de reconstrucción microquirúrgicas se ha mejorado considerablemente el tratamiento de los pacientes sometidos a resecciones mandibulares importantes,

de forma que la rehabilitación estética y funcional del paciente ha pasado a ocupar un objetivo prioritario.

La reconstrucción mandibular y de los defectos de partes blandas intraorales y/o extraorales debe realizarse, en la medida de lo posible, de forma inmediata, al mismo tiempo que la cirugía ablativa. La reconstrucción inmediata tiene las siguientes ventajas:

- Un solo acto quirúrgico, con lo que se evita una segunda intervención.
- Mucho más sencilla porque no se encontrará la fibrosis del postoperatorio y la derivada de la radioterapia posquirúrgica.
- Más económica para el paciente y para el Estado.
- El paciente se incorpora mucho antes a su actividad profesional, social y personal.
- No sufre los problemas psicológicos de su deformidad y la angustia de una segunda, larga y complicada intervención.

La primera reconstrucción mandibular microquirúrgica data de 1971 y se debe a Strauch et al.[1] Desde entonces, las técnicas microquirúrgicas se han convertido en la principal técnica de reconstrucción mandibular[2-5]. Actualmente, la reconstrucción mandibular se realiza utilizando los colgajos libres de peroné, de cresta ilíaca y escapular. En aquellos pacientes que no van a recibir radioterapia adyuvante, la técnica de distracción ósea puede ser una alternativa a los colgajos microquirúrgicos.

COLGAJO DE PERONÉ

El colgajo de peroné fue descrito inicialmente por Taylor et al.[6] en 1975. Ueba y Fukjikaua[7] comenzaron a utilizar este colgajo para el tratamiento de la seudoartrosis congénita de cúbito en 1983. En 1988, Hidalgo[8] empezó a usar este colgajo para reconstrucción mandibular y, desde entonces, se ha convertido en la principal técnica para reconstruir los defectos segmentarios mandibulares[9-13].

En la última década se han desarrollado de forma importante las técnicas de planificación virtual, diseño de guías quirúrgicas, impresión 3D de modelos estereolitográficos[14] y placas personalizadas de titanio (CAD/CAM: *computer assisted design/computer assisted manufacturing*)[15], así como la navegación intraoperatoria[16-19] para realizar las osteotomías mandibulares, la reconstrucción personalizada y la colocación de implantes osteointegrados con una precisión submilimétrica[20].

El colgajo de peroné está irrigado principalmente por la arteria peronea y su drenaje venoso depende de las venas comitantes. La arteria peronea es la primera rama de la arteria tibial posterior, localizándose en el compartimento profundo posterior entre el músculo flexor largo del primer dedo y el músculo tibial posterior. Su diámetro es de 2-3 mm y su longitud depende de la longitud del hueso a incorporar.

Ventajas

Las ventajas del colgajo de peroné son:

- Gran longitud de hueso (hasta 25 cm) para reconstrucción mandibular.
- Permite trabajar a dos equipos quirúrgicos diferentes y de forma simultánea en la misma intervención.
- La gran vascularización perióstica permite realizar múltiples osteoteomías de remodelación.
- Se puede conseguir la reinervación sensitiva de la isla cutánea del colgajo.
- Posibilidad de utilizar colgajos secuenciales en el que el primer colgajo suministra el pedículo sanguíneo: *flow-through* (flujo continuo)[21-23]. Sin embargo, el riesgo de perder ambos es elevado.
- Mínima morbilidad de la zona donante.
- De elección en pacientes obesos.
- Posibilidad de colocar implantes dentales para la rehabilitación funcional.
- Posibilidad de realizar un colgajo en doble barra para reconstruir la altura nativa de la mandíbula y colocar implantes osteointegrados para la rehabilitación funcional de los pacientes[24].
- Posibilidad de planificación virtual preoperatoria, desarrollo de guías de corte, modelos estereolitográficos y placas personalizadas a medida de los defectos que han de reconstruirse (CAD/CAM). Estas técnicas permiten mejorar la exactitud y disminuir el tiempo de isquemia, el tiempo total de cirugía, la estancia hospitalaria y la tasa de complicaciones y mejoran el resultado estético y funcional de los pacientes.
- Posibilidad de navegación intraoperatoria para realizar las osteotomías en el peroné y colocar implantes osteointegrados[16-19]. Las técnicas de navegación tienen ventajas sobre las técnicas CAD/CAM:
  - Es un procedimiento quirúrgico de relativo bajo coste.
  - La implementación es rápida.
  - La planificación quirúrgica puede realizarla el cirujano.
  - Posibilidad de modificar de forma intraoperatoria el plan quirúrgico.
  - Posibilidad de colocación guiada de implantes dentales en el mismo acto quirúrgico.

Inconvenientes

Entre los inconvenientes del colgajo de peroné cabe citar:

- Se requieren múltiples osteotomías de remodelación con gran material de osteosíntesis.
- La altura del hueso obtenida es pobre, lo cual dificulta la posterior rehabilitación funcional con implantes osteointegrados. Para solucionar el problema de la altura del colgajo peroneo existen tres opciones. En primer lugar, realizar un colgajo en doble barra[24], cuya ventaja es que se recupera la altura mandibular previa en el mismo acto quirúrgico. Esta opción permite resolver el problema vertical de forma inmediata y no depende de los efectos posteriores de la radioterapia. En segundo lugar, practicar una distracción vertical del peroné unos meses más tarde en otro procedimiento quirúrgico[25]. El inconveniente es que requiere una nueva intervención y que, en muchos casos, los pacientes van a ser irradiados, con las posibles complicaciones que derivan de la colocación del distractor en un hueso irradiado previamente. En tercer lugar, efectuar una regeneración ósea con un injerto corticoesponjoso de cresta ilíaca y una malla de titanio. Igualmente, tiene el inconveniente de que precisa un nuevo acto quirúrgico y que las posibilidades de infección y exposición de la malla en pacientes irradiados son altas[26].
- La colocación de implantes Ticare habitualmente se realiza de forma diferida debido a la gran cantidad de material de osteosíntesis que precisa la intervención.
- La irrigación del componente cutáneo es muy irregular, debido a la gran cantidad de variantes anatómicas. éste es el mayor problema de este colgajo.
- Para superar estos inconvenientes se dispone de algunas medidas:
  - Centrar el parche en los dos tercios distales de la pierna donde hay más cantidad de perforantes de la arteria peronea.
  - Tallar el peroné cutáneo tan largo como se pueda para incorporar el mayor número de perforantes.
  - Abordar la isla cutánea desde la zona anterior hasta el septo e incluir una cuña muscular del sóleo y flexor largo del primer dedo para incorporar perforantes musculocutáneos.
- Requiere inmovilización postoperatoria de aproximadamente 5-7 días, que se prolonga hasta las 2 semanas si se utiliza un injerto dermoepidérmico.

Indicaciones

Las indicaciones de este colgajo son:

- Reconstrucción mandibular asociada a defectos de partes blandas intraorales. El colgajo de cresta ilíaca ha ido perdiendo terreno a favor del colgajo peroneo, que hoy en día es el principal colgajo para reconstrucción mandibular.
- Reconstrucción de defectos mandibulares subtotales o totales como única alternativa en defectos superiores de 14 cm.

- Reconstrucciones de rama y cóndilo, ya que permite deslizar el hueso hasta la cavidad glenoidea con una disección mínima y sin lesionar el nervio facial.
- Reconstrucción mandibular en edad pediátrica. Genden et al.[27] indican que es el colgajo de elección en la edad pediátrica. En primer lugar, porque, al no afectar a los centros de crecimiento distal y proximal, no altera el crecimiento de la pierna. En segundo lugar, porque la neomandíbula formada crece al mismo ritmo que la mandíbula remanente. Por último, porque la cresta ilíaca está formada sobre todo por tejido cartilaginoso a estas edades.
- Reconstrucción mandibular en pacientes obesos y en mujeres con posibilidad de embarazo posterior evitando así el colgajo de cresta ilíaca y la posibilidad de desarrollo de hernias inguinales.

Contraindicaciones

En principio, son pocos los pacientes que no pueden tolerar de forma segura este tipo de intervenciones. Por lo general,

los pacientes con tumores de la cavidad oral son fuertes fumadores y pueden tener antecedentes de enfermedad vascular periférica. Por ello, es aconsejable realizar un estudio preoperatorio para detectar posibles anomalías en las arterias tibial anterior, tibial posterior y peronea. Por lo general, realizamos un estudio con angiotomografía computarizada a todos los pacientes para confirmar que la irrigación no está comprometida y con angiorresonancia magnética si precisamos marcar las perforantes cutáneas.

Si existieran dudas sobre la viabilidad del colgajo y la futura vascularización remanente, habría que optar por otro tipo de colgajo. Finalmente, cabe destacar que en algunos pacientes que presentan una enfermedad vascular periférica avanzada, esta hace imposible cualquier tipo de reconstrucción microquirúrgica.

Caso clínico 82-1

Ameloblastoma mandibular que afecta a la parasínfisis mandibular derecha (**Figs. 82-1 a 82-5**).

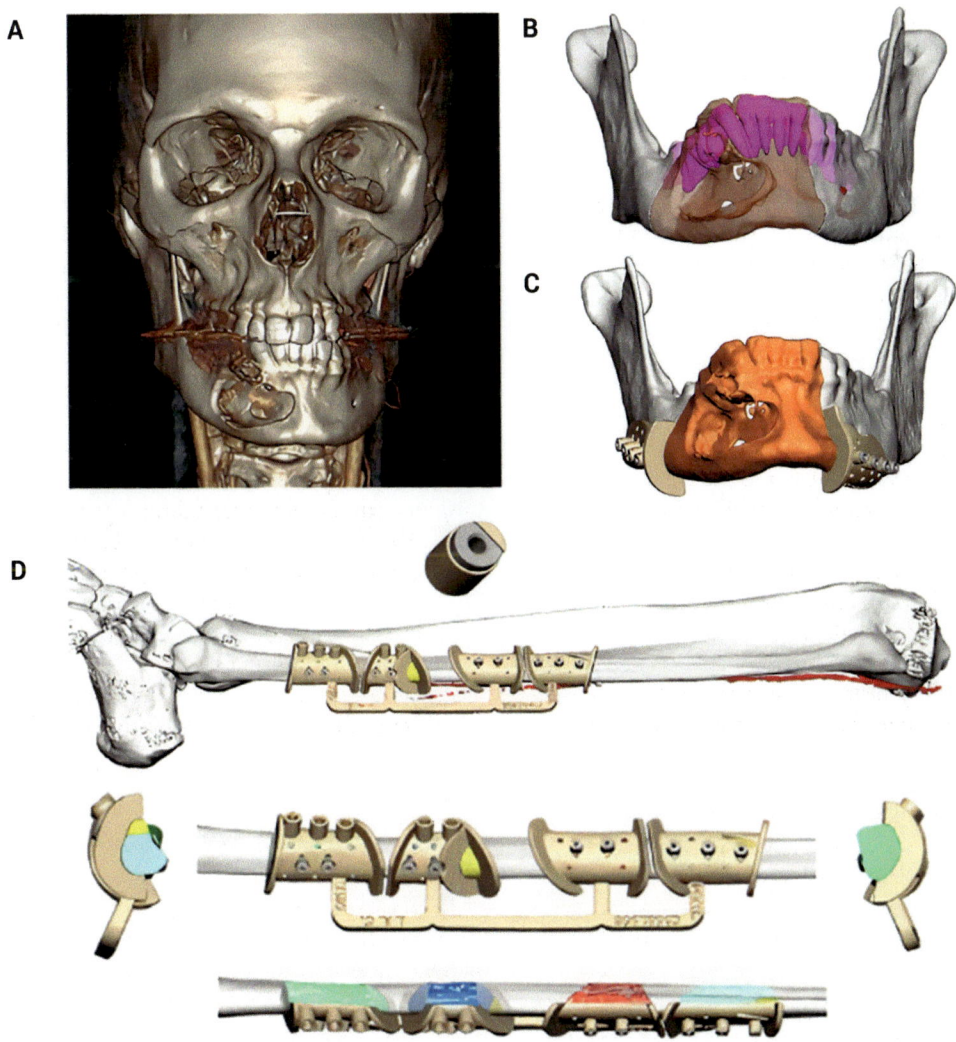

Figura 82-1. A) Tomografía computarizada 3D con ameloblastoma mandibular que afecta la parasínfisis mandibular derecha. **B)** Planificación virtual para la resección tumoral. **C)** Guías de corte para la resección con márgenes de seguridad. **D)** Diseño de guía de corte en el peroné para realizar una reconstrucción con un colgajo de peroné en doble barra con 4 segmentos e implantes osteointegrados inmediatos.

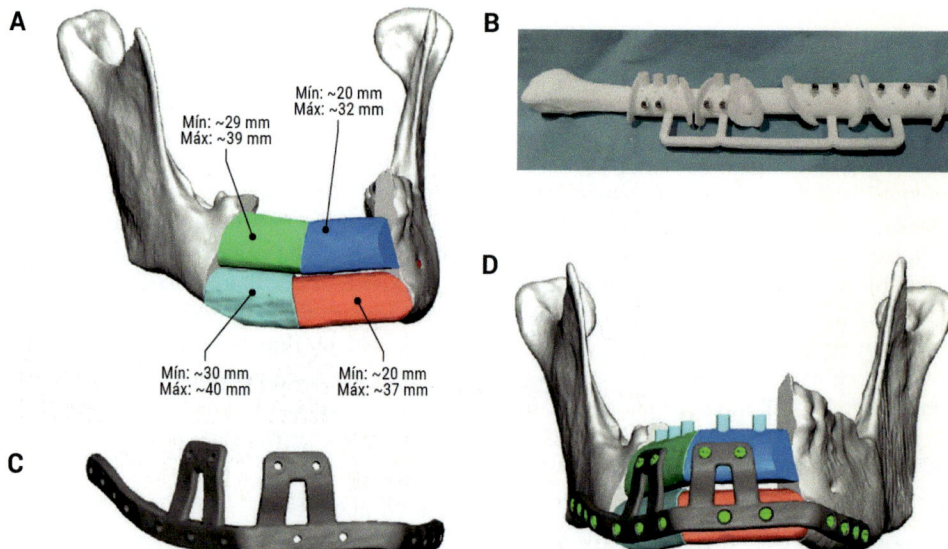

Figura 82-2. A) Diseño de un colgajo de peroné en doble barra para la reconstrucción 3D de la mandíbula. **B)** Guía de corte para realizar las diferentes osteotomías y conformar el peroné en doble barra. **C)** Placa personalizada de titanio en doble barra para realizar la osteosíntesis. **D)** Diseño final de la reconstrucción mandibular con el colgajo de peroné en doble barra, placa personalizada de titanio en doble barra y posición de los implantes inmediatos.

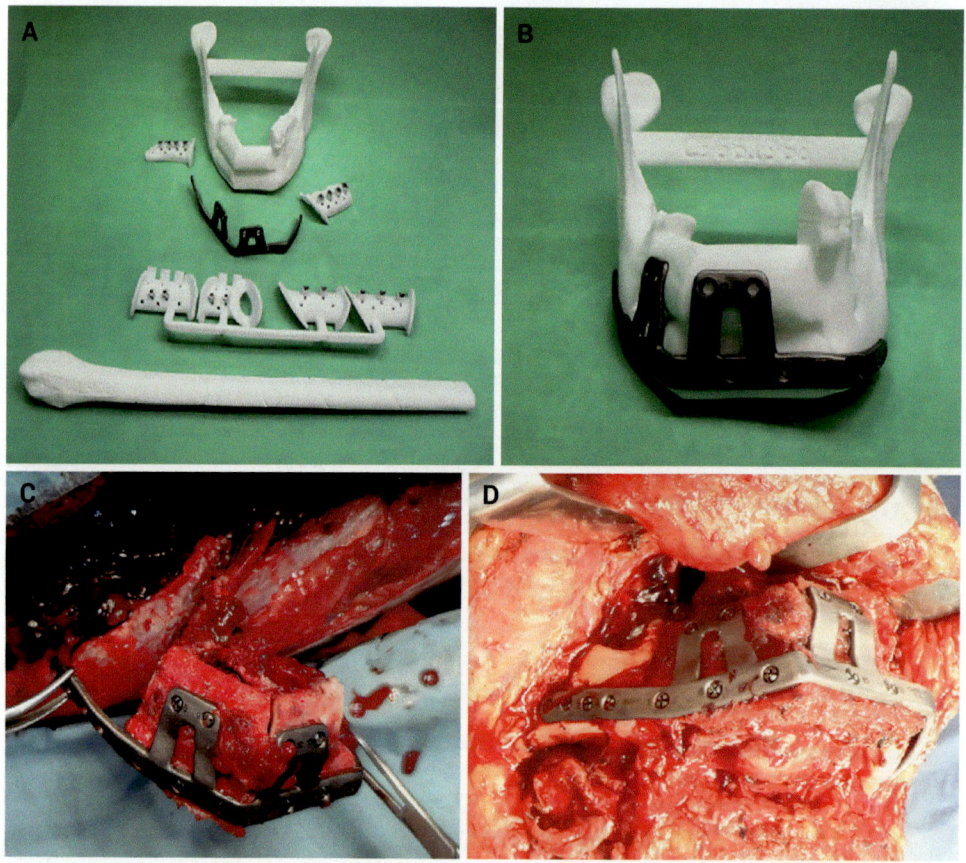

Figura 82-3. A y **B)** Biomodelo con la reconstrucción realizada, guías de corte tanto de la resección mandibular como para las osteotomías del peroné y placa personalizada de titanio en doble barra. **C)** Colgajo de peroné en doble barra fijado a la placa personalizada de titanio antes de la sección del pedículo vascular. **D)** Reconstrucción mandibular después de las anastomosis microquirúrgicas.

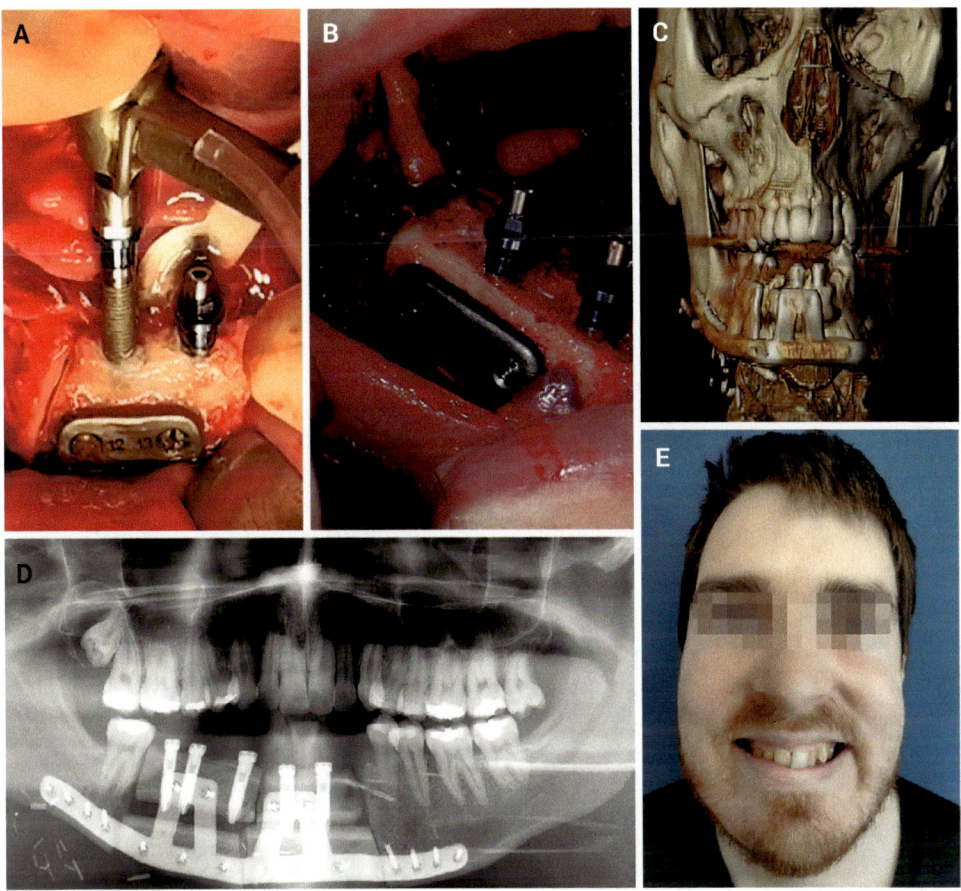

Figura 82-4. A y **B)** Colocación inmediata de implantes según la planificación virtual realizada. **C)** Tomografía computarizada 3D postoperatoria con la reconstrucción mandibular inmediata mediante colgajo de peroné en doble barra, placa personalizada de titano en doble barra e implantes inmediatos. **D)** Ortopantomografía de control que muestra la reconstrucción mandibular y la colocación de los implantes osteointegrados. **E)** Aspecto postoperatorio inmediato.

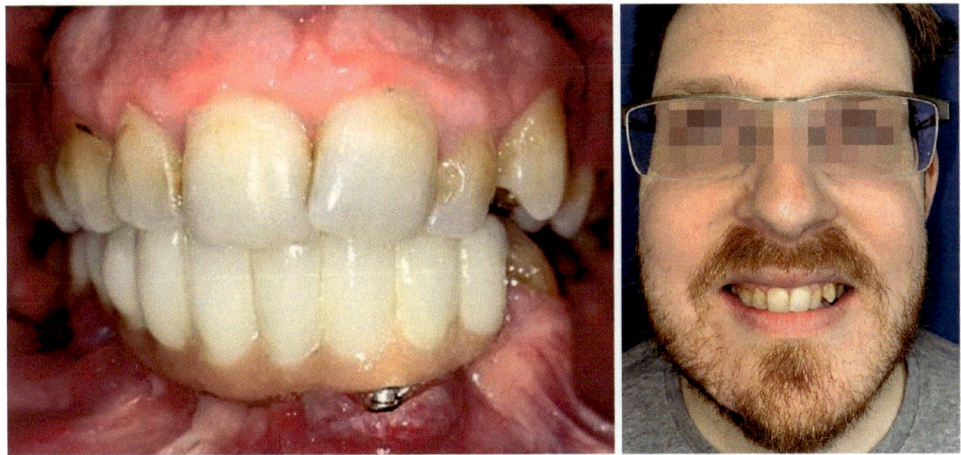

Figura 82-5. Aspecto estético y funcional final.

COLGAJO DE CRESTA ILÍACA

En 1979, Taylor et al.[28] y Sanders et al.[29] describieron el colgajo de cresta ilíaca basado en la arteria y la vena ilíaca circunfleja profunda demostrando la viabilidad de la isla cutánea gracias a las perforantes musculocutáneas que atraviesan las tres capas musculares. En 1984, Ramasastry[30] identifica la rama ascendente de la arteria ilíaca circunfleja profunda (AICP) como el principal aporte vascular al músculo oblicuo interno. En 2014, Navarro Cuéllar et al.[31] describen una técnica mixta para la reconstrucción de defectos mandibulares y partes blandas. Esta técnica utiliza el colgajo de cresta ilíaca para la reconstrucción mandibular, y el colgajo nasolabial pediculado para la reconstrucción del defecto de partes blandas intraoral, colocando implantes osteointegrados Ticare en el mismo acto quirúrgico.

La AICP se origina en la cara lateral de la arteria ilíaca externa aproximadamente 1-2 cm por encima del ligamento inguinal. Presenta un trayecto inguinal y se dirige hacia la espina ilíaca anterosuperior (EIAS), atraviesa la fascia del músculo transverso y continúa con un trayecto curvo entre la cresta ilíaca y el músculo ilíaco. Discurre estrechamente pegada al hueso durante aproximadamente 5-6 cm, separándose hacia atrás, hacia la fascia toracolumbar. La vena ilíaca circunfleja profunda (VICP) está constituida, por lo general, por una vena comitante que emerge de la cara lateral de la vena ilíaca externa a una distancia variable. La VICP recibe de forma constante una rama ascendente justo antes de su unión a la vena ilíaca externa siendo necesaria su sección para conseguir la máxima longitud del pedículo.

Ventajas

Las principales ventajas del colgajo de cresta ilíaca son:

- Aporta hueso con una longitud de aproximadamente 12-14 cm, pudiendo extender la disección hasta la EIPS y articulación sacroilíaca. No obstante, no recomendamos utilizar demasiado hueso, dado que la AICP solo discurre pegada a la cresta los primeros 6 cm, para ir separándose en su trayecto posterior. Por ello, cuanto más hueso se utilice con sus osteotomías correspondientes, más riesgo existe de comprometer la vascularización distalmente.
- El colgajo de cresta ilíaca aporta una excelente calidad de hueso para la reconstrucción mandibular. Es el único colgajo capaz de reconstruir la altura y la anchura nativas de la mandíbula.
- Es un hueso fundamentalmente esponjoso, por lo que presenta una rica vascularización que permite tolerar mejor la infección y favorece la osteointegración de los implantes[32].
- Permite realizar osteotomías remodeladoras múltiples para conformar la neomandíbula. Las osteotomías se practican en la cortical externa, manteniendo intacto el periostio por la cara interna.
- Posibilidad de colocar implantes inmediatos en la misma cirugía reconstructiva sin interferir con el material de osteosíntesis.
- Permite trabajar en dos equipos de forma simultánea.
- Secuela estética mínima.

Inconvenientes

Entre los inconvenientes del colgajo de cresta ilíaca destacan:

- El hecho de tener que incorporar una cuña de músculos oblicuo externo, interno, transverso e ilíaco da lugar a una gran cantidad de volumen para la reconstrucción de partes blandas que puede llegar a ser excesivo. En estos casos es recomendable utilizar el colgajo de cresta ilíaca para la reconstrucción ósea, y el colgajo nasogeniano para reconstruir el defecto de partes blandas intraoral.
- La movilidad de la paleta cutánea respecto al hueso es escasa para no dañar las perforantes que irrigan la piel. Por ello, no es un buen colgajo para la reconstrucción de defectos tridimensionales por encima de la comisura oral.
- El color de la piel de la zona inguinal es diferente respecto al de la piel facial[21]. Por ello, el resultado estético para la reconstrucción extraoral no es el más idóneo.
- En casos de mujeres jóvenes con posibilidad de posterior embarazo hay que intentar utilizar un colgajo alternativo debido al riesgo de hernia inguinal.
- En casos de cirugía abdominal previa (apendicectomía, herniorrafia, injertos libres de cresta ilíaca, etc.), el pedículo vascular y sus perforantes musculocutáneas pueden haber sido dañados. En este caso, para mayor seguridad, optaríamos por la cresta contralateral u otro colgajo.
- Alteraciones de la marcha como consecuencia de la desinserción del tensor de la fascia lata y del glúteo medio.
- Imposibilidad de reinervación sensitiva del colgajo.

Indicaciones

Entre las indicaciones del colgajo de cresta ilíaca destacan:

- Reconstrucción de defectos mandibulares menores de 12-14 cm. Para defectos mayores sólo el colgajo de peroné aporta hueso suficiente para su reconstrucción.
- Reconstrucción mandibular de defectos óseos aislados en pacientes dentados (ameloblastoma, osteorradionecrosis, postraumático, etc.) con posibilidad de incorporar implantes inmediatos.
- Reconstrucción mandibular asociada a defectos de partes blandas intraorales con músculo oblicuo interno. A fin de evitar el exceso de volumen se talla el colgajo sin piel ni tejido celular subcutáneo para colocar posteriormente un injerto de piel sobre el músculo.
- Reconstrucción de defectos mandibulares asociados a defectos de partes blandas extraorales por debajo de la comisura. La limitada movilidad de las partes blandas respecto al hueso hace que por encima de la comisura se utilice un método reconstructivo alternativo.

Contraindicaciones

Las principales contraindicaciones del colgajo de cresta ilíaca son:

- Enfermedad vascular periférica avanzada que impida cualquier tipo de reconstrucción microquirúrgica.

- Reconstrucción de defectos mandibulares > 12-14 cm.
- En pacientes obesos y en mujeres con posibilidad posterior de embarazo para evitar el desarrollo de hernias inguinales. En estos casos, aunque no es una contraindicación absoluta, es preferible usar un colgajo óseo diferente.
- Cirugía abdominal previa (herniorrafia, apendicectomía, injertos de cresta ilíaca previos, etc.) por probable lesión del pedículo vascular y sus perforantes musculocutáneas.

- Reconstrucción mandibular en edad pediátrica, ya que durante el crecimiento la cresta ilíaca está formada fundamentalmente por tejido cartilaginoso.

Caso clínico 82-2

Ameloblastoma mandibular derecho en la parasínfisis izquierda (**Figs. 82-6** a **82-13**).

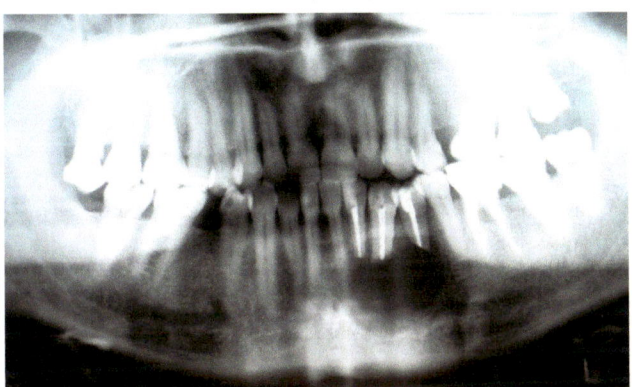

Figura 82-6. Paciente de 46 años diagnosticado de ameloblastoma mandibular derecho en parasínfisis mandibular izquierda. Radiología dental.

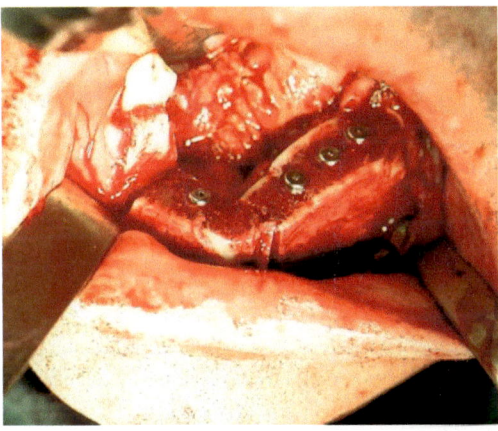

Figura 82-9. Reconstrucción inmediata con colgajo libre de cresta ilíaca y colocación inmediata de 4 implantes osteointegrados Ticare.

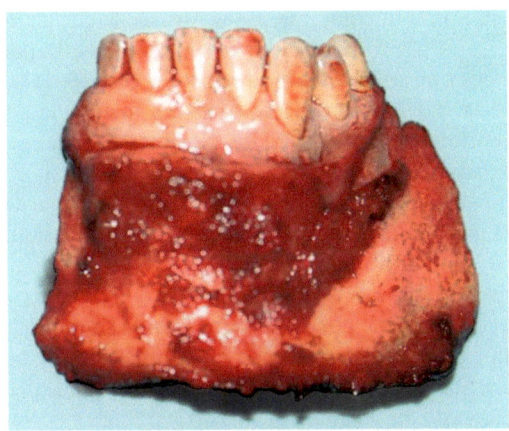

Figura 82-7. Mandibulectomía segmentaria con márgenes de seguridad.

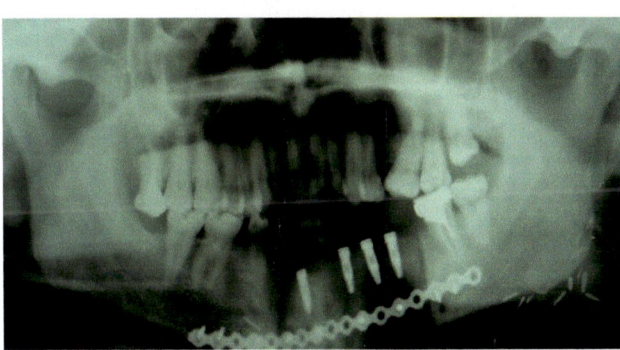

Figura 82-10. Ortopantomografía de control a las 2 semanas de la cirugía con el colgajo de cresta ilíaca y los implantes inmediatos Ticare.

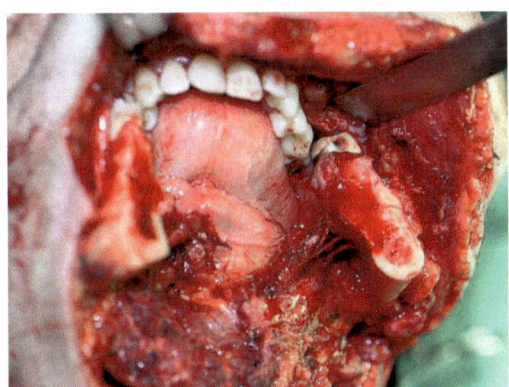

Figura 82-8. Defecto creado tras la realización de la mandibulectomía segmentaria.

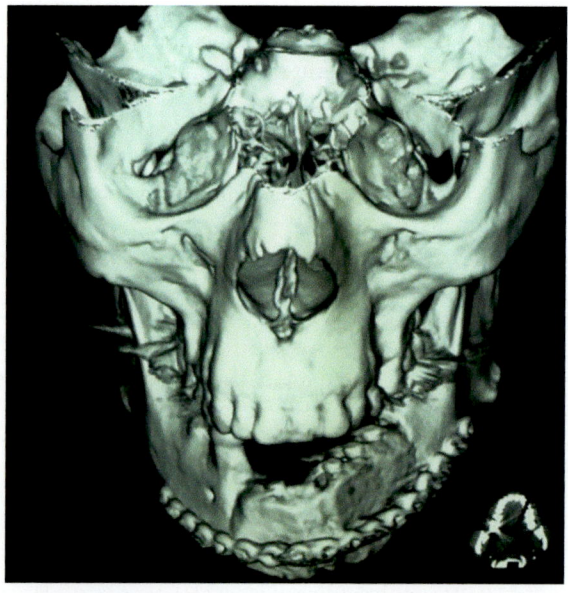

Figura 82-11. Tomografía computarizada de control a las 2 semanas de la cirugía.

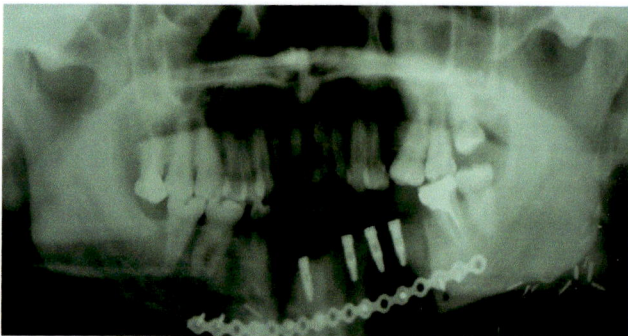

Figura 82-13. Ortopantomografía de control después de la rehabilitación implantológica.

PLANIFICACIÓN VIRTUAL 3D, CIRUGÍA GUIADA Y NAVEGACIÓN

El uso de la tecnología de la cirugía asistida por ordenador y navegación en oncología de cabeza y cuello comenzó a describirse en 1995 por A. Wagner[33].

La planificación quirúrgica virtual (VSP, *virtual surgical planning*), el diseño asistido por ordenador (CAD/CAM) y la técnica de navegación quirúrgica han contribuido durante los últimos años a simplificar y a mejorar la precisión de este tipo de cirugías[34]. Estas tecnologías han ganado terreno en aplicaciones oncológicas. En el área de la cirugía reconstructiva aportan muchos beneficios, dado que la precisión quirúrgica que se requiere para restaurar la simetría facial, la apariencia y la función es una tarea compleja y la posición tridimensional (3D) es difícil de controlar, especialmente en los defectos mandibulares de ángulo a ángulo[14,16].

La planificación virtual y el diseño asistido por ordenador (CAD) permite la planificación previa de la resección oncológica de la mandíbula, las dimensiones de la neomandíbula y las osteotomías en el colgajo óseo. Las guías de corte de fabricación asistida por ordenador (CAM) permiten a los cirujanos realizar de forma precisa las resecciones y osteotomías planificadas, lo que ha mejorado la exactitud, fiabilidad y precisión de los resultados de las resecciones y reconstrucciones mandibulares. La navegación computarizada ha mejorado la fiabilidad y los resultados, al proporcionar retroalimentación en tiempo real al cirujano.

Ventajas

Los beneficios reconstructivos citados de la implementación de CAD/CAM incluyen:

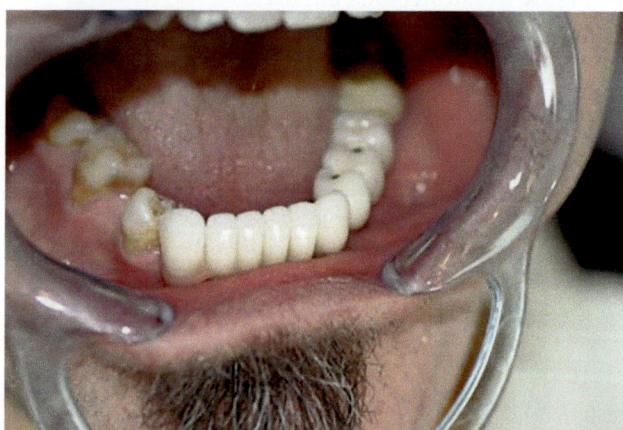

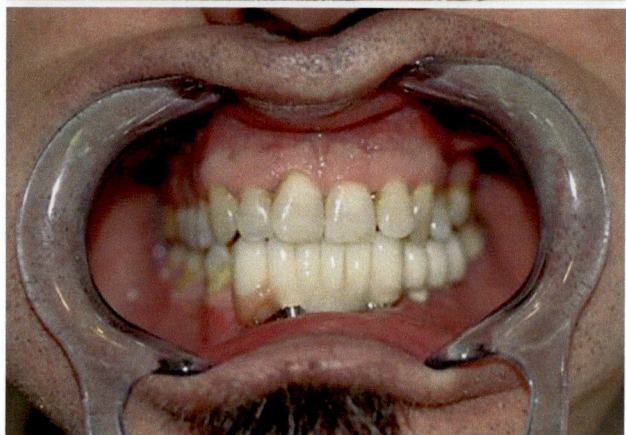

Figura 82-12. Rehabilitación implantosoportada fija en porcelana y oclusión final del paciente.

- Permite visualizar preoperatoriamente las características anatómicas propias del paciente[35].
- Facilita la osteotomía durante la ablación tumoral en pacientes oncológicos.
- Mejora la precisión de la reconstrucción[35].
- Favorece la osteosíntesis del fragmento óseo de la reconstrucción[35].
- Aumenta la precisión de las superficies de contacto óseo del colgajo y del remanente óseo, logrando un mejor

contorno estético, así como menores tasas de complicaciones.

- Permite visualizar preoperatoriamente limitaciones de reconstrucción y posibles complicaciones[36].
- Maximiza las posibilidades de obtener márgenes de resección libres de enfermedad, debido a que el cirujano tiene una visualización 3D de la lesión y una comprensión del futuro defecto mandibular y del plan reconstructivo inmediato, potenciando así la disminución de las tasas de recurrencia local.
- Disminuye el tiempo intraoperatorio, específicamente el tiempo isquémico del colgajo microquirúrgico, y mejora la precisión y la fiabilidad de los resultados y la facilidad de uso de este tipo de método[35,36].
- Con la navegación permite disminuir el tiempo necesario para la identificación de los vasos perforantes[37].
- Mejora la previsibilidad de los resultados y la satisfacción del paciente, lo que supone menor coste total (debido al menor tiempo quirúrgico, menor duración de hospitalización y disminución de las tasas de complicaciones) que puede compensar los costes tecnológicos[35-37].

Inconvenientes

La estabilidad de la guía de corte en la cresta ilíaca está influenciada por la cuña muscular, la paleta de la piel y los vasos del colgajo de la cresta ilíaca, lo que puede dar lugar a variaciones de posición. Si se requiere una paleta de piel para la reconstrucción, es mucho más difícil planificar la posición correcta de la guía con referencia a las perforantes musculocutáneas.

Los diseños y modelados CAD/CAM por lo general se fabrican externamente, lo que genera un alto coste adicional e introduce un retraso de 2 a 3 días hábiles[15,18, 34].

Las limitaciones derivan de las características de la tomografía computarizada (TC), que debe ser de alta resolución para poder realizar una planificación virtual por ordenador, y del tiempo que transcurre entre la realización de la TC, la planificación virtual y la cirugía real. En pacientes oncológicos, este tiempo debe ser mínimo a fin de garantizar una mayor supervivencia del paciente y una correcta cirugía ablativa con márgenes de resección libres de enfermedad. Si este tiempo es prolongado, no se pueden asegurar los márgenes de seguridad por el crecimiento tumoral, lo que obligaría a cambiar la cirugía de forma intraoperatoria.

Indicaciones

Las indicaciones de la implementación de CAD/CAM son:

- Reconstrucción inmediata en mandibulectomía extensa con afección de la cortical externa.
- Reconstrucción secundaria en la que no se pueda realizar una fijación intermaxilar.
- Defectos mandibulares de ángulo a ángulo, en los que no hay dientes.

Contraindicaciones

No hay contraindicaciones absolutas para este procedimiento.

- La mandíbula es navegable si se inmoviliza con respecto al resto de la cara o bien si se hace navegable como objeto independiente del resto de la cara.
- Las características radiológicas del tumor que se van a tratar determinan si la navegación es adecuada o no (en caso de tumores óseos con márgenes y con una estructura estable, la navegación es un recurso muy recomendable y útil).
- En algunos casos con neoplasias malignas de cabeza y cuello, la guía quirúrgica diseñada previamente puede no ser útil si el plan quirúrgico debe modificarse intraoperatoriamente porque se requieren márgenes de resección tumoral más amplios que los originales, debido al crecimiento tumoral.

Caso clínico 82-3

Recidiva de ameloblastoma mandibular izquierdo (**Figs. 82-14 a 82-33**).

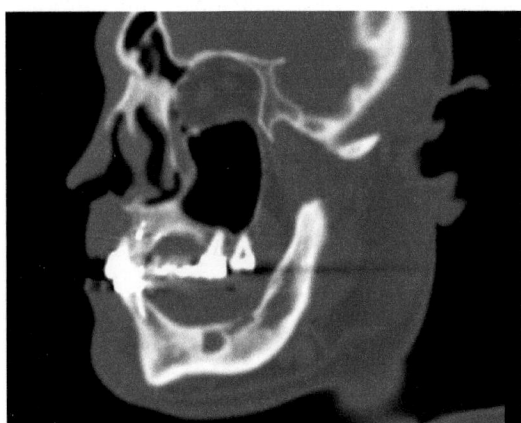
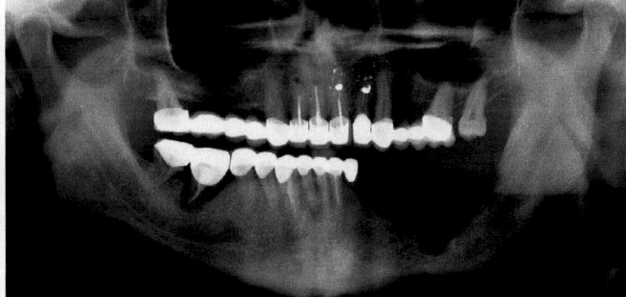

Figura 82-14. Tomografía computarizada y ortopantomografía preoperatorias que muestran una recidiva de ameloblastoma mandibular izquierdo.

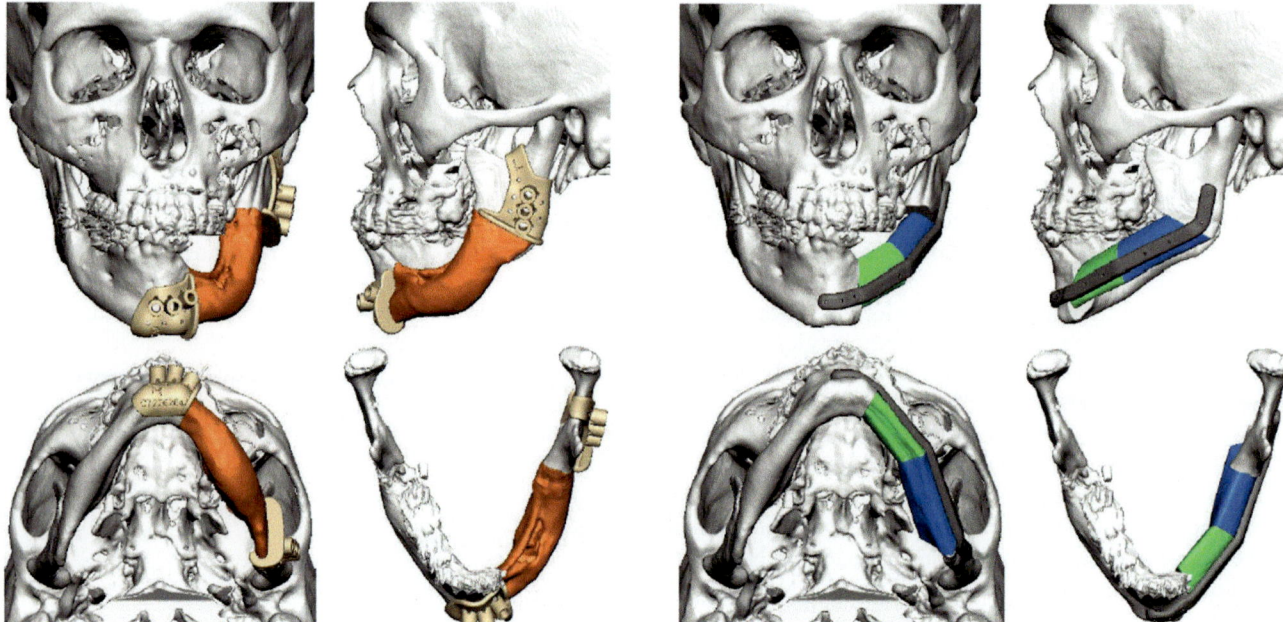

Figura 82-15. Planificación virtual de mandibulectomía segmentaria desde la zona parasinfisaria hasta la zona subcondílea izquierda. Se diseñan las guías de corte correspondientes.

Figura 82-17. Planificación virtual de reconstrucción mandibular con colgajo de peroné y placa personalizada de titanio.

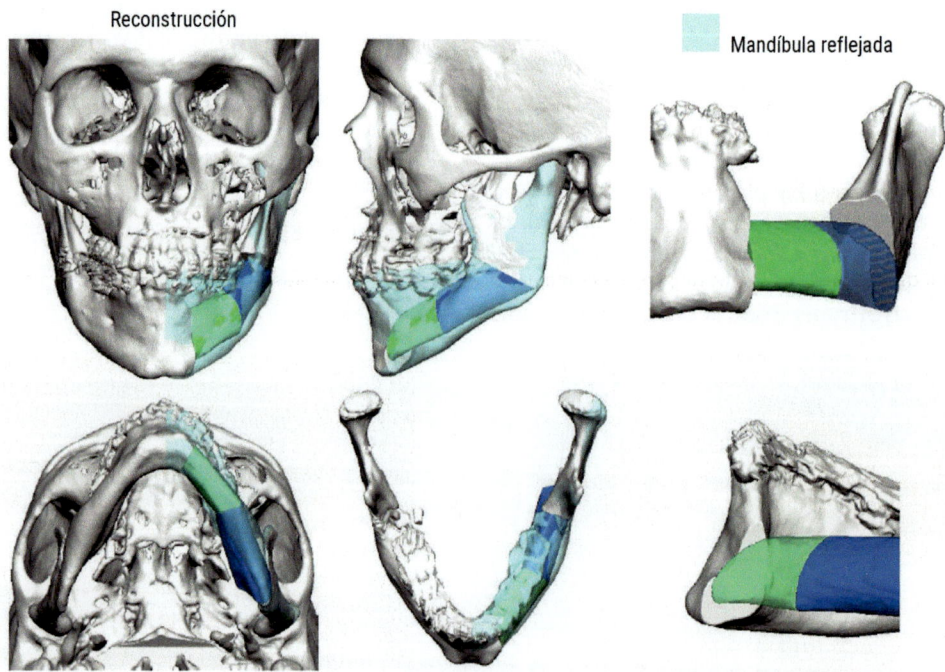

Figura 82-16. Planificación virtual de la reconstrucción con un colgajo de peroné en dos segmentos.

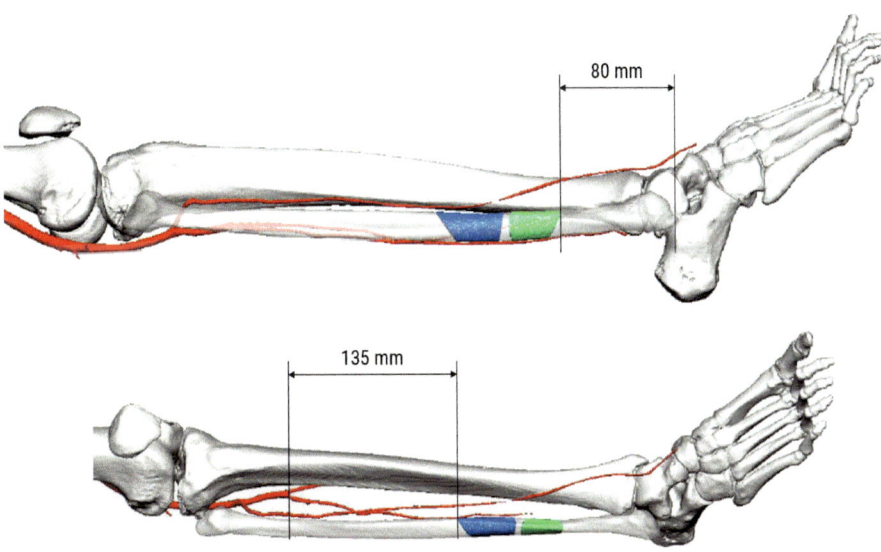

Figura 82-18. Diseño del colgajo de peroné en dos segmentos para la reconstrucción del defecto.

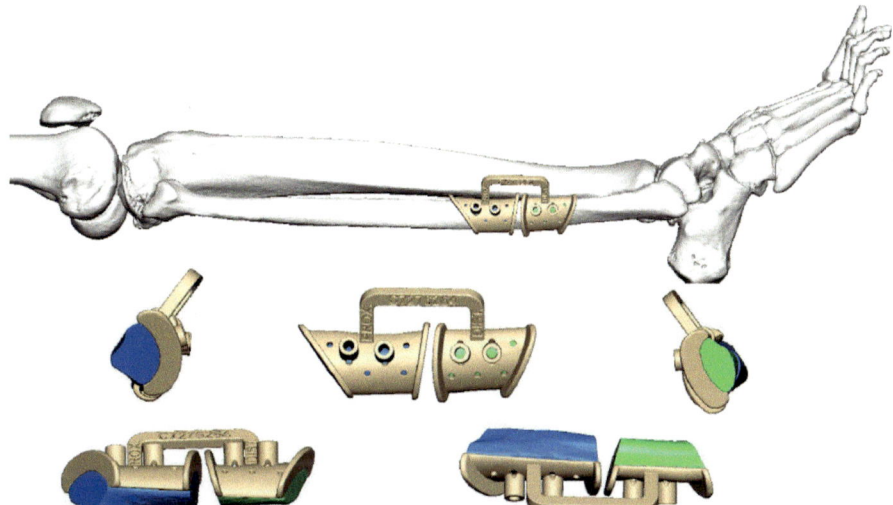

Figura 82-19. Diseño de guías de corte en el colgajo de peroné para realizar las osteotomías con el motor piezoeléctrico.

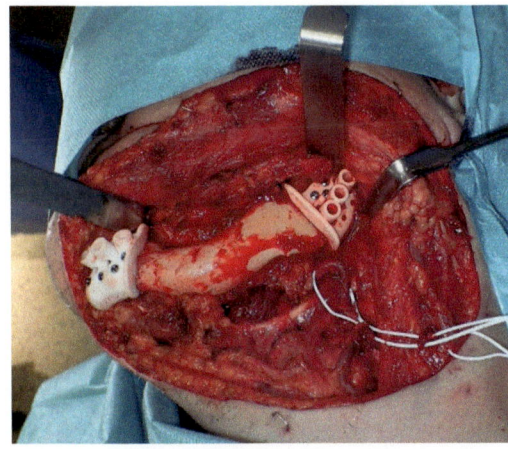

Figura 82-20. Abordaje cervical para exposición mandibular y fijación de las guías de corte para la extirpación de la tumoración mandibular.

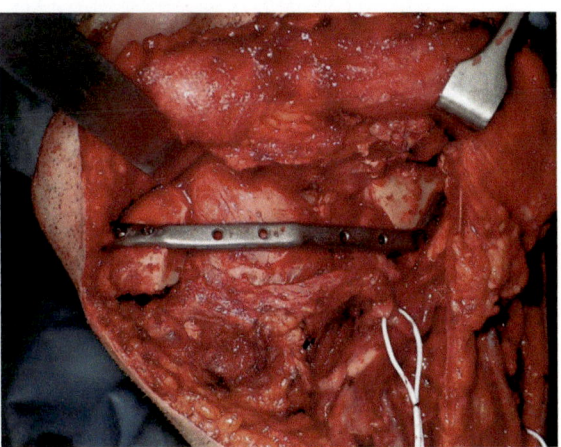

Figura 82-21. Mandibulectomía segmentaria y fijación de la placa customizada de titanio diseñada por técnica CAD/CAM.

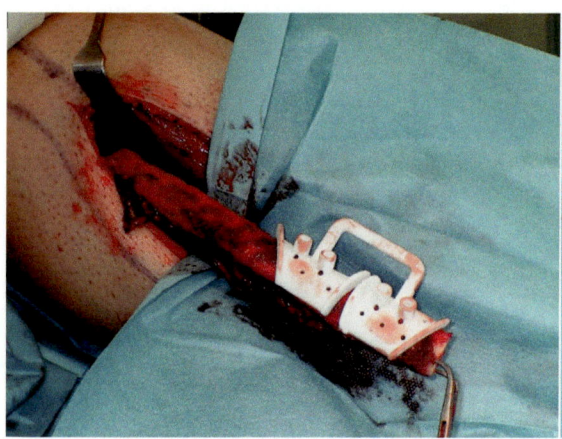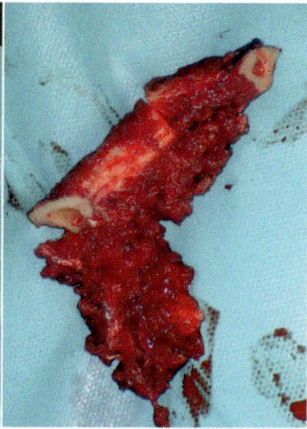

Figura 82-22. Guías de corte en el colgajo de peroné y una vez realizadas las osteotomías, antes de reconstruir el defecto mandibular.

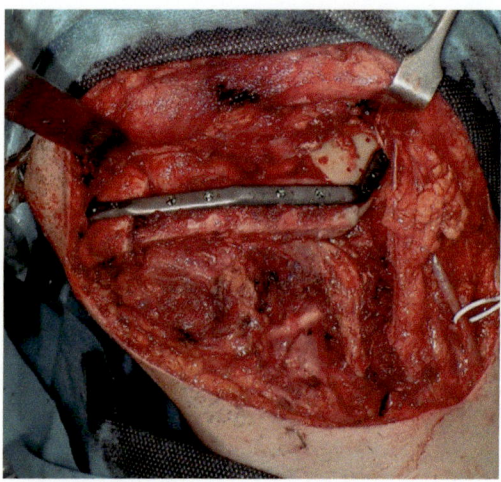

Figura 82-23. Reconstrucción mandibular con colgajo de peroné y placa personalizada de titanio con técnica CAD/CAM.

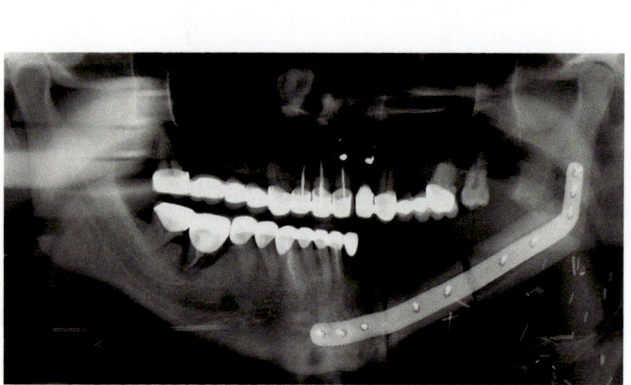

Figura 82-24. Ortopantomografía de control tras la reconstrucción mandibular mediante planificación virtual.

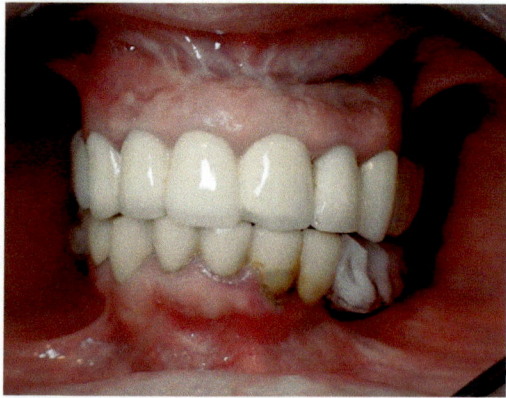

Figura 82-25. Confección de férula baritada para realización de tomografía computarizada y planificación mediante navegación de la colocación de implantes Ticare.

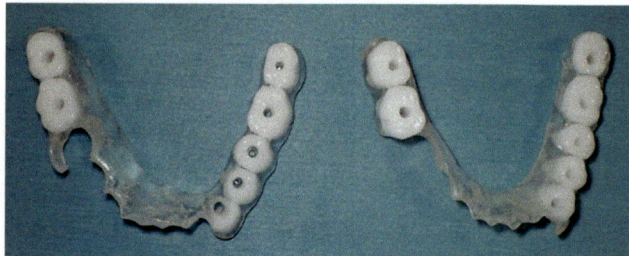

Figura 82-26. Férulas baritadas para la realización de tomografía computarizada.

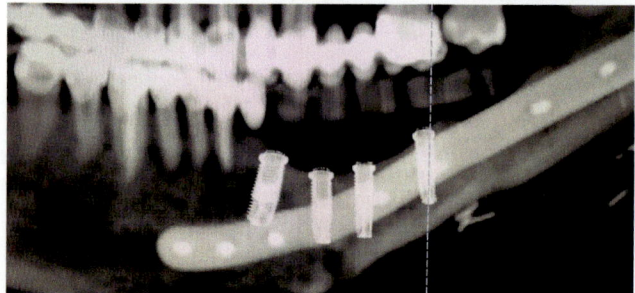

Figura 82-27. Planificación de la colocación de 4 implantes Ticare mediante planificación virtual y navegación.

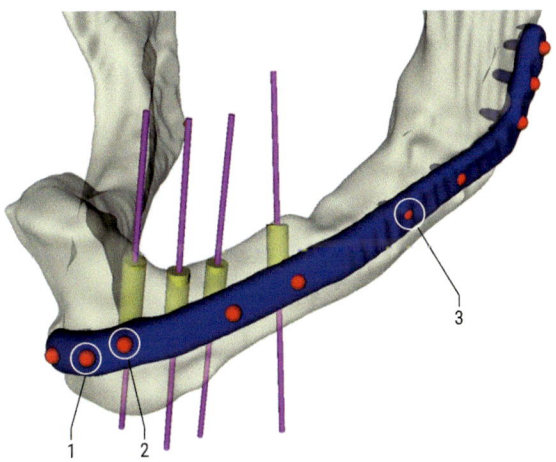

Figura 82-28. Utilización del sistema de navegación *In house* para la colocación de los implantes Ticare.

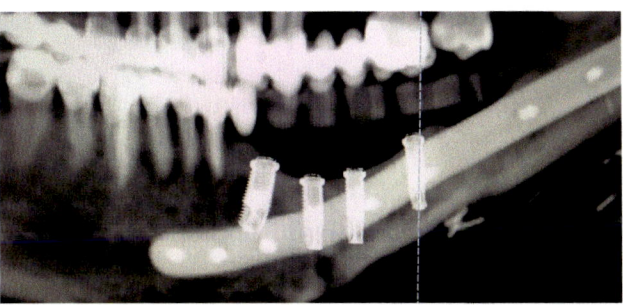

Figura 82-31. Comparación entre la planificación preoperatoria de los implantes Ticare y la ortopantomografía postoperatoria tras la colocación de los implantes mediante navegación in house. La precisión conseguida es milimétrica.

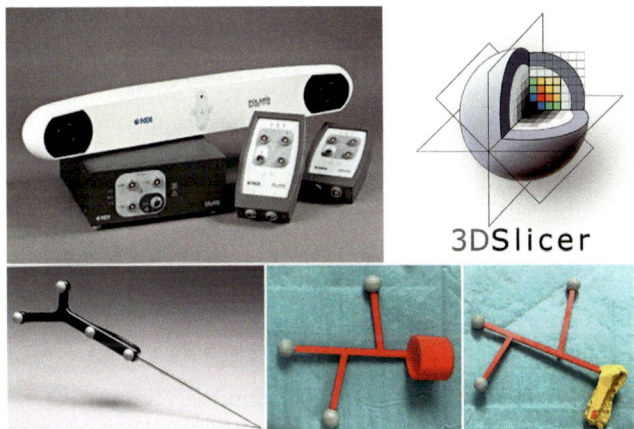

Figura 82-29. Sistema de navegación *In house*. Utiliza un sistema óptico con dos cámaras infrarrojas y un *software* libre 3D Slicer. El navegador detecta las esferas reflectantes que se colocan en el puntero, el adaptador de la pieza de mano y el kit con llave de silicona que se utiliza como referencia intraoral. Este kit permite al navegador compensar los movimientos mandibulares con una precisión submilimétrica.

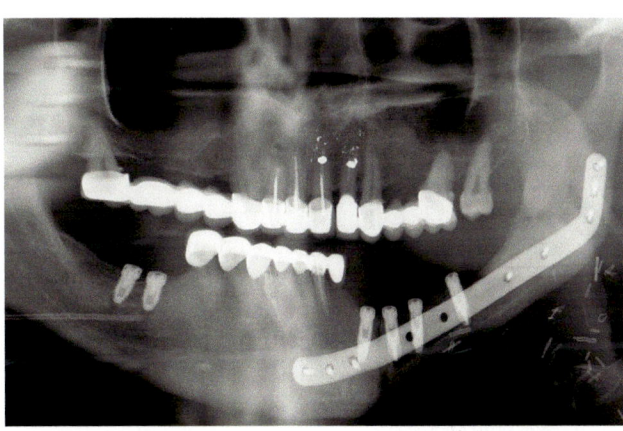

Figura 82-32. Planificación de los implantes Ticare mediante navegación *In house* a través de un *software* libre 3D Slicer.

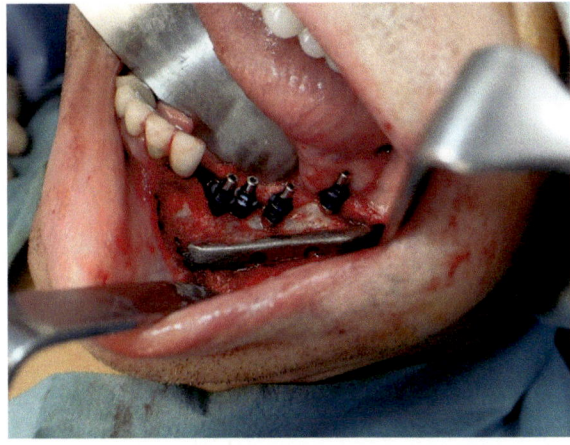

Figura 82-30. Implantes Ticare colocados en la mandíbula mediante uso de la navegación.

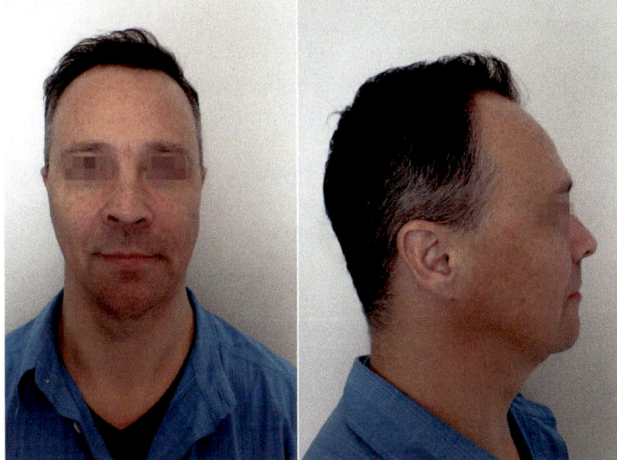

Figura 82-33. Aspecto estético final del paciente. Se observa la buena simetría mandibular y la correcta proyección del tercio facial inferior.

COLGAJO ESCAPULAR

Se atribuye a Saijo[38] haber sido el primero, en 1978, en identificar la arteria y la vena escapular circunfleja como pedículo principal de un colgajo libre cutáneo de la zona escapular. Defendía la hipótesis de que dos colgajos basados en la arteria escapular circunfleja y en la arteria toracodorsal podían ser utilizados como colgajos libres. Lucinda dos Santos[39,40] contribuyó de manera decisiva en el conocimiento de esta zona anatómica gracias a sus disecciones en cadáveres y realizó posteriormente el primer colgajo libre escapular, a la vez que Gilbert y Teot[41].

Ventajas

Las principales ventajas del colgajo escapular son:

- Su gran versatilidad, ya que pueden emplearse múltiples diseños[42] basados en el mismo pedículo dependiendo de las necesidades reconstructivas. Es posible incorporar al colgajo las siguientes estructuras:
  - Piel de las zonas escapular (diseño transversal) y paraescapular (diseño longitudinal)[43].
  - Hueso del borde lateral de la escápula, extendiéndose en la disección medial tanto como hueso sea necesario para reconstruir la altura mandibular. No obstante, cuanto más medial es la disección, más fino es el hueso.
  - Los músculos dorsal ancho y serrato anterior se pueden incluir en el colgajo *(megaflap)*[42] incorporando incluso algún segmento de costilla.
- Aporta piel de buena calidad, cantidad y textura para reconstrucción de defectos extraorales e intraorales, sin apenas pelo[43,44].
- Posibilidad de incorporar la punta de la escápula para reconstruir el ángulo mandibular o bien como colgajo independiente para reconstruir defectos óseos separados entre sí[45-47].
- Posibilidad de reconstruir defectos menores de 8 cm en el ángulo y el cuerpo de la mandíbula utilizando el colgajo de punta escapular por su similitud morfológica. Además, es posible obtener mayor longitud de pedículo que con el colgajo escapular clásico.
- Posibilidad de reinervación motora de los músculos dorsal ancho y serrato para aportar volumen, evitar la atrofia muscular y mantener la funcionalidad en los pacientes con parálisis facial.
- Gran constancia del pedículo vascular en cuanto a su localización anatómica, longitud y diámetro.
- Gran libertad de movimiento de los componentes del colgajo respecto al pedículo vascular. Esto lo hace ideal para la reconstrucción de defectos tridimensionales.
- No hay afectación de la deambulación, al contrario que con los colgajos de peroné y cresta ilíaca. Esto es especialmente importante en pacientes ancianos que precisan una rápida deambulación en el postoperatorio inmediato.
- Bajo grado de arteriosclerosis del pedículo vascular, lo que permite utilizar este colgajo en casos de vasculopatía iliofemoral[45,46].

- Gracias a la planificación virtual es posible establecer preoperatoriamente la zona escapular de mayor calidad y grosor de hueso para la posterior colocación de implantes y su rehabilitación protésica[46,47].
- La cirugía guiada con guías de corte permite realizar las osteotomías de forma muy precisa y con mínima disrupción del periostio, evitando de esta forma osteotomías innecesarias y acortando el tiempo quirúrgico.

Inconvenientes

Entre los inconvenientes del colgajo escapular cabe destacar:

- La longitud de hueso está limitada por la articulación glenohumeral y la punta de la escápula. Se pueden obtener aproximadamente 12-14 cm. No se debe utilizar en reconstrucciones de defectos mayores de 12-14 cm.
- El hueso es fino, especialmente cuanto más medial se extienda la disección. Es por ello una ayuda importante realizar una planificación virtual preoperatoria para establecer la zona escapular de mejor calidad para el tallado del colgajo.
- El paciente debe estar colocado en decúbito lateral, por lo que resulta muy complicado el trabajo simultáneo de dos equipos quirúrgicos.
- Ausencia de reinervación sensitiva del colgajo.
- Pobre resultado estético de la cicatriz.

Indicaciones

Las indicaciones del colgajo escapular son:

- Reconstrucción de defectos mandibulares menores de 14 cm asociados a defectos de partes blandas extraorales y/o intraorales[43,44].
- Reconstrucción mandibular asociada a defectos de partes blandas por encima de la comisura oral. La movilidad relativa de las partes blandas respecto al hueso hace que sea el colgajo ideal para reconstrucciones tridimensionales[44,45].
- Vasculopatía periférica en el sistema iliofemoral[46].

Contraindicaciones

Entre las contraindicaciones del colgajo escapular se incluyen:

- Reconstrucción de defectos mandibulares mayores de 14 cm, ya que el único que aporta esa longitud de hueso es el colgajo de peroné.
- Cirugía axilar o torácica previa en la que el pedículo vascular puede haber sido dañado.
- Mal estado general del paciente que imposibilite cualquier tipo de reconstrucción microquirúrgica.

Caso clínico 82-4

Carcinoma epidermoide mandibular (**Figs. 82-34 a 82-39**).

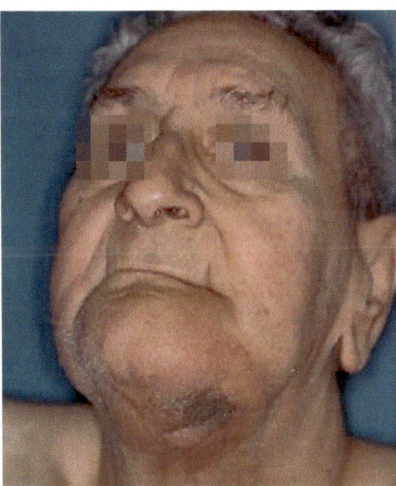

Figura 82-34. Paciente de 62 años diagnosticado de carcinoma epidermoide mandibular con infiltración de la piel de la zona mentocervical.

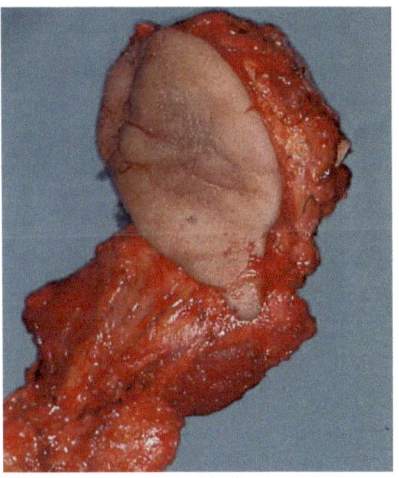

Figura 82-37. Reconstrucción inmediata con colgajo escapular de la mandíbula y del defecto de partes blandas extraorales.

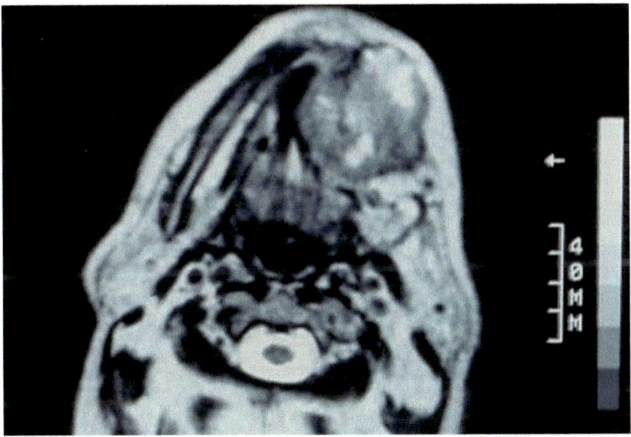

Figura 82-35. Extensión de la tumoración en la tomografía computarizada preoperatoria.

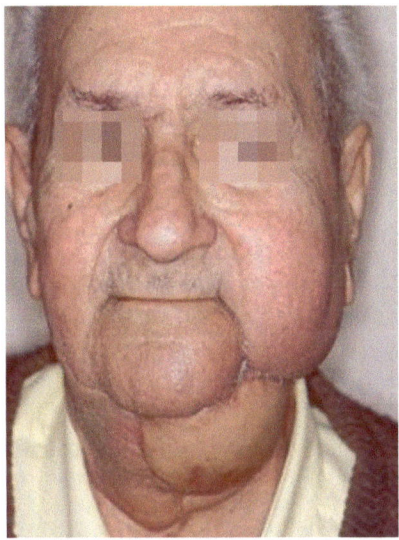

Figura 82-38. Resultado estético 3 meses después de la cirugía reconstructiva. Se objetiva la diferencia de color y textura entre la piel cervical y la piel del colgajo.

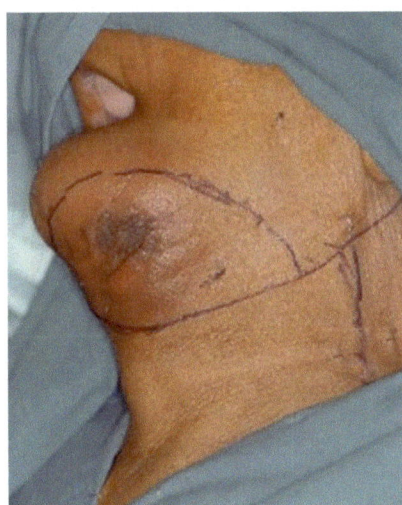

Figura 82-36. Planificación y diseño de la resección quirúrgica.

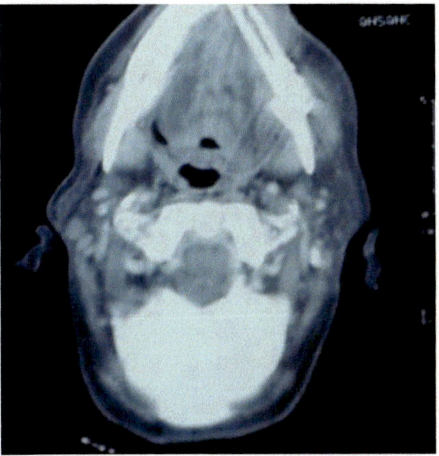

Figura 82-39. Tomografía computarizada de control a los 6 meses de la cirugía en la que se aprecia la reconstrucción ósea con el colgajo escapular.

REFERENCIAS BIBLIOGRÁFICAS

1. Strauch B, Bloomberg AE, Lewin ML. An experimental approach to mandibular replacement: island vascular composite rib grafts. Br J Plast Reconstr Surg 1971; 24: 334-9.

2. Franklin JD, Shack BR, Stone J. Single stage reconstruction of mandible and soft tissue defects using a free osteocutaneous groin flap. Am J Surg 1980; 140: 492-8.

3. MacLeod AM, Robinson DW. Reconstruction of defects involving the mandible and floor of the mouth by free osteocutaneous flaps derived from the foot. Br J Plast Reconstr Surg 1982; 35: 239-46.

4. Soutar DS, Widdowson WP. Immediate reconstruction of the mandible using a vascularized segment of radius. Head Neck Surg 1986; 8: 232-46.

5. Cordeiro PG, Hidalgo DA. Soft tissue coverage of mandibular reconstruction plates. Head Neck 1994; 16: 112-5.

6. Taylor GI, Miller DH, Ham FJ. The free vascularized bone graft. A clinical extension of microvascular techniques. Plast Reconstr Surg 1975; 55: 533-44.

7. Ueba Y, Fujikaua S. Vascularized fibula graft to neurofibromatosis of the ulna. A 9 years follow up. Orthop Surg Traumatol 1983; 26: 595-600.

8. Hidalgo DA. Fibula free flap: a new method of mandibule reconstruction. Plast Reconst Surg 1989; 84: 71-9.

9. Navarro Cuéllar C, Cuesta Gil M, Plasencia Delgado J et al. Reconstrucción oromandibular con colgajo libre de peroné e implantes osteointegrados. Acta Otorrinolagingol Esp 2003; 54: 54-64.

10. Navarro Cuéllar C, López de Atalaya Gutiérrez FJ, Navarro Vila C, Acero Sanz J. Reconstrucción mandibular con el colgajo libre de peroné. Tratado de cirugía oral y maxilofacial. Madrid: Arán Ediciones, 2004; 3: 1225-34.

11. Navarro Cuéllar C, Cebrián Carretero JL, García-Rozado González A. Reconstrucción mandibular. Protocolos clínicos de la Sociedad Española de Cirugía Oral y Maxilofacial 2006; 623-42.

12. Navarro Cuéllar C, Ochandiano Caicoya S, Riba García F et al. Rehabilitación implantosoportada en el colgajo libre de peroné. Rev Esp Cir Oral y Maxilofac 2006; 28: 263-75.

13. Navarro Cuéllar C, Maza Muela C, Ochandiano Caicoya SJ, Navarro Vila C. Mandibular reconstruction. Reconstructive oral and maxillofacial surgery. New York: Springer 2015; p. 1-38.

14. Chan A, Sambrook P, Munn Z, Boase S. Effectiveness of computer- assisted virtual planning, cutting guides and pre-engineered plates on outcomes in mandible fibular free flap reconstructions over traditional freehand techniques: a systematic review protocol. JBI Database System Rev Implement Rep 2019; 17: 2136-51.

15. Naros A, Weise H, Tilsen F et al. Three-dimensional accuracy of mandibular reconstruction by patient-specific pre-bent reconstruction plates using an in house 3D printer. J Craniomaxillofac Surg 2018; 46: 1645-51.

16. Shen SY, Yu Y, Zhang WB, Liu XJ, Peng X. Angle-to-angle mandibular defect reconstruction with fibula flap by using a mandibular fixation device and surgical navigation. J Craniofac Surg 2017; 28: 1486-91.

17. Bernstein JM, Daly MJ, Chan H et al. Accuracy and reproducibility of virtual cutting guides and 3D-navigation for osteotomies of the mandible and maxilla. PLoS One 2017: 12: e0173111.

18. Pietruski P, Majak M, Swiatek-Najwer E et al. Navigation-guided fibula free flap for mandibular reconstruction: a proof of concept study. J Plast Reconstr Aesthet Surg 2019; 72: 572-80.

19. Abbate V, Dell'Aversana Orabona D, Solari D, Bonavolonta P, Iaconetta G, Califano L. Mandibular surgical navigation: and innovative guiding method. J Craniofac Surg 2017; 28: 8.

20. Block M, Emery RW, Cullum D, Sheikh A. Implant placement is more accurate using dynamic navigation. J Oral Maxillofac Surg 2017; 75: 1377-86.

21. Urken NL, Cheney ML, Sullivan MJ. Atlas of regional and free flaps for head and neck reconstruction. New York: Raven Press, 1995; 294: 17-22.

22. Hayden R, O'Leary M. A neurosensualy fibula flap: anatomical description and clinical applications. 94 th Annual Meeting of the American. Laryngology Rhynology and Otology Society Meeting. Hawaii, 1991.

23. Moscoso JF, Keller J, Geneden E et al. Vascularized bone flaps in oromandibular reconstruction. Arch Otolaryngol Head Neck Surg 1989; 120: 36-43.

24. Jones N, Swartz W, Mears D, Jupiter J, Grossman A. The "double- barrel" free vascularized fibular bone graft. Plast Reconstr Surg 1988; 81: 378-85.

25. Saito N, Funayama A, Arai Y, Suda D, Takata Y, Kobayashi T. Vertical distraction osteogenesis of a reconstructed mandible with a free vascularized fibula flap: a report of two cases. Maxillofac Plast Reconstr Surg 2018; 40: 32.

26. Navarro Cuéllar C, Tousidonis Rial M, Antúnez-Conde R et al. Virtual surgical planning, stereolitographic models and CAD/CAM titanium mesh for three-dimensional reconstruction of fibula flap with iliac crest graft and dental implants. J Clin Med 2021; 10: 1922.

27. Genden E, Buchbinder D, Chaplin JM, Urken ML. Reconstruction of the pediatric maxillae and mandible. Arch Otolaryngol Head Neck Surg 2000; 126: 293-300.

28. Taylor GI, Townsend P, Corlett R. Superiority of the deep circumflex iliac vessels as the supply for free groin flaps: experimental work. Plast Reconstr Surg 1979; 64: 595-604.

29. Sanders R, Mayou B. A new vascularized bone graft transferred by microvascular anastomosis as a free flap. Br J Surg 1979; 66: 787.

30. Ramasastry SS, Granick MS, Futrell J. Clinical anatomy of the internal oblique muscle. J Reconstr Microsurg 1986; 2: 117.

31. Navarro Cuéllar C, Ochandiano Caicoya S, Acero Sanz J, Navarro Cuéllar I, Maza Muela C, Navarro Vila C. Mandibular reconstruction with iliac crest free flap, nasolabial flap and osseointegrated implants. J Oral Maxillofac Surg 2014; 72: 1226.e1-15.

32. Yu Y, Zhang WB, Wang Y, Liu XJ, Guo CB, Peng X. A revised approach for mandibular reconstruction with the vascularized iliac crest flap using virtual surgical planning and surgical navigation. J Oral Maxillofac Surg 2016; 74: 1285.e1-11.

33. Wagner A, Ploder O, Enislidis G, Truppe M, Ewers R. Virtual image guided navigation in tumor surgery –technical innovations. J Craniomaxillofac Surg 1995; 23: 271-3.

34. Dupret-Boriesa A, Vergezb S, Meressec T, Brouillet F, Bertrand G. Contribution of 3D printing to mandibular reconstruction after cancer. Eur Ann Otorhinolaryngol Head Neck Dis 2017; 135: 133-6.

35. Dean-Ferrer A, Pastor D, Lopez-Cedrún J. Planificación virtual de los colgajos óseos. En: López-Cedrún, ed. Atlas de procedimientos y técnicas quirúrgicas. Madrid: Editorial Médica Panamericana; 2018; p. 955-9.

36. Navarro Cuéllar I, Navarro Cuéllar C, López de Atalaya J, Prados Frutos JC, Salmerón Escobar JI. Colgajo libre de cresta ilíaca. Atlas de reconstrucción mandibular. México: Pydesa, 2021; p. 45-60.

37. Ciocca L, Mazzoni S, Fantini M, Persiani F, Marchetti C, Scotti R. CAD/CAM guided secondary mandibular reconstruction of a discontinuity defect after ablative cancer surgery. J Craniomaxillofac Surg 2012; 40: e511-5.

38. Saijo M. The vascular territories of the dorsal trunk: a reappraisal for potencial flan donor sites. Br J Plast Surg 1978; 31: 200.

39. Dos Santos LF. Retalho escapular: um novo retalho livre microcirurgico. Bras Cir 1980; 70: 133.

40. Dos Santos LF. The vascular anatomy and dissection of the free scapular flan. Plast Reconstr Surg 1984; 73: 599.

41. Gilbert A, Teot L. The free scapular flap. Plast Reconstr Surg 1982; 69: 601.

42. Aviv JE, Urken ML, Vickery C, Weinberg H, Buchbinder D, Biller HF. The combined latissimus dorsi scapular free flap in head and neck reconstruction. Arch Otolaryngol Head Neck Surg 1991; 117: 1242-50.

43. Upton J, Albin RE, Muliken JB, Murria JE. The use of scapular and parascapular flaps for cheek reconstruction. Plast Reconstr Surg 1992; 90: 959-71.

44. Mayot D, Perrin CL, Lindas P, Dron K. Reconstruction de la symphyse mandibulaire par transferts osseux vascularisés libres iliaques et scapulaires. Ann Oto-Laryng (Paris) 1992; 109: 123-8.

45. Durán Moreno D, Cabello Serrano A, Marín Fernández AB, Bailon Berrio C, Rodríguez Ruiz JA. Colgajo libre osteocutáneo escapular en el tratamiento diferido por arma de fuego. Rev Esp Cir Oral Maxilofac 2008: 30: 431-9.

46. Choi N, Cho JK, Jang JY, Cho JK, Cho YS, Baek CH. Scapular tip free flap for head and neck reconstruction. Clin Exp Otorhinolaryngol 2015; 8: 422-9.

47. Kass JI, Prisman E, Miles BA. Guide design in virtual planning for scapular tip free flap reconstruction. Laryngoscope Investig Otolaryngol 2018; 3: 162-8.

Reconstrucción de los defectos de partes blandas de cabeza y cuello: autotrasplante de colgajos antebraquial radial, recto anterior del abdomen, anterolateral del muslo, dorsal ancho y omento

83

S. Bacián Martínez, C. Navarro Cuéllar, A. López López, C. Navarro Vila e I. Navarro Cuéllar

INTRODUCCIÓN

La cabeza y el cuello, formados por diferentes tejidos (piel, hueso, mucosas, etc.), tienen una estructura tridimensional que presenta serias dificultades para la reconstrucción de los defectos presentes en ellas, con independencia de su etiología.

La reconstrucción tiene que atender a dos principios básicos, estética y función, para intentar que el paciente recupere de la mejor manera posible su vida personal, familiar y profesional[1].

Los colgajos microquirúrgicos han hecho posible la reconstrucción de grandes defectos de partes blandas, disminuyendo de una forma muy considerable las secuelas funcionales estéticas y psicológicas que estos defectos podrían dejar en los pacientes.

La reconstrucción de estos defectos puede ser primaria o secundaria. La reconstrucción primaria se realiza siempre en los defectos causados por ablaciones oncológicas con grandes márgenes de seguridad.

La reconstrucción secundaria se lleva a cabo en malformaciones congénitas, traumatismos o en aquellos casos en los que, por cualquier causa, falla la reconstrucción primaria[2].

Navarro y Arias[3] describen la selección apropiada de los pacientes tributarios de reconstrucciones microquirúrgicas, atendiendo a:

- Condiciones generales del paciente (edad, estado general, enfermedades concomitantes, diabetes, dislipidemias, arteriosclerosis, etc.).
- Localización y extensión del defecto que se ha de reconstruir.
- Zona dadora del colgajo.

En este capítulo se describen someramente los colgajos utilizados con mayor frecuencia, para reconstruir estos defectos y después se verá su empleo en diferentes localizaciones.

COLGAJO ANTEBRAQUIAL RADIAL

Es un colgajo fasciocutáneo, descrito por Yang et al. en China en 1981[4] (**Fig. 83-1**).

Pedículo vascular

Lo constituye la arteria radial, responsable de la irrigación del arco palmar profundo, que tiene 2,5 mm de diámetro y transcurre entre el músculo braquiorradial y el músculo flexor del carpo radial. La piel está irrigada por perforantes septocutáneas de la arteria.

Este colgajo tiene un doble pedículo venoso, uno superficial y otro profundo; el pedículo superficial lo constituye la vena cefálica, de muy buen calibre (2,5-3,5 mm de diámetro), y el profundo, las venas comitantes de la vena radial de mucho menor diámetro (1-1,5 mm de diámetro) (**Fig. 83-2**).

Utilización del colgajo radial en diferentes defectos

Lengua

Cuando el defecto que se va a reconstruir no se puede cerrar sobre sí mismo, porque dejará un déficit funcional importante, se utiliza el colgajo radial, hasta defectos que se extienden a una hemiglosectomía (**Figs. 83-3** y **83-4**).

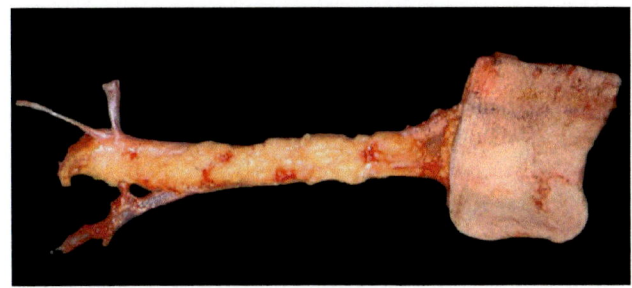

Figura 83-1. Colgajo antebraquial radial.

969

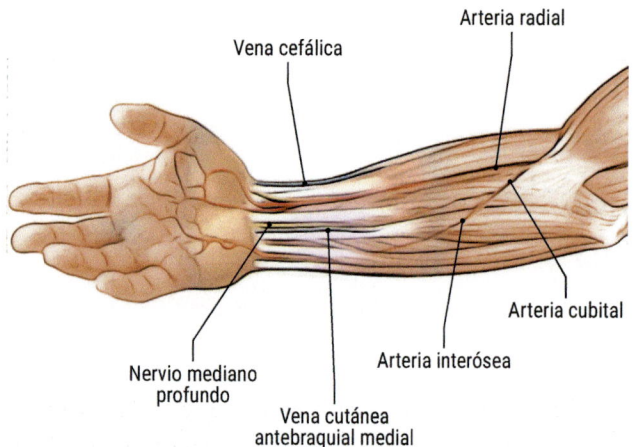

Figura 83-2. Esquema de pedículo vascular del colgajo antebraquial radial.

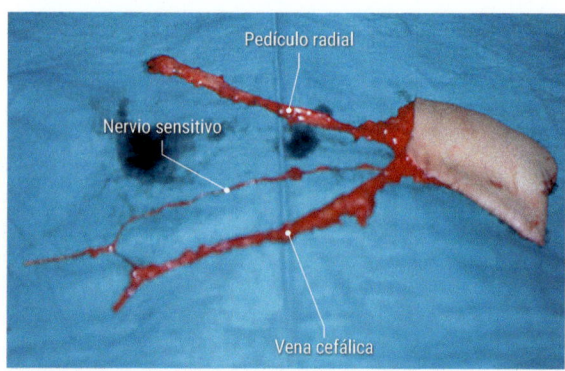

Figura 83-3. Colgajo radial del antebrazo tallado.

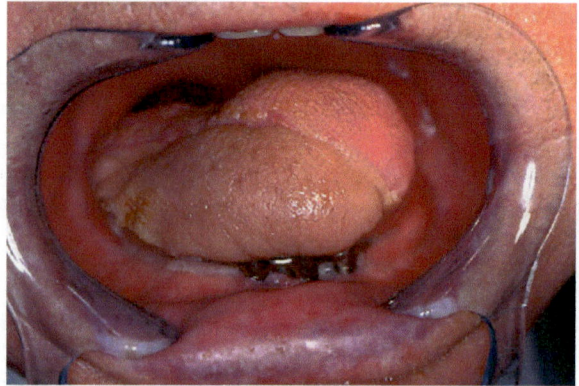

Figura 83-4. Colgajo radial empleado para hemiglosectomía.

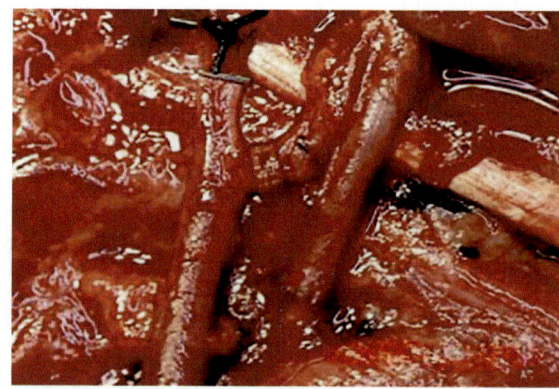

Figura 83-5. Anastomosis microvascular con el tronco tirolinguofacial y la arteria facial.

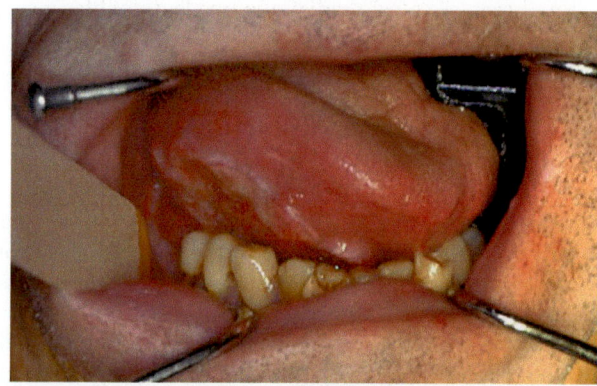

Figura 83-6. Tumoración en la cara ventral de la lengua con extensión al suelo de la boca.

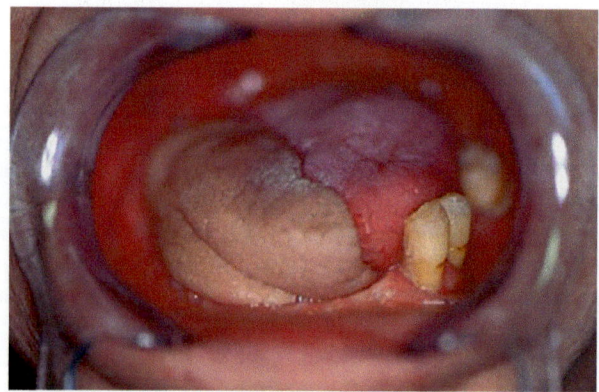

Figura 83-7. Reconstrucción de hemilengua y suelo de boca.

Las anastomosis se realizan entre la arteria radial, la arteria facial y la vena cefálica con el tronco tirolinguofacial (**Fig. 83-5**).

Lengua y suelo de la boca

En ocasiones, el tumor lingual se extiende al suelo de la boca, y el defecto originado por la resección obliga a darle al colgajo una forma que permita reconstruir ambos efectos (**Figs. 83-6** y **83-7**).

Mucosa yugal

Antes de la introducción de los colgajos microquirúrgicos, los defectos de la mucosa yugal se reconstruían con el colgajo de Forehead o con el del músculo pectoral mayor. Ambos colgajos pediculados dejaban secuelas importantes en la zona dadora.

Utilizando el colgajo radial, que es fasciocutáneo y por lo tanto muy fino, se obtiene un resultado excelente estético y funcional (**Fig. 83-8**).

Figura 83-8. **A)** Preoperatorio. **B)** Postoperatorio.

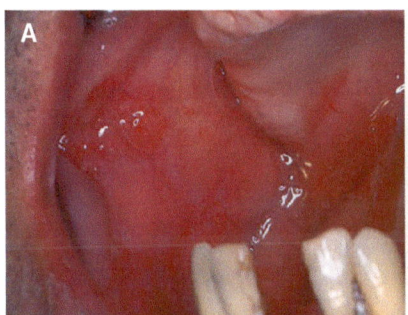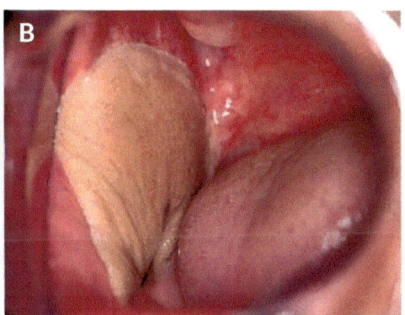

Paladar blando

El paladar óseo se reconstruye con un colgajo pediculado del músculo temporal con un resultado excelente, pero este colgajo no llega en longitud para reconstruir el paladar blando. En estos casos, el colgajo radial que puede desdoblarse para realizar una porción nasal y otra bucal es muy útil (**Figs. 83-9** y **83-10**).

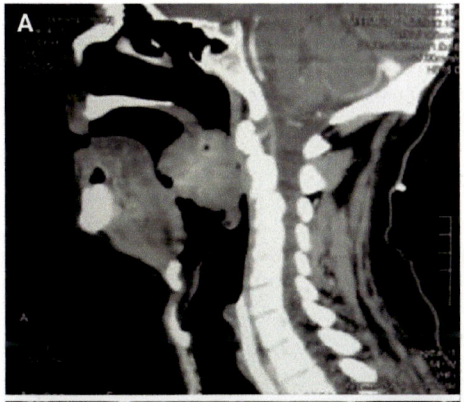

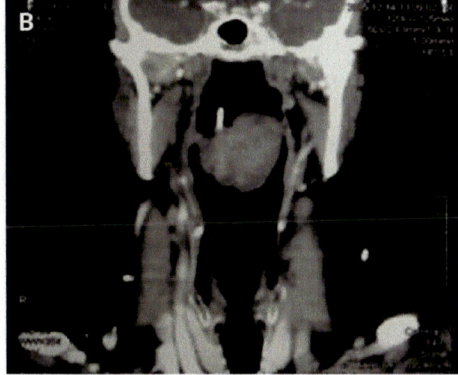

Figura 83-9. Resonancia magnética lateral **(A)** y frontal **(B)**.

Orofaringe

Los defectos de la orofaringe eran de muy difícil reconstrucción con colgajos pediculados. Los resultados eran muy pobres y, desde el punto de vista funcional, muy deficientes. Esto cambió con la incorporación del colgajo antebraquial radial (**Fig. 83-11**).

Defectos mixtos cutáneos y de mucosa yugal

Existen tumores localizados en la mucosa yugal que por proximidad se extienden a la piel y obligan a una resección que incluye la piel y la mucosa (**Fig. 83-12**). Esta resección deja un defecto complejo, de mucosa y piel. Utilizando el colgajo libre radial para la mucosa y un colgajo cervicopectoral de deslizamiento para la cobertura externa, es posible obtener un resultado excelente (**Fig. 83-13**).

COLGAJO RECTO ANTERIOR DEL ABDOMEN

Es un colgajo que puede ser miocutáneo o exclusivamente muscular. Fue descrito por Pennington and Pelly en 1980[5].

Pedículo vascular

Es un colgajo muy utilizado para la reconstrucción de defectos que necesitan mucho volumen (**Fig. 83-14**).

El músculo recto anterior del abdomen tiene dos pedículos dominantes: uno superior y otro inferior. Están formados, respectivamente, por:

- La arteria y la vena epigástrica superior.
- La arteria y la vena epigástrica inferior.

La disección del colgajo se basa en el pedículo inferior[6].

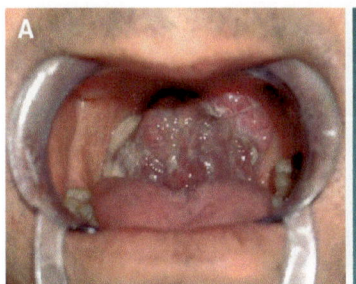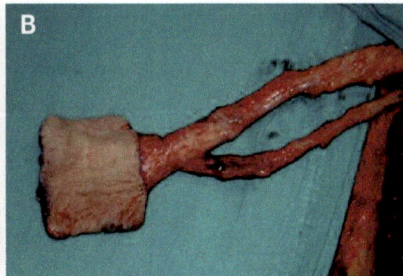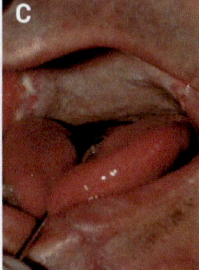

Figura 83-10. **A)** Lesión. **B)** Colgajo radial tallado. **C)** Postoperatorio.

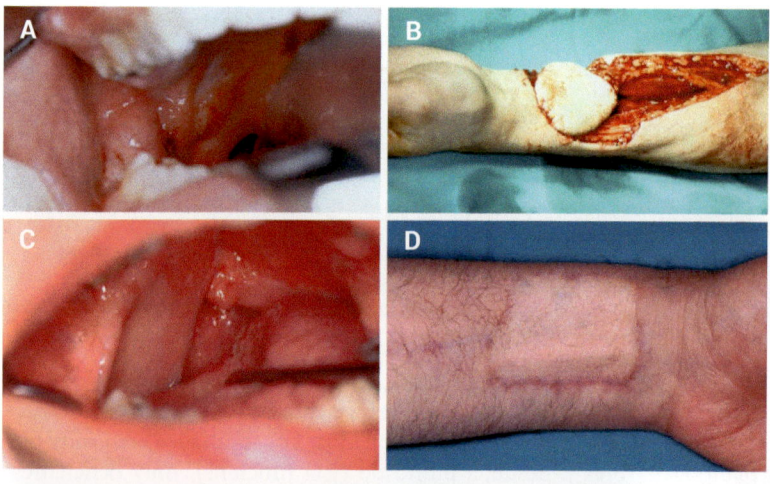

Figura 83-11. A) Lesión orofaríngea. **B)** Elevación del colgajo. **C)** Postoperatorio local. **D)** Postoperatorio de la zona dadora.

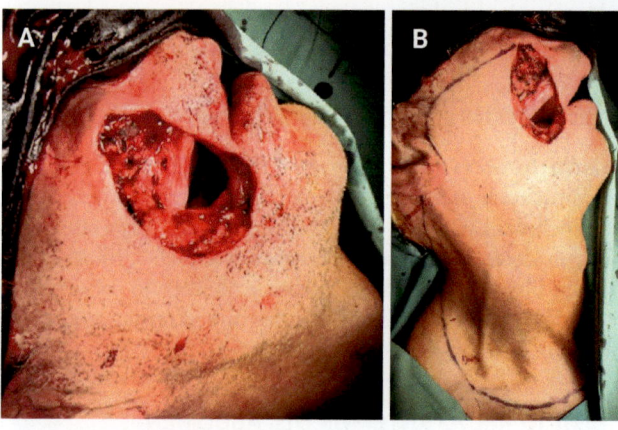

Figura 83-12. Resección de tumor en mucosa yugal **(A)** y de piel por extensión **(B)**.

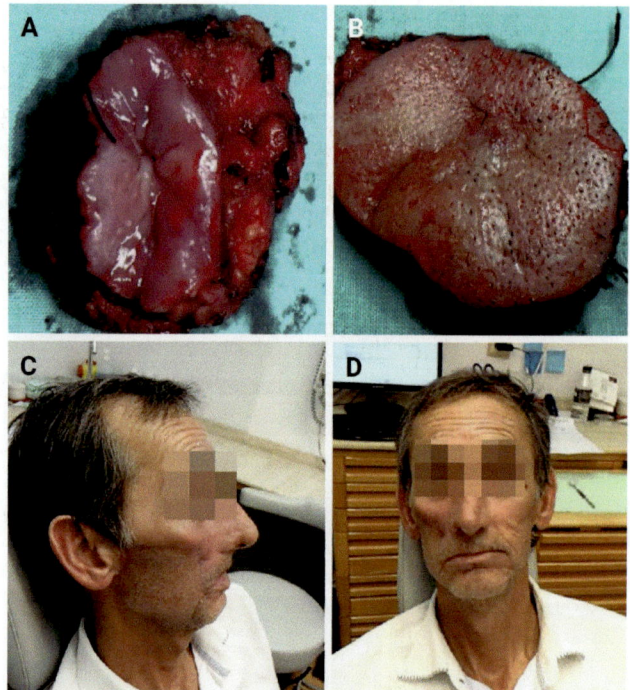

Figura 83-13. A) Colgajo libre radial para la mucosa. **B)** Colgajo cervicopectoral para la cobertura externa. **C)** Resultado final de perfil. **D)** Resultado final de frente.

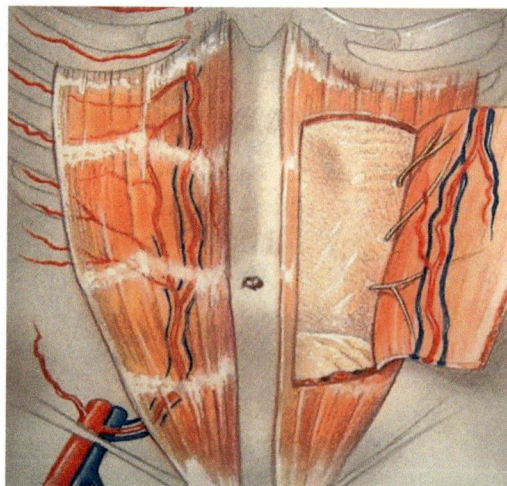

Figura 83-14. Esquema del músculo recto anterior del abdomen.

Utilización del colgajo recto anterior del abdomen

Es el colgajo, a nuestro criterio, mejor para la reconstrucción de las glosectomías totales, debido al gran volumen que aporta su músculo y la piel de este. En la **figura 83-15** se muestra a un paciente portador de un carcinoma epidermoide que afecta a toda la lengua.

La cirugía ablativa debe ser muy radical, con vaciamiento radical en un lado, vaciamiento cervical funcional contralateral y glosectomía total (**Fig. 83-16**).

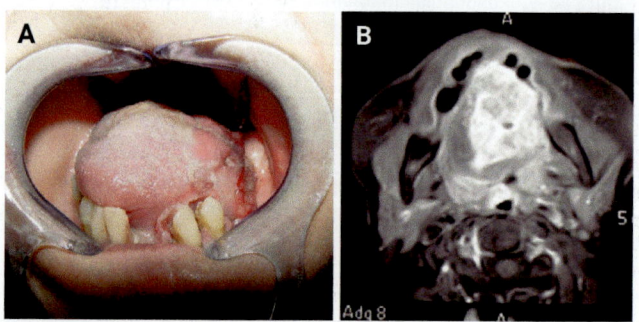

Figura 83-15. A) Paciente portador de carcinoma epidermoide. **B)** Resonancia magnética.

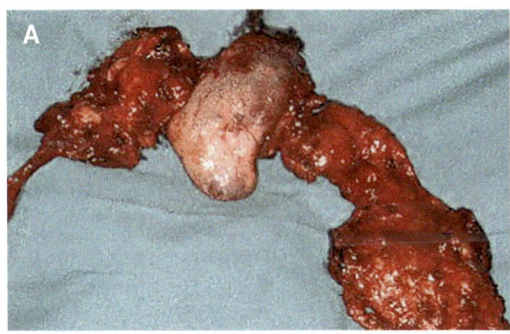
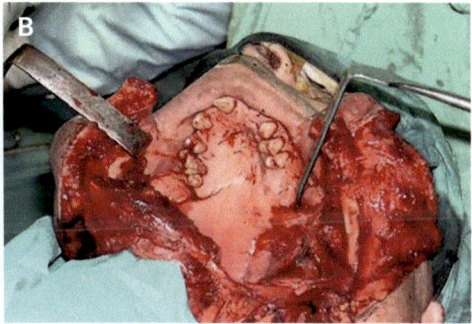

Figura 83-16. A) Espécimen quirúrgico. **B)** Defecto quirúrgico.

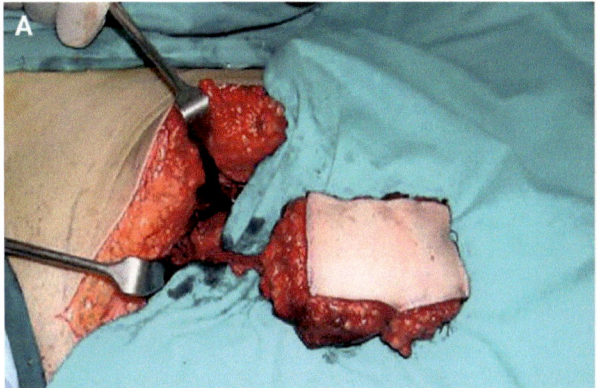
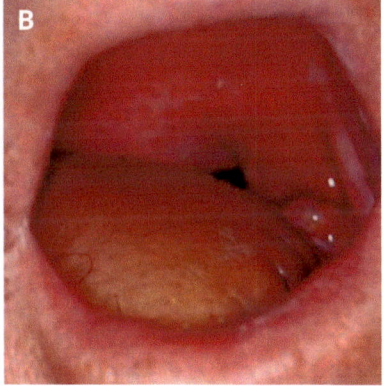

Figura 83-17. A) Colgajo recto anterior del abdomen. **B)** Buen resultado, estético y funcional final.

Se reconstruyó con un colgajo recto anterior del abdomen muy voluminoso (**Fig. 83-17**), con un resultado final excelente tanto desde el punto de vista estético como funcional[7].

Partes blandas del tercio medio facial

El recto abdominal tiene suficiente volumen para ser utilizado en la reconstrucción de grandes defectos de partes blandas faciales [8].

La siguiente paciente es portadora de un condrosarcoma mixoide muy extenso, como se observa en la resonancia magnética (**Fig. 83-18**). Ello obliga a una amplia resección

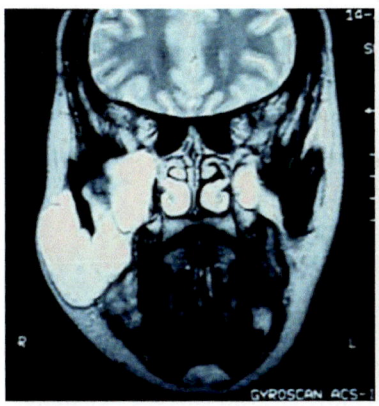
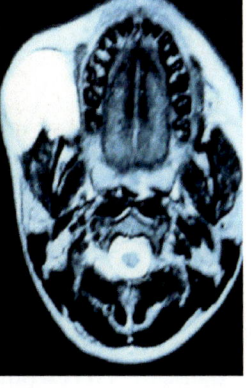

Figura 83-18. Resonancias magnéticas de paciente con condrosarcoma mixoide.

que deja un gran defecto de partes blandas internas y externas del tercio medio facial (**Fig. 83-19**).

Con este colgajo se reconstruyen los defectos tanto de partes externas como internas (**Fig. 83-20**).

La anastomosis de la arteria epigástrica inferior se realizó directamente a la carótida externa, y la de la vena epigástrica al tronco tirolinguofacial. Aunque no es el objeto de este capítulo, el colgajo del recto anterior del abdomen se ha usado extensamente para sellar defectos en la base del cráneo y evitar contaminaciones del tracto aerodigestivo[9].

COLGAJO ANTEROLATERAL DE MUSLO

Este colgajo fue descrito por primera vez por Son et al.[10] Es un colgajo de perforantes, en nuestra opinión excelente, a mitad de camino en sus indicaciones entre el colgajo antebraquial radial y el recto abdominal (**Fig. 83-21**).

Utilización del colgajo anterolateral del muslo

Algunos autores lo utilizan en situaciones parecidas a las que nosotros reconstruimos con el colgajo radial y/o con el recto anterior del abdomen. Por lo tanto, puede decirse que con él es posible reconstruir defectos de:

- Partes blandas de la cavidad oral.
- Partes blandas de la orofaringe.
- Defectos del cuero cabelludo.
- Cierre de esófago, faringoestomas.

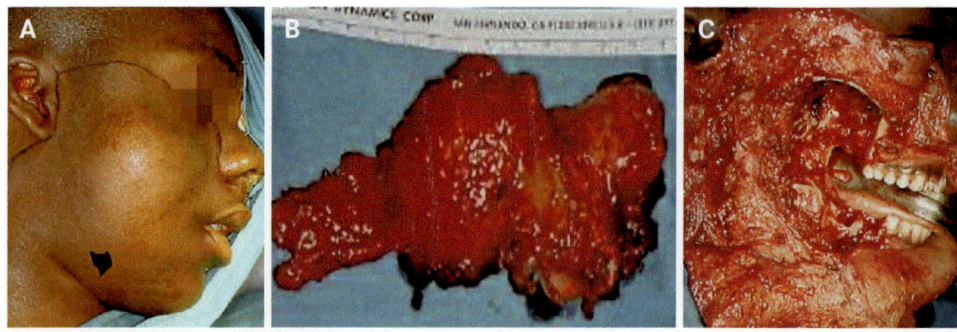

Figura 83-19. A) Marcado de la amplia zona que se ha de reseccionar. **B)** Espécimen quirúrgico. **C)** Aspecto tras la resección del tercio medio facial.

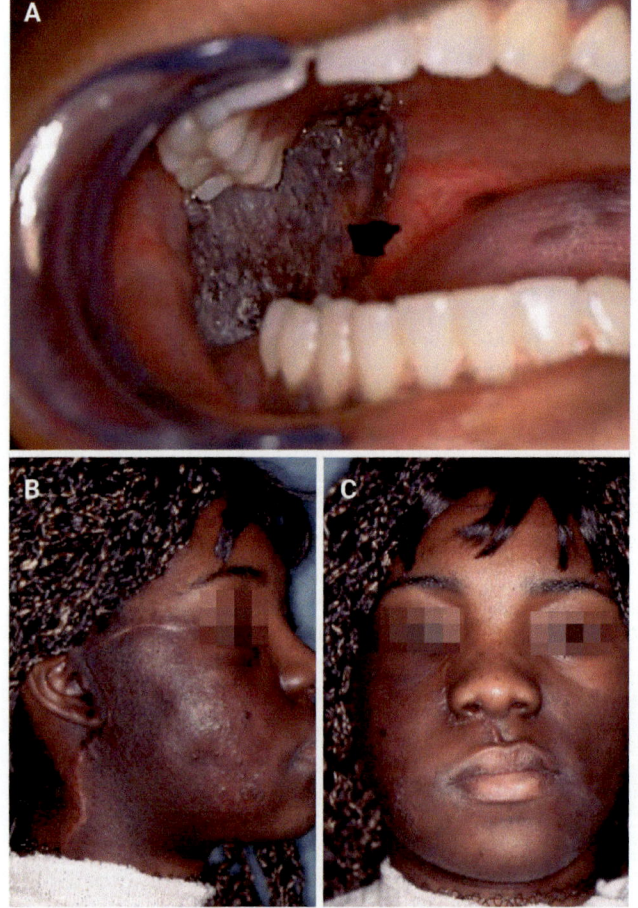

Figura 83-20. Acabado final de la reconstrucción con colgajo de recto anterior del abdomen a nivel intraoral **(A)** y extraoral **(B y C)**.

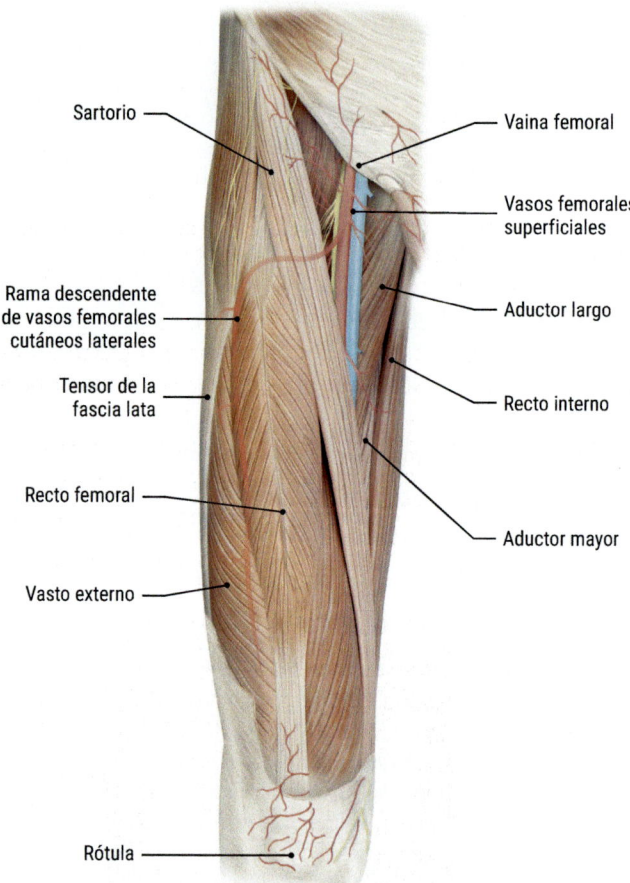

Figura 83-21. Imagen anatómica esquemática del colgajo anterolateral de muslo.

En nuestra opinión, es un muy buen colgajo para reconstruir partes blandas intraorales, donde el colgajo fasciocutáneo radial no aporta suficiente volumen y el colgajo recto abdominal sería muy voluminoso.

Lo utilizamos en los defectos que abarcan dos tercios de la lengua; los defectos menores los reconstruimos con el colgajo radial, y los mayores de dos tercios con el colgajo recto abdominal.

Fuera de las áreas intraorales, también puede utilizarse en defectos extensos de piel del tercio medio facial que requieran volumen y en defectos del cuero cabelludo.

El mayor inconveniente en estos casos es la diferencia de color con los tejidos vecinos.

Pedículo vascular

El pedículo vascular principal lo constituye la rama descendente de la arteria circunfleja lateral femoral y sus venas comitantes (**Fig. 83-22**). La arteria suele tener calibre de 2 mm y transcurre en el septum entre el vasto lateral y el femoral. La irrigación directa al colgajo llega de las ramas perforantes musculocutáneas en un 85 % y septocutáneas en un 15 %[11].

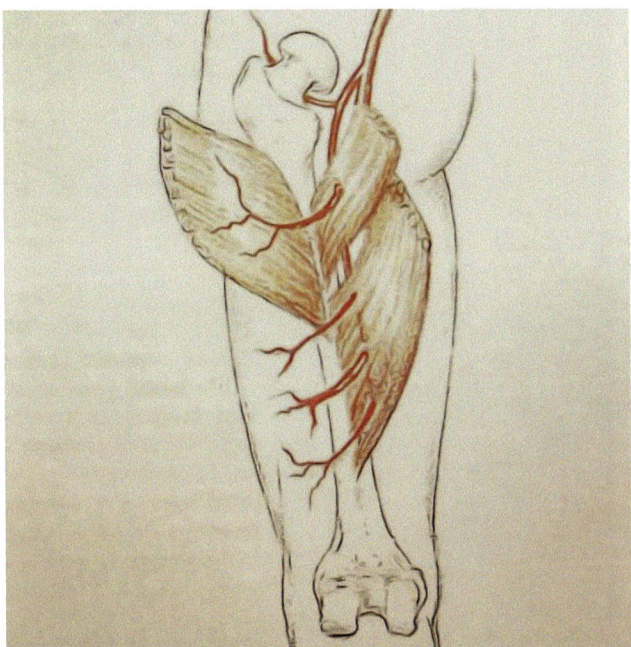

Figura 83-22. Imagen anatómica esquemática del pedículo vascular del colgajo anterolateral del muslo.

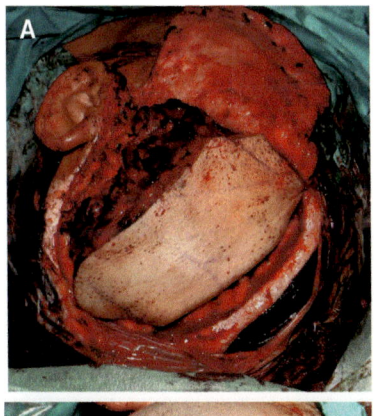

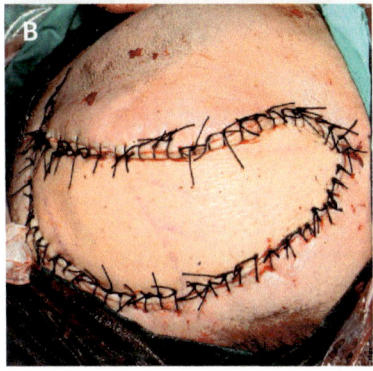

Figura 83-25. A) Vista intraoperatoria. **B)** Reconstrucción intraoperatoria.

Como ejemplo de utilización de este colgajo se presenta en este capítulo un caso de reconstrucción de defecto intraoral y otro de defecto extraoral[12]. El primero es un defecto voluminoso de la lengua y del suelo de la boca (**Fig. 83-23**).

El segundo caso, de reconstrucción extraoral, es un defecto temporal asociado a pérdida de líquido cefalorraquídeo (**Figs. 83-24** y **83-25**). Se observa un extenso meningioma intervenido por neurocirugía y recidivado en tres ocasiones (**Fig. 83-26**). Se presenta con destrucción de la piel del cuero cabelludo y exposición de las mallas utilizadas en intervenciones previas (**Fig. 83-27**).

La resección tumoral deja un gran defecto con exposición del cerebro y obliga no solo a reconstruir sino a sellar (**Fig. 83-28**). Se decidió utilizar el colgajo de músculo vas-

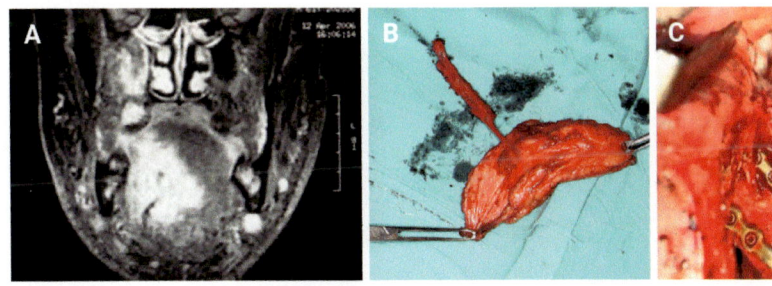

Figura 83-23. Reconstrucción de defecto intraoral. **A)** Resonancia magnética. Tumoración en la lengua y el suelo de boca. **B)** Colgajo anterolateral del muslo. **C)** Reconstrucción del defecto con colgajo anterolateral del muslo.

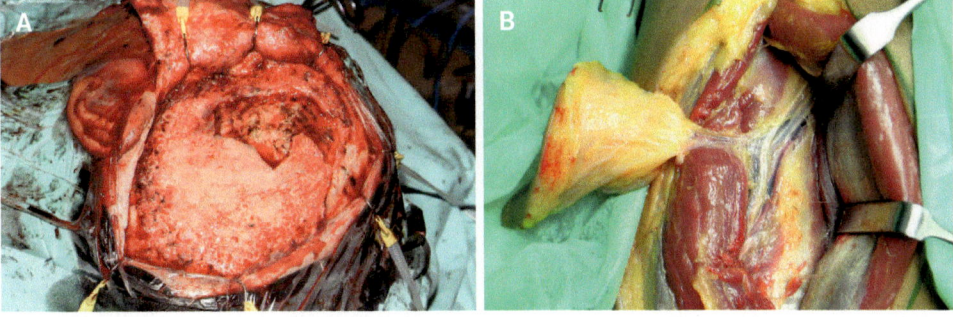

Figura 83-24. Reconstrucción extraoral de defecto temporal. **A)** Imagen del defecto. **B)** Tallado del colgajo.

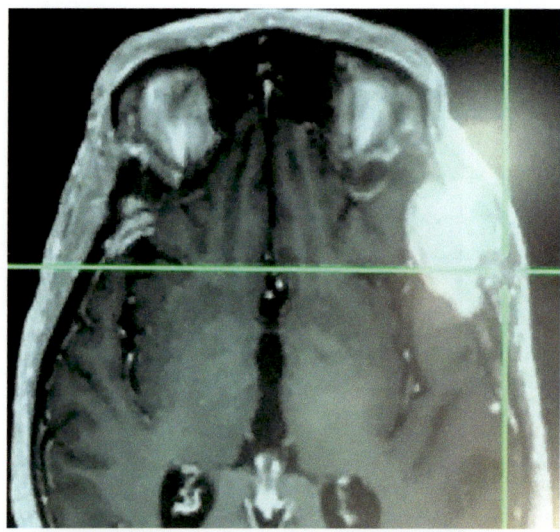

Figura 83-26. Resonancia magnética. Meningioma intervenido por neurocirugía y recidivado en 3 ocasiones.

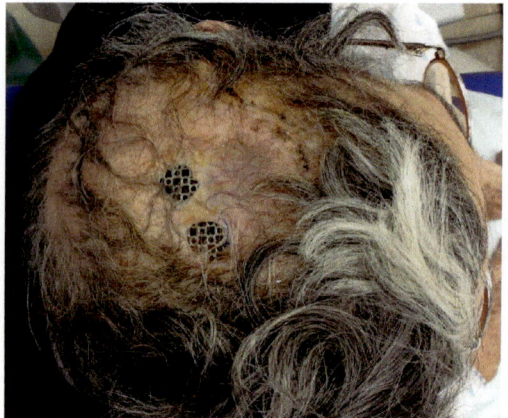

Figura 83-27. Destrucción de la piel del cuero cabelludo y exposición de las mallas previas.

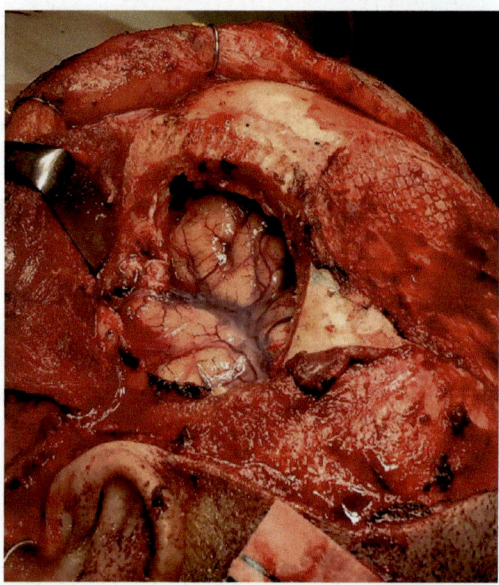

Figura 83-28. Exposición del cerebro tras la resección tumoral.

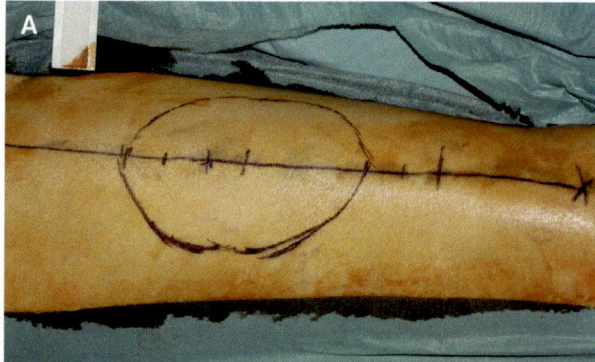

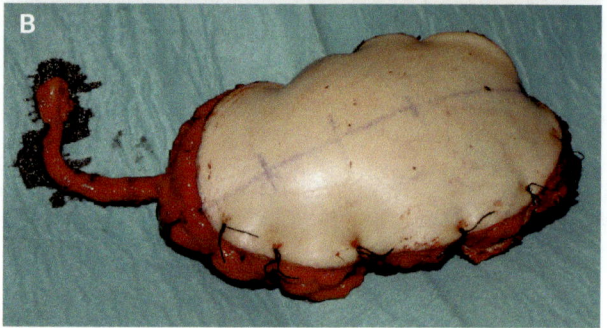

Figura 83-29. **A)** Diseño y marcado del colgajo. **B)** Tallado del colgajo.

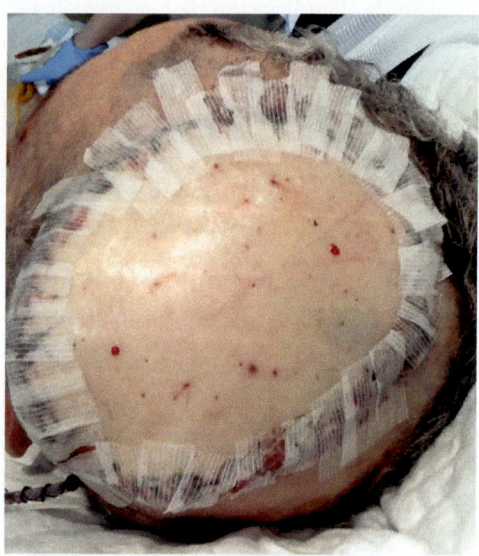

Figura 83-30. Vascularización del colgajo tras la intervención quirúrgica.

to lateral (**Fig. 83-29**). Se pone claramente de manifiesto la vascularización del colgajo al término de la intervención quirúrgica (**Fig. 83-30**). Finalmente, en el postoperatorio a 1 año se observa claramente la diferente coloración de la piel como se ha señalado anteriormente (**Fig. 83-31**).

COLGAJO DEL DORSAL ANCHO

Fue el primer colgajo miocutáneo descrito por Tansini[13] en 1896, como colgajo pediculado para la reconstrucción del defecto posterior a la mastectomía radical clásica en casos de cáncer de mama.

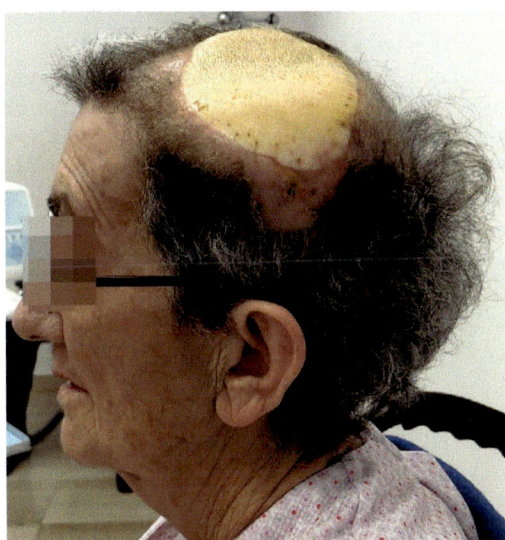

Figura 83-31. Postoperatorio al cabo de 1 año en el que se evidencia el cambio de coloración de la piel.

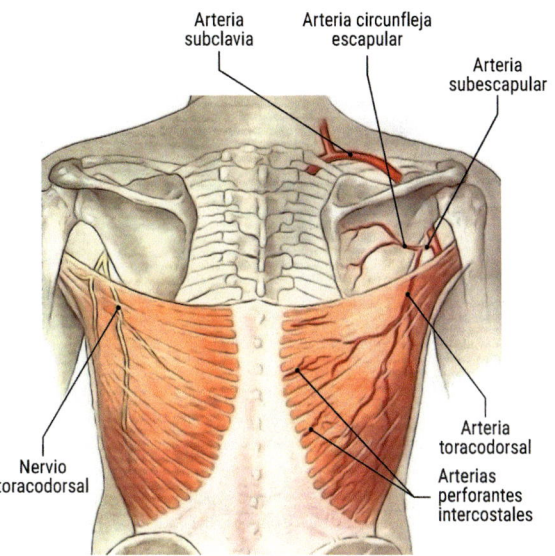

Figura 83-33. Esquema anatómico para la obtención del pedículo vascular del dorsal ancho.

Utilización del colgajo del dorsal ancho

Es excelente para cobertura de grandes defectos en los que no sea necesario gran volumen (**Fig. 83-34**). Es el caso de la paciente descrita a continuación, con un extenso carcinoma basocelular del pabellón auricular extendido a mejilla y regiones retromandibular y submandibular (**Fig. 83-35**).

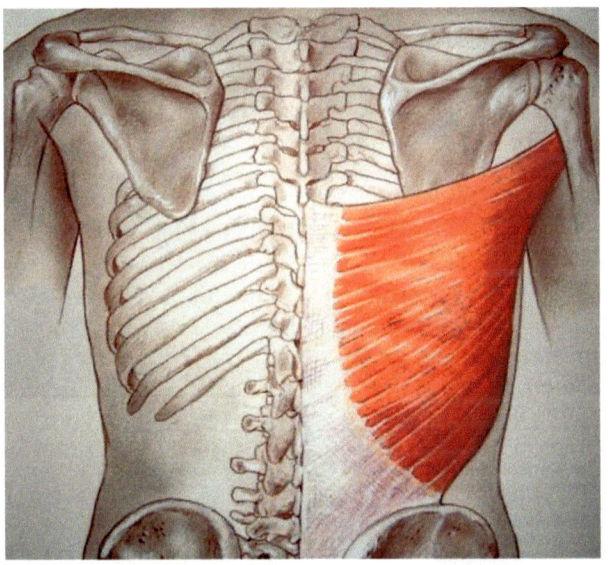

Figura 83-32. Esquema anatómico del dorsal ancho.

El primer autor que lo describió como colgajo libre fue Wattson en 1979[14].

Es un colgajo miocutáneo. El músculo dorsal ancho ocupa toda la parte baja de la espalda, desde la cresta ilíaca hasta el borde inferior de la escápula y se inserta en el húmero (**Fig. 83-32**).

Pedículo vascular

Está formado por la arteria toracodorsal, rama terminal de la subescapular, y la vena homónima. Es un pedículo largo, de hasta 13 cm, y de 3-4 mm de ancho.

Es, por lo tanto, un buen pedículo vascular para utilizarlo como colgajo libre (**Fig. 83-33**).

La disección es sencilla y aporta bastante tejido muscular, no grueso y una porción muy extensa de piel.

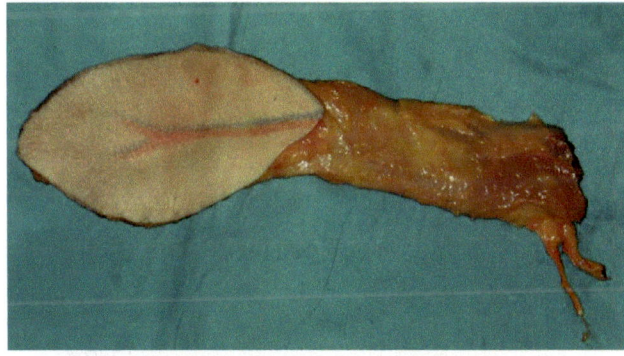

Figura 83-34. Imagen de ejemplar quirúrgico de pedículo vascular del dorsal ancho.

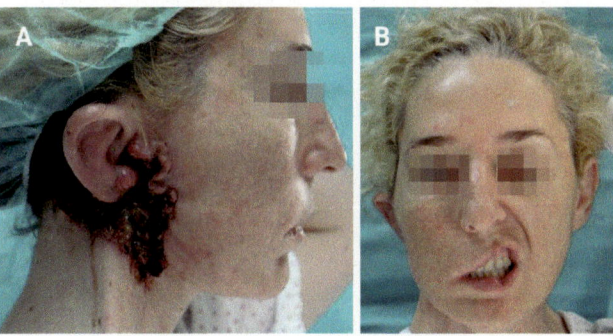

Figura 83-35. A) Paciente con carcinoma basocelular del pabellón auricular extendido a la mejilla y la región retrosubmandibular. **B)** Parálisis facial por invasión tumoral del nervio facial.

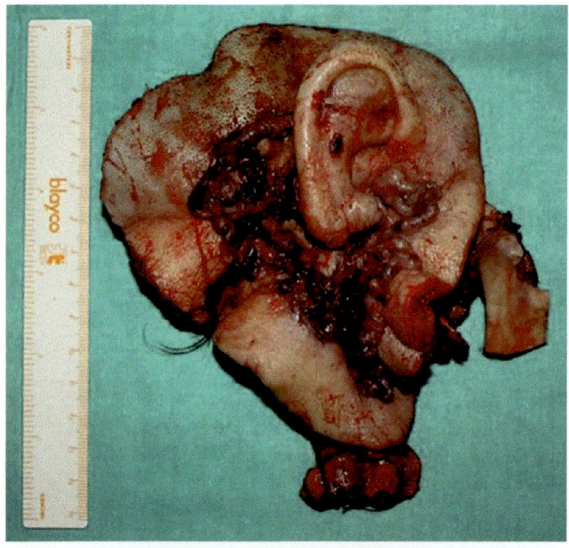

Figura 83-36. Espécimen quirúrgico de la zona extirpada.

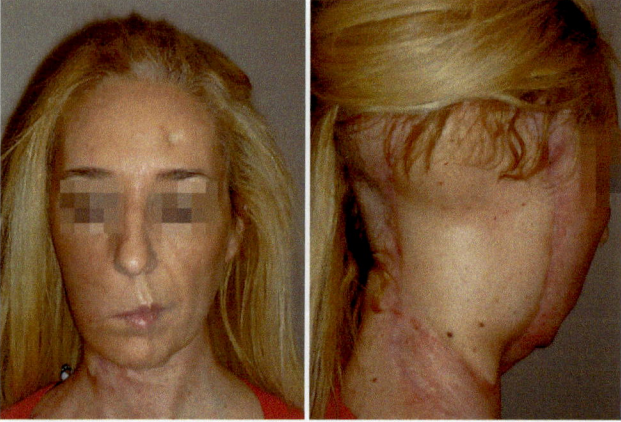

Figura 83-37. Postoperatorio de la paciente a los 2 años con un buen resultado en la reparación.

La tumoración ha invadido la salida del nervio facial y ha producido su parálisis completa.

La extensión tumoral obliga a llevar a cabo una extirpación muy amplia, que incluye todo el pabellón auricular y tejidos próximos faciales temporales y cervicales (**Fig. 83-36**).

En el postoperatorio, a los 2 años, se comprobó una excelente reparación del defecto (**Fig. 83-37**). La parálisis de la rama superior se solucionó utilizando una lámina de oro supratarsal.

El colgajo del dorsal ancho también puede utilizarse en defectos del cuero cabelludo, con pérdida de líquido cefalorraquídeo, cuando han fracasado colgajos regionales[15]. Es el caso de la siguiente paciente (**Fig. 83-38**), que presenta pérdida de líquido cefalorraquídeo después de múltiples intentos de cerrar el defecto con colgajos locales y regionales.

Se utilizó el colgajo del dorsal ancho para resolver esta compleja situación (**Fig. 83-39**).

COLGAJO LIBRE DE OMENTO

El omento o epiplón mayor es una estructura constituida por una doble hoja de peritoneo, con una gran cantidad de tejido graso muy vascularizado que cuelga a modo de delantal de la curvatura mayor del estómago, por delante de las asas del intestino delgado (**Fig. 83-40**).

Fue utilizado por primera vez como colgajo libre por Mclean y Buncke[16] para la reconstrucción de los defectos del cuero cabelludo.

Según Ramzisham[17], la mejor indicación para estos colgajos la constituyen los grandes defectos del cuero cabelludo y los defectos faringoesofágicos. Se utilizó durante mucho tiempo en la atrofia hemifacial y en el síndrome de Parry-Romberg, pero ha dejado de usarse por el elevado grado de reabsorción que tiene este colgajo.

El pedículo vascular lo constituyen los vasos gastroepiploicos derecho o izquierdo y sus venas comitantes (**Fig.**

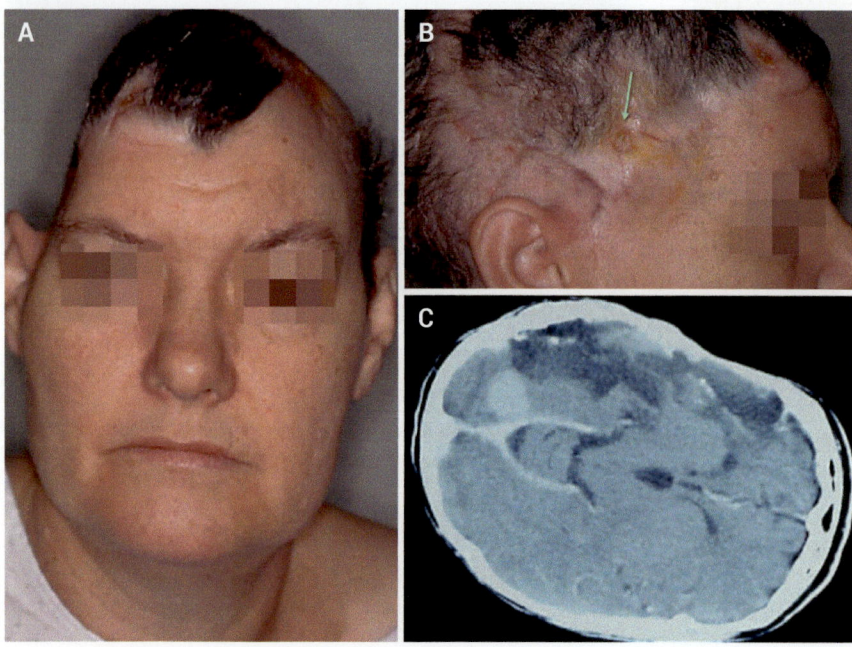

Figura 83-38. A y **B)** Paciente con pérdida de líquido cefalorraquídeo. **C)** Resonancia magnética.

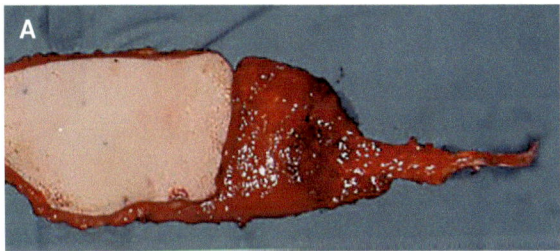

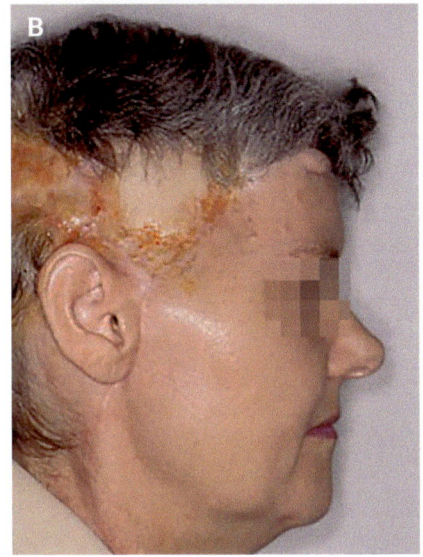

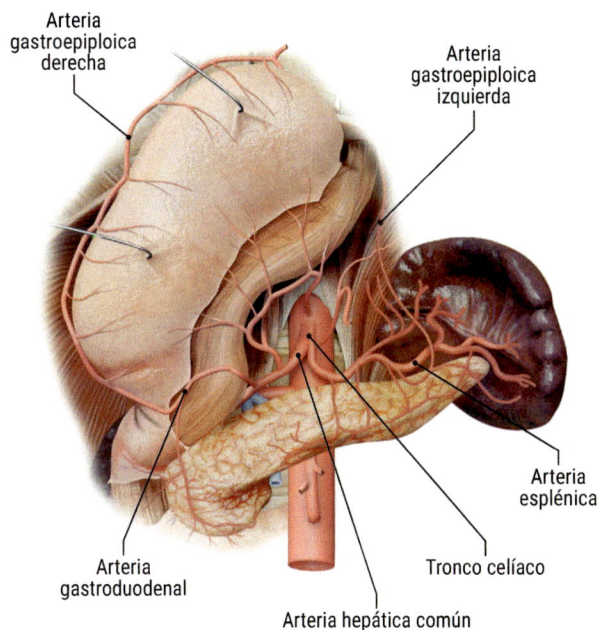

Arteria gastroepiploica derecha

Arteria gastroepiploica izquierda

Arteria esplénica

Arteria gastroduodenal

Tronco celíaco

Arteria hepática común

Figura 83-41. Esquema anatómico del pedículo vascular del colgajo libre de omento.

Figura 83-39. A) Colgajo de gran dorsal. **B)** Postoperatorio.

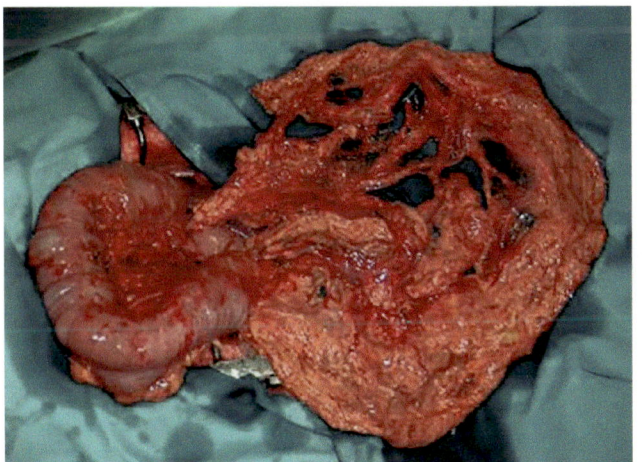

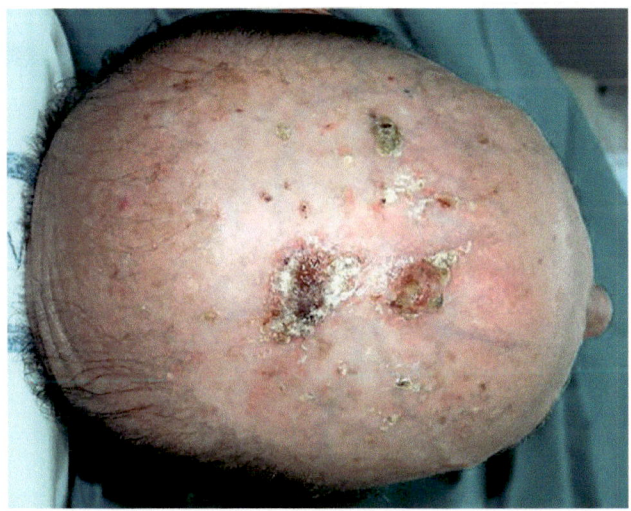

Figura 83-40. Ejemplar quirúrgico de omento.

Figura 83-42. Paciente con carcinoma basocelular en el cuero cabelludo, intervenido y con múltiples recidivas.

83-41). El paciente descrito a continuación había sido intervenido en múltiples ocasiones por un carcinoma basocelular en el cuero cabelludo con continuas recidivas (**Fig. 83-42**). Se decide extirpar toda la piel del cuero cabelludo y el tejido celular subcutáneo hasta el hueso (**Fig. 83-43**). Se reconstruye con el colgajo libre de omento y se realizan las anastomosis vasculares entre los vasos epiploicos y

los vasos temporales superficiales. Encima del colgajo de omento se colocó un injerto dermoepidérmico mallado (**Fig. 83-44**).

Debido a la reabsorción que va sufriendo el omento, así como a la reacomodación del injerto de piel, se obtiene un resultado espectacular en la reconstrucción del defecto (**Fig. 83-45**).

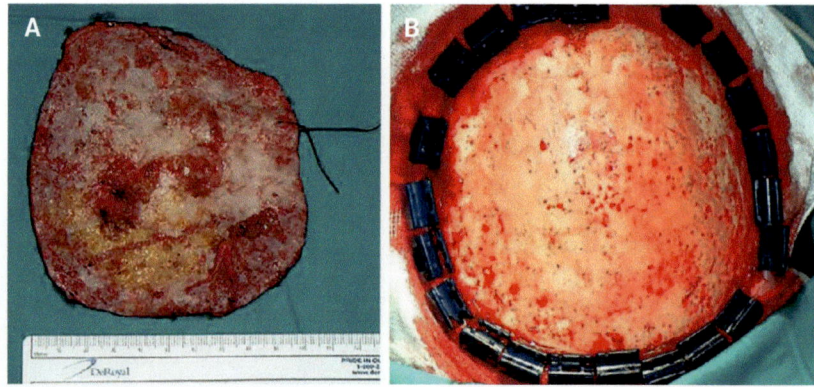

Figura 83-43. A) Extirpación de la piel del cuero cabelludo. **B)** Extirpación del tejido celular subcutáneo hasta el hueso.

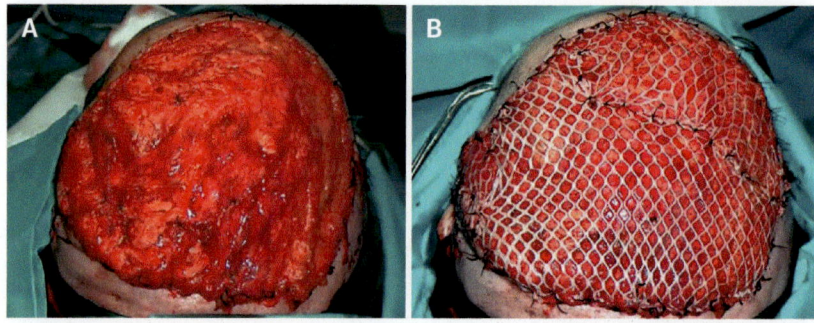

Figura 83-44. A) Reconstrucción con el colgajo libre de omento. **B)** Injerto dermoepidérmico mallado.

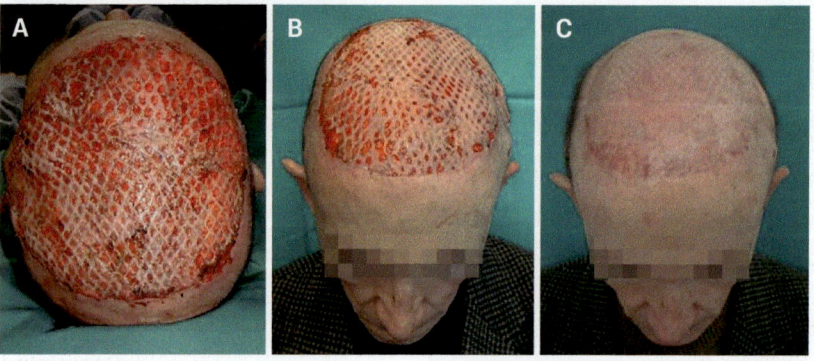

Figura 83-45. Resultados del postoperatorio a las 2 **(A)**, 3 **(B)** y 7 **(C)** semanas del injerto.

REFERENCIAS BIBLIOGRÁFICAS

1. Navarro Vila C. Reconstructive oral and maxillofacial surgery. Springer, 2015.
2. Navarro Vila. Tratado de cirugía oral y maxilofacial. Editorial Aran 978-84-96881-72009.
3. Navarro I, Arias J. Reconstrucciones craneomaxilofaciales complejas. Cirugía oral y maxilofacial. Madrid: Editorial Médica Panamericana, 2012; p. 630-49.
4. Yang G, Chen B, Gao Y et al. Foream skin flap transplantation. Natl Med J China 1981; 61: 139.
5. Pennington DG, Pelly AD. The rectus abdominis myocutaneus free flap. Br J Plast Surg 1980: 33: 277-82.
6. López Arcas JM, Arias J, Morán MG et al. The deep inferior epigastric artery perforator (DIEAP) flap for total glossectomy reconstruction. J Oral Maxillofac Surg 2012; 70: 740-7.
7. Navarro Vila C. Rectus abdominis myocutaneous flap. Reconstructive oral and maxillofacial surgery. Springer 2015.
8. Cordeiro P, Santamaria E. The extended pedicled rectus abdominus free tissue transfer for head and neck reconstruction. Ann Plast Surg 1997; 39: 53-9.
9. Herr MW, Lin DT. Microvascular free flap in skull base reconstruction. Adv Otorrinolaringol 2013; 74: 81-91.
10. Son YG, Chen GZ, Son YL. The free thigh flap: a new free flap concept based on the septocutaneous artery. Br J Plast Surg 1984; 37: 149-59.
11. Lakhiani C, Lee MR, Saint-Cyr M. Vascular anatomy of the anterolateral thigh flap: a systematic review. Plast Reconstr Surg 2012; 130: 1254-68.
12. Navarro Vila C. Reconstructive oral and maxillofacial surgery. Springer 2016.
13. Tansini I. Sopra il mio nuovo processo di amputazione della mammella. Riforma Medica, 1896.
14. Watson JS, Craig RD, Orton CL. The free latissimus dorsi myocutaneous flap. Plast Reconstr Surg 1979; 64: 299-305.
15. Kim SW, Hwang KT, Kim JD, Kim YH. Reconstruction of postinfected scalp defect using latissimus dorsi perforator myocutaneous free flap. J Craneofac Surg 2012; 23: 1615-9.
16. Mclean DH, Buncke JR. Autotransplant of omentum to a large scalp defect, with microvascular revascularization. Plast Reconstr Surg 1972; 49: 268-74.
17. Ramzisham AR, Somasundaram S, Nazi ZM, Ali F, Das S. Successful free omental flap and skin graft reconstruction for scalp avulsion injury. Clin Ter 2010; 161: 453-5.

Reconstrucción del maxilar superior con colgajos: autotrasplante con colgajos peroneo y de cresta ilíaca

84

A. López López, I. Navarro Cuéllar, C. Navarro Cuellar, S. Bacián Martínez y C. Navarro Vila

INTRODUCCIÓN

El maxilar superior es un hueso fundamental en la función y en la estética del ser humano. Es imprescindible para dar soporte al labio y a la órbita y colabora en la proyección del tercio medio facial. Contribuye en funciones como la masticación, la deglución y la fonación[1]. Por ello, los defectos maxilares causan múltiples alteraciones funcionales (en el habla, la deglución y la visión) y alteraciones estéticas.

Como consecuencia de procesos oncológicos y traumatológicos, anomalías congénitas u osteonecrosis se pueden generar defectos en este hueso.

Su reconstrucción es fundamental y tiene como objetivos[2-4]:

- Conseguir el cierre del defecto.
- Dar soporte a la órbita.
- Separar los contenidos intracraneal y extracraneal (senos paranasales y fosa craneal anterior).
- Restablecer la función del paladar.
- Recuperar el contorno del tercio medio.
- Proporcionar una dentición funcional al paciente.
- Restituir la masticación y la deglución.
- Dar soporte a los tejidos blandos.

Tradicionalmente, estos defectos eran rehabilitados con obturadores; sin embargo, la reconstrucción microquirúrgica ha demostrado ventajas considerables frente a este abordaje inicial, aumentando así las opciones reconstructivas[5]. El procedimiento de referencia es la reconstrucción en el mismo acto quirúrgico, descrita por primera vez por Edgerton[6]. De este modo[7]:

- Se previenen la fibrosis y los efectos que la radioterapia ejerce sobre los tejidos.
- Se evita un segundo procedimiento quirúrgico.
- Se posibilita la incorporación precoz a la vida social y laboral.

- Se consigue una mejor recuperación de los problemas psicológicos derivados de las alteraciones anatómicas.

La cirugía reconstructiva diferida se asocia, según Santamaría[8], a una mayor dehiscencia de la herida quirúrgica con exposición del material de osteosíntesis, probablemente relacionado con el efecto de la radioterapia, y a las infecciones recurrentes por comunicaciones oronasales prolongadas. Además, la reconstrucción diferida implica una mayor atrofia y pérdida de elasticidad de los tejidos, un colapso de la proyección centrofacial y una peor vascularización[9]. Gerresen et al.[10] señalan que las reconstrucciones microquirúrgicas diferidas tienen un menor porcentaje de éxito.

Existen autores que promueven la reconstrucción diferida debido a una mejor detección de las recidivas en los pacientes oncológicos, aunque con los avances y la precisión de las pruebas radiológicas actuales, esto hoy en día se considera inaceptable.

Se han descrito múltiples técnicas quirúrgicas para la reconstrucción de los defectos maxilares. Cuando existe gran afectación ósea, solo los colgajos microquirúrgicos que incorporan hueso permiten restablecer de forma adecuada la anatomía. Es fundamental que esta reconstrucción ósea sea muy precisa en los casos en que existe una reconstrucción del suelo de la órbita, para poder posicionar de una forma correcta el globo ocular y así prevenir la aparición de enoftalmos, exoftalmos o la distopia que pueden condicionar una diplopia[11]. Además, es esencial cuando se va a rehabilitar con implantes dentales para que exista una oclusión óptima[12]. Por lo tanto, la planificación de estas cirugías constituye un reto técnico que requiere un abordaje meticuloso para lograr restablecer la forma y la función. Una planificación preoperatoria pobre puede comprometer significativamente los resultados, por lo que la optimización de la planificación preoperatoria ha impulsado a los cirujanos a buscar alterativas innovadoras para mejorar el plan reconstructivo[13].

El principio de Gillies recomienda reconstruir el defecto generado con un tejido parecido. Existen autores que consideran que, para reconstruir un defecto maxilar con un resultado óptimo, las estructuras deben restablecerse de una forma lo más parecida al tejido original[14].

La planificación quirúrgica virtual en la reconstrucción de cabeza y cuello se ha hecho más popular en los últimos años. La incorporación de las nuevas tecnologías permite mejorar los tiempos quirúrgicos y los resultados postoperatorios con respecto a la cirugía convencional. Esto se ha demostrado en la cirugía mandibular[15], pero no se dispone de literatura científica suficiente al no existir ensayos aleatorizados que comparen la planificación quirúrgica virtual en el maxilar superior frente a la cirugía a mano alzada[13].

La planificación quirúrgica virtual en la reconstrucción mandibular ha demostrado disminuir los tiempos quirúrgicos, reducir el tiempo de estancia en la unidad de cuidados intensivos (UCI) y de ingreso, disminuir la exposición del material de osteosíntesis, así como una mejor y más rápida osificación en las zonas de osteotomía. Además, permite una mejor orientación tridimensional con un mejor resultado estético[16]. No obstante, se asocia a un mayor porcentaje de infección con respecto a la cirugía convencional. Este tipo de tecnología en la reconstrucción mandibular ha demostrado ser coste-efectivo. Es necesario determinar el análisis del coste-beneficio de esta herramienta, aunque muchos de los equipos reconstructivos de cabeza y cuello han integrado esta herramienta como su tratamiento estándar en defectos complejos[17].

Además, las nuevas tecnologías permiten la colocación de implantes osteointegrados en el mismo acto quirúrgico, logrando, gracias a la planificación, evitar los tornillos y optimizar los resultados protésicos.

CLASIFICACIÓN DE LAS MAXILECTOMÍAS

En la literatura científica no existe una única clasificación de los defectos maxilares. Dichas clasificaciones se basan bien en la naturaleza del procedimiento realizado, bien en el defecto resultante[18]. Una clasificación ideal debería ser sencilla de usar, consistente y precisa y que permitiera comparar los distintos resultados obtenidos.

La clasificación publicada por Brown et al.[19] en el año 2000 y posteriormente en el 2010[20] constituye una buena aproximación a la hora de clasificar estos defectos. Los subdividen en función de si el defecto es vertical u horizontal (**Fig. 84-1**):

- Defecto vertical:
  - Clase I: maxilectomía sin fístula oroantral.
  - Clase II: maxilectomía baja que respeta el suelo de la órbita y su contenido.
  - Clase III: maxilectomía alta que incluye el suelo, pero respeta el contenido orbitario.
  - Clase IV: maxilectomía radical con exenteración del contenido orbitario.
  - Clase V: defecto orbitomaxilar.
  - Clase VI: defecto nasomaxilar.
- Defecto horizontal:
  - Tipo A: defecto de paladar que no afecta a la apófisis alveolar.
  - Tipo B: defecto maxilar alveolar y del paladar óseo que no sobrepasa la línea media y es unilateral.
  - Tipo C: defecto maxilar transverso anterior o defecto menor igual a medio paladar bilateral.
  - Tipo D: defecto mayor de media maxilectomía.

Esta clasificación proporciona un modelo para catalogar los defectos y para afrontar el reto reconstructivo al que se enfrenta el cirujano[21].

El colgajo ideal para la reconstrucción de grandes defectos maxilares es aquel que aporta hueso sano vascularizado con tejidos blandos, que incluyan piel y músculo[22]. En la literatura científica existen distintas opciones microquirúrgicas para restituir el maxilar, como los colgajos de peroné, el colgajo osteocutáneo radial, el colgajo escapular y el colgajo de cresta ilíaca. No existe una técnica ideal, por lo que a continuación se describirán dos de las más usadas. En casos seleccionados, la distracción osteogénica puede ser una opción para tener en cuenta.

RECONSTRUCCIÓN CON COLGAJO DE PERONÉ

Múltiples autores han incluido al colgajo de peroné entre las opciones reconstructivas para el maxilar porque aporta tejido óseo y partes blandas en un único acto quirúrgico. Puede emplearse para la reconstrucción de defectos de tipo I, II y, com-

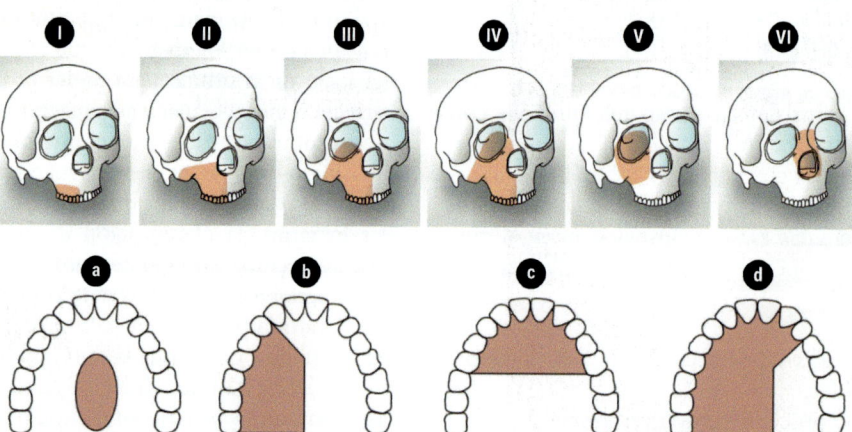

Figura 84-1. Clasificación de Brown de las maxilectomías.

binado con otras técnicas reconstructivas, en defectos tipo III, aunque no suele ser de primera elección, puesto que, en estos defectos, sellar los espacios muertos y dar volumen son los objetivos primordiales. Es decir, cuando el objetivo fundamental es dar proyección facial, altura y hueso para la rehabilitación dental, el colgajo ideal es el de peroné, según Wei[23].

En el capítulo 82 se han explicado las ventajas y los inconvenientes de este colgajo y, en lo que respecta a la reconstrucción del maxilar superior, cabe añadir que en ocasiones la cantidad de tejido blando es insuficiente para obliterar los espacios muertos, por lo que puede ser necesario combinarlo con otras técnicas reconstructivas. Además, su diseño con múltiples paletas cutáneas puede ser difícil cuando se quiere emplear para separar las distintas cavidades centrofaciales y para reconstruir la piel de la mejilla[8]. Este aspecto puede complicar la reconstrucción de los defectos de mayor volumen por la difícil orientación de la paleta y de las inserciones del músculo sóleo[20].

El colgajo presenta una paleta cutánea gruesa, por lo que pueden ser necesarias cirugías de *debulking* para la colocación de implantes dentales; también pueden realizarse colgajos osteomucosos laminados para prevenir el exceso de volumen[8].

Su longitud permite efectuar múltiples osteotomías para reconstruir el contorno de forma adecuada, y es posible planificarlas con un modelo estereolitográfico, el cual puede ayudar a predecir la cantidad de volumen necesario[14]. La planificación quirúrgica virtual puede aplicarse tanto en el diseño de las guías de corte para la resección del tumor como para el tallado del colgajo. El hecho de realizar de forma virtual la resección y su posterior reconstrucción, permite elaborar un implante específico del paciente (PSI) que asegure los resultados reconstructivos inicialmente planificados, así como la colocación de implantes inmediatos.

Caso clínico 84-1

Tumoración maligna del maxilar superior (**Figs. 84-2** a **84-10**).

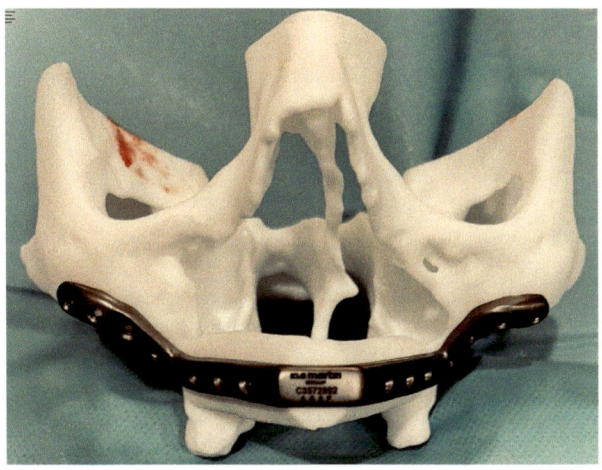

Figura 84-3. Implante específico elaborado en titanio.

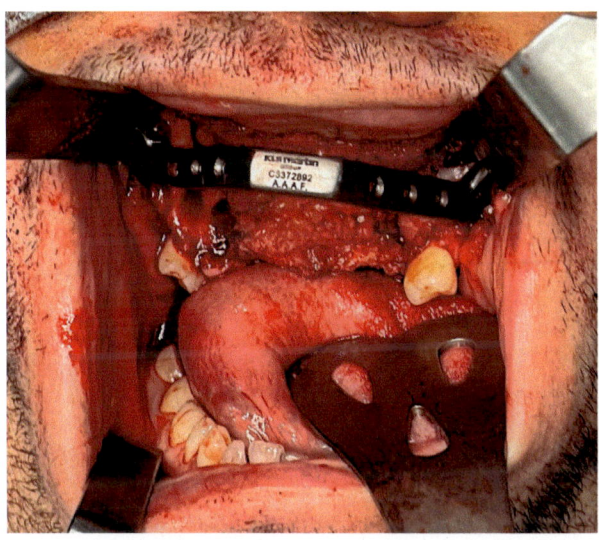

Figura 84-4. Maxilectomía anterior y comprobación de la adaptación implante específico del paciente.

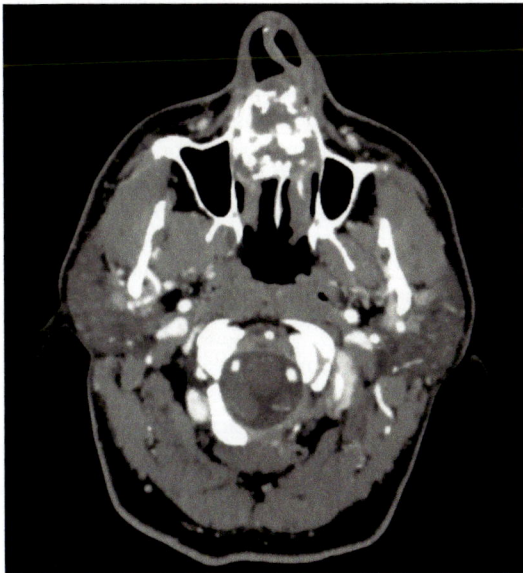

Figura 84-2. Tumoración maligna que afecta al maxilar superior.

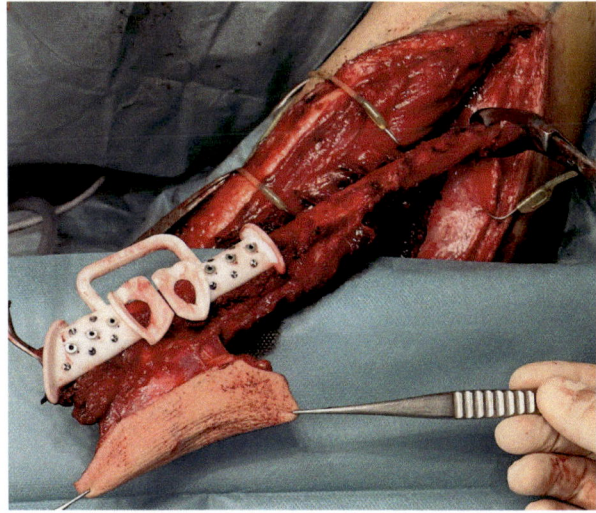

Figura 84-5. Disección de colgajo de peroné con guías de corte.

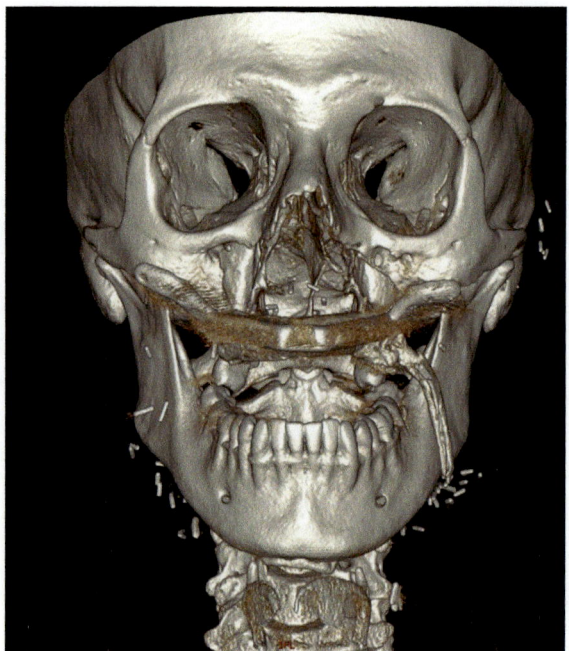

Figura 84-6. Tomografía computarizada postoperatoria de control.

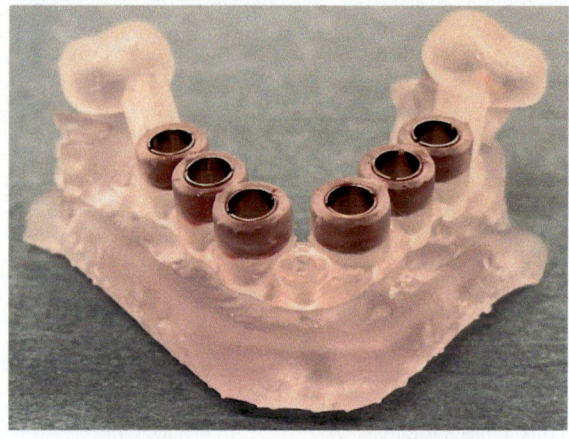

Figura 84-7. Férula quirúrgica confeccionada mediante impresión 3D para la colocación de implantes dentales.

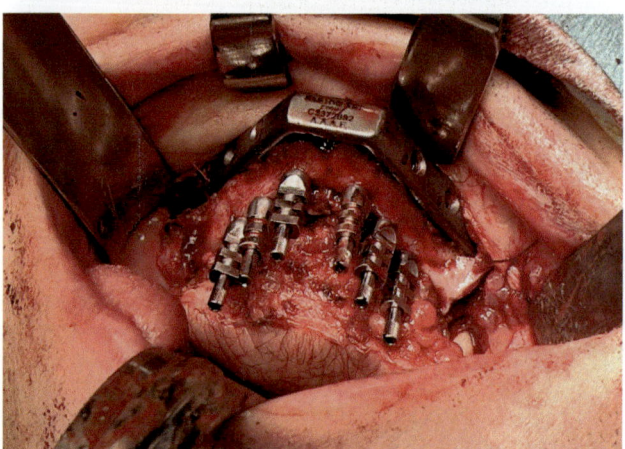

Figura 84-8. Colocación de implantes dentales en el colgajo de peroné.

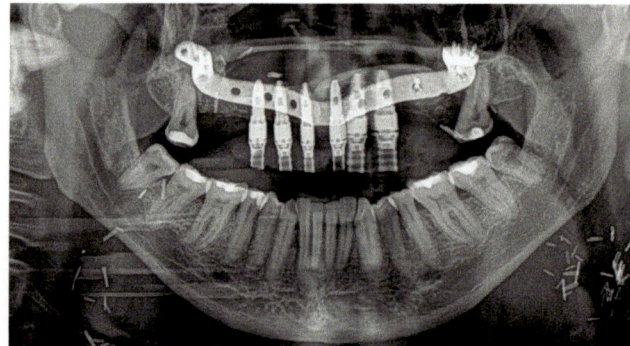

Figura 84-9. Ortopantomografía de control.

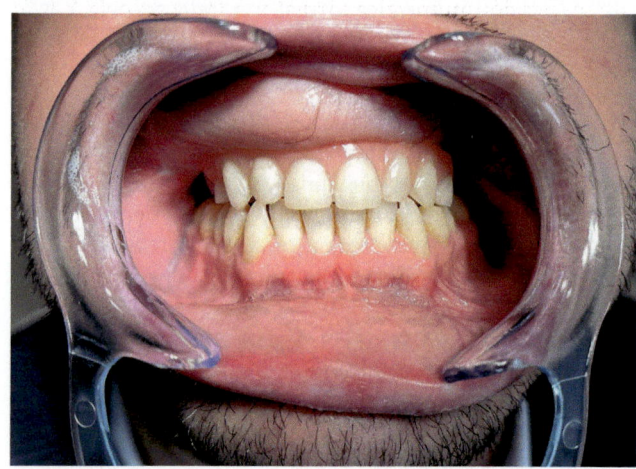

Figura 84-10. Prótesis implantosoportada.

RECONSTRUCCIÓN CON COLGAJO DE CRESTA ILÍACA

El colgajo de cresta ilíaca, basado en la arteria ilíaca circunfleja profunda, proporciona hueso que puede restituir la apófisis alveolar, la eminencia malar y el reborde infraorbitario[22]. Su forma puede reproducir de una manera similar la convexidad natural del maxilar, proporcionando un hueso da alta calidad para la restitución con implantes osteointegrados de los dientes. Suele emplearse para defectos de tipos II y III unilaterales por su disposición, aunque también se puede usar en defectos de tipo IIId, si es necesario. Existe algún autor que emplea el colgajo de cresta ilíaca para defectos de tipo IV, utilizando el músculo oblicuo interno para la obliteración de la cavidad orbitaria[24]. La incorporación del oblicuo puede conformar la nueva mucosa del paladar[20], dar soporte a la nariz y también obliterar el seno.

Hay autores que promueven dejar la concavidad de la cresta con el periostio para reconstruir el paladar, esperando que este último, con la cicatrización de los tejidos, se convierta en mucosa[25].

Como inconvenientes de esta técnica reconstructiva hay que señalar que:

- El pedículo puede ser corto para realizar las anastomosis microquirúrgicas, siendo a veces necesario un injerto[2].

- La paleta de tejidos blandos tiene una movilidad limitada y puede ser excesivamente voluminosa[22].
- La zona donante puede tener mayor morbilidad si se compara con otros tejidos óseos.
- Su tallado puede ser más complejo que otros colgajos óseos.

Para hacer su tallado más sencillo y con menor morbilidad, Shin propone realizar una incisión 2 cm por encima de ligamento inguinal y a 6 cm por encima de la espina ilíaca anterosuperior, favoreciendo una menor probabilidad de daño al pedículo durante la disección[26].

Además, se ha descrito el abordaje medial mínimamente invasivo al colgajo de cresta ilíaca llevado a cabo gracias a la planificación quirúrgica virtual y a la tecnología CAD/CAM para la realización de guías de corte. Este abordaje

disminuye la morbilidad que se asocia a la desinserción de la musculatura[27] y, aunque ha sido descrito para la reconstrucción mandibular, podría tener su aplicación en la reconstrucción del tercio medio.

El empleo de guías de corte en el tallado de la cresta disminuye la cantidad de hueso que se obtiene durante el tallado del colgajo (la cantidad de hueso obtenido es exactamente la que se necesita) y así se reduce la comorbilidad asociada a esta cirugía[28].

La planificación quirúrgica virtual permite colocar implantes osteointegrados en el mismo acto quirúrgico evitando las placas y tornillos de osteosíntesis.

Caso clínico 84-2

Tumoración maligna palatina (**Figs. 84-11** a **84-16**).

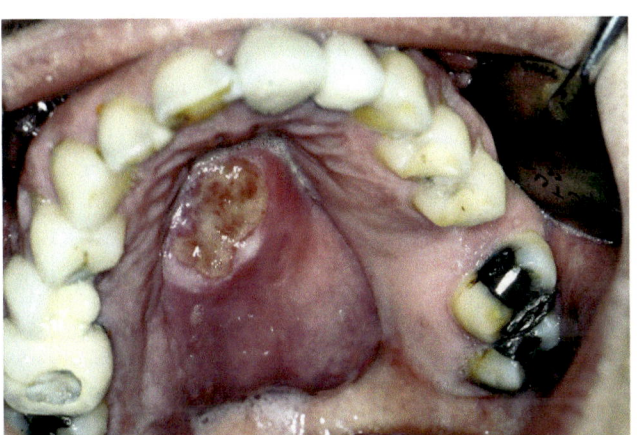

Figura 84-11. Tumoración maligna palatina.

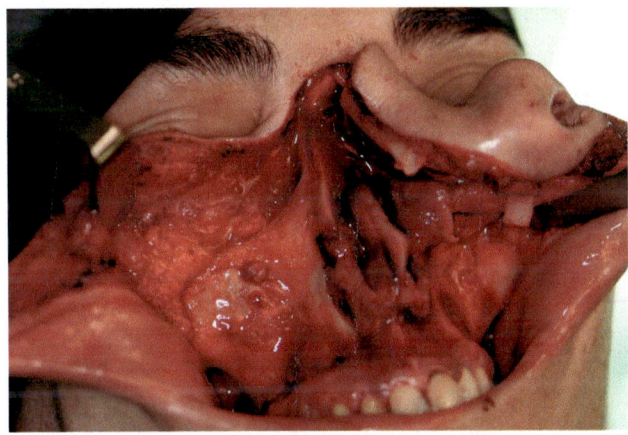

Figura 84-13. Resección oncológica con márgenes de seguridad tras abordaje con translocación facial.

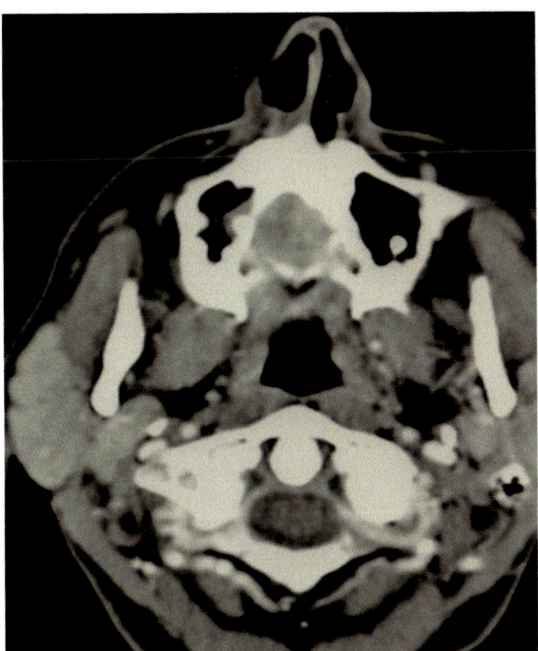

Figura 84-12. Tomografía computarizada con infiltración ósea de paladar.

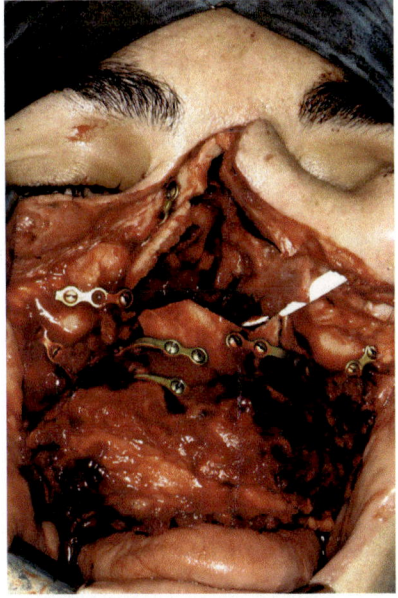

Figura 84-14. Adaptación del colgajo de cresta ilíaca al defecto.

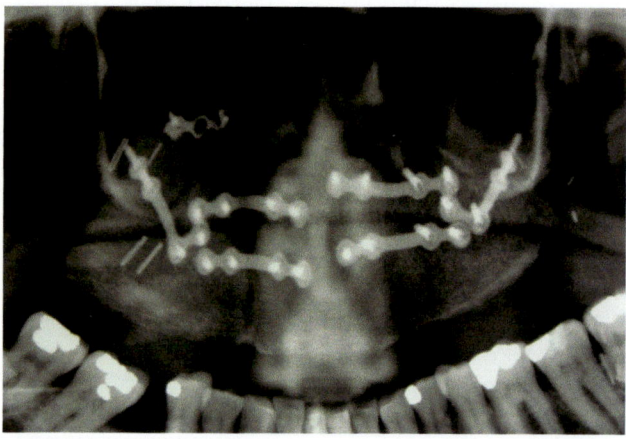

Figura 84-15. Ortopantomografía posquirúrgica.

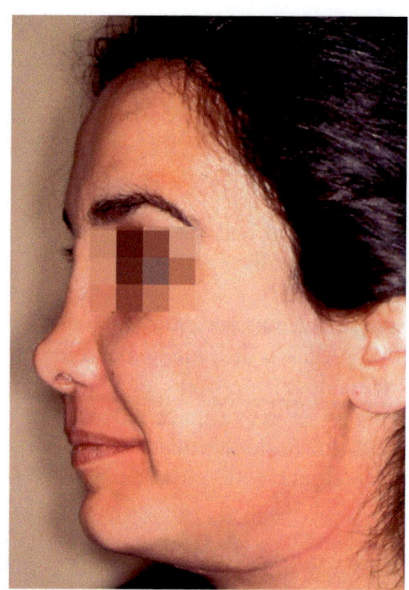

Figura 84-16. Aspecto postoperatorio.

REFERENCIAS BIBLIOGRÁFICAS

1. Navarro Vila C, López López AM, Maza Muela C, Navarro Cuellar C. Maxillary and middle face reconstruction. Reconstructive oral and maxillofacial surgery. Madrid: Springer, 2015.
2. Baliarsing AS, Kumar VV, Malik NA. Reconstruction of maxillectomy defects using deep circumflex iliac artery-based composite free flap. Oral Surg Oral Med Oral Pathol Oral Radiol Endod 2010; 109: e8-13.
3. Cordeiro PG, Chen CM. A 15-year review of midface reconstruction after total and subtotal maxillectomy: part I. Algorithm and outcomes. Plast Reconstr Surg 2012; 129: 124-36.
4. Joseph ST, Thankappan K, Buggaveeti R et al. Challenges in the reconstruction of bilateral maxillectomy defects. J Oral Maxillofac Surg 2015; 73: 349-56.
5. Futran ND, Méndez E. Developments in reconstruction of midface and maxilla. Lancet Oncol 2006; 7: 249-58.
6. Edgerton MT Jr. Replacement of lining to oral cavity following surgery. Cancer 1951; 4: 110-9.
7. Navarro Cuellar C. Reconstrucción mandibular: colgajos libres vs colgajos pediculados. Universidad Complutense de Madrid, 2005.
8. Santamaría E, de la Concha E. Lessons learned from delayed versus immediate microsurgical reconstruction of complex maxillectomy and midfacial defects: experience in a tertiary center in Mexico. Clin Plast Surg 2016; 43: 719-27.
9. Acero J, García E. Reoperative midface reconstruction. Oral Maxillofac Surg Clin North Am 2011; 23: 133-51.
10. Gerressen M, Pastaschek CI, Riediger D et al. Microsurgical free flap reconstructions of head and neck region in 406 cases: a 13-year experience. J Oral Maxillofac Surg 2013; 71: 628-35.
11. Hanasono MM, Matros E, Disa JJ. Important aspects of head and neck reconstruction. Plast Reconstr Surg 2014; 134: 968e-80e.
12. Van Baar GJC, Schipper K, Forouzanfar T et al. Accuracy of computer-assisted surgery in maxillary reconstruction: a systematic review. J Clin Med 2021; 10: 1226.
13. Chan TJ, Long C, Wang E, Prisman E. The state of virtual surgical planning in maxillary reconstruction: a systematic review. Oral Oncol 2022; 133: 106058.
14. Alam D, Ali Y, Klem C, Coventry D. The evolution of complex microsurgical midface reconstruction: a classification scheme and reconstructive algorithm. Facial Plast Surg Clin North Am 2016; 24: 593-603.
15. Tang NSJ, Ahmadi I, Ramakrishnan A. Virtual surgical planning in fibula free flap head and neck reconstruction: a systematic review and meta-analysis. J Plast Reconstr Aesthet Surg 2019; 72: 1465-77.
16. Navarro Cuéllar C, Martínez EB, Navarro Cuéllar I et al. Primary maxillary reconstruction with fibula flap and dental implants: a comparative study between virtual surgical planning and standard surgery in class IIC defects. J Oral Maxillofac Surg 2021; 79: 237-48.
17. McCrary HC, Seim NB, Old MO. History, innovation, pearls, and pitfalls in complex midface reconstruction. Otolaryngol Clin North Am 2023; 56: 703-13.
18. Bidra AS, Jacob RF, Taylor TD. Classification of maxillectomy defects: a systematic review and criteria necessary for a universal description. J Prosthet Dent 2012; 107: 261-70.
19. Brown JS, Rogers SN, McNally DN, Boyle M. A modified classification for the maxillectomy defect. Head Neck 2000; 22: 17-26.
20. Brown JS, Shaw RJ. Reconstruction of the maxilla and midface: introducing a new classification. Lancet Oncol 2010; 11: 1001-8.
21. Cannady SB, Lamarre E, Wax MK. Microvascular reconstruction: evidence-based procedures. Facial Plast Surg Clin North Am 2015; 23: 347-56.
22. Lee ZH, Cripps C, Rodríguez ED. Current concepts in maxillary reconstruction. Plast Reconstr Surg 2022; 150: 168e-75e.
23. Al Deek NF, Wei FC, Kao HK. Free tissue transfer to head and neck: lessons learned from unfavorable results-experience per subsite. Clin Plast Surg 2016; 43: 621-30.
24. Grinsell D, Catto-Smith HE. Modifications of the deep circumflex iliac artery free flap for reconstruction of the maxilla. J Plast Reconstr Aesthet Surg 2015; 68: 1044-53.
25. Costa H, Zenha H, Sequeira H et al Microsurgical reconstruction of the maxilla: algorithm and concepts. J Plast Reconstr Aesthet Surg 2015; 68: e89-104.
26. Shin KJ, Lee SH, Koh KS, Song WC. Anatomical consideration for the safe elevation of the deep circumflex iliac artery in flap surgery. Plast Reconstr Surg 2018; 142: 193-201.
27. Modabber A, Ayoub N, Bock A et al. Medial approach for minimally-invasive harvesting of a deep circumflex iliac artery flap for reconstruction of the jaw using virtual surgical planning and CAD/CAM technology. Br J Oral Maxillofac Surg 2017; 55: 946-51.
28. Modabber A, Gerressen M, Stiller MB, Noroozi N, Füglein A, Hölzle F, Riediger D, Ghassemi A. Computer-assisted mandibular reconstruction with vascularized iliac crest bone graft. Aesthetic Plast Surg 2012; 36: 653-9.

Índice analítico